D1566837

MANUAL MERCK

DE INFORMACIÓN
MÉDICA GENERAL

MANUAL
MERCK

DE INFORMACIÓN
MÉDICA GENERAL

Robert Berkow, M.D., DIRECTOR EDITORIAL

Mark H. Beers, M.D., DIRECTOR EDITORIAL ASOCIADO

Andrew J. Fletcher, M.B., B.Chir., DIRECTOR ADJUNTO

Comité Editorial

Edición en lengua española

EQUIPO EDITORIAL

Dirección
Carlos Gispert

Subdirección y dirección de producción
José Gay

Dirección de edición
José A. Vidal

Coordinación general
R. Chalem, Dr. P. Furia

Edición
E. Cartou, C. Corredor, R. Sort

Corrección
M. Castillo, J. Menéndez, J. L. Sánchez

Diseño de cubiertas
A. Gustá

Preimpresión
D. Gómez, D. Puigcerver, R. Reñé

Producción
A. Aguirre, A. Corpas, A. Llimona, A. Surís

Dirección médica
Dr. F. Cardellach López

Revisión científica
Dr. J. Asenjo, Dr. P. Chalem, Dr. M. Galli,
Dr. M. Lasri, Dr. J. Menares, Dra. B. Rodríguez,
Dr. J. Sáenz

Traducción
Dr. F. Comendador, C. Corredor, S. Grémez,
Dr. J. Sáenz, N. Steinbrun

Publicado originalmente en inglés con el título
The Merck Manual - Home Edition
Copyright © MCMXCVII by Merck & Co., Inc.

Edición en español
EDITORIAL OCEANO
Milanesat 21-23
EDIFICIO OCEANO
08017 Barcelona (España)
Teléfono: 93 280 20 20*
Fax: 93 204 10 73
www.oceano.com

Impreso en España - Printed in Spain

ISBN: 84-494-1847-X
Depósito legal: B-46104-XLIII

9000351080302

Presentación editorial

De unos años a esta parte se observa un interés creciente por los temas relacionados con la salud, cada vez es mayor la demanda de publicaciones de divulgación médica por parte de un amplio sector de la sociedad. Es por eso que la aparición del *Manual Merck de información médica general* supone la consecución de un importante hito editorial, facilitar por primera vez a todos los lectores la plena comprensión de estas materias.

En 1899 se publicó *El Manual Merck de diagnóstico y terapéutica;* a aquella primera edición siguieron muchas más y hoy en día es el libro de referencia médica más utilizado por los profesionales de todo el mundo. Con la misma exigencia de calidad y rigor, doscientos especialistas de reconocido prestigio han dedicado cinco largos años de trabajo a la creación del *Manual Merck de información médica general.* Y han logrado con creces su propósito, porque el libro que hoy el lector tiene en las manos hace inteligible para todos lo que antes sólo estaba al alcance del médico.

Por todo ello, **OCEANO** se siente orgulloso de presentar la primera edición en nuestro idioma del *Manual Merck de información médica general.* Doble motivo de satisfacción si se tiene en cuenta que este hecho marca, igualmente, un hito en la historia de las publicaciones médicas en lengua española.

Los Editores

Prólogo

El *Manual Merck de información médica general* se presenta de una forma rigurosa pero simultáneamente accesible y amena para satisfacer la creciente demanda del público para acceder a una información médica detallada y completa. La presente edición española se basa, prácticamente en su totalidad, en la obra de *El Manual Merck de diagnóstico y terapéutica*, más conocido como *El Manual Merck*.

Desde su primera edición en 1899, *El Manual Merck* es la obra de medicina general de más antigua y continuada publicación en idioma inglés y se ha consolidado como la de mayor difusión en el ámbito mundial. El libro abarca casi todas las enfermedades que afectan al ser humano. Se compone de diversas áreas de especialización, como Pediatría, Obstetricia y Ginecología, Psiquiatría, Oftalmología, Otorrinolaringología, Dermatología y Odontología. También presenta situaciones especiales como quemaduras, alteraciones producidas por el calor, reacciones y lesiones causadas por la irradiación, y lesiones deportivas. Ningún otro libro de medicina cubre tan amplia gama de enfermedades y trastornos.

Para responder a las necesidades del público sobre información médica se han publicado muchos y buenos libros durante las dos últimas décadas. Aunque *El Manual Merck* no está destinado al gran público, es significativo el número de no especialistas que, cada vez más, adquieren la obra para su uso personal, pero muchos la encuentran difícil de entender. Esto nos ha llevado a la conclusión de que la gente desea tener acceso a la misma información que poseen los médicos. Reconociendo este hecho, hemos preparado la traducción de *El Manual Merck* para que resulte accesible y atractivo a los no especialistas

El *Manual Merck de información médica general,* contiene casi toda la información de *El Manual Merck* para profesionales de la medicina. Sin embargo, no se han conservado algunos datos, como las descripciones de los soplos del corazón o el aspecto microscópico de los tejidos enfermos, dado que no es posible que los lectores no especialistas puedan escuchar los ruidos del corazón ni examinar muestras de tejido.

También se han omitido algunas informaciones de orden terapéutico, ya que la selección de los fármacos y su posología es muy variable según las situaciones, lo que impide la entrega de información específica. Por otra parte, el texto se completa con una extensa información sobre los tratamientos correspondientes a cada una de las enfermedades descritas. Así mismo, en la sección de fármacos se ha incluido un capítulo acerca de los medicamentos que no requieren prescripción médica.

Cada sección incorpora una visión general de anatomía y fisiología para ayudar al lector a orientarse dentro de la estructura y la función de órganos específicos. Se ha conservado una información completa y clara acerca de las enfermedades, sus causas, su diagnóstico y tratamiento.

La fuerza de esta obra radica en los conocimientos y la experiencia de sus excepcionales autores y consultores, y del esfuerzo de los miembros del Comité Editorial. Sus nombres figuran en las páginas que siguen al sumario. Aunque todos ellos merecen una gratitud que no es posible expresar aquí del modo que correspondería, sabemos que se sentirán lo suficientemente recompensados si sus esfuerzos han servido para satisfacer las necesidades del lector.

El estilo y la organización de este manual poseen unas características muy exclusivas. Para una provechosa utilización del manual conviene examinar los capítulos de cada sección, los encabezamientos de cada capítulo y los términos en negrita, los cuales presentan un esquema que tiene por objeto facilitar al máximo el estudio del texto. Las entradas cruzadas permiten al lector encontrar referencias de datos adicionales.

Ningún libro puede reemplazar la habilidad y el consejo de un médico, ya que es él quien está en contacto directo con el paciente. El *Manual Merck de información médica general* no pretende sustituir al médico ni constituirse en un libro de autoconsulta. Es más, esperamos que la información médica presentada ayude al lector a comunicarse con su médico más eficazmente y, por lo tanto, a comprender de forma más completa los problemas y sus posibles alternativas.

Robert Berkow, M.D.
DIRECTOR EDITORIAL

Nota especial a los lectores

Los autores, asesores, revisores y editores de este libro no han ahorrado esfuerzos para verificar que los tratamientos sean precisos y
acordes con los estándares aceptados en el momento de su publicación.
No obstante, las variaciones constantes de la información debidas a la
investigación continuada y a la experiencia clínica, las razonables diferencias de opinión entre los expertos, los aspectos especiales de casos
individuales y la posibilidad de error humano en la preparación de una
obra tan extensa hacen aconsejable que el lector considere su criterio
personal al tomar una decisión y que consulte y compare los datos con
otras fuentes de información. En especial se aconseja al lector que comente la información obtenida en este libro con su médico, farmacéutico
o cualquier otro profesional relacionado con la asistencia sanitaria.

Sumario

Director editorial

Robert Berkow, M.D.
Executive Director of Medical Literature
Merck & Co., Inc.
y
Clinical Professor of Medicine and Psychiatry
Allegheny University of the Health Sciences

Director editorial asociado

Mark H. Beers, M.D.
Senior Director of Geriatrics
Merck & Co., Inc.
y
Associate Clinical Professor of Medicine
Allegheny University of the Health Sciences

Director adjunto

Andrew J. Fletcher, M.B., B.Chir.
Merck & Co., Inc.
y
Adjunct Professor of Pharmaceutical
Health Care
Temple University

Comité Editorial

Lawrence K. Altman, M.D.
Medical Correspondent, *New York Times*; Chronicle
Associate Professor of Medicine, New York University

Susan J. Blumenthal, M.D., M.P.A.
Clinical Professor of Psychiatry, Georgetown
University; Deputy Assistant Secretary for Women's
Health; Assistant Surgeon General, U.S. Department
of Health and Human Services

Philip K. Bondy, M.D.
Professor of Medicine (Retired), Yale University

Preston V. Dilts, Jr., M.D.
Professor of Obstetrics and Gynecology (Emeritus),
University of Missouri at Kansas City

Douglas A. Drossman, M.D.
Professor of Medicine and Psychiatry, University
of North Carolina at Chapel Hill

L. Jack Faling, M.D.
Associate Professor of Medicine, Boston University;
Associate Chief of Medicine, Boston VA
Medical Center

Eugene P. Frenkel, M.D.
Professor of Internal Medicine and Radiology, Patsy
R. and Raymond D. Nasher Distinguished Chair in
Cancer Research, and A. Kenneth Pye Professorship
in Cancer Research, Division of Hematology-
Oncology, Department of Medicine, The University of
Texas Southwestern Medical Center at Dallas

Glen O. Gabbard, M.D.
Callaway Distinguished Professor,
The Menninger Clinic.

Robert A. Hoekelman, M.D.
Professor of Pediatrics, University of Rochester

Gerald L. Mandell, M.D.
Professor of Medicine, Owen R. Cheatham
Professor of the Sciences, University of Virginia;
Chief, Division of Infectious Diseases,
University of Virginia Health Sciences Center

Edwina A. McConnell, R.N., Ph.D.
Professor of Nursing, Texas Tech University;
Independent Nurse Consultant, Madison,
Wisconsin

Fred Plum, M.D.
University Professor and Chairman of Neurology
(Emeritus), Cornell University; Attending
Neurologist, The New York Hospital—Cornell
Medical Center

G. Victor Rossi, Ph.D.
Leonard and Madlyn Abramson Professor of
Pharmacology, Philadelphia College of Pharmacy
and Science

Paul H. Tanser, M.D., F.R.C.P.(C)
Professor of Medicine, McMaster University; Senior
Cardiologist, St. Joseph's Hospital, Hamilton, Ontario,
Canada

Consultores

Stephen Barrett, M.D. (Retired)
Allentown, PA
Nutrición

Ralph E. Cutler, M.D.
Professor of Medicine and Pharmacology,
Loma Linda University; Chief of Nephrology,
Pettis Memorial VA Medical Center
Trastornos genitourinarios

Walter G. Larsen, M.D.
Clinical Professor of Dermatology,
Oregon Health Sciences University
Dermatología

Mortimer Lorber, D.M.D., M.D.
Associate Professor of Physiology and Biophysics,
Georgetown University
Trastornos de la boca y los dientes

Gregory J. Matz, M.D.
Professor and Chairman, Department
of Otolaryngology, Loyola University
Trastornos de los oídos, nariz y garganta

Hal B. Richerson, M.D.
Professor of Internal Medicine,
University of Iowa
Inmunología

Melvin I. Roat, M.D.
Clinical Assistant Professor
of Ophthalmology,
University of Maryland
Oftalmología

H. Ralph Schumacher, Jr., M.D.
Professor of Medicine,
University of Pennsylvania;
Director, Arthritis-Immunology Center,
VA Medical Center,
Philadelphia
*Trastornos de los huesos, las artículaciones
y los músculos*

Ruth W. Schwartz, M.D.
Professor of Obstetrics and Gynecology,
University of Rochester
Ginecología y Obstetricia

Autores

Hagop S. Akiskal, M.D.
Professor of Psychiatry,
University of California at San Diego
Depresión y manía

James K. Alexander, M.D.
Professor of Medicine,
Baylor University
Embolismo pulmonar

Chloe G. Alexson, M.D.
Professor of Pediatrics,
University of Rochester
Anomalías congénitas
(insuficiencia cardíaca)

Roy D. Altman, M.D.
Professor of Medicine and Chief (Acting),
Arthritis, University of Miami;
Director of Clinical Research,
Geriatric Research, Education,
and Clinical Center,
Miami VA Medical Center
Enfermedad de Paget del hueso

Karl E. Anderson, M.D.
Professor of Preventive Medicine
and Community Health, Internal Medicine
and Pharmacology and Toxicology, The
University of Texas Medical Branch at
Galveston
Porfiria

Brian R. Apatoff, M.D., Ph.D.
Assistant Professor of Neurology,
Cornell University; Director, Multiple
Sclerosis Clinical Care and Research
Center, Department of Neurology
and Neuroscience, The New York Hospital—
Cornell Medical Center
Esclerosis múltiple y trastornos afines

Noel A. Armenakas, M.D.
Clinical Assistant Professor,
Cornell University; Attending
Physician, The New York
Hospital-Cornell Medical Center
and Lenox Hill Hospital
Lesiones de las vías urinarias

Hervy E. Averette, M.D.
American Cancer Society Professor
of Clinical Oncology and Sylvester Professor
and Director,
Division of Gynecologic Oncology, Sylvester
Comprehensive Cancer
Center, University of Miami
Neoplasias ginecológicas

Zuhair K. Ballas, M.D.
Professor of Internal Medicine, University of
Iowa
Biología del sistema inmunitario

John G. Bartlett, M.D.
Professor of Medicine and Chief, Division of
Infectious Diseases,
Johns Hopkins University
Neumonía; Absceso pulmonar

Mark H. Beers, M.D.
Associate Editor, The Merck Manuals;
Associate Clinical Professor of Medicine,
Allegheny University of the Health
Sciences
Anatomía; Envejecimiento

***Robert Berkow,** M.D.*
Editor-in-Chief, The Merck Manuals; Clinical
Professor of Medicine
and Psychiatry, Allegheny University
of the Health Sciences
Placebos; Trastornos psicosomáticos;
Trastornos somatoformes

Richard W. Besdine, M.D.
Professor of Medicine and Director, Travelers
Center on Aging,
University of Connecticut;
Director of Health Standards
and Quality Bureau and Chief Medical
Officer, Health Care Financing
Administration
Medicamentos y vejez

John H. Bland, M.D.
Professor of Medicine-Rheumatology
(Emeritus), University of Vermont
Artrosis

M. Donald Blaufox, M.D., Ph.D.
Professor and Chairman of Nuclear
Medicine, Albert Einstein College
of Medicine
Lesiones por irradiación

Philip K. Bondy, M.D.
Professor of Medicine (Retired), Yale
University
Sistema endocrino y hormonal;
Trastornos de las glándulas
suprarrenales;
Síndrome de deficiencia
poliglandular

Roger C. Bone, M.D.
Professor of Medicine,
Rush University; President and CEO,
Medical College of Ohio
Bacteriemia y Shock séptico

Sallyann M. Bowman, M.D.
Associate Professor of Clinical Medicine,
Allegheny University of the Health
Sciences
Trastornos del estómago y duodeno

Thomas G. Boyce, M.D.
Medical Epidemiologist,
Centers for Disease Control
and Prevention
Gastroenteritis

Lewis E. Braverman, M.D.
Professor of Medicine and Physiology
and Director, Division of Endocrinology,
University of Massachusetts Medical
Center
Trastornos de la glándula tiroides

Peter C. Brazy, M.D.
Professor of Medicine, University of
Wisconsin at Madison
Trastornos metabólicos
y congénitos del riñón

George R. Brown, M.D.
Associate Chairman of Psychiatry, East
Tennessee State University; Chief of
Psychiatry, Mountain Home VA Medical
Center
Sexualidad y trastornos psicosexuales

John F. Burke, M.D.
Helen Andrus Benedict Professor of Surgery,
Harvard University; Jefe de traumatología
Services (Emeritus), Massachusetts
General Hospital
Quemaduras

Ronald W. F. Campbell, M.B., Ch.B.,
F.R.C.P., F.E.S.C.
British Heart Foundation Professor of
Cardiology, University of Newcastle upon
Tyne; Honorary Consultant Cardiologist,
Freeman Hospital
Arritmias cardíacas

John Caronna, M.D.
Professor of Clinical Neurology, Cornell
University; Attending Neurologist,
The New York Hospital---Cornell
Medical Center
Enfermedad vascular cerebral
y trastornos afines

C. Thomas Caskey, M.D.
Senior Vice President,
Merck Research Laboratories
Genética

Alan S. Cohen, M.D.
Distinguished Professor
of Medicine, Boston University
Amiloidosis

Robert B. Cohen, D.M.D.
Senior Tutor, Harvard University;
Director, General Dentistry Residency,
Keesler Medical Center (USAF)
Trastornos de la boca y los dientes

Sidney Cohen, M.D.
Richard Laylord Evans Professor of
Medicine and Assistant Vice President,
Health Sciences Center, Temple University
Trastornos del esófago

Eugene L. Coodley, M.D.
Professor of Medicine, University
of California at Irvine; Chief, Internal
Medicine, VA Medical Center,
Long Beach
Pruebas de laboratorio

Mary Ann Cooper, M.D.
Associate Professor of Emergency
Medicine, University of Illinois at Chicago
Lesiones producidas por la electricidad

John K. Crane, M.D., Ph.D.
Assistant Professor of Medicine, State
University of New York at Buffalo
*Enfermedades bacterianas
(gramnegativos)*

Ralph E. Cutler, M.D.
Professor of Medicine and
Pharmacology, Loma Linda University;
Chief of Nephrology, Pettis Memorial VA
Medical Center
*Aparato reproductor masculino;
Biología del riñón; Vías urinarias,
Insuficiencia renal, nefritis;
Trastornos vasculares del riñón;
Infecciones de las vías urinarias*

David C. Dale, M.D.
Professor of Medicine,
University of Washington
*Infecciones en el paciente
inmunodeprimido*

Patricia A. Daly, M.D.
Instructor in Medicine, Harvard University
Síndromes de neoplasia endocrina múltiple

Anne L. Davis, M.D.
Associate Professor of Clinical Medicine,
New York University; Attending
Physician, Bellevue Hospital
Bronquiectasias, Atelectasia

Norman L. Dean, M.D.
Geriatrician-Pulmonologist, Health
Services Division, North Carolina
Department of Corrections
Asfixia por sumersión

Ronald Dee, M.D.
Associate Clinical Professor of Surgery,
Albert Einstein College of Medicine;
Associate Attending Surgeon, St.
Joseph's Hospital, Stamford
Trastornos venosos y linfáticos

Richard D. Diamond, M.D.
Professor of Medicine and Research
Professor of Biochemistry,
Boston University
Infecciones micóticas

Preston V. Dilts, Jr., M.D.
Professor of Obstetrics and Gynecology
(Emeritus), University of Missouri
at Kansas City
*Consulta ginecológica y enfoque de la
paciente; Embarazo, trabajo de parto,
complicaciones del trabajo de parto
y del parto: cuidados en el postparto.*

Eugene P. DiMagno, M.D.
Professor of Medicine, Mayo Medical
School; Director, Gastroenterology
Research Unit, Mayo Clinic
Cáncer de páncreas

George E. Downs, Pharm.D.
Professor of Clinical Pharmacy
and Dean of Pharmacy, Philadelphia
College of Pharmacy and Science
*Algunos nombres comerciales
de fármacos genéricos*

Jeffrey M. Drazen, M.D.
Parker B. Francis Professor
of Medicine, Harvard University;
Chief, Pulmonary Critical Care
Division, Brigham & Women's Hospital
*Enfermedades obstructivas
de las vías aéreas (asma)*

Douglas A. Drossman, M.D.
Professor of Medicine and Psychiatry,
University of North Carolina
at Chapel Hill
*Técnicas diagnósticas y terapéuticas
gastrointestinales*

Carolyn P. Dukarm, M.D.
Instructor and Fellow in Pediatrics,
University of Rochester
*Pubertad y problemas
de la adolesciencia*

Felton J. Earls, M.D.
Professor of Child Psychiatry,
Harvard University
Psicosis infantil

David Eidelberg, M.D.
Director, Movement Disorders Center,
North Shore University
Trastornos del movimiento

Sherman Elias, M.D.
Henry and Emma Meyer Chair
in Obstetrics and Gynecology,
Professor of Obstetrics and Gynecology,
and Professor of Molecular
and Human Genetics,
Baylor University
Consejo y evaluación genéticos

Stefan S. Fajans, M.D.
Professor Emeritus (Active) of Internal
Medicine, University of Michigan
Diabetes Mellitus; Hipoglucemia

Wayne S. Fenton, M.D.
Medical Director, Chestnut Lodge
Hospital; Director,
Chestnut Lodge Research Institute
*Trastornos esquizofrénicos;
Trastornos delirantes (paranoides)*

Michael R. Foley, M.D.
Director, Obstetric Intensive Care
and Associate Director, Maternal-Fetal
Medicine, Good Samaritan Regional
Medical Center; Associate Director,
Phoenix Perinatal Associates
Fármacos durante el embarazo

Noble O. Fowler, M.D.
Professor of Medicine (Emeritus),
University of Cincinnati
Enfermedades del pericardio

Howard R. Foye, Jr., M.D.
Clinical Associate Professor
of Pediatrics, University of Rochester
*Problemas del desarrollo en el niño
pequeño (problemas de conducta,
problemas de la alimentación, problemas
de sueño, problemas de la enseñanza
de la higiene, fobias, hiperactividad)*

Eugene P. Frenkel, M.D.
Professor of Internal Medicine
and Radiology, Patsy R. and Raymond
D. Nasher Distinguished Chair
in Cancer Research, and A. Kenneth
Pye Professorship in Cancer Research,
Division of Hematology-Oncology,
Department of Medicine, The University
of Texas Southwestern Medical Center at
Dallas
*Biología de la sangre; anemias; Cáncer
y el sistema inmunitario; Diagnóstico
del cáncer; Complicaciones del cáncer;
Tratamiento del cáncer*

Mitchell H. Friedlaender, M.D.
Director, Cornea and Refractive Surgery,
Scripps Clinic and Research Foundation
Enfermedades de los ojos

Steven M. Fruchtman, M.D.
Director, Stem Cell Transplant Program,
Mount Sinai Hospital, New York
Trastornos mieloproliferativos

Glen O. Gabbard, M.D.
Callaway Distinguished Professor,
The Menninger Clinic
*Visión general de la asistencia
de salud mental*

Marc Galanter, M.D.
Professor of Psychiatry and Director
of the Division of Alcoholism and Drug
Abuse, The New York University-Cornell
Medical Center
*Drogodependencias y adicción
a fármacos*

Robert H. Gelber, M.D.
Clinical Professor of Medicine
and Dermatology, University
of California at San Francisco
Lepra

Ray W. Gifford, Jr., M.D.
Professor of Internal Medicine,
Ohio State University; Consultant,
Cleveland Clinic Foundation
Hipertensión

Robert Ginsburg, M.D.
Professor of Medicine,
University of Colorado
Enfermedades vasculares periféricas

Barry Steven Gold, M.D.
Assistant Professor of Medicine,
Johns Hopkins University
Mordeduras y picaduras venenosas

M. Jay Goodkind, M.D.
Clinical Associate Professor of Medicine,
University of Pennsylvania; Chief
(Retired), Department of Cardiology,
Mercer Medical Center
Tumores del corazón

Joe Graedon,M.S.
Lecturer, University of North Carolina
at Chapel Hill; Graedon Enterprises,
Inc., Durham, North Carolina
Fármacos de venta sin prescripción médica

Teresa Graedon, Ph.D.
Graedon Enterprises, Inc., Durham,
North Carolina
Fármacos de venta sin prescripción médica

John H. Greist, M.D.
Clinical Professor of Psychiatry,
University of Wisconsin; Distinguished
Senior Scientist, Dean Foundation
for Health, Research and Education
Trastornos de la ansiedad

Richard L. Guerrant, M.D.
Thomas H. Hunter Professor of
International Medicine, University
of Virginia
*Enfermedades bacterianas
(gramnegativos)*

John Gunderson, M.D.
Professor of Psychiatry, Harvard
University; Director, Outpatient
Personality Disorder Services,
McLean Hospital
Trastornos de personalidad

John W. Hallett, Jr., M.D.
Professor of Surgery, Mayo Clinic
Disección y aneurismas aórticos

Joan K. Harrold, M.D.
Instructor in Health Care Sciences
and Medicine, The George Washington
University; Research Scientist, The
Center to Improve Care of the Dying
Muerte y agonía

I. Craig Henderson, M.D.
Adjunct Professor of Medicine,
University of California at San Francisco;
CEO, Sequus Pharmaceuticals, Inc.
Enfermedades de los pulmones

Susan L. Hendrix,D.O.
Assistant Professor of Obstetrics and
Gynecology, Wayne State University
at Detroit
*Menopausia; Problemas ginecológicos
comunes*

Robert A. Hoekelman, M.D.
Professor of Pediatrics, University
of Rochester
Infecciones por nematodos

Paul D. Hoeprich, M.D.
Professor of Medicine (Emeritus),
University of California at Davis
*Infecciones por cocos; Infecciones
bacterianas (grampositivos)*

Charles S. Houston, M.D.
Professor of Medicine (Emeritus),
University of Vermont
*Alteraciones debidas al calor;
Lesiones por frío; Mal de altura*

Daniel A. Hussar, Ph.D.
Remington Professor of Pharmacy,
Philadelphia College of Pharmacy
and Science
*Factores que afectan la respuesta a los
medicamentos*

Michael Jacewicz, M.D.
Associate Professor of Neurology,
University of Tennessee
*Vértigo; Debilidad muscular; Trastornos
del gusto; Trastornos del olfato;
Infecciones del cerebro
y de la médula espinal*

George Gee Jackson, M.D.
Professor of Medicine (Emeritus),
University of Illinois at Chicago;
Clinical Professor of Medicine,
University of Utah
Infecciones víricas

Harry S. Jacob, M.D.
Clark Professor of Medicine
and Vice Chairman, Department
of Internal Medicine, and Head,
Division of Hematology,
University of Minnesota
Trastornos del bazo

James W. Jefferson, M.D.
Clinical Professor of Psychiatry,
University of Wisconsin; Distinguished
Senior Scientist, Dean Foundation
for Health, Research and Education
Ansiedad

Nicholas Jospe, M.D.
Associate Professor of Pediatrics,
University of Rochester
Trastornos metabólicos y hormonales

Fran E. Kaiser, M.D.
Professor of Medicine and Associate
Director, Division of Geriatric Medicine,
St. Louis University
Impotencia

Harold S. Kaplan, M.D.
Professor and Director, Transfusion
Medicine, The University of Texas
Southwestern Medical Center
Transfusión sanguínea

Stephen I. Katz, M.D., Ph.D.
Director, National Institute of Arthritis
and Musculoskeletal and Skin Diseases,
National Institutes of Health
Dermatología

Donald Kaye, M.D.
Professor of Medicine, Allegheny
University of the Health Sciences;
President and CEO, Allegheny
University Hospitals
Fármacos antiinfecciosos

B. J. Kennedy,M.D., M.Sc., M.A.C.P.
Regents' Professor of Medicine
(Emeritus) and Masonic
Professor of Oncology (Emeritus),
University of Minnesota
Causas y riesgo de cáncer

Thomas Killip, M.D.
Professor of Medicine, Albert Einstein
College of Medicine; Executive
Vice President for Medical Affairs,
Beth Israel Medical Center
Trastornos de las arterias coronarias

Richard P. Kluft, M.D.
Clinical Professor of Psychiatry,
Temple University
Trastornos disociativos

Calvin H. Knowlton, Ph.D.
Associate Professor of Pharmacy,
Philadelphia College of Pharmacy
and Science
*Conformidad del tratamiento
con fármacos*

Arthur E. Kopelman, M.D.
Professor of Pediatrics and Head,
Neonatology, East Carolina University
*Recién nacidos; Niños enfermos
y sus familias*

David N. Korones, M.D.
Assistant Professor of Pediatrics,
University of Rochester
Cáncer en niños

John N. Krieger, M.D.
Professor of Urology,
University of Washington
Trastornos del pene; Próstata y testículos

Douglas R. Labar, M.D., Ph.D.
Director, Comprehensive Epilepsy
Center, The New York Hospital---Cornell
Medical Center
Trastornos convulsivos

Jules Y.T. Lam,
M.D., F.R.C.P.(C)
Associate Professor of Medicine,
University of Montreal;
Montreal Heart Institute
Aterosclerosis

Lewis Landsberg, M.D.
Irving S. Cutter Professor
and Chairman, Northwestern University
*Síndromes de neoplasia endocrina
múltiple*

Edward H. Lanphier, M.D.
Senior Scientist (Emeritus),
Department of Preventive Medicine,
University of Wisconsin at Madison
Lesiones debidas a la sumersión

Ruth A. Lawrence, M.D.
Professor of Pediatrics,
Obstetrics and Gynecology,
University of Rochester
*Niños y recién nacidos normales;
Intoxicacaciones en niños*

Harvey Lemont,D.P.M.
Chairman, Department of Medicine,
Pennsylvania College of Podiatric
Medicine
Afecciones comunes del pie

Joseph R. Lentino,
M.D., Ph.D.
Professor of Medicine and Chief,
Section of Infectious Diseases,
Loyola University; Hines VA Hospital
*Infecciones bacterianas
por anaerobios*

Daniel Levinson, M.D.
Associate Professor of Family and
Community Medicine, University of Arizona
Viajes por avión y problemas médicos

Robert I. Levy, M.D.
President, Wyeth-Ayerst Research
Trastornos del colesterol y otros lípidos

James L. Lewis, III, M.D.
Assistant Professsor of Medicine and
Director, Nephrology Fellowship Training
Program, University of Alabama
at Birmingham
*Equilibrio de líquidos; Equilibrio
de las sales; Equilibrio acidobásico*

Lawrence M. Lichtenstein, M.D., Ph.D.
Professor of Medicine, Johns Hopkins
University; Director, Johns Hopkins
Asthma and Allergy Center
Reacciones alérgicas

Harold I. Lief, M.D.
Professor of Psychiatry (Emeritus),
University of Pennsylvania;
Clinical Professor of Psychiatry,
Thomas Jefferson University
Trastornos de la función sexual

James H. Liu, M.D.
Professor of Obstetrics and Gynecology,
University of Cincinnati
*Endometriosis; Esterilidad;
trastornos de la glándula hipófisis*

Elliot M. Livstone, M.D.
Attending Physician, Sarasota Memorial
Hospital
*Cáncer y otros tumores
del aparato digestivo*

Robert G. Loudon, M.B., Ch.B.
Professor of Medicine (Emeritus),
University of Cincinnati
*Biologia de los pulmones
y de las vias aéreas*

Frank E. Lucente, M.D.
Professor and Chairman, Department of
Otolaryngology, State University of New
York Health Science Center at Brooklyn
Trastornos de los oídos, nariz y garganta

Joanne Lynn, M.D., M.A.
Professor of Health Care Sciences
and Medicine, The George Washington
University; Director, The Center
to Improve Care of the Dying
Muerte y agonía

Gerald L. Mandell, M.D.
Professor of Medicine, Owen R.
Cheatham Professor of the Sciences,
University of Virginia; Chief, Division of
Infectious Diseases, University of Virginia
Health Sciences Center
*Biologia de las enfermedades
infecciosas; Infecciones de la piel
y de los tejidos subyacentes; Abscesos;
Infecciones de los huesos y de las
articulaciones; Infecciones alérgicas
y parasitarias*

Alfonse T. Masi, M.D., Dr.P.H.
Professor of Medicine
and Epidemiology, University of Illinois
*Enfermedades de los músculos,
los tendones y las bolsas*

Richard G. Masson, M.D.
Associate Professor of Medicine,
University of Massachusetts;
Co-Chief, Pulmonary Medicine
and Critical Care, Columbia
Metrowest Medical Center
Exploración funcional respiratoria

Alvin M. Mauer, M.D.
Professor of Medicine, University
of Tennessee
Leucemias

Elizabeth R. McAnarney, M.D.
Professor and Chair, Department of
Pediatrics, University
of Rochester Medical Center
*Pubertad y problemas
en los adolescentes*

Daniel J. McCarty, M.D.
Will and Cava Ross Professor
of Medicine and Director,
Arthritis Institute, Medical
College of Wisconsin
Gota y seudogota

J. Allen McCutchan, M.D.
Professor of Medicine, Division
of Infectious Disease,
University of California
at San Diego
*Infección por el virus de la
inmunodeficiencia humana;
Enfermedades de transmisión sexual*

Geralyn M. Meny, M.D.
Assistant Professor and Associate
Director, Transfusion Medicine,
The University of Texas
Southwestern Medical Center
Transfusión sanguínea

Gabe Mirkin, M.D.
Associate Clinical Professor
of Pediatrics, Georgetown University
Medicina del deporte

Daniel R. Mishell, Jr., M.D.
Lyle G. McNeile Professor and
Chairman, Department of Obstetrics
and Gynecology, University
of Southern California
Planificación familiar

W.K.C. Morgan, M.D.
Professor of Medicine, The University
of Western Ontario; Chest Diseases
Service, London Health Sciences
Centre, University Campus, London,
Ontario, Canada
Neumopatías profesionales

Gary J. Myers, M.D.
Professor of Pediatrics and Neurology,
University of Rochester
Defectos congénitos

John C. Nemiah, M.D.
Professor of Psychiatry, Dartmouth
Medical School; Professor of Psychiatry
(Emeritus), Harvard University
Trastornos de la ansiedad

John D. Norante, M.D.
Clinical Associate Professor of
Otolaryngology, University of Rochester
*Trastornos de los oídos, la nariz
y garganta en la infancia*

Robert E. Olson, M.D., Ph.D.
Professor of Pediatrics,
University of South Florida
*Visión general de la nutrición;
Desnutrición; Vitaminas y minerales;
Alteraciones de la nutrición*

Joseph G. Ouslander, M.D.
Director, Division of Geriatric
Medicine and Gerontology and Chief
of Medicine, Wesley Woods Geriatric
Center at Emory University; Director,
Atlanta VA Rehabilitation Research
and Development Center
Incontinencia urinaria

Lawrence L. Pelletier, Jr., M.D.
Professor of Internal Medicine,
University of Kansas at Wichita
Endocarditis

Hart Peterson, M.D.
Professor of Neurology in Pediatrics
(Emeritus), Cornell University
Síndrome de parálisis cerebral

Sidney F. Phillips, M.D.
Professor of Medicine, Mayo Medical
School; Consultant, Mayo Clinic
Alteración del tránsito intestinal

Willy F. Piessens, M.D.
Professor of Tropical Public Health
and Associate Professor of Medicine,
Harvard University
Infecciones parasitarias

Fred Plum, M.D.
University Professor and Chairman of
Neurology (Emeritus), Cornell University;
Attending Neurologist, The New York
Hospital—Cornell Medical Center
*Biologia del sistema nervioso;
Exploración y pruebas neurológicas;
Cefaleas; Trastornos del sueño;
Traumatismo craneal; Delirio
y demencia; Estupor y coma*

Russell K. Portenoy, M.D.
Associate Professor, Cornell University;
Co-Chief, Pain and Palliative Care
Service, Memorial Sloan-Kettering
Cancer Center
Dolor

Glenn M. Preminger, M.D.
Professor of Urologic Surgery, Duke
University; Director, Duke
Comprehensive Kidney Stone Center,
Duke University Medical Center
Obstrucción de las vías urinarias

Douglas J. Pritchard, M.D.
Professor of Orthopedics
and Oncology, Mayo Clinic
Cáncer de huesos

Lawrence G. Raisz, M.D.
Professor of Medicine and Head,
Division of Endocrinology and
Metabolism; Program Director,
General Clinical Research Center,
University of Connecticut
Osteoporosis

Robert W. Rebar, M.D.
Professor and Chair, Department
of Obstetrics and Gynecology,
University of Cincinnati
*Hormonas y reproduccion; Ausencia
o anormalidad del sangrado uterino;
Síndrome del ovario poliquístico;
Endometriosis; Esterilidad; Trastornos
de la glándula hipófisis*

Hal B. Richerson, M.D.
Professor of Internal Medicine,
University of Iowa
Enfermedades alérgicas de los pulmones

Jean E. Rinaldo, M.D.
Professor of Medicine,
Vanderbilt University
*Síndrome de distrés respiratorio
del adulto*

Melvin I. Roat, M.D.
Clinical Assistant Professor
of Ophthalmology, University of Maryland
Trastornos oftalmológicos en la infancia

William O. Robertson, M.D.
Professor of Pediatrics, University
of Washington; Medical Director,
Washington Poison Center
Intoxicaciones

Beryl J. Rosenstein, M.D.
Professor of Pediatrics,
Johns Hopkins University
Fibrosis quística

G. Victor Rossi, Ph.D.
Leonard and Madlyn Abramson
Professor of Pharmacology, Philadelphia
College of Pharmacy and Science
*Fármacos; Farmacodinamia; Reacciones
adversas a los farmacos*

Fred H. Rubin, M.D.
Clinical Associate Professor of Medicine,
University of Pittsburgh; Chairman,
Department of Medicine, Shadyside
Hospital
Procedimientos de inmunización

Michael Rubin, M.D.
Associate Professor of Clinical
Neurology, Cornell University; Director
of Neuromuscular Service, The New York
Hospital—Cornell Medical Center
*Distrofias musculares y trastornos afines;
Trastornos de la médula espinal;
Trastornos de los nervios periféricos;
Trastornos de los nervios craneales*

Paul S. Russell, M.D.
John Homans Professor of Surgery,
Harvard University; Visiting Surgeon,
Massachusetts General Hospital
Trasplantes

David B. Sachar, M.D.
Director, Division of Gastroenterology,
The Mount Sinai Medical Center, New York
*Enfermedades inflamatorias del intestino;
Colitis asociada a antibióticos*

Olle Jane Z. Sahler, M.D.
Adjunct Professor of Pediatrics,
University of Rochester
*Problemas en el recién nacido
(retraso del crecimiento); Trastornos
gastrointestinales en los niños*

Jay P. Sanford, M.D. *(Deceased)*
Professor of Medicine, The University of
Texas Southwestern Medical Center
Infecciones causadas por espiroquetas

James W. Sayre, M.D.
Clinical Professor of Pediatrics,
University of Rochester; Attending
Pediatrician, St. Mary's Hospital
Malos tratos y abandono de niños

Kurt Schapira, M.D., F.R.C.P., F.R.C.Psych.
Honorary Senior Research Associate,
Department of Psychiatry, University
of Newcastle upon Tyne, England;
Consultant Psychiatrist (Emeritus),
Royal Victoria Infirmary
Conducta suicida

Albert P. Scheiner, M.D.
Professor of Pediatrics (Emeritus),
University of Massachusetts
Retraso mental

H. Ralph Schumacher, Jr., M.D.
Professor of Medicine,
University of Pennsylvania;
Director, Arthritis-Immunology Center,
VA Medical Center, Philadelphia
*Huesos, articulaciones y musculos;
Trastornos de las articulaciones
y del tejido conjuntivo; Enfermedades
musculosqueléticas en los niños*

Ronald W. Schworm, Ph.D.
Educational Consultant, The Reading and
Learning Disorders Center, Rochester
*Problemas del desarrolloen los niños
(déficit de la atención, alteraciones
del aprendizaje, dislexia)*

Charles H. Scoggin, M.D.
Chairman and CEO, Rodeer Systems
Tumores de los pulmones

Eldon A. Shaffer, M.D., F.R.C.P.(C),
F.A.C.P.
Professor and Head, Department of
Medicine, University of Calgary, Calgary,
Alberta, Canada
*Pruebas diagnósticas del hígado
y de las vías biliares; Hígado graso,
cirrosis y trastornos afines;
Lesiones vasculares del hígado*

William R. Shapiro, M.D.
Chairman, Division of Neurology, Barrow
Neurological Institute/St. Joseph's
Hospital, Phoenix
Tumores del sistema nervioso

Harold Silverman, Pharm.D.
Director, Interscience, Washington, DC
Fármacos genéricos

Jerome B. Simon, M.D., F.R.C.P.(C)
Professor of Medicine, Queen's University,
Kingston, Ontario, Canada
*Biología del hígado y de las vías
biliares; Manifestaciones clínicas
de las hepatopatías; Hepatitis;
Tumores hepáticos*

Arthur T. Skarin, M.D.
Associate Professor of Medicine,
Harvard University; Attending Physician,
Medical Oncology, Dana-Farber
Cancer Institute
Linfomas

Gordon L. Snider, M.D.
Professor of Medicine
and Vice Chairman, Department
of Medicine, Boston University;
Chief, Medical Service,
VA Medical Center, Boston
*Bronquitis; Enfermedad obstructiva de las
vías aéreas; Enfermadades de la pleura*

Norman Sohn, M.D.
Clinical Assistant Professor of Surgery,
Cornell University
Trastornos anorrectales

David R. Staskin, M.D.
Assistant Professor of Urology, Harvard
University; Director of Urodynamicsand
Incontinence, Beth Israel Hospital
Vejiga neurógena

William W. Stead, M.D.
Professor of Medicine, University
of Arkansas; Director, Tuberculosis
Program, Arkansas Department of Health
Tuberculosis

E. Richard Stiehm, M.D.
Chief, Division of Pediatric
Immunology/Allergy, University
of California at Los Angeles
Enfermedades por inmunodeficiencia

Bradford G. Stone, M.D.
Clinical Associate Professor of Medicine,
University of Minnesota
Trastornos de las vías biliares

Marvin J. Stone, M.D.
Chief of Oncology and Director,
Baylor-Sammons Cancer Center,
Baylor University
Discrasias de células plasmáticas

Albert J. Stunkard, M.D.
Professor of Psychiatry,
University of Pennsylvania
*Obesidad; Anorexia nerviosa;
Bulimia nervosa*

David A. Swanson, M.D.
Professor and Deputy Chairman,
Department of Urology, The University
of Texas, M.D. Anderson Cancer Center
*Tumores y cáncer de riñon
y de las vías urinarias*

Jan Peter Szidon, M.D.
Professor of Medicine, Section of
Pulmonary Medicine, Rush University
Neumopatías infiltrativas

Paul H. Tanser, M.D., F.R.C.P.(C)
Professor of Medicine, McMaster
University; Senior Cardiologist,
St. Joseph's Hospital, Hamilton,
Ontario, Canada
*Biologia del corazón y de los vasos
sanguíneos; Diagnóstico de las
cardiopatias; Insuficiencia cardíaca;
Miocardiopatía;
Trastornos de las válvulas*

Mary Territo, M.D.
Professor of Medicine, Division
of Hematology/Oncology,
University of California at Los Angeles
Trastornos de los glóbulos blancos

Ronald G. Tompkins, M.D., Sc.D.
Professor of Surgery, Harvard University;
Surgeon, Massachusetts
General Hospital
*Enfermedad diverticular;
Urgencias gastrointestinales*

Courtney M. Townsend, Jr., M.D.
Professor and John Woods Harris
Distinguished Chairman, Department
of Surgery, The University of Texas
Medical Branch at Galveston
Síndrome carcinoide

Thomas N. Tozer, Ph.D.
Professor of Biopharmaceutical
Sciences and Pharmaceutical Chemistry
(Emeritus), University of California
at San Francisco
*Administración, distribución
y eliminación de fármacos*

Stephen K. Urice, Ph.D., J.D.
Philadelphia, PA
Asuntos jurídicos

Elise W. van der Jagt, M.D.
Associate Professor of Pediatrics
and Critical Care,
University of Rochester
Accidentes

Jack A. Vennes, M.D.
Professor of Medicine (Retired),
University of Minnesota
Enfermedades de las vías biliares

Elliot S. Vesell, M.D., Sc.D.
Evan Pugh Professor
and Chair, Department
of Pharmacology, Pennsylvania
State University
*Factores que afectan la respuesta
farmacológica (genética)*

Jacob Walfish, M.D.
Assistant Clinical Professor
of Medicine, The Mount Sinai
School of Medicine
*Enfermedades inflamatorias
crónicas del intestino;
Colitis asociada a los antibióticos*

Wendy Watson, M.D.
Assistant Professor of Pediatrics,
University of Rochester
*Infecciones víricas en los niños;
Infecciones víricas
en los recien nacidos*

William C. Watson, M.D., Ph.D.,
F.R.C.P.
Professor (Emeritus), University
of Western Ontario, London,
Ontario, Canada
Síndrome de malabsorción

John M. Weiler, M.D.
Professor,
University of Iowa
*Biología del sistema
inmunitario*

Geoffrey A. Weinberg, M.D.
Assistant Professor of Pediatrics,
University of Rochester;
Attending Physician,
Pediatric Service and Director,
Maternal/Pediatric HIV Program,
Strong Memorial Hospital
*Infecciones en los niños;
Trastornos probablemente
causados por infecciones;
Virus de la inmunodeficiencia
humana*

Allan B. Weingold, M.D.
Professor of Obstetrics
and Gynecology and Vice President
for Medical Affairs,
The George Washington University
*Embarazo de alto riesgo;
Embarazo complicado
por enfermedades*

Harvey J. Weiss, M.D.
Professor of Medicine, Columbia
University; Chief, Division
of Hematology-Oncology,
St. Luke's---Roosevelt Hospital
Trastornos de la coagulación

Claude E. Welch, M.D. *(Deceased)*
Clinical Professor of Surgery
(Emeritus), Harvard University;
Senior Surgeon, Massachusetts
General Hospital
*Enfermedad diverticular; Urgencias
gastrointestinales*

Nanette K. Wenger, M.D.
Professor of Medicine (Cardiology),
Emory University; Director,
Cardiac Clinics, Grady Memorial
Hospital; Consultant,
Emory Heart Center
Hipotensión

Theodore E. Woodward, M.D., M.A.C.P.
Professor of Medicine (Emeritus),
University of Maryland
*Enfermedades producidas
por rickettsias*

Agradecimientos

Queremos agradecer la colaboración de Shirley Claypool, que ha revisado y coordinado la redacción inicial del libro. Así mismo, agradecemos la colaboración de Project House Inc., cuya experiencia editorial resulta inestimable. Entre las personas que merecen un reconocimiento especial figuran Stephanie Phillips, Marcye B. White, Bari Samson, Claudia Piano, Bea Dickstein, Anthony Greco, Marcia Ringel y Lynn Atkinson.

También cabe destacar a las personas que nos brindaron su ayuda en la redacción inicial, Amy Crawford-Faucher, M.D., y Cathy Glew, M.D. Agradecemos igualmente la participación de las siguientes personas que nos facilitaron una revisión crítica de capítulos específicos: Sarah Atkison, M.D, Ronald J. Brogan, Melvin Horwith, M.D, Irwin Reich y Eric A. Voth, M.D.

Guía del lector

El *Manual Merck de información médica general* está organizado de tal forma que resulte fácil de consultar. Los temas de interés pueden encontrarse en el Índice de materias, aunque la comprensión de cómo están organizadas las secciones y los capítulos ayudará al lector a recorrer la obra y encontrar un máximo de información.

Secciones

El libro está dividido en secciones. Algunas abarcan sistemas de órganos como el ojo, la piel o el corazón y el sistema circulatorio. La organización en secciones significa que la información buscada está a su alcance. Por ejemplo, en la sección del corazón y enfermedades del aparato circulatorio, la aterosclerosis va inmediatamente seguida de una enfermedad coronaria arterial, provocada por la aterosclerosis. Otras secciones corresponden a especialidades médicas como trastornos hormonales o enfermedades infecciosas. Tres secciones diferentes tratan los temas relativos a la salud de hombres, mujeres y niños.

La mayor parte de las secciones dedicadas a un sistema de órganos comienza con un capítulo en el que se describe la estructura normal del órgano y su función. Una lectura sobre el funcionamiento del corazón o una consulta de las ilustraciones relativas al corazón, por ejemplo, pueden ayudar a comprender mejor un trastorno cardíaco específico. Muchas secciones también incluyen un capítulo en el que se describen las pruebas médicas que se utilizan para diagnosticar las enfermedades de las que se habla en la sección. Una lectura sobre una enfermedad coronaria arterial puede remitir al capítulo que describe las pruebas, como el cateterismo cardíaco utilizado para diagnosticar las enfermedades del corazón.

Capítulos

Algunos capítulos describen una sola enfermedad (como la osteoporosis). Otros se refieren a enfermedades o trastornos afines (como los de la médula espinal). En cualquier caso, se comienza generalmente con una definición en letra cursiva de la enfermedad o del trastorno. A menudo, la información siguiente se organiza por medio de encabezamientos, como las causas, los síntomas, el diagnóstico, la prevención, el tratamiento y el pronóstico. Dentro del texto, los términos que aparecen en negrita destacan los temas de mayor importancia.

Algunos capítulos tratan de un síntoma o de algún problema producido por una enfermedad. Por ejemplo, un capítulo de la sección relativa a las enfermedades de la piel tratará del prurito y de sus múltiples causas. Puede encontrarse más información sobre las causas específicas del prurito en otras partes del libro. Un capítulo de la sección relativa a los trastornos de la nutrición y el metabolismo explica las complejas formas en que el cuerpo mantiene su equilibrio acidobásico y las múltiples causas y consecuencias de un equilibrio anormal.

Referencias cruzadas

En todo el libro aparecen referencias cruzadas que remiten a otras informaciones importantes sobre un tema o relativas a dicho tema. Las páginas referenciadas como indicativo de remitencia se señalan entre paréntesis y se acompañan de un punto de color rojo.

Términos médicos

Se incluyen a menudo términos médicos, por lo general entre paréntesis, junto con el término común. En la pagina xxiii aparece una lista de prefijos, raíces y sufijos utilizados en la terminología médica; esta lista puede ayudar a desterrar el misterio del vocabulario polisílabo de la medicina.

Tablas y figuras

El libro contiene numerosos recuadros que incluyen tablas y figuras ilustrativas. Ayudan a explicar el contenido del texto y facilitan información adicional o relacionada con el texto.

Información sobre fármacos

La sección 2 trata de los fármacos y facilita una información comprensible acerca de los mismos. Los medicamentos aparecen bajo su nombre genérico y no bajo una marca comercial.

El libro no indica la dosis, porque ésta puede variar enormemente, dependiendo de las circunstancias individuales. Algunos factores como la edad, el sexo, el peso, la talla, la presencia de una o varias enfermedades y el consumo de otros fármacos, modifican lo que constituye una dosis segura y eficaz. Con todo, la dosis de un medicamento, así como la elección del mismo, siempre debe ser específica para cada caso individual.

Pruebas diagnósticas

Las pruebas para el diagnóstico se mencionan a lo largo de todo el libro. Normalmente se incluye una explicación cada vez que una prueba se menciona por primera vez en un capítulo. Además, el Apéndice III incluye una lista de numerosas pruebas diagnósticas y procedimientos comunes, explicando además para qué se utilizan y facilitando referencias cruzadas para localizar en el libro una explicación más extensa sobre el particular.

Información

Los autores, asesores, revisores y editores de este libro no han ahorrado esfuerzos para verificar que los tratamientos sean precisos y acordes con los estándares aceptados en el momento de su publicación. No obstante, la información contenida en este libro puede no ser aplicable a algún caso individual, debido a circunstancias como las variaciones constantes de la información, que se producen por la investigación continuada y la experiencia clínica; las razonables diferencias de opinión entre los expertos; los aspectos especiales de casos individuales y de situaciones, y la posibilidad de error humano en la preparación de una obra tan extensa. Se aconseja especialmente al lector que comente la información que aquí se le facilita con un profesional de la asistencia sanitaria.

Comprensión de términos médicos

A primera vista, la terminología médica puede parecer un idioma extranjero. Sin embargo, la clave para comprender los términos médicos consiste a menudo en analizar las partículas que los componen (prefijos, raíces y sufijos). Por ejemplo, espondilosis es una combinación de "espondilo" que significa vértebra, y "lisis" que significa disolver o degenerar, lo cual quiere decir degeneración de una vértebra.

Las mismas partículas se utilizan en muchos otros términos médicos. Por ejemplo, "espondilo", combinado con "itis", que significa inflamación, da lugar a espondilitis, una inflamación de las vértebras. La misma forma prefija combinada con "malacia", que significa blando y da lugar a espondilomalacia, un reblandecimiento de las vértebras. Combinada con "algia", que significa dolor, da lugar a espondilalgia, dolor de las vértebras. Combinada con "miel", que significa médula ósea, e "itis", que significa inflamación, da lugar a espondilomielitis, una inflamación de la sustancia medular de las vértebras.

Conocer el significado de un pequeño número de partículas puede ayudar a interpretar un gran número de términos médicos. La siguiente lista define las partículas más frecuentes.

a(n)	ausencia de	**dipl(o)**	doble
acu	oído	**dis**	dificultad, desorden, imperfección
aden(o)	glándula	**dors**	espalda
alg(ia)	dolor	**ecopy**	examen
andr(o)	hombre	**ectomia**	corte, sección
angi(o)	vaso	**emia**	sangre
anquil(o)	adherencia, curvatura	**encéfal(o)**	cerebro
antre(i)	anterior, delante	**end(o)**	dentro, interno
artr(o)	articulación	**enter(o)**	intestino
ater(o)	graso	**epi**	externo, superficial, encima
aur(i)	oído	**eritr(o)**	rojo
blast(o)	germen	**escler(o)**	duro
blen(a-o)	mucosidad	**espondilo**	vértebra
bradi	lentitud	**esteato**	grasa
branqui	brazo	**esten(o)**	estrecho, comprimido
branqui	corto	**estet(o)**	pecho
buc(o)	mejilla	**eu**	bien, bueno, normal
carcin(o)	cáncer	**extra**	fuera, más allá, en adición
cardi(o-a)	corazón	**fac(o)**	lente, cristalino
céfal(o)	cabeza	**fag(o-ia)**	comer, destruir
cele	tumor, hernia, tumefacción	**faquia**	lente, cristalino
centesis	punción	**faring(o)**	garganta
cervic	cuello	**farmaco**	fármaco, medicamento
cian(o)	azul	**fil(o-ia)**	afición, proclividad
circum	alrededor de	**fleb(o)**	vena
cist(o)	vejiga urinaria	**fob(ia)**	temor
cit(o)	célula	**fon(o-ía)**	voz
col(e)	bilis, o referente a las vías biliares	**gastr(o)**	estómago
condr(o)	cartílago	**gen(o-ía)**	origen, producción
cri(o)	frío	**genesis**	origen
crom(o-a)	color	**gimn(o)**	desnudo
cut	piel	**gine**	mujer
dactil(o)	dedo	**glos(o)**	lengua
derm(ato)	piel	**gluc(o)**	dulce o referente a la glucosa

gnosis	conocimiento, percepción		oma	tumor, tumefacción
gonía	origen		oofor(o)	ovarios
grafía	escribir		opia	visión
hemato	sangre		opsia	examen
hemi	mitad, medio		orchi(o)	testículo
hemo	sangre		ose(o)	hueso
hepat(o)	hígado		osis	estado
hetero	desigual, otro		oste(o)	hueso
hidr(o)	agua		ot(o)	oído
hip(o)	debajo, deficiencia, situación		path(o-ía)	enfermedad
hiper	encima, exceso, superioridad		ped(o)	niño
hipso	altura		penia	deficiencia
hist(o)	tejido		peps, pept	estómago o digestión
hister(o)	útero		peri	alrededor de
holo	todo		piel(o)	pelvis de riñon
homeo	semejante, igual		pir(o)	fiebre, fuego
homo	semejante, igual		plasia	formar
iatr(o)	doctor		plastia	reparar
ide	aspecto		plati	ancho
infra	debajo de		pleg(ia)	parálisis
inter	entre, en medio		pleo	más número, más grande
intra	dentro de		pleur(a-o)	costado
itis	inflamación		pnea	respiración
lact(o)	leche		pneum(ato)	respirar, aire
lapar(o)	abdomen		pneumon(o)	pulmón
later(o)	situado a un lado		pod(o-ía)	pie
leuc(o)	blanco		poie	hacer, producir
lip(o)	grasa		poli	mucho, muchos
lis(is)	disolver, degenerar		post	después
log(o-ía)	tratado		presbi	de edad avanzada
malac	blando		proct(o)	ano
manía	pasión por		pseud(o)	falso
mast(o)	mama		psich(o)	mente
megal(o)	grande		radio	radio, rayo
mel(o-ia)	miembro		rag	romper, estallar
melan(o)	negro		raqui(o)	columna vertebral
mening(o)	membranas		ren(o)	riñón
metr(o-ía)	medida		rin(o)	nariz
metra	matriz, útero		scope	instrumento
metro	útero		som(o-ía)	cuerpo
mi(o)	músculo		somat(o)	cuerpo
mic(o)	hongo		stom	boca, abertura
micro	pequeño		supra	porción superior, encima, sobre
miel(o)	médula ósea		taqui	veloz
mixo	moco		terap	tratamiento
nas(o)	nariz		term(o)	calor
necr(o)	muerte		tial	saliva
nefr(o)	riñón		tomía	incisión, corte
neur(o)	nervio		torac(o)	pecho, tórax
nutri	nutrir		tox(i-o)	veneno, sustancia tóxica
ocul(o)	ojo		tromb(o)	coágulo
odin(o)	dolor		ur(o-ia)	orina
oftalm(o)	ojo		vesic(o)	vejiga urinaria

SECCIÓN 1

Fundamentos

CAPÍTULO 1

Anatomía

La biología es la ciencia que trata de los seres vivos e incluye la anatomía y la fisiología. La anatomía estudia las estructuras del organismo y la fisiología estudia sus funciones.

Dado que la estructura de los seres vivos es muy compleja, la anatomía abarca desde los componentes más pequeños de las células hasta los órganos más grandes, así como la relación de éstos con otros órganos. La anatomía general estudia los órganos tal como aparecen durante una inspección visual o una disección. Por otra parte, la anatomía celular estudia las células y sus componentes mediante el uso de instrumental específico como los microscopios; también utiliza otras técnicas especiales para su observación.

Células

A pesar de que las células se consideran como la unidad más pequeña de los organismos vivos, están constituidas por elementos aun menores, cada uno de ellos dotado de una función propia. El tamaño de las células humanas es variable aunque es siempre microscópico; un óvulo fecundado es la célula más grande, y sin embargo resulta tan pequeña que no es perceptible por el ojo humano.

Las células humanas están envueltas por una membrana que las mantiene unidas; no se trata de una simple envoltura ya que esta membrana tiene unos receptores que permiten a las diversas células identificarse entre sí. Además, estos receptores son capaces de reaccionar ante sustancias producidas por el organismo así como ante los fármacos introducidos en él y debido a esta característica pueden seleccionar las sustancias o los medicamentos que entran en la célula o salen de ella. Las reacciones que tienen lugar en los receptores a menudo alteran y controlan las funciones celulares.

Dentro de la membrana celular existen dos componentes principales: el citoplasma y el núcleo. El primero contiene estructuras que consumen y transforman la energía y dirigen las funciones de la célula; el segundo contiene el material genético de la célula y las estructuras que controlan su división y reproducción.

Son muchas y muy diversas las células que constituyen el organismo y cada una está dotada de estructura y vida propias. Algunas, como los glóbulos blancos, se mueven libremente sin adherirse a otras células; en cambio las células musculares están firmemente unidas entre sí. Las de la piel se dividen y reproducen con rapidez; las nerviosas, por el contrario, no se reproducen en absoluto. Así mismo determinadas células, sobre todo las glandulares, tienen como función principal la producción de sustancias complejas como hormonas o enzimas. Por ejemplo, las células de las mamas producen leche; las del páncreas, insulina; las del revestimiento de los pulmones, mucosidad y las de la boca, saliva. Por último, existen otras células cuya función primordial

Interior del cuerpo

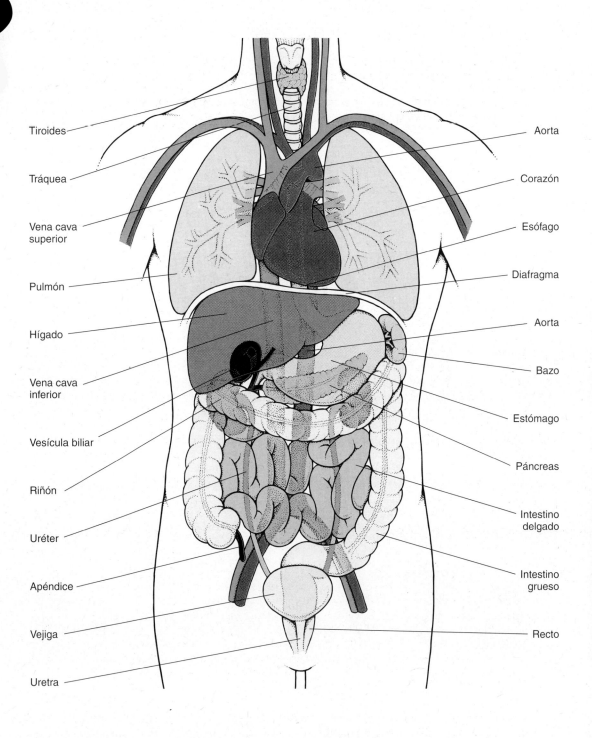

Tiroides

Tráquea

Vena cava
superior

Pulmón

Hígado

Vena cava
inferior

Vesícula biliar

Riñón

Uréter

Apéndice

Vejiga

Uretra

Aorta

Corazón

Esófago

Diafragma

Aorta

Bazo

Estómago

Páncreas

Intestino
delgado

Intestino
grueso

Recto

Interior de la célula

Si bien existen distintos tipos de células, la mayoría posee los mismos componentes. Una célula consta de un núcleo, un citoplasma y la membrana celular; ésta constituye su límite y regula los intercambios con el exterior. El núcleo controla la producción de proteínas y contiene cromosomas, el material genético de la célula, y un nucléolo que produce ribosomas. El citoplasma es un material fluido con organelas, las cuales se consideran los órganos de la célula. Por su parte, el retículo endoplasmático transporta materiales en el interior de la célula. Los ribosomas producen proteínas, que son agrupadas por el aparato de Golgi a fin de que abandonen la célula. Las mitocondrias generan la energía necesaria para las actividades celulares. Los lisosomas contienen enzimas que pueden descomponer las partículas que entran en la célula. Por ejemplo, ciertos glóbulos blancos (una variedad de las células de la sangre) ingieren las bacterias que luego destruyen las enzimas lisosómicas. Por último, los centríolos participan en la división de la célula.

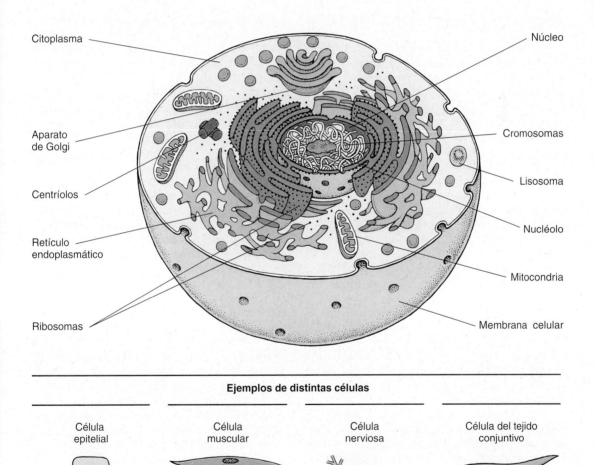

Citoplasma

Aparato de Golgi

Centríolos

Retículo endoplasmático

Ribosomas

Núcleo

Cromosomas

Lisosoma

Nucléolo

Mitocondria

Membrana celular

Ejemplos de distintas células

Célula epitelial

Célula muscular

Célula nerviosa

Célula del tejido conjuntivo

no es la producción de sustancias, como las células que se encargan de la contracción, tanto de los músculos como del corazón. También es el caso de las células nerviosas que conducen impulsos eléctricos y permiten la comunicación entre el sistema nervioso central (cerebro y médula espinal) y el resto del organismo.

Tejidos y órganos

Se denomina tejido a una agrupación de células relacionadas entre sí, aunque no idénticas, que forman un conjunto para llevar a cabo funciones específicas. Cuando se analiza al microscopio una muestra de tejido (biopsia), se observan diversos tipos de células, aunque el interés del médico se centre en un tipo determinado.

El tejido conectivo, resistente y frecuentemente fibroso, tiene la función de mantener la estructura corporal unida y darle soporte. Se encuentra en casi todos los órganos aunque la mayor parte se halla en la piel, los tendones y los músculos. Las características del tejido conectivo y de los tipos de células que contiene varían según su localización.

Los órganos desempeñan las funciones del organismo y cada órgano está provisto de una estructura diferenciada capaz de desarrollar funciones específicas. Es el caso del corazón, los pulmones, el hígado, los ojos y el estómago. Distintos tejidos y, por lo tanto diversas células, intervienen en la constitución de un órgano. El corazón está formado por tejido muscular que al contraerse produce la circulación de la sangre; también está constituido por tejido fibroso que forma las válvulas y por células especiales que controlan la frecuencia y el ritmo cardíacos. El globo ocular está formado por células musculares que abren o contraen la pupila, por células transparentes que constituyen el cristalino y la córnea, y por otras que producen fluidos que ocupan el espacio entre la córnea y el cristalino. También está formado por células fotosensibles y células nerviosas que llevan los impulsos al cerebro. Incluso un órgano tan simple en apariencia como la vesícula biliar contiene distintas células. Unas son las células de revestimiento interior resistentes a los efectos irritantes de la bilis, otras son las musculares, que se contraen para expulsar la bilis, y otras las que forman la pared externa fibrosa que contiene la vesícula.

Sistemas orgánicos

Aunque un órgano en particular desempeñe funciones específicas, hay órganos que funcionan como parte de un grupo denominado sistema; es la unidad de organización en que se basa el estudio de la medicina, la clasificación de las enfermedades y la planificación de los tratamientos. En este Manual la exposición de los temas está organizada en unidades didácticas alrededor de este concepto.

El aparato cardiovascular es un ejemplo de un sistema. Está compuesto por el corazón (cardio) y por los vasos sanguíneos (vascular). Este sistema es el encargado de la circulación de la sangre. Otro ejemplo es el aparato digestivo que se extiende desde la boca hasta el ano; recibe los alimentos, los digiere y elimina los residuos en las heces. Está formado por el estómago, el intestino delgado y el intestino grueso, que movilizan los alimentos. También incluye órganos como el páncreas, el hígado y la vesícula biliar, los cuales producen enzimas digestivas, eliminan sustancias tóxicas y almacenan las sustancias necesarias para la digestión. El sistema musculosquelético está formado por huesos, músculos, ligamentos, tendones y articulaciones que, en su conjunto, sostienen y dan movilidad al cuerpo.

La función de un sistema está relacionada con la de otros sistemas. A modo de ejemplo, el aparato digestivo necesita más sangre para realizar sus funciones cuando se ingiere una comida abundante y para ello recurrirá a los sistemas cardiovascular y nervioso. En este caso, los vasos sanguíneos del aparato digestivo se dilatan para transportar más sangre, al tiempo que el cerebro recibe impulsos nerviosos indicándole que hay un aumento de trabajo. Es más, el aparato digestivo estimula de forma directa el corazón mediante impulsos nerviosos y sustancias químicas liberadas en el flujo sanguíneo. El corazón responde con una mayor irrigación sanguínea; el cerebro, por su parte, reduce la sensación de apetito, aumenta la de saciedad y disminuye el interés por realizar actividades que supongan un gasto energético.

La comunicación entre órganos y sistemas es fundamental ya que permite regular el funcionamiento de cada órgano de acuerdo con las necesidades generales del organismo. El corazón debe saber si el cuerpo está en reposo para reducir el ritmo cardíaco y aumentarlo cuando los órganos requieran más sangre. Los riñones necesitan saber si existe un exceso o un defecto de líquido en el organismo, para proceder a su eliminación en la orina o a su conservación cuando el cuerpo está deshidratado.

Las constantes biológicas se mantienen gracias a la comunicación. Gracias a este equilibrio, que se denomina homeostasis, no existe ni exceso ni defecto en el funcionamiento de los órganos y cada uno facilita las funciones de los demás.

La comunicación necesaria para la homeostasis se produce a través del sistema nervioso o mediante estímulos de sustancias químicas. La compleja

Principales sistemas de órganos

Sistema	Órganos del sistema	Sistema	Órganos del sistema
Cardiovascular	• Corazón • Vasos sanguíneos (arterias, capilares, venas)	Digestivo	• Boca • Esófago • Estómago • Intestino delgado • Intestino grueso • Hígado • Vesícula biliar • Páncreas (la parte que produce enzimas)
Respiratorio	• Nariz • Boca • Faringe • Laringe • Tráquea • Bronquios • Pulmones	Endocrino	• Glándula tiroides • Glándula paratiroides • Glándulas suprarrenales • Páncreas (la parte que produce insulina)
Nervioso	• Cerebro • Médula espinal • Nervios	Urinario	• Riñones • Uréter • Vejiga • Uretra
Piel	• Piel	Reproductor masculino	• Pene • Próstata • Vesículas seminales • Conducto deferente • Testículos
Musculosquelético	• Músculos • Tendones y ligamentos • Huesos • Articulaciones	Reproductor femenino	• Vagina • Cuello uterino • Útero • Trompas de Falopio • Ovarios
Circulatorio	• Glóbulos rojos y plaquetas • Plasma (parte líquida de la sangre) • Médula ósea (donde se producen las células sanguíneas) • Bazo • Timo		

red de comunicación que regula las funciones corporales está controlada, en su mayoría, por el sistema nervioso autónomo. Este sistema funciona sin que la persona tenga consciencia de ello y sin que se perciba una señal evidente de que está actuando.

Se denominan transmisores a las sustancias químicas utilizadas en la comunicación. Las hormonas son transmisores producidos por un órgano, que viajan hacia otros órganos a través de la sangre. Los transmisores que conducen los mensajes a distintas partes del sistema nervioso se denominan neurotransmisores.

La hormona adrenalina es uno de los transmisores más conocidos. Cuando alguien se encuentra de manera repentina ante una situación de estrés o de miedo, el cerebro envía un mensaje a las glándulas suprarrenales para que de inmediato liberen la adrenalina; esta sustancia química pone rápidamente al organismo en estado de alerta para que pueda reac-

cionar de manera adecuada al estímulo. El corazón late más rápido y con más intensidad, las pupilas se dilatan para recibir más luz, la respiración se acelera y la actividad del aparato digestivo disminuye para permitir que llegue más sangre a los músculos. El efecto es rápido e intenso.

Otras comunicaciones químicas son menos espectaculares pero igual de efectivas. A este respecto, cuando el cuerpo se deshidrata y por lo tanto necesita más agua, decrece el volumen de sangre que circula por el sistema cardiovascular. Esta disminución la perciben los receptores de las arterias del cuello que responden enviando impulsos a través de los nervios hacia la hipófisis, una glándula situada en la base del cerebro, que produce entonces la hormona antidiurética, la que a su vez estimula al riñón para que disminuya la producción de orina y retenga más agua. Simultáneamente, la sensación de sed que se percibe en el cerebro estimula la ingestión de líquidos.

El cuerpo además está dotado de un grupo de órganos, el sistema endocrino, cuya función principal es la de producir hormonas que regulen el funcionamiento de los demás órganos. La glándula tiroides produce la hormona tiroidea que controla el ritmo metabólico (velocidad de las funciones químicas del cuerpo), el páncreas produce la insulina, que controla el consumo de azúcares, y las glándulas suprarrenales producen la adrenalina, que estimula a varios órganos y prepara al organismo para afrontar el estrés.

Barreras externas e internas

Por extraño que parezca, no es fácil definir qué es lo que está dentro o fuera del cuerpo ya que éste tiene varias superficies. La piel como tal es en realidad un sistema que forma una barrera que impide la entrada de sustancias nocivas en el organismo. Aunque lo cubra una fina capa de piel, el canal auditivo se considera como una parte interior del cuerpo porque penetra en la profundidad de la cabeza. El aparato digestivo es un largo tubo que comienza en la boca, serpentea a lo largo del cuerpo y desemboca en el ano; no es fácil determinar si los alimentos que se absorben parcialmente a medida que pasan por este tubo se encuentran dentro o fuera del cuerpo. De hecho, los nutrientes y líquidos no están en el interior del organismo hasta el momento en que son absorbidos y entran en el flujo sanguíneo.

El aire entra por la nariz y la garganta pasando por la tráquea hasta las extensas ramificaciones de las vías respiratorias pulmonares (bronquios). Podríamos preguntarnos en qué punto este sistema de conducción deja de ser exterior para convertirse en interior, puesto que el oxígeno que está dentro de los pulmones no es útil para el cuerpo hasta que no pasa al flujo sanguíneo. Para ello, el oxígeno debe atravesar una fina capa de células que recubren los pulmones y que actúan como barrera contra los virus y las bacterias que contiene el aire inspirado, como los gérmenes de la tuberculosis. Sin embargo, estos microorganismos no producen trastornos a menos que penetren en las células o en el flujo sanguíneo. La mayoría de los organismos infecciosos no causan enfermedades gracias a varios mecanismos de protección que tienen los pulmones, como los anticuerpos que combaten las infecciones y las células ciliadas que expulsan los desechos de las vías respiratorias.

Además de separar el exterior del interior, las superficies del cuerpo mantienen en su lugar las sustancias y estructuras del cuerpo, haciendo que funcionen correctamente. Es evidente que los órganos internos no flotan en un charco de sangre, sino que

ésta circula normalmente dentro de los vasos sanguíneos. Si la sangre sale de los vasos sanguíneos hacia otras partes del cuerpo (hemorragia), se pueden producir lesiones graves, y no sólo porque deja de llevar oxígeno y nutrientes a los tejidos. A modo de ejemplo, una hemorragia muy pequeña en el cerebro destruye parte del tejido cerebral ya que no puede extenderse más allá de los límites del cráneo; en cambio, una cantidad similar de sangre en el abdomen no destruye los tejidos.

La saliva es importante en la boca, pero puede causar daños significativos si es aspirada por los pulmones. El ácido clorhídrico producido por el estómago rara vez produce daños en este órgano pero puede quemar y lesionar el esófago si fluye en dirección contraria. También puede dañar otros órganos si se escapa a través de la pared del estómago. Por último, las heces, la parte no digerida de los alimentos que se expulsa por el ano, pueden causar infecciones peligrosas cuando pasan a través de la pared del intestino hacia el interior de la cavidad abdominal.

Anatomía y enfermedad

El diseño del cuerpo humano es admirable. La mayoría de sus órganos dispone de una buena capacidad adicional o de reserva; de hecho funcionan de forma adecuada aunque estén deteriorados. Por ejemplo, se tendrían que destruir más de dos tercios del hígado antes de que se produjeran consecuencias graves. Una persona puede sobrevivir a la extirpación quirúrgica de un pulmón, siempre que el funcionamiento del otro sea normal. Sin embargo, otros órganos no pueden funcionar adecuadamente si llegan a sufrir leves trastornos. Si un ictus destruye una pequeña cantidad del tejido nervioso en determinadas regiones del cerebro, la persona puede quedar incapacitada para hablar, mover una extremidad o mantener el equilibrio. Un infarto de miocardio destruye el tejido cardíaco y puede causar un leve deterioro en su capacidad para bombear la sangre; puede también causar la muerte.

Si bien es cierto que las enfermedades afectan a la anatomía del organismo, también los cambios en la anatomía pueden causar enfermedades. Tumores como el cáncer destruyen directamente el tejido sano o lo comprimen hasta que acaban destruyéndolo. Si se obstruye o interrumpe el flujo de sangre hacia un tejido, éste se destruye (infarto), como en un ataque cardíaco (infarto de miocardio) o un ictus (infarto cerebral).

Dada la estrecha relación entre la enfermedad y sus repercusiones anatómicas, el diagnóstico y el tratamiento de las enfermedades se apoyan principalmente en los métodos para observar el interior del cuerpo. Los rayos X fueron el primer descubrimiento importante que permitió observar el interior del cuerpo y examinar los órganos sin necesidad de una intervención quirúrgica. La tomografía computadorizada (TC) es otro importante adelanto que asocia los rayos X con el computador. Una TC produce imágenes detalladas y bidimensionales de las estructuras internas.

Entre los métodos para observar las estructuras internas a través de la imagen también cabría destacar la ecografía, basada en la utilización de ondas sonoras (ultrasonidos); la resonancia magnética (RM), que se basa en el movimiento de los átomos dentro de un campo magnético; la gammagrafía o las imágenes que proporciona ésta gracias a la utilización de isótopos radiactivos (para ello se inyectan en el cuerpo elementos químicos radiactivos). Todas estas técnicas permiten observar el interior del cuerpo y, a diferencia de la cirugía, no son procedimientos invasivos.

La anatomía en este Manual

Dada la importancia de la anatomía en medicina, casi todas las secciones de este Manual empiezan por describir la anatomía de un sistema determinado. Las ilustraciones se centran en aquella parte de la anatomía que se esté tratando.

CAPÍTULO 2

Genética

El núcleo de cada una de las células del organismo contiene el denominado material genético, es decir las espirales de ADN (ácido desoxirribonucleico) dispuestas de manera compleja para formar los cromosomas. Las células humanas contienen 23 pares de cromosomas (46 en total), incluidos un par de cromosomas sexuales.

La molécula de ADN es una hélice larga y doble, semejante a una escalera de caracol. Los eslabones de esta cadena, que determinan el código genético de cada individuo, se componen de pares de cuatro tipos de moléculas denominadas bases (adenina, timina, guanina y citosina). La adenina se empareja con la timina y la guanina con la citosina. El código genético está escrito en tripletes, de manera que cada grupo de tres eslabones de la cadena codifica la producción de uno de los aminoácidos, los cuales son los componentes que constituirán las proteínas.

La hélice de ADN se abre longitudinalmente cuando una parte de esta molécula controla activamente alguna función de la célula. Una rama de la hélice abierta queda inactiva mientras que la otra actúa como patrón para formar una rama complementaria de ARN (ácido ribonucleico). Las bases del ARN se ordenan en la misma secuencia que las bases de la rama inactiva del ADN, con la diferencia de que el ARN, en vez de timina, contiene una base denominada uracilo. La copia de ARN, llamada ARN mensajero (ARNm), se separa del ADN, abandona el núcleo, pasa al citoplasma de la célula y se une a los ribosomas, donde tiene lugar la biosíntesis de las proteínas. El ARNm transmite al ribosoma la información sobre la secuencia de aminoácidos que se necesitan para construir una proteína específica y el ARN transportador (ARNt), un tipo de ARN mucho más pequeño, conduce los aminoácidos al ribosoma. Cada molécula de este ARNt transporta e incorpora un aminoácido a la cadena de proteína que se está sintetizando.

Un gen contiene la información necesaria para construir una proteína. Los genes varían de tamaño según el tamaño de la proteína y se ordenan en una secuencia específica en los cromosomas. Se denomina "locus" a la localización de cada gen en particular.

Los dos cromosomas sexuales determinan el sexo del feto. El varón tiene un cromosoma sexual X y uno Y; la mujer tiene dos cromosomas X, de los cuales sólo uno es activo. El cromosoma Y contiene relativamente pocos genes pero uno de ellos determina el sexo. En los varones se expresan casi todos los genes del cromosoma X, ya sean dominantes o recesivos. Los genes del cromosoma X se denominan genes ligados al sexo o al cromosoma X.

Inactivación del cromosoma X

Dado que la mujer tiene dos cromosomas X, posee el doble de genes de cromosomas X que un varón. En principio este hecho debería provocar un exceso de algunos genes. De todas formas, se cree que uno de los dos cromosomas X de cada célula femenina se inactiva al principio de la vida del feto, exceptuando los cromosomas de los óvulos en los

Estructura del ADN

El ADN (ácido desoxirribonucleico) es el material genético de la célula y aparece en forma de filamentos débilmente entrelazados a modo de ovillo, denominados cromatina, en el núcleo de cada célula. Justo antes de que la célula se divida, la cromatina se espiraliza y se forman los cromosomas. La molécula de ADN es una larga doble hélice enrollada sobre sí misma, semejante a una escalera de caracol. En ella, dos ramales compuestos de moléculas de azúcar (desoxirribosa) y fosfatos, se conectan gracias al apareamiento de cuatro moléculas denominadas bases, que forman los eslabones de la escalera. En los eslabones, la adenina se aparea con la timina y la guanina con la citosina. Así mismo, cada par de bases está unido por un enlace de hidrógeno. Un gen es un segmento de ADN que tiene una determinada función y está constituido por una secuencia específica de bases.

Doble hélice del ADN

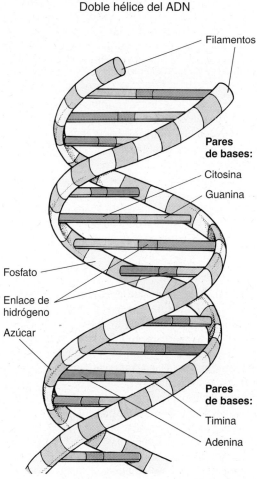

Filamentos

Pares
de bases:

Citosina

Guanina

Fosfato

Enlace de
hidrógeno

Azúcar

Pares
de bases:

Timina

Adenina

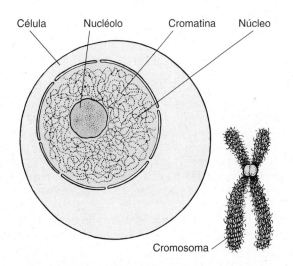

Célula   Nucléolo   Cromatina   Núcleo

Cromosoma

---

ovarios. El cromosoma X inactivo (cuerpo de Barr) se observa al microscopio como una protuberancia densa en el núcleo de la célula.

La inactivación del cromosoma X explica ciertas constataciones, como, por ejemplo, que el exceso de cromosomas X cause muchas menos anomalías del desarrollo que el exceso de cromosomas no sexuales (autosómicos). Al parecer, esto se debe a que sólo queda un cromosoma X activo, cualquiera que sea la dotación de cromosomas X de un individuo. En la mujer con tres cromosomas X (síndrome de triple X) con frecuencia no se manifiestan alteraciones físicas ni psicológicas. (• *V. página 1276*) Por el contrario, un cromosoma autosómico adicional (trisomía) puede ser mortal durante la primera fase del desarrollo fetal. Un bebé

nacido con un cromosoma autosómico adicional presenta graves trastornos físicos y mentales. (• *V. recuadro, página 1275*) De la misma manera, la ausencia de un cromosoma autosómico siempre es mortal para el feto pero la ausencia de un cromosoma X en general provoca trastornos menos graves (síndrome de Turner). (• *V. página 1276*)

Anomalías de los genes

Son bastante frecuentes las anomalías de uno o más genes, sobre todo de los recesivos. Cada individuo tiene de seis a ocho genes recesivos anormales, los cuales provocarán un funcionamiento anormal de las células sólo si existen dos similares. Las probabilida-

Ejemplos de trastornos genéticos

Gen	Dominante	Recesivo
No vinculado al cromosoma X.	Síndrome de Marfan, enfermedad de Huntington.	Fibrosis quística, anemia drepanocítica.
Vinculado al cromosoma X.	Raquitismo familiar, nefritis hereditaria.	Daltonismo, hemofilia.

des de que eso ocurra son escasas en la población general; no obstante, aumentan en niños de padres con parentesco cercano, al igual que en aquellos grupos cerrados que se casan entre sí, como lo demuestran los estudios adelantados con los miembros de las comunidades religiosas Amish y Menonitas.

Se denomina **genotipo** a la dotación genética o a la información hereditaria de una persona. La expresión individual del genotipo se denomina **fenotipo**.

Todas las características diferenciales hereditarias (rasgos) están codificadas por los genes. Algunas, como el color del cabello, simplemente diferencian a una persona de otra y no se consideran anormales. Sin embargo, una enfermedad hereditaria puede ser el resultado de características anormales que aparecen como expresión de un gen anormal.

Anomalías provocadas por un solo gen

Los efectos producidos por un gen anormal dependerán de su carácter dominante o recesivo y de su posible localización en un cromosoma X. Como cada gen controla la producción de una proteína en particular, un gen anormal produciría una proteína anormal o bien una cantidad anormal de la misma, lo cual podría causar anomalías en el funcionamiento de la célula y, en definitiva, en la apariencia física o en las funciones corporales.

Genes no ligados al cromosoma X

El efecto (rasgo) de un gen anormal dominante en un cromosoma autosómico puede ser una deformidad, una enfermedad, o una tendencia a desarrollar ciertas enfermedades.

En general, los siguientes principios se aplican a la expresión de rasgos determinados por un **gen dominante**:

• Los individuos con un rasgo determinado tienen como mínimo un progenitor con ese rasgo, a menos que éste sea producto de una nueva mutación.

• Con frecuencia la causa de los rasgos genéticos anormales se debe más a nuevas mutaciones genéticas que a la herencia de los padres.

• Cuando uno de los progenitores tiene un rasgo anormal que el otro no tiene, cada descendiente tendrá un 50 por ciento de probabilidades de heredarlo y un 50 por ciento de no hacerlo. Sin embargo, todos sus hijos lo tendrán si el progenitor con el rasgo anormal tiene dos copias del gen anormal, aunque esta circunstancia es muy poco frecuente.

• Un individuo que no tiene el rasgo anormal no es portador del gen y, aunque sus hermanos sí lo tengan, no puede transmitirlo a su descendencia.

• Tanto los varones como las mujeres tienen la misma probabilidad de resultar afectados.

• La anomalía puede aparecer, y de hecho habitualmente lo hace, en todas las generaciones.

Los siguientes principios se aplican a rasgos determinados por un **gen recesivo**:

• Prácticamente en todos los individuos con el rasgo se encontrará que ambos progenitores tienen el gen, aunque no tengan el rasgo.

• Las mutaciones son responsables de la expresión del rasgo sólo en muy raras ocasiones.

• Cuando uno de los progenitores posee el rasgo y el otro tiene un gen recesivo pero no tiene el rasgo, es probable que la mitad de sus hijos tenga el rasgo; los demás serán portadores con un gen recesivo. Si el progenitor sin el rasgo no tiene el gen recesivo anormal, ninguno de sus hijos tendrá el rasgo pero todos sus hijos heredarán un gen anormal que podrán transmitir a su descendencia.

• Es probable que un individuo cuyos hermanos tengan el rasgo anormal sea portador de un gen anormal, aunque él mismo no tenga tal rasgo.

• Tanto los varones como las mujeres tienen la misma probabilidad de resultar afectados.

• En general la anormalidad no aparece en todas las generaciones, a menos que ambos progenitores tengan el rasgo.

Los genes dominantes que causan enfermedades graves son raros y tienden a desaparecer porque los portadores, con frecuencia, están demasiado enfermos para tener hijos. No obstante hay excepciones, como la corea de Huntington, (• *V. página 329*) que causa un grave deterioro de las funciones cerebrales y que comienza por lo general después de los 35 años. Debido a esta peculiaridad, la aparición de los síntomas puede ser posterior al nacimiento de los hijos.

Herencia de genes anormales recesivos

Algunas enfermedades tienen su origen en un gen anormal recesivo. Para que se transmita la enfermedad, el individuo afectado debe recibir dos genes enfermos, uno de cada progenitor. Si cada uno de los progenitores tiene un gen anormal y otro normal, no padecen el trastorno pero pueden transmitir el gen anormal a sus hijos. Cada hijo tiene un 25 por ciento de probabilidades de heredar dos genes anormales (y, por lo tanto, de desarrollar la enfermedad), un 25 por ciento de heredar dos genes normales y un 50 por ciento de heredar uno normal y otro anormal (lo que les convierte en portadores de la enfermedad; igual que sus padres).

Clave

○ Gen normal   ● Gen anormal

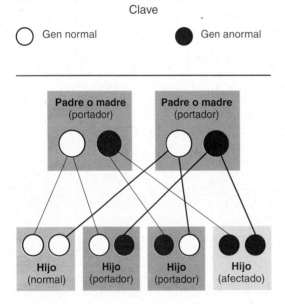

Padre o madre (portador)   **Padre o madre** (portador)

Hijo (normal)   **Hijo** (portador)   **Hijo** (portador)   **Hijo** (afectado)

Es importante tener en cuenta que los genes recesivos sólo se expresan visiblemente cuando se tienen dos de ellos. Un individuo con un gen recesivo no tiene el rasgo aunque sea portador del mismo y pueda transmitirlo a sus hijos.

Genes ligados al cromosoma X

La escasez de genes del cromosoma Y en los varones hace que los genes del cromosoma X (ligados al X o ligados al sexo), sean éstos dominantes o recesivos, estén casi siempre sin pareja y que por lo tanto se expresen. Pero en las mujeres, debido a que tienen dos cromosomas X, se aplican los mismos principios a los genes ligados al cromosoma X que a los genes de cromosomas autosómicos; es decir, a

menos que los dos genes de un par sean recesivos, sólo se expresarán los genes dominantes.

En el caso de que un gen anormal ligado al cromosoma X sea dominante, los varones con esta afección transmitirán la anomalía a todas sus hijas pero a ninguno de sus hijos porque éstos reciben el cromosoma Y, que no posee el gen anormal. Por el contrario, las mujeres afectadas con un solo gen anormal transmitirán la anomalía a la mitad de sus hijos, tanto varones como mujeres.

Si un gen anormal ligado al cromosoma X es recesivo, casi todos los que posean el rasgo serán varones. Los varones sólo transmiten el gen anormal a sus hijas, las cuales se convierten en portadoras. En cambio, las madres portadoras no poseen el rasgo pero transmiten el gen a la mitad de sus hijos varones, que generalmente lo tendrán. Aunque ninguna de sus hijas tenga el rasgo, la mitad de ellas serán portadoras.

El daltonismo o incapacidad de percibir los colores rojo y verde, trastorno causado por un gen recesivo ligado al cromosoma X, afecta a un 10 por ciento de los varones pero es poco habitual entre las mujeres.

En los varones, el gen que provoca el daltonismo proviene de una madre con el mismo trastorno o que tiene una visión normal pero es portadora del gen que lo provoca. Por ello, nunca proviene del padre, que es quien proporciona el cromosoma Y. Es poco frecuente que las hijas de padres daltónicos tengan este trastorno, aunque siempre sean portadoras del gen del daltonismo.

Herencia codominante

La herencia codominante se caracteriza por la expresión de ambos genes. En la anemia drepanocítica, por ejemplo, si el individuo tiene un gen normal y otro anormal, produce un pigmento normal y otro anómalo en los glóbulos rojos (hemoglobina).

Genes mitocondriales anormales

Dentro de cada una de las células se hallan las mitocondrias, minúsculas estructuras que proporcionan energía a la célula y que contienen un cromosoma circular. Varias enfermedades poco frecuentes se deben a la transmisión de genes anormales que contiene dicho cromosoma mitocondrial.

Cuando un óvulo es fertilizado, sólo las mitocondrias del óvulo forman parte del feto en desarrollo, por lo que todas las mitocondrias del esperma son eliminadas.

En consecuencia, las enfermedades causadas por los genes mitocondriales anormales se transmiten por la madre; el padre no puede transmitirlas aunque tenga genes mitocondriales anormales.

Herencia de genes anormales recesivos vinculados al cromosoma X

Si un gen está ligado al cromosoma X, aparece en el cromosoma X y no en el cromosoma Y. La enfermedad resultante de un gen recesivo anormal ligado al cromosoma X se desarrolla por lo general en los varones, ya que éstos tienen un solo cromosoma X. Las mujeres tienen dos cromosomas X; por lo tanto, reciben un gen normal en el segundo cromosoma X. Como el gen normal es dominante, las mujeres no desarrollan la enfermedad.

Si el padre tiene un gen recesivo anormal en su cromosoma X y la madre tiene dos genes normales, todas sus hijas reciben un gen anormal y otro normal, haciéndolas portadoras. En cambio ninguno de los hijos varones recibe el gen anormal.

Si la madre es portadora y el padre tiene el gen normal, cada hijo varón tiene un 50 por ciento de probabilidades de recibir el gen anormal de la madre. Cada hija tiene un 50 por ciento de probabilidades de recibir un gen anormal y otro normal (convirtiéndose en portadoras) o de recibir dos genes normales.

Clave

𝕏 Gen normal   **X** Gen recesivo anormal   𝕐 Gen productor de descendencia

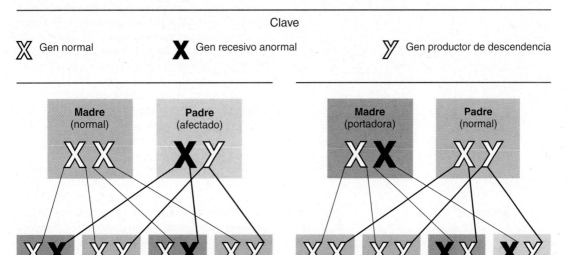

Genes que provocan cáncer

Las células cancerígenas pueden contener oncogenes, o sea, genes que provocan el cáncer (genes tumorales). (• *V. página 822*) En ocasiones se trata de versiones anormales de los genes responsables del crecimiento y del desarrollo que están presentes sólo en el feto y que en general se desactivan de forma permanente después del nacimiento. Si estos oncogenes se reactivan más adelante, en cualquier momento de la vida, pueden, como consecuencia, causar cáncer. Se desconoce la causa de la reactivación de estos oncogenes.

Tecnología genética

La detección de enfermedades genéticas, antes o después del nacimiento, se está perfeccionando gracias a los adelantos tecnológicos; el avance es especialmente rápido en el campo relacionado con el ADN.

El Proyecto del genoma humano, actualmente en marcha, tiene por objetivo la identificación y el trazado del mapa de todos los genes de los cromosomas humanos. El genoma es el conjunto genético de un individuo. En cada locus de cada uno de los cromosomas se encuentra un gen y la función de un cierto locus, como el determinar el color de los ojos, es la misma en todos los individuos. Sin embargo, el gen específico que está en ese lugar varía y confiere a cada uno sus características individuales.

Diversos procedimientos se emplean para obtener las copias necesarias de un gen para su estudio. La clonación es el método que permite lograr reproducciones de un gen humano en el laboratorio. Habitualmente, el gen que se copia se une al ADN del interior de una bacteria y, cada vez que ésta se reproduce, realiza una copia exacta de todo su ADN, incluyendo el gen añadido. Como las bacterias se multiplican muy rápidamente, en poco tiempo se producen millones de copias del original.

Otra técnica para copiar el ADN utiliza la reacción en cadena de la polimerasa (PCR). Un segmento específico de ADN que contiene un gen específico puede ser copiado (amplificado) más de 200 000 veces en el laboratorio, en cuestión de horas. El ADN de una sola célula es suficiente para iniciar una reacción en cadena de la polimerasa.

Para localizar un gen específico en un cromosoma determinado se utiliza una sonda de ADN, que es un gen clonado o copiado al que se agrega un átomo radiactivo. La sonda marcada selecciona un segmento de ADN complementario y se une a dicho segmento; la sonda en cuestión se puede detectar entonces me-

diante sofisticadas técnicas de fotografía. Con este procedimiento se diagnostica un buen número de enfermedades antes del nacimiento o después del mismo. En el futuro es probable que las sondas genéticas sean capaces de examinar a los individuos y detectar la presencia de enfermedades genéticas graves, aunque no todos los portadores del gen de una enfermedad la desarrollen.

Una técnica habitual para identificar el ADN es la prueba de Southern blot, que consiste en la extracción del ADN de la célula del individuo y su división en fragmentos exactos con una enzima denominada endonucleasa de restricción. Los fragmentos se separan en un gel por electroforesis, se colocan en un filtro de papel y se cubren con una sonda previamente marcada. La identificación del fragmento de ADN correspondiente se logra debido a que la sonda se une solamente a su imagen complementaria.

CAPÍTULO 3

El envejecimiento

La expectativa de vida en los países desarrollados ha aumentado de forma notable. Por ejemplo, un niño nacido en 1900 tenía una esperanza de vida de sólo 46 años, mientras que uno nacido hoy en día probablemente vivirá más de 72 años. Una niña nacida en 1900 tenía una esperanza de vida de 48 años, mientras que en la actualidad sería de unos 79 años.

Si bien es significativo el aumento en el promedio de la expectativa de vida, es muy poco el cambio registrado en el límite máximo de edad que se puede alcanzar. A pesar de los avances en genética y en medicina, nadie parece haber conseguido superar el límite de los 120 años.

Teorías del envejecimiento

Todas las especies envejecen y experimentan notables cambios desde su nacimiento hasta la muerte. A partir de esta evidencia la ciencia propone diversas teorías sobre las causas del envejecimiento, aunque ninguna ha sido comprobada. A fin de cuentas, de cada teoría se pueden extraer algunas de las causas por las cuales la gente envejece y muere.

Según la teoría de la senectud programada, los genes predeterminan la velocidad del envejecimiento de una especie porque contienen la información sobre cuánto tiempo vivirán las células. A

medida que éstas mueren, los órganos comienzan a funcionar mal y con el tiempo no pueden mantener las funciones biológicas necesarias para que el individuo siga viviendo. La senectud programada contribuye a la conservación de la especie ya que los miembros más viejos mueren a la velocidad requerida para dejar paso a los jóvenes.

Por otro lado, la teoría de los radicales libres expone que la causa del envejecimiento de las células es el resultado de las alteraciones acumuladas debido a las continuas reacciones químicas que se producen en su interior. Durante estas reacciones se producen los radicales libres, sustancias tóxicas que acaban dañando las células y causan el envejecimiento.

La gravedad de la afección aumenta con la edad, hasta que varias células no pueden funcionar normalmente o se destruyen y, cuando esto ocurre, el organismo muere. Las distintas especies envejecen a un ritmo diferente según la producción y la respuesta por parte de las células a los radicales libres.

Cambios corporales

Con la edad cambian varios aspectos perceptibles en el cuerpo humano. Tal vez, la primera indicación de envejecimiento aparece cuando el ojo enfoca con dificultad los objetos cercanos (presbicia). La lectura sin usar lentes resulta en general difícil para mucha gente hacia los 40 años. La capacidad auditiva también cambia con la edad, siendo frecuente la pérdida de cierta capacidad para oír los tonos más agudos (hipoacusia). De ahí que las personas mayores pueden considerar que la música del violín ya no suena tan emocionante como cuando eran jóvenes; también, al no percibir la tonalidad aguda de la mayor parte de las consonantes cerradas, pueden pensar que los demás están murmurando.

En la mayoría de los individuos la proporción de grasa corporal aumenta con la edad en más del 30 por ciento. Su distribución también varía. En efecto, hay menos grasa bajo la piel y más en la zona abdominal y en consecuencia la piel se vuelve más fina, arrugada y frágil, y también cambia la forma del cuerpo.

Por ello, no es sorprendente que disminuyan con la edad casi todas de las funciones internas, cuyo pico máximo de eficacia se sitúa en la franja de los treinta años. A partir de esa edad se inicia un descenso gradual pero continuo. A pesar de esta pérdida, la mayoría de las funciones continúan siendo adecuadas durante el resto de la vida porque la capacidad funcional de casi todos los órganos es superior a la que el cuerpo necesita (reserva funcional).

Por ejemplo, aunque se destruya la mitad del hígado, el tejido hepático restante es suficiente para mantener un funcionamiento normal. Por lo general, son las enfermedades, más que el envejecimiento normal, las que explican la pérdida de la capacidad funcional en la vejez. Aun así, el decaimiento de las funciones incide en la predisposición de los ancianos a sufrir los efectos adversos de los fármacos, los cambios ambientales, el efecto de las sustancias tóxicas y las enfermedades.

Aunque la calidad de vida se altera poco con el decaimiento de las funciones de algunos órganos, el deterioro de ciertos órganos puede afectar seriamente a la salud y al bienestar.

Por ejemplo, en la vejez la cantidad de sangre que el corazón puede bombear cuando el cuerpo está en reposo no se reduce demasiado; en cambio cuando el esfuerzo es máximo, la disminución que se produce es significativa. Esto supone que los atletas mayores no serán capaces de competir con los atletas más jóvenes.

Por otra parte, los cambios en el funcionamiento del riñón pueden afectar gravemente la capacidad de las personas mayores para eliminar ciertos fármacos del organismo. (• *V. página 40*)

¿Cómo cambia el cuerpo con la edad?

- Disminuye la cantidad de sangre que fluye hacia los riñones, el hígado y el cerebro.
- La capacidad de los riñones para depurar toxinas y fármacos decrece.
- Se constata una menor capacidad del hígado para eliminar las toxinas y metabolizar la mayoría de los fármacos.
- La frecuencia cardíaca máxima disminuye pero la frecuencia en reposo no sufre cambios.
- Disminuye el volumen máximo de sangre que pasa a través del corazón.
- Disminuye la tolerancia a la glucosa.
- Disminuye la capacidad pulmonar.
- Se observa un aumento de la cantidad de aire remanente en los pulmones (después de espirar).
- La resistencia a las infecciones es menor.

En general, es muy difícil determinar cuáles son los cambios que se relacionan con el envejecimiento y cuáles dependen del estilo de vida que haya llevado cada individuo. Varios órganos pueden sufrir daños en un grado mucho mayor que el causado por el envejecimiento, como en el caso de las personas que llevan un estilo de vida sedentario, una dieta inadecuada, que fuman y abusan del alcohol y de las drogas. Los individuos expuestos a sustancias tóxicas pueden experimentar un decaimiento más marcado o más rápido en algunos órganos, especialmente los riñones, los pulmones y el hígado. Los individuos que han trabajado en ambientes ruidosos tendrán más probabilidades de perder la capacidad auditiva. Algunos cambios se pueden prevenir si se adopta un estilo de vida más saludable. Por ejemplo, dejar de fumar a cualquier edad, incluso a los 80 años, mejora el funcionamiento de los pulmones y disminuye las probabilidades de un cáncer del pulmón. Y, a cualquier edad, la actividad física ayuda a mantener en forma los músculos y los huesos.

Consecuencias de las enfermedades

La geriatría es la especialidad médica que se ocupa de las personas de edad avanzada y de las enfermedades que padecen, y la gerontología es el estudio del envejecimiento. No existe una edad específica que convierta al individuo en "anciano", aunque ésta se

Trastornos que afectan principalmente a las personas de edad avanzada

Enfermedad o alteración	Explicación
Enfermedad de Alzheimer y otras demencias	Trastornos del cerebro que provocan una pérdida progresiva de la memoria y de otras funciones cognitivas.
Úlceras por presión	Úlceras de la piel debido a una presión prolongada.
Hiperplasia prostática benigna	Agrandamiento de la próstata (en los varones), que obstruye el flujo de orina.
Cataratas	Opacidad del cristalino del ojo que impide la visión.
Leucemia linfocítica crónica	Un tipo de leucemia.
Diabetes, tipo II (comienzo en el adulto)	A veces no es necesario un tratamiento con insulina en este tipo de diabetes.
Glaucoma	Aumento de la presión en una de las cámaras del ojo que puede disminuir la visión y producir ceguera.
Gammapatías monoclonales	Es un grupo de enfermedades diversas, caracterizadas por la proliferación de un tipo específico de células que producen grandes cantidades de inmunoglobulina.

Enfermedad o alteración	Explicación
Artrosis	Degeneración del cartílago de las articulaciones que produce dolor.
Osteoporosis	Pérdida de calcio de los huesos que los vuelve frágiles y aumenta el riesgo de fracturas.
Enfermedad de Parkinson	Enfermedad degenerativa y progresiva del cerebro que causa temblor, rigidez muscular, dificultad en los movimientos e inestabilidad postural.
Cáncer de próstata	Cáncer en la glándula prostática (en los varones).
Herpes zoster	Una recidiva del virus latente de la varicela que causa una erupción en la piel y puede provocar dolor durante mucho tiempo.
Ictus	Obstrucción o rotura de un vaso sanguíneo del cerebro que provoca debilidad, pérdida de la sensibilidad, dificultad para hablar y otros problemas neurológicos.
Incontinencia urinaria	Disminución o pérdida de la capacidad de continencia urinaria.

establezca frecuentemente en 65 años, debido a que es la edad habitual de la jubilación.

Ciertas enfermedades, denominadas algunas veces síndromes geriátricos o enfermedades geriátricas, se presentan casi exclusivamente en adultos de edad avanzada. En cambio, otros trastornos afectan a los individuos de cualquier edad, aunque en la vejez sean más frecuentes o más graves, o puedan causar diferentes síntomas o complicaciones.

Las personas mayores padecen la enfermedad de una manera diferente de los adultos más jóvenes, e incluso pueden tener síntomas distintos. Por ejemplo, la disminución de la función tiroidea causa en general un aumento de peso y una sensación de pereza en las personas más jóvenes. En los mayores el hipotiroidismo puede además provocar confusión, que por error se puede considerar como de-

mencia. Por el contrario, una glándula tiroides hiperactiva a menudo provoca inquietud y pérdida de peso en los jóvenes; pero en los mayores es causa de somnolencia, introversión, depresión y confusión. En el adulto joven, la depresión aumenta la propensión al llanto, la introversión y la tristeza. Sin embargo, en las personas de edad avanzada la depresión puede causar confusión, pérdida de la memoria y apatía, síntomas que pueden interpretarse por error como los de la demencia. El fallecimiento de la gente mayor ya no se produce por afecciones agudas como un infarto cardíaco, una fractura de cadera o una neumonía. Hoy en día se pueden tratar y controlar estas enfermedades aunque sean incurables.

Una afección crónica no implica necesariamente la invalidez; de hecho, muchos pacientes pueden seguir con sus actividades y no depender de los demás a pesar de tener diabetes, alteraciones renales, enfermedades del corazón y otras enfermedades crónicas.

Los factores socioeconómicos modifican con frecuencia la forma en que las personas mayores buscan y reciben cuidados; a menudo tienden a ocultar los problemas cuando son poco importantes; tampoco solicitan atención médica hasta que los trastornos se vuelven más graves.

En la edad avanzada, se tiende además a padecer más de una enfermedad a la vez, y cada enfermedad puede influir en las otras. Por ejemplo, la depresión puede empeorar la demencia y la diabetes puede agravar una infección.

También es frecuente que, debido a los factores sociológicos, las enfermedades se compliquen en las personas de edad avanzada. Este grupo de personas puede deprimirse si la afección implica una pérdida de independencia temporal o permanente y, en consecuencia, necesitan atención por parte de los servicios sociales, al igual que ayuda psicológica. De ahí que los geriatras recomienden con frecuencia los tratamientos multidisciplinares bajo la dirección de un médico principal, quien a su vez cuenta con la colaboración de un equipo de personal sanitario compuesto de médicos, enfermeras, asistentes sociales, terapeutas, farmacéuticos y psicólogos, los cuales planifican y aplican el tratamiento correspondiente.

CAPÍTULO 4

Muerte y agonía

Hace un siglo la mayoría de las personas fallecía al poco tiempo de sufrir una lesión traumática o de contraer una infección grave; otras personas tenían poca esperanza de vida una vez que se les diagnosticaba una enfermedad del corazón o un cáncer. Así que la muerte era una experiencia familiar y, en estos casos, no se esperaba más que los cuidados paliativos por parte de los médicos

En la actualidad ya no se contempla la muerte como una parte intrínseca de la vida sino como un evento que se puede aplazar indefinidamente. Las principales causas de mortalidad en las personas mayores de 65 años son: las enfermedades cardíacas, el cáncer, el ictus, la enfermedad pulmonar obstructiva crónica, la neumonía y la demencia. No obstante, los tratamientos médicos en general prolongan la vida de los individuos que padecen estas enfermedades, permitiéndoles mantener durante varios años una buena calidad de vida y de sus funciones vitales. Otras veces esta calidad disminuye, aunque se consiga prolongar la vida del paciente. De todos modos, es frecuente que la muerte constituya un hecho inesperado, aun cuando la familia supiera que una enfermedad grave causó el fallecimiento.

Cuando se dice que alguien se está muriendo significa, por lo general, que el desenlace se espera en horas o días, aunque también se aplica a las personas de edad muy avanzada y delicadas o a las afectadas de una enfermedad mortal como el SIDA. La mayoría de las personas con enfermedades crónicas viven durante muchos años aunque sufran limitaciones en su actividad física, precisamente a causa de enfermedades como las cardíacas, algunos tipos de cáncer, el enfisema, la insuficiencia renal o hepática, la enfermedad de Alzheimer y otros trastornos mentales.

Pronóstico de la muerte

En ocasiones es necesario predecir cuándo fallecerá alguien a causa de una enfermedad crónica. Este aspecto puede ser importante ya que frecuentemente el seguro de enfermedad no cubre los cuidados paliativos para las enfermedades crónicas, excepto en los centros para enfermos terminales. En algunos países, para acceder a esos centros el pronóstico de las perspectivas de vida debe ser inferior a seis meses, un período arbitrario difícil de predecir con precisión.

En pacientes con determinadas enfermedades, los médicos pueden hacer un pronóstico bastante preciso a corto plazo, a partir de los análisis estadísticos de grandes grupos de pacientes con procesos similares. Por ejemplo, pueden estimar que sobreviven y salen del hospital 5 de cada 100 pacientes con un estado crítico semejante. Pero pronosticar cuánto tiempo podrá sobrevivir un individuo en particular es mucho más complicado. El mejor pronóstico que puede hacer un médico se basa en un cálculo de probabilidades y su confianza con respecto a ese cálculo. Si la probabilidad de supervivencia es del 10 por ciento, los interesados deben saber que existe un alto índice de probabilidades de muerte y obrar en consecuencia.

Es posible que un médico no pueda hacer un pronóstico cuando no dispone de información estadística o que lo haga basándose en su experiencia personal, lo que sería menos exacto. Algunos médicos prefieren dar esperanzas, describiendo recuperaciones extraordinarias sin mencionar la elevada tasa de mortalidad entre los afectados por esa misma enfermedad. Sin embargo, tanto los pacientes con dolencias graves como sus familiares tienen derecho a disponer de una información completa y del pronóstico más realista posible.

Muchas veces se debe elegir entre la alternativa de una muerte rápida pero en lo posible confortable o vivir un poco más recibiendo un tratamiento agresivo. Este último puede prolongar el período de agonía, aumentar la aflicción y la dependencia por parte del paciente y disminuir su bienestar. A pesar de estos inconvenientes, los pacientes y sus familiares pueden pensar que si existe alguna oportunidad de supervivencia es mejor intentar tales terapias, aun cuando la esperanza de curación sea poco realista. Cuando el propio paciente moribundo u otras personas en su lugar toman estas decisiones, se plantean cuestiones de orden moral, filosófico y religioso.

Durante la agonía

La agonía se caracteriza habitualmente por un largo deterioro general, marcado por episodios de complicaciones y efectos secundarios como sucede en algunos casos de cáncer. En general, durante el mes anterior a la muerte disminuyen de forma sustancial la energía, la actividad y el bienestar. Se observa un visible debilitamiento del paciente y para todos resulta evidente que la muerte se aproxima.

La agonía también sigue otro curso; a veces, un paciente tratado en el hospital con una terapia agresiva a consecuencia de una enfermedad grave, puede empeorar de repente y sólo se sabe que se está muriendo algunas horas o días antes de fallecer. Sin embargo, es cada vez más común agonizar con una lenta disminución de las capacidades y durante un largo período de tiempo, a veces con episodios de síntomas graves. Los trastornos neurológicos como la enfermedad de Alzheimer siguen este esquema, al igual que el enfisema, la insuficiencia hepática, la insuficiencia renal y otras afecciones crónicas. Las enfermedades graves del corazón provocan con el tiempo incapacidad, y causan graves síntomas de manera intermitente; pero, en general, la muerte acontece súbitamente por trastornos del ritmo cardíaco (arritmia). Es fundamental que tanto el enfermo como su familia sepan cuál será la evolución de la enfermedad a fin de que tomen las decisiones oportunas. Así, cuando sea probable la muerte por

arritmia, deben estar preparados para un desenlace fatal en cualquier momento; en cambio, el decaimiento que precede a la muerte en casos de cáncer es una advertencia de que quedan pocos días.

Cómo tomar decisiones

Para obtener la mejor calidad de vida durante una enfermedad mortal, debe existir una comunicación honesta y abierta entre el médico y el paciente sobre las preferencias del paciente en cuanto a los cuidados que desea recibir al final de su vida. El médico debe asesorarle de forma imparcial sobre las posibilidades de recuperación y de invalidez durante los distintos tipos de tratamiento, y después de los mismos. El paciente debe tomar una decisión conforme a esta información y comunicársela al médico y a su propria familia. Además, el paciente debe indicar cuál es el tratamiento que desea elegir, cuáles son los límites que desea fijar a este tratamiento, el lugar donde quiere morir y qué espera que se haga cuando llegue la muerte.

Para elegir un médico, la persona afectada debería indagar sobre los cuidados que éste le puede ofrecer al final de su vida: ¿Tiene suficiente experiencia en el cuidado de pacientes terminales? ¿Atiende el médico al paciente hasta la muerte en cualquier lugar, ya sea en casa o en centros para enfermos terminales? ¿Trata todos los síntomas (cuidados paliativos) en los momentos finales? ¿Está familiarizado el médico con los centros de asistencia, la fisioterapia y los servicios de terapia ocupacional de la comunidad? ¿Quién puede acceder a éstos, cuáles son las condiciones de pago y cómo ayudar al paciente y a su familia para obtener cuidados más constantes e intensivos cuando sea necesario?

Un sistema de atención médica incluye un sistema de financiación como las pólizas de seguros y la atención administrativa, y un sistema de previsión de cuidados sanitarios, como un hospital, un centro para enfermos terminales y servicios de asistencia a domicilio. Los médicos, las enfermeras, otros pacientes y sus familias, los asistentes sociales y los inspectores pueden ayudar al paciente a encontrar un buen sistema de atención médica. Para ello se pueden formular preguntas similares a las siguientes:
• ¿Qué tratamientos están disponibles en dicho sistema? ¿Qué información existe sobre su actividad?
• ¿Cómo puede un paciente tomar contacto con otros pacientes, o con familiares de éstos, que hayan recibido tratamiento en el mismo lugar?
• ¿Están disponibles tratamientos en período de prueba? ¿Cómo reaccionaron los pacientes al recibirlos?
• ¿De qué manera se efectúa el pago de estos tratamientos?

Una vez formuladas las preguntas y estudiadas las respuestas, los pacientes y familiares deben preguntar a continuación:
• ¿Han sido sinceras las respuestas a sus preguntas?
• ¿Recibirán el apoyo médico, emocional y financiero necesarios con este sistema?
• ¿Se ajustará a sus preferencias y planes específicos?

Delegación de poderes para la atención sanitaria

En algunos países se utiliza un documento legal llamado delegación de poderes para la atención sanitaria, cuyo objetivo es la designación por parte del paciente de una persona de confianza que le represente. Tal representante estará autorizado para tomar decisiones sobre la atención médica del paciente en caso de que éste ya no sea capaz de hacerlo por sí mismo. Si el paciente no nombra un representante, estas decisiones las toma normalmente el pariente más cercano.

Sin embargo, en algunas jurisdicciones y para tomar algunas decisiones, el pariente en cuestión debe tener la autorización de los tribunales. Con una delegación de poderes se evitan los gastos y retrasos de los tribunales. También es importante cuando el pariente más cercano no es el representante más adecuado, o cuando la relación con el representante no está legalmente reconocida.

Instrucciones anticipadas y últimos deseos

Un paciente puede dar instrucciones sobre el tipo de atención que desea recibir antes de necesitarla, si por alguna razón no pudiera decidir por sí mismo llegado el caso. Tales directrices pueden indicar objetivos y cuestiones de orden filosófico, pero deben ser más específicas a medida que evoluciona la enfermedad. Aunque dichas directrices pueden registrarse como "últimos deseos", por lo general es suficiente una carta escrita por el paciente o un documento con sus indicaciones en el expediente médico.

Los pacientes deben tener plena consciencia de su estado y de las opciones que tienen, a fin de tomar decisiones sobre sus instrucciones anticipadas. Por lo tanto es necesario que consulten con el médico, para que las instrucciones sean específicas y útiles. Además, éstas se comunicarán a todo el personal sanitario que participa en el tratamiento y cuidado del paciente, ya que una falta de información al respecto puede convertir en irrelevante la orientación anticipada. Un paciente que prefiera morir en su casa y que no desee la reanimación, debe solicitar al médico que comunique su voluntad al personal de urgencias para que no lo trasladen a un hospital ni lo

Servicios que se deben conocer

La **atención domiciliaria** la lleva a cabo un personal especializado que administra los fármacos, evalúa el estado del paciente, se ocupa de bañarlo y colabora en otros servicios personales en el propio domicilio del paciente.

La **atención a pacientes terminales** por parte de personal especializado se ofrece cuando se acerca el final. Tienen especial cuidado en el alivio de los síntomas y ofrecen apoyo psicológico y social tanto a la persona enferma como a su familia. El lugar puede ser el domicilio del paciente, un centro especializado o un hospital. En algunos países existe la posibilidad de que el paciente sea internado en un centro de cuidados terminales, cuando el pronóstico de supervivencia es inferior a un periodo determinado.

En muchos lugares, también puede solicitarse, en un servicio público autorizado, la atención a domicilio de enfermeras, personal sanitario y asistentes sociales.

La **atención temporal a domicilio**, en un asilo o un centro de cuidados terminales permite que los miembros de la familia o las personas encargadas del cuidado de los pacientes, puedan ausentarse temporalmente, descansar u ocuparse de otros asuntos.

Su duración puede variar de días a semanas, según el tipo de atención sanitaria y el sistema de financiación.

Las organizaciones con voluntarios facilitan varios tipos de ayuda financiera y sanitaria a las personas enfermas y a sus familias. Por lo general, su objetivo son pacientes con determinadas enfermedades.

sometan a reanimación. Igualmente, los miembros de la familia deben conocer tales decisiones.

La planificación del tratamiento

Los pacientes y sus familiares pueden sentirse anulados por la enfermedad y el tratamiento, como si no tuvieran ni voz ni voto con relación a lo que les está sucediendo. A veces es preferible la sensación de no tener el control, a tener la responsabilidad de las decisiones. Los pacientes y sus familiares difieren en su deseo de información e implicación en las decisiones y deben poder decidir hasta qué punto se quieren comprometer. La situación ideal es sentirse satisfechos de haber hecho lo posible por mantener el bienestar del paciente y su dignidad hasta la muerte.

El paciente, la familia y el personal sanitario deben ser realistas con respecto a las probabilidades de que acontezca la muerte, deben dialogar sobre las posibles complicaciones y planificar cómo afrontarlas. Sin embargo, ver las cosas objetivamente es difícil cuando suceden imprevistos y cuando las reacciones emotivas dificultan las decisiones. Algunas decisiones son menos importantes de lo que parece, como la de permitir o no la reanimación (único tratamiento que se aplica automáticamente en el hospital). La orden de no proceder a la reanimación tiene sentido en pacientes cuya muerte se puede prever. Sin embargo, tal decisión no debe ser necesariamente una carga para los familiares. Es poco probable que el paciente obtenga algún beneficio de una reanimación asistida. De todos modos, la reanimación puede estar prohibida en las instrucciones establecidas anticipadamente, al igual que los alimentos y el agua administrados por sonda (nutrición e hidratación artificial) que no siempre son útiles para un enfermo terminal.

Existen otras decisiones que afectan de forma sustancial al paciente y a sus familiares y por ello requieren mayor atención. Por ejemplo, la familia puede desear que el paciente permanezca en el hogar, en un ambiente de apoyo familiar y no en un hospital. A este respecto, la familia debe insistir para que los médicos y el personal sanitario colaboren en hacer planes específicos que satisfagan estas preferencias. La hospitalización puede ser objeto de un rechazo explícito.

Cuando la muerte es inminente, a veces se intenta probar un último tratamiento y es frecuente que esto lleve a un deterioro del bienestar del paciente en sus últimos días. El paciente y su familia deben ser escépticos con respecto a tales tratamientos. A medida que la muerte se aproxima, el objetivo del tratamiento debe ser paliativo, es decir, únicamente dirigido a evitar el sufrimiento.

Suicidio

En algunos casos, los pacientes moribundos y sus familias contemplan la posibilidad del suicidio, sobre todo desde que el debate público relacionado con este tema crece en importancia. La causa de estas consideraciones son en su mayoría motivadas por la soledad, la sensación de inutilidad o síntomas incontrolables. Hablar del suicidio con el médico puede servir de ayuda; el médico puede aplicar un tratamiento más eficaz contra el dolor, asegurar que se aprecia y valora al paciente y a su familia, y puede ayudarles a encontrar un sentido a la vida. Aun así, algunos pacientes, a veces de acuerdo con sus familias, infortunadamente optan por el suicidio, como alivio a una situación intolerable, o por ejercer su autonomía decidiendo cómo y cuándo morir.

El paciente puede rechazar tratamientos que prolonguen su vida, incluyendo tubos de alimentación y respiradores artificiales. No se considera como un suicidio este tipo de decisión.

Aceptación de la muerte

Por lo general, la gente rechaza la idea cuando se les dice que morirán a causa de su enfermedad; se sienten confusos, inquietos, enojados o tristes y se encierran en sí mismos. Cuando se superan estos sentimientos, comienzan a prepararse para la muerte, lo que en ocasiones significa terminar un trabajo de toda la vida, poner en orden las cosas con la familia y los amigos y aceptar lo inevitable.

Para algunos pacientes y sus familiares son importantes las cuestiones de orden espiritual y religioso. El servicio religioso y los asistentes sanitarios forman parte del equipo terapéutico en algunos hospitales y centros de atención médica, y pueden facilitar al paciente y a sus familiares la ayuda espiritual apropiada si ellos no conocen a un sacerdote u otro consejero espiritual.

No es nada fácil prepararse para una muerte serena y los altibajos emocionales son constantes. Sin embargo, para la mayoría de las personas es un momento de raciocinio y crecimiento espiritual. Un paciente moribundo y su familia pueden obtener una profunda sensación de paz hablando y aclarando antiguos rencores.

Síntomas durante una enfermedad mortal

Muchas enfermedades mortales producen síntomas similares, como el dolor, el ahogo, los trastornos gastrointestinales, las lesiones de la piel y el agotamiento. También pueden manifestarse depresiones, ansiedad, confusión, delirio, pérdida de conocimiento e invalidez.

Dolor

Existe un sentimiento generalizado de temor al dolor cuando hay que afrontar la muerte. Sin embargo, habitualmente el dolor se puede controlar, permitiendo el estado de consciencia del paciente y que éste se sienta integrado en el mundo que le rodea y cómodo.

Se aplican diversos métodos para controlar y aliviar el dolor. La radioterapia es útil en los dolores provocados por el cáncer. La fisioterapia o los analgésicos como el paracetamol (acetaminofén) y la aspirina se usan para controlar los dolores más leves. En algunas personas se alcanza un alivio eficaz con hipnosis o con biorretroalimentación, que no tienen efectos adversos notables. Aun así, a menudo se requieren calmantes como la codeína y la morfina. (• *V. página 305*) Los sedantes administrados por vía oral alivian el dolor durante varias horas; los fármacos más fuertes se administran en inyecciones. Ya que la adicción a los fármacos no debe constituir ningún problema, se debe administrar una medicación adecuada desde el principio en lugar de esperar a que el dolor alcance niveles insoportables. Dado que no existe una dosis habitual, algunos pacientes necesitarán dosis bajas y otros, dosis mayores.

Ahogo

El hecho de tener que luchar para respirar es una de las maneras más dolorosas de vivir o de morir, pero se puede evitar. Existen varios métodos que ayudan a aliviar la sensación de ahogo; por ejemplo eliminar la acumulación de líquidos, cambiar de posición al paciente, darle oxígeno suplementario o reducir con radiaciones o con corticoides un tumor que obstruye las vías respiratorias.

Los sedantes facilitan la respiración de los pacientes que experimentan un ahogo leve pero persistente, aun cuando no sientan dolor. La administración de estos fármacos antes de acostarse puede proporcionar un reposo tranquilo al paciente, evitando que se levante con frecuencia debido a la sensación de ahogo.

Si dichos tratamientos no resultan eficaces, la mayoría de los médicos que trabajan en centros para enfermos terminales están de acuerdo en administrar una dosis suficiente de sedantes, con el fin de aliviar la sensación de ahogo del paciente, aunque por ello quede inconsciente. Un paciente que desea evitar el ahogo al final de su vida debe asegurarse de que el médico tratará este síntoma por todos los medios, aun cuando dicho tratamiento le deje inconsciente o pueda de alguna manera acelerar el momento de su muerte.

Trastornos gastrointestinales

Estos trastornos, que son frecuentes en las personas muy enfermas, incluyen sequedad de la boca, náuseas, estreñimiento, obstrucción intestinal y pérdida de apetito. Algunos de estos trastornos son causados por la enfermedad misma aunque otros, como el estreñimiento, se deban a los efectos secundarios de los fármacos.

La **boca seca** se alivia con gasas mojadas o con caramelos y los labios agrietados se alivian con varios de los productos disponibles en el mercado. Para prevenir los problemas dentales se deben cepillar los dientes o se deben usar esponjas bucales para limpiar tanto los dientes como el interior de la boca y la lengua. Es recomendable utilizar un enjuague sin alcohol o con una pequeña cantidad, ya que el alcohol y los productos derivados del petróleo son muy desecantes.

Las **náuseas** y los **vómitos** pueden deberse a los medicamentos, a una obstrucción intestinal o al propio desarrollo de la enfermedad. Según las circunstancias, el médico optará por cambiar los fármacos o recetar un antiemético (antinauseoso). Así mismo, las náuseas producidas por una obstrucción intestinal se pueden tratar con antieméticos o también se pueden aplicar otras medidas de alivio.

El **estreñimiento** es un trastorno muy desagradable. La ingestión de poca cantidad de comida, la falta de actividad física y ciertos fármacos dificultan la función del intestino con posibilidad de que aparezcan calambres. El uso de emolientes intestinales, laxantes y enemas alivia el estreñimiento, sobre todo cuando es el resultado de la administración de sedantes; esta medida de alivio es habitualmente útil, aun en las fases avanzadas de la enfermedad.

La intervención quirúrgica es uno de los tratamientos aplicados en caso de **obstrucción intestinal**. Sin embargo, según el estado general del paciente, el tiempo que le quede de vida y la causa de la obstrucción, puede ser preferible el uso de fármacos para paralizar el intestino, a veces con una sonda nasogástrica con aspiración para limpiar el estómago. Así mismo los sedantes alivian el dolor.

La **pérdida de apetito** aparece en casi todos los pacientes moribundos. De hecho es normal, no causa problemas físicos adicionales y probablemente desempeña un papel preciso en el curso de una agonía tranquila, aunque puede angustiar al paciente y a su familia. Los pacientes no deben comer a la fuerza, al contrario, pueden disfrutar comiendo pequeñas cantidades de sus comidas preferidas.

Si no se espera una muerte inminente en horas o incluso días, se puede administrar durante algún tiempo una nutrición o una hidratación adicional (por vía intravenosa o a través de una sonda introducida por la nariz hasta el estómago), para ver si una mejor nutrición ofrece al paciente un mayor bienestar, lucidez mental o más energía. El paciente y la familia deben tener un acuerdo explícito con el médico sobre qué es lo que están tratando de lograr con estas medidas y cuándo deben cesar si ya no son útiles.

La reducción de la comida o del consumo de líquidos no causa sufrimiento. De hecho, cuando el corazón y los riñones fallan, ingerir una cantidad normal de líquidos a menudo causa ahogo ya que el líquido se acumula en los pulmones. Un consumo reducido de alimentos y líquidos puede reducir la necesidad de aspiraciones debido a la menor cantidad de líquidos en la garganta, y también puede disminuir el dolor, debido a la menor presión ejercida por los tumores. También facilita la secreción de mayores cantidades de defensas químicas naturales contra el dolor (endorfinas). Por lo tanto, no se debe obligar al paciente a comer ni a beber, sobre todo si para ello se debe recurrir a un tratamiento intravenoso o a la hospitalización.

Lesiones de la piel

Los pacientes moribundos son propensos a sufrir lesiones cutáneas molestas. La escasa movilidad, el guardar cama o estar sentados mucho tiempo, aumentan los riesgos de lesión; incluso se pueden producir llagas o lesiones en la piel por la presión normal que se ejerce sobre ella al estar sentado o moverse entre las sábanas. Se debe prestar mucha atención a la protección de la piel, por ello es importante que se informe al médico de cualquier enrojecimiento o herida. (• *V. página 1000*)

Agotamiento

El agotamiento forma parte de los síntomas de casi todas las enfermedades mortales. Es recomendable que el paciente trate de ahorrar energías para las actividades que realmente le importan. Con frecuencia no es esencial trasladarse hasta el consultorio del médico o continuar con un ejercicio que ya no es de gran ayuda, sobre todo si esto consume las energías necesarias para otras actividades que producen mayor satisfacción.

Depresión y ansiedad

La tristeza es una reacción natural cuando se contempla el final de la vida, pero no debe confundirse con la depresión. Cuando una persona está deprimida puede perder el interés por lo que sucede, ver sólo el aspecto triste de la vida o no sentir emociones. (• *V. página 423*) Tanto la familia como el paciente que afronta la fase terminal deben comunicar al médico tales sensaciones, con el fin de que éste pueda establecer el diagnóstico de la depresión y aplicar un tratamiento adecuado. En general el tratamiento combina fármacos y apoyo psicológico y con frecuencia tiene efectos positivos sobre el bienestar, incluso en las últimas semanas de vida.

La ansiedad se caracteriza por una preocupación excesiva que interfiere en las actividades diarias. (• *V. página 414*) La ansiedad causada por el hecho de sentirse mal informado o agobiado, se puede solucionar solicitando más información o ayuda al equipo que atiende al paciente. Un individuo que habitualmente sentía ansiedad durante períodos de estrés, tiene más probabilidades de sentir ansiedad cuando se aproxima la muerte. En este caso pueden ser útiles los tratamientos aplicados anteriormente para aliviar los efectos de la ansiedad, ya sea la administración de fármacos o la canalización de las

inquietudes del paciente hacia tareas productivas. Un paciente moribundo, turbado por la ansiedad, debe recibir apoyo psicológico y tratamiento farmacológico con ansiolíticos.

Confusión, delirio y pérdida de consciencia

Es fácil que un paciente muy enfermo se vuelva confuso. Un fármaco, una infección menor e incluso un cambio en la manera de vivir pueden precipitar la confusión. Este estado se puede aliviar procurando tranquilizar y orientar al paciente. Sin embargo, se debe advertir al médico de tal circunstancia para que pueda diagnosticar y tratar las causas de la confusión. Un paciente muy confuso puede necesitar la administración de un sedante suave o la atención constante de algún miembro del personal sanitario.

Una persona moribunda con delirios o que se encuentre mentalmente incapacitada no entenderá su estado agónico. Cuando la muerte está próxima, una persona con delirios puede tener a veces sorprendentes períodos de lucidez. Estos episodios pueden ser muy importantes para los miembros de la familia, pero a veces se confunden con una mejoría. La familia debe estar preparada por si se presentan estos episodios, pero no debe confiar en que aparezcan.

Durante los últimos días que preceden a la muerte, alrededor de la mitad de las personas están inconscientes la mayor parte del tiempo. Si los miembros de la familia creen que una persona moribunda e inconsciente todavía puede oír, se pueden despedir de ella como si les oyera. Morir en estado de inconsciencia es una forma serena de hacerlo, sobre todo si el paciente y su familia están en paz y ya se han elaborado todos los planes.

Invalidez

Las enfermedades mortales se asocian con frecuencia a la invalidez progresiva. Gradualmente, el individuo se vuelve incapaz de ocuparse de su vivienda, de preparar la comida, de gestionar los asuntos financieros, de andar o de cuidarse a sí mismo. La mayoría de los pacientes moribundos necesitan ayuda en sus últimas semanas de vida. Esta invalidez se debería prever con anticipación, tal vez eligiendo casas con accesos para sillas de ruedas y cercanas a las de los familiares que le puedan ofrecer sus cuidados. Aun cuando evolucione la invalidez, existen ciertos servicios que facilitan la permanencia del enfermo en casa, como la terapia ocupacional o la fisioterapia y los cuidados a domicilio por parte de enfermeros. Algunos pacientes eligen quedarse en su casa incluso sabiendo que es peligroso, ya que prefieren una muerte prematura a ser internados en un centro hospitalario.

Cuando la muerte es inminente

Ante la perspectiva de morir en un futuro inmediato surgen preguntas acerca del origen y el significado de la vida y las razones por las cuales se sufre y se muere. No hay respuestas fáciles a estas preguntas fundamentales. Los pacientes y sus familias han de responder a sus inquietudes a partir de sus propios recursos, la religión, el apoyo psicológico y ético, y los amigos. Pueden hablar y participar en actos religiosos o familiares, o tomar parte en actividades que tengan un significado para ellos. A veces, sentirse querido por otra persona es el antídoto más importante contra la desesperación cuando la muerte se aproxima. No se deben descuidar los aspectos de mayor significación y la importancia de las relaciones humanas, aunque sean muchos los diagnósticos médicos y los tratamientos que se deban aplicar.

En general, es muy difícil predecir el momento exacto de la muerte. Se debe aconsejar a los familiares que no insistan para obtener un pronóstico exacto ni confíen en los que puedan recibir. Los pacientes muy frágiles a veces viven algunos días, muchos más de lo que cabría esperar, en cambio, otros mueren rápidamente. Si el enfermo solicita la compañía de alguien en particular para el momento de la muerte, se deben tomar las medidas necesarias para que esa persona esté cerca durante un tiempo indefinido.

A menudo aparecen signos característicos de la inminencia de la muerte. La consciencia empieza a disminuir, los miembros se enfrían y toman un tinte azulado o con manchas y la frecuencia respiratoria es irregular.

Las secreciones o el relajamiento de los músculos de la garganta provocan en ocasiones una respiración ruidosa, denominada estertor de muerte, que se puede evitar en parte cambiando de posición al paciente o usando medicamentos para secar las secreciones. Dicho tratamiento tiene como objetivo el bienestar de la familia o de los asistentes, ya que la respiración ruidosa aparece cuando el paciente ya no la percibe. Este tipo de respiración puede durar horas.

En el momento de la muerte puede ocurrir que algunos músculos se contraigan y que el pecho exhale un suspiro. El corazón puede todavía latir minutos después de interrumpirse la respiración y puede producirse una breve convulsión. A menos que el moribundo tenga una rara enfermedad infecciosa, se debe asegurar a los miembros de la familia que pueden tocarlo, acariciarlo y abrazarlo aun durante unos momentos después de su muerte. Por lo general, observar al fallecido después de la muerte es una ayuda para los más allegados porque les permite combatir el miedo irracional a que no haya muerto realmente.

Después del fallecimiento

Una persona autorizada, normalmente un médico, confirma la muerte y especifica sus causas y circunstancias. La manera de cumplir con estos requisitos cambia sustancialmente según el país. Si el enfermo decide morir en su domicilio, la familia debe saber con anticipación qué esperar y qué hacer. En general, cuando un enfermo está en un centro hospitalario, son las enfermeras las que dan todas las explicaciones. Si por alguna razón se debe llamar a la policía u otras autoridades públicas, se les debe comunicar de forma anticipada que la persona se está muriendo en su domicilio y que se está esperando el desenlace. Los programas de los centros de cuidado a domicilio y de cuidados paliativos se encargan de prevenir a las autoridades para así ahorrarle a la familia situaciones penosas. En cambio si la familia no tiene relación con ninguna de estas instituciones, debe solicitar al médico o a la funeraria las indicaciones sobre lo que debe hacerse en estos casos.

A menudo se subestima la necesidad de un certificado de defunción, pero es necesario para realizar reclamaciones a la compañía de seguros, para obtener el acceso a las cuentas financieras o transferir los títulos de propiedad del difunto y para establecer la herencia. La familia debe procurarse un número suficiente de copias.

En general, los familiares son reacios a pedir o a aceptar una autopsia. Sin embargo, aunque ésta ya no ayudará al fallecido, sí puede ayudar a la familia y a otros parientes que tengan la misma enfermedad, debido a que puede aumentar el conocimiento sobre el proceso que causó el fallecimiento. Después de la autopsia, la familia prepara el cuerpo para el entierro o para la cremación; los vestidos que llevará el difunto disimularán las incisiones realizadas durante la autopsia.

Efecto sobre la familia

La familia y los amigos más íntimos son "compañeros de viaje" y también sufren. Cuando la muerte está próxima, se debe explicar a los familiares lo que está sucediendo y lo que probablemente sucederá a continuación.

También es importante tener en cuenta las consecuencias de la muerte de un familiar. Los miembros de la familia, a menudo las mujeres adultas o de edad avanzada, brindan en forma desinteresada la mayor parte de la atención necesaria en los últimos momentos. Para que esta situación sea más llevadera, han de tener información sobre la ayuda que proporcionan los asistentes profesionales. Además, no hay que olvidar los costes que suponen el hecho de abandonar el empleo y también el consumo de fármacos, la atención a domicilio y los desplazamientos.

Un estudio ha demostrado que un tercio de las familias gasta la mayor parte de sus ahorros en sufragar los cuidados que necesita un enfermo grave. La familia debe hablar abiertamente con el médico sobre los costes, insistiendo en una buena relación coste-atención, y planificar con anticipación los límites económicos que no se puedan sobrepasar.

La familia y los seres queridos comienzan a afligirse aun antes de la muerte. Cómo rehacer una vida después de un fallecimiento depende del tipo de relación que se tenía con el difunto, de su edad, de cómo falleció y de los recursos que quedan disponibles, ya

sean de orden afectivo o financiero. Además, la familia necesita estar segura de haber hecho todo lo que se podía hacer. Para aclarar las dudas que se tengan al respecto, puede ser útil hablar con el médico algunas semanas después del fallecimiento.

Con el tiempo se supera la soledad, la desorientación y mejora la sensación de irrealidad experimentada durante el período cercano a la muerte, pero el sentimiento de pérdida permanece. La gente no se sobrepone a este hecho pero llegan a aceptarlo y a seguir con su vida.

La familia debe establecer la herencia después del fallecimiento. Sin embargo, cuando la muerte es inminente, resulta difícil discutir con el enfermo sobre las propiedades y la sucesión. Pero es necesario hacerlo porque a veces pone de manifiesto cuestiones o problemas que el mismo paciente puede resolver o bien solventar con una firma antes del fallecimiento.

Fármacos

CAPÍTULO 5

Generalidades sobre los fármacos

A lo largo de la historia de la humanidad se han utilizado medicinas de origen animal o vegetal para prevenir y curar las enfermedades. La búsqueda de sustancias para combatir las enfermedades y para modificar el humor y el estado de conciencia ha sido tan prioritaria como la búsqueda de víveres y refugio. Varias medicinas de origen animal o vegetal son aún muy preciadas. Sin embargo, la mayor parte de los fármacos que se utilizan en la medicina moderna son el resultado de los adelantos logrados a partir de la Segunda Guerra Mundial en el campo de la química orgánica sintética y de la biotecnología.

Un fármaco (medicamento) es cualquier sustancia, diferente de un alimento o un artefacto, que se utiliza para el diagnóstico, el alivio, el tratamiento y la curación de las enfermedades, así como para la prevención de las mismas. Otras aplicaciones afectan a la estructura o al funcionamiento del orga-

nismo. Los anticonceptivos orales son ejemplos de fármacos que afectan a la estructura o a las funciones del organismo, es decir que su finalidad no es interferir en el proceso de una enfermedad. Si bien esta definición es importante desde el punto de vista legal, no lo es tanto para las necesidades corrientes. Una definición simple pero útil de un fármaco es *cualquier producto químico que afecte al organismo y a su funcionamiento.*

Medicamentos con y sin prescripción médica

Existen dos categorías legales de fármacos: los que requieren prescripción médica y los que no la requieren. Los primeros se utilizan sólo bajo control médico y por lo tanto se venden con una receta escrita por un profesional de la medicina (por

Curación tradicional, usos modernos

Fármaco	Fuente	Enfermedad tratada
Digital	Digital púrpura	Insuficiencia cardíaca
Quinina	Corteza de la quina	Malaria
Alcaloides de Vinca	Hierba doncella	Cáncer
Insulina	Insulina de origen vacuno, porcino o producida por la ingeniería genética	Diabetes
Uroquinasa	Cultivos de células de riñón humano	Coágulos
Opio	Adormidera	Dolor

ejemplo, un médico, un dentista o un veterinario). Los segundos se venden sin receta y su utilización se considera segura sin control médico. En cada país existe un organismo estatal que decide cuáles son los fármacos que requieren prescripción y cuáles son los de venta sin receta.

El organismo oficial autoriza la venta sin receta de un fármaco solamente si demuestra ser inocuo al cabo de muchos años de uso bajo prescripción facultativa. Es el caso del ibuprofeno, un calmante que antes requería prescripción y que ahora, en muchas países, se vende sin receta. A menudo, la cantidad de principios activos contenidos en los comprimidos, las cápsulas o las grageas de un fármaco de venta sin receta, es mucho menor que la que contiene un fármaco que sí necesita prescripción.

Las patentes se otorgan al inventor de un nuevo fármaco, garantizando los derechos exclusivos de su fórmula durante un determinado número de años; pero es habitual que transcurran varios años antes de que la venta sea aprobada. Durante la vigencia de la patente se considera que un fármaco pertenece a un propietario, en contraste con los fármacos genéricos, que no están protegidos por una patente. Al vencimiento de la patente, cualquier industrial o distribuidor autorizado por el organismo oficial puede comercializar el fármaco legalmente bajo su nombre genérico, pero el inventor sigue siendo el propietario del nombre comercial. (• V. página 49) El precio de venta de las versiones genéricas es habitualmente inferior al del fármaco original.

Nombre de los fármacos

El conocimiento de cómo se establecen los nombres de los fármacos puede ayudar a entender sus etiquetas. Cada uno de los fármacos patentados posee, como mínimo, tres nombres: un nombre químico, un nombre genérico (sin patente) y un nombre comercial (patentado o registrado).

El nombre químico describe la estructura atómica o molecular del fármaco, identificándolo con precisión, pero por lo general es demasiado complicado para su uso corriente, exceptuando algunos fármacos simples e inorgánicos como el bicarbonato sódico. Un organismo oficial asigna el nombre genérico y la compañía farmacéutica productora del fármaco, el comercial: el nombre elegido será único, corto y fácil de recordar, de manera que los médicos receten el fármaco y los consumidores lo busquen por su nombre. Por esta razón a veces los nombres comerciales vinculan el fármaco con el uso para el cual está destinado.

Se exige que las versiones genéricas de un fármaco tengan los mismos principios activos del original y que el cuerpo humano los absorba al mismo ritmo que lo haría con el fármaco original. El productor de la versión genérica de un fármaco puede darle o no un nombre comercial en función de cómo afecte la venta.

Dinámica y cinética del fármaco

En la selección y el uso de los fármacos influyen dos importantes consideraciones médicas: la farmacodinamia (cuál es la acción de los medicamentos en el organismo) y la farmacocinética (cómo influye el organismo en los medicamentos). La farmacodinamia estudia la función del fármaco (aliviar el dolor, bajar la presión arterial, reducir los valores de colesterol en el plasma) y describe *dónde* y *cómo* se ejerce este mecanismo en el cuerpo humano. Aunque sea evidente el efecto del fármaco, solamente al cabo de años de probada eficacia se llega a comprender el mecanismo y el lugar exacto donde ejerce su acción. Es el caso del opio y la morfina que durante siglos se han utilizado para aliviar el dolor y el cansancio; sin embargo, es reciente el descubrimiento de las estructuras cerebrales y de los procesos químicos del cerebro involucrados en la sensación de alivio y euforia que producen estas sustancias. Para que pueda actuar, el fármaco debe alcanzar el punto del organismo en que se encuentra el trastorno y es ahí donde radica la importancia de la farmacocinética. Una

Qué hay tras el nombre de un fármaco

Nombre químico	Nombre genérico	Nombre comercial*
N-(4-hidroxifenil) acetamida	paracetamol (acetaminofeno)	Tylenol
7-cloro-1,3-dihidro-1-metil-5-fenil-2H-1,4-benzodiacepina-2-ona	diazepam	Valium
4-[4-(p-clorofenil)-4-hidroxipiperidino]-4'-fluorobutirofenona	haloperidol	Haldol
DL-treo-2-(metilamino)-fenilpropan-1-ol	seudoefedrina clorhidrato	Sudafed
N'-ciano-N-metil-N-[2-[[(5-metil-1H-imidazol-4-il) metil]tio]etil]guanidina	cimetidina	Tagamet

* Los nombres comerciales varían según los países. Los aquí mencionados, comercializados en muchos países con este mismo nombre, están dados solamente a título de ejemplo.

cantidad suficiente de fármaco debe permanecer en el sitio de acción hasta que cumpla su cometido, pero no en una cantidad tal que produzca efectos secundarios graves o reacciones tóxicas. Por lo tanto, la selección de una dosis adecuada por parte del médico no es una tarea fácil.

Es por medio del flujo sanguíneo como muchos fármacos llegan al punto del organismo donde deben actuar. El tiempo necesario para el inicio de la acción de un fármaco así como la duración de la misma, dependen frecuentemente de la velocidad con que éste penetre en el flujo sanguíneo, la cantidad que penetre, la velocidad con la que salga de la sangre, la eficacia del hígado en su descomposición (metabolismo) y la rapidez de su eliminación por vía renal e intestinal. (• V. página 27)

Acción terapéutica de los fármacos

Es posible despejar gran parte del misterio que rodea la acción de los fármacos al reconocer que éstos sólo afectan al ritmo de las funciones biológicas, sin cambiar la naturaleza básica de los procesos existentes ni crear nuevas funciones. Así, los fármacos pueden acelerar o retardar las reacciones bioquímicas del organismo, que provocan la contracción muscular; la regulación del volumen de agua y la retención o eliminación de las sales del cuerpo por parte de las células renales; la secreción glandular de sustancias (mucosa, ácido gástrico o insulina) y la transmisión nerviosa. La eficacia de la acción depende, en general, de cómo responden los procesos a los cuales el fármaco va dirigido.

Los fármacos pueden alterar el ritmo de los procesos biológicos existentes. Por ejemplo, algunos antiepilépticos reducen las convulsiones enviando una orden al cerebro para retrasar la producción de ciertas sustancias químicas. Desgraciadamente, los fármacos no pueden recuperar sistemas que han sufrido daños irreparables. La acción de los fármacos tiene por tanto una limitación fundamental y ésta es la base de las frustraciones actuales en el tratamiento de enfermedades que degeneran o destruyen los tejidos. Tal es el caso de la insuficiencia cardíaca, la artritis, la distrofia muscular, la esclerosis múltiple y la enfermedad de Alzheimer. (• V. página 27)

Respuesta farmacológica

Cada uno de nosotros responde de manera diferente a los fármacos. Para obtener el mismo efecto, una persona robusta necesita en general más cantidad de un mismo fármaco que una delgada. El metabolismo de los fármacos en los recién nacidos y en las personas mayores es más lento que en los niños y los jóvenes. Los individuos que padecen de una afección renal o hepática tienen más dificultad para eliminar los fármacos ingeridos.

La dosis media o estándar de cada fármaco nuevo se determina mediante ensayos clínicos con animales y tratamientos de prueba con seres humanos. No obstante, el concepto de una dosis media es como el de la "talla única para todos" en el vestir: se ajusta bastante bien a gran número de individuos pero a casi ninguno de manera perfecta.

Reacciones adversas

A principios del siglo XX el científico alemán Paul Ehrlich describió el fármaco ideal como una "bala mágica" que alcanza con precisión el foco de la enfermedad sin lesionar los tejidos sanos. Si bien es cierto que muchos fármacos nuevos son más selectivos que sus predecesores, todavía no existe el fármaco perfecto y la mayoría no alcanzan la precisión deseada por Ehrlich. Aunque los fármacos actúen contra las enfermedades, también producen algunos efectos no deseados. Éstos se denominan efectos secundarios o reacciones adversas.

Si fuera posible controlar el recorrido de un fármaco, se mantendría de forma automática la acción que se pretende lograr. Así se normalizaría la presión arterial en una persona con hipertensión y un diabético tendría valores normales de glucemia. Sin embargo, la mayoría de los fármacos no logran mantener un nivel específico de acción y pueden, por el contrario, tener un efecto demasiado fuerte, causando una disminución exagerada de la presión arterial en el hipertenso o una reducción excesiva de los valores de glucosa en la sangre del diabético. De todos modos, los efectos secundarios se pueden a menudo reducir o evitar mediante una buena comunicación entre médico y paciente. Si el paciente informa al médico sobre el efecto que le produce el fármaco, el médico puede reajustar la dosis.

A pesar de que un fármaco esté destinado a una sola función, puede afectar varias, como es el caso de los antihistamínicos, que ayudan a aliviar los síntomas de alergia, como la nariz tapada, el lagrimeo y los estornudos, pero que, como la mayoría de antihistamínicos, afectan el sistema nervioso y pueden también producir sueño, confusión, visión borrosa, sequedad de la boca, estreñimiento y problemas para orinar. (• *V. recuadro, página 41*)

La acción de un determinado fármaco se designa como efecto deseado o efecto secundario en función del motivo por el cual se administre dicho fármaco. Por ejemplo, los antihistamínicos son el principio activo habitual de los somníferos de venta sin receta médica. Si se administran con este propósito, el efecto de somnolencia que producen se considera beneficioso y no como un efecto secundario molesto.

Eficacia y seguridad

La eficacia y la seguridad son los dos principales objetivos en el desarrollo de los fármacos. Sin embargo, la seguridad es relativa dado que todo fármaco puede ser tanto perjudicial como beneficioso; a mayor seguridad más utilidad, es decir, cuanto más amplio sea el margen de seguridad de un fármaco (ventana terapéutica, la diferencia entre una dosis habitualmente efectiva y una dosis que pueda producir efectos secundarios graves o peligrosos), mayor será

la utilidad del fármaco. Si la dosis eficaz de un determinado fármaco es a la vez tóxica, el médico lo prescribirá exclusivamente en situaciones puntuales en que no exista otra alternativa más segura.

Los mejores fármacos son a la vez efectivos y, en general, seguros. La penicilina corresponde a un fármaco de este tipo y prácticamente no es tóxica ni en dosis elevadas, excepto en el caso de las personas alérgicas. Por otra parte, si se administran en exceso los barbitúricos que fueron frecuentemente utilizados como somníferos, se puede interferir con la respiración, alterar el ritmo cardíaco e incluso causar la muerte. Los somníferos más recientes, como el triazolam y el temazepam, tienen mejores márgenes de seguridad.

Algunos fármacos deben usarse a pesar de tener un margen de seguridad muy limitado. La warfarina, por ejemplo, tomada para prevenir la coagulación sanguínea, puede causar hemorragias, de ahí que los pacientes que toman este fármaco necesiten controles frecuentes para determinar si su efecto sobre la coagulación de la sangre es insuficiente o excesivo.

Otro ejemplo es la clozapina. A menudo, este fármaco es una ayuda para sujetos con esquizofrenia cuando han fracasado los otros fármacos administrados. Pero la clozapina tiene un efecto secundario grave: puede disminuir la producción de glóbulos blancos necesarios para la protección frente a las infecciones. Debido a este riesgo, los pacientes que toman clozapina tienen que someterse a frecuentes análisis de sangre.

Cuando se conocen los efectos de un fármaco, sean positivos o negativos, tanto el médico como el paciente están en mejores condiciones para juzgar si el fármaco está actuando eficazmente o si se están desarrollando procesos potencialmente graves.

Cualquier persona en tratamiento con fármacos puede pedirle explicaciones al médico, farmacéutico o personal sanitario sobre los objetivos del tratamiento, los efectos secundarios, los problemas que puedan surgir y en qué medida puede participar en el tratamiento para obtener el mejor resultado. (• *V. página 47*) Se recomienda además que se informe al personal sanitario sobre la propia historia clínica, los fármacos que se toman o cualquier otra información relevante.

Interacciones entre fármacos

Cuando se toman al mismo tiempo dos o más fármacos, la interacción entre éstos puede ser positiva o negativa. Si bien es posible que una terapia combinada sea más efectiva en el tratamiento de un proceso, también es posible que se incrementen el número o la gravedad de los efectos secundarios (reacciones adversas). Las interacciones medicamentosas pueden ocurrir entre fármacos que requieren o no prescripción médica. Cuando alguien recibe atención por parte de más de un médico, debe informar a cada uno de ellos sobre los fármacos que está tomando. Por eso es preferible que se adquieran todos los fármacos recetados en una misma farmacia a fin de que en ésta se pueda mantener un registro completo sobre el perfil farmacológico del paciente. De este modo el farmacéutico puede controlar las posibles interacciones. También es importante consultar con el farmacéutico al adquirir fármacos de venta sin receta (por ejemplo laxantes, antiácidos y remedios contra el resfriado y la tos), particularmente si se están tomando fármacos prescritos por un médico.

Aunque muchos no consideren el alcohol como una sustancia tóxica, éste afecta a los procesos del organismo y a menudo es responsable de las interacciones entre fármacos. Médicos y farmacéuticos pueden informar sobre estas posibles interacciones.

Sin embargo, no todas las interacciones entre fármacos son siempre nocivas; por ejemplo, algunos fármacos utilizados en el tratamiento de la hipertensión (presión arterial alta) se combinan en su administración para reducir los efectos secundarios que pueden desarrollarse si se prescribe un solo fármaco a una dosis elevada.

Abuso de drogas y fármacos

Durante siglos ciertas drogas y fármacos han sido muy útiles en el alivio del sufrimiento y en la prevención y tratamiento de las enfermedades aunque, para algunos, la palabra *droga* significe una sustancia que altera la función cerebral de modo agradable. Siempre

El médico debe saber

Para que los profesionales de la salud (médico, enfermera o farmacéutico) puedan determinar un tratamiento efectivo y seguro, el paciente debe asegurarse de que disponen de la siguiente información:

• Todos los detalles sobre sus problemas de salud.

• Qué fármacos (con y sin prescripción) ha tomado en las últimas semanas.

• Si sufre de alergia o ha tenido reacciones inusuales a algún fármaco, alimento u otra sustancia.

• Si está sometido a dietas especiales o restricciones alimentarias.

• Si está embarazada o tiene planes para estarlo, o bien si está amamantando.

ha existido un lado oscuro en el descubrimiento y el uso de las drogas, especialmente de las que calman la ansiedad o alteran el humor y el comportamiento para satisfacer las necesidades emotivas de la gente. El uso médico apropiado de drogas y fármacos ha evolucionado a través de la historia en paralelo con el abuso, es decir, el uso persistente y excesivo de sustancias que alteran la mente sin una necesidad médica. Las drogas y fármacos que con frecuencia son objeto de abuso incluyen el alcohol, la marihuana, la cocaína, los barbitúricos, las benzodiacepinas, la metacualona, la heroína y otros narcóticos, las anfetaminas, el LSD (dietilamida del ácido lisérgico) y la PCP (fenciclidina). *(• V. página 458)*

CAPÍTULO 6

Administración, distribución y eliminación de un fármaco

El tratamiento con productos farmacéuticos implica la introducción de un fármaco en el organismo (administración), de modo que pueda llegar a la sangre (absorción) y dirigirse hacia el punto específico donde es requerido (distribución).

El fármaco abandona el organismo (eliminación) principalmente en la orina, en ocasiones transformado en otra sustancia.

Administración

Los fármacos pueden administrarse por varias vías. Se pueden ingerir (vía oral) o inyectar en una vena (vía intravenosa), en un músculo (vía intramuscular) o debajo de la piel (vía subcutánea). Se pueden colocar debajo de la lengua (vía sublingual), introducir en el recto (vía rectal), instilar en el ojo (vía ocular), vaporizar en las fosas nasales (vía nasal) o en la boca (inhalación), o bien aplicar sobre la piel con efecto local (tópico) o sistémico (transdérmico). Estas vías de administración tienen objetivos específicos, así como ventajas y desventajas.

Vía oral

La administración de fármacos por vía oral es la más conveniente y es en general la más segura, la menos costosa y, por lo tanto, la más frecuentemente utilizada. Tiene sin embargo sus limitaciones, debido a varios factores que afectan el modo de absorción del fármaco administrado por vía oral, incluyendo otros fármacos y alimentos. Por eso, algunos fármacos deben ingerirse en ayunas, mientras que otros deben tomarse con los alimentos, y en cambio hay algunos que están contraindicados por vía oral.

Los fármacos administrados por vía oral se absorben en el tracto gastrointestinal. La absorción comienza en la boca y el estómago pero se efectúa principalmente en el intestino delgado. Para llegar a la circulación general, el fármaco debe primero atravesar la pared intestinal y luego el hígado. La pared intestinal y el hígado alteran químicamente (metabolizan) muchos fármacos, disminuyendo la cantidad absorbida. Los fármacos inyectados por vía intravenosa llegan a la circulación general sin pasar a través de la pared intestinal y del hígado, con lo que se obtiene una respuesta más rápida y consistente.

Algunos fármacos administrados por vía oral irritan el tracto gastrointestinal y pueden dañar el revestimiento del estómago y del intestino delgado, favoreciendo así el desarrollo de úlceras, como, por ejemplo, la aspirina y muchos otros antiinflamatorios no esteroideos. La absorción de ciertos fármacos en el tracto gastrointestinal puede ser limitada o irregular, o pueden destruirse en el estómago por el medio ácido y las enzimas digestivas. A pesar de estas limitaciones, la vía oral se usa más que las otras vías de administración de fármacos. Las demás vías se reservan generalmente para los casos en que un individuo no pueda ingerir nada por vía oral o cuando un fármaco tiene que ser administrado con rapidez, a dosis muy precisa, o cuando se trata de un fármaco cuya absorción es limitada e irregular.

Administración por inyección

La administración por inyección (vía parenteral) incluye las vías subcutánea, intramuscular e intravenosa. Para la administración por **vía subcutánea** se inserta una aguja bajo la piel y, una vez inyectado el fármaco subcutáneamente, se introduce en los capilares y es transportado por la sangre. Esta vía se utiliza para muchos fármacos proteicos como la insulina, porque si ésta se administrara por vía oral,

quedaría digerida en el tracto gastrointestinal. Los fármacos pueden ser preparados en suspensiones o en complejos relativamente insolubles, de modo que su absorción se prolongue durante horas, días, o más tiempo, no requiriendo por lo tanto una administración tan frecuente.

La **vía intramuscular** tiene preferencia sobre la vía subcutánea cuando se requieren cantidades significativas de un fármaco. Los músculos están a una profundidad mayor que la piel y por esta razón se usa una aguja más larga.

En la administración por **vía intravenosa**, se inserta una aguja directamente en la vena. Una inyección intravenosa puede ser más difícil de administrar que otras inyecciones parenterales, especialmente en personas obesas, pero es la más rápida y precisa, ya sea en dosis individuales o en infusión continua.

Vía sublingual

Algunos fármacos se colocan bajo la lengua (vía sublingual), a fin de que sean directamente absorbidos por los capilares que están debajo de ésta. La vía sublingual está especialmente indicada para la administración de la nitroglicerina, que se utiliza para aliviar la angina de pecho (dolor de pecho), porque la absorción es rápida y el fármaco llega inmediatamente a la circulación general, a diferencia de la vía oral, que pasa antes a través de la pared intestinal y del hígado. Sin embargo, la mayoría de los fármacos no se puede administrar de este modo porque su absorción es a menudo incompleta e irregular.

Vía rectal

Muchos fármacos que se administran por vía oral pueden también aplicarse por vía rectal en forma de supositorio. En esta presentación el fármaco se mezcla con una sustancia cerosa que se disuelve después de haber sido introducida por el recto. El revestimiento delgado del recto y el abundante riego sanguíneo permiten una rápida absorción del fármaco. Los supositorios se prescriben cuando alguien no puede ingerir el fármaco por vía oral debido a náuseas, incapacidad para deglutir o por restricciones en la alimentación, como sucede después de una intervención quirúrgica. Algunos fármacos que serían irritantes en forma de supositorio se administran por vía parenteral.

Vía transdérmica

Algunos fármacos se pueden administrar mediante la aplicación de un parche sobre la piel. Estos fármacos, que a veces se mezclan con una sustancia química que intensifica la penetración, pasan a la sangre a través de la piel sin necesidad de inyección. La vía transdérmica permite una administración

Absorción de un fármaco

1. Paso al tubo digestivo por el esófago.
2. Disolución del medicamento en pequeñas partículas.
3. Absorción, que puede tener lugar a nivel del estómago, pero que se lleva a cabo principalmente en el intestino.

Una vez absorbido a nivel de la circulación sanguínea el fármaco circula a través del cuerpo, y penetra en los diferentes tejidos. El metabolismo de los fármacos se lleva a cabo principalmente en el hígado.

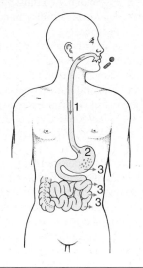

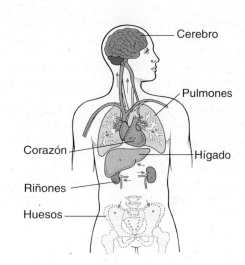

lenta y continua durante muchas horas, días o más tiempo. Sin embargo, en algunas personas aparecen irritaciones en la zona donde se coloca el parche. Además, la vía transdérmica está limitada por la velocidad con que el fármaco se mueve a través de la piel, de ahí que solamente se administren por esta vía los fármacos que se utilizan diariamente a dosis relativamente bajas. Por ejemplo la nitroglicerina (para la angina de pecho), la escopolamina (para los mareos), la nicotina (para dejar de fumar), la clonidina (para la hipertensión) y el fentanil (para aliviar el dolor).

Inhalación

Algunos fármacos son inhalados, como por ejemplo los gases utilizados para la anestesia y los aerosoles para el asma en envases con dosificador. Estos fármacos se dirigen directamente hacia los pulmones donde son absorbidos hacia el flujo sanguíneo. Pocos fármacos se administran por esta vía, dado que la inhalación debe ser cuidadosamente controlada para que la persona reciba la cantidad justa de fármaco en un tiempo determinado. Los sistemas con dosificadores son útiles para los fármacos que actúan directamente sobre las vías que transportan el aire a los pulmones. Dado que la absorción en la sangre de

una inhalación de aerosol es altamente variable, este método se utiliza raramente para administrar fármacos que actúan sobre tejidos u órganos diferentes de los pulmones.

Absorción

La biodisponibilidad está relacionada con la proporción y el grado de absorción de un fármaco en la sangre. La biodisponibilidad depende de varios factores que incluyen el modo en que se diseña y produce un fármaco, sus propiedades físicas y químicas y la fisiología de la persona que toma el fármaco.

Un producto farmacéutico es la dosis efectiva de un fármaco, es decir, un comprimido, una cápsula, un supositorio, un parche transdérmico o una solución. Generalmente consiste en el fármaco combinado con otros componentes.

Por ejemplo, los comprimidos son una mezcla de un fármaco y aditivos que actúan como diluyentes, estabilizadores, desintegradores y lubricantes. Estas mezclas son granuladas y compactadas en forma de comprimidos. El tipo y la cantidad de aditivos y el grado de compresión condicionan la rapidez de disolución del comprimido. Los laboratorios farmacéuticos ajustan estas variables para optimizar la velocidad y el grado de absorción del fármaco.

Si un comprimido se disuelve y libera el principio activo demasiado rápido se obtendrán unos valores en sangre que provocarán una respuesta excesiva. Por otra parte, si el comprimido no se disuelve y no libera el principio activo con suficiente rapidez, gran parte del mismo pasará a las heces sin ser absorbido. La diarrea y la administración de laxantes, que aceleran el paso de sustancias en el tracto gastrointestinal, reducen la absorción del fármaco. Por lo tanto, los alimentos, otros fármacos y las enfermedades gastrointestinales pueden influir en la biodisponibilidad de un fármaco.

Es conveniente que la biodisponibilidad sea una propiedad constante entre productos farmacéuticos. Los que son químicamente equivalentes contienen el mismo fármaco activo pero pueden tener componentes inactivos diferentes que afecten a la proporción y al grado de absorción. A pesar de ser administrado a una misma dosis, los efectos del fármaco podrían variar de un producto farmacéutico a otro. Los productos farmacéuticos son bioequivalentes cuando contienen el mismo principio activo y cuando se obtienen los mismos valores del fármaco en la sangre. La bioequivalencia asegura así la equivalencia terapéutica y los productos bioequivalentes son intercambiables.

Algunos productos farmacéuticos están especialmente formulados para liberar sus principios activos lentamente, en general al cabo de 12 horas o más. Estas **formas de liberación controlada** retrasan la proporción en que se disuelve un fármaco. Por ejemplo, pueden revestirse las partículas del fármaco contenidas en una cápsula con un polímero (una sustancia química) de grosor variable. El diseño de este polímero permite su disolución en el tracto gastrointestinal en distintos momentos.

El material de protección (entérico) que reviste algunos comprimidos y cápsulas está destinado a prevenir los daños que puedan causar las sustancias irritantes (como la aspirina) en el revestimiento del estómago; también evita que las sustancias se descompongan en el medio ácido del estómago. La disolución de este material empieza cuando entra en contacto con un medio menos ácido o con las enzimas digestivas del intestino delgado. Dado que este revestimiento protector no siempre se disuelve, son muchas las personas (especialmente las de edad avanzada) que eliminan en las heces los productos farmacéuticos todavía intactos.

Existen otras propiedades que afectan la absorción de los fármacos sólidos (comprimidos o cápsulas) después de administrarse por vía oral. Las cápsulas son fármacos y otras sustancias contenidas en una vaina de gelatina que se hincha al mojarse, liberando su contenido. La vaina se disuelve en general con rapidez. Tanto el tamaño de las partículas como otras sustancias influyen en la velocidad de disolución y absorción del fármaco. Sin embargo, la absorción de fármacos en cápsulas rellenas de líquido tiende a ser más rápida que en las rellenas de sólidos.

Distribución

El fármaco circula rápidamente por todo el organismo una vez absorbido en la sangre, debido a que el tiempo promedio de la circulación de la sangre es de un minuto. Sin embargo, es posible que el fármaco se mueva con lentitud desde la sangre hasta los tejidos del organismo.

Los fármacos penetran en diferentes tejidos a distinta velocidad, dependiendo de su habilidad para atravesar las membranas. Por ejemplo, el anestésico tiopental penetra rápidamente en el cerebro, mientras que el antibiótico penicilina tarda más. Los fármacos solubles en grasa (que se disuelven bien) atraviesan con más rapidez las membranas de las células que los fármacos solubles en agua.

La distribución de los fármacos después de su absorción no es uniforme en todo el organismo. Algunos tienden a permanecer dentro de los tejidos acuosos de la sangre y de los músculos, mientras que otros se concentran en tejidos específicos como la glándula tiroides, el hígado y los riñones. Otros se adhieren estrechamente a las proteínas de la sangre, abandonando la circulación sanguínea de forma lenta, en contraste con los que la abandonan rápidamente dirigiéndose a otros tejidos. Algunos tejidos acumulan tan elevadas cantidades de un fármaco que sirven como reserva de éste, prolongando así su distribución. Algunos fármacos como los que se acumulan en los tejidos grasos, abandonan éstos con lentitud y, en consecuencia, siguen circulando en la sangre varios días después de que el paciente haya dejado de tomarlos.

La distribución de un determinado fármaco puede variar entre distintas personas. Por ejemplo, los corpulentos pueden necesitar una dosis mayor de un fármaco porque tienen más tejidos y más sangre en circulación. En cambio, los obesos almacenan gran cantidad de fármacos que se concentran en la grasa, a diferencia de las personas muy delgadas que almacenan relativamente poco. Este tipo de distribución se observa también en las personas de edad avanzada, dado que la proporción de grasa en el organismo se incrementa con la edad.

Eliminación

Los fármacos son metabolizados o bien eliminados intactos. El **metabolismo** es el proceso químico por medio del cual el organismo altera un fármaco.

Excreción de un fármaco

Los fármacos se excretan principalmente por la orina.

El hígado también excreta algunos fármacos a través de la bilis, conducida por el conducto colédoco hacia el intestino, para ser eliminada finalmente con las materias fecales.

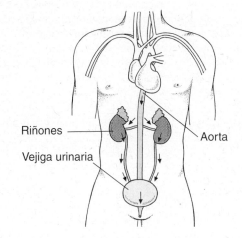

Riñones — Aorta
Vejiga urinaria

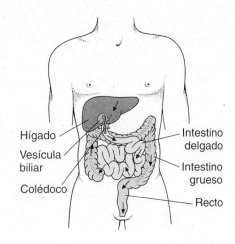

Hígado — Intestino delgado
Vesícula biliar — Intestino grueso
Colédoco — Recto

El hígado es el principal, pero no el único lugar del organismo donde se metabolizan los fármacos. Los productos del metabolismo, los metabolitos, pueden ser inactivos o bien, por el contrario, pueden tener una acción terapéutica o una toxicidad similar o distinta a la del fármaco original. Los denominados profármacos son los fármacos que se administran en forma inactiva. Los metabolitos de estos profármacos son activos y cumplen con el efecto deseado. Luego se eliminan (principalmente en la orina o las heces) o bien son convertidos en otros metabolitos que finalmente son excretados.

El hígado tiene unas enzimas que facilitan las reacciones químicas como la oxidación, la reducción y la hidrólisis de los fármacos, y también otras que adhieren sustancias al fármaco, produciendo reacciones llamadas conjugaciones. Los conjugados (moléculas del fármaco con sustancias adheridas) se excretan en la orina.

Los recién nacidos tienen dificultades para metabolizar muchos fármacos debido al desarrollo sólo parcial de los sistemas metabólicos enzimáticos. Por ello requieren una dosis menor de fármaco, en proporción al peso corporal, que los adultos. En cambio, los niños (de 2 a 12 años de edad) requieren una dosis *superior* a la de los adultos, en proporción al peso corporal. Al igual que los recién nacidos, las personas de edad avanzada también presentan una actividad enzimática reducida y no son capaces de metabolizar los

fármacos con la misma eficacia que los adultos más jóvenes y los niños. En consecuencia, la dosis necesaria por kilogramo de peso corporal a menudo será menor para los recién nacidos y las personas de edad avanzada, y mayor para los niños.

La **excreción** se refiere a los procesos que utiliza el cuerpo para eliminar un fármaco. Los riñones son los órganos más importantes de excreción. Son particularmente eficaces en la eliminación de fármacos solubles en agua y de sus metabolitos.

Los riñones filtran los fármacos de la sangre y los excretan en la orina, pero existen muchos factores que afectan a la capacidad de excreción de los riñones. Un fármaco o un metabolito debe ser soluble en agua y no estar demasiado unido a las proteínas del plasma. La acidez de la orina afecta la proporción en que se excretan algunos fármacos ácidos o alcalinos. La capacidad de los riñones para excretar fármacos depende también del flujo de orina, del flujo de sangre a través de los riñones y del estado de éstos.

El funcionamiento de los riñones va decreciendo a medida que la persona envejece. El riñón de una persona de 85 años tiene tan sólo la mitad de la eficacia excretando fármacos que el de una de 35 años. Muchas enfermedades pueden deteriorar esta capacidad de los riñones, especialmente la hipertensión, la diabetes y las infecciones renales recurrentes, al igual que la exposición a concentraciones elevadas de sustancias químicas tóxicas.

Cuando el funcionamiento de los riñones no es normal, el médico debe ajustar la dosis del fármaco si éste se elimina principalmente por esta vía. Dado que la disminución de la función renal es normal a medida que se avanza en edad, el médico puede determinar la dosis apropiada basándose en la edad del paciente.

Sin embargo, es más exacto determinar la posología calculando el funcionamiento del riñón mediante un análisis de sangre (que mide la cantidad de creatinina en el suero) o combinando esta información con un análisis de orina (que mide la cantidad de creatinina en la orina recogida durante 12 a 24 horas).

A través de la bilis, el hígado excreta algunos fármacos que a su vez penetran en el tracto gastrointestinal y terminan en las heces, en caso de no ser reabsorbidos en la sangre ni descompuestos. Pequeñas cantidades de algunos fármacos también se eliminan en la saliva, el sudor, la leche materna y el aire espirado.

En el caso de personas con enfermedades del hígado, puede ser necesario adaptar la administración de un fármaco que se elimina principalmente por este órgano. Las pruebas para medir la función hepática (en relación con el metabolismo de los fármacos) son bastante más complejas que las que miden el funcionamiento del riñón.

CAPÍTULO 7

Farmacodinamia

La farmacodinamia es el estudio de la acción de los medicamentos en el organismo. La mayoría de los fármacos se incorporan a la sangre una vez administrados por vía oral, intravenosa o subcutánea, y circulan a través del cuerpo, al tiempo que tienen una interacción con un determinado número de dianas (órganos y tejidos).

Sin embargo, en función de sus propiedades o de la vía de administración, un fármaco puede actuar solamente en un área específica del cuerpo (por ejemplo, la acción de los antiácidos se da sobre todo en el estómago). La interacción con la diana generalmente produce el efecto terapéutico deseado, mientras que la interacción con otras células, tejidos u órganos puede causar efectos secundarios (reacciones adversas a los fármacos). (• V. página 42).

Selectividad de la acción farmacológica

Algunos fármacos son poco selectivos, es decir que su acción se dirige a muchos tejidos u órganos. Por ejemplo, la atropina, un fármaco administrado para relajar los músculos del tracto gastrointestinal, también relaja los músculos del ojo y de la tráquea, y disminuye el sudor y la secreción mucosa de ciertas glándulas. Otros fármacos son altamente selectivos y afectan principalmente a un único órgano o sistema. Por ejemplo, la digital, un fármaco que se administra a individuos con insuficiencia cardíaca, actúa principalmente sobre el corazón para incrementar la eficacia de los latidos. La acción de los somníferos se dirige a ciertas células nerviosas del cerebro.

Los fármacos antiinflamatorios no esteroideos como la aspirina y el ibuprofeno son relativamente selectivos ya que actúan en cualquier punto donde haya una inflamación.

¿Cómo saben los fármacos dónde tienen que hacer efecto? La respuesta está en su interacción con las células o con sustancias como las enzimas.

Receptores

Muchos fármacos se adhieren a las células por medio de receptores que se encuentran en la superficie de éstas. Las células en su mayoría tienen muchos receptores de superficie que permiten que la actividad celular se vea influida por sustancias químicas como fármacos u hormonas, que están localizadas fuera de la célula. La configuración de un receptor es tan específica que sólo le permite adherirse al fármaco con el cual encaja perfectamente (como la llave encaja en su cerradura). A menudo se puede explicar la selectividad de un fármaco por la selectividad de su adherencia a los receptores. Algunos fármacos se adhieren tan sólo a un tipo de receptor y otros son como una llave maestra y se adhieren a varios tipos de receptores en todo el organismo.

Seguramente los receptores no fueron creados por la naturaleza para que los fármacos se les pudieran adherir. Sin embargo, los fármacos se aprovechan de la función natural (fisiológica) que tienen los receptores.

Por ejemplo, hay sustancias que se adhieren a los mismos receptores en el cerebro; es el caso de la morfina y los analgésicos derivados, y de las endorfinas (sustancias químicas naturales que alteran la percepción y las reacciones sensoriales).

Los fármacos llamados **agonistas** activan o estimulan los receptores, provocando una respuesta que incrementa o disminuye la función celular.

Por ejemplo, el fármaco agonista carbacol se adhiere a los receptores del tracto respiratorio denominados colinérgicos, causando la contracción de las células del músculo liso, lo cual origina broncoconstricción (estrechamiento de las vías respiratorias).

Otro fármaco agonista, el albuterol, se adhiere a otros receptores en el tracto respiratorio denominados receptores adrenérgicos, causando la relajación de las células del músculo liso y produciendo broncodilatación (ensanchamiento de las vías respiratorias).

Los fármacos denominados **antagonistas** bloquean el acceso o el enlace de los agonistas con sus receptores. Los antagonistas se utilizan para bloquear o disminuir la respuesta de las células a los agonistas (por lo general neurotransmisores) que normalmente están presentes en el organismo. Es el caso del ipratropio, antagonista del receptor colinérgico, que bloquea el efecto broncoconstrictor de la acetilcolina, el transmisor natural de los impulsos a través de los nervios colinérgicos.

El uso de agonistas y el de antagonistas son métodos diferentes pero complementarios que se utilizan en el tratamiento del asma. El albuterol, agonista del adrenérgico, que relaja el músculo liso bronquial, puede utilizarse junto con el ipratropio, antagonista del receptor colinérgico, el cual bloquea el efecto broncoconstrictor de la acetilcolina.

Los betabloqueadores, como el propranolol, son un grupo de antagonistas ampliamente utilizados. Estos antagonistas bloquean o disminuyen la respuesta cardiovascular que promueven las hormonas adrenalina y noradrenalina, también denominadas hormonas del estrés. Se utilizan en el tratamiento de la presión arterial alta, la angina de pecho y ciertas irregularidades del ritmo cardíaco. Los antagonistas son mucho más efectivos cuando la concentración local de un agonista es elevada. Su acción es semejante al corte de tráfico en una carretera principal. La retención de vehículos en hora punta como las 5 de la tarde es mayor que a las 3 de la madrugada. De modo similar, si se administran betabloqueadores en dosis que tengan escaso efecto sobre la función cardíaca normal, éstos pueden proteger el corazón contra los picos máximos y repentinos de las hormonas del estrés.

Enzimas

Además de los receptores propios de las células, las enzimas son también otras dianas importantes para la acción de los fármacos. Éstas ayudan a transportar sustancias químicas vitales, regulan la velocidad de las reacciones químicas o realizan otras funciones estructurales, reguladoras o de transporte. Mientras que los fármacos dirigidos a los receptores se clasifican en agonistas o antagonistas, los fármacos dirigidos a las enzimas se clasifican en inhibidores o activadores (inductores).

Por ejemplo, la lovastatina se usa en el tratamiento de los individuos con valores elevados de colesterol en sangre. Este fármaco inhibe la enzima HMG-CoA reductasa, fundamental para producir colesterol en el organismo.

La mayoría de las interacciones son reversibles, bien sean entre fármacos y receptores o entre fármacos y enzimas. Es decir que el fármaco se desprende al cabo de cierto tiempo y el receptor o la enzima recuperan su funcionamiento normal. Sin embargo, una interacción puede ser irreversible si persiste el efecto del fármaco hasta que el organismo produzca más enzimas, como sucede con el omeprazol, un fármaco que inhibe una enzima involucrada en la secreción del ácido del estómago.

Una correspondencia perfecta

Un receptor de la superficie de la célula presenta una configuración que permite que una sustancia química determinada, como un fármaco, una hormona o un neurotransmisor, pueda unirse a él, dado que dicha sustancia química presenta una configuración que se ajusta perfectamente al receptor.

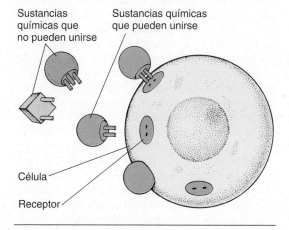

Sustancias químicas que no pueden unirse

Sustancias químicas que pueden unirse

Célula

Receptor

Afinidad y actividad intrínseca

La afinidad y la actividad intrínseca son dos propiedades importantes para la acción del fármaco. La afinidad es la mutua atracción o fuerza de enlace entre un fármaco y su objetivo, ya sea un receptor o una enzima. La actividad intrínseca es una medida de la capacidad del fármaco para producir un efecto farmacológico al unirse a su receptor. Los fármacos que activan los receptores (agonistas) tienen ambas propiedades; deben adherirse con eficacia a sus receptores (tener una afinidad) y el complejo fármaco-receptor debe ser capaz de producir una respuesta en la diana (actividad intrínseca). En cambio, los fármacos que bloquean los receptores (antagonistas) se adhieren a éstos eficazmente (afinidad) pero tienen escasa o ninguna actividad intrínseca; su función es simplemente impedir la interacción de las moléculas agonistas con sus receptores.

Potencia y eficacia

La potencia se refiere a la cantidad de fármaco (generalmente expresada en miligramos) que se necesita para producir un efecto, como aliviar el dolor o disminuir la presión arterial.

Por ejemplo, si 5 miligramos de fármaco B alivian el dolor con la misma eficacia que 10 miligramos de fármaco A, entonces el fármaco B es dos veces más potente que el fármaco A. De hecho, un fármaco con mayor potencia no es necesariamente mejor que otro. Cuando los médicos juzgan las cualidades relativas de los fármacos, consideran muchos factores como el perfil de los efectos secundarios, la toxicidad potencial, la duración del efecto y, por consiguiente, el número de dosis diarias requeridas, y también su coste.

La eficacia se refiere a la respuesta terapéutica potencial máxima que un fármaco puede inducir. Por ejemplo, el diurético furosemida elimina mucha más sal y agua a través de la orina que el diurético clorotiazida. Por eso la furosemida tiene mayor eficacia, o efecto terapéutico, que la clorotiazida. Al igual que la potencia, la eficacia es uno de los factores que los médicos consideran al seleccionar el fármaco más apropiado para un determinado paciente.

Tolerancia

La tolerancia es una disminución de la respuesta farmacológica que se debe a la administración repetida o prolongada de algunos fármacos. La tolerancia ocurre cuando el organismo se adapta a la continua presencia del fármaco. Por lo general, son dos los mecanismos responsables de la tolerancia: 1) el metabolismo del fármaco se acelera (habitualmente por-que aumenta la actividad de las enzimas hepáticas que metabolizan el fármaco) y 2) disminuye la cantidad de receptores o su afinidad hacia el fármaco. El término resistencia se usa para describir la situación en que una persona deja de responder a un antibiótico, a un fármaco antivírico o a la quimioterapia en el tratamiento de cáncer. Según el grado de tolerancia o resistencia desarrollado, el médico puede aumentar la dosis o seleccionar un fármaco alternativo.

Diseño y desarrollo de los fármacos

Muchos de los fármacos de uso frecuente fueron descubiertos durante ensayos experimentales y mediante la observación en animales y seres humanos. Los nuevos avances en el desarrollo de los medicamentos se basan, primero, en determinar los cambios anormales, tanto bioquímicos como celulares, que causan las enfermedades, y, segundo, en el diseño de compuestos que puedan prevenir o corregir estas anormalidades de un modo específico. Cuando un compuesto nuevo parece prometedor, generalmente se modifica repetidas veces para perfeccionar su selectividad, potencia, afinidad con el receptor y eficacia terapéutica. En el desarrollo del fármaco también se consideran factores como la posibilidad de absorción del compuesto a través de la pared intestinal y el grado de estabilidad en los tejidos y líquidos del organismo.

El fármaco ideal debe ser eficaz administrado por vía oral (dada la conveniencia de la autoadministración), con una buena absorción a nivel del tracto gastrointestinal y razonablemente estable en los tejidos y líquidos del organismo, de modo que una dosis al día sea suficiente. El fármaco debe ser altamente selectivo respecto a su diana, con escaso o ningún efecto sobre otros sistemas del organismo (con un mínimo o ningún efecto secundario). Por otra parte, el fármaco debe tener una elevada potencia y un alto grado de eficacia terapéutica, con el fin de que sea efectivo a dosis bajas, incluso en aquellas enfermedades difíciles de tratar.

No existe ningún fármaco que sea totalmente eficaz ni completamente seguro. Por esta razón, los médicos calculan los beneficios y los riesgos potenciales en cada situación terapéutica que requiera tratamiento con fármacos de prescripción. Sin embargo, a veces algunas enfermedades son tratadas sin la supervisión de un médico. Por ejemplo, algunas personas toman fármacos de venta sin receta para tratar dolores leves, insomnio, tos y resfriados. En estos casos, se debe leer la información adjunta en el prospecto del fármaco y seguir las instrucciones de uso. (• *V. recuadro, página 62*)

Factores que afectan a la respuesta del organismo a los fármacos

La velocidad con que los fármacos entran y salen del organismo varía según las personas. Son diversos los factores que afectan a la forma en que un fármaco se absorbe, distribuye, metaboliza y se excreta, así como su efecto final en el paciente. Entre otras causas, es distinta la respuesta a los fármacos debido a diferencias genéticas o bien por estar tomando dos o más fármacos que tienen una interacción entre sí, o por padecer enfermedades que influyan sobre los efectos del fármaco.

Genética

Las diferencias genéticas (heredadas) entre individuos afectan la cinética del fármaco, la velocidad de movimiento a través del organismo. La farmacogenética es el estudio de las diferencias genéticas en la respuesta a los fármacos.

Debido a su características genéticas, algunas personas metabolizan los fármacos lentamente. Un fármaco puede acumularse en el organismo de tales personas y causar toxicidad. Otras tienen unas características genéticas que les permiten metabolizar los fármacos rápidamente. En este caso, un fármaco puede ser metabolizado tan rápidamente que su concentración en la sangre nunca alcance los valores necesarios para ser efectivo. Algunas veces las diferencias genéticas afectan el metabolismo del fármaco de otra manera. Por ejemplo, un fármaco administrado en dosis normales se metaboliza a velocidad normal. Pero en algunas personas, si se administra en dosis elevadas o con otro fármaco que utilice el mismo sistema para ser metabolizado, dicho sistema puede verse desbordado y entonces el fármaco alcanza concentraciones tóxicas.

Los médicos deben individualizar la terapia para que el paciente reciba una dosis suficiente de fármaco que permita lograr un efecto terapéutico con una toxicidad mínima. Deben seleccionar con precisión el fármaco; considerar la edad, el sexo y la talla del paciente, así como su dieta y origen étnico; así pueden determinar la dosis cuidadosamente. Este proceso se complica debido a la presencia de enfermedades, al uso de otros fármacos y al escaso conocimiento sobre las interacciones de estos factores.

En la farmacodinamia (acción de los medicamentos en el organismo), las diferencias genéticas son menos frecuentes que en la farmacocinética (el modo en que el organismo afecta a los fármacos). A pesar de ello, las diferencias genéticas son particularmente importantes en grupos étnicos.

Muchas personas poseen una baja actividad de N-acetiltransferasa, una enzima del hígado que ayuda a metabolizar algunos fármacos y varias toxinas. Las personas con baja actividad de esta enzima metabolizan muchos fármacos con lentitud y éstos tienden a aumentar sus concentraciones en la sangre y a permanecer más tiempo en el organismo que en las personas con alta actividad de N-acetiltransferasa.

Aproximadamente 1 de cada 1500 personas tiene valores bajos de seudocolinesterasa, una enzima de la sangre que inactiva fármacos como la succinilcolina, que se administra junto con la anestesia para relajar los músculos transitoriamente. Aunque esta insuficiencia enzimática no es frecuente, sus consecuencias son importantes. Si la succinilcolina no se desactiva, provoca la parálisis de los músculos, incluso de aquellos implicados en la respiración. Esto puede requerir el uso prolongado de un respirador.

La glucosa-6-fosfatodehidrogenasa, o G6PD, es una enzima presente en los glóbulos rojos que protege estas células de ciertas sustancias químicas tóxicas. La incidencia de la deficiencia de esta enzima es alta en la etnia negra, representando alrededor del 10 por ciento en los varones y un poco menos en las mujeres.

En personas con deficiencia de G6PD algunos fármacos (por ejemplo, cloroquina, pamaquina y primaquina, usados para tratar la malaria, y la aspirina, el probenecid y la vitamina K) destruyen los glóbulos rojos causando una anemia hemolítica. (• V. página 776)

En aproximadamente 1 de cada 20000 personas aparece una fiebre muy alta (una afección denominada hipertemia maligna) tras la administración de ciertos anestésicos. La hipertermia maligna proviene de un defecto genético muscular y por ello los músculos son más sensibles a algunos anestésicos. Los músculos se vuelven rígidos, el ritmo cardíaco se acelera y baja la presión arterial. Aunque no es frecuente, la hipertermia maligna tiene riesgo de muerte.

El principal mecanismo del hígado para desactivar los fármacos es el sistema de enzimas P-450. El grado de actividad del sistema P-450 determina la proporción en que se desactivan los fármacos y también el punto en que el sistema enzimático se ve desbordado.

La respuesta al fármaco está condicionada por muchos factores

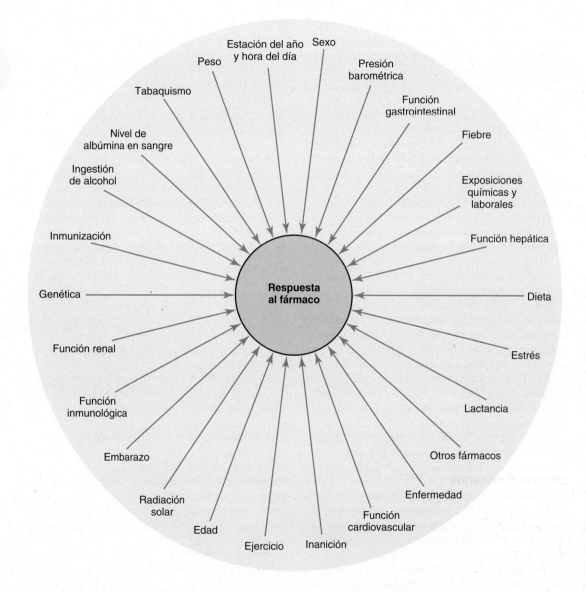

Hay muchos factores que pueden alterar la actividad del sistema P-450. Las diferencias en la actividad de este sistema enzimático influyen profundamente en los efectos del fármaco. Por ejemplo, los efectos del somnífero flurazepam duran alrededor de 18 horas en personas cuyos valores de enzimas son normales y más de 3 días en las personas con valores bajos de enzimas.

Interacciones entre fármacos

Las interacciones entre fármacos son cambios que se producen en los efectos de un fármaco debidos a la ingestión simultánea de otro fármaco (interacción fármaco-fármaco o interacciones medicamentosas) o a los alimentos consumidos (interacciones fármaco-alimento).

A veces los efectos combinados de fármacos son beneficiosos, pero las interacciones entre fármacos son en su mayoría indeseables y nocivas. Las interacciones entre fármacos intensifican o disminuyen los efectos de un fármaco o empeoran sus efectos secundarios. La mayor parte de las interacciones medicamentosas se dan entre fármacos que requieren prescripción médica, pero algunas implican a fármacos de venta sin receta (los más comunes son la aspirina, los antiácidos y los descongestionantes). (• *V. página 53*)

El riesgo de una interacción entre fármacos depende del número de fármacos que se tomen, de la tendencia de algunos de ellos a la interacción y de la cantidad ingerida. Muchas interacciones se descubren durante el tratamiento de prueba con un fármaco. Se puede reducir la incidencia de problemas graves si los médicos, los farmacéuticos y demás personal sanitario mantienen una información actualizada sobre la interacción entre fármacos. Pueden resultar útiles los libros de referencia y los programas informáticos.

El riesgo de una interacción entre fármacos aumenta si no se coordina su prescripción con la distribución e información oportuna. El riesgo es elevado entre los pacientes sometidos a un control por parte de varios médicos, quienes probablemente no saben qué fármacos se están administrando. Se puede reducir el riesgo de las interacciones entre fármacos si éstos se adquieren siempre en una misma farmacia.

La interacción puede ocurrir de varias formas. Un fármaco puede duplicar o bien oponerse al efecto de otro, o bien alterar la velocidad de absorción, metabolismo o excreción de otro fármaco.

Efectos duplicados

A veces, dos fármacos ingeridos simultáneamente tienen efectos similares, llegándose a una duplicación terapéutica. Una persona puede tomar dos fármacos con el mismo principio activo inadvertidamente. Esto sucede con frecuencia en los fármacos de venta sin prescripción. Por ejemplo, la difenhidramina es un componente de muchos remedios para alergias y resfriados; es también el principio activo de muchos somníferos. La aspirina puede ser un componente de remedios para el resfriado o productos destinados a aliviar el dolor.

Con frecuencia, se ingieren simultáneamente dos fármacos semejantes pero no idénticos. A veces se hace por indicación médica con el fin de obtener mayores resultados. Por ejemplo, se pueden recetar dos fármacos antihipertensivos a una persona con una presión arterial alta que sea difícil de controlar. En el tratamiento de cáncer, los médicos administran varios

---

Cómo reducir el riesgo de interacciones entre fármacos

- Consulte a su médico de cabecera antes de tomar cualquier fármaco nuevo.
- Confeccione una lista de todos los fármacos que está tomando y controle periódicamente esta lista con el médico.
- Haga una lista de todas sus enfermedades y controle periódicamente esta lista con el médico.
- Elija un farmacéutico que brinde un buen servicio y adquiera todas las prescripciones de fármacos en su farmacia.
- Infórmese acerca de la finalidad y de las acciones terapéuticas de todos los fármacos prescritos.
- Conozca los posibles efectos secundarios de los fármacos.
- Aprenda cómo debe tomarlos, en qué momento del día y si los puede tomar al tiempo con otros.
- Repase con el farmacéutico el uso de fármacos sin prescripción e infórmele sobre su estado de salud y sobre los medicamentos con receta que está tomando.
- Siga las instrucciones para la administración de los fármacos.
- Informe al médico o al farmacéutico sobre cualquier síntoma que pueda estar relacionado con el uso de un fármaco.

---

fármacos (quimioterapia combinada) para producir un mejor efecto. Pero pueden surgir problemas si se prescriben fármacos similares sin darse cuenta. Los efectos secundarios pueden ser graves. Por ejemplo, puede aparecer sedación y vértigo si se toman dos somníferos diferentes (o si se toma alcohol o se administra otro fármaco con efectos sedantes).

Efectos opuestos

Dos fármacos con acciones opuestas (antagónicas) pueden tener una interacción. Por ejemplo, los antiinflamatorios no esteroideos (AINE) como el ibuprofeno, que se administran para aliviar el dolor, causan retención de sal y agua. Los diuréticos pueden eliminar el exceso de sal y agua del organismo. Si estos fármacos se ingieren simultáneamente, el AINE disminuye (se opone o antagoniza) la eficacia diurética. Algunos fármacos que se administran para controlar la presión arterial alta y las afecciones cardíacas (por ejemplo, betabloqueadores como el propranolol y el atenolol) neutralizan ciertos fármacos que se administran para el asma (por ejemplo, fármacos estimulantes betaadrenérgicos como el albuterol).

Cambios en la absorción

Los fármacos ingeridos por vía oral se absorben a través del revestimiento del estómago o del intestino delgado. Un determinado alimento o fármaco puede reducir la absorción de otro fármaco. Por ejemplo, es inadecuada la absorción del antibiótico tetraciclina si se toma una hora después de la ingestión de calcio o de alimentos que contengan calcio, como la leche y otros productos lácteos. Es importante seguir ciertas instrucciones, como el evitar comer una hora antes o varias horas después de haber tomado un fármaco, o dejar transcurrir por lo menos dos horas entre la toma de determinados fármacos.

Cambios en el metabolismo

Los sistemas metabólicos hepáticos, como el sistema enzimático P-450, desactivan muchos fármacos. Los fármacos se distribuyen por el organismo y pasan a través del hígado, donde las enzimas los desactivan, cambiando su estructura para que los riñones puedan filtrarlos. Algunos fármacos pueden alterar este sistema enzimático, haciendo que la desactivación de otro fármaco se produzca de manera más rápida o más lenta de lo habitual. Por ejemplo, dado que los barbitúricos, como el fenobarbital, aumentan la actividad de las enzimas hepáticas, fármacos como la warfarina resultan menos eficaces si se administran al mismo tiempo. Por lo tanto, los médicos aumentan las dosis de ciertos fármacos para compensar este efecto. Sin embargo, si posteriormente se suspende el fenobarbital, las concentraciones de otros fármacos pueden aumentar mucho, ocasionando efectos secundarios graves.

Las sustancias químicas de los cigarrillos pueden aumentar la actividad de algunas enzimas hepáticas. Ésta es la causa por la cual el fumar disminuye la eficacia de algunos analgésicos (como el propoxifeno) y de algunos fármacos utilizados en el tratamiento de problemas pulmonares (como la teofilina).

El antiulceroso cimetidina y los antibióticos ciprofloxacina y eritromicina son ejemplos de fármacos que pueden retardar la actividad de las enzimas hepáticas, prolongando la acción de la teofilina. La eritromicina afecta el metabolismo de los fármacos antialérgicos terfenadina y astemizol, ocasionando una acumulación de éstos.

Cambios en la excreción

Un fármaco puede afectar al porcentaje de la excreción renal de otros fármacos. Por ejemplo, algunos fármacos alteran la acidez de la orina, lo que, a su vez, afecta a la excreción de otros fármacos.

Placebo: te agradaré

En Latín, *placebo* significa "te agradaré". En 1785, la palabra placebo apareció por primera vez en un diccionario médico como "un método o una medicina popular". Dos ediciones más tarde, el placebo se había convertido en "una medicina simulada", supuestamente inerte e inofensiva. Actualmente, sabemos que los placebos pueden producir efectos importantes, tanto positivos como negativos.

Dosis importantes de vitamina C pueden producir este efecto.

Interacciones entre fármacos y enfermedades

La mayoría de fármacos se distribuyen por todo el organismo. A pesar de ejercer sus efectos en gran medida sobre un sistema u órgano específico, también afectan a otros órganos y sistemas. Un fármaco que se utilice en el tratamiento de enfermedades pulmonares puede afectar al corazón; un fármaco para tratar un resfriado puede afectar los ojos. Dado que los fármacos pueden influir sobre otras afecciones además de la propia enfermedad que estén tratando, los médicos deben conocer el estado global del paciente antes de prescribir un nuevo fármaco. Son particularmente importantes la diabetes, la presión arterial alta o baja, el glaucoma, el aumento del tamaño de la próstata, la incontinencia urinaria y el insomnio.

Placebos

Los placebos son sustancias que se prescriben como fármacos pero que contienen elementos químicos inactivos.

Un verdadero placebo imita exactamente a un fármaco real, pero está formado por sustancias químicas inactivas, como el almidón o el azúcar. Los placebos se usan en la investigación clínica para compararlos con fármacos activos. En circunstancias muy específicas, el médico puede prescribir un placebo para aliviar los síntomas, si cree que un fármaco con un principio activo no es el adecuado.

El efecto placebo (modificación de los síntomas después de recibir un tratamiento con un efecto no comprobado) puede obtenerse con cualquier tipo de terapia, incluyendo fármacos, cirugía y psicoterapia.

Los placebos pueden causar o estar asociados a un gran número de cambios, deseados e indeseados. Dos factores suelen influir en el efecto placebo. El primero es *anticiparse* a los resultados (optimismo) al tomar un fármaco, denominado también sugestión, fe o esperanza. El segundo factor, el *cambio espontáneo*, puede ser aun más importante. En ocasiones, el paciente experimenta una mejoría espontánea; se siente mejor sin ningún tratamiento. Si ocurre tal mejoría después de tomar un placebo, el mérito se atribuye incorrectamente al placebo. Por el contrario, si después de haber tomado un placebo aparece de forma espontánea un dolor de cabeza o una erupción cutánea, también se culpa al placebo.

Hay estudios que determinan si los pacientes con ciertos rasgos de personalidad tienen más probabilidades de responder a los placebos. Las conclusiones sobre este particular son muy variadas. La reacción al placebo presenta diferentes grados, ya que cualquier paciente se puede sugestionar bajo ciertas circunstancias.

Sin embargo, unos parecen más propensos que otros. Algunos de los pacientes que responden a placebos tienen muchas características de la adicción a las drogas: la necesidad de aumentar la dosis, el deseo compulsivo de tomar el fármaco y el desarrollo de los síntomas de abstinencia si se les priva del mismo.

Uso en investigación

Cualquier fármaco puede tener un efecto placebo (efectos positivos o negativos no relacionados con los principios químicos activos). Para distinguir el efecto real del efecto placebo de un fármaco, los investigadores comparan fármacos con placebos en los ensayos terapéuticos. En estos estudios se administra el fármaco experimental a la mitad de los participantes y un placebo, de aspecto idéntico, a la otra mitad. Ni los participantes ni los investigadores saben quién ha recibido el fármaco y quién el placebo (este estudio se denomina ensayo doble ciego).

Cuando se concluye el estudio, se comparan todos los cambios observados entre el fármaco investigado y el placebo. Para la evaluación de los efectos químicos reales del fármaco experimental, se restan los efectos del placebo a los obtenidos con el fármaco. La acción del fármaco que se investiga debe ser sustancialmente mejor que la del placebo, con el fin de justificar su uso. Por ejemplo, en estudios de fármacos nuevos que alivian la angina de pecho (dolor de pecho debido a un riego sanguíneo anormal en el músculo cardíaco), es frecuente que los efectos positivos con respecto al placebo sobrepasen el 50 por ciento. Por esta razón, el demostrar la eficacia de nuevos fármacos constituye un importante desafío.

Uso terapéutico

Todo tratamiento tiene un efecto placebo: los efectos atribuidos a los fármacos varían de una persona a otra y de un médico a otro. Es más probable que una persona con una opinión positiva sobre los fármacos, los médicos, las enfermeras y los hospitales, responda de manera favorable a los placebos o que presente un efecto placebo favorable ante los fármacos activos. En cambio, una persona con una opinión negativa puede negar cualquier efecto positivo o incluso experimentar efectos adversos.

Cuando médico y paciente confían en los beneficios del placebo, es mucho más probable alcanzar el efecto positivo. Un fármaco activo sin efectos terapéuticos reconocidos puede aliviar un determinado trastorno (por ejemplo, la vitamina B_{12} para la artritis). O bien, un fármaco poco activo (por ejemplo, un calmante suave) puede tener un mejor efecto.

Habitualmente, los médicos evitan el uso deliberado y secreto de los placebos (en contraste con la investigación clínica) porque un resultado decepcionante puede deteriorar la relación médico-paciente. Además, el médico puede malinterpretar la respuesta del paciente, creyendo que sus síntomas no están basados en una enfermedad real o que son exagerados. Cuando están implicados otros médicos o enfermeras (terapia de grupo u hospitalización), este hecho puede afectar de forma adversa su actitud hacia el paciente, aumentando la probabilidad de decepción.

Sin embargo, los médicos prescriben placebos de manera fácil y clara. Por ejemplo, si un paciente con dolor crónico está creando una dependencia de un analgésico que provoca adicción, el médico puede sugerir el tratamiento con placebos. En principio, el paciente y el médico están de acuerdo en realizar tal experimento para ver si realmente se necesita el fármaco en cuestión.

Aunque no es frecuente que los médicos prescriban placebos, la mayoría atienden a pacientes *convencidos* de que el uso de algunas sustancias previene o alivia sus enfermedades, aun sin evidencias científicas que confirmen esta creencia. Por ejemplo, los pacientes que experimentan mejoría al tomar vitamina B_{12} u otras vitaminas a modo de tónico, a menudo se sienten enfermos y sufren trastornos si se les niega la medicación. Algunas personas que han oído decir que sus calmantes suaves son fuertes, experimentan a menudo un alivio significativo del dolor y están convencidas de que dichos fármacos son más fuertes que cualquier otro que hayan usado con anterioridad. Debido a creencias culturales o actitudes psicológicas, algunas personas parecen requerir y beneficiarse de un medicamento de eficacia no comprobada científicamente o con una presentación determinada (por ejemplo, hay quien prefiere una inyección, aunque sepan que un comprimido es igual de eficaz). En estas situaciones, los médicos se preocupan porque consideran estos efectos como no científicos y, considerando las desventajas para su relación con el paciente, se sienten incómodos al prescribirlos. No obstante, la mayoría de médicos consideran que algunos pacientes son tan dependientes de los placebos que privarlos de ellos sería más perjudicial que positivo (teniendo en cuenta que el placebo utilizado presente un margen de seguridad alto).

CAPÍTULO 9

Fármacos y envejecimiento

Dado que las personas mayores son más propensas a sufrir enfermedades crónicas, toman mayor cantidad de fármacos que los jóvenes. En promedio, una persona de edad avanzada toma cuatro o cinco fármacos con prescripción médica y dos sin receta. Estas personas son dos veces más propensas a reacciones adversas al fármaco, en comparación con los jóvenes. (• V. página 42) Además, las reacciones tienden a ser más graves.

A medida que se envejece disminuye la cantidad de agua del organismo. Los fármacos alcanzan concentraciones más altas en la personas mayores. Muchos fármacos, una vez en el cuerpo, se disuelven en los líquidos del organismo pero en estas personas existe menos agua para diluirlos. Además, los riñones son menos eficaces en la excreción de fármacos por la orina y el hígado tiene menos capacidad para metabolizarlos.

Por esta razón, muchos fármacos permanecen más tiempo en el organismo de un anciano que en el de un joven. Como resultado, los médicos deben prescribir dosis menores de muchos medicamentos a las personas mayores o incluso un número reducido de dosis diarias. Además el organismo de estas personas es

---

Fármacos que comportan mayores riesgos en las personas de edad avanzada

Analgésicos

El **propoxifeno** no alivia el dolor más que el paracetamol y tiene efectos secundarios sedantes. Puede causar estreñimiento, somnolencia, confusión y en contadas ocasiones, respiración lenta. Puede causar adicción como otros narcóticos (opiáceos).

Entre todos los antiinflamatorios no esteroideos la **indometacina** es la sustancia que más afecta el cerebro. A veces causa confusión o vértigos. La **meperidina** inyectada actúa como un analgésico muy potente; sin embargo, no es muy eficaz por vía oral para el dolor y a menudo causa confusión.

La **pentazocina** es un analgésico narcótico que tiene más probabilidades de causar confusión y alucinaciones que otros fármacos del mismo tipo.

Anticoagulantes

El **dipiridamol** puede causar ligeros mareos en las personas mayores cuando éstas están de pie (hipotensión ortostática). Por lo general, son pocas las ventajas que ofrece con respecto a la aspirina en la prevención de la formación de coágulos.

En general, la **ticlopidina** no es más eficaz que la aspirina para la prevención de embolias y es considerablemente más tóxica. Puede ser útil en pacientes que no pueden tomar aspirina.

Antiulcerosos

Las dosis corrientes de algunos bloqueadores de la histamina pueden causar reacciones adversas, especialmente confusión. Cabe destacar la **cimetidina**, pero también en menor grado la **ranitidina**, la **nizatidina** y la **famotidina**.

Antidepresivos

Debido a sus potentes propiedades anticolinérgicas y sedantes, la **amitriptilina**, en general, no es el mejor antidepresivo para las personas mayores. La **doxepina** es también un potente anticolinérgico.

Antinauseosos (antieméticos)

La **trimetobenzamida** es uno de los fármacos menos eficaces para las náuseas y puede causar efectos adversos, incluyendo movimientos anormales de los brazos, las piernas y el cuerpo.

(continúa)

Fármacos que comportan mayores riesgos en las personas de edad avanzada (continuación)

Antihistamínicos

Todos los antihistamínicos de venta sin receta, y muchos de los que se administran con prescripción médica, tienen potentes efectos anticolinérgicos. Entre éstos figuran remedios combinados para el resfriado así como los fármacos **clorfeniramina**, **difenhidramina, hidroxizina, ciproheptadina, prometazina, tripelenamina, dexclorfeniramina**. Aunque algunas veces son útiles para las reacciones alérgicas y las alergias estacionales, en general, los antihistamínicos no lo son cuando la nariz gotea y cuando existen otros síntomas de infección vírica. Cuando sea necesario administrar antihistamínicos, son preferibles los que no tienen efectos anticolinérgicos (terfenadina, loratadina y astemizol). Para las personas mayores son más seguros, en general, los remedios para la tos y el resfriado que no contengan antihistamínicos.

Antihipertensivos

La **metildopa**, sola o en combinación con otros fármacos, puede disminuir el ritmo cardíaco y empeorar la depresión. La administración de **reserpina** es peligrosa porque puede provocar depresión, impotencia, sedación y vértigo al estar de pie.

Antipsicóticos

Aunque los antipsicóticos como la **clorpromazina**, el **haloperidol**, la **tioridacina** y el **tiotixeno** son eficaces en el tratamiento de los estados psicóticos, no se ha establecido su eficacia en el tratamiento de los trastornos de la conducta asociados a la demencia (como la agitación, el delirio, la repetición de preguntas, el arrojar cosas y dar golpes). A menudo estos fármacos son tóxicos, produciendo sedación, movimientos anormales y efectos secundarios anticolinérgicos.

Las personas mayores, en caso de absoluta necesidad, deben utilizar antipsicóticos solamente a dosis bajas. El tratamiento debe ser controlado a menudo e interrumpirse lo antes posible.

Antiespasmódicos gastrointestinales

Los antiespasmódicos gastrointestinales como la **diciclomina**, la **hiosciamina**, la **propantelina**, los **alcaloides** de la **belladona**, y el **clidinio-clordiazepóxido**, se usan para tratar calambres y dolores de estómago. Son altamente anticolinér-gicos y su utilidad es dudosa, en particular a las dosis bajas toleradas por las personas mayores.

Antidiabéticos (hipoglucemiantes

La **clorpropamida** tiene efectos de acción prolongada, que son exagerados en las personas mayores y pueden disminuir los valores de azúcar en sangre (hipoglucemia) durante un largo período. Dado que la clorpropamida causa retención de líquidos, puede también disminuir la concentración de sodio en sangre.

Suplementos de hierro

Una dosis de **sulfato ferroso** que exceda de 325 miligramos diarios no mejora la absorción de hierro de forma notable y puede probablemente causar estreñimiento.

Relajantes musculares y antiespasmódicos

La mayoría de los relajantes musculares y antiespasmódicos como el **metocarbamol**, el **carisoprodol**, el **oxibutinin**, la **clorozoxazona**, la **metaxalona** y la **ciclobenzaprina**, tienen efectos secundarios de tipo anticolinérgico, y producen sedación y debilidad. Es dudosa la utilidad que puedan tener todos los relajantes musculares y antiespasmódicos cuando son administrados a las dosis bajas toleradas por las personas mayores.

Sedantes, ansiolíticos y somníferos

El **meprobamato** no ofrece más ventajas que las benzodiacepinas y, en cambio, comporta muchas desventajas.

Las benzodiacepinas utilizadas para tratar la ansiedad y el insomnio **(clordiazepóxido, diazepam, y flurazepam)** tienen efectos de muy larga duración en las personas mayores (a menudo más de 96 horas).

Estos fármacos, solos o en combinación con otros, pueden causar somnolencia prolongada y aumentar los riesgos de caídas y fracturas.

La **difenhidramina**, un antihistamínico, es el principio activo de muchos sedantes de venta sin receta médica. Sin embargo, la difenhidramina tiene potentes efectos anticolinérgicos.

Los barbitúricos como el **secobarbital** y el **fenobarbital** causan más efectos secundarios que otros fármacos utilizados para tratar la ansiedad y el insomnio. También tienen interacciones con muchos otros fármacos. Por lo general, las personas mayores deben evitar los barbitúricos, excepto para el tratamiento de trastornos de tipo convulsivo.

más sensible a los efectos de muchos fármacos. Por ejemplo, pueden experimentar somnolencia o confusión, si se les administran ansiolíticos o somníferos. Los fármacos que reducen la presión arterial, dilatando las arterias y disminuyendo el estrés cardíaco tienden a disminuir la presión arterial más en la gente mayor que en los jóvenes. El cerebro, los ojos, el corazón, los vasos sanguíneos, la vejiga y los intestinos se vuelven más sensibles a los efectos secundarios anticolinérgicos de algunos de los fármacos más utilizados. Los fármacos con efectos anticolinérgicos bloquean la acción de una parte del sistema nervioso, el denominado sistema nervioso colinérgico.

Ciertos fármacos tienden a provocar reacciones adversas, siendo frecuentes e intensas en las personas de edad avanzada.

Por ello deben evitarse determinados fármacos, ya que en la mayoría de los casos están disponibles alternativas más seguras. Existen ciertos riesgos si no se siguen las indicaciones del médico respecto a un fármaco. Sin embargo, el incumplimiento de las indicaciones del médico entre le gente mayor no es más frecuente que entre los jóvenes. (• V. página 48)

No tomar un fármaco o tomar más o menos dosis de las indicadas puede causar problemas.

Por ejemplo, pueden aparecer los síntomas de una enfermedad, o bien el médico puede cambiar el tratamiento, pensando que el fármaco no ha sido eficaz.

Anticolinérgicos

La acetilcolina es uno de los muchos neurotransmisores del organismo. Un neurotransmisor es una sustancia química que las células nerviosas usan para la comunicación entre sí mismas, con los músculos y con varias glándulas. Se dice que los fármacos que impiden la acción del neurotransmisor acetilcolina tienen efectos anticolinérgicos. La mayor parte de estos fármacos no están diseñados para bloquear la acetilcolina; sus efectos anticolinérgicos son efectos secundarios.

Las personas de edad avanzada son particularmente sensibles a los fármacos con efectos anticolinérgicos porque la cantidad de acetilcolina del organismo disminuye con la edad y porque su organismo tiene menor capacidad para utilizar la propia.

Los fármacos que tienen efectos anticolinérgicos pueden causar confusión, visión borrosa, estreñimiento, boca seca, mareos y dificultad para la micción o incontinencia urinaria.

Si una persona mayor no desea seguir las indicaciones del médico, debe comentárselo y no actuar por su cuenta.

CAPÍTULO 10

Reacciones adversas a los fármacos

Un error frecuente es considerar que los efectos farmacológicos se pueden dividir claramente en dos grupos: efectos deseados o terapéuticos y no deseados o secundarios. En realidad, la mayoría de los fármacos produce varios efectos. Sin embargo, el médico pretende que el paciente experimente sólo uno (o algunos) de ellos. Los demás efectos se pueden calificar como no deseados. A pesar de que casi todo el mundo, incluyendo médicos y personal sanitario, se refiere a *efecto secundario*, el término *reacción adversa al fármaco* es más apropiado para los efectos no deseados, desagradables, o potencialmente nocivos.

No debe sorprender que las reacciones adversas a los fármacos sean frecuentes. Se estima que alrededor del 10 por ciento de los ingresos en los hospitales en algunos países, son debidos a reacciones adversas a los fármacos. Entre el 15 y el 30 por ciento de los pacientes hospitalizados presenta como mínimo una reacción adversa a algún fármaco. Aunque muchas de estas reacciones son relativamente leves y desaparecen al suspender su administración o al modificar la dosis, otras son más graves y de mayor duración.

Tipos de reacciones

Es posible dividir las reacciones adversas a los fármacos en dos grupos principales. El primero comprende las reacciones que representan un exceso de los efectos farmacológicos y terapéuticos que se conocen y se esperan de un determinado fármaco. Por ejemplo, un paciente que está en tratamiento con un fármaco para reducir la presión arterial alta, puede padecer mareos o vértigo si ésta disminuye en exceso. Un diabético puede manifestar debilidad, sudor, náuseas y palpitaciones si la insulina o el fármaco hipoglucemiante reduce en exceso el valor de azúcar en sangre. Este tipo de reacción adversa al fármaco, aunque predecible, es a veces inevitable. Una reacción adversa ocurre si la dosis de un fármaco es excesiva, si el paciente es demasiado sensible a éste, o si otro fármaco retarda el metabolismo del primero, incrementando así su concentración en la sangre.

El segundo grupo son las reacciones que resultan de ciertos mecanismos que todavía no se comprenden muy bien. Este tipo de reacción adversa a un determinado fármaco es impredecible hasta que el médico obtenga información sobre otros pacientes con reacciones semejantes. Ejemplos de dichas reacciones adversas consisten en erupciones cutáneas, ictericia (lesión del hígado), anemia, disminución del número de glóbulos blancos, lesiones del riñón y lesiones nerviosas con posibles alteraciones visuales o auditivas. No obstante, tales reacciones afectan sólo a un reducido grupo. Estas personas pueden ser alérgicas o hipersensibles a un medicamento, debido a diferencias genéticas en el metabolismo del fármaco o a la respuesta del organismo a su acción.

Algunos efectos secundarios de los fármacos no se ajustan fácilmente a ninguno de los dos grupos. Estas reacciones son predecibles y los mecanismos involucrados son ampliamente conocidos. Por ejemplo, la irritación gástrica y la hemorragia se presentan a menudo si se toman, de manera continua, aspirina u otros antiinflamatorios no esteroideos, como ibuprofeno, ketoprofeno y naproxeno.

Intensidad de las reacciones

No existe una escala universal para describir o determinar la gravedad de una reacción adversa a un fármaco en particular; la valoración es en gran parte subjetiva. Dado que la mayoría de fármacos se ingieren por vía oral, las molestias gastrointestinales representan un alto porcentaje del total de las reacciones conocidas, como pérdida del apetito, náuseas, una sensación de distensión, estreñimiento y diarrea.

Los médicos consideran como **reacciones leves** y de poca importancia las referidas a las molestias gastrointestinales, al igual que las relacionadas con dolores de cabeza, fatiga, ligeros dolores musculares, cambios en el patrón del sueño y malestar (una sensación generalizada de enfermedad o inquietud). Sin embargo, dichas reacciones son preocupantes para quienes las experimentan. Además, si el paciente siente los efectos de la medicación como una disminución en su calidad de vida, es posible que no colabore con el plan terapéutico prescrito. Esto puede

representar un problema importante para alcanzar los objetivos del tratamiento.

Las **reacciones moderadas** incluyen las que se relacionan como leves en el caso de que el paciente las considere o sienta como claramente molestas, dolorosas o intolerables. En esta lista figuran además reacciones como las erupciones cutáneas (especialmente si son extensas y persistentes), las molestias visuales (especialmente en personas que usan lentes graduadas), el temblor muscular, la dificultad para orinar (frecuente con muchos fármacos administrados a varones de edad avanzada), cualquier variación perceptible del humor o del estado mental y ciertos cambios en los componentes de la sangre (como las grasas o los lípidos).

La aparición de reacciones adversas leves o moderadas no significa necesariamente que se deba suspender un medicamento, especialmente si no se dispone de una mejor alternativa. Sin embargo, el médico hace una nueva evaluación de la dosis, la frecuencia de administración (número de dosis diarias), el horario (antes o después de las comidas, al levantarse o al acostarse) y el posible uso de otros agentes para aliviar al paciente (por ejemplo, el médico puede recomendar el uso de un laxante, si el fármaco provoca estreñimiento).

En ocasiones, los fármacos provocan **reacciones graves** con riesgo de muerte, aunque éstas son relativamente raras. Las reacciones graves implican suspender la administración del fármaco y proceder a su tratamiento. No obstante, en ciertos casos, los médicos deben continuar administrando fármacos a las personas de alto riesgo (por ejemplo, tratamientos con quimioterapia en pacientes con cáncer, o fármacos inmunosupresores para pacientes sometidos a trasplantes de órganos). Entonces se utilizan todos los medios disponibles para tratar tales reacciones graves. Los médicos administran, por ejemplo, antibióticos para combatir la infección en pacientes con un sistema inmunitario debilitado. También es posible administrar antiácidos líquidos de alta potencia o bloqueadores de los receptores H_2, como la famotidina o la ranitidina, para prevenir o curar úlceras gástricas. Así mismo, pueden realizarse transfusiones de plaquetas para tratar hemorragias graves o bien inyectar eritropoyetina para estimular la producción de glóbulos rojos en pacientes con anemia inducida por un fármaco.

Relación entre beneficios y riesgos

Cualquier fármaco puede tener al mismo tiempo efectos positivos y negativos. Antes de prescribir un fármaco, los médicos evalúan los posibles riesgos y los beneficios que esperan obtener. El uso de

Pruebas y control de seguridad en fármacos nuevos

Antes de que las autoridades sanitarias autoricen la comercialización de un nuevo fármaco éste debe someterse a rigurosas pruebas tanto en animales como en seres humanos. La mayor parte de las pruebas tienden a evaluar su eficacia y su seguridad relativa. Primero se realizan estudios en animales para recoger información sobre la cinética del fármaco (absorción, distribución, metabolismo y eliminación), sobre su dinámica (acciones y mecanismos) y su seguridad, incluyendo posibles efectos sobre la capacidad de procreación y la salud de la progenie. En esta fase del estudio son muchos los fármacos que se rechazan por no demostrar efectos positivos o por ser demasiado tóxicos.

Si las pruebas en animales son satisfactorias, las autoridades sanitarias permiten que el fármaco sea estudiado en seres humanos. Estos estudios se realizan en varias fases. En las fases de precomercialización (fases I, II y III), el nuevo fármaco se estudia primero en un pequeño número de voluntarios sanos y después en un número creciente de personas que padecen o pueden contraer la enfermedad que el fármaco, supuestamente, debe poder curar o prevenir. Además de determinar la eficacia terapéutica, los estudios en humanos se focalizan en el tipo y la frecuencia de los efectos secundarios y en los factores que favorecen estas reacciones (como la edad, el sexo, los trastornos agravantes y las interacciones con otros fármacos).

A continuación, se presentan a las autoridades sanitarias los datos obtenidos durante las pruebas sobre animales y seres humanos, junto con una propuesta de procedimiento de fabricación del fármaco, el prospecto explicativo que se debe adjuntar al producto una vez comercializado y el texto que aparecerá en la etiqueta del producto. En la mayor parte de los casos el procedimiento de revisión y de aprobación necesita 2 o 3 años a partir del momento de la presentación de la solicitud, pero las autoridades pueden reducir este período para un fármaco que consideran ser un adelanto terapéutico de mayor importancia.

Aun después de ser aprobado el nuevo fármaco, el fabricante debe llevar a cabo un control de postdistribución (fase IV) y comunicar en seguida los efectos secundarios adicionales o no detectados en el curso de las pruebas. Los médicos y los farmacéuticos son invitados a participar en la verificación o control del fármaco. Este control es importante, porque aun los estudios más completos previos a la comercialización sólo pueden detectar efectos secundarios que aparecen en una proporción de una de cada 1000 dosis. Los efectos secundarios importantes que se manifiestan cada 10 000 dosis o, más aún, cada 50 000 dosis, pueden ser detectados sólo cuando un gran número de personas utiliza el fármaco, una vez comercializado éste. Las autoridades sanitarias pueden exigir la retirada del fármaco si nuevas evidencias indican que éste puede, en cualquier forma, ser peligroso.

un fármaco no está justificado a menos que los beneficios superen los posibles riesgos. Los médicos deben también considerar las consecuencias de suprimir el fármaco. En la mayoría de los casos, los beneficios y riesgos potenciales no se pueden determinar con precisión matemática.

Cuando se calculan los efectos positivos y negativos de un fármaco, los médicos consideran la gravedad del trastorno que se está tratando y el impacto que tendrá sobre la calidad de vida del paciente. Por ejemplo, las molestias relativamente leves como la tos y los resfriados, las distensiones musculares o los dolores de cabeza ocasionales, se pueden aliviar con fármacos de venta sin prescripción médica, cuyo riesgo de efectos secundarios es muy reducido.

Los fármacos de venta sin prescripción, para el tratamiento de trastornos menores, presentan un margen de seguridad amplio si se administran según las instrucciones. Sin embargo, el riesgo de reacciones adversas aumenta si se toman al tiempo otros fármacos con o sin prescripción médica. En contraposición, se debe asumir un mayor riesgo de reacciones graves si se utilizan medicamentos para tratar una enfermedad grave o potencialmente mortal (por ejemplo, un infarto cardíaco, un accidente vascular cerebral, un cáncer o el rechazo de un órgano trasplantado).

Factores de riesgo

Muchos factores pueden aumentar la probabilidad de una reacción adversa al fármaco. Éstos incluyen el uso simultáneo de varios fármacos, la vejez o la corta edad del paciente, el embarazo, ciertas enfermedades y factores hereditarios.

Terapia farmacológica múltiple

El tomar varios fármacos a la vez, con o sin prescripción médica, aumenta el riesgo de una reacción

Algunas reacciones adversas graves de los fármacos

Efecto secundario	Fármacos
Úlcera péptica o hemorragia estomacal.	• Corticosteroides (como prednisona o hidrocortisona) administrados por vía inyectable u oral (no aplicados sobre la piel en cremas o lociones). • Aspirina y otros antiinflamatorios no esteroideos (como ibuprofeno, ketoprofeno y naproxeno). • Anticoagulantes (como heparina y warfarina).
Anemia (disminución de la producción o aumento de la destrucción de glóbulos rojos).	• Ciertos antibióticos (como el cloranfenicol). • Algunos fármacos antiinflamatorios no esteroideos (como indometacina y fenilbutazona). • Fármacos contra la malaria o la tuberculosis en pacientes con deficiencia de la enzima G6PD.
Disminución de la producción de glóbulos blancos, con aumento del riesgo de infección.	• Determinados antipsicóticos (como la clozapina). • Fármacos anticancerígenos. • Algunos fármacos antitiroideos (como el propiltiouracilo).
Lesión hepática.	• Paracetamol (uso repetido en dosis excesivas). • Algunos fármacos para el tratamiento de la tuberculosis (como la isoniacida). • Cantidades excesivas de compuestos de hierro. • Muchos otros fármacos, especialmente en personas con enfermedades hepáticas preexistentes o que consumen bebidas alcohólicas en exceso.
Lesión renal (el riesgo de lesiones del riñón provocadas por fármacos aumenta con la edad).	• Fármacos antiinflamatorios no esteroideos (uso repetido de dosis excesivas). • Antibióticos aminoglicósidos (como kanamicina y neomicina). • Algunos fármacos anticancerígenos (como la cisplatina).

adversa a los mismos. El número y la gravedad de las reacciones adversas aumentan de forma desproporcionada con la cantidad de fármacos ingeridos. El consumo de alcohol, que puede considerarse una sustancia tóxica, aumenta el riesgo.

La revisión periódica por parte del médico o del farmacéutico de todos los fármacos que se toman, contribuye a reducir el riesgo de presentar reacciones adversas.

Edad

Los niños son especialmente susceptibles a los efectos secundarios de los fármacos, porque su capacidad para metabolizarlos no se ha desarrollado completamente. Por ejemplo, los recién nacidos no pueden metabolizar y eliminar el antibiótico cloranfenicol; los que reciben este tratamiento pueden desarrollar el síndrome del "bebé gris", una reacción grave y a menudo mortal. La tetraciclina puede oscurecer el color del es-

malte de los dientes para siempre, si este antibiótico se administra a los niños durante el período en que desarrolla la dentición (que puede ser hasta los 7 años de edad). Los niños menores de 15 años pueden presentar el síndrome de Reye si se les administra aspirina para tratar la gripe o la varicela.

El riesgo de efectos secundarios es muy elevado en las personas mayores porque pueden tener muchos problemas de salud, y por eso toman diversos fármacos con y sin prescripción médica. Algunas personas de edad avanzada no comprenden las instrucciones para el uso correcto de los fármacos. El funcionamiento de los riñones y la capacidad del organismo para eliminar los fármacos disminuyen con la edad. Además, estos procesos se complican a menudo por la desnutrición y la deshidratación. Las personas de edad avanzada que toman fármacos que provocan somnolencia, confusión y falta de coordinación son propensas a sufrir caídas y fracturas óseas. Entre los fármacos que pue-

Los fármacos y la mujer embarazada

En la mujer embarazada muchos fármacos pueden pasar de la circulación materna, a través de la placenta, al cordón umbilical, y alcanzar finalmente la circulación fetal.

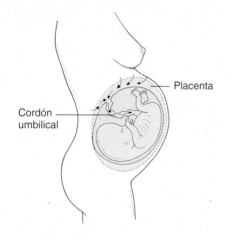

Cordón umbilical

Placenta

den causar estos problemas se encuentran muchos de los antihistamínicos, somníferos, ansiolíticos y antidepresivos. *(• V. recuadro, página 40)*

Embarazo

Muchos fármacos pueden influir sobre el desarrollo del feto. En lo posible, las mujeres embarazadas no deben tomar fármacos, especialmente durante el primer trimestre. El médico debe supervisar el uso de cualquier fármaco con o sin prescripción médica. Las drogas sociales e ilícitas (alcohol, nicotina, cocaína y narcóticos como la heroína) pueden perjudicar tanto el proceso de gestación como el feto.

Otros factores

Las enfermedades pueden alterar la absorción, el metabolismo y la eliminación de un fármaco, así como la respuesta del organismo al mismo. *(• V. página 38)* Debido a factores hereditarios, algunos pacientes pueden ser más propensos a los efectos tóxicos de ciertos fármacos. Todavía se desconoce en gran medida el ámbito de las interacciones mente-cuerpo, incluyendo aspectos como la actitud mental, puntos de vista, la fe en uno mismo y la confianza en los médicos.

Alergias a los fármacos

Por lo general, el número y la gravedad de las reacciones adversas a los fármacos aumentan en propor-

ción al incremento de la dosis. Sin embargo, esta relación dosis-efecto no es aplicable a los individuos alérgicos o hipersensibles a un fármaco. Para ellos, aun pequeñas cantidades del fármaco pueden desencadenar una reacción alérgica, desde una molestia leve, hasta reacciones graves con riesgo de muerte. *(• V. página 852)* Las reacciones alérgicas incluyen erupciones cutáneas y picores, fiebre, constricción de las vías respiratorias y sibilancias, inflamación de ciertos tejidos, como la laringe y la glotis, que pueden dificultar la respiración, y caída de la presión arterial, algunas veces hasta niveles peligrosamente bajos.

Las alergias a un fármaco son impredecibles, ya que las reacciones se presentan después de que un individuo ha estado expuesto a él una o varias veces (ya sea por vía subcutánea, oral, o intravenosa) sin que se observara ninguna reacción. Una reacción leve se puede tratar tan sólo con un antihistamínico; una reacción grave y con riesgo de muerte puede requerir una inyección de adrenalina (también denominada epinefrina) o de glucocorticoides (como la hidrocortisona).

Antes de prescribir un medicamento, los médicos preguntan al paciente si tiene alguna alergia conocida a algún fármaco. Las personas que han padecido reacciones alérgicas graves, con problemas de salud severas, o que están tomando fármacos de alto riesgo, deberían usar un collar o pulsera de alerta médica. La información inscrita en la pulsera (por ejemplo, alergia a la penicilina, diabético insulinodependiente, tratamiento con warfarina) alertará al personal sanitario en caso de urgencia.

Toxicidad por sobredosis

La toxicidad por sobredosis se refiere a reacciones tóxicas graves, a menudo nocivas, y algunas veces mortales, por sobredosis accidental de un fármaco (debido a un error del médico, del farmacéutico o del paciente) o por sobredosis intencionada (homicida o suicida).

Ante fármacos igualmente eficaces, a menudo los médicos prefieren el que presenta el menor riesgo de toxicidad por sobredosis. Por ejemplo, si se necesita un sedante, un fármaco ansiolítico o un somnífero, los médicos prescriben por lo general benzodiacepinas como el diazepam y el triazolam, en vez de barbitúricos como el pentobarbital. Las benzodiacepinas no son más eficaces que los barbitúricos, pero tienen un margen de seguridad mayor y mucha menos probabilidad de causar toxicidad grave, en caso de una sobredosis accidental o intencionada. La seguridad es también la razón por la cual los antidepresivos más recientes como la fluoxetina y la paroxetina han reemplazado en gran parte a antidepresivos más antiguos como la imipramina y la amitriptilina, igualmente eficaces.

Los niños presentan un elevado riesgo de toxicidad por sobredosis. La mayoría de comprimidos y cápsulas coloreadas, que atraen la atención de los niños, son formulaciones de dosis para adultos. Ciertas normas en algunos países requieren que todos los fármacos orales con prescripción se vendan en envases a prueba de niños, a menos que el interesado renuncie a ello por escrito, con el pretexto de que le es difícil abrirlos.

Muchos países disponen de servicios de información sobre intoxicaciones por sustancias químicas y medicamentos, y en la mayoría de guías telefónicas se encuentra su número de teléfono. Este número se debe apuntar y mantener cerca del teléfono o programarlo en las llamadas automáticas.

CAPÍTULO 11

Cumplir con el tratamiento farmacológico

La profesión médica define el cumplimiento como el grado de exactitud con que un paciente sigue un tratamiento.

Estudios realizados sobre el comportamiento de los pacientes demuestran que sólo un 50 % de los que salen del consultorio con una prescripción toma el fármaco según las indicaciones. El olvido es la causa más frecuente del incumplimiento. Sin embargo, la pregunta clave es ésta: ¿por qué se olvida seguir el tratamiento? A menudo, la causa es el mecanismo psicológico del simple rechazo. Es posible que algún aspecto del tratamiento preocupe al paciente, provocando el rechazo a seguirlo. Estar enfermo es una causa de preocupación y tener que tomar un fármaco es un recuerdo constante de la enfermedad. El coste del tratamiento, la incomodidad y los posibles efectos adversos son otras de las causas de incumplimiento de un tratamiento.

Consecuencias del incumplimiento

Incluso el mejor tratamiento médico fracasa si no se siguen sus indicaciones. La consecuencia más evidente del incumplimiento es que ni se alivia ni se cura la enfermedad.

En ciertos países, incumplir un tratamiento con fármacos se traduce cada año en miles de muertes por enfermedades cardiovasculares como el infarto cardíaco y el accidente vascular cerebral (ictus). Además, podrían evitarse hasta el 23 por ciento de los ingresos en clínicas, el 10 por ciento de los ingresos en hospitales, muchas consultas médicas, muchas pruebas de diagnóstico y muchos tratamientos innecesarios si la gente tomase las medicinas según las indicaciones recibidas.

El incumplimiento no sólo aumenta el coste de la asistencia médica, sino que puede empeorar la calidad de vida. Por ejemplo, una dosis equivocada de un fármaco para el glaucoma puede provocar lesiones graves en el nervio óptico y ceguera; una dosis equivocada de un fármaco para el corazón puede ocasionar una arritmia y un paro cardíaco; una dosis equivocada de fármaco para la presión arterial alta puede ocasionar un accidente vascular cerebral; y un error al tomar la dosis prescrita de un antibiótico puede ocasionar una recidiva de la infección, y puede promover el desarrollo de bacterias resistentes al fármaco.

Cumplimiento en los niños

Los niños son aun menos propensos que los adultos a seguir un tratamiento. Un estudio realizado en niños con infecciones por estreptococos, a quienes se les había prescrito un tratamiento de penicilina durante 10 días, reveló que el 56 por ciento dejó de tomar el fármaco al tercer día, el 71 por ciento al sexto y el 82 por ciento al noveno día. El incumplimiento es aun peor en enfermedades crónicas como la diabetes juvenil y el asma, que requieren tratamientos complejos de larga duración.

A veces, los padres no entienden claramente las instrucciones. Los estudios demuestran que los padres han olvidado alrededor del 50 por ciento de la información recibida a los 15 minutos de haber estado con el médico.

Los padres recuerdan mejor el primer tercio de la discusión y el diagnóstico, que los detalles del tratamiento. Ésa es la razón por la cual los pediatras

Razones para no seguir un tratamiento

• No entender o malinterpretar las instrucciones.

• Olvidarse de tomar el fármaco.

• Experimentar efectos secundarios (el tratamiento puede ser considerado peor que la enfermedad)?

• Negar la enfermedad (reprimiendo el diagnóstico o su significado).

• No tener fe en la eficacia del fármaco.

• Creer erróneamente que la enfermedad ha sido suficientemente tratada (por ejemplo, en una infección, la fiebre puede desaparecer antes de la erradicación total de la bacteria causante).

• Temer consecuencias adversas o temor de crear dependencia del fármaco.

• Preocuparse por los gastos.

• Desinterés por sentirse mejor (apatía).

• Afrontar obstáculos (por ejemplo, tener dificultad para deglutir comprimidos o cápsulas, tener problemas para abrir frascos, encontrar incómodo el tratamiento, no poder obtener el fármaco).

Razones por las cuales un tratamiento puede desviarse de su objetivo

Errores con el fármaco

• Incumplimiento de la prescripción.

• Cumplimiento de la prescripción pero incorrecta administración del fármaco.

• Tomar un fármaco que no ha sido prescrito.

Contacto inadecuado con el médico

• Demora en solicitar asistencia.

• Rechazo o incapacidad de iniciar un tratamiento.

• Tratamiento difícilmente accesible, incómodo o demasiado costoso.

• No acudir a consulta médica.

• Interrupción prematura del tratamiento.

• No someter un problema a la atención del médico.

Resistencia a seguir un tratamiento

• No tomar las medidas preventivas recomendadas

• No seguir las instrucciones de manera completa.

• No participar en los programas sanitarios recomendados.

---

intentan prescribir un tratamiento simple, dando a menudo sus instrucciones por escrito.

Cumplimiento en los mayores

Las personas de edad avanzada pueden estar tomando varios fármacos al mismo tiempo, por lo que es difícil que recuerden cuándo deben tomar cada medicina. Debido a esto, son propensas a sufrir reacciones adversas al fármaco. (• V. página 42) Estas personas pueden estar tomando fármacos prescritos por diversos médicos y remedios sin prescripción. Por lo tanto, todos los médicos implicados deben saber qué fármacos están tomando. Una buena comunicación resulta útil para que el médico desarrolle un tratamiento simple y para evitar los peligros de las interacciones imprevistas entre fármacos.

Las personas mayores son, por lo general, más sensibles a los fármacos y necesitan dosis diferentes. (• V. página 40) Una buena comunicación resulta útil para asegurar que no reduzcan la dosis del fármaco por su cuenta para disminuir los efectos secundarios.

Comprar todos los fármacos en una sola farmacia puede ser también útil, ya que la mayoría de las farmacias conservan registros informatizados de los fármacos que compran sus clientes y pueden controlar posibles duplicaciones o interacciones.

Formas de mejorar la conformidad del tratamiento

El paciente cumple el tratamiento con más facilidad si mantiene una buena relación con su médico. La comunicación recíproca es la mejor vía, ya que casi todo el mundo desea formar parte del proceso de toma de decisiones. Si el paciente participa en la planificación de su propia asistencia sanitaria, asume también la responsabilidad y tiene más probabilidades de seguir con el tratamiento establecido. También es importante recibir explicaciones claras y entender las razones del tratamiento.

Si el médico, la enfermera, el farmacéutico y el resto de personal sanitario siguen el tratamiento con interés, el paciente lo hará también con más interés. Los estudios demuestran que los pacientes que reciben explicaciones de su médico están más satisfechos y lo aprecian más. A medida que aumenta este aprecio, aumenta también el grado de cumplimiento. Las instrucciones escritas resultan útiles para evitar los errores causados por el olvido.

La relación recíproca entre paciente y médico puede comenzar con un intercambio de información. Preguntando, el paciente puede llegar a aceptar la gravedad de su enfermedad y a evaluar con conocimiento de causa las ventajas y desventajas del tratamiento propuesto. Los malentendidos se pueden solucionar consultando con un profesional bien informado. La buena comunicación asegura también que todo el personal sanitario implicado entienda el tratamiento prescrito por sus colegas.

Aquellos pacientes que asumen la responsabilidad de vigilar los efectos positivos y negativos del tratamiento y de discutirlos con su médico, farmacéutico o enfermera, tienen más probabilidades de obtener mejores resultados. Deben informarles acerca de los efectos no deseados o inesperados antes de tomar la decisión de modificar o suspender el tratamiento por su cuenta.

El paciente puede tener buenas razones para no seguir el tratamiento y el médico puede modificarlo de forma adecuada, tras discutir abiertamente el problema.

Existen grupos de soporte para pacientes con enfermedades similares. A menudo, estas agrupaciones pueden reforzar los planes de tratamiento y brindar sugerencias para solucionar los problemas. Es posible obtener los nombres y números telefónicos de dichas agrupaciones en hospitales, centros de asistencia sanitaria y organismos de información de salud.

CAPÍTULO 12

Fármacos genéricos

El término *genérico* se usa para describir las versiones más baratas de productos de marcas muy conocidas y muy utilizados. Para algunos alimentos y productos domésticos, el término genérico implica pagar menos pero también obtener un nivel inferior de calidad y eficacia. Por lo general, esto no ocurre con los productos farmacéuticos.

Los fármacos se conocen a menudo por varios nombres. (• *V. recuadro, página 25*) Cuando se descubre por primera vez un fármaco, se le da un **nombre químico**, una versión simplificada del nombre químico o un nombre en código ideado para facilitar la referencia entre los investigadores. Si los organismos sanitarios oficiales (responsables de garantizar la seguridad y eficacia), aprueban el fármaco para prescripción general, se le asignan dos nombres adicionales: un **nombre genérico** (nombre oficial) y un **nombre comercial** (también denominado **patente** o **marca registrada**), que lo identifica como propiedad exclusiva de una determinada compañía. El gobierno, los médicos, los investigadores y quienes escriben sobre el nuevo compuesto usan el nombre genérico del fármaco porque sólo se refiere al propio fármaco y no a una marca concreta de una compañía farmacéutica ni de un producto específico. Sin embargo, en las recetas normalmente se escribe el nombre comercial.

Los nombres genéricos son, por lo general, más complicados y difíciles de recordar que los comerciales. Muchos nombres genéricos son una forma abreviada del nombre químico, la estructura o la fórmula del fármaco. La característica más importante de un nombre genérico es su individualidad. Los nombres comerciales deben ser también úni-

cos y son, por lo general, pegadizos y relativamente fáciles de recordar. Éstos indican con frecuencia una característica particular del fármaco. Por ejemplo, el Lopressor disminuye la presión arterial, el Vivactil es un antidepresivo que anima al paciente, el Glucotrol disminuye la concentración de azúcar alto en sangre (glucosa) y el Skelaxin es un relajante musculosquelético. Por otra parte, el nombre comercial Minocin es simplemente una versión reducida de minociclina, el nombre genérico del fármaco.

Los organismos competentes deben asegurar que los nombres genéricos y comerciales sean únicos y no puedan confundirse con otros fármacos. Los nombres demasiado similares pueden inducir a errores en la prescripción y distribución de un fármaco.

Protección de la patente

En muchos países, si una compañía desarrolla un nuevo fármaco se le concede una patente sólo para el propio fármaco, su proceso de fabricación o su utilización. El fabricante posee con frecuencia más de una patente por fármaco y puede poseer además una patente del sistema que distribuye y libera el fármaco en la sangre. Las patentes garantizan a la compañía los derechos exclusivos del fármaco durante un número determinado de años. Sin embargo, pueden transcurrir alrededor de 10 años desde el momento del descubrimiento al de su aprobación para uso en seres humanos o en animales. Debido a esto, el fabricante sólo puede comercializar el nuevo fármaco de manera exclusiva durante aproximadamente 7 años. Los fármacos contra el SIDA y otros fármacos nuevos para tratar enfermedades con riesgo de muerte, reciben con frecuencia una aprobación más rápida.

Si la patente expira, otras compañías pueden vender una versión genérica del fármaco, con frecuencia a un precio mucho menor que el de la marca original. No todas las patentes de fármacos dadas de baja tienen versiones genéricas. A veces, un fármaco es demasiado difícil de duplicar o no existen pruebas adecuadas disponibles que demuestren que el fármaco genérico actúa igual que el fármaco con nombre comercial. Sin embargo, se puede asumir que los fármacos genéricos también actúan correctamente. Un fármaco genérico se puede vender bajo un nombre comercial (un fármaco genérico de marca) o sólo bajo su nombre genérico. En cualquier caso, el organismo oficial competente debe aprobar todas las versiones genéricas del mismo.

Procedimientos de evaluación y aprobación

La aprobación de un fármaco genérico por parte del organismo oficial competente se basa en la evidencia científica de que produce un efecto sobre los seres humanos esencialmente idéntico al del producto original. Se someten a prueba los fármacos genéricos nuevos para asegurar que contienen las cantidades adecuadas de principios activos y que se están fabricando según las normas de fabricación oficiales. Y también para asegurar que se liberan en el organismo a la misma velocidad y con el mismo alcance que los fármacos originales con nombre comercial.

Los investigadores de las compañías farmacéuticas de productos genéricos llevan a cabo estudios, por lo general sobre un número relativamente reducido de voluntarios sanos (15 a 50), sólo para determinar si la versión genérica de un fármaco libera sus principios activos en sangre de la misma manera que la marca original. Estos estudios de investigación se denominan estudios de bioequivalencia. En comparación con los genéricos, los nuevos fármacos requieren estudios más extensos, más complejos y mucho más caros para demostrar que son seguros y efectivos. (• V. recuadro, página 44)

Los fabricantes de fármacos con nombre comercial usan técnicas de estudios de bioequivalencia cuando desarrollan nuevas presentaciones o dosificaciones de sus fármacos. A menudo, el comprimido o la cápsula utilizada durante los ensayos clínicos y las fases del desarrollo del producto debe modificarse por razones comerciales. Los comprimidos

pueden ser más resistentes, se puede agregar o cambiar el aroma o el colorante o se pueden cambiar los componentes inactivos para aumentar la aceptación por parte del consumidor. Siempre que se desarrolla una nueva forma del fármaco, se debe demostrar que es bioequivalente a la forma original para establecer la seguridad y eficacia del fármaco.

Las normas son diferentes para los fármacos de liberación regulada (de acción prolongada o de liberación sostenida). Dado que estos fármacos están sujetos a muchas más variaciones que los comprimidos y las cápsulas normales, los inspectores correspondientes necesitan extensas pruebas como requisito para la solicitud del nuevo fármaco, con el fin de que la compañía pueda comercializar una versión de acción prolongada de cualquier fármaco. Este trámite indispensable se aplica igualmente, aunque otra versión del fármaco con difusión regulada ya esté en el mercado. Este requisito ha retrasado la disponibilidad de versiones genéricas de algunos fármacos de difusión regulada. Sin embargo, la investigación se realiza en beneficio del consumidor.

Comparación entre genéricos y fármacos con nombre comercial

Desarrollar y producir fármacos no es como seguir un libro de recetas de cocina. Se pueden utilizar muchas vías diferentes para producir un fármaco seguro y eficaz.

Cuando una compañía decide desarrollar la versión genérica de un fármaco, sus expertos en formulación diseñan el producto. Éstos utilizan principios activos idénticos a los del fármaco original, aunque probablemente usen componentes inactivos diferentes. Los componentes inactivos se añaden por razones específicas.

Por ejemplo, para aumentar el volumen de modo que el comprimido sea lo suficientemente grande para manipularlo, para evitar que el comprimido se disgregue durante el período entre la fabricación y su uso, para contribuir a su disolución en el estómago o el intestino, o para que tenga un sabor y color agradables.

Los componentes inactivos son, por lo general, sustancias inofensivas que no afectan el organismo. Sin embargo, los componentes inactivos pueden causar reacciones alérgicas insólitas y a veces graves en ciertas personas. Esto hace que un fármaco de marca determinada o una versión genérica sea más aceptable que otro. Por ejemplo, los bisulfitos (como el metabisulfito de sodio), que se utilizan como conservantes en muchos productos, causan reacciones alérgicas asmáticas a mucha gente. Por lo tanto, los productos que contienen bisulfitos llevan ahora etiquetas perfectamente visibles al respecto. Curiosamente, las personas asmáticas están también expuestas a los bisulfitos porque estos conservantes se encuentran en muchos pulverizadores y soluciones utilizados para tratar esta enfermedad.

Por razones legales, un fármaco genérico difiere de su homólogo con nombre comercial en tamaño, color y forma. Por consiguiente, los consumidores se encuentran, en general, con una versión genérica que tiene un aspecto muy diferente del fármaco con nombre comercial con el que están familiarizados.

En general, la bioequivalencia de las diferentes versiones de un fármaco puede variar hasta un 20 por ciento sin que se produzcan diferencias notables en la eficacia. Estas variaciones pueden ocurrir entre versiones comerciales y genéricas de un fármaco o entre diversas series (lotes) de un mismo fármaco, ya sea de nombre comercial o genérico.

Por ejemplo, un lote de un fármaco producido en una fábrica de la compañía X en un país determinado puede no ser idéntico a un lote del mismo fármaco producido en otra fábrica de la misma compañía, pero situada en otro país. De la misma manera, no será igual a la versión genérica del fármaco producida en la fábrica de la compañía Y. Todas estas versiones se deben someter a pruebas para verificar que el efecto sobre el organismo sea similar.

Las diferencias reales entre los fármacos genéricos aprobados por el organismo competente y los fármacos con nombre comercial que se ingieren por vía oral, son muy inferiores al 20 por ciento aceptado. Las variaciones observadas son sólo de un 3,5 por ciento en su totalidad y no exceden el 10 por ciento en cualquier estudio individual.

A veces se dispone de las versiones genéricas, pero éstas no pueden sustituir libremente al fármaco original porque no se han establecido los niveles de comparación. Estos productos se pueden vender pero no deben considerarse como equivalentes.

Un ejemplo es la hormona tiroidea. Se aceptan todas las versiones para el tratamiento de una insuficiencia de la glándula tiroides. Sin embargo, no se deben sustituir unas por otras porque los estándares de comparación no se han ajustado. Los farmacéuticos y los médicos pueden determinar cuáles son los fármacos genéricos aceptables como sustitutos y cuáles no lo son.

Elección de un fármaco genérico

Regularmente, los médicos y farmacéuticos disponen de documentos oficiales sobre la equivalencia terapéutica entre fármacos genéricos y los presenta-dos bajo un nombre comercial. (Por ejemplo, la FDA en Estados Unidos publica todos los años un libro sobre *Productos farmacéuticos aprobados con evaluaciones de equivalencia terapéutica.*) Se trata en todo caso de publicaciones, autorizadas por organismos competentes en cada país, que permiten sustituir un fármaco con nombre comercial por un fármaco genérico considerado idéntico.

La sustitución, sujeta en todo caso a la normativa sanitaria y a la legislación, puede hacerse libremente, salvo que el médico indique que no es procedente en algún caso. Para comprobar que el fármaco genérico despachado es equivalente a una prescripción anterior, los consumidores pueden comprobar en la etiqueta del fármaco el nombre genérico de su principio activo. El farmacéutico es el responsable de la preparación y etiquetas de los fármacos prescritos.

Los consumidores pueden elegir entre un fármaco con nombre comercial y una versión genérica, a menos que su médico haya escrito en la receta que no es posible efectuar sustituciones.

Sin embargo, en algunas oportunidad es posible que el consumidor tenga que aceptar la única versión genérica que el farmacéutico tiene almacenada. Muchas entidades y organismos dedicados a los seguros y la salud requieren la prescripción y venta de fármacos genéricos, siempre que sea posible, para ahorrar dinero.

Las leyes que controlan ciertos aspectos de la práctica de la medicina y la farmacia varían con relación al grado de participación del consumidor en estas decisiones de prescripción.

En algunos países, el consumidor no tiene capacidad de decisión al respecto y si el médico prescribe un fármaco genérico, el farmacéutico debe suministrarlo. En cambio en otros, los consumidores pueden solicitar un fármaco con nombre comercial, aun cuando el médico o el farmacéutico hayan recomendado un fármaco genérico. Si el médico prescribe un fármaco con nombre comercial pero el consumidor desea una versión genérica, puede tratar el asunto con el médico, el cual puede hacer una receta autorizando la versión genérica.

Algunos detractores del uso difundido de los fármacos genéricos han puesto de relieve otras inquietudes, como el posible incremento de los gastos sanitarios resultantes de consultas adicionales al médico, nuevos análisis de laboratorio y otros aspectos para comercializar una marca nueva de un fármaco. Los detractores desean saber cuánto dinero se ahorra realmente si se acude a la versión genérica después de pagar estos gastos adicionales. Otra preocupación es saber si las diferencias

Casos en que la sustitución por genéricos puede ser inadecuada

Tipo de fármaco	Ejemplos	Comentarios
Fármacos para los que la dosis tóxica es sólo ligeramente más alta que la dosis terapéutica.	Warfarina, digoxina (para la insuficiencia cardíaca); fenitoína, carbamazepina, ácido valproico, y otros anticonvulsivantes.	El margen de seguridad es relativamente bajo (margen terapéutico restringido); a dosis bajas pueden ser insuficientes y a dosis altas pueden causar efectos secundarios.
Fármacos que llevan muchos años en el mercado.	Digoxina y otros derivados digitálicos (para la insuficiencia cardíaca); hormona tiroidea y derivados de la hormona tiroidea como la levotiroxina, la liotironina, el liotrix y la tiroglobulina (para el hipotiroidismo y la enfermedad de Graves).	Estos fármacos están exentos de los requisitos para fármacos genéricos aunque actualmente sólo se prescriben pocos fármacos de los comercializados hace mucho tiempo. No se recomienda el cambio de un tipo de fármaco a otro porque no hay niveles de comparación disponibles.
Cremas, lociones y ungüentos de corticosteroides.	Alclometasona, amcinonida, betametasona, clocortolona, desonide, desoximetasona, dexametasona, diflorasona, fluocinolona, fluocinonida, flurandrenolida, fluticasona, halcinónido, halobetasol, hidrocortisona, mometasona, triamcinolona.	La dosificación de estos productos se ha establecido de acuerdo con la respuesta a pruebas realizadas sobre la piel. Muchos han sido clasificados como equivalentes. Sin embargo, la respuesta puede variar al igual que los efectos causados por las diferentes presentaciones (en forma de crema, ungüento o gel). Como la respuesta es impredecible, no se debe cambiar un producto que ha sido eficaz por otro.
Comprimidos de corticosteroides.	Dexametasona, algunas marcas de prednisona.	Muchas versiones genéricas no son equivalentes a los fármacos con nombre comercial y no deben sustituirse por ellos.
Fármacos para la presión arterial elevada.	Reserpina, reserpina + hidroclorotiazida, reserpina + hidroflumetiazida, hidralazina.	Las versiones genéricas no son equivalentes a los fármacos con nombre comercial.
Fármacos en aerosol, especialmente los indicados para el asma.	Metaproterenol y terbutalina (broncodilatadores ampliamente utilizados); algunas preparaciones de corticosteroides en aerosol.	Cualquiera de las versiones puede ser eficaz, pero los niveles de comparación todavía están en estudio.
Antiasmáticos por vía oral.	Teofilina, difilina, algunas marcas de aminofilina.	En general, los productos no son equivalentes. Se debe evitar la sustitución de una marca que ha sido eficaz, a menos que sea absolutamente necesario.
Antidepresivos.	Algunas marcas de amitriptilina y una marca combinando amitriptilina-perfenazina.	No todas las marcas se pueden sustituir. El farmacéutico puede determinar si un genérico en particular está considerado como equivalente por las autoridades sanitarias.
Antidiabéticos.	Gliburide (para tratar el inicio de diabetes en adultos).	Una marca de gliburide no debe intercambiarse por otra.
Antipsicóticos.	Comprimidos de clorpromazina.	Las versiones genéricas no son equivalentes a la versión con nombre comercial.
Fármacos para la gota.	Probenecid, colchicina.	Las versiones genéricas son diferentes de las versiones con nombre comercial.

(continúa)

Casos en que la sustitución por genéricos puede ser inadecuada (continuación)

Tipo de fármaco	Ejemplos	Comentarios
Hormonas.	Estrógeno esterificado (para terapia de reposición de estrógeno en mujeres posmenopáusicas); algunas marcas de medroxiprogesterona; la mayor parte de las versiones genéricas de metiltestosterona.	Las marcas de estrógeno esterificado no siempre son equivalentes. Dado que las hormonas se administran en general a dosis muy reducidas, las diferencias pueden producir oscilaciones mayores en la respuesta.
Potasio.	La mayor parte de los comprimidos de acción prolongada que restituyen el potasio.	Las cápsulas de acción prolongada que restituyen el potasio se consideran equivalentes y se pueden sustituir.
Otros fármacos.	Disulfiram. Fluoximesterona. Mazindol. Parches de nicotina. Fenitoína, acción inmediata. Prometazina, comprimidos y supositorios. Rauwolfia serpentina. Triclorometiacida.	Las versiones genéricas de estos productos no son equivalentes. Aunque cualquier marca puede ser eficaz, no se deben intercambiar.

de color, tamaño o forma de un fármaco genérico disminuyen la motivación del paciente para seguir las instrucciones del médico.

Fármacos genéricos sin prescripción médica

Las versiones genéricas de los fármacos de venta sin prescripción médica más populares se venden con frecuencia como marcas comerciales a través de las cadenas de farmacias o cooperativas. Estos medicamentos tienen la misma evaluación que los fármacos de prescripción genérica y deben reunir los mismos requisitos. Es probable que se ahorre dinero al seleccionar una marca comercial o versión genérica de un medicamento de venta sin receta. Los farmacéuticos pueden aconsejar cuáles son los productos genéricos de venta sin receta que tienen la misma eficacia del producto original.

Sin embargo, la preferencia individual de un producto se relaciona con su apariencia, gusto, consistencia y otras características. Aunque los principios activos sean los mismos, estas características pueden ser diferentes.

CAPÍTULO 13

Fármacos sin prescripción médica

Los fármacos sin prescripción médica son los productos accesibles sin receta médica. Permiten aliviar muchos síntomas molestos y curar algunas enfermedades de manera simple y sin los gastos de una consulta médica.

Sin embargo, la revolución de la automedicación de los últimos veinte años, fomentada por la disponibilidad de fármacos seguros y eficaces de venta sin prescripción médica, requiere sentido común y responsabilidad.

Reseña histórica

Hace algún tiempo, muchos fármacos eran accesibles sin prescripción médica. Antes de que existieran los organismos oficiales competentes, casi todo se podía introducir en un frasco y vender como un remedio seguro. El alcohol, la cocaína, la marihuana y el opio eran algunos de los productos que se vendían sin prescripción médica y sin informar a los usuarios. En algunos países la promulgación de leyes específicas otorgó una cierta autoridad al Estado para emitir normas, pero no se determinaron pautas claras sobre qué fármacos se podían vender con o sin prescripción médica.

Por ello se enmendaron leyes para resolver problemas de seguridad y clarificar la diferencia entre fármacos con y sin prescripción médica. Los fármacos con prescripción médica eran compuestos que podían provocar dependencia, ser tóxicos o inseguros para el uso excepto bajo control médico. Cualquier otra sustancia se podía vender sin prescripción médica.

Según leyes posteriores, los fármacos de venta sin prescripción médica debían reunir los requisitos de seguridad y eficacia al mismo tiempo. Sin embargo, lo que sí funciona para un paciente puede no servir para otro. Además, cualquier fármaco puede causar efectos adversos. Algunas personas se refieren a los efectos adversos como efectos secundarios, pero este término no aclara que los efectos adicionales sean, por lo general, indeseados. Sin un sistema organizado que informe de los efectos adversos de los fármacos de venta sin prescripción médica, los organismos oficiales y los fabricantes de fármacos no disponen de medios para conocer su frecuencia y gravedad.

Finalmente, en los últimos años se ha producido un cambio importante: muchos fármacos que se vendían con prescripción médica han pasado a venderse sin receta.

Consideraciones sobre la seguridad

La seguridad es la preocupación principal de los organismos oficiales para determinar si un fármaco accesible sólo con prescripción médica puede pasar a venderse sin receta. Todos los fármacos tienen beneficios y riesgos, es decir, se deben tolerar algunos riesgos si se quieren obtener los beneficios de un fármaco. Sin embargo, se debe definir un grado aceptable de riesgo.

La seguridad de un fármaco de venta sin prescripción médica depende de su uso adecuado. El uso apropiado lo determina con frecuencia el propio consumidor, por lo que cabe un margen de error. Por ejemplo, la mayoría de los dolores de cabeza no son peligrosos, pero en casos excepcionales un dolor de cabeza puede ser una señal de alarma que indique la presencia de un tumor o una hemorragia cerebral. De la misma manera, lo que parece ser acidez de estómago podría ser la alarma de un inminente infarto cardíaco. Por último, debe emplearse el sentido común para determinar si un síntoma o dolencia es leve o requiere atención médica.

Los fabricantes y los organismos oficiales intentan compensar seguridad y eficacia, determinando las dosis apropiadas de los fármacos que se venden sin receta. Cuando se adquieren fármacos sin prescripción médica, se deben leer y seguir las instrucciones con cuidado. Dado que el mismo nombre comercial se puede aplicar a una fórmula de liberación inmediata o a una fórmula de liberación controlada (liberación lenta), se debe comprobar la etiqueta cada vez que se adquiere un producto. No es seguro asumir que la dosis es la misma.

En los últimos años se ha producido un aumento excesivo de marcas, por eso también es importante controlar los componentes y no fiarse de los nombres comerciales conocidos. Por ejemplo, se dispone de más de una docena de formulaciones diferentes de un mismo nombre comercial con una gran variedad de componentes. No todos los productos de un cierto antiácido contienen los mismos componentes (algunos contienen óxidos de aluminio y magnesio, otros contienen carbonato cálcico). Al seleccionar un producto, se debe saber qué ingrediente es el más apropiado para un problema específico.

Algunas personas experimentan efectos adversos ocasionados por fármacos de venta sin receta, aunque los utilicen de forma correcta. Por ejemplo, la anafilaxia, (• V. página 858) una reacción alérgica grave y rara ocasionada por analgésicos como la aspirina, el ketoprofeno, el naproxeno o el ibuprofeno, puede producir urticaria, picores, problemas respiratorios y colapso cardiovascular. Estos fármacos pueden también irritar el aparato digestivo y causar úlceras.

A menudo, las etiquetas de los fármacos de venta sin prescripción médica no facilitan la lista completa de las posibles reacciones adversas. Debido a esto, se cree que estos fármacos presentan pocos o ningún efecto adverso. Por ejemplo, el prospecto de un analgésico sólo recomienda no tomar el fármaco durante más de 10 días. La información de la caja, el envase y el prospecto que acompañan al fármaco no describen los posibles efectos adversos graves debidos al uso prolongado. Como consecuencia, las personas que sufren dolor o inflamación crónica pueden tomar el fármaco mucho tiempo sin tener en cuenta los problemas que pueden surgir.

Analgésicos y antiinflamatorios

Los analgésicos de venta sin prescripción médica como la aspirina, el ibuprofeno, el ketoprofeno, el naproxeno y el paracetamol (acetaminofén) son seguros si se administran durante períodos breves. Todos, excepto el paracetamol, reducen también la inflamación y están catalogados como fármacos antiinflamatorios no esteroideos (AINE). Sus etiquetas aconsejan evitar su uso durante más de 7 a 10 días. Se debe consultar al médico si los síntomas empeoran o no desaparecen.

Aspirina

El analgésico de venta sin prescripción médica más antiguo y barato es la aspirina (ácido acetilsalicílico). La aspirina y otros fármacos antiinflamatorios no esteroideos bloquean la enzima cicloxigenasa, que es crucial para la creación de prostaglandinas. Las prostaglandinas son sustancias similares a las hormonas que alteran el diámetro de los vasos sanguíneos, elevan la temperatura corporal como respuesta a la infección y desempeñan un papel crucial en la coagulación de la sangre, además de otros efectos. La liberación en el organismo de prostaglandinas como respuesta a una lesión (quemadura, rotura, torcedura o distensión muscular) produce inflamación, enrojecimiento e hinchazón.

Dado que las prostaglandinas desempeñan un papel protector del aparato digestivo contra el ácido gástrico, tomar aspirina o un fármaco similar puede causar trastornos gastrointestinales, úlceras y hemorragias. Todos los fármacos antiinflamatorios no esteroideos, incluyendo la aspirina, pueden causar acidez, indigestión y úlceras pépticas.

Los compuestos tamponados pueden disminuir los efectos directos irritantes de la aspirina. Estos productos contienen un antiácido, que crea un medio alcalino que intensifica la disolución de la aspirina y puede reducir el tiempo durante el cual la aspirina está en contacto con el estómago. Sin embargo, dado que el tampón no puede contrarrestar la reducción de prostaglandinas, la aspirina puede irritar el estómago.

La aspirina con envoltura entérica se ha fabricado para pasar intacta a través del estómago y disolverse en el intestino delgado, minimizando la irritación directa. Sin embargo, la aspirina revestida de este modo se absorbe irregularmente. Es probable que la ingestión de alimentos demore el vaciado del estómago y, por lo tanto, retrase la absorción de este tipo de aspirina y el alivio del dolor.

Dado que la aspirina puede interferir con la coagulación de la sangre, los pacientes que la toman presentan un mayor riesgo de hemorragias. Las personas que se lesionan con facilidad son especialmente vulnerables. Cualquier paciente con procesos hemorrágicos o presión arterial alta no controlada debe evitar la aspirina, excepto bajo control médico. Si se usan simultáneamente aspirina y anticoagulantes (como la warfarina) se puede provocar una hemorragia grave. Por lo general, la aspirina no debe administrarse durante la semana previa a una intervención quirúrgica.

La aspirina puede también agravar el asma. Los pacientes que sufren de pólipos nasales son propensos a desarrollar asma si toman aspirina. La alergia a la aspirina puede producir erupciones cutáneas o dificultades graves en la respiración. En dosis altas, la aspirina puede causar zumbidos en los oídos.

Los niños y adolescentes que tienen o pueden tener gripe o varicela no deben tomar aspirina porque pueden desarrollar el síndrome de Reye. A pesar de ser poco frecuente, el síndrome de Reye puede tener graves consecuencias, incluso la muerte. (• *V. página 1317*)

Ibuprofeno, ketoprofeno y naproxeno

En algunos países, el ibuprofeno ha sido reclasificado, pasando de fármaco con prescripción médica a fármaco de venta libre, sin prescripción. El ibuprofeno con prescripción médica se presenta en comprimidos de 300, 400, 600 y 800 miligramos; el ibuprofeno sin prescripción sólo está disponible en comprimidos de 200 miligramos.

El ketoprofeno también ha sido aprobado como fármaco sin prescripción médica. El ketoprofeno con prescripción se presenta en cápsulas de 25, 50 y 75 miligramos y en cápsulas de liberación prolongada de 100 miligramos. El ketoprofeno sin prescripción médica sólo está disponible en presentación de 25 miligramos.

El naproxeno también fue aprobado como fármaco sin prescripción. El naproxeno con prescripción médica se presenta en formulación de 250, 375 y 500 miligramos. El naproxeno sin prescripción sólo está disponible en formulación de 200 miligramos. La posología y pauta de tratamiento para el naproxeno sin prescripción médica recomienda que no se exceda la dosis de 3 grageas cada 24 horas, salvo indicación médica. Los adultos mayores de 65 años no deben tomar más de una gragea cada 12 horas, a menos que el médico indique lo contrario.

Por lo general, se cree que el ibuprofeno, el ketoprofeno y el naproxeno son más suaves para el estómago que la aspirina, aunque pocos estudios han comparado realmente estos fármacos. Al igual que la aspirina, el ibuprofeno, el ketoprofeno y el naproxeno pueden causar indigestión, náuseas, diarrea, acidez, dolor de estómago y úlceras. Otros efectos adversos incluyen somnolencia, vértigo, zumbidos en los oídos, trastornos visuales, retención de agua y dificultades respiratorias. Aunque el ibuprofeno, el ketoprofeno y el naproxeno no perjudican la coagulación de la sangre más que la aspirina, no se deben combinar

Consideraciones para la reclasificación de un fármaco

Margen de seguridad

- ¿Qué efectos perjudiciales puede causar el fármaco?
- ¿Requiere la administración del producto la asistencia de un profesional de la salud?
- ¿Puede el producto tener efectos nocivos (incluidos los producidos por uso erróneo)?
- ¿Puede el producto crear dependencia?
- ¿Qué probabilidad tiene el producto de generar abuso?
- ¿Ofrece más beneficios que riesgos el permitir la venta del fármaco sin una prescripción?

Facilidad del diagnóstico y del tratamiento

- ¿Es sencillo el autodiagnóstico?
- ¿Puede tratarse la afección sin asistencia médica?

Instrucciones

- ¿Pueden escribirse instrucciones adecuadas para el uso del producto?
- ¿Pueden escribirse advertencias sobre el mal uso?
- ¿Puede cualquier persona entender las instrucciones?

Reproducido con autorización de la "FDA's Review of OTC Drugs", *Handbook of Nonprescription Drugs*, décima ed.,p 29; © 1993; American Pharmaceutical Association.

con anticoagulantes como la warfarina, excepto bajo un estricto control médico. Así mismo, el control médico es necesario antes de administrar ibuprofeno, ketoprofeno o naproxeno a individuos con problemas renales o hepáticos, insuficiencia cardíaca o presión arterial alta.

Algunos fármacos prescritos para el corazón y la presión arterial no actúan tan bien si se combinan con estos antiinflamatorios. Los individuos que toman bebidas alcohólicas regularmente pueden tener mayor riesgo de afección del estómago, úlceras y disfunción hepática.

Los pacientes alérgicos a la aspirina pueden también serlo al ibuprofeno, ketoprofeno y naproxeno. Las erupciones cutáneas, picores, o dificultades de respiración requieren atención médica inmediata.

Paracetamol (acetaminofén)

Originariamente comercializado para el dolor y la fiebre en los niños, el paracetamol se convirtió en fármaco sin prescripción médica. El paracetamol es más o menos comparable a la aspirina en su potencial analgésico y acción antitérmica, pero tiene menor actividad antiinflamatoria que la aspirina, el ibuprofeno, el ketoprofeno o el naproxeno. La vía de acción del paracetamol todavía no se conoce con exactitud.

Nuevas investigaciones sugieren que el paracetamol proporciona alivio con frecuencia contra los dolores de la artrosis. En uno de los estudios, el paracetamol fue tan eficaz como el ibuprofeno para aliviar los síntomas de artritis en la rodilla. El paracetamol presenta pocos efectos adversos en el estómago. Los pacientes que no toleran la aspirina, el ibuprofeno, el ketoprofeno o el naproxeno, toleran con frecuencia el paracetamol. La ausencia de complicaciones en el estómago ha llevado a algunos a creer que el paracetamol no tiene efectos adversos. Sin embargo, si se administra en dosis altas durante períodos prolongados se pueden correr algunos riesgos, como por ejemplo trastornos renales. El uso regular de otros fármacos antiinflamatorios no esteroideos, excepto la aspirina, puede aumentar también el riesgo de enfermedades renales.

Una sobredosis de más de 15 gramos de paracetamol puede producir una lesión hepática irreversible. Dosis menores durante períodos prolongados de tiempo no implican lesiones del hígado graves. Los consumidores de cantidades importantes de alcohol presentan más riesgo de afecciones hepáticas por el uso exagerado de paracetamol. El ayuno puede contribuir a la lesión hepática. Se necesita una investigación adicional, pero las observaciones hasta el momento sugieren que las personas que toman paracetamol y dejan de comer por causa de un fuerte resfriado o una gripe pueden presentar lesiones del hígado.

Muchos productos de venta sin prescripción médica, como los remedios contra alergias, resfriados, tos, gripe, dolor y sinusitis contienen paracetamol. Se debe evitar el tomar simultáneamente varios fármacos que contengan paracetamol.

Remedios para los resfriados

Se han identificado más de 100 virus como responsables del resfriado común y todavía no se dispone de un tratamiento curativo. La gente gasta muchísimo dinero cada año tratando de aliviar los síntomas del resfriado. Sin embargo, algunas autoridades mantienen que si un individuo no toma nada el resfriado desaparece al cabo de una semana y que al tomar un fármaco se siente mejor al cabo de 7 días. Los niños son especialmente propensos a contraer resfriados y a recibir medicación, a pesar de no haberse probado la eficacia de estos fármacos para niños en edad preescolar.

Algunos analgésicos de venta sin prescripción

Concentración del componente (mg = miligramos)	Usos	Posibles problemas
Productos que contienen aspirina		
165 mg de aspirina	Disminución del riesgo de infarto cardíaco	Irritación y hemorragia gastrointestinal debido al uso prolongado, zumbido en los oídos *(tinnitus)*, reacción alérgica en personas propensas, complicaciones de parto en mujeres embarazadas, síndrome de Reye en niños y adolescentes con varicela y gripe.
650 mg de aspirina	Dolor e inflamación	
325 mg de aspirina	Fiebre, dolor, inflamación	
500 mg de aspirina	Fiebre, dolor, inflamación	
227,5 mg de aspirina	Fiebre, dolor de leve a moderado	
81 mg de aspirina	Fiebre, dolor	
81 mg de aspirina	Disminución del riesgo de infarto cardíaco	
Productos que contienen ibuprofeno, ketoprofeno o naproxeno		
200 mg ibuprofeno	Fiebre, inflamación, dolores menstruales, dolor de leve a moderado	Irritación del tracto digestivo, úlceras por uso prolongado, lesiones del riñón en la gente mayor y personas propensas, reacciones alérgicas en personas sensibilizadas.
220 mg naproxeno sódico	Fiebre, dolor de leve a moderado, inflamación, dolores menstruales	
25 mg ketoprofeno	Fiebre, dolores leves a moderados, inflamación, dolores menstruales	
Productos que contienen paracetamol (acetaminofén)		
325 mg paracetamol	Fiebre, dolor de leve a moderado	lesiones del hígado causadas por dosis elevadas y repetidas ingeridas con el estómago vacío o con alcohol, riesgo de problemas renales por uso prolongado, reacción alérgica en sujetos propensos.
80 mg paracetamol	Fiebre, dolor de cabeza u otro dolor leve	
500 mg paracetamol	Fiebre, dolor de leve a moderado	
160 mg paracetamol	Fiebre, dolor de leve a moderado	
Productos que contienen salicilato		
870 mg salicilato de colina/ 5 mililitros	Dolores artríticos, inflamación	Zumbido en los oídos *(tinnitus)*.
467 mg salicilato de magnesio	Dolor de leve a moderado	
580 mg salicilato de magnesio	Dolor de leve a moderado	
325 mg salicilato de magnesio	Dolor de leve a moderado	

Cada síntoma del resfriado se debe tratar con un fármaco distinto. En realidad, es difícil encontrar remedios para el resfriado con un solo componente. La mayoría de los remedios contiene una variedad de fármacos (antihistamínicos, descongestionantes, analgésicos, expectorantes y calmantes para la tos) diseñados para tratar muchos síntomas.

Los calmantes para la tos, los expectorantes o los analgésicos no alivian la sensación de nariz congestionada. Si la tos es el problema, ¿por qué tomar un antihistamínico o un descongestionante? Si el dolor de garganta es el único síntoma, es probable que funcione un analgésico (paracetamol, aspirina, ibuprofeno o naproxeno). Pueden ser útiles los comprimidos para la garganta, especialmente aquellas con un anestésico local como la diclonina o la benzocaína, o las gárgaras con agua y sal (media cucharada de sal en 250 ml de agua tibia). Dar con el tratamiento adecuado para cada síntoma en particular puede convertirse en un desafío. Leer los prospectos o consultar al farmacéutico puede resultar útil.

En ocasiones, un resfriado o la tos pueden indicar una enfermedad más grave. Se debe consultar al médico si los síntomas persisten más de una semana, especialmente si hay dolor de pecho o si la tos produce esputos oscuros. Es raro que la fiebre y el dolor aparezcan en el transcurso de un resfriado común; su presencia puede indicar que se trata de una gripe o de una infección bacteriana.

Antihistamínicos

Muchos expertos creen que los antihistamínicos no se deben incluir en los remedios contra el resfriado que se venden sin receta. El problema es que los antihistamínicos pueden provocar somnolencia y debilidad. Por ello, es peligroso conducir automóviles, manejar equipos pesados y ocuparse de otras actividades que requieren un estado de alerta. Las personas mayores son particularmente propensas a padecer los efectos adversos de los antihistamínicos y pueden acusar síntomas de visión borrosa, ligeros mareos, boca seca, dificultad para orinar, estreñimiento y confusión. (• V. recuadro, página 40) Los niños pueden experimentar ocasionalmente insomnio o hiperactividad debido a los antihistamínicos. A pesar de la difusión generalizada de los problemas que estos riesgos conllevan, la mayor parte de los remedios contra el resfriado contienen antihistamínicos. Una vez más, la lectura atenta de las etiquetas o la solicitud del consejo del farmacéutico son muy útiles.

Descongestionantes

Cuando los virus invaden las membranas mucosas, especialmente en las fosas nasales, los vasos sanguíneos se dilatan causando tumefacción. Los descon-

---

Algunos antihistamínicos de venta sin prescripción médica

Bromfeniramina

Clorfeniramina

Dexbromfeniramina

Difenhidramina

Doxilamina

Fenindamina

Feniramina

Pirilamina

Triprolidina

---

gestionantes constriñen los vasos para producir alivio. Los principios activos de los descongestionantes orales incluyen la seudoefedrina, la fenilpropanolamina y la fenilefrina. La fenilpropanolamina es también el componente principal de muchos otros productos dietéticos que se venden sin prescripción médica.

Los efectos adversos de los descongestionantes pueden incluir nerviosismo, agitación, palpitaciones e insomnio. Dado que estos fármacos se distribuyen por el organismo, constriñen otros vasos sanguíneos (no sólo los de las fosas nasales) y es posible que aumenten la presión arterial. Por esta causa los hipertensos o los enfermos del corazón sólo deben tomar descongestionantes bajo control médico. Otras enfermedades que requieren control médico si se administran descongestionantes son la diabetes, las afecciones cardíacas y el hipertiroidismo.

Para evitar estas complicaciones con frecuencia se usan pulverizadores nasales, que alivian los tejidos nasales inflamados sin afectar otros órganos. Sin embargo, los pulverizadores nasales actúan tan rápido y son tan eficaces que muchos pacientes intentan usarlos más allá del límite de 3 días indicado en la etiqueta. Esto puede conducir al círculo vicioso de una congestión nasal por un efecto de rebote. Cuando el efecto del fármaco desaparece, los capilares de las fosas nasales se pueden expandir, causando congestión y sensación de falta de aire. Esta sensación sería tan incómoda que se volvería a usar el pulverizador. Este uso genera una dependencia del fármaco que puede durar meses o años. A veces, interrumpir la administración requiere la supervisión de un médico especializado en enfermedades del oído, la nariz y la garganta.

Los pulverizadores nasales de acción prolongada incluyen los fármacos oximetazolina y xilometazolina, cuyo efecto dura hasta 12 horas. No deben usarse más de 3 días.

Remedios para la tos

La tos es un reflejo natural frente a la irritación de los pulmones; libera a los pulmones del exceso de secreciones o mucosidad. (• *V. página 155*) Si un individuo está congestionado pero puede expectorar, no es aconsejable eliminar una tos tan productiva.

Es muy difícil encontrar calmantes para la tos con un solo componente. Con frecuencia, se agregan expectorantes a los remedios para la tos. Algunos expertos opinan que la combinación de un fármaco que facilita la expulsión de la flema con otro fármaco que suprima la tos parece un contrasentido. Se supone que la guafenesina, un expectorante que se encuentra en varios productos para la tos, ayuda a liberar las secreciones pulmonares, facilitando la producción de esputo. Sin embargo, el beneficio real del fármaco es difícil de establecer.

La tos no productiva o seca puede ser muy irritante, especialmente de noche; los calmantes de la tos pueden aliviar y ayudar a conciliar el sueño. La codeína, un calmante de la tos muy eficaz, puede ser útil de noche debido a que tiene un leve efecto sedante. Dado que la codeína es un narcótico, se teme que pueda causar adicción. En realidad, la adicción es poco frecuente, pero en muchos países se exige que la codeína se venda sólo con prescripción médica y en otros se permite al farmacéutico vender medicinas para la tos con codeína sólo si el cliente firma una solicitud.

La codeína causa náuseas, vómitos y estreñimiento en algunas personas. Dado que se pueden producir ligeros mareos, somnolencia o vértigo, las medicinas para la tos que contengan codeína no se deben administrar a personas que tienen que conducir un vehículo o desempeñar una tarea que requiera concentración. La alergia a la codeína es poco común. Los efectos adversos pueden aumentar si se toman depresores del sistema nervioso central como el alcohol, sedantes, somníferos, antidepresivos o antihistamínicos al mismo tiempo que la codeína. Por lo tanto, estas combinaciones sólo se deben llevar a cabo bajo control médico.

El dextrometorfano es el ingrediente más frecuente en los remedios para la tos de venta sin prescripción médica. Su eficacia para suprimir la tos es más o menos comparable a la de la codeína. Los efectos adversos son raros, aunque pueden presentarse trastornos del estómago o somnolencia.

Fármacos para adelgazar

Se cree que las medicinas para adelgazar suprimen la sensación de hambre y son útiles para seguir una dieta baja en calorías. Se han aprobado dos componentes para este propósito: la fenilpropanolamina, que también actúa como un descongestionante en muchos remedios para el resfriado y la alergia, y la benzocaína, un anestésico local que insensibiliza las papilas gustativas. La benzocaína se encuentra principalmente en forma de goma de mascar, caramelos o los comprimidos que se disuelven en la boca. Se administra antes de las comidas.

En un estudio, los pacientes que seguían una dieta con la ayuda de la fenilpropanolamina perdieron más peso que con un placebo de apariencia idéntica. Sin embargo, la diferencia de peso perdido fue mínima (alrededor de 2 kilos). La eficacia de la fenilpropanolamina sólo se ha probado durante 3 o 4 meses aproximadamente. La fenilpropanolamina es más útil cuando forma parte de un programa que incluye ejercicio físico y cambios en los hábitos alimentarios.

La dosis de fenilpropanolamina en fármacos para adelgazar es más alta que en los remedios para el resfriado y la alergia. Pueden producirse efectos adversos como nerviosismo, insomnio, vértigo, intranquilidad, dolor de cabeza y náuseas si se toma una dosis superior a la recomendada. En algunos casos se han experimentado efectos adversos con la dosis habitual. Algunos individuos pueden también sentir inquietud o agitación y experimentar alucinaciones pocas horas después de haber tomado fenilpropanolamina.

El efecto adverso más inquietante es un significativo aumento de la presión arterial. Las dosis altas de fenilpropanolamina sola o en combinación con otros fármacos, o su uso durante períodos prolongados, pueden producir un accidente vascular cerebral u otras afecciones cardiovasculares en personas propensas.

Debido a la posibilidad de las interacciones entre fármacos, es importante el control del médico o farmacéutico antes de tomar cualquier fármaco que contenga fenilpropanolamina. Los prospectos advierten a los diabéticos, a los que sufren de afecciones de la tiroides, de presión arterial alta o de afecciones cardíacas, que no es recomendable tomar fármacos para adelgazar sin control médico. Los inhibidores de la monoaminooxidasa, fármacos que se prescriben para la depresión, pueden tener una interacción con la fenilpropanolamina causando un peligroso aumento de la presión arterial.

Antiácidos y digestivos

La acidez, la indigestión y el ardor de estómago son algunos de los términos usados para describir las molestias gastrointestinales. El autodiagnóstico de una indigestión es arriesgado porque las causas pueden ir desde una imprudencia menor en la dieta a una úlcera péptica o incluso un cáncer de estómago. A veces los síntomas de una afección cardíaca se parecen a los de una indigestión aguda. Aunque muchos individuos tratan la acidez por su cuenta, es mejor acudir al médico si los síntomas se prolongan más de 2 semanas.

El objetivo del tratamiento es prevenir la producción de ácido del estómago o neutralizarlo. Los bloqueadores de los receptores H2 para la histamina, incluyendo la cimetidina, la famotidina, la nizatidina y la ranitidina, reducen la cantidad de ácido producido en el estómago y ayudan a prevenir el ardor. Los antiácidos son agentes neutralizadores y actúan más rápidamente. A pesar de que los antiácidos no pueden neutralizar completamente el pH extremadamente ácido del estómago, sí pueden elevar el pH desde 2 (muy ácido) hasta valores entre 3 y 4. Esto neutraliza casi el 99 por ciento del ácido del estómago y alivia de forma significativa los síntomas en la mayoría de las personas.

La mayor parte de los productos antiácidos contienen uno o más de los cuatro componentes principales: sales de aluminio, sales de magnesio, carbonato cálcico y bicarbonato sódico. Todos los componentes actúan en un minuto o menos, pero la duración de su efecto es variable. Algunos productos alivian los síntomas durante 10 minutos aproximadamente, mientras que otros son efectivos durante más de una hora y media. Los bloqueadores histamínicos necesitan más tiempo para actuar pero su efecto es más prolongado.

Los antiácidos pueden tener interacciones con muchos y diferentes fármacos de prescripción médica, por lo que se debe consultar a un farmacéutico sobre las interacciones entre fármacos antes de tomarlos. Toda persona con afecciones cardíacas, hipertensión o problemas renales debe consultar al médico antes de tomar un antiácido. La cimetidina también puede tener interacciones con algunos fármacos de prescripción médica; por lo tanto, su uso necesita ser controlado cuidadosamente por un médico o un farmacéutico.

Aluminio y magnesio

Los antiácidos que contienen sales de aluminio y magnesio juntos pueden parecer ideales porque cada componente complementa al otro. El hidróxido de aluminio se disuelve lentamente en el estómago y comienza a actuar gradualmente proporcionando un alivio prolongado. También causa estreñimiento. Las sales de magnesio actúan rápido y neutralizan los ácidos eficazmente, pero también pueden actuar como laxante. Los antiácidos que contienen simultáneamente aluminio y magnesio parecen ofrecer lo mejor de ambos elementos: alivio rápido y prolongado con menor riesgo de diarrea o de estreñimiento.

Sin embargo, se ha cuestionado la seguridad a largo plazo de los antiácidos que contienen aluminio. El

Fármacos para el mareo: precauciones en niños

Principio activo	Niños que no deben tomar el fármaco
Ciclizina	Menores de 6 años
Dimenhidrinato	Menores de 2 años
Difenhidramina	Peso menor de 10 kg
Meclizina	Menores de 12 años

uso prolongado puede debilitar los huesos al agotar el fósforo y el calcio del organismo.

Carbonato cálcico

La creta (carbonato cálcico) ha sido el principal antiácido durante mucho tiempo. El carbonato cálcico actúa rápidamente y neutraliza los ácidos durante un tiempo relativamente prolongado. Otra ventaja es que representa una fuente económica de calcio. Sin embargo, una persona puede llegar a sufrir una sobredosis de calcio. La cantidad máxima diaria no debe exceder los 2000 miligramos a no ser que el médico aconseje lo contrario.

Bicarbonato sódico

Uno de los antiácidos más económicos y más accesibles no está demasiado lejos de cualquier armario de cocina. El bicarbonato (bicarbonato sódico) ha sido utilizado como neutralizante de la acidez durante décadas. El eructo del bicarbonato sódico es causado por la liberación del gas anhídrido carbónico.

El bicarbonato sódico es una excelente solución a corto plazo para la indigestión. Pero demasiado bicarbonato puede destruir el equilibrio ácido-base del organismo causando una alcalosis metabólica. (• V. página 707) Su elevado contenido en sodio también puede causar problemas a individuos con insuficiencia cardíaca o con presión arterial alta.

Fármacos contra el mareo

Los fármacos usados para prevenir mareos son los antihistamínicos. Se prescriben ocasionalmente pero también son accesibles como fármacos de venta sin receta médica. Los fármacos contra el mareo son más efectivos si se toman 30 o 60 minutos antes de un viaje.

Con frecuencia, los fármacos contra el mareo causan somnolencia y falta de atención. En efecto, la difenhidramina, uno de los fármacos contra el mareo, es el principio activo de la mayor parte de los somníferos de venta sin receta. No deben tomarse estos medicamentos si se debe conducir un automóvil, una embarcación u otro vehículo, o desempeñar una actividad que requiera una atención especial. Los fármacos contra el mareo no deben tomarse junto con alcohol, somníferos o tranquilizantes, dado que pueden causar efectos adicionales inesperados. Los efectos adversos son más comunes en las personas de edad avanzada.

Son menos frecuentes otros efectos adversos como visión borrosa, confusión, dolor de cabeza, dolor de estómago, estreñimiento, palpitaciones o dificultad para orinar. En los bebés y los niños pequeños pueden provocar estados de agitación, por lo que sólo se utilizarán estos fármacos bajo control médico. Una dosis demasiado alta en un niño pequeño puede causarle alucinaciones e incluso convulsiones.

Los individuos con glaucoma de ángulo cerrado, inflamación de la próstata o estreñimiento, no deben tomar fármacos contra el mareo sin recomendación médica.

Somníferos

Los somníferos de venta sin receta médica sirven para tratar una noche en blanco ocasional y no un insomnio crónico, indicativo de un problema más grave. (• *V. página 315)* No es recomendable tomar somníferos de venta sin receta durante más de una semana o 10 días.

Los antihistamínicos difenhidramina y doxilamina son principios activos usados como somníferos de venta sin prescripción. Estos fármacos producen somnolencia o aturdimiento y pueden interferir la concentración o la coordinación. Sin embargo, no todos los individuos reaccionan del mismo modo.

A veces las reacciones son contrarias (una reacción paradójica) y en algunos individuos la difenhidramina o la doxilamina produce nerviosismo, intranquilidad y agitación. Aparentemente los niños pequeños y las personas mayores con una lesión cerebral, tienen una mayor propensión a presentar este tipo de reacciones. A veces, algunos individuos también experimentan efectos adversos como boca seca, estreñimiento, visión borrosa y zumbidos en los oídos. Las personas de edad avanzada, las mujeres embarazadas y las que están amamantando deben evitar estos fármacos, a menos que sea por indicación médica. Las personas con glaucoma de ángulo cerrado, angina de pecho, arritmias o inflamación de la próstata deben consultar a un médico antes de usar un antihistamínico para dormir o para cualquier otro motivo.

Precauciones especiales

El sentido común es un elemento fundamental para el cuidado de uno mismo. Ciertas personas son más vulnerables que otras a la toxicidad potencial de los fármacos. Las personas muy jóvenes, la gente mayor y los muy enfermos deben tomar fármacos solamente bajo precauciones extremas, incluyendo el control médico. Para evitar interacciones peligrosas, es importante consultar al médico o al farmacéutico antes de combinar fármacos prescritos con fármacos de venta sin receta. Los fármacos de venta sin receta no están diseñados para tratar enfermedades graves y pueden causar complicaciones. Una reacción inesperada, como una erupción o insomnio, debe servir como señal para dejar de tomar el fármaco inmediatamente y solicitar el consejo de un médico.

Niños

El organismo de los niños metaboliza los fármacos y reacciona a ellos de forma diferente que el de los adultos. Un fármaco puede ser ampliamente utilizado durante años antes de que se descubran las reacciones adversas en niños. Por ejemplo, pasaron 5 años antes de que los investigadores confirmaran que el riesgo del síndrome de Reye estaba relacionado con el uso de la aspirina en niños con varicela o gripe. Tanto los médicos como los padres, con frecuencia se sorprenden de que la mayor parte de los fármacos de venta sin receta, incluso los que se administran con dosificación recomendada por pediatras, no han sido probados a fondo en los niños. En particular, la eficacia de los remedios para la tos y el resfriado no ha sido especialmente probada en los niños. Por esta razón, el uso de estos fármacos representa una exposición innecesaria de los niños a la toxicidad y además es un gasto inútil de dinero. No siempre es fácil administrar a un niño la dosis correcta de un fármaco. La edad no es el mejor criterio, aunque las dosis para los niños se expresan con frecuencia en términos de límites de edad (por ejemplo, niños de edades comprendidas entre 2 y 6 años o 6 y 12 años).

La constitución física de los niños puede variar enormemente dentro de cualquier franja de edad y los expertos no se han puesto de acuerdo sobre los mejores parámetros para determinar la dosis del fármaco: el peso, la estatura o la superficie corporal. Una dosis recomendada basándose en el peso del niño podría ser la más fácil de interpretar y de administrar.

Cuando la etiqueta no proporciona información acerca de la cantidad de fármaco a administrar en

Pautas para elegir y usar fármacos de venta sin prescripción médica

• Asegurarse de la exactitud del autodiagnóstico. No presumir que el problema es "algo que está dando vueltas".

• Seleccionar el producto basándose en una reflexión y en componentes racionales y no por tener éste un nombre comercial conocido.

• Elegir un producto con el mínimo de componentes. Los remedios que dicen aliviar una multitud de síntomas por lo general exponen al usuario a la toma de fármacos innecesarios y a riesgos adicionales y son más costosos.

• En caso de duda, comprobar con un farmacéutico o un médico que el componente o el producto es el más adecuado.

• Solicitar al farmacéutico comprobar las posibles interacciones con otros fármacos que se estén tomando.

• Leer cuidadosamente las instrucciones para determinar la dosis apropiada y las precauciones que se deben tomar. Averiguar cuáles son las afecciones que llevarían a eliminar el uso del producto.

• Pedir al farmacéutico que determine los posibles efectos secundarios.

• No exceder la dosis recomendada.

• Nunca tomar un fármaco de venta sin prescripción médica durante más tiempo del máximo sugerido en el prospecto. Dejar de tomar el producto si los síntomas empeoran.

• Mantener todos los fármacos, incluso los de venta sin prescripción médica, fuera del alcance de los niños.

---

niños, los padres no deben intentar adivinarla. En caso de duda, es mejor consultar al farmacéutico o al médico. Si se toman precauciones, el niño no tiene por qué recibir un fármaco peligroso ni una dosis excesiva de un fármaco potencialmente útil.

Muchos fármacos para niños se suministran en forma líquida. A pesar de que las etiquetas dan pautas claras sobre la dosis, a veces los adultos encargados se equivocan porque usan una cuchara común. Las cucharas de cocina no son adecuadas para medir cantidades de un fármaco líquido. Una cuchara cilíndrica de medición es mucho mejor, y es preferible utilizar una jeringa oral para depositar una cantidad precisa de fármaco dentro de la boca de un bebé. Antes de usar una jeringa oral siempre se debe retirar el tapón de la punta. El niño

se puede atragantar si el tapón se empuja accidentalmente hacia el interior de la tráquea. Varios fármacos para niños tienen más de una presentación. Los adultos deben leer cuidadosamente los prospectos cada vez que administran un nuevo fármaco a los niños.

Personas de edad avanzada

El envejecimiento cambia la velocidad y la forma en que el organismo reacciona a los fármacos. (• *V. página 40*) Los cambios en el funcionamiento hepático y renal que ocurren de manera natural con el envejecimiento pueden afectar al modo en que los fármacos se metabolizan o eliminan. Las personas de edad avanzada son más vulnerables que los jóvenes a los efectos adversos y a las interacciones medicamentosas. Cada vez es más frecuente que los prospectos de los fármacos de prescripción médica especifiquen si la gente mayor requiere dosis diferentes, pero es raro que tales advertencias se incluyan en las etiquetas de los fármacos de venta sin receta médica.

Muchos fármacos de venta sin receta son potencialmente perjudiciales para las personas de edad avanzada. El riesgo aumenta cuando se toma regularmente la dosis máxima del fármaco. Por ejemplo, una persona mayor que sufre de artritis tiende a usar un fármaco analgésico o antiinflamatorio con frecuencia y las consecuencias pueden ser graves. Una úlcera hemorrágica es una complicación mortal para una persona de edad avanzada y puede presentarse sin previo aviso.

Los antihistamínicos, como la difenhidramina, también poseen riesgos especiales para los mayores. Las fórmulas para aliviar el dolor durante la noche, los somníferos y muchos remedios para la tos y el resfriado con frecuencia contienen antihistamínicos. Además de la posibilidad de empeorar el asma, el glaucoma de ángulo cerrado o la inflamación de la próstata, los antihistamínicos pueden producir aturdimiento o inestabilidad, lo cual comporta el riesgo de caídas y fractura de huesos. A veces los antihistamínicos pueden causar confusión o delirio en personas mayores, particularmente a dosis elevadas o en combinación con otros fármacos. La gente mayor es más propensa a los posibles efectos adversos de los fármacos administrados para trastornos del aparato digestivo. Los antiácidos que contienen aluminio son más dados a causar estreñimiento, mientras que los antiácidos basados en magnesio conllevan diarrea y deshidratación. Incluso la ingestión de vitamina C puede causar trastornos del estómago o diarrea en estas personas.

Durante las consultas al médico, las personas de edad avanzada deben informar sobre cualquier producto de venta sin receta que estén tomando, incluyendo vitaminas y minerales. Esta información ayuda al médico a evaluar el régimen completo de fármacos y determinar si los fármacos de venta sin receta son responsables de ciertos síntomas.

Interacciones entre fármacos

Muchos pacientes no informan a su médico o farmacéutico sobre los fármacos de venta sin prescripción que están tomando. Los fármacos tomados de manera intermitente, como los que se dan para el resfriado, el estreñimiento o el dolor de cabeza ocasional, se mencionan aún con menor frecuencia. Los médicos o farmacéuticos pueden olvidarse de preguntar sobre los fármacos de venta sin receta cuando prescriben o despachan los medicamentos. Existen muchos productos de venta sin receta que pueden interactuar adversamente con una amplia gama de fármacos.

Algunas de estas interacciones pueden ser graves. Por ejemplo, algo tan pequeño como una aspirina puede reducir la eficacia del enalapril en el tratamiento de insuficiencia cardíaca grave. Esto también puede ocurrir con otros inhibidores de la enzima convertidora de la angiotensina (ECA).

La ingestión de aspirina con el anticoagulante warfarina puede aumentar el riesgo de hemorragia. Los enfermos del corazón pueden no darse cuenta de que tomando un antiácido que contiene aluminio o magnesio se puede reducir la absorción de digoxina. Además la ingestión de suplementos de vitaminas y de minerales puede interferir con la acción de algunos fármacos de prescripción. El antibiótico tetraciclina tiende a ser ineficaz si se toma al tiempo con calcio, magnesio o hierro.

No se ha dedicado ninguna investigación sistemática a las interacciones de los fármacos de venta sin prescripción. Muchos problemas graves se han descubierto accidentalmente después de recibir informes de reacciones adversas o de muerte. Aunque algunos fármacos de venta sin receta tienen advertencias en el prospecto, el lenguaje usado es ininteligible para la mayoría de los consumidores. Por ejemplo, en algunos fármacos para adelgazar y remedios para el resfriado que contienen fenilpropanolamina, se advierte acerca del riesgo de usar estos productos simultáneamente con un inhibidor de la monoaminooxidasa (para la depresión) o hasta incluso 2 semanas después de la interrupción de este tratamiento. Esta advertencia tan importante no es de ninguna utilidad para aquellos pacientes, y hay muchos, que no son conscientes de que el antidepresivo que están tomando es un inhibidor de la monoaminooxidasa.

La mejor manera de reducir el riesgo de las interacciones medicamentosas es pedir al farmacéutico que controle las incompatibilidades. Además, se debe informar al médico sobre todos los fármacos que se estén tomando, los que necesitan prescripción médica y los de venta sin receta. (• *V. recuadro, página 41*)

Superposición de fármacos

Otro problema potencial es la superposición de fármacos. Si no se leen los prospectos de todos los fármacos que se toman, existe el riesgo de sobredosis accidental.

Por ejemplo, si al mismo tiempo se toma un fármaco para adelgazar y un remedio para el resfriado que contengan ambos fenilpropanolamina, se puede ingerir el doble de la dosis que se considera segura. El paracetamol (acetaminofén) se encuentra normalmente en los fármacos para la sinusitis. Cuando se toma simultáneamente un fármaco para la sinusitis y paracetamol para aliviar un dolor de cabeza, se puede exceder la dosis recomendada.

Enfermedades crónicas

Algunas enfermedades crónicas pueden empeorar si se toma un fármaco de venta libre de manera inadecuada. Los antihistamínicos, que se encuentran en los somníferos de venta sin prescripción, en los fármacos para la alergia y en los remedios para la tos, el resfriado o la gripe, no deben ser ingeridos por alguien que padece asma, enfisema, o procesos pulmonares crónicos, a menos que lo indique el médico. Tomar un antihistamínico puede también complicar el glaucoma y el aumento del tamaño de la próstata.

Los individuos con presión arterial alta, enfermedades del corazón, diabetes, hipertiroidismo o un aumento del tamaño de la próstata deben consultar a un médico o farmacéutico antes de tomar descongestionantes o antihistamínicos, ya que sus efectos adversos pueden ser peligrosos.

Si se padece una enfermedad grave a cualquier edad, se debe consultar a un médico o farmacéutico antes de adquirir fármacos de venta sin prescripción. Por ejemplo, es necesario aconsejar a los diabéticos sobre un jarabe para la tos que no contenga azúcar.

Los pacientes alcohólicos que participan en un programa de desintoxicación deben evitar los medicamentos para el resfriado que contengan alcohol; algunos contienen hasta un 25 por ciento de alcohol. Los enfermos del corazón, en el caso de que necesiten tratar un resfriado o una simple molestia del estómago, pueden necesitar consejo para elegir productos que no tengan interacción con los fármacos prescritos por su médico.

Los fármacos de venta sin receta están destinados principalmente a un uso ocasional por individuos básicamente sanos. Debido a ello, los enfermos crónicos o cualquiera que tenga la intención de tomar un fármaco a diario deben consultar antes al médico, porque tal uso excede los límites normales de la automedicación y requiere el asesoramiento de un experto.

Enfermedades cardiovasculares

CAPÍTULO 14

Biología cardiovascular

El corazón es un órgano muscular situado en medio del tórax que posee, tanto en el lado derecho como en el izquierdo, una cavidad superior (aurícula), que recibe la sangre, y una cavidad inferior (ventrículo), que la expulsa. Para asegurarse de que la sangre fluya en una sola dirección,

El drenaje venoso: las principales venas del cuerpo

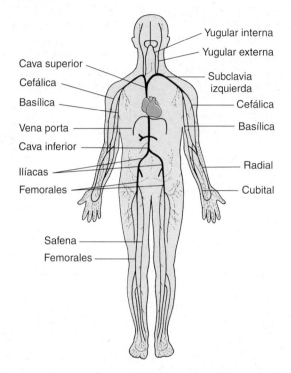

Las principales arterias del cuerpo

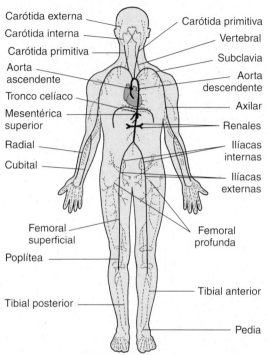

los ventrículos tienen una válvula de entrada y otra de salida.

Las funciones primarias del corazón consisten en proporcionar oxígeno a todo el organismo y, al mismo tiempo, liberarlo de los productos de desecho (anhídrido carbónico). En concreto, esta función supone recoger la sangre del organismo, pobre en oxígeno, y bombearla hacia los pulmones, donde se oxigena y libera el anhídrido carbónico; luego el corazón conduce esta sangre rica en oxígeno hacia todos los tejidos del organismo.

La función cardíaca

Con cada latido, al tiempo que las cavidades del corazón se relajan, se llenan de sangre (período llamado diástole) y cuando se contraen, la expelen (período llamado sístole). Las dos aurículas se relajan y se contraen juntas, al igual que los ventrículos.

La circulación sanguínea en el corazón sucede como sigue. Primero, la sangre pobre en oxígeno y sobrecargada de anhídrido carbónico proveniente de todo el organismo llega a la aurícula derecha a través de las dos

venas más grandes (las venas cavas superior e inferior). Cuando la aurícula derecha se llena, impulsa la sangre hacia el ventrículo derecho; cuando éste se llena, la bombea a través de la válvula pulmonar hacia las arterias pulmonares para que llegue a los pulmones. En éstos, la sangre fluye a través de pequeños capilares que rodean los sacos de aire, absorbiendo oxígeno y liberando anhídrido carbónico, que luego se exhala. La sangre ya rica en oxígeno circula por las venas pulmonares hasta la aurícula izquierda. Este circuito entre el lado derecho del corazón, los pulmones y la aurícula izquierda se denomina circulación pulmonar. Cuando la aurícula izquierda se llena, empuja la sangre rica en oxígeno hacia el interior del ventrículo izquierdo; cuando éste a su vez se llena, impulsa la sangre a través de la válvula aórtica hacia la aorta, la arteria la más grande del cuerpo. Esta sangre rica en oxígeno abastece a todo el organismo excepto a los pulmones.

Vasos sanguíneos

El resto del sistema circulatorio (cardiovascular) está compuesto por arterias, arteriolas, capilares, vé-

Interior del corazón*

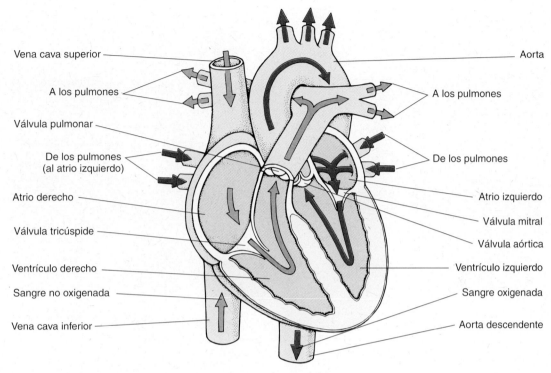

Vena cava superior

A los pulmones

Válvula pulmonar

De los pulmones
(al atrio izquierdo)

Atrio derecho

Válvula tricúspide

Ventrículo derecho

Sangre no oxigenada

Vena cava inferior

Aorta

A los pulmones

De los pulmones

Atrio izquierdo

Válvula mitral

Válvula aórtica

Ventrículo izquierdo

Sangre oxigenada

Aorta descendente

*Esta sección transversal del corazón muestra la dirección del flujo sanguíneo normal.

nulas y venas. Las arterias, fuertes y flexibles, transportan la sangre desde el corazón y soportan la mayor presión arterial. Su elasticidad permite mantener una presión arterial casi constante entre cada latido cardíaco. Las arterias y arteriolas más pequeñas tienen paredes musculares que ajustan su diámetro con el fin de aumentar o disminuir el flujo de sangre hacia una zona en particular. Los capilares son vasos minúsculos, con paredes extremadamente finas, que actúan como puentes entre las arterias (que llevan la sangre que sale del corazón) y las venas (que la llevan de vuelta hacia él). Por un lado, los capilares permiten que el oxígeno y las sustancias nutritivas pasen desde la sangre hacia los tejidos y, por otro, también dejan que los productos de desecho pasen de los tejidos hacia la sangre.

Los capilares desembocan en las vénulas, que a su vez desembocan en las venas que llegan al corazón. Debido a que las venas tienen paredes muy finas pero son, por lo general, más anchas que las arterias, transportan el mismo volumen de sangre pero con una velocidad menor y con mucha menos presión.

Abastecimiento de sangre al corazón

El músculo cardíaco (miocardio) recibe una parte del gran volumen de sangre que pasa por las aurículas y los ventrículos. Un sistema de arterias y venas (circulación coronaria) provee al miocardio la sangre rica en oxígeno y permite el retorno de la sangre venosa o pobre en oxígeno hacia la aurícula derecha. La arteria coronaria derecha y la arteria coronaria izquierda son las ramas de la aorta responsables del suministro de sangre; las venas cardíacas se vacían en el seno coronario, que devuelve la sangre a la aurícula derecha. Debido a la fuerte presión sobre el músculo cardíaco que supone la contracción del corazón, el flujo sanguíneo a través de la circulación coronaria se realiza, en su mayor parte, durante la relajación del músculo cardíaco (diástole ventricular).

Síntomas de las cardiopatías

No existe ningún síntoma que identifique inequívocamente una enfermedad del corazón (cardíaca),

Suministro de sangre al corazón

Como cualquier otro tejido del organismo,el músculo del corazón debe recibir sangre rica en oxígeno y expulsar la sangre desprovista de oxígeno. La sangre llega al músculo cardíaco a través de la arteria coronaria derecha y la arteria coronaria izquierda con sus dos ramas (la arteria auricular izquierda y la arteria interventricular anterior). Las venas cardíacas llevan la sangre de vuelta a la aurícula derecha.

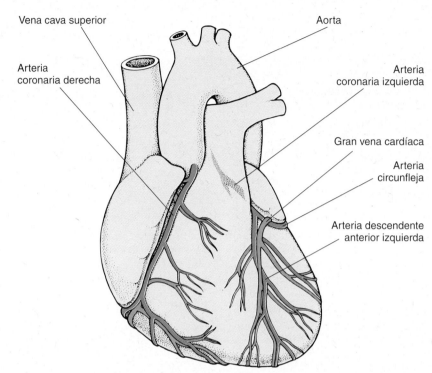

Vena cava superior

Aorta

Arteria coronaria derecha

Arteria coronaria izquierda

Gran vena cardíaca

Arteria circunfleja

Arteria descendente anterior izquierda

pero algunos síntomas sugieren esta posibilidad y la asociación de varios permite establecer un diagnóstico casi exacto.

El diagnóstico se inicia con una entrevista (la historia clínica) y una exploración física. A menudo, se realizan análisis para confirmar el diagnóstico, para conocer la gravedad del problema o para facilitar la planificación del tratamiento. (• V. página 71) Sin embargo, algunas cardiopatías graves son asintomáticas hasta que alcanzan un estado muy avanzado. Una exploración médica general o una visita al médico por otros motivos son útiles para descubrir tal enfermedad cardíaca asintomática.

Los síntomas de una cardiopatía incluyen ciertos tipos de dolor, disnea (sensación de falta de aire o "sed de aire"), fatiga (cansancio), palpitaciones (la sensación de un latido lento, rápido o irregular), sensación de mareo y desmayos. Sin embargo, estos síntomas no indican necesariamente una cardiopatía. Por ejemplo, el dolor torácico puede indicar una enfermedad del corazón, pero también puede ser debido a un trastorno respiratorio o gastrointestinal.

Dolor

Cuando el aporte de sangre a los músculos es insuficiente (una situación denominada isquemia), la falta de oxígeno y el exceso de desechos causan calambres. La angina, una sensación de tensión o de opresión torácica, aparece cuando el músculo cardíaco no recibe suficiente sangre. De todas formas, el tipo y el grado de dolor o de malestar varían enormemente en cada caso. Una persona puede tener una deficiencia en el suministro de sangre que no le produzca ningún dolor (isquemia silente). (• V. página 123)

Cuando existe una deficiencia de llegada de sangre a otros músculos, en particular los de la pantorrilla, generalmente aparece un agarrotamiento y un dolor al esfuerzo en el músculo durante el movimiento (claudicación). (• V. página 135)

La pericarditis, una inflamación o lesión de la membrana que rodea el corazón, causa un dolor que aumenta al echarse en la cama y disminuye al sentarse o al inclinarse hacia delante. (• V. página 105) El esfuerzo no empeora el dolor; en cambio, la inspiración o la espiración de aire aumenta o disminuye el dolor, ya que puede haber también una pleuritis, es decir, una inflamación de la membrana que rodea los pulmones.

Por otro lado, cuando una arteria se desgarra o se rompe, el dolor que ocasiona es intenso, aparece y desaparece con relativa rapidez y puede que no se relacione con los esfuerzos. A veces, se lesionan las arterias principales, sobre todo la aorta. Así mismo, puede que se dilate una porción de la aorta (aneurisma), la cual puede fisurarse bruscamente o bien dejar escapar algo de sangre entre las capas de la aorta (disección de la aorta). Estos eventos producen dolores muy agudos y repentinos, a veces intermitentes, según vaya repitiéndose esta fuga de sangre a veces fuera de la aorta o bien entre las capas de su pared. El dolor que se origina en la aorta se percibe en general detrás del cuello, entre los omóplatos, en la zona inferior de la espalda o en el abdomen. (• *V. página 141*)

La válvula entre la aurícula izquierda y el ventrículo izquierdo puede protruir hacia la aurícula con la contracción del ventrículo (prolapso de la válvula mitral). Las personas con este problema a veces tienen breves episodios de dolor parecidos a una puñalada o a un pinchazo. En general, el dolor se localiza debajo del pecho izquierdo y no tiene ninguna relación con la posición o el esfuerzo. (• *V. página 97*)

Disnea

El ahogo o disnea es un síntoma frecuente de la insuficiencia cardíaca. Se debe a que se filtra líquido al interior de los sacos de aire de los pulmones, una afección llamada congestión o edema pulmonar. En definitiva, esta situación es similar a un ahogamiento.

En los estadios iniciales de una insuficiencia cardíaca, la disnea sólo aparece durante el esfuerzo. A medida que el trastorno se agrava, el ahogo aparece cada vez con más frecuencia ante un esfuerzo menor y, finalmente, aparece también en reposo. El ahogo aumenta al echarse porque el fluido se esparce por todo el tejido pulmonar y disminuye al sentarse o levantarse, ya que, al ponerse de pie, la fuerza de la gravedad hace que el líquido se acumule en la base de los pulmones. La disnea nocturna es la dificultad de respirar al acostarse por la noche; se alivia al sentarse.

La disnea no se limita a las enfermedades cardíacas, ya que también aparece cuando existen enfermedades pulmonares, de los músculos respiratorios o del sistema nervioso. Puede ser causa de ahogo cualquier trastorno que altere el equilibrio normal entre el aporte y la demanda de oxígeno, como la incapacidad de la sangre de transportar suficiente oxígeno a causa de una anemia o el aumento de la actividad metabólica característica del hipertiroidismo.

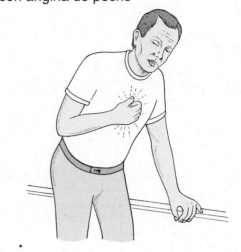

Postura típica del paciente con angina de pecho

Fatiga

Cuando el corazón no funciona adecuadamente, la sangre que llega a los músculos durante un esfuerzo puede ser insuficiente y causar una sensación de debilidad y de cansancio. Los síntomas son por lo general poco llamativos. La persona compensa este trastorno disminuyendo gradualmente su actividad o bien cree que se debe al hecho de envejecer.

Palpitaciones

Normalmente, uno no percibe los latidos del corazón. Pero en ciertas circunstancias (como cuando una persona normal realiza esfuerzos extremos o sufre una experiencia emocional dramática), pueden llegar a percibirse en forma de latidos enérgicos, rápidos o irregulares.

El médico podrá confirmar estos síntomas controlando el pulso y escuchando el latido del corazón mediante la colocación de un fonendoscopio sobre el pecho.

Las respuestas a una serie de preguntas (si las palpitaciones empiezan de forma gradual o repentina, con qué rapidez late el corazón, si el latido es irregular y hasta qué punto lo es, y su posible causa) determinarán si las palpitaciones se pueden considerar anormales o no.

Las palpitaciones que se acompañan de otros síntomas, como disnea, dolor, debilidad, fatiga o desvanecimientos parecen más bien causadas por un ritmo cardíaco anormal o por una enfermedad subyacente grave.

Mareos y desmayos

Un flujo inadecuado de sangre por una anomalía en la frecuencia cardíaca, en el ritmo o por un débil bombeo puede causar mareos, debilidad y desmayos. (• *V. página 109*) Estos síntomas pueden deberse a un problema del cerebro o de la médula espinal o pueden no tener una causa grave.

Por ejemplo, se observan mareos en los soldados cuando están quietos de pie durante mucho tiempo, ya que para que la sangre regrese al corazón, los músculos de las piernas deben estar activos. Así mismo, una fuerte emoción o un dolor, que activan parte del sistema nervioso, también provocan desvanecimientos.

El médico debe distinguir el desmayo causado por un trastorno cardíaco de la epilepsia, en la cual la pérdida de consciencia es provocada por un trastorno cerebral.

CAPÍTULO 15

Diagnóstico de las enfermedades cardíacas

El diagnóstico de una cardiopatía suele establecerse a partir de la historia clínica y del examen físico. Se utilizan determinadas pruebas complementarias para confirmar el diagnóstico y determinar la gravedad y las consecuencias de la enfermedad, así como para facilitar la planificación del tratamiento.

Historia clínica y exploración física

En primer lugar, el médico pregunta acerca de los síntomas que sugieren la posibilidad de una cardiopatía, como dolor torácico, insuficiencia respiratoria, edema de pies y tobillos y palpitaciones. A continuación, se registra la presencia de otros síntomas, como fiebre, debilidad, fatiga, pérdida de apetito y malestar general, que pueden señalar directamente un trastorno cardíaco. Después, se pregunta al paciente sobre infecciones, exposición a productos químicos, uso de medicamentos, consumo de alcohol y tabaco, ambiente familiar y laboral y actividades recreativas. Por último, es necesario conocer si algún miembro de la familia ha tenido enfermedades cardíacas u otros trastornos y si el paciente tiene alguna enfermedad que pueda afectar al sistema cardiovascular.

Durante la exploración física, se registra el peso y el estado general y se observa si existe palidez, sudor o somnolencia, ya que son indicadores sutiles de una enfermedad cardíaca. También se debe tener en cuenta el estado de ánimo y la sensación de bienestar, que también pueden hallarse afectados por una cardiopatía.

Es importante determinar el color de la piel, ya que la palidez o la cianosis (una coloración azulada) indican anemia o escaso flujo sanguíneo. Estas características manifiestan que la piel recibe una insuficiente cantidad de oxígeno a través de la sangre a causa de un trastorno pulmonar, de una disfunción cardíaca o de problemas circulatorios de distinta índole.

Se toma el pulso en las arterias del cuello, debajo de los brazos, en los codos y las muñecas, en el abdomen, en las ingles, detrás de las rodillas y en los tobillos y los pies para asegurarse de que el flujo de sangre sea adecuado y simétrico en ambos lados del cuerpo. También se controlan la presión arterial y la temperatura corporal; cualquier anormalidad puede sugerir una cardiopatía.

Es importante examinar las venas del cuello ya que están directamente conectadas a la aurícula derecha y dan una indicación del volumen y de la presión de la sangre al entrar por el lado derecho del corazón. Para esta parte de la exploración, se solicita al paciente que se estire con la parte superior del cuerpo elevada en un ángulo de 45 grados. En ocasiones, el paciente podrá sentarse, ponerse de pie o acostarse.

El médico presiona con el dedo la piel de los tobillos y las piernas y, a veces, la parte inferior de la espalda, con el fin de detectar una acumulación de líquidos (edema) en los tejidos que se hallan por debajo de la piel.

Un oftalmoscopio (instrumento que permite examinar el interior del ojo) se usa para observar los nervios y los vasos sanguíneos de la retina (la membrana sensible a la luz que se halla sobre la superficie interna de la parte posterior del ojo). Se pueden encontrar anomalías visibles en la retina en caso de hipertensión arterial, diabetes, arteriosclerosis e infecciones bacterianas de las válvulas cardíacas.

El médico observa el tórax para determinar si la frecuencia y los movimientos respiratorios son normales y luego se percute el pecho con los dedos para saber si los pulmones están llenos de aire, lo que es normal, o bien si contienen líquido, lo cual es anormal. La percusión también permite determinar si la membrana que envuelve el corazón (pericardio) o la que cubre los pulmones (pleura) contienen líquido. El fonendoscopio se emplea para auscultar los sonidos de la respiración y determinar si el flujo aéreo es normal o si hay una obstrucción, así como si los pulmones contienen líquido debido a un trastorno cardíaco.

El médico coloca la mano sobre el tórax para determinar el tamaño del corazón y el tipo y la fuerza de las contracciones durante cada latido. A veces, un flujo de sangre anormal y turbulento dentro de los vasos o entre las cavidades del corazón, provoca una vibración que se percibe con las yemas de los dedos o con la palma de la mano.

También es posible identificar con un fonendoscopio los distintos sonidos que causan la apertura y cierre de las válvulas cardíacas (auscultación). Las anomalías en las válvulas y otras partes del corazón crean turbulencias en la circulación sanguínea que generan sonidos característicos denominados soplos cardíacos.

Un flujo sanguíneo turbulento generalmente aparece cuando la sangre pasa por válvulas estrechas o que no cierran bien.

No todas las enfermedades cardíacas provocan soplos y no todos los soplos indican un trastorno. En general, las mujeres embarazadas tienen soplos cardíacos por el aumento normal de la velocidad de flujo de la sangre. Estos soplos inofensivos son también frecuentes en niños pequeños y mayores debido a la rapidez con que la sangre atraviesa las pequeñas estructuras del corazón. A medida que las paredes de los vasos, las válvulas y otros tejidos se van endureciendo con el envejecimiento, el flujo sanguíneo puede volverse turbulento, aunque no exista una enfermedad cardíaca grave previa.

Colocando el fonendoscopio sobre las arterias y las venas en cualquier lugar del cuerpo, se pueden detectar señales de flujo turbulento, llamados soplos, causados por un estrechamiento de los vasos o por comunicaciones anormales entre ellos.

Por último, se examina el abdomen para determinar si el hígado está agrandado por una acumulación de sangre en las principales venas que conducen al corazón. Una hinchazón anormal del abdomen, debida a retención de líquidos, puede indicar una insuficiencia cardíaca. También se exploran el pulso y el diámetro de la aorta abdominal.

Pruebas diagnósticas

Existe una amplia serie de pruebas y procedimientos para agilizar y hacer más preciso el diagnóstico. Incluyen registros de la actividad eléctrica del corazón, radiografías, ecocardiogramas, resonancia magnética (RM), tomografía por emisión de positrones (TEP) y cateterismo cardíaco.

Estos exámenes, habitualmente, sólo tienen un leve riesgo, que aumenta con la complejidad del procedimiento y la gravedad de la enfermedad cardíaca subyacente. Con respecto al cateterismo cardíaco y a la angiografía, la posibilidad de que surja una complicación mayor (como un accidente vascular cerebral, un infarto o la muerte) es de 1 por cada 1000. La prueba de esfuerzo tiene un riesgo de 1 entre 5000 de desarrollar infarto o muerte. En realidad el único riesgo de los exámenes con isótopos radiactivos proviene de la pequeña dosis de radiación que recibe el paciente, que de hecho es menor que la que recibe con la mayoría de los exámenes con rayos X.

Electrocardiograma

Un electrocardiograma es un método rápido, simple e indoloro en el cual se amplifican los impulsos eléctricos del corazón y se registran sobre un papel en movimiento. El electrocardiograma (ECG) permite analizar el marcapasos que inicia cada latido del corazón, las vías nerviosas de conducción de los estímulos y la velocidad (frecuencia) y el ritmo cardíacos.

Para realizar un ECG, se colocan pequeños contactos metálicos (electrodos) sobre la piel de los brazos, de las piernas y del tórax del paciente, que miden el flujo y la dirección de las corrientes eléctricas del corazón durante cada latido. Cada electrodo está conectado mediante cables a una máquina que produce un trazado específico, que varía según el electrodo. Cada trazado representa el registro de la actividad eléctrica de una parte del corazón; los diferentes trazados se denominan derivaciones.

Habitualmente, se hace un ECG cada vez que se sospechan trastornos cardíacos. Esta prueba facilita la identificación de un cierto número de estos trastornos, incluyendo ritmos anormales, llegada insuficiente de sangre y oxígeno al corazón y una excesiva hipertrofia (engrosamiento) del músculo cardíaco, que pueden ser la consecuencia de una hipertensión arterial. Un ECG también evidencia cuándo el músculo cardíaco es delgado o inexistente por haber sido reemplazado por tejido no muscular; este cuadro puede ser el resultado de un ataque al corazón (infarto de miocardio).

ECG: Interpretación de las ondas

Un electrocardiograma (ECG) representa la corriente eléctrica que circula a través del corazón durante un latido; cada parte del ECG es designada alfabéticamente. Cada latido cardíaco comienza con un impulso del marcapasos principal del corazón (nódulo sinoauricular). Primero este impulso activa las cavidades superiores del corazón (aurículas). La onda P representa esta activación de las aurículas.

Luego, la corriente eléctrica fluye hacia abajo, en dirección a las cámaras inferiores del corazón (ventrículos). El complejo QRS representa la activación de los ventrículos.

La onda T representa la onda de recuperación, mientras que la corriente eléctrica se expande hacia atrás sobre los ventrículos en la dirección opuesta.

En el ECG se detectan muchas clases de anomalías. Las más fáciles de comprender son las del ritmo de los latidos cardíacos: demasiado rápido, demasiado lento o irregular. La lectura de un ECG permite, en general, que el médico pueda determinar en qué parte del corazón comienza el ritmo anormal y puede entonces proceder al diagnóstico.

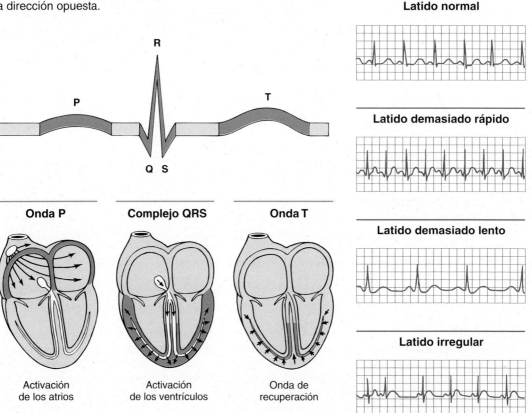

Latido normal

Latido demasiado rápido

Latido demasiado lento

Latido irregular

Onda P	Complejo QRS	Onda T
Activación de los atrios	Activación de los ventrículos	Onda de recuperación

Prueba de esfuerzo

Las pruebas de resistencia al ejercicio proporcionan información acerca de la existencia y gravedad de la enfermedad arterial coronaria y otros trastornos cardíacos. Una prueba de tolerancia al esfuerzo, que permite controlar el ECG y la presión arterial durante la misma, puede poner de manifiesto problemas que no aparecerían en reposo. Por ejemplo, si las arterias coronarias están parcialmente obstruidas, el corazón puede tener un aporte de sangre suficiente en reposo

pero no cuando se efectúa alguna actividad física. Una prueba funcional pulmonar simultánea permite distinguir las limitaciones provocadas por enfermedades cardíacas, enfermedades pulmonares o la combinación de ambas.

La prueba consiste en pedalear en una bicicleta o caminar sobre una cinta rotativa a un determinado ritmo que se aumenta gradualmente. El ECG se controla de forma continua y la presión arterial se mide a intervalos. La prueba de tolerancia al esfuerzo se continúa hasta que la frecuencia cardíaca alcanza entre el 80 y el 90 por ciento del máximo valor posible de acuerdo con la edad y el sexo. Si los síntomas, como disnea o dolor torácico, causan un malestar importante o si aparecen anomalías relevantes en el ECG o en el registro de la presión arterial, la sesión se interrumpe antes.

Cuando por alguna razón no se puede realizar ejercicio, se puede llevar a cabo un electrocardiograma, que proporciona una información similar a la de la prueba de tolerancia al esfuerzo sin practicar ejercicio. Para ello, se inyecta un fármaco como el dipiridamol o la adenosina, que aumentan el suministro de sangre al tejido cardíaco normal y disminuyen el suministro de sangre al tejido enfermo, lo cual simula los efectos del ejercicio físico.

La prueba de esfuerzo sugiere la presencia de una enfermedad arterial coronaria cuando aparecen ciertas anomalías en el ECG, el paciente desarrolla angina o su presión arterial disminuye.

Ninguna prueba es perfecta. En ocasiones se detectan anomalías en pacientes que no sufren de enfermedad coronaria (resultado falso positivo) y, otras veces, no se detectan en los que efectivamente la tienen (resultado falso negativo). En los pacientes que no presentan síntomas, sobre todo si son jóvenes, la probabilidad de tener una enfermedad coronaria es baja, a pesar de una prueba alterada. No obstante, la prueba de tolerancia al esfuerzo se usa con frecuencia a modo de control en personas aparentemente sanas, por ejemplo, antes de comenzar un programa de ejercicios o en una evaluación para un seguro de vida. Si hay muchos resultados falsos positivos, ello puede causar considerables molestias y gastos sanitarios. Por ello, muchos expertos no aprueban el uso sistemático de este examen en sujetos asintomáticos.

Electrocardiograma ambulatorio continuo

La arritmia y el flujo sanguíneo insuficiente hacia el músculo cardíaco pueden producirse de forma breve o impredecible. Por ello, la detección de estos problemas requiere el uso de un registrador portátil continuo de ECG. El paciente lleva un pequeño aparato con alimentación de batería (monitor Holter) que graba el ECG durante 24 horas seguidas. Mientras lleva el aparato, anota en un diario la hora y el tipo de síntomas. La grabación se procesa a través de una computadora que analiza la velocidad y la frecuencia cardíacas, busca cambios en la actividad eléctrica que puedan indicar un flujo sanguíneo insuficiente hacia el músculo cardíaco y registra cada latido durante las 24 horas. Los síntomas que se apuntan en el diario se comparan con los que se detectan en el ECG.

Monitor Holter: mediciones ECG continuas

La persona lleva el pequeño monitor sobre un hombro. Con los electrodos adheridos al pecho, el monitor registra continuamente la actividad eléctrica del corazón.

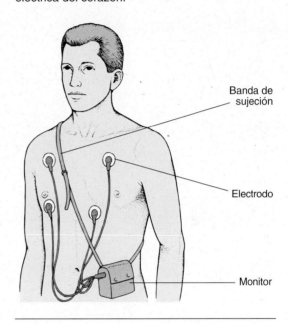

Banda de sujeción

Electrodo

Monitor

En caso necesario, el ECG se transmite por teléfono a una computadora del hospital o del consultorio médico para su lectura inmediata en cuanto aparecen los síntomas. Los dispositivos portátiles sofisticados graban simultáneamente el ECG y el electroencefalograma (medida de la actividad eléctrica cerebral) en pacientes con pérdidas de consciencia. Estos registros ayudan a diferenciar entre ataques epilépticos y anomalías del ritmo cardíaco.

Exploración electrofisiológica

Los exámenes electrofisiológicos se usan para evaluar anomalías graves en el ritmo o en la conducción eléctrica. A través de las venas o, en ocasiones, a través de arterias, se insertan pequeños electrodos directamente dentro de las cavidades cardíacas para registrar el ECG e identificar las vías por donde circulan las descargas eléctricas.

A veces, se provoca de manera intencionada un ritmo cardíaco anómalo durante la prueba para descubrir si un fármaco en particular es eficaz para detener la alteración o si puede ser útil una operación. En caso necesario, el médico puede hacer que el corazón vuelva rápidamente a su ritmo normal mediante una

Esquema del aspecto radiológico del tórax

Obsérvese la silueta del corazón. Dilatación ventricular izquierda.

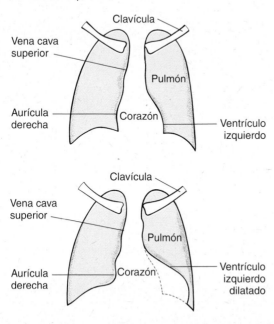

breve descarga eléctrica (cardioversión). A pesar de que este examen es invasivo y que se requiere anestesia, es muy seguro: el riesgo de muerte es de 1 entre 5000 exploraciones.

Exploración radiológica

En caso de sospecha de cardiopatía, es necesario practicar radiografías del tórax de frente y de perfil. Las radiografías muestran la forma y el tamaño del corazón y marcan las siluetas de los vasos sanguíneos en los pulmones y el tórax. Fácilmente pueden observarse anormalidades de la forma y del tamaño de estas estructuras, así como otras anomalías, como depósitos de calcio en el seno del tejido cardíaco. Las radiografías de tórax revelan también el estado de los pulmones (en especial de sus vasos sanguíneos) y la presencia de líquido en su interior o alrededor de ellos.

El aumento del tamaño del corazón puede deberse a una insuficiencia cardíaca o a una válvula anormal. Pero, a veces, el tamaño puede ser normal incluso en personas que presentan enfermedades cardíacas graves.

En la pericarditis constrictiva, que se caracteriza por hallarse el corazón constreñido por tejido cica-

tricial, el corazón no se agranda incluso aunque aparezca insuficiencia cardíaca.

El aspecto de los vasos sanguíneos pulmonares suele ser más importante para el diagnóstico que el aspecto del propio corazón. Por ejemplo, la dilatación de las arterias pulmonares cerca del corazón pero estrechadas en el tejido pulmonar sugiere un aumento de tamaño del ventrículo derecho.

Tomografía computadorizada

La tomografía computadorizada ordinaria (TC) casi nunca se utiliza para diagnosticar una enfermedad cardíaca; sin embargo, puede detectar anomalías estructurales del corazón, del pericardio, de los vasos principales, de los pulmones y de las estructuras de soporte dentro del tórax. La computadora del sistema crea imágenes transversales de todo el tórax utilizando los rayos X y muestra la ubicación exacta de las anomalías.

La moderna tomografía computadorizada es mucho más rápida (cinetomografía computadorizada) y proporciona una imagen tridimensional móvil del corazón. Esta prueba se utiliza para estimar anomalías estructurales y de movimiento.

Radioscopia

La radioscopia (fluoroscopia) es una exploración continua con rayos X que muestra en una pantalla el movimiento del corazón con cada latido y los pulmones cuando se inflan y se desinflan. Sin embargo, dado que implica una dosis relativamente alta de radiación, se ha reemplazado por el ecocardiograma y otros exámenes.

La radioscopia se usa aún cuando se lleva a cabo un cateterismo cardíaco o un examen electrofisiológico. Puede ser de utilidad para el diagnóstico, a veces difícil, de enfermedades valvulares y de defectos congénitos del corazón.

Ecocardiograma

El ecocardiograma es una de las técnicas más utilizadas para el diagnóstico de las enfermedades cardíacas, ya que no es invasiva, no utiliza rayos X y proporciona imágenes de una excelente calidad. Esta prueba es inofensiva, indolora, poco costosa y ampliamente asequible.

Para el ecocardiograma se utilizan ondas ultrasonoras de alta frecuencia, emitidas por una sonda de grabación (transductor), que chocan contra las estructuras del corazón y de los vasos sanguíneos y, al rebotar, producen una imagen móvil que aparece en una pantalla de vídeo y que se puede grabar en una cinta o imprimirse. Cambiando la posición y el ángulo de la sonda, se observan el corazón y los principales vasos sanguíneos desde varios ángulos para

Posición del paciente para la exploración ecocardiográfica

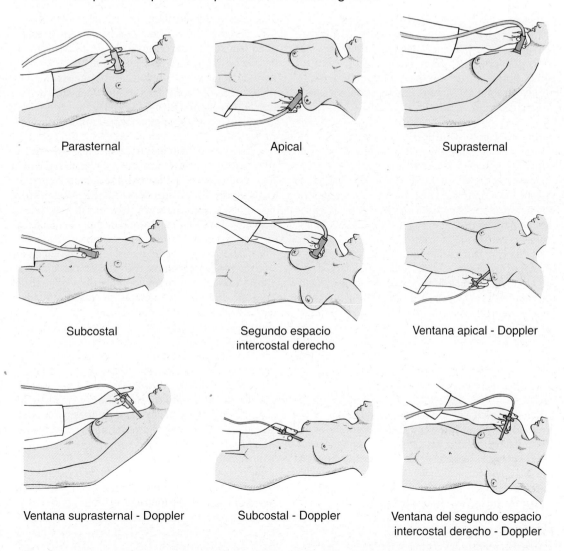

Parasternal

Apical

Suprasternal

Subcostal

Segundo espacio
intercostal derecho

Ventana apical - Doppler

Ventana suprasternal - Doppler

Subcostal - Doppler

Ventana del segundo espacio
intercostal derecho - Doppler

obtener una imagen detallada de las estructuras y de la función cardíacas. Para obtener mayor claridad o para analizar estructuras en la parte posterior del corazón, es posible introducir un transductor en el esófago y grabar las señales provenientes de la parte posterior del corazón; este procedimiento se conoce como ecocardiograma transesofágico.

El ecocardiograma detecta anomalías en el movimiento de las cavidades cardíacas, el volumen de sangre bombeado con cada latido, el grosor y las enfermedades del saco que envuelve el corazón (pericardio), y la presencia de líquidos entre el pericardio y el músculo cardíaco.

Los tipos principales de exámenes con ultrasonidos son el modo M, bidimensional, Doppler y Doppler a color. Para la prueba con ultrasonidos en modo M, la técnica más simple, se dirige un haz simple de ultrasonidos hacia la parte del corazón deseada. El ecocardiograma bidimensional es la técnica más usada y produce imágenes bidimensionales reales, a modo de "secciones" generadas por computadora. La técnica Doppler detecta el movimiento y la turbulencia de la sangre y puede crear una imagen en color (Doppler a color). El Doppler a color permite determinar y mostrar en la pantalla la dirección y la velocidad de la circulación en las cavidades del corazón y en los vasos. Las imágenes permiten observar si las válvulas cardíacas se abren y cierran correctamente, si se escapa sangre al cerrarse éstas y qué cantidad y si el flujo sanguíneo es normal. Así mismo, se pueden detectar comunicaciones anormales entre los vasos sanguíneos o entre los compartimientos del corazón, y también determinar la estructura y funcionamiento de los vasos y las cavidades.

Resonancia magnética

La resonancia magnética (RM) es una técnica que utiliza un potente campo magnético para obtener imágenes detalladas del corazón y del tórax. Esta sofisticada y extremadamente costosa técnica de obtención de imágenes está aún en una fase experimental para su uso en el diagnóstico de las enfermedades cardíacas.

Se coloca a la persona dentro de un gran electroimán que causa una vibración de los núcleos de los átomos del organismo, produciendo unas señales características, que son convertidas en imágenes bidimensionales y tridimensionales de las estructuras cardíacas. Por lo general, no es necesario el uso de contraste. En algunas ocasiones, sin embargo, se administran agentes de contraste paramagnéticos por vía intravenosa para facilitar la identificación de un escaso flujo de sangre en el músculo cardíaco.

Una desventaja de la RM es que cada imagen necesita más tiempo para ser producida con la TC. A causa del movimiento del corazón, las imágenes obtenidas con la RM son más borrosas que las obtenidas con la TC. Además, algunas personas sienten claustrofobia ya que deben permanecer inmóviles en un espacio reducido dentro una máquina gigantesca.

Estudios con isótopos radiactivos

Consisten en la inyección intravenosa de cantidades ínfimas de sustancias marcadas, unidas a isótopos radiactivos (indicadores o trazadores); la exposición a la radiación es menor que cuando se realizan radiografías. Los indicadores se distribuyen rápidamente por todo el cuerpo, incluyendo el corazón, y se detectan con una gammacámara. En la pantalla se recoge una imagen que se almacena en la computadora para su análisis posterior.

En la técnica de tomografía computadorizada por emisión de fotones simples, distintos tipos de cámaras de registro de radiaciones pueden grabar una imagen simple o producir una serie de imágenes de secciones transversales amplificadas por la computadora. Esta computadora también puede generar una imagen tridimensional.

Los estudios con isótopos radiactivos son particularmente útiles en el diagnóstico de un dolor torácico de causa desconocida. Por otro lado, en los pacientes con un estrechamiento de las arterias coronarias, se utilizan para determinar en qué medida este estrechamiento afecta al aporte de sangre al corazón y su funcionamiento. Este procedimiento también se usa para comprobar el aumento de flujo sanguíneo al músculo cardíaco después de una operación de bypass u otras similares, así como para determinar el pronóstico después de un ataque cardíaco (infarto de miocardio).

El flujo sanguíneo que pasa a través del corazón se examina generalmente inyectando talio-201 en una vena y obteniendo imágenes durante la prueba de esfuerzo. La cantidad de talio-201 que absorben las células del músculo cardíaco depende de la circulación. En el momento máximo del esfuerzo, el área del corazón con menor aporte de sangre (isquemia) muestra menor radiactividad (produce una imagen más débil) que el músculo circundante con aporte normal. En pacientes incapaces de realizar ejercicios, una inyección intravenosa de dipiridamol o de adenosina simula los efectos del ejercicio en el flujo de sangre. Estos fármacos desvían el aporte de sangre de los vasos dañados hacia los normales.

Una vez que la persona haya descansado unas pocas horas, se efectúa la segunda exploración. De este modo se observa en qué áreas del corazón se da una ausencia de flujo reversible, por lo general debida a un estrechamiento de las arterias coronarias, y cuáles padecen una cicatrización irreversible del músculo cardíaco, que en cambio suele ser el resultado de un infarto previo.

Si se sospecha un infarto agudo de miocardio, se utilizan trazadores que contengan tecnecio-99 en vez de talio-201. Al contrario del talio, que se acumula sobre todo en el tejido normal, el tecnecio lo hace principalmente en el tejido enfermo. Sin embargo, debido a que el tecnecio también se concentra en los huesos, las costillas dificultan un poco la valoración de las imágenes resultantes.

La gammagrafía con tecnecio se utiliza para el diagnóstico de un infarto de miocardio. La zona del corazón lesionada absorbe el tecnecio y la prueba puede detectar un infarto a partir de 12 a 24 horas de su inicio, hasta una semana después.

Tomografía por emisión de positrones

Para realizar la tomografía por emisión de positrones (TEP), se marca un nutriente necesario para el funcionamiento cardíaco con una sustancia que emite partículas radiactivas, denominadas positrones, y luego se inyecta por vía intravenosa. En pocos minutos el marcador llega al área del corazón que interesa examinar y con un detector se explora la zona y se registran los puntos de mayor actividad. A partir de esta información, una computadora construye una imagen tridimensional de toda el área, que muestra las diferencias de actividad en las regiones del músculo cardíaco. La tomografía de emisión de positrones proporciona imágenes mucho más nítidas que ningún otro análisis médico radiactivo. Sin embargo, estos exámenes son muy caros y no son fácilmente asequibles. Se utilizan en el terreno de la investigación y también cuando las pruebas más simples y menos caras no son concluyentes.

Cateterismo cardíaco

El cateterismo cardíaco se basa en la introducción de un pequeño catéter (tubo) en una arteria o una vena, generalmente de un brazo o de una pierna, que se desliza hacia los vasos principales y las cavidades del corazón. Para alcanzar el lado derecho del corazón, se introduce el catéter en una vena; para alcanzar el lado izquierdo, se coloca dentro de una arteria. Los catéteres se introducen en el corazón tanto para fines diagnósticos como para realizar determinados tratamientos. Antes de practicar este procedimiento es necesario administrar anestesia local.

El catéter suele poseer en un extremo un instrumento de medición u otro dispositivo. Así pues, según el tipo, pueden medir presiones, observar el interior de los vasos sanguíneos, dilatar una válvula del corazón o desobstruir una arteria. Los catéteres se utilizan ampliamente en la evaluación del estado del corazón, ya que se insertan sin necesidad de una operación quirúrgica importante.

El cateterismo de la arteria pulmonar consiste en la introducción, en una vena del brazo o del cuello, de un catéter diseñado especialmente con un globo en su extremo, que se pasa por la aurícula y el ventrículo derechos hasta el comienzo de la arteria pulmonar. El catéter se emplea para medir la presión arterial en los vasos principales y en las cavidades del corazón, así como para determinar la cantidad de sangre que sale del corazón hacia los pulmones. También pueden extraerse muestras de sangre a través del catéter para analizar el contenido de oxígeno y anhídrido carbónico. Debido a que al introducir un catéter en la arteria pulmonar se pueden causar anomalías en el ritmo cardíaco, durante este procedimiento se lleva a cabo un registro continuo del electrocardiograma. Por lo general, estas anomalías pueden evitarse cambiando el catéter a otra posición. Si esta maniobra no es eficaz, se extrae el catéter.

El catéter también se utiliza para obtener muestras de sangre para estudios del metabolismo. A través del catéter pueden instilarse contrastes que dibujarán los vasos sanguíneos y las cavidades del corazón en

Angiografía coronaria

La introducción de un catéter hasta las arterias coronarias, permite la visualización de éstas, gracias a la inyección de un medio de contraste radiológico.

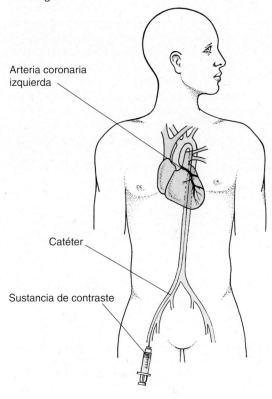

Arteria coronaria izquierda

Catéter

Sustancia de contraste

la radioscopia. Las anomalías anatómicas y del flujo sanguíneo pueden observarse y registrarse en películas al tiempo que se hacen radiografías. Así mismo, utilizando unos instrumentos a través del catéter, pueden obtenerse muestras de tejido del músculo cardíaco del interior de las cavidades cardíacas para su examen al microscopio (biopsia). También puede registrarse por separado la presión arterial en cada cavidad y en las venas y arterias más importantes, así como el contenido de oxígeno y de anhídrido carbónico en la sangre de diferentes partes del corazón.

Por último, es posible evaluar la capacidad del corazón para bombear la sangre a partir del análisis del movimiento de la pared del ventrículo izquierdo y calculando la eficiencia con la cual expele la sangre (fracción de eyección). Este análisis permite valorar las lesiones del corazón que se han desarrollado a causa de una isquemia por enfermedad de las arterias coronarias o de cualquier otro trastorno.

Angiografía coronaria

La angiografía coronaria es el estudio de las arterias coronarias mediante un catéter. Para ello, se introduce un delgado catéter dentro de una arteria del brazo o de la ingle hasta las arterias coronarias. Puede usarse la radioscopia (un procedimiento continuo con rayos X) para guiar el catéter. El extremo del catéter se coloca en la posición apropiada y se inyecta dentro de las arterias coronarias contraste a través del mismo, lo que permite visualizar su contorno en una pantalla. La sucesión de radiografías (cineangiografía) proporciona imágenes claras de las cavidades cardíacas y de las arterias coronarias. Por ejemplo, la enfermedad de las arterias coronarias se manifestará en forma de irregularidades o estrecheces de sus paredes internas. Si una persona padece una enfermedad de las arterias coronarias, el catéter también puede utilizarse para eliminar la obstrucción; este procedimiento se denomina angioplastia coronaria transluminal percutánea. (• *V. página 126*)

Algunos efectos secundarios poco importantes producidos por la angiografía coronaria pueden aparecer justo después de la inyección. Generalmente, a medida que el contraste se distribuye por la circulación sanguínea, el paciente presenta una sensación de calor transitorio, sobre todo en la cabeza y en la cara. La frecuencia cardíaca aumenta y la presión arterial disminuye ligeramente. En raras ocasiones, se observan reacciones algo más relevantes, como náuseas, vómitos y tos. Las reacciones graves, que son muy poco frecuentes, pueden ser shock, convulsiones, problemas renales y paro cardíaco. Las reacciones alérgicas varían desde erupciones cutáneas hasta una extraña afección, a veces mortal, llamada anafilaxia. También se constatan anomalías en el ritmo cardíaco si el catéter toca las paredes del corazón. El equipo médico que lleva a cabo este procedimiento posee el instrumental y la capacidad adecuados para tratar inmediatamente cualquiera de estos efectos secundarios.

CAPÍTULO 16

Arritmias cardíacas

El corazón es un órgano muscular con cuatro cavidades diseñadas para trabajar de manera eficiente y continua durante toda la vida. Las paredes musculares de cada cavidad se contraen en una secuencia precisa y durante cada latido expelen la mayor cantidad de sangre con el menor esfuerzo posible.

La contracción de las fibras musculares del corazón está controlada por una descarga eléctrica que recorre el corazón siguiendo distintas trayectorias y a una velocidad determinada. La descarga rítmica que comienza cada latido, se origina en el marcapasos del corazón (nódulo sinoauricular), que se encuentra en la pared de la aurícula derecha. La velocidad de estas descargas depende en parte de los impulsos nerviosos y de la cantidad de ciertas hormonas de la sangre.

La parte del sistema nervioso que regula automáticamente la frecuencia cardíaca es el sistema nervioso autónomo, que comprende los sistemas nerviosos simpático y parasimpático. El sistema nervioso simpático acelera la frecuencia cardíaca; el parasimpático la disminuye. El sistema simpático proporciona al corazón una red de nervios, denominada plexo simpático. El sistema parasimpático llega al corazón a través de un solo nervio: el nervio vago o neumogástrico.

Por otro lado, las hormonas del sistema simpático (la adrenalina y la noradrenalina) también aumentan la frecuencia cardíaca. La hormona tiroidea también ejerce el mismo efecto. Demasiada hormona tiroidea hace que el corazón lata con excesiva rapidez, mientras que, si hay muy poca, lo hace con mucha lentitud.

La frecuencia cardíaca en reposo es de 60 a 100 latidos por minuto. Sin embargo, pueden ser consideradas normales velocidades mucho menores en adultos jóvenes, sobre todo en aquellos en buenas condiciones físicas. Las variaciones en la frecuencia cardíaca son normales. Aparecen no sólo por efecto del ejercicio o de la inactividad, sino también por otros estímulos, como el dolor y las emociones. Sólo cuando el ritmo es inadecuadamente rápido (taquicardia) o lento (bradicardia) o cuando los impulsos eléctricos siguen vías o trayectos anómalos, se considera que el corazón tiene un ritmo anormal (arritmia). Los ritmos anormales pueden ser regulares o irregulares.

Vías de circulación de los estímulos eléctricos

Los impulsos eléctricos del marcapasos se dirigen primero hacia las aurículas derecha e izquierda

Trayectoria de los impulsos eléctricos del corazón

El nódulo sinoauricular (1) inicia un impulso eléctrico que recorre las aurículas derecha e izquierda (2), produciendo su contracción. Cuando el impulso eléctrico alcanza el nódulo auriculoventricular (3), es retardado ligeramente. El impulso, a continuación, viaja hacia el haz de His (4), que se divide en la rama derecha del fascículo de His para el ventrículo derecho (5) y la rama izquierda del mismo para el ventrículo izquierdo (5). A continuación, el impulso se extiende por los ventrículos, haciendo que se contraigan.

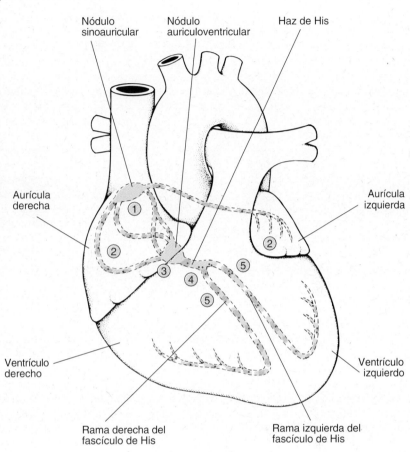

Nódulo sinoauricular

Nódulo auriculoventricular

Haz de His

Aurícula derecha

Aurícula izquierda

Ventrículo derecho

Ventrículo izquierdo

Rama derecha del fascículo de His

Rama izquierda del fascículo de His

y, en consecuencia, provocan la contracción del tejido muscular en una determinada secuencia que condiciona que la sangre sea expulsada desde las aurículas hacia los ventrículos. A continuación, el impulso eléctrico llega hasta el nódulo auriculoventricular situado entre las aurículas y los ventrículos. Este nódulo retiene las descargas eléctricas y retarda su transmisión para permitir que las aurículas se contraigan por completo y que los ventrículos se llenen con la mayor cantidad de sangre posible durante la diástole ventricular.

Después de pasar por el nódulo auriculoventricular, el impulso eléctrico llega hasta el haz de His, un grupo de fibras que se dividen en una rama izquierda para el ventrículo izquierdo y una rama derecha para el ventrículo derecho. De este modo, el impulso se distribuye de manera ordenada sobre la superficie de los ventrículos e inicia su contracción (sístole), durante la cual la sangre se expulsa del corazón.

Diversas anomalías de este sistema de conducción del impulso eléctrico pueden provocar arritmias que pueden ser desde inofensivas hasta graves con riesgo de muerte. Cada variedad de arritmia tiene su propia causa, mientras que una causa puede dar lugar a varios tipos de arritmias. Las arritmias leves pueden presentarse por el consumo excesivo de alcohol o de tabaco, por estrés o por el ejercicio. La hiperactividad o el bajo rendimiento del tiroides y algunos fármacos, especialmente los utilizados para el tratamiento de las enfermedades pulmonares y la hipertensión, también pueden alterar la frecuencia y el ritmo cardíacos. La causa más frecuente de las arritmias es una enfermedad cardíaca, en particular la enfermedad de las arterias coronarias, el mal funcionamiento de las válvulas y la insuficiencia cardíaca. En ocasiones, las arritmias sobrevienen sin una enfermedad cardíaca subyacente o cualquier otra causa detectable.

Dos sistemas diferentes de marcapasos

Obsérvese la implantación en el tejido subcutáneo, y los alambres (electrodos) dirigidos al corazón.

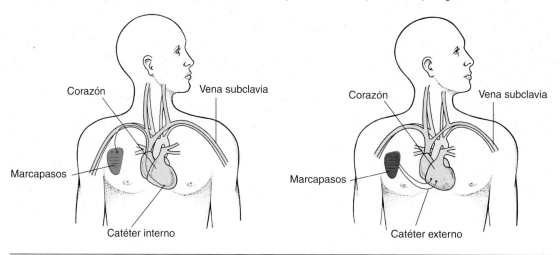

Síntomas

La consciencia del propio latido del corazón (palpitaciones) varía mucho de una persona a otra. Algunas personas pueden distinguir los latidos anormales y otras son capaces de percibir hasta los latidos normales. En algunas ocasiones, cuando se está acostado sobre el lado izquierdo, la mayoría de las personas percibe el latido del corazón. La consciencia de los propios latidos puede resultar molesta, pero habitualmente no es el resultado de una enfermedad subyacente. Lo más frecuente es que se deba a contracciones muy fuertes que se manifiestan periódicamente por diversas razones.

La persona que padece un cierto tipo de arritmia tiene tendencia a sufrir esta misma arritmia repetidamente. Algunos tipos de arritmias provocan pocos síntomas o ninguno, pero pueden causar problemas. Otras no causan nunca problemas importantes pero, en cambio, sí causan síntomas. A menudo, la naturaleza y la gravedad de la enfermedad cardíaca subyacente son más importantes que la arritmia en sí misma.

Cuando las arritmias afectan a la capacidad del corazón para bombear sangre, pueden causar mareos, vértigo y desmayo (síncope). (• *V. página 109*) Las arritmias que provocan estos síntomas requieren atención inmediata.

Diagnóstico

La descripción de los síntomas casi siempre permite realizar un diagnóstico preliminar y determinar la gravedad de la arritmia. Las consideraciones más importantes son si los latidos son rápidos o lentos, regulares o irregulares, cortos o prolongados; si aparecen vértigos, mareos o debilitamiento e incluso pérdida de consciencia y si las palpitaciones se asocian a dolor torácico, ahogo y otras sensaciones molestas. El médico también necesita saber si las palpitaciones se presentan cuando el paciente está en reposo o durante una actividad inusual o enérgica y, además, si comienzan y acaban de manera repentina o bien gradual.

En general, se necesitan algunas pruebas complementarias para determinar con exactitud la naturaleza de la enfermedad. El electrocardiograma (• *V. recuadro, página 72*) es la principal prueba diagnóstica para detectar las arritmias y proporciona una representación gráfica de las mismas.

Sin embargo, el electrocardiograma (ECG) sólo muestra la frecuencia cardíaca durante un breve período y las arritmias son, en general, intermitentes. Por lo tanto, un monitor portátil (Holter), (• *V. recuadro, página 73*) que se lleva encima durante 24 horas, puede ofrecer mayor información. Éste puede registrar arritmias que aparecen en forma esporádica mientras el paciente continúa sus actividades diarias habituales y apunta en un diario los síntomas detectados en las 24 horas. En caso de arritmias potencialmente mortales, se requiere hospitalización para llevar a cabo esta monitorización.

Cuando se sospecha la existencia de una arritmia persistente y potencialmente mortal, los estudios electrofisiológicos invasivos pueden ser de gran ayuda. Para ello, se introduce por vía intravenosa hasta el corazón un catéter que contiene unos alambres. Utilizando de forma combinada la estimulación eléctrica y una monitorización sofisticada se puede determinar el tipo de arritmia y la respuesta más probable al tratamiento. Las arritmias más graves pueden detectarse mediante esta técnica.

Pronóstico y tratamiento

El pronóstico depende en parte de si la arritmia comienza en el marcapasos normal del corazón, en las aurículas o en los ventrículos. En general, las que comienzan en los ventrículos son más graves, aunque muchas de ellas no son peligrosas.

Por lo general, las arritmias no provocan síntomas ni interfieren en la función de bombeo del corazón, por lo que los riesgos son mínimos. No obstante, las arritmias son fuente de ansiedad cuando la persona se da cuenta de ellas, por lo que comprender su carácter inofensivo puede servir de alivio. A veces, cuando se cambia la medicación o se ajusta la dosis, o bien cuando se interrumpe el consumo de alcohol o la práctica de ejercicios enérgicos, las arritmias aparecen más espaciadas o incluso cesan.

La administración de fármacos contra las arritmias es muy útil en caso de síntomas intolerables o cuando representan un riesgo. No existe un único fármaco que cure todas las arritmias en todas las personas. A veces es preciso probar varios tratamientos hasta encontrar uno que sea satisfactorio. Además, los fármacos antiarrítmicos pueden producir efectos colaterales y empeorar o incluso causar arritmias.

Los marcapasos artificiales, dispositivos electrónicos que actúan en lugar del marcapasos natural, se programan para imitar la secuencia normal del corazón. Por lo general, se implantan quirúrgicamente bajo la piel del pecho y poseen cables que llegan hasta el corazón. Debido al circuito de baja energía y al nuevo diseño de baterías, estas unidades tienen una duración de entre 8 y 10 años. Estos nuevos circuitos han eliminado casi por completo el riesgo de interferencias con los distribuidores de los automóviles, radares, microondas y detectores de seguridad de los aeropuertos. Sin embargo, otros equipos pueden interferir el marcapasos, como los aparatos utilizados para la resonancia magnética nuclear (RM) y la diatermia (fisioterapia empleada para dar calor a los músculos).

El uso más frecuente que se le da al marcapasos es para el tratamiento de una frecuencia cardíaca demasiado lenta (bradicardia). Cuando el corazón disminuye su frecuencia por debajo de un determinado valor, el marcapasos comienza a emitir impulsos eléctricos. En casos excepcionales, un marcapasos se utiliza para enviar una serie de impulsos que detengan un ritmo anormalmente rápido del corazón (taquicardia) y disminuir así su velocidad. Estos marcapasos sólo se utilizan en el caso de ritmos rápidos que se inician en las aurículas.

A veces, la aplicación de una descarga eléctrica al corazón puede detener un ritmo anormal y restaurar el normal. Este método se denomina cardioversión, electroversión o desfibrilación. La cardioversión puede emplearse para tratar las arritmias que comienzan en las aurículas o en los ventrículos. Generalmente, se utiliza un gran aparato (desfibrilador), manipulado por un equipo especializado de médicos y de enfermeras, para generar una descarga eléctrica, con el fin de detener una arritmia que pueda causar la muerte. Sin embargo, se puede implantar quirúrgicamente un desfibrilador del tamaño de una baraja de naipes. Estos pequeños dispositivos, que detectan de forma automática las arritmias que pueden ser mortales y emiten una descarga, son implantados en personas que, de otro modo, podrían morir al detenerse su corazón repentinamente. Como estos desfribiladores no previenen las arritmias, estas personas habitualmente también toman fármacos antiarrítmicos al mismo tiempo.

Ciertos tipos de arritmias se corrigen mediante intervenciones quirúrgicas y otros procedimientos invasivos. Por ejemplo, las arritmias causadas por una enfermedad coronaria se controlan a través de una angioplastia o una operación de derivación de las arterias coronarias (bypass). (• *V. página 126*) Cuando una arritmia es provocada por un foco irritable en el sistema eléctrico del corazón, este foco puede ser destruido o extirpado. Lo más frecuente es que el foco se destruya mediante una ablación por catéter (emisión de energía de radiofrecuencia a través de un catéter introducido en el corazón). Después de un infarto de miocardio, pueden aparecer episodios de taquicardia ventricular que pueden ser mortales. Esta arritmia puede tener su origen en un área lesionada del músculo cardíaco que puede ser identificada y extraída mediante una intervención quirúrgica a corazón abierto.

Extrasístoles auriculares

Una extrasístole auricular es un latido cardíaco causado por la activación eléctrica de las aurículas antes de un latido normal.

Las extrasístoles auriculares se producen como latidos cardíacos adicionales en las personas sanas y sólo en raras ocasiones causan síntomas. Los factores desencadenantes son el consumo de alcohol y la administración de preparados para el resfriado que contienen fármacos que estimulan el sistema nervioso simpático (como la efedrina o la seudoefedrina) o de fármacos que se usan para tratar el asma.

Diagnóstico y tratamiento

Se detectan con una exploración física y se confirman mediante un electrocardiograma (ECG). Si se hace necesario un tratamiento debido a que los latidos ectópicos se producen con frecuencia y generan palpitaciones intolerables, se administra un betabloqueador para reducir la frecuencia cardíaca.

Taquicardia auricular paroxística

La taquicardia auricular paroxística es una frecuencia cardíaca uniforme, rápida (de 160 a 200 latidos por minuto) que acontece de modo repentino y se inicia en las aurículas.

Existen varios mecanismos que producen las taquicardias auriculares paroxísticas. La frecuencia rápida puede deberse a que un latido auricular prematuro envíe un impulso a través de una vía anómala hacia los ventrículos.

Esta frecuencia cardíaca rápida suele tener un inicio y un fin repentinos y puede durar desde pocos minutos a varias horas. Se experimenta en la mayoría de los casos como una palpitación molesta y a menudo se acompaña de otros síntomas, como la debilidad. Generalmente, el corazón es normal y estos episodios son más desagradables que peligrosos.

Tratamiento

Los episodios de arritmia pueden ser a menudo interrumpidos mediante una o varias maniobras que estimulan el nervio vago y que, en consecuencia, reducen la frecuencia cardíaca. Dichas maniobras, que son habitualmente dirigidas por un médico, consisten en hacer que el paciente simule los esfuerzos de evacuación, frotar el cuello precisamente debajo del ángulo de la mandíbula (lo que estimula una zona sensible sobre la arteria carótida llamada seno carotídeo) y sumergir la cara dentro de un recipiente de agua muy fría. Estas maniobras son más eficaces si se efectúan apenas comienza la arritmia.

Si estos procedimientos no surten efecto, la arritmia generalmente se interrumpirá si la persona se va a dormir. Sin embargo, habitualmente, las personas solicitan la ayuda del médico para dar fin al episodio. Por lo general, éste se detiene fácilmente administrando una dosis endovenosa de verapamilo o de adenosina. Cuando los fármacos no surten efecto se debe recurrir a la cardioversión (aplicar un shock eléctrico al corazón).

La prevención es más difícil que el tratamiento, pero hay varios fármacos que son eficaces, administrados solos o combinados. En raras ocasiones, puede de que sea necesario destruir una vía anómala en el corazón mediante una ablación con catéter (suministro de energía de radiofrecuencia a través de un catéter introducido en el corazón).

Fibrilación y flúter auricular

La fibrilación y el flúter auricular son impulsos eléctricos muy rápidos que producen una contracción auricular extremadamente veloz, lo que hace que el ventrículo se contraiga de una forma más rápida y menos eficiente de lo normal.

Estos ritmos pueden ser esporádicos o persistentes. Durante la fibrilación o el flúter, las contracciones auriculares son tan veloces que las paredes de las aurículas simplemente se estremecen, por lo que al no haber una verdadera contracción, la sangre no es bombeada a los ventrículos. En la fibrilación, el ritmo auricular es irregular, por lo que el ritmo ventricular también lo es; en el flúter, los ritmos auriculares y ventriculares son, por lo general, uniformes. En ambos casos, los ventrículos laten más lentamente que las aurículas porque el nódulo auriculoventricular y el haz de His no pueden conducir impulsos eléctricos a una velocidad tan elevada y sólo uno de cada dos o cuatro impulsos consigue pasar. Sin embargo, aun así el latido de los ventrículos es tan rápido que no pueden llenarse por completo. Por consiguiente, el corazón bombea cantidades insuficientes de sangre, disminuye la presión arterial y existe un riesgo potencial de que aparezca insuficiencia cardíaca.

La fibrilación auricular o el flúter pueden aparecer sin que sean visibles otras señales de cardiopatía, pero lo más habitual es que haya un problema subyacente, como la enfermedad cardíaca reumática, una enfermedad de las arterias coronarias, la hipertensión arterial, el abuso de alcohol o una producción excesiva de hormona tiroidea (hipertiroidismo).

Síntomas y diagnóstico

Los síntomas de la fibrilación o flúter auricular dependen de la frecuencia con que se contraen los ventrículos. Si ésta es poco rápida (menos de 120 latidos por minuto) no se producirán síntomas, mientras que frecuencias más elevadas causan palpitaciones desagradables o malestar en el pecho. En la fibrilación auricular, el paciente puede percibir la irregularidad del ritmo cardíaco.

La reducida capacidad de bombeo del corazón puede provocar debilidad, desvanecimiento y ahogo. Algunas personas, sobre todo las de edad avanzada, desarrollan insuficiencia cardíaca, dolor torácico y shock.

En la fibrilación auricular, las aurículas no se va-cían por completo en los ventrículos con cada la-tido, por lo que la sangre que queda en su interior puede quedar estancada y coagularse. Incluso pue-den desprenderse trozos de coágulos, que pasan al interior del ventrículo izquierdo, penetran en la cir-culación general y pueden llegar hasta una arteria más pequeña y obstruirla (embolia). Sin embargo, lo más frecuente es que los trozos de un coágulo se desprendan poco después de que una fibrilación au-ricular retorne al ritmo normal, ya sea espontánea-mente o mediante la aplicación de un tratamiento. La obstrucción de una arteria en el cerebro puede causar un ictus que, en raras ocasiones, es la primera señal de fibrilación auricular.

El diagnóstico de fibrilación o de flúter auricu-lar se efectúa a partir de los síntomas y se confir-ma mediante un electrocardiograma (ECG). En la fibrilación auricular, el pulso es irregular, mien-tras en el flúter auricular tiene una tendencia a ser regular pero rápido.

Tratamiento

Los tratamientos para la fibrilación y el flúter au-ricular tienen como objetivo el control de la veloci-dad de contracción de los ventrículos, tratar el trastorno responsable del ritmo anómalo y restable-cer el ritmo normal del corazón. En la fibrilación au-ricular se suministra, además, un tratamiento para prevenir coágulos y embolias.

En primer lugar, se debe disminuir la frecuencia ventricular para aumentar la eficacia de bombeo del corazón. A este efecto, se administra digoxina, un fármaco que retarda la conducción de los impulsos a los ventrículos. Cuando la administración de di-goxina no es eficaz, se combina con otro fármaco (un betabloqueador como el propranolol o el atenolol, o un bloqueador de los canales del calcio, como el dil-tiazem o el verapamilo), que aumenta su eficacia.

El tratamiento de la enfermedad subyacente rara-mente mejora las arritmias auriculares, a menos que la enfermedad sea el hipertiroidismo.

En ocasiones, la fibrilación o el flúter auricular pueden revertir a un ritmo normal de forma espon-tánea, pero es más frecuente que sea necesario inter-venir para conseguir esta normalidad. Aunque esta reversión puede lograrse con ciertos fármacos anti-arrítmicos, una descarga eléctrica (cardioversión) es el tratamiento más eficaz. El éxito de los medios utilizados depende del tiempo transcurrido desde el inicio de las anomalías en el ritmo cardíaco (las pro-babilidades de éxito son menores después de 6 meses o más), el grado de dilatación de los ventrí-culos y la gravedad que ha alcanzado la enfermedad cardíaca subyacente. Aun cuando se consiga la con-

Ritmo sinusal normal

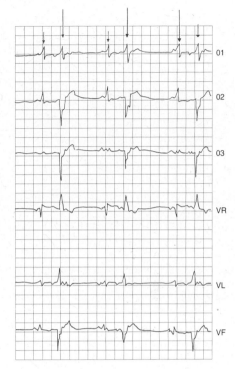

versión, el riesgo de que la arritmia reaparezca es elevado, incluso cuando se administran fármacos preventivos como quinidina, procainamida, propa-fenona o flecainida.

Si todos los demás tratamientos no surten efecto, se destruye el nódulo auriculoventricular mediante ablación con catéter (suministro de energía de ra-diofrecuencia mediante un catéter insertado en el corazón). Este procedimiento interrumpe la con-ducción desde las aurículas en fibrilación hacia los ventrículos, por lo que se requiere colocar un mar-capasos artificial permanente para que los ventrícu-los se contraigan.

El riesgo de desarrollar coágulos sanguíneos es más elevado en personas con fibrilación auricular y dilatación de la aurícula izquierda o enfermedad de la válvula mitral. (• V. página 97) El riesgo de que un coágulo se desprenda y cause un ictus es particu-larmente elevado en los pacientes con episodios in-termitentes pero duraderos de fibrilación auricular o cuya fibrilación ha sido convertida al ritmo normal. Dado que cualquier persona con fibrilación auricular corre el riesgo de presentar un ictus, por lo general, se recomienda aplicar un tratamiento anticoagulante para impedir la formación de coágulos, a menos que

Extrasístoles ventriculares benignas

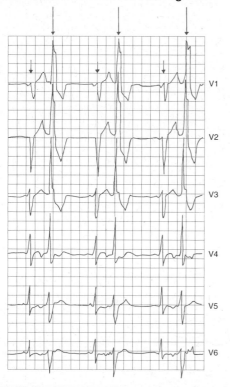

haya una razón específica para no hacerlo (por ejemplo, la hipertensión arterial). Sin embargo, este tratamiento lleva consigo un riesgo de hemorragia que puede conducir a un ictus hemorrágico y a otras complicaciones hemorrágicas. Por consiguiente, los potenciales beneficios y riesgos se deben considerar en cada persona en particular.

Síndrome de Wolff-Parkinson-White

El síndrome de Wolff-Parkinson-White es una arritmia cardíaca en la que los impulsos eléctricos son conducidos a lo largo de una vía accesoria desde las aurículas a los ventrículos, lo que provoca episodios de taquicardia.

El síndrome de Wolff-Parkinson-White es el más frecuente de los trastornos que afectan a vías accesorias. Aunque están presentes en el nacimiento, estas vías accesorias sólo conducen los impulsos a través del corazón en algunas ocasiones. Se pueden manifestar de forma precoz, durante el primer año de vida o tardíamente, por ejemplo, a los 60 años.

Síntomas y diagnóstico

El síndrome de Wolff-Parkinson-White causa episodios repentinos de taquicardia con palpitaciones. Durante el primer año de vida, los bebés pueden empezar a mostrar síntomas de insuficiencia cardíaca si el episodio es prolongado. A veces, parecen quedarse sin aliento o aletargados, dejan de comer bien o tienen pulsaciones rápidas y visibles en el pecho.

Los primeros episodios pueden producirse entre los 10 y los 25 años. Los episodios típicos comienzan de modo repentino, a menudo durante un ejercicio. Pueden durar sólo unos pocos segundos o persistir durante varias horas, raramente más de doce horas. En una persona joven y, por lo demás, con un buen estado de salud, los episodios producen pocos síntomas, pero las taquicardias son molestas y estresantes y pueden causar desvanecimiento o insuficiencia cardíaca. La taquicardia se transforma a veces en fibrilación auricular. Esta última es particularmente peligrosa en alrededor del uno por ciento de las personas que padecen el síndrome de Wolff-Parkinson-White, debido a que la vía accesoria puede conducir los impulsos rápidos hacia los ventrículos con mayor eficacia de lo normal. El resultado es una velocidad ventricular muy rápida, que puede ser mortal. No sólo se trata de un corazón muy ineficaz por latir tan rápido, sino que la frecuencia cardíaca acelerada podría progresar a una fibrilación ventricular, que lleva a la muerte de inmediato.

El diagnóstico del síndrome de Wolff-Parkinson-White con o sin fibrilación auricular se efectúa mediante un electrocardiograma (ECG).

Tratamiento

Los episodios de arritmia suelen ser interrumpidos mediante una o varias maniobras que estimulan el nervio vago y, en consecuencia, reducen la frecuencia cardíaca. Dichas maniobras, bajo control médico, consisten en efectuar esfuerzos similares a los de evacuación, frotar el cuello precisamente debajo del ángulo de la mandíbula (lo que estimula una zona sensible sobre la arteria carótida llamada seno carotídeo) y sumergir la cara dentro de un recipiente de agua muy fría. Estas maniobras producen mejores resultados cuando se efectúan apenas comienza la arritmia. Si no surten el efecto deseado, se administran fármacos como el verapamilo o la adenosina por vía endovenosa para detener la arritmia. Para la prevención a largo plazo de los episodios de taquicardia se administran otros fármacos antiarrítmicos.

Se puede suministrar digoxina a lactantes y niños menores de 10 años para suprimir los episodios de frecuencia cardíaca acelerada. Los adultos no deben tomar digoxina porque acelera la conducción en la vía accesoria y aumenta los riesgos de una fibrilación ventricular. Por esta razón, la administración del fármaco se interrumpe antes de alcanzar la pubertad.

La destrucción de la vía accesoria mediante la ablación con catéter (suministro de energía de radiofrecuencia mediante un catéter insertado en el corazón) resulta eficaz en más del 95 por ciento de los casos. El riesgo de muerte durante el procedimiento es menor a 1 de cada 1000 personas. La ablación con catéter es particularmente útil en los pacientes jóvenes, ya que, de lo contrario, tendrían que afrontar un tratamiento indefinido con fármacos antiarrítmicos.

Extrasístoles ventriculares

Una extrasístole ventricular (contracción ventricular prematura) es un latido cardíaco causado por la activación eléctrica de los ventrículos antes del latido cardíaco normal.

Este tipo de arritmia es frecuente y no indica ningún peligro cuando no existe una cardiopatía asociada. Sin embargo, cuando se manifiestan con frecuencia en una persona que sufre insuficiencia cardíaca, estenosis aórtica o que ha tenido un infarto, pueden representar el inicio de arritmias más peligrosas, como una fibrilación ventricular y producir la muerte repentina.

Síntomas y diagnóstico

Las extrasístoles ventriculares aisladas tienen un escaso efecto sobre la acción de bombeo del corazón y, por lo general, no producen síntomas, a menos que sean demasiado frecuentes. El síntoma principal es la percepción de un latido fuerte o fuera de lugar.

Las extrasístoles ventriculares se diagnostican con un electrocardiograma (ECG).

Tratamiento

En principio, el único tratamiento es la disminución de las causas de estrés y evitar el consumo de alcohol y de preparados para el resfriado de venta libre que contengan principios activos que estimulan el corazón. Por lo general, sólo se prescribe un tratamiento farmacológico si los síntomas son intolerables o cuando el trazado del ritmo cardíaco sugiere algún peligro. Dada su relativa seguridad, los betabloqueadores son la primera opción. Sin embargo, muchos pacientes no quieren tomarlos debido a la sensación de pereza que pueden causar.

Tras un infarto, y si las extrasístoles ventriculares son frecuentes, se puede reducir el riesgo de muerte súbita tomando betabloqueadores y sometiéndose a una cirugía de derivación coronaria (*by-pass*) (• *V. página 126*) para aliviar la obstrucción subyacente. Los fármacos antiarrítmicos suprimen las extrasístoles ventriculares, pero también pueden aumentar el riesgo de una arritmia mortal. En consecuencia, deben ser utilizados con precaución en pacientes seleccionados después de haber realizado estudios cardíacos sofisticados y la correspondiente evaluación de los riesgos.

Taquicardia ventricular

La taquicardia ventricular es un ritmo ventricular de por lo menos 120 latidos por minuto.

La taquicardia ventricular sostenida (taquicardia ventricular que dura por lo menos 30 segundos) se produce en varias enfermedades cardíacas que causan lesiones graves a los ventrículos. Lo más frecuente es que se manifieste varias semanas o meses después de un infarto.

Síntomas y diagnóstico

La taquicardia ventricular casi siempre se acompaña de palpitaciones. La taquicardia ventricular sostenida puede ser peligrosa y suele requerir un tratamiento de emergencia, debido a que los ventrículos no pueden llenarse adecuadamente ni ejercer su función de bombeo. La presión arterial tiende a descender y se produce una insuficiencia cardíaca. Así mismo, existe el riesgo de que la taquicardia ventricular se agrave y se transforme en fibrilación ventricular (una forma de paro cardíaco). Aunque la taquicardia ventricular puede producir pocos síntomas, incluso a frecuencias de hasta 200 latidos por minuto, es extremadamente peligrosa.

El diagnóstico de taquicardia ventricular se efectúa mediante un electrocardiograma (ECG).

Tratamiento

Debe tratarse cualquier episodio de taquicardia ventricular que produzca síntomas y aquellos que duran más de 30 segundos, incluso si son asintomáticos. Cuando los episodios provocan un descenso de la presión arterial por debajo de los valores normales, es necesario realizar una cardioversión. Para suprimir la taquicardia ventricular se administra lidocaína o un fármaco similar por vía endovenosa. Si los episodios de taquicardia ventricular persisten, se efectúa un estudio electrofisiológico y se prueban otros fármacos. Los resultados del estudio permiten decidir cuál es el fármaco más eficaz para prevenir las recurrencias. La taquicardia ventricular sostenida es provocada por una pequeña zona anómala en los ventrículos, que a veces puede ser extirpada quirúrgicamente. En algunas de las personas que sufren una taquicardia ventricular que no responde al tratamiento farmacológico,

Maniobra de resucitación cardiopulmonar: respiración con máscara

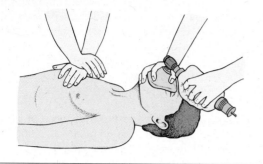

puede implantarse un dispositivo llamado desfibrilador automático para cardioversión.

Fibrilación ventricular

La fibrilación ventricular es una serie descoordinada y potencialmente mortal de contracciones ventriculares ineficaces muy rápidas, causadas por múltiples impulsos eléctricos caóticos.

La fibrilación ventricular es eléctricamente similar a la fibrilación auricular, salvo que tiene un pronóstico mucho más grave. En la fibrilación ventricular, los ventrículos simplemente se estremecen y no llevan a cabo contracciones coordinadas. Debido a que el corazón no bombea sangre, la fibrilación ventricular es una forma de paro cardíaco y es mortal, a menos que sea tratada de inmediato.

Las causas de la fibrilación ventricular son las mismas que las del paro cardíaco. La causa más frecuente es un flujo insuficiente de sangre al músculo cardíaco, a causa de una enfermedad de las arterias coronarias o de un infarto. Otras causas son el shock y las concentraciones muy bajas de potasio en la sangre (hipopotasemia).

Síntomas y diagnóstico

La fibrilación ventricular provoca la pérdida de consciencia en pocos segundos. Si no se aplica un tratamiento de inmediato, generalmente se producen convulsiones y lesiones cerebrales irreversibles tras 5 minutos aproximadamente, debido a que el oxígeno ya no llega al cerebro. Enseguida sobreviene la muerte.

El médico considera el diagnóstico de fibrilación ventricular en caso de colapso repentino. Durante la exploración no se detectan ni pulso ni el latido cardíaco, ni tampoco se detecta la presión arterial. El diagnóstico se confirma con un electrocardiograma (ECG).

Tratamiento

La fibrilación ventricular debe ser tratada como una urgencia. La reanimación cardiopulmonar (RCP) debe ser iniciada antes de que pasen unos pocos minutos y a la mayor brevedad posible debe efectuarse una cardioversión (una descarga eléctrica que se aplica en el pecho). A continuación se administran fármacos para mantener el ritmo cardíaco normal.

Cuando la fibrilación ventricular se produce a las pocas horas de un infarto y la persona no se encuentra en estado de shock ni tiene insuficiencia cardíaca, la cardioversión inmediata tiene éxito en el 95 por ciento de los casos y el pronóstico es bueno. El shock y la insuficiencia cardíaca son indicadores de la existencia de lesiones graves en los ventrículos; cuando están presentes, incluso la cardioversión inmediata tiene sólo un porcentaje de éxito del 30 por ciento, y el 70 por ciento de estos supervivientes de la reanimación fallece después.

Bloqueo cardíaco

El bloqueo cardíaco es un retraso en la conducción eléctrica a través del nódulo auriculoventricular, que se encuentra entre las aurículas y los ventrículos.

El bloqueo cardíaco se clasifica en bloqueo de primer grado, de segundo grado o de tercer grado, según que el retraso de la conducción eléctrica a los ventrículos sea ligera, intermitente o completa.

En el **bloqueo cardíaco de primer grado**, cada impulso de las aurículas alcanza los ventrículos, pero sufre un retraso de una fracción de segundo cuando circula a través del nódulo auriculoventricular. Este problema de conducción es asintomático. El bloqueo cardíaco de primer grado es frecuente entre los atletas bien entrenados, los adolescentes, los adultos jóvenes y las personas con una actividad elevada del nervio vago. Sin embargo, la afección se manifiesta también en la fiebre reumática y en la afectación cardíaca por sarcoidosis y su origen puede ser la administración de algunos fármacos. El diagnóstico se basa en la observación del retraso de la conducción en un electrocardiograma (ECG).

En el **bloqueo cardíaco de segundo grado** no todos los impulsos llegan a los ventrículos. Dicho bloqueo se produce cuando el corazón late de forma lenta o irregular. Algunas formas del bloqueo de segundo grado progresan al de tercer grado.

En el **bloqueo cardíaco de tercer grado**, los impulsos provenientes de las aurículas y dirigidos a los ventrículos están bloqueados por completo, y la frecuencia y el ritmo cardíacos se encuentran determinados por la actividad del nódulo auriculoventricular o de los mismos ventrículos. Sin la estimulación del marcapasos cardíaco normal (nódulo sinoauricular),

Maniobra de resucitación cardiopulmonar: masaje cardíaco

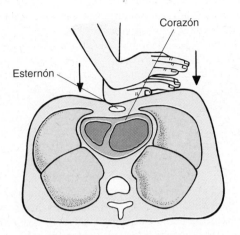

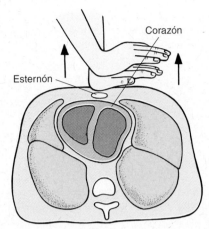

los ventrículos laten con mucha lentitud, menos de 50 latidos por minuto. El bloqueo cardíaco de tercer grado es una arritmia grave que afecta a la capacidad de bombeo del corazón. El desmayo (síncope), los vértigos y la insuficiencia cardíaca repentina son síntomas frecuentes. Cuando los ventrículos laten a una frecuencia superior a 40 latidos por minuto, los síntomas son menos graves pero incluyen cansancio, hipotensión arterial cuando se está de pie y ahogo. El nódulo auriculoventricular y los ventrículos no sólo son lentos como sustitutos del marcapasos natural, sino que incluso con frecuencia son irregulares y poco eficaces.

Tratamiento

El bloqueo de primer grado no requiere tratamiento, incluso cuando es causado por una enfermedad del corazón. Algunos casos de bloqueo de segundo grado pueden requerir un marcapasos artificial. El bloqueo de tercer grado casi siempre requiere un marcapasos artificial. En caso de urgencia se puede utilizar un marcapasos temporal hasta que pueda ser implantado uno permanente. Habitualmente, las personas con este problema necesitan un marcapasos artificial durante el resto de su vida, si bien los ritmos normales a veces vuelven después de haberse recuperado de la causa subyacente, como puede ser un infarto.

Enfermedad del nodo sinusal

La enfermedad del nodo sinusal comprende una amplia variedad de anomalías del funcionamiento del marcapasos natural.

Este síndrome puede producir un latido cardíaco persistentemente lento (bradicardia sinusal) o un bloqueo completo entre el marcapasos y las aurículas (paro sinusal), en cuyo caso el impulso proveniente del marcapasos no provoca la contracción de las aurículas. Cuando esto sucede, habitualmente entra en funcionamiento un marcapasos de urgencia situado más abajo, ya sea en la aurícula o incluso en el ventrículo.

Un subtipo importante de esta enfermedad es el síndrome de bradicardia-taquicardia, en el que los ritmos auriculares rápidos, incluyendo la fibrilación auricular o el flúter, se alternan con períodos prolongados de ritmos cardíacos lentos. Todos los tipos de síndrome del nodo sinusal son particularmente frecuentes en los ancianos.

Síntomas y diagnóstico

Muchos tipos de síndrome del nodo sinusal no causan síntomas, aunque las frecuencias cardíacas persistentemente bajas causan, con frecuencia, debilidad y cansancio. Cuando la frecuencia se hace muy lenta, incluso se produce desvanecimiento. A menudo, las frecuencias cardíacas rápidas se perciben como palpitaciones.

Un pulso lento, sobre todo si es irregular, o un pulso con grandes variaciones sin que coincida con cambios en la actividad del sujeto, induce a sospechar el síndrome del nodo sinusal. Las anomalías características del electrocardiograma (ECG), en particular si se registran durante un período de 24 horas y se consideran junto con los síntomas que las acompañan, en general facilitan la confirmación del diagnóstico.

Tratamiento

A las personas que tienen síntomas por lo general se les coloca un marcapasos artificial. Dichos marcapasos se usan para acelerar la frecuencia cardíaca, más que para disminuirla. En los casos que presentan períodos ocasionales de frecuencia rápida, puede que también sea necesaria la administrarción de fármacos. Por consiguiente, habitualmente el mejor tratamiento consiste en la implantación de un marcapasos junto con la administración de un fármaco antiarrítmico, como un betabloqueador o el vera pamilo.

CAPÍTULO 17

Insuficiencia cardíaca

La insuficiencia cardíaca (insuficiencia cardíaca congestiva) es una enfermedad grave en la que la cantidad de sangre que bombea el corazón cada minuto (gasto cardíaco) es insuficiente para satisfacer las necesidades de oxígeno y de nutrientes del organismo.

El término insuficiencia cardíaca no significa que el corazón se haya detenido, como piensan algunas personas, sino que en realidad se refiere a la reducción de la capacidad del corazón para mantener un rendimiento eficaz. La insuficiencia cardíaca tiene muchas causas, entre las cuales hay un cierto número de enfermedades; es mucho más frecuente en las personas mayores, ya que tienen una mayor probabilidad de contraer las enfermedades que la causan. A pesar de que es un proceso que va empeorando lentamente con el paso del tiempo, las personas que sufren este trastorno pueden vivir muchos años. Sin embargo, el 70 por ciento de los pacientes con esta afección muere antes de transcurridos 10 años a partir del diagnóstico.

Causas

Cualquier enfermedad que afecte al corazón e interfiera la circulación puede producir insuficiencia cardíaca. Ciertas enfermedades pueden actuar selectivamente afectando al músculo cardíaco, deteriorando su capacidad de contracción y de bombeo. La más frecuente de ellas es la enfermedad de las arterias coronarias, que limita el flujo sanguíneo al músculo cardíaco y que puede ser causa de infarto. La miocarditis (una infección del músculo cardíaco causada por bacterias, virus u otros microorganismos) también causa lesiones graves al músculo cardíaco, así como la diabetes, el hipertiroidismo o la obesidad extrema. Una enfermedad de una válvula cardíaca puede obstruir el flujo de sangre entre las cavidades del corazón o entre el corazón y las arterias principales. Por otra parte, una válvula que no cierre bien y deje escapar sangre, puede provocar un reflujo de la misma. Estas situaciones producen la sobrecarga del músculo cardíaco y, en consecuencia, debilitan la fuerza de las contracciones cardíacas. Otras enfermedades afectan principalmente al sistema de conducción eléctrica del corazón y provocan frecuencias cardíacas lentas, rápidas o irregulares, que impiden un bombeo adecuado de la sangre.

Si el corazón se ve sometido a un gran esfuerzo durante meses o años, se agranda, tal y como sucede con los bíceps tras varios meses de ejercicio. En principio, este aumento de tamaño se acompaña de unas contracciones más fuertes, pero finalmente un corazón agrandado puede disminuir su capacidad de bombeo y provocar insuficiencia cardíaca. Así mismo, la presión arterial elevada (hipertensión) puede hacer que el corazón deba trabajar más fuerte. Ello también sucede cuando debe luchar para expulsar la sangre a través de un orificio más estrecho, por lo general una válvula aórtica estrecha. La situación que resulta es similar a la carga extra que soporta una bomba de agua, cuando es forzada a empujar el agua a través de tuberías estrechas.

En algunas personas se endurece el pericardio (la delgada envoltura transparente del corazón). Ello impide que el corazón pueda dilatarse por completo entre latido y latido, por lo que el llenado de sangre es insuficiente. Aunque con una frecuencia mucho menor, también puede suceder que determinadas enfermedades que afectan a otras partes del organismo aumenten exageradamente la demanda de oxígeno y nutrientes por parte del organismo, de modo que el corazón, aunque sea normal, sea incapaz de cumplir esta demanda superior. El resultado es la aparición de insuficiencia cardíaca.

Las causas de la insuficiencia cardíaca varían en las distintas regiones del mundo, debido a las diferentes enfermedades que se desarrollan en cada país. Por ejemplo, en los países tropicales hay ciertos parásitos que pueden alojarse en el músculo cardíaco; este hecho causa insuficiencia cardíaca a unas edades mucho más jóvenes que en los países desarrollados.

Mecanismos de compensación

El organismo posee un cierto número de mecanismos de respuesta para compensar la insuficiencia cardíaca. El mecanismo de respuesta de emergencia inicial (en minutos u horas) es el "estado excitatorio previo a la acción" causado por la liberación de adrenalina y noradrenalina desde las glándulas suprarrenales a la circulación sanguínea; la noradrenalina es también liberada por los nervios. La adrenalina y la noradrenalina son las defensas principales contra cualquier estrés repentino. En la insuficiencia cardíaca compensada, hacen que el corazón trabaje con más fuerza, ayudándolo a incrementar su volumen minuto y a compensar, en cierto modo, el problema de bombeo. El volumen minuto puede volver al nivel normal, aunque, por lo general, a expensas de un aumento de la frecuencia cardíaca y de un latido cardíaco más enérgico.

Estas respuestas son beneficiosas para un paciente sin ninguna enfermedad del corazón que tiene necesidad de incrementar a corto plazo la función cardíaca. Pero en el caso de una persona con insuficiencia cardíaca crónica, estas respuestas producen una demanda constante en un sistema cardiovascular que ya está gravemente lesionado. A largo plazo, estas demandas crecientes deterioran el funcionamiento cardíaco.

Otro mecanismo correctivo adicional consiste en la retención de sal (sodio) por los riñones y, en consecuencia, simultáneamente también se retiene agua para mantener constante la concentración de sodio en la sangre. Esta cantidad adicional de agua aumenta el volumen de sangre en la circulación y, en principio, mejora el rendimiento cardíaco. Una de las principales consecuencias de la retención de líquidos es que el mayor volumen de sangre produce un estiramiento del músculo cardíaco. Este músculo sometido a más tensión se contrae más enérgicamente, tanto como lo hacen los músculos de un atleta antes del ejercicio. Éste es uno de los principales mecanismos de que dispone el corazón para aumentar su función en la insuficiencia cardíaca.

Sin embargo, a medida que ésta se agrava, el exceso de líquido se escapa de la circulación y se acumula en varios puntos del cuerpo, causando hinchazón (edema). El lugar de acumulación depende del exceso de líquido y del efecto de la gravedad.

En bipedestación, el líquido se acumula en las piernas y en los pies. Si la persona está acostada, se acumula en la espalda o en el abdomen. Es habitual que la retención de sodio y agua produzca un aumento de peso.

El otro mecanismo principal de compensación es el aumento de grosor del músculo cardíaco (hipertrofia). El músculo cardíaco así agrandado puede contraerse con una fuerza mayor, pero finalmente funciona mal y se agrava la insuficiencia cardíaca.

Síntomas

Las personas con una insuficiencia cardíaca descompensada se sienten cansadas y débiles cuando llevan a cabo alguna actividad física, porque los músculos no reciben un volumen adecuado de sangre. Por otro lado, la hinchazón también puede causar muchos síntomas. Además de la influencia de la gravedad, la ubicación y los efectos de la hinchazón dependen también del lado del corazón que resulte más afectado.

A pesar de que una enfermedad de un solo lado del corazón cause siempre una insuficiencia cardíaca de ambos lados, a menudo predominan los síntomas de uno u otro lado.

La insuficiencia cardíaca derecha tiende a producir un estancamiento de la sangre que se dirige hacia el lado derecho del corazón. Esto produce hinchazón en los pies, los tobillos, las piernas, el hígado y el abdomen. En cambio, la insuficiencia del lado izquierdo provoca la acumulación de líquido en los pulmones (edema pulmonar), lo que causa ahogo intenso. Al principio, éste se produce durante un esfuerzo físico, pero a medida que la enfermedad progresa, también aparece incluso en reposo. En ocasiones, el ahogo es nocturno, ya que el hecho de estar acostado favorece el desplazamiento del líquido hacia el interior de los pulmones.

La persona se despierta a menudo, luchando por respirar o con sibilancias. El hecho de sentarse hace que el líquido salga de los pulmones y se facilite así la respiración. Las personas con insuficiencia cardíaca a veces tienen que dormir sentadas para evitar este efecto. Una grave acumulación de líquidos (edema pulmonar agudo) constituye una situación urgente que puede ser mortal.

Diagnóstico

Por lo general, suelen ser suficientes los síntomas para establecer el diagnóstico de insuficiencia cardíaca. Los siguientes hallazgos confirman el diagnóstico inicial: un pulso débil y a menudo rápido, una presión arterial baja, ciertas anomalías en los ruidos cardíacos, un aumento del tamaño del corazón, venas del cuello hinchadas, líquido en los pulmones, un hígado agrandado, un rápido aumento de peso e hinchazón en el abdomen o en las piernas.

Edema maleolar

La presión con el dedo deja una señal en forma de fóvea.

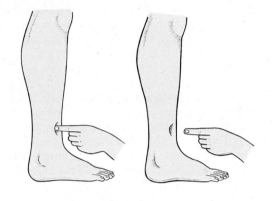

Una radiografía de tórax puede mostrar el agrandamiento del corazón y la acumulación de líquido en los pulmones.

A menudo el funcionamiento del corazón se valora con exámenes adicionales, como un ecocardiograma, que utiliza ultrasonidos para proporcionar una imagen del corazón, y un electrocardiograma, que examina su actividad eléctrica. (• *V. página 71*) Se pueden llevar a cabo otras pruebas para determinar la causa subyacente de la insuficiencia cardíaca.

Tratamiento

No existe un tratamiento curativo en la mayoría de los casos, pero se puede facilitar la actividad física, mejorar la calidad de la vida y prolongar la supervivencia. El tratamiento se aborda desde tres ángulos: el tratamiento de la causa subyacente, la eliminación de los factores que contribuyen a agravar la insuficiencia cardíaca y el propio tratamiento de ésta.

Tratamiento de la causa subyacente

Mediante una intervención quirúrgica se puede corregir una válvula cardíaca estrecha o con insuficiencia, una comunicación anómala entre las cavidades cardíacas o una obstrucción de las arterias coronarias, todo lo cual puede conducir al desarrollo se una insuficiencia cardíaca. A veces puede eliminarse la causa por completo sin necesidad de acudir a la cirugía. Por ejemplo, la administración de antibióticos puede curar una infección. Los fármacos, la cirugía o la radioterapia son eficaces para tratar el hipertiroidismo. De modo similar, los fármacos reducen y controlan la hipertensión arterial.

Eliminación de los factores contribuyentes

Los factores que agravan la insuficiencia cardíaca son el hábito de fumar y de comer con demasiada sal, el sobrepeso y el consumo de alcohol, así como también las temperaturas ambientales extremas. Se recomienda un programa para ayudar a dejar de fumar, realizar cambios apropiados en la dieta, interrumpir el consumo de alcohol o realizar ejercicios moderados y en forma regular para mejorar el estado físico. En caso de insuficiencia cardíaca más grave, el reposo durante algunos días constituye una parte importante del tratamiento.

El exceso de sal en la dieta (sodio) puede causar una retención de líquidos que haga ineficaz el tratamiento médico. La cantidad de sodio en el organismo disminuye si se limita la sal en la mesa, en la cocción de los alimentos y el consumo de alimentos salados. Las personas con problemas graves de insuficiencia cardíaca pueden conocer el contenido de sal de los alimentos envasados leyendo atentamente las etiquetas.

Un modo simple y seguro para saber si se retienen líquidos es controlar el peso a diario. Las fluctuaciones de más de un kilogramo al día se deben casi con total seguridad a la retención de líquidos. Un aumento de peso consistente y rápido (1 kg al día) es una señal de que la insuficiencia cardíaca se está agravando. Por ello, los pacientes con insuficiencia cardíaca deben controlar su peso minuciosamente cada día, fundamentalmente al levantarse por la mañana, después de orinar y antes de tomar el desayuno. Las variaciones son más fáciles de observar cuando se usa siempre la misma báscula y ropa similar y se apunta el peso diariamente en una libreta.

Tratamiento de la insuficiencia cardíaca

El mejor tratamiento de la insuficiencia cardíaca es la prevención o el control de la causa subyacente. Pero, aun cuando ello no sea posible, los adelantos constantes en el tratamiento mejoran la calidad de vida y la prolongan.

Insuficiencia cardíaca crónica: cuando la sola restricción de la sal no reduce la retención de líquidos, se administran fármacos diuréticos para aumentar la producción de orina y extraer el sodio y el agua del organismo a través de los riñones.

La reducción de líquidos reduce el volumen de sangre que llega al corazón y, en consecuencia, disminuye el esfuerzo que éste debe realizar. Habitualmente, los diuréticos se ingieren por vía oral cuando se trata de un tratamiento a largo plazo, pero en caso de urgencia son muy eficaces por vía intravenosa. Dado que algunos diuréticos causan una pérdida indeseable de potasio, también puede administrarse un

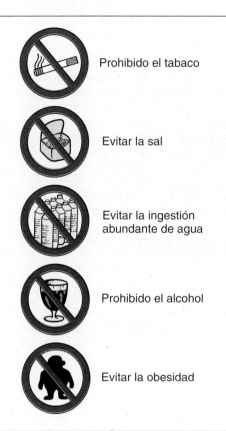

Prohibido el tabaco

Evitar la sal

Evitar la ingestión abundante de agua

Prohibido el alcohol

Evitar la obesidad

suplemento de potasio o un diurético que no elimine potasio.

La digoxina aumenta la potencia de cada latido cardíaco y reduce la frecuencia cardíaca cuando ésta es demasiado rápida. Las irregularidades del ritmo del corazón (arritmias), en las que los latidos son demasiado rápidos, demasiado lentos o irregulares, se tratan con fármacos o con un marcapasos artificial. Por otro lado, es frecuente la administración de fármacos vasodilatadores que dilatan los vasos sanguíneos, ya sean las arterias, las venas o ambas a la vez. Los vasodilatadores arteriales dilatan las arterias y reducen la presión arterial, lo que a su vez reduce el trabajo del corazón. Los venodilatadores dilatan las venas y proporcionan más espacio para la sangre que se ha acumulado y es incapaz de entrar en el lado derecho del corazón. Este espacio accesorio alivia la congestión y disminuye la carga sobre el corazón. Los vasodilatadores más utilizados son los inhibidores de la ECA (enzima conversora de la angiotensina). Estos fármacos no solamente mejoran los síntomas, sino que también prolongan la vida. Los ECA dilatan tanto las arterias como las venas, mientras que muchos de los fármacos más antiguos dilatan

unas u otras en diferente grado. Por ejemplo, la nitroglicerina dilata las venas, mientras que la hidralazina dilata las arterias.

Las cavidades cardíacas dilatadas y con una escasa contracción pueden favorecer la formación de coágulos sanguíneos en su interior. El mayor peligro radica en el desprendimiento de estos coágulos que, al pasar a la circulación, pueden causar lesiones graves en otros órganos vitales, como el cerebro y producir un ictus.

Los fármacos anticoagulantes son importantes porque previenen la formación de coágulos en las cavidades cardíacas.

Se está investigando un cierto número de nuevos fármacos. Al igual que los inhibidores de la ECA, la milrinona y la amrinona dilatan tanto las arterias como las venas; así mismo, al igual que la digoxina, también aumentan la fuerza contráctil del corazón. Estos nuevos fármacos sólo se utilizan durante breves períodos en pacientes que son estrechamente controlados en el hospital, dado que pueden causar peligrosas irregularidades del ritmo cardíaco.

El trasplante de corazón está indicado en algunos casos de insuficiencia cardíaca grave que no responden suficientemente al tratamiento farmacológico. Los corazones mecánicos temporales, parciales o completos están aún en fase experimental y se está trabajando intensamente en los problemas de eficacia, infecciones y coágulos sanguíneos.

La miocardioplastia es una operación experimental en la que se extrae un músculo largo de la espalda que se envuelve alrededor del corazón y que se estimula por un marcapasos artificial para provocar contracciones rítmicas. Se trata de la más reciente operación experimental y se revela prometedora en pacientes muy concretos que padecen de insuficiencia cardíaca grave (es decir, el músculo cardíaco, muy debilitado, ha dejado de funcionar como tal).

Insuficiencia cardíaca aguda: Cuando se produce una acumulación repentina de líquido en los pulmones (edema agudo de pulmón), la respiración es muy dificultosa, por lo que se suministran altas concentraciones de oxígeno mediante una máscara.

La administración de diuréticos intravenosos y de fármacos como la digoxina pueden producir una mejora rápida y espectacular.

La nitroglicerina por vía intravenosa o colocada debajo de la lengua (sublingual) dilata las venas y, en consecuencia, reduce el volumen de sangre que atraviesa los pulmones. Cuando estas medidas no surten efecto, se inserta un tubo en la vías respiratorias de modo que la respiración pueda ser ayudada con un ventilador mecánico. En raras situaciones, se aplican torniquetes a tres de los cuatro miembros para aprisionar temporalmente la sangre en ellos y reducir el volumen de sangre que vuelve al corazón; estos torniquetes deben ser intercambiados entre los miembros cada 10 a 20 minutos, para evitar lesiones en las extremidades.

La administración de morfina alivia la ansiedad que generalmente acompaña el edema pulmonar agudo, ya que disminuye la velocidad de la respiración, reduce la frecuencia cardíaca y por lo tanto

disminuye la sobrecarga del corazón. Los fármacos similares a la adrenalina y a la noradrenalina (como la dopamina y la dobutamina) se usan para estimular las contracciones cardíacas en pacientes que están hospitalizados y que necesitan una rápida mejoría. Sin embargo, si la estimulación por parte del sistema interno de emergencia del propio organismo es demasiado grande, a veces se utilizan fármacos que tienen la acción opuesta (betabloqueadores).

CAPÍTULO 18

Miocardiopatía

La miocardiopatía es un trastorno progresivo que altera la estructura o perjudica el funcionamiento de la pared muscular de las cavidades inferiores del corazón (ventrículos). (• V. recuadro, página 67)

La miocardiopatía puede ser causada por muchas enfermedades conocidas o bien puede deberse a una causa no identificable.

Miocardiopatía congestiva dilatada

La miocardiopatía congestiva dilatada es un grupo de trastornos cardíacos en los que los ventrículos se agrandan, pero no son capaces de bombear la sangre suficiente para las necesidades del organismo; en consecuencia se produce una insuficiencia cardíaca.

En los países desarrollados, la causa identificable más frecuente de miocardiopatía congestiva dilatada es la ampliamente difundida enfermedad de las arterias coronarias. (• V. página 123) Dicha enfermedad produce un aporte de sangre insuficiente al músculo cardíaco, lo que puede conducir a lesiones permanentes. La parte no lesionada del músculo cardíaco se estira para compensar la pérdida de la acción de bombeo. Cuando este estiramiento no puede compensar el déficit adecuadamente, se produce la miocardiopatía congestiva dilatada.

Una inflamación aguda del músculo cardíaco (miocarditis), producida por una infección vírica, puede debilitarlo y producir una miocardiopatía congestiva dilatada (a veces llamada miocardiopatía vírica). La infección por el virus Coxsackie B es la causa más frecuente de miocardiopatía vírica. Ciertos trastornos hormonales crónicos, como la diabetes y la enfermedad tiroidea, también pueden provocar una miocardiopatía congestiva dilatada, así como el consumo de

ciertas drogas (como el alcohol y la cocaína) y de fármacos (como los antidepresivos). La miocardiopatía alcohólica se produce después de alrededor de 10 años de abuso del alcohol. En raras ocasiones, el embarazo o ciertas enfermedades del tejido conjuntivo, como la artritis reumatoide, pueden causar una miocardiopatía congestiva dilatada.

Síntomas y diagnóstico

Los síntomas iniciales de la miocardiopatía congestiva dilatada (sentir ahogo durante un esfuerzo físico y cansarse fácilmente) son el resultado del debilitamiento de la acción de bombeo del corazón (insuficiencia cardíaca). (• V. página 88) Cuando la causa de la miocardiopatía es una infección, los primeros síntomas puede ser la fiebre repentina y otros semejantes a los de la gripe. En cualquier caso, la frecuencia cardíaca se acelera, la presión arterial es normal o baja, hay retención de líquidos en las piernas y el abdomen y los pulmones se llenan de líquido.

La dilatación del corazón hace que las válvulas cardíacas se abran y se cierren incorrectamente; en el caso de la válvula tricúspide y de la válvula mitral, se produce un reflujo anormal de sangre de los ventrículos a las aurículas durante la sístole, en vista de que no se cierran bien. El cierre impropio de las válvulas causa soplos que se pueden escuchar con un fonendoscopio. Por último, las lesiones y el estiramiento del músculo cardíaco producen un ritmo cardíaco anormalmente rápido o lento. Estas anomalías alteran aun más la función de bombeo del corazón.

El diagnóstico se basa en los síntomas y en un examen físico. El electrocardiograma (una prueba que registra la actividad eléctrica del corazón) revela cambios característicos. El ecocardiograma (un examen que utiliza ultrasonidos para crear una imagen de las estructuras cardíacas) (• *V. página 74*) y la resonancia magnética (RM) confirman el diagnóstico. Si a pesar de estos procedimientos el diagnóstico es aún dudoso, una evaluación más precisa requiere introducir un catéter que permite medir presiones dentro del corazón. Durante el cateterismo, se puede extraer una muestra de tejido para analizarlo al microscopio (biopsia) y así confirmar el diagnóstico y a menudo incluso conocer la causa.

Pronóstico y tratamiento

Alrededor del 70 por ciento de las personas con miocardiopatía congestiva dilatada muere antes de los 5 años de la aparición de los primeros síntomas; el pronóstico se agrava a medida que las paredes del corazón se vuelven más delgadas y la función cardíaca disminuye. Las anomalías en el ritmo cardíaco indican también un pronóstico grave.

Según los estudios, tanto el sexo como el origen étnico juegan un papel importante en el pronóstico. En conjunto, los varones sobreviven sólo la mitad en comparación con las mujeres y las personas de etnia negra la mitad en comparación con las de etnia blanca. Cerca del 50 por ciento de las muertes son repentinas, probablemente como resultado de una arritmia cardíaca.

Tratar específicamente la causa subyacente como el abuso de alcohol o una infección puede prolongar la vida. Si la causa es el abuso de alcohol, es necesario abstenerse de su consumo. El tratamiento con antibióticos está indicado si existe una infección bacteriana que produzca la inflamación repentina del músculo cardíaco.

En caso de una persona con una enfermedad de las arterias coronarias, el escaso aporte de sangre por la insuficiencia cardíaca puede causar angina (dolor de pecho por enfermedad cardíaca), (• *V. página 123*) lo que exige la aplicación de un tratamiento con nitratos, un betabloqueador o un bloqueador de los canales del calcio.

Los betabloqueadores y los bloqueadores de los canales del calcio pueden reducir la fuerza de las contracciones cardíacas. El reposo suficiente, el sueño adecuado y la reducción del estrés contribuyen a disminuir la tensión sobre el corazón.

El estancamiento de la sangre en el corazón dilatado puede causar la formación de coágulos en las paredes de las cavidades. Para prevenir esta coagulación, habitualmente se administran fármacos anticoagulantes.

En general, los fármacos utilizados para prevenir las arritmias se prescriben en pequeñas dosis, que luego se aumentan gradualmente, ya que pueden reducir la fuerza de las contracciones cardíacas. La insuficiencia cardíaca también se trata con fármacos (un inhibidor de la enzima conversora de la angiotensina, que se asocia con frecuencia a un diurético).

Sin embargo, a menos que la causa específica de la miocardiopatía congestiva dilatada pueda ser tratada, es muy probable que la insuficiencia cardíaca sea finalmente mortal. Dado este mal pronóstico, las personas con miocardiopatía congestiva dilatada son los principales candidatos a un trasplante cardíaco.

Miocardiopatía hipertrófica

La miocardiopatía hipertrófica es un grupo de trastornos cardíacos caracterizados por una hipertrofia ventricular (un engrosamiento de las paredes de los ventrículos).

La miocardiopatía hipertrófica es hereditaria en ciertos casos. También puede producirse en pacientes con acromegalia, una enfermedad que resulta de la presencia de una cantidad excesiva de hormona del crecimiento en la sangre o en aquellos con feocromocitoma, un tumor que produce adrenalina. Las personas con neurofibromatosis, una enfermedad hereditaria, también pueden desarrollar una miocardiopatía hipertrófica.

Habitualmente, un engrosamiento de las paredes musculares del corazón representa una reacción del músculo frente a un aumento del trabajo cardíaco. Las causas más frecuentes son la hipertensión arterial, el estrechamiento de la válvula aórtica (estenosis de la válvula aórtica) y otros trastornos que incrementan la resistencia a la salida de sangre del corazón. Sin embargo, los pacientes con miocardiopatía hipertrófica no tienen estas afecciones. En cambio, el engrosamiento que se produce en esta enfermedad en general se debe a una anomalía genética heredada.

El corazón aumenta de grosor y se vuelve más rígido de lo normal, lo que provoca que haya una mayor resistencia a la entrada de sangre que proviene de los pulmones. Una de las consecuencias es un estancamiento de la sangre en las venas pulmonares, que puede hacer que se acumule líquido en los pulmones y, en consecuencia, se produce ahogo de forma crónica. Además, cuando las paredes ventriculares se engruesan, pueden obstruir el flujo de sangre e impedir el llenado adecuado del corazón.

Síntomas y diagnóstico

Los síntomas comprenden desvanecimiento, dolor torácico, palpitaciones producidas por los latidos cardíacos irregulares e insuficiencia cardíaca con ahogo. Los latidos cardíacos irregulares pueden provocar la muerte repentina. El diagnóstico se efectúa a partir del examen físico. Por ejemplo, los ruidos del corazón que se escuchan con un fonendoscopio generalmente son característicos.

El diagnóstico suele confirmarse con un ecocardiograma, un electrocardiograma (ECG) o una radiografía de tórax. Si se considera la posibilidad de una intervención quirúrgica, puede que sea preciso practicar un cateterismo cardíaco para medir las presiones dentro del corazón.

Pronóstico y tratamiento

Cada año muere aproximadamente un 4 por ciento de las personas que sufren una miocardiopatía hipertrófica. La muerte suele sobrevenir de forma repentina; el fallecimiento debido a una insuficiencia cardíaca crónica es menos frecuente. Es recomendable el asesoramiento genético en caso de que el trastorno sea hereditario y se desee tener descendencia.

El tratamiento se orienta a reducir la resistencia que opone el corazón a llenarse de sangre entre latido y latido. El principal tratamiento es la administración, conjunta o por separado, de betabloqueadores y antagonistas de los canales de calcio.

La intervención quirúrgica en la que se extirpa una parte del músculo cardíaco aumenta la salida de sangre del corazón, pero sólo se lleva a cabo en pacientes que presentan síntomas incapacitantes a pesar del tratamiento farmacológico. La cirugía mejora los síntomas, pero no reduce el riesgo de muerte.

Antes de efectuar una intervención odontológica o quirúrgica, se administran antibióticos para reducir el riesgo de infección del revestimiento interno del corazón (endocarditis infecciosa).

Miocardiopatía restrictiva

La miocardiopatía restrictiva es un grupo de trastornos del músculo cardíaco que se caracterizan por una rigidez de las paredes ventriculares (que no están necesariamente engrosadas), que ocasiona una resistencia al llenado normal de sangre entre latido y latido.

Es la forma menos frecuente de miocardiopatía y comparte muchos rasgos con la miocardiopatía hipertrófica.

Su causa es desconocida. En uno de sus dos tipos básicos, el músculo cardíaco es gradualmente reemplazado por tejido cicatricial. En el otro tipo, el músculo es infiltrado por una sustancia anómala, como los glóbulos blancos de la sangre.

Otras causas de infiltración pueden ser la amiloidosis y la sarcoidosis. Si el organismo contiene mucho hierro, éste se acumula en el músculo cardíaco, como una sobrecarga de hierro (hemocromatosis). Por último, esta miocardiopatía podría ser consecuencia también de un tumor que invade el tejido cardíaco.

Debido a la resistencia que opone el corazón al llenado, el volumen bombeado es suficiente cuando la persona está en reposo, pero no lo es cuando la persona está haciendo un esfuerzo.

Síntomas y diagnóstico

La miocardiopatía restrictiva causa insuficiencia cardíaca con disnea e hinchazón de los tejidos (edema). La angina de pecho y el desvanecimiento se producen menos frecuentemente que en la miocardiopatía hipertrófica, pero en cambio son habituales las arritmias y las palpitaciones.

La miocardiopatía restrictiva es una de las causas posibles que se investigan en caso de que una persona tenga una insuficiencia cardíaca. El diagnóstico se basa fundamentalmente en la exploración física, el electrocardiograma (ECG) y un ecocardiograma.

La resonancia magnética (RM) puede proporcionar información adicional acerca de la estructura del corazón. El diagnóstico preciso requiere el cateterismo del corazón para medir las presiones y una biopsia del músculo cardíaco (obtención de una muestra y su análisis al microscopio), que permita la identificación de la sustancia que lo infiltra.

Pronóstico y tratamiento

Cerca del 70 por ciento de los pacientes con miocardiopatía restrictiva muere antes de los 5 años de la aparición de los primeros síntomas. En la mayoría de los casos, no existe ningún tratamiento eficaz.

Por ejemplo, los diuréticos, que normalmente se usan para tratar la insuficiencia cardíaca, reducen el volumen de sangre que llega al corazón y agravan la situación en vez de mejorarla.

Los fármacos normalmente utilizados en la insuficiencia cardíaca para reducir la sobrecarga del corazón no son útiles porque disminuyen demasiado la presión arterial.

A veces, la causa de la miocardiopatía restrictiva puede tratarse para impedir que las lesiones cardíacas se agraven o incluso para que reviertan parcialmente.

Por ejemplo, la extracción de sangre a intervalos regulares reduce la cantidad de hierro almacenado en las personas con hemocromatosis. En el caso de una sarcoidosis, es recomendable la administración de corticosteroides.

Valvulopatías

El corazón tiene cuatro cavidades: dos pequeñas superiores o aurículas, y dos grandes cavidades inferiores o ventrículos. (• *V. recuadro, página 67*) Cada ventrículo posee una válvula de entrada y otra de salida por las que la sangre sólo puede circular en una dirección. La válvula tricúspide se abre desde la aurícula derecha hacia el interior del ventrículo derecho y la pulmonar desde el ventrículo derecho hacia el interior de las arterias pulmonares. La válvula mitral se abre desde la aurícula izquierda hacia el interior del ventrículo izquierdo, mientras que la aórtica se abre desde el ventrículo izquierdo al interior de la aorta.

El mal funcionamiento de las válvulas cardíacas puede deberse a que se escape sangre por ellas (regurgitación o insuficiencia valvular) o a que no se abran adecuadamente (estenosis valvular). Cada trastorno puede alterar gravemente la capacidad de bombeo del corazón. En ocasiones, una misma válvula puede tener ambos problemas.

Insuficiencia de la válvula mitral

La insuficiencia de la válvula mitral (incompetencia mitral) es el flujo retrógrado de sangre por la válvula mitral, que no cierra bien cada vez que el ventrículo izquierdo se contrae.

Cuando el ventrículo izquierdo bombea la sangre desde el corazón hacia dentro de la aorta, algo de sangre retrocede a la aurícula izquierda, con lo que aumentan el volumen y la presión en esta cavidad. Esta situación hace que aumente la presión en los vasos que llevan la sangre de los pulmones al corazón y, en consecuencia, se acumula líquido (congestión) en los pulmones.

Hace años, la fiebre reumática solía ser la causa más frecuente de insuficiencia mitral. Pero, en la actualidad, la fiebre reumática es rara en los países donde se ha desarrollado una buena medicina preventiva. Así, por ejemplo, en esos países, el uso de antibióticos para tratar las infecciones estreptocócicas de la garganta evita que aparezca esta enfermedad, de modo que actualmente la fiebre reumática sólo es una causa frecuente de insuficiencia mitral entre los ancianos que no pudieron beneficiarse de los antibióticos adecuados durante su juventud. Sin embargo, en los países que no disponen de una medicina preventiva suficientemente desarrollada, la fiebre reumática es todavía frecuente y, por tanto, es una causa frecuente de insuficiencia mitral.

En muchos países desarrollados, por ejemplo, una de las causas más frecuentes de insuficiencia mitral es el infarto de miocardio, que puede causar lesiones graves a las estructuras de soporte de la válvula. Otra causa frecuente es la degeneración mixomatosa, una afección en la que la válvula va debilitándose progresivamente hasta volverse demasiado blanda.

Síntomas

La insuficiencia mitral moderada puede ser asintomática. El trastorno puede identificarse sólo si el médico, auscultando con un fonendoscopio, oye un soplo cardíaco característico causado por el retroceso de la sangre hacia el interior de la aurícula izquierda cuando el ventrículo izquierdo se contrae.

Debido a que el ventrículo izquierdo tiene que bombear más sangre para compensar el flujo retrógrado a la aurícula izquierda, se dilata gradualmente para incrementar la fuerza de cada latido cardíaco. El ventrículo dilatado puede causar palpitaciones (la percepción de los propios latidos cardíacos enérgicos), sobre todo cuando la persona está acostada sobre el lado izquierdo.

La aurícula izquierda también tiende a dilatarse para alojar el flujo retrógrado procedente del ventrículo. Una aurícula muy dilatada a menudo late con rapidez de un modo desorganizado e irregular (fibrilación auricular), (• *V. página 82*) lo que reduce su eficacia de bombeo. En realidad, una aurícula que fibrila no está bombeando, sólo se estremece, y la falta de un flujo de sangre apropiado provoca la formación de coágulos sanguíneos. Si un coágulo se desprende puede obstruir una arteria más pequeña y causar un ictus u otras lesiones.

La insuficiencia mitral grave reduce el flujo sanguíneo hacia la aorta de tal modo que causa insuficiencia cardíaca y, en consecuencia, tos, disnea de esfuerzo e hinchazón en las piernas.

Diagnóstico

La insuficiencia mitral habitualmente se identifica por la presencia de un soplo característico (un sonido que se ausculta con un fonendoscopio cuando el ventrículo izquierdo se contrae).

Un electrocardiograma (ECG) y una radiografía de tórax muestran la dilatación del ventrículo izquierdo. El examen que proporciona mayor información es el ecocardiograma, una técnica de obtención de imágenes mediante ultrasonidos que permite visualizar la válvula defectuosa y determinar la gravedad del problema. (• *V. página 74*)

Estenosis y regurgitación

Las válvulas cardíacas pueden funcionar mal sea por no abrirse adecuadamente (estenosis) o por permitir filtraciones (regurgitación). Estas imágenes ilustran los dos problemas en la válvula mitral, si bien ambos pueden manifestarse también en las otras válvulas cardíacas.

Mecanismos normales de la válvula

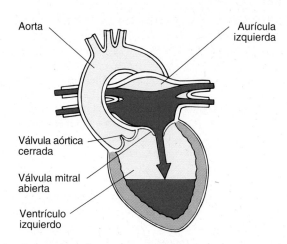

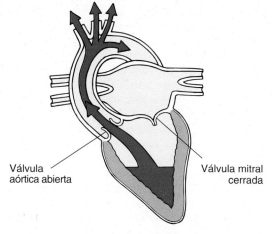

Normalmente, justo después de la contracción del ventrículo izquierdo, se cierra la válvula aórtica y se abre la válvula mitral y algo de sangre fluye desde la aurícula izquierda hacia el ventrículo izquierdo. A continuación, se contrae la aurícula izquierda, impulsando más sangre al interior del ventrículo izquierdo.

Cuando el ventrículo izquierdo comienza a contraerse, la válvula mitral se cierra, la válvula aórtica se abre y la sangre es impulsada al interior de la aorta.

Estenosis de la válvula mitral

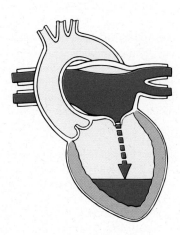

Regurgitación de la válvula mitral

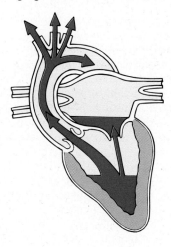

En caso de estenosis de la válvula mitral, ésta no se abre tanto como debería y el flujo sanguíneo proveniente de la aurícula izquierda hacia el ventrículo izquierdo queda parcialmente restringido.

En la regurgitación de la válvula mitral, ésta permite una filtración cuando el ventrículo izquierdo se contrae, y algo de sangre vuelve hacia atrás, hacia el interior de la aurícula izquierda.

Tratamiento

Cuando la insuficiencia es grave, la válvula necesita ser reparada o sustituida antes de que el trastorno del ventrículo izquierdo ya no pueda ser corregido. Se puede llevar a cabo una intervención quirúrgica para reparar la válvula (valvuloplastia) o para sustituirla con una mecánica o con una hecha parcialmente con una válvula porcina. La reparación de la válvula elimina la regurgitación o la reduce lo suficiente para que los síntomas se vuelvan tolerables y para impedir lesiones cardíacas. Cada método de sustitución valvular tiene sus ventajas y sus desventajas. A pesar de que las válvulas mecánicas generalmente son eficaces, aumentan el riesgo de coágulos sanguíneos, por lo que se administran fármacos anticoagulantes indefinidamente para disminuir este riesgo. Las válvulas hechas parcialmente con válvulas de cerdo funcionan bien y no tienen el riesgo de provocar coágulos sanguíneos, pero en cambio su duración es menor. Cuando una válvula sustituta es defectuosa, debe reemplazarse inmediatamente.

La fibrilación auricular también puede requerir tratamiento. Fármacos como los betabloqueadores, la digoxina y el verapamilo retardan la frecuencia cardíaca y ayudan a controlar la fibrilación.

Las superficies de las válvulas cardíacas lesionadas son propensas a sufrir infecciones graves (endocarditis infecciosa). (• *V. página 102*) Cualquier persona con una válvula artificial o dañada debería tomar antibióticos antes de un procedimiento odontológico o quirúrgico para prevenir la infección.

Prolapso de la válvula mitral

En el prolapso de la válvula mitral se produce una protrusión de las valvas de la válvula hacia el interior de la aurícula izquierda durante la contracción ventricular, lo que puede provocar reflujo (regurgitación) de pequeñas cantidades de sangre hacia el interior de la aurícula.

Del 2 al 5 por ciento de la población general tiene prolapso de la válvula mitral, aunque por lo general esto no es causa de problemas cardíacos graves.

Síntomas y diagnóstico

La mayoría de las personas con prolapso de la válvula mitral no presenta síntomas. Otras sí los tienen (aunque son difíciles de explicar con base sólo en el problema mecánico), como dolor torácico, palpitaciones, migraña, fatiga y vértigo. En algunos casos, la presión arterial desciende por debajo del nivel normal al incorporarse; en otros, pueden aparecer latidos cardíacos ligeramente irregulares que causan palpitaciones (una percepción subjetiva del latido cardíaco).

La afección se diagnostica tras auscultar un sonido característico (clic) mediante el fonendoscopio. La regurgitación o insuficiencia se confirma si durante la contracción ventricular se ausculta un soplo. Un ecocardiograma, una técnica de obtención de imágenes mediante ultrasonidos, permite observar el prolapso y determinar la gravedad de la insuficiencia. (• *V. página 74*)

Tratamiento

La mayoría de personas con prolapso de la válvula mitral no precisa tratamiento. Si el corazón late demasiado rápido, se administra un betabloqueador para retardar la frecuencia cardíaca y reducir las palpitaciones y el resto de síntomas.

Si hay regurgitación, la persona debería tomar antibióticos antes de someterse a procedimientos odontológicos o quirúrgicos, debido al riesgo de que las bacterias liberadas durante tales procedimientos infecten la válvula cardíaca.

Estenosis de la válvula mitral

La estenosis de la válvula mitral es un estrechamiento de la abertura de la válvula mitral que aumenta la resistencia al flujo de la corriente sanguínea desde la aurícula izquierda al ventrículo izquierdo.

La estenosis mitral es casi siempre el resultado de la fiebre reumática. En los países que cuentan con servicios sanitarios y asistenciales con capacidad para mantener las medidas preventivas adecuadas, la estenosis mitral es rara actualmente, a excepción de personas de edad avanzada que sufrieron fiebre reumática durante la niñez. En países con una estructura sanitaria insuficiente, la fiebre reumática es frecuente y provoca estenosis en adultos, jóvenes y algunas veces en niños. Cuando la fiebre reumática es la causa de la estenosis de la válvula mitral, las delgadas láminas (valvas) que componen la válvula se fusionan de forma parcial.

La estenosis mitral también puede ser congénita. Los niños que nacen con este trastorno rara vez viven más de 2 años, a menos que se practique una intervención quirúrgica. Un mixoma (un tumor benigno que aparece en la aurícula izquierda) o un coágulo pueden obstruir la corriente sanguínea en la válvula mitral y producir efectos similares a la estenosis.

Síntomas y diagnóstico

Si la estenosis es grave, el aumento de presión en la aurícula izquierda y en las venas de los pulmones provoca insuficiencia cardíaca y, por consiguiente, se acumula líquido en los pulmones (edema pulmonar). Si una mujer con estenosis grave de la válvula mitral queda embarazada, la insuficiencia cardíaca se desarrolla con rapidez. (• *V. página 1194*) Por otro lado, la insuficiencia cardíaca se asocia a la fatiga y a una dificultad para respirar. Al principio, la falta de respiración se produce sólo durante la actividad física, pero progresivamente los síntomas ocurren incluso durante el reposo. En algunos casos, la respiración adecuada sólo se consigue cuando el paciente está sentado o medio recostado sobre un par de almohadas. Un tono morado en las mejillas sugiere que una persona padece una estenosis de la válvula mitral. La hipertensión en las venas pulmonares puede hacer que éstas o los capilares se rompan y se produzca una hemorragia en los pulmones, ya sea poco importante o masiva. Por último, el aumento de tamaño de la aurícula izquierda puede causar una fibrilación auricular (un latido rápido e irregular).

Con el fonendoscopio se puede escuchar un soplo característico cuando la sangre pasa desde la aurícula izquierda a través de la válvula estrechada. A diferencia de una válvula normal, que se abre silenciosamente, esta válvula produce un sonido similar a un chasquido cada vez que se abre para permitir el flujo de sangre de la aurícula al ventrículo izquierdo. El diagnóstico se confirma con un electrocardiograma, una radiografía de tórax que muestra una aurícula ensanchada o con un ecocardiograma (una técnica de obtención de imágenes mediante ultrasonidos). (• *V. página 74*) Algunas veces es necesario un cateterismo cardíaco para determinar la extensión y características de la obstrucción.

Prevención y tratamiento

La estenosis mitral sólo se puede prevenir evitando la aparición de la fiebre reumática, una enfermedad infantil que en ocasiones se manifiesta después de una infección estreptocócica no tratada de la garganta.

La administración de fármacos como los betabloqueadores, la digoxina y el verapamilo retardan el ritmo del corazón y controlan la fibrilación auricular. Si aparece insuficiencia cardíaca, la digoxina también fortalece los latidos. Los diuréticos reducen la presión de la sangre en los pulmones al disminuir el volumen de sangre en circulación.

Si el tratamiento farmacológico no reduce los síntomas, es necesario reparar o reemplazar la válvula. Se puede dilatar la abertura de la válvula mediante un procedimiento denominado valvuloplastia. En este procedimiento, se introduce por vía intravenosa un catéter con un globo en la punta dentro del corazón. Una vez situado en la válvula, el globo se infla y se separan los bordes de la misma en el lugar donde se habían fusionado. Las valvas también se pueden separar mediante una operación; si la válvula está demasiado lesionada, puede reemplazarse quirúrgicamente por una válvula mecánica u otra de origen porcino.

En caso de estenosis de la válvula mitral, se administran antibióticos a título preventivo antes de cualquier procedimiento dental o quirúrgico, para reducir el riesgo de una infección de la válvula.

Insuficiencia de la válvula aórtica

La regurgitación de la válvula aórtica (insuficiencia aórtica, incompetencia aórtica) es el reflujo de sangre a través de la misma cada vez que el ventrículo izquierdo se relaja.

Las causas más frecuentes, en general, solían ser la fiebre reumática y la sífilis, pero en la actualidad, en los países desarrollados que cuentan con una estructura sanitaria adecuada, estas causas son muy raras gracias al uso frecuente de los antibióticos. En los lugares con una insuficiente estructura sanitaria, las lesiones provocadas por la fiebre reumática son aún habituales. Aparte de estas infecciones, la causa más frecuente de insuficiencia de la válvula aórtica es el debilitamiento del tejido, habitualmente fibroso y resistente, de la válvula (degeneración mixoide), un defecto congénito u otros factores desconocidos. La degeneración mixoide es un trastorno hereditario del tejido conjuntivo que debilita el tejido valvular del corazón, lo que hace que se ablande y en raras ocasiones incluso se produce su rotura. Otras causas son una infección bacteriana o una lesión. Cerca del 2 por ciento de los niños y el 1 por ciento de las niñas nacidos con dos valvas en lugar de tres, puede desarrollar insuficiencia aórtica leve.

Síntomas y diagnóstico

La insuficiencia aórtica leve no produce otro síntoma más que un característico soplo en el corazón, que se ausculta con un fonendoscopio cada vez que el ventrículo izquierdo se relaja. Cuando la regurgitación de sangre es grave, el ventrículo izquierdo recibe cada vez un mayor flujo de sangre, que conduce a un aumento de su tamaño y, finalmente, provoca una insuficiencia cardíaca. Ésta produce disnea al hacer esfuerzos o cuando la persona está acostada, sobre todo durante la noche.

Por el contrario, en posición sentada se favorece que el líquido drene de la parte superior de los pulmones y la respiración vuelve a normalizarse. La persona puede también percibir palpitaciones (una sensación de fuertes latidos) debido a que las contracciones del ventrículo agrandado deben ser más fuertes. En algunos casos aparece angina de pecho, especialmente durante la noche.

El diagnóstico se efectúa por la auscultación del característico soplo del corazón, además de otras señales de regurgitación de la válvula aórtica durante el examen físico (como ciertas anomalías en el pulso) y de la presencia de una dilatación del corazón en la radiografía de tórax. Un electrocardiograma puede mostrar los cambios en el ritmo del corazón y signos de aumento del tamaño del ventrículo izquierdo. El ecocardiograma puede permitir ver la válvula lesionada y poner de manifiesto la gravedad del problema. (• *V. página 74*)

Tratamiento

Para prevenir cualquier infección de la válvula lesionada se administran antibióticos antes de cualquier procedimiento dental o quirúrgico. Este tipo de precaución se debe tomar también con la insuficiencia aórtica leve.

Un paciente que desarrolle síntomas de insuficiencia cardíaca tendría que ser operado antes de que el ventrículo izquierdo se deteriore de forma irreversible. En las semanas previas a la cirugía, la insuficiencia cardíaca se trata con digoxina y con los inhibidores de la enzima conversora de la angiotensina u otro fármaco que dilate las venas y reduzca el trabajo del corazón. Por lo general, la válvula es reemplazada por una válvula mecánica o por una válvula porcina.

Estenosis de la válvula aórtica

La estenosis de la válvula aórtica es una reducción de la abertura de la válvula aórtica que aumenta la resistencia al paso del flujo de sangre del ventrículo izquierdo a la aorta.

En Norteamérica y Europa Occidental, la estenosis de la válvula aórtica es una enfermedad que aparece principalmente en la vejez como resultado del desarrollo de cicatrices de la válvula y de la acumulación de calcio en sus valvas. Cuando se debe a esta causa, la estenosis aórtica se inicia después de los 60 años, pero no produce síntomas hasta los 70 u 80. Puede también ser provocada por una fiebre reumática contraída en la infancia. En este caso, la estenosis aórtica se asocia a una enfermedad de la válvula mitral, ya sea en forma de estenosis, regurgitación o ambas simultáneamente.

En los más jóvenes, la causa más frecuente es un defecto congénito. (• *V. página 1260*) La estrechez de la válvula aórtica puede ser asintomática en la infancia, aunque causa trastornos con el paso del tiempo. La válvula permanece del mismo tamaño, mientras que el corazón se agranda y trata de bombear grandes cantidades de sangre por esta pequeña válvula. La válvula puede tener dos valvas (aorta bivalva) en vez de tres como sucede normalmente, o presentar una forma anormal en embudo. Con el paso de los años, la abertura de este tipo de válvulas se hace difícil porque se vuelve rígida y estrecha por la acumulación de depósitos de calcio.

Síntomas y diagnóstico

Al tiempo que el ventrículo izquierdo intenta bombear suficiente sangre a través de la válvula aórtica estrecha, su pared se va engrosando, lo que provoca un aumento de las necesidades de sangre procedente de las arterias coronarias. Finalmente, el aporte de sangre es insuficiente y, en consecuencia, aparece angina de pecho (• *V. página 123*) al realizar un esfuerzo. Este aporte insuficiente puede lesionar el músculo cardíaco, de tal manera que la cantidad de sangre que sale del corazón resulte inadecuada para las necesidades del organismo. La insuficiencia cardíaca resultante causa fatiga y disnea de esfuerzo. Una persona con estenosis aórtica grave puede desmayarse al hacer un esfuerzo porque el estrechamiento de la válvula impide al ventrículo bombear suficiente sangre a las arterias de los músculos, las cuales se han dilatado para aceptar más sangre rica en oxígeno.

El diagnóstico se realiza a partir de la auscultación de un soplo característico del corazón mediante un fonendoscopio, así como las anormalidades en el pulso y en el electrocardiograma, y un engrosamiento de las paredes del corazón en una radiografía de tórax. En caso de angina de pecho, disnea o desmayos, se realiza un ecocardiograma (una imagen del corazón mediante ultrasonidos) y posiblemente un cateterismo cardíaco para identificar la causa y determinar la gravedad de la estenosis. (• *V. página 78*)

Tratamiento

En cualquier adulto que padezca desmayos, angina de pecho y disnea de esfuerzo causados por una estenosis aórtica, se debe reemplazar esta válvula quirúrgicamente, preferiblemente antes de que aparezcan lesiones irreparables en el ventrículo izquierdo. La válvula de recambio puede ser mecánica o de cerdo. Cualquier persona con una sustitución valvular debe recibir antibióticos antes de someterse a cualquier procedimiento dental o quirúrgico para evitar una posible infección.

En niños, si la estenosis es grave la operación se debe realizar incluso antes de que aparezcan los síntomas. Es importante empezar el tratamiento de forma precoz, ya que puede producirse una muerte súbita antes de que aparezcan los síntomas. Para los niños, se recurre a la reparación de la válvula mediante intervención quirúrgica y a la valvuloplastia (introducción en la válvula de un catéter con un balón en el extremo, que luego se infla para agrandar la abertura) como alternativa segura y eficaz al recambio de la válvula. La valvuloplastia también se utiliza en los pacientes ancianos debilitados que no pueden ser sometidos a una intervención quirúrgica, aunque la estenosis pueda desarrollarse de nuevo. Aun así, el recambio valvular es, por lo general, el tratamiento de elección para los adultos de todas las edades y además, el pronóstico es excelente.

Insuficiencia de la válvula tricúspide

La insuficiencia de la válvula tricúspide (incompetencia tricuspídea) consiste en el escape retrógrado de la sangre a través de la válvula tricúspide cada vez que el ventrículo derecho se contrae.

En la insuficiencia tricuspídea, cuando el ventrículo derecho se contrae, no sólo expulsa la sangre hacia los pulmones, sino que también pasa una cierta cantidad a la aurícula derecha a través de la válvula. Esta filtración a través de la válvula aumenta la presión en la aurícula derecha y provoca su dilatación. Esta presión alta se transmite hacia las venas que desembocan en la aurícula y, a consecuencia de ello, se produce una resistencia a la llegada de la sangre que proviene del organismo y se dirige hacia el corazón.

La causa más frecuente de insuficiencia tricuspídea es la resistencia a la salida del flujo sanguíneo del ventrículo derecho provocada por una grave enfermedad pulmonar o un estrechamiento de la válvula pulmonar (estenosis de la válvula pulmonar). Como mecanismo de compensación, el ventrículo derecho se ensancha para bombear con más fuerza y la abertura de la válvula se dilata.

Síntomas y diagnóstico

Aparte de algunos síntomas inespecíficos, como son la debilidad y la fatiga provocadas por la escasa cantidad de sangre que sale del corazón, los únicos síntomas que habitualmente se presentan son molestias en la parte superior derecha del abdomen, debido a un agrandamiento del hígado, y pulsaciones en el cuello; todo ello es resultado del flujo retrógrado de la sangre desde el corazón hacia las venas. La dilatación de la aurícula derecha puede provocar una fibrilación (latidos rápidos e irregulares). Por último, aparece una insuficiencia cardíaca y se produce retención de líquidos, sobre todo en las piernas.

El diagnóstico se basa en la historia clínica de la persona, en una exploración física, un electrocardiograma y una radiografía de tórax. El reflujo de sangre a través de la válvula origina un soplo que se ausculta con un fonendoscopio. Un ecocardiograma proporciona una imagen de la regurgitación y valora la magnitud de la misma. (• *V. página 74*)

Tratamiento

Generalmente, la insuficiencia tricuspídea requiere muy poco o ningún tratamiento. Pero la enfermedad subyacente de los pulmones o la enfermedad de la válvula pulmonar sí que lo precisan. Los trastornos como las arritmias y la insuficiencia cardíaca habitualmente se tratan sin practicar ninguna intervención quirúrgica sobre la válvula tricúspide.

Estenosis de la válvula tricúspide

La estenosis de la válvula tricúspide es un estrechamiento de la abertura de la válvula tricúspide que obstruye el flujo de sangre de la aurícula derecha al ventrículo derecho.

Con el paso de los años, la estenosis tricuspídea provoca una dilatación de la aurícula derecha y un empequeñecimiento del ventrículo derecho. Así mismo, se reduce la cantidad de sangre que vuelve al corazón y aumenta la presión en las venas que llevan dicha sangre.

Casi todos los casos son causados por fiebre reumática, cada vez menos frecuente en los países desarrollados. A veces, la causa es un tumor en la aurícula derecha, una enfermedad del tejido conjuntivo o incluso, en raras ocasiones, un defecto congénito.

Síntomas, diagnóstico y tratamiento

Los síntomas son leves. Pueden notarse palpitaciones (una sensación de latidos) o un palpitar incómodo en el cuello y la persona puede sentirse cansada. Se puede presentar una molestia abdominal si el aumento de la presión en las venas llega a incrementar el tamaño del hígado.

El soplo producido por la estenosis de la válvula tricúspide se ausculta mediante un fonendoscopio. Una radiografía de tórax puede revelar el agrandamiento de la aurícula derecha, mientras que el ecocardiograma permite ver la estenosis y valorar su gravedad. Por último, el electrocardiograma muestra cambios que indican una sobrecarga de la aurícula derecha. (• *V. página 71*)

La estenosis tricuspídea en pocas ocasiones es lo bastante grave como para requerir una intervención quirúrgica.

Estenosis de la válvula pulmonar

La estenosis de la válvula pulmonar es un estrechamiento de la abertura de la válvula pulmonar que provoca una resistencia al paso de sangre del ventrículo derecho a las arterias pulmonares.

Este trastorno se presenta muy pocas veces en adultos y, generalmente, es un defecto congénito. (• *V. página 1263*)

Tumores del corazón

Un tumor es cualquier tipo de crecimiento anormal, canceroso (maligno) o no canceroso (benigno). Los tumores que se originan en el corazón se denominan tumores primarios y se desarrollan en cualquiera de sus tejidos. Los tumores secundarios son los que se originan en alguna otra parte del organismo (como pulmones, mamas, sangre o piel) y que luego se diseminan (metastatizan) al corazón; éstos son siempre cancerosos. Los tumores secundarios son entre 30 y 40 veces más frecuentes que los primarios.

Los tumores cardíacos pueden no causar síntomas o bien originar un mal funcionamiento del corazón, similar al provocado por otras enfermedades del mismo. Ejemplos de mal funcionamiento pueden ser una insuficiencia cardíaca súbita, la aparición brusca de arritmias y una caída súbita de la presión arterial por una hemorragia en el pericardio (la membrana que envuelve el corazón). Los tumores cardíacos son difíciles de diagnosticar porque no son frecuentes y sus síntomas se parecen a los de muchas otras enfermedades. Para efectuar el diagnóstico, es necesario

que el médico sospeche la existencia del tumor por algún motivo. Por ejemplo, si una persona tiene un cáncer en cualquier lugar del organismo pero se observan síntomas de mal funcionamiento del corazón, es posible que el médico sospeche la existencia de un tumor cardíaco.

Mixomas

Un mixoma es un tumor no canceroso, en general de forma irregular y de consistencia gelatinosa.

La mitad de todos los tumores primarios son mixomas. Tres cuartas partes de los mixomas se encuentran en la aurícula izquierda, la cavidad del corazón que recibe sangre con alto contenido de oxígeno de los pulmones.

En general, los mixomas en la aurícula izquierda tienen como un tallo (son pedunculados) y pueden moverse libremente, debido al flujo de la sangre, igual que un "globo" atado. Al moverse, lo hacen hacia uno y otro lado en las proximidades de la válvula mitral (que es el paso de la aurícula izquierda al

---

El mecanismo de obstrucción del flujo sanguíneo del corazón por un mixoma

Un mixoma en la aurícula izquierda está sujeto por un pedúnculo o tallo y puede moverse siguiendo el sentido del flujo de sangre. De este modo, el mixoma entra y sale por la válvula mitral cercana (orificio de paso de la aurícula izquierda al ventrículo izquierdo).

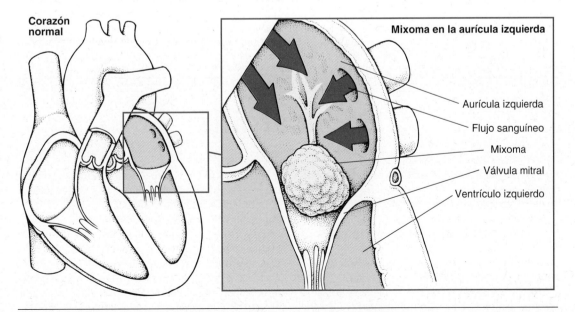

Corazón normal

Mixoma en la aurícula izquierda

Aurícula izquierda
Flujo sanguíneo
Mixoma
Válvula mitral
Ventrículo izquierdo

ventrículo izquierdo). Este movimiento puede obstruir y destapar la válvula intermitentemente, de tal manera que la sangre detiene su paso y lo continúa también de forma intermitente. Cuando el paciente está en bipedestación, se pueden producir desvanecimientos o episodios de congestión pulmonar y disnea, ya que la fuerza de la gravedad empuja el tumor hacia la abertura de la válvula y puede llegar a taparla; por el contrario, al recostarse se produce un alivio de los síntomas.

El tumor puede lesionar la válvula mitral de tal manera que la sangre se escape por ella y produzca un soplo en el corazón que se ausculta con un fonendoscopio. A partir del sonido del soplo, el médico debe considerar si es el efecto de una fuga de sangre por las lesiones causadas por un tumor (lo cual es muy raro) o bien se trata de una causa más frecuente, como una enfermedad reumática del corazón.

Cuando se desprenden fragmentos de un mixoma o coágulos de sangre que se forman en su superficie, éstos pueden trasladarse hasta otros órganos y bloquear los vasos. Los síntomas dependen de cuál es el vaso bloqueado. Por ejemplo, una arteria bloqueada en el cerebro puede producir un ataque de parálisis, mientras que si el bloqueo es en el pulmón, causará dolor y tos con sangre. Otros síntomas de los mixomas son fiebre, pérdida de peso, dedos de las manos y de los pies fríos y dolorosos al exponerlos al frío (fenómeno de Raynaud), anemia, bajo recuento de plaquetas (porque éstas intervienen en el proceso de la coagulación) y síntomas que sugieren una infección grave.

Otros tumores primarios

Otros tumores del corazón menos frecuentes, como los fibromas y los rabdomiomas, crecen directamente a partir de las células del tejido fibroso y del muscular. Los rabdomiomas, el segundo tipo de tumor primario más importante, se desarrollan en la niñez y se asocian a una rara enfermedad propia de esta edad denominada esclerosis tuberosa. Otros tumores primarios cardíacos, como los tumores primarios cancerosos, son muy poco frecuentes y no existe un buen tratamiento para ellos. La expectativa de vida para los niños que los padecen es menos de un año.

Para diagnosticar los tumores cardíacos se usan muchas pruebas. Algunas veces, el ecocardiograma (una prueba con ultrasonidos que permite delinear las estructuras) puede poner de manifiesto una imagen del contorno de los tumores. Los ultrasonidos que emplea esta técnica pueden atravesar la pared del tórax o bien la del esófago desde el interior del mismo (ecocardiograma transesofágico). Otro procedimiento es la introducción por una vena de un catéter hasta el corazón, para inyectar sustancias de contraste que permiten dibujar el tumor en las radiografías; sin embargo, pocas veces es necesario recurrir a este procedimiento. (• *V. página 78*) También se utilizan la tomografía computadorizada (TC) y la resonancia magnética (RM). Si se encuentra un tumor, se extrae una pequeña muestra con un catéter especial; la muestra se utiliza para identificar el tipo de tumor y ayudar a seleccionar el tratamiento más adecuado.

La extracción quirúrgica de un tumor primario único no canceroso del corazón constituye un tratamiento curativo. Cuando existen varios tumores primarios sólo se tratan los que son tan grandes que no pueden ser extraídos. Los tumores cancerosos primarios y secundarios son incurables; sólo se tratan sus síntomas.

CAPÍTULO 21

Endocarditis

La endocarditis es una inflamación del revestimiento interior liso del corazón (endocardio), casi siempre por una infección bacteriana.

Endocarditis infecciosa

La endocarditis infecciosa es una infección del endocardio y de las válvulas del corazón.

Las bacterias (o, con menos frecuencia, los hongos) que penetran en el flujo sanguíneo o que raramente contaminan el corazón durante una operación a corazón abierto, pueden alojarse en las válvulas del corazón e infectar el endocardio. Las válvulas anómalas o lesionadas son más propensas a la infección, pero las normales pueden ser infectadas por algunas bacterias agresivas, sobre todo cuando llegan en grandes cantidades. Las acumulaciones de bacterias y coágulos en las válvulas (lo que se denomina vegetaciones) pueden desprenderse y llegar a órganos vitales, donde pueden bloquear el flujo de

Detalle de una endocarditis infecciosa

Esta sección transversal muestra las vegetaciones (acumulaciones de bacterias y coágulos sanguíneos) en las cuatro válvulas cardíacas.

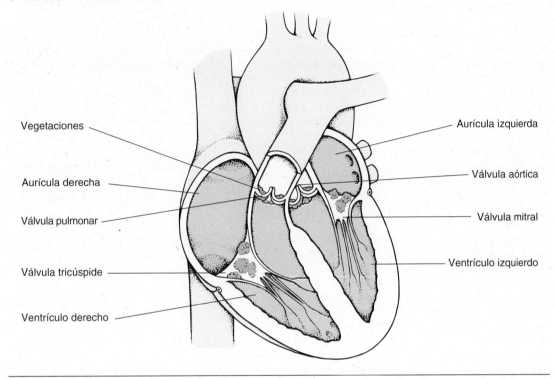

Vegetaciones

Aurícula derecha

Válvula pulmonar

Válvula tricúspide

Ventrículo derecho

Aurícula izquierda

Válvula aórtica

Válvula mitral

Ventrículo izquierdo

sangre arterial. Estas obstrucciones son muy graves, ya que pueden causar un ictus, un infarto de miocardio, una infección y lesiones en la zona donde se sitúen.

La endocarditis infecciosa puede aparecer repentinamente y llegar a ser mortal en pocos días (endocarditis infecciosa aguda), o bien puede desarrollarse gradualmente y de forma casi inaparente a lo largo de semanas o de varios meses (endocarditis infecciosa subaguda).

Causas

Aunque normalmente en la sangre no hay bacterias, una herida en la piel, en el interior de la boca o en las encías (incluso una herida producida por una actividad normal como masticar o cepillarse los dientes) permite a una pequeña cantidad de bacterias penetrar en la corriente sanguínea.

La gingivitis (infección e inflamación de las encías), pequeñas infecciones de la piel e infecciones en cualquier lugar del organismo, permiten a las bacterias entrar en el flujo sanguíneo, aumentando el riesgo de endocarditis.

Ciertos procedimientos quirúrgicos, dentales y médicos también pueden introducir bacterias en la circulación sanguínea, por ejemplo, el uso de catéteres intravenosos para administrar líquidos, nutrientes o medicamentos, una citoscopia (colocación de un tubo para ver el interior de la vejiga) o una colonoscopia (introducción de un tubo para ver el interior del intestino grueso).

En personas con las válvulas del corazón normales, no se produce ningún daño y los glóbulos blancos destruyen estas bacterias. Las válvulas lesionadas, sin embargo, pueden atrapar las bacterias, que se alojan en el endocardio y comienzan a multiplicarse. En algunas ocasiones, durante el cambio de una válvula del corazón por una artificial (protésica) se pueden introducir bacterias, que suelen ser resistentes a los antibióticos. Los pacientes con un defecto congénito o con alguna anomalía que permite a la sangre pasar de un lado al otro del corazón (por ejemplo, desde un ventrículo al otro) también tienen un mayor riesgo de desarrollar una endocarditis.

La presencia de algunas bacterias en la sangre (bacteriemia) puede no causar síntomas de inmediato, pero es posible que derive en una septicemia, es decir, una infección grave de la sangre que generalmente produce fiebre, escalofríos, temblores y disminución de la presión arterial. Una persona con una septicemia tiene un elevado riesgo de desarrollar una endocarditis.

Las bacterias que causan la endocarditis bacteriana aguda son a veces lo suficientemente agresivas como para infectar las válvulas normales del corazón; las que causan la endocarditis bacteriana subaguda casi siempre infectan las válvulas anormales o lesionadas. Se ha podido constatar que los casos de endocarditis, generalmente, se presentan en personas con defectos congénitos de las cavidades del corazón y de las válvulas, en personas con válvulas artificiales y en gente mayor con válvulas lesionadas por una fiebre reumática en la niñez o con anormalidades de la válvula debido a la edad. Los que se inyectan drogas tienen un elevado riesgo de endocarditis porque a menudo se inyectan bacterias directamente en la circulación sanguínea a través de las agujas, las jeringas o las soluciones de drogas contaminadas.

En los drogadictos y personas que desarrollan endocarditis por el uso prolongado de un catéter, la válvula de entrada al ventrículo derecho (la válvula tricúspide) es la que se infecta más a menudo. En los otros casos de endocarditis, las que resultan infectadas son la válvula de entrada al ventrículo izquierdo (la válvula mitral) o la válvula de salida de dicho ventrículo (la válvula aórtica).

En una persona con una válvula artificial, el riesgo de padecer una endocarditis infecciosa es más grande durante el primer año posterior al recambio; después de este período, el riesgo disminuye pero permanece mayor de lo normal. Por razones desconocidas, el riesgo es siempre mayor con una válvula artificial aórtica que con una mitral y con una válvula mecánica más que con una válvula porcina.

Síntomas

La **endocarditis bacteriana aguda** suele comenzar repentinamente con fiebre elevada (39 a 40 °C), frecuencia cardíaca acelerada, cansancio y rápidas y extensas lesiones de las válvulas. Los fragmentos de las vegetaciones que se desprenden (émbolos) pueden alcanzar otras áreas y extender la infección. Se puede desarrollar pus (absceso) en la base de la válvula infectada o allí donde se impacten los émbolos.

Las válvulas pueden perforarse y en pocos días pueden producirse grandes escapes de sangre por las mismas. En algunos casos se produce shock y los riñones y otros órganos dejan de funcionar (una

Válvula aórtica

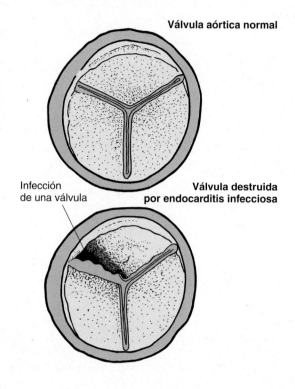

Válvula aórtica normal

Infección de una válvula

Válvula destruida por endocarditis infecciosa

afección denominada síndrome séptico). Por último, las infecciones arteriales debilitan las paredes de los vasos sanguíneos y causan su rotura. Ello puede ser mortal, sobre todo si se produce en el cerebro o cerca del corazón.

La **endocarditis bacteriana subaguda** puede producir síntomas durante meses antes de que las lesiones de la válvula o una embolia permitan realizar un diagnóstico claro.

Los síntomas son cansancio, fiebre leve (37,5 °C a 38,5 °C), pérdida de peso, sudores y disminución del número de glóbulos rojos (anemia). Se sospecha endocarditis en una persona con fiebre sin evidencia clara de infección, si presenta un soplo en el corazón o si un soplo existente ha cambiado de características. Se puede palpar el bazo agrandado. Sobre la piel pueden aparecer unas manchas muy pequeñas que parecen pecas diminutas; también es posible observarlas en el blanco del ojo o debajo de las uñas de los dedos de la mano. Estas manchas son áreas de minúsculos derrames de sangre causados por pequeños émbolos que se han desprendido de las válvulas del corazón.

Los émbolos más grandes pueden producir dolor de estómago, obstrucción repentina de una arteria de un brazo o de una pierna, infarto de miocardio o un ictus.

Otros síntomas de endocarditis bacteriana aguda y subaguda son escalofríos, dolores articulares, palidez, latidos cardíacos rápidos, nódulos subcutáneos dolorosos, confusión y presencia de sangre en la orina.

La endocarditis de una válvula artificial puede ser aguda o subaguda. Comparada con una infección de una válvula natural, es más probable que la infección de una válvula artificial se propague hacia el músculo cardíaco de la base de la válvula y que ésta se desprenda. En este caso, es necesario practicar una intervención quirúrgica urgente para reemplazar la válvula porque la insuficiencia cardíaca debido al escape de sangre a través de la válvula puede ser mortal. Por otro lado, también es posible que se interrumpa el sistema de conducción eléctrica del corazón, lo que provocaría una disminución de la frecuencia de los latidos, que podría provocar una repentina pérdida de consciencia o incluso la muerte.

Diagnóstico

Cuando se sospecha una endocarditis bacteriana aguda, se debe hospitalizar al paciente para su diagnóstico y tratamiento. Dado que los síntomas de la endocarditis bacteriana subaguda son al principio muy vagos, la infección puede lesionar las válvulas del corazón o diseminarse a otros lugares antes de ser diagnosticada. Una endocarditis subaguda no tratada es tan peligrosa como la aguda.

El diagnóstico puede sospecharse a partir de los síntomas, sobre todo cuando éstos aparecen en alguien con predisposición a esa enfermedad. El ecocardiograma, que se basa en la reflexión de los ultrasonidos para crear imágenes del corazón, (• V. página 74) puede identificar las vegetaciones de las válvulas y las lesiones producidas. Para identificar la bacteria que causa la enfermedad, se extraen muestras de sangre para efectuar un cultivo. Dado que la liberación de bacterias a la sangre en cantidad suficiente como para ser identificadas sólo sucede de forma intermitente, se toman tres o más muestras de sangre en diferentes momentos para aumentar la posibilidad de que al menos una de ellas contenga bacterias suficientes para que crezcan en los cultivos en el laboratorio. En el mismo proceso de laboratorio, se prueban varios antibióticos para escoger el más eficaz contra la bacteria específica.

En ocasiones, no es posible aislar ningún germen a partir de una muestra de sangre.

La razón puede ser que se necesiten técnicas especiales para cultivar determinadas bacterias o que el paciente hubiera recibido anteriormente antibióticos que no curaron la infección pero que redujeron la cantidad de bacterias lo suficiente como para ocultar su presencia. Todavía cabe otra posibilidad, y es que no se trate de una endocarditis sino de alguna otra enfermedad con síntomas similares, como un tumor.

Prevención y tratamiento

A los pacientes con anormalidades de las válvulas del corazón, con válvulas artificiales o con defectos congénitos, se les administran antibióticos a título preventivo antes de procedimientos dentales o quirúrgicos. Por ello, los dentistas y los cirujanos deben saber si una persona ha tenido algún problema valvular.

Aunque el riesgo de que aparezca una endocarditis no es muy alto en el curso de un procedimiento quirúrgico y los antibióticos administrados de manera preventiva no son siempre eficaces, las consecuencias son tan graves que, generalmente, el médico recomienda la administración de antibióticos, como medida de precaución, antes de la aplicación de estos procedimientos.

El tratamiento casi siempre requiere el ingreso en un hospital porque la administración de altas dosis de antibióticos intravenosos debe hacerse al menos durante dos semanas. Los antibióticos solos no siempre curan una infección en una válvula artificial. Por ello, en ocasiones se precisa recurrir a la cirugía cardíaca con el fin de reparar o reemplazar las válvulas lesionadas y eliminar las vegetaciones.

Endocarditis no infecciosa

La endocarditis no infecciosa es una enfermedad que se caracteriza por la formación de coágulos de sangre en las válvulas lesionadas.

El riesgo de padecer esta enfermedad aumenta en las personas con lupus eritematoso sistémico (una enfermedad del sistema inmunitario), cáncer de pulmón, estómago o páncreas, tuberculosis, neumonía, infección ósea o enfermedades que causan una notable pérdida de peso. Al igual que sucede en la endocarditis infecciosa, las válvulas del corazón pueden dejar escapar sangre o bien abrirse incorrectamente. Existe un alto riesgo de que un émbolo cause un ictus o un infarto de miocardio. Aunque a veces se administran fármacos para prevenir la formación de los trombos, los estudios realizados todavía no han confirmado que esto sea realmente beneficioso.

Enfermedades del pericardio

El pericardio es un saco de doble capa, flexible y extensible, que envuelve al corazón. Entre las dos capas contiene un líquido lubricante que permite que puedan deslizarse fácilmente una sobre otra. El pericardio mantiene el corazón en posición, evita que se llene demasiado de sangre y lo protege de infecciones. Sin embargo, el pericardio no es esencial para mantener con vida al organismo; si se extirpa, no se produce ningún cambio sustancial en el rendimiento del corazón.

En raros casos, puede que se nazca sin pericardio o que éste presente zonas débiles o agujeros. Estos defectos pueden ser peligrosos porque el corazón o un vaso sanguíneo principal puede sobresalir (hernia) a través de un agujero del pericardio y quedar atrapado y obstruirse, lo que puede causar la muerte en minutos. Por lo tanto, estos defectos habitualmen-te se reparan mediante una intervención quirúrgica; si la reparación no es posible, se extrae la totalidad del pericardio. Aparte de los defectos de nacimiento, las enfermedades del pericardio pueden ser consecuencia de infecciones, heridas y tumores que se han diseminado.

Pericarditis aguda

La pericarditis aguda es una inflamación súbita del pericardio que a menudo es dolorosa y provoca el derrame de líquido y productos de la sangre como la fibrina, glóbulos rojos y glóbulos blancos en el espacio pericárdico.

La pericarditis aguda se produce por varias causas, desde infecciones víricas (que pueden provocar dolor pero que son de corta duración y generalmente

---

Taponamiento cardíaco: la complicación más grave de la pericarditis

El taponamiento es con frecuencia el resultado de una acumulación de líquido o de una hemorragia dentro del pericardio, consecuencia de un tumor, una lesión o una intervención quirúrgica. Las infecciones víricas y bacterianas y la insuficiencia renal son otras causas comunes. La presión arterial puede descender rápidamente y alcanzar valores muy bajos durante la inspiración. Para confirmar el diagnóstico, se emplea la ecocardiografía (una prueba que utiliza ultrasonidos para proporcionar una imagen del corazón).

El taponamiento cardíaco es, por lo general, una urgencia médica. El tratamiento inmediato consiste en un drenaje quirúrgico o la punción del pericardio con una aguja larga para extraer el líquido y aliviar la presión. Se aplica anestesia local para evitar el dolor cuando la aguja atraviesa la pared torácica. En lo posible, el líquido se extrae bajo control ecocardiográfico. En caso de pericarditis de origen desconocido, se drena quirúrgicamente el pericardio y se extrae una muestra para determinar el diagnóstico.

Una vez reducida la presión, habitualmente el paciente permanece hospitalizado en prevención de una recidiva.

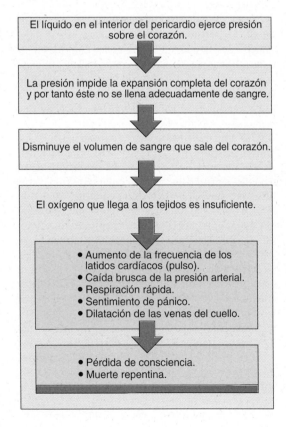

El líquido en el interior del pericardio ejerce presión sobre el corazón.

La presión impide la expansión completa del corazón y por tanto éste no se llena adecuadamente de sangre.

Disminuye el volumen de sangre que sale del corazón.

El oxígeno que llega a los tejidos es insuficiente.

- Aumento de la frecuencia de los latidos cardíacos (pulso).
- Caída brusca de la presión arterial.
- Respiración rápida.
- Sentimiento de pánico.
- Dilatación de las venas del cuello.

- Pérdida de consciencia.
- Muerte repentina.

Gran derrame pericárdico: drenaje por aspiración

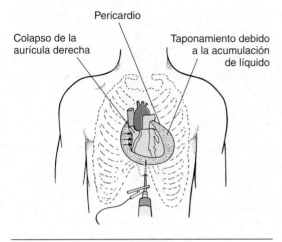

Pericardio

Colapso de la aurícula derecha

Taponamiento debido a la acumulación de líquido

no dejan ninguna secuela) hasta un cáncer con riesgo de muerte. Otras causas pueden ser el SIDA, un infarto de miocardio, una cirugía cardíaca, el lupus eritematoso sistémico, la artritis reumatoide, la insuficiencia renal, heridas, la radioterapia y un escape de sangre procedente de un aneurisma aórtico (una dilatación de la aorta en forma de bolsa). La pericarditis aguda también puede producirse como un efecto secundario provocado por ciertos fármacos, como los anticoagulantes, la penicilina, la procainamida, la fenitoína y la fenilbutazona.

Síntomas y diagnóstico

Generalmente, la pericarditis aguda causa fiebre y dolor en el pecho que, por lo general, se extiende hacia el hombro izquierdo y algunas veces baja hasta el brazo izquierdo. Este dolor puede ser similar al de un ataque al corazón, pero tiende a empeorar al estar acostado, toser o respirar profundamente. La pericarditis puede ocasionar un taponamiento cardíaco, un trastorno potencialmente mortal.

El diagnóstico de pericarditis aguda se realiza a partir de la descripción del dolor y por la auscultación con un fonendoscopio colocado sobre el pecho del paciente. La pericarditis produce un sonido crujiente similar al crujido del cuero de un zapato. Una radiografía de tórax y un ecocardiograma (una prueba que utiliza ultrasonidos para crear una imagen del corazón) (• V. página 74) pueden demostrar la presencia de líquido en el pericardio. El ecocardiograma puede también revelar la causa fundamental (por ejemplo, un tumor), así como mostrar la presión que ejerce el líquido pericárdico sobre las cavi-

dades derechas del corazón; una presión alta es una posible señal de alarma de que existe un taponamiento cardíaco. Por otro lado, los análisis de sangre permiten detectar algunas causas de pericarditis (por ejemplo, leucemia, SIDA, infecciones, fiebre reumática y valores elevados de urea como resultado de una insuficiencia renal).

Pronóstico y tratamiento

El pronóstico depende de la causa de la enfermedad. Cuando la pericarditis es provocada por un virus o cuando la causa es desconocida, la recuperación se consigue entre 1 y 3 semanas. Las complicaciones o recurrencias demoran la recuperación. Si se trata de un cáncer que ha invadido el pericardio, la supervivencia rara vez supera los 12-18 meses.

Generalmente, las personas con pericarditis deben hospitalizarse, recibir fármacos que reduzcan la inflamación y el dolor (como la aspirina o el ibuprofeno); hay que controlar la posible aparición de complicaciones (sobre todo el taponamiento cardíaco). En caso de dolores muy intensos se administran opiáceos (como la morfina) o un corticosteroide. El fármaco más utilizado en caso de dolor intenso es la prednisona.

El tratamiento posterior de una pericarditis aguda depende de la causa subyacente que la haya provocado. Los pacientes con cáncer pueden responder a la quimioterapia (con fármacos anticancerosos) o a la radioterapia, pero a menudo debe realizarse una extracción quirúrgica del pericardio. Los pacientes tratados con diálisis debido a una insuficiencia renal, suelen responder cuando se efectúan cambios en sus programas de diálisis. Las infecciones bacterianas se tratan con antibióticos y el pus del pericardio se drena quirúrgicamente. Por otro lado, siempre que sea posible, se suspende la administración de los fármacos que pueden causar pericarditis.

Cuando se producen episodios repetidos de pericarditis por una infección vírica, una herida o por una causa desconocida, está indicado administrar aspirina, ibuprofeno o corticosteroides. En algunos casos, la colquicina es eficaz. Si el tratamiento con fármacos no es eficaz, se extrae el pericardio quirúrgicamente.

Pericarditis crónica

La pericarditis crónica es una inflamación que resulta de una acumulación de líquido o de un engrosamiento del pericardio y que comienza gradualmente y persiste durante largo tiempo.

En una **pericarditis crónica con derrame**, hay una acumulación lenta de líquido en el pericardio. Habitualmente la causa se desconoce, pero la enfermedad puede ser provocada por un cáncer, la tuberculosis o una insuficiencia tiroidea. Cuando la causa sea conocida, debe ser tratada; si la función cardíaca es normal, el médico suele adoptar una actitud expectante, es decir, de observación.

La **pericarditis crónica constrictiva** es una enfermedad poco frecuente que aparece cuando se desarrolla tejido fibroso (similar a una cicatriz) alrededor del corazón. El tejido fibroso se retrae progresivamente, comprime el corazón y reduce su tamaño. Esta compresión aumenta la presión en las venas que llevan la sangre al corazón porque se necesita más presión para llenar éste. El líquido se estanca, se escapa hacia afuera y se acumula bajo la piel, en el abdomen y algunas veces en el espacio alrededor de los pulmones.

Causas

Cualquier afección que cause pericarditis aguda puede provocar pericarditis crónica constrictiva, pero por lo general la causa es desconocida. Las causas más frecuentes son infecciones víricas y las producidas por radioterapia por cáncer de mama o linfoma. La pericarditis crónica constrictiva también puede ser consecuencia de la artritis reumatoide, el lupus erimatoso sistémico, una herida previa, una cirugía cardíaca o una infección bacteriana. En África e India la tuberculosis es la causa más frecuente de pericarditis en cualquiera de sus formas, mientras que es poco frecuente en los países desarrollados.

Síntomas y diagnóstico

Los síntomas de la pericarditis crónica son disnea, tos (porque la alta presión en las venas del pulmón hace que salga líquido hacia los sacos de aire) y fatiga (porque el corazón llega a funcionar deficientemente). Por otro lado, la afección en sí es indolora.

También es frecuente la acumulación de líquido en el abdomen y las piernas.

Los síntomas son fundamentales para poder efectuar el diagnóstico de pericarditis crónica, sobre todo si no hay otra razón que explique la reducción del rendimiento cardíaco (como la hipertensión arterial, una enfermedad de las arterias coronarias o enfermedad de las válvulas). En la pericarditis crónica constrictiva, el corazón no se ve grande en una radiografía de tórax, mientras que en la mayoría de los otros trastornos cardíacos sí se constata un aumento de su tamaño. Aproximadamente en la mitad de los casos de pericarditis crónica constrictiva se observan, en las radiografías de tórax, depósitos de calcio en el pericardio.

Dos tipos de procedimientos confirman el diagnóstico. El cateterismo cardíaco, que puede utilizarse para medir la presión arterial en las cavidades y en los vasos sanguíneos principales. Por otro lado, para determinar el grosor del pericardio, se puede emplear la resonancia magnética (RM) o la tomografía computadorizada (TC). (• *V. páginas 74 y 76*) Normalmente, el pericardio tiene un grosor inferior a 30 milímetros, pero en la pericarditis crónica constrictiva llega a ser el doble o más.

Tratamiento

Aunque los diuréticos (fármacos que eliminan el exceso de líquido) pueden mejorar los síntomas, el único tratamiento posible es la extracción quirúrgica del pericardio. La cirugía es curativa en alrededor del 85 por ciento de los casos. Sin embargo, dado que la mortalidad a causa de esta operación es de un 5 a un 15 por ciento, la mayoría de los pacientes no se opera a menos que la enfermedad interfiera sustancialmente con las actividades diarias.

CAPÍTULO 23

Hipotensión arterial

La presión arterial baja (hipotensión) es una presión arterial demasiado baja que provoca síntomas como vértigos y desvanecimientos.

El mantenimiento de la presión de la sangre cuando sale del corazón y circula por todo el organismo es tan esencial como mantener la presión del agua en las cañerías de una vivienda. La presión debe ser lo suficientemente alta como para llevar oxígeno y nutrientes a las células del organismo y extraer de ellas los productos de desecho. No obstante, si la

presión arterial es demasiado elevada, puede romperse un vaso sanguíneo y causar una hemorragia en el cerebro (hemorragia cerebral) u otras complicaciones.

Por el contrario, si es demasiado baja, no puede proporcionar suficiente oxígeno y nutrientes a las células, ni extraer los desechos de ellas. Sin embargo, los individuos sanos con una presión arterial normal, más bien baja en reposo, tienen una mayor esperanza de vida.

Mecanismos de compensación

Existen tres factores que determinan la presión arterial: la cantidad de sangre bombeada desde el corazón, el volumen de sangre en los vasos sanguíneos y la capacidad de éstos.

Cuanta más sangre salga del corazón (volumen de expulsión cardíaco) por minuto, más elevada será la presión arterial. La cantidad de sangre bombeada puede disminuir si el corazón late más lentamente o sus contracciones son débiles, como sucede después de un ataque al corazón (infarto de miocardio). Un latido muy rápido, así como muchos otros tipos de arritmias, pueden reducir la eficacia de bombeo del corazón y el volumen de expulsión.

Cuanta más sangre contenga el sistema circulatorio, más alta será la presión arterial. Si se pierde sangre por deshidratación o una hemorragia, el volumen de sangre disminuye y, en consecuencia, disminuye la presión arterial.

Cuanto menor sea la capacidad de los vasos sanguíneos, mayor será la presión arterial. Por consiguiente, el ensanchamiento (dilatación) de los vasos sanguíneos provoca la caída de la presión arterial; cuando se contraen, la presión arterial aumenta.

Determinados sensores, particularmente los que se hallan en el cuello y en el tórax, controlan constantemente la presión arterial. Cuando detectan un cambio causado por la acción de uno de estos tres factores, los sensores provocan a su vez una modificación en alguno de los otros factores para compensar tal cambio y, de esta manera, mantener la presión estable. Los nervios conducen señales desde estos sensores y desde los centros del cerebro hacia varios de los órganos clave:
- El corazón, para modificar la frecuencia y fuerza de los latidos (de esta manera se modifica la cantidad de sangre bombeada).
- Los riñones, para regular la excreción de agua (y por tanto, para modificar el volumen de la sangre en circulación).
- Los vasos sanguíneos, para que se contraigan o dilaten (es decir, cambiando su capacidad).

Por lo tanto, si los vasos sanguíneos se dilatan y se reduce la presión arterial, los sensores inmediatamente envían señales a través del cerebro al corazón para que éste incremente la frecuencia de sus pulsaciones, con lo cual aumentará la expulsión de sangre. En consecuencia, la presión arterial sufrirá pocos cambios o ninguno. Sin embargo, estos mecanismos de compensación tienen limitaciones. Por ejemplo, en caso de hemorragia, la frecuencia cardíaca aumenta, se incrementa la expulsión de sangre y los vasos sanguíneos se contraen y reducen su capacidad. No obstante, si se pierde una gran cantidad de

Causas principales de presión arterial baja

Cambio en el mecanismo compensador	Causas
Rendimiento cardíaco reducido (volumen de expulsión de sangre reducido).	Arritmias. Lesiones, pérdida o malfuncionamiento del músculo cardíaco. Valvulopatías. Embolia pulmonar.
Disminución del volumen de sangre.	Hemorragias. Diarrea. Sudor excesivo. Micción excesiva.
Dilatación de los vasos sanguíneos (aumento de su capacidad).	Shock séptico. Exposición al calor. Fármacos vasodilatadores (nitratos, bloqueadores del calcio, inhibidores de la enzima de conversión de la angiotensina).

sangre rápidamente, los mecanismos de compensación son insuficientes y la presión arterial disminuye. Si la hemorragia se detiene, el resto de los líquidos del organismo tiende a entrar en la circulación sanguínea, se recupera el volumen y la presión sube. Finalmente, se producen nuevas células y el volumen de la sangre se restaura totalmente. Así mismo, una transfusión de sangre (• *V. página 768*) permite recuperar el volumen de la sangre rápidamente.

La hipotensión arterial también puede ser el resultado de un mal funcionamiento en los mecanismos que mantienen la presión arterial. Por ejemplo, si existe un trastorno en la capacidad de los nervios para conducir señales, los mecanismos de control de compensación pueden no funcionar correctamente.

Desmayo

El desmayo (síncope) es una pérdida súbita y breve de la consciencia.

Es un síntoma debido a un aporte inadecuado de oxígeno y otros nutrientes al cerebro, por lo general causado por una disminución temporal del flujo sanguíneo. Esta disminución puede producirse siempre que el organismo no pueda compensar rápidamente un descenso brusco de la presión arterial. Por ejemplo, si un paciente tiene un ritmo cardíaco anómalo, el corazón puede ser incapaz de aumentar suficientemente el volumen de expulsión de sangre como para compensar la disminución de la presión arterial. Estas personas en reposo no tendrán síntomas, pero, en cambio, sufrirán desmayos cuando hagan algún esfuerzo porque la demanda de oxígeno del organismo aumenta bruscamente: es el denominado síncope de esfuerzo. Con frecuencia, el desmayo se produce *después* de realizar un esfuerzo porque el corazón es apenas capaz de mantener una presión arterial adecuada durante el ejercicio; cuando el ejercicio se interrumpe, la frecuencia cardíaca comienza a disminuir, pero los vasos sanguíneos de los músculos permanecen dilatados para eliminar los productos metabólicos de desecho. La combinación de la reducción del volumen de expulsión del corazón junto al aumento de la capacidad de los vasos sanguíneos hace que la presión arterial descienda y que la persona se desmaye.

Obviamente, el volumen de sangre disminuye en caso de hemorragia. Pero esto también sucede cuando la persona se deshidrata por situaciones como diarrea, sudación excesiva y micción desmesurada, lo cual a menudo sucede en la diabetes no tratada o en la enfermedad de Addison.

El desmayo también puede producirse cuando los mecanismos de compensación se ven interferidos por señales enviadas a través de los nervios desde otras partes del organismo. Por ejemplo, un retortijón intestinal puede enviar una señal al corazón, a través del nervio vago, que retarda la frecuencia cardíaca lo suficiente como para causar un desmayo. Este tipo de desmayo se denomina síncope vasomotor o vasovagal. Muchas otras señales (como otros dolores, el miedo y el hecho de ver sangre) pueden provocar este tipo de desmayos.

El desmayo motivado por la tos (síncope tusígeno) o la micción (síncope miccional) habitualmente se produce cuando la cantidad de sangre que vuelve al corazón disminuye durante el esfuerzo. El síncope miccional es particularmente frecuente en los ancianos. Un síncope durante la deglución puede aparecer en personas con enfermedades del esófago.

La causa del desmayo también puede ser una disminución en el número de glóbulos rojos (anemia), una disminución en la concentración de azúcar en la sangre (hipoglucemia) o una disminución en los valores del anhídrido carbónico en la sangre (hipocapnia) por una respiración rápida (hiperventilación). A veces, la ansiedad se acompaña de hiperventilación. Cuando la concentración de anhídrido carbónico disminuye, los vasos sanguíneos del cerebro se contraen y puede aparecer una sensación de desvanecimiento sin que se llegue a perder la consciencia. El síncope del levantador de pesas es consecuencia de la hiperventilación antes del ejercicio.

En casos raros, sobre todo en ancianos, el desmayo puede formar parte de un ictus leve en el que el

Hipotensión: cómo ayudar al paciente

El hecho de levantar las piernas puede ayudar a la recuperación de los episodios de hipotensión, al aumentar el flujo al corazón y al cerebro.

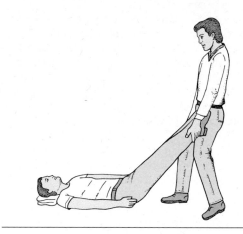

flujo de sangre hacia una parte del cerebro disminuye de forma brusca.

Síntomas

Cuando la persona está de pie, previamente al desmayo, puede notar vértigos o mareos ligeros. Cuando cae al suelo, la presión arterial aumenta en parte porque la persona está tendida y, a menudo, porque la causa del síncope ya pasó. Levantarse demasiado rápido puede provocar un nuevo desmayo.

Cuando la causa es una arritmia, el desmayo aparece y desaparece bruscamente. En ocasiones, se experimentan palpitaciones (percepción de los latidos cardíacos) justo antes del desvanecimiento.

El síncope ortostático se produce cuando una persona se incorpora o se levanta demasiado rápidamente. (• *V. página 110*) Una forma similar de desmayo, llamada síncope de "las paradas militares", acontece cuando una persona está de pie inmóvil durante mucho tiempo en un día caluroso. Como en esta situación los músculos de las piernas no están siendo utilizados, no empujan la sangre hacia el corazón y, en consecuencia, ésta se estanca en las venas de las piernas y la presión arterial desciende repentinamente. El síncope vasovagal se produce cuando una persona está sentada o de pie y es precedido frecuentemente por náuseas, debilidad, bostezos, visión borrosa y sudación. Se observa palidez extrema, el pulso se vuelve muy lento y la persona se desmaya.

El desmayo que comienza gradualmente, que va precedido de síntomas de alarma y que desaparece poco a poco, sugiere alteraciones en los compuestos químicos de la sangre, como una disminución de la concentración de azúcar (hipoglucemia) o de la tasa de anhídrido carbónico (hipocapnia) causada por una hiperventilación. La hipocapnia a menudo va precedida de una sensación de hormigueo y malestar en el pecho.

El desmayo histérico no es un verdadero síncope. La persona sólo aparenta estar inconsciente, pero no presenta anomalías en la frecuencia cardíaca o en la presión arterial y no suda ni se vuelve pálida.

Diagnóstico

En primer lugar, es necesario determinar la causa subyacente del desvanecimiento, ya que algunas causas son más graves que otras. Las enfermedades del corazón, como un ritmo cardíaco anómalo o una estenosis aórtica, pueden ser mortales; otros trastornos son mucho menos preocupantes.

Los factores que facilitan el diagnóstico son la edad de comienzo de los episodios de desmayo, las circunstancias en que se producen, las señales de alarma antes del episodio y las maniobras que ayudan a que la persona se recupere (como acostarse, contener el aliento o beber zumo de naranja). Las descripciones que aporten los testigos sobre el episodio pueden ser útiles. El médico también necesita saber si la persona tiene cualquier otra dolencia y si está tomando algún fármaco, sea o no bajo prescripción médica.

Es posible reproducir un episodio de desmayo en condiciones seguras, por ejemplo, indicando al paciente que respire rápida y profundamente. O, mientras se supervisa el ritmo cardíaco con un electrocardiograma (ECG), (• *V. página 71*) el médico puede presionar suavemente el seno carotídeo (una parte de la arteria carótida interna que contiene sensores que controlan la presión arterial).

Un electrocardiograma puede indicar una enfermedad cardíaca o pulmonar subyacente. Para hallar la causa del síncope, se emplea un monitor Holter, un pequeño dispositivo que registra los ritmos cardíacos durante 24 horas mientras el paciente realiza normalmente sus actividades diarias. (• *V. página 74*) Si la arritmia coincide con un episodio de desmayo, es probable (pero no seguro) que sea la causa del mismo.

Otras pruebas, como el ecocardiograma (una técnica que produce imágenes utilizando ultrasonidos), (• *V. página 74*) pueden poner de manifiesto anomalías cardíacas estructurales o funcionales. Por otro lado, los análisis de sangre pueden detectar una baja concentración de azúcar en la sangre (hipoglucemia) o un número reducido de glóbulos rojos (anemia). Para diagnosticar una epilepsia (que en algunas ocasiones se confunde con un desmayo), puede realizarse un electroencefalograma, una prueba que muestra los patrones de las ondas eléctricas cerebrales. (• *V. recuadro, página 366*)

Tratamiento

Habitualmente, es suficiente el hecho de estar acostado para recobrar el conocimiento. La elevación de las piernas puede acelerar la recuperación, ya que aumenta el flujo de sangre al corazón y al cerebro. Si la persona se incorpora demasiado rápidamente o es sostenida o transportada en una posición erguida, se puede producir otro episodio de desmayo.

En las personas jóvenes que no tienen enfermedades cardíacas, los desmayos en general no son graves y no se necesitan pruebas de diagnóstico extensas ni tratamiento. Sin embargo, en los ancianos, los síncopes pueden ser motivados por varios problemas interrelacionados que impiden que el corazón y los vasos sanguíneos reaccionen ante una disminución de la presión arterial. El tratamiento depende de la causa.

Para corregir una frecuencia cardíaca demasiado lenta, puede implantarse quirúrgicamente un marcapasos, que consiste en un dispositivo electrónico que estimula los latidos. Para retardar un ritmo cardíaco demasiado rápido pueden utilizarse fármacos. Si el problema es una alteración del ritmo (el corazón late irregularmente de vez en cuando), puede recurrirse a la implantación de un desfibrilador. También se pueden tratar otras causas de desmayo (como hipoglucemia, anemia o un bajo volumen de sangre). La intervención quirúrgica debe considerarse cuando el síncope se debe a una valvulopatía, independientemente de la edad de la persona.

Hipotensión ortostática

La hipotensión ortostática es una reducción excesiva de la presión arterial al adoptar la posición vertical, lo que provoca una disminución del flujo sanguíneo al cerebro y el consiguiente desmayo.

La hipotensión ortostática no es una enfermedad específica, sino más bien una incapacidad de regular la presión arterial rápidamente. Puede deberse a diversas causas.

Cuando una persona se levanta bruscamente, la gravedad hace que una parte de la sangre se estanque en las venas de las piernas y en la parte inferior del cuerpo. La acumulación reduce la cantidad de sangre que vuelve al corazón y, por tanto, la cantidad bombeada. La consecuencia de ello es un descenso de la presión arterial. Ante esta situación, el organismo responde rápidamente: el corazón late con más rapidez, las contracciones son más fuertes, los vasos sanguíneos se contraen y se reduce su capacidad. Cuando estas reacciones compensadoras fallan o son lentas, se produce la hipotensión ortostática.

Los episodios de hipotensión ortostática, habitualmente, se producen por efectos secundarios de los fármacos, sobre todo los que se administran para combatir problemas cardiovasculares y, en especial, en los ancianos. Por ejemplo, los diuréticos, especialmente los potentes en dosis elevadas, pueden reducir el volumen de la sangre debido a que eliminan líquido del organismo y, por tanto, reducen la presión arterial. Los fármacos que dilatan los vasos sanguíneos (como los nitratos, los antagonistas del calcio y los inhibidores de la enzima de conversión de la angiotensina) aumentan la capacidad de los vasos y por ello también disminuyen la presión arterial. Las hemorragias o una excesiva pérdida de líquidos por vómitos intensos, diarrea, sudación excesiva, diabetes no tratada o enfermedad de Addison, pueden provocar una reducción del volumen de sangre circulante. Los sensores arteriales que desencadenan las respuestas compensadoras a veces se deterioran por la acción de ciertos fármacos, como los barbitúricos, el alcohol y los fármacos utilizados para tratar la hipertensión arterial y la depresión. Las enfermedades que lesionan los nervios que regulan el diámetro de los vasos sanguíneos pueden también causar hipotensión ortostática. Estas lesiones son una complicación frecuente de la diabetes, la amiloidosis y las lesiones de la médula espinal.

Síntomas y diagnóstico

Las personas que padecen hipotensión ortostática, generalmente, experimentan desmayos, ligeros mareos, vértigo, confusión o visión borrosa cuando se levantan de la cama bruscamente o se incorporan tras haber estado sentadas mucho tiempo. La fatiga, el ejercicio, el alcohol o una comida copiosa pueden agravar los síntomas. Una pronunciada reducción del flujo de sangre al cerebro puede provocar un síncope e incluso convulsiones.

Cuando se producen estos síntomas, el médico puede diagnosticar una hipotensión ortostática. El diagnóstico puede confirmarse si la presión arterial desciende de forma significativa cuando el paciente se levanta y vuelve a la normalidad cuando se acuesta. El médico debe entonces intentar determinar la causa de la hipotensión ortostática.

Pronóstico y tratamiento

Un diabético con hipertensión arterial tendrá un pronóstico más grave si también padece hipotensión ortostática. Cuando la causa de la hipotensión ortostática es una disminución del volumen de sangre, un fármaco en particular o una dosis determinada de un medicamento, el trastorno puede ser corregido rápidamente. Cuando no existe tratamiento para la causa de la hipotensión ortostática, a menudo es posible eliminar o reducir los síntomas. Las personas propensas a esta afección no deberían incorporarse o ponerse de pie bruscamente ni permanecer de pie inmóviles durante mucho tiempo. Si la hipotensión arterial es provocada por una acumulación de sangre en las piernas, las medias de compresión elásticas pueden ser de utilidad. Cuando la hipotensión ortostática es el resultado de un reposo prolongado en la cama, es posible mejorar la situación si se va aumentando paulatinamente el tiempo que se permanece sentado.

Para evitar una disminución de la presión arterial se puede administrar la efedrina o la fenilefrina. El volumen sanguíneo también puede aumentarse incrementando el consumo de sal y, si fuera necesario, ingiriendo hormonas que causen la retención de ésta, como la fludrocortisona. En personas que no padecen insuficiencia cardíaca o hipertensión arterial, se recomienda añadir sal a sus comidas libremente o tomar comprimidos de sal. Los ancianos con hipotensión ortostática deberían beber mucho líquido y poco o nada de alcohol. No obstante, debido a la retención de sal y de líquidos, una persona puede aumentar rápidamente de uno a dos kilogramos de peso y desarrollar una insuficiencia cardíaca por culpa de esta dieta rica en sal, sobre todo la gente mayor. Si estas medidas no son eficaces, otros fármacos (como el propranolol, la dihidroergotamina, la indometacina y la metoclopramida) pueden ayudar a evitar la hipotensión ortostática, aunque a costa de un elevado riesgo de efectos secundarios.

CAPÍTULO 24

Shock

El shock es un estado potencialmente mortal en el cual la presión arterial es demasiado baja para mantener a la persona con vida.

El shock es la consecuencia de una hipotensión arterial importante causada por una disminución del volumen de sangre circulante, una inadecuada función de bombeo del corazón o una excesiva relajación (dilatación) de las paredes de los vasos sanguíneos (vasodilatación). Esta hipotensión, que es mucho más marcada y prolongada que en el síncope, (• *V. página 109*) provoca un aporte inadecuado de sangre a las células del organismo, que pueden verse afectadas de una forma rápida e irreversible y, al final, pueden incluso morir.

Un volumen de sangre insuficiente puede ser causado por una hemorragia grave, una pérdida excesiva de líquido del organismo o un consumo insuficiente de líquidos. La sangre se puede perder rápidamente debido a un accidente o a una hemorragia interna, ya sea por una úlcera en el estómago o en el intestino, una rotura de un vaso sanguíneo o una rotura de un embarazo ectópico (embarazo fuera del útero). Una pérdida excesiva de otros líquidos del organismo puede producirse por quemaduras importantes, inflamación del páncreas (pancreatitis), perforación de la pared intestinal, diarrea grave, enfermedad renal o administración excesiva de fármacos potentes que incrementan la producción de orina (diuréticos). A pesar de sentir sed, puede que en algunos casos no se beba la cantidad suficiente de líquidos para compensar la pérdida; ello sucede cuando una incapacidad física (como una enfermedad articular grave) impide al paciente conseguir agua por sí mismo.

Si el corazón no cumple su función de bombeo de manera adecuada, con cada latido cardíaco se expulsará una cantidad de sangre menor de la normal. El déficit de bombeo puede ser la consecuencia de un infarto, una embolia pulmonar, la insuficiencia de una válvula cardíaca (particularmente de una válvula artificial) o una arritmia.

La vasodilatación excesiva puede ser consecuencia de una lesión en la cabeza, una insuficiencia renal, una intoxicación, una sobredosis de ciertas drogas o una infección bacteriana grave (el shock causado por este tipo de infección se llama shock séptico). (• *V. página 889*)

Síntomas y diagnóstico

Los síntomas del shock son similares tanto si la causa es un bajo volumen sanguíneo (shock hipovolémico) como un bombeo inadecuado del corazón (shock cardiogénico). Al principio pueden aparecer cansancio, somnolencia y confusión. La piel se vuelve fría, sudorosa y, a menudo, azulada y pálida. Si se presiona la piel, el color normal vuelve mucho más lentamente de lo habitual. Aparece una red de líneas azuladas por debajo de la piel. Las pulsaciones son débiles y rápidas, a menos que la causa del shock sea una frecuencia cardíaca retardada. Por lo general, la respiración es rápida, pero tanto ésta como el pulso pueden hacerse más lentos si la muerte es inminente.

La presión arterial desciende a un nivel tan bajo que, con frecuencia, no puede detectarse con un esfigmomanómetro. Al final, la persona no puede incorporarse puesto que puede perder el conocimiento o puede incluso morir.

Cuando el shock es provocado por una excesiva dilatación de los vasos sanguíneos, los síntomas son algo diferentes. Por ejemplo, la piel está caliente y rojiza, sobre todo al principio. (• *V. página 889*)

En las etapas iniciales del shock, especialmente del shock séptico, muchos síntomas pueden estar ausentes o no detectarse, a no ser que se busquen específicamente. La presión arterial es muy baja. La emisión de orina es también muy baja y se acumulan productos de desecho en la sangre.

Pronóstico y tratamiento

Sin tratamiento, el shock habitualmente es mortal; en caso contrario, el pronóstico depende de la causa, de la existencia de enfermedades asociadas, del tiempo transcurrido antes de iniciar el tratamiento y del tipo de tratamiento suministrado. Independientemente de la terapia, la probabilidad de muerte por un shock tras un infarto agudo de miocardio o por un shock séptico en un paciente anciano es elevada.

La primera persona que llegue al lado de una persona con shock debe mantenerla en calor y con las piernas algo elevadas para facilitar también el retorno de sangre al corazón. Si existe una hemorragia, debe ser detenida y también debe controlarse la respiración. La cabeza debe girarse hacia un costado para impedir la aspiración del vómito. No se debe administrar nada por vía oral.

Puede hacerse necesario el uso de la ventilación mecánica por parte del personal médico de urgencias. Todos los fármacos se dan por vía intravenosa. Por lo general, no se suministran narcóticos, sedantes ni tranquilizantes porque tienden a disminuir la presión arterial. Se puede intentar elevar la presión arterial mediante unos pantalones militares (o médicos) antishock. Este tipo de pantalones aprietan la parte inferior del cuerpo y favorecen de este modo la llegada de la sangre desde las piernas hasta el corazón y el cerebro. Se administran líquidos por vía intravenosa.

Habitualmente, se comprueba la compatibilidad de la sangre antes de efectuar una transfusión, pero en una situación de urgencia, cuando no hay tiempo para tal comprobación, se puede suministrar sangre tipo O negativo a cualquier persona.

La administración de líquidos por vía intravenosa o una transfusión sanguínea pueden no ser suficientes para neutralizar el shock, si la hemorragia o la pérdida de líquidos continúa o si el shock se debe a un infarto u otro problema que no tenga nada que ver con el volumen sanguíneo. Para favorecer la llegada de sangre al cerebro y al corazón, se pueden administrar fármacos que contraen los vasos sanguíneos, pero deben utilizarse durante el menor tiempo posible, porque pueden reducir el flujo de sangre a los tejidos.

Cuando el shock es causado por un bombeo insuficiente del corazón, los esfuerzos deben dirigirse a mejorar la función cardíaca. Se corrigen las anomalías de la frecuencia y el ritmo de los latidos cardíacos y se incrementa el volumen de sangre si es necesario. Así mismo, para acelerar un latido cardíaco lento se administra atropina y, para mejorar la capacidad de contracción del músculo cardíaco, se utilizan otros fármacos.

En caso de infarto agudo de miocardio, se introduce en la aorta un balón que cumple funciones de bomba (balón de contrapulsación aórtica) para revertir temporalmente el shock. Tras este procedimiento, puede que sea necesario llevar a cabo una cirugía de revascularización urgente de las arterias coronarias o bien una intervención quirúrgica que corrija determinados defectos cardíacos.

En algunos casos de shock secundario a un infarto agudo de miocardio puede realizarse una angioplastia coronaria transluminal percutánea urgente para abrir la arteria obstruida (• *V. página 126 y recuadro, página 128*) y mejorar la función de bombeo del corazón y el shock resultante. Antes de realizar este procedimiento, se administran fármacos por vía intravenosa para disolver los coágulos (fármacos trombolíticos). Si no se llevan a cabo este tipo de angioplastia urgente o la cirugía cardíaca, se suministra un fármaco trombolítico lo antes posible, a menos que éste pueda agravar otros problemas médicos del paciente.

El shock causado por la vasodilatación excesiva se trata principalmente con fármacos que contraen los vasos, al tiempo que también se corrige la causa subyacente.

CAPÍTULO 25

Hipertensión arterial

La hipertensión arterial es generalmente una afección sin síntomas en la que la elevación anormal de la presión dentro de las arterias aumenta el riesgo de trastornos como un ictus, la ruptura de un aneurisma, una insuficiencia cardíaca, un infarto de miocardio y lesiones del riñón.

La palabra hipertensión sugiere tensión excesiva, nerviosismo o estrés. Sin embargo, en términos médicos, la hipertensión se refiere a un cuadro de presión arterial elevada, independientemente de la causa. Se la llama "el asesino silencioso" porque, generalmente, no causa síntomas durante muchos años (hasta que lesiona un órgano vital).

La hipertensión arterial afecta a muchos millones de personas con marcada diferencia según el origen étnico. Por ejemplo, en los Estados Unidos en donde afecta a más de 50 millones de personas, el 38 por ciento de los adultos negros sufre de hipertensión, en comparación con el 29 por ciento de blancos. Ante un nivel determinado de presión arterial, las consecuencias de la hipertensión son más graves en las personas de etnia negra.

En los países desarrollados, se estima que solamente se diagnostica este trastorno en dos de cada tres individuos que lo padecen, y de ellos, sólo alrededor del 75 por ciento recibe tratamiento farmacológico, y éste es adecuado sólo en el 45 por ciento de los casos.

Cuando se toma la presión arterial, se registran dos valores. El más elevado se produce cuando el corazón se contrae (sístole); el más bajo corresponde a la relajación entre un latido y otro (diástole). La presión arterial se transcribe como la presión sistólica seguida de una barra y, a continuación, la presión diastólica (por ejemplo, 120/80 mm Hg [milímetros de mercurio]). Esta medición se leería como "ciento veinte ochenta".

La presión arterial elevada se define como una presión sistólica en reposo superior o igual a 140 mm Hg, una presión diastólica en reposo superior o igual a 90 mm Hg, o la combinación de ambas. En la hipertensión, generalmente, tanto la presión sistólica como la diastólica son elevadas.

En la **hipertensión sistólica aislada**, la presión sistólica es superior o igual a 140 mm Hg, pero la diastólica es menor de 90 mm Hg (es decir, esta última se mantiene normal).

La hipertensión sistólica aislada es siempre más frecuente en la edad avanzada. Casi en todas las personas la presión arterial aumenta con la edad, con una presión sistólica que aumenta hasta los 80 años por lo menos y una presión diastólica que

Variaciones de la presión arterial

La presión arterial varía a lo largo de la vida. Por lo general, los bebés y los niños tienen una presión mucho más baja que los adultos. La actividad también afecta a la presión arterial: aumenta durante el ejercicio y disminuye durante el reposo. La presión arterial varía, además, según el momento del día, ya que es más elevada por la mañana y más baja por la noche durante el sueño.

aumenta hasta los 55 a 60 años, para luego estabilizarse e incluso descender.

La **hipertensión maligna** es una presión arterial muy elevada, que si no es tratada, suele provocar la muerte en un período de 3 a 6 meses. Es bastante rara y se produce solamente en alrededor de una de cada 200 personas con hipertensión arterial, aunque los índices de frecuencia muestran variaciones en función de diferencias étnicas (mayor frecuencia en pacientes de raza negra), de sexo (siendo más frecuente en los varones) y de condición socioeconómica (con mayor incidencia en pacientes de clase baja). La hipertensión maligna es una urgencia médica.

Control de la presión arterial

La elevación de la presión en las arterias puede deberse a varios mecanismos. Por ejemplo, el corazón puede bombear con más fuerza y aumentar el volumen de sangre que expulsa con cada latido. Otra posibilidad es que las grandes arterias pierdan su flexibilidad normal y se vuelvan rígidas, de modo que no puedan expandirse cuando el corazón bombea sangre a través de ellas. Por esta razón, la sangre proveniente de cada latido se ve forzada a pasar por un espacio menor al normal y la presión aumenta. Esto es lo que sucede en los ancianos cuyas paredes arteriales se han vuelto gruesas y rígidas debido a la arteriosclerosis. La presión arterial se incrementa de forma similar en la vasoconstricción (cuando las minúsculas arterias [arteriolas] se contraen temporalmente por la estimulación de los nervios o de las hormonas circulantes). Por último, la presión arterial puede aumentar si se incrementa el aporte de líquidos al sistema circulatorio. Esta situación se produce cuando los riñones funcionan mal y no son capaces de eliminar suficiente sal y agua. El resultado es que el volumen de sangre aumenta y, en consecuencia, aumenta la presión arterial.

Por el contrario, si la función de bombeo del corazón disminuye, si las arterias están dilatadas o si

se pierde líquido del sistema, la presión desciende. Las modificaciones de estos factores están regidas por cambios en el funcionamiento renal y en el sistema nervioso autónomo (la parte del sistema nervioso que regula varias funciones del organismo de forma automática).

El sistema nervioso simpático, que forma parte del sistema nervioso autónomo, es el responsable de aumentar temporalmente la presión arterial cuando el organismo reacciona frente a una amenaza. El sistema nervioso simpático incrementa la frecuencia y la fuerza de los latidos cardíacos. También produce una contracción de la mayoría de las arteriolas, pero en cambio dilata las de ciertas zonas, como las de los músculos, donde es necesario un mayor suministro de sangre. Además, el sistema nervioso simpático disminuye la eliminación de sal y agua por el riñón y, en consecuencia, aumenta el volumen de sangre. Así mismo, produce la liberación de las hormonas adrenalina (epinefrina) y noradrenalina (norepinefrina), que estimulan el corazón y los vasos sanguíneos.

Por otro lado, los riñones controlan la presión arterial de varios modos. Si la presión arterial se eleva, aumenta la eliminación de sal y agua, lo que hace descender el volumen de sangre y normaliza la presión arterial. A la inversa, si la presión arterial disminuye, los riñones reducen la eliminación de sal y agua; en consecuencia, el volumen sanguíneo aumenta y la presión arterial retorna a sus valores normales. Los riñones también pueden incrementar la presión arterial secretando una enzima denominada renina, que estimula la secreción de una hormona llamada angiotensina que, a su vez, desencadena la liberación de aldosterona.

Dado que los riñones son importantes para controlar la presión arterial, muchas enfermedades y anomalías renales elevan la presión arterial. Por ejemplo, un estrechamiento de la arteria que alimenta a uno de los riñones (estenosis de la arteria renal) puede causar hipertensión. Así mismo, inflamaciones renales de varios tipos y la lesión de uno o ambos riñones también causan efectos similares.

Siempre que por cualquier causa se produzca un aumento de la presión arterial, se desencadena un mecanismo compensatorio que la neutraliza y mantiene la presión en unos niveles normales. Por tanto, un incremento del volumen de sangre bombeada por el corazón que tiende a aumentar la presión arterial, hace que los vasos sanguíneos se dilaten y que los riñones aumenten la eliminación de sal y agua, lo que tiende a reducir la presión arterial. Sin embargo, en caso de arteriosclerosis, las arterias se vuelven rígidas y no pueden dilatarse, por lo que la presión arterial no desciende a sus niveles normales. Las alteraciones arterioscleróticas en los riñones pueden

Regulación de la presión arterial: el sistema renina-angiotensina-aldosterona

Cuando disminuye la presión arterial (1) se libera renina (una enzima renal).

La renina (2) a su vez activa la angiotensina (3), una hormona que contrae las paredes musculares de las arterias pequeñas (arteriolas) y, en consecuencia, aumenta la presión arterial.

La angiotensina también estimula la secreción de la hormona aldosterona de la glándula suprarrenal (4), provoca la retención de sal (sodio) en los riñones y la eliminación de potasio. Como el sodio retiene agua, se expande el volumen de sangre y aumenta la presión arterial.

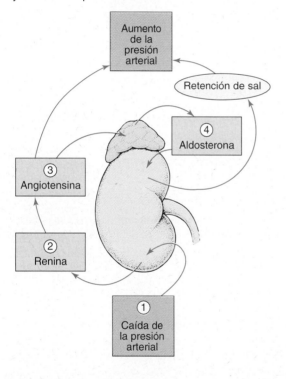

alterar su capacidad para eliminar sal y agua, lo cual tiende a aumentar la presión arterial.

Causas

En aproximadamente el 90 por ciento de las personas con presión arterial elevada, la causa es desconocida. Tal situación se denomina hipertensión esencial o primaria. La hipertensión esencial puede tener más de una causa. Probablemente, una combinación de diversos cambios en el corazón y en los vasos sanguíneos produce la subida de la presión arterial.

Cuando la causa es conocida, la afección se denomina hipertensión secundaria. Entre el 5 y el 10 por ciento de los casos de hipertensión arterial tienen como causa una enfermedad renal. Entre el uno y el dos por ciento tienen su origen en un trastorno hormonal o en el uso de ciertos fármacos como los anticonceptivos orales (píldoras para el control de la natalidad). Una causa poco frecuente de hipertensión arterial es el feocromocitoma, un tumor de las glándulas suprarrenales que secreta las hormonas adrenalina y noradrenalina.

La obesidad, un hábito de vida sedentario, el estrés y el consumo excesivo de alcohol o de sal probablemente sean factores de riesgo en la aparición de la hipertensión arterial en personas que poseen una sensibilidad hereditaria. El estrés tiende a hacer que la presión arterial aumente temporalmente, pero, por lo general, retorna a la normalidad una vez que ha desaparecido. Esto explica la "hipertensión de bata blanca", en la que el estrés causado por una visita al consultorio del médico hace que la presión arterial suba lo suficiente como para que se haga el diagnóstico de hipertensión en alguien que, en otros momentos, tendría una presión arterial normal. Se cree que en las personas propensas, estos breves aumentos en la presión arterial causan lesiones que, finalmente, provocan una hipertensión arterial permanente, incluso cuando el estrés desaparece. Sin embargo, esta teoría de que los aumentos transitorios de la presión arterial puedan dar lugar a una presión elevada de forma permanente no ha sido demostrada.

Síntomas

Habitualmente, la hipertensión arterial es asintomática, a pesar de la coincidencia en la aparición de ciertos síntomas que mucha gente considera (erróneamente) asociados a la misma: cefaleas, hemorragias nasales, vértigo, enrojecimiento facial y cansancio.

Aunque las personas con una presión arterial elevada pueden tener estos síntomas, también pueden aparecer con la misma frecuencia en individuos con una presión arterial normal.

En caso de hipertensión arterial grave o de larga duración que no recibe tratamiento, los síntomas como cefaleas, fatiga, náuseas, vómitos, disnea, desasosiego y visión borrosa se producen por lesiones en el cerebro, los ojos, el corazón y los riñones. Algunas veces, las personas con hipertensión arterial grave desarrollan somnolencia e incluso coma por edema cerebral (acumulación anormal de líquido en el cerebro). Este cuadro, llamado encefalopatía hipertensiva, requiere un tratamiento urgente.

Medición de la presión arterial

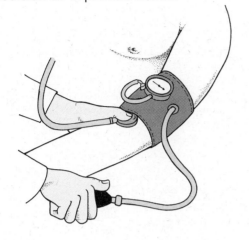

Diagnóstico

La presión arterial se determina después de que la persona haya estado sentada o acostada durante 5 minutos. Una lectura de 140/90 mmHg o más es considerada alta, pero el diagnóstico no se puede basar en una sola medición. A veces, incluso varias determinaciones elevadas no son suficientes para efectuar el diagnóstico. Cuando se registra una medición inicial elevada, debe determinarse de nuevo y luego dos veces más en días diferentes, para asegurarse de que la hipertensión persiste. Las lecturas no sólo indican la presencia de hipertensión arterial sino que también permiten clasificar su gravedad.

Cuando se ha establecido el diagnóstico de hipertensión arterial, habitualmente se valoran sus efectos sobre los órganos principales, sobre todo los vasos sanguíneos, el corazón, el cerebro y los riñones. La retina (la membrana sensible a la luz que recubre la superficie interna de la parte posterior del ojo) es el único lugar donde se pueden observar directamente los efectos de la hipertensión arterial sobre las arteriolas. Se cree que los cambios en la retina son similares a los de los vasos sanguíneos de cualquier otra parte del organismo, como los riñones. Para examinar la retina, se emplea un oftalmoscopio (un instrumento que permite visualizar el interior del ojo). El grado de deterioro de la retina (retinopatía) permite clasificar la gravedad de la hipertensión arterial.

Los cambios en el corazón (particularmente una dilatación debido al incremento de trabajo requerido para bombear sangre a una presión elevada) se detectan con un electrocardiograma (• *V. página 71*) y una radiografía de tórax. En las fases iniciales, es más útil el ecocardiograma (una prueba que utiliza ultrasonidos para obtener una imagen del corazón). (• *V. página 74*) Un ruido anómalo, denominado el cuarto ruido cardíaco, que se ausculta con un fonendoscopio, es una de las primeras alteraciones cardíacas causadas por la hipertensión.

Las lesiones iniciales del riñón se detectan mediante un examen de la orina. La presencia de células sanguíneas y albúmina (un tipo de proteína) en la orina, por ejemplo, puede indicar la presencia de tal afección.

Así mismo, es necesario buscar la causa de la presión arterial elevada, sobre todo si el paciente es joven, aun cuando la causa es identificada en menos del 10 por ciento de los casos. Cuanto más elevada es la presión arterial y más joven es el paciente, más extensa debe ser la búsqueda de la causa. La evaluación incluye radiografías y estudios de los riñones con isótopos radiactivos, una radiografía de tórax y determinaciones de ciertas hormonas en la sangre y en la orina.

Para detectar un problema renal, se toma como punto de partida la historia clínica, haciendo énfasis en problemas renales previos. Durante el examen físico, se explora la zona del abdomen por encima de los riñones para detectar la presencia de dolor. Con un fonendoscopio sobre el abdomen, se intenta localizar la presencia de un ruido anormal (sonido que produce la sangre al atravesar un estrechamiento de la arteria que alimenta al riñón). Por último, se envía una muestra de orina al laboratorio para su análisis y, si es necesario, se realizan radiografías o ecografías con el fin de conocer el grado de suministro de sangre al riñón, así como otras pruebas renales.

Cuando la causa es un feocromocitoma, en la orina aparecen los productos de descomposición de las hormonas adrenalina y noradrenalina. Habitualmente, estas hormonas también producen varias combinaciones de síntomas como cefaleas intensas, ansiedad, sensación de latidos rápidos o irregulares (palpitaciones), sudor excesivo, temblor y palidez.

Otras causas raras de hipertensión arterial pueden detectarse con ciertas pruebas sistemáticas. Por ejemplo, la medición de la concentración de potasio en la sangre facilita la detección de hiperaldosteronismo (• *V. página 746*) y la determinación de la presión arterial en ambos brazos y piernas ayuda a detectar una coartación de la aorta.

Pronóstico

Cuando la presión arterial elevada no se trata, aumenta el riesgo de desarrollar una enfermedad cardíaca (como insuficiencia cardíaca o infarto de miocardio), una insuficiencia renal y un ictus a una temprana edad. La hipertensión arterial es el factor de riesgo más importante de ictus y es también uno

Principales "órganos blanco" de la hipertensión arterial

Los principales "órganos blanco" son el cerebro, el corazón, las grandes arterias y los riñones. El examen adecuado de la retina por medio de un oftalmoscopio permite observar cambios secundarios a la hipertensión.

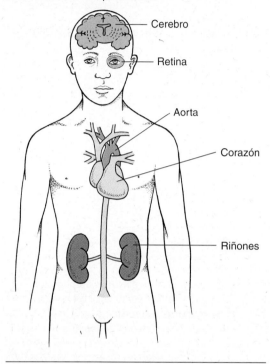

Cerebro

Retina

Aorta

Corazón

Riñones

Causas principales de hipertensión secundaria

Enfermedades renales
Estenosis de la arteria renal
Pielonefritis
Glomerulonefritis
Tumores renales
Enfermedad poliquística renal (por lo general hereditaria)
Lesiones del riñón
Radioterapia que afecta el riñón

Trastornos hormonales
Hiperaldosteronismo
Síndrome de Cushing
Feocromocitoma

Fármacos
Anticonceptivos orales
Corticosteroides
Ciclosporina
Eritropoyetina
Cocaína
Abuso de alcohol
Regaliz (en cantidades excesivas)

Otras causas
Coartación de la aorta
Embarazo complicado por preeclampsia
Porfiria intermitente aguda
Intoxicación aguda por plomo

de los tres principales factores de riesgo de infarto de miocardio junto con el hábito de fumar y los valores de colesterol elevados. Los tratamientos que hacen descender la presión arterial elevada disminuyen el riesgo de ictus y de insuficiencia cardíaca. También disminuye el riesgo de infarto, aunque no de forma tan clara. Menos del 5 por ciento de los pacientes con hipertensión maligna sin tratamiento sobrevive más de un año.

Tratamiento

La hipertensión esencial no tiene curación, pero el tratamiento previene las complicaciones. Debido a que la presión arterial elevada en sí misma no produce síntomas, el médico trata de evitar los tratamientos incómodos, molestos o que interfieran con los hábitos de vida. Antes de prescribir la administración de fármacos, es recomendable aplicar medidas alternativas.

En caso de sobrepeso y presión arterial elevada, se aconseja reducir el peso hasta su nivel ideal. Así

mismo, son importantes los cambios en la dieta en personas con diabetes, que son obesas o que tienen valores de colesterol altos, para mantener un buen estado de salud cardiovascular en general. Si se reduce el consumo de sodio a menos de 2,3 gramos o de cloruro de sodio a menos de 6 gramos al día (manteniendo un consumo adecuado de calcio, magnesio y potasio) y se reduce el consumo diario de alcohol a menos de 750 mililitros de cerveza, 250 mililitros de vino, o 65 mililitros de whisky, puede que no sea necesario el tratamiento farmacológico. Es también muy útil hacer ejercicios aeróbicos moderados. Las personas con hipertensión esencial no tienen que restringir sus actividades si tienen controlada su presión arterial. Por último, los fumadores deberían dejar de fumar.

Es recomendable que las personas con presión arterial elevada controlen su presión en su propio domicilio. Dichas personas probablemente estarán más dispuestas a seguir las recomendaciones del médico respecto al tratamiento.

Clasificación de la presión arterial en los adultos

Cuando la presión sistólica y diastólica de una persona caen en categorías diferentes, se escoge la más elevada para clasificar la presión arterial.

Por ejemplo, 160/92 mmHg se clasifica como hipertensión fase 2 y 180/120 mmHg como hipertensión fase 4.

La presión arterial óptima para minimizar el riesgo de trastornos cardiovasculares se sitúa por debajo de 120/80 mmHg.

Deben evaluarse, sin embargo, las mediciones demasiado bajas.

Categoría	Presión arterial sistólica	Presión arterial diastólica
Presión arterial normal	Inferior a 130 mmHg	Inferior a 85 mmHg
Presión arterial elevada normal	130 -139	85 - 89
Hipertensión (leve) fase 1	140 - 159	90 - 99
Hipertensión (moderada) fase 2	160 - 179	100 -109
Hipertensión (grave) fase 3	180 -.209	110 - 119
Hipertensión (muy grave) fase 4	igual o superior a 210	igual o superior a 120

Tratamiento farmacológico

En teoría, cualquier persona con hipertensión arterial puede llegar a controlarse dado que se dispone de una amplia variedad de fármacos, pero el tratamiento tiene que ser individualizado. Además, es más eficaz cuando ambos, paciente y médico, tienen una buena comunicación y colaboran con el programa de tratamiento.

Los expertos no se han puesto de acuerdo sobre cuánto se debe disminuir la presión arterial durante el tratamiento, o sobre cuándo y cuánto debe tratarse la hipertensión en estadio 1 (leve). Pero sí hay un acuerdo general sobre el hecho de que cuanto más elevada es la presión arterial, mayores son los riesgos (incluso cuando los niveles se encuentren dentro de la escala normal). Así pues, algunos expertos subrayan que cualquier aumento, aunque sea pequeño, debe ser tratado y que cuanto más se consiga descender la presión, mejor. En cambio, otros sostienen que el tratamiento de la presión arterial por debajo de un cierto nivel, puede de hecho aumentar los riesgos de infarto y muerte súbita en vez de reducirlos, sobre todo en caso de enfermedad de las arterias coronarias.

Diversos tipos de fármacos reducen la presión arterial a través de mecanismos diferentes. Por ello, algunos médicos suelen utilizar un tratamiento escalonado. Se inicia con un fármaco al cual se agregan otros cuando es necesario. Así mismo, también puede realizarse una aproximación secuencial: se prescribe un fármaco y, si no es eficaz, se interrumpe y se administra otro. Al elegir el fármaco, se consideran factores como la edad, el sexo y la etnia del paciente, el grado de gravedad de la hipertensión, la presencia de otros trastornos, como diabetes o valores elevados de colesterol, los efectos secundarios probables (que varían de un fármaco a otro) y los costos de los fármacos y de las pruebas necesarias para controlar su seguridad.

Habitualmente, los pacientes toleran bien los fármacos antihipertensivos que se les prescriben. Pero cualquier fármaco antihipertensivo puede provocar efectos secundarios. De modo que si éstos aparecen, se debería informar de ello al médico para que ajuste la dosis o cambie el fármaco.

Los **diuréticos tiacídicos** con frecuencia son el primer fármaco que se administra para tratar la hipertensión. Los diuréticos ayudan a los riñones a eliminar sal y agua y disminuyen el volumen de líquidos en todo el organismo, reduciendo de ese modo la presión arterial. Los diuréticos también dilatan los vasos sanguíneos. Debido a que provocan una pérdida de potasio por la orina, a veces se deben suministrar conjuntamente suplementos de potasio o fármacos que retengan potasio. Estos fármacos son particularmente útiles en personas de etnia negra, de edad avanzada, en obesos y en personas que padecen insuficiencia cardíaca o renal crónica.

Los **bloqueadores adrenérgicos** (un grupo de fármacos que incluyen los bloqueadores alfa, los betabloqueadores y el bloqueador alfa-beta labetalol) bloquean los efectos del sistema nervioso simpático, el sistema que responde rápidamente al estrés aumentando la presión arterial.

Los bloqueadores adrenérgicos más utilizados, los betabloqueadores, son especialmente útiles en los individuos de etnia blanca, las personas jóvenes y las que han sufrido un infarto de miocardio o que tienen ritmos cardíacos acelerados, angina de pecho o migraña.

Los **inhibidores de la enzima conversora de la angiotensina** disminuyen la presión arterial dilatando las arterias. Son en especial útiles en los individuos blancos, las personas jóvenes, en las que padecen insuficiencia cardíaca, en las que presentan proteínas en la orina debido a una enfermedad renal crónica o una enfermedad renal por la diabetes y en los varones que presentan impotencia como resultado de un efecto secundario producido por la ingestión de otro fármaco.

Los **bloqueadores de la angiotensina II** disminuyen la presión arterial a través de un mecanismo similar (pero más directo) al de los inhibidores de la enzima conversora de la angiotensina. Debido al modo en que actúan, los bloqueadores de la angiotensina II parecen causar menos efectos secundarios.

Los **antagonistas del calcio** provocan la dilatación de los vasos sanguíneos por un mecanismo completamente diferente. Son particularmente útiles en las personas de etnia negra, de edad avanzada y las que padecen de angina de pecho (dolor de pecho), de ciertos tipos de arritmias o de migraña. Informes recientes sugieren que la administración de antagonistas del calcio de acción corta aumenta el riesgo de muerte por infarto, pero no hay estudios que sugieran dicho efecto para los antagonistas del calcio de acción prolongada.

Los **vasodilatadores directos** dilatan los vasos sanguíneos a través de otro mecanismo. Un fármaco de esta clase casi nunca se utiliza solo; es más, suele utilizarse como un segundo fármaco cuando el otro solo no disminuye suficientemente la presión arterial.

Las **urgencias hipertensivas**, como por ejemplo la hipertensión maligna, requieren una disminución rápida de la presión arterial. Existen diversos fármacos que disminuyen la presión arterial con rapidez; la mayoría se administra por vía intravenosa. Estos fármacos comprenden el diazóxido, el nitroprusiato, la nitroglicerina y el labetalol. La nifedipina, un antagonista del calcio, es de muy rápida acción y se administra por vía oral; sin embargo, puede causar hipotensión, de modo que es necesario controlar rigurosamente sus efectos.

Tratamiento de la hipertensión secundaria

El tratamiento de la hipertensión secundaria depende de la causa del aumento de la presión arterial. El tratamiento de una enfermedad renal puede, a veces, normalizar la presión arterial o al menos reducirla, de modo que en este último caso el tratamiento farmacológico sea más eficaz. Una arteria obstruida que llega al riñón puede dilatarse mediante la inserción de un catéter con un balón que luego se infla. También puede solucionarse mediante un cirugía derivativa del segmento estrechado; con frecuencia este tipo de cirugía cura la hipertensión. Los tumores que provocan hipertensión arterial, como los feocromocitomas, en general pueden extirparse quirúrgicamente.

CAPÍTULO 26

Aterosclerosis

Arteriosclerosis es un término general que designa varias enfermedades en las que se produce engrosamiento y pérdida de elasticidad de la pared arterial. La más importante y la más frecuente de estas enfermedades es la aterosclerosis, en la que la materia grasa se acumula debajo del revestimiento interno de la pared arterial.

La aterosclerosis afecta a las arterias del cerebro, el corazón, los riñones, otros órganos vitales y los brazos y las piernas. Cuando la aterosclerosis se desarrolla en las arterias que alimentan el cerebro (arterias carótidas), se puede producir un ictus; cuando se desarrolla en las arterias que alimentan el corazón (arterias coronarias), se puede producir un infarto de miocardio.

En la mayoría de los países occidentales, la aterosclerosis es la enfermedad más frecuente y la causa principal de muerte, representando el doble de las

Desarrollo de la aterosclerosis

La aterosclerosis comienza cuando los monocitos (un tipo de glóbulos blancos) que se hallan en la circulación sanguínea, entran en la pared arterial y se transforman en células que acumulan materias grasas. Esta situación provoca un engrosamiento en algunas zonas (placas) del revestimiento interno de la pared arterial.

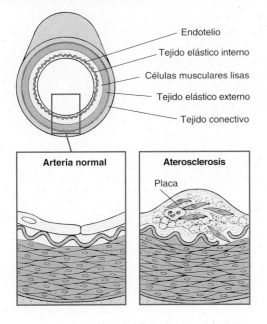

Sección transversal de una arteria

Endotelio

Tejido elástico interno

Células musculares lisas

Tejido elástico externo

Tejido conectivo

Arteria normal

Aterosclerosis

Placa

muertes por cáncer y 10 veces más que por accidentes. A pesar de los significativos avances médicos, la enfermedad de las arterias coronarias (que es producida por la aterosclerosis y causa los infartos) y el ictus aterosclerótico son responsables de más fallecimientos que todas las demás causas juntas.

Causas

La aterosclerosis se inicia cuando unos glóbulos blancos llamados monocitos migran desde el flujo sanguíneo hacia el interior de la pared de la arteria y se transforman en células que acumulan materias grasas. Con el tiempo, estos monocitos cargados de grasa se acumulan y producen engrosamientos irregularmente repartidos por el revestimiento interno de la arteria. Cada zona de engrosamiento (llamada placa aterosclerótica o ateroma) se llena de una sustancia blanda parecida al queso, formada por diversas materias grasas, principalmente colesterol, células musculares lisas y células del tejido conjuntivo.

Los ateromas pueden localizarse en cualquier arteria de tamaño grande y mediano, pero, por lo general, se forman donde las arterias se ramifican (presumiblemente porque la turbulencia constante de estas zonas, que lesiona la pared arterial, favorece la formación del ateroma).

Las arterias afectadas por la aterosclerosis pierden su elasticidad y, a medida que los ateromas crecen, se hacen más estrechas. Además, con el tiempo los ateromas acumulan depósitos de calcio que pueden volverse frágiles y romperse. Entonces, la sangre puede entrar en un ateroma roto, aumentando su tamaño y disminuyendo todavía más la luz arterial. Un ateroma roto también puede derramar su contenido graso y desencadenar la formación de un coágulo sanguíneo (trombo). El coágulo estrecha aún más la arteria e incluso puede ocluirla o bien se desprende y pasa a la sangre hasta llegar a una arteria más pequeña, donde causará una oclusión (embolia).

Síntomas

Por lo general, la aterosclerosis no produce síntomas hasta que no estrecha gravemente la arteria o causa una obstrucción súbita. Los síntomas dependen del lugar donde se desarrolla la aterosclerosis: el corazón, el cerebro, las piernas o casi en cualquier parte del organismo.

Dado que la aterosclerosis disminuye de manera importante la luz de una arteria, las zonas del organismo que ésta alimenta pueden no recibir suficiente sangre y, en consecuencia, el oxígeno necesario. El primer síntoma del estrechamiento de una arteria puede ser un dolor o un calambre en los momentos en que el flujo de sangre es insuficiente para satisfacer las necesidades de oxígeno. Por ejemplo, durante el ejercicio, una persona puede sentir dolor de pecho (angina), debido a la falta de oxígeno en el corazón; o mientras camina, pueden aparecer calambres en las piernas (claudicación intermitente), debido a la falta de oxígeno en las extremidades. Estos síntomas se desarrollan gradualmente a medida que el ateroma constriñe la arteria. Sin embargo, cuando se produce una obstrucción súbita, los síntomas aparecen inmediatamente (por ejemplo, cuando un coágulo sanguíneo se enclava en una arteria).

Factores de riesgo

El riesgo de desarrollar aterosclerosis aumenta con la hipertensión arterial, los altos valores de colesterol, el tabaquismo, la diabetes, la obesidad, la falta de ejercicio y la edad avanzada. Tener un pariente cercano que ya ha desarrollado aterosclerosis a una edad temprana también aumenta el riesgo. Los varones tienen un riesgo mayor de padecer esta enfermedad que las mujeres, aunque después de la menopausia el riesgo aumenta en las mujeres y finalmente se iguala al de los varones.

Las personas con homocistinuria, una enfermedad hereditaria, desarrollan ateromas con gran facilidad, sobre todo en edad juvenil.

La enfermedad afecta a muchas arterias pero no las arterias coronarias que alimentan el corazón. Por el contrario, en la hipercolesterolemia familiar hereditaria, los valores extremadamente elevados de colesterol en la sangre provocan la formación de ateromas en las arterias coronarias mucho más que en las otras arterias.

Prevención y tratamiento

Para prevenir la aterosclerosis, se deben eliminar los factores de riesgo controlables, como los valores elevados de colesterol en la sangre, la presión arterial alta, el consumo de tabaco, la obesidad y la falta de ejercicio. Así, dependiendo de los factores de riesgo específicos de cada persona, la prevención consistirá en disminuir los valores del colesterol, (• V. página 709) disminuir la presión arterial, (• V. página 118) dejar de fumar, perder peso y hacer ejercicio. (• V. página 286) Afortunadamente, tomar medidas para llevar a cabo algunos de estos objetivos ayuda a llevar a cabo los otros. Por ejemplo, hacer ejercicio ayuda a perder peso, lo cual a su vez ayuda a disminuir los valores del colesterol y de la presión arterial. Del mismo modo que dejar de fumar ayuda a bajar los valores del colesterol y de la presión arterial.

El hábito de fumar es particularmente peligroso para las personas que ya tienen un riesgo elevado de sufrir enfermedades cardíacas. Fumar cigarrillos disminuye la concentración del colesterol bueno o colesterol con lipoproteínas de alta densidad (HDL) y aumenta la concentración del colesterol malo o colesterol con lipoproteínas de baja densidad (LDL). El colesterol también aumenta el valor del monóxido de carbono en la sangre, lo que puede incrementar el riesgo de lesiones del revestimiento de la pared arte-

Arteriolosclerosis

La arteriolosclerosis es el tipo menos frecuente de arteriosclerosis que afecta principalmente las capas interna y media de las paredes de las arterias musculares pequeñas (arteriolas). La enfermedad se produce sobre todo en las personas que sufren hipertensión arterial.

rial y además contrae las arterias ya estrechadas por la aterosclerosis y, por tanto, disminuye la cantidad de sangre que llega a los tejidos. Por otra parte, fumar aumenta la tendencia de la sangre a coagularse, lo que incrementa el riesgo de enfermedad arterial periférica, enfermedad de las arterias coronarias, ictus y obstrucción de un injerto arterial tras una intervención quirúrgica.

El riesgo que tiene un fumador de desarrollar una enfermedad de las arterias coronarias está directamente relacionado con la cantidad de cigarrillos que fuma a diario. Las personas que dejan de fumar tienen la mitad del riesgo de los que siguen fumando (con independencia de cuánto hayan fumado antes de abandonar el hábito). Dejar de fumar también disminuye el riesgo de muerte tras una cirugía de revascularización coronaria (bypass) o de un infarto. También disminuye la incidencia de enfermedades en general y el riesgo de muerte en pacientes con aterosclerosis en arterias distintas de las que alimentan el corazón y el cerebro.

En definitiva, el mejor tratamiento para la aterosclerosis es la prevención. Cuando la aterosclerosis se vuelve lo suficientemente grave como para causar complicaciones, se deben tratar las complicaciones mismas (angina de pecho, infarto, arritmias, insuficiencia cardíaca, insuficiencia renal, ictus u obstrucción de las arterias periféricas).

CAPÍTULO 27

Enfermedad de las arterias coronarias

La enfermedad de las arterias coronarias se caracteriza por la acumulación de depósitos de grasa en las células que revisten la pared de una arteria coronaria y, en consecuencia, obstruyen el flujo de sangre.

Los depósitos de grasa (llamados ateromas o placas) se forman gradualmente y se desarrollan irregularmente en los grandes troncos de las dos arterias coronarias principales, las que rodean el corazón y lo proveen de sangre; este proceso gradual es conocido como aterosclerosis. (• *V. página 120*) Los ateromas provocan un engrosamiento que estrecha las arterias. Cuando los ateromas se agrandan, algunos se rompen y quedan fragmentos libres en la circulación sanguínea o bien se forman pequeños coágulos sanguíneos sobre su superficie.

Para que el corazón se contraiga y bombee la sangre normalmente, el músculo cardíaco (miocardio) requiere una provisión continua de sangre rica en oxígeno que le proporciona las arterias coronarias. Pero cuando la obstrucción de una arteria coronaria va en aumento, se puede desarrollar una isquemia (suministro de sangre inadecuado) del músculo cardíaco que causa lesiones graves. La causa más frecuente de isquemia del miocardio es la enfermedad de las arterias coronarias. Las principales complicaciones de esta enfermedad son la angina de pecho y el ataque cardíaco (infarto de miocardio).

La enfermedad de las arterias coronarias afecta a personas de todas las etnias, pero su incidencia es particularmente elevada entre los blancos. Sin embargo, la etnia en sí misma no parece ser un factor tan importante como el hábito de vida de cada individuo. Una dieta con alto contenido en grasa, el hábito de fumar y una vida sedentaria incrementan el riesgo de enfermedad de las arterias coronarias.

En los países desarrollados, las enfermedades cardiovasculares son la causa principal de muerte entre las personas de ambos sexos, siendo la enfermedad de las arterias coronarias la causa principal de las enfermedades cardiovasculares. El índice de mortalidad está influenciado tanto por el sexo, como por el origen étnico; es más elevado en los varones que en las mujeres, sobre todo en aquellos de edad comprendida entre los 35 y los 55 años. Después de los 55 años, el índice de mortalidad en el sexo masculino disminuye, mientras que en las mujeres sigue una tendencia ascendente. En comparación con los blancos, los índices de mortalidad entre los negros son más elevados hasta los 60 años y los de las mujeres negras son más elevados hasta la edad de 75 años.

Angina de pecho

La angina, o angina de pecho, es un dolor torácico transitorio o una sensación de presión que se produce cuando el músculo cardíaco no recibe suficiente oxígeno.

Las necesidades de oxígeno del corazón dependen del esfuerzo que debe realizar (es decir, la rapidez con que late y la fuerza de cada latido). Los esfuerzos físicos y las emociones aumentan la actividad del corazón que, por esta razón, necesita más oxígeno. Cuando las arterias se hacen más estrechas o existe

una obstrucción que impide el aumento del flujo de sangre al músculo cardíaco para satisfacer la mayor necesidad de oxígeno, se puede producir la isquemia y, en consecuencia, dolor.

Causas

Por lo general, la angina es el resultado de una enfermedad de las arterias coronarias. Pero también es el resultado de otras causas, como las anomalías de la válvula aórtica, especialmente la estenosis (estrechamiento de la válvula aórtica), la insuficiencia (regurgitación a través de la válvula aórtica) y la estenosis subaórtica hipertrófica. (• *V. página 98*) Dado que la válvula aórtica está cerca de la entrada a las arterias coronarias, estas anomalías reducen el flujo de sangre hacia las mismas. El espasmo arterial (estrechamiento súbito y transitorio de una arteria) también puede causar angina de pecho. Por otro lado, la anemia grave puede reducir el suministro de oxígeno al músculo cardíaco y desencadenar un episodio de dolor.

Síntomas

No siempre toda persona con una isquemia tiene angina de pecho. La isquemia sin angina de pecho se llama isquemia silenciosa o silente. No se ha logrado comprender hasta ahora por qué la isquemia es a veces silente.

Frecuentemente, el paciente percibe la angina de pecho como una presión o dolor debajo del esternón (el hueso del medio del pecho). El dolor también se produce en el hombro izquierdo o por debajo de la parte interna del brazo izquierdo, en la espalda, la garganta, el maxilar o los dientes y, algunas veces, en la parte inferior del brazo derecho. Muchas personas describen la sensación como malestar más que como dolor.

La angina de pecho aparece de forma característica durante un esfuerzo físico, dura sólo unos pocos minutos y desaparece con el reposo. Algunas personas la pueden predecir, puesto que conocen con qué grado de esfuerzo les aparece, pero en otras, los episodios son impredecibles. Con frecuencia, la angina de pecho es más grave cuando el esfuerzo se hace después de comer. Además, por lo general se agrava en un clima frío. Caminar contra el viento o salir de una habitación caliente hacia un espacio donde el aire sea frío puede provocar angina de pecho. El estrés emocional también puede desencadenar una angina o hacer que empeore. A veces, una emoción fuerte, aunque se esté en reposo, o una pesadilla durante el sueño provocan la aparición de angina.

La **angina variante** es provocada por un espasmo de las grandes arterias coronarias que recorren la superficie del corazón. Se llama variante porque se caracteriza

Depósitos de grasa en una arteria coronaria

A medida que los sedimentos grasos se acumulan en una arteria coronaria, el flujo sanguíneo se reduce y no llega oxígeno al músculo cardíaco.

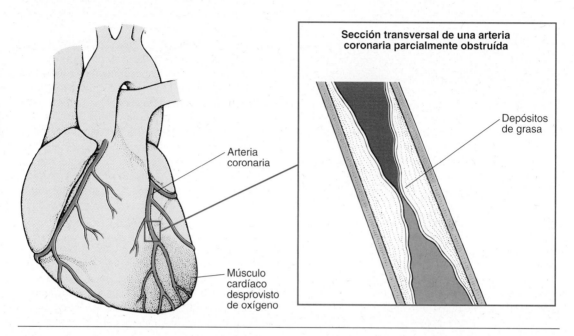

Sección transversal de una arteria coronaria parcialmente obstruída

Depósitos de grasa

Arteria coronaria

Músculo cardíaco desprovisto de oxígeno

por la aparición de dolor *en reposo*, no con el esfuerzo, y por la existencia de ciertos cambios en el electrocardiograma (ECG) durante el episodio de angina.

La **angina inestable** es una situación en la que el patrón de los síntomas de la angina cambia. Dado que las características de la angina en cada persona son por lo general constantes, cualquier cambio es importante (como un dolor más fuerte, ataques más frecuentes o ataques que se producen con menor esfuerzo físico o durante el reposo). Estos cambios en los síntomas reflejan una rápida progresión de la enfermedad de las arterias coronarias, debido a un aumento de la obstrucción de una arteria coronaria por la rotura de un ateroma o por la formación de un coágulo. El riesgo de sufrir un infarto es elevado. La angina inestable es una urgencia médica (que debe ser tratada lo antes posible).

Diagnóstico

El diagnóstico se realiza a partir de la descripción de los síntomas que realiza el paciente, ya que entre las crisis e incluso durante ellas, la exploración física o el ECG pueden ser poco relevantes o incluso normales. Durante una crisis la frecuencia cardíaca puede aumentar ligeramente, la presión arterial puede elevarse y el médico puede auscultar un cambio ca-

racterístico del latido cardíaco con un fonendoscopio. Habitualmente, pueden detectarse cambios en el ECG, pero éste puede ser normal entre los episodios, incluso en una persona con una enfermedad grave de las arterias coronarias.

Cuando los síntomas son típicos, el diagnóstico suele ser fácil. El tipo de dolor, su ubicación y su relación con el esfuerzo, las comidas, el clima y otros factores facilitan el diagnóstico. No obstante, algunas pruebas pueden ayudar a determinar la gravedad de la isquemia y la presencia y extensión de una enfermedad de las arterias coronarias. (• *V. página 71*)

La **prueba de esfuerzo** (una prueba en la que el paciente camina sobre una cinta móvil mientras se le registra el ECG) permite la evaluación de la gravedad de la enfermedad de las arterias coronarias y de la capacidad del corazón para responder a la isquemia. Los resultados también pueden ser de ayuda para determinar la necesidad de una arteriografía coronaria o de una operación quirúrgica.

Los **estudios con isótopos radiactivos** combinados con la prueba de esfuerzo pueden proporcionar una información valiosa acerca de la angina de pecho de una persona. Las imágenes que se obtienen no sólo confirman la presencia de la isquemia, sino que también identifican la zona y la ex-

Colesterol y enfermedad de las arterias coronarias

El riesgo de enfermedad de las arterias coronarias (coronariopatía) es mayor cuando son más elevadas las concentraciones de colesterol total y de colesterol de lipoproteínas de baja densidad (colesterol LDL: denominado colesterol "malo"). El riesgo de coronariopatía disminuye con concentraciones más elevadas de colesterol de lipoproteínas de alta densidad (colesterol HDL: denominado "bueno").

Las dietas influyen en el valor del colesterol total y, en consecuencia, sobre el riesgo de coronariopatía. La dieta de tipo norteamericano habitual, por ejemplo, que, en los últimos años, se ha ido extendiendo a otros países, incrementa los niveles del colesterol total. Un cambio de dieta (y tomar fármacos cuando el médico los prescribe) puede reducir los valores del colesterol. La disminución de las concentraciones de colesterol total y de colesterol "malo" retrasa o revierte el desarrollo de coronariopatía.

Los beneficios de la disminución de los niveles del colesterol "malo" son mayores en los pacientes que tienen otros factores de riesgo de coronariopatía, como presión arterial elevada, tabaquismo, obesidad, hábitos sedentarios, altos valores de triglicéridos, predisposición genética y esteroides masculinos (andrógenos). Dejar de fumar, bajar la presión arterial, perder peso y hacer más ejercicio disminuyen el riesgo de coronariopatía.

tensión del músculo cardíaco afectado, así como el volumen del flujo sanguíneo que llega al corazón.

El **ecocardiograma de esfuerzo** es una prueba en la que se obtienen imágenes del corazón (ecocardiogramas) por reflexión de ultrasonidos. La prueba es inocua y muestra el tamaño del corazón, los movimientos del músculo cardíaco, el flujo de sangre a través de las válvulas cardíacas y su funcionamiento. Los ecocardiogramas se obtienen en reposo y tras un ejercicio de máximo esfuerzo. Cuando existe isquemia, se observa que el movimiento de bombeo de la pared del ventrículo izquierdo es anormal.

La **coronariografía** (arteriografía de las arterias coronarias) puede efectuarse cuando el diagnóstico de enfermedad de las arterias coronarias o de isquemia no es seguro. Sin embargo, es más frecuente que esta prueba se utilice para determinar la gravedad de la enfermedad de las arterias coronarias y para evaluar si es necesario llevar a cabo un procedimiento adicional con

el fin de aumentar el flujo de sangre (una cirugía de derivación coronaria o una angioplastia). En un número reducido de personas con síntomas típicos de angina y una prueba de esfuerzo anormal, la coronariografía no confirma la presencia de enfermedad de las arterias coronarias. En algunas de estas personas, las pequeñas arterias del músculo cardíaco se hallan anormalmente contraídas. Quedan muchos interrogantes acerca de este trastorno, que algunos expertos llaman síndrome X. Por lo general, los síntomas mejoran cuando se administran nitratos o fármacos betabloqueadores. El pronóstico del síndrome X es bueno.

El **registro continuo del ECG** con un monitor Holter (un aparato portátil de ECG que funciona con pilas) revela las anomalías que indican una isquemia silente en algunas personas. El significado de la isquemia silente es objeto de controversia, pero generalmente la gravedad de la enfermedad de las arterias coronarias determina el alcance de la isquemia silente y, en consecuencia, el pronóstico. El ECG también ayuda a diagnosticar la angina variante dado que es capaz de detectar ciertos cambios que se producen cuando la angina aparece en reposo.

La **angiografía** (radiografías consecutivas de las arterias efectuadas tras la inyección de un producto de contraste) puede detectar a veces un espasmo en las arterias coronarias que no tienen un ateroma. En ocasiones, se administran ciertos fármacos para producir el espasmo durante la angiografía.

Pronóstico

Los factores clave para predecir lo que puede suceder a las personas con angina incluyen la edad, la extensión de la enfermedad de las arterias coronarias, la gravedad de los síntomas y, en la mayoría de los casos, el grado de función normal del músculo cardíaco. Cuantas más sean las arterias coronarias afectadas o más grave sea su obstrucción, más desfavorable será el pronóstico. El pronóstico es sorprendentemente bueno en una persona con angina estable y una capacidad normal de bombeo (función del músculo ventricular). Una capacidad de bombeo reducida empeora el pronóstico.

Tratamiento

El tratamiento se inicia adoptando medidas preventivas de la enfermedad de las arterias coronarias, medidas que retarden su progresión o actitudes para revertirla. Debe hacerse frente a las causas conocidas de enfermedad coronaria (factores de riesgo). Se deben tratar lo antes posible los principales factores de riesgo, como la presión arterial elevada y los valores aumentados de colesterol. El hábito de fumar es el factor evitable de riesgo más importante en la enfermedad de las arterias coronarias.

El tratamiento de la angina de pecho depende de la gravedad y de la estabilidad de los síntomas. Cuando los síntomas son estables y son además leves o moderados, lo más efectivo puede ser reducir los factores de riesgo y utilizar fármacos. Cuando los síntomas se agravan rápidamente, suele aconsejarse el ingreso hospitalario inmediato y el tratamiento farmacológico. Si los síntomas no disminuyen con el tratamiento con fármacos, dieta y cambios en los hábitos de vida, se puede recurrir a una angiografía para determinar si es posible practicar una derivación de una o varias arterias coronarias o una angioplastia.

Tratamiento de la angina estable

El tratamiento tiene como objeto prevenir o reducir la isquemia y minimizar los síntomas. Hay cuatro tipos de fármacos disponibles: los betabloqueadores, los nitratos, los antagonistas del calcio y los fármacos antiplaquetarios.

Los **betabloqueadores** interfieren los efectos de las hormonas adrenalina y noradrenalina sobre el corazón y otros órganos. En reposo, estos fármacos reducen la frecuencia cardíaca; durante el ejercicio, limitan el incremento de la frecuencia cardíaca y de ese modo reducen la demanda de oxígeno. Los betabloqueadores y los nitratos han demostrado reducir la incidencia de infarto y muerte súbita, mejorando los resultados a largo plazo en las personas con una enfermedad de las arterias coronarias.

Los **nitratos**, como la nitroglicerina, son fármacos vasodilatadores. Pueden administrarse tanto los de acción corta como los de acción prolongada. Un comprimido de nitroglicerina colocado debajo de la lengua (administración sublingual), por lo general, alivia un episodio de angina en uno a tres minutos; los efectos de este nitrato de acción corta duran 30 minutos. Las personas con angina estable crónica deben llevar siempre consigo comprimidos de nitroglicerina o nitroglicerina en aerosol. También es útil tomar un comprimido antes de alcanzar un nivel de esfuerzo que, se sabe, desencadenará una angina. La nitroglicerina también puede emplearse de forma que el comprimido se disuelva sobre las encías o inhalándola con un vaporizador oral, pero la administración sublingual es la más frecuente. Los nitratos de acción prolongada se toman de 1 a 4 veces al día. También son efectivos en forma de parches dérmicos o crema, en las que el fármaco se absorbe a través de la piel a lo largo de muchas horas. Los nitratos de acción prolongada tomados de forma regular pronto pierden su efectividad sobre los síntomas. Por ello, se recomiendan períodos de 8 a 12 horas sin tomar el fármaco para mantener la eficacia del mismo a largo plazo.

Los **antagonistas del calcio** evitan que los vasos sanguíneos se contraigan y así contrarrestan el espasmo de las arterias coronarias. También son eficaces en el tratamiento de la angina variante. Algunos antagonistas del calcio, como el verapamilo y el diltiazem, pueden retardar el ritmo cardíaco. Este efecto puede ser útil en algunos casos y estos fármacos pueden combinarse con un betabloqueador para prevenir los episodios de taquicardia (frecuencia cardíaca demasiado rápida).

La administración de **fármacos antiplaquetarios**, como la aspirina, es otro de los tratamientos posibles. Las plaquetas son fragmentos de células que circulan por la sangre y son importantes para la formación del coágulo y para la respuesta de los vasos sanguíneos a las lesiones. Pero cuando las plaquetas se acumulan en los ateromas de la pared arterial, se forman coágulos (trombos) que pueden estrechar u obstruir la arteria y causar un infarto. La aspirina se une irreversiblemente a las plaquetas y no las deja adherirse sobre las paredes de los vasos sanguíneos; por consiguiente, la aspirina reduce el riesgo de muerte por enfermedad de las arterias coronarias. Para la mayoría de las personas con esta enfermedad, se recomienda tomar, diariamente, un comprimido de aspirina infantil, la mitad de una para adultos o un comprimido entero para adultos. Las personas que tienen alergia a la aspirina pueden tomar ticlopidina como alternativa.

Tratamiento de la angina inestable

Por lo general, las personas con angina inestable son hospitalizadas, para que pueda controlarse el tratamiento farmacológico y se apliquen otras terapias si fuera necesario. Estos pacientes reciben fármacos que reducen la tendencia de la sangre a coagular. Pueden administrarse heparina (un anticoagulante que reduce la coagulación sanguínea) y aspirina. También se prescriben betabloqueadores y nitroglicerina por vía intravenosa para reducir la sobrecarga del corazón. Si los fármacos no son eficaces, puede requerirse una arteriografía y una angioplastia o una cirugía de derivación coronaria (bypass).

Cirugía de derivación (bypass) de las arterias coronarias: este tipo de cirugía, habitualmente llamada cirugía de bypass, es altamente efectiva en los casos de angina y enfermedad de las arterias coronarias que todavía no se ha extendido totalmente. Esta intervención quirúrgica puede aumentar la tolerancia al ejercicio, reducir los síntomas y disminuir la dosis requerida de un fármaco. La cirugía de derivación es el tratamiento de elección cuando un paciente sufre angina grave y no ha obtenido ningún beneficio del tratamiento farmacológico, tiene un corazón que funciona normalmente, no ha sufrido ningún infarto

127

Cirugía de derivación coronaria (*bypass* coronario)

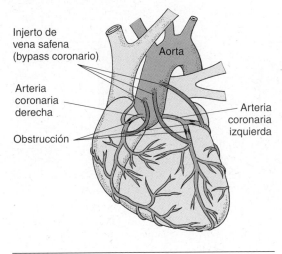

Injerto de vena safena (bypass coronario)

Aorta

Arteria coronaria derecha

Obstrucción

Arteria coronaria izquierda

previo y no padece ninguna otra enfermedad que contraindique la cirugía (como una enfermedad pulmonar obstructiva crónica). Dadas estas características, el riesgo de muerte es del uno por ciento o aun menor y la probabilidad de lesión cardíaca (como un infarto) durante la operación es inferior al 5 por ciento. En alrededor del 85 por ciento de los casos, se obtiene un completo o notable alivio de los síntomas después de la intervención. El riesgo de la cirugía es un poco más elevado para las personas con una capacidad reducida de bombeo del corazón (función ventricular izquierda disminuida), con un músculo cardíaco lesionado por un infarto previo u otros trastornos cardiovasculares.

La intervención quirúrgica consiste en conectar un trozo de vena (injerto) o de arteria desde la aorta (la arteria principal que lleva la sangre desde el corazón hacia el resto del organismo) a la arteria coronaria, evitando la zona obstruida.

Las venas para el injerto se extraen, por lo general, de la pierna. Los cirujanos también utilizan, habitualmente, por lo menos una arteria como injerto, que se extrae de debajo del esternón (hueso del medio del pecho). Estas arterias raramente se afectan por la enfermedad de las arterias coronarias y en más del 90 por ciento de los casos sigue funcionando de forma adecuada 10 años después de su implantación. Los injertos de venas se obstruyen gradualmente y, al cabo de 5 años, la obstrucción es completa en un tercio de las personas o más. Además de reducir los síntomas de angina, esta intervención quirúrgica mejora el pronóstico en ciertas

personas, especialmente en aquellas con una enfermedad grave.

Angioplastia coronaria: las razones por las cuales se practica la angioplastia son similares a las del bypass. No todas las obstrucciones de las arterias coronarias son aptas para la angioplastia debido a su localización, longitud, grado de calcificación u otras características. Por ello, se ha de determinar cuidadosamente si el paciente es un buen candidato para este procedimiento.

El procedimiento comienza con una punción de una gran arteria periférica, generalmente la arteria femoral de la pierna, con una aguja gruesa. Luego se introduce un largo hilo guía dentro del sistema arterial a través de la aguja, hasta llegar a la aorta y finalmente hasta el interior de la arteria coronaria obstruida. A continuación, se introduce un catéter con un pequeño globo inflable en el extremo, que es guiado por el hilo hasta dentro de la arteria coronaria enferma. El catéter se posiciona de modo tal que el globo quede al nivel de la obstrucción; a continuación, se infla durante varios segundos. La insuflación se repite varias veces. Es necesaria una monitorización cuidadosa durante el procedimiento porque el balón inflado obstruye momentáneamente el flujo de la arteria coronaria. Esta obstrucción puede producir cambios en el ECG y síntomas de isquemia en algunas personas. El globo inflado comprime el ateroma, dilata la arteria y desgarra parcialmente las capas internas de la pared arterial. Si la angioplastia es efectiva, la obstrucción se reduce de forma notable. Entre el 80 y el 90 por ciento de las arterias obstruidas en que se consigue situar el globo se elimina la obstrucción.

Alrededor del uno al dos por ciento de las personas mueren durante una angioplastia y del 3 al 5 por ciento sufren infartos no mortales. La cirugía de derivación coronaria (bypass) es necesaria inmediatamente después de la angioplastia en el 2 al 4 por ciento de los casos. En cerca del 20 al 30 por ciento de los pacientes, la arteria coronaria se obstruye de nuevo a los 6 meses (con frecuencia en las primeras semanas posteriores al procedimiento). A menudo la angioplastia se repite y permite un buen control de la enfermedad durante largo tiempo. Para mantener abierta la arteria tras la angioplastia, se utiliza un dispositivo de malla de alambre que se inserta en la luz de la arteria. Este procedimiento parece reducir a la mitad el riesgo de una nueva obstrucción arterial.

Pocos estudios han comparado los resultados de la angioplastia con el tratamiento farmacológico. Se cree que los índices de éxito de la angioplastia son similares a los de la cirugía de bypass. En un estudio que compara estas dos técnicas, el tiempo de restablecimiento fue más breve después de la angioplastia y los riesgos de muerte y de infarto

Angioplastia

Mediante la punción de una de las grandes arterias (en general la arteria femoral), se introduce en el sistema arterial un catéter con un globo en una extremidad y se dirige hacia el interior de la arteria coronaria obstruida. A continuación, se infla el globo para comprimir la placa contra la pared arterial y, de este modo, dilatar la arteria.

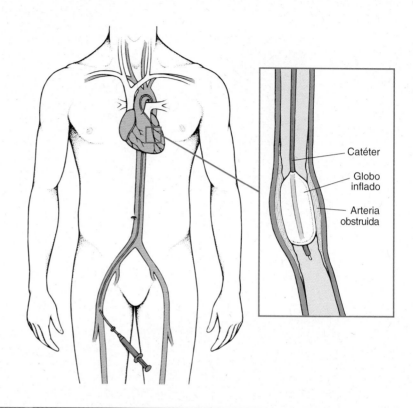

Catéter

Globo inflado

Arteria obstruida

permanecieron casi iguales durante los dos años del estudio.

En la actualidad, se están experimentando diversas técnicas para extirpar los ateromas, como el uso de dispositivos para reducir de tamaño las obstrucciones gruesas, fibrosas y calcificadas. Sin embargo, todas estas técnicas, incluidas la cirugía de bypass y la angioplastia, son solamente medidas mecánicas para corregir el problema inmediato, ya que no curan la enfermedad subyacente. Para mejorar el pronóstico de una forma global, es necesario modificar los factores de riesgo.

Infarto agudo de miocardio

El infarto agudo de miocardio es una urgencia médica en la que parte del flujo sanguíneo que llega al corazón se ve reducido o interrumpido de manera brusca y grave y, en consecuencia, se produce una destrucción (muerte) del músculo cardíaco (miocardio) por falta de oxígeno.

Algunas personas usan el término *ataque cardíaco* de una forma amplia, aplicándolo a otras dolen-

cias cardíacas. Pero en este capítulo, el término se refiere específicamente a un infarto del miocardio.

Causas

El infarto agudo de miocardio se produce generalmente cuando la obstrucción de una arteria coronaria restringe gravemente o interrumpe el suministro de sangre a una región del corazón. Si el suministro es interrumpido o reducido significativamente durante más de unos pocos minutos, se destruye el tejido cardíaco.

La capacidad del corazón para seguir bombeando después de un ataque cardíaco depende directamente de la extensión y localización del tejido lesionado (infarto). Debido a que cada arteria coronaria alimenta una determinada sección del corazón, la localización de la lesión depende de la arteria obstruida. Si la lesión afecta a más de la mitad del tejido cardíaco, el corazón, por lo general, no puede funcionar y es probable que se produzca una grave incapacidad o la muerte. Incluso cuando la lesión es menos extensa, el corazón puede no ser capaz de bombear adecuadamente; se produce entonces una

Dolor precordial: posibles puntos de irradiación del dolor

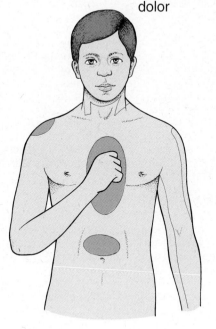

insuficiencia cardíaca o un shock (que es un cuadro aún más grave). El corazón lesionado puede agrandarse, en parte para compensar la disminución de la capacidad de bombeo (un corazón más grande late más enérgicamente). El agrandamiento puede también reflejar la propia lesión del músculo cardíaco. Cuando, después de un infarto, el corazón se agranda, el pronóstico es peor que cuando el corazón conserva su tamaño normal.

La causa más frecuente de obstrucción de una arteria coronaria es un coágulo sanguíneo. Por lo general, la arteria está ya parcialmente estrechada por ateromas. Un ateroma puede romperse o desgarrarse y crear más obstrucción, lo que provoca la formación de un coágulo. El ateroma roto no sólo disminuye el flujo de sangre a través de una arteria, sino que también hace que las plaquetas se vuelvan más adherentes y ello aumenta aún más la formación de coágulos.

Una causa infrecuente de infarto es un coágulo que proceda del mismo corazón. A veces, se forma en el corazón un coágulo (émbolo), que se desprende y se fija en una arteria coronaria. Otra causa infrecuente es un espasmo de una arteria coronaria que interrumpa el flujo sanguíneo Los espasmos pueden ser causados por drogas como la cocaína o por el consumo de tabaco, pero a veces la causa es desconocida.

Síntomas

Aproximadamente dos de cada tres personas que tienen infarto refieren haber tenido angina de pecho intermitente, disnea o fatiga unos pocos días antes. Los episodios de dolor pueden volverse más frecuentes, incluso con un esfuerzo físico cada vez menor. La angina inestable puede acabar en un infarto. Por lo general, el síntoma más típico es el dolor en el medio del pecho que se extiende a la espalda, el maxilar, el brazo izquierdo o, con menor frecuencia, al brazo derecho. Puede ser que el dolor aparezca en una o varias de estas localizaciones y, en cambio, no en el pecho. El dolor de un infarto es similar al de la angina de pecho pero en general es más intenso, dura más tiempo y no se calma con el reposo o la administración de nitroglicerina. Con menor frecuencia, el dolor se percibe en el abdomen y puede confundirse con una indigestión, sobre todo porque el eructo puede aliviarlo de forma parcial o transitoria.

Otros síntomas incluyen una sensación de desvanecimiento y un pesado martilleo del corazón. Los latidos irregulares (arritmias) pueden interferir gravemente con la capacidad de bombeo del corazón o provocar la interrupción del mismo (paro cardíaco), conduciendo a la pérdida de consciencia o la muerte.

Durante un infarto, el paciente puede sentirse inquieto, sudoroso, ansioso y experimentar una sensación de muerte inminente. En ocasiones, los labios, las manos o los pies se vuelven ligeramente azules (cianosis). También puede observarse desorientación en los ancianos.

A pesar de todos estos posibles síntomas, hasta una de cada cinco personas que sufren un infarto tiene solamente síntomas leves o puede que ninguno en absoluto. Este infarto silente puede que sólo se detecte algún tiempo después de practicarse un electrocardiograma (ECG) por cualquier otro motivo.

Diagnóstico

Cuando un varón de más de 35 años o una mujer mayor de 50 presenta un dolor en el pecho, el médico habitualmente considera la posibilidad de un infarto. Pero varios otros cuadros pueden producir un dolor similar: una neumonía, un coágulo en el pulmón (embolia pulmonar), la inflamación de la membrana que rodea el corazón (pericarditis), una fractura de costilla, un espasmo del esófago, una indigestión o dolor en los músculos del pecho después de una lesión o de un esfuerzo. Un ECG (• *V. página 71 y recuadro, página 72*) y ciertos análisis de sangre confirman, por lo general, el diagnóstico de infarto en unas pocas horas.

El ECG es la prueba diagnóstica inicial más importante cuando se sospecha un infarto agudo de miocardio. En muchos casos, muestra inmediatamente

Complicaciones del infarto agudo de miocardio

Una persona que padece un infarto puede experimentar alguna de las siguientes complicaciones: rotura del miocardio, coágulos sanguíneos, insuficiencia cardíaca (• *V. página 88*) o shock (• *V. página 112*), arritmias (• *V. página 78*) o pericarditis. (• *V. página 106*)

Rotura del miocardio

Debido a la debilidad del músculo cardíaco lesionado, a veces se rompe por la presión de la propia actividad del corazón al contraerse. Hay dos partes del corazón particularmente susceptibles de rotura durante o después de un infarto: la pared del músculo cardíaco y los músculos que controlan la apertura y el cierre de la válvula mitral. Si estos músculos se rompen, la válvula no puede funcionar y el resultado es una insuficiencia cardíaca grave y repentina.

El músculo cardíaco se puede romper en la pared que separa los dos ventrículos (*septum* o tabique) o en la pared externa cardíaca. Aunque las roturas del tabique pueden repararse quirúrgicamente, las de la pared externa casi siempre tienen un desenlace mortal rápido.

Un trastorno más frecuente es la contracción inadecuada del músculo cardíaco lesionado por un infarto incluso cuando no haya sido desgarrado o roto. El músculo dañado es reemplazado por un tejido fibroso (cicatriz) que se contrae muy poco o no se contrae del todo. En ocasiones, parte de la pared cardíaca se expande o sobresale cuando debería contraerse. Los inhibidores de la enzima de conversión de la angiotensina (ECA) reducen la extensión de estas zonas anormales.

El músculo dañado puede convertirse en una ligera protuberancia (aneurisma) en la pared cardíaca. Aunque se puede sospechar un aneurisma a partir de los resultados anómalos de un electrocardiograma (ECG), es necesario un ecocardiograma para confirmar el diagnóstico. Estos aneurismas no se rompen, pero pueden causar episodios de arritmia y disminuir la capacidad de bombeo del corazón. Debido a que la sangre fluye con más lentitud por los aneurismas, se pueden formar coágulos sanguíneos en las cavidades cardíacas.

Coágulos sanguíneos

Se forman coágulos en el corazón en el 20 al 60 por ciento de los casos de infarto. En cerca del 5 por ciento de los afectados, se pueden desprender partes de los coágulos, trasladarse por las arterias, fijarse en los pequeños vasos sanguíneos por todo el cuerpo y, en consecuencia, obstruir el suministro de sangre a una parte del cerebro (causando un ictus) u a otros órganos. Un ecocardiograma puede detectar los coágulos que se están formando en el corazón o facilitar la valoración de los factores de predisposición, como una zona del ventrículo izquierdo cuya contracción es poco eficaz. Con frecuencia, se administran anticoagulantes como la heparina y la warfarina para evitar la formación del coágulo. El tratamiento habitualmente se sigue durante 3 a 6 meses después del infarto agudo de miocardio.

que una persona está teniendo un infarto. Según el tamaño y la localización de la lesión del músculo cardíaco, pueden verse diferentes anomalías en el ECG. En caso de trastornos cardíacos previos que hubieran alterado el ECG, la lesión en curso será más difícil de detectar. Si varios ECG efectuados en el transcurso de varias horas son normales, es improbable que se trate de un infarto, aunque ciertos análisis de sangre y otras pruebas pueden ayudar a determinar el diagnóstico.

La medición de las concentraciones de ciertas enzimas en la sangre es útil para diagnosticar un infarto. La enzima CK-MB se encuentra normalmente en el músculo cardíaco y, cuando éste se lesiona, es liberada dentro de la sangre. A las 6 horas de un infarto ya se detectan concentraciones elevadas en la sangre y persisten durante un período de 36 a 48 horas. Las concentraciones de esta enzima se determinan en el momento del ingreso en el hospital y luego durante 6 a 8 horas durante las 24 horas siguientes.

Cuando el ECG y la determinación de CK-MB no proporcionan suficiente información, puede realizarse un ecocardiograma o un estudio radioisotópico. Los ecocardiogramas pueden mostrar una reducción de la movilidad de una parte de la pared ventricular izquierda (la cavidad del corazón que bombea la sangre al cuerpo), lo que sugiere una lesión por infarto. Las imágenes con isótopos radiactivos pueden evidenciar una reducción persistente del flujo de sangre en una región del músculo cardíaco, lo que sugiere la existencia de una cicatriz (tejido muerto) causada por un infarto.

Tratamiento

Un infarto agudo de miocardio es una urgencia médica. La mitad de las muertes por infarto se produce en las primeras 3 o 4 horas tras el comienzo de los síntomas. Cuanto antes se inicie el tratamiento, mayores serán las probabilidades de supervivencia. Cualquier persona que tenga síntomas que sugieran un infarto, debería consultar a un médico de inmediato.

Generalmente, la persona con un presunto infarto suele ingresar en un hospital equipado con una unidad coronaria. La frecuencia cardíaca, la presión arterial y el oxígeno en la sangre son atentamente vigilados para evaluar el grado de daño al corazón. El personal de enfermería de estas unidades está especialmente entrenado para asistir a los pacientes con trastornos cardíacos y para tratar las urgencias cardíacas.

Tratamiento inicial

Por lo general, se administra inmediatamente un comprimido masticable de aspirina. Esta terapia aumenta las probabilidades de supervivencia al reducir el coágulo en la arteria coronaria. Debido a que la disminución del trabajo del corazón también contribuye a limitar la lesión, se administra un betabloqueador para retardar la frecuencia cardíaca y, al mismo tiempo, conseguir que el corazón tenga que esforzarse menos para bombear la sangre hacia todo el organismo.

A menudo, se suministra oxígeno a través de una máscara o de un tubo con los extremos introducidos en las ventanas nasales. Esta terapia aumenta la presión del oxígeno en la sangre, lo cual proporciona más oxígeno al corazón y permite que la lesión del tejido cardíaco se limite lo máximo posible.

Si se elimina la obstrucción de la arteria coronaria rápidamente, se puede salvar el tejido cardíaco. Para lograr este objetivo a menudo se intenta la disolución de los coágulos sanguíneos en una arteria mediante un tratamiento trombolítico; éste comprende la utilización de fármacos como la estreptoquinasa, la uroquinasa o el activador tisular del plasminógeno. Para ser eficaces, los fármacos deben administrarse por vía intravenosa dentro de las primeras 6 horas desde el inicio de los síntomas de infarto. Después de este tiempo, algunas lesiones ya son permanentes, por lo que la reperfusión de la arteria probablemente ya no sea útil. El tratamiento precoz aumenta el flujo de sangre en el 60 al 80 por ciento de los casos y permite que la lesión del tejido cardíaco sea mínima. La aspirina, que evita que las plaquetas formen coágulos sanguíneos, o la heparina, que también interrumpe la coagulación, pueden aumentar la eficacia del tratamiento trombolítico.

Debido a que la terapia trombolítica puede causar hemorragias, generalmente no se administra a las personas que tienen hemorragia gastrointestinal, hipertensión grave, un ictus reciente o a las que se han sometido a una operación quirúrgica durante el mes previo al infarto. La gente de edad avanzada que no padece ninguna de estas afecciones también pueden someterse con seguridad a este tratamiento.

Algunos centros especializados en el tratamiento cardiovascular utilizan la angioplastia o la cirugía de derivación (bypass) de las arterias coronarias inmediatamente después del infarto, en lugar de administrar fármacos trombolíticos.

Si los fármacos utilizados para aumentar el flujo sanguíneo de las arterias coronarias no alivian también el dolor y el malestar del paciente, se inyecta morfina. Este fármaco tiene un efecto calmante y reduce el trabajo del corazón. La nitroglicerina puede calmar el dolor al reducir el trabajo del corazón; por lo general, en un primer momento se administra por vía intravenosa.

Tratamiento posterior

Debido a que la excitación, el esfuerzo físico y el malestar emocional someten el corazón al estrés y lo hacen trabajar más intensamente, la persona que acaba de tener un infarto debería guardar cama en una habitación tranquila durante algunos días. Las visitas suelen limitarse a miembros de la familia y amigos íntimos. Se puede ver la televisión siempre y cuando los programas no causen estrés. Dado que fumar es el principal factor de riesgo para la enfermedad de las arterias coronarias y el infarto, en casi todos los hospitales está prohibido fumar y especialmente en las unidades coronarias. Además, un infarto es una razón convincente para abandonar este hábito.

Los enemas intestinales y los laxantes suaves pueden utilizarse para evitar el estreñimiento. Si la persona no puede orinar o bien debe controlarse la cantidad de orina producida, se utiliza una sonda vesical.

El nerviosismo y la depresión son frecuentes tras un infarto. Debido a que un gran nerviosismo puede aumentar la actividad del corazón, puede administrarse un tranquilizante ligero. Para hacer frente a una depresión ligera y a una negación de la enfermedad, que son frecuentes tras sufrir un infarto, conviene que los pacientes y sus familiares y amigos hablen de todo lo que les preocupe con los médicos, el personal de enfermería y los asistentes sociales.

Los fármacos denominados inhibidores de la enzima conversora de la angiotensina (ECA) pueden reducir el aumento de tamaño del corazón en muchos pacientes que sufren un infarto. Por consiguiente, estos medicamentos se administran sistemáticamente a los pacientes pocos días después del infarto.

Pronóstico y prevención

Las personas que sobreviven algunos días tras un infarto, por lo general, pueden esperar un completo restablecimiento, aunque un 10 por ciento fallecerán antes de transcurrido un año. Las muertes se producen, habitualmente, en los primeros 3 o 4 meses, típicamente en pacientes que continúan teniendo angina de pecho, arritmias ventriculares e insuficiencia cardíaca.

Para valorar si una persona tendrá más trastornos cardíacos en el futuro o si necesitará un tratamiento adicional, se pueden llevar a cabo ciertas pruebas. Por ejemplo, puede utilizarse un monitor Holter para registrar un ECG durante 24 horas, con lo que el médico podrá detectar si se producen arritmias o episodios de isquemia silenciosa. Una prueba de esfuerzo (en la que el paciente corre sobre una cinta móvil mientras se registra un ECG) (• *V. página 71*) antes o poco después del alta del hospital puede contribuir a determinar el estado del corazón tras el infarto y si la isquemia continúa. Si estas pruebas revelan la presencia de arritmias o isquemia, es recomendable un tratamiento farmacológico. Si la isquemia persiste, puede realizarse una arteriografía coronaria para evaluar la posibilidad de una angioplastia o de una operación de derivación (bypass) para restablecer el flujo sanguíneo al corazón.

Tras un infarto de miocardio, muchos médicos recomiendan tomar un comprimido de aspirina infantil, la mitad de un comprimido para adultos o un comprimido completo para adultos. Debido a que la aspirina evita que las plaquetas formen coágulos, reduce también el riesgo de muerte y el riesgo de un segundo infarto en un 15 a un 30 por ciento. Las personas con alergia a la aspirina pueden tomar ticlopidina. Así mismo, se prescriben betabloqueadores porque disminuyen el riesgo de muerte en un 25 por ciento. Cuanto más grave es el infarto, más beneficios se obtendrán de la administración de estos fármacos. Sin embargo, algunas personas no toleran los efectos secundarios y tampoco se obtienen efectos beneficiosos en todos los casos.

Rehabilitación

La rehabilitación cardíaca es una parte importante del restablecimiento. El reposo en cama durante más de 2 o 3 días provoca un rápido deterioro físico y a veces depresión y una sensación de desamparo. Salvo complicaciones, los pacientes con un infarto por lo general mejoran progresivamente y pueden, después de dos o tres días, sentarse, hacer ejercicios pasivos, caminar hasta el baño y hacer trabajos ligeros o leer. Los pacientes son dados de alta, por lo general, en una semana o antes.

En las 3 a 6 semanas siguientes, la persona debería aumentar la actividad paulatinamente. La mayoría puede reanudar la actividad sexual sin peligro una o dos semanas después del alta. Si no se producen disnea ni dolor de pecho, las actividades normales pueden reanudarse de forma completa al cabo de unas 6 semanas.

Después de un infarto del corazón, el médico y el paciente deberían hablar acerca de los factores de riesgo que contribuyen a la enfermedad de las arterias coronarias, sobre todo aquellos que el paciente puede cambiar. Dejar de fumar, reducir el peso, controlar la presión arterial, reducir los valores sanguíneos del colesterol con una dieta o con medicación y realizar ejercicios aeróbicos diariamente son medidas que disminuyen el riesgo de padecer una enfermedad de las arterias coronarias.

CAPÍTULO 28

Enfermedad de las arterias periféricas

La enfermedad arterial oclusiva incluye la enfermedad de las arterias coronarias, que puede provocar un infarto, (• *V. página 128*) y la enfermedad arterial periférica, que afecta a la aorta abdominal y sus principales ramificaciones, así como las arterias de las piernas. Otras enfermedades vasculares periféricas son la enfermedad de Buerger, la enfermedad de Raynaud y la acrocianosis.

Las personas con enfermedad arterial periférica tienen habitualmente aterosclerosis, una enfermedad en la cual la grasa se acumula debajo del revestimiento de la pared arterial y estrecha gradualmente la arteria. (• *V. página 120*) Sin embargo, una oclusión arterial parcial o completa puede ser el resultado de otras causas, como un coágulo sanguíneo. Cuando se produce el estrechamiento de una arteria, las partes del organismo que irriga reciben un flujo sanguíneo insuficiente. La consiguiente disminución de la provisión de oxígeno (isquemia) puede manifestarse súbitamente (isquemia aguda) o de forma gradual (isquemia crónica).

Obstrucción de la irrigación intestinal

La arteria mesentérica superior irriga gran parte del intestino. Cuando esta arteria se obstruye, el tejido intestinal inicia un proceso de degeneración hasta destruirse.

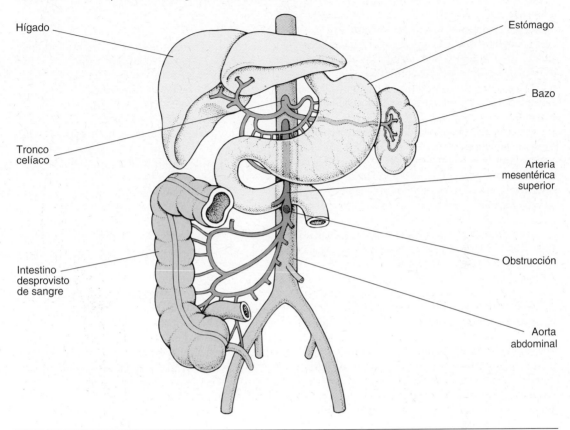

Hígado

Estómago

Bazo

Tronco celíaco

Arteria mesentérica superior

Intestino desprovisto de sangre

Obstrucción

Aorta abdominal

Para ayudar a prevenir la enfermedad arterial periférica, se debe reducir el número de factores de riesgo de la aterosclerosis, como el hábito de fumar, la obesidad, la hipertensión y los valores altos de colesterol. (• *V. página 122*) Otra de las causas principales de enfermedad arterial periférica es la diabetes, por lo que un tratamiento adecuado de la misma puede retrasar el desarrollo de la enfermedad arterial. Una vez que la enfermedad arterial periférica se manifiesta, el principal objetivo es el tratamiento de las complicaciones (calambres en las piernas al caminar, angina de pecho, arritmias, insuficiencia cardíaca, infarto, ictus e insuficiencia renal).

Aorta abdominal y sus ramas

La obstrucción de la aorta abdominal y sus principales ramas puede ser súbita o gradual. Una obstrucción súbita y completa, por lo general, se produce cuando un coágulo transportado por el flujo sanguíneo se incrusta en una arteria (embolia), cuando se forma un coágulo (trombosis) en una arteria estrechada o cuando se rompe la pared arterial (disección aórtica). Una obstrucción que se desarrolla gradualmente suele ser el resultado de la aterosclerosis; con menor frecuencia, es consecuencia de un crecimiento anómalo de músculo en la pared arterial o de la presión desde fuera por una masa que está creciendo como un tumor.

Síntomas

Una obstrucción súbita y completa de la arteria mesentérica superior, la rama principal de la aorta abdominal que alimenta a gran parte del intestino, es una urgencia médica. Una persona con esta obstrucción se pone gravemente enferma, con dolores abdominales intensos. Al comienzo, habitualmente aparecen vómitos y deposiciones diarreicas con sensación de imperiosidad. Aunque el abdomen puede ser sensible a la presión cuando el médico lo examina, habitualmente el dolor abdominal intenso es peor que la sensibilidad a la presión, la cual es generalizada y vaga. El abdomen puede estar ligeramente distendido. Inicialmente, con el fonendoscopio, se auscultan menos sonidos intestinales de lo normal. Más tarde, no se escucha ninguno. Puede aparecer sangre en las heces, aunque al principio puede que sólo se detecte con pruebas de laboratorio; pero enseguida las heces aparecen sanguinolentas. Por último, disminuye la presión arterial y la persona sufre un shock al tiempo que el intestino se gangrena.

Un estrechamiento gradual de la arteria mesentérica superior causa típicamente dolor después de comer, al cabo de entre 30 y 60 minutos, porque la digestión requiere un incremento del flujo de sangre al intestino. El dolor es constante, fuerte y por lo general se centra en el ombligo. El dolor hace que los pacientes tengan miedo de comer, por lo que pueden perder peso considerablemente. Debido al reducido aporte de sangre, existe una mala absorción de nutrientes y, por tanto, se agrava aún más la pérdida de peso.

Cuando un coágulo se fija en una de las arterias renales, los vasos que alimentan a los riñones, se produce un repentino dolor en el costado y la orina se vuelve sanguinolenta. La obstrucción gradual de las arterias de uno o ambos riñones es el resultado de la aterosclerosis y puede provocar hipertensión (hipertensión renovascular), que constituye el 5 por ciento de todos los casos de presión arterial elevada.

Cuando se obstruye la aorta inferior en el punto donde se divide en dos ramas (arterias ilíacas) que pasan por la pelvis para llevar la sangre a las piernas, súbitamente aparece dolor en éstas, que se vuelven doloridas, pálidas y frías. No se detecta el pulso en las piernas, la cuales se pueden volver insensibles.

Cuando el estrechamiento gradual sucede en la aorta inferior o en una de las arterias ilíacas, la persona siente cansancio muscular o dolor en las nalgas, las caderas y las pantorrillas al caminar. En los varones es frecuente la impotencia cuando existe un estrechamiento de la aorta inferior o de ambas arterias ilíacas. Si se produce en la arteria que comienza en la ingle y baja por la pierna hacia la rodilla (arteria femoral), aparece un dolor típico en las pantorrillas al caminar, así como debilidad o falta de pulso por debajo de la obstrucción.

Tratamiento

La supervivencia después de una obstrucción repentina de la arteria mesentérica superior y la salvación del intestino dependen de la rapidez con que se restablezca el suministro de sangre. Para ganar un tiempo precioso, se puede practicar una intervención

Arterias de la pierna

Aorta abdominal

Arteria ilíaca

Arteria femoral

Arteria poplítea

Arteria tibial

Arteria dorsal del pie

quirúrgica urgente incluso sin radiografías previas. Si la arteria mesentérica superior está obstruida, sólo la cirugía inmediata puede restablecer el suministro de sangre con bastante rapidez para salvar la vida del paciente.

En una obstrucción gradual del flujo sanguíneo al intestino, la nitroglicerina puede aliviar el dolor abdominal, pero sólo una intervención quirúrgica es

Palpación de los pulsos femorales

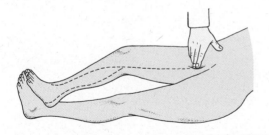

capaz de eliminar la obstrucción. Para determinar la extensión de la obstrucción y el punto exacto de la misma, a fin de planificar la intervención quirúrgica, los médicos se basan en la ecografía-Doppler (que utiliza ultrasonidos) y la angiografía. (• *V. páginas 74 y 78*)

Los coágulos sanguíneos en las arterias hepática y esplénica, que alimentan al hígado y al bazo, no son tan peligrosos como las obstrucciones del flujo sanguíneo del intestino. Incluso cuando una obstrucción causa una lesión a alguna parte del hígado o del bazo, sólo en raras ocasiones se necesita la cirugía para corregir el problema.

La extirpación rápida de un coágulo de una arteria renal puede restablecer la función renal. En el caso de una obstrucción gradual de una arteria renal, en ocasiones se puede utilizar la angioplastia (un procedimiento en el que se introduce un pequeño globo dentro de la arteria y luego se infla para eliminar la obstrucción), pero, por lo general, la obstrucción tiene que extirparse mediante una intervención quirúrgica o bien tiene que hacerse una cirugía de derivación (bypass).

Una intervención quirúrgica urgente puede eliminar una obstrucción repentina de la aorta inferior en el punto donde se divide en las dos ramas que llevan la sangre a las piernas. A veces, los médicos pueden disolver el coágulo inyectando un fármaco trombolítico, como la uroquinasa, pero la cirugía suele ser más eficaz.

Arterias de las piernas y de los brazos

Cuando se produce un estrechamiento gradual de una arteria de las piernas, el primer síntoma es una sensación dolorosa, calambres o cansancio en los músculos de la pierna con la actividad física: es la denominada claudicación intermitente. Los músculos duelen al caminar y el dolor aumenta rápidamente y se vuelve más intenso al caminar de prisa o cuesta arriba. Por lo general, el dolor se localiza

en la pantorrilla, pero puede también aparecer en el pie, el muslo, la cadera o las nalgas, según la ubicación del estrechamiento, y puede aliviarse con el reposo. Habitualmente, al cabo de entre 1 y 5 minutos de sentarse o de estar de pie, la persona puede volver a caminar la misma distancia que había recorrido, antes de que el dolor empiece de nuevo. El mismo tipo de dolor durante un esfuerzo también puede aparecer en un brazo cuando existe un estrechamiento de la arteria que lleva la sangre al mismo.

A medida que la enfermedad se agrava, la distancia que se puede caminar sin sentir dolor se hace más corta. Finalmente, la claudicación aparece incluso en reposo. El dolor habitualmente se inicia en la parte inferior de la pierna o en el pie, es intenso y persistente y se agrava cuando se eleva la pierna. A menudo impide el sueño. Para sentir algún alivio, la persona puede dejar colgar los pies en el borde de la cama o bien sentarse con las piernas colgando.

El pie con un suministro de sangre marcadamente disminuido se enfría y entumece. Se observa sequedad y descamación cutánea, así como un crecimiento defectuoso de las uñas y del pelo. A medida que la obstrucción se agrava, se producen llagas, típicamente en los dedos de los pies o en los talones y, a veces, en la parte inferior de la pierna, sobre todo después de una herida. Así mismo, la pierna puede adelgazarse. Una obstrucción grave puede causar la muerte de los tejidos (gangrena).

Cuando hay una obstrucción repentina y completa de la arteria de un brazo o de una pierna, aparece dolor intenso, frialdad y entumecimiento. La pierna o el brazo se vuelven pálidos o azulados (cianóticos) y no se puede sentir el pulso por debajo de la obstrucción.

Diagnóstico

La sospecha de una obstrucción de una arteria se basa en los síntomas que describe el paciente y en la disminución o ausencia del pulso por debajo de un cierto punto de la pierna. El flujo sanguíneo de la pierna puede valorarse de diversos modos, como comparando la presión arterial del tobillo con la del brazo. Normalmente, la presión del tobillo es, por lo menos, el 90 por ciento de la presión del brazo, pero cuando el estrechamiento es grave puede ser menos del 50 por ciento.

El diagnóstico puede confirmarse mediante ciertas pruebas. En la ecografía-Doppler (que utiliza ultrasonidos), se coloca un receptor sobre la piel encima de la obstrucción y el sonido del flujo sanguíneo indica el grado de la misma. (• *V. página 74*) En la técnica Doppler con color, todavía más sofisticada, se obtiene una imagen de la arteria que muestra las diferentes velocidades del flujo en diversos colores. Dado que no se requiere practicar ninguna inyección, se utiliza, siempre que sea posible, en lugar de la angiografía.

En la angiografía, se inyecta en la arteria una solución opaca a los rayos X. A continuación, se hacen radiografías para comprobar el grado de flujo sanguíneo, el diámetro de la arteria y cualquier posible obstrucción. (• *V. página 78*) A continuación de la angiografía puede realizarse una angioplastia para desobstruir la arteria.

Tratamiento

Las personas con claudicación intermitente deberían caminar por lo menos 30 minutos al día, siempre que ello sea posible. Cuando sienten dolor, deberían interrumpir el ejercicio y caminar de nuevo cuando desaparezca. Mediante este procedimiento, habitualmente se puede aumentar la distancia recorrida caminando cómodamente, quizá porque el ejercicio mejora la función muscular y provoca el aumento de tamaño de los otros vasos sanguíneos que alimentan a los músculos. Las personas con obstrucciones no deberían fumar en absoluto. También es útil elevar la cabecera de la cama con bloques de 10 a 15 cm para aumentar el riego sanguíneo a las piernas.

Por otro lado, pueden administrarse fármacos, como la pentoxifilina, para aumentar la distribución del oxígeno a los músculos. También pueden ser de utilidad los antagonistas del calcio o la aspirina. Los betabloqueadores, que ayudan a los que sufren obstrucción de las arterias coronarias, al retrasar la frecuencia del ritmo del corazón y al reducir así sus necesidades de oxígeno, en ocasiones agravan los síntomas en las personas con una obstrucción de las arterias de las piernas.

Cuidados del pie

El objetivo del cuidado de los pies es proteger la circulación en ellos y evitar las complicaciones producidas por una circulación disminuida. Las úlceras en los pies necesitan un cuidado meticuloso para prevenir los deterioros subsiguientes que podrían hacer necesaria una amputación. Así pues, cualquier úlcera debe mantenerse limpia, lavarse diariamente con un jabón suave o una solución salina y recubrirse con vendajes limpios y secos. Una persona con una úlcera en el pie puede necesitar reposo completo y la elevación de la cabecera de la cama. Los diabéticos deben controlar las concentraciones de azúcar en la sangre lo mejor posible. Como norma general, cualquier persona con mala circulación en los pies o con diabetes debería consultar a un médico si una úlcera del pie no se cura en un período de unos 7 días. Muchas veces el médico prescribe una crema con antibiótico y, si la úlcera se infecta, generalmente

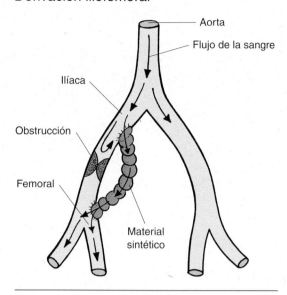

Derivación iliofemoral

Aorta
Flujo de la sangre
Ilíaca
Obstrucción
Femoral
Material sintético

aconseja tomar antibióticos por vía oral. La curación puede tardar semanas o incluso meses.

Angioplastia

A menudo los médicos realizan una angioplastia inmediatamente después de la angiografía. La angioplastia consiste en la colocación de un catéter con un pequeño globo en su extremo dentro de la parte estrechada de la arteria y luego se infla el globo para eliminar (romper) la obstrucción. (• *V. recuadro, página 128*) La angioplastia habitualmente requiere sólo de uno o dos días en el hospital y evita intervenciones quirúrgicas de mayor envergadura. El procedimiento no causa dolor pero puede ser algo molesto, porque el paciente tiene que permanecer acostado e inmóvil sobre una mesa de radiología, que es dura. Se administra un sedante suave, pero no anestesia general. Después de la dilatación, suele administrarse heparina para evitar la formación de coágulos sanguíneos en la zona tratada. Muchos médicos prefieren dar a los pacientes un fármaco antiplaquetario, como la aspirina, para evitar la coagulación. Para controlar el resultado del procedimiento y asegurarse de que el estrechamiento no se produce de nuevo, se puede utilizar la ecografía.

La angioplastia no puede llevarse a cabo si el estrechamiento afecta a muchos fragmentos de la arteria, si es de una longitud considerable o si la arteria está toda ella muy endurecida. Si se forma un coágulo sanguíneo en la zona estrechada, si se desprende un fragmento de coágulo y obstruye una arteria más distante, si se produce un derrame dentro del reves-

Cuidados del pie

Cuando el riego sanguíneo en los pies es insuficiente, se recomienda seguir las siguientes normas y precauciones:

• Inspección diaria de los pies para detectar grietas, llagas, callos y durezas.

• Lavarse los pies a diario con agua tibia y jabón suave y secarlos con suavidad y a fondo.

• Usar un lubricante, como la lanolina, para la piel seca.

• Aplicar talco o polvo inerte para mantenerlos secos.

• Cortar las uñas rectas y sin que queden demasiado cortas. (Solicitar los servicios de un podólogo cuando sea necesario.)

• Los callos y las durezas deben ser tratados por un podólogo.

• No utilizar adhesivos ni sustancias químicas ásperas.

• Cambiarse a diario calcetines o medias y los zapatos con frecuencia.

• No utilizar ligueros ajustados o medias con bordes elásticos que opriman.

• Usar calcetines de lana holgados para mantener los pies calientes.

• No utilizar bolsas de agua caliente ni almohadillas eléctricas.

• Usar zapatos que calcen bien y tengan un espacio amplio para los dedos.

• En caso de deformación del pie, ver con el podólogo si son necesarios zapatos especiales.

• No usar zapatos abiertos ni caminar descalzo.

---

timiento de la arteria que abulte e interrumpa el flujo sanguíneo o si aparecen hemorragias (por la heparina suministrada para evitar la coagulación), puede que sea necesaria una intervención quirúrgica urgente.

Además del catéter con globo, se utilizan otros dispositivos para aliviar las obstrucciones, como láser, cortadores mecánicos, catéteres con ultrasonidos, mallas extensibles intravasculares y pulidoras rotacionales. Ninguno de estos dispositivos ha demostrado una mayor eficacia respecto a los demás.

Cirugía

La cirugía muy frecuentemente alivia los síntomas, cura las úlceras y evita la amputación. Un cirujano vascular a veces puede extraer un coágulo si sólo está obstruida una zona pequeña. Como medida alternativa, puede llevar a cabo una cirugía de derivación (bypass), en la cual se coloca un injerto artificial (un tubo hecho de un material sintético) o una vena proveniente de otra parte del cuerpo, de tal suerte que comunique la parte superior de la arteria obstruida con la parte inferior a la obstrucción. Otro método es extirpar el fragmento obstruido o estrechado e insertar un injerto en su lugar. A veces, la sección (corte) de los nervios cercanos a la obstrucción (una operación denominada simpatectomía) previene los espasmos de la arteria y puede ser muy útil en algunos casos.

Cuando se necesita realizar una amputación para suprimir los tejidos infectados, aliviar un dolor atroz o interrumpir una gangrena que se agrava, los cirujanos cortan la menor parte posible de la pierna, para facilitar el uso posterior de una prótesis.

Enfermedad de Buerger

La enfermedad de Buerger (tromboangiitis obliterante) es la obstrucción de las arterias y venas de pequeño y mediano calibre, por una inflamación causada por el hábito de fumar.

Esta enfermedad afecta de forma predominante a varones fumadores de entre 20 y 40 años. Sólo alrededor del 5 por ciento de los pacientes son mujeres. Si bien se desconoce la causa de la enfermedad de Buerger, sólo los fumadores la contraen y, si continúan fumando, la agravan. Debido a que sólo un pequeño número de fumadores contrae la enfermedad de Buerger, se cree que existe algún factor que los debe hacer más propensos. El cómo y el porqué el hecho de fumar cigarrillos es causa del problema siguen siendo una incógnita.

Síntomas

Los síntomas de un suministro reducido de sangre a los brazos o las piernas aparecen de forma gradual; se inician en las yemas de los dedos de las manos o los pies y progresan hacia arriba por los brazos o las piernas, hasta que, finalmente, causan gangrena. Alrededor del 40 por ciento de las personas con esta enfermedad también tiene episodios de inflamación en las venas, particularmente las venas superficiales y las arterias de los pies o las piernas. Se nota frío, entumecimiento, hormigueo o ardor antes que se observe cualquier otro signo. A menudo, se asocia al fenómeno de Raynaud (• *V. página 138*) y calambres musculares, por lo general en los arcos de los pies o en las piernas pero raramente en las manos, brazos o muslos. A medida que la obstrucción se hace más grave, el dolor es más intenso y más persistente. Por otro lado, es característica la aparición precoz de úlceras, gangrena o ambas simultáneamente.

La mano o el pie se sienten fríos, existe una sudación excesiva y se vuelven de color azulado, probablemente porque los nervios reaccionan al dolor intenso y persistente.

Diagnóstico

En más del 50 por ciento de los casos, el pulso es débil o está ausente en una o más arterias de los pies o de las muñecas. Con frecuencia, las manos, los pies y los dedos de la mano o de los pies afectados se vuelven pálidos cuando se levantan por encima de la altura del corazón y rojos cuando se bajan. Así mismo, pueden aparecer úlceras en la piel y gangrena en uno o más dedos de la mano o del pie. La ecografía-Doppler revela una grave disminución de la presión de la sangre y del flujo sanguíneo en los pies, las manos y los dedos afectados. Las angiografías (radiografías de las arterias) muestran arterias obstruidas y otras anomalías de la circulación, sobre todo en las manos y los pies.

Tratamiento

Una persona con la enfermedad de Buerger debe dejar de fumar, de lo contrario, el proceso se agravará de forma inexorable y, al final, será necesaria una amputación. También debe evitar la exposición al frío; las lesiones por calor o frío, o sustancias como el yodo o los ácidos usados para tratar callos y callosidades; las lesiones provocadas por el calzado mal ajustado o por una cirugía menor (como alisar las callosidades); las infecciones provocadas por hongos y los fármacos que puedan llevar a una constricción de los vasos sanguíneos (vasoconstrictores).

Se aconseja caminar de 15 a 30 minutos, dos veces al día, excepto a las personas con gangrena, llagas o dolor en reposo, que por el contrario pueden necesitar reposo en cama. Los pies se deberían proteger con vendas que tienen almohadillas para los talones o con botas de espuma de goma. La cabecera de la cama puede elevarse con bloques de 12 a 18 centímetros, para que la gravedad facilite el flujo de sangre por las arterias. Los médicos pueden prescribir pentoxifilina, antagonistas del calcio o inhibidores plaquetarios como la aspirina, especialmente cuando la obstrucción es la consecuencia de un espasmo.

En las personas que dejan de fumar, pero que aún tienen oclusión arterial, los cirujanos pueden mejorar el flujo sanguíneo cortando ciertos nervios cercanos para evitar el espasmo de las arterias. Raras veces llevan a cabo cirugía de derivación (bypass) con injertos, porque las arterias afectadas por esta enfermedad son demasiado pequeñas.

Alteraciones funcionales de las arterias periféricas

Por lo general, estos trastornos son el resultado de un espasmo de las arterias de los brazos o de las pier-

Fenómeno de Raynaud

El espasmo de las arteriolas digitales provoca una intensa palidez en uno o varios dedos.

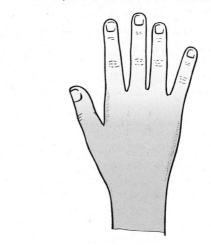

nas, ya sea por un defecto en los vasos sanguíneos o por trastornos en los nervios que controlan el ensanchamiento y estrechamiento de las arterias (sistema nervioso simpático). Tales anomalías en los nervios pueden a su vez ser la consecuencia de una obstrucción debida a una aterosclerosis.

Enfermedad y fenómeno de Raynaud

La enfermedad y fenómeno de Raynaud son afecciones en las que las arterias de pequeño calibre (arteriolas), generalmente de los dedos de las manos y de los pies, sufren un espasmo y, en consecuencia, la piel se vuelve pálida o con manchas rojas y posteriormente azules.

Se utiliza el término enfermedad de Raynaud cuando no hay una causa subyacente y el término fenómeno de Raynaud cuando se conoce una causa. A veces, la causa subyacente no puede ser diagnosticada al principio, pero, por lo general, se hace evidente antes de dos años. Del 60 al 90 por ciento de los casos de enfermedad de Raynaud se producen en mujeres jóvenes.

Causas

Las posibles causas del fenómeno de Raynaud son el escleroderma, la artritis reumatoide, la aterosclerosis, los trastornos nerviosos, el hipotiroidismo, las heridas y reacciones a ciertos fármacos, como la ergotamina y la metisergida. Algunas personas con el fenómeno de Raynaud también tienen migrañas, angina variante y aumento de la presión de la sangre en los pulmones (hipertensión pulmonar). Estas asociaciones sugieren que la causa de los espasmos arteriales puede ser la misma en todos estos trastornos. Cualquier factor que estimule el sistema nervioso simpático, como la emoción o la exposición al frío, puede causar espasmos arteriales.

Síntomas y diagnóstico

El espasmo de las pequeñas arterias en los dedos de las manos y de los pies se produce rápidamente y muy a menudo se desencadena por la exposición al frío. La duración puede oscilar entre minutos y horas. Los dedos de las manos y de los pies se vuelven pálidos, generalmente en forma de manchas. Pueden verse afectados uno o varios dedos, o partes de uno o más dedos, cambiando a un color rojo y blanco con manchas. Cuando el episodio termina, las zonas afectadas pueden ser más rosadas de lo normal o azuladas. Los dedos de la mano o del pie no duelen, pero son frecuentes el entumecimiento y una sensación de hormigueo y ardor. El calentamiento de las manos o de los pies restablece el color y la sensación normales. Sin embargo, cuando las personas tienen un fenómeno de Raynaud de mucho tiempo de evolución (especialmente aquellas con esclerodermia), la piel de los dedos de las manos o de los pies puede sufrir cambios permanentes (adquiere un aspecto liso, brillante y terso). Así mismo, pueden observarse pequeñas llagas dolorosas sobre las yemas de los dedos de las manos o de los pies.

Para poder distinguir entre obstrucción arterial y espasmo arterial se realizan pruebas de laboratorio antes y después de la exposición al frío.

Tratamiento

El control de la enfermedad de Raynaud leve requiere la protección del torso, los brazos y las piernas contra el frío y tomar sedantes suaves. Los fumadores deben abandonar este hábito, porque la nicotina estrecha los vasos sanguíneos. En un número reducido de personas, las técnicas de relajación pueden reducir los espasmos. La enfermedad de Raynaud se trata con prazosina o nifedipina. Otros fármacos, como la fenoxibenzamina, la metildopa o la pentoxifilina, son útiles en algunas ocasiones. En caso de incapacidad progresiva y cuando los otros tratamientos son ineficaces, se pueden cortar los nervios simpáticos (del sistema nervioso simpático) para calmar los síntomas, pero el alivio puede durar sólo uno o dos años. Esta operación, denominada simpatectomía, es más efectiva para las personas con la enfermedad de Raynaud que para aquellas con el fenómeno de Raynaud.

Para el fenómeno de Raynaud se debe tratar el trastorno subyacente. La administración de fenoxibenzamina puede ser de ayuda. Los fármacos vasoconstrictores (como los betabloqueadores, la clonidina y los preparados con ergotamina) agravan el fenómeno de Raynaud.

Acrocianosis

La acrocianosis es una coloración azulada persistente e indolora en ambas manos y, con menor frecuencia, en los pies, provocada por un espasmo, de causa desconocida, de los vasos sanguíneos pequeños de la piel.

La afección generalmente aparece en mujeres y no necesariamente padecen también una enfermedad arterial oclusiva. Las manos, los pies y los dedos están constantemente fríos y azulados; la sudación es profusa y puede aparecer hinchazón. Las temperaturas bajas, por lo general, intensifican la coloración azul y el calor la reduce. La afección no es dolorosa y no lesiona la piel.

El diagnóstico del trastorno se efectúa basándose en los síntomas persistentes, limitados a las manos y los pies de una persona, junto con unos pulsos normales. Habitualmente, no se necesita tratamiento. La administración de fármacos vasodilatadores suele ser poco eficaz. En raras ocasiones, se seccionan los nervios simpáticos para aliviar los síntomas.

CAPÍTULO 29

Aneurismas de la aorta y disección aórtica

La aorta es la arteria principal y más gruesa del organismo, que recibe toda la sangre expulsada por el ventrículo izquierdo para que sea distribuida por todo el organismo excepto los pulmones. Tal y como lo hace también un gran río, la aorta se ramifica en arterias tributarias más pequeñas a lo largo de su trayecto desde el ventrículo izquierdo hacia el abdomen inferior a la altura de la parte superior del hueso de la cadera (pelvis).

Los trastornos de la aorta comprenden los aneurismas (puntos débiles en las paredes de la aorta que permiten la protrusión de parte de ésta), las roturas con la consiguiente hemorragia y la separación de las capas de la pared (disección). Cualquiera de estas situaciones puede ser inmediatamente mortal, pero la mayoría necesita años para desarrollarse.

Aneurismas

Un aneurisma es una protrusión (dilatación) en la pared de una arteria, por lo general, la aorta.

La dilatación se produce generalmente en una zona débil de la pared. Aunque los aneurismas pueden desarrollarse en cualquier punto de la aorta, las tres cuartas partes aparecen en el segmento que recorre el abdomen. Los aneurismas son protuberancias en forma de bolsa (saculares) o en forma de huso (fusiformes); este último es el más frecuente.

Los aneurismas aórticos son una consecuencia de la arteriosclerosis, (• *V. recuadro, página 122*) que debilita la pared de la aorta hasta que la presión dentro de la arteria provoca la protrusión hacia fuera. Con frecuencia en el aneurisma se desarrolla un coágulo sanguíneo (trombo) que puede crecer a lo largo de su pared. La presión arterial elevada y el hábito de fumar aumentan el riesgo de formación de aneurismas. Así mismo, los traumatismos, las enfermedades inflamatorias de la aorta, las enfermedades congénitas del tejido conectivo (como el síndrome de Marfan) (• *V. página 1341*) y la sífilis son trastornos que predisponen a la formación de aneurismas. En el síndrome de Marfan, el aneurisma suele desarrollarse en la aorta ascendente (el segmento que sale directamente del corazón).

Los aneurismas también pueden desarrollarse en otras arterias además de la aorta. Muchos son el resultado de una debilidad congénita o de la arteriosclerosis; otros son consecuencia de heridas por arma blanca o por armas de fuego, así como de infecciones bacterianas o fúngicas (por hongos) en la pared arterial.

La infección suele iniciarse en cualquier parte del organismo, por lo general, en una válvula cardíaca. (• *V. página 102*) Los aneurismas infecciosos de las arterias que van al cerebro son particularmente peligrosos, por lo que es necesario empezar el tratamiento lo antes posible. Dicho tratamiento a menudo requiere una reparación quirúrgica, la cual conlleva un riesgo elevado.

Aneurismas de la aorta abdominal

Los aneurismas en el segmento de la aorta que recorre el abdomen tienden a aparecer en una misma familia. En muchas ocasiones, aparecen en personas con hipertensión. Tales aneurismas con frecuencia miden más de 7 centímetros y pueden romperse (el diámetro normal de la aorta es de 1,7 a 2,5 cm).

Síntomas

Una persona con un aneurisma de la aorta abdominal a menudo percibe una especie de pulsación en el abdomen. El aneurisma puede causar un dolor profundo y penetrante principalmente en la espalda. El dolor puede ser intenso y habitualmente es constante, aunque los cambios de posición pueden proporcionar algún alivio.

La primera señal de una rotura es generalmente un dolor intenso en la parte inferior del abdomen y en la espalda, así como dolor en repuesta a la presión de la zona que está por encima del aneurisma. Si se produce una hemorragia interna grave, el cuadro puede evolucionar rápidamente hacia un shock. (• *V. página 113*) La rotura de un aneurisma abdominal suele ser mortal.

Diagnóstico

El dolor es un síntoma de diagnóstico muy útil pero que aparece tardíamente. Sin embargo, en muchos casos los aneurismas son asintomáticos y se diagnostican por casualidad durante una exploración física sistemática o cuando se practican radiografías por alguna otra razón. El médico puede apreciar la existencia de una masa pulsátil en medio del abdomen. Los aneurismas que crecen con rapidez y que están a punto de romperse duelen espontáneamente o cuando son presionados durante una exploración del abdomen. En las personas obesas, puede que incluso no se detecten os aneurismas de gran tamaño.

Para el diagnóstico de los aneurismas pueden emplearse varias exploraciones. Una radiografía del abdomen puede mostrar un aneurisma con depósitos de calcio en su pared. Generalmente, una ecografía permite establecer claramente su tamaño. La tomografía computadorizada (TC), en especial después de haber inyectado un producto de contraste por vía intravenosa, es aún más exacta en la determinación del tamaño y la forma de un aneurisma, pero es una prueba más costosa. La resonancia magnética (RM) es también muy precisa, pero más costosa que la ecografía y raramente se hace necesaria.

Tratamiento

A menos que el aneurisma se esté rompiendo, el tratamiento depende de su tamaño. Un aneurisma menor de 5 cm de ancho raramente se rompe, pero

La aorta y sus ramas principales

La sangre que sale del corazón a través de la aorta llega a todas los rincones del organismo con excepción de los pulmones.

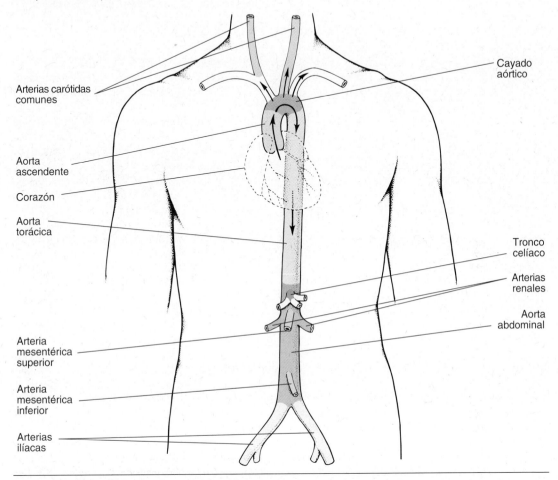

si mide más de 5 cm, la rotura es mucho más probable. Por consiguiente, habitualmente el médico recomienda la intervención quirúrgica para los aneurismas mayores de 5 cm de ancho, a menos que conlleve demasiado riesgo por otros motivos médicos. La operación consiste en colocar un injerto sintético para reparar el aneurisma. El índice de mortalidad para este tipo de cirugía es aproximadamente del 2 por ciento.

La rotura o la amenaza de rotura de un aneurisma abdominal exige una cirugía de urgencia. El riesgo de muerte durante la intervención quirúrgica de una rotura de aneurisma es de alrededor del 50 por ciento. Cuando un aneurisma se rompe, los riñones pueden resultar lesionados al interrumpirse el suministro de sangre o debido al shock ocasionado por la hemorragia. Si se produce una insuficiencia renal después de la operación, las probabilidades de supervivencia son muy escasas. Si no se trata, la rotura de un aneurisma es siempre mortal.

ANEURISMAS DE LA AORTA TORÁCICA

Los aneurismas en el segmento de la aorta que recorre el tórax representan una cuarta parte de todos los casos de aneurismas aórticos. En una forma particularmente frecuente de aneurisma de la aorta torácica, la aorta se dilata a partir del punto donde sale del corazón. Esta dilatación causa un mal funcionamiento de la válvula que se encuentra entre el corazón y la aorta (válvula aórtica), permitiendo que la sangre retroceda hacia el corazón cuando la válvula se cierra. Alrededor del 50 por ciento de las personas

Aneurisma de la aorta abdominal y reparación quirúrgica del mismo

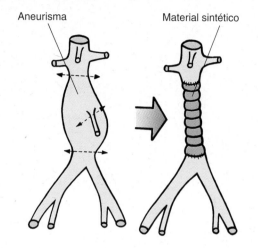

Aneurisma   Material sintético

Aneurisma aortoilíaco y reparación quirúrgica

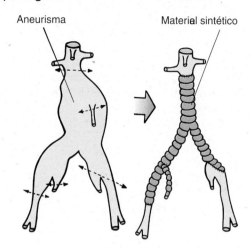

Aneurisma   Material sintético

con este problema tiene el síndrome de Marfan o una variante del mismo. En el 50 por ciento restante, no se encuentra una causa evidente, aunque con frecuencia estas personas tienen una presión arterial alta (hipertensión).

Síntomas

Los aneurismas de la aorta torácica pueden llegar a ser muy voluminosos sin causar síntomas. Los síntomas son el resultado de la presión que la aorta dilatada ejerce contra las estructuras vecinas. Los síntomas típicos son dolor (por lo general en la parte superior de la espalda), tos y sibilancias. La persona afectada puede toser con sangre debido a la presión o a la erosión de la tráquea (conducto que lleva el aire a los pulmones) o de las vías respiratorias vecinas. La presión sobre el esófago, el conducto que lleva los alimentos al estómago, puede dificultar la deglución. Puede producirse ronquera si se comprime el nervio de la caja de la voz (laringe). También puede aparecer un conjunto de síntomas (síndrome de Horner) que consisten en la contracción de una pupila, párpado caído y sudación en un lado de la cara. Las radiografías de tórax pueden revelar una desviación de la tráquea. Por último, la presencia de pulsaciones anómalas en la pared del tórax puede ser también indicativa de un aneurisma aórtico torácico.

Cuando se produce la rotura de un aneurisma aórtico torácico, habitualmente al principio aparece un dolor intensísimo en la parte superior de la espalda. Se puede irradiar por la espalda hacia abajo y hacia el interior del abdomen a medida que la rotura

progresa. El dolor también se percibe en el pecho y en los brazos, simulando un ataque cardíaco (infarto de miocardio). El cuadro evoluciona rápidamente hacia el shock (• *V. página 113*) y se puede producir la muerte por la pérdida de sangre.

Diagnóstico

El médico puede diagnosticar un aneurisma de la aorta torácica a partir de sus síntomas o puede descubrir el aneurisma por casualidad durante una exploración. Una radiografía de tórax realizada por otro motivo puede revelar la presencia de un aneurisma. La tomografía computadorizada (TC), la resonancia magnética (RM) o la ecografía transesofágica se utilizan para determinar el tamaño exacto del aneurisma. La aortografía (unas radiografías que se realizan tras inyectar un producto de contraste que permite ver la silueta del aneurisma) generalmente se utiliza para determinar el tipo de cirugía que se debe realizar en caso de que ésta se haga necesaria.

Tratamiento

Si el aneurisma de la aorta torácica es de 7,5 cm de ancho o mayor, habitualmente se practica una reparación quirúrgica mediante un injerto sintético. Dado que la rotura del aneurisma es más probable en las personas con un síndrome de Marfan, en estos casos suele aconsejarse reparar quirúrgicamente incluso los aneurismas más pequeños. El riesgo de muerte durante la reparación de los aneurismas torácicos es elevado (alrededor del 10 al 15 por ciento). En consecuencia, suelen administrarse fármacos como betabloqueadores para reducir la frecuencia cardíaca y la presión arterial y disminuir así el riesgo de rotura.

Disección aórtica

Una disección aórtica (aneurisma disecante; hematoma disecante) suele ser una situación mortal en la que el revestimiento interno de la pared de la aorta se rasga mientras que el revestimiento externo permanece intacto; la sangre penetra a través del desgarro y provoca la disección de la capa media, lo que origina la creación de un nuevo canal dentro de la pared aórtica.

El deterioro de la pared arterial es la causa de la mayoría de las disecciones aórticas. La hipertensión es la causa más frecuente de este deterioro y se detecta en más del 75 por ciento de las personas que desarrollan disecciones aórticas. Otras causas incluyen enfermedades hereditarias del tejido conectivo, especialmente el síndrome de Marfan y el síndrome de Ehlers-Danlos; anomalías cardiovasculares congénitas como la coartación de la aorta, el conducto arterioso persistente y los defectos de la válvula aórtica; (• *V. página 1260*) la arteriosclerosis y las lesiones traumáticas. En casos raros, se produce accidentalmente una disección cuando el médico introduce un catéter en una arteria (como en la aortografía o la angiografía) o durante una intervención quirúrgica del corazón y de los vasos sanguíneos.

Síntomas

Casi todas las personas con una disección aórtica presentan dolor, generalmente repentino y muy intenso. Habitualmente los pacientes lo describen como un desgarro o una rasgadura sobre el pecho. También es frecuente en la espalda entre los omóplatos. El dolor se irradia en la misma dirección de la disección a lo largo de la aorta. Mientras avanza la disección, puede cerrar un punto donde una o varias arterias se conectan con la aorta. Según cuáles sean las arterias obstruidas, las consecuencias pueden ser un accidente vascular cerebral, un ataque cardíaco, un dolor abdominal repentino, una lesión nerviosa que causa hormigueo y la imposibilidad de mover una extremidad.

Diagnóstico

Generalmente los síntomas característicos de una disección aórtica permiten al médico establecer un diagnóstico bastante obvio. En el 75 por ciento de los pacientes con disección aórtica se observa, durante la exploración, una reducción o ausencia del pulso en los brazos y las piernas. Una disección que retrocede hacia el corazón puede causar un soplo que se ausculta con el fonendoscopio. La sangre puede acumularse en el pecho. Un escape de sangre de una disec-

La disección aórtica

En una disección aórtica, el revestimiento interno de la pared aórtica se rompe y la sangre brota a través de la rotura separando la capa intermedia y creando un nuevo conducto en la pared.

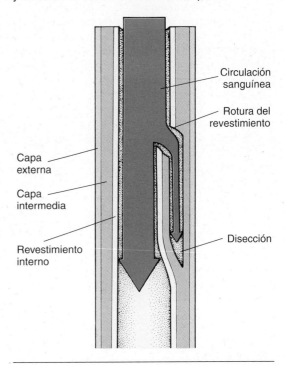

Circulación sanguínea

Rotura del revestimiento

Capa externa

Capa intermedia

Revestimiento interno

Disección

ción, alrededor del corazón, puede impedir que éste lata adecuadamente y causar un taponamiento cardíaco (• *V. recuadro, página 106*) (una situación potencialmente mortal).

En el 90 por ciento de los pacientes con síntomas, la radiografía de tórax muestra la imagen de una aorta ensanchada. La ecografía suele confirmar el diagnóstico aunque no haya dilatación aórtica. La tomografía computadorizada (TC), realizada después de inyectar una sustancia de contraste, es una prueba fiable y puede hacerse rápidamente, lo cual es importante en caso de urgencia.

Tratamiento

Las personas con una disección aórtica deben ser atendidas en una unidad de cuidados intensivos, donde sus señales vitales (pulso, presión arterial y ritmo de la respiración) son cuidadosamente controlados. La muerte puede producirse unas pocas horas después de iniciarse la disección aórtica. Por consiguiente, se administran fármacos lo antes posible para reducir la frecuencia cardíaca y la presión arterial hasta unos valores mínimos con los que se pueda mantener un suministro suficiente de sangre al cerebro, el corazón y los riñones. Inmediatamente después del inicio del tratamiento farmacológico, el médico debe decidir si la cirugía está indicada o si continuará la terapia con fármacos.

Los médicos recomiendan en general la cirugía en las disecciones que afectan a los primeros centímetros de la aorta, contiguos al corazón, a menos que las complicaciones de la disección impliquen un riesgo quirúrgico excesivo. Para las disecciones más lejanas del corazón, los médicos mantienen generalmente la farmacoterapia, con excepción de aquellas disecciones que provoquen un escape de sangre de la arteria y de las disecciones en las personas con el síndrome de Marfan. En estos casos, es necesaria la cirugía.

Durante la cirugía, el cirujano extrae la mayor parte posible de la aorta disecada, impide que la sangre entre en el conducto falso y reconstruye la aorta con un injerto sintético. Si la válvula aórtica se encuentra dañada, se repara o se sustituye.

Pronóstico

Un 75 por ciento de las personas con disección aórtica que no recibe tratamiento muere en las dos primeras semanas. Por el contrario, el 60 por ciento de las que sí son tratadas y que sobreviven a las dos primeras semanas siguen vivas al cabo de 5 años; el 40 por ciento sobrevive por lo menos 10 años. De aquellas que mueren después de las dos primeras semanas, un tercio muere por complicaciones de la disección y los dos tercios restantes, por causa de otras enfermedades.

En los principales centros médicos especializados, la disección aórtica proximal (es decir, cercana al corazón) representa un 15 por ciento del índice de mortalidad debido a la cirugía y ese porcentaje es un poco más alto para las disecciones aórticas más distantes.

A las personas con una disección aórtica, incluso a las que han sido operadas, se les administra una farmacoterapia a largo plazo para mantener una presión arterial baja y, por tanto, para reducir la tensión sobre la aorta.

Debe efectuarse un seguimiento meticuloso de las complicaciones tardías; las tres más importantes son otra disección, el desarrollo de aneurismas en la aorta debilitada y una insuficiencia progresiva de la válvula aórtica. Cualquiera de estas complicaciones exige una reparación quirúrgica.

CAPÍTULO 30

Trastornos de las venas y linfáticos

Las venas llevan la sangre desde todos los órganos hasta el corazón. Los problemas principales de las venas son la inflamación, la coagulación y los defectos que conducen a la dilatación y las varices. El sistema linfático consiste en vasos de paredes finas que se encargan de drenar fluidos, proteínas, minerales, nutrientes y otras sustancias desde todos los órganos hacia el interior de las venas. Este sistema hace que el fluido pase a través de los ganglios linfáticos, que proveen una protección contra la diseminación de las infecciones o del cáncer y, finalmente, el contenido se vacía dentro del sistema venoso del cuello. Los principales trastornos del sistema linfático se producen cuando los vasos son incapaces de contener el volumen de fluido que va a circular en su interior y cuando se obstruyen por causa de un tumor o una inflamación.

Las piernas contienen dos grupos principales de venas: las superficiales, ubicadas en la capa grasa debajo de la piel, y las profundas, localizadas en los músculos. Existen unas venas cortas que conectan las superficiales con las profundas. Normalmente, la presión de la sangre en todas las venas es baja; y en las piernas, esta presión baja puede representar un problema. Cuando una persona está de pie, la sangre debe circular desde las venas de las piernas hacia arriba hasta alcanzar el corazón. Las venas profundas desempeñan un papel crucial en la propulsión de la sangre hacia arriba, ya que al estar ubicadas dentro de los poderosos músculos de la pantorrilla, estas venas son fuertemente comprimidas con cada paso. Al igual que cuando se aprieta un tubo de pasta dentífrica, la compresión de las venas profundas empuja la sangre hacia arriba. Estas venas transportan el 90 por ciento o más de la sangre que va de las piernas al corazón.

Para mantener este sentido ascendente del flujo sanguíneo, las venas profundas contienen válvulas de una sola dirección. Cada válvula está formada por dos mitades (cúspides) cuyos bordes hacen contacto entre sí. La sangre empuja las cúspides, que se abren como un par de puertas giratorias; pero cuando la

Válvulas unidireccionales en las venas

Estas dos ilustraciones muestran el funcionamiento de las válvulas en las venas. La ilustración de la izquierda muestra las válvulas abiertas por efecto del flujo sanguíneo normal; en la ilustración de la derecha las válvulas están cerradas por el efecto del reflujo de sangre.

Válvulas abiertas	Válvulas cerradas

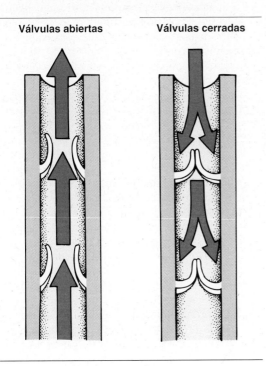

sangre tiende a retornar en la dirección opuesta, forzada por la gravedad, empuja las cúspides para que éstas se cierren.

Las venas superficiales tienen el mismo tipo de válvulas, pero no están sujetas a ninguna presión porque no están rodeadas de músculos. Por ello la sangre de las venas superficiales fluye más lentamente que la sangre de las venas profundas. Gran parte del flujo sanguíneo que circula por las venas superficiales es desviado hacia las profundas mediante venas cortas que conectan los dos sistemas.

Trombosis de las venas profundas

La trombosis de las venas profundas es la coagulación de la sangre en las venas profundas.

Un coágulo que se forma en un vaso sanguíneo se denomina trombo. Aunque los trombos se producen en las venas superficiales y en las profundas de la pierna, sólo estos últimos son potencialmente peligrosos. La trombosis de las venas profundas es peligrosa porque una parte o todo el trombo se puede desprender, desplazarse por el flujo sanguíneo, fijarse en una arteria pulmonar y, en consecuencia, obstruir el flujo sanguíneo. Un trombo en movimiento recibe el nombre de émbolo. Cuanto menor es la inflamación alrededor del trombo, menos se adhiere a la pared venosa y mayor es la probabilidad de que se transforme en un émbolo. La presión que ejercen los músculos de la pantorrilla puede provocar el desprendimiento del trombo, sobre todo cuando una persona convaleciente va realizando cada vez más actividad.

Debido a que la sangre de las venas de las piernas va al corazón y luego a los pulmones, los émbolos originados en las venas de las piernas obstruirán una o más arterias de los pulmones, una afección denominada embolia pulmonar. (• *V. página 171*) La gravedad de la embolia pulmonar depende del tamaño y la cantidad de émbolos. Un émbolo pulmonar grande puede obstruir toda o casi toda la sangre que va desde el lado derecho del corazón a los pulmones y, por lo tanto, puede causar rápidamente la muerte. No obstante, estos émbolos masivos no son frecuentes, pero no se puede predecir cuándo una trombosis de una vena profunda, no tratada, evolucionará a una embolia masiva. Por esta razón, el médico vigila con sumo cuidado a toda persona con una trombosis de una vena profunda.

La trombosis de las venas profundas no debería ser confundida con una flebitis de las varices, que es un proceso que causa dolor pero, en comparación, es mucho menos peligroso.

Causas

Tres factores fundamentales contribuyen al desarrollo de una trombosis de las venas profundas: 1) lesiones del revestimiento interno de la vena; 2) hipercoagulabilidad asociada a algunas formas de cáncer y, en raras ocasiones, al uso de anticonceptivos orales, y 3) retardo del flujo sanguíneo en las venas por un prolongado reposo en cama, debido a que los músculos de la pantorrilla no se contraen y no empujan la sangre hacia el corazón. Por ejemplo, la trombosis de las venas profundas puede producirse en pacientes con un infarto de miocardio que permanecen en cama en el hospital durante varios días y que prácticamente no realizan ningún movimiento de las piernas, o en los parapléjicos, que suelen estar sentados durante largos períodos y cuyos músculos no funcionan. Las heridas o la cirugía mayor también aumentan la tendencia de la sangre a coagularse. La trombosis puede incluso producirse en las personas sanas que están sentadas durante largos períodos, por

Trombosis venosa profunda del miembro inferior izquierdo

Obsérvese el aumento de volumen y la pérdida de los contornos normales de la pierna, el tobillo y el pie.

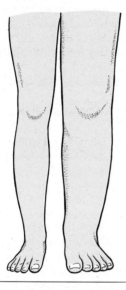

ejemplo, durante viajes en coche o vuelos muy largos en avión.

Síntomas

Alrededor de la mitad de los casos de trombosis de las venas profundas no tiene síntomas. En estas personas, la aparición de dolor de pecho por una embolia pulmonar puede ser la primera indicación del trastorno. Cuando la trombosis de las venas profundas causa inflamaciones sustanciales y obstrucción del flujo sanguíneo, la pantorrilla se hincha y puede doler, ser dolorosa al tacto y estar caliente. El tobillo, el pie o el muslo también pueden hincharse según cuáles sean las venas afectadas.

Algunos trombos se curan convirtiéndose en tejido cicatricial, lo que puede lesionar las válvulas de las venas. La consiguiente acumulación de líquido (edema) puede hacer que el tobillo se hinche. El edema sube hacia la pierna y si la obstrucción en la vena se localiza muy arriba, incluso el muslo puede hincharse. El edema empeora hacia el final del día debido al efecto de la gravedad cuando se ha estado de pie o sentado. Durante la noche el edema desaparece porque las venas se vacían bien cuando las piernas están horizontales.

Un síntoma tardío de la trombosis de las venas profundas es la aparición de un color marrón de la piel, por lo general, por encima del tobillo. Esta alteración del color es debida a los glóbulos rojos que

se escapan de las venas dilatadas hacia afuera. La piel pigmentada es vulnerable, e incluso una lesión menor como un rasguño o un golpe pueden romperla y provocar una úlcera.

Diagnóstico

La trombosis de las venas profundas es difícil de detectar debido a la ausencia de dolor y, con frecuencia, de hinchazón, ya que a veces ésta es muy ligera. Cuando se sospecha el trastorno, una exploración con ultrasonidos de las venas de la pierna (ecografía dúplex) puede confirmar el diagnóstico. Si aparecen síntomas de embolia pulmonar se practican gammagrafías con isótopos radiactivos de los pulmones para confirmar el diagnóstico y una ecografía dúplex para explorar las piernas.

Prevención y tratamiento

Aunque el riesgo de trombosis de las venas profundas no puede ser eliminado por completo, se puede reducir de varias formas. Las personas que tienen el riesgo de desarrollar trombosis de las venas profundas (por ejemplo, cuando se acaba de salir de una intervención quirúrgica de importancia o cuando se realiza un largo viaje), deben flexionar y extender los tobillos unas 10 veces cada 30 minutos.

El uso continuado de **calcetines elásticos** (medias elásticas) hace que las venas se estrechen ligeramente y que la sangre fluya más rápido, lo que reduce la probabilidad de coagulación. Sin embargo, los calcetines elásticos proporcionan una protección mínima y pueden dar una falsa sensación de seguridad, renunciando a otros métodos más eficaces de prevención. Además si no se usan correctamente, pueden producirse dobleces que aprieten y agraven el problema por la obstrucción del flujo de sangre en las piernas.

La **terapia anticoagulante** antes, durante y a veces después de la cirugía, reduce la coagulación de la sangre mucho más eficazmente. (• *V. página 173*)

Los **calcetines neumáticos** son otra forma efectiva de evitar los coágulos. Generalmente están hechos de plástico y son inflados y desinflados automáticamente con un dispositivo eléctrico para que aprieten las pantorrillas y vacíen las venas. Estos calcetines se colocan antes de la cirugía y se mantienen durante la operación y también en el período postoperatorio hasta que el paciente vuelve a caminar.

Hinchazón de las piernas

La hinchazón puede eliminarse con reposo en cama manteniendo las piernas elevadas o con el uso de vendajes compresivos. Estas vendas deben ser colocadas por un médico o personal de enfermería

Examen ultrasonográfico para la trombosis venosa profunda de un miembro inferior

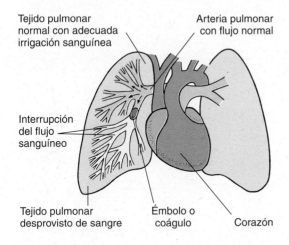

Tejido pulmonar normal con adecuada irrigación sanguínea

Arteria pulmonar con flujo normal

Interrupción del flujo sanguíneo

Tejido pulmonar desprovisto de sangre

Émbolo o coágulo

Corazón

experimentado y deben mantenerse puestas durante varios días. Durante este tiempo, es importante caminar. Si la hinchazón no desaparece por completo, el vendaje debe colocarse de nuevo.

Las venas nunca se restablecen después de una trombosis de una vena profunda y la cirugía para corregir este problema todavía es experimental. Una vez que se quitan los vendajes compresivos, se usan calcetines elásticos todos los días para evitar la recurrencia de la hinchazón. Los calcetines no deben llegar por encima de la rodilla, ya que la hinchazón por encima de ella es un problema de poca importancia y no provoca complicaciones. Los calcetines elásticos semejantes a los leotardos o los pantys fuertes, por lo general, no son necesarios.

Úlceras de la piel

Si se producen úlceras dolorosas, los vendajes compresivos colocados adecuadamente pueden ser de ayuda. Colocados una o dos veces por semana, estos vendajes casi siempre son curativos por el aumento del flujo sanguíneo que provocan en las venas. Las cremas para la piel, los bálsamos o los medicamentos tópicos de cualquier tipo tienen muy poco efecto. Las úlceras casi siempre se infectan y, cada vez que se cambia el vendaje, aparece sobre éste pus con una secreción maloliente. El pus y las secreciones pueden lavarse con agua y jabón, ya que ello no retrasa sustancialmente la curación.

Una vez que el flujo sanguíneo en las venas ha aumentado, la úlcera se cura por sí misma. Tras la cu-

ración, el uso diario de calcetines elásticos puede prevenir una recurrencia. Los calcetines deben ser reemplazados si se nota que se vuelven demasiado flojos. Si el presupuesto lo permite, se deberían comprar siete calcetines (o siete pares de calcetines, si ambas piernas están afectadas). Cada uno debería marcarse con un día de la semana y usarlos solamente ese día, a continuación, lavarlo y guardarlo para la semana siguiente. De este modo, estos calcetines pueden durar bastante más tiempo.

En raras ocasiones, las úlceras que no se curan pueden precisar un injerto de piel.

Flebitis superficial

La flebitis superficial (tromboflebitis, flebitis) es la inflamación y coagulación en una vena superficial.

La flebitis se produce en cualquier vena del cuerpo, pero afecta con más frecuencia a las venas de las piernas. Generalmente, la flebitis aparece en personas con varices; sin embargo, no todas las personas que tienen varices desarrollan este trastorno.

Incluso una herida ligera puede provocar la inflamación de una vena. A diferencia de la trombosis de una vena profunda, que causa muy poca inflamación y es indolora, la flebitis superficial implica una reacción inflamatoria repentina (aguda) que hace que el trombo se adhiera firmemente a las paredes de la vena, por lo que la probabilidad de que se desprenda es prácticamente nula. Como las venas superficiales no tienen alrededor músculos que las aprieten y que hagan desprender un trombo, la flebitis superficial raramente causa una embolia.

Síntomas y diagnóstico

Rápidamente se siente sobre la vena un dolor localizado, hinchazón y eritema, y la zona se nota caliente. Debido a que la sangre de la vena está coagulada, ésta se siente como una cuerda dura debajo de la piel, en lugar de blanda como una vena normal o una variz. Esta sensación puede abarcar toda la longitud de la vena. El diagnóstico es generalmente obvio a partir de la exploración de la zona dolorida.

Tratamiento

Por lo general, la flebitis desaparece por sí sola. La administración de un analgésico, como la aspirina o el ibuprofeno, alivia el dolor. Aunque la flebitis mejora en cuestión de días, pueden pasar varias semanas antes de que las irregularidades de la vena y la sensación de dolor desaparezcan por completo. Por ello, para proporcionar un alivio precoz, el médico puede inyectar un anestésico local, extraer el trombo y luego colocar un vendaje de compresión, que deberá llevarse durante varios días.

Cuando la flebitis superficial se produce en la ingle, donde la vena superficial principal se une a la vena profunda principal, el trombo puede llegar hasta el interior de la vena profunda y desprenderse. Para prevenir esta situación, algunos cirujanos recomiendan una intervención urgente para atar la vena superficial. Generalmente, este tipo de cirugía se efectúa con anestesia local y sin que sea necesario ingresar en el hospital; las actividades habituales pueden reanudarse enseguida.

Varices

Las varices o venas varicosas son venas superficiales dilatadas de las piernas.

La causa precisa de las varices se desconoce, pero probablemente se debe a una debilidad en las paredes de las venas superficiales, que puede ser hereditaria. Con el paso de los años, la debilidad hace que las venas pierdan su elasticidad. Se estiran y se vuelven largas y más anchas. Para que puedan caber en el mismo espacio que ocupaban cuando eran normales, las venas agrandadas se vuelven tortuosas, con un aspecto serpenteante cuando abultan en la piel. Más importante que el alargamiento es el ensanchamiento, que hace que las valvas de la válvula se separen. Como resultado de ello, las venas se llenan rápidamente de sangre cuando la persona se para y las venas tortuosas y de paredes finas se agrandan aún más. La dilatación también afecta a algunas de las venas comunicantes, que normalmente permiten que la sangre fluya en una sola dirección desde las venas superficiales hacia las venas profundas. Si las válvulas de las venas comunicantes fallan, la sangre refluye a las venas superficiales cuando los músculos aprietan las venas profundas y causan un estiramiento adicional de las venas superficiales.

Síntomas y complicaciones

Además de ser antiestéticas, las varices con frecuencia duelen y hacen sentir las piernas cansadas. Muchas personas, sin embargo, incluso cuando las venas son muy grandes, pueden no sentir dolor. Se pueden sentir picores en la parte inferior de la pierna y el tobillo, sobre todo cuando la pierna está caliente como sucede después de quitarse los calcetines o las medias. Los picores pueden provocar el rascado y causar rasguños, enrojecimiento o erupciones, que a menudo se atribuyen erróneamente a la sequedad de la piel. En ocasiones los síntomas son peores cuando las varices se están desarrollando que cuando están completamente formadas.

Sólo un pequeño porcentaje de personas con varices tiene complicaciones, como dermatitis, flebitis o hemorragias. La dermatitis produce una erupción

Válvulas en las varices

En una vena normal, las cúspides de las válvulas se cierran para impedir un retroceso del flujo de sangre. En una vena varicosa, las cúspides no se cierran, debido al ensanchamiento anormal de las venas, y se produce un flujo retrógrado.

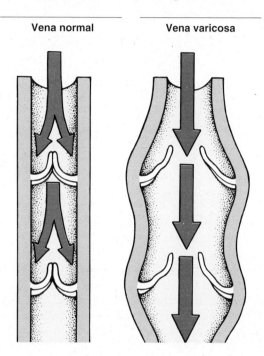

Vena normal   **Vena varicosa**

rojiza, con escamas y picores, o bien una zona de color marrón en la parte interna de la pierna por encima del tobillo. Un rasguño o una herida menor pueden causar una úlcera dolorosa que no se cura.

La flebitis puede producirse espontáneamente o ser debida a una herida. Aunque por lo general es dolorosa, la flebitis que se produce en una variz raramente ocasiona problemas graves.

Si la piel que cubre una variz o las venas araniformes es delgada, una herida menor, producida al afeitarse o rascarse, puede causar una hemorragia. Las úlceras también pueden causar hemorragia

Diagnóstico

Las varices se observan como abultamientos debajo de la piel, pero los síntomas pueden aparecer antes de que sean visibles. En este caso, un médico experimentado puede palpar la pierna para determinar la extensión completa del trastorno.

Algunos médicos solicitan radiografías o exploraciones con ultrasonidos (ecografía-Doppler) para

Procedimiento de varicectomía

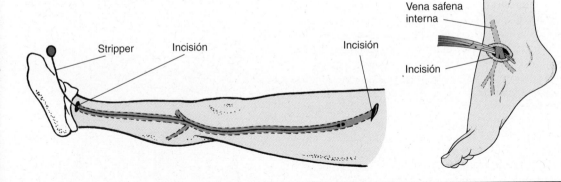

evaluar el funcionamiento de las venas profundas. Pero estas pruebas sólo son necesarias si los cambios en la piel sugieren un mal funcionamiento de estas venas o si el tobillo está hinchado a causa de un edema (acumulación de líquido en el tejido debajo de la piel). Las varices por sí solas no causan edema.

Tratamiento

Debido a que las varices no se curan, el tratamiento se dirige sobre todo a aliviar los síntomas, mejorar el aspecto y prevenir las complicaciones. La elevación de las piernas (ya sea acostándose o usando un escabel al sentarse) alivia los síntomas de las varices pero no las evita. Las varices que aparecen durante el embarazo mejoran mucho durante las 2 o 3 semanas posteriores al parto; durante este período, no deberían ser tratadas.

Los calcetines elásticos (medias elásticas) comprimen las venas y evitan que sufran estiramientos y heridas. Los pacientes que no desean operarse ni tratarse con inyecciones o que tienen alguna enfermedad que les impide adoptar estos tratamientos, pueden optar por usar calcetines elásticos.

Cirugía

La cirugía tiene como objetivo extraer la mayor cantidad de venas varicosas posible. La vena superficial más larga es la vena safena interna, que va desde el tobillo a la ingle, donde se une a la vena profunda principal. La vena safena se extrae con un procedimiento llamado escisión venosa. El cirujano hace dos incisiones, una en la ingle y otra en el tobillo y agujerea la vena en cada extremo. Luego introduce un alambre flexible a través de la vena hasta el otro extremo y tira de él para extraer la vena. Para extraer la mayor cantidad posible de varices, se ha-

cen más incisiones en otras zonas. Dado que las venas superficiales tienen un papel menos significativo que las venas profundas en el retorno de la sangre al corazón, su extracción no perjudica la circulación si las profundas funcionan normalmente. Dado que este procedimiento es largo, frecuentemente se hace bajo anestesia general. Aunque la cirugía alivia los síntomas y previene las complicaciones, el procedimiento deja cicatrices. Cuanto más extensa es la cirugía, más tiempo transcurre antes de que se desarrollen nuevas varices; sin embargo, la tendencia a desarrollar nuevas varices no se elimina.

Terapia con inyecciones (escleroterapia)

En la terapia con inyecciones, una alternativa a la cirugía, las venas están esclerosadas de modo que la sangre no puede pasar a través de ellas. Se inyecta una solución que irrita la vena y causa un trombo. En esencia, este procedimiento produce un tipo inocuo de flebitis superficial. La curación del trombo conduce a la formación de tejido cicatricial y obstruye la vena. Sin embargo, el trombo puede disolverse en vez de cicatrizar y, por tanto, la variz se reabre.

La terapia con inyecciones o escleroterapia era frecuente hacia mediado el siglo XX pero cayó en desuso por los escasos resultados y las complicaciones producidas. Muchos de los medicamentos utilizados no habían sido probados de forma adecuada y causaban efectos secundarios desagradables o incluso peligrosos. Como el procedimiento parecía simple, muchos médicos trataban de llevarlo a cabo sin tener una experiencia suficiente. Las técnicas actuales han aumentado las probabilidades de obtener buenos resultados y son seguras para las varices de todos los tamaños.

Si el diámetro de la vena donde se realiza la inyección se reduce por compresión mediante una técnica de vendaje especial, el tamaño del trombo disminuye y aumenta la posibilidad de que se forme un tejido cicatricial, que es lo que se busca. Una ulterior ventaja de la técnica más reciente es que la compresión adecuada elimina el dolor, que habitualmente se asocia con una flebitis de una vena superficial.

A pesar de que la terapia con inyecciones requiere más tiempo que la cirugía, no se necesita anestesia, las nuevas varices pueden ser tratadas a medida que se desarrollan y las personas pueden continuar con sus actividades habituales diarias entre cada sesión de tratamiento. Sin embargo, incluso con estas técnicas modernas, algunos médicos consideran la terapia con inyecciones sólo cuando las varices recurren después de la cirugía o cuando una persona desea mejorar su estética.

Las varices se asocian a menudo con venas aracniformes (arañas vasculares), incorrectamente llamadas capilares rotos. A pesar de que las venas aracniformes pueden ser causadas por la propia presión de la sangre estancada en las varices, se cree que son el resultado de factores hormonales desconocidos, los cuales explicarían por qué afectan con mayor frecuencia a las mujeres y sobre todo durante el embarazo. Cuando las venas aracniformes causan dolor o una sensación de ardor o son antiestéticas, se tratan con escleroterapia.

Fístula arteriovenosa

Una fístula arteriovenosa es una comunicación anómala entre una arteria y una vena.

Normalmente, la sangre fluye desde las arterias hacia los capilares y luego hacia las venas. Pero cuando existe una fístula arteriovenosa, la sangre fluye directamente desde una arteria hacia una vena, sin pasar por los capilares. Una persona puede nacer con una fístula arteriovenosa (fístula congénita) o bien ésta puede aparecer después del nacimiento (fístula adquirida).

Las fístulas arteriovenosas congénitas son infrecuentes. Las adquiridas pueden ser causadas por cualquier herida que lesione una arteria y una vena que se encuentran juntas. Lo más habitual es que se trate de una herida penetrante causada por arma blanca o de fuego. La fístula puede aparecer inmediatamente o desarrollarse a las pocas horas. La zona puede hincharse rápidamente si se escapa sangre hacia los tejidos circundantes.

Algunos tratamientos médicos (por ejemplo, la diálisis renal) hacen necesaria la perforación de una vena cada vez que se lleva a cabo. Si se llevan a cabo muchas perforaciones repetidas, la vena se inflama

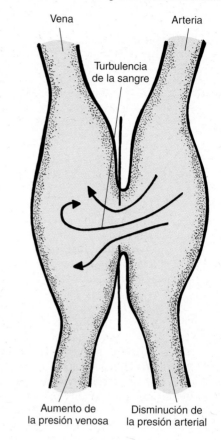

Aspecto de una fístula arteriovenosa
Paso anormal de sangre de una arteria a una vena.

Vena

Arteria

Turbulencia de la sangre

Aumento de la presión venosa

Disminución de la presión arterial

y se puede producir una coagulación; finalmente la vena puede quedar obliterada por tejido cicatricial. Para evitar este problema, se crea deliberadamente una fístula arteriovenosa, en general, entre una vena y una arteria cercanas del brazo. Este procedimiento ensancha la vena, haciendo que la inserción de la aguja sea más fácil y, en consecuencia, la sangre fluye más rápido y tiene menos probabilidades de coagularse. A diferencia de algunas fístulas arteriovenosas grandes, estas pequeñas fístulas no causan trastornos cardíacos y pueden cerrarse cuando ya no son necesarias.

Síntomas y diagnóstico

Cuando las fístulas arteriovenosas congénitas están cerca de la superficie de la piel, aparecen hinchadas y de un color azul rojizo. En algunos lugares, como la cara, adquieren un color púrpura y pueden ser antiestéticas.

Linfa, ganglios linfáticos y sistema linfático

El oxígeno, los nutrientes y los otros elementos vitales para el organismo llegan a los tejidos mediante su disolución en líquidos que se difunden a través de las paredes finas de los capilares. Una parte de estos líquidos es reabsorbida hacia el interior de los capilares y la parte restante del líquido (linfa) pasa al interior de unos pequeños vasos (vasos linfáticos). Los vasos linfáticos son más grandes que los capilares pero su tamaño es menor que el de las venas más pequeñas. La mayoría de los vasos linfáticos tiene válvulas similares a las de las venas para que la linfa, que puede coagularse, fluya en la dirección correcta, es decir, hacia los dos grandes conductos linfáticos ubicados en el cuello. Estos conductos linfáticos vierten la linfa de nuevo a la sangre por medio de las venas.

A medida que la linfa fluye a través de los vasos linfáticos, pasa por ganglios linfáticos (a veces llamados glándulas linfáticas estratégicamente colocados, que desempeñan un papel fundamental en las defensas inmunitarias del organismo. Los ganglios linfáticos filtran las partículas extrañas que se introducen dentro de la linfa, por ejemplo, las células cancerosas que se han separado de un tumor próximo, de ahí que el examen de los ganglios sea necesario para el diagnóstico de un cáncer y para determinar si se ha extendido. Los ganglios linfáticos producen también los componentes esenciales del sistema inmune, como los glóbulos blancos que fabrican anticuerpos para destruir los organismos extraños.

Las bacterias atrapadas por los ganglios linfáticos pueden inflamarlos y causar dolor, produciendo un cuadro llamado linfadenitis A veces, las bacterias provocan inflamación de los vasos linfáticos, situación denominada linfangitis. En esta afección aparecen unos cordones de color rojo a lo largo de la piel y, en general, fiebre con escalofríos. Los estafilococos y los estreptococos son las bacterias que con más frecuencia causan linfangitis.

Si una fístula arteriovenosa grande no es tratada, un gran volumen de sangre a mayor presión fluye de la arteria hacia el interior de la red venosa. Como las paredes de la vena no son lo bastante fuertes como para resistir esta presión, se estiran y las venas se dilatan y abultan (en ocasiones parecen varices). El retorno anormalmente rápido de la sangre al corazón a través de la comunicación arteriovenosa puede provocar tensión en el corazón y causar insuficiencia cardíaca. (• *V. página 88*) Cuanto más grande es la fístula, con más rapidez se puede desarrollar la insuficiencia cardíaca.

Colocando un fonendoscopio por encima de una gran fístula arteriovenosa adquirida, se puede auscultar un sonido característico de vaivén, como el de un mecanismo en movimiento (un soplo en maquinaria). Para confirmar el diagnóstico y determinar la extensión del problema, se inyecta un producto de contraste en los vasos sanguíneos para distinguirlos claramente en las radiografías. Este contraste, que muestra el trazado del flujo sanguíneo, se puede ver mediante radiografías (angiografías).

Tratamiento

Las pequeñas fístulas arteriovenosas congénitas se eliminan o destruyen mediante una terapia de coagulación con láser. Este procedimiento debe ser realizado por un cirujano vascular hábil porque las fístulas son a veces más extensas de lo que parecen sobre la superficie. Las fístulas arteriovenosas cercanas al ojo, al cerebro o a otras estructuras importantes son especialmente difíciles de tratar.

Las fístulas arteriovenosas contraídas son corregidas lo antes posible tras el diagnóstico. Si el cirujano no puede alcanzar la fístula fácilmente (por ejemplo, cuando está en el cerebro), ésta puede tratarse mediante la obstrucción de la arteria con técnicas complejas de inyección que provocan la formación de trombos, lo que interrumpe el flujo de sangre dentro de la fístula.

Linfedema

El linfedema es la hinchazón causada por una interferencia con el drenaje normal de la linfa a la sangre.

En raras ocasiones, el linfedema es evidente al nacer. Más a menudo, aparece en fases posteriores de la vida debido a causas congénitas o adquiridas.

El **linfedema congénito** se debe a que la persona nace con un número reducido de vasos linfáticos, que son insuficientes para contener toda la linfa. El problema casi siempre afecta a las piernas y, en raras ocasiones, los brazos. Las mujeres tienen mayor probabilidad que los varones de tener linfedema congénito.

Aunque la hinchazón se puede observar desde el nacimiento, en general, los vasos linfáticos en este

Una de las causas de linfedema

La mastectomía con remoción de ganglios linfáticos es una de las causas de linfedema (en este caso en el brazo izquierdo).

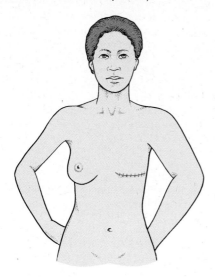

momento son adecuados para la pequeña cantidad de linfa que posee un lactante. Con mayor frecuencia, la hinchazón aparece posteriormente cuando el volumen de linfa aumenta y supera la capacidad del reducido número de vasos linfáticos. La hinchazón comienza gradualmente en una de las piernas o en ambas. La primera señal de linfedema puede ser la hinchazón del pie, que hace que el calzado sea apretado al final del día y deje marcas en la piel. En las etapas iniciales de esta dolencia, este síntoma desaparece cuando se eleva la pierna. (Muchas personas que no tienen linfedema experimentan hinchazón después de haber estado de pie durante períodos prolongados). El linfedema congénito se agrava con el paso del tiempo; la hinchazón se vuelve más evidente y no desaparece por completo incluso tras una noche de reposo.

El **linfedema adquirido** es más frecuente que el congénito. Aparece generalmente después de una cirugía mayor, sobre todo tras un tratamiento de cáncer en el que se han extirpado los ganglios linfáticos y los vasos linfáticos o bien cuando éstos han sido irradiados con rayos X. Por ejemplo, el brazo puede volverse propenso a la hinchazón después de la extirpación

de una mama con cáncer y de los ganglios linfáticos cercanos. La cicatrización de vasos linfáticos que sufren infecciones de forma repetida también puede causar linfedema, pero es muy infrecuente, excepto en infecciones por el parásito tropical *Filaria*.

En el linfedema adquirido, la piel parece sana pero está hinchada. Si se presiona la zona con un dedo no queda señal, como sucede cuando la hinchazón por acumulación de líquidos (edema) es el resultado de un flujo inadecuado de sangre por las venas. En raras ocasiones, la extremidad se hincha exageradamente y la piel es tan gruesa y arrugada que tiene el aspecto de la piel de un elefante (elefantiasis).

Tratamiento

El linfedema no tiene curación. En casos leves, los vendajes compresivos reducen la hinchazón; en los más graves, se usan calcetines neumáticos todos los días durante una hora o dos para reducir la hinchazón. Una vez que la hinchazón se ha reducido, se utilizan calcetines elásticos hasta la rodilla todos los días desde el momento de levantarse hasta acostarse. Esto controla la hinchazón hasta cierto punto. Para el linfedema en el brazo, se emplean guantes neumáticos (parecidos a los calcetines neumáticos) diariamente para reducir la hinchazón; así mismo, también existen guantes elásticos. Para la elefantiasis, puede llevarse a cabo una intervención quirúrgica mayor para extraer la mayor parte de los tejidos hinchados bajo la piel.

Lipedema

El lipedema es una acumulación anómala de grasa bajo la piel, habitualmente en la parte inferior de la pierna entre la pantorrilla y el tobillo.

El lipedema es mucho más frecuente en las mujeres y se encuentra presente desde el nacimiento. Aunque es similar al linfedema, se trata de un trastorno diferente.

Ambas piernas se ven afectadas. La parte inferior de las piernas y los tobillos pierden su contorno normal, pero el aumento de volumen se interrumpe precisamente debajo de los huesos de los tobillos y no incluye los pies. Las piernas se ven hinchadas y pueden doler. Si se presiona con un dedo sobre la pierna no queda marca alguna. La piel de las piernas se ve normal pero puede ser dolorosa, posiblemente debido a la acumulación subyacente de grasa.

La liposucción puede mejorar notablemente la forma de las piernas.

Trastornos del aparato respiratorio

RES

CAPÍTULO 31

Biología de los pulmones y de las vías respiratorias

El aparato respiratorio comienza en la nariz y la boca y continúa por las demás vías respiratorias hasta los pulmones, donde se intercambia el oxígeno de la atmósfera con el anhídrido carbónico de los tejidos del organismo. Los pulmones son los dos órganos más grandes del aparato respiratorio; su

Interior de los pulmones y de las vías respiratorias

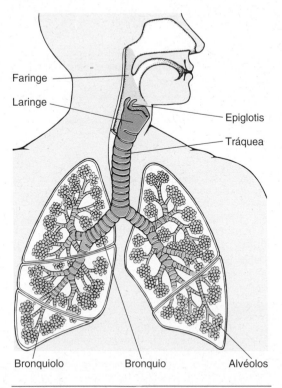

Faringe

Laringe

Epiglotis

Tráquea

Bronquiolo   Bronquio   Alvéolos

forma es semejante a dos grandes esponjas que ocupan la mayor parte de la cavidad torácica. El pulmón izquierdo es ligeramente menor que el derecho porque comparte el espacio con el corazón, en el lado izquierdo del tórax. Cada pulmón está dividido en secciones (lóbulos). El pulmón derecho está compuesto por tres lóbulos y el izquierdo por dos.

El aire entra en el aparato respiratorio por la nariz y la boca y llega a la garganta (faringe) para alcanzar la caja que produce la voz (laringe). La entrada de la laringe está cubierta por un pequeño fragmento de tejido muscular (epiglotis) que se cierra en el momento de la deglución, impidiendo así que el alimento se introduzca en las vías respiratorias.

La tráquea es la más grande de las vías respiratorias; comienza en la laringe y acaba bifurcándose en dos vías aéreas de menor calibre (bronquios) que conducen a los pulmones. Los bronquios se dividen sucesivamente en gran número de vías aéreas cada vez de menor tamaño (bronquiolos), siendo las ramas terminales más finas (de sólo 5 mm de diámetro). Esta parte del aparato respiratorio se conoce como árbol bronquial, por su aspecto de árbol al revés.

En el extremo de cada bronquiolo se encuentran docenas de cavidades llenas de aire, con forma de diminutas burbujas (alvéolos), semejantes a racimos de uvas. Cada uno de los pulmones contiene millones de alvéolos y cada alvéolo está rodeado por una densa malla de capilares sanguíneos. El tapizado de las paredes alveolares es extremadamente fino y permite el intercambio entre el oxígeno (que pasa de los alvéolos a la sangre de los capilares) y una sustancia de desecho, el anhídrido carbónico (que pasa de la sangre de los capilares al interior de los alvéolos).

La pleura es una doble capa de membrana serosa que facilita el movimiento de los pulmones en cada inspiración y espiración. Envuelve los dos pulmones y, al plegarse sobre sí misma, tapiza la superficie interna de la pared torácica. Normalmente, el espacio entre las dos capas lubricadas de la pleura es mínimo y durante los movimientos respiratorios se desplazan fácilmente la una sobre la otra.

Los pulmones y demás órganos del tórax están alojados en una caja ósea protectora constituida por el esternón, las costillas y la columna vertebral. Los 12 pares de costillas se curvan alrededor del tórax. En la parte dorsal del cuerpo, cada par se conecta con los huesos de la columna vertebral (vértebras). En la parte anterior, los siete pares superiores de costillas se unen directamente al esternón por medio de los cartílagos costales. El octavo, noveno y décimo par de costillas se unen al cartílago del par inmediatamente superior; los dos últimos pares son más cortos y no se unen a la parte anterior (costillas flotantes).

Los músculos intercostales, situados entre las costillas, colaboran con el movimiento de la caja torácica, participando de ese modo en la respiración. El diafragma, el músculo más importante de la respiración, es un tabique muscular con forma de campana que separa los pulmones del abdomen. El diafragma está adherido a la base del esternón, a la parte inferior de la caja torácica y a la columna vertebral. Cuando se contrae, aumenta el tamaño de la cavidad torácica y, por lo tanto, los pulmones se expanden.

Funciones del aparato respiratorio

La función principal del aparato respiratorio es conducir el oxígeno al interior de los pulmones, transferirlo a la sangre y expulsar las sustancias de desecho, en forma de anhídrido carbónico. El oxígeno inspirado penetra en los pulmones y alcanza los alvéolos. Las paredes de los alvéolos están íntimamente en contacto con los capilares que las rodean, y tienen tan sólo el espesor de una célula.

El oxígeno pasa fácilmente a la sangre de los capilares a través de las paredes alveolares, mientras que el anhídrido carbónico pasa desde la sangre al interior de los alvéolos, siendo espirado por las fosas nasales y la boca.

La sangre oxigenada circula desde los pulmones a través de las venas pulmonares, llega al lado izquierdo del corazón y es bombeada hacia el resto del cuerpo. La sangre desprovista de oxígeno y cargada de anhídrido carbónico vuelve al lado derecho del corazón a través de dos grandes venas: la vena cava superior y la vena cava inferior. Es impulsada a través de la arteria pulmonar hacia los pulmones, donde recoge el oxígeno y libera el anhídrido carbónico. (• *V. recuadro, página 67*)

Control de la respiración

El centro respiratorio, situado en la parte inferior del cerebro, controla subconscientemente la respiración, que, en general, es automática. El cerebro y unos pequeños órganos sensoriales situados en las arterias aorta y carótida, son capaces de percibir una concentración de oxígeno inferior a la normal o un incremento anormal del anhídrido carbónico. Entonces, el cerebro provoca un aumento de la frecuencia respiratoria. Por el contrario, cuando los valores de anhídrido carbónico bajan excesivamente, la frecuencia respiratoria diminuye. La frecuencia respiratoria del adulto en reposo es de unas 15 inspiraciones y espiraciones por minuto. Dado que los pulmones no poseen músculos propios, el esfuerzo respiratorio lo realizan principalmente el diafragma y, en menor escala, los músculos intercostales. Durante la respiración forzada o laboriosa participan otros músculos del cuello, de la pared del tórax y del abdomen.

El diafragma se mueve hacia abajo cuando se contrae y dilata la cavidad torácica, reduciendo la presión en el pecho. El aire fluye rápidamente hacia el interior de los pulmones para igualar la presión atmosférica. Entonces el diafragma se relaja y sube, y la cavidad torácica se contrae, elevando la presión del aire. El aire es expelido fuera de los pulmones por la elasticidad natural de los mismos. Los músculos intercostales participan en este proceso, especialmente cuando la respiración es profunda o rápida.

Síntomas respiratorios

Entre los síntomas más corrientes de los trastornos respiratorios se destacan la tos, el ahogo (disnea), el dolor torácico, la respiración sibilante, el estridor (sonido semejante a un graznido al respirar), la he-

Intercambio de gases entre los alvéolos y los vasos capilares

La función del aparato respiratorio es el intercambio de dos gases: el oxígeno y el anhídrido carbónico. El intercambio tiene lugar entre los millones de alvéolos de los pulmones y los capilares que los circundan. Como puede verse abajo, el oxígeno inspirado pasa de los alvéolos a la sangre de los capilares y el anhídrido carbónico pasa de la sangre de los capilares a los alvéolos.

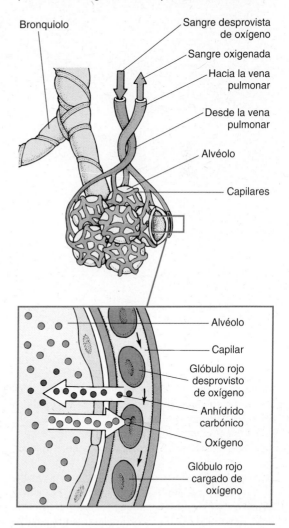

Bronquiolo

Sangre desprovista de oxígeno

Sangre oxigenada

Hacia la vena pulmonar

Desde la vena pulmonar

Alvéolo

Capilares

Alvéolo

Capilar

Glóbulo rojo desprovisto de oxígeno

Anhídrido carbónico

Oxígeno

Glóbulo rojo cargado de oxígeno

moptisis (esputo con sangre), la cianosis (coloración azulada de la piel), los dedos en palillo de tambor y la insuficiencia respiratoria. Algunos de estos síntomas no siempre indican un problema respiratorio. El dolor de pecho también puede ser consecuencia de un problema cardíaco o gastrointestinal.

Función que desempeña el diafragma en la respiración

Cuando el diafragma se contrae, la cavidad torácica se ensancha reduciendo la presión interior. Para igualar la presión, el aire entra en los pulmones. Cuando el diafragma se relaja, la cavidad torácica se contrae aumentando de este modo la presión y expulsando el aire de los pulmones.

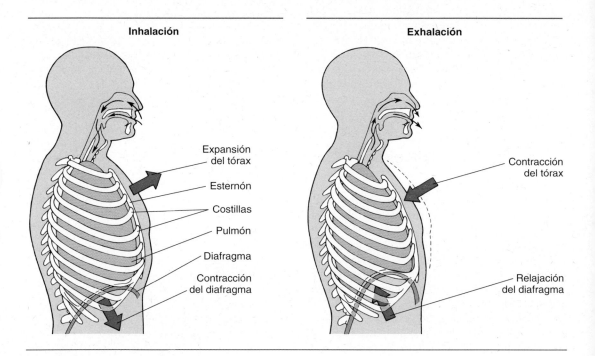

Inhalación — Expansión del tórax, Esternón, Costillas, Pulmón, Diafragma, Contracción del diafragma

Exhalación — Contracción del tórax, Relajación del diafragma

Tos

La tos es un movimiento de aire, súbito, ruidoso y violento, que tiende a despejar las vías respiratorias.

Toser, un reflejo familiar pero complejo, es una forma de protección de los pulmones y de las vías aéreas. Junto con otros mecanismos, la tos ayuda a los pulmones a desprenderse de las partículas aspiradas. La tos a veces se acompaña de esputo, una mezcla de mucosidad, desechos y células que es expulsada por los pulmones.

Los tipos de tos varían considerablemente. Una tos puede ser agotadora, especialmente si los accesos van acompañados de dolor torácico, de ahogo, o de una cantidad significativa de esputo, también llamado flema. Sin embargo, cuando la tos persiste durante mucho tiempo, como puede suceder en el caso de un fumador con bronquitis crónica, es posible que éste ni se dé cuenta de ello.

Las diversas características de la tos contribuyen a que el médico pueda determinar su causa. Por consiguiente, el médico puede formular las siguientes preguntas:

- ¿Cuánto tiempo hace que tiene tos?
- ¿En qué momento del día se produce?
- ¿Existe algún factor desencadenante: el aire frío, la posición, el hecho de conversar, comer o beber?
- ¿Se acompaña de dolores en el tórax, dificultad para respirar, ronquera, vértigo u otros síntomas?
- ¿Provoca la tos expectoración con esputos?

Una persona puede producir esputo sin toser, o tener tos seca sin esputo. El aspecto del esputo contribuye al diagnóstico médico. Si tiene un aspecto amarillo, verde o pardo puede indicar una infección por bacterias. Si en cambio es transparente, blanco o acuoso, no se trata de una infección bacteriana, sino de la presencia de un virus, de una alergia o de una sustancia irritante. El médico puede examinar el esputo al microscopio; las bacterias y los glóbulos blancos detectados son indicativos de infección.

Tratamiento

Por lo general, no se debería suprimir la tos con mucho esputo, ya que ésta desempeña un papel importante en la expectoración y limpieza de las vías respiratorias. Es más importante tratar la causa subyacente, que puede ser una infección, la presencia de líquido en los pulmones o una alergia. Por ejemplo, se pueden administrar antibióticos si se trata de una infección o antihistamínicos si se trata de una alergia.

Los medicamentos para la tos pueden utilizarse para combatir una tos seca (la que no va acompañada de expectoración), si ésta resulta molesta. También bajo ciertas circunstancias, como cuando alguien está cansado pero no puede dormir, se pueden usar productos para aliviar la tos, aunque éstos induzcan la expectoración. La tos se trata con dos grupos de fármacos: antitusígenos y expectorantes.

Terapia antitusígena

Los fármacos antitusígenos suprimen la tos. La **codeína**, un narcótico, es un calmante (analgésico) que suprime la tos al inhibir el centro de la tos en el cerebro, pero puede causar somnolencia. Puede también provocar náuseas, vómitos o estreñimiento. Si se toma codeína durante un período prolongado, es posible que se tenga que aumentar la dosis necesaria para suprimir la tos. Otros medicamentos narcóticos administrados para suprimir la tos tienen efectos secundarios similares.

El **dextrometorfano** no es un analgésico, pero inhibe eficazmente el centro de la tos en el cerebro. Esta sustancia, que se encuentra en muchos remedios contra la tos, de venta sin prescripción médica, no causa adicción ni produce somnolencia.

Los **demulcentes** forman una película protectora sobre el revestimiento irritado. Son útiles para la tos producida por una irritación de la laringe. Los demulcentes se presentan en forma de comprimidos y jarabe.

Los **anestésicos locales**, como la benzocaína, inhiben el reflejo de la tos.

Estos medicamentos se aplican directamente en la garganta por medio de un pulverizador, antes de realizar algunos exámenes que podrían verse dificultados por la tos, como una broncoscopia (examen que consiste en la observación de los bronquios mediante la introducción de un tubo provisto de instrumentos ópticos).

La **inhalación de vapor**, utilizando por ejemplo un vaporizador, puede suprimir la tos reduciendo la irritación de la faringe y de las vías respiratorias. La humedad del vapor también ablanda las secreciones, facilitando la expectoración. Se puede lograr el mismo resultado con un humidificador de vahos fríos.

Expectorantes

Los expectorantes son útiles para desprender la mucosidad, ya que ablandan las secreciones bronquiales y por lo tanto facilitan la expectoración. Los yoduros son expectorantes que se utilizan con frecuencia, al igual que la guaifenesina y el hidrato de terpina, ingredientes de muchas preparaciones de venta sin prescripción médica. El jarabe de ipecacuana a dosis bajas puede ser útil en los niños, especialmente en los afectados de tos ferina. Los fármacos que ablandan la mucosidad (llamados mucolíticos) se utilizan a veces cuando el principal problema es la presencia de secreciones bronquiales densas y viscosas, como sucede en la fibrosis quística.

Antihistamínicos, descongestionantes y broncodilatadores

Los antihistamínicos, que resecan el tracto respiratorio, tienen escasa o nula utilidad en el tratamiento de la tos, excepto cuando su causa es una alergia o un resfriado común que está en su fase inicial. Cuando la causa de la tos es otra, la acción secante de los antihistamínicos puede resultar contraproducente, ya que las secreciones se hacen más viscosas y más difíciles de expectorar.

Los descongestionantes como la fenilefrina, que alivia la obstrucción nasal, no son útiles para la tos, a no ser que la causa sea debida a un goteo posnasal.

Se pueden prescribir broncodilatadores, como los agentes simpaticomiméticos inhalados o la teofilina por vía oral, en caso de tos con estrechamiento de la vía aérea, como sucede en el asma bronquial y en el enfisema.

Ahogo

El ahogo (disnea) es una sensación molesta de dificultad respiratoria.

La frecuencia respiratoria aumenta durante el ejercicio en una persona sana; lo mismo le sucede cuando se encuentra a una altura elevada. Aunque la respiración rápida rara vez causa molestias, puede limitar la cantidad de ejercicios que se practique. La respiración acelerada en una persona con disnea suele acompañarse de una sensación de ahogo y dificultad para respirar con suficiente rapidez o profundidad. La disnea también limita la cantidad de ejercicio que se pueda realizar.

Otras sensaciones relacionadas con la disnea incluyen: la sensación de necesitar un mayor esfuerzo muscular para expandir la cavidad torácica durante la inspiración así como para vaciar el aire de los pulmones, la sensación de que el aire tarda más tiempo en salir de los pulmones durante la espiración, la necesidad imperiosa de volver a inspirar antes de finalizar la espiración, y diversas sensaciones a menudo descritas como opresión en el pecho.

Tipos de disnea

El tipo más frecuente de disnea es el que aparece al realizar un esfuerzo físico. Durante el ejercicio, el cuerpo produce más anhídrido carbónico y consume mayor cantidad de oxígeno. El centro respiratorio del cerebro aumenta la frecuencia respiratoria cuando las concentraciones de oxígeno en sangre son bajas, o cuando las del anhídrido carbónico son altas. Por otra parte, si la función pulmonar y cardíaca son anormales, incluso un pequeño esfuerzo puede aumentar de forma alarmante la frecuencia respiratoria y la disnea. En su forma más grave, la disnea puede incluso manifestarse durante el reposo.

La disnea de causa pulmonar puede ser consecuencia de defectos restrictivos u obstructivos. En la disnea de origen restrictivo se dificultan los movimientos respiratorios porque se restringe la expansión torácica debido a una lesión o pérdida de la elasticidad pulmonar, a una deformidad de la pared torácica o bien a un engrosamiento de la pleura. El volumen de aire que entra a los pulmones es inferior al normal, como lo indican las pruebas de función respiratoria. (• V. página 164) Las personas que tienen una disnea de origen restrictivo, se sienten habitualmente cómodas durante el reposo, pero sienten ahogo cuando realizan alguna actividad, porque sus pulmones no se expanden lo suficiente para conseguir el volumen de aire necesario.

La disnea de origen obstructivo ocasiona una mayor resistencia al flujo de aire debido al estrechamiento de las vías respiratorias. Así, por lo general, el aire puede inspirarse, pero no se espira de forma normal. La respiración es difícil, especialmente al espirar. Se puede medir el grado de obstrucción con las pruebas de función respiratoria. Un problema respiratorio puede incluir ambos defectos, restrictivo y obstructivo.

Dado que el corazón impulsa la sangre a través de los pulmones, es fundamental que la función cardíaca sea normal para que el rendimiento pulmonar sea adecuado. (• V. página 88) Si la función cardíaca es anormal puede acumularse líquido en los pulmones, originando el llamado edema pulmonar. Este proceso causa dificultad para respirar, acompañada con frecuencia de una sensación de asfixia o pesadez en el pecho. La acumulación de líquido en los pulmones puede también ocasionar un estrechamiento de las vías respiratorias y sibilancia al espirar, una afección denominada asma cardíaca.

Las personas con una alteración del ritmo cardíaco pueden tener ortopnea, o sea, un ahogo que aparece cuando están acostados y les obliga a sentarse. Existe otro tipo de disnea, llamado la disnea paroxística nocturna, un ataque de ahogo repentino, y con frecuencia aterrador, que se produce durante el sueño. La persona se despierta jadeante y debe sentarse o ponerse de pie para poder respirar. Este trastorno es una forma de ortopnea y también una señal de insuficiencia cardíaca.

La respiración periódica o de Cheyne-Stokes se caracteriza por los períodos alternantes de respiración rápida (hiperpnea) y lenta (hipopnea) o sin respiración (apnea). Sus posibles causas incluyen la insuficiencia cardíaca y un trastorno del centro cerebral que controla la respiración.

La disnea circulatoria es una situación grave que se presenta de repente. Se produce cuando la sangre no lleva suficiente oxígeno a los tejidos, por ejemplo, a causa de una hemorragia abundante o de una anemia. La persona respira rápida y profundamente, tratando de conseguir suficiente oxígeno.

El aumento de acidez de la sangre, como sucede en la acidosis diabética, puede producir un modelo de respiración lenta y profunda (respiración de Kussmaul), pero sin ahogo. Quien sufre de insuficiencia renal grave, puede quedarse sin aliento y comenzar a jadear rápidamente debido a una combinación de acidosis, insuficiencia cardíaca y anemia.

Una respiración intensa y rápida (hiperventilación) puede ser consecuencia de una lesión cerebral repentina, causada por una hemorragia cerebral, un traumatismo u otra afección.

Muchas personas tienen episodios durante los cuales experimentan una falta de aire y en consecuencia respiran de manera pesada y rápida. Dichos episodios, denominados síndrome de hiperventilación, sobrevienen más por ansiedad que por un trastorno físico. Muchos de los que experimentan este síndrome se alarman, creyendo que sufren un infarto cardíaco. Los síntomas son el resultado de la hiperventilación, causada por alteraciones en la concentración de gases en sangre (sobre todo por un valor de anhídrido carbónico inferior al normal). El individuo puede experimentar una alteración de la consciencia, habitualmente descrita como una sensación de que las cosas a su alrededor ocurren muy lejos. También experimenta una sensación de hormigueo en las manos, en los pies y alrededor de la boca.

Dolor de pecho

El dolor torácico puede provenir de la pleura, de los pulmones, de la pared del tórax o de estructuras internas que no forman parte del aparato respiratorio, especialmente el corazón.

El dolor pleural, un dolor agudo a consecuencia de una irritación del revestimiento de los pulmones, empeora al efectuar una inspiración profunda y al toser. El dolor se alivia con la inmovilización de la pared del tórax, por ejemplo, sujetando el costado que duele y evitando las inspiraciones profundas o la tos. Habitualmente, se puede precisar la localización del dolor, aunque puede cambiar de lugar. El derrame pleural, (• *V. página 212)* una acumulación de líquido en el espacio comprendido entre las dos membranas de la pleura, puede producir dolor al principio, aunque éste con frecuencia desaparece cuando dichas membranas se separan por la acumulación de líquido. El dolor proveniente de otras estructuras respiratorias es por lo general más difícil de describir que el dolor pleural. Un absceso o un tumor pulmonar, por ejemplo, pueden causar un dolor de características mal definidas, que se localiza en el interior del pecho.

El dolor puede también originarse en la pared torácica y empeorar con la inspiración profunda o la tos; con frecuencia, se limita a una zona de la pared torácica, que también duele cuando se presiona. Las causas más comunes son las lesiones de la pared del tórax, como fracturas de las costillas y el desgarro o la lesión de los músculos intercostales.

Un tumor que crece dentro de la pared torácica puede provocar un dolor local o, si afecta a los nervios intercostales, producir un dolor referido (a lo largo de toda la zona inervada por dicho nervio). En ocasiones el herpes zoster (causado por el virus varicela-zoster), se manifiesta por un dolor torácico con cada inspiración, antes de la aparición de la típica erupción cutánea.

Sibilancias

La respiración sibilante es un sonido musical, como un silbido, que se produce durante la respiración, a consecuencia de la obstrucción parcial de las vías respiratorias.

La obstrucción en cualquier punto de la vía aérea provoca sibilancias. Sus causas pueden ser un estrechamiento general de las vías respiratorias (como asma o la enfermedad pulmonar obstructiva crónica), un estrechamiento local (como un tumor), o la presencia de una partícula extraña alojada en las vías aéreas. El asma es la causa más frecuente de sibilancias recurrentes.

Sin embargo, muchas personas tienen sibilancias en algún momento de la vida, aunque nunca hayan padecido de asma. Habitualmente, la auscultación del tórax permite al médico detectar las sibilancias, pero puede ser necesario realizar pruebas funcionales respiratorias (• *V. página 164)* para valorar la importancia del estrechamiento de la vía aérea y la utilidad del tratamiento.

Estructuras que pueden provocar dolor torácico

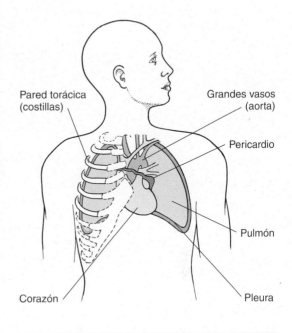

Pared torácica (costillas)
Grandes vasos (aorta)
Pericardio
Pulmón
Corazón
Pleura

Estridor

El estridor es un sonido semejante a un graznido y es predominantemente inspiratorio; es consecuencia de una obstrucción parcial de la garganta (faringe), de la caja de los órganos de la fonación (laringe) o de la tráquea.

La intensidad del estridor suele ser suficiente para poder oírlo a cierta distancia, pero a veces puede ser perceptible sólo durante una respiración profunda. El sonido es provocado por un flujo de aire turbulento a través de una vía aérea superior que se ha estrechado.

En los niños, la causa puede ser una infección de la epiglotis (• *V. página 1300)* o la aspiración de un cuerpo extraño.

En adultos, puede tratarse de un tumor, un absceso, una tumefacción (edema) de la vía aérea superior o un mal funcionamiento de las cuerdas vocales.

El estridor puede ser el síntoma de una afección potencialmente mortal, que requiere atención urgente. En tales casos, se introduce un tubo a través de la boca o de la nariz (intubación traqueal) o directamente en la tráquea (traqueostomía) para permitir que el aire evite la obstrucción, y así salvar la vida de la persona.

Causas principales de hemoptisis

Infecciones del tracto respiratorio
• Bronquitis
• Neumonía
• Tuberculosis
• Infección por hongos (por ejemplo, infección por *Aspergillus*)
• Absceso pulmonar
• Bronquiectasia

Alteraciones de la circulación
• Insuficiencia cardíaca
• Estenosis de la válvula mitral
• Malformaciones arteriovenosas

Objetos extraños en las vías respiratorias

Trastornos hemorrágicos

Trauma

Lesión durante un procedimiento médico

Embolia pulmonar

Tumor

Hemoptisis

La hemoptisis es una expectoración de sangre proveniente del tracto respiratorio.

El esputo teñido de sangre es más bien corriente y no siempre es grave. Alrededor del 50 por ciento de los casos se debe a infecciones como la bronquitis aguda o crónica. No obstante, una hemoptisis abundante requiere un diagnóstico rápido por parte del médico.

Los tumores causan alrededor del 20 por ciento de las hemoptisis (sobre todo el cáncer del pulmón). Los médicos realizan controles para detectar cáncer del pulmón en todo fumador mayor de 40 años que presenta hemoptisis, incluso cuando el esputo está sólo teñido de sangre. Un infarto pulmonar (muerte de una parte del tejido pulmonar debido a la obstrucción de la arteria que lo alimenta) puede también causar hemoptisis. La obstrucción de una arteria pulmonar, denominada embolia pulmonar, puede aparecer cuando un coágulo de sangre circula por el flujo sanguíneo y se aloja en dicha arteria.

La hemorragia puede ser importante si, de forma accidental, se lesiona un vaso pulmonar con un catéter. Dicho catéter puede haber sido introducido dentro de la arteria o en la vena pulmonar para medir la presión en el corazón y en los vasos sanguíneos que entran y salen de los pulmones. El incremento en la presión de la sangre en las venas pulmonares, como puede suceder en la insuficiencia cardíaca, es también una causa de hemoptisis.

Diagnóstico

La hemoptisis puede tener una evolución potencialmente mortal, sobre todo cuando es intensa o recurrente, por lo que se debe encontrar la causa y detener la hemorragia. La broncoscopia (un examen que utiliza un tubo de observación que se introduce en los bronquios) puede identificar la zona de la hemorragia. Otra exploración en la que se utiliza un indicador radiactivo (gammagrafía de perfusión) puede poner de manifiesto una embolia pulmonar. En un número de pacientes que oscila entre el 30 y el 40 por ciento de los casos, no se puede determinar la causa, aun utilizando numerosas exploraciones; sin embargo, sí es posible establecer la causa de una hemoptisis intensa.

Tratamiento

La hemoptisis leve puede no requerir tratamiento, o sólo el uso de antibióticos para tratar una infección. La hemorragia puede producir coágulos que obstruyen las vías respiratorias y causar ulteriores problemas de respiración; por consiguiente, la tos es un mecanismo eficaz para despejar las vías aéreas y no se debería suprimir con medicamentos antitusígenos. La inhalación de vapor o los vahos fríos producidos con un vaporizador o un humidificador pueden ayudar a expulsar un coágulo. También puede ser necesaria una fisioterapia respiratoria. Cuando un coágulo grande obstruye un bronquio principal, se puede extraer utilizando un broncoscopio.

Por lo general, la hemorragia de los vasos sanguíneos más pequeños se detiene espontáneamente. Por el contrario, la hemorragia de un vaso principal suele requerir tratamiento. El médico puede tratar de detener la hemorragia mediante un procedimiento llamado embolización de la arteria bronquial. Utilizando los rayos X como guía, el médico introduce un catéter dentro del vaso y luego inyecta una sustancia química que ocluye el punto sangrante. La hemorragia causada por una infección o una insuficiencia cardíaca por lo general desaparece cuando el tratamiento del trastorno subyacente da buenos resultados. A veces se puede necesitar una broncoscopia o una intervención quirúrgica para detener la hemorragia, o incluso puede ser necesario extirpar quirúrgicamente la porción enferma del pulmón. Estos procedimientos de alto riesgo se utilizan solamente como último recurso. Si existen alteraciones en la coagulación que contribuyan a la hemorragia, puede ser necesaria una transfusión de plasma, de factores de coagulación o de plaquetas.

Dedos en palillo de tambor

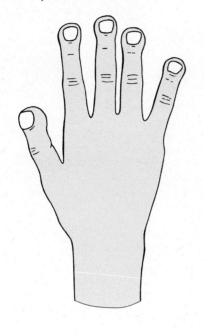

Dedos en palillo de tambor

Los dedos en palillo de tambor se caracterizan por el engrosamiento de los extremos del dedo y la pérdida del ángulo normal de la matriz de la uña.

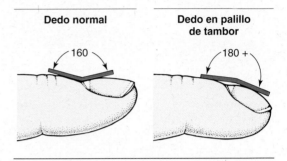

Dedo normal	Dedo en palillo de tambor
160	180 +

Dedos en palillo de tambor

Los dedos en palillo de tambor son un ensanchamiento de las puntas de los dedos de las manos y de los pies, con una pérdida del ángulo de salida de la uña.

A menudo esta deformación de los dedos (que en sí misma no reviste gravedad) es consecuencia de una enfermedad pulmonar, aunque otras enfermedades también pueden producirla. En algunas familias los dedos en palillo de tambor no están relacionados con ninguna enfermedad y son hereditarios.

Insuficiencia respiratoria

La insuficiencia respiratoria es una enfermedad en la cual disminuyen los valores de oxígeno en sangre o aumentan los de anhídrido carbónico de forma peligrosa.

La insuficiencia respiratoria se debe al intercambio inadecuado de oxígeno y anhídrido carbónico entre los pulmones y la sangre o a una alteración de la ventilación (movimiento del aire hacia dentro y fuera de los pulmones).

Casi todas las enfermedades que afectan a la respiración o los pulmones pueden causar insuficiencia respiratoria. Una sobredosis de narcóticos o de alcohol puede causar un sopor tan profundo que la persona deja de respirar, produciéndose insuficiencia respiratoria. Otras causas frecuentes son la obstrucción de las vías aéreas, las lesiones del tejido pulmonar, el daño de los huesos y de los tejidos que revisten los pulmones y la debilidad de los músculos que se encargan de la entrada de aire a los pulmones. La insuficiencia respiratoria puede producirse cuando se altera la circulación sanguínea a través de los pulmo-

Cianosis

La cianosis es una coloración azulada de la piel causada por una oxigenación insuficiente de la sangre.

La cianosis se produce cuando la sangre desprovista de oxígeno, que es más azulada que roja, circula por los vasos de la piel. Habitualmente, la cianosis que está restringida a los dedos de las manos y de los pies, se produce porque la sangre fluye muy lentamente a través de los miembros. Puede aparecer cuando los latidos del corazón se debilitan o bien cuando se está expuesto al frío. La cianosis que afecta a todo el cuerpo puede ser consecuencia de varios tipos de enfermedades pulmonares graves y de ciertas malformaciones cardíacas y vasculares, que desvían la sangre desde el lado venoso hacia el lado arterial de la circulación general.

Un análisis de los gases en la sangre arterial puede determinar la cantidad de oxígeno en la sangre. (• V. *página 165)* Para determinar la causa de la disminución de oxígeno en la sangre y la cianosis subsecuente, pueden ser necesarias radiografías y exploraciones del flujo sanguíneo y de la función cardíaca y pulmonar. La administración de oxígeno suele ser el tratamiento de primera instancia.

Drenaje postural

Las posiciones de drenaje varían según las zonas de las vías respiratorias que se quieran drenar.

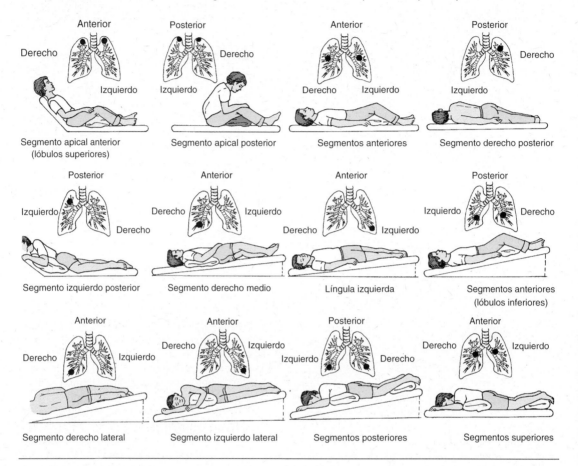

Segmento apical anterior (lóbulos superiores)	Segmento apical posterior	Segmentos anteriores	Segmento derecho posterior
Segmento izquierdo posterior	Segmento derecho medio	Língula izquierda	Segmentos anteriores (lóbulos inferiores)
Segmento derecho lateral	Segmento izquierdo lateral	Segmentos posteriores	Segmentos superiores

nes, como sucede en la embolia pulmonar. Este trastorno no interrumpe el movimiento de salida y llegada de aire a los pulmones. Sin embargo, sin el flujo de sangre en una parte del pulmón, el oxígeno no se extrae adecuadamente del aire y el anhídrido carbónico no se transfiere a la sangre. Otras causas que pueden ocasionar un flujo anormal de sangre y que pueden causar insuficiencia respiratoria, son ciertas alteraciones congénitas de la circulación que envían la sangre directamente al resto del cuerpo sin pasar primero por los pulmones.

Síntomas y diagnóstico

Algunos síntomas de insuficiencia respiratoria varían según la causa. Sin embargo, una concentración de oxígeno inferior al valor normal causa cia nosis (una coloración azulada de la piel) y los valores elevados de anhídrido carbónico producen confu-

sión y somnolencia. Una persona con obstrucción de las vías aéreas puede jadear, esforzándose por respirar, mientras que alguien que está intoxicado o débil puede simplemente caer en un estado de coma. Independientemente de cuál sea la causa de la insuficiencia respiratoria, los valores disminuidos de oxígeno causan un mal funcionamiento cardíaco y cerebral, provocando una alteración de la consciencia y de la frecuencia cardíaca (arritmias) con riesgo de muerte. La acumulación de anhídrido carbónico hace que la sangre se vuelva ácida, afectando a todos los órganos, especialmente el corazón y el cerebro. El cuerpo trata de librarse por sí mismo del anhídrido carbónico con una respiración profunda y rápida, pero este tipo de respiración puede ser inútil si los pulmones no funcionan con normalidad.

Si la insuficiencia respiratoria se desarrolla lentamente, la presión en los vasos sanguíneos de los

Causas de insuficiencia respiratoria

Motivo subyacente	Causa
Obstrucción de la vía respiratoria.	Bronquitis crónica, enfisema, bronquiectasias, fibrosis quística, asma, bronquiolitis, partículas aspiradas.
Respiración deficiente.	Obesidad, apnea del sueño, intoxicación por sustancias tóxicas o fármacos.
Debilidad muscular.	Miastenia gravis, distrofia muscular, polio, síndrome de Guillain-Barré, polimiositis, ictus, esclerosis lateral amiotrófica, lesión de la médula espinal.
Anomalías del tejido pulmonar.	Síndrome de insuficiencia respiratoria aguda, reacción a fármacos, fibrosis pulmonar, alveolitis fibrosante, tumores extendidos, radiación, sarcoidosis, quemaduras.
Anormalidad de la pared torácica.	Cifoescoliosis, herida en el tórax.

pulmones aumenta, ocasionando una alteración denominada hipertensión pulmonar. Sin un tratamiento adecuado, ésta daña los vasos sanguíneos, dificultando la transferencia de oxígeno a la sangre y, al forzar el corazón, causa insuficiencia cardíaca.

Tratamiento

Inicialmente se administra oxígeno en la mayoría de los casos. Por lo general, se da una cantidad superior a la necesaria, a menos que el paciente padezca una insuficiencia respiratoria crónica. En estos casos, cuando una persona recibe demasiado oxígeno, su respiración tiende a ser más lenta.

También se debe tratar la causa subyacente. Se administran antibióticos para combatir la infección y broncodilatadores para dilatar las vías aéreas, pudiéndose administrar otros medicamentos para reducir la inflamación y prevenir los coágulos sanguíneos.

Algunos pacientes muy graves necesitan un respirador artificial para respirar. Se introduce un tubo de plástico a través de las fosas nasales o de la boca hasta el interior de la tráquea; este conducto se conecta a una máquina que impulsa el aire dentro de los pulmones. La espiración se produce pasivamente debido al carácter elástico de los pulmones. Se pueden utilizar varios tipos de respiradores y modos de intervención, de acuerdo con el trastorno subyacente. Cuando los pulmones no funcionan correctamente, se puede administrar oxígeno adicional a través del respirador. La respiración artificial puede salvar la vida de un paciente cuando éste es incapaz de lograr por sí mismo una ventilación suficiente.

Se debe supervisar y adaptar cuidadosamente la cantidad de líquido en el organismo para optimizar la función pulmonar y cardíaca. Se debe mantener el equilibro de la acidez de la sangre, ya sea ajustando la frecuencia respiratoria o utilizando medicamentos que neutralicen la acidez. Se administran medicamentos para tranquilizar al paciente, reduciendo por consiguiente la necesidad de oxígeno del organismo y facilitando la insuflación pulmonar.

Cuando el tejido pulmonar está gravemente afectado, como ocurre en el síndrome de distrés respiratorio del adulto, los médicos consideran la posibilidad de administrar corticosteroides para disminuir la inflamación.

Sin embargo, no se justifica el uso sistemático de estos fármacos porque pueden causar muchas complicaciones, incluyendo una reducción de la fuerza muscular. Por lo general, dan mejor resultado en las personas que padecen enfermedades que causan inflamación pulmonar o de las vías aéreas, como las vasculitis, el asma y las reacciones alérgicas.

Terapia respiratoria

Los terapeutas de la respiración utilizan varias técnicas para ayudar a la curación de las enfermedades pulmonares, como el drenaje postural, la aspiración, los ejercicios de respiración y la respiración con los labios fruncidos. La terapia se elige en función de la enfermedad subyacente y del estado general del paciente.

Drenaje postural

En el drenaje postural, el paciente se sitúa de forma inclinada o en un ángulo determinado para contribuir al drenaje de las secreciones pulmonares. También se pueden dar palmadas en el pecho o en la espalda para ayudar a despegar las secreciones (técnica llamada percusión del tórax). Como alternativa, el terapeuta puede utilizar un vibrador mecánico.

Estas técnicas se utilizan a intervalos en pacientes con afecciones que producen mucho esputo, como la fibrosis quística, las bronquiectasias y el absceso pulmonar. Dichas técnicas también se pueden utilizar cuando la persona no puede expectorar eficazmente, como sucede con la gente mayor, los individuos con debilidad muscular y quienes se hallan en convalecencia de una intervención quirúrgica, un traumatismo o una enfermedad grave.

Aspiración

Los terapeutas de la respiración y las enfermeras pueden utilizar la aspiración para extraer las secreciones de las vías aéreas. Para llevarla a cabo, generalmente pasan un pequeño tubo de plástico a través de la nariz, el cual se introduce unos centímetros dentro de la vía aérea. Una aspiración suave con un sistema de vacío succiona las secreciones que no se pueden expulsar. La aspiración se usa también para eliminar las secreciones en pacientes que han sido sometidos a una traqueostomía, o que tienen un tubo de respiración introducido a través de la nariz o de la boca hasta la tráquea.

Ejercicios de respiración

Los ejercicios de respiración pueden proporcionar una sensación de bienestar, mejorar la calidad de vida y ayudar a reforzar los músculos que inflan y desinflan los pulmones; sin embargo, no mejoran la función pulmonar de modo directo. Más aún, los ejercicios de respiración en los grandes fumadores y otras personas con enfermedades pulmonares disminuyen las proba-

bilidades de complicaciones pulmonares tras la cirugía. Dichos ejercicios son particularmente útiles en individuos sedentarios que padecen una enfermedad pulmonar obstructiva crónica o que han sido sometidos a una respiración mecánica.

Con frecuencia, estos ejercicios se realizan con un instrumento llamado espirómetro incentivador. La persona inhala lo más fuerte posible en un tubo conectado a un dispositivo plástico. El dispositivo aloja una bola que se eleva a cada inhalación. Estos dispositivos se usan sistemáticamente en los hospitales, antes y después de la cirugía.

Sin embargo, los ejercicios de respiración profunda, estimulados por enfermeras y terapeutas de la respiración, pueden ser más eficaces que los ejercicios de respiración con un espirómetro incentivador.

Respiración con los labios fruncidos

Esta técnica puede ser útil en pacientes con enfermedad pulmonar obstructiva crónica, cuyos pulmones se inflan demasiado durante los ataques de obstrucción de las vías respiratorias, o debido al pánico o a un esfuerzo. La respiración con los labios fruncidos también constituye un ejercicio adicional de respiración para quienes se someten a ejercicios respiratorios.

Se enseña al paciente a espirar con los labios parcialmente cerrados (fruncidos), como si se estuviera preparando para silbar. Este ejercicio aumenta la presión en las vías aéreas y ayuda a prevenir un colapso de las mismas. Este ejercicio no causa efectos adversos y algunas personas adoptan el hábito sin ninguna instrucción.

CAPÍTULO 32

Pruebas para el diagnóstico de las enfermedades pulmonares y de las vías respiratorias

Las pruebas para detectar enfermedades respiratorias sirven para una evaluación pormenorizada de la función pulmonar y cada una de las pruebas valora un aspecto distinto de la función pulmonar.

Un grupo de pruebas denominado pruebas de función respiratoria mide la capacidad pulmonar de retención de aire, así como las capacidades ins-

piratoria, espiratoria y de intercambio de oxígeno y anhídrido carbónico. Estas pruebas son más adecuadas para determinar el tipo y la gravedad de los trastornos pulmonares que para definir la causa específica de la afección. Sin embargo, se utilizan para diagnosticar algunas enfermedades como el asma. Las pruebas de función respiratoria incluyen la capacidad pulmonar y la velocidad de flujo, la prueba de flujo-volumen, la evaluación de la fuerza muscular y la medición de la capacidad de difusión.

Medición del volumen pulmonar y flujo respiratorio

Con frecuencia, la evaluación de la enfermedad respiratoria consiste en comprobar cuánto aire pueden contener los pulmones, la cantidad que pueden espirar y la rapidez con que pueden hacerlo. Estas mediciones se realizan con un espirómetro, instrumento que consiste en una boquilla y un tubo conectado a un dispositivo de registro. La persona inspira profundamente, luego espira con fuerza y lo más rápidamente posible a través del tubo mientras se hacen las mediciones.

El volumen de aire inspirado o espirado, así como la duración de cada movimiento respiratorio, se registran y se analizan. A menudo, se repiten las pruebas tras la administración de un fármaco que dilata las vías aéreas de los pulmones (un broncodilatador).

Un contador de flujo máximo es un instrumento más simple para medir la velocidad de espiración del aire. Tras inspirar profundamente, la persona sopla con fuerza dentro de este pequeño aparato manual. Se trata de un dispositivo de poco costo que permite a los pacientes asmáticos controlar su enfermedad en casa.

La medición de la capacidad pulmonar refleja el grado de rigidez o de elasticidad de los pulmones y de la caja torácica. Estos valores son anormalmente bajos en trastornos como la fibrosis pulmonar y las desviaciones de la columna vertebral (cifoescoliosis).

Los trastornos que causan la pérdida de elasticidad pulmonar o reducen el movimiento de la caja torácica se denominan trastornos restrictivos. La medición del flujo respiratorio sirve para conocer el grado de estrechamiento u obstrucción de las vías aéreas. Los registros son anormales en enfermedades como la bronquitis, el enfisema y el asma. Estos procesos se denominan trastornos obstructivos.

Pruebas de flujo-volumen

Los espirómetros más modernos pueden evaluar la capacidad pulmonar y medir el aire espirado durante una prueba de inspiración forzada. Los registros de flujo-volumen pueden ser particularmente útiles para detectar las alteraciones que obstruyen de modo parcial la cavidad del órgano de la fonación (laringe) y la tráquea.

Evaluación de la fuerza muscular

Se puede medir la fuerza de los músculos respiratorios pidiendo a la persona que inspire y espire in-

Utilización del espirómetro

Un espirómetro consta de una boquilla, un tubo y un dispositivo de registro. Para usar un espirómetro, la persona inspira profundamente y a continuación espira con fuerza y lo más rápido que pueda a través del tubo. El instrumento de registro mide el volumen de aire inspirado o espirado y la duración de cada respiración.

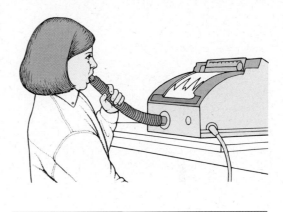

tensamente contra un medidor de presión. Una enfermedad que debilita los músculos, como la distrofia muscular, dificulta la respiración, registrándose entonces unas presiones inspiratoria y espiratoria bajas. Esta prueba ayuda también a determinar si la persona que está conectada a un respirador artificial será capaz de respirar por sí misma una vez que deje de utilizarlo.

Medición de la capacidad de difusión

La prueba de la capacidad de difusión del monóxido de carbono puede determinar el grado de eficacia con que el oxígeno se transfiere desde los alvéolos hacia el flujo sanguíneo. Dado que es difícil medir directamente la capacidad de difusión del oxígeno, la persona inhala una pequeña cantidad de monóxido de carbono, mantiene la respiración durante 10 segundos y a continuación espira dentro de un detector de este gas.

Con pulmones normales, el monóxido de carbono del aire inspirado se absorbe bien. Cuando la prueba muestra lo contrario, significa que el intercambio de oxígeno entre los pulmones y la sangre es anormal.

La capacidad de difusión anormal es característica en personas que padecen fibrosis pulmonar, enfisema y otros trastornos que afectan a los vasos sanguíneos de los pulmones.

Punción de la arteria radial

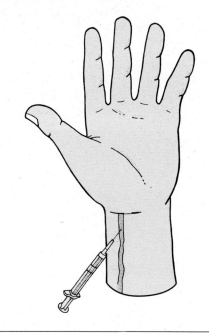

Estudio del sueño

La respiración es, por lo general, automática y está controlada por los centros cerebrales que responden a los valores de oxígeno y de anhídrido carbónico en la sangre.

Cuando se altera ese control, la respiración puede verse interrumpida durante períodos prolongados, especialmente durante el sueño, proceso denominado apnea del sueño. (• *V. página 319*) La prueba de apnea del sueño consiste en colocar un electrodo en un dedo o en el lóbulo de una oreja para medir el valor de la concentración de oxígeno en sangre, un electrodo en una de las fosas nasales para medir el flujo de aire y otro electrodo o un medidor sobre el tórax para medir los movimientos respiratorios.

Análisis de gases en sangre arterial

Las pruebas de gases en sangre miden la concentración de oxígeno y de anhídrido carbónico en la sangre arterial. Dicha concentración es un indicativo importante de la función pulmonar porque muestra la capacidad de los pulmones para proporcionar oxígeno a la sangre y extraer de ella el anhídrido carbónico. La concentración de oxígeno se puede controlar utilizando un electrodo colocado sobre un dedo o sobre el lóbulo de una oreja, procedimiento llamado oximetría. Cuando una persona está gravemente enferma o si el médico necesita además una

medición del anhídrido carbónico, se necesita una muestra de sangre. Por lo general, esta muestra se toma de la arteria radial en la muñeca. El laboratorio puede determinar, con esta muestra, el valor de la concentración en sangre de oxígeno y anhídrido carbónico, al igual que la acidez. No es posible realizar este análisis a partir de sangre extraída de una vena.

Exploración radiológica de tórax

Sistemáticamente, las **radiografías de tórax** se hacen de espaldas o de frente, pero a veces esta perspectiva se complementa con una proyección lateral. Las radiografías de tórax muestran bastante bien la silueta del corazón y de los principales vasos sanguíneos, pudiendo por lo general detectar una enfermedad grave en los pulmones, en los espacios adyacentes y en la pared torácica, incluyendo las costillas. Por ejemplo, las radiografías de tórax pueden mostrar claramente una neumonía, tumores pulmonares, un colapso del pulmón (neumotórax), líquido en la cavidad pleural (derrame pleural) y enfisema. Aunque las radiografías de tórax rara vez proporcionan la información suficiente para determinar la causa exacta de la alteración, sí pueden ayudar a determinar qué pruebas complementarias se necesitan para establecer el diagnóstico.

Las exploraciones de tórax mediante la **tomografía computadorizada (TC)** proporcionan mayores detalles que una radiografía corriente. En la exploración por TC se analizan una serie de radiografías con una computadora, que luego muestra varias proyecciones de secciones transversales. Durante la TC se puede inyectar un colorante dentro del flujo sanguíneo o bien ser administrado por vía oral. Este medio de contraste ayuda a clarificar ciertas alteraciones en el tórax.

También las exploraciones con **resonancia magnética (RM)** dan imágenes muy detalladas, especialmente útiles cuando el médico considera que puedan existir alteraciones de los vasos sanguíneos del tórax, como un aneurisma aórtico. A diferencia de la TC, la RM no utiliza radiación. En cambio, registra las características magnéticas de los átomos dentro del cuerpo.

La **ecografía** crea una imagen sobre un monitor, que se forma por la reflexión de las ondas sonoras con determinadas partes del cuerpo. La ecografía se utiliza con frecuencia para detectar líquidos en la cavidad pleural (espacio que se encuentra entre las dos capas de la pleura que recubren el pulmón). Se puede también utilizar la ecografía como guía al realizar una aspiración del líquido con una aguja.

La exploración pulmonar con **isótopos radiactivos** utiliza cantidades muy reducidas de material radiactivo de corta vida, para mostrar el flujo de aire y de sangre a través de los pulmones. Generalmente, la prueba se realiza en dos etapas. En la primera, la persona inhala un gas radiactivo y a continuación, el sistema de exploración (gammacámara) crea una imagen que muestra cómo el gas se distribuye por las vías aéreas y por los alvéolos. En la segunda, se inyecta en una vena una sustancia radiactiva y se crea una imagen que muestra cómo se distribuye esa sustancia por los vasos sanguíneos del pulmón. Este tipo de exploración es particularmente útil para detectar coágulos de sangre en los pulmones (embolias pulmonares); también se puede utilizar durante la evaluación preoperatoria en pacientes con cáncer de pulmón.

La **angiografía** muestra con detalle el aporte de sangre a los pulmones. El medio de contraste, un líquido radiopaco que puede verse en las radiografías, se inyecta dentro de un vaso sanguíneo y, a continuación, se registran las imágenes de las arterias y de las venas en los pulmones. La angiografía se utiliza con mayor frecuencia cuando se sospecha una embolia pulmonar, generalmente basándose en los resultados anormales de una gammagrafía pulmonar. La angiografía de la arteria pulmonar se considera la prueba definitiva (patrón oro) para diagnosticar y descartar la embolia pulmonar.

Toracocentesis

La toracocentesis consiste en la extracción de una acumulación anormal de líquido en la cavidad pleural (derrame pleural), (• V. página 212) mediante una aguja que se introduce a través de la pared del tórax, con el objeto de analizar ese líquido. Los dos motivos principales para realizar una toracocentesis son el alivio del ahogo causado por la compresión del pulmón y la obtención de una muestra de líquido para establecer el diagnóstico.

Durante el procedimiento, el paciente se sienta cómodamente y se inclina hacia delante, apoyando los brazos en soportes adecuados. Entonces se limpia y se anestesia una pequeña parte de piel de la espalda con un anestésico local. A continuación, el médico introduce una aguja entre dos costillas y extrae un poco de líquido con la jeringa. A veces la ecografía sirve de guía mientras se introduce la aguja. El líquido recogido se analiza para evaluar su composición química y para determinar la presencia de bacterias o células cancerígenas.

En caso de una gran acumulación de líquido que cause ahogo, se puede extraer más líquido para permitir que el pulmón se expanda y que el paciente respire mejor. Durante la toracocentesis, el médico puede también inyectar ciertas sustancias dentro de la cavidad pleural para impedir una nueva acumulación de líquido. Una vez concluido el procedi-

Toracocentesis

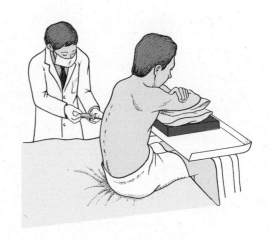

miento, se hace una radiografía de tórax para apreciar el volumen de líquido extraído, para tener una imagen más detallada del pulmón que antes estaba oscurecida por el líquido y, finalmente, para asegurarse de que el procedimiento no haya causado otras complicaciones. El riesgo de complicaciones es bajo durante y después de la toracocentesis. A veces, el paciente puede sentir algo de dolor cuando el pulmón se llena otra vez de aire y se expande contra la pared torácica. También puede brevemente sentir mareo y ahogo. Otras complicaciones posibles pueden ser un colapso pulmonar (debido a un neumotórax), una hemorragia dentro de la cavidad pleural o en la pared del tórax, desvanecimiento, infección, perforación del bazo o del hígado y, en raras ocasiones, entrada accidental de burbujas de aire en el flujo sanguíneo (émbolo de aire).

Biopsia pleural con aguja

El médico puede realizar una biopsia con aguja cuando los resultados de la toracocentesis no llegan a determinar la causa del derrame pleural o cuando se necesita una muestra de tejido de un tumor. En primer lugar, se anestesia la piel con el mismo procedimiento empleado en la toracocentesis. A continuación, mediante una aguja más grande, se extrae un fragmento de tejido de la pleura que se envía al laboratorio para determinar si existen signos de cáncer o de tuberculosis. La biopsia pleural es una prueba muy precisa que permite diagnosticar estas enfermedades en el 85 al 90 por ciento de los casos. Las complicaciones son similares a las de la toracocentesis.

Broncoscopia

La broncoscopia es un examen visual directo de la cavidad de los órganos de la fonación (laringe) y de las vías aéreas a través de un tubo de observación de fibra óptica (un broncoscopio). El broncoscopio está dotado de una luz en el extremo que permite al médico observar dentro del pulmón las grandes vías aéreas (bronquios).

La broncoscopia puede ser útil para el diagnóstico y el tratamiento de ciertas afecciones. Se puede usar un broncoscopio flexible para extraer secreciones, sangre, pus y cuerpos extraños, así como para colocar medicaciones en áreas específicas del pulmón e investigar una causa de hemorragia. Si el médico sospecha la presencia de un cáncer de pulmón, puede examinar las vías aéreas y extraer muestras de cualquier zona sospechosa.

La broncoscopia se utiliza para recoger muestras de los microorganismos que estén causando una neumonía y que son difíciles de obtener e identificar por otros medios. La broncoscopia es especialmente útil para obtener muestras en las personas que padecen SIDA u otras deficiencias del sistema inmunitario. En el caso de personas con quemaduras o que han aspirado humo, la broncoscopia contribuye a evaluar el estado de la laringe y de las vías aéreas.

El paciente no debe comer ni beber durante las 4 horas anteriores a una broncoscopia. Con frecuencia se administra un sedante para calmar la ansiedad y atropina para reducir los riesgos de espasmo en la laringe y la disminución de la frecuencia cardíaca, incidentes que a veces ocurren durante el procedimiento. Se anestesian la garganta y el conducto nasal con un vaporizador anestésico y, a continuación, se introduce el broncoscopio flexible a través de la nariz hasta las vías aéreas de los pulmones.

El **lavado broncoalveolar** es un procedimiento que los médicos pueden utilizar para obtener muestras de las vías aéreas más pequeñas, las cuales no se pueden observar a través de un broncoscopio. Después de ajustar el broncoscopio dentro de la vía respiratoria pequeña, el médico instila agua salada (solución salina) a través del instrumento. A continuación se succiona el líquido, y con él las células y algunas bacterias, hacia el interior del broncoscopio. El examen de esas materias al microscopio contribuye a diagnosticar algunos cánceres y algunas infecciones; el cultivo del líquido es el método más seguro para diagnosticar estas últimas. También se puede utilizar el lavado broncoalveolar para tratar la proteinosis alveolar pulmonar *(• V. página 199)* y otras enfermedades.

La **biopsia transbronquial pulmonar** consiste en obtener una muestra de tejido pulmonar a través de la pared bronquial. Se extrae un fragmento de tejido

Broncoscopia

Para observar las vías respiratorias de un modo directo, el médico pasa un broncoscopio flexible de fibra óptica a través de una de las fosas nasales del paciente hacia el interior de las vías respiratorias. El círculo muestra lo que ve el médico.

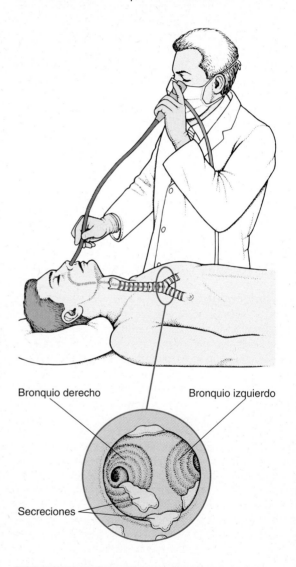

Bronquio derecho   Bronquio izquierdo

Secreciones

de una zona sospechosa pasando un instrumento de biopsia a través de un conducto del broncoscopio y, a continuación, se llega al interior de la zona sospechosa atravesando la pared de una de las vías aéreas pequeñas. Se puede utilizar un fluoroscopio como guía para identificar la zona y así disminuir el riesgo de una perforación accidental de pulmón, lo que causaría un colapso pulmonar (neumotórax). Si bien la biopsia transbronquial pulmonar aumenta el riesgo de complicaciones, a menudo aporta información complementaria para el diagnóstico, pudiendo además evitar una intervención quirúrgica importante.

Tras la broncoscopia, el paciente permanece en observación durante varias horas. Si se ha tomado una muestra de tejido, se hacen radiografías de tórax para controlar posibles complicaciones.

Toracoscopia

La toracoscopia es el examen visual de las superficies pulmonares y de la cavidad pleural a través de un tubo de observación (un toracoscopio). También se puede utilizar un toracoscopio en el tratamiento de la acumulación de líquido en la cavidad pleural (derrame pleural).

Es habitual administrar anestesia general al paciente durante este procedimiento. A continuación el cirujano practica hasta tres pequeñas incisiones en la pared torácica introduciendo el toracoscopio en el interior de la cavidad pleural. Este procedimiento permite la entrada de aire en la cavidad, provocando el colapso del pulmón.

Además de poder observar la superficie pulmonar y la pleura, pueden extraerse muestras de tejido para un examen bajo microscopio y administrarse fármacos a través del toracoscopio, con el objetivo de impedir una nueva acumulación de líquido en la cavidad pleural. Cuando se retira el toracoscopio, se introduce un tubo para aspirar el aire que ha penetrado en la cavidad pleural durante el procedimiento, lo cual permite que el pulmón colapsado se vuelva a inflar. Las complicaciones son similares a las que resultan de la toracocentesis y de la biopsia pleural con aguja. Sin embargo, este procedimiento es más agresivo porque deja una pequeña herida y requiere hospitalización y anestesia general.

Mediastinoscopia

La mediastinoscopia es el examen visual directo de la zona del tórax entre ambos pulmones (el mediastino) a través de un tubo de observación (mediastinoscopio). El mediastino contiene el corazón, la tráquea, el esófago, el timo y los ganglios linfáticos. En general, las mediastinoscopias se realizan para diagnosticar la causa de la inflamación de los ganglios linfáticos o para evaluar la extensión de un cáncer de pulmón antes de la cirugía de tórax (toracotomía).

La mediastinoscopia se realiza en la sala de operaciones con el paciente bajo anestesia general. Se practica una pequeña incisión precisamente encima del esternón. A continuación se introduce el instrumento en el tórax, con lo cual se observa el contenido del mediastino y, si es necesario, se obtienen muestras para las pruebas de diagnóstico.

Toracotomía

La toracotomía es una intervención que consiste en abrir la pared torácica para observar los órganos internos, obtener muestras de tejido para su análisis y para el tratamiento de las enfermedades de los pulmones, del corazón o de las arterias principales.

A pesar de que este procedimiento es uno de los más exactos para evaluar las enfermedades pulmonares, se trata siempre de una intervención quirúrgica importante y por consiguiente se practica con menor frecuencia que otras técnicas de diagnóstico. La toracotomía se utiliza cuando los procedimientos de toracocentesis, la broncoscopia o la mediastinoscopia no aportan suficiente información. Es posible identificar la causa del problema pulmonar en más del 90 por ciento de las personas que se someten a esta intervención, porque se puede observar y seleccionar el punto de donde se extraerá una muestra de tejido que puede ser de tamaño importante.

La toracotomía se practica bajo anestesia general en el quirófano. Se hace una incisión en la pared del tórax y se extraen muestras de tejido pulmonar para su examen al microscopio. Cuando se requieren muestras de ambos pulmones, con frecuencia es necesario separar en dos la caja torácica. En caso de necesidad, es posible extirpar un segmento del pulmón, un lóbulo o el pulmón completo. A continuación se introduce un tubo torácico que se deja colocado durante 24 a 48 horas. Por lo general, el paciente permanece hospitalizado durante varios días.

Aspiración traqueal

La aspiración se utiliza para obtener muestras de secreciones y de células de la tráquea y de los bronquios. Esta técnica se utiliza en la obtención de muestras para el examen al microscopio o para el cultivo de esputo. Además, ayuda al paciente a eliminar las secreciones de las vías aéreas cuando la tos es ineficaz.

Se conecta a una bomba de aspiración uno de los extremos de un tubo flexible de plástico, largo y transparente. El otro extremo se pasa a través de la nariz o de la boca hasta el interior de la tráquea. Una vez en esta posición, se aplica una aspiración intermitente de 2 a 5 segundos cada vez. En pacientes que tienen una abertura artificial directamente hacia el interior de la tráquea (traqueostomía), se puede introducir el tubo directamente en ésta.

Síndrome de insuficiencia respiratoria aguda

El síndrome de insuficiencia respiratoria aguda (también llamado síndrome de distrés respiratorio del adulto) es un tipo de insuficiencia pulmonar provocado por diversos trastornos que causan la acumulación de líquido en los pulmones (edema pulmonar).

Este síndrome es una urgencia médica que puede producirse en personas que anteriormente tenían pulmones normales. A pesar de llamarse a veces síndrome de distrés respiratorio del adulto, esta afección también puede manifestarse en niños.

Causas

El distrés respiratorio puede ser causado por cualquier enfermedad que afecte directa o indirectamente los pulmones. Aproximadamente un tercio de las personas que padecen este síndrome lo desarrollan a consecuencia de una infección grave y extendida (sepsis).

Cuando resultan afectados los pequeños sacos de aire (alvéolos) y los capilares del pulmón, la sangre y el líquido escapan por los espacios que se encuentran entre los alvéolos y finalmente pasan al interior de los propios alvéolos.

La inflamación consiguiente puede conducir a la formación de tejido cicatricial. Como consecuencia de ello, los pulmones no pueden funcionar normalmente.

Síntomas y diagnóstico

Por lo general, el síndrome de distrés respiratorio agudo sucede a las 24 o las 48 horas de haberse producido la lesión original o la enfermedad. Al principio el paciente experimenta ahogo, generalmente con una respiración rápida y poco profunda. El médico puede escuchar sonidos crepitantes o sibilantes en los pulmones con un fonendoscopio. La piel puede aparecer moteada o azulada debido a la baja concentración de oxígeno en la sangre y puede verse afectada la función de otros órganos como el corazón y el cerebro.

El análisis de gases en sangre arterial pone de manifiesto la baja concentración de oxígeno (• *V. página 165*) y las radiografías de tórax muestran líquido en espacios que, en condiciones normales, deberían contener aire. Puede ser necesario realizar pruebas complementarias para confirmar que la insuficiencia cardíaca no es la causa del problema.

Complicaciones y pronóstico

La falta de oxígeno causada por este síndrome puede producir complicaciones en otros órganos poco después de iniciarse la enfermedad o, si la situación del paciente no mejora, al cabo de días o semanas. La carencia prolongada de oxígeno puede causar complicaciones tan graves como la insuficiencia renal. Sin un tratamiento inmediato, la falta grave de oxígeno provocada por este síndrome causa la muerte en el 90 por ciento de los casos. Sin embargo, con un tratamiento adecuado pueden sobrevivir alrededor del 50 por ciento de las personas que padecen el síndrome de distrés respiratorio.

Dado que son menos resistentes a las infecciones pulmonares, es frecuente que los afectados por el síndrome de distrés respiratorio del adulto desarrollen neumonía bacteriana en algún momento en el curso de la enfermedad.

Tratamiento

Las personas que padecen este síndrome reciben tratamiento en la unidad de cuidados intensivos. La administración de oxígeno es fundamental para corregir los valores bajos del mismo. Cuando no es suficiente el oxígeno suministrado con una mas-

Causas de insuficiencia respiratoria aguda

• Una infección grave y extendida (sepsis).
• Neumonía (pulmonía).
• Presión arterial muy baja (shock).
• Aspiración (inhalación) de alimentos hacia el interior del pulmón.
• Varias transfusiones de sangre.
• Lesión pulmonar provocada por la respiración de elevadas concentraciones de oxígeno.
• Embolia pulmonar.
• Lesiones de tórax.
• Quemaduras.
• Ahogamiento casi total.
• Cirugía derivativa (bypass) cardiopulmonar.
• Inflamación del páncreas (pancreatitis).
• Sobredosis de una droga o de un fármaco (como heroína, metadona, propoxifeno o aspirina).

carilla, se debe usar un respirador mecánico. Este aparato suministra oxígeno a presión a través de un tubo insertado dentro de la nariz, la boca o la tráquea; dicha presión ayuda a forzar el paso de oxígeno a la sangre. Se puede regular la presión para ayudar a mantener abiertos los alvéolos y las vías aéreas pequeñas y para asegurarse de que los pulmones no reciben una concentración excesiva de oxígeno. Esto último es importante, porque una concentración excesiva de oxígeno puede lesionar los pulmones y agravar el síndrome de distrés respiratorio del adulto.

También son importantes otros tratamientos de apoyo, como la administración de líquidos o alimentos por vía intravenosa, porque la deshidratación o desnutrición pueden incrementar las probabilidades de que varios órganos dejen de funcionar (proceso llamado fallo multiorgánico). El éxito de los tratamientos adicionales depende de la causa subyacente del síndrome de distrés respiratorio del adulto. Por ejemplo, los antibióticos se administran para combatir la infección.

En general, las personas que responden inmediatamente al tratamiento se restablecen por completo casi sin alteración pulmonar a largo plazo. En caso de un tratamiento de larga duración con respiración asistida, los pacientes son más propensos a formar tejido cicatricial en los pulmones. Dicho proceso puede mejorar a los pocos meses de haber dejado el respirador.

CAPÍTULO 34

Embolia pulmonar

Un émbolo es, por lo general, un coágulo sanguíneo (trombo), pero puede también ser émbolos grasos, de líquido amniótico, de médula ósea, un fragmento de tumor o una burbuja de aire que se desplaza a través del flujo sanguíneo hasta obstruir un vaso sanguíneo. La embolia pulmonar es la obstrucción repentina de una arteria pulmonar causada por un émbolo.

En general, las arterias no obstruidas pueden enviar suficiente sangre a la zona afectada del pulmón para impedir la muerte del tejido. Sin embargo, en caso de obstrucción de los grandes vasos sanguíneos o cuando se padece una enfermedad pulmonar preexistente, puede ser insuficiente el volumen de sangre aportado para evitar la muerte del tejido, lo que puede ocurrir en el 10 por ciento de las personas con embolia pulmonar; es la situación conocida como infarto pulmonar.

El daño se reduce al mínimo cuando el organismo deshace rápidamente los pequeños coágulos. Los grandes tardan más tiempo en desintegrarse y por tanto la lesión será mayor. De ahí que los coágulos grandes puedan causar muerte súbita.

Causas

El tipo más frecuente de émbolo pulmonar es un trombo que se ha formado habitualmente en una vena de la pierna o de la pelvis. (• *V. página 144*) Los coágulos tienden a formarse cuando la sangre circula lentamente o no circula en absoluto. Esto puede ocurrir en las venas de las piernas de alguien que permanece en la misma posición durante mucho tiempo, pudiendo desprenderse el coágulo cuando la persona empieza a moverse de nuevo. Es menos frecuente que los coágulos comiencen en las venas de los brazos o en el lado derecho del corazón. Sin embargo, una vez que el coágulo formado en una vena se libera y pasa al flujo sanguíneo, es habitual que se desplace hacia los pulmones.

Cuando se fractura un hueso, se pueden formar otro tipo de émbolos a partir de la grasa que escapa de la médula ósea y que pasa a la sangre. También puede formarse un émbolo de líquido amniótico durante el parto. Sin embargo, los émbolos grasos y los de líquido amniótico son formas más raras de embolia y, en caso de producirse, se alojan en los pequeños vasos como las arteriolas y los capilares del pulmón. Cuando se obstruyen muchos de estos vasos, puede producirse el síndrome de distrés respiratorio del adulto. (• *V. página 170*)

Síntomas

Es posible que los pequeños émbolos no causen síntomas, pero la mayoría provoca ahogo. Éste puede ser el único síntoma, especialmente cuando no se produce el infarto. Con frecuencia, la respiración es muy rápida; la ansiedad y la agitación pueden ser pronunciadas y el afectado puede manifestar los síntomas de un ataque de ansiedad. Puede aparecer un dolor torácico agudo, especialmente cuando la persona respira profundamente; este tipo de dolor se llama dolor torácico pleurítico.

Causas que predisponen a la coagulación

Es posible que no se conozca la causa de la coagulación de la sangre en las venas, pero muchas veces existen ciertos factores obvios de predisposición. Estos factores consisten en:

• Cirugía.

• Reposo prolongado en cama o inactividad (como estar sentado durante mucho tiempo en un automóvil o al viajar en avión).

• Ictus (infarto cerebral).

• Ataque cardíaco.

• Obesidad.

• Fractura de cadera o pierna.

• Aumento de la tendencia coagulante de la sangre (por ejemplo, debido a ciertas formas de cáncer, al uso de anticonceptivos orales y a causa de una deficiencia hereditaria de un inhibidor de la coagulación de la sangre).

Los primeros síntomas en algunas personas pueden ser mareos, desvanecimiento o convulsiones. Generalmente estos síntomas son el resultado, por un lado, de una disminución brusca de la capacidad del corazón para aportar suficiente sangre oxigenada al cerebro y demás órganos y, por otro, de un ritmo cardíaco irregular. Las personas con oclusión de uno o más de los grandes vasos pulmonares, pueden tener la piel de color azulada (cianosis) y fallecer de repente.

El infarto pulmonar produce tos, esputo teñido de sangre, dolor torácico agudo al respirar y fiebre. Por lo general los síntomas de embolia pulmonar se desarrollan de forma repentina, mientras que los síntomas de infarto pulmonar se producen en el curso de horas. Con frecuencia los síntomas del infarto duran varios días, pero habitualmente disminuyen de forma progresiva.

En las personas con episodios recurrentes de pequeños émbolos pulmonares, los síntomas como ahogo crónico, hinchazón de los tobillos o de las piernas y debilidad, tienden a desarrollarse de forma progresiva a lo largo de semanas, meses o años.

Diagnóstico

El médico puede sospechar la existencia de embolia pulmonar basándose en los síntomas y en los factores de predisposición de una persona. Sin embargo, con frecuencia se necesitan ciertos procedimientos para poder confirmar el diagnóstico.

Una **radiografía de tórax** puede revelar leves alteraciones en las estructuras de los vasos sanguíneos tras la embolia y algunas señales de infarto pulmonar. Sin embargo, las radiografías de tórax son frecuentemente normales e incluso, cuando no lo son, es raro que confirmen la embolia pulmonar.

Un **electrocardiograma** puede mostrar alteraciones, pero a menudo éstas son transitorias y tan sólo apoyan la posibilidad de una embolia pulmonar.

Con frecuencia se realiza una **prueba de perfusión (gammagrafía).** Para ello se inyecta en una vena una sustancia radiactiva que pasa a los pulmones, donde se observa el aporte de sangre al pulmón (perfusión). En la imagen aparecen como oscuras las áreas que no reciben un suministro normal porque no les llega ninguna partícula radiactiva. Los resultados normales de la exploración indican que la persona no padece una obstrucción significativa del vaso sanguíneo, pero los resultados anormales pueden también deberse a causas ajenas a la embolia pulmonar.

Generalmente, la gammagrafía de perfusión se asocia a la **gammagrafía de ventilación pulmonar.** La persona inhala un gas inocuo que contiene una huella de material radiactivo que se distribuye uniformemente por los pequeños sacos de aire de los pulmones (alvéolos). En las imágenes aparecen las áreas donde se intercambia el oxígeno. El médico puede generalmente determinar si la persona tiene una embolia pulmonar, comparando este resultado con el modelo obtenido en la prueba de perfusión (que indica el aporte de sangre). Una zona con embolia muestra una ventilación normal pero una perfusión disminuida.

La **arteriografía pulmonar** es el método más preciso para diagnosticar una embolia pulmonar, pero conlleva algún riesgo y es más incómoda que otras pruebas. Consiste en inyectar en la arteria una sustancia de contraste (visible en la radiografía) que fluye hasta las arterias del pulmón. La embolia pulmonar aparece en la radiografía como una obstrucción arterial.

Pueden realizarse pruebas complementarias para averiguar el origen del émbolo.

Pronóstico

Las probabilidades de fallecer a causa de embolia pulmonar dependen del tamaño del émbolo, del tamaño y número de las arterias pulmonares obstruidas y del estado de salud del paciente. El riesgo de embolia es mayor en personas con trastornos cardíacos o pulmonares graves. Generalmente, sobreviven las personas con una función cardíaca y pulmonar normales, a menos que el émbolo obstruya la mitad o más de los vasos pulmonares. La embolia pulmonar grave causa la muerte en el plazo de una o dos horas.

Aproximadamente el 50 por ciento de las personas con embolia pulmonar no tratada pueden tener otra en el futuro. Hasta la mitad de estas recidivas puede ser mortal. El tratamiento con fármacos que inhiben la coagulación (anticoagulantes) puede reducir la frecuencia de las recidivas en uno de cada 20 casos.

Prevención

Se utilizan varios medios para impedir la formación de coágulos en las venas de las personas con riesgo de embolia pulmonar. Para los pacientes en período postoperatorio, especialmente si son mayores, se recomienda el uso de medias elásticas, ejercicios para las piernas, dejar la cama y reanudar la actividad lo antes posible.

De esta manera disminuye el riesgo de formación de coágulos. Las medias de compresión para las piernas, diseñadas para activar la circulación de la sangre reducen la formación de coágulos en la pantorrilla y, por consiguiente, disminuyen la frecuencia de embolia pulmonar.

La heparina (un anticoagulante) es el tratamiento más ampliamente utilizado, después de la cirugía, para disminuir las probabilidades de formación de los coágulos en las venas de la pantorrilla. Se inyecta a dosis baja debajo de la piel inmediatamente antes de la intervención y durante los 7 días siguientes. La heparina puede causar hemorragias y retrasar la curación, de ahí que su administración se reserve a pacientes con alto riesgo de desarrollar coágulos y a los que padecen insuficiencia cardíaca, shock o una enfermedad pulmonar crónica.

Suele tratarse de personas obesas con antecedentes de coágulos. La heparina no se utiliza en las operaciones relacionadas con la columna vertebral o el cerebro, dado que es muy elevado el riesgo de hemorragias en estas zonas.

Se puede administrar dosis bajas de heparina a personas hospitalizadas con alto riesgo de desarrollar embolia pulmonar, aun cuando no se sometan a cirugía.

El dextrano, que se administra por vía intravenosa, también ayuda a prevenir los coágulos pero, al igual que la heparina, puede causar hemorragias.

La warfarina puede administrarse por vía oral en caso de ciertas intervenciones quirúrgicas particularmente propensas a causar coágulos, como la reparación de la fractura de cadera o la sustitución de esta articulación. La terapia con warfarina puede prolongarse durante varias semanas o meses.

Tratamiento

Se inicia el tratamiento de embolia pulmonar con la administración de oxígeno y, si fuera necesario, de analgésicos. Los anticoagulantes como la heparina se administran para evitar el agrandamiento de los coágulos sanguíneos existentes y para prevenir la formación de nuevos coágulos. La heparina se administra por vía intravenosa para obtener un efecto rápido, debiéndose regular cuidadosamente la dosis. A continuación se administra la warfarina, que también inhibe la coagulación pero necesita más tiempo para actuar.

Dado que la warfarina puede tomarse por vía oral, es el fármaco aconsejable para un uso prolongado. La heparina y la warfarina se suministran conjuntamente durante 5 a 7 días, hasta que los análisis de sangre demuestran que la warfarina ya previene los coágulos en modo efectivo.

La duración del tratamiento anticoagulante depende de la situación del paciente. Cuando la embolia pulmonar es consecuencia de un factor de predisposición temporal, como la cirugía, el tratamiento se mantiene durante 2 o 3 meses. Si la causa es un proceso de larga duración, el tratamiento por lo general se continúa durante 3 o 6 meses, pero algunas veces se debe proseguir durante un tiempo indefinido. El paciente debe hacerse análisis de sangre periódicos mientras dure la terapia con warfarina para determinar si la dosis debe modificarse.

Existen dos formas de tratamiento que pueden ser útiles en personas cuya vida peligre por causa de la embolia pulmonar: la terapia trombolítica y la cirugía.

Los fármacos trombolíticos (sustancias que disuelven el coágulo) como la estreptocinasa, la urocinasa o el activador tisular del plasminógeno, pueden ser eficaces. Sin embargo, estos fármacos no se pueden utilizar en personas que hayan sido operadas en los diez días precedentes, en embarazadas o en personas que hayan sufrido un ictus reciente ni en las propensas a hemorragias excesivas. Se puede recurrir a la cirugía para salvar la vida de una persona con embolia grave. La embolectomía pulmonar (extracción del émbolo de la arteria pulmonar) puede evitar un desenlace mortal.

Cuando los émbolos se repiten a pesar de todos los tratamientos de prevención o si los anticoagulantes causan hemorragias significativas, se puede colocar, mediante cirugía, un filtro a nivel de la vena cava que recoge la circulación de la parte inferior del cuerpo (incluidas las piernas y la pelvis) y que desemboca en el lado derecho del corazón. Los coágulos generalmente se originan en las piernas o en la pelvis y este filtro impide que lleguen a la arteria pulmonar.

Bronquitis

La bronquitis es una inflamación de los bronquios causada generalmente por una infección.

La enfermedad es por lo general leve y suele curarse por completo. Sin embargo la bronquitis puede ser grave en personas con enfermedades crónicas que padecen afecciones cardíacas o pulmonares y también en personas de edad avanzada.

Causas

La **bronquitis infecciosa** se manifiesta con mayor frecuencia durante el invierno. Puede ser causada por virus, bacterias y, especialmente, por gérmenes similares a las bacterias, como *Mycoplasma pneumoniae* y *Chlamydia*. Pueden sufrir ataques repetidos los fumadores y las personas que padecen enfermedades crónicas pulmonares o de las vías aéreas pequeñas, que dificultan la eliminación de partículas aspiradas en los bronquios. (• *V. página 184)* Las infecciones recurrentes pueden ser consecuencia de una sinusitis crónica, bronquiectasias, alergias y, en los niños, las amígdalas y las adenoides inflamadas.

La **bronquitis irritativa** puede ser causada por varias clases de polvo; vapores de ácidos fuertes, amoníaco, algunos disolventes orgánicos, cloro, sulfuro de hidrógeno, dióxido de azufre y bromuro; sustancias irritantes de la polución, como el ozono y el dióxido de nitrógeno, el tabaco y otros humos.

Síntomas y diagnóstico

A menudo, la bronquitis infecciosa comienza con los síntomas de un resfriado común: nariz que gotea, cansancio, escalofríos, dolores de espalda y musculares, fiebre leve e inflamación de garganta. El síntoma de la tos por lo general señala el comienzo de la bronquitis.

Al principio la tos es seca y puede seguir así, pero con frecuencia, al cabo de uno o dos días, la persona expectora pequeñas cantidades de esputo blanco o amarillento. Más tarde, puede expulsar mucho más esputo, que puede ser de color amarillo o verde. En personas con bronquitis grave puede aparecer fiebre elevada durante 3 o 5 días, al cabo de los cuales los síntomas mejoran. Sin embargo, la tos puede persistir varias semanas. Cuando las vías aéreas pequeñas están obstruidas, la persona puede sentir ahogo. También son frecuentes las sibilancias, especialmente después de toser. Puede desarrollarse una neumonía.

Habitualmente el diagnóstico de bronquitis se basa en los síntomas, especialmente en el aspecto del esputo. Si los síntomas persisten, es necesario realizar una radiografía de tórax para asegurarse de que la persona no haya evolucionado hacia una neumonía.

Tratamiento

Los adultos pueden tomar aspirina o paracetamol para bajar la fiebre y aliviar el malestar, pero los niños deben tomar solamente paracetamol. Se recomienda el reposo y la ingestión abundante de líquido.

Los antibióticos se administran a pacientes con síntomas de bronquitis producidos por una infección bacteriana (en caso de una expectoración con esputo de color amarillo o verde y fiebre alta) y en pacientes que ya padecen una enfermedad pulmonar. Los adultos pueden recibir trimetoprim sulfametoxazol, tetraciclina o ampicilina.

Con frecuencia se administra eritromicina cuando se considera la posibilidad de una neumonía por *Mycoplasma*.

En los niños, la amoxicilina es el fármaco de elección habitual. Los antibióticos no son útiles en infecciones víricas. Un cultivo de esputo puede indicar la necesidad de otro tipo de antibióticos cuando los síntomas son persistentes o recurrentes o cuando la bronquitis es muy grave.

CAPÍTULO 36

Bronquiectasias y atelectasia

Tanto las bronquiectasias como la atelectasia son el resultado de una lesión parcial del tracto respiratorio. En las bronquiectasias, los afectados son los bronquios (vías aéreas que se originan a partir de la tráquea). En la atelectasia, una parte del pulmón se reduce de tamaño (colapso) debido a la pérdida de aire.

Bronquiectasias

Las bronquiectasias son la dilatación irreversible de uno o varios bronquios a consecuencia de lesiones en la pared bronquial.

La bronquiectasia no es en sí una sola enfermedad sino que se produce por varias vías y como consecuencia de diversos procesos que lesionan la pared bronquial al interferir con sus defensas, ya sea de forma directa o indirecta. La afección puede ser difusa o manifestarse solamente en un área o en dos. Es típica la dilatación de los bronquios medios, pero a menudo los bronquios pequeños presentan engrosamiento u obliteración. En ocasiones, una forma de bronquiectasia que afecta a los grandes bronquios se produce en la aspergilosis broncopulmonar alérgica, una afección causada por una respuesta inmune al hongo *Aspergillus*. (• *V. página 195*)

Normalmente, la pared bronquial está formada por varias capas que varían en grosor y en composición según las diversas partes de las vías aéreas. El revestimiento interno (mucosa) y la capa inmediatamente inferior (submucosa) contienen células que ayudan a proteger las vías aéreas pequeñas y los pulmones de las sustancias potencialmente peligrosas. Unas segregan mucosidad, otras son células ciliadas con finas estructuras semejantes a los pelos, cuyos movimientos ayudan a eliminar las partículas y las mucosidades de las vías aéreas pequeñas. Otras células también desempeñan un papel en la inmunidad y en la defensa del organismo contra los microorganismos invasores y sustancias nocivas. Fibras elásticas y musculares y una capa cartilaginosa proporcionan estructura a las vías áreas, permitiendo la variación de su diámetro según las necesidades. Los vasos sanguíneos y el tejido linfático proporcionan los nutrientes y protegen la pared bronquial.

En las bronquiectasias se encuentran áreas de la pared bronquial destruidas y crónicamente inflamadas; las células ciliadas están también dañadas o destruidas y la producción de mucosidad está aumentada. Además, se pierde el tono normal de la pared. El área afectada se vuelve más dilatada y fláccida, pudiendo producir protuberancias o bolsas semejantes a pequeños globos. El aumento de la mucosidad promueve el crecimiento de las bacterias, obstruye los bronquios y favorece el estancamiento de las secreciones infectadas, con lesión ulterior de la pared bronquial. La inflamación puede extenderse a los sacos de aire de los pulmones (alvéolos) y producir bronconeumonía, formación de tejido cicatricial y una pérdida del tejido pulmonar sano. En los casos graves, el corazón puede final-

Bronquiectasias

Las bronquiectasias corresponden a la dilatación de los bronquios.

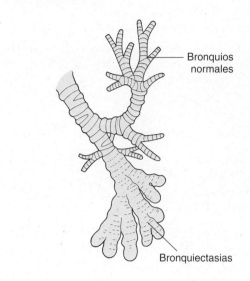

Bronquios normales

Bronquiectasias

mente esforzarse excesivamente a causa de la cicatrización y de la pérdida de vasos sanguíneos en el pulmón. Además, la inflamación de los vasos sanguíneos de la pared bronquial puede provocar una expectoración sanguinolenta. La obstrucción de las pequeñas vías aéreas puede producir valores anormalmente bajos de oxígeno en la sangre.

Muchas afecciones pueden causar bronquiectasias, siendo la más frecuente la infección, sea crónica o recurrente. La respuesta inmune anormal, los defectos congénitos que afectan a la estructura de las pequeñas vías aéreas o la capacidad de las células ciliadas para despejar la mucosidad y los factores mecánicos, como la obstrucción bronquial, pueden predisponer a las infecciones que conducen a las bronquiectasias. En un número reducido de casos, éstas son probablemente consecuencia de la aspiración de sustancias tóxicas que lesionan los bronquios.

Síntomas y diagnóstico

A pesar de que las bronquiectasias pueden producirse a cualquier edad, el proceso comienza con mayor frecuencia en la primera infancia. Sin embargo, los síntomas pueden no manifestarse hasta mucho más tarde o incluso nunca. Los síntomas comienzan gradualmente, por lo general después de una infección del tracto respiratorio, y tienden a empeorar con el paso de los años. La mayoría de las personas

Bronquiectasias

En las bronquiectasias, algunas zonas de la pared bronquial están destruidas e inflamadas de modo crónico; las células ciliadas están destruidas o deterioradas y en consecuencia, la producción de mucosidad aumenta.

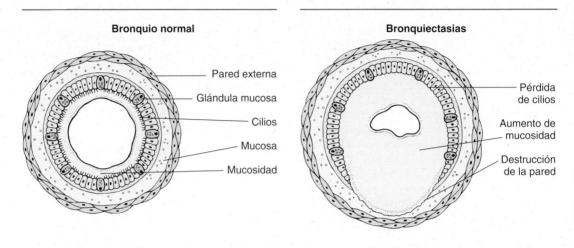

Bronquio normal

Pared externa
Glándula mucosa
Cilios
Mucosa
Mucosidad

Bronquiectasias

Pérdida de cilios
Aumento de mucosidad
Destrucción de la pared

desarrolla una tos de larga duración que produce esputo, cuya cantidad y tipo dependen de lo extensa que sea la enfermedad y de la presencia de complicaciones por una infección añadida. Con frecuencia la persona tiene accesos de tos solamente por la mañana y por la tarde. La tos con sangre es algo común y puede ser el primer y único síntoma.

Los episodios frecuentes de neumonía pueden también indicar la existencia de bronquiectasias. Los individuos que padecen bronquiectasias muy generalizadas pueden tener además sibilancias al respirar o ahogo; también pueden padecer bronquitis crónica, enfisema o asma. Los casos más graves, que se producen con mayor frecuencia en los países menos desarrollados, pueden esforzar el corazón con exceso, ocasionando una insuficiencia cardíaca, una afección que puede causar hinchazón (edema) de los pies y de las piernas, acumulación de líquido en el abdomen y más dificultad para respirar, especialmente al estar acostado.

Las bronquiectasias se pueden diagnosticar por los síntomas o por la presencia de otro proceso asociado. Sin embargo, se necesitan radiografías para confirmar el diagnóstico y evaluar la extensión del proceso y la localización de la enfermedad.

La radiografía de tórax puede ser normal, pero algunas veces se detectan las alteraciones pulmonares causadas por las bronquiectasias. La tomografía computadorizada (TC) de alta resolución puede por lo general confirmar el diagnóstico y es

especialmente útil para determinar la extensión de la enfermedad en caso de plantearse un tratamiento quirúrgico.

Una vez que se han diagnosticado las bronquiectasias, se realizan una serie de pruebas para determinar la enfermedad o enfermedades que la causan. Dichas pruebas pueden consistir en un análisis de los valores de las inmunoglobulinas en la sangre, de la concentración de la sal en el sudor (que es anormal en la fibrosis quística) y el examen de muestras nasales, bronquiales o de esperma para determinar si las células ciliadas tienen defectos estructurales o funcionales. Cuando las bronquiectasias se limitan a una zona, por ejemplo, un lóbulo pulmonar, se suele realizar una broncoscopia de fibra óptica (un examen utilizando un tubo de observación que se introduce en los bronquios) para determinar si la causa es un objeto extraño o un tumor. Se pueden realizar otras pruebas para identificar las enfermedades subyacentes, como la aspergilosis broncopulmonar alérgica.

Prevención

Las vacunas infantiles contra el sarampión y la tos ferina han contribuido a disminuir el riesgo de contraer bronquiectasias. La vacunación anual contra el virus de la gripe ayuda a prevenir los efectos dañinos de esta enfermedad.

Por un lado, la vacuna neumocócica puede ayudar a prevenir los tipos específicos de neumonía neumocócica con sus graves complicaciones. Por

Causas de bronquiectasias

Infecciones respiratorias
Sarampión
Tos ferina
Infección por adenovirus
Infección bacteriana, por ejemplo, por *Klebsiella*
Staphylococcus (Estafilococo), o *Pseudomonas*
Gripe
Tuberculosis
Infección por hongos
Infección por micoplasma

Obstrucción bronquial
Aspiración de objetos
Ganglios linfáticos aumentados de tamaño
Tumor pulmonar
Tapón de mucosidad

Lesiones por inhalación
Lesiones por vapores nocivos, gases, o partículas
Aspiración de ácido del estómago y partículas
de alimentos

Condiciones genéticas
Fibrosis quística
Discinesia ciliar, incluyendo el síndrome
de Kartagener
Deficiencia de alfa$_1$-antitripsina

Alteraciones del sistema inmune
Síndromes de deficiencia de inmunoglobulina
Disfunciones de los glóbulos blancos
Deficiencias del complemento
Ciertos trastornos autoinmunes o hiperinmunnes,
como la artritis reumatoide, la colitis ulcerosa

Otras situaciones
Abuso de drogas, por ejemplo heroína
Infección por el virus de la inmunodeficiencia
humana (VIH)
Síndrome de Young (azoospermia obstructiva)
Síndrome de Marfan

otro, la administración de antibióticos durante la primera fase de infecciones, como la neumonía y la tuberculosis, puede también prevenir las bronquiectasias o reducir su gravedad.

La administración de inmunoglobulinas en el síndrome de deficiencia inmunoglobulínica puede evitar las infecciones recurrentes y las complicaciones derivadas de las mismas.

El uso adecuado de fármacos antiinflamatorios como los corticosteroides puede prevenir las lesiones bronquiales que producen las bronquiectasias, especialmente en aquellos individuos con aspergilosis broncopulmonar alérgica.

Evitar la aspiración de vapores tóxicos, gases, humo (incluyendo el tabaco) y polvos tóxicos (como la sílice o el talco) contribuyen a prevenir las bronquiectasias o por lo menos a disminuir su gravedad.

La aspiración de objetos extraños en las vías aéreas puede evitarse controlando lo que el niño se lleva a la boca, evitando la hipersedación por fármacos o alcohol y solicitando atención médica en caso de síntomas neurológicos, como la pérdida de consciencia o problemas gastrointestinales, como dificultad en la deglución, regurgitación o tos después de comer.

Se recomienda evitar la instilación de gotas oleosas o aceites minerales en la boca o en la nariz al acostarse, ya que pueden ser aspirados en los pulmones. Se puede realizar una broncoscopia para detectar y tratar una obstrucción bronquial antes de que se produzcan daños graves.

Tratamiento
No se recomiendan los fármacos que suprimen la tos porque pueden complicar el proceso. En el tratamiento de las bronquiectasias en pacientes con grandes cantidades de secreciones, es fundamental el drenaje postural y la percusión del tórax (• *V. página 163*) varias veces al día.

Las infecciones se tratan con antibióticos, los cuales a veces se prescriben durante un largo período para impedir las recidivas. También se pueden administrar fármacos antiinflamatorios como los corticosteroides y los mucolíticos (fármacos que diluyen el pus y la mucosidad). Si la concentración de oxígeno en la sangre es baja, la administración de oxígeno ayuda a prevenir complicaciones como el cor pulmonale (una afección cardíaca relacionada con una enfermedad pulmonar). Si la persona padece insuficiencia cardíaca, los diuréticos pueden aliviar la hinchazón. Cuando existe ahogo o se observan sibilancias al respirar, suelen ser útiles los fármacos broncodilatadores.

En casos excepcionales, es necesario extirpar quirúrgicamente una parte del pulmón. Esta clase de cirugía es una opción únicamente cuando la enfermedad se limita a un pulmón o preferiblemente a un lóbulo o a un segmento del mismo. La cirugía es una alternativa para las personas que padecen infecciones repetidas a pesar del tratamiento o que expectoran gran cantidad de sangre. En caso de hemorragia, se debe a veces intervenir para obstruir el vaso sangrante.

Atelectasia

La atelectasia es una enfermedad en la cual una parte del pulmón queda desprovista de aire y se colapsa.

La causa principal de la atelectasia es la obstrucción de un bronquio principal, una de las dos ramificaciones de la tráquea que conducen directamente a los pulmones. También las vías aéreas pequeñas pueden obstruirse. La obstrucción puede ser consecuencia de un tapón de mucosidad, de un tumor o de un objeto aspirado en el bronquio. También puede obstruirse el bronquio a causa de una presión externa, como un tumor o la dilatación de los ganglios linfáticos.

Cuando se obstruye una vía aérea, no se produce el intercambio de gases entre la sangre y los alvéolos, haciendo que éstos se encojan y se retraigan. El tejido pulmonar que ha sufrido el colapso generalmente se llena de células sanguíneas, suero y mucosidades y finalmente se infecta. Tras la cirugía, especialmente la torácica o abdominal, la respiración es con frecuencia menos profunda y las partes inferiores del pulmón no se expanden adecuadamente. Pueden causar atelectasia tanto la cirugía como otras causas de respiración poco profunda. En el **síndrome del lóbulo medio,** un tipo de atelectasia de larga duración, el lóbulo medio del pulmón derecho se colapsa, por lo general debido a la presión ejercida sobre el bronquio por un tumor o por unos ganglios linfáticos agrandados, pero a veces esto sucede sin que haya compresión bronquial. En el pulmón obstruido y contraído puede desarrollarse una neumonía que no llega a curarse completamente y que produce inflamación crónica, cicatrización y bronquiectasias.

En las **atelectasias por aceleración,** que se manifiesta en los pilotos de caza, las fuerzas que genera la alta velocidad de vuelo cierran las vías aéreas pequeñas, produciendo un colapso de los alvéolos.

En **las microatelectasias parcheadas** o **difusas** se altera el sistema tensioactivo del pulmón. La sustancia tensioactiva es la que recubre el revestimiento de los alvéolos y reduce la tensión superficial alveolar, evitando su colapso. Cuando los bebés prematuros tienen una deficiencia de sustancia tensioactiva, desarrollan el síndrome de distrés respiratorio neonatal. Los adultos pueden también padecer microatelectasia a causa de una excesiva terapia de oxígeno, una infección generalizada grave (sepsis) o por muchos otros factores que lesionan el revestimiento de los alvéolos.

Síntomas y diagnóstico

La atelectasia puede desarrollarse lentamente y causar sólo un ligero ahogo. Los individuos con el síndrome del lóbulo medio pueden no manifestar síntoma alguno, aunque muchos tengan accesos de tos seca.

Cuando se produce rápidamente una atelectasia en una gran área del pulmón, la persona puede adquirir un tinte azul o lívido y sufrir un dolor agudo en el lado afectado, con ataques de ahogo extremo. Si el proceso se acompaña de infección, también puede aparecer fiebre y una frecuencia cardíaca acelerada; en ocasiones se produce una hipotensión grave (shock).

Los médicos sospechan atelectasia basándose en los síntomas y hallazgos de la exploración física. El diagnóstico se confirma con una radiografía de tórax que muestra la zona desprovista de aire. Para hallar la causa de la obstrucción, puede realizarse una tomografía computadorizada (TC) o una broncoscopia de fibra óptica.

Prevención y tratamiento

El paciente debe adoptar medidas para evitar la atelectasia después de una intervención quirúrgica. Aunque los individuos que fuman son más propensos a desarrollar atelectasia, pueden disminuir el riesgo dejando de fumar durante 6 u 8 semanas antes de la intervención. Después de una intervención, se recomienda al paciente respirar profundamente, toser regularmente y empezar a moverse lo antes posible. Pueden ser útiles los ejercicios y los dispositivos para mejorar la respiración.

Los individuos con deformidades torácicas o afecciones neurológicas que les producen una respiración poco profunda durante largos períodos, pueden recurrir al uso de aparatos mecánicos que ayudan a respirar. Estos aparatos aplican una presión continua a los pulmones, de modo que incluso al final de la espiración, las vías aéreas pequeñas no puedan colapsarse.

El principal tratamiento para la atelectasia repentina a gran escala es suprimir la causa subyacente. Cuando una obstrucción no se puede eliminar tosiendo o aspirando las pequeñas vías aéreas, suele eliminarse con la broncoscopia. Se administran antibióticos para evitar una posible infección. La atelectasia crónica suele tratarse con antibióticos ya que la infección es casi inevitable. En ciertos casos, la parte afectada del pulmón se puede extirpar cuando la infección, recurrente o persistente, deteriora su función o cuando se produce una hemorragia profusa.

Cuando se trata de un tumor que está obstruyendo la vía respiratoria, aliviar la obstrucción con cirugía o con otros medios, ayuda a prevenir la evolución de la atelectasia y el desarrollo de una neumonía obstructiva recurrente.

Enfermedades obstructivas de las vías respiratorias

Una vez que el aire penetra en el cuerpo a través de la nariz y la boca, pasa por la garganta (faringe) hacia el interior de una serie de conductos semejantes a tubos que comienzan en la cavidad de los órganos de fonación (laringe) y la tráquea. A continuación el aire pasa por los dos bronquios principales, uno para cada pulmón. Los bronquios principales, derecho e izquierdo, se dividen sucesivamente en ramificaciones cada vez menores (bronquiolos) a medida que se introducen más profundamente en los pulmones. Los bronquiolos, por último, transportan el aire dentro y fuera de los sacos de aire (alvéolos), donde se produce el intercambio de oxígeno y anhídrido carbónico. (• *V. recuadro, página 155*)

Los bronquios y los bronquiolos son básicamente tubos con paredes musculares. Su revestimiento interno es una membrana mucosa que contiene células que producen mucosidad. Las otras células que revisten los bronquios tienen tres tipos principales de receptores de superficie especializados que perciben la presencia de sustancias y estimulan la contracción y la relajación de los músculos subyacentes. Cuando reciben estímulos, los receptores beta-adrenérgicos hacen que los músculos se relajen y que, por consiguiente, las vías aéreas pequeñas se ensanchen y faciliten la entrada y la salida del aire. Los receptores colinérgicos estimulados por la acetilcolina y los receptores peptidérgicos estimulados por la neuroquinina hacen que los músculos se contraigan; por consiguiente, las vías aéreas pequeñas se estrechan y la ventilación se dificulta.

La obstrucción de una vía respiratoria puede ser reversible o irreversible. En el caso del asma, la obstrucción es completamente reversible. En la enfermedad pulmonar obstructiva crónica cuando ésta es causada por la bronquitis crónica, la obstrucción es parcialmente reversible, mientras que, cuando es causada por el enfisema, es irreversible.

Árbol bronquial

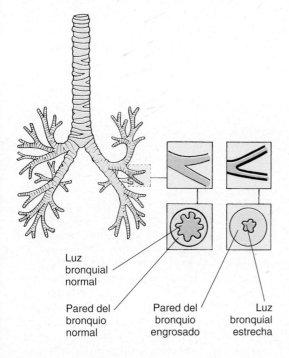

Luz bronquial normal

Pared del bronquio normal

Pared del bronquio engrosado

Luz bronquial estrecha

Asma

El asma es una enfermedad caracterizada por el estrechamiento de los bronquios debido al aumento de la reactividad bronquial frente a diversos estímulos que producen inflamación; el estrechamiento de las vías aéreas es reversible.

El asma afecta a muchos millones de personas y su frecuencia va en aumento. Entre 1982 y 1992, en los países industrializados, el número de personas con asma aumentó en un 42 por ciento. La afección también parece volverse más grave, con un aumento de la hospitalización entre los afectados. En la década mencionada, el índice de mortalidad por asma en algunos de estos países aumentó en un 35 por ciento.

Causas

Los bronquios de las personas que padecen asma se estrechan como respuesta a ciertos estímulos que no afectan a las vías aéreas de los pulmones normales. El estrechamiento puede ser provocado por la reacción a sustancias que producen alergia, como el polen, los ácaros presentes en el polvo de la casa, las escamillas del pelo de los animales, el humo, el aire frío y el ejercicio. Durante un ataque de asma, los músculos lisos de los bronquios producen un espasmo y los tejidos que revisten las vías aéreas se

Cómo se estrechan las vías respiratorias

Durante un ataque de asma, el músculo liso se contrae, estrechando la vía respiratoria. La mucosa se hincha a causa de la inflamación y produce una mayor cantidad de mucosidad, aumentando el estrechamiento de la vía respiratoria.

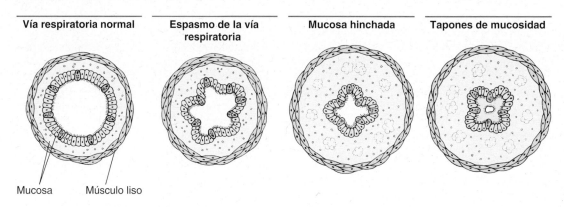

Vía respiratoria normal   **Espasmo de la vía respiratoria**   **Mucosa hinchada**   **Tapones de mucosidad**

Mucosa   Músculo liso

inflaman segregando mucosidad. Este hecho reduce el diámetro de los bronquios (proceso llamado broncoconstricción), obligando a la persona a desarrollar un mayor esfuerzo para que el aire entre y salga de sus pulmones.

Se cree que ciertas células de las vías aéreas, particularmente las células cebadas, sean la causa del estrechamiento. Las células cebadas están distribuidas en los bronquios y liberan sustancias como la histamina y los leucotrienos que causan la contracción de la musculatura lisa, estimulan un aumento de secreción de la mucosidad y la migración de ciertos glóbulos blancos. Las células cebadas pueden liberar estas sustancias como respuesta a algún estímulo que reconocen como extraño (un alergeno), como el polen, los ácaros presentes en el polvo de la casa o las escamillas del pelo de los animales. Sin embargo, el asma es también frecuente y grave en muchas personas sin alergias definidas. Sucede una reacción similar cuando una persona con asma hace ejercicio o respira aire frío. Igualmente, el estrés y la ansiedad pueden hacer que las células cebadas liberen histamina y leucotrienos. Los eosinófilos, otro tipo de células que se encuentran en las vías aéreas de las personas que padecen asma, liberan sustancias adicionales, que incluyen los leucotrienos y otras sustancias, contribuyendo así al estrechamiento de la vía respiratoria.

Síntomas y complicaciones

Los ataques de asma varían en frecuencia e intensidad. Algunas personas que padecen asma están libres de síntomas la mayor parte del tiempo, con epi-

sodios de ahogo ligeros, breves y ocasionales. Otras en cambio, tosen y tienen sibilancias casi continuamente y además sufren ataques graves después de infecciones víricas, ejercicios o exposición a agentes alergenos o irritantes. El llanto o una risa fuerte pueden también provocar los síntomas.

Un ataque de asma puede comenzar de repente con respiración sibilante, tos y ahogo. Las sibilancias son particularmente perceptibles cuando la persona espira. Otras veces, un acceso de asma puede comenzar lentamente, con síntomas que se agravan de forma gradual. En ambos casos, los individuos con asma habitualmente experimentan primero ahogo, tos o una opresión en el pecho. El ataque puede desaparecer en pocos minutos o puede durar horas o incluso días. La picazón en el pecho o en el cuello puede ser un síntoma inicial, especialmente en niños. La tos seca por la noche o durante el ejercicio puede ser el único síntoma.

El ahogo puede volverse grave durante un ataque de asma, creando ansiedad. Instintivamente la persona se sienta e se inclina hacia delante, usando el cuello y los músculos del tórax para ayudarse a respirar, pero a pesar de todo sigue necesitando aire. El sudor es una reacción frecuente al esfuerzo y a la ansiedad.

Durante un ataque agudo, la persona sólo puede pronunciar pocas palabras entre sus esfuerzos para respirar. Sin embargo, la respiración sibilante puede disminuir ya que es escaso el aire que entra y sale de los pulmones. La confusión, el sopor y la piel de color azulado (cianosis) son señales de la disminución grave de oxígeno en la sangre, lo que requiere un tratamiento de urgencia. Por lo general, la persona se restablece completamente, incluso de un ataque grave de asma.

En raras ocasiones pueden romperse algunos alvéolos y el aire se acumula en la cavidad pleural (espacio comprendido entre las capas de la membrana que recubre el pulmón) o alrededor de los órganos en el tórax. Estas complicaciones empeoran el ahogo.

Diagnóstico

El médico sospecha asma basándose principalmente en los síntomas característicos que describe el paciente. El diagnóstico de asma puede confirmarse cuando las pruebas repetidas con el espirómetro, (• *V. recuadro, página 165*) y llevadas a cabo en el transcurso de varios días, indican que el estrechamiento de la vía respiratoria ha disminuido y es por lo tanto reversible. Si las vías aéreas no aparecen estrechas durante la primera prueba, el diagnóstico se puede confirmar con una segunda prueba, en la cual la persona inhala broncoconstrictores en aerosol a dosis demasiado bajas para afectar a una persona normal. Si las vías aéreas se estrechan tras la inhalación, se confirma el diagnóstico de asma.

El espirómetro se utiliza también para valorar la gravedad de la obstrucción de las vías aéreas y para supervisar el tratamiento. El flujo espiratorio máximo (la máxima velocidad con la que el aire puede ser espirado) se puede medir utilizando un dispositivo de medición manual de flujo máximo. Con frecuencia, esta prueba se usa en casa para controlar el asma.

Habitualmente, las velocidades máximas de flujo son inferiores al valor normal entre las 4 y las 6 de la mañana y son superiores a las 4 de la tarde. Sin embargo, una diferencia por encima del 15 al 20 por ciento entre las velocidades alcanzadas en dichos momentos del día se considera como evidencia de asma moderada a grave.

A menudo es difícil determinar cuál es el elemento que desencadena el asma en un sujeto en particular. Las pruebas de alergia cutánea pueden ayudar a identificar los alergenos que desencadenan los síntomas de asma. Sin embargo, una respuesta alérgica a una prueba cutánea no significa necesariamente que el alergeno que se está probando sea el causante del asma. El individuo mismo debe darse cuenta de si los ataques se producen tras la exposición a este alergeno. Cuando el médico sospecha de un alergeno en particular, para determinar el grado de sensibilización, se puede hacer un análisis de sangre que mide la concentración de anticuerpos producidos contra la sustancia que provoca reacciones alérgicas.

Cuando el diagnóstico de asma es dudoso o cuando es esencial identificar la sustancia que provoca los ataques, se puede realizar una prueba de provocación por inhalación. Dado que dicha prueba intenta provocar un episodio de estrechamiento de la vía aérea, existe un riesgo leve de un ataque de asma severo. En primer lugar, el médico utiliza un espirómetro para calcular el volumen de aire que la persona puede expulsar de los pulmones en un segundo espirando intensamente; esta medición se conoce como volumen espiratorio máximo por segundo ($VEMS_1$). A continuación, la persona inhala una solución muy diluida de un alergeno. Alrededor de 15 o 20 minutos más tarde, se repiten las mediciones con el espirómetro. Si el volumen espiratorio máximo por segundo disminuye en más del 20 por ciento después de haber inhalado el alergeno, es posible que éste sea el causante del asma.

En la prueba del asma inducida por el ejercicio, el médico utiliza el espirómetro para medir el volumen espiratorio máximo por segundo antes y después del ejercicio practicado en una cinta de andar

---

Cómo evitar las causas más frecuentes de los ataques de asma

Los alergenos domésticos más frecuentes son los ácaros del polvo de la casa, las plumas, las cucarachas y la escamilla de los pelos de animales. Cualquier acción para reducir la exposición a estos alergenos puede disminuir el número o la gravedad de los ataques. Es posible reducir la exposición a los ácaros quitando las alfombras que van de pared a pared y manteniendo baja, durante el verano, la humedad relativa (preferiblemente por debajo del 50 por ciento) mediante el uso de aire acondicionado. Además, las almohadas y las fundas de colchón especiales pueden ayudar a reducir la exposición a estos ácaros. Se deben evitar los perros y los gatos con el fin de disminuir las alergias causadas por la escamilla de sus pelos.

También se deben evitar los humos irritantes, como el de los cigarrillos. En algunos sujetos que padecen asma, la aspirina y otros fármacos antiinflamatorios no esteroideos provocan ataques. Puede también provocar un ataque la tartracina, un colorante amarillo utilizado en algunas tabletas de fármacos y en alimentos. Los sulfatos, que se agregan como conservantes a los alimentos, pueden desencadenar ataques en personas propensas, tras haber comido ensaladas en un restaurante o haber bebido cerveza o vino tinto.

o en una bicicleta estática. Cuando el volumen espiratorio máximo por segundo disminuye en más del 15 por ciento, es posible que el asma sea inducida por el ejercicio.

Prevención y tratamiento

Los ataques de asma pueden prevenirse cuando se identifican y se evitan los factores desencadenantes. Con frecuencia, los ataques provocados por el ejercicio se pueden evitar tomando con antelación un medicamento.

La farmacoterapia permite que la mayoría de los asmáticos lleve una vida relativamente normal. El tratamiento inmediato para controlar los ataques de asma difiere del tratamiento sostenido para prevenir los ataques.

Los **agonistas de los receptores betaadrenérgicos** son los mejores fármacos para aliviar los ataques repentinos de asma y prevenir los ataques que pueda causar el ejercicio. Dichos broncodilatadores estimulan los receptores betaadrenérgicos para que dilaten las vías aéreas; algunos como la adrenalina, causan efectos secundarios como taquicardia, intranquilidad, dolor de cabeza y temblores musculares. Los broncodilatadores que actúan selectivamente sobre los receptores $beta_2$-adrenérgicos, que se encuentran sobre todo en las células pulmonares, tienen pocos efectos en los demás órganos. Estos broncodilatadores, como el albuterol, causan menos efectos secundarios que los broncodilatadores que actúan sobre todos los receptores betaadrenérgicos.

La mayoría de los broncodilatadores actúa en pocos minutos, pero los efectos duran solamente de 4 a 6 horas. Se encuentran disponibles nuevos broncodilatadores de acción prolongada, pero debido a que no comienzan a actuar tan rápidamente, se usan en la prevención más que en los ataques agudos de asma. Los broncodilatadores se pueden administrar por vía oral, en inyecciones o por inhalación y son altamente eficaces. La inhalación deposita el fármaco directamente en las vías aéreas, de modo que actúa rápidamente, pero no puede alcanzar las vías aéreas gravemente obstruidas. Los broncodilatadores por vía oral o en inyecciones pueden llegar a estas vías aéreas, pero son más propensos a causar efectos secundarios y tienden a actuar más lentamente.

Cuando un paciente asmático siente la necesidad de aumentar la dosis recomendada de estimulantes betaadrenérgicos, debe recibir atención médica inmediatamente ya que el abuso de estos fármacos puede ser muy peligroso. La necesidad del uso constante indica un broncoespasmo grave que puede ocasionar una insuficiencia respiratoria, a veces con riesgo de muerte.

Inhalación de broncodilatadores

La inhalación de broncodilatadores se realiza mediante el uso de nebulizadores

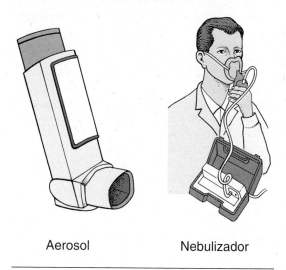

Aerosol   Nebulizador

La **teofilina** es otro fármaco que produce broncodilatación. Por lo general se administra por vía oral y se encuentra en varias presentaciones, desde comprimidos de acción inmediata y jarabes, hasta cápsulas y comprimidos de liberación sostenida y acción prolongada. Cuando se produce un ataque grave de asma, se puede administrar la teofilina por vía intravenosa.

El valor de teofilina en sangre se puede medir en el laboratorio y debe ser rigurosamente controlado por un médico, dado que una cantidad muy reducida del fármaco en sangre proporciona escasos resultados, mientras que una cantidad excesiva puede causar una frecuencia cardíaca anormal o convulsiones potencialmente mortales. Una persona con asma que toma teofilina por primera vez, puede sentir ligeras náuseas o nerviosismo. Ambos efectos secundarios por lo general desaparecen cuando el organismo se adapta al fármaco. Cuando se toman dosis mayores, a menudo se produce un aumento de la frecuencia cardíaca o palpitaciones. La persona puede también experimentar insomnio, agitación, vómitos y convulsiones.

Los **corticosteroides** evitan la respuesta inflamatoria por parte del organismo y son excepcionalmente eficaces para reducir los síntomas del asma. Cuando se toman durante períodos prolongados, los corticosteroides reducen gradualmente las probabilidades de los ataques de asma, haciendo las vías aéreas menos sensibles a ciertos estímulos.

Sin embargo, el uso prolongado de corticosteroides, por vía oral o en inyección, da como resultado: escasa capacidad de curación de las heridas, desarrollo insuficiente del crecimiento en los niños, pérdida de calcio de los huesos, hemorragia del estómago, cataratas prematuras, elevadas concentraciones de azúcar en sangre, hambre, aumento de peso y trastornos mentales. Los corticosteroides por vía oral o inyectados se pueden administrar durante una a dos semanas para aliviar un ataque grave de asma.

Por lo general se prescriben corticosteroides por inhalación para el uso prolongado dado que esta forma aporta 50 veces más fármaco a los pulmones que al resto del organismo. Los corticosteroides por vía oral se prescriben para un tratamiento de larga duración solamente cuando ningún otro tratamiento logra controlar los síntomas.

El **cromoglicato** y el **nedocromil** inhiben la liberación, por parte de las células cebadas, de sustancias químicas inflamatorias y hacen que las vías aéreas sean menos propensas a constreñirse. Son útiles para prevenir los ataques pero no para tratarlos. Estos fármacos son especialmente útiles en los niños y en los pacientes que padecen asma inducida por el ejercicio. Son muy seguros, pero relativamente caros y deben tomarse regularmente incluso cuando la persona está libre de síntomas.

Los **fármacos anticolinérgicos**, como la atropina y el bromuro de ipratropio, impiden que la acetilcolina cause la contracción del músculo liso y la producción de mucosidad excesiva en los bronquios. Estos fármacos ayudan a ensanchar aún más las vías aéreas en los pacientes que ya han recibido agonistas de los receptores beta$_2$-adrenérgicos. Sin embargo, son poco eficaces para el tratamiento del asma.

Los modificadores de leucotrienos, tales como montelukast, zafirlukast y zileuton, son la última generación de fármacos disponibles para controlar el asma. Previenen la acción o la síntesis de leucotrienos, que son sustancias químicas producidas por el organismo y causan síntomas de asma.

Tratamiento para los ataques de asma

Un ataque de asma se debe tratar lo antes posible para dilatar las vías aéreas pulmonares. Por lo general, se utilizan los mismos fármacos administrados para prevenir un ataque, pero a dosis más elevadas o en formulaciones diferentes. Cuando la dificultad respiratoria es aguda, los agonistas de los receptores betaadrenérgicos se administran con un inhalador manual o con un nebulizador. El nebulizador dirige a presión el aire o el oxígeno a través de una solución del fármaco, produciendo una neblina que se inhala.

Neumonía aspirativa

La neumonía aspirativa puede producirse por el reflujo del contenido del estómago hasta la faringe (vómito, por ejemplo), y de ésta hacia los pulmones a través de la tráquea.

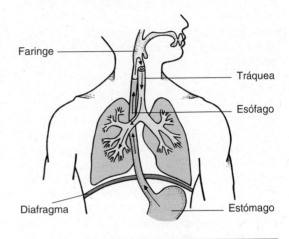

Los nebulizadores producen una neblina constante, de modo que la persona no tiene que coordinar la respiración con la acción del nebulizador. Las formas menos eficaces de tratar los ataques de asma son las inyecciones subcutáneas de adrenalina o terbutalina e intravenosas de aminofilina, un tipo de teofilina. Los individuos que padecen ataques graves y aquellos que no mejoran con otro tratamiento pueden ser tratados con inyecciones de corticosteroides, generalmente por vía intravenosa.

Dado que los individuos con asma grave tienen, con frecuencia, una concentración de oxígeno en sangre inferior a la normal, pueden recibir oxígeno durante los ataques mientras se les administra otro tratamiento. En caso de deshidratación, el afectado puede recibir líquidos por vía intravenosa. Los antibióticos también pueden ser necesarios cuando existe sospecha de infección.

Durante el tratamiento del asma grave, el médico puede controlar los valores de oxígeno y anhídrido carbónico en sangre. (• *V. página 165*) También puede medir la función pulmonar, habitualmente con un espirómetro o con un medidor de flujo máximo. En general, la radiografía de tórax se necesita solamente en los ataques graves. Las personas con asma suelen ser hospitalizadas cuando la función pulmonar no mejora después de habérseles administrado agonistas de los receptores betaadrenérgicos y aminofilina, o cuando tienen concentraciones de oxígeno muy bajas o concentraciones de anhídrido carbónico muy elevadas en la sangre. Los pacientes con ataques muy fuertes de asma pueden necesitar respiración asistida.

Tratamiento crónico del asma

Uno de los tratamientos más corrientes y eficaces para el asma es un inhalador que se llena con un estimulante de los receptores betaadrenérgicos. En general son inhaladores con dosímetro, cartuchos manuales que contienen gas a presión. La presión hace que el fármaco se pulverice con un contenido específico del medicamento. Las personas que tienen dificultad con el uso del inhalador, pueden usar aparatos espaciadores o de retención. Con cualquier tipo de inhalador, una técnica apropiada es fundamental, ya que, si el dispositivo no se usa adecuadamente, el fármaco no llega a las vías respiratorias. El uso excesivo de inhaladores puede indicar que la persona tiene asma potencialmente mortal o que está padeciendo los efectos secundarios del uso excesivo, como una frecuencia cardíaca irregular.

Si un inhalador sencillo no contiene suficiente medicación para aliviar los síntomas durante 4 a 6 semanas, se pueden añadir al régimen diario el cromoglicato o corticosteroides por inhalación. Asimismo, se puede también añadir teofilina cuando los síntomas son persistentes, especialmente durante la noche.

Enfermedad pulmonar obstructiva crónica

La enfermedad pulmonar obstructiva crónica (EPOC) es la obstrucción persistente de las vías respiratorias causada por enfisema o por bronquitis crónica.

El enfisema es un ensanchamiento de los pequeños sacos de aire de los pulmones (alvéolos) y la destrucción de sus paredes. La bronquitis crónica se manifiesta como una tos crónica persistente que produce esputo y que no se debe a una causa clínica perceptible, como el cáncer de pulmón. Las glándulas bronquiales se dilatan, causando una secreción excesiva de mucosidad.

Las causas que obstruyen el flujo de aire en la enfermedad pulmonar obstructiva crónica son el enfisema y la bronquitis crónica. Generalmente, los racimos de alvéolos conectados a las pequeñas vías aéreas (bronquiolos) tienen una estructura relativamente rígida y mantienen abiertas dichas vías. Sin embargo, en el caso de enfisema, las paredes alveolares están destruidas, de modo que los bronquiolos pierden su apoyo estructural y, debido a ello, se colapsan cuando se espira el aire. Por consiguiente, en el enfisema, la reducción del flujo de aire es perma-

---

Cómo usar un inhalador de dosis fijas

1. Agitar el inhalador.

2. Exhalar durante 1 o 2 segundos.

3. Poner el inhalador en la boca y comenzar a aspirar lentamente.

4. Mientras se comienza a inhalar, presionar el extremo del inhalador.

5. Inhalar lentamente hasta sentir los pulmones llenos (toda la operación debe durar alrededor de 5 a 6 segundos).

6. Contener el aliento durante 4 a 6 segundos.

7. Exhalar y repetir el procedimiento de 5 a 7 minutos más tarde.

---

nente y es de origen estructural. En la bronquitis crónica contribuyen a la obstrucción del flujo de aire la inflamación de las pequeñas vías aéreas, la cicatrización de sus paredes, la hinchazón de su revestimiento, la mucosidad y el espasmo del músculo liso. Estos tres últimos pueden ocasionalmente variar en intensidad y mejorar como respuesta a los fármacos broncodilatadores. Así en la bronquitis crónica la obstrucción del flujo de aire es parcialmente reversible.

Muchos millones de personas padecen la enfermedad pulmonar obstructiva crónica. Es la segunda causa, después de las enfermedades cardíacas, de incapacitación laboral y además es la cuarta causa más frecuente de muerte. Más del 95 por ciento de todas las muertes causadas por enfermedad pulmonar obstructiva crónica se producen en personas mayores de 55 años. Es más frecuente en varones que en mujeres y con mayor mortalidad en los primeros. La mortalidad es también más alta en la etnia blanca y en los obreros más que en los trabajadores administrativos.

La enfermedad pulmonar obstructiva crónica aparece muy frecuentemente en algunas familias, de modo que podría tener una tendencia hereditaria. Trabajar en un ambiente contaminado por vapores químicos o polvo no tóxico puede incrementar el riesgo de esta enfermedad. Sin embargo, fumar aumenta mucho más el riesgo que trabajar en condiciones contaminantes.

La enfermedad pulmonar obstructiva crónica se desarrolla aproximadamente en el 10 al 15 por ciento de los fumadores. Los fumadores de pipa y cigarros la desarrollan con mayor frecuencia que los no fumadores, pero no tanto como los fumadores de cigarrillos. La incidencia del riesgo de muerte por bronquitis crónica y enfisema es más elevada en los fumadores de cigarrillos que en los no fumadores. Con el paso de los años, la función pulmonar se pierde más rápidamente en los fumadores de cigarrillos que en los no fumadores. Cuantos más cigarrillos se fumen, mayor es la pérdida de la función pulmonar.

Causas

Las sustancias irritantes causan la inflamación de los alvéolos. Si se padece dicha inflamación desde hace tiempo, puede evolucionar hacia un daño permanente. Los glóbulos blancos se acumulan en los alvéolos inflamados y liberan enzimas (especialmente elastasa de los neutrófilos), que dañan el tejido conectivo en las paredes de los alvéolos. Por otra parte, fumar perjudica las defensas del pulmón dañando las minúsculas células ciliadas, semejantes a pelos, que revisten las vías respiratorias y que generalmente transportan la mucosidad hacia la boca y ayudan a expulsar las sustancias tóxicas.

El organismo produce una proteína, denominada alfa$_1$-antitripsina, cuyo papel principal es evitar que la elastasa de los neutrófilos dañe los alvéolos. Existe una afección hereditaria rara en que hay muy poca o ninguna producción de alfa1-antitripsina en el organismo, desarrollándose un enfisema hacia la mediana edad, especialmente en los fumadores.

Todas las formas de enfermedad pulmonar obstructiva crónica hacen que el aire quede atrapado en los pulmones. El número de los capilares en las paredes de los alvéolos disminuye. Estas alteraciones perjudican el intercambio de oxígeno y anhídrido carbónico entre los alvéolos y la sangre. En las primeras fases de la enfermedad, la concentración de oxígeno en la sangre está disminuida, pero los valores del anhídrido carbónico permanecen normales. En las fases más avanzadas, los valores del anhídrido carbónico se elevan mientras que los del oxígeno disminuyen aún más.

Síntomas

Los síntomas iniciales de la enfermedad pulmonar obstructiva crónica, que pueden aparecer al cabo de 5 a 10 años de fumar, son la tos y el aumento de mucosidad, característicamente al levantarse por la mañana. La tos es generalmente leve y con frecuencia se considera como tos "normal" de fumador, aunque, por supuesto, no es normal. Hay a menudo una tendencia a sufrir resfriados de pecho, en los que el esputo con frecuencia se vuelve de color amarillo o verde debido a la presencia de pus. A medida que pasan los años, estos catarros de pecho pueden volverse más frecuentes. Los mismos pueden acompañarse de respiración sibilante, que con frecuencia es más evidente para los miembros de la familia que para el propio paciente.

Alrededor de los 60 años, aparece con frecuencia el ahogo por esfuerzo, que se vuelve progresivo. Por último, el paciente sufre ahogo en actividades diarias, como lavarse, vestirse y preparar la comida. Alrededor de un tercio de los pacientes experimentan una pérdida de peso importante, que se debe, en parte, al empeoramiento del ahogo después de comer. Con frecuencia se produce hinchazón en las piernas, que puede ser debida a la insuficiencia cardíaca. En las fases avanzadas de esta enfermedad, una infección respiratoria, que en su etapa inicial podría haber sido fácilmente tolerada, puede causar ahogo grave y es una señal de insuficiencia respiratoria aguda.

Diagnóstico

En la enfermedad pulmonar obstructiva crónica, el médico puede no hallar nada de anormal durante la exploración física, aparte de la respiración sibilante que escucha con el fonendoscopio.

Por lo general, la radiografía de tórax es normal. Así se requiere el uso de un espirómetro para medir el volumen espiratorio máximo por segundo (• *V. recuadro, página 165*) para demostrar la obstrucción del flujo de aire y establecer el diagnóstico. En una persona que padece esta enfermedad, la prueba muestra una reducción del flujo de aire durante una espiración forzada.

A medida que evoluciona la enfermedad, los movimientos del tórax disminuyen durante la respiración. Cuando la persona tiene dificultad para respirar, hay mayor participación de los músculos del cuello y de los hombros. Entonces es más difícil escuchar los ruidos de la respiración con el fonendoscopio.

Si una enfermedad pulmonar obstructiva crónica se desarrolla en la juventud, debe sospecharse un déficit de alfa$_1$-antitripsina y determinar la concentración de proteínas en sangre. La prueba se realiza también entre los familiares del afectado.

Tratamiento

La causa más importante de la enfermedad pulmonar obstructiva crónica es sin duda el tabaco (cigarrillos) y el tratamiento principal consiste en dejar de fumar. Cuando la obstrucción del flujo de aire es leve o moderada, dejar de fumar retrasa el desarrollo del ahogo incapacitante. Sin embargo, en cualquier fase de la enfermedad dejar de fumar tiene su utilidad. La persona debe además tratar de evitar la exposición a partículas irritantes en el aire.

La enfermedad pulmonar obstructiva crónica puede empeorar si la persona tiene gripe o neumonía. Por consiguiente, quienes padecen esta enfermedad deben vacunarse contra la gripe cada año y deben además recibir una vacuna antineumocócica cada 6 años.

Los elementos reversibles de la obstrucción de las vías aéreas son el espasmo muscular, la inflamación y el aumento de las secreciones. Generalmente, al mejorar cualquiera de estos procesos, los síntomas disminuyen. Se puede reducir el espasmo muscular mediante el uso de broncodilatadores, incluyendo estimulantes de los receptores betaadrenérgicos (como el albuterol en inhalación) y una teofilina oral de absorción lenta.

Se puede reducir la inflamación mediante el uso de corticosteroides, pero el inconveniente es que sólo un 20 por ciento de los pacientes responden a estos fármacos. No hay una terapia válida que facilite la expulsión de las secreciones, pero evitar la deshidratación puede prevenir las secreciones espesas. Es importante beber suficiente líquido a fin de mantener una orina clara, excepto la primera micción de la mañana. En la enfermedad pulmonar obstructiva crónica severa, la terapia respiratoria (• *V. página 163*) puede ayudar a despegar las secreciones.

Los episodios de reagudización de la enfermedad pulmonar obstructiva crónica son, a veces, el resultado de infecciones bacterianas que se pueden tratar con antibióticos durante 7 a 10 días. Muchos médicos prescriben a sus pacientes un antibiótico, aconsejándoles que empiecen el tratamiento en las etapas iniciales de dichos episodios.

La administración de oxígeno a largo plazo prolonga la vida de las personas que padecen esta enfermedad con una concentración de oxígeno en sangre extremadamente baja. Aunque una terapia de 24 horas es mejor, 12 horas de oxígeno al día también proporcionan algún beneficio. Este tratamiento reduce el exceso de los glóbulos rojos causado por la disminución de oxígeno en la sangre, mejora la función mental y reduce la insuficiencia cardíaca causada por la enfermedad pulmonar obstructiva crónica. La administración de oxígeno puede también reducir el ahogo durante las actividades.

Nunca se debe aplicar oxígeno cerca de fuentes de calor o mientras se fuma. Los depósitos de oxígeno bajo presión para uso doméstico son caros y difíciles de manejar. Los concentradores de oxígeno, que extraen el oxígeno del aire de la habitación y lo administran al paciente a través de un tubo de 15 metros de longitud, son más económicos. También se pueden necesitar bombas portátiles de oxígeno bajo presión para breves períodos fuera de casa. Las bombas de oxígeno líquido recargables, aunque más manejables dentro y fuera de casa, son el sistema más caro.

Se pueden llevar a cabo programas de ejercicio en el hospital y en la casa. Tales programas pueden aumentar la independencia y la calidad de vida del afectado, disminuir la frecuencia y el tiempo de hospitalización y mejorar la capacidad para realizar ejercicios, incluso si la función pulmonar no evoluciona favorablemente. Para los ejercicios de las piernas se recomienda la bicicleta fija, subir las escaleras y caminar. Para los brazos es útil el levantamiento de pesas. Con frecuencia, se recomienda administrar oxígeno durante el ejercicio. Se enseñan técnicas especiales para perfeccionar el funcionamiento pulmonar durante la actividad sexual y durante otras actividades como cocinar y ocuparse de pequeñas tareas. Como sucede con cualquier programa de ejercicios, la forma física se pierde rápidamente cuando la persona los interrumpe.

En pacientes con un déficit grave de alfa$_1$-antitripsina, se puede sustituir la proteína que falta. El tratamiento es costoso y consiste en infusiones intravenosas semanales de dicha proteína. En determinados pacientes seleccionados, menores de 50 años se puede realizar un trasplante de pulmón.

En personas con enfisema grave, se puede realizar una cirugía, conocida como reducción del volumen pulmonar, en las primeras etapas de la enfermedad. El procedimiento es complejo y requiere que la persona deje de fumar por lo menos 6 meses antes de la cirugía y que se someta a un programa intenso de preparación física. La intervención mejora la función pulmonar y la capacidad de realizar ejercicios en algunas personas, aunque se desconoce la duración de esta mejoría.

Pronóstico

El pronóstico es favorable en los pacientes que padecen obstrucción respiratoria leve, pero lo es menos que en los fumadores que no padecen enfermedad pulmonar obstructiva crónica. El pronóstico es peor en el caso de una obstrucción moderada o grave. Aproximadamente el 30 por ciento de las personas con obstrucción respiratoria muy grave muere al cabo de un año y el 95 por ciento en 10 años. La muerte puede producirse por insuficiencia respiratoria, neumonía, paso de aire al interior de la cavidad pleural que rodea los pulmones (neumotórax) y alteraciones de la frecuencia cardíaca (arritmias) o por obstrucción de las arterias que llevan la sangre a los pulmones (embolia pulmonar). Los individuos con una enfermedad pulmonar obstructiva crónica también tienen más riesgo de desarrollar un cáncer de pulmón. Algunas personas con enfermedad pulmonar obstructiva crónica grave pueden sobrevivir durante 15 años o más.

Enfermedades pulmonares de origen ocupacional

Las enfermedades pulmonares de origen ocupacional se deben a la inhalación de partículas nocivas, niebla, vapores o gases en el lugar de trabajo. El sitio exacto de las vías aéreas o de los pulmones donde llega la sustancia inhalada y el tipo de enfermedad pulmonar que desarrolla dependen del tamaño y de la clase de las partículas. Las más grandes pueden quedar atrapadas en la nariz o en las vías aéreas grandes, pero las más pequeñas alcanzan los pulmones. Una vez allí, algunas partículas se disuelven y pueden pasar al flujo sanguíneo; las defensas del cuerpo eliminan las más sólidas que no se disuelven.

El organismo tiene varios mecanismos para eliminar las partículas aspiradas. En las vías respiratorias, la mucosidad cubre las partículas de modo que sea fácil expulsarlas mediante la tos. En los pulmones, existen células depuradoras especiales que tragan la mayoría de las partículas y las vuelven inofensivas.

Diversos tipos de partículas producen distintas reacciones en el organismo. Algunas causan reacciones alérgicas, como el polen de las plantas, responsable de la fiebre del heno o de un tipo de asma. Las partículas como el polvo de carbón, el carbono y el óxido de estaño no producen mucha reacción en los pulmones.

Otras, como el polvo de cuarzo y de amianto pueden causar cicatrices permanentes en el tejido pulmonar (fibrosis pulmonar). En cantidades importantes, ciertas partículas, como el amianto, pueden causar cáncer en los fumadores.

Silicosis

La silicosis es la formación permanente de tejido cicatricial en los pulmones causada por la inhalación de polvo de sílice (cuarzo).

La silicosis, la enfermedad profesional más antigua que se conoce, se desarrolla en personas que han inhalado polvo de sílice durante muchos años. El polvo de sílice es el principal elemento que constituye la arena, por lo que la exposición es frecuente entre los mineros del metal, los cortadores de piedra arenisca y de granito, los obreros de las fundiciones y los alfareros.

Por lo general, los síntomas aparecen después de 20 o 30 años de exposición al polvo. Sin embargo, en los trabajos donde se utilizan chorros de arena, en la construcción de túneles y en la fabricación de jabones abrasivos que requieren cantidades elevadas de polvo de sílice, los síntomas pueden presentarse en menos de 10 años.

Cuando se inhala, el polvo de sílice entra en los pulmones y las células depuradoras, como los macrófagos, lo engullen. (• *V. página 838)* Las enzimas liberadas por las células depuradoras causan la formación de tejido cicatricial en los pulmones. Al principio, las zonas cicatrizadas son pequeñas protuberancias redondas (silicosis nodular simple), pero finalmente se reúnen en grandes masas (silicosis conglomerada). Estas áreas cicatrizadas no permiten el paso del oxígeno a la sangre de forma normal. Así los pulmones pierden elasticidad y se requiere mayor esfuerzo para respirar.

Síntomas y diagnóstico

Los individuos con silicosis nodular simple no tienen dificultad para respirar, pero tienen tos y esputos debido a la irritación de las grandes vías aéreas, el proceso denominado bronquitis. La silicosis conglomerada puede causar tos, producción de esputo y ahogo. Al principio, el ahogo se produce sólo durante los momentos de actividad, pero finalmente se manifiesta también durante el reposo. La respiración puede empeorar a los 2 o 5 años de haber dejado de trabajar con la sílice. El pulmón lesionado somete al corazón a un esfuerzo excesivo y puede causar insuficiencia cardíaca, que a su vez puede evolucionar hacia la muerte. Además, los individuos con silicosis expuestos al microorganismo causante de la tuberculosis *(Mycobacterium tuberculosis)* son tres veces más propensos a desarrollar la tuberculosis que quienes no están afectados de silicosis.

La silicosis se diagnostica con una radiografía de tórax que muestra el patrón típico de cicatrices y nódulos.

Prevención

El control de la producción de polvo en el lugar de trabajo puede ayudar a prevenir la silicosis. Cuando ésta no se puede controlar, como puede ser el caso de la industria de chorros de arena, los trabajadores deben usar máscaras que suministren aire externo limpio o que filtren completamente las partículas. Dicha protección puede no estar al alcance de todos los trabajadores en una zona polvorienta (por ejemplo, pintores y soldadores) y, en ese caso, siempre que sea posible, se deben utilizar abrasivos distintos a la arena.

Los trabajadores expuestos al polvo de sílice deben hacerse radiografías de tórax con regularidad, cada 6 meses los que trabajan con chorros de arena y cada 2 a 5 años los demás, de modo que sea posible detectar cualquier problema cuanto antes. Si la radiografía revela silicosis, el médico probablemente aconsejará al trabajador que evite la exposición constante a la sílice.

Tratamiento

La silicosis es incurable. Sin embargo, se puede detener la evolución de la enfermedad, interrumpiendo la exposición a la sílice desde los primeros síntomas. Una persona con dificultad para respirar puede sentir alivio con el tratamiento utilizado para la enfermedad pulmonar obstructiva crónica, como son los fármacos que dilatan los bronquios y despejan las secreciones de las vías aéreas. (• *V. página 187*) Dado que los individuos que padecen silicosis tienen un alto riesgo de contraer tuberculosis, deben someterse periódicamente a revisiones médicas que incluyan la prueba cutánea para tuberculosis.

Pulmón negro

El pulmón negro (neumoconiosis de los carboneros) es una enfermedad pulmonar causada por la acumulación de polvo de carbón en los pulmones.

Es consecuencia de la aspiración de polvo de carbón durante mucho tiempo. En el pulmón negro simple, el polvo de carbón se acumula alrededor de las pequeñas vías respiratorias (bronquiolos) de los pulmones. A pesar de que el polvo de carbón es relativamente inerte y no provoca demasiadas reacciones, se extiende por todo el pulmón y en una radiografía se observa en forma de pequeñas manchas. El polvo de carbón no obstruye las vías aéreas. Cada año, del uno al dos por ciento de las personas con pulmón negro simple desarrollan una forma más grave de la enfermedad, denominada fibrosis masiva progresiva, en la que se forman cicatrices en extensas áreas del pulmón (como mínimo de 1,5 centímetros de diámetro). La fibrosis masiva progresiva empeora incluso si la persona ya no está expuesta al polvo de carbón. El tejido pulmonar y los vasos sanguíneos de los pulmones pueden quedar destruidos por las cicatrices.

En el **síndrome de Caplan** (un trastorno poco frecuente que puede afectar a los mineros del carbón que padecen artritis reumatoide), se desarrollan rápidamente grandes nódulos redondos en el pulmón. Tales nódulos pueden formarse en los individuos que han sufrido una exposición significativa al polvo de carbón, incluso sin tener pulmón negro.

Síntomas y diagnóstico

Por lo general, el pulmón negro simple no produce síntomas. Sin embargo, la tos y el ahogo aparecen con facilidad en muchos de los afectados con fibro-

sis masiva progresiva, ya que también tienen enfisema (causado por fumar cigarrillos) o bronquitis (causada por los cigarrillos o la exposición tóxica a otros contaminantes industriales). Por otra parte, en la fase de mayor gravedad hay tos y, a veces, un ahogo incapacitante.

El médico establece el diagnóstico cuando advierte las manchas características en la radiografía de tórax de la persona que ha estado expuesta al polvo de carbón durante mucho tiempo, por lo general alguien que ha trabajado en minas bajo tierra por lo menos 10 años.

Prevención y tratamiento

Se puede prevenir el pulmón negro suprimiendo el polvo de carbón en el lugar de trabajo. Los trabajadores del carbón se hacen radiografías de tórax cada 4 o 5 años, de modo que la enfermedad se puede detectar en un estadio inicial. Cuando ésta se detecta, el trabajador debe trasladarse a una zona con concentraciones de polvo de carbón bajas para prevenir la fibrosis masiva progresiva.

La prevención es fundamental debido a que no hay cura para el pulmón negro. La persona que no puede respirar libremente puede beneficiarse de los tratamientos utilizados para la enfermedad pulmonar obstructiva crónica, como los fármacos que permiten mantener las vías aéreas abiertas y libres de secreciones. (• *V. página 187*)

Asbestosis

La asbestosis es la formación extensa de tejido cicatricial en los pulmones causada por la aspiración del polvo de amianto.

El amianto está compuesto de silicato de mineral fibroso de diversa composición química. Cuando se inhala, las fibras de amianto se fijan profundamente en los pulmones, causando cicatrices. La inhalación de amianto puede también producir el engrosamiento de las dos capas de la membrana que recubre los pulmones (la pleura).

Las personas que trabajan con el amianto corren el riesgo de padecer enfermedades pulmonares. Los obreros que trabajan en la demolición de construcciones con aislamiento de amianto también tienen riesgo, aunque menor. Cuanto más tiempo se expone un individuo a las fibras de amianto, mayor es el riesgo de contraer una enfermedad relacionada con el amianto.

Síntomas

Los síntomas de asbestosis aparecen gradualmente sólo después de la formación de muchas cicatrices y cuando los pulmones pierden su elasti-

¿Quién tiene riesgo de contraer enfermedades pulmonares ocupacionales?

Silicosis	• Mineros del plomo, cobre, plata y oro. • Ciertos mineros del carbón (por ejemplo, tamizado de techos). • Obreros de las fundiciones. • Alfareros. • Cortadores de granito o piedra arenisca. • Obreros que construyen túneles. • Obreros que fabrican jabones abrasivos. • Los que trabajan con eyección de chorros de arena.
Pulmón negro	• Obreros del carbón.
Asbestosis	• Obreros que extraen, muelen o manufacturan amianto. • Obreros de la construcción que instalan o extraen materiales que contienen amianto.
Beriliosis	• Trabajadores aeroespaciales.
Neumoconiosis benigna	• Soldadores. • Mineros del hierro. • Operarios del bario. • Trabajadores del estaño.
Asma profesional	• Sujetos que trabajan con granos, madera de cedro rojo, ricino, tinturas, antibióticos, resinas, té y enzimas utilizadas en la fabricación de detergentes, malta y artículos de cuero.
Bisinosis	• Trabajadores del algodón, cáñamo, yute y lino.
Enfermedad de los trabajadores de silos	• Granjeros.

cidad. Los primeros síntomas son el ahogo leve y la disminución de la capacidad para el ejercicio.

Los grandes fumadores que padecen bronquitis crónica junto con asbestosis pueden toser y tener respiración sibilante. Gradualmente, la respiración se vuelve más difícil. Alrededor del 15 por ciento de las personas con asbestosis tienen ahogo e insuficiencia respiratoria.

En ocasiones, la inhalación de fibras de amianto puede hacer que el líquido se acumule en el espacio que se encuentra entre las dos capas pleurales (cavidad pleural). En raras ocasiones, el amianto causa tumores en la pleura, denominados mesoteliomas, o en las membranas del abdomen, llamados mesoteliomas peritoneales.

Los mesoteliomas causados por el amianto son un tipo de cáncer y no se pueden curar. Generalmente aparecen tras la exposición al crocidolito, uno de los cuatro tipos de amianto. El amosito, otro tipo, también produce mesoteliomas. El crisotilo probablemente no produce mesoteliomas, pero a veces está contaminado con tremolito que sí los causa. Los mesoteliomas se desarrollan por lo general al cabo de 30 o 40 años de exposición al amianto.

El cáncer de pulmón está relacionado en parte con el grado de exposición a las fibras de amianto; sin embargo, entre las personas que padecen asbestosis, el cáncer de pulmón se desarrolla casi exclusivamente en aquellas que también fuman cigarrillos, en especial en las que fuman más de un paquete al día.

Diagnóstico

En las personas con antecedentes de exposición al amianto, el médico puede a veces diagnosticar asbestosis con una radiografía de tórax que muestra las alteraciones características. Por lo general, la función pulmonar de la persona es anormal y, al auscultar el pulmón, se pueden oír sonidos anormales, llamados crujidos.

Para determinar si un tumor pleural es canceroso, el médico practica una biopsia (extracción de una pequeña porción de pleura para su examen al microscopio). Se puede también extraer y analizar el líquido que rodea a los pulmones (un procedimiento llamado toracocentesis); sin embargo, este procedimiento no es habitualmente tan preciso como la biopsia.

Prevención y tratamiento

Las enfermedades causadas por inhalación de amianto se pueden prevenir disminuyendo al máximo el polvo y las fibras de amianto en el lugar de trabajo.

Dado que el control del polvo ha mejorado en las industrias que utilizan el amianto, es menor el número de personas que sufren de asbestosis en la actualidad, pero los mesoteliomas siguen presentándose en individuos que han estado expuestos hasta hace 40 años. El amianto de las casas debería ser extraído por trabajadores especializados en técnicas de extracción. Los fumadores que han estado en contacto con el amianto pueden reducir el riesgo de cáncer de pulmón dejando de fumar.

La mayoría de los tratamientos para la asbestosis alivia los síntomas; por ejemplo, la administración de oxígeno alivia el ahogo. Drenar el líquido alrededor de los pulmones puede también facilitar la respiración.

En ocasiones, el trasplante de pulmón ha dado resultados muy positivos en la asbestosis. Los mesoteliomas son invariablemente mortales; la quimioterapia no es eficaz y la extirpación quirúrgica del tumor no cura el cáncer.

Beriliosis

La beriliosis es una inflamación pulmonar causada por la aspiración de polvo o vapores que contienen berilio.

En el pasado, el berilio se extraía de las minas para su uso en las industrias químicas y electrónicas y en la fabricación de lámparas de luz fluorescente. En la actualidad, se usa principalmente en la industria aerospacial. Junto con los trabajadores de estas industrias, algunas personas que vivían cerca de las refinerías de berilio también desarrollaron la beriliosis.

La diferencia entre la beriliosis y las demás enfermedades pulmonares ocupacionales es que los procesos pulmonares parecen producirse solamente en individuos sensibles al berilio y que representan aproximadamente el 2 por ciento de los que están en contacto con él. La enfermedad puede manifestarse incluso en aquellas personas que han sufrido una exposición relativamente breve al berilio y los síntomas pueden tardar en aparecer de 10 a 20 años.

Síntomas y diagnóstico

En algunas personas, la beriliosis se produce de repente (beriliosis aguda), principalmente en forma de una inflamación del tejido pulmonar (neumonitis). Las personas con beriliosis aguda tienen accesos repentinos de tos, dificultad para respirar y pérdida de peso. La beriliosis aguda puede también afectar a la piel y a los ojos.

Otros sujetos padecen beriliosis crónica, caracterizada por la formación de un tejido anormal en los pulmones y por el aumento del tamaño de los ganglios linfáticos. En estas personas, la tos, la dificul-

tad respiratoria y la pérdida de peso se desarrollan de forma gradual.

El diagnóstico se basa en la historia personal de exposición al berilio, en los síntomas y en las alteraciones características que se pueden observar en la radiografía de tórax. Sin embargo, las radiografías de beriliosis se parecen a las de otra enfermedad pulmonar, la sarcoidosis, de ahí que puedan necesitarse pruebas inmunológicas complementarias.

Pronóstico y tratamiento

La beriliosis aguda puede ser grave, incluso mortal. Sin embargo, por lo general, los individuos se restablecen, a pesar de estar muy enfermos al principio por la rigidez de los pulmones y la alteración de la función pulmonar. Con un tratamiento adecuado, como la respiración asistida y los corticosteroides, el paciente se recupera habitualmente al cabo de un periodo de 7 a 10 días, sin efectos residuales.

Cuando los pulmones están gravemente afectados por la beriliosis crónica, el corazón puede sufrir debido a un esfuerzo excesivo, provocando insuficiencia cardíaca y muerte. A veces los corticosteroides, como la prednisona oral, se prescriben para la beriliosis crónica, aunque infortunadamente no son muy útiles.

Asma profesional

El asma profesional es un espasmo reversible de las vías aéreas pulmonares causado por la aspiración, en el lugar de trabajo, de partículas o de vapores que actúan como irritantes o causan una reacción alérgica.

Muchas sustancias, en el lugar de trabajo, pueden provocar espasmos de las vías aéreas que dificultan la respiración. Algunas personas son particularmente sensibles a los agentes irritantes que se hallan en el aire.

Síntomas

El asma profesional puede causar ahogo, opresión en el pecho, respiración sibilante, tos, goteo nasal y lacrimación. En algunas personas, la respiración sibilante es el único síntoma.

Los síntomas pueden producirse durante la jornada de trabajo, pero con frecuencia comienzan al cabo de unas horas de haberla finalizado. En algunas personas, los síntomas comienzan hasta 24 horas después de la exposición. Además, los síntomas pueden aparecer y desaparecer durante una semana o más después de la exposición. De este modo, es difícil de establecer la relación entre el lugar de trabajo y los síntomas. A menudo los síntomas disminuyen o desaparecen durante el fin de semana o las vacaciones.

Los síntomas empeoran con la exposición repetida a los agentes irritantes.

Diagnóstico

Para establecer el diagnóstico, el médico solicita que el paciente describa los síntomas y el tipo de exposición a la sustancia que causa el asma. En ocasiones, la reacción alérgica se puede detectar con una prueba cutánea (prueba del parche), en la que una pequeña cantidad de la sustancia sospechosa se coloca sobre la piel.

Si resulta difícil establecer un diagnóstico, se realiza una prueba de provocación por inhalación, en la que el paciente aspira pequeñas cantidades de la sustancia sospechosa y el médico observa si aparecen sibilancias y ahogo y también hace pruebas para determinar si existe una disminución de la función pulmonar.

Dado que las vías aéreas pulmonares pueden comenzar a estrecharse antes de que aparezcan los síntomas, el individuo con síntomas retardados puede utilizar un aparato para controlar las vías aéreas durante las horas laborables. Este aparato, un medidor manual del flujo máximo, mide la velocidad de espiración del aire de los pulmones. Cuando las vías aéreas se estrechan, la velocidad disminuye marcadamente, sugiriendo asma profesional.

Prevención y tratamiento

Existen medidas de control de polvo y de vapores, en las industrias que utilizan sustancias que puedan causar asma; sin embargo, puede ser imposible eliminarlas del todo. Los trabajadores que padecen asma aguda deberían hacer lo posible por cambiar de trabajo. Con frecuencia la exposición constante provoca asma más grave y persistente.

Los tratamientos son los mismos que se aplican en otros tipos de asma. (• *V. página 179*) Los fármacos que abren las vías aéreas (broncodilatadores) pueden administrarse en un inhalador (por ejemplo, el albuterol) o en comprimidos (por ejemplo, la teofilina). Para los ataques graves, se pueden tomar corticosteroides (como la prednisona) por vía oral durante un período breve. En tratamientos de larga duración, se prefieren los corticosteroides por inhalación.

Bisinosis

La bisinosis es un estrechamiento de las vías respiratorias causado por la aspiración de partículas de algodón, lino o cáñamo.

Aunque la bisinosis se produce casi exclusivamente en las personas que trabajan con el algodón sin procesar, quienes trabajan con lino y cáñamo pueden tam-

bién desarrollar este tipo de afección. Los obreros que abren fardos de algodón en rama o que trabajan en las primeras fases del procesamiento del algodón parecen ser los más afectados. Aparentemente, algún elemento del algodón en rama provoca el estrechamiento de las vías aéreas en las personas propensas.

Síntomas y diagnóstico

La bisinosis puede causar sibilancias al respirar y opresión en el pecho, por lo general durante el primer día de trabajo después de un descanso. A diferencia del asma, los síntomas tienden a disminuir tras una exposición repetida y la opresión en el pecho puede desaparecer hacia el final de la semana de trabajo.

Sin embargo, cuando se trata de una persona que ha trabajado con algodón durante muchos años, la opresión en el pecho puede durar 2 o 3 días o incluso la semana completa. La exposición prolongada al polvillo del algodón aumenta la frecuencia de las sibilancias pero no evoluciona hacia una enfermedad pulmonar discapacitante.

El diagnóstico se establece mediante una prueba que muestra la disminución de la capacidad pulmonar a lo largo de la jornada laboral; por lo general, esta disminución es mayor durante el primer día de trabajo.

Prevención y tratamiento

El control del polvo es el mejor modo de prevenir la bisinosis. La respiración sibilante y la opresión en el pecho se pueden tratar con los mismos fármacos utilizados para el asma. Los fármacos que abren las vías aéreas (broncodilatadores) pueden administrarse en un inhalador (por ejemplo, el albuterol) o en comprimidos (por ejemplo, la teofilina).

Exposición a gases y a sustancias químicas

Muchos tipos de gases, como el cloro, el fosgeno, el dióxido de azufre, el sulfato de hidrógeno, el dióxido de nitrógeno y el amoníaco, pueden liberarse de repente por un accidente industrial e irritar gravemente los pulmones.

Los gases como el cloro y el amoníaco se disuelven con facilidad e irritan inmediatamente la boca, la nariz y la garganta. Las partes inferiores de los pulmones se ven afectadas sólo cuando el gas se inhala profundamente. Los gases radiactivos, que se liberan en el accidente de un reactor nuclear, pueden provocar cáncer de pulmón y otras formas de cáncer que pueden tardar años en desarrollarse. Algunos gases como el dióxido de nitrógeno no se disuelven fácilmente. Por consiguiente, no producen señales iniciales de exposición, como irritación de la nariz y de los ojos, y son más propensos a ser profundamente inhalados en los pulmones. Dichos gases pueden causar la inflamación de las vías aéreas pequeñas (bronquiolitis) o causar la acumulación de líquido en los pulmones (edema pulmonar).

En la enfermedad de los trabajadores de los silos, que se produce por la inhalación de vapores que contienen dióxido de nitrógeno liberado por el moho de los silos, puede que el líquido no aparezca en los pulmones hasta después de 12 horas de la exposición; la afección puede mejorar transitoriamente y luego reaparecer al cabo de entre 10 y 14 días, incluso aunque no haya habido un nuevo contacto con el gas. Dicha recurrencia tiende a afectar a las pequeñas vías aéreas (bronquiolos).

En algunas personas puede aparecer bronquitis crónica a causa de la exposición a pequeñas cantidades de gas u otras sustancias químicas durante un período prolongado.

Además, se cree que la exposición a ciertas sustancias químicas (los compuestos de arsénico y los hidrocarburos), provocan cáncer en algunas personas. El cáncer puede desarrollarse en los pulmones o en cualquier parte del organismo, dependiendo de la sustancia inhalada.

Síntomas y diagnóstico

Los gases solubles como el cloro producen graves quemaduras en los ojos, la nariz, la garganta, la tráquea y en las grandes vías aéreas. A menudo producen tos y sangre en el esputo (hemoptisis), siendo también frecuentes las náuseas y el ahogo. Los gases menos solubles como el dióxido de nitrógeno producen ahogo, en ocasiones grave, al cabo de 3 o 4 horas.

Una radiografía de tórax puede evidenciar si se ha producido edema pulmonar o bronquiolitis.

Pronóstico, prevención y tratamiento

La mayoría de las personas se recupera completamente de una exposición accidental a gases. La complicación más grave es la infección pulmonar.

El mejor modo de prevenir la exposición es obrar con extrema cautela cuando se manipulan gases y sustancias químicas.

En caso de un escape accidental, deben estar disponibles las máscaras de gas con su propia provisión de aire. Los granjeros en los silos necesitan estar informados sobre el peligro de las exposiciones a gases tóxicos.

El oxígeno es la base del tratamiento. Cuando la lesión pulmonar es grave, la persona puede necesitar respiración artificial. Los fármacos que abren las vías aéreas, los líquidos por vía intravenosa y los antibióticos pueden ser útiles. A menudo se prescriben corticosteroides como la prednisona para reducir la inflamación de los pulmones.

Neumoconiosis benigna

Hay otras sustancias que, en algunas ocasiones, muestran alteraciones de los pulmones en las radiografías. La siderosis resulta de la inhalación del óxido de hierro; la baritosis, de la inhalación de bario y la estannosis, de la inhalación de partículas de estaño. Si bien estos polvos son evidentes en una radiografía de tórax, no causan grandes reacciones en el pulmón, de modo que las personas expuestas a ellos no manifiestan síntomas ni deterioro funcional.

CAPÍTULO 39

Enfermedades alérgicas de los pulmones

Los pulmones son particularmente propensos a las reacciones alérgicas porque están expuestos a grandes cantidades de antígenos suspendidos en el aire, como polvos, pólenes y sustancias químicas. La exposición a polvos irritantes o a sustancias suspendidas en el aire, frecuentemente en el trabajo, aumenta la probabilidad de las reacciones alérgicas respiratorias. Sin embargo, las reacciones alérgicas en los pulmones no son sólo el resultado de la inhalación

de antígenos. Se pueden producir también por la ingestión de ciertos alimentos o fármacos.

Tipos de reacciones alérgicas

El organismo reacciona frente a un antígeno creando anticuerpos. (• *V. página 842*) Los anticuerpos se unen al antígeno, por lo general volviéndolo inocuo. A veces, sin embargo, cuando se produce una interacción entre anticuerpo y antígeno, aparecen inflamación y daño en los tejidos. Las reacciones alérgicas se clasifican según el tipo de la lesión del tejido. Muchas reacciones alérgicas son una combinación de más de un tipo de lesión del tejido. En algunas reacciones alérgicas los linfocitos antigenoespecíficos (un tipo de glóbulo blanco) desempeñan un papel más importante que los anticuerpos.

Las **reacciones de tipo I (atópicas o anafilácticas)** se producen cuando un antígeno que penetra en el organismo se encuentra con las células cebadas o basófilas, un tipo de glóbulos blancos que tienen anticuerpos adheridos a su superficie y que forman parte del sistema inmunitario. Cuando el antígeno se une a estos anticuerpos de la superficie celular, las células cebadas segregan sustancias, como la histamina, que producen la dilatación de los vasos sanguíneos y la contracción de las vías aéreas. Dichas sustancias también atraen otros glóbulos blancos a la zona. Un ejemplo de una reacción de tipo I es el asma bronquial alérgica.

Las **reacciones de tipo II (citotóxicas)** destruyen las células porque la combinación antígeno-anticuerpo activa las sustancias tóxicas. Un ejemplo de una enfermedad causada por una reacción de tipo II es el síndrome de Goodpasture.

Las **reacciones de tipo III (complejos inmunes)** se producen cuando se acumula un gran número de complejos antígeno-anticuerpo. Éstos pueden provocar una inflamación extensa que daña los tejidos, particularmente las paredes de los vasos sanguíneos, creándose un proceso denominado vasculitis. El lupus eritematoso sistémico es un ejemplo de una enfermedad causada por una reacción de tipo III.

Las **reacciones de tipo IV (retardadas o por mediación de células)** se producen a causa de la interacción entre un antígeno y los linfocitos antígeno-específicos que liberan sustancias inflamatorias y tóxicas, atrayendo otros glóbulos blancos y lesionando el tejido normal. La prueba cutánea para la tuberculosis (prueba de la tuberculina) es un ejemplo de este tipo de reacción.

Neumonía por hipersensibilidad

La neumonía por hipersensibilidad (alveolitis alérgica extrínseca, neumonitis alérgica intersticial, neumoconiosis por polvo orgánico) es una inflamación interna y externa de los pequeños sacos de aire del pulmón (alvéolos) provocada por una reacción alérgica a la inhalación de polvo orgánico o, menos frecuentemente, de sustancias químicas.

Causas

Hay muchos tipos de polvo que pueden causar reacciones alérgicas en los pulmones. Los polvos orgánicos que contienen microorganismos o proteínas al igual que sustancias químicas, como los isocianatos, pueden ocasionar una neumonía por hipersensibilidad. El "pulmón del granjero", que resulta de la inhalación repetida de bacterias del heno enmohecido que toleran temperaturas elevadas (termófilas), es un ejemplo bien conocido de neumonía por hipersensibilidad.

Sólo un número reducido de personas que inhalan estos polvos desarrollan reacciones alérgicas y solamente una pequeña parte de aquellas personas que las desarrollan sufren daños irreversibles en los pulmones. Generalmente, una persona debe estar expuesta a dichos antígenos de modo constante o frecuente durante mucho tiempo antes de que se desarrollen la sensibilización y la enfermedad.

La lesión pulmonar parece ser consecuencia de una combinación de las reacciones alérgicas del tipo III y del tipo IV. La exposición a los polvos causa la sensibilización de los linfocitos y la formación de anticuerpos, que a su vez conducen a la inflamación de los pulmones y a la acumulación de glóbulos blancos en las paredes de los alvéolos. El tejido pulmonar sano puede ser sustituido o destruido, ocasionando la enfermedad sintomática.

Síntomas y diagnóstico

Cuando existe hipersensibilidad a un polvo orgánico, es habitual que la persona presente fiebre, tos, escalofríos y ahogo al cabo de 4 u 8 horas de haber estado expuesta al mismo.

Otros síntomas consisten en falta de apetito, náuseas y vómitos, pero las sibilancias no son frecuentes. Si el individuo no vuelve a exponerse al antígeno, los síntomas habitualmente disminuyen en unas horas pero la recuperación completa puede tardar varias semanas.

Una forma más lenta de reacción alérgica (forma subaguda) puede producir tos y ahogo durante varios días o semanas; a veces puede ser lo bastante grave para requerir la hospitalización del afectado.

Con la neumonitis por hipersensibilidad crónica, la persona entra en contacto repetidamente con el alergeno durante meses o años, pudiéndose formar cicatrices difusas en los pulmones, hasta desarrollar un proceso denominado fibrosis pulmonar. Con el paso del tiempo se agravan los ahogos durante el ejercicio, la tos con esputo, el cansancio y la pérdida de peso. Finalmente, la enfermedad puede llevar a una insuficiencia respiratoria. (• *V. página 161*)

El diagnóstico de neumonitis por hipersensibilidad depende de la identificación del polvo o de otra sustancia que causa el proceso, lo cual puede resultar difícil. Las personas expuestas en el trabajo pueden no sentirse enfermas hasta horas después, cuando

Causas de la neumonía por hipersensibilidad

Enfermedad	Fuente de las partículas de polvo
Pulmón del agricultor.	Heno mohoso.
Pulmón del cuidador de aves, pulmón del criador de palomas, pulmón del obrero del heno.	Excrementos de papagayos, palomas, gallinas.
Pulmón del aire acondicionado.	Humidificadores, aparatos de aire acondicionado.
Bagazosis.	Desechos de la caña de azúcar.
Pulmón del recolector de hongos.	Compuestos de hongos.
Pulmón del trabajador del alcornoque (suberosis).	Alcornoque mohoso.
Enfermedad de la corteza de arce.	Corteza de arce infectada.
Pulmón del trabajador de la malta.	Cebada o malta mohosa.
Secuoyasis.	Moho del aserrín de la madera roja.
Pulmón del depurador de queso.	Moho del queso.
Enfermedad del gorgojo del trigo.	Harina de trigo infestada.
Pulmón del obrero del café.	Granos de café.
Pulmón del obrero de techo de paja.	Paja o junco usado en el tejado.
Pulmón del trabajador químico.	Sustancias químicas utilizadas en la fabricación de espuma de poliuretano, moldes, aislamiento, goma sintética y materiales de embalaje.

están en su casa. Un buen indicio de que el ambiente de trabajo puede ser la fuente del problema es que el sujeto se siente mal en los días laborables pero no durante el fin de semana o las vacaciones.

El diagnóstico se establece con frecuencia a raíz de una radiografía de tórax anormal. Para estable-cer el diagnóstico de neumonitis por hipersensibi-lidad también pueden contribuir las pruebas de función respiratoria (• V. *página 169*) que miden la capacidad pulmonar de retención de aire y las capacidades inspiratoria y espiratoria, al igual que el intercambio de oxígeno y anhídrido carbónico. Los análisis de sangre para detectar anticuerpos pueden confirmar la exposición al antígeno sospe-choso. Cuando no es posible identificar el antígeno y el diagnóstico no está claro, se puede realiza una biopsia pulmonar (extracción de una pequeña por-ción de tejido pulmonar para su examen al micros-copio). Es posible extraer dicha muestra durante una broncoscopia (un examen de las vías aéreas uti-lizando un tubo de observación), una toracoscopia (un examen de la superficie pulmonar y de la cavidad pleu-ral usando también dicho método) o una toracoto-mía (una intervención en la que se abre la pared del tórax). (• V. *página 169*)

Prevención y tratamiento

La mejor prevención es evitar la exposición al antígeno, pero esto no es fácil en la práctica para al-guien que no puede cambiar de trabajo. La elimina-ción o la reducción del polvo o el uso de máscaras pro-tectoras pueden contribuir a prevenir una recidiva. El tratamiento químico del heno o de los desechos de la caña de azúcar y la utilización de sistemas de venti-lación eficaces contribuyen a evitar que los trabaja-dores se expongan y se sensibilicen a estas materias.

Los individuos que han sufrido un episodio agudo de neumonitis por hipersensibilidad se restablecen si se evitan ulteriores contactos con la sustancia. Cuando el episodio es grave, los corticosteroides, como la prednisona, reducen los síntomas y pueden disminuir una inflamación intensa. Los episodios prolongados o repetidos pueden conducir a una en-fermedad irreversible; la función respiratoria pue-de verse tan comprometida que el paciente llega a necesitar una terapia complementaria de oxígeno. (• V. *página 187*)

Neumonía eosinófila

La neumonía eosinófila, también llamada síndrome de infiltrados pulmonares con eosinofilia (IPE), constituye un grupo de enfermedades pulmonares que se caracterizan por la presencia en los pulmo-nes y, por lo general, en el flujo sanguíneo, de nume-rosos eosinófilos, un tipo especializado de glóbulos blancos.

Los eosinófilos participan en la defensa inmune del pulmón. La cantidad de eosinófilos aumenta en muchas reacciones alérgicas e inflamatorias, inclu-yendo el asma, que con frecuencia acompañan a ciertos tipos de neumonía eosinófila. En las neumonías eosinófilas, los alvéolos y, a menudo, las vías aéreas se llenan de eosinófilos. Éstos pueden también invadir las paredes de los vasos sanguíneos y, si se manifiesta el asma, pueden obstruirse las vías aéreas constreñidas debido a la mucosidad que se produce.

No se ha podido determinar el motivo por el cual los eosinófilos se acumulan en los pulmones y, con frecuencia, no es posible tampoco identificar la sustancia causante de la reacción alérgica. Pero algunas de las causas conocidas de neumonía eosinófila son ciertos fármacos, vapores químicos e infecciones por hongos y parásitos.

Síntomas y diagnóstico

Los síntomas pueden ser leves o potencialmente mortales. La neumonía eosinófila simple (síndrome de Löffler) y otras neumonías semejantes pueden producir fiebre leve y síntomas respiratorios ligeros. El individuo puede tener tos y respiración sibilante y sentir ahogo, pero, en general, se restablece con rapidez. En ocasiones, la neumonía eosinófila puede evolucionar en pocas horas hacia una forma de insuficiencia respiratoria grave.

La neumonía eosinófila crónica es una enfermedad grave y, si no se trata, suele empeorar. Puede producirse un ahogo potencialmente mortal.

En los casos de neumonía eosinófila, se aprecia en los exámenes gran número de eosinófilos en sangre, en ocasiones hasta 10 o 15 veces su valor normal. En la radiografía de tórax generalmente pueden observarse sombras en los pulmones que son características de la neumonía. Sin embargo, a diferencia de la neumonía causada por bacterias o virus, las neumonías eosinófilas muestran típicamente sombras que aparecen y desaparecen en distintas radiografías. El examen al microscopio del esputo muestra las características acumulaciones de eosinófilos, más que las capas de granulocitos que se pueden encontrar en la neumonía bacteriana. Se pueden llevar a cabo otras pruebas complementarias para determinar las causas, especialmente si se busca una infección por hongos o parásitos; estas pruebas pueden incluir exámenes de muestras de heces al microscopio. Se puede además considerar como causa posible cualquier medicación que el paciente esté tomando.

Tratamiento

La neumonía puede ser leve y mejorar sin ningún tratamiento. Habitualmente se administra un corticosteroide como la prednisona para los casos graves. Si el paciente es también asmático, se le puede aplicar el tratamiento habitual del asma. (• V. página 182) Se empleará una farmacoterapia adecuada si la causa son lombrices u otros parásitos. Generalmen-te, se interrumpe cualquier medicamento que pueda causar la enfermedad.

Aspergilosis broncopulmonar alérgica

La aspergilosis broncopulmonar alérgica es un trastorno pulmonar alérgico, que con frecuencia se asemeja a una neumonía; se caracteriza por asma, inflamación pulmonar y de las vías aéreas y por un valor de eosinófilos en sangre superior al normal. Se debe a una reacción alérgica a un hongo, que frecuentemente es el Aspergillus fumigatus.

El *Aspergillus* es un hongo que crece en el suelo, en la vegetación en descomposición, en los alimentos, en el polvo y en el agua. El sujeto que inhala el hongo puede volverse sensible y desarrollar asma alérgica.

En algunos, se puede desarrollar una reacción alérgica compleja en las vías aéreas y los pulmones. A pesar de que el hongo en realidad no invade los pulmones y no destruye directamente los tejidos, forma colonias en la mucosidad de las vías aéreas y provoca repetidas inflamaciones alérgicas en el pulmón. Los sacos de aire de los pulmones (alvéolos) se llenan principalmente con eosinófilos.

También puede haber un número elevado de células productoras de moco. En los casos avanzados, la inflamación puede hacer que las vías aéreas centrales se ensanchen de forma permanente, produciendo una enfermedad denominada bronquiectasias. Finalmente, aparecen cicatrices en los pulmones.

Pueden presentarse otras formas de aspergilosis. El *Aspergillus* puede invadir los pulmones y provocar neumonía grave en individuos cuyo sistema inmune es deficiente. Se trata de una infección y no de una reacción alérgica. (• V. página 206) También se puede formar una bolsa de hongos, llamada aspergiloma, en las cavidades y quistes de los pulmones con lesiones anteriores producidas por otra enfermedad, como la tuberculosis.

Síntomas y diagnóstico

Los primeros síntomas de aspergilosis broncopulmonar alérgica son por lo general los síntomas progresivos del asma, como la respiración sibilante y el ahogo, junto con unas décimas de fiebre. El afectado habitualmente no se siente bien. Pueden aparecer manchas marrones en el esputo o incluso tapones de moco. En sucesivas radiografías de tórax aparecen áreas con las mismas características de la neumonía, pero localizadas más frecuentemente en la parte superior de los pulmones. Si la enfermedad dura un tiempo, la tomografía computadorizada (TC) puede mostrar las vías aéreas ensanchadas.

Cuando se examina el esputo al microscopio se puede ver el hongo, junto con el exceso de eosinófilos. La sangre contiene un número de eosinófilos superior al valor normal y ciertos anticuerpos contra el *Aspergillus*.

Las pruebas cutáneas pueden demostrar la alergia de la persona al *Aspergillus*, pero no llegan a distinguir la aspergilosis broncopulmonar alérgica de una simple alergia al *Aspergillus*, la cual puede existir en el asma alérgica sin aspergilosis.

Tratamiento

Es difícil evitar el contacto con el *Aspergillus* dado que está en muchos lugares del medio que nos rodea. Los fármacos antiasmáticos, especialmente los corticosteroides, se usan para curar la aspergilosis broncopulmonar alérgica. Se puede prevenir el daño progresivo del pulmón con un tratamiento de prednisona por vía oral a dosis elevadas al principio, seguido de un tratamiento de larga duración a dosis más bajas. Los fármacos antimicóticos no resultan útiles porque los síntomas de la enfermedad no son consecuencia de una infección. Tampoco es recomendable la administración de preparados alergenos (desensibilización).

Como la lesión pulmonar puede empeorar sin provocar síntomas perceptibles, se debe controlar regularmente la enfermedad mediante radiografías de tórax, pruebas de función respiratoria, (• *V. página 164*) y determinación de los anticuerpos. Las concentraciones de los anticuerpos disminuyen una vez que se ha controlado la enfermedad.

Granulomatosis pulmonar de Wegener

La granulomatosis pulmonar de Wegener, una enfermedad potencialmente mortal, se caracteriza por una inflamación intensa que afecta a las paredes de los vasos sanguíneos (vasculitis granulomatosa), los senos, los pulmones, los riñones y la piel, con formación de nódulos llamados granulomas. (• V. página 251) En algunos casos, solamente se ven afectados las fosas nasales, las vías aéreas y los pulmones.

La enfermedad origina la inflamación de los vasos sanguíneos de los pulmones y a la larga puede destruir una parte del tejido pulmonar. Se desconoce la causa de la granulomatosis de Wegener, pero puede ser una respuesta alérgica a un factor desencadenante todavía no identificado.

Síntomas y diagnóstico

La granulomatosis pulmonar de Wegener puede comenzar sin ningún síntoma o puede cursar con fiebre, pérdida de peso, una sensación de malestar generalizado, tos, ahogo y dolor torácico.

En la radiografía de tórax pueden observarse cavidades o áreas densas en los pulmones que pueden parecer un cáncer.

El diagnóstico se puede confirmar sólo con el examen al microscopio de una muestra de tejido (biopsia) de una zona afectada: piel, fosas nasales, vías aéreas o pulmones. A menudo, un análisis de sangre en personas con granulomatosis de Wegener puede detectar anticuerpos característicos, conocidos como anticuerpos anticitoplasma de neutrófilos.

Tratamiento

Sin un tratamiento adecuado, la enfermedad puede evolucionar rápidamente hacia la muerte. En consecuencia el tratamiento debe comenzar inmediatamente después del diagnóstico. La granulomatosis pulmonar de Wegener puede responder a los corticosteroides solos, pero muchos pacientes necesitan también otros fármacos inmunodepresores, como la ciclofosfamida.

Síndrome de Goodpasture

El síndrome de Goodpasture es un trastorno alérgico poco frecuente en el que se producen hemorragias en los pulmones, junto con insuficiencia renal progresiva.

Esta enfermedad por lo general afecta a los varones jóvenes. Por razones desconocidas, los individuos que padecen el síndrome de Goodpasture producen anticuerpos contra ciertas estructuras, en el aparato filtrante de los riñones y en los sacos de aire (alvéolos) y los capilares de los pulmones. Dichos anticuerpos provocan una inflamación que interfiere con la función renal y pulmonar. Se considera que tales anticuerpos pueden ser la causa directa de la enfermedad.

Síntomas y diagnóstico

El individuo que padece esta enfermedad desarrolla típicamente ahogo y tos con emisión de sangre. Los síntomas pueden evolucionar rápidamente y empeorar. La respiración puede disminuir y puede haber una pérdida importante de sangre, al mismo tiempo que se produce una insuficiencia renal. (• *V. página 621*)

Los análisis complementarios muestran en la sangre los anticuerpos característicos y en la orina la presencia de sangre y proteínas. Con frecuencia la enfermedad se acompaña de anemia. Una radiografía de tórax revela zonas alteradas en ambos pulmones y una biopsia del tejido renal permite identificar depósitos microscópicos de anticuerpos con un patrón específico.

Tratamiento

Esta enfermedad puede evolucionar hacia la muerte con mucha rapidez. Para suprimir la actividad del sistema inmunitario se puede administrar corticosteroides y ciclofosfamida por vía intravenosa.

El paciente puede además someterse a la plasmaféresis, un procedimiento en el que se extrae la sangre de la circulación, luego se extraen de la misma los anticuerpos responsables de la enfermedad y se devuelve de nuevo la sangre a la circulación. La utilización precoz de esta combinación de tratamientos puede contribuir a salvar la función de los riñones y de los pulmones, porque, una vez que se ha producido el daño, éste es irreversible.

Muchos pacientes pueden necesitar un tratamiento de apoyo mientras evoluciona la enfermedad. El tratamiento puede requerir oxígeno complementario o un respirador y también transfusiones de sangre. Si los riñones fallan, es necesario someter al paciente a diálisis renal o a un trasplante de riñón.

CAPÍTULO 40

Enfermedades infiltrativas de los pulmones

Varias enfermedades con síntomas similares son consecuencia de una acumulación anormal de células inflamatorias en el tejido pulmonar. En las primeras fases de estas enfermedades, los glóbulos blancos y un líquido rico en proteínas se acumulan en los sacos de aire de los pulmones (alvéolos), causando inflamación (alveolitis). Cuando tal inflamación es persistente, el líquido se puede solidificar y la cicatrización (fibrosis) puede sustituir el tejido pulmonar. La formación extensa de tejido cicatricial alrededor de los alvéolos sanos, progresivamente los destruye dejando quistes en su lugar.

Fibrosis pulmonar idiopática

Muchas enfermedades pueden causar fibrosis pulmonar, especialmente las alteraciones del sistema inmunitario.

Sin embargo, si bien las causas pueden ser muchas, en la mitad de las personas con fibrosis pulmonar, éstas no llegan a descubrirse. Se considera que esas personas están afectadas de fibrosis pulmonar idiopática (alveolitis fibrosa, neumonía intersticial). El término *idiopático* significa de causa desconocida.

Síntomas y diagnóstico

Los síntomas dependen del grado de daño pulmonar, de la velocidad con que evoluciona la enfermedad y del desarrollo de las complicaciones, como las infecciones y la insuficiencia cardíaca. Los síntomas característicos comienzan de forma insidiosa, como el ahogo durante un esfuerzo y la disminución de la fuerza. Los síntomas más habituales son tos, pérdida de apetito, pérdida de peso, cansancio, debilidad y dolores leves en el pecho. En las etapas finales de la enfermedad, a medida que la concentración de oxígeno en sangre disminuye, la piel puede tomar un tinte azulado y los extremos de los dedos se engruesan o adquieren forma de palillo de tambor. (• *V. recuadro, página 161*) El esfuerzo excesivo del corazón puede llevar a una insuficiencia cardíaca. Esta insuficiencia cardíaca causada por una enfermedad pulmonar subyacente se llama cor pulmonale.

En una radiografía de tórax se pueden ver la cicatrización del pulmón y los quistes. Sin embargo, en algunas ocasiones la radiografía de tórax puede ser normal, incluso cuando los síntomas son graves. Las pruebas de función respiratoria (• *V. página 164*) demuestran que el volumen de aire retenido por los pulmones es inferior al normal y el análisis de los gases en sangre muestra una baja concentración de oxígeno.

Para confirmar el diagnóstico, se puede realizar una biopsia (extracción de una pequeña porción de tejido pulmonar para su examen al microscopio) utilizando un broncoscopio. (• *V. página 168*) En ocasiones se necesita una muestra más grande, que se debe extraer quirúrgicamente.

La **neumonía intersticial descamativa**, una variante de la fibrosis pulmonar idiopática, tiene los mismos síntomas, aunque el aspecto microscópico del tejido pulmonar es distinto.

La **neumonía intersticial linfoidea**, otra variante, afecta principalmente a los lóbulos inferiores del pulmón. Alrededor de un tercio de los casos se produce en individuos que padecen el síndrome de Sjögren. La neumonía intersticial linfoidea se puede desarrollar en niños y adultos que padecen SIDA. La neumonía evoluciona de forma lenta pudiendo ocasionar tanto la formación de quistes en los pulmones como el linfoma.

Tratamiento y pronóstico

Si se aprecia una cicatrización poco extensa en la radiografía de tórax o en la biopsia de pulmón, el tratamiento habitual consiste en corticosteroides, como la prednisona. El médico evalúa la respuesta del paciente a través de radiografías de tórax y pruebas de función respiratoria. En los pocos casos en que la prednisona no es eficaz, pueden ser útiles la azatioprina o la ciclofosfamida.

Los demás tratamientos están dirigidos a aliviar los síntomas: terapia de oxígeno si el contenido del mismo en sangre es bajo, antibióticos para la infección y fármacos para la insuficiencia cardíaca. Varios centros médicos están utilizando el trasplante de pulmón en personas que padecen fibrosis pulmonar idiopática grave.

El pronóstico es muy variable. La mayoría de los pacientes empeora. Algunos sobreviven durante años, otros mueren al cabo de algunos meses.

La neumonía intersticial descamativa responde mejor al tratamiento con corticosteroides, siendo mayor el período de supervivencia y menor el índice de mortalidad en pacientes que padecen esta variante. La neumonía intersticial linfoidea mejora a veces con corticosteroides.

Histiocitosis X

La histiocitosis X es un conjunto de trastornos (enfermedad de Letterer-Siwe, enfermedad de Hand-Schüller-Christian, granuloma eosinofílico) en los que proliferan células depuradoras anormales (histiocitos) y otro tipo de células del sistema inmune llamadas eosinófilos, especialmente en el hueso y el pulmón, a menudo causando la formación de cicatrices.

La **enfermedad de Letterer-Siwe** comienza antes de los 3 años de edad y, sin un tratamiento adecuado, es generalmente mortal. Los histiocitos no solamente dañan los pulmones sino también la piel, los ganglios linfáticos, los huesos, el hígado y el bazo. Puede producirse también el colapso pulmonar (neumotórax).

La **enfermedad de Hand-Schüller-Christian** comienza generalmente en la primera infancia, pero puede aparecer también en presonas de mediana edad. Los pulmones y los huesos se afectan con más frecuencia. En casos excepcionales, el daño de la hipófisis puede causar por un lado la protrusión de los globos oculares (exoftalmos) y, por otro, diabetes insípida, (• *V. página 734)* un proceso en el que se produce gran cantidad de orina que llega a ocasionar deshidratación.

Causas frecuentes de fibrosis pulmonar

Las alteraciones del sistema inmunitario (artritis reumatoide, escleroderma, polimiositis y en casos raros, lupus eritematoso sistémico).

Infección (virus, rickettsias, micoplasmas, tuberculosis diseminada).

Polvo mineral (sílice, carbón, polvos metálicos, amianto).

Polvos orgánicos (moho, excrementos de pájaros).

Gases, humos y vapores (cloro, dióxido de azufre).

Radiación terapéutica o industrial.

Fármacos y sustancias tóxicas (metotrexato, busulfán, ciclofosfamida, oro, penicilamina, nitrofurantoína, sulfonamidas, amiodarona, paraquat).

El **granuloma eosinófilo** tiende a manifestarse entre los 20 y los 40 años. Por lo general afecta a los huesos, pero en un 20 por ciento de los casos afecta también a los pulmones, que, a veces, son los únicos afectados. Cuando afecta a los pulmones, puede haber tos, ahogo, fiebre y pérdida de peso; sin embargo, algunas personas no tienen síntomas. Una complicación frecuente es el colapso pulmonar (neumotórax).

La recuperación puede ser espontánea en individuos con la enfermedad de Hand-Schüller-Christian o con el granuloma eosinófilo. El tratamiento para los tres trastornos se basa en corticosteroides y fármacos citotóxicos como la ciclofosfamida, aunque ninguna terapia es claramente eficaz. Para la complicación ósea el tratamiento es similar al de los tumores óseos. (• *V. página 230)* Por lo general, la muerte es consecuencia de la insuficiencia respiratoria o cardíaca.

Hemosiderosis pulmonar idiopática

La hemosiderosis pulmonar idiopática (hierro en los pulmones) es una enfermedad rara y con frecuencia mortal, en la que, por razones desconocidas, se produce una hemorragia de los capilares hacia el interior de los pulmones.

Aunque esta enfermedad afecta principalmente a los niños, puede también presentarse en los adultos. Una parte de la sangre que se filtra a través de los capilares es recogida por las células depuradoras del pulmón. La causa de la irritación del pulmón y de la cicatrización consiguiente se debe a la descomposición de los productos de la sangre.

El principal síntoma es la tos con esputo de sangre (hemoptisis). El alcance y la gravedad dependen de la frecuencia con que se produce la hemorragia capilar en los pulmones. El ahogo sobreviene cuando los pulmones cicatrizan y la excesiva pérdida de sangre produce anemia; la hemorragia masiva puede evolucionar hacia la muerte.

El tratamiento consiste en aliviar los síntomas. Los corticosteroides y los fármacos citotóxicos como la azatioprina son útiles durante las crisis. Una transfusión de sangre puede ser necesaria para compensar las pérdidas sanguíneas, al igual que el oxígeno puede ser útil cuando su concentración en la sangre es inferior a la normal.

Proteinosis alveolar del pulmón

La proteinosis alveolar del pulmón es una enfermedad rara en la que un líquido rico en proteínas llena los sacos de aire de los pulmones (alvéolos).

La enfermedad afecta generalmente a sujetos de 20 a 60 años de edad, sin indicación de enfermedad pulmonar anterior. No se conoce la causa de la proteinosis alveolar del pulmón.

En casos excepcionales, el tejido pulmonar cicatriza. La enfermedad puede evolucionar, estabilizarse o desaparecer de forma espontánea.

Síntomas y diagnóstico

La acumulación de líquido en los alvéolos impide el paso del oxígeno de los pulmones a la sangre. En consecuencia, la mayoría de las personas con esta enfermedad experimenta ahogo durante el esfuerzo. Para algunos, la respiración se dificulta gravemente, incluso durante el reposo. La mayoría tiene tos seca sin esputo, a menos que sean fumadores.

Una radiografía de tórax muestra sombras desiguales en ambos pulmones. Las pruebas de función pulmonar (• V. *página 164)* son indicativas de un volumen de aire anormalmente bajo en los pulmones. Las pruebas muestran una disminución del oxígeno en la sangre, al principio solamente durante el ejercicio, pero más adelante también durante el reposo.

Para establecer el diagnóstico, el médico analiza una muestra de líquido obtenida de los alvéolos mediante un broncoscopio, que utiliza para lavar los segmentos del pulmón con una solución salina que es recogida a continuación. (• V. *página 168)* A veces se realiza una biopsia (muestra de tejido pulmonar para su examen al microscopio) durante la broncoscopia. En ocasiones, se necesita una muestra mayor, que debe extraerse quirúrgicamente.

Tratamiento

Los individuos que presentan pocos o ningún síntoma no requieren tratamiento alguno. En cambio, en aquellos que sí manifiestan síntomas, se puede eliminar el líquido rico en proteínas de los alvéolos, lavándolos con una solución salina durante la broncoscopia. A veces se lava sólo una pequeña sección del pulmón, pero en caso de síntomas graves y bajos valores de oxígeno en sangre, se debe administrar anestesia general para efectuar un lavado completo del pulmón. Al cabo de 3 o 5 días, se lava el otro pulmón, también bajo anestesia general. En algunos pacientes es suficiente un solo lavado, mientras que otros necesitan repetir los lavados cada 6 o 12 meses durante años.

Las personas que padecen de proteinosis alveolar del pulmón con frecuencia suelen tener una dificultad respiratoria indefinida, pero es excepcional que la enfermedad evolucione hacia la muerte, siempre y cuando se sometan regularmente a un lavado pulmonar. Está por determinar la utilidad de los demás tratamientos, como el yoduro de potasio y las enzimas que descomponen las proteínas. Los corticosteroides no son eficaces y en realidad pueden aumentar la posibilidad de infección.

Sarcoidosis

La sarcoidosis es una enfermedad en la que se forman acumulaciones anormales de células inflamatorias (granulomas) en muchos órganos del cuerpo.

Se desconoce la causa de la sarcoidosis. Puede ser el resultado de una infección o de una respuesta anómala del sistema inmunitario. Los factores hereditarios pueden ser importantes. La sarcoidosis se desarrolla predominantemente entre los 20 y los 40 años y es más frecuente entre los europeos del norte y los norteamericanos de raza negra.

El examen bajo microscopio de una muestra de tejido de un paciente con sarcoidosis revela la presencia de los granulomas. Dichos granulomas pueden finalmente desaparecer por completo o convertirse en tejido cicatricial. Los granulomas aparecen con frecuencia en los ganglios linfáticos, los pulmones, el hígado, los ojos y la piel y, con menor frecuencia, en el bazo, los huesos, las articulaciones, los músculos, el corazón y el sistema nervioso.

Síntomas

Muchas personas con sarcoidosis no manifiestan síntomas y la enfermedad se detecta cuando se hace una radiografía de tórax por otras razones. Muchos manifiestan síntomas menores que no empeoran jamás. Tampoco son frecuentes los síntomas graves.

Los síntomas de la sarcoidosis varían mucho según el lugar y la extensión de la enfermedad. La fiebre, la pérdida de peso y los dolores articulares pueden ser las primeras manifestaciones de este proceso.

Los ganglios linfáticos inflamados son frecuentes pero no suelen acompañarse de síntomas. La fiebre puede aparecer en cualquier momento de la enfermedad.

El pulmón es el órgano más afectado por la sarcoidosis. En una radiografía de tórax se pueden observar los ganglios linfáticos agrandados en la zona donde los pulmones se unen con el corazón o bien en la parte derecha de la tráquea. La sarcoidosis produce una inflamación pulmonar que puede finalmente formar cicatrices o quistes, que a su vez pueden producir tos y ahogo. La enfermedad pulmonar grave puede finalmente debilitar el corazón.

La sarcoidosis afecta con frecuencia a la piel. En Europa suele aparecer como pequeñas tumefacciones, dolorosas y de color rojo, habitualmente sobre la tibia (eritema nudoso), acompañadas de fiebre y dolor articular, pero estos síntomas son menos frecuentes en otros países. La sarcoidosis crónica puede llevar a la formación de lunares planos (placas), a veces con relieve, o bien de tumefacciones justo por debajo de la piel.

Alrededor del 70 por ciento de las personas con sarcoidosis tienen granulomas en el hígado. Con frecuencia no presentan síntomas y el hígado parece funcionar normalmente. Menos del 10 por ciento de los que padecen sarcoidosis tienen el hígado agrandado y es rara la ictericia causada por el malfuncionamiento del hígado.

Los ojos también resultan afectados en el 15 por ciento de personas con esta enfermedad. La uveítis (una inflamación de ciertas estructuras internas del ojo) produce enrojecimiento y dolor, interfiriendo con la visión. La inflamación persistente de forma prolongada puede obstruir el drenaje de las lágrimas, causando glaucoma, llegando a provocar ceguera. Se pueden formar granulomas en la conjuntiva (la membrana que cubre el globo ocular y la parte interna de los párpados). Dichos granulomas no suelen provocar síntomas, pero la conjuntiva es un punto accesible del cual se pueden tomar muestras de tejido para su examen.

Algunos de los afectados por la sarcoidosis se quejan de sequedad, inflamación y enrojecimiento de los ojos. Es probable que estos trastornos estén causados por glándulas lagrimales que funcionan mal debido a la enfermedad y que por ello ya no producen lágrimas suficientes para mantener los ojos adecuadamente humedecidos.

Los granulomas que se forman en el corazón pueden provocar angina o insuficiencia cardíaca. Los que se forman cerca del sistema de conducción de los estímulos eléctricos del corazón, pueden desencadenar irregularidades del ritmo cardíaco potencialmente mortales.

La inflamación puede causar un dolor generalizado en las articulaciones, aunque las de manos y pies son las afectadas con más frecuencia. Se forman quistes en los huesos que pueden hacer que las articulaciones cercanas se hinchen y duelan.

La sarcoidosis puede afectar a los nervios del cráneo causando visión doble y provocando una parálisis parcial de la cara. La diabetes insípida puede presentarse si la hipófisis o los huesos que la circundan resultan afectados por la sarcoidosis. (• *V. página 734*) La hipófisis deja de producir la vasopresina, una hormona necesaria para que el riñón pueda concentrar la orina, provocando micciones frecuentes y en cantidades excesivas.

La sarcoidosis puede también causar un aumento de la concentración de calcio en sangre y orina. Estos valores elevados se producen porque el granuloma sarcoideo produce vitamina D activada, que favorece la absorción de calcio por parte del intestino. Los valores altos de calcio en sangre provocan pérdida de apetito, náuseas, vómitos, sed y micción excesiva. Si persisten mucho tiempo, se pueden formar cálculos renales o acumulación de calcio en el riñón y finalmente insuficiencia renal.

Diagnóstico

Con frecuencia los médicos diagnostican sarcoidosis al observar las sombras características en una radiografía de tórax. A veces, no se necesitan pruebas complementarias, pero en ocasiones es necesario efectuar un examen al microscopio de una muestra de tejido para detectar la inflamación y los granulomas y confirmar el diagnóstico. Las mejores muestras de tejido son la piel afectada, los ganglios linfáticos agrandados cerca de la superficie de la piel y la conjuntiva cuando tiene granulomas. El examen de una muestra de uno de estos tejidos permite el diagnóstico en el 87 por ciento de los casos. En algunas ocasiones se necesitan muestras de pulmones, hígado o músculos.

La tuberculosis puede causar muchas alteraciones similares a las causadas por la sarcoidosis. Por consiguiente, una prueba de tuberculina es también necesaria para asegurarse de que no se trata de una tuberculosis.

Otros métodos útiles para el diagnóstico de sarcoidosis o para evaluar su gravedad consisten en la medición de las concentraciones de la enzima convertidora de la angiotensina en sangre, el lavado pulmonar (• *V. página 168*) y una gammagrafía de todo el cuerpo con galio (un isótopo radiactivo). En muchos sujetos con sarcoidosis, el valor de la enzima convertidora de angiotensina en la sangre es elevado. Los lavados de pulmón en caso de sarcoidosis activa contienen un gran número de linfocitos, pero esto no es una característica exclusiva de esta enfermedad. Cuando el diagnóstico no es evidente, a veces se utiliza la prueba de la gammagrafía con galio que muestra patrones anormales característicos en los pulmones o en los ganglios linfáticos de personas con sarcoidosis en esos puntos.

En los pacientes con fibrosis cicatricial pulmonar, las pruebas de capacidad pulmonar muestran que el volumen de aire en el pulmón está por debajo de lo normal. El análisis de sangre puede mostrar una cifra baja de glóbulos blancos. Con frecuencia, los valores de las inmunoglobulinas son altos. Las enzimas hepáticas pueden estar elevadas si el hígado está afectado, particularmente la fosfatasa alcalina.

Pronóstico

Es corriente que la sarcoidosis mejore o desaparezca espontáneamente. Más del 65 por ciento de las personas con sarcoidosis pulmonar no tienen síntomas después de 9 años. El aumento de tamaño de los ganglios linfáticos del interior del tórax y la extensa inflamación pulmonar pueden desaparecer en cuestión de pocos meses o años. Más del 75 por ciento de las personas que presentan solamente unos ganglios linfáticos agrandados y más de la mitad de los que tienen una afección pulmonar se recuperan al cabo de 5 años.

Los individuos con sarcoidosis que no se ha extendido más allá del tórax evolucionan mejor que los que tienen sarcoidosis también en otra parte del cuerpo. Los pacientes con ganglios linfáticos agrandados en el tórax, pero sin síntomas de enfermedad pulmonar, tienen un pronóstico muy bueno. Aquellos cuya enfermedad ha comenzado con eritema nudoso son los que tienen mejor pronóstico. Alrededor del 50 por ciento de las personas afectadas en algún momento por sarcoidosis, tienen recaídas.

Un 10 por ciento de las personas con sarcoidosis desarrollan una grave discapacidad debido a las lesiones oculares, del aparato respiratorio o de otras partes del organismo. La insuficiencia respiratoria a consecuencia de la fibrosis cicatricial pulmonar es la causa más frecuente de mortalidad, seguida de la hemorragia debida a la infección pulmonar causada por el hongo *Aspergillus*.

Tratamiento

La mayoría de las personas con sarcoidosis no requiere tratamiento. Los corticosteroides se administran para suprimir los síntomas graves como el ahogo, el dolor articular y la fiebre. Estos fármacos también se administran cuando aparece un valor alto de calcio en sangre, cuando están afectados el corazón, el hígado o el sistema nervioso, cuando aparecen lesiones cutáneas que desfiguran, cuando las enfermedades oculares no logran curarse con gotas con corticosteroides o cuando la enfermedad pulmonar empeora. Los corticosteroides no son recomendables en personas que no tienen síntomas, aun cuando algunos análisis sean anormales. A pesar de que los corticosteroides controlan bien los síntomas, no pueden impedir la cicatrización pulmonar indefinidamente.

Alrededor del 10 por ciento de los individuos que necesitan tratamiento no responden a los corticosteroides, en cuyo caso son tratados con clorambucilo o metotrexato, que pueden ser muy eficaces. La hidroxicloroquina es útil para eliminar las lesiones cutáneas desfigurantes.

La evolución favorable del tratamiento se puede controlar con una radiografía de tórax, pruebas de capacidad pulmonar y midiendo el valor de calcio o de la enzima convertidora de angiotensina en sangre. Estas pruebas se repiten con regularidad para detectar recidivas después de la interrupción del tratamiento.

CAPÍTULO 41

Neumonías

La neumonía es una infección de los pulmones que afecta a los pequeños sacos de aire (alvéolos) y los tejidos circundantes.

Varios millones de personas desarrollan neumonía y gran número mueren cada año. Con frecuencia la neumonía puede ser una enfermedad terminal en personas que padecen otras enfermedades crónicas graves. Es la sexta causa más frecuente de todas las muertes y la infección mortal más frecuente que

se adquiere en los hospitales. En los países en vías de desarrollo, la neumonía es la causa principal de muerte y sólo la segunda después de la deshidratación causada por la diarrea aguda.

Causas

La neumonía no es una enfermedad única, sino muchas enfermedades diferentes, cada una de ellas causada por un microorganismo distinto. Por lo general, la neumonía se presenta tras la inhalación de unos microorganismos, pero a veces la infección es llevada por el flujo sanguíneo o migra a los pulmones directamente desde una infección cercana.

En los adultos, las causas más frecuentes son las bacterias, como *Streptococcus pneumoniae, Staphylococcus aureus, Legionella* y *Hemophylus influenzae.* Los virus, como los de la gripe y la varicela, pueden también causar neumonía. El *Mycoplasma pneumoniae*, un microorganismo semejante a una bacteria, es una causa particularmente frecuente de neumonía en niños mayores y en adultos jóvenes. Algunos hongos causan también neumonía.

Algunas personas son más propensas a esta enfermedad que otras. El alcoholismo, fumar cigarrillos, la diabetes, la insuficiencia cardíaca y la enfermedad pulmonar obstructiva crónica son causas que predisponen a la neumonía. Los niños y las personas de edad avanzada tienen mayor riesgo de desarrollarla, así como los individuos con un sistema inmune deficiente, debido a ciertos fármacos (como los utilizados para curar el cáncer y en la prevención del rechazo de un trasplante de órgano). También están en el grupo de riesgo las personas debilitadas, postradas en cama, paralizadas o inconscientes o las que padecen una enfermedad que afecta al sistema inmunitario como el SIDA.

La neumonía puede aparecer después de una cirugía, especialmente la abdominal, o de un traumatismo, sobre todo una lesión de tórax, debido a la consecuente respiración poco profunda, a la disminución de la capacidad de toser y a la retención de la mucosidad. Con frecuencia los agentes causantes son el *Staphylococcus aureus,* los neumococos y el *Hemophylus influenzae* o bien una combinación de estos microorganismos.

Síntomas y diagnóstico

Los síntomas corrientes de la neumonía son una tos productiva con esputo, dolores en el tórax, escalofríos, fiebre y ahogo. Sin embargo, estos síntomas dependen de la extensión de la enfermedad y del microorganismo que la cause. Cuando la persona presenta síntomas de neumonía, el médico ausculta el tórax con un fonendoscopio para evaluar la afección. La neumonía generalmente produce una modificación característica de la transmisión de los sonidos que puede oírse mediante el fonendoscopio.

En la mayoría de los casos, el diagnóstico se confirma con una radiografía de tórax que, con frecuencia, contribuye a determinar cuál es el microorganismo causante de la enfermedad. También se examinan muestras de esputo y de sangre con el fin de identificar la causa. Sin embargo, en la mitad

---

Aumento de la resistencia a los antibióticos

Un número cada vez mayor de bacterias que causan neumonía están desarrollando resistencia a los antibióticos. Por ejemplo, muchos estafilococos producen enzimas (penicilinasas) que impiden que la penicilina los destruya. Los neumococos también están creando resistencia a la penicilina por medio de diversos mecanismos. La resistencia a los antibióticos es un problema grave, especialmente en las infecciones que se contraen en el hospital.

Las infecciones por estafilococos resistentes se pueden tratar con antibióticos eficaces en presencia de penicilinasa, pero algunos estafilococos también se están volviendo resistentes a estos fármacos. A menudo se usa un fármaco llamado vancomicina para dichos estafilococos. La neumonía provocada por estafilococos tiende a responder lentamente a los antibióticos y los pacientes necesitan una larga convalecencia.

---

de los individuos con neumonía, no se llega a identificar el microorganismo responsable.

Tratamiento

Los ejercicios de respiración profunda y la terapia para eliminar las secreciones son útiles en la prevención de la neumonía en personas con alto riesgo, como los que han sido sometidos a una intervención de tórax y aquellos que están debilitados. Las personas que padecen neumonía también necesitan despejar las secreciones.

Con frecuencia, los individuos que no están muy enfermos pueden tomar antibióticos por vía oral y permanecer en casa. Las personas de edad avanzada y las que tienen ahogo o una enfermedad cardíaca o pulmonar preexistente, habitualmente son hospitalizadas y tratadas con antibióticos por vía intravenosa. También pueden necesitar oxígeno, líquidos intravenosos y ventilación mecánica.

Neumonía neumocócica

El *Streptococcus pneumoniae* (neumococo) es la causa bacteriana más frecuente de neumonía. Una persona infectada con uno de los 80 tipos conocidos del neumococo desarrolla inmunidad parcial a una nueva infección con este tipo de bacteria en particular, pero no a las demás.

La neumonía neumocócica comienza generalmente después de que una infección vírica del tracto respiratorio superior (un resfriado, una inflamación de garganta o una gripe) haya dañado los pulmones lo suficiente como para permitir que los neumococos infecten la zona. Tras los temblores y los escalofríos, aparecen fiebre, tos con esputo, ahogo y dolores en el tórax al respirar (en el lado del pulmón afectado). También son corrientes las náuseas, vómitos, cansancio y dolores musculares. El esputo a menudo es de aspecto oxidado debido a la sangre que contiene.

Existe una vacuna que protege de las infecciones neumocócicas graves en casi el 70 por ciento de las personas vacunadas. Se recomienda la vacunación para individuos con un alto riesgo de contraer la neumonía neumocócica, como los que tienen enfermedades cardíacas o pulmonares, los individuos con deficiencia del sistema inmune o con diabetes y los mayores de 65 años. En general, la protección que proporcionan las vacunas duran toda la vida, aunque los individuos con mayor riesgo a veces se tienen que volver a vacunar al cabo de 5 a 10 años. En un 50 por ciento de los casos, la vacuna causa enrojecimiento y dolor en el lugar de la inyección. Solamente el uno por ciento de los vacunados presenta fiebre y dolor muscular tras la vacunación y son pocos los casos de reacción alérgica grave.

La neumonía neumocócica se puede tratar con cualquiera de los diversos antibióticos existentes, incluyendo la penicilina. Los alérgicos a la penicilina reciben eritromicina u otro antibiótico. Los neumococos que son resistentes a la penicilina pueden tratarse con otros fármacos; sin embargo, estos neumococos se están volviendo más resistentes a esos otros fármacos también.

Neumonía estafilocócica

El *Staphylococcus aureus* causa solamente el 2 por ciento de los casos de neumonía adquirida fuera del hospital, pero en cambio ocasiona entre el 10 y el 15 por ciento de neumonías que se adquieren en los hospitales, donde estos pacientes han sido internados para recibir tratamiento por otros trastornos. Este tipo de neumonía tiende a desarrollarse en personas muy jóvenes o muy mayores y en individuos debilitados por otras enfermedades. También tiende a producirse en los alcohólicos. El índice de mortalidad es de un 15 a un 40 por ciento, debido en parte a que los individuos que contraen neumonía estafilocócica por lo general ya están gravemente enfermos.

El *Staphylococcus* provoca los síntomas clásicos de la neumonía, pero los escalofríos y la fiebre son más persistentes en la neumonía estafilocócica que en la neumocócica. El *Staphylococcus* puede originar abscesos (acumulaciones de pus) en los pulmones y producir quistes pulmonares que contienen aire (neumatoceles), especialmente en los niños. Esta bacteria puede ser transportada por el flujo sanguíneo desde el pulmón y producir abscesos en cualquier lugar. La acumulación de pus en el espacio pleural (empiema) es relativamente frecuente. *(• V. página 212)* Estas acumulaciones se vacían utilizando una aguja o un tubo introducido en el tórax.

Neumonía causada por bacterias gramnegativas

Las bacterias se clasifican en grampositivas y gramnegativas, basándose en su aspecto cuando se tiñen y se miran al microscopio. Por un lado, los causantes de la mayor parte de los casos de neumonía son los neumococos y estafilococos, bacterias grampositivas. Por otro, las bacterias gramnegativas, como la *Klebsiella* y la *Pseudomonas*, provocan una neumonía que tiende a ser extremadamente grave.

Los pulmones de adultos sanos son raramente infectados por las bacterias gramnegativas. Son los niños pequeños los infectados con mayor frecuencia, así como las personas de edad avanzada, los alcohólicos y las personas con enfermedades crónicas, especialmente con alteraciones del sistema inmune. Las infecciones por bacterias gramnegativas se adquieren generalmente en ambientes hospitalarios.

Las bacterias gramnegativas pueden destruir con mucha rapidez el tejido pulmonar, por lo que la neumonía provocada por una bacteria gramnegativa tiende a empeorar de forma rápida. La fiebre, la tos y el ahogo son frecuentes, y el esputo expulsado puede ser espeso y de color rojo (color y consistencia similares a la jalea de grosella).

Dada la gravedad de la infección, el sujeto se hospitaliza para someterse a un tratamiento intensivo con antibióticos, oxígeno y líquidos intravenosos. A veces es necesario un tratamiento con respirador. Aun con un tratamiento totalmente adecuado, fallece alrededor del 25 al 50 por ciento de las personas que padecen neumonía causada por una bacteria gramnegativa.

Neumonía causada por *Hemophylus influenzae*

Hemophylus influenzae es una bacteria. A pesar de su nombre, no tiene nada que ver con el virus de la influenza que causa la gripe. Las cepas de *Hemophylus influenzae* tipo b son el grupo más virulento y provocan graves enfermedades, como la meningitis, la epiglotitis y la neumonía, por lo general en niños menores de 6 años. Sin embargo, debido al uso ampliamente difundido de la vacuna del *Hemophylus influenzae* tipo b, la enfermedad grave causada por este microorganismo se está volviendo menos frecuente. La neumonía es más común entre las personas que padecen drepanocitosis y en las que presentan inmunodeficiencias. En la mayoría de estos casos el germen no pertenece al grupo de los microorganismos que se utilizan para la producción de la vacuna frente a *Hemophylus influenzae* tipo b.

Los síntomas de la infección pueden ser accesos de estornudos y goteo nasal seguidos por los síntomas característicos de la neumonía, como fiebre, tos que produce esputo y ahogo. Es frecuente la aparición de líquido en la cavidad pleural (el espacio comprendido entre las dos capas de la membrana que recubre el pulmón y la pared torácica); esta afección se denomina derrame pleural. (•*V. página 213*)

Se recomienda la vacunación contra los *Hemophylus influenzae* tipo b para todos los niños. La vacuna se administra en tres dosis, a la edad de 2, 4 y 6 meses. Se utilizan antibióticos para tratar la neumonía de *Hemophylus influenzae* tipo b.

Enfermedad del legionario

La enfermedad del legionario, causada por la bacteria *Legionella pneumophyla* y otras clases de *Legionella*, es la responsable del 1 al 8 por ciento de todas las neumonías, además del 4 por ciento de las neumonías mortales producidas en los hospitales. La enfermedad suele aparecer a finales del verano y al principio del otoño.

La bacteria *Legionella* vive en el agua y la epidemia se declara cuando las bacterias se propagan a través de los sistemas de aire acondicionado de los hoteles y de los hospitales. En 1976 se produjo una epidemia de una enfermedad respiratoria entre los miembros de la "American Legion" que asistían a un congreso en un hotel. A raíz de ello se descubrió la bacteria y se le dio el nombre de *Legionella*. No se conocen casos de infección directa de una persona a otra.

A pesar de que la enfermedad del legionario puede producirse a cualquier edad, con mayor frecuencia los afectados son las personas de mediana y avanzada edad. Los individuos que fuman, abusan del alcohol o toman corticosteroides parecen correr un riesgo mayor de contraer la enfermedad. Ésta puede producir síntomas relativamente menores o puede ser potencialmente mortal.

Los primeros síntomas, que aparecen de 2 a 10 días después de producirse la infección, consisten en cansancio, fiebre, dolor de cabeza y dolores musculares. Sigue una tos seca que posteriormente produce esputo. Los individuos con infecciones agudas pueden comenzar a sufrir ahogo intenso y frecuentemente tienen diarrea. La confusión y otros trastornos mentales son menos frecuentes. Se llevan a cabo exámenes complementarios de muestras de esputo, sangre y orina para confirmar el diagnóstico. Dado que las personas infectadas por *Legionella pneumophyla* producen anticuerpos para combatir la enfermedad, los análisis de sangre revelan un aumento de la concentración de éstos. Sin embargo, los resultados de las pruebas de anticuerpos, no suelen estar disponibles hasta después de haber iniciado su curso la enfermedad.

El antibiótico eritromicina es la primera opción para el tratamiento de esta neumonía. En los casos menos graves, se puede administrar la eritromicina por vía oral y en los demás, por vía intravenosa. Un 20 por ciento de las personas que contraen esta enfermedad, fallecen. El índice de mortalidad es mucho más elevado entre los individuos que contraen la enfermedad en el hospital o que tienen un sistema inmune deficiente. La mayoría de los individuos tratados con eritromicina mejora, pero la recuperación puede llevar mucho tiempo.

Neumonías atípicas

Las neumonías atípicas son neumonías causadas por microorganismos distintos a los denominados típicamente bacterias, virus u hongos. Los más frecuentes son Mycoplasma *y* Chlamydia, *dos microorganismos semejantes a las bacterias.*

El *Mycoplasma pneumoniae* es la causa más frecuente de neumonía en individuos entre los 5 y los 35 años de edad. Las epidemias se producen especialmente en grupos cerrados como estudiantes, personal militar y familias. Las epidemias tienden a difundirse lentamente dado que el período de incubación dura de 10 a 14 días. Este tipo de neumonía aparece con mayor frecuencia en la primavera.

La neumonía causada por micoplasmas comienza frecuentemente con cansancio, inflamación de garganta y tos seca. Los síntomas empeoran paulatinamente y los accesos de tos fuerte pueden producir esputos. Alrededor del 10 al 20 por ciento de los afectados presentan salpullido. En ocasiones, se presentan anemia, dolores articulares o trastornos neurológicos. Los síntomas suelen persistir de una a dos semanas y tras este período el proceso de mejoramiento es lento. Algunos pacientes siguen estando débiles y cansados al cabo de varias semanas. Aunque la neumonía causada por micoplasma puede ser grave, habitualmente es leve y la mayoría de las personas se recupera sin ningún tratamiento.

La bacteria *Chlamydia pneumoniae* es otra causa frecuente de neumonía en las personas entre los 5 y los 35 años de edad. Puede también afectar a algunas personas mayores. La enfermedad se transmite de persona a persona, por las partículas expulsadas con la tos. Los síntomas son semejantes a los de la neumonía causada por micoplasmas. La mayoría de los casos no reviste gravedad, aunque el índice de mortalidad entre las personas mayores que contraen la enfermedad es del 5 al 10 por ciento.

El diagnóstico de ambas enfermedades se basa en un análisis de sangre para detectar los anticuerpos frente al microorganismo sospechoso y en las radiografías de tórax.

La eritromicina y la tetraciclina son eficaces, pero la respuesta al tratamiento es más lenta en la neumonía causada por clamidias que en la neumonía causada por micoplasmas. Si se interrumpe el tratamiento demasiado pronto, los síntomas tienden a repetirse.

Psitacosis

La psitacosis (fiebre del loro) es una neumonía rara causada por *Chlamydia psittaci*, una bacteria que se encuentra principalmente en aves como loros, periquitos y tórtolas. También se puede encontrar en otras aves, como palomas, pichones, gallinas y pavos. Por lo general, las personas se infectan por la aspiración del polvo de las plumas o de las heces de las aves infectadas. También se puede transmitir el microorganismo a través de la picadura de un ave infectada y, en casos excepcionales, de una persona a otra a través de las pequeñas gotas que se expulsan con la tos. La psitacosis es principalmente una enfermedad ocupacional de las personas que trabajan con animales domésticos o en granjas avícolas.

Al cabo de una a tres semanas de haber sido infectada, la persona presenta fiebre, escalofríos, cansancio y pérdida de apetito. Comienza a tener accesos de tos, que al principio es seca y más tarde produce un esputo verdoso. La fiebre persiste durante 2 o 3 semanas y luego desaparece lentamente. La enfermedad puede ser leve o grave, dependiendo de la edad y de la extensión del tejido pulmonar afectado.

El método más fiable para confirmar el diagnóstico es el análisis de sangre.

Los criadores y dueños de aves pueden protegerse evitando el contacto con el polvo de las plumas y de las jaulas de los animales enfermos. Se exige que los importadores traten con tetraciclina a las aves propensas; el tratamiento de 45 días generalmente elimina el microorganismo.

La psitacosis se trata con tetraciclinas al menos durante 10 días. La recuperación puede llevar mucho tiempo, especialmente en los casos graves. El índice de mortalidad puede alcanzar el 30 por ciento en los casos graves no tratados.

Neumonía vírica

Muchos virus pueden afectar a los pulmones, causando neumonía. Los más frecuentes en lactantes y niños son el virus sincitial respiratorio, el adenovirus, el virus parainfluenza y el virus de la gripe. El virus del sarampión puede también causar neumonía, especialmente en niños desnutridos.

En los adultos sanos, dos tipos de virus de la gripe, denominados tipos A y B, causan neumonía. *(• V. página 945)* El virus de la varicela puede también provocar neumonía en adultos. En las personas de edad avanzada, la neumonía vírica puede ser causada por el virus de la gripe, de la parainfluenza o por el virus sincitial respiratorio. Las personas de cualquier edad con un sistema inmune deficiente pueden desarrollar neumonía grave causada por citomegalovirus o por el virus del herpes simple.

La mayoría de las neumonías por virus no se trata con fármacos. Sin embargo, ciertas neumonías graves provocadas por virus se pueden tratar con fármacos antivíricos. Por ejemplo, puede tratarse con aciclovir la neumonía causada por el virus de la varicela o por el virus del herpes simple. Se recomiendan vacunaciones anuales contra la gripe para el personal sanitario, las personas de edad avanzada y quienes padecen trastornos crónicos como enfisema, diabetes o enfermedades cardíacas y renales.

Neumonía por hongos

La neumonía se debe frecuentemente a tres tipos de hongos: *Histoplasma capsulatum*, que causa la histoplasmosis, *Coccidioides immitis*, que causa la coccidioidomicosis y *Blastomyces dermatitidis*, que causa la blastomicosis. Los individuos que contraen la infección, por lo general tienen tan sólo síntomas menores y no se dan cuenta de que están infectados. Algunos enferman gravemente.

La **histoplasmosis** se produce en todo el mundo pero prevalece en los valles fluviales y en las zonas de clima templado y tropical. Los hongos no causan síntomas en todas las personas que los han aspirado. En realidad, muchas personas se enteran de que han estado expuestas a los hongos sólo después de una prueba cutánea. Otras pueden tener tos, fiebre, dolores musculares y dolores torácicos. La infección puede causar neumonía aguda o crónica y en este caso los síntomas persisten durante meses. Es poco frecuente que la infección se propague a otras zonas del cuerpo, especialmente a la médula ósea, al hígado, al bazo y al tracto gastrointestinal. La forma diseminada de la enfermedad tiende a presentarse en individuos con SIDA y otros trastornos del sistema inmune. Por lo general, el diagnóstico se basa en la identificación del hongo presente en una muestra de esputo o en el análisis de sangre que identifica ciertos anticuerpos. Sin embargo, el análisis de sangre demuestra simplemente la exposición al hongo pero no confirma que sea el causante de la enfermedad. El tratamiento consiste habitualmente en la administración de un fármaco contra los hongos, como el itraconazol o la amfotericina B.

La **coccidioidomicosis** se presenta principalmente en las zonas de clima semiárido, especialmente en el sudoeste de los Estados Unidos y en ciertas zonas de América del Sur y de América Central. Una vez aspirado, el hongo puede causar síntomas o bien provocar una neumonía aguda o crónica.

En algunos casos, la infección se extiende más allá del aparato respiratorio, habitualmente a la piel, los huesos, las articulaciones y las membranas que envuelven el cerebro (meninges). Esta complicación es más frecuente en los varones, especialmente en individuos que padecen SIDA y otros trastornos del sistema inmunitario. El diagnóstico se establece identificando el hongo en una muestra de esputo o de otra zona infectada o llevando a cabo un análisis de sangre que identifica ciertos anticuerpos. El tratamiento habitual consiste en administrar un fármaco antimicótico, como el fluconazol o la amfotericina B.

En la **blastomicosis,** después de haber sido aspirado, el hongo causa infección sobre todo en el pulmón pero, en general, no produce síntomas. Algunos individuos desarrollan una enfermedad semejante a la gripe y, en ocasiones los síntomas de una infección crónica pulmonar persisten durante varios meses. La enfermedad se puede propagar a otras partes del organismo, especialmente piel, huesos, articulaciones y próstata. El diagnóstico se basa habitualmente en la identificación del hongo en el esputo. El tratamiento consiste en administrar un fármaco contra los hongos, como el itraconazol o la amfotericina B.

Otras infecciones por hongos se producen fundamentalmente en individuos cuyo sistema inmunitario se encuentra gravemente afectado. Estas infecciones son, entre otras, **la criptococosis**, causada por *Cryptococcus neoformans*; **la aspergilosis**, causada por *Aspergillus*; **la candidiasis**, causada por *Candida*; y la **mucormicosis**. Las cuatro infecciones se producen en todo el mundo. La criptococosis, la más frecuente, puede manifestarse en individuos sanos y por lo general es grave sólo quienes padecen trastornos subyacentes del sistema inmunitario como el SIDA. La criptococosis puede propagarse, especialmente a las meninges, donde la enfermedad resultante es la meningitis criptocócica.

El *Aspergillus* causa infecciones pulmonares en personas que padecen SIDA o que han sido sometidas a un trasplante de órgano. La candidiasis pulmonar, una infección rara, se produce con mayor frecuencia en pacientes que tienen valores de glóbulos blancos inferiores al valor normal; es el caso de

personas con leucemia o sometidas a quimioterapia. La mucormicosis, una infección relativamente rara provocada por hongos, se produce con mayor frecuencia en los individuos que padecen diabetes aguda o leucemia. Las cuatro infecciones se tratan con fármacos antimicóticos, como el itraconazol, el fluconazol y la amfotericina B. Sin embargo, es posible que no se recuperen las personas que padecen SIDA u otros trastornos del sistema inmunitario.

Neumonía por *Pneumocystis carinii*

El *Pneumocystis carinii* es un microorganismo común que puede residir inofensivamente en los pulmones normales, causando la enfermedad sólo cuando el sistema inmunitario está debilitado a causa de un cáncer o del tratamiento del mismo o debido al SIDA. Más del 80 por ciento de los pacientes con SIDA, que no reciben una profilaxis estándar, desarrollan en algún momento neumonía por *Pneumocystis*. Con frecuencia, es la primera indicación de que una persona con el virus de inmunodeficiencia humana (VIH) ha desarrollado el SIDA.

La mayoría de los afectados manifiesta fiebre, ahogo y tos seca. Estos síntomas generalmente surgen al cabo de varias semanas. Los pulmones pueden ser incapaces de aportar suficiente oxígeno a la sangre, provocando ahogo grave.

El diagnóstico se basa en el examen al microscopio de una muestra de esputo obtenida con uno de los dos métodos siguientes: inducción del esputo (en la que se utiliza agua o vapor de agua para estimular la tos) o broncoscopia (en la que se introduce en las vías aéreas un instrumento para recoger una muestra). (• *V. página 168*)

El antibiótico habitual para la neumonía provocada por *Pneumocystis carinii* es el trimetoprim sulfametoxazol. Los efectos secundarios, particularmente frecuentes en individuos con SIDA, consisten en erupciones cutáneas, una concentración reducida de los glóbulos blancos que combaten la infección, y fiebre.

Los tratamientos alternativos son dapsona y trimetoprim, clindamicina y primaquina, trimetrexato y leucovorín, atovacuona y pentamidina. Los individuos con una concentración de oxígeno en sangre inferior al valor normal pueden también recibir corticosteroides.

Incluso con el tratamiento de la neumonía, el índice de mortalidad global es del 10 al 30 por ciento. Para prevenir la recurrencia de la enfermedad, los pacientes con SIDA cuya neumonía por *Pneumocystis* ha sido tratada con éxito toman generalmente medicamentos como el trimetoprim-sulfametoxazol o la pentadimina en aerosol.

Neumonía por aspiración

Partículas minúsculas provenientes de la boca frecuentemente migran hacia las vías aéreas, pero por lo general se eliminan por los mecanismos normales de defensa antes de que puedan llegar a los pulmones o causar inflamación o infecciones. Si dichas partículas no se eliminan, pueden causar la neumonía. Tienen mayor riesgo de contraer este tipo de neumonía las personas debilitadas, las que se han intoxicado con alcohol o fármacos o las que están inconscientes debido a la anestesia o a alguna enfermedad. Incluso una persona sana que aspira una gran cantidad de materia, como podría suceder durante el vómito, puede contraer neumonía.

La **neumonitis química** se produce cuando la materia aspirada es tóxica para los pulmones; el proceso se debe más al resultado de la irritación que a una infección. Una materia tóxica frecuentemente aspirada es el ácido del estómago. El resultado inmediato es el ahogo repentino y una aceleración del ritmo cardíaco. Otros síntomas pueden ser fiebre, esputo con espuma de color rosa y un tinte azulado en la piel causado por la sangre escasamente oxigenada (cianosis).

Una radiografía de tórax y las mediciones de la concentración de oxígeno y de anhídrido carbónico en sangre arterial pueden contribuir al diagnóstico, aunque, en general, éste parece obvio cuando se conoce la secuencia de los sucesos. El tratamiento consiste en la administración de oxígeno y respiración artificial, (• V. página 163) si fuera necesaria. Se puede aspirar el contenido de la tráquea para eliminar las secreciones y las partículas de las vías aéreas.

A veces, se administran antibióticos para prevenir la infección. Por lo general, los individuos con neumonitis química se recuperan rápidamente o evolucionan hacia el síndrome de distrés respiratorio agudo del adulto o bien desarrollan una infección por bacterias. Fallecen entre el 30 y el 50 por ciento de las personas que padecen neumonitis química.

La **aspiración de bacterias** es la forma más frecuente de neumonía por aspiración. Su causa se debe, por lo general, a la deglución y consiguiente aspiración de bacterias hacia el interior de los pulmones.

La **obstrucción mecánica** de las vías aéreas puede ser causada por la aspiración de partículas u objetos. Los niños pequeños corren un riesgo muy elevado porque, con frecuencia, se llevan objetos a la boca y pueden aspirar pequeños juguetes o incluso partes de estos juguetes. La obstrucción puede también ocurrir en adultos, principalmente cuando aspiran un bocado de carne durante la comida. Cuando un objeto queda atascado en la parte superior de la tráquea, la persona es incapaz de respirar o de hablar. Si no se extrae el objeto de inmediato, la muerte sobreviene con rapidez. La maniobra de Heimlich, realizada para extraer el objeto, puede salvar la vida del afectado. Si el objeto queda atascado en la parte inferior de las vías aéreas, puede producir una tos crónica irritante e infecciones recurrentes. El objeto se extrae por lo general mediante una broncoscopia (un procedimiento que utiliza un instrumento que permite al médico observar la vía respiratoria y extraer muestras y cuerpos extraños). (• V. página 168)

CAPÍTULO 42

Absceso pulmonar

Un absceso de pulmón es una cavidad llena de pus en el pulmón, rodeada de tejido inflamado, y causada por una infección.

Causas

El motivo habitual de la formación de un absceso es que las bacterias provenientes de la boca o garganta son aspiradas hacia el interior de los pulmones, causando una infección. El organismo posee muchas defensas contra tales infecciones, de modo que éstas se producen sólo cuando las defensas se encuentran disminuidas, por ejemplo, durante un estado de inconsciencia o somnolencia debido a se-

dantes, anestesia, abuso de alcohol o a una enfermedad del sistema nervioso.

Una enfermedad de las encías es, a menudo, la fuente de las bacterias, pero incluso cuando se aspira la saliva normal, ésta contiene suficientes bacterias como para causar una infección. En algunas personas, especialmente los mayores de 40 años, un tumor de pulmón puede causar un absceso pulmonar debido a la obstrucción de una vía respiratoria.

La neumonía provocada por ciertas bacterias, como el *Staphylococcus aureus*, la *Legionella pneumophyla* o los hongos, puede causar un absceso de pulmón. En individuos con un sistema inmunitario deficiente, los microorganismos menos comunes pueden ser la causa. Las causas excepcionales incluyen émbolos pulmonares infectados e infecciones difundidas por el flujo sanguíneo.

Una persona desarrolla habitualmente un solo absceso de pulmón, pero cuando aparecen otros, es característico que éstos se desarrollen en el mismo pulmón. Pueden formarse muchos abscesos dispersos cuando la infección llega al pulmón por el flujo sanguíneo.

Este problema es más frecuente entre los drogadictos que usan agujas no esterilizadas.

Finalmente, la mayor parte de los abscesos se rompen dentro de una vía respiratoria, produciendo gran cantidad de esputo que necesita ser expulsado con la tos. Además, un absceso que se rompe deja en el pulmón una cavidad que se llena de líquido y de aire. A veces, un absceso que se derrama en la cavidad pleural (el espacio comprendido entre las dos capas de la membrana que recubre el pulmón y la pared torácica), se llena de pus, provocando un proceso llamado empiema.

En casos raros, un absceso grande se rompe dentro de un bronquio (una de las dos ramas principales que lleva aire al pulmón) y el pus se derrama en el pulmón, provocando neumonía y el síndrome de distrés respiratorio agudo del adulto. Se puede producir una hemorragia grave si un absceso destruye la pared de un vaso sanguíneo.

Síntomas y diagnóstico

Los síntomas pueden comenzar lenta o repentinamente. Los síntomas iniciales se parecen a los de la neumonía: cansancio, pérdida del apetito, sudación, fiebre y tos que produce esputo. Este esputo puede estar teñido de sangre y es frecuente que tenga un olor muy desagradable a causa de las bacterias provenientes de la boca o de la garganta, que tienden a producir olores fétidos. La persona puede sentir además dolores en el tórax al respirar, especialmente cuando la pleura está inflamada.

Es posible diagnosticar un absceso de pulmón basándose solamente en tales síntomas y en los hallazgos realizados durante un examen clínico. Sin embargo, el médico sospecha realmente un absceso de pulmón cuando los síntomas semejantes a la neumonía se presentan en individuos que tienen determinados problemas, como un trastorno del sistema nervioso o un problema de abuso de alcohol o de drogas o un episodio reciente de pérdida de consciencia por cualquier motivo.

Las radiografías de tórax revelan habitualmente el absceso de pulmón. Sin embargo, cuando una radiografía sólo sugiere un absceso, se necesita habitualmente una exploración de tórax con una tomografía computadorizada (TC). Los cultivos de esputo pueden ayudar a identificar el microorganismo que causa el absceso.

Tratamiento

La cura rápida y completa de un absceso pulmonar requiere la administración de antibióticos por vía intravenosa o por vía oral. Este tratamiento continúa hasta que los síntomas desaparecen y una radiografía de tórax demuestre que se ha resuelto el absceso.

Por lo general se necesitan varias semanas o meses de terapia con antibióticos para lograr una mejoría significativa.

Para ayudar a vaciar un absceso de pulmón, la persona debe toser y someterse a una terapia respiratoria. (• V. página 163) Cuando se piensa que la causa es un obstáculo en la vía respiratoria, se practica una broncoscopia para eliminar la obstrucción.

En el 5 por ciento de los casos, la infección no se cura. En algunas ocasiones, se puede vaciar un absceso introduciendo un tubo a través de la pared torácica hasta el interior del absceso. Con mayor frecuencia, el tejido pulmonar infectado tiene que ser extirpado. A veces hay que extirpar un lóbulo del pulmón o el pulmón completo.

El índice de mortalidad en pacientes que tienen un absceso pulmonar es alrededor del 5 por ciento. El índice es más alto cuando la persona está debilitada o tiene un sistema inmunitario deficiente, un cáncer de pulmón o un absceso muy grande.

CAPÍTULO 43

Fibrosis quística

La fibrosis quística es una enfermedad hereditaria que hace que ciertas glándulas produzcan secreciones anormales, cuyo resultado es una serie de síntomas, entre los cuales el más im- *portante afecta al tracto digestivo y a los pulmones.*

La fibrosis quística es una enfermedad hereditaria de elevada mortalidad. Muchas personas que la padecen mueren jóvenes, pero un 35 por ciento llegan a la edad adulta.

No obstante, su incidencia es desigual en las distintas etnias; así, en los Estados Unidos, por ejemplo, donde la diversidad étnica y la calidad de los estudios estadísticos aportan datos comparados, la fibrosis quística, que es la causa de mayor frecuencia entre las personas de raza blanca, un 5 por ciento de los cuales son portadores de un gen anormal portador de la enfermedad, causa la muerte de uno de cada cada 2500 bebés de raza blanca y de uno de cada 17000 bebés de raza negra, mientras que es rara entre los individuos asiáticos.

En cambio, no hay variación en su incidencia en función del sexo, afectando por igual a niños y niñas.

En las personas que son portadoras del gen anormal responsable de la fibrosis quística, la enfermedad, dado que el rasgo es recesivo, se manifiesta solamente cuando son dos los genes anormales que posee el individuo. (• V. recuadro, página 10) Los síntomas son imperceptibles en personas portadoras de un solo gen anormal. Este gen controla la producción de una proteína que regula el paso de cloro y de sodio (sal) a través de las membranas celulares. Cuando ambos genes son anormales, este paso se interrumpe, provocando deshidratación y aumento de la viscosidad de las secreciones.

La fibrosis quística afecta a casi todas las glándulas exocrinas (glándulas que segregan líquidos en el interior de un conducto). Las secreciones son anormales y afectan al funcionamiento glandular. En algunas glándulas, como el páncreas y las glándulas de los intestinos, las secreciones son espesas o sólidas y pueden obstruir completamente la glándula. Las glándulas que producen mucosidades en las vías aéreas de los pulmones fabrican secreciones anormales que las obstruyen, permitiendo la multiplicación de bacterias. Las glándulas sudoríparas, las glándulas parótidas y las pequeñas glándulas salivales segregan líquidos cuyo contenido en sal es superior a lo normal.

Síntomas

Los pulmones son normales al nacer, pero los trastornos respiratorios pueden desarrollarse en cualquier momento a partir del nacimiento. Las secreciones bronquiales espesas obstruyen finalmente las vías aéreas pequeñas, produciendo su inflamación.

A medida que la enfermedad avanza, las paredes bronquiales se engruesan, las vías aéreas se llenan de secreciones infectadas, algunas zonas del pulmón se contraen (una afección denomina-

da atelectasia) y los ganglios linfáticos aumentan de tamaño. Todas estas alteraciones reducen la capacidad del pulmón para transferir el oxígeno a la sangre.

El íleo meconial, una forma de obstrucción intestinal en los recién nacidos, se produce en el 17 por ciento de los que padecen fibrosis quística. El meconio, una sustancia de color verde oscuro que aparece en las primeras heces de un recién nacido, es espeso y su tránsito es más lento de lo normal. Si el meconio es demasiado espeso, obstruye el intestino y la obstrucción puede llevar a la perforación de la pared intestinal o provocar una hernia del intestino.

El meconio puede también formar tapones en el intestino grueso o en el ano, causando una obstrucción temporal. Los bebés que tienen íleo meconial casi siempre desarrollan otros síntomas de fibrosis quística más adelante.

El primer síntoma de fibrosis quística en el lactante que no tiene íleo meconial es a menudo un escaso aumento de peso en las 4 o 6 primeras semanas. Una cantidad insuficiente de secreciones pancreáticas, que son esenciales para una adecuada digestión de grasas y proteínas, ocasiona una digestión deficiente en el 85 al 90 por ciento de los bebés que padecen fibrosis quística. Las deposiciones del bebé son frecuentes, con heces grasas, abundantes y de olor desagradable, y el bebé puede también tener un abdomen protuberante.

El crecimiento es lento a pesar de un apetito normal o grande, y el bebé es delgado y tiene los músculos fláccidos. El déficit de vitaminas liposolubles (A, D, E y K) puede causar ceguera nocturna, raquitismo, anemia y trastornos hemorrágicos. En el 20 por ciento de los niños que no reciben tratamiento, el revestimiento del intestino grueso sobresale por el ano, proceso denominado prolapso rectal. Los bebés que han sido alimentados con una fórmula proteínica de soja o leche materna pueden desarrollar anemia e hinchazón debido a que no están absorbiendo suficientes proteínas.

Alrededor de la mitad de los niños con fibrosis quística se llevan por primera vez a la consulta médica porque tienen tos, respiración sibilante e infecciones del tracto respiratorio. La tos, el síntoma más perceptible, se acompaña con frecuencia de náuseas, vómitos y alteraciones del sueño. A medida que la enfermedad evoluciona, el tórax toma forma de barril y la falta de oxígeno puede producir dedos en forma de palillos de tambor y piel azulada. Se pueden formar pólipos en la nariz y una sinusitis con secreciones espesas.

Los adolescentes tienen frecuentemente un retraso de crecimiento y de la pubertad y una disminución de la resistencia física. Las complicaciones en los adultos y en los adolescentes pueden ser un colapso pulmonar (neumotórax), tos con sangre e insuficiencia cardíaca. La infección constituye también un problema importante. Las bronquitis y las neumonías recurrentes van destruyendo gradualmente los pulmones. La muerte es, por lo general, consecuencia de una combinación de insuficiencia respiratoria y cardíaca causadas por la enfermedad pulmonar subyacente.

Alrededor del 2 al 3 por ciento de las personas que padecen fibrosis quística desarrollan diabetes y son insulinodependientes debido a que el páncreas cicatrizado ya no es capaz de producir suficiente insulina. La obstrucción de los conductos biliares por secreciones espesas puede causar inflamación del hígado y finalmente cirrosis. Esta cirrosis puede provocar un aumento de la presión en las venas que llegan al hígado (hipertensión portal), conduciendo a un ensanchamiento de las venas del extremo inferior del esófago (varices esofágicas). Esta alteración hace que las venas puedan romperse y sangrar copiosamente.

Los individuos con fibrosis quística a menudo tienen problemas de fertilidad. El 98 por ciento de los varones adultos no producen esperma o lo producen en poca cantidad debido al desarrollo anormal de los vasos deferentes. En las mujeres, las secreciones del cuello uterino son demasiado viscosas, lo que provoca una disminución de la fertilidad.

Las mujeres que padecen fibrosis quística tienen más probabilidades de tener complicaciones durante el embarazo que las mujeres no afectadas; aun así, muchas mujeres con fibrosis quística han tenido hijos.

Cuando se suda excesivamente en un clima cálido o debido a la fiebre, la persona corre el riesgo de deshidratarse por la pérdida aumentada de sal y de agua. Los padres pueden notar la formación de cristales de sal en la piel del niño, la cual puede incluso tener un sabor salado.

Diagnóstico

En los recién nacidos que padecen fibrosis quística, la concentración de la enzima tripsina en sangre es superior al valor normal. Se puede medir esta concentración en una gota de sangre recogida en un trozo de papel de filtro. Aunque este método se utiliza en exploraciones de los recién nacidos, no es una prueba concluyente para el diagnóstico de la fibrosis quística.

La prueba cuantitativa del sudor con pilocarpina mide la cantidad de sal en el sudor. El fármaco pilocarpina se administra para estimular la sudación

de una pequeña zona de piel y a continuación se coloca un trozo de papel de filtro sobre la zona para absorber el sudor. Entonces se mide la concentración de sal en el sudor. Una concentración de sal por encima de los valores normales confirma el diagnóstico en las personas que padecen los síntomas de la fibrosis quística o que tienen familiares que padecen esta enfermedad. Aunque los resultados de esta prueba son válidos en bebés a partir de las 24 horas de vida, hay que tener en cuenta que recoger una muestra de sudor lo suficientemente grande de un bebé menor de 3 o 4 semanas puede ser algo realmente difícil. La prueba del sudor puede también confirmar el diagnóstico en niños mayores y en adultos.

Dado que la fibrosis quística puede afectar a varios órganos, las pruebas complementarias pueden ayudar al médico a establecer el diagnóstico. Cuando los valores de las enzimas pancreáticas son reducidos, un análisis de las heces puede revelar la disminución o la ausencia de enzimas digestivas, como tripsina y quimotripsina, o un valor elevado de sustancias grasas. Cuando se reduce la secreción de insulina, se eleva la concentración de azúcar en sangre. Las pruebas de función pulmonar (• *V. página 164*) pueden determinar un trastorno respiratorio. Asimismo, una radiografía de tórax puede sugerir el diagnóstico.

Además de los padres, los parientes de un niño que padece fibrosis quística podrían estar interesados en saber si existe la probabilidad de tener hijos con esta enfermedad. Las pruebas genéticas a partir de una pequeña muestra de sangre pueden ayudar a determinar quién tiene un gen anormal que produce fibrosis quística. A no ser que ambos padres tengan por lo menos un gen, sus hijos no tendrán fibrosis quística. Si ambos padres son portadores de un gen anormal que produce la fibrosis quística, cada uno de los embarazos tiene un 25 por ciento de probabilidad de que esta enfermedad pueda afectar al hijo. En general, durante el embarazo es posible establecer un diagnóstico de fibrosis quística en el feto.

Pronóstico

La gravedad de la fibrosis quística varía mucho de una persona a otra, independientemente de la edad, y está condicionada de forma muy significativa por la extensión del daño pulmonar. Sin embargo, el deterioro es inevitable, ocasionando un estado de debilidad y finalmente la muerte. Las perspectivas han mejorado progresivamente a lo largo de los últimos 25 años, debido especialmente a que los tratamientos pueden ahora controlar algunas de las alteraciones que se producen en los pulmones. La mitad de los individuos con fibrosis quística viven más de 28 años. La probabilidad de supervivencia a largo plazo es un poco más alta en los varones, en las personas que no padecen trastornos del páncreas y en las personas cuyos síntomas iniciales se centran en el aparato digestivo. A pesar de sus muchos problemas, los individuos afectados de fibrosis quística por lo general asisten a la escuela o al trabajo, incluso hasta poco tiempo antes de morir. La terapia genética es muy prometedora en el tratamiento de la fibrosis quística.

Tratamiento

La terapia abarca la prevención y el tratamiento de los procesos pulmonares, una buena nutrición, la actividad física y el apoyo psicológico y social. Los padres son en parte los responsables del tratamiento de un niño con fibrosis quística. Se les debe proporcionar una información detallada para que conozcan la enfermedad y las razones de sus tratamientos.

El paciente debe tener un programa terapéutico completo dirigido por un médico experimentado y asistido por enfermeras, un dietista, un trabajador social, fisioterapeutas y terapeutas de la respiración.

Un cierto tipo de enema puede aliviar un íleo meconial no complicado, pero si no es efectivo, puede ser necesario recurrir a una intervención quirúrgica. Tomar con regularidad fármacos que producen líquido en el intestino, como la lactosa, puede ayudar a impedir que las heces obstruyan el tracto intestinal.

Las personas que padecen de insuficiencia pancreática deben tomar sustitutos de enzimas, disponibles en polvo (para los lactantes) y en cápsulas. La dieta debe aportar suficientes calorías y proteínas para un crecimiento normal. La proporción de grasas debe ser de normal a elevada. Dado que los individuos que padecen fibrosis quística no absorben bien las grasas, necesitan por ello consumir más grasas de lo normal para asegurar un crecimiento adecuado.

Deben también duplicar la dosis diaria habitual de multivitaminas y tomar vitamina E soluble en agua. Cuando hacen ejercicio, tienen fiebre o están expuestos a un clima cálido, tienen que tomar suplementos de sal.

Las formas de leche especial que contienen proteínas y grasas de fácil digestión pueden ayudar a los niños con problemas graves de páncreas. Los que no siguen un régimen adecuado pueden necesitar una alimentación complementaria, que se administra a través de una sonda introducida en el estómago o en el intestino delgado.

El tratamiento de los trastornos pulmonares está enfocado a prevenir la obstrucción de las vías aéreas y a controlar las infecciones. La persona debe recibir todas las inmunizaciones habituales y la vacuna contra la gripe porque las infecciones víricas pueden aumentar el daño pulmonar. La terapia respiratoria, consistente en drenaje postural, percusión y vibración y tos asistida, se inicia tan pronto como aparezca el primer síntoma de trastorno pulmonar. (• *V. página 163*)

Los padres de un niño pequeño pueden aprender estos métodos y realizarlos en casa todos los días. Los niños mayores y adultos pueden realizar la terapia respiratoria de forma independiente, utilizando aparatos especiales para la respiración o chalecos de compresión.

A menudo se administran fármacos que ayudan a prevenir la contracción de las vías aéreas (broncodilatadores). Los pacientes con graves enfermedades pulmonares y una baja concentración de oxígeno en sangre pueden requerir una terapia complementaria de oxígeno.

En general, el uso de un respirador no es muy útil para los individuos con insuficiencia pulmonar, sin embargo, períodos ocasionales y breves de respiración artificial pueden ayudar durante las infecciones graves siempre que la función pulmonar fuese normal antes de producirse la infección. Los fármacos en aerosol que ayudan a disolver la mucosidad (mucolíticos), como la DNasa recombinante, se usan ampliamente dada su capacidad para facilitar la tos con esputo y mejorar la función respiratoria.

También disminuyen la frecuencia de las infecciones pulmonares graves. No se han comprobado los beneficios de las cámaras de vapor. Los corticosteroides pueden aliviar los síntomas en los lactantes con inflamación bronquial aguda y en personas que tienen las vías aéreas constreñidas de tal modo que no pueden abrirse con los broncodilatadores. A veces, se usan otros fármacos antiinflamatorios no esteroideos, como el ibuprofeno, para retardar el deterioro de la función pulmonar. Las infecciones pulmonares deben tratarse lo antes posible con antibióticos. Al primer síntoma de infección pulmonar, se recogen muestras de esputo, de modo que en el laboratorio se pueda identificar el microorganismo infeccioso y el médico pueda así elegir los fármacos que tienen mayor probabilidad de eliminarlo.

En general se administra un antibiótico por vía oral o se prescribe tobramicina en aerosol. Sin embargo, cuando la infección es grave, se pueden necesitar antibióticos por vía intravenosa. Este tratamiento habitualmente requiere la hospitalización, pero también se puede administrar en casa. La administración de antibióticos por vía oral o en aerosol en modo continuo ayuda a prevenir las recidivas de la infección. La hemorragia a gran escala o recurrente en un pulmón se puede tratar bloqueando la arteria responsable.

Se puede necesitar una intervención quirúrgica en el caso de: colapso de un lóbulo pulmonar (neumotórax), sinusitis crónica, infección crónica en una parte del pulmón, hemorragia de los vasos sanguíneos del esófago, enfermedad de la vesícula biliar u obstrucción intestinal. El trasplante de hígado ha dado buenos resultados en casos de lesión hepática grave. El trasplante de corazón y de ambos pulmones se lleva a cabo sólo en caso de una grave enfermedad cardíaca o pulmonar.

Estos tipos de trasplante se están volviendo más sistemáticos, con buenos resultados, debido a la experiencia y al perfeccionamiento de los métodos. Un año después del trasplante, aproximadamente el 75 por ciento de los pacientes sobrevive y mejora notablemente.

Los individuos que padecen fibrosis quística por lo general mueren de insuficiencia respiratoria, tras muchos años de deterioro de la función pulmonar. Sin embargo, un número reducido muere de una enfermedad de hígado, de una hemorragia en una vía respiratoria o de complicaciones posteriores a una intervención quirúrgica.

CAPÍTULO 44

Trastornos de la pleura

La pleura es una fina membrana transparente que recubre los pulmones y que además reviste el interior de la pared torácica. La superficie que recubre los pulmones se encuentra en contacto con la que reviste la pared torácica. Entre las dos superficies flexibles hay una pequeña cantidad de líquido que las humedece y así se deslizan uniformemente una sobre la otra con cada movimiento respiratorio. El aire, la sangre, un líquido u otras materias pueden introducirse entre las capas de la pleura. Cuando se acumula demasiada materia, puede que uno o ambos pulmones pierdan la elasticidad para expandirse normalmente con la respiración, lo que produce un colapso pulmonar.

Pleuresía

La pleuresía es una inflamación de la pleura.

La pleuresía se produce cuando un agente (por lo general un virus o una bacteria) irrita la pleura, causando una inflamación. La pleuresía puede ser seca (pleuritis seca) o acompañada de exudación de líquido dentro de la cavidad pleural (derrame pleural). Una vez que desaparece la inflamación, la pleura puede volver a la normalidad o bien pueden producirse adherencias que hacen que las capas de la pleura se peguen entre sí.

Síntomas y diagnóstico

El síntoma más frecuente de la pleuresía es el dolor torácico, que por lo general comienza de repente. El dolor varía desde un malestar vago a un intenso dolor punzante. La persona puede sentir el dolor sólo cuando respira profundamente o tose, o bien puede tener un dolor persistente que empeora con la respiración profunda y la tos. La inflamación de la membrana pleural externa es la causa del dolor que generalmente se siente en la pared del tórax justo en el sitio de la inflamación. Sin embargo, el dolor se puede sentir también, o solamente, en el abdomen o en el cuello y en los hombros (dolor reflejo). (• V. página 302)

Principales causas de pleuresía

• Neumonía.

• Infarto pulmonar causado por una embolia pulmonar.

• Cáncer.

• Tuberculosis.

• Artritis reumatoide.

• Lupus eritematoso sistémico.

• Infección por parásitos, como las amebas.

• Pancreatitis.

• Traumatismos, como una fractura de costilla.

• Sustancias irritantes que llegan a la pleura desde las vías respiratorias o desde cualquier otra parte, como el amianto.

• Reacciones alérgicas causadas por fármacos, como la hidralazina, la procainamida, la isoniacida, la fenitoína, la clorpromacina.

Dos planos de la pleura

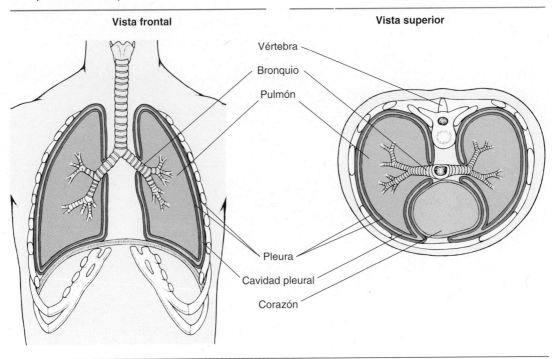

Vista frontal

Vista superior

Vértebra

Bronquio

Pulmón

Pleura

Cavidad pleural

Corazón

La respiración puede ser rápida y poco profunda porque respirar profundamente produce dolor; los músculos del lado que duele se mueven menos que los del lado normal. Si se acumula una gran cantidad de líquido, pueden separarse las capas de la pleura y de este modo el dolor torácico desaparece. La gran acumulación de líquido puede causar dificultad en la expansión de uno o de ambos pulmones al respirar, provocando distrés respiratorio.

El diagnóstico de la pleuresía es habitualmente fácil porque el dolor es característico. Al auscultar al paciente, el médico puede escuchar con el fonendoscopio un sonido chirriante, llamado roce pleural. Aun cuando no se ve la pleuresía en la radiografía, puede observarse quizás una fractura de costilla, una evidencia de una enfermedad pulmonar, o una pequeña acumulación de líquido en la cavidad pleural.

Tratamiento

El tratamiento de la pleuresía depende de su causa. Cuando es una infección por bacterias, por ejemplo, se prescriben antibióticos. Si la causa es una infección por virus, no se necesita ningún tratamiento para la infección. Si es una enfermedad autoinmune, su tratamiento suele mejorar la pleuresía.

Los analgésicos como el paracetamol o el ibuprofeno pueden por lo general aliviar el dolor torácico, independientemente de la causa de la pleuresía.

La codeína y otros narcóticos son analgésicos más fuertes, pero no son aconsejables porque tienden a suprimir la tos, lo que no es recomendable porque la respiración profunda y la tos ayudan a prevenir la neumonía. Por esa razón, se recomienda al paciente con pleuresía que respire profundamente y tosa tan pronto disminuya el dolor. La tos puede también ser menos dolorosa cuando el propio paciente o un ayudante mantienen una almohada firmemente apoyada contra la parte dolorosa del tórax. Vendar todo el tórax con bandas elásticas amplias y no adhesivas alivia el dolor torácico agudo. Sin embargo, el vendaje del tórax para reducir la expansión durante la respiración aumenta el riesgo de neumonía.

Derrame pleural

El derrame pleural es la acumulación anormal de líquido en la cavidad pleural.

Normalmente, sólo una capa fina de líquido separa las dos membranas de la pleura. Una cantidad excesiva de líquido puede acumularse por varios

Derrame pleural

Dibujo esquemático de la imagen radiográfica del derrame pleural (forma de curva cóncava hacia arriba).

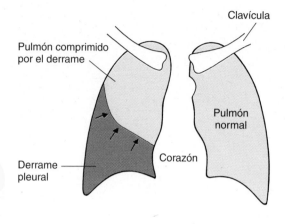

Clavícula

Pulmón comprimido por el derrame

Pulmón normal

Derrame pleural

Corazón

motivos, como la insuficiencia cardíaca, la cirrosis hepática y la neumonía.

Los otros tipos de líquido que se pueden acumular en la cavidad pleural pueden ser sangre, pus, líquido lechoso y un líquido alto en colesterol.

La **sangre en la cavidad pleural (hemotórax)** es generalmente el resultado de una herida en el tórax. En raras ocasiones, puede un vaso sanguíneo romperse dentro de la cavidad pleural o una zona dilatada de la aorta (aneurisma aórtico) derramar sangre en dicha cavidad. La hemorragia puede también ser causada por la coagulación defectuosa de la sangre. Debido a que la sangre en la cavidad pleural no se coagula completamente, es relativamente fácil para un médico extraerla mediante una aguja o un tubo torácico.

El **pus en la cavidad pleural (empiema)** puede acumularse cuando la neumonía o el absceso pulmonar se derrama en la cavidad pleural. El empiema puede ser una complicación de una neumonía o bien una consecuencia de una infección de una herida en el tórax, de una cirugía de tórax, de la rotura del esófago o de un absceso en el abdomen.

El **líquido lechoso en la cavidad pleural (quilotórax)** es causado por una lesión de los principales conductos linfáticos del tórax (conducto torácico) o por la obstrucción del conducto causada por un tumor.

El **líquido alto en colesterol en la cavidad pleural** es el resultado de un derrame pleural de mucho tiempo de evolución, como el causado por la tuberculosis o por la artritis reumatoide.

Causas frecuentes del derrame pleural

- Insuficiencia cardíaca.
- Baja concentración de proteínas en sangre.
- Cirrosis.
- Neumonía.
- Blastomicosis.
- Coccidioidomicosis.
- Tuberculosis.
- Histoplasmosis.
- Criptococosis.
- Absceso debajo del diafragma.
- Artritis reumatoide.
- Pancreatitis.
- Embolia pulmonar.
- Tumores.
- Lupus eritematoso sistémico.
- Cirugía cardíaca.
- Traumatismos del tórax.
- Fármacos como la hidralazina, procainamida, isoniazida, fenitoína, clorpromazina, y en ocasiones, nitrofurantoína, bromocriptina, dantroleno, procarbacina.
- Colocación incorrecta de sondas de alimentación o catéteres intravenosos.

Síntomas y diagnóstico

Los síntomas más frecuentes, independientemente del tipo de líquido en la cavidad pleural o de su causa, son ahogo y dolor de pecho. Sin embargo, muchos individuos con derrame pleural no manifiestan ningún síntoma.

Una radiografía de tórax, que muestra el líquido, es generalmente el primer paso para el diagnóstico. La tomografía computadorizada (TC) muestra más claramente el pulmón y el líquido y puede revelar la presencia de una neumonía, un absceso de pulmón o un tumor. Una ecografía puede ayudar al médico a localizar una pequeña acumulación de líquido, con el fin de extraerla.

Casi siempre se extrae una muestra de líquido para su examen mediante una aguja (procedimiento denominado toracocentesis). (• *V. página 167*) El aspecto del líquido puede ayudar a determinar la causa del derrame. Ciertos exámenes complementarios evalúan la composición y determinan la presencia de bacterias o de hongos. La muestra se examina además para establecer el número y los tipos de células y la presencia de células cancerígenas.

Cuando estas pruebas no pueden identificar la causa del derrame, es necesario realizar una biopsia de la pleura. (• *V. página 167)* Utilizando una aguja de biopsia, el médico extrae una muestra de la capa externa de la pleura para su análisis. Si la muestra es demasiado pequeña para un diagnóstico preciso, se debe tomar una muestra de tejido con una pequeña incisión en la pared torácica (procedimiento llamado biopsia pleural abierta). A veces se obtiene una muestra usando un toracoscopio (un tubo de observación que permite al médico examinar la cavidad pleural y sacar muestras). (• *V. página 169)*

En algunas ocasiones, una broncoscopia (un examen visual directo de las vías aéreas a través de un tubo de observación) (• *V. página 168)* ayuda al médico a encontrar la fuente del líquido. En el 20 por ciento de los derrames pleurales, la causa nunca se encuentra, aun después de numerosas pruebas.

Tratamiento

Un leve derrame pleural puede requerir solamente el tratamiento de la causa subyacente. Los derrames mayores, especialmente los que provocan ahogo, pueden requerir la evacuación (drenaje) del líquido. Por lo general, el drenaje alivia el ahogo de un modo espectacular. Con frecuencia, se puede extraer líquido utilizando la toracocentesis, una punción quirúrgica para evacuar líquido de la pleura por medio de una pequeña aguja (o catéter) que se introduce en la cavidad pleural. Aunque la toracocentesis se practica por lo general a efectos de diagnóstico, el médico puede extraer hasta l,5 litros de líquido a la vez, usando este procedimiento.

Cuando se debe extraer gran cantidad de líquido, se puede introducir un tubo a través de la pared del tórax. Tras haber insensibilizado la zona con anestesia local, el médico introduce un tubo de plástico dentro del tórax entre dos costillas. A continuación, conecta el tubo a un sistema de drenaje sellado que impide que el aire entre en la cavidad pleural. Entonces se realiza una radiografía de tórax para controlar la posición del tubo. El drenaje se puede obstruir si el tubo torácico no se coloca correctamente o si se dobla. Cuando el líquido es muy espeso o está lleno de coágulos, el procedimiento puede no ser eficaz.

Una acumulación de pus proveniente de una infección (empiema) requiere un tratamiento con antibióticos administrados por vía intravenosa y un drenaje del líquido. La tuberculosis o la coccidioidomicosis requieren un tratamiento prolongado con antibióticos. Cuando el pus es muy espeso o se han formado compartimentos entre zonas fibrosas, el drenaje se dificulta, por lo que puede ser preciso cortar una parte de la costilla para que se pueda introducir un tubo más grande. En casos raros, puede ser necesario efectuar una intervención quirúrgica para quitar la capa externa de la pleura (decorticación).

La acumulación de líquido provocada por los tumores de la pleura puede ser difícil de tratar debido a la rápida y nueva acumulación del líquido. El drenaje y la administración de fármacos que impiden el crecimiento de tumores, previenen a veces la ulterior acumulación de líquido. Pero si el líquido se sigue acumulando, puede ser útil sellar la cavidad pleural.

Todo el líquido se drena a través de un tubo, que luego se usa para administrar un irritante pleural, como una solución de doxiciclina o talco, dentro del espacio.

La sustancia irritante sella las dos capas de la pleura entre sí, de modo que no quede espacio para que se siga acumulando el líquido.

En caso de que penetre sangre en la cavidad pleural, por lo general, lo único que se hace es drenarla a través de un tubo, siempre y cuando se haya interrumpido la hemorragia.

Los fármacos que ayudan a eliminar los coágulos sanguíneos, como la estreptoquinasa y estreptodornasa, se pueden administrar a través del tubo de drenaje. Si la hemorragia continúa o en caso de no poderse extraer la acumulación de forma adecuada con un tubo, una intervención quirúrgica puede ser necesaria.

El tratamiento del quilotórax está dirigido a la reparación de los daños producidos en el conducto linfático. Dicho tratamiento consiste en la cirugía o en el tratamiento con fármacos contra un cáncer que está obstruyendo el flujo linfático.

Neumotórax

Un neumotórax es una acumulación de aire en la cavidad pleural.

El neumotórax puede producirse por motivos no identificables; los médicos lo llaman un neumotórax espontáneo. Un neumotórax puede también ser consecuencia de una lesión o de un procedimiento clínico que permite que se introduzca aire dentro de la cavidad pleural, como en el caso de la toracocentesis. Los respiradores pueden lesionar los pulmones por la presión que ejercen, produciéndose un neumotórax. Ello es más frecuente en personas que padecen el síndrome de distrés respiratorio del adulto, (• *V. página 170)* puesto que necesitan un respirador artificial de alta presión para poder sobrevivir.

Normalmente, la presión en la cavidad pleural es inferior a la presión interna de los pulmones. Cuando el aire penetra en la cavidad pleural, la presión en la pleura se vuelve mayor que la presión interna de los

Neumotórax

En el neumotórax existe una acumulación de aire entre las dos capas de la pleura.

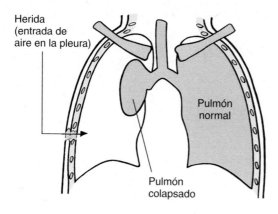

Herida (entrada de aire en la pleura)

Pulmón normal

Pulmón colapsado

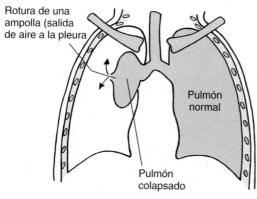

Rotura de una ampolla (salida de aire a la pleura)

Pulmón normal

Pulmón colapsado

pulmones y el pulmón se colapsa de forma parcial o completa. A veces, la mayoría de los colapsos pulmonares produce ahogo inmediato y agudo.

El **neumotórax espontáneo simple** es causado, en general, por la rotura de una pequeña zona debilitada del pulmón. El proceso es más frecuente entre los varones menores de 40 años. Los casos de neumotórax espontáneo simple no son, por lo general, consecuencia de un esfuerzo. Algunos de ellos se producen durante la inmersión o durante el vuelo a grandes alturas, aparentemente por los cambios de presión en los pulmones. La mayoría de las personas se recupera totalmente.

El **neumotórax espontáneo complicado** se produce en las personas que padecen una enfermedad pulmonar extensa. A menudo, este tipo de neumotórax es el resultado de la rotura de una ampolla (vesícula grande de 2 cm o más de diámetro), sobre todo en las personas de edad avanzada que padecen enfise-

ma. El neumotórax espontáneo complicado puede también presentarse en las personas que padecen otras afecciones pulmonares, como fibrosis quística, granuloma eosinófilo, absceso de pulmón, tuberculosis y neumonía por *Pneumocystis carinii*. Debido a la enfermedad pulmonar subyacente, los síntomas y las consecuencias generalmente empeoran en el neumotórax espontáneo complicado.

El **neumotórax a tensión** es una forma grave y potencialmente mortal de neumotórax. En esta enfermedad, los tejidos que circundan la zona por donde el aire está penetrando en la cavidad pleural, actúan como una válvula de una sola vía, permitiendo la entrada de aire pero no su salida. Esta situación provoca una presión tan elevada en la cavidad pleural que el pulmón completo se colapsa y el corazón y otras estructuras del mediastino son empujados hacia el lado opuesto del tórax. Si el neumotórax a tensión no se trata rápidamente, puede causar la muerte en pocos minutos.

Síntomas y diagnóstico

Los síntomas varían mucho y dependen de la cantidad de aire que ha penetrado en la cavidad pleural y de la porción del pulmón que se ha colapsado. Pueden consistir en una falta leve de aliento o un dolor torácico o bien un ahogo grave, un shock y un paro cardíaco potencialmente mortal. Muy a menudo, comienzan de repente los dolores punzantes de pecho y el ahogo y, a veces, una tos seca. Se puede sentir dolor en el hombro, el cuello o el abdomen. Los síntomas tienden a ser menos importantes en un neumotórax de desarrollo lento que en uno de desarrollo rápido. Con excepción de un neumotórax muy grande o de un neumotórax a tensión, los síntomas generalmente desaparecen a medida que el organismo se adapta al colapso del pulmón y que éste comienza lentamente a inflarse de nuevo.

Una exploración física puede generalmente confirmar el diagnóstico. Con el fonendoscopio el médico ausculta el tórax y puede notar que una parte no transmite el sonido normal de la respiración. La tráquea, una vía respiratoria grande que pasa por la parte anterior del cuello, puede ser desviada hacia un lado a causa de un colapso de pulmón. Una radiografía de tórax muestra la acumulación de aire y el colapso del pulmón.

Tratamiento

Un neumotórax pequeño habitualmente no requiere tratamiento. Generalmente no provoca trastornos importantes de la respiración y el aire se absorbe en pocos días. La absorción completa de un neumotórax más grande puede llevar de 2 a 4 semanas; sin embargo, se puede extraer el aire más rápidamente, mediante la inserción de un tubo torácico en el neumotórax. Cuando el neumotórax es lo suficientemente grande como para dificultar la respiración, se necesita un tubo torácico. El tubo se conecta a un sistema de drenaje sellado o a una válvula de una sola vía que deja salir el aire sin que refluya. Se puede conectar al tubo una bomba de aspiración si el aire sigue escapándose a través de una conexión anormal (fístula) entre una vía respiratoria y la cavidad pleural.

En algunas ocasiones, es necesaria la cirugía. Frecuentemente, la cirugía se realiza con un toracoscopio introducido a través de la pared torácica dentro de la cavidad pleural.

Un neumotórax recidivante puede causar una incapacidad considerable. En individuos de alto riesgo, por ejemplo los buzos y los pilotos de avión, la cirugía es la opción a tomar en cuenta desde el primer episodio de neumotórax. En personas que padecen de neumotórax incurable o de neumotórax que se manifiesta dos veces en el mismo lado, se practica una intervención quirúrgica para eliminar la causa del problema. En un neumotórax espontáneo complicado con un persistente escape de aire dentro del espacio pleural o en un neumotórax recidivante, la enfermedad pulmonar subyacente puede ser una contraindicación para la cirugía. A menudo, se suele sellar el espacio pleural administrando doxiciclina a través de un tubo torácico mientras que el aire es evacuado.

Tratamiento de un neumotórax

Tratamiento de un neumotórax con un tubo insertado en el espacio pleural. Este tubo comunica en uno de sus extremos con un sistema de drenaje constituido por una botella que contiene cierto volumen de agua. De tal suerte, el aire contenido en el espacio pleural sale a través del tubo.

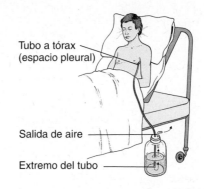

Tubo a tórax
(espacio pleural)

Salida de aire

Extremo del tubo

En un neumotórax a tensión, la extracción urgente del aire puede evitar la muerte. El aire se aspira de inmediato utilizando una jeringa grande que se conecta a una aguja introducida dentro del tórax. A continuación, se introduce separadamente un tubo para drenar el aire de forma continua.

CAPÍTULO 45

Cáncer de pulmón

La mayoría de las formas de cáncer de pulmón se origina en las células de los pulmones; sin embargo, el cáncer puede también propagarse (metástasis) al pulmón desde otras partes del organismo.

El cáncer de pulmón es el más frecuente, sea en varones o en mujeres, y lo más importante, es que es la causa más frecuente de muerte causada por cáncer tanto en varones como en mujeres.

Causas

El hábito de fumar cigarrillos es la causa principal en el 90 por ciento de los casos de cáncer de pulmón entre los varones y en el 70 por ciento en mujeres. El cáncer de pulmón ha aumentado en las mujeres debido a la costumbre más extendida de fumar cigarrillos. Cuantos más cigarrillos se

fumen, mayor es el riesgo de contraer cáncer de pulmón.

Una proporción reducida de cánceres de pulmón (del 10 al 15 por ciento en los varones y el 5 por ciento en las mujeres) es consecuencia de las sustancias que se encuentran o que se aspiran en el lugar de trabajo. Trabajar con amianto, radiación, arsénico, cromo, níquel, éter clorometílico, gas de mostaza y emisiones de coque de los hornos, se relaciona con el cáncer de pulmón, aunque por lo general sólo en las personas que también fuman cigarrillos.

Está por determinar el papel que desempeña la polución del aire como causante de cáncer de pulmón. La exposición al gas radón en el ambiente doméstico puede ser importante en un número reducido de casos. En ocasiones, algunas formas de cáncer de pulmón, especialmente el adenocarcinoma y el carcinoma de células alveolares, se producen en personas cuyos pulmones tienen cicatrices producidas por otras enfermedades pulmonares, como la tuberculosis y la fibrosis.

Tipos de cáncer de pulmón

Más del 90 por ciento de los cánceres de pulmón comienzan en los bronquios (las vías aéreas grandes que llevan el aire a los pulmones); este cáncer en particular se denomina carcinoma broncogénico. Otros tipos de cáncer son el carcinoma de células escamosas, el carcinoma de células pequeñas (células en forma de grano de avena), el carcinoma de células grandes y el adenocarcinoma.

El carcinoma de células alveolares se origina en los sacos de aire del pulmón (alvéolos). Aunque este tipo de cáncer puede ser un tumor único, con frecuencia se desarrolla en más de una zona del pulmón.

Los tumores del pulmón menos frecuentes son el adenoma bronquial (que puede ser o no canceroso), el hamartoma condromatoso (no canceroso) y el sarcoma (canceroso). El linfoma es un tipo de cáncer del sistema linfático que puede comenzar en los pulmones o propagarse a los pulmones.

Se propagan a los pulmones muchas formas de cáncer que se originan en cualquier parte del organismo. El cáncer se extiende a los pulmones muy frecuentemente desde la mama, el colon, la próstata, el riñón, la tiroides, el estómago, el cuello del útero, los testículos, los huesos y la piel.

Síntomas

Los síntomas de cáncer de pulmón dependen del tipo de cáncer, de su localización y de su modo de propagación. En general, el síntoma principal es una tos persistente. Las personas con bronquitis crónica que desarrollan cáncer de pulmón perciben con frecuencia que su tos empeora. El esputo puede estar teñido de sangre. Si el cáncer invade los vasos sanguíneos subyacentes, puede causar hemorragias graves.

El cáncer puede provocar sibilancias debido al estrechamiento de la vía aérea en que se desarrolla. La obstrucción de un bronquio puede ocasionar el colapso de la parte del pulmón alimentada por dicho bronquio, creando una afección denominada atelectasia. Otra consecuencia puede ser una neumonía con tos, fiebre, dolor torácico y ahogo. Cuando el tumor crece en el interior de la pared torácica, puede producir un dolor de pecho persistente.

Los síntomas posteriores consisten en pérdida de apetito, adelgazamiento y debilidad. El cáncer de pulmón a menudo ocasiona la acumulación de lí-

Cáncer bronquial

La mayoría de las veces, el cáncer pulmonar se origina en los bronquios. Posteriormente, se disemina a otros sitios del pulmón o puede, inclusive, invadir otros órganos (metástasis).

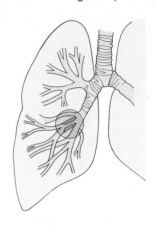

quido alrededor del pulmón (derrame pleural [•V. página 213), que produce ahogo. Si el cáncer se propaga hacia el interior de los pulmones, puede producir ahogo, baja concentración de oxígeno en sangre e insuficiencia cardíaca.

El cáncer puede crecer en el interior de ciertos nervios del cuello, haciendo que un párpado quede sólo semiabierto, provocando la contracción de la pupila, el hundimiento del globo ocular y una reducción de la transpiración en un lado de la cara. Estos síntomas en conjunto se conocen como síndrome de Horner. El cáncer en la parte alta del pulmón puede crecer en el interior de los nervios que controlan el brazo, produciendo dolor, insensibilidad y pérdida de fuerza en el mismo. Puede también lesionar los nervios que van a la cavidad de los órganos de fonación, produciendo ronquera.

El cáncer puede crecer directamente en el esófago o cerca de él y presionarlo, dificultando la deglución. En algunos casos, se desarrolla un conducto anormal (fístula) entre el esófago y los bronquios, provocando ataques agudos de tos durante la deglución porque los alimentos y los líquidos penetran en los pulmones.

Un cáncer de pulmón puede crecer dentro del corazón, provocando una frecuencia cardíaca anormal, una dilatación del corazón o líquido en el pericardio que envuelve el corazón. (• V. página 106) El cáncer puede crecer dentro o alrededor de la vena cava superior (una de las grandes venas del interior del tórax). La obstrucción de esta vena hace que la sangre refluya a las otras venas de la parte superior del cuerpo. Las venas de la pared del tórax se agrandan. La cara, el cuello y la pared torácica superior, incluyendo las mamas, se hinchan y adquieren un color morado. La enfermedad también produce ahogo, dolor de cabeza, visión borrosa, vértigos y somnolencia. Estos síntomas por lo general empeoran cuando la persona se inclina hacia adelante o se acuesta.

El cáncer de pulmón puede también propagarse a por el flujo sanguíneo hacia el hígado, el cerebro, las glándulas suprarrenales y los huesos. Esto puede ocurrir en la primera fase de la enfermedad, especialmente si se trata del carcinoma de células pequeñas. Síntomas, como insuficiencia hepática, confusión, convulsiones y los dolores óseos, pueden producirse antes de que sea evidente cualquier anomalía pulmonar, lo cual dificulta un diagnóstico precoz.

Algunas formas de cáncer de pulmón tienen su efecto en otros puntos alejados de los pulmones, como trastornos metabólicos, nerviosos y musculares (síndromes paraneoplásicos). Dichos síndromes no tienen relación con el tamaño o la localización del cáncer de pulmón y no indican necesariamente que éste se haya propagado más allá del tórax, sino que son causados por sustancias segregadas por el cáncer. Estos trastornos pueden ser el primer síntoma de cáncer o el primer indicio de que el cáncer ha reaparecido después del tratamiento. Un ejemplo del síndrome paraneoplásico es el síndrome de Eaton-Lambert, caracterizado por una extrema debilidad muscular. Otro es la debilidad muscular y el dolor causados por la inflamación (polimiositis), que además pueden acompañarse de una inflamación de la piel (dermatomiositis).

Algunas formas de cáncer de pulmón segregan hormonas o sustancias semejantes a las hormonas, cuyo resultado es una concentración anormal de hormonas. Por ejemplo, el carcinoma de células pequeñas puede segregar la adrenocorticotropina, causando el síndrome de Cushing, o la hormona antidiurética, causando una retención de líquidos y la baja de la concentración de sodio en sangre. La excesiva producción de hormonas también puede provocar el llamado síndrome carcinoide (enrojecimiento de la piel, respiración sibilante, diarrea y alteraciones en las válvulas cardíacas). El carcinoma de células escamosas puede segregar una sustancia semejante a la hormona responsable de elevar los valores de calcio en sangre. Otros síndromes hormonales relacionados con el cáncer de pulmón incluyen el aumento del tamaño de las mamas en los varones (ginecomastia) y una producción excesiva de la hormona tiroidea (hipertiroidismo). También

se producen alteraciones cutáneas, como el oscurecimiento de la piel en las axilas. El cáncer de pulmón puede incluso cambiar la forma de los dedos de las manos y de los pies (• *V. recuadro, página 161*) y causar cambios en los extremos de los huesos largos, los cuales se pueden observar en las radiografías.

Diagnóstico

El médico investiga la posibilidad de un cáncer de pulmón cuando un paciente, especialmente un fumador, tiene accesos de tos persistente que empeoran o cuando presenta algún síntoma de trastorno pulmonar. A veces, una sombra en una radiografía de tórax de alguien que no tiene síntomas puede ser el primer indicio del proceso.

La mayoría de los tumores de pulmón se detecta en una radiografía de tórax, aunque ésta puede pasar por alto los pequeños tumores. Dado que una radiografía muestra tan sólo una sombra en el pulmón, no aporta una prueba segura de cáncer. Por ello se necesita un examen al microscopio de una muestra de tejido. A veces una muestra del esputo es suficiente para el diagnóstico (examen denominado citología de esputo). También se puede practicar una broncoscopia (• *V. página 168)* para obtener una muestra de tejido. Si el cáncer es demasiado profundo para ser alcanzado con un broncoscopio, el médico puede obtener una muestra mediante la inserción de una aguja a través de la piel mientras realiza una tomografía computadorizada (TC) como guía; este procedimiento se denomina biopsia con aguja. A veces, la muestra se obtiene mediante un procedimiento quirúrgico denominado toracotomía. (• *V. página 169)*

La exploración con TC puede mostrar las pequeñas manchas que no aparecen en las radiografías de tórax. La TC puede también revelar un posible crecimiento de los ganglios linfáticos. Sin embargo, con frecuencia se recurre a una biopsia (extracción de una muestra para un examen al microscopio), para determinar si tal aumento de tamaño proviene de una inflamación o de un cáncer. La TC del abdomen o de la cabeza puede mostrar si el cáncer se ha propagado al hígado, a las glándulas suprarrenales o al cerebro. Una gammagrafía ósea puede evidenciar que el cáncer se ha extendido a los huesos. Dado que el carcinoma de células pequeñas tiende a propagarse, el médico a veces realiza una biopsia de médula ósea (extracción de una muestra para su examen al microscopio).

La clasificación de las formas de cáncer se basa en el tamaño del tumor, su posible propagación a los ganglios linfáticos cercanos y su posible expansión a órganos distantes. Las diversas categorías se denominan

fases. (• *V. página 826 y recuadro misma página*)
Cada fase de un cáncer tiene su tratamiento más apropiado y permite al médico establecer el pronóstico.

Tratamiento

Los tumores bronquiales no cancerosos por lo general se extirpan quirúrgicamente dado que pueden obstruir los bronquios y volverse cancerosos con el tiempo. Con frecuencia es difícil confirmar que un tumor en el extremo de los pulmones sea canceroso hasta que este tumor no se haya extirpado para su examen al microscopio.

La cirugía es a veces posible en formas de cáncer distintas al carcinoma de células pequeñas, que no se hayan propagado más allá del pulmón. A pesar de que se puede extirpar quirúrgicamente del 10 al 35 por ciento de las formas de cáncer, desafortunadamente el resultado no es siempre la curación. Entre los pacientes sometidos a la extirpación de un tumor aislado de crecimiento lento, del 25 al 40 por ciento sobreviven por lo menos 5 años después del diagnóstico. Estos pacientes deben someterse a controles regulares porque el cáncer de pulmón recidiva en el 6 al 12 por ciento de los pacientes operados. Este porcentaje es mucho más elevado entre los que siguen fumando después de la intervención.

Antes de la cirugía, el médico realiza las pruebas de función pulmonar (• *V. página 164*) para determinar si el pulmón que queda tiene suficiente capacidad. Si los resultados de las pruebas no son satisfactorios, es probable que no pueda practicarse una intervención quirúrgica. La porción de pulmón a extirpar se determina durante la cirugía, variando de una pequeña parte de un lóbulo pulmonar al pulmón completo.

Algunas veces, un cáncer se origina en otro lugar del organismo y se propaga a los pulmones. Éste se puede extirpar sólo después de haber extirpado el tumor original. No es un procedimiento que se recomiende con frecuencia ya que sólo el 10 por ciento logra sobrevivir 5 años o más a esta intervención.

Desafortunadamente, la cirugía no es útil cuando el cáncer se propaga más allá de los pulmones, cuando está demasiado cerca de la tráquea o cuando el sujeto padece otra enfermedad grave (por ejemplo una enfermedad cardíaca o pulmonar graves). Se puede aplicar radioterapia a los pacientes que no pueden ser operados porque padecen otra enfermedad grave. En tales casos, el objetivo de la radioterapia no es la curación sino el retardo de la evolución del cáncer. La radioterapia es también útil para controlar el dolor de huesos, el síndrome de la vena cava superior y la compresión de la médula espinal. Sin embargo, la radioterapia puede inflamar los pulmones (neumonitis por radiación), ocasionando tos, ahogo y fiebre.

Estos síntomas se alivian con corticosteroides, como la prednisona. Ningún tratamiento de quimioterapia resulta particularmente eficaz a no ser que el cáncer de pulmón sea del tipo de células pequeñas. En este último caso, la cirugía no se considera una opción válida dado que casi siempre en el momento del diagnóstico, el carcinoma de células pequeñas del pulmón ya se ha propagado a otras partes distantes del organismo. En cambio, este cáncer se trata con quimioterapia, a veces combinada con radioterapia. La quimioterapia prolonga la vida de forma significativa en el 25 por ciento de los pacientes. Los individuos que padecen carcinoma de células pequeñas del pulmón y que responden bien a la quimioterapia, pueden recurrir a la radioterapia para tratar el cáncer si éste se ha extendido al cerebro.

Muchos sujetos que padecen cáncer de pulmón experimentan una disminución sustancial de la función pulmonar, estén o no bajo tratamiento. La terapia con oxígeno y los fármacos que dilatan las vías respiratorias pueden aliviar las dificultades respiratorias. También en muchos casos de cáncer de pulmón avanzado el paciente siente dolor y es tal la dificultad para respirar, que se le debe administrar un medicamento narcótico a dosis importantes durante la fase terminal, que puede durar semanas o meses. Afortunadamente, los narcóticos administrados a dosis adecuadas, producen un alivio sustancial.

Trastornos de los huesos, las articulaciones y los músculos

REU

CAPÍTULO 46

Huesos, articulaciones y músculos

El hueso es un tejido corporal que cambia constantemente y que desempeña varias funciones. El esqueleto es el conjunto de todos los huesos. El sistema musculosquelético está formado por el esqueleto, los músculos, los tendones, los ligamentos y otros componentes de las articulaciones. El esqueleto da resistencia y estabilidad al cuerpo y es una estructura de apoyo para que los músculos trabajen y produzcan el movimiento. Los huesos también sirven de escudo para proteger los órganos internos.

Los huesos tienen dos formas principales: plana (como los huesos planos del cráneo y las vértebras) y alargada (como el fémur y los huesos del brazo). Sin embargo, su estructura interna es esencialmente la misma. La parte rígida externa está compuesta, en su mayoría, de proteínas como el colágeno y de una sustancia denominada hidroxiapatita, constituida por calcio y otros minerales. Esta sustancia almacena parte del calcio del organismo y es, en gran medida, la responsable de la resistencia de los huesos. La médula es una sustancia blanda y menos densa que el resto del hueso. Está alojada en el centro del hueso y contiene células especializadas en la producción de células sanguíneas. Los vasos sanguíneos pasan por el interior de los huesos, mientras que los nervios los circundan.

Las articulaciones son el punto de unión de uno o más huesos y su configuración determina el grado y la dirección del posible movimiento. Algunas articulaciones no tienen movimiento en los adultos, como las suturas que se encuentran entre los huesos planos del cráneo. Otras, sin embargo, permiten un cierto grado de movilidad. Es el caso de la articulación del hombro, una junta articulada esférica que permite la rotación interna y externa del brazo y los movimientos hacia adelante, hacia atrás y hacia los lados. En cambio, las articulaciones de tipo bisagra de los codos, los dedos de la mano y del pie permiten tan sólo doblar (flexión) y estirar (extensión).

Otros componentes de las articulaciones sirven de estabilizadores y disminuyen el riesgo de lesiones que puedan resultar del uso constante. Los extremos óseos de la articulación están cubiertos por cartílago, un tejido liso, resistente y protector que amortigua y disminuye la fricción. Las articulaciones también están provistas de un revestimiento (membrana sinovial) que, a su vez, forma la cápsula articular. Las células del tejido sinovial producen un líquido lubricante (líquido sinovial) que llena la cápsula contribuyendo a disminuir la fricción y a facilitar el movimiento.

Los músculos están compuestos por fibras que tienen la propiedad de contraerse. Los músculos esqueléticos, que son los responsables de la postura y del movimiento, están unidos a los huesos y dispuestos en grupos opuestos alrededor de las articulaciones. Es el caso de los músculos que doblan el codo (bíceps), que están contrarrestados por los músculos que lo estiran (tríceps).

Los tendones son cordones resistentes de tejido conectivo que insertan cada extremo del músculo al hueso. Los ligamentos están compuestos de un tejido similar, rodean las articulaciones y conectan los huesos entre sí. Los ligamentos contribuyen a reforzar y estabilizar las articulaciones, permitiendo los movimientos sólo en ciertas direcciones. Las bolsas son cápsulas llenas de líquido que proporcionan una amortiguación adicional entre estructuras adyacentes que, de otro modo, rozarían entre sí, ocasionando el desgaste, por ejemplo, entre un hueso y un ligamento.

Los componentes de una articulación trabajan conjuntamente para facilitar un movimiento equilibrado y que no cause daño. Por ejemplo, cuando se dobla la rodilla para dar un paso, los músculos poplíteos, en la parte posterior del muslo, se contraen y se acortan recogiendo la parte inferior de la pierna y flexionando la rodilla. Al mismo tiempo, se relajan los músculos del cuádriceps de la parte anterior del muslo permitiendo la flexión de la rodilla. El cartílago y el líquido sinovial reducen la fricción al mínimo dentro de la articulación de la rodilla. Cinco ligamentos alrededor de la articulación ayudan a mantener los huesos debidamente alineados. Las bolsas sirven de amortiguación entre estructuras como la tibia y el tendón de la rótula.

Trastornos musculosqueléticos

Los trastornos del sistema musculosquelético son la causa principal de los dolores crónicos y de la discapacidad física. Aunque los componentes de dicho sistema se desarrollan bien con el uso, se pueden desgastar, lesionar o inflamar.

Las lesiones de los huesos, los músculos y las articulaciones son muy frecuentes. El grado de la lesión puede variar desde un tirón muscular leve a una distensión de ligamentos, una dislocación de articulaciones o una fractura. La mayoría de estas lesiones se cura por completo, aunque son generalmente dolorosas y pueden dar lugar a complicaciones a largo plazo.

La inflamación es una respuesta natural a la irritación o al deterioro de los tejidos; causa hinchazón, enrojecimiento, sensación de ardor y limitación del funcionamiento de la zona afectada. La inflamación de una articulación se denomina artritis y la de un tendón, tendinitis. Existen dos formas de inflamación: una localizada, es decir, limitada a una parte del cuerpo, como, por ejemplo, una articulación o un tendón lesionado; otra generalizada, como sucede en el caso de ciertas enfermedades inflamatorias como la artritis reumatoide. Una inflamación puede convertirse en crónica y persistente, como consecuencia del movimiento continuo y la sobrecarga mecánica o por reacciones inmunes, infecciones o depósitos de sustancias anormales.

Interior de la rodilla

La rodilla está diseñada para protegerse a sí misma. Está envuelta por una cápsula articular lo suficientemente flexible como para permitirle moverse, pero a la vez con la suficiente fuerza para mantener la articulación unida. El tejido sinovial que reviste la cápsula produce el líquido sinovial que lubrica la articulación. El cartílago, resistente al uso, cubre los extremos del hueso del muslo (fémur) y de la tibia y ayuda a reducir la fricción durante el movimiento. Unas almohadillas de cartílago (meniscos) actúan como amortiguadores entre los dos huesos y ayudan a distribuir el peso del cuerpo en la articulación. Los sacos con fluido (bolsas) proveen protección a la piel o los tendones que se mueven sobre el hueso. Los ligamentos laterales y posteriores de la rodilla refuerzan la cápsula articular, añandiendo estabilidad. La rótula protege la parte frontal de la articulación.

Vista lateral

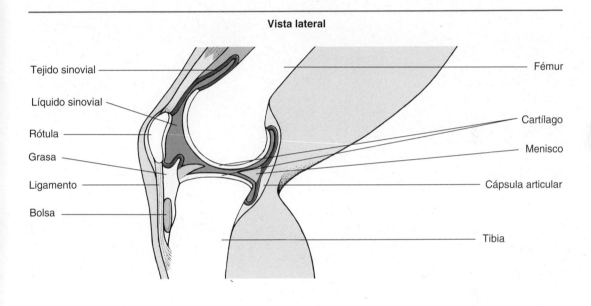

Tejido sinovial
Líquido sinovial
Rótula
Grasa
Ligamento
Bolsa
Fémur
Cartílago
Menisco
Cápsula articular
Tibia

Vista posterior

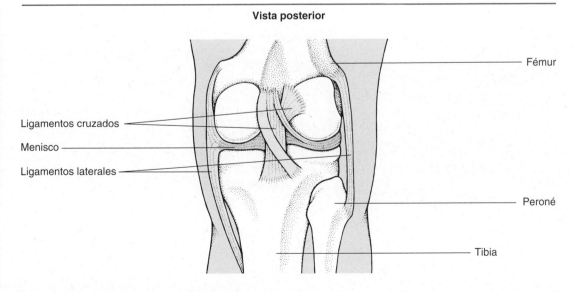

Ligamentos cruzados
Menisco
Ligamentos laterales
Fémur
Peroné
Tibia

Sistema musculosquelético

Músculos

Huesos

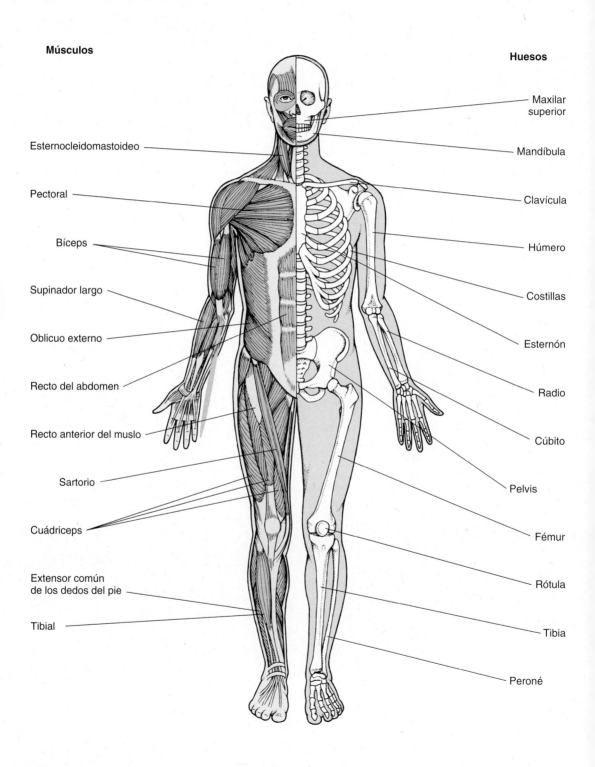

Esternocleidomastoideo

Pectoral

Bíceps

Supinador largo

Oblicuo externo

Recto del abdomen

Recto anterior del muslo

Sartorio

Cuádriceps

Extensor común
de los dedos del pie

Tibial

Maxilar
superior

Mandíbula

Clavícula

Húmero

Costillas

Esternón

Radio

Cúbito

Pelvis

Fémur

Rótula

Tibia

Peroné

Huesos

Músculos

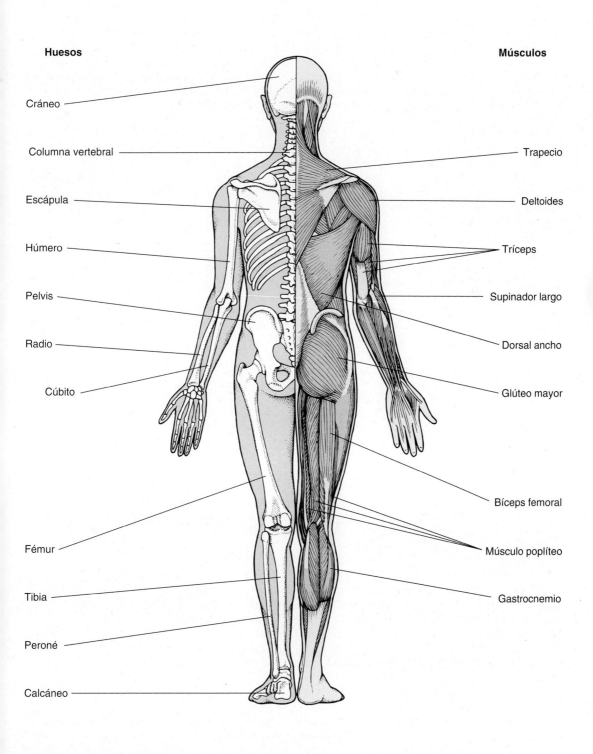

Cráneo

Columna vertebral

Escápula

Húmero

Pelvis

Radio

Cúbito

Fémur

Tibia

Peroné

Calcáneo

Trapecio

Deltoides

Tríceps

Supinador largo

Dorsal ancho

Glúteo mayor

Bíceps femoral

Músculo poplíteo

Gastrocnemio

Las infecciones de los huesos y de las articulaciones pueden ser invalidantes; sin embargo, un tratamiento inmediato puede prevenir las lesiones permanentes de las articulaciones. Los tumores benignos y el cáncer se pueden originar en los huesos y el cáncer puede propagarse desde un hueso a otras partes del cuerpo. Los desequilibrios metabólicos u hormonales también pueden afectar a los huesos y a las articulaciones. Un ejemplo es la osteoporosis, una disminución de la masa ósea producida por una desmineralización de los huesos. Otro es la gota, que provoca la formación de depósitos de cristales en las articulaciones de las personas propensas, que tienen un valor anormalmente alto de ácido úrico en sangre.

Las pruebas de laboratorio pueden aportar una información útil acerca de algunos trastornos musculosqueléticos; sin embargo, esta información no es suficiente para un diagnóstico.

Las radiografías sirven para evaluar las zonas de dolor en los huesos, dado que pueden, con frecuencia, detectar fracturas, tumores, heridas, infecciones y deformidades. Para determinar la extensión y el emplazamiento exacto de la lesión, se pueden realizar pruebas como la tomografía computarizada (TC)

o la exploración por imágenes de resonancia magnética (RM). Ésta última es especialmente valiosa para examinar los músculos, los ligamentos y los tendones. Es posible analizar una muestra de líquido articular para identificar la bacteria que causa una infección o controlar los cristales que confirman un diagnóstico de gota o seudogota. Para ello, el médico extrae el líquido con una aguja, por lo general un procedimiento rápido, fácil y casi indoloro realizado en el consultorio.

El tratamiento está sujeto al tipo de trastorno musculosquelético y las lesiones se tratan frecuentemente con reposo, compresas tibias o frías y quizás analgésicos e inmovilización con entablillado o vendajes. Por otra parte, las enfermedades que afectan simultáneamente a varias articulaciones, (• *V. página 235*) se tratan a menudo con fármacos para reducir la inflamación y suprimir la respuesta inmune del organismo. Sin embargo, la mayoría de las articulaciones con deterioro crónico no se puede curar con fármacos. Algunas articulaciones gravemente afectadas se pueden sustituir por otras artificiales, requiriendo a menudo un tratamiento combinado entre médicos, terapeutas ocupacionales y fisioterapeutas.

CAPÍTULO 47

Osteoporosis

La osteoporosis es una disminución progresiva de la masa ósea, que hace que los huesos se vuelvan más frágiles y propensos a las fracturas.

Los minerales como el calcio y el fósforo dan solidez y densidad a los huesos. El organismo requiere un suministro adecuado de calcio y otros minerales para mantener la densidad de los huesos. Debe, además, producir las cantidades convenientes de hormonas como la paratiroidea, la del crecimiento, la calcitonina, los estrógenos en las mujeres y la testosterona en los varones.

También necesita un aporte adecuado de vitamina D para absorber el calcio de los alimentos e incorporarlo a los huesos. Éstos aumentan su densidad hasta alcanzar su valor máximo alrededor de los 30 años de edad. A partir de entonces, la densidad disminuye lentamente.

Cuando el organismo no es capaz de regular el contenido mineral de los huesos, éstos pierden densidad y se vuelven más frágiles, provocando osteoporosis.

Tipos de osteoporosis

Existen distintos tipos de osteoporosis.

La causa de la **osteoporosis posmenopáusica** es la falta de estrógenos, la principal hormona femenina que ayuda a regular el aporte de calcio a los huesos.

En general, los síntomas aparecen en mujeres de 51 a 75 años de edad; no obstante pueden empezar antes o después de esas edades. No todas las mujeres tienen el mismo riesgo de desarrollar una osteoporosis posmenopáusica (las mujeres de las etnias blanca y oriental son más propensas a esta enfermedad que las mujeres de etnia negra).

La **osteoporosis senil** es el resultado de una deficiencia de calcio relacionada con la edad y de un desequilibrio entre la velocidad de degradación y de regeneración ósea.

"Senil" significa que se manifiesta en personas de edad avanzada. Afecta, por lo general, a mayores de 70 años y es dos veces más frecuente en las mujeres que en los varones. Las mujeres, con frecuencia,

Osteoporosis

Obsérvese la diferencia entre una vértebra normal (A) y las vértebras de personas con osteoporosis (B, C).

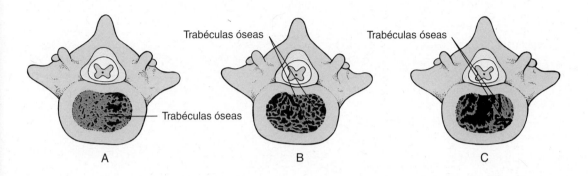

Trabéculas óseas Trabéculas óseas

Trabéculas óseas

A B C

sufren ambas formas de osteoporosis, la senil y la posmenopáusica.

Menos del 5 por ciento de las personas que padecen osteoporosis sufre una **osteoporosis secundaria** (inducida por otros trastornos de salud o por fármacos). Puede ser consecuencia de ciertas enfermedades, como la insuficiencia renal crónica y ciertos trastornos hormonales (especialmente del tiroides, las paratiroides o las suprarrenales) o de la administración de ciertos fármacos, como corticosteroides, barbitúricos, anticonvulsivantes y cantidades excesivas de hormona tiroidea. El consumo excesivo de alcohol y tabaco agrava la afección.

La **osteoporosis juvenil idiopática** es una enfermedad poco frecuente, de causa desconocida. Aparece en niños y adultos jóvenes, sin trastornos hormonales ni carencias de vitaminas, y que no presentan ninguna razón obvia para tener huesos débiles.

Síntomas

La osteoporosis no produce síntomas en un primer momento debido a la lenta disminución de la densidad ósea, especialmente entre los afectados por la osteoporosis senil.

Otras personas nunca tienen síntomas. Aparecen dolor y deformaciones cuando la reducción de la densidad ósea es tan importante que los huesos se aplastan o fracturan. El dolor crónico de espalda puede aparecer por el aplastamiento de las vértebras (fracturas por aplastamiento vertebral). Las vértebras debilitadas pueden romperse de forma espontánea o como consecuencia de un pequeño golpe. Por lo general, el dolor empieza de manera súbita, se localiza en una zona determinada de la espalda y empeora al estar de pie o al andar. Puede

aparecer dolor al tacto y, habitualmente, el dolor desaparece de forma gradual al cabo de unas semanas o meses. Si se fracturan varias vértebras, puede producirse una curvatura anormal de la columna vertebral (joroba), causando distensión muscular y dolor.

Se pueden fracturar otros huesos, con frecuencia a causa de una sobrecarga leve o de una caída, siendo la fractura de cadera una de las más graves y una de las causas principales de invalidez y pérdida de autonomía en personas de edad avanzada. También es frecuente la fractura de uno de los huesos del brazo (el radio) en el punto de articulación con la muñeca (fractura de Colles). Además, las fracturas tienden a curarse lentamente en individuos que sufren osteoporosis.

Diagnóstico

En caso de fractura, el diagnóstico de osteoporosis se basa en una combinación de síntomas, examen físico y radiografías de los huesos; pueden necesitarse pruebas complementarias para descartar enfermedades curables que puedan provocar osteoporosis.

La osteoporosis se puede diagnosticar antes de que se produzca una fractura mediante pruebas que miden la densidad de los huesos. La más precisa de estas pruebas es la absorciometría de rayos X de energía doble (densitometría ósea). Este examen es indoloro, no presenta ningún riesgo y tiene una duración de 5 a 15 minutos.

Es útil para las mujeres con alto riesgo de osteoporosis y aquellas en quienes el diagnóstico es incierto, o para valorar con precisión los resultados del tratamiento.

Factores que aumentan el riesgo de osteoporosis en las mujeres

Miembros de la familia con osteoporosis.

Déficit de calcio en la dieta.

Estilo de vida sedentario.

Etnia blanca u oriental.

Constitución delgada.

No haber tenido embarazos.

Uso de ciertos fármacos, como corticosteroides y cantidad excesiva de hormona tiroidea.

Menopausia prematura.

Tabaquismo.

Consumo excesivo de alcohol.

Vértebras

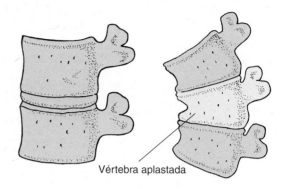

Vértebra aplastada

Vértebras normales   Aplastamientos vertebrales

Prevención y tratamiento

La **prevención** de la osteoporosis es más eficaz que su tratamiento y consiste en mantener o aumentar la densidad ósea mediante el consumo de una cantidad adecuada de calcio, la práctica de ejercicios en los que se debe soportar el peso corporal y, en algunos casos, la administración de fármacos.

El consumo de una cantidad adecuada de calcio es eficaz, sobre todo antes de alcanzar la máxima densidad ósea (alrededor de los 30 años), pero también después de esa edad. Beber dos vasos de leche al día (alimento rico en calcio) y tomar un suplemento de vitamina D ayuda a aumentar la densidad ósea en mujeres sanas de mediana edad que no han recibido la cantidad suficiente de estos nutrientes. Sin embargo, la mayoría de las mujeres necesita tomar comprimidos de calcio. Existen muchas preparaciones distintas; algunas incluyen vitamina D suplementaria. Se recomienda tomar alrededor de 1,5 gramos de calcio al día.

Los ejercicios que implican soportar el peso corporal, como andar y subir escaleras, aumentan la densidad ósea. Por el contrario, los ejercicios como la natación, en los que no se soporta el propio peso, no parecen aumentar la densidad.

Los estrógenos ayudan a mantener la densidad ósea en las mujeres, y se suelen administrar junto con progesterona.

La terapia de sustitución de estrógenos es más eficaz si se comienza dentro de los 4 a 6 años primeros después de la menopausia; sin embargo, puede retrasar la pérdida ósea y reducir el riesgo de fracturas aunque se inicie más tarde. Las decisiones acerca del uso de la terapia de sustitución de estrógenos después de la menopausia son complejas, dado que el tratamiento puede conllevar riesgos y efectos secundarios. (• *V. página 1113)* Hay un nuevo fármaco semejante a los estrógenos (raloxifeno), que, si bien puede ser menos eficaz que los estrógenos para prevenir la pérdida ósea, carece de los efectos secundarios característicos de éstos sobre las mamas y el útero.

En cambio, los bisfosfonatos, como el alendronato (véase más adelante), pueden administrarse solos o en combinación con la terapia de sustitución hormonal para prevenir la osteoporosis.

El objetivo del **tratamiento** es aumentar la densidad ósea. Todas las mujeres, sobre todo las que padecen osteoporosis, deberían tomar suplementos de calcio y vitamina D.

Las mujeres posmenopáusicas que presentan formas más graves de osteoporosis pueden también tomar estrógenos (por lo general, combinados con progesterona) o alendronato, que pueden retrasar e incluso detener la progresión de la enfermedad.

Los bisfosfonatos también son útiles en el tratamiento de la osteoporosis. El alendronato reduce la velocidad de resorción ósea en mujeres posmenopáusicas, aumentando la masa ósea en la columna vertebral y las caderas, y reduciendo la incidencia de fracturas. No obstante, para asegurar la correcta absorción del alendronato, éste se debe tomar inmediatamente después de levantarse junto con un vaso de agua y no se debe ingerir comida o bebida durante los siguientes 30 minutos.

Considerando que el alendronato irrita el revestimiento del tracto gastrointestinal superior, la persona no debe acostarse al menos durante los 30 minutos siguientes a la ingestión de la dosis y hasta que no ingiera algún alimento. Las personas que tienen dificultades para la deglución o ciertos trastornos del esófago o estómago, no deben tomar este fármaco.

Algunas autoridades sanitarias recomiendan calcitonina, particularmente a personas que sufren fracturas dolorosas de las vértebras. Este fármaco puede ser administrado mediante inyecciones o en forma de pulverizador nasal.

Aunque los suplementos de fluoruros pueden aumentar la densidad ósea, el hueso resultante podría ser anormal y frágil, por lo que su administración no es recomendada. Se están investigando nuevas formas de fluoruro, que no produzcan reacciones adversas sobre la calidad de los huesos.

Se administran calcio y suplementos de vitamina D a los varones que padecen osteoporosis, especialmente cuando las pruebas muestran que su organismo no absorbe las cantidades de calcio adecuadas. Los estrógenos no son eficaces en varones, pero sí la testosterona, en caso de que el valor de ésta sea bajo.

Se deben tratar las fracturas que aparecen como resultado de la osteoporosis. Por lo general, en caso de fracturas de cadera, se sustituye toda la cadera o una parte de ella. Una muñeca fracturada se escayola o se emplaza quirúrgicamente. Cuando las vértebras se rompen y causan un dolor de espalda intenso, se usan soportes ortopédicos, analgésicos y fisioterapia; sin embargo, el dolor persiste durante mucho tiempo.

CAPÍTULO 48

Enfermedad de Paget del hueso

La enfermedad de Paget es un trastorno crónico del esqueleto en el cual algunas zonas del hueso crecen de modo anormal, aumentan de tamaño y se hacen más frágiles.

Este trastorno puede afectar a cualquier hueso, aunque con más frecuencia se presenta en la pelvis, el fémur, el cráneo, la tibia, la columna vertebral, la clavícula y el hueso de la parte superior del brazo (húmero).

La enfermedad de Paget es poco frecuente en la población más joven (menor de 40 años). Los varones son un 50 por ciento más propensos a desarrollarla que las mujeres. La enfermedad de Paget es más frecuente en Europa (excepto en Escandinavia), Australia y Nueva Zelanda que en América, África y Asia. Es particularmente frecuente en Inglaterra. A título indicativo, en Estados Unidos alrededor del uno por ciento de las personas mayores de 40 años padece esta enfermedad.

En condiciones normales, las células que destruyen el hueso viejo (osteoclastos) y las que forman el nuevo (osteoblastos) trabajan en equilibrio para mantener la estructura y la firmeza del hueso. En la enfermedad de Paget, los osteoclastos y los osteoblastos se vuelven hiperactivos en algunas áreas del hueso, aumentando de manera significativa la rapidez de renovación del hueso. Las áreas hiperactivas se agrandan; sin embargo, su estructura es anormal y, por lo tanto, son más frágiles que las áreas normales.

Aunque la enfermedad de Paget es, con frecuencia, hereditaria, no se ha descubierto ningún patrón genético específico. Algunas evidencias sugieren que una infección vírica puede estar involucrada; sin embargo, se desconoce el origen de la enfermedad.

Síntomas

La enfermedad de Paget es habitualmente asintomática. Sin embargo, pueden aparecer síntomas, como rigidez de las articulaciones y cansancio, que se desarrollan de forma lenta y sutil. Puede presentarse como un dolor profundo, a veces intenso, que empeora por la noche. El agrandamiento de los huesos puede comprimir los nervios (incrementando de ese modo el dolor) y llevar a una deformación ósea. En ocasiones, la enfermedad de Paget provoca el desarrollo de una artrosis dolorosa en las articulaciones adyacentes.

Los síntomas varían en función de los huesos afectados. El cráneo puede aumentar de tamaño dando un aspecto más prominente a las cejas y a la frente, lo que se puede advertir cuando el sombrero ya no se ajusta bien a la cabeza. Este incremento del tamaño del cráneo puede causar una pérdida de la audición debido al daño provocado en el oído interno (cóclea); puede haber cefaleas provocadas por la compresión de los nervios y puede constatarse la aparición de venas dilatadas en el cuero cabelludo, por un aumento de la circulación sanguínea en el cráneo. Las vértebras pueden ensancharse, debilitarse y deformarse, lo que lleva a una disminución de la altura de estos huesos. Las vértebras afectadas pueden comprimir los nervios de la médula espinal, causando rigidez, hormigueo, debilidad e incluso parálisis en las piernas. Si los huesos de la cadera o de la pierna se ven afectados por esta enfermedad, el paciente puede tener las piernas arqueadas y dar pasos cortos e inestables. Un hueso anormal es más propenso a sufrir fracturas.

El aumento de la circulación sanguínea a través del hueso anormal impone un mayor esfuerzo al corazón, pero es raro que se presente un cuadro de insuficiencia cardíaca. El hueso anormal se transforma en canceroso en menos del 1 por ciento de los pacientes.

Diagnóstico y tratamiento

La enfermedad de Paget se detecta a menudo de modo accidental, al realizar exámenes o radiografías de laboratorio por otros motivos. Por otro lado, se puede sospechar el diagnóstico basándose en los síntomas y en la exploración física. El diagnóstico se confirma mediante radiografías (que muestran anormalidades características de la enfermedad) y pruebas de laboratorio que miden en la sangre los valores de fosfatasa alcalina, una enzima producida por las células formadoras de hueso. Una gammagrafía de los huesos permite averiguar cuáles están afectados.

El individuo que padece la enfermedad de Paget necesita tratamiento en caso de que los síntomas sean molestos o si existe un riesgo considerable de complicaciones (pérdida de la audición, artritis o deformación). El dolor se alivia, por lo general, con aspirina, otros antiinflamatorios no esteroideos y analgésicos comunes como el paracetamol (acetaminofén). Si una pierna se arquea, las plantillas para elevar el talón pueden facilitar la marcha. En ocasiones la cirugía es necesaria para aliviar los nervios comprimidos o para reemplazar una articulación con artrosis.

Se pueden administrar bisfosfonatos (etidronato, pamidronato, alendronato) o calcitonina para retrasar la progresión de la enfermedad. Estos fármacos se suministran antes de la intervención quirúrgica, para prevenir o reducir la hemorragia durante la misma.

También se usan para tratar los dolores intensos causados por este trastorno, para prevenir o retrasar la progresión de la debilidad o la parálisis en personas que no pueden ser operadas, y para intentar prevenir la artrosis, una mayor pérdida de la audición, o la progresión de las deformaciones. El etidronato y el alendronato se administran habitualmente por vía oral y el pamidronato por vía intravenosa. La calcitonina se administra en forma de inyección subcutánea o intramuscular o con pulverizador nasal.

CAPÍTULO 49

Tumores óseos

Los tumores óseos son producidos por el crecimiento de células anormales en los huesos.

Pueden ser no cancerosos (benignos) o cancerosos (malignos). Los tumores óseos no cancerosos son relativamente frecuentes, mientras que los cancerosos son poco frecuentes. Además, los tumores óseos pueden ser primarios (tumores cancerosos o no cancerosos que se originan en el mismo hueso) o metastásicos, es decir, cánceres originados en otro lugar del organismo (por ejemplo, en las mamas o la próstata) y que luego se propagan al hueso. En los niños, la mayor parte de los tumores óseos cancerosos son primarios; en los adultos, la mayoría son metastásicos. El dolor de los huesos es el síntoma más frecuente de tumores óseos. Además, es posible notar una masa o tumefacción. En ocasiones, el tumor (especialmente si es canceroso) debilita el hueso, por lo que éste se fractura con poca o ninguna sobrecarga (fractura patológica). Se deben hacer radiografías de las articulaciones o de cualquier miembro que cause dolor persistente.

Sin embargo, los rayos X sólo muestran una zona anormal, pero no indican de qué clase de tumor se trata. La tomografía computarizada (TC) y la resonancia magnética (RM) son útiles para determinar la localización exacta y el tamaño del tumor. Sin embargo, no suelen aportar un diagnóstico específico.

La extracción de una muestra del tumor para su examen al microscopio (biopsia) es necesaria para establecer el diagnóstico en la mayoría de los casos. En algunos tumores, se puede obtener la muestra extrayendo algunas células con una aguja (biopsia por aspiración). No obstante, puede ser necesario un procedimiento quirúrgico (biopsia abierta) para obtener una muestra adecuada para el diagnóstico. El tratamiento inmediato (que consiste en una combinación de fármacos, cirugía y radioterapia) es de gran importancia en caso de tumores cancerosos.

Tumores óseos no cancerosos

Los **osteocondromas** (exostosis osteocartilaginosas) son el tipo más frecuente de tumor óseo no canceroso y suelen aparecer en personas de 10 a 20 años de edad. Estos tumores son masas que crecen en la superficie del hueso y sobresalen como protuberancias duras. Una persona puede tener uno o varios tumores. La predisposición a desarrollar varios tumores puede ser de carácter hereditario. Alrededor del 10 por ciento de las personas que tienen más de un osteocondroma desarrolla un tumor canceroso del hueso, denominado condrosarcoma, en algún momento de su vida.

Sin embargo, es improbable que las personas con un solo osteocondroma desarrollen un condrosarcoma. Los **condromas benignos** que se desarrollan en la parte central del hueso aparecen generalmente en individuos de 10 a 30 años de edad. Estos tumores se descubren con frecuencia cuando se hacen radiografías por otros motivos y pueden diagnosticarse por su aspecto característico. Algunos condromas causan dolor, pero en caso de que no sea así, no se deben extirpar ni tratar. Sin embargo, se puede hacer un seguimiento radiológico para supervisar su tamaño. Si el tumor produce dolor o no se puede diagnosticar con precisión a través de las radiografías, puede ser necesario practicar una biopsia para determinar si se trata de un tumor canceroso o no canceroso.

Los **condroblastomas** son tumores poco frecuentes que crecen en los extremos de los huesos. Pueden presentarse en personas entre 10 y 20 años de edad, pudiendo causar dolor, lo que permite su detección. El tratamiento consiste en una intervención quirúrgica, aunque, en ocasiones, los tumores reaparecen después de la cirugía.

Los **fibromas condromixoides** son tumores muy poco frecuentes que se presentan en menores de 30 años, siendo el dolor el síntoma más común. Tienen un aspecto característico en las radiografías y su tratamiento consiste en la extirpación quirúrgica.

Los **osteomas osteoides** son tumores muy pequeños que con frecuencia se desarrollan en los brazos y las piernas aunque pueden aparecer en cualquier hueso.

Generalmente causan un dolor que empeora durante la noche y se alivia con una dosis baja de aspirina. En ocasiones, los músculos que rodean el tumor se atrofian, pero este proceso puede corregirse tras la extirpación del tumor.

La localización exacta del tumor puede determinarse mediante una gammagrafía que utiliza indicadores radiactivos. A veces el tumor es difícil de localizar, por lo que puede ser necesario practicar pruebas adicionales como TC y técnicas radiológicas especiales. La única solución para eliminar el dolor de modo definitivo es la extirpación quirúrgica. Algunos pacientes prefieren sin embargo tomar aspirina indefinidamente antes que someterse a una operación quirúrgica.

Los **tumores de células gigantes** suelen aparecer en personas de 20 a 30 años de edad. Se originan de forma habitual en los extremos de los huesos y pueden extenderse a los tejidos adyacentes causando dolor. El tratamiento depende del tamaño del tumor. Éste se puede extirpar quirúrgicamente, rellenando el vacío con un injerto óseo o con cemento sintético para preservar la estructura del hueso. En ocasiones, los tumores muy extensos pueden requerir la extracción del segmento de hueso afectado. Alrededor del 10 por ciento de los tumores reaparece después de la operación; sin embargo, es poco frecuente que se transformen en cancerosos.

Tumores cancerosos primarios del hueso

El **mieloma múltiple** es el tumor canceroso primario más frecuente, se origina en unas células de la médula ósea, productoras de anticuerpos, y se presenta con mayor frecuencia en personas de edad avanzada. (• *V. página 809*) Puede afectar a uno o más huesos, de ahí que pueda aparecer el dolor en uno o varios puntos. El tratamiento es complejo y puede consistir en quimioterapia, radioterapia y cirugía.

El **osteosarcoma** (sarcoma osteogénico) es el segundo tipo de tumor canceroso primario del hueso más frecuente. Aunque su incidencia es mayor en individuos de entre 10 y 20 años de edad, los osteosarcomas pueden aparecer a cualquier edad. En ocasiones, desarrollan este tipo de tumor las personas de edad avanzada que padecen la enfermedad de Paget. El 50 por ciento de estos tumores crece en la rodilla o alrededor de ella, pero pueden tener su origen en cualquier hueso y tienden a propagarse a los pulmones. Habitualmente, estos tumores causan dolor e inflamación y se necesita efectuar una biopsia para establecer el diagnóstico.

El tratamiento de los osteosarcomas suele consistir en una combinación de quimioterapia y cirugía. La quimioterapia se administra primero, lo que provoca una reducción del dolor durante esta fase del tratamiento. A continuación, se procede a la extirpación quirúrgica del tumor.

Alrededor del 75 por ciento de los individuos que presentan este tipo de tumor sobrevive al menos 5 años después del diagnóstico. Gracias a los adelantos en los procedimientos quirúrgicos, hoy en día es posible salvar la pierna o el brazo afectados, a diferencia del pasado, cuando era frecuente amputarlos.

Los **fibrosarcomas** y los **histiocitomas fibrosos malignos** presentan el mismo aspecto, la misma localización y los mismos síntomas que los osteosarcomas. Las bases del tratamiento son las mismas.

Los **condrosarcomas** son tumores formados por células cartilaginosas cancerosas. Muchos condrosarcomas son tumores de bajo grado o de crecimiento lento, y con frecuencia pueden curarse mediante una cirugía.

Sin embargo, algunos tumores de alto grado tienden a propagarse. La biopsia es necesaria para el diagnóstico. Un condrosarcoma debe extirparse quirúrgicamente en su totalidad, ya que no responde a la quimioterapia ni a la radioterapia. La amputación del brazo o de la pierna no suele ser necesaria. Más del 75 por ciento de las personas que tienen un condrosarcoma sobrevive si éste se extirpa por completo.

El **tumor de Ewing** (sarcoma de Ewing) afecta con más frecuencia a los varones que a las mujeres y su incidencia es mayor en las personas de entre 10 y 20 años de edad. La mayoría de estos tumores se desarrolla en los brazos o las piernas, pero pueden hacerlo en cualquier hueso. Los síntomas más frecuentes son el dolor y la hinchazón. Los tumores pueden llegar a ser bastante grandes, e incluso afectar a toda la longitud del hueso. Aunque las pruebas de TC y RM pueden ayudar a determinar el tamaño exacto del tumor, la biopsia es necesaria para el diagnóstico. El tratamiento consiste en una combinación de cirugía, quimioterapia y radioterapia que puede ser eficaz en más del 60 por ciento de los individuos que padecen el sarcoma de Ewing.

El **linfoma maligno** (• *V. página 800)* **del hueso** (sarcoma de células reticulares) afecta por lo general a personas de entre 40 y 60 años de edad. Puede originarse en cualquier hueso o en cualquier parte del cuerpo y extenderse al hueso, causando dolor e hinchazón y una propensión a sufrir fracturas. Su tratamiento consiste en una combinación de quimioterapia y radioterapia, que es tan eficaz como la extracción quirúrgica del tumor. La amputación está indicada en muy pocos casos.

Tumores óseos metastásicos

Los tumores óseos metastásicos son formas de cáncer que se han extendido al hueso desde su lugar de origen, en cualquier parte del organismo.

Los cánceres de mama, pulmón, próstata, riñón y tiroides son los más propensos a propagarse al hueso. El cáncer puede extenderse a cualquier hueso, pero no suele propagarse más allá del codo y la rodilla. Un individuo que tiene o ha tenido cáncer y manifiesta dolor o inflamación de los huesos, debe ser examinado para descartar posibles tumores óseos metastásicos. Las radiografías y las gammagrafías pueden ayudar a localizar estos tumores.

En ocasiones, un tumor metastásico en el hueso provoca síntomas, incluso antes de la detección del cáncer original. Los síntomas consisten en dolor o en una fractura en el punto en que el tumor ha debilitado el hueso. En esos casos, una biopsia es generalmente útil para determinar la localización del cáncer original.

El tratamiento depende del tipo de cáncer; (• *V. página 829)* algunos responden a la quimioterapia, algunos a la radioterapia, otros a ambas y otros a ninguna de las dos. Las fracturas pueden prevenirse mediante una intervención quirúrgica para estabilizar el hueso.

Mieloma múltiple

Cráneo de un paciente con mieloma múltiple (aspecto de una radiografía). Obsérvense las múltiples imágenes con bordes bien definidos, denominadas "lesiones en sacabocados".

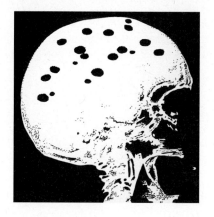

Artrosis

La artrosis (artritis degenerativa, enfermedad degenerativa de las articulaciones) es un trastorno crónico de las articulaciones caracterizado por la degeneración del cartílago y del hueso adyacente, que puede causar dolor articulatorio y rigidez.

La artrosis, el trastorno articulatorio más frecuente, afecta en algún grado a muchas personas alrededor de los 70 años de edad, tanto varones como mujeres. Sin embargo, la enfermedad tiende a desarrollarse en los varones a una edad más temprana. La artrosis también puede aparecer en casi todos los vertebrados, incluyendo peces, anfibios y aves. Los animales acuáticos como los delfines y las ballenas pueden padecer artrosis, sin embargo, ésta no afecta a ninguno de los dos tipos de animales que permanecen colgados con la cabeza hacia abajo, los murciélagos y los perezosos. La enfermedad está tan ampliamente difundida en el reino animal que algunos médicos piensan que puede haber evolucionado a partir de un antiguo método de reparación del cartílago.

Persisten todavía muchos mitos sobre la artrosis, por ejemplo, que es un rasgo inevitable de la vejez, como los cabellos grises y los cambios en la piel; que conduce a discapacidades mínimas y que su tratamiento no es eficaz. Aunque la artrosis es más frecuente en personas de edad, su causa no es el simple deterioro que conlleva el envejecimiento. La mayoría de los afectados por esta enfermedad, especialmente los más jóvenes, presentan pocos síntomas o ninguno; sin embargo, algunas personas mayores desarrollan discapacidades significativas.

Causas

Las articulaciones tienen un nivel tan escaso de fricción que no se desgastan, salvo si se utilizan excesivamente o sufren lesiones. Es probable que la artrosis se inicie con una anormalidad de las células que sintetizan los componentes del cartílago, como colágeno (una proteína resistente y fibrosa del tejido conectivo) y proteoglicanos (sustancias que dan elasticidad al cartílago). El cartílago puede crecer demasiado, pero finalmente se vuelve más delgado y se producen grietas en la superficie. Se forman cavidades diminutas que debilitan la médula del hueso, bajo el cartílago. Puede haber un crecimiento excesivo del

Artrosis de la columna vertebral

Los círculos indican las articulaciones más frecuentemente afectadas por la artrosis a nivel de la columna vertebral (cervical y lumbar), las manos, los pies, las caderas y las rodillas.

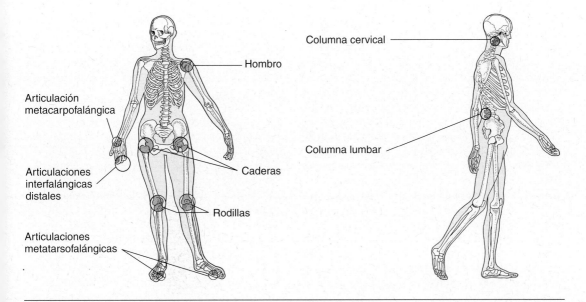

Hombro

Articulación metacarpofalángica

Articulaciones interfalángicas distales

Articulaciones metatarsofalángicas

Caderas

Rodillas

Columna cervical

Columna lumbar

hueso en los bordes de la articulación, produciendo tumefacciones (osteofitos) que pueden verse y sentirse al tacto. Estas tumefacciones pueden interferir el funcionamiento normal de la articulación y causar dolor.

Por último, la superficie lisa y regular del cartílago se vuelve áspera y agujereada, impidiendo que la articulación pueda moverse con facilidad. Se produce una alteración de la articulación por el deterioro de todos sus componentes, es decir, el hueso, la cápsula articular (tejidos que envuelven algunas articulaciones), la membrana sinovial (tejido que reviste la articulación), los tendones y el cartílago.

Existen dos clasificaciones de la artrosis: **primaria** (idiopática) cuando la causa se desconoce y **secundaria** cuando la causa es otra enfermedad, bien sea la de Paget, una infección, una deformidad, una herida o el uso excesivo de la articulación. Resultan especialmente vulnerables los individuos que fuerzan sus articulaciones de forma reiterada, como los obreros de una fundición o de una mina de carbón y los conductores de autobuses. Sin embargo, los corredores profesionales de maratón no tienen un mayor riesgo de desarrollar este trastorno. Aunque no existe evidencia concluyente al respecto, es posible que la obesidad sea un factor importante en el desarrollo de la artrosis.

Síntomas

Al llegar a los 40 años de edad, muchas personas presentan signos de artrosis en las radiografías, especialmente en las articulaciones que sostienen el peso (como la cadera), pero relativamente pocos presentan síntomas.

Por lo general, los síntomas se desarrollan gradualmente y afectan inicialmente a una o a varias articulaciones (las de los dedos, la base de los pulgares, el cuello, la zona lumbar, el dedo gordo del pie, la cadera y las rodillas). El dolor es el primer síntoma, que aumenta por lo general con la práctica de ejercicio. En algunos casos, la articulación puede estar rígida después de dormir o de cualquier otra forma de inactividad; sin embargo, la rigidez suele desaparecer a los 30 minutos de haber iniciado el movimiento de la articulación.

La articulación puede perder movilidad e incluso quedar completamente rígida en una posición incorrecta a medida que empeora la lesión provocada por la artrosis. El nuevo crecimiento del cartílago, del hueso y otros tejidos puede aumentar el tamaño de las articulaciones. El cartílago áspero hace que las articulaciones rechinen o crujan al moverse. Las protuberancias óseas se desarrollan con frecuencia en las articulaciones de las puntas de los dedos (nódulos de Heberden).

En algunos sitios (como la rodilla), los ligamentos que rodean y sostienen la articulación se estiran de modo que ésta se vuelve inestable. Tocar o mover la articulación puede resultar muy doloroso.

En contraste, la cadera se vuelve rígida, pierde su radio de acción y provoca dolor al moverse. La artrosis afecta con frecuencia a la columna vertebral. El dolor de espalda es el síntoma más frecuente. Las articulaciones lesionadas de la columna suelen causar únicamente dolores leves y rigidez.

Sin embargo, si el crecimiento óseo comprime los nervios, la artrosis de cuello o de la zona lumbar puede causar entumecimiento, sensaciones extrañas, dolor y debilidad en un brazo o en una pierna. En raras ocasiones, la compresión de los vasos sanguíneos que llegan a la parte posterior del cerebro ocasiona problemas de visión, sensación de mareo (vértigo), náuseas y vómitos. A veces el crecimiento del hueso comprime el esófago, dificultando la deglución.

La artrosis sigue un lento desarrollo en la mayoría de los casos tras la aparición de los síntomas. Muchas personas presentan alguna forma de discapacidad pero, en ocasiones, la degeneración articular se detiene.

Tratamiento

Tanto los ejercicios de estiramiento como los de fortalecimiento y de postura resultan adecuados para mantener los cartílagos en buen estado, aumentar la movilidad de una articulación y reforzar los músculos circundantes de manera que puedan amortiguar mejor los impactos. El ejercicio se debe compensar con el reposo de las articulaciones dolorosas; sin embargo, la inmovilización de una articulación tiende más a agravar la artrosis que a mejorarla. Los síntomas empeoran con el uso de sillas, reclinadores, colchones y asientos de automóvil demasiado blandos. Se recomienda usar sillas con respaldo recto, colchones duros o tableros de madera bajo el colchón. Los ejercicios específicos para la artrosis de la columna vertebral pueden resultar útiles; sin embargo, se necesitan soportes ortopédicos para la espalda en caso de problemas graves. Es importante mantener las actividades diarias habituales, desempeñar un papel activo e independiente dentro de la familia y seguir trabajando.

Así mismo resultan útiles la fisioterapia y el tratamiento con calor local. Para aliviar el dolor de los dedos es recomendable, por ejemplo, calentar cera de parafina mezclada con aceite mineral a una temperatura de 48 a 51 °C, para luego mojar los dedos, o tomar baños tibios o calientes. Las tablillas o soportes pueden proteger articulaciones específicas durante actividades que generen dolor.

Cuando la artrosis afecta al cuello, pueden ser útiles los masajes realizados por terapeutas profesionales, la tracción y la aplicación de calor intenso con diatermia o ultrasonidos.

Los fármacos son el aspecto menos importante del programa global de tratamiento. Un analgésico como el paracetamol (acetaminofén) puede ser suficiente. Un antiinflamatorio no esteroideo como la aspirina o el ibuprofeno puede disminuir el dolor y la inflamación. (• *V. página 55)* Si una articulación se inflama, se hincha y provoca dolor repentinamente, los corticosteroides se pueden inyectar

directamente en ella, aunque esto sólo suele proporcionar alivio a corto plazo.

La cirugía puede ser útil cuando el dolor persiste a pesar de los demás tratamientos. Algunas articulaciones, sobre todo la cadera y la rodilla, pueden sustituirse por una artificial (prótesis) que, por lo general, da muy buenos resultados: mejora la movilidad y el funcionamiento en la mayoría de los casos y disminuye el dolor de forma notable. Por tanto, cuando el movimiento se ve limitado, puede considerarse la posibilidad de una prótesis de la articulación.

CAPÍTULO 51

Enfermedades de las articulaciones y del tejido conectivo

Las alteraciones de las articulaciones y sus componentes (músculos, huesos, cartílago y tendones) se consideran **enfermedades del tejido conectivo,** ya que estas estructuras contienen grandes cantidades de dicho tejido. Sin embargo, muchas de ellas son también un tipo de **enfermedad autoinmune** que se caracteriza por la presencia de reacciones inmunológicas en las que algo desencadena la reacción del sistema inmune contra los propios tejidos del cuerpo y la producción de anticuerpos anormales que atacan a dichos tejidos (autoanticuerpos). (• *V. página 846)* Las reacciones inmunológicas se caracterizan por la existencia de inflamación (un proceso de reparación que disminuye una vez completo este proceso).

Sin embargo, en las enfermedades autoinmunes, la inflamación puede ser crónica y lesionar los tejidos normales. Por ejemplo, en la artritris reumatoide, la inflamación crónica perjudica al cartílago de la articulación. En ésta y en muchas otras enfermedades autoinmunes, la inflamación afecta a varias articulaciones, probablemente porque se debe a los anticuerpos que circulan por el organismo dentro del flujo sanguíneo.

El tejido conectivo puede inflamarse dentro y alrededor de las articulaciones y otras partes del cuerpo, al igual que los músculos.

También pueden verse afectadas la envoltura del corazón (pericardio) y la membrana que envuelve los pulmones (pleura) e incluso el cerebro. El tipo y la gravedad de los síntomas dependen de los órganos afectados.

Diagnóstico

El diagnóstico de cada enfermedad autoinmune se basa en la sintomatología, los resultados del examen físico y las pruebas de laboratorio. En ocasiones, los síntomas de una enfermedad se superponen tanto con los de otra que es difícil hacer una distinción entre ellas, lo que lleva a diagnosticar una enfermedad del tejido conectivo no diferenciada o una enfermedad denominada "de superposición".

La anemia (un valor bajo de glóbulos rojos) (• *V. página 771)* con frecuencia acompaña a las enfermedades del tejido conectivo. En éstas, la velocidad de sedimentación globular (que mide la velocidad a la que los glóbulos rojos se asientan en el fondo de un tubo de análisis lleno de sangre) es, en muchos casos, superior a la normal. Una velocidad superior a la normal sugiere la presencia de una inflamación activa; pero este análisis no es suficiente para identificar la causa de la misma. Los médicos pueden supervisar periódicamente la velocidad de sedimentación cuando los síntomas son leves, con el fin de determinar si la enfermedad está todavía activa.

En algunas enfermedades del tejido conectivo pueden detectarse anticuerpos poco comunes y medir su concentración en sangre. Si los anticuerpos son específicos de una enfermedad, su presencia confirma el diagnóstico. Por ejemplo, los anticuerpos anti-ADN de cadena doble se presentan casi exclusivamente en el lupus eritematoso sistémico. Sin embargo, en la mayoría de las enfermedades, los anticuerpos no son específicos de la enfermedad. Por ejemplo, el 70 por ciento de los individuos con artritis reumatoide tiene unos anticuerpos llamados factor reumatoide; sin embargo, el 30 por ciento restante no los tiene. Así mismo el factor reumatoide puede estar presente en otras enfermedades. En tales casos, los resultados de las pruebas de laboratorio pueden contribuir al diagnóstico, pero no confirmarlo.

Cuando una enfermedad afecta a un tejido u órgano específico, el médico puede realizar una biopsia, que consiste en la extracción de una muestra de dicho tejido que se examina al microscopio, para detectar los cambios. Los resultados pueden ser útiles para confirmar un diagnóstico que se sospechaba o para seguir el progreso de una enfermedad.

Tratamiento

El tratamiento varía según el tipo de enfermedad y la gravedad de la misma. El tratamiento farmacológico tiene por objetivo reducir la inflamación. Si los síntomas de la inflamación son graves o cuando ésta puede suponer un riesgo para la vida del paciente, debe iniciarse un tratamiento agresivo de inmediato.

Entre los fármacos que reducen la inflamación están los **antiinflamatorios no esteroideos** (AINE), como la aspirina y el ibuprofeno, (• V. página 305) que se administran para inflamaciones leves, brotes menores y para el control del dolor. Ciertos antiinflamatorios no esteroideos se pueden adquirir sin prescripción médica; en cambio, se requiere una prescripción para las dosis altas que se emplean de forma habitual en el tratamiento de las enfermedades autoinmunes. Los efectos secundarios (con frecuencia los trastornos estomacales) son, por lo general, de poca importancia cuando el tratamiento con fármacos en dosis bajas es de corta duración. En cambio, si el tratamiento consiste en dosis altas y es de larga duración, los efectos secundarios pueden ser numerosos y graves.

Los **corticosteroides**, una forma sintética de hormonas naturales, son fármacos antiinflamatorios muy potentes que pueden administrarse mediante inyecciones o por vía oral. La prednisona es el corticosteroide administrado por vía oral más ampliamente utilizado. Es posible necesitar dosis bajas de un corticosteroide durante meses o años, una vez controlada la inflamación con dosis más elevadas. En comparación con los antiinflamatorios no esteroideos, los corticosteroides producen muchos más efectos secundarios graves, como aumento del azúcar en la sangre, aumento del riesgo de infección, osteoporosis, retención de líquidos y fragilidad de la piel. Para evitarlos, el médico prescribe

la dosis eficaz más baja, especialmente para un tratamiento de larga duración.

Se administran **fármacos inmunosupresores** como metotrexato, azatioprina y ciclofosfamida para suprimir la respuesta inmune y reducir de ese modo la inflamación. Algunos de estos fármacos también se administran para tratar el cáncer, pero sus efectos secundarios son potencialmente peligrosos. El uso prolongado de azatioprina y ciclofosfamida puede aumentar el riesgo de desarrollar algunas formas de cáncer.

Algunos fármacos inmunosupresores pueden contribuir a la disfunción del sistema reproductor. Cualquier infección puede resultar mortal dado que el sistema inmunitario se deprime. En consecuencia, se administran los fármacos inmunosupresores más potentes sólo en los casos graves.

Artritis reumatoide

La artritis reumatoide es una enfermedad autoinmune en la que se inflaman simétricamente las articulaciones, incluyendo habitualmente las de manos y pies, dando lugar a hinchazón, dolor y a menudo llevando a la destrucción definitiva del interior de la articulación.

La artritis reumatoide puede también producir una variedad de síntomas en todo el cuerpo. Se desconoce su causa exacta, aunque son muchos los diferentes factores (incluso la predisposición genética), que pueden influir en la reacción autoinmunológica. Alrededor del uno por ciento de la población padece esta enfermedad, que afecta a las mujeres dos o tres veces más frecuentemente que a los varones. La artritis reumatoide se presenta en primer lugar en individuos de entre 25 y 50 años de edad, pero puede hacerlo a cualquier edad. En algunos casos, la enfermedad se resuelve de forma espontánea y el tratamiento alivia los síntomas en tres de cada cuatro personas. Sin embargo, al menos 1 de cada 10 personas queda discapacitada.

En esta enfermedad, el sistema inmunitario ataca al propio el tejido que reviste y protege las articulaciones. Finalmente, el cartílago, el hueso y los ligamentos de la articulación se deterioran, provocando la formación de cicatrices dentro de la articulación, que se deteriora a un ritmo muy variable.

Síntomas

La artritis reumatoide puede iniciarse de forma súbita con la inflamación de muchas articulaciones a la vez pero, con mayor frecuencia, empieza de forma sutil, afectando a distintas articulaciones gradualmente. La inflamación es por lo general

Artritis reumatoide: aspecto de las manos

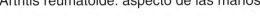

Desviación de los dedos.   **Dedos en botonera.**   **Dedos en cuello de cisne.**

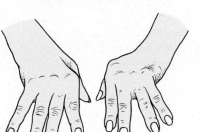 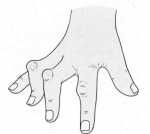 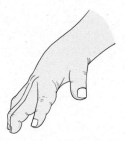

simétrica, es decir, cuando afecta a una articulación de un lado del cuerpo, la correspondiente del otro lado también resulta afectada. Las pequeñas articulaciones de los dedos de las manos, de los pies, las muñecas, los codos y los tobillos suelen inflamarse en primer lugar. Las articulaciones inflamadas son generalmente dolorosas y con frecuencia rígidas, sobre todo justo después de levantarse o tras un período de inactividad prolongado. Algunas personas se sienten cansadas y débiles, especialmente durante las primeras horas de la tarde.

Las articulaciones afectadas se agrandan y pueden deformarse rápidamente. También pueden quedar rígidas en una posición (contracturas), lo que impide que se extiendan o abran por completo. Los dedos tienden a doblarse hacia el meñique en cada mano, causando la dislocación de los tendones de los dedos. Las muñecas hinchadas pueden ocasionar el síndrome del túnel carpiano. Los quistes que se desarrollan detrás de las rodillas afectadas pueden reventarse, causando dolor e hinchazón en las piernas. Alrededor del 30 al 40 por ciento de personas que padecen artritis reumatoide presenta tumefacciones duras (nódulos) debajo de la piel, con frecuencia cerca de las zonas enfermas.

La artritis reumatoide puede producir algo de fiebre y, en ocasiones, una inflamación de los vasos sanguíneos (vasculitis), que provoca lesiones de los nervios o llagas en las piernas (úlceras). La inflamación de las membranas que envuelven los pulmones (pleuresía) o de la envoltura del corazón (pericarditis), o bien la inflamación y las cicatrices de los pulmones pueden producir dolor torácico,

dificultad para respirar y una función cardíaca anormal. Algunas personas desarrollan ganglios linfáticos inflamados, el síndrome de Sjögren o una inflamación ocular.

La **enfermedad de Still** es una variante de la artritis reumatoide en la que aparecen en primer lugar fiebre alta y otros síntomas generalizados.

Diagnóstico

Puede ser difícil distinguir la artritis reumatoide de las otras muchas enfermedades que pueden causar artritis. Las enfermedades que se parecen en algunos aspectos a la artritis reumatoide son: la fiebre reumática aguda, la artritis producida por gonococos, la enfermedad de Lyme, el síndrome de Reiter, la artritis psoriásica, la espondilitis anquilosante, la gota, la seudogota y la artrosis.

La artritis reumatoide puede producir unos síntomas muy característicos. Sin embargo, puede ser necesario un análisis del líquido que se extrae de la articulación con una aguja o bien una biopsia (extracción de una muestra de tejido que se examina al microscopio) de los nódulos para establecer el diagnóstico. Los cambios característicos en las articulaciones pueden detectarse en las radiografías.

Algunas características típicas de la artritis reumatoide se aprecian en los resultados de las pruebas de laboratorio. Por ejemplo, 9 de cada 10 personas que padecen artritis reumatoide presentan una velocidad de sedimentación de los glóbulos rojos elevada. La mayoría tiene una anemia leve. En raras ocasiones, el valor de glóbulos blancos es anormalmente bajo. En este último caso, si el individuo presenta, además, un bazo agrandado y padece artritis

Identificación de la artritis reumatoide

La persona con cuatro de las siguientes características es propensa a sufrir artritis reumatoide:

• Rigidez por las mañanas que dura más de 1 hora (durante 6 semanas por lo menos).

• Inflamación (artritis) en tres o más articulaciones (durante 6 semanas por lo menos).

• Artritis en la mano, muñeca, o articulaciones de los dedos (durante 6 semanas por lo menos).

• Factor reumatoide en sangre.

• Cambios característicos en las radiografías.

reumatoide, se dice que sufre la énfermedad denominada síndrome de Flety.

La mayoría de las personas con artritis reumatoide tiene anticuerpos característicos en la sangre. Siete de cada diez individuos tienen un anticuerpo llamado factor reumatoide. Este factor también se presenta en otras enfermedades (como en enfermedades crónicas del hígado y algunas infecciones), aunque en algunos casos este factor aparece sin ninguna otra evidencia de enfermedad.

Por lo general, cuanto más alto es el valor de factor reumatoide en sangre, más grave será la artritis reumatoide y peor el pronóstico. El valor de factor reumatoide puede disminuir cuando las articulaciones están menos inflamadas y aumentar al producirse el acceso inflamatorio.

Tratamiento

Existen varios tratamientos, desde las medidas clásicas y sencillas como el reposo y la nutrición adecuada, hasta los fármacos y la cirugía. El tratamiento se inicia con las medidas menos agresivas, evolucionando hacia las más agresivas en caso necesario.

Un principio básico del tratamiento es el reposo de la articulación afectada, dado que usarla empeora la inflamación. Los períodos regulares de reposo sirven para aliviar el dolor. En ocasiones, un breve reposo absoluto en cama ayuda a aliviar un brote grave en su etapa más activa y dolorosa. Se pueden utilizar tablillas para inmovilizar y proporcionar descanso a una o varias articulaciones, pero serán necesarios algunos movimientos sistemáticos de las mismas para prevenir la rigidez.

Se aconseja seguir una dieta regular y saludable. El aumento de los síntomas aparece en algunos casos después del consumo de ciertos alimentos. Una dieta rica en pescado y aceites vegetales, pero pobre en carne roja, puede tener leves efectos benéficos sobre la inflamación.

Las principales categorías de fármacos usados para tratar la artritis reumatoide son los antiinflamatorios no esteroideos (AINE), los fármacos de acción retardada, los corticosteroides y los fármacos inmunosupresores. Por lo general, cuanto más fuerte es el fármaco, mayores son sus efectos secundarios potenciales. Por ello se requiere un seguimiento muy estricto.

Fármacos antiinflamatorios no esteroideos

Los antiinflamatorios no esteroideos, (• *V. páginas 55 y 307)* como la aspirina y el ibuprofeno, son los más utilizados, porque reducen la hinchazón en las articulaciones afectadas y calman el dolor. La aspirina es la piedra angular tradicional del tratamiento de la artritis reumatoide; sin embargo, los nuevos fármacos antiinflamatorios no esteroideos pueden tener menos efectos secundarios y son, por lo general, más fáciles de administrar, aunque más caros.

Generalmente el tratamiento de aspirina se inicia con 1 comprimido (325 mg) cuatro veces al día, pero la dosis se puede aumentar hasta obtener el alivio suficiente. El zumbido en los oídos es un efecto colateral que indica que la dosis es demasiado alta. Las molestias de estómago (un efecto secundario frecuente en las dosis altas), así como las úlceras, pueden prevenirse ingiriendo alimentos o tomando antiácidos u otros fármacos al mismo tiempo. El misoprostol puede ser útil para prevenir la irritación del revestimiento del estómago y la formación de úlceras de estómago (gástricas) en personas con alto riesgo de manifestar tales afecciones, pero a su vez puede causar diarreas y, además, no evita las náuseas o los dolores de abdomen que resultan de la ingestión de aspirina u otros fármacos antiinflamatorios no esteroideos.

En caso de intolerancia de la aspirina, se prueban otros fármacos antiinflamatorios no esteroideos. Sin embargo, todos ellos pueden causar trastornos estomacales y están contraindicados en pacientes con úlceras activas del tracto gastrointestinal (pépticas). Otros efectos secundarios menos frecuentes son cefaleas, confusión, aumento de la presión arterial, tumefacción (edema) y, a veces, enfermedad del riñón.

Fármacos de acción retardada

Los fármacos de acción retardada alteran en ocasiones el curso de la enfermedad, aunque puede ser necesario un tratamiento de varios meses (cuyos efectos secundarios pueden ser peligrosos) para apreciar alguna mejora. El médico debe supervisar y hacer un seguimiento del tratamiento. Estos fármacos se prescriben si los antiinflamatorios no esteroideos no han sido eficaces al cabo de dos o tres meses de tratamiento o en caso de un progreso rápido de la enfermedad. Los fármacos de acción retardada que se emplean en la actualidad son la penicilamina, la hidroxicloroquina y la sulfasalazina.

Los compuestos de oro (que suelen retrasar la aparición de las deformaciones óseas) también pueden causar una remisión temporal de la enfermedad. Estos compuestos se administran en inyecciones semanales, aunque se dispone de una preparación que se administra por vía oral. Las inyecciones semanales se mantienen hasta haber administrado un total de un gramo o hasta la aparición de efectos secundarios o de una mejora significativa. Si el fármaco es eficaz, la frecuencia de las inyecciones se puede disminuir gradualmente. La mejoría puede perdurar varios años gracias a una dosis de mantenimiento.

Los compuestos de oro suelen afectar a varios órganos de forma adversa, de ahí que estén contraindicados en personas que padecen enfermedades hepáticas o renales graves, o ciertas alteraciones de la sangre. Por ello, se deben realizar análisis de sangre y orina antes de iniciar el tratamiento, y con frecuencia durante el mismo (hasta una vez por semana). Los efectos secundarios de estos fármacos consisten en erupciones potencialmente peligrosas, picores y disminución de las células de la sangre. Con menor frecuencia, los compuestos de oro afectan al hígado, los pulmones y los nervios; rara vez causan diarreas. El tratamiento se suspende si aparece alguno de estos graves efectos secundarios.

La penicilamina tiene efectos beneficiosos similares a los de los compuestos de oro y puede utilizarse cuando éstos no resultan eficaces o cuando causan efectos secundarios intolerables. La dosis se aumenta de forma gradual hasta que se aprecia alguna mejoría. Los efectos secundarios son, entre otros, la inhibición de la formación de glóbulos rojos en la médula ósea, problemas renales, enfermedad muscular, erupciones y mal sabor de boca. El tratamiento se debe interrumpir en caso de que aparezca alguno de estos síntomas. La penicilamina suele causar también ciertos trastornos, como la miastenia gravis, el síndrome de Goodpasture y un síndrome parecido al lupus. Durante el tratamiento, los análisis de sangre y orina se realizan cada 1 o 4 semanas.

Para el tratamiento de la artritis reumatoide menos grave se utiliza la hidroxicloroquina antes que otros compuestos como el oro o la penicilamina. Sus efectos secundarios son generalmente leves (erupciones, dolores musculares y problemas oculares). Sin embargo, algunos problemas oculares suelen ser permanentes, por lo que los sujetos que toman hidroxicloroquina deben acudir al oftalmólogo antes de iniciar el tratamiento y visitarlo cada 6 meses durante el mismo. Si al cabo de 6 meses no se observa ninguna mejoría con el fármaco, se interrumpe el tratamiento; de lo contrario, se puede prolongar el tiempo que sea necesario.

La sulfasalazina se prescribe cada vez más para la artritis reumatoide, aumentándose la dosis de forma gradual. La mejoría suele producirse al cabo de 3 meses. Sin embargo, así como otros fármacos de acción retardada, suelen causar trastornos estomacales, problemas hepáticos, alteraciones de las células sanguíneas y erupciones cutáneas.

Corticosteroides

Los corticosteroides (como la prednisona) son fármacos de una eficacia sorprendente para reducir la inflamación en cualquier parte del cuerpo. Si bien los corticosteroides son eficaces en tratamientos de corta duración, su eficiencia tiende a disminuir con el tiempo, mientras que la artritis reumatoide, por lo general, permanece activa durante años. Estos fármacos no suelen retrasar la progresión de la enfermedad; es más, el uso prolongado de corticosteroides comporta invariablemente muchos efectos secundarios, afectando a casi todos los órganos del cuerpo.

Los efectos secundarios más frecuentes son adelgazamiento de la piel, magulladuras, osteoporosis, aumento de la presión arterial, aumento del azúcar en la sangre y cataratas. En consecuencia, estos fármacos se reservan para el tratamiento inmediato de los brotes cuando varias articulaciones están afectadas o cuando los demás fármacos han resultado ineficaces. También son útiles para tratar la inflamación en puntos diferentes de las articulaciones, por ejemplo, en la membrana que envuelve los pulmones (pleuritis) o en la envoltura del corazón (pericarditis). En la mayoría de los casos, se usa la dosis mínima eficaz debido al riesgo de efectos secundarios. Para un alivio rápido y a corto plazo, los corticosteroides pueden inyectarse directamente en la articulación afectada. Sin embargo, a largo plazo suelen acelerar el proceso de deterioro, especialmente cuando se usa de modo excesivo la articulación (que no duele durante algún tiempo debido a la administración frecuente de inyecciones).

Fármacos inmunosupresores

Los fármacos inmunosupresores (metotrexato, azatioprina y ciclofosfamida) resultan eficaces en el tratamiento de las formas graves de artritis reumatoide. Suprimen la inflamación, por lo que los corticosteroides pueden ser administrados en dosis mínimas e incluso evitarse.

Sin embargo, estos fármacos tienen efectos secundarios potencialmente mortales, como enfermedades del hígado, inflamación de los pulmones, aumento de la susceptibilidad a las infecciones y supresión de la producción de células sanguíneas en la médula ósea; además, la ciclofosfamida puede producir hemorragia de la vejiga urinaria. Por último, tanto la azatioprina como la ciclofosfamida pueden aumentar el riesgo de cáncer.

El metotrexato, administrado por vía oral una vez por semana, se usa cada vez con mayor frecuencia para el tratamiento de la artritis reumatoide en sus primeras etapas, ya que se trata de un fármaco de acción rápida, surtiendo efecto en ocasiones después de varias semanas. También puede administrarse este fármaco antes de prescribir fármacos de acción retardada en caso de artritis grave. Las personas tratadas con metotrexato toleran bien el fármaco, pero deben ser rigurosamente controladas. Se deben evitar las bebidas alcohólicas para minimizar el riesgo de daño al hígado. Se puede prescribir ciclosporina, que suprime los linfocitos (un tipo de glóbulo blanco), cuando otros fármacos resultan ineficaces en el tratamiento de una artritis grave.

Otras terapias

Un programa de tratamiento para la artritis reumatoide, junto con los fármacos para reducir la inflamación de las articulaciones, puede incluir ejercicio, fisioterapia, aplicación de calor en las articulaciones inflamadas y en ocasiones cirugía. El ejercicio suave evita la rigidez de las articulaciones inflamadas. Al disminuir la inflamación, los ejercicios activos y regulares pueden resultar útiles, sin que la persona llegue hasta el extremo de cansarse. En algunos casos, la práctica de ejercicios en el agua puede resultar más fácil.

El tratamiento de las articulaciones rígidas consiste en la práctica de ejercicios intensivos y en ocasiones el uso de entablillados para extender gradualmente la articulación. Si los fármacos no han sido eficaces, la cirugía puede ser necesaria. La sustitución quirúrgica de las articulaciones de la rodilla o de la cadera es el modo más eficaz para restaurar la movilidad y el funcionamiento, cuando la enfermedad articular se encuentra en un estado avanzado.

También es posible su extracción o fusión, especialmente en el pie, para hacer menos dolorosa la marcha. Es posible fusionar el pulgar y así permitir que la persona pueda utilizarlo para asir. También se pueden fusionar las vértebras inestables del extremo superior del cuello para que no compriman la médula espinal.

Las personas discapacitadas por una artritis reumatoide pueden usar una variedad de ayudas para llevar a cabo las tareas diarias. Por ejemplo, existen calzados ortopédicos especialmente modificados que pueden ayudar a caminar con menos dolor y dispositivos como empuñaduras que reducen la necesidad de apretar demasiado la mano.

Artritis psoriásica

La artritis psoriásica es una forma de artritis que se da en personas que tienen psoriasis (• V. página 987) de la piel o de las uñas.

La artritis psoriásica se parece a la reumatoide pero no produce los anticuerpos característicos de ésta.

Síntomas y diagnóstico

La psoriasis (una enfermedad de la piel que causa brotes de erupciones cutáneas rojizas y escamosas, engrosamiento de las uñas y punteado ungular) puede preceder o seguir a la inflamación articular. La artritis habitualmente afecta a las articulaciones de los dedos de la mano y del pie, aunque también puede afectar a otras articulaciones, incluso a las caderas y a la columna vertebral. Las articulaciones pueden hincharse y deformarse cuando la inflamación es crónica. Los síntomas articulares y cutáneos pueden aparecer y desaparecer conjuntamente.

El diagnóstico se establece identificando la artritis característica en una persona que padece psoriasis o tiene antecedentes familiares de psoriasis.

Pronóstico y tratamiento

El pronóstico de la artritis psoriásica es generalmente mejor que el de la artritis reumatoide, porque son menos las articulaciones afectadas. No obstante, las articulaciones pueden resultar gravemente afectadas.

El tratamiento está dirigido a controlar la erupción cutánea y a aliviar la inflamación articular. Varios fármacos que son eficaces en el tratamiento de la artritis reumatoide también se administran para tratar la artritis psoriásica, como los compuestos de oro, el metotrexato, la ciclosporina y la sulfasalazina. El etretinato suele ser eficaz en casos graves, aunque las mujeres no deben quedar embarazadas mientras lo estén tomando ni tampoco durante al menos un año después de la interrupción del tratamiento, ya que permanece largo tiempo en el organismo y sus efectos secundarios son peligrosos: puede causar defectos congénitos. La combinación del metoxaleno por vía oral y el tratamiento con rayos ultravioleta (PUVA) es eficaz para aliviar los síntomas cutáneos y la mayoría de las inflamaciones articulares, pero no para la inflamación de la columna vertebral.

Lupus eritematoso discoide

El lupus eritematoso discoide es una enfermedad crónica y recidivante caracterizada por manchas redondas rojas de bordes bien definidos sobre la piel. Su causa se desconoce, y es más frecuente en el sexo femenino y más aún en mujeres de alrededor de 30 años de edad. El abanico de edades es mucho más amplio que el habitual para el lupus eritematoso sistémico.

Síntomas

La erupción característica puede persistir o aparecer y desaparecer durante años. El aspecto de las manchas cambia con el tiempo: en un principio, son rojas y redondas, de un centímetro de diámetro. Suelen aparecer en las mejillas, el puente de la nariz, el cuero cabelludo y las orejas, pero pueden aparecer también en la parte superior del tronco, en el dorso de los brazos y en las espinillas; son así mismo frecuentes las llagas en la boca. Si no se trata la enfermedad, cada mancha se extiende gradualmente, y la parte central degenera dejando una cicatriz. En zonas muy escamosas, los folículos obturados se dilatan, dejando hoyos parecidos a tachuelas de tapicería. Las cicatrices pueden causar una pérdida local del cabello. La erupción puede acompañarse de dolor de las articulaciones y una disminución de los glóbulos blancos, pero sólo en raras ocasiones aparecen síntomas graves de lupus eritematoso sistémico.

Diagnóstico y tratamiento

El diagnóstico no es fácil de confirmar porque la erupción en el lupus eritematoso discoide puede ser idéntica a la del lupus eritematoso sistémico y similar a las erupciones causadas por enfermedades como la rosácea, la dermatitis seborreica, el linfoma y la sarcoidosis. Se debe examinar meticulosamente la historia clínica y realizar una exploración completa para asegurarse de que otros órganos no están afectados. Pueden ser útiles los análisis de sangre para determinar el número de glóbulos rojos y blancos y para evaluar la función renal y, de ese modo, descartar otros posibles diagnósticos. Se pueden realizar pruebas complementarias para buscar anticuerpos anti-ADN de cadena doble, que se encuentran en muchas personas con lupus eritematoso sistémico, pero en casi ninguna de las que tienen lupus eritematoso discoide.

El tratamiento, si se inicia pronto, puede prevenir o reducir la gravedad de las cicatrices permanentes. La luz solar y los rayos ultravioleta (como los administrados en los salones de bronceado) pueden agravar la erupción y, por lo tanto, deben evitarse. Se puede utilizar una protección solar como medida preventiva. En general, la aplicación de una crema con corticosteroides es eficaz para tratar las manchas pequeñas. Las erupciones más grandes y resistentes requieren con frecuencia unos cuantos meses de tratamiento con corticosteroides administrados por vía oral o con fármacos inmunosupresores, como los utilizados para tratar el lupus eritematoso sistémico.

Lupus eritematoso sistémico

El lupus eritematoso sistémico es una enfermedad autoinmune con episodios de inflamación en las articulaciones, los tendones y otros tejidos conectivos y órganos.

Se produce una inflamación de distintos tejidos y órganos en una diversidad de personas, yendo el grado de la enfermedad de leve a debilitante, dependiendo de la cantidad y de la variedad de anticuerpos que aparecen y de los órganos interesados. Alrededor del 90 por ciento de las personas con lupus son mujeres de 20 a 30 años; pero también puede aparecer en niños (sobre todo de sexo femenino), varones y mujeres de edad avanzada.

Ciertos fármacos para el corazón (hidralazina, procainamida y betabloqueadores) pueden causar, en ocasiones, un síndrome similar al lupus que desaparece cuando se interrumpe el tratamiento.

Síntomas

El número y la variedad de anticuerpos que se pueden presentar en el lupus son mayores que en cualquier otra enfermedad y, junto con otros factores desconocidos, determinan cuáles son los síntomas que se desarrollan. Por lo tanto, los síntomas, así como su intensidad y gravedad, varían mucho en cada caso. El lupus puede ser bastante leve, o ser devastador, incapacitante o mortal. Por ejemplo, en personas que tienen anticuerpos que afectan solamente a la piel, los síntomas cutáneos pueden ser leves (incluso pueden prevenirse evitando la luz solar) o, por el contrario, graves y desfigurantes.

Debido a la gran variedad de síntomas que presenta, el lupus puede parecerse a muchas otras enfermedades.

Por ejemplo, en el lupus resulta afectado de forma habitual el tejido conectivo de las articulaciones, y la artritis resultante puede parecerse a la artritis reumatoide. Cuando afecta al cerebro, el lupus puede

Características del lupus

- Erupción facial.

- Erupción cutánea.

- Sensibilidad a la luz solar.

- Llagas en la boca.

- Líquido alrededor de los pulmones, corazón u otros órganos.

- Artritis.

- Disfunción renal.

- Número reducido de glóbulos blancos o de plaquetas.

- Disfunción de los nervios o del cerebro.

- Positividad en los análisis de sangre de los anticuerpos antinucleares; además, en algunos casos de positividad de unos anticuerpos más específicos como son los anti-ADN de doble cadena.

- Anemia.

Eritema en alas de mariposa

Las manifestaciones cutáneas son frecuentes en el lupus eritematoso sistémico. Es característico encontrar lesiones eritematosas (rojas) o hiperpigmentadas en el dorso de la nariz y de las mejillas: es el eritema en "alas de mariposa".

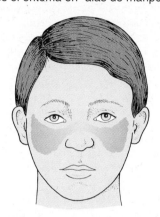

tener manifestaciones semejantes a una epilepsia o algún trastorno psicológico.

Aunque el lupus puede ser crónico y persistente se manifiesta, por lo general, de forma intermitente. A menudo, se desconoce el factor desencadenante de un incremento de los síntomas en personas con predisposición, aunque la luz solar parece ser uno de estos factores.

El lupus puede comenzar con fiebre. Ésta puede ser alta y de aparición súbita. Pueden producirse así mismo episodios de fiebre acompañados por una sensación de malestar general, que aparecen y desaparecen, en ocasiones durante años. Alrededor del 90 por ciento de las personas con lupus, sufre una inflamación articular que varía desde dolores ligeros intermitentes, a formas intensas de artritis en varias articulaciones. Los síntomas articulares que se presentan durante años pueden preceder a la aparición de otros síntomas. De hecho, muchas personas que sufren de lupus recuerdan haber tenido en la infancia dolores relacionados con el crecimiento. Una inflamación articular de larga duración puede conducir a deformaciones y lesiones permanentes de la articulación y del tejido circundante, pero el hueso no se erosiona como en el caso de artritis reumatoide.

Las erupciones cutáneas son frecuentes y aparecen de forma habitual en el rostro, el cuello, el pecho y los codos. La más característica es una erupción de color rojo, en forma de alas de mariposa, que aparece encima del puente de la nariz y sobre las mejillas,

pudiendo también desarrollarse protuberancias circulares. Es poco frecuente que estas erupciones causen ampollas o queden en carne viva.

Las llagas de la boca son también frecuentes. Pueden aparecer zonas con un moteado de color rojo purpúreo en el borde de las palmas y en los dedos, así como hinchazón y enrojecimiento alrededor de las uñas. En la fase activa, también es característica la pérdida de cabello. Casi la mitad de las personas que padecen lupus tiene la piel muy sensible a la luz, por lo que ésta puede quemarse fácilmente o presentar una erupción después de la exposición a la luz solar.

Ocasionalmente, se puede producir una inflamación y una acumulación excesiva de líquido en las membranas que envuelven los pulmones. Esta inflamación (pleuresía) puede hacer que la respiración profunda sea dolorosa. El líquido puede acumularse en el saco que envuelve el corazón, ocasionando una pericarditis que puede causar dolores de pecho agudos y constantes. Los niños y los adultos jóvenes que tienen lupus presentan con frecuencia un incremento del tamaño de los ganglios linfáticos en todo el cuerpo. El bazo aumenta de tamaño en un 10 por ciento de las personas con esta enfermedad.

En ocasiones, este trastorno afecta al sistema nervioso, causando cefaleas, cambios de personalidad, convulsiones y síntomas similares a los de la demencia, como dificultad para pensar con claridad. Con menor frecuencia se producen trombosis cerebrales. La detección de proteínas o glóbulos rojos en la orina en una prueba de laboratorio, indica lesión de los riñones causada por la glomerulonefritis, una inflamación de los riñones frecuente durante esta enfermedad. En caso del desarrollo de una enfermedad grave progresiva de los riñones, la presión arterial puede aumentar peligrosamente, seguida de una insuficiencia renal que podría ser mortal. La detección precoz y el tratamiento de las lesiones del riñón en las personas afectadas de lupus reducen la incidencia de una enfermedad renal grave.

Diagnóstico

El diagnóstico se basa principalmente en los síntomas, especialmente si se presentan en una mujer joven. Puede ser difícil distinguir el lupus de otras enfermedades, debido a la amplia gama de síntomas que éste provoca.

Las pruebas de laboratorio pueden ser útiles para confirmar el diagnóstico. El análisis de sangre puede detectar anticuerpos antinucleares, presentes en la gran mayoría de las personas que padecen lupus. Sin embargo, estos anticuerpos se manifiestan también en otras enfermedades. Por lo tanto, si se detectan anticuerpos antinucleares, deben realizarse también pruebas en busca de los anticuerpos anti-ADN de cadena doble. Un valor alto de estos anticuerpos es específico del lupus, aunque no todas las personas que padecen esta enfermedad tienen tales anticuerpos. Se pueden realizar análisis de sangre para medir los valores de complemento (un grupo de proteínas que forman parte del sistema inmune) y detectar otros anticuerpos para predecir la actividad y el curso de la enfermedad.

El daño al riñón causado por el lupus puede detectarse mediante los análisis de sangre y de orina, aunque en ocasiones la biopsia renal está indicada para determinar mejor el tratamiento.

Pronóstico y tratamiento

El pronóstico varía enormemente dado que el curso de la enfermedad es impredecible. La enfermedad tiende a ser crónica y recidivante, a menudo con períodos libres de síntomas que pueden durar años. No es frecuente que los brotes se presenten después de la menopausia. El pronóstico ha mejorado notablemente durante los últimos veinte años. Por lo general, si se controla la inflamación inicial, el pronóstico a largo plazo es bueno.

Si los síntomas de lupus han sido provocados por un fármaco, el lupus se cura interrumpiendo el mismo, aunque la recuperación puede tardar meses.

El tratamiento depende de los órganos afectados y de la severidad de la enfermedad. El lupus leve se caracteriza por fiebre, artritis, erupciones cutáneas, problemas cardíacos y pulmonares moderados y cefaleas. El lupus más grave puede causar enfermedades de la sangre, problemas cardíacos y pulmonares muy importantes, lesiones del riñón significativas, vasculitis de brazos y piernas o del tracto gastrointestinal, o disfunciones graves del sistema nervioso.

La **enfermedad leve** puede requerir poco o ningún tratamiento. Los fármacos antiinflamatorios no esteroideos (AINE) pueden aliviar el dolor articular en la mayoría de los casos. La aspirina se administra a dosis bajas si la sangre del paciente tiene tendencia a coagularse (como sucede en algunas personas que sufren de lupus). Dosis demasiado elevadas pueden dañar el hígado. Algunas sustancias como la hidroxicloroquina, la cloroquina o la quinacrina, en ocasiones combinadas, ayudan a aliviar los síntomas articulares y cutáneos.

Las **fases graves** se tratan inmediatamente con un corticosteroide como la prednisona, dependiendo la dosis y la duración del tratamiento de los órganos afectados. En ocasiones se administra un fármaco inmunosupresor como la azatioprina o la ciclofosfamida, para suprimir el ataque autoinmune. La combinación de un corticosteroide y de un inmunosupresor se usa con mucha frecuencia para enfermedades graves de los riñones o del sistema nervioso, así como para la vasculitis.

Una vez controlada la inflamación, el médico determina la dosis que la suprime más eficazmente a largo plazo. Por lo general, se disminuye gradualmente la dosis de prednisona cuando los síntomas han sido controlados y las pruebas de laboratorio indican mejoría. Las recidivas o brotes pueden tener lugar durante este proceso. Para la mayoría de los que tienen lupus, la dosis de prednisona se puede disminuir o suprimir a la larga.

Los procedimientos quirúrgicos y el embarazo pueden presentar complicaciones en las personas con lupus, por lo que se requiere una estricta supervisión médica. Son frecuentes los abortos espontáneos, así como los brotes después del parto.

Esclerodermia

La esclerodermia (esclerosis sistémica) es una enfermedad crónica caracterizada por cambios degenerativos y endurecimiento de los tejidos de la piel, articulaciones y órganos internos, y por la dureza y engrosamiento anormales de las paredes de los vasos sanguíneos.

Se desconoce su causa. El trastorno es cuatro veces más frecuente en mujeres que en varones y en

Esclerodermia

Cara con escasa expresividad, limitación de la apertura bucal y aparición de surcos peribucales abundantes.

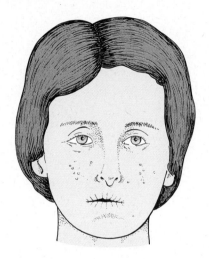

los niños es poco común. La esclerodermia puede presentarse como parte de una enfermedad mixta del tejido conectivo.

Síntomas

Los síntomas iniciales más habituales son el engrosamiento e hinchazón de las puntas de los dedos. Es también frecuente la enfermedad de Raynaud, (• *V. página 138)* caracterizada por palidez y hormigueo en los dedos, a veces con franco entumecimiento, en respuesta al frío o a un trastorno emocional. Los dedos se vuelven azules (cianóticos) a medida que se calientan. Los síntomas precoces se acompañan con frecuencia de dolores y achaques en varias articulaciones. Los primeros síntomas de esclerodermia son, en ocasiones, acidez, dificultad para deglutir e insuficiencia respiratoria; aunque, por lo general, aparecen más tarde como consecuencia de un daño del esófago, del corazón y de los pulmones.

La esclerodermia puede perjudicar a zonas extensas de la piel o únicamente a los dedos (esclerodactilia). Mientras la enfermedad evoluciona, la piel se vuelve tensa, brillante y más oscura; la del rostro se atiranta, resultando así una incapacidad para cambiar de expresión, como si se llevara una máscara. Aparecen venas con forma de araña (telangiectasias) en los dedos, el pecho, el rostro, los labios y la lengua. Pueden desarrollarse tumefacciones compuestas de

calcio en los dedos, en otras zonas óseas o en las articulaciones.

A menudo se escucha un sonido áspero cuando los tejidos inflamados rozan entre sí, particularmente en las rodillas y por debajo de éstas. Los dedos, las muñecas y los codos pueden sufrir un proceso de flexión progresiva (contractura) debido al engrosamiento de la piel. También pueden producirse llagas en las puntas de los dedos y en los nudillos.

Las cicatrices perjudican con frecuencia al extremo inferior del esófago (el conducto que conecta la boca con el estómago), por lo que se dificulta el paso de los alimentos al estómago. Finalmente, se desarrolla una dificultad en la deglución y acidez en la mayoría de los individuos con esclerodermia. El crecimiento de células anormales en el esófago (síndrome de Barrett) aparece en casi un tercio de los pacientes, aumentando el riesgo de obstrucción de esófago o de cáncer. El daño en los intestinos puede interferir la absorción de los alimentos (malabsorción) y causar pérdida de peso. El sistema de drenaje del hígado puede ser obstruido por las cicatrices del tejido (cirrosis biliar), provocando lesiones del hígado e ictericia.

La esclerodermia puede causar la acumulación del tejido cicatricial en los pulmones, reduciendo de ese modo la función respiratoria durante el ejercicio físico. Puede también causar muchos y muy graves problemas cardíacos, como insuficiencia cardíaca y trastornos del ritmo.

La esclerodermia puede provocar una enfermedad renal grave, cuyo primer síntoma es, por lo general, un aumento de la presión arterial repentino y progresivo. La presión arterial elevada es una señal de alarma, aunque habitualmente se puede controlar mediante tratamiento.

El **síndrome CREST**, también llamado esclerosis cutánea limitada (esclerodermia), es generalmente una forma menos grave de la enfermedad ya que es menos propensa a causar daños importantes en órganos internos. CREST es una sigla formada a partir de las iniciales de los síntomas que caracterizan esta enfermedad: calcio depositado en la piel y en todo el cuerpo, fenómeno de Raynaud, disfunción del esófago, esclerodactilia (lesiones de la piel de los dedos) y telangiectasias (venas en forma de araña). La lesión de la piel se limita a los dedos. Las personas que sufren de síndrome CREST pueden desarrollar hipertensión pulmonar, lo que puede provocar insuficiencia cardíaca y respiratoria.

Diagnóstico

El médico sustenta el diagnóstico de esclerodermia en los cambios característicos de la piel y en los órganos internos. Los síntomas pueden coexistir con los de otras enfermedades del tejido conectivo, pero su configuración es habitualmente característica. Las pruebas de laboratorio por sí solas no pueden identificar la enfermedad, ya que tanto los resultados como los síntomas varían enormemente entre las diferentes personas que lo padecen. Sin embargo, los análisis para detectar el anticuerpo anticentrómero (parte de un cromosoma) pueden ayudar a distinguir la esclerodermia cutánea limitada de la forma más generalizada.

Pronóstico y tratamiento

El curso de la esclerodermia es variable e impredecible. En ocasiones empeora rápidamente, pudiendo ocasionar la muerte. Otras veces, afecta sólo a la piel durante décadas antes de afectar a los órganos internos, aunque alguna forma de lesión de los órganos internos (como el esófago) es casi inevitable, incluso en el síndrome CREST. El pronóstico es peor para aquellos que presentan síntomas precoces de problemas cardíacos, pulmonares o renales.

Ningún fármaco puede interrumpir la progresión de la esclerodermia. Sin embargo, pueden aliviar algunos síntomas y reducir la lesión de los órganos. Los fármacos antiinflamatorios no esteroideos (AINE), o en ocasiones los corticosteroides, ayudan a aliviar la debilidad y los dolores musculares y articulares intensos. La penicilamina retrasa la velocidad de engrosamiento de la piel y puede demorar la implicación de órganos internos adicionales, aunque algunas personas no toleran sus efectos secundarios. Los fármacos inmunosupresores como el metotrexato pueden ser útiles en algunos casos.

La acidez puede aliviarse con una dieta fraccionada (comer varias veces al día en pequeñas cantidades), tomando antiácidos y antihistamínicos que inhiban la producción de ácido del estómago. Es aconsejable dormir con la cabecera de la cama elevada. Por otra parte, la cirugía puede corregir en ocasiones problemas importantes de regurgitación del ácido del estómago, (• *V. página 511*) así como dilatar las zonas estrechadas del esófago. La tetraciclina u otros antibióticos pueden contribuir a la prevención de la malabsorción intestinal causada por el aumento exagerado de bacterias en el intestino dañado. La nifedipina puede aliviar los síntomas del fenómeno de Raynaud, pero puede también aumentar la regurgitación del ácido. Los fármacos antihipertensivos, sobre todo los inhibidores de la enzima conversora de la angiotensina (IECA), son útiles en el tratamiento de enfermedad renal y de la presión arterial elevada.

La terapia física y el ejercicio pueden ayudar a mantener la fuerza de los músculos, pero no pueden impedir la rigidez de las articulaciones en posición de flexión.

Síndrome de Sjögren

El síndrome de Sjögren es un trastorno inflamatorio crónico caracterizado por una sequedad excesiva de los ojos, la boca y otras membranas mucosas.

Este síndrome está frecuentemente asociado a otros síntomas más característicos de la artritis reumatoide o del lupus eritematoso sistémico. El síndrome de Sjögren es considerado como una enfermedad autoinmune, aunque se desconoce su causa. Es menos frecuente que la artritis reumatoide y su incidencia es mayor en las mujeres que en los varones.

Los glóbulos blancos se infiltran en las glándulas que segregan líquido (como las salivales de la boca y las glándulas lagrimales de los ojos), lo cual provoca sequedad de la boca y los ojos (síntomas clásicos de este síndrome). El síndrome de Sjögren también puede secar las membranas mucosas que revisten el tracto gastrointestinal, la tráquea, la vulva y la vagina.

Síntomas

En algunos casos, sólo se secan la boca o los ojos (complejo seco, síndrome seco). La sequedad de los ojos puede dañar gravemente la córnea; la falta de lágrimas puede causar daños permanentes en el ojo. La insuficiencia salival puede entorpecer el gusto y el olfato, dificultar la comida y la deglución y causar caries.

En otras personas resultan afectados muchos órganos. La sequedad de la tráquea y los pulmones puede hacerlos más susceptibles a la infección, provocando neumonías. La envoltura del corazón puede inflamarse (pericarditis). Los nervios pueden sufrir daño, especialmente los de la cara. El hígado, el páncreas, el bazo, los riñones y los ganglios linfáticos pueden verse afectados. Puede producirse una artritis, que se da en casi un tercio de las personas, afectando a las mismas articulaciones que la artritis reumatoide; pero la artritis provocada por el síndrome de Sjögren tiende a ser más leve y, en general, no es destructiva.

El linfoma, un cáncer del sistema linfático, es 44 veces más frecuente en las personas que padecen el síndrome de Sjögren que en el resto de la población.

Diagnóstico

Es probable que una persona con sequedad de la boca y de los ojos, y una inflamación articular, sufra el síndrome de Sjögren. El médico puede realizar varias pruebas para diagnosticar la enfermedad.

Se mide la cantidad de lágrimas producidas, colocando una cinta de papel filtro bajo cada párpado inferior y observando la porción de la cinta que se moja (prueba de Schirmer). El individuo que tiene el síndrome de Sjögren puede producir menos de un tercio de la cantidad normal. El oftalmólogo controlará los posibles daños en la superficie del ojo.

Se pueden realizar muchas pruebas sofisticadas para evaluar la secreción de la glándula salival. El médico puede solicitar una gammagrafía o efectuar una biopsia de las glándulas salivales. Los análisis de sangre pueden detectar anticuerpos anormales como los anti-SSB, un anticuerpo altamente específico del síndrome de Sjögren.

Las personas que padecen este síndrome presentan a menudo anticuerpos más característicos de la artritis reumatoide (factor reumatoide) o del lupus (anticuerpos antinucleares). La velocidad de sedimentación globular es elevada en 7 de cada 10 personas, y 1 de cada 3 tiene un déficit de glóbulos rojos (anemia) o de ciertos tipos de glóbulos blancos.

Pronóstico y tratamiento

El pronóstico depende de la capacidad de los anticuerpos para dañar los órganos vitales. En raras ocasiones, la muerte se produce por neumonía, insuficiencia renal o linfoma.

No se dispone de cura para el síndrome de Sjögren, pero los síntomas pueden aliviarse: la sequedad de los ojos puede tratarse con gotas de lágrimas artificiales; (• V. página 1073) una boca seca se humedece sorbiendo líquidos continuamente, mascando chicle sin azúcar o mediante el enjuague bucal con un colutorio.

Los fármacos que reducen la cantidad de saliva, como los descongestionantes y antihistamínicos, deben evitarse ya que pueden empeorar la sequedad. La pilocarpina ayuda a estimular la producción de saliva si las glándulas salivales no están gravemente dañadas. Una cuidadosa higiene dental y visitas frecuentes al dentista minimizan la caries y pérdida de los dientes. El dolor y la hinchazón de las glándulas salivales se tratan con analgésicos. La aspirina y el reposo constituyen, en muchos casos, un tratamiento suficiente para los síntomas articulares, ya que son generalmente leves. Los corticosteroides (como la prednisona) administrados por vía oral son muy eficaces cuando los síntomas resultantes de la lesión de los órganos internos son severos.

Enfermedad mixta del tejido conectivo

La enfermedad mixta del tejido conectivo es un conjunto de síntomas similares a los de varias enfermedades del tejido conectivo: lupus eritematoso sistémico, esclerodermia, polimiositis y dermatomiositis

Alrededor del 80 por ciento de los afectados por esta enfermedad son mujeres. Pueden resultar afectadas las personas de entre 5 y 80 años de edad. Se desconoce su causa, pero es probable que se trate de una reacción autoinmune.

Síntomas

Los síntomas típicos son el fenómeno de Raynaud (al enfriarse las manos y los pies se vuelven blancos por puntos y doloridos), dolor de las articulaciones o artritis, manos hinchadas, debilidad muscular, dificultad para deglutir, acidez y sensación de ahogo. El fenómeno de Raynaud puede preceder a otros síntomas durante muchos años. Sin embargo, el fenómeno de Raynaud es, por lo general, un síntoma aislado que no forma parte de las enfermedades del tejido conectivo. Independientemente de cómo se inicie la enfermedad, ésta tiende a agravarse progresivamente y los síntomas se extienden a varias partes del cuerpo.

Con frecuencia las manos están tan inflamadas que los dedos parecen salchichas. Puede aparecer una erupción en forma de alas de mariposa de color púrpura sobre las mejillas y el puente de la nariz, parches rojos en los nudillos, una coloración violeta de los párpados y venas en forma de araña en el rostro y las manos. El cabello puede volverse frágil y pueden presentarse cambios en la piel semejantes a los que se producen en la esclerodermia.

La mayoría de personas que padecen la enfermedad mixta del tejido conectivo sufre dolor en las articulaciones y el 75 por ciento desarrolla la inflamación y el dolor característicos de la artritis. La enfermedad mixta del tejido conectivo daña las fibras musculares; por ello, los músculos pueden notarse débiles y dolorosos, especialmente en los hombros y las caderas.

Aunque el esófago se ve generalmente afectado, la enfermedad rara vez causa dificultad o dolor para la deglución. Puede acumularse líquido en los pulmones o alrededor de ellos. En algunos casos, la disfunción pulmonar es el problema más grave, causando ahogo durante el esfuerzo y fatiga cardíaca.

En ocasiones, el corazón se debilita, provocando una insuficiencia cardíaca que puede provocar retención de líquidos, ahogo y cansancio. Los riñones y nervios se ven afectados en sólo el 10 por ciento de las personas y la lesión es, por lo general, leve. Otros síntomas pueden ser fiebre, aumento de tamaño de los ganglios linfáticos, dolor abdominal y ronquera persistente. Se puede desarrollar el síndrome de Sjögren. Con el paso del tiempo, la mayoría de las personas manifiesta síntomas que son más característicos del lupus o de la esclerodermia.

Diagnóstico

Los médicos consideran que se trata de una enfermedad mixta del tejido conectivo cuando se superponen algunos síntomas de lupus eritematoso sistémico, esclerodermia, polimiositis o artritis reumatoide.

Se puede realizar el análisis de sangre para detectar un anticuerpo antiproteína ribonucleica, presente en la mayoría de casos de enfermedad mixta del tejido conectivo. Unos valores altos de este anticuerpo, en ausencia de los demás anticuerpos observados en el lupus, son específicos de esta enfermedad.

Tratamiento

Su tratamiento es similar al del lupus. Los corticosteroides son casi siempre eficaces, especialmente cuando la enfermedad se diagnostica en sus inicios. Los casos leves pueden ser tratados con aspirina, otros fármacos antiinflamatorios no esteroideos, quinacrina o fármacos similares, o dosis muy bajas de corticosteroides. Cuanto más grave sea la enfermedad, mayor será la dosis de corticosteroides necesaria. En los casos graves pueden también estar indicados los fármacos inmunosupresores.

En general, cuanto más avanzada esté la enfermedad y mayor sea la lesión del órgano, menos eficaz resulta el tratamiento. Por otra parte, es menos probable que respondan al tratamiento las afecciones de la piel y del estómago similares a la esclerodermia.

Los períodos libres de síntomas pueden durar muchos años con dosis muy pequeñas de corticosteroides o con un tratamiento no continuado de los mismos. A pesar del tratamiento, la enfermedad progresa en casi el 13 por ciento de los individuos, produciendo complicaciones potencialmente mortales al cabo de 6 u 11 años.

Polimiositis y dermatomiositis

La polimiositis es una enfermedad crónica del tejido conectivo caracterizada por inflamación con dolor y degeneración de los músculos; la dermatomiositis es similar a la polimiositis, pero va acompañada de inflamación de la piel.

Estas enfermedades evolucionan hacia una incapacidad muscular, debilidad y deterioro. La debilidad se presenta típicamente en los hombros y las caderas, pero puede afectar simétricamente a los músculos de todo el cuerpo.

La polimiositis y la dermatomiositis casi siempre se manifiestan en adultos entre 40 y 60 años, o en niños de 5 a 15 años de edad. Las mujeres tienen el doble de probabilidades que los varones de contraer dichas enfermedades. En los adultos, estas enfermedades pueden aparecer de manera aislada o formar parte de otros trastornos del tejido conectivo, como la enfermedad mixta del tejido conectivo.

La causa es desconocida, aunque es posible que los virus o ciertas reacciones autoinmunes desempeñen un papel importante en el desarrollo de este proceso. El cáncer puede también desencadenar estas enfermedades (una reacción autoinmune contra el cáncer puede así mismo afectar a una sustancia de los músculos). Alrededor del 15 por ciento de los varones de más de 50 años que padecen polimiositis también tiene un cáncer; en cambio, las mujeres que tienen polimiositis son un poco menos propensas al cáncer.

Síntomas

Los síntomas de la polimiositis son similares en todas las edades, pero la enfermedad, por lo general, se desarrolla de manera más abrupta en los niños que en los adultos. Los síntomas, que pueden comenzar durante o inmediatamente después de una infección, incluyen debilidad muscular (particularmente en brazos, caderas y muslos), dolor articular y muscular, fenómeno de Raynaud, erupción cutánea, dificultad para la deglución, fiebre, cansancio y pérdida de peso.

La debilidad muscular puede comenzar lentamente o de manera repentina y empeorar a lo largo de algunas semanas o meses. Dado que los músculos cercanos al centro del cuerpo son los más afectados, tareas como alzar los brazos sobre los hombros, subir escaleras y levantarse de una silla pueden resultar difíciles. Si los músculos del cuello son los afectados, será casi imposible levantar la cabeza de la almohada. La debilidad en los hombros o las caderas puede confinar a la persona a una silla de ruedas o a la cama. Los músculos dañados en la parte superior del esófago causarán dificultad para la deglución de los alimentos y una regurgitación de los mismos. Sin embargo, los músculos de las manos, de los pies y de la cara no se ven afectados.

Aparecen dolores e inflamación de las articulaciones en casi un tercio de las personas afectadas. El dolor y la hinchazón tienden a ser leves. El fenómeno de Raynaud se manifiesta con mucha frecuencia en las personas que padecen polimiositis junto con otras enfermedades del tejido conectivo.

La polimiositis no afecta generalmente a órganos internos excepto la garganta y el esófago. Sin embargo, puede afectar a los pulmones causando ahogo y tos. Pueden también aparecer úlceras del estómago o el intestino, que pueden causar deposiciones sanguinolentas o negras, con más frecuencia en niños que en adultos.

En la dermatomiositis, las erupciones cutáneas tienden a aparecer al mismo tiempo que los períodos de debilidad motora y otros síntomas. Puede aparecer en la cara una erupción cutánea de color rojo oscuro (eritema en heliotropo), así como una hinchazón de color rojo púrpura alrededor de los ojos. Otro tipo de erupción cutánea que puede ser escamosa, lisa, o en relieve puede aparecer en cualquier parte del cuerpo, aunque es más frecuente en los nudillos. La base de las uñas puede enrojecerse. Cuando las erupciones cutáneas se desvanecen, se puede manifestar una pigmentación pardusca, cicatrices, o manchas pálidas por despigmentación de la piel.

Diagnóstico

Hay ciertos criterios que se utilizan para establecer el diagnóstico: debilidad muscular en los hombros o caderas, erupción cutánea característica, aumento de los valores de ciertas enzimas musculares en sangre, cambios característicos en el tejido examinado al microscopio y anormalidades en la actividad eléctrica de los músculos, que se mide con un instrumento llamado electromiógrafo. Se pueden necesitar pruebas especiales sobre muestras del tejido muscular para descartar otras alteraciones que afectan a los músculos.

Las pruebas de laboratorio son útiles, pero no pueden identificar la polimiositis o la dermatomiositis de forma específica. Los valores de ciertas enzimas musculares en sangre (como la creatincinasa) son, con frecuencia, superiores a lo normal, indicando una lesión muscular. Estas enzimas se miden periódicamente en muestras de sangre para controlar la enfermedad. Por lo general, dichos valores vuelven a la normalidad (o casi) con un tratamiento eficaz. Pueden ser necesarias una exploración física y pruebas adicionales para determinar la posible presencia de un cáncer.

Tratamiento y pronóstico

La restricción de las actividades es útil en la mayoría de los casos de inflamación muy intensa. Por lo general, un corticosteroide (habitualmente prednisona) administrado por vía oral en dosis elevadas restablece lentamente la fuerza, alivia el dolor e hinchazón, controlando de ese modo la enfermedad. Al cabo de 4 a 6 semanas se disminuye la dosis de forma gradual, cuando los valores en sangre de las enzimas musculares vuelven a cifras normales y se restablece la fuerza muscular. La mayoría de los adultos debe continuar con una dosis baja de prednisona durante muchos años, o incluso indefinidamente para evitar una recidiva. En el caso de los niños, el tratamiento puede interrumpirse un año después sin que reaparezcan los síntomas. En ocasiones, la prednisona empeora la enfermedad o bien no surte ningún efecto. En estos casos se administran fármacos inmunosupresores en lugar de prednisona o además de ésta. Cuando estos fármacos son ineficaces, se debe administrar gammaglobulina por vía intravenosa (sustancia que contiene grandes cantidades de distintos anticuerpos).

Cuando la polimiositis está asociada con un cáncer, por lo general no responde bien a la prednisona. Sin embargo, el estado del paciente mejora si el cáncer se puede tratar con éxito.

Por otra parte, existe riesgo de muerte para los adultos con enfermedad grave y progresiva, con dificultad para la deglución, desnutrición, neumonía o insuficiencia respiratoria.

Policondritis recidivante

La policondritis recidivante es un trastorno muy poco frecuente, caracterizado por episodios de dolor, inflamación destructiva del cartílago y otros tejidos conectivos de las orejas, articulaciones, nariz, laringe, tráquea, bronquios, ojos, válvulas cardíacas, riñones y vasos sanguíneos.

Este trastorno afecta por igual a varones y mujeres, en general de mediana edad. La hinchazón, el enrojecimiento y el dolor de orejas son característicos del trastorno. Al mismo tiempo (o algo más tarde), el individuo puede presentar artritis, que puede ser leve o grave y afectar a cualquier articulación. El cartílago que conecta las costillas al esternón puede inflamarse, así como el de la nariz, que es también un punto frecuente de inflamación. Otros puntos son los ojos, la laringe, la tráquea, el interior de las orejas, el corazón, los vasos sanguíneos, los riñones y la piel. Los brotes de inflamación y dolor duran pocas semanas, desaparecen y vuelven a repetirse durante un período de varios años. Finalmente, el cartílago de sostén puede dañarse, lo que se manifiesta en forma de orejas caídas, nariz en silla de montar y problemas de la vista, el oído y el equilibrio.

Las personas que sufren esta enfermedad pueden morir si las vías respiratorias sufren un colapso o si el corazón y los vasos sanguíneos se lesionan gravemente.

Diagnóstico y tratamiento

La policondritis recidivante se diagnostica por la aparición, a lo largo de un período de tiempo, de 3 o más de los signos siguientes: inflamación de ambas orejas, dolor e hinchazón en varias articulaciones, inflamación del cartílago de la nariz, inflamación del ojo, daño en el cartílago del tracto respiratorio y problemas del oído o el equilibrio. La biopsia del cartílago afectado puede mostrar las anormalidades características del trastorno y los análisis de sangre pueden detectar la evidencia de una inflamación crónica.

Una policondritis recidivante leve puede tratarse con aspirina u otro antiinflamatorio no esteroideo como el ibuprofeno.

En casos más graves se administran dosis diarias de prednisona, que se van disminuyendo rápidamente a medida que los síntomas comienzan a mejorar. Los casos críticos se tratan en ocasiones con fármacos inmunosupresores como la ciclofosfamida. Estos fármacos actúan sobre los síntomas pero no parecen alterar el curso natural de la enfermedad.

Vasculitis

La vasculitis es una inflamación de los vasos sanguíneos.

La vasculitis no es una enfermedad, sino un proceso que se desarrolla en varias de las enfermedades autoinmunes del tejido conectivo, como la artritis reumatoide y el lupus eritematoso sistémico. La vasculitis también puede producirse sin lesión del tejido conectivo. Se desconoce el factor desencadenante de la vasculitis en la mayoría de los casos, pero en algunos está implicado el virus de la hepatitis. Se supone que la inflamación se presenta cuando el sistema inmune identifica erróneamente los vasos sanguíneos o partes de éstos como ajenos y los ataca. Las células del sistema inmunitario que causan la inflamación, circundan los vasos sanguíneos afectados y se infiltran en ellos, destruyéndolos y posiblemente lesionando los tejidos a los que alimentan. Los vasos sanguíneos se pueden perforar u obstruir, por lo que se interrumpe el flujo sanguíneo a los nervios, órganos y otras partes del organismo.

Las zonas desprovistas de sangre (zonas isquémicas) pueden quedar permanentemente afectadas.Los síntomas pueden ser el resultado de lesiones directas de los vasos sanguíneos o de lesiones

Trastornos caracterizados por la presencia de vasculitis

Trastorno	Descripción
Púrpura de Henoch-Schönlein	Inflamación de venas pequeñas, causando manchas purpúreas y duras en la piel.
Eritema nudoso	Inflamación de los vasos sanguíneos en las capas profundas de la piel, llevando a la formación de lesiones levantadas (nódulos) de color rojo, en brazos y piernas.
Poliarteritis nudosa	Inflamación de las arterias medianas, que disminuye el flujo a través de vasos sanguíneos y hacia los tejidos circundantes.
Arteritis temporal (células gigantes)	Inflamación de las arterias del cerebro y de la cabeza, causando a veces cefaleas y ceguera.
Arteritis de Takayasu	Inflamación de las grandes arterias, como la aorta y sus ramificaciones, causando obstrucción y pérdida de pulso.

de los tejidos a los que se ha reducido el suministro de sangre.

Puede resultar afectado cualquier vaso sanguíneo. La vasculitis puede afectar a las venas, las grandes o pequeñas arterias o los capilares; o puede limitarse a los vasos de una parte del cuerpo, como la cabeza, una pierna o los riñones. Las enfermedades como el síndrome de Henoch-Schönlein, el eritema nudoso, la poliarteritis nudosa, la arteritis de la temporal (de células gigantes) y la arteritis de Takayasu se caracterizan por una vasculitis que se limita a los vasos sanguíneos de un tamaño o profundidad específicos.

Poliarteritis nudosa

La poliarteritis nudosa es una enfermedad en la que segmentos de las arterias de mediano tamaño se inflaman y lesionan, reduciéndose el suministro de sangre a los órganos que alimentan.

Esta enfermedad es con frecuencia mortal si no se trata adecuadamente. Se desarrolla, por lo general, entre los 40 y 50 años, aunque puede presentarse a cualquier edad. Los varones son tres veces más propensos que las mujeres a contraerla.

Se desconoce su causa, aunque puede ser provocada por las reacciones a ciertos fármacos y vacunas. Las infecciones víricas y bacterianas parecen desencadenar en ocasiones la inflamación; no obstante, a menudo se desconocen los motivos o las sustancias desencadenantes.

Síntomas

La enfermedad puede ser leve al principio y convertirse en potencialmente mortal al cabo de varios meses, o puede desarrollarse de forma imperceptible como una enfermedad debilitante crónica. Cualquier órgano o combinación de órganos pueden resultar afectados y los síntomas dependen de qué órganos se han visto afectados. La poliarteritis nudosa es a menudo similar a otras enfermedades en las que se produce una inflamación de las arterias (vasculitis). Una de estas enfermedades es el síndrome de Churg-Strauss, que produce asma (a diferencia de la poliarteritis nudosa).

La fiebre es el síntoma inicial más frecuente, pudiendo aparecer así mismo, de manera temprana, dolor abdominal, rigidez y hormigueo en las manos y los pies, debilidad y pérdida de peso. El 75 por ciento de las personas que padecen poliarteritis nudosa desarrolla una lesión renal, que puede provocar un aumento de la presión arterial, hinchazón por retención de líquidos y disminución de la producción de orina, que puede ser escasa o nula. Cuando resultan afectados los vasos sanguíneos del tracto gastrointestinal, algunas zonas de los intestinos pueden perforarse y causar una infección abdominal (peritonitis), dolor intenso, diarreas sanguinolentas y fiebre elevada. Pueden aparecer dolor torácico e infarto cardíaco si los vasos sanguíneos del corazón se ven afectados. La lesión de los vasos sanguíneos del cerebro puede causar dolores de cabeza (cefaleas), convulsiones y alucinaciones. El hígado puede dañarse gravemente. Los dolores musculares y articulares son frecuentes, así como la inflamación de las articulaciones. Los vasos sanguíneos cercanos a la piel pueden sentirse al tacto abultados e irregulares. En ocasiones se forman úlceras en la piel sobre los vasos sanguíneos.

Diagnóstico y tratamiento

No existe ningún análisis de sangre que confirme el diagnóstico de poliarteritis nudosa. Se puede sospechar esta posibilidad por la presencia de una combinación de síntomas y resultados de las pruebas de laboratorio, y también cuando aparecen fiebre y síntomas neurológicos (como zonas entumecidas, hormigueo, o parálisis) en un sujeto de mediana

edad previamente sano. El diagnóstico puede confirmarse mediante una biopsia de un vaso sanguíneo afectado, aunque puede ser necesario efectuar una biopsia de hígado o de riñón. Las anormalidades en los vasos sanguíneos pueden manifestarse en las radiografías que se toman después de inyectar un contraste en las arterias (arteriografías).

El 33 por ciento de los individuos sobrevive durante un año y el 88 por ciento fallece en el transcurso de 5 años si no se administra un tratamiento; sin embargo, una terapia agresiva puede salvar la vida del paciente. Cualquier fármaco que pueda haber precipitado la enfermedad debe suprimirse. Las dosis elevadas de un corticosteroide (como la prednisona) evitan que la enfermedad empeore, y pueden proporcionar un período libre de síntomas en casi un tercio de los afectados. La dosis se reduce una vez que los síntomas disminuyen debido a que se necesita, por lo general, un tratamiento de larga duración. Si los corticosteroides no reducen la inflamación de forma adecuada, se pueden reemplazar o acompañar con otros fármacos que depriman el sistema inmune (fármacos inmunosupresores) como la ciclofosfamida. En muchos casos resulta necesario aplicar otros tratamientos, como los que se utilizan para controlar la presión arterial alta, con el fin de evitar lesiones a los órganos internos.

Incluso con el tratamiento, algunos órganos vitales pueden dejar de funcionar, o se puede producir la rotura de un vaso sanguíneo debilitado. La insuficiencia renal es una causa de muerte frecuente. Pueden producirse infecciones potencialmente mortales, dado que el uso prolongado de corticosteroides y fármacos inmunosupresores reduce la capacidad del organismo para combatir las infecciones.

Polimialgia reumática

La polimialgia reumática es una enfermedad que causa dolor intenso y rigidez en los músculos del cuello, los hombros y las caderas.

La polimialgia reumática se manifiesta en las personas mayores de 50 años y es dos veces más frecuente en las mujeres que en los varones. Su causa es desconocida. Aunque produce dolor, la polimialgia reumática no causa debilidad ni daño muscular. En ocasiones, se manifiesta de manera simultánea con la arteritis de la temporal (arteritis de células gigantes).

Síntomas y diagnóstico

La polimialgia reumática causa dolor intenso y rigidez en el cuello, los hombros y las caderas. La rigidez empeora por las mañanas y tras períodos de inactividad. Los síntomas musculares pueden acompañarse de fiebre, malestar general, pérdida de peso y depresión. Todos estos síntomas pueden aparecer de forma gradual o repentina.

El médico basa su diagnóstico en la exploración física y en los resultados de los exámenes de laboratorio. No es necesario, por lo general, practicar una biopsia del tejido muscular, pero si se realiza no muestra evidencia alguna de daño muscular; la electromiografía (• V. página 301) tampoco muestra anomalías. Los análisis de sangre pueden detectar una anemia. Generalmente, el único resultado anormal es la velocidad de sedimentación globular, que suele ser muy alta. Los valores de creatincinasa (altos en la polimiositis) son normales en la polimialgia reumática.

Tratamiento

La polimialgia reumática, por lo general, mejora notablemente con una dosis baja de prednisona (un corticosteroide), pero en caso de arteritis de la temporal se necesitan dosis más altas. Cuando los síntomas disminuyen, la medicación se reduce gradualmente a la mínima dosis eficaz. La prednisona se puede dejar de administrar en la mayoría de casos al cabo de 1 a 4 años, aunque en ocasiones sea necesaria la administración de una dosis baja durante más tiempo. La aspirina u otros fármacos antiinflamatorios no esteroideos producen un alivio menor.

Arteritis de la arteria temporal

La arteritis de la arteria temporal (de células gigantes) es una enfermedad inflamatoria crónica de las grandes arterias.

Esta enfermedad afecta a una de cada 1 000 personas mayores de 50 años de edad y es algo más frecuente en las mujeres que en los varones. Se desconoce su causa. Los síntomas se superponen con los de la polimialgia reumática, por lo que algunos médicos consideran que se trata de variaciones de la misma enfermedad.

Síntomas

Los síntomas varían según las arterias que resultan afectadas. Es frecuente que estén afectadas las grandes arterias que llegan a la cabeza y, por lo general, aparece un dolor de cabeza intenso y repentino en las sienes o la parte posterior de la cabeza. En los vasos sanguíneos de la sien puede notarse hinchazón e irregularidad al tacto y puede sentirse dolor en el cuero cabelludo al peinarse. Pueden manifestarse, además, visión doble, visión borrosa, grandes manchas ciegas, ceguera de un ojo u otros problemas oculares. El mayor peligro es la ceguera permanente, que puede manifestarse de forma repentina si se obstruye el aporte de sangre al nervio óptico. La mandíbula, los músculos masticadores y la lengua pueden herirse al comer o al hablar. Otros síntomas pueden ser los de la polimialgia reumática.

Diagnóstico y tratamiento

El médico basa su diagnóstico en los síntomas y en la exploración física y lo confirma mediante la práctica de una biopsia de la arteria temporal, ubicada en la sien. Los análisis de sangre son útiles también para detectar anemia y una velocidad de sedimentación globular elevada.

Debido a que la arteritis de la temporal causa ceguera en el 20 por ciento de las personas no tratadas, el tratamiento debe iniciarse apenas se sospecha la existencia de la enfermedad. La prednisona es eficaz; se administra en un principio en una dosis alta para detener la inflamación de los vasos sanguíneos, reduciéndose lentamente al cabo de varias semanas si el paciente mejora. Algunas personas pueden dejar de tomar la prednisona al cabo de pocos años, pero muchas necesitan dosis muy bajas durante muchos años para poder controlar los síntomas y prevenir la ceguera.

Granulomatosis de Wegener

La granulomatosis de Wegener es una enfermedad muy poco frecuente que, a menudo, comienza con una inflamación del revestimiento de las fosas nasales, los senos paranasales, la garganta o los pulmones, (• V. página 196) y puede evolucionar hacia una inflamación de los vasos sanguíneos de todo el organismo (vasculitis generalizada) o una enfermedad renal mortal.

Esta enfermedad puede presentarse a cualquier edad y es dos veces más frecuente entre los varones que entre las mujeres. Se desconoce su causa. Es similar a una infección, aunque no se puede encontrar un microorganismo (germen) infectante. Se cree que la granulomatosis de Wegener se debe a una respuesta alérgica a un factor desencadenante que no se ha identificado todavía. El resultado es una respuesta inmune inapropiada y potente que daña muchos tejidos del cuerpo.

La enfermedad produce vasculitis y un tipo poco habitual de inflamación llamado granuloma, que finalmente destruye los tejidos normales.

Síntomas

La enfermedad puede comenzar de modo repentino o gradual. Los primeros síntomas afectan por lo general al tracto respiratorio superior, la nariz, los senos, los oídos y la tráquea; en ocasiones, pueden producirse hemorragias nasales graves, sinusitis, infecciones del oído medio (otitis media), tos y esputo con sangre. El revestimiento de la nariz puede volverse rojo y áspero, y sangra con facilidad. Otros síntomas son fiebre, sensación de malestar generalizado, pérdida de apetito, dolores e hinchazón de las articulaciones; puede presentarse una inflamación del ojo o del oído. La enfermedad puede afectar a las arterias que llegan al corazón, provocando dolor torácico o un ataque cardíaco (infarto de miocardio), o puede afectar al cerebro o a la médula espinal, produciendo síntomas similares a los de otras enfermedades neurológicas.

La enfermedad puede progresar hacia una fase generalizada (diseminada), con inflamación de los vasos sanguíneos de todo el organismo. En consecuencia, aparecen llagas sobre la piel que se propagan extensamente pudiendo causar cicatrices graves. La enfermedad del riñón, frecuente en esta etapa de la granulomatosis de Wegener, varía desde un daño leve a una insuficiencia renal potencialmente mortal, causa de hipertensión y de síntomas resultantes de la acumulación de sustancias de desecho en la sangre (uremia). (• *V. página 622*) En ocasiones, los pulmones son el único órgano afectado. Pueden formarse granulomas en los pulmones, lo que dificulta la respiración. La anemia es frecuente y puede ser grave.

La mejoría suele presentarse de forma espontánea, pero la granulomatosis de Wegener progresa y puede ser mortal en muchos casos, sin un tratamiento adecuado.

Diagnóstico y tratamiento

El diagnóstico y el tratamiento de la granulomatosis de Wegener deben ser precoces para prevenir complicaciones como enfermedad renal, infartos cardíacos y lesión cerebral. El médico reconoce, por lo general, el conjunto característico de síntomas; sin embargo, practica una biopsia de una zona afectada para confirmar el diagnóstico. Aunque los resultados del análisis de sangre no pueden identificar específicamente la granulomatosis de Wegener, pueden confirmar el diagnóstico. Uno de estos análisis puede detectar anticuerpos anticitoplasma de neutrófilos, lo que sugiere la enfermedad. Si la nariz, la garganta o la piel no resultan afectados, puede ser difícil establecer el diagnóstico porque los síntomas y las radiografías pueden ser similares a los de varias enfermedades pulmonares.

Antes, la forma generalizada de esta enfermedad era siempre mortal. El pronóstico mejoró de manera significativa mediante el uso de fármacos inmuno-

supresores (como la ciclofosfamida y la azatioprina), que controlan la enfermedad reduciendo la reacción inmune inapropiada del organismo. El tratamiento, por lo general, se prolonga al menos un año después de la desaparición de los síntomas. La administración de corticosteroides con el fin de suprimir la inflamación puede, en la mayoría de casos, reducirse y finalmente interrumpirse. La administración de antibióticos para tratar una neumonía (que se puede desarrollar si los pulmones han sido dañados), puede estar indicada dado que los fármacos utilizados reducen la capacidad del organismo para combatir las infecciones. En ocasiones, la anemia puede agravarse hasta el punto de que sea necesaria una transfusión de sangre.

Síndrome de Reiter

El síndrome de Reiter es una inflamación de las articulaciones y de las uniones de los tendones a las mismas, acompañada con frecuencia de una inflamación de la conjuntiva del ojo (• V. página 1071) y de las membranas mucosas, como las de la boca, el tracto urinario, la vagina y el pene, y por una erupción cutánea característica.

El síndrome de Reiter se denomina artritis reactiva porque la inflamación articular parece ser una reacción a una infección originada en una zona del cuerpo distinta a las articulaciones. Este síndrome es más frecuente en varones de edad comprendida entre 20 y 40 años.

El síndrome de Reiter tiene dos formas. Una de ellas se manifiesta en caso de infecciones de transmisión sexual (como la infección por clamidias) y es más frecuente en los varones jóvenes; la otra, por lo general, resulta de una infección intestinal, como la salmonelosis. Las personas que desarrollan el síndrome de Reiter después de la exposición a estas infecciones, parecen tener una predisposición genética a este tipo de reacción, relacionada con el mismo gen hallado en personas que padecen espondilitis anquilosante. La mayoría de las personas que tienen estas infecciones no desarrollan, sin embargo, el síndrome de Reiter.

Síntomas

Los síntomas comienzan entre los 7 y los 14 días después de la infección. El primer síntoma es, por lo general, una inflamación de la uretra (el conducto que lleva la orina desde la vejiga al exterior del cuerpo). En los varones, esta inflamación causa dolor moderado y una supuración del pene. La próstata puede inflamarse y producir dolor. Los síntomas genitales y urinarios en las mujeres, si los hay, son

Lesiones típicas del síndrome de Reiter

La formación de lesiones duras y engrosadas en las plantas de los pies se conoce como "queratodermia blenorrágica". Otras lesiones típicas son la balanitis circinada y la conjuntivitis.

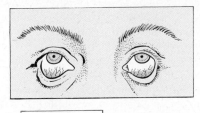

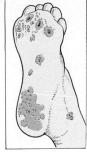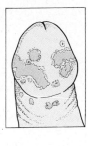

leves y consisten en supuración vaginal ligera o incomodidad al orinar.

La conjuntiva (la membrana que reviste el párpado y cubre el globo del ojo) puede enrojecer e inflamarse, causando picor o ardor y la producción excesiva de lágrimas. El dolor y la inflamación articulares pueden ser leves o severos. Por lo general, varias articulaciones resultan afectadas al mismo tiempo, sobre todo las rodillas, las articulaciones de los dedos del pie y las zonas donde los tendones se unen a los huesos (como los talones). En los casos más graves, la columna vertebral también puede inflamarse y causar dolor.

Aparecen llagas pequeñas e indoloras en la boca, sobre la lengua y en el extremo distal del pene (glande). En ocasiones, puede aparecer una erupción característica, constituida por granos duros y densos en la piel, especialmente en las palmas de las manos y las plantas de los pies. Debajo de las uñas de las manos y de los pies puede observarse la presencia de sedimentos de color amarillo.

En la mayoría de casos, los síntomas iniciales desaparecen en 3 o 4 meses; sin embargo, la artritis u otros síntomas pueden tener recidiva en el transcurso de varios años en un 50 por ciento de los pacientes. Se pueden desarrollar deformaciones de las articulaciones y la columna vertebral si los síntomas persisten o recurren con frecuencia. Muy pocas personas que padecen el síndrome de Reiter quedan incapacitadas permanentemente.

Diagnóstico y tratamiento

La combinación de síntomas articulares, genitales, urinarios, cutáneos y oculares hacen que el médico sospeche la presencia del síndrome de Reiter. Dado que los diferentes síntomas no se manifiestan de manera simultánea, el diagnóstico puede requerir varios meses. No se dispone de análisis de laboratorio que confirmen el diagnóstico; sin embargo, puede analizarse una muestra de la uretra (tomada con un escobillón) o del líquido articular, o efectuar una biopsia (extracción de tejido para su examen al microscopio) de la articulación para tratar de identificar el organismo infeccioso que desencadena el síndrome.

En primer lugar, se administran antibióticos para tratar la infección, pero el tratamiento no siempre resulta eficaz y su duración óptima se desconoce. La artritis se trata por lo general con fármacos antiinflamatorios no esteroideos. La sulfasalazina o el metotrexato (un fármaco inmunosupresor) pueden ser utilizados como en la artritis reumatoide. Generalmente, los corticosteroides no se administran por vía oral, sino mediante una inyección directa dentro de la articulación inflamada, lo que resulta útil en algunos casos. La conjuntivitis y las llagas de la piel no necesitan tratamiento, aunque una inflamación ocular grave puede requerir la aplicación de una pomada con un corticosteroide, o gotas oculares.

Síndrome de Behçet

El síndrome de Behçet es una enfermedad inflamatoria crónica, recidivante, que produce, de forma recurrente, llagas dolorosas de la boca, ampollas en la piel, llagas genitales e inflamación de las articulaciones.

También se pueden inflamar los ojos, los vasos sanguíneos, el sistema nervioso y el tracto gastrointestinal. La incidencia del síndrome es dos veces superior entre los varones que entre las mujeres. Generalmente aparece en personas de entre 20 y 30 años de edad, pero puede desarrollarse durante la infancia. Ciertas poblaciones, como las de los países mediterráneos, Japón, Corea y la zona de la Ruta de la seda en China, presentan un riesgo más elevado. Se desconoce la causa del síndrome de Behçet, pero no se descarta que los virus y las enfermedades autoinmunes puedan desempeñar un papel en su desarrollo.

Síntomas

En la mayoría de los casos aparecen llagas recurrentes y dolorosas en la boca, similares a las aftas, que son, por lo general, el síntoma inicial. Las llagas en el pene, el escroto y la vulva suelen ser dolorosas, pero las de la vagina pueden ser indoloras.

Los otros síntomas pueden aparecer al cabo de días o incluso años. Una inflamación recidivante de una parte del ojo (iridociclitis recidivante) produce dolor, sensibilidad a la luz y visión borrosa. Pueden presentarse otros problemas oculares, como la uveítis, que puede causar ceguera sin un tratamiento adecuado.

Aparecen ampollas en la piel y granos de pus en casi el 80 por ciento de los pacientes. Una herida insignificante, como la punción de una aguja hipodérmica, puede hacer que la zona se inflame y se hinche. En alrededor del 50 por ciento de los casos aparece una artritis relativamente leve y no progresiva, en las rodillas y otras grandes articulaciones. La inflamación de los vasos sanguíneos (vasculitis) por todo el cuerpo puede causar la formación de coágulos, aneurismas (protuberancias en las paredes debilitadas de los vasos sanguíneos), trombosis cerebral y lesión de riñón. Cuando el tracto gastrointestinal resulta afectado, los síntomas pueden evolucionar desde un malestar leve a calambres fuertes y diarreas.

Los síntomas recidivantes del síndrome de Behçet pueden ser muy perjudiciales. Los períodos con síntomas o libres de síntomas (remisiones) pueden durar semanas, años o décadas. La parálisis es una complicación potencial, así como las lesiones del sistema nervioso, el tracto gastrointestinal o los vasos sanguíneos, que son en algunos casos mortales.

Diagnóstico y tratamiento

El diagnóstico se basa en la exploración física debido a que ningún análisis de laboratorio detecta el síndrome de Behçet. La confirmación del diagnóstico puede llevar meses, ya que los síntomas son semejantes a los de muchas otras enfermedades (como el síndrome de Reiter, el síndrome de Stevens-Johnson, el lupus eritematoso sistémico, la enfermedad de Crohn y la colitis ulcerativa).

Aunque este síndrome es incurable, los síntomas específicos se pueden aliviar en la mayoría de casos con un tratamiento adecuado. Por ejemplo, la aplicación local de un corticosteroide ayuda a curar los ojos inflamados y las llagas en la piel. Las punciones con aguja se deben evitar porque pueden inflamarse. Los pacientes con una inflamación intensa de los ojos o del sistema nervioso pueden necesitar un tratamiento con prednisona u otro corticosteroide. La ciclosporina, un fármaco inmunosupresor, se puede administrar cuando los problemas oculares son graves o cuando la prednisona no controla los síntomas de forma adecuada.

Espondilitis anquilosante

La espondilitis anquilosante es una enfermedad del tejido conectivo caracterizada por una inflamación de la columna vertebral y de las grandes articulaciones, provocando rigidez y dolor.

La enfermedad es tres veces más frecuente en los varones que en las mujeres, y se desarrolla por lo general entre los 20 y los 40 años de edad. No se conoce su causa, pero podría tener una influencia genética dado que la enfermedad tiende a ser de carácter familiar. Este trastorno es de 10 a 20 veces más frecuente en las personas cuyos padres o hermanos la padecen.

Síntomas y diagnóstico

De modo característico, los brotes leves o moderados alternan con períodos casi asintomáticos. El dolor de espalda es el síntoma más frecuente, con una intensidad variable de un episodio a otro y de una persona a otra. En muchas ocasiones el dolor empeora por las noches y con frecuencia aparece rigidez por la mañana, que se alivia con la actividad. El dolor en la zona lumbar y el espasmo muscular asociado se alivian flexionándose hacia adelante, por ello es frecuente que las personas adopten una postura encorvada que puede ser permanente si no se trata. En otros casos, la columna vertebral se vuelve muy erguida y rígida. La pérdida de apetito y de peso, el cansancio y la anemia pueden acompañar al dolor de espalda. Si se inflaman las articulaciones que conectan las costillas a la columna vertebral, el dolor puede limitar la capacidad de expansión del pecho para respirar profundamente. En ocasiones, el dolor se inicia en las grandes articulaciones como caderas, rodillas y hombros.

Un tercio de los pacientes sufre ataques recidivantes de inflamación ocular leve (iritis aguda), que rara vez afectan a la vista. En muy pocos casos, la inflamación provoca daños a una válvula del corazón. Si las vértebras dañadas comprimen los nervios o la médula espinal, se puede producir rigidez, debilidad o dolor en el área de inervación correspondiente. El síndrome de cauda equina (cola de caballo) es una complicación poco frecuente que consiste en la aparición de síntomas que se desarrollan cuando la columna vertebral inflamada comprime los nervios que se hallan al final de la médula espinal. Estos síntomas consisten en impotencia, incontinencia urinaria nocturna, disminución de la sensibilidad de la vejiga y el recto y pérdida de reflejos en los tobillos.

El diagnóstico se basa en el conjunto de síntomas y las radiografías de la columna y las articulaciones afectadas, que muestran el deterioro de las articulaciones entre la columna y el hueso de la cadera (articulaciones sacroilíacas) y la formación de puentes óseos entre las vértebras, que provoca rigidez de la columna. La velocidad de sedimentación globular tiende a ser elevada. Además, se encuentra un gen específico (el HLA-B27) en alrededor del 90 por ciento de las personas que sufren esta enfermedad.

Pronóstico y tratamiento

La mayoría de los pacientes no desarrolla discapacidades y puede llevar una vida normal y productiva, aunque, en algunas ocasiones, la evolución de la enfermedad es mayor y causa deformaciones graves.

El tratamiento está dirigido a aliviar los dolores de espalda y articulares, y a prevenir o corregir las deformaciones de la columna. La aspirina y otros fármacos antiinflamatorios no esteroideos pueden reducir el dolor y la inflamación. La indometacina puede ser el fármaco más eficaz (los efectos secundarios, los riesgos y los precios varían). Los corticosteroides resultan eficaces sólo en los tratamientos a corto plazo de la iritis y de la inflamación articular grave, administrándose en inyecciones dentro de la articulación, en el último caso. Los relajantes musculares y los analgésicos de tipo narcótico se administran sólo durante períodos breves para aliviar el dolor intenso y los espasmos musculares. Los procedimientos quirúrgicos para reemplazar una articulación pueden aliviar el dolor y restablecer el funcionamiento de las caderas y las rodillas cuando se deterioran o quedan fijos en una posición doblada.

A largo plazo, el tratamiento tiene como objetivo mantener la postura adecuada y reforzar los músculos de la espalda. Los ejercicios diarios fortalecen los músculos que se oponen a la tendencia a torcerse y encorvarse.

CAPÍTULO 52

Gota y seudogota

La acumulación de cristales en las articulaciones es la causa de la gota y la seudogota, caracterizadas por inflamación articular (artritis) y dolor. En ambas enfermedades se acumulan distintos tipos de cristales.

Gota

La gota es un trastorno caracterizado por ataques repentinos y recidivantes de artritis muy dolorosa, causados por la acumulación de cristales de urato monosódico, que se produce en las articulaciones debido a un valor de ácido úrico anormalmente alto en la sangre (hiperuricemia).

La inflamación articular puede volverse crónica y deformante tras ataques repetidos. Casi el 20 por ciento de los afectados de gota desarrollan cálculos renales.

La sangre contiene normalmente una cierta cantidad de ácido úrico (un subproducto de la descomposición celular), debido a la constante descomposición y formación de células por parte del organismo y también porque los alimentos corrientes contienen precursores del ácido úrico. Los valores de ácido úrico aumentan de forma anormal cuando los riñones no pueden excretarlo en cantidad suficiente. El organismo puede también producir gran cantidad de ácido úrico, a causa de una anormalidad enzimática hereditaria o de una enfermedad como el cáncer de la sangre, que se caracteriza por la multiplicación y la destrucción rápida de las células. Algunos tipos de enfermedades del riñón, así como ciertos fármacos, deterioran la capacidad de los riñones para excretar el ácido úrico.

Síntomas

Los ataques de gota (artritis gotosa aguda) aparecen de forma repentina. Pueden ser desencadenados por una lesión insignificante, una intervención quirúrgica, el consumo de grandes cantidades de alcohol o de alimentos ricos en proteínas, el cansancio, el estrés emocional o una enfermedad. Por lo general, se presentan dolores intensos y repentinos en una o más articulaciones (sobre todo por las noches), que aumentan progresivamente y son, a menudo, insoportables. La articulación se hincha y la piel circundante se vuelve roja o púrpura, tirante y brillante, con sensación de calor. Produce mucho dolor al tacto.

El trastorno afecta con mayor frecuencia a la articulación de la base del dedo gordo del pie, causando un proceso llamado podagra, pero también afecta

Artritis gotosa aguda

Aspecto del grueso artejo en un paciente con artritris gotosa aguda. Obsérvese el aspecto tumefacto y el aumento de volumen con respecto a los otros artejos.

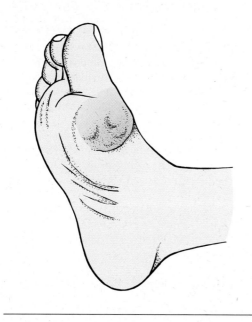

con frecuencia al empeine, los tobillos, las rodillas, las muñecas y los codos. Los cristales se pueden formar en estas articulaciones situadas periféricamente, debido a que éstas son más frías que la parte central del cuerpo, y los uratos tienden a cristalizarse a bajas temperaturas. Los cristales se forman también en las orejas y otros tejidos relativamente fríos. Por otra parte, la gota afecta en raras ocasiones a la columna vertebral, las caderas o los hombros.

Otros síntomas de la artritis gotosa aguda pueden ser fiebre, escalofríos, sensación de malestar general y aceleración de los latidos del corazón (taquicardia). La gota tiende a ser más aguda en los individuos que desarrollan los síntomas antes de los 30 años. La gota se manifiesta de forma habitual en varones de mediana edad y después de la menopausia en las mujeres.

Los primeros ataques suelen afectar sólo a una articulación y durar pocos días. Los síntomas desaparecen de forma gradual, se restablece el funcionamiento de la articulación y no aparece ningún síntoma hasta el siguiente ataque. Sin embargo, si la enfermedad progresa, los ataques que no han sido tratados tienen una duración mayor, se manifiestan con mayor frecuencia y afectan a varias arti-

culaciones. Las articulaciones afectadas pueden quedar dañadas de modo permanente.

Se puede desarrollar una forma crónica, severa y deformante de la gota. El depósito continuo de cristales de urato en las articulaciones y los tendones provoca lesiones que limitan cada vez más el movimiento. Los depósitos de cristales de urato (tofos) se acumulan bajo la piel alrededor de las articulaciones. También se pueden desarrollar en los riñones y otros órganos, debajo de la piel de las orejas o alrededor de los codos. Sin un tratamiento adecuado, los tofos de las manos y de los pies pueden reventarse y secretar una masa caliza de cristales similares al yeso.

Diagnóstico

El diagnóstico de la gota se basa en la observación de los síntomas característicos y el examen de la articulación. Un exceso de ácido úrico en la sangre apoya el diagnóstico; sin embargo, estos valores son frecuentemente normales durante un ataque agudo. El diagnóstico se confirma mediante la identificación de los cristales de urato en forma de aguja en una muestra de líquido articular extraída por succión (aspirada) con una aguja. Este líquido se examina con un tipo especial de microscopio que utiliza luz polarizada.

Tratamiento

El primer paso consiste en aliviar el dolor mediante el control de la inflamación. El tratamiento tradicional es la colquicina. Por lo general, los dolores articulares comienzan a disminuir al cabo un de período de entre 11 y 24 horas tras haber iniciado el tratamiento con colquicina y desaparecen al cabo de un tiempo que varía entre 48 y 71 horas. La colquicina se administra habitualmente por vía oral, pero se puede administrar por vía intravenosa si causa trastornos digestivos. Este fármaco causa frecuentemente diarreas y puede provocar efectos secundarios más graves, como daño de la médula ósea.

En la actualidad, los fármacos antiinflamatorios no esteroideos (AINE), como el ibuprofeno y la indometacina, se utilizan con mayor frecuencia que la colquicina, alivian el dolor de manera eficaz y disminuyen la hinchazón de la articulación. (• *V. páginas 55 y 307)* En ocasiones se prescriben corticosteroides (como la prednisona) con el mismo fin. Si sólo han resultado afectadas una o dos articulaciones, puede inyectarse una suspensión de corticosteroide a través de la misma aguja utilizada para extraer el líquido de la articulación. Este tratamiento elimina la inflamación causada por los cristales de urato de manera eficaz. Raras veces se administran analgésicos adicionales (como la codeína y la meperidina) para controlar

Cristales de urato monosódico

Obsérvese la forma de aguja de los cristales tal como son vistos al microscopio.

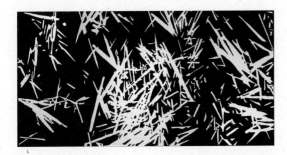

el dolor. Se puede así mismo inmovilizar la articulación inflamada para reducir el dolor.

El segundo paso es prevenir las recurrencias. Puede ser suficiente beber mucho líquido, evitar las bebidas alcohólicas e ingerir pequeñas cantidades de alimentos ricos en proteínas. Muchas personas que sufren de gota tienen sobrepeso. Con la pérdida de peso, los valores de ácido úrico en sangre vuelven a la normalidad o a valores cercanos a los normales.

En algunos casos, sobre todo en los ataques graves y recidivantes, se inicia el tratamiento farmacológico a largo plazo cuando los síntomas del ataque han desaparecido y se prosigue la terapia entre un ataque y otro. La administración diaria, a dosis bajas, de colquicina, puede prevenir los ataques o, al menos, reducir su frecuencia. La terapia con antiinflamatorios no esteroideos puede también prevenir algunos accesos. En ocasiones, está indicada la administración conjunta de colquicina y un antiinflamatorio no esteroideo. Sin embargo, esta combinación no evita ni cura la evolución de la enfermedad causada por la acumulación de cristales, en cambio, sí conlleva algunos riesgos para las personas que padecen enfermedades renales o hepáticas.

Fármacos como el probenecid o la sulfinpirazona disminuyen el valor de ácido úrico en sangre, aumentando su excreción en la orina. La aspirina no debe ser utilizada al mismo tiempo porque inhibe los efectos del probenecid y de la sulfinpirazona. En cambio, para aliviar el dolor, puede administrarse paracetamol o un antiinflamatorio no esteroideo como el ibuprofeno con mayor seguridad. La ingestión de mucho líquido (al menos tres cuartos de litro al día) puede ser útil para reducir el riesgo de lesiones en las articulaciones y los riñones cuando aumenta la excreción de ácido úrico.

El alopurinol, un fármaco que inhibe la producción de ácido úrico en el cuerpo, es especialmente eficaz en personas con un valor elevado de ácido úrico en sangre y cálculos renales o enfermedad renal. Sin embargo, el alopurinol puede causar molestias de estómago, erupción cutánea, disminución del número de glóbulos blancos y lesiones del hígado.

La mayor parte de los tofos de las orejas, de las manos o de los pies se reduce lentamente cuando disminuye el valor de ácido úrico en sangre, pero puede ser necesario extirpar quirúrgicamente los tofos demasiado grandes.

Las personas con un valor alto de ácido úrico en sangre pero sin los síntomas de la gota son sometidas a veces a un tratamiento con fármacos. Sin embargo, debido al riesgo de efectos adversos producidos por estos fármacos, su uso probablemente no esté justificado a menos que sea muy elevada la cantidad de ácido úrico en la orina. En estos pacientes, el tratamiento con alopurinol puede prevenir los cálculos renales.

Seudogota

La seudogota, enfermedad por depósito de cristales de pirofosfato de calcio dihidratado, es un trastorno caracterizado por ataques intermitentes de dolor y artritis, causados por la acumulación de dichos cristales.

La enfermedad se da generalmente en personas de edad avanzada y afecta de igual modo a varones y mujeres. Puede, a la larga, causar la degeneración de las articulaciones afectadas.

Causas y síntomas

Se desconoce la causa de la seudogota. Puede manifestarse en personas que padecen otras enfermedades, como en las que tienen valores anormalmente altos de calcio en la sangre, a consecuencia de un aumento de la producción de la hormona paratiroidea (hiperparatiroidismo), una cifra anormalmente alta de hierro en los tejidos (hemocromatosis) o cifras anormalmente bajas de magnesio (hipomagnesemia). Los síntomas varían ampliamente.

Algunas personas tienen ataques de artritis con dolor, habitualmente en las rodillas, las muñecas, u otras articulaciones relativamente grandes. Otras personas padecen dolor y rigidez crónicos y persistentes en las articulaciones de los brazos y las piernas, que pueden confundirse con la artritis reumatoide. Los accesos agudos son generalmente menos graves que los de la gota. En algunas personas no se observa dolor entre un ataque y otro, y otras no experimentan dolor en ningún momento, a pesar de las grandes acumulaciones de cristales.

Diagnóstico y tratamiento

La seudogota se confunde a menudo con otras enfermedades articulares, especialmente con la gota. El diagnóstico se establece mediante la extracción con aguja del líquido de la articulación inflamada. En el líquido articular se encuentran cristales compuestos de pirofosfato de calcio, en vez de uratos. Las radiografías pueden también apoyar el diagnóstico, dado que los cristales de pirofosfato de calcio (a diferencia de los cristales de urato) no dejan pasar los rayos X y aparecen como depósitos blancos en la radiografía.

Por lo general, el tratamiento puede interrumpir los accesos agudos y prevenir nuevos ataques, pero no puede evitar la lesión a las articulaciones afectadas. Con frecuencia, se utilizan los antiinflamatorios no esteroideos (AINE) como el ibuprofeno, para reducir el dolor y la inflamación. A veces, se puede administrar colquicina por vía intravenosa para aliviar la inflamación y el dolor durante los ataques y por vía oral en dosis bajas diarias como medida de prevención. En ocasiones, se drena el exceso de líquido articular y se inyecta una suspensión de corticosteroide en la articulación para reducir la inflamación. No existe ningún tratamiento eficaz a largo plazo para extraer los cristales.

CAPÍTULO 53

Infecciones de los huesos y de las articulaciones

Pueden infectarse los huesos, el líquido y los tejidos de las articulaciones. Tales infecciones incluyen la osteomielitis y la artritis infecciosa.

Osteomielitis

La osteomielitis es una infección del hueso, generalmente provocada por una bacteria, aunque también, en algunos casos, por un hongo.

Cuando se infecta el hueso, se inflama a menudo la médula ósea. En vista de que el tejido inflamado presiona contra la rígida pared exterior del hueso, los vasos sanguíneos de la médula pueden comprimirse, reduciendo o interrumpiendo el suministro de sangre al hueso.

Si el aporte sanguíneo resulta insuficiente, algunas partes del hueso pueden morir. La infección puede también avanzar por fuera del hueso y formar acumulaciones de pus (abscesos) en los tejidos blandos adyacentes, como el músculo.

Causas

Los huesos, que normalmente están bien protegidos de la infección, pueden infectarse por tres vías: el flujo sanguíneo, la invasión directa y las infecciones de los tejidos blandos adyacentes.

El flujo sanguíneo puede transmitir una infección a los huesos desde otra parte del cuerpo. La infección suele presentarse en las extremidades de los huesos del brazo y de la pierna en el caso de los niños y en la columna vertebral en los adultos. Las personas que están en tratamiento de diálisis por insuficiencia renal y las que se inyectan drogas tienen una predisposición particular para contraer una infección de las vértebras (osteomielitis vertebral). También se pueden originar infecciones en la parte del hueso en que se ha implantado una pieza de metal, como en el caso de una cirugía por una fractura de la cadera o de otros sitios. Las vértebras también pueden infectarse por las bacterias que causan la tuberculosis (enfermedad o mal de Pott).

Algunos organismos pueden invadir el hueso directamente a través de las fracturas abiertas, durante una intervención quirúrgica del hueso, o a través de objetos contaminados que penetran en él. La infección en una articulación artificial (contraída por lo general durante la intervención quirúrgica) puede extenderse al hueso adyacente.

La infección en los tejidos blandos que rodean el hueso puede extenderse al mismo, al cabo de varios días o semanas. Esta infección puede tener su origen en una zona lesionada por una herida, por radioterapia o por cáncer, o en una úlcera de la piel causada por

Fases de la infección de una vértebra y del disco intervertebral.

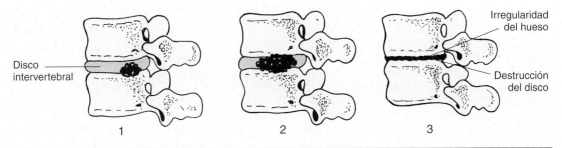

mala circulación o diabetes, o en una infección de los senos paranasales, de los dientes o de la encía.

Síntomas

En los niños, las infecciones óseas contraídas a través del flujo sanguíneo causan fiebre y, en ocasiones, dolor en el hueso infectado algunos días después. El área que está por encima del hueso puede inflamarse e hincharse y el movimiento puede resultar doloroso.

Las infecciones de las vértebras se desarrollan de forma gradual, produciendo dolores de espalda persistentes y sensibilidad al tacto. El dolor empeora con el movimiento y no se alivia con el reposo ni con la aplicación de calor o la ingestión de analgésicos. La fiebre, un signo frecuente de infección, está frecuentemente ausente.

Las infecciones óseas provocadas por infecciones en los tejidos blandos adyacentes o por invasión directa, causan dolor e hinchazón en la zona localizada encima del hueso; se pueden formar abscesos en los tejidos circundantes. Estas infecciones pueden no provocar fiebre. Los resultados de los análisis de sangre pueden ser normales. Es habitual que el paciente que presenta una infección en una articulación o un miembro artificial sufra un dolor persistente en esa zona.

Si una infección ósea no se trata de manera eficaz, se puede producir una osteomielitis crónica. En ocasiones, este tipo de infección pasa inadvertida durante mucho tiempo, ya que puede no producir síntomas durante meses o años. Es frecuente que la osteomielitis crónica cause dolor en el hueso, produciendo infecciones en los tejidos blandos que están sobre el mismo y una supuración constante o intermitente a través de la piel.

El drenaje tiene lugar cuando el pus del hueso infectado se abre paso hacia la piel y se forma un trayecto (trayecto fistuloso) desde el hueso hasta la piel.

Diagnóstico

Los síntomas y los resultados de la exploración física pueden sugerir osteomielitis. La zona infectada aparece casi siempre anormal en una gammagrafía ósea (con isótopos radiactivos como el tecnecio), excepto en los niños; en cambio, puede no manifestarse en una radiografía hasta 3 semanas después de la aparición de los primeros síntomas. La tomografía computarizada (TC) y la resonancia magnética (RM) también identifican la zona infectada. Sin embargo, no siempre distinguen las infecciones de otros trastornos del hueso. Para diagnosticar una infección ósea e identificar la bacteria que la causa, se deben tomar muestras de sangre, de pus, de líquido articular o del mismo hueso. Por lo general, en una infección de las vértebras, se analizan muestras del tejido óseo que se extraen mediante una aguja o durante una intervención quirúrgica.

Tratamiento

En los niños o adultos con infecciones óseas recientes a partir del flujo sanguíneo, los antibióticos son el tratamiento más eficaz. Si no puede identificarse la bacteria que provoca la infección, se administran antibióticos eficaces contra el *Staphylococcus aureus* (la bacteria causante más frecuente) y, en algunos casos, contra otras bacterias. Al principio los antibióticos se pueden administrar por vía intravenosa y más tarde por vía oral, durante un período de 4 a 6 semanas, dependiendo de la gravedad de la infección. Algunas personas necesitan meses de tratamiento. En general no está indicada la cirugía si la infección se detecta en su fase inicial, aunque, en ocasiones, los abscesos se drenan quirúrgicamente.

Para los adultos que sufren infecciones en las vértebras, el tratamiento habitual consiste en la administración de antibióticos adecuados durante 6 a 8 semanas, a veces guardando reposo absoluto. La cirugía puede ser necesaria para drenar abscesos o estabilizar las vértebras afectadas.

El tratamiento es más complejo cuando la infección ósea es consecuencia de una infección de los tejidos blandos adyacentes. Habitualmente, tejido y hueso muerto se extraen quirúrgicamente y el espacio vacío resultante se llena con hueso, músculo o piel sanos, y luego se trata la infección con antibióticos.

Por lo general, una articulación artificial infectada debe ser extraída y sustituida por otra. Los antibióticos pueden administrarse varias semanas antes de la intervención quirúrgica, de modo que pueda extraerse la articulación artificial infectada e implantarse simultáneamente la nueva. El tratamiento resulta ineficaz en contadas ocasiones y puede ser necesario recurrir a una intervención quirúrgica, bien sea para fusionar los huesos de la articulación o para amputar el miembro.

Las infecciones que se propagan al hueso desde las úlceras del pie, causadas por mala circulación o diabetes, implican a menudo varias bacterias y de manera simultánea son difíciles de curar sólo con antibióticos. La curación puede requerir la extirpación del hueso infectado.

Artritis infecciosa

La artritis infecciosa es una infección del contenido líquido (líquido sinovial) y de los tejidos de una articulación.

Los organismos infecciosos, principalmente las bacterias, suelen alcanzar la articulación a través del flujo sanguíneo, aunque ésta puede infectarse directamente si se contamina por vía quirúrgica, por una inyección o por una herida. Una articulación puede verse infectada por diversas bacterias. El tipo de bacteria causante de la infección puede variar según la edad de la persona. Los estafilococos, el *Hemophylus influenzae* y las bacterias conocidas como bacilos gramnegativos infectan con más frecuencia a bebés y niños pequeños, mientras que los gonococos (bacterias que causan la gonorrea), los estafilococos y los estreptococos, infectan con mayor frecuencia a niños mayores y adultos. Los virus, como el de la inmunodeficiencia humana (VIH), los parvovirus y los que causan la rubéola, las paperas y la hepatitis B, pueden infectar las articulaciones de personas de cualquier edad. Las infecciones articulares crónicas son muy a menudo provocadas por tuberculosis u hongos.

Síntomas

Es habitual que los niños experimenten fiebre y dolor, con tendencia a la irritabilidad. Es corriente que los niños no muevan la articulación infectada por el dolor que ello les produce. En niños mayores

Artritis de origen infeccioso

Para el diagnóstico de la artritis de origen infeccioso (artritis séptica) es indispensable el análisis del líquido articular, que frecuentemente es de aspecto turbio, inclusive purulento. El líquido se obtiene mediante la punción de la articulación con una jeringa y aguja estériles.

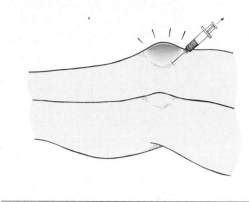

y en adultos que presentan infecciones bacterianas o víricas, es habitual que los síntomas comiencen de manera súbita. Es corriente el enrojecimiento, el calor local y el dolor al movimiento y al tacto, al igual que la acumulación de líquidos, provocando hinchazón y rigidez en la articulación. Otros síntomas son fiebre y escalofríos.

Las articulaciones que se infectan con mayor frecuencia son las de la rodilla, del hombro, de la muñeca, de la cadera, de los dedos y de los codos. Los hongos o las micobacterias (bacterias que causan la tuberculosis e infecciones similares) suelen causar síntomas de menor intensidad. La mayoría de las infecciones por hongos y micobacterias afectan sólo a una articulación y, en raras ocasiones, infectan a varias de manera simultánea. Por ejemplo, la bacteria que causa la enfermedad de Lyme infecta muy a menudo las articulaciones de la rodilla. Los gonococos y los virus pueden infectar muchas articulaciones al mismo tiempo.

Diagnóstico

Una articulación infectada suele ser destruida en pocos días, a menos que el tratamiento con antibióticos se inicie inmediatamente. Por esta razón se realizan varias pruebas de diagnóstico si existe la posibilidad de infección. Es habitual extraer una muestra del líquido articular, tanto para detectar la presencia de glóbulos blancos como para efectuar pruebas complementarias, que determinarán la presencia de bacterias y otros organismos. Los cultivos en laboratorio son, en la mayoría de los casos, útiles para identificar la bacteria que causa la infección del líquido articular, a menos que la persona haya tomado antibióticos recientemente. Sin embargo, las bacterias que causan la gonorrea, la enfermedad de Lyme y la sífilis son difíciles de aislar del líquido articular.

Las bacterias responsables de las infecciones articulares aparecen frecuentemente en el flujo sanguíneo; por ello, es habitual que el médico solicite un análisis de sangre. Así mismo, se puede analizar el esputo, el líquido de la médula espinal y la orina con el fin de determinar la fuente de la infección.

Tratamiento

El tratamiento con antibióticos se inicia tan pronto como se sospecha la posibilidad de infección, incluso antes de la identificación del organismo infeccioso por parte del laboratorio. En primer lugar se administran antibióticos para eliminar las bacterias más probables y, en caso de ser necesario, se administrarán otros más adelante. Con frecuencia, se administran inicialmente los antibióticos por vía intravenosa, para asegurar que el fármaco llegue en cantidad suficiente a la articulación infectada. En raras ocasiones se inyectan directamente en la articulación. Si el tratamiento es adecuado, la mejoría se produce en el transcurso de 48 horas.

Para prevenir la acumulación de pus (que puede dañar la articulación), el médico lo extrae con una aguja. En ocasiones, se inserta un tubo para drenar el pus, sobre todo si la articulación es difícil de alcanzar con una aguja, por ejemplo, en el caso de la cadera. Si el drenaje de la articulación, practicado con una aguja o un tubo, no resulta eficaz, se puede recurrir a la cirugía o a la artroscopia (procedimiento que utiliza un microscopio especial para examinar el interior de la articulación). En un principio, se puede inmovilizar la articulación para aliviar el dolor, pero también será necesaria una rehabilitación física para prevenir la rigidez y la pérdida permanente de funciones.

Las infecciones causadas por hongos se tratan con fármacos antimicóticos y la tuberculosis, con una combinación de antibióticos. Sin embargo, las infecciones víricas suelen mejorar de forma espontánea, de ahí que sólo sea necesaria la terapia para el dolor y la fiebre.

En general, cuando se infecta una articulación artificial, resulta inadecuado el tratamiento basado únicamente en antibióticos.

Al cabo de varios días de tratamiento con antibióticos, la cirugía puede ser necesaria para sustituir la articulación.

CAPÍTULO 54

Articulación de Charcot

La articulación de Charcot (enfermedad neuropática articular) es consecuencia de lesiones de los nervios, que impiden la percepción del dolor articular por parte de la persona afectada. Por consiguiente, las lesiones y fracturas insignificantes y repetitivas pasan inadvertidas, hasta que el deterioro acumulado destruye la articulación de forma permanente.

Así mismo, los nervios que transmiten sensaciones a las articulaciones pueden resultar afectados como consecuencia de una variedad de lesiones, enfermedades y trastornos como la diabetes mellitus, las enfermedades de la columna vertebral y la sífilis.

Síntomas y diagnóstico

Pueden transcurrir muchos años antes de que el proceso origine una disfunción articular y los síntomas correspondientes. Sin embargo, una vez que se desarrollan los síntomas, la enfermedad puede evolucionar tan rápidamente que la articulación se destruye en pocos meses.

En su fase inicial, la articulación de Charcot se confunde a menudo con la artritis. Es frecuente la rigidez y la presencia de líquido en la articulación. Habitualmente, la articulación no duele o es menos dolorosa de lo que cabría suponer, considerando la magnitud de la lesión articular. Sin embargo, si la enfermedad progresa rápidamente, la articulación puede volverse extremadamente dolorosa y, en estos casos, se hincha frecuentemente por exceso de líquido y por un nuevo crecimiento óseo. Con frecuencia, la articulación se deforma como consecuencia de las fracturas repetidas; éstas, sumadas al hecho de que los ligamentos se estiran de un modo anormal, pueden conducir a una dislocación. Los fragmentos óseos pueden flotar alrededor de la articulación, causando un sonido tosco y áspero al moverla.

Aunque la rodilla es, a menudo, la más afectada, esta enfermedad puede desarrollarse en casi todas las articulaciones.

Afecta al pie con mayor frecuencia en las personas que sufren de diabetes. Las articulaciones afectadas (con frecuencia una sola y habitualmente no más de dos o tres) dependen de la localización de la lesión del nervio.

El diagnóstico se sospecha cuando una persona que padece una enfermedad neurológica manifiesta una lesión articular relativamente indolora. Los síntomas articulares se presentan habitualmente años después de la lesión del nervio. Las radiografías muestran la lesión de la articulación que, a menudo, se acompaña de depósitos de calcio y crecimiento óseo anormal.

Prevención y tratamiento

En algunos casos, las articulaciones de Charcot se pueden prevenir. El tratamiento de la enfermedad neurológica subyacente puede retrasar o incluso revertir la destrucción de la articulación. El diagnóstico y la inmovilización de las fracturas indoloras y el entablillado de las articulaciones inestables ayuda a detener o minimizar la lesión articular. Las caderas y las rodillas se pueden sustituir quirúrgicamente con una prótesis, si la enfermedad neurológica no progresa; pero las prótesis se suelen aflojar de forma prematura.

CAPÍTULO 55

Enfermedades de músculos, bolsas y tendones

Los músculos, las bolsas, los tendones y los huesos deben estar sanos y funcionar adecuadamente para que el cuerpo se mueva normalmente. (• V. página 221) Los músculos, que se contraen para producir el movimiento, están conectados a los huesos mediante los tendones.

Las bolsas son almohadillas llenas de líquido que reducen la fricción en las zonas donde la piel, los músculos, los tendones y los ligamentos se frotan contra los huesos. Las lesiones, la sobrecarga excesiva, las infecciones y, en ocasiones, otras enfermedades, pueden lesionar los músculos, las bolsas, los tendones y los huesos de forma temporal o permanente. Este daño puede causar dolor, limitar el control sobre los movimientos y reducir la amplitud normal del movimiento.

Tortícolis espasmódico

El tortícolis espasmódico es un espasmo doloroso continuo o intermitente de los músculos del cuello, que fuerza la cabeza a rotar e inclinarse hacia adelante, hacia atrás o hacia los lados.

El tortícolis afecta a una de cada 10000 personas y es, aproximadamente, 10 veces más frecuente en las mujeres que en los varones. El trastorno puede presentarse a cualquier edad, pero su incidencia es mayor entre los 30 y los 60 años. Por lo general, se desconoce su causa pero a veces el tortícolis se debe a enfermedades como el hipertiroidismo, las infecciones del sistema nervioso, las discinesias tardías (movimientos faciales anormales producidos por la ingestión de fármacos antipsicóticos) y los tumores del cuello.

En raras ocasiones, los recién nacidos sufren tortícolis (tortícolis congénita) como consecuencia de lesiones en los músculos del cuello durante un parto difícil. (• V. página 1269) El desequilibrio de los músculos oculares y las deformidades musculares u óseas de la parte superior de la columna vertebral puede causar tortícolis en los niños.

Síntomas

Pueden aparecer espasmos dolorosos y agudos de los músculos del cuello, que comienzan de repente y se presentan de modo intermitente o continuo. Por lo general, sólo resulta afectado un lado del cuello. La dirección en la cual la cabeza se inclina y gira depende de cuál es el músculo del cuello afectado. Un tercio de las personas que presentan este trastorno tiene también espasmos en otras zonas, habitualmente en los párpados, la cara, la mandíbula, o las manos. Los espasmos aparecen sin advertencia previa y, muy raras veces, durante el sueño.

El tortícolis varía de leve a grave y permanente. Alrededor del 10 al 20 por ciento de las personas que lo padecen (habitualmente jóvenes con casos leves)

Tortícolis

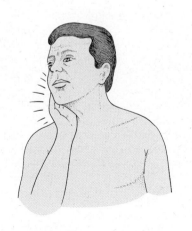

se recupera sin tratamiento en un plazo de cinco años. En la mayoría, sin embargo, el trastorno empeora gradualmente en un período de uno a cinco años, estabilizándose después. El tortícolis puede persistir toda la vida, provocando dolores continuos, movilidad restringida del cuello y deformidades posturales.

Diagnóstico y tratamiento

Durante la exploración física de un niño, el médico puede detectar lesiones de los músculos del cuello que pueden causar el tortícolis. Para diagnosticar el trastorno en niños y en adultos, el médico hace preguntas detalladas sobre lesiones anteriores y otros problemas del cuello. Se realizan en ocasiones varias pruebas como radiografías, tomografía computarizada (TC) y resonancia magnética (RM), para buscar las causas específicas de los espasmos musculares del cuello, aunque con poca frecuencia ponen de manifiesto tales causas.

Cuando se identifica una causa (como el crecimiento anormal de un hueso), el tortícolis puede tratarse de manera eficaz. Sin embargo, es menos probable que el tratamiento controle el espasmo, cuando la causa es un trastorno del sistema nervioso o si ésta se desconoce.

En ocasiones, el espasmo se alivia de manera temporal mediante fisioterapia y masajes. Existe un tipo de masaje mediante el que se aplica una leve presión sobre la mandíbula en el mismo lado de la rotación de la cabeza.

Los fármacos ayudan a reducir los espasmos musculares y los movimientos involuntarios en alrededor de un tercio de los casos y, habitualmente, ayudan a controlar el dolor causado por los espasmos. Los fármacos anticolinérgicos, que impiden los impulsos específicos del nervio, y las benzodiacepinas (sedantes suaves) se administran a menudo. Con menor frecuencia se prescriben relajantes musculares y antidepresivos. Varias inyecciones de una dosis baja de la sustancia que causa el botulismo reducen el dolor y los espasmos, permitiendo que la cabeza se sostenga en una posición más natural (menos inclinada); esta mejoría puede durar algunos meses. La extirpación quirúrgica de los nervios que causan la disfunción de los músculos del cuello es, en ocasiones, un procedimiento eficaz a tener en cuenta si los demás tratamientos no son efectivos. Si hay problemas emocionales que contribuyen a los espasmos, el tratamiento psiquiátrico puede ser útil.

En caso de tortícolis congénito la fisioterapia intensiva para estirar el músculo dañado se inicia en los primeros meses de vida. Si no resulta efectiva, o si se inicia demasiado tarde, puede ser necesario reparar el músculo quirúrgicamente.

Síndromes de fibromialgia

La fibromialgia (síndromes de dolor miofascial, fibromiositis) es un grupo de trastornos caracterizados por dolores muy molestos y rigidez de los tejidos blandos como los músculos, los tendones (que mantienen los músculos sujetos a los huesos) y los ligamentos (que mantienen los huesos unidos entre sí).

El dolor y la rigidez (fibromialgia) pueden manifestarse por todas partes del cuerpo o pueden estar restringidos a ciertos puntos, como en los síndromes de dolor miofascial. La fibromialgia en todo el cuerpo es más frecuente en mujeres que en varones. Los varones son más propensos a manifestar dolor miofascial o fibromialgia en una zona específica (como el hombro), provocado por un esfuerzo muscular recreacional u ocupacional. La fibromialgia no es un proceso grave, pero la persistencia de los síntomas puede interferir en la vida diaria de modo muy importante.

Causas

Aunque se desconoce su causa, la fibromialgia puede ser desencadenada por el estrés físico o mental, una posición inadecuada al dormir, una herida, la exposición a la humedad o el frío, ciertas infecciones y, en ocasiones, por artritis reumatoide o un trastorno relacionado.

Una variedad corriente, el síndrome de fibromialgia primario, suele aparecer en las mujeres jóvenes sanas que sufren depresión, ansiedad o tensión nerviosa, a menudo junto a un sueño irregular y no reparador (el sueño no reparador no repone las fuerzas,

Fracturas

Una fractura es una rotura en un hueso, habitualmente acompañada de lesiones en los tejidos circundantes. La mayor parte de las fracturas son el resultado de un traumatismo, como las causadas por un accidente de automóvil, por deportes o por una caída. Una fractura tiene lugar cuando la fuerza ejercida contra un hueso es mayor que la resistencia del mismo. La dirección, la velocidad y la potencia de la fuerza, así como la edad, la flexibilidad y el tipo de hueso determinan el tipo y la gravedad de la fractura. Los huesos debilitados por la osteoporosis o los tumores pueden sufrir fracturas con mucha facilidad.

En una **fractura simple (cerrada),** el hueso roto no atraviesa la piel. En una **fractura compleja (abierta),** el hueso sí se ve a través de la piel porque la ha traspasado o bien porque la piel ha sido rasgada o raspada. Las fracturas abiertas son más propensas a una infección que las cerradas.

Las **fracturas por compresión** son el resultado de fuerzas que empujan un hueso contra otro, o que ejercen una presión a lo largo del mismo. Las fracturas por presión a menudo se presentan en las mujeres ancianas cuyas vértebras, debilitadas por la osteoporosis, se comprimen y se fracturan. En las **fracturas conminutas,** una fuerza importante y directa causa varias roturas, resultando varios fragmentos óseos. Estas fracturas se curan muy lentamente si el suministro de sangre a una parte del hueso se interrumpe. Las **fracturas por arrancamiento** son causadas por fuertes contracciones musculares que arrancan áreas del hueso a las que el tendón muscular está adherido. Estas fracturas se producen con más frecuencia en los hombros y en las rodillas, pero pueden también producirse en las piernas y en los talones. Las **fracturas patológicas** aparecen cuando un tumor, por lo general un cáncer, ha crecido dentro del hueso y lo ha debilitado. Los huesos debilitados pueden fracturarse con una lesión ligera o aun sin ninguna lesión.

Síntomas y diagnóstico

El dolor es, por lo general, el síntoma más obvio. Puede ser intenso y, en general, empeora con el tiempo y el movimiento. La zona alrededor del hueso fracturado es también dolorosa. Las fracturas generalmente causan hinchazón y hematomas en el sitio lesionado. Dependiendo del tipo de fractura, un miembro roto puede aparecer deformado. El miembro puede no funcionar satisfactoriamente, por lo que puede resultar imposible mover un brazo, sostenerse sobre una pierna o agarrarse con una mano. Se pueden producir hemorragias, a veces importantes, desde el hueso fracturado hacia los tejidos circundantes o hacia fuera de la herida causada por la lesión.

---

dejando a una persona tan cansada, o más, que antes de dormir). Este síndrome puede presentarse a cualquier edad, incluso en la adolescencia, afectando por lo general a las más jóvenes. En las personas de más edad, el trastorno se presenta a menudo junto con una artritis no asociada a la columna vertebral.

Síntomas

Consisten en rigidez y dolor, que suelen desarrollarse de forma gradual. En el síndrome de fibromialgia primaria, el síntoma es habitualmente el dolor y en la fibromialgia confinada a una zona específica, éste puede ser más repentino y agudo. En ambas, el dolor suele empeorar con el cansancio, el esfuerzo o la sobrecarga muscular. Unas zonas específicas pueden doler al presionarlas. Puede aparecer rigidez y espasmo muscular. Aunque ningún tejido fibroso o muscular resulte afectado, son especialmente propensos al dolor los músculos del cuello, los hombros, el tórax, la zona lumbar y los muslos. En el síndrome de fibromialgia primaria, el dolor puede presentarse por todo el cuerpo, incluso con síntomas generales como sueño no reparador, ansiedad, depresión, cansancio y síndrome de colon irritable.

Diagnóstico y tratamiento

El diagnóstico del síndrome de fibromialgia se basa en el tipo y la localización del dolor. Se determina si la presión produce dolor en un punto (puntos sensibles), o si el dolor parece moverse (irradiarse) a otras zonas (puntos gatillo).

Habitualmente la terapia sin fármacos es la más eficaz y, reduciendo la tensión nerviosa, se logra el alivio de los síntomas en algunos casos leves. Generalmente se obtienen buenos resultados, tanto con los ejercicios de estiramiento y acondicionamiento, como con una mejoría en el sueño y también con la aplicación de calor local y de masajes suaves, al igual que evitando el frío.

Sin embargo, no son de gran utilidad la aspirina u otros antiinflamatorios no esteroideos. En ocasiones, se inyectan anestésicos locales (solos o junto con corticosteroides), directamente en una zona particularmente sensible. El médico puede prescribir dosis bajas

Por lo general, las radiografías pueden detectar una fractura. Sin embargo, a veces se necesitan otros exámenes, como una tomografía computarizada (TC) o una resonancia magnética (RM), para observar con mayor claridad la zona lesionada. Una vez que el hueso ha comenzado a sanar, pueden utilizarse las radiografías para controlar el proceso evolutivo.

Tratamiento

Las fracturas se curan a medida que un nuevo hueso se forma llenando el espacio entre las secciones rotas. Por consiguiente, el objetivo del tratamiento es colocar los extremos rotos el uno junto al otro y mantenerlos debidamente alineados. Los huesos rotos requieren, como mínimo, 4 semanas para consolidarse correctamente, aunque en los ancianos la curación a menudo requiere más tiempo. Una vez consolidado por completo, el hueso es habitualmente fuerte y totalmente funcional.

Para algunas fracturas se utilizan métodos de inmovilización que sólo restringen parcialmente el movimiento. Las fracturas de la clavícula (especialmente en los niños), los omóplatos, las costillas, los dedos del pie y los dedos de la mano, por lo general, se curan bien con este tipo de tratamiento.

Otras fracturas deben ser completamente inmovilizadas para que puedan curarse. Las fracturas se pueden inmovilizar con un entablillado, un corrector, un molde de escayola, una tracción o una fijación interna (quirúrgica).

• Una tablilla o corrector es un objeto rígido que se fija a la zona que rodea el hueso. Por ejemplo, un corrector de plástico duro puede fijarse a un dedo roto.

• El molde es un material firme, sea plástico o de yeso, envuelto alrededor de la zona que rodea el hueso roto. Una capa de material más suave se coloca sobre la piel para protegerla.

• La tracción con una polea y pesas mantiene el miembro alineado. Hoy en día y por norma general no se usa, pero anteriormente era el principal tratamiento para la fractura de cadera.

• La fijación interna requiere una intervención quirúrgica para fijar una placa o una varilla de metal a los pedazos del hueso roto. La fijación interna es, a menudo, el mejor tratamiento para las fracturas de cadera y las fracturas complicadas.

La inmovilización de un brazo o de una pierna causa debilidad y rigidez muscular. Por lo tanto, la mayoría de las personas que se han fracturado un hueso del brazo o de la pierna requiere fisioterapia. La terapia comienza mientras el hueso está inmovilizado y continúa después de haberse retirado el entablillado, el molde o la tracción. Para ciertos tipos de fracturas, especialmente las de cadera, el restablecimiento completo requiere de 6 a 8 semanas de terapia y a veces incluso más.

---

de antidepresivos que, tomados antes de acostarse, inducen un sueño profundo y alivian los síntomas.

Bursitis

La bursitis es la inflamación con dolor de una bolsa (un saco aplanado que contiene líquido sinovial y que facilita el movimiento normal de algunas articulaciones y músculos, reduciendo la fricción).

Las bolsas están localizadas en los puntos de fricción, especialmente donde hay tendones o músculos que pasan por encima del hueso. Aunque una bolsa generalmente contiene muy poco líquido, si se lesiona puede inflamarse y llenarse de líquido.

La bursitis puede resultar del uso excesivo de una articulación de manera crónica, de heridas, gota, seudogota, artritis reumatoide o infecciones, pero con frecuencia, se desconoce la causa. Aunque los hombros son los más propensos a la bursitis, también se inflaman frecuentemente las bolsas de los codos, las caderas, la pelvis, las rodillas, los dedos del pie y los talones.

Síntomas

La bursitis causa dolor y tiende a limitar el movimiento, pero los síntomas específicos dependen de la localización de la bolsa inflamada. Por ejemplo, cuando se inflama una bolsa del hombro, aparece dolor y dificultad al alzar el brazo y separarlo del lado del cuerpo (como al ponerse una prenda con mangas).

La bursitis aparece de forma repentina, y la zona inflamada duele cuando se mueve o se toca. La piel por encima de las bolsas localizadas muy cerca de la superficie (como cerca de la rodilla y del codo) puede enrojecer e inflamarse. La bursitis aguda, causada por una infección o por la gota, es particularmente dolorosa y la zona afectada se enrojece y al tacto se nota caliente.

La bursitis crónica puede ser el resultado de ataques previos de bursitis aguda o de lesiones repetidas. Finalmente, las paredes de la bolsa se engruesan y puede depositarse en ellas un material anormal con acumulaciones de calcio sólido, con aspecto de yeso. Las bolsas con lesiones son más propensas a inflamaciones cuando se someten a ejercicios o esfuerzos inusuales. El dolor y la hinchazón prolongados limitan

Dedo en gatillo

El dedo en gatillo es una afección en la que un dedo permanece rígido y doblado. Se produce cuando uno de los tendones que flexionan el dedo se inflama y se hincha. Habitualmente, al enderezarse y doblarse el dedo, el tendón se mueve de un modo uniforme por dentro de la vaina que lo envuelve. El tendón inflamado se sale de la vaina cuando el dedo se dobla, pero si el tendón está demasiado hinchado o tiene nódulos, al enderezar el dedo no puede retroceder con facilidad. Para enderezar el dedo, debe hacerse fuerza en la parte hinchada para que se reintroduzca dentro de la vaina, lo que produce una sensación de crujido similar a la que se siente cuando se aprieta el gatillo de un revólver.

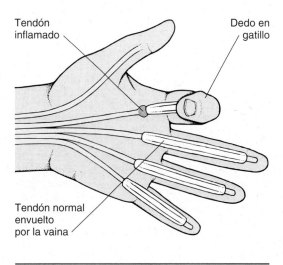

Tendón inflamado

Dedo en gatillo

Tendón normal envuelto por la vaina

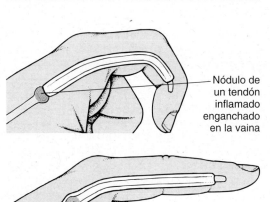

Nódulo de un tendón inflamado enganchado en la vaina

Nódulo de un tendón inflamado forzado dentro de la vaina

el movimiento, causando debilidad motora y atrofia muscular. Los accesos de bursitis crónica pueden durar de unos pocos días a varias semanas, y con frecuencia son recidivantes.

Diagnóstico y tratamiento

El médico puede considerar que se trata de una bursitis si la zona alrededor de la bolsa duele a la palpación y si algunos movimientos específicos de la articulación resultan dolorosos. Si la bolsa está notablemente hinchada, el médico puede extraer con una aguja y una jeringa una muestra de líquido de la bolsa para hacer pruebas que determinen las causas de la inflamación (como una infección o la gota). Las radiografías no suelen ser útiles, a menos que detecten las típicas acumulaciones de calcio.

Las bolsas infectadas se deben drenar, administrando, además, antibióticos apropiados. La bursitis aguda no infecciosa habitualmente se trata con reposo, inmovilización temporal de la articulación afectada y un antiinflamatorio no esteroideo como indometacina, ibuprofeno o naproxeno. En ocasiones, se pueden necesitar analgésicos más fuertes. Como alternativa, puede inyectarse directamente en la bolsa una mezcla de un anestésico local y un corticosteroide. Puede que la inyección se tenga que repetir de nuevo.

Las personas que sufren de bursitis aguda pueden tomar por vía oral un corticosteroide, como la prednisona, durante algunos días. Cuando disminuya el dolor, la práctica de ejercicios específicos es útil para aumentar el grado del movimiento articular.

El tratamiento de la bursitis crónica es similar, aunque es menos probable que tanto el reposo como la inmovilización sean eficaces. En algunas ocasiones, las grandes acumulaciones de calcio en los hombros pueden irrigarse con una aguja de grueso calibre o extraerse quirúrgicamente. Las bursitis que limitan la función de los hombros pueden aliviarse mediante varias inyecciones de corticosteroides junto con una fisioterapia intensiva, para restablecer el funcionamiento de la articulación. Los ejercicios ayudan a reforzar los músculos debilitados y restablecen el grado completo del movimiento articular. La bursitis es, con frecuencia, recidivante si no se corrige la causa subyacente, como la gota, la artritis reumatoide o el uso excesivo crónico de la articulación.

Tendinitis y tenosinovitis

La tendinitis es la inflamación de un tendón; la tenosinovitis es la tendinitis acompañada por inflamación de la vaina protectora que recubre el tendón.

Los tendones, algunos de los cuales están recubiertos de una vaina protectora, son cuerdas fibrosas de tejido resistente que conectan los músculos a los huesos. Las vainas de los tendones recubren algunos tendones.

La mayor parte de las tendinitis se presentan en personas de edad mediana o avanzada, dado que con la edad los tendones son más propensos a las lesiones. Sin embargo, también aparecen en jóvenes que practican ejercicios intensos y en personas que realizan tareas repetitivas.

Ciertos tendones, especialmente los de la mano, son particularmente propensos a la inflamación. La inflamación del tendón que extiende el pulgar de la mano hacia fuera se denomina enfermedad de De Quervain. La inflamación puede hacer que los tendones que cierran los otros dedos queden atrapados, produciendo una sensación de crujido (dedo en gatillo). La tendinitis del bíceps, en la parte superior del brazo, causa dolor cuando se dobla el codo o se gira el antebrazo. Es frecuente que se inflamen el tendón de Aquiles en el talón (• *V. página 271*) y el tendón que recorre la parte superior del pie.

Las enfermedades articulares, como es el caso de la artritis reumatoide, la esclerodermia, la gota y el síndrome de Reiter, también pueden afectar a las vainas de los tendones. En los adultos jóvenes que contraen gonorrea, especialmente en mujeres, la bacteria (gonococo) puede causar tenosinovitis, afectando habitualmente a los tendones de los hombros, muñecas, dedos, caderas, tobillos y pies.

Síntomas

Los tendones inflamados suelen causar dolor cuando se mueven o se tocan (mover las articulaciones cercanas al tendón, aunque sea levemente, puede causar un dolor intenso). Las vainas de los tendones se pueden hinchar visiblemente por la acumulación de líquido y por la inflamación, o pueden secarse y frotar contra los tendones, causando una áspera sensación que se puede sentir, o un sonido que se escucha durante la auscultación, cuando la articulación se mueve.

Tratamiento

Varias formas de tratamiento pueden aliviar los síntomas de una tendinitis. Suelen ser útiles el reposo, la inmovilización con entablillado o escayola y la aplicación de calor o frío (según sea conveniente). La terapia con antiinflamatorios no esteroideos como la aspirina o el ibuprofeno durante 7 a 10 días disminuye el dolor y la inflamación.

A veces, los corticosteroides y los anestésicos locales se inyectan en la vaina del tendón. Este tratamiento es particularmente útil para tratar un dedo en gatillo. En raras ocasiones, la inyección causa un brote que dura menos de 24 horas y puede tratarse con compresas frías y analgésicos.

El tratamiento tiene que repetirse cada 1 o 3 semanas durante 1 o 2 meses, antes de que la inflamación disminuya por completo. Una tendinitis crónica y persistente, como sucede en la artritis reumatoide, puede tratarse quirúrgicamente para extraer las zonas inflamadas, siendo necesaria la fisioterapia después de la intervención. Con frecuencia, la cirugía está indicada para tratar un dedo en gatillo crónico o para extraer las acumulaciones de calcio de las zonas de una tendinitis de larga duración, como la zona que circunda la articulación del hombro. (• *V. página 284*)

CAPÍTULO 56

Afecciones comunes del pie

Algunos problemas del pie se inician en el propio pie, por ejemplo, por una lesión; otros son el resultado de enfermedades que afectan a todo el organismo. Cualquier hueso, articulación, músculo, tendón, o ligamento del pie puede verse afectado.

Esguinces de tobillo

Un esguince de tobillo es un desgarro de los ligamentos (el tejido elástico resistente que conecta los huesos entre sí) en el tobillo.

Cualquiera de los ligamentos del tobillo puede lesionarse. Las torceduras suelen ocurrir cuando el tobillo rota hacia fuera, haciendo que la planta del pie mire hacia el otro pie (se invierta). Los ligamentos flojos en el tobillo, los músculos débiles, las lesiones de los nervios de la pierna, ciertos tipos de calzado (como los zapatos de tacón alto y estrecho) y ciertas maneras de caminar, tienden a provocar la rotación del pie hacia fuera, aumentando el riesgo de una torcedura.

Síntomas

La gravedad del esguince depende del grado de estiramiento o de desgarro de los ligamentos. En un

Esguince grave

El esguince puede ocurrir cuando el tobillo rota hacia afuera (se invierte), desgarrando el ligamento de la parte externa del tobillo.

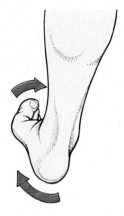

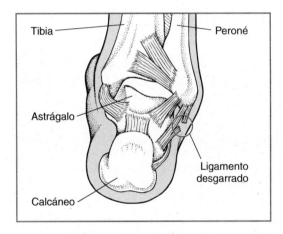

Tibia

Peroné

Astrágalo

Ligamento desgarrado

Calcáneo

esguince leve (grado 1), los ligamentos pueden estirarse pero, de hecho, no se desgarran. El tobillo no suele lastimarse o hincharse demasiado; sin embargo, una torcedura leve aumenta el riesgo de una lesión recurrente. En un esguince moderado (grado 2), los ligamentos se desgarran parcialmente. La inflamación y los hematomas son frecuentes. Por lo general, es doloroso y resulta difícil caminar. En el esguince grave (grado 3), los ligamentos se desgarran completamente, causando hinchazón y a veces hemorragia bajo la piel. Por consiguiente, el tobillo se vuelve inestable e incapaz de sostener el peso.

Diagnóstico y tratamiento

La exploración física del tobillo orienta acerca de la extensión de la lesión del ligamento. Con fre-cuencia, se hace una radiografía para determinar si el hueso está fracturado, pero no se aprecia la torce-dura del tobillo. Se requieren pruebas complemen-tarias sólo en contadas ocasiones.

El tratamiento depende de la gravedad del es-guince. Generalmente, las torceduras leves se tratan envolviendo el tobillo y el pie con un vendaje elás-tico, aplicando compresas de hielo en la zona, ele-vando el tobillo y, a medida que los ligamentos se curan, se aumenta de forma gradual el número de pa-sos y ejercicios. En las torceduras moderadas se aplica habitualmente un soporte para caminar, que se mantiene durante 3 semanas. Éste inmoviliza la parte inferior de la pierna pero permite andar con el tobillo lesionado. En las lesiones graves, puede ne-cesitarse una intervención quirúrgica, pero existe controversia sobre este tipo de cirugía. Según algu-nos cirujanos, la reconstrucción quirúrgica de los li-gamentos desgarrados y gravemente lesionados no es más eficaz que el tratamiento sin cirugía. Es muy importante la fisioterapia para restablecer el movi-miento, fortalecer los músculos y mejorar el equili-brio y tiempo de respuesta, antes de volver a las ac-tividades intensivas.

Las personas cuyos tobillos se tuercen con facili-dad pueden evitar las lesiones subsiguientes utili-zando aparatos ortopédicos (abrazaderas) para los tobillos y colocando dispositivos en el calzado para estabilizar el pie y el tobillo.

Complicaciones

A veces, un esguince grave o moderado causa problemas incluso después de que el ligamento ha sanado. Se puede desarrollar un pequeño nódulo en uno de los ligamentos del tobillo que causa una fric-ción constante en la articulación, conduciendo a la inflamación crónica y, finalmente, a daños perma-nentes. La inyección de una mezcla de corticoste-roides en el tobillo reduce la inflamación, y la admi-nistración de un anestésico local alivia el dolor de modo eficaz. En raras ocasiones se requiere la inter-vención quirúrgica.

En un esguince puede también lesionarse el nervio que recorre uno de los ligamentos del tobillo. El dolor y el hormigueo consecuentes (neuralgia) se alivian, a veces de modo permanente, con una inyección de un anestésico local.

Las personas con esguince de tobillo suelen cami-nar de un modo que desgasta excesivamente los ten-dones (tejidos fibrosos y resistentes que conectan los músculos al hueso o los músculos entre sí); el resul-tado final es la inflamación de los tendones del lado externo del tobillo. Esta afección, llamada tenosino-vitis peroneal, puede causar hinchazón crónica y dolor en la parte externa del tobillo. El tratamiento consiste en usar soportes para el tobillo, que limitan el movimiento de la articulación. También pueden ser eficaces las inyecciones de cortisona dentro de la vaina del tendón, aunque no debe abusarse de su uso.

En ocasiones, el impacto de un esguince grave causa espasmos en los vasos sanguíneos del tobillo que reducen la circulación sanguínea. Por consiguiente, algunas zonas del hueso y de otros tejidos pueden resultar afectadas debido a la falta de irrigación, por lo que pueden comenzar a deteriorarse. Esta afección, denominada distrofia simpática refleja o atrofia de Sudeck, puede provocar hinchazón y dolor en el pie, a menudo intenso, que puede pasar de un punto a otro del tobillo y del pie. A pesar del dolor, la persona puede seguir caminando. La fisioterapia y los analgésicos administrados por vía oral pueden ser útiles. Se puede recurrir, en caso de dolor crónico e intenso, a la inyección de un anestésico local alrededor del nervio que estimula el tobillo (bloqueo del nervio), así como a la administración de corticosteroides y al apoyo psicológico.

El síndrome de seno del tarso es el dolor persistente en la zona entre el hueso del talón (calcáneo) y el hueso del tobillo (*talus* o astrágalo), a raíz de una torcedura. Puede estar asociado con el desgarro parcial de los ligamentos dentro del pie. Las inyecciones de corticosteroides y los anestésicos locales son a menudo útiles.

Fracturas del pie

Prácticamente cualquier hueso del pie se puede fracturar. Muchas de estas fracturas no requieren cirugía, pero otras deben ser reparadas quirúrgicamente para prevenir la discapacidad permanente. Es habitual que la zona sobre el hueso fracturado presente hinchazón y dolor, que pueden extenderse más allá del lugar de la fractura si los tejidos blandos de la zona resultan magullados.

Las fracturas del tobillo y alrededor de éste, ocurren frecuentemente cuando el tobillo rota hacia dentro, de tal modo que la planta del pie gira hacia afuera (eversión) o cuando el tobillo rota hacia afuera (inversión). Suelen aparecer dolor, hinchazón y hemorragia. Estas fracturas pueden ser graves si no se tratan con urgencia. Como regla general, todas las fracturas de tobillo deberían escayolarse. La cirugía puede ser necesaria para las fracturas graves del tobillo, cuando los huesos están ampliamente separados o mal alineados.

Son frecuentes las fracturas de los huesos del metatarso (huesos situados en la parte dorsal media del pie) (• *V. página 277*) que, con frecuencia, son el resultado de una marcha excesiva o de una ten-

sión indirecta por uso excesivo, aunque también pueden producirse por un impacto fuerte y repentino. En la mayoría de los casos, la inmovilización con un calzado de suela rígida (mejor que con escayola) es suficiente para que el hueso sane. En raras ocasiones, se necesita la colocación de una escayola por debajo de la rodilla. Si los huesos están muy separados, la cirugía puede estar indicada para alinear los segmentos fracturados. Una fractura del metatarsiano del dedo gordo o del dedo pequeño del pie tiende a ser complicada, requiriendo la colocación de una escayola o la cirugía.

Los huesos sesamoideos (dos huesos pequeños redondos localizados bajo el extremo del metatarsiano del dedo gordo del pie) se pueden fracturar. Las carreras, los largos paseos y los deportes que implican caer demasiado fuerte sobre la superficie plantar del antepié, como el baloncesto y el tenis, pueden causar la fractura de estos huesos. También alivian el dolor los accesorios ortopédicos especialmente diseñados

Huesos del pie

Vista desde abajo

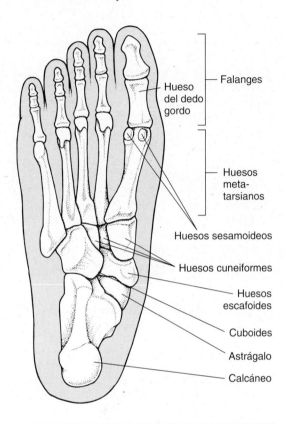

Falanges

Hueso del dedo gordo

Huesos metatarsianos

Huesos sesamoideos

Huesos cuneiformes

Huesos escafoides

Cuboides

Astrágalo

Calcáneo

para el calzado (plantillas). Si persiste el dolor, los huesos sesamoideos deben, a veces, ser extraídos quirúrgicamente.

Son frecuentes las lesiones de los dedos del pie, en particular el pequeño, especialmente cuando se camina descalzo. Las fracturas simples de los cuatro dedos más pequeños del pie se curan sin necesidad de escayolar. Puede ser útil el vendaje con cinta adhesiva o velcro de los dedos afectados a los dedos adyacentes, durante 4 a 6 semanas. Usar suelas rígidas o un calzado ligeramente más ancho, puede ayudar a calmar el dolor. Si resulta demasiado doloroso caminar con un calzado normal, hay que utilizar botas hechas a la medida o calzado siguiendo la prescripción del médico.

Por lo general, una fractura del dedo gordo (hallux) tiende a ser más grave, causando dolor intenso, tumefacción y hemorragia bajo la piel. El dedo gordo puede fracturarse por un tropezón o por la caída accidental de un objeto pesado sobre el pie. Las fracturas que afectan a la articulación del dedo gordo del pie pueden requerir una intervención quirúrgica.

Espolones del talón

Los espolones del talón son excrecencias de hueso en el talón que pueden ser consecuencia de una tensión excesiva del hueso del talón por parte de los tendones o la fascia (el tejido conectivo adherido al hueso).

El dolor en la parte inferior del talón puede ser causado por un espolón. El pie plano (una forma anormal de la planta y del arco del pie) y los trastornos en los que la contractura del tendón del talón es permanente, pueden tensar excesivamente la fascia, incrementando el riesgo del crecimiento de espolones.

Los espolones del talón son casi siempre dolorosos mientras se desarrollan, especialmente cuando la persona está caminando. En ocasiones, se desarrolla una pequeña acumulación de líquido (bolsa) debajo del espolón y se inflama. Esta afección, llamada bursitis calcánea inferior, suele hacer que el dolor se vuelva pulsátil, y también puede aparecer sin que exista espolón. A veces el pie se adapta al espolón de modo que el dolor disminuye a medida que crece el espolón. Por otra parte, un espolón indoloro puede transformarse en doloroso a consecuencia de una pequeña lesión en la zona, como puede ocurrir durante el ejercicio.

Habitualmente, los espolones se suelen diagnosticar durante un exploración física. La presión del centro del talón causa dolor si el espolón está pre-

Espolón del talón

El espolón del talón es un crecimiento óseo en el hueso del talón (calcáneo). Se puede formar cuando la fascia plantar, tejido conectivo que se extiende desde el hueso del talón hasta la base de los dedos, tira demasiado sobre el talón. Por lo general, el espolón es doloroso mientras se está formando, pero el dolor disminuye a medida que el pie se ajusta a él. La mayor parte de los espolones pueden ser tratados sin intervención quirúrgica.

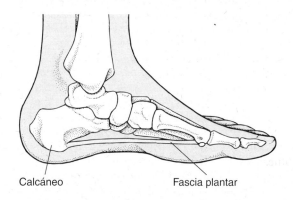

Calcáneo   Fascia plantar

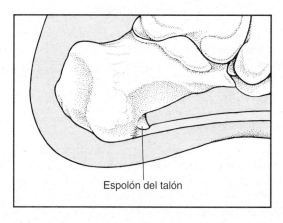

Espolón del talón

sente. Se pueden hacer radiografías para confirmar el diagnóstico, pero éstas pueden no detectar los espolones en formación.

El tratamiento tiene como objeto aliviar el dolor. Una mezcla de corticosteroides con un anestésico local puede inyectarse dentro de la zona dolorida del talón. Envolver el arco con almohadillas y usar elementos ortopédicos (plantillas para calzado) que ayuden a estabilizar el talón, pueden minimizar el estiramiento de la fascia y reducir el dolor. La mayor parte de los espolones dolorosos se resuelven sin intervenciones quirúrgicas. Se debería realizar una intervención quirúrgica para extraer el espolón solamente cuando el dolor constante dificulta la marcha. Sin embargo, los resultados no son predecibles y, a veces, el dolor persiste después de la operación.

Enfermedad de Sever

La enfermedad de Sever es el dolor de talón en los niños, causado por una lesión de cartílago.

El hueso del talón (calcáneo) se desarrolla en dos partes. Hasta que el hueso se endurece completamente, entre los 8 y 16 años, ambas partes están unidas por un cartílago que es más blando que el hueso. En ocasiones, la actividad enérgica o el esfuerzo excesivo pueden romper el cartílago causando dolor, casi siempre a lo largo de los bordes del talón.

El diagnóstico de la enfermedad de Sever se establece cuando un niño que ha participado en una actividad atlética siente dolor a lo largo de los bordes del talón. A veces, el talón está ligeramente hinchado y levemente caliente al tacto. Las radiografías no son útiles para el diagnóstico, ya que no pueden detectar la lesión del cartílago, excepto para excluir una fractura ósea como causa del dolor.

El cartílago roto finalmente se cura, con frecuencia al cabo de varios meses. Las almohadillas para el talón colocadas en el calzado, pueden ser útiles ya que reducen la presión sobre el hueso del talón. A veces, también puede ser útil escayolar el pie.

Bursitis posterior del tendón de Aquiles

La bursitis posterior del tendón de Aquiles (deformidad de Haglund) es una inflamación del saco de líquido (bolsa) localizado entre la piel del talón y el tendón de Aquiles (el tendón que une los músculos de la pantorrilla al hueso del talón).

Este trastorno se manifiesta principalmente en las mujeres jóvenes pero también puede desarrollarse en los varones. Puede agravarse si se camina de una forma que presione repetidamente los tejidos blandos detrás del talón, contra el soporte rígido posterior del calzado.

Al principio, aparece una mancha ligeramente roja, endurecida y dolorosa en la cara posterior y superior del talón. Cuando la bolsa inflamada se agranda, (• V. página 265) aparece una tumefacción roja debajo de la piel del talón que causa dolor por encima del mismo. Si la afección se vuelve crónica, la hinchazón puede endurecerse.

El tratamiento tiene por objeto reducir la inflamación y ajustar la posición del pie en el calzado para aliviar la presión sobre el talón. Se pueden colocar almohadillas en el calzado, de espuma de goma o de fieltro, para suprimir la presión mediante la elevación del talón. Puede resultar útil estirar la parte posterior del calzado, o acolcharlo alrededor de la bolsa inflamada. A veces se diseñan calzados especiales para ayudar a controlar el movimiento anormal del talón. Si estas medidas no son eficaces, los antiinflamatorios no esteroideos, como el ibuprofeno, alivian el dolor y la inflamación de forma temporal, así como las inyecciones de una mezcla de corticosteroides y anestésicos locales en la zona inflamada. Cuando estos tratamientos no son eficaces, se debe extraer quirúrgicamente una parte del hueso del talón.

Bursitis anterior del tendón de Aquiles

La bursitis anterior del tendón de Aquiles (enfermedad de Albert) es una inflamación de la bolsa de líquido de la parte anterior de la unión del tendón de Aquiles al hueso del talón (calcáneo).

Cualquier estado que represente una tensión adicional para el tendón de Aquiles (que une los músculos de la pantorrilla al talón) puede causar este trastorno. Las lesiones del talón, las enfermedades como la artritis reumatoide e incluso los soportes posteriores rígidos del calzado pueden causar este proceso.

Cuando la bolsa se inflama a raíz de una lesión traumática, los síntomas suelen manifestarse de manera repentina; en cambio, cuando la inflamación se debe a una enfermedad, pueden hacerlo de forma gradual. Los síntomas habitualmente consisten en hinchazón y calor en el lado posterior del talón.

La aplicación de compresas tibias o frías sobre la zona afectada puede ayudar a reducir el dolor y la inflamación, así como las inyecciones de un corticosteroide combinado con un anestésico local en la bolsa inflamada.

Neuralgia tibial posterior

La neuralgia tibial posterior es el dolor en el tobillo, el pie y los dedos del pie, causado por la compresión o la lesión del nervio que llega al talón y la planta del pie (nervio tibial posterior).

Este nervio recorre la cara posterior de la pantorrilla, atraviesa un canal óseo cerca del talón y llega hasta la planta del pie. Cuando los tejidos circundantes de este nervio se inflaman, pueden comprimirlo, causando el dolor.

El dolor, el síntoma más frecuente de esta afección, se presenta como un ardor o un hormigueo. Puede aparecer cuando la persona está de pie, camina, o usa un tipo particular de calzado. El dolor, habitualmente localizado alrededor del tobillo y extendido a los dedos del pie, empeora al andar y se alivia con el reposo. Algunas veces, el dolor también aparece durante el reposo.

Para diagnosticar esta afección, el médico mueve el pie durante la exploración física. Por ejemplo, da golpes suaves en la zona que esté lesionada o comprimida, lo que con frecuencia causa un hormigueo que puede extenderse al talón, al arco del pie, o a los dedos. Se pueden necesitar pruebas adicionales para determinar la causa de la lesión, especialmente si se está considerando una intervención quirúrgica del pie.

Las inyecciones de una mezcla de corticosteroides y anestésicos locales en la zona pueden aliviar el dolor. Otros tratamientos consisten en vendar el pie y colocar dispositivos especialmente diseñados en el calzado, para reducir la presión sobre el nervio. Cuando los demás tratamientos no alivian el dolor, la cirugía puede ser necesaria para aliviar la presión del nervio.

Dolor en la superficie plantar del antepié

El dolor en la superficie plantar del antepié se debe con frecuencia a lesiones de los nervios entre los dedos del pie o bien a las articulaciones entre los dedos y el pie.

LESIONES DE LOS NERVIOS

Los nervios que estimulan la planta del pie y los dedos se hallan entre los huesos de los dedos. El dolor en la superficie plantar del antepié puede deberse a la acción de tumores no cancerosos de los tejidos nerviosos (neuromas), ubicados entre la base del tercer y cuarto dedo (neuroma de Morton), aunque pueden también presentarse entre otros dedos. Los neuromas suelen desarrollarse sólo en un pie y son más frecuentes en las mujeres que en los varones.

En su fase inicial, el neuroma puede causar únicamente una leve molestia alrededor del cuarto dedo, a veces acompañada de una sensación de ardor u hormigueo. Estos síntomas son generalmente más pronunciados cuando la persona usa cierto tipo de calzado. A medida que la afección progresa, puede irradiarse una sensación de ardor constante a las puntas de los dedos, independientemente del tipo de calzado que se use. La persona puede también sentir como si tuviera una canica o un guijarro dentro de

Bursitis en el talón

Normalmente, sólo se encuentra una bolsa en el talón, entre el tendón de Aquiles y el hueso (calcáneo). Esta bolsa puede inflamarse, hincharse y doler, dando como resultado una bursitis anterior del tendón de Aquiles.

Se puede formar una bolsa protectora (adventicia) entre el tendón de Aquiles y la piel como consecuencia de una presión anormal y una disfunción del pie. Esta bolsa puede también inflamarse, hincharse y doler y en consecuencia producir una bursitis posterior del tendón de Aquiles.

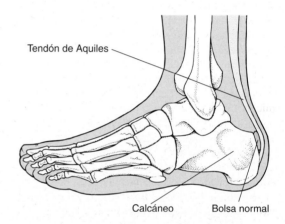

Tendón de Aquiles

Calcáneo   Bolsa normal

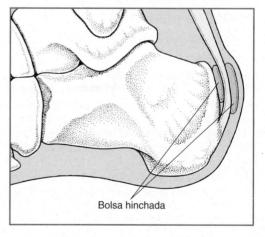

Bolsa hinchada

la superficie plantar del antepié. El diagnóstico se basa en la historia del problema y en el examen del pie. Las radiografías, la resonancia magnética (RM) y la ecografía no identifican con precisión esta enfermedad.

Las inyecciones de corticosteroides mezclados con un anestésico local, así como el uso de plantillas en el calzado pueden, en general, aliviar los síntomas. Puede ser necesario repetir las inyecciones dos o tres veces, con intervalos de una a dos semanas. Si estos tratamientos no ayudan, la extracción quirúrgica del neuroma alivia con frecuencia el malestar por completo, pero puede causar insensibilidad permanente en la zona.

DOLOR EN LAS ARTICULACIONES DE LOS DEDOS DEL PIE

El dolor en las articulaciones de los cuatro dedos más pequeños del pie es un problema muy común cuya causa más frecuente es el mal alineamiento de las superficies articulares. Esta mala alineación puede ser consecuencia de un pie poco o muy arqueado, que hace que los dedos permanezcan doblados (dedos en martillo). La fricción constante del calzado contra los dedos curvados produce un engrosamiento de la piel sobre la articulación, formándose un callo. El tratamiento alivia la presión causada por el mal alineamiento. Puede ser útil un calzado más hondo o un calzado con almohadillas; también puede estar indicada la cirugía para enderezar los dedos y quitar el callo

La artrosis del dedo gordo del pie, extremadamente frecuente, puede ser consecuencia de diversas posiciones al estar de pie y al caminar, incluso la tendencia a rotar el pie hacia dentro al caminar (pronación). En ocasiones, una lesión en el dedo gordo del pie puede también causar artrosis con dolor. El dolor articular en el dedo gordo del pie empeora casi siempre por el uso de calzado. Más tarde, la persona puede sentirse incapaz de doblar este dedo mientras camina. No se nota una sensación de calor al tacto en la zona dolorosa.

El principio fundamental del tratamiento es el uso de un calzado con dispositivos que corrijan el movimiento impropio del pie y alivien la presión en las articulaciones afectadas. Un dolor de reciente aparición en el dedo gordo del pie puede aliviarse mediante la tracción del dedo y algunos ejercicios que muevan y extiendan la articulación. Las inyecciones con un anestésico local pueden aliviar el dolor y disminuir el espasmo muscular, de modo que la articulación pueda moverse más fácilmente. Puede así mismo inyectarse un corticosteroide para disminuir la inflamación. Si estos tratamientos no dan un buen resultado, una intervención quirúrgica puede aliviar el dolor.

Uña del pie encarnada

Una uña del pie encarnada es una afección en la que los bordes de la uña crecen dentro de la piel que la rodea.

Uña encarnada en el dedo gordo

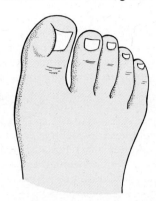

La uña encarnada puede producirse cuando una uña del pie deformada crece impropiamente dentro de la piel, o cuando la piel que circunda la uña crece anormalmente rápido y cubre parte de la uña. Usar un calzado estrecho e inadecuado, y recortar la uña en curva con bordes cortos, en vez de recortarla de un modo más bien recto, pueden causar una uña encarnada o hacer que ésta empeore.

Las uñas encarnadas pueden no producir síntomas al inicio, pero finalmente pueden doler, especialmente cuando se presiona la zona que está dentro de la carne. La zona está generalmente enrojecida y puede estar caliente y, si el tratamiento no es adecuado, es propensa a la infección. Si se infecta, la zona se vuelve dolorosa, enrojecida e hinchada, y pueden desarrollarse tumefacciones con pus (paroniquia).

Las uñas levemente encarnadas pueden recortarse, el borde libre se levanta con suavidad y se coloca un algodón esterilizado debajo de la uña hasta que la hinchazón desaparece. Si la uña encarnada requiere atención médica, el médico generalmente adormece la zona con un anestésico local, luego corta y extrae la sección encarnada de la uña. La inflamación puede entonces disminuir y la uña encarnada, habitualmente, no recurre.

Onicomicosis

La onicomicosis es una infección de las uñas por hongos.

El hongo puede contagiarse cuando se camina descalzo en lugares públicos o, con más frecuencia, es parte de la infección del pie de atleta. (• *V. página 1011*) Las infecciones leves pueden producir pocos o ningún síntoma; en muchas infecciones graves, las uñas se vuelven blancuzcas, gruesas y se despegan de la base. Habitualmente, se acumulan detritos de la uña infectada bajo el borde libre.

El médico, por lo general, confirma el diagnóstico tras el examen al microscopio de una muestra del detrito de la uña y del cultivo correspondiente que determinan cuál es el hongo que causa la infección.

Las infecciones por hongos son difíciles de curar, por lo que el tratamiento está en función de la gravedad o molestia de los síntomas. Se debe procurar que las uñas estén bien recortadas para minimizar las molestias. Los fármacos contra los hongos, administrados por vía oral, pueden mejorar el proceso y, a veces, curarlo por completo. Con frecuencia, la infección reaparece cuando se interrumpen los fármacos.

En general, no resulta eficaz tratar la uña infectada únicamente con la aplicación directa de antimicóticos, excepto en el caso de una infección superficial por hongos.

Alteración del color de las uñas

Son varios los trastornos que pueden causar cambios en el color y la textura de las uñas. Por ejemplo, una lesión debida al impacto de un objeto pesado sobre el dedo, puede provocar una acumulación de sangre bajo la uña, ocasionando el ennegrecimiento de la misma. Si esto afecta a la uña entera, ésta puede desprenderse y caer. Una coloración negra bajo la uña debe ser examinada para determinar también si se trata de un melanoma (cáncer de la piel). Las heridas pueden causar manchas o vetas blancuzcas en la uña. La sobreexposición a los jabones fuertes, los productos químicos o algunos fármacos, puede hacer que las uñas adquieran tonalidades negras, grises, amarillas o marrones. Las infecciones por hongos también pueden cambiar el color de las uñas.

El tratamiento consiste en corregir el trastorno que causa el cambio de color y esperar hasta que crezcan las uñas sanas. Después de su extracción, las uñas tardan alrededor de 11 a 18 meses en crecer nuevamente.

CAPÍTULO 57

Lesiones producidas por el deporte

En algunos países, las lesiones producidas por el deporte son muy frecuentes. Los principios de la medicina deportiva pueden aplicarse al tratamiento de muchas lesiones musculosqueléticas, que pueden ser similares a una lesión durante una actividad deportiva, pero debidas a una causa distinta. Por ejemplo, el codo del tenista puede ser debido a la acción de cargar una maleta, atornillar, o abrir una puerta atascada, y una rodilla del corredor puede deberse a la acción de rotar excesivamente el pie hacia dentro al caminar (pronación).

Causas

Una lesión producida por el deporte se debe a métodos de entrenamiento incorrectos, anormalidades estructurales que fuerzan ciertas partes del cuerpo más que otras y debilidad de los músculos, tendones y ligamentos. El desgaste crónico es la causa de muchas de estas lesiones, que resultan de movimientos repetitivos que afectan a tejidos susceptibles.

Métodos de entrenamiento incorrectos

La mayoría de las lesiones musculares y articulares se deben a métodos de entrenamiento incorrectos. La persona no permite una recuperación adecuada al cabo de un período de entrenamiento, o bien no interrumpe el ejercicio cuando aparece el dolor.

Cada vez que se fuerzan los músculos en un entrenamiento intensivo, algunas fibras musculares se lesionan y otras consumen la energía disponible que ha sido almacenada en forma de glucógeno. Se requieren más de dos días para que las fibras sanen y para reemplazar el glucógeno. Debido a que únicamente las fibras no lesionadas y adecuadamente alimentadas funcionan de modo apropiado, los períodos de entrenamiento intensivo muy seguidos requieren, finalmente, un trabajo comparable por parte de una menor cantidad de fibras sanas, aumentando la probabilidad de lesiones. En consecuencia, se pueden prevenir las lesiones crónicas dejando un intervalo de al menos 2 días entre los períodos de entrenamiento intensivo, o alternando los que fuerzan diferentes partes del cuerpo. Muchos programas de entrenamiento alternan un día de entrenamiento intensivo con uno de reposo (• *V. página 286*) (como hacen muchos levantadores de pesas) o con un día de entrenamiento ligero. En el caso de un corredor, éste puede correr a un ritmo de 5 minutos/1,5 km un día y a un ritmo de 6 a 8 minutos/1,5 km al día siguiente. Si un atleta se entrena dos veces al día, cada ejercicio intenso debe seguirse al menos de 3 ejercicios menos enérgicos. Sólo los nadadores pueden practicar todos los días ambos entrenamientos, el enérgico y el ligero, sin lesionarse. La fuerza de ascenso del agua les ayuda a proteger sus músculos y articulaciones.

El dolor que precede a muchas lesiones por desgaste se presenta por primera vez cuando un número limitado de fibras del músculo o del tendón comienzan a desgarrarse. Interrumpir el ejercicio a la primera señal de dolor limita la lesión a dichas fibras, dando como resultado una recuperación más rápida. Continuar haciendo ejercicio mientras se siente dolor produce el desgarro de una mayor cantidad de fibras, extendiendo la lesión y retrasando la recuperación.

Anormalidades estructurales

Las anormalidades estructurales pueden hacer que una persona sea propensa a una lesión deportiva por el esfuerzo desigual de varias partes del cuerpo. Por ejemplo, cuando las piernas son desiguales en longitud, se ejerce una fuerza mayor sobre la cadera y la rodilla de la pierna más larga. Habitualmente, correr por los lados de caminos con terraplenes tiene el mismo efecto; pisar repetidamente con un pie la superficie un poco más elevada aumenta el riesgo de dolor o lesión en ese costado. La persona que tiene una curva exagerada de la columna vertebral puede sentir dolor de espalda cuando hace girar un bate de béisbol. Por lo general, el dolor desaparece cuando se interrumpe la actividad, pero recurre cada vez que se alcanza la misma intensidad de ejercicio.

El factor biomecánico que causa la mayoría de lesiones del pie, de la pierna y de la cadera es la pronación excesiva (una rotación de los pies hacia dentro después de entrar en contacto con el suelo). Cierto grado de pronación es normal y evita las lesiones dado que ayuda a distribuir la fuerza en todo el pie.

Sin embargo, la pronación excesiva puede causar dolor del pie, la rodilla y la pierna. En personas que tienen una pronación excesiva, los tobillos son tan flexibles que el arco de los pies toca el suelo mientras caminan o corren, dando la apariencia de pies planos. Un corredor con pronación excesiva puede sufrir dolor de las rodillas cuando corre largas distancias.

El problema contrario, la pronación escasa, puede ocurrir en las personas que tienen tobillos rígidos. En estas personas, el pie parece tener un arco muy elevado y no absorbe bien el impacto, aumentando el riesgo de producir pequeñas grietas en los huesos de los pies y las piernas (fracturas por sobrecarga).

Debilidad de músculos, tendones y ligamentos

Los músculos, los tendones y los ligamentos se desgarran cuando se someten a esfuerzos superiores a su fuerza intrínseca. Por ejemplo, pueden lesionarse si son demasiado débiles o rígidos para el ejercicio que se está intentando practicar. Las articulaciones son más propensas a las lesiones cuando los músculos y los ligamentos que las sostienen son débiles, como sucede después de un esguince. Los huesos debilitados por la osteoporosis se pueden fracturar fácilmente.

Los ejercicios de fortalecimiento ayudan a prevenir las lesiones. El ejercicio regular no aumenta ni refuerza la musculatura de forma significativa. El único modo de fortalecer los músculos es ejercitarlos contra una mayor resistencia de forma progresiva, como practicar un deporte cada vez más intenso, levantar pesas cada vez mayores, o usar máquinas especiales de fortalecimiento. Los ejercicios de rehabilitación para fortalecer los músculos y los tendones que ya están sanos se hacen, generalmente, levantando o presionando contra elementos resistentes, en series de 8 a 11 repeticiones, en días alternos como máximo.

Diagnóstico

Para diagnosticar una lesión deportiva u otra lesión musculosquelética, el médico indaga sobre el lugar y el modo en que se produjo la misma y sobre el tipo de actividades, recreacionales u ocupacionales, que la persona ha desempeñado recientemente, o que desempeña periódicamente. El médico examina también la zona lesionada. El paciente puede ser remitido a un especialista para otros exámenes. Las pruebas de diagnóstico pueden incluir radiografías, tomografía computarizada (TC), resonancia magnética (RM), artroscopia (observación de la articulación afectada a través de un pequeño instrumento introducido en la articulación), electromiografía *(• V. página 301)* y una exploración, con la ayuda de una computadora, de la función muscular y articular.

Prevención

El calentamiento antes de iniciar ejercicios extenuantes ayuda a la prevención de las lesiones. Ejercitarse a paso tranquilo durante 3 a 10 minutos calienta los músculos lo suficiente como para hacerlos más flexibles y resistentes a las lesiones. Este

método activo de calentamiento prepara los músculos para ejercicios enérgicos con mayor eficacia que
los métodos pasivos como el agua caliente, las almohadillas de calor, el ultrasonido o la lámpara de rayos
infrarrojos. Los métodos pasivos no aumentan la circulación de la sangre de modo significativo.

Enfriamiento significa una reducción gradual de la
velocidad antes de interrumpir el ejercicio y evita el
mareo al mantener la circulación sanguínea. Cuando
se interrumpe bruscamente un ejercicio enérgico, la
sangre se puede acumular en las venas de las piernas
(se remansa), reduciendo momentáneamente la irrigación cerebral. El resultado puede ser mareo e
incluso desvanecimiento. El enfriamiento también
ayuda a eliminar los residuos como el ácido láctico
de los músculos, pero no parece prevenir el dolor
muscular al día siguiente, causado por la lesión de las
fibras musculares.

Los ejercicios de estiramiento no parecen prevenir
las lesiones, pero alargan los músculos de tal forma
que se pueden contraer más eficazmente y funcionar
mejor. Para evitar daños musculares durante el estiramiento, éste se debe realizar después del calentamiento o del ejercicio. Cada estiramiento debe ser lo
suficientemente cómodo como para contar hasta 10.

Las plantillas para el calzado (ortopédicas) pueden
a menudo corregir los problemas del pie como la
pronación. Las plantillas, que pueden ser flexibles,
semirrígidas o rígidas, y pueden variar en longitud,
deben ser colocadas dentro de zapatillas de deporte
adecuadas. Las zapatillas de deporte de buena calidad
tienen un talón rígido (la parte posterior de la zapatilla
que cubre el talón) para controlar el movimiento de
la cara posterior del pie, un soporte de una parte a otra
del empeine (guarnición), para prevenir la pronación
excesiva, y una abertura acolchada (collar), para sostener el tobillo. El calzado debe tener el espacio adecuado para la plantilla. Las plantillas ortopédicas
generalmente reducen la talla del calzado en un
número. Por ejemplo, un zapato del 38 con una plantilla ortopédica se transforma en un 37.

Tratamiento

El tratamiento inmediato para casi todas las lesiones del deporte consiste en reposo, hielo, compresión
y elevación. La parte lesionada se inmoviliza inmediatamente para minimizar la hemorragia interna y
la hinchazón y para evitar que la lesión empeore. La
aplicación de hielo hace que los vasos sanguíneos se
contraigan, ayudando a limitar la inflamación y a
reducir el dolor. Vendar la parte lesionada con cinta
adhesiva o una venda elástica (compresión) y llevarla por encima del corazón (elevación) ayuda a
limitar la hinchazón. Una bolsa de hielo como las que
se encuentran en el comercio, o una bolsa de hielo

triturado o picado, que se amolda al contorno del
cuerpo mejor que el hielo en cubitos, se puede colocar sobre una toalla encima de la parte lesionada
durante 10 minutos. Un vendaje elástico se puede
envolver, sin apretar, alrededor de la bolsa de hielo
y la parte lesionada. La parte lesionada se debe mantener elevada, pero el hielo se debe quitar durante
10 minutos, con una nueva aplicación al cabo de ese
tiempo durante otros 10 minutos y así sucesivamente durante una o dos horas. Este proceso puede
repetirse varias veces durante las primeras 24 horas.

El hielo calma el dolor y la hinchazón de varios
modos. La parte lesionada se hincha porque el
líquido escapa de los vasos sanguíneos. La aplicación de frío (que causa una contracción de los vasos
sanguíneos) reduce esta tendencia del líquido a esca-
parse; de este modo se restringe la cantidad de líquido
y la hinchazón de la parte lesionada. Disminuyendo
la temperatura de la piel sobre la lesión, se puede
reducir el dolor y los espasmos musculares. El
hielo también limita la destrucción de los tejidos
mediante la disminución de la velocidad de los procesos celulares.

Sin embargo, la aplicación demasiado prolongada
de hielo puede lesionar los tejidos. La piel reacciona
por reflejo cuando alcanza una temperatura baja
(alrededor de 27 °C), dilatando los vasos sanguíneos
de la zona. La piel enrojece, se calienta, causa picor
y puede doler. Estos efectos aparecen generalmente
de 9 a 16 minutos después de que se haya aplicado
el hielo y disminuyen en 4 a 8 minutos, una vez retirado el hielo. Por tanto, se debe quitar el hielo cuando
se manifiesten estos efectos o al cabo de 10 minutos
de su aplicación, pero se puede repetir al cabo de
otros 10 minutos.

Las inyecciones de corticosteroides en la articulación lesionada o en los tejidos circundantes alivian
el dolor, reducen la hinchazón y pueden en ocasiones ser una ayuda adicional para el reposo. Sin
embargo, estas inyecciones pueden demorar el proceso de curación, aumentando el riesgo de daño al
tendón o al cartílago. La lesión puede empeorar si la
persona usa la articulación lesionada antes de que
ésta sane.

Los fisioterapeutas pueden aplicar calor, frío,
electricidad, ultrasonidos o establecer la práctica
de ejercicios en el agua como parte de un plan de
rehabilitación. Se aconseja así mismo el uso de
plantillas especiales para el calzado u otros accesorios ortopédicos. La duración de la terapia física
depende del grado de gravedad y complejidad de
la lesión.

La actividad o el deporte que causó la lesión deben
evitarse hasta la curación. La sustitución por actividades que no fuercen la zona lesionada es preferible

antes que abstenerse de toda actividad física, dado que la inactividad completa causa la pérdida de la masa muscular, la fuerza y la resistencia. Por ejemplo, una semana de reposo requiere al menos 2 semanas de ejercicio para volver al nivel de estado físico anterior a la lesión. Las actividades que pueden sustituir a la habitual incluyen ciclismo, natación, esquí y remo, cuando la parte inferior de la pierna o el pie están lesionados; correr sin moverse de sitio o sobre un trampolín, natación y remo, cuando las lesiones se localizan en la parte superior de la pierna; ciclismo y natación, cuando están en la zona inferior de la espalda; y carrera, patinaje y esquí, cuando están en el hombro o en el brazo.

Lesiones habituales en el deporte

En el deporte existen una serie de lesiones frecuentes que incluyen las fracturas por sobrecarga, los dolores de los músculos anteriores de la tibia, las tendinitis, la rodilla del corredor, las lesiones del tendón de los músculos del hueco poplíteo, la espalda del levantador de pesas, el codo del tenista, las lesiones de la cabeza (• *V. página 376*) y del pie (• *V. página 267*). También pueden ocurrir al realizar otras actividades.

Fracturas del pie por sobrecarga

Las fracturas por sobrecarga son pequeñas fisuras en los huesos que, a menudo, se desarrollan por un impacto crónico y excesivo.

En los corredores, los huesos del mediopié (metatarsianos) son especialmente propensos a estas fracturas. Los huesos más susceptibles de sufrir fracturas son los metatarsianos de los tres dedos medios del pie. El hueso metatarsiano del dedo gordo es relativamente resistente a cualquier lesión debido a su fortaleza y a su mayor tamaño, y el hueso metatarsiano del dedo pequeño está generalmente protegido porque la mayor fuerza de empuje la ejerce el dedo gordo y el de al lado.

Los factores de riesgo de las fracturas por sobrecarga del pie incluyen arcos pronunciados, zapatillas de deporte con absorción inadecuada del impacto y aumento repentino de la intensidad o cantidad de los ejercicios. Las mujeres posmenopáusicas pueden ser particularmente propensas a este tipo de fracturas debido a la osteoporosis.

El síntoma primario es el dolor en el antepié, durante un período largo o intensivo de entrenamiento. Al principio, el dolor desaparece en segundos cuando se interrumpe el ejercicio. Si se prosigue

Fractura del pie por sobrecarga

Las fracturas por sobrecarga son pequeñas grietas causadas por impactos repetitivos y se presentan habitualmente en los huesos de la parte media del pie (los metatarsianos).

Vista desde arriba

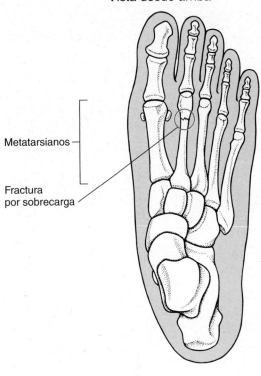

Metatarsianos

Fractura por sobrecarga

el entrenamiento, el dolor aparece enseguida y se prolonga incluso después de la interrupción del ejercicio. Por último, el dolor intenso puede impedir la carrera y persistir incluso durante el reposo. La zona circundante a la fractura puede hincharse.

El médico basa a menudo su diagnóstico en la historia de los síntomas y en el examen del pie. El punto de la fractura duele al tacto. Las fracturas por sobrecarga son tan finas que, en ocasiones, no se detectan inmediatamente en las radiografías. Lo que sí se puede detectar es el tejido (callo) que se forma alrededor del hueso roto al cabo de 1 o 3 semanas de la lesión, cuando el hueso comienza a sanar. Una TC puede confirmar el diagnóstico de manera precoz, pero rara vez es necesaria.

La persona no debe correr hasta que la fractura por sobrecarga sane, pero puede sustituir la carrera por otros ejercicios. Pueden ser útiles para prevenir las recidivas (una vez que la fractura sane), tanto el uso de zapatillas deportivas (con soporte adecuado para absorber el impacto), como la carrera sobre la hierba u otras superficies suaves. En pocas ocasiones está indicado colocar una escayola. En caso de emplearse, se debe retirar al cabo de una o dos semanas para evitar que se debiliten los músculos. La curación, por lo general, precisa entre 3 y 11 semanas, aunque puede prolongarse en personas de edad avanzada o débiles.

Lesiones musculares de la tibia

El dolor muscular sobre la espinilla se debe a la lesión de los músculos de la tibia.

La causa habitual es un esfuerzo prolongado y repetido sobre la parte inferior de la pierna. Dos grupos musculares de la tibia son propensos a este tipo de dolor. La localización del mismo depende del grupo afectado.

El **dolor anterolateral** afecta a los músculos de la parte frontal (anterior) y externa (lateral) de la tibia. Este tipo de lesión es el resultado de un desequilibrio natural en el tamaño de los músculos opuestos. Los músculos anteriores de la pierna mantienen el antepié en alto y los músculos más largos y más fuertes de la pantorrilla (posteriores) bajan el pie cada vez que el talón toca el suelo al caminar o correr. Los músculos de la pantorrilla ejercen tanta fuerza que pueden lesionar los músculos de la parte anterior de la pierna.

El síntoma principal del calambre anterolateral es el dolor en la cara frontal y externa de la tibia. Al principio, el dolor se siente sólo inmediatamente después de que el talón toca con fuerza el suelo durante la carrera. Si la carrera continúa, el dolor aparece a cada paso, volviéndose finalmente constante. Por lo general, en el momento en que la persona acude al médico, la espinilla ya duele al tacto.

Para que estas molestias desaparezcan, el corredor debe dejar de correr temporalmente y practicar otro tipo de ejercicios. Son útiles los ejercicios para estirar los músculos de la espinilla. Una vez que los músculos anteriores de la pierna comienzan a sanar, los ejercicios de estiramiento y los ejercicios con un cubo de asa pueden realizarse en 3 series de 10 movimientos en días alternos.

Los dolores **posteromediales** afectan a los músculos de la cara posterior e interna (medial) de la tibia (los responsables de levantar el talón justo antes de que los dedos del pie se aparten del suelo). Este tipo de afección suele ser el resultado de correr sobre pistas inclinadas o calles con desniveles y puede agravarse debido a la rotación excesiva del pie hacia dentro, o por el uso de zapatillas de deporte inadecuadas para prevenir tal rotación durante la carrera.

El dolor producido por este tipo de lesión comienza habitualmente en el lado interno de la parte inferior de la pierna, aproximadamente entre 1 y 20 centímetros por encima del tobillo, y empeora cuando el corredor se para sobre los dedos o gira el tobillo hacia dentro. Si la persona sigue corriendo, el dolor llega incluso a la parte interna del tobillo, pudiendo extenderse por la espinilla hasta unos 5 o 10 centímetros de la rodilla. La gravedad del dolor aumenta a medida que la lesión va afectando a los músculos de la tibia. Al principio, sólo se inflaman y duelen los tendones del músculo, pero si la persona sigue corriendo, pueden resultar afectados incluso los músculos. Finalmente, la tensión sobre el tendón inflamado puede hacer que se desgarre a nivel de su unión con el hueso, causando hemorragia y mayor inflamación. En ocasiones, también se desgarra la parte de la tibia que está unida al tendón.

El tratamiento principal consiste en dejar de correr y hacer otro tipo de ejercicios hasta que pase el dolor. Las zapatillas de deporte con talón rígido (la parte posterior del calzado) y los soportes especiales para el arco pueden resguardar el pie de una rotación excesiva. Evitar correr sobre superficies inclinadas puede ayudar a prevenir la recidiva de los dolores. Se recomienda la práctica de ejercicios de estiramiento de los músculos lesionados. En casos más graves, en los que se desgarra un fragmento del hueso de la tibia, puede estar indicada una intervención quirúrgica para fijarlo. Después de la cirugía, el paciente evitará correr durante largo tiempo. Algunos casos que no respondían a otros tratamientos se han curado con una terapia experimental, consistente en la inyección diaria de calcitonina (una hormona que forma el tejido óseo) o alendronato (un fármaco que retrasa la pérdida ósea) administrado por vía oral. En ocasiones, ninguno de los tratamientos disponibles es eficaz y el corredor debe abandonar este deporte definitivamente.

Tendinitis poplítea

La tendinitis poplítea es un desgarro en el tendón poplíteo, que se extiende desde la superficie externa de la parte inferior del hueso del muslo (fémur), diagonalmente, a través de la cara posterior de la rodilla, hasta la parte interna del extremo superior de la tibia.

El tendón poplíteo evita las torsiones hacia fuera de la mitad inferior de la pierna durante la carrera. La excesiva rotación del pie hacia dentro (pronación) así como correr cuesta abajo, tienden a ejercer una tensión excesiva sobre este tendón, pudiendo desgarrarlo.

El dolor y la inflamación, particularmente cuando se corre cuesta abajo, se manifiestan a lo largo de la cara externa de la rodilla. No se debe volver a correr hasta que el dolor desaparezca del todo y al reanudar las carreras tampoco se debe correr cuesta abajo, al menos durante 3 semanas El ciclismo es una buena alternativa de ejercicio durante el período de curación. Las plantillas para el calzado, especialmente una cuña triangular colocada a nivel de la parte interna del talón (cuña en varo), ayudan a mantener el pie a salvo de rotaciones hacia dentro.

Tendinitis aquílea

La tendinitis aquílea es una inflamación del tendón de Aquiles, un cordón muy resistente que se extiende desde los músculos de la pantorrilla hasta el talón.

Los músculos de la pantorrilla y el tendón de Aquiles bajan la parte anterior del pie después del contacto del talón con el suelo y suben el talón mientras los dedos se levantan, justo antes de pisar con el otro pie.

La tendinitis aquílea se produce cuando la presión ejercida sobre el tendón es mayor que la resistencia del propio tendón. Correr cuesta abajo ejerce una tensión adicional sobre el tendón de Aquiles porque el pie delantero se adelanta más antes de tocar el suelo. Correr cuesta arriba también tensa el tendón porque los músculos de la pantorrilla deben realizar un esfuerzo mayor para subir el talón cuando los dedos se levantan. Una talonera blanda (la parte posterior del calzado que cubre el talón) permite un movimiento excesivo del talón, tensando el tendón de Aquiles de modo desigual, lo que aumenta la probabilidad de desgarro. El calzado con suela rígida que no se dobla en la zona que une los dedos al pie, ejerce mayor tensión sobre el tendón de Aquiles, precisamente antes de que los dedos se levanten del suelo.

Son varios los factores biomecánicos que predisponen a la lesión de este tendón. Entre éstos destacan la rotación excesiva del pie hacia dentro (pronación), el hábito de utilizar demasiado el extremo posterior del talón (revisando el tacón de las zapatillas de deporte se nota dónde está más desgastado), las piernas arqueadas, la excesiva tensión del tendón de los poplíteos y de los músculos de la pantorrilla, los arcos de los pies muy pronunciados, los tendones de Aquiles demasiado tensos y las deformidades del talón.

El dolor, síntoma principal, es por lo general más agudo cuando una persona comienza a moverse después de haber estado sentada o acostada, o comienza la marcha o la carrera. Con frecuencia, el dolor se ali-

Dolores de los músculos de la espinilla

Los dolores de espinilla pueden desarrollarse en los músculos de la parte frontal y externa de la tibia (calambres anterolaterales) o en los músculos de la parte posterior e interna (calambres posteromediales). La zona dolorosa varía según cuáles sean los músculos afectados.

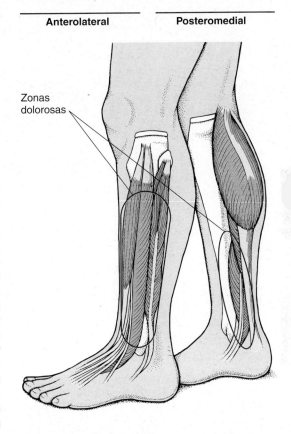

| Anterolateral | Posteromedial |

Zonas dolorosas

via al seguir caminando o corriendo, a pesar del dolor y de la rigidez. El tendón de Aquiles está envuelto en una vaina protectora; entre el tendón y su vaina hay una capa delgada de grasa que permite que el tendón se mueva libremente. Cuando el tendón se lesiona, se forman cicatrices entre el mismo y su vaina, haciendo que el tendón tire de la vaina a cada movimiento. De ahí que el movimiento sea doloroso. Seguir caminando o corriendo alivia el dolor porque aumenta la temperatura de la vaina, haciéndola más flexible, de modo que el tendón puede moverse con más libertad. Habitualmente, la presión sobre el tendón también causa dolor.

Fortalecimiento de los músculos de la tibia.

Ejercicio del asa de cubo

Envolver una toalla alrededor del asa de un cubo de agua vacío. Sentarse sobre una mesa u otra superficie lo suficientemente alta como para evitar que los pies toquen el suelo. Colocar el asa del cubo por encima de la parte de delante del zapato. Subir lentamente la parte anterior del pie flexionando el tobillo, luego extender lentamente el pie con los dedos apuntando hacia adelante. Repetir 10 veces, luego descansar durante unos segundos. Hacer 2 series adicionales de 10 movimientos. Para aumentar la resistencia, añadir agua al cubo poco a poco para no provocar dolor al hacer el ejercicio.

Empinarse sobre los dedos

Ponerse de pie. Levantarse lentamente sobre los dedos, luego lentamente bajar los talones al suelo. Repetir 10 veces, luego descansar durante 1 minuto. Hacer 2 series adicionales de 10 movimientos. A medida que el ejercicio se vuelve más fácil, hay que ir repitiéndolo aguantando pesos cada vez mayores.

Rotación hacia fuera

Ponerse de pie. Lentamente rotar el tobillo hacia afuera de modo que la parte interna de la planta se levante del suelo. Bajar lentamente la planta hacia el suelo. Hacer 3 series de 10 movimientos.

Si la persona ignora el dolor y sigue corriendo, una cicatriz rígida reemplaza el tendón elástico que dolerá siempre durante el ejercicio, sin posibilidad de curación.

Abstenerse de correr y pedalear en bicicleta mientras el dolor persiste es una parte importante del tratamiento. Otras medidas dependen de la causa probable o de la predisposición, e incluyen el uso de calzado con suelas flexibles y el uso de plantillas dentro de las zapatillas de deporte para reducir la tensión sobre el tendón y estabilizar el talón. Los ejercicios para estirar los músculos del tendón del hueco poplíteo pueden iniciarse tan pronto como no se note dolor al realizarlos. También son útiles los ejercicios para fortalecer el tendón de Aquiles, tales como extender y levantar los dedos de los pies. Una vez que la persona reanuda la actividad, no deberá correr cuesta arriba o cuesta abajo a paso veloz hasta que el tendón sane del todo, proceso que puede tardar semanas o años.

Rodilla del corredor

La rodilla del corredor (síndrome de tensión patelofemoral) es un trastorno en que la rótula (patela) roza contra el extremo inferior del hueso largo del muslo (fémur), cuando la rodilla se mueve.

La rótula es un hueso plano triangular, que está fijado por ligamentos y tendones a la cara anterior de la rodilla. Normalmente tiene un ligero movimiento ascendente o descendente, sin tocar el fémur durante la carrera.

La rodilla del corredor puede resultar de la acción de un defecto estructural, como una rótula ubicada en posición demasiado alta en la articulación de la rodilla (patela alta), o un tendón de los músculos poplíteos demasiado tensado, tendones de Aquiles tirantes, o por debilidad en los músculos del muslo que, habitualmente, contribuyen a estabilizar la rodilla. La causa tratable más frecuente es la rotación excesiva del pie hacia dentro (pronación) al andar o correr, mientras los músculos anteriores del muslo (cuádriceps) tiran la rótula hacia fuera. Actuando juntas, estas fuerzas hacen que la rótula roce contra la extremidad del hueso del muslo.

Por lo general, el dolor y la hinchazón suelen comenzar durante la carrera y se concentran debajo de la superficie de la rótula. Al principio, sólo correr cuesta abajo es doloroso, pero más tarde, cualquier tipo de carrera genera dolor, y finalmente los demás movimientos de la pierna (sobre todo, bajar escalones) pueden ser dolorosos.

Es importante abstenerse de correr hasta poder hacerlo sin sentir dolor. Se puede continuar con los demás ejercicios, como ir en bicicleta (si no resulta doloroso), remar y nadar, para mantener un buen estado físico. Son útiles los ejercicios de estiramiento de los músculos de la cara posterior (músculos del hueco poplíteo) y frontal (cuádriceps) del muslo, y de fortalecimiento del vasto medial (un músculo interno del muslo que empuja la rótula hacia dentro). Existen en el comercio unos soportes de arco que, colocados en el calzado utilizado para ejercicios o para andar por la calle, pueden ser de ayuda. En ocasiones, las plantillas deben hacerse a la medida.

Lesión de los músculos del hueco poplíteo

Una lesión de los músculos del hueco poplíteo (torcedura del músculo femoral posterior, desgarro del tendón de los músculos del hueco poplíteo) es cualquier lesión de los músculos de la parte posterior del muslo.

Los músculos de la zona poplítea, que enderezan la cadera y doblan la rodilla, son más débiles que

Rodilla del corredor

En general, cuando uno corre, la rótula se mueve suavemente hacia arriba o hacia abajo sin tocar el hueso del muslo (fémur). Si los pies rotan hacia dentro de forma excesiva (pronación), la parte inferior de la pierna se tuerce hacia adentro, llevando la rótula hacia adentro, mientras que los músculos cuádriceps la empujan hacia afuera. Estas fuerzas opuestas hacen que la parte posterior de la rótula roce contra el extremo del hueso del muslo, produciendo dolor.

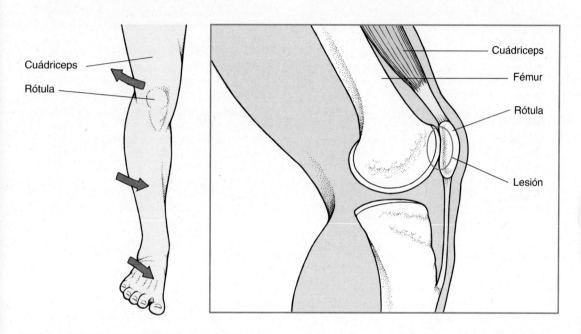

los cuádriceps opuestos (músculos anteriores del muslo). Si los músculos del hueco poplíteo no tienen al menos un 60 por ciento de la fuerza de los cuádriceps, éstos se sobreponen a aquéllos y los lesionan. Una lesión de los músculos de la zona poplítea causa, por lo general, un dolor repentino en la cara posterior del muslo, cuando los músculos se contraen brusca y violentamente.

El tratamiento inmediato consiste en reposo, hielo, compresión y elevación de la pierna. Mientras los músculos se curan no es recomendable correr ni saltar, pero se puede correr sobre una cinta mecánica, remar, o nadar, a menos que estas actividades causen dolor. Una vez que los músculos empiezan a curarse, los ejercicios para fortalecerlos pueden ayudar a evitar una recidiva.

Dorsalgia de levantador de pesas

La dorsalgia del levantador de pesas (esguince lumbar) es una lesión de los tendones y músculos de la parte inferior de la espalda, que causa espasmos musculares e inflamación.

Cualquier esfuerzo importante puede desgarrar los músculos y los tendones de la parte inferior de la espalda (la región lumbar). Este tipo de lesión es frecuente en los deportes que requieren empujar o tirar de grandes pesos, como levantar una pesa del suelo, o agarrar o empujar a un jugador adversario en el fútbol americano. Este tipo de lesión también se observa en los deportes que requieren torsiones repentinas de la espalda: darse la vuelta para driblar después de capturar un rebote en baloncesto o manejar un bate de béisbol o un palo de golf.

Los factores de riesgo que favorecen una lesión de la zona lumbar incluyen una curva exagerada de la parte inferior de la columna vertebral, la pelvis (hueso de la cadera) desplazada hacia delante, los músculos de la espalda demasiado rígidos o débiles, los músculos abdominales débiles y los músculos del tendón del hueco poplíteo poco flexibles. La espalda es también propensa a lesiones cuando la columna vertebral está debilitada por la artrosis, las

Fortalecimiento del músculo vasto medial.

1. Permanecer de pie con ambas rodillas rectas. Contraer los músculos del cuádriceps (en la parte frontal de los muslos), elevando las rótulas. Mantenerse en esta posición contando hasta 10, luego relajarse. Repetir frecuentemente durante todo el día.

2. Sentarse en el suelo con ambas rodillas rectas y las piernas abiertas. Rotar las piernas hacia afuera de modo que los dedos apunten hacia el costado lo más lejos posible. Levantar lentamente la pierna lesionada desde la cadera y luego bajarla, manteniendo la rodilla recta. Hacer 3 series de 10 movimientos en días alternos.

3. Sentarse en el suelo con dos o más almohadas debajo de cada rodilla, de modo que las mismas estén flexionadas en un ángulo de 135°. Colocar una pesa de 2 kg sobre el tobillo. Subir el pie lentamente enderezando la rodilla, luego bajar lentamente el pie. Hacer 3 series de 10 movimientos. Progresar mediante el aumento de peso, no por el número de repeticiones.

Fortalecimiento de los músculos del hueco poplíteo

1. Atar una pesa de 2 kg al pie en el lado lesionado y quedarse boca abajo en la cama, con la parte inferior del cuerpo (de la cintura para abajo) fuera de la cama y con los dedos de los pies tocando el suelo. Subir y bajar la pierna lentamente, manteniendo la rodilla inmóvil. Hacer 3 series de 10 movimientos, en días alternos. A medida que se recupera la fuerza, incrementar el peso de forma progresiva. Este ejercicio fortalece principalmente la parte superior de los músculos del hueco poplíteo.

2. Atar una pesa de 2 kg al pie en el lado lesionado. Pararse sobre la otra pierna. Subir lentamente el pie con la pesa hacia las nalgas doblando la rodilla y bajarlo hacia el suelo enderezando la rodilla. Hacer 3 series de 10 movimientos, en días alternos. A medida que se recupera la fuerza, incrementar el peso de forma progresiva. Este ejercicio fortalece fundamentalmente la parte inferior de los tendones del hueco poplíteo.

---

vértebras mal alineadas, los discos con hernias o roturas, o un tumor óseo.

Una lesión de la zona lumbar suele causar un dolor repentino en la espalda durante una torsión, un empuje o un estiramiento. Al inicio, el dolor no es lo suficientemente fuerte como para interrumpir los ejercicios; sin embargo, el músculo o tendón desgarrado sigue perdiendo sangre y se hincha. Dos o tres horas más tarde, se producen espasmos que causan un dolor intenso. La persona suele preferir permanecer inmóvil, con frecuencia acurrucada en posición fetal, dado que los espasmos musculares pueden agravarse por cualquier movimiento de la espalda. La zona inferior de la espalda puede doler al tacto y empeora cuando la persona se inclina hacia delante.

Tan pronto como sea posible, después de la lesión, la persona debe permanecer en reposo absoluto, aplicando hielo y compresas sobre la inflamación. Los ejercicios para fortalecer los músculos abdominales que ayudan a estabilizar la espalda, y para estirar y fortalecer los músculos de la espalda, son beneficiosos una vez que la curación ha comenzado. Una máquina de remo es excelente para el fortalecimiento de la espalda, si no se produce dolor.

Una curva exagerada de la parte inferior de la columna vertebral (que tiende a aumentar la tensión sobre los músculos que la sostienen) está determinada, en gran parte, por la inclinación de la pelvis. Por tanto, la curva exagerada puede atenuarse con una variedad de ejercicios que inclinan la parte superior de la pelvis hacia atrás, es decir, a una posición más normal. Dichos ejercicios consisten en el fortalecimiento de los músculos abdominales (para acortarlos) y el estiramiento de los músculos del muslo (para alargarlos). Usar una faja para levantar pesas puede ayudar a prevenir las lesiones de la espalda.

Codo del tenista debido al golpe de revés

El codo del tenista debido al golpe de revés (epicondilitis lateral) es la lesión de los tendones que doblan la muñeca hacia detrás de la palma, causando dolor en la cara posterior y externa del antebrazo.

Los músculos del antebrazo que están unidos a la parte externa del codo duelen cuando se ejerce una sobrecarga en el punto de unión. Este tipo de lesión suele ser más evidente durante un golpe de revés. La fuerza de la raqueta, al golpear la pelota, puede lesionar los tendones cuando se deslizan por encima de la parte final del codo. Los factores que aumentan las posibilidades de desarrollar esta afección son, entre otros, el

Prevención de lesiones en la espalda

Inclinación de la pelvis (para disminuir una curva exagerada de la parte inferior de la columna vertebral)

Estirarse de espaldas con las rodillas dobladas, los talones sobre el suelo, y el peso sobre los talones. Apoyar la espalda de modo que toque el suelo, levantar las nalgas a 5 cm del suelo aproximadamente, y contraer los músculos del estómago. Mantener esta posición contando hasta 10. Repetir 20 veces. Hacer este ejercicio diariamente.

Abdominales (para fortalecer los músculos abdominales)

Echarse de espaldas con las rodillas dobladas y los pies sobre el suelo. Poner las manos sobre el abdomen. Manteniendo los hombros sobre el suelo, levantar lentamente la cabeza. Levantar lentamente los hombros a 25 cm del suelo. Luego bajarlos lentamente. Hacer 3 series de 10 movimientos. Cuando este ejercicio se haga fácilmente, envolver una pesa en una toalla y colgarla al cuello mientras se hace el ejercicio. Aumentar el peso a medida que mejore la fuerza.

Estiramiento de cadera y cuádriceps

Pararse con un pie en el suelo y la rodilla de la otra pierna doblada en un ángulo de 90°. Sostener la parte frontal del tobillo de la pierna doblada con la mano del mismo lado. Manteniendo las rodillas juntas, llevar el tobillo hacia atrás y el talón hacia las nalgas. Mantener la posición contando hasta 10. Repetir con la otra pierna. Hacer este ejercicio 10 veces.

Estiramientos de la zona lumbar

Sentado, tocarse los dedos del pie

Sentarse en el suelo con las rodillas estiradas y las piernas lo más abiertas posible. Colocar ambas manos sobre la misma rodilla. Hacer resbalar lentamente ambas manos hacia abajo en dirección del tobillo. Interrumpir si se siente dolor y no ir más allá de una posición que se pueda conservar cómodamente durante 10 segundos. Soltar lentamente la pierna. Repetir con la otra pierna. Hacer este ejercicio 10 veces con cada pierna.

Elevación de una sola pierna con arqueo de la columna vertebral.

Acostarse de espaldas con las rodillas dobladas en un ángulo de 90° y ambos talones sobre el suelo. Sostener una rodilla con ambas manos y llevarla hacia el pecho. Mantener esta posición contando hasta 10. Bajar lentamente la pierna y repetir con la otra pierna. Hacer este ejercicio 10 veces.

El cisne (para aumentar la flexibilidad de la espalda)

Acostarse boca abajo con los codos doblados y las manos tocando las orejas. Levantar los hombros y piernas del suelo al mismo tiempo. No doblar las rodillas. Mantener esta posición contando hasta 10 y repetir 20 veces. Hacer este ejercicio diariamente. Atención: el extender la columna vertebral enérgicamente pueden empeorar muchos problemas de la espalda. Hacer este ejercicio con cuidado e interrumpir inmediatamente si se siente dolor.

---

uso inadecuado de golpes de revés, la debilidad de los músculos del hombro y la muñeca, el uso de una raqueta demasiado tirante o con mangos excesivamente pequeños, golpear la pelota con los bordes de la raqueta y golpear pelotas pesadas y mojadas.

El primer síntoma es el dolor durante un golpe de revés u otros movimientos repetitivos similares. El dolor se siente a lo largo del lado posterior y externo del codo y en el antebrazo, es decir, del mismo lado del pulgar cuando la mano está al costado con el pulgar hacia fuera del cuerpo. Seguir jugando puede extender la zona de dolor desde el codo hacia la muñeca y provocar dolor incluso en reposo. El codo duele cuando el jugador coloca el brazo y la palma de la mano hacia abajo sobre una mesa y trata de subir la mano doblando la muñeca contra una resistencia.

El tratamiento consiste en evitar cualquier ejercicio que produzca dolor. Los ejercicios en los que no se usa la muñeca, como correr, el ciclismo, o el baloncesto, o incluso el frontón con raqueta o el squash (en los que la pelota golpea la raqueta con menor fuerza que en el tenis), pueden ser, en cambio, practicados para mantener un buen estado físico. Pueden iniciarse los ejercicios de fortalecimiento una vez que la lesión sane. Generalmente, se deberán fortalecer todos los músculos que flexionan y extienden la muñeca.

Codo del tenista debido al golpe directo

El codo del tenista debido al golpe directo (codo del jugador de béisbol, codo del porteador de maletas, epicondilitis medial) es la lesión de los tendones que doblan la muñeca hacia la palma, causando dolor en el antebrazo del lado de la palma, desde el codo hacia la muñeca.

Codo del tenista

Los dos tipos de codo del tenista (del golpe directo y del golpe de revés) causan dolor en zonas diferentes del codo y del antebrazo.

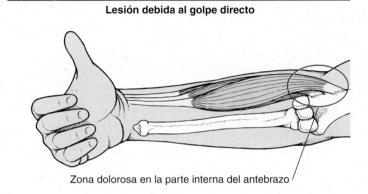

Lesión debida al golpe directo

Zona dolorosa en la parte interna del antebrazo

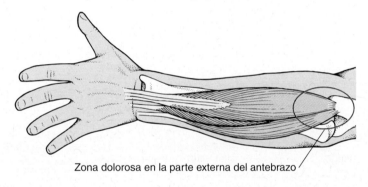

Lesión debida al golpe de revés

Zona dolorosa en la parte externa del antebrazo

Esta lesión se produce al doblar la muñeca hacia la palma con fuerza excesiva. Los factores que producen dicha fuerza incluyen debilidad de los músculos del hombro o de la mano, un saque muy fuerte o con efecto en tenis, jugar con pelotas pesadas o mojadas, usar una raqueta demasiado pesada, con un mango excesivamente corto o con las cuerdas demasiado tensadas; lanzar una pelota de béisbol, arrojar una jabalina y cargar una maleta muy pesada. Insistir en practicar ejercicios cuando se sufre dolor puede desgarrar los tendones a nivel de su inserción en el hueso y causar una hemorragia. El síntoma principal es el dolor en el lado interno del codo y en el antebrazo del mismo lado que el dedo meñique, cuando se dobla la muñeca hacia la palma contra resistencia, o cuando se aprieta una pelota de goma dura. Para confirmar el diagnóstico, el médico invita al paciente a sentarse en una silla, apoyando el brazo lesionado sobre una mesa, con la palma de la mano hacia arriba.

El médico sujeta la muñeca y pide al paciente que levante la mano doblando la muñeca; si la persona sufre este tipo de lesión, nota dolor en el codo. La persona no debería practicar ninguna actividad que cause dolor cuando la muñeca se dobla hacia la palma, o cuando se gira de modo tal que el dedo meñique está próximo al cuerpo. Una vez que la lesión sane, el jugador de tenis deberá fortalecer también los músculos de la muñeca y del hombro, al igual que los músculos lesionados.

Tendinitis del manguito de los rotadores

La tendinitis del manguito de los rotadores (hombro del nadador, hombro del tenista, hombro del lanzador de béisbol, síndrome del hombro del boxeador) es un desgarro e hinchazón del manguito de los rotadores (músculos y tendones que sostienen la parte superior del brazo sujeta a la articulación del hombro).

Los rotadores se lesionan, a menudo, en los deportes que requieren que el brazo se mueva por encima de la

Fortalecimiento de los músculos de la muñeca

Para el codo del tenista debido al golpe de revés

1. Sentarse en una silla junto a una mesa. Colocar el antebrazo lesionado sobre la mesa, con el codo fijo, la muñeca y la mano (con la palma hacia abajo) colgando sobre el borde de la mesa. Sostener una pesa de 500 gramos en la mano. Subir y bajar la mano lentamente, doblando y enderezando la muñeca. Repetir 10 veces. Descansar 1 minuto, luego hacer 2 series adicionales de 10 movimientos. Si el ejercicio causa dolor, interrumpir inmediatamente y hacerlo de nuevo al día siguiente. Hacer este ejercicio en días alternos. Aumentar el peso a medida que el ejercicio se vuelve más fácil.

2. Con la palma de la mano hacia arriba, sostener un pedazo de madera del diámetro de un palo de escoba con una pesa de 500 gramos atada al mismo con una cuerda. Levantar la pesa. Repetir 10 veces. Interrumpir si se siente dolor. Hacer este ejercicio en días alternos. Aumentar gradualmente el peso pero no el número de repeticiones.

Para el codo del tenista debido al golpe directo

1. Sentarse en una silla junto a una mesa. Colocar el antebrazo lesionado sobre la mesa, con la palma de la mano hacia arriba, la muñeca y la mano colgando sobre el borde. Sostener una pesa de 500 gramos en la mano. Subir y bajar lentamente la mano doblando y enderezando la muñeca. Repetir 10 veces. Descansar 1 minuto, luego hacer 2 series adicionales de 10 movimientos. Si el ejercicio causa dolor, interrumpir y hacerlo de nuevo al día siguiente. A medida que el ejercicio se vuelve más fácil, ir aumentando el peso.

2. Con la palma de la mano hacia arriba, sostener un pedazo de madera del diámetro de un palo de escoba con una pesa de 500 gramos atada al mismo con una cuerda. Levantar la pesa. Repetir 20 veces. Interrumpir si el ejercicio se vuelve doloroso. Incrementar gradualmente el peso pero no el número de repeticiones.

3. Varias veces al día, apretar suavemente una pelota de esponja, luego relajar la mano.

---

cabeza repetidamente, como lanzar la pelota en béisbol, levantar pesas por encima del hombro, servir en deportes de raqueta y nadar estilo libre, mariposa o espalda. Mover repetidamente el brazo por encima de la cabeza hace que la extremidad del hueso del brazo roce contra una parte de la articulación del hombro y sus tendones, desgarrando algunas fibras. Si se prosigue el movimiento, a pesar del dolor, el tendón puede desgarrarse del todo o incluso arrancar parte del hueso.

El dolor en el hombro es el síntoma principal. Inicialmente, el dolor se presenta sólo durante las actividades que requieren levantar el brazo por encima de la cabeza y llevarlo hacia atrás enérgicamente. Más tarde, el dolor se puede presentar incluso cuando el brazo se mueve hacia delante para estrechar la mano. Por lo general, empujar objetos es doloroso, pero no acercarlos hacia el cuerpo.

El diagnóstico se establece cuando determinados movimientos, especialmente levantar el brazo por encima del hombro, causan dolor e inflamación. A veces, las artrografías (radiografías que se hacen después de inyectar una sustancia detectable en los rayos X dentro de la articulación) pueden detectar el desgarro completo del tendón, pero casi nunca son lo suficientemente sensibles como para detectar los desgarros parciales.

El tratamiento consiste en dejar descansar los tendones lesionados y fortalecer el hombro. Se

Fortalecimiento de los hombros

Banco de pesas

Echarse boca arriba. Usar un banco especial o pedir a un observador que ayude a levantar el peso al terminarse el ejercicio. Sostener la barra con los pulgares enfrentados. Levantar y bajar lentamente la pesa desde el pecho. Hacer 3 series de 10 repeticiones, interrumpiendo inmediatamente si se siente dolor. A medida que los hombros se robustecen, aumentar también el peso. Atención: este ejercicio debe ser iniciado con una pesa muy ligera porque se fuerzan los músculos lesionados.

---

deberían evitar los ejercicios que requieren empujar algo hacia fuera o levantar los codos por encima del hombro. Sin embargo, remar de pie sin resistencia (doblando, no alzando los codos) y empujar hacia abajo en una máquina de pesas que ejercita el músculo ancho dorsal (latissimus) y los hombros, son ejercicios que se pueden realizar si no producen dolor. La cirugía es a veces necesaria cuando la lesión es particularmente grave, el tendón está completamente desgarrado, o la lesión no se cura en el período de un año.

Ejercicio y forma física

El ejercicio es una actividad física programada, realizada de forma repetitiva para desarrollar o mantenerse en forma; la aptitud física es la capacidad para realizarlo.

Para estar y mantenerse en forma, las personas necesitan ejercitarse regularmente. Los ejercicios fortalecen el corazón, capacitándolo para bombear más sangre con cada latido, aumentando así la cantidad máxima de oxígeno que el cuerpo puede obtener y utilizar. Esta cantidad, llamada captación máxima de oxígeno, se puede medir para determinar el estado físico de una persona. El ejercicio beneficia el cuerpo de muchas otras maneras; el estiramiento puede aumentar la flexibilidad, los ejercicios con pesas fortalecen los huesos y ayudan a prevenir la osteoporosis, y también ayuda a prevenir el estreñimiento. También es útil para evitar y controlar algunas formas de diabetes, bajar la presión arterial y reducir la ansiedad, la grasa corporal y los valores de colesterol total y de lipoproteína de baja densidad (LDL).

El ejercicio físico beneficia a la gente de todas las edades. Estudios recientes demuestran que el ejercicio puede reforzar los músculos endebles de las personas mayores que viven en los asilos. Los varones de edad avanzada que continúan entrenándose y compitiendo en pruebas de carreras de larga distancia, pueden mantener su captación máxima de oxigeno. La inactividad, más que el envejecimiento en sí, es la causa principal del deterioro de la capacidad física en la gente mayor.

Los beneficios del ejercicio se pierden apenas una persona interrumpe el ejercicio. El vigor del corazón y de los músculos disminuye, junto con el valor de lipoproteínas de alta densidad (HDL) que constituyen el buen colesterol, y la presión arterial y la grasa corporal aumentan. Incluso los atletas que interrumpen el ejercicio no mantienen resultados positivos medibles a largo plazo. Por otra parte, y comparándolos con quienes nunca han hecho ejercicio, no tienen una mayor capacidad para realizar actividades físicas ni menores riesgos de ataques al corazón, ni tampoco una mayor respuesta al ejercicio.

Inicio de un programa de ejercicio físico

El modo más seguro de comenzar un programa de ejercicio físico es practicar el ejercicio o deporte elegido a un ritmo lento, hasta que se sienta dolor o pesadez en las piernas o en los brazos. Si los músculos duelen justo al cabo de pocos minutos, el primer entrenamiento debe durar solamente hasta ese momento. A medida que el estado físico mejora, una persona debe ser capaz de ejercitarse por más tiempo sin sentir dolor muscular o molestias. Una vez que la persona puede ejercitarse cómodamente durante 10 minutos consecutivos, se debe entrenar en días alternos, aumentando gradualmente a 30 minutos el tiempo dedicado al ejercicio continuo. Las pautas concernientes al modo y a la frecuencia de los ejercicios, a la intensidad de los mismos y al modo de prevención de las lesiones, son las mismas para todos los tipos de ejercicios y deportes.

Duración y frecuencia

Para alcanzar y mantener un buen estado físico, la persona necesita ejercitarse solamente 30 minutos, tres veces por semana. Para la mayoría, no son necesarios más de 30 minutos de ejercicio cada vez porque el buen estado físico, medido por la captación máxima de oxígeno, aumenta muy poco con los entrenamientos que duren más de media hora.

La mejoría proviene de tensar los músculos y dejarlos recuperar, no de ejercitarlos todos los días. Aunque el corazón puede ser ejercitado varias veces al día todos los días, los músculos comienzan a fallar cuando se ejercitan intensamente sin alternar días de descanso. Al cabo de un día de ejercicio intensivo se pueden observar pequeñas hemorragias y desgarros microscópicos en las fibras musculares, por ello al día siguiente duelen los músculos, que requieren unas 48 horas para recuperarse después del ejercicio. Cuando los músculos sanan, son más fuertes. Hacer ejercicio dos o tres veces por semana, alternando los días de ejercicio con los días de descanso, ayuda a prevenir lesiones.

Intensidad

El buen estado físico radica mucho más en la intensidad del ejercicio que en su duración. El entrenamiento debe ser enérgico, lo suficiente para que al día siguiente los músculos estén un poco doloridos pero completamente restablecidos a los dos días.

Para fortalecer el corazón se debe practicar ejercicio con una intensidad que aumente la frecuencia cardíaca (medida en latidos por minuto) como mínimo 20 latidos por encima del ritmo cardíaco en reposo. Cuanto más intenso es el ejercicio, más se fortalece el músculo cardíaco y más aumenta el ritmo cardíaco.

La frecuencia cardíaca se determina por la fuerza con la cual se contraen los músculos esqueléticos. Cuando una persona comienza a hacer ejercicio, los músculos esqueléticos se contraen y comprimen las venas cercanas empujando la sangre hacia el corazón; cuando se relajan, las venas se llenan de sangre. La contracción y la relajación alternadas de los músculos esqueléticos sirven como un segundo corazón, bombeando una cantidad adicional de sangre al corazón. Al aumentar la circulación sanguínea, se incrementa la frecuencia cardíaca, y cuanto más se contraen los músculos, más rápidos son los latidos del corazón.

La frecuencia cardíaca recomendada para el ejercicio (la frecuencia cardíaca de entrenamiento) es el 60 por ciento de la frecuencia cardíaca máxima estimada de una persona, la cual es igual a 220 latidos menos la edad de la persona. Sin embargo, este cálculo no se aplica a las personas de edad avanzada que están físicamente en forma. La frecuencia cardíaca máxima mide la resistencia muscular, no la resistencia cardíaca, de ahí que una persona mayor que esté fuerte y en forma, tendrá una frecuencia cardíaca máxima superior a la de una persona más joven que no se entrena.

No es necesario medir la frecuencia cardíaca si el ejercicio se inicia con lentitud, aumentando la intensidad de forma gradual hasta alcanzar la frecuencia cardíaca de entrenamiento, lo cual ocurre cuando los hombros se alzan con cada respiración y ésta se vuelve más rápida y profunda, indicando que la persona necesita más oxígeno, de ahí que para estar en forma no haga falta más ejercicio. Solamente los atletas que se entrenan para una competición necesitan hacer ejercicio hasta el punto de quedarse sin aliento.

A medida que aumenta la intensidad del ejercicio, los músculos son más propensos a lesionarse, y mucho más durante los ejercicios intensos sostenidos que durante los intermitentes, ya que en éstos últimos, la persona empieza a calentarse lentamente, y aumenta el esfuerzo gradualmente. Cuando comienza a sentir pesadez o dolor muscular u otras molestias, la persona aminora el paso y aumenta de nuevo el ritmo al sentir que los músculos están relajados. El entrenamiento termina cuando, a pesar de alternar movimientos rápidos y lentos, la pesantez muscular no desaparece. La mejoría se logra dedicando más tiempo al ejercicio intenso que al de ritmo lento.

Las personas deberían sentirse bien después del ejercicio. Si no es así, probablemente se han ejercitado demasiado. El exceso de ejercicio produce dolor en los músculos, los tendones y los huesos, aumenta el riesgo de lesiones y produce irritabilidad.

Prevención de las lesiones

Seis de cada diez personas que comienzan un programa de ejercicios lo abandonan en las primeras 6 semanas debido a una lesión, que puede prevenirse programando entrenamientos con 48 horas de diferencia. En este tipo de planificación, una persona puede alternar los días de ejercicio o, si desea hacerlo a diario, puede trabajar diferentes grupos de músculos en días alternos, o hacerlo un día de forma intensiva y menos al siguiente (el principio de lo difícil-fácil). Repetir el mismo ejercicio todos los días no mejora el buen estado físico sino que aumenta las probabilidades de una lesión. Además, se debe interrumpir el mismo en cuanto se sienta dolor.

Hacer ejercicio en días alternos
Despertarse con los músculos rígidos y doloridos al día siguiente de haber practicado un deporte competitivo o de haberse ejercitado con intensidad, es normal. El modo más rápido de recuperarse es descansar, no haciendo nada de ejercicio ese día. El ejercicio prolongado y vigoroso puede consumir gran parte del azúcar almacenado (glucógeno) en los músculos, que es la principal fuente de energía durante el ejercicio. Si los valores de glucógeno son bajos, los músculos se sienten pesados y cansados. Ingerir alimentos ricos en carbohidratos como pan, pasta, frutas, cereales, granos enteros y la mayoría de los postres, provee a los músculos glucógeno. El descanso permite que casi todo el glucógeno que llega a los músculos sea almacenado y que las fibras musculares lesionadas se curen.

Alternancia de ejercicios
Diferentes ejercicios tensan distintos grupos de músculos. Por ejemplo, correr tensa principalmente los músculos inferiores de la pierna; apoyarse en los talones y levantarse sobre los dedos ejerce mayor fuerza sobre el tobillo. Pasear en bicicleta tensa principalmente los músculos superiores de la pierna; pedalear hace trabajar las rodillas y las caderas. Remar y nadar tensan la parte superior del cuerpo y de la espalda. Una planificación ideal alterna ejercicios para la parte superior del cuerpo un día, con ejercicios para la parte inferior al día siguiente.

En las personas que se ejercitan todos los días, esta alternancia permite que los músculos se recuperen, evita lesiones y promueve un mejor nivel de estado físico. Correr 30 minutos un día y pasear en bicicleta durante otros 30 al día siguiente es, sin duda, mucho mejor para prevenir lesiones que hacer todos los días 15 minutos de cada ejercicio.

Los que practican el maratón se lesionan con mayor frecuencia que los hacen triatlón y compiten en tres deportes, aun cuando los triatletas se ejercitan mucho más. Los triatletas ejercitan diferentes grupos de músculos en días sucesivos: pueden correr un día y nadar o andar en bicicleta al día siguiente.

Seguir el principio de lo difícil-fácil

Para lograr el mejor estado físico posible o competir en eventos atléticos, el interesado debe hacer ejercicio intensivo dos o tres veces por semana y menos intensivo los demás días (el principio difícil-fácil).

Los atletas de competición se entrenan todos los días y el entrenamiento es específico del deporte que practican; una persona no llega a ser el mejor corredor por andar en bicicleta. Así, para protegerse a sí mismos de lesiones, los atletas planean un entrenamiento difícil un día, seguido por uno fácil al día siguiente. De este modo, el entrenamiento difícil causa menor daño muscular.

Difícil y *fácil* se refieren a la intensidad, no a la cantidad. Por ejemplo, en un día fácil, un maratonista podría correr 37 kilómetros, pero a un paso mucho más lento que en un día difícil. Los levantadores de pesas levantan las pesas más dificultosas solamente una vez por semana y las pesas ligeras el resto de los días. Los jugadores de baloncesto hacen prácticas largas y extenuantes un día y practican jugadas y tiros al día siguiente.

Para desarrollar fuerza, velocidad y resistencia, los atletas se ejercitan durante un día para hacer que los músculos se sientan pesados o algo consumidos, un signo de que los músculos han sido adecuadamente trabajados. Por lo general, los músculos duelen alrededor de 48 horas. Entonces, los atletas se ejercitan con menor intensidad durante los días sucesivos, hasta que los músculos dejan de doler. Hacer ejercicio intensivo cuando los músculos duelen, causa lesiones y disminuye el resultado, mientras que reanudar el ejercicio cuando cesa el dolor los refuerza.

Después del ejercicio pueden aparecer dos tipos de malestar. Es preferible el primero: una inflamación muscular retardada que aparece al cabo de varias horas a raíz de un ejercicio intenso, que generalmente afecta por igual a ambos lados del cuerpo. Desaparece al cabo de 48 horas y, por lo general, la persona se siente mejor después del calentamiento para reanudar la tanda de ejercicios. El segundo malestar es el dolor causado por una lesión: es peor en un lado del cuerpo, no desaparece en las 48 horas siguientes y se agudiza al reanudar el ejercicio.

Calentamiento

Elevar la temperatura de los músculos (calentamiento) antes de hacer ejercicio o practicar un deporte puede ayudar a prevenir las lesiones. Los músculos calientes son más flexibles y están menos expuestos a los desgarros que los músculos fríos, cuya contracción es floja. El calentamiento más eficaz, mucho mejor que el calentamiento pasivo con agua o almohadillas calientes, es la práctica lenta y progresiva de los movimientos del ejercicio o deporte. Llevando a cabo estos movimientos se incrementa la irrigación de los músculos que serán utilizados, calentándolos y preparándolos para ejercicios más vigorosos. El flujo de sangre debe aumentar sustancialmente para proteger los músculos de las lesiones durante el ejercicio. La calistenia (serie de ejercicios que ejercitan un grupo muscular específico, como los abdominales) no es lo suficientemente específica para el calentamiento antes de practicar un deporte determinado.

Estiramientos

Una persona debe hacer estiramientos sólo después del calentamiento, cuando los músculos están calientes y es menos probable que se desgarren. El estiramiento alarga los músculos y los tendones; los músculos más largos pueden generar más fuerza alrededor de las articulaciones, ayudando a saltar más alto, levantar pesas más resistentes, correr más rápido y arrojar objetos más lejos. Sin embargo, el estiramiento, a diferencia de los ejercicios contra resistencia (como el levantamiento de pesas), no fortalece los músculos. El fortalecimiento de los músculos los hace más resistentes a los desgarros. Hay pocas evidencias de que los estiramientos prevengan las lesiones o retrasen los ataques de inflamación muscular causados por una lesión de las fibras musculares.

Enfriamiento

Aflojar el paso gradualmente (enfriamiento) al final del ejercicio ayuda a prevenir los mareos. Cuando los músculos de la pierna se relajan, la sangre se acumula (se remansa) en las venas cercanas. Para devolver la sangre al corazón, los músculos de la pierna deben contraerse. Cuando el ejercicio se detiene bruscamente, la sangre se remansa en las piernas y la irrigación cerebral es insuficiente, provocando mareos.

El enfriamiento también ayuda a eliminar el ácido láctico, un producto residual que se forma en los músculos después del ejercicio. El ácido láctico no causa el dolor muscular de inicio tardío, por lo que el enfriamiento no lo evita.

Elección del ejercicio físico correcto

Cualquier ejercicio que aumenta la circulación de la sangre a través del corazón mejora el buen estado físico. Los ejercicios más seguros son caminar, nadar y pedalear en una bicicleta estática. Al andar, siempre hay un pie en contacto con el suelo de modo que la fuerza con la que el pie golpea el suelo no es nunca mayor que el peso de la persona. Durante la natación, el agua sostiene el cuerpo, por lo que es poco frecuente que los músculos estén expuestos a un desgarro. En las bicicletas se pedalea con un movimiento circular uniforme que no hace traquetear los músculos.

Caminar lentamente no contribuye al buen estado físico. Al andar a paso rápido, la persona puede dar pasos más largos además de mover las piernas más rápidamente. Los pasos pueden ser alargados haciendo girar las caderas de un lado a otro, de modo que el pie pueda llegar más adelante. Girar las caderas tiende a hacer que los dedos apunten hacia fuera cuando el pie toca el suelo, de modo que los dedos no llegan tan lejos como lo harían si estuvieran apuntados hacia delante.

Por tanto, al andar se debería siempre tratar de apuntar los dedos del pie directamente hacia delante. Mover los brazos rápidamente ayuda a los pies a moverse rápidamente. Para lograr un movimiento de brazos más rápido, se doblan los codos para acortar el vaivén de los brazos, reduciéndose así el tiempo del mismo.

La **natación** ejercita todo el cuerpo, las piernas, los brazos y la espalda, sin forzar las articulaciones ni los músculos. A menudo, se recomienda la natación a las personas con problemas articulares y musculares. Los nadadores, moviéndose a su propio paso y usando cualquier brazada, pueden gradualmente practicar hasta 30 minutos de natación continua. Si la pérdida de peso es uno de los principales objetivos del ejercicio, la natación no es la mejor elección. Hacer ejercicio fuera del agua es más eficaz porque el aire aísla el cuerpo, aumentando la temperatura corporal y el incremento del metabolismo se mantiene hasta 18 horas. Este proceso quema el exceso de calorías después del ejercicio y durante el mismo. En contraste, el agua conduce el calor fuera del cuerpo, de modo que la temperatura corporal no aumenta y el metabolismo no se incrementa después de nadar.

Usar una **bicicleta fija** es un buen ejercicio. La tensión sobre la rueda de la bicicleta debe estable-

cerse de modo que el ciclista pueda pedalear a un ritmo de 60 rotaciones por minuto. A medida que progresan, los ciclistas pueden aumentar gradualmente la tensión y el ritmo hasta 90 rotaciones por minuto.

Una bicicleta fija reclinada es una elección particularmente buena para las personas mayores. Muchos ancianos tienen los músculos superiores de la pierna débiles, porque caminar es su único ejercicio y hacerlo sobre el suelo nivelado hace trabajar apenas estos músculos. Como resultado, muchos ancianos tienen dificultad para levantarse de una silla sin usar las manos, enderezarse desde una posición agachada, o subir escaleras sin sostenerse en los pasamanos. Pedalear en una bicicleta fortalece los músculos superiores de la pierna.

Sin embargo, algunas personas no pueden mantener el equilibrio ni siquiera sobre una bicicleta fija y otras no pueden usarla porque la presión del asiento estrecho contra la pelvis les resulta incómoda. Por el contrario, una bicicleta fija reclinada es, al mismo tiempo, segura y cómoda. Tiene una silla contorneada, lo que permite que una persona que ha sufrido una parálisis pueda sentarse en ella. Así mismo, si una pierna está paralizada, las pinzas para los dedos pueden sostener ambos pies en su lugar, de modo que la persona puede pedalear con una sola pierna.

La **danza aeróbica**, un tipo popular de ejercicio ofrecido en muchos sitios, ejercita el cuerpo entero. Las personas pueden hacer ejercicio a su propio ritmo, con la guía de instructores expertos. La música alegre y las rutinas hacen el entrenamiento divertido, y el compromiso con un programa o con los amigos para hacer ejercicio puede aumentar la motivación; también puede practicarse en casa con videocasetes. La danza aeróbica de bajo impacto elimina las pruebas de salto y la violencia de la danza aeróbica regular; de este modo disminuye la tensión sobre las articulaciones. El "step aerobics" tensa fundamentalmente los músculos anteriores y posteriores de los muslos (cuádriceps y músculos del hueco poplíteo), mientras la persona sube y baja de una plataforma elevada (un *step*), en un conjunto de movimientos de rutina, al compás de la música y a un paso determinado. Apenas estos músculos comienzan a doler, se debería interrumpir el ejercicio, hacer alguna otra cosa y emprender nuevamente los pasos aeróbicos un par de días más tarde. La gimnasia aeróbica acuática es una elección excelente para las personas mayores y para las que sufren debilidad muscular.

Los **aparatos de esquí nórdico** (esquí de fondo) ejercitan la parte superior del cuerpo y las piernas. Muchas personas se divierten usando este equipo, pero otras encuentran dificultoso su funcionamiento. Dado que el uso de estas máquinas requiere más coordinación que la mayor parte de los otros tipos de ejercicio, se debe probar la máquina antes de comprarla.

Las **máquinas de remo** fortalecen los músculos largos de las piernas, los hombros y la espalda, y ayudan a proteger la espalda de diversas lesiones, pero no son recomendables para los que tienen problemas de espalda. El esfuerzo para remar, que se hace principalmente con la espalda, puede agravar el estado de los músculos y las articulaciones de la espalda, ya afectados. Todas las máquinas de remo de buena calidad tienen asientos corredizos y las

mejores tienen un torno que permite ajustar la tensión mientras se rema.

Cuando se logra entrenar con facilidad durante 30 minutos, se puede variar el programa de ejercicios. La marcha atlética (caminar con la mayor rapidez posible, haciendo un vaivén vigoroso con los brazos), la carrera lenta, la carrera rápida, el ciclismo, el patinaje sobre hielo, el patinaje sobre ruedas, el esquí de fondo, la pelota de raqueta, el balonmano y el squash son excelentes para una buena forma física pero requieren, como mínimo, un nivel moderado de coordinación y habilidad. También suponen un mayor riesgo de lesiones.

Trastornos del cerebro y del sistema nervioso

NEU

Biología del sistema nervioso

El sistema nervioso comprende el cerebro, la médula espinal y el conjunto de todos los nervios del organismo, y se considera dividido en dos partes: el sistema nervioso central y el sistema nervioso periférico. El **sistema nervioso central** se compone del cerebro y la médula espinal. El **sistema nervioso periférico** es una red nerviosa que sirve de enlace entre el cerebro y la médula espinal y el resto del organismo.

Cerebro

Las funciones del cerebro son tan admirables como misteriosas. En el cerebro se producen el pensamiento, las creencias, los recuerdos, el comportamiento y el estado de ánimo. Es la sede de la inteligencia y el centro de control del organismo, coordina las facultades del movimiento, el tacto, el olfato, el oído y la vista. Permite la formación del lenguaje, entender y realizar operaciones numéricas, componer y apreciar la música, visualizar y entender las formas geométricas, y comunicarnos con los demás. El cerebro incluso está dotado de la capacidad para planificar con anticipación y crear fantasías.

Revisa todos los estímulos, tanto si proceden de los órganos internos como de la superficie corporal, de los ojos, oídos y nariz y, en respuesta a estos estímulos, corrige la postura corporal, el movimiento de las extremidades y la frecuencia del funcionamiento de los órganos internos. Así mismo, los estados de alerta y de ánimo están regidos por el cerebro.

La capacidad del cerebro humano es única; ni siquiera las computadoras se aproximan a estas aptitudes. Sin embargo, tanta sofisticación tiene su precio: por un lado, el cerebro necesita una alimentación constante, con una demanda de flujo sanguíneo y oxígeno muy elevada y continua (supone el 20 por ciento de la sangre que sale del corazón). Por otra parte, una insuficiencia circulatoria que dure más de 10 segundos puede causar una pérdida de la consciencia (síncope). Varios factores como la falta de oxígeno, valores anormalmente bajos de azúcar en sangre o sustancias tóxicas, pueden producir una disfunción cerebral en cuestión de segundos. Afortunadamente, el cerebro tiene mecanismos de defensa que, en general, son capaces de evitar tales problemas.

Los tres principales componentes del cerebro (o encéfalo) son: el cerebro propiamente dicho, el tronco encefálico y el cerebelo.

El **cerebro** esta formado por masas de tejido convoluto y denso dividas en dos mitades (los hemisferios cerebrales derecho e izquierdo) que están conectadas en el centro por fibras nerviosas conocidas como el cuerpo calloso. El cerebro a su vez se divide en cuatro lóbulos: el frontal, el parietal, el occipital y el temporal.

• El lóbulo frontal controla la actividad motora aprendida, como la articulación del lenguaje, el estado de ánimo, el pensamiento y la planificación del futuro. En la mayoría de las personas, el lóbulo frontal izquierdo controla el centro del lenguaje.

• El lóbulo parietal interpreta las sensaciones que recibe del resto del cuerpo y controla el movimiento corporal.

• El lóbulo occipital interpreta la visión.

• La memoria y las emociones dependen de los lóbulos temporales, que permiten la identificación de personas y objetos, procesan y recuerdan sucesos pasados e inician la comunicación o las acciones.

Debajo del cerebro, en su base, existen una serie de células nerviosas dispuestas de forma estructurada que se denominan ganglios basales, tálamo e hipotálamo. Los ganglios basales colaboran en la coordinación de los movimientos, el tálamo organiza la transmisión y recepción de la información sensorial a las capas superiores del cerebro (corteza cerebral) y el hipotálamo coordina las actividades más automáticas del organismo, controla los estados de sueño y vigilia, y regula el equilibrio del agua y la temperatura corporal.

El **tronco encefálico** regula automáticamente otras actividades fundamentales del organismo. Interviene en el mantenimiento de la postura y en el control de la deglución y de las frecuencias respiratoria y cardíaca. También controla la velocidad con que el organismo consume los alimentos y aumenta el estado de alerta cuando es necesario. Si se produce una lesión muy grave en el tronco encefálico, todas estas actividades automáticas dejan de funcionar y, en breve, sobreviene la muerte.

El **cerebelo** está situado debajo del cerebro y encima del tronco encefálico. Su función es la coordinación de los movimientos corporales, basándose en la información que recibe del cerebro respecto a la posición de brazos y piernas y a su tono muscular. Contribuye a la precisión y uniformidad de los movimientos.

El encéfalo

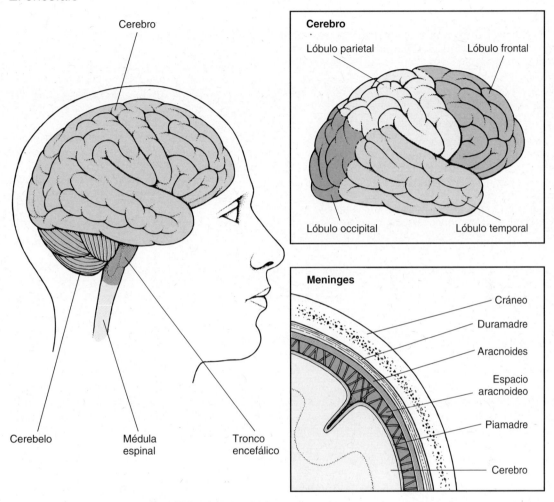

Cerebro

Cerebro

Lóbulo parietal · Lóbulo frontal

Lóbulo occipital · Lóbulo temporal

Meninges

Cráneo
Duramadre
Aracnoides
Espacio aracnoideo
Piamadre
Cerebro

Cerebelo · Médula espinal · Tronco encefálico

Tanto el cerebro como la médula espinal están envueltos por tres membranas (las **meninges**), que son:
• La piamadre (la más interna de las tres membranas que constituyen las meninges), que está adherida a la superficie del cerebro y de la médula espinal.
• La aracnoides, fina y semejante a una tela de araña, es la membrana meníngea central que sirve de canal para el líquido cefalorraquídeo.
• La duramadre es la membrana más externa y resistente.

El cerebro y sus meninges están contenidos en una estructura ósea resistente y protectora, el cráneo. El **líquido cefalorraquídeo** proporciona protección adicional, bañando la superficie del cerebro entre las meninges y llenando los espacios intracerebrales (ventrículos), además de amortiguar las sacudidas repentinas o lesiones menores que puedan afectar al cerebro.

Médula espinal

La médula espinal es una estructura frágil y larga que se extiende desde el tronco encefálico en dirección descendente para terminar en las vértebras lumbares altas. Es la principal vía de comunicación entre el cerebro y el resto del organismo Al igual que los huesos del cráneo protegen el cerebro, la médula espinal está protegida por las vértebras que conforman la columna vertebral.

El cerebro se comunica con gran parte del organismo a través de las fibras nerviosas ascendentes y

Organización de la columna

Una sucesión de huesos, conocidos como vértebras, constituyen la columna. Las vértebras protegen la médula espinal, una estructura larga y frágil situada en el canal interior de la columna vertebral. Entre las vértebras se encuentran discos compuestos de cartílago que sirven como amortiguadores de la columna vertebral. De la médula espinal y entre las vértebras salen dos cordones de nervios, denominados nervios espinales. Estos cordones contienen las fibras de los nervios motores y sensitivos, que permiten la comunicación de la médula espinal y el cerebro con el resto del organismo. Aunque la médula espinal se extiende a lo largo de tres cuartes partes de la columna vertebral, algunos nervios llegan incluso más allá. Estos cordones de nervios se conocen como la cola de caballo por su parecido con ella.

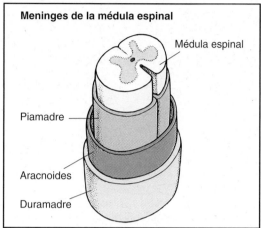

Meninges de la médula espinal

- Médula espinal
- Piamadre
- Aracnoides
- Duramadre

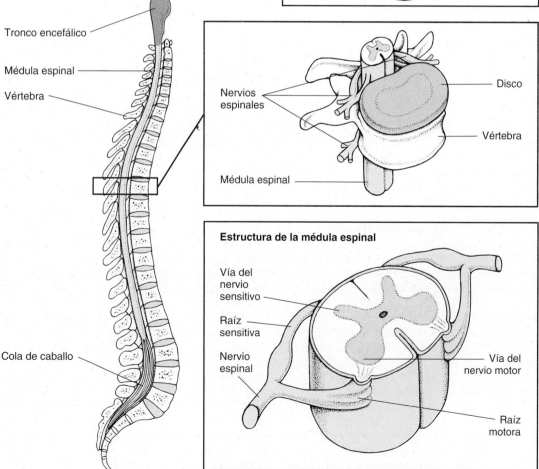

Tronco encefálico

Médula espinal

Vértebra

Cola de caballo

Nervios espinales

Disco

Vértebra

Médula espinal

Estructura de la médula espinal

Vía del nervio sensitivo

Raíz sensitiva

Nervio espinal

Vía del nervio motor

Raíz motora

descendentes de la médula espinal. Cada vértebra forma una abertura entre ella y la vértebra inmediatamente superior o inferior. A través de esta abertura salen un par de nervios espinales que se ramifican y transmiten mensajes desde la médula espinal hacia las partes más distantes del organismo. Los nervios situados en la cara anterior (ventral) de la médula espinal, denominados **nervios motores,** transmiten la información del cerebro a los músculos y los nervios de la cara posterior (dorsal), denominados **nervios sensitivos,** conducen al cerebro la información sensorial procedente de diversas partes del cuerpo. Esta red de nervios configura el sistema nervioso periférico. Los nervios periféricos son en realidad haces de fibras nerviosas con un diámetro que oscila entre 0,4 (las más finas) y 6 milímetros (las más gruesas).

El sistema nervioso periférico también consta de los nervios que comunican el tronco encefálico con los órganos internos. Estos nervios, denominados **sistema nervioso autónomo,** funcionan de forma independiente y regulan los procesos internos del organismo que no precisan de un control consciente, como las acciones reflejas. Por ejemplo, la frecuencia de las contracciones del corazón, la frecuencia respiratoria, la cantidad de jugos gástricos secretados y la velocidad del paso de los alimentos a través del aparato digestivo.

Nervios

El sistema nervioso se compone de más de 10 000 millones de neuronas que recorren todo el organismo y establecen la interconexión entre el cerebro y el cuerpo y, a veces, se conectan entre sí. La célula nerviosa, llamada neurona, se compone del cuerpo celular y una sola extensión alargada (axón) para la transmisión de mensajes. Las neuronas tienen muchas ramificaciones (dendritas) que captan la información.

Normalmente, los nervios transmiten sus mensajes por impulsos eléctricos en una sola dirección. El axón de la neurona se conecta a la dendrita de la neurona contigua. El axón que conduce el mensaje libera una pequeña cantidad de sustancias químicas, denominadas neurotransmisores, en el punto de contacto entre las neuronas (sinapsis). Estas sustancias estimulan la dendrita de la neurona contigua para que ésta inicie una nueva onda de excitación eléctrica. Distintos tipos de nervios utilizan diferentes neurotransmisores para transmitir los mensajes por la sinapsis.

Cada axón grande está recubierto por una especie de aislante, la vaina de mielina, cuya función es semejante al aislamiento de los cables eléctricos. Si se

Estructura típica de una célula nerviosa

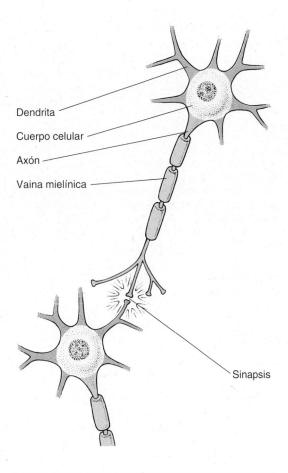

Dendrita
Cuerpo celular
Axón
Vaina mielínica

Sinapsis

interrumpe el aislamiento o si éste es defectuoso, la transmisión nerviosa se retrasa o se detiene, produciendo enfermedades como la esclerosis múltiple y el síndrome de Guillain-Barré.

El cerebro y los nervios forman un sistema de comunicación de gran complejidad que, en condiciones normales, enviará y recibirá simultáneamente un volumen considerable de información. Sin embargo, el sistema es vulnerable a enfermedades y lesiones.

Por ejemplo, la degeneración nerviosa causará la enfermedad de Alzheimer o la enfermedad de Parkinson. Las infecciones bacterianas o víricas del cerebro o de la médula espinal causarán una meningitis o una encefalitis. La obstrucción del riego sanguíneo al cerebro será la causa de un ictus. Los traumatismos o los tumores ocasionarán daños a la estructura cerebral o medular.

Exploración neurológica y pruebas diagnósticas

La exploración neurológica revelará los trastornos del cerebro, nervios, músculos y médula espinal. Los principales componentes de la exploración neurológica consisten en la historia clínica, la evaluación del estado mental, la exploración física y, si está indicado, la selección de pruebas diagnósticas. A diferencia del examen psiquiátrico, que valora las manifestaciones de la conducta del individuo, la evaluación neurológica requiere una exploración *física*. No obstante, una conducta anormal es a menudo un indicativo del estado físico del cerebro.

Historia clínica

Antes de la exploración física y de la selección de pruebas diagnósticas el médico entrevista al paciente para obtener su historia clínica. Solicita al paciente que describa con precisión la intensidad, la distribución, la duración y la frecuencia de un síntoma y que le explique si puede desarrollar las tareas diarias de rutina. Los síntomas neurológicos pueden incluir dolores de cabeza, dolores en general, debilidad, falta de coordinación, trastornos sensitivos, desvanecimiento y confusión.

Durante la conversación, el paciente debería también informar al médico acerca de enfermedades o intervenciones quirúrgicas presentes o pasadas, antecedentes familiares con alguna enfermedad grave, si es alérgico y qué medicamentos está tomando actualmente. El médico puede, además, preguntarle si ha tenido dificultades en las tareas del hogar o en el trabajo o si ha sufrido la pérdida de alguien allegado, dado que tales circunstancias pueden afectar a la salud y a la capacidad para afrontar enfermedades.

Evaluación del estado mental

La historia clínica proporciona información útil acerca del estado de salud mental de la persona. Sin embargo, suelen necesitarse pruebas específicas para definir el estado mental y diagnosticar el problema que afecta a los procesos mentales.

Exploración física

Cuando el médico realiza la exploración física como parte de la exploración neurológica es habitual que haga una revisión completa de los sistemas orgánicos, poniendo especial énfasis en el sistema nervioso. Se examinan los nervios craneales, los nervios motores, los nervios sensitivos y los reflejos, al igual que la coordinación, la postura, el equilibrio, la función del sistema nervioso autónomo y el flujo de sangre al cerebro.

Pares craneales

El médico examina la función de cada uno de los 12 nervios craneales (pares craneales) que están directamente conectados al cerebro. Un nervio craneal puede resultar afectado en cualquier punto de su trayecto como consecuencia de lesiones, tumores o infecciones y, por lo tanto, es necesario determinar la localización exacta del daño.

Nervios motores

Estos nervios activan los músculos que se controlan conscientemente (los que producen movimiento, como los músculos de la pierna que se utilizan al caminar). La lesión de un nervio motor puede causar la debilidad o la parálisis del músculo que inerva. La falta de estímulo a los nervios periféricos es también la causa del deterioro muscular (atrofia). El médico realiza una inspección para detectar la presencia de atrofia muscular y, a continuación, valora la fuerza de varios músculos, solicitando a la persona que los flexione y extienda contra resistencia.

Nervios sensitivos

Conducen al cerebro información acerca de la presión, el dolor, las sensaciones de calor y frío, de vibración, la posición de las partes del cuerpo y la forma de los objetos.

Se comprueba si existe pérdida de sensibilidad en la superficie del cuerpo. El médico se concentra habitualmente en el área en que la persona refiere una sensación de entumecimiento, de hormigueo o de dolor. Para ello utiliza primero una aguja y luego un objeto redondeado para determinar si la persona percibe la diferencia entre el pinchazo y la presión. También se pueden realizar pruebas de la función de los nervios sensitivos aplicando una leve presión, calor o vibraciones. La capacidad de discernir la posición se examina solicitando al paciente que cierre los ojos y mueva los dedos de las manos y luego los de los pies, hacia arriba y hacia abajo, pidiéndole que identifique tales posiciones.

Examen del estado mental

Qué se puede solicitar a la persona	Qué indican estas pruebas
Indicar la fecha y el lugar donde se encuentra y dar el nombre de ciertas personas.	Orientación en el tiempo, lugar y conocimiento de personas.
Repetir una lista corta de objetos.	Concentración.
Recordar 3 cosas no relacionadas entre sí al cabo de 3 a 5 minutos.	Memoria inmediata.
Describir un acontecimiento que ocurrió uno o dos días antes.	Memoria reciente.
Describir acontecimientos de un pasado distante.	Memoria remota.
Interpretar un refrán (como "cuando el río suena, piedras lleva") o explicar una analogía (por ejemplo, "por qué el cerebro es similar a una computadora").	Pensamiento abstracto.
Describir sentimientos y opiniones acerca de la enfermedad.	Interiorización de la enfermedad.
Dar los nombres de los últimos 5 presidentes y de la capital de la provincia.	Contenido del pensamiento.
Describir cómo se siente la persona en este día y habitualmente en otros días.	Estado de ánimo.

Qué se puede solicitar a la persona	Qué indican estas pruebas
Ejecutar una orden sencilla que implique 3 partes diferentes del cuerpo y que requiera distinguir derecha de izquierda (como "coloque su pulgar derecho sobre su oreja izquierda y saque la lengua").	Capacidad de seguir órdenes sencillas.
Dar el nombre de objetos simples y de partes del cuerpo y leer, escribir y repetir ciertas frases.	Función del lenguaje.
Identificar objetos pequeños con la mano y números escritos en la palma de la mano, y diferenciar uno de otro, tocándolos en uno o dos puntos (por ejemplo, en la palma de la mano y en los dedos).	Cómo procesa el cerebro la información procedente de los órganos sensoriales.
Copiar estructuras simples y complejas (por ejemplo, utilizando piezas de construcción) o posiciones de los dedos, y dibujar un reloj, un cubo o una casa.	Relación en el espacio.
Cepillarse los dientes o sacar una cerilla de una caja y encenderla.	Capacidad para realizar una acción.
Hacer una operación aritmética.	Capacidad para las matemáticas.

Reflejos

El reflejo es la respuesta automática a un estímulo. Por ejemplo, cuando el tendón situado debajo de la rótula se golpea suavemente con un martillo de goma la parte inferior de la pierna se flexiona. Este **reflejo rotuliano** (uno de los reflejos tendinosos profundos) aporta información acerca del funcionamiento del nervio sensitivo, su conexión con la médula espinal y del nervio motor que sale de ésta hacia los músculos de la pierna. Este arco reflejo sigue un circuito completo, desde la rodilla a la médula espinal y de vuelta a la pierna, sin la intervención del cerebro.

Entre los reflejos que se exploran con más frecuencia está el rotuliano, un reflejo similar en codos y tobillos y el reflejo de Babinski. El **reflejo de Babinski** se realiza estimulando la parte lateral de la planta del pie con un objeto redondeado. Normalmente los dedos del pie se curvan hacia abajo, excepto en bebés menores de 6 meses. En cambio, si el dedo gordo del pie se extiende y los otros dedos se extienden y abren formando un abanico, puede ser síntoma de una anomalía en el cerebro o en los nervios motores que van del cerebro a la médula espinal. Se pueden realizar otras pruebas de acciones reflejas para valorar funciones neurológicas específicas.

Coordinación, postura y marcha

Para valorar la coordinación, el médico solicita que la persona se toque primero la nariz con el índice y a continuación que toque el dedo del médico,

Examen de los nervios craneales

Numeración de los nervios craneales	Nombre	Función	Prueba
I	Olfatorio	Olfato.	Cosas con olores muy específicos (como un detergente, café y clavos) se colocan bajo la nariz para su identificación.
II	Óptico	Visión.	Se examina la capacidad para ver objetos cercanos y distantes y para detectar objetos o movimientos desde la periferia de los ojos (visión periférica).
III	Oculomotor o motor ocular común	Movimiento del ojo hacia arriba, abajo, adentro.	Se examina la capacidad para mirar hacia arriba, abajo y adentro. El párpado superior se examina para ver si está caído (ptosis).
IV	Patético	Movimiento del ojo hacia abajo y adentro.	Se examina la capacidad de mover el ojo de arriba abajo y de adentro hacia afuera.
V	Trigémino	Sensibilidad y movimiento de la cara.	Se examina la sensibilidad en las áreas afectas de la cara y la debilidad o parálisis de los músculos que controlan la capacidad de la mandíbula para apretar los dientes.
VI	Abductor o motor ocular externo	Movimiento lateral del ojo.	Se examina la capacidad para mover el ojo hacia afuera de la línea media, bien sea espontáneamente o siguiendo un objeto.
VII	Facial	Movimiento de la cara.	Se examina la capacidad para abrir la boca y mostrar los dientes y cerrar los ojos con fuerza.
VIII	Auditivo o estatoacústico	Oído y equilibrio	Se examina la audición con un diapasón. El equilibro se explora haciendo caminar a la persona sobre una línea recta, paso a paso.
IX	Glosofaríngeo	Función de la garganta.	Se comprueba la voz para determinar si hay ronquera, se examina la capacidad de deglución y se determina la posición de la úvula (en la parte posterior y central de la garganta) haciendo que la persona diga: "ah-h-h".
X	Vago	Deglución, frecuencia cardíaca.	Se comprueba la voz para determinar si hay ronquera y si el tono de voz es nasal; se comprueba la capacidad de deglutir.
XI	Espinal	Movimientos del cuello y de la parte superior de la espalda.	Se solicita a la persona que levante los hombros para observar si hay debilidad o ausencia de movimiento.
XII	Hipogloso	Movimiento de la lengua.	Se solicita que saque la lengua para observar si hay desviación hacia un lado u otro.

repitiendo estas acciones con rapidez. También puede solicitarle que se toque la nariz, primero con los ojos abiertos y luego con los ojos cerrados. El médico puede pedir al paciente que se quede inmóvil de pie con los brazos extendidos y a continuación que abra los ojos y empiece a caminar. Estas acciones valoran los nervios motores y sensitivos al igual que la función cerebral. Así mismo pueden realizarse pruebas complementarias.

Sistema nervioso autónomo

Una anormalidad del sistema nervioso autónomo (involuntario) puede causar problemas como una caída de la presión arterial (hipotensión) al ponerse

El arco reflejo

El arco reflejo es la vía que sigue un reflejo nervioso. Un ejemplo es el reflejo rotuliano.

1. Un golpe en la rodilla estimula los receptores sensitivos y genera la señal nerviosa.
2. La señal recorre la vía del nervio hasta la médula espinal.
3. En la médula espinal se transmite la señal del nervio sensitivo al nervio motor.
4. El nervio motor envía la señal al músculo del muslo.
5. El músculo se contrae y flexiona la rodilla.
El reflejo completo se produce sin la intervención del cerebro.

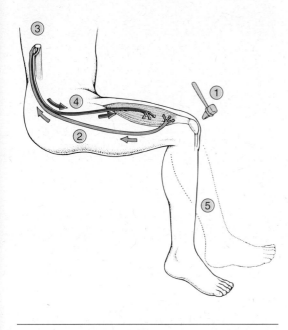

El reflejo de Babinski

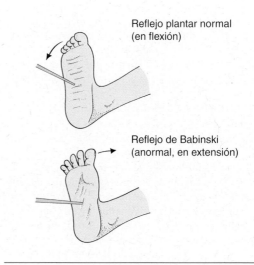

Reflejo plantar normal (en flexión)

Reflejo de Babinski (anormal, en extensión)

que produce el paso forzado de la sangre a través del área en que se produjo el estrechamiento. La valoración precisa requiere pruebas más sofisticadas, como la ecografía Doppler o la angiografía cerebral.

Procedimientos y pruebas diagnósticas

El médico puede solicitar que se realicen pruebas específicas para confirmar el diagnóstico sugerido por la historia clínica, la evaluación del estado mental y la exploración física.

Punción lumbar

Para obtener una muestra de líquido cefalorraquídeo se realiza una punción lumbar, insertando una aguja en el canal espinal que recorre el interior de las vértebras. El procedimiento se realiza habitualmente en menos de 15 minutos y no requiere anestesia general. (• *V. recuadro, página 393*) Normalmente, el líquido cefalorraquídeo es transparente e incoloro, pero varios trastornos pueden hacer que cambie de aspecto. Por ejemplo, la presencia de glóbulos blancos o de bacterias en el líquido cefalorraquídeo le confieren una apariencia turbia y sugieren una infección del cerebro o de la médula espinal (como la meningitis, la enfermedad de Lyme u otra enfermedad inflamatoria).

Los valores elevados de proteínas en el líquido suelen ser síntoma de un tumor medular o un trastorno agudo de los nervios periféricos, como una

de pie, falta de sudación o problemas sexuales (dificultad para iniciar o mantener la erección). Una vez más, el médico puede realizar una serie de pruebas como medir la presión arterial cuando la persona está sentada e inmediatamente después de que se ponga de pie.

Irrigación sanguínea del cerebro

Un estrechamiento grave de las arterias que irrigan el cerebro comportará el riesgo de un ictus para el individuo afectado. El riesgo es mayor en las personas de edad avanzada o aquellas con hipertensión, diabetes o enfermedades de las arterias del corazón. Para valorar las arterias, el médico coloca el fonendoscopio sobre las arterias del cuello y trata de percibir el ruido (soplo)

polineuropatía o el síndrome de Guillain-Barré. La presencia de anticuerpos anormales sugiere una esclerosis múltiple y la concentración de glucosa anormalmente baja indica una infección de las meninges o, en algunos casos, un cáncer. La sangre en el líquido cefalorraquídeo es un indicativo de hemorragia cerebral. La presión del líquido cefalorraquídeo puede verse aumentada por diversas enfermedades, como tumores cerebrales y meningitis.

Tomografía computadorizada

La tomografía computadorizada (TC) es una técnica que analiza las radiografías mediante una computadora que genera una imagen bidimensional de alta resolución que semeja un corte anatómico del cerebro o de cualquier órgano estudiado. La persona debe permanecer inmóvil durante el procedimiento, pero no experimenta ninguna molestia. Con la TC, los médicos pueden detectar muchos tipos de anomalías cerebrales y espinales con tal precisión que esta técnica ha revolucionado la práctica de la neurología y ha contribuido a mejorar la calidad de la asistencia neurológica. Además de utilizarse en el diagnóstico de enfermedades neurológicas, la TC también se emplea para controlar la efectividad de los tratamientos.

Resonancia magnética

La resonancia magnética (RM) del cerebro o de la médula espinal se realiza colocando la cabeza o el cuerpo del paciente en un espacio muy reducido donde se someten estas estructuras a un intenso campo magnético. Esta técnica proporciona imágenes de las estructuras anatómicas de excelente resolución. La RM no utiliza rayos X y es una exploración prácticamente sin riesgos.

La RM es mejor que la TC en la detección de trastornos graves como el ictus, la mayoría de los tumores cerebrales, anomalías del tronco encefálico y del cerebelo y también la esclerosis múltiple. Las imágenes de la RM se pueden hacer incluso más líquidas administrando al paciente una inyección intravenosa de un medio de contraste (una sustancia que aparece con nitidez en la RM). Los nuevos modelos de RM pueden hacer mediciones del funcionamiento cerebral al incorporar un procesamiento especial por computadora de las imágenes obtenidas con la RM.

Los principales inconvenientes son su precio elevado y la lentitud de la obtención de imágenes (de 10 a 45 minutos). La RM está contraindicada en los individuos conectados a un respirador, en los que son propensos a sufrir claustrofobia y en los portadores de un marcapasos cardíaco, de clips u otras prótesis metálicas.

Circulación cerebral

Un método para detectar anomalías en la circulación cerebral es la angiografía.

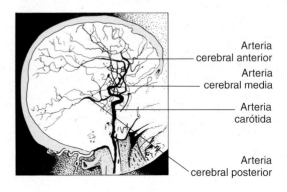

Arteria cerebral anterior

Arteria cerebral media

Arteria carótida

Arteria cerebral posterior

Ecoencefalografía

La ecoencefalografía crea un registro gráfico producido por los ecos de las ondas sonoras en el cerebro de niños menores de 2 años. Se trata de un procedimiento sencillo, indoloro y relativamente barato. Esta técnica, que se aplica en la cabecera del paciente, es útil para detectar hemorragias o una dilatación anormal del interior del cerebro (hidrocefalia). Las exploraciones por TC o RM han sustituido la ecoencefalografía en las pruebas para niños mayores y adultos.

Tomografía por emisión de positrones

La tomografía por emisión de positrones (TEP) utiliza emisores de positrones (un tipo especial de isótopos radiactivos) para obtener imágenes de las estructuras cerebrales internas e información acerca de su funcionamiento. Se inyecta una sustancia en la sangre que se desplaza hasta las estructuras cerebrales, donde permite medir la actividad que desarrolla el cerebro. La técnica puede, por ejemplo, revelar qué parte del cerebro presenta mayor actividad cuando alguien está realizando cálculos matemáticos. La TEP aporta también información acerca de la epilepsia, los tumores y los ictus. Esta prueba se utiliza principalmente para la investigación.

Tomografía computadorizada por emisión de fotón único

La tomografía computadorizada por emisión de fotón único (TCEFU) se vale de isótopos radiactivos para obtener información general sobre la circulación sanguínea y la función metabólica del cerebro. La sangre conduce los isótopos radiactivos

Mielografía

Para realizar este examen, el médico debe hacer una punción lumbar y posteriormente inyectar el producto de contraste radiológico.

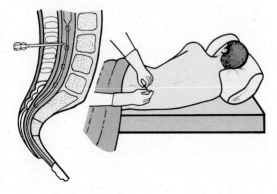

al cerebro, una vez inhalados o inyectados. Cuando los isótopos radiactivos alcanzan el cerebro, la intensidad que desarrollan en las distintas regiones cerebrales refleja la velocidad de la circulación o la densidad de los receptores de los neurotransmisores, que son los que atraen los isótopos radiactivos. Sin embargo, esta técnica no es tan precisa ni específica como la tomografía por emisión de positrones.

Angiografía cerebral

La angiografía cerebral (arteriografía) es una técnica utilizada para detectar anomalías vasculares cerebrales, tales como bolsas en una arteria (aneurismas), inflamación (arteritis), una configuración anormal (malformación arteriovenosa) o la obstrucción de un vaso sanguíneo (ictus). Se inyecta una sustancia radiopaca, visible en las radiografías, en una de las arterias que irrigan el cerebro. La sustancia de contraste muestra el patrón del flujo sanguíneo cerebral en las radiografías. Pueden obtenerse imágenes similares para mostrar los patrones de flujo sanguíneo de las arterias del cuello y de la base del cerebro, modificando las obtenidas con la RM, aunque no son de la calidad de las obtenidas con la angiografía cerebral.

Ecografía Doppler

El examen con ecografía Doppler se utiliza principalmente para medir el flujo sanguíneo ya sea a través de las arterias carótidas o las de la base del cerebro, permitiendo valorar el riesgo de ictus que pueda tener el paciente. La técnica resalta en diferentes colores en un monitor las distintas velocidades del flujo sanguíneo. La ecografía Doppler es

una técnica indolora, puede aplicarse en régimen ambulatorio y es relativamente barata.

Mielografía

La mielografía es una técnica mediante la cual se hace una TC o una radiografía de la médula espinal tras la inyección de un medio de contraste radiopaco (que aparecerá en la imagen). La mielografía permitirá valorar las anormalidades del interior de la columna vertebral, como una hernia discal o un tumor canceroso. Cuando se utiliza la TC las imágenes que se obtienen son muy nítidas. Sin embargo, en general, las mielografías han sido reemplazadas por la RM, que proporciona mayor detalle, es más sencilla y también más segura.

Electroencefalografía

La electroencefalografía (EEG) es un procedimiento simple e indoloro mediante el cual se distribuyen de modo simétrico 20 alambres (electrodos) sobre el cuero cabelludo con el objeto de establecer el trazado y registro eléctrico de la actividad cerebral. (• *V. recuadro, página 366*) Los registros gráficos en forma de ondas permiten detectar alteraciones eléctricas cerebrales asociadas a epilepsia y, a veces, algunas enfermedades metabólicas del cerebro infrecuentes. En algunos casos, como la epilepsia difícil de detectar, se realiza una monitorización continua durante 24 horas porque, de lo contrario, la prueba suministra poca información específica.

Electroencefalograma

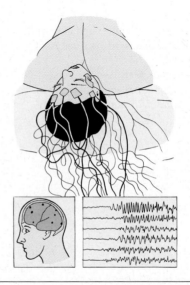

Potenciales evocados

Los potenciales evocados (respuestas evocadas) son registros de respuestas eléctricas del cerebro a ciertos estímulos. La vista, el sonido y el tacto estimulan, cada uno de ellos, áreas específicas del cerebro. Por ejemplo, un destello luminoso estimula la parte posterior del cerebro que percibe la visión. Normalmente, la respuesta cerebral al estímulo es demasiado leve para registrarse en el EEG, pero con una serie de estímulos se pueden promediar las respuestas mediante una computadora que mostrará que tales estímulos fueron recibidos por el cerebro. Las respuestas evocadas son de particular importancia si la persona sometida a la prueba es muda. Por ejemplo, el médico puede valorar la audición en un niño comprobando la respuesta cerebral que se produce a raíz del ruido.

Las respuestas evocadas pueden revelar una afectación del nervio óptico (el nervio de los ojos) en una persona con esclerosis múltiple. Y, en un epiléptico, pueden también revelar una descarga eléctrica anormal desencadenada por una respiración profunda y rápida, o bien la que se produce cuando el paciente observa un destello luminoso.

Electromiografía

La electromiografía es una técnica que registra las propiedades eléctricas del músculo mediante la inserción de una pequeña aguja, con el músculo en reposo y durante la contracción. La actividad se visualiza en un osciloscopio y se oye a través de un altavoz. El músculo normal en reposo no registra ninguna actividad eléctrica pero cualquier contracción muscular, por leve que sea, producirá alguna actividad eléctrica que aumentará al incrementarse la contracción. La actividad eléctrica dará un registro anormal en las enfermedades musculares, del nervio periférico y de las neuronas motoras de la médula espinal.

Las pruebas relativas a la conducción nerviosa pueden medir la velocidad con que los nervios motores transmiten los impulsos. Para ello se estimula

Electromiografía

El registro de la actividad muscular voluntaria, o la desencadenada por una estimulación, se efectúa gracias a un electrodo de aguja. Las señales eléctricas son transformadas en señales sonoras y gráficas.

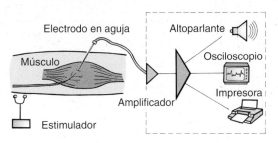

el nervio motor con una pequeña descarga eléctrica que desencadenará el impulso. Éste se transmite a lo largo de la vía nerviosa hasta el músculo y provoca su contracción. El médico puede calcular la velocidad del impulso midiendo el tiempo transcurrido desde el estímulo hasta el inicio de la contracción del músculo.

Pueden efectuarse mediciones similares en los nervios sensitivos. Cuando la debilidad se debe a una enfermedad muscular, la conducción nerviosa seguirá siendo normal. Si la causa de la debilidad muscular es consecuencia de una enfermedad neurológica, habitualmente la velocidad de la conducción nerviosa es lenta.

En las personas afectadas de miastenia grave (• V. página 349) se produce una debilidad muscular como consecuencia de un enlace defectuoso en el punto de la unión neuromuscular. La estimulación repetida a lo largo de la vía nerviosa hasta el músculo producirá una resistencia incrementada de los neurotransmisores en la sinapsis, produciendo una respuesta que disminuirá en intensidad progresivamente con el tiempo.

CAPÍTULO 61

Dolor

El dolor es un fenómeno subjetivo consistente en una sensación desagradable que indica una lesión real o potencial del cuerpo.

El dolor se inicia en los receptores especiales del dolor que se encuentran repartidos por todo el cuerpo. Estos receptores transmiten la información en forma de impulsos eléctricos que envían a la médula espinal a lo largo de las vías nerviosas y luego hacia el cerebro. En ocasiones la señal provoca una respuesta refleja al alcanzar la médula espinal; cuando ello ocurre, la señal es inmediatamente reenviada por los nervios motores hasta el punto original del dolor, provocando la contracción muscular. Esto puede observarse en el reflejo que provoca una reacción inmediata de retroceso cuando se toca algo caliente. La señal de dolor también llega al cerebro, donde se procesa e interpreta como dolor y entonces interviene la consciencia individual al darse cuenta de ello.

Los receptores de dolor y su recorrido nervioso difieren según las distintas partes del cuerpo. Es por eso por lo que varía la sensación de dolor con el tipo y localización del daño. Por ejemplo, los receptores de la piel son muy numerosos y son capaces de transmitir información muy precisa, como la localización del daño y si el dolor era agudo o intenso (como una herida por arma blanca) o sordo y leve (presión, calor o frío). En cambio, las señales de dolor procedentes del intestino son limitadas e imprecisas. Así, el intestino se puede pinchar, cortar o quemar sin que genere señal alguna de dolor. Sin embargo, el estiramiento y la presión pueden provocar un dolor intenso, causado incluso por algo relativamente inocuo como burbujas de aire atrapadas en el intestino. El cerebro no puede identificar el origen exacto del dolor intestinal ya que este dolor es difícil de localizar y es probable que se note en un área extensa.

Es posible que el dolor percibido en algunas partes del cuerpo no represente con certeza dónde radica el problema porque puede tratarse de un dolor *reflejo,* es decir, producido en otro sitio. El dolor reflejo sucede cuando las señales nerviosas procedentes de varias partes del cuerpo recorren la misma vía nerviosa que conduce a la médula espinal y al cerebro. Por ejemplo, el dolor producido por un ataque al corazón puede sentirse en el cuello, mandíbulas, brazos o abdomen, y el dolor de un cálculo biliar puede sentirse en el hombro.

La tolerancia individual al dolor difiere considerablemente de una persona a otra. Unas experimentarán un dolor intolerable con un pequeño corte o golpe, mientras que otras tolerarán un traumatismo mayor o una herida por arma blanca casi sin quejarse. La capacidad para soportar el dolor varía según el estado de ánimo, la personalidad y las circunstancias. Es posible que un atleta en particular no se dé cuenta de una lesión grave producida en momentos de excitación durante la competición, pero sí que notará el dolor después del partido, particularmente si han derrotado a su equipo.

La percepción de dolor puede incluso cambiar con la edad. Así, a medida que envejecen, las personas se quejan menos del dolor quizás porque los cambios producidos en el organismo disminuyen la sensación de dolor con la edad. Por otra parte, las personas de edad avanzada pueden simplemente ser más estoicas que los jóvenes.

Evaluación del dolor

El dolor puede limitarse a una sola zona o extenderse a todas partes, pudiendo experimentarse una sensación de pinchazo o presión, un dolor intermitente o constante, pulsátil o consistente. Resulta muy difícil describir algunas clases de dolor con palabras, ya que la intensidad podrá variar de leve a intolerable. Tampoco existe prueba alguna de laboratorio que demuestre la presencia o intensidad del dolor.

Por ello, el médico se informará acerca de la historia clínica del dolor para entender sus características. Para algunas personas resultará útil emplear una escala para describir su dolor, por ejemplo, desde 0 (ningún dolor) a 10 (dolor intenso). Algo parecido sirve en el caso de los niños, usando los dibujos de una serie de caras, desde la sonrisa al ceño fruncido y el llanto. Los médicos siempre procuran determinar las causas del dolor, tanto físicas como psicológicas. Los síndromes dolorosos son consecuencia de muchas enfermedades crónicas (cáncer, artritis, anemia de células falciformes) y de trastornos agudos (heridas, quemaduras, desgarros musculares, fracturas, esguinces, apendicitis, cálculos renales o ataques al corazón). Sin embargo, ciertos trastornos psicológicos (como la ansiedad o la depresión) también pueden causar dolor, el cual se conoce como dolor psicógeno. Los factores psicológicos pueden influenciar el dolor que se siente por una herida, haciendo que se perciba con mayor o menor intensidad. El médico debe considerar todos estos aspectos.

El médico también considera si el dolor es agudo o crónico. El **dolor agudo** empieza repentinamente y es de corta duración. El dolor intenso puede causar taquicardia, aumento de la frecuencia respiratoria y de la presión arterial, sudación y dilatación de las pupilas. El **dolor crónico** se define como el dolor persistente que dura unas semanas o meses. Este término describe el dolor que persiste más allá del mes posterior al curso usual de una enfermedad o lesión y también se refiere al dolor que aparece y desaparece a lo largo de meses o años, o al dolor que se asocia a enfermedades de larga duración como el cáncer. Generalmente el dolor crónico no afecta a la conducción cardíaca ni la frecuencia

Dolor del miembro fantasma

Un buen ejemplo del dolor neuropático es el dolor del miembro fantasma, en que alguien que haya perdido un brazo o una pierna percibe dolor en la extremidad que le falta. Está claro que el dolor no puede estar causado por algo en el miembro; es más probable que el dolor debe ser producido por los nervios que se encuentran sobre el lugar en que la extremidad fue amputada. El cerebro interpreta de forma errónea las señales nerviosas, como si éstas vinieran del miembro amputado.

respiratoria, así como tampoco afecta a la presión arterial ni a las pupilas, pero puede ocasionar alteraciones del sueño, falta de apetito y producir estreñimiento, pérdida de peso, disminución de la libido y depresión.

Tipos de dolor

La gente puede sufrir diversas clases de dolor. Algunos de los principales síndromes dolorosos son el dolor neuropático, estados dolorosos después de la cirugía, el dolor del cáncer y el dolor asociado a trastornos psicológicos. El dolor crónico es también uno de los principales aspectos de muchas enfermedades, produciéndose de manera característica en los pacientes con artritis, anemia de células falciformes, enfermedad inflamatoria del intestino y SIDA.

Dolores neuropáticos

El dolor neuropático se debe a una anormalidad en cualquier punto de la vía nerviosa. Una determinada anomalía altera las señales nerviosas que, de este modo, se interpretan de forma anormal en el cerebro. El dolor neuropático puede producir un dolor profundo o una sensación de quemazón y otras sensaciones como hipersensibilidad al tacto.

Ciertas infecciones, como el herpes zoster, (• V. página 948) pueden inflamar los nervios y producir una **neuralgia postherpética,** un dolor crónico en forma de quemazón que persiste en el área infectada por el virus.

La **distrofia simpática refleja** es un tipo de dolor neuropático que se acompaña de hinchazón y de sudación o de cambios en la irrigación sanguínea local, o bien de cambios en los tejidos como atrofia u osteoporosis. La rigidez de las articulaciones (contracturas) impide la flexión o extensión completa de las mismas. Un síndrome, similar a la distrofia simpática refleja, es la **causalgia,** que puede producirse después de una lesión o puede ser consecuencia de una enfermedad de un nervio principal. Al igual que la distrofia simpática refleja, la causalgia produce dolor intenso con una sensación de quemazón, acompañado de hinchazón, sudación, cambios en la circulación sanguínea y otros efectos. El diagnóstico de la distrofia simpática refleja o de la causalgia es importante porque algunos individuos afectados se beneficiarán de forma muy significativa con un tratamiento especial del bloqueo de la función nerviosa, denominado bloqueo nervioso simpático. Habitualmente este tratamiento no está indicado para tratar otros trastornos.

Dolores postoperatorios

El dolor postoperatorio lo experimenta casi todo el mundo. Se trata de un dolor constante e intermitente que empeora cuando el paciente se mueve, tose, ríe o respira profundamente, o cuando se procede al cambio de los vendajes sobre la herida quirúrgica.

Después de la cirugía es habitual que se prescriban analgésicos opiáceos (narcóticos), cuya eficacia será mayor si se administran unas horas antes de que el dolor sea demasiado intenso. Se puede incrementar o complementar la dosis con otros fármacos si el dolor aumenta transitoriamente, si la persona necesita ejercitarse, o en el momento de cambiar el vendaje. Con demasiada frecuencia se trata el dolor de forma inadecuada debido a que existe una preocupación excesiva acerca de la aparición de una dependencia con el uso de estos fármacos opiáceos. A pesar de ello, las dosis deberían administrarse según los requerimientos de cada caso.

Tanto el personal sanitario como los familiares deben estar atentos a la aparición de cualquier efecto secundario de los opiáceos, como náuseas, sedación y confusión. Cuando se controla el dolor, los médicos reducirán la dosis, prescribiendo analgésicos no opiáceos como el paracetamol (acetaminofén).

Dolor producido por el cáncer

El cáncer puede producir dolor de muchas maneras. El tumor puede desarrollarse en los huesos, nervios y otros órganos, causando desde un leve malestar hasta un dolor muy intenso e ininterrumpido. También provocan dolor algunos de los tratamientos para el cáncer, como la cirugía y la radioterapia. A menudo, las personas con cáncer experimentan un sentimiento de temor hacia el dolor, y a ello hay que añadir que médicos y pacientes evitan con demasiada frecuencia la dosis de analgesia adecuada, por un temor infundado a una adicción, temores que, en realidad, no tienen fundamento. El dolor producido por el cáncer puede y debe ser controlado.

Siempre y cuando sea posible, la mejor forma de aliviar el dolor es aplicando un tratamiento para el cáncer. El dolor puede disminuir cuando se extirpa el tumor quirúrgicamente o cuando se reduce mediante radiación, pero generalmente se requieren otros tratamientos para aliviar el dolor.

A menudo dan buenos resultados los fármacos no opiáceos como el paracetamol (acetaminofén) y los antiinflamatorios no esteroideos. En caso contrario, el médico puede prescribir un analgésico opiáceo. Los opiáceos de acción prolongada son los que se prescriben con mayor frecuencia porque proporcionan más horas de alivio entre dosis y generalmente permiten que el paciente duerma mejor. (• *V. recuadro, página 306*)

En lo posible los opiáceos deben tomarse por vía oral. Cuando se trata de pacientes con intolerancia a los opiáceos orales, se administran opiáceos por vía subcutánea o intravenosa. Éstos pueden inyectarse cada pocas horas, pero demasiadas inyecciones repetidas pueden resultar molestas. Los pinchazos múltiples con aguja pueden evitarse utilizando una bomba de infusión continua que se conecta a un catéter previamente introducido en una vena o bajo la piel. Si es necesario, la infusión constante puede suplementarse con dosis adicionales. En ocasiones, el paciente puede controlar la dosificación del fármaco simplemente presionando un pulsador. En circunstancias poco usuales los opiáceos se inyectan en el líquido cefalorraquídeo directamente a través de una bomba, lo cual proporciona concentraciones elevadas del fármaco en el cerebro.

Con el tiempo, algunas personas necesitan una dosis mayor de opiáceos para controlar el dolor ya sea por el aumento de tamaño del cáncer o por el desarrollo de tolerancia hacia el fármaco. A pesar de ello, las personas con cáncer no deberían preocuparse de que el fármaco deje de hacerles efecto ni que éste pueda ocasionarles dependencia. La mayoría podrá dejar los opiáceos sin dificultad si se logra la curación del cáncer. Pero, si no se lograra, es fundamental que la persona no padezca dolores.

Dolor asociado a trastornos psicológicos

Habitualmente el dolor es consecuencia de una enfermedad y es por esta razón por la que los médicos buscan en primer lugar una causa que se pueda tratar. Algunas personas tienen dolores persistentes que se producen sin evidencia de una enfermedad responsable del dolor. Otras experimentan un grado de dolor e incapacidad desproporcionados en compara-

ción con el dolor que percibe la mayoría de personas con una lesión o una enfermedad similar. El dolor en el que predominan los procesos psicológicos está frecuentemente relacionado por lo menos con parte de estas quejas. En el origen del dolor puede predominar el factor psicógeno, pero el dolor puede también ser consecuencia de un trastorno orgánico y que sea exagerado en cuanto a grado y duración debido al estrés psicológico. La mayoría de veces el dolor que es producto de factores psicológicos aparece en formas de dolor de cabeza, dolor lumbar, dolor facial, dolor abdominal o dolor pélvico.

El hecho de que el dolor resulte (de forma parcial o total) de factores psicológicos no significa que dicho dolor no sea real. El dolor psicógeno requiere tratamiento, a veces por parte de un psiquiatra. Como sucede con otros abordajes terapéuticos indicados en los estados de dolor crónico, el tratamiento para este tipo de dolor es variable según las personas y, por ello, el médico tratará de adecuarlo a las necesidades individuales. En algunas personas el tratamiento se dirige básicamente a la rehabilitación y a la terapia psicológica, mientras que otras reciben varias clases de fármacos u otros tratamientos.

Otras clases de dolor

Algunas enfermedades, entre ellas el SIDA, causarán un dolor tan intenso e ininterrumpido como el dolor del cáncer, por ello el tratamiento del dolor en estas enfermedades es prácticamente idéntico al del cáncer.

Otros trastornos, sean o no evolutivos, tienen el dolor como el principal problema. Entre los tipos más frecuentes de dolor cabría destacar el de la artritis, cuya causa puede deberse al desgaste articular (artrosis) o a una enfermedad específica (artritis reumatoide). El médico puede tratar de controlar el dolor artrítico con fármacos, ejercicio y otros tratamientos, mientras estudia el abordaje terapéutico para la enfermedad subyacente.

Se utiliza el término de dolor idiopático para indicar que se desconoce la causa; el médico no encuentra pruebas que sugieran una enfermedad ni una causa psicológica.

Tratamiento del dolor

Existen varias clases de analgésicos (fármacos que alivian el dolor) que pueden contribuir a controlar el dolor. Se clasifican en tres categorías: analgésicos opiáceos (narcóticos), analgésicos no opiáceos y analgésicos adyuvantes. Los analgésicos opiáceos producen la máxima analgesia, constituyendo la piedra angular en el tratamiento del dolor agudo debido a su gran eficacia.

Analgésicos opiáceos

Fármaco	Duración de la eficacia	Otra información
Morfina	Intravenosa o intramuscular, 2 a 3 horas. Vía oral, 3 a 4 horas. Acción sostenida, 8 a 12 horas.	El inicio de la acción es rápido. La presentación oral puede resultar muy eficaz para el dolor producido por el cáncer.
Codeína	Vía oral, 3 a 4 horas.	Menos potente que la morfina. En ocasiones se toma junto con aspirina o acetaminofén (paracetamol).
Meperidina	Vía intravenosa o intramuscular, aproximadamente 3 horas. Vía oral, no es demasiado eficaz.	Puede producir convulsiones, temblores y espasmos musculares.
Metadona	Vía oral, 4 a 6 horas (a veces más).	También se utiliza para tratar el síndrome de abstinencia de la heroína.
Propoxifeno	Vía oral, 3 a 4 horas.	Generalmente se toma junto con aspirina o acetaminofén (paracetamol).
Levorfanol	Vía intravenosa o intramuscular, 4 horas. Vía oral, aproximadamente 4 horas.	La presentación oral es fuerte. Puede utilizarse como sustituto de la morfina.
Hidromorfona	Vía intravenosa o intramuscular, 2 a 4 horas. Vía oral, 2 a 4 horas. Supositorio rectal, 4 horas.	La acción se inicia rápidamente. Puede utilizarse como sustituto de la morfina. Es eficaz para el dolor producido por el cáncer.
Oximorfona	Vía intravenosa o intramuscular, 3 a 4 horas. Supositorio rectal, 4 horas.	La acción se inicia rápidamente.
Oxicodona	Vía oral, 3 a 4 horas.	Habitualmente se combina con aspirina o paracetamol (acetaminofén).
Pentazocina	Vía oral, hasta 4 horas.	Puede bloquear la acción analgésica de otros opiáceos. Casi tan potente como la codeína. Puede causar confusión y ansiedad, especialmente en las personas de edad avanzada.

Analgésicos opiáceos

Todos los analgésicos opiáceos están químicamente relacionados con la **morfina**, un alcaloide derivado del opio, aunque algunos se extraen de otras plantas y otros se producen en laboratorios.

Los analgésicos opiáceos resultan muy eficaces para controlar el dolor pero tienen muchos efectos secundarios y, con el tiempo, las personas que los utilizan pueden necesitar dosis mayores. Además, antes de suspender el uso prolongado de analgésicos opiáceos, se debe disminuir la dosis gradualmente para minimizar la aparición de un síndrome de abstinencia. A pesar de estos inconvenientes, las personas que padecen dolor agudo no deberían evitar los opiáceos. El uso adecuado de estos fármacos suele evitar los efectos secundarios.

Los diversos analgésicos opiáceos tienen distintas ventajas y desventajas El prototipo de los analgésicos opiáceos es la morfina, disponible en presentaciones inyectables y orales, y en una solución oral de liberación lenta. La presentación de liberación lenta es la que proporciona alivio del dolor durante 8 a 12 horas y es el tratamiento de elección para el dolor crónico.

A menudo los analgésicos opiáceos provocan estreñimiento, especialmente en las personas de edad avanzada. Para la prevención o tratamiento del estreñimiento son útiles los laxantes, habitualmente los laxantes estimulantes como el sen o la fenolftaleína.

A menudo las personas que deben tomar dosis elevadas de opiáceos presentan somnolencia. Algunas se conforman con el estado de somnolencia pero para otras es algo que les incomoda. Los fármacos estimulantes como el metilfenidato, pueden contribuir a mantener un estado de vigilia y alerta.

A veces las personas que experimentan dolor sienten náuseas y los analgésicos opiáceos pueden aumentar esta sensación. Para prevenir o aliviar las náuseas resultan útiles los fármacos antiémeticos administrados en forma de supositorios o inyecciones. Algunos de los antiémeticos utilizados frecuentemente son la metoclopramida, la hidroxizina y la proclorperacina.

Un exceso de opiáceos puede causar reacciones graves, como una peligrosa depresión respiratoria y coma. Pero estos efectos son reversibles con la naloxona, un antídoto administrado por vía intravenosa.

Analgésicos no opiáceos

Todos los analgésicos no opiáceos son **antiinflamatorios no esteroideos (AINE),** con excepción del paracetamol (acetaminofén). La acción de estos fármacos es doble: en primer lugar, interfieren con el sistema de prostaglandinas, un grupo de sustancias que interaccionan y son en parte las responsables de la sensación de dolor. En segundo lugar, la mayoría de estos fármacos reduce la inflamación, la hinchazón e irritación que a menudo rodea una herida y que empeora el dolor.

La **aspirina,** el prototipo de los antiinflamatorios no esteroideos (AINE), se ha estado utilizando durante casi cien años. En sus inicios se extrajo de la corteza del sauce. Los científicos han comprendido su mecanismo de acción sólo recientemente. (• *V. página 55)* La aspirina administrada por vía oral proporciona un alivio moderado de 4 a 6 horas, pero tiene efectos secundarios. La aspirina puede irritar el estómago, produciendo úlceras pépticas. Debido a su acción sobre la coagulación sanguínea, la aspirina hace que puedan aparecer hemorragias en cualquier parte del organismo. A dosis muy elevadas la aspirina podrá causar reacciones adversas graves como una respiración anormal. Uno de los primeros síntomas de sobredosis es el zumbido en los oídos (tinnitus).

Existen numerosos AINE disponibles que se diferencian por la rapidez y duración de su acción para controlar el dolor. Aunque la acción de los AINE es equivalente en cuanto a eficacia, muchas personas responden de manera diferente. Así, una persona puede encontrar un fármaco en particular más eficaz o que le produzca menos efectos secundarios que otro.

Todos los AINE suelen irritar el estómago y causar úlceras pépticas, pero en la mayoría este efecto es menor que en el caso de la aspirina. La administración de los AINE junto con alimentos y antiácidos puede contribuir a la prevención de la irritación gás-

Fármacos antiinflamatorios no esteroideos

Aspirina	Meclofenamato
Trisalicilato de colina magnésica	Nabumetona
Diclofenaco	Naproxeno
Diflunisal	Oxaprozina
Fenoprofeno	Fenilbutazona
Flurbiprofeno	Piroxicam
Ibuprofeno	Salsalato
Indometacina	Sulindaco
Ketoprofeno	Tolmetín

La inflamación es la respuesta de protección del organismo frente a una lesión. El flujo de sangre al área lesionada aumenta, aportando más líquidos y glóbulos blancos para retirar el tejido dañado y limpiar el área. Este proceso causa hinchazón, enrojecimiento, calor, dolor al tacto y dolor de la inflamación (espontáneo). Los antiinflamatorios no esteroideos (AINE) interrumpen la inflamación y disminuye estos síntomas. Tanto los AINE como el acetaminofén (paracetamol) reducen directamente el dolor y la fiebre.

trica. El fármaco misoprostol suele ser útil en la prevención de la irritación gástrica y de las úlceras pépticas, pero en contrapartida suele causar otros problemas, entre ellos, diarrea.

El **paracetamol (acetaminofén)** es algo diferente a la aspirina y los AINE dado que también ejerce una acción sobre el sistema de prostaglandinas, pero de forma distinta. El paracetamol no afecta a la coagulación sanguínea y tampoco produce úlceras pépticas ni hemorragias. El paracetamol se administra por vía oral o en supositorios y su acción dura generalmente de 4 a 6 horas. A dosis excesivas suele causar graves efectos adversos, como lesión del hígado. (• *V. página 1358)*

Analgésicos adyuvantes

Los analgésicos adyuvantes son fármacos que se administran habitualmente por razones ajenas al dolor, pero que pueden controlarlo en ciertas circunstancias. Por ejemplo, algunos antidepresivos actúan también como analgésicos no específicos y se utilizan en el tratamiento de muchos estados de dolor crónico, como el dolor lumbar, los dolores de cabeza y los dolores neuropáticos. En el tratamiento de los dolores neuropáticos resultan útiles los fármacos anti-

Acupuntura

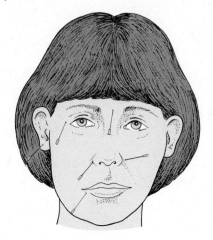

convulsivantes como la carbamazepina y los anestésicos orales de aplicación local como la mexiletina.

Otros muchos fármacos son analgésicos adyuvantes y el médico puede sugerir pruebas repetidas con distintos fármacos para las personas cuyo dolor crónico no esté bajo control.

Anestésicos de uso local y tópico

Para reducir el dolor resulta útil la aplicación de anestésicos locales directamente o cerca del área dolorida. Así, el médico puede inyectar en la piel un anestésico local antes de practicar una cirugía menor. La misma técnica puede utilizarse para controlar el dolor provocado por una lesión. Cuando el dolor crónico está causado por una lesión a un solo nervio, el médico puede inyectar una sustancia química directamente en el nervio para interrumpir el dolor de forma permanente.

En algunas situaciones, para controlar el dolor pueden utilizarse anestésicos de uso tópico como lociones o ungüentos que contienen lidocaína. Por ejemplo, el dolor de garganta suele aliviarse con ciertos anestésicos tópicos mezclados con el colutorio bucal.

A veces resulta útil una crema que contenga capsaicina, una sustancia que se encuentra en la pimienta (ají), para reducir el dolor causado por el herpes zoster, la artrosis y otras enfermedades.

Tratamiento no farmacológico del dolor

Además de los fármacos, son muchos los tratamientos que contribuyen a aliviar el dolor. A menudo se elimina o minimiza el dolor al tratar la enfermedad subyacente. A modo de ejemplo, se consigue reducir el dolor de una fractura simplemente con un yeso o administrando antibióticos para tratar una articulación infectada.

Con frecuencia resultan útiles los tratamientos en que se aplican unas **compresas frías y calientes** directamente sobre la zona dolorida. Una serie de técnicas novedosas pueden aliviar el dolor crónico. El tratamiento mediante **ultrasonidos** aporta calor en profundidad y puede aliviar el dolor producido por el desgarro muscular y los ligamentos inflamados. Con la **estimulación nerviosa eléctrica transcutánea (ENET)** se estimula la superficie cutánea aplicando sobre ésta una leve descarga eléctrica, con lo cual algunas personas encuentran alivio.

Con la **acupuntura,** se insertan pequeñas agujas en zonas específicas del cuerpo. Pero aún se desconoce el mecanismo de acción de la acupuntura y algunos expertos tienen sus dudas sobre la eficacia de esta técnica. No obstante, son muchos los que experimentan un alivio significativo con la acupuntura, al menos durante algún tiempo.

Para algunas personas suelen ser útiles la **biorretroacción** y otras técnicas cognitivas de control del dolor (como la hipnosis o la distracción), ya que cambian la forma en que los pacientes enfocan su atención. Estas técnicas enseñan a controlar el dolor o a reducir su impacto.

No debería subestimarse la importancia del **apoyo psicológico** a las personas que padecen dolores. Dado que las personas con dolor experimentan sufrimiento, deberían someterse a una estrecha vigilancia para detectar síntomas de depresión o ansiedad que pudieran requerir la asistencia de un profesional de la salud mental.

CAPÍTULO 62

Dolor de cabeza (cefalea)

El dolor de cabeza (cefalea) se cuenta entre los problemas de salud más comunes. Algunos lo padecen

a menudo, mientras que otros casi nunca tienen cefaleas. Tanto las cefaleas crónicas como las recidivantes pueden provocar dolor y angustia, pero es infrecuente que reflejen un problema grave de salud. Sin embargo, cualquier cambio en el patrón o la naturaleza del dolor de cabeza podría ser el síntoma de un problema grave (por ejemplo, un dolor que era esporádico cambie a frecuente, o de leve a agudo), y por este motivo se debería solicitar la asistencia médica lo antes posible.

Muchos dolores de cabeza están producidos por una gran tensión muscular o por migrañas o puede que no haya una causa obvia. Otros están asociados con trastornos de los ojos, nariz, garganta, dientes y oídos. Por lo general, los dolores de cabeza crónicos que se atribuyen al hecho de forzar la vista son en realidad cefaleas tensionales. Un dolor agudo y de nueva aparición puede ser síntoma de una presión elevada del fluido ocular (glaucoma) y esta situación constituye, sin duda, una urgencia médica. (• V. página 1084) De ahí que la consulta con el oftalmólogo pueda contribuir a la identificación de la causa y al tratamiento de este tipo de dolor. La hipertensión puede producir un dolor pulsátil en la cabeza, pero es infrecuente que sea la causa de una cefalea crónica.

Habitualmente el médico puede determinar la causa de una cefalea a partir de la historia clínica del paciente y de su exploración física, pero en ocasiones puede ser necesario un análisis de sangre para detectar una enfermedad subyacente. Cuando el médico sospecha que las cefaleas son debidas a una infección (por ejemplo, meningitis), realiza una punción lumbar, mediante la cual extraerá un poco de líquido de la columna vertebral para su examen al microscopio. (• V. recuadro, página 393) Una infección producida por bacterias u hongos que inflamen las meninges (membrana que recubre el cerebro y la médula espinal) es una causa infrecuente de una cefalea específica y habitualmente aguda e ininterrumpida. La fiebre y otros síntomas de enfermedad grave son característicos de tal infección. El médico también puede practicar una punción lumbar si sospecha que hay una hemorragia en las meninges.

Sólo en contadas ocasiones las cefaleas crónicas se deben a tumores o lesiones encefálicas, o a la falta de oxigenación cerebral. Si el médico sospecha un tumor, un ictus u otro problema encefálico, podrá solicitar pruebas que permitan obtener imágenes del cerebro, como una tomografía computadorizada (TC) o una resonancia magnética (RM).

Cefaleas tensionales

Las cefaleas tensionales se deben a la tensión muscular en el cuello, hombros y cabeza. La tensión muscular puede ser consecuencia de una posición corporal incorrecta, de estrés social o psicológico, o del cansancio.

Síntomas y diagnóstico

Las cefaleas tensionales se manifiestan generalmente por la mañana o a primera hora de la tarde y empeoran durante el día. A menudo se experimenta un dolor sostenido y moderado sobre los ojos o la nuca, o bien una sensación de fuerte presión (como una cinta apretada alrededor de la cabeza), que puede acompañar al dolor. Éste puede abarcar toda la cabeza y a veces irradiar por detrás hacia la nuca hasta los hombros.

Para distinguir las cefaleas tensionales de los trastornos más graves, el médico tiene en cuenta la duración del dolor y cómo lo describe el paciente en cuanto a la localización, qué lo propicia y alivia y si está asociado a otros síntomas como mareo, debilidad, trastornos sensitivos o incluso fiebre. El dolor de cabeza de aparición reciente que despierta a la persona, es inusualmente agudo, continuo, aparece a raíz de un traumatismo craneal, o coincide con otros síntomas como hormigueo, debilidad, incoordinación, cambios visuales o desmayos, es muy probable que no sea una cefalea tensional. Puede que la causa sea un proceso grave que requiera una evaluación por el médico lo antes posible. Por ejemplo, las **cefaleas por un tumor cerebral** o por otra causa suelen ser de aparición reciente, progresivas, empeorando por la mañana y por la tarde, no estar asociadas con el cansancio ni el trabajo, estar acompañadas de falta de apetito y náuseas y mejorar o empeorar cuando la persona cambia de postura (al acostarse o levantarse). (• V. página 399)

Tratamiento

Con frecuencia es posible prevenir o controlar las cefaleas tensionales evitando o entendiendo el estrés que las ocasiona y poniendo remedio a éste. Una vez que se inicia la cefalea, pueden producir alivio los masajes suaves en los músculos del cuello, hombros y cabeza, acostarse y relajarse durante unos minutos, o el uso de la biorretroacción. (• V. página 308)

Se puede lograr un alivio rápido y temporal para la mayoría de las cefaleas con cualquiera de los analgésicos de venta sin prescripción médica, como la aspirina, el paracetamol (acetaminofén) o el ibuprofeno. Las cefaleas agudas pueden responder a los analgésicos más potentes de venta con prescripción médica, algunos de los cuales contienen derivados opiáceos (por ejemplo, codeína u oxicodona). (• V. recuadro, página 307) Algunas personas encuentran que la

Diferencias entre los dolores de cabeza

Tipo o causa	Características*	Pruebas diagnósticas
Tensión muscular (es la cefalea más frecuente).	Los dolores de cabeza son frecuentes; el dolor es intermitente, moderado y aparece en la parte anterior y posterior de la cabeza, o bien la persona experimenta una sensación generalizada de tirantez o rigidez.	Pruebas para descartar una enfermedad orgánica, evaluación de los factores psicológicos y de la personalidad.
Migraña.	El dolor se inicia en el ojo o alrededor de éste, o en la sien, se extiende a uno o ambos lados, habitualmente afecta toda la cabeza pero puede ser tan sólo de un lado, se notan las pulsaciones y se acompaña de pérdida de apetito, náuseas y vómitos. La persona sufre crisis periódicas semejantes durante un tiempo prolongado. Casi siempre, las crisis están precedidas por cambios en el estado de ánimo, pérdida de apetito y visión de puntos negros centelleantes. En alguna rara ocasión, la persona nota debilidad en un lado del cuerpo. A menudo la migraña incide en familias.	Si existen dudas acerca del diagnóstico y si el dolor de cabeza es de aparición reciente, se recomienda una exploración con una RM o una TC.
Dolor de cabeza en cúmulos o racimos.	La crisis es de corta duración (1 hora), el dolor es intenso y se siente a un lado de la cabeza. Las crisis son episódicas en cúmulos (con períodos libres de dolor) y se produce principalmente en varones. La persona manifiesta los siguientes síntomas en el mismo lado del dolor: hinchazón debajo del ojo, destilación nasal, ojos llorosos.	Fármacos para tratar la migraña por si acaso son eficaces (por ejemplo, sumatriptán, metisergida) o bien fármacos vaso-constrictores, corticos-teroides, indometacina o inhalación de oxígeno.
Presión arterial elevada (hipertensión).	Es una causa poco frecuente de dolor de cabeza, excepto en las personas afectas de hipertensión grave que aparece y desaparece como consecuencia de un tumor en una glándula suprarrenal. El dolor se acompaña de palpitaciones, se produce en crisis y se nota en la parte posterior o superior de la cabeza.	Pruebas de laboratorio: análisis de sangre y exploraciones de riñón.
Problemas de los ojos (iritis, glaucoma).	El dolor se produce en la parte anterior de cabeza o en los ojos o encima de éstos, es moderado o intenso y a menudo empeora después de mucho utilizar la vista.	Examen de los ojos.
Problemas de los senos parasanales.	El dolor es agudo o subagudo (no crónico), se siente en la parte anterior de la cabeza, es leve o intenso y habitualmente es peor por la mañana, aumenta por la tarde y empeora con el clima frío y húmedo. La persona tiene antecedentes de una infección de las vías respiratorias altas, dolor en una parte de la cara, nariz congestionada o con destilación.	Radiografías de los senos paranasales.
Tumor cerebral.	El dolor es de inicio reciente, intermitente y puede ser leve o intenso, puede producirse en un punto o en toda la cabeza. La persona puede experimentar una debilidad de lenta progresión en un lado del cuerpo, convulsiones, alteraciones visuales, pérdida del habla, vómitos, cambios en el estado mental.	Exploraciones con RM o T.
Infección cerebral (absceso).	El dolor es de inicio reciente, intermitente y va de leve a intenso y puede producirse en un punto o en toda la cabeza. La persona puede haber padecido anteriormente infecciones de los oídos, de los senos parasanales o de los pulmones o bien un reumatismo o una enfermedad congénita del corazón.	Exploraciones por RM o TC.

(continúa)

Diferencias entre los dolores de cabeza (continuación)

Tipo o causa	Características*	Pruebas diagnósticas
Infección de las membranas que recubren el cerebro (meningitis).	El dolor es de inicio reciente, constante, intenso y en toda la cabeza, y baja por el cuello. La persona se siente enferma, febril y tiene vómitos, todo ello precedido de un dolor de garganta o de una infección respiratoria; tiene dificultad para doblar el cuello y apoyar la barbilla sobre el pecho.	Análisis de sangre, punción lumbar.
Acumulación de sangre alrededor del cerebro.		
Hematoma subdural.	El dolor es de inicio reciente, intermitente o constante, de leve a intenso; puede producirse en un punto o en toda la cabeza; baja por el cuello. La persona ha sufrido una lesión anterior, puede presentar oscilaciones en su nivel de consciencia.	Exploración por RM o TC.
Hemorragia subaracnoidea.	El dolor es de inicio súbito, difuso, intenso y constante; en ocasiones se puede sentir en el ojo o alrededor del mismo; el párpado se cierra.	Exploración por RM o TC: si el resultado es negativo, punción lumbar.
Sífilis. Tuberculosis. Criptococosis. Sarcoidosis. Cáncer.	El dolor es de leve a intenso y se siente en toda la cabeza o en la parte superior de ésta. La persona tiene fiebre moderada y una historia de sífilis, tuberculosis, criptococosis, sarcoidosis, o cáncer.	Punción lumba.

*Una persona puede manifestar una, algunas o todas las características mencionadas.

cafeína (ingrediente contenido en algunas preparaciones contra el dolor de cabeza) mejora el efecto de los analgésicos. Sin embargo, la cefalea también puede estar inducida por un exceso de cafeína.

En el caso de las cefaleas producidas por estrés o depresión crónicos, no servirán los analgésicos solos para curarlas porque no tratan los problemas psicológicos subyacentes. La psicoterapia puede beneficiar a las personas con cefaleas causadas por conflictos sociales o psicológicos sin resolver.

Migraña

Una migraña es un dolor de cabeza recidivante, pulsátil e intenso que habitualmente afecta a un lado de la cabeza, aunque puede afectar a ambos. El dolor empieza repentinamente y puede estar precedido o acompañado de síntomas visuales, neurológicos o gastrointestinales.

Aunque la migraña puede iniciarse a cualquier edad, generalmente empieza en personas entre 10 y 30 años de edad. A veces desaparece después de los 50 y es más frecuente en mujeres que en varones. Si se tiene en cuenta que más del 50 por ciento de las personas con migraña tienen familiares que también la padecen, es de suponer que la tendencia puede estar transmitida genéticamente. En general, el dolor de la migraña es más grave que las cefaleas tensionales.

La migraña se manifiesta cuando las arterias que irrigan el cerebro se constriñen y a continuación se dilatan, lo que activa los receptores de dolor. No se conoce la causa de la constricción ni de la dilatación de los vasos sanguíneos, pero una concentración anormalmente baja de serotonina en sangre, una sustancia química que interviene en la comunicación de las neuronas (neurotransmisores), puede desencadenar las contracciones.

En raras ocasiones la causa subyacente de la migraña puede ser una malformación de un vaso sanguíneo; en tales casos, el dolor de cabeza se presenta casi siempre en el mismo lado. Sin embargo, en la mayoría de las personas los dolores de cabeza ocurren indistintamente en un lado u otro.

Síntomas y diagnóstico

No se dispone de ninguna prueba de laboratorio que sea útil para el diagnóstico de la migraña, aunque,

La migraña en general produce dolor en un solo lado de la cabeza

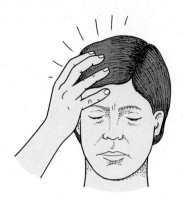

debido a su patrón específico del dolor, suele resultar fácil identificarla.

Alrededor del 20 por ciento de las personas manifiestan síntomas de depresión, irritabilidad, inquietud, náuseas o falta de apetito, que aparecen unos 10 a 30 minutos antes de iniciarse el dolor de cabeza (período denominado **aura** o **pródromo**). Un porcentaje similar de personas pierde la visión en un área específica (denominado punto ciego o escotoma), o perciben luces dispersas o centelleantes; con menos frecuencia sufren una distorsión de las imágenes, como por ejemplo, cuando los objetos parecen más pequeños o más grandes de lo que en realidad son. Algunas personas experimentan sensaciones de hormigueo o, con menor frecuencia, debilidad en un brazo o pierna. Es habitual que estos síntomas desaparezcan poco antes de iniciarse la cefalea, pero a veces se mezclan con el dolor.

El dolor migrañoso puede sentirse en un lado de la cabeza o en toda ella. En ocasiones, manos y pies pueden enfriarse y adquirir un tinte azulado. En la mayoría de los que tienen un pródromo, el patrón de dolor se mantiene igual con cada migraña, lo mismo que su localización. La migraña puede aparecer de forma muy frecuente durante largos períodos y después puede desaparecer durante semanas, meses o incluso años.

Prevención y tratamiento

Si no se recibe tratamiento, la duración de los episodios agudos de migraña puede ser de varias horas o días. Para algunos, los dolores de cabeza son leves y se alivian fácilmente con los analgésicos de venta sin prescripción médica. Pero es bastante frecuente que los dolores de cabeza sean

intensos e invalidantes en modo temporal, especialmente si se acompañan de náuseas, vómitos y malestar producido por la luz intensa (fotofobia). En tales casos es habitual que los analgésicos comunes no alivien el dolor de cabeza y éste puede disminuir solamente tras un período de descanso y sueño. Algunas personas se sienten irritables durante una crisis migrañosa y buscan estar solas, a menudo en un cuarto oscuro.

Dado que los dolores de cabeza y los principales síntomas de la migraña solamente ocurren después de la dilatación de las arterias constreñidas, el pródromo es una señal de alarma durante el cual se puede prevenir el dolor con un medicamento. El fármaco utilizado con más frecuencia es la ergotamina (un vasoconstrictor), que constriñe los vasos sanguíneos y, por tanto, ayuda a prevenir su dilatación y el consiguiente dolor. También la cafeína a dosis elevadas ayuda a prevenir la dilatación vascular y a menudo se administra junto con analgésicos o ergotamina. El fármaco sumatriptán mejora los efectos de la serotonina, cuyos valores bajos en sangre son probablemente lo que desencadena el episodio agudo de migraña. Para aliviar los síntomas se puede administrar el sumatriptán por vía oral o inyectado, ya que resulta más eficaz que la aspirina o el paracetamol (acetaminofén) pero también es mucho más caro. *La ergotamina y el sumatriptán afectan al flujo sanguíneo del cerebro, pueden ser peligrosos y no deberían utilizarse más de lo prescrito.*

Ciertos fármacos tomados a diario pueden prevenir la recurrencia de las crisis migrañosas. El betabloqueador propranolol proporciona una mejoría a largo plazo en alrededor del 50 por ciento de las personas con episodios frecuentes de migraña. Algunas personas refieren alivio del trastorno utilizando el verapamilo, un bloqueador del canal del calcio. Recientemente se ha encontrado que el fármaco anticonvulsivante valproato reduce la frecuencia de las crisis de migraña si se toma a diario. La metisergida es uno de los tratamientos preventivos más eficaces, pero debe utilizarse alternando con períodos de reposo porque puede causar una complicación grave denominada fibrosis retroperitoneal (formación de tejido cicatricial en lo más profundo del abdomen, lo cual puede obstruir el flujo sanguíneo a los órganos vitales). En consecuencia, el médico deberá supervisar de cerca la utilización de este fármaco.

Cefalea en cúmulos

La cefalea en cúmulos es un tipo de crisis migrañosa extremadamente dolorosa pero infrecuente.

La cefalea en cúmulos afecta principalmente a varones de más de 30 años de edad. El consumo de bebidas alcohólicas puede ser el desencadenante de la crisis, al igual que una carencia de oxígeno (por ejemplo, a elevadas alturas). El episodio empieza casi siempre de repente y concluye al cabo de una hora. A menudo se inicia con picor o destilación de una fosa nasal y sigue con dolor agudo en el mismo lado de la cabeza, extendiéndose alrededor del ojo. El párpado del mismo lado puede estar más caído después de la crisis y a menudo la pupila se contrae. La crisis se manifiesta en grupos, forma varias crisis que pueden variar de dos episodios por semana a varios durante el mismo día. La mayoría de los episodios de cefalea en cúmulos tiene lugar a lo largo de 6 a 8 semanas, en ocasiones incluso más tiempo, seguidos de intervalos sin dolor durante varios meses antes de que el trastorno vuelva a reaparecer.

Prevención y tratamiento

Las crisis pueden prevenirse con ergotamina, corticosteroides o metisergida. Las inyecciones de sumatriptán aportan un rápido alivio pero no previenen los episodios futuros. A veces es útil la inhalación de oxígeno para aliviar el dolor.

CAPÍTULO 63

Vértigo

El vértigo consiste en una falsa sensación de movimiento o de giro, o la impresión de que los objetos se mueven o giran, y esta situación habitualmente se acompaña de náuseas y pérdida del equilibrio.

Algunos utilizan la palabra **mareo** para describir un dolor de cabeza moderado, o bien cualquier vaga y esporádica sensación de desmayo, o incluso debilidad. Sin embargo, sólo el mareo verdadero, que los médicos denominan vértigo, causa una sensación de movimiento o giro. Puede ser momentánea o durar horas o incluso días. La persona con vértigo suele sentirse mejor si se acuesta y permanece inmóvil; sin embargo, el vértigo puede continuar incluso cuando no se mueve en absoluto.

Causas

El cuerpo percibe el sentido de la postura y controla el equilibrio a través de los órganos del equilibrio (situados en el oído interno). *(• V. página 1030)* Estos órganos tienen conexiones nerviosas con áreas específicas del cerebro. La causa del vértigo puede ser consecuencia de anormalidades en el oído, en la conexión nerviosa del oído al cerebro o en el propio cerebro. También puede estar asociado con problemas visuales o cambios repentinos en la presión arterial.

Son muchos los trastornos que suelen afectar al oído interno y causar vértigo. Puede tratarse de trastornos producidos por infecciones víricas o bacterianas, tumores, presión arterial anormal, inflamación de los nervios o sustancias tóxicas.

El mareo producido por el movimiento es una de las causas más frecuentes de vértigo, pudiéndose desarrollar en personas cuyo oído interno es sensible a ciertos movimientos, como los vaivenes o las paradas o arrancadas bruscas. Estas personas pueden sentirse especialmente mareadas al viajar en coche o en barco.

La enfermedad de Ménière produce crisis de vértigo repentinas y episódicas, junto con zumbidos en los oídos (tinnitus) y sordera progresiva. *(• V. página 1043)* Es habitual que los episodios tengan una duración de varios minutos a varias horas y que a menudo estén acompañados de náuseas y vómitos intensos. Se desconoce la causa.

Las infecciones víricas que afectan al oído interno (laberintitis) pueden causar vértigos que habitualmente se inician de repente y empeoran en el transcurso de varias horas. La enfermedad desaparece sin tratamiento al cabo de unos días.

El oído interno está comunicado con el cerebro por medio de nervios y el control del equilibrio está localizado en la parte posterior del cerebro. Cuando el flujo sanguíneo a esta zona del cerebro es inadecuado (enfermedad conocida como insuficiencia vertebrobasilar), la persona puede manifestar varios síntomas neurológicos, entre ellos vértigo.

Habitualmente cuando hay cefaleas, lenguaje ininteligible, visión doble, debilidad en una de las extremidades y movimientos incoordinados, éstas suelen ser síntomas de que el vértigo pueda estar causado por un trastorno neurológico del cerebro, más que por un problema limitado al oído. Tales trastornos cerebrales pueden ser la esclerosis múltiple, fracturas de cráneo, convulsiones, infecciones y tumores (especialmente los que crecen en la base del cerebro o cerca de éste).

Causas frecuentes de vértigo

Condiciones medioambientales
• Mareo.
• Fármacos.
• Alcohol.
• Gentamicina.

Problema circulatorio
• Accidente isquémico transitorio (alteración transitoria de la función del cerebro causada por insuficiente irrigación a determinadas partes del mismo durante corto tiempo) que afecta las arterias vertebrales y basilares.

Anomalías del oído
• Acumulación de calcio en uno de los conductos semicirculares del oído interno (causante del vértigo paroxístico benigno postural).
• Infección bacteriana del oído interno.
• Herpes zoster.
• Laberintitis (infección vírica del laberinto del oído).
• Inflamación del nervio vestibular.
• Enfermedad de Ménière.

Trastornos neurológicos
• Esclerosis múltiple.
• Fractura de cráneo con lesión del laberinto, su nervio, o de ambos.
• Tumores del cerebro.
• Tumor que comprime el nervio vestibular.

Dado que la capacidad del cuerpo para mantener el equilibrio está relacionada con la información visual, puede producirse una pérdida de equilibrio a causa de una visión deficiente, especialmente en caso de visión doble.

Las personas mayores o las que toman fármacos para controlar una enfermedad cardíaca o una hipertensión pueden sentir mareo o desmayarse cuando se ponen de pie bruscamente. Esta clase de mareos son consecuencia de una breve bajada de la presión arterial (hipotensión ortostática), (• V. página 111) cuya duración es momentánea, y a veces se puede prevenir incorporándose lentamente o usando medias de compresión.

Diagnóstico

Antes de establecer el tratamiento para el mareo, el médico deberá determinar su naturaleza y a continuación, su causa. ¿Cuál es el problema? ¿Se trata de una marcha incoordinada, una sensación de desmayo o de vértigo, o se debe a otra cosa? ¿Está la causa en el oído interno o en otra parte? Para deter-

minar la naturaleza del problema será útil conocer los detalles acerca del inicio del mareo, cuánto duró, qué lo desencadenó o qué produjo alivio y qué otros síntomas lo acompañaron (dolor de cabeza, sordera, ruidos en el oído o debilidad). En general, los casos de mareo no son un vértigo ni constituyen un síntoma grave.

La movilidad ocular del paciente puede aportarle datos importantes al médico porque los movimientos anormales de los ojos suelen indicar una posible disfunción del oído interno o de las conexiones nerviosas entre éste y el cerebro. El nistagmo es un movimiento rápido de los ojos, como si la persona estuviera mirando los rápidos rebotes de una pelota de ping pong, de izquierda a derecha o bien de arriba abajo. Puesto que la dirección de estos movimientos puede contribuir al diagnóstico, el médico tratará de estimular el nistagmo mediante un movimiento brusco de la cabeza del paciente o instilando unas gotas de agua fría en el canal auditivo. El equilibrio se puede comprobar solicitando a la persona que se quede inmóvil y que luego empiece a caminar sobre una línea recta, primero con los ojos abiertos y a continuación cerrándolos.

Algunas pruebas de laboratorio pueden contribuir a determinar la causa del mareo y del vértigo. Las pruebas de audición a menudo revelan enfermedades del oído que afectan tanto al equilibro como a la audición. Otras pruebas complementarias pueden consistir en estudios radiológicos y una tomografía computadorizada (TC) o una resonancia magnética (RM) de la cabeza. Tales pruebas pueden mostrar anormalidades óseas o tumores en los nervios. En caso de sospechar de una infección, el médico puede extraer una muestra de líquido del oído, de un seno o bien de la médula espinal mediante una punción lumbar. Si el médico sospecha una insuficiencia en el riego sanguíneo del cerebro, puede solicitar una angiografía (se inyecta un contraste en la sangre y luego se realizan radiografías para localizar obstrucciones en los vasos sanguíneos). (• V. página 301)

Tratamiento

El tratamiento depende de la causa subyacente del vértigo. Los fármacos que alivian el vértigo moderado son: la meclizina, el dimenhidrinato, la perfenazina y la escopolamina. Esta última es particularmente útil en la prevención del mareo debido al movimiento y puede aplicarse en forma de parche cutáneo, cuya acción en este caso dura varios días. Todos estos fármacos pueden causar somnolencia, especialmente en las personas de edad avanzada. La escopolamina en forma de parche es el que tiende a producir menos somnolencia.

Vértigo paroxístico benigno postural

El vértigo paroxístico benigno postural o posicional es un trastorno frecuente en que el vértigo empieza de repente y dura menos de un minuto. La mayoría de los episodios se desencadena con el cambio en la posición de la cabeza, lo que habitualmente ocurre al acostarse, al levantarse estando tendido o al girarse en la cama, o bien al echar la cabeza atrás para mirar hacia arriba. Parece que la causa del trastorno se debe al depósito de los restos de calcio en uno de los conductos semicirculares del oído interno que perciben la postura.

Aunque puede asustar, este tipo de vértigo es inocuo y desaparece por sí solo en unas semanas o meses. El médico puede enseñar a la persona afectada cómo proceder para que los restos de calcio en el conducto semicircular posterior se disuelvan gradualmente, obteniendo con ello alivio sin necesidad de fármacos. La persona no experimenta pérdida de audición ni zumbidos en los oídos.

CAPÍTULO 64

Trastornos del sueño

Los trastornos del sueño son alteraciones en la conciliación del sueño o durante el mismo, o bien alteraciones relativas a la duración del sueño, o a comportamientos anormales asociados al sueño, como el terror nocturno y el sonambulismo.

El sueño es algo necesario para sobrevivir y gozar de buena salud, pero todavía no se sabe por qué se necesita el sueño ni exactamente cómo nos beneficia. Las necesidades individuales de sueño varían ampliamente y en los adultos sanos van desde tan sólo 4 horas diarias de sueño hasta incluso 9 horas. En general, las personas duermen de noche aunque muchas lo hacen durante el día debido a sus horarios de trabajo, situación que a menudo ocasiona trastornos del sueño. Muchos de los trastornos del sueño son frecuentes.

Muchos factores, como la excitación o el estrés emocional, pueden determinar las horas de sueño de una persona y cómo se siente al despertar. Los medicamentos también pueden desempeñar un papel, algunos producen somnolencia mientras que otros dificultan el sueño. Incluso ciertos alimentos o aditivos como la cafeína, las especias fuertes y el glutamato monosódico pueden afectar al sueño.

El patrón del sueño no es uniforme sino que tiene varias fases diferenciadas. Durante un sueño nocturno normal hay 5 o 6 ciclos de sueño El sueño empieza por la fase 1 (el grado más superficial, en que la persona se despierta fácilmente) y avanza hasta la fase 4 (el grado de profundidad mayor, en que la persona se despierta con dificultad). En la fase 4, el tono muscular, la presión arterial y la frecuencia cardíaca y respiratoria están disminuidos al máximo. Además de estas 4 fases existe un tipo de sueño acompañado de movimientos oculares rápidos (REM) y de actividad cerebral. La actividad eléctrica en el cerebro es inusualmente alta durante el sueño REM, algo semejante a un estado de vigilia. En un electroencefalograma

Promedio diario de las necesidades de sueño

Edad	Número total de horas	Sueño REM (porcentaje del total)	Fase 4 de sueño (porcentaje del total)
Recién nacidos	13 a 17	50%	25%
2 años de edad	9 a 13	30 a 35%	25%
10 años de edad	10 a 11	25%	25 a 30%
16 a 65 años de edad	6 a 9	25%	25%
Mayores de 65 años	6 a 8	20 a 25%	0 a 10%

Fases del ciclo del sueño

El sueño atraviesa normalmente fases diferenciadas unas 5 o 6 veces durante la noche. El tiempo del sueño profundo es relativamente corto (fases 3 y 4). A medida que la noche transcurre se pasa más tiempo en el sueño con movimientos oculares rápidos (REM), pero esta fase es interrumpida por breves regresos al sueño ligero (fase 1). Durante la noche se producen breves despertares.

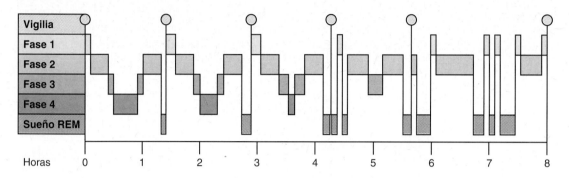

(EEG) puede registrarse la movilidad ocular y los cambios en las ondas cerebrales que se producen durante el sueño REM.

En el sueño REM, tanto la frecuencia como la profundidad de las respiraciones están aumentadas, pero el tono muscular está deprimido, incluso en mayor medida que en las fases de máxima profundidad del sueño no-REM. La mayoría de los sueños ocurre durante el sueño REM y en la fase 3 del sueño, mientras que el hablar dormido, los terrores nocturnos y el sonambulismo suelen ocurrir sobre todo durante las fases 3 y 4. Durante un sueño nocturno normal el sueño REM sigue inmediatamente después de cada uno de los 5 o 6 ciclos de la fase 4 del sueño no-REM, pero en realidad el sueño REM puede ocurrir en cualquier fase.

Insomnio

El insomnio es la dificultad para conciliar el sueño o permanecer dormido, o una alteración en el patrón del sueño que, al despertarse, lleva a la percepción de que el sueño ha sido insuficiente.

El insomnio no es una enfermedad sino un síntoma. Puede ser consecuencia de diversos trastornos emocionales y físicos y del uso de medicamentos. La dificultad para conciliar el sueño es frecuente entre jóvenes y ancianos y a menudo se manifiesta en el curso de alteraciones emocionales como ansiedad, nerviosismo, depresión o temor. Incluso hay personas que tienen dificultades para conciliar el sueño simplemente porque no experimentan cansancio, ni físico ni mental.

Las personas tienden a dormir menos a medida que envejecen y también se producen cambios en las fases del sueño. El sueño de la fase 4 disminuye y con el tiempo desaparece, en tanto que la persona se despierta con más frecuencia durante las demás fases. Aunque normales, estos cambios en el patrón del sueño hacen que la gente mayor piense que no está durmiendo lo suficiente. Sin embargo, no existen pruebas de que las personas sanas de edad avanzada necesiten dormir tanto como los jóvenes ni que requieran medicamentos para dormir con el fin de evitar estos cambios normales asociados con la edad.

El patrón del **insomnio de primera hora de la mañana** es más frecuente en las personas de edad avanzada. Algunas personas concilian el sueño normalmente, pero se despiertan varias horas antes de la hora habitual, no pueden volver a dormirse con facilidad y, a veces, tienen un sueño inquieto y poco reparador. A cualquier edad, el hecho de despertarse muy temprano puede ser un síntoma de depresión.

Las personas con una alteración en su patrón de sueño pueden experimentar **inversiones en el ritmo del sueño,** es decir, concilian el sueño a horas inadecuadas y no pueden dormir cuando deberían hacerlo. Las inversiones en el ritmo del sueño reflejan generalmente un desfase horario por un viaje en avión (especialmente de este a oeste), turnos de trabajo nocturnos irregulares, cambios frecuentes de horarios o el abuso de bebidas alcohólicas. A veces se debe al efecto secundario de un fármaco. El patrón de sueño puede verse alterado por lesiones al reloj interno del cerebro (causadas por

Medicación para dormir: no se debe tomar a la ligera

Los **hipnóticos** (sedantes, tranquilizantes menores, fármacos contra la ansiedad) son los medicamentos de uso más extendido. La mayoría son bastante seguros, pero todos pueden perder su eficacia una vez que la persona se acostumbra a ellos. Los hipnóticos pueden también producir síntomas de abstinencia cuando se suspende el tratamiento. Si se dejan tras algunos días de tomarlos, puede empeorar el problema original del sueño (insomnio de rebote) y aumentar la ansiedad. Los médicos recomiendan una reducción paulatina de la dosis; su completa suspensión puede requerir varias semanas.

La mayoría de los hipnóticos requieren receta médica porque pueden producir hábito o adicción y existe riesgo de sobredosis.

Los hipnóticos presentan un riesgo especial en las personas de edad avanzada con problemas respiratorios porque tienden a deprimir las áreas del cerebro que controlan la respiración.

También reducen el estado de alerta diurno, lo que entraña un peligro para la conducción o manipulación de maquinaria.

Son especialmente peligrosos cuando se toman en combinación con alcohol, otros hipnóticos, narcóticos, antihistamínicos y antidepresivos.

Todos estos fármacos causan mareo y pueden deprimir la respiración, lo que hace todavía más peligrosa la combinación de sus efectos.

Los hipnóticos más usuales y seguros son las **benzodiacepinas.** Dado que no disminuyen la cantidad total del sueño REM, no reducen la capacidad de soñar. Algunas benzodiacepinas permanecen más tiempo en el cuerpo que otras. Las personas mayores, las cuales no pueden metabolizar ni excretar los fármacos tan bien como la gente más joven, pueden estar más expuestas a experimentar mareos diurnos, lenguaje ininteligible y caídas. Por esta razón, los médicos tratan de evitar la prescripción de benzodiacepinas de acción prolongada, como flurazepam, clordiazepóxido y diazepam.

Los **barbitúricos,** uno de los hipnóticos de uso más frecuente, y el **meprobamato** no son tan seguros como las benzodiacepinas.

El **cloralhidrato** es relativamente seguro pero su uso es mucho menos frecuente que el de las benzodiacepinas.

Algunos **antidepresivos,** la amitriptilina, por ejemplo, pueden aliviar la depresión asociada al insomnio o el despertar de madrugada causado por crisis de pánico, pero los efectos adversos pueden constituir un problema, especialmente en las personas mayores.

La **difenhidramina** y el **dimenhidrinato** son dos medicamentos baratos que no requieren prescripción médica (de venta libre) que pueden aliviar los trastornos del sueño leves u ocasionales, pero no se utilizan como sedantes porque tienen efectos adversos potenciales, especialmente entre las personas de edad avanzada.

---

una encefalitis, un ictus, o una enfermedad de Alzheimer, por ejemplo).

Diagnóstico

Con el fin de diagnosticar el insomnio, el médico valorará el patrón de sueño de la persona, el uso que ésta haga de medicamentos, alcohol y drogas ilegales, el grado del estrés psicológico, la historia clínica y su nivel de actividad física. Algunas personas necesitan menos sueño que otras y por ello el diagnóstico de insomnio se basará en las necesidades individuales. Los médicos pueden clasificar el insomnio como primario, una alteración del sueño de larga duración que aparentemente no está asociada a factores de estrés ni a vivencias, o como secundario, una alteración causada por dolor, ansiedad, fármacos, depresión o un estrés desmesurado.

Tratamiento

El tratamiento del insomnio se basa en su causa y en el grado de gravedad. Las personas de edad experimentan cambios asociados con el sueño que habitualmente no requieren tratamiento porque se trata de cambios normales. Dado que probablemente el número total de horas de sueño disminuye con la edad, puede ser útil para las personas mayores irse a dormir más tarde o levantarse más temprano. Las personas con insomnio pueden mejorar su estado si permanecen tranquilas y relajadas durante la hora antes de acostarse, procurando crear en sus habitaciones una atmósfera que invite al sueño. Para ello se requiere luz tenue, el mínimo de ruido posible y una temperatura agradable en la habitación.

Si la causa del insomnio se debe al estrés emocional, resultará más útil un tratamiento para aliviar el estrés en lugar de tomar medicamentos para dormir. Cuando el insomnio se manifiesta con depresión se debe acudir al médico, quien hará una valoración global y prescribirá un tratamiento. Ciertos antidepresivos suelen inducir el sueño debido a sus propiedades sedantes.

La ciencia se despierta de los trastornos del sueño

Los laboratorios de centros del sueño valoran, diagnostican y tratan a las personas que sufren de cualquier tipo de trastorno del sueño. Los siguientes síntomas pueden aconsejar una pronta consulta a un laboratorio del sueño:
• Insomnio.
• Dependencia de medicamentos para dormir.
• Hipersomnia.
• Ronquidos intensos o ahogo.
• Pesadillas.
• Sueño anormal según el testimonio de observadores.

Una valoración inicial en un laboratorio del sueño puede consistir en lo siguiente:
• Historial de sueño que a menudo incluye un patrón de sueño.
• Historia clínica general.
• Exploración física.
• Análisis de sangre.
• Pruebas en el laboratorio del sueño.

Dos ejemplos de las pruebas realizadas en el laboratorio del sueño son la polisomnografía durante la noche y una prueba de latencia múltiple del sueño. En la **polisomnografía durante la noche,** la persona se pasa toda la noche en un laboratorio del sueño con unos electrodos colocados para medir las fases del sueño y otros parámetros psicológicos. La prueba valora la apnea del sueño o las alteraciones de los movimientos durante éste. En una **prueba de latencia múltiple del sueño,** la persona se pasa todo el día en un laboratorio del sueño, haciendo siestas a intervalos. Esta prueba valora la somnolencia diurna, esecialmente en caso de narcolepsia.

El uso intermitente de medicamentos para dormir (sedantes e hipnóticos) puede ser útil en caso de que los trastornos del sueño interfieran con las actividades personales y con la sensación de bienestar.

Hipersomnia

La hipersomnia es un aumento en las horas absolutas de sueño, aproximadamente en un 25 por ciento más del patrón normal de sueño de una persona.

Aunque es menos frecuente que el insomnio, la hipersomnia es un síntoma que a menudo indica la posibilidad de una enfermedad grave. Las personas sanas pueden experimentar una hipersomnia tem-poral durante algunas noches o días como consecuencia de un período de privación de sueño continuado o debido a un esfuerzo físico inusual. Si la hipersomnia se prolonga más allá de unos días, puede ser síntoma de un trastorno psicológico (ansiedad o depresión grave), o del abuso de hipnóticos, falta de oxígeno y acumulación de anhídrido carbónico en el cuerpo como consecuencia de la apnea durante el sueño, o bien debido a trastornos cerebrales. La hipersomnia crónica que se presenta en una edad temprana puede ser un síntoma de narcolepsia.

Cuando la hipersomnia es de desarrollo reciente y repentino, el médico se informará acerca del estado de ánimo de la persona, acontecimientos actuales y cualquier medicamento que pueda estar tomando. Puesto que la causa podría tratarse de una enfermedad, el médico examinará el corazón, los pulmones y el hígado. Las pruebas de laboratorio pueden confirmar la enfermedad. La hipersomnia reciente que no tiene una explicación fácil como la existencia de una enfermedad o el abuso de fármacos, puede estar causada por un trastorno psiquiátrico (como depresión) o un problema neurológico (como encefalitis, meningitis o un tumor en la cabeza). Una exploración neurológica puede indicar depresión, deterioro de la memoria o síntomas neurológicos anormales. En la persona con síntomas de algún problema neurológico, se realizan pruebas de imágenes como una tomografía computadorizada (TC) o una resonancia magnética (RM) y la persona se remite al neurólogo.

Narcolepsia

La narcolepsia es una alteración poco frecuente del sueño, que se caracteriza por crisis recidivantes de sueño durante las horas normales de vigilia y también de cataplejía, parálisis del sueño y alucinaciones.

Se desconoce la causa, pero el trastorno suele presentarse en personas con antecedentes familiares, lo que sugiere una predisposición genética. Aunque la narcolepsia no tenga consecuencias graves para la salud, puede producir un sentimiento de temor y aumentar el riesgo de accidentes.

Síntomas

Los síntomas suelen iniciarse en la adolescencia o al comienzo de la edad adulta, sin que exista enfermedad previa, y persisten durante toda la vida Una persona con narcolepsia puede tener una crisis de sueño en cualquier momento y el deseo de dormir sólo podrá resistirlo temporalmente. La persona despierta del sueño narcoléptico con igual facilidad que del sueño normal. Pueden producirse una o varias crisis al día y es habitual que cada una de ellas se prolongue durante una hora o menos. Es más probable que las crisis se presenten en situaciones monótonas como las reuniones aburridas o la conducción prolongada por autopistas. La persona puede sentirse bien al despertarse y, sin embargo, puede volver a dormirse a los pocos minutos.

La persona afectada de narcolepsia puede manifestar una parálisis momentánea sin pérdida de la consciencia (un trastorno denominado **cataplejía**) en respuesta a reacciones emocionales bruscas, como sentimientos de enfado, temor, alegría, gozo, o sorpresa. Dicha persona puede experimentar una debilidad en las extremidades, puede soltar lo que esté sosteniendo en las manos o puede caerse. También pueden producirse episodios esporádicos de **parálisis del sueño** en los que, al quedarse dormida, o inmediatamente después de despertarse, la persona quiere moverse pero es incapaz de hacerlo. Estos episodios suelen asociarse a un gran sentimiento de terror. Pueden producirse **alucinaciones** vívidas en que la persona tiene ilusiones visuales o auditivas, al inicio del sueño o, con menor frecuencia, al despertar. Las alucinaciones son semejantes a las de los sueños normales, pero más intensas. Sólo un 10 por ciento de los afectados de narcolepsia manifiesta todos estos síntomas; la mayoría experimenta tan sólo algunos.

Diagnóstico

Aunque el diagnóstico por lo general está basado en los síntomas, no significa necesariamente que síntomas similares indiquen un trastorno narcoléptico. Los fenómenos de cataplejía, parálisis del sueño y alucinaciones se presentan con frecuencia en niños pequeños y a veces en adultos sanos que no manifiestan otros trastornos del sueño Si existen dudas acerca del diagnóstico por parte del médico, la persona podrá ser remitida a un laboratorio de estudio del sueño. El registro de la actividad eléctrica del cerebro mediante un electroencefalograma (EEG) puede mostrar los patrones del sueño REM que se producen cuando la persona concilia el sueño, lo cual es típico de la narcolepsia. No se han observado cambios estructurales en el cerebro ni se han detectado anomalías en los análisis de sangre.

Tratamiento

Para el alivio de la narcolepsia pueden ser útiles los fármacos estimulantes como efedrina, anfetaminas, dextroanfetamina y metilfenidato, pudiendo ser necesario un ajuste de la dosis para prevenir los efectos secundarios como sacudidas, hiperactividad o

pérdida de peso. De ahí que los médicos controlen cuidadosamente a los pacientes cuando se inicia el tratamiento farmacológico. La imipramina, un antidepresivo, es el fármaco de elección en el tratamiento de la cataplejía.

Apnea
durante el sueño

La apnea durante el sueño es un grupo de trastornos graves en los que la respiración se detiene repetidamente durante el sueño (apnea) un tiempo lo bastante prolongado como para provocar una desoxigenación sanguínea y cerebral y aumentar la cantidad de anhídrido carbónico.

La apnea durante el sueño suele ser obstructiva o central. La **apnea obstructiva** se debe a una obstrucción en la garganta o en las vías respiratorias superiores. La **apnea central** es consecuencia de una disfunción en la parte del cerebro que controla la respiración. En la apnea obstructiva durante el sueño a veces se presentan una combinación de concentraciones bajas de oxígeno en sangre y altas de anhídrido carbónico de forma prolongada que reducen la sensibilidad del cerebro a tales anomalías, añadiendo un elemento de apnea central al trastorno obstructivo.

En general, la apnea obstructiva durante el sueño se presenta en varones obesos que, en su mayoría, suelen intentar dormir de espaldas. Este trastorno es mucho menos frecuente en mujeres. La obesidad, probablemente como consecuencia del envejecimiento de los tejidos corporales y de otros factores, produce un estrechamiento de las vías aéreas superiores. El riesgo de desarrollar la apnea obstructiva durante el sueño se incrementa debido al tabaquismo, al abuso de bebidas alcohólicas y por enfermedades pulmonares como el enfisema. Puede existir una predisposición hereditaria a la apnea del sueño (estrechamiento de la garganta y de las vías aéreas superiores), afectando en este caso a varios miembros de una misma familia.

Síntomas

Dado que los síntomas aparecen durante el sueño, la descripción debe hacerla alguien que observe al individuo dormido. Los ronquidos son el síntoma más frecuente y están asociados con jadeos, ahogo, pausas en la respiración y despertares bruscos. En los casos graves las personas afectadas tienen repetidas crisis de ahogo obstructivo asociadas al sueño, tanto de noche como de día, y con el tiempo interfieren con el trabajo diurno y aumentan el riesgo de complicaciones. La apnea del sueño grave y prolongada puede producir cefaleas,

Apnea del sueño

Individuo típico con apnea del sueño: obeso, cuello corto y fumador.

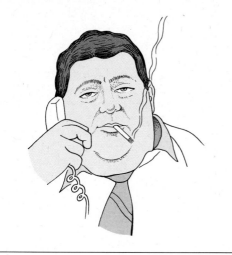

hipersomnia diurna, actividad mental disminuida y finalmente insuficiencia cardíaca y pulmonar. En esta última fase, los pulmones no son capaces de oxigenar la sangre adecuadamente ni de eliminar el anhídrido carbónico.

Diagnóstico

La apnea del sueño se diagnostica a menudo en sus fases iniciales, basándose en la información aportada por la pareja con quien duerme el afectado; ésta puede describir ronquidos intensos o jadeos y los despertares con grandes sobresaltos, todo ello con ahogo o empeoramiento del cansancio diurno. La confirmación del diagnóstico y la valoración de la gravedad del caso se realiza mejor en un laboratorio de estudio del sueño. Las pruebas realizadas servirán al médico para diferenciar la apnea obstructiva del sueño de la central.

Tratamiento

Para los afectados de apnea obstructiva durante el sueño los primeros pasos son: dejar de fumar, evitar el abuso de bebidas alcohólicas y perder peso. El tratamiento con tranquilizantes, fármacos para dormir u otros sedantes no son recomendables para las personas con ronquidos intensos ni tampoco para las que sufren ahogo durante el sueño. Las personas con apnea central suelen beneficiarse del uso de un instrumento que les ayuda a respirar mientras duermen. También es importante el cambio postural durante el sueño y se reco-

mienda a las personas que roncan que duerman de lado o boca abajo.

Si no fuera posible controlar la apnea del sueño con estos sencillos procedimientos, puede aplicarse una presión positiva continua a las vías aéreas mediante un dispositivo similar a una mascarilla de oxígeno que suministra una mezcla de oxígeno y aire a través de la nariz. El dispositivo en cuestión mantiene la vía aérea abierta y ayuda a regularizar la respiración. La mayoría de las personas se adapta rápidamente a estos aparatos, con excepción de los alcohólicos. Por otro lado, los odontólogos fabrican unos dispositivos bucales que suelen ser útiles para reducir la apnea y los ronquidos en muchos individuos.

Muy raramente, una persona con apnea grave del sueño necesita una traqueostomía. Se trata de un procedimiento quirúrgico que crea una abertura permanente en la tráquea a través del cuello. Para solucionar el problema se recurre a veces a otros procedimientos quirúrgicos para ensanchar la vía aérea superior. No obstante, estas medidas extremas están indicadas en pocas ocasiones y habitualmente las realiza un especialista.

Parasomnias

Las parasomnias son sueños y actividades físicas particularmente vívidas que se presentan durante el sueño.

Durante el sueño pueden ocurrir diversos movimientos inconscientes que en su mayoría no se recuerdan y que son más frecuentes en los niños que en los adultos. Justo antes de conciliar el sueño, prácticamente todas las personas en ocasiones experimentan una sacudida breve e involuntaria de todo el cuerpo. Algunas también tienen parálisis del sueño o breves alucinaciones. Normalmente, durante el sueño las personas tienen sacudidas esporádicas de las piernas; los adultos pueden hacer rechinar los dientes intensamente (bruxismo), tener movimientos periódicos y sufrir pesadillas. Los estados de sonambulismo, los golpes de cabeza, los terrores nocturnos y las pesadillas son más frecuentes en los niños, y causan gran angustia. Las crisis epilépticas pueden manifestarse a cualquier edad.

El síndrome de las **piernas inquietas (acatisia)** es un trastorno bastante común que suele aparecer justo antes de dormirse, particularmente entre los mayores de 50 años, Sobre todo en situaciones de estrés, las personas con acatisia experimentan un ligero malestar en las piernas, junto con movimientos espontáneos e incontrolables de las mismas. Se desconoce la causa de este trastorno, pero más de un tercio de los afectados tienen antecedentes familiares. A veces puede prevenirse tomando benzodiacepinas antes de acostarse.

Los **terrores nocturnos** son episodios de temor con gritos y agitación y a menudo se acompañan de sonambulismo. Estos episodios suelen aparecer durante las fases no-REM del ciclo del sueño. Puede ser útil el tratamiento con benzodiacepinas, como el diazepam.

Las **pesadillas** afectan a niños y adultos y son sueños particularmente vívidos y aterradores, seguidos de un brusco despertar. Las pesadillas se producen durante el sueño REM y son más frecuentes en estados febriles, situaciones de cansancio excesivo o tras la ingesta de bebidas alcohólicas. No existe un tratamiento específico para corregir el trastorno.

El **sonambulismo** es el acto de caminar de forma semiconsciente durante el sueño sin darse cuenta de ello y es más frecuente al final de la niñez y durante la adolescencia. Las personas no sueñan durante los estados de sonambulismo; de hecho, la actividad cerebral en este período, aunque anormal, se parece más a la de un individuo despierto que a la de un estado de sueño. Los sonámbulos pueden murmurar de forma repetida y algunos se lesionan al tropezar con obstáculos. Por lo general, la mayoría no recuerda el episodio.

No existe un tratamiento específico para corregir el trastorno. La tendencia al sonambulismo puede a veces reducirse dejando una luz encendida en la habitación o en el pasillo. No se recomienda despertar al sonámbulo bruscamente ya que puede reaccionar con violencia. Debería despejarse el camino del sonámbulo retirando los obstáculos u objetos que puedan romperse y también deberían cerrarse con llave las ventanas que sean de fácil acceso.

CAPÍTULO 65

Debilidad muscular

La debilidad muscular es un problema corriente con diversos significados para distintas personas Para algunas, es sencillamente una sensación de cansancio o agotamiento.

Sin embargo, si existe una verdadera debilidad muscular, un gran esfuerzo no genera una fuerza normal y la debilidad puede afectar a todo el cuerpo o bien estar limitada a un brazo, una pierna o incluso a una mano o a un dedo. A pesar de que la debilidad suele ser consecuencia de problemas en los músculos, tendones, huesos o articulaciones, habitualmente la debilidad muscular es producida por alteraciones en el sistema nervioso. Algunos casos de debilidad siempre ocurren tras un período de enfermedad, apareciendo a menudo en las personas de edad avanzada (sarcopenia).

Diagnóstico

En la valoración de la debilidad muscular los médicos buscan señales que les permitan identificar la causa del problema y luego tratan de localizar cuáles son los músculos débiles y cuantificar el grado de esa debilidad. Los músculos se examinan de forma sistemática, comenzando generalmente por la cara y el cuello, a continuación los brazos y finalmente las piernas. En condiciones normales, la persona debería ser capaz de mantener los brazos extendidos durante algunos minutos sin que se produzca balanceo ni temblor en éstos. La incapacidad de mantener los brazos en esa posición puede ser un síntoma de debilidad. La fuerza de grupos musculares contra resistencia se valora empujando o estirando mientras el médico hace lo mismo en sentido contrario.

Las pruebas funcionales pueden proporcionar información sobre la debilidad muscular; para ello la persona realizará diversas maniobras mientras el médico toma nota de cualquier deficiencia que exista en los grupos musculares implicados. Por ejemplo, puede comprobar la habilidad de la persona para levantarse de la silla sin ayudarse con los brazos, levantarse estando en cuclillas, mantenerse sobre las puntas de los dedos de los pies o de los talones y asir un objeto con la mano.

Los médicos buscan indicios de desgaste muscular (atrofia), que puede ser consecuencia de lesiones en el propio músculo o en sus nervios, aunque también puede deberse a una atrofia por falta de uso, como sucede tras un prolongado período en cama. El aumento de la musculatura (hipertrofia) se produce normalmente con ejercicios como el levantamiento de pesas, pero a veces la hipertrofia es consecuencia del trabajo excesivo de un músculo en particular para compensar la debilidad de otro. Los músculos también pueden aumentar de volumen cuando el tejido muscular normal es sustituido

Causas de debilidad muscular

Problema subyacente	Ejemplo	Consecuencias principales
Lesión del cerebro.	Ictus o tumor cerebral.	Debilidad o parálisis del lado del cuerpo opuesto a la lesión cerebral. La articulación del lenguaje, la deglución, la personalidad y los procesos del pensamiento pueden verse afectados.
Lesión de la médula espinal.	Traumatismo del cuello o espalda, tumores de la médula espinal, estrechamiento del canal espinal, esclerosis múltiple, mielitis transversa, déficit de vitamina B_{12}.	Debilidad o parálisis de brazos o piernas por debajo del nivel de la lesión, pérdida progresiva de la sensibilidad por debajo del nivel de la lesión, dolor de espalda. Las funciones intestinales, de la vejiga urinaria y sexuales pueden verse afectadas.
Degeneración de los nervios de la médula espinal.	Esclerosis lateral amiotrófica.	Pérdida progresiva de masa y fuerza musculares, pero sin pérdida de la sensibilidad.
Lesión de las raíces nerviosas espinales.	Hernia discal en el cuello o en la parte baja de la columna.	Dolor en el cuello y debilidad o entumecimiento en un brazo, dolor lumbar con irradiación a una pierna (ciática) y debilidad o entumecimiento de una pierna.
Lesión de un único nervio (mononeuropatía).	Neuropatía diabética, compresión local.	Debilidad o parálisis muscular y pérdida de sensibilidad en el área invervada por el nervio lesionado.
Lesión de varios nervios (polineuropatía).	Diabetes, síndrome de Guillain-Barré, déficit de ácido fólico y otras enfermedades del metabolismo.	Debilidad o parálisis de los músculos y pérdida de la sensibilidad en las áreas dependientes de los nervios afectados.
Enfermedad de la unión neuromuscular.	Miastenia grave, toxicidad por curare, síndrome de Eaton-Lambert, intoxicación por insecticidas.	Parálisis o debilidad de muchos músculos.
Enfermedad muscular.	Enfermedad de Duchenne (distrofia muscular).	Debilidad muscular progresiva en todo el cuerpo.
	Infecciones o trastornos inflamatorios (miositis vírica aguda, polimiositis).	Dolor y debilidad en los músculos.
Problemas psicológicos.	Depresión, síntomas imaginarios, histeria (reacción de conversión).	Quejas acerca de debilidad en todo el cuerpo, parálisis sin evidencia de lesiones nerviosas.

por un tejido anormal, como ocurre en la amiloidosis y en ciertos trastornos musculares hereditarios como la miotonía congénita.

Durante la exploración, el médico, al palpar los músculos, indaga la presencia de dolor y la consistencia de los mismos. La musculatura en general es consistente pero no dura, y lisa, sin protuberancias. También es posible realizar una exploración para detectar movimientos anormales. Si se observan sacudidas breves, ligeras e irregulares bajo la piel (fasciculaciones), éstas suelen indicar una enfermedad de los nervios, aunque a veces aparecen también en personas sanas (especialmente las que están nerviosas o tienen frío) y son habituales en los músculos de las pantorrillas de los ancianos. La miotonía (incapacidad del músculo para relajarse)

Aproximación al conocimiento de la debilidad muscular

Problemas en los nervios	Problemas en los músculos
Los músculos pueden deteriorarse pero en realidad ser más fuertes de lo que parecen.	Los músculos pueden estar más débiles de lo que aparentan.
Se producen pequeñas contracciones musculares debajo de la piel.	No se producen pequeñas contracciones musculares debajo de la piel.
Los reflejos pueden estar inesperadamente disminuidos o ausentes por completo.	Los reflejos pueden estar presentes aunque los músculos estén muy debilitados.
Puede existir pérdida de sensibilidad en toda el área de la debilidad muscular.	La sensibilidad (como la del tacto y la percepción de calor) son normales, pero los músculos pueden doler a la presión.

habitualmente denota un problema muscular más que de los nervios.

La exploración neurológica es útil para identificar anomalías de la sensibilidad, coordinación, movilidad motora y reflejos. (• *V. página 296)* Los estudios neurológicos (como la medición de la conducción nerviosa) son útiles para determinar la normalidad del funcionamiento de la inervación de los músculos.

La electromiografía es una prueba que registra los impulsos eléctricos del músculo y sirve para determinar su normalidad. Si hay alguna alteración de los músculos, la electromiografía puede ayudar a diferenciar si se trata de una anormalidad del nervio del músculo.

Si el problema radica en el propio músculo, el médico puede realizar una biopsia muscular (obtención de un pequeño fragmento de tejido muscular para su examen al microscopio). Los análisis de sangre pueden medir la velocidad de sedimentación de los glóbulos rojos (en caso de inflamación podría ser elevada) y la concentración de creatincinasa (una enzima muscular normal que puede salir del músculo y pasar a la sangre cuando existe una lesión muscular).

CAPÍTULO 66

Distrofia muscular y trastornos afines

Las distrofias musculares son un grupo de trastornos musculares hereditarios que ocasionan debilidad de los músculos de gravedad variable. Otros trastornos hereditarios incluyen las miopatías miotónicas, las enfermedades por acumulación de glucógeno y la parálisis periódica.

Distrofias musculares de Duchenne y Becker

Las distrofias musculares de Duchenne y Becker son las enfermedades distróficas musculares más frecuentes, causando debilidad en los músculos próximos al torso.

El defecto genético de la distrofia de Duchenne es distinto del que causa la distrofia muscular de Becker, pero en ambos casos está afectado el mismo gen. El gen es recesivo y ligado al cromosoma X. (• *V. recuadro, página 11)* Aunque la mujer sea portadora del gen anómalo, ella no padecerá la enfermedad porque el cromosoma X normal compensará la anomalía genética del otro cromosoma X anómalo. En cambio, cualquier varón que reciba el cromosoma X anómalo sufrirá la enfermedad.

Los niños con la distrofia muscular de Duchenne tienen una falta casi total de un producto genético denominado **distrofina**, una proteína esencial para los músculos que es supuestamente responsable del mantenimiento de la estructura de las células musculares. La distrofia muscular de Duchenne afecta entre 20 y 30 niños de cada 100 000 nacimientos de varones. En cambio, los niños con la distrofia muscular de Becker producen distrofina, pero la proteína es más grande de lo normal y no funciona adecuadamente. Esta enfermedad afecta a 3 de cada 100 000 niños varones.

Síntomas

La **distrofia muscular de Duchenne** aparece típicamente en niños de 3 a 7 años, primero en forma de una debilidad muscular en la zona pelviana, y después en los hombros, afección que se agrava

Distrofia muscular

Las personas con distrofia muscular tienen dificultades para levantarse del asiento.

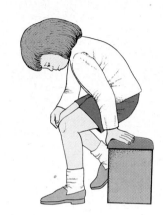

progresivamente. A medida que se debilitan, los músculos aumentan de tamaño, pero el tejido muscular es débil. En el 90 por ciento de los niños con este trastorno es frecuente un aumento de tamaño y una debilidad del músculo cardíaco, que causa problemas de la frecuencia cardíaca que se pueden registrar en un electrocardiograma.

Los niños afectados de distrofia de Duchenne tienen una marcha vacilante, caídas frecuentes y dificultad para ponerse de pie y subir escaleras. Los músculos de sus brazos y piernas suelen sufrir contracturas alrededor de las articulaciones, por lo que los codos y las rodillas no pueden extenderse totalmente. Por último, se produce una curvatura en la columna vertebral (escoliosis) y, en general, los niños afectados quedan confinados a una silla de ruedas a los 10 o 12 años de edad. La progresión de la debilidad les hace propensos a la pulmonía y otras enfermedades, y la mayoría muere antes de los 20 años de edad.

Aunque los síntomas son similares en ambos tipos de distrofia, los niños con la **distrofia muscular de Becker** tienen un pronóstico menos grave, apareciendo los síntomas iniciales hacia los 10 años de edad. A los 16 años muy pocos terminan en una silla de ruedas, y más del 90 por ciento están aún vivos a los 20 años de edad.

Diagnóstico

El médico sospecha una distrofia muscular si un niño joven manifiesta debilidad y si ésta es progresiva. Una enzima sérica (la creatincinasa) se escapa de las células musculares y su concentración en la sangre aumenta. Sin embargo, un aumento notable de la creatincinasa no significa necesariamente que la persona padezca una distrofia muscular, porque otras enfermedades musculares pueden aumentar los valores de esta enzima.

Para confirmar el diagnóstico es habitual que el médico practique una biopsia muscular (obtención de un pequeño fragmento del músculo para su examen al microscopio). La biopsia muscular pone de manifiesto la presencia de tejido muerto (necrosis) y un aumento en el tamaño de las fibras musculares; en las fases más avanzadas de la distrofia muscular, la grasa y otros tejidos reemplazan al tejido muscular necrosado. La distrofia muscular de Duchenne se diagnostica cuando unas pruebas especiales ponen de manifiesto unos valores extremadamente bajos de distrofina en el músculo. Las pruebas para confirmar el trastorno consisten en estudios eléctricos de la función muscular (electromiografía) y de la conducción de los nervios. (• *V. página 301*)

Tratamiento

Las distrofias musculares de Duchenne y de Becker no tienen curación aunque la fisioterapia y el ejercicio son útiles para prevenir la contractura muscular permanente alrededor de las articulaciones. En las formas con gran rigidez y dolor muscular a veces está indicada la cirugía.

Se está investigando la administración de prednisona, un fármaco corticosteroide, como un fármaco que puede mejorar temporalmente la debilidad muscular. También se está investigando la terapia genética, la cual facilitaría la producción de distrofina por parte de los músculos.

Las familias cuyos miembros padezcan la distrofia muscular de Duchenne o de Becker deben consultar a un genetista para valorar el riesgo de pasar a sus descendientes el rasgo de la distrofia muscular.

Otras distrofias musculares

Se trata de un grupo de trastornos musculares distróficos hereditarios mucho menos frecuentes que también causan una progresiva debilidad muscular.

La **distrofia muscular de Landouzy-Déjerine** se transmite a través de un gen autosómico dominante; (• *V. página 9*) por lo tanto, solamente un gen anormal es el responsable de la enfermedad, la cual puede observarse indistintamente en varones y mujeres. La distrofia muscular de Landouzy-Déjerine generalmente se inicia entre los 7 y los 20 años de edad. Se caracteriza por la afectación de los músculos faciales y de los hombros, por lo que el afectado experimenta dificultades para elevar los brazos, silbar y cerrar los ojos. En algunas personas con esta enfermedad se observa una debilidad en la musculatura de la tibia y el peroné, lo que dificulta flexionar (levantar) el pie por el tobillo, resultando en la dorsiflexión del pie y eversión (pie caído). La distrofia de Landouzy-Déjerine rara vez causa un debilitamiento grave y los afectados de esta enfermedad tienen una expectativa de vida normal.

Las distrofias musculares de cinturas causan debilidad de la cintura pélvica **(distrofia muscular de Leyden-Möbius)** o del hombro **(distrofia muscular de Erb)**. Se trata de enfermedades hereditarias que generalmente aparecen en la edad adulta y rara vez producen una debilitamiento grave.

Las **miopatías mitocondriales** son trastornos musculares que se heredan a través de la madre cuando los genes anómalos de la mitocondria (que interviene en la energía celular) pasan al óvulo. Las mitocondrias tienen sus propios genes. Dado que los espermatozoides no aportan mitocondrias durante la fertilización, todos los genes mitocondriales provienen de la madre y por ello el trastorno nunca puede heredarse del padre. Estas raras enfermedades a veces producen una debilidad progresiva en un solo grupo muscular, como los músculos de los ojos (oftalmoplejía).

Diagnóstico

El diagnóstico requiere la obtención de una muestra del tejido afectado (biopsia muscular), que se examinará al microscopio, o la realización de pruebas bioquímicas. Desafortunadamente, no existe un tratamiento específico, por lo que conseguir un diagnóstico preciso de estas formas menos comunes de distrofia muscular no suele ser de gran utilidad.

Miopatías miotónicas

Las miopatías miotónicas son un grupo de trastornos que se caracterizan por una relajación anormalmente lenta después de la contracción de un músculo, lo que posiblemente conduce a la debilidad, espasmos y acortamiento de los músculos (contracturas).

La **distrofia miotónica (enfermedad de Steinert)** es un trastorno autosómico dominante que afecta por igual a mujeres y varones. Esta enfermedad produce flaccidez, rigidez y contracturas musculares, especialmente en las manos.

También es frecuente la caída de los párpados. Los síntomas pueden aparecer a cualquier edad y su gravedad es variable, de leve a grave. Los casos graves presentan una pronunciada debilidad muscular asociada a otros síntomas como catara-

Miopatía mitocondrial

Obsérvese la ptosis palpebral (caída de los párpados) y la oftalmopejía (compruébese en este caso la imposibilidad de realizar el movimiento con el ojo derecho al mirar hacia la derecha).

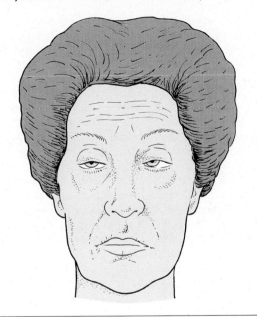

tas, atrofia testicular, calvicie prematura, arritmias cardíacas, diabetes y retraso mental. Las personas con una afectación grave suelen fallecer hacia los 50 años de edad.

La **miotonía congénita (enfermedad de Thomsen)** es un trastorno infrecuente autosómico dominante que afecta por igual a varones y mujeres y que suele iniciarse en la infancia. Las manos, las piernas y los párpados se vuelven muy rígidos debido a una incapacidad de relajar los músculos; sin embargo, la debilidad suele ser mínima. El diagnóstico se establece por el aspecto físico característico del niño, por la incapacidad para relajar la mano una vez que la ha abierto y cerrado varias veces seguidas y por la contracción muscular persistente cuando el médico percute directamente el músculo. Para confirmar el diagnóstico se requiere un electromiograma. La enfermedad de Thomsen se trata con fenitoína, sulfato de quinina, procainamida o nifedipina para reducir la rigidez y los espasmos musculares, pero todos estos fármacos tienen efectos secundarios adversos. Pueden ser útiles los ejercicios practicados con regularidad. Las personas afectadas por la enfermedad de Thomsen tienen una expectativa normal de vida.

Enfermedades por acumulación de glucógeno

Las enfermedades por acumulación de glucógeno son un grupo de enfermedades autosómicas recesivas hereditarias poco frecuentes caracterizadas por la acumulación anormal de glucógeno (un almidón) en los músculos porque éstos no pueden metabolizar los azúcares normalmente.

La forma más grave de la enfermedad por acumulación de glucógeno es la **enfermedad de Pompe**, que se manifiesta en el primer año de vida. El glucógeno se acumula en el hígado, los músculos, los nervios y el tejido cardíaco, impidiendo su funcionamiento adecuado. La lengua, el corazón y el hígado aumentan de tamaño. Los niños afectados tienen una musculatura fláccida y se debilitan progresivamente, experimentando dificultades para deglutir y respirar. No existe tratamiento para la enfermedad de Pompe y la mayoría de los niños afectados fallece antes de los 2 años de edad. Existen formas menos graves de enfermedad de Pompe que pueden afectar a niños mayores y adultos; suelen cursar con debilidad de las extremidades y dificultades respiratorias.

En personas con otras formas de la enfermedad por acumulación de glucógeno aparecen, después del ejercicio, espasmos musculares dolorosos seguidos de debilidad. Los síntomas son variables, de ligeramente moderados a graves, y pueden reducirse evitando el ejercicio.

El daño muscular produce la liberación a la sangre de una proteína denominada mioglobina. Puesto que la mioglobina es excretada por la orina, un análisis de la misma puede detectar esta proteína y ayudar a establecer el diagnóstico de una enfermedad por acumulación de glucógeno. La mioglobina puede lesionar los riñones, por lo que es importante limitar el ejercicio para disminuir su eliminación. La ingesta de abundantes líquidos después del ejercicio puede también diluir la concentración de mioglobina en sangre y orina. Cuando los valores de mioglobina son altos el médico puede prescribir diuréticos para prevenir una lesión del riñón. Por otro lado, el trasplante de hígado puede ser útil en personas con enfermedades por acumulación de glucógeno, excepto en los casos de enfermedad de Pompe.

Parálisis periódica

La parálisis periódica es un grupo infrecuente de trastornos autosómicos hereditarios de transmisión dominante que se caracterizan por episodios repentinos de debilidad y parálisis.

Durante una crisis de parálisis periódica los músculos no responden a los impulsos nerviosos normales ni siquiera con la estimulación artificial con un instrumento eléctrico. Los episodios difieren de las convulsiones porque el nivel de consciencia no se altera. La forma como se presenta la enfermedad es variable según las familias. En algunas familias la parálisis se asocia a concentraciones elevadas de potasio en sangre (hiperpotasemia); en otras, con una baja concentración del mismo (hipopotasemia).

Síntomas

El día posterior a un ejercicio intenso la persona suele despertarse con una sensación de debilidad. Puede ser leve y estar limitada a ciertos grupos musculares o afectar a las cuatro extremidades. Esta debilidad dura uno o dos días. En la forma hiperpotasémica, las crisis se inician a menudo hacia los 10 años de edad y la duración es de 30 minutos a 4 horas. En la forma hipopotasémica, los episodios se inician generalmente a partir de los 20 años y sobre todo alrededor de los 30 años de edad. En esta forma los ataques son de mayor duración y más graves. Algunas personas con la forma hipopotasémica son propensas a sufrir una crisis de parálisis al día siguiente de la ingesta de alimentos ricos en hidratos de carbono, aunque el ayuno también suele precipitar el episodio.

Diagnóstico

El dato más importante para el médico es la descripción de un episodio típico. A ser posible, el médico extrae sangre durante una crisis para comprobar la concentración de potasio. Es habitual que el médico compruebe la función de la glándula tiroides y que realice pruebas complementarios para verificar que los valores anormales de potasio no sean consecuencia de otras causas.

Prevención y tratamiento

La acetazolamida, un fármaco que altera la acidez de la sangre, puede prevenir las crisis tanto hiperpotasémicas como hipopotasémicas. Las personas que tienen hipopotasemia durante la crisis pueden tomar cloruro potásico en una solución no azucarada tan pronto noten la aparición del episodio. Los síntomas suelen mejorar mucho en una hora.

Las personas con una parálisis periódica hipopotasémica deberán evitar los alimentos ricos en hidratos de carbono y el ejercicio intenso. Los que tienen la forma hiperpotasémica pueden prevenir las crisis con la ingesta frecuente de alimentos ricos en hidratos de carbono y pobres en potasio.

Trastornos del movimiento

Un movimiento tan sencillo como levantar una pierna requiere un complejo sistema de comunicación en el que intervienen el cerebro, los nervios y los músculos. Si un área del sistema nervioso que controla el movimiento se lesiona o funciona de forma anormal, puede aparecer cualquier variedad de los múltiples trastornos del movimiento.

Temblor

El temblor es un movimiento involuntario, rítmico, alternante y oscilante que se produce cuando los músculos se contraen y se relajan de forma repetida.

Todo el mundo presenta cierto grado de temblor, denominado temblor fisiológico, aunque sea demasiado leve para notarse en la mayoría de las personas. Los temblores se clasifican según la lentitud o rapidez del temblor, el ritmo, dónde y con qué frecuencia se producen y su gravedad. Los **temblores de acción** ocurren cuando los músculos se hallan en actividad y el **temblor de reposo** se produce cuando los músculos están en reposo. El temblor de reposo puede producir sacudidas en una extremidad aunque la persona esté completamente relajada, lo cual puede ser un síntoma de la enfermedad de Parkinson. (• *V. página 332*) Los **temblores de intención** se producen cuando la persona realiza movimientos intencionados. El **temblor esencial,** cuya causa se desconoce, se inicia por lo general en adultos jóvenes y progresivamente se vuelve más notorio. Los **temblores seniles** son temblores esenciales que se inician en las personas de edad avanzada. Los temblores esenciales que ocurren en familias se denominan, a veces, **temblores familiares.**

El temblor de intención puede producirse en personas con una enfermedad del cerebelo o de sus vías de conexión. (• *V. página 278*) Es corriente que este tipo de temblor aparezca en la esclerosis múltiple. También pueden lesionar el cerebelo otras enfermedades neurológicas, el ictus o el alcoholismo crónico y producirse temblores de intención. Estos temblores pueden manifestarse en reposo y con la actividad se hacen más evidentes, por ejemplo, al intentar mantener una postura fija o llevar la mano hacia un objeto. El temblor de intención es más lento que el esencial e implica movimientos amplios y toscos.

Aunque los temblores esenciales suelen seguir siempre como temblores leves y no indican una enfermedad grave, pueden convertirse en una molestia. Pueden afectar a la escritura y dificultar el uso de utensilios, y suelen crear situaciones embarazosas. Puede producirse una intensificación del temblor como consecuencia del estrés, la ansiedad, el cansancio, la ingesta de cafeína o por la toma de estimulantes prescritos por el médico. El temblor esencial puede empeorar debido a muchos fármacos, especialmente los utilizados para el asma y el enfisema. Aunque el consumo moderado de bebidas alcohólicas puede reducir el temblor en algunas personas, el abuso de estas bebidas o la abstinencia brusca del alcohol pueden empeorarlo.

Generalmente, los temblores esenciales desaparecen cuando brazos y piernas están en reposo, pero se hacen evidentes cuando se estiran y pueden empeorar en posturas incómodas. Se trata de un temblor relativamente rápido con pocas oscilaciones que generalmente afecta a ambos lados del cuerpo, aunque puede ser más evidente en uno más que en el otro. A veces la cabeza tiembla y se producen breves sacudidas. La voz se vuelve temblorosa si las cuerdas vocales resultan afectadas.

Diagnóstico y tratamiento

El médico generalmente puede diferenciar el temblor esencial de los demás. En ocasiones, las pruebas de laboratorio ponen de manifiesto que puede ser susceptible de está causado por un trastorno que responde al tratamiento (es el caso del hipertiroidismo).

El tratamiento no suele ser necesario. Puede ser útil evitar las posturas incómodas y agarrar los objetos con mano firme y mantenerlos cerca del cuerpo.

Los fármacos pueden ayudar a las personas con dificultad para usar utensilios o para quienes realizan un trabajo que requiere tener las manos seguras durante la actividad. Un betabloqueador como el propranolol es el fármaco de elección, y si éste no resultare eficaz, suele escogerse la primidona. La cirugía del cerebro se reserva para los casos graves e incapacitantes que no responden al tratamiento farmacológico.

Calambre muscular

Un calambre muscular es la contracción súbita, breve y dolorosa de un músculo o de un grupo de músculos.

Son frecuentes en las personas sanas, especialmente después de un ejercicio intenso. Algunas personas tienen calambres en las piernas durante el sueño. Los calambres pueden ser consecuencia de una alteración de la irrigación sanguínea a los músculos; por ejemplo, después de comer la sangre fluye principalmente hacia el aparato digestivo más que a los músculos. Los calambres suelen ser inofensivos y no requieren tratamiento y la forma de prevenirlos es evitando el ejercicio después de comer y haciendo estiramientos antes de practicar ejercicios y al irse a dormir.

Mioclonías

Las mioclonías son movimientos fugaces de excitación o relajación muscular que resultan en una contracción continua y rápida del músculo implicado.

Las mioclonías pueden afectar a la mayoría de los músculos a la vez, como ocurre con frecuencia en individuos normales cuando se duermen. También pueden limitarse a una sola mano, un grupo de músculos del antebrazo o de la pierna o incluso un grupo de músculos de la cara. La mioclonía multifocal está causada por una repentina falta de oxígeno al cerebro, por ciertos tipos de epilepsia o por enfermedades degenerativas que aparecen hacia el final de la vida.

En caso de producirse contracciones graves que requieran tratamiento, los anticonvulsivantes como el clonazepam o el ácido valproico pueden ser eficaces.

Hipo

El hipo es también una forma de mioclonía que produce espasticidad repetida en el diafragma (el músculo que separa el tórax del abdomen), seguida del cierre rápido y sonoro de la glotis (abertura entre las cuerdas vocales que controla el flujo de aire a los pulmones).

El hipo puede producirse cuando un estímulo activa los nervios que contraen el diafragma. Los nervios involucrados pueden ser los que entran y salen del diafragma (ya que la contracción de este músculo es responsable de cada respiración) o bien puede tratarse de los nervios que inervan el área del cerebro que controla la respiración

Los ataques de hipo son, por lo general, inofensivos, se inician de forma súbita sin una causa aparente y suelen remitir de un modo espontáneo al cabo de varios segundos o minutos. A veces la ingesta de alimentos o líquidos calientes o irritantes desencadenan un episodio de hipo. Otras causas de hipo, menos frecuentes pero más graves, son la irritación del diafragma por una pulmonía, la cirugía del tórax o estómago, o bien sustancias tóxicas en la sangre (como las que aparecen cuando una persona tiene insuficiencia renal). En raras ocasiones, el hipo es consecuencia de un tumor cerebral o de un ictus que interfieren con el centro de la respiración del cerebro.

Estos trastornos graves pueden producir crisis prolongadas de hipo y muy difíciles de controlar.

Tratamiento

Se han utilizado muchos remedios caseros para curar el hipo, los cuales se basan en el hecho de que el hipo remite habitualmente cuando el anhídrido carbónico se acumula en la sangre. Dado que al contener la respiración aumenta la concentración de anhídrido carbónico en sangre, la mayoría de las formas de curar el hipo se basa en este procedimiento. Respirando dentro de una bolsa de papel también se elevan los valores de anhídrido carbónico. La deglución rápida de agua, pan duro o hielo picado puede ser útil para reducir el hipo porque estimula el nervio vago, que nace en el cerebro y llega hasta el estómago. Otras formas para estimular el nervio vago consisten en tirar ligeramente de la lengua y frotarse los ojos con suavidad. Cualquiera de estos procedimientos será eficaz para la mayoría de personas con hipo.

Sin embargo, el hipo persistente puede requerir un tratamiento más específico. Se han utilizado ciertos fármacos con éxito relativo, como la escopolamina, la proclorperazina, la clorpromazina, el baclofeno, la metoclopramida y el valproato. Como puede observarse, se trata de una extensa lista de medicamentos que pone de manifiesto una falta de consistencia en los resultados.

Síndrome de Tourette

El síndrome de Tourette es un trastorno que cursa con tics respiratorios y vocales que ocurren frecuentemente a lo largo del día y duran por lo menos un año.

Se inicia en la infancia, a menudo con tics simples (sacudidas musculares repetitivas, involuntarias y sin finalidad aparente), pero progresa hasta convertirse en movimientos múltiples y complejos que incluyen tics vocales y espasmos respiratorios repentinos. Los tics vocales pueden iniciarse en forma de gruñidos o emisión de una especie de ladridos, que luego evolucionan hasta la pronunciación de palabras groseras de forma compulsiva e involuntaria.

Causas

El síndrome de Tourette es un trastorno hereditario que presenta una prevalencia tres veces mayor en los varones que en las mujeres. Se desconoce su causa, pero se cree que es consecuencia de una anormalidad de la dopamina u otros neurotransmisores cerebrales (sustancias utilizadas por las neuronas para comunicarse entre sí).

Síntomas y diagnóstico

Muchas personas tienen tics simples, como el parpadeo repetitivo. Éstos son hábitos nerviosos y desaparecen con el tiempo. Sin embargo, los tics del síndrome de Tourette son mucho más complejos. Un niño afectado por este síndrome puede mover repetidas veces la cabeza de lado a lado, parpadear, abrir la boca y estirar el cuello. Los tics más complejos consisten en dar golpes y patadas, emitir gruñidos y bufidos y tararear. Las personas con este síndrome pueden proferir obscenidades sin causa aparente, con frecuencia en medio de una conversación y, en cuanto oyen una palabra, la repiten (ecolalia). Algunos llegan a suprimir algún tic, pero les resulta difícil, y otros tienen problemas para controlarlos, especialmente en momentos de estrés emocional.

Las personas con el síndrome de Tourette suelen pasar un mal rato durante las situaciones sociales. En el pasado se las evitaba, aislándolas o incluso creyendo que estaban poseídas por el demonio. Muchos de los afectados manifiestan conductas impulsivas, agresivas y autodestructivas, y es frecuente que los niños tengan dificultades de aprendizaje. Se desconoce qué es lo que desencadena estas conductas, es decir, si se deben al propio síndrome o al gran estrés que produce vivir con este trastorno.

Tratamiento

El diagnóstico precoz puede ayudar a los padres a comprender que tales conductas no se producen voluntariamente ni por despecho, y que estas manifestaciones no pueden controlarlas mediante el castigo.

Los tics pueden responder a la administración de fármacos ansiolíticos, aunque no se trate de un problema de psicosis. El haloperidol es el fármaco antipsicótico de elección, resulta eficaz pero puede producir efectos secundarios, como rigidez, aumento de peso, visión borrosa, somnolencia y disminución de las facultades mentales. Otro antipsicótico, es la pimozida, cuyos efectos secundarios suelen ser menos graves. La clonidina no es un antipsicótico, pero consigue reducir la ansiedad y la conducta obsesivo-compulsiva y, por otra parte, los efectos secundarios son menores que los del haloperidol y la pimozida. El clonazepam es un fármaco contra la ansiedad con escaso éxito en el tratamiento del síndrome de Tourette.

Corea y atetosis

La **corea** *consiste en movimientos involuntarios, breves, espasmódicos, semejantes al baile, que se inician en una parte del cuerpo y pasan a la otra de un modo brusco e inesperado, y a menudo de forma continua. La* **atetosis** *es un flujo continuo de movimientos lentos con posturas retorcidas y alternantes que se producen generalmente en manos y pies. La corea y la atetosis suelen presentarse conjuntamente (coreoatetosis).*

Causas

La corea y la atetosis no son enfermedades, más bien se trata de síntomas que pueden ser consecuencia de varias enfermedades distintas. Las personas con corea y atetosis presentan anomalías en los ganglios basales del cerebro. (• *V. página 292*) Los ganglios basales intervienen en la precisión y uniformidad de los movimientos que se inician después de recibir las órdenes del cerebro. En la mayoría de las formas de corea se produce la disfunción debido a un exceso del neurotransmisor dopamina en los ganglios basales. La corea puede empeorar a causa de fármacos o enfermedades que alteren los valores de dopamina o que modifiquen la capacidad del cerebro para reconocer la dopamina.

La **enfermedad de Huntington** es la que produce con mayor frecuencia la corea y la atetosis, pero es bastante infrecuente y afecta a menos de 1 de cada 10000 personas. La **enfermedad de Sydenham** (también conocida como el mal de San Vito o corea de Sydenham) es una complicación de una infección en la infancia producida por estreptococos que puede durar varios meses. A veces, la corea afecta sin razón aparente a las personas de edad avanzada y particularmente aparece en los músculos de la boca. También puede afectar a mujeres en los 3 primeros meses del embarazo, pero desaparece sin tratamiento poco después del parto.

Tratamiento

La corea que se desarrolla como un efecto secundario tras la administración de fármacos suele mejorar al suprimirlos, pero la corea en sí casi nunca desaparece. Los fármacos que bloquean la acción de la dopamina, como los antipsicóticos, pueden ser útiles para controlar los movimientos anormales.

Enfermedad de Huntington

La enfermedad de Huntington (corea de Huntington) es una enfermedad hereditaria que suele iniciarse en la edad media de la vida. Se caracteriza por sacudidas ocasionales o movimientos espásticos y por una pérdida gradual de neuronas, evolucionando progresivamente a estados de corea, atetosis y deterioro mental.

Dado que la enfermedad de Huntington es un trastorno autosómico dominante, los hijos de las personas afectadas tienen el 50 por ciento de probabilidades de

Pruebas genéticas para la enfermedad de Huntington

Ha sido identificado el gen que causa la enfermedad de Huntington. De los 23 pares de cromosomas humanos, el cromosoma 4 es el portador del gen defectuoso; una persona con la enfermedad de Huntington es portadora del gen defectuoso en una de las dos copias del cromosoma 4. Pero el aspecto crucial de la cuestión es saber si se pasó al niño el cromosoma 4, normal o anormal: las probabilidades son del 50 por ciento.

Las personas con un familiar afectado por la enfermedad de Huntington pueden saber si la han heredado. Habitualmente, el ADN próximo al gen de enfermedad de Huntington del cromosoma 4 anormal de los progenitores es diferente del segmento correspondiente de ADN del cromosoma 4 normal. Los análisis de sangre pueden determinar si la persona ha heredado el fragmento próximo de ADN del cromosoma 4 anormal o normal. Son altas las posibilidades de que la persona que haya heredado el ADN próximo al gen de la enfermedad de Huntington, también haya heredado el gen defectuoso. Existen nuevas pruebas que permiten determinar si ha sido heredado el gen mismo de la enfermedad de Huntington.

Los hijos con uno de los padres con la enfermedad de Huntington pueden o no estar interesados en saber si la han heredado. Este tema debería tratarse con un experto en consejo genético.

desarrollarla. Sin embargo, es difícil determinar la edad exacta en que se produce, porque la enfermedad aparece de forma insidiosa. Los síntomas suelen manifestarse entre los 35 y los 40 años de edad.

Síntomas y diagnóstico

Durante las fases iniciales de la enfermedad de Huntington las personas afectadas pueden mezclar de forma espontánea los movimientos intencionados con los anormales, por lo que estos últimos pueden pasar desapercibidos. Con el tiempo, los movimientos se hacen más obvios y finalmente los movimientos anormales se manifiestan en todo el cuerpo, dificultando la deglución y el vestirse. Incluso el hecho de quedarse quieto al estar sentado se vuelve casi imposible. Mediante la tomografía computadorizada (TC) pueden observarse ciertos cambios característicos en el cerebro. Al principio, los cambios mentales producidos por la enferme-

dad de Huntington son sutiles, pero las personas afectadas se vuelven progresivamente irritables y excitables, y pierden el interés en sus actividades habituales. Más adelante pueden presentar un comportamiento irresponsable y a menudo deambular sin rumbo. Pueden perder el control sobre sus impulsos e incurrir en la promiscuidad y, con el tiempo, acaban perdiendo la memoria y la capacidad del pensamiento racional, pudiendo manifestar una depresión grave con intentos de suicidio. En las fases avanzadas de la enfermedad se deterioran casi todas las funciones y por ello se hace necesaria la asistencia médica a tiempo completo o los cuidados del paciente en el hogar por parte de enfermeras. La muerte suele producirse al cabo de 13 a 15 años desde la aparición de los primeros síntomas, como consecuencia de una pulmonía o debido a las lesiones de una caída fatal.

Tratamiento

No existe curación para la enfermedad de Huntington, aunque los fármacos suelen ayudar a aliviar los síntomas y controlar las manifestaciones conductuales. Para las personas con antecedentes familiares de la enfermedad es importante el consejo genético, al igual que la realización de ciertas pruebas para valorar el riesgo de la transmisión del trastorno a sus hijos.

Distonía

La distonía se caracteriza por la detención brusca del movimiento ("congelación") en medio de una acción debido a contracciones musculares involuntarias, lentas, repetitivas y sostenidas; también pueden aparecer posturas anormales, giros y movimientos de torsión del tronco, de todo el cuerpo o de solamente una parte del mismo.

Causas

La distonía parece ser consecuencia de una hiperactividad en varias áreas del cerebro (los ganglios basales el tálamo y la corteza cerebral). (• *V. página 292*) El origen de la distonía crónica es genético; la distonía que no tiene su origen en una anomalía genética puede ser producto de una grave falta de oxígeno al cerebro, producida en el nacimiento o después del mismo. La distonía puede también estar causada por la enfermedad de Wilson (un trastorno hereditario), ciertos metales tóxicos o por un ictus. En ocasiones, la distonía puede tratarse de una reacción inusual a fármacos antipsicóticos. En tales casos, la administración de difenhidramina inyectable o en cápsulas suele controlar rápidamente el episodio.

Distonía

Actitud característica de la persona afectada

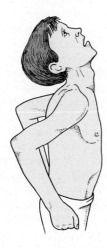

Síntomas

El calambre del escribiente puede ser una forma de distonía. El síntoma puede consistir en un calambre involuntario y real de la mano mientras se escribe, pero puede también manifestarse como un deterioro de la escritura o una incapacidad para sostener el bolígrafo, en el lugar del calambre. A veces el calambre del escribiente es el único síntoma de la distonía. Sin embargo, el 50 por ciento de las personas que lo padecen desarrollan temblor en uno o ambos brazos y algunas manifiestan distonía generalizada con afectación de todo el cuerpo. Algunas distonías son progresivas (los movimientos se hacen más evidentes con el tiempo). Las contracturas musculares intensas pueden forzar que el cuello y brazos adopten posturas extrañas e incómodas.

Los jugadores de golf que sufren espasmos musculares en realidad pueden tener distonía. Igualmente los músicos afectados de extraños espasmos en las manos y los brazos, lo cual les impide interpretar, pueden también tener distonía.

Tipos de distonía

En la **distonía de torsión idiopática** (de causa desconocida) los episodios se inician entre los 6 y los 12 años de edad. Al principio los síntomas pueden ser tan leves como el calambre del escribiente, y la distonía generalmente ocurre en un pie o una pierna. Puede limitarse al tronco o a una extremidad, pero en ocasiones afecta a todo el cuerpo e incluso puede obligar al niño a estar confinado en una silla de ruedas. Cuando esta distonía de torsión idiopática se ini-

cia en la edad adulta, generalmente comienza en los músculos de la cara o de los brazos y no suele progresar a otras partes del cuerpo.

El **blefarospasmo** es un tipo de distonía que consiste en un parpadeo involuntario y repetitivo que obliga al párpado a cerrarse. En ocasiones se afecta sólo primero a un ojo y finalmente también al otro. Habitualmente se inicia como un parpadeo excesivo, irritación de los ojos o una gran sensibilidad a la luz brillante. Muchas personas con blefarospasmo se las arreglan para mantener los ojos abiertos mediante bostezos, cantando o abriendo la boca ampliamente, pero a medida que el trastorno evoluciona estos métodos se hacen menos efectivos. La consecuencia más grave del blefarospasmo es el deterioro de la visión.

El **torticolis** es una distonía que afecta a los músculos del cuello. Los espasmos recurrentes suelen producir la torsión y desviación del cuello, lateralmente, hacia delante o hacia atrás. La **disfonía espasmódica** afecta a la musculatura que controla la articulación del lenguaje; las personas con este trastorno presentan también temblores en otras partes del cuerpo. Los espasmos de los músculos laríngeos pueden impedir totalmente la articulación del lenguaje o dar lugar a una voz forzada, balbuceante, ronca y rechinante o confusa e ininteligible.

Tratamiento

El tratamiento para este trastorno es limitado. Los fármacos utilizados frecuentemente son los anticolinérgicos, como el trihexifenidilo, que suelen ser útiles pero también producen efectos secundarios como somnolencia, boca seca, visión borrosa, mareo, estreñimiento, dificultades para orinar o temblores, especialmente en las personas de edad. Uno de los tratamientos de elección de mayor éxito es la inyección local de botulina (una toxina bacteriana que paraliza los músculos) en el interior de los grupos musculares afectados.

Paciente con Parkinson

La marcha se hace sumamente difícil, a pequeños pasos. Los miembros superiores no siguen el ritmo normal de la marcha.

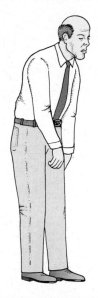

Enfermedad de Parkinson

La enfermedad de Parkinson es un trastorno degenerativo y lentamente progresivo del sistema nervioso que presenta varias características particulares: temblor de reposo, lentitud en la iniciación de movimientos y rigidez muscular.

La enfermedad de Parkinson afecta aproximadamente al 1 por ciento de la población mayor de 65 años y al 0,4 por ciento de la población mayor de 40 años.

Causas

En lo profundo del cerebro existe un área conocida como los ganglios basales. (• *V. página 292*) Cuando el cerebro inicia una acción como la de levantar un brazo, las neuronas en los ganglios basales contribuyen a la precisión y uniformidad de los movimientos y coordinan los cambios de postura. Los ganglios basales procesan las señales y transmiten la información al tálamo, que selecciona los impulsos procesados y los envía de nuevo a la corteza cerebral. Todas estas señales se transmiten mediante neurotransmisores químicos en forma de impulsos eléctricos por las vías nerviosas. La **dopamina** es el principal neurotransmisor de los ganglios basales.

En la enfermedad de Parkinson se produce una degeneración en las células de los ganglios basales que ocasiona una pérdida o una interferencia en la acción de la dopamina y menos conexiones con otras células nerviosas y músculos. La causa de la degeneración de células nerviosas y de la pérdida de dopamina habitualmente no se conoce. El factor genético no parece desempeñar un papel importante, aunque la enfermedad a veces tienda a afectar a familias.

En ocasiones, la causa puede saberse. En algunos casos la enfermedad de Parkinson es una complicación tardía de la encefalitis vírica, una infección semejante a la gripe, relativamente infrecuente pero grave, que produce la inflamación del cerebro. En otros casos, la enfermedad de Parkinson se debe a procesos degenerativos, fármacos o productos tóxicos que interfieren o inhiben la acción de la dopamina en el cerebro. Por ejemplo, los antipsicóticos utilizados en el tratamiento de la paranoia grave y de la esquizofrenia interfieren con la acción de la dopamina sobre las células nerviosas. Igualmente, una forma de opiáceo sintetizado ilegalmente conocido como N-MPTP puede causar una enfermedad de Parkinson grave.

Síntomas y diagnóstico

La enfermedad de Parkinson a menudo se inicia de forma insidiosa y avanza de forma gradual. En muchas personas se inicia como un temblor de la mano cuando está en reposo. El temblor es máximo en reposo, disminuye con el movimiento voluntario de la mano y desaparece durante el sueño. El temblor, leve y rítmico, se intensifica con la tensión emocional o el cansancio. Aunque el temblor aparece en una mano, al final puede pasar a la otra y afectar a brazos y piernas. Pueden afectarse también la mandíbula, la lengua, la frente y los párpados. El temblor no constituye el primer síntoma en un tercio de las personas con la enfermedad de Parkinson; en otras, se hace menos notorio a medida que la enfermedad progresa y muchos nunca llegan a manifestar temblor.

La dificultad para iniciar el movimiento es particularmente importante y la rigidez muscular dificulta aún más la movilidad. Cuando el antebrazo es flexionado o extendido por otra persona, se puede percibir rigidez y una especie de chirrido. La rigidez e inmovilidad pueden contribuir a producir dolores musculares y sensación de cansancio. La combinación de todos estos síntomas causa muchas dificultades. El deterioro en el control de la musculatura de las manos provoca dificultad creciente para las actividades diarias, como abrocharse los botones de la camisa o atarse los cordones.

Fármacos utilizados en el tratamiento de la enfermedad de Parkinson

Fármaco	Cómo y cuándo se utiliza	Comentarios
Levodopa (en combinación con carbidopa).	El tratamiento principal de la enfermedad de Parkinson. Se administra junto con carbidopa para aumentar la eficacia y reducir los efectos secundarios. Se inicia con dosis bajas que se van aumentando hasta obtener el máximo efecto.	Después de varios años la eficacia puede disminuir.
Bromocriptina o pergolida.	A menudo se administran como complemento de la levodopa al inicio del tratamiento para reforzar la acción de la misma o pueden administrarse más adelante cuando los efectos secundarios de levodopa se vuelven más problemáticos.	Rara vez se administra solo.
Selegilina.	A menudo se administra además de la levodopa.	En el mejor de los casos la acción es modesta. Puede incrementar la acción de levodopa en el cerebro.
Fármacos anticolinérgicos: benzotropina y trihexifenidilo, ciertos antidepresivos, antihistamínicos como la difenhidramina.	Pueden administrarse sin levodopa en las fases iniciales de la enfermedad y con aquella en fases tardías. Se inicia a dosis bajas.	Puede producir una amplia gama de efectos secundarios.
Amantadina.	Utilizada en las fases iniciales de enfermedad leve; en las fases más avanzadas para mejorar los efectos de la levodopa.	Si se utiliza sola puede volverse ineficaz al cabo de varios meses.

A la persona con enfermedad de Parkinson le supone un esfuerzo dar un paso y la marcha a menudo es a pasos cortos, arrastrando los pies y sin el compás del balanceo habitual de los brazos. Al iniciar la marcha algunas personas experimentan dificultades para detenerse o girar. El paso puede acelerarse inadvertidamente, lo que obliga a la persona a desarrollar una carrera corta para evitar la caída. La postura se encorva y le es difícil mantener el equilibrio, lo que ocasiona una tendencia a caer hacia delante o hacia atrás.

Las facciones son menos expresivas debido a la inmovilidad de los músculos de la cara responsables de la expresión. A veces, esta falta de expresión se confunde con una depresión, aunque muchas personas con enfermedad de Parkinson se vuelven efectivamente depresivas. Con el tiempo la cara adquiere una mirada perdida, con la boca abierta y una disminución del parpadeo. Es frecuente que estas personas babeen o se atraganten como consecuencia de la rigidez muscular en la cara y en la garganta, lo que dificulta la deglución. Los pacientes de enfermedad de Parkinson suelen hablar susurrando con voz monótona y pueden tartamudear debido a la dificultad que tienen para expresar sus pensamientos. La mayoría mantiene una inteligencia normal, pero muchos desarrollan demencia. (• *V. página 384*)

Tratamiento

En el abordaje terapéutico de la enfermedad de Parkinson pueden utilizarse una amplia variedad de fármacos, incluyendo levodopa, bromocriptina, pergolida, selegilina, anticolinérgicos (benzotropina o trihexifenidila), antihistamínicos, antidepresivos, propranolol y amantadina. Ninguno de estos fármacos cura la enfermedad ni suprime su evolución, pero sí facilitan el movimiento y durante años pueden llevar a cabo una vida funcionalmente activa.

En el cerebro la levodopa se convierte en dopamina. Este fármaco reduce el temblor y la rigidez muscular y mejora el movimiento. La administración de levodopa en personas con una forma leve de enfermedad de Parkinson puede hacerles recuperar una actividad prácticamente normal, e incluso algunos que se han visto obligados a guardar cama pueden volver a valerse por sí mismos.

El tratamiento de elección para la enfermedad de Parkinson es levodopa-carbidopa, pero resulta difícil buscar el equilibrio de la mejor dosis para una persona en particular. La carbidopa posibilita que la levodopa alcance más eficazmente el cerebro y disminuye los efectos adversos de la levodopa fuera del mismo. Ciertos efectos secundarios (como movimientos involuntarios de la boca, cara y extremidades) pueden limitar la cantidad de levodopa que puede tolerar una persona. El tratamiento prolongado con levodopa durante varios años significa, para algunas personas, tener que soportar movimientos involuntarios de la lengua y los labios, gesticulaciones y sacudidas de la cabeza y espasmos en las extremidades. Algunos especialistas creen que agregar o sustituir la bromocriptina por levodopa durante los años iniciales del tratamiento puede retrasar la aparición de los movimientos involuntarios.

Con el paso de los años se van reduciendo los períodos de alivio que siguen a cada dosis de levodopa-carbidopa y se alternan períodos de dificultades para iniciar el movimiento con otros de hiperactividad incontrolable. En cuestión de segundos, la persona puede pasar de un estado de movilidad aceptable a otro de incapacidad grave del movimiento (el efecto *on-off*). Después de 5 años de tratamiento con levodopa, más del 50 por ciento de los pacientes experimentan estas fluctuaciones abruptas. Es posible controlarlas reduciendo la dosis de levodopa y administrándola de forma más frecuente.

Mediante el trasplante en el cerebro de personas con enfermedad de Parkinson de células nerviosas procedentes de tejido fetal humano pueden normalizarse las alteraciones químicas de la enfermedad, pero no existe suficiente información como para recomendar este procedimiento. Un procedimiento experimental anterior consistía en trasplantar un fragmento de glándula suprarrenal del propio afectado en su cerebro, pero tal procedimiento se ha desestimado porque se demostró un beneficio muy modesto con relación al riesgo.

La práctica diaria del máximo de actividades físicas posibles y el seguimiento de un programa regular de ejercicios puede contribuir a que los afectados de enfermedad de Parkinson mantengan la movilidad. La fisioterapia y las ayudas mecánicas (como los caminadores con ruedas) pueden ser útiles para restablecer un grado suficiente de autonomía. Una dieta rica en fibras y una ingesta de alimentos adecuada contribuirán a contrarrestar el estreñimiento que puede producirse debido a la inactividad, la deshidratación y el uso de algunos fármacos. En este sentido es útil añadir suplementos a la dieta y tomar laxantes para mantener la regularidad de la función intestinal. Se debe prestar especial atención a la dieta porque la rigidez muscular puede dificultar la deglución, y a veces de forma grave, lo que a la larga puede producir desnutrición.

Parálisis supranuclear progresiva

La parálisis supranuclear progresiva es un trastorno menos frecuente que la enfermedad de Parkinson que causa rigidez muscular, imposibilidad de mover los ojos y debilidad de la musculatura de la garganta.

La parálisis supranuclear progresiva suele iniciarse en la edad media de la vida con una incapacidad para mover los ojos hacia arriba. Igual que sucede con la enfermedad de Parkinson, esta enfermedad evoluciona hacia un estado de rigidez e incapacidad graves. Se desconoce la causa de esta enfermedad, que produce una degeneración de las células nerviosas de los ganglios basales y del tronco encefálico. Tampoco existe un tratamiento completamente eficaz, pero los fármacos utilizados en la enfermedad de Parkinson suelen producir algún alivio.

Síndrome de Shy-Drager

El síndrome de Shy-Drager es un trastorno de causa desconocida en el que se produce una degeneración de muchas áreas del sistema nervioso.

El síndrome de Shy-Drager (también denominado **hipotensión ortostática idiopática**) en muchos aspectos se parece a la enfermedad de Parkinson. Sin embargo, también produce disfunción y deterioro del sistema nervioso autónomo (que regula la presión arterial, la frecuencia cardíaca, la secreción glandular y el enfoque de los ojos). Cuando la persona se incorpora se produce una hipotensión alarmante acompañada de una disminución del sudor, las lágrimas y la saliva, la visión disminuye, resulta difícil orinar, es frecuente el estreñimiento y aparecen trastornos del movimiento semejantes a los de la enfermedad de Parkinson. La degeneración del cerebelo suele causar incoordinación.

El tratamiento del síndrome de Shy-Drager es el mismo que para a la enfermedad de Parkinson, pero incluye, además, el fármaco fludrocortisona para elevar la presión arterial. Las personas que no toman ese fármaco tienen que añadir sal a su dieta y beber mucha agua.

Trastornos de la coordinación

El cerebelo es la parte del cerebro que coordina las secuencias de los movimientos; también controla el equilibrio y la postura. (• *V. página 378*) El abuso prolongado de las bebidas alcohólicas es la causa más frecuente de lesiones en el cerebelo. Otras causas son el ictus, los tumores, ciertas enfermedades (como la esclerosis múltiple), ciertas sustancias químicas y la desnutrición. También pueden lesionar el cerebelo algunos trastornos congénitos infrecuentes como la **ataxia de Friedreich** y la **ataxia-telangiectasia.**

Las alteraciones del cerebelo pueden producir varios tipos de incoordinación. Las personas con **dismetría** son incapaces de controlar la uniformidad y la precisión de los movimientos del cuerpo. Por ejemplo, al tratar de alcanzar un objeto la persona con dismetría puede llevar la mano más allá del mismo. Las personas con **ataxia** no pueden controlar la posición de sus extremidades ni su postura, por lo que se tambalean y realizan movimientos amplios y en zigzag con los brazos. La incoordinación de los músculos del habla produce **disartria,** que condiciona un lenguaje ininteligible y una fluctuación incontrolada del volumen de la voz. (• *V. página 380)* Una persona con disartria puede también exagerar el movimiento de los músculos que están alrededor de la boca. El temblor es también una consecuencia de las lesiones del cerebelo.

CAPÍTULO 68

Esclerosis múltiple y trastornos afines

Las fibras nerviosas que entran y salen del cerebro están envueltas por una membrana aislante de múltiples capas denominada vaina de mielina. De forma semejante al aislante de un cable eléctrico, la vaina de mielina permite la conducción de los impulsos eléctricos a lo largo de la fibra nerviosa con velocidad y precisión. Cuando se producen lesiones de la mielina, los nervios no conducen los impulsos de forma adecuada.

Al nacer, muchos de los nervios de los bebés carecen de vainas de mielina maduras, lo que explica que sus movimientos sean torpes y faltos de coordinación. El desarrollo normal de las vainas de mielina es insuficiente en niños nacidos con ciertas enfermedades congénitas, como las enfermedades de Tay-Sachs, Niemann-Pick, Gaucher y el síndrome de Hurler. Ese desarrollo anormal puede dar lugar a defectos neurológicos permanentes y, a menudo, extensos.

Los ictus, la inflamación, las enfermedades autoinmunes y las alteraciones metabólicas figuran entre los procesos que destruyen la vaina de mielina en el adulto, lo que se conoce como **desmielinización.** El abuso de sustancias tóxicas (como las bebidas alcohólicas) suele dañar o destruir las vainas de mielina. Cuando la vaina de mielina es capaz de repararse y regenerarse por ella misma, la función nerviosa puede restablecerse completamente. Pero si se trata de una desmielinización extensa, el nervio que está en su interior suele morir, lo cual produce un daño irreversible.

La desmielinización en el sistema nervioso central (cerebro y médula espinal) se presenta en forma de diversos trastornos de etiología desconocida **(enfermedades desmielinizantes primarias).** La esclerosis múltiple es la más conocida.

Esclerosis múltiple

La esclerosis múltiple es una enfermedad caracterizada por zonas aisladas de desmielinización en los nervios del ojo, el cerebro y la médula espinal.

El término *esclerosis múltiple* viene dado por las múltiples áreas de cicatrización (esclerosis) que representan los diversos focos de desmielinización en el sistema nervioso. Los síntomas y signos neurológicos de la esclerosis múltiple son tan diversos que los médicos pueden pasar por alto el diagnóstico cuando aparecen los primeros síntomas. Dado que el curso de la enfermedad suele empeorar lentamente con el tiempo, las personas afectadas tienen períodos de salud relativamente buenos (remisiones) que se alternan con brotes de la enfermedad (exacerbaciones).

Causas

La causa de la esclerosis múltiple se desconoce, pero se sospecha que un virus o un antígeno desconocido son los responsables que desencadenan, de alguna manera, una anomalía inmunológica, que suele aparecer a una edad temprana. (• *V. página 846)* Entonces el cuerpo, por algún motivo, produce anticuerpos contra su propia mielina; ello ocasiona la inflamación y el daño a la vaina de mielina.

Parece ser que el factor hereditario desempeña un cierto papel en la esclerosis múltiple. Alrededor

Fibra nerviosa y su vaina de mielina

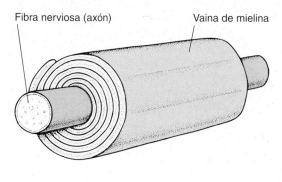

Fibra nerviosa (axón)   Vaina de mielina

Vaina de mielina normal

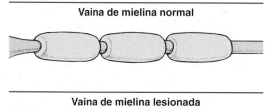

Vaina de mielina lesionada

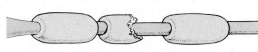

del 5 por ciento de los individuos con esclerosis múltiple tienen un hermano o hermana con la misma afección y el 15 por ciento tienen algún familiar que la padece.

Los factores ambientales también desempeñan un papel. La enfermedad se manifiesta en 1 de cada 2000 individuos que pasan la primera década de su vida en climas templados, pero solamente en 1 de cada 10000 de los nacidos en los trópicos. La esclerosis múltiple casi nunca ocurre en personas que han pasado los primeros años de su vida cerca del ecuador. Parece tener más importancia el clima en el que el individuo ha vivido sus primeros 10 años que en el que pasa en años posteriores.

Síntomas

Los síntomas generalmente aparecen entre los 20 y los 40 años y las mujeres sufren la enfermedad con una frecuencia algo superior a los varones. La desmielinización suele aparecer en cualquier parte del cerebro o de la médula espinal y los síntomas dependerán del área afectada. La desmielinización en las vías nerviosas que transmiten señales a los músculos es la causa de los problemas de movilidad (síntomas motores), en tanto que la desmielinización en las vías nerviosas que conducen la sensibilidad

al cerebro causa alteraciones sensitivas (síntomas sensoriales o sensitivos).

Los síntomas de presentación inicial más frecuentes son el hormigueo, los entumecimientos u otras sensaciones peculiares en las extremidades, en el tronco o en la cara. La persona puede perder fuerza o destreza de una pierna o una mano. Algunas desarrollan tan sólo síntomas en los ojos y pueden experimentar trastornos visuales como visión doble, ceguera parcial y dolor en un ojo, visión nublada o pérdida de la visión central (neuritis óptica). Los síntomas iniciales de la desmielinización pueden consistir en ligeros cambios emocionales o mentales, cuya aparición a menudo ocurre meses o años antes de que se haya identificado la enfermedad.

La esclerosis múltiple sigue un curso variado e impredecible. La enfermedad se inicia en muchos casos con síntomas aislados seguidos de meses o años sin la presentación de más síntomas. En otros, los síntomas empeoran y se generalizan al cabo de semanas o meses. Los síntomas pueden acentuarse debido al exceso de calor (por un clima muy cálido o los baños o duchas calientes) o incluso por una fiebre. Una recidiva de la enfermedad puede aparecer espontáneamente o puede producirse por una infección como la gripe. A medida que los brotes se hacen más frecuentes, la incapacidad empeora y puede volverse permanente. A pesar de la discapacidad, la mayoría de personas con esclerosis múltiple tiene una expectativa de vida normal.

Diagnóstico

Los médicos consideran la posibilidad de una esclerosis múltiple en personas jóvenes que desarrollan síntomas en distintas partes del cuerpo, de forma repentina, como visión borrosa, visión doble o alteraciones motoras o sensitivas. El patrón de remisiones y exacerbaciones puede confirmar el diagnóstico.

En caso de que el médico sospeche esclerosis múltiple, lleva a cabo una exhaustiva exploración del sistema nervioso como parte de la exploración general. Los signos que denotan un funcionamiento inadecuado del sistema nervioso son los movimientos oculares incoordinados, la debilidad muscular o los entumecimientos en distintas partes del cuerpo. Otros hallazgos como la inflamación del nervio óptico y el hecho de que los síntomas aparezcan y desaparezcan, permite establecer el diagnóstico con bastante fiabilidad.

Ninguna prueba en sí es diagnóstica, pero algunas pruebas de laboratorio suelen distinguir entre la esclerosis múltiple y otras enfermedades con trastornos similares. El médico puede extraer una muestra de líquido cefalorraquídeo mediante una punción lumbar. (• *V. recuadro, página 393*) En personas con esclerosis múltiple, los valores de glóbulos blancos y proteínas en el líquido son ligeramente superiores a los normales; puede haber también un aumento de la concentración de anticuerpos y en el 90 por ciento de los afectados de esclerosis múltiple se encuentran tipos específicos de anticuerpos y de otras sustancias.

La resonancia magnética (RM) es la técnica de imagen más precisa para el diagnóstico, dado que puede revelar la presencia de áreas del cerebro que han perdido la mielina. La RM puede incluso distinguir áreas de desmielinización activas y recientes de otras más antiguas que se produjeran tiempo atrás.

Las respuestas evocadas (potenciales evocadas) son pruebas que registran las respuestas eléctricas en el cerebro cuando se estimulan los nervios. Por ejemplo, el cerebro normalmente responde a una luz centelleante o a un ruido con patrones característicos de actividad eléctrica. En personas con esclerosis múltiple, la respuesta puede ser más lenta por el deterioro de la conducción de señales a lo largo de las fibras nerviosas desmielinizadas.

Tratamiento

Un tratamiento relativamente reciente, el interferón beta en inyecciones, reduce la frecuencia de las recidivas. Otros tratamientos prometedores, todavía en investigación, consisten en otros interferones, mielina oral y copolímero 1, que ayudarán a evitar que el organismo ataque a su propia mielina. Aún no se han establecido los beneficios de la plasmaféresis ni de la gammaglobulina intravenosa, y, además, estos tratamientos tampoco resultan prácticos para una terapia de larga duración.

Los síntomas agudos pueden controlarse con la administración durante breves períodos de corticosteroides como la prednisona, administrada por vía oral, o la metilprednisolona por vía intravenosa; durante décadas estos fármacos han constituido la terapia de elección. Aunque los corticosteroides pueden reducir la duración de las crisis, no retrasan la debilidad progresiva a largo plazo. Los beneficios de los corticosteroides pueden verse contrarrestados por los muchos efectos secundarios potenciales que producen cuando se dan durante períodos prolongados. Los corticosteroides incrementan la predisposición a las infecciones, ocasionan diabetes, aumento de peso, cansancio, osteoporosis (fragilidad ósea) y úlceras. Otras terapias inmunodepresoras como la azatioprina, ciclofosfamida, ciclosporina y la irradiación total del sistema linfoide, no han demostrado su utilidad y suelen causar complicaciones significativas.

Síntomas frecuentes de la esclerosis múltiple

Síntomas sensitivos (alteraciones de la sensibilidad)	Síntomas motores (alteraciones en la función muscular)
Entumecimiento.	Debilidad, torpeza.
Hormigueo.	Dificultades para caminar o para mantener el equilibrio.
Otras sensaciones anormales (disestesias).	
Alteraciones visuales.	Temblor.
Dificultad para alcanzar	Visión doble.
	Incontinencia fecal o urinaria, estreñimiento.
el orgasmo, falta de sensibilidad en la vagina, impotencia sexual en varones.	Rigidez, inestabilidad, cansancio inusual.
Mareo o vértigo.	

Las personas con esclerosis múltiple suelen llevar una vida activa aunque pueden cansarse con facilidad y es posible que no puedan cumplir con demasiadas obligaciones. Los ejercicios practicados con regularidad, como la equitación, la bicicleta estática, los paseos, la natación o los estiramientos, reducen la espasticidad y contribuyen a mantener la salud cardiovascular, muscular y psicológica. La fisioterapia puede contribuir al mantenimiento del equilibrio y la capacidad de deambulación y el grado de movilidad, al tiempo que puede reducir la espasticidad y la debilidad.

Suelen afectarse los nervios que controlan la micción y la defecación, produciendo incontinencia o retención urinaria o fecal. Muchas personas aprenden a colocarse ellas mismas una sonda vesical para mantener un bajo volumen residual en la vejiga urinaria y también inician un programa de tratamiento con laxantes para regularizar su función intestinal. Las personas que se debilitan y que manifiestan dificultades para moverse con cierta facilidad pueden desarrollar úlceras causadas por la prolongada permanencia en cama; por ello, los cuidadores que les prestan asistencia deben tener especial cuidado para prevenir las lesiones de la piel.

Otras enfermedades desmielinizantes primarias

La **encefalomielitis diseminada aguda (encefalitis postinfecciosa)** es una inflamación poco frecuente que produce una desmielinización que generalmente

Enfermedades que producen síntomas semejantes a los de la esclerosis múltiple

• Infecciones víricas o bacterianas del cerebro (enfermedad de Lyme, SIDA, sífilis).
• Anormalidades estructurales de la base del cráneo y de la columna (artrosis grave del cuello, hernia discal).
• Tumores o quistes del cerebro y de la médula espinal (siringomielia).
• Degeneración espinocerebelosa y ataxias hereditarias (trastornos en que la acción de los músculos es irregular o actúan de forma descoordinada).
• Ictus pequeños (especialmente en personas con diabetes o hipertensión que son propensas a tales ictus).
• Esclerosis lateral amiotrófica (enfermedad de Lou Gehrig).
• Inflamación de los vasos sanguíneos del cerebro o de la médula espinal (lupus, arteritis).

del metabolismo. La adrenoleucodistrofia afecta a los niños hacia los 7 años de edad, aunque una forma de la enfermedad, de lento desarrollo, puede iniciarse en adultos jóvenes en la segunda década de su vida. La adrenomieloneuropatía afecta a adolescentes.

Estas enfermedades están caracterizadas por una desmielinización extensa acompañada de disfunción de las glándulas suprarrenales. Finalmente, producen en el niño un estado de deterioro mental, espasmos y ceguera. No existe un tratamiento para estas enfermedades. Los suplementos dietéticos con trioleato de glicerol y trierucato de glicerol (conocidos como aceite de Lorenzo) pueden mejorar la composición sanguínea de ácidos grasos, pero no se ha demostrado que controlen el curso de la enfermedad. Se está experimentando el trasplante de médula ósea como una nueva opción terapéutica.

La **atrofia óptica hereditaria de Leber** es una enfermedad desmielinizante que produce ceguera parcial, siendo más frecuente en varones. Los síntomas iniciales suelen aparecer al final de la adolescencia o hacia los 20 años. Se hereda a través de la madre, probablemente transmitida por las mitocondrias (la fábrica de energía de las células).

La infección por el virus linfotrópico de células T humanas (HTLV) puede causar desmielinización en la médula espinal (**mielopatía asociada a HTLV**). Esta enfermedad es corriente en algunos países tropicales y regiones del Japón. Empeora con los años y gradualmente produce espasticidad y debilidad en las piernas y deteriora la función de la vejiga urinaria y de los intestinos.

es consecutiva a una infección vírica o a una vacunación. (• *V. página 394*) Esto sugiere la existencia de una causa inmunológica desencadenada por el virus. El síndrome de Guillain-Barré parece ser un trastorno similar de los nervios periféricos. (• *V. página 356*)

La **adrenoleucodistrofia** y la **adrenomieloneuropatía** son trastornos hereditarios poco frecuentes

---

CAPÍTULO 69

Trastornos de la médula espinal

La **médula espinal**, la principal vía de comunicación entre el cerebro y el resto del organismo, es una estructura cilíndrica de nervios que se extiende desde la base del cerebro en dirección descendente para terminar en las primeras vértebras lumbares. La médula está protegida por las vértebras de la columna vertebral. Los tractos ascendentes y descendentes de las fibras nerviosas de la médula espinal pasan a través de las aberturas entre cada vértebra.

La médula espinal está muy organizada; los nervios están ordenados en fascículos y no al azar. La parte anterior de la médula espinal contiene los **nervios motores**, que transmiten información a los

músculos y estimulan el movimiento. La parte posterior y lateral de la médula espinal contiene los **nervios sensitivos**, que llevan la información sensorial al cerebro acerca del tacto, la posición, el dolor, el calor y el frío.

La médula espinal puede resultar lesionada de muchas maneras, produciendo diversos patrones de síntomas; estos patrones permiten que el médico pueda determinar la localización (nivel) del daño espinal. Las lesiones de la médula espinal pueden ser consecuencia de una sección de la misma ocurrida durante un accidente, una compresión o una infección. Puede sufrir daños cuando se interrumpe el flujo sanguíneo o por enfermedades que alteran la función nerviosa (como quistes de médula espinal, espondilosis cervical o esclerosis múltiple).

Lesiones debidas a accidentes

Cuando la médula espinal resulta afectada por un accidente, la pérdida de la función neurológica puede ser parcial o total y producirse en cualquier parte del organismo en el nivel por debajo de la lesión. Por ejemplo, un trauma medular grave en medio de la espalda puede paralizar las piernas, pero se preservará el funcionamiento normal de los brazos. Además, puede experimentarse dolor en el nivel de la lesión o por encima de ésta, especialmente cuando se han afectado las vértebras.

Pueden permanecer intactos algunos movimientos reflejos que no estén controlados por el cerebro o incluso puede producirse un aumento de los reflejos por debajo del nivel de la lesión. Por ejemplo, se mantiene, e incluso puede exagerarse, el reflejo rotuliano (la parte inferior de la pierna se flexiona cuando el tendón situado debajo de la rótula se golpea suavemente con un martillo de goma). La exageración de los reflejos produce espasmos en las piernas. Los reflejos que se preservan son los responsables de que se desarrolle una rigidez muscular que conduce a un tipo de parálisis espástica. Los músculos espásticos se notan rígidos y duros, con sensación de pinchazos esporádicos y sacudidas espasmódicas en las piernas.

La recuperación del movimiento o de la sensibilidad durante la semana siguiente al traumatismo suele anunciar una recuperación favorable, pero cualquier disfunción que persista después de 6 meses es probable que sea permanente. Una vez que se han destruido los nervios espinales, la disfunción será permanente.

Tratamiento

El primer objetivo es prevenir daños adicionales. El personal de urgencias tiene sumo cuidado al mover cualquier accidentado en el que se sospeche la existencia de una lesión medular. Se debe mover a la persona en bloque y transportarla sobre una tabla plana, utilizando almohadillas para estabilizar su posición. Cuando existe una lesión medular, cualquier presión, por leve que sea, que condiciona una alineación inadecuada de la columna, puede aumentar la posibilidad de una parálisis permanente.

Los médicos suelen administrar de inmediato corticosteroides como la prednisona para prevenir la hinchazón alrededor de la lesión. Los relajantes musculares y los analgésicos pueden ser eficaces para reducir los espasmos. En caso de una fractura de la columna vertebral u otro tipo de lesión, un cirujano puede implantar piezas metálicas para estabilizar la zona ósea dañada y evitar que se produzcan daños adicionales. El neurocirujano extrae cualquier acumulación de sangre en la médula espinal.

El cuidado por parte del personal de enfermería mientras se restablece la médula espinal es de suma importancia a fin de prevenir las complicaciones que puedan aparecer a causa de la debilidad o la parálisis. Las personas con lesiones de la médula espinal son especialmente proclives a presentar úlceras causadas por la prolongada permanencia en cama. (• *V. página 1000*) Existen camas especiales que reducen la presión sobre la piel y, cuando es necesario, pueden utilizarse otras camas mecanizadas que cambian la presión de arriba abajo y de lado a lado, ya que disponen de un mecanismo que permite modificar su inclinación (aparato de Stryker).

La asistencia emocional de un individuo con una lesión de la médula espinal está dirigida a combatir la despersonalización que puede producirse después de la pérdida extensa de funciones corporales. La persona afectada desea conocer exactamente lo que ha sucedido y qué puede esperar de forma inmediata y en un futuro. La fisioterapia y la terapia ocupacional pueden ser útiles para preservar la función muscular y enseñar técnicas especiales para compensar la pérdida funcional. En general, las personas se sienten mejor si se les muestra comprensión por las emociones que experimentan, si se ven al cuidado de personal de enfermería experto y si se les ofrece consejo psicológico. Los familiares y amigos íntimos también pueden necesitar que se les aconseje.

Compresión de la médula espinal

Normalmente la médula espinal está protegida por la columna vertebral, pero ciertas enfermedades pueden comprimirla y alterar su función normal. La compresión medular puede ser de origen traumático (por rotura de una vértebra u otro hueso de la columna, o por rotura de uno o más de los discos cartilaginosos intervertebrales), infeccioso (absceso medular) o tumoral vertebral (un tumor en la médula espinal o en la columna). La causa de la compresión medular repentina se debe generalmente a un traumatismo o a una hemorragia, pero también puede ser consecuencia de una infección o de un tumor. También puede producirse una compresión a causa de un vaso sanguíneo anormal (malformación arteriovenosa).

Si la compresión es muy intensa, pueden quedar completamente bloqueadas las señales de los tractos

Cuál es el área lesionada de la columna vertebral

La columna vertebral está dividida en 4 áreas: cervical (cuello), torácica (pecho), lumbar (parte baja de la espalda) y sacro (coxis). Cada área se designa con una letra (C, T, L o S). Las vértebras dentro de cada área de la columna se numeran empezando por arriba. Por ejemplo, la primera vértebra dentro de la columna cervical se designa C1, la segunda dentro de la columna cervical C2, la segunda dentro

de la columna torácica T2, la cuarta dentro de la columna lumbar L4, y así sucesivamente.

Los nervios salen de la columna vertebral y se dirigen hacia áreas específicas del cuerpo. Al detectar dónde la persona experimenta debilidad, parálisis o pérdida de función (y por ende, lesión nerviosa) el médico puede buscar y encontrar el lugar exacto de la lesión de la columna.

Efectos de una lesión espinal

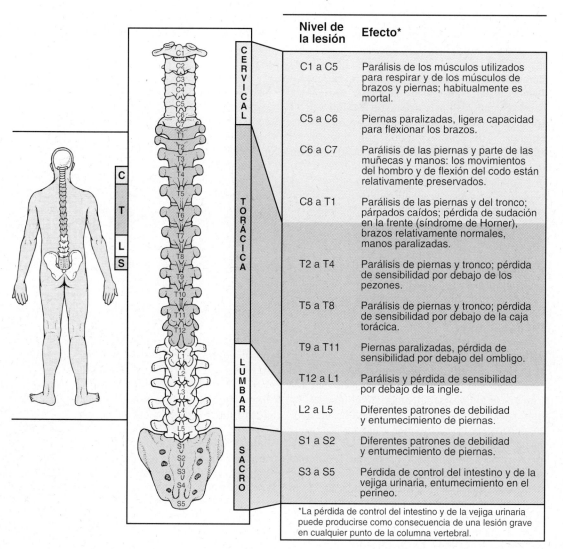

Nivel de la lesión	Efecto*
C1 a C5	Parálisis de los músculos utilizados para respirar y de los músculos de brazos y piernas; habitualmente es mortal.
C5 a C6	Piernas paralizadas, ligera capacidad para flexionar los brazos.
C6 a C7	Parálisis de las piernas y parte de las muñecas y manos: los movimientos del hombro y de flexión del codo están relativamente preservados.
C8 a T1	Parálisis de las piernas y del tronco; párpados caídos; pérdida de sudación en la frente (síndrome de Horner), brazos relativamente normales, manos paralizadas.
T2 a T4	Parálisis de piernas y tronco; pérdida de sensibilidad por debajo de los pezones.
T5 a T8	Parálisis de piernas y tronco; pérdida de sensibilidad por debajo de la caja torácica.
T9 a T11	Piernas paralizadas, pérdida de sensibilidad por debajo del ombligo.
T12 a L1	Parálisis y pérdida de sensibilidad por debajo de la ingle.
L2 a L5	Diferentes patrones de debilidad y entumecimiento de piernas.
S1 a S2	Diferentes patrones de debilidad y entumecimiento de piernas.
S3 a S5	Pérdida de control del intestino y de la vejiga urinaria, entumecimiento en el perineo.

*La pérdida de control del intestino y de la vejiga urinaria puede producirse como consecuencia de una lesión grave en cualquier punto de la columna vertebral.

Dermatomas

Los dermatomas son áreas de la piel inervadas por fibras provenientes de una sola raíz nerviosa. Hay 8 raíces nerviosas para las 7 vértebras cervicales; por otro lado, cada una de las 12 vértebras torácicas, de las 5 lumbares y de las 5 sacras tienen una sola raíz nerviosa espinal que inervan áreas específicas de la piel. La ilustración muestra cómo los nervios inervan diferentes áreas. Por ejemplo, un nervio procedente de la quinta vértebra lumbar (L5) inerva una franja de piel de la parte baja de la espalda, el exterior del muslo, el interior de la pierna y el talón.

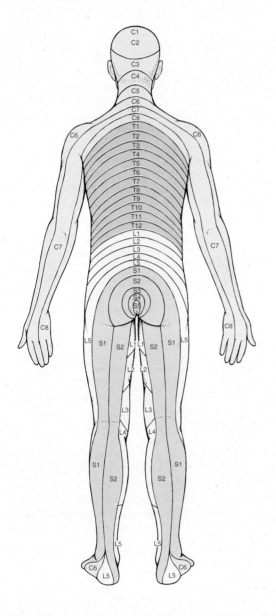

nerviosos ascendentes y descendentes. Si la compresión es menos grave, puede producir la disfunción de sólo algunas de estas señales. La función neurológica puede restablecerse por completo si la lesión se detecta pronto y se trata antes de que los nervios se destruyan.

Síntomas

El área medular lesionada determinará las funciones sensitivas y motoras afectadas. (• *V. recuadro, página 340*) Lo más probable es que por debajo del nivel de la lesión se desarrolle debilidad o parálisis, y una disminución o una pérdida completa de la sensibilidad.

Un tumor o una infección dentro de la médula espinal o alrededor de la misma ejercerá una presión creciente en ella, produciendo dolor y sensibilidad en el lugar de la compresión, así como debilidad y cambios sensitivos A medida que la compresión empeora, el dolor y la debilidad evolucionan hacia la parálisis y la pérdida de sensibilidad, todo ello en el transcurso de días o semanas. Sin embargo, si se interrumpe el flujo sanguíneo a la médula puede producirse parálisis y pérdida de sensibilidad en cuestión de minutos. La compresión medular que se produce más lentamente a menudo se debe a anomalías en los huesos a causa de una artrosis o de tumores de muy lento crecimiento; la persona afectada puede que no tenga dolor, y a lo largo de los meses aparecen trastornos sensitivos (por ejemplo, hormigueo) y debilidad progresiva.

Diagnóstico

Gracias a la organización específica de los nervios de la médula espinal, los médicos pueden determinar cuál es la zona afectada mediante la evaluación de los síntomas y la exploración física. Por ejemplo, una afectación medular hacia la mitad del tórax puede producir debilidad motora y entumecimientos en una pierna pero no en el brazo y, además, puede afectar a la función de la vejiga urinaria y de los intestinos. La persona puede tener una sensación de malestar en forma de cinturón a la altura de la lesión medular.

La tomografía computadorizada (TC) o la resonancia magnética (RM) suelen poner de manifiesto la localización de la compresión e incluso pueden indicar su causa. También se puede realizar una mielografía para determinar, mediante la inyección de un material de contraste y posterior estudio radiológico, dónde se encuentra la parte comprimida, puesto que el contraste se ve comprimido o pellizcado. Esta prueba es algo más compleja que la TC o la RM y también más incómoda, pero es la de mayor precisión cuando todavía existen dudas después de los resultados de estas exploraciones.

La TC y la RM pueden poner de manifiesto cualquier fractura, colapso o dislocación de una vértebra, una ro-

Imagen de compresión de la médula espinal por un tumor

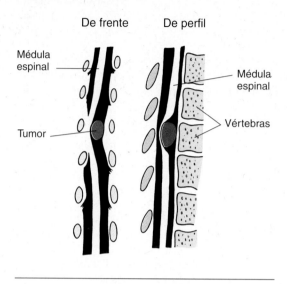

De frente   De perfil

Médula espinal

Médula espinal

Tumor

Vértebras

tura del disco intervertebral, un crecimiento óseo, una hemorragia, un absceso o un tumor. En ocasiones, es necesario realizar más pruebas. Por ejemplo, si se detecta un crecimiento óseo anormal, será necesaria una biopsia para determinar si se trata de un cáncer.

Tratamiento

El tratamiento de la compresión medular depende de su causa, pero siempre que sea posible debe descomprimirse la médula de inmediato, porque de lo contrario puede sufrir un daño permanente. A menudo debe efectuarse una descompresión quirúrgica, aunque la radioterapia puede también ser eficaz para tratar la compresión causada por tumores. Con frecuencia se administran corticosteroides como la dexametasona para ayudar a reducir la hinchazón de dentro o de alrededor de la médula que pueda contribuir a la compresión.

La compresión medular causada por una infección se trata inmediatamente con antibióticos. El médico, habitualmente un neurocirujano, procede a vaciar (drenar) la parte infectada llena de pus (absceso) con una jeringa.

Espondilosis cervical

La espondilosis cervical es una enfermedad que afecta a los adultos de mediana y avanzada edad que presentan una degeneración de las vértebras y de los discos intervertebrales del cuello.

Síntomas

La espondilosis cervical produce un estrechamiento del canal espinal del cuello (el canal que contiene la médula espinal) y comprime la médula espinal o las raíces nerviosas espinales, ocasionando su disfunción. Los síntomas pueden ser consecuencia tanto de una compresión medular como del daño en las raíces nerviosas. El primer síntoma de la compresión de la médula espinal suele ser un cambio en la marcha. Los movimientos de las piernas pueden llegar a ser sacudidas (espásticos) y la deambulación se vuelve inestable. Puede doler el cuello, especialmente si las raíces nerviosas están afectadas. Antes o después de los síntomas de compresión medular puede desarrollarse debilidad y atrofia muscular (adelgazamiento de los músculos) en uno o ambos brazos.

Diagnóstico y tratamiento

Cuando el médico sospecha una espondilosis cervical, la resonancia magnética (RM) es útil para mostrar dónde se produce el estrechamiento del canal espinal, el grado de compresión y la distribución de las raíces nerviosas afectadas.

La disfunción de la médula espinal producida por la espondilosis cervical puede mejorar o estabilizarse sin tratamiento, pero también puede empeorar. Inicialmente el médico podrá abordar el tratamiento con un collarín blando, tracción cervical, antiinflamatorios, analgesia y relajantes musculares. La cirugía estará indicada para evitar que los síntomas evolucionen cuando el trastorno se agudice o en caso de que la RM muestre una compresión grave. Como norma, la cirugía no mejora las alteraciones irreversibles porque ya están permanentemente afectados algunos de los nervios espinales.

Quistes de la médula espinal y del cerebro

Un quiste (siringe) es un saco lleno de líquido en el interior del cerebro (siringobulbia) o de la médula espinal (siringomielia).

Los quistes de la médula espinal y del cerebro son raros. Aproximadamente el 50 por ciento de las lesiones son congénitas pero, por razones desconocidas, no crecen hasta la adolescencia o los primeros años de la edad adulta. Los niños con quistes de nacimiento a menudo manifiestan también otras anomalías. En las etapas más tardías de la vida, los quistes suelen ser secundarios a tumores o a traumatismos.

Síntomas

Los quistes que crecen dentro de la médula espinal originan un efecto de presión sobre la misma. Con frecuencia se inician en el área cervical, pero pueden producirse prácticamente en cualquier punto de la médula espinal y a menudo crecen hasta implicar un largo segmento de ésta. Habitualmente los nervios más afectados son los que detectan el dolor y la temperatura. Las quemaduras y los cortes en los dedos son frecuentes en las personas con este tipo de afectación nerviosa porque puede que no sientan el dolor ni el calor. A medida que los quistes se hacen más grandes, pueden provocar espasmos y debilidad que suele empezar por las piernas. Finalmente, los músculos que dependen de los nervios afectados pueden empezar a adelgazar hasta atrofiarse.

Diagnóstico y tratamiento

El médico puede sospechar un quiste medular cuando un niño o un adolescente manifiestan los síntomas descritos anteriormente. La imagen observada en la resonancia magnética (RM) puede poner de manifiesto el quiste (o la existencia de un tumor). Si no se dispone de la RM, el médico podrá establecer el diagnóstico a partir de una mielografía, seguido de una tomografía computadorizada (TC).

Para prevenir un deterioro mayor, un neurocirujano puede hacer un drenaje quirúrgico de los quistes, aunque la cirugía no siempre soluciona el problema. Si el deterioro neurológico es grave, puede que no se resuelva, a pesar del éxito de la cirugía.

Mielitis transversa aguda

En la mielitis transversa aguda la conducción de los impulsos nerviosos ascendentes y descendentes resulta totalmente bloqueada en uno o más segmentos.

La causa de la mielitis transversa aguda se desconoce, pero alrededor del 30 al 40 por ciento de los casos aparecen tras enfermedades víricas inespecíficas. Este síndrome puede manifestarse en personas con esclerosis múltiple o ciertas infecciones bacterianas y en adictas a drogas por vía intravenosa, como la heroína o las anfetaminas. Las investigaciones sugieren que la mielitis transversa aguda es una reacción alérgica frente a estas situaciones.

Síntomas

La mielitis transversa aguda habitualmente se inicia con dolor súbito, localizado en la espalda, seguido de adormecimiento y debilidad motora que ascienden desde los pies. Estos trastornos pueden avanzar a lo largo de varios días y, si son graves, pueden acabar en una parálisis sensitivomotora y pérdida del control intestinal y de la vejiga urinaria. Según que la obstrucción se localice en la parte alta o en la parte baja de la médula espinal, los efectos serán más o menos graves.

Diagnóstico y tratamiento

Estos síntomas neurológicos tan graves sugieren al médico un amplio abanico de posibles enfermedades. Para ir descartando posibilidades, el médico puede realizar varias pruebas, como una punción lumbar (extracción de líquido cefalorraquídeo para su examen), una tomografía computadorizada (TC), una resonancia magnética (RM) o bien una mielografía, (• *V. página 301*) al igual que determinados análisis de sangre.

Ningún tratamiento ha resultado ser eficaz, pero los corticosteroides a dosis altas (como la prednisona) pueden controlar lo que se supone se trata de una reacción alérgica. En general las personas con mielitis transversa aguda se recuperan por lo menos parcialmente, aunque en muchas persisten la debilidad motora y el entumecimiento.

Interrupción de la circulación sanguínea

Al igual que todos los tejidos vivos, la médula espinal requiere un aporte constante de sangre oxigenada. La irrigación de la médula espinal es muy rica, por lo que es muy raro que la circulación sanguínea llegue a ser insuficiente. Sin embargo, un tumor, una rotura de un disco intervertebral (hernia) u otras causas pueden, en casos excepcionales, comprimir los vasos arteriales o venosos y obstruir la circulación sanguínea. En contadas ocasiones, la aterosclerosis o un coágulo pueden causar una oclusión de los vasos sanguíneos. La parte superior del tórax es el área más vulnerable a la falta de irrigación sanguínea.

Síntomas

La oclusión de los vasos que irrigan la cara anterior de la médula espinal habitualmente ocasiona un dolor súbito en la espalda. El dolor está seguido de debilidad y de una pérdida de la sensibilidad (a la temperatura o al dolor) por debajo del nivel de la oclusión del vaso sanguíneo. Los síntomas son más intensos durante los primeros días y la recuperación puede resolverse parcialmente con el paso del tiempo. Si no resulta afectada la circulación del tracto posterior de la médula, es probable que estén preservadas las facultades controladas por esa parte, como la sensibilidad al tacto y a las vibraciones y el sentido de la posición (apreciación de la localización de las piernas y de los pies sin necesidad de mirar).

Diagnóstico y tratamiento

Para distinguir las posibles causas, el médico lleva a cabo una resonancia magnética o una mielografía. Junto con la mielografía, o en el caso de que la RM sea normal, el médico practicará una punción lumbar para comprobar la presión del líquido cefalorraquídeo y para detectar anormalidades en los valores de proteínas y de otras sustancias. El restablecimiento de la irrigación no será posible a menos que la compresión de los vasos sea consecuencia de una hernia discal y que ésta pueda repararse quirúrgicamente. Es probable que se consiga una recuperación parcial si la circulación se restablece rápidamente, pero, en cambio, la recuperación total es muy rara.

Hematoma espinal

Un hematoma espinal es consecuencia de una hemorragia alrededor de la médula espinal que la comprime.

Un hematoma puede ser consecuencia de una lesión en la espalda, de un vaso sanguíneo anormal (malformación arteriovenosa) o de la toma de anticoagulantes por tener tendencia a sangrar.

Síntomas

El hematoma suele causar dolor de aparición súbita seguido de debilidad y pérdida sensitiva por debajo del área medular afectada. (• *V. recuadro, página 340*) Estos trastornos pueden evolucionar hacia una parálisis total en minutos u horas, aunque en algunas personas pueden desaparecer espontáneamente. En ocasiones, la sangre asciende hacia el cerebro, lo que produce alteraciones aún más graves; cuando ello sucede, es posible que se produzca el coma e incluso la muerte si el hematoma alcanza la parte superior de la médula espinal e interfiere con la función respiratoria.

Diagnóstico y tratamiento

El médico puede establecer un diagnóstico aproximado (de presunción) en función de los síntomas y generalmente lo confirma con una resonancia magnética (RM), aunque a veces utiliza una tomografía computadorizada (TC) o la mielografía. La extracción inmediata de la sangre acumulada puede evitar una lesión permanente de la médula espinal. La malformación arteriovenosa puede a veces corregirse con el empleo de técnicas microquirúrgicas. En las personas que toman anticoagulantes o que tienen tendencia a las hemorragias, se administran fármacos para suprimir o reducir dicha tendencia.

Trastornos de las raíces nerviosas

Las raíces nerviosas se originan en la médula espinal y son las estructuras que reciben y emiten los impulsos de casi todo el cuerpo. Estas raíces nerviosas salen de la médula espinal a través de los orificios intervertebrales y cada una de ellas lleva la información o la sensibilidad a un área en particular del organismo. (• *V. recuadro, página 340*) Las raíces nerviosas están organizadas en pares: los nervios motores, que salen de la cara anterior de la médula espinal y estimulan los músculos, y los nervios sensitivos, que salen de la cara posterior de la médula espinal y llevan la información de las sensibilidades al cerebro.

Causas

Una de las causas más frecuentes de lesiones de las raíces nerviosas es una hernia del disco intervertebral. (• *V. página 345*) Las raíces nerviosas pueden sufrir lesiones como consecuencia del aplastamiento (colapso) de una vértebra que suele producirse cuando los huesos se debilitan debido al cáncer, a la osteoporosis o a una lesión grave. Otra de las causas frecuentes es la artrosis (afección articular de naturaleza degenerativa), un trastorno que produce crecimientos irregulares del hueso (espolones u osteofitos) que comprimen las raíces nerviosas. Como consecuencia de ello, las personas de edad avanzada pueden presentar un estrechamiento del canal vertebral que reduce el espacio disponible para la médula espinal (**estenosis vertebral**). Aunque con menor frecuencia, los tumores medulares o ciertas infecciones (como la meningitis o el herpes zoster) también pueden afectar a las raíces nerviosas.

Síntomas

Una lesión de una vértebra o de los discos intervertebrales suele presionar las raíces nerviosas. La presión ocasiona dolor, que generalmente empeora cuando la persona mueve la espalda, y puede aumentar con algunas maniobras como la tos, los estornudos o el esfuerzo (por ejemplo, al defecar). Si están comprimidas las raíces lumbares (parte baja de la espalda), el dolor puede producirse sólo en la zona lumbar o bien puede desplazarse a través del nervio ciático a las nalgas, al muslo, la pantorrilla y los pies. Este dolor se conoce como **ciática**.

Si la presión es grave, los nervios no pueden transmitir ni recibir señales a o de los músculos inervados, y con el tiempo se producirá debilidad y trastornos sensitivos. A veces se altera la capacidad de orinar y el control de las deposiciones. Cuando las raíces del cuello están afectadas, el dolor puede llegar hasta el hombro, el brazo, la mano o la nuca.

Diagnóstico

Debe pensarse en la posibilidad de una lesión de las raíces cuando la persona experimenta dolor, pérdida de sensibilidad o debilidad en un segmento específico del cuerpo inervado por una sola raíz nerviosa. El médico puede deducir cuál es la raíz afectada según el nivel de dolor o de insensibilidad.

Durante la exploración física el médico toma nota de cualquier dolorimiento que experimente el afectado en el área de la columna vertebral. Las radiografías pueden mostrar si las vértebras han sufrido adelgazamiento, lesiones o si están mal alineadas. La tomografía computadorizada (TC) o la resonancia magnética (RM) definen con más detalle qué es lo que ocurre dentro y alrededor de la médula espinal. Si no se dispone de RM, puede realizarse una mielografía para delimitar las anomalías. Pueden ser necesarias otras pruebas complementarias, especialmente las que miden la actividad eléctrica en los nervios y en los músculos.

Tratamiento

El tratamiento de los trastornos de las raíces nerviosas depende de la causa y gravedad de los mismos. Cuando se trata de un colapso de una vértebra como consecuencia de la osteoporosis se puede hacer bien poco, excepto sujetar la espalda con un corsé para limitar el movimiento. En cambio, cuando la causa se debe a una hernia del disco intervertebral se dispone de un tratamiento específico. Las infecciones se tratan inmediatamente con antibióticos y, en caso de abscesos, es habitual que se proceda al drenaje inmediato. Para los tumores medulares están indicadas la cirugía, la radioterapia o ambas.

Los analgésicos son útiles para controlar el dolor, cualquiera que sea la causa. También se utilizan los relajantes musculares, aunque no se haya demostrado su eficacia. Sus efectos secundarios pueden superar a los beneficios, especialmente en las personas de edad avanzada.

Hernia discal

Las vértebras están separadas por unos discos cartilaginosos y cada disco está formado por un anillo fibroso externo y una parte interna blanda (núcleo pulposo) que actúa como amortiguador durante el movimiento de las vértebras. Si un disco degenera (por ejemplo a raíz de un traumatismo o por el envejecimiento) su parte interna puede protruir o romperse y salir a través del anillo fibroso (hernia discal). La parte interna del disco puede comprimir o irritar la raíz nerviosa e incluso puede lesionarla.

Síntomas

La localización de la hernia discal determinará la zona en que la persona sentirá dolor, trastornos sensitivos o debilidad. (• *V. recuadro, página 340*) La gravedad de la compresión o de la lesión de la raíz determina la intensidad del dolor o de los otros síntomas.

En general las hernias discales se producen en la zona baja de la espalda (columna lumbar) y suelen

Hernia discal

Cuando se rompe un disco en la columna vertebral, el material blando de su interior se escapa a través de un área débil de la capa exterior, que es dura. La rotura de un disco causa dolor y, a veces, lesiona los nervios.

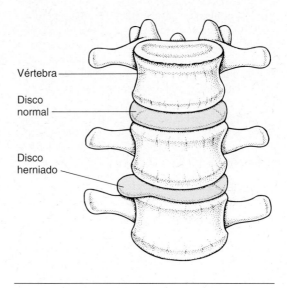

Vértebra

Disco normal

Disco herniado

afectar tan sólo a una pierna. Tales hernias pueden producir no sólo dolor lumbar sino también a lo largo del nervio ciático, cuyo trayecto va de la columna a las nalgas, piernas y talón (dolor ciático). Las hernias discales en la zona lumbar suelen causar también debilidad en las piernas y por ello la persona puede experimentar mucha dificultad en levantar la parte anterior del pie (tienen el llamado pie caído). Una hernia discal de gran tamaño localizada en el centro de la columna suele afectar a los nervios que controlan la función intestinal y de la vejiga urinaria, alterando la capacidad de defecar u orinar. Estos trastornos ponen de manifiesto una situación que requiere una asistencia médica urgente.

El dolor de una hernia discal suele empeorar con el movimiento y puede exacerbarse con la tos, la risa, la micción o el esfuerzo de defecación. Puede aparecer entumecimiento y hormigueo en las piernas y pies y en los dedos de los pies. Los síntomas pueden iniciarse de modo súbito, desaparecer de forma espontánea y reaparecer a intervalos, o bien pueden ser constantes y de larga duración.

El cuello (columna cervical) es el segundo punto de mayor incidencia de las hernias discales. Los síntomas suelen afectar tan sólo a un brazo. Cuando se produce una hernia de un disco cervical, la persona suele experimentar dolores que a menudo se localizan en el omóplato y la axila o en la eminencia del trapecio y el extremo del hombro, irradiando por el brazo hacia uno o dos dedos. Los músculos del brazo pueden debilitarse; con menos frecuencia, se afecta al movimiento de los dedos.

Diagnóstico

Los síntomas ayudan al médico a establecer el diagnóstico. Durante la exploración física, el médico busca áreas de dolorimiento y de alteraciones de la sensibilidad en la columna, y analiza la coordinación, el tono muscular y los reflejos (por ejemplo, el rotuliano). Utilizando un procedimiento que consiste en hacer que el paciente levante la pierna manteniéndola estirada sin flexionar la rodilla, el médico determinará en qué posición empeora el dolor. También valorará el tono muscular del recto introduciendo un dedo en él. La debilidad de los músculos de alrededor del ano junto a retención o incontinencia urinarias constituyen síntomas particularmente graves que requieren un tratamiento urgente.

Las radiografías de la columna vertebral pueden mostrar la reducción del espacio del disco, pero la tomografía computadorizada (TC) y la resonancia magnética (RM) son las pruebas que mejor identifican el problema. La mielografía puede resultar eficaz, pero en general ha sido sustituida por la RM.

Tratamiento

Salvo que la pérdida de la función nerviosa sea progresiva y grave, la mayoría de personas con una hernia discal en la zona lumbar se recupera sin necesidad de cirugía. El dolor suele remitir cuando la persona afectada se encuentra relajada en su hogar; en algunos casos raros, deben guardar cama durante algunos días. En general deben evitarse las actividades que requieran un esfuerzo de la columna y que causen dolor (por ejemplo, levantar objetos pesados, agacharse o hacer esfuerzos). La tracción no tiene efectos beneficiosos para la mayoría de la gente. Para dormir es útil un colchón consistente sobre un soporte rígido.

Muchas personas encuentran alivio modificando ciertas costumbres para dormir (por ejemplo, utilizar una almohada bajo la cintura y otra bajo el hombro puede beneficiar a las personas que duermen de lado; para las que lo hacen de espaldas, puede ser útil una almohada bajo las rodillas).

La aspirina y otros antiinflamatorios no esteroideos suelen calmar el dolor y los analgésicos opiáceos se usan en caso de dolor muy intenso. (• V. recuadro, página 307) Algunas personas confían en los relajantes musculares, aunque su eficacia no ha sido demostrada. Las personas de edad avanzada son especialmente propensas a los efectos secundarios de los relajantes musculares.

Para reducir la espasticidad muscular y el dolor y también para lograr la recuperación con mayor rapidez, a menudo se recomienda realizar ejercicios. La columna vertebral normal presenta una curvatura hacia delante en el cuello y otra en la parte baja de la espalda. El aplanamiento de estas curvaturas, o incluso su inversión arqueando la espalda, puede aumentar el espacio para los nervios espinales y aliviar la presión del disco herniado. Los ejercicios que suelen ayudar son los que consisten en mantener la espalda recta contra una pared o el suelo, extraer y flexionar las rodillas alternativamente o ambas a la vez hasta tocar el pecho y hacer abdominales y flexiones profundas. Estos ejercicios pueden practicarse en series de 10 entre 2 a 3 veces al día. Es probable que el médico disponga de un folleto explicativo. Además, el fisioterapeuta puede hacer una demostración de los ejercicios y aconsejar un programa a medida de las necesidades de cada persona.

Las medidas posturales pueden promover cambios beneficiosos para la curvatura de la espalda, Por ejemplo, cuando una persona está sentada, puede mover la silla hacia delante con el fin de mantener la espalda recta, o puede utilizar un taburete para mantener las rodillas dobladas y la columna recta.

Si los síntomas neurológicos se agudizan, por ejemplo, si la persona experimenta debilidad y pérdida de sensibilidad o dolor grave y persistente, puede considerarse la cirugía. En general, los casos de incontinencia urinaria e intestinal requieren una intervención quirúrgica inmediata. Lo más habitual es que se extirpe el disco herniado. Ello se realiza, cada vez más, a través de una pequeña incisión, utilizando técnicas de microcirugía. Disolver la hernia discal mediante inyecciones locales de sustancias químicas parece resultar menos eficaz que los demás procedimientos e incluso puede ser peligroso.

Si la hernia se produce en la columna cervical, pueden ser útiles la tracción y la utilización de un collarín cervical. La tracción es un procedimiento que tira de la columna vertebral para aumentar el espacio intervertebral y reducir la presión. Por lo general se aplica en el domicilio del paciente utilizando un mecanismo que estira hacia arriba el cuello y la mandíbula. Para asegurar el uso correcto del equipo correspondiente solamente el médico o el fisioterapeuta deberían prescribir la tracción. La mayoría de los síntomas se controla con este sencillo procedimiento. Sin embargo, la cirugía puede estar indicada cuando el dolor y los síntomas apuntan que puede tratarse de una lesión nerviosa grave y progresiva.

Trastornos de los nervios periféricos

El sistema nervioso periférico está compuesto por todos los nervios que están por fuera del sistema nervioso central (cerebro y médula espinal). Forman parte del sistema nervioso periférico los nervios craneales que conectan el cerebro directamente con la cabeza y la cara, los que lo conectan con los ojos y la nariz, y los nervios que conectan la médula espinal con el resto del organismo.

El cerebro se comunica con la mayor parte del organismo a través de 31 pares de nervios espinales que salen de la médula espinal. Cada par de nervios espinales consta de un nervio en la cara anterior de la médula espinal, que conduce la información del cerebro hasta los músculos, y de un nervio en su cara posterior, que lleva la información de las sensibilidades al cerebro. Los nervios espinales se co-

---

Circuito cerebro-músculo

Los nervios están conectados entre sí y se comunican sus señales a través de las sinapsis. El movimiento de un músculo implica dos complejas vías nerviosas : la vía del nervio sensitivo al cerebro y la vía del nervio motor al músculo. Son 12 los pasos básicos que constituyen este circuito y que se indican a continuación.

1. Los receptores de los nervios sensitivos en la piel detectan las sensaciones y transmiten una señal al cerebro.

2. La señal recorre el nervio sensitivo hasta la médula espinal.

3. Una sinapsis en la médula espinal conecta el nervio sensitivo a un nervio de la médula espinal.

4. El nervio cruza al lado opuesto de la médula espinal.

5. La señal asciende por la médula espinal.

6. Una sinapsis en el tálamo conecta la médula espinal a las fibras nerviosas que llevan la señal a la corteza sensorial.

7. La corteza sensorial percibe la señal e impulsa a la corteza motora a generar una señal de movimiento.

8. El nervio que lleva la señal cruza al otro lado en la base del cerebro.

9. La señal desciende por la médula espinal.

10. Una sinapsis conecta la médula espinal al nervio motor.

11. La señal sigue a lo largo del nervio motor.

12. La señal alcanza el final de la placa motora, donde estimula el movimiento muscular.

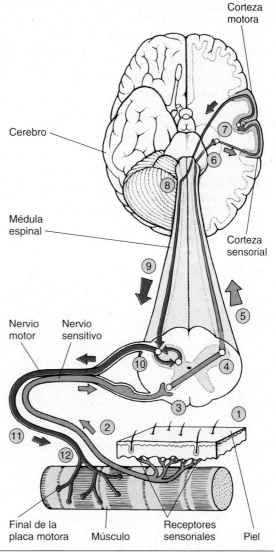

Corteza motora

Cerebro

Médula espinal

Corteza sensorial

Nervio motor   Nervio sensitivo

Final de la placa motora   Músculo   Receptores sensoriales   Piel

nectan entre sí y forman los llamados plexos, que existen en el cuello, hombros y pelvis; luego se dividen nuevamente para proporcionar los estímulos a las partes más distantes del cuerpo.

Los nervios periféricos son en realidad haces de fibras nerviosas con un diámetro que oscila entre 0,4 (las más finas) y 6 milímetros (las más gruesas). Las fibras más gruesas conducen los mensajes que estimulan a los músculos (fibras nerviosas motoras) y la sensibilidad táctil y de la posición (fibras nerviosas sensitivas). Las fibras sensitivas más finas conducen la sensibilidad al dolor y a la temperatura, y controlan las funciones automáticas del organismo, como la frecuencia cardíaca, la presión arterial y la temperatura (sistema nervioso autónomo). Las células de Schwann envuelven cada una de las fibras nerviosas y forman muchas capas de aislante graso conocidas como vaina de mielina.

La disfunción de los nervios periféricos puede deberse a lesiones de las fibras nerviosas, del cuerpo de la célula nerviosa, de las células de Schwann o de la vaina de mielina. Cuando se produce una lesión en la vaina de mielina que ocasiona la pérdida de esta sustancia (desmielinización), la conducción de los impulsos es anormal (• *V. recuadro, página 336*) Sin embargo, la vaina de mielina suele regenerarse con rapidez, lo que permite el restablecimiento completo de la función nerviosa. A diferencia de la vaina de mielina, la reparación y nuevo crecimiento de la célula nerviosa lesionada se produce muy lentamente, o incluso no se produce en absoluto. En ocasiones el crecimiento puede producirse en una dirección errónea, ocasionando unas conexiones nerviosas anormales. Por ejemplo, un nervio puede conectarse a un músculo equivocado, causando contracción y espasticidad, o si se trata del crecimiento anormal de un nervio sensitivo, la persona no sabrá reconocer dónde la tocan ni dónde se origina un dolor.

Trastornos de la estimulación muscular

La vía nerviosa del cerebro a los músculos es compleja y una disfunción en cualquier punto del trayecto puede causar problemas musculares y del movimiento. Aunque el músculo en sí sea normal, sin el estímulo nervioso adecuado se debilita, se atrofia y puede paralizarse por completo. Los trastornos musculares causados por la disfunción nerviosa incluyen: esclerosis lateral amiotrófica (enfermedad de Lou Gehrig), atrofia muscular progresiva, parálisis bulbar progresiva, esclerosis lateral primaria y parálisis seudobulbar progresiva. Se desconoce la causa en la mayoría de los ca-

sos, pero parece ser que el 10 por ciento tiene una tendencia hereditaria.

Estos trastornos tienen similitudes; en todos ellos, los nervios espinales o craneales que estimulan la acción muscular (nervios motores) están afectados de un deterioro progresivo que causa debilidad muscular y que al final puede conducir a la parálisis.

Sin embargo, cada alteración afecta a una parte distinta del sistema nervioso y a un grupo diferente de músculos, por lo que en cada uno de estos trastornos resulta más afectada una parte específica del cuerpo. Estas alteraciones son más frecuentes en los hombres que en las mujeres, y los síntomas suelen iniciarse entre los 50 y los 60 años de edad.

Síntomas

La **esclerosis lateral amiotrófica** es una enfermedad progresiva caracterizada por debilidad que a menudo se inicia en las manos y, con menor frecuencia, en los pies. La debilidad puede progresar más de forma unilateral y generalmente de abajo arriba por un brazo o una pierna. Los calambres musculares también son frecuentes y pueden preceder a la debilidad, pero la sensibilidad está preservada. Con el tiempo, además de la creciente debilidad se produce espasticidad, con rigidez muscular, espasmos y hasta temblores. Los músculos laríngeos de la voz y de la deglución pueden debilitarse, ocasionando una dificultad en la articulación del lenguaje (disartria) y en la deglución (disfagia). Al final, la enfermedad puede afectar al diafragma produciendo alteraciones respiratorias; algunas personas pueden necesitar un respirador artificial.

La esclerosis lateral amiotrófica es siempre progresiva, aunque puede variar la velocidad de dicha progresión. Aproximadamente el 50 por ciento de las personas afectadas mueren en los 3 años posteriores al inicio de la enfermedad, el 10 por ciento sobrevive más de 10 años y sólo ocasionalmente una persona puede vivir más de 30 años.

La **atrofia muscular progresiva** es semejante a la esclerosis lateral amiotrófica, pero su progresión es más lenta, no presenta espasticidad y la debilidad muscular es menos grave. Los síntomas iniciales pueden consistir en contracciones involuntarias o pequeñas sacudidas de las fibras musculares. Muchas personas con este trastorno sobreviven más de 25 años.

En la **parálisis bulbar progresiva** se afectan predominantemente los nervios que controlan la masticación, la deglución y el habla, por lo que estas funciones resultan cada vez más difíciles. En las personas con parálisis bulbar progresiva puede observarse una extraña respuesta emocional, pasando, sin razón, de un estado de alegría a otro de tristeza, siendo frecuentes los explosiones emocionales fuera de lugar. Las dificultades en la deglución ocasionan la aspiración hacia los pulmones de alimentos o saliva y la muerte del paciente suele producirse entre 1 y 3 años después del inicio de la enfermedad, a menudo a causa de neumonía.

La **esclerosis lateral primaria** y la **parálisis seudobulbar progresiva** son procesos raros, de lenta evolución, variantes de la esclerosis lateral amiotrófica. La esclerosis lateral primaria afecta principalmente a los brazos y piernas, en tanto que la parálisis seudobulbar progresiva afecta a los músculos de la cara, mandíbula y garganta. En ambos trastornos la rigidez muscular grave acompaña a la debilidad muscular, no se producen contracciones musculares ni atrofia; habitualmente se desarrolla discapacidad a lo largo de varios años.

Diagnóstico

El médico sospecha la existencia de uno de estos trastornos cuando un adulto desarrolla una progresiva debilidad muscular sin pérdida de la sensibilidad. Ciertas exploraciones y pruebas pueden ser útiles para descartar otras causas de debilidad. La electromiografía, que registra la actividad eléctrica del músculo, permite establecer si el problema radica en los nervios o en los músculos. (• V. página 302) Sin embargo, las pruebas de laboratorio no pueden determinar cuál de las diferentes enfermedades nerviosas está causando el problema. Para establecer el diagnóstico el médico tiene en cuenta cuáles son las partes afectadas del cuerpo, qué síntomas aparecen inicialmente y cómo han cambiado los síntomas a lo largo del tiempo.

Tratamiento

No existe un tratamiento específico ni se conoce una curación para estos trastornos. La fisioterapia puede ser útil para mantener el tono muscular y prevenir la rigidez muscular (contracturas). Se debe tener mucho cuidado al alimentar a las personas con dificultades de deglución, puesto que pueden atragantarse; algunas deben alimentarse a través de una gastrostomía (creación de una abertura y colocación de una sonda a través de la pared abdominal hasta el estómago). El fármaco baclofeno es útil para reducir la espasticidad y a veces para controlar los calambres musculares. Otros fármacos pueden reducir los calambres y disminuir la producción de saliva.

Se están investigando ciertas sustancias que promueven el crecimiento de los nervios (factores neurotrópicos), pero, hasta la fecha, los estudios clínicos no han demostrado su eficacia.

Trastornos de la unión neuromuscular

La comunicación entre los nervios y los músculos se realiza en la unión neuromuscular. El músculo se contrae cuando el nervio estimula el músculo en la unión neuromuscular. Los trastornos de la unión neuromuscular son la miastenia grave, el síndrome de Eaton-Lambert y el botulismo.

MIASTENIA GRAVE

La miastenia grave es una enfermedad autoinmune caracterizada por la aparición de episodios de debilidad muscular como consecuencia de un funcionamiento anormal de la unión neuromuscular.

En la miastenia grave el sistema inmune produce anticuerpos que atacan a los receptores situados en el lado del músculo de la unión neuromuscular. Los receptores que presentan una disfunción son los que reciben la señal nerviosa por la acción de la acetilcolina, una sustancia química que transmite los impulsos nerviosos a lo largo de la unión neuromuscular (un neurotransmisor).

Se desconoce el episodio desencadenante que lleva al cuerpo a la producción de anticuerpos para atacar a los receptores de su propia acetilcolina, pero la predisposición genética desempeña un papel esencial en esta anormalidad inmune. Dado que los anticuerpos circulan por la sangre, las madres con miastenia pueden pasarlos al feto a través de la placenta. Esta transferencia de anticuerpos produce la **miastenia neonatal**, que se caracteriza por la aparición de debilidad muscular en el bebé, la cual desaparece al cabo de algunos días o semanas posteriores al nacimiento.

Síntomas

La enfermedad tiene mayor incidencia en las mujeres que en los hombres y por lo general se inicia entre los 20 y los 40 años de edad, aunque puede aparecer a cualquier edad. Los síntomas más frecuentes son debilidad en los músculos elevadores de los párpados (párpados caídos), visión doble por la debilidad de los músculos de los ojos y fatigabilidad excesiva de determinados músculos después del ejercicio. Los músculos oculares se afectan desde el inicio en el 40 por ciento de las personas con miastenia grave, y con el transcurso del tiempo el 85 por ciento presentan este problema. Son frecuentes la dificultad para articular el lenguaje y la deglución y la debilidad de los brazos y piernas.

Característicamente el músculo se torna cada vez más débil, y, por ejemplo, alguien que antes podía utilizar un martillo ahora se siente demasiado débil para usarlo repetidamente. Las manifestaciones de debilidad muscular fluctúan de intensidad en el transcurso de horas o días. La enfermedad no sigue un curso estable y son frecuentes las exacerbaciones. En los episodios (brotes) graves, las personas con miastenia grave pueden quedar virtualmente paralizadas, pero aun en esa situación, no pierden la sensibilidad. En aproximadamente el 10 por ciento de las personas con esta enfermedad se produce una afectación de los músculos respiratorios que pone en peligro su vida **(crisis miasténica).**

Diagnóstico

El médico sospecha la posibilidad de una miastenia grave en cualquier persona que presente una debilidad generalizada, especialmente cuando ésta afecta a los músculos de los párpados o de la cara, o si empeora con el uso de la musculatura afectada y remite con el reposo. Debido a que los receptores de acetilcolina están bloqueados, resultan útiles los fármacos que aumentan la cantidad de acetilcolina y una prueba utilizando alguno de estos fármacos suele confirmar el diagnóstico. El edrofonio es el que se utiliza con mayor frecuencia como fármaco de prueba; cuando se administra por vía intravenosa produce una mejoría temporal de la fuerza muscular en las personas con miastenia grave. Otras pruebas diagnósticas consisten en medir la función de los nervios y de los músculos mediante un electromiograma y realizar análisis de sangre para detectar anticuerpos frente a la acetilcolina.

Algunas personas con miastenia grave presentan un tumor en la glándula del timo (timoma), que puede ser el causante de la disfunción del sistema inmune. Una tomografía computadorizada (TC) del tórax permite detectar la presencia de un timoma.

Tratamiento

El abordaje terapéutico se puede realizar con fármacos que aumentan los valores de aceticolina, como la piridostigmina o la neostigmina por vía oral. El médico puede aumentar la dosis durante las crisis en que los síntomas empeoran. Existen cápsulas de acción prolongada que pueden usarse por la noche en los pacientes que por la mañana despiertan con una debilidad intensa o en los que experimentan dificultades para deglutir. Pueden necesitarse otros medicamentos para contrarrestar los calambres abdominales y la diarrea que con frecuencia aparecen al usar la piridostigmina o la neostigmina.

Si la dosis del fármaco proveedor de acetilcolina es demasiado elevada, el propio fármaco puede ocasionar debilidad, lo cual dificulta la apreciación por parte del médico para diferenciarlo de la miastenia. Por otra parte, estos fármacos pueden perder su eficacia con el uso prolongado y por ello el médico tiene que reajustar la dosis. Así pues, si se trata de un aumento de la debilidad o una disminución de la efectividad del fármaco, es una cuestión que requiere la intervención de un médico experto en el tratamiento de la miastenia grave.

Para las personas que no responden totalmente a la medicación con piridostigmina o neostigmina, el médico puede prescribir corticosteroides, como la prednisona, o azatioprina. Los corticosteroides pueden producir una mejoría en el transcurso de pocos meses. Actualmente los corticosteroides se utilizan en días alternos para suprimir la respuesta autoinmune. En algunos casos se obtienen efectos beneficiosos con la azatioprina, un fármaco que ayuda a suprimir la producción de anticuerpos.

Si no se observa una mejoría con la medicación o si la persona sufre una crisis miasténica, se puede recurrir a la plasmaféresis.(• *V. recuadro, página 801*) La plasmaféresis es un procedimiento caro mediante el cual se extraen de la sangre las sustancias tóxicas (en este caso, el anticuerpo anormal). En personas con miastenia grave generalizada está indicada la extirpación quirúrgica de la glándula del timo, ya que la enfermedad remite en el 80 por ciento de los casos.

OTROS TRASTORNOS DE LA UNIÓN NEUROMUSCULAR

El **síndrome de Eaton-Lambert** es similar a la miastenia grave en que se trata también de una enfermedad autoinmune y en que produce debilidad. Sin embargo, el síndrome de Eaton-Lambert está ocasionado por una alteración de la liberación de acetilcolina y no por anticuerpos anormales contra los receptores de acetilcolina. El síndrome de Eaton-Lambert puede aparecer esporádicamente, pero por lo general suele ser un efecto secundario de algunos cánceres, en especial del cáncer de pulmón. (• *V. página 404*)

El **botulismo** es un trastorno causado por la ingesta de alimentos que contienen sustancias tóxicas producidas por la bacteria *Clostridium botulinum*. Las toxinas paralizan los músculos inhibiendo la liberación de acetilcolina de los nervios. (• *V. página 540*)

La unión neuromuscular puede resultar afectada a causa de muchos fármacos, ciertos insecticidas (organofosfatos) y también debido a los gases nerviosos utilizados en la guerra química. Algunas de estas sustancias impiden la descomposición natural de la acetilcolina después de haberse transmitido el impulso nervioso al músculo. Algunos antibióticos a dosis muy elevadas pueden causar debilidad a través de un mecanismo similar.

Trastornos de los plexos

Un plexo distribuye los nervios de forma semejante a lo que hace una caja de conexiones eléctricas que distribuye los cables a las distantes partes de una vivienda. Las lesiones nerviosas en los plexos principales, que son como las cajas de conexiones del sistema nervioso, causan problemas en los brazos o piernas que dependen de los nervios afectados. Los plexos principales del cuerpo son: el **plexo braquial**, localizado en el cuello, que distribuye los nervios a los brazos, y el **plexo lumbosacro**, localizado en la zona lumbar (parte baja de la espalda) y que distribuye los nervios a la pelvis y a las piernas.

Causas

A menudo, la lesión de un plexo se debe a que el organismo produce anticuerpos que atacan a sus propios tejidos (reacción autoinmune). Probablemente sea una reacción autoinmune la responsable de la **neuritis braquial aguda**, una disfunción repentina del plexo braquial. Sin embargo, las lesiones del plexo son más frecuentes a causa de daños físicos o de un cáncer. El plexo braquial puede resultar afectado por un accidente que produzca un estiramiento o el arrancamiento parcial del brazo o por un trauma grave en la axila; de la misma manera, una caída puede lesionar el plexo lumbosacro. El crecimiento de un cáncer en la parte alta del pulmón puede invadir y destruir el plexo braquial, y un cáncer de intestino, vejiga urinaria o próstata puede invadir el plexo lumbosacro.

Síntomas y diagnóstico

Los trastornos del plexo braquial producen dolor y debilidad en el brazo. La debilidad puede afectar sólo a parte del brazo (como el antebrazo o el bíceps) o a la totalidad del mismo. Cuando la causa es un trastorno autoinmune, la debilidad del brazo se produce en el transcurso de un día a una semana; la fuerza se recupera lentamente en unos meses. La recuperación a partir de una herida tiende a ser también lenta, a lo largo de varios meses, aunque algunas heridas graves pueden causar una debilidad permanente. La disfunción del plexo lumbosacro produce dolor en la parte baja de la espalda y en la pierna, así como debilidad de parte de la pierna o toda ella. La debilidad puede estar limitada a los movimientos del pie o de la pantorrilla, o puede causar la parálisis total de la pierna. El grado de recuperación depende de la causa. La lesión del plexo como consecuencia de una enfermedad autoinmune puede resolverse de forma lenta en el transcurso de varios meses.

Cajas de la unión nerviosa: los plexos

Un plexo nervioso es una red de nervios entrecruzados semejante a una caja de distribución eléctrica de una vivienda. En el tronco del cuerpo existen cuatro plexos nerviosos. El plexo cervical aporta las conexiones nerviosas a la cabeza, cuello y hombro. El plexo braquial, al pecho, hombro, brazo, antebrazo y mano. El plexo lumbar, a la espalda, abdomen, ingle, muslo, rodilla y pierna. El plexo sacro, a la pelvis, nalgas, órganos genitales, muslo, pierna y pie. Debido a la interconexión de los plexos lumbar y sacro, a veces se les denomina como plexo lumbosacro. Los nervios intercostales están localizados entre las costillas.

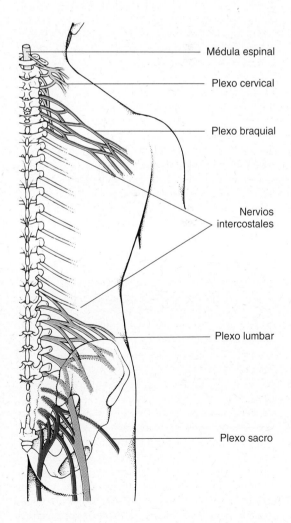

Médula espinal

Plexo cervical

Plexo braquial

Nervios intercostales

Plexo lumbar

Plexo sacro

Cuando el pie está dormido

El pie se "duerme" cuando el nervio que lo inerva está comprimido. La compresión interfiere con el flujo de sangre al nervio y éste emite señales anormales (hormigueo), denominadas parestesias. El movimiento alivia la compresión y se restituye la irrigación sanguínea. Como resultado, la función nerviosa se reanuda y las parestesias desaparecen.

Según la combinación de los trastornos motores y sensitivos, el médico determina que existe una afectación de un plexo y, por su localización, cuál es el plexo afectado. Un electromiograma y los estudios de conducción nerviosa pueden ayudar a localizar la lesión del plexo. (• *V. página 302*) El examen del plexo braquial o lumbosacro mediante una tomografía computadorizada (TC) o una resonancia magnética (RM) puede determinar si el trastorno del plexo se debe a la presencia de un cáncer o a otro tumor.

Tratamiento

El tratamiento depende de la causa del trastorno del plexo. Un cáncer localizado cerca del plexo puede tratarse con radioterapia o quimioterapia. En el caso de un tumor o una hemorragia que estén lesionando el plexo, puede ser necesaria su extirpación quirúrgica. A veces el médico prescribe corticosteroides cuando se trata de una neuritis braquial aguda u otros trastornos de los plexos en que la causa sea autoinmune, aunque no se ha demostrado su eficacia. Cuando la causa es una lesión física, puede que sólo haya que esperar que pase el tiempo.

Síndromes de obstrucción de la salida torácica

Es un grupo de síndromes mal definidos que se caracterizan por síntomas de dolor y sensaciones extrañas como hormigueos (parestesias) en manos, cuello, hombros o brazos.

Causas

Estos síndromes de obstrucción de la salida torácica tienen mayor incidencia en las mujeres que en los varones y suelen aparecer entre los 35 y los 55 años de edad. Las distintas causas de estos trastornos son poco conocidas, pero pueden tener su origen en la salida torácica, que es el espacio que hay en la parte superior de la caja torácica (base del cuello) que permite el paso, entre el cuello y el tórax, del esófago, los principales vasos sanguíneos, la tráquea y otras estructuras.

Dado que este espacio está bastante lleno de estructuras, muy juntas entre sí, pueden surgir problemas si los vasos sanguíneos o los nervios del brazo resultan comprimidos entre una costilla y el músculo adyacente.

Síntomas y diagnóstico

Las manos, brazos y hombros pueden hincharse o tomar un tinte azulado debido a la falta de oxígeno (trastorno conocido como cianosis). No existen pruebas diagnósticas que identifiquen específicamente un síndrome de obstrucción de la salida torácica. Por lo tanto, el médico debe basarse en la información obtenida a través de la historia clínica, la exploración física y diversas pruebas.

Dos pruebas pueden resultar útiles al médico para determinar si el estrechamiento de la salida torácica es el responsable de que ciertos movimientos interrumpan el flujo sanguíneo al brazo. La **prueba de Adson** se realiza para determinar si existe una disminución o desaparición del pulso radial cuando la persona realiza una inspiración completa y sostiene la respiración, al tiempo hace una extensión forzada del cuello hacia atrás y gira la cabeza hacia el lado no afectado. También puede producir una ausencia del pulso el hecho de elevar y rotar el brazo girando la cabeza hacia el lado no afectado **(prueba de Allen).** El médico puede escuchar a través del fonendoscopio ruidos anormales que indiquen una circulación sanguínea anormal en la arteria afectada. La angiografía (unas radiografías que se realizan tras la inyección de un material de contraste en la sangre) puede poner de manifiesto una anomalía en el riego sanguíneo del brazo. (• *V. página 301*) Sin embargo, ninguno de estos hallazgos es una prueba irrefutable de que exista un síndrome de obstrucción de la salida torácica y, por otra parte, la ausencia de estos hallazgos tampoco descarta la posibilidad del síndrome.

Tratamiento

La mayoría de las personas con este síndrome mejora con la fisioterapia y los ejercicios. La cirugía puede estar indicada en algunas personas con una anormalidad bien clara, como la compresión de una arteria por parte de una pequeña costilla de más en el cuello (costilla cervical). Sin embargo, la mayoría de médicos trata de evitar el tratamiento quirúrgico por la dificultad en establecer un diagnóstico de seguridad y porque los síntomas a menudo persisten tras la cirugía.

Neuropatía periférica

La neuropatía periférica (lesión de un nervio periférico) es un síndrome caracterizado por una disfunción de los nervios periféricos.

Palma de la mano

Síndrome del túnel carpiano. En esta figura se observa la posición del nervio mediano y su relación con otras estructuras.

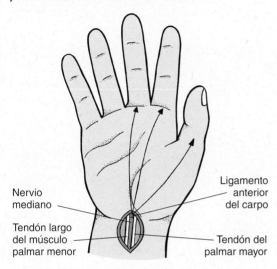

Nervio mediano

Tendón largo del músculo palmar menor

Ligamento anterior del carpo

Tendón del palmar mayor

Inervación sensitiva del nervio mediano

Territorio de inervación sensitiva del nervio mediano, donde el paciente puede percibir los síntomas de compresión de dicho nervio.

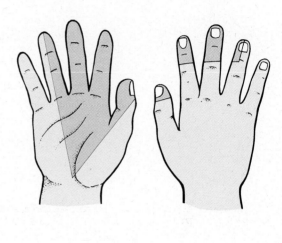

La neuropatía periférica suele producir alteraciones como pérdida de la sensibilidad, debilidad y atrofia musculares o alteración del funcionamiento de los órganos internos. Los síntomas pueden aparecer aislados o en combinación de algunos de ellos. Por ejemplo, los músculos que dependen de un nervio lesionado pueden presentar debilidad y atrofia. Puede producirse hormigueo, hinchazón y rubor en distintas partes del cuerpo. Los efectos pueden ser consecuencia de la afectación de un único nervio (**mononeuropatía**), de 2 o más nervios (**mononeuropatía múltiple**) o de muchos nervios simultáneamente por todo el cuerpo (**polineuropatía**).

MONONEUROPATÍA

La mononeuropatía es consecuencia de una lesión localizada en un único nervio periférico.

El traumatismo es la causa más frecuente de una mononeuropatía. La lesión se produce a menudo por una prolongada compresión de los nervios superficiales en lugares donde existen prominencias óseas como el codo, el hombro, la muñeca o la rodilla. La compresión que se produce durante el sueño profundo puede ser lo suficientemente prolongada como para lesionar un nervio, especialmente en las personas bajo los efectos de la anestesia o el alcohol, en la gente mayor confinada en cama y en los incapacitados para moverse o darse la vuelta (por una parálisis). Las causas menos frecuentes de

compresión prolongada pueden deberse también a yesos mal ajustados, muletas o posiciones forzadas prolongadas (por ejemplo, por trabajos de jardinería o los juegos de naipes con los codos apoyados en la mesa). Los nervios también pueden lesionarse durante actividades intensas, por un traumatismo en un accidente, por la exposición al frío o al calor o por la radioterapia utilizada en el tratamiento del cáncer.

Las infecciones pueden causar una mononeuropatía si ocasionan una destrucción del nervio. En algunos países la lepra es a veces una causa de neuropatía.

Ciertos nervios periféricos están más expuestos a lesiones que otros debido a su localización vulnerable, como el nervio mediano en la muñeca (cuya afectación produce el síndrome del túnel carpiano), el nervio cubital en el codo, el radial en el brazo y el peroneo en la pantorrilla.

Síndrome del túnel carpiano: el síndrome del túnel carpiano se debe a una compresión del nervio mediano que pasa por la muñeca e inerva la cara palmar de la mano. Esta compresión produce sensaciones extrañas, entumecimiento, hormigueo y dolor (parestesias) en los tres primeros dedos de la cara palmar de la mano. A veces, también produce dolor y parestesias (una sensación de hormigueo o quemazón) en el brazo y en el hombro. Con frecuencia, el dolor empeora durante la noche debido

Parálisis del nervio radial (imposibilidad de levantar la mano)

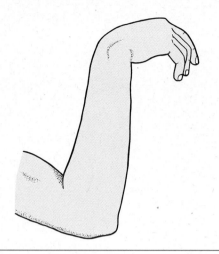

Parálisis del nervio ciático poplíteo externo derecho

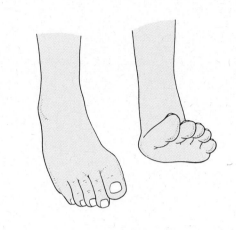

al posicionamiento de la mano al dormir. Con el tiempo los músculos de la cara palmar de la mano pueden debilitarse y atrofiarse.

El síndrome del túnel carpiano es relativamente frecuente y puede afectar a una o ambas manos. Son particularmente propensas las personas cuyo trabajo requiere una flexión forzada y repetida de la muñeca, por ejemplo, usar un destornillador. También se ha observado que el uso prolongado de los teclados de computadoras puede causar el síndrome del túnel carpiano. El riesgo del síndrome del túnel carpiano es mayor en las mujeres embarazadas y en las personas diabéticas o con una glándula tiroides hipoactiva.

El mejor tratamiento para este síndrome es la interrupción de todas las tareas que impliquen una flexión forzada de la muñeca o que ejerzan presión sobre el nervio mediano. Las férulas de muñeca y otras medidas, como ajustar la inclinación del teclado, pueden resultar útiles. Las inyecciones de corticosteroides en el nervio a veces suelen producir alivio temporal. La cirugía es la mejor solución para aliviar la compresión del nervio cuando el dolor es intenso o en caso de atrofia o debilidad muscular. El cirujano separa las bandas de tejido fibroso con el fin de lograr una descompresión del nervio mediano. Antes de la intervención quirúrgica el médico puede realizar pruebas de velocidad de conducción nerviosa para tener absoluta certeza de que el problema es el síndrome del túnel carpiano.

Parálisis del nervio cubital: el trayecto del nervio cubital pasa cerca de la superficie de la piel en el codo y es fácilmente vulnerable cuando se adopta una posición repetida de apoyo sobre los codos o bien cuando, en ocasiones, se produce un crecimiento óseo anormal en esa zona. La consecuencia es una parálisis del nervio cubital, con sensaciones extrañas y debilidad en la mano. La parálisis cubital crónica grave puede ocasionar atrofia muscular y producir una deformidad de "mano en garra". Los estudios de la conducción nerviosa sirven para ayudar a localizar el nervio lesionado. Debe intentarse un tratamiento con fisioterapia y evitar la presión sobre el codo, dado que la cirugía a menudo no tiene éxito en estos casos.

Parálisis del nervio radial: la prolongada compresión del nervio radial, que discurre a lo largo de la cara interna del hueso en el antebrazo, puede llegar a producir una parálisis del mismo. Este trastorno se suele denominar "parálisis del sábado noche" porque se presenta en personas que beben en exceso y luego se duermen profundamente con el brazo colgando sobre el respaldo de una silla o debajo de la cabeza. La lesión nerviosa produce debilidad de la muñeca y de los dedos, por lo que la muñeca puede quedar en una posición caída (flexionada) y también con los dedos medio flexionados (muñeca caída). En ocasiones el dorso de la mano pierde sensibilidad. Habitualmente, la parálisis del nervio radial mejora cuando se alivia la presión.

Parálisis del nervio peroneo: la compresión del nervio peroneo, que discurre por debajo de la piel a lo largo de los suaves pliegues de la parte alta de la pantorrilla detrás de la rodilla, puede producir una parálisis de dicho nervio. Esto debilita los músculos que levantan el pie, produciendo una situación de pie caído. Es más frecuente en personas delgadas que se encuentran encamadas, en las que utilizan sillas de ruedas mal ajustadas o en las que habitualmente mantienen las piernas cruzadas durante largo rato.

POLINEUROPATÍA

La polineuropatía es una disfunción simultánea de muchos nervios periféricos de cualquier lugar del organismo.

Causas

Son muchas las causas de una polineuropatía, como una infección, a veces de una toxina producida por ciertas bacterias (el caso de la difteria), o una reacción autoinmune (el síndrome de Guillain-Barré [*V. página 356]*). Ciertos agentes tóxicos pueden lesionar los nervios periféricos y causar una polineuropatía o, con menos frecuencia, una mononeuropatía. El cáncer puede causar la polineuropatía por invasión directa, compresión de los nervios o por la producción de sustancias tóxicas.

Las deficiencias nutricionales y las alteraciones del metabolismo pueden causar una polineuropatía. Por ejemplo, el déficit de la vitamina B puede afectar a los nervios periféricos de todo el organismo. Las neuropatías asociadas a las deficiencias nutricionales suelen presentarse en los países menos desarrollados.

Los trastornos que pueden causar una **polineuropatía crónica** son la diabetes, la insuficiencia renal y la desnutrición grave. La polineuropatía crónica tiende a evolucionar lentamente, a menudo a lo largo de meses o años, y suele comenzar en los pies y, a veces, en las manos. El control inadecuado de los valores de azúcar en sangre en los diabéticos puede originar diversos tipos de polineuropatía. La forma más frecuente de **neuropatía diabética** es la polineuropatía distal, que produce una sensación dolorosa de hormigueo o quemazón en manos y pies. (• *V. página 749)* La diabetes puede también causar mononeuropatía o mononeuropatía múltiple que produce debilidad, típicamente en un ojo y en los músculos del muslo.

Síntomas

Los síntomas principales de la polineuropatía crónica son hormigueo, entumecimiento y trastornos sensitivos, como incapacidad para sentir vibraciones o de reconocer la posición de brazos, piernas y articulaciones. El dolor suele empeorar de noche y aumenta al tocar el área afectada o con los cambios de temperatura. Dado que las personas con polineuropatía crónica puede que no perciban la temperatura ni el dolor, es frecuente que se quemen y que se pro-

---

Sustancias que pueden producir una lesión nerviosa

Fármacos antiinfecciosos
- Emetina
- Clorobutanol
- Sulfonamidas
- Nitrofurantoína

Fármacos contra el cáncer
- Alcaloides de la vinca
- Fármacos anticonvulsivantes
- Fenitoína

Tóxicos industriales
- Metales pesados (como plomo o mercurio)
- Monóxido de carbono
- Triortocresilfosfato
- Ortodinitrofenol
- Muchos disolventes

Sedantes
- Hexobarbital
- Barbital

---

duzcan llagas abiertas (úlceras de la piel) debido a la presión prolongada u otras lesiones. Sin el dolor como señal de alarma, las articulaciones están sujetas a lesiones (articulaciones de Charcot). La pérdida de sensación acerca de la posición de las articulaciones se traduce en un una inestabilidad al deambular o al estar de pie. Finalmente, puede aparecer debilidad y atrofia muscular.

Muchos de los afectados de neuropatía periférica presentan anomalías del sistema nervioso autónomo, que es el responsable de controlar las funciones automáticas del organismo, como el latido cardíaco, la función intestinal y el control de la vejiga urinaria y de la presión arterial. Cuando la neuropatía periférica afecta a los nervios autónomos, se producen determinados efectos característicos, como diarrea o estreñimiento, incapacidad para controlar las funciones del intestino o de la vejiga urinaria, impotencia sexual y presión arterial anormal, en particular hipotensión al ponerse de pie. La piel puede aparecer más pálida y seca de lo normal o puede presentarse un exceso de sudación.

Diagnóstico

El médico reconoce fácilmente la polineuropatía crónica por los síntomas que presenta. Además, obtiene información complementaria con la exploración física y a través de estudios especiales como la electromiografía y las pruebas de velocidad de la conducción nerviosa. (• *V. página 302)* Pero el diagnóstico de la polineuropatía es tan sólo el principio; a continuación debe encontrarse la causa. Si ésta se debe a alteraciones del metabolismo y no a un problema orgánico específico, los análisis de sangre pueden revelar el problema subyacente. Por ejemplo, el hemograma puede poner de manifiesto una anemia perniciosa (déficit de vitamina B_{12}) o una intoxicación por plomo. Los valores elevados de azúcar en sangre indican una diabetes mal controlada y los de creatinina, una insuficiencia renal. Los análisis de orina pueden revelar una intoxicación por metales pesados o un mieloma múltiple. En algunas personas pueden ser anormales las pruebas de la función tiroidea o las mediciones de los valores de vitamina B. Habitualmente, no suele ser necesario practicar una biopsia del nervio.

Tratamiento y pronóstico

Tanto el tratamiento como la evolución final de una polineuropatía crónica dependen de la causa de ésta. Si la neuropatía se debe a una diabetes, el control riguroso de los valores de azúcar en sangre puede detener la progresión del proceso y mejorar los síntomas, pero en cualquier caso, la recuperación es lenta. El tratamiento del mieloma múltiple y de la insuficiencia renal, si son los problemas subyacentes, también contribuye a la rapidez de la recuperación. En personas con una lesión nerviosa producida por un traumatismo o una compresión puede estar indicado el tratamiento quirúrgico. A veces la fisioterapia reduce la intensidad de los espasmos o de la debilidad.

Síndrome de Guillain-Barré

El síndrome de Guillain-Barré (polineuritis aguda ascendente) es una forma de polineuropatía aguda rápidamente progresiva caracterizada por debilidad muscular que a veces conduce a la parálisis.

La causa probablemente se deba a una reacción autoinmune (el sistema inmune ataca a la vaina de mielina). En el 80 por ciento de los casos, los síntomas se inician entre 5 días y 3 semanas después de un trastorno infeccioso trivial, una intervención quirúrgica o una vacunación.

Síntomas

El síndrome de Guillain-Barré suele iniciarse con debilidad, hormigueo y pérdida de la sensibilidad en ambas piernas, que luego afecta a los brazos. La debilidad es el síntoma principal. En el 90 por ciento de los afectados por el síndrome de Guillain-Barré la debilidad es más acusada entre la segunda y la tercera semanas. En el 5 al 10 por ciento de los casos tal debilidad se produce en los

músculos respiratorios, hasta el punto de que a veces se requiere un respirador artificial. El 10 por ciento de los pacientes necesitan ser alimentados por vía intravenosa o mediante una gastrostomía (colocación, a través de la pared abdominal, de un tubo hasta el estómago) debido a la debilidad de los músculos de la cara y de la deglución.

En los pacientes más gravemente afectados puede producirse una disfunción del sistema nervioso autónomo, con fluctuaciones de la presión arterial y arritmias cardíacas. Una de las formas del síndrome de Guillain-Barré produce un grupo de síntomas inusuales como parálisis de los movimientos oculares, dificultad para deambular y desaparición de los reflejos. Considerados de forma global, alrededor del 5 por ciento de los afectados del síndrome de Guillain-Barré fallecen a causa de la enfermedad.

Diagnóstico

Los médicos deben diagnosticar la enfermedad basándose en el patrón de los síntomas, ya que no hay ninguna prueba de laboratorio específica del síndrome de Guillain-Barré. Con el objeto de descartar otras posibles causas de debilidad profunda, se llevan a cabo diversas pruebas, como el análisis del líquido cefalorraquídeo de la médula espinal (obtenido a través de una punción lumbar), un electromiograma, estudios de la conducción nerviosa y análisis de sangre.

Tratamiento

El síndrome de Guillain-Barré es una enfermedad muy grave que requiere la hospitalización inmediata ya que puede agravarse muy rápidamente. El diagnóstico es de suma importancia porque cuanto antes se inicie el tratamiento adecuado, mejor será el pronóstico. Los pacientes son controlados muy de cerca con el objeto de poder aplicar respiración asistida, si fuere necesario. Para prevenir las úlceras y las lesiones causadas por una prolongada permanencia en cama, las enfermeras toman precauciones utilizando colchones blandos y girando al paciente cada 2 horas. La fisioterapia es también importante para prevenir la rigidez muscular y preservar la función de los músculos y articulaciones.

Una vez establecido el diagnóstico, el tratamiento de elección es la plasmaféresis (extracción de sustancias tóxicas de la sangre) (• *V. recuadro, página 801)* o la infusión de inmunoglobulinas. Los corticosteroides ya no se recomiendan porque no se ha demostrado su eficacia y porque en realidad pueden agravar la evolución de la enfermedad.

Las personas con el síndrome de Guillain-Barré pueden mejorar espontáneamente, pero sin tratamiento la convalecencia puede prolongarse mucho. Las personas que reciben un tratamiento precoz pueden experimentar una mejoría muy rápida (en cuestión de días o semanas). De lo contrario, la recuperación puede llevar meses, aunque la mayoría se recupera casi completamente. Alrededor del 30 por ciento de las personas (incluso un porcentaje superior en niños con esta enfermedad) tienen aún debilidad al cabo de 3 años. Después de una mejoría inicial, aproximadamente el 10 por ciento de los pacientes presentan recidivas y desarrollan una **polineuropatía crónica recidivante**. Las inmunoglobulinas y los corticosteroides pueden resultar beneficiosos para esta forma persistente del síndrome de Guillain-Barré, al igual que la plasmaféresis y los fármacos que deprimen el sistema inmune.

Neuropatías hereditarias

Las neuropatías hereditarias son trastornos del sistema nervioso que se trasmiten genéticamente de padres a hijos. Las neuropatías hereditarias se clasifican en 3 categorías: las neuropatías motoras hereditarias, que afectan solamente a los nervios motores; las neuropatías sensitivas hereditarias, con afección de tan sólo los nervios sensitivos, y las neuropatías sensitivomotoras hereditarias, que afectan tanto a los nervios sensitivos como a los motores. Ninguna de estas neuropatías es frecuente, pero las neuropatías sensitivas hereditarias todavía son más raras.

La más frecuente de las neuropatías hereditarias es la **enfermedad de Charcot-Marie-Tooth** (también conocida como **atrofia muscular peroneal**), que afecta al nervio peroneo y se caracteriza por debilidad y atrofia de los músculos peroneos de la pierna. La enfermedad es de herencia autosómica dominante, y los síntomas dependerán de la forma en que se hereda la enfermedad (• *V. página 9*).

Los niños con el tipo 1 de la enfermedad presentan debilidad en la mitad inferior de las piernas hacia la mitad de la infancia, lo que ocasiona un pie caído y una atrofia progresiva de los músculos de la pantorrilla («deformidad en pierna de cigüeña»). Más tarde se inicia una atrofia de la musculatura de la mano y los niños pierden la sensibilidad al dolor y a la temperatura tanto en las manos como en los pies. La enfermedad progresa pero no afecta a la expectativa de vida. Las personas con el tipo 2 evolucionan más lentamente y suelen presentar síntomas semejantes en una fase más tardía de la vida.

La **enfermedad de Déjerine-Sottas** (también conocida como **neuropatía intersticial hipertrófica**) es aún más rara que la enfermedad de Charcot-Marie-Tooth y aparece en la infancia como una debilidad progresiva con pérdida de la sensibilidad en las piernas. La debilidad muscular progresa con mayor rapidez que en la enfermedad de Charcot-Marie-Tooth.

Los médicos pueden diferenciar la enfermedad de Charcot-Marie-Tooth de la de Déjerine-Sottas, y de otras causas de neuropatías basándose en la distribución característica de la debilidad muscular, la edad de inicio, los antecedentes familiares, las deformidades de los pies (con arcos pronunciados y dedos en martillo) y los resultados de los estudios de conducción nerviosa. No se dispone de un tratamiento que evite la progresión de esta enfermedad, pero los aparatos ortopédicos ayudan a corregir el pie caído y, en ocasiones, está indicada la cirugía ortopédica.

Atrofias musculares espinales

Las atrofias musculares espinales son enfermedades congénitas que se caracterizan por una atrofia de la musculatura debida a una degeneración progresiva de las células de la médula espinal y del tronco encefálico.

Síntomas

Los síntomas iniciales aparecen en la infancia o en la niñez. La debilidad muscular producida por la **atrofia muscular espinal aguda (enfermedad de Werdnig-Hoffmann)** se manifiesta en bebés de 2 a 4 meses de edad. La enfermedad es de herencia autosómica recesiva, es decir, que para desarrollarla se requieren dos genes no dominantes, uno de cada progenitor.

En la **atrofia muscular espinal intermedia** los niños afectados son normales durante el primer o segundo año de vida y a partir de entonces desarrollan debilidad más acusada en las piernas que en los brazos. Habitualmente no presentan problemas respiratorios, cardíacos ni de los nervios craneales. La enfermedad progresa lentamente.

La **atrofia muscular espinal crónica (enfermedad de Wohlfart-Kugelberg-Welander)** se inicia entre los 2 y los 17 años de edad y evoluciona lentamente, por lo que los afectados tienen una mayor esperanza de vida en comparación con los que sufren otras atrofias musculares espinales. La debilidad y la atrofia muscular se inician en las piernas y más tarde se extienden a los brazos.

Diagnóstico y tratamiento

Los médicos realizan pruebas para detectar estas raras enfermedades cuando los niños manifiestan síntomas inexplicables de debilidad y atrofia muscular. Los antecedentes familiares pueden contribuir al diagnóstico dado que se trata de enfermedades congénitas. En algunas de las enfermedades se ha encontrado un gen anómalo específico. La electromiografía puede ser útil al médico para establecer el diagnóstico. En cambio, la amniocentesis (una prueba que analiza una muestra del líquido amniótico de la madre durante el embarazo) no resulta útil para diagnosticar

estas enfermedades. Tampoco existe un tratamiento específico. En ocasiones suelen ser útiles la fisioterapia, los aparatos ortopédicos y otros dispositivos especiales.

CAPÍTULO 71

Trastornos de los nervios craneales

Del cerebro salen 12 nervios (llamados nervios craneales), que se dirigen directamente a varias partes de la cabeza. A excepción del nervio craneal VIII, que procesa la audición y ayuda al mantenimiento del equilibrio, los nervios craneales III al XII controlan los movimientos de los ojos, la lengua, la cara y la garganta. Los nervios craneales V y IX reciben la sensibilidad de la cara, la lengua y la garganta. El nervio craneal I es el nervio olfatorio, o nervio del olfato (• *V. página 360*). El nervio craneal II es el nervio óptico o nervio de la visión (• *V. página 1085.*) Un trastorno en cualesquiera de estos nervios craneales puede producir una grave pérdida de su función, pero los trastornos más frecuentes son básicamente tres: la neuralgia del trigémino, la neuralgia glosofaríngea y la parálisis de Bell.

Neuralgia del trigémino

También conocida como **tic doloroso**, *la neuralgia del trigémino se caracteriza por la disfunción del nervio trigémino (nervio craneal V), que conduce la información de la sensibilidad de la cara al cerebro.*

Su disfunción produce episodios de dolor grave y punzante de algunos segundos a minutos de duración. La neuralgia del trigémino puede afectar a los adultos de cualquier edad, pero el trastorno es más frecuente en la gente mayor. No se conoce su causa.

Síntomas

El dolor puede aparecer espontáneamente, pero a menudo se desencadena cuando se toca un punto en particular (punto gatillo) o por actividades como lavarse los dientes o masticar. Inmediatamente pueden sentirse en cualquier parte de la mitad inferior de la cara ráfagas repetidas de dolor intensísimo como si se tratara de relámpagos. La mayoría de las veces el dolor se nota en la zona de la mejilla cerca de la nariz o en el área de la mandíbula. Las crisis de dolor pueden repetirse hasta unas cien veces al día, llegando a veces a producir una incapacidad total.

Diagnóstico

Aunque no existen pruebas específicas para identificar la neuralgia del trigémino, su diagnóstico es fácil dadas las características del dolor. Los médicos también intentan descartar otras causas posibles de dolor facial, como enfermedades de la mandíbula, de los dientes o de los senos, o bien una

---

Neuralgia del trigémino

El nervio trigémino transmite las sensaciones desde la cara hasta el cerebro. La neuralgia del trigémino produce dolor en diversas áreas inervadas por este nervio.

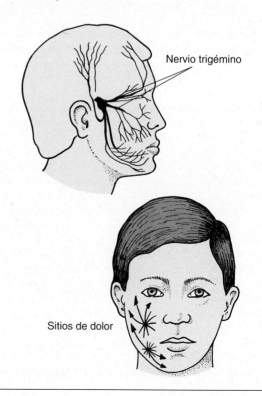

Nervio trigémino

Sitios de dolor

compresión del nervio trigémino por un tumor o un aneurisma.

Tratamiento

Los analgésicos clásicos no suelen ser útiles ya que los episodios de dolor son breves y recidivantes, pero otros fármacos suelen aliviarlo, especialmente los anticonvulsivantes (que estabilizan las membranas de los nervios). Primero se suele probar la carbamazepina, pero puede prescribirse la fenitoína si aquélla no da resultados o produce reacciones adversas graves. En algunos casos pueden ser eficaces el baclofeno y algunos antidepresivos. Son frecuentes las remisiones espontáneas, aunque a menudo los episodios pueden estar separados por largos intervalos de tiempo sin síntomas.

A veces la neuralgia del trigémino se produce como consecuencia de una arteria que discurre por un trayecto anómalo y que comprime el nervio adyacente al cerebro. En esos casos está indicado el tratamiento quirúrgico, que consiste en apartar dicha arteria del nervio, con lo que se consigue aliviar el dolor por lo menos durante algunos años. Cuando el dolor no responde a los fármacos o si una persona no puede ser operada por cualquier motivo, puede recurrirse a una prueba que consiste en la inyección de alcohol en el nervio para bloquear su función temporalmente. Si esto alivia el dolor, el nervio puede seccionarse o bien destruirse permanentemente con la inyección de un fármaco. Tales procedimientos a menudo producen molestias en la cara y deberían considerarse sólo como último recurso.

Neuralgia glosofaríngea

La neuralgia glosofaríngea es un síndrome poco frecuente caracterizado por episodios recidivantes de dolor intenso en la parte posterior de la garganta cerca de las amígdalas, afectando a veces al oído del mismo lado.

La neuralgia glosofaríngea suele iniciarse después de los 40 años de edad y es más frecuente en los varones que en las mujeres. Se desconoce su causa.

Síntomas

Al igual que la neuralgia del trigémino, los episodios son intermitentes y breves, pero causan un dolor intensísimo que puede ser desencadenado por algún movimiento como la masticación, la deglución, el habla o el bostezo. El dolor puede durar varios segundos o minutos y suele afectar sólo a un lado.

Tratamiento

El tratamiento farmacológico es el mismo que para la neuralgia del trigémino: carbamazepina, fenitoína, baclofeno y antidepresivos. Cuando falla este tratamiento, puede ser necesario recurrir a la cirugía para bloquear o cortar el nervio glosofaríngeo, bien sea a la altura del cuello o en la base del cerebro.

Parálisis de Bell

La parálisis de Bell es una anomalía del nervio facial caracterizada por causar de forma repentina debilidad o parálisis de los músculos de un lado de la cara.

El nervio facial es el nervio craneal que estimula los músculos de la cara. Aunque se desconoce la causa de la parálisis de Bell, se supone que en su mecanismo participa una inflamación del nervio facial como respuesta a una infección vírica, a una compresión o a una falta de riego sanguíneo.

Síntomas

La parálisis de Bell aparece de forma repentina. La debilidad facial puede estar precedida unas horas antes por un dolor localizado detrás de la oreja. El grado de debilidad puede variar, de forma impredecible, de leve a completa, pero siempre afecta a un solo lado de la cara. El lado paralizado de la cara queda sin arrugas y sin expresión, pero a veces la persona tiene la sensación de que tiene la cara torcida. La mayoría experimenta un entumecimiento o una sensación de peso en la cara, pero de hecho la sensibilidad permanece normal. Cuando se afecta a la parte superior de la cara, puede ser difícil cerrar el ojo del lado afectado. En raras ocasiones la parálisis de Bell interfiere en la producción de saliva, en el sentido del gusto y en la producción de lágrimas.

Diagnóstico

La parálisis de Bell siempre afecta a un solo lado de la cara; la debilidad es de inicio súbito y puede implicar tanto a la parte superior como a la inferior del lado afectado. Aunque un ictus (accidente cerebrovascular) puede también producir una debilidad súbita de la cara, solamente se afecta la parte inferior. Además, el ictus se acompaña también de debilidad en el brazo y en la pierna. (• V. página 370)

Las demás causas de la parálisis del nervio facial son infrecuentes y suelen ser de aparición lenta. Entre ellas cabe destacar los tumores cerebrales o de otro tipo que compriman el nervio, una infección vírica que lo destruya, como el herpes (síndrome de Ramsay Hunt), infecciones en el oído medio o en los senos mastoideos, (• V. página 1039) la enfermedad de Lyme, las fracturas del hueso de la base del cráneo y otras muchas enfermedades, todavía menos frecuentes.

La parálisis de Bell paraliza un lado de la cara

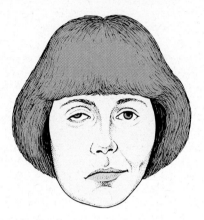

Habitualmente, el médico puede descartar estos trastornos basándose en la historia clínica de la persona y en los resultados de las pruebas radiológicas, la tomografía computadorizada (TC) o la resonancia magnética (RM). Para la enfermedad de Lyme puede ser necesario un análisis de sangre. No existen pruebas específicas para el diagnóstico de la parálisis de Bell.

Tratamiento

Tampoco existe un tratamiento específico para la parálisis de Bell. Algunos médicos consideran que de-berían administrarse corticosteroides como la predni-sona antes del segundo día posterior a la aparición de los síntomas y continuarlos durante 1 a 2 semanas. No se ha demostrado que este tratamiento sea eficaz en el control del dolor o que mejore las posibilidades de recuperación.

Si la parálisis de los músculos faciales impide que el ojo cierre completamente, debe evitarse que éste se seque. Para ello se recomienda utilizar gotas lu-bricantes para los ojos instiladas cada pocas horas y es posible que sea necesario un parche ocular. En las personas afectadas de parálisis grave pueden resul-tar eficaces los masajes de los músculos debilitados, al igual que la estimulación nerviosa para prevenir la rigidez de estos músculos. Si la parálisis dura entre 6 y 12 meses o más, el cirujano puede tratar de co-nectar un nervio sano (habitualmente tomado de la lengua) con el músculo facial paralizado.

Pronóstico

Si la parálisis es parcial, probablemente se pro-duzca un restablecimiento completo en el plazo de uno o dos meses. Si la parálisis es total, el pronós-tico es variable, aunque la mayoría se recupera completamente. Para determinar las probabilida-des de recuperación, el médico puede examinar el nervio facial mediante su estimulación eléctrica. En ocasiones, a medida que el nervio facial se re-cupera, se forman conexiones anormales que pue-den ocasionar movimientos inesperados de algu-nos músculos faciales o una secreción espontánea de lágrimas.

CAPÍTULO 72

Trastornos del olfato y del gusto

Dado que los trastornos del olfato y del gusto rara vez constituyen una amenaza para la vida de la per-sona, puede que no reciban la atención médica ade-cuada. Sin embargo, estos trastornos pueden llegar a ser frustrantes ya que afectan a las facultades de la per-sona para disfrutar de la comida, la bebida y los aromas agradables. También pueden interferir en la capaci-dad de percibir sustancias químicas y gases potencial-mente nocivos, lo que podría tener consecuencias gra-ves. En cualquier caso, un trastorno que deteriore los sentidos del olfato y del gusto puede ser grave.

El olfato y el gusto están estrechamente relaciona-dos. Las papilas gustativas de la lengua identifican el gusto, y el nervio olfatorio identifica los olores. Am-bas sensaciones son transmitidas al cerebro, que com-bina la información para reconocer y apreciar los sabores. Mientras que algunos sabores pueden reco-nocerse sin que intervenga el olfato (como el sabor sa-lado, el amargo, el dulce o el agrio), otros sabores más complejos (como el de la frambuesa, por ejemplo) re-quieren ambos sentidos, olfato y gusto, para reconocer-los.

La pérdida o reducción del sentido del olfato **(anos-mia)** es la anomalía más frecuente del olfato y del gus-to. En un principio, las personas suelen apercibirse de una alteración del sentido del olfato al encontrar que los alimentos son insípidos, dado que la distinción en-tre un sabor y otro se basa en gran medida en el olfato.

Cómo se perciben los sabores

El sentido del gusto y del olfato trabajan conjuntamente para que se pueda reconocer y apreciar los sabores. El centro del olfato y del gusto en el cerebro combina la información sensorial de la lengua y de la nariz.

Miles de pequeñas papilas gustativas cubren gran parte de la superficie de la lengua. Cuando la comida entra en la boca, estimula los receptores de las papilas gustativas. Éstas, a su vez, envían impulsos nerviosos al centro del olfato y del gusto del cerebro, que los interpreta como sabor. Las papilas gustativas en la punta de la lengua detectan el sabor dulce, las de los lados, lo salado y ácido, y las de la parte de atrás, lo amargo. Las combinaciones de estos 4 sabores básicos producen una amplia gama de sabores.

Un área pequeña en la membrana mucosa que reviste la nariz (el epitelio olfatorio) contiene terminaciones nerviosas que detectan el olor (nervios olfatorios). Cuando las moléculas transportadas por el aire entran en la fosa nasal, estimulan minúsculas proyecciones similares a pestañas (cilios) en las células nerviosas. Esta estimulación envía impulsos nerviosos a través de unas zonas abultadas que se hallan al final de los

nervios (bulbos olfatorios), a lo largo del nervio olfatorio, hacia el centro del olfato y del gusto del cerebro. El centro interpreta estos impulsos como un olor específico. Mediante este proceso se distinguen miles de diferentes olores.

El cerebro necesita tanto el sentido del gusto como el del olfato para distinguir la mayoría de los olores. Por ejemplo, para distinguir el sabor de un bombón, el cerebro percibe un sabor dulce a través de las papilas gustativas y un rico aroma de chocolate a través de la nariz.

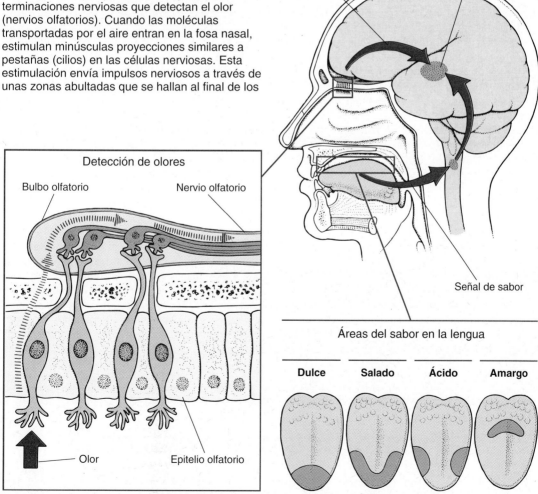

Señal de olor

Centro del olfato y del gusto

Señal de sabor

Detección de olores

Bulbo olfatorio

Nervio olfatorio

Olor

Epitelio olfatorio

Áreas del sabor en la lengua

| Dulce | Salado | Ácido | Amargo |

El sentido del olfato puede afectarse por ciertos cambios en la nariz, en los nervios que van de la nariz al cerebro o en el propio cerebro. Por ejemplo, cuando las fosas nasales están irritadas por un resfriado común, el sentido del olfato puede disminuir al impedirse que los olores alcancen los receptores del olfato. Puesto que el sentido del olfato está asociado al del gusto, las personas resfriadas suelen encontrar que los alimentos no saben bien. Las células encargadas del olfato pueden resultar temporalmente lesionadas por el virus de la gripe; algunas personas no pueden ni oler ni saborear durante varios días o semanas posteriores a un episodio de gripe.

En ocasiones, la pérdida del olfato o del gusto dura semanas o incluso llega a ser permanente. Las infecciones graves de los senos nasales o la radioterapia utilizada para el cáncer pueden afectar a las células del olfato o destruirlas. Sin embargo, el traumatismo craneal, producido a menudo por accidentes de automóvil, constituye la causa más frecuente de la pérdida del olfato. Como consecuencia de dicho traumatismo, las fibras del nervio olfatorio (el nervio que contiene los receptores del olfato) resultan seccionadas a la altura de la placa cribiforme (el hueso en la base del cráneo que separa el espacio intracraneal de la cavidad nasal). En alguna rara ocasión, una persona puede nacer sin el sentido del olfato.

El aumento de la sensibilidad a los olores **(hiperosmia)** es mucho menos frecuente que la anosmia. El sentido distorsionado del olfato, que hace que olores inocuos huelan mal **(disosmia)**, puede ser consecuencia de una infección de los senos nasales o de una lesión parcial de los nervios olfatorios. La disosmia puede deberse también a una mala higiene dental que produce infecciones en la boca de olor desagradable, el cual será percibido por la nariz. A veces las personas depresivas desarrollan disosmia. Algunas personas que padecen epilepsia que se origina en la parte del cerebro que percibe los olores (el centro olfatorio) experimentan sensaciones de olores desagradables (alucinaciones olfatorias) que son muy fuertes y de corta duración.

(• *V. página 364)* Estos olores desagradables forman parte de la epilepsia, no una mala interpretación de un olor.

Una reducción o pérdida del sentido del gusto **(ageusia)** suele ser consecuencia de trastornos que afectan a la lengua. Algunos ejemplos son una boca muy seca, el tabaquismo intenso (especialmente fumar en pipa), radioterapia de la cabeza y del cuello y los efectos secundarios de fármacos como la vincristina (un medicamento anticanceroso) o la amitriptilina (un antidepresivo). La distorsión del gusto **(disgeusia)** puede ser consecuencia de los mismos factores que inciden en la pérdida del gusto. Las quemaduras de la lengua pueden destruir temporalmente las papilas gustativas y la parálisis de Bell (parálisis de un lado de la cara causada por una malfunción del nervio facial) (• *V. página 359)* puede ocasionar la pérdida del sentido del gusto en un lado de la lengua. La disgeusia también puede ser un síntoma de depresión.

Diagnóstico

Los médicos pueden hacer pruebas de olfato utilizando fragancias de aceites, detergentes y alimentos (café o clavo por ejemplo). El gusto puede comprobarse utilizando sustancias dulces (azúcar), ácidas (jugo de limón), saladas (sal) y amargas (aspirina, quinina, aloes). El médico o el odontólogo también revisan la boca para detectar infecciones o sequedad (salivación escasa). En contadas ocasiones se requieren pruebas de imagen del cerebro mediante una tomografía computadorizada (TC) o una resonancia magnética (RM).

Tratamiento

En función de la causa del trastorno del gusto, el médico recomendará el cambio o supresión de un determinado medicamento, la toma de caramelos para mantener la boca húmeda o simplemente esperar varias semanas a ver si el problema remite. Los suplementos de zinc, que se pueden adquirir sin prescripción médica, se cree que aceleran la recuperación, especialmente en las alteraciones del gusto posteriores a un episodio de gripe. Sin embargo, sus efectos no se han confirmado científicamente.

CAPÍTULO 73

Trastornos convulsivos

Una convulsión es la respuesta a una descarga eléctrica anormal en el cerebro.

El término *crisis convulsiva* describe varias experiencias y manifestaciones de la conducta y no es

Causas de crisis convulsivas

Fiebre elevada
- Golpe de calor
- Infección
- Infecciones del cerebro
- SIDA
- Paludismo
- Meningitis
- Rabia
- Sífilis
- Tétanos
- Toxoplasmosis
- Encefalitis vírica

Alteraciones del metabolismo
- Hipoparatiroidismo
- Valores elevados de azúcar o sodio en sangre
- Valores reducidos de azúcar, calcio, magnesio o sodio en sangre
- Insuficiencia renal o hepática
- Fenilcetonuria

Oxigenación insuficiente del cerebro
- Intoxicación por monóxido de carbono
- Inadecuado riego sanguíneo del cerebro
- Ahogamiento parcial
- Sofocación parcial
- Ictus

Destrucción de tejido cerebral
- Tumor del cerebro
- Traumatismo craneal
- Hemorragia intracraneal
- Ictus

Otras enfermedades
- Eclampsia
- Encefalopatía hipertensiva
- Lupus eritematoso sistémico

Exposición a drogas o sustancias tóxicas
- Alcohol en grandes cantidades
- Amfetaminas
- Alcanfor
- Cloroquina
- Sobredosis de cocaína
- Plomo
- Pentilenetetrazol
- Estricnina

Abstinencia después de una utilización excesiva
- Alcohol
- Fármacos para dormir
- Tranquilizantes

Reacciones adversas a fármacos de prescripción médica
- Ceftazidima
- Clorpromazina
- Imipenem
- Indometacina
- Meperidina
- Fenitoína
- Teofilina

---

lo mismo que *convulsión*, aunque los términos se utilicen a veces como sinónimos. Cualquier cosa que irrite el cerebro puede producir una convulsión. Dos tercios de las personas que experimentan una convulsión nunca tienen una segunda. Un tercio tienen convulsiones recurrentes (una enfermedad denominada epilepsia).

Precisamente, lo que sucede durante una convulsión dependerá de qué parte del cerebro ha sido afectada por la descarga eléctrica anormal. Esta descarga puede afectar a una pequeña zona del cerebro y hacer que la persona sólo perciba un olor o sabor extraño, o bien puede incidir en un área amplia del cerebro y producir una convulsión (sacudidas y espasmos de los músculos de todo el cuerpo). La persona puede también experimentar ataques breves de una alteración de la consciencia, pierde el conocimiento, el control muscular o el control de la vejiga urinaria (incontinencia urinaria), y sufre un estado de confusión.

Por lo general, las convulsiones están precedidas por auras (sensaciones extrañas de olores, sabores o visiones, o un fuerte presentimiento de que va a empezar la crisis). En ocasiones se tratará de sensaciones agradables y en otras, sumamente desagradables. Estas auras se manifiestan en el 20 por ciento de las personas afectadas de epilepsia.

El ataque suele durar entre 2 y 5 minutos. Cuando concluye, la persona puede tener dolor de cabeza, dolor muscular, sensaciones raras, confusión y fatigabilidad extrema (conocido como estado poscrítico). Habitualmente, la persona no recuerda qué sucedió durante el episodio.

Espasmos infantiles y convulsiones febriles

En niños ocurren dos clases de convulsiones casi exclusivamente. Los **espasmos infantiles** (crisis salutatorias) se caracterizan porque el niño, que se halla acostado de espaldas, de repente hace una flexión brusca de los brazos, flexiona hacia delante el cuello y el tronco y extiende las piernas. Las crisis duran apenas unos segundos, pero pueden repetirse muchas veces al día. Generalmente ocurren en niños menores de 3 años, y más adelante, muchas de ellas pueden evolucionar típicamente hacia otras formas convulsivas. La mayoría de los niños con espasmos infantiles tiene un deterioro mental asociado o retrasos del desarrollo neurológico; el retraso mental suele persistir en la edad adulta. Las convulsiones difícilmente se controlan con fármacos antiepilépticos.

Las **convulsiones febriles** son consecuencia de la fiebre en niños entre 3 meses y 5 años de edad. Suele afectar al 4 por ciento de todos los niños y tienden a ocurrir en familias. En general un niño que tiene una convulsión febril tendrá solamente una, y la mayoría de estas convulsiones dura menos de 15 minutos. Los niños que han tenido convulsiones febriles son algo más propensos a desarrollar epilepsia más adelante.

Epilepsia

La epilepsia es un trastorno caracterizado por la tendencia a sufrir convulsiones recidivantes.

En algún momento el 2 por ciento de la población adulta tiene alguna convulsión. Un tercio de ese grupo tienen convulsiones recurrentes (epilepsia). En alrededor del 25 por ciento de los adultos con epilepsia es posible conocer la causa cuando se realizan pruebas como un electroencefalograma (EEG), que revela una actividad eléctrica anormal, o una resonancia magnética (RM), que puede poner de manifiesto cicatrices en pequeñas áreas del cerebro. En algunos casos, estos defectos pueden ser cicatrices microscópicas como consecuencia de una lesión cerebral durante el nacimiento o después de éste. Algunos tipos de trastornos convulsivos son hereditarios (como la epilepsia juvenil mioclónica). En el resto de las personas con epilepsia la enfermedad se denomina *idiopática,* es decir, no se evidencia ninguna lesión cerebral ni se conoce la causa.

Las personas con epilepsia idiopática habitualmente tienen su primera crisis convulsiva entre los 2 y los 14 años de edad. Las convulsiones antes de los 2 años de edad suelen estar causadas por defectos cerebrales, desequilibrios en la sangre o fiebres elevadas. Es más probable que las convulsiones que se inician después de los 25 años sean consecuencia de un traumatismo cerebral, un accidente vascular cerebral u otra enfermedad.

Las crisis epilépticas pueden estar desencadenadas por sonidos repetitivos, luces centelleantes, videojuegos o incluso tocando ciertas partes del cuerpo. Incluso

Síntomas de trastornos convulsivos según la localización

Localización de la descarga eléctrica anormal	Síntomas
Lóbulo frontal	Contracciones en un músculo específico.
Lóbulo occipital	Alucinaciones de luces centelleantes.
Lóbulo parietal	Entumecimiento u hormigueo en una parte específica del cuerpo.
Lóbulo temporal	Alucinaciones visuales y conducta repetitiva complicada (por ejemplo, caminar en círculos).
Lóbulo temporal anterior	Movimientos masticatorios, hacer ruido con los labios (como al besar).
Lóbulo temporal anterior profundo	Alucinaciones intensas de olores, agradables o desagradables.

un estímulo leve puede desencadenar las convulsiones en personas con epilepsia. Hasta en las que no padecen epilepsia, un estímulo muy fuerte puede desencadenarla (como ciertos fármacos, valores bajos de oxígeno en sangre o valores muy bajos de azúcar en sangre).

Síntomas

Las convulsiones epilépticas a veces se clasifican según sus características. Las **convulsiones parciales simples** se inician con descargas eléctricas en un área pequeña del cerebro y estas descargas permanecen limitadas a esa zona. Según la parte afectada del cerebro, la persona experimenta sensaciones anormales, movimientos o aberraciones psíquicas. Por ejemplo, si la descarga eléctrica se produce en la parte del cerebro que controla los movimientos musculares del brazo derecho, éste puede presentar espasticidad muscular intensa y contracciones. Si ocurre en lo más profundo del lóbulo anterior (la parte del cerebro que percibe los olores), (• *V. recuadro, página 293*) la persona puede sentir un olor placentero o desagradable muy intenso. La persona con una aberración psíquica puede experimentar, por ejemplo, un sentimiento de «déjà vu», por el que un entorno desconocido le parece inexplicablemente familiar.

En las **convulsiones jacksonianas,** los síntomas se inician en una parte aislada del cuerpo, como la mano o el pie, y luego ascienden por la extremidad al mismo tiempo que la actividad eléctrica se extiende por el cerebro. Las **convulsiones parciales complejas (psicomotoras)** se inician con un período de uno o dos minutos durante el cual la persona pierde contacto con su entorno. La persona puede tambalearse, realizar movimientos involuntarios y torpes de brazos y piernas, emitir sonidos ininteligibles, no entender lo que los demás expresan y puede resistirse a que le presten ayuda. El estado confusional dura unos minutos y se sigue de una recuperación total.

Las **crisis convulsivas (gran mal** o **convulsiones tónico-clónicas)** se inician en general con una descarga eléctrica anormal en una pequeña área del cerebro. La descarga se extiende rápidamente a las partes adyacentes del cerebro y causan la disfunción de toda el área. En la **epilepsia primaria generalizada,** las descargas anormales recaen sobre un área amplia del cerebro y causan una disfunción extensa desde el principio. En cualquier caso, las convulsiones son la respuesta del organismo a las descargas anormales. Durante estas crisis convulsivas la persona experimenta una pérdida temporal de consciencia, espasticidad muscular intensa y contracciones en todo el cuerpo, giros forzados de la cabeza hacia un lado, rechinar de dientes (bruxismo) e incontinencia urinaria. Después, puede tener cefalea, confusión temporal y fatigabilidad extrema. Habitualmente la persona no recuerda lo sucedido durante la crisis.

El **pequeño mal (crisis de ausencia)** suele iniciarse en la infancia antes de los 5 años de edad. No produce convulsiones ni los demás síntomas dramáticos del gran mal. En cambio, la persona tiene episodios de mirada perdida, pequeñas contracciones de los párpados o contracciones de los músculos faciales que duran de 10 a 30 segundos. La persona está inconsciente, pero no cae al suelo, no se produce colapso ni presenta movimientos espásticos.

En el estado epiléptico **(status epilepticus),** el más grave de los trastornos convulsivos, las convulsiones no se detienen. El *estado epiléptico es una urgencia médica* porque la persona tiene convulsiones acompañadas de intensas contracciones musculares, no puede respirar adecuadamente y tiene extensas (difusas) descargas eléctricas en el cerebro. Si no se procede al tratamiento inmediato, el corazón y el cerebro pueden resultar permanentemente lesionados y puede sobrevenir la muerte.

Diagnóstico

Si una persona presenta una pérdida de consciencia, desarrolla espasticidad muscular con sacudidas de todo el cuerpo, presenta incontinencia urinaria o de repente sufre un estado de confusión mental y falta de concentración, puede que esté afectada de una crisis convulsiva. Pero las verdaderas convulsiones son mucho menos frecuentes de lo que supone la mayoría de las personas, porque gran parte de los episodios de inconsciencia de corta duración o de manifestaciones anómalas de la conducta no se debe a descargas eléctricas anormales en el cerebro.

Para el médico puede ser de mucha importancia la versión de un testigo ocular del episodio ya que éste podrá hacer una descripción exacta de lo ocurrido, en tanto que la persona que ha sufrido la crisis no suele estar en condiciones para referirlo. Es preciso conocer las circunstancias que rodearon el episodio: con qué rapidez se inició, si se observaron movimientos musculares anormales como espasmos de la cabeza, cuello o músculos de la cara, mordedura de la lengua o incontinencia urinaria, cuánto tiempo duró y con qué rapidez logró restablecerse el afectado. El médico necesitará igualmente conocer qué es lo que la persona experimentó: ¿Tuvo alguna premonición o señal de que algo inusual le iba a suceder? ¿Sucedió algo que pareciera precipitar el episodio, como ciertos sonidos o luces centelleantes?

Aparte de tomar nota de la descripción de los hechos, el médico basará el diagnóstico de trastorno convulsivo o de epilepsia en los resultados de un electroencefalograma (EEG), que mide la actividad eléctrica del cerebro. Se trata de una prueba que no ocasiona dolor ni presenta ningún riesgo. Los electrodos se fijan sobre el cuero cabelludo para medir los impulsos eléctricos dentro del cerebro. En ocasiones, los EEG se programan cuando la persona ha permanecido deliberadamente despierta durante un período de 18 a 24 horas, porque es más probable que se produzcan las descargas anormales cuando se ha dormido muy poco.

El médico estudia el registro del EEG para detectar alguna evidencia de descargas anormales. Aunque el episodio no ocurriera durante el registro del EEG, puede que existan estas anormalidades. Sin embargo, debido a que el EEG se realiza durante un período corto de tiempo, esta prueba puede pasar por alto la actividad convulsiva y aparecer un registro normal, incluso cuando la persona es epiléptica.

Una vez que se diagnostica la epilepsia, se suelen necesitar pruebas complementarias para buscar una causa con posibilidades de tratamiento. Los análisis sistemáticos de sangre miden la concentración en sangre de azúcar, calcio y sodio, determinan si la función del hígado y riñones es normal y permiten hacer un recuento de los glóbulos blancos puesto que

Actividad cerebral durante una crisis convulsiva

Un electroencefalograma (EEG) es un registro de la actividad eléctrica del cerebro. El procedimiento es sencillo e indoloro. Se fijan unos 20 electrodos al cuero cabelludo y se registra la actividad cerebral en condiciones normales. Entonces la persona es expuesta a varios estímulos, como luces brillantes o centelleantes con el fin de provocar una crisis convulsiva. Durante ésta, la actividad eléctrica del cerebro se acelera produciendo un patrón desordenado en forma de ondas. Estos registros de las ondas cerebrales ayudan a identificar la epilepsia. Diferentes tipos de crisis convulsivas tienen distintos patrones de ondas.

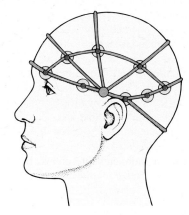

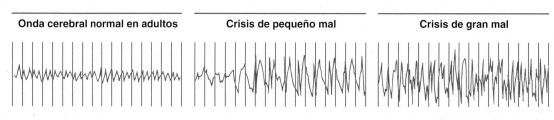

Onda cerebral normal en adultos	**Crisis de pequeño mal**	**Crisis de gran mal**

un número elevado de éstos puede ser un indicio de una infección. A menudo el médico solicita un electrocardiograma (• *V. página 71*) para comprobar si la causa de la pérdida de consciencia fue consecuencia de una arritmia cardíaca que produjo un riego sanguíneo insuficiente del cerebro. Por lo general, el médico también solicita una tomografía computadorizada (TC) o una resonancia magnética (RM) para descartar un cáncer en el cerebro y otros tumores, un ictus antiguo (accidente cerebrovascular), pequeñas cicatrices y lesiones producidas por traumatismos. En ocasiones se requiere practicar una punción lumbar (• *V. recuadro, página 393*) para determinar si la persona tiene una infección cerebral.

Tratamiento

Si existe una causa que puede tratarse, como un tumor, una infección o valores sanguíneos anormales de azúcar o sodio, antes que nada se pone remedio a esta situación. Las convulsiones en sí pueden no requerir tratamiento una vez que se haya controlado el problema médico. Cuando no se encuentra una causa o bien no es posible controlar ni curar el trastorno completamente, puede ser necesario administrar fármacos anticonvulsivantes con el objeto de prevenir la aparición de nuevas convulsiones. Solamente el tiempo podrá determinar si la persona

tendrá más convulsiones. Un tercio de las personas sí tienen convulsiones recidivantes, pero el resto tan sólo habrán sufrido una única convulsión. Por lo general, no se considera necesaria la medicación en los casos de un solo episodio, pero sí para los casos recidivantes.

Las convulsiones se deben prevenir por varias razones. Las contracciones musculares rápidas y violentas entrañan un riesgo de heridas por golpes e incluso pueden producir fracturas de huesos. La pérdida súbita de consciencia puede causar lesiones graves por caídas y accidentes. La actividad eléctrica turbulenta del gran mal puede producir cierto daño en el cerebro. Sin embargo, la mayoría de las personas con epilepsia experimenta a lo largo de su vida docenas de convulsiones sin sufrir una grave lesión cerebral. Aunque una única convulsión no deteriora la inteligencia, los episodios de convulsiones recidivantes sí pueden afectarla.

El tratamiento con fármacos anticonvulsivantes puede controlar por completo las crisis de gran mal en el 50 por ciento de las personas con epilepsia y reducir en gran medida su frecuencia en otro 35 por ciento. Los fármacos son algo menos eficaces para las crisis de pequeño mal. La mitad de las personas que responden a la terapia farmacológica pueden con el tiempo dejar el tratamiento sin que se produzcan recidivas. Ningún fármaco controla todos los tipos de crisis convulsivas. En algunas personas, las convulsiones pueden controlarse con un solo fármaco mientras que otras necesitarán varios.

Dado que el estado epiléptico es una urgencia médica, los médicos deben administrar lo antes posible dosis elevadas de un fármaco anticonvulsivante por vía intravenosa. Durante una crisis prolongada se toman precauciones con el objeto de que no se produzcan lesiones.

A pesar de sus indudables efectos beneficiosos los fármacos anticonvulsivantes pueden también tener efectos secundarios. Muchos causan aturdimiento, pero, paradójicamente, en los niños pueden producir hiperactividad. Periódicamente el médico solicita los análisis de sangre con el fin de controlar si el fármaco está afectando a los riñones, al hígado o a las células sanguíneas. Se debe prevenir a las personas que toman fármacos anticonvulsivantes de los posibles efectos secundarios e indicarles que deberían consultar a su médico al primer síntoma.

La dosificación de un anticonvulsivante es de crucial importancia, debe ser lo suficientemente elevada como para prevenir las convulsiones pero no tanto como para ocasionar efectos secundarios. El médico ajusta la dosis después de preguntar acerca de los efectos secundarios y de comprobar los valores en sangre del fármaco. Los anticonvulsivantes deberían tomarse siguiendo el modo de prescripción de forma estricta y no debería utilizarse ningún otro fármaco al mismo tiempo sin la autorización del médico, porque podría alterar la cantidad del anticonvulsivante en sangre. Los pacientes que toman anticonvulsivantes deberían visitar al médico con regularidad para un posible ajuste de la dosis y siempre deberían llevar una pulsera de alerta médica con el diagnóstico del trastorno convulsivo y el nombre del fármaco utilizado.

En general los pacientes con epilepsia tienen un aspecto y una conducta normal entre las crisis y pueden llevar también una vida normal. Sin embargo, tendrán que adaptar algunas de sus costumbres y pautas de conducta. Por ejemplo, las bebidas alcohólicas están contraindicadas en personas con predisposición a las convulsiones. Además, la legislación de algunos países prohíbe la conducción de vehículos a las personas con epilepsia hasta que no hayan presentado ninguna convulsión por lo menos durante un año.

Se debería enseñar a un familiar o a un amigo la forma de realizar los cuidados de urgencia en caso de una crisis convulsiva. Aunque algunas personas piensan que debe protegerse la lengua del afectado, tales esfuerzos pueden hacer más daño que bien. Los dientes pueden verse afectados o la persona puede morder a quien le ayuda, sin darse cuenta de ello debido a la intensa contracción del músculo de la mandíbula. Los

Fármacos utilizados en el tratamiento de las crisis convulsivas

Fármaco	Tipo de crisis convulsiva	Posibles efectos secundarios
Carbamazepina	Generalizada, parcial	Recuento bajo de glóbulos blancos y glóbulos rojos
Etosuximida	Pequeño mal	Recuento bajo de glóbulos blancos y glóbulos rojos
Fenobarbital	Generalizada, parcial	Sedación
Fenitoína	Generalizada, parcial	Encías inflamadas
Gabapentina	Parcial	Sedación
Lamotrigina	Generalizada, parcial	Picores
Primidona	Generalizada, parcial	Sedación
Valproato	Espasmos infantiles, pequeño mal	Aumento de peso, pérdida de cabello

pasos importantes a seguir son: proteger a la persona de una caída, aflojar la ropa del cuello y colocar una almohada debajo de la cabeza. La persona en estado de inconsciencia debe colocarse de costado para facilitar la respiración. Nunca debería dejarse sola a una persona que haya tenido un trastorno convulsivo hasta que ésta despierte completamente y pueda desenvolverse con normalidad. Es prudente dar cuenta de lo sucedido al médico de cabecera.

En el 10 al 20 por ciento de las personas con epilepsia, los fármacos anticonvulsivantes solos no podrán prevenir las recidivas de las crisis. Si se logra identificar como causante del trastorno a un área concreta del cerebro y ésta es pequeña, el problema puede resolverse tras la resección quirúrgica del foco epiléptico. En las personas con varios focos convulsivos o las que tienen convulsiones que se extienden rápidamente a todo el cerebro, puede resultar eficaz la resección quirúrgica de las fibras nerviosas que conectan los dos lados del cerebro (cuerpo calloso). La cirugía sobre el cerebro solamente se considera en el caso de que los tratamientos farmacológicos no sean efectivos o si sus efectos secundarios no pueden asumirse.

Enfermedad vascular cerebral y trastornos afines

La interrupción del flujo de sangre al cerebro puede ocasionar la muerte de las células cerebrales o lesionarlas debido a la falta de oxígeno. También pueden resultar afectadas las células cerebrales por una hemorragia en el cerebro o alrededor del mismo. Las alteraciones neurológicas resultantes se denominan **accidentes vasculares cerebrales** porque se afectan los vasos sanguíneos (vascular) y el encéfalo (cerebro).

La insuficiente llegada de sangre a determinadas partes del cerebro durante un breve período de tiempo produce los **accidentes isquémicos transitorios**. Dado que se produce un rápido restablecimiento del flujo sanguíneo, el tejido cerebral no muere, como ocurre en el **ictus**. A menudo, el accidente isquémico transitorio es un aviso precoz de un ictus.

La enfermedad vascular cerebral es la causa más frecuente de incapacidad neurológica en los países occidentales. Los factores que comportan mayor riesgo en las lesiones vasculares del cerebro son la hipertensión y la aterosclerosis (dureza de las arterias por depósito de grasa en sus paredes). La incidencia de la enfermedad vascular cerebral ha disminuido durante las últimas décadas gracias a la concienciación de las personas acerca de la importancia de controlar la presión arterial alta y los valores elevados de colesterol.

Cómo afectan al organismo los ictus o los accidentes isquémicos transitorios depende precisamente del área donde se interrumpió la circulación cerebral o se produjo la hemorragia. Cada área del cerebro está irrigada por vasos sanguíneos específicos. Por ejemplo, la obstrucción de un vaso en el área que controla los movimientos musculares de la pierna izquierda produce debilidad o parálisis en esa pierna. Si se afecta al área encargada del tacto en el brazo derecho, éste perderá la sensación del tacto (sensibilidad táctil). La pérdida de funciones es máxima inmediatamente después de un ictus. Sin embargo, habitualmente se recupera parte de la función, mientras algunas células cerebrales mueren, otras están solamente lesionadas y pueden recuperarse.

En ocasiones, puede producirse un ictus o un accidente isquémico transitorio a pesar de una circulación cerebral normal si el contenido de oxígeno en sangre es insuficiente. Esto puede suceder cuando una persona está afectada de una anemia grave, una intoxicación por monóxido de carbono o bien sufre un trastorno que produce células sanguíneas anómalas o una coagulación anormal, como la leucemia o la policitemia.

Accidente isquémico transitorio

Un accidente isquémico transitorio (AIT) es un trastorno en el funcionamiento del cerebro causado por una deficiencia temporal del aporte de sangre al mismo.

Causas

Los fragmentos de materia grasa y de calcio que se forman en la pared arterial (denominados placas de ateroma) *(• V. recuadro, página 121)* se pueden desprender e incrustarse en un pequeño vaso sanguíneo del cerebro, lo cual puede producir una obstrucción temporal de la circulación y, en consecuencia, un AIT. La acumulación de plaquetas o de coágulos puede también obstruir un vaso sanguíneo y producir un AIT. El riesgo de un AIT está incrementado si la persona padece hipotensión, aterosclerosis, una enfermedad del corazón (especialmente en los casos de anormalidad en las válvulas o en la conducción cardíaca), diabetes o un exceso de glóbulos rojos (policitemia). Los AIT son más frecuentes en la edad media de la vida y su probabilidad aumenta a medida que se envejece. En ocasiones, los AIT se manifiestan en adultos jóvenes o niños que padecen una enfermedad del corazón o un trastorno sanguíneo.

Síntomas

Un AIT es de inicio súbito, y por lo general dura entre 2 y 30 minutos; rara vez se prolonga más de 1 a 2 horas. Los síntomas son variables en función de la parte del cerebro que haya quedado desprovista de sangre y oxígeno. Cuando resultan afectadass las arterias que son ramas de la arteria carótida, los síntomas más frecuentes son la ceguera de un ojo o un trastorno de la sensibilidad junto a debilidad. Cuando se afectan las arterias que son ramas de las arterias vertebrales (localizadas en la parte posterior de la cabeza), son frecuentes el mareo, la visión doble y la debilidad generalizada. Sin embargo, pueden manifestarse muchos síntomas diferentes, tales como:

• Pérdida de la sensibilidad o trastornos de la misma en un brazo o una pierna, o en un lado del cuerpo.
• Debilidad o parálisis en un brazo o una pierna, o en todo un lado del cuerpo.

- Pérdida parcial de la visión o de la audición.
- Visión doble.
- Mareo.
- Lenguaje ininteligible.
- Dificultad para pensar en la palabra adecuada o para expresarla.
- Incapacidad para reconocer partes del cuerpo.
- Movimientos inusuales.
- Incontinencia urinaria.
- Desequilibrio y caída.
- Desmayo.

Aunque los síntomas son semejantes a los de un ictus, son transitorios y reversibles. Sin embargo, los episodios de AIT a menudo son recidivantes. La persona puede sufrir varias crisis diarias o sólo 2 o 3 episodios a lo largo de varios años. En el 35 por ciento de los casos un AIT se sigue de un ictus. Aproximadamente la mitad de estos ictus ocurren durante el año posterior al AIT.

Diagnóstico

Las primeras claves diagnósticas para el médico son los síntomas neurológicos súbitos y transitorios que sugieren una disfunción de un área específica del cerebro. A veces es necesario realizar pruebas complementarias para diferenciar los AIT de otros trastornos con síntomas semejantes, como los ataques epilépticos, los tumores, la migraña o los valores anormales de azúcar en sangre. Dado que no se produce una lesión cerebral, el médico no puede basar el diagnóstico en las exploraciones que habitualmente identifican un ictus, como una tomografía computadorizada (TC) o una resonancia magnética (RM).

Los médicos utilizan varias técnicas para valorar la posible obstrucción de una arteria carótidas o de ambas. El flujo irregular de sangre crea ruidos, conocidos como soplos, que pueden escucharse a través del fonendoscopio. Sin embargo, pueden existir soplos en ausencia de una obstrucción significativa. El paso siguiente suele ser una ecografía y un estudio Doppler del flujo sanguíneo, dos pruebas que se realizan simultáneamente para medir el grado de la obstrucción y la cantidad de sangre que puede pasar a través de la misma. En caso de un estrechamiento grave de las arterias carótidas, el médico puede solicitar una RM de las arterias o realizar una angiografía cerebral para determinar el grado y la localización de la obstrucción. En el caso de la angiografía se inyecta un contraste radiopaco (que se aprecia en las radiografías) en una arteria y al mismo tiempo se hacen las radiografías de la cabeza y del cuello. (• *V. página 301*)

A diferencia de lo que ocurre con las arterias carótidas, la ecografía y los estudios Doppler son menos

Irrigación del cerebro

La sangre es transportada al cerebro por dos pares de grandes arterias: las arterias carótidas y las arterias vertebrales. Ambas llevan la sangre desde el corazón; las arterias carótidas circulan a lo largo de la parte anterior del cuello y las arterias vertebrales por la parte posterior del cuello, por dentro de la columna vertebral. Estas grandes arterias desembocan en un círculo formado por otras arterias, del que salen arterias más pequeñas, de modo parecido a como lo hacen las carreteras que nacen de una rotonda de tráfico. Estas ramas llevan sangre a todas las partes del cerebro.

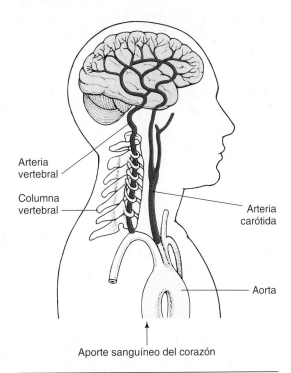

Arteria vertebral

Columna vertebral

Arteria carótida

Aorta

Aporte sanguíneo del corazón

eficaces para evaluar las arterias vertebrales. La única forma de efectuar una comprobación segura de la afectación de una arteria vertebral es mediante la RM o la angiografía. Sin embargo, si se encuentra una obstrucción, puede que no sea posible eliminarla porque la cirugía es más difícil en las arterias vertebrales que en las carótidas.

Tratamiento

El tratamiento de los AIT está dirigido a la prevención de los ictus. Los principales factores de riesgo de un ictus son la presión arterial alta, los valores elevados de colesterol, el tabaquismo y la diabetes, por lo que, siempre que sea posible, el primer paso para prevenirlo es abordar o corregir esos factores de riesgo. Se pueden administrar fármacos para reducir la tendencia de las plaquetas a formar coágulos, una de las principales causas del ictus. Uno de los fármacos de elección por su eficacia es la aspirina, que suele prescribirse en dosis de un comprimido para niños una vez al día. A veces se prescribe el dipiridamol, pero en la mayoría de las personas no resulta tan eficaz. Las personas que no toleran la aspiran pueden tomar ticlopidina. Cuando se necesiten fármacos más potentes, el médico puede prescribir anticoagulantes como la heparina o la warfarina.

El grado de obstrucción en las arterias carótidas ayuda al médico a establecer el tratamiento. Si un vaso sanguíneo está obstruido en más del 70 por ciento y si la persona ha tenido síntomas que sugieren un accidente vascular cerebral en los 6 meses anteriores, entonces la cirugía puede ser necesaria para eliminar la obstrucción y prevenir un posible ictus. Habitualmente las obstrucciones menores se eliminan sólo si han causado un AIT o un ictus. Durante la intervención que se suele realizar en estos casos (endarterectomía), el médico elimina los depósitos de grasa (ateromas) de la arteria carótida. Sin embargo, esta intervención tiene un riesgo del 1 al 2 por ciento de causar un ictus. Por otra parte, en las obstrucciones menores que no han producido síntomas, el riesgo quirúrgico parece ser mayor que el que habría sin hacer nada.

Ictus

Un ictus (también denominado accidente vascular cerebral) está caracterizado por la muerte de tejido del cerebro (infarto cerebral) como consecuencia de una insuficiencia circulatoria y el consiguiente déficit de oxígeno al cerebro.

Un ictus puede ser isquémico o hemorrágico. En un ictus isquémico, la circulación de una parte del cerebro se interrumpe debido a la obstrucción de un vaso sanguíneo, causada por aterosclerosis o por un coágulo. En un ictus hemorrágico, se produce la rotura de un vaso sanguíneo, lo que impide la circulación normal y permite que salga sangre y ésta inunde un área del cerebro y lo destruya. (• *V. página 375*)

Causas

En un ictus isquémico la obstrucción puede producirse en cualquier parte de algunas de las arterias que van al cerebro. Por ejemplo, en una arteria carótida puede desarrollarse una acumulación importante de grasa (ateroma) (• *V. recuadro, página 121*) y reducir la circulación al mínimo, de la misma forma que

el agua pasa por una tubería medio obstruida. Esta situación es grave porque, normalmente, cada arteria carótida aporta un alto porcentaje de la sangre que necesita el cerebro. Dicha materia grasa puede también desprenderse de la pared de la arteria carótida, pasar a la sangre y quedar atrapada en una arteria más pequeña, obstruyéndola por completo.

Las arterias carótidas y vertebrales también pueden resultar obstruidas por otros motivos. Por ejemplo, un coágulo que se haya formado en el corazón o en una de sus válvulas puede desprenderse (convirtiéndose en un émbolo), ascender por las arterias hacia el cerebro y alojarse en el mismo. El resultado es un ictus debido a un émbolo **(embolia cerebral).** Estos ictus son más frecuentes en las personas sometidas recientemente a cirugía de corazón y en aquellas con válvulas cardíacas defectuosas o con una arritmia cardíaca (especialmente la fibrilación auricular). Una **embolia grasosa** es una causa poco frecuente de ictus; si la grasa de la médula de un hueso fracturado pasa a la circulación pueden producirse muchas embolias al mismo tiempo si se vuelve más compacto y obstruye las arterias.

Si una inflamación o una infección producen el estrechamiento (estenosis) de un vaso sanguíneo del cerebro, puede ocurrir un ictus. Las sustancias tóxicas como la cocaína y las anfetaminas pueden también estrechar los vasos sanguíneos del cerebro y producir un ictus.

Una caída súbita de la presión arterial puede reducir la circulación cerebral de forma grave, lo que habitualmente hace que la persona simplemente se desmaye. Sin embargo, si la disminución de la presión arterial es grave y prolongada se puede producir un ictus. Esta situación puede ocurrir cuando una persona pierde mucha sangre a causa de una herida o durante una intervención quirúrgica, o bien debido a una frecuencia cardíaca anormal o a una arritmia.

Síntomas y evolución

En general, los ictus son de inicio súbito y de rápido desarrollo, y causan una lesión cerebral en minutos **(ictus establecido).** Con menos frecuencia, un ictus puede ir empeorando a lo largo de horas, incluso durante uno o dos días, a medida que se va necrosando un área cada vez mayor de tejido cerebral **(ictus en evolución).** Por lo general, esta progresión suele interrumpirse, aunque no siempre, dando paso a períodos de estabilidad en que el área de tejido necrosado deja de crecer de forma transitoria o en los que se observa cierta mejoría.

En función del área del cerebro afectada pueden producirse muchos síntomas diferentes. Los posibles síntomas son los mismos que se manifiestan en los accidentes isquémicos transitorios. Sin embargo, la disfunción nerviosa suele ser grave, extensa, acompañarse de coma o estupor y suele ser permanente. Además, un ictus puede causar depresiones o incapacidad para controlar las emociones.

Un ictus puede producir un edema o hinchazón del cerebro. Ello es particularmente peligroso debido a que el cráneo deja poco espacio para que el cerebro pueda expandirse. Por ello, la presión resultante pueda ocasionar aún más lesiones al tejido cerebral y empeorar los problemas neurológicos, aunque el ictus en sí no haya aumentado de tamaño.

Diagnóstico

Habitualmente, el médico puede diagnosticar un ictus por medio de la historia de los hechos y de la exploración física.

Esta última contribuye a que el médico pueda determinar dónde se localiza la lesión cerebral. También se suelen realizar pruebas de imagen como una tomografía computadorizada (TC) o una resonancia magnética (RM) para confirmar el diagnóstico, aunque dichas pruebas sólo detectan el ictus cuando han transcurrido unos días del mismo. Una TC o una RM son también eficaces para determinar si un ictus ha sido causado por una hemorragia o por un tumor cerebral. El médico puede realizar una angiografía en el caso poco probable de que se plantee la posibilidad de una intervención quirúrgica.

El médico trata de establecer la causa exacta del ictus, puesto que es especialmente importante determinar si éste se ha producido por un coágulo (embolia) que se alojó en el cerebro o por la obstrucción de un vaso sanguíneo debido a una aterosclerosis (aterotrombosis).

En efecto, si la causa es un coágulo o una embolia es muy probable que ocurra otro ictus, a menos que se corrija el problema subyacente. Por ejemplo, si se están formando coágulos en el corazón debido a una frecuencia cardíaca irregular, ésta debe tratarse a fin de prevenir la formación de nuevos coágulos que pudieran causar otro ictus. En esta situación, el médico suele realizar un electrocardiograma (para detectar una arritmia) y también puede recomendar otras pruebas de estudio del corazón. Éstas pueden ser: una monitorización Holter, que consiste en la realización de un electrocardiograma continuo durante 24 horas, y una ecocardiografía, que valora las cavidades y las válvulas del corazón. (• *V. página 74*)

Aunque las demás pruebas de laboratorio son de poca utilidad, se hacen igualmente para confirmar que el ictus no fue causado por una carencia de glóbulos rojos (anemia), un exceso de glóbulos rojos (policite-

Por qué los ictus afectan sólo a un lado del cuerpo

Los ictus (accidentes vasculares cerebrales) habitualmente lesionan solamente un lado del cerebro. Dado que los nervios en el cerebro se cruzan hacia el otro lado del cuerpo, los síntomas aparecen en el lado del cuerpo opuesto al lado del cerebro que ha sufrido la lesión.

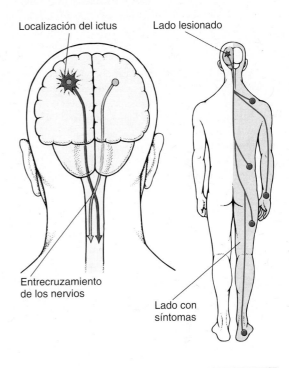

Localización del ictus

Lado lesionado

Entrecruzamiento de los nervios

Lado con síntomas

mia), un cáncer de los glóbulos blancos (leucemia) o una infección. En alguna ocasión se necesita una punción lumbar después de un ictus. De hecho, esta prueba se lleva a cabo solamente si el médico está seguro de que el cerebro no está sujeto a demasiada presión y ello generalmente requiere una TC o una RM. La punción lumbar es necesaria para comprobar si existe una infección cerebral, para medir la presión del líquido cefalorraquídeo o para determinar si la causa del ictus ha sido una hemorragia.

Pronóstico

Muchas de las personas afectadas de un ictus recuperan la mayoría de las funciones normales, o casi todas ellas, y pueden llevar una vida normal. En otras se produce un profundo deterioro físico y mental, que las incapacita para moverse, hablar o alimentarse de modo normal. En general, durante los primeros días los médicos no pueden establecer un pronóstico acerca de la recuperación o del empeoramiento de la situación del paciente. Aproximadamente el 50 por ciento de las personas con una parálisis de un lado del cuerpo y la mayoría de las que tienen síntomas menos graves consiguen una recuperación parcial en el momento de ser dadas de alta del hospital y al final serán capaces de atender por sí mismas sus necesidades básicas. Pueden pensar con claridad y caminar adecuadamente, aun cuando puede haber una limitación en el uso de una extremidad afectada. La limitación del uso de un brazo es más frecuente que el de una pierna.

Alrededor del 20 por ciento de las personas que han tenido un ictus mueren en el hospital; la proporción es mayor entre las personas de edad avanzada. Ciertas características de un ictus sugieren la probabilidad de un desenlace de mal pronóstico.

Revisten especial gravedad los ictus que producen una pérdida de consciencia y los que deterioran la función respiratoria o cardíaca. Cualquier pérdida neurológica que persista después de 6 meses es probable que sea permanente, aunque algunas personas continuarán presentando una lenta mejoría. Es peor el pronóstico entre las personas de edad avanzada que entre los más jóvenes.

La recuperación es más difícil entre las personas afectadas de otros trastornos médicos graves.

Tratamiento

Los síntomas que sugieran la posibilidad de un ictus constituyen una urgencia médica y la rápida actuación por parte de los médicos puede, a veces, limitar la lesión o prevenir daños adicionales. Muchos de los efectos producidos por un ictus requieren asistencia médica, especialmente durante las primeras horas. En primer lugar, los médicos habitualmente administran oxígeno y se aseguran de que la persona afectada reciba los líquidos y la alimentación adecuados por vía intravenosa.

En caso de un ictus en evolución, se pueden administrar anticoagulantes como la heparina, sin embargo, estos fármacos no son útiles cuando se trata de un ictus establecido. Es más, por lo general no suelen administrarse a personas con una presión arterial alta y nunca a personas con hemorragia cerebral, porque aumentan el riesgo de derrame de sangre en el cerebro.

Las investigaciones recientes sugieren que la parálisis y otros síntomas pueden ser prevenidos o revertidos si durante las 3 horas posteriores al inicio del ictus se administran ciertos fármacos que disuelven los coágulos, como la estreptokinasa o el activador hístico del plasminógeno. Debe realizar-

se un rápido examen para determinar si la causa se debe a un coágulo y no a una hemorragia, la cual no puede tratarse con este tipo de fármacos. Actualmente se está experimentando con otras nuevas medidas que pueden mejorar las posibilidades de un desenlace favorable, como el bloqueo de los receptores de ciertos neurotransmisores en el cerebro.

Tras un ictus establecido se produce la muerte de cierta cantidad de tejido cerebral; el restablecimiento del flujo sanguíneo no puede recuperar la función del tejido cerebral muerto. Por lo tanto, la cirugía no suele ser eficaz. Sin embargo, en una persona cuyas arterias carótidas están obstruidas en más del 70 por ciento y que ha sufrido un ictus pequeño o un accidente isquémico transitorio se puede reducir el riesgo de futuros ictus eliminando la obstrucción.

Para reducir tanto la hinchazón como el aumento de presión en el cerebro en las personas con un ictus agudo, se pueden administrar fármacos como el manitol o, en raras ocasiones, los corticosteroides. Una persona afectada de un ictus muy grave puede necesitar un respirador artificial, bien sea porque ha desarrollado una neumonía o para ayudar a mantener una respiración adecuada.

Se toman todas las medidas necesarias para prevenir el desarrollo de úlceras causadas por presión en la piel y se presta mucha atención a la función intestinal y urinaria.

A menudo se deben tratar otros trastornos acompañantes, como una insuficiencia cardíaca, una arritmia, la presión arterial alta y una infección pulmonar. Dado que después de un ictus suelen desarrollarse cambios en el estado de ánimo (especialmente la depresión), los familiares y amigos deben informar al médico si detectan que la persona parece deprimida. (• V. página 422) La depresión puede tratarse con fármacos y psicoterapia.

Rehabilitación

La rehabilitación intensiva puede ser eficaz por cuanto ayuda a muchas personas a sobreponerse al deterioro de una parte del tejido cerebral. Otras partes del cerebro pueden hacerse cargo de las tareas que antes realizaba la parte lesionada.

La rehabilitación se inicia en cuanto se hayan estabilizado la presión arterial, el pulso y la respiración. Médicos, terapeutas y enfermeras combinan su experiencia para mantener a un nivel adecuado el tono muscular del paciente, prevenir las contracciones musculares y las úlceras cutáneas por presión (que pueden resultar de la permanencia prolongada en cama en una misma postura) y enseñarle a caminar y a hablar de nuevo. La paciencia y la perseverancia son fundamentales.

Hemorragia intracraneal

Obsérvese la herniación de una estructura denominada el uncus temporal a través de la tienda del cerebelo.

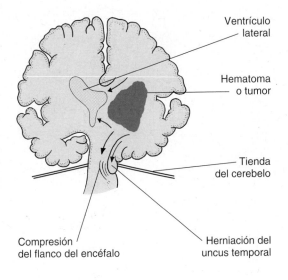

- Ventrículo lateral
- Hematoma o tumor
- Tienda del cerebelo
- Compresión del flanco del encéfalo
- Herniación del uncus temporal

Aneurisma de la arteria comunicante posterior en el polígono de Willis

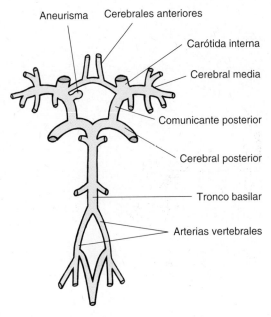

- Aneurisma
- Cerebrales anteriores
- Carótida interna
- Cerebral media
- Comunicante posterior
- Cerebral posterior
- Tronco basilar
- Arterias vertebrales

Después del alta hospitalaria muchas personas se benefician de la rehabilitación continuada en un hospital o en un centro de cuidados de enfermería, en un centro de rehabilitación a horas convenidas o en el propio hogar.

Los fisioterapeutas y los terapeutas ocupacionales pueden sugerir formas de comportamiento y actitudes para hacer que la vida y la seguridad en el hogar resulten más fáciles para la persona discapacitada.

Hemorragia intracraneal

Una hemorragia intracraneal es un derrame de sangre en el interior del cráneo.

La hemorragia puede producirse en el interior del cerebro o alrededor del mismo. Las que se producen en el interior del cerebro tienen las siguientes denominaciones en función del área en que ocurren: si es en el interior del cerebro se denominan **hemorragias intracerebrales,** entre el cerebro y el espacio subaracnoideo, **hemorragias subaracnoideas,** entre las capas del revestimiento del cerebro, **hemorragias subdurales,** y las que se producen entre el cráneo y el revestimiento del cerebro son **hemorragias epidurales.** Independientemente de donde ocurre la hemorragia, las células cerebrales resultan destruidas. Asimismo, debido a que el cráneo no permite la expansión de los tejidos que contiene, un derrame de sangre aumenta de forma rápida y peligrosa la presión en el cerebro.

Causas

El traumatismo craneal es la causa más frecuente de hemorragia intracraneal en las personas menores de 50 años. (• *V. página 376*)

Otra de las causas es una **malformación arteriovenosa,** una anomalía anatómica en las arterias o venas en el cerebro o alrededor del mismo. Una malformación arteriovenosa puede estar presente desde el nacimiento, pero tan sólo puede conocerse su presencia si se manifiestan los síntomas. La hemorragia a partir de una malformación arteriovenosa puede causar colapso y muerte súbita, y generalmente tiende a ocurrir en adolescentes y adultos jóvenes.

A veces la pared de un vaso se puede debilitar e hinchar; tal circunstancia se denomina **aneurisma.** Las delgadas paredes de un aneurisma pueden romperse y causar una hemorragia. Un aneurisma en el cerebro es otra causa de hemorragia intracraneal, lo que constituye un ictus hemorrágico.

HEMORRAGIA INTRACEREBRAL

Una hemorragia intracerebral (un tipo de ictus) es consecuencia de un derrame de sangre en el tejido cerebral.

Localización de las hemorragias cerebrales

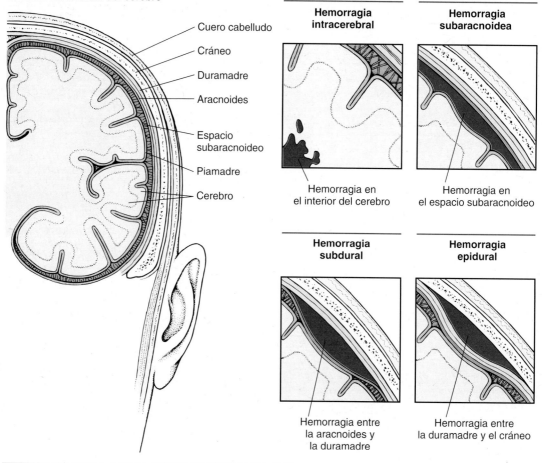

Sección transversal del cerebro

- Cuero cabelludo
- Cráneo
- Duramadre
- Aracnoides
- Espacio subaracnoideo
- Piamadre
- Cerebro

Hemorragia intracerebral

Hemorragia en el interior del cerebro

Hemorragia subaracnoidea

Hemorragia en el espacio subaracnoideo

Hemorragia subdural

Hemorragia entre la aracnoides y la duramadre

Hemorragia epidural

Hemorragia entre la duramadre y el cráneo

Síntomas y diagnóstico

Una hemorragia intracerebral comienza súbitamente con dolor de cabeza seguido de síntomas de una pérdida progresiva de funciones neurológicas, como debilidad, incapacidad para moverse (parálisis), entumecimiento, pérdida del habla o de la visión y confusión. Son frecuentes las náuseas, los vómitos, las crisis convulsivas y una pérdida de consciencia que puede ocurrir en pocos minutos.

El médico a menudo puede diagnosticar una hemorragia intracerebral sin necesidad de efectuar pruebas diagnósticas, pero habitualmente, cuando sospecha que se ha producido un ictus, suele realizar una tomografía computadorizada (TC) o una resonancia magnética (RM). Ambas pruebas ayudan al médico a diferenciar un ictus isquémico de otro hemorrágico. También pueden revelar la cantidad de tejido cerebral que se ha afectado y si hay un aumento de presión en otras áreas del cerebro.

En general, no se realiza una punción lumbar a menos que el médico considere que el paciente pueda tener una meningitis o alguna otra infección y que no se disponga de pruebas de imagen, o bien que éstas no hayan puesto de manifiesto ninguna anormalidad.

Pronóstico y tratamiento

El tratamiento del ictus hemorrágico es semejante al del ictus isquémico, con dos diferencias importantes en el caso de hemorragia: no se administran anticoagulantes y la cirugía puede salvar la vida de la persona, aunque suele dejarla con graves secuelas neurológicas. El objetivo de la cirugía en estos casos es la eliminación de la sangre acumulada en el cerebro y la disminución de la presión intracraneal, que está aumentada.

La forma más peligrosa de ictus es la hemorragia intracerebral. Generalmente el ictus es extenso y catastrófico, especialmente si la persona estaba afectada de una hipertensión arterial crónica. Más del 50 por ciento de las personas con hemorragias extensas fallecen en unos días. Las que sobreviven suelen recuperar la consciencia y cierta función cerebral al tiempo que el organismo va absorbiendo la sangre derramada. Los problemas tienden a persistir, pero la mayoría de las personas con hemorragias pequeñas suele recuperarse de forma significativa.

HEMORRAGIA SUBARACNOIDEA

Una hemorragia subaracnoidea es un derrame de sangre que se produce de repente en el espacio comprendido entre el cerebro y la capa que lo rodea (espacio subaracnoideo). (• V. recuadro, página 293)

El origen habitual de la salida de sangre es la rotura súbita de un vaso sanguíneo debilitado (bien sea por una malformación arteriovenosa o un aneurisma). Cuando un vaso sanguíneo está afectado por aterosclerosis o una infección, puede producirse la rotura del mismo. Tales roturas pueden ocurrir a cualquier edad, pero son más frecuentes entre los 25 y los 50 años. Rara vez una hemorragia subaracnoidea es debida a un traumatismo craneal.

Síntomas

Los aneurismas que producen hemorragias subaracnoideas no suelen presentar síntomas antes de la rotura. Pero, a veces, los aneurismas comprimen un nervio o producen un pequeño derrame de sangre antes de una rotura importante y, en consecuencia, ocasionan una señal de alarma, como un dolor de cabeza, dolor en la cara, visión doble u otros problemas visuales. Las señales de alarma suelen ocurrir entre minutos y semanas antes de la rotura. Dichos síntomas siempre deberían ponerse en conocimiento del médico lo antes posible para que pueda tomar las medidas oportunas a fin de prevenir una hemorragia masiva.

La rotura suele producir un dolor de cabeza repentino e intenso, seguido a menudo de una pérdida de consciencia de corta duración. Algunas personas quedan permanentemente en estado de coma, pero es más frecuente que despierten y tengan una sensación de confusión y somnolencia. La sangre y el líquido cefalorraquídeo alrededor del cerebro irritan la membrana que lo envuelve (meninges) y ello ocasiona dolores de cabeza, vómitos y mareos. También suelen manifestarse fluctuaciones frecuentes en la frecuencia cardíaca y respiratoria, a veces acompañadas de convulsiones. En unas horas o incluso minutos, la persona puede sentirse nuevamente somnolienta y confusa. Alrededor del 25 por ciento de estas personas tienen problemas neurológicos, habitualmente parálisis en un lado del cuerpo.

Diagnóstico

El diagnóstico de una hemorragia subaracnoidea suele establecerse con una tomografía computadorizada (TC) que pone de manifiesto el lugar donde se ha producido la hemorragia. La punción lumbar, si fuera necesario practicarla, puede revelar la presencia de sangre en el líquido cefalorraquídeo. Dentro de las 72 horas siguientes suele realizarse una angiografía para confirmar el diagnóstico y para servir de orientación en caso de que sea necesario practicar una intervención quirúrgica.

Pronóstico

Aproximadamente un tercio de las personas que tienen una hemorragia subaracnoidea fallecen durante el primer episodio a causa de una extensa lesión cerebral. Un 15 por ciento fallecen a las pocas semanas debido a una nueva hemorragia. A veces puede que una pequeña área sangrante se cierre por sí misma y no se vea en la angiografía, lo cual es signo de un buen pronóstico. Por otro lado, si el aneurisma no se interviene, las personas que sobreviven después de 6 meses tienen un 5 por ciento de probabilidades cada año de que se produzca otro episodio de hemorragia.

Muchas personas recuperan muchas o la totalidad de las funciones mentales y físicas después de una hemorragia subaracnoidea. Sin embargo, a veces quedan secuelas de problemas neurológicos.

Tratamiento

La persona que pueda haber sufrido una hemorragia subaracnoidea se hospitaliza inmediatamente y se le aconseja evitar cualquier esfuerzo. Para controlar los dolores de cabeza intensos se administran analgésicos. En ocasiones se coloca un tubo de drenaje en el cerebro para disminuir la presión.

La cirugía sobre el aneurisma, ya sea para aislar u obstruir el mismo, o para reforzar las paredes de la arteria debilitada, reduce el riesgo de que se produzca una hemorragia mortal más adelante. Se trata de una cirugía difícil y, a pesar del procedimiento quirúrgico utilizado, el índice de mortalidad es muy alto, especialmente en personas que se encuentran en un estado de estupor o coma. Existen controversias acerca del mejor momento para la intervención y ésta se decidirá en función de las características de cada persona. La mayoría de los neurocirujanos recomienda que la intervención se realice dentro de los 3 días posteriores al inicio de los síntomas. Si la intervención se retrasa 10 días o más, los riesgos que comporta la cirugía se reducen pero, en cambio, aumentan las probabilidades de una nueva hemorragia.

Traumatismos craneales

Los huesos del cráneo, gruesos y duros, contribuyen a proteger el cerebro. Pero a pesar de esta armadura natural, el cerebro está expuesto a muchas clases de lesiones. Los traumatismos craneales causan más muertes y discapacidades entre las personas menores de 50 años que cualquier otro tipo de lesión neurológica; después de las heridas de bala, son la segunda causa principal de muerte entre los varones menores de 35 años. Fallecen casi el 50 por ciento de los que sufren un traumatismo craneal grave.

El cerebro puede resultar afectado incluso si la herida no penetra dentro del cráneo. Muchas lesiones son causadas por un impacto precedido de una aceleración súbita, como sucede con un fuerte golpe en la cabeza, o bien por una repentina desaceleración, como ocurre cuando la cabeza se halla en movimiento y golpea un objeto fijo. El cerebro puede resultar afectado tanto en el punto de impacto como en el polo opuesto. Las lesiones por aceleración-desaceleración a veces se denominan *coup contrecoup* (del francés para golpe-contragolpe).

Un traumatismo grave en la cabeza puede producir el desgarro o rotura de nervios, vasos sanguíneos y tejidos en el cerebro y alrededor del mismo. Las vías nerviosas pueden quedar interrumpidas y puede producirse una hemorragia o una hinchazón graves. La sangre, la hinchazón y la acumulación de líquido (edema) tienen un efecto semejante al causado por una masa que crece dentro del cráneo y, puesto que éste no se puede expandir, el aumento de la presión puede dañar o destruir el tejido cerebral. Debido a la posición del cerebro dentro del cráneo, la presión tiende a empujarlo hacia abajo, es decir, hacia el orificio que lo comunica con la parte inferior (tronco encefálico), una situación que se conoce como **herniación.** Un tipo similar de herniación puede empujar el tronco encefálico a través del orificio de la base del cráneo *(foramen magnum)* hacia la médula espinal. Las herniaciones pueden conllevar riesgo de muerte porque el tronco encefálico controla funciones tan vitales como la frecuencia cardíaca y la respiratoria.

A veces, lo que puede parecer una lesión leve de la cabeza se acompaña de una lesión cerebral grave. Las personas mayores son particularmente propensas a los derrames de sangre alrededor del cerebro (hematoma subdural) a raíz de un traumatismo craneal. Las personas que toman medicamentos para prevenir la formación de coágulos (anticoagulantes) también están sujetas a un riesgo mayor de hemorragia alrededor del cerebro si sufren un traumatismo craneal.

Una lesión cerebral a menudo deja alguna secuela de disfunción permanente, que varía según que el daño esté limitado a un área específica (localizado) o sea más extenso (difuso). La pérdida de funciones depende del área del cerebro que resulte afectada. Los síntomas específicos y localizados pueden contribuir a determinar el área afectada. Los cambios pueden producirse en el movimiento, la sensibilidad, el habla, la vista y el oído. El deterioro difuso de la función cerebral puede afectar a la memoria y al sueño y conducir a un estado de confusión y coma.

Pronóstico

Las consecuencias finales de un traumatismo craneal pueden ir desde la recuperación completa hasta la muerte. El tipo y la gravedad de las discapacidades dependerán del lugar y de la extensión de cerebro lesionado. Muchas de las funciones cerebrales las pueden realizar más de un área y, a veces, las áreas indemnes asumen las funciones que otras perdieron debido a la lesión que afectó a un área determinada, lo cual permite una recuperación parcial. Sin embargo, a medida que la persona envejece el cerebro pierde facultades para pasar funciones de un área a otra. En los niños, por ejemplo, las facultades del lenguaje están regidas por varias partes del cerebro, pero en los adultos están concentradas en un solo lado. Si las áreas del lenguaje del hemisferio izquierdo resultan gravemente afectadas antes de los 8 años, el hemisferio derecho puede asumir la función del lenguaje prácticamente con normalidad. Pero en la edad adulta es más probable que las lesiones de estas áreas ocasionen un déficit permanente.

Algunas funciones, como la visión y los movimientos de brazos o piernas (control motor), están regidas por regiones específicas de un lado del cerebro y, en consecuencia, la lesión de cualquiera de esas áreas suele causar un déficit permanente. Sin embargo, la rehabilitación puede contribuir a que la persona logre minimizar el impacto de esos déficits funcionales.

A veces las personas con un traumatismo grave de la cabeza desarrollan amnesia y no pueden recordar lo que sucedió inmediatamente antes y después del episodio de pérdida de consciencia. (• *V. página 381)* Los que recuperan el conocimiento dentro de la primera semana son los que más probabilidad tienen de recuperar su memoria.

Algunas personas con un traumatismo craneal, aunque sea leve, desarrollan un síndrome posconcusión y pueden seguir experimentando dolores de cabeza y problemas de memoria durante mucho tiempo después del trauma.

Un **estado vegetativo crónico** o **persistente** (la consecuencia más grave de un traumatismo craneal, no mortal) se caracteriza por un estado prolongado de inconsciencia total que se acompaña de ciclos casi normales de vigilia y sueño. (• *V. página 391*) Esta situación es el resultado de la destrucción de las partes superiores del cerebro que controlan las sofisticadas funciones mentales, pero en cambio están preservadas las actividades del tálamo y del tronco encefálico, los cuales controlan los ciclos del sueño, la temperatura corporal, la respiración y la frecuencia cardíaca. Si el estado vegetativo persiste más de algunos meses, es improbable que llegue a recuperarse la consciencia. No obstante, una persona que reciba asistencia por parte de personal sanitario experimentado puede vivir muchos años en esta situación.

Diagnóstico y tratamiento

Cuando una persona con traumatismo craneal llega al hospital, médicos y enfermeras comprueban primero las constantes vitales: frecuencia cardíaca, presión arterial y respiración. Puede que sea necesario un respirador artificial para aquellas personas que no pueden respirar adecuadamente por sí mismas. Los médicos proceden a la valoración inmediata del estado de consciencia y memoria del afectado.

También comprueban las funciones cerebrales básicas revisando el tamaño de las pupilas y su reacción a la luz, evalúan la respuesta al calor o a los pinchazos (sensibilidad) y la capacidad para mover brazos y piernas. Se realizan exploraciones para valorar posibles lesiones cerebrales, como una tomografía computadorizada (TC) o una resonancia magnética (RM). Las radiografías simples pueden identificar las fracturas de cráneo, pero no revelan nada acerca de una probable lesión cerebral.

Después de un traumatismo craneal, si se observa un estado creciente de somnolencia, confusión, coma, una subida de la presión arterial y un enlentecimiento del pulso puede significar que se está produciendo una hinchazón del cerebro. Dado que la presión por exceso de líquido puede lesionar el cerebro con rapidez, se administran fármacos para reducir tal hinchazón. También se puede implantar en el cráneo un pequeño dispositivo para controlar la presión y poder determinar la eficacia del tratamiento.

Traumatismos craneales específicos

Las personas pueden sufrir muchas clases de traumatismos craneales, como fracturas de cráneo, conmociones, contusiones y laceraciones cerebrales, y hematomas intracraneales.

Fracturas de cráneo

Una fractura de cráneo es la rotura de un hueso del mismo.

Las fracturas de cráneo pueden lesionar arterias y venas que pueden sangrar en los espacios alrededor del cerebro. Las fracturas, especialmente las que se producen en la base del cráneo, pueden romper las meninges (las membranas que revisten el cerebro). El líquido cefalorraquídeo, que circula entre el cerebro y las meninges, puede entonces salir por la nariz o el oído. En ocasiones, a través de esas fracturas entran bacterias al cerebro, que causan infecciones y lo lesionan gravemente.

La cirugía no está indicada en la mayoría de las fracturas de cráneo, a menos que los fragmentos óseos compriman el cerebro o que los huesos del cráneo estén mal alineados debido al impacto.

Conmoción

Una conmoción es una pérdida de consciencia, y a veces de memoria, de corta duración que se produce después de una lesión cerebral y que no causa ninguna lesión orgánica evidente.

Las conmociones causan una disfunción cerebral pero no tienen consecuencias visibles de lesiones estructurales. Pueden ocurrir después de un traumatismo craneal, por leve que sea, dependiendo de cómo haya sido la sacudida del cerebro dentro del cráneo. Una conmoción, aunque leve, puede dejar a la persona algo confusa, con dolor de cabeza y con una somnolencia anormal, pero la mayoría se recupera completamente en unas horas o días.

Algunas personas manifiestan mareo, dificultades para concentrarse, olvidos, depresión, falta de sensación o de emociones, y ansiedad. Estos síntomas pueden prolongarse durante algunos días o varias semanas, pero es raro que se prolonguen más tiempo. Entretanto, la persona puede tener dificultades para realizar su trabajo o estudios o para relacionarse con los demás. Esta situación se conoce como **síndrome posconcusión.**

Un síndrome posconcusión es una situación enigmática puesto que no se sabe por qué ocurren estos problemas tras un traumatismo craneal *leve*. Entre los expertos existen discrepancias acerca de la causa de estos síntomas: si se deben a lesiones microscópicas o a factores psicológicos. El tratamiento farmacológico y psiquiátrico son eficaces en algunas personas afectadas de un síndrome posconcusión, pero no en todas.

Más preocupante que el propio síndrome posconcusión es el hecho de que, a veces, al cabo de horas o incluso en los días posteriores a la lesión original, pueden manifestarse síntomas más graves. El empeoramiento de los dolores de cabeza y de la confusión, y la creciente somnolencia son signos que indican la necesidad de atención médica urgente.

Generalmente, el tratamiento no es necesario cuando el médico ha determinado que no existen lesiones más graves. No obstante, a todas las personas afectadas de un traumatismo craneal se les advierte acerca de los signos de alarma de un empeoramiento de la función cerebral. A los padres de niños pequeños se les enseña cómo deben controlar al niño con respecto a estos cambios durante las horas posteriores a la lesión. Mientras los síntomas no empeoren puede administrarse paracetamol (acetaminofén) para el dolor; si la lesión no es grave, puede administrarse aspirina durante los 3 o 4 días que siguen a la lesión.

Contusiones
y laceraciones cerebrales

Las contusiones cerebrales son lesiones traumáticas del cerebro que habitualmente están causadas por un impacto directo y violento en la cabeza. Las laceraciones cerebrales son desgarros del tejido cerebral que se acompañan de heridas visibles de la cabeza y fracturas de cráneo.

Las contusiones y laceraciones cerebrales son más graves que las conmociones. La resonancia magnética (RM) muestra la lesión estructural del cerebro, que puede ser mínima o bien causar debilidad en un lado del cuerpo junto con un estado de confusión, e incluso coma. Si el cerebro se hincha, el tejido cerebral puede sufrir daño adicional, y una hinchazón grave puede producir una herniación del cerebro. Si las lesiones cerebrales graves se acompañan de otras lesiones, como las que afectan al tórax (circunstancia relativamente frecuente), el tratamiento entonces es más complejo.

Hematomas intracraneales

Los hematomas intracraneales son acumulaciones de sangre dentro del cerebro o entre el cerebro y el cráneo.

Los hematomas intracraneales pueden ser consecuencia de un traumatismo o de un ictus. (• *V. página*

370) Es habitual que los hematomas intracraneales asociados a un traumatismo se formen en el revestimiento externo del cerebro (**hematoma subdural**) o entre el revestimiento externo y el cráneo (**hematoma epidural**). (• *V. recudro, página 374)* Ambos tipos generalmente se pueden poner de manifiesto con una tomografía computadorizada (TC) o con una resonancia magnética (RM). La mayoría de los hematomas son de desarrollo rápido y producen síntomas en minutos. Los hematomas crónicos, más frecuentes en las personas de edad, son de progresión lenta y producen síntomas solamente al cabo de horas o días.

Los hematomas grandes comprimen el cerebro, causan hinchazón y finalmente destruyen el tejido cerebral. Pueden también ocasionar una herniación de la parte superior del cerebro o del tronco encefálico.

Una persona con un hematoma intracraneal puede perder la consciencia, entrar en coma, quedar paralizada en uno o ambos lados del cuerpo, experimentar dificultades respiratorias y cardíacas o incluso morir. Los hematomas pueden también ocasionar confusión y pérdida de memoria, especialmente en las personas de edad avanzada.

Un **hematoma epidural** es consecuencia de la hemorragia de una arteria que se encuentra entre las meninges (las membranas que revisten y protegen el cerebro) y el cráneo. La mayoría de los hematomas epidurales ocurre cuando una fractura de cráneo rompe una arteria. Dado que la sangre tiene más presión en las arterias que en las venas, sale con más fuerza y rapidez de las arterias. A veces los síntomas son de inicio inmediato, generalmente en forma de dolor de cabeza intenso, pero también pueden retrasarse varias horas. A veces, el dolor de cabeza cede para reaparecer con más intensidad al cabo de unas horas; es posible que entonces se acompañe de un estado progresivo caracterizado por confusión, somnolencia, parálisis, colapso y coma profundo.

El diagnóstico precoz es fundamental y generalmente se establece mediante una TC urgente. El tratamiento de los hematomas epidurales se instaura en cuanto se establece el diagnóstico. Para eliminar la acumulación de sangre se trepana el cráneo y el cirujano busca el origen de la hemorragia para controlarla.

Los **hematomas subdurales** son consecuencia del sangrado de las venas que se hallan alrededor del cerebro. El inicio del derrame puede ser súbito y consecutivo a un grave traumatismo craneal, o más lento cuando se trata de una lesión menos grave. Los hematomas subdurales de lento desarrollo son más frecuentes en las personas de edad avanzada, porque sus venas son frágiles, y en los alcohólicos, porque a veces no se enteran de golpes leves o moderados en la cabeza. En ambas situaciones la lesión inicial puede parecer leve y los síntomas pueden pasar inadvertidos durante varias semanas. Sin embargo, una TC o una RM pueden detectar la sangre acumulada. Un hematoma subdural puede aumentar el tamaño de la cabeza de un bebé porque el cráneo es blando y maleable; los médicos suelen drenar el hematoma quirúrgicamente por razones estéticas.

En los adultos, los hematomas subdurales pequeños suelen resorberse espontáneamente; el drenaje quirúrgico suele estar indicado en los grandes hematomas subdurales que producen síntomas neurológicos. Las indicaciones para proceder a un drenaje son el dolor de cabeza persistente, los mareos que van y vienen, la confusión, los cambios en la memoria y una parálisis leve en el lado opuesto del cuerpo.

Lesiones cerebrales en áreas específicas

Las lesiones de la capa superior del cerebro (corteza cerebral) habitualmente producen un deterioro de la capacidad de la persona para pensar, controlar emociones y comportarse con normalidad. Dado que generalmente ciertas áreas específicas de la corteza cerebral rigen determinados patrones específicos de conducta, la localización exacta de la lesión y la amplitud del área afectada determinarán el tipo de deterioro. *(• V. página 293)*

Lesión del lóbulo frontal

Los lóbulos frontales de la corteza cerebral controlan principalmente las actividades motoras aprendidas (por ejemplo, escribir, tocar un instrumento musical o atarse los zapatos). También controlan la expresión de la cara y los gestos expresivos. Ciertas áreas de los lóbulos frontales rigen las actividades motoras aprendidas del lado opuesto del cuerpo.

Los efectos de una lesión del lóbulo frontal sobre el comportamiento varían en función del tamaño y de la localización del defecto físico. Las pequeñas lesiones no suelen causar cambios notorios en la conducta si sólo afectan a un lado del cerebro, aunque a veces ocasionan convulsiones. Las grandes lesiones de la parte posterior de los lóbulos frontales pueden causar apatía, falta de atención, indiferencia y, a veces, incontinencia. Las personas que presentan grandes alteraciones más hacia la parte anterior o lateral de los lóbulos frontales tienden a distraerse fácilmente, se sienten eufóricas sin motivo aparente, son argumentativas, vulgares y rudas;

además, puede que no sean conscientes de las consecuencias de su conducta.

Lesión del lóbulo parietal

Los lóbulos parietales de la corteza cerebral son los encargados de combinar las impresiones respecto a la forma, textura y peso de las cosas y las convierten en percepciones generales. La capacidad para las matemáticas y el lenguaje salen de alguna parte de esta área, pero más específicamente de zonas adyacentes a los lóbulos temporales. Los lóbulos parietales también contribuyen a que la persona pueda orientarse en el espacio y percibir la posición de las partes de su cuerpo.

Un pequeño déficit en la parte anterior de los lóbulos parietales causa entumecimiento en la parte opuesta del cuerpo. Las personas con lesiones mayores pueden perder la capacidad para realizar tareas secuenciales, como abrocharse un botón (un trastorno denominado apraxia) y tener consciencia del sentido derecha-izquierda. Un gran déficit puede afectar a la capacidad de la persona para reconocer las partes del cuerpo o el espacio alrededor del mismo, incluso puede interferir con la memoria de formas que antes conocía bien, como relojes o cubos.

En consecuencia, una lesión súbita de algunas partes del lóbulo parietal puede hacer que las personas ignoren la grave naturaleza de su trastorno y que se vuelvan negligentes o incluso nieguen (no reconozcan) la parálisis que afecta al lado del cuerpo opuesto a la lesión cerebral. Pueden presentar un estado de confusión o delirio y ser incapaces de vestirse o realizar actividades corrientes.

Lesión del lóbulo temporal

Los lóbulos temporales procesan los hechos inmediatos en memoria reciente y memoria remota. Hacen que puedan ser interpretados los sonidos y las imágenes, almacenan los hechos en forma de memoria y evocan los ya memorizados, y generan las vías emocionales.

Una lesión en el lóbulo temporal derecho tiende a afectar a la memoria de los sonidos y de las formas. Una lesión en el lóbulo temporal izquierdo interfiere de manera drástica con la comprensión del lenguaje y es típico que impida que la persona se exprese a través del mismo. Las personas con una lesión en el lóbulo temporal derecho no dominante pueden experimentar cambios de personalidad, como pérdida del sentido de humor, un grado inusual de religiosidad, obsesiones y pérdida de la libido.

Trastornos causados por traumatismo craneal

Algunos de los trastornos específicos producidos por un traumatismo craneal son la epilepsia postraumática, la afasia, la apraxia, la agnosia y la amnesia.

Epilepsia postraumática

La epilepsia postraumática es un trastorno caracterizado por convulsiones que se manifiestan algún tiempo después de haber sufrido un traumatismo cerebral por un impacto en la cabeza.

Las convulsiones son una respuesta a descargas eléctricas anormales en el cerebro. (• *V. página 364*) Se desarrollan en el 10 por ciento de las personas que tienen un grave traumatismo craneal sin herida penetrante en el cerebro y en el 40 por ciento de las que presentan una herida penetrante.

Es posible que las convulsiones se manifiesten sólo varios años después de la lesión. A menudo los síntomas resultantes dependen del lugar en que se originan las convulsiones en el cerebro. Los fármacos anticonvulsivantes, como la fenitoína, la carbamazepina o el valproato, generalmente pueden controlar la epilepsia postraumática. De hecho, algunos médicos prescriben esos fármacos después de un grave traumatismo craneal para prevenir las convulsiones, aunque muchos expertos están de acuerdo con esta postura. A menudo el tratamiento se mantiene durante varios años o de forma indefinida si aparecen las convulsiones.

Afasia

La afasia es una pérdida de la capacidad para utilizar el lenguaje debida a una lesión en el área del cerebro que lo controla.

Las personas con afasia están parcial o totalmente incapacitadas para comprender o expresar las palabras. En muchas, el lóbulo temporal izquierdo y la región adyacente del lóbulo frontal son los que controlan la función del lenguaje. Cualquier parte de esta reducida área que sufra una lesión (por un ictus, un tumor, un traumatismo craneal o una infección) produce una interferencia por lo menos con algún aspecto de la función del lenguaje.

Los problemas del lenguaje tienen muchas formas. La variedad de los posibles defectos refleja la complejidad de la función del lenguaje. Una persona puede perder tan sólo la capacidad para comprender las palabras escritas **(alexia),** mientras en otra se observa una incapacidad para nombrar los objetos o reconocer sus nombres **(anomia).** Algunas personas con

---

Examen de una persona con afasia

Afasia de Broca (las respuestas son indecisas pero sensatas).
Pregunta: "¿Qué representa esta foto?" (un perro ladrando)
Respuesta: "P–pe–pe–r, oh, no...per-car...caramb a-a-ani-animal, sí, sí, animal, animal, p–p–...hace ruido."

Afasia de Wernicke (las respuestas salen con facilidad, pero no tienen sentido).
Pregunta: "¿Cómo se siente usted hoy?"
Respuesta: "¿Cuándo? Fácil, ya que mi río discurre cajas negras umda abata H para cuando vengan los bubas."

---

anomia no recuerdan en absoluto la palabra correcta, otras pueden tenerla en la punta de la lengua y no ser capaces de expresarla. La **disartria** es un trastorno de la articulación del lenguaje. Aunque la disartria parece un problema de lenguaje, en realidad está causada por una lesión en la parte del cerebro que controla los músculos utilizados para emitir sonidos y coordinar los movimientos del aparato vocal.

Las personas con **afasia de Wernicke,** un trastorno que puede ser consecutivo a una lesión del lóbulo temporal, parecen hablar con fluidez pero las frases expresadas son una serie de palabras sin orden y confusas (a veces se las refiere como sopa de letras).

Por lo general las personas con **afasia de Broca** (afasia de expresión) entienden lo que se les dice y saben cómo deben responder, pero tienen dificultades para expresar las palabras. Sus palabras se articulan lentamente y con gran esfuerzo y a menudo son interrumpidas por algunas sin sentido.

Una lesión que afecte al mismo tiempo al lóbulo temporal izquierdo y al frontal puede inicialmente producir el enmudecimiento casi total en la persona. Durante la recuperación de esta afasia completa (global), la persona tiene dificultades para hablar (disfasia), escribir (agrafia o disgrafia) y para comprender las palabras.

Los terapeutas del lenguaje con frecuencia pueden ayudar a las personas que desarrollan una afasia como consecuencia de un ictus, un traumatismo craneal u otra causa de trastorno del lenguaje. En general, el tratamiento se inicia en cuanto lo permita el estado de salud de la persona.

Apraxia

La apraxia es la incapacidad para realizar tareas que requieran patrones de evocación o secuencias de movimientos.

La apraxia es una incapacidad poco frecuente cuya causa se debe generalmente a la lesión de los lóbulos parietales o frontales. En la apraxia, parece haberse borrado la memoria de la secuencia de los movimientos para completar actividades aprendidas o tareas complejas. No existe ningún defecto físico en los brazos ni en las piernas que justifique por qué no puede realizarse una determinada actividad. Por ejemplo, abrocharse un botón en realidad consiste en la realización de una serie de secuencias. Las personas con apraxia no pueden llevar a cabo semejante acción.

Algunas formas de apraxia afectan tan sólo a ciertas tareas. Por ejemplo, una persona puede perder la habilidad para hacer un dibujo, escribir una nota, abrocharse una camisa, atarse los cordones de los zapatos, asir el teléfono o tocar un instrumento musical. El tratamiento está enfocado al trastorno subyacente que ha causado la disfunción cerebral.

Agnosia

La agnosia es un trastorno infrecuente que se caracteriza porque la persona puede ver y sentir los objetos pero no los puede asociar con el papel que habitualmente desempeñan ni con su función.

Las personas afectadas de ciertas formas de agnosia no pueden reconocer rostros familiares ni objetos corrientes, como una cuchara o un lápiz, aunque los pueden ver y describir. La agnosia está causada por un defecto en los lóbulos parietales y temporales del cerebro, que almacena la memoria de los usos y la importancia de objetos conocidos. A menudo, la agnosia aparece súbitamente después de un traumatismo craneal o un ictus. Algunas personas con agnosia mejoran o se recuperan de forma espontánea mientras que otras deben aprender a asumir su extraña discapacidad. No existe un tratamiento específico.

Amnesia

La amnesia es la incapacidad parcial o total de recordar experiencias recientes o remotas.

Las causas de la amnesia sólo se conocen en parte. Un traumatismo cerebral puede producir una pérdida de memoria de sucesos ocurridos inmediatamente antes de la lesión (amnesia retrógrada) o inmediatamente después (amnesia postraumática). De acuerdo con la gravedad de la lesión, la mayoría de los casos de amnesia tienen una duración de algunos minutos u horas, y desaparece sin tratamiento. Pero en los traumatismos cerebrales graves la amnesia puede ser permanente.

El aprendizaje requiere memoria. Las memorias adquiridas durante la infancia se conservan con más in-

---

Tipos de memoria afectados por la amnesia

Memoria inmediata (recuerdo de acontecimientos que han sucedido segundos antes).

Memoria intermedia o reciente (recuerdo de acontecimientos que han sucedido segundos o algunos días antes).

Memoria remota o distante (recuerdo de acontecimientos que han sucedido tiempo atrás).

---

tensidad que las adquiridas durante la edad adulta, quizás porque un cerebro joven posee una facultad especial para el aprendizaje. Los mecanismos del cerebro para recibir información y evocarla a partir de la memoria están localizados principalmente en los lóbulos occipitales, parietales y temporales. Las emociones que se originan a partir del sistema límbico del cerebro pueden influenciar el almacenamiento y recuerdo de la memoria. El sistema límbico está conectado estrechamente con las áreas responsables de los estados mentales de agudeza y del conocimiento. Dado que la memoria implica muchas funciones entrelazadas, una pérdida de la misma puede producirse como consecuencia de casi cualquier lesión cerebral.

La **amnesia global transitoria** consiste en una crisis súbita de pérdida de memoria grave y confusión de tiempo, lugar y personas. Muchas personas con amnesia global transitoria tan sólo tienen una crisis durante su vida, mientras que otras pueden sufrir crisis recidivantes. Los ataques pueden durar desde sólo 30 minutos hasta unas 12 horas. Probablemente la causa se deba a que las pequeñas arterias del cerebro resultan obstruidas de forma intermitente debido a la aterosclerosis. En las personas jóvenes, los dolores de cabeza por una crisis de migraña, que transitoriamente puede reducir el flujo de sangre al cerebro, también pueden dar lugar a este trastorno. El consumo excesivo de bebidas alcohólicas o de tranquilizantes, como los barbitúricos y las benzodiazepinas, puede también causar una crisis de corta duración. La amnesia puede producir una desorientación total y bloquear el recuerdo de los sucesos que tuvieron lugar tan sólo algunos años antes. Después de una crisis, la confusión a menudo cede con rapidez y lo habitual es que haya una recuperación total.

Una forma de amnesia inusual conocida como **síndrome de Wernicke-Korsakoff** puede afectar a los alcohólicos y a otras personas con desnutrición. El síndrome consiste en la coexistencia de dos trastornos: un estado confusional agudo (un tipo de encefalopatía) y una amnesia de más larga duración. Ambos trastornos pueden producirse como consecuencia de una disfunción cerebral causada por el déficit de tiamina (vitamina B_1). Cuando se produce una ingesta excesiva de alcohol y no se consumen alimentos que contengan tiamina, disminuye el aporte de esta vitamina al cerebro. Por otra parte, la ingestión de gran cantidad de líquidos (o si se han recibido por vía intravenosa a raíz de una cirugía) puede también provocar la encefalopatía de Wernicke en una persona que anteriormente tenía una desnutrición acusada.

Las personas con encefalopatía aguda de Wernicke tienden a tartamudear, presentan problemas en los ojos (como parálisis de los movimientos oculares, visión doble o nistagmo), confusión y somnolencia. La pérdida de memoria es muy grave. Estas alteraciones se corrigen generalmente administrando tiamina por vía intravenosa. Si no se trata, la encefalopatía aguda de Wernicke puede ser mortal. Por esta razón, es habitual que el tratamiento con tiamina se inicie de inmediato si un alcohólico manifiesta síntomas neurológicos inusuales o un estado de confusión.

La **amnesia de Korsakoff** acompaña a la encefalopatía aguda de Wernicke y puede ser permanente si aparece como consecuencia de ataques repetidos de encefalopatía o bien de la abstinencia alcohólica. La pérdida grave de memoria se acompaña, en ocasiones, de agitación y delirio. En la amnesia crónica de Korsakoff se conserva la memoria inmediata, pero se pierde la memoria para hechos recientes o relativamente distantes. Sin embargo, a veces se conserva la memoria de los hechos remotos. Las personas con amnesia crónica de Korsakoff pueden ser capaces de relacionarse socialmente y de mantener una conversación, aunque sean incapaces de recordar nada de lo sucedido en los días precedentes, meses, años o, incluso, minutos antes. Confundidos por esta falta de memoria, tienden a inventar cosas en lugar de admitir que no las pueden recordar.

Aunque la amnesia de Korsakoff habitualmente se produce debido a un déficit de tiamina, puede también desarrollarse un patrón similar de amnesia después de un grave traumatismo craneal, un paro cardíaco o una encefalitis aguda. En los alcohólicos, la administración de tiamina corrige la encefalopatía de Wernicke, pero no siempre se consigue la desaparición de la amnesia de Korsakoff. En ocasiones, ambos trastornos pueden desaparecer por sí solos si se suspende la ingesta de alcohol y se instaura tratamiento de cualquier otro proceso que pueda contribuir a su desarrollo.

CAPÍTULO 76

Delirio y demencia

Aunque el delirio y la demencia a menudo se describen conjuntamente en los libros de medicina, en realidad son dos trastornos bastante diferentes. Al hablar del delirio se describe una alteración repentina y habitualmente reversible en el estado mental, caracterizada por estados de confusión y desorientación. La demencia es una enfermedad crónica de lenta progresión que causa una pérdida de memoria y una disminución extrema de todos los aspectos de la función mental; al contrario que el delirio, suele ser irreversible.

Delirio

El delirio es un trastorno potencialmente reversible que suele aparecer de manera repentina. Disminuye la capacidad para prestar atención, la persona está confusa, desorientada y es incapaz de pensar con claridad.

Causas

El delirio es un estado mental anormal y no una enfermedad, con un espectro de síntomas que indican una disminución de la actividad mental. Cientos de trastornos pueden causar delirio; van de la simple deshidratación a la intoxicación por drogas, hasta una infección potencialmente mortal. Casi siempre afecta a las personas mayores cuyo cerebro ya está deteriorado (incluyendo las muy enfermas), las que consumen drogas que alteran la mente o el comportamiento y las personas que sufren de demencia.

Síntomas

El delirio puede comenzar de muchas maneras y, en casos leves, puede ser muy difícil de reconocer. El comportamiento de personas en estado de delirio es muy variable, pero se parece al de una persona embriagada.

La característica del delirio es la incapacidad de prestar atención. Las personas con delirio no pueden concentrarse, razón por la cual les es difícil procesar información nueva ni recordar hechos recientes. Casi todas pierden el sentido del tiempo, están confusas con respecto a su ubicación. Piensan de manera confusa, divagan y se vuelven incoherentes. En los casos más graves llegan a perder su sentido de identidad. Pueden sentirse asustadas por alucinaciones en las cuales creen ver cosas o personas que no existen. Algunas se vuelven paranoicas creyendo que están sucediendo cosas extrañas. Las personas con delirio reaccionan de varias maneras: algunas se vuelven tan calladas y retraídas que quienes les rodean pueden no darse cuenta de que se encuentran en estado de delirio; otras se vuelven muy agitadas y tratan de hacer desaparecer sus alucinaciones.

Cuando el delirio es causado por drogas a menudo el comportamiento se altera de diferentes maneras según la droga consumida. Por ejemplo, personas intoxicadas con somníferos tienden a ser muy retraídas, mientras que las intoxicadas con anfetaminas pueden volverse agresivas e hiperactivas.

El delirio puede durar horas, días o mucho más tiempo, dependiendo de la intensidad del mismo y de las circunstancias médicas de la persona. Habitualmente empeora al caer la noche (fenómeno conocido como crepuscular). En última instancia, la persona con delirio puede caer en un sueño agitado y, según la causa, incluso puede progresar hacia un estado de coma.

Diagnóstico

Los médicos pueden reconocer con facilidad el delirio que ha superado la etapa moderada. Puesto que el delirio puede ser consecuencia de muchas enfermedades graves (algunas de las cuales pueden tener un rápido desenlace mortal), los médicos tratan de determinar su causa lo antes posible. Primero, tratan de diferenciar el delirio de una enfermedad mental. En las personas mayores, tratan de diferenciar el delirio de la demencia, a través del análisis de su función mental habitual. Sin embargo, las personas con demencia pueden también sufrir delirio.

Los médicos recogen la máxima información posible sobre la historia médica de la persona. Amigos, familiares y otros observadores son interrogados acerca del inicio del estado confusional, la rapidez de su evolución y el estado de salud físico y mental de la persona afectada; también se les pregunta acerca del uso de fármacos, drogas y alcohol por parte de ésta. La información también puede provenir de la policía, del personal médico de urgencias y de cierta evidencia, como los envases de medicamentos.

Causas frecuentes de delirio

- El alcohol, drogas y sustancias tóxicas.
- Efectos tóxicos de los fármacos.
- Valores anormales en sangre de electrólitos, sales y minerales como el calcio, sodio o magnesio, debido a medicamentos, deshidratación o una enfermedad.
- Infección aguda con fiebre.
- Hidrocefalia de presión normal, un trastorno en que el líquido que protege el cerebro no se resorbe adecuadamente y comprime el cerebro.
- Hematoma subdural, una acumulación de sangre bajo el cráneo que comprime el cerebro.
- Meningitis, encefalitis, sífilis son infecciones que afectan al cerebro.
- Déficit de tiamina y de vitamina B_{12}.
- Enfermedad del tiroides producida por una glándula hipoactiva o hiperactiva.
- Tumores cerebrales (algunos a veces producen confusión y alteraciones de la memoria).
- Fracturas de cadera y huesos largos.
- Función deficiente del corazón o de los pulmones, lo que resulta en valores bajos de oxígeno y altos de anhídrido carbónico en sangre.
- Ictus.

A continuación el médico realiza una exploración física completa y presta especial atención a los reflejos neurológicos. También solicita análisis de sangre, radiografías y, a menudo, lleva a cabo una punción lumbar para obtener líquido cefalorraquídeo para su análisis.

Tratamiento

El tratamiento del delirio depende de la causa subyacente. Por ejemplo, los médicos tratan una infección con antibióticos, la fiebre con otros fármacos y los valores anormales de sal y de minerales en sangre mediante la regulación de líquidos y sales.

Se debe evitar que se autolesionen las personas muy agitadas o con alucinaciones, o bien que hagan daño a quienes se ocupan de ellas. En los hospitales a veces se utilizan ataduras acolchadas. Las benzodiacepinas, como el diazepam, el triazolam y el temazepam pueden ayudar a calmar la agitación. Los fármacos antipsicóticos como el haloperidol, la tioridazina y la

¿Se trata de un delirio o de una psicosis?

Signos habituales del delirio (enfermedad orgánica)	Signos habituales de la psicosis (enfermedad mental)
Confusion sobre la hora del dia, la fecha, el lugar o la propia identidad.	Habitualmente orientado en el tiempo, espacio y propia identidad.
Dificultad de concentración.	Capacidad de concentración.
Pérdida de la memoria reciente.	Pensamiento confuso pero capaz de retener hechos recientes.
Incapacidad de reflexión lógica o de hacer cálculos sencillos.	Mantiene la capacidad de hacer cálculos.
Fiebre u otros signos de infección.	Antecedentes de problemas psiquiátricos anteriores.
Preocupaciones habitualmente sin sentido lógico.	Preocupaciones a menudo fijas y consistentes.
Alucinaciones (si las hay), sobre todo visuales.	Alucinaciones (si las hay), sobre todo auditivas.
Evidencia de uso reciente de drogas.	
Temblores.	

clorpromazina se administran habitualmente sólo a personas en estado de paranoia agresiva o con mucho temor, o a las que no se calman con las benzodiacepinas.

Los hospitales utilizan las ataduras con precaución y los médicos son cautelosos en la prescripción de fármacos, sobre todo tratándose de personas mayores, ya que las ataduras o los fármacos pueden causar más agitación o confusión y ocultar un problema subyacente. Sin embargo, si el delirio es causado por el alcohol, prescriben benzodiacepinas hasta que desaparezca la agitación.

Demencia

La demencia es un decaimiento progresivo de la capacidad mental en el que la memoria, la reflexión, el juicio, la concentración y la capacidad de aprendizaje están disminuidos y puede producirse un deterioro de la personalidad.

La demencia puede aparecer súbitamente en personas jóvenes en quienes una lesión grave, una enfermedad o ciertas sustancias tóxicas (como el monóxido de carbono) han destruido células cerebrales. Sin embargo, la demencia habitualmente se desarrolla de forma lenta y afecta a las personas mayores de 60 años. A pesar de todo, la demencia no forma parte del proceso normal de envejecimiento. A medida que la persona envejece, los cambios en el cerebro causan una cierta pérdida de memoria, especialmente la de hechos recientes y un deterioro en la capacidad de aprendizaje. Estas alteraciones no afectan a las funciones normales. La falta de memoria en las personas mayores se denomina **pérdida de memoria senil benigna** y no es necesariamente un signo de demencia o un síntoma precoz de la enfermedad de Alzheimer. La demencia es un deterioro mucho más grave de la capacidad mental y empeora con el tiempo. Mientras que las personas que envejecen normalmente pueden llegar a olvidar detalles, las personas que sufren de demencia pueden llegar a olvidar por completo los acontecimientos recientes.

Causas

La causa más frecuente de demencia es la **enfermedad de Alzheimer.** Las causas de la enfermedad de Alzheimer son desconocidas, pero los factores genéticos tienen su importancia (la enfermedad parece ser más frecuente en ciertas familias y es causada o influenciada por varias anormalidades en genes específicos). En la enfermedad de Alzheimer, partes del cerebro degeneran, las células se destruyen y, en las que subsisten, se reduce la capacidad de reacción frente a muchas de las sustancias químicas que transmiten las señales en el cerebro. Aparecen en el cerebro tejidos anormales llamados placas seniles y haces neurofibrilares, así como ciertas proteínas anormales que pueden ser identificadas en el curso de una autopsia.

La segunda causa más frecuente de la demencia son los **ictus repetidos.** Cada uno de estos accidentes vasculares cerebrales es poco importante, no da lugar a debilidad inmediata o muy poca y raras veces ocasiona el tipo de parálisis que causan los ictus más grandes. Estos pequeños ictus paulatinamente destruyen el tejido cerebral; las zonas destruidas por falta de irrigación sanguínea se llaman infartos. Puesto que esta clase de demencia es el resultado de muchos ictus pequeños, este trastorno es conocido bajo el nombre de **demencia multiinfarto.** En general las personas con demencia multiinfarto sufren de presión arterial alta o de diabetes, procesos que pueden lesionar los vasos sanguíneos en el cerebro. La

Corte de cerebro normal y atrofia cerebral

Nótese la disminución del tejido cerebral a nivel de la corteza, así como el mayor tamaño de los surcos.

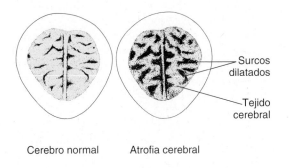

Surcos dilatados

Tejido cerebral

Cerebro normal   Atrofia cerebral

Corte de cerebro normal e importante hidrocefalia a presión normal

Obsérvese el tamaño de los ventrículos laterales.

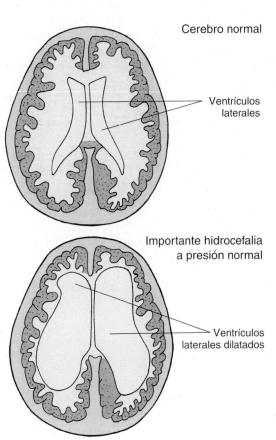

Cerebro normal

Ventrículos laterales

Importante hidrocefalia a presión normal

Ventrículos laterales dilatados

demencia puede también ser causada por una lesión cerebral o por un paro cardíaco.

Otras causas de demencia son poco frecuentes. Una enfermedad poco frecuente, la de Pick, es muy similar a la de Alzheimer, salvo que sólo afecta a una parte muy pequeña del cerebro y progresa de forma mucho más lenta. Aproximadamente del 15 al 20 por ciento de las personas con la enfermedad de Parkinson, tarde o temprano sufren de demencia. La demencia también ocurre en personas con SIDA y con la enfermedad de Creutzfeldt-Jakob; ésta es una enfermedad poco frecuente de progresión rápida, causada por una infección del cerebro, probablemente por una partícula llamada prion, la cual puede tener relación con la enfermedad de las vacas locas.

La **hidrocefalia con presión normal** (o normotensiva) se presenta cuando el líquido que habitualmente rodea y protege el cerebro de las lesiones deja de resorberse normalmente, causando un tipo raro de demencia. Esta hidrocefalia no sólo causa un deterioro de la función mental sino que también ocasiona una incontinencia urinaria y una anormalidad que se caracteriza por andar con las piernas separadas. A diferencia de otras causas de demencia, la hidrocefalia con presión normal es reversible si es tratada a tiempo.

Las personas que sufren traumatismos craneales repetidos, como por ejemplo los boxeadores, habitualmente desarrollan una **demencia pugilística** (encefalopatía traumática progresiva crónica); algunas de ellas también desarrollan hidrocefalia.

Algunas personas mayores con depresión tienen **seudodemencia** (sólo parecen tener demencia). Comen y duermen poco y se quejan amargamente de su pérdida de memoria, a diferencia de las personas con demencia real, que habitualmente niegan que pierden la memoria.

Síntomas

Como la demencia empieza habitualmente de forma lenta y empeora con el tiempo, no siempre se puede identificar el trastorno ya desde un principio. Disminuye la memoria y la capacidad de la noción del tiempo y de reconocer a la gente, los lugares y los objetos. Las personas con demencia tienen dificultades para encontrar la palabra apropiada y pensar en abstracto (como trabajar con cifras). Los cambios de personalidad son también frecuentes y a menudo se exagera un rasgo particular de la personalidad.

La demencia causada por la enfermedad de Alzheimer por lo general empieza sutilmente. Las personas que trabajan sufren ciertas dificultades en sus tareas, mientras que las alteraciones entre los jubilados no son tan notorias al principio. Los primeros síntomas pueden ser el olvido de sucesos recientes, aunque a veces la enfermedad empieza con depresión, temor, ansiedad, disminución de las emociones u otros cambios de personalidad. Los patrones de lenguaje pueden presentar cambios leves, la persona puede utilizar palabras más simples o de manera incorrecta, o tener dificultades para encontrar la palabra apropiada. La conducción de un automóvil puede ser difícil debido a la incapacidad de interpretar las señales. Con el tiempo, las alteraciones son más notorias y, finalmente, la persona no tiene un comportamiento social adecuado.

La demencia causada por pequeños ictus, a diferencia de la enfermedad de Alzheimer, puede tener un curso progresivo a pequeños brotes, con un repentino empeoramiento seguido de una leve mejoría, que finalmente empeora de nuevo, en el transcurso de meses o años, cuando se produce otro ictus. El control de la hipertensión y la diabetes puede a veces prevenir otros ictus y, también a veces, se produce una leve mejoría. Algunas personas con demencia logran disimular sus deficiencias bastante bien. Evitan actividades complejas, como controlar sus cuentas bancarias, leer o trabajar. Las personas que no logran modificar su modo de vida pueden sentirse frustradas ante la incapacidad de cumplir con sus tareas diarias. Por ejemplo, pueden olvidar el pago de sus facturas o se distraen y se olvidan de apagar las luces o la estufa.

La demencia progresa a un ritmo que difiere según la persona. Analizando la forma como ha empeorado la enfermedad en los años anteriores es, a menudo, una buena manera de predecir el curso que seguirá en el año siguiente. La demencia causada por el SIDA empieza generalmente de forma sutil, pero progresa regularmente en el curso de meses o años. Raras veces precede a otros síntomas del SIDA. Por el contrario, la enfermedad de Creutzfeldt-Jakob lleva a una demencia grave y a la muerte en menos de un año.

En su forma más avanzada, la demencia acaba en una falta casi absoluta de la capacidad de función del cerebro. Las personas con demencia se vuelven retraídas y son menos capaces de controlar su comportamiento. Tienen explosiones de cólera y cambios de humor y tienden a divagar. Al final, les resulta imposible seguir una conversación y pueden perder el habla.

Diagnóstico

La falta de memoria es habitualmente el primer síntoma en el cual se fijan los familiares o el médico. Los médicos u otros profesionales de la salud pueden llegar al diagnóstico sobre la base de preguntas hechas al paciente y a sus familiares. Se determina el estado mental mediante la realización de una serie de preguntas; a cada respuesta se le asigna una determinada puntuación. (• *V. recuadro, página 297*). Pueden ser necesarias pruebas más complejas (pruebas neuropsicológicas) para averiguar el grado de discapacidad o para determinar si en realidad se trata de un verdadero deterioro intelectual.

Los médicos establecen el diagnóstico en función de la situación general, teniendo en cuenta la edad de la persona afectada, la historia familiar, el inicio de los síntomas y la forma como progresan, así como la presencia de otras enfermedades, como hipertensión y diabetes.

Al mismo tiempo, los médicos intentan buscar una causa del deterioro mental susceptible de tratamiento, como una enfermedad tiroidea, valores anormales de electrólitos en la sangre, infecciones, un déficit de vitaminas, una intoxicación por medicamentos o una depresión. Siempre se hacen los análisis de sangre habituales y el médico revisa todos los fármacos que la persona está tomando por si alguno de ellos es el responsable. El médico puede solicitar una tomografía computadorizada (TC) o una resonancia magnética (RM) para descartar un tumor cerebral, una hidrocefalia o un ictus.

Los médicos sospechan una enfermedad de Alzheimer como la causa de una demencia en una persona mayor cuya memoria sufre un deterioro gradual. Aunque el diagnóstico mediante el examen de la persona puede ser correcto en el 85 por ciento de los casos, la única prueba que permite confirmar la enfermedad de Alzheimer es la autopsia. En la misma se observa una pérdida de células nerviosas. Entre las células nerviosas restantes se ven haces neurofibrilares y placas compuestas de amiloide (un tipo anormal de proteína), distribuidas por todo el tejido cerebral. Para diagnosticar la enfermedad de Alzheimer se han propuesto también pruebas del líquido cefalorraquídeo y exploraciones cerebrales especiales denominadas tomografías por emisión de positrones (TEP), aunque todavía no son lo suficientemente fiables.

Tratamiento

En general, las demencias son incurables. El tacrín es eficaz en algunas personas con la enfermedad de Alzheimer, pero causa graves efectos secundarios. Este fármaco ha sido desplazado, en general, por el donepezil, que causa menos efectos secundarios y puede retrasar el progreso de la enfermedad de Alzheimer durante un año o más. El ibuprofeno también puede retrasar el curso de la enfermedad. Este fármaco es más eficaz al principio, cuando la enfermedad todavía es moderada.

La demencia causada por la repetición de pequeños ictus no tiene tratamiento, pero su progresión puede retrasarse con el tratamiento de la hipertensión o la diabetes asociados con los mismos. Hoy en día no existe tratamiento para la enfermedad de Creutzfeldt-Jakob ni para el SIDA. Los fármacos para la enfermedad de Parkinson no son eficaces para la demencia que la acompaña y algunos pueden incluso empeorar los síntomas. Cuando la pérdida de memoria es causada por la depresión, los antidepresivos y un asesoramiento médico pueden ser eficaces, por lo menos transitoriamente. La demencia causada por una hidrocefalia con presión normal, si se diagnostica de forma precoz, a veces puede ser tratada con la extracción del exceso de líquido dentro del cerebro a través de un tubo de drenaje (derivación).

Con frecuencia se utilizan fármacos como la tioridazina y el haloperidol para controlar el nerviosismo y las explosiones de cólera que pueden acompañar a un estado avanzado de demencia. Desafortunadamente, estos fármacos no son muy eficaces para controlar tales conductas y pueden causar graves efectos secundarios. Los fármacos antipsicóticos son más eficaces en las personas con paranoia o alucinaciones.

Se sabe que una gama extensa de fármacos, vitaminas y suplementos nutricionales no son útiles en el tratamiento de la demencia. Entre ellos, se encuentran la lecitina, el mesilato ergoloide, el ciclandelato y la vitamina B_{12} (a menos de existir un déficit de vitamina B_{12}). Muchos fármacos, algunos de ellos de venta sin receta médica, empeoran la demencia. Muchos medicamentos para dormir, fármacos para la gripe, ansiolíticos y algunos antidepresivos con frecuencia también conllevan un agravamiento de los síntomas.

Aunque el estado de la demencia es crónico y la función intelectual no puede restablecerse, las medidas de apoyo pueden ser de gran utilidad. Los relojes y los calendarios de gran tamaño, por ejemplo, pueden ayudar a orientar a las personas afectadas y quienes las cuidan pueden hacer frecuentes comentarios para recordarles su ubicación y lo que está sucediendo. Puede ser beneficioso un entorno animado y alegre, con pocos estímulos nuevos y las actividades poco estresantes. Si las actividades diarias se simplifican y las expectativas de los que cuidan a estas personas se reducen, sin que éstos sientan pérdida de dignidad o de autoestima, puede incluso producirse alguna mejoría. Los que cuidan a las personas afectadas de demencia deben saber orientarlas en todo momento, evitando tratarlas como a un niño. No se debe regañar a una persona con demencia si comete un error o no consigue aprender un determinado asunto, o si tiene olvidos, porque ello puede empeorar la situación.

Asistencia a las personas con demencia y a sus familiares

• El mantenimiento de un ambiente familiar ayuda a la persona con demencia a conservar su orientación. El traslado de domicilio o de ciudad, el cambiar los muebles de sitio o incluso pintar las paredes de la casa puede ocasionarle un trastorno. Una agenda de gran tamaño, una luz nocturna, un reloj con números grandes o una radio pueden también ayudar a la persona a orientarse mejor.

• Para evitar accidentes en las personas que tienen tendencia a perderse, deben esconderse las llaves del automóvil y colocar detectores en las puertas. Una pulsera con la identificación de la persona puede también resultar eficaz.

• El establecimiento de una rutina sistemática para el baño, la comida, el sueño y otras actividades puede dar a la persona una sensación de estabilidad. El contacto regular con caras conocidas puede también ser útil.

• Los regaños o los castigos a una persona con demencia no son de ninguna utilidad y pueden empeorar la situación.

• Puede ser útil la solicitud de asistencia a organizaciones de tipo social y de enfermería. Puede existir un servicio de transporte y de alimentación a domicilio. Una ayuda permanente puede resultar muy costosa, pero algunos seguros pueden cubrir estos gastos en parte.

Como la demencia es habitualmente progresiva, es esencial tener un plan para el futuro. Esta planificación asocia habitualmente los esfuerzos de un médico, un trabajador social, enfermeras y un abogado. Sin embargo, la mayor responsabilidad recae sobre la familia y el estrés puede ser enorme. A menudo es posible conseguir períodos de descanso para la carga que significa un cuidado permanente de estas personas, pero ello depende del comportamiento específico y de las capacidades de dichas personas con demencia, así como de los recursos de los familiares y de la comunidad. Las oficinas de asistencia social, como el departamento de asistencia social del hospital de la comunidad, pueden ayudar a encontrar las ayudas adecuadas. Las opciones pueden consistir en un programa de cuidado diurno, visitas de enfermeras a domicilio, asistencia a tiempo parcial o completo para las tareas domésticas o la ayuda de alguien que viva de forma permanente en la casa. A medida que la situación mental de la persona se deteriora, la mejor solución puede ser el internamiento en un centro especializado en el cuidado de estas personas.

CAPÍTULO 77

Estupor y coma

Los niveles de actividad en un cerebro normal varían constantemente y son muy diferentes entre el estado de vigilia y el de sueño. La actividad cerebral cuando la persona está concentrada y reflexiona es diferente de la actividad de una persona que está relajada en una playa. Estos diferentes niveles son estados normales y el cerebro puede pasar rápidamente de un estado de alerta a otro. Durante estados anormales de alerta (niveles alterados de consciencia), el cerebro no puede pasar de una función a otra de forma adecuada.

La parte del cerebro que se encuentra en lo profundo del tronco encefálico (• *V. página 292*) controla los niveles de consciencia y estimula rítmicamente al cerebro a mantener un estado de vigilia y alerta. Durante el estado de consciencia habitualmente se recibe información visual por los ojos, sonido por los oídos, sensaciones táctiles por la piel, así como estímulos de cualquier otro órgano sensorial con el fin de ajustar un nivel de alerta adecuado. Cuando este sistema o sus conexiones a otras partes del cerebro no funciona normalmente, las sensaciones recibidas no logran influenciar los niveles del cerebro de vigilia y de alerta de manera correcta. En estos casos, el nivel de consciencia disminuye. Los períodos de trastornos de la consciencia pueden ser de corta o larga duración y pueden abarcar desde estados de confusión ligera hasta una situación de inconsciencia total.

Existen varios términos médicos para describir los niveles anormales de consciencia. En estados de **delirio** y de **confusión,** la persona puede estar completamente despierta pero desorientada; en otras palabras, puede confundir los sucesos pasados con los presentes, y puede estar agitada e incapaz de interpretar y de comprender las situaciones de manera correcta. (• *V. página 382)* El **embotamiento** es un nivel disminuido de alerta. La **hipersomnia** es un sueño excesivamente duradero o profundo del que uno sólo puede despertarse si es estimulado enérgicamente. (• *V. página 318)* El **estupor** es una falta profunda de respuesta caracterizada porque solamente se consigue despertar a la persona durante un período breve de tiempo y sólo con una estimulación enérgica y repetida, como sacudidas, gritos, pellizcos o pinchazos. El **coma** es estado similar a la anestesia o al sueño profundo, caracterizado porque no se puede despertar a la persona. En un estado de coma profundo pueden estar ausentes incluso los reflejos de evitación primitivos, como los que se producen frente al dolor.

Causas

Muchas enfermedades graves, lesiones o anomalías pueden afectar al cerebro y causar estupor y coma. Un breve estado de inconsciencia puede ser causado por un traumatismo leve en la cabeza, convulsiones o por una disminución de la llegada de sangre al cerebro, como en el caso de desmayos o de un ictus. Un estado de inconsciencia prolongado puede ser causado por un traumatismo en la cabeza más grave, una encefalitis, una reacción tóxica a fármacos o la ingestión intencional de sedantes u otras sustancias. El metabolismo del cuerpo que controla los valores de sal, azúcar y otras sustancias químicas de la sangre, también puede afectar a la función cerebral.

Diagnóstico

La pérdida de consciencia puede ser consecuencia de un problema de salud poco importante o bien puede constituir un síntoma de una enfermedad grave; por consiguiente, siempre requiere una valoración por un médico. Una pérdida de consciencia puede ser una urgencia médica, como por ejemplo cuando es producida por una obstrucción de las vías respiratorias o porque una alta dosis de insulina ha reducido peligrosamente el valor de azúcar en sangre. Ante una persona inconsciente, el personal de urgencias en primer lugar siempre intenta descartar la posibilidad de una situación potencialmente mortal.

Una persona inconsciente representa un desafío para todo el personal médico. Las personas afectadas de una enfermedad que puede causar pérdida de consciencia pueden ayudar a establecer un diagnóstico rápido si llevan una identificación médica al respecto. Tales enfermedades son la diabetes, la epilepsia, una arritmia

Trastornos que se asocian a una disminución de la consciencia

Problema	Posibles consecuencias
Ictus.	Una persona puede entrar en estado de coma después de un ictus, de forma súbita o gradual, en un lapso de horas.
Lesiones de la cabeza (contusiones, heridas, magulladuras), hemorragia dentro o alrededor del cerebro.	Una persona puede entrar en estado de coma de manera fulminante o lentamente en el transcurso de varias horas después de una herida en la cabeza. El coma puede ser causado por una herida ocasionada al cerebro o debido a una hemorragia dentro del cráneo (hematoma).
Infección (meningitis, encefalitis, sepsis).	Las infecciones del cerebro o las infecciones graves fuera del cerebro que producen fiebre elevada, sustancias tóxicas en la sangre y una presión arterial baja, pueden trastornar la función cerebral y conducir a un estado de coma.
Falta de oxígeno.	Una lesión cerebral es irreversible tan sólo minutos después de una privación total de oxígeno. La falta de oxígeno ocurre en la mayoría de los casos después de un paro cardíaco y, con menos frecuencia, por una enfermedad pulmonar grave.
Inhalación de grandes cantidades de monóxido de carbono (por ejemplo, gases del tubo de escape de un automóvil o de un calentador de gas).	El monóxido de carbono se adhiere a la hemoglobina de los glóbulos rojos impidiéndoles transportar el oxígeno. Una intoxicación grave por monóxido de carbono puede causar un coma o daños irreversibles al cerebro debido a la falta de oxígeno.
Crisis epiléptica.	En alguna ocasión, después de una crisis convulsiva sigue un coma; en estos casos el coma dura tan sólo unos pocos minutos.
Efectos tóxicos de fármacos de prescripcion médica, drogas o alcohol.	La intoxicación alcohólica puede llevar al estupor o producir un coma, especialmente cuando la concentración de alcohol en sangre excede el 0,2 por ciento. Muchos fármacos de prescripción médica y también muchas drogas pueden causar un coma.
Insuficiencia hepática o renal.	El coma es un signo de insuficiencia hepática que indica mucha gravedad, como ocurre en el caso de una hepatitis aguda. La insuficiencia renal pocas veces produce un coma, ya que la diálisis puede depurar la sangre.
Valores de azúcar en sangre, altos o bajos.	Un valor muy bajo de azúcar en sangre (hipoglucemia) puede causar un coma. El tratamiento inmediato con glucosa intravenosa evita una lesión permanente del cerebro. Un valor muy alto de azúcar en sangre (hiperglucemia) también puede producir un coma, pero es mucho menos frecuente y menos grave que el producido por la hipoglucemia.
Temperatura corporal muy alta o muy baja.	Temperaturas muy elevadas (por encima de 41 °C) pueden lesionar el cerebro y causar un coma. La temperatura corporal por debajo de 35 °C (hipotermia) reduce la actividad cerebral hasta llegar al estupor o coma.
Desmayo (síncope).	El estado de coma causado por un desmayo dura sólo unos segundos, a menos que la caída cause una lesión en la cabeza.
Trastornos psiquiátricos.	El fingimiento de estar enfermo o lesionado, la histeria y la catatonía (un trastorno esquizofrénico durante el cual la persona parece estar en estado de estupor) pueden parecerse a un estado de inconsciencia.

cardíaca, el asma y enfermedades renales y hepáticas graves. Puesto que una persona inconsciente no puede hablar, los familiares y los amigos deben proporcionar al médico toda la información con respecto a los medicamentos, las drogas, el alcohol o cualquier otra sustancia tóxica que aquélla haya podido ingerir. Si ha tomado un fármaco o una sustancia tóxica, el médico querrá ver una muestra de esta sustancia o su envase.

El personal de urgencias o el médico comprueban que las vías respiratorias no estén obstruidas y que la respiración, la presión arterial y el pulso sean normales. También verifican la temperatura corporal, ya que una fiebre alta es un signo de infección y una temperatura muy baja puede significar que la persona ha estado expuesta al frío durante un tiempo prolongado. Se examina la piel en busca de lesiones, de señales de inyecciones de droga o de reacciones alérgicas, y el cuero cabelludo se examina en busca de heridas y contusiones. El médico procede también a una exploración neurológica detallada, aunque debe realizarla sin la colaboración de la persona, pues ésta se halla inconsciente.

También busca signos de una lesión cerebral. Una indicación de lesión cerebral es la respiración de Cheyne-Stokes, una forma de respiración que alterna una fase rápida y otra más lenta, luego una interrupción de varios segundos y posteriormente vuelve a la fase rápida y así sucesivamente. También son signos de lesiones cerebrales significativas las posturas inusuales, especialmente la rigidez de descerebración, en la cual se produce una contracción de la mandíbula y el cuello, la espalda, los brazos y las piernas se encuentran inmóviles, rígidos y extendidos. Una flaccidez general del cuerpo es aún más preocupante, puesto que indica una pérdida total de actividad en ciertas áreas importantes del sistema nervioso.

Los ojos también pueden proporcionar información importante sobre el estado de la persona. El médico analiza la posición de las pupilas, su capacidad para moverse, su tamaño, la reacción a una luz intensa, la habilidad de seguir un objeto en movimiento, y el aspecto de la retina. Las pupilas de tamaño desigual pueden ser un signo de que algo ejerce presión dentro del cráneo. El médico necesita saber si habitualmente las pupilas del paciente ya eran de tamaño diferente o si la persona está bajo medicación contra el glaucoma, lo cual puede modificar el tamaño de las pupilas.

Las pruebas de laboratorio pueden añadir información sobre las posibles razones del estado de estupor o de coma. Los análisis de sangre miden los valores de azúcar, de glóbulos rojos (en busca de anemia), los glóbulos blancos (en busca de una infección), los valores de sal, de alcohol (en busca de embriaguez) y la concentración de oxígeno y de anhídrido carbónico. También se hace un análisis de orina en busca de azúcar y sustancias tóxicas.

Se pueden hacer otras pruebas, como una tomografía computadorizada (TC) o una resonancia magnética (RM) del cráneo para excluir una le-

sión cerebral o una hemorragia. Si el médico sospecha una infección cerebral, lleva a cabo una punción lumbar (inserción de una aguja en la columna lumbar) para extraer una muestra del líquido cefalorraquídeo y proceder a su examen. En pacientes cuyo estado de coma puede ser debido a un tumor o a una hemorragia cerebral, se realizan urgentemente una TC o una RM antes de practicar una punción lumbar, para asegurarse de que la presión cerebral no está elevada.

Tratamiento

La alteración rápida de un estado de consciencia es una urgencia médica que requiere atención y tratamiento inmediatos. Para poder instaurar un tratamiento eficaz es imprescindible establecer el diagnóstico, aunque no siempre puede hacerse rápidamente Hasta disponer de los resultados de los análisis específicos (lo cual puede requerir horas o días), la persona ingresa en una unidad de cuidados intensivos, donde las enfermeras pueden controlar el ritmo cardíaco, la presión arterial, la temperatura y la concentración de oxígeno en la sangre.

A menudo se administra oxígeno inmediatamente y se coloca un catéter intravenoso para suministrar medicación rápidamente. Lo primero es administrar glucosa, un azúcar simple, por vía intravenosa aun antes de recibir los resultados de las pruebas de azúcar en la sangre. Si el médico sospecha que la disminución de consciencia ha sido causada por un opiáceo, se puede administrar el antídoto naloxona mientras se reciben los resultados de los análisis de sangre y de orina. Si se sospecha que la persona ha ingerido algún tóxico, se puede proceder a un lavado gástrico para identificar su contenido y eliminar la sustancia del estómago. Pueden administrarse sangre, líquidos y medicación para mantener normales el ritmo cardíaco y la presión arterial.

En caso de coma profundo, el cerebro puede estar tan lesionado que le sea imposible asumir las funciones corporales primarias, como respirar. En tales circunstancias puede ser necesario un respirador artificial para ayudar a la función pulmonar

Pronóstico

Es muy difícil predecir las posibilidades de recuperación de un estado de coma profundo que haya durado más de unas horas. Las posibilidades de recuperación dependen de la causa que lo ha producido. Si el coma es debido a una lesión (traumatismo) de la cabeza, puede alcanzarse una recuperación importante aun cuando el coma haya durado varias semanas (pero no más de tres meses). En el caso de que haya sido por un paro cardíaco o por una falta de oxígeno, es poco probable que la recuperación sea total, sobre todo si el coma ha durado un mes. En el caso de aquellas personas que han estado en coma profundo durante varias semanas, la familia debe decidir si quiere que el médico siga manteniendo el respirador, la alimentación artificial y la medicación. La familia debe tratar estos aspectos con el médico y mostrarle cualquier documento que contenga los deseos de atención médica de la persona en coma en lo que concierne a su última voluntad, como un testamento o un poder general al respecto que hubiera redactado con anterioridad.

En ciertos casos, después de un traumatismo cerebral, de una falta de oxígeno o de una enfermedad que afecte gravemente al cerebro, la persona con una lesión cerebral grave puede entrar en un **estado vegetativo.** En esta situación, la persona tiene patrones relativamente normales de vigilia y de sueño; puede respirar y deglutir espontáneamente e incluso tener reacciones de sobresalto ante ruidos fuertes, pero ha perdido de manera temporal o permanente la capacidad de pensar y de actuar conscientemente. La mayoría de las personas en estado vegetativo tienen reflejos anormalmente exagerados, además de rigidez y movimientos espasmódicos de los brazos y de las piernas..

El estado de **cautiverio (locked-in)** es una situación poco frecuente en la cual la persona está consciente y puede pensar pero tiene una parálisis tan grave que sólo puede comunicarse abriendo y cerrando los ojos para contestar a preguntas. Puede suceder en casos de parálisis grave de los nervios periféricos o en ciertos accidentes vasculares cerebrales agudos.

El caso más grave de pérdida de consciencia es el de la **muerte cerebral.** En este estado, el cerebro ha perdido todas las funciones vitales de manera permanente, incluyendo la consciencia y la capacidad de respirar. Sin medicación y sin un respirador, la muerte ocurre rápidamente. Las definiciones legales más aceptadas consideran que la persona está muerta cuando el cerebro ha cesado de funcionar aun cuando el corazón continúe latiendo. Por lo general, los médicos pueden declarar la muerte cerebral 12 horas después de haber corregido todos los problemas susceptibles de tratamiento, pero sin que exista reacción por parte del cerebro (incluso ni al dolor provocado); los ojos no reaccionan a la luz y la persona no respira sin el respirador. En caso de que subsista alguna duda, un electroencefalograma (registro de la actividad eléctrica del cerebro) mostrará que no existe función alguna. Una persona con muerte cerebral, que está bajo un respirador artificial, puede tener todavía algunos reflejos si la médula espinal aún sigue funcionando.

CAPÍTULO 78

Infecciones del cerebro y de la médula espinal

El cerebro y la médula espinal tienen una extraordinaria resistencia a las infecciones, pero cuando se infectan, las consecuencias son habitualmente muy graves. Por ejemplo, la meningitis, una inflamación del revestimiento del cerebro y de la médula espinal (meninges), habitualmente está causada por una infección bacteriana o vírica. La meningitis aséptica es un termino utilizado para describir una inflamación de las meninges habitualmente causada por un virus, pero se trata a veces de una reacción autoinmune (como ocurre ocasionalmente en la esclerosis múltiple), de un efecto secundario de un medicamento como el ibuprofeno o por la inyección de productos químicos en el canal espinal.

La encefalitis, una inflamación del propio cerebro, habitualmente es causada por una infección vírica, pero también puede ser secundaria a una reacción autoinmune. Un absceso es una infección localizada, semejante a un furúnculo, que puede desarrollarse en cualquier parte del cuerpo, incluso en el cerebro.

Las bacterias y los otros microorganismos infecciosos pueden alcanzar las meninges y otras áreas del cerebro de diversas maneras desde sitios distantes. Pueden ser llevadas por la corriente sanguínea, o pueden entrar en el cerebro por penetración directa debido a una herida o a una intervención quirúrgica, por ejemplo. Los abscesos pueden propagarse desde estructuras próximas al cerebro, como los senos paranasales.

Meningitis bacteriana

La meningitis bacteriana es una inflamación de las meninges causada por bacterias.

Causas

Más del 80 por ciento de todos los casos de meningitis son causados por tres especies de bacterias: *Neisseria meningitidis, Hemophilus influenzae* y *Streptococcus pneumoniae*. Las tres se encuentran normalmente en el ambiente que nos rodea y pueden incluso vivir, sin causar daño alguno, en la nariz o en el aparato respiratorio de una persona. De manera ocasional, estos organismos infectan el cerebro sin que se pueda identificar la razón de ello. En otros casos, la infección se debe a una herida en la cabeza o es causada por una anormalidad del sistema inmune. Las personas con mayor riesgo de tener meningitis por causa de una de estas bacterias son las que abusan del alcohol, las que han sido sometidas a una esplenectomía (extirpación del bazo) o las que tienen una infección crónica del oído y de la nariz, una neumonía neumocócica o una drepanocitosis.

En raras ocasiones, otros tipos de bacterias como *Escherichia coli* (presente normalmente en el colon y las heces) y *Klebsiella* causan meningitis. Las infecciones por estas bacterias son habitualmente consecuencia de heridas en la cabeza, de una cirugía del cerebro o de la médula espinal, de una infección de la sangre o de una infección contraída en un hospital; ocurren con más frecuencia entre personas con un sistema inmunológico deficiente. Las que padecen insuficiencia renal o están tomando corticosteroides tienen un riesgo más elevado de contraer meningitis por la bacteria *Listeria*.

La meningitis es más frecuente en niños de un mes a dos años de edad. Es mucho menos frecuente en los adultos, a menos que tengan determinados factores de riesgo; sin embargo, pueden presentarse pequeñas epidemias en ambientes como campos de entrenamiento militar, residencias de estudiantes u otros sitios en donde la gente se encuentra en estrecho contacto.

Síntomas

Los síntomas precoces más importantes de una meningitis son fiebre, dolor de cabeza, rigidez de cuello, dolor de garganta y vómitos. La rigidez de cuello (rigidez de nuca) no significa simplemente dolor a la flexión del mismo; de hecho es imposible o provoca mucho dolor tratar de hacer que la barbilla toque el pecho. Los adultos pueden enfermar gravemente en el curso de 24 horas, y los niños incluso antes. Los niños mayores y los adultos pueden volverse irritables, confusos y cada vez más somnolientos. Este estado puede progresar hacia el estupor, el coma y, finalmente, la muerte. La infección causa inflamación de los tejidos cerebrales e impide el flujo sanguíneo, lo que produce síntomas de un ataque vascular cerebral como una parálisis. (• *V. página 369)* En algunos casos se

presentan convulsiones. El **síndrome de Waterhouse-Friderichsen,** una infección de evolución rápida y catastrófica, es causada por *Neisseria meningitidis;* produce diarrea grave, vómitos, convulsiones, hemorragias internas, hipotensión, shock y, frecuentemente, la muerte.

En niños menores de 2 años, la meningitis habitualmente causa fiebre, vómitos, irritabilidad, convulsiones, problemas para comer y llanto de un tono muy agudo. La piel sobre la fontanela (la zona blanda entre los huesos del cráneo) se pone tensa y la fontanela puede protruir. El flujo de líquido alrededor del cerebro puede verse bloqueado, haciendo que el cráneo se agrande (hidrocefalia). A diferencia del niño mayor o del adulto, un niño menor de un año puede no presentar rigidez del cuello (rigidez de nuca).

Diagnóstico

Puesto que la meningitis bacteriana (especialmente cuando está causada por *Neisseria meningitidis*) puede causar la muerte en pocas horas, se requiere atención médica inmediata. Una fiebre inexplicada en niños de menos de dos años requiere un examen médico completo e inmediato, especialmente si se vuelve irritable o más somnoliento que de costumbre, se niega a comer, tiene vómitos, convulsiones o si presenta rigidez de nuca. Si el médico sospecha que pueda tratarse de una meningitis bacteriana, generalmente se le trata con antibióticos incluso antes de tener los resultados del análisis.

Durante la exploración física, el médico busca la presencia de erupciones cutáneas (habitualmente manchas rojas y moradas), cianosis (un color azulado de la piel), rigidez de nuca y otros signos característicos de la meningitis. Uno de estos signos consiste en que al flexionar la cabeza del niño hacia el pecho estando acostado, puede que las caderas y las rodillas se flexionen hacia el tórax.

Otro signo es que el médico no logre estirar las rodillas flexionadas del niño, al tratar de levantarle las piernas.

Cuando se sospecha una meningitis, rápidamente debe determinarse si se trata de una infección bacteriana, vírica, por hongos o de otro tipo, o si se trata de una irritación por otra causa (por ejemplo, un producto químico). Son muchas las causas posibles y el tratamiento es diferente para cada una.

La punción lumbar es el examen habitual para el diagnóstico de la meningitis y para determinar su causa. Para ello se inserta una aguja delgada entre dos vértebras en la parte inferior de la columna vertebral para recoger una muestra de líquido cefalorraquídeo de la zona justo por debajo de la médula espinal. Luego se examina el líquido al microscopio en busca de

Punción lumbar para el diagnóstico de meningitis

Se inserta una aguja pequeña y hueca en la parte inferior del canal medular, habitualmente entre la cuarta y la quinta vértebra lumbar, por debajo de la región donde termina la médula espinal. El líquido cefalorraquídeo se recoge en un tubo y se envía al laboratorio para su análisis.

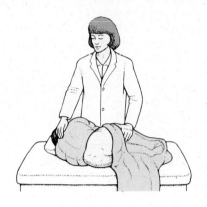

Corte transversal de la médula

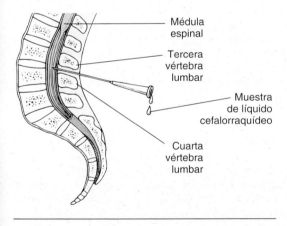

Médula espinal

Tercera vértebra lumbar

Muestra de líquido cefalorraquídeo

Cuarta vértebra lumbar

bacterias y se envía al laboratorio para su cultivo e identificación. Las bacterias pueden someterse a una prueba para determinar su susceptibilidad a diferentes antibióticos (antibiograma). El valor de azúcar, un incremento de las proteínas, la cantidad y el tipo de glóbulos blancos en el líquido cefalorraquídeo pueden ayudar a determinar el tipo de infección.

Para ayudar a establecer el diagnóstico, además de la punción lumbar, el médico puede hacer cultivos de sangre, de orina, de mucosidad nasal y de garganta, así como del pus proveniente de infecciones de la piel.

Tratamiento

La meningitis bacteriana debe tratarse de inmediato con antibióticos y también con corticosteroides por vía intravenosa para disminuir la inflamación. Se puede utilizar uno o más antibióticos para combatir las bacterias que más probabilidad tienen de causar la infección. Una vez identificada la bacteria responsable (uno o dos días más tarde) puede escogerse el antibiótico más apropiado. El tratamiento comporta también la administración de líquidos en función de la fiebre, la sudación, los vómitos y la falta de apetito.

El médico vigila cualquier complicación que pueda resultar de la infección del cerebro. La meningitis bacteriana (especialmente si es causada por *Neisseria meningitidis*) puede causar una hipotensión (disminución de la presión arterial) y para contrarrestar esta situación deben administrarse incluso más líquidos o determinados fármacos.

Pronóstico

Si el tratamiento se inicia de inmediato, fallecen menos del 10 por ciento de personas con meningitis bacteriana. Pero si el diagnóstico o el tratamiento se retrasan, es más probable que se produzcan lesiones cerebrales permanentes o incluso la muerte, especialmente en niños muy pequeños o en ancianos. En general la recuperación es total, aunque algunas personas pueden tener convulsiones que requieran un tratamiento de por vida. Después de un ataque de meningitis puede que reste un deterioro mental permanente y una parálisis.

Prevención

La vacunación puede prevenir la meningitis causada por *Neisseria meningitidis*. La vacuna es utilizada en caso de amenaza de epidemia en comunidades cerradas (como por ejemplo una base militar) o en personas expuestas de manera repetida a las bacterias. Los miembros de la familia, el personal médico y otras personas en contacto directo con una persona infectada por *Neisseria meningitidis* deben también recibir un antibiótico como la rifampicina o la minociclina. Todos los niños deberían recibir de manera sistemática la vacuna contra *Hemophilus influenzae* tipo b, que ayuda a prevenir la forma más frecuente de meningitis en el niño. (• *V. recuadro, página 1235*)

Meningitis crónica

La meningitis crónica es una infección cerebral que causa inflamación en las meninges durante más de un mes.

La meningitis crónica afecta a las personas cuyo sistema inmune es deficiente, ya sea por el SIDA, un cáncer, otras enfermedades graves, el tratamiento con fármacos anticancerosos y el uso prolongado de prednisona.

Causas

Algunos microorganismos infecciosos pueden invadir el cerebro y desarrollarse muy lentamente, causando síntomas y lesiones de manera muy gradual. Los más frecuentes son el hongo *Cryptococcus*, el citomegalovirus, el virus del SIDA y las bacterias que causan tuberculosis, sífilis y la enfermedad de Lyme.

Algunas enfermedades no infecciosas, como la sarcoidosis y algunos cánceres pueden irritar las meninges, produciendo una meningitis crónica. Dentro de las causas no infecciosas, la más frecuente es la invasión de las meninges por linfomas y leucemias. Algunos fármacos utilizados para tratar el cáncer, otros utilizados en las personas sometidas a trasplante e incluso los antiinflamatorios no esteroideos, como el ibuprofeno, también pueden causar inflamación de las meninges.

Síntomas

Los síntomas de la meningitis crónica son muy similares a los de la meningitis bacteriana, pero la enfermedad es de desarrollo más lento (habitualmente, varias semanas en vez de días). La fiebre es menos elevada que en el caso de la meningitis bacteriana. Son frecuentes el dolor de cabeza, la confusión e incluso el dolor de espalda y ciertas anomalías neurológicas (como debilidad, hormigueo, pérdida de sensibilidad y parálisis facial).

Diagnóstico

El diagnóstico de una meningitis crónica se sospecha en función de los síntomas. Sin embargo, una meningitis bacteriana que ha sido parcialmente detenida, pero no eliminada, por un tratamiento incompleto con antibióticos, así como tumores o abscesos cerebrales, puede confundirse con una meningitis crónica. Para asegurar el diagnóstico, los médicos habitualmente piden una tomografía computadorizada (TC) o una resonancia magnética (RM) de la cabeza, así como una punción lumbar y un análisis del líquido cefalorraquídeo. El número de glóbulos blancos en el líquido es más elevado de lo normal, pero habitualmente más bajo que en una meningitis bacteriana y contiene una población diferente de glóbulos blancos (linfocitos en vez de neutrófilos). Al microscopio pueden observarse microorganismos infecciosos. Siempre se hace un cultivo del líquido cefalorraquídeo para identificar microorganismo específico. Se pueden solicitar pruebas adicionales en busca de tuberculosis o sífilis, así como de ciertos hongos o virus.

Tratamiento

La meningitis crónica de causa no infecciosa, como la sarcoidosis, por ejemplo, habitualmente se trata con prednisona. El tratamiento de la meningitis crónica depende de su causa.

La meningitis crónica causada por un hongo habitualmente se trata con fármacos antifúngicos administrados por vía intravenosa. Los más utilizados son la amfotericina B, la flucitosina y el fluconazol. Cuando la curación de tal infección resulta muy difícil, a veces se administra la amfotericina B de forma directa dentro del líquido cefalorraquídeo, ya sea a través de punciones lumbares o repetidas por medio de un reservorio de Ommaya (un aparato que se implanta bajo el cuero cabelludo y que hace llegar el fármaco a los ventrículos cerebrales a través de un pequeño tubo). La meningitis por criptococo se trata con amfotericina B, generalmente en combinación con flucitosina.

La meningitis herpética recidivante puede ser tratada con aciclovir y la meningitis por citomegalovirus, con ganciclovir. Generalmente las meningitis víricas se curan solas sin necesidad de un tratamiento específico.

Infecciones víricas

*La **encefalitis** es una inflamación del cerebro, habitualmente causada por un virus, y se conoce como encefalitis vírica. La **encefalomielitis** es una inflamación tanto del cerebro como de la médula espinal, también causada por un virus. La **meningitis aséptica** es una inflamación de las meninges (el revestimiento del cerebro y de la médula), habitualmente causada por un virus.*

Varios tipos de virus pueden infectar el cerebro y la médula, incluidos los que causan el herpes y las paperas. Algunas de estas infecciones ocurren en forma de epidemias y algunas son propagadas por insectos.

En ciertos casos el virus propiamente no infecta el cerebro y la médula, pero puede causar reacciones inmunológicas que resultan, de manera indirecta, en una inflamación de estas estructuras. Este tipo de encefalitis **(encefalitis parainfecciosa** o **encefalitis postinfecciosa)** puede presentarse después del sarampión, de la varicela o de la rubéola. La inflamación característicamente aparece entre 5 y 10 días después de la infección vírica y puede causar lesiones graves en el sistema nervioso.

En contados casos, la inflamación del cerebro se desarrolla semanas, meses o años después de una infección vírica. Un ejemplo es la **panencefalitis subaguda esclerosante,** una inflamación cerebral que en ciertas ocasiones se presenta después del sarampión y habitualmente ocurre en niños. (• V. página 1304)

Causas de meningitis aséptica y crónica

Causas infecciosas

Enfermedades víricas: Paperas, poliomielitis, coriomeningitis linfocitaria, herpes, varicela, encefalitis equina oriental y occidental, encefalitis por arbovirus (de San Luis, equina del Este y Oeste), mononucleosis infecciosa, SIDA e infecciones por virus eco, virus coxsackie o por citomegalovirus.

Causas postinfecciosas (enfermedades víricas que causan meningitis a través de una reacción inmune después de haber sido curada la enfermedad principal): Sarampión, rubéola, varicela.

Infecciones bacterianas: Tuberculosis, sífilis, leptospirosis, micoplasmosis, linfogranuloma venéreo, enfermedad por arañazo de gato, brucelosis, enfermedad de Whipple.

Otras infecciones: Rickettsiosis, toxoplasmosis, criptococosis, triquinosis, coccidioidomicosis, cisticercosis, paludismo, amebiasis.

Causas no infecciosas

Enfermedades que afectan al cerebro: Tumores cerebrales, ictus, esclerosis múltiple, sarcoidosis, leucemia.

Intoxicación: Intoxicación por plomo.

Reacción a las vacunas: A las de la rabia y tos ferina.

Reacciones a sustancias inyectadas en la columna vertebral: Fármacos anticancerosos (quimioterapia), antibióticos, contrastes (para los rayos X).

Fármacos: Trimetoprim-sulfametoxazol, azatioprina, carbamazepina, antiinflamatorios no esteroideos (ibuprofeno, naproxeno).

Síntomas

Las infecciones víricas del cerebro pueden producir tres tipos de síntomas diferentes. Algunas infecciones son leves, causando fiebre y un estado de malestar general, habitualmente sin síntomas específicos.

La meningitis vírica habitualmente produce fiebre, dolor de cabeza, vómitos, cansancio y rigidez del cuello. La encefalitis afecta a la función normal del cerebro, causando cambios de personalidad, convulsiones, debilidad en una o más partes del cuerpo, confusión y una somnolencia que puede convertirse en un estado comatoso; además, también ocasiona los síntomas de una meningitis.

Ciertos virus producen síntomas adicionales. Por ejemplo, el virus del herpes simple produce convulsiones repetidas en las fases iniciales de la encefalitis. El líquido cefalorraquídeo en la encefalitis por herpes simple contiene glóbulos rojos además de glóbulos blancos (lo cual es poco usual en otras formas más leves de infecciones víricas).

Este virus también puede causar una inflamación del lóbulo temporal del cerebro, que puede ser diagnosticado rápidamente por la resonancia magnética (RM). La tomografía computadorizada (TC) puede mostrar cambios únicamente si existen lesiones graves.

Diagnóstico

En un principio puede ser difícil distinguir entre una meningitis vírica o aséptica de una meningitis bacteriana, y la encefalitis puede parecerse a muchas otras enfermedades que causan una disfunción cerebral. Al primer síntoma de cualquiera de estas enfermedades los médicos tratan de determinar la causa de la infección. Casi siempre realizan una punción lumbar para analizar el líquido cefalorraquídeo.

En las infecciones víricas, el número de linfocitos en el líquido se encuentra aumentado, pero no hay presencia de bacterias. El cultivo de virus a partir del líquido cefalorraquídeo es difícil y puede requerir varios días.

Los médicos también practican otras pruebas inmunológicas para cuantificar los anticuerpos contra el virus. Pero incluso con estas pruebas, en más de la mitad de los casos no se logra identificar un virus específico. El médico también puede solicitar una TC o una RM para confirmar que los síntomas no son causados por un absceso cerebral, por un derrame cerebral o por un problema estructural, como un hematoma, un aneurisma o un tumor.

Pronóstico y tratamiento

Aun cuando las infecciones que no producen síntomas habitualmente no requieren tratamiento, los fármacos antivíricos pueden ser eficaces en los

Absceso cerebral frontal izquierdo

Imagen de absceso ce rebral frontal izquierdo, rodeado por una zona de edema.

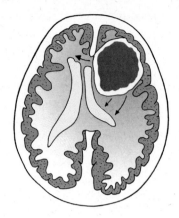

casos más graves. El aciclovir es eficaz contra el herpes simple, pero no contra la mayoría de los demás virus.

Muchas personas afectadas por una infección vírica del cerebro se restablecen completamente. Las posibilidades de sobrevivir y de recuperarse dependen del tipo de virus. La encefalitis herpética causa lesiones cerebrales graves, pero puede ser tratada con aciclovir. Para conseguir una recuperación satisfactoria, el tratamiento debe comenzar antes de que el paciente entre en estado de coma. Las lesiones permanentes son más habituales en los bebés. Los niños habitualmente se restablecen al cabo de un período largo, mientras que el adulto se recupera rápidamente.

El fármaco zidovudina (AZT) puede retardar la demencia causada por el virus del SIDA. La leucoencefalopatía multifocal progresiva en ocasiones se trata con citarabina o vidarabina, pero en el mejor de los casos estos fármacos sólo retardan la progresión de la infección. (• *V. página 953*).

Absceso cerebral

Un absceso cerebral es una colección de pus localizada en el cerebro.

Los abscesos cerebrales no son frecuentes. Pueden ser causados a partir de la propagación de una infección en otra parte de la cabeza (como un diente, la nariz o el oído), de una herida que alcanza el cerebro o de una infección originada en otro lugar y propagada por la sangre.

Síntomas

Un absceso cerebral puede dar muchos síntomas diferentes, dependiendo de su localización. Los síntomas consisten en dolores de cabeza, náuseas, vómitos, somnolencia, convulsiones, cambios de personalidad y otros signos de disfunción cerebral; estos síntomas pueden evolucionar en días o semanas. La persona afectada puede tener fiebre o escalofríos en un principio, pero los síntomas pueden desaparecer a medida que el cuerpo combate y vence la infección.

Diagnóstico

La mejor prueba para diagnosticar un absceso cerebral es una tomografía computadorizada (TC) o una resonancia magnética (RM). Aun cuando una TC o una RM habitualmente muestran el absceso, la imagen de una colección de pus puede parecerse a un tumor o a un ictus. Para que el médico pueda descartar el tumor o el derrame cerebral y determinar cuál es el microorganismo que causa el absceso, puede ser preciso realizar otras pruebas. Así, puede que sea necesaria una biopsia del absceso (se recoge una muestra para su examen al microscopio y para su cultivo).

Tratamiento

Un absceso cerebral puede ser mortal si no se trata con antibióticos. Los más utilizados son la penicilina, el metronidazol, la nafcilina y las cefalosporinas, como la ceftizoxima. Los antibióticos suelen administrarse durante 4 a 6 semanas y cada dos semanas se repite la TC o la RM. Si el antibiótico no cura la infección es posible la intervención del cirujano para drenar el absceso quirúrgicamente.

En ocasiones, un absceso cerebral causa una inflamación del cerebro y un incremento de la presión intracraneal. Este estado es muy grave y puede causar daños permanentes al cerebro, por lo que los médicos lo tratan de forma muy agresiva. Pueden administrar corticosteroides y fármacos como el manitol, que reducen la hinchazón del cerebro y disminuyen la presión.

Empiema subdural

Un empiema subdural es una colección de pus entre el cerebro y el tejido que lo envuelve (las meninges), más que en el propio cerebro.

Habitualmente el empiema subdural es una complicación de una sinusitis, pero puede también ser causado por una infección grave del oído, una herida en la cabeza o el cerebro, una intervención quirúrgica o una infección de la sangre secundaria a una infección pulmonar. Los mismos tipos de bacterias que producen un absceso cerebral pueden también causar empiemas subdurales, y los médicos tratan ambos procesos de la misma manera.

Tanto el absceso cerebral, como el empiema subdural pueden causar dolores de cabeza, somnolencia, convulsiones y otros signos de disfunción cerebral. Los síntomas pueden evolucionar en el curso de varios días y, sin tratamiento, progresan rápidamente hasta causar una pérdida total de consciencia y la muerte. La TC y la RM son las mejores pruebas para llegar a un diagnóstico. Una punción lumbar es de poca ayuda y puede ser peligrosa. En lactantes, a veces puede insertarse una aguja directamente en el empiema a través de la fontanela (el punto blando entre los huesos del cráneo) para drenar el pus, aliviar la presión y ayudar a establecer el diagnóstico.

Infecciones por parásitos

En algunas partes del mundo, los gusanos pueden infectar el cerebro. En el hemisferio occidental, la **cisticercosis** es la más frecuente de estas infecciones. Cuando una persona ingiere alimentos contaminados por huevos de *Cisticercus*, los jugos gástricos producen la eclosión de los huevos y se produce la salida de las larvas. Éstas entran en el torrente sanguíneo y son distribuidas por todo el cuerpo, incluyendo el cerebro. Las larvas forman quistes que pueden causar dolores de cabeza y convulsiones. Los quistes degeneran y las larvas se mueren, lo cual desencadena inflamación, hinchazón y problemas neurológicos.

La **esquistosomiasis** es una infección por gusanos que puede causar convulsiones y disfunciones neurológicas, y aumentar la presión del cerebro. La **equinococcosis** es una infección que puede producir quistes grandes en el cerebro causando muchos problemas neurológicos y convulsiones. La **cenurosis** es una infección que produce quistes que bloquean el flujo del líquido cefalorraquídeo alrededor del cerebro. Muchas de estas infecciones pueden ser controladas con fármacos como el praziquantel y el albendazol, pero a veces está indicada la extirpación quirúrgica de los quistes.

CAPÍTULO 79

Tumores del sistema nervioso

Un tumor es una masa anormal en cualquier parte del cuerpo. Aunque técnicamente un tumor puede ser un foco de infección (un absceso) o de inflamación, este término habitualmente significa un nuevo crecimiento anormal (neoplasia) que puede ser maligno (canceroso) o benigno (no canceroso).

Un tumor benigno causa pocos problemas o ninguno en la mayoría de las partes del cuerpo, pero cualquier masa anormal en el cerebro puede causar daños considerables. Un tumor puede causarle daño al cerebro de dos maneras: por una parte, un tumor en desarrollo puede destruir directamente el tejido; por otro lado, dado que el cráneo es duro y que su contenido no puede expandirse, la presión de la masa en crecimiento sobre el cerebro puede lesionar ciertas áreas situadas lejos del tumor. Un tumor en la médula espinal también puede causar lesiones debido a la presión ejercida sobre zonas cruciales del tejido nervioso.

Los neurofibromas, crecimientos blandos de tejido nervioso, pueden lesionar los nervios periféricos (los que se encuentran fuera del cerebro y de la médula espinal) así como las raíces de los nervios que salen de la médula. Finalmente, otros cánceres situados en cualquier lugar del cuerpo pueden afectar al sistema nervioso, teniendo como consecuencia el desarrollo de síndromes paraneoplásicos.

Tumores cerebrales

Un tumor cerebral **benigno** *es una masa anormal, pero no cancerosa, de tejido cerebral. Un tumor cerebral* **maligno** *es cualquier cáncer en el cerebro con capacidad de invadir y destruir tejido adyacente o un cáncer que se ha extendido (que ha hecho metástasis) al cerebro desde otro lugar del cuerpo a través del torrente sanguíneo.*

En el cerebro pueden crecer varios tipos de tumores benignos. El nombre que reciben depende de las células específicas o de los tejidos en los cuales se originan: los **schwannomas,** tienen su origen en las células de Schwann que recubren los nervios; los **ependimomas,** en células que recubren la superficie interna del cerebro; los **meningiomas,** en las meninges, o sea, el tejido que recubre la superficie externa del cerebro; los **adenomas,** en células glandulares; los **osteomas,** en las estructuras óseas del cráneo; y

Tumores cerebrales que tienen su origen en el sistema nervioso

Tipo de tumor	Origen	Grado de malignidad	Porcentaje respecto a todos los tumores del cerebro	Personas afectadas
Cordoma	Células nerviosas de la columna vertebral	Benigno pero invasivo	Menos del 1%	Adultos
Tumores de células germinales	Células embrionarias	Maligno o benigno	1%	Niños
Glioma (glioblastoma multiforme, astrocitoma, oligodendrocitoma)	Células de sostén del cerebro, como astrocitos y oligodendrocitos	Maligno o relativamente benigno	65%	Niños y adultos (según el tipo)
Hemangioblastoma	Vasos sanguíneos	Benigno	1 a 2%	Niños y adultos
Meduloblastoma	Células embrionarias	Maligno	No aplicable*	Niños
Meningioma	Células de la membrana que recubre el cerebro	Benigno	20%	Adultos
Osteoma	Huesos del cráneo	Benigno	2%	Niños y adultos
Osteosarcoma	Huesos del cráneo	Maligno	Menos del 1%	Niños y adultos
Pinealoma	Células de la glándula pineal	Benigno	1%	Niños
Adenoma hipofisario	Células epiteliales hipofisarias	Benigno	2%	Niños y adultos
Schwannoma	Células de Schwann que envuelven los nervios	Benigno	3%	Adultos

*El meduloblastoma es el tumor maligno más frecuente de la infancia y raras veces ocurre en la edad adulta.

los **hemangioblastomas,** en los vasos sanguíneos. Algunos tumores cerebrales benignos (como los craneofaringiomas, los cordomas, los germinomas, los teratomas, los quistes dermoides y los angiomas) pueden estar presentes ya en el momento de nacer.

Los meningiomas habitualmente son benignos, pero pueden reaparecer después de ser extirpados. Estos tumores son más frecuentes en las mujeres y habitualmente aparecen entre los 40 y los 60 años, pero pueden empezar a desarrollarse en la infancia o incluso más adelante en la vida. Los síntomas y los peligros inherentes a estos tumores dependen de su tamaño y de la rapidez de su crecimiento, así como de su localización en el cerebro. Si crecen demasiado, pueden causar un deterioro mental semejante a la demencia.

Los tumores cerebrales malignos más frecuentes son las *metástasis* de un cáncer que ha tenido su origen en otra parte del cuerpo. El cáncer de mama o de pulmón, el melanoma maligno y el cáncer de células sanguíneas como la leucemia y el linfoma pueden propagarse al cerebro. Las metástasis pueden desarrollarse en una única área del cerebro o bien en varias partes.

Los tumores cerebrales primarios se originan en el cerebro. Casi siempre, los tumores primarios son **gliomas,** que crecen a partir de los tejidos que rodean y sostienen las células nerviosas. Varios tipos de glioma son malignos; el **glioblastoma multiforme** es el tipo más frecuente. Otros tipos de tumores primarios son el **astrocitoma anaplásico** de crecimiento rápido, el **astrocitoma** de desarrollo lento y los **oligodendrogliomas.** Los **meduloblastomas,** que son poco frecuentes, habitualmente aparecen en niños antes de la pubertad. Los **sarcomas** y los **adenocarcinomas** son cánceres poco frecuentes que se desarrollan a partir de estructuras no nerviosas.

Los tumores del cerebro ocurren con igual frecuencia en el hombre y en la mujer, pero algunos tipos son más frecuentes en los varones y otros más frecuentes en la mujer. Por razones desconocidas, el linfoma del cerebro aparece cada vez con más frecuencia, (• *V. página 800)* especialmente en personas que padecen SIDA.

Síntomas

Los síntomas aparecen cuando el tejido cerebral es destruido o cuando la presión en el cerebro aumenta; tales circunstancias pueden ocurrir tanto si el tumor cerebral es benigno como si es maligno. Sin embargo, cuando el tumor cerebral es una metástasis proveniente de un cáncer distante, la persona también puede tener síntomas relacionados con ese cáncer. Por ejemplo, el cáncer del pulmón puede causar tos con moco sanguinolento, o el cáncer de la mama puede producir un bulto en la mama.

Los síntomas de un tumor cerebral dependen de su tamaño, de su crecimiento y de su localización. Los tumores en ciertas partes del cerebro pueden alcanzar un tamaño considerable antes de manifestarse los síntomas; en cambio, en otras partes del cerebro incluso un tumor pequeño puede tener efectos devastadores.

El dolor de cabeza es habitualmente el primer síntoma, aunque la mayoría de los dolores de cabeza se debe a causas diferentes a un tumor cerebral. (• *V. recuadro, página 310)* Un dolor de cabeza debido a un tumor cerebral generalmente recurre con frecuencia o es permanente, a menudo es intenso y puede aparecer en personas que no han sufrido dolores de cabeza anteriormente; ocurre de noche y ya está presente al despertar. Otros síntomas precoces y frecuentes de un tumor cerebral consisten en falta de equilibrio y coordinación, mareo y visión doble. En fases más avanzadas pueden aparecer náuseas y vómitos, fiebre intermitente y un pulso y una frecuencia respiratoria anormalmente rápidos o anormalmente lentos. Poco antes de fallecer pueden ocurrir grandes fluctuaciones de la presión arterial.

Algunos tumores del cerebro causan convulsiones. Éstas, en el caso de tumores cerebrales benignos, de meningiomas y de cánceres de evolución lenta, como los astrocitomas, son más frecuentes que en los cánceres de evolución rápida, como el glioblastoma multiforme. Un tumor puede ser la causa de que un brazo, una pierna o un lado del cuerpo se debilite o se paralice, y puede afectar a la capacidad de sentir calor, frío, presión, un contacto ligero o el pinchazo de un objeto puntiagudo. Los

Tumor cerebral

Desplazamiento de las estructuras adyacentes.

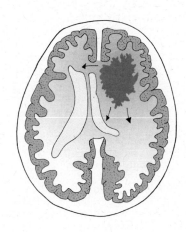

tumores pueden también afectar a la vista y el sentido del olfato. La presión en el cerebro puede causar cambios en la personalidad y puede hacer que la persona sienta somnolencia, confusión e incapacidad de pensar. Estos síntomas son muy graves y requieren atención médica inmediata.

Diagnóstico

El médico sospecha la presencia de un tumor cerebral cuando la persona presenta alguno de los síntomas característicos. Si bien puede detectar a menudo una función anormal del cerebro en el curso de una exploración física, para establecer el diagnóstico deben emplearse otros procedimientos.

Una simple radiografía del cráneo y del cerebro es de poca utilidad en el diagnóstico de tumores cerebrales (salvo en raros casos de un meningioma o de un adenoma de la hipófisis). Todos los tipos de tumores del cerebro son visibles en una tomografía computadorizada (TC) o en una resonancia magnética (RM), las cuales pueden medir con precisión el tamaño y la localización del tumor. Cuando un tumor cerebral aparece en una TC o una RM, se efectúan pruebas complementarias para determinar su tipo exacto.

Los tumores de la glándula hipófisis se descubren generalmente cuando compriman los nervios de la visión hasta el punto de llegar a afectarla. Los análisis de sangre muestran valores anormales de las hormonas hipofisarias y el tumor puede habitualmente ser diagnosticado con una TC o una RM.

Algunos tipos de tumores también pueden producir valores anormales de hormonas en sangre, aunque la

Síntomas de determinados tumores cerebrales

Astrocitomas y oligodendrogliomas

Los astrocitomas y los oligodendrogliomas pueden ser tumores de crecimiento lento que sólo causen convulsiones. Cuando son más malignos (astrocitomas y oligodendrogliomas anaplásicos), pueden producir signos de función cerebral anormal, como debilidad, pérdida de la sensibilidad y marcha inestable. El más maligno de los astrocitomas, el **glioblastoma multiforme,** crece con tanta rapidez que aumenta la presión cerebral, causando cefaleas, lentitud de pensamiento y, cuando es muy grave, somnolencia y coma.

Meningiomas

Los tumores benignos que tienen su origen en el revestimiento del cerebro pueden causar diferentes síntomas según su localización. Pueden causar debilidad o entumecimiento, convulsiones, olfato deficiente, ojos protuberantes y cambios en la visión. En personas de edad pueden causar pérdida de memoria y dificultad para pensar, algo similar a lo que sucede en la enfermedad de Alzheimer.

Tumores de la glándula pineal

La glándula pineal, localizada en medio del cerebro, controla el reloj biológico del organismo, en particular el ciclo normal entre el estado de vigilia y sueño. Muy frecuentes en la infancia, los tumores pineales atípicos (tumores de células germinales) a menudo causan una pubertad precoz. Pueden obstruir el drenaje del líquido que rodea el cerebro lo que ocasiona un aumento de tamaño del mismo y también del cráneo (hidrocefalia), desarrollándose finalmente a una grave disfunción cerebral.

Tumores de la glándula hipófisis

La hipófisis, localizada en la base del cráneo, controla gran parte del sistema endocrino. Los tumores de la glándula hipófisis habitualmente son benignos y secretan cantidades anormalmente elevadas de hormonas hipofisarias.
• Un incremento de la hormona del crecimiento lleva a alcanzar estaturas extremas (gigantismo) o a un aumento desproporcionado del tamaño de la cabeza, la cara, las manos, los pies y el tórax (acromegalia).
• Un incremento de corticotropina da como resultado el síndrome de Cushing.
• Un incremento de la hormona estimulante del tiroides lleva al hipertiroidismo.
• Un incremento de prolactina interrumpe la menstruación (amenorrea), causa una producción de leche en mujeres que no están amamantando (galactorrea) y hace crecer las mamas en los varones (ginecomastia).

Los tumores de la glándula hipófisis pueden también destruir los tejidos que secretan hormonas, lo que finalmente ocasiona unos valores insuficientes de hormonas en el organismo. Otros síntomas pueden consistir en cefaleas y una pérdida en los campos visuales exteriores de ambos ojos.

---

mayoría no lo hace. Debe hacerse una biopsia del tumor (obtención de una muestra para su examen al microscopio) para determinar su tipo y si es maligno.

Algunas veces, el examen al microscopio del líquido cefalorraquídeo obtenido por una punción lumbar (inserción de una aguja en la columna lumbar para extraer una muestra del líquido de la médula) muestra células cancerosas. La punción lumbar no debe hacerse si existe evidencia de un aumento de presión dentro del cráneo, porque un cambio súbito en dicha presión puede causar una **hernia,** que es una de las complicaciones más peligrosas de un tumor cerebral. Al producirse la herniación, el aumento de la presión intracraneal empuja el tejido cerebral hacia abajo a través de la estrecha abertura en la base del cráneo, comprimiendo así la parte más inferior del cerebro (tronco encefálico). Como resultado, se desestabilizan las funciones esenciales controladas por el tronco encefálico, como la respiración, el ritmo cardíaco y la presión arterial. Sin un diagnóstico y tratamiento rápidos, la herniación puede causar un estado de coma y la muerte.

Durante la intervención quirúrgica habitualmente se puede practicar una biopsia, extirpar el tumor o parte del mismo. En algunos casos no se puede acceder de forma segura o directa a tumores que se encuentran en partes profundas del cerebro. En estos casos, se puede practicar una biopsia mediante una aguja guiada por una técnica de orientación tridimensional; se trata de una técnica por medio de la cual la aguja es guiada por un dispositivo de imagen hasta el tumor, del que se extraen células por aspiración.

Hipertensión intracraneal benigna o tumor cerebral

La hipertensión intracraneal benigna (también denominada **seudotumor cerebral**) es un trastorno en el cual la presión alrededor del cerebro aumenta sin que exista evidencia de tumor, infección, drenaje del líquido que rodea el cerebro o cualquier otra causa. El trastorno se confunde a veces con un tumor cerebral. La incidencia es mayor en mujeres de 20 a 50 años, particularmente si tienen un exceso de peso.

Habitualmente, ni la causa ni la posible desaparición de la hipertensión intracraneal benigna pueden llegarse a conocer. En los niños se presenta a veces tras la suspensión de un tratamiento con corticosteroides, o después de tomar cantidades excesivas de vitamina A o del antibiótico tetraciclina.

La hipertensión intracraneal benigna empieza habitualmente con un dolor de cabeza por lo general (pero no siempre) de intensidad leve. Más adelante, aproximadamente el 5 por ciento de las personas afectadas pierden la visión en forma parcial o total, en uno o ambos ojos. El médico puede también encontrar una inflamación en la parte posterior del ojo, un trastorno denominado papiledema.

El primer paso en la evaluación médica de la hipertensión intracraneal benigna consiste en descartar cualquier causa de elevación de la presión cerebral que pueda ser tratada. La tomografía computadorizada (TC) suele ser normal, pero puede mostrar una ligera compresión de los espacios que contienen aire y líquido en el cerebro. Una punción lumbar pone de manifiesto habitualmente una presión elevada del líquido cefalorraquídeo, aun cuando el análisis del mismo parece normal.

La hipertensión intracraneal benigna desaparece espontáneamente en un período de 6 meses. No requiere tratamiento, pero las personas obesas deberían perder peso. La aspirina o el paracetamol (acetaminofén) pueden aliviar los dolores de cabeza. Si al cabo de unas semanas no mejora la presión intracraneal, el médico puede prescribir acetazolamida.

En aproximadamente del 10 al 20 por ciento de los afectados de hipertensión intracraneal benigna se producen recidivas y un pequeño porcentaje empeora de forma progresiva y finalmente se quedan ciegos. Una vez que se ha perdido la visión es posible que nunca más se vuelva a recuperar, incluso después de que se controle la presión craneal. En algunas personas con hipertensión intracraneal benigna crónica puede ser preciso colocar un tubo quirúrgicamente (derivación) para drenar el líquido del cerebro.

Tratamiento

El tratamiento de un tumor cerebral depende del tipo y localización del mismo. Cuando es posible, el tumor se extirpa quirúrgicamente. Muchos tumores cerebrales pueden extirparse sin apenas daño al cerebro o incluso sin ningún daño. Sin embargo, algunos crecen en lugares a los que es muy difícil o imposible acceder, sin correr el riesgo de destruir estructuras vitales. La cirugía a veces causa lesiones cerebrales que pueden conllevar una parálisis parcial, cambios en los sentidos, debilidad y deficiencia intelectual. Sin embargo, extirpar un tumor es necesario si su crecimiento afecta a estructuras cerebrales importantes. Aun en casos en los cuales la extirpación no puede curar el cáncer, la cirugía puede ser útil para reducir el tamaño del tumor, aliviar los síntomas y permitir al médico determinar con exactitud de qué clase de tumor se trata y si otro tipo de tratamiento, como por ejemplo la radioterapia, podría ser adecuado.

Algunos tumores benignos deben ser extirpados, ya que su crecimiento progresivo en lugares con un espacio limitado puede causar lesiones graves e incluso la muerte. Siempre que sea posible se deben extirpar los meningiomas y ello habitualmente puede hacerse de manera total y segura. Sin embargo, los meningiomas muy pequeños y los que se desarrollan en las personas mayores no deben extirparse. En general, los tumores benignos, como los schwannomas y los ependimomas, pueden tratarse de manera similar. En algunos casos después de la extirpación se aplica radioterapia para destruir cualquier célula que haya quedado.

Muchos tumores cerebrales, y en especial los malignos, son tratados con una combinación de cirugía, radioterapia y quimioterapia. Después de haber extirpado la mayor cantidad posible de tumor, se inicia la radioterapia. Ésta habitualmente no cura el cáncer cerebral, pero puede reducir el tumor lo suficiente como para mantenerlo bajo control durante muchos meses e incluso años. La quimioterapia se utiliza para tratar ciertos tipos de cáncer cerebral. Los cánceres cerebrales, metastásicos o primarios, pueden responder a la quimioterapia.

Un incremento de presión sobre el cerebro es muy grave y requiere atención médica inmediata.

Habitualmente se administran fármacos como el manitol y los corticosteroides por vía venosa para reducir la presión y prevenir la herniación. A veces, se coloca un pequeño artefacto dentro del cráneo para medir la presión cerebral con el fin de que el tratamiento pueda ser adaptado en consecuencia.

El abordaje terapéutico de las metástasis cerebrales depende en gran manera de la zona donde se ha originado el cáncer. A menudo se efectúa radioterapia en los tumores cancerosos del cerebro. La extirpación quirúrgica puede ser útil sólo si hay una única metástasis. Además de los tratamientos habituales, existen otros experimentales que implican el uso de quimioterapia, la colocación de implantes radiactivos dentro del tumor y también radiocirugía.

Pronóstico

A pesar del tratamiento, sólo el 25 por ciento de las personas con cáncer del cerebro vive más de dos años. El pronóstico es ligeramente mejor en tumores como los astrocitomas y los oligodendrogliomas, los cuales no suelen reproducirse durante los 3 a 5 años posteriores al tratamiento. Aproximadamente el 50 por ciento de las personas tratadas por un meduloblastoma sobrevive más de 5 años.

El tratamiento del cáncer cerebral tiene más posibilidades de éxito en personas de menos de 45 años, en las que padecen un astrocitoma anaplásico en vez de un glioblastoma multiforme y en aquellas personas cuyo tumor puede ser extirpado quirúrgicamente en gran parte o en su totalidad.

Tumores medulares

Los tumores de la médula espinal son masas de tejido de nuevo crecimiento, benignos o malignos, que se desarrollan en la médula espinal.

Estos tumores de la médula espinal pueden ser primarios (se originan en la médula espinal) o secundarios (metástasis provenientes de un cáncer que tiene su origen en otra parte del cuerpo). Los tumores de la médula espinal son mucho menos frecuentes que los tumores del cerebro y constituyen una rareza en los niños.

Sólo un 10 por ciento aproximadamente de los tumores primarios de la médula espinal tienen su origen en las células nerviosas de la misma. Dos terceras partes de estos tumores son **meningiomas** (cuyo origen está en las células meníngeas, que recubren el cerebro y la médula espinal) y **schwannomas** (cuyo origen está en las células de Schwann, que recubren los nervios). Tanto los meningiomas como los schwannomas son tumores benignos (no cancerosos). Dentro de los tumores malignos (cancerosos) se encuentran los **gliomas,** que se originan en otras cé-

lulas de la médula espinal, y los **sarcomas,** que lo hacen a partir de los tejidos conectivos de la columna vertebral. Los **neurofibromas,** un tipo de schwannoma en los cuales las células de Schwann se convierten en tumores, también pueden tener su origen en la médula espinal formando parte de la enfermedad de von Recklinghausen.

Las metástasis se propagan a la médula espinal, o a las estructuras que la rodean, a partir de cánceres de otras partes del cuerpo, habitualmente del pulmón, de la mama, de la próstata, del riñón o del tiroides. Los linfomas también pueden extenderse a la médula espinal.

Síntomas

Los tumores de la médula espinal frecuentemente causan síntomas debido a que compriman los nervios. La presión sobre la raíz nerviosa, o sea, la parte del nervio que sale de la columna vertebral, *(• V. página 344)* puede causar dolor, pérdida de sensibilidad, hormigueo y debilidad. La presión sobre la médula misma puede causar espasmos, flojedad, mala coordinación y una disminución de sensibilidad o anormalidades de la misma. El tumor también puede causar dificultad en la micción, incontinencia urinaria o estreñimiento.

Diagnóstico

Los médicos consideran la posibilidad de un tumor de la médula espinal en personas que tienen un cáncer en alguna otra parte del cuerpo y que sienten dolor en un área bien delimitada de la columna vertebral. Además, pueden referir también debilidad, hormigueo y mala coordinación. La forma en que están organizados los nervios de la médula espinal permite al médico localizar el tumor al examinar las partes del cuerpo cuya función es anormal. *(• V. recuadro, página 340)*

El médico debe descartar otros trastornos que también afecten la función de la médula espinal, como dolor en los músculos de la espalda, contusiones óseas, un aporte insuficiente de sangre a la médula espinal, una fractura de una vértebra, una hernia discal y también enfermedades como la sífilis, infecciones víricas, esclerosis múltiple y esclerosis lateral amiotrófica.

Existen varios procedimientos que permiten llegar al diagnóstico de un tumor de la médula espinal. Aun cuando una radiografía de la columna puede indicar cambios en los huesos, habitualmente no permite poner de manifiesto tumores que no han afectado al hueso. Se considera que la resonancia magnética (RM) es la mejor técnica para examinar todas las estructuras de la médula espinal y de la columna vertebral. Para un diagnóstico preciso del tipo de tumor es preciso efectuar una biopsia (obtención de una muestra del tumor para su examen al microscopio).

Tratamiento

En general, los tumores de la médula espinal y de la columna vertebral pueden extirparse quirúrgicamente. Otros pueden ser tratados con radioterapia o con cirugía seguida de radioterapia. Cuando un tumor está comprimiendo la médula espinal o las estructuras próximas, los corticosteroides pueden reducir la inflamación y preservar la función nerviosa hasta que el tumor pueda ser extirpado.

Pronóstico

El restablecimiento depende habitualmente del daño ocasionado y de la profundidad que el tumor ha alcanzado en la médula espinal. Los síntomas desaparecen después del tratamiento en aproximadamente la mitad de los casos de tumores de la médula espinal. La extirpación de meningiomas, de neurofibromas y de algunos tumores primarios puede tener un carácter curativo.

Neurofibromatosis

La neurofibromatosis **(enfermedad de von Recklinghausen)** *es una enfermedad congénita en la cual múltiples crecimientos anormales de tejido nervioso (neurofibromas), blandos y carnosos, aparecen en la piel y otras partes del cuerpo.*

Los neurofibromas son tumefacciones de células de Schwann productoras de mielina y de otras células que rodean y sostienen los nervios periféricos (los que están localizados fuera del cerebro y de la médula espinal). Los tumores empiezan habitualmente después de la pubertad y pueden notarse como pequeños bultos debajo de la piel.

Síntomas y diagnóstico

Aproximadamente un tercio de los que padecen neurofibromatosis no presentan síntomas y el diagnóstico se establece cuando el médico encuentra bultos debajo de la piel cerca de los nervios en el curso de una exploración física de rutina. En otro tercio, el diagnóstico se establece cuando la persona acude al médico simplemente para resolver un problema de tipo estético. Muchas personas tienen manchas en la piel de color marrón claro (manchas café con leche) en el pecho, la espalda, la pelvis, los codos y las rodillas. Estas manchas pueden estar presentes desde el nacimiento o bien aparecer en la infancia. Entre los 10 y los 15 años de edad, empiezan a aparecer sobre la piel crecimientos de color de la misma piel (neurofibromas), de formas y tamaños variados. Pueden ser

menos de diez o pueden aparecer miles de ellos. En algunas personas, estos crecimientos causan problemas en el esqueleto, como una curvatura anormal de la columna (cifoscoliosis), deformidades de las costillas, agrandamiento de los huesos largos de los brazos y de las piernas y defectos óseos del cráneo y del contorno de los ojos. En el tercio restante de las personas con neurofibromatosis, el diagnóstico se establece cuando ellos detectan problemas de orden neurológico.

Los neurofibromas pueden afectar a cualquier nervio, pero frecuentemente crecen en las raíces de la médula espinal, *(• V. página 344)* donde habitualmente causan pocos problemas o ninguno, pero en cambio pueden tornarse peligrosos si llegan a comprimir la médula espinal. Lo más frecuente es que los neurofibromas ejerzan presión sobre los nervios periféricos, impidiendo su funcionamiento normal. Los neurofibromas de los nervios de la cabeza pueden causar ceguera, vértigo, sordera y falta de coordinación. A medida que aumenta el número de neurofibromas, aparecen más complicaciones neurológicas.

Además de estos problemas, las personas con una forma más rara de la enfermedad, denominada neurofibromatosis tipo 2, desarrollan tumores en el oído interno **(neurinomas acústicos)**. *(• V. página 1046)* Los tumores pueden causar una disminución en la audición y, a veces, vértigo, a edades tempranas como los 20 años.

Tratamiento

Ningún tratamiento puede detener la progresión de la neurofibromatosis o curarla, pero con ayuda de la cirugía habitualmente se pueden extirpar uno o más tumores y también pueden reducirse de tamaño con radioterapia. Cuando crecen muy pegados a un nervio, a menudo se requiere la extirpación del nervio. Como la neurofibromatosis es un trastorno hereditario, la persona afectada debe buscar consejo profesional antes de decidirse a tener hijos.

Síndromes paraneoplásicos

Los síndromes paraneoplásicos son los efectos remotos de un cáncer (con mayor frecuencia un cáncer de pulmón o de ovario) sobre diferentes funciones del cuerpo, a menudo las del sistema nervioso.

No se sabe con exactitud cómo un cáncer distante puede afectar al sistema nervioso. Algunos cánceres liberan en el torrente sanguíneo determinadas sustancias que causan una reacción autoinmune que provoca lesiones en tejidos distantes. Otros cánceres secretan sustancias que interfieren de manera directa con la función del sistema nervioso y hasta logran destruir partes del mismo.

Los síndromes paraneoplásicos pueden producir un amplio espectro de síntomas neurológicos, como demencia, cambios del temperamento, convulsiones, debilidad (posiblemente progresiva) de los miembros o del cuerpo entero, pérdida de sensibilidad, hormigueos, coordinación deficiente, mareos, visión doble y movimientos anormales de los ojos. El efecto más frecuente es la **polineuropatía,** que consiste en una disfunción de los nervios periféricos (los nervios que están fuera del cerebro y de la médula espinal). *(• V. página 352)* La persona se siente débil, pierde la sensibilidad y tiene una disminución de los reflejos. Si bien la polineuropatía no tiene un tratamiento específico, a veces se logra una mejoría de la misma al tratar el cáncer.

La **neuropatía sensitiva subaguda,** una forma rara de polineuropatía, a veces precede al diagnóstico de cáncer. La persona con esta neuropatía puede tener una pérdida incapacitante de la sensibilidad y una coordinación deficiente, pero en cambio puede solamente sentir un poco de debilidad. No existe tratamiento para la neuropatía sensitiva subaguda.

Las sustancias producidas por los diferentes cánceres pueden tener efectos muy variados. Los cánceres de la mama y de los ovarios producen a veces una sustancia que parece inducir la aparición de un autoanticuerpo que destruye el cerebelo, causando un trastorno denominado **degeneración cerebelosa subaguda.** Los síntomas de este trastorno (marcha inestable, coordinación deficiente de brazos y piernas, dificultad para hablar, mareo y visión doble) pueden presentarse semanas, meses o incluso años antes de que se descubra el cáncer. La degeneración cerebelosa subaguda empeora habitualmente en semanas o meses y a menudo deja a la persona gravemente incapacitada. Esta enfermedad es difícil de diagnosticar antes de que se encuentre el cáncer, aun que una tomografía computadorizada (TC) o una resonancia magnética (RM) pueden poner de manifiesto una pérdida de tejido en el cerebelo. No existe un tratamiento eficaz, pero el proceso a veces mejora después de tratar el cáncer con éxito.

El neuroblastoma, un cáncer propio de los niños, a veces causa una combinación poco común de síntomas que se caracterizan por movimientos incontrolados y súbitos de los ojos. El niño también presenta un trastorno de la coordinación, junto con rigidez, espasmos y contracciones musculares en el cuerpo, brazos y piernas. Estos síntomas pueden mejorar tratando el cáncer y a veces también con la administración de corticosteroides como la prednisona.

En casos muy raros, la enfermedad de Hodgkin puede afectar indirectamente a las células de los nervios de la médula espinal, ocasionando una debilidad de los brazos y las piernas de forma similar a lo que

sucede en una polineuropatía aguda. Esta situación mejora habitualmente con corticosteroides.

El **síndrome de Eaton-Lambert** es un síndrome paraneoplásico similar a la miastenia grave *(• V. página 349)* que puede presentarse en personas con cáncer de pulmón. El síndrome se debe a la presencia de unos anticuerpos que interfieren con las sustancias que permiten la comunicación entre los nervios y los músculos (neurotransmisores). La debilidad empieza antes, durante o después de haberse diagnosticado el cáncer; en ocasiones, no se encuentra el cáncer. Las personas con el síndrome de Eaton-Lambert también pueden tener cansancio, dolor y hormigueo en los brazos y las piernas, sequedad de boca, párpados caídos e impotencia. Los reflejos normales, como el reflejo rotuliano, disminuyen y hasta pueden desaparecer.

Los síntomas del síndrome de Eaton-Lambert pueden mejorar cuando se trata el cáncer que los causa. La guanidina es un fármaco que fomenta la producción, por parte de los nervios, de una sustancia que estimula los músculos, lo que puede en parte aliviar la debilidad. Sin embargo, la guanidina tiene efectos secundarios graves, como el de causar daño a la médula ósea y al hígado. Otros tratamientos son la plasmaféresis, un procedimiento por medio del cual las sustancias tóxicas se extraen de la sangre, *(• V. recuadro, página 773)* y la administración de corticosteroides como la prednisona.

Los cánceres pueden también causar debilidad si afectan a los músculos en vez de a los nervios. La **dermatomiositis** y la **polimiositis,** procesos a veces inducidos por el cáncer, son capaces de causar debilidad de los fuertes músculos del tronco. Ciertas personas pueden desarrollar una erupción de aspecto violáceo sobre la nariz y las mejillas, e hinchazón alrededor de los ojos (erupción tipo heliotropo). Aun cuando la dermatomiositis y la polimiositis son mas corrientes en personas de más de 50 años con cáncer, en ocasiones afectan a personas que no lo tienen. En algunos casos, el tratamiento con corticosteroides, como la prednisona, puede ser eficaz.

Lesiones del sistema nervioso por radiación

Aunque los médicos tratan de evitar lesiones al sistema nervioso por irradiación durante el tratamiento anticanceroso, en ciertos casos es inevitable. Los síntomas de lesión por la radioterapia pueden aparecer súbita o lentamente, permanecer estacionarios o empeorar, y pueden ser transitorios o permanentes. En algunos casos, los síntomas aparecen meses o años después del tratamiento.

La irradiación del cerebro puede causar una **encefalopatía aguda,** con dolor de cabeza, náuseas y vómitos, somnolencia, confusión y otros síntomas neurológicos. La encefalopatía aguda aparece habitualmente después de la primera o de la segunda dosis de radiación, pero en algunos casos no lo hace hasta 2 o 4 meses después de la radioterapia. Generalmente los síntomas suelen disminuir a lo largo del período de tratamiento con radioterapia y, los corticosteroides, como por ejemplo la prednisona, pueden acelerar la mejoría.

A veces, los síntomas de una lesión cerebral aparecen meses o años después de la radioterapia, un estado que se conoce como **lesión por irradiación de tipo retardada.** Los síntomas pueden consistir en demencia progresiva, pérdida de memoria, dificultad para pensar, percepciones erróneas, cambios de personalidad y marcha inestable.

La radioterapia del cuello o del pecho puede causar una **mielopatía por radiación,** como consecuencia de la cual la persona puede presentar el **signo de Lhermitte;** este signo consiste en una sensación parecida a una descarga eléctrica que empieza en el cuello o la espalda, habitualmente cuando se tiene flexionado el cuello, y que irradia hacia abajo hasta las piernas. Este tipo de mielopatía por radiación suele desaparecer sin tratamiento. Otro tipo distinto de mielopatía por radiación puede aparecer meses o años después de la radioterapia. Este tipo de mielopatía causa debilidad, pérdida de la sensibilidad y, en algunos casos, el **síndrome de Brown-Séquard** (debilidad en un lado del cuerpo y pérdida de la sensibilidad al dolor y al frío, o calor en el otro lado). En el lado del cuerpo que experimenta debilidad, la persona puede perder el sentido de la posición (la facultad de saber dónde se encuentran los pies y las manos cuando no se están viendo). Este raro trastorno no suele desaparecer y hace que muchas personas queden paralizadas.

Los nervios cercanos al área donde se ha aplicado la radioterapia también pueden sufrir daños. Por ejemplo, en el caso de la irradiación de una mama o de un pulmón, se pueden lesionar los nervios del brazo del lado correspondiente, causando debilidad y pérdida de la sensibilidad. La irradiación en una o ambas ingles puede afectar a los nervios de las piernas y causar síntomas similares.

Trastornos mentales

PSI

CAPÍTULO 80

Visión general del cuidado de la salud mental

Los trastornos de la salud mental (psiquiátricos) comprenden las alteraciones del pensamiento, de las emociones y del comportamiento. Estos trastornos están causados por complejas interacciones entre las circunstancias físicas, psicológicas, socioculturales y hereditarias.

Las enfermedades mentales en la sociedad

El desarrollo de fármacos antipsicóticos eficaces ha hecho posible en las últimas décadas la aparición de una corriente favorable a sacar a los enfermos mentales de las instituciones frenopáticas. Con el desarrollo de esta corriente de apertura, se ha puesto gran énfasis en considerar a la persona con una enfermedad mental como un miembro más de las familias y de las comunidades.

Las investigaciones han demostrado que determinadas interacciones entre las familias y los pacientes pueden mejorar o empeorar su salud mental. En este sentido, se han desarrollado técnicas de terapia familiar que previenen en gran medida la necesidad del reingreso de los individuos con enfermedades mentales crónicas. Hoy en día la familia está comprometida más que nunca como un aliado en el tratamiento. El médico de familia también juega un papel importante en la reintegración del paciente a la comunidad. También, las personas con enfermedades mentales que deben ser hospitalizadas tienen menos riesgos que en el pasado de tener que sufrir aislamiento y contención y a menudo se las incluye de manera precoz en programas de hospitalización parcial y de tratamientos en centros diurnos. Estas estructuras son menos costosas porque hay menos personal implicado, se enfatiza más en la terapia de grupo que en la individual y los pacientes pernoctan en su domicilio o en casas compartidas.

Sin embargo, la corriente de desinstitucionalización ha traído sus propios problemas. Como ya no se puede institucionalizar o actuar en contra de los deseos de las personas con enfermedades mentales que no representan un peligro para ellas mismas o para la sociedad, muchas de ellas se han convertido en vagabundas. Aunque estas medidas legales protegen los derechos civiles de las personas, hacen más difícil proporcionar el tratamiento requerido por muchos pacientes, algunos de los cuales pueden ser extremadamente irracionales. El vagabundismo también tiene un impacto social.

Todo el mundo necesita una red social para satisfacer la necesidad humana de ser cuidado, aceptado y apoyado emocionalmente, en particular en épocas de estrés. Las investigaciones han demostrado que un apoyo social solidario puede acelerar significativamente la recuperación de enfermedades físicas y mentales. Los cambios en la sociedad han disminuido el tradicional apoyo proveniente de vecinos y familiares. Como alternativa han surgido grupos de autoayuda y de ayuda mutua.

Algunos grupos de autoayuda, como Alcohólicos Anónimos o Narcóticos Anónimos, se centran en el comportamiento adictivo. Otros actúan como defensores de ciertos colectivos, como el de los minusválidos y el de las personas de edad avanzada. Incluso existen otros que proporcionan apoyo a los familiares de personas con enfermedades graves.

Clasificación y diagnóstico de las enfermedades mentales

En el campo de la medicina, la clasificación de las enfermedades se encuentra en constante cambio, al igual que el conocimiento de las mismas. De forma similar, en la psiquiatría, el conocimiento de la función cerebral y cómo está influenciada por el ambiente y otros factores se está haciendo cada vez más complejo. A pesar de los avances, el conocimiento de los intrincados mecanismos implicados

en el funcionamiento cerebral está todavía en sus inicios. Sin embargo, como muchos estudios de investigación han demostrado que las enfermedades mentales pueden distinguirse entre sí con un alto grado de fiabilidad, se están consiguiendo protocolos de diagnóstico cada vez más refinados.

En 1952 se publicó por vez primera el *Diagnostic and Statistical Manual of Mental Disorders* (Manual diagnóstico y estadístico de los trastornos mentales) (DSM-I), de la Asociación Americana de Psiquiatría, cuya cuarta edición, DSM-IV, fue publicada en 1994. Este manual proporciona un sistema de clasificación que intenta separar las enfermedades mentales en categorías diagnósticas basadas tanto en las descripciones de los síntomas (qué dicen y cómo actúan los pacientes en relación a sus pensamientos y sensaciones), como acerca del curso de la enfermedad.

La *Clasificación Internacional de la Enfermedad, 9.ª revisión, Modificación Clínica* (ICD-9-CM), un libro publicado por la Organización Mundial de la Salud, utiliza categorías diagnósticas similares a las del DSM-IV. Esta similitud sugiere que el diagnóstico de las enfermedades mentales específicas se está haciendo de una forma más consistente y estandarizada en todo el mundo.

Se han hecho avances en los métodos de diagnóstico y están disponibles nuevas técnicas de neuroimagen, incluyendo la tomografía computadorizada (TC), resonancia magnética (RM) y tomografía de emisión de positrones (TEP), un tipo de gammagrafía que mide el flujo sanguíneo en áreas específicas del cerebro. (• *V. página 300*) Estas técnicas de imagen se están utilizando para representar la estructura y la función cerebrales en personas con comportamientos normales y anormales, proporcionando así a los científicos un mayor conocimiento acerca de cómo funciona el cerebro humano, con y sin enfermedades mentales. Estas investigaciones, que han logrado diferenciar un trastorno psiquiátrico de otro, han conducido a una mayor precisión en el diagnóstico.

Tratamiento de las enfermedades mentales

En general, los tratamientos psiquiátricos se dividen en dos categorías: somáticas o psicoterapéuticas. Los tratamientos somáticos incluyen las terapias farmacológicas y electroconvulsivas. Los tratamientos psicoterapéuticos incluyen la psicoterapia (individual, de grupo o familiar), las técnicas de terapia del comportamiento (como los métodos de relajación y la hipnosis) y la hipnoterapia. Muchos trastornos psiquiátricos requieren, para su tratamiento, una combinación de fármacos y de psicoterapia. En el caso de los trastornos psiquiátricos mayores, gran parte de los estudios sugieren tratamientos que comprendan tanto fármacos como psicoterapia, lo que resulta más eficaz que cualquiera de ellos utilizados aisladamente.

Tratamiento farmacológico

Durante los últimos 40 años se han desarrollado un número de fármacos psiquiátricos altamente eficaces y ampliamente usados por los psiquiatras y por otros médicos. Estos fármacos son a menudo clasificados de acuerdo con el trastorno para el cual se prescriben principalmente.

Por ejemplo, los **antidepresivos** como la imipramina, la fluoxetina y el bupropión, se usan para tratar la depresión. Los **fármacos antipsicóticos,** como la clorpromacina, el haloperidol y el tiotixeno, son útiles para trastornos psiquiátricos como la esquizofrenia. *(• V. página 453)* Los nuevos antipsicóticos, como la clozapina y la risperidona, pueden ser útiles para algunos pacientes que no han respondido a otros fármacos más tradicionales. Los **fármacos ansiolíticos** como el clonazepam y el diazepam se pueden utilizar para tratar los trastornos por ansiedad, como el trastorno por pánico y las fobias. *(• V. recuadro, página 416)* Los **estabilizantes del humor,** como el litio y la carbamacepina, han sido usados con cierto éxito en pacientes con enfermedades maniacodepresivas.

Terapia electroconvulsionante

En la terapia electroconvulsionante, se colocan unos electrodos en la cabeza con el fin de provocar una serie de descargas eléctricas en el cerebro para inducir convulsiones. Se ha demostrado claramente que este tratamiento es el más eficaz para la depresión grave. Contrariamente a cómo lo han reflejado algunos medios de comunicación, la terapia electroconvulsionante es segura y raramente provoca complicaciones graves. El uso actual de anestésicos y relajantes musculares ha reducido en gran medida cualquier riesgo para el paciente.

Psicoterapia

Durante los últimos años se han realizado grandes avances en el campo de la psicoterapia. La psicoterapia es el tratamiento que el terapeuta aplica al paciente mediante técnicas psicológicas y haciendo un uso sistemático de la relación paciente-terapeuta. Los psiquiatras no son los únicos profesionales de la salud preparados para practicar la psicoterapia. También puede incluirse a psicólogos clínicos, trabajadores sociales, enfermeras, algunos consejeros pastorales y muchos otros que no son profesionales de la salud. Sin embargo, los psiquiatras son los úni-

---

Características de la psicoterapia

• Empatía y aceptación de las dificultades de la persona.

• Una explicación para el sufrimiento de la persona y un método para aliviarlo.

• Información acerca de la naturaleza y el origen de los problemas de la persona y la sugerencia de posibles alternativas para tratarlos.

• Un reforzamiento de las expectativas de curación de la persona a través de una relación confidencial y de confianza con el terapeuta.

• Un aumento del conocimiento de las emociones personales que permita un cambio en la actitud y el comportamiento.

---

cos profesionales de la salud mental autorizados para recetar fármacos.

Aunque la psicoterapia individual se practica de muchas formas diferentes, en general los profesionales de la salud mental están especializados en una de las cuatro siguientes escuelas de psicoterapia: la dinámica, la cognitiva-conductual, la humanista o la conductual. La **psicoterapia dinámica** se deriva del psicoanálisis y se basa en ayudar al paciente a comprender sus estructuras y conflictos internos que pueden estar creando síntomas y dificultades en sus relaciones. La **terapia cognitiva-conductual** se centra primariamente en las distorsiones del pensamiento del paciente. La **terapia interpersonal** se centra en cómo una pérdida o un cambio en una relación afecta al paciente. La **terapia conductual** está dirigida a ayudar a los pacientes a modificar su forma de reaccionar ante los sucesos que ocurren a su alrededor. En la práctica, muchos psicoterapeutas combinan varias técnicas según las necesidades del paciente.

La psicoterapia es apropiada para una amplia variedad de situaciones. Incluso la gente que no padece trastornos psiquiátricos puede encontrar en ella ayuda para enfrentarse a problemas como dificultades en el trabajo, pérdida de un ser querido o una enfermedad crónica en la familia. También se utilizan ampliamente la **psicoterapia de grupo** y la **terapia familiar**.

Hipnosis e hipnoterapia

De modo creciente se están utilizando la hipnosis y la hipnoterapia para tratar el dolor y los trastornos físicos que tienen un componente psicológico. Estas técnicas pueden promover la relajación, haciendo por consiguiente que se reduzcan la ansiedad y la tensión. Por ejemplo, la hipnosis y la hipnoterapia pueden ayudar a las personas con cáncer que, además de dolor, tienen ansiedad o depresión.

CAPÍTULO 81

Trastornos psicosomáticos

El término *trastorno psicosomático* no tiene una definición precisa. En la mayoría de los casos se aplica a los trastornos que se consideran originados por factores psicológicos. Sin embargo, no existen trastornos físicos que estén originados exclusivamente por factores psicológicos. Es más, un trastorno físico necesariamente tiene que tener un componente biológico (un factor esencial para que ocurra la enfermedad).

Por ejemplo, para contraer la tuberculosis, una persona tiene que estar infectada por la bacteria *Mycobacterium* que causa la enfermedad. Pero muchas personas infectadas por el *Mycobacterium* tienen sólo una enfermedad leve o sencillamente no la padecen. Son necesarios otros factores para que se produzca la tuberculosis como tal enfermedad, lo cual incluye posiblemente una predisposición hereditaria, factores ambientales (como vivir en condiciones de hacinamiento), la presencia de desnutrición y el estrés social o psicológico (como la pérdida de un ser querido) y su consecuente reacción emocional, la depresión. Los factores biológicos, ambientales, sociales y psicológicos se combinan para que alguien infectado por el *Mycobacterium* enferme de tuberculosis. El término psicosomático abarca esta combinación de factores.

Interacción cuerpo-mente

El estrés social o psicológico puede desencadenar o agravar una amplia variedad de enfermedades, como la diabetes mellitus, el lupus eritematoso sistémico (lupus), la leucemia y la esclerosis múltiple. Sin embargo, la importancia relativa de los factores psicológicos varía ampliamente entre diferentes personas con el mismo trastorno.

La mayor parte de la gente, basándose en su intuición o en su experiencia personal, cree que el estrés emocional puede precipitar o alterar el curso incluso de enfermedades físicas más importantes. No está claro cómo estos factores estresantes pueden actuar de este modo. Las emociones pueden obviamente afectar a ciertas funciones corporales como la frecuencia cardíaca, la sudación, los patrones del sueño y el ritmo de las evacuaciones intestinales pero el establecimiento de otras relaciones parece menos obvio. Por ejemplo, no han sido identificadas las vías de comunicación y los mecanismos por los cuales interactúan el cerebro y el sistema inmune. ¿Puede la mente (el cerebro) alterar la actividad de las células blancas (leucocitos) de la sangre y con ello el sistema inmune? Si esto es así, ¿cómo se comunica el cerebro con las células de la sangre? Después de todo, los leucocitos de la sangre se mueven por todo el cuerpo por el flujo sanguíneo o en el interior de los vasos linfáticos y no están unidos a los nervios. Sin embargo, las investigaciones han demostrado que esas relaciones existen. Por ejemplo, la urticaria puede producirse por una alergia física o por una reacción psicológica. La depresión puede inhibir el sistema inmune, haciendo que una persona deprimida sea más predispuesta a ciertas infecciones, como las causadas por los virus del catarro común.

Por lo tanto, el estrés puede causar síntomas físicos aunque no exista enfermedad orgánica. El cuerpo responde fisiológicamente al estrés emocional. Por ejemplo, el estrés puede causar ansiedad, que a su vez activa el sistema nervioso autónomo y las hormonas, como la adrenalina, aumentan el ritmo cardíaco, la presión arterial y la cantidad de sudor. El estrés también puede causar tensión muscular, que producirá dolores en el cuello, la espalda, la cabeza o en otros lugares. La alteración emocional que desencadenó los síntomas puede ser pasada por alto si tanto el paciente como el médico asumen que éstos eran causados por una enfermedad orgánica. Pueden llegar a realizarse muchas pruebas diagnósticas infructuosamente, tratando de descubrir la causa del aumento del ritmo cardíaco, de los dolores de cabeza o de los dolores de espalda, por ejemplo.

Los factores psicológicos pueden influir *indirectamente* el curso de una enfermedad. Por ejemplo, algunas personas gravemente enfermas niegan estarlo o niegan su gravedad. La negación es un mecanismo de defensa que ayuda a reducir la ansiedad y hace más tolerable una situación amenazadora. Si la negación alivia la ansiedad, puede resultar beneficiosa. Sin embargo, la negación puede impedir que una persona cumpla un tratamiento, lo cual puede acarrear consecuencias graves.

Por ejemplo, una persona con diabetes que niega la necesidad de las inyecciones de insulina y el control de una dieta estricta, puede sufrir marcadas variaciones en los valores de azúcar en sangre y corre el riesgo de tener complicaciones como el coma diabético. De forma similar, un alto porcentaje de personas con presión arterial elevada (hipertensión) o epilepsia no toman sus medicaciones como deberían hacerlo.

La interacción cuerpo-mente es una vía de doble dirección. No solamente pueden contribuir los factores psicológicos al inicio o al agravamiento de una amplia variedad de trastornos físicos, sino que también las enfermedades físicas pueden afectar al pensamiento de una persona o a su estado de ánimo. Las personas con enfermedades graves, recurrentes o crónicas, generalmente se deprimen. Aunque la depresión en estas circunstancias puede aparecer como una reacción normal, el estado mental merece atención. La depresión puede empeorar los efectos de la enfermedad orgánica y se añade a los padecimientos de la persona. A menudo mejora estas situaciones un tratamiento adecuado como el uso de antidepresivos.

Una persona que está ansiosa o deprimida puede expresar una preocupación por un problema físico. Este fenómeno es más frecuente en las personas deprimidas que parecen incapaces de aceptar que sus síntomas son primariamente psicológicos. La depresión puede conducir a insomnio, pérdida de apetito, pérdida de peso y cansancio extremo. En lugar de decir "estoy tan deprimido", la persona cree que la causa de su sintomatología es causada por un trastorno físico. Esto se conoce como depresión "enmascarada". Algunas personas son capaces de admitir que se encuentran deprimidas, pero entonces tratan de explicarlo como resultado de un trastorno físico.

Síntomas de conversión

Un mecanismo por el cual el estrés psicológico y social puede producir una enfermedad es la conversión. En la conversión, la persona inconscientemente convierte un conflicto psicológico en un síntoma físico. Esto desvía su atención de un problema emocional perturbador hacia un problema físico que puede ser menos temible. Cualquier síntoma virtualmente imaginable puede transformarse en un síntoma de conversión. A veces un síntoma de conversión es una metáfora del problema psicológico. Por ejemplo,

---

Expresiones metafóricas que sugieren síntomas conversivos

"¡Ay, cómo me duele la espalda!"

"No puedo tragar eso."

"Sólo de pensar en ello me pongo enfermo."

"Me han dado una puñalada por la espalda."

"Eso me da ganas de vomitar."

---

una persona con dolor en el pecho puede estar sufriendo simbólicamente el dolor de un corazón herido después de ser rechazado por un ser querido o una persona con dolor de espalda puede estar sintiendo que sus problemas son demasiado difíciles de soportar.

Un síntoma de conversión puede también originarse por identificación con alguna otra persona que tuvo dicho síntoma. Por ejemplo, una persona puede tener dolor en el pecho, sugiriendo la posibilidad de un ataque cardíaco, después de que alguno de sus progenitores, parientes o compañeros de trabajo hayan sufrido un ataque cardíaco previo. O un varón puede desarrollar el síntoma de dolor torácico a medida que se aproxima a la edad en la que su padre murió de un ataque cardíaco.

Finalmente, el síntoma de conversión puede no ser ni una metáfora ni el resultado de la identificación con otra persona, sino la reedición de un síntoma de un trastorno físico previo. Por ejemplo, una persona que una vez tuvo una fractura ósea dolorosa puede volver a sentir aquel tipo de dolor óseo como expresión de un síntoma de conversión. Una persona que presenta episodios de dolor torácico debido a una enfermedad coronaria (angina), puede en ocasiones experimentar un dolor similar como expresión de un síntoma de conversión (el dolor entonces recibe el nombre de seudoangina)

Los *síntomas* de conversión difieren del *trastorno* de conversión (• *V. página 413)* en que en éste los síntomas físicos se asemejan más a menudo a los de una enfermedad neurológica. Los síntomas de conversión son más leves y transitorios y afectan a personas que no tienen una grave enfermedad psiquiátrica subyacente. Cualquiera puede tener síntomas de conversión. Los síntomas pueden ser difíciles de diagnosticar para el médico y es probable que un paciente que los presente tenga que someterse a varias pruebas diagnósticas que aseguren que no existe un trastorno físico como origen de los mismos.

En general, los síntomas de conversión desaparecen con bastante rapidez tras una evaluación de los mismos y una confirmación por parte del médico. Cuando estos síntomas reaparecen o se prolongan y llegan a hacerse discapacitantes, la causa puede residir en un trastorno somatoforme. (• *V. más adelante*)

CAPÍTULO 82

Trastornos somatoformes

Los trastornos somatoformes engloban varios trastornos psiquiátricos en los cuales las personas refieren síntomas físicos pero niegan tener problemas psiquiátricos.

Trastorno somatoforme es un término relativamente nuevo que se aplica a lo que mucha gente denomina trastorno psicosomático. (• *V. página 410*) En los trastornos somatoformes, los síntomas físicos o su gravedad y duración no pueden ser explicados por ninguna enfermedad orgánica subyacente. Los trastornos somatoformes incluyen el trastorno de somatización, el trastorno de conversión y la hipocondría.

Los psiquiatras difieren considerablemente en sus opiniones acerca del valor y la validez del uso de estas categorías diagnósticas. Sin embargo, esta distinción de los diferentes trastornos somatoformes ha proporcionado a los psiquiatras un medio para describir la amplia variedad de síntomas que presentan estos pacientes y para diferenciar los trastornos sobre la base de estas descripciones. Las descripciones cuidadosas pueden ayudar a los psiquiatras a ordenar los diferentes trastornos que así pueden ser mejor estudiados científicamente.

Los trastornos somatoformes generalmente no tienen una explicación clara. Los pacientes con un trastorno somatoforme pueden ser muy diferentes entre sí. Debido a que no se sabe bien por qué o cómo la gente desarrolla su sintomatología, no hay modelos de tratamiento específicos y consensuados.

Somatización

La somatización es una enfermedad crónica y grave caracterizada por la presencia de muchos síntomas físicos, en particular de una combinación de dolor y de síntomas de las esferas gastrointestinal, sexual y neurológica.

Las causas de la somatización son desconocidas. A menudo se presenta como característica familiar. La gente con este trastorno tiende también a tener trastornos de la personalidad caracterizados por egocentrismo (personalidad narcisista) y una exagerada dependencia de los demás (personalidad dependiente). (• *V. página 444*)

Los síntomas aparecen por vez primera en la adolescencia o temprano en la edad adulta y se cree que ocurren predominantemente en las mujeres. Los familiares varones de las mujeres con este trastorno tienden a tener una alta incidencia de comportamiento socialmente inapropiado y de alcoholismo.

Síntomas

Una persona con somatización presenta muchas quejas difusas de carácter físico. Aunque puede afectar a cualquier parte del cuerpo, los síntomas se expresan más frecuentemente como dolores de cabeza, náuseas y vómitos, dolor abdominal, menstruaciones dolorosas, cansancio, pérdidas de consciencia, relaciones sexuales dolorosas y pérdida del deseo sexual. Aunque los síntomas suelen ser primariamente físicos, también pueden referir ansiedad y depresión. Las personas con somatización describen sus síntomas de un modo dramático y emotivo, refiriéndose a ellos a menudo como "insoportables", "indescriptibles" o "lo peor imaginable".

Estas personas muestran una extremada dependencia en sus relaciones sociales. Piden cada vez más ayuda y apoyo emocional y pueden enfurecerse cuando sienten que no se satisfacen sus necesidades. A menudo se les describe como exhibicionistas y seductores. En un intento de manipular a los demás, pueden amenazar con suicidarse o incluso intentarlo. A menudo están descontentos con la atención médica que reciben y van de un médico a otro.

Los síntomas físicos parecen ser un modo de pedir ayuda y atención. La intensidad y persistencia de los síntomas reflejan el intenso deseo de la persona de ser atendida en cada uno de los aspectos de su vida. Los síntomas también parecen servir a otros propósitos, como permitir que la persona eluda las responsabilidades de la vida adulta. Los síntomas tienden a ser incómodos e impiden a la persona implicarse en proyectos atractivos, lo que sugiere que también padece sentimientos de incapacidad y de culpabilidad. Los síntomas impiden el disfrute y a la vez actúan como castigo.

Síndrome de Munchausen: fingir enfermedad para llamar la atención

El síndrome de Munchausen, también llamado simulación, no es un trastorno somatoforme, pero sus características son parecidas a las de los trastornos psiquiátricos bajo la apariencia de una enfermedad orgánica. La diferencia estriba en que las personas con el síndrome de Munchausen simulan de modo consciente los síntomas de un trastorno físico. Éstas inventan repetidamente enfermedades y a menudo van de hospital en hospital buscando tratamiento.

Sin embargo, el síndrome de Munchausen es más complejo que la simple invención y simulación desleal de síntomas. El trastorno se asocia con problemas emocionales graves. Las personas con el trastorno son generalmente bastante inteligentes y llenas de recursos; no sólo saben cómo imitar enfermedades sino que también tienen un conocimiento sofisticado de las prácticas médicas.

Pueden manipular sus cuidados de forma que sean hospitalizadas y sometidas a intensos análisis y tratamientos, incluyendo cirugías mayores. Sus engaños son conscientes, pero sus motivaciones y requerimientos de atención son manifiestamente inconscientes.

Una variante curiosa del síndrome es llamada **Munchausen por poderes**. En este trastorno, un niño es usado como paciente pasivo, generalmente por un progenitor. El progenitor falsifica la historia médica del niño y puede causarle daño con fármacos o añadiendo sangre o contaminantes bacterianos a sus muestras de orina, encaminando todo su esfuerzo a simular una enfermedad. La motivación subyacente en un comportamiento tan extraño como éste parece ser una necesidad enfermiza de atención y de mantener una relación intensa con el niño.

Diagnóstico

Las personas con somatización no son conscientes de que su problema es básicamente psicológico y por ello presionan a sus médicos para que les hagan estudios diagnósticos y tratamientos. El médico se ve obligado a realizar muchas exploraciones físicas y análisis para determinar si la persona tiene un trastorno físico que explique los síntomas. Las interconsultas con especialistas son frecuentes, aun cuando la persona haya desarrollado una relación razonablemente satisfactoria con su médico.

Una vez que el médico determina que la alteración es psicológica, la somatización puede ser distinguida de otros trastornos psiquiátricos similares por su gran cantidad de síntomas y su tendencia a persistir durante muchos años. Al diagnóstico se añaden la naturaleza dramática de las quejas y una conducta exhibicionista, dependiente, manipuladora y, en ocasiones, suicida.

Pronóstico y tratamiento

La somatización tiende a fluctuar en su gravedad, pero persiste toda la vida. Es rara la remisión completa de los síntomas durante períodos largos. Algunas personas se vuelven más manifiestamente deprimidas con el paso de los años y sus referencias al suicidio se hacen más amenazadoras. El suicidio es un riesgo real.

El tratamiento es extremadamente difícil. La gente con trastorno de somatización tiende a tener sentimientos de frustración y a encolerizarse ante cualquier sugerencia con respecto al carácter psicológico de sus síntomas. Por lo tanto, los médicos no pueden tratar el problema directamente como de orden psicológico, aun reconociéndolo como tal. Los fármacos no son de gran ayuda, e incluso aunque la persona acceda a una consulta psiquiátrica, las técnicas de psicoterapia específicas tienen pocas posibilidades de éxito. Generalmente, el mejor tratamiento es una relación médico-paciente relajada, firme y de apoyo, donde el médico ofrece alivio sintomático y protege a la persona de posibles procedimientos diagnósticos o terapéuticos muy costosos y posiblemente peligrosos. Sin embargo, el médico debe permanecer alerta ante la posibilidad de que la persona desarrolle una enfermedad orgánica.

Conversión

En la conversión, los síntomas físicos consecuencia de un conflicto psicológico se asemejan a los de una enfermedad neurológica u otros problemas.

Los síntomas de la conversión son claramente causados por el estrés y por los conflictos psicológicos que las personas, de una manera inconsciente, convierten en síntomas físicos. Aunque los trastornos de conversión tienden a producirse durante la adolescencia o temprano en la edad adulta, pueden aparecer a cualquier edad. Se piensa de alguna manera que esta situación es más frecuente en mujeres que en varones.

Síntomas y diagnóstico

Por definición, los síntomas de la conversión se limitan a aquellos que sugieren una disfunción del sistema nervioso (generalmente la parálisis de un brazo o de una pierna o la pérdida de sensibilidad en una parte del cuerpo). Otros síntomas incluyen convulsiones simuladas y la pérdida de alguno de los sentidos, como la visión o la audición.

Generalmente, el comienzo de los síntomas se asocia a algún acontecimiento estresante de carácter social o psicológico. Una persona puede sufrir un solo episodio o tener episodios esporádicos, pero generalmente son de corta duración. Cuando las personas con síntomas de conversión son hospitalizadas, generalmente mejoran en dos semanas. Sin embargo, de un 20 a un 25 por ciento tiene recaídas al cabo de un año.

El diagnóstico es difícil de realizar al principio porque la persona cree que los síntomas se originan en un problema físico y no quiere consultar a un psiquiatra. Los médicos verifican cuidadosamente que los síntomas no tienen una causa física.

Tratamiento

Para el tratamiento es esencial una relación de confianza entre el médico y el paciente. Cuando el médico descarta un trastorno físico y asegura a la persona que los síntomas que padece no indican una enfermedad grave subyacente, ésta generalmente comienza a sentirse mejor y los síntomas disminuyen. Cuando una situación psicológicamente estresante ha precedido al comienzo de los síntomas, la psicoterapia puede ser particularmente eficaz.

Ocasionalmente, los síntomas de conversión reaparecen con frecuencia e incluso pueden volverse crónicos. Se han probado varios métodos de tratamiento (y algunos pueden resultar de utilidad), aunque ninguno ha resultado uniformemente eficaz. En la hipnoterapia, la persona es hipnotizada y se procede a identificar y debatir las materias psicológicas que pueden ser responsables de los síntomas. El debate continúa tras la hipnosis, cuando la persona se encuentra totalmente alerta. Otros métodos incluyen el narcoanálisis, que es un procedimiento similar a la hipnosis excepto en que se administra un sedante para inducir un estado de semisomnolencia. En algunas personas ha resultado eficaz la terapia de modificación del comportamiento que incluye las técnicas de relajación.

Hipocondría

La hipocondría es un trastorno en el cual una persona refiere síntomas físicos y está especialmente preocupada porque cree firmemente que corresponden a una enfermedad grave.

Síntomas y diagnóstico

Las preocupaciones de la persona por la gravedad de la enfermedad están basadas a menudo en una incorrecta interpretación de las funciones normales del organismo. Por ejemplo, el ruido de los intestinos y las sensaciones de distensión y de incomodidad que a veces ocurren a medida que los fluidos avanzan a través del tubo digestivo son normales. La gente con hipocondría utiliza tales "síntomas" para explicar por qué creen tener una enfermedad grave. El hecho de ser examinados y tranquilizados por el médico no alivia sus preocupaciones; ellos tienden a creer que éste no logró encontrar la enfermedad subyacente.

Se sospecha hipocondría cuando una persona sana con síntomas menores está preocupada acerca de la significación de estos síntomas y no reacciona ante explicaciones tranquilizadoras después de una cuidadosa evaluación. El diagnóstico de hipocondría se confirma cuando la situación se mantiene durante años y los síntomas no pueden atribuirse a la depresión u a otro trastorno psiquiátrico.

Tratamiento

El tratamiento es difícil porque una persona con hipocondría está convencida de tener algo gravemente alterado dentro de su cuerpo. Tranquilizarla no alivia estas preocupaciones. Sin embargo, una relación de confianza con un médico atento resulta beneficiosa, sobre todo si las visitas regulares se acompañan de una actitud tranquilizadora hacia el paciente. Si los síntomas no se alivian adecuadamente, puede consultarse a un psiquiatra para su evaluación y tratamiento, contando con que continúe el seguimiento por parte del médico de atención primaria.

CAPÍTULO 83

Ansiedad

Todo el mundo experimenta miedo y ansiedad. El miedo es una respuesta emocional, fisiológica y del comportamiento, ante el reconocimiento de una amenaza externa (por ejemplo un intruso o un vehículo sin control). La ansiedad es un estado emocional desagradable que tiene una causa menos clara y a menudo se

Cómo afecta la depresión a la forma de actuar

Se puede representar en una curva la influencia de la ansiedad sobre la forma de actuar. Conforme se incrementa el nivel de ansiedad, aumenta de forma proporcional la eficiencia de las actuaciones, pero sólo hasta cierto punto. Cuando la ansiedad supera este punto, la eficiencia de las actuaciones disminuye. Antes de alcanzar el pico de la curva, la ansiedad es un medio adaptativo, porque ayuda a la gente a prepararse para una crisis y mejorar sus cometidos. Más allá del pico de la curva, la ansiedad es maladaptativa y provoca sufrimiento y disfunción.

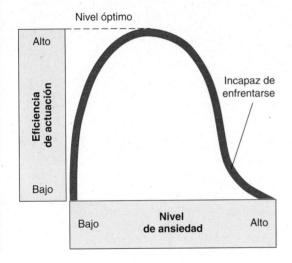

acompaña de cambios fisiológicos y del comportamiento similares a los causados por el miedo. A causa de estas similitudes, a veces se usan los términos ansiedad y miedo de forma indistinta.

La ansiedad es una respuesta al estrés, como la interrupción de una relación importante o verse expuesto a una situación de desastre con peligro vital. Una teoría sostiene que la ansiedad puede también ser una reacción a unos impulsos reprimidos, agresivos o sexuales, que amenazan con desbordar las defensas psicológicas que normalmente los mantienen bajo control. Por lo tanto, la ansiedad indica la presencia de un conflicto psicológico.

La ansiedad puede aparecer súbitamente, como el pánico, o gradualmente a lo largo de minutos, horas o días. La duración de la ansiedad puede ser muy variable, desde unos pocos segundos hasta varios años. Su intensidad puede ir desde una angustia apenas perceptible hasta un pánico establecido.

La ansiedad actúa como un elemento dentro de un amplio rango de respuestas de acomodo que son esenciales para la supervivencia en un mundo peligroso. Un cierto grado de ansiedad proporciona un componente adecuado de precaución en situaciones potencialmente peligrosas. En la mayoría de los casos, el nivel de ansiedad de una persona experimenta cambios apropiados e imperceptibles a lo largo de un espectro de estados de consciencia desde el sueño hasta la vigilia, pasando por la ansiedad y el miedo y así sucesivamente. En algunas ocasiones, sin embargo, el sistema de respuesta a la ansiedad funciona incorrectamente o es desbordado por los acontecimientos; en este caso puede presentarse un trastorno por ansiedad.

La gente reacciona de forma diferente ante los acontecimientos. Por ejemplo, a algunas personas les encanta hablar en público mientras que a otras les da pavor hacerlo. La capacidad de soportar la ansiedad varía según las personas y puede ser difícil determinar cuándo se trata de una ansiedad anormal. Sin embargo, cuando la ansiedad se presenta en momentos inadecuados o es tan intensa y duradera que interfiere con las actividades normales de la persona, entonces se la considera como un trastorno. La ansiedad puede ser tan estresante e interferir tanto con la vida de una persona que puede conducir a la depresión. (• V. página 422) Algunas personas tienen un trastorno por ansiedad y una depresión al mismo tiempo. Otras desarrollan primero una depresión y luego un trastorno por ansiedad.

Los trastornos por ansiedad son el trastorno psiquiátrico más frecuente. El diagnóstico de un trastorno por ansiedad se basa fundamentalmente en sus síntomas. Sin embargo, los síntomas de ciertas enfermedades (por ejemplo, una glándula tiroides hiperactiva) o por el uso de fármacos recetados por el médico (corticosteroides) o el abuso de drogas (cocaína) pueden ser idénticos a los síntomas de ansiedad. Una historia familiar de ansiedad puede ayudar al médico a establecer el diagnóstico, ya que tanto la predisposición a una ansiedad específica como la predisposición general a la ansiedad tienen a menudo carácter hereditario.

Es importante realizar un diagnóstico correcto, debido a que los tratamientos difieren de un tipo de ansiedad a otro. Según el tipo, la terapia del comportamiento, los fármacos o la psicoterapia, solos o en combinaciones apropiadas, pueden aliviar significativamente el sufrimiento y la disfunción de la mayor parte de los pacientes.

Ansiedad generalizada

La ansiedad generalizada consiste en una preocupación y una ansiedad excesivas y casi diarias (con

Fármacos ansiolíticos: alivio para muchos síntomas

Los fármacos contra la ansiedad, también llamados ansiolíticos y tranquilizantes, se dirigen contra los síntomas de la ansiedad. Muchos de ellos relajan los músculos, reducen la tensión, mejoran el insomnio, y con ello proporcionan un alivio temporal cuando la ansiedad limita la capacidad de una persona para enfrentarse a la vida diaria.

Diferentes tipos de fármacos son usados para aliviar la ansiedad, de los cuales los más comunes son los fármacos llamados **benzodiacepinas**. Las benzodiacepinas tienen efectos generales contra la ansiedad; promueven la relajación física y mental reduciendo la actividad nerviosa en el cerebro. Sin embargo, las benzodiacepinas pueden provocar dependencia física, y deben ser utilizadas con cautela por las personas que tienen o han tenido un problema de dependencia al alcohol. Ejemplos de benzodiacepinas incluyen alprazolam, clordiacepóxido, diacepam, fluracepam, loracepam, oxacepam, temacepam y triazolam.

Antes de que se descubrieran las benzodiacepinas, los **barbitúricos** eran los fármacos de elección para el tratamiento de la ansiedad.

El potencial de abuso de los barbitúricos es alto, son comunes los problemas de abstinencia, y son más propensos que las benzodiacepinas a ser letales cuando se produce una sobredosis accidental o intencionada. Por estas razones, los barbitúricos son raramente prescritos para los trastornos de ansiedad.

Un fármaco ansiolítico llamado **buspirona** no está relacionado química o farmacológicamente con las benzodiacepinas u otros fármacos contra la ansiedad.

No se sabe cómo funciona la buspirona, pero no causa sedación ni interactúa con el alcohol. Sin embargo, debido a que sus efectos ansiolíticos pueden tardar 2 semanas o más en manifestarse, la buspirona es útil sólo en personas con un trastorno de ansiedad de larga duración más que en aquellas con una ansiedad aguda e intermitente.

Los fármacos antidepresivos también son prescritos en ocasiones para los trastornos de ansiedad. Diferentes tipos de antidepresivos pueden ser usados de este modo, incluyendo los **inhibidores selectivos de la recaptación de serotonina** (por ejemplo fluoxetina, fluvoxamina, paroxetina, sertralina), los **inhibidores de la monoaminooxidasa** (por ejemplo fenelcina, tranilcipromina) y los **antidepresivos tricíclicos** (por ejemplo amitriptilina, amoxapina, clomipramina, imipramina, nortriptilina, protriptilina). Los antidepresivos pueden ayudar a disminuir las características primordiales de algunos trastornos, por ejemplo, las obsesiones y las compulsiones en el trastorno obsesivo-compulsivo o el pánico en el trastorno de pánico. Aunque los antidepresivos no provocan dependencia física, pueden tener efectos secundarios significativos. Los inhibidores selectivos de la recaptación de serotonina son particularmente bien tolerados.

Algunos fármacos ansiolíticos pueden ser tomados una vez al día; otros requieren varias dosis al día. La mayoría de las personas toleran bien los fármacos ansiolíticos. Sin embargo, la elección del fármaco y su uso adecuado requiere un intercambio de opinión entre el paciente y el médico.

---

duración mayor o igual a 6 meses) acerca de una variedad de actividades y acontecimientos.

La ansiedad y la preocupación de la ansiedad generalizada son tan extremas que son difíciles de controlar. Además, la persona experimenta tres o más de los siguientes síntomas: inquietud, cansancio fácil, dificultad para concentrarse, irritabilidad, tensión muscular y alteración del sueño. Las preocupaciones son algo natural; entre las más frecuentes se encuentran las de las responsabilidades en el trabajo, el dinero, la salud, la seguridad, las reparaciones del vehículo y las labores cotidianas. La intensidad, frecuencia o duración de las preocupaciones son desproporcionadamente más grandes que las requeridas por la situación.

La ansiedad generalizada es frecuente: aproximadamente del 3 al 5 por ciento de los adultos la presenta en algún momento durante el año. Las mujeres tienen el doble de probabilidades de presentarla. Frecuentemente comienza en la niñez o en la adolescencia, pero se puede presentar a cualquier edad. Para la mayor parte de la gente, esta condición es fluctuante, empeorando en determinados momentos (sobre todo en épocas de estrés) y persiste a lo largo de muchos años.

Tratamiento

Los fármacos son el tratamiento de elección para la ansiedad generalizada. Habitualmente se prescriben fármacos ansiolíticos como las benzodiacepinas; sin embargo, debido a que el uso de benzodiacepinas a largo plazo puede crear dependencia, (• V. página 464) si se decide su interrupción, debe reducirse escalonadamente y no de forma brusca. El alivio que proporcionan las benzodiacepinas compensa generalmente algunos ligeros efectos secundarios.

La buspirona es otro fármaco eficaz para muchas personas con ansiedad generalizada. Su uso parece no acarrear dependencia física. Sin embargo, la buspirona puede tardar dos semanas o más en hacer efecto, en contraste con las benzodiacepinas, que comienzan a actuar en el plazo de unos minutos.

La terapia de comportamiento no suele ser generalmente beneficiosa porque no existen claras situaciones que desencadenen la ansiedad. Las técnicas de relajación y de biorretroacción pueden ayudar.

La ansiedad generalizada puede estar asociada con conflictos psicológicos subyacentes. Estos conflictos están frecuentemente relacionados con inseguridades y actitudes autocríticas que son autodestructivas. Para algunas personas, la psicoterapia puede ser eficaz para ayudar a comprender y a resolver conflictos psicológicos internos. (• *V. página 409*)

Ansiedad inducida por fármacos o problemas médicos

La ansiedad puede ser el resultado de un trastorno médico o del uso de una droga. Ejemplos de problemas médicos que pueden causar ansiedad incluyen los trastornos neurológicos como una lesión en la cabeza, una infección en el cerebro y una enfermedad del oído interno, trastornos cardiovasculares como la insuficiencia cardíaca y las arritmias, trastornos endocrinos como una hiperfunción de las glándulas suprarrenales o del tiroides y trastornos respiratorios como el asma y la enfermedad pulmonar obstructiva crónica. Las drogas que pueden inducir ansiedad incluyen el alcohol, estimulantes, cafeína, cocaína así como muchos fármacos prescritos. También se puede producir ansiedad cuando se interrumpe un fármaco.

La ansiedad debe disminuir cuando se trata la enfermedad somática o cuando ha pasado tiempo suficiente desde la interrupción del fármaco para que hayan desaparecido los efectos de su supresión. Cualquier grado de ansiedad remanente puede ser tratado con fármacos ansiolíticos adecuados, terapia de comportamiento o psicoterapia.

Ataques de pánico y pánico patológico

El pánico es una ansiedad aguda y extrema que se acompaña de síntomas fisiológicos.

Los *ataques* de pánico pueden ocurrir en cualquier tipo de ansiedad, generalmente en respuesta a una situación específica relacionada con las principales

---

Síntomas de un ataque de pánico

Un ataque de pánico implica la aparición súbita de al menos cuatro de los siguientes síntomas:

• Dificultad respiratoria o sensación de estar ahogándose.

• Vértigos, inestabilidad o desmayo.

• Palpitaciones o ritmo cardíaco acelerado.

• Temblores ligeros o marcados.

• Sudoración.

• Ahogo.

• Náuseas, dolor de estómago o diarrea.

• Sensación de irrealidad, extrañeza o separación del entorno.

• Sensaciones de adormecimiento u hormigueos.

• Enrojecimiento o escalofríos.

• Dolor o incomodidad en el pecho.

• Miedo a morir.

• Miedo a "volverse loco" o a perder el control.

---

características de la ansiedad. Por ejemplo, una persona con fobia a las serpientes puede sufrir pánico cuando se encuentra con una de ellas. Sin embargo, estas situaciones de pánico difieren de las que son espontáneas, no provocadas y que son las que definen el problema como un *pánico patológico*.

Los ataques de pánico son frecuentes: más de un tercio de los adultos los presentan cada año. Las mujeres son de dos a tres veces más propensas. El trastorno por pánico es poco corriente y se diagnostica en algo menos del 1 % de la población. El pánico patológico generalmente comienza en la adolescencia tardía o temprano en la edad adulta.

Síntomas y diagnóstico

Los síntomas de un ataque de pánico (entre otros, dificultad respiratoria, vértigos, aumento del ritmo cardíaco, sudación, ahogo y dolor en el pecho) alcanzan su intensidad máxima en el plazo de 10 minutos y normalmente se disipan dentro de pocos minutos, no pudiendo por ello observarlos el médico, sino tan sólo el miedo de la persona a sufrir otro terrible ataque. Como los ataques de pánico se producen frecuentemente de modo inesperado o sin razón aparente, con frecuencia las personas que los presentan se preocupan con anticipación por la posibilidad de sufrirlos de nuevo (una situación conocida como ansiedad anticipatoria) y evitan lugares donde han sufrido ataques anteriormente. El hecho de evitar los lugares que se temen se denomina agorafobia. (• V. *página 418*) Si la agorafobia es lo suficientemente intensa, la persona puede llegar a enclaustrarse en su propio domicilio.

Como los síntomas de un ataque de pánico implican a muchos órganos vitales, las personas a menudo se preocupan pensando que padecen un problema del corazón, de los pulmones o del cerebro y buscan la ayuda de algún médico o se dirigen a un servicio de urgencias. Aunque los ataques de pánico son incómodos (a veces de forma extrema), no son peligrosos.

Tratamiento

En general, las personas se recuperan de los ataques de pánico sin tratamiento; algunas desarrollan un pánico patológico. La recuperación sin tratamiento es posible en aquellos que tienen ataques de pánico, o de ansiedad anticipatoria, recurrentes, particularmente si están repetidamente expuestos a la situación o a estímulo que los provocan. Las personas que no se recuperan por sí mismas o que no buscan tratamiento continúan padeciendo los procesos de sufrimiento y recuperación de cada uno de los ataques de manera indefinida.

Las personas responden mejor al tratamiento cuando comprenden que el pánico patológico implica procesos tanto biológicos como psicológicos. Los fármacos y la terapia del comportamiento pueden controlar generalmente la sintomatología. Además, la psicoterapia puede ayudar a resolver cualquier conflicto psicológico subyacente a los sentimientos y comportamientos ansiosos.

Los fármacos utilizados para tratar el trastorno por pánico incluyen los antidepresivos y los fármacos ansiolíticos como las benzodiacepinas. Todos los tipos de antidepresivos tricíclicos (como la imipramina), los inhibidores de la monoaminooxidasa (como la fenelzina) y los inhibidores selectivos de la recaptación de serotonina (como la fluoxetina) han demostrado ser eficaces. Aunque se ha probado la eficacia de varias benzodiacepinas en ensayos controlados, solamente el alprazolam está específicamente aprobado para tratar el trastorno por pánico. Las benzodiacepinas actúan más rápido que los antidepresivos pero pueden causar dependencia física (• V. *página 464*) y son más propensas a producir ciertos efectos secundarios como somnolencia, alteraciones de la coordinación y aumento del tiempo de reacción.

Cuando un fármaco es eficaz, previene o reduce en gran medida el número de ataques de pánico. Un fármaco puede tener que tomarse durante largos períodos si los ataques de pánico reaparecen una vez que se interrumpe el tratamiento.

La terapia de exposición, un tipo de terapia de comportamiento en la cual la persona es expuesta repetidamente al factor que desencadena el ataque de pánico, a menudo ayuda a disminuir el temor. La terapia de exposición se continúa hasta que la persona desarrolla un alto grado de comodidad ante la situación que provocaba la ansiedad. Además, la gente temerosa de sufrir un desmayo durante un ataque de pánico puede practicar un ejercicio consistente en girar en una silla o respirar rápidamente (hiperventilar) hasta que sienten que van a desmayarse. Este ejercicio les demuestra que no se van a desmayar durante el ataque de pánico. Practicando despacio, las respiraciones profundas (control respiratorio) ayudan a muchas personas con tendencia a hiperventilar.

La psicoterapia con el objetivo de conocer y comprender mejor los conflictos psicológicos subyacentes puede resultar también de utilidad. Un psiquiatra asesora a la persona para determinar si este tipo de tratamiento es adecuado. De forma menos intensa, la psicoterapia de apoyo es siempre apropiada porque un terapeuta puede proporcionar información general acerca del trastorno, su tratamiento y las esperanzas reales de mejoría, y por el apoyo que aporta una relación de confianza con el médico.

Fobias

Las fobias implican una ansiedad persistente, irrealista e intensa en respuesta a situaciones externas específicas como mirar hacia abajo desde las alturas o acercarse a un perro pequeño.

La gente que tiene una fobia evita situaciones que desencadenan su ansiedad o las soporta con gran sufrimiento. Sin embargo, reconocen que su ansiedad es excesiva y por ello son conscientes de tener un problema.

AGORAFOBIA

Aunque agorafobia significa literalmente temor a las áreas del mercado o a los espacios abiertos, el término describe más específicamente el miedo a quedar atrapado sin una manera práctica y sencilla de escapar en caso de un ataque de ansiedad. Las situaciones típicas que son difíciles para una persona con agorafobia incluyen la espera en la cola en un banco o en el supermercado, sentarse en la mitad de una larga fila de asientos en el teatro o en clase y viajar en autobús o en avión. Algunas personas desarrollan agorafobia después de presentar un ataque de pánico en una de estas situaciones. Otras personas pueden sentirse simplemente incómodas en estas situaciones y no desarrollar nunca, o sólo tardíamente, ataques de pánico. La agorafobia a menudo interfiere con la vida diaria, en ocasiones de forma tan intensa que deja a la persona recluida en su domicilio.

Un 3,8 por ciento de las mujeres y un 1,8 por ciento de los varones presenta una agorafobia en un período de 6 meses. El trastorno comienza con más frecuencia temprano en la segunda década de la vida; es raro que se inicie más allá de los 40 años.

Tratamiento

El mejor tratamiento para la agorafobia es la terapia de exposición, un tipo de terapia del comportamiento. Con la ayuda de un terapeuta, la persona busca, confronta y permanece en contacto con lo que causa sus temores hasta que su ansiedad es poco a poco aliviada por la familiaridad que adquiere con la situación (un proceso llamado habituación). La terapia de exposición ayuda a más del 90 por ciento de las personas que la practica adecuadamente.

Si la agorafobia no se trata, generalmente fluctúa en intensidad y puede incluso desaparecer sin un tratamiento formal, posiblemente porque la persona ha llevado a cabo algún tipo personal de terapia de comportamiento.

Las personas con agorafobia que están profundamente deprimidas pueden necesitar tomar un antidepresivo. Las sustancias que deprimen el sistema nervioso central, como el alcohol o grandes dosis de fármacos ansiolíticos, pueden interferir en la terapia del comportamiento y antes de comenzar la terapia se interrumpen de modo gradual.

Al igual que en el trastorno por pánico, la ansiedad en algunas personas que padecen agorafobia puede tener sus raíces en conflictos psicológicos subyacentes. En estos casos, la psicoterapia (en la cual la persona adquiere un mejor conocimiento de los conflictos subyacentes) puede ser útil.

FOBIAS ESPECÍFICAS

Las fobias específicas son los episodios de ansiedad más frecuentes. Alrededor del 7 por ciento de las mujeres y el 4,3 por ciento de los varones tiene una fobia específica en un período de 6 meses.

Algunas fobias específicas, como el temor a los animales grandes, a la oscuridad o a los extraños comienzan temprano en la niñez. Muchas fobias desaparecen con el tiempo. Otras fobias como el miedo a los roedores, a los insectos, al agua, a las alturas o los sitios cerrados, se desarrollan característicamente más tarde. El 5 por ciento de las personas, por lo menos, tiene un cierto grado de fobia a la sangre, las inyecciones o las heridas y puede incluso desmayarse, lo que no sucede con otras fobias ni otros tipos de ansiedad. Por el contrario, muchas personas con trastornos por ansiedad, hiperventilan, lo que les

puede provocar sensaciones de desmayo, aunque en realidad no llegan a desmayarse.

Tratamiento

Frecuentemente, una persona logra vivir con una fobia específica, simplemente evitando la situación o el objeto que le produce temor. Por ejemplo, un habitante de la ciudad temeroso de las serpientes puede que no tenga ningún problema en evitarlas. Sin embargo, los habitantes de las ciudades a quienes asustan los espacios pequeños y cerrados como los ascensores tendrán problemas para trabajar en un piso alto.

La terapia de exposición, un tipo de terapia del comportamiento en la cual se expone a la persona de modo gradual ante la situación o el objeto temidos, es el mejor tratamiento para una fobia específica. Un terapeuta puede ayudar a la correcta realización de la terapia, aunque ésta puede ser realizada sin su ayuda. Incluso las personas con fobia a la sangre o a las agujas responden bien a la terapia de exposición. Por ejemplo, a una persona que se desmaya cuando le sacan sangre se le puede colocar una aguja en posición cercana a una vena y retirarla cuando el ritmo cardíaco comienza a disminuir. La repetición de este proceso permite la normalización del ritmo cardíaco. Al final, esta persona puede hacerse sacar sangre sin desmayarse.

Los fármacos no son muy útiles para ayudar a superar las fobias. Sin embargo, las benzodiacepinas (fármacos ansiolíticos) pueden proporcionar un control a corto plazo, como por ejemplo en el miedo a viajar en avión.

La psicoterapia con el objetivo de comprender los conflictos internos de la persona (• *V. página 409*) puede ser útil para identificar y tratar los conflictos que subyacen bajo una fobia específica.

FOBIA SOCIAL

La aptitud de una persona para relacionarse de un modo afable con otras afecta a muchos aspectos de la vida, incluyendo las relaciones familiares, la educación, el trabajo, el tiempo libre, las relaciones sociales y la vida de pareja. Aunque es normal tener algún grado de ansiedad en las situaciones sociales, las personas con fobia social tienen tanta ansiedad que tratan de evitarlas o bien las soportan con gran sufrimiento. Investigaciones recientes sugieren que alrededor de un 13 por ciento de la gente sufre una fobia social en algún momento de su vida.

Entre las situaciones que habitualmente desencadenan ansiedad entre la gente con fobia social se incluye hablar en público, actuar en público (como actuar en una obra o tocar un instrumento musical), comer con otros, firmar un documento ante testigos y usar un servicio público. A las personas con fobia social les preocupa que sus actuaciones o sus acciones sean inadecuadas. A menudo les preocupa que su ansiedad pueda ser percibida (porque transpiren, se enrojezcan, vomiten, tiemblen o que su voz se note temblorosa), que pierdan el hilo de su pensamiento o que no sean capaces de encontrar las palabras para expresarse.

Un tipo más general de fobia social es la que se caracteriza por presentar ansiedad en casi todas las situaciones sociales. Las personas con una fobia social generalizada están a menudo preocupadas temiendo que si sus actuaciones no cumplen las expectativas, se sentirán humilladas y avergonzadas.

Algunos individuos son tímidos por naturaleza y muestran esa timidez desde temprano, lo que más tarde se convierte en una fobia social. Otros experimentan por vez primera durante la pubertad su ansiedad en situaciones sociales. Si no se trata, la fobia social a menudo persiste, haciendo que mucha gente evite actividades en las que les gustaría participar.

Tratamiento

La terapia de exposición, un tipo de terapia del comportamiento, funciona bien para la fobia social, pero puede no conseguirse fácilmente una exposición lo suficientemente duradera que permita la habituación. Por ejemplo, una persona temerosa de hablar delante de su jefe puede que no sea capaz de conseguir un número de sesiones de conversación con él. Las situaciones de sustitución pueden ayudar, como las que se preparan en ciertas organizaciones creadas para quienes presentan ansiedad al hablar delante de una audiencia o leyendo un libro a los habitantes de una residencia para gente mayor. Las sesiones de sustitución pueden o no reducir la ansiedad durante las conversaciones con el jefe.

Los antidepresivos, como la sertralina y la fenelcina, y los fármacos ansiolíticos, como el clonazepam, pueden a menudo ser de utilidad para la gente con fobia social. Muchas personas utilizan el alcohol para facilitar las relaciones sociales; en algunos casos, sin embargo, ello puede llevar al abuso y dependencia del alcohol.

La psicoterapia, que implica mantener conversaciones con un terapeuta (• V. página 409), puede ser particularmente beneficiosa para la gente capaz de examinar su propio comportamiento y hacer cambios en su forma de pensar y de reaccionar ante las situaciones.

Obsesión compulsiva

La obsesión compulsiva se caracteriza por la presencia de ideas, imágenes o impulsos recurrentes, no deseados, invasores, que parecen sin sentido, extraños, indecentes o aterradores (obsesiones) y a la vez una urgencia o una compulsión a hacer algo que libere de la incomodidad causada por la obsesión.

Los temas obsesivos omnipresentes son el daño, el riesgo o el peligro. Entre las obsesiones más frecuentes están las preocupaciones por la contaminación, la duda, la pérdida y la agresividad. Característicamente, la gente con un trastorno obsesivo-compulsivo se siente impulsada a realizar rituales (actos repetitivos, con un propósito, intencionales). Los rituales utilizados para controlar una obsesión incluyen lavarse o limpiarse para quitarse la contaminación, comprobaciones repetitivas para suprimir las dudas, guardar las cosas para que no se pierdan y evitar a las personas que pudieran ser objeto de agresión. En general los rituales consisten en el excesivo lavado de manos o en la comprobación repetitiva para asegurarse de haber cerrado la puerta. Otros rituales son mentales, como el cálculo repetitivo o hacer afirmaciones para disminuir el peligro. La obsesión compulsiva es diferente de la personalidad obsesivo-compulsiva. (• *V. página 448*)

La gente puede tener una obsesión hacia cualquier cosa y sus rituales no están siempre conectados de forma lógica a la incomodidad que se trata de aliviar. Por ejemplo, una persona que está preocupada por la contaminación puede haber sentido alivio una vez al haber metido por casualidad su mano en el bolsillo. A partir de ese momento, cada vez que le surge una obsesión relacionada con la contaminación, introduce repetidamente su mano en el bolsillo.

En general, las personas con trastornos obsesivo-compulsivos son conscientes de que sus obsesiones no reflejan riesgos reales. Reconocen que su comportamiento físico y mental es excesivo hasta el punto de llegar a ser insólito. De allí la diferencia entre la obsesión compulsiva y los trastornos psicóticos, en los cuales la gente pierde contacto con la realidad.

La obsesión compulsiva afecta a cerca del 2,3 por ciento de los adultos y sucede con aproximadamente igual frecuencia en mujeres que en varones. Como las personas afectadas por este trastorno temen la vergüenza de ser descubiertas, a menudo realizan sus rituales de modo secreto, aun si éstos les llevan varias horas cada día. Cerca de un tercio de las personas con una obsesión compulsiva se encuentra en estado depresivo cuando se diagnostica el trastorno. En conjunto, dos tercios sufren depresión en algún momento.

Tratamiento

La terapia de exposición, un tipo de terapia del comportamiento, a menudo ayuda a la gente con una obsesión compulsiva. En este tipo de terapia, la persona es expuesta a las situaciones o a las personas que desencadenan las obsesiones, los rituales o la incomodidad. La incomodidad de la persona o su ansiedad disminuirán de modo gradual si se controla para no realizar el ritual durante exposiciones repetidas al estímulo que lo provoca. De este modo, la persona aprende que no necesita el ritual para quitarse dicha incomodidad. La mejoría generalmente persiste durante años, probablemente porque aquellos que han conseguido aprender a utilizar este protocolo de autoayuda, continúan practicándolo sin demasiado esfuerzo como una forma de vida después de haber concluido el tratamiento.

Los fármacos pueden también ayudar a muchas de estas personas. Tres fármacos (clomipramina, fluoxetina y fluvoxamina) han sido aprobados específicamente para este uso y dos más (paroxetina y sertralina) también han demostrado ser eficaces. Se usan algunos otros fármacos antidepresivos pero con menor frecuencia.

La psicoterapia, con el objetivo de conocer y comprender mejor los conflictos internos, (• *V. página 409*) generalmente no ha resultado de utilidad para las personas con obsesión compulsiva. Normalmente, el mejor tratamiento es una combinación de fármacos y de terapia del comportamiento.

Estrés postraumático

El estrés postraumático es un trastorno por ansiedad causado por la exposición a una situación traumática abrumadora, en el cual la persona experimenta más tarde repetidamente la situación traumática.

Las situaciones que son una amenaza para la vida o que pueden causar lesiones graves pueden afectar a las personas mucho después de que hayan ocurrido. El miedo intenso, el desamparo o el terror pueden obsesionar a una persona. La situación traumática se reexperimenta en repetidas ocasiones, generalmente como pesadillas o imágenes que vienen a la memoria. La persona evita persistentemente cosas que le recuerdan el trauma. A veces los síntomas no comienzan hasta muchos meses e incluso años después del evento traumático. La persona experimenta una disminución de su capacidad general de reacción y síntomas de hiperreactividad (como la dificultad para conciliar el sueño o asustarse con facilidad). Los síntomas depresivos son frecuentes.

El estrés postraumático afecta por lo menos al uno por ciento de la población alguna vez durante su vida. En las personas con mayor riesgo, como los veteranos de la guerra y las víctimas de violaciones o de otros actos violentos, tiene una mayor

incidencia. El estrés postraumático crónico no desaparece, pero a menudo se hace menos intenso con el tiempo, incluso sin tratamiento. Sin embargo, algunas personas quedan indefinidamente marcadas por este trastorno.

Tratamiento

El tratamiento del estrés postraumático incluye terapia del comportamiento, fármacos y psicoterapia. En la terapia del comportamiento, se expone a la persona a situaciones que pueden desencadenar recuerdos de la experiencia dolorosa. Después de un incremento inicial en el malestar, generalmente la terapia conductual disminuye el sufrimiento de la persona. La contención de los rituales, como lavarse de manera excesiva después de una agresión sexual, puede ser de utilidad.

Los antidepresivos y los ansiolíticos parecen ser de utilidad. La psicoterapia de apoyo juega un papel especialmente importante porque, a menudo, existe una ansiedad intensa en relación con el recuerdo de los sucesos traumáticos. El terapeuta muestra una empatía franca y reconoce simpáticamente el dolor emocional de la persona. Confirma a la persona que su respuesta es lógica, pero la anima a encarar sus recuerdos durante la terapia conductual desensibilizante. También se enseñan al paciente métodos para controlar la ansiedad, lo que le ayuda a modular e integrar los recuerdos dolorosos dentro de su personalidad.

Las personas con estrés postraumático a menudo tienen sentimientos de culpabilidad. Por ejemplo, pueden creer haber actuado de forma inaceptablemente agresiva y destructiva durante el combate, o pueden haber sufrido una experiencia traumática en la cual murieron familiares o amigos y sienten culpa por haber sobrevivido. Si es así, la psicoterapia orientada a la introspección puede ayudar a estas personas a comprender por qué se están autoinculpando y a liberarse de estos sentimientos de culpa. Esta técnica psicoterapéutica puede necesitarse para ayudar a la persona a recuperar los recuerdos traumáticos clave que han sido reprimidos, de tal forma que puedan ser manejados de modo constructivo.

Estrés agudo

El estrés agudo es similar al estrés postraumático, excepto que comienza dentro de las cuatro semanas después del acontecimiento traumático y dura solamente de 2 a 4 semanas.

Una persona con un estrés agudo ha sufrido una exposición a un acontecimiento terrorífico. La persona reexperimenta el suceso traumático en su mente, evita cosas que se lo recuerden, tiene un aumento de ansiedad y también tres o más de los siguientes síntomas:

• Un sentimiento de insensibilidad, alejamiento o ausencia de respuestas afectivas.
• Conciencia reducida del entorno (por ejemplo, aturdimiento).
• Sensación de que las cosas no son reales.
• Sensación de que él mismo no es real.
• Incapacidad de recordar una parte importante del acontecimiento traumático.

Tratamiento

Muchas personas se recuperan del estrés agudo una vez que son retiradas de la situación traumática y se les da apoyo adecuado en forma de comprensión, empatía con su sufrimiento y una oportunidad de describir lo que ocurrió y cómo fue su propia reacción. Mucha gente se beneficia al poder describir varias veces su experiencia. Ayudar a la persona a conciliar el sueño puede ser beneficioso, pero algún otro tipo de fármaco puede interferir el proceso normal de curación.

CAPÍTULO 84

Depresión y manía

La depresión y la manía representan los dos polos opuestos de los trastornos del humor. Los trastornos del humor son enfermedades psiquiátricas en las que las alteraciones emocionales consisten en períodos prolongados de depresión o de euforia (manía) excesivos. Los trastornos del humor también son llamados trastornos afectivos. *Afectivo* significa *estado emocional* expresado a través de gestos y expresiones faciales.

La tristeza y el júbilo son una parte de las experiencias normales de la vida diaria y son diferentes de la depresión y manía graves que caracterizan los trastornos del humor. La tristeza es una respuesta natural a la pérdida, la derrota, el desengaño, el trauma o la catástrofe. La tristeza puede ser psicológicamente beneficiosa porque permite a una persona apartarse de situaciones ofensivas o desagradables, lo que la puede ayudar a recuperarse.

La aflicción o el desconsuelo es la reacción normal más habitual ante una separación o una pérdida, como la muerte de un ser querido, el divorcio o el desengaño amoroso. La privación y la pérdida no suelen causar depresión persistente e incapacitante excepto en personas predispuestas a sufrir trastornos del humor.

El éxito y los logros generalmente provocan sentimientos de júbilo. Sin embargo, el júbilo puede ser en ocasiones una defensa contra la depresión o una negación del dolor de la pérdida. Las personas que se están muriendo tienen a veces breves períodos de júbilo y de actividad bulliciosa y algunas personas que han sufrido alguna privación o pérdida recientes pueden incluso estar exultantes más que desconsoladas, que sería lo normal. En personas predispuestas a los trastornos del humor, estas reacciones pueden ser el preludio de la manía.

Aunque del 25 al 30 por ciento de las personas experimenta algún tipo de trastorno excesivo del humor durante su vida, sólo alrededor de un 10 por ciento tiene un trastorno lo suficientemente importante como para requerir atención médica. De éstos, un tercio tiene depresión de larga duración (crónica) y la mayoría de los restantes tiene episodios recurrentes de depresión. Las depresiones crónicas y recurrentes se denominan **unipolares.** Cerca del dos por ciento de la población tiene una situación conocida como **enfermedad maniacodepresiva** o **trastorno bipolar,** en el cual se alternan períodos de depresión con otros de manía (o con períodos de manía menos intensa conocida como hipomanía).

Depresión

La depresión es un sentimiento de tristeza intenso; puede producirse tras una pérdida reciente u otro hecho triste pero es desproporcionado con respecto a la magnitud del hecho y persiste más allá de un período justificado.

Después de la ansiedad, la depresión es el trastorno psiquiátrico más frecuente. Se estima que un 10 por ciento de la gente que consulta a un médico pensando que tiene un problema físico tiene en realidad una depresión. La depresión comienza habitualmente entre los 20 y los 50 años. Los nacidos en las últimas décadas del siglo xx parecen tener una incidencia mayor de depresión que las generaciones anteriores.

Un episodio de depresión dura habitualmente de 6 a 9 meses, pero en el 15 al 20 por ciento de los pacientes dura 2 años o más. Los episodios generalmente tienden a recurrir varias veces a lo largo de la vida.

Causas

Las causas de la depresión no se conocen por completo. Existe un número de factores que pueden predisponer una persona a sufrir depresión más que otra, como la predisposición familiar (factores hereditarios), los efectos secundarios de algunos tratamientos, una personalidad introvertida y sucesos emocionalmente desagradables, particularmente los que implican una pérdida. La depresión también puede surgir o empeorar sin ningún acontecimiento vital estresante.

Las mujeres son más propensas que los hombres a sufrir depresión, aunque las razones no están totalmente claras. Los estudios psicológicos demuestran que las mujeres tienden a responder a la adversidad encerrándose en sí mismas y autoculpándose. Por el contrario, los varones tienden a negar la adversidad y a dedicarse de lleno a diversas actividades. En cuanto a los factores biológicos, los más implicados son los hormonales. Los cambios en los valores hormonales, que pueden provocar cambios de humor justo antes de la menstruación (tensión premenstrual) y después del parto (depresión posparto), pueden tener algún papel en las mujeres. En las que han sufrido depresiones, pueden ocurrir cambios hormonales similares tras el uso de anticonceptivos orales. La función tiroidea anormal, que es bastante frecuente en las mujeres, puede constituir otro factor.

La depresión que se produce tras una experiencia traumática, como la muerte de un ser querido, se llama **depresión reactiva**. Algunas personas pueden deprimirse de modo temporal como reacción a ciertos períodos vacacionales (vacaciones tristes) o aniversarios con cierto significado, como el aniversario de la muerte de un ser querido. La depresión sin precipitantes aparentes se conoce como **depresión endógena**. Estas distinciones, sin embargo, no son muy importantes, ya que los efectos y el tratamiento de las depresiones son similares.

La depresión también puede ocurrir con un cierto número de enfermedades o trastornos físicos. Los trastornos físicos pueden causar una depresión directamente (como cuando una enfermedad tiroidea afecta a los valores hormonales, lo que puede inducir depresión) o indirectamente (como cuando la artritis reumatoide causa dolor e imposibilidad, lo que puede conducir a la depresión). A menudo, la depresión consecuente con un trastorno físico tiene causas directas e indirectas. Por ejemplo, el SIDA puede causar depresión directamente si el virus de la inmunodeficiencia humana (VIH), que lo causa, daña el cerebro; el SIDA puede causar depresión de forma indirecta cuando tiene un impacto global negativo sobre la vida de la persona.

Varios fármacos, sobre todo los usados para tratar la hipertensión arterial, pueden causar depresión. Por razones desconocidas, los corticosteroides a menudo causan depresión cuando se producen en grandes cantidades en el contexto de una enfermedad, como en el síndrome de Cushing, pero tienden a causar euforia cuando se administran como tratamiento.

Existe un número de situaciones en psiquiatría que pueden predisponer a una persona a la depresión, como ciertos trastornos por ansiedad, el alcoholismo y la dependencia de otras substancias, la esquizofrenia y la fase precoz de la demencia.

Síntomas

Los síntomas se desarrollan habitualmente de forma gradual a lo largo de días o semanas. Una persona que está entrando en una depresión puede aparecer lenta y triste o irritable y ansiosa. Una persona que tiende a concentrarse en sí misma, a hablar poco, a dejar de comer y a dormir poco está experimentando una **depresión vegetativa**. Una persona que, además, está muy inquieta retorciendo las manos y hablando continuamente está experimentando lo que se conoce como **depresión agitada**.

Muchas personas con depresión no pueden expresar normalmente sus emociones (como la aflicción, la alegría y el placer); en casos extremos, el mundo aparece ante ellos como descolorido, sin vida y muerto. El pensamiento, la comunicación y otras actividades de tipo general pueden hacerse más lentos, hasta cesar todas las actividades voluntarias. La gente deprimida puede estar preocupada por pensamientos profundos de culpabilidad e ideas autoofensivas y puede no ser capaz de concentrarse adecuadamente. Estas personas están a menudo indecisas y recluidas en sí mismas, tienen una sensación progresiva de desamparo y desesperanza y piensan en la muerte y en el suicidio.

En general, los depresivos tienen dificultad para conciliar el sueño y se despiertan repetidamente, sobre todo temprano por la mañana. Es habitual una pérdida del deseo sexual o del placer en general. La alimentación escasa y la pérdida de peso conducen a veces a la emaciación, y en las mujeres se puede interrumpir la menstruación. Sin embargo, el exceso alimentario y la ganancia ponderal son frecuentes en las depresiones leves.

En cerca del 20 por ciento de los depresivos, los síntomas son leves, pero la enfermedad dura años, a menudo décadas. Esta **variante distímica** de la depresión a menudo comienza temprano en la vida y se asocia con cambios característicos de la personalidad. Las personas en esta situación son melancólicas, pesimistas, no tienen sentido del humor o son incapaces de divertirse, son pasivas y aletargadas,

Trastornos físicos que pueden causar depresión

Efectos secundarios de los fármacos
Anfetaminas (abstinencia de las mismas)
Fármacos antipsicóticos
Betabloqueadores
Cimetidina
Contraceptivos (orales)
Cicloserina
Indometacina
Mercurio
Metildopa
Reserpina
Talio
Vinblastina
Vincristina

Infecciones
SIDA
Gripe
Mononucleosis
Sífilis (estadio tardío)
Tuberculosis
Hepatitis vírica
Neumonía vírica

Trastornos hormonales
Enfermedad de Addison
Enfermedad de Cushing
Altos valores de hormona paratiroidea
Valores bajos y altos de hormona tiroidea
Valores bajos de hormonas hipofisarias
(hipopituitarismo)

Enfermedades del tejido conectivo
Artritis reumatoide
Lupus eritematoso sistémico

Trastornos neurológicos
Tumores cerebrales
Lesiones craneales
Esclerosis múltiple
Enfermedad de Parkinson
Apnea del sueño
Accidentes vasculares cerebrales
Epilepsia del lóbulo temporal

Trastornos nutricionales
Pelagra (deficiencia de vitamina B_6)
Anemia perniciosa (deficiencia de vitamina B_{12})

Cánceres
Cánceres abdominales (de ovario y de colon)
Cánceres diseminados por todo el organismo

---

introvertidas, escépticas, hipercríticas o en constante queja, autocríticas y llenas de autorreproches. Están preocupados por la inadecuación, el fracaso y por los acontecimientos negativos hasta tal punto que llegan al disfrute morboso con sus propios fracasos.

Algunas personas depresivas se quejan de tener una enfermedad orgánica, con diversas penas y dolencias o de miedos por sufrir desgracias o de volverse locas. Otras creen que tienen enfermedades incurables o vergonzosas, como el cáncer o las enfermedades de transmisión sexual o el SIDA, y que están infectando a otras personas.

Cerca del 15 por ciento de las personas deprimidas, más comúnmente aquellas con depresión grave, tienen delirios (creencias falsas) o alucinaciones, viendo u oyendo cosas que no existen. Pueden creer que han cometido pecados imperdonables o crímenes o pueden oír voces que les acusan de varios delitos o que les condenan a muerte. En casos raros, imaginan que ven ataúdes o a familiares fallecidos. Los sentimientos de inseguridad y de poca valía pueden conducir a las personas intensamente deprimidas a creer que son observadas y perseguidas. Estas depresiones con delirios se denominan **depresiones psicóticas.**

Los pensamientos de muerte están entre los síntomas más graves de depresión. Muchos deprimidos quieren morir o sienten que su valía es tan escasa que deberían morir. Hasta un 15 por ciento de las personas con depresión grave tiene una conducta suicida. Una idea de suicidio representa una situación de emergencia y cualquier persona así debe ser hospitalizada y mantenida bajo supervisión hasta que el tratamiento reduzca el riesgo de suicidio. (• *V. página 429*)

Diagnóstico

El médico es generalmente capaz de diagnosticar una depresión a partir de los síntomas y los signos. Una historia previa de depresión o una historia familiar de depresión ayudan a confirmar el diagnóstico.

A veces se usan cuestionarios estandarizados para ayudar a medir el grado de depresión. Dos cuestionarios de este tipo son la escala de porcentaje de la depresión de Hamilton, que se realiza de modo verbal por un entrevistador, y el inventario de la depresión de Beck, que consiste en un cuestionario que el paciente debe rellenar.

Las pruebas de laboratorio, generalmente análisis de sangre, pueden ayudar al médico a determinar las causas de algunas depresiones. Esto es particularmente útil en mujeres, en las que los factores hormonales pueden contribuir a la depresión.

En casos difíciles de diagnosticar, los médicos pueden realizar otras pruebas para confirmar el diagnóstico de depresión. Por ejemplo, debido a que los problemas del sueño son un signo prominente de depresión, los médicos especializados en el diagnóstico y tratamiento de los trastornos del humor pueden realizar un electroencefalograma durante el sueño para medir el tiempo que tarda la persona en llegar a la fase de movimiento rápido de los ojos (el período en el cual ocurren los sueños). (• *V. página 315)* Generalmente se tarda unos 90 minutos. En una persona con depresión se suele alcanzar en menos de 70 minutos.

Pronóstico y tratamiento

Una depresión sin tratamiento puede durar 6 meses o más. Aunque pueden persistir unos leves síntomas en algunas personas, el funcionamiento tiende a volver a la normalidad. En cualquier caso, en general, los depresivos experimentan episodios repetidos de depresión, en un promedio de cuatro o cinco veces a lo largo de la vida.

Hoy en día, generalmente, la depresión se trata sin necesidad de hospitalización. Sin embargo, a veces una persona debe ser hospitalizada, especialmente si tiene ideas de suicidio o lo ha intentado, si está demasiado débil por la pérdida de peso o si tiene riesgo de problemas cardíacos por la agitación intensa.

Actualmente el tratamiento farmacológico es el factor más importante en el tratamiento de la depresión. Otros tratamientos incluyen la psicoterapia y la terapia electroconvulsionante. Algunas veces se usa una combinación de estas terapias.

Tratamiento farmacológico

Varios tipos de fármacos antidepresivos están disponibles: los tricíclicos, los inhibidores de la recaptación selectiva de serotonina, los inhibidores de la monoaminooxidasa y los psicoestimulantes, pero deben tomarse de forma regular durante por lo menos varias semanas antes de que empiecen a hacer efecto. Las posibilidades de que un antidepresivo específico tenga éxito en el tratamiento de una persona son del 65 por ciento.

Los efectos secundarios varían según cada tipo de fármaco. Los **antidepresivos tricíclicos** a menudo causan sedación y producen ganancia ponderal. También pueden producir aumento del ritmo cardíaco, baja de la presión arterial cuando la persona se pone de pie, visión borrosa, sequedad de boca, confusión, estreñimiento, dificultad para comenzar a ori-

nar y eyaculación retardada. Estos problemas se llaman efectos anticolinérgicos y, generalmente, son más pronunciados en las personas de edad avanzada. (• *V. recuadro, página 41)*

Los antidepresivos que son similares a los antidepresivos tricíclicos tienen otros efectos adversos. La venlafaxina puede aumentar levemente la presión arterial; la trazodona se ha asociado con erección dolorosa (priapismo); la maprotilina y el bupropión, tomados en dosis rápidamente incrementadas, pueden provocar convulsiones. Sin embargo, el bupropión no causa sedación, no afecta a la función sexual y a menudo es útil en pacientes con depresión y pensamiento lento.

Los **inhibidores selectivos de la recaptación de serotonina (ISRS)** representan un gran avance en el tratamiento de la depresión por cuanto producen menos efectos secundarios que los antidepresivos tricíclicos. También son generalmente bastante seguros en las personas en las que la depresión coexiste con una enfermedad orgánica. Aunque pueden producir náuseas, diarrea y dolor de cabeza, estos efectos secundarios son leves o desaparecen con el uso. Por estas razones, a menudo los médicos seleccionan en primer lugar los ISRS para tratar la depresión. Los ISRS son particularmente útiles en el tratamiento de la distimia, que requiere un tratamiento farmacológico de larga duración. Más aún, los ISRS son bastante eficaces en el trastorno obsesivo-compulsivo, en el trastorno por pánico, en la fobia social y en la bulimia (alteración del apetito), que a menudo coexisten con la depresión. La principal desventaja de los ISRS es que causan con frecuencia disfunción sexual.

Los **inhibidores de la monoaminooxidasa (IMAO)** representan otra clase de fármacos antidepresivos. Las personas que consumen IMAO deben observar unas restricciones dietéticas y seguir precauciones especiales. Por ejemplo, no deben tomar alimentos o bebidas que contengan tiramina, como la cerveza de barril, los vinos tintos (y también el jerez), los licores, los alimentos demasiado maduros, el salami, los quesos curados, las habas, los extractos de levadura y la salsa de soja. Deben evitar fármacos como la fenilpropanolamina y el dextrometorfano, que se encuentran en muchos antitusígenos y anticatarrales habituales, porque provocan la liberación de adrenalina y pueden producir una subida importante de la presión arterial. Ciertos otros fármacos deben también ser evitados por las personas que toman IMAO, como los antidepresivos tricíclicos, los inhibidores selectivos de la recaptación de serotonina y la meperidina (un analgésico).

Se indica habitualmente a los que toman IMAO que lleven consigo todo el tiempo un antídoto, como la clorpromacina o la nifedipina. Si notasen un dolor de

Tipos de antidepresivos

Antidepresivos tricíclicos y similares

Amitriptilina

Amoxapina

Bupropión

Clomipramina

Desipramina

Doxepina

Imipramina

Maprotilina

Nefazodona

Nortriptilina

Protriptilina

Trazodona

Trimipramina

Venlafaxina

Inhibidores selectivos de la recaptación de serotonina

Fluoxetina

Fluvoxamina

Paroxetina

Sertralina

Inhibidores de la monoaminooxidasa

Isocarboxazida

Pargilina

Fenelzina

Tranilcipromina

Psicoestimulantes

Dextroanfetamina

Metilfenidato

Psicoterapia

La psicoterapia usada conjuntamente con los antidepresivos puede favorecer en gran medida los resultados del tratamiento farmacológico. (• *V. página 409*) La psicoterapia individual o de grupo puede ayudar a la persona a reasumir de modo gradual antiguas responsabilidades y a adaptarse a las presiones habituales de la vida, acrecentando la mejoría conseguida por el tratamiento farmacológico. Con la psicoterapia interpersonal (humanista), la persona recibe una guía para adaptarse a los diferentes papeles de la vida. La terapia cognitiva puede ayudar a cambiar la desesperanza de la persona y sus pensamientos negativos. La psicoterapia aislada puede ser tan eficaz como la terapia farmacológica en el caso de las depresiones leves.

Terapia electroconvulsionante

La terapia electroconvulsionante (TEC) se usa para tratar la depresión grave, particularmente cuando la persona sufre psicosis, amenaza con suicidarse o se niega a comer. Este tipo de terapia es generalmente muy eficaz y puede aliviar la depresión rápidamente, a diferencia del resto de los antidepresivos, que pueden tardar varias semanas en producir efecto. La velocidad con que actúa la terapia electroconvulsiva puede salvar vidas.

En la terapia electroconvulsionante, se colocan unos electrodos en la cabeza y se aplica una corriente eléctrica para inducir una convulsión en el cerebro. Por razones desconocidas, la convulsión alivia la depresión. Generalmente se administran de cinco a siete sesiones, a días alternos. Como la corriente eléctrica puede causar contracciones musculares y dolor, la persona recibe anestesia general durante la sesión. La terapia electroconvulsionante puede causar una pérdida temporal de memoria (raramente de forma permanente).

Manía

La manía se caracteriza por una excesiva actividad física y sentimientos de euforia extremos que son muy desproporcionados en relación a cualquier acontecimiento positivo. La hipomanía es una forma leve de manía.

Aunque una persona puede tener una depresión sin episodios maníacos (trastorno unipolar), la manía se presenta más frecuentemente como parte de una enfermedad maniacodepresiva (trastorno bipolar). (• *V. página 428*) Las pocas personas que parecen presentar sólo manía pueden tener de hecho episodios depresivos leves o limitados en el tiempo. La manía y la hipomanía son menos frecuentes que la depresión y son también más difícilmente identificables, por-

cabeza intenso y pulsátil deben tomar el antídoto y acudir rápidamente a un servicio de urgencias. A causa de las dificultosas restricciones en la dieta y las precauciones necesarias, los IMAO son raramente recetados, excepto para aquellas personas depresivas que no han mejorado con los otros fármacos.

Los **psicoestimulantes,** como el metilfenidato, se reservan generalmente para las personas depresivas que están encerradas en sí mismas, lentas y cansadas, o que no han mejorado después de haber usado todas las otras clases de antidepresivos. Las posibilidades de su abuso son muy elevadas. Como los psicoestimulantes tienden a hacer efecto rápidamente (en un día) y facilitan la deambulación, a veces se recetan a personas deprimidas de edad avanzada que están convalecientes de una cirugía o de una enfermedad que las ha tenido postradas.

Síntomas de la manía

Humor
- Euforia, irritabilidad u hostilidad.
- Llantos ocasionales.

Otros síntomas psicológicos
- Aumento de la autoestima, fanfarroneo, comportamiento pomposo.
- Fuga de ideas, desencadenamiento de nuevas ideas por los sonidos de las palabras, más que por sus significados, tendencia a distraerse con facilidad.
- Incremento del interés por nuevas actividades, aumento de la implicación con la gente (que se siente a menudo alienada por el comportamiento intrusivo y entrometido de la persona), compras en exceso, indiscreciones sexuales, inversiones mercantiles sin sentido.

Síntomas psicóticos
- Delirios de posesión de un talento extraordinario.
- Delirios de posesión de una forma física extraordinaria.
- Delirios de riqueza, de ascendencia aristocrática o de otra identidad grandiosa.
- Ver visiones u oír voces (alucinaciones).
- Paranoia.

Síntomas físicos
- Nivel de actividad incrementado.
- Posible pérdida de peso debido a la actividad incrementada y al descuido en la alimentación.
- Disminución de las necesidades de sueño.
- Incremento del deseo sexual.

que mientras que la tristeza intensa y prolongada puede llevar a consultar a un médico, la euforia lo hace con mucha menos frecuencia (ya que la gente con manía no es consciente de que haya un problema en su estado mental o en su comportamiento). El médico debe descartar la presencia de una enfermedad orgánica subyacente en la persona que experimenta manía por primera vez, sin episodio depresivo previo.

Síntomas y diagnóstico

Los síntomas maníacos se desarrollan típicamente de forma rápida en unos pocos días. En las fases precoces (leves) de la manía, la persona se siente mejor que habitualmente y a menudo aparece más alegre, rejuvenecida y con más energías.

Una persona maníaca está generalmente eufórica, pero también puede estar irritable, reservada o francamente hostil. Generalmente cree que se encuentra muy bien. Su ausencia de reparos en esta situación, junto con una enorme capacidad de actuación, pueden hacer que la persona se vuelva impaciente, intrusiva, entrometida e irritable, con tendencia a la agresión, cuando uno se acerca a ella. La actividad mental se acelera (una situación llamada fuga de ideas). La persona se distrae fácilmente y constantemente cambia de tema o intenta abordar otro nuevo. Puede tener la falsa convicción de riqueza personal, poder, inventiva y genio y puede asumir de forma temporal identidades grandiosas, creyendo a veces que es Dios.

La persona puede creer que está siendo ayudada o perseguida por otras o tiene alucinaciones, con lo cual oye y ve cosas que no existen. Disminuye su necesidad de sueño. Una persona maníaca se implica en varias actividades de forma inagotable, excesiva e impulsiva (como intento de negocios arriesgados, visitar casas de juego o conductas sexuales peligrosas) sin reconocer los peligros sociales inherentes a dichas actividades. En casos extremos, la actividad física y mental es tan frenética que se pierde cualquier relación clara entre el humor y la conducta en una especie de agitación sin sentido (manía delirante). Entonces se requiere tratamiento inmediato, porque la persona puede fallecer de agotamiento físico. En casos de manía con menor grado de hiperactividad, se puede requerir la hospitalización para proteger a la persona y a sus familiares de la ruina por un comportamiento económico o sexual desaforado.

La manía se diagnostica por sus síntomas, que son característicamente obvios para el observador. Sin embargo, como las personas con manía se caracterizan por negar todo problema, los médicos generalmente tienen que obtener la información de los miembros de la familia. Los cuestionarios no se usan tan ampliamente como en la depresión.

Tratamiento

Los episodios de manía no tratados finalizan de modo más brusco que los de depresión y son habitualmente más cortos, durando desde unas pocas semanas hasta varios meses. El médico intenta por todos los medios tratar al paciente en el hospital, porque la manía es una emergencia médica y social.

Un fármaco, el litio, puede reducir los síntomas de la manía. Debido a que el litio tarda de 4 a 10 días en hacer efecto, a menudo se administra de forma concomitante otro fármaco, como el haloperidol,

---

Trastornos físicos que pueden producir manía

Efectos secundarios de los fármacos

Anfetaminas

Antidepresivos (la mayoría)

Bromocriptina

Cocaína

Corticosteroides

Levodopa

Metilfenidato

Infecciones

SIDA

Encefalitis

Gripe

Sífilis (estadio tardío)

Trastornos hormonales

Altos valores de hormonas tiroideas

Enfermedades del tejido conectivo

Lupus eritematoso sistémico

Trastornos neurológicos

Tumores cerebrales

Lesiones craneales

Corea de Huntington

Esclerosis múltiple

Accidentes vasculares cerebrales

Corea de Sydenham

Epilepsia del lóbulo temporal

---

para controlar la excitación del pensamiento y de la actividad. Sin embargo, el haloperidol puede provocar contractura muscular y movimientos anormales, y por lo tanto se administra en pequeñas dosis, en combinación con una benzodiacepina, como el loracepam o el clonazepam, que aumentan los efectos antimaníacos del haloperidol y reducen sus desagradables efectos secundarios.

Enfermedad maniacodepresiva

*La enfermedad maniacodepresiva, también llamada **trastorno bipolar**, es una situación en la cual los períodos de depresión alternan con períodos de manía o de algún grado menor de excitación.*

La enfermedad maniacodepresiva afecta en algún grado a algo menos del 2 por ciento de la población. Se piensa que la enfermedad es hereditaria, aunque se desconoce el defecto genético exacto. La enfer-

medad maniacodepresiva afecta por igual a hombres y mujeres y habitualmente comienza entre los 10 y los 40 años.

Síntomas y diagnóstico

El trastorno maniacodepresivo comienza generalmente con depresión y presenta por lo menos un período de manía en algún momento durante la enfermedad. Los episodios de depresión duran habitualmente de 3 a 6 meses. En la forma más grave de la enfermedad, llamada **trastorno bipolar de tipo I**, la depresión alterna con manía intensa. En la forma menos grave, llamada **trastorno bipolar de tipo II**, episodios depresivos de corta duración alternan con hipomanía. Los síntomas del trastorno bipolar de tipo II a menudo vuelven a aparecer en ciertas estaciones del año; por ejemplo, la depresión ocurre en el otoño y en el invierno y la euforia menor ocurre en la primavera o el verano.

En una forma aún más suave de la enfermedad maniacodepresiva, llamada **trastorno ciclotímico**, los períodos de euforia y de depresión son menos intensos, habitualmente duran sólo unos pocos días y vuelven a presentarse con bastante frecuencia a intervalos irregulares. Aunque los trastornos ciclotímicos pueden en último grado evolucionar hacia una enfermedad maniacodepresiva, en muchas personas este trastorno nunca conduce a una depresión mayor o a la manía. Un trastorno ciclotímico puede contribuir al éxito de una persona en los negocios, en el liderazgo, en el logro de objetivos y en la creatividad artística. Sin embargo, también puede ocasionar resultados irregulares en el trabajo y en la escuela, frecuentes cambios de residencia, repetidos desengaños amorosos o separaciones matrimoniales y abuso de alcohol o drogas. En cerca de un tercio de las personas con trastornos ciclotímicos, los síntomas pueden conducir a un trastorno del humor que requiera tratamiento.

El diagnóstico de la enfermedad maniacodepresiva se basa en su síntomas característicos. El médico determina si la persona está sufriendo un episodio maníaco o depresivo con el fin de prescribir el tratamiento correcto. Cerca de un tercio de las personas con un trastorno bipolar experimentan *simultáneamente* síntomas maníacos (o hipomaníacos) y depresivos. Esta situación se conoce como un **estado bipolar mixto.**

Pronóstico y tratamiento

La enfermedad maniacodepresiva reaparece en casi todos los casos. A veces, los episodios pueden cambiar de la depresión a la manía, o viceversa, sin ningún período de humor normal de por medio. Algunas personas cambian más rápidamente que otras entre episodios de depresión y de manía. Hasta un

15 por ciento de las personas con enfermedad maniacodepresiva, sobre todo mujeres, tiene cuatro o más episodios al año. Las personas que sufren ciclos rápidos son más difíciles de tratar.

Las incidencias de manía o hipomanía en la enfermedad maniacodepresiva pueden ser tratadas como la manía aguda. Los episodios depresivos se tratan igual que la depresión. Sin embargo, en general, los antidepresivos pueden provocar cambios de depresión a hipomanía o manía y, a veces, producen cambios rápidos de ciclo entre las dos situaciones. Por lo tanto, estos fármacos se usan durante cortos períodos y sus efectos sobre el humor son controlados con mucho cuidado. En cuanto se observan los primeros indicios de cambio hacia la hipomanía o la manía, se retira el antidepresivo. Los antidepresivos menos propensos a causar variaciones en el humor son el bupropión y los inhibidores de la monoaminooxidasa. Idealmente, a casi todos los que padecen un trastorno maniacodepresivo se les deberían administrar fármacos estabilizantes del humor, como el litio o un anticonvulsionante.

El **litio** no produce efectos sobre el estado del humor normal, pero reduce la tendencia a cambios extremos del humor en cerca del 70 por ciento de los que padecen un trastorno maniacodepresivo. El médico controla los valores sanguíneos de litio mediante análisis de sangre. Los posibles efectos secundarios del litio incluyen temblores, contracturas musculares, náuseas, vómitos, diarrea, sensación de sed, incremento del volumen de orina y aumento de peso. El litio puede empeorar el acné o la psoriasis y puede causar una disminución de las concentraciones sanguíneas de hormonas tiroideas. Los valores muy altos de litio en sangre pueden provocar un dolor de cabeza persistente, confusión mental, adormecimiento, convulsiones y ritmos cardíacos anormales. Los efectos secundarios aparecen con mayor frecuencia en las personas de edad avanzada. Las mujeres, cuando intentan quedar embarazadas, deben dejar de tomar litio porque éste puede (en raras ocasiones) producir malformaciones cardíacas en el feto.

Durante los últimos años se han desarrollado nuevos tratamientos farmacológicos. Éstos incluyen los anticonvulsionantes **carbamacepina** y **divalproato.** Sin embargo, la carbamacepina puede causar una disminución preocupante del número de glóbulos rojos y de leucocitos, y el divalproato puede dañar el hígado (sobre todo en los niños). Estos problemas ocurren raramente cuando existe una cuidadosa supervisión médica, y la carbamacepina y el divalproato constituyen alternativas útiles al litio en la enfermedad maniacodepresiva, especialmente en las formas mixtas o en las de ciclos rápidos cuando éstas no han respondido a otros tratamientos.

La **psicoterapia** se recomienda frecuentemente para aquellos que toman fármacos estabilizantes del humor, sobre todo para ayudarles a continuar con el tratamiento. Algunas personas que toman litio se sienten menos alerta, menos creativas y con menos control sobre las cosas que en condiciones habituales. Sin embargo, la disminución real de creatividad es poco frecuente, particularmente porque el litio permite a las personas con enfermedad maniacodepresiva llevar una vida más regular, mejorando su capacidad global de trabajo. La terapia de grupo se usa con frecuencia para ayudar a las personas y a sus cónyuges, o a sus familiares, a comprender la enfermedad y a afrontarla en mejores condiciones.

La **fototerapia** se utiliza a veces para tratar a las personas con enfermedad maniacodepresiva, especialmente las que tienen una depresión más leve y de carácter más estacional: depresión en otoño-invierno e hipomanía en primavera-verano. Para la fototerapia se coloca a la persona en una habitación cerrada con luz artificial. La luz se controla para imitar la estación del año que está tratando de crear el terapeuta: días más largos para el verano y más cortos para el invierno. Si la dosis de luz es excesiva, la persona puede sufrir un cambio hacia la hipomanía o, en algunos casos, daño en los ojos. Por lo tanto, la fototerapia debe ser supervisada por un médico especializado en el tratamiento de los trastornos del humor.

CAPÍTULO 85

Comportamiento suicida

El comportamiento suicida abarca los gestos suicidas, los intentos de suicidio y el suicidio consumado. Los planes de suicidio y las acciones que tienen pocas posibilidades de llevar a la muerte son llamados **ges-** **tos suicidas.** Las acciones suicidas con intención de muerte pero que no logran su propósito se llaman **intentos de suicidio.** Algunas personas que intentan suicidarse son descubiertas a tiempo y salvadas. Otras personas que intentan suicidarse tienen sentimientos contradictorios acerca de la muerte y el intento puede fallar porque en realidad es una petición de ayuda combinada con un fuerte deseo de vivir. Finalmente, un **suicidio consumado** tiene como resultado la muerte. Todos los pensamientos y los comportamientos suicidas, ya se trate de gestos o de tentativas, deben ser tomados en serio.

El comportamiento autodestructivo puede ser directo o indirecto. Los gestos suicidas, los intentos de suicidio y el suicidio consumado son ejemplos de comportamiento autodestructivo directo. El comportamiento autodestructivo indirecto implica la participación, generalmente de modo repetido, en actividades peligrosas sin que exista una intención consciente de morir. Ejemplos de comportamiento autodestructivo indirecto incluyen el abuso del alcohol y de las drogas, el abuso del tabaco, el comer con exceso, el descuido de la propia salud, la automutilación, el conducir un vehículo de modo temerario y el comportamiento criminal. De las personas con comportamiento autodestructivo indirecto se dice que tienen un "deseo de muerte", pero generalmente existen muchas razones para ese comportamiento.

Epidemiología

Como las estadísticas de suicidio se basan principalmente en los certificados de defunción y en las pesquisas judiciales, existe seguramente una subestimación de la verdadera incidencia. Aun así, el suicidio se encuentra entre las 10 primeras causas de muerte. El suicidio es la causa del 30 por ciento de las muertes entre los estudiantes universitarios y del 10 por ciento de las muertes en personas entre 25 y 34 años. Es la segunda causa de muerte entre los adolescentes. (• *V. página 1353)* Sin embargo, más del 70 por ciento de las personas que se suicidan son mayores de 40 años y la frecuencia aumenta dramáticamente en los mayores de 60 años, sobre todo en los varones. Las tasas de suicidio son mayores en las áreas urbanas que en las rurales.

En contraste, los intentos de suicidio son más frecuentes antes de llegar a la mediana edad. Los intentos de suicidio son particularmente frecuentes entre las adolescentes solteras y entre los solteros alrededor de los 30 años. Aunque las mujeres intentan suicidarse con una frecuencia tres veces mayor que los hombres, éstos consuman el suicidio en una proporción cuatro veces mayor que ellas.

Las personas casadas tienen menos probabilidades de intentar o de llevar a cabo un suicidio que las personas separadas, divorciadas o viudas que viven solas. Los suicidios son más frecuentes entre los familiares de quienes han realizado un intento o se han suicidado.

Muchos suicidios ocurren en las cárceles, particularmente entre los varones jóvenes que no han cometido crímenes violentos. Estas personas generalmente se ahorcan, a menudo durante la primera semana de cárcel. Los suicidios en grupo, tanto si implican un gran número de personas como si sólo son dos (como un par de enamorados o cónyuges), representan una forma extrema de identificación con la otra persona. Los suicidios de grandes grupos de gente tienden a ocurrir en situaciones con una gran carga emocional o en los fanatismos religiosos que superan el fuerte instinto de supervivencia.

Las tasas de suicidio entre abogados, dentistas, médicos (especialmente del sexo femenino) y personal militar son mayores que en la población general. La intoxicación con fármacos es una forma frecuente de suicidio entre los médicos, posiblemente porque pueden obtener los fármacos con facilidad y saben cuál es la dosis letal.

El suicidio ocurre con menos frecuencia entre los miembros practicantes de grupos religiosos (particularmente los católicos), que generalmente se apoyan en sus creencias, tienen lazos sociales cercanos que les protegen de la autodestrucción y además tienen prohibido por sus creencias el cometer tal acto. Sin embargo, la afiliación religiosa y las creencias profundas no impiden necesariamente la realización de actos suicidas por motivos de frustración, ira y desesperación, especialmente cuando se acompañan de sentimientos de culpabilidad o de indignidad.

Una de cada seis personas que se suicida deja una nota escrita. Las notas a menudo hacen referencia a relaciones personales o a acontecimientos que deben suceder después de haber muerto la persona. Las notas escritas por las personas de edad avanzada a menudo expresan preocupaciones por los que dejan atrás, mientras que las notas escritas por los jóvenes pueden ser de enfado o de reivindicación. Una nota dejada por alguien que intenta suicidarse pero no lo consigue indica que el intento fue premeditado; el riesgo de que lo vuelva a intentar es, por lo tanto, elevado.

Causas

La conducta suicida generalmente resulta de la interacción de varios factores:

• Trastornos mentales (fundamentalmente depresión y abuso de sustancias).

• Factores sociales (desilusión, pérdida y ausencia de apoyo social).

• Trastornos de la personalidad (impulsividad y agresión).

• Una enfermedad orgánica incurable.

Más de la mitad de la gente que se suicida está deprimida. (• *V. página 422)* Los problemas matrimo-

Factores de alto riesgo para consumar el suicidio

Factores personales y sociales

• Hombre.

• Edad mayor de 60 años.

• Historia de un intento de suicidio previo.

• Historia de suicidio o de trastorno del humor en la familia.

• Separación reciente, divorcio o viudez.

• Aislamiento social, con actitud incomprensiva real o imaginada por parte de familiares o amigos.

• Aniversarios con especial significación personal, como el aniversario de la muerte de un ser querido.

• Desempleo o dificultades económicas, particularmente si han causado una caída drástica del *status* familiar.

• Abuso del alcohol o de las drogas.

• Planeamiento detallado del suicidio y haber tomado precauciones para no ser descubierto.

• Experiencia vital humillante reciente.

Factores mentales y físicos

• Depresión (especialmente enfermedad maniacodepresiva).

• Agitación, inquietud y ansiedad.

• Sentimiento de culpabilidad, inadecuación y desesperanza.

• Conversación o conducta autodenigrante.

• Personalidad impulsiva u hostil.

• Convicción delirante de tener cáncer, enfermedad cardíaca u otra enfermedad grave.

• Alucinaciones en las que una voz dirige el intento de suicidio.

• Enfermedad orgánica crónica, dolorosa o invalidante, especialmente si la persona estaba sana previamente.

• Uso de fármacos, como la reserpina, que pueden causar depresión severa.

---

niales, una relación amorosa rota o problemática o una reciente pérdida personal (particularmente entre las personas de edad avanzada) pueden precipitar la depresión. A menudo, un factor como la ruptura de una relación personal, se considera la gota que desborda el vaso. La depresión combinada con una enfermedad orgánica puede llevar a intentar el suicidio. Una minusvalía física, especialmente si es crónica o dolorosa, tiene mayor probabilidad de acabar en un suicidio consumado. La enfermedad orgánica, especialmente aquella que es grave, crónica y dolorosa, tiene un papel importante en cerca del 20 por ciento de los suicidios entre las personas de edad avanzada.

El suicidio es a menudo el acto final de una serie de comportamientos autodestructivos. El comportamiento autodestructivo es especialmente frecuente entre las personas con experiencias traumáticas en su niñez, especialmente las que padecieron abusos o negligencia o el sufrimiento de un hogar monoparental, quizás porque éstas son más propensas a tener mayores dificultades en establecer relaciones profundas y seguras. Los intentos de suicidio son más probables entre mujeres maltratadas, muchas de las cuales también sufrieron abusos de niñas.

El alcohol incrementa el riesgo de conducta suicida porque agrava los sentimientos depresivos y disminuye el autocontrol. Alrededor de la mitad de los que intentan el suicidio están intoxicados en el momento de hacerlo. Puesto que el alcoholismo por

sí mismo, particularmente si hay ingestión exagerada de forma aguda, causa a menudo sentimientos profundos de remordimiento en los periodos entre una ingestión y otra, los alcohólicos son particularmente propensos al suicidio incluso cuando están sobrios.

La autoagresión violenta puede ocurrir durante un cambio de humor hacia una depresión profunda pero transitoria. Los cambios de humor pueden estar causados por fármacos o por enfermedades graves. Una persona que está experimentando un cambio de su humor hacia la depresión es, con frecuencia, consciente sólo de modo parcial, y probablemente después, recuerde sólo vagamente su intento de suicidio. Los que padecen epilepsia, especialmente aquellos con epilepsia del lóbulo temporal, con frecuencia experimentan episodios depresivos breves pero intensos lo que, unido a la disponibilidad de fármacos para tratar su enfermedad, incrementa el factor de riesgo para la conducta suicida.

Además de la depresión, existen otros trastornos mentales que aumentan el riesgo de suicidio. Por ejemplo, los esquizofrénicos, particularmente los que también están deprimidos (un problema bastante frecuente en la esquizofrenia), son más propensos a intentar el suicidio que aquellos que no tienen dicho trastorno. (• *V. página 453*) Los métodos de suicidio que eligen los esquizofrénicos pueden ser insólitos y con frecuencia violentos. En la

Intervención en el suicidio: teléfonos para urgencias

En algunos países se presta atención telefónica a quienes, llevados de una crisis suicida, se sienten inclinados a quitarse la vida. Se trata de centros de prevención del suicidio, en los que los voluntarios preparados especialmente atienden al teléfono durante las 24 horas del día.

Cuando una persona potencialmente suicida llama a un teléfono de 24 horas, un voluntario trata de establecer una relación con el suicida, recordándole su identidad (por ejemplo, usando su nombre repetidamente). El voluntario puede ofrecer una ayuda constructiva para el problema que originó la crisis y animar a la persona a poner en práctica acciones positivas para resolverlo.

El voluntario puede recordar a la persona que tiene familia y amigos que se preocupan y quieren ayudarle. Finalmente, el voluntario puede intentar facilitar el acceso a profesionales de urgencias para ayuda directa contra el suicidio.

Algunas veces una persona puede llamar a una línea de 24 horas para decir que ya ha cometido un acto suicida (tomó una sobredosis de fármacos o abrió la llave del gas) o está procediendo a realizarlo. En este caso, el voluntario trata de obtener la dirección de la persona. Si esto no es posible, otro voluntario advierte a la policía para localizar la llamada e intentar un rescate. Se mantiene la persona hablando por teléfono hasta que llegue la policía.

---

esquizofrenia los intentos de suicidio acaban generalmente en la muerte. El suicidio puede ocurrir en las primeras fases de la enfermedad y puede ser la primera indicación clara de que la persona padecía esquizofrenia.

Las personas con trastornos de la personalidad están también en riesgo de suicidarse, especialmente las inmaduras, con poca tolerancia a la frustración y que reaccionan al estrés de modo impetuoso con violencia y agresión. (• *V. página 444*) Estas personas pueden beber alcohol en exceso, abusar de drogas o cometer actos criminales. La conducta suicida se exacerba a veces por el estrés que inevitablemente conlleva la ruptura de relaciones problemáticas y las cargas que supone el establecer nuevas relaciones y estilos de vida. Otro aspecto importante en los intentos de suicidio es el método de la ruleta rusa, en el que la gente decide dejar que sea la suerte la que determine el desenlace. Algunos individuos inestables encuentran emocionantes las actividades peligrosas que implican flirtear con la muerte, como conducir un vehículo de modo temerario o los deportes peligrosos.

Métodos

El método escogido por una persona para suicidarse es a menudo determinado por la disponibilidad y por los factores culturales. También puede reflejar la seriedad del intento, puesto que algunos métodos, como saltar desde un edificio alto, hacen que sea virtualmente imposible sobrevivir, mientras que otros, como la sobredosis farmacológica, dejan abierta la posibilidad del rescate. Sin embargo, el usar un método que demuestra no ser mortal no indica necesariamente que el intento de la persona es menos serio.

La sobredosis de fármacos es el método usado con más frecuencia en los intentos de suicidio. Dado que los médicos no prescriben barbitúricos a menudo, ha descendido el número de sobredosis con estos fármacos; sin embargo, está aumentando el número de sobredosis con otros fármacos psicotrópicos como los antidepresivos. La sobredosis de aspirina ha descendido desde más del 20 por ciento de los casos hasta aproximadamente el 10 por ciento. En cerca del 20 por ciento de los suicidios se usan dos métodos o más o una combinación de fármacos, lo que aumenta el riesgo de muerte.

Entre los suicidios consumados, el arma de fuego es el método más usado en los países donde su tenencia es legal. Es un método usado predominantemente por niños y varones adultos. Las mujeres son más propensas a usar métodos no violentos, como el envenenamiento (o la intoxicación farmacológica) y la inmersión, aunque en los últimos años han aumentado los suicidios por arma de fuego entre las mujeres. Los métodos violentos, como las armas de fuego o los ahorcamientos, son poco utilizados por aquellas personas que sólo quieren llamar la atención porque generalmente conducen a la muerte.

Un acto suicida a menudo contiene evidencias de agresión hacia otros, como puede verse en los asesinatos seguidos por un suicidio y en la alta incidencia de suicidios entre los prisioneros que cumplen condena por crímenes violentos.

Prevención

Cualquier acto o amenaza suicidas deben ser tomados en serio. El 20 por ciento de las personas que intentan suicidarse repite el intento en el plazo de un año. Todas las personas que realizan gestos suicidas o que intentan suicidarse necesitan ser tratadas. Cerca del 10 por ciento de todos los intentos de suicidio resultan mortales.

Aunque a veces un suicidio consumado o un intento de suicidio se presenta como algo totalmente sorpresivo o chocante, incluso para los familiares cercanos, los amigos y los compañeros, generalmente existen signos premonitorios. En general, los que se suicidan están deprimidos y por ende el paso práctico más importante para prevenir el suicidio es diagnosticar y tratar correctamente la depresión. Sin embargo, el riesgo de suicidio se incrementa cerca del comienzo del tratamiento de la depresión, cuando la persona se vuelve más activa y decidida pero aún sigue deprimida.

Un buen cuidado psiquiátrico y social después de un intento de suicidio es el mejor modo de prevenir nuevos intentos de suicidio. Como mucha gente que se suicida ya había previamente intentado hacerlo, se debe realizar un asesoramiento psiquiátrico inmediatamente después del intento. El asesoramiento ayuda al médico a identificar los problemas que contribuyeron al acto y a planear un tratamiento apropiado.

Tratamiento de los intentos de suicidio

Mucha gente que intenta suicidarse es llevada todavía inconsciente a un servicio de urgencias. Cuando se sabe que una persona ha tomado una sobredosis de un fármaco o de un veneno, el médico sigue los siguientes pasos:
• Retirar la máxima cantidad posible del fármaco o del veneno del cuerpo de la persona, tratando de impedir su absorción y acelerando su excreción.
• Controlar los signos vitales y tratar los síntomas para mantener a la persona viva.
• Administrar un antídoto si se conoce exactamente el fármaco que ha sido ingerido y si existe ese antídoto.

Aunque por lo general las personas se encuentran físicamente bastante bien para ser dadas de alta tan pronto se haya tratado la lesión, a menudo son hospitalizadas para recibir asesoramiento y tratamiento psiquiátrico. Durante la valoración psiquiátrica, la persona puede negar todo problema. Con bastante frecuencia, la depresión grave que condujo al acto suicida es seguida por un período corto de mejoría del humor, así que raras veces se producen nuevos intentos suicidas inmediatamente después del inicial. Sin embargo, el riesgo de otro intento de suicidio es alto a menos que sean resueltos los problemas de la persona.

Existen variaciones tanto en el tiempo de estancia en el hospital como en el tipo de tratamiento requerido. El enfermo psiquiátrico grave generalmente es ingresado en la unidad psiquiátrica del hospital para un control de forma continuada hasta que se resuelvan los problemas que lo han inducido al suicidio o hasta que tenga capacidad de afrontarlos. En caso de necesidad, se puede mantener al paciente en el hospital aun en contra de sus deseos porque representa un peligro para sí mismo o para otros.

Impacto del suicidio

Un suicidio consumado tiene un fuerte impacto emocional en cualquier persona implicada. La familia de la persona, sus amistades y su médico pueden sentirse culpables, avergonzados y con remordimientos por no haber podido evitar el suicidio. También pueden sentir ira contra la persona que se ha suicidado. Finalmente, se dan cuenta de que no podían estar al corriente de todo o de que no son todopoderosos y que el suicidio, la mayoría de las veces, no puede impedirse.

Un intento de suicidio tiene un impacto similar. Sin embargo, los que son más cercanos a la persona tienen la oportunidad de calmar sus conciencias respondiendo a la llamada de ayuda de ésta.

CAPÍTULO 86

Alteraciones del apetito

Las alteraciones graves del apetito se agrupan en tres categorías: el rechazo de mantener el peso mínimo normal (anorexia nerviosa), el comer en exceso para luego purgarse (bulimia nerviosa) y el comer en exceso sin purgarse (bulimia). La bulimia es el consumo de grandes cantidades de comida en un corto período de tiempo acompañado por sentimientos de pérdida del control. La purga es la autoinducción de

vómitos o el mal uso de laxantes, diuréticos o enemas para eliminar la comida del cuerpo.

Anorexia nerviosa

La anorexia nerviosa es un trastorno caracterizado por una distorsión de la imagen corporal, un miedo extremo a la obesidad, el rechazo de mantener un

Anorexia

La distorsión de la imagen corporal de estas pacientes (inclusive después de un régimen dietético prolongado) hace que siempre tengan la impresión tener sobrepeso.

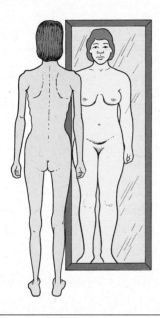

peso mínimo normal y, en mujeres, la ausencia de períodos menstruales.

Cerca del 95 por ciento de las personas que sufren este trastorno son mujeres. Generalmente comienza en la adolescencia, a veces antes y menos frecuentemente en la etapa adulta. La anorexia nerviosa afecta primordialmente a las personas de clase socioeconómica media y alta. En la sociedad occidental el número de personas con este trastorno parece aumentar.

La anorexia nerviosa puede ser leve y transitoria o grave y duradera. Se han comunicado tasas letales tan altas como del 10 al 20 por ciento. Sin embargo, como los casos leves pueden no ser diagnosticados, nadie sabe exactamente cuántas personas tienen anorexia nerviosa o qué porcentaje muere de ella.

Su causa es desconocida, pero los factores sociales parecen importantes. El deseo de ser delgado es algo muy frecuente en la sociedad occidental y la obesidad se considera poco atractiva, insana e indeseable. Incluso antes de la adolescencia, los niños están al tanto de estas actitudes y dos tercios de todas las adolescentes siguen regímenes o adoptan otras medidas para controlar su peso. Sin embargo, sólo un pequeño porcentaje de estas niñas desarrollan anorexia nerviosa.

Síntomas

Muchas de las mujeres que más tarde desarrollan anorexia nerviosa son meticulosas y compulsivas, con unas metas muy altas de realización y éxito. Los primeros indicadores de la inminencia del trastorno son la creciente preocupación por el régimen y el peso corporal, incluso entre aquellas que ya son delgadas, como lo son la mayoría de las personas con anorexia nerviosa. La preocupación y la ansiedad se intensifican a medida que adelgazan. Incluso cuando llega a la emaciación, la persona declara que se siente obesa, niega tener algún problema, no se queja de ausencia de apetito o pérdida de peso y en general se resiste al tratamiento. La persona no suele acudir al médico hasta que los familiares la llevan.

Anorexia significa "ausencia de apetito", pero las personas con anorexia están de hecho hambrientas y preocupadas por la alimentación, estudiando regímenes y calculando calorías; acumulan, esconden y malgastan deliberadamente la comida; coleccionan recetas y cocinan platos elaborados para otros.

El 50 por ciento de las personas con anorexia nerviosa ingiere una cantidad excesiva de comida y a continuación se provocan el vómito o se administran laxantes o diuréticos. La otra mitad simplemente restringen la cantidad de comida que toman. La mayoría también hace un exceso de ejercicio para controlar el peso.

Las mujeres dejan de menstruar, a veces antes de haber perdido mucho peso. Se registra tanto en varones como en mujeres una pérdida de interés sexual. Típicamente tienen una frecuencia cardíaca lenta, presión arterial baja, baja temperatura corporal, hinchazón de tejidos por acumulación de líquidos (edema) y pelo fino y suave o bien excesivo vello facial y corporal. Las personas con anorexia que se adelgazan mucho tienden a mantener una gran actividad, incluyendo la práctica de programas de ejercicio intenso. No tienen síntomas de deficiencias nutricionales y están sorprendentemente libres de infecciones. La depresión es habitual y las personas con este trastorno mienten acerca de cuánto han comido y esconden sus vómitos y sus hábitos alimentarios peculiares.

Los cambios hormonales que resultan de la anorexia nerviosa incluyen valores de estrógenos y de hormonas tiroideas marcadamente reducidos y concentraciones aumentadas de cortisol. Si una persona llega a estar gravemente desnutrida, es probable que sean afectados todos los órganos principales. Los problemas más peligrosos son los relacionados con el corazón y con los líquidos y los electrólitos (sodio, potasio, cloro). El corazón se debilita y expulsa menos sangre. La persona puede deshidratarse y tener tendencia al desmayo. La sangre puede acidificarse (acidosis metabólica) y los valores de potasio en la sangre pueden descender. Vomitar y tomar laxantes y diuréticos puede empeorar la situación. Puede producirse una muerte súbita debido a la aparición de ritmos cardíacos anormales.

Diagnóstico y tratamiento

La anorexia nerviosa se diagnostica, generalmente, basándose en una intensa pérdida de peso y los síntomas psicológicos característicos. La anoréxica típica es una adolescente que ha perdido al menos un 15 por ciento de su peso corporal, teme la obesidad, ha dejado de menstruar, niega estar enferma y parece sana.

Generalmente, el tratamiento se hace en dos fases. La primera es la restauración del peso corporal normal. La segunda es la psicoterapia, a menudo complementada con fármacos.

Cuando la pérdida de peso ha sido rápida o intensa (por ejemplo, más de un 25 por ciento por debajo del peso ideal) (• *V. recuadro, página 677)* la recuperación del peso es crucial; esa pérdida de peso puede poner en peligro la vida. El tratamiento inicial generalmente se lleva a cabo en un hospital donde profesionales experimentados animan calmada pero firmemente a la paciente para que coma. En raras ocasiones, la paciente es alimentada por vía intravenosa o a través de un tubo colocado a través de la nariz y que le llega hasta el estómago.

Cuando el estado nutricional de la persona es aceptable, se comienza el tratamiento a largo plazo, que deben realizar los especialistas en alteraciones del apetito. Este tratamiento puede incluir psicoterapia individual, de grupo y familiar, así como fármacos. Cuando se diagnostica depresión, se recetan antidepresivos. *(• V. página 425)* El tratamiento tiende a establecer un ambiente tranquilo, estable e interesado en la persona animándola a consumir una adecuada cantidad de comida.

Bulimia nerviosa

La bulimia nerviosa es un trastorno caracterizado por episodios recidivantes de apetito voraz seguidos por una purga (vómitos autoinducidos o empleo de laxantes o diuréticos o ambos), regímenes rigurosos o ejercicio excesivo para contrarrestar los efectos de las abundantes comidas.

Al igual que en la anorexia nerviosa, las personas que tienen bulimia nerviosa son, en general, mujeres; están profundamente preocupadas por su figura y peso corporal y pertenecen a un nivel socioeconómico medio y alto. Aunque la bulimia nerviosa ha sido considerada como una epidemia, solamente un 2 por ciento de las mujeres universitarias, consideradas como el grupo de mayor riesgo, son verdaderamente bulímicas.

Síntomas

La ingestión excesiva (un consumo rápido e impulsivo de cantidades relativamente grandes de comida acompañado de un sentimiento de pérdida del control) es seguida de un intenso sufrimiento y de la toma de laxantes, un régimen riguroso y un ejercicio excesivo. La cantidad de comida consumida de una vez puede ser bastante grande o no ser mayor que una comida normal. Un estrés emocional a menudo desencadena la ingestión excesiva, que generalmente se hace en secreto. Una persona debe tener excesos alimentarios dos veces por semana para diagnosticársele bulimia nerviosa, pero pueden suceder con mayor frecuencia. Aunque las personas con bulimia expresan su preocupación de ser obesas y unas pocas lo son, su peso tiende a fluctuar alrededor de la normalidad.

Los vómitos autoinducidos pueden erosionar el esmalte dental, agrandar las glándulas salivales de las mejillas (glándulas parótidas) e inflamar el esófago. Los vómitos y las purgas pueden disminuir los valores de potasio en la sangre, ocasionando ritmos cardíacos anormales. Se han comunicado muertes súbitas tras la ingestión repetida de grandes cantidades de ipecacuana para inducir los vómitos. En raras ocasiones se ha producido una rotura gástrica en personas que han ingerido cantidades excesivas de alimento.

Comparadas con las personas que tienen anorexia nerviosa, las que tienen bulimia nerviosa tienden a ser más conscientes de su comportamiento y sienten remordimientos o culpabilidad. Son más propensas a compartir sus preocupaciones con el médico u otro confidente. Generalmente estas personas son más extravertidas y más propensas a un comportamiento impulsivo, como el abuso de drogas o de alcohol y a la depresión manifiesta.

Diagnóstico y tratamiento

El médico sospecha bulimia nerviosa si una persona está demasiado preocupada por el aumento de su peso, que presenta grandes fluctuaciones, en especial si existen signos evidentes de una utilización excesiva de laxantes. Otras pistas incluyen tumefacción de las glándulas salivales de las mejillas, cicatrices en los nudillos por haber usado los dedos para inducir el vómito, erosión del esmalte dental debido al ácido del estómago y un valor bajo de potasio sanguíneo. Sin embargo, el diagnóstico dependerá de la descripción del paciente de una conducta comida excesiva-purga.

Las dos aproximaciones al tratamiento son la psicoterapia y los fármacos. Es mejor que la psicoterapia la realice un terapeuta con experiencia en alteraciones del apetito, pudiendo resultar muy eficaz. Un fármaco antidepresivo a menudo puede ayudar a controlar la bulimia nerviosa, incluso cuando la persona no parece deprimida, pero el trastorno puede reaparecer al interrumpirse la administración del fármaco.

Ingestión excesiva de comida

La ingestión excesiva de comida es un trastorno caracterizado por el consumo exagerado de alimento que no es seguido de una purga.

En este trastorno, las comidas excesivas contribuyen a una ingestión excesiva de calorías. A diferencia de la bulimia nerviosa, la ingestión excesiva de comida ocurre principalmente en personas obesas y se hace más frecuente a medida que el peso aumenta. Las personas que presentan ingestión excesiva de comida tienden a ser de más edad que las que tienen anorexia o bulimia nerviosas y la proporción de hombres es mayor (casi la mitad).

Síntomas

Las personas que tiene este trastorno sufren por esta causa. Cerca del 50 por ciento de las personas obesas que tienen este trastorno están deprimidas, frente a sólo el 5 por ciento de las personas obesas que no lo presentan. Aunque este trastorno no produce las alteraciones físicas que pueden ocurrir en la bulimia nerviosa, representa un problema para una persona que está intentando perder peso.

Tratamiento

Debido a que el trastorno debido a la ingestión excesiva de comida se ha identificado recientemente, no se ha desarrollado aún un tratamiento estándar. En general, las personas son tratadas según los programas convencionales de pérdida de peso para la obesidad, los cuales prestan poca atención al consumo excesivo alimentario (aun cuando del 10 al 20 por ciento de las personas que están en estos programas tienen dicho trastorno). En general, estas personas aceptan esta situación porque les preocupa más su obesidad que sus excesos alimentarios.

Se están desarrollando tratamientos específicos para este trastorno, basados en el tratamiento de la bulimia nerviosa; éstos incluyen psicoterapia y fármacos (antidepresivos e inhibidores del apetito). Aunque ambos tratamientos son razonablemente eficaces en el control de la ingestión excesiva de comida, la psicoterapia parece ser más eficaz a largo plazo.

CAPÍTULO 87

Trastornos sexuales y psicosexuales

La sexualidad es una parte normal de la experiencia humana. Sin embargo, los tipos de comportamiento sexual y las actitudes acerca de la sexualidad que se consideran normales varían mucho en las diferentes culturas y entre éstas. Por ejemplo, la **masturbación,** que durante un tiempo fue considerada como una perversión e incluso una causa de enfermedad mental, es ahora reconocida como una actividad sexual normal durante la vida. Se considera que más del 97 por ciento de los varones y el 80 por ciento de las mujeres se ha masturbado. Aunque la masturbación es normal y es a menudo recomendada como una opción de "sexo seguro", puede causar culpabilidad y sufrimiento psicológico originado por la actitud desaprobadora de otros. Esto puede producir un considerable sufrimiento y puede incluso afectar al desarrollo sexual.

De forma similar, la **homosexualidad,** que una vez fue considerada como anormal por la profesión médica, ya no es considerada una enfermedad; está ampliamente reconocida como una orientación sexual que está presente desde la niñez. La prevalencia de la homosexualidad es desconocida, pero se estima que cerca del 6 al 10 por ciento de los adultos tiene exclusivamente relaciones homosexuales a lo largo de sus vidas. Un porcentaje mucho mayor de personas ha experimentado actividades sexuales con personas de su sexo en la adolescencia, pero como adultos tienen un comportamiento heterosexual.

Las causas de la homosexualidad y de la heterosexualidad son desconocidas. No se han identificado influencias hormonales, biológicas o psicológicas que contribuyan sustancialmente a la orientación sexual de la persona. Los homosexuales descubren que son atraídos por personas del mismo sexo, al mismo tiempo que los heterosexuales descubren que son atraídos por personas del otro sexo. La atracción parece ser el resultado final de influencias biológicas y ambientales y no una elección deliberada. Por lo tanto, la expresión popular "preferencia sexual" tiene escaso sentido.

En general, los homosexuales se acomodan correctamente a su orientación sexual, aunque deben superar los prejuicios y la desaprobación social. Este ajuste puede tardar mucho tiempo en conseguirse y puede estar asociado con un estrés psicológico importante. Muchos hombres y mujeres homosexuales sufren una discriminación social y en sus lugares de trabajo, que agrava su estrés.

Para algunas personas heterosexuales y homosexuales, la actividad sexual con diferentes parejas es una práctica frecuente durante su vida. Tal tipo de actividad puede indicar una baja capacidad para establecer relaciones emocionales íntimas. Ésta puede ser una razón para buscar consejo profesional, especialmente desde que la transmisión de ciertas enfermedades (por ejemplo, la infección por el virus de la inmunodeficiencia humana, sífilis, gonorrea y cáncer cervical) está asociada con el hábito de tener muchas parejas sexuales.

Trastornos de identidad de género

Un trastorno de identidad de género es el deseo de tener el sexo opuesto o la impresión de estar atrapado en un cuerpo del otro sexo.

La diferencia entre sexo y género puede ser simplificada como sigue: el *sexo* es la masculinidad o feminidad biológica y el *género* es cómo una persona se ve a sí misma, masculina o femenina. El papel de género es la presentación pública objetiva como masculino o femenino, en nuestra cultura. El papel sexual es el comportamiento público asociado con la elección de una pareja sexual (homosexual, heterosexual o bisexual). Para la mayoría, la identidad de género (el sentimiento íntimo de ser masculino o femenina) está de acuerdo con el papel de género (por ejemplo, un hombre siente y actúa como un hombre).

La identidad de género se establece generalmente en la primera infancia (18 a 24 meses). Los niños se dan cuenta de que son niños y las niñas, de que son niñas. Incluso aunque un niño puede preferir actividades consideradas a veces más apropiadas para el otro sexo, los niños con una identidad de género normal se ven como miembros de su propio sexo biológico. Esto significa que una niña a la que le gusta jugar al fútbol y practicar lucha libre no tiene un problema de identidad de género si se ve a sí misma como mujer y está satisfecha con su sexo. De modo similar, un niño que juega con muñecas y prefiere cocinar a practicar deportes no tiene un problema de identidad sexual a menos que no se identifique a sí mismo como varón o no se sienta satisfecho con su sexo biológico.

Aunque un niño criado como un miembro del sexo opuesto puede sentirse confundido acerca de su género, a menudo esta confusión se aclara más tarde durante la niñez. Los niños que nacen con genitales que no son claramente masculinos o femeninos (• *V. página 1273*) en general no sufren un problema de identidad de género si son definitivamente criados como de un sexo o del otro, incluso aunque sean educados en el sexo opuesto a su sexo genético.

Transexualismo

El transexualismo es un trastorno característico de la identidad de género. Las personas con este trastorno creen que son víctimas de un accidente biológico (ocurrido antes de nacer) y que están cruelmente aprisionadas en un cuerpo incompatible con su verdadera identidad de género. En regla general, los transexuales son biológicamente hombres que se identifican a sí mismos como mujeres en su temprana infancia y miran con repugnancia sus genitales y sus características masculinas. El transexualismo parece ser menos frecuente en las mujeres biológicas.

Los transexuales pueden buscar apoyo psicológico, para que se les ayude a sobrellevar las dificultades de vivir en un cuerpo en el que no se sienten satisfechos o para ayudarles a realizar una transición de género. Otros pueden buscar un cambio en su apariencia con la ayuda de médicos especializados en cambio de sexo y en cirugía plástica. Algunos transexuales pueden contentarse con cambiar su papel de género sin sufrir una cirugía mayor, trabajando, viviendo y vistiéndose como miembros del sexo opuesto. Cambian su apariencia externa, pueden seguir tratamientos hormonales y obtener documentación que acredite el cambio, pero generalmente no sienten la necesidad de someterse a operaciones caras y arriesgadas.

Sin embargo, para muchos transexuales la mejor ayuda es una combinación de asesoramiento, terapia hormonal y cirugía genital. En los varones biológicos, la transformación sexual se realiza mediante el uso de hormonas femeninas (provocando el crecimiento del pecho y otros cambios corporales) y la cirugía para retirar el pene y los testículos y crear una vagina artificial. En las mujeres biológicas, la transformación sexual se realiza mediante la cirugía para retirar los pechos y los órganos reproductivos internos (el útero y los ovarios), el cierre de la vagina y la creación de un pene artificial. El uso de hormonas masculinas (testosterona) es importante en la transformación de mujer a varón y debe preceder a la cirugía. Con el tratamiento con testosterona, crece el vello facial y la voz se vuelve más grave de modo permanente.

Aunque los transexuales que se someten al cambio quirúrgico de sexo no pueden concebir niños, a menudo pueden mantener relaciones sexuales satisfactorias. La capacidad para alcanzar el orgasmo queda habitualmente conservada tras la cirugía y luego algunos refieren sentirse sexualmente satisfechos por primera vez. Sin embargo, son pocos los transexuales que se someten al cambio quirúrgico de sexo con el único propósito de ser capaces de tener relaciones sexuales en su nuevo sexo. La motivación habitual es la confirmación de la identidad de género.

Parafilias

Las parafilias (atracciones desviadas) en su expresión extrema son desviaciones socialmente inaceptables de las normas que rigen tradicionalmente las relaciones sexuales.

Los datos clave de una parafilia incluyen la aparición de fantasías o comportamientos sexuales excitantes que son repetitivos e intensos y que generalmente implican objetos (zapatos, ropa interior, cuero o productos de goma), la provocación de sufrimiento o dolor en sí mismo o en la pareja o el mantener relaciones sexuales con personas sin su consentimiento (niños, personas desvalidas o en escenarios de violación). Una vez que se han establecido, usualmente en la niñez tardía o cerca de la pubertad, estos tipos de excitación sexual suelen durar toda la vida.

Algún grado de variedad es muy frecuente en las relaciones sexuales y en las fantasías de los adultos. Cuando las personas se comprometen de mutuo acuerdo en ello, los comportamientos sexuales no lesivos de tipo alternativo pueden ser una parte intrínseca de una relación amorosa y cariñosa. Cuando se llevan las cosas al extremo, sin embargo, tales comportamientos sexuales son parafilias, trastornos psicosexuales que dificultan seriamente la capacidad para la actividad sexual afectiva recíproca. Las parejas de las personas con una parafilia pueden sentirse como un objeto o como si fueran elementos sin importancia o innecesarios en la relación sexual.

Las parafilias pueden tomar la forma de fetichismo, travestismo, pedofilia, exhibicionismo, voyeurismo, masoquismo o sadismo, entre otras. La mayor parte de las personas con parafilias son varones y muchos tienen más de un tipo de parafilia.

Fetichismo

En el fetichismo, la actividad sexual utiliza objetos físicos (el fetiche), a veces prefiriéndolos al contacto con las personas. Las personas fetichistas pueden llegar a estimularse y disfrutar sexualmente vistiendo las prendas interiores del otro, vistiendo con cuero o goma o tomando, frotando u oliendo objetos como zapatos de tacón alto. Las personas con este trastorno pueden no ser capaces de realizar la función sexual sin sus fetiches.

Travestismo

En el travestismo, un hombre prefiere de modo ocasional vestirse con ropas de mujer, o menos frecuentemente, una mujer prefiere vestirse con ropas de varón. En ningún caso, sin embargo, el deseo de la persona es cambiar de sexo, como en el caso de los transexuales. El intercambio de vestimentas no se considera siempre un trastorno mental y puede que no afecte de modo adverso a las relaciones sexuales de la pareja. El travestismo se considera un trastorno solamente si ocasiona sufrimiento, deterioro de algún tipo o una conducta insensata que puede conducir a lesiones, a la pérdida del trabajo o a la prisión. Los travestidos también intercambian sus vestimentas por razones diferentes a la estimulación sexual, por ejemplo, para reducir la ansiedad, para relajarse o para experimentar el lado femenino de sus personalidades, por lo demás, masculinas.

Pedofilia

La pedofilia es una preferencia por la actividad sexual con niños pequeños. En las sociedades occidentales, la pedofilia es generalmente considerada como el deseo de tener actividades sexuales con niños de 13 años de edad o menos. Una persona a quien se diagnostica pedofilia tiene como mínimo 16 años y es por lo menos 5 años mayor que el niño víctima.

Aunque las leyes varían de un país a otro, en líneas generales se considera que una persona comete un delito tipificado de violación cuando el niño tiene 16 años o menos y el adulto es mayor de 18 años. Los delitos tipificados de violación a menudo no corresponden a la definición de pedofilia.

Una persona con pedofilia se angustia o se preocupa intensamente por fantasías sexuales relacionadas con niños, aunque no tenga lugar ninguna relación sexual. Algunos pedófilos sienten atracción sólo por los niños, a menudo de un grupo de edad específico, mientras que otros se sienten atraídos tanto por niños como por adultos. Los pedófilos pueden ser tanto mujeres como hombres y las víctimas pueden ser niñas o niños. Los pedófilos pueden tener como objetivo niños de sus familias (incesto) o pueden abusar de niños de su comunidad. Pueden utilizar la fuerza o la coerción para someter sexualmente a los niños y pueden proferir amenazas para evitar que la víctima los denuncie.

La pedofilia puede tratarse con psicoterapia y fármacos que alteran la conducta sexual. Este tratamiento puede ser solicitado de modo voluntario o solamente tras una detención por el delito y sus consecuentes procesos legales. Algunos pedófilos pueden responder al tratamiento; otros no. La encarcelación, incluso a largo plazo, no cambia los deseos ni las fantasías de los pedófilos.

Exhibicionismo

En el exhibicionismo, una persona (generalmente un varón) muestra por sorpresa sus genitales a extraños y hacer esto la excita sexualmente. La exposición puede seguirse de masturbación. Casi nunca buscan un contacto sexual, por esto los exhibicionistas raramente cometen violación. En general, los exhibicionistas que son detenidos tienen menos de 40 años. Aunque las mujeres pueden exhibir sus cuerpos de modo provocativo, el exhibicionismo raramente es considerado un trastorno psicosexual en las mujeres.

Voyeurismo

En el voyeurismo, una persona se excita sexualmente con la visión de alguien que se está desnudando, que está desnudo o realizando una actividad sexual. Lo que les excita es el acto de la observación y no la actividad sexual con la persona observada. Es particularmente frecuente algún grado de voyeurismo entre niños y varones adultos y la sociedad considera las formas leves de este comportamiento como normales. Cuando se trata de un trastorno, el voyeurismo puede llegar a ser el método preferido de actividad sexual y puede consumir incontables horas de búsqueda.

En general, los voyeuristas son varones. Se han desarrollado mucho la cantidad y variedad de material y de espectáculos con un contenido sexual explícito para las mujeres heterosexuales (por ejemplo, los espectáculos de desnudo masculino), pero a la participación en estas actividades le falta el elemento de la observación secreta, que es lo característico del voyeurismo.

Masoquismo y sadismo

El masoquismo constituye la obtención de placer sexual al ser físicamente dañado, amenazado o sometido a abusos. El sadismo, lo opuesto al masoquismo, es el placer sexual de una persona al infligir sufrimiento físico o psicológico a la pareja sexual. Un cierto grado de sadismo y de masoquismo tiene lugar en las relaciones sexuales de personas sanas, y los miembros mutuamente adaptados de una pareja a menudo lo buscan el uno en el otro. Por ejemplo, el uso de pañuelos de seda para simular ataduras y las palmadas suaves durante la actividad sexual son prácticas frecuentes entre parejas consintientes y no se consideran sadomasoquistas.

El masoquismo o el sadismo llevados al extremo pueden ocasionar graves daños físicos o psicológicos, incluyendo la muerte. El masoquismo sexual implica la necesidad de ser humillado, golpeado o sometido de algún otro modo, de una forma real y no simulada, por una pareja agresiva y a menudo sádica con el objetivo de conseguir la excitación sexual. Por ejemplo, la actividad sexual desviada puede incluir la asfixiofilia, durante la cual la persona es parcialmente asfixiada o estrangulada (por la pareja o por la autoaplicación de un nudo corredizo alrededor del cuello). La disminución temporal del aporte de oxígeno al cerebro en el momento del orgasmo es considerado como intensificador del placer sexual, pero esta práctica puede conducir accidentalmente a la muerte.

El sadismo sexual puede existir solamente en las fantasías o puede resultar necesario para alcanzar el orgasmo. Algunos sádicos atrapan a sorprendidas y aterrorizadas "parejas" que no consiente estas actividades y son violadas. Otros sádicos buscan específicamente masoquistas sexuales por medio de anuncios u otros medios y satisfacen sus necesidades sádicas con un masoquista que lo consiente. Las fantasías de control total y de dominación son a menudo importantes y el sádico puede atar y amordazar a la pareja de maneras muy elaboradas. En casos extremos, el sádico puede torturar, herir, apuñalar, aplicar descargas eléctricas o asesinar a la pareja.

CAPÍTULO 88

Trastornos de la función sexual

La función sexual normal en varones y en mujeres implica tanto la mente (pensamientos y emociones) como el cuerpo. El sistema nervioso, circulatorio y endocrino (hormonal) interactúan de forma conjunta para producir una respuesta sexual, la cual tiene cuatro etapas: deseo, excitación, orgasmo y resolución.

El **deseo** es la inclinación a participar en la actividad sexual. Puede ser desencadenado por pensamientos o señales visuales o verbales.

La **excitación** es el estado de agitación sexual. Durante la excitación, aumenta la cantidad de la sangre que fluye hacia el área genital, que ocasiona la erección en los hombres y el agrandamiento del clítoris, congestión de las paredes de la vagina e incremento de sus secreciones en la mujer.

El **orgasmo** es el punto máximo o clímax de la excitación sexual. En los varones, el semen es eyaculado por el pene. En las mujeres, los músculos que rodean la vagina se contraen rítmicamente. Durante el orgasmo, tanto los varones como las mujeres experimentan aumento de la tensión muscular en todo el cuerpo y contracción de los músculos pélvicos. Para la mayor parte de las personas el orgasmo es altamente placentero.

La **resolución**, una sensación de bienestar y de relajación muscular generalizada, sigue al orgasmo. Durante la resolución, los hombres no son capaces de tener otra erección durante algún tiempo. El tiempo entre erecciones (período refractario) generalmente aumenta con la edad. Por el contrario, las mujeres son capaces de responder a estimulaciones adicionales casi inmediatamente después del orgasmo.

La respuesta sexual está controlada por una interacción delicada y equilibrada entre todas las partes del sistema nervioso. Una parte del sistema nervioso, llamada sistema nervioso parasimpático, regula el incremento de flujo sanguíneo durante la excitación. Otra parte, el sistema nervioso simpático, controla principalmente el orgasmo. Una anormalidad en el flujo sanguíneo al pene o a la vagina, el daño físico a cualquiera de los órganos genitales, un desequilibrio hormonal o el uso de muchos fármacos pueden interferir con la respuesta sexual, aunque el sistema nervioso funcione adecuadamente.

La disfunción sexual puede ser consecuencia de determinados factores físicos o psicológicos; muchos problemas sexuales resultan de una combinación de ambos. Por ejemplo, un problema físico puede conducir a problemas psicológicos, como ansiedad, miedo o estrés y los problemas psicológicos a menudo agravan un problema físico.

Eyaculación precoz

La eyaculación precoz es una eyaculación que ocurre demasiado pronto, generalmente antes, durante o poco después de la penetración.

El problema es frecuente entre adolescentes y puede intensificarse si existe el sentimiento de que la relación sexual es pecaminosa. El miedo a lo desconocido, a provocar un embarazo o a contraer una enfermedad de transmisión sexual, así como la ansiedad acerca de su capacidad para realizar la relación sexual pueden ser factores contribuyentes. Similares preocupaciones pueden persistir durante

---

Causas psicológicas de la disfunción sexual

- Odio hacia la pareja.
- Depresión.
- Miedo a perder el control, a depender de la otra persona o a quedar embarazada.
- Culpabilidad.
- Ansiedad.
- Ignorancia o inhibiciones respecto al comportamiento sexual.
- Experiencias sexuales previas traumáticas (por ejemplo violación, incesto o abuso sexual, o fracaso sexual).
- Ansiedad con respecto a la realización del acto (preocupación acerca del comportamiento durante la relación sexual).
- Sentirse como un espectador más que como un participante.
- Discrepancias con la pareja o aburrimiento en la relación sexual.

---

la etapa adulta e incluso aumentar por problemas en una relación. Aunque la eyaculación precoz raramente tiene una causa física, pueden estar implicados una inflamación de la próstata o un trastorno del sistema nervioso.

La eyaculación precoz puede ser un problema significativo para las parejas. Si el hombre eyacula antes de que su pareja alcance el orgasmo, ésta puede sentirse insatisfecha y en muchas mujeres se crea un resentimiento.

Tratamiento

Un terapeuta explica los mecanismos de la eyaculación precoz, transmite tranquilidad y ofrece consejos sencillos. Mediante la técnica de parada y partida, el hombre aprende a tolerar altos niveles de excitación sin eyacular. Esta sencilla técnica implica la estimulación del pene, manualmente o a través de la relación sexual, hasta que el hombre siente que la eyaculación es inminente a menos que se detenga el estímulo. Él indica a su pareja que detenga la estimulación, la cual es reanudada al cabo de 20 o 30 segundos. La pareja ensaya esta técnica al principio con estimulación manual y más tarde durante la relación sexual. Con la práctica, más del 95 por ciento de los hombres aprende a controlar la eyaculación durante 5 a 10 minutos o incluso más. La técnica también ayuda a reducir la ansiedad, que a menudo agrava el problema. Algunos hombres observan que el uso del preservativo ayuda a retardar la eyaculación.

Ocasionalmente, la eyaculación precoz está causada por problemas psicológicos más graves, para los cuales la psicoterapia puede resultar apropiada y útil. Cuando la terapia conductista, como la técnica de parada y partida, es inapropiada o rechazada por el paciente, o cuando simplemente no funciona, entonces se pueden tomar los fármacos llamados inhibidores selectivos de la recaptación de serotonina (como la fluoxetina, paroxetina o sertralina). Este tipo de fármacos funcionan aumentando la cantidad de serotonina en el organismo. Pueden ser tomados diariamente o una hora antes de la relación sexual.

Eyaculación retardada

La eyaculación retardada es una situación en la cual la erección se mantiene pero la eyaculación se retarda durante un período prolongado.

La eyaculación retardada es rara. Sin embargo, a medida que los hombres envejecen, tardan más en alcanzar el orgasmo. Algunos fármacos, como la tioridacina, la mesoridacina y algunos hipotensores, pueden alterar la eyaculación. También puede ser un efecto secundario de ciertos fármacos antidepresivos, como los inhibidores selectivos de la recaptación de serotonina. La diabetes también puede producir este trastorno. Las causas psicológicas pueden incluir el miedo a la penetración vaginal o a eyacular en presencia de la pareja.

El tratamiento incluye terapia conductual para reducir la ansiedad y aprender técnicas para controlar el tiempo de eyaculación. La pareja femenina primero estimula al hombre a eyacular fuera de la vagina, luego en los labios vaginales y finalmente dentro de la vagina. Si esta técnica falla, pueden ayudar otras formas de psicoterapia.

Disminución del deseo sexual

La disminución del deseo sexual es una pérdida persistente de las fantasías sexuales y del deseo de realizar actividades sexuales.

La disminución del deseo sexual ocurre tanto en hombres como en mujeres. Algunas personas tienen falta de interés o deseo sexual durante toda su vida. El trastorno puede estar relacionado con experiencias traumáticas de la niñez o de la adolescencia, con supresión de las fantasías sexuales u ocasionalmente con cifras anormalmente bajas de la hormona testosterona (ya sea en hombres o en mujeres). Más frecuentemente, el problema se desarrolla tras años de deseo sexual normal. Las causas incluyen aburrimiento en una relación, depresión, alteración del

---

Terapia sexual: la técnica focalizada en las sensaciones

La técnica focalizada en las sensaciones es un método que se enseña a las parejas que presentan dificultades en las relaciones sexuales como resultado de factores psicológicos más que físicos. La técnica intenta conseguir que ambos miembros de la pareja sean conscientes de lo que el otro encuentra placentero y de reducir la ansiedad acerca de la realización del acto. Se usa a menudo para el tratamiento del trastorno de la disminución del deseo sexual, el trastorno de la excitación sexual, el orgasmo inhibido y la impotencia.

La técnica tiene tres pasos. Ambos miembros de la pareja deben sentirse cómodos en cada uno de los niveles de intimidad antes de pasar al siguiente nivel.

• El primer paso se concentra en las caricias. Cada miembro de la pareja le proporciona al otro el mayor placer posible mediante tocamientos y caricias en partes del cuerpo diferentes de los pechos o los genitales.

• El segundo paso permite a los miembros de la pareja tocarse los pechos, genitales y otras zonas erógenas, pero sin realización del coito.

• El tercer paso consiste en la realización del coito, concentrándose más en el disfrute que en el orgasmo.

---

equilibrio hormonal y el uso de sedantes, fármacos ansiolíticos (tranquilizantes) y ciertos hipotensores.

Síntomas

Una falta de interés en el sexo, incluso en situaciones eróticas habituales, es el dato característico de este trastorno. La actividad sexual es generalmente infrecuente y puede causar discordia en la pareja. Algunas personas continúan teniendo relaciones con bastante frecuencia porque quieren complacer a sus parejas o porque son requeridas o forzadas a hacerlo. No tienen problemas en la realización, pero se sienten continuamente apáticas con respecto al sexo. Cuando la causa es el aburrimiento, la persona afectada puede tener poco deseo sexual de su pareja habitual, pero puede tener deseo sexual normal o incluso intenso de otra.

Diagnóstico y tratamiento

El médico o el terapeuta pregunta a la persona acerca de su experiencia e intereses sexuales actuales y pasados, intenta conocer algo acerca de la maduración sexual de la persona y de cualquier trauma sexual e investiga la posibilidad de depresión, problemas entre la pareja y otros temas relacionados. Siempre que sea posible, se entrevista a los dos miembros de la pareja, primero separadamente y después juntos. El médico evalúa la situación médica de la persona y cualquier fármaco que esté tomando que pudiera contribuir a los problemas sexuales. Puede ser necesario realizar un análisis de sangre para medir la testosterona y los valores de hormonas tiroideas en los hombres y en las mujeres.

La terapia de asesoramiento o de comportamiento, así como la técnica focalizada en las sensaciones (los miembros de la pareja aprenden a lograr una relación sexual íntima), pueden mejorar la comunicación dentro de la pareja. Para los pocos varones que tienen deficiencia de testosterona, pueden resultar de utilidad las inyecciones o los parches de testosterona. Si el responsable de la disminución del deseo sexual es un fármaco, el problema se puede remediar disminuyendo la dosis o cambiándolo por otro.

Aversión sexual

La aversión sexual es una aversión persistente y extrema a prácticamente todo tipo de actividad sexual, caracterizada por miedo y a veces por ataques de pánico.

La aversión sexual ocasionalmente ocurre en hombres, pero es mucho más frecuente en mujeres. La causa puede residir en traumas sexuales como el incesto, el abuso sexual o la violación, una atmósfera represiva familiar, probablemente unida a una práctica religiosa muy rígida o dolor durante los primeros intentos de relación sexual. La actividad sexual puede recordar a la persona ese dolor aun cuando las relaciones ya no son físicamente dolorosas.

Tratamiento

El asesoramiento a las parejas puede ayudar a resolver los problemas en una relación. Las personas que han experimentado traumas sexuales pueden necesitar psicoterapia. Puede ser eficaz la terapia de comportamiento, en la cual una persona es gradualmente expuesta a la actividad sexual, comenzando con actividades que no resulten amenazadoras y progresando hacia la expresión sexual completa. Los fármacos pueden ayudar a aliviar los ataques de pánico en relación con la actividad sexual.

Alteración de la excitación sexual femenina

La alteración de la excitación sexual femenina es el fracaso repetido en la obtención o el mantenimien-

to de la excitación a pesar de una estimulación sexual adecuada. La alteración de la excitación sexual en mujeres es similar a la impotencia en los hombres, (• V. página 1099) ambos trastornos tienen causas físicas o psicológicas.

El problema puede durar toda la vida o, más frecuentemente, suceder tras un período de funcionamiento normal. Los factores psicológicos como los conflictos maritales, la depresión y las situaciones estresantes son las causas predominantes. Una mujer puede asociar sexo con pecado y placer sexual con sentimientos de culpabilidad. Puede también ser un componente del trastorno el miedo a la intimidad. Algunas mujeres o sus compañeros no saben cómo funcionan los órganos genitales femeninos, especialmente el clítoris, y puede que no conozcan técnicas de excitación sexual.

Muchos problemas físicos pueden causar la alteración de la excitación sexual. El dolor de una endometriosis o de una infección de la vejiga (cistitis) o de la vagina (vaginitis) pueden afectar a la capacidad de la mujer de excitarse sexualmente. La deficiencia estrogénica que acompaña a la menopausia o la extracción quirúrgica de los ovarios generalmente causa sequedad y adelgazamiento de las paredes vaginales y puede producir una alteración de la excitación sexual. Una histerectomía o una mastectomía pueden afectar a la propia imagen sexual de la mujer.

Otras causas físicas de trastorno de la excitación sexual incluyen una glándula tiroides hipoactiva; una anatomía anormal de la vagina a consecuencia de un cáncer, cirugía o radioterapia; la pérdida de sensibilidad debida a alcoholismo, diabetes o ciertos trastornos del sistema nervioso como la esclerosis múltiple; y el uso de fármacos para tratar la ansiedad, la depresión o la hipertensión.

Diagnóstico y tratamiento

Un historial médico y un examen físico ayudan al médico a determinar si la causa es primariamente psicológica o física. Se tratan los problemas físicos. Por ejemplo, se pueden prescribir antibióticos para una infección de la vejiga o de la vagina y hormonas para compensar una deficiencia. Resultan beneficiosos tanto el asesoramiento como la técnica focalizada en las sensaciones. *(• V. recuadro, página 441)* Los ejercicios de Kegel pueden reforzar los músculos pélvicos y pueden ayudar a la mujer a sentir más placer. En estos ejercicios, la mujer contrae fuertemente los músculos vaginales (como para cerrar el meato urinario) de diez a quince veces por lo menos tres veces al día durante un período de dos a tres meses.

Inhibición del orgasmo

La inhibición del orgasmo es un trastorno en el cual la mujer no tiene orgasmos o, si los tiene, se presentan con mucho mayor retardo que el requerido por la pareja, o tiene mucha dificultad para alcanzarlos a pesar de recibir un estímulo apropiado.

El trastorno puede durar toda la vida, se puede desarrollar tras un período de funcionamiento normal o puede ocurrir sólo en ciertas situaciones o con ciertas parejas. Cerca del 10 por ciento de las mujeres no tiene nunca un orgasmo con ninguna clase de estimulación o en ninguna situación. En general, las mujeres pueden tener un orgasmo con la estimulación del clítoris, pero probablemente más de la mitad es a menudo incapaz de tener un orgasmo durante las relaciones sexuales a menos que el clítoris sea estimulado durante la penetración vaginal.

Las causas de la inhibición del orgasmo son similares a las del trastorno de la disminución del deseo sexual. La relación sexual puede estar completamente terminada para el compañero antes de que la mujer alcance el orgasmo. Algunas mujeres pueden no tener ningún problema en desarrollar una adecuada excitación, pero pueden estar temerosas de "dejarse llevar" en el curso del acto sexual. Las razones pueden ser sentimientos de culpabilidad tras una experiencia placentera o miedo ser dependientes del compañero. También puede representar un miedo a perder el control.

Tratamiento

Se trata toda causa física que identifique el médico. Cuando predominan las causas psicológicas, puede ser beneficioso el asesoramiento individual o en pareja. La técnica focalizada en las sensaciones es generalmente beneficiosa para las mujeres inhibidas sexualmente. (• *V. recuadro, página 441*) Sin embargo, la técnica resulta menos beneficiosa para las mujeres capaces de tener un orgasmo a partir de la estimulación del clítoris pero no durante una relación sexual.

Es esencial el conocimiento de la mujer del funcionamiento de sus órganos sexuales y de sus respuestas. Ella debería conocer los mejores modos de estimular su clítoris. La sensaciones vaginales pueden ser aumentadas reforzando el control voluntario de los músculos que rodean la vagina usando los ejercicios de Kegel. En estos ejercicios, la mujer contrae fuertemente sus músculos vaginales (como para cerrar el meato urinario) 10 ó 15 veces en tres ocasiones a lo largo del día. Generalmente, después de dos o tres meses, mejoran el tono muscular y la sensibilidad y aumenta la sensación de control de la mujer.

Dispareunia

La dispareunia es el dolor genital o pélvico profundo experimentado durante la relación sexual.

La dispareunia puede ocurrir en hombres pero es muchísimo menos frecuente. La prostatitis, una inflamación de la próstata, o el uso de ciertos fármacos antidepresivos como la amoxapina, la imipramina y la clomipramina pueden provocar que un hombre sufra dolor con el orgasmo.

La dispareunia es más frecuente en las mujeres. El dolor durante las relaciones sexuales se puede producir en los primeros intentos de realizar el acto sexual o años más tarde. Las causas pueden ser físicas o psicológicas.

En una mujer que nunca ha tenido relaciones sexuales, un pliegue membranoso (el himen) puede cubrir de modo parcial o por completo la entrada de la vagina. La penetración del pene durante el primer encuentro sexual puede rasgar el himen, provocando dolor.

La contusión del área genital puede también producir dolor, así como una inadecuada lubricación vaginal, resultado generalmente de caricias preliminares insuficientes. Puede haber dolor debido a una infección o una inflamación de las glándulas de la región genital (glándulas de Bartholin o de Skene). Un preservativo o un diafragma colocados inadecuadamente o una reacción alérgica a las espumas o a los ungüentos contraceptivos pueden irritar la vagina o el cérvix. Una mujer puede tener una malformación congénita, como un himen rígido o un tabique anormal que divida la vagina.

La deficiencia estrogénica, que generalmente ocurre después de la menopausia, ocasiona sequedad y adelgazamiento de las paredes vaginales, lo que puede producir dolor durante las relaciones sexuales. La cirugía para reparar el desgarro de tejidos después del parto u otros tipos de cirugía que provocan un estrechamiento de la vagina pueden producir subsecuentemente dolor durante el acto sexual. A menudo la inflamación y la infección vaginales (vaginitis) provocan dolor. Otras causas de dispareunia son una infección del cérvix, útero o trompas de Falopio, una endometriosis, tumores pélvicos y adherencias (tejido fibroso) formadas tras una enfermedad pélvica o cirugía previas. La radioterapia puede producir cambios en los tejidos que hacen que las relaciones sexuales sean dolorosas.

Una mujer con dispareunia puede desarrollar ansiedad y miedo a la relación sexual. El odio o la repulsión hacia la pareja sexual son otros problemas que deben ser tenidos en cuenta.

Diagnóstico y tratamiento

El médico intenta determinar si la causa es física o psicológica (como el vaginismo) realizando una historia completa y una exploración pélvica. Es importante abstenerse de relaciones sexuales hasta que el problema se haya resuelto. Sin embargo, puede continuar la actividad sexual que no implique penetración vaginal.

La aplicación de un ungüento anestésico reduce el dolor. Los baños de asiento resultan útiles. El dolor y los espasmos musculares pueden prevenirse con la aplicación generosa de un lubricante antes de mantener relaciones.

Sin embargo, es mejor usar lubricantes hidrosolubles que vaselina u otros lubricantes liposolubles, ya que estos últimos tienden a secar la vagina y pueden también dañar los contraceptivos de látex como los condones y los diafragmas. Dedicar más tiempo a las caricias preliminares puede aumentar las secreciones vaginales.

Las mujeres que han alcanzado la menopausia pueden beneficiarse del uso tópico de una crema de estrógenos o de la toma de estrógenos orales para aumentar la lubricación vaginal y contrarrestar los efectos del adelgazamiento de las paredes vaginales. A veces, una posición diferente durante el acto, que conlleve una penetración menos profunda o que dé a la mujer más control sobre la penetración colocándose encima, puede reducir el dolor.

La inflamación y la infección de la vagina se tratan con los fármacos apropiados. (• V. recuadro, página 1118) Si la vulva se hincha y duele, puede ayudar la colocación de compresas húmedas con una solución de acetato de aluminio. Se puede necesitar cirugía para remover quistes o abscesos, abrir un himen rígido o reparar una anormalidad anatómica. Un pesario, accesorio que se inserta en la vagina para sostener el útero, puede ser de ayuda en algunas mujeres. Un diafragma que no se ajusta bien debería ser reemplazado por otro de diferente tipo, modelo o talla o se debería usar otro método de control de la natalidad. Se pueden necesitar, en casos raros, analgésicos o sedantes.

Vaginismo

El vaginismo es una contracción involuntaria de los músculos de la porción inferior de la vagina que impide la introducción del pene.

El vaginismo es el resultado del deseo inconsciente de la mujer de impedir la penetración. Una mujer puede desarrollar vaginismo si las relaciones sexuales han sido dolorosas en el pasado. Ella puede no querer comprometerse en el acto sexual por miedo a quedarse embarazada, a ser controlada por el hombre, a perder el control o a ser herida durante el acto.

Diagnóstico y tratamiento

Una historia médica y un examen físico a menudo descubren un problema médico o un factor psicológico. Cualquier problema físico puede ser habitualmente solucionado. Si el vaginismo persiste, se enseñan técnicas a la mujer para reducir los espasmos musculares.

En la técnica de dilatación gradual, la mujer inserta dilatadores lubricados en su vagina. Los dilatadores son muy pequeños al principio y se aumenta su tamaño a medida que la tolerancia lo permite. Es útil realizar los ejercicios para fortalecer los músculos pélvicos, como los de Kegel, mientras están colocados los dilatadores. En estos ejercicios, los músculos alrededor de la vagina son contraídos de forma intensa y después relajados, lo que permite a la mujer desarrollar una sensación de control sobre ellos. La técnica de dilatación puede también practicarse en casa usando los dedos.

Una vez que la mujer puede tolerar el tener grandes dilatadores insertados sin notar incomodidad, ella y su pareja pueden intentar mantener relaciones sexuales de nuevo. El asesoramiento a ambos miembros de la pareja puede facilitar este proceso y aliviar la ansiedad.

CAPÍTULO 89

Trastornos de la personalidad

Los trastornos de la personalidad se caracterizan por patrones de percepción, reacción y relación que son relativamente fijos, inflexibles y socialmente desadaptados, incluyendo una variedad de situaciones.

Cada uno tiene patrones característicos de percepción y de relación con otras personas y situaciones (**rasgos personales**). Dicho de otro modo, toda la gente tiende a enfrentarse a las situaciones estresantes con un estilo individual pero repetitivo. Por ejemplo, algunas personas tienden a responder siempre a una situación problemática buscando la ayuda de otros. Otras siempre asumen que pueden manejar los problemas por sí mismas. Algunas personas minimizan los problemas, otras los exageran.

Aunque la gente tiende a responder siempre del mismo modo a una situación difícil, la mayoría es propensa a intentar otro camino si la primera respuesta es ineficaz. En contraste, las personas con trastornos de la personalidad son tan rígidas que no pueden adaptarse a la realidad, lo cual debilita su capacidad operacional. Sus patrones desadaptados de pensamiento y comportamiento se hacen evidentes al principio de la edad adulta, frecuentemente antes, y tienden a durar toda la vida. Son personas propensas a tener problemas en sus relaciones sociales e interpersonales y en el trabajo.

Las personas con trastornos de la personalidad generalmente no son conscientes de que su comportamiento o sus patrones de pensamiento son inapropiados; por el contrario, a menudo creen que sus patrones son normales y correctos. Con frecuencia, los familiares o los asistentes sociales los envían a recibir ayuda psiquiátrica porque su comportamiento inadecuado causa dificultades a los demás. En cambio, la gente con trastornos por ansiedad se causa problemas a sí misma pero no a otros. (• *V. página 414*) Cuando las personas con trastornos de la personalidad buscan ayuda por sí mismas (frecuentemente, a causa de frustraciones), tienden a creer que sus problemas están causados por otras personas o por una situación particularmente dificultosa.

Los trastornos de la personalidad incluyen los siguientes tipos: paranoide, esquizoide, esquizotípico, histriónico, narcisista, antisocial, límite, evitador, dependiente, obsesivo-compulsivo y pasivo-agresivo. El trastorno de identidad disociativo, anteriormente llamado trastorno de personalidad múltiple, es un trastorno completamente diferente. (• *V. página 451*)

Personalidad paranoide

Las personas con una personalidad paranoide proyectan sus propios conflictos y hostilidades hacia otros. Son generalmente frías y distantes en sus relaciones. Tienden a encontrar intenciones hostiles y malévolas detrás de los actos triviales, inocentes o incluso positivos de otras personas y reaccionan con suspicacia a los cambios en las situaciones. A menudo, las suspicacias conducen a conductas agresivas o al rechazo por parte de los demás (resultados que parecen justificar sus sentimientos originales).

Los que tienen una personalidad paranoide frecuentemente intentan acciones legales contra otros, especialmente si se sienten indignados con razón. Son incapaces de ver su propio papel dentro de un conflicto. Aunque suelen trabajar en relativo aislamiento, pueden ser altamente eficientes y concienzudos.

A veces las personas que ya se sienten alienadas a causa de un defecto o una minusvalía (como la sordera) son más vulnerables a desarrollar ideas paranoides.

Personalidad esquizoide

Las personas con una personalidad esquizoide son introvertidas, ensimismadas y solitarias. Son emocionalmente frías y socialmente distantes. A menudo están absortas en sus propios pensamientos y sentimientos y son temerosas de la aproximación e intimidad con otros. Hablan poco, son dadas a soñar despiertas y prefieren la especulación teórica a la acción práctica. La fantasía es un modo frecuente de enfrentarse a la realidad.

Personalidad esquizotípica

Las personas con una personalidad esquizotípica, al igual que aquellas con una personalidad esquizoide, se encuentran social y emocionalmente aisladas. Además, desarrollan pensamientos, percepciones y comunicaciones insólitas. Aunque estas rarezas son similares a las de las personas con esquizofrenia, (• *V. página 453*) y aunque la personalidad esquizotípica se encuentra a veces en la gente con esquizofrenia antes de que desarrollen la enfermedad, la mayoría de los adultos con una personalidad esquizotípica no desarrolla esquizofrenia. Algunas personas muestran signos de pensamiento mágico (la idea de que una acción particular puede controlar algo que no tiene ninguna relación con ella). Por ejemplo, una persona puede creer que va a tener realmente mala suerte si pasa por debajo de una escalera o que puede causar daño a otros teniendo pensamientos de ira. La gente con una enfermedad esquizotípica puede tener también ideas paranoides.

Personalidad histriónica

Las personas con una personalidad histriónica (histérica) buscan de un modo notable llamar la atención y se comportan teatralmente. Sus maneras vivamente expresivas tienen como resultado el establecer relaciones con facilidad pero de un modo superficial. Las emociones a menudo aparecen exageradas, infantilizadas e ideadas para provocar la simpatía o la atención (con frecuencia erótica o sexual) de los otros. La persona con personalidad histriónica es proclive a los comportamientos sexualmente provocativos o a sexualizar las relaciones no sexuales. Pueden no querer en realidad una relación sexual; más bien, sus

Posibles consecuencias de los trastornos de personalidad

• Las personas con graves trastornos de la personalidad tienen un alto riesgo de tener conductas que pueden traerles enfermedades físicas, como la adicción al alcohol o a las drogas; conducta autodestructiva; comportamientos sexuales de riesgo; hipocondría; y conflictos con los valores sociales.

• Las personas con trastornos de la personalidad son propensas a caer en procesos psiquiátricos como resultado del estrés; el tipo de trastorno psiquiátrico (por ejemplo ansiedad, depresión o psicosis) depende en parte del tipo de trastorno de personalidad.

• La gente con trastornos de personalidad es menos propensa a seguir la pauta de tratamiento prescrita; incluso cuando la siguen, hay menos probabilidad de la habitual de que respondan a la medicación.

• Las personas con trastornos de la personalidad a menudo tienen una relación escasa con sus médicos porque renuncian a responsabilizarse de su conducta o se sienten altamente desconfiadas, dignas o necesitadas. Los médicos pueden entonces volverse culpabilizadores, desconfiados, y en última instancia rechazar a la persona.

comportamientos seductores a menudo encubren su deseo de dependencia y de protección. Algunas personas con personalidad histriónica también son hipocondríacas y exageran sus problemas físicos para conseguir la atención que necesitan.

Personalidad narcisista

Las personas con una personalidad narcisista tienen un sentido de superioridad y una creencia exagerada en su propio valor o importancia, lo que los psiquiatras llaman "grandiosidad". La persona con este tipo de personalidad puede ser extremadamente sensible al fracaso, a la derrota o a la crítica y, cuando se le enfrenta a un fracaso para comprobar la alta opinión de sí mismos, pueden ponerse fácilmente rabiosos o gravemente deprimidos. Como creen que son superiores en las relaciones con los otros, esperan ser admirados y, con frecuencia, sospechan que otros los envidian. Sienten que merecen que sus necesidades sean satisfechas sin demora y por ello explotan a otros, cuyas necesidades o creencias son consideradas menos importantes. Su comportamiento es a menudo ofensivo para otros, que les encuentran egocentristas, arrogantes o mezquinos.

Personalidad antisocial

Las personas con personalidad antisocial (en otro tiempo llamada **psicopática** o **personalidad sociopática**), la mayor parte de las cuales son hombres, muestran desprecio insensible por los derechos y los sentimientos de los demás. Explotan a otros para obtener beneficio material o gratificación personal (a diferencia de los narcisistas, que creen que son mejores que los otros). Característicamente, tales personas expresan sus conflictos impulsiva e irresponsablemente. Toleran mal la frustración y, en ocasiones, son hostiles o violentas. A pesar de los problemas o el daño que causan a otros por su comportamiento antisocial, típicamente no sienten remordimientos o culpabilidad. Al contrario, racionalizan cínicamente su comportamiento o culpan a otros. Sus relaciones están llenas de deshonestidades y de engaños. La frustración y el castigo raramente les ocasionan la modificación de sus conductas.

Las personas con personalidad antisocial son frecuentemente proclives al alcoholismo, a la toxicomanía, a las desviaciones sexuales, a la promiscuidad y a ser encarceladas. Son propensas a fracasar en sus trabajos y a trasladarse de un sitio a otro. Frecuentemente tienen una historia familiar de comportamiento antisocial, abuso de sustancias, divorcio y abusos físicos. En su niñez, generalmente, fueron descuidados emocionalmente y con frecuencia sufrieron abusos físicos en sus años de formación. Tienen una esperanza de vida inferior a la media, pero entre los que sobreviven, esta situación tiende a disminuir o a estabilizarse con la edad.

Personalidad límite

Las personas con una personalidad límite, la mayor parte de las cuales son mujeres, son inestables en la percepción de su propia imagen, en su humor, en su comportamiento y en sus relaciones interpersonales (que a menudo son tormentosas e intensas). La personalidad límite se hace evidente al principio de la edad adulta pero la prevalencia disminuye con la edad. Estas personas han sido a menudo privadas de los cuidados necesarios durante la niñez. Consecuentemente se sienten vacías, furiosas y merecedoras de cuidados.

Cuando las personas con una personalidad límite se sienten cuidadas, se muestran solitarias y desvalidas, frecuentemente necesitando ayuda por su depresión, el abuso de sustancias tóxicas, las alteraciones del apetito y el maltrato recibido en el pasado. Sin embargo, cuando temen el abandono de la persona que las cuida, su humor cambia radicalmente. Con frecuencia muestran una cólera inapropiada e intensa, acompañada por cambios extremos en su visión del mundo, de sí mismas y de otras (cambiando

Mecanismos de defensa: modos de enfrentamiento inmaduros

Mecanismo de defensa	Descripción	Resultado
Disociación	Permite a una persona evitar las sensaciones actuales.	Causa una experiencia temporal pero drástica de sentimiento de separación de uno mismo, de no existencia, o de estar en un mundo irreal; puede provocar un estado de ensoñación (fuga o trance); puede resultar en una búsqueda de estímulos o en una conducta autodestructiva.
Proyección	Permite a una persona atribuir a otros sus propios sentimientos o pensamientos.	Conduce a prejuicios, sospechas y excesiva preocupación por los peligros externos.
Fantasía	Proporciona una escapatoria de los conflictos y de la dolorosa realidad (por ejemplo, la soledad).	Permite que la imaginación y las creencias propias se mezclen con el mundo exterior, y sobre todo, con otras personas.
Expresión	Permite a una persona evitar pensar en una situación dolorosa o experimentar una emoción dolorosa.	Conduce a actos que son a menudo irresponsables, temerarios y estúpidos.
División	Capacita a una persona para tener percepciones de tipo blanco o negro, todo o nada para dividir a la gente en grupos idealizados de salvadores con toda bondad y de viles malhechores con toda maldad.	Elimina la incomodidad de tener a la vez sentimientos de amor y de odio por la misma persona así como sentimientos de incertidumbre y de desamparo.

del negro al blanco, del amor al odio o viceversa pero nunca a una posición neutra). Si se sienten abandonadas y solas pueden llegar a preguntarse si realmente existen (esto es, no se sienten reales). Pueden devenir desesperadamente impulsivas, implicándose en una promiscuidad o en un abuso de sustancias tóxicas. A veces pierden de tal modo el contacto con la realidad que tienen episodios breves de pensamiento psicótico, paranoia y alucinaciones.

Estas personas son vistas a menudo por los médicos de atención primaria; tienden a visitar con frecuencia al médico por crisis repetidas o quejas difusas pero no cumplen con las recomendaciones del tratamiento. Este trastorno es también el más frecuentemente tratado por los psiquiatras, porque las personas que lo presentan buscan incesantemente a alguien que cuide de ellas.

Personalidad evitadora

La gente con una personalidad evitadora es hipersensible al rechazo y teme comenzar relaciones o alguna otra cosa nueva por la posibilidad de rechazo o de decepción. Estas personas tienen un fuerte deseo de recibir afecto y de ser aceptadas. Sufren abiertamente por su aislamiento y falta de habilidad para relacionarse cómodamente con los otros. A diferencia de aquellas con una personalidad límite, las personas con una personalidad evitadora no responden con cólera al rechazo; en vez de eso, se presentan tímidas y retraídas. El trastorno de personalidad evitadora es similar a la fobia social. (• V. página 419)

Personalidad dependiente

Las personas con una personalidad dependiente transfieren las decisiones importantes y las responsabilidades a otros y permiten que las necesidades de aquellos de quienes dependen se antepongan a las propias. No tienen confianza en sí mismas y manifiestan una intensa inseguridad. A menudo se quejan de que no pueden tomar decisiones y de que no saben qué hacer o cómo hacerlo. Son reacias a expresar opiniones, aunque las tengan, porque temen ofender a la gente que necesitan. Las personas con otros trastornos de personalidad frecuentemente presentan aspectos de la personalidad dependiente, pero estos signos quedan generalmente encubiertos por la predominancia del otro trastorno. Algunos adultos con enfermedades prolongadas desarrollan personalidades dependientes.

Personalidad obsesivo-compulsiva

Las personas con personalidad obsesivo-compulsiva son formales, fiables, ordenadas y metódicas pero a menudo no pueden adaptarse a los cambios. Son cautos y analizan todos los aspectos de un problema, lo que dificulta la toma de decisiones. Aunque estos signos están en consonancia con los estándares culturales de occidente, los individuos con una personalidad obsesivo-compulsiva toman sus responsabilidades con tanta seriedad que no toleran los errores y prestan tanta atención a los detalles que no pueden llegar a completar sus tareas. Consecuentemente, estas personas pueden entretenerse en los medios para realizar una tarea y olvidar su objetivo. Sus responsabilidades les crean ansiedad y raramente encuentran satisfacción con sus logros.

Estas personas son frecuentemente grandes personalidades, en especial en las ciencias y otros campos intelectuales en donde el orden y la atención a los detalles son fundamentales. Sin embargo, pueden sentirse desligadas de sus sentimientos e incómodas con sus relaciones u otras situaciones que no controlan, con eventos impredecibles o cuando deben confiar en otros.

Personalidad pasiva-agresiva

Los comportamientos de una persona con una personalidad pasiva-agresiva (negativista) tienen como objetivo encubierto controlar o castigar a otros. El comportamiento pasivo-agresivo es con frecuencia expresado como demora, ineficiencia y malhumor. A menudo, los individuos con una personalidad pasiva-agresiva aceptan realizar tareas que en realidad no desean hacer y luego proceden a minar sutilmente la finalización de esas tareas. Ese comportamiento generalmente sirve para expresar una hostilidad oculta.

Diagnóstico

El médico basa el diagnóstico de un trastorno de la personalidad en la expresión por el sujeto de tipos de comportamiento o pensamientos desadaptados. Estos comportamientos tienden a manifestarse porque la persona se resiste tenazmente a cambiarlos a pesar de sus consecuencias desadaptadas.

Además, es probable que el médico perciba el uso inapropiado de la persona de mecanismo de enfrentamiento, a menudo llamados mecanismos de defensa. Aunque todo el mundo utiliza inconscientemente mecanismos de defensa, la persona con trastornos de la personalidad los usa de modo inapropiado o inmaduro.

Tratamiento

Aunque los tratamientos difieren de acuerdo con el tipo de trastorno de la personalidad, algunos principios generales se pueden aplicar a todos. La mayor parte de las personas con un trastorno de la personalidad no sienten la necesidad de tratamiento y, probablemente por esta razón, suelen acudir a la consulta acompañadas de otra persona. Generalmente el paciente puede responder al apoyo que se le presta, pero suele mantenerse firme en cuanto a los patrones de pensamiento y de comportamiento propios de su desadaptación. Generalmente, el apoyo es más eficaz cuando intervienen en él otros pacientes o un psicoterapeuta.

El terapeuta destaca repetidamente las consecuencias indeseables de la forma de pensar y de comportarse de la persona, algunas veces fija límites a este comportamiento y también repetidamente enfrenta a la persona con la realidad. Resulta útil y a menudo esencial la implicación de la familia de la persona afectada, puesto que la presión del grupo puede ser eficaz. Las terapias de grupo y familiares, vivir en grupo en residencias especializadas y la participación en clubes sociales terapéuticos o en grupos de autoayuda pueden ser útiles.

Estas personas a veces tienen ansiedad y depresión, que esperan aliviar con fármacos. Sin embargo, la ansiedad y la depresión que resultan de un trastorno de la personalidad son raramente aliviadas con fármacos de modo satisfactorio y tales síntomas pueden indicar que la persona está realizando algún autoexamen saludable. Más aún, la terapia farmacológica se complica frecuentemente por el mal uso de los fármacos o por los intentos de suicidio. Si la persona padece otro trastorno psiquiátrico, como depresión mayor, fobia o trastorno por pánico, la toma de medicamentos puede resultar adecuada, aunque posiblemente producirán sólo un alivio limitado.

Cambiar una personalidad requiere mucho tiempo. Ningún tratamiento a corto plazo puede curar con éxito un trastorno de la personalidad pero ciertos cambios pueden conseguirse más rápidamente que otros. La temeridad, el aislamiento social, la ausencia de autoafirmación o los exabruptos temperamentales pueden responder a la terapia de modificación de la conducta. Sin embargo, la psicoterapia a largo plazo (terapia hablada), con el objetivo de ayudar a la persona a comprender las causas de su ansiedad y a reconocer su comportamiento desadaptado, es la clave de la mayoría de los tratamientos. Algunos tipos de trastornos de personalidad, como el narcisista o el obsesivo-compulsivo, pueden tratarse mejor con el psicoanálisis. Otros, como los tipos antisocial o paranoide, raramente responden a una terapia.

Trastornos disociativos

La disociación es un mecanismo psicológico de defensa en el cual la identidad, memoria, ideas, sentimientos o percepciones propias se encuentran separadas del conocimiento consciente y no pueden ser recuperadas o experimentadas voluntariamente.

Todo el mundo se disocia en ocasiones. Por ejemplo, las personas frecuentemente se dan cuenta después de haber conducido del trabajo a casa de que no recuerdan gran parte del camino porque estaban preocupadas por conflictos personales o atentas a un programa de la radio. Durante la hipnosis, una persona puede disociar los sentimientos del dolor físico. Sin embargo, otras formas de disociación provocan una ruptura entre las sensaciones de la persona de sí misma y las percepciones de los hechos de la vida.

Los trastornos disociativos incluyen la amnesia disociativa, la fuga disociativa, el trastorno de identidad disociativo y un conjunto de situaciones de definición más difusa que los psiquiatras denominan trastorno disociativo sin otros datos específicos. Estos trastornos disociativos son con frecuencia precipitados por un estrés abrumador. El estrés puede estar causado por la experiencia o por la observación de un acontecimiento traumático, un accidente o un desastre. O bien una persona puede experimentar un conflicto interno tan insoportable que su mente es forzada a separar la información incompatible o inaceptable y los sentimientos procedentes del pensamiento consciente.

Amnesia disociativa

La amnesia disociativa es una incapacidad para recuperar información personal importante, generalmente de una naturaleza estresante o traumática, la cual es muy generalizada para que pueda justificarse como un olvido normal.

Generalmente, la pérdida de memoria incluye información que forma parte del conocimiento consciente habitual o memoria "autobiográfica" (quién es, qué ha hecho, adónde ha ido, con quién ha hablado, qué dijo, pensó y sintió, etc.). En ocasiones, la información, aunque olvidada, continúa influyendo en el comportamiento de la persona.

Las personas con una amnesia disociativa habitualmente tienen una o más lagunas de memoria que se extienden desde unos pocos minutos a unas pocas horas o días. Sin embargo, se han documentado lagunas de memoria que abarcaban años o incluso la vida entera de una persona. Usualmente los períodos lindantes con la laguna de memoria suelen ser claros. En general, las personas son conscientes de que han "perdido algún tiempo", pero algunos amnésicos disociativos sólo son conscientes del tiempo perdido cuando se dan cuenta o se les enfrenta con la evidencia de que han hecho cosas que no recuerdan. Algunas personas con amnesia olvidan algunos pero no todos los acontecimientos de un período de tiempo; otras no pueden recordar nada de su vida anterior u olvidan las cosas conforme van ocurriendo.

La incidencia de la amnesia disociativa es desconocida pero el trastorno es más frecuente en adultos. La amnesia es más frecuente en personas que se han visto implicadas en guerras, accidentes o desastres naturales. Se ha informado de casos de gente que tenía amnesia de episodios de abusos sexuales en su niñez y que más tarde, siendo adultos, recordaron los episodios. La amnesia puede ocurrir después de un acontecimiento traumático y la memoria puede recuperarse con el tratamiento, con acontecimientos posteriores o con la información que recibe la persona. Sin embargo, no se sabe si esas memorias recuperadas reflejan acontecimientos reales en el pasado de la persona. Se han demostrado recuperaciones de memorias tanto exactas como inexactas.

Causas

La amnesia disociativa parece estar causada por el estrés (la experiencia o la visión de experiencias traumáticas, situaciones de estrés graves en la vida o graves conflictos internos). Los episodios de amnesia pueden ser precedidos de abusos físicos o experiencias sexuales y situaciones emocionalmente abrumadoras en las cuales existe amenaza, lesión o muerte (como una violación, una guerra o un desastre natural como un incendio o una inundación). Las situaciones de mayor estrés en la vida incluyen el abandono, la muerte de un ser querido y la ruina financiera. También pueden conducir a la amnesia la inquietud por impulsos de culpabilidad, dificultades aparentemente insolubles o conductas criminales. De un modo general se acepta que algunas personas, como las que son fácilmente hipnotizadas, son más propensas a desarrollar amnesia que otras.

Síntomas y diagnóstico

El síntoma más frecuente de la amnesia disociativa es la pérdida de memoria. Poco después de volverse amnésica, la persona puede parecer confusa. Muchas personas amnésicas están en cierta manera deprimidas. Algunas personas están muy afectadas por su amnesia; otras no. Otros síntomas y preocupaciones dependen de la importancia de la información olvidada y de su relación con los conflictos de la persona o de las consecuencias de la conducta olvidada.

Para hacer el diagnóstico, el médico realiza un examen físico y psiquiátrico. La sangre y la orina se analizan para determinar si una sustancia tóxica como una droga ilegal es la causante de la amnesia. Se puede realizar un electroencefalograma para determinar si la causa es un trastorno epiléptico. (• *V. recuadro, página 366*) Pruebas psicológicas especializadas pueden ayudar al médico a caracterizar las experiencias disociativas de la persona.

Tratamiento y pronóstico

Es esencial una atmósfera de apoyo en la que la persona se sienta segura. Esta sola medida conduce con frecuencia a una recuperación espontánea gradual de los recuerdos perdidos.

Si la memoria no se recupera de modo espontáneo o si es urgente su recuperación, a menudo son eficaces las técnicas de recuperación de la memoria. Usando la hipnosis o los efectos de determinados fármacos, el médico pregunta a la persona amnésica acerca de su pasado. El médico debe tener mucho cuidado porque es probable que se hagan patentes durante el proceso las circunstancias que estimularon la pérdida de memoria y esto puede resultar muy perturbador. No puede asumirse que sean exactos los recuerdos recuperados a través de estas técnicas. Sólo podrá determinar su exactitud la corroboración externa. Sin embargo, el hecho de completar al máximo las lagunas de memoria podrá contribuir a restablecer la continuidad de la identidad de la persona y de su sentido del yo. Una vez desaparecida la amnesia, el tratamiento continuado ayudará a la persona a comprender el trauma o los conflictos que causaron la situación y a encontrar medios para resolverla.

La mayoría de la gente recupera lo que parecen ser sus memorias perdidas y resuelve los conflictos que causaron la amnesia. Sin embargo, algunas personas nunca rompen las barreras que les impiden reconstruir su pasado perdido. El pronóstico está determinado en parte por las circunstancias de la vida de la persona, particularmente el estrés y los conflictos que provocaron la amnesia.

Fuga disociativa

La fuga disociativa consiste en una o más salidas de una persona de su casa repentina, inesperada y deliberadamente, durante las cuales no recuerda una parte o la totalidad de su vida pasada y no sabe quién es, o bien se da una nueva identidad.

La fuga disociativa afecta aproximadamente al dos por mil de la población. Es mucho más frecuente en personas que han estado en guerras, accidentes y desastres naturales.

Causas

Las causas de la fuga disociativa son similares a las de la amnesia disociativa pero con algunos factores adicionales. Frecuentemente, la fuga ocurre en circunstancias en las que se puede sospechar simulación. La simulación es un estado en el cual una persona se comporta como si estuviera enferma, porque ello la libera de dar cuenta de sus acciones, le da una excusa para evitar responsabilidades o reduce su exposición a un riesgo conocido, como un trabajo peligroso. Más aún, muchas fugas parecen representar el cumplimiento de deseos encubiertos (por ejemplo, escapar de un estrés insoportable, como el divorcio o la ruina financiera). Otras fugas están relacionadas con sentimientos de rechazo o de separación, o pueden proteger a la persona del suicidio o de impulsos homicidas.

Síntomas y diagnóstico

Una persona en estado de fuga, habiendo perdido su identidad habitual, generalmente desaparece de sus lugares de costumbre, dejando su familia y su trabajo. La persona puede viajar lejos de casa y comenzar un nuevo trabajo con una nueva identidad, sin darse cuenta de ningún cambio en su vida. La fuga puede durar desde horas a semanas o meses, u ocasionalmente más tiempo. La persona puede parecer normal y no llamar la atención. Sin embargo, en algún momento puede darse cuenta de la amnesia o estar confusa acerca de su identidad. Algunas veces en la fuga no puede hacerse el diagnóstico hasta que vuelve la identidad anterior de la persona, y ésta experimenta sufrimiento al encontrarse a sí misma en circunstancias desconocidas.

A menudo la persona no tiene síntomas o está sólo ligeramente confusa durante la fuga. Sin embargo, cuando ésta concluye puede experimentar depresión, incomodidad, aflicción, vergüenza, conflicto intenso e impulsos agresivos o suicidas. En otras palabras, tiene que afrontar de repente la dolorosa situación de la que escapó con la fuga. También puede sentir confusión, sufrimiento o incluso terror acerca del hecho de haber permanecido en estado de fuga porque generalmente no recuerda acontecimientos que ocurrieron durante ese período.

Una fuga es raramente reconocida mientras está sucediendo. El médico puede sospechar una fuga cuando una persona parece confundida acerca de su identidad o está perpleja acerca de su pasado, o cuando la confrontación la hace dudar de su nueva identidad o de la falta de una identidad. El diagnóstico se realiza retroactivamente revisando la historia de la persona y recogiendo información que documente las circunstancias anteriores al abandono del hogar, la huida en sí y el establecimiento de una vida alternativa. Cuando la fuga disociativa se repite más de unas pocas veces, la persona generalmente tiene un trastorno disociativo de la identidad.

Tratamiento y pronóstico

El tratamiento para una fuga en desarrollo incluye que el médico recoja información acerca de la verdadera identidad de la persona, que deduzca por qué la abandonó y le ayude a reasumirla. Si la información no puede ser obtenida directamente de la persona, se puede necesitar la intervención de la policía y de los asistentes sociales.

La fuga disociativa se trata de forma bastante parecida a la amnesia disociativa y puede incluir el uso de hipnosis o de entrevistas con facilitación farmacológica. Sin embargo, frecuentemente todos los esfuerzos para recuperar los recuerdos del período de fuga son infructuosos. Un psiquiatra puede ayudar a la persona a explorar sus mecanismos de manejo de las situaciones, conflictos y temperamentos que desencadenaron el episodio de fuga.

Lo más frecuente es que las fugas duren horas o días y desaparezcan espontáneamente. A menos que exista algún comportamiento durante el período de fuga que haya traído sus propias complicaciones, el deterioro es leve y de corta duración. Si la fuga fue prolongada y el comportamiento de la persona antes y durante ella fue problemático puede tener considerables dificultades. Por ejemplo, un hombre puede haber abandonado su familia y sus responsabilidades laborales, cometido un crimen o formado una pareja en su estado de fuga.

Trastorno de identidad disociativo

*El trastorno de identidad disociativo, antes llamado **trastorno de personalidad múltiple**, es una situación en la cual alternan en el control del comportamiento de la persona dos o más identidades o personalidades y en la que se producen episodios de amnesia.*

El trastorno de identidad disociativo es una situación grave, crónica y potencialmente invalidante o mortal. La incapacidad de algunas personalidades de recordar información personal importante (amnesia) se mezcla con el conocimiento simultáneo de la información por parte de otras personalidades coexistentes. Algunas personalidades parecen conocerse e interactuar entre sí en un complejo mundo interior. Por ejemplo, la personalidad A puede estar

consciente de la personalidad B y saber lo que ésta realiza, como si la estuviera observando; la personalidad B puede ser consciente o no de la personalidad A. Otras personalidades pueden o no ser conscientes de la personalidad B y ésta puede ser o no consciente de ellas. Las personas con este trastorno con frecuencia intentan el suicidio y se considera que son más propensas a suicidarse que las personas con cualquier otro trastorno mental.

El trastorno de identidad disociativo parece ser un trastorno mental bastante frecuente. Puede encontrarse en el 3 o 4 por ciento de las personas hospitalizadas por otros problemas psiquiátricos y en una cierta minoría de pacientes de instituciones para el tratamiento de toxicómanos. El aumento del conocimiento del trastorno ha permitido que se diagnostique con más frecuencia en los últimos años. El conocimiento de las consecuencias de los abusos infantiles y los mejorados métodos de diagnóstico han contribuido también al aumento de los diagnósticos de trastornos de identidad disociativos. Aunque algunas autoridades creen que los informes de aumento de este trastorno reflejan la influencia de los médicos en pacientes sugestionables, no hay evidencias que sustenten esa creencia.

Causas

El trastorno de identidad disociativo parece estar causado por la interacción de varios factores:
• El estrés insoportable, como el haber sufrido abusos físicos o psicológicos durante la niñez.
• Una habilidad para separar los propios recuerdos, percepciones o identidades del conocimiento consciente (capacidad disociativa).
• Antes de tener una visión unificada del yo y de los otros se puede consolidar sólidamente un desarrollo anormal.
• Una insuficiente protección y atención durante la niñez.

El desarrollo humano requiere que los niños sean capaces de integrar complicados y diferentes tipos de información y experiencias. A medida que los niños aprenden a forjarse una identidad cohesionada y compleja, pasan por fases en las cuales se mantienen separadas diferentes percepciones y emociones. Pueden usar estas diferentes percepciones para generar diferentes yo, pero no todos los niños que sufren abusos o pérdidas o traumas importantes tienen la capacidad de desarrollar múltiples personalidades. Los que sí tienen esta capacidad también tienen formas normales de resolver sus problemas, y, en general, estos niños vulnerables están lo suficientemente protegidos y tranquilizados por los adultos como para que no se desarrolle un trastorno de identidad disociativo.

Trastorno de identidad disociativo y abusos en la niñez: una conexión

Casi todos los adultos (97 a 98 por ciento) con un trastorno de identidad disociativo refieren haber sufrido abusos en su niñez. Los abusos pueden ser documentados en el 85 por ciento de los adultos y en el 95 por ciento de los niños y adolescentes con un trastorno de identidad disociativo.

Aunque los abusos durante la niñez son una causa principal del trastorno de identidad disociativo, eso no significa que todos los abusos específicos que alegan estos pacientes sean ciertos. Algunos aspectos de algunas de las experiencias referidas contienen claras inexactitudes. Algunos pacientes no sufrieron abusos pero sí una pérdida importante a edad temprana, como la muerte de un progenitor, una grave enfermedad, o alguna otra experiencia muy estresante.

Síntomas

Las personas con un trastorno de identidad disociativo pueden experimentar a menudo un cuadro de síntomas que pueden parecerse a los de otros trastornos psiquiátricos. Los síntomas pueden ser similares a los de la ansiedad, de las alteraciones de la personalidad, de la esquizofrenia y de los trastornos afectivos o de la epilepsia. La mayoría de las personas sufre síntomas de depresión, ansiedad (dificultad para respirar, pulso acelerado, palpitaciones), fobias, ataques de pánico, disfunciones sexuales, alteraciones del apetito, estrés postraumático y síntomas que simulan los de las enfermedades físicas. Pueden estar preocupadas por el suicidio y son frecuentes los intentos, así como los episodios de automutilación. Muchas personas con trastorno de identidad disociativo abusan del alcohol o de las drogas en algún momento de su vida.

El cambio de personalidades y la ausencia de consciencia del propio comportamiento en las otras personalidades hacen a menudo caótica la vida de una persona con este trastorno. Como las personalidades con frecuencia interactúan entre ellas, la persona dice oír conversaciones internas y las voces de otras personalidades. Esto es un tipo de alucinaciones.

Hay varios signos característicos del trastorno de la personalidad disociativo:
• Síntomas diferentes que ocurren en distintos momentos.

• Una capacidad fluctuante para asumir sus funciones, desde la eficacia en el trabajo y en la casa hasta la inhabilidad.
• Intensos dolores de cabeza y otros síntomas físicos.
• Distorsiones y errores en el tiempo y amnesia.
• Despersonalización y desrealización (sentimiento de estar separado de uno mismo y experimentar su medio como irreal).

Las personas con un trastorno de identidad disociativo frecuentemente oyen hablar a otros de lo que ellas han hecho pero que no recuerdan. Otras pueden mencionar cambios en su comportamiento que ellas tampoco recuerdan. Pueden descubrir objetos, productos o manuscritos con los que no contaban o que no reconocen. A menudo se refieren a sí mismas como "nosotros", "él" o "ella". Mientras que, en general, las personas no pueden recordar mucho acerca de sus primeros cinco años de vida, la persona con un trastorno de identidad disociativo no recuerda tampoco lo ocurrido entre sus 6 y 11 años.

Las personas con un trastorno de identidad disociativo tienen típicamente una historia de tres o más diagnósticos psiquiátricos previos diferentes y que no han respondido al tratamiento. Estas personas están muy preocupadas por temas de control, tanto el autocontrol como el control de los demás.

Diagnóstico

Para realizar el diagnóstico de trastorno de identidad disociativo, el médico debe proceder a realizar una entrevista médica y psiquiátrica, incidiendo especialmente acerca de experiencias disociativas. Se han ideado entrevistas especiales para ayudar al médico a identificar el trastorno. El médico también puede entrevistar al paciente durante períodos largos, pedirle que lo visite regularmente y utilizar la hipnosis o entrevistas con facilitación farmacológica para tener acceso a sus personalidades. Estas medidas aumentan la posibilidad de que la persona cambie de una personalidad a otra durante la evaluación.

De forma creciente, los médicos consiguen hacer manifestarse las diferentes personalidades pidiendo que hable la parte de la mente que estuvo implicada en un comportamiento concreto. Puede que el paciente no recuerde este comportamiento o que lo haya experimentado más como un observador que como un sujeto activo (como si la experiencia fuera como un sueño o irreal).

Tratamiento y pronóstico

El trastorno de identidad disociativo requiere psicoterapia, con frecuencia facilitada por la hipnosis. Los síntomas pueden ir y venir de modo espontáneo, pero el trastorno no desaparece por sí mismo. El tratamiento puede aliviar algunos síntomas específicos pero no tiene efectos sobre el trastorno en sí mismo.

El tratamiento es a menudo arduo y emocionalmente doloroso. La persona puede experimentar muchas crisis emocionales debido a acciones de las personalidades y por la desesperación que pueden acarrear los recuerdos traumáticos durante la terapia. A menudo son necesarios varios períodos de hospitalización psiquiátrica para ayudar a la persona en períodos difíciles y para operar de un modo directo sobre los recuerdos dolorosos. Frecuentemente el médico utiliza la hipnosis para que se manifiesten (para tener acceso a) las personalidades, facilitar la comunicación entre ellas, estabilizarlas e integrarlas. La hipnosis también se usa para reducir el impacto doloroso de los recuerdos traumáticos.

Generalmente, son necesarias una o dos sesiones de psicoterapia a la semana durante al menos 3 a 6 años. Las sesiones tienen como objetivo integrar las personalidades en una personalidad única o alcanzar una interacción armoniosa entre ellas que permita una vida normal sin síntomas. La integración de las personalidades es lo ideal pero no siempre se consigue. Las visitas al terapeuta son reducidas gradualmente pero es raro que se terminen. Los pacientes pueden confiarse al terapeuta para que les ayude, de vez en cuando, a afrontar los problemas psicológicos, del mismo modo que pueden hacerlo periódicamente con su propio médico.

El pronóstico de las personas con un trastorno de identidad disociativo depende de los síntomas y de las características del trastorno. Algunas tienen principalmente síntomas disociativos y características postraumáticas; esto significa que, además de sus problemas de memoria e identidad, experimentan ansiedad acerca de acontecimientos traumáticos y el hecho de revivirlos y recordarlos. Generalmente, se recuperan por completo con el tratamiento. Otras personas tienen adicionalmente trastornos psiquiátricos graves, como trastornos de la personalidad, afectivos, alimentarios y de abuso de drogas. Sus problemas mejoran más despacio y el tratamiento puede tener menos éxito o bien debe ser más largo y pueden aparecer más crisis. Por último, algunas personas no solamente tienen otros problemas psicológicos graves sino que también están gravemente comprometidas con otras personas que las acusan de haber abusado de ellas. El tratamiento a menudo es largo y caótico y trata de reducir y de aliviar los síntomas más que de conseguir la integración. A veces, incluso un paciente con un mal pronóstico mejora lo suficiente con la terapia para sobrellevar el trastorno y comenzar a dar pasos rápidos hacia la recuperación.

Trastorno de despersonalización

El trastorno de despersonalización se caracteriza por sentimientos persistentes o recurrentes de estar separado del propio cuerpo o de sus procesos mentales.

Una persona con un trastorno de despersonalización generalmente se siente como si fuera un observador de su propia vida. Puede sentirse ella misma y sentir al mundo como irreales y en un sueño.

La despersonalización puede ser un síntoma de otros trastornos psiquiátricos. De hecho, la despersonalización es el tercer síntoma psiquiátrico más frecuente (después de la ansiedad y de la depresión) y a menudo ocurre tras experimentar el individuo una situación con peligro de muerte como un accidente, un asalto o una lesión o enfermedad grave. Entendido como un trastorno aislado, el trastorno de despersonalización no ha sido estudiado ampliamente y sus causas e incidencia son desconocidas.

Síntomas y diagnóstico

La persona con despersonalización tiene una percepción distorsionada de su identidad, cuerpo y vida, lo que la incomoda. A menudo los síntomas son temporales y aparecen al mismo tiempo que los síntomas de ansiedad, pánico o miedo (fobia). Sin embargo, los síntomas pueden durar o reaparecer durante muchos años. Las personas con este trastorno tienen con frecuencia una gran dificultad para describir sus síntomas y pueden temer o creer que se están trastornando mentalmente.

La despersonalización puede resultar una molestia menor o pasajera con pocos efectos evidentes sobre el comportamiento. Algunas personas se pueden ajustar al trastorno de despersonalización o incluso bloquear su impacto. Otras están continuamente inmersas en una ansiedad acerca de su estado mental, temerosas de volverse locas o rumiando las percepciones distorsionadas de su cuerpo y su sentido de alejamiento de sí mismas y del mundo. La angustia mental les impide concentrarse en el trabajo o en las rutinas de la vida diaria y pueden volverse inválidas.

El diagnóstico de despersonalización se basa en sus síntomas. El médico explora a la persona para descartar una enfermedad orgánica (como un trastorno epiléptico), abuso de drogas y la posibilidad de otro trastorno psiquiátrico. Los procedimientos de entrevista especializada pueden ayudar al médico a reconocer el problema.

Tratamiento y pronóstico

La sensación de despersonalización a menudo desaparece con el tratamiento. Éste se justifica sólo si la situación persiste, reaparece o causa sufrimiento. Han resultado eficaces la psicoterapia psicodinámica, la terapia conductual y la hipnosis (• *V. página 408*) pero no existe un único tipo de tratamiento que sea eficaz para todas las personas con un trastorno de despersonalización. Los tranquilizantes y los antidepresivos pueden ayudar a algunas personas. La despersonalización a menudo se asocia a otros trastornos mentales que necesitarán ser tratados o es desencadenada por ellos. Se debe tener en cuenta cualquier tipo de estrés relacionado con el comienzo (instalación) del trastorno de despersonalización.

Generalmente se consigue algún grado de alivio. La recuperación completa es posible para muchas personas, especialmente para aquellas cuyos síntomas ocurren en conexión con cualquier estrés que pueda identificado durante el tratamiento. Un gran número de personas con un trastorno de despersonalización no responde bien al tratamiento, aunque pueden mejorar gradual y espontáneamente.

CAPÍTULO 91

Esquizofrenia y delirio

La esquizofrenia y el delirio son trastornos diferentes que pueden compartir ciertas características como la paranoia, la desconfianza y el pensamiento irreal.

Sin embargo, la esquizofrenia es un trastorno mental grave y relativamente frecuente que se asocia con la psicosis (una pérdida de contacto con la realidad) y una disminución en el desarrollo general de funciones. En cambio, el trastorno delirante es más raro y produce una incapacidad parcial o más circunscrita.

Esquizofrenia

La esquizofrenia es un trastorno mental grave caracterizado por una pérdida de contacto con la realidad (psicosis), alucinaciones, delirios (creencias falsas), pensamiento anormal y alteración del funcionamiento social y laboral.

La esquizofrenia es un problema de salud pública de primera magnitud en todo el mundo. La prevalencia de la esquizofrenia en el mundo parece ser algo menor del uno por ciento, aunque se han identificado zonas de mayor o menor prevalencia. En algunos países, las personas con esquizofrenia ocupan alrededor del 25 por ciento de las camas de hospital.

La esquizofrenia tiene una mayor prevalencia que la enfermedad de Alzheimer, la diabetes o la esclerosis múltiple.

Hay varios trastornos que comparten características con la esquizofrenia. Los trastornos que se parecen a la esquizofrenia pero en los cuales los síntomas han estado presentes menos de 6 meses, se llaman **trastornos esquizofreniformes**. Los trastornos en los cuales los episodios de síntomas psicóticos duran al menos un día pero menos de un mes se llaman **trastornos psicóticos breves**. Un trastorno caracterizado por la presencia de síntomas del humor, como la depresión o la manía, junto con otros síntomas típicos de la esquizofrenia se llama **trastorno esquizoafectivo**. Un trastorno de la personalidad que puede compartir síntomas de la esquizofrenia pero en el cual los síntomas no son tan graves como para reunir los criterios de psicosis, se llama **trastorno esquizotípico de la personalidad**. (• *V. página 444*)

Causas

Aunque la causa específica de la esquizofrenia es desconocida, el trastorno tiene claramente una base biológica. Muchas autoridades en la materia aceptan un modelo de "vulnerabilidad al estrés", en el cual se considera la esquizofrenia como un fenómeno que se produce en personas biológicamente vulnerables. Se desconoce lo que hace a una persona vulnerable a la esquizofrenia, pero pueden estar incluidas la predisposición genética, los problemas que ocurrieron antes, durante o después del nacimiento o una infección vírica del cerebro. En general pueden indicar vulnerabilidad, dificultad para procesar la información, incapacidad para prestar atención, dificultad para comportarse de modo socialmente aceptable e imposibilidad de enfrentarse a los problemas. En este modelo, el estrés ambiental, como acontecimientos estresantes de la vida o problemas de abusos de sustancias tóxicas, desencadenan el inicio y la reaparición de la esquizofrenia en los individuos vulnerables.

Síntomas

La esquizofrenia comienza más frecuentemente entre los 18 y los 25 años en los hombres y entre los 26 y los 45 en las mujeres. Sin embargo, no es infrecuente que comience en la niñez o en la adolescencia temprana. (• *V. página 1351*) La instalación puede ser súbita, en el curso de días o semanas, o lenta e insidiosa, a lo largo de años.

La gravedad y el tipo de sintomatología puede variar significativamente entre diferentes personas con esquizofrenia. En conjunto, los síntomas se agrupan en tres categorías mayores: delirios y alucinaciones, alteración del pensamiento y conducta inhabituales y síntomas negativos o por déficit. Una persona puede tener síntomas de uno o de los tres grupos. Los síntomas son lo suficientemente graves como para interferir con la capacidad de trabajo, de relación con la gente y del propio cuidado.

Los **delirios** son creencias falsas que generalmente implican una mala interpretación de las percepciones o de las experiencias. Por ejemplo, las personas con esquizofrenia pueden experimentar delirios persecutorios, creyendo que están siendo atormentadas, seguidas, engañadas o espiadas. Pueden tener delirios de referencia, creyendo que ciertos pasajes de los libros, de los periódicos o de las canciones se dirigen específicamente a ellas. Estas personas pueden tener delirios de robo o de imposición del pensamiento, creyendo que otros pueden leer sus mentes, que sus pensamientos son transmitidos a otros o que sus pensamientos e impulsos les son impuestos por fuerzas externas. Pueden ocurrir **alucinaciones** de sonidos, de visiones, de olores, de gustos o del tacto, aunque las alucinaciones de sonidos (alucinaciones auditivas) son de lejos las más frecuentes. Una persona puede "oír" voces que comentan su comportamiento, que conversan entre ellas o que hacen comentarios críticos y abusivos.

La **alteración del pensamiento** consiste en el pensamiento desorganizado, que se hace patente cuando la expresión es incoherente, cambia de un tema a otro y no tiene ninguna finalidad. La expresión puede estar levemente desorganizada o ser completamente incoherente e incomprensible. El **comportamiento inhabitual** puede tomar la forma de simplezas de carácter infantil, agitación o apariencia, higiene o conducta inapropiadas. El comportamiento motor catatónico es una forma extrema de conducta inhabitual en la que una persona puede mantener una postura rígida y resistirse a los esfuerzos para moverla o, por el contrario, mostrar actividad de movimientos sin estímulo previo y sin sentido.

Los **síntomas negativos** o por **déficit** de la esquizofrenia incluyen frialdad de emociones, pobreza de expresión, anhedonía y asocialidad. La frialdad de emociones es una disminución de éstas. La cara de la persona puede parecer inmóvil; hace poco contacto visual y no expresa emociones. No hay respuesta ante situaciones que normalmente harían a una persona reír o llorar. La pobreza de expresión es una disminución de pensamientos reflejada en que la persona habla poco. Las respuestas a las preguntas pueden ser concisas, una o dos palabras, dando la impresión de vacío interior. La anhedonía es una disminución de la capacidad de experimentar placer; la persona puede mostrar poco interés en actividades anteriores y pasa más tiempo en actividades inútiles. La asocialidad es la falta de interés en relacionarse con otras personas. Estos síntomas negativos están a menudo asociados a una pérdida general de la motivación, del sentido de proyecto y de las metas.

Tipos de esquizofrenia

Algunos investigadores creen que la esquizofrenia es un trastorno aislado, mientras que otros creen que es un síndrome (un conjunto de síntomas) basados en numerosas enfermedades subyacentes. Se han propuesto subtipos de esquizofrenia en un esfuerzo de clasificar a los pacientes dentro de grupos más uniformes. Sin embargo, en un mismo paciente, el subtipo puede variar a lo largo del tiempo.

La **esquizofrenia paranoide** está caracterizada por una preocupación por delirios o alucinaciones auditivas; la expresión desorganizada y las emociones inadecuadas están menos marcadas. La **esquizofrenia hebefrénica o desorganizada** se caracteriza por expresión desorganizada, comportamiento desorganizado y emociones disminuidas o inapropiadas. La **esquizofrenia catatónica** se caracteriza por síntomas físicos como la inmovilidad, la actividad motora excesiva o la adopción de posturas inhabituales. La **esquizofrenia indiferenciada** se caracteriza a menudo por síntomas de todos los grupos: delirios y alucinaciones, alteración del pensamiento y conducta inhabitual y síntomas negativos o por déficit.

Más recientemente, se ha clasificado la esquizofrenia de acuerdo a la presencia y gravedad de los síntomas negativos o por déficit. En las personas con el **subtipo negativo o deficitario de esquizofrenia** son predominantes los síntomas negativos, como la frialdad de las emociones, la ausencia de motivación y la disminución del sentido de proyección. En las personas con **esquizofrenia no deficitaria o paranoide,** predominan los delirios y las alucinaciones, pero en raras ocasiones pueden presentarse unos pocos síntomas negativos. En conjunto, las personas con esquizofrenia no deficitaria tienden a ser menos gravemente discapacitadas y responden mejor al tratamiento.

Diagnóstico

No existe una prueba diagnóstica definitiva para la esquizofrenia. El psiquiatra realiza el diagnóstico basándose en una evaluación del historial de la persona y de su sintomatología. Para establecer el diagnóstico de esquizofrenia, los síntomas deben durar por lo menos 6 meses y asociarse con deterioro significativo del trabajo, los estudios o del desarrollo social. La información procedente de la familia, amigos o profesores con frecuencia es importante para establecer cuándo comenzó la enfermedad.

El médico deberá descartar la posibilidad de que los síntomas psicóticos del paciente estén causados por un trastorno afectivo. *(• V. página 422)* Con frecuencia se realizan análisis de laboratorio para descartar el abuso de sustancias tóxicas o un trastorno subyacente de tipo endocrino o neurológico que pueda tener algunas características de psicosis. Ejemplos de este tipo de trastornos son los tumores cerebrales, la epilepsia del lóbulo temporal, las enfermedades autoinmunes, la enfermedad de Huntington, las enfermedades hepáticas y las reacciones adversas a los medicamentos.

Las personas con esquizofrenia tienen anormalidades cerebrales que pueden ser vistas en una tomografía computadorizada (TC) o en una resonancia magnética (RM). Sin embargo, los defectos no son lo suficientemente específicos para ayudar al diagnóstico de esquizofrenia en un paciente aislado.

Pronóstico

A corto plazo (1 año), el pronóstico de esquizofrenia está íntimamente relacionado con el grado de fidelidad que guarda la persona al plan de tratamiento farmacológico. Sin tratamiento farmacológico, del 70 al 80 por ciento de las personas que han experimentado un episodio de esquizofrenia presentan durante los siguientes 12 meses un nuevo episodio. La administración continuada de fármacos puede reducir a cerca del 30 por ciento la proporción de recaídas.

A largo plazo, el pronóstico de la esquizofrenia varía. En general, un tercio de los casos consigue una mejoría significativa y duradera, otro tercio mejora en algún grado con recaídas intermitentes y una incapacidad residual y otro tercio experimenta una incapacidad grave y permanente. Son factores asociados a un buen pronóstico el comienzo repentino de la enfermedad, que comience en la edad adulta, un buen nivel de capacidad y de formación previo y el subtipo paranoide o no deficitario. Los factores asociados con un mal pronóstico incluyen comienzo a edad temprana, un pobre desarrollo social y profesional previo, una historia familiar de esquizofrenia y el subtipo hebefrénico o el deficitario.

La esquizofrenia tiene un riesgo asociado de suicidio del 10 por ciento. En promedio, la esquizofrenia reduce en 10 años la esperanza de vida.

Tratamiento

Los objetivos generales del tratamiento son los siguientes: reducir la gravedad de los síntomas psicóticos, prevenir la reaparición de los episodios sintomáticos y el deterioro asociado del funcionamiento del individuo y suministrar un apoyo que permita al paciente un funcionamiento al máximo nivel posible. Los fármacos antipsicóticos, la rehabilitación y las actividades con apoyo comunitario y la psicoterapia son los tres principales componentes del tratamiento.

Los **fármacos antipsicóticos** pueden ser eficaces para reducir o eliminar síntomas como los delirios, las alucinaciones y el pensamiento desorganizado. Una vez que los síntomas del brote agudo han desaparecido, el uso continuado de los fármacos antipsicóticos reduce sustancialmente la probabilidad de episodios futuros. Desafortunadamente, los fármacos antipsicóticos tienen efectos adversos significativos como sedación, rigidez muscular, temblores y aumento de peso. Estos fármacos pueden también causar discinesia tardía, movimientos involuntarios frecuentes de los labios y de la lengua o contorsiones de los brazos o de las piernas. La discinesia tardía puede mantenerse incluso después de interrumpirse la administración del fármaco. Para estos casos persistentes no existe tratamiento eficaz.

Cerca del 75 por ciento de las personas con esquizofrenia responde a los fármacos antipsicóticos convencionales, como la clorpromacina, la flufenacina, el haloperidol o la tioridacina. Más de la mitad del 25 por ciento restante puede responder a un fármaco antipsicótico relativamente nuevo llamado clozapina. Como la clozapina puede tener graves efectos secundarios, como convulsiones o depresión de la médula ósea potencialmente mortal, se usa generalmente sólo para los pacientes que no han respondido a los otros fármacos. Se deben hacer recuentos semanales de glóbulos blancos (leucocitos) a las personas que toman clozapina. Hay investigaciones en curso para identificar nuevos fármacos que no tengan los potencialmente graves efectos secundarios de la clozapina. La risperidona está también disponible y varios otros fármacos están en preparación.

La **rehabilitación y las actividades de apoyo** están dirigidas a enseñar las destrezas necesarias para convivir en la comunidad. Estas destrezas permi-

Los fármacos antipsicóticos: cómo actúan

Los fármacos antipsicóticos parecen ser los más efectivos para tratar las alucinaciones, los delirios, el pensamiento desorganizado y la agresividad. Aunque estos fármacos son prescritos más comúnmente para la esquizofrenia, parecen ser más efectivos tratando estos síntomas si proceden de la manía, la esquizofrenia, la demencia o la intoxicación aguda con alguna substancia como las anfetaminas.

El primer fármaco antipsicótico eficaz, la clorpromacina, se patentó en 1955. Desde entonces, se han desarrollado más de una docena de fármacos antipsicóticos similares (flufenacina, haloperidol, perfenacina, y tioridacina por citar algunos). Bajo la denominación de fármacos antipsicóticos convencionales, todos funcionan esencialmente del mismo modo: bloquean los receptores de dopamina en el cerebro. La dopamina es un neurotransmisor, una substancia química que ayuda a vehiculizar los impulsos eléctricos a través de las vías nerviosas y entre los nervios. Una actividad excesiva de la dopamina se asocia con alucinaciones y delirios. El bloqueo de los receptores de dopamina puede aliviar estos síntomas.

Los fármacos antipsicóticos convencionales difieren entre ellos con respecto a su potencia (alta contra baja), efectos secundarios (tendencia a la sedación contra la tendencia a la contractura muscular) y vía de administración (oral contra inyectada). Debido a que todos los fármacos antipsicóticos convencionales son igualmente efectivos para controlar los síntomas de la esquizofrenia, la elección de uno en particular se basa a menudo en sus efectos secundarios y en su tolerancia por el paciente en concreto.

Un tipo de fármacos antipsicóticos relativamente nuevos parecen funcionar bloqueando los receptores tanto de dopamina como de serotonina (otro neurotransmisor) en el cerebro. La clozapina es un ejemplo de este tipo de fármacos. Ésta tiene mayor efectividad que los fármacos antipsicóticos convencionales en el tratamiento de los síntomas de la esquizofrenia. Sin embargo, dado que tiene efectos secundarios muy graves, como un descenso en el recuento de células sanguíneas blancas, se usa sólo para personas que no responden a los fármacos convencionales.

ten a las personas con esquizofrenia trabajar, hacer compras, cuidar de sí mismas, mantener una casa y relacionarse con otras personas. Aunque puede ser necesaria la hospitalización durante las recaídas graves y la hospitalización forzosa puede ser necesaria si la persona representa un peligro para sí misma o para otros, el objetivo general es conseguir que las personas con esquizofrenia vivan dentro de la comunidad. Para conseguir este objetivo algunas personas pueden necesitar vivir en apartamentos supervisados o en grupos con alguien que pueda asegurar que tomen la medicación prescrita.

Un pequeño número de personas con esquizofrenia son incapaces de vivir independientemente, bien porque tienen síntomas de irresponsabilidad grave o porque no poseen las destrezas necesarias para vivir dentro de la comunidad. Estas personas necesitan una atención continuada en un ambiente seguro con apoyo.

La **psicoterapia** es otro aspecto importante del tratamiento. Generalmente, el objetivo de la psicoterapia es establecer una relación de colaboración entre el paciente, la familia y el médico. De ese modo, el paciente puede comprender y aprender a manejar su enfermedad, a tomar los fármacos antipsicóticos como se le han prescrito y a tratar las situaciones estresantes que puedan agravar la enfermedad.

Delirio

El delirio se caracteriza por la presencia de una o más creencias falsas que persisten por lo menos un mes.

Al contrario que la esquizofrenia, el delirio es relativamente infrecuente y el funcionamiento de la persona está menos alterado. El trastorno afecta por primera vez a las personas generalmente en la edad adulta media o avanzada.

Los delirios tienden a incluir situaciones que podrían ocurrir en la vida real, como ser perseguido, envenenado, infectado, amado a distancia o engañado por una esposa o amante. Se reconocen varios subtipos de trastorno delirante.

En el **subtipo erotomaníaco,** el tema central del delirio es que otra persona está enamorada del paciente. Suelen ser corrientes los esfuerzos por contactar con la persona objeto del delirio a través de llamadas telefónicas, cartas o incluso vigilarla y estar al acecho. El comportamiento en relación con el delirio puede crear conflictos con la ley.

En el **subtipo grandioso,** la persona está convencida de que tiene algún gran talento o de que ha realizado algún descubrimiento importante.

En el **subtipo de celos,** la persona está convencida de que el cónyuge o el amante le son infieles. Esta creencia está basada en interpretaciones incorrectas apoyadas en "evidencias" dudosas. En tales circunstancias, la agresión física puede representar un peligro real.

En el **subtipo persecutorio,** la persona cree que es objeto de un complot, espiada, difamada u hostilizada. La persona puede realizar repetidos intentos de obtener justicia apelando a los tribunales y otras instancias públicas. Puede surgir la violencia como venganza a la persecución imaginaria.

El **subtipo somático** implica una preocupación por la función del cuerpo o de ciertos atributos, como imaginar una deformidad física, un olor o una parasitosis.

Síntomas y diagnóstico

Un delirio puede surgir a partir de un preexistente trastorno paranoide de la personalidad. (• *V. página 444*) Comenzando en la edad adulta temprana, las personas con un trastorno paranoide de la personalidad se muestran impregnadas de una desconfianza y de una sospecha de los demás y de sus motivaciones. Los primeros síntomas incluyen el sentirse explotado, estar preocupado por la lealtad o confianza de los amigos, ver amenazas en sucesos o comentarios bienintencionados, mantener rencores mucho tiempo y responder vivamente a lo interpretado como desprecio.

Después de haber descartado otras condiciones específicas asociadas, el médico basa el diagnóstico de delirio principalmente en la historia personal. Es particularmente importante para el médico establecer el nivel de peligrosidad, particularmente la determinación de la persona de llegar al acto en sus delirios.

Pronóstico y tratamiento

El delirio no conduce generalmente a una incapacidad o a cambios graves en la personalidad. Sin embargo, la persona puede integrarse cada vez más en su delirio. La mayoría de las personas puede continuar trabajando.

En el tratamiento del trastorno delirante ayuda la buena relación médico-paciente. Puede necesitarse la hospitalización si el médico cree que el paciente es peligroso. Generalmente, no se utilizan los fármacos antipsicóticos pero son eficaces en ocasiones para suprimir los síntomas. Un objetivo de tratamiento a largo plazo es desviar el foco de atención del delirio hacia un área más constructiva y gratificante, aunque ello es frecuentemente difícil de conseguir.

CAPÍTULO 92

Adicción y toxicomanía

La adicción es la actividad compulsiva y la implicación excesiva en una actividad específica. La actividad puede ser el juego o puede referirse al uso de casi cualquier sustancia, como una droga. Las drogas pueden causar dependencia psicológica o bien dependencia psicológica y física.

La **dependencia psicológica** se basa en el deseo de continuar tomando una droga por placer o para reducir la tensión y evitar un malestar. Las drogas que producen dependencia psicológica actúan en el cerebro y tienen uno o más de los siguientes efectos:

• Reducir la ansiedad y la tensión.
• Causar alegría, euforia u otros cambios placenteros del humor.
• Provocar impresión de aumento de capacidad mental y física.
• Alterar la percepción.

La dependencia psicológica puede ser muy poderosa y difícil de superar. Es particularmente frecuente con las drogas que alteran el humor (y las sensaciones) y que afectan al sistema nervioso central.

Para los adictos, la actividad relacionada con las drogas llega a ser una parte tan grande de la vida diaria que la adicción interfiere generalmente con la capacidad de trabajar, estudiar o de relacionarse normalmente con la familia y amigos. En la dependencia grave, los pensamientos y las actividades del adicto están dirigidas predominantemente a obtener y tomar la droga. Un adicto puede manipular, mentir y robar para satisfacer su adicción. Los adictos tienen dificultades para abandonar la droga y a menudo vuelven a ella tras períodos de abstinencia.

Algunas drogas causan **dependencia física,** pero ésta no se acompaña siempre de dependencia psicológica. Con las drogas que causan dependencia física,

Fármacos que pueden producir dependencia

Fármaco	Dependencia psicológica	Dependencia física
Depresores (disminuidores)		
Alcohol	Sí	Sí
Narcóticos	Sí	Sí
Inductores del sueño (hipnóticos)	Sí	Sí
Benzodiacepinas (fármacos contra la ansiedad)	Sí	Sí
Solventes volátiles	Sí	Posiblemente
Nitritos volátiles	Posiblemente	Probablemente no
Estimulantes (aumentadores)		
Anfetamina	Sí	Sí
Metanfetamina (*speed*)	Sí	Sí
Metilendioximetanfetamina (MDMA, Éxtasis, Adam)	Sí	Sí
Cocaína	Sí	Sí
2-5-dimetoxi-4-metilanfetamina (DOM, STP)	Sí	Sí
Fenciclidina (PCP, polvo de ángel)	Sí	Sí
Alucinógenos		
Dietilamida del ácido lisérgico (LSD)	Sí	Posiblemente
Marihuana	Sí	Posiblemente
Mescalina	Sí	Posiblemente
Psilocibina	Sí	Posiblemente

el cuerpo se adapta a ellas cuando se usan de modo continuado, conduciendo a la tolerancia y a síndrome de abstinencia cuando se deja de consumir. La **tolerancia** es la necesidad de aumentar progresivamente la dosis de una droga para reproducir el efecto originariamente alcanzado por dosis menores. El síndrome de **abstinencia** ocurre cuando se deja de tomar la droga o cuando los efectos de ésta son bloqueados por un antagonista. Una persona con síntoma de abstinencia se siente enferma y puede tener muchos síntomas, como dolor de cabeza, diarrea o temblores. La abstinencia puede provocar una enfermedad grave e incluso con riesgo vital.

El **abuso de drogas** implica más que la acción fisiológica de las drogas. Por ejemplo, las personas con cáncer cuyo dolor se trata con opioides como la morfina durante meses o años, casi nunca se vuelven adictas a narcóticos, aunque pueden desarrollar una dependencia física. Es decir, el abuso de drogas es un concepto definido principalmente por comportamientos disfuncionales y por la desaprobación social. Casi todas las sociedades a lo largo de su historia conocida han autorizado el uso de fármacos psicoactivos, incluso los considerados perjudiciales. Las sustancias que alteran el humor, como el alcohol y las setas alucinógenas desempeñan un papel importante en algunos rituales religiosos. Algunas sociedades aceptan sustancias que otras no permiten. Las sociedades pueden admitir una sustancia y posteriormente rechazarla.

En algunos países, el término médico *abuso de sustancias* se refiere a la disfunción y a la desadaptación que conlleva el uso de drogas pero no a la dependencia. Habitualmente el abuso de drogas es la experimentación y uso para la propia satisfacción de drogas ilegales, el uso de fármacos legales no prescritos por el médico para aliviar problemas o síntomas y el uso de drogas hasta la dependencia. El uso de drogas ocurre en todos los grupos socioeconómicos y afecta tanto a gente con alto nivel cultural y profesional como a personas con bajo nivel de estudios y sin empleo.

Aunque el abuso de drogas tiene efectos poderosos, el humor del adicto y el ambiente donde se toma la droga influyen significativamente en su efecto. Por ejemplo, una persona que se siente triste antes de beber alcohol puede estar más triste a medida que el alcohol hace efecto. La misma persona puede estar alegre cuando bebe con amigos que se alegran bajo los efectos del alcohol. No es posible predecir cuál va a ser el efecto de una droga para cada persona y en cada situación.

Cómo se desarrolla la dependencia a una droga es una cuestión compleja y no aclarada. El proceso está influido por las propiedades químicas de la droga, sus efectos, la personalidad del adicto y otras condiciones predisponentes como la herencia y la presión social. En particular, la progresión desde la experimentación al uso ocasional y luego desde la tolerancia a la dependencia es poco conocida. Las personas con alto riesgo adictivo basado en su historia familiar no han demostrado tener diferencias biológicas o psicológicas en la forma de responder a las drogas, aunque algunos estudios indican que los alcohólicos pueden tener genéticamente una respuesta disminuida a los efectos del alcohol.

Se ha prestado mucha atención a la llamada personalidad adictiva. Los adictos a menudo tienen baja autoestima, son inmaduros, fácilmente frustrables y tienen dificultad para resolver problemas personales y relacionarse con gente del sexo contrario. Los adictos pueden tratar de escapar de la realidad y han sido descritos como temerosos, introvertidos y deprimidos. Algunos tienen una historia de repetidos intentos de suicidio o de autolesiones. A los adictos se les ha descrito como personalidades dependientes, que tratan de encontrar un soporte en sus relaciones y que tienen problemas para cuidar de ellos mismos. Otros muestran rabia manifiesta e inconsciente y una expresión sexual incontrolada; pueden usar las drogas para controlar su comportamiento. Sin embargo, la evidencia sugiere que, en general, estos signos emergen como resultado de una adicción a largo plazo y no son necesariamente el resultado del abuso de drogas.

En ocasiones, los familiares o los amigos pueden comportarse de modo que permiten al adicto continuar abusando de las drogas o del alcohol; estas personas son consideradas codependientes (también llamadas facilitadoras). Los codependientes pueden llamar enfermo al adicto o crear excusas para el comportamiento de la persona. Por ejemplo, un amigo puede decir: "Pedro no tenía intención de atravesar el muro con el puño; estaba simplemente un poco enojado porque el bar no tenía su cerveza favorita". El codependiente puede suplicar al adicto que deje de tomar drogas o alcohol pero raramente hace algo más para ayudarle a cambiar su conducta.

Un familiar o amigo que se preocupa debería animar al adicto a dejar de tomar drogas y a entrar en un programa de tratamiento. Si el adicto renuncia a buscar ayuda, el familiar o el amigo puede en algún caso amenazarle con dejar de estar en contacto con él. Tal actitud parece hiriente pero puede ser coordinada con la intervención guiada de un profesional. Éste puede ser un método de convencer al adicto de que debe realizar cambios en su comportamiento.

Una mujer adicta embarazada expone a su feto a la droga. A menudo, aquélla es reacia a admitir a médicos y enfermeras que está abusando de las drogas o del alcohol. El feto puede hacerse físicamente dependiente. Poco después del parto, el recién nacido puede experimentar un síndrome de abstinencia grave o incluso mortal, (• *V. página 1250*) sobre todo si los médicos y enfermeras no han sido informados de la adicción de la madre. Los niños que sobreviven a la abstinencia pueden tener muchos otros problemas.

Finalmente, otra gran preocupación respecto a cualquier droga ilegal es que no siempre es lo que pretende ser. No existe control de calidad con las drogas ilegales y la mala calidad (grandes variaciones en los grados de potencia o incluso adulteración) representa un peligro añadido a su uso.

Alcoholismo

El alcoholismo es una enfermedad crónica caracterizada por una tendencia a beber más de lo debido, intentos infructuosos de dejar la bebida, y mantenimiento de la costumbre a pesar de las adversas consecuencias sociales y laborales.

El alcoholismo es una enfermedad frecuente. En Estados Unidos, por ejemplo, alrededor del 8 por ciento de los adultos tiene un problema de consumo de alcohol. Los hombres son cuatro veces más propensos que las mujeres a ser alcohólicos. Las personas de todas las edades son susceptibles. Cada vez más, los niños y los adolescentes tienen problemas con el alcohol, con desastrosas consecuencias.

El alcohol produce dependencia tanto psicológica como física. El alcoholismo generalmente interfiere con la capacidad de relacionarse y de trabajar y produce muchas conductas destructivas. Los alcohólicos suelen estar intoxicados diariamente. La embriaguez puede alterar las relaciones familiares y sociales y provoca frecuentemente divorcios. El absentismo extremo del trabajo puede conducir al desempleo. Los alcohólicos con frecuencia no pueden controlar su conducta, tienden a conducir vehículos habiendo bebido y sufren lesiones físicas por caídas, peleas o accidentes automovilísticos. Algunos alcohólicos también pueden ponerse violentos.

Causas

La causa del alcoholismo es desconocida pero el consumo de alcohol no es el único factor. Aproximadamente el 10 por ciento de la gente que bebe alcohol se vuelve alcohólica. Los familiares consanguíneos de los alcohólicos tienen una incidencia más alta de alcoholismo que la población general. También el alcoholismo tiene más probabilidades de desarrollarse en los hijos biológicos de los alcohólicos que en los adoptados, lo que sugiere que el alcoholismo implica un defecto genético o bioquímico. Algunas investigaciones sugieren que las personas con riesgo de ser alcohólicas se embriagan con menor facilidad que los no alcohólicos; esto quiere decir que sus cerebros son menos sensibles a los efectos del alcohol.

Además de un posible defecto genético, existe un cierto trasfondo y rasgos de personalidad que pueden predisponer a una persona al alcoholismo. Los alcohólicos generalmente provienen de familias deshechas y las relaciones con los padres están con frecuencia alteradas. Los alcohólicos tienden a sentirse aislados, solos, tímidos, depresivos u hostiles. Pueden exhibir conductas autodestructivas y ser sexualmente inmaduros. Con todo, el abuso y dependencia de alcohol son tan frecuentes que los alcohólicos pueden encontrarse entre las personas con cualquier tipo de personalidad.

Efectos biológicos

El alcohol se absorbe rápidamente desde el intestino delgado. Como el alcohol se absorbe más rápido de lo que se metaboliza y elimina, sus valores en la sangre aumentan rápidamente. Una pequeña cantidad de alcohol se excreta por la orina, el sudor y el aliento, sin ser modificado. La mayor parte del alcohol se metaboliza en el hígado y aporta 210 calorías por cada 30 ml (7 cal/ml) de alcohol puro consumido.

El alcohol deprime inmediatamente las funciones cerebrales; la intensidad de este efecto depende de su valor en la sangre (a mayor cantidad, mayor alteración). Las concentraciones de alcohol se pueden medir en la sangre o estimar midiendo la cantidad existente

Efectos del alcohol en los no alcohólicos

Nivel de alcohol en la sangre	Efectos
0,05 (50 mg/dl*)	Facilitación de la relación social; tranquilidad.
0,08 (80 mg/dl)	Coordinación disminuida (reducción de las habilidades físicas y mentales). Disminución de reflejos (ambas dificultan una conducción segura).
0,10 (100 mg/dl)	Alteración perceptible de la coordinación.
0,20 (200 mg/dl)	Confusión. Disminución de la memoria. Alteración importante de la estabilidad (no puede permanecer de pie).
0,30 (300 mg/ dl)	Pérdida de consciencia.
0,40 (400 mg/ dl y mayor)	Coma, muerte.

*Cantidad de alcohol en miligramos (mg) por decilitro de sangre.

en una muestra de aire espirado. Las leyes limitan la concentración sanguínea de alcohol que puede tener una persona mientras conduce. En general, algunos países fijan el límite en 0,1 (100 miligramos de alcohol por cada decilitro de sangre) pero otros lo fijan en 0,08. Incluso una concentración de alcohol de 0,08 puede reducir la capacidad de una persona para conducir con seguridad.

La ingestión prolongada de excesivas cantidades de alcohol daña muchos órganos, particularmente el hígado, el cerebro y el corazón. Como otras drogas, el alcohol tiende a inducir tolerancia, por lo que las personas que toman más de dos vasos al día pueden beber más alcohol que los no bebedores sin que se produzcan efectos de embriaguez. Los alcohólicos también pueden hacerse más tolerantes a otras sustancias que deprimen la función del sistema nervioso central; por ejemplo, las personas que toman barbitúricos o benzodiacepinas necesitan generalmente altas dosis para conseguir un efecto terapéutico. La tolerancia no parece alterar el modo en que es metabolizado o excretado el alcohol. Más bien el alcohol induce una adaptación del cerebro y de otros tejidos.

Consecuencias a largo plazo del consumo de alcohol

Tipo de déficit	Efecto
Nutricional	
Valores bajos de ácido fólico	Anemia, defectos congénitos.
Valores bajos de hierro	Anemia.
Valores bajos de niacina	Pelagra (lesiones cutáneas, diarrea, depresión).
Gastrointestinal	
Esófago	Inflamación (esofagitis), cáncer.
Estómago	Inflamación (gastritis), úlceras.
Hígado	Inflamación (hepatitis), cirrosis, cáncer.
Páncreas	Inflamación (pancreatitis), bajos valores de azúcar en sangre, cáncer.
Cardiovascular	
Corazón	Ritmos cardíacos anormales (arritmia), insuficiencia cardíaca.
Vasos sanguíneos	Hipertensión arterial, arteriosclerosis, accidentes vasculares cerebrales.
Neurológico	
Cerebro	Confusión, coordinación reducida, memoria de corto plazo limitada (recuerdos escasos de los sucesos recientes), psicosis.
Nervios	Deterioro de los nervios que controlan los movimientos en los brazos y en las piernas (disminución de la habilidad para caminar).

Si un alcohólico, de repente, deja de beber, es probable que se produzcan síntomas de abstinencia. El **síndrome de abstinencia de alcohol** generalmente comienza de 12 a 24 horas después de que la persona deja de consumir alcohol. Los síntomas leves incluyen temblor, debilidad, sudación y náuseas. Algunas personas sufren convulsiones (llamadas epilepsia alcohólica o convulsiones por alcohol). Los grandes bebedores que dejan la bebida pueden sufrir alucinosis alcohólica. Pueden tener alucinaciones y oír voces que parecen acusadoras y amenazantes, causándoles aprensión y terror. Las alucinaciones alcohólicas pueden durar días y pueden ser controladas con fármacos antipsicóticos, como la clorpromacina o la tioridacina.

Si se deja sin tratar, la abstinencia de alcohol puede producir un conjunto de síntomas más graves llamado delírium trémens. El **delírium trémens** por lo general no comienza inmediatamente, más bien aparece entre 2 y 10 días después de dejar de beber. En el delírium trémens, la persona está al principio ansiosa y más tarde desarrolla confusión creciente, insomnio, pesadillas, sudación excesiva y depresión profunda. El pulso tiende a acelerarse. Puede aparecer fiebre. El episodio puede agravarse con alucinaciones fugaces, con ilusiones que producen miedo, inquietud y desorientación, con alucinaciones visuales que pueden aterrorizar. Los objetos vistos con poca luz pueden ser particularmente aterradores. Por último, la persona está extremadamente confusa y desorientada. Una persona con delírium trémens siente en ocasiones que el suelo se mueve, las paredes se caen o que la cama gira. A medida que progresa el delirio, aparece temblor persistente en las manos, que a veces se extiende a la cabeza y al cuerpo, y la mayoría de las personas presenta una intensa descoordinación. El delírium trémens puede ser mortal, particularmente si no se trata.

Otros problemas están directamente relacionados con los efectos tóxicos del alcohol en el cerebro y en el hígado. Un hígado dañado por el alcohol es menos capaz de eliminar del cuerpo las sustancias tóxicas, lo que puede causar un coma hepático. Una persona en coma está embotada, somnolienta, estuporosa y confusa y generalmente presenta un temblor extraño en las manos, como aleteo. El coma hepático incluye peligro de muerte y necesita tratamiento inmediato.

El **síndrome de Korsakoff** (psicosis amnésica de Korsakoff) (• V. página 381) generalmente ocurre en personas que ingieren regularmente grandes cantidades de alcohol, especialmente en aquellas que están desnutridas y tienen deficiencia de vitaminas B (particularmente tiamina). Una persona con síndrome de Korsakoff pierde la memoria de los acontecimientos recientes. La memoria es tan frágil que a menudo la persona inventa historias que intentan encubrir la incapacidad para recordar. El síndrome de Korsakoff a veces ocurre después de un ataque de delírium trémens. Algunas personas con síndrome de Korsakoff también desarrollan **encefalopatía de**

Wernicke; los síntomas incluyen movimientos anormales de los ojos, confusión, movimientos incoordinados y anomalías en la función nerviosa. El síndrome de Korsakoff puede ser mortal a menos que se suprima rápidamente la deficiencia de tiamina.

En una mujer embarazada, una historia de una gran ingestión crónica de alcohol se puede asociar con malformaciones del feto en desarrollo, incluyendo bajo peso al nacer, pequeña talla, cabeza pequeña, lesiones cardíacas, daño muscular y bajo coeficiente intelectual o retraso mental. *(• V. página 1250)* La ingestión moderada de alcohol de tipo social (por ejemplo, 2 vasos de vino de 120 ml al día) no está asociada a estos problemas.

Tratamiento

Los alcohólicos que presentan síndrome de abstinencia generalmente los tratan ellos mismos bebiendo. Algunas personas buscan atención médica porque no desean continuar bebiendo o porque el síndrome de abstinencia es muy intenso. En uno u otro caso, el médico comprueba en primer lugar la posibilidad de una enfermedad o una lesión de la cabeza que pudiera complicar la situación. El médico trata entonces de caracterizar el tipo de síndrome de abstinencia, de estimar cuánto bebe usualmente la persona y de determinar cuándo dejó de beber.

Como la deficiencia vitamínica causa síndrome de abstinencia potencialmente mortal, los médicos de los servicios de urgencia dan generalmente grandes dosis intravenosas de complejos vitamínicos C y B, especialmente tiamina. Los líquidos intravenosos, el magnesio y la glucosa se dan a menudo para prevenir algunos de el síndrome de abstinencia de alcohol y para evitar la deshidratación.

Frecuentemente, los médicos prescriben un fármaco benzodiacepínico durante unos días para calmar la agitación y ayudar a prevenir el síndrome de abstinencia. Los fármacos antipsicóticos se administran generalmente a un reducido número de personas con alucinosis alcohólica. El delírium trémens puede poner en peligro la vida y se trata más agresivamente para controlar la fiebre alta y la agitación intensa. Generalmente se administran líquidos intravenosos, fármacos para bajar la fiebre (como el paracetamol), y sedantes, y se requiere una supervisión estrecha. Con este tratamiento, el delírium trémens generalmente comienza a desaparecer dentro de las primeras 12 a 24 horas.

Después de resolver los problemas médicos urgentes, debe comenzarse una desintoxicación y un programa de rehabilitación. En la primera fase del tratamiento, el alcohol se suprime por completo. Por lo tanto, un alcohólico tiene que modificar su conducta. Permanecer sobrio es difícil. Sin ayuda, la mayoría recae en unos pocos días o semanas. Generalmente se cree que el tratamiento de grupo es más eficaz que el asesoramiento individual; sin embargo, el tratamiento se debería adecuar a cada individuo. También puede ser importante el contar con el apoyo de los familiares.

Alcohólicos Anónimos

No existe nada que beneficie tanto a los alcohólicos y de modo tan eficaz como la ayuda que se pueden proporcionar ellos mismos participando en Alcohólicos Anónimos (AA). Alcohólicos Anónimos opera dentro de un contexto religioso; existen organizaciones alternativas para quien desea una aproximación más secular. Un alcohólico debe sentirse cómodo, preferiblemente incorporándose a un grupo donde los miembros comparten otros intereses aparte del alcoholismo. Por ejemplo, algunas áreas metropolitanas tienen grupos de Alcohólicos Anónimos para médicos y dentistas u otras profesiones y para personas con ciertas aficiones, así como para solteros o para mujeres y varones homosexuales.

Alcohólicos Anónimos procura un sitio donde el alcohólico en recuperación puede entablar relaciones sociales fuera del bar con amigos no bebedores, quienes también sirven de apoyo cuando surge de nuevo la necesidad imperiosa de beber. El alcohólico oye las confesiones de los otros al grupo entero con respecto a cómo están luchando día a día para evitar tomar una copa. Finalmente, proponiendo medios para que el alcohólico ayude a los demás, Alcohólicos Anónimos permite que la persona construya una confianza y autoestima que antes sólo encontraba bebiendo alcohol.

Tratamiento farmacológico

A veces, el alcohólico puede recurrir a un fármaco para evitar consumir alcohol. Se puede prescribir un fármaco llamado **disulfiram**. Este fármaco interfiere con el metabolismo del alcohol, produciendo acumulación de acetaldehído, un metabolito del alcohol, en la sangre. El acetaldehído es tóxico y produce rubor facial, dolor de cabeza pulsátil, aumento del ritmo cardíaco, respiración acelerada y sudación durante 5 a 10 minutos después de que la persona ingiere el alcohol. Las náuseas y los vómitos pueden presentarse de 30 a 60 minutos después. Estas reacciones incómodas y potencialmente peligrosas duran entre 1 y 3 horas. La incomodidad de la ingestión de alcohol después de tomar disulfiram es tan intensa que pocas personas se arriesgan a tomar alcohol, incluso la pequeña cantidad que llevan algunos preparados de venta libre contra la tos y el catarro o algunas comidas.

Un alcohólico en recuperación no puede tomar disulfiram apenas ha dejado de beber; el fármaco puede ser tomado sólo después de unos pocos días de abstinencia. El disulfiram puede afectar al metabolismo del alcohol de 3 a 7 días después de la última dosis del fármaco. A causa de la intensa reacción al alcohol asociada con el tratamiento, el disulfiram debería ser administrado solamente a alcohólicos en recuperación los cuales quieren realmente ayuda y están deseando cooperar. Las mujeres embarazadas o la gente que tiene una enfermedad grave no deben tomar disulfiram.

La **naltrexona**, otro fármaco, puede ayudar a la gente a hacerse menos dependiente del alcohol, si es usada como parte de un programa de tratamiento extenso que incluya asesoramiento. La naltrexona altera los efectos del alcohol en ciertas endorfinas del cerebro, que pueden estar asociadas con la búsqueda compulsiva y el consumo de alcohol. Una gran ventaja con respecto al disulfiram es que la naltrexona no produce malestar. Una desventaja es que la persona que toma naltrexona puede continuar bebiendo. Las personas con hepatitis u otra enfermedad hepática no deben tomar naltrexona.

Adicción a narcóticos

La adicción a narcóticos es una dependencia física y psicológica intensa (una compulsión para continuar tomando narcóticos). Debido al desarrollo de tolerancia, la dosis debe incrementarse continuamente para obtener el mismo efecto y se necesita usar continuamente el mismo narcótico o uno similar para evitar el síndrome de la abstinencia.

Los narcóticos que tienen un uso médico legítimo como potentes analgésicos se llaman opioides e incluyen la codeína (que tiene un bajo potencial para crear dependencia), oxicodona (sola y en varias combinaciones, como oxicodona más paracetamol), meperidina, morfina e hidromorfina. (• *V. recuadro, página 307)* La heroína, que es ilegal en muchos países, es uno de los narcóticos más potentes.

La tolerancia y la abstinencia leve se pueden desarrollar en 2 o 3 días de uso continuado. Cuando se suspende el uso de la droga, a veces aparece el síndrome de abstinencia. La mayoría de los narcóticos en dosis equivalentes puede producir grados de tolerancia y de dependencia física equivalentes. Los adictos pueden sustituir un narcótico por otro. Las personas que han desarrollado tolerancia pueden mostrar pocos signos de uso de drogas y funcionar normalmente en sus actividades diarias mientras siguen teniendo acceso a las drogas. Las personas a las que se les administra narcóticos para tratar el dolor

intenso tienen poco riesgo de volverse adictas si usan la medicación como es prescrita.

Síntomas

Los narcóticos usados para aliviar el dolor pueden tener otros efectos como estreñimiento, piel enrojecida o caliente y presión arterial baja, prurito, pupilas contraídas, somnolencia, respiración lenta y profunda, frecuencia cardíaca lenta y temperatura corporal baja. Los narcóticos pueden producir también euforia, a veces simplemente porque un dolor intenso finalmente ha desaparecido.

Generalmente los síntomas de la abstinencia son los opuestos a los efectos de la droga: hiperactividad, un sentido de alerta exacerbado, respiración rápida, agitación, incremento del ritmo cardíaco y fiebre. El primer signo de abstinencia es generalmente la respiración rápida, generalmente acompañada por bostezos, transpiración, lagrimeo y goteo nasal. Otros síntomas incluyen pupilas dilatadas, horripilación ("carne de gallina"), temblores, sacudidas musculares, sensaciones fugaces de calor y frío, dolores musculares, pérdida de apetito, contracturas intestinales y diarrea. Los síntomas pueden aparecer sólo de 4 a 6 horas después de dejar de usar el narcótico y llegan al máximo en 36 a 72 horas. Los síntomas de abstinencia son más graves en las personas que han usado grandes dosis durante largos períodos. Como los narcóticos se eliminan del cuerpo a diferentes velocidades, los síntomas de abstinencia difieren para cada droga.

Complicaciones

Muchas complicaciones, además de la abstinencia, derivan del abuso de narcóticos, especialmente si las drogas son inyectadas con agujas compartidas sin esterilizar. Por ejemplo, la hepatitis vírica, que puede contagiarse a través de agujas compartidas, causa lesión hepática. Las infecciones óseas (osteomielitis) particularmente en las vértebras, puede también producirse con el uso de agujas sin esterilizar. El codo del adicto a drogas (miositis osificante) está causado por las inyecciones repetidas y con agujas defectuosas; la musculatura alrededor del codo es reemplazada por tejido cicatricial. Muchos adictos comienzan con inyecciones subcutáneas, que pueden causar úlceras cutáneas. A medida que aumenta la adicción, el drogadicto se puede inyectar la droga en la vena, volviendo a la inyección subcutánea cuando sus venas están tan llenas de tejido cicatricial que ya no se pueden inyectar.

Los adictos a narcóticos desarrollan problemas pulmonares, como irritaciones pulmonares por aspiración (inhalación de saliva o vómitos), neumonía, abscesos, émbolos pulmonares y cicatrices, resultado del talco contenido en las inyecciones con impurezas.

Se pueden desarrollar problemas en relación con el sistema inmune. Los adictos que se inyectan drogas por vía intravenosa pierden la capacidad de luchar contra las infecciones. Debido a que el virus de la inmunodeficiencia humana (VIH) se puede propagar a través de agujas compartidas, gran número de personas que se inyectan narcóticos también desarrollan SIDA.

La adicción a narcóticos puede provocar problemas neurológicos, generalmente como resultado de un inadecuado flujo de sangre al cerebro. Puede aparecer coma. La quinina, un contaminante habitual de la heroína, puede causar visión doble, parálisis y otros síntomas de lesión nerviosa como el síndrome de Guillain-Barré. (• *V. página 356)* Los organismos infecciosos procedentes de agujas no estériles pueden a veces infectar el cerebro, causando meningitis y abscesos cerebrales.

Otras complicaciones incluyen abscesos cutáneos, infecciones de la piel y de los ganglios linfáticos y coágulos sanguíneos.

La sobredosis de drogas representa una grave amenaza para la vida, particularmente porque los narcóticos pueden suprimir la respiración y llenar de líquido los pulmones. Una concentración inesperadamente alta de heroína inyectada o incluso inhalada puede conducir a la sobredosis y a la muerte.

El consumo de narcóticos durante el embarazo es especialmente grave. La heroína y la metadona cruzan fácilmente la barrera placentaria hacia el feto. Un niño nacido de una madre adicta puede desarrollar rápidamente el síndrome de abstinencia, incluyendo temblores, chillidos agudos, estado de nerviosismo, convulsiones y respiración rápida. (• *V. página 1250)* Una madre infectada por el VIH o por el virus de la hepatitis B puede transmitir el virus al feto.

Tratamiento

La sobredosis de narcóticos es una urgencia médica que debe ser tratada rápidamente para evitar la muerte. La sobredosis puede suprimir la respiración y se puede acumular líquido en los pulmones (edema pulmonar) de tal modo que requiera tratamiento con ventilación mecánica. Los médicos de los servicios de urgencia inyectan un fármaco llamado naloxona por vía intravenosa para bloquear la acción del narcótico.

Hay pocos médicos que tengan formación o experiencia en el tratamiento de una adicción a narcóticos y las leyes regulan la actuación del médico. De todas formas, los adictos a narcóticos deben exponer sus problemas al médico de atención primaria, quien podrá recomendarles un centro para el tratamiento de la adicción. Tales centros pueden tratar el síndrome de abstinencia y aportar asesoramiento psicológico y social.

Aunque el síndrome de abstinencia acaban por ceder, la abstinencia aguda puede ser grave y durar varios días. Estos síntomas, muy desagradables, crean una fuerte compulsión a tomar drogas de nuevo; sin embargo, generalmente no suponen un riesgo vital y pueden ser aliviados con medicación.

La substitución del narcótico por la **metadona** es el método de tratamiento preferido para la abstinencia. La metadona, que, de hecho, es también un narcótico, se administra por vía oral y altera la función cerebral menos que otros tipos de narcóticos. Como los efectos de la metadona son mucho más duraderos que los de otros narcóticos, se puede tomar con menos frecuencia, usualmente una vez al día. El mantenimiento de los adictos con dosis lo suficientemente grandes de metadona durante meses o años les permite ser socialmente productivos porque sus problemas de suministro están solucionados. Para algunos, el tratamiento es útil. Otros pueden no rehabilitarse socialmente.

Los adictos deben acudir diariamente a la clínica, donde se les dispensa la metadona en las dosis más pequeñas posibles para prevenir el desarrollo del síndrome de abstinencia intenso. Generalmente, 20 miligramos de metadona al día impiden el desarrollo del síndrome de abstinencia grave; sin embargo, algunos adictos necesitan dosis mayores. Una vez que se ha establecido la dosis de metadona que disminuye la intensidad de la reacción de abstinencia, se procede a reducir esta dosis aproximadamente un 20 por ciento cada día. Esto deja a la persona libre de síntomas agudos de abstinencia pero no previene una recaída para consumir de nuevo heroína.

La interrupción del mantenimiento con metadona puede producir a veces una reacción desagradable, como dolor muscular profundo (dolores óseos). Las personas con abstinencia de metadona generalmente tienen mal carácter y problemas para conciliar el sueño. Puede ser de ayuda el tomar somníferos durante varias noches. Muchas de las reacciones de la abstinencia desaparecen al cabo de 7 a 10 días pero la debilidad, el insomnio y la ansiedad intensa pueden durar varios meses.

En algunos países, determinados centros de tratamiento pueden dispensar 1-alfa-acetilmetadol (LAAM), una forma de metadona de actividad prolongada. Esto elimina la necesidad de acudir diariamente a la clínica o de tomar medicaciones en casa. Sin embargo, el LAAM está todavía en fase experimental.

El síndrome de abstinencia de narcóticos también pueden ser aliviados con un fármaco llamado **clonidina**. Sin embargo, la clonidina puede ocasionar algunos efectos secundarios como bajada de la presión arterial, modorra, inquietud, insomnio, irritabilidad, aumento del ritmo cardíaco y dolores de cabeza.

La **naltrexona** es un fármaco que bloquea los efectos incluso de dosis intravenosas muy importantes de heroína. Dependiendo de la dosis, los efectos de la naltrexona duran entre 24 y 72 horas. A causa de esto, un adicto que tiene una inserción social estable puede tomar este fármaco diariamente (o tres veces por semana) para evitar la tentación de consumir heroína. Un grupo de apoyo formado por el médico, la familia y los amigos es importante para el éxito del tratamiento.

El **concepto de la comunidad terapéutica** surgió hace casi 25 años en respuesta a los problemas de la adicción a la heroína. Los pioneros de este apoyo no farmacológico fueron Daytop Village y Phoenix House. El tratamiento implica convivir en una comunidad un tiempo relativamente largo (generalmente 15 meses) para ayudar a los adictos a construir una nueva vida a través del entrenamiento, la educación y una reorientación de su comportamiento. Estos programas han ayudado a muchas personas, pero permanece sin respuesta cuál ha sido precisamente su resultado y con qué amplitud deberían ser aplicados.

La epidemia de SIDA ha llevado a algunas personas a sugerir que se entreguen jeringas y agujas estériles a los adictos que se inyectan. Se ha demostrado que ello reduce la transmisión del VIH.

Adicción a ansiolíticos y a hipnóticos

Los fármacos que se prescriben para tratar la ansiedad y como inductores del sueño pueden causar dependencia tanto física como psicológica. Tales fármacos incluyen benzodiacepinas, barbitúricos, glutetimida, cloralhidrato y meprobamato. Cada uno funciona de un modo diferente y tiene un potencial de dependencia y de tolerancia diferente. El meprobamato, la glutetimida, el cloralhidrato y los barbitúricos son prescritos con menos frecuencia que en el pasado, principalmente porque las benzodiacepinas son más seguras.

En general, las personas adictas a estos fármacos comenzaron tomándolos por razones médicas. Algunas veces el médico puede prescribir dosis altas durante períodos largos para tratar un problema grave, lo cual puede provocar dependencia. En otras ocasiones, las personas pueden utilizar más medicación de la que se les ha prescrito. En cualquier caso, la dependencia se puede desarrollar a las 2 semanas de uso continuado.

Síntomas

La dependencia de los hipnóticos y de los ansiolíticos disminuye el estado de alerta y produce una expresión balbuceante, mala coordinación, confusión y respiración lenta. Estos fármacos pueden hacer que una persona esté alternativamente deprimida y ansiosa. Algunas personas experimentan pérdida de memoria, toma de decisiones erróneas, momentos de pérdida de atención y cambios brutales del estado emocional. Las personas de edad avanzada pueden parecer dementes, pueden hablar despacio y tener dificultades para pensar y para comprender a los demás. Pueden ocurrir caídas que traen como resultado fracturas óseas, especialmente de cadera.

Estos fármacos provocan somnolencia y tienden a acortar la fase de sueño con movimientos rápidos de los ojos (REM), que es aquella en la que se sueña. (• *V. página 315*) La interferencia con el sueño puede hacer a una persona más irritable al día siguiente. Los patrones del sueño pueden quedar gravemente alterados en las personas que interrumpen el fármaco después de haber desarrollado tanto dependencia como tolerancia. La persona puede tener entonces más fase REM, soñar más y despertarse más frecuentemente de lo normal. Este tipo de reacción de rebote varía de persona a persona, pero en general es más grave y ocurre con mayor frecuencia en aquellos que consumen altas dosis del fármaco y durante períodos más largos antes de la interrupción.

La abstinencia aguda de cualquiera de estos fármacos puede producir una reacción grave, aterrorizante y potencialmente mortal, de un tipo parecido al de la abstinencia alcohólica (delírium trémens). (• *V. página 461*) Las reacciones de abstinencia graves son más frecuentes después del uso de barbitúricos o glutetimida que con las benzodiacepinas. La persona es hospitalizada durante el proceso de abstinencia debido a la posibilidad de una reacción grave.

Tratamiento

Interrumpir una reacción de abstinencia grave es difícil, aunque el tratamiento puede aliviarla. Durante las primeras 12 a 20 horas, la persona puede estar nerviosa, inquieta y débil. Pueden temblarle las manos y las piernas. Hacia el segundo día, los temblores pueden ser más intensos y la persona se siente todavía más débil. Durante el segundo y tercer días, la mayoría de las personas que estaba tomando dosis diarias que eran ocho o más veces la prescripción habitual de barbitúricos o de gluteti-

Clasificación de los fármacos con receta médica según su potencial de abuso

Los fármacos con receta médica que pueden causar dependencia están sujetos a restricciones. En Estados Unidos, por ejemplo, estos fármacos son regulados por el Acta de control de sustancias que asigna una ordenación o un número de clase que determina cómo deben ser prescritos. Las sustancias de primer orden se consideran como de un gran potencial de abuso, no tienen aplicaciones médicas aceptadas y no tienen un margen de seguridad aceptable. Las de segundo orden tienen un alto potencial de abuso pero tienen algunas aplicaciones médicas apropiadas. Los fármacos de tercer orden tienen un menor potencial de abuso; los de cuarto y quinto orden son los que menos potencial de abuso tienen.

mida, sufre convulsiones graves que pueden ser incluso mortales. Ocasionalmente, puede producirse un ataque convulsivo incluso de 1 a 3 semanas después del comienzo de la abstinencia. Otros efectos que puede ocasionar la abstinencia son deshidratación, delirio, insomnio, confusión y alucinaciones visuales y auditivas. Incluso aplicando el mejor tratamiento, una persona puede tardar un mes o más en sentirse normal.

La abstinencia de barbitúricos es generalmente peor que la de benzodiacepinas, aunque ambas pueden resultar muy difíciles de tratar. La duración de las reacciones debidas a la abstinencia varía de un fármaco a otro. Frecuentemente, los médicos tratan la abstinencia volviendo a administrar el fármaco causante a una dosis inferior y disminuyéndola progresivamente a lo largo de días o semanas.

Adicción a la marihuana

El consumo de marihuana (*cannabis*) está ampliamente extendido. Los estudios entre los estudiantes universitarios han demostrado periódicamente aumento, disminución y un nuevo aumento del consumo. En algunos países, la marihuana se fuma habitualmente en forma de cigarrillos hechos con las raíces, las hojas y las flores distales de la planta seca, que casi siempre es la *Cannabis sativa*. La marihuana también es usada como hachís, que es la resina de la planta prensada (una sustancia del color del alquitrán). El componente activo de la marihuana es el tetrahidrocannabinol (THC), el cual se presenta en muchas variedades, siendo la más activa la delta-9-THC. La delta-9-THC se fabrica de forma sintética como un fármaco llamado dronabinol y se usa en investigación y en ocasiones para tratar las náuseas y los vómitos asociados a la quimioterapia anticancerosa.

Algunas personas se hacen dependientes de la marihuana por razones psicológicas y esta dependencia puede tener todas las características de una adicción grave. La dependencia física de la marihuana no ha sido demostrada de modo fehaciente. Al igual que el alcohol, la marihuana puede ser usada de modo intermitente por muchas personas sin que les cause una disfunción aparente social o psicológica, ni tampoco adicción.

Síntomas

La marihuana deprime la actividad cerebral, produciendo un estado de ensoñación en el cual las ideas parecen inconexas e incontrolables. El tiempo, el color y las percepciones espaciales pueden distorsionarse y exaltarse. Los colores pueden parecer más brillantes, los sonidos más altos y puede aumentar el apetito. La marihuana generalmente alivia la tensión y aporta una sensación de bienestar. La sensación de exaltación, excitación y gozo interior (el efecto de euforia) parece estar en relación con el ambiente en el cual se toma la droga, según que el fumador esté solo o en grupo y dependiendo del humor predominante.

Mientras se consume marihuana disminuyen las capacidades comunicativas y motrices, por lo que es peligroso conducir o manejar maquinaria pesada. Las personas que consumen grandes cantidades de marihuana pueden volverse confusas y desorientadas. Pueden desarrollar una psicosis tóxica, no sabiendo quiénes son, donde están o qué hora es. Los esquizofrénicos están especialmente predispuestos a estos efectos y existe probada evidencia de que la esquizofrenia puede empeorar con el uso de marihuana. Ocasionalmente, pueden producirse reacciones de pánico, sobre todo en los consumidores nuevos. Otros efectos incluyen aumento de la frecuencia cardíaca, ojos inyectados en sangre y boca seca.

Se puede desarrollar tolerancia a largo plazo en los consumidores de marihuana. Las reacciones de abstinencia pueden incluir aumento de actividad muscular (por ejemplo, contracciones espasmódicas) e insomnio. Sin embargo, como la marihuana es eliminada del organismo de forma lenta a lo largo de varias semanas, una reacción de abstinencia tiende a ser leve y generalmente no es perceptible para el consumidor moderado.

Algunos estudios han sugerido que el uso prolongado e intenso de marihuana en los varones puede reducir los valores de testosterona, el tamaño de los testículos y la cantidad de esperma. El uso crónico en mujeres puede llevar a ciclos menstruales irregulares. Sin embargo, estos efectos no ocurren siempre y las consecuencias sobre la fertilidad son inciertas. Las mujeres embarazadas que consumen marihuana pueden tener hijos de menor peso que las no consumidoras. Además, la delta-9-THC pasa a la leche materna y puede afectar al lactante de la misma forma en que afecta a la madre.

El consumo intenso y prolongado de marihuana puede tener efectos similares al del consumo de cigarrillos sobre los pulmones. Es frecuente la bronquitis y probablemente se incrementa el riesgo de cáncer de pulmón.

Los resultados de la detección de marihuana en los análisis de orina permanecen positivos durante varios días después del consumo, incluso en consumidores ocasionales. En los consumidores habituales, los resultados de los análisis pueden permanecer positivos más tiempo a medida que la droga se va eliminando lentamente de la grasa corporal. El tiempo que tarda es variable, dependiendo del porcentaje de THC y de la frecuencia del consumo. Los análisis de orina son un medio eficaz de identificar el uso de marihuana, pero una prueba de orina con resultado positivo sólo indica que la persona ha consumido marihuana, no prueba que el consumidor esté en ese momento con las facultades alteradas (intoxicado). Análisis sofisticados pueden determinar hasta un año después si se ha consumido marihuana.

Adicción a las anfetaminas

Entre las drogas clasificadas como anfetaminas están la anfetamina, la metanfetamina (*speed*) y la metilendioxi-metanfetamina (MDMA, Éxtasis o Adán).

El abuso de anfetaminas puede ser crónico o intermitente. La dependencia es tanto psicológica como física. Años atrás, la dependencia de anfetaminas pudo comenzar cuando se prescribieron fármacos para perder peso, pero ahora la mayor parte del abuso comienza con la distribución ilegal del fármaco. Algunas anfetaminas no están aprobadas para uso médico y otras son fabricadas y consumidas ilegalmente. La metanfetamina es la anfetamina que más se consume de forma abusiva. La MDMA tiene una amplia distribución en Europa y, en años recientes, en Estados Unidos. Los consumidores toman a menudo estas drogas para bailar sin tregua hasta el amanecer. La MDMA interfiere en la recaptación de serotonina (un neurotransmisor) y se considera tóxica para el sistema nervioso.

Síntomas

Las anfetaminas aumentan el estado de alerta (reducen la fatiga), aumentan la concentración, disminuyen el apetito y aumentan la resistencia física. Pueden inducir un estado de bienestar o euforia.

Muchos consumidores de anfetaminas están deprimidos y utilizan los efectos sobre el humor de estos estimulantes para aliviar temporalmente la depresión. La resistencia física puede, en algún grado, mejorar temporalmente. Por ejemplo, en los atletas que participan en una carrera, la diferencia entre el primer y el segundo puesto puede ser de tan sólo unas pocas décimas de segundo y las anfetaminas pueden provocar esa diferencia. Algunas personas, como los camioneros que recorren grandes distancias, pueden usar las anfetaminas para que les ayuden a permanecer despiertos.

Además de estimular el cerebro, las anfetaminas aumentan la presión arterial y la frecuencia cardíaca. Han ocurrido ataques cardíacos mortales, incluso en atletas jóvenes y sanos. La presión arterial puede llegar a ser tan alta que rompa un vaso en el cerebro, provocando un accidente vascular cerebral y probablemente ocasionando parálisis y fallecimiento. El fallecimiento es más probable cuando las drogas como el MDMA son usadas en locales con temperaturas altas y poca ventilación, cuando el consumidor está muy activo físicamente (por ejemplo, bailando rápido) o cuando transpira intensamente y no toma suficiente agua para recuperar el líquido perdido.

Las personas que consumen habitualmente anfetaminas varias veces al día desarrollan rápidamente tolerancia. La cantidad consumida al final puede superar en varios *cientos* de veces la dosis original. A tales dosis casi todos los consumidores abusivos se vuelven psicóticos, porque las anfetaminas pueden causar ansiedad intensa, paranoia y una alteración del sentido de la realidad. Las reacciones psicóticas incluyen alucinaciones visuales y auditivas (ver y oír cosas que no existen) y sentimientos de omnipotencia. Aunque estos efectos pueden suceder en cualquier consumidor, las personas con un trastorno psiquiátrico, como la esquizofrenia, son más vulnerables.

Tratamiento

Cuando se interrumpe bruscamente el consumo de una anfetamina, suceden síntomas opuestos a los efectos de la droga. El consumidor se encuentra cansado o somnoliento (un efecto que puede durar 2 o 3 días después de dejar de tomar la droga). Algunas personas están intensamente ansiosas e inquietas. Los consumidores que estaban deprimidos cuando comenzaron a usar las anfetaminas pueden ponerse incluso más deprimidos cuando las dejan. Pueden volverse suicidas pero puede que durante varios días les falten las fuerzas para intentar suicidarse. Así los consumidores crónicos pueden necesitar ser hospitalizados durante la abstinencia de la droga.

Una persona que experimenta delirios y alucinaciones puede recibir un fármaco antipsicótico, como la clorpromacina, que tiene un efecto calmante y alivia el sufrimiento. Sin embargo, un fármaco antipsicótico puede disminuir de forma aguda la presión arterial. Habitualmente, un ambiente tranquilizante y seguro ayuda a la persona a recuperarse.

Adicción a la cocaína

La cocaína produce un efecto similar al de las anfetaminas, pero es un estimulante mucho más potente. Se puede tomar por vía oral, inhalar en forma de polvo por vía nasal o inyectarse, por lo general directamente en una vena. Cuando se hierve con bicarbonato sódico, la cocaína se convierte en una base llamada crack, que puede ser fumada. El crack actúa casi tan rápido como la cocaína intravenosa. La cocaína intravenosa o inhalada produce una sensación de alerta extrema, de euforia y de gran poder.

Síntomas

La cocaína aumenta la presión arterial y la frecuencia cardíaca y puede provocar un ataque cardíaco mortal, incluso en atletas jóvenes y sanos. Otros efectos incluyen estreñimiento, daño intestinal, nerviosismo intenso, sensación de que algo se mueve por debajo de la piel (los bichos de la cocaína), lo que es un signo de posible daño nervioso, ataques epilépticos (convulsiones), alucinaciones, insomnio, delirios paranoides y conducta violenta. El consumidor abusivo puede representar un peligro para sí mismo o para los demás. Debido a que los efectos de la cocaína duran sólo alrededor de 30 minutos, el consumidor toma dosis repetidas. Para reducir parte del extremo nerviosismo causado por la cocaína, muchos adictos también consumen de manera abusiva heroína o alguna otra sustancia depresora del sistema nervioso, como el alcohol.

Las mujeres que se quedan embarazadas mientras son adictas a la cocaína son más proclives a sufrir un aborto que las no adictas. Si la mujer no sufre un aborto, el feto puede resultar dañado por la cocaína que, con facilidad, pasa de la sangre de la madre a la del hijo. (• *V. página 1250*) Los niños nacidos de madres adictas pueden tener un sueño anormal y escasa coordinación. El gateo, la marcha y el uso del lenguaje pueden estar retrasado pero esto puede ser el resultado de deficiencias nutricionales, de un escaso cuidado prenatal y del abuso de otras drogas por la madre.

La tolerancia a la cocaína se desarrolla rápidamente con el uso diario frecuente. Las reacciones de abstinencia incluyen cansancio extremo y depresión (las opuestas a los efectos de la droga). Las ansias de suicidio surgen cuando el adicto deja de tomar la droga. Al cabo de varios días, cuando han vuelto las fuerzas físicas y mentales, el adicto puede intentar suicidarse.

Como con el uso intravenoso de heroína, muchas enfermedades infecciosas, incluyendo la hepatitis y el SIDA, son transmitidas cuando los adictos a la cocaína comparten jeringas sin esterilizar.

Diagnóstico

Se evidencia el uso de cocaína por la hiperactividad de la persona, las pupilas dilatadas y el incremento de la frecuencia cardíaca. La ansiedad y el comportamiento errático, grandioso e hipersexual son evidentes con el uso importante. A menudo se ve paranoia en aquellos que son llevados a un servicio de urgencias. El consumo de cocaína se puede confirmar con un análisis de sangre y orina.

Tratamiento

La cocaína es una droga de acción muy corta en el tiempo, por lo que una reacción tóxica puede que no necesite tratamiento. El personal médico de urgencias vigila de cerca a la persona para ver si se mantiene el efecto peligroso (peligro de muerte). Pueden administrarse fármacos para bajar la presión arterial o disminuir la frecuencia cardíaca. Se pueden administrar otros fármacos para frenar las convulsiones. Una fiebre muy alta puede requerir también tratamiento.

La abstinencia de un consumo de cocaína de larga evolución requiere una supervisión de cerca porque la persona puede volverse depresiva y suicida. Puede ser necesario ingresarla en un hospital o en un centro de tratamiento de toxicomanías. El método más eficaz para tratar el abuso de cocaína es el asesoramiento y la psicoterapia. A veces los trastornos psicológicos frecuentes entre los adictos a la cocaína, como la depresión y el trastorno maniacodepresivo, se tratan con antidepresivos o con litio.

Adicción a los alucinógenos

Los alucinógenos incluyen el LSD (dietilamida del ácido lisérgico), la psilocibina (seta mágica), la mescalina (peyote) y el 2,5-dimetoxi-4-metilanfetamina (DOM, STP), un derivado anfetamínico.

Estas drogas generalmente no producen verdaderas alucinaciones; las verdaderas alucinaciones ocurren cuando una persona cree que las cosas anormales que ve y oye están sucediendo realmente. Por el contrario, la mayoría de los adictos a alucinógenos comprende que las sensaciones anormales no son reales y están causadas por la droga. Por lo tanto, estas drogas son en realidad falsamente alucinógenas.

Síntomas

Los alucinógenos distorsionan las sensaciones auditivas y visuales. Adicionalmente, las sensaciones pueden mezclarse; por ejemplo, la audición de música puede provocar que aparezcan colores y movimientos al ritmo de la música. Los principales peligros que tiene el uso de estas drogas son los efectos psicológicos y la alteración del juicio que producen, los cuales pueden conducir a tomar decisiones peligrosas o a provocar accidentes. Por ejemplo, un adicto podría pensar que puede volar y puede incluso saltar desde una ventana para probarlo, con resultado de lesiones graves o de muerte.

Los alucinógenos estimulan el cerebro. El efecto en sí puede depender del humor de la persona cuando consume la droga y del ambiente en el cual la toma. Por ejemplo, las personas que estaban deprimidas antes de tomar la droga es probable que se sientan más tristes cuando ésta haga efecto.

La habilidad del adicto para manejar adecuadamente las distorsiones visuales y auditivas también afecta a la experiencia. Una persona inexperta y asustada es menos capaz que alguien más experimentado y que no teme el "viaje". Una persona bajo la influencia de un alucinógeno, generalmente LSD, puede tener ansiedad extrema y comenzar a sentir pánico, lo que produce un mal "viaje". Puede querer parar el "viaje", pero eso no es posible. El "viaje" es peor que una pesadilla porque el que sueña puede despertarse, terminando el mal sueño. Un mal "viaje" no acaba rápidamente.

A medida que continúa el "viaje", el adicto comienza a perder el control y puede volverse temporalmente psicótico. A veces, un mal "viaje" puede ser tan intenso o hacer emerger una vulnerabilidad tan innata que la persona puede permanecer psicótica durante muchos días después de haber desaparecido los efectos de la droga. Una psicosis prolongada es más probable en una persona con un trastorno psicológico preexistente, que se ha hecho más obvio o ha empeorado por los efectos de la droga.

La tolerancia al LSD puede aparecer después de 72 horas de uso continuado. Los adictos al LSD pueden también volverse tolerantes a otros alucinógenos. En general, las personas que se han hecho tolerantes a los alucinógenos y dejan de tomarlos de repente no parecen sufrir síndrome de abstinencia.

Algunas personas (especialmente los consumidores crónicos o repetidos de alucinógenos, particularmente LSD) pueden experimentar reaparición de síntomas una vez que han dejado de tomar drogas. La reaparición de síntomas (flashbacks) es similar, pero generalmente menos intensa, que la experiencia original, puede ser desencadenada por la marihuana y posiblemente por otras drogas, como el alcohol, o por el estrés y la fatiga o sin razón aparente. Generalmente, estos síntomas desaparecen entre los 6 y los 12 meses, pero pueden continuar hasta 5 años después del último consumo de LSD, especialmente cuando el individuo sufre todavía ansiedad u otro trastorno psiquiátrico.

Diagnóstico y tratamiento

El consumo agudo de alucinógenos se caracteriza por episodios de pánico y de distorsiones visuales, acompañados por varios tipos de delirio. Las pupilas se dilatan, pero el ritmo cardíaco no se acelera al mismo nivel que con los estimulantes. La información procedente de los amigos del consumidor es importante para el diagnóstico.

La mayoría de los consumidores de alucinógenos no busca nunca tratamiento. Una habitación tranquila y oscura y una charla serena y tranquilizante pueden ayudar a un adicto que está teniendo un mal "viaje". El adicto a la droga necesita asegurarse que los efectos son causados por ésta y que acabarán. Una persona que experimenta una psicosis prolongada puede necesitar tratamiento psiquiátrico.

Adicción a la fenciclidina

La fenciclidina (PCP, polvo de ángel) se desarrolló al final de los años cincuenta como un anestésico, un fuerte reductor de la sensación dolorosa. El uso médico de PCP fue interrumpido en 1962 porque los pacientes que lo recibieron presentaban con frecuencia intensa ansiedad y delirios y algunos se volvieron temporalmente psicóticos. La PCP apareció como droga de calle en 1967 y, con frecuencia, fue vendida fraudulentamente como marihuana. Toda la PCP disponible hoy en la calle se sintetiza ilegalmente.

La PCP se fuma habitualmente después de ser espolvoreada sobre sustancias vegetales, como perejil, hojas de menta, tabaco o marihuana. Ocasionalmente, la PCP se consume por vía oral o en inyección.

Síntomas

La PCP deprime el cerebro y los consumidores, generalmente, se ponen confusos y desorientados poco después de tomar la droga. Puede que no sepan dónde están, quiénes son o qué hora o día es y entrar en un trance como si estuvieran hipnotizados. La salivación

Solventes volátiles y sus contenidos químicos

Productos	Productos químicos
Adhesivos	
Pegamento	Tolueno, etilacetato
Silicona	Hexano, tolueno, metiletilcetona, metilbutilcetona
Pegamento de cloruro de polivinilo	Tricloroetileno
Aerosoles	
Pintura en spray	Butano, propano, fluorocarbonos, tolueno, hidrocarbonos
Spray del cabello	Butano, propano, fluorocarbonos
Spray desodorante, ambientador	Butano, propano, fluorocarbonos
Spray analgésico, nebulizador antiasmático	Fluorocarbonos
Solventes y gases	
Quitaesmalte de uñas	Acetona, etilacetato
Disolvente de pinturas	Tolueno, metilenocloruro, metanolacetona, etilacetato
Diluyente de pinturas	Destilados de petróleo, ésteres, acetona
Corrector de errores ortográficos y diluyente	Tricloroetileno, tricloroetano
Gas de combustión	Propano
Líquido de los encendedores de cigarrillos	Butano
Gasolina	Hidrocarbonos mezclados
Productos de limpieza	
Líquido de limpieza en seco	Tetracloroetileno, tricloroetano
Quitamanchas	Xileno, destilados de petróleo, clorohidrocarbonos
Desengrasante	Tetracloroetileno, tricloroetano, tricloroetileno
Emanaciones de productos de repostería	
Nata montada	Óxido nitroso (gas de la risa)
Ambientadores con nitritos	
Vasodilatadores	Nitrito de alquilo, nitrito de (iso)amilo, nitrito de (iso)butilo, nitrito de isopropilo, nitrito de butilo

y la transpiración pueden aumentar. Los consumidores pueden ser combativos y, como no sienten dolor, pueden continuar peleando incluso aunque sean golpeados con fuerza. También se incrementan la presión arterial y el ritmo cardíaco. Son frecuentes los temblores musculares (agitación).

Las dosis muy altas de PCP pueden provocar elevación de la presión arterial, lo que puede ocasionar un accidente vascular cerebral, alucinaciones auditivas (oír voces), ataques epilépticos (convulsiones), fiebre alta con riesgo vital (hipertermia), coma y posiblemente muerte. El consumo crónico de PCP puede dañar el cerebro, los riñones y los músculos. Los consumidores esquizofrénicos son más proclives a volverse psicóticos durante días o semanas después de consumir PCP.

Tratamiento

El tratamiento de una reacción adversa a PCP se dirige a los efectos específicos. Por ejemplo, se administran fármacos para bajar la presión arterial elevada o para frenar las convulsiones. Cuando los consumidores de PCP se agitan (como suele ocurrir cuando son llevados para ser tratados), se les coloca en una habitación tranquila para que se relajen, aunque se les controla frecuentemente la presión arterial, el ritmo cardíaco y la respiración. No sirve de ayuda hablarles de forma calmada; de hecho, la persona puede agitarse todavía más. Si el ambiente tranquilo no los calma, el médico puede administrar un calmante como el diazepam. Puede ponerse una sonda en el estómago y administrar fármacos para acelerar la eliminación de PCP.

Adicción a solventes volátiles

Entre los adolescentes, los solventes volátiles y aerosoles son consumidos con mayor frecuencia que la cocaína o el LSD pero con menos frecuencia que la marihuana y el alcohol. Los solventes volátiles y aerosoles consumidos se encuentran en muchos productos del hogar. Estos productos se entiende que deben ser usados solamente en una habitación bien ventilada, porque muchos de los productos químicos que contienen son poderosos depresores del cerebro. Incluso en una habitación bien ventilada, estos productos químicos tienen algún defecto depresor.

Los efectos son más marcados cuando se inhalan directamente las emanaciones. Los productos pueden ser pulverizados en una bolsa de plástico e inhalados, o puede colocarse una tela empapada con el producto cerca de la nariz o de la boca.

Síntomas

Los consumidores se intoxican rápidamente. Se ha observado la aparición de vértigos, somnolencia, confusión, expresión balbuceante y una capacidad reducida para mantenerse de pie y caminar (marcha inestable). Estos efectos pueden durar unos minutos o más de una hora. El adicto puede también agitarse (no debido a que las sustancias químicas sean estimulantes, sino porque se pierde

el control, al igual que ocurre con el consumo excesivo de alcohol). Puede producirse la muerte, incluso en la primera ocasión en la que se inhala directamente el producto, por una depresión intensa de la respiración o por un ritmo cardíaco irregular (arritmia cardíaca).

Algunas personas, generalmente adolescentes o incluso niños, encienden con cerillas estas sustancias mientras las inhalan, provocando la propagación del fuego a través de la nariz y la boca hacia los pulmones. Las graves quemaduras en la piel y en los órganos internos pueden ser mortales. Otros han muerto de asfixia porque el spray inhalado ha revestido internamente los pulmones, impidiendo el paso del oxígeno a la sangre.

El consumo crónico o la exposición a estas sustancias químicas en el centro de trabajo pueden dañar gravemente el cerebro, el corazón, los riñones, el hígado y los pulmones. Además, se puede dañar la médula ósea, afectando la producción de glóbulos rojos y provocando anemia. Aunque la inhalación del óxido nitroso (gas de la risa) de los recipientes que contienen crema batida puede parecer inofensiva, la exposición prolongada puede causar adormecimiento y debilidad en las piernas y en los brazos, que puede llegar a ser permanente.

Las ampollas de nitrito de amilo tienen usos médicos legítimos, por ejemplo, aliviar el dolor en el pecho causado por una enfermedad de las arterias coronarias. Sin embargo, el nitrito de amilo puede ser consumido de modo abusivo, generalmente por varones homosexuales que buscan alterar la conciencia y aumentar el placer sexual. El nitrito de amilo parece intensificar el orgasmo alterando la llegada de oxígeno al cerebro. Aunque el nitrito de amilo se obtiene con receta médica o por síntesis ilegal, el nitrito de butilo y el nitrito de isobutilo se venden legalmente bajo diversas denominaciones. El nitrito de butilo y el nitrito de isobutilo bajan momentáneamente la presión arterial, producen vértigos y pueden causar enrojecimiento, seguido de una frecuencia cardíaca acelerada. Por estas razones, pueden ser peligrosos para las personas con problemas cardíacos.

Tratamiento

El tratamiento de los niños y de los adolescentes que son adictos a los solventes volátiles y a los aerosoles implica la evaluación y el tratamiento de cada órgano lesionado. También implica la educación y el asesoramiento para conocer los problemas psicológicos y sociales. Los porcentajes de recuperación de la adicción a solventes volátiles y aerosoles están entre los más bajos de las adicciones a sustancias que modifican del humor.

Trastornos de la boca y de los dientes

CAPÍTULO 93

Trastornos de los labios, la boca y la lengua

ODO

El revestimiento de una boca sana (mucosa bucal) es de color rojizo y las encías, que se ajustan firmemente a los dientes, son de color más pálido. El techo de la boca (paladar) se divide en dos: el paladar duro, que tiene crestas y está situado en la parte anterior, y el paladar blando, que es liso y está en la parte posterior. Un borde húmedo-seco delimita claramente la superficie externa e interna de los labios; la externa es una capa de piel y la interna, una membrana mucosa. La superficie de la lengua está recubierta por pequeñas prominencias cónicas llamadas papilas gustativas.

La boca puede verse afectada por enfermedades localizadas (que sólo afectan una zona específica del organismo). Es el caso de algunas infecciones y heridas. También las enfermedades sistémicas (que afectan al organismo en general) pueden causar alteraciones en la boca. Es el caso de la diabetes, el SIDA y la leucemia. Dado que las primeras manifestaciones de estas enfermedades aparecen a veces en la boca, el odontólogo puede detectar estos procesos antes que nadie.

Enfermedades de la boca

Entre los problemas que pueden manifestarse en la boca cabría destacar varios tipos de llagas y tumores, como las aftas y el cáncer. El revestimiento de la boca o del paladar también puede experimentar ciertos cambios de color. Otros problemas consisten en el mal aliento y las enfermedades de las glándulas salivales.

Aftas

Las aftas son pequeñas ulceraciones dolorosas que aparecen en la mucosa bucal

Aunque se desconoce la causa, parece ser que el carácter nervioso tiene un papel en su desarrollo; por ejemplo, a un estudiante le pueden salir aftas en la boca durante un examen final. Un afta es una mancha blanquecina redonda con una aureola roja. Es común que la llaga se forme sobre el tejido blando, particularmente en el interior del labio o mejilla, sobre la lengua o en el paladar blando y, algunas veces, en la garganta. Las aftas pequeñas (menores de 12 mm de

Imagen de aftas bucales en la parte interna del labio inferior

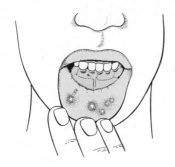

diámetro) suelen aparecer en grupos de dos o tres; por lo general, desaparecen a los diez días sin tratamiento y no dejan cicatrices. Las aftas mayores son menos comunes, pueden ser de forma irregular, necesitan varias semanas para curarse y es frecuente que dejen cicatrices.

Síntomas

El síntoma principal de las aftas es el dolor, que habitualmente es mayor de lo que cabría esperar de algo tan pequeño; dura de 4 a 10 días y empeora cuando la lengua roza la llaga o se ingieren alimentos calientes o picantes. En casos graves puede aparecer fiebre, inflamación de los ganglios del cuello y una sensación general de malestar. Muchas personas afectadas de aftas las padecen de forma recidivante (una o más veces al año).

Diagnóstico y tratamiento

El médico, o el dentista, identifica el afta por su aspecto y el dolor que produce. Sin embargo, las llagas causadas por el virus del herpes simple pueden parecerse a las aftas.

El tratamiento consiste en aliviar el dolor hasta que las llagas se curen de forma espontánea. Se pueden limpiar con algodón impregnado en un anestésico como la lidocaína viscosa, que también sirve de colutorio (enjuague bucal). Durante algunos minutos este anestésico alivia el dolor y las molestias al comer, aunque puede disminuir el sentido del gusto. Para aliviar el dolor también se puede aplicar una capa de carboximetilcelulosa (protección dentaria). Si el paciente tiene varias aftas, el médico, o el dentista, puede prescribir un enjuague bucal de tetraciclina. Las personas con recidivas de aftas graves pueden utilizar este enjuague en cuanto aparezcan nuevas llagas. Otra opción es la cauterización con nitrato de plata, que destruye los nervios que se encuentran bajo el afta. En algunos casos, el médico, o el dentista, prescribe una pomada de corticosteroides para aplicar directamente sobre las aftas graves y, para los casos agudos, se puede prescribir un enjuague bucal de dexametasona o unos comprimidos de prednisona.

Infección por herpes oral

La infección por herpes oral primario (estomatitis herpética primaria) es una infección primaria originada por el virus del herpes simple. Puede causar llagas dolorosas de rápido desarrollo en las encías y otras partes de la boca. El herpes secundario (herpes labial recidivante) es una reactivación local del virus que produce una úlcera en los labios.

Causas y síntomas

Es común que un niño contraiga el virus del herpes simple de un adulto con herpes labial. Tal infección primaria en el niño (herpes primario) produce una inflamación general de las encías y un dolor extendido por toda la boca, provoca incluso accesos de fiebre, ganglios linfáticos inflamados en el cuello y una sensación de malestar general. Aunque la mayoría de los casos son leves y pasan desapercibidos, es frecuente que los padres confundan el trastorno con la dentición u otros procesos. En el plazo de 2 o 3 días, unas pequeñas ampollas (vesículas) se forman en la boca del niño. Éstas podrían pasar inadvertidas porque se revientan rápidamente, dejando la boca en carne viva y dolorida. El dolor puede sentirse en cualquier parte de la boca pero siempre incluye las encías. Aunque el niño mejora al cabo de una semana o incluso antes, el virus del herpes simple no abandona jamás el cuerpo y la infección presenta con frecuencia nuevos brotes en otro momento de la vida (herpes secundario). Las personas que no han padecido herpes oral durante la infancia pero lo contraen siendo adultos suelen tener síntomas más graves.

A diferencia de la infección original, que causa llagas extendidas por toda la boca, es común que las recidivas posteriores produzcan un herpes labial (ampollas febriles). Con frecuencia, estas recidivas se desencadenan a consecuencia de quemaduras del sol en los labios, un resfriado, fiebre, alergia alimentaria, una herida en la boca, un tratamiento dental o bien a consecuencia de la ansiedad. Un día o dos antes de que aparezca la ampolla se puede sentir un hormigueo o malestar (pródromo) en el punto en que saldrá la ampolla. Esta sensación es difícil de describir, pero quien haya padecido el herpes la

Herpes simple perioral

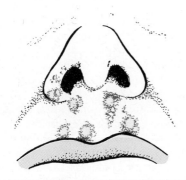

reconoce con facilidad. Una llaga abierta y en carne viva puede aparecer en el labio externo y luego convertirse en costra. Dentro de la boca, la llaga aparece con frecuencia sobre el paladar. Las llagas de la boca comienzan con pequeñas vesículas reunidas en grupos que forman rápidamente una llaga enrojecida y dolorosa.

Aunque sean tan sólo una molestia dolorosa para la mayoría de las personas, las recidivas del herpes simple pueden poner en peligro la vida de personas con un sistema inmunitario debilitado a causa de ciertas enfermedades (como el SIDA), procesos de quimioterapia y radioterapia o debido a trasplantes de médula ósea. En tales personas, las llagas grandes y persistentes en la boca pueden interferir el acto de comer. La propagación del virus al cerebro puede ser mortal.

Tratamiento

El principal objetivo del tratamiento para el **herpes primario** consiste en aliviar el dolor para que el paciente pueda dormir, comer y beber con normalidad. El dolor puede impedir que el niño coma y beba; esto, combinado con la fiebre, puede causar su deshidratación. Por ello, cuanto más líquido beba el niño, mejor. Para aliviar el dolor en adultos o niños de más edad se puede usar, por prescripción médica, un enjuague bucal anestésico como la lidocaína. Un enjuague bucal que contenga bicarbonato de sodio también puede aliviar.

El tratamiento para el **herpes secundario** es más eficaz cuando se inicia antes de la aparición de las ampollas, en cuanto se tienen los primeros síntomas (pródromo). Tomar vitamina C mientras dura el pródromo puede acelerar la desaparición del herpes labial. Para evitar la aparición de ampollas se recomienda proteger los labios de la luz solar directa, usando un sombrero de ala ancha o un bál-

samo labial con protección solar. Además, se deben evitar actividades y alimentos que puedan causar recidivas. Cualquier persona con recidivas graves y frecuentes puede beneficiarse tomando lisina (disponible en las tiendas de productos alimenticios naturales) durante un período de tiempo prolongado.

El bálsamo de aciclovir puede reducir la intensidad de un acceso y curar la llaga con mayor rapidez. Los bálsamos labiales, como la gelatina de petróleo, pueden evitar que los labios se agrieten y reducir el riesgo de que el virus se extienda a las zonas circundantes. Los adultos con llagas graves pueden tomar antibióticos para prevenir las infecciones bacterianas, aunque este tratamiento es ineficaz en las infecciones víricas. Se pueden prescribir cápsulas de aciclovir para los casos agudos y para las personas con inmunodeficiencia. Los corticosteroides no se emplean en el herpes simple porque pueden propagar la infección.

Otras llagas y tumores de la boca

Toda llaga que dure más de dos semanas tiene que ser examinada por un odontólogo o por un médico, sobre todo si no es dolorosa. Por lo general, son menos preocupantes las llagas dolorosas del labio o del interior de la mejilla ya que puede tratarse de aftas o de una mordedura accidental.

Con frecuencia, las llagas en la boca son blanquecinas, a veces rodeadas de una aureola roja. Se pueden originar al mantener una aspirina entre la mejilla y la encía, recurso al que suele acudirse, desacertadamente, para calmar un dolor de muelas. Las llagas en la boca pueden ser una manifestación del síndrome de Behçet, una enfermedad que puede cursar también con llagas en los ojos y en los genitales.

También la primera fase de la sífilis puede aparecer como una ulceración blanca e indolora (chancro) en la boca o en los labios, entre 1 y 13 semanas después de la práctica de sexo oral, aunque generalmente la llaga desaparece al cabo de algunas semanas. Un síntoma posterior de la sífilis no tratada es una mancha blanca en el labio o, con más frecuencia, dentro de la boca (placa mucosa) que puede aparecer entre 1 y 4 meses más tarde. Ambas formas, tanto el chancro como la placa mucosa, son tan contagiosas en estas fases que la enfermedad puede transmitirse incluso con un beso.

El suelo de la boca es la zona en donde aparece con más frecuencia el cáncer, particularmente en personas de mediana y avanzada edad que ingieren alcohol y fuman. Varios tipos de quistes pueden también desarrollarse en esa zona, siendo a veces necesaria su extirpación quirúrgica debido a las molestias que ocasionan.

Se pueden formar grandes vesículas llenas de líquido en cualquier parte de la boca. Habitualmente, son el resultado de heridas, pero también pueden estar relacionadas con enfermedades como el pénfigo. Algunas enfermedades víricas como el sarampión pueden causar lesiones transitorias en la parte interna de las mejillas, especialmente en los niños.

Son graves las infecciones que desde un diente con caries pueden propagarse al suelo de la boca. Una infección muy grave, conocida como angina de Ludwig, puede causar una hinchazón intensa en esta zona, que incluso puede forzar la lengua hacia arriba, con obstrucción de las vías respiratorias. Cuando esto sucede, se necesitan medidas de urgencia para mantener la respiración del afectado.

Un fibroma por irritación se puede desarrollar si una persona se muerde el interior de la mejilla, o se lastima repetidamente el interior de la boca de alguna otra manera. Se puede extirpar quirúrgicamente esta pequeña tumefacción, consistente e indolora.

Es posible que la boca se infecte por verrugas si alguien se chupa el dedo en el cual se está desarrollando una verruga. Un tipo diferente de verruga (*Condyloma acuminatum*) puede así mismo transmitirse a través del sexo oral. El médico puede tratar la verruga utilizando diversos métodos.

Paladar

La sialometaplasia necrosante es un colapso repentino de la superficie del paladar, que crea una llaga abierta al cabo de uno o dos días. La sialometaplasia necrosante es indolora, aunque, a veces, la lesión es extensa y puede ser alarmante. Con frecuencia esta enfermedad se presenta a raíz de heridas en la zona (por ejemplo a consecuencia de una extracción dentaria), y se cura al cabo de 2 meses.

En la mitad del paladar puede formarse un tumor de lento crecimiento del hueso (rodete palatino). Este tumor duro es común e inofensivo, aparece en la pubertad y persiste toda la vida. Incluso un gran tumor se puede dejar sin tratamiento, salvo que se lastime la mucosa que reviste el paladar, al comer o en caso de que una dentadura postiza cubra esa zona.

En personas de 40 a 60 años de edad son más frecuentes los tumores del paladar, tanto los cancerosos como los que no lo son. Son pocos los síntomas que se manifiestan en las fases iniciales, aunque a veces se puede advertir una hinchazón en el paladar o notar el desajuste de una dentadura postiza superior, apareciendo el dolor mucho más tarde.

Un tumor en el paladar puede aparecer en las fases avanzadas de la sífilis (goma).

Cambios de color

Si existe anemia, el revestimiento de la boca palidece y pierde su saludable color rosado, pero adquiere nuevamente el color normal al tratar la anemia.

El médico, o el dentista, debe examinar las áreas de la boca que presenten una alteración de color reciente, porque pueden indicar una enfermedad de las glándulas suprarrenales o un cáncer (melanoma). Las zonas blancas que aparecen en cualquier parte de la boca son con frecuencia simples residuos de alimentos, de fácil limpieza. Pero si la zona está en carne viva y duele, y si sangra al limpiarla, se puede tratar de una infección por levaduras (muguet).

Así mismo, las zonas blancas en la boca pueden deberse al engrosamiento de capas de queratina, áreas que se denominan leucoplasia. La queratina es una proteína resistente que normalmente protege la capa externa de la piel, pero también se encuentra en pequeñas cantidades en el revestimiento bucal. A veces la queratina puede formarse en la boca, en particular en aquellas personas que fuman o usan rapé.

Se pueden producir áreas enrojecidas de la boca (eritroplasia), cuando el revestimiento bucal adelgaza y los vasos sanguíneos se hacen más visibles de lo normal. Las áreas blancas o rojas pueden ser no cancerosas (benignas), precancerosas o cancerosas (malignas); dichas áreas necesitan, sin dilación, el control por parte del odontólogo o del médico.

Cuando una persona presenta dentro de las mejillas o al lado de la lengua una malla fina y transparente de líneas blancas (liquen plano), puede además padecer una erupción cutánea con picores. El liquen plano causa llagas dolorosas, pero la mayoría de las veces no resulta molesto.

Unas manchas pueden ser el primer síntoma del sarampión. Éstas aparecen sobre la superficie interna de las mejillas frente a los molares, semejantes a minúsculos granos de arena blanca rodeados de una aureola roja (manchas de Koplik).

Paladar

Una irritación o infección pueden alterar el color del paladar. El paladar de un viejo fumador de pipa tiene un aspecto blanco guijarroso, con muchas manchas rojas (paladar de fumador). Se debe acudir al médico, o al dentista, si determinadas llagas duran más de dos semanas

Pueden aparecer sobre el paladar unas manchas rojas del tamaño de una cabeza de alfiler debidas a la rotura de vasos sanguíneos (petequias) después de practicar de forma intensa sexo oral con una pareja de sexo masculino. Estas manchas desaparecen en pocos días, sin embargo, también pueden indicar una alteración sanguínea o una mononucleosis infecciosa. En la mayoría de los casos las áreas rojas sobredimensionadas del paladar son consecuencia del uso de dentaduras postizas mal ajustadas o que permanecen en la boca demasiado tiempo. Por lo general, todos los aparatos dentales móviles, excepto los aparatos de ortodoncia, se deben quitar antes de acostarse, limpiar y colocar en un vaso de agua. Quienes padecen el SIDA pueden presentar placas purpúreas en el paladar causadas por el sarcoma de Kaposi. El médico puede tratarlas con el fin de aliviar el malestar y mejorar el aspecto del paladar.

Mal aliento

El mal aliento (halitosis) puede ser real o imaginario. La causa real más común es la combinación de residuos alimentarios alojados entre los dientes y la escasa higiene bucal, lo cual origina trastornos e infección de las encías. El problema se soluciona cepillando los dientes de forma adecuada y usando seda dental.

Los olores de alimentos que contienen aceites volátiles, como la cebolla y el ajo, pasan del flujo sanguíneo a los pulmones y son espirados con la respiración.

Estos olores no se pueden eliminar mediante la higiene bucal. El mal aliento también es sintomático de algunas enfermedades como la insuficiencia hepática (olor muy desagradable), la insuficiencia renal (característico olor a orina), la diabetes grave e incontrolada (característico olor a acetona). Un absceso de pulmón produce una halitosis muy intensa.

Trastornos de las glándulas salivales

Las dos glándulas salivales de mayor tamaño se sitúan justo detrás del ángulo de la mandíbula, delante de los oídos; dos pares menores están en lo más profundo del suelo de la boca y otras glándulas de tamaño minúsculo están distribuidas por toda la boca.

La boca se reseca cuando el flujo de saliva es insuficiente. Dado que la saliva ofrece alguna protección natural contra la caries dental, menos saliva puede provocar más caries. La boca seca puede ser el resultado de poca ingestión de líquido, del hecho de respirar por la boca, el efecto de ciertos medicamentos o de enfermedades que afectan a las glándulas salivales, como el síndrome de Sjögren. La boca también se reseca un poco a medida que se envejece. El conducto de salida de una glándula salival puede obstruirse debido a la acumulación de calcio, denominada cálculo. Una obstrucción de este tipo hace que

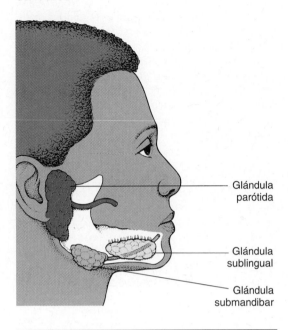

Situación de las principales glándulas salivales

- Glándula parótida
- Glándula sublingual
- Glándula submandibar

la saliva se estanque, causando la inflamación de la glándula. También las bacterias pueden infectar el conducto. Si la inflamación empeora justo antes de comer, especialmente al comer un encurtido, se trata con seguridad de un conducto obstruido. He aquí el porqué: la anticipación del sabor ácido del encurtido estimula el flujo de saliva, pero si el conducto está obstruido, la saliva no tiene salida. A veces, el odontólogo puede sacar el cálculo, haciendo presión en ambos lados del conducto, pero si esto falla, se puede utilizar un instrumento de alambre fino para extraer el cálculo. Como último recurso, el cálculo puede extirparse quirúrgicamente.

Una herida en el labio inferior, una mordedura por ejemplo, puede afectar a una glándula salival por pequeña que sea, obstruyéndola. En consecuencia, la glándula puede hincharse y formar una tumefacción pequeña y blanda (mucocele) de color azulado, que tiende a desaparecer espontáneamente al cabo de algunas semanas. En caso de que se vuelva molesta o muy recurrente, es fácil extirparla con cirugía dental.

La inflamación de las principales glándulas salivales puede ser consecuencia de las paperas, ciertas infecciones bacterianas y otras enfermedades. También la inflamación de dichas glándulas puede ser consecuencia de un cáncer o un tumor no canceroso.

Esta hinchazón es habitualmente más dura que la causada por las infecciones y, en caso de que el tumor sea canceroso, la glándula se puede endurecer como un cálculo.

La inflamación y la infección de las glándulas salivales, a menudo causadas por un cálculo que obstruye el conducto salival, se desarrollan con más frecuencia que las causadas por tumores. No obstante, cualquier hinchazón de una glándula salival justifica la atención médica. Para determinar la causa de la inflamación, el médico, o el dentista, puede obtener una muestra (biopsia) de tejido de la glándula salival.

Alteraciones de los labios

Los labios pueden experimentar cambios de tamaño, color y superficie. Algunas de estas alteraciones son inocuas; por ejemplo, a medida que se envejece, los labios pueden volverse más finos. Otros cambios pueden indicar problemas de salud.

Tamaño de los labios

Las reacciones alérgicas pueden ser consecuencia de la sensibilidad a ciertos alimentos, medicinas, cosméticos o incluso a partículas irritantes suspendidas en el aire. Una reacción de este tipo puede causar la hinchazón de los labios. Sin embargo, se desconoce la causa en el 50 por ciento de los casos.

Otros procesos pueden causar inflamación labial. El angioedema, una enfermedad hereditaria, produce ataques recidivantes de inflamación labial. Lo mismo sucede con determinadas enfermedades no hereditarias. Tal es el caso del eritema multiforme, las quemaduras por el sol o los traumatismos. Algunos casos de inflamación labial grave pueden requerir inyecciones de corticoides y otros, cirugía para reducir el tamaño de los labios y mejorar su aspecto.

Con la edad, los labios tienden a volverse más finos; sin embargo, por razones estéticas, éstos pueden ensancharse con inyecciones de colágeno o grasa extraídos de otras partes del cuerpo. A pesar de todo, la cirugía labial conlleva cierto riesgo de distorsión del borde externo y liso del labio.

Color y superficie de los labios

El origen de la descamación labial puede atribuirse a los rayos solares, al clima frío o seco, o bien a una reacción alérgica al lápiz labial, dentífrico, alimento o bebida. En general, los labios vuelven a la normalidad cuando se suprime la causa. A veces, el médico puede prescribir una pomada de corticosteroides para interrumpir la descamación.

Es común que la exposición al sol reseque y endurezca los labios, especialmente el inferior. Unas pecas rojas o una película blanquecina son manifestaciones que aumentan la posibilidad de un cáncer ulterior. Este tipo de lesión solar grave puede reducirse cubriendo los labios con un bálsamo labial con protección solar o resguardando el rostro de los rayos nocivos del sol con un sombrero de ala ancha.

Las pecas y las áreas con manchas irregulares parduscas (máculas melánicas) son comunes alrededor de los labios y pueden durar varios años, pero no son preocupantes.

Sin embargo, pequeñas manchas negro-parduscas esparcidas pueden ser la manifestación de una enfermedad intestinal hereditaria en la que se forman pólipos en el estómago e intestinos (síndrome de Peutz-Jeghers). El síndrome de Kawasaki puede resecar y agrietar los labios y también inflamar el revestimiento de la boca.

La inflamación de los labios (queilitis) puede provocar en las comisuras de la boca dolor, irritación e inflamación, al igual que agrietamiento y descamación. También puede aparecer una infección por hongos en las comisuras. La queilitis puede ser consecuencia de la carencia de vitamina B (riboflavina) en la dieta, pero esta deficiencia es poco frecuente en los países desarrollados.

Si las dentaduras postizas completas no separan las mandíbulas adecuadamente, pueden formarse pliegues cutáneos verticales e irritaciones de la piel en las comisuras de la boca. El tratamiento consiste en adaptar o sustituir las dentaduras postizas.

Una forma de cáncer de la piel puede ser un área en relieve o una inflamación que endurezca el borde de los labios.

Alteraciones de la lengua

Las heridas son la causa más común de las afecciones de la lengua. Ésta tiene muchas terminaciones nerviosas para el dolor y el tacto y es mucho más sensible al dolor que el resto del organismo. Es frecuente que alguien se muerda la lengua accidentalmente, pero la lesión se cura con rapidez. Tanto un empaste como un diente roto pueden causar daños considerables a este delicado tejido.

Un crecimiento excesivo de las prominencias normales de la lengua puede darle un aspecto piloso. Este vello puede cambiar de color si una persona fuma, masca tabaco, ingiere ciertos alimentos o bien por el desarrollo de determinadas bacterias en la superficie de la lengua. Ésta puede tener un

Úlcera en un lado de la lengua,
que indica la presencia de un cáncer

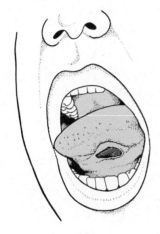

aspecto piloso después de accesos febriles y tratamientos con antibióticos, o cuando se usa con mucha frecuencia un enjuague bucal con peróxido. La parte superior de la lengua puede aparecer negra si se toman preparaciones de bismuto contra el dolor de estómago.

El cepillado de la lengua puede suprimir tal coloración. El desarrollo de líneas blancas o una materia blanca sobre los lados de la lengua, que al limpiarse deja una superficie ensangrentada, pueden ser un indicio de muguet.

Una manifestación de anemia perniciosa o carencia de vitaminas puede provocar el enrojecimiento de la lengua. La lengua pálida y lisa (a causa de la pérdida de sus prominencias normales) puede ser consecuencia de anemia por deficiencia de hierro. La primera manifestación de escarlatina puede ser una alteración del color normal de la lengua, que adquiere un color fresa y luego frambuesa, la fiebre, la deshidratación, la sífilis secundaria, la estomatitis aftosa, el liquen plano, leucoplasia o la respira

ción por la boca pueden acompañarse de placas blanquecinas en la lengua, parecidas a las que a veces se encuentran en la parte interna de las mejillas. Una lengua enrojecida y lisa, además de dolorosa, puede indicar pelagra, un tipo de desnutrición causada por deficiencia de niacina en la dieta. En la llamada lengua geográfica, algunas áreas son blancas mientras que otras son rojas y lisas. Las áreas con alteraciones de color cambian de sitio al cabo de algunos años o a lo largo de la vida. La afección es por lo general indolora y no requiere ningún tratamiento.

Aunque son habitualmente inofensivas las pequeñas prominencias en ambos lados de la lengua, una protuberancia en un solo lado puede ser cancerosa. Las áreas rojas o blancas inexplicadas, las llagas o las tumefacciones en la lengua (sobre todo si son indoloras), pueden ser indicativas de cáncer y requieren una exploración médica. La mayoría de las formas cancerosas de la boca crecen en los lados de la lengua o en el suelo de la boca, pero casi nunca se desarrollan encima de la lengua.

La causa de las llagas en la lengua puede deberse al virus del herpes simple, la tuberculosis, una infección bacteriana o una fase incipiente de la sífilis. Las alergias o enfermedades del sistema inmunitario también pueden ocasionarlas.

La glositis es una inflamación (enrojecimiento, dolor e hinchazón) de la lengua. La glosodinia es el ardor o sensación dolorosa de la lengua. Habitualmente, no tiene un aspecto característico ni una causa obvia; sin embargo, es posible que ciertos factores causen esa sensación, como la presión ejercida por la lengua contra los dientes, una reacción alérgica o los irritantes como el alcohol, las especias o el tabaco. Cambiar de marca de dentífrico, de enjuague bucal o de goma de mascar puede aliviar las molestias. La glosodinia es a veces la manifestación de un trastorno emocional o de una enfermedad mental. Puede resultar útil la administración de medicamentos ansiolíticos a dosis bajas. Cualquiera que sea la causa, el trastorno, a menudo, desaparece con el tiempo.

CAPÍTULO 94

Enfermedades de los dientes

Para mantener los dientes sanos se debe eliminar la placa bacteriana diariamente con un cepillo de dientes y seda dental. Además, es aconsejable limi

tar la ingestión de azúcares para reducir el riesgo de caries. Afortunadamente, el agua con flúor reduce este riesgo.

Cómo se desarrolla una caries

La figura de la izquierda muestra un diente sin caries. La figura de la derecha muestra un diente con tres clases de caries

Diente normal

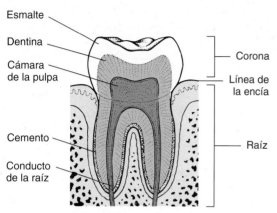

Esmalte
Dentina
Cámara de la pulpa
Cemento
Conducto de la raíz

Corona
Línea de la encía
Raíz

Formación de una caries

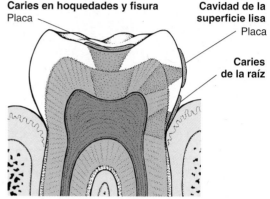

Caries en hoquedades y fisura
Placa

Cavidad de la superficie lisa
Placa

Caries de la raíz

Para el buen estado de la boca y de los dientes es aconsejable limitar el consumo de tabaco y alcohol. El tabaco, fumado o mascado, contribuye a empeorar la enfermedad de las encías. El tabaco y el alcohol (especialmente la combinación de ambos) pueden causar el cáncer de boca.

Caries

Las cavidades (caries dental) son las áreas que han perdido sustancia como resultado de un proceso que gradualmente disuelve la superficie externa más resistente del diente (esmalte) y avanza hacia el interior del mismo.

Junto con el resfriado común y la enfermedad de las encías, la caries figura entre las afecciones humanas más comunes. La caries continuará desarrollándose si no es tratada de forma adecuada por un odontólogo. Una caries sin tratamiento puede comportar la pérdida del diente.

Causa

Deben existir condiciones propicias para el desarrollo de la caries dental. La bacteria productora de ácido debe estar presente y el alimento, para que prospere, debe estar a su alcance. Por lo tanto, un diente propenso a caries es aquel que tiene relativamente poco flúor, orificios pronunciados o fisuras que retienen la denominada placa bacteriana (depó-

sito de bacterias que se acumulan en los dientes). Aunque la boca contenga gran cantidad de bacterias, sólo algunas causan la caries, siendo el *Streptococcus mutans* la bacteria más común.

La caries se desarrolla de manera distinta, según su ubicación en el diente. La **caries de la superficie lisa** es la caries de más lento desarrollo y constituye el tipo más evitable y reversible. En este caso, la cavidad se inicia como un punto blanco en donde las bacterias disuelven el calcio del esmalte. Por lo general, es entre los 20 y 30 años de edad cuando comienza la caries de la superficie lisa.

Normalmente, es hacia los 10 años de edad cuando comienza la **caries de orificios y fisuras** en los dientes permanentes. Se forma en las angostas estrías de la superficie masticatoria de los molares al lado de la mejilla y es un tipo de caries que avanza rápidamente. Muchas personas no pueden limpiar adecuadamente estas áreas propensas a la caries porque las estrías son más angostas que las cerdas del cepillo de dientes.

La **caries de la raíz** comienza en la capa de tejido óseo que cubre la raíz (cemento), al quedar éste expuesto por el retroceso de las encías. Por lo general, afecta a personas de mediana edad o mayores (• *V. página 485*) y, a menudo, la causa de este tipo de caries se produce por la dificultad en limpiar las áreas de la raíz y por el alto contenido de azúcares en la dieta. La caries de raíz puede ser la más difícil de prevenir.

Es lento el avance de la **caries en el esmalte** (la capa externa y dura del diente). Después de penetrar en la segunda capa del diente, más suave y menos resistente denominada dentina, la caries se extiende rápidamente y avanza hacia la pulpa dentaria, tejido con numerosos nervios y vasos sanguíneos, que se halla en lo más profundo del diente. Aunque una caries puede tardar de 2 a 3 años en penetrar el esmalte, en tan sólo 1 año puede pasar de la dentina hasta la pulpa e incluso afectar a un área mucho mayor. Por eso, la caries de la raíz que se inicia en la dentina puede destruir en poco tiempo gran parte de la estructura del diente.

Síntomas

No todos los dolores dentales se deben a la caries. El dolor puede ser consecuencia de una raíz demasiado expuesta pero sin caries, de una masticación excesivamente enérgica o debido a un diente fracturado. La congestión de los senos frontales puede producir dolor en los dientes superiores.

Una caries en el esmalte por lo general no causa dolor; éste comienza cuando la caries alcanza la dentina. Una persona puede sentir dolor sólo cuando bebe algo frío o come algo dulce, lo cual indica que la pulpa está todavía sana. Si la caries se trata en esta etapa, el odontólogo puede habitualmente salvar el diente y es probable que no se produzcan otros dolores ni dificultades en la masticación.

Son irreversibles los daños que causa una caries que llega muy cerca de la pulpa o incluso que la alcanza. El dolor persiste, aun después del estímulo (por ejemplo, agua fría). El diente puede doler también sin ningún estímulo (dolor de muelas espontáneo).

Cuando las bacterias alcanzan la pulpa dentaria y ésta muere, el dolor puede cesar temporalmente. Pero en breve (de horas a días), el diente duele, tanto al morder como al presionarlo con la lengua o con un dedo, porque la inflamación y la infección se han propagado más allá del extremo de la raíz, causando un absceso (una acumulación de pus). El pus acumulado alrededor del diente tiende a sacarlo de su alvéolo y la masticación vuelve a colocarlo en su sitio, lo cual causa un dolor intenso. El pus puede acumularse originando inflamación de la encía adyacente o propagarse extensamente a través de la mandíbula (celulitis) y drenar en la boca, o incluso a través de la piel junto a la mandíbula.

Diagnóstico y prevención

Si una caries se trata antes de que duela, es probable que el daño causado en la pulpa sea leve, sal-

El lenguaje de los odontólogos

Cómo se llama habitualmente	Cómo lo llaman los dentistas
Diente de adulto	Diente permanente
Diente de leche	Diente deciduo o caduco
Muelas	Molares
Mordida	Oclusión
Bandas, alambres	Bandas, arcos y aparatos de ortodoncia
Funda	Corona
Cavidades, caries	Caries
Limpieza	Profilaxis
Empaste	Restauración
Dientes delanteros	Incisivos y caninos
Encía	Encía
Enfermedad de la encía	Enfermedad periodontal, periodontitis
Labio leporino	Fisura labial
Gas hilarante	Óxido nitroso
Maxilar inferior	Mandíbula
Dentadura, aparato	Prótesis removible completa o parcial
Techo de la boca	Paladar
Dientes laterales	Bicúspides
Empaste de plata	Restauración con amalgama
Sarro	Cálculo
Mordida desigual	Maloclusión
Maxilar superior	Maxilar

vándose la mayor parte de la estructura del diente. Para su detección precoz el odontólogo se informa acerca del dolor, examina los dientes y hace pruebas con instrumentos adecuados para detectar el grado de sensibilidad y dolor, pudiendo también hacer radiografías. El control dental debe realizarse cada 6 meses, aunque no todas las revisiones incluyan radiografías. Dependiendo de la evaluación del odontólogo sobre la dentadura, las radiografías pueden hacerse entre los 12 y 36 meses siguientes.

La clave para la prevención de la caries se basa en cinco estrategias generales: una buena higiene bucodental, una dieta equilibrada, el flúor, los empastes y una terapia antibacteriana.

Higiene bucal

Una buena higiene bucal puede controlar eficazmente la caries de la superficie lisa. Ésta consiste en el cepillado antes o después del desayuno, antes de acostarse y pasar la seda dental a diario para eliminar la placa bacteriana. El cepillado previene la caries que se forma a los lados de los dientes y la seda dental alcanza los puntos entre los dientes que no se alcanzan con el cepillo. Puede utilizarse un estimulador gingival con puntas de goma para quitar los residuos de alimentos alojados en el margen de las encías y de las superficies que están de cara a los labios, las mejillas, la lengua y el paladar.

Alguien con una destreza manual normal tarda unos 3 minutos en cepillarse los dientes correctamente. Al principio la placa bacteriana es bastante blanda y se quita con un cepillo de cerdas suaves y seda dental, como mínimo una vez al día, lo cual contribuirá también a prevenir la caries. Sin embargo, la placa bacteriana resulta más difícil de quitar cuando se calcifica, proceso que comienza unas 24 horas más tarde.

Dieta

Aunque todos los hidratos de carbono pueden causar cierto grado de caries dental, los mayores culpables son los azúcares. Todos los azúcares simples tienen el mismo efecto sobre los dientes, incluyendo el azúcar de mesa (sacarosa) y los azúcares de la miel (levulosa y dextrosa), frutas (fructosa) y leche (lactosa). Cuando el azúcar entra en contacto con la placa bacteriana, el *Streptococcus mutans*, la bacteria presente en la placa, produce ácido durante unos 20 minutos. *La cantidad de azúcar ingerida es irrelevante; lo importante es el tiempo en que el azúcar permanece en contacto con los dientes.* Por eso, saborear una bebida azucarada durante una hora resulta más perjudicial que comer un caramelo en 5 minutos, aunque el caramelo contenga más azúcar.

Por lo tanto, una persona con tendencia a desarrollar caries debe tratar de evitar los dulces. El enjuague bucal después de comer un emparedado elimina algo de azúcar pero el cepillado es más eficaz. Como prevención es útil tomar bebidas no alcohólicas endulzadas artificialmente, aunque las colas dietéticas contienen un ácido que puede contribuir

Tratamiento del conducto de un diente muy perjudicado

1. El diente se anestesia.

2. Se coloca una goma alrededor del diente para aislarlo de las bacterias del resto de la boca.

3. Se practica una abertura a través de la superficie masticatoria de una muela, o a través del lado que da a la lengua si se trata de un diente anterior.

4. Se introducen instrumentos muy finos a través de la abertura, dentro del espacio que deja el conducto de la pulpa, y se extrae toda la pulpa que queda.

5. Se aísla y se drena el conducto desde la abertura hacia la extremidad de la raíz.

6. Se sella el conducto con un empaste.

a la caries dental. Tomar té o café sin azúcar contribuye a la prevención de caries, particularmente en las superficies expuestas de las raíces.

Flúor

El flúor proporciona a los dientes, y al esmalte en particular, una mayor resistencia contra el ácido que contribuye a causar la caries. El flúor ingerido es particularmente eficaz hasta los 11 años de edad aproximadamente, cuando se completa el crecimiento y endurecimiento de los dientes. La fluoración del agua es el modo más eficaz de administrar el flúor a los niños. En algunos países el agua ya contiene suficiente flúor para reducir la caries dental. Sin embargo, si el agua suministrada tiene demasiado flúor, los dientes pueden presentar manchas o alteraciones de color. Cuando el agua que se suministra a los niños no contiene suficiente flúor, tanto el médico como el dentista pueden prescribir pastillas o gotas de fluoruro de sodio. El odontólogo puede aplicar el flúor directamente a los dientes de personas de cualquier edad que sean propensas a la caries dental. También dan buenos resultados los dentífricos que contengan flúor.

Ocluyentes

Se pueden utilizar determinadas sustancias oclusivas para aumentar la resistencia al desarrollo de fisuras en los dientes posteriores. Después de haber limpiado cuidadosamente el área que debe ser sellada, el odontólogo acondiciona el esmalte y coloca un líquido plástico en las fisuras de los dien-

---

Coronas, puentes e implantes

Diente dañado

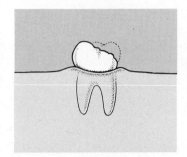

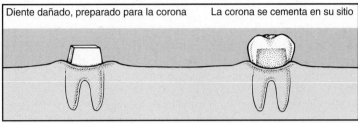

Diente dañado, preparado para la corona   La corona se cementa en su sitio

Para reparar un diente dañado, el dentista procede a prepararlo, alterando su forma, y a continuación cementa la corona en éste

---

Ausencia de un diente

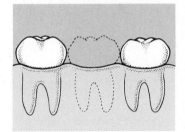

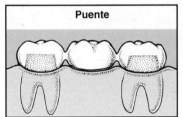

Puente

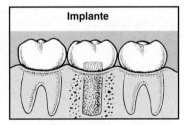

Implante

Para sustituir un diente que falta, el dentista puede usar un puente o un implante

---

tes. Cuando el líquido se endurece, se forma una barrera eficaz y todas las bacterias del interior de la ranura interrumpen la formación de ácido sin posibilidad de contacto con el alimento que necesitan. El ocluyente dura bastante tiempo, aproximadamente el 90 por ciento permanece al cabo de un año y el 60 por ciento al cabo de 10 años, pero a veces puede ser necesaria una reparación o sustitución.

Terapia antibacteriana

Algunas personas alojan en su boca bacterias especialmente activas que causan la caries dental. Los padres pueden trasmitir estas bacterias a sus hijos, probablemente a través del beso. Las bacterias se desarrollan en la boca del niño, a partir de la primera dentición, y más adelante pueden causar caries. De modo que la tendencia a la caries dental de tipo familiar no refleja necesariamente una escasa higiene bucal ni la existencia de una alimentación inadecuada.

Una terapia antibacteriana puede ser necesaria en personas muy propensas a la caries. En primer lugar, el odontólogo elimina la caries de la zona dañada y empasta todas las cavidades y fisuras de los dientes; posteriormente prescribe un enjuague bucal (clorhexidina) durante varias semanas para eliminar las bacterias que quedan en la placa bacteriana. Con ello se pretende que bacterias menos dañinas sustituyan a las causantes de la caries. Para mantener dichas bacterias bajo control, se deben hacer diariamente enjuagues de flúor y masticar chicle que contenga xilitol.

Tratamiento

Si la caries se evita antes de que alcance la dentina, el esmalte se repara espontáneamente y la mancha blanca del diente desaparece. Una vez que la caries alcanza la dentina, la parte del diente con caries debe extraerse y sustituirse por un empaste (restauración). El tratamiento de la caries en su fase prematura mantiene la fuerza del diente y limita la posibilidad de daños en la pulpa.

Empastes

Varios materiales utilizados para los empastes pueden colocarse en la base cavitaria o alrededor del diente. La amalgama de plata es la más usada en los empastes de los molares, donde la resistencia es importante y el color de la plata es apenas visible. La amalgama de plata es relativamente barata y dura un promedio de 14 años. El empaste de oro (incrustaciones) es más caro y requiere como mínimo dos visitas al odontólogo, sin embargo, es más resistente y sirve para las caries más grandes.

El uso de los compuestos de resina y de los empastes de porcelana está indicado en los dientes delanteros, en donde la plata sería demasiado visible. La aplicación de estos compuestos en los molares es cada vez más frecuente y la ventaja es su semejanza al color del diente. Sin embargo, son más caros que las amalgamas de plata y probablemente duran menos, particularmente en los molares que están sometidos a la fuerza de la masticación.

En personas con predisposición a caries en el área adyacente a las encías, se puede recomendar un empaste derivado del vidrio, también de color semejante al diente, cuya propiedad es la de liberar flúor una vez colocado en el diente. Otra aplicación de esta sustancia es en la restauración de las áreas que resultan dañadas debido a un cepillado demasiado enérgico.

Tratamiento de la raíz y extracción de dientes

Cuando la caries profundiza lo suficiente para dañar la pulpa de forma permanente, el único modo de suprimir el dolor es retirar la pulpa a través del conducto de la raíz (endodoncia) o extraer el diente. Un molar tratado por endodoncia está mejor protegido por una funda (corona) que abarque toda la superficie de masticación. El método de restauración de los dientes delanteros que hayan recibido tratamiento de la raíz, está condicionado a la parte que quede del diente. Excepcionalmente, al cabo de una o dos semanas desde la endodoncia, pueden aparecer fiebre, dolor de cabeza o bien una inflamación del maxilar, del suelo de la boca o de la garganta. Estas complicaciones requieren atención médica.

Si un diente se extrae, debe sustituirse lo antes posible porque, si no se hace, los dientes cercanos pueden moverse y alterar la mordida. La sustitución puede ser un puente, una dentadura parcial fija, que cubre con fundas los dientes de cada lado del extraído, o una dentadura postiza. También se pueden hacer implantes para sustituir un diente.

Una corona es una reconstrucción que se adapta sobre un diente. Una corona bien moldeada requiere en general dos visitas al odontólogo, aunque a veces puede necesitar más. En la primer visita el odontólogo prepara el diente, afilándolo ligeramente, después toma una impresión del diente y coloca una corona

Mecanismo de producción de la pulpitis

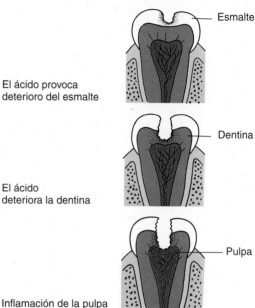

El ácido provoca deterioro del esmalte

Esmalte

Dentina

El ácido deteriora la dentina

Pulpa

Inflamación de la pulpa

provisional sobre el mismo. La impresión sirve para diseñar la corona permanente en un laboratorio de prótesis dental. En la siguiente visita se sustituye la corona provisional por la permanente que se cementa sobre el diente ya preparado.

Habitualmente se hacen las coronas con una aleación de oro u otro metal. La porcelana sirve para disimular el color del metal. Las coronas también pueden hacerse de porcelana, pero ésta es más dura y abrasiva que el esmalte del diente y puede desgastar el diente opuesto. Además, las coronas de porcelana u otro material similar son más propensas a romperse que las metálicas.

Pulpitis

La pulpitis es la inflamación dolorosa de la pulpa dentaria, un tejido con numerosos nervios y vasos sanguíneos que está situado en el interior de los dientes.

Causas

Las causas más comunes de la pulpitis son la caries dental y las heridas. Dado que la pulpa está dentro del diente, no tiene espacio para hincharse cuando se inflama y por ello aumenta la presión dentro del diente. Si una inflamación leve se trata adecuadamente, el diente no sufrirá un daño irreversible; sin embargo, una inflamación grave destruye la pulpa. El aumento de la presión puede empujar la pulpa hacia el extremo de la raíz, donde podría dañar el hueso de la mandíbula y los tejidos circundantes.

Síntomas y diagnóstico

La pulpitis causa un dolor intenso. Para determinar si la pulpa está sana, el odontólogo realiza ciertas pruebas. Por ejemplo, puede aplicar un estímulo frío; si el dolor producido por el estímulo se interrumpe en pocos segundos, significa que la pulpa está todavía sana. Entonces se procede a vaciar la parte dañada del diente y a empastarlo. Sin embargo, cuando la pulpa está tan afectada que no se puede salvar, el dolor persiste después del estímulo frío o incluso aparece espontáneamente.

El odontólogo puede utilizar un estimulador eléctrico que indica la vitalidad de la pulpa pero no si la pulpa está sana. La pulpa está viva si el paciente percibe la pequeña descarga eléctrica que recibe el diente. A menudo el dolor al golpe indica que la inflamación se ha extendido a los tejidos circundantes y al hueso. Las radiografías pueden confirmar la caries y también mostrar si la inflamación ha causado la pérdida del hueso alrededor del diente.

Tratamiento

La pulpitis desaparece cuando la causa se trata. Si la pulpitis se detecta en su fase inicial, se puede suprimir el dolor con un empaste provisional que contenga un calmante. Esta pasta puede permanecer de 6 a 8 semanas, debiendo sustituirse después por otra permanente. En ocasiones se puede colocar de inmediato el empaste definitivo.

Cuando el daño de la pulpa es extenso e irreversible, el único modo de suprimir el dolor es actuando sobre la raíz o extrayendo el diente.

Abscesos periapicales

Un absceso periapical es una acumulación de pus en los tejidos, generalmente debido a una infección que se ha propagado del diente a los tejidos circundantes.

Absceso periapical

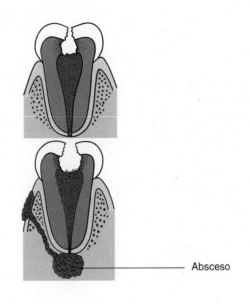

—— Absceso

Causa

El organismo reacciona ante una infección con un aumento del número de glóbulos blancos; el pus es la acumulación de estos glóbulos blancos y de tejido muerto. Inicialmente el pus de una infección dentaria se produce dentro de las encías, de modo que éstas se hinchan en las proximidades de la raíz del diente. Según la posición del diente, el pus puede entonces drenar por la piel, la boca, la garganta o el cráneo.

Tratamiento

El tratamiento de abscesos o celulitis consiste en eliminar la infección y el pus, lo cual requiere cirugía oral o tratamiento de la raíz. A menudo los odontólogos prescriben antibióticos para tratar la infección; sin embargo, la extracción de la pulpa enferma y el drenaje del pus constituyen las acciones más importantes.

CAPÍTULO 95

Enfermedades periodontales

Las enfermedades periodontales inflaman y destruyen las estructuras que rodean y sostienen los *dientes, principalmente las encías, el hueso y la capa externa de la raíz del diente.*

La acumulación de bacterias es una de las principales causas de las enfermedades periodontales. También pueden influir otras alteraciones del organismo como la diabetes mellitus, la malnutrición, la leucemia, el SIDA y el tabaquismo.

Gingivitis

La gingivitis es la inflamación de las encías.

Las encías inflamadas duelen, se hinchan y sangran fácilmente. La gingivitis es una dolencia muy frecuente y puede aparecer en cualquier momento tras el desarrollo de la dentición.

Causas y síntomas

Casi siempre, la gingivitis es consecuencia del cepillado incorrecto que permite que la placa bacteriana permanezca sobre la línea gingival de los dientes. La placa bacteriana es una película blanda y viscosa formada principalmente de bacterias. Se acumula, con preferencia, en los empastes defectuosos y alrededor de los dientes próximos a dentaduras postizas poco limpias, a puentes y aparatos de ortodoncia. La placa bacteriana se solidifica en sarro cuando permanece más de 72 horas en los dientes y no puede quitarse del todo con el cepillo ni con la seda dental. Aunque la causa principal de la gingivitis es la placa bacteriana, otros factores pueden empeorar la inflamación, especialmente el embarazo, la pubertad y los fármacos anticonceptivos.

Algunos **fármacos** pueden causar un crecimiento de las encías, lo que dificulta quitar la placa bacte-

---

Encías normales y encías inflamadas (sobreelevadas)

Una higiene dental adecuada permite conservar las encías sanas (A). La falta de higiene lleva a la acumulación de bacterias (placa bacteriana) (B) y finalmente a la formación de cálculos (C). Nótese en las imágenes B y C la inflamación progresiva de las encías.

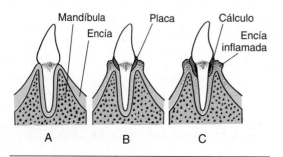

riana y, a menudo, produce la gingivitis. Por ejemplo, la fenitoína (utilizada para controlar las convulsiones), la ciclosporina (que toman las personas sometidas a trasplante de órganos) y los bloqueadores de los canales de calcio como la nifedipina (que se administran para controlar la presión arterial y las alteraciones de la frecuencia cardíaca). También pueden agravar la gingivitis los medicamentos o inyecciones anticonceptivas.

En la **gingivitis simple**, el aspecto de las encías es más rojo que rosado. Se hinchan y se mueven en vez de estar ajustadas firmemente a los dientes. Las encías a menudo sangran al cepillarse los dientes o al comer. Si la gingivitis es grave, la almohada puede aparecer manchada de sangre por la mañana, particularmente cuando la persona respira por la boca.

En contadas ocasiones, la **deficiencia de vitaminas** puede causar la gingivitis. La carencia de vitamina C (escorbuto) puede producir inflamación y sangrado de las encías. La carencia de niacina (pelagra) también causa hemorragia en las encías y la predisposición a ciertas infecciones bucales.

La **estomatitis herpética aguda** es una infección vírica y dolorosa (• *V. página 474*) de las encías y de otras partes de la boca. Las encías infectadas presentan un color rojo brillante y la infección provoca la aparición de numerosas llagas pequeñas, blancas o amarillas, dentro de la boca.

La **gingivitis del embarazo,** debida principalmente a cambios hormonales que se producen durante el embarazo, es un agravamiento de una gingivitis leve. Puede contribuir al problema el descuido de la higiene bucal en la embarazada, que es frecuente a causa de las náuseas que la afectan por la mañana. Durante el embarazo, una irritación menor, a menudo una concentración de sarro, puede producir una tumefacción como consecuencia del crecimiento de tejido gingival, llamado tumor de embarazo. El tejido hinchado sangra fácilmente si existe una herida y puede interferir la ingestión de alimentos.

La **gingivitis descamativa** es un proceso poco conocido y doloroso que afecta con frecuencia a las mujeres en la posmenopausia. En esta enfermedad, las capas externas de las encías se separan del tejido subyacente, dejando al descubierto las terminaciones nerviosas. Las encías se vuelven tan frágiles que esas capas se pueden desprender al frotarlas con un algodón o con el estímulo de aire de una jeringa odontológica.

La **gingivitis de la leucemia** es la primera manifestación de la enfermedad en casi el 25 por ciento de los niños afectados de leucemia. Una infiltración de células de leucemia dentro de las encías causa la gingivitis, que empeora a causa de la incapacidad del sistema inmunológico para combatir la infección. Las encías enrojecen y sangran con facilidad. A menudo, la hemorragia persiste durante varios minutos, dado que la sangre no coagula con normalidad en los afectados de leucemia.

En la **pericoronitis**, la encía se inflama y cabalga sobre un diente que no ha salido completamente, por lo general una muela del juicio. El colgajo de encía sobre la muela que ha surgido parcialmente puede retener líquidos, restos de comida y bacterias. Si una muela del juicio superior sale antes que la inferior, puede morder este colgajo, aumentando la irritación. Pueden desarrollarse infecciones y propagarse a la garganta o mejilla.

Prevención y tratamiento

La gingivitis simple se puede prevenir con una buena higiene bucodental, el cepillado diario y la seda dental. Se puede usar un dentífrico que contenga pirofosfato para los casos en que se forme mucho sarro. Después de que se forma el sarro, solamente un profesional puede quitarlo (profilaxis). Una limpieza profesional más frecuente puede ser necesaria en los casos de personas con escasa higiene bucal o con estados de salud propensos a la gingivitis, o que tengan tendencia a producir placa bacteriana. Dependiendo de la rapidez con que se forme el sarro, la limpieza profesional puede necesitarse cada tres meses o cada año. Después de eliminar el sarro y la placa bacteriana las encías sanarán rápidamente debido a su excelente irrigación, siempre y cuando el cepillado de dientes sea cuidadoso.

Se deben tratar o controlar los procesos de algunas enfermedades que puedan causar o empeorar la gingivitis. Si una persona necesita tomar un fármaco que cause un sobrecrecimiento del tejido gingival, este exceso de tejido puede necesitar la extirpación quirúrgica. Sin embargo, con una higiene bucal meticulosa realizada en casa y una profilaxis frecuente se puede disminuir el desarrollo de la excrecencia y evitar la cirugía.

La carencia de vitamina C y de niacina puede tratarse mediante complejos vitamínicos y una dieta adecuada.

La estomatitis herpética aguda suele mejorar en dos semanas sin ningún tratamiento. La limpieza intensiva no ayuda, de modo que los dientes se deben cepillar suavemente mientras la infección sea dolorosa. El odontólogo puede recomendar un enjuague bucal anestésico para aliviar las molestias experimentadas al comer o beber.

El descuido de la higiene bucal en la embarazada es frecuente a causa de las náuseas que la afectan. Por ello, el odontólogo puede sugerir otras formas de limpiar dientes y encías. Una mujer puede padecer el llamado tumor de embarazo y someterse a una intervención para extirparlo, sin embargo, estos tumores tienden a reproducirse hasta que concluya el embarazo.

Si la gingivitis descamativa se desarrolla durante la menopausia, puede ser útil una terapia de sustitución hormonal. Si no es éste el caso, el odontólogo puede prescribir comprimidos o pomadas de corticosteroides para aplicar directamente sobre las encías.

Para prevenir hemorragias en el caso de gingivitis producida por leucemia, en lugar del cepillo, los dientes y las encías se deben limpiar suavemente con una gasa o esponja. El odontólogo puede prescribir un enjuague bucal de clorexidina para controlar la placa bacteriana y prevenir las infecciones de la boca. Cuando la leucemia está bajo control, un buen cuidado dental contribuye a sanar las encías.

En el caso de pericoronitis, se puede levantar el colgajo para limpiar los residuos y las bacterias. Si se detecta en las radiografías que una muela inferior saldrá del todo, el odontólogo puede extraer la superior y prescribir antibióticos durante unos días antes de extraer la inferior. A veces la muela inferior se extrae inmediatamente.

Enfermedad de las trincheras

La enfermedad de las trincheras (infección de Vincent, gingivitis ulcerosa necrosante aguda) es una infección dolorosa, no contagiosa, de las encías que causa dolor, fiebre y cansancio.

El término enfermedad de las trincheras proviene de la Primera Guerra Mundial, cuando muchos soldados en las trincheras contraían la infección. La escasa higiene bucal suele contribuir al desarrollo de la infección, lo mismo que el estrés físico o emocional, una dieta escasa o debido a que se duerme poco. La infección se presenta muy a menudo en personas con gingivitis simple, enfrentadas a un problema que les produce tensión nerviosa como, por ejemplo, los exámenes de estudios o el cambio de trabajo. Este proceso es más frecuente en los fumadores que en los no fumadores.

Síntomas

Por lo general, la enfermedad de las trincheras comienza repentinamente con dolor en las encías, una sensación de malestar y cansancio general. También provoca halitosis (mal aliento). Los extremos de las encías entre los dientes se erosionan y se cubren de una capa gris de tejido muerto. Las encías sangran con facilidad y duelen al comer y tragar. A menudo, los ganglios linfáticos del cuello debajo de la mandíbula se inflaman y aparece algo de fiebre.

Periodontitis: de la placa a la pérdida del diente

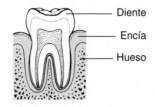

Las encías sanas y el hueso sostienen el diente en su sitio.

Diente
Encía
Hueso

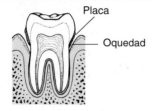

La formación de placa irrita las encías y éstas se inflaman, y con el tiempo se separan del diente creando una oquedad que se llena con más placa.

Placa
Oquedad

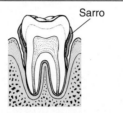

Las oquedades se vuelven más profundas y la placa, al endurecerse, se transforma en sarro, acumulándose más placa sobre éste.

Sarro

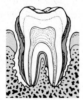

La placa se desplaza hacia la raíz del diente y puede destruir el hueso que sostiene el diente. Sin este soporte el diente se afloja y cae.

Tratamiento

El tratamiento comienza con una limpieza suave y minuciosa, durante la cual se extrae de la zona todo el tejido gingival muerto y el sarro. Dado que la limpieza puede resultar dolorosa, el odontólogo puede aplicar un anestésico local. Durante los primeros días después de la profilaxis se recomienda que el paciente haga los enjuagues bucales con una solución de peróxido de hidrógeno (3 por ciento de peróxido de hidrógeno mezclado con agua al 50 por ciento) varias veces al día, en vez de cepillarse los dientes.

El paciente debe visitar al odontólogo todos los días, o bien en días alternos durante dos semanas. La limpieza regular por parte de un profesional se mantiene mientras dure la curación. Si las encías no vuelven a su forma y posición normales, el odontólogo

las rehace quirúrgicamente para prevenir una recidiva o una periodontitis. Se puede prescribir un antibiótico cuando la enfermedad es grave o cuando el paciente no puede acudir al odontólogo.

Periodontitis

La periodontitis (piorrea) aparece cuando la gingivitis se propaga a las estructuras que sostienen el diente.

La periodontitis es una de las causas principales del desprendimiento de los dientes en los adultos y es la principal en las personas de mayor edad.

Causa

La mayoría de los casos de periodontitis son la consecuencia de una acumulación prolongada de placa bacteriana y sarro entre los dientes y las encías, favoreciendo así la formación de oquedades profundas entre la raíz del diente y el hueso subyacente. Estas oquedades acumulan placa bacteriana en un ambiente sin oxígeno, que estimula el crecimiento de bacterias. Si el proceso continúa, el maxilar adyacente a la oquedad finalmente se va destruyendo hasta que el diente se afloja.

El grado del desarrollo de la periodontitis difiere considerablemente incluso entre individuos con cantidades similares de sarro. Probablemente porque, según las personas, la placa bacteriana contiene diversos tipos y cantidades de bacterias y porque cada persona reacciona de modo distinto frente a las bacterias. La periodontitis puede producir brotes de actividad destructiva que duran meses, seguidos por períodos en que la enfermedad aparentemente no causa mayores daños.

Muchas enfermedades pueden predisponer a que se contraiga la periodontitis, entre ellas la diabetes mellitus, el síndrome de Down, la enfermedad de Crohn, una deficiencia de glóbulos blancos y el SIDA. La periodontitis progresa rápidamente en los afectados de SIDA.

Síntomas y diagnóstico

Los síntomas iniciales de la periodontitis son la hemorragia, la inflamación de las encías y el mal aliento (halitosis). Los odontólogos miden la profundidad de las oquedades en las encías con una sonda delgada y las radiografías muestran la cantidad de hueso perdido. A mayor pérdida de hueso, más se afloja el diente y cambia de posición. Es común que los dientes delanteros se proyecten hacia afuera. Habitualmente la periodontitis no causa dolor hasta que los dientes se aflojan lo suficiente para moverse al masticar o hasta que se forma un absceso (acumulación de pus).

Tratamiento

A diferencia de la gingivitis, que habitualmente desaparece con un buen cuidado bucodental, la periodontitis requiere un tratamiento profesional. El paciente que practica una buena higiene bucal puede limpiar solamente 2 mm por debajo de la línea gingival.

El odontólogo puede limpiar las oquedades hasta 5 mm de profundidad, usando un raspador y un cepillo de raíces que retira a fondo el sarro y la superficie enferma de la raíz. Para las oquedades de 6 mm o más se requiere con frecuencia un tratamiento quirúrgico. También es posible quitar la porción desprendida de las encías, de modo que el resto se pueda adherir nuevamente y de forma firme a los dientes, permitiendo así la limpieza de la placa bacteriana en casa.

El odontólogo puede prescribir antibióticos, especialmente en el caso de abscesos. En las oquedades profundas se pueden colocar unos filamentos impregnados de antibiótico, para que una concentración alta del fármaco pueda alcanzar el área enferma. Los abscesos periodontales causan un brote de destrucción ósea, pero el tratamiento inmediato con cirugía y antibióticos puede contribuir a la regeneración de gran parte del hueso dañado. Mientras la boca permanezca inflamada después de la operación, un enjuague bucal de clorexidina, durante un minuto dos veces al día, puede reemplazar temporalmente al cepillo de dientes y la seda dental.

CAPÍTULO 96

Alteraciones de la articulación temporomandibular

Las articulaciones temporomandibulares son los dos puntos, uno a cada lado de la cara, justo delante de los oídos, donde el hueso temporal del cráneo se une con el maxilar inferior (mandíbula). Los ligamentos, tendones y músculos que sostienen las articulaciones son los responsables del movimiento de los maxilares.

La articulación temporomandibular es la más compleja del cuerpo: se abre y cierra como una bisagra y se desliza hacia adelante, hacia atrás y lateralmente, y está sometida a una gran presión durante la masticación. La articulación temporomandibular contiene una pieza de cartílago especializado, denominado disco, que evita la fricción entre el maxilar inferior y el cráneo.

Los trastornos de la articulación temporomandibular incluyen problemas relativos a las articulaciones y músculos que la circundan. A menudo, la causa del trastorno de la articulación temporomandibular es una combinación de tensión muscular y problemas anatómicos dentro de las articulaciones. A veces, también interviene un componente psicológico. Estos trastornos son más frecuentes en mujeres de 20 a 50 años de edad.

Los síntomas consisten en dolor de cabeza, sensibilidad a la presión de los músculos masticatorios y chasquido o bloqueo de la articulación. A veces el dolor parece manifestarse en las proximidades de la articulación más que en ésta. Las alteraciones de la articulación temporomandibular pueden ocasionar dolores de cabeza recurrentes que no responden al tratamiento habitual.

Casi siempre el odontólogo basa el diagnóstico de una alteración de la articulación temporomandibular en el historial clínico del paciente y en una exploración física. El examen consiste en presionar sobre un lado de la cara o colocar el meñique en la oreja del paciente y presionar suavemente hacia adelante mientras éste abre y cierra las mandíbulas. Además, el odontólogo palpa también con suavidad los músculos masticatorios para detectar el dolor o sensibilidad a la presión y observa si el maxilar se desliza al morder.

Las técnicas especiales de rayos X pueden contribuir al diagnóstico. Cuando el odontólogo cree que el disco se encuentra en el lado opuesto a su posición normal (una enfermedad llamada desplazamiento interno), hace una radiografía, inyectando un contraste en la articulación (artrografía). En casos especiales se hace una tomografía computadorizada (TC) o una resonancia magnética (RM) para averiguar por qué no hay respuesta al tratamiento, pero se trata de exploraciones caras. Los exámenes complementarios son de escasa utilidad. Con frecuencia los odontólogos utilizan la electromiografía para analizar la actividad muscular y controlar el tratamiento y, con menos frecuencia, para establecer el diagnóstico.

El 80 por ciento de los afectados mejora sin tratamiento al cabo de 6 meses. Los trastornos de la articu-

Vista interna de la articulación temporomandibular

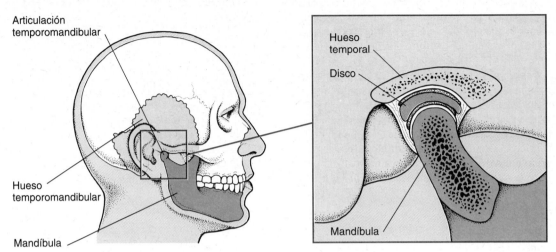

lación temporomandibular que requieren tratamiento, del más común al menos, son el dolor y la tensión muscular, el desplazamiento interno, la artritis, las heridas o traumatismos, (• *V. página 495*) la excesiva o reducida movilidad de la articulación y las anormalidades del desarrollo (de nacimiento).

Dolor y contractura muscular

En la mayoría de los casos, la sobrecarga de los músculos provoca dolor y contractura muscular alrededor del maxilar, habitualmente como resultado de una tensión psicológica, que lleva a apretar o rechinar los dientes (bruxismo).

La mayoría de las personas pueden colocar en posición vertical, y sin esfuerzo, las puntas de sus dedos índice, corazón y anular en el espacio entre los dientes delanteros superiores e inferiores. Este espacio es generalmente menor cuando existen problemas con los músculos alrededor de la articulación temporomandibular.

Síntomas

Los individuos con dolores musculares suelen tener muy poco dolor en la articulación. Es más, sienten dolor y contractura en ambos lados de la cara cuando se despiertan o después de períodos de gran tensión nerviosa durante el día. El dolor y la contractura aparecen debido a espasmos musculares causados por apretar repetidamente los músculos o los dientes y hacerlos rechinar. Apretar y rechinar los dientes mientras se duerme se hace con mucha más fuerza que estando despierto.

Tratamiento

Si una persona se da cuenta de que aprieta o hace rechinar los dientes, puede tomar ciertas medidas para evitarlo. Por lo general, la utilización de un protector bucal constituye el tratamiento principal. Se trata de una pieza delgada de plástico que está diseñada para encajar sobre la dentadura tanto superior como inferior (protector nocturno); normalmente se diseña para los dientes superiores y se adapta para dar una mordida uniforme. La tablilla reduce el rechinar de los dientes tanto de día como de noche, permitiendo el reposo y recuperación de los músculos maxilares. También puede evitar las lesiones de los dientes que están sometidos a una presión excepcional debido a este hecho.

El odontólogo puede prescribir una terapia con medios físicos, consistente en un tratamiento con ultrasonidos, aplicación de corrientes y pulverizadores, ejercicios de estiramiento o masajes de fricción. También puede ser útil la estimulación eléctrica transcutánea de los nervios. A menudo se obtienen grandes resultados mediante el control del nerviosismo del paciente y el registro de la contracción muscular a través de estímulos eléctricos (electromiografía).

También el odontólogo puede prescribir medicamentos. Por ejemplo, un relajante muscular puede aliviar la contractura y el dolor, especialmente mientras el paciente espera que le fabriquen la tablilla.

Sin embargo, los fármacos no suponen la curación, tampoco son recomendables para la gente mayor y solamente se prescriben durante un breve período, alrededor de un mes o menos. Los analgésicos como los antiinflamatorios no esteroideos (aspirina, por ejemplo) también alivian el dolor. Los odontólogos evitan la prescripción de narcóticos porque pueden crear hábito. Las pastillas para dormir se pueden prescribir ocasionalmente, si el paciente tiene dificultades para conciliar el sueño debido al dolor.

Desplazamiento interno

En el desplazamiento interno, el disco de la articulación está emplazado en el lado opuesto a su posición normal.

En el desplazamiento interno sin reducción, el disco nunca vuelve a su posición normal y limita el movimiento de las mandíbulas. En el desplazamiento interno con reducción, que es el más frecuente, el disco está emplazado en el lado opuesto a su posición normal sólo cuando la boca está cerrada. Cuando se abre la boca y la mandíbula se desliza hacia adelante, el disco vuelve a su posición normal, produciendo un chasquido mientras lo hace. Al cerrarse la boca, el disco se desliza nuevamente hacia adelante, a menudo haciendo otro sonido.

Síntomas y diagnóstico

Con frecuencia, el único síntoma de desplazamiento interno es un chasquido o un sonido de estallido en la articulación cuando la boca se abre ampliamente o se mueven las mandíbulas lateralmente. Hasta el 20 por ciento de la población tiene desplazamientos internos que no producen síntomas, salvo por los sonidos de la articulación que son notorios. El odontólogo diagnostica desplazamiento interno realizando un examen mientras el paciente abre y cierra la boca lentamente.

Tratamiento

Se requiere tratamiento cuando se experimenta dolor en las mandíbulas o dificultades de movilidad. Si éste se solicita apenas aparecen los síntomas, el odontólogo puede hacer que el disco retroceda a su posición normal. Si la persona ha padecido esta dolencia menos de 3 meses, el odontólogo puede colocar una tablilla que sostenga la posición de la mandíbula inferior hacia adelante. Esta tablilla mantendrá el disco en posición, permitiendo que los ligamentos de sostén se tensen. Al cabo de 2 a 4 meses, el odontólogo adapta la tablilla para permitir que la mandíbula vuelva a su posición normal, con la expectativa de que el disco permanezca en su lugar.

El odontólogo recomienda al paciente con desplazamiento interno que evite abrir la boca ampliamente, por ejemplo, al bostezar o morder un grueso emparedado. Los individuos con este trastorno necesitan ahogar los bostezos, cortar los alimentos

---

Fisioterapia para el dolor y la tensión muscular de la mandíbula

• Los ultrasonidos son un método para suministrar calor intenso a las zonas dolorosas. Cuando éstas se calientan, los vasos sanguíneos se dilatan y la sangre puede llevarse rápidamente el ácido láctico acumulado responsable del dolor muscular.

• La administración de corrientes (electromiografía) controla la actividad muscular con un manómetro. El paciente intenta relajar todo el cuerpo o un músculo específico mientras observa el manómetro. De este modo, el paciente aprende a controlar o a relajar determinados músculos.

• Los ejercicios de pulverización y estiramiento consisten en pulverizar un refrigerante sobre la piel de la mejilla y la sien, de modo que los músculos de la mandíbula puedan estirarse.

• Los masajes de fricción consisten en frotar una toalla áspera sobre la mejilla y la sien para aumentar la circulación y acelerar la eliminación del ácido láctico.

• La estimulación eléctrica transcutánea de los nervios consiste en la utilización de un dispositivo que estimula las fibras nerviosas que no transmiten el dolor. Se cree que los impulsos resultantes obstruyen los impulsos dolorosos que el paciente ha estado sintiendo.

---

en trozos pequeños y comer alimentos que sean fáciles de masticar.

Si el proceso no se puede tratar por medios no quirúrgicos, un cirujano maxilofacial puede realizar una intervención quirúrgica para arreglar el disco y fijarlo en su lugar. Sin embargo, la necesidad de cirugía es relativamente rara.

Con frecuencia, los individuos con desplazamiento interno también tienen dolor y contractura muscular; sin embargo, una vez que se trata el dolor muscular, los demás síntomas también desaparecen. Los odontólogos obtienen mejores resultados en el tratamiento del dolor y de la contractura muscular que en el tratamiento del desplazamiento interno.

Artritis

La artritis puede afectar a las articulaciones temporomandibulares del mismo modo que afecta a otras articulaciones. En las personas de edad avanzada es más común la artrosis (enfermedad articular degenerativa), un tipo de artritis en la que se degenera el cartílago de las articulaciones. El cartílago de las articulaciones temporomandibulares no es tan resistente como el de otras articulaciones. Debido a que la artrosis se presenta principalmente cuando el disco falta o tiene perforaciones, la persona experimenta una sensación áspera en la articulación al abrir o cerrar la boca. Cuando la artrosis es grave, la parte superior del maxilar se aplana y no se puede abrir la boca con amplitud. La mandíbula puede también desplazarse hacia el lado afectado y, en ocasiones, es posible que el afectado sea incapaz de volver a colocarla en posición correcta. La mayoría de los síntomas mejoran al cabo de algunos años, incluso sin ningún tratamiento, probablemente porque la banda de tejido detrás del disco cicatriza y funciona como el disco original.

La artritis reumatoide afecta la articulación temporomandibular en aproximadamente un 17 por ciento de los individuos que tienen este tipo de artritis. Cuando la artritis reumatoide es grave, especialmente en los jóvenes, la parte superior del maxilar puede degenerar y acortarse. Este daño puede conducir a una repentina y defectuosa alineación de los dientes superiores sobre los inferiores (maloclusión). Si el daño es grave, a la larga el maxilar puede llegar a fusionarse con al cráneo (anquilosis), limitando enormemente la capacidad de abrir la boca.

En general, la artritis reumatoide afecta ambas articulaciones temporomandibulares casi por igual, lo que no suele ocurrir en otros tipos de trastornos de la articulación temporomandibular.

También es posible que una herida provoque la artritis en una articulación temporomandibular, particularmente si la herida causa hemorragia dentro de la articulación. Dichas heridas son bastante frecuentes en los niños que hayan recibido golpes en un lado del mentón.

Tratamiento

Una persona afectada de **artrosis** en una articulación temporomandibular necesita un máximo reposo de la mandíbula, el uso de una tablilla u otro dispositivo para controlar la contractura muscular y también la administración de un analgésico para el dolor.

El dolor desaparece normalmente a los seis meses con o sin tratamiento. Por lo general, el funcionamiento de la mandíbula es suficiente para una actividad normal, aunque su abertura no sea tan amplia como antes.

La farmacoterapia para la **artritis reumatoide** de la articulación temporomandibular es la misma que se utiliza para la artritis reumatoide de cualquier otra articulación. Se pueden administrar analgésicos, corticosteroides, metotrexato y compuestos de

oro. Es de particular importancia mantener la movilidad de la articulación y prevenir la anquilosis (fusión de la articulación). Habitualmente, la mejor forma de lograr este objetivo es con ejercicios, dirigidos por un fisioterapeuta. Para aliviar los síntomas, sobre todo la contractura muscular, se recomienda el uso de la tablilla por las noches, que no limita el movimiento de las mandíbulas. Si la anquilosis paraliza la mandíbula, el afectado puede necesitar una intervención quirúrgica y, en contados casos, una articulación artificial para restablecer la movilidad mandibular.

Anquilosis

La anquilosis es la pérdida de movimiento de una articulación debido a la fusión de los huesos que se insertan en la misma o por calcificación de los ligamentos que la rodean.

En general, no es dolorosa la calcificación de los ligamentos alrededor de la articulación, sin embargo,

---

Articulación temporomandibular

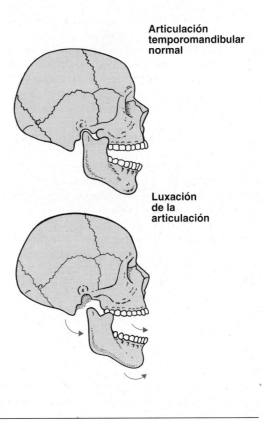

Articulación temporomandibular normal

Luxación de la articulación

limita la abertura de la boca a tan sólo 25 mm o algo menos. La fusión de los huesos dentro de la articulación causa dolor y limita muchísimo el movimiento mandibular. Las personas con calcificación pueden mejorar ocasionalmente con ejercicios de estiramiento. Sin embargo, habitualmente se necesita la cirugía para restablecer el movimiento de la mandíbula en personas con calcificación o fusión ósea.

Hipermovilidad

La hipermovilidad (hiperlaxitud de la mandíbula) se produce por el estiramiento de los ligamentos que unen la articulación.

En una persona con hipermovilidad, la mandíbula puede deslizarse hacia adelante, desencajándose totalmente (dislocación), lo cual provoca dolor y dificulta cerrar la boca. Esto puede suceder repetidamente. Cuando ocurre, alguien debe situarse delante de la persona afectada y colocar los pulgares sobre las encías cerca de las muelas inferiores y ejercer presión sobre la superficie externa de los dientes, primero hacia abajo y luego hacia atrás. La mandíbula debe chasquear volviendo a su posición. Se recomienda mantener los pulgares lejos de las superficies masticatorias porque las mandíbulas se cierran con una fuerza considerable.

Se puede prevenir la dislocación evitando abrir la boca de par en par de modo que los ligamentos no se tensionen excesivamente. Por eso se recomienda ahogar los bostezos y evitar los grandes emparedados y otras comidas que requieran abrir mucho la boca. Si las dislocaciones son frecuentes, la cirugía puede ser necesaria para restablecer la posición o acortar los ligamentos y ajustar la articulación.

Anormalidades del desarrollo

No son comunes las anormalidades de nacimiento relativas a la articulación temporomandibular. Algunas veces, la parte superior del maxilar no se forma o es menor de lo normal. Otras, la parte superior del maxilar crece más rápidamente o durante un período superior al normal. Tales anormalidades pueden causar deformación facial o una alineación defectuosa de los dientes superiores sobre los inferiores. Estos problemas se corrigen solamente con cirugía.

CAPÍTULO 97

Urgencias dentales

Ciertos problemas dentales requieren un tratamiento anticipado con el fin de aliviar las molestias y reducir los daños en las estructuras de la boca. Consisten en dolores dentales, dientes fracturados, flojos o arrancados con violencia; fracturas maxilares y ciertas complicaciones que se manifiestan después del tratamiento dental. Sin embargo, ninguno de estos problemas es excesivamente grave.

Dolores dentales

Los dolores dentales pueden ser consecuencia de la caries, *(• V. página 480)* un absceso, *(• V. página 485)* una inflamación de las encías alrededor de la raíz de un diente (pericoronitis) *(• V. página 487)* o una inflamación de los senos frontales (sinusitis). *(• V. página 1050)*

Si varios dientes superiores duelen al masticar o agacharse (por ejemplo, al atarse los zapatos), es probable que la causa sea la sinusitis, sobre todo si el dolor aparece cuando la persona está resfriada. El médico, o el dentista, puede diagnosticar la sinusitis y, como tratamiento habitual, prescribirá un antibiótico para la infección y un descongestionante para drenar los senos infectados. También son útiles las inhalaciones de vapor durante uno o dos días.

Dientes fracturados, flojos o arrancados con violencia

En caso de un dolor breve y agudo, tanto al masticar como al comer algo frío, puede existir una fractura incompleta de un diente (fractura en tallo verde). El odontólogo puede corregir el problema con un empaste (restauración), siempre y cuando se trate de una fractura incompleta sin desprendimiento del diente.

Los dientes superiores, particularmente los delanteros si son prominentes, son más propensos a heridas y fracturas. Si después de una herida el diente no responde al estímulo del aire, es probable que el daño haya afectado solamente a la superficie externa dura (esmalte). Esto no requiere tratamiento inmediato si se trata de una pequeña fisura.

Las fracturas de la capa intermedia del diente (dentina) son habitualmente dolorosas cuando se exponen al aire y a los alimentos; por ello las personas con dichas fracturas solicitan asistencia inmediata. Si la fractura afecta a la parte más interna del diente (pulpa), aparece a menudo una mancha roja y algo de sangre en la fractura. Puede ser necesario tratar la raíz para retirar la pulpa restante antes de que muera y cause un dolor intenso. Si el paciente es menor de 12 años, el tratamiento de la raíz puede posponerse hasta la completa formación de las raíces de los dientes afectados. (• V. página 484)

Se debe acudir al odontólogo si una herida o contusión afloja un diente de su alvéolo, o si sangran demasiado los tejidos gingivales. Casi nunca son problemáticos los dientes de leche dañados (dientes deciduos o caducos) de la parte anterior de la boca. Si el daño es grave, los dientes pueden extraerse sin afectar a los dientes permanentes, o sin perder espacio para los dientes que faltan por salir. Si el diente de leche afectado es uno de los posteriores, el odontólogo coloca un aparato para mantener el espacio y así dejar sitio al diente permanente.

Un diente permanente arrancado con violencia (avulso) requiere tratamiento inmediato. El diente debe limpiarse con una gasa esterilizada y colocarse nuevamente en su alvéolo. Si esto no es posible, se debe colocar en un vaso de leche (la leche es un buen medio para mantener vivo el diente). En ambos casos, paciente y diente deben trasladarse inmediatamente al dentista más cercano. Si se reimplanta el diente dentro de los 30 minutos subsiguientes, la probabilidad de éxito a largo plazo es buena. Cuanto más permanezca el diente fuera de su alvéolo, menos son las posibilidades de éxito a largo plazo. El odontólogo habitualmente entablilla el diente a los dientes circundantes durante 7 a 10 días. La mayoría de los dientes reimplantados necesitan finalmente un tratamiento del conducto de la de raíz. Si también se ha fracturado el hueso que rodea al diente, se debe entablillar el diente de 6 a 10 semanas.

Fractura del maxilar

Un maxilar fracturado causa dolor y, por lo general, altera la forma en que los dientes encajan entre sí. A menudo, no se puede abrir mucho la boca o ésta se desplaza hacia un lado cuando se abre o cierra. La mayoría de las fracturas maxilares se producen en el maxilar inferior (mandíbula). Las fracturas de la

Fractura de la mandíbula

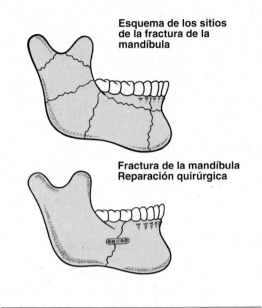

Esquema de los sitios de la fractura de la mandíbula

Fractura de la mandíbula Reparación quirúrgica

mandíbula superior (maxilar) pueden causar visión doble (porque los músculos del ojo se insertan cerca del maxilar), insensibilidad de la piel bajo el ojo (a causa de lesiones de los nervios) o una irregularidad en el hueso de la mejilla que se puede percibir pasando el dedo a lo largo de ésta.

Cualquier traumatismo con suficiente fuerza como para fracturar la mandíbula, puede también lesionar la columna vertebral cervical. Por ello, antes de tratar un maxilar fracturado, se hacen radiografías del cuello para descartar una lesión de las vértebras. Un golpe con suficiente potencia para fracturar la mandíbula, puede también causar una conmoción o una hemorragia craneal. En caso de posible fractura maxilar, se debe mantener en su lugar la mandíbula con los dientes juntos e inmóviles, pudiéndose sostener la mandíbula con una mano o preferentemente con una venda envuelta varias veces por debajo de ésta y por encima de la cabeza. Quienquiera que haga el vendaje debe proceder con cuidado, evitando cortar la respiración del afectado. Es necesaria la asistencia médica lo antes posible porque las fracturas pueden causar una hemorragia interna y obstruir las vías respiratorias.

Una vez en el hospital es posible fijar las partes de la mandíbula entre sí, dejando las fijaciones durante 6 semanas para permitir que sane el hueso. Durante este tiempo, el paciente puede alimentarse sólo con líquidos succionados con una pajita. Muchas fracturas maxilares pueden repararse quirúrgicamente con una placa (una pieza de metal que se atornilla en el hueso a cada lado de la fractura). Las mandíbulas se inmovilizan durante unos días, luego se pueden comer alimentos blandos durante varias semanas. Algunas fracturas de maxilar no se inmovilizan en los niños; el tratamiento inicial permite movimientos limitados, reanudándose la actividad normal al cabo de pocas semanas. Los antibióticos se administran habitualmente en caso de una fractura compuesta, es decir, una que se extienda a través de un diente o su alvéolo y se abra hacia un área contaminada como la boca.

Problemas posteriores al tratamiento dental

La **hinchazón** es habitual después de ciertos procedimientos odontológicos, en particular las extracciones y la cirugía periodontal. La hinchazón se puede evitar aplicando una bolsa de hielo sobre la mejilla o, mejor aún, una bolsa de plástico con guisantes o cereales congelados, que se adaptan a los contornos faciales. Durante las 18 primeras horas, siempre que el paciente esté despierto, el hielo sobre la mejilla debe mantenerse unos 25 minutos, alternando 5 minutos sin hielo. Si al cabo de 3 días persiste o aumenta la inflamación o si el dolor es intenso, podría tratarse de una infección y por tanto el paciente debe contactar con el odontólogo.

Después de la extracción de un molar inferior, puede desarrollarse un **alvéolo seco (**exposición del hueso en el alvéolo, causando una curación retardada). Es común que la molestia mejore al cabo de 2 o 3 días de la extracción para luego empeorar de repente, acompañada habitualmente de dolor de oídos. Aunque el proceso desaparece de forma espontánea al cabo de una o varias semanas, el odontólogo puede aplicar un vendaje anestésico en el alvéolo para suprimir el dolor. Durante una semana el odontólogo reemplaza el vendaje diariamente o bien en días alternos.

La **hemorragia** es habitual después de la cirugía oral. En general, se puede interrumpir manteniendo una presión estable sobre el punto de la extracción durante la primera hora, normalmente haciendo que el paciente muerda una gasa. La hemorragia bucal puede confundir, ya que una pequeña cantidad de sangre mezclada con saliva parece peor de lo que es en realidad. Si la hemorragia persiste, se puede limpiar el área y colocar otro trozo de gasa o una bolsa de té húmeda, manteniéndola con una presión estable. Se debe informar al odontólogo si la hemorragia persiste durante algunas horas. Las personas que tomen un anticoagulante o aspirina (aunque sea sólo una aspirina cada pocos días) deben informar al odontólogo de ello, una semana antes de la intervención quirúrgica, ya que estos fármacos aumentan la tendencia a la hemorragia. El odontólogo y el médico pueden ajustar la dosis del fármaco o interrumpir el tratamiento temporalmente.

CAPÍTULO 98

Cáncer y otros tumores de la boca

Las formas de cáncer de la cavidad bucal se manifiestan en un porcentaje muy elevado de personas. Además, es muy frecuente comparado con otros cánceres y considerando el tamaño pequeño de la boca con relación al resto del cuerpo. Junto con el cáncer de pulmón y de piel, el cáncer de boca resulta más fácil de prevenir que muchos otros.

Los tumores no cancerosos (benignos) y cancerosos (malignos) se pueden originar en cualquier tipo de tejido en la boca y alrededor de la misma, incluyendo huesos, músculos y nervios. El cáncer que se origina en el revestimiento interno de la boca o en los tejidos superficiales se llama carcinoma; el cáncer originado en los tejidos más profundos se llama sarcoma. Sólo en raras ocasiones, las formas de cáncer de la región bucal son consecuencia de la propagación de un cáncer desde otras partes del organismo, siendo los pulmones, las mamas y la próstata las más comunes.

La exploración física para detectar el cáncer de la boca debe constituir una parte integral de los exámenes médicos y odontológicos ya que es fundamental su detección prematura. En general, las formas cancerosas menores de 15 mm de diámetro se pueden curar fácilmente. Por desgracia, la mayoría de las formas de cáncer de boca se diagnostican solamente cuando el cáncer ya se ha propagado a los ganglios linfáticos de la mandíbula y del cuello. Debido a la detección tardía, el 25 por ciento de los casos de cáncer de boca son mortales.

Factores de riesgo

El riesgo de cáncer de boca es mayor en los fumadores o en personas que consumen bebidas alcohólicas. Es probable que la causa del cáncer se deba a la combinación de alcohol y tabaco, más que a uno de estos factores por separado. Dos tercios de los casos de cáncer de la boca afectan a los varones, pero el hábito del tabaco entre las mujeres, cada vez más extendido durante las últimas décadas, hace que esta diferencia vaya desapareciendo gradualmente.

El cigarrillo es una de las causas más probables de cáncer de boca, más que fumar puros o pipa. Una zona marrón, plana y pecosa (la mancha del fumador) puede aparecer en los labios sobre el punto donde se sostiene habitualmente la pipa o el cigarrillo. Solamente una biopsia (extracción de una muestra de tejido para su examen al microscopio) puede determinar si la mancha es cancerosa.

Las irritaciones repetidas que puedan causar los bordes de un diente roto, los empastes o la prótesis dental (como coronas y puentes) pueden aumentar el riesgo de cáncer de boca. Las personas que han padecido algún tipo de cáncer oral están sujetas a un riesgo mayor de contraer otras formas de cáncer.

Síntomas y diagnóstico

El cáncer de boca aparece con más frecuencia en los lados de la lengua, en el suelo de la boca y en la parte posterior del paladar (paladar blando). Las formas cancerosas de la lengua y del suelo de la boca son habitualmente carcinomas de células escamosas. El sarcoma de Kaposi es un cáncer de los vasos sanguíneos cercanos a la piel. Es más frecuente en la boca, habitualmente en el paladar de las personas que padecen de SIDA.

El cáncer se localiza con frecuencia en el interior de las mejillas y de los labios de las personas que mascan y aspiran tabaco. Estas formas de cáncer son a menudo carcinomas verrugosos de lento crecimiento.

El melanoma, un cáncer que habitualmente se desarrolla en la piel, aparece con menor frecuencia en la boca. Se recomienda acudir al médico, o dentista, si alguna zona de la boca presenta un cambio de color reciente, pardusco u oscurecido, ya que puede tratarse de un melanoma. Sin embargo, no se debe confundir un melanoma con las áreas de pigmentación normal de la boca, como ocurre en algunas familias, y particularmente entre las personas de piel oscura y algunas poblaciones del Mediterráneo.

Lengua

El cáncer de la lengua es invariablemente indoloro en su fase inicial y se detecta habitualmente durante un examen odontológico de rutina.

Es típico que aparezca el cáncer en los lados de la lengua, aunque casi nunca se desarrolle encima de ésta, con excepción de alguien afectado, durante años, de sífilis no tratada. Los carcinomas de células escamosas de la lengua a menudo aparecen como llagas abiertas y tienden a crecer dentro de las estructuras subyacentes.

Una zona enrojecida en la boca (eritroplasia) es una lesión precursora de cáncer. Quienquiera que presente una zona enrojecida en los bordes de la lengua debe acudir al médico o dentista.

Suelo de la boca

El cáncer del suelo de la boca es invariablemente indoloro en su fase inicial y, por lo general, se detecta durante un examen odontológico de rutina. Al igual que el cáncer de la lengua, esta forma de cáncer es habitualmente un carcinoma de células escamosas que tiene un aspecto de llagas abiertas y tiende a crecer dentro de las estructuras subyacentes.

Quienquiera que presente una zona enrojecida (eritroplasia) en el suelo de la boca debe acudir al médico o dentista porque puede indicar la existencia de cáncer.

Paladar blando

El cáncer del paladar blando puede ser un carcinoma de células escamosas o un cáncer que comienza en las pequeñas glándulas salivales del paladar blando. El carcinoma de células escamosas a menudo tiene el aspecto de una úlcera. Con frecuencia, el cáncer que comienza en las pequeñas glándulas salivales aparece como una leve inflamación.

Revestimiento de la boca

Cuando el revestimiento interno de la boca (mucosa bucal) se irrita durante mucho tiempo, se puede desarrollar una mancha blanca y plana que no se quita frotando (leucoplasia). El punto irritado aparece blanco porque se trata de una capa engrosada de una sustancia llamada queratina que cubre la parte más externa de la piel y que normalmente es menos abundante en el revestimiento de la boca. A diferencia de otras áreas blancas que se desarrollan en la boca, en general por la acumulación de alimentos, bacterias u hongos, la leucoplasia no se puede limpiar. Casi siempre la leucoplasia es el resultado de una respuesta de protección normal de la boca contra otras heridas. Pero en el proceso de formación de esta cubierta protectora, algunas células pueden transformarse en cancerosas.

En contraste, una zona enrojecida de la boca (eritroplasia) aparece a consecuencia de un adelgazamiento de la mucosa bucal. La zona aparece de color rojo porque los capilares subyacentes son más visibles. La eritroplasia es una lesión que precede al cáncer de un modo mucho más alarmante que la leucoplasia. La persona que tenga cualquier área de color rojo en la boca, debe acudir al médico o dentista.

Una úlcera es una llaga que se forma en el revestimiento de la boca cuando se deteriora la capa de las células superiores, dejando ver el tejido subyacente. La úlcera es de color blanco, debido a las células muertas que están en el interior de la llaga. Las úlceras de la boca son con frecuencia el resultado de la irritación o de una herida en los tejidos, por ejemplo, cuando se muerde accidentalmente o se lesiona la parte interna de la mejilla. Otras causas son las aftas y las sustancias irritantes, como la aspirina, en caso de mantenerla contra las encías. Las úlceras no cancerosas son invariablemente dolorosas. Una úlcera que no duela y dure más de 10 días puede ser precancerosa o cancerosa y debe ser examinada por un médico o dentista.

Una persona que masca tabaco o usa rapé puede desarrollar un reborde blanco con crestas en la parte interna de las mejillas. Estas tumefacciones pueden transformarse en un carcinoma verrugoso.

Encías

Una tumefacción visible o una zona elevada en la encía no es causa de alarma. Sin embargo, si tales factores no son consecuencia de abscesos periodontales o del absceso de un diente, puede tratarse de un tumor no canceroso causado por irritación. Los tumores no cancerosos son relativamente frecuentes y, si es necesario, se pueden extirpar fácilmente con cirugía. Debido a que el factor irritante permanece, las recidivas de los tumores no cancerosos se presentan entre el 10 y el 40 por ciento de las personas. Si el factor irritante es una dentadura postiza mal ajustada, ésta se debe adaptar o sustituir.

Labios

Los labios, con más frecuencia el inferior, pueden experimentar daños por el sol (queilosis actínica), que se manifiesta con grietas en los labios y alteración de color (de rojo, blanco, o rojiblancos al mismo tiempo). El médico, o el dentista, puede realizar una biopsia para determinar si estas manchas desiguales son cancerosas. En climas soleados es más común el cáncer de la parte externa de labio. El cáncer del labio y otras partes de la boca es a menudo duro al tacto y está adherido al tejido subyacente, mientras que la mayoría de las tumefacciones no cancerosas en estas zonas se mueven con facilidad. Las anormalidades del labio superior son menos comunes que las del labio inferior, pero son

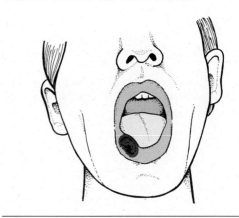

Cáncer a nivel del labio inferior

más propensas a transformarse en cáncer y requieren atención médica.

Una persona que masca o aspira tabaco, puede desarrollar unos rebordes blancos con crestas en la parte interna de los labios, que pueden transformarse en un carcinoma verrugoso.

Glándulas salivales

Los tumores de las glándulas salivales pueden ser cancerosos o no cancerosos. Pueden darse en cualquiera de los tres pares de las principales glándulas salivales: la glándula parótida (en la parte lateral de la cara, frente al oído), la glándula submandibular (debajo de la parte lateral de la mandíbula) o la glándula sublingual (en el suelo de la boca frente a la lengua). También se pueden desarrollar tumores en las glándulas salivales menores, que están dispersas por todo el revestimiento de la boca. El crecimiento inicial de los tumores de las glándulas salivales puede ser doloroso o no. Los tumores cancerosos tienden a crecer rápidamente y son duros al tacto.

Mandíbula

Varias clases de quistes no cancerosos causan dolor e hinchazón de la mandíbula. A menudo, están próximos a una muela del juicio que no puede desarrollarse, por impedírselo la propia mandíbula, y, aunque no son cancerosos, pueden destruir áreas considerables de la mandíbula a medida que se propagan. Ciertos tipos de quistes son más propensos a repetirse. Los odontomas son tumores duros no cancerosos, de estructura parecida al diente, y con aspecto de pequeños dientes adicionales y deformes. Dado que pueden ocupar el lugar de los dientes normales o interferir en su crecimiento, a menudo tienen que ser extraídos quirúrgicamente.

Tumor unilateral de parótida que provoca una parálisis facial del lado izquierdo

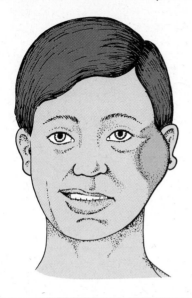

Con frecuencia el cáncer de mandíbula produce dolor y un malestar parecido a la sensación de un anestésico bucal a medida que va perdiendo su efecto. En general, las radiografías no distinguen el cáncer de mandíbula de los quistes, tumores óseos no cancerosos ni de las formas cancerosas que se han propagado desde otras partes del organismo. Sin embargo, las radiografías habitualmente detectan los bordes irregulares del cáncer de mandíbula y pueden mostrar si el cáncer ha consumido las raíces de los dientes más próximos. En general, para confirmar un diagnóstico de cáncer de mandíbula, se requiere una biopsia (extracción de una muestra de tejido y su examen al microscopio).

Prevención y tratamiento

El riesgo de cáncer de labios se reduce protegiéndose del sol. Evitar el consumo excesivo de alcohol y tabaco puede prevenir la mayoría de las formas de cáncer de boca. Otra de las medidas preventivas consiste en arreglar los bordes ásperos de dientes rotos o restauraciones. Alguna evidencia indica que las vitaminas antioxidantes, como las vitaminas C y E y los betacarotenos, pueden servir de protección adicional, pero se necesitan más estudios al respecto. Si los daños del sol afectan a una extensa zona de los labios, un raspado que retire toda la superficie externa, ya sea con medios quirúrgicos o con rayos láser, puede prevenir la evolución hacia formas de cáncer.

La eficacia del tratamiento de cáncer bucolabial depende en gran medida de su evolución. Es raro que el cáncer de boca se propague a otros puntos del organismo; sin embargo, tiende a invadir la cabeza y el cuello. Si se extirpan la totalidad del cáncer y tejidos normales circundantes, antes de que el cáncer se haya propagado hacia los ganglios linfáticos, la posibilidad de curación es alta. Si el cáncer se ha propagado a los ganglios linfáticos, la curación es mucho menos probable. Durante la intervención quirúrgica se extirpan, además del cáncer, los ganglios debajo y delante de la mandíbula y los que se hallan a lo largo del cuello. La cirugía para las formas de cáncer de boca puede ser desfigurante y psicológicamente traumática.

Una persona con cáncer de boca o garganta puede recibir radioterapia y cirugía o tan sólo radioterapia. La radioterapia a menudo destruye las glándulas salivales, dejando la boca seca, lo que puede acarrear caries y otros problemas dentales. Dado que los maxilares no sanan bien cuando se exponen a la radiación, los problemas dentales se tratan antes de administrar la radiación. Todo diente que pueda ser problemático, se extrae, dejando transcurrir el tiempo necesario para su curación. Una buena higiene dental es importante para las personas que reciben radioterapia a causa del cáncer de boca. Dicha higiene consiste en exámenes periódicos y un meticuloso cuidado en casa, con aplicaciones diarias de flúor. Tras una extracción, la terapia hiperbárica de oxígeno puede contribuir al restablecimiento de la mandíbula.

El beneficio terapéutico de la quimioterapia es limitado para el cáncer de boca. La piedra angular del tratamiento son la cirugía y la radioterapia.

Trastornos gastrointestinales

GE

CAPÍTULO 99

Biología del aparato digestivo

El aparato digestivo, que se extiende desde la boca hasta el ano, se encarga de recibir los alimentos, fraccionarlos en sus nutrientes (un proceso conocido como digestión), absorber estos nutrientes hacia el flujo sanguíneo y eliminar del organismo los restos no digeribles de los alimentos. El tracto gastrointestinal se compone de la boca, la garganta, el esófago, el estómago, el intestino delgado, el intestino grueso, el recto y el ano. El aparato digestivo también incluye órganos que se encuentran fuera del tracto gastrointestinal, como el páncreas, el hígado y la vesícula biliar.

Boca, garganta y esófago

La boca (cavidad oral) es el sitio de entrada de dos sistemas: el digestivo y el respiratorio. Su interior está recubierto de una membrana mucosa. Los conductos procedentes de las glándulas salivales, tanto en las mejillas como debajo de la lengua y de la mandíbula, acaban en la boca. En el suelo de la cavidad oral se encuentra la lengua, que se utiliza para saborear y mezclar los alimentos. Por detrás de la lengua se encuentra la garganta (faringe).

El gusto es detectado por las papilas gustativas situadas en la superficie de la lengua. Los aromas son detectados por receptores olfatorios situados en la parte superior de la nariz. El sentido del gusto es relativamente simple; distingue solamente lo dulce, lo agrio, lo salado y lo amargo. El sentido del olfato es mucho más complejo; distingue muchas variaciones sutiles.

Los alimentos se dividen en partículas más fácilmente digeribles al ser cortados con los dientes delanteros (incisivos) y masticados con los posteriores (molares). La digestión comienza cuando la saliva que procede de las glándulas salivales recubre estas partículas con enzimas digestivas. Entre las comidas, el flujo de saliva elimina las bacterias que pueden dañar los dientes y causar otros trastornos. La saliva también contiene anticuerpos y enzimas, como la lisozima, que fraccionan las proteínas y atacan directamente las bacterias.

La deglución se inicia voluntariamente y se continúa de modo automático. Para impedir que la comida pueda pasar a la tráquea y alcanzar los pulmones, una pequeña lengüeta muscular (epiglotis) se cierra al mismo tiempo que la zona posterior del techo de la boca (paladar blando) se eleva para evitar que la comida suba a la nariz.

El esófago es un tubo muscular de paredes finas, recubierto interiormente de una membrana mucosa, que conecta la garganta con el estómago. El alimento no baja por efecto de la fuerza de gravedad sino debido a unas ondas rítmicas de contracción y relajación muscular, que se denominan peristaltismo.

Estómago

El estómago es un órgano muscular grande, hueco y con forma de judía (fríjol), que consiste en tres regiones: el cardias, el cuerpo (fundus) y el antro. Los alimentos llegan al estómago desde el esófago y pasan a través de un músculo con forma de anillo (esfínter), que se abre y se cierra. Normalmente el esfínter impide que el contenido gástrico vuelva al esófago.

El estómago sirve como área de almacenamiento para los alimentos, contrayéndose rítmicamente y mezclándolos con las enzimas. Las células que recubren la superficie gástrica secretan tres sustancias importantes: moco, ácido clorhídrico y el precursor de la pepsina (una enzima que fracciona las proteínas). El moco recubre las células del revestimiento del estómago para protegerlas del daño que les podrían causar el ácido y las enzimas. Cualquier alteración de esta capa de moco, debida a una infección por la bacteria *Helicobacter pylori,* por ejemplo, o al daño provocado por la aspirina, puede causar lesiones como la úlcera de estómago.

El ácido clorhídrico provee el ambiente fuertemente ácido necesario para que la pepsina fraccione las proteínas. La elevada acidez del estómago también actúa como una barrera contra la infección, pues elimina la mayor parte de las bacterias. Los impulsos nerviosos que llegan al estómago estimulan la secreción ácida, la hormona gastrina (secretada por el estómago) y la histamina (sustancia que también libera el estómago).

La pepsina es responsable del fraccionamiento de un 10 por ciento de las proteínas. Es la única enzima que digiere el colágeno, una proteína y uno de los principales componentes de la carne.

Sólo algunas sustancias, como el alcohol y la aspirina, pueden ser absorbidas directamente desde el estómago y sólo en pequeñas cantidades.

Intestino delgado

El estómago libera su contenido (comida) al duodeno, primer segmento del intestino delgado. El alimento entra en el duodeno a través del esfínter pilórico en unas cantidades que el intestino delgado pueda digerir. Cuando éste se llena, el duodeno indica al estómago que detenga el vaciamiento.

El duodeno recibe enzimas del páncreas y bilis del hígado. Estos líquidos llegan al duodeno a través del esfínter de Oddi y contribuyen de forma importante a los procesos de digestión y absorción. El peristaltismo también ayuda a la digestión y a la absorción al revolver los alimentos y mezclarlos con las secreciones intestinales.

Los primeros centímetros del revestimiento duodenal son lisos, pero el resto del revestimiento presenta pliegues, pequeñas proyecciones (vellosidades), e incluso proyecciones aún más pequeñas (microvellosidades). Estas vellosidades y microvellosidades incrementan el área de superficie del revestimiento del duodeno, permitiendo con ello una mayor absorción de nutrientes.

El yeyuno y el íleon forman el resto del intestino delgado, localizado a continuación del duodeno. Esta parte del intestino es la responsable principal de la absorción de grasas y otros nutrientes. La absorción se incrementa en gran medida por la vasta superficie hecha de pliegues, vellosidades y microvellosidades. La pared intestinal está ricamente abastecida de vasos sanguíneos que conducen los nutrientes absorbidos hacia el hígado, a través de la vena porta. La pared intestinal libera moco y agua, que lubrican y disuelven el contenido intestinal, ayudando a disolver los fragmentos digeridos. También se liberan pequeñas cantidades de enzimas que digieren las proteínas, los azúcares y las grasas.

La consistencia del contenido intestinal cambia gradualmente conforme avanza a través del intestino delgado. En el duodeno se secreta agua rápidamente para diluir la acidez del contenido digestivo procedente del estómago. Conforme el contenido o bolo digestivo avanza hacia la porción inferior del intestino delgado, se hace más líquido a medida que van añadiéndose agua, moco, bilis y enzimas pancreáticas.

Páncreas

El páncreas es un órgano que contiene básicamente dos tipos de tejidos: los ácinos que producen las enzimas digestivas y los islotes que secretan hormonas. El páncreas secreta enzimas digestivas al duodeno y hormonas al flujo sanguíneo.

Las enzimas digestivas son liberadas desde las células de los ácinos y llegan al conducto pancreático a través de varios canales. El conducto pancreático principal se une al conducto biliar a nivel del esfínter de Oddi, a través del cual ambos se vacían al duodeno. Las enzimas secretadas por el páncreas digieren las proteínas, los hidratos de carbono y las grasas. Las enzimas proteolíticas rompen las proteínas en partes que puedan ser utilizadas por el organismo y son secretadas en forma inactiva. Solamente son activadas cuando llegan al tracto gastrointestinal. El páncreas también secreta grandes cantidades de bicarbonato de sodio, que protege el duodeno al neutralizar el ácido procedente del estómago.

Las tres hormonas producidas por el páncreas son: la insulina, (• V. página 748) que disminuye el valor de azúcar (glucosa) en sangre, el glucagón, que por el contrario lo aumenta, y la somatostatina, que impide la liberación de las otras dos hormonas.

Hígado

El hígado es un órgano de gran tamaño, con múltiples funciones, sólo algunas de las cuales están relacionadas con la digestión.

Los nutrientes que proceden de los alimentos son absorbidos por la pared intestinal, provista de gran cantidad de pequeños vasos sanguíneos (capilares). Estos capilares llegan hasta las venas, que, a su vez, se unen a venas mayores y, finalmente, penetran en el hígado a través de la vena porta. Esta vena se divide, dentro del hígado, en diminutos vasos, donde se procesa la sangre que les llega.

Esta sangre se procesa de dos formas: por una parte se eliminan las bacterias y otras partículas extrañas absorbidas desde el intestino, y por otra muchos de los nutrientes absorbidos son fraccionados de tal manera que puedan ser utilizados por el organismo. El hígado realiza este proceso a gran velocidad y pasa la sangre cargada de nutrientes a la circulación general.

El hígado produce aproximadamente la mitad del colesterol del cuerpo; el resto proviene de los alimentos. Alrededor del 80 por ciento del colesterol producido por el hígado se utiliza para la formación de la bilis. El hígado también secreta la bilis, la cual se almacena en la vesícula biliar hasta que se necesite.

Vesícula biliar y vías biliares

La bilis fluye fuera del hígado a través de los conductos hepáticos derecho e izquierdo, los cuales confluyen para formar el conducto hepático común. Este conducto se une después de otro proveniente de la vesícula biliar, llamado conducto cístico, para formar el conducto biliar común. El conducto pancreático se une al conducto biliar común justamente cuando éste se vacía en el duodeno.

Entre las comidas, las sales biliares son concentradas en la vesícula biliar y solamente una pequeña cantidad de bilis fluye desde el hígado. Al penetrar los alimentos en el duodeno se desencadenan una serie de señales nerviosas y hormonales que provocan la contracción de la vesícula. Como resultado, la bilis llega al duodeno y se mezcla con el contenido alimentario. La bilis tiene dos funciones importantes: ayuda a la digestión y a la absorción de las grasas y es responsable de la eliminación de ciertos productos de desecho del cuerpo (particularmente la hemoglobina de los glóbulos rojos destruidos y el exceso de colesterol). Específicamente, la bilis es responsable de las siguientes acciones:

• Las sales biliares incrementan la solubilidad del colesterol, las grasas y las vitaminas liposolubles para ayudar a que sean absorbidas.

Aparato digestivo

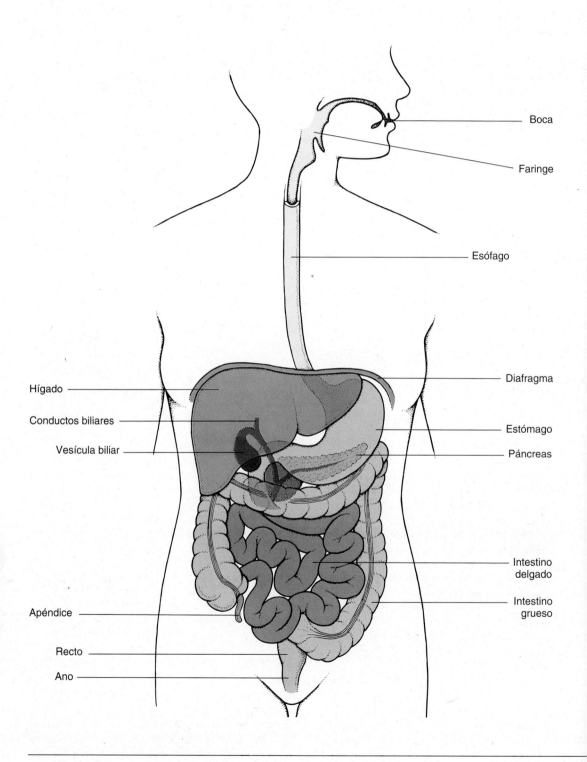

Boca

Faringe

Esófago

Diafragma

Hígado

Conductos biliares

Estómago

Vesícula biliar

Páncreas

Intestino delgado

Intestino grueso

Apéndice

Recto

Ano

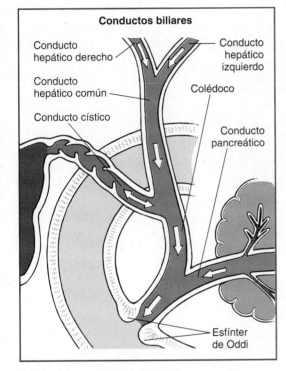

Conductos biliares

Conducto hepático derecho

Conducto hepático izquierdo

Conducto hepático común

Colédoco

Conducto cístico

Conducto pancreático

Esfínter de Oddi

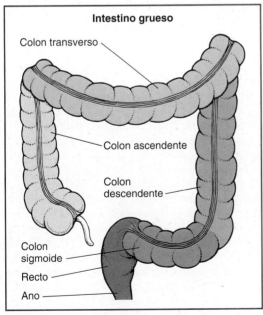

Intestino grueso

Colon transverso

Colon ascendente

Colon descendente

Colon sigmoide

Recto

Ano

• Las sales biliares estimulan la secreción de agua por el intestino grueso para ayudar a que avance el contenido intestinal.

• Por la bilis se excretan varias proteínas que desempeñan un papel importante en la función biliar.

• La bilirrubina (el pigmento principal de la bilis) se excreta en la bilis como producto de desecho de los glóbulos rojos destruidos.

• Los fármacos y otros productos de desecho se excretan por la bilis y más tarde se eliminan del organismo.

Las sales biliares se resorben en el intestino delgado, son captadas por el hígado y nuevamente secretadas por la bilis. Esta recirculación de las sales biliares es conocida como circulación enterohepática. Todas las sales biliares del organismo recirculan unas 10 o 12 veces al día. En cada paso, una pequeña cantidad de éstas alcanza el colon, donde las bacterias las dividen en varios de sus componentes. Algunos de estos componentes son resorbidos; el resto son excretados con las heces.

Intestino grueso

El intestino grueso comprende el colon ascendente (derecho), el colon transverso, el colon descendente (izquierdo) y el colon sigmoide, el cual está conectado al recto. El apéndice es un pequeño segmento con forma de dedo que sale del colon ascendente cerca del punto donde éste se une al intestino delgado (ciego). El intestino grueso secreta moco y es el responsable principal de la absorción del agua y los electrólitos de las heces.

Cuando alcanza el intestino grueso el contenido intestinal es líquido, pero normalmente se solidifica a medida que alcanza el recto en forma de heces. La gran variedad de bacterias que viven en el intestino grueso pueden, además, digerir algunas materias, lo que ayuda a la absorción de nutrientes por el organismo. Las bacterias del intestino grueso también fabrican algunas sustancias importantes, como la vitamina K. Estas bacterias son necesarias para la función normal del intestino. Algunas enfermedades y antibióticos pueden alterar el equilibrio entre los diferentes tipos de bacterias en el intestino grueso. El resultado es una irritación que conduce a la secreción de moco y agua, causando diarrea.

Recto y ano

El recto es una cámara que comienza al final del intestino grueso, inmediatamente a continuación del colon sigmoide, acabando en el ano. Generalmente, el recto está vacío porque las heces se almacenan más arriba, en el colon descendente. Cuando el colon descendente se llena, las heces pasan al recto estimulando la defecación. Los adultos y los niños mayores pueden soportar este estímulo hasta llegar al baño. Los bebés y los niños de corta edad no tienen el control muscular necesario para retrasar la defecación.

El ano es la abertura que existe al final del tracto gastrointestinal, por la cual los materiales de desecho abandonan el organismo. El ano está formado en parte por las capas superficiales del organismo, incluyendo la piel y, en parte, por el intestino. Está recubierto por una capa formada por la continuación de la piel. Un anillo muscular (esfínter anal) mantiene el ano cerrado.

CAPÍTULO 100

Pruebas diagnósticas para los trastornos gastrointestinales

En las pruebas diagnósticas del aparato digestivo se utilizan varias técnicas, a saber: la endoscopia (mediante un tubo de fibra óptica que ayuda a los médicos a observar las estructuras internas y a obtener muestras de tejido del interior del organismo), estudios de radiología, indicadores radiactivos, ecografías y determinación de sustancias químicas. Estas diferentes pruebas ayudan tanto en el diagnóstico, como en la localización y, a veces, en el tratamiento de un problema. Algunas requieren que el aparato digestivo no contenga heces, otras precisan un ayuno de 8 a 12 horas y otras no requieren preparación previa.

Los primeros pasos para diagnosticar un problema son siempre la historia clínica (médica) y la exploración física. Sin embargo, los síntomas de las afecciones gastrointestinales son a menudo imprecisos, razón por la cual los médicos pueden tener dificultades para determinar con exactitud cuál es el trastorno. También las alteraciones psicológicas como la ansiedad y la depresión pueden afectar al aparato digestivo y contribuir a los síntomas.

Durante la exploración física de una persona con síntomas de algún problema digestivo, el médico examina el abdomen, el ano y el recto. Escucha con un fonendoscopio (ausculta) para evaluar sonidos inusuales, realiza una palpación buscando masas u órganos agrandados, determina si existen áreas dolorosas a la presión, examina el ano y el recto. El médico usa guantes e introduce un dedo en el ano y el recto y obtiene una pequeña muestra de heces para realizar una prueba de sangre oculta. En las mujeres, un examen pélvico ayuda a menudo a diferenciar las afecciones digestivas de las ginecológicas.

El médico recomienda realizar las pruebas adecuadas, en función de cuál es el problema y dónde se localiza.

Pruebas esofágicas

A menudo se realizan **estudios radiológicos con bario,** en los cuales el paciente debe tragar cierta cantidad de papilla de bario. Para este estudio (llamado tránsito esofágico), los especialistas tienden a utilizar la fluoroscopia, una técnica de aplicación continuada de rayos X que permite observar o filmar el bario conforme pasa a través del esófago. La fluoroscopia permite al médico ver las contracciones esofágicas así como los defectos anatómicos como obstrucciones o úlceras. A menudo, estas imágenes son grabadas en una película o en una cinta de vídeo.

Además del bario en forma líquida, se pueden dar alimentos recubiertos de bario, de tal forma que el médico puede localizar obstrucciones o ver porciones del esófago que no se están contrayendo normalmente. La toma de ambas preparaciones al tiempo puede mostrar anormalidades como membranas esofágicas (en las cuales el esófago está parcialmente bloqueado por tejido fibroso), un divertículo de Zenker (una protrusión del esófago hacia fuera en forma de bolsa), erosiones y ulceraciones, varices esofágicas (venas esofágicas varicosas) y tumores.

La **manometría** es una prueba en la cual se coloca en el esófago un tubo con instrumentos medidores de presión. Usando este aparato (llamado manómetro), se puede determinar si las contracciones del esófago son capaces de impulsar la comida con normalidad.

Durante la manometría se puede realizar una **determinación del pH esofágico** (que mide la acidez en el esófago). (• *V. página 512*) Esta prueba se utiliza para determinar si una persona tiene reflujo de ácido (reflujo del ácido gástrico hacia el esófago). Se pueden realizar una o más mediciones.

Sonda nasogástrica

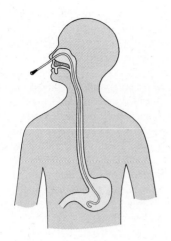

Endoscopia

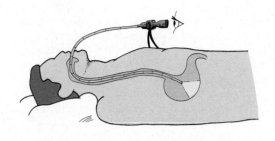

En la **prueba de Bernstein** (prueba de perfusión ácida del esófago), se coloca una pequeña cantidad de ácido en el esófago a través de una sonda nasogástrica. Esta prueba, que en ocasiones se utiliza para determinar si el dolor en el pecho es causado por una irritación ácida del esófago, es un buen método para detectar una inflamación del esófago (esofagitis).

Intubación

La intubación es un procedimiento que consiste en pasar una sonda de plástico pequeña y flexible a través de la nariz o de la boca hasta el interior del estómago o del intestino delgado.

Este procedimiento se puede utilizar con fines diagnósticos o terapéuticos. Aunque la intubación puede provocar arcadas y náuseas en algunas personas, no causa dolor. El tamaño de la sonda varía en función del objetivo de la intubación.

La intubación nasogástrica (pasar una sonda a través de la nariz hasta el estómago) puede utilizarse para obtener una muestra de líquido gástrico. Los médicos pueden determinar si el estómago contiene sangre o pueden analizar la acidez de su contenido, la cantidad de enzimas y otras características. En las víctimas de intoxicaciones, las muestras de líquido procedentes del estómago pueden ser analizadas para identificar el tóxico. En algunos casos, la sonda se deja puesta, de tal forma que se puedan obtener distintas muestras a lo largo de varias horas.

La intubación nasogástrica puede también utilizarse como tratamiento de ciertos trastornos. Por ejemplo, puede instilarse agua fría en el estómago

para ayudar a controlar una hemorragia, pueden sacarse las sustancias tóxicas del estómago o neutralizarlas con carbón activado, o pueden administrarse alimentos líquidos a los pacientes que no pueden tragar.

A veces se procede a la intubación nasogástrica para aspirar de forma continuada el contenido del estómago. La sonda se conecta a un aspirador, el cual absorbe el gas y los líquidos del estómago. Esto ayuda a aliviar la presión cuando el aparato digestivo está bloqueado o no funciona correctamente.

En la intubación nasoentérica se pasa una sonda más larga a través de la nariz y por el estómago hasta el intestino delgado. Este procedimiento puede usarse con el fin de obtener muestras del contenido intestinal, aspirar líquidos de forma continuada o administrar alimentos. Una sonda con un pequeño instrumento en su extremo puede utilizarse para realizar una biopsia (obtención de una muestra de tejido intestinal para su estudio). En el tejido se puede analizar la actividad de ciertas enzimas, se puede observar el tejido al microscopio o se pueden llevar a cabo estudios en otros sentidos. Debido a que el estómago y el intestino delgado no sienten el dolor, estos procedimientos son indoloros.

Endoscopia

La endoscopia es el examen de las estructuras internas utilizando un tubo de visión de fibra óptica (endoscopio).

Cuando se pasa a través de la boca un endoscopio, éste permite examinar el esófago (esofagoscopia), el estómago (gastroscopia) y el intestino delgado (endoscopia gastrointestinal alta). Cuando se pasa a través del ano, permite examinar el recto y la porción inferior del intestino grueso (sigmoidoscopia), o la totalidad del intestino grueso (colonoscopia).

El diámetro de los endoscopios varía desde 0,5 a 1,30 centímetros y su longitud, de 30 centímetros hasta 1,50 metros. Los sistemas de vídeo de fibra óptica permiten que el endoscopio sea flexible y a la vez se tenga una fuente de luz y un sistema de visualización. Muchos endoscopios también están equipados con pequeños instrumentos que permiten recoger muestras de tejido y con una sonda eléctrica para destruir tejidos anormales.

Con un endoscopio se puede obtener una buena visión del interior del aparato digestivo. Pueden verse áreas de irritación, úlceras, inflamación y tumores. Generalmente, pueden obtenerse muestras para exámenes. Los endoscopios también pueden ser útiles para efectuar diversos tratamientos. El médico puede hacer pasar diferentes tipos de instrumentos a través de un pequeño conducto que posee el propio endoscopio. La cauterización eléctrica puede cerrar un vaso sanguíneo y detener una hemorragia; otros pueden extirpar pequeñas masas; con una aguja se pueden inyectar fármacos dentro de las varices esofágicas y detener así su hemorragia.

Antes de ser sometida a una endoscopia a través de la boca, la persona debe guardar un ayuno previo de varias horas. Los alimentos que pueda haber en el estómago pueden obstaculizar la visión o ser vomitados durante la prueba. Por lo general, antes de una endoscopia rectal y colónica, la persona toma laxantes y se le prescriben enemas para eliminar todas las heces.

Las complicaciones de la endoscopia son relativamente raras. Aunque los endoscopios pueden lesionar o incluso perforar el tracto gastrointestinal, generalmente sólo causan irritación del revestimiento intestinal y una ligera pérdida de sangre.

Laparoscopia

La laparoscopia es el examen de la cavidad abdominal utilizando un endoscopio.

La laparoscopia se realiza habitualmente con el paciente bajo anestesia general. Después de lavar con un antiséptico un área adecuada de la piel, se realiza una pequeña incisión, generalmente en el ombligo. A continuación, se hace pasar un endoscopio dentro de la cavidad abdominal. El médico puede buscar tumores u otras anormalidades, examinar prácticamente cualquier órgano dentro del abdomen, obtener muestras e incluso realizar cirugía reparadora.

Estudios radiológicos

Para evaluar los trastornos digestivos a menudo se utilizan los rayos X. La **radiografía abdominal,** técnica estándar de rayos X para el abdomen, no requie-

re ninguna preparación por parte del paciente. Los rayos X se utilizan habitualmente para poner de manifiesto una obstrucción o una parálisis del tracto gastrointestinal o patrones anormales de distribución del aire dentro de la cavidad abdominal. La radiología simple estándar puede también mostrar el agrandamiento de órganos como el hígado, los riñones y el bazo.

Los **estudios con papilla de bario** (medio de contraste) a menudo proporcionan más información. Al ingerir el bario, éste puede verse de color blanco en las radiografías, lo cual sirve para delimitar el tracto gastrointestinal, mostrando los contornos y el revestimiento del esófago, estómago e intestino delgado. El medio de contraste se puede acumular en zonas anormales y poner de manifiesto úlceras, tumores, erosiones y varices esofágicas. Las radiografías pueden realizarse a diferentes intervalos de tiempo para determinar la localización del bario. También puede usarse un fluoroscopio para observar cómo se desplaza el bario a lo largo del tubo digestivo. Este proceso puede ser filmado para una revisión posterior. Por medio de la observación del tránsito del bario a través del tubo digestivo, los médicos pueden ver cómo funcionan el esófago y el estómago, determinar si sus contracciones son normales y establecer si los alimentos quedan bloqueados en el sistema digestivo.

Este medio de contraste también puede ser administrado en forma de enema para dibujar la parte baja del intestino grueso. De esta forma, los rayos X pueden poner de manifiesto pólipos, tumores u otras anormalidades de tipo estructural. Estas pruebas pueden causar dolor en forma de retortijones, provocando incomodidad ligera o moderada.

El bario que se ingiere por la boca o se administra en forma de enema es finalmente excretado con las heces, con lo cual éstas adoptan una coloración blanca calcárea. El bario debe ser eliminado rápidamente tras la exploración, porque puede causar un estreñimiento importante. Un laxante ligero puede acelerar dicha eliminación.

Paracentesis

La paracentesis es la inserción de una aguja en la cavidad abdominal para la extracción de líquido.

Normalmente, la cavidad abdominal, por fuera de lo que corresponde al tracto gastrointestinal, contiene solamente una pequeña cantidad de líquido. Sin embargo, en ciertas circunstancias éste se puede acumular, como sucede cuando se produce una perforación del estómago o del intestino, una enfermedad hepática, un cáncer o bien la rotura del bazo. El médico puede practicar una paracentesis con el fin

Paracentesis

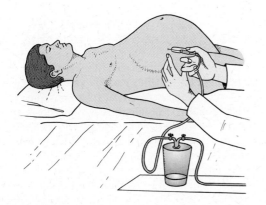

Ecografía abdominal

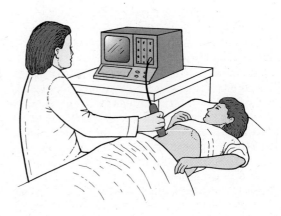

de obtener una muestra de líquido para su análisis o para extraer un exceso del mismo (paracentesis evacuadora).

Antes de la paracentesis se realiza una exploración física, a veces acompañada de una ecografía abdominal, con el fin de confirmar la presencia de un exceso de líquido dentro de la cavidad abdominal. Después se lava un área de la piel con una solución antiséptica, generalmente justo por debajo del ombligo, y se aplica una pequeña cantidad de anestésico. A continuación, a través de la piel y los músculos de la pared abdominal se introduce una aguja unida a una jeringa hasta alcanzar el área donde se ha acumulado el líquido. Puede recogerse una pequeña muestra para analizarla en el laboratorio, o bien se retiran varios litros para aliviar la distensión.

Ecografía abdominal

La ecografía abdominal es una exploración que utiliza ultrasonidos para producir imágenes de los órganos internos. Con ella se pueden observar el tamaño y la forma de muchos órganos, como el hígado y el páncreas, y también pueden detectarse áreas anormales en su interior. La ecografía puede también evidenciar la presencia de líquido. Sin embargo, no es un buen método para examinar el revestimiento del tracto gastrointestinal, por lo tanto no es el método elegido para visualizar tumores ni la causa de hemorragias del estómago, del intestino delgado o del intestino grueso.

Una ecografía es una prueba indolora y sin riesgo. Con una pequeña sonda que contacta con la pared abdominal, el examinador (un médico o un técnico) dirige las ondas de sonido hacia diversas partes del abdomen con movimientos suaves. Las imágenes obtenidas se reflejan en una pantalla y se graban en una película de vídeo.

Pruebas para detectar sangre oculta

La hemorragia por el aparato digestivo puede ser causada por algo tan insignificante como una pequeña irritación o por algo tan grave como un cáncer. Cuando es abundante, la persona puede vomitar sangre o eliminarla por las heces que salen manchadas de un color rojo brillante o bien de color negro alquitranado (melena). Por métodos químicos se pueden detectar cantidades de sangre tan pequeñas que no son perceptibles a simple vista o que no llegan a cambiar el aspecto de las heces; la detección de esas pequeñas cantidades puede constituir una señal precoz de la presencia de úlceras, cánceres y otras anormalidades.

Durante el examen del recto con el dedo (tacto rectal), el médico obtiene una pequeña cantidad de heces. Esta muestra se coloca sobre un trozo de papel de filtro impregnado con una sustancia química. Para detectar la presencia de sangre se añade otra sustancia química que cambiará el color de la muestra si la prueba es positiva. Por otro lado, el instrumental que contiene los papeles de filtro impregnados con la sustancia química también puede utilizarse en casa. En tal caso, se pueden estudiar muestras de heces de aproximadamente tres deposiciones diferentes, una vez que la persona las haya depositado en el papel de filtro y colocado en unos contenedores especiales que se envían al médico para su análisis. Si se detecta la presencia de sangre, serán necesarias nuevas exploraciones para determinar el origen.

Trastornos del esófago

El esófago es la porción del tubo digestivo que comunica la garganta (faringe) con el estómago. Sus paredes impulsan los alimentos hacia el estómago por medio de contracciones musculares rítmicas (llamadas ondas peristálticas). Cerca de la unión de la garganta con el esófago hay una banda muscular llamada esfínter esofágico superior. Ligeramente por encima de la unión del esófago con el estómago hay otra banda muscular llamada esfínter esofágico inferior. Cuando el esófago está en reposo, estos esfínteres se contraen de tal forma que los alimentos y el ácido gástrico no refluyen hacia la boca. Durante la deglución, los esfínteres se relajan para que los alimentos puedan pasar al estómago.

Dos de los síntomas más frecuentes de los trastornos esofágicos son la disfagia (sensación de dificultad para tragar) y el dolor en el pecho o en la espalda.

La **disfagia** es la sensación de que los alimentos no avanzan con normalidad desde la garganta hasta el estómago o de que se atascan en dicho trayecto. La sensación puede acompañarse de dolor. El movimiento de líquidos y sólidos puede estar de hecho impedido por problemas en la garganta, el esófago y los órganos adyacentes, o por trastornos del sistema nervioso o de los músculos. Puede ocurrir también que la dificultad para tragar sea un hecho fruto de la imaginación.

El **dolor en el pecho o en la espalda** puede consistir en ardores, dolor durante la deglución y dolor muscular esofágico.

El dolor durante la deglución puede ser el resultado de cualquiera de los siguientes problemas:
• Destrucción del revestimiento esofágico (mucosa), como consecuencia de la inflamación causada por el reflujo ácido desde el estómago.
• Infecciones de la garganta por bacterias, virus u hongos.
• Tumores, sustancias químicas o alteraciones musculares, como la acalasia y el espasmo difuso del esófago.

El dolor puede percibirse como una sensación de quemazón o una tirantez debajo del esternón, que típicamente ocurre cuando la persona traga alimentos sólidos o líquidos. Un síntoma típico de los trastornos musculares del esófago es un dolor intenso y opresivo que acompaña a la deglución dificultosa de bebidas calientes o frías.

El dolor muscular esofágico puede ser difícil de distinguir del dolor en el pecho originado por una enfermedad cardíaca (angina). El dolor es producido por el espasmo de los músculos esofágicos.

Disfagia causada por trastornos de la garganta

Un individuo puede tener dificultades para pasar la comida desde la parte alta de la garganta hacia el esófago como consecuencia de trastornos que afectan a la garganta. El problema se presenta con mayor frecuencia en quienes padecen trastornos de la musculatura voluntaria (esquelética) o de los nervios que la sirven. Ejemplos de esto son la dermatomiositis, la miastenia grave, la distrofia muscular, la poliomielitis y la parálisis seudobulbar, así como trastornos del cerebro y de la médula espinal, como por ejemplo la enfermedad de Parkinson y la esclerosis lateral amiotrófica (enfermedad de Lou Gehrig). Una persona que ingiera fenotiacinas (un fármaco antipsicótico) puede presentar dificultades para tragar porque dicho fármaco puede afectar a los músculos de la garganta. Cuando cualquiera de estos trastornos causa dificultad para la deglución, la persona a menudo regurgita los alimentos, a través de la parte posterior de la nariz, o los aspira por la tráquea, desencadenando una crisis de tos.

En la **incoordinación cricofaríngea**, el esfínter esofágico superior (músculo cricofaríngeo) permanece cerrado o se abre de una forma no coordinada. Si el esfínter funciona anormalmente puede permitir que los alimentos penetren repetidamente en la tráquea y los pulmones, lo que puede conducir a una enfermedad crónica del pulmón. El cirujano corrige el problema cortando el esfínter de tal modo que permanezca relajado de forma constante. Si este trastorno no se trata, puede conducir a la formación de un divertículo, un saco que se origina cuando el revestimiento del esófago empuja hacia fuera y hacia atrás a través del músculo cricofaríngeo. (• *V. página 513*)

Anillo esofágico inferior

Un anillo esofágico inferior (anillo de Schatzki) es un estrechamiento de la porción inferior del esófago, que probablemente se presenta desde el nacimiento.

Normalmente, la porción inferior del esófago tiene un diámetro de 4 a 5 centímetros. Si éste se reduce a 1,50 centímetros o menos, el afectado puede presentar dificultades para tragar los alimentos sólidos. Este síntoma puede comenzar a cualquier edad, pero generalmente no se inicia hasta los 25 años. Los anillos mayores de 2 centímetros de diámetro generalmente no producen síntomas.

Si se tiene un anillo esofágico inferior, la dificultad para deglutir es intermitente. A menudo, se realizan estudios radiológicos con bario (• *V. página 504)* para detectar el problema.

Una masticación muy completa de los alimentos generalmente alivia el problema. Si esto no funciona, el anillo constrictivo puede ser abierto mediante cirugía. De modo alternativo, el médico puede introducir una sonda dilatadora o un endoscopio (un tubo flexible de visualización con instrumentos incorporados) (• *V. página 505)* a través de la boca y la garganta para ampliar el paso.

Membranas esofágicas

Las membranas esofágicas (síndrome de Plummer-Vinson, disfagia sideropénica) son membranas finas que se desarrollan en el interior del esófago a partir de su revestimiento (mucosa) y crecen a través de él.

Aunque son raras, las membranas se presentan principalmente en personas con anemia intensa por deficiencia de hierro y que no reciben tratamiento. Las membranas en la parte superior del esófago generalmente crean dificultades para tragar los sólidos. El mejor procedimiento para diagnosticar el problema es la filmación mediante rayos X (cinerradiografías) del paso de la papilla de bario a medida que el paciente la traga.

Las membranas desaparecen una vez solucionada la anemia. Si esto no ocurre, el médico puede romperlas con un dilatador o un endoscopio.

Disfagia lusoria

La disfagia lusoria es la dificultad para deglutir causada por la compresión del esófago por un vaso sanguíneo.

Este trastorno es una malformación congénita que la mayoría de las veces implica una arteria subclavia derecha mal situada. La dificultad para la deglución puede ocurrir en la niñez o se puede desarrollar más tarde debido a la arteriosclerosis en el vaso anormalmente situado.

La radiología con bario (• *V. página 504)* puede demostrar la compresión del esófago. Para confirmar que la compresión es causada por una arteria se necesita realizar una arteriografía (un estudio radiológico de una arteria tras la inyección de un medio de contraste). Sólo en raras ocasiones se necesita tratamiento quirúrgico.

Otras causas de obstrucción

En algunas personas, el estrechamiento (estenosis) del esófago es congénito, en otras, es el resultado de lesiones causadas por el reflujo repetido de ácido desde el estómago (reflujo ácido). La estrechez puede también ser causada por una compresión del esófago desde fuera. Por ejemplo, la compresión puede resultar por un agrandamiento de la aurícula izquierda del corazón, un aneurisma de aorta, una arteria subclavia anormalmente formada, una glándula tiroidea anormal, un crecimiento óseo a partir de la columna o un cáncer (el más común es un cáncer de pulmón). La causa más grave de obstrucción es el cáncer de esófago. (• *V. página 573)* Dado que todos estos trastornos reducen la luz esofágica, generalmente crean dificultades para tragar los alimentos sólidos (particularmente la carne y el pan) pero no los líquidos.

Cuando el estrechamiento es causado por el reflujo de ácido, la dificultad para la deglución se desarrolla después de haber estado presentando síntomas durante largo tiempo, como ardor intenso y, a temporadas, dolor punzante detrás del esternón por la noche o al inclinarse hacia delante; la dificultad para deglutir empeora progresivamente con el paso de los años. En el caso del cáncer de esófago, la dificultad para la deglución progresa rápidamente en semanas o meses.

Para buscar la causa y localizar la obstrucción generalmente se realiza un estudio radiológico. El tratamiento y el pronóstico dependen de la causa.

Espasmo difuso esofágico

El espasmo difuso esofágico (esófago en cuentas de rosario o en sacacorchos) es un trastorno de los movimientos de propulsión (peristaltismo) del esófago causado por un mal funcionamiento de los nervios.

Las contracciones de propulsión normales que mueven los alimentos a través del esófago son reemplazadas de forma periódica por contracciones no propulsivas. En el 30 por ciento de las personas con este trastorno, el esfínter esofágico inferior se abre y se cierra anormalmente.

Síntomas

Los espasmos musculares a lo largo del esófago se perciben típicamente como un dolor en el pecho, detrás del esternón, coincidiendo con una dificultad para tragar líquidos o sólidos. El dolor también se presenta por la noche y puede ser lo suficientemente intenso como para interrumpir el sueño. Los líquidos muy calientes o muy fríos pueden empeorar este síntoma. Al cabo de muchos años, este trastorno puede evolucionar hacia una acalasia.

El espasmo esofágico difuso también puede producir dolor intenso sin dificultad para la deglución.

Cómo trabaja el esófago

Cuando una persona toma sus alimentos, éstos se desplazan desde la boca hacia la garganta, también llamada faringe (1). El esfínter esofágico superior se abre (2), de tal forma que los alimentos pueden penetrar en el esófago, donde una serie de contracciones musculares, llamadas ondas peristálticas (3), impulsan la comida hacia abajo. Los alimentos pasan entonces a través del esfínter esofágico inferior (4) y entran en el estómago (5).

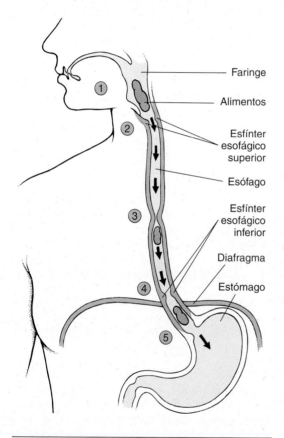

Faringe

Alimentos

Esfínter esofágico superior

Esófago

Esfínter esofágico inferior

Diafragma

Estómago

Este dolor, a menudo descrito como dolor opresivo detrás del esternón, puede acompañar al ejercicio o al esfuerzo, haciendo que sea difícil distinguirlo de la angina (dolor en el pecho originado por una enfermedad del corazón).

Diagnóstico

Las radiografías realizadas en el momento de la ingestión de un medio de contraste (bario) pueden evidenciar un desplazamiento descendente anormal y que las contracciones de la pared esofágica se produzcan de una forma desorganizada. Para detectar movimientos anormales de los alimentos a través del esófago se utiliza la gammagrafía esofágica (una prueba de imagen muy sensible, que muestra los movimientos de los alimentos marcados con una pequeña cantidad de un indicador radiactivo). Las mediciones de la presión (manometría) proporcionan el análisis más sensible y detallado de los espasmos. Si estos estudios no son concluyentes, se puede realizar una manometría cuando la persona ingiere alimentos o administrar edrofonio para provocar los espasmos dolorosos. (• *V. página 504*)

Tratamiento

A menudo, el espasmo esofágico difuso es difícil de tratar. Se pueden aliviar los síntomas con la nitroglicerina, los nitratos de acción prolongada, los anticolinérgicos como la diciclomina o los bloqueadores de los canales del calcio como la nifedipina. Algunas veces se necesitan analgésicos potentes. Puede resultar de ayuda inflar un balón dentro del esófago o pasar sondas (dilatadores de metal cada vez mayores) para dilatar el esófago. Si no resultan eficaces las otras medidas de tratamiento menos radicales, el cirujano puede tener que seccionar la capa muscular del esófago a lo largo de toda su longitud.

Acalasia

La acalasia (cardioespasmo, aperistaltismo esofágico, megaesófago) es un trastorno debido a una alteración del sistema nervioso de causa desconocida que puede interferir con dos procesos: con las ondas rítmicas de contracción del esófago que empujan los alimentos hacia su parte inferior (ondas peristálticas) y con la apertura del esfínter esofágico inferior.

La acalasia puede deberse a un mal funcionamiento de los nervios que rodean el esófago e inervan sus músculos.

Síntomas y complicaciones

La acalasia puede presentarse a cualquier edad, pero generalmente comienza, casi de un modo imperceptible, entre los 20 y los 40 años y luego progresa de forma gradual a lo largo de muchos meses o años. El principal síntoma es la dificultad para tragar tanto sólidos como líquidos. La contracción persistente del esfínter esofágico inferior provoca que el esófago por encima de él se dilate de forma exagerada.

Otros síntomas pueden ser dolor en el pecho, regurgitación del contenido del esófago agrandado y tos nocturna. Aunque es poco común, el dolor en el pecho puede ocurrir durante la deglución o sin razón aparente. Cerca de un tercio de las personas con acalasia regurgitan la comida no digerida mientras duermen. Pueden aspirar alimentos hacia sus pulmones, lo que puede provocar abscesos en el pulmón, bronquiectasias (ensanchamiento e infección de las vías aéreas) o neumonía por aspiración. La acalasia también constituye un factor de riesgo para el cáncer de esófago, aunque probablemente menos del 5 por ciento de las personas con acalasia desarrolla este tipo de cáncer.

Diagnóstico y pronóstico

Las radiografías del esófago efectuadas en el momento de la deglución del bario evidencian la ausencia de peristaltismo. El esófago se encuentra dilatado, con frecuencia en enormes proporciones, pero es estrecho a nivel del esfínter esofágico inferior. La medida de las presiones dentro del esófago (manometría) (• V. página 504) indica una ausencia de contracciones, un incremento de la presión de cierre en el esfínter inferior y una apertura incompleta del esfínter cuando la persona traga. La esofagoscopia (• V. página 505) (examen del esófago a través de un tubo flexible de visualización con una videocámara) muestra un ensanchamiento pero no una obstrucción.

Con la ayuda de un esofagoscopio (tubo flexible para la visión directa), el médico realiza una biopsia (obtiene muestras de tejido para ser examinadas al microscopio) para asegurarse de que los síntomas no son causados por un cáncer de la porción baja del esófago. También efectúa una exploración para descartar una esclerodermia, un trastorno muscular que puede alterar la deglución.

A menudo la causa de la acalasia no es importante y no condiciona ningún problema grave. El pronóstico no es tan bueno si hubo aspiración del contenido gástrico hacia los pulmones, dado que las complicaciones pulmonares son difíciles de tratar.

Tratamiento

El objetivo del tratamiento es conseguir que el esfínter esofágico inferior se abra con más facilidad. La primera aproximación consiste en ensanchar el esfínter mecánicamente (por ejemplo, inflando un balón dentro de él). Los resultados de este procedimiento son satisfactorios en alrededor del 40 por ciento de los casos, pero se pueden necesitar dilataciones repetidas. Los nitratos (por ejemplo, nitroglicerina colocada debajo de la lengua antes de las comidas) o los bloqueadores de los canales del calcio (como la nifedipina) pueden retrasar la necesidad de un nuevo procedimiento de dilatación, dado que ayudan a relajar el esfínter. En menos del 1 por ciento de los casos, el esófago puede lesionarse

Acalasia

Esófago dilatado, con ausencia de ondas peristálticas.

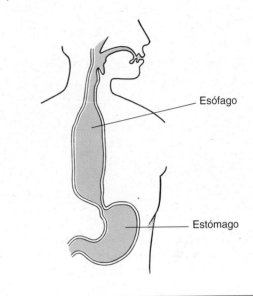

Esófago

Estómago

(romperse) durante el procedimiento de dilatación, lo que conduce al desarrollo de una inflamación del tejido circundante (mediastinitis). Para reparar la lesión de la pared se requiere cirugía inmediata.

A modo de alternativa a la dilatación mecánica, el médico puede inyectar toxina botulínica en el esfínter esofágico inferior. Este nuevo tratamiento es tan eficaz como la dilatación mecánica, pero los efectos a largo plazo todavía no se conocen.

Si el tratamiento de dilatación con la toxina botulínica no es eficaz, generalmente se realiza cirugía para cortar las fibras musculares del esfínter esofágico inferior. Esta cirugía resulta eficaz en cerca del 85 por ciento de los casos. Sin embargo, alrededor del 15 por ciento de las personas experimentan episodios de reflujo de ácido tras la cirugía.

Reflujo de ácido (reflujo gastroesofágico)

El reflujo de ácido (reflujo gastroesofágico) es un flujo retrógrado del contenido del estómago hacia el esófago.

El revestimiento del estómago lo protege de los efectos de sus propios ácidos. Debido a que el esófago carece de un revestimiento protector similar, el ácido del estómago que refluye hacia él causa dolor, inflamación (esofagitis) y diversas lesiones.

Reflujo del contenido ácido del estómago

La posición en decúbito (es decir, cuando el sujeto se encuentra acostado) puede favorecer el reflujo del contenido ácido del estómago hacia el esófago.

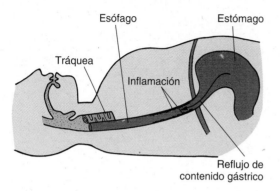

El ácido refluye cuando el esfínter esofágico inferior no funciona adecuadamente. Cuando la persona está acostada, la fuerza de la gravedad contribuye al reflujo. El grado de inflamación causada por el reflujo depende de la acidez del contenido del estómago, del volumen de ácido gástrico que penetra en el esófago y de la capacidad de éste para eliminar el líquido regurgitado.

Síntomas y complicaciones

El síntoma más obvio del reflujo de ácido es el ardor, una sensación de quemazón detrás del esternón. El dolor (que aparece en el pecho y se puede extender hacia el cuello, garganta o incluso la cara) es causado por el reflujo de ácido desde el estómago al esófago. Generalmente ocurre después de las comidas o cuando la persona está acostada. El ardor se puede acompañar de regurgitación del contenido del estómago a la boca o de una salivación excesiva. Se denomina ardor gástrico a un alto nivel de salivación que resulta cuando los ácidos gástricos irritan la porción inferior del esófago inflamado.

Las complicaciones del reflujo de ácido incluyen un estrechamiento de un segmento del esófago (estenosis péptica esofágica), una úlcera esofágica y la inducción de cambios precancerosos en el revestimiento del esófago (síndrome de Barret). La inflamación del esófago puede causar dolor al tragar, o una hemorragia que suele ser ligera pero que puede llegar a ser masiva. El estre-

chamiento hace que cada vez sea más difícil tragar alimentos sólidos. Las úlceras pépticas esofágicas son llagas del revestimiento esofágico (mucosa) abiertas y dolorosas. El dolor se localiza generalmente detrás del esternón o justo debajo de él y puede aliviarse generalmente con antiácidos. Para curar estas úlceras se requiere la administración de fármacos que reducen el ácido del estómago durante un período de 4 a 12 semanas. Las úlceras curan con lentitud, tienden a recurrir y generalmente dejan un esófago estrecho.

Diagnóstico

Los síntomas sugieren el diagnóstico. En ocasiones, para confirmar el diagnóstico y descartar la existencia de complicaciones (• *V. página 504)* es necesario realizar estudios radiológicos, una esofagoscopia (examen del esófago con un tubo flexible de visualización), medición de la presión (manometría) del esfínter esofágico inferior, pruebas de determinación del pH esofágico (acidez) y la prueba de Bernstein (prueba de infusión de ácido en el esófago). La mejor prueba para demostrar que los síntomas son causados por el reflujo de ácido es la biopsia (examen al microscopio de una muestra de tejido) o la prueba de Bernstein, independientemente de los hallazgos que se hayan obtenido con la radiología o la esofagoscopia. La biopsia es también el único método fiable para detectar el síndrome de Barret.

Para la prueba de Bernstein, se instila una solución ácida en la parte baja del esófago. Si los síntomas aparecen enseguida y luego desaparecen cuando se instila una solución salina de nuevo en la misma porción, el problema es el reflujo de ácido.

La esofagoscopia puede identificar una serie de posibles causas y complicaciones. El examen al microscopio de una muestra de tejido del esófago puede identificar con precisión el reflujo del ácido, aun cuando no se haya visto la inflamación durante la esofagoscopia.

Para evidenciar el reflujo del bario desde el estómago hacia el esófago se realizan radiografías tras la ingesta de una solución de bario y después se coloca a la persona en una mesa inclinada con la cabeza más baja que los pies. El médico puede hacer presión sobre el abdomen para incrementar el reflujo. El estudio radiológico realizado tras la deglución del bario también puede demostrar úlceras esofágicas o un esófago estrechado.

Las mediciones de la presión en el esfínter esofágico inferior indican su fuerza y pueden distinguir un esfínter normal de otro con una función disminuida.

Tratamiento

Para aliviar el reflujo de ácido se pueden adoptar varias medidas. La elevación de la cabecera de la cama aproximadamente unos 15 centímetros, mientras la persona duerme, puede hacer que el ácido no llegue a entrar en el esófago. Puede ser útil evitar el café, el alcohol y otras sustancias que estimulan fuertemente la producción de ácido del estómago. También resulta útil la ingestión de un antiácido, una hora después de las comidas y otro a la hora de acostarse para neutralizar el ácido del estómago y, posiblemente, reducir el paso de líquido ácido a través del esfínter esofágico inferior.

La administración de fármacos como la cimetidina o la ranitidina puede reducir la acidez gástrica. También deberían evitarse determinados alimentos (como las grasas y el chocolate), el tabaco y ciertos fármacos (por ejemplo, anticolinérgicos), todo lo cual incrementa la tendencia del esfínter esofágico inferior a dejar pasar líquido. El médico puede prescribir un fármaco colinérgico (por ejemplo, betanecol, metoclopramida o cisaprida) para hacer que el esfínter inferior se cierre con más fuerza.

La cirugía de urgencia no es necesaria a menos que la esofagitis produzca una hemorragia masiva. Pero la hemorragia puede volver a recurrir. El estrechamiento esofágico se trata con fármacos y dilataciones repetidas, las cuales pueden realizarse usando balones o sondas (dilatadores de metal progresivamente mayores). Si la dilatación es efectiva, el estrechamiento no limita de manera importante la ingesta de comida. El tratamiento con omeprazol o lansoprazol o la cirugía pueden aliviar la inflamación intensa, las hemorragias, las estenosis, las úlceras o los síntomas que no hayan respondido a otros tratamientos. El omeprazol y el lansoprazol son los fármacos más eficaces para la rápida resolución de la inflamación esofágica causada por el reflujo. El síndrome de Barret, un estado precanceroso, puede desaparecer, una vez que el tratamiento haya aliviado los síntomas, aunque no siempre es así.

Lesiones por sustancias corrosivas

Las sustancias corrosivas, como los productos de limpieza, pueden lesionar el esófago si son tragados de forma accidental o deliberada, como sucede en un intento de suicidio.

Algunos fármacos pueden causar una irritación intensa en el esófago si permanecen allí durante cierto tiempo. Ello puede ocasionar dolor con la deglución y, aunque con menos frecuencia, estrechamiento esofágico.

Divertículos de la pared del esófago

Los divertículos son protrusiones anormales de la pared del esófago.

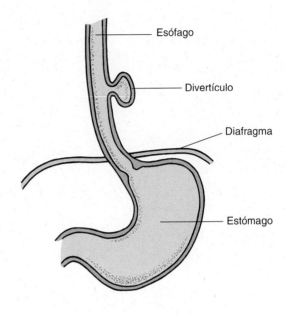

Divertículos esofágicos

Los divertículos esofágicos (bolsas esofágicas) son protuberancias anormales del esófago que en algunas ocasiones pueden provocar dificultad para la deglución.

Hay tres tipos de divertículos esofágicos: bolsa faríngea o divertículo de Zenker, bolsa del tercio medio del esófago o divertículo de tracción y bolsa epifrénica. Cada uno tiene un origen diferente, pero probablemente todos ellos estén relacionados con trastornos en la coordinación de la deglución y de la relajación muscular, como puede suceder en la acalasia y en el espasmo esofágico difuso.

Síntomas, diagnóstico y tratamiento

Si el divertículo es grande, puede llenarse de alimentos y, más tarde, cuando la persona se inclina hacia delante o se acuesta, pueden ser regurgitados. Esto puede provocar que durante el sueño se aspire comida hacia los pulmones, ocasionando una neumonía por aspiración. En raras ocasiones, el divertículo puede crecer aún más y provocar dificultades para la deglución.

Para diagnosticar un divertículo se utiliza la videorradiografía o la cinerradiografía (un aparato de

¿Qué es una hernia hiatal?

La hernia hiatal es una protrusión anormal de una porción del estómago hacia el interior del tórax a través del diafragma.

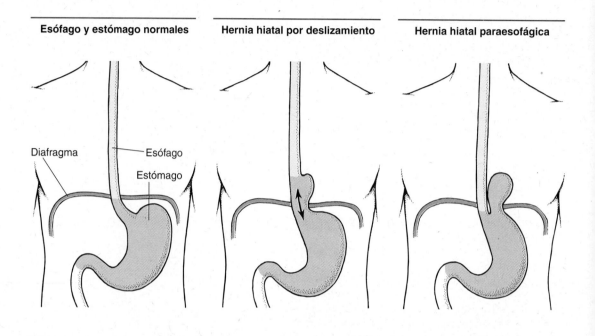

| Esófago y estómago normales | Hernia hiatal por deslizamiento | Hernia hiatal paraesofágica |

rayos X que reproduce imágenes en movimiento mientras la persona traga el bario).

Generalmente, no se necesita tratamiento, aunque si está afectada la deglución o existe la posibilidad de que se produzca una aspiración hacia los pulmones, se puede extirpar el divertículo mediante cirugía.

Hernia de hiato

La hernia de hiato es la protuberancia de una parte del estómago a través del diafragma desde su posición normal en el abdomen.

En una **hernia hiatal por deslizamiento,** la unión entre el esófago y el estómago y también una porción de éste, que normalmente están debajo del diafragma, protruyen por encima de él.

En una **hernia hiatal paraesofágica,** la unión entre el esófago y el estómago está en su posición normal debajo del diafragma, pero una porción del estómago es empujada hacia arriba hasta atravesar el diafragma y situarse al lado del esófago.

La causa de la hernia de hiato generalmente es desconocida; puede tratarse de un defecto congénito o ser consecuencia de una lesión.

Síntomas

Más del 40 por ciento de las personas presenta una hernia hiatal por deslizamiento, pero la mayoría no tiene síntomas y cuando éstos existen suelen ser de poca importancia.

Una hernia hiatal paraesofágica generalmente no produce síntomas. Sin embargo, puede quedar atrapada o comprimida por el diafragma y no llegarle suficiente sangre. Se trata entonces de un trastorno grave y doloroso, llamado estrangulamiento, que requiere cirugía inmediata.

En raras ocasiones, en ambos tipos de hernia hiatal puede ocurrir una hemorragia microscópica o masiva del revestimiento de la hernia.

Diagnóstico y tratamiento

Generalmente, los rayos X revelan con claridad la presencia de una hernia hiatal, aunque a veces el médico tiene que presionar con fuerza el abdomen para que una hernia hiatal por deslizamiento se manifieste con claridad.

Una hernia de hiato generalmente no requiere ningún tratamiento específico, pero sí debe tratarse cualquier reflujo de ácido acompañante. Una hernia paraesofágica puede ser corregida quirúrgicamente para prevenir la estrangulación.

Laceración y rotura esofágica

El síndrome de Mallory-Weiss es producido por una laceración de la porción baja del esófago y de la parte alta del estómago durante los vómitos, con grandes arcadas o por el hipo. Generalmente el primer síntoma del síndrome lo constituye una hemorragia de una arteria que se rompe. El síndrome de Mallory-Weiss es la causa de cerca del 5 por ciento de los episodios de hemorragia de la parte alta del tracto gastrointestinal.

El diagnóstico se establece por esofagoscopia (• *V. página 504*) o mediante una arteriografía (radiografía de una arteria tras la inyección de una sustancia de contraste). La laceración puede que no se detecte en una radiografía de rutina.

En general, los episodios de hemorragia se resuelven por sí mismos, pero en ocasiones un cirujano debe suturar o ligar la arteria sangrante. La hemorragia también se puede controlar mediante la inyección de vasopresina (un fármaco que produce contracción de las arterias). El esófago puede romperse durante una endoscopia u otro procedimiento que implique la introducción de instrumentos. En estos casos, el riesgo de muerte es muy alto. Las roturas son generalmente causadas por los vómitos y raramente por levantar pesos o por un esfuerzo excesivo durante la defecación. Una rotura esofágica produce una inflamación del tejido en el pecho por fuera del esófago (mediastino) y permite que el contenido esofágico penetre en el espacio que deja la pleura (membrana que recubre los pulmones), lo que se conoce como derrame pleural. (• *V. página 213)* Esta

Síndrome de Mallory-Weiss

Las laceraciones de la mucosa del esófago se pueden presentar durante el esfuerzo del vómito (síndrome de Mallory-Weiss); en estos casos, dichas laceraciones se producen en la parte inferior del esófago en su unión con el estómago. Pueden ser causa de hemorragia digestiva.

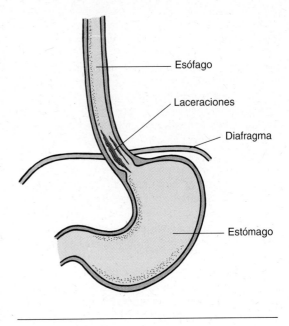

situación requiere una reparación quirúrgica inmediata del esófago y el drenaje del área inflamada que lo rodea.

CAPÍTULO 102

Trastornos del estómago y del duodeno

El estómago es un órgano muscular grande, hueco y con forma de judía (fríjol) que se llena con la comida que le llega a través del esófago y que ha entrado por la boca. El estómago secreta ácido y enzimas que fraccionan (digieren) los alimentos en partículas más pequeñas. La comida pasa del estómago al duodeno, que es la primera parte del intestino delgado. Allí, el ácido del estómago es

neutralizado y las enzimas del duodeno continúan digiriendo los alimentos y convirtiéndolos en sustancias más pequeñas, de tal forma que puedan ser absorbidas hacia el torrente circulatorio para nutrir el organismo.

El interior del estómago y del duodeno es marcadamente resistente a las lesiones por el ácido y por las enzimas digestivas que contiene. Sin embargo, puede irritarse, desarrollar úlceras, obstruirse y formar tumores.

Gastritis

La gastritis es la inflamación del revestimiento mucoso del estómago.

La mucosa del estómago resiste la irritación y habitualmente puede soportar un alto contenido ácido. Sin embargo, puede irritarse e inflamarse por diferentes motivos.

La **gastritis bacteriana** es generalmente secundaria a una infección por organismos como el *Helicobacter pylori* (bacterias que crecen en las células secretoras de moco del revestimiento del estómago). No se conocen otras bacterias que se desarrollen en ambientes normalmente ácidos como el del estómago, aunque muchos tipos sí pueden hacerlo en el caso de que el estómago no produzca ácido. Tal crecimiento bacteriano puede causar gastritis de forma transitoria o persistente.

La **gastritis aguda por estrés,** el tipo más grave de gastritis, es causada por una enfermedad o lesión graves de rápida aparición. La lesión puede no afectar al estómago. Por ejemplo, son causas frecuentes las quemaduras extensas y las lesiones que ocasionen hemorragias masivas.

La **gastritis erosiva crónica** puede ser secundaria a irritantes como los fármacos, especialmente la aspirina y otros antiinflamatorios no esteroideos (AINE), a la enfermedad de Crohn y a infecciones bacterianas y víricas. Con este tipo de gastritis, que se desarrolla lentamente en personas que, por otra parte, gozan de buena salud, se pueden producir hemorragias o ulceraciones. Es más frecuente en personas que abusan del alcohol.

La **gastritis vírica o por hongos** puede desarrollarse en enfermos crónicos o inmunodeprimidos.

La **gastritis eosinofílica** puede resultar de una reacción alérgica a una infestación por ciertos gusanos (nematodos). En este tipo de gastritis, los eosinófilos (un tipo de glóbulos blancos de la sangre) se acumulan en la pared gástrica.

La **gastritis atrófica** se produce cuando los anticuerpos atacan el revestimiento mucoso del estómago, provocando su adelgazamiento y pérdida de muchas o de todas las células productoras de ácido y enzimas. Este trastorno afecta generalmente a las personas mayores. También tiende a ocurrir en las personas a quienes se les ha extirpado parte del estómago (procedimiento quirúrgico llamado gastrectomía parcial). La gastritis atrófica puede causar anemia perniciosa porque interfiere con la absorción de la vitamina B_{12} presente en los alimentos. (• *V. página 775*)

La **enfermedad de Ménétrier** es un tipo de gastritis de causa desconocida. En ésta, las paredes del estómago desarrollan pliegues grandes y gruesos, glándulas voluminosas y quistes llenos de líquido. Cerca del 10 por ciento de los afectados desarrolla cáncer de estómago.

La **gastritis de células plasmáticas** es otra forma de gastritis de origen desconocido. En esta enfermedad, las células plasmáticas (un tipo de glóbulos blancos) se acumulan en las paredes del estómago y en otros órganos.

También puede inducir gastritis la ingesta de corrosivos, como los productos de limpieza, o los altos niveles de radiación (por ejemplo, en la radioterapia).

Síntomas

Los síntomas varían dependiendo del tipo de gastritis. Sin embargo, por lo general, una persona con gastritis sufre indigestión y molestias vagas en la parte alta del abdomen.

En la **gastritis aguda por estrés,** la enfermedad subyacente, los traumatismos o las quemaduras generalmente enmascaran los síntomas gástricos. Sin embargo, se pueden sentir molestias moderadas en la parte alta del abdomen. Poco después de un traumatismo, en el revestimiento del estómago se pueden desarrollar pequeñas puntos hemorrágicos. En pocas horas, estas pequeñas lesiones hemorrágicas pueden convertirse en úlceras. Las úlceras y la gastritis pueden desaparecer si la persona se recupera rápidamente del traumatismo. Si no es así, las úlceras pueden hacerse mayores y comenzar a sangrar, generalmente entre 2 y 5 días después de la lesión. La hemorragia puede hacer que las heces sean de un color negro alquitranado, teñir de rojo el líquido del estómago o, si es muy copiosa, que baje la presión arterial. La hemorragia puede ser masiva y mortal.

Los síntomas de la **gastritis erosiva crónica** incluyen náuseas ligeras y dolor en la parte alta del abdomen. Sin embargo, muchas personas (como los consumidores crónicos de aspirinas) no sienten dolor. Algunas personas pueden presentar síntomas parecidos a los de una úlcera, como dolor, cuando el estómago está vacío. Si la gastritis se complica con úlceras sangrantes, las heces pueden adoptar un color negro alquitranado (melena) o bien pueden producirse vómitos de sangre roja (hematemesis) o de sangre parcialmente digerida (como poso de café).

En la **gastritis eosinófila,** el dolor abdominal y los vómitos pueden ser causados por un estrechamiento o una obstrucción completa de la salida del estómago hacia el duodeno.

En la **enfermedad de Ménétrier,** el síntoma más común es el dolor de estómago. Son menos habituales la pérdida del apetito, los vómitos y la pérdida de peso. La hemorragia es también rara. Puede producirse una retención de líquidos y una hinchazón de los tejidos (edema) debido a una pérdida de proteínas por la inflamación del revestimiento del estómago. Estas proteínas se mezclan con el contenido del estómago y son eliminadas del organismo.

En la **gastritis de células plasmáticas,** pueden aparecer dolor abdominal, vómitos y diarrea, junto con una erupción cutánea.

La **gastritis por radioterapia** causa dolor, náuseas y ardor debido a la inflamación y, a veces, por el desarrollo de úlceras en el estómago. Éstas pueden perforar la pared del estómago, con lo cual el contenido de éste se esparce por la cavidad abdominal y provoca una peritonitis (inflamación del revestimiento abdominal) y un dolor muy intenso. Esta enfermedad grave, caracterizada por la rigidez del abdomen, requiere cirugía inmediata. En algunos casos, tras la radioterapia, se desarrollan unas cicatrices que estrechan la salida del estómago, provocando dolor abdominal y vómitos. La radiación puede dañar el revestimiento protector del estómago, de tal forma que las bacterias pueden invadir su pared y provocar una forma de gastritis grave y extremadamente dolorosa de aparición brusca.

Diagnóstico

El médico sospecha una gastritis cuando el paciente presenta dolor en la parte alta del abdomen junto con náuseas o ardor. Si los síntomas persisten, a menudo no se necesita análisis y se comienza el tratamiento en función de la causa más probable.

Si el médico tiene dudas, puede ser necesario un examen del estómago con un endoscopio. (• *V. página 505)* Si es preciso, se puede realizar una biopsia (obtención de una muestra del revestimiento del estómago para su examen).

Si la gastritis continúa o recurre, el médico busca la causa, como una infección, y evalúa los hábitos dietéticos, la toma de fármacos y la ingesta de alcohol. La gastritis bacteriana se puede diagnosticar con una biopsia. Muchas personas con gastritis bacteriana tienen anticuerpos contra la bacteria causante del problema; éstos pueden ser detectados con un análisis de sangre.

Tratamiento

Muchos especialistas tratan una infección por *Helicobacter pylori* si causa síntomas. La infección puede ser controlada o eliminada con bismuto y antibióticos, como la amoxicilina y el metronidazol.

En ocasiones, puede resultar difícil eliminar el *Helicobacter pylori* del estómago.

La mayoría de las personas con gastritis aguda por estrés se cura por completo cuando se logra controlar la enfermedad subyacente, la lesión o la hemorragia.

Sin embargo, el 2 por ciento de las personas en las unidades de cuidados intensivos tiene hemorragias copiosas por este tipo de gastritis, lo cual a menudo resulta mortal. Por lo tanto, cuando existe una enfermedad grave, una lesión importante o quemaduras extensas, los médicos tratan de prevenir la gastritis aguda por estrés. Para prevenirla y tratarla, en la mayoría de las unidades de cuidados intensivos, y después de una intervención quirúrgica, suelen administrarse antiácidos (que neutralizan la acidez del estómago) y potentes fármacos antiulcerosos (que reducen o anulan la producción de ácido del estómago).

En los pacientes con fuertes hemorragias debidas a una gastritis por estrés, se han utilizado una amplia variedad de tratamientos. Sin embargo, sólo algunas personas mejoran el pronóstico: tales hemorragias pueden ser mortales. De hecho, las transfusiones de sangre pueden empeorar la hemorragia. Los puntos de hemorragia pueden cerrarse temporalmente mediante la aplicación de calor durante la endoscopia, pero la hemorragia reaparecerá si no se soluciona la enfermedad subyacente. Si la hemorragia persiste, debe inducirse la coagulación del vaso sanguíneo lesionado, o puede ser necesario extirpar todo el estómago con el fin de salvar la vida de la persona.

La gastritis crónica erosiva puede ser tratada con antiácidos. El enfermo debe evitar ciertos fármacos (por ejemplo, la aspirina y otros antiinflamatorios no esteroideos) y comidas irritantes. Los comprimidos de aspirina con un recubrimiento protector producen menos úlceras que los que no lo llevan. El misoprostol probablemente reduce el riesgo de úlceras causadas por los fármacos antiinflamatorios no esteroideos.

Para una persona con gastritis eosinofílica, puede resultar necesaria la cirugía o la administración de corticosteroides para disminuir la obstrucción de la salida del estómago.

La gastritis atrófica no se cura. En general, los que padecen este trastorno deben recibir inyecciones de suplementos de vitamina B_{12}.

La enfermedad de Ménétrier se puede curar retirando parte o la totalidad del estómago, pero el tratamiento farmacológico no es eficaz.

La gastritis de células plasmáticas se puede tratar con fármacos antiulcerosos que bloquean la secreción ácida del estómago.

Úlcera péptica

Una úlcera péptica es una herida bien definida, circular u oval, causada porque el revestimiento del estómago o del duodeno ha sido lesionado o erosionado por los ácidos gástricos o los jugos duodenales. Cuando la úlcera es poco profunda recibe el nombre de erosión.

La pepsina es una enzima que trabaja junto con el ácido clorhídrico producido por la mucosa gástrica para digerir los alimentos, especialmente las proteínas. La úlcera péptica se desarrolla en el revestimiento del tracto gastrointestinal expuesto al ácido y a las enzimas digestivas (principalmente del estómago y del duodeno). Los nombres de las úlceras identifican su localización anatómica o las circunstancias en que se desarrollan.

La **úlcera duodenal,** el tipo más común de úlcera péptica, se produce en el duodeno (los primeros centímetros de intestino delgado justo a continuación del estómago). Las **úlceras gástricas,** que son las menos frecuentes, generalmente se sitúan en la parte alta de la curvatura del estómago. Si se extirpa quirúrgicamente parte del estómago, se pueden desarrollar **úlceras marginales** en el lugar en que el estómago remanente ha vuelto a conectarse al intestino. La repetida regurgitación de ácido procedente del estómago hacia la parte baja del esófago puede causar inflamación (esofagitis) y **úlceras esofágicas.** Las úlceras que aparecen como consecuencia del estrés derivado de una enfermedad grave, quemaduras o traumatismos se denominan **úlceras de estrés.**

Causas

Una úlcera se desarrolla cuando se alteran los mecanismos de defensa que protegen del jugo gástrico al estómago o al duodeno (por ejemplo, cuando cambia la producción de la cantidad de moco). No se conocen las causas de tales alteraciones.

Prácticamente todas las personas producen ácido en el estómago, pero sólo del 1 al 10 por ciento desarrolla úlceras. Distintas personas generan diferentes cantidades de ácido en el estómago; el patrón de secreción de ácido del mismo en cada persona tiende a persistir durante toda la vida. De hecho, los lactantes pueden ser identificados como secretores de tipo bajo, intermedio o alto. Los secretores de tipo alto tienen mayor tendencia a desarrollar úlceras pépticas que los secretores de tipo bajo. Sin embargo, las personas con una abundante secreción, por lo general, nunca desarrollan úlceras y otras con secreción baja sí lo hacen. Obviamente, están implicados otros factores además de la secreción ácida.

Muchas personas con **úlcera duodenal** tienen, además, bacterias del tipo *Helicobacter pylori* en el estómago. En la actualidad, estas bacterias están consideradas como la causa principal de la úlcera péptica. El mecanismo por el cual estas bacterias contribuyen a la formación de las úlceras se desconoce. Tal vez interfieran en las defensas normales contra el ácido gástrico, o quizás produzcan toxinas que contribuyen al desarrollo de las úlceras. Las úlceras duodenales casi nunca son cancerosas.

Las **úlceras gástricas** se diferencian de las duodenales en que tienden a desarrollarse más tarde. Ciertos fármacos (particularmente la aspirina, el ibuprofeno y otros antiinflamatorios no esteroideos) provocan erosiones y úlceras en el estómago, especialmente en las personas de edad avanzada. Dichas erosiones y úlceras tienden a curarse cuando se interrumpe el tratamiento con fármacos. La recurrencia es poco probable, a menos de que se reinicie el mismo tratamiento. Algunas úlceras gástricas cancerosas (malignas) también pueden dar la impresión de que se curan, lo que hace difícil diferenciarlas de las no cancerosas (benignas), como las provocadas por fármacos.

Síntomas

La úlcera típica tiende a curarse y a recurrir. Los síntomas pueden variar según la localización y la edad del individuo. Los niños y las personas de edad avanzada pueden no presentar los síntomas habituales o incluso ningún tipo de síntoma. En estas circunstancias, las úlceras se descubren sólo cuando se desarrollan complicaciones.

Solamente alrededor de la mitad de los afectados con úlceras duodenales presentan síntomas típicos: dolor, quemazón, corrosión, sensación de vacío y hambre. El dolor tiende a aparecer cuando el estómago se encuentra vacío. La úlcera generalmente no duele al despertarse, sino que el dolor se desarrolla hacia media mañana. El dolor es constante, de intensidad leve o moderada y se localiza en un área definida, casi siempre justo debajo del esternón. La ingesta de leche, alimentos o antiácidos generalmente lo alivia, pero suele volver 2 o 3 horas después. Es frecuente el dolor que despierta a la persona a la una o a las dos de la madrugada. Con frecuencia aparece una o más veces al día a lo largo de un período de una a varias semanas y luego puede desaparecer sin tratamiento. Sin embargo, generalmente vuelve, a menudo dentro de los dos primeros años, y en ocasiones después de varios años de no sufrir molestias. Es habitual que las personas desarrollan patrones de dolor muy fijos y a menudo, por experiencia, saben cuándo es probable la reaparición de la úlcera

Complicaciones de la úlcera péptica

La mayoría de las úlceras pueden cursar sin mayores complicaciones. Sin embargo, en algunos casos, las úlceras pépticas pueden desarrollar complicaciones potencialmente mortales como la penetración, la perforación, la hemorragia y la obstrucción.

Penetración

Una úlcera puede atravesar la pared muscular del estómago o del duodeno y penetrar en un órgano sólido adyacente, como el hígado o el páncreas. Esto causa un dolor intenso, penetrante y persistente, que puede percibirse fuera del área implicada (por ejemplo, cuando una úlcera duodenal penetra en el páncreas, puede generar dolor de espalda). El dolor puede intensificarse cuando la persona cambia de postura. Si los fármacos no consiguen curar la úlcera, puede que sea necesario recurrir a la cirugía.

Perforación

Las úlceras de la cara anterior del duodeno, o con menor frecuencia las del estómago, pueden atravesar la pared y abrirse al espacio libre abdominal. El dolor resultante es súbito, intenso y constante. Se extiende rápidamente por todo el abdomen. La persona puede tener dolor en uno o ambos hombros, que se puede intensificar con la inspiración profunda. Los cambios de posición empeoran el dolor, por lo que la persona a menudo intenta mantenerse muy quieta. El abdomen es doloroso al tacto, y el dolor empeora si el médico ejerce una presión profunda y después, de repente, libera esa presión (los médicos llaman a esto, el signo del rebote). Los síntomas pueden ser menos intensos en las personas de edad avanzada, en las que están en tratamiento con corticoides o en las muy enfermas. La fiebre indica la existencia de una infección en el abdomen. Si el proceso no se trata, se puede desarrollar un shock. Esta situación urgente requiere cirugía inmediata y antibióticos intravenosos.

Hemorragia

La hemorragia es una complicación frecuente de las úlceras, incluso aunque no sean muy dolorosas. Los síntomas de una úlcera complicada con una hemorragia pueden ser vómitos de sangre roja brillante o de grumos oscuros de sangre parcialmente digerida que parecen posos de café, así como la evacuación de heces negras o claramente sanguinolentas. Una hemorragia de estas características puede ser también el resultado de otros procesos del aparato gastrointestinal, pero los médicos comienzan investigando el origen de la hemorragia por el estómago y el duodeno. A menos que se trate de una hemorragia masiva, el médico realiza una endoscopia (un examen usando un tubo flexible de visualización). Si se descubre una úlcera que está perdiendo sangre, se puede utilizar el mismo endoscopio para cauterizarla. Si no se descubre el origen y la hemorragia no es intensa, el tratamiento consiste en la administración de fármacos antiulcerosos, como los antagonistas H$_2$, y los antiácidos. La persona también recibe líquidos intravenosos y no toma nada por la boca, de tal forma que el tracto gastrointestinal pueda descansar. Si la hemorragia es masiva o persistente, el médico puede usar el endoscopio para inyectar un material que provoque la coagulación. Si esta medida falla, se debe recurrir a la cirugía.

Obstrucción

La hinchazón de los tejidos inflamados alrededor de una úlcera o la cicatrización procedente de las reactivaciones de úlceras previas pueden estrechar la salida del estómago o el duodeno. Una persona con este tipo de obstrucción puede vomitar repetidamente (a menudo regurgitando grandes cantidades de alimentos ingeridos horas antes). Son síntomas frecuentes de obstrucción el sentirse inusualmente lleno después de comer, la distensión y la ausencia de apetito. Con el tiempo, los vómitos pueden ocasionar pérdida de peso, deshidratación y un desequilibrio de los minerales del organismo. El tratamiento de las úlceras alivia la obstrucción en la mayoría de casos, pero las obstrucciones más graves pueden necesitar una corrección endoscópica o quirúrgica.

(con frecuencia en la primavera y el otoño, y durante períodos de estrés).

Los síntomas de las **úlceras gástricas** a menudo no siguen los mismos patrones que las úlceras duodenales, puesto que el comer puede desencadenar o aumentar el dolor más que aliviarlo. Las úlceras gástricas son más propensas a provocar hinchazón de la porción del estómago que se abre al duodeno, lo que puede impedir que la comida salga del estómago adecuadamente. Esto puede causar distensión del abdomen, náuseas o vómitos tras las comidas.

En la esofagitis o en las **úlceras esofágicas,** el afectado generalmente siente dolor al tragar o al acostarse.

Cuando aparecen complicaciones de las úlceras pépticas, como la hemorragia o la perforación, los síntomas se agravan.

Diagnóstico

El médico sospecha la presencia de una úlcera cuando la persona presenta un dolor de tipo característico en el estómago. Puede ser necesario realizar pruebas para confirmar el diagnóstico, dado que el cáncer gástrico puede producir síntomas similares. De igual modo, cuando las úlceras son resistentes al tratamiento, particularmente si hay varias o si las úlceras se localizan en zonas poco habituales, el médico puede sospechar otros procesos subyacentes que llevan a un exceso de producción de ácido gástrico por parte del estómago.

Para ayudar al diagnóstico de las úlceras e identificar su origen, el médico puede hacer uso de un endoscopio, radiografías con papilla de bario, analizar el jugo gástrico y efectuar pruebas de sangre. (• *V. página 504*)

La **endoscopia** es un procedimiento ambulatorio en que se introduce a través de la boca un tubo flexible de visualización (endoscopio) que permite observar directamente el interior del estómago. Dado que las úlceras generalmente se pueden detectar con el endoscopio, muchos médicos utilizan este método como primer procedimiento diagnóstico. El endoscopio es más fiable que la radiografía para detectar las úlceras en el duodeno y en la pared posterior del estómago; la endoscopia es también más fiable cuando la persona ha sido sometida a cirugía del estómago.

Sin embargo, incluso un endoscopista muy experimentado puede pasar por alto del 5 al 10 por ciento de las úlceras duodenales y gástricas.

Con un endoscopio, se puede realizar una biopsia (obtener una muestra de tejido para su examen al microscopio) para determinar si una úlcera gástrica es cancerosa. El endoscopio también puede utilizarse para detener la hemorragia de una úlcera.

La **radiografía con papilla de bario** del estómago y duodeno es de utilidad cuando no se detecta una úlcera con la endoscopia. Sin embargo, la radiografía puede pasar por alto más del 20 por ciento de las úlceras pépticas.

El **análisis gástrico** es un procedimiento en el que se extrae líquido directamente del estómago y duodeno con el fin de determinar la cantidad de ácido. Este procedimiento se realiza sólo si las úlceras son graves o recurrentes o si una intervención quirúrgica ha sido programada.

Los **análisis de sangre** no pueden detectar la presencia de una úlcera, pero el recuento de glóbulos rojos sirve para saber si existe anemia debida a una úlcera sangrante. Otros análisis de sangre pueden detectar la presencia de *Helicobacter pylori.*

Tratamiento

Uno de los aspectos del tratamiento de las úlceras duodenales o gástricas es el de neutralizar o disminuir la acidez. Este proceso se inicia con la eliminación de posibles irritantes del estómago, como los fármacos antiinflamatorios no esteroideos, el alcohol y la nicotina. Aunque la dieta blanda puede ocupar un lugar en el tratamiento de la úlcera, no existen evidencias definitivas que apoyen la opinión de que tales dietas aceleren la curación o eviten las recidivas. Sin embargo, se deberían evitar las comidas que pueden empeorar el dolor y la distensión.

Antiácidos

Los antiácidos alivian los síntomas, promueven la curación y disminuyen el número de recidivas de las úlceras. La mayoría de los antiácidos puede adquirirse sin receta médica.

La capacidad de los antiácidos para neutralizar el ácido del estómago varía según la cantidad que se haya tomado, según la persona y el momento en que se hayan tomado. La persona elige el tipo de antiácido en función de su sabor, su efecto sobre las deposiciones, su costo y su eficacia. Estos medicamentos están disponibles en forma de comprimidos o líquidos. Los primeros pueden ser más cómodos, pero no son tan eficaces como la presentación líquida.

Los **antiácidos absorbibles** neutralizan rápida y completamente el ácido del estómago. El bicarbonato de sodio y el carbonato de calcio, los antiácidos más potentes, pueden tomarse de vez en cuando para conseguir un alivio a corto plazo. Dado que son absorbidos por el flujo sanguíneo, su uso continuado puede alterar el equilibrio acidobásico de la sangre, produciendo alcalosis (el síndrome de leche-alcalinos). Por lo tanto, debe limitarse a pocos días el uso de estos antiácidos en cantidades importantes. Los síntomas de la alcalosis consisten en náuseas, dolor de cabeza y debilidad, aunque estos mismos síntomas pueden ser también causados por otros trastornos.

Los **antiácidos no absorbibles** suelen aconsejarse con preferencia porque tienen menos efectos colaterales; en particular, es improbable que causen alcalosis. Estos antiácidos se combinan con el ácido del estómago para formar compuestos que permanecen en él, reduciendo la actividad de los jugos digestivos y aliviando los síntomas ulcerosos sin causar alcalosis. Sin embargo, estos antiácidos pueden interferir con la absorción de otros fármacos (como las tetraciclinas, la digoxina y el hierro).

El **hidróxido de aluminio** es un antiácido de uso frecuente y relativamente seguro. Sin embargo, el aluminio se puede unir con el fosfato en el tracto gastrointestinal, reduciendo los valores de fosfato en sangre y provocando pérdida de apetito y debilidad. El riesgo de estos efectos secundarios es mayor en alcohólicos y en personas con una enfermedad renal, incluyendo las personas en tratamiento de hemodiálisis. El hidróxido de aluminio también puede causar estreñimiento.

El **hidróxido de magnesio** es más eficaz que el hidróxido de aluminio. El ritmo de las deposiciones generalmente no se verá afectado si se toman sólo 4 dosis de 1 o 2 cucharadas soperas al día; más de 4 dosis pueden causar diarrea. Teniendo en cuenta que pequeñas cantidades de magnesio se absorben y pasan a la sangre, este fármaco debe ser tomado en pequeñas dosis por las personas con alguna lesión renal. Muchos antiácidos contienen hidróxido de magnesio e hidróxido de aluminio a la vez.

Fármacos antiulcerosos

Las úlceras se tratan generalmente durante 6 semanas, como mínimo, con fármacos que reducen el medio ácido del estómago y del duodeno. Cualquiera de los fármacos antiulcerosos puede neutralizar o reducir el ácido del estómago y aliviar los síntomas, generalmente en pocos días. Habitualmente, si éstos no se alivian por completo o si reaparecen cuando se suprime el fármaco, se realizan otras pruebas complementarias.

El **sucralfato** puede actuar formando una capa protectora en la base de la úlcera para favorecer la curación. Funciona bien en úlceras pépticas y es una alternativa razonable a los antiácidos. El sucralfato se toma tres o cuatro veces al día y no se absorbe en el flujo sanguíneo, y por ello tiene pocos efectos colaterales. Sin embargo, puede provocar estreñimiento.

Los **antagonistas H$_2$** (cimetidina, ranitidina, famotidina y nizatidina) favorecen la curación de las úlceras reduciendo el ácido y las enzimas digestivas en el estómago y el duodeno. Estos fármacos son altamente eficaces y se toman sólo una o dos veces al día. En general, presentan pocos efectos secundarios importantes y varios de ellos se pueden adquirir sin prescripción médica. Sin embargo, la cimetidina puede producir un aumento del tamaño de las mamas en los varones que desaparece al suspender la medicación. Con menos frecuencia, la cimetidina puede causar impotencia en varones que ingieren altas dosis durante períodos prolongados. En menos del uno por ciento de las personas tratadas con cimetidina se han comunicado cambios en el estado mental (sobre todo en las personas de edad avanzada), diarrea, erupción cutánea, fiebre y dolores musculares. Si una persona que toma cimetidina sufre cualquiera de estos efectos secundarios, se puede solucionar el problema cambiando a otro antagonista H$_2$. Dado que la cimetidina puede interferir con la eliminación de ciertos fármacos del organismo (como la teofilina para el asma, la warfarina para la coagulación y la fenitoína para la epilepsia), estas personas deben informar a sus médicos de que están tomando cimetidina.

El **omeprazol** y el **lansoprazol** son fármacos muy potentes que inhiben la producción de todas las enzimas necesarias para la producción ácida del estómago. Estos medicamentos pueden inhibir por completo la secreción ácida y tienen efectos de acción prolongada. Favorecen la curación de un gran porcentaje de personas en un período de tiempo más corto que los antagonistas H$_2$. Son particularmente útiles en el tratamiento de la esofagitis, con o sin úlceras esofágicas, y en personas con otros trastornos que afecten la secreción ácida del estómago, como el síndrome de Zollinger-Ellison.

Los **antibióticos** se están utilizando cada vez más en los casos en que la bacteria *Helicobacter pylori* es la principal causa subyacente de las úlceras. El tratamiento consiste en uno o más antibióticos y un fármaco para reducir o neutralizar la acidez gástrica. Los utilizados con mayor frecuencia son las combinaciones de subsalicilato de bismuto (un fármaco similar al sucralfato), tetraciclinas y metronidazol. El omeprazol administrado con un antibiótico es también una combinación eficaz. Este tratamiento puede aliviar los síntomas ulcerosos incluso si las úlceras han resistido tratamientos anteriores o si éstas causan recidivas repetidas.

El **misoprostol** puede ser administrado para prevenir las úlceras gástricas causadas por fármacos antiinflamatorios no esteroideos. No existe acuerdo entre los médicos con relación a las circunstancias específicas en que el misoprostol debe utilizarse. Sin embargo, la mayoría está de acuerdo en que resulta beneficioso en algunas personas con artritis que están tomando dosis elevadas de fármacos antiinflamatorios no esteroideos. No obstante, el misoprostol no se usa en todos estos pacientes porque produce diarrea en cerca del 30 por ciento de ellos y porque tan sólo desarrollan úlcera péptica del 10 al 15 por ciento de las personas que toman fármacos antiinflamatorios no esteroideos para el tratamiento de la artritis.

Cirugía

Sólo en raras ocasiones es necesaria la cirugía para las úlceras, si se tiene en cuenta que el tratamiento médico es muy eficaz. La cirugía se reserva principalmente para tratar las complicaciones de una úlcera péptica, como una perforación, una obstrucción que no responde al tratamiento farmacológico o que recurre, ante dos o más episodios importantes de hemorragia; o cuando existe la sospecha de que la úlcera sea cancerosa, y ante recidivas frecuentes y graves de una úlcera péptica. Existen diversas técnicas quirúrgicas para el tratamiento de estos problemas. Sin embargo, las úlceras pueden recurrir tras la cirugía y cada procedimiento quirúrgico por sí mismo puede causar problemas como pérdida de peso, digestión lenta y anemia.

CAPÍTULO 103

Trastornos del ano y del recto

El ano es la apertura existente al final del tracto gastrointestinal por donde los materiales de desecho (deposiciones, heces) abandonan el organismo. El recto es la sección del tracto gastrointestinal por encima del ano donde las heces son retenidas antes de ser expulsadas del organismo a través del ano.

El revestimiento mucoso del recto se compone de un tejido brillante (de un color naranja tostado) que contiene glándulas mucosas muy semejante al revestimiento mucoso del resto del intestino. El ano está formado en parte por la piel y en parte por el revestimiento intestinal. La mucosa del recto es relativamente insensible al dolor, pero los nervios del ano y de la piel adyacente son muy sensibles. Las venas del ano drenan a la vena porta, que va al hígado, y a la circulación general. Los vasos linfáticos del recto drenan al intestino grueso y los del ano a los ganglios linfáticos de la ingle.

Un anillo muscular (esfínter anal) mantiene el ano cerrado. Éste es controlado de forma inconsciente por el sistema nervioso autónomo; sin embargo, su porción inferior puede relajarse o contraerse a voluntad.

Para diagnosticar los trastornos del ano y del recto, se inspecciona la piel alrededor del ano buscando alguna anormalidad. Con el dedo, el médico palpa por dentro el recto en el varón o el recto y la vagina en la mujer. Después, mira dentro del ano y del recto con un tubo de visualización rígido y corto (anoscopio). También puede usar un tubo rígido de 15 a 25 centímetros de longitud (proctoscopio). A continuación puede introducir un sigmoidoscopio, que es un tubo largo y flexible, con el fin de observar el intestino grueso hasta una distancia de 60 centímetros desde el ano. Si el área anal o sus alrededores son dolorosos, se puede administrar un anestésico local, regional, o incluso general, antes de la sigmoidoscopia (examen con un sigmoidoscopio). A veces se realiza una enema de limpieza antes de la sigmoidoscopia. Durante la prueba se pueden obtener muestras de tejido y de secreciones para su examen al microscopio. Otro estudio que se puede realizar es una exploración radiológica con papilla de bario. (• V. página 506)

Hemorroides

Las hemorroides son tejidos hinchados que contienen venas y que están localizados en las paredes del recto y del ano.

Las hemorroides se pueden inflamar, desarrollar un coágulo sanguíneo (trombo), sangrar o agrandarse y protruir hacia fuera por el ano (prolapso). Las que permanecen en el ano se llaman hemorroides internas y las que protruyen fuera de éste se denominan hemorroides externas.

Las hemorroides se pueden desarrollar debido a esfuerzos repetidos e intensos durante las evacuaciones; el estreñimiento puede empeorar la situación. La enfermedad hepática incrementa la presión sanguínea en la vena porta, conduciendo en ocasiones a la formación de hemorroides.

Síntomas y diagnóstico

Las hemorroides pueden sangrar, típicamente tras una evacuación, provocando que las heces o el papel higiénico se manchen de sangre. La sangre puede hacer que el agua de la taza del retrete se tiña de rojo. Sin embargo, a pesar de su aparatosidad, la cantidad de sangre generalmente es pequeña y las

Hemorroides

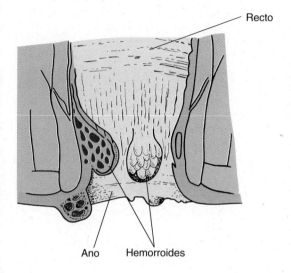

Recto

Ano   Hemorroides

Fisuras anales

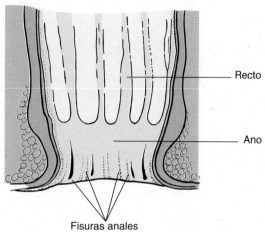

Recto

Ano

Fisuras anales

hemorroides raramente conducen a grandes pérdidas de sangre o a un cuadro anémico.

Las que protruyen por el ano pueden ser reintroducidas de nuevo suavemente con un dedo o a veces pueden hacerlo por sí mismas. Una hemorroide puede hincharse y volverse dolorosa si su superficie se ve sometida a un roce continuo o si se forma un coágulo en su interior. Con menor frecuencia, pueden secretar moco y crear la sensación de que el recto no está completamente vacío. El picor en la región anal (prurito anal) no es un síntoma de hemorroides, pero puede ocurrir, ya que la zona dolorosa es difícil de mantener limpia.

El médico puede diagnosticar rápidamente las hemorroides inflamadas y dolorosas mediante la inspección del ano y del recto. La anoscopia y la sigmoidoscopia ayudan a determinar si el paciente padece un trastorno más grave, como un tumor.

Tratamiento

Generalmente, las hemorroides no requieren tratamiento, a no ser que provoquen síntomas. La toma de agentes emolientes que ablandan las heces o de mucílago puede aliviar el estreñimiento y evitar los esfuerzos excesivos que lo acompañan. Las hemorroides sangrantes se pueden tratar con la inyección de sustancias que promueven la formación de tejido cicatricial que cierra estas venas; este procedimiento se denomina escleroterapia.

Las hemorroides internas de gran tamaño y las que no responden a la escleroterapia se ligan con bandas de goma. Este procedimiento, llamado ligadura con bandas de goma, hace que la hemorroide se atrofie y se desprenda sin causar dolor. El tratamiento se aplica en una sola hemorroide cada vez, a intervalos de dos semanas o más. Se pueden necesitar de tres a seis tratamientos. Las hemorroides también pueden ser destruidas utilizando láser (destrucción por láser), rayos infrarrojos (fotocoagulación por infrarrojos) o una corriente eléctrica (electrocoagulación). Si fallan los demás procedimientos se puede recurrir a la cirugía.

Cuando una hemorroide con un coágulo de sangre duele, se trata con baños de asiento (baños en los cuales la persona se sienta en el agua), ungüentos anestésicos locales o compresas de avellana. El dolor y la inflamación suelen disminuir tras un corto período de tiempo y los coágulos desaparecen al cabo de 4 a 6 semanas. Por otra parte, el especialista puede abrir la vena y retirar el coágulo en un intento de aliviar el dolor rápidamente.

Fisura anal

Una fisura anal (fisura en el ano, úlcera anal) es un desgarro o una úlcera en el revestimiento del ano.

Las fisuras anales generalmente se deben a lesiones que ocurren durante una evacuación de heces muy duras o muy voluminosas. Las fisuras ocasionan espasmos del esfínter, lo que impide su curación.

Las fisuras causan dolor y pérdida de sangre durante una evacuación o poco después de ésta. El dolor dura entre varios minutos y varias horas y luego remite hasta la siguiente evacuación. El médico diagnostica una fisura mediante la inspección del ano.

Tratamiento

Un emoliente de las heces o las semillas de psilio pueden reducir las lesiones causadas por las evacuaciones de heces endurecidas, a la vez que lubrican y suavizan la zona baja del recto. También pueden ser beneficiosos los supositorios lubricantes. Un baño de asiento templado durante 10 o 15 minutos después de cada evacuación alivia la incomodidad y ayuda a incrementar el flujo de sangre local, lo que favorece la curación. Cuando fallan estas medidas sencillas, generalmente es necesaria la cirugía.

Abscesos anorrectales

Un absceso anorrectal es una colección de pus causada por bacterias que invaden el espacio alrededor del ano o del recto.

Los abscesos situados por debajo de la piel pueden producir dolor e hinchazón y la zona puede aparecer enrojecida y ser muy dolorosa al tacto. A menudo, el médico puede ver un absceso en la piel alrededor del ano. Con el dedo puede percibir una hinchazón dolorosa en el recto, incluso aunque no se vea una hinchazón. Los abscesos del recto situados más arriba pueden no causar síntomas rectales pero sí producir fiebre y dolor en la parte baja del abdomen.

Tratamiento

Los antibióticos son de escasa utilidad excepto en caso de fiebre, en los diabéticos o en los que, además, presentan una infección en otra parte del cuerpo.

Generalmente, el tratamiento consiste en inyectar localmente un anestésico, realizar una incisión en el absceso y vaciar el pus. En ocasiones, debe hospitalizarse a la persona para someterla a anestesia general antes del proceso quirúrgico. Una vez que ha sido drenado todo el pus, puede desarrollarse un trayecto anormal hasta la piel (fístula anorrectal).

Fístula anorrectal

Una fístula anorrectal (fístula en el ano) es un trayecto anormal desde el ano o el recto hasta la piel

Fístula anorrectal

Canal anormal, en este caso entre el recto y la piel que circunda el ano.

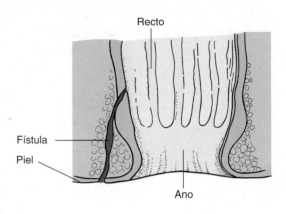

Recto

Fístula

Piel

Ano

cerca del ano, aunque ocasionalmente puede ir hacia otro órgano, como la vagina.

En general, las fístulas comienzan en una glándula profunda de la pared del recto o del ano. A veces las fístulas son el resultado del drenaje de un absceso anorrectal, pero a menudo no se puede identificar la causa. Esta afección es más común en portadores de la enfermedad de Crohn o en las personas con tuberculosis. También pueden ocurrir en las personas con diverticulitis, cáncer o alguna lesión anal o rectal. Una fístula en un lactante generalmente se debe a un defecto congénito y es más frecuente en los niños que en las niñas. Las fístulas que conectan el recto y la vagina pueden deberse a una complicación de la radioterapia, a un cáncer, a la enfermedad de Crohn a una lesión que haya sufrido la madre durante el parto.

Síntomas y diagnóstico

Una fístula puede ser dolorosa o puede excretar pus. Es posible observar una o más aberturas de una fístula o ésta puede notarse debajo de la piel. Introduciendo una sonda se puede determinar su profundidad y dirección. El médico puede localizar la abertura interna mirando a través de un anoscopio que introduce en el recto y mediante una exploración con una sonda. La inspección con un sigmoidoscopio ayuda a determinar si la causa del problema es un cáncer, la enfermedad de Crohn u otro trastorno.

Tratamiento

El único tratamiento eficaz es la cirugía (fistulotomía), durante la cual se secciona el esfínter de forma parcial. Si el esfínter se secciona demasiado, se pueden tener dificultades para controlar las evacuaciones. Asimismo, si la persona tiene diarrea, una colitis ulcerosa activa o la enfermedad activa de Crohn (todas las cuales pueden retrasar la cicatrización de las heridas), el tratamiento quirúrgico generalmente no se realiza.

Proctitis

La proctitis es una inflamación del revestimiento del recto (mucosa rectal).

En la proctitis ulcerativa, una forma común de proctitis, las úlceras aparecen en el revestimiento inflamado del recto. Este trastorno puede afectar de 2,5 a 10 centímetros de la porción baja del recto. Algunos casos responden rápidamente al tratamiento; otros persisten o recurren y requieren un tratamiento prolongado. Algunos derivan finalmente hacia una colitis ulcerosa.

La proctitis, una afección cada vez más frecuente, tiene varias causas. Puede ser consecuencia de la enfermedad de Crohn o de una colitis ulcerosa. También puede ser debida a una enfermedad de transmisión sexual (como la gonorrea, la sífilis, la infección por *Clamydia trachomatis,* el herpes simple o la infección por citomegalovirus), especialmente en varones homosexuales. Cualquier persona con un sistema inmunitario debilitado tiene mayores riesgos de desarrollar proctitis, particularmente de causa infecciosa, como la originada por el virus del herpes simple o por el citomegalovirus. La proctitis también puede ser causada por una bacteria específica, como la *Salmonella,* o por el uso de un antibiótico que destruya la flora intestinal bacteriana normal permitiendo que otras bacterias crezcan en su lugar. Otra causa de proctitis es la radioterapia sobre el recto o sus alrededores.

Síntomas y diagnóstico

Es típico de la proctitis causar hemorragias indoloras o la eliminación de moco por el recto. Cuando la causa es la gonorrea, el herpes simple o el citomegalovirus, el ano y el recto pueden ser intensamente dolorosos.

Para establecer el diagnóstico, se observa el interior establecer del recto con un proctoscopio o un sigmoidoscopio y se toma una muestra de tejido del revestimiento rectal para su examen. El laboratorio puede entonces identificar las bacterias, los hongos o los virus responsables de la proctitis. El médico puede también examinar otras áreas del intestino mediante un colonoscopio o radiografías con papilla de bario. (• V. página 506)

Tratamiento

Los antibióticos son el mejor tratamiento para la proctitis causada por una infección bacteriana específica. Cuando la proctitis se origina por el uso de algún antibiótico que altera la flora intestinal, el metronidazol o la vancomicina son útiles para destruir las bacterias dañinas que han sustituido a las habituales. Cuando la causa de la proctitis se debe a la radioterapia o bien se desconoce lo que la promueve; el paciente puede mejorar con corticosteroides, como la hidrocortisona y la mesalamina, otro fármaco antiinflamatorio. Ambos pueden administrarse en forma de enema o supositorio. La cortisona, una variedad de corticosteroides, está disponible en forma de espuma que puede ser introducida en el recto mediante un cartucho y un émbolo. Al mismo tiempo se puede ingerir sulfasalacina u otro fármaco similar. Si estos métodos de tratamiento no alivian la inflamación, pueden ser útiles los corticosteroides orales.

Enfermedad pilonidal

La enfermedad pilonidal es causada por la infección de los folículos pilosos de la zona superior del surco interglúteo (división entre las nalgas).

Un absceso pilonidal es una colección de pus en el sitio de la infección; un seno pilonidal es una herida con salida crónica de pus a dicho nivel.

Generalmente ocurre en varones jóvenes, de etnia blanca y con mucho vello. Para distinguirla de otras infecciones, el médico busca hoyuelos (pequeños agujeros en el área infectada). Un seno pilonidal puede provocar dolor e hinchazón.

En general, un absceso pilonidal debe ser abierto y su contenido vaciado. Habitualmente, un seno pilonidal debe ser extirpado quirúrgicamente.

Prolapso rectal

El prolapso rectal es la protrusión del recto a través del ano.

El prolapso rectal hace que el recto se invierta, de tal forma que desde el ano se ve el revestimiento mucoso como una prolongación de tejido de color rojo oscuro, húmedo y con forma de dedo.

Los lactantes sanos a menudo sufren un prolapso rectal temporal que sólo afecta al revestimiento del recto (mucosa), probablemente debido a un esfuerzo excesivo en alguna evacuación, y raramente se trata de algo grave. En los adultos, el prolapso del revestimiento del recto tiende a hacerse persistente y puede empeorar, de tal modo que cada vez protruye una mayor parte del mismo.

Prolapso rectal

Protrusión del recto
a través del ano

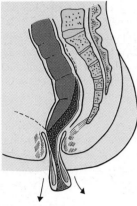

Protrusión del recto

Corrección quirúrgica (rectopexia),
a través del ano

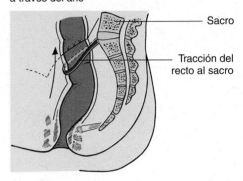

Sacro

Tracción del
recto al sacro

La procidencia es un prolapso completo del recto. Habitualmente, ocurre más en las mujeres mayores de 60 años.

Para determinar la extensión de un prolapso, el médico examina el área mientras la persona permanece de pie o en cuclillas y hace fuerza como para evacuar. Mediante la palpación del esfínter anal con el dedo, el médico a menudo detecta un tono muscular disminuido. Una sigmoidoscopia y una exploración radiológica del intestino grueso con enema de bario pueden poner de manifiesto una enfermedad subyacente, como una enfermedad de los nervios del esfínter.

Tratamiento

En los lactantes y niños, un emoliente de las heces evita tener que realizar esfuerzos durante la defecación. La sujeción de las nalgas una contra la otra entre las deposiciones generalmente ayuda a que el prolapso rectal se cure por sí mismo.

En los adultos es necesario el tratamiento quirúrgico para solucionar el problema. A menudo la cirugía cura el prolapso completo (procidencia). Una de las variantes de operación abdominal consiste en levantar el recto, tirarlo hacia atrás y unirlo al hueso sacro. Otra técnica consiste en extirpar una porción del recto.

Si la cirugía no está indicada por razones de edad o de mala salud, se puede colocar un anillo de alambre o de plástico alrededor del esfínter; este procedimiento se denomina técnica de Thiersch.

Prurito anal

El prurito anal (el picor de la piel alrededor del ano) puede deberse a varias causas:
• Trastornos de la piel como la psoriasis y la dermatitis atópica.
• Reacciones alérgicas como la dermatitis de contacto causada por soluciones anestésicas aplicadas a la piel, por varios tipos de ungüentos o por productos químicos utilizados en la fabricación del jabón.
• Ciertos productos alimenticios como las especias, los cítricos, la cerveza y la cola, así como los comprimidos de vitamina C.
• Microorganismos como hongos y bacterias.
• Parásitos como los oxiuros y, con menor frecuencia, la infestación por sarna o piojos (pediculosis).
• Antibióticos, especialmente las tetraciclinas.
• Enfermedades como la diabetes, las afecciones hepáticas, los trastornos del ano (por ejemplo, apéndices cutáneos, criptitis, fístulas que supuran) y los tumores cancerosos (por ejemplo, la enfermedad de Bowen).
• Higiene deficiente, lo que permite que las heces irriten la piel, o el abuso del jabón y el exceso de frotamiento.
• Calor y sudación excesivos debido al uso de medias, ropa interior apretada (especialmente sí no es de algodón), obesidad o clima caluroso.
• El ciclo de ansiedad-picor-ansiedad.

Las personas con hemorroides externas voluminosas pueden sufrir picor porque les resulta difícil mantener el área limpia.

Tratamiento

Tras la deposición, se debe limpiar el área anal con algodón absorbente, que puede ser humedecido con agua templada. La humedad se puede combatir con el uso frecuente de polvos de talco o de almidón de maíz. Se pueden aplicar cremas con corticosteroides, cremas antimicóticas, como el miconazol, o supositorios calmantes. Los alimentos que pueden causar prurito anal se eliminan de la dieta, observando si se presenta alguna mejoría. Deben usarse vestidos flojos y ropa de cama ligera. Si la situación no mejora y el médico sospecha un cáncer, se puede obtener una muestra de piel para su examen.

Cuerpos extraños

En la unión entre el ano y el recto pueden quedar atrapados objetos deglutidos, como mondadientes, huesos de pollo o espinas de pescado, cálculos biliares o una masa de heces duras. También se pueden insertar cuerpos extraños de modo intencionado. En el recto pueden quedar alojados cánulas de enemas, termómetros y objetos colocados intencionadamente para estimulación sexual. Estos objetos voluminosos suelen quedarse en la porción media del recto.

Si durante una evacuación aparece un dolor repentino y muy intenso, ello sugiere que un objeto extraño, generalmente a nivel de la unión del ano y del recto, está penetrando en el revestimiento mucoso del recto o del ano.

Otros síntomas dependen del tamaño y de la forma del cuerpo extraño, el tiempo que ha permanecido allí y si ha causado una infección o una perforación.

El médico puede palpar el objeto haciendo un tacto rectal (palpación interna del recto con el dedo) durante una exploración física. Puede requerirse una exploración abdominal, una sigmoidoscopia y radiografías para asegurarse de que no se ha perforado la pared del intestino grueso.

Tratamiento

Si el médico puede tocar el objeto, generalmente se inyecta un anestésico local debajo de la piel y del revestimiento del ano para anestesiar el área. Entonces puede lograrse una mayor abertura anal utilizando un instrumento para tal fin y así asir el objeto y retirarlo. Los movimientos naturales de la pared del intestino grueso (peristaltismo) generalmente hacen descender el objeto, permitiendo retirarlo.

Si no se puede llegar a tocar el objeto o si éste no puede ser retirado a través del recto, a veces se requiere una intervención quirúrgica con fines exploratorios. Para ello se administra anestesia local o general, de tal modo que el objeto pueda ser empujado suavemente hacia el ano y se corta el intestino grueso para retirarlo. Después de haber retirado el cuerpo extraño, el médico realiza una sigmoidoscopia para determinar si el recto se ha perforado o presenta cualquier otro tipo de lesión.

CAPÍTULO 104

Trastornos del páncreas

El páncreas es una glándula con forma de hoja, de aproximadamente 13 centímetros de longitud. Está rodeado por la porción baja del estómago y por el duodeno (la primera parte del intestino delgado que conecta con el estómago). El páncreas tiene dos funciones principales: la secreción al duodeno de líquidos con enzimas digestivas y la secreción de las hormonas insulina y glucagón, (• *V. página 748*) las cuales son necesarias para metabolizar el azúcar.

Este órgano también secreta grandes cantidades de bicarbonato de sodio (el mismo compuesto químico que el bicarbonato de sosa) hacia el duodeno, lo cual neutraliza el ácido proveniente del estómago.

Esta secreción de bicarbonato de sodio fluye a través de una serie de conductos colectores que corren a lo largo de la porción central del páncreas (conducto pancreático). Este conducto se une posteriormente con el conducto biliar común, procedente de la vesícula biliar y del hígado, para formar la ampolla de Vater, que finalmente desemboca en el duodeno a nivel del esfínter de Oddi.

Localización del páncreas

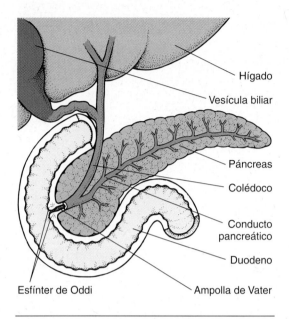

Hígado

Vesícula biliar

Páncreas

Colédoco

Conducto
pancreático

Duodeno

Esfínter de Oddi

Ampolla de Vater

Pancreatitis aguda

*La pancreatitis aguda es una inflamación del pán-
creas de aparición súbita que puede ser leve o
mortal.*

Normalmente, el páncreas secreta jugo pancreático al duodeno a través del conducto pancreático.
Este jugo contiene enzimas digestivas en forma inactiva, además de un inhibidor que impide que cualquier enzima pueda resultar activada en su camino
hacia el duodeno. La obstrucción del conducto pancreático (por ejemplo, por un cálculo biliar atascado
en el esfínter de Oddi) interrumpe el flujo del jugo
pancreático.

Generalmente, la obstrucción es temporal y causa
un daño limitado, que se repara rápidamente. Pero
si ésta persiste, las enzimas activadas se acumulan
en el páncreas, desbordan la capacidad del inhibidor
y comienzan a digerir las propias células pancreáticas, provocando una grave inflamación.

El daño pancreático puede permitir a las enzimas
salir al exterior y penetrar en el flujo sanguíneo o en
la cavidad abdominal, donde causan irritación e inflamación del revestimiento de la cavidad (peritonitis) o de otros órganos.

La porción del páncreas que produce hormonas,
especialmente la insulina, no suele afectarse ni lesionarse.

Los cálculos biliares y el alcoholismo son responsables de casi el 80 por ciento de los ingresos hospitalarios por pancreatitis aguda. Las mujeres sufren
pancreatitis de causa obstructiva casi dos veces más
que los hombres, mientras que en éstos la pancreatitis de origen alcohólico es seis veces más frecuente. Los cálculos biliares que producen pancreatitis
aguda pueden quedar atrapados en el esfínter de
Oddi durante un tiempo, bloqueando de esa manera
la salida del conducto pancreático; sin embargo, la
mayoría de los cálculos biliares pasa al tracto intestinal. La ingesta de más de 100 g de alcohol al día
durante varios años puede provocar la obstrucción
de los pequeños conductos pancreáticos que drenan
al conducto principal, precipitando finalmente el desarrollo de una pancreatitis aguda. Un ataque de pancreatitis puede originarse tras una ingestión excesiva de alcohol o después de una comida abundante.
Hay muchas otros trastornos que pueden causar una
pancreatitis aguda.

Síntomas

Casi todas las personas con pancreatitis aguda
sufren un intenso dolor abdominal en la zona superior del abdomen medio, debajo del esternón. A
menudo el dolor se irradia a la espalda. En raras
ocasiones, se siente primero en la parte baja del
abdomen. Generalmente el dolor comienza de forma súbita y alcanza su máxima intensidad en unos
minutos, se mantiene constante e intenso, es de carácter penetrante y dura varios días. A menudo, no
se alivia completamente ni con la inyección de dosis importantes de analgésicos. Puede empeorar
con la tos, los movimientos bruscos y la respiración profunda; en parte se puede aliviar sentándo-
se e inclinándose hacia delante. Por lo general, los
afectados sienten náuseas y tienen que vomitar, a
veces hasta el punto de presentar arcadas secas
(náuseas sin vómito).

Algunas personas, especialmente las que desarrollan pancreatitis debida al alcoholismo, pueden
no tener ningún síntoma excepto un dolor moderado. Otras se sienten muy mal, presentan aspecto
enfermizo y sudoroso, y tienen el pulso acelerado
(100 a 140 latidos por minuto), así como una respiración rápida y profunda. La respiración rápida
puede deberse en parte a una inflamación de los
pulmones.

Al principio la temperatura del cuerpo puede ser
normal, pero en pocas horas puede alcanzar entre
37,5 y 38,5 ºC. La presión arterial puede ser alta o
baja, pero tiende a disminuir cuando la persona se
pone de pie, provocando desvanecimientos. A medida que progresa el cuadro, la persona tiende a perder el contacto con el entorno. Algunas están casi

inconscientes. En ocasiones, el blanco de los ojos (esclera) se vuelve amarillento.

Una de cada cinco personas con pancreatitis aguda desarrolla algún tipo de inflamación en la parte alta del abdomen. Ésta puede deberse a una interrupción del tránsito del contenido gástrico e intestinal (trastorno conocido como íleo gastrointestinal) o porque el páncreas inflamado aumenta de tamaño y empuja al estómago hacia delante. También se puede acumular líquido en el abdomen (ascitis).

En la pancreatitis aguda grave (pancreatitis necrosante), puede descender la presión arterial y desarrollarse un estado de shock. La pancreatitis aguda grave puede ser mortal.

Diagnóstico

El dolor abdominal característico hace sospechar al médico una pancreatitis aguda, especialmente en las personas que presentan cálculos biliares o que toman mucho alcohol. En la exploración física, a menudo se percibe que los músculos de la pared abdominal están rígidos. Cuando se examina el abdomen con un fonendoscopio, el médico puede percibir una disminución de los ruidos intestinales (ruidos hidroaéreos).

No existe un único análisis de sangre que diagnostique una pancreatitis aguda, pero ciertas pruebas confirman el diagnóstico. En el primer día de la enfermedad se incrementan los valores sanguíneos de dos enzimas producidas por el páncreas, la amilasa y la lipasa, pero éstas vuelven a la normalidad en un plazo de 3 a 7 días. Algunas veces, sin embargo, estos valores no se incrementan debido a que gran parte del páncreas ha sido destruido durante episodios previos de pancreatitis y quedan pocas células para liberar enzimas. Las personas con pancreatitis aguda grave tienen a menudo menos glóbulos rojos de lo normal, debido a hemorragias en el páncreas y en el abdomen.

Las radiografías simples del abdomen pueden mostrar asas intestinales dilatadas o, en casos aislados, uno o más cálculos biliares. La ecografía puede revelar la presencia de cálculos en la vesícula biliar y, a veces, en el conducto biliar común y también puede detectar un páncreas inflamado.

La tomografía axial computadorizada (TC) es particularmente útil para detectar cambios en el tamaño del páncreas y se usa en casos graves y complicados, como una presión arterial muy baja. Las imágenes de la TC son tan claras que ayudan al médico a establecer un diagnóstico preciso.

En la pancreatitis aguda grave, la TC ayuda a determinar el pronóstico. Si las imágenes indican una inflamación moderada del páncreas, el pronóstico es excelente, pero si se observan grandes áreas de tejido pancreático destruido, el pronóstico no es tan bueno.

Causas de pancreatitis aguda

- Cálculos biliares.
- Alcoholismo.
- Fármacos como la furosemida y la azatioprina.
- Parotiditis.
- Altos niveles de lípidos, especialmente triglicéridos.
- Lesión del páncreas por cirugía o endoscopia.
- Lesión del páncreas por heridas contusas o penetrantes.
- Cáncer del páncreas.
- Reducción de la llegada de sangre al páncreas, por ejemplo, debido a una intensa disminución de la presión arterial.
- Pancreatitis hereditaria.

La colangiopancreatografía retrógrada endoscópica (técnica radiológica que muestra la estructura del conducto biliar común y del conducto pancreático), generalmente se realiza sólo si se sospecha que la causa de la pancreatitis es un cálculo enclavado en el conducto biliar común. El médico hace pasar un endoscopio por la boca del paciente hasta el intestino delgado, donde se encuentra el esfínter de Oddi. A continuación inyecta un contraste radiopaco en los conductos, el cual es visible a los rayos X. Si las radiografías evidencian un cálculo, se puede utilizar el mismo endoscopio para retirarlo.

Tratamiento

En general, se hospitaliza a las personas con pancreatitis. Una persona con una pancreatitis aguda moderada debe evitar el consumo de alimentos y agua porque esto estimula al páncreas a producir más enzimas. Los líquidos y nutrientes se administran por vía intravenosa. Se introduce una sonda por la nariz hasta el estómago, para aspirar el líquido y el aire, particularmente si persisten las náuseas y los vómitos.

La persona con una pancreatitis aguda grave generalmente se ingresa en una unidad de cuidados intensivos para controlar de cerca los signos vitales (pulso, presión arterial y frecuencia respiratoria). Cada hora se mide el volumen de orina. También se recogen muestras de sangre para analizar varios componentes de la misma, como los hematócritos, (• *V. recuadro, página 765*) los valores de glucosa y de electrólitos, el recuento de glóbulos blancos y las concentraciones en sangre de diversas enzimas.

Litiasis del colédoco

Una litiasis al final del colédoco (a nivel de la ampola de Vater) puede obstruir el drenaje del conducto pancreático y ser causa de pancreatitis.

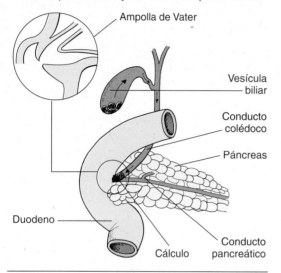

Seudoquistes pancreáticos

Pueden constituir una complicación de la pancreatitis aguda.

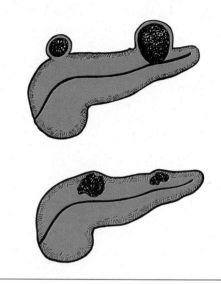

La persona es alimentada por vía intravenosa y no recibe nada por vía oral durante por lo menos 2 semanas e incluso hasta 6. Se mantiene vacío el estómago por medio de una sonda nasogástrica y se administran antiácidos con frecuencia para ayudar a prevenir el desarrollo de úlceras.

El volumen de sangre se controla cuidadosamente mediante la administración de líquidos por vía intravenosa y también se controla la función cardíaca. Se administra oxígeno con una mascarilla facial o por medio de un tubo nasal para aumentar su concentración en sangre; si este tratamiento es inadecuado, el paciente puede ser sometido a un respirador artificial que le ayude a respirar. El dolor intenso se trata generalmente con el fármaco meperidina.

En ocasiones, durante los primeros días de una pancreatitis aguda grave puede ser necesario intervenir quirúrgicamente. Por ejemplo, puede requerirse la cirugía para aliviar una pancreatitis secundaria a un traumatismo o una herida, o se puede realizar una exploración quirúrgica para aclarar un diagnóstico incierto. En ocasiones, si la situación de la persona se deteriora tras la primera semana de enfermedad, se realiza una intervención quirúrgica para retirar el tejido pancreático infectado que no cumple su función.

La infección de un páncreas inflamado es un riesgo, particularmente después de la primera semana de enfermedad. El médico puede sospechar una in-

fección cuando la situación del paciente empeora y aparece fiebre con aumento del recuento de glóbulos blancos en sangre, a pesar de que otros síntomas hayan comenzado a remitir. El diagnóstico se establece por medio del cultivo de muestras de sangre y mediante una tomografía axial computadorizada (TC). Se puede obtener una muestra de material infectado del páncreas, insertándole una aguja a través de la piel. Las infecciones se tratan con antibióticos y cirugía.

Algunas veces, se desarrolla en el páncreas un seudoquiste, cargado de enzimas pancreáticas, líquido y restos de tejido, que puede alcanzar gran volumen. Si un seudoquiste crece mucho y provoca dolor u otros síntomas, el cirujano lo descomprimirá. La necesidad de descompresión es particularmente urgente si el seudoquiste se expande rápidamente, se infecta, sangra o parece que esté a punto de romperse. Dependiendo de su localización, la descompresión se realiza insertando un catéter a través de la piel, lo que permite que el seudoquiste se vaya vaciando a lo largo de varias semanas, o bien mediante una intervención quirúrgica.

Cuando la pancreatitis aguda es secundaria a cálculos biliares, el tratamiento depende de su gravedad. Si la pancreatitis es moderada, la extirpación de los cálculos generalmente puede retrasarse hasta que remitan los síntomas. La pancreatitis grave causada por cálculos biliares puede ser tratada con endoscopia o cirugía. El procedimiento quirúrgico consiste en la eliminación de la vesícula biliar y la limpieza de los conductos. En personas de edad avanzada con otros procesos, como una enfermedad del corazón, a menudo se realiza primero la endoscopia, pero si falla este tratamiento se debe llevar a cabo una intervención quirúrgica.

Pancreatitis crónica

La pancreatitis crónica es una inflamación del páncreas de larga evolución.

En muchos países, el alcoholismo es la causa más frecuente de pancreatitis crónica. Otras causas son una predisposición hereditaria y una obstrucción del conducto pancreático debida a una estenosis (estrechamiento) del mismo o a un cáncer de páncreas. En raras ocasiones, un episodio grave de pancreatitis aguda puede estenosar el conducto hasta el punto de producir una pancreatitis crónica. Se desconoce la causa en muchos casos.

En países tropicales (por ejemplo, India, Indonesia y Nigeria), una pancreatitis crónica de origen desconocido en niños y en adultos jóvenes da lugar a diabetes y a la formación de depósitos de calcio en el páncreas. Los síntomas iniciales son consecuencia generalmente de la diabetes.

Síntomas

Los síntomas de la pancreatitis crónica se agrupan generalmente en dos patrones. En uno de ellos, el dolor se localiza en medio del abdomen, es persistente pero varía su intensidad. En el otro, se presentan episodios intermitentes de pancreatitis con síntomas similares a los de la pancreatitis aguda leve o moderada; el dolor a veces es intenso y dura unas horas o varios días. Con cada patrón, a medida que progresa la pancreatitis crónica, las células que segregan las enzimas digestivas son destruidas lentamente y por último no se siente dolor.

Al disminuir el número de enzimas digestivas, la comida se absorbe inadecuadamente y la persona puede tener heces voluminosas y malolientes. Las heces son de coloración clara y aspecto graso, y pueden contener incluso gotas de aceite. La malabsorción conduce también a la pérdida de peso. Finalmente, pueden ser destruidas las células pancreáticas productoras de insulina, lo que gradualmente deriva en una diabetes.

Diagnóstico

Según los síntomas o una historia de ataques de pancreatitis aguda, el médico sospecha una pancreatitis crónica. Los análisis de sangre son menos útiles para diagnosticar una pancreatitis crónica que para la pancreatitis aguda, pero pueden evidenciar valores aumentados de amilasa y lipasa. Los análisis de sangre también son útiles para controlar la concentración de glucosa (un tipo de azúcar) en sangre, que puede ser elevado.

Las radiografías de abdomen y las ecografías pueden poner de manifiesto cálculos en el páncreas. La pancreatografía retrógrada endoscópica (una técnica de radiología que muestra la estructura de los conductos pancreáticos) puede evidenciar un conducto dilatado o estrechado, o la presencia de cálculos en el conducto. La tomografía computadorizada (TC) puede mostrar tanto las anormalidades como el tamaño, forma y textura del páncreas. A diferencia de la pancreatografía retrógrada endoscópica, una TC no requiere el uso de un endoscopio.

Tratamiento

Durante una crisis, es esencial evitar el alcohol. La abstinencia de todo tipo de alimentos y la administración tan sólo de líquidos por vía intravenosa pueden mantener el páncreas y el intestino en reposo, aliviando así el dolor. Sin embargo, a menudo es también necesaria la administración de analgésicos opiáceos.

Más adelante, la ingesta de cuatro o cinco comidas diarias, compuestas de alimentos bajos en grasas y proteínas y ricos en hidratos de carbono, puede reducir la frecuencia y la intensidad de las recidivas. El paciente debe seguir absteniéndose del alcohol. Si el dolor continúa, el médico busca posibles complicaciones, como una masa inflamatoria en la cabeza del páncreas o un seudoquiste. Una masa inflamatoria puede requerir una intervención quirúrgica; un seudoquiste pancreático que produce dolor a medida que crece puede necesitar descompresión.

Si el paciente presenta un dolor continuado y ninguna complicación, el médico generalmente infiltra los nervios del páncreas para impedir que los impulsos dolorosos alcancen el cerebro. Si falla este procedimiento, puede recurrirse a la cirugía. Por ejemplo, cuando el conducto pancreático está dilatado se puede crear una derivación desde el páncreas al intestino delgado, lo cual alivia el dolor en cerca del 70 al 80 por ciento de los casos. Cuando el conducto no está dilatado, puede ser necesario extirpar parte del páncreas. Si el problema está localizado en la cola del páncreas (la parte más alejada del duodeno), ésta se puede extirpar. Si se encuentra implicada la cabeza del páncreas, ésta puede extirparse junto con el duodeno. Tales intervenciones pueden aliviar el dolor en el 60 al 80 por ciento de los casos. Entre los alcohólicos en rehabilitación, la extirpación parcial del páncreas se realiza sólo en los que son capaces de controlar por sí mismos la diabetes que resulta de la intervención quirúrgica.

La administración con las comidas de comprimidos o cápsulas de extractos de enzimas pancreáticas puede hacer que las heces sean menos grasas y que mejore la absorción de los alimentos, pero es raro que estos problemas se solucionen del todo. Si es necesario, con las enzimas pancreáticas se puede tomar un antiácido líquido o un bloqueante H_2. Con este tratamiento, el paciente gana algo de peso, tiene menos evacuaciones al día y ya no presenta gotas de aceite en las heces, y, en general, se siente mejor. Si estas medidas no resultan eficaces, se puede también disminuir las grasas de la dieta. Así mismo, pueden requerirse suplementos de vitaminas liposolubles (A, D y K).

Adenocarcinoma del páncreas

El adenocarcinoma del páncreas es un tumor canceroso que se origina en las células que revisten el conducto pancreático.

Cerca del 95 por ciento de los casos de tumores cancerosos del páncreas son adenocarcinomas. Estos tumores son casi dos veces más frecuentes en varones que en mujeres y son ligeramente más frecuentes en la etnia negra que en la blanca. El adenocarcinoma del páncreas es 2 a 3 veces más frecuente en los grandes fumadores que en los no fumadores. Las personas con pancreatitis crónica tienen un alto riesgo de padecerlo.

A medida que la expectativa de vida ha aumentado, esta enfermedad se ha vuelto más frecuente en los países desarrollados. En raras ocasiones se desarrolla antes de los 50 años y la edad promedio de su diagnóstico es a los 55 años. Se conoce poco acerca de su causa.

Síntomas

El adenocarcinoma de páncreas típicamente no causa síntomas hasta que el tumor haya crecido. Por este motivo, en el momento del diagnóstico y en el 80 por ciento de los casos, el tumor ya ha hecho metástasis más allá del órgano, alcanzando los ganglios linfáticos vecinos o incluso el hígado y el pulmón.

Los primeros síntomas característicos son dolor y pérdida de peso. En el momento del diagnóstico, el 90 por ciento de los enfermos tiene dolor abdominal (generalmente dolor intenso en la parte alta del abdomen, que se irradia a la espalda) y pérdida de por lo menos el 10 por ciento de su peso ideal.

Cerca del 80 por ciento de estos cánceres se desarrolla en la cabeza del páncreas (la parte más cercana al duodeno y al conducto biliar común). Por lo tanto, la ictericia es un síntoma precoz típico causado por la obstrucción del conducto biliar común. En las personas con ictericia, el color amarillo afecta no sólo a la piel sino también al blanco de los ojos (esclerótica) y a otros tejidos. La ictericia se acompaña de prurito generalizado.

Adenocarcinoma de la cabeza del páncreas

El adenocarcinoma de la cabeza del páncreas puede provocar una obstrucción del colédoco.

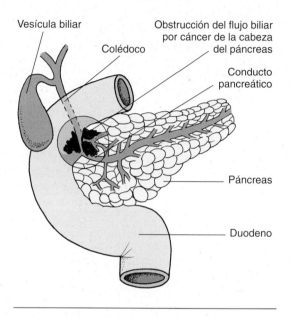

Vesícula biliar
Colédoco
Obstrucción del flujo biliar por cáncer de la cabeza del páncreas
Conducto pancreático
Páncreas
Duodeno

Los tumores del cuerpo y de la cola del páncreas (la parte del medio y la más alejada del duodeno) pueden obstruir la vena que sale del bazo, dando como resultado un agrandamiento de bazo y varices (venas varicosas inflamadas, agrandadas y tortuosas) alrededor del estómago y del esófago. Si se llegan a romper estas venas, puede producirse una hemorragia grave, sobre todo del esófago.

Diagnóstico

El diagnóstico precoz es difícil. Cuando se sospecha un adenocarcinoma del páncreas, las pruebas diagnósticas más usadas son las ecografías, la tomografía computadorizada (TC) y la pancreatografía retrógrada endoscópica (una técnica de radiología que muestra la estructura del conducto pancreático). Para confirmar el diagnóstico se pueden obtener muestras del tejido pancreático para su examen al microscopio. La biopsia se obtiene insertando una aguja a través de la piel utilizando como guía una TC o una ecografía. Puede también obtenerse una biopsia del hígado para ver si se ha extendido el cáncer. Si el médico tiene una fuerte sospecha de adenocarcinoma del páncreas, pero los resultados de los análisis son normales, se puede explorar el páncreas quirúrgicamente.

Pronóstico y tratamiento

El pronóstico es muy sombrío. Menos del 2 por ciento de las personas con un adenocarcinoma del páncreas sobrevive cinco años después del diagnóstico. La única esperanza de curación es una intervención quirúrgica, que se realiza en pacientes cuyo cáncer no se ha extendido. Se extirpa sólo el páncreas, o bien tanto éste como el duodeno. Incluso tras esta cirugía, sólo el 10 por ciento de los pacientes sobrevive cinco años, cualquiera que sea el tratamiento posterior.

El dolor moderado puede aliviarse con aspirina o paracetamol (acetaminofén). El dolor intenso en la zona alta del abdomen puede aliviarse inclinándose hacia delante, colocando la cabeza hacia abajo y doblando las rodillas o utilizando medicaciones como la codeína o la morfina (• *V. página 306)* por vía oral. Del 70 al 80 por ciento de los pacientes que tienen un dolor intenso pueden aliviarlo con infiltraciones en los nervios para bloquear las sensaciones dolorosas. Se puede tratar la ausencia de enzimas digestivas pancreáticas con preparaciones de enzimas por vía oral. Si se desarrolla una diabetes, puede ser necesario recurrir al tratamiento con insulina.

Cistoadenocarcinoma

El cistoadenocarcinoma, un tipo raro de cáncer pancreático, tiene mejor pronóstico que el adenocarcinoma. Sólo el 20 por ciento de estos cánceres se ha diseminado en el momento de la intervención quirúrgica. Si el cáncer no se ha diseminado y se extirpa todo el páncreas, hay un 65 por ciento de posibilidades de sobrevivir por lo menos 5 años.

Insulinoma

El insulinoma es un tipo raro de tumor pancreático que secreta insulina, una hormona que disminuye los valores de glucosa en sangre.

Sólo el 10 por ciento de los insulinomas resulta canceroso.

Síntomas

Los síntomas de un insulinoma son debidos a los valores bajos de glucosa en sangre. Esto ocurre cuando una persona no come durante muchas horas, con mayor frecuencia por la mañana tras el ayuno nocturno. Los síntomas, que pueden ser parecidos a una variedad de trastornos psiquiátricos y nerviosos, consisten en dolor de cabeza, confusión, alteraciones de la visión, debilidad muscular, inestabilidad y cambios marcados de la personalidad. Los valores bajos de glucosa pueden conducir incluso a una pérdida de consciencia, convulsiones y coma. Los síntomas parecidos a los de la ansiedad o del pánico son desvanecimientos, debilidad, temblor, percepción de los latidos del corazón (palpitaciones), sudación, hambre y nerviosismo.

Diagnóstico y tratamiento

El diagnóstico de un insulinoma puede resultar difícil. El enfermo se mantiene en ayunas durante 24 horas por lo menos, a veces hasta 72, y se le controla cuidadosamente, a menudo en el hospital. Transcurrido este tiempo, los síntomas suelen presentarse y se realizan análisis de sangre para medir los valores de glucosa y de insulina. Los valores muy bajos de glucosa y altos de insulina indican la presencia de un insulinoma. A continuación debe buscarse su localización exacta en el páncreas. Pueden practicarse pruebas como la tomografía computadorizada (TC) y la ecografía para localizar el tumor, pero a veces se necesita una exploración quirúrgica.

El tratamiento de un insulinoma es la extirpación quirúrgica.

Gastrinoma

Un gastrinoma es un tumor pancreático que produce cantidades excesivas de la hormona gastrina, la cual estimula al estómago a secretar ácido y enzimas, causando úlceras pépticas.

La mayoría de las personas con este trastorno tiene varios tumores agrupados en o cerca del páncreas. Cerca de la mitad son cancerosos.

A veces un gastrinoma se produce en el contexto de un trastorno hereditario (neoplasia endocrina múltiple), (• *V. página 757)* en el cual los tumores se originan a partir de las células de varias glándulas endocrinas, como las células pancreáticas productoras de insulina.

Síntomas y diagnóstico

El exceso de gastrina secretada por el gastrinoma causa diversos síntomas que constituyen el llamado síndrome de Zollinger-Ellison. El síndrome incluye dolor abdominal de moderado a intenso ocasionado por úlceras pépticas (• *V. página 515)* en el estómago, duodeno o en cualquier zona del intestino. Puede producirse perforación, hemorragia y obstrucción intestinal, que pueden ser mortales. Sin embargo, en más de la mitad de las personas con gastrinoma, los síntomas no son peores que los ocasionados por una úlcera péptica de origen diferente. La diarrea es el primer síntoma en el 35 al 40 por ciento de los casos.

El médico sospecha esta enfermedad cuando una persona presenta frecuentes o múltiples úlceras pépticas que no responden a los tratamientos habituales. Entonces se solicitan análisis de sangre para detectar valores anormalmente elevados de gastrina. También las muestras de jugo gástrico (obtenidas mediante una sonda colocada por la nariz hasta el estómago) indican cantidades muy altas de ácido. La localización de los tumores puede resultar difícil porque generalmente son pequeños y hay varios de ellos. Los médicos utilizan diversas técnicas de imagen, como la tomografía computadorizada (TC), la ecografía y la arteriografía.

Tratamiento

Cerca del 20 por ciento de las personas con un gastrinoma que no tienen una neoplasia endocrina múltiple puede curarse con cirugía. Para estos pacientes, antes de la cirugía, y para otros que no se someten a ésta, los fármacos antiulcerosos como la cimetidina, la ranitidina y la famotidina, pueden aliviar la sintomatología. Si ello no se logra, el omeprazol (que reduce la secreción ácida por otros medios) puede ser eficaz. Si estos tratamientos fallan, puede ser necesaria una intervención para extirpar todo el estómago (gastrectomía total). Esta operación no elimina el tumor, pero la gastrina ya no puede afectar al estómago y los síntomas desaparecen. Si se extirpa el estómago, deben administrarse suplementos diarios de vitamina B_{12} y de calcio.

Si los tumores malignos se han diseminado a otras partes del organismo, los fármacos anticancerosos (quimioterapia) pueden ayudar a reducir el número de células tumorales y los valores sanguíneos de gastrina. Sin embargo, este tratamiento no cura el cáncer, que finalmente resulta mortal.

Glucagonoma

El glucagonoma es un tumor que produce la hormona glucagón, la cual aumenta los valores de glucosa en sangre y produce una erupción cutánea característica.

Cerca del 80 por ciento de estos tumores resulta canceroso. Sin embargo, son de lento crecimiento y muchas personas sobreviven 15 años o más tras el diagnóstico. La edad promedio de aparición de los síntomas es 50 años. Aproximadamente el 80 por ciento de las personas con glucagonoma son mujeres.

Síntomas y diagnóstico

Los altos valores de glucagón causan los síntomas de una diabetes mellitus. (• *V. página 748*) A menudo, la persona pierde peso. Los análisis de sangre pueden detectar anemia y valores bajos de lípidos, pero en el 90 por ciento de los casos las características típicas son una erupción cutánea descamativa de color marrón rojizo (eritema necrolítico migratorio), que comienza en la ingle y se extiende a las nalgas, antebrazos y piernas; en la lengua la lesión es brillante y de color naranja rojizo. También pueden aparecer grietas en las comisuras de la boca.

El diagnóstico se establece detectando valores altos de glucagón en la sangre y localizando posteriormente el tumor por angiografía y mediante una exploración abdominal quirúrgica.

Tratamiento

En el mejor de los casos, se extirpa el tumor quirúrgicamente y todos los síntomas desaparecen. Sin embargo, si no se puede extirpar el tumor o si éste se ha extendido, los fármacos anticancerosos pueden reducir los valores de glucagón y disminuir los síntomas. El fármaco octreótido también reduce las concentraciones de glucagón, puede hacer desaparecer la erupción y también puede restablecer el apetito, facilitando el aumento de peso. Sin embargo, el octreótido puede elevar todavía más los valores de glucosa en sangre. La erupción cutánea se trata con ungüentos de zinc. Algunas veces se trata con aminoácidos o ácidos grasos intravenosos.

CAPÍTULO 105

Indigestión

La indigestión es un término impreciso que utilizan las personas para referirse a síntomas diferentes. Aquí el término se utiliza para referirse a una amplia variedad de problemas del tracto gastrointestinal, como dispepsia, náuseas y vómitos, regurgitación, la sensación de tener un bulto en la garganta (sensación de globo) y el mal aliento (halitosis).

Dispepsia

La dispepsia es un dolor o un malestar en la parte alta del abdomen o en el pecho, que a menudo se describe como tener gases, sensación de estar lleno, o como un dolor corrosivo o urgente (quemazón).

La dispepsia tiene muchas causas. Algunas son trastornos importantes como úlceras de estómago, úlceras duodenales, inflamación del estómago (gastritis) y cáncer gástrico. La ansiedad puede causar dispepsia (posiblemente porque una persona ansiosa tiende a suspirar o a inspirar y tragar aire, lo que puede causar distensión gástrica o intestinal así como flatulencia y meteorismo). La ansiedad también puede incrementar la percepción de sensaciones desagradables por parte de la persona, hasta el punto de que la menor incomodidad se vuelve muy estresante.

La bacteria *Helicobacter pylori* (• *V. página 516*) puede causar inflamación y úlceras de estómago y duodeno, pero no está claro si puede causar dispepsia moderada en las personas que no tienen úlceras.

Síntomas y diagnóstico

El dolor o el malestar en la parte superior del abdomen o en el pecho puede acompañarse de eructos y ruidos abdominales aumentados (borborigmos). Para algunas personas, la ingesta de alimentos empeora el dolor, para otras lo alivia. Otros síntomas incluyen pérdida de apetito, náuseas, estreñimiento, diarrea y flatulencias.

A menudo el tratamiento se inicia sin análisis previos. Cuando éstos se realizan, no consiguen identificar ninguna anormalidad en el 50 por ciento de los casos de dispepsia. Incluso cuando se encuentran anomalías, a menudo no explican todos los síntomas.

Sin embargo, como la dispepsia puede ser un aviso temprano de una enfermedad grave, en ciertos casos se realizan estos análisis. Se realizan pruebas en los pacientes cuya dispepsia se prolonga más allá de unas semanas, no responde al tratamiento o se acompaña de pérdida de peso u otros síntomas poco habituales. Las pruebas de laboratorio generalmente incluyen un recuento completo de glóbulos rojos y un análisis de sangre en heces. Los estudios radiológicos del esófago, estómago o intestino delgado utilizando bario pueden ser realizados si el paciente tiene problemas para tragar o presenta vómitos, pérdida de peso o si sufre dolores que se agravan o alivian al ingerir alimentos. Puede usarse un endoscopio (un tubo de visualización de fibra óptica) (*V. página 505*) para examinar el interior del esófago, estómago o intestino y obtener una muestra del revestimiento gástrico mediante una biopsia. Luego esta muestra se examina al microscopio para ver si está infectada por *Helicobacter pylori*. Otros estudios, que son útiles en ocasiones, son los que miden las contracciones del esófago o la respuesta de éste al ácido.

Causas habituales de dispepsia

- Tragar aire (aerofagia).
- Regurgitación (reflujo) de ácido proveniente del estómago.
- Irritación del estómago (gastritis).
- Úlcera gástrica o duodenal.
- Cáncer de estómago.
- Inflamación de la vesícula biliar (colecistitis).
- Intolerancia a la lactosa (imposibilidad para digerir la leche y los productos lácteos).
- Trastornos de la motilidad intestinal (por ejemplo, síndrome del intestino irritable).
- Ansiedad o depresión.

Tratamiento

Si no se encuentra una causa subyacente, el médico trata los síntomas. Durante un corto período de tiempo puede probarse la administración de un antiácido o de un bloqueante de los receptores H_2 como la cimetidina, la ranitidina o la famotidina. Si la persona presenta infección por *Helicobacter pylori* en la mucosa del estómago, el médico prescribe generalmente subsalicilato de bismuto y un antibiótico como la amoxicilina o el metronidazol.

Náuseas y vómitos

*La **náusea** es una sensación desagradable en el abdomen que a menudo concluye con el vómito. El **vómito** es la expulsión violenta del contenido del estómago a través de la boca.*

Las náuseas y los vómitos son causados por la activación del centro del vómito en el cerebro. El vómito es una de las formas más llamativas de eliminar el organismo las sustancias nocivas. Puede ser causado por la ingesta de alimento, por haber tragado una sustancia irritante o tóxica, o por la ingestión de alimentos en mal estado.

Algunas personas sufren náuseas y pueden vomitar debido a los movimientos de un barco, un coche o un avión. Los vómitos pueden ocurrir durante el embarazo, particularmente en las primeras semanas y sobre todo por las mañanas, pudiendo ser intensos. Muchos fármacos, incluso los anticancerosos (quimioterapia) y los analgésicos opiáceos, como la morfina, pueden provocar náuseas y vómitos. La obstrucción mecánica del intestino (• *V. página 545*) provoca finalmente la expulsión (vómito) de los alimentos y líquidos detenidos por encima de la obstrucción. También pueden causar vómitos una irritación o una inflamación del estómago, del intestino o de la vesícula biliar.

Los problemas psicológicos también pueden causar náuseas y vómitos (vómitos psicógenos). Tales vómitos pueden ser intencionados (por ejemplo, una persona con bulimia vomita para perder peso). O pueden ser no intencionados (una respuesta condicionada involuntaria, para obtener un beneficio, como evitar ir a la escuela). Los vómitos psicógenos también pueden ser el resultado de una situación amenazante o desagradable que causa ansiedad. En algunos casos, los factores psicológicos que causan vómitos dependen del trasfondo cultural de la persona. Por ejemplo, en algunos países la mayoría de la gente encontraría repulsivo comer hormigas recubiertas de chocolate, pero en otras partes del mundo se considera una exquisitez. El vómito puede ser una expresión de hostilidad; por ejemplo, cuando un niño vomita durante una rabieta. O puede ser causado por un intenso conflicto psicológico; por ejemplo, una mujer que quiere tener hijos puede vomitar cuando se acerca el aniversario de su histerectomía (extirpación quirúrgica del útero) o en el día exacto de la misma.

Síntomas, diagnóstico y tratamiento

Antes del comienzo de los vómitos, suelen ocurrir vómitos secos (arcadas) y una considerable salivación. Aunque durante los vómitos la persona generalmente no se siente bien, a su término a la sensación es de alivio.

Para identificar la causa, el médico interroga a la persona acerca de otros síntomas. Después, realiza pruebas sencillas como un recuento completo de células sanguíneas y un análisis de orina, para finalmente solicitar análisis de sangre más completos y estudios radiológicos y ecográficos de la vesícula biliar, el páncreas, el estómago o el intestino.

Si se encuentra una causa orgánica de los vómitos, se inicia el tratamiento. Si el problema tiene una base psicológica, el tratamiento simplemente puede consistir en tranquilizar al paciente o en prescribirle medicación. Pueden necesitarse visitas regulares para ayudar a resolver temas complejos. Para suprimir las náuseas se prescriben fármacos antieméticos.

Regurgitación

La regurgitación es la expulsión de alimentos desde el esófago o el estómago sin náuseas ni contracciones musculares violentas.

A menudo, la regurgitación es causada por el ácido proveniente del estómago (reflujo de ácido). (*V. página 511*) La regurgitación también puede originarse por un estrechamiento (estenosis) u obstrucción del esófago. La obstrucción puede ser consecuencia de varias causas, como un cáncer de esófago; también puede ser producto de una incoordinación del control nervioso del esófago y de su esfínter en la entrada del estómago (esfínter esofágico inferior).

La regurgitación que no tiene una causa orgánica se denomina rumiación. Este tipo de regurgitación es frecuente en los lactantes, pero raro en los adultos. La rumiación en los adultos ocurre sobre todo en quienes padecen trastornos emocionales, especialmente durante períodos de estrés.

Síntomas, diagnóstico y tratamiento

El ácido proveniente del estómago causa regurgitación de material con sabor agrio o amargo. Un esófago estrecho u obstruido provoca la regurgitación de un líquido sin sabor que contiene moco o alimentos sin digerir.

En la rumiación, las personas regurgitan pequeñas cantidades de alimentos del estómago, generalmente entre 15 y 30 minutos después de comer. Habitualmente mastican el material de nuevo y lo vuelven a tragar. Este problema no se acompaña de náuseas, dolor ni dificultad al tragar.

El médico busca una causa orgánica que justifique la regurgitación. El reflujo de ácido se diagnostica mediante estudios de radiología, mediciones de la presión y de la acidez en el esófago, y con otras pruebas. El diagnóstico de estrechamiento u obstrucción del esófago requiere radiografías o un examen con un endoscopio (un tubo de visión de fibra óptica). (• *V. página 505*)

El tratamiento de una estrechez o una obstrucción del esófago depende de la causa. (• *V. página 508*) Si no se encuentra una causa orgánica, pueden ser útiles los fármacos metoclopramida o cisaprida, que estimulan la contracción normal. También pueden proporcionar alivio las terapias de relajación y de autorregulación.

Sensación de globo

La sensación de globo (anteriormente llamado globo histérico) es la sensación de tener un bulto en la garganta cuando en realidad no existe.

La sensación puede ser consecuencia de una sensibilidad o de una actividad muscular anormal del esófago. También puede ocurrir si se deglute con demasiada frecuencia y con la desecación de la garganta ocasionada por la ansiedad, otras emociones fuertes o la respiración rápida.

La sensación de globo puede hacer que la persona no quiera comer. Pero este trastorno (que es similar a la sensación normal de sofoco que en ocasiones se desencadena por aprensión, ansiedad, rabia, orgullo o felicidad) a menudo se alivia comiendo, bebiendo o llorando.

Diagnóstico y tratamiento

Para identificar la causa de esta sensación, el médico se basa en preguntas y en una exploración física. Puede pedir un recuento completo de células sanguíneas, una radiografía de tórax, una radiografía con bario del esófago (un tránsito de bario) y mediciones de la presión en el esófago. (• V. página 504) Se establece el diagnóstico de sensación de globo si los síntomas son típicos, si no se encuentra ninguna anormalidad física y si hay un manifiesto estrés social o psicológico.

La tranquilidad, en el sentido de que no existe ningún trastorno orgánico grave, puede proporcionar alivio. No existen medicamentos específicos que mejoren la sensación de globo, pero pueden ayudar los fármacos ansiolíticos o antidepresivos. Si el problema es la ansiedad, la depresión o algún estado de tipo psicosocial, debe tratarse de un modo específico, posiblemente con la ayuda de un psiquiatra o de un psicólogo.

Halitosis

La halitosis (mal aliento) es el olor desagradable del aliento.

Generalmente, el mal aliento es causado por ciertas comidas o sustancias que se han ingerido o inhalado, por una enfermedad dental o de las encías, o por la fermentación de partículas de alimento en la boca. El mal aliento puede ser un síntoma de ciertas enfermedades que afectan a todo el organismo, como una enfermedad del hígado, la diabetes mal controlada o una enfermedad de los pulmones o de la boca.

El mal aliento generalmente no se debe a problemas intestinales. Dado que el esfínter esofágico en la entrada del estómago (esfínter esofágico inferior) está cerrado permanentemente, excepto durante la deglución, no pueden subir los olores del estómago o de más abajo del sistema digestivo. Sin embargo, un tumor del esófago o del estómago puede causar la regurgitación de un líquido de sabor nauseabundo o de gas maloliente hacia la boca.

La **halitosis psicógena** es la creencia de que uno tiene mal aliento cuando de hecho no es así. Este problema puede ocurrir en personas que tienden a exagerar las sensaciones normales del cuerpo. A veces la halitosis psicógena es causada por un trastorno mental grave, como la esquizofrenia. Una persona con pensamientos obsesivos puede tener una sensación desbordante de sentirse sucia. Una persona paranoide puede tener el delirio de que sus órganos se están pudriendo. Ambas pueden creer que tienen mal aliento.

Tratamiento

Las causas orgánicas pueden ser corregidas o extirpadas. Por ejemplo, las personas pueden dejar de comer ajo o mejorar su higiene dental. Hay muchos colutorios (enjuagues) para la boca y aerosoles disponibles; uno de sus mejores ingredientes activos es la clorofila. Otro remedio es la ingesta de carbón activado, que absorbe los olores.

Algunas personas con halitosis psicógena pueden verse aliviadas si un médico les asegura que no tienen mal aliento. Si el problema continúa, estas personan se pueden tranquilizar acudiendo a un psicoterapeuta.

CAPÍTULO 106

Gastroenteritis

Gastroenteritis es el término que se aplica en general a un grupo de trastornos cuya causa son las infecciones y la aparición de síntomas como pérdida de apetito, náuseas, vómitos, diarrea moderada a intensa, retortijones y malestar en el abdomen. Junto con los líquidos corporales se pierden los electrólitos, particularmente el sodio y el potasio. (• V. página 697) Aunque se trata de un ligero contratiempo en los adultos sanos, un desequilibrio electrolítico puede provocar una deshidrata-ción en las personas muy enfermas y en niños y ancianos.

Causas

Las epidemias de diarrea en lactantes, niños y adultos son generalmente causadas por microorganismos presentes en el agua o en los alimentos contaminados habitualmente por heces infectadas. Las infecciones también se pueden transmitir de persona a persona, especialmente si alguien con diarrea no se lava bien las manos tras una evacuación. Las infecciones por un tipo de bacteria llamada *Salmonella* pueden adquirirse al tocar reptiles, como tortugas o iguanas, y luego llevarse los dedos a la boca.

Ciertas bacterias producen toxinas que hacen que las células de la pared intestinal aumenten la secreción de agua y electrólitos. Una de estas toxinas es la responsable de la diarrea acuosa, síntoma del cólera. (• *V. página 898)* Otra toxina producida por una bacteria muy común, la *Escherichia coli (E. coli),* puede causar la diarrea del viajero y algunos brotes de diarrea en los servicios hospitalarios de pediatría.

Algunas bacterias, como ciertas variedades de *E. coli, Campylobacter, Shigella* y *Salmonella* (incluido el tipo que causa la fiebre tifoidea), invaden el revestimiento mucoso intestinal. Estas bacterias dañan las células subyacentes, provocando ligeras ulceraciones que sangran y condicionan una pérdida considerable de líquido rico en proteínas, electrólitos y agua. (• *V. página 898)*

Además de las bacterias, ciertos virus, como el Norwalk y el Coxsackie, provocan gastroenteritis. Durante el invierno en las zonas de clima templado, los rotavirus causan la mayoría de los casos de diarrea lo suficientemente graves como para que los lactantes y niños de 2 a 4 años tengan que ser hospitalizados. Además del estómago y del intestino, las infecciones por enterovirus y adenovirus también pueden afectar a los pulmones.

Ciertos parásitos intestinales, particularmente la *Giardia lamblia,* invaden o se adhieren al revestimiento intestinal y causan náuseas, vómitos, diarrea y un estado de malestar general. La enfermedad resultante, llamada giardiasis, (• *V. página 927)* es más común en climas fríos. Si la enfermedad se hace persistente (crónica), puede impedir que el organismo absorba nutrientes, que genera un trastorno llamado síndrome de malabsorción. (• *V. página 558)* Otro parásito intestinal, denominado *Cryptosporidium,* provoca diarrea acuosa que a veces se acompaña de retortijones abdominales, náuseas y vómitos. En personas sanas, la enfermedad es generalmente leve, pero en los inmunodeprimidos, la infección puede ser grave o incluso mortal. Tanto la *Giardia* como el *Cryptosporidium* se adquieren básicamente al beber agua contaminada.

La gastroenteritis puede ser consecuencia de la ingestión de toxinas químicas presentes en los mariscos, en plantas como las setas y las patatas (papas) o en alimentos contaminados. La intolerancia a la lactosa (incapacidad para digerir y absorber el azúcar de la leche) también puede causar gastroenteritis. Los síntomas, que a menudo ocurren tras ingerir leche, son a veces interpretados erróneamente como una alergia a la leche. La ingesta accidental de metales pesados como arsénico, plomo, mercurio o cadmio, con el agua o los alimentos, puede provocar repentinamente náuseas, vómitos y diarrea. Muchos fármacos, incluidos los antibióticos, ocasionalmente provocan retortijones abdominales y diarrea.

Síntomas

El tipo y la gravedad de los síntomas dependen del tipo y de la cantidad de la toxina o del microorganismo ingeridos. También varían de acuerdo a la resistencia de la persona a la enfermedad. Los síntomas a menudo comienzan súbitamente (a veces de forma llamativa) con pérdida de apetito, náuseas o vómitos. Pueden presentarse murmullos intestinales audibles, retortijones y diarrea con o sin presencia de sangre y moco. Las asas intestinales pueden dilatarse con el gas y causar dolor. La persona puede tener fiebre, sentirse decaída, sufrir dolores musculares y notar cansancio extremo.

Los vómitos intensos y la diarrea pueden conducir a una marcada deshidratación y a una intensa hipotensión (disminución de la presión arterial). Tanto los vómitos excesivos como la diarrea pueden causar una grave pérdida de potasio, que se traduce en bajos valores sanguíneos de éste (hipopotasemia). También bajan los valores de sodio (hiponatremia), particularmente si la persona repone el volumen perdido bebiendo sólo líquidos que contengan poca sal (como el agua y el té). Todos estos desequilibrios son potencialmente graves.

Diagnóstico

El diagnóstico de gastroenteritis es generalmente obvio a partir de la sintomatología, pero no así su causa. En ocasiones, otros miembros de la familia o compañeros de trabajo han estado recientemente enfermos con síntomas similares. Otras veces, la persona puede relacionar la enfermedad con alimentos inadecuadamente cocinados, en mal estado o contaminados, como la mayonesa que ha permanecido mucho tiempo fuera del frigorífico o los mariscos crudos. Los viajes recientes, especialmente a ciertos países, pueden asimismo aportar datos para el diagnóstico.

Si los síntomas son intensos o duran más de 48 horas, pueden examinarse muestras de las heces buscando la presencia de glóbulos blancos y de bacterias, virus o parásitos. También puede ayudar a identificar la causa el análisis de los vómitos, los alimentos o la sangre.

Si los síntomas persisten más de algunos días, el médico puede tener que examinar el intestino grueso con un colonoscopio (tubo flexible de visualización) para descartar una colitis ulcerosa o una disentería amebiana (amebiasis).

Tratamiento

Habitualmente, el único tratamiento necesario para la gastroenteritis es la ingestión de líquidos adecuados. Incluso una persona que esté vomitando debe tomar pequeños sorbos de líquido para corregir la deshidratación, lo que a su vez puede ayudar a que cesen los vómitos. Si éstos se prolongan o el individuo se deshidrata gravemente, puede ser necesario administrar los líquidos por vía intravenosa. Dado que los niños se deshidratan con mayor facilidad, ellos deben recibir líquidos con un balance apropiado de sales y azúcares. Cualquiera de las soluciones de rehidratación disponibles comercialmente es satisfactoria.

Sin embargo, no son apropiados para los niños con diarrea los líquidos que generalmente se administran, como las bebidas carbonatadas, el té, las bebidas consumidas por deportistas y los zumos de frutas. Si los vómitos son intensos, el médico puede administrar una inyección o prescribir supositorios.

A medida que los síntomas mejoran, el paciente puede añadir gradualmente a la dieta comidas blandas como cereales cocinados, plátanos, arroz, compota de manzana y pan tostado. Si la modificación de la dieta no corta la diarrea después de 12 a 24 horas y si no hay sangre en las heces que indique una infección bacteriana más importante, pueden administrarse fármacos como difenoxilato, loperamida o subsalicilato de bismuto.

Como los antibióticos pueden causar diarrea y favorecer el crecimiento de organismos resistentes a los mismos, raramente resulta apropiado su uso, aun en el caso de que una bacteria conocida esté produciendo la gastroenteritis.

Sin embargo, los antibióticos se pueden usar cuando los causantes son ciertas bacterias como el *Campylobacter*, la *Shigella* y el *Vibrio colerae*.

Colitis hemorrágica

La colitis hemorrágica es un tipo de gastroenteritis en la que cierta variedad de la bacteria Escherichia coli (E. coli) *infecta el intestino grueso y produce toxinas que causan una diarrea súbita con sangre y a veces otras graves complicaciones.*

Una de las variedades más frecuentes de *E. coli* que causan colitis hemorrágica se llama *E. coli* O157:H7. Esta variedad se encuentra en los intestinos del ganado vacuno sano. Los brotes se pueden desencadenar al ingerir carne mal cocinada o por

beber leche de vaca no pasteurizada. La enfermedad también puede ser transmitida de persona a persona, sobre todo entre niños que usan pañales. La colitis hemorrágica puede ocurrir en personas de todas las edades.

Las toxinas de *E. coli* dañan el revestimiento mucoso del intestino grueso. Si son absorbidas y pasan al flujo sanguíneo, pueden afectar a otros órganos, como el riñón.

Síntomas

Los síntomas se caracterizan por la presencia de retortijones abdominales intensos y de comienzo súbito, junto con diarrea acuosa que típicamente se vuelve sanguinolenta en las primeras 24 horas. La temperatura corporal es generalmente normal o se eleva ligeramente, pero en ocasiones puede alcanzar más de 39 ºC. La diarrea generalmente dura de 1 a 8 días.

Alrededor del 5 por ciento de los infectados con *E. coli* O157:H7 desarrolla el síndrome urémico-hemolítico. Los síntomas consisten en anemia, causada por la destrucción de los glóbulos rojos (anemia hemolítica), un bajo recuento de plaquetas (trombocitopenia) e insuficiencia renal súbita. Algunos enfermos también sufren convulsiones, accidentes vasculares cerebrales u otras complicaciones derivadas de lesiones en los nervios o en el cerebro. Estas complicaciones se desarrollan típicamente en la segunda semana de la enfermedad y pueden ser precedidas por un aumento de la temperatura. El síndrome urémico-hemolítico es más probable que ocurra en niños menores de 5 años y en personas de edad avanzada.

Diagnóstico y tratamiento

El médico generalmente sospecha una colitis hemorrágica cuando una persona indica haber tenido diarrea con sangre. Para establecer el diagnóstico, se analizan muestras de heces buscando *E. coli* O157:H7. Estas muestras deben obtenerse dentro de la primera semana o al iniciarse los síntomas. Pueden realizarse otras pruebas, como la colonoscopia (un examen del intestino grueso usando un tubo flexible de visualización), (• *V. página 505*) si se sospecha que otras enfermedades puedan estar causando la diarrea sangre.

Los aspectos más importantes del tratamiento consisten en ingerir suficiente líquido para reemplazar los que se han perdido y mantener una dieta blanda. Los antibióticos no alivian los síntomas, no eliminan las bacterias, ni previenen las complicaciones. Es probable que las personas que desarrollan complicaciones requieran cuidados intensivos en un hospital, como la diálisis.

Intoxicación alimentaria por estafilococos

La intoxicación alimentaria por estafilococos ocurre al ingerir alimentos contaminados por toxinas de ciertas variedades de estafilococos, que son bacterias muy comunes; como resultado se producen vómitos y diarrea.

El riesgo de un brote de infección es alto cuando las personas que manipulan alimentos tienen infecciones en la piel y contaminan la comida que se halla a temperatura ambiente, permitiendo así que las bacterias proliferen y produzcan sus toxinas. Los alimentos típicamente susceptibles de contaminación incluyen las natillas, la pastelería de crema, la leche, la carne en conserva y el pescado.

Síntomas y diagnóstico

Los síntomas se inician generalmente de forma súbita con intensas náuseas y vómitos, alrededor de 2 a 8 horas después de ingerir los alimentos contaminados. Otros síntomas pueden incluir retortijones abdominales, diarrea y a veces dolor de cabeza y fiebre. La importante pérdida de líquidos y electrólitos puede causar debilidad y presión arterial baja (shock). La sintomatología generalmente dura menos de 12 horas y la recuperación suele ser completa. Ocasionalmente, la contaminación alimentaria resulta mortal, sobre todo en jóvenes, en personas de edad avanzada y en los debilitados por enfermedades crónicas.

Habitualmente los síntomas son suficientes para que el médico establezca el diagnóstico. En general, otras personas que consumen los mismos alimentos se ven afectadas de modo similar y el trastorno puede ser atribuido a una sola fuente de contaminación. Para confirmar el diagnóstico, el laboratorio debe identificar el estafilococo en el alimento sospechoso. El estudio al microscopio de las muestras de vómito también puede evidenciar la presencia estafilococos.

Prevención y tratamiento

Una cuidadosa preparación de los alimentos puede prevenir la contaminación alimentaria por estafilococos. Cualquiera que tenga una infección estafilocócica en la piel, como forúnculos o impétigo, no debe manipular alimentos para otros hasta que se encuentre libre de la infección.

El tratamiento generalmente consiste en beber líquidos adecuados. Cuando los síntomas son graves, el médico puede administrar inyecciones o prescribir supositorios para ayudar a controlar las náuseas. A veces, la pérdida de líquidos es tal que se tienen que reponer por vía intravenosa. La administración rápida de líquidos y electrólitos por vía intravenosa a menudo proporciona una gran mejoría.

Botulismo

El botulismo es una contaminación alimentaria poco común y potencialmente mortal, causada por las toxinas producidas por la bacteria Clostridium botulinum.

Estas toxinas son el veneno más potente que se conoce y pueden dañar gravemente los nervios y los músculos. Dado que causan lesiones nerviosas, se las conoce como neurotoxinas. La clasificación médica del botulismo depende de factores como su transmisión por los alimentos, si se adquiere a través de una herida o si se trata de botulismo infantil. El botulismo transmitido por los alimentos resulta de la ingesta de carne contaminada y el causado por heridas es consecuencia de una herida infectada. El botulismo infantil, que también se debe a la ingestión de alimentos contaminados, ocurre en lactantes.

Causas

La bacteria *Clostridium botulinum* forma esporas. Como las semillas, las esporas pueden permanecer en estado de latencia durante muchos años y son muy resistentes a la destrucción. En condiciones ideales (presencia de humedad y de nutrientes y ausencia de oxígeno), las esporas comienzan a crecer y a producir una toxina. Algunas toxinas producidas por el *Clostridium botulinum* son proteínas altamente tóxicas que resisten la destrucción por parte de las enzimas protectoras del intestino.

Cuando se ingiere un alimento contaminado, las toxinas penetran en el organismo a través del sistema digestivo, causando el botulismo transmitido por los alimentos. Las conservas caseras son la fuente más frecuente de botulismo, aunque las comerciales han sido responsables de alrededor del 10 por ciento de los brotes. Las fuentes alimentarias más frecuentes son los vegetales, el pescado, las frutas y los condimentos. La carne vacuna, los productos lácteos, el cerdo, las aves y otros alimentos son también responsables ocasionales de botulismo.

El botulismo de las heridas ocurre cuando éstas se contaminan con *Clostridium botulinum*. Dentro de la herida, la bacteria produce una toxina que pasa posteriormente a la sangre, produciendo los síntomas.

El botulismo infantil ocurre con mayor frecuencia en lactantes de 2 a 3 meses de edad. A diferencia del botulismo transmitido por los alimentos, el infantil no es causado por la ingestión de toxinas previamente formadas. Resulta de la ingestión de alimentos que contienen esporas, las cuales se desarrollan posteriormente en el intestino del lactante, produciendo las toxinas.

En general, la causa es desconocida, pero en algunos casos se ha relacionado con la ingestión de miel. El *Clostridium botulinum* es común en el medio ambiente y muchos casos pueden resultar de la ingestión de pequeñas cantidades de polvo o tierra.

Síntomas

Los síntomas se desarrollan de forma súbita, generalmente al cabo de 18 a 36 horas de haber penetrado las toxinas en el organismo, aunque los síntomas pueden manifestarse al cabo de 4 horas o tardar 8 días en hacerlo. Cuanta más toxina penetra, más pronto se siente enferma la persona. Los casos más graves se presentan en las personas que se sienten enfermas dentro de las primeras 24 horas después de haber ingerido alimentos contaminados.

Los primeros síntomas habitualmente incluyen boca seca, visión doble, caída de los párpados e incapacidad para enfocar los objetos cercanos. Las pupilas no se contraen con normalidad cuando se exponen a la luz durante un examen ocular; incluso pueden no contraerse en absoluto. En algunas personas, los primeros síntomas consisten en náuseas, vómitos, retortijones abdominales y diarrea. Otras nunca llegan a desarrollar estos síntomas gastrointestinales, particularmente las personas que padecen el botulismo de las heridas.

La persona afectada presenta dificultades para hablar y tragar. Este trastorno de la deglución puede conducir a la aspiración de alimentos y posterior neumonía por aspiración. *(• V. página 207)* La musculatura de los brazos y las piernas y los músculos implicados en la respiración se debilitan de forma progresiva a medida que los síntomas van avanzando gradualmente, de arriba abajo. La imposibilidad de los nervios para funcionar adecuadamente afecta a la fuerza muscular, aunque se mantiene la sensibilidad. A pesar de ser una enfermedad tan grave, generalmente no se altera el estado mental.

Cerca de dos tercios de los lactantes con botulismo infantil presentan el estreñimiento como el primer síntoma. Después se afectan los nervios, produciendo parálisis musculares que comienzan en la cara y en la cabeza y alcanzan finalmente los brazos, las piernas y los músculos respiratorios. Los nervios de un lado del cuerpo pueden resultar más afectados que los del otro. Los síntomas que manifiesta el bebé varían desde un letargo moderado y una prolongación del tiempo necesario para alimentarse, hasta una pérdida grave del tono muscular e incapacidad para respirar adecuadamente.

Diagnóstico

En el botulismo transmitido por los alimentos, el médico puede establecer el diagnóstico en función del patrón característico de la lesión nerviosa y muscular. Sin embargo, a menudo se confunden los síntomas con los de otras causas más frecuentes de parálisis, como un accidente vascular cerebral. El origen probable en una comida proporciona datos adicionales. El diagnóstico es sencillo cuando el botulismo ocurre en dos o más personas que hayan ingerido los mismos alimentos preparados en el mismo sitio. Se confirma cuando las pruebas de laboratorio detectan la toxina en la sangre del afectado o cuando la bacteria crece en un cultivo de una muestra de heces. La toxina también puede identificarse en el alimento sospechoso. En la mayoría de los casos de botulismo, pero no en todos, la electromiografía (prueba que analiza la actividad eléctrica muscular) *(• V. página 302)* pone de manifiesto contracciones musculares anormales tras una estimulación eléctrica.

El diagnóstico de botulismo de las heridas se confirma al encontrar las toxinas en la sangre o cuando la bacteria crece en cultivos de una muestra del tejido lesionado.

Se confirma el diagnóstico de botulismo infantil tras hallar la bacteria o su toxina en una muestra de las heces del bebé.

Prevención y tratamiento

Las esporas son altamente resistentes al calor y pueden soportar la ebullición durante varias horas. Las toxinas, sin embargo, son rápidamente destruidas por el calor, por lo tanto la cocción a 80 °C durante 30 minutos previene el botulismo transmitido por los alimentos. La cocción de las comidas previa a su ingesta previene casi siempre el botulismo transmitido por los alimentos, pero la inadecuada cocción de los mismos puede causar botulismo si se almacenan después de cocinarlos. La bacteria puede producir algunas toxinas a temperaturas tan bajas como 3 °C, temperatura corriente de los frigoríficos.

Es esencial el envasado adecuado, tanto casero como comercial, y una adecuada cocción de las conservas antes de servirlas. Las conservas que muestren algún signo de encontrarse en mal estado pueden ser mortales y se deben desechar. También deben descartarse inmediatamente las latas que están hinchadas o que gotean. Los lactantes menores de un año de edad no deben tomar miel porque puede contener esporas.

Incluso una mínima cantidad de toxina por ingestión, inhalación o absorción a través del ojo o una herida en la piel, puede causar una enfermedad grave. Por lo tanto, cualquier comida que pueda estar contaminada debe manipularse con precaución. La persona debe evitar al máximo el contacto de la comida con la piel y debe lavarse las manos inmediatamente después de haberla manipulado.

Una persona que pueda haber contraído botulismo debe acudir inmediatamente al hospital. El tratamiento a menudo no puede esperar los resultados de las pruebas de laboratorio, aunque éstas se realizan de todos modos para confirmar el diagnóstico. Para eliminar del cuerpo cualquier toxina que todavía no se haya absorbido, se puede inducir el vómito, limpiar el estómago mediante un procedimiento denominado lavado gástrico y administrar laxantes para acelerar el tránsito del contenido intestinal.

Los problemas respiratorios son el mayor peligro del botulismo. Los signos vitales (pulso, frecuencia respiratoria, presión arterial y temperatura) se evalúan con regularidad. Si surgen complicaciones respiratorias, la persona afectada debe ser trasladada a una unidad de cuidados intensivos y se la puede conectar temporalmente a un respirador artificial. Estos cuidados intensivos han reducido la tasa de fallecimientos por botulismo, que era de un 70 por ciento a principios del siglo XX, a menos del 10 por ciento en la actualidad. También puede ser necesaria la alimentación por vía intravenosa.

La antitoxina botulínica no revierte el daño causado, pero puede retrasar o detener un mayor deterioro físico y mental, lo que permite que el cuerpo se vaya recuperando por sí mismo a lo largo de meses. La antitoxina se administra tan pronto como se diagnostica el botulismo. Hay mayores posibilidades de que resulte eficaz si se la administra dentro de las primeras 72 horas tras el inicio de los síntomas. La antitoxina no se recomienda actualmente para el botulismo infantil, ya que su eficacia para este tipo de botulismo todavía está en fase de estudio.

Intoxicación alimentaria por *Clostridium perfringens*

Este tipo de gastroenteritis es causado por la ingesta de alimentos contaminados por una toxina producida por la bacteria *Clostridium perfringens*. Algunas variedades causan una enfermedad de leve a moderada que mejora sin tratamiento; otras, sin embargo, producen un tipo de gastroenteritis grave y a menudo mortal. Algunas toxinas no son destruidas por la cocción, mientras que otras sí lo son. Generalmente, la carne contaminada es la responsable de los brotes de contaminación alimentaria por *Clostridium perfringens*.

Síntomas, diagnóstico y tratamiento

La gastroenteritis es normalmente leve, aunque puede desarrollarse un cuadro grave con dolor ab-

dominal, distensión por los gases, diarrea intensa, deshidratación y shock.

El médico generalmente sospecha el diagnóstico cuando ha tenido lugar un brote local de la enfermedad. El diagnóstico se confirma analizando los alimentos contaminados en busca de *Clostridium perfringens*.

A la persona afectada se le administran líquidos y se le aconseja guardar reposo. En casos graves, puede resultar útil la penicilina. Si la enfermedad destruye parte del intestino delgado, puede que sea necesario intervenir quirúrgicamente para extirpar esa parte.

Diarrea del viajero

La diarrea del viajero (también llamada catarro intestinal, gripe intestinal o intestino del turista) es un trastorno caracterizado por deposiciones diarreicas, náuseas y vómitos que afectan con relativa frecuencia a las personas que viajan.

Los organismos más proclives a causar la diarrea del viajero son los tipos de *Escherichia coli* que producen ciertas toxinas y algunos virus como el Norwalk.

Síntomas y diagnóstico

Las náuseas, los vómitos, los ruidos intestinales, los retortijones abdominales y la diarrea pueden presentarse combinados y con un grado variable de gravedad. Los vómitos, el dolor de cabeza y los dolores musculares son particularmente frecuentes en las infecciones causadas por el virus Norwalk. En general, los casos son leves y desaparecen sin tratamiento. En raras ocasiones se necesitan pruebas de laboratorio.

Prevención y tratamiento

Los viajeros deberían frecuentar restaurantes con una reputación de seguridad y no deberían aceptar comidas o bebidas ofrecidas por vendedores ambulantes. Todos los alimentos deben consumirse cocidos y todas las frutas peladas. Los turistas deberían beber sólo bebidas carbonatadas o las preparadas con agua que haya sido hervida. Incluso los cubitos de hielo deberían proceder de agua previamente hervida. Deberían evitarse las ensaladas con vegetales no cocidos. El subsalicilato de bismuto puede ofrecer cierta protección. El beneficio que ofrecen los antibióticos a modo de prevención es controvertido, pero se pueden recomendar estos fármacos para las personas especialmente propensas a las consecuencias de la diarrea del viajero, como los inmunodeprimidos.

El tratamiento incluye beber líquidos abundantes e ingerir una dieta blanda. Los antibióticos no se recomiendan para la diarrea leve, a menos que el afectado presente fiebre o sangre en las heces. Estos fármacos pueden causar daño al eliminar las bacterias que habitan normalmente en las heces, favoreciendo el crecimiento de otras que son resistentes a dichos fármacos.

Intoxicación alimentaria por sustancias químicas

La intoxicación alimentaria por sustancias químicas es el resultado de la ingesta de plantas o animales que contienen veneno.

La **intoxicación por setas (hongos venenosos)** puede resultar de la ingesta de cualquiera de las muchas especies existentes. El potencial de intoxicación puede variar dentro de las mismas especies, en diferentes momentos de la época de crecimiento y según cómo se cocinen. En la intoxicación causada por especies de *Inocybe* y por algunas especies de *Clitocybe,* la sustancia peligrosa es la muscarina. Los síntomas, que se inician a los pocos minutos de la ingesta o incluso hasta 2 horas más tarde, pueden consistir en aumento del lagrimeo, salivación, contracción de las pupilas y sudación, así como vómitos, retortijones, diarrea y pérdida del equilibrio; ocasionalmente puede haber confusión, coma y convulsiones. Con el tratamiento apropiado, el enfermo se recupera en 24 horas, aunque el fallecimiento puede producirse en pocas horas.

En la intoxicación causada por la ingestión de *Amanita phalloides* y especies de setas relacionadas, los síntomas se inician entre 6 y 24 horas. Los afectados desarrollan síntomas intestinales similares a los de la intoxicación por muscarina y la lesión renal puede disminuir o abolir el volumen de orina. Es frecuente la ictericia secundaria a la lesión hepática y ésta se desarrolla en 2 o 3 días. A veces, los síntomas desaparecen por sí mismos, pero alrededor de la mitad de los que sufren una intoxicación por *Amanita phalloides* mueren al cabo de 5 a 8 días.

La **intoxicación por plantas y arbustos** puede resultar de la ingestión de sus hojas y frutos, ya sean salvajes o domésticos. Las raíces o los brotes verdes que crecen bajo el suelo y que contienen solanina pueden producir náuseas leves, vómitos, diarrea y debilidad. Las habas pueden provocar la rotura de los glóbulos rojos en personas genéticamente susceptibles (favismo). La intoxicación por el cornezuelo del centeno se produce al ingerir cereales contaminados por el hongo *Claviceps purpurea*. Las frutas del árbol de Koenig causan la enfermedad del vómito de Jamaica.

La **intoxicación por productos de mar** puede ser causada por pescados o mariscos. Generalmente, la intoxicación por pescado resulta de una de tres toxinas: ciguatera, tetrodotoxina o histamina. La intoxicación por ciguatera puede ocurrir después de comer

Síndrome del restaurante chino

Lo que popularmente se conoce como el síndrome del restaurante chino no es un tipo de intoxicación alimentaria por productos químicos. Es más bien una reacción de hipersensibilidad al glutamato monosódico (GMS), una sustancia que da mucho sabor y que es utilizada en la comida china. En las personas susceptibles, el glutamato monosódico puede producir una sensación de presión en la cara, dolor en el pecho y sensaciones de quemazón por todo el cuerpo. La cantidad de glutamato monosódico capaz de producir estos síntomas varía de una persona a otra.

cualquiera de las más de 400 especies de pescado de los arrecifes tropicales de Florida, las Antillas o del Pacífico.

La toxina es producida por ciertos dinoflagelados (organismos marinos microscópicos que sirven de alimento a los peces, que se acumulan en su carne). Los peces grandes y viejos son más tóxicos que los pequeños y jóvenes. El sabor del pescado no se altera. Los procedimientos de procesado que se utilizan actualmente no destruyen la toxina. Los síntomas pueden iniciarse entre 2 y 8 horas tras la ingestión del pescado. Los retortijones abdominales, las náuseas, los vómitos y la diarrea duran de 6 a 17 horas. Los síntomas más tardíos pueden incluir picores (prurito), sensación de hormigueo, cefalea (dolor de cabeza), dolores musculares, inversión de las sensaciones de frío y calor (trastornos térmicos) y dolor facial. Al cabo de varios meses, los trastornos térmicos pueden volverse discapacitantes.

Los síntomas de la intoxicación por la tetrodotoxina del pez globo, que se encuentra sobre todo en los mares alrededor del Japón, son similares a los de la intoxicación por ciguatera. La muerte puede sobrevenir por la parálisis de los músculos respiratorios.

La intoxicación por histamina procedente de pescados, como la caballa, el atún y la albacora (mahi-mahi), sucede cuando los tejidos de estos peces se descomponen tras su captura y producen altos valores de histamina. Después de su ingesta, la histamina provoca un enrojecimiento facial inmediato. También puede producir náuseas, vómitos, dolor de estómago y urticaria pocos minutos después de haber comido el pescado. Los síntomas generalmente duran menos de 24 horas.

Desde junio hasta octubre, especialmente en las costas del Pacífico y de Nueva Inglaterra en Estados

Unidos, los mariscos como los mejillones, las almejas, las ostras y las veneras pueden ingerir ciertos dinoflagelados venenosos. Estos dinoflagelados se encuentran en determinados momentos y en un número tan alto en los océanos que el agua adquiere un aspecto rojizo, conocida como marea roja. Producen una toxina que afecta a los nervios (tales toxinas se conocen como neurotoxinas). La toxina que produce la llamada **intoxicación paralítica por mariscos** sigue activa incluso después de que la comida se haya cocinado. El primer síntoma, una sensación de hormigueo alrededor de la boca, comienza entre 5 y 30 minutos después de comer. Lo que se produce a continuación son náuseas, vómitos y retortijones abdominales. Alrededor del 25 por ciento de las personas desarrolla debilidad muscular conforme pasan las horas, la cual puede progresar hacia una parálisis de los brazos y las piernas. En ocasiones, la debilidad de los músculos respiratorios puede ser tan grave que puede causar la muerte.

La **intoxicación por contaminantes** puede afectar a personas que han ingerido frutas sin lavar y vegetales rociados con arsénico, plomo o insecticidas orgánicos, o a las que hayan tomado líquidos ácidos servidos en recipientes de plomo vidriado o que hayan ingerido alimentos almacenados en recipientes recubiertos de cadmio. (• *V. página 1394*)

Tratamiento

A menos que la persona afectada haya experimentado vómitos violentos o diarrea, o que los síntomas no hayan aparecido hasta varias horas después de la ingestión, se debe intentar eliminar el veneno utilizando algún método de vaciado del estómago (lavado gástrico). Se pueden usar fármacos como el jarabe de ipecacuana para inducir el vómito y administrar un laxante para vaciar el intestino. Si continúan las náuseas y los vómitos, se administran líquidos intravenosos que contengan sales y dextrosa para corregir la deshidratación y cualquier desequilibrio ácido o alcalino. Si los retortijones son intensos puede necesitarse una medicación para el dolor. En ocasiones, se necesita

instaurar respiración artificial y cuidados intensivos de enfermería.

Cualquiera que enferme después de ingerir una seta sin identificar debería provocarse el vómito de inmediato y guardarlo para que sea analizado en un laboratorio, ya que las diferentes especies requieren tratamientos distintos. En la intoxicación por muscarina se administra atropina. En el caso de una persona intoxicada por *Amanita phalloides,* una dieta rica en hidratos de carbono y la administración intravenosa de dextrosa y cloruro de sodio pueden ayudar a corregir los bajos valores de azúcar en sangre (hipoglucemia) causados por una grave lesión hepática. Para tratar la intoxicación grave por ciguatera en ocasiones se requiere manitol, un fármaco de administración intravenosa. Los bloqueantes de histamina (antihistamínicos) pueden ser eficaces para reducir los síntomas de la intoxicación por histamina de origen marino.

Efectos adversos de los fármacos

Las náuseas, los vómitos y la diarrea son efectos adversos habituales de muchos fármacos. Los responsables más frecuentes son los antiácidos que contienen magnesio como ingrediente principal, los antibióticos, los fármacos anticancerosos, la colquicina (para la gota), los digitálicos como la digoxina (habitualmente usados para la insuficiencia cardíaca) y los laxantes. El abuso de laxantes puede producir debilidad, vómitos, diarrea, pérdida de electrólitos y otros trastornos.

Puede ser difícil reconocer que un fármaco sea la causa de una gastroenteritis. En los casos leves, el médico puede aconsejar la interrupción del medicamento, para volver a administrarlo posteriormente. Si los síntomas remiten cuando la persona deja de tomar el fármaco y vuelven cuando se administra de nuevo, dicho fármaco puede ser la causa de los síntomas gastrointestinales. En los casos de gastroenteritis grave, el médico puede indicar a la persona afectada que deje el medicamento y que no lo vuelva a tomar más.

CAPÍTULO 107

Trastornos del tránsito intestinal

El funcionamiento del intestino varía en gran medida no sólo de persona a persona sino también en un mismo individuo en diferentes momentos. Puede resultar afectado por la dieta, el estrés, los fármacos, las enfermedades e incluso los patrones sociales y culturales. En la mayoría de las sociedades occidentales, el número normal de evacuaciones varía desde 2 a 3 a la semana hasta 2 a 3 al día. Los cambios en la frecuencia, consistencia o volumen de las evacuaciones o la presencia de sangre, moco, pus o un exceso de materia grasa en las heces pueden indicar una enfermedad.

Estreñimiento

El estreñimiento o constipación es un trastorno en el que la persona tiene evacuaciones molestas o poco frecuentes.

Una persona con estreñimiento produce heces duras que pueden resultar difíciles de expulsar. También puede sentir como si el recto no se vaciase del todo. El estreñimiento agudo se inicia de forma repentina y la persona se da cuenta claramente de ello. El crónico, por otro lado, puede comenzar de modo insidioso y persistir durante meses o años.

A menudo la causa del estreñimiento agudo no es más que un cambio reciente en la dieta o un descenso en la actividad física (por ejemplo, cuando una persona guarda cama durante un día o dos debido a una enfermedad). Muchos fármacos, por ejemplo el hidróxido de aluminio (principio activo común de los antiácidos de venta sin receta médica), las sales de bismuto, las sales de hierro, los anticolinérgicos, los antihipertensores, los opiáceos y muchos tranquilizantes y sedantes pueden causar estreñimiento. En ocasiones, el estreñimiento agudo puede estar causado por problemas graves, como una obstrucción del intestino grueso, un aporte deficiente de sangre al mismo y una lesión nerviosa o de la médula espinal.

Son causas frecuentes del estreñimiento crónico una escasa actividad física y una dieta pobre en fibra. Otras causas pueden ser una glándula tiroides hipoactiva (hipotiroidismo), altos valores de calcio en sangre (hipercalcemia) y la enfermedad de Parkinson. Una disminución de las contracciones del intestino grueso (colon inactivo) y de las concomitantes con la defecación conducen también al estreñimiento crónico. Los factores psicológicos son causas habituales de estreñimiento agudo y crónico.

Tratamiento

Cuando una enfermedad causa estreñimiento, ésta debe ser tratada. En otras ocasiones, la mejor manera de tratar y prevenir el estreñimiento es con una combinación de ejercicio adecuado, una dieta rica en fibra y el uso ocasional de medicación adecuada.

Los vegetales, las frutas y el salvado son fuentes excelentes de fibra. Muchas personas encuentran que es útil tomar con la fruta, 2 o 3 veces al día, 2 o 3 cucharadas soperas de salvado sin refinar o de cereales con alto contenido en fibra. Para que esto resulte eficaz, la fibra debe acompañarse de la ingesta de abundante líquido.

Laxantes

Muchas personas utilizan los laxantes para aliviar el estreñimiento. El uso de algunos es seguro a largo plazo, mientras que otros deberían ser utilizados sólo de modo ocasional. Algunos laxantes son buenos para la prevención del estreñimiento y otros se pueden administrar para su tratamiento.

Los **agentes formadores de volumen** (salvado, psilio, policarbófilo de calcio y metilcelulosa) añaden volumen a las heces. El volumen incrementado estimula las contracciones naturales del intestino y las heces voluminosas son más blandas y más fáciles de expulsar. Los agentes formadores de volumen actúan lenta y suavemente y se consideran uno de los métodos más seguros para promover unas evacuaciones regulares. Estos productos se toman al principio en pequeñas cantidades. La dosis se incrementa de modo gradual hasta que se alcanza la regularidad. Las personas que utilizan agentes formadores de volumen deben también beber líquido en abundancia.

Los **agentes emolientes** (reblandecedores), como el docusato, incrementan la cantidad de agua en las heces. De hecho, estos laxantes son detergentes que disminuyen la tensión superficial de las heces, permitiendo que el agua penetre en ellas con más facilidad y las ablande. El aumento de la masa fecal estimula las contracciones naturales del intestino grueso y ayuda a que las heces reblandecidas se desplacen con mayor facilidad hacia el exterior del organismo.

El **aceite mineral** ablanda las heces y facilita su eliminación del cuerpo. Sin embargo, puede disminuir la absorción de ciertas vitaminas liposolubles. Por otro lado, si una persona (por ejemplo, alguien que se encuentre debilitado) inhala de modo accidental (aspira) aceite mineral, podría sufrir una grave irritación pulmonar. Además, el aceite mineral rezuma por el recto.

Los **agentes osmóticos** atraen grandes cantidades de agua al intestino grueso, volviendo las heces blandas y flojas. El exceso de líquido también tensa las paredes del intestino grueso, estimulando las contracciones. Estos laxantes consisten en sales (habitualmente de fosfato, magnesio o sulfato) o azúcares que casi no se absorben (por ejemplo, lactulosa y sorbitol). Algunos agentes osmóticos contienen sodio y por ello pueden provocar retención de líquidos en personas con enfermedad renal o insuficiencia cardíaca, especialmente cuando se administran en dosis elevadas o de forma muy frecuente. Los agentes osmóticos que contienen magnesio y fosfato pasan parcialmente a la sangre, pudiendo ser perjudiciales en personas con insuficiencia renal. *(• V. página 621)* Estos laxantes suelen actuar en el plazo de 3 horas y son mejores en el tratamiento del estreñimiento que en su prevención. También se utilizan para limpiar de heces el intestino antes de una exploración radiológica del tracto digestivo (gastrointestinal) y antes de la realización de una colonoscopia (examen del intestino grueso mediante un tubo flexible de visualización). *(• V. página 505)*

Los **laxantes estimulantes** estimulan directamente las paredes del intestino grueso, provocando su contracción y desplazando las heces. Contienen sustancias irritantes como el sen, la cáscara, la fenolftaleína, el bisacodilo o el aceite de ricino. Generalmente provocan una evacuación semisólida en el plazo de 6 a 8 horas, pero a menudo causan también retortijones. Cuando se administran en forma de supositorios, suelen actuar en 15 a 60 minutos. El uso prolongado de laxantes estimulantes puede dañar el intestino grueso. Las personas que los utilizan también pueden volverse adictas a estos laxantes, desarrollando el síndrome del intestino perezoso, lo cual crea dependencia de ellos. Los laxantes estimulantes son utilizados a menudo para vaciar el intestino grueso antes de la realización de pruebas diagnósticas y para prevenir o tratar el estreñimiento causado por los fármacos que retrasan las contracciones del intestino grueso, como los opiáceos.

ESTREÑIMIENTO PSICÓGENO

Muchas personas creen tener estreñimiento si no hacen una deposición cada día. Otras piensan que tienen estreñimiento si les parece anormal la apariencia o la consistencia de sus heces. Sin embargo, efectuar evacuaciones cada día no significa que sean necesariamente normales y, al revés, una menor frecuencia no indica necesariamente un problema, a menos que represente un cambio sustancial con respecto a la situación previa. Lo mismo se puede decir acerca del color y la consistencia de la materia fecal. A no ser que se produzca un gran cambio en estas características, la persona probablemente no sufre de estreñimiento.

Tales conceptos erróneos acerca del estreñimiento pueden conducir a un tratamiento excesivo, especialmente en lo que se refiere al uso prolongado de laxantes estimulantes, supositorios irritantes y enemas. Este tratamiento puede dañar gravemente el intestino grueso o inducir el síndrome del intestino perezoso y la melanosis coli (cambios anormales del revestimiento del intestino grueso causados por el depósito de un pigmento).

Antes de establecer el diagnóstico de estreñimiento psicógeno, el médico se asegura primero de que no existe un problema orgánico subyacente responsable de las evacuaciones irregulares. Puede ser necesario realizar ciertas pruebas diagnósticas, como una sigmoidoscopia (un examen del colon sigmoide mediante un tubo flexible de visualización) o una enema con papilla de bario. *(• V. página 507)* Si no existe una causa orgánica subyacente, la persona ha de aceptar su ritmo deposicional y no insistir en conseguir un patrón más regular.

INERCIA COLÓNICA

La inercia colónica (colon inactivo) consiste en una disminución de las contracciones del intestino grueso o una falta de sensibilidad del recto a la presencia de heces, lo cual conduce a un estreñimiento crónico.

La inercia colónica a menudo ocurre en personas de edad avanzada, debilitadas o encamadas, pero también en mujeres jóvenes y sanas. El intestino grueso deja de responder a los estímulos que provocan habitualmente las deposiciones: la comida, el llenado del estómago y del intestino grueso, y la presencia de heces en el recto. Los fármacos que se usan para tratar algunas enfermedades a menudo causan o empeoran el problema, especialmente los opiáceos (como la codeína) y los fármacos con propiedades anticolinérgicas (como la amitriptilina para la depresión o la propantelina para la diarrea). La inercia colónica se presenta en ocasiones en personas que habitualmente retrasan sus deposiciones o que han usado laxantes o enemas durante mucho tiempo.

Síntomas

El estreñimiento es un problema de cada día y que debe contemplarse a largo plazo; puede acompañarse o no de molestias abdominales. A menudo el médico encuentra el recto lleno de heces blandas, incluso aunque la persona no presente necesidad de defecar y que además sólo pueda hacerlo con dificultades.

Las personas con este trastorno pueden desarrollar una impactación fecal, en la que la materia fecal de la parte final del intestino grueso y del recto se endurece y bloquea el paso de otras. Esta obstrucción produce retortijones, dolor en el recto y esfuerzos inútiles para realizar la deposición. A menudo, alrededor de la obstrucción rezuma un material mucoso líquido, dando a veces la falsa sensación de diarrea.

Tratamiento

Para la inercia colónica, a veces se recomiendan supositorios o enemas con 60 a 90 mililitros de agua, agua y sales (enemas salinas) o aceites como el de oliva. Para la impactación fecal, también se necesitan laxantes (generalmente los agentes osmóticos). A veces el médico o la enfermera deben retirar las heces duras con una sonda o con el dedo.

Las personas que tienen inercia colónica deberían intentar realizar una deposición diaria, preferiblemente entre 15 y 45 minutos después de comer, porque la ingesta estimula las deposiciones. El ejercicio a menudo también ayuda.

DISQUESIA

La disquesia es la dificultad para la defecación causada por una incapacidad para controlar los músculos de la pelvis y del ano.

Para realizar una evacuación adecuada se requiere la relajación de los músculos de la pelvis y los músculos circulares (esfínteres) que mantienen el ano cerrado. En caso contrario, los esfuerzos para defecar son inútiles, incluso aunque éstos sean muy considerables. Las personas con disquesia sienten necesidad de evacuar, pero no pueden hacerlo. Incluso la materia fecal no endurecida puede ser difícil de expulsar.

Las situaciones que pueden interferir con los movimientos musculares incluyen la discinesia del suelo de la pelvis (una alteración de la coordinación muscular), el anismo (una situación en la que los músculos no consiguen relajarse o, por el contrario, se contraen durante la defecación), un rectocele (herniación del recto dentro de la vagina), un enterocele (herniación del intestino delgado dentro del recto), una úlcera rectal o un prolapso rectal. (• *V. página 525*)

El tratamiento con laxantes en general no es satisfactorio. Actualmente, se están probando los ejercicios de relajación y de autorregulación para la discinesia del suelo de la pelvis y parecen ser prometedores. Para reparar un enterocele o un gran rectocele, puede ser necesaria una intervención quirúrgica. El estreñimiento puede ser tan grave que requiera la asistencia del médico o de una enfermera para retirar las heces con una sonda o con el dedo.

Diarrea

La diarrea es un incremento en el volumen, fluidez o frecuencia de las deposiciones.

Una persona con una diarrea causada por un problema médico significativo habitualmente elimina un gran volumen de materia fecal, a menudo más de medio kilo de heces al día. La gente que ingiere grandes cantidades de fibra vegetal puede producir normalmente más de un kilo, pero están bien formadas y no son líquidas. Normalmente, las heces

Alimentos y fármacos que pueden causar diarrea

Alimentos y fármacos	Ingrediente que causa la diarrea
Zumo de manzana, zumo de pera, chicle sin azúcar, menta	Hexitoles, sorbitol, manitol
Zumo de manzana, zumo de pera, uvas, miel, dátiles, nueces, higos, refrescos (especialmente con sabor a frutas)	Fructosa
Azúcar de mesa	Sucrosa
Leche, helado, yogurt helado, yogur, queso blando, chocolate	Lactosa
Antiácidos que contengan magnesio	Magnesio
Café, té, bebidas de cola, analgésicos de venta libre para el dolor de cabeza	Cafeína

contienen entre un 60 y un 90 por ciento de agua; la diarrea ocurre cuando se supera el 90 por ciento.

La **diarrea osmótica** ocurre cuando ciertas sustancias que no pueden ser absorbidas por el flujo sanguíneo permanecen en el intestino. Estas sustancias hacen que una excesiva cantidad de agua permanezca en las heces, generando una diarrea. Ciertos alimentos (como algunas frutas y las judías (fríjoles) y los hesites, sorbibles y matinales (usados como sustitutos del azúcar en algunos regímenes dietéticos, dulces y goma de mascar) pueden causar diarrea osmótica. También la puede causar una deficiencia de lactasa. Ésta es una enzima que normalmente se encuentra en el intestino delgado y que convierte el azúcar de la leche (lactosa) en glucosa y galactosa, de tal forma que pueden ser absorbidos y pasar al flujo sanguíneo. Cuando las personas con deficiencia de lactasa beben leche o consumen productos lácteos, la lactosa no es transformada. (• *V. página 559*) Al acumularse en el intestino, provoca diarrea osmótica. La intensidad de la diarrea osmótica depende de la cantidad de sustancia osmótica que se haya consumido. El cuadro cesa tan pronto como se deje de ingerir o beber dichos productos.

La **diarrea secretora** sucede cuando el intestino delgado y el grueso secretan sales (especialmente cloruro de sodio) y agua. Ciertas toxinas como la presente en la infección del cólera y las producidas en otras diarreas infecciosas pueden causar estas secreciones. La diarrea puede ser masiva (más de un litro por hora en el cólera). Otras sustancias causantes de secreción de agua y sales incluyen ciertos laxantes, como el aceite de ricino y los ácidos biliares (que pueden acumularse en el colon si se ha extirpado parte del intestino delgado). Ciertos tumores poco frecuentes, como el carcinoide, el gastrinoma y el vipoma, ocasionalmente también causan diarrea secretora.

Los **síndromes de malabsorción** (• *V. página 558*) también son responsables de producir diarrea. Las personas con estos síndromes no digieren los alimentos de modo normal. En la malabsorción generalizada, las grasas que quedan en el intestino grueso debido a la malabsorción pueden causar diarrea secretora, al igual que los hidratos de carbono. La malabsorción puede ser causada por trastornos como el esprue no tropical, la insuficiencia pancreática, la extirpación quirúrgica de parte del intestino, un aporte insuficiente de sangre al colon, la ausencia de ciertas enzimas del intestino grueso y la enfermedad hepática.

La **diarrea exudativa** ocurre cuando la mucosa del intestino grueso se inflama, se ulcera o se vuelve tumefacta y libera proteínas, sangre, moco y otros líquidos, lo que incrementa el volumen y el contenido líquido de las heces. Este tipo de diarrea se origina a partir de ciertas enfermedades, como la colitis ulcerosa, la enfermedad de Crohn (enteritis regional), la tuberculosis, el linfoma y el cáncer. Cuando resulta afectada la mucosa del recto, la persona a menudo siente urgencia para defecar, presentando evacuaciones frecuentes porque el recto inflamado es más sensible a la distensión causada por la materia fecal.

El **tránsito intestinal alterado** en ocasiones causa diarrea. Para que las heces adquieran una consistencia normal, deben permanecer en el intestino grueso durante cierto tiempo. Las heces que abandonan el intestino grueso muy pronto son acuosas, las que permanecen demasiado tiempo son duras y secas. Muchos trastornos y tratamientos disminuyen el tiempo en que las heces permanecen en el intestino grueso, como una tiroides hiperactiva (hipertiroidismo), la extirpación quirúrgica de una porción del colon o del estómago, el tratamiento para las úlceras en el que se secciona el nervio vago, la derivación quirúrgica de parte del intestino, los fármacos como los antiácidos y los laxantes que contienen magnesio, las prostaglandinas, la serotonina e incluso la cafeína.

El **sobrecrecimiento bacteriano** (crecimiento anormal de la flora intestinal o el desarrollo de bacterias que normalmente no se encuentran en el intes-

tino) puede producir diarrea. Las bacterias intestinales normales desempeñan un papel importante en la digestión. Por lo tanto, cualquier alteración de éstas puede provocar diarrea.

Complicaciones

Además de las molestias, las situaciones embarazosas y la interrupción de las actividades diarias, la diarrea intensa puede conducir a una pérdida de agua (deshidratación) y electrólitos como el sodio, potasio, magnesio y cloro. Si se pierden importantes cantidades de líquido y electrólitos, puede bajar la presión arterial lo suficiente como para causar desvanecimientos (síncope), anormalidades del ritmo cardíaco (arritmias) y otros graves trastornos. Este riesgo es más probable en los más jóvenes, las personas de edad avanzada, las debilitadas y los que presenten diarrea muy grave. También se puede perder bicarbonato con las heces, lo que conduce a una acidosis metabólica, un tipo de desequilibrio acidobásico de la sangre.

Diagnóstico

El médico intenta primero establecer si la diarrea ha aparecido de forma brusca y si es de corta duración o si es persistente. A continuación determina si la causa se debe a un cambio en la dieta, si el paciente presenta otros síntomas, como fiebre, dolor o erupción cutánea y si ha tenido contacto con otras personas que se encuentren en un estado similar. De acuerdo con las descripciones hechas por el paciente y el examen de las muestras de materia fecal, el médico y el personal del laboratorio determinan si las heces están bien formadas o si son líquidas, si presentan un olor inusual o si contienen grasa, sangre o elementos sin digerir. También se determina el volumen de heces en 24 horas.

Cuando la diarrea es persistente, a menudo debe examinarse al microscopio una muestra de heces en busca de células, moco, grasa y otras sustancias. Las heces también pueden ser analizadas en busca de sangre y sustancias que pueden producir diarrea osmótica. Las muestras pueden ser analizadas con el fin de detectar microorganismos infecciosos, incluyendo ciertas bacterias, amebas y microorganismos del tipo *Giardia*. Si la persona está tomando laxantes, éstos también pueden ser detectados en la muestra de heces. Se puede realizar una sigmoidoscopia (examen del colon sigmoide usando un tubo flexible de visualización), de tal modo que el médico pueda observar el revestimiento del ano y del recto. (• *V. página 505*) A veces se realiza una biopsia (recogida de una muestra del revestimiento rectal para su examen al microscopio).

Tratamiento

La diarrea es un síntoma y su tratamiento depende de su origen. La mayoría de las personas con diarrea sólo tiene que evitar la causa, como la goma de mascar dietética o la toma de ciertos fármacos, hasta que el organismo sane por sí mismo. En ocasiones, una diarrea crónica se detiene al eliminar ciertas bebidas que contienen cafeína, como el café o las de cola. Para ayudar a aliviar la diarrea, el médico puede prescribir un fármaco como el difenoxilato, la codeína, el paregórico (tintura de opio) o la loperamida. A veces, incluso un agente formador de volumen que se utiliza para el estreñimiento crónico, como el psilio o la metilcelulosa, puede ayudar a aliviar la diarrea. El caolín, la pectina y la atapulgita activada ayudan a que las heces adquieran una consistencia compacta.

Cuando la diarrea es intensa y causa deshidratación, es necesaria la hospitalización y la reposición de líquidos por vía intravenosa. Mientras que el paciente no vomite ni tenga náuseas, resulta suficientemente eficaz la ingesta de líquidos que contengan cantidades adecuadas de agua, de azúcares y de sales.

Incontinencia fecal

La incontinencia fecal es la pérdida del control de las deposiciones.

La incontinencia fecal puede ocurrir de forma breve durante episodios de diarrea o cuando heces endurecidas impactan en el recto (impactación fecal). Las personas con lesiones en el ano o en la médula espinal, con prolapso rectal (protrusión del revestimiento rectal a través del ano), demencia, una lesión neurológica secundaria a la diabetes, tumores del ano o lesiones pélvicas durante el parto pueden desarrollar incontinencia fecal persistente.

El médico examina al paciente buscando cualquier anormalidad estructural o neurológica que pueda estar causando la incontinencia fecal. Esto implica la exploración del ano y del recto, la comprobación de la sensibilidad alrededor del ano y, generalmente, la realización de una sigmoidoscopia (examen del colon sigmoide usando un tubo flexible de visualización). Se pueden necesitar otras pruebas, como un examen de la función de los nervios y músculos de la pelvis.

El primer paso para corregir la incontinencia fecal es tratar de establecer un patrón regular de evacuaciones que produzca heces bien formadas. A menudo ayuda un cambio en la dieta, como la adición de una pequeña cantidad de fibra. Si tales cambios no ayudan, pueden ser útiles los fármacos como la loperamida, que retardan las deposiciones.

Ejercitar los músculos anales (esfínteres) incrementa su tono y su fuerza, lo que ayuda a prevenir la recurrencia de la incontinencia fecal. Utilizando técnicas de autorregulación, se puede aprender a contraer los esfínteres y a incrementar la sensibilidad del recto a la presencia de heces. Cerca del 70 por ciento de las personas bien motivadas se beneficia de la técnica de autorregulación.

Si persiste la incontinencia fecal, la cirugía puede ayudar en un algunos casos (por ejemplo, cuando la causa es una lesión en el ano o un defecto anatómico de éste). Como último recurso, puede realizarse una colostomía (creación mediante cirugía de una abertura entre el intestino grueso y la pared abdominal). Se cierra la abertura anal y el paciente defeca en una bolsa de plástico recambiable, adherida a la abertura que se ha practicado en la pared abdominal.

Síndrome del intestino irritable

El síndrome del intestino irritable es un trastorno de la motilidad de todo el tracto gastrointestinal que produce dolor abdominal, estreñimiento o diarrea.

Este síndrome tiene 3 veces más incidencia en mujeres que en varones. En dicho síndrome, el tracto gastrointestinal es especialmente sensible a muchos estímulos. El estrés, la dieta, los fármacos, las hormonas o los irritantes menores pueden hacer que el tracto gastrointestinal se contraiga anormalmente.

Los períodos de estrés y de conflicto emocional que causan depresión o ansiedad exacerban con frecuencia los episodios del síndrome del intestino irritable. Algunas personas con el síndrome son mucho más consciente de sus síntomas, los consideran más graves y experimentan mayores impedimentos que otras. Otras personas que experimentan estrés y conflictos emocionales similares desarrollan síntomas gastrointestinales menos acusados o reaccionan a ellos con menor preocupación y disfunción.

Durante un episodio, las contracciones del tracto gastrointestinal se hacen más fuertes y frecuentes, y el consiguiente tránsito acelerado de alimentos y heces a través del intestino delgado a menudo produce diarrea. El dolor, como un cólico, parece ser el resultado de las fuertes contracciones intestinales y de la sensibilidad incrementada de los receptores dolorosos en el intestino grueso. Los episodios ocurren por lo general cuando la persona está despierta y son muy raros durante el sueño.

Algunas personas creen que las comidas con alto contenido energético o graso son las causantes de este trastorno. Para otros, el trigo, los productos lácteos, el café, el té o los cítricos parecen agravar los síntomas, pero no está claro que estos alimentos sean de hecho la causa.

Síntomas

Son dos los tipos de síndrome de intestino irritable. El del colon espástico, que habitualmente está desencadenado por la comida, suele producir periódicamente estreñimiento o bien diarrea con dolor. A veces alternan el estreñimiento y la diarrea. A menudo aparece moco en las heces. El dolor puede presentarse en accesos de dolor continuo y sordo o de calambres en la porción baja del abdomen. El afectado puede experimentar distensión, gases, náuseas, dolor de cabeza, cansancio, depresión, ansiedad y dificultad para la concentración. A menudo el dolor se alivia tras una deposición.

El segundo tipo produce principalmente diarrea o estreñimiento relativamente indoloros. La diarrea puede comenzar en forma súbita e imperiosa y ocurre enseguida después de la comida, aunque a veces puede ocurrir inmediatamente al despertarse. A veces la urgencia es tal que el individuo pierde el control y no llega a tiempo al servicio. Es raro que la diarrea aparezca durante la noche. Algunas personas sufren distensión y estreñimiento, relativamente con poco dolor.

Diagnóstico

En general, los afectados por el síndrome del intestino irritable tienen aspecto saludable. Un examen físico generalmente no revela nada anormal, excepto dolor a la palpación en el área del intestino grueso. Por lo general, se realizan algunas pruebas (por ejemplo, análisis de sangre y de heces y una sigmoidoscopia) para diferenciar este síndrome de la enfermedad inflamatoria del intestino (• *V. página 551*) y de muchos otros trastornos que pueden causar dolor abdominal y un cambio en el ritmo de las deposiciones. Los resultados de estas pruebas suelen ser normales, aunque las heces pueden ser semilíquidas. La sigmoidoscopia (examen del colon sigmoide mediante un tubo flexible de visualización) (• *V. página 505*) en ocasiones causa espasmos y dolor, pero el resultado de la prueba suele ser normal. A veces se practican otras pruebas, como una ecografía abdominal, radiografías del intestino o una colonoscopia.

Tratamiento

El tratamiento del síndrome del intestino irritable difiere de persona a persona. En general, se deberían evitar los alimentos o las situaciones de estrés que hacen aparecer los síntomas. Para la mayoría de las personas, especialmente las que tienden a sufrir estreñimiento, la actividad física regular ayuda a mantener una función normal del tracto gastrointestinal.

Lo más aconsejable es una dieta normal. Las personas con distensión abdominal y retención de gases (flatulencia) deberían evitar las judías (fríjoles), las coles y otros alimentos difíciles de digerir. Debe restringirse el consumo de sorbitol (edulcorante sintético usado en alimentos dietéticos, en algunos fármacos y en gomas de mascar). La fructosa debe consumirse sólo en pequeñas cantidades (la fructosa es un componente común de las frutas, las bayas y algunas plantas). Algunas personas ven mejorar sus molestias con las dietas bajas en grasas. Las que padecen a la vez síndrome de intestino irritable y deficiencia de lactasa no deben consumir productos lácteos.

Algunas personas con el síndrome de intestino irritable pueden mejorar su estado ingiriendo más fibra, especialmente si el problema principal es el estreñimiento. Pueden tomar una cucharada sopera de salvado con abundante agua y otros líquidos con cada comida, o bien suplementos de psilio muciloide con dos vasos de agua. El incremento de la fibra en la dieta puede agravar algunos síntomas, como la flatulencia y la distensión.

No se ha comprobado la eficacia de los fármacos que retrasan la función del tracto gastrointestinal y que se consideran antiespasmódicos, como la propantelina, aunque se prescriban con frecuencia. Los fármacos antidiarreicos, como el difenoxilato y la loperamida, pueden ser útiles en las personas con diarrea. Los fármacos antidepresivos, algunos tranquilizantes, la psicoterapia, la hipnosis y las técnicas de modificación del comportamiento pueden ayudar a algunas personas con síndrome de intestino irritable.

Flatulencia

La flatulencia es la sensación de tener mayor cantidad de gases en el tracto gastrointestinal.

El aire es un gas que puede ser tragado junto con los alimentos. El deglutir pequeñas cantidades de aire es normal, pero algunas personas lo hacen en grandes cantidades de modo inconsciente, especialmente en estados de ansiedad. La mayor parte del aire tragado es posteriormente eructado; sólo una pequeña cantidad pasa desde el estómago hacia el resto del tracto gastrointestinal. La deglución de un gran volumen de aire produce una sensación de saciedad, generando eructos excesivos o expulsando el aire por el ano.

En el aparato gastrointestinal se forman otros gases de varias maneras. El hidrógeno, el metano y el anhídrido carbónico son producidos por el metabolismo bacteriano de los alimentos en el intestino, especialmente después de la ingestión de algunos tipos de alimentos como las judías (fríjoles) y las coles. Las personas con deficiencia de las enzimas que fragmentan ciertos azúcares también tienden a producir grandes cantidades de gas cuando ingieren alimentos que contienen estos azúcares. La deficiencia de lactasa, la esprue tropical y la insuficiencia pancreática conducen a la producción de grandes cantidades de gas.

El cuerpo elimina los gases a través de los eructos, los absorbe a través de las paredes del tracto gastrointestinal y hacia la sangre (y los excreta posteriormente a través de los pulmones) o los expulsa por el ano. Las bacterias del aparato gastrointestinal también metabolizan algunos gases.

Síntomas

Se cree que la flatulencia suele provocar dolor abdominal, distensión, eructos y expulsión excesiva de gases por el ano, sin embargo, no se conoce la relación exacta entre la flatulencia y cualquiera de estos síntomas. Hay quienes parecen ser particularmente sensibles a los efectos de los gases del aparato gastrointestinal; otros pueden tolerar grandes cantidades de ellos sin desarrollar síntomas.

La flatulencia puede producir eructos repetidos. Se expulsan gases a través del ano más de 10 veces al día, pero la flatulencia puede ocasionar mayor expulsión de gases. Los lactantes con retortijones abdominales en ocasiones expulsan grandes cantidades de gases. No está claro si estos niños producen de hecho más gases o si simplemente son más sensibles a esta situación.

Tratamiento

La distensión y los eructos son difíciles de aliviar. Si el principal problema son los eructos, puede ser útil la reducción de la cantidad de aire tragado. Sin embargo, esto puede resultar difícil porque la deglución de aire es generalmente un acto inconsciente. Puede también ayudar el evitar mascar chicle y el comer más despacio y en un ambiente relajado.

Quienes tienen eructos o expulsan gases por el ano de forma excesiva pueden necesitar un cambio de dieta, evitando alimentos difíciles de digerir. Saber cuáles son los alimentos causantes del problema puede requerir que se elimine un alimento o un grupo de alimentos a la vez. Se puede empezar por eliminar la leche y los productos lácteos, luego las frutas y ciertos vegetales, y posteriormente otros alimentos. Los eructos pueden resultar de la ingestión de bebidas carbonatadas o de antiácidos como el bicarbonato de sodio.

La administración de fármacos puede ayudar a reducir la producción de gases, aunque generalmente no son muy eficaces. La simeticona, presente en algunos antiácidos y también disponible de modo aislado, proporciona cierto alivio. A veces ayudan otros fármacos, como otros tipos de antiácidos, la metoclopramida y el betanecol. La ingesta de más fibra mejora los síntomas en algunos casos pero los empeora en otros.

CAPÍTULO 108

Enfermedades inflamatorias del intestino

Las enfermedades inflamatorias del intestino son trastornos crónicos en los que se inflama el intestino, ocasionando a menudo retortijones abdominales recurrentes y diarrea.

Los dos tipos de enfermedad inflamatoria del intestino son la enfermedad de Crohn y la colitis ulcerosa, que tienen muchas similitudes, siendo a veces difícil distinguir una de otra. No se conoce la causa de estas enfermedades.

Enfermedad de Crohn

La enfermedad de Crohn (enteritis regional, ileítis granulomatosa, ileocolitis) es una inflamación crónica de la pared intestinal.

Típicamente la enfermedad afecta a todo el grosor de la pared intestinal. Lo más habitual es que se manifieste en la porción más baja del intestino delgado (íleon) y el intestino grueso, pero puede ocurrir en cualquier tramo del tracto gastrointestinal desde la boca hasta el ano, incluso en la piel alrededor de éste.

En las últimas décadas, la incidencia de la enfermedad de Crohn ha aumentado tanto en los países occidentales como en los países en vía de desarrollo. Ocurre aproximadamente en igual proporción en ambos sexos, es más común entre los judíos y tiende a darse en familias con historia de colitis ulcerosa. Casi todos los casos se presentan antes de los 30 años, pero la mayoría comienza entre los 14 y los 24 años.

Patrones clínicos de la enfermedad de Crohn

Los síntomas de la enfermedad de Crohn difieren de unas personas a otras, pero hay cuatro patrones más comunes:

• Inflamación con dolor espontáneo y al tacto, en la parte inferior derecha del abdomen.

• Obstrucciones intestinales agudas recurrentes que causan espasmos intensamente dolorosos de la pared intestinal, distensión del abdomen, estreñimiento y vómitos.

• Inflamación y obstrucción intestinal parcial crónica que provocan desnutrición y debilidad crónica.

• Trayectos anormales (fístulas) y bolsas de pus (abscesos) que a menudo causan fiebre, masas dolorosas en el abdomen y pérdida de peso importante.

En cada individuo, la enfermedad afecta a un área específica del intestino, a veces dejando áreas normales (áreas intercaladas) entre las zonas afectadas. En alrededor del 35 por ciento de los que padecen la enfermedad de Crohn, sólo se afecta el íleon. En el 20 por ciento, sólo se afecta el intestino grueso. Y en el 45 por ciento restante se afectan tanto el íleon como el intestino grueso.

La causa de la enfermedad de Crohn es desconocida. Las investigaciones se han centrado en tres posibilidades principales: una disfunción del sistema inmunitario, una infección y la dieta.

Síntomas y complicaciones

Los primeros síntomas más característicos de la enfermedad de Crohn consisten en diarrea crónica, dolor abdominal de tipo retortijones, fiebre, pérdida del apetito y pérdida de peso. El médico puede sentir a la palpación un bulto o una sensación de plenitud en la parte baja del abdomen, la mayoría de las veces en el lado derecho.

Las frecuentes complicaciones de la inflamación incluyen el desarrollo de una obstrucción intestinal, canales de comunicación anormales (fístulas) y abscesos (bolsas de infección llenas de pus). Las fístulas se pueden desarrollar entre dos porciones diferentes del intestino. También pueden comunicar el intestino y la vejiga urinaria o el intestino y la superficie de la piel, especialmente alrededor del ano. La perforación del intestino delgado es una complicación rara. Cuando el intestino grueso resulta afectado por la enfermedad de Crohn, generalmente se presenta una hemorragia rectal; al cabo de muchos años, se incrementa el riesgo de cáncer de colon. Alrededor de un tercio de los que desarrollan la enfermedad de Crohn tiene problemas alrededor del ano, especialmente fístulas y grietas (fisuras) en su revestimiento mucoso.

La enfermedad de Crohn se asocia con ciertos trastornos que afectan a otras partes del cuerpo, como cálculos biliares, una inadecuada absorción de nutrientes y depósitos amiloides (amiloidosis). Cuando la enfermedad de Crohn causa una reactivación de los síntomas gastrointestinales, el paciente puede también experimentar inflamación de las articulaciones (artritis), inflamación del blanco de los ojos (epiescleritis), llagas en la boca (estomatitis aftosa), nódulos cutáneos dolorosos en los brazos y las piernas (eritema nudoso) y úlceras en la piel de color pardusco que contienen pus (pioderma gangrenoso). Incluso cuando la enfermedad de Crohn no está causando una reactivación de los síntomas gastrointestinales, el enfermo todavía puede experimentar inflamación de la columna vertebral (espondilitis anquilosante), inflamación de las articulaciones de la pelvis (sacroilitis), inflamación dentro de los ojos (uveítis) e inflamación de los conductos biliares (colangitis esclerosante primaria).

En los niños, los síntomas gastrointestinales como el dolor abdominal y la diarrea a menudo no son los de mayor importancia, e incluso puede que nunca se manifiesten. Los síntomas principales pueden ser inflamaciones articulares, fiebre, anemia o retraso del crecimiento.

Algunos individuos se recuperan completamente después de haber presentado un solo ataque que haya afectado al intestino delgado. Sin embargo, la enfermedad de Crohn generalmente se reactiva a intervalos regulares a lo largo de toda la vida. Estas reactivaciones pueden ser leves o graves, breves o prolongadas. Se desconoce por qué los síntomas aparecen y desaparecen y qué es lo que desencadena nuevos episodios o determina su gravedad. La inflamación tiende a recurrir en la misma área intestinal previamente afectada, pero si ésta ha sido extirpada quirúrgicamente, puede extenderse a otras áreas.

Diagnóstico

El médico puede sospechar una enfermedad de Crohn en cualquier persona que presente dolor abdominal de tipo cólico y diarrea recurrente, particularmente si presenta también inflamaciones articulares, oculares y cutáneas. Ninguna prueba de laboratorio identifica específicamente la enfermedad, aunque éstas pueden revelar una anemia, un número anormalmente elevado de glóbulos blancos, bajos valores de albúmina y otros signos inflamatorios.

Las radiografías con enemas de bario (• *V. página 506*) pueden evidenciar el aspecto característico de la enfermedad de Crohn en el colon. En casos poco claros, la colonoscopia (examen del intestino grueso con un tubo flexible de visualización) (• *V. página 505*) y una biopsia pueden ayudar a confirmarlo. Aunque la tomografía computadorizada (TC) suele mostrar los cambios en la pared del intestino e identifica los abscesos, no suele utilizarse de modo rutinario como un método de diagnóstico inicial.

Tratamiento y pronóstico

No existe tratamiento curativo para la enfermedad de Crohn, aunque muchos tratamientos reducen la inflamación y alivian los síntomas. Los retortijones y la diarrea pueden aliviarse con fármacos anticolinérgicos, difenoxilato, loperamida, tintura de opio alcanforada o codeína. Se administran por vía oral, preferentemente antes de las comidas. La ingesta de preparaciones de metilcelulosa o de psilio previenen a veces la irritación anal, al hacer que las heces se vuelvan más compactas.

A menudo se prescriben antibióticos de amplio espectro (antibióticos que son eficaces contra diversos tipos de bacterias). El metronidazol alivia los síntomas de la enfermedad de Crohn, especialmente cuando afecta al colon o existen fístulas o abscesos alrededor del ano. Sin embargo, cuando se administra durante mucho tiempo, el metronidazol puede dañar los nervios, provocando sensaciones de hormigueo en los brazos y las piernas. Este efecto secundario generalmente desaparece cuando se suspende el fármaco, pero son frecuentes las reactivaciones de la enfermedad de Crohn tras suspender los antibióticos.

La sulfasalacina y los fármacos relacionados químicamente con ella mejoran la inflamación leve, especialmente en el intestino grueso. Sin embargo, estos fármacos son menos eficaces en las reactivaciones repentinas y graves.

Los corticosteroides como la prednisona pueden reducir drásticamente la fiebre y la diarrea, el dolor y las molestias abdominales, mejorando el apetito y la sensación de bienestar. Sin embargo, el tratamiento a largo plazo con corticosteroides conlleva graves efectos secundarios. Generalmente, para aliviar las inflamaciones y los síntomas mayores se prescriben dosis elevadas; luego se reducen, interrumpiendo el fármaco tan pronto como sea posible.

Los medicamentos como la azatioprina y la mercaptopurina, que modulan las acciones del sistema

Enfermedad de Crohn

Una complicación de la inflamación crónica del intestino, puede ser la formación de áreas de estrechez, que en ocasiones pueden ser causa de obstrucción intestinal.

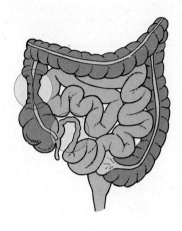

inmunitario, son eficaces para la enfermedad de Crohn que no responde a otros fármacos y son especialmente útiles para mantener largos períodos de remisión. Esto mejora significativamente las condiciones generales de la persona, disminuye la necesidad de corticosteroides y suele curar las fístulas. Sin embargo, estos fármacos a menudo son ineficaces una vez pasados 3 o 6 meses y pueden tener efectos secundarios potencialmente graves. Por lo tanto, el médico controla estrechamente a la persona que los toma en busca de alergias, inflamación del páncreas (pancreatitis) y una disminución del recuento de glóbulos blancos.

Las fórmulas dietéticas específicas, en las que cada componente nutricional es medido con precisión, pueden mejorar los cuadros de obstrucción intestinal o las fístulas, al menos durante cortos períodos de tiempo; también ayudan a que los niños tengan un crecimiento adecuado. Estos regímenes alimentarios deben probarse antes de someter al afectado a la cirugía o a ésta además de cualquier otro tratamiento anterior. Ocasionalmente, las personas con enfermedad de Crohn requieren una nutrición parenteral total o una hiperalimentación; para ello se administran los nutrientes concentrados por vía intravenosa con el fin de compensar la escasa absorción de los mismos, típica de la enfermedad de Crohn.

Proctitis ulcerosa

Las personas con proctitis ulcerosa (inflamación y ulceración confinadas al recto) tienen el mejor pronóstico. Las complicaciones graves son poco probables; sin embargo, en alrededor del 10 al 30 por ciento de los casos, la enfermedad finalmente se extiende al intestino grueso (evolucionando por lo tanto a una colitis ulcerosa). En raras ocasiones debe acudirse a la cirugía, y las expectativas de vida son normales.

En algunos casos, sin embargo, los síntomas pueden volverse excepcionalmente rebeldes al tratamiento.

Cuando se obstruye el intestino o no sanan los abscesos o las fístulas, es necesario recurrir a la cirugía. Una intervención para extirpar las áreas enfermas del intestino puede aliviar los síntomas de modo permanente, pero no cura la enfermedad. Una segunda operación es necesaria en alrededor del 50 por ciento de los casos. En consecuencia, la cirugía se reserva solamente para los casos en que se presentan complicaciones específicas o si falla el tratamiento farmacológico. En general, las personas que han sido intervenidas quirúrgicamente consideran que su calidad de vida ha mejorado a raíz de la misma.

La enfermedad de Crohn generalmente no acorta la vida de los afectados. Sin embargo, algunas personas mueren de cáncer del tracto gastrointestinal, el cual se puede desarrollar cuando la enfermedad de Crohn es de muy larga evolución.

Colitis ulcerosa

La colitis ulcerosa es una enfermedad crónica en la que el intestino grueso se inflama y ulcera, provocando diarrea con sangre, retortijones y fiebre.

La colitis ulcerosa puede comenzar a cualquier edad, pero generalmente lo hace entre los 15 y los 30 años. Una minoría de los afectados sufre su primer ataque entre los 50 y los 70 años.

A diferencia de la enfermedad de Crohn, la colitis ulcerosa generalmente no afecta al grosor completo de la pared intestinal y nunca al intestino delgado. La enfermedad suele comenzar en el recto o en el colon sigmoide (la parte baja final del intestino grueso), extendiéndose de forma parcial o total por el intestino grueso. En algunas personas se afecta la mayor parte del intestino grueso desde un principio.

Cerca del 10 por ciento de las personas que parecen estar afectadas de colitis ulcerosa sufre un único ataque. Sin embargo, algunos de estos casos pueden deberse a una infección no detectada, más que a una colitis ulcerosa.

La causa de la colitis ulcerosa no se conoce, pero pueden contribuir a este trastorno factores como la herencia y una respuesta inmune intestinal hiperactiva.

Síntomas

Un ataque puede ser súbito e intenso, produciendo una diarrea violenta, fiebre alta, dolor abdominal y peritonitis (inflamación del revestimiento abdominal). Durante estos ataques, el paciente se encuentra profundamente debilitado. Sin embargo, lo más frecuente es que los ataques comiencen gradualmente y que la persona sienta una necesidad urgente de defecar, retortijones leves en la región baja del abdomen, y sangre y moco visibles en las heces.

Cuando la enfermedad se limita al recto y al colon sigmoide, las heces pueden ser normales o bien duras y secas; sin embargo, durante las deposiciones, o entre las mismas, se expulsa por el recto moco que contiene un gran número de glóbulos rojos y blancos. Los síntomas generales de enfermedad, como la fiebre, son leves o inexistentes.

Si la afección se extiende más arriba por el intestino grueso, las heces se vuelven muy blandas y el paciente puede tener de 10 a 20 evacuaciones al día. A menudo, presenta retortijones intensos y espasmos rectales, angustiosos y dolorosos que se acompañan de urgencia de defecar. No hay alivio durante la noche. Las heces pueden ser líquidas y contener pus, sangre y moco. Con frecuencia, las heces son prácticamente sustituidas por sangre y pus. Puede haber fiebre, falta de apetito y pérdida de peso.

Complicaciones

La **hemorragia,** la complicación más frecuente, a menudo causa anemia por déficit de hierro. En casi el 10 por ciento de los afectados por colitis ulcerosa, existe un primer ataque rápidamente progresivo y grave, con hemorragia masiva, perforación o infección diseminada.

La **colitis tóxica** es una complicación particularmente grave en la que se daña la totalidad del grosor de la pared intestinal. Esta lesión causa un íleo (estado en el que se detiene el movimiento de la pared intestinal, interrumpiendo el tránsito) y se desarrolla una distensión abdominal. Conforme empeora la colitis tóxica, el colon pierde su tono muscular y en el plazo de días (o incluso de horas) comienza a dilatarse. Las radiografías de abdomen muestran gas dentro de la porción de intestino paralizada. Cuando el colon se distiende exageradamente, el cuadro se conoce como megacolon tóxico. El estado general del afectado es grave y puede tener fiebre alta y dolor en el abdomen espontáneamente o a la palpación, además de un aumento en el recuento de glóbulos blancos.

Sin embargo, si se instaura un tratamiento inmediato y eficaz, en menos del 4 por ciento de los casos se produce un fallecimiento. La posibilidad de muerte aumenta si se desarrolla una ulceración que perfora el intestino.

El riesgo de **cáncer de colon** es más alto en las personas con colitis ulcerosa extensa y de larga evolución. Dicho riesgo es todavía mayor cuando se encuentra afectada la totalidad del intestino grueso o cuando la persona ha padecido la enfermedad durante más de 10 años, independientemente del grado de actividad de la misma. Las personas con alto riesgo de desarrollar cáncer deberían someterse a una colonoscopia (examen del intestino grueso utilizando un tubo flexible de visualización) (• *V. página 505*) a intervalos regulares. Durante la misma, se obtienen muestras de tejido de todo el intestino grueso para su examen al microscopio. El uno por ciento de las personas con esta enfermedad desarrolla cáncer de colon cada año. La mayoría sobrevive si el diagnóstico se establece en una fase inicial.

Al igual que la enfermedad de Crohn, la colitis ulcerosa se acompaña también de trastornos que afectan a otras partes del cuerpo. Cuando la colitis ulcerosa causa una reactivación de los síntomas intestinales, el enfermo puede experimentar inflamación de las articulaciones (artritis), inflamación del blanco de los ojos (episcleritis), nódulos de la piel inflamados (eritema nudoso) y llagas cutáneas de color pardo cargadas de pus (pioderma gangrenoso). Cuando la colitis ulcerosa no genera síntomas intestinales, el afectado también puede sufrir inflamación de la columna (espondilitis anquilosante), de las articulaciones pélvicas (sacroileítis) y del interior de los ojos (uveítis).

Aunque las personas con colitis ulcerosa padecen con frecuencia una disfunción hepática leve, sólo alrededor del 1 al 3 por ciento presentan síntomas de enfermedad hepática, de intensidad moderada a grave. La enfermedad en su forma grave puede consistir en una inflamación del hígado (hepatitis crónica activa) y de las vías biliares (colangiitis esclerosante primaria), que se estrechan y finalmente se obstruyen; en ocasiones también se produce una sustitución del tejido funcional hepático por material fibroso (cirrosis). La inflamación de las vías biliares puede aparecer muchos años antes que cualquier otro síntoma intestinal de la colitis ulcerosa y, además, dicha inflamación incrementa el riesgo de cáncer de las vías biliares.

Diagnóstico

Los síntomas del paciente y un examen de las heces ayudan a establecer el diagnóstico. Los análisis de sangre ponen de manifiesto la presencia de anemia, un incremento del número de glóbulos blancos, un valor disminuido de albúmina y una velocidad de sedimentación globular acelerada. La sigmoidoscopia (un examen del colon sigmoide mediante un tubo flexible de visualización) (• *V. página 505*) confirma el diagnóstico y permite al médico observar directamente la intensidad de la inflamación. Incluso durante los intervalos libres de síntomas, el intestino raramente tiene un aspecto normal y el examen al microscopio de una muestra de tejido recogida en esos momentos muestra inflamación crónica.

Una radiografía del abdomen puede indicar la gravedad y la extensión de la enfermedad. Habitualmente, los estudios de radiología con enemas de bario y la colonoscopia no se realizan antes del inicio del tratamiento, porque existe el riesgo de perforación durante las fases agudas de la enfermedad.

Sin embargo, en algún momento de la evolución, se evalúa la totalidad del intestino grueso por colonoscopia o por radiografía con enema de bario, con el fin de determinar la extensión de la enfermedad y para asegurarse de que no exista un cáncer.

La inflamación del colon puede ser provocada por otras causas además de por la colitis ulcerosa. Por consiguiente, el médico intenta determinar si la inflamación es causada por una infección por bacterias o parásitos. Las muestras de materia fecal obtenidas durante la sigmoidoscopia son examinadas al microscopio y cultivadas para descartar la existencia de bacterias. Se analizan muestras de sangre para determinar si la persona pudo haber contraído una infección por parásitos, por ejemplo, durante un viaje. Las muestras de tejido se toman del revestimiento del recto y se examinan al microscopio.

El médico también intenta descartar una enfermedad de transmisión sexual del recto (como la gonorrea, una infección por el virus del herpes o una infección por clamidias), (• *V. página 967*) especialmente si el paciente es un varón homosexual. En las personas mayores con arterioesclerosis, la inflamación puede deberse a un aporte deficiente de sangre al intestino grueso.

El cáncer de colon raramente produce fiebre o una secreción de pus por el recto, pero en cambio el médico debe considerar el cáncer como una posible causa en el caso de una diarrea sanguinolenta.

Tratamiento

El tratamiento se dirige a controlar la inflamación, reducir los síntomas y reemplazar cualquier pérdida de líquidos y nutrientes. Debe evitarse el consumo de frutas crudas y de vegetales para reducir las lesiones del revestimiento inflamado del intestino grueso. Una dieta libre de productos lácteos puede disminuir los síntomas. Los suplementos de hierro compensan la anemia causada por las pérdidas de sangre por las heces.

Para la diarrea relativamente leve se administran fármacos anticolinérgicos o pequeñas dosis de loperamida. Si es más intensa, pueden necesitarse mayores dosis de difenoxilato o tintura de opio alcanforada, loperamida o codeína. En casos graves, el médico controla al paciente bajo tratamiento con estos fármacos antidiarreicos para evitar que se precipite el desarrollo de un megacolon tóxico.

La sulfasalacina, la olsalazina o la mesalazina se usan a menudo para reducir la inflamación de la colitis ulcerosa y prevenir la reactivación de los síntomas. Estos fármacos se toman generalmente por vía oral, pero pueden ser administrados en enemas o en supositorios.

Los pacientes con una enfermedad moderada o grave y que no están encamados, toman habitualmente corticosteroides orales como la prednisona. La prednisona en dosis relativamente elevadas, con frecuencia induce una drástica remisión. Una vez que la prednisona controla la inflamación de la colitis ulcerosa, se añade también sulfasalacina, olsalazina y mesalazina.

Gradualmente, la dosis de prednisona se va disminuyendo y finalmente se suspende por completo. El tratamiento prolongado con corticosteroides produce casi siempre efectos secundarios, aunque la mayoría desaparece al interrumpir la administración del fármaco. Cuando la colitis ulcerosa de leve a moderada se limita a la parte izquierda del intestino grueso (colon descendente) y el recto, pueden administrarse enemas con corticosteroides o con mesalamina.

Si la enfermedad se agrava, la persona es hospitalizada y se le administran corticosteroides por vía intravenosa. Si aparecen hemorragias copiosas por el recto puede que sea necesaria una transfusión de sangre y líquidos intravenosos.

La azatioprina y la mercaptopurina se han utilizado para mantener las remisiones en los pacientes con colitis ulcerosa, que de otro modo hubieran necesitado un tratamiento a largo plazo con corticosteroides. La ciclosporina se ha administrado en algunas personas que han sufrido ataques graves y que no han respondido al tratamiento con corticosteroides.

Sin embargo, alrededor del 50 por ciento de estos pacientes finalmente requiere un tratamiento quirúrgico.

Cirugía

La colitis tóxica es una urgencia. Tan pronto como el médico la detecta o sospecha que pueda desarrollarse un megacolon tóxico, se suprimen todos los fármacos antidiarreicos, se mantiene al paciente en ayuno absoluto, se le coloca una sonda por la nariz hasta el estómago o el intestino y se le conecta a un sistema de aspiración intermitente. Todos los líquidos, nutrientes y medicamentos se administran por vía intravenosa. Se controla estrechamente a la persona con el fin de detectar signos de peritonitis o de perforación. Si estas medidas no consiguen mejorar el estado de la persona en 24 o 48 horas, debe practicarse una cirugía de urgencia, que consiste en eliminar todo o gran parte del intestino grueso.

Si se detecta un cáncer o se identifican cambios precancerosos en el colon se realiza una cirugía programada. Tal intervención puede también practicarse en caso de estrechamiento del intestino grueso o de retraso en el crecimiento de los niños. El motivo más frecuente de tratamiento quirúrgico es la existencia de enfermedad crónica y sin remisiones que de otra forma volvería inválido al paciente o lo haría crónicamente dependiente de altas dosis de corticosteroides.

En algunos pocos casos, pueden requerir cirugía los problemas graves relacionados con la colitis fuera del intestino, como el pioderma gangrenoso.

La colitis ulcerosa se cura con la extirpación quirúrgica total del colon y del recto. La consecuencia de este tratamiento es que el paciente debe vivir con una ileostomía permanente (conexión quirúrgica entre la porción más baja del intestino delgado y una abertura en la pared abdominal) con su correspondiente bolsa.

Sin embargo, existen varios procedimientos alternativos disponibles. El más común consiste en una técnica llamada anastomosis ileoanal. En este procedimiento, se extirpa el intestino grueso y la mayor parte del recto, creando un pequeño reservorio fuera del intestino delgado que se une a la porción remanente del recto por encima del ano. De este modo la continencia se mantiene, aunque pueden ocurrir complicaciones, como la inflamación del reservorio.

Colitis asociada al uso de antibióticos

La colitis asociada al uso de antibióticos consiste en una inflamación del intestino grueso secundaria al uso de éstos.

Muchos antibióticos alteran el equilibrio entre los diferentes tipos de bacterias en el intestino o en la cantidad de los mismos, permitiendo que puedan multiplicarse algunas bacterias causantes de enfermedades. (• *V. página 870*) La bacteria que con más frecuencia causa problemas es el *Clostridium difficile*, que produce dos toxinas que pueden dañar la mucosa del intestino grueso.

Entre los antibióticos con mayor incidencia en estos trastornos cabe destacar la clindamicina, la ampicilina y las cefalosporinas, como la cefalotina. Otros pueden ser las penicilinas, la eritromicina, el trimetroprim-sulfametoxasol, el cloranfenicol y las tetraciclinas. El sobrecrecimiento de *Clostridium difficile* puede ocurrir cuando cualquiera de éstos antibióticos se recibe por vía oral o por inyección. El riesgo aumenta con la edad, aunque los adultos jóvenes y los niños pueden también resultar afectados.

En casos leves, la mucosa intestinal puede inflamarse sólo ligeramente. En las colitis graves la inflamación es extensa y la mucosa se ulcera.

Síntomas

Los síntomas usualmente se inician mientras la persona está recibiendo los antibióticos. Sin embargo, en el 75 por ciento de los pacientes los síntomas se presentan entre 1 y 10 días después de la suspensión del tratamiento, y en algunas personas incluso después de 6 semanas.

Típicamente los síntomas varían entre una diarrea leve o bien una diarrea con sangre, con dolor abdominal y fiebre. Los casos más graves pueden ocasionar la muerte de la persona por deshidratación, hipotensión, megacolon tóxico y perforación del intestino delgado.

Diagnóstico

El médico diagnostica la colitis al observar el colon inflamado mediante un sigmoidoscopio (tubo rígido o flexible para el examen del colon sigmoide). (• *V. página 555*) Si la porción intestinal afectada no está al alcance del sigmoidoscopio, puede utilizarse un colonoscopio (un tubo flexible más largo que permite visualizar todo el intestino grueso).

El diagnóstico de colitis asociada a antibióticos se confirma cuando se identifica el *Clostridium difficile* en un cultivo de laboratorio a partir de una muestra de materia fecal o bien si se detecta su toxina. Dicha toxina puede ser detectada en el 20 por ciento de los casos leves y en más del 90 por ciento de los casos graves de colitis asociada a antibióticos.

Las pruebas de laboratorio pueden poner de manifiesto un elevado número de glóbulos blancos en la sangre durante los ataques graves.

Tratamiento

Si la persona con una colitis asociada a antibióticos presenta diarrea grave mientras esté tomando los antibióticos, éstos deben interrumpirse inmediatamente a menos que sean esenciales. Los fármacos que retrasan el movimiento intestinal, como el difenoxilato, suelen evitarse porque pueden prolongar la enfermedad al alargar el tiempo de contacto de la toxina responsable con la pared del colon. La diarrea secundaria a antibióticos generalmente cesa por sí sola al cabo de 10 o 12 días de haber suspendido tales antibióticos. Cuando esto ocurre no se requiere ningún otro tratamiento. Sin embargo, si los síntomas leves persisten, la colestiramina puede ser útil probablemente porque se une a la toxina.

En la mayoría de los casos graves de colitis asociada a antibióticos, el metronidazol es eficaz contra el *Clostridium difficile*. El antibiótico vancomicina se reserva para los casos más graves o los casos resistentes.

Los síntomas recurren en más del 20 por ciento de los pacientes y esto hace que requieran un nuevo tratamiento. Cuando la diarrea reaparece repetidamente puede ser necesario un tratamiento prolongado con antibióticos. Algunas de estas personas son tratadas con preparados de lactobacilos administrados por vía oral, o bacteroides por vía rectal, con el fin de restablecer la flora bacteriana normal del intestino. Sin embargo, estos tratamientos no se aplican de forma rutinaria.

En raras ocasiones, la colitis asociada a antibióticos es de curso agudo y fulminante, por lo que el paciente debe ser hospitalizado para recibir líquidos intravenosos, electrólitos y sangre. En estos casos, a veces para salvar la vida de estas personas es necesario llevar a cabo una ileostomía temporal (una conexión entre el intestino delgado y el exterior a través de una abertura en la pared abdominal, lo cual evita que las heces pasen por el colon) o la extirpación quirúrgica de todo el intestino grueso.

Síndromes de malabsorción

Los síndromes de malabsorción son trastornos que se desarrollan porque los nutrientes de los alimentos en el intestino delgado no se absorben adecuadamente y no pasan al torrente sanguíneo.

Normalmente, los alimentos son digeridos y los nutrientes son absorbidos en el torrente sanguíneo, principalmente desde el intestino delgado. La malabsorción puede ocurrir ya sea por un trastorno que interfiera con la digestión de los alimentos o bien porque interfiere directamente con la absorción de los nutrientes.

Los trastornos que impiden una adecuada emulsión de los alimentos con el jugo gástrico y con las enzimas digestivas pueden interferir con la digestión. Tal emulsión inadecuada puede ocurrir en una persona a la que se ha extirpado quirúrgicamente parte del estómago. En algunos trastornos, el cuerpo produce una escasa cantidad o tipos inadecuados de enzimas o de bilis, los cuales son necesarios para el fraccionamiento de los alimentos. Estos trastornos consisten en pancreatitis, fibrosis quística, obstrucción de las vías biliares y una deficiencia de lactasa. La digestión también puede verse dificultada si hay un exceso de ácido en el estómago o si han proliferado demasiadas bacterias no habituales en el intestino.

Los trastornos que lesionan el revestimiento intestinal pueden interferir con la absorción. Las infecciones, los fármacos, como la neomicina, el alcohol, la enfermedad celíaca y la enfermedad de Crohn pueden lesionar el revestimiento intestinal. La mucosa intestinal normal está compuesta por pliegues, pequeñas proyecciones llamadas vellosidades y proyecciones aún más delgadas y pequeñas llamadas microvellosidades. Estas últimas crean una enorme superficie de absorción. Si esta área se reduce, la absorción también disminuirá. Obviamente, la extirpación quirúrgica de una porción intestinal reduce el área de superficie. También disminuyen la absorción los trastornos que impiden que las sustancias atraviesen la pared intestinal y pasen al flujo sanguíneo (como el bloqueo de los vasos linfáticos por un linfoma o una deficiencia del flujo de sangre al intestino).

Síntomas

Las personas con malabsorción generalmente pierden peso. Si las grasas no son adecuadamente absorbidas, las heces pueden tener un color claro y ser blandas, voluminosas y malolientes (se conocen como heces esteatorreicas). Las heces pueden quedar pegadas a la taza del inodoro o incluso flotar, dificultando que sean arrastradas con el agua. La esteatorrea es consecuencia de cualquier trastorno que interfiera con la absorción de las grasas, como una reducción del flujo biliar, la enfermedad celíaca o la esprue tropical.

La malabsorción puede causar deficiencia de todos los nutrientes o bien selectivamente de alguno de ellos como proteínas, grasas, vitaminas o minerales. Los síntomas varían dependiendo del déficit específico. Por ejemplo, las personas con una deficiencia de la enzima lactasa pueden sufrir diarreas muy agudas, distensión abdominal y flatulencia tras beber leche.

Otros síntomas dependen del trastorno causante de la malabsorción. Por ejemplo, la obstrucción del conducto biliar común puede causar icteria y una deficiencia del aporte de sangre al intestino puede causar dolor abdominal después de las comidas.

Diagnóstico

Los médicos sospechan una malabsorción cuando una persona pierde peso, tiene diarrea y presenta deficiencias nutricionales a pesar de comer adecuadamente. La pérdida de peso por sí sola puede tener otras causas.

Los análisis de laboratorio contribuyen a confirmar el diagnóstico. Las pruebas que miden directamente la grasa en las muestras de materia fecal recogidas a lo largo de 3 o 4 días son las más fiables para diagnosticar una malabsorción de grasas. El hallazgo de un exceso de grasa hace que el diagnóstico sea muy probable. Otras pruebas pueden detectar una malabsorción específica de otras sustancias, como la lactosa o la vitamina B_{12}.

Las muestras de heces se examinan a simple vista y al microscopio. La presencia de fragmentos de comida sin digerir puede significar que la comida pase por el intestino con demasiada rapidez. Tales fragmentos pueden también indicar la presencia de un paso intestinal anatómicamente anormal, como una conexión directa entre el estómago y el intestino grueso (fístula gastrocolónica), que evita que los alimentos pasen por el intestino delgado. En un paciente con icteria, las heces con un exceso de grasa pueden indicar problemas en el sistema biliar. En las personas con icteria y un exceso de grasa en las heces, el médico busca de modo específico un cáncer de páncreas o de las vías biliares. La visualización al microscopio de gotas de grasa y de fibras de carne sin digerir indica una disfunción del páncreas. Se busca también al microscopio la presencia de parásitos o de sus huevos (un hallazgo que sugiere malabsorción causada por una infección por parásitos).

Las **radiografías simples de abdomen** no contribuyen al diagnóstico, pero a veces indican posibles causas de la malabsorción. Las radiografías que se realizan después de que la persona ingiera bario (• *V. página 506)* pueden evidenciar un patrón de distribución anormal del bario en el intestino delgado, característico de una malabsorción, pero estas técnicas radiológicas no ofrecen información acerca de su causa.

Puede que sea necesario practicar una **biopsia** (obtención de una muestra de tejido para su examen) con el fin de detectar anormalidades en el intestino delgado. La biopsia se lleva a cabo mediante un endoscopio (un tubo flexible de visualización) (• *V. página 505)* o con un tubo delgado que lleva adosado un pequeño instrumento cortante en su extremo. La muestra se examina al microscopio y también puede analizarse su actividad enzimática.

A menudo se realizan **pruebas de función pancreática** porque la disfunción de este órgano es una causa habitual de malabsorción. En una de las pruebas, la persona se somete a una dieta especial; en otra, recibe una inyección de la hormona secretina. En ambas pruebas seguidamente se recogen con una sonda los jugos intestinales que contienen secreciones pancreáticas para proceder a su medición.

Síntomas de la deficiencia de nutrientes

Nutriente	Síntomas
Hierro	Anemia.
Calcio	Adelgazamiento óseo.
Ácido fólico	Anemia.
Vitamina B_1	Sensación de hormigueo, sobre todo en los pies.
Vitamina B_2	Llagas en la lengua y grietas en las comisuras de los labios.
Vitamina B_{12}	Anemia, sensación de hormigueo.
Vitamina C	Debilidad, hemorragias por las encías.
Vitamina D	Adelgazamiento óseo.
Vitamina K	Tendencia a producir hematomas y hemorragias.
Proteína	Hinchazón de los tejidos (edema), generalmente en las piernas.

Intolerancia al azúcar

Los azúcares lactosa, sucrosa y maltosa son fraccionados por las enzimas lactasa, sucrasa y maltasa, las cuales están localizadas en la mucosa del intestino delgado. Normalmente, las enzimas dividen estos azúcares en azúcares sencillos, como la glucosa, que son absorbidos en el flujo sanguíneo a través de la pared intestinal. En ausencia de una enzima específica, los azúcares no son digeridos y se impide su absorción, permaneciendo en el intestino delgado. La alta concentración de azúcares resultante hace que una gran cantidad de líquidos entre en el intestino delgado, provocando diarrea. Los azúcares sin absorber son fermentados por las bacterias en el intestino grueso, lo que da lugar a heces ácidas y flatulencia. Tales deficiencias enzimáticas ocurren en la enfermedad celíaca, la esprue tropical y en las infecciones intestinales. También pueden ser de tipo congénito o estar causadas por antibióticos, especialmente neomicina.

Cierto grado de intolerancia a la lactosa se da en alrededor del 75 por ciento de los adultos. Afecta a menos del 20 por ciento de los adultos originarios del noroeste de Europa, pero al 90 por ciento de los asiáticos. Este trastorno es frecuente entre los habitantes del área mediterránea y los estudios demuestran que cerca del 75 por ciento de la población, de etnias distintas a la blanca, desarrollan intolerancia a la lactosa entre los 10 y los 20 años de edad.

Síntomas

Las personas con intolerancia a la lactosa generalmente no toleran la leche ni otros productos lácteos que contengan lactosa. Algunas personas reconocen temprano esta situación y evitan los productos lácteos, de forma consciente o inconsciente.

Un niño que no tolera la lactosa padece diarrea y no gana peso cuando la leche forma parte de la dieta. Un adulto puede presentar ruidos intestinales audibles (borborigmos), distensión abdominal, flatulencia, náuseas, urgencia de defecar, retortijones y diarrea tras una comida que contenga lactosa. Una diarrea intensa puede impedir una adecuada absorción de nutrientes porque éstos son eliminados del cuerpo con demasiada rapidez. Síntomas similares pueden ser causados por la ausencia de las enzimas sucrasa y maltasa.

Diagnóstico

Se sospecha una intolerancia a la lactosa cuando una persona presenta síntomas después de consumir productos lácteos. Si una persona padece intolerancia a la lactosa, la ingesta de una dosis de prueba causa diarrea, distensión abdominal y una sensación de molestias abdominales en un plazo de 20 a 30 minutos. Como la dosis de prueba no es fraccionada en glucosa, la glucemia en sangre no aumenta como lo haría normalmente.

Puede realizarse una biopsia del intestino delgado, la cual se examina al microscopio y se somete a un análisis para lactasa u otra actividad enzimática. Esta prueba puede descubrir otras posibles causas de malabsorción.

Tratamiento

La intolerancia a la lactosa puede ser controlada evitando los alimentos que la contengan (sobre todo productos lácteos). Para prevenir la deficiencia de calcio, las personas que deben evitar los productos lácteos pueden tomar suplementos de calcio. Alternativamente, puede agregarse lactasa a la leche, la cual divide entonces la lactosa en la leche antes de que ésta se ingiera.

Enfermedad celíaca

La enfermedad celíaca (esprue no tropical, enteropatía por gluten, esprue celíaca) es un trastorno hereditario en el cual una intolerancia de tipo alérgico al gluten (una proteína) provoca cambios en el intestino que conllevan a una malabsorción.

La enfermedad celíaca es un trastorno hereditario relativamente frecuente, causado por una sensibilidad al gluten, una proteína que se encuentra en el trigo y el centeno, y en menor grado en la cebada y la avena. En la enfermedad celíaca, parte de la molécula del gluten se combina con anticuerpos en el intestino delgado, provocando que se aplane la mucosa intestinal, que habitualmente tiene una forma de cepillo. La superficie lisa resultante es mucho menos capaz de digerir y absorber nutrientes. Cuando se eliminan los alimentos que contienen gluten, la superficie normal con forma de cepillo habitualmente reaparece y la función intestinal vuelve a normalizarse.

Síntomas

La enfermedad celíaca puede comenzar a cualquier edad. En los lactantes, los síntomas no aparecen hasta que se ingieren por primera vez alimentos que contengan gluten. La enfermedad celíaca a menudo no causa diarrea ni heces grasas y un niño puede tener sólo síntomas leves, lo cual puede ser in-

terpretado como la sintomatología de unas simples molestias de estómago. Sin embargo, algunos niños dejan de crecer con normalidad, sufren distensión abdominal dolorosa y comienzan a eliminar heces voluminosas, de color pálido y malolientes. Se desarrolla anemia como consecuencia de la deficiencia de hierro. Si el valor de proteínas en sangre desciende lo suficiente, el niño retiene líquidos y los tejidos se pueden hinchar (edema). En algunos, los síntomas no aparecen hasta la etapa adulta.

Las deficiencias nutricionales resultantes de la malabsorción en la enfermedad celíaca pueden causar síntomas adicionales. Éstos incluyen pérdida de peso, dolor en los huesos y sensación de hormigueo en los brazos y piernas. Algunas personas que desarrollan la enfermedad celíaca en la niñez pueden tener los huesos largos y anormalmente arqueados. Dependiendo de la intensidad y la duración del trastorno, el paciente puede tener valores bajos en sangre de proteínas, calcio, potasio o sodio. Una deficiencia de protrombina, la cual es fundamental para el proceso de la coagulación sanguínea, facilita la formación de hematomas o hemorragias persistentes tras una herida. Las jóvenes con enfermedad celíaca pueden padecer irregularidades menstruales.

Diagnóstico

El médico sospecha una enfermedad celíaca cuando se halla ante un niño con tez pálida, nalgas atróficas y vientre prominente, a pesar de seguir una dieta adecuada (especialmente si existe una historia familiar de la enfermedad). Los resultados de las pruebas radiológicas y de laboratorio pueden ayudar al médico a establecer el diagnóstico. A veces es útil una prueba de laboratorio que mide la absorción de xilosa, un azúcar simple. El diagnóstico se confirma mediante el examen de una biopsia que evidencia un revestimiento del intestino delgado aplanado y la subsiguiente mejora del mismo después dejar de ingerir productos con gluten.

Tratamiento

Los síntomas pueden producirse incluso ante la ingesta de pequeñas cantidades de gluten, por lo que éste debe excluirse totalmente de la dieta. El gluten es tan ampliamente utilizado en los productos alimenticios que las personas con este trastorno necesitan listas detalladas de alimentos a evitar y el consejo de un especialista en dietética. El gluten se encuentra, por ejemplo, en productos comerciales como sopas, salsas, helados y perritos calientes.

A veces los niños gravemente enfermos en el momento del diagnóstico necesitan un período de

Enfermedad celíaca.

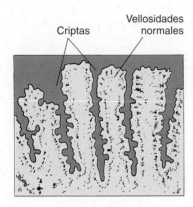

Criptas — Vellosidades normales

Intestino normal

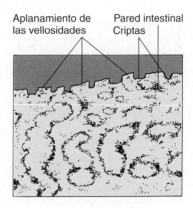

Aplanamiento de las vellosidades — Pared intestinal Criptas

Enfermedad celíaca, nótese la ausencia de vellosidades

alimentación por vía intravenosa. Ello raramente se requiere en el caso de los adultos.

Algunas personas no responden a la retirada del gluten o lo hacen muy poco. Ello puede deberse a que el diagnóstico sea incorrecto o bien a que el trastorno haya entrado en una fase sin respuesta. Si sucede lo último, los corticosteroides pueden ser útiles.

Algunas personas con esta afección que han evitado el gluten durante mucho tiempo pueden tolerar su reintroducción en la dieta. Puede ser razonable tratar de reintroducir el gluten, pero si los síntomas reaparecen, éste se debe retirar de nuevo.

Los regímenes alimentarios libres de gluten mejoran sustancialmente el pronóstico tanto en los niños como en los adultos. Sin embargo, la enfermedad celíaca puede ser mortal (principalmente para los adultos con una forma grave de la enfermedad). Un reducido porcentaje de adultos puede desarrollar un linfoma (• V. página 800) (un tipo de cáncer) intestinal. Se desconoce si el riesgo disminuye al evitar totalmente el gluten en la dieta.

Esprue tropical

La esprue tropical es un trastorno adquirido en el que las anomalías del revestimiento del intestino delgado conducen a malabsorción y a deficiencias de muchos nutrientes.

La esprue tropical ocurre principalmente en el Caribe, sur de la India y sudeste de Asia. Pueden resultar afectados tanto los nativos como los inmigrantes.

Aunque la causa es desconocida, algunas posibles incluyen infecciones bacterianas, víricas y por parásitos, deficiencias vitamínicas (especialmente déficit de ácido fólico) y una toxina procedente de alimentos en mal estado (por ejemplo, en grasas rancias).

Síntomas y diagnóstico

Los síntomas típicos de la esprue tropical son heces de coloración clara, diarrea y pérdida de peso. También es característica la presencia de úlceras en la lengua debido a la deficiencia de vitamina B_2. Se pueden desarrollar otros síntomas de malabsorción. Una deficiencia de protrombina, que es importante para la coagulación de la sangre, facilita la formación de hematomas y una prolongación del tiempo de hemorragia tras una herida. Las personas con esprue tropical también pueden presentar síntomas de deficiencia de albúmina, calcio, ácido fólico, vitamina B_{12} y hierro. Típicamente, aparece una anemia por una deficiencia de ácido fólico. (• V. página 690)

Los médicos consideran el diagnóstico de esprue tropical en alguien que presente anemia y síntomas de malabsorción y que viva o haya vivido en alguna de las áreas endémicas. La exploración radiológica del intestino delgado puede ser anormal o no mostrar alteraciones. Se puede medir con facilidad la absorción del azúcar simple xilosa; en el 90 por ciento de las personas con esprue tropical, la xilosa no se absorbe normalmente. Una biopsia del intestino delgado muestra anormalidades características.

Tratamiento

El mejor tratamiento para la esprue tropical es un antibiótico, ya sea tetraciclina u oxitetraciclina. Éste puede administrarse durante 6 semanas dependiendo de la gravedad de la enfermedad y de su respuesta al tratamiento. Los suplementos nutricionales, especialmente el ácido fólico, se administran según las necesidades.

Enfermedad de Whipple

La enfermedad de Whipple (lipodistrofia intestinal) es un raro trastorno que afecta principalmente a varones entre los 30 y los 60 años de edad.

Esta enfermedad es causada por una infección por el microorganismo *Tropheryma whippleii.* El revestimiento mucoso del intestino delgado se encuentra siempre gravemente afectado, pero la infección también puede extenderse a otros órganos, como el corazón, los pulmones, el cerebro, las articulaciones y los ojos.

Síntomas y diagnóstico

Los síntomas de la enfermedad de Whipple incluyen oscurecimiento de la piel, articulaciones inflamadas y dolorosas y diarrea. La malabsorción grave causa pérdida de peso y anemia. Otros síntomas frecuentes son dolor abdominal, tos y dolor al respirar, causado por la inflamación de la pleura (membrana que recubre los pulmones). Se puede acumular líquido entre las capas de la pleura (estado conocido como derrame pleural) (• *V. página 212*) y se pueden agrandar los ganglios linfáticos del interior del pecho. Los afectados por la enfermedad de Whipple a veces desarrollan soplos cardíacos, los cuales indican que la infección ha alcanzado el corazón, o agrandamiento del hígado, que generalmente indica lesión de este órgano. La confusión, la pérdida de memoria o los movimientos incontrolados de los ojos indican que la infección ha alcanzado el cerebro. Sin tratamiento, la enfermedad es progresiva y mortal.

El diagnóstico de la enfermedad de Whipple se establece mediante la biopsia del intestino delgado o de un ganglio linfático agrandado que pondrá de manifiesto anormalidades microscópicas características.

Tratamiento

La enfermedad de Whipple se puede curar con antibióticos como tetraciclina, sulfasalacina, ampicilina y penicilina. Los síntomas mejoran rápidamente, pero la recuperación completa de los tejidos puede requerir más de 2 años. La enfermedad puede recurrir.

Linfangiectasia intestinal

La linfangiectasia intestinal (hipoproteinemia idiopática) es un trastorno de los niños y adultos jóvenes, en los que se agrandan los vasos linfáticos de la mucosa del intestino delgado.

El aumento de tamaño de los vasos linfáticos puede ser un defecto congénito. Pero en la edad adulta puede ser consecuencia de la inflamación del páncreas (pancreatitis) o del endurecimiento del saco que recubre el corazón (pericarditis constrictiva), (• *V. página 108*) lo cual incrementa la presión en el sistema linfático.

Síntomas y diagnóstico

Una persona con linfangiectasia tiene una retención masiva de líquidos (edema) debido a que el líquido de los tejidos no puede drenarse de manera eficiente a través de los vasos linfáticos agrandados y obstruidos. El edema puede afectar a diferentes partes del organismo de modo irregular, dependiendo de cuáles son los vasos linfáticos afectados. Por ejemplo, el líquido puede acumularse en la cavidad abdominal o en la pleural.

Se pueden desarrollar también náuseas, vómitos, diarrea leve y dolor abdominal y disminuir el número de linfocitos en la sangre. Se pierden proteínas porque la linfa escapa de los vasos linfáticos hacia el intestino y las heces, y por lo tanto baja el valor de proteínas en la sangre. Estos bajos valores de proteínas pueden causar una mayor hinchazón de los tejidos. Los valores de colesterol en la sangre pueden ser anormalmente bajos debido a que su absorción es deficiente. Algunos pacientes presentan heces con gran contenido en grasa.

Para ayudar al diagnóstico de este trastorno, el médico puede aplicar una inyección intravenosa de albúmina marcada con una sustancia radiactiva. Si aparecen concentraciones anormales de esta sustancia en las heces, quiere decir que existe una pérdida excesiva de proteínas. Una biopsia del intestino delgado pone de manifiesto que los vasos linfáticos están agrandados.

Tratamiento

La linfangiectasia intestinal se trata corrigiendo la causa del agrandamiento de los vasos linfáticos. Por ejemplo, se puede aliviar la presión de los vasos linfáticos tratando la pericarditis constrictiva.

Algunos pacientes mejoran con una dieta baja en grasas y tomando suplementos de ciertos triglicéridos, que, tras ser absorbidos, pasan directamente a la sangre y no a través de los vasos linfáticos. Si sólo se afecta a una parte pequeña del intestino, ésta puede ser extirpada quirúrgicamente.

Enfermedad diverticular

Un divertículo es una protuberancia, con forma de saco, de cualquier porción del tracto gastrointestinal. El sitio más común para la formación de los divertículos es, con mucho, el intestino grueso. La presencia de divertículos se llama diverticulosis, trastorno que tiende a desarrollarse a partir de la mediana edad. Si se inflaman los divertículos, el cuadro se conoce como diverticulitis.

Diverticulosis

La diverticulosis es la presencia de divertículos, generalmente en el intestino grueso.

Los divertículos pueden aparecer en cualquier lugar del intestino grueso, pero son más frecuentes en el colon, la última parte del intestino grueso antes del recto. (• *V. recuadro, página 503*) El divertículo forma una protuberancia en un punto débil, que generalmente corresponde al lugar donde una arteria penetra en la capa muscular. Se cree que los espasmos incrementan la presión en el intestino grueso, creando por lo tanto más divertículos y agrandando los ya existentes.

El diámetro de los divertículos varía desde 0,2 hasta más de 2,50 centímetros. Son poco frecuentes antes de los 40 años, pero en cambio son habituales a partir

---

Divertículos en el intestino grueso

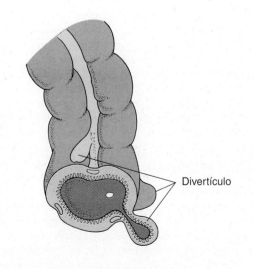

Divertículo

---

de esa edad. Teóricamente, toda persona a los 90 años tiene muchos divertículos.

Los **divertículos gigantes** son raros; su diámetro oscila de los 2,5 a los 15 centímetros. Una persona puede tener un solo divertículo gigante.

Síntomas

La mayoría de las personas con divertículos no parece presentar síntomas. Sin embargo, algunos expertos creen que cuando estos individuos presentan cólicos abdominales de causa inexplicada, diarrea y otros trastornos del tránsito intestinal, el origen es diverticular. La lesión de un divertículo puede producir hemorragia, a veces intensa, en el intestino, con salida por el recto. Tales hemorragias pueden producirse cuando las heces se estancan en el divertículo y lesionan un vaso sanguíneo (generalmente la arteria principal del divertículo). La hemorragia es más frecuente cuando los divertículos se encuentran en el colon ascendente que en el colon descendente. La colonoscopia (examen del intestino grueso con un tubo flexible de visualización) puede identificar el origen de la hemorragia.

Los divertículos por sí mismos no son peligrosos. Las heces atrapadas en ellos, sin embargo, pueden causar no sólo una hemorragia sino también inflamación e infección, resultando en una diverticulitis.

Tratamiento

El objetivo del tratamiento se basa en reducir los espasmos intestinales. El consumo de una dieta rica en fibra (vegetales, frutas y cereales) es la mejor solución para reducirlos. Si ésta no es eficaz por sí sola, puede suplementarse con salvado o puede tomarse un agente formador de volumen, como 3,5 gramos de psilio en 250 mililitros de agua una o dos veces al día. También puede ser de ayuda la metilcelulosa. Deben evitarse las dietas bajas en fibras porque se necesita mayor presión para hacer avanzar el contenido intestinal resultante.

La diverticulosis no requiere intervención quirúrgica. Sin embargo, los divertículos gigantes sí, porque son más propensos a infectarse y perforarse.

Diverticulitis

La diverticulitis es la inflamación o la infección de uno o más divertículos.

La diverticulitis es menos frecuente en personas menores de 40 años que en las que tienen más de 40.

Diverticulitis: razones para la cirugía programada

Condición	Razón
Dos o más ataques graves de diverticulitis (o un ataque grave en alguien menor de 50 años).	Riesgo elevado de complicaciones graves.
Progresión rápida de la enfermedad.	Riesgo elevado de complicaciones graves.
Masa abdominal persistente y dolorosa.	Puede ser un cáncer.
Las radiografías muestran cambios sugestivos, en la parte baja del intestino grueso (colon sigmoide).	Puede ser un cáncer.
Dolor al orinar (en hombres, o en mujeres que hayan sufrido una histerectomía).	Puede ser un aviso de una perforación inminente hacia la vejiga.
Dolor abdominal súbito en personas que tomen corticoides.	El intestino grueso puede haberse perforado hacia la cavidad abdominal.

Sin embargo, puede ser grave en personas de cualquier edad. Los varones por debajo de los 50 años con una diverticulitis necesitan ser operados con una frecuencia tres veces mayor que las mujeres. Cuando la edad supera los 70 años, entonces son las mujeres quienes requieren cirugía tres veces más que los hombres.

Síntomas y diagnóstico

Típicamente, los síntomas iniciales son dolor abdominal espontáneo, dolor a la palpación (generalmente en la parte baja izquierda del abdomen) y fiebre.

Si el médico sabe que se trata de un paciente con divertículos, el diagnóstico de diverticulitis puede basarse casi por completo en los síntomas. Las radiografías con una enema de bario (• V. página 506) para confirmar el diagnóstico o para estudiar el problema, pueden lesionar o perforar un intestino inflamado, por lo que estas pruebas habitualmente se posponen unas semanas.

La apendicitis y el cáncer de colon o de ovario a menudo se confunden con una diverticulitis. Se puede necesitar una tomografía computadorizada (TC) o una ecografía para asegurarse de que el problema

no es causado por una apendicitis o un absceso. Para descartar el cáncer, el médico puede utilizar la colonoscopia, especialmente si existe hemorragia. A veces se precisa efectuar una intervención quirúrgica exploratoria con el fin de confirmar el diagnóstico.

Complicaciones

La inflamación de los divertículos puede conducir a la formación de trayectos anormales (fístulas) entre el intestino grueso y otros órganos. En general, las fístulas se forman entre el colon sigmoide y la vejiga. Son más frecuentes en los hombres que en las mujeres, pero la histerectomía (extirpación quirúrgica del útero) incrementa el riesgo en la mujer. Con este tipo de fístula, el contenido intestinal, incluyendo las bacterias habituales, penetra en la vejiga y ocasiona infecciones de las vías urinarias. Se pueden desarrollar otras fístulas entre el intestino grueso y otros órganos, como el intestino delgado, el útero, la vagina, la pared abdominal o incluso el muslo, o el pecho.

Otras posibles complicaciones de la diverticulitis son la inflamación de las estructuras vecinas, la extensión de la inflamación a la pared intestinal, la rotura del divertículo (perforación), la hemorragia y la obstrucción intestinal. (• V. página 569)

Tratamiento

La diverticulitis leve puede ser tratada con reposo en el domicilio, dieta líquida y antibióticos orales. Los síntomas generalmente desaparecen con rapidez. Al cabo de pocos días, se inicia una dieta blanda y baja en fibras y la toma diaria de una preparación a base de semillas de psilio. Después de un mes, se puede reanudar una dieta con alto contenido en fibra.

Las personas con síntomas más graves (como el dolor abdominal localizado, fiebre y otras evidencias de infección importante o de complicaciones) generalmente son ingresadas en un hospital. Se les administran líquidos intravenosos y antibióticos, deben permanecer en cama y no tomar nada por vía oral hasta la desaparición de los síntomas.

Si el estado no mejora, el paciente puede requerir cirugía, especialmente si aumentan el dolor (espontáneo o a la palpación) y la fiebre. Sólo alrededor del 20 por ciento de los que padecen diverticulitis son tratados quirúrgicamente al no mejorar el cuadro; de éstos, cerca del 70 por ciento tiene dolor e inflamación, y el resto presenta hemorragias, fístulas u obstrucción. A veces, a pesar de que no exista evidencia de inflamación, infección o complicaciones, puede también recomendarse la cirugía porque el riesgo de desarrollar un problema que la vaya a requerir es alto y dado que es más sencilla y segura una intervención realizada antes de que aparezca el problema.

Fístula: una conexión anormal

La mayoría de las fístulas se forman entre el colon sigmoide y la vejiga urinaria, como se muestra en la figura.

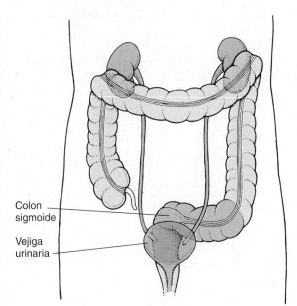

Colon sigmoide

Vejiga urinaria

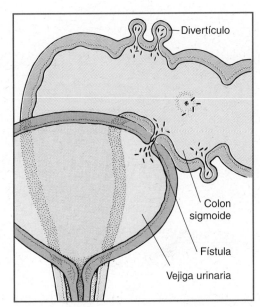

Divertículo

Colon sigmoide

Fístula

Vejiga urinaria

La cirugía de urgencia es necesaria en pacientes hospitalizados por perforación intestinal y peritonitis. El cirujano generalmente extirpa el segmento perforado y crea una abertura entre el intestino grueso y la superficie cutánea (colostomía). Los extremos libres del intestino son unidos en una operación posterior, durante la cual, además, se cierra la colostomía.

Cuando se presenta una hemorragia masiva, se puede identificar el origen inyectando una sustancia de contraste en las arterias que irrigan el intestino grueso, al tiempo que se realizan radiografías (procedimiento conocido como angiografía). La inyección de vasopresina (un fármaco que contrae las arterias) puede controlar la hemorragia, pero puede resultar peligrosa, especialmente en las personas mayores. En algunos casos, la hemorragia vuelve a aparecer a los pocos días, requiriendo entonces un tratamiento quirúrgico. La extirpación del sector intestinal afectado es posible sólo si se conoce el origen de la hemorragia. En caso contrario, se extirpa una gran parte del intestino (colectomía subtotal). Si la hemorragia se detiene (o disminuye de modo significativo) sin tratamiento, la mejor forma de determinar su causa es mediante una colonoscopia.

El tratamiento de una fístula requiere la extirpación quirúrgica del área del colon donde la misma comienza y la anastomosis (conexión) de los extremos del intestino seccionado.

CAPÍTULO 112

Urgencias gastrointestinales

Ciertos trastornos gastrointestinales pueden amenazar la vida y requieren en algunos casos tratamiento quirúrgico de urgencia. Estos trastornos incluyen la hemorragia gastrointestinal, la obstrucción mecánica del tracto gastrointestinal, el íleo (cese temporal de los movimientos contráctiles normales del

Dónde y por qué se produce la hemorragia gastrointestinal

Dónde	Por qué
Esófago	• Rotura de tejido. • Hemorragia de venas varicosas. • Cáncer.
Estómago	• Úlcera cancerosa o no cancerosa. • Irritación (gastritis), debido a la aspirina o al *Helicobacter pylori*.
Intestino delgado	• Úlcera duodenal no cancerosa. • Tumor canceroso o no canceroso.
Intestino grueso	• Cáncer. • Pólipo no canceroso. • Enfermedad inflamatoria del intestino (enfermedad de Crohn o colitis ulcerosa). • Enfermedad diverticular. • Vasos sanguíneos anormales en la pared intestinal (angiodisplasia).
Recto	• Cáncer. • Tumor no canceroso.
Ano	• Hemorroides. • Grieta en el ano (fisura anal).

intestino), la apendicitis (inflamación del apéndice) y la peritonitis (inflamación del revestimiento de la cavidad abdominal).

Hemorragia gastrointestinal

La hemorragia puede ocurrir en cualquier sitio a lo largo del tubo digestivo (• *V. recuadro, página 502*) (gastrointestinal) desde la boca hasta el ano. Se manifiesta como sangre en las heces o en los vómitos, o puede no evidenciarse (sangre oculta) y detectarse solamente mediante pruebas diagnósticas. La hemorragia en cualquier punto del tracto gastrointestinal puede ser de mayor gravedad si existe además un trastorno de la coagulación.

Síntomas

Los síntomas posibles incluyen vómitos de sangre (hematemesis), evacuación de heces de coloración negra alquitranada (melena) y pérdida evidente de sangre por el recto (hematoquecia). Las heces de color negro alquitranado son el resultado de una hemorragia en la parte alta del tubo digestivo (por ejemplo, en el estómago o en el duodeno; el color negro se debe a la exposición de la sangre al ácido gástrico y a su digestión por las bacterias durante varias horas antes

de abandonar el cuerpo). Alrededor de 60 mililitros de sangre pueden producir heces alquitranadas. Un episodio de hemorragia intensa y única puede producir heces alquitranadas durante una semana, por lo que la evacuación continuada de heces con estas características no indica necesariamente una hemorragia persistente.

Las personas con hemorragias de larga evolución pueden tener síntomas de anemia, como cansarse con facilidad, palidez anormal, dolor en el pecho y mareo. En personas que no presentan estos síntomas, se puede detectar una disminución importante de la presión arterial cuando se incorporan.

Los síntomas que indican una pérdida de sangre importante son un pulso acelerado, una presión arterial baja y una disminución de la cantidad de orina. El paciente puede tener las manos y los pies fríos y húmedos. La reducción del aporte de sangre al cerebro causada por la pérdida de ésta puede ocasionar confusión, desorientación, somnolencia e incluso shock.

Los síntomas de una hemorragia importante pueden ser muy variables, en función de alguna otra enfermedad que pueda padecer la persona. Por ejemplo, una persona con enfermedad de las arterias coronarias puede desarrollar repentinamente angina (dolor en el pecho) o síntomas de un ataque cardíaco. En un individuo con una hemorragia gastrointestinal abundante, pueden empeorar los síntomas de otras enfermedades (como la insuficiencia cardíaca, la hipertensión arterial, la enfermedad pulmonar y la insuficiencia renal). En los que padecen una enfermedad del hígado, la hemorragia en el intestino puede provocar una acumulación de toxinas que, a su vez, causan síntomas como cambios en la personalidad, en la consciencia y en la capacidad mental (encefalopatía hepática). (• *V. página 591*)

Diagnóstico

Después de una hemorragia importante, la medición del hematócrito (un tipo de análisis de sangre) generalmente muestra una baja concentración de glóbulos rojos. El conocimiento de los síntomas responsables de un episodio de hemorragia puede ayudar al médico a determinar la causa del mismo. El dolor abdominal que se alivia con la comida o con antiácidos sugiere una úlcera péptica; sin embargo, las hemorragias de las úlceras a menudo no se acompañan de dolor. Los fármacos que pueden dañar el revestimiento gástrico, como la aspirina, pueden causar hemorragias en el estómago, con aparición de sangre en las heces.

Una persona con una hemorragia gastrointestinal, que haya perdido el apetito y que pierda peso sin razones aparentes, es examinada con el fin de detectar la presencia de un cáncer. Así mismo, si alguien presenta dificultades para tragar, debe ser examinado en busca de un cáncer de esófago o un estrechamiento del mismo. Los vómitos y las arcadas intensas antes de una hemorragia sugieren un desgarro en el esófago, pero cerca de la mitad de las personas con esta lesión no vomita con antelación. El estreñimiento o la diarrea junto con la hemorragia o la presencia de sangre oculta en las heces pueden ser consecuencia de un cáncer o de un pólipo en la parte baja del intestino, particularmente en los mayores de 45 años. La sangre fresca por encima de las heces puede ser causada por hemorroides o por un problema en el recto, como un cáncer.

El médico examina al paciente en busca de indicios que lo conduzcan al origen de la hemorragia. Por ejemplo, durante una exploración del recto se buscan hemorroides, grietas en el recto (fisuras) y tumores. Posteriormente se eligen las pruebas si se sospecha que la hemorragia procede de la parte alta del tubo digestivo (esófago, estómago y duodeno) o de la parte baja (porción inferior del intestino delgado, intestino grueso, recto y ano).

La sospecha de problemas en la parte alta del tracto gastrointestinal se investiga generalmente primero introduciendo una sonda por la nariz hasta el estómago y extrayendo líquido. El líquido gástrico que se asemeja al poso de café es ocasionado por la digestión parcial de la sangre, lo que indica que la hemorragia es escasa o que se ha detenido. La sangre roja y brillante indica una hemorragia activa y vigorosa. A continuación, el médico utiliza un endoscopio flexible (un tubo de visualización) (• V. página 505) para examinar el esófago, el estómago y el duodeno en busca de la causa de la hemorragia. Si no se encuentra una gastritis o una úlcera en el estómago o en el duodeno, se puede realizar una biopsia (obtención de una muestra de tejido para su examen al microscopio). Ésta puede determinar si la hemorragia es consecuencia de una infección por *Helicobacter pylori*. Si es así, se instaura un tratamiento con antibióticos y habitualmente la infección se cura.

En la parte baja del tracto gastrointestinal se buscan pólipos y cánceres mediante radiografías, tras la administración de una enema de bario, (• V. página 506) o bien utilizando un endoscopio. El médico puede observar directamente la porción inferior del intestino con un anoscopio, un sigmoidoscopio flexible o un colonoscopio.

Si estas investigaciones no aclaran el origen de la hemorragia, se puede realizar una angiografía (radiografías tras la inyección de una sustancia radiopaca) o una gammagrafía tras la inyección de glóbulos rojos marcados con una sustancia radiactiva.

Estas técnicas son especialmente útiles para desvelar si el origen de la hemorragia es consecuencia de una malformación de los vasos sanguíneos.

Tratamiento

En más del 80 por ciento de las personas con hemorragia gastrointestinal, las propias defensas del cuerpo la detienen. Las personas que continúan sangrando o que tienen síntomas de una pérdida significativa de sangre a menudo son hospitalizadas y, generalmente en una unidad de cuidados intensivos.

En caso de gran perdida de sangre puede ser necesaria una transfusión. Se pueden utilizar concentrados de hematíes en lugar de sangre entera, evitando sobrecargar la circulación sanguínea con exceso de líquidos. Una vez restaurado el volumen de sangre, el paciente es estrechamente vigilado por si aparecen signos de nuevas hemorragias, como un aumento de la frecuencia cardíaca, una disminución de la presión arterial, o una pérdida de sangre por la boca o el ano.

La hemorragia a partir de las venas varicosas de la porción inferior del esófago (venas esofágicas) se puede tratar de varias maneras. Se puede colocar un catéter con un globo hinchable por la boca hasta el esófago e inflarlo para ejercer presión sobre el área sangrante. Otro método consiste en inyectar en el vaso sangrante un irritante químico que causa inflamación y cicatrización de las venas.

La hemorragia gástrica puede a menudo ser detenida mediante maniobras realizadas con un endoscopio; tales maniobras consisten en la cauterización del vaso sangrante con corriente eléctrica o la inyección de un material que provoca la coagulación en el interior de los vasos sanguíneos. Si fallan estos procedimientos, puede ser necesaria una intervención quirúrgica.

La hemorragia procedente de la parte baja del intestino no suele requerir tratamiento de urgencia. Sin embargo, en caso necesario se realiza una endoscopia o una cirugía abdominal. A veces, en este último caso, el punto de la hemorragia no se puede localizar con precisión, y debe extirparse un segmento del intestino.

Hemorragia por malformaciones arteriovenosas

Las hemorragias por malformaciones arteriovenosas son causadas por la rotura de vasos sanguíneos anormales que comunican arterias con venas.

Se desconoce por qué ocurren malformaciones arteriovenosas en el revestimiento gástrico e intestinal. Sin embargo, son más frecuentes en personas

Requerimientos de intervención quirúrgica por dolor abdominal

Órgano en el que se origina el dolor	Situación que requiere cirugía inmediata	Situación que no requiere cirugía inmediata
Esófago.	Perforación o rotura.	Reflujo de ácido y esofagitis.
Estómago.	Úlcera perforada o con hemorragia, cáncer de estómago.	Úlcera, gastritis, hernia hiatal.
Intestino delgado.	Úlcera perforada, obstrucción.	Úlcera no complicada, gastroenteritis, enfermedad de Crohn.
Apéndice.	Apendicitis.	–
Intestino grueso y recto.	Diverticulitis con perforación u obstrucción, cáncer, pólipo obstructivo, colitis ulcerosa, enfermedad de Crohn (grave).	Enfermedad de Crohn (leve), diverticulitis no complicada.
Hígado.	Cáncer, absceso.	Hematoma, quiste.
Vías biliares.	Cálculos biliares con inflamación u obstrucción de la vesícula biliar.	Cálculos biliares sin inflamación ni obstrucción.
Bazo.	Rotura, absceso.	–
Páncreas.	Pancreatitis (grave).	Pancreatitis (leve).
Vasos sanguíneos.	Abombamiento de una arteria (aneurisma), obstrucción.	–
Riñón.	Cálculos.	Infección.
Vejiga.	Cálculos, cáncer.	Infección.
Genitales masculinos.	Torsión testicular.	Infección de la próstata o de los testículos.
Genitales femeninos.	Embarazo ectópico, absceso del ovario.	Enfermedad pélvica inflamatoria.
Peritoneo (revestimiento de la cavidad abdominal).	Peritonitis por perforación.	Peritonitis por una tuberculosis.

con trastornos de las válvulas cardíacas, de los riñones o del hígado, en personas con enfermedades del tejido conectivo y en las que han sido sometidas a radioterapia intestinal. El diámetro de estos vasos sanguíneos anormales varía desde el tamaño de un hilo grueso de pescar hasta el de un dedo meñique. Son frágiles y propensos a la hemorragia, a veces intensa, especialmente en las personas de edad avanzada.

Síntomas y diagnóstico

Las hemorragias procedente de malformaciones arteriovenosas del estómago y del intestino generalmente causan vómitos de sangre o evacuación de heces de color negro alquitranado. Si la hemorragia es masiva o prolongada, el paciente puede desarro-

llar anemia y otros síntomas de pérdida de sangre. Los episodios hemorrágicos generalmente comienzan de forma súbita y tienden a recurrir.

El diagnóstico generalmente se establece mediante un endoscopio. Sin embargo, las malformaciones arteriovenosas pueden ser difíciles de detectar, especialmente cuando el reducido volumen de sangre o el bajo rendimiento del corazón ocasionan el colapso parcial de los vasos sanguíneos.

Tratamiento

El tratamiento de un trastorno subyacente (por ejemplo, la cirugía valvular cardíaca o un trasplate renal) puede eliminar las hemorragias gastrointestinales. El médico puede detener la hemorragia cauterizando los vasos sanguíneos mediante un endoscopio, pero pueden desarrollarse nuevas malformaciones. La anemia causada por la pérdida de sangre puede ser corregida con suplementos de hierro.

Dolor abdominal

El dolor abdominal puede ser consecuencia de problemas a lo largo del tracto gastrointestinal o en cualquier otro sitio del abdomen. Tales situaciones incluyen la rotura esofágica, perforación de una úlcera, síndrome del intestino irritable, apendicitis aguda, pancreatitis y cálculos biliares. Algunos de estos trastornos son relativamente poco importantes, mientras que otros pueden ser potencialmente mortales. El médico tiene que decidir si se necesita un tratamiento inmediato o si se puede esperar hasta que se disponga de las pruebas diagnósticas.

Diagnóstico y tratamiento

La naturaleza del dolor y su relación temporal con la ingesta o los movimientos puede proporcionar al médico datos para el diagnóstico. Si otros miembros de la familia han tenido un trastorno abdominal similar, como cálculos biliares, puede que la persona esté aquejada de lo mismo.

El aspecto general de la persona puede proporcionar datos importantes. Por ejemplo, la ictericia (un tinte amarillento de la piel y del blanco de los ojos) sugiere una enfermedad del hígado, de la vesícula biliar o de las vías biliares.

El médico examina el abdomen en busca de zonas dolorosas y de masas. Cuando se presiona suavemente la pared del abdomen, la persona siente dolor, y cuando se retira súbitamente la mano, el dolor es aún más intenso por un momento (maniobra conocida como signo de la descompresión positivo). Esto indica generalmente una inflamación del revestimiento de la cavidad abdominal (peritonitis).

Las pruebas diagnósticas para el estudio de un dolor abdominal incluyen análisis de sangre y de orina, radiografía, la ecografías y la tomografía computadorizada (TC). *(• V. página 504)* Cuando el dolor abdominal parece ser consecuencia de una obstrucción intestinal, de la perforación de algún órgano (como la vesícula biliar, el apéndice o el intestino), o bien de un absceso (una acumulación de pus), a menudo se realiza de urgencia una intervención quirúrgica del abdomen con finalidad exploratoria (laparotomía).

Obstrucción mecánica del intestino

La obstrucción mecánica del intestino es la presencia de un bloqueo que dificulta gravemente el tránsito de su contenido o que lo impide por completo.

Cáncer de colon

Obstrucción del paso del contenido intestinal

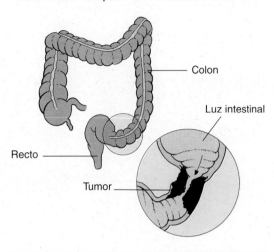

Una obstrucción puede ocurrir en cualquier segmento del intestino. La parte por encima de la obstrucción continúa funcionando. A medida que se va llenando de alimentos, líquido, secreciones digestivas y gases, se va hinchando progresivamente (como una manguera hecha de goma blanda).

En recién nacidos y lactantes, la obstrucción intestinal suele ser causada por un defecto congénito, *(• V. página 1167)* una masa dura de contenido intestinal (meconio) o una torsión del propio intestino (vólvulo).

En los adultos, la obstrucción del duodeno puede ser debida a un cáncer de páncreas, a la cicatrización de una úlcera o al desarrollo de cicatrices por una intervención quirúrgica previa o por una enfermedad de Crohn, así como por adherencias, en que una banda fibrosa de tejido conectivo bloquea el intestino. También puede producirse una obstrucción cuando parte del intestino se dilata a través de una abertura anormal (hernia), como puede ser un área de debilidad en los músculos del abdomen, donde queda bloqueado. En casos más raros, la obstrucción puede deberse a un cálculo biliar, una masa de alimentos sin digerir o a una colección de gusanos.

En el intestino grueso, el cáncer es la causa más frecuente de obstrucción. Un asa colónica torsionada o una masa de heces endurecida (impactación fecal) también pueden causar una obstrucción.

Si una obstrucción interrumpe el aporte de sangre al intestino, el trastorno se conoce como estrangulación. La estrangulación ocurre en cerca del 25 por ciento de los casos de obstrucción intestinal.

Causas   el estrangulamiento intestinal

El estrangulamiento (obstrucción de la llegada de la sangre al intestino) generalmente resulta de una de las tres causas expuestas.

Hernia estrangulada	Vólvulo	Intususcepción intestinal

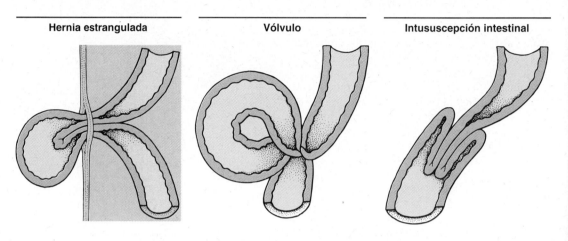

Generalmente resulta del bloqueo de parte del intestino en una abertura anormal (hernia estrangulada), por la torsión de un asa del intestino (vólvulo) o por la introducción de un asa dentro de otra (intususcepción). En un plazo tan corto como el de 6 horas puede desarrollarse la gangrena. Ésta comporta la muerte de la pared intestinal, lo que generalmente ocasiona una perforación, la cual conduce a una inflamación del revestimiento de la cavidad abdominal (peritonitis) e infección. Sin tratamiento, la persona afectada muere.

Incluso sin llegar a la estrangulación, la porción intestinal por encima de la obstrucción se dilata y el revestimiento mucoso se hincha y se inflama. Si este trastorno no se trata, el intestino puede perforarse y su contenido se vierte a la cavidad abdominal, causando inflamación e infección de la misma.

Síntomas y diagnóstico

Los síntomas de una obstrucción intestinal consisten en retortijones dolorosos junto con una distensión del abdomen. El dolor puede hacerse muy intenso y constante. Los vómitos, que son habituales, comienzan posteriormente en el caso de una obstrucción del intestino grueso, más que en la del intestino delgado. La obstrucción completa provoca estreñimiento grave, mientras que la parcial puede causar diarrea. La fiebre es frecuente y particularmente probable si se perfora la pared intestinal. La perforación puede conducir rápidamente a una inflamación grave y a una infección, causando finalmente un shock.

El médico examina el abdomen en busca de zonas dolorosas y deformaciones de la pared o masas. Los sonidos abdominales normales (ruidos intestinales), que se oyen a través de un fonendoscopio, pueden estar aumentados y ser muy agudos, o bien no escucharse. Si la perforación ha causado peritonitis, el paciente sentirá dolor a la presión del abdomen, que se incrementa cuando el médico aparta súbitamente la mano (signo de la descompresión positivo).

La radiología puede evidenciar asas intestinales dilatadas que indican la localización de la obstrucción. También puede mostrar aire alrededor del intestino y en la cavidad abdominal, lo cual constituye un signo de perforación.

Tratamiento

Cualquier persona con una obstrucción intestinal es hospitalizada. Generalmente se introduce una sonda larga y estrecha por la nariz hasta alcanzar el estómago o el intestino, que se conecta a un sistema de aspiración para eliminar el material acumulado por encima de la obstrucción. Se administran por vía intravenosa líquidos y electrólitos (sodio y potasio) con el fin de reponer el agua y las sales perdidas por los vómitos y la diarrea.

A veces una obstrucción se resuelve por sí misma sin mayor tratamiento, especialmente si se debe a la presencia de adherencias. Para tratar algunos trastornos como la torsión de un segmento de la parte baja del colon, se puede introducir un endoscopio a través del ano o una enema con papilla de bario, lo cual hace que dicha porción del intestino se infle y se resuelva la obstrucción por la presión que ejerce. Sin embargo, lo más habitual es realizar una intervención quirúrgica lo antes posible. Durante la misma, el segmento bloqueado del intestino puede ser extirpado y los dos extremos libres pueden unirse de nuevo.

Íleo

El íleo (íleo paralítico, íleo adinámico) es un trastorno en el que se detienen temporalmente los movimientos contráctiles normales de la pared intestinal.

Al igual que en una obstrucción mecánica, el íleo impide el tránsito del contenido intestinal. A diferencia de la obstrucción mecánica, sin embargo, el íleo raramente deriva en una perforación.

El íleo puede ser causado por una infección o por un coágulo sanguíneo en el interior del abdomen, por una reducción del aporte de sangre al intestino debido a la arteriosclerosis o por una lesión de una arteria o una vena intestinales. También puede ser causado por trastornos extraintestinales (fuera del intestino), como la insuficiencia renal o valores anormales de electrólitos en sangre (por ejemplo, una concentración baja de potasio o alta de calcio). Otras causas de íleo son ciertos fármacos y una glándula tiroides hipoactiva. El íleo es una circunstancia habitual durante 24 a 72 horas después de una cirugía abdominal.

Síntomas y diagnóstico

Los síntomas de un íleo consisten en distensión abdominal, vómitos, estreñimiento intenso y retortijones. Con el fonendoscopio pueden escucharse escasos ruidos intestinales o incluso ninguno. Una radiografía del abdomen muestra las asas intestinales dilatadas. En ocasiones, se realiza una colonoscopia (un examen del colon mediante un tubo de visualización) (• *V. página 505*) para evaluar la situación.

Tratamiento

El objetivo es aliviar la acumulación de gases y de líquido ocasionada por el íleo. Para ello, a veces se introduce una sonda en el intestino grueso a través del ano. Además, se introduce por la nariz una sonda hasta el estómago o el intestino delgado, que se conecta a un sistema de aspiración para aliviar la presión y la distensión. El paciente no debe comer o beber nada hasta que haya pasado la crisis. Se administran líquidos y electrólitos por vía intravenosa.

Apendicitis

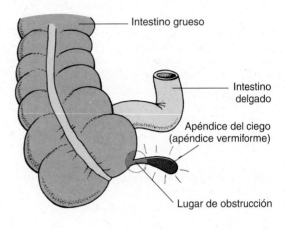

Intestino grueso

Intestino delgado

Apéndice del ciego (apéndice vermiforme)

Lugar de obstrucción

Apendicitis

La apendicitis es la inflamación del apéndice.

El apéndice es un segmento pequeño y con forma de dedo que sobresale del intestino grueso cerca del punto donde éste se une al intestino delgado (ciego). El apéndice puede tener alguna función de tipo inmunológico, pero no es un órgano esencial.

Exceptuando las hernias estranguladas, la apendicitis es la causa más frecuente de dolor abdominal intenso y súbito y de cirugía abdominal en muchos países. Este cuadro es más frecuente entre los 10 y los 30 años.

La causa de la apendicitis no está totalmente aclarada. En la mayoría de los casos, una obstrucción dentro del apéndice puede que desencadene un proceso en el que aquél se inflama e infecta. Si la inflamación continúa sin tratamiento, el apéndice se puede perforar. La perforación esparce el contenido intestinal cargado de bacterias por el abdomen, causando peritonitis, que puede conducir a una infección con riesgo de muerte. La perforación también puede causar la formación de un absceso. En la mujer, pueden infectarse los ovarios y las trompas de Falopio y la obstrucción consiguiente puede ocasionar infertilidad. Un apéndice perforado también puede hacer que las bacterias infecten el torrente sanguíneo (estado potencialmente mortal, conocido como septicemia).

Síntomas

Menos de la mitad de las personas con apendicitis aguda tiene todos los síntomas más característicos:

náuseas, vómitos y dolor muy intenso en la parte inferior derecha del abdomen. El dolor puede comenzar repentinamente en la parte superior del abdomen o alrededor del ombligo; luego aparecen las náuseas y los vómitos. Tras unas pocas horas, desaparecen las náuseas y el dolor se traslada a la zona inferior derecha del abdomen. Cuando el médico presiona esta área, aparece dolor, y cuando súbitamente retira la mano, puede hacerse más agudo (signo de la descompresión positivo). Es frecuente la fiebre de 37,5 a 38 °C.

El dolor, particularmente en lactantes y niños, puede estar generalizado, en vez de localizado en la porción inferior derecha del abdomen. En personas mayores y en mujeres embarazadas, el dolor es generalmente menos intenso y el área menos sensible.

Si se perfora el apéndice, el dolor y la fiebre pueden aumentar. Si se agrava la infección puede producirse un shock.

Diagnóstico y tratamiento

Un análisis de sangre evidencia un incremento moderado en el recuento de glóbulos blancos, en respuesta a la infección. Generalmente, en las fases iniciales de la apendicitis aguda, las pruebas (como la radiología, la ecografía y la tomografía computadorizada [TC]) no son de utilidad.

El diagnóstico se basa en los hallazgos de la exploración física. Para evitar la perforación del apéndice, la formación de abscesos o la inflamación del revestimiento de la cavidad abdominal (peritonitis), el médico realiza una intervención quirúrgica de urgencia.

En casi el 15 por ciento de las intervenciones realizadas con el diagnóstico de apendicitis, se encuentra que se trataba de un apéndice normal. Sin embargo, si se retrasa la cirugía hasta asegurarse de la causa del dolor, la consecuencia puede ser mortal: un apéndice infectado puede perforarse en menos de 24 horas tras el inicio de los síntomas. Incluso, aunque el apéndice no sea la causa del proceso, generalmente el cirujano lo extirpa. Después, éste examina el abdomen e intenta determinar la verdadera causa del dolor.

Con una intervención quirúrgica precoz, las posibilidades de morir son muy reducidas. El paciente habitualmente puede abandonar el hospital en 2 o 3 días y la convalecencia suele ser rápida y completa.

En el caso de una perforación del apéndice, el pronóstico es más grave. Hace 50 años, esta lesión con frecuencia era mortal. Los antibióticos han disminuido el porcentaje de fallecimientos casi hasta cero, pero a veces pueden necesitarse varias intervenciones quirúrgicas y una larga convalecencia.

Peritonitis

La peritonitis es la inflamación del revestimiento de la cavidad abdominal (peritoneo) causada generalmente por una infección.

El peritoneo es una membrana delgada y transparente que recubre todos los órganos intraabdominales y la cara interna de las paredes del abdomen. La peritonitis generalmente es causada por una infección extendida a partir de un órgano del abdomen. Son causas frecuentes las perforaciones del estómago, intestino, vesícula biliar o apéndice. El peritoneo es bastante resistente a la infección. A menos que la contaminación sea muy persistente, no se desarrolla peritonitis; el peritoneo tiende a curarse con el tratamiento.

La enfermedad inflamatoria pélvica en mujeres sexualmente activas es una causa frecuente de peritonitis. Una infección del útero y de las trompas de Falopio (que puede estar causada por varios tipos de bacterias, como las que causan la gonorrea y las infecciones por clamidias) se extiende por el interior de la cavidad abdominal. En la insuficiencia hepática o cardíaca, se pueden acumular líquidos en el abdomen (ascitis) y producirse una infección.

A raíz de una intervención quirúrgica se puede desarrollar una peritonitis por varias razones. Una lesión en la vesícula biliar, el uréter, la vejiga o el intestino durante una intervención puede diseminar bacterias por el abdomen. En las operaciones en las que se unen dos segmentos intestinales, puede producirse un escape de contenido intestinal a través de los puntos de sutura.

La diálisis peritoneal (un tratamiento para la insuficiencia renal) (• *V. página 627*) con frecuencia favorece el desarrollo de una peritonitis. La causa habitual es una infección que se abre paso a través de los drenajes colocados en el abdomen.

La peritonitis también puede ser debida a una irritación sin que exista infección. Por ejemplo, la inflamación del páncreas (pancreatitis aguda) puede producir peritonitis. De igual modo, el talco o el almidón de los guantes del cirujano pueden causar una peritonitis sin infección.

Síntomas

Los síntomas de una infección del peritoneo dependen en parte del tipo y la extensión de la infección. Generalmente, la persona vomita, tiene fiebre alta y un abdomen doloroso. Se pueden formar uno o más abscesos y la infección puede dejar cicatrices en forma de bandas de tejido (adherencias) que al final pueden producir una obstrucción intestinal.

A menos que la peritonitis reciba tratamiento inmediato, rápidamente se desarrollan complicaciones. Desaparece el peristaltismo (los movimientos intestinales) y los líquidos quedan retenidos en el intestino delgado y el grueso. Desde el flujo sanguíneo también pasa líquido hacia la cavidad peritoneal. Se desarrolla una grave deshidratación y se pierden electrólitos. A consecuencia de ello, pueden aparecer complicaciones graves, como insuficiencia respiratoria, renal o hepática y una coagulación intravascular diseminada.

Diagnóstico

Es fundamental establecer un diagnóstico rápido. Para ello, se obtienen radiografías con el paciente acostado y de pié; en ellas se puede observar la presencia de gas libre en el abdomen (fuera del intestino), lo cual indica una perforación. En ocasiones, se utiliza una aguja para extraer líquido de la cavidad abdominal con el fin de enviar una muestra al laboratorio para identificar los microorganismos infecciosos y analizar su sensibilidad a diversos antibióticos. Sin embargo, la cirugía exploradora es el método diagnóstico más fiable.

Tratamiento

Generalmente, la primera medida es la cirugía exploratoria de urgencia, particularmente cuando parece probable una apendicitis, una perforación de una úlcera péptica o una diverticulitis. Si se trata de un episodio de inflamación del páncreas (pancreatitis aguda) o de una enfermedad inflamatoria pélvica (en las mujeres), habitualmente no se realiza una intervención quirúrgica urgente.

Se administran antibióticos de modo inmediato, generalmente varios a la vez. También se puede colocar una sonda por la nariz hasta el estómago o el intestino para drenar líquidos y gases. También pueden administrarse líquidos y electrólitos por vía intravenosa para reponer los que se han perdido.

CAPÍTULO 113

Cáncer y otros tumores del aparato digestivo

A lo largo de todo el tracto gastrointestinal, desde el esófago hasta el recto, se pueden desarrollar una amplia variedad de tumores. Algunos de estos tumores son cancerosos (malignos) y otros no lo son (benignos).

Esófago

El tumor benigno más frecuente del esófago es el leiomioma, un tumor del músculo liso. El pronóstico es excelente en la mayoría de las personas con leiomioma.

El cáncer de esófago más frecuente es el carcinoma, ya sea de células escamosas (también llamado carcinoma epidermoide) o el adenocarcinoma. Otros tipos de cáncer de esófago incluyen el linfoma (un cáncer de los linfocitos), el leiomiosarcoma (un tumor maligno del músculo liso del esófago) y el cáncer que se ha extendido (hace metástasis) desde cualquier otro órgano.

El cáncer puede ocurrir en cualquier punto del esófago. Puede presentarse como un estrechamiento, un bulto o un área plana anormal (placa). El cáncer esofágico es más frecuente en personas cuyo esófago se ha estrechado porque en alguna ocasión ingirieron una sustancia alcalina, como la lejía, usada para la limpieza. El cáncer de esófago es más frecuente en personas con acalasia (un trastorno en el que el esfínter esofágico inferior no se abre adecuadamente), (• V. página 510) obstrucciones en el esófago como una membrana esofágica (• V. página 509) o un cáncer de cabeza y de cuello. El abuso del tabaco y del alcohol también incrementan el riesgo del cáncer esofágico; de hecho, son los factores de riesgo más importantes para el carcinoma de células escamosas. Parece que ciertos cambios en el revestimiento del esófago preceden el desarrollo del cáncer en algunos individuos. Estos cambios tienen lugar después de una prolongada irritación del esófago por el reflujo de jugo gástrico o de bilis.

Síntomas y diagnóstico

Dado que el cáncer de esófago tiende a obstruir el paso de los alimentos, el primer síntoma es la dificultad para ingerir sólidos. A lo largo de varias semanas este problema progresa y la persona tiene dificultades para tragar sólidos blandos y después incluso los líquidos. El resultado es una marcada pérdida de peso.

Cáncer de esófago

El cáncer de esófago puede obstruir el paso de alimentos sólidos o líquidos.

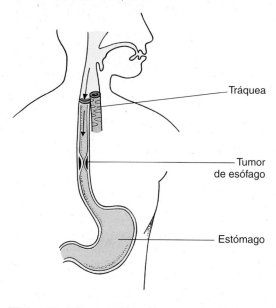

Tráquea

Tumor de esófago

Estómago

El cáncer de esófago se diagnostica mediante un procedimiento radiológico denominado tránsito de bario. (• *V. página 504*) La persona bebe una solución de bario (que es radiopaco), lo que permite evidenciar la obstrucción en las radiografías del esófago. El área anormal también debe ser examinada con un endoscopio (tubo flexible de visualización). (• *V. página 505*) Este instrumento permite al médico recoger una muestra de tejido (biopsia) o de células sueltas para su examen al microscopio (citología por cepillado).

Tratamiento y pronóstico

Menos del 5 por ciento de los afectados de cáncer de esófago sobrevive más de 5 años. Muchos mueren en el plazo de un año tras los primeros síntomas.

La quimioterapia no cura el cáncer de esófago, pero, cuando se la utiliza aisladamente o en combinación con la radioterapia, puede reducir los síntomas y prolongar la supervivencia. La cirugía para eliminar el tumor, cuando es posible realizarla, alivia los síntomas durante un tiempo, pero raramente resulta curativa. Otras medidas que alivian los síntomas son la dilatación del área estrechada del esófago, la colocación de un tubo para mantener el esófago abierto, una intervención para desviar el trayecto del esófago de la zona tumoral mediante un asa (segmento)

de intestino y la terapia con láser para destruir el tejido canceroso que produce la obstrucción.

Estómago

Los tumores no cancerosos del estómago no suelen causar síntomas o problemas médicos. Ocasionalmente, sin embargo, algunos sangran o se vuelven malignos.

En casi el 99 por ciento de los casos de cánceres de estómago, se trata de adenocarcinomas. Otros cánceres son leiomiosarcomas (un tumor maligno del músculo liso) y linfomas.

El cáncer gástrico es más frecuente en personas mayores. Menos del 25 por ciento de dichos cánceres ocurre en menores de 50 años. El cáncer de estómago es sumamente frecuente en Japón, China, Chile e Islandia, mientras que en los Estados Unidos, en donde este cáncer afecta a 8 de cada 100 000 personas, su incidencia está disminuyendo por razones desconocidas.

Causas

El cáncer de estómago a menudo comienza en un sitio donde existe una inflamación de la mucosa. Sin embargo, muchos expertos creen que tal inflamación es más una consecuencia del cáncer que su causa. Otros sugieren que las úlceras de estómago pueden provocar cáncer, pero es probable que casi todas las personas con úlceras y cáncer de estómago padecían un cáncer no detectado antes de que se desarrollasen las úlceras. El *Helicobacter pylori,* la bacteria que participa en el desarrollo de las úlceras duodenales, puede también desempeñar un papel en algunos cánceres de estómago.

Los pólipos de estómago son unos tumores poco frecuentes, redondeados y no cancerosos que crecen hacia el interior de la cavidad gástrica. Se considera que son precursores del cáncer y por lo tanto deben extirparse. El cáncer es particularmente frecuente si existen determinados tipos de pólipos, si éstos son mayores de 2 centímetros o cuando hay varios de ellos.

Se piensa que ciertos factores dietéticos pueden participar en el desarrollo del cáncer de estómago. Estos factores consisten en una alta ingesta de sal y de hidratos de carbono, la toma abundante de un tipo de conservantes llamados nitratos y una baja ingesta de vegetales de hoja verde y frutas. Sin embargo, no se ha demostrado que alguno de estos factores produzca cáncer.

Síntomas

En las etapas iniciales del cáncer de estómago, los síntomas son vagos y con frecuencia se pasan por alto. Cuando son más manifiestos, incluso pueden ayudar a localizar en qué parte del estómago se encuentra el tumor. Por ejemplo, una sensación de saciedad o una incomodidad después de las comidas pueden indicar que el tumor se sitúa en la parte baja del estómago. La pérdida de peso o la debilidad generalmente son el resultado de una dificultad para comer o de una incapacidad para absorber determinadas vitaminas y minerales. La anemia puede ser consecuencia de una hemorragia muy gradual, sin que cause otros síntomas. En raras ocasiones, una persona puede vomitar grandes cantidades de sangre (hematemesis) o evacuar heces de color negro alquitranado (melena). Cuando el tumor está en una fase avanzada, el médico puede palpar una masa a través de la pared abdominal.

Incluso en las etapas iniciales, un tumor pequeño del estómago puede extenderse (hacer metástasis) a sitios distantes. La extensión del tumor puede causar agrandamiento del hígado, ictericia, acumulación de líquido en el abdomen (ascitis) y nódulos cutáneos cancerosos. La extensión del cáncer también puede debilitar los huesos, dando lugar a fracturas óseas.

Diagnóstico

Los síntomas del cáncer de estómago pueden confundirse con los de una úlcera péptica. (• *V. página 518*) Si tales síntomas no desaparecen a pesar de que la persona tome fármacos antiulcerosos o si existe pérdida de peso, el médico sospecha cáncer de estómago.

A menudo se realizan estudios de radiología que utilizan el bario para poner de manifiesto cambios en la superficie del estómago, pero raramente estas radiografías pueden evidenciar tumores pequeños y en estadios precoces. La endoscopia es el mejor procedimiento diagnóstico porque permite ver directamente el estómago, permite detectar la presencia de la bacteria *Helicobacter pylori* (que puede desempeñar un papel en el desarrollo del cáncer de estómago) y porque con ella se pueden obtener muestras de tejido (biopsia) para su análisis al microscopio. (• *V. página 505*)

Tratamiento y pronóstico

Los pólipos del estómago no cancerosos se extirpan con un endoscopio.

Si el cáncer está limitado al estómago, generalmente se realiza cirugía para intentar curarlo. Se elimina la mayor parte o la totalidad del estómago y los ganglios linfáticos adyacentes. El pronóstico es bueno si el cáncer no ha penetrado muy profundamente la pared del estómago. A menudo los resultados de la cirugía son poco satisfactorios debido a que la ma-

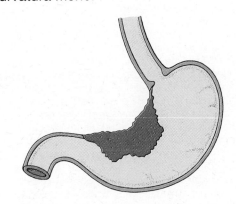

Cáncer de estómago, a nivel de la curvatura menor

yoría de los afectados presenta un cáncer extendido en el momento del diagnóstico. El Japón, donde se realizan programas de detección precoz en la población general mediante endoscopios, son mejores los resultados de la cirugía.

Si el cáncer se ha extendido más allá del estómago, el objetivo del tratamiento es aliviar los síntomas y prolongar la supervivencia. La quimioterapia y la radioterapia pueden aliviar los síntomas. A veces se recurre a la cirugía para aliviar los síntomas. Por ejemplo, si está obstruido el paso de los alimentos en la parte final del estómago, una conexión entre el estómago y el intestino delgado (operación de derivativa) que permita el tránsito de los alimentos, puede aliviar los síntomas de obstrucción, dolor y vómitos durante un tiempo.

Los resultados de la quimioterapia y de la radioterapia son mejores en el caso de los linfomas gástricos que en el de los carcinomas. Con estos tratamientos es posible alargar la supervivencia e incluso conseguir la curación.

Intestino delgado

En general, los tumores del intestino delgado no son malignos. Los tumores cancerosos menos frecuentes son los carcinomas, los linfomas y los tumores carcinoides.

TUMORES NO CANCEROSOS

Los tumores no cancerosos del intestino delgado incluyen los tumores anormales de las células grasas (lipomas), de las células nerviosas (neurofibromas), de las células del tejido conectivo (fibromas) y de las células musculares (leiomiomas). La mayoría de

Sarcoma de Kaposi

Una forma agresiva del sarcoma de Kaposi se presenta principalmente en ciertas zonas de África, en los receptores de trasplantes y en personas con el SIDA. Puede comenzar en cualquier parte del intestino, pero generalmente se inicia en el estómago, el intestino delgado o al final del intestino grueso. Aunque habitualmente no causa síntomas, la persona puede perder proteínas y sangre por las heces y tener diarrea. Una porción del intestino se puede introducir en otra parte adyacente (una situación llamada intususcepción intestinal), lo que tiende a obstruir el intestino e interrumpir la llegada de sangre al mismo, lo cual constituye una urgencia. El sarcoma de Kaposi también puede presentarse como manchas de color rojo púrpura en la piel.

El médico puede sospechar un sarcoma de Kaposi cuando los síntomas se desarrollan en una persona que se encuentra en un grupo de alto riesgo. Se necesita una cirugía exploratoria para confirmar el diagnóstico de sarcoma de Kaposi intestinal.

El tratamiento es la eliminación quirúrgica (exéresis) del sarcoma. Si ocurre una intususcepción intestinal, se precisa una cirugía de urgencia.

---

los tumores benignos no produce síntomas. Sin embargo, los más grandes pueden provocar la presencia de sangre en las heces, una obstrucción intestinal parcial o completa o una estrangulación intestinal si un segmento de intestino se introduce en la zona que lo precede (un trastorno conocido como intususcepción). (• V. página 569)

Cuando los síntomas parecen indicar la presencia de un tumor al comienzo o al final del intestino delgado, el médico puede utilizar un endoscopio (tubo flexible de visualización) para ver el tumor y obtener una muestra para su examen al microscopio. La radiografía con papilla de bario (• V. página 506) puede mostrar la totalidad del intestino delgado y puede poner de manifiesto el tumor. Se puede realizar una arteriografía (una radiografía que se practica después de inyectar una sustancia de contraste en una arteria) en una arteria del intestino, especialmente si el tumor está perdiendo sangre. De forma similar, se puede inyectar tecnecio radiactivo en la arteria y observar mediante una gammagrafía cómo se escapa al interior del intestino; este procedimiento ayuda a localizar el lugar donde el tumor está sangrando. La hemorragia se puede detener quirúrgicamente.

Los pequeños tumores pueden ser destruidos con el endoscopio por electrocauterización, obliteración por calor o fototerapia con láser. Para tumores mayores, suele ser necesaria la cirugía.

TUMORES CANCEROSOS

El cáncer del intestino delgado es poco frecuente. Sin embargo, las personas con enfermedad de Crohn del intestino delgado son más propensas que otras a desarrollarlo. El linfoma, un cáncer que aparece en el sistema linfático, se puede desarrollar en la porción media del intestino delgado (yeyuno) o en la porción baja (íleon). El linfoma puede ocasionar el alargamiento o la rigidez de un segmento intestinal. Este cáncer es más frecuente en personas con la enfermedad celíaca. El intestino delgado, particularmente el íleon, es el segundo sitio de localización más frecuente (después del apéndice) de los tumores carcinoides.

Los tumores pueden producir obstrucción y hemorragia intestinal, lo cual puede causar la aparición de sangre en las heces, retortijones dolorosos, distensión abdominal y vómitos. Los tumores carcinoides pueden secretar hormonas que causan diarrea y enrojecimiento de la piel.

El diagnóstico de cáncer del intestino delgado se establece mediante radiografía con papilla de bario, endoscopia o exploración quirúrgica. El mejor tratamiento es la extirpación quirúrgica del tumor.

Intestino grueso y recto

Los pólipos en el colon y el recto son tumores generalmente benignos. Sin embargo, dado que algunos son precancerosos, los médicos recomiendan extirpar todos los pólipos de esta porción de intestino.

El cáncer de intestino grueso y de recto es frecuente en los países occidentales.

PÓLIPOS

Un pólipo es un crecimiento de tejido de la pared intestinal, generalmente no canceroso, que se desarrolla dentro del intestino.

Los pólipos pueden crecer con o sin tallo y su tamaño varía considerablemente. Lo más habitual es que los pólipos se desarrollen en el recto y en la porción baja del intestino grueso. Es raro que lo hagan más arriba.

Alrededor del 25 por ciento de las personas con cáncer de colon tiene también pólipos en cualquier otro lugar del intestino grueso. Hay fuertes evidencias de que los pólipos adenomatosos son propensos a hacerse cancerosos si se deja que permanezcan en el intestino grueso. Cuanto mayor sea el pólipo, mayor es el riesgo de que sea maligno.

Síntomas y diagnóstico

La mayoría de los pólipos no causa síntomas, pero el síntoma más común es la hemorragia por el recto. Un pólipo grande puede causar retortijones, dolor abdominal u obstrucción intestinal. En contadas ocasiones, un pólipo con un tallo largo puede crecer a través del ano. Los pólipos grandes con proyecciones en forma de dedos (adenomas vellosos) pueden excretar agua y sales, causando una diarrea acuosa intensa que puede resultar en bajos valores de potasio en sangre (hipopotasemia). Este tipo de pólipo es más propenso a ser o a volverse canceroso.

El médico puede palpar los pólipos en el recto con el dedo, pero generalmente se descubren durante una sigmoidoscopia de rutina (examen del recto y de la parte inferior del intestino grueso mediante un tubo flexible de visualización). Cuando este estudio demuestra un pólipo, se realiza una colonoscopia (examen del intestino grueso mediante un tubo flexible de visualización) (• *V. página 505*) de la totalidad del intestino grueso. Este examen es más completo y fiable se realiza porque una persona tiene habitualmente más de un pólipo y porque uno o más pólipos pueden ser cancerosos. La colonoscopia también permite al médico efectuar una biopsia de cualquier área que pueda ser sospechosa de cáncer.

Tratamiento

En primer lugar, se administran laxantes y enemas para limpiar el intestino. Luego se eliminan los pólipos durante la colonoscopia, usando un instrumento cortante o un bucle de alambre electrificado. Si el pólipo no tiene tallo o no se puede extirpar durante la colonoscopia, la cirugía puede ser necesaria.

Un patólogo examina los pólipos que se han extirpado. Si resultan malignos, el tratamiento depende de varios factores. Por ejemplo, el riesgo de que el cáncer se haya extendido es mayor cuando ha invadido el tallo del pólipo o cuando la invasión está cerca del punto seccionado. También puede considerarse que existe un alto riesgo en función de la opinión del patólogo sobre las características microscópicas del pólipo. Si el riesgo es bajo, no se necesita más tratamiento. En caso contrario, se extirpa quirúrgicamente la porción afectada del colon y se vuelven a unir los segmentos libres.

Cuando se extirpa un pólipo a una persona, debe explorarse de nuevo la totalidad del intestino mediante una colonoscopia al año siguiente y, luego, a intervalos determinados por el médico. Si no se puede realizar el examen debido a un estrechamiento del colon, se puede aplicar una enema con papilla de bario. Cualquier pólipo nuevo debe ser extirpado.

Pólipo en el recto

Un pólipo es una formación de tejido que protruye dentro del intestino.

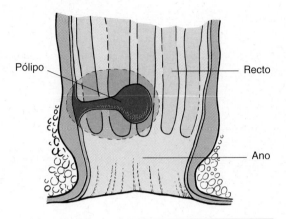

POLIPOSIS FAMILIAR

La poliposis familiar es un trastorno hereditario en el que se desarrollan 100 o más pólipos adenomatosos precancerosos, que tapizan el intestino grueso y el recto.

Los pólipos se desarrollan durante la infancia o la adolescencia. En casi todas las personas no tratadas, se desarrolla un cáncer de intestino grueso (cáncer de colon) antes de los 40 años. La extirpación completa del intestino grueso y del recto elimina el riesgo de cáncer. Sin embargo, si se extirpa el intestino grueso y se une el recto al intestino delgado, a veces los pólipos rectales desaparecen. Por ello, muchos expertos prefieren este último procedimiento. Cada 3 o 6 meses se inspecciona mediante una sigmoidoscopia (examen utilizando un tubo flexible de visualización) con el fin de extirpar los pólipos nuevos. Si éstos aparecen rápidamente, se debe extirpar el recto y el intestino delgado se debe evacuar a través de una abertura en la pared del abdomen. La conexión quirúrgica que se crea entre el intestino delgado y la pared abdominal se denomina ileostomía.

El **síndrome de Gardner** es un tipo de poliposis hereditaria en la que varios tipos de tumores no cancerosos aparecen en cualquier parte del cuerpo y en el intestino. Al igual que los otros tipos de poliposis familiar, conlleva un alto riesgo de cáncer de colon.

El **síndrome de Peutz-Jeghers** es un trastorno hereditario en el que muchos pequeños bultos llamados pólipos juveniles aparecen en el estómago, intestino delgado e intestino grueso. Se puede nacer

Los sitios más frecuentes de diseminación del cáncer de colon (metástasis)

Los ganglios linfáticos regionales y el hígado

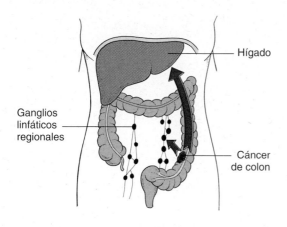

con estos pólipos o bien pueden desarrollarse durante la niñez. Los afectados con el síndrome tienen la piel y las membranas mucosas de color oscuro, especialmente la mucosa de los labios y de las encías. Los pólipos no incrementan el riesgo de cáncer en el tracto gastrointestinal. Sin embargo, las personas con el síndrome de Peutz-Jeghers tienen un riesgo aumentado de cáncer de páncreas, mama, pulmón, ovario y útero.

CÁNCER COLORRECTAL

En los países occidentales, el cáncer de intestino grueso y de recto (cáncer colorrectal) es la segunda causa más frecuente de cáncer y la segunda causa de muerte por cáncer. La incidencia comienza a aumentar a los 40 años y llega al máximo entre los 60 y los 75 años. El cáncer del intestino grueso (cáncer de colon) es más frecuente en mujeres, mientras que el de recto lo es más en los varones. Cerca del 5 por ciento de las personas con cáncer de colon o recto tiene más de un cáncer colorrectal al mismo tiempo.

Los individuos con historia familiar de cáncer de colon presentan mayor riesgo de desarrollar ese tipo de tumores. Una historia familiar de poliposis familiar o una enfermedad similar también incrementan el riesgo del cáncer de colon. Los que padecen colitis ulcerosa o enfermedad de Crohn tienen un mayor riesgo de desarrollar cáncer. Este riesgo se relaciona con la edad de la persona en el momento de desarrollar la enfermedad y con el tiempo de evolución de la misma.

La dieta desempeña algún papel como factor de riesgo en el cáncer de colon, pero se desconoce cómo influye exactamente. Las personas con mayor riesgo tienden a vivir en ciudades, tienen un alto nivel socioeconómico y una dieta típica de los occidentales. Esta dieta se caracteriza por ser pobre en fibra y rica en proteínas animales, grasas e hidratos de carbono refinados como el azúcar. El riesgo parece reducirse con una dieta rica en calcio, vitamina D y vegetales como las coles de Bruselas, el repollo y el brécol. La toma de una aspirina a días alternos parece también reducir el riesgo del cáncer de colon, pero esta medida no puede recomendarse hasta que haya mayor información al respecto.

El cáncer de colon generalmente comienza como una inflamación con forma de botón en la superficie mucosa intestinal o en un pólipo. Conforme crece el tumor, comienza a invadir la pared intestinal. También pueden resultar invadidos los ganglios linfáticos cercanos. Dado que la sangre de la pared intestinal pasa por el hígado, el cáncer de colon generalmente se extiende (hace metástasis) precozmente a este órgano, después de haber invadido primero a los ganglios linfáticos adyacentes.

Síntomas y diagnóstico

El cáncer colorrectal se desarrolla lentamente y tarda mucho tiempo antes de extenderse lo suficiente como para causar síntomas. Éstos dependen del tipo de tumor, así como de su localización y extensión. El colon derecho (ascendente) tiene un gran diámetro y una pared delgada. Como su contenido es básicamente líquido, no se obstruye hasta muy avanzada la enfermedad. Un tumor en el colon ascendente puede llegar a ser tan grande que el médico puede palparlo a través de la pared abdominal. Con todo, el cansancio y la debilidad por anemia intensa pueden ser los únicos síntomas del enfermo. El colon izquierdo (descendente) tiene un diámetro menor y una pared más gruesa, y contiene heces semisólidas. El tumor tiende a crecer abarcando en forma de anillo esta porción del colon, causando estreñimiento y deposiciones diarreicas de modo alterno. Como el colon descendente es más estrecho y su pared más gruesa, el tumor es más propenso a causar una obstrucción precoz. La persona puede acudir al médico a causa de retortijones dolorosos y estreñimiento. Las heces pueden ser acintadas o estar mezcladas con sangre, pero a menudo ésta no puede identificarse a simple vista y es necesario un análisis de laboratorio para detectarla.

La mayoría de los tumores sangra, por lo general, de forma escasa y lenta. En el cáncer de recto, el síntoma más frecuente es la hemorragia en el curso de una evacuación. En cualquier sangrado rectal, incluso aunque se sepa que la persona tiene hemorroides o enfermedad diverticular, los médicos consideran la posibilidad de un cáncer. Con el cáncer de recto, el enfermo puede presentar deposiciones dolorosas y la sensación de que el recto no se ha vaciado por completo. Puede sentir dolor al sentarse. Sin embargo, la persona no tiene dolor procedente del propio tumor a menos de que éste se extienda a tejidos fuera del recto.

Al igual que con otros cánceres, las pruebas sistemáticas de diagnóstico ayudan a una detección precoz. Las heces se pueden analizar buscando simplemente cantidades microscópicas de sangre. Para asegurar resultados adecuados, el paciente debe ingerir una dieta libre de carnes rojas durante los tres días anteriores a la toma de la muestra de heces. Si esta prueba de detección indica la posibilidad de existencia de un cáncer, se requieren pruebas complementarias.

Antes de la endoscopia se vacía el intestino, a menudo con laxantes potentes y varias enemas. Alrededor del 65 por ciento de los cánceres colorrectales puede ser observado con un sigmoidoscopio flexible de fibra óptica. Si se detecta un pólipo que puede ser canceroso, se examina con un colonoscopio la totalidad del intestino, ya que ése es más largo que el sigmoidoscopio. Algunos tumores de apariencia maligna se extirpan utilizando instrumentos quirúrgicos que se introducen por el colonoscopio; otros deben extirparse por medio de métodos quirúrgicos corrientes.

Los análisis de sangre pueden ayudar a establecer el diagnóstico. Los valores del antígeno carcinoembrionario en la sangre están elevados en el 70 por ciento de los enfermos con un cáncer colorrectal. Si los valores del antígeno carcinoembrionario están elevados antes de operar el cáncer, puede ser que disminuyan después de haberlo extirpado. En este caso, se pueden volver a determinar los valores mediante controles posteriores. Si se detecta un aumento, significa que el cáncer ha recurrido. Otros dos antígenos, el CA 19-9 y el CA 125, son similares al antígeno carcinoembrionario y también pueden ser medidos del mismo modo.

Tratamiento y pronóstico

El principal tratamiento para el cáncer colorrectal es la eliminación quirúrgica de un gran segmento del intestino afectado y de los ganglios linfáticos asociados. Cerca del 70 por ciento de las personas con cáncer colorrectal son buenos candidatos para la cirugía. En el 30 por ciento de los que no pueden ser sometidos a una operación debido a su estado de salud, a veces se puede conseguir su extirpación mediante electrocoagulación.

Extensión del cáncer y porcentajes de supervivencia

Extensión del cáncer	Porcentaje de supervivencia a los 5 años
Cáncer sólo en el revestimiento interior del intestino (mucosa).	90%
Cáncer que penetra la capa muscular del intestino.	80%
Cáncer extendido a los ganglios linfáticos.	30%

Este procedimiento puede aliviar los síntomas y prolongar la supervivencia, pero es improbable que se consiga la curación.

En la mayoría de los casos de cáncer de colon, el segmento canceroso del intestino es extirpado quirúrgicamente, uniéndose de nuevo los extremos libres. En el caso del cáncer de recto, el tipo de operación depende de la distancia entre el tumor y el ano y la profundidad que el tumor ha alcanzado en la pared rectal. La extirpación completa del recto y del ano obliga a la persona a vivir con una colostomía permanente (una abertura entre el intestino grueso y la pared abdominal creada mediante cirugía). Con la colostomía, el contenido del intestino grueso se evacua en una bolsa, llamada bolsa de colostomía, adosada a la pared abdominal. Siempre que ello sea posible, se retira sólo parte del recto, dejando un muñón rectal e intacto el ano. De esta forma se puede unir el muñón rectal al extremo final del intestino grueso. La radioterapia después de la cirugía puede ayudar a controlar el crecimiento de cualquier resto tumoral, retrasar una recurrencia e incrementar las posibilidades de supervivencia. Los afectados de cáncer de recto que tengan entre 1 y 4 ganglios linfáticos invadidos por el tumor se benefician especialmente de la combinación de radioterapia y quimioterapia. En pacientes con más de 4 ganglios linfáticos afectados, este tratamiento resulta menos eficaz.

Cuando un tumor colorrectal se ha extendido y no es probable que se consiga su remisión sólo con cirugía, la quimioterapia con fluorouracilo y levamisol tras la intervención puede prolongar la supervivencia, pero las posibilidades de curación siguen siendo escasas. Cuando el cáncer colorrectal se ha extendido tanto que no puede ser eliminado quirúrgicamente en su totalidad, la cirugía puede disminuir los síntomas al eliminar, por lo menos, la obstrucción intestinal. Sin embargo, la supervivencia es aproximadamente de 7 meses. Cuando el tumor se ha extendido únicamente al hígado, los fármacos quimioterápicos pueden inyectarse directamente en la arteria que irriga el hígado. Una pequeña bomba colocada quirúrgicamente debajo de la piel o una bomba externa sujetada con un cinturón, permiten que la persona pueda desplazarse libremente durante el tratamiento. Este tratamiento, aunque es caro, puede proporcionar más beneficios que la quimio-terapia habitual; sin embargo, se necesita mayor investigación al respecto. Cuando el cáncer se ha extendido más allá del hígado, esta modalidad de tratamiento no ofrece ventajas.

Una vez extirpada la totalidad del tumor color-rectal mediante cirugía, casi todos los expertos recomiendan de 2 a 5 controles anuales con colonoscopia del intestino restante. Si estos exámenes no detectan ningún tumor, la persona generalmente debe continuar realizando controles de seguimiento cada dos o tres años.

Trastornos del hígado y de la vesícula biliar

CAPÍTULO 114

Biología del hígado y de la vesícula biliar

El hígado y la vesícula biliar están situados en la parte anterior derecha del abdomen y están conectados entre sí por conductos denominados vías biliares. A pesar de esta conexión y del hecho de que ambos desempeñan algunas funciones comunes, son en realidad órganos muy diferentes. El hígado, que tiene forma de cuña, es la fábrica de elementos químicos del organismo. Se trata de un órgano complejo que desempeña muchas funciones vitales, desde regular la cantidad de dichos elementos, hasta producir sustancias que intervienen en la coagulación de la sangre durante una hemorragia. Por otra parte, la vesícula biliar es una pequeña bolsa en forma de pera en donde se almacena la bilis (una secreción hepática que facilita la digestión de los alimentos).

El hígado

El hígado es la víscera más voluminosa y, en algunos aspectos, el órgano más complejo del cuerpo humano. Una de sus principales funciones es descomponer las sustancias tóxicas absorbidas por el intestino o producidas en cualquier parte del organismo que elimina, como subproductos inocuos, por la bilis o la sangre. Los subproductos vertidos en la bilis pasan al intestino y son expulsados del cuerpo en las deposiciones. Los riñones filtran los subproductos vertidos en la sangre que serán expulsados en la orina.

El hígado produce casi la mitad del colesterol del organismo; el resto proviene de los alimentos. Un 80 por ciento del colesterol producido por el hígado

HEP

Hígado y vesícula biliar

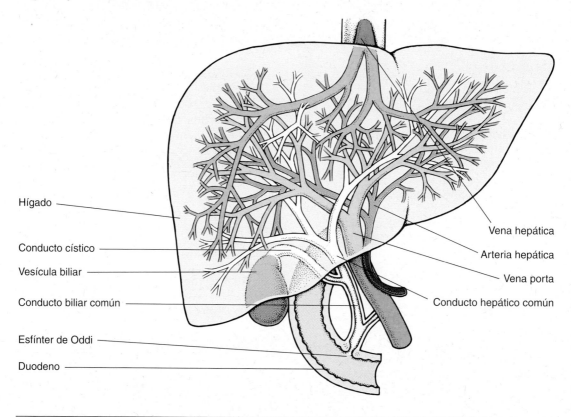

Hígado

Conducto cístico

Vesícula biliar

Conducto biliar común

Esfínter de Oddi

Duodeno

Vena hepática

Arteria hepática

Vena porta

Conducto hepático común

se utiliza para la formación de la bilis. El colesterol es una parte esencial de todas las membranas celulares y es necesario para la producción de ciertas hormonas, como los estrógenos, la testosterona y la adrenalina.

Además, el hígado transforma las sustancias que contienen los alimentos digeridos en proteínas, grasas e hidratos de carbono.

El azúcar se almacena en forma de glucógeno, que se descompone y pasa a la sangre en forma de glucosa si el organismo lo necesita, por ejemplo, cuando disminuye el valor normal de glucosa en la sangre.

Otra de las funciones del hígado es la de fabricar (sintetizar) varios compuestos importantes, especialmente las proteínas, que el organismo utiliza para realizar diferentes funciones. Entre estos compuestos figuran también sustancias utilizadas en el proceso de coagulación de la sangre, que se denominan factores de coagulación.

El hígado recibe sangre tanto del intestino como del corazón. Pequeños capilares de la pared intestinal

desembocan en la vena porta, la cual penetra en el hígado. Luego, la sangre circula a través de una red de pequeños canales internos, en el interior del hígado, donde se procesan los nutrientes digeridos y cualquier sustancia nociva. La arteria hepática lleva la sangre desde el corazón al hígado y aporta el oxígeno, el colesterol y otras sustancias que esta víscera procesa. Finalmente, la sangre procedente del intestino y la que proviene del corazón se mezclan y circulan nuevamente de vuelta al corazón a través de la vena hepática.

Las disfunciones del hígado se dividen en dos grupos: las causadas por la disfunción de las propias células hepáticas (como la cirrosis o la hepatitis) y las causadas por una obstrucción del flujo de bilis secretado por el hígado a través de las vías biliares (como los cálculos biliares o el cáncer).

Vesícula biliar y vías biliares

La vesícula biliar es una pequeña bolsa de tejido muscular en la que se almacena la bilis, una secreción digestiva viscosa verde-amarillenta, producida por el hígado. La bilis sale del hígado a través de los conductos hepáticos, derecho e izquierdo, que se unen para formar el conducto hepático común. Luego, este conducto se une a otro, que viene de la vesícula biliar, denominado conducto cístico, para formar el conducto biliar común. Éste se une al intestino en el esfínter de Oddi, unos centímetros por debajo del estómago.

Casi la mitad de la bilis secretada entre las comidas llega hasta la vesícula biliar a través del conducto cístico; el resto pasa directamente al intestino delgado. Cuando una persona come, la vesícula biliar se contrae y vierte en el intestino la bilis almacenada de manera que se facilite la digestión de las grasas y de ciertas vitaminas.

La bilis está compuesta de sales biliares, electrólitos y pigmentos biliares tales como la bilirrubina, el colesterol y otras grasas (lípidos); permite la eliminación de ciertos productos de desecho, en particular los pigmentos producidos por la destrucción de los glóbulos rojos y el exceso de colesterol, y contribuye a la digestión y a la absorción de las grasas. Las sales biliares aumentan la solubilidad del colesterol, de las grasas y de las vitaminas liposolubles para facilitar su absorción por el intestino.

La hemoglobina producida en la destrucción de los glóbulos rojos se convierte en bilirrubina (el principal pigmento de la bilis) y pasa a ésta como un producto de desecho.

En la bilis se secretan también algunas proteínas que tienen un importante papel en la función biliar. Los cálculos biliares pueden obstruir la salida de la bilis desde la vesícula biliar, causando dolor (cólico biliar) o la inflamación de la vesícula biliar (colecistitis). Estos cálculos también pueden pasar de la vesícula al conducto biliar, y causar ictericia bloqueando el flujo normal de bilis hacia el intestino. Los tumores y otras causas menos frecuentes pueden igualmente obstruir el flujo normal de la bilis.

CAPÍTULO 115

Exámenes para el diagnóstico de los trastornos del hígado y de la vesícula biliar

Se pueden realizar varios exámenes para determinar las posibles alteraciones del hígado, de la vesícula y de las vías biliares. Entre los más importantes están los exámenes de sangre conocidos como **pruebas de la función hepática.**

Según el problema que posiblemente tiene el paciente, el médico también puede ordenar exámenes de imágenes, como una ecografía, una tomografía computadorizada (TC) o un examen de resonancia magnética (RM). También es posible obtener una muestra de tejido hepático para examen al microscopio (biopsia del hígado).

Exámenes de laboratorio y de imágenes

Los **exámenes del aliento** practicados miden la capacidad del hígado para metabolizar diversas sustancias. Dichas sustancias, que se marcan con un trazador radiactivo, pueden ser administradas por vía oral o por vía intravenosa. El nivel de radiactividad encontrado en el aliento del paciente es una medida de la cantidad de sustancia metabolizada por el hígado.

En una **ecografía** se utilizan ondas sonoras para obtener imágenes del hígado, de la vesícula y del tracto biliar. Este examen es mejor para detectar anomalías estructurales como los tumores que para detectar anomalías difusas como la cirrosis. La ecografía es la técnica más económica, segura y eficaz en la obtención de imágenes de la vesícula y de las vías biliares.

Mediante la ecografía, el médico puede detectar eficazmente los cálculos en la vesícula y distinguir con facilidad la ictericia causada por una obstrucción del conducto biliar de la causada por una disfunción celular hepática. La técnica ecográfica de Doppler vascular puede utilizarse para mostrar la circulación en los vasos sanguíneos del hígado. La ecografía es también útil para guiar la aguja que el médico utiliza al obtener muestras de tejido para biopsia.

Pruebas de función hepática

Las pruebas de función hepática se realizan en muestras de sangre. La mayoría de los análisis miden la concentración de enzimas u otras sustancias en la sangre. Uno de los análisis mide el tiempo necesario para la coagulación de la sangre.

Prueba	Qué se mide	Qué puede indicar
Fosfatasa alcalina	Una enzima producida en el hígado, los huesos y la placenta, que se libera en la sangre debido a una lesión o a funciones normales como el crecimiento óseo o un embarazo.	Obstrucción del conducto biliar, daño hepático y algunos cánceres.
Alanina transaminasa (ALT)	Una enzima producida por el hígado, que pasa a la sangre cuando las células hepáticas están lesionadas.	Células hepáticas dañadas (como en la hepatitis).
Aspartato transaminasa (AST)	Una enzima que aparece en la sangre cuando hay lesión del hígado, del corazón, de los músculos, o del cerebro.	Lesión hepática, cardíaca, muscular o cerebral.
Bilirrubina	Un componente de los jugos digestivos (bilis) producido por el hígado.	Obstrucción del flujo de bilis, daño hepático, destrucción excesiva de glóbulos rojos (a partir de los cuales se forma la bilirrubina).
Gammaglutamil transpeptidasa	Una enzima producida por el hígado, el páncreas y los riñones que aparece en la sangre si hay lesión de estos órganos.	Lesiones orgánicas, presencia de sustancias químicas tóxicas, abuso de alcohol, enfermedades del páncreas.
Deshidrogenasa láctica	Una enzima que aparece en la sangre si hay lesión de ciertos órganos.	Lesión hepática, cardíaco, muscular o cerebral y excesiva destrucción de glóbulos rojos.
5'-nucleotidasa	Una enzima sólo presente en el hígado y que aparece en la sangre si hay lesión hepática.	Obstrucción del conducto biliar o alteración del flujo biliar.
Albúmina	Una proteína producida por el hígado que se encuentra normalmente en la sangre; una de las funciones de la albúmina es la de mantener el líquido de la sangre dentro de los vasos.	Lesión hepático.
Alfafetoproteína	Una proteína generada por el hígado y los testículos del feto.	Hepatitis aguda o cáncer del hígado o de los testículos.
Anticuerpos mitocondriales	Circulación de anticuerpos antimitocondria. La mitocondria es un componente interno de las células.	Cirrosis biliar primaria y algunas enfermedades autoinmunitarias, como la hepatitis crónica activa.
Tiempo de protrombina	Tiempo necesario para la coagulación de la sangre (la coagulación requiere vitamina K y sustancias creadas por el hígado).	Lesión hepática o escasa absorción de vitamina K causada por una carencia de bilis.

Técnicas radiológicas para evaluar las vías biliares

Estas tres técnicas de diagnóstico usan una sustancia de contraste radiopaca para delinear el tracto biliar en las radiografías.

Colangiopancreatografía endoscópica retrógrada	**Colangiografía transhepática percutánea**	**Colangiografía peroperatoria**

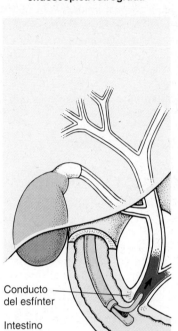

Conducto del esfínter

Intestino delgado

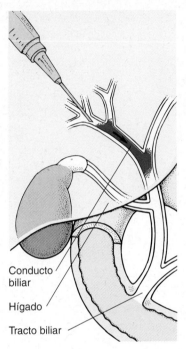

Conducto biliar

Hígado

Tracto biliar

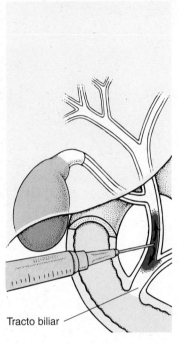

Tracto biliar

En la colangiopancreatografía endoscópica retrógrada (CPER), una sustancia de contraste radiopaca es introducida mediante un endoscopio, que se introduce por la boca y se inserta a través del estómago, en el duodeno (porción superior del intestino delgado). La sustancia radiopaca es introducida a través del esfínter de Oddi, y luego fluye retrocediendo hacia el sistema biliar.

En la colangiografía transhepática percutánea, una sustancia radiopaca de contraste es inyectada a través de la piel directamente dentro de un pequeño conducto biliar en el hígado. La sustancia radiopaca fluye entonces a través de las vías biliares.

En la colangiografía peroperatoria, una sustancia de contraste radiopaca es inyectada directamente dentro del tracto biliar durante la intervención quirúrgica.

Para obtener **imágenes con radionúclidos** (isótopos radiactivos), se inyecta en el organismo una sustancia con un marcador radiactivo, que deberá ser absorbida por un órgano en particular. La radiactividad se detecta mediante una cámara de rayos gamma conectada a una computadora que genera la imagen. La **gammagrafía del hígado** es un tipo de exploración con radionúclidos que utiliza las sustancias radiactivas absorbidas por las células hepáticas. La **colecintigrafía**, otro tipo de exploración con isótopos radiactivos, aprovecha las sustancias radiactivas excretadas por el hígado en las

Biopsia hepática con aguja

1. Se introduce en el hígado una aguja con una superficie cortante, contenida en una vaina.

2. Sale la aguja.

3. Al entrar nuevamente dentro de su vaina, la aguja corta una muestra de hígado de forma cilíndrica.

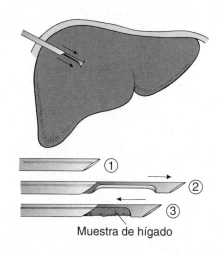

Muestra de hígado

vías biliares. Se utiliza para detectar las inflamaciones agudas de la vesícula biliar (colecistitis).

La **tomografía computadorizada (TC)** puede producir excelentes imágenes del hígado y es particularmente útil en la detección de tumores. Puede detectar alteraciones difusas, como el hígado graso o el tejido anormalmente denso del hígado causado por un exceso de hierro (hemocromatosis).

Sin embargo, dado que en la TC se utilizan rayos X y es un procedimiento caro, no es tan frecuente como la ecografía.

La **resonancia magnética (RM)** da excelentes imágenes, similares a las obtenidas con la TC. Aun así, existen algunas desventajas: es más cara que ésta, tarda más que otros exámenes morfológicos y requiere estar en una cámara estrecha, lo que puede provocar claustrofobia en algunas personas.

La **colangiopancreatografía retrógrada endoscópica** (CPRE) es un examen en el que un endoscopio (un tubo óptico flexible) se introduce por la boca, atraviesa el estómago y el duodeno y llega hasta las vías biliares. Luego se inyecta una sustancia radiopaca en los conductos biliares y se realizan radiografías. Esta prueba causa inflamación del páncreas (pancreatitis), en un 3 a 5 por ciento de los pacientes.

En una **colangiografía transhepática percutánea** se inserta una aguja a través de la piel hasta el hígado y luego se inyecta una sustancia radiopaca en uno de los conductos biliares. El médico puede utilizar la ecografía para guiar la aguja. Las radiografías muestran claramente las vías biliares, y en particular una oclusión de las mismas en el interior del hígado.

En la **colangiografía peroperatoria** se utiliza una sustancia radiopaca visible con rayos X. Durante una intervención quirúrgica, la sustancia se inyecta directamente en los conductos de las vías biliares. De esta manera, aparecen en las radiografías imágenes claras del tracto biliar.

A menudo, las **radiografías simples** pueden mostrar un cálculo biliar calcificado.

Biopsia del hígado

Se puede obtener una muestra del hígado mediante una exploración quirúrgica, pero es más frecuente obtenerla introduciendo una aguja hasta el hígado a través de la piel. Antes de este procedimiento el paciente recibe anestesia local.

Para localizar el área anormal de donde hay que extraer la muestra, puede utilizarse una ecografía o una TC. En la mayoría de los centros médicos la biopsia del hígado constituye un procedimiento ambulatorio.

El paciente debe permanecer en el hospital 3 o 4 horas después de obtener la muestra, dado que existe un pequeño riesgo de complicaciones. El hígado puede quedar lacerado y generarse una hemorragia en el abdomen. La bilis también puede verterse al abdomen, causando la inflamación de la membrana que lo reviste (peritonitis). Debido a que la hemorragia puede comenzar hasta 15 días después de la biopsia el paciente debe permanecer, durante este período, a una distancia máxima del hospital de una hora en automóvil. Este tipo de complicaciones causa problemas graves en aproximadamente el 2 por ciento de los pacientes, y uno de cada 10 000 muere a causa de esto. Un leve dolor en la parte anterior derecha del abdomen, que a veces se extiende al hombro derecho, es frecuente después de una biopsia de hígado y suele poder aliviarse con analgésicos.

Para efectuar una biopsia del hígado a través de una vena, se introduce en una de las venas del cuello un catéter, que, pasando por el corazón, llegará a una de las venas hepáticas que salen del hígado. Luego la aguja del catéter atraviesa la pared de la vena y se introduce en el hígado. Esta técnica es menos lesiva para el hígado que la biopsia percutánea y puede utilizarse incluso en pacientes que sangren con facilidad.

Manifestaciones clínicas de las enfermedades hepáticas

Las enfermedades hepáticas pueden manifestarse de formas muy diversas. Los síntomas particularmente importantes incluyen la ictericia, la colestasis, el aumento de volumen del hígado, la hipertensión portal, la ascitis, la encefalopatía hepática y la insuficiencia hepática. Para diagnosticar una enfermedad hepática, el médico toma en cuenta la descripción que el paciente hace de sus síntomas y realiza una exploración física.

Ictericia

La ictericia es una pigmentación amarillenta de la piel y del blanco de los ojos (esclerótica), producida por valores anormalmente elevados de pigmentos biliares (bilirrubina) en la sangre.

Los glóbulos rojos antiguos o con alteraciones se eliminan de la circulación sanguínea, principalmente a través del bazo. Durante este proceso, la hemoglobina (sustancia contenida en los glóbulos rojos que transporta el oxígeno) se transforma en bilirrubina. Ésta llega al hígado y se excreta al intestino como un componente de la bilis. Si se obstaculiza la excreción de bilirrubina, el exceso de ésta vuelve a la sangre provocando ictericia.

Las altas concentraciones de bilirrubina en la sangre pueden aparecer cuando una inflamación u otras irregularidades de las células hepáticas impiden su excreción a la bilis.

Por otro lado, los conductos biliares que se hallan fuera del hígado pueden ser obstruidos por un cálculo biliar o por un tumor. También, aunque es menos frecuente, esta alta concentración de bilirrubina en la sangre puede ser el resultado de la destrucción de un gran número de glóbulos rojos, como a veces es el caso de los recién nacidos con ictericia. (• *V. página 1248*)

En el síndrome de Gilbert, los valores de bilirrubina aumentan ligeramente, pero no lo suficiente como para provocar ictericia. Esta afección, a veces hereditaria, suele descubrirse casualmente con un análisis de función hepática, pero no se acompaña de otros síntomas ni causa mayores problemas.

Síntomas

En la ictericia, la piel y los ojos se vuelven amarillentos. La orina suele tomar un color oscuro, ya que la bilirrubina se excreta a través de los riñones. Pueden aparecer otros síntomas, dependiendo de la cau-

sa que provoca la ictericia. (• *V. página 583*) Por ejemplo, la inflamación del hígado (hepatitis) puede causar falta de apetito, náuseas, vómitos y fiebre. La obstrucción del flujo de la bilis puede producir los mismos síntomas que la colestasis.

Principales síntomas hepáticos

Ictericia

Hígado aumentado de tamaño

Líquido en el abdomen (ascitis)

Confusión provocada por encefalopatía

Hemorragia causada por rotura de varices gastrointestinales

Hipertensión portal

Piel
• Vasos sanguíneos aracniformes.
• Palmas enrojecidas.
• Manchas cutáneas.
• Prurito

Sangre
• Disminución del número de glóbulos rojos (anemia).
• Disminución del número de leucocitos (leucopenia).
• Disminución del número de plaquetas (trombocitopenia).
• Tendencia a sangrar (coagulopatía).

Hormonas
• Valores altos de insulina pero escasa reacción a ésta.
• Interrupción de la menstruación y disminución de la fertilidad (en la mujer).
• Impotencia y feminización (en el hombre).

Corazón y vasos sanguíneos.
• Aumento de la frecuencia cardíaca y de la cantidad de sangre expulsada.
• Baja presión arterial (hipotensión).

General
• Fatiga.
• Debilidad.
• Pérdida de peso.
• Inapetencia.
• Náuseas.
• Fiebre.

Diagnóstico y tratamiento

El médico se basa en los análisis de laboratorio y en los exámenes morfológicos para determinar la causa de la ictericia. Si se trata de una enfermedad del propio hígado, una hepatitis vírica, por ejemplo, la ictericia irá desapareciendo a medida que el proceso se resuelva. Si el problema es una oclusión de un conducto biliar, se practica, tan pronto como sea posible, una intervención quirúrgica o una endoscopia (procedimiento que utiliza un tubo óptico flexible que permite la utilización de accesorios quirúrgicos), a fin de permeabilizar el conducto biliar afectado.

Colestasis

La colestasis es una disminución o interrupción del flujo de bilis.

El flujo de bilis puede verse obstruido en mayor o menor grado en cualquier punto entre las células hepáticas y el duodeno (porción superior del intestino delgado). Aunque la bilis ya no pueda fluir, el hígado continuará produciendo bilirrubina, por lo que ésta se desviará hacia la sangre. Por esta causa, la bilirrubina se depositará en la piel (ictericia) y también pasará a la orina.

Con respecto a su diagnóstico y tratamiento, las causas de la colestasis se pueden clasificar en dos categorías: las que se originan dentro y las que se originan fuera del hígado. Las causas internas suelen ser la hepatitis, las enfermedades hepáticas producidas por el alcohol, la cirrosis biliar primaria, los efectos de los fármacos y los cambios hormonales durante el embarazo (colestasis del embarazo). Las causas externas incluyen, entre otras, un cálculo en el conducto biliar, la disminución del diámetro interno de un conducto biliar (estenosis) o un cáncer del mismo, el cáncer pancreático y la inflamación del páncreas.

Síntomas

La ictericia y la orina oscura son dolencias que se producen ante una concentración excesiva de bilirrubina en la piel y en la orina, respectivamente. Las heces suelen estar descoloridas debido a la carencia de bilirrubina en el intestino. También pueden contener demasiada grasa (esteatorrea) debido a que la bilis no llega al intestino para ayudar a la digestión de la grasa alimentaria. Esta carencia de bilis en el intestino también implicará que el calcio y la vitamina D no se absorban de forma adecuada. Si la colestasis persiste, la insuficiencia de estos nutrientes puede producir una descalcificación ósea, lo cual provoca dolores y fracturas. Las sustancias necesarias para la coagulación de la sangre tampoco se absorben correctamente, provocando una tendencia a sangrar fácilmente.

La retención de los productos derivados de la bilis en la circulación sanguínea puede causar prurito (con el consiguiente daño de la piel por rascado). Una ictericia prolongada debida a la colestasis produce en la piel un color barroso y depósitos grasos amarillos. La causa subyacente de la colestasis determina si la persona presenta otros síntomas, como dolor abdominal, pérdida de apetito, vómitos o fiebre.

Diagnóstico

Para determinar si se trata de una causa propia del hígado, el médico puede preguntar sobre los síntomas de la hepatitis, la ingestión excesiva de alcohol, o los fármacos administrados recientemente que puedan provocar la colestasis. La presencia de pequeños capilares en forma de araña visibles en la piel (arañas vasculares), un bazo aumentado de tamaño o la presencia de líquido en la cavidad abdominal (ascitis) son señales de deterioro de las células hepáticas. Si la causa es ajena al hígado, el paciente puede experimentar escalofríos, dolor en las vías biliares o en el páncreas y un aumento de tamaño de la vesícula biliar, que puede ser detectado por la exploración directa del médico, así como mediante el uso de exámenes morfológicos.

Habitualmente en las personas con colestasis, la concentración en la sangre de una enzima denominada fosfatasa alcalina es muy elevada. Un análisis de sangre en el que se mida la cantidad de bilirrubina puede ser un buen indicador de la gravedad de la colestasis, pero no de su causa. La ecografía, la tomografía computadorizada (TC) o ambas son exámenes que casi siempre se realizan si los resultados de los análisis son anormales y ayudan al médico a distinguir entre una enfermedad hepática y una oclusión de los conductos biliares. Si se considera que la causa puede estar en el propio hígado, se puede practicar una biopsia (extracción de una parte del tejido para su examen al microscopio), que generalmente determinará el diagnóstico. Si la causa parece originarse en una oclusión de los conductos biliares, se suele ordenar un examen de endoscopia (utilizando un tubo óptico flexible) para establecer la naturaleza exacta de la oclusión.

Tratamiento

Una obstrucción del flujo de bilis en el exterior del hígado suele tratarse con cirugía o mediante una endoscopia terapéutica (exploración con un tubo óptico flexible, con accesorios quirúrgicos). Una obstrucción en el interior del hígado puede tratarse de varias maneras, según sea la causa que la provoca. Si la causa probable es un fármaco, éste debe suprimirse. Si la obstrucción se debe a una hepatitis, a medida que ésta sigue su evolución la colestasis y la ictericia, por lo general, desaparecen.

Para aliviar el prurito puede administrarse colestiramina por vía oral. Este fármaco se fija a ciertos productos biliares en el intestino, impidiendo su resorción y produciendo la consecuente irritación de la piel. A menos que el hígado esté gravemente dañado, la administración de vitamina K puede mejorar la coagulación de la sangre. Suelen administrarse también suplementos de calcio y de vitamina D si la colestasis es persistente, aunque no resultan muy eficaces para la prevención de las enfermedades de los huesos. El paciente puede necesitar un suplemento de triglicéridos en caso de que se encuentre una desmesurada excreción de grasa en las heces.

Aumento de tamaño del hígado

El aumento de volumen del hígado (hepatomegalia) es un indicador de enfermedad hepática. Sin embargo, mucha gente que padece una enfermedad hepática tiene un hígado de tamaño normal o incluso más pequeño. Un hígado aumentado de volumen no produce síntomas, pero si el aumento de volumen es excesivo puede causar malestar abdominal o una sensación de saciedad. Si el crecimiento se produce de forma repentina, el hígado duele al tacto. Durante una exploración física, el médico suele determinar el tamaño del hígado palpándolo a través de la pared abdominal, pudiendo notar también así su textura.

Por lo general, el hígado se nota blando si ha aumentado de tamaño a causa de una hepatitis aguda, una infiltración de grasa, una congestión de sangre o una obstrucción de los conductos biliares. En cambio, se nota duro e irregular si la causa es una cirrosis. La detección al tacto de un nódulo bien definido puede indicar un cáncer.

Hipertensión portal

La hipertensión portal se define como una presión arterial anormalmente alta en la vena porta, una vena de gran calibre que lleva la sangre desde el intestino al hígado.

La vena porta recibe la sangre que viene de todo el intestino, del bazo, del páncreas y de la vesícula biliar. Después de entrar en el hígado, la sangre se reparte por pequeños canales que lo recorren. Cuando la sangre sale del hígado, desemboca en la circulación general a través de la vena hepática. (• *V. recuadro, página 602*)

Existen dos factores que pueden aumentar la presión en los vasos sanguíneos del sistema portal: el volumen de sangre que fluye a través de éstos y el incremento de la resistencia al paso de la sangre a través del hígado. En los países occidentales, la causa más frecuente de hipertensión portal es el incre-

Hipertensión portal

1. Dirección del flujo normal que proviene de la vena esplénica (a) y de las venas intestinales (b), confluyendo hacia la vena porta (c).

2. Debido a la cirrosis del hígado, hay una resistencia al flujo normal de la sangre a nivel de la porta, y de manera retrógrada, a nivel de la vena esplénica y las venas intestinales.

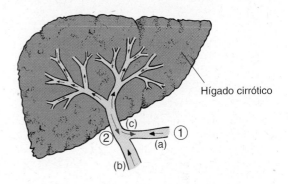

Hígado cirrótico

mento de la resistencia a la circulación sanguínea provocada por la cirrosis.

La hipertensión portal conduce al desarrollo de venas (denominadas vasos colaterales) que conectan el sistema portal a la circulación general, sin pasar por el hígado. A causa de este desvío, las sustancias de la sangre que normalmente filtra el hígado se introducen directamente en la circulación sanguínea general. Los vasos colaterales se desarrollan en puntos específicos, el más importante de los cuales es el extremo inferior del esófago. Allí los vasos se congestionan y se vuelven tortuosos, es decir, se transforman en venas varicosas (denominadas **varices esofágicas**). Estos vasos congestionados son frágiles y con tendencia a producir hemorragias, a veces graves. Otros vasos colaterales pueden desarrollarse alrededor del ombligo y del recto.

Síntomas y diagnóstico

La hipertensión portal provoca frecuentemente un aumento de volumen del bazo. Una cierta cantidad de líquido puede salir del hígado y acumularse en la cavidad abdominal ocasionando así su distensión, un proceso denominado ascitis. Las venas varicosas situadas en el extremo inferior del esófago y en el estómago, sangran fácilmente y a veces de forma masiva. Las venas varicosas del recto también pueden sangrar, aunque este caso es menos frecuente.

Por lo general, el médico puede palpar un bazo agrandado a través de la pared abdominal. El líquido

---

Causas de ascitis

Enfermedades del hígado
- Cirrosis, especialmente la causada por el alcoholismo.
- Hepatitis alcohólica sin cirrosis.
- Hepatitis crónica.
- Obstrucción de la vena hepática.

Trastornos no relacionados con el hígado
- Insuficiencia cardíaca.
- Insuficiencia renal, especialmente el síndrome nefrótico.
- Pericarditis constrictiva.
- Carcinomatosis de la cavidad abdominal.
- Tuberculosis que afecta al revestimiento de la cavidad abdominal.
- Actividad reducida de la tiroides.
- Inflamación del páncreas.

---

retenido en el abdomen puede detectarse debido al aumento de volumen del mismo y también por el sonido sordo que se percibe al darle golpes ligeros (percusión). La ecografía y las radiografías proporcionan información considerable acerca de la hipertensión portal. La ecografía puede emplearse para examinar la circulación sanguínea en los vasos del sistema porta y para detectar la presencia de líquido en el abdomen. La tomografía computadorizada (TC) también puede utilizarse para examinar la dilatación de las venas. La presión del sistema porta puede medirse directamente insertando una aguja en el hígado o en el bazo a través de la pared abdominal.

Tratamiento

Para minimizar el riesgo de hemorragia de las varices esofágicas, el médico puede intentar reducir la presión en la vena porta. Una forma de hacerlo es administrando propranolol, un fármaco utilizado para el tratamiento de la hipertensión.

La hemorragia por rotura de las varices esofágicas se considera una urgencia médica. Para contraer las venas sangrantes se pueden administrar algunos fármacos por vía intravenosa, tales como la vasopresina o el octreótido, y hacer transfusiones de sangre para contrarrestar su pérdida. Habitualmente se realiza una endoscopia para confirmar que la hemorragia es provocada por las varices. Las venas pueden bloquearse entonces con vendas elásticas o con inyecciones de sustancias químicas administradas a

través del mismo endoscopio. Si la hemorragia continúa, se puede hacer pasar por la nariz un catéter con un globo en la punta y deslizarlo por el esófago. Al inflar el globo, se comprimen las venas varicosas y por lo general, la hemorragia se interrumpe.

Si ésta continúa o se repite, se puede proceder a una intervención derivativa *(bypass)* para conectar el sistema venoso de la vena porta con el sistema venoso general (sistémico). Esto disminuye la presión en la vena porta porque la presión en el sistema venoso general es más baja. Existen varios tipos de intervenciones derivativas, entre las que cabe destacar la que se realiza guiándose con rayos X en el departamento de radiología, y empleando instrumental especial. Las intervenciones derivativas son generalmente eficaces para detener la hemorragia, pero representan cierto riesgo. Además, pueden aumentar la probabilidad de disfunción cerebral causada por la insuficiencia hepática (encefalopatía hepática).

Ascitis

La ascitis es la acumulación de líquido en la cavidad abdominal.

Tiende a aparecer más en afecciones de larga duración (crónicas) que en los procesos de corta duración (agudos). Se presenta muy frecuentemente en los casos de cirrosis, especialmente en los causados por el alcoholismo. La ascitis también puede presentarse en enfermedades no relacionadas con el hígado tales como el cáncer, la insuficiencia cardíaca, la insuficiencia renal y la tuberculosis.

En los pacientes con enfermedades hepáticas, el líquido sale de la superficie del hígado y del intestino. Una combinación de factores es responsable de la ascitis, incluyendo la hipertensión portal, la reducción de la capacidad de los vasos sanguíneos para retener el líquido, la retención de líquidos por los riñones y la alteración de varias hormonas y sustancias químicas que regulan los líquidos del organismo.

Síntomas y diagnóstico

En general, si la acumulación de líquido en el abdomen es escasa, no se producen síntomas, pero una gran cantidad, puede provocar distensión abdominal y malestar, además de dificultades respiratorias. Cuando el médico aplica golpes ligeros (percute) en el abdomen, se produce un sonido sordo. En los casos de mucha acumulación de líquido, el abdomen está tenso y el ombligo se aplana o incluso puede sobresalir. En algunos pacientes con ascitis, los tobillos se hinchan a causa de un exceso de líquidos (edema).

Si la presencia o la causa de la ascitis no está clara, se puede hacer una ecografía. Como alternativa, se puede extraer una pequeña muestra de líquido introduciendo una aguja a través de la pared abdominal, un procedimiento denominado paracentesis diagnóstica. (• *V. página 506*) El análisis de laboratorio del líquido contribuye a determinar la causa de su acumulación.

Tratamiento

La terapia básica para el tratamiento de la ascitis es el reposo total y una dieta con poca sal, generalmente combinada con fármacos denominados diuréticos, que ayudan a los riñones a excretar más líquido por la orina. Si la ascitis dificulta la respiración o la alimentación, el líquido puede extraerse con una aguja, un procedimiento llamado paracentesis terapéutica. El líquido tiende a acumularse de nuevo en el abdomen salvo si la persona toma diuréticos. A menudo, grandes cantidades de albúmina (la principal proteína del plasma) se pierden en el líquido abdominal, por lo que esta proteína debe administrarse por vía intravenosa.

En raras ocasiones se desarrolla una infección en el líquido ascítico sin razón aparente, especialmente en pacientes con cirrosis alcohólica. Esta infección se denomina peritonitis bacteriana espontánea y se trata con antibióticos.

Encefalopatía hepática

La encefalopatía hepática (también denominada encefalopatía del sistema porta, o coma hepático) es un trastorno por el cual la función cerebral se deteriora debido al aumento en la sangre de sustancias tóxicas que el hígado hubiera eliminado en situación normal.

Las sustancias que se absorben en el intestino pasan a la sangre a través del hígado, donde se eliminan las que son tóxicas. En la encefalopatía hepática, esto no sucede debido a una reducción de la función hepática. Además, como resultado de una enfermedad hepática, pueden haberse formado conexiones entre el sistema porta y la circulación general, por lo que algunas de estas sustancias tóxicas pueden aparecer en la circulación general sin pasar antes por el hígado. Lo mismo puede suceder al corregir una hipertensión portal mediante una operación derivativa *(bypass)*. Sea cual sea la causa, la consecuencia es la misma: las sustancias tóxicas pueden alcanzar el cerebro y afectar a su funcionamiento. Se desconoce exactamente qué sustancias pueden resultar tóxicas para el cerebro, pero parece tener algún papel la elevada concentración en la sangre de los productos procedentes del metabolismo proteico, como por ejemplo el amoníaco.

En pacientes que llevan mucho tiempo afectados de una enfermedad hepática, la encefalopatía se desencadena, por lo general, debido a una infección aguda o a un exceso de bebidas alcohólicas, lo cual aumenta la lesión del hígado. También puede desencadenarse a causa de la ingestión excesiva de proteínas, lo cual aumenta los valores en la sangre de los productos procedentes del metabolismo proteico. La hemorragia en el tubo digestivo, como la debida a rotura de varices esofágicas, también puede contribuir a la formación de estos productos y afectar directamente al cerebro. Ciertos fármacos, especialmente algunos sedantes, analgésicos y diuréticos pueden también originar encefalopatía. Cuando se suprime la causa desencadenante, la encefalopatía puede desaparecer.

Síntomas y diagnóstico

Los síntomas de la encefalopatía hepática son el resultado de una función cerebral alterada, especialmente una incapacidad de permanecer consciente. En las primeras etapas, aparecen pequeños cambios en el pensamiento lógico, en la personalidad y en el comportamiento. El humor puede cambiar, y el juicio puede alterarse. A medida que avanza la enfermedad, aparece somnolencia y confusión y los movimientos y la palabra se hacen lentos. La desorientación es frecuente. Una persona con encefalopatía puede agitarse y excitarse, pero no es lo usual. Tampoco son frecuentes las convulsiones. Finalmente, la persona puede perder el conocimiento y entrar en coma.

Los síntomas debidos a la alteración de la función cerebral en una persona con una enfermedad hepática aportan información importante para su diagnóstico. El aliento puede tener un olor dulzón; además, al extender los brazos no consigue mantener las manos inmóviles, presentando un temblor notorio.

Un electroencefalograma (EEG) puede ayudar al diagnóstico precoz de una encefalopatía. Aun en los casos leves, se observan ondas cerebrales anormales. En general, los análisis de sangre muestran concentraciones anormalmente altas de amoníaco.

Tratamiento

El médico busca y trata de eliminar todas las causas desencadenantes, como por ejemplo una infección o la ingestión de algún medicamento. También trata de eliminar las sustancias tóxicas presentes en los intestinos, suprime las proteínas de la dieta y administra hidratos de carbono por vía oral o intravenosa para que sirvan como fuente principal de energía. Un azúcar sintético (lactulosa) administrado por vía oral proporciona tres ventajas: modifica la acidez en el interior del intestino, cambiando así el tipo de flora bacteriana presente, disminuye la absorción de amoníaco y actúa como laxante (también pueden administrarse enemas evacuadoras). Ocasionalmente, el paciente puede tomar neomicina (un antibiótico) en vez de lactulosa; este antibiótico reduce la cantidad de bacterias intestinales que normalmente participan en la digestión de las proteínas.

Con el tratamiento, la encefalopatía hepática mejora casi siempre. De hecho, una recuperación completa es posible, especialmente si la encefalopatía se produjo por una causa controlable. Sin embargo, en los comas graves provocados por una inflamación aguda del hígado, la encefalopatía es mortal en más del 80 por ciento de los casos a pesar de la prescripción de un tratamiento intensivo.

Insuficiencia hepática

La insuficiencia hepática se define como un grave deterioro de la función del hígado.

Aparece como consecuencia de cualquier tipo de trastorno del hígado, tales como la hepatitis vírica, la cirrosis, así como las lesiones producidas por el alcohol o por medicamentos como el paracetamol (acetaminofén). Para que se presente una insuficiencia hepática, gran parte del hígado debe estar lesionado.

Síntomas y diagnóstico

Una persona con insuficiencia hepática suele presentar ictericia, tendencia a sangrar, ascitis, alteración de la función cerebral (encefalopatía hepática)

y una salud precaria generalizada. Otros síntomas frecuentes son cansancio, debilidad, náuseas y falta de apetito.

Las manifestaciones clínicas por sí mismas ya son muy indicativas de la existencia de una insuficiencia hepática. Los análisis de sangre muestran una grave alteración de la función hepática.

Pronóstico y tratamiento

El tratamiento dependerá de las causas y de las manifestaciones clínicas específicas. Generalmente se aconseja una dieta estricta. El consumo de proteínas se controla cuidadosamente: el exceso puede causar una disfunción cerebral; la carencia provoca una pérdida de peso. El consumo de sodio debe ser bajo para evitar la acumulación de líquido en el abdomen (ascitis). El alcohol está completamente prohibido, ya que podría agravar el daño del hígado.

Finalmente, la insuficiencia hepática es mortal si no se trata a tiempo, o bien si la causa se agrava. Aun con el tratamiento adecuado, puede resultar irreversible. En casos terminales, el paciente puede morir a causa de una insuficiencia renal (síndrome hepatorrenal), que aparece cuando el hígado ya no funciona. Un trasplante de hígado, si se practica en el momento oportuno, puede restablecer la salud, pero este procedimiento sólo está indicado en una minoría de pacientes con insuficiencia hepática.

CAPÍTULO 117

Hígado graso, cirrosis y enfermedades afines

El hígado graso, la hepatitis alcohólica, la cirrosis, la cirrosis biliar primaria, la colangitis esclerosante primaria y el déficit de alfa$_1$-antitripsina pueden resultar de una lesión del hígado. Muchos factores pueden producir una lesión en el hígado, pero en algunas de estas enfermedades se desconoce el origen de la lesión.

Hígado graso

El hígado graso se define como una acumulación excesiva de grasa (lípidos) dentro de las células hepáticas.

A veces, la causa del hígado graso se desconoce, especialmente en los recién nacidos. En general, las causas conocidas corresponden a lesiones del hígado.

El hígado graso casi nunca ocasiona síntomas. Rara vez produce ictericia, náuseas, vómitos o sensibilidad abdominal.

El hallazgo en una exploración física de un hígado agrandado sin la existencia de ningún otro síntoma sugiere la posibilidad de un hígado graso, cuyo diagnóstico puede confirmarse practicando una biopsia. Para ello, se utiliza una aguja larga hueca a fin de obtener una pequeña muestra de tejido para su análisis al microscopio.

La simple presencia de un exceso de grasa en el hígado no representa un problema grave. El tratamiento tiene como objetivo suprimir la causa o aliviar la alteración subyacente. Las repetidas agresiones al hígado que provocan las sustancias tóxicas como el alcohol pueden transformar un hígado graso en una cirrosis hepática

Enfermedad hepática producida por el alcohol

La enfermedad hepática producida por el alcohol se define como el daño al hígado causado por la ingestión excesiva de alcohol.

Esta enfermedad es un problema muy frecuente para la salud y se puede prevenir. En general, la cantidad de alcohol consumido (cuánto y con qué frecuencia) determina la probabilidad y la importancia del daño hepático. Las mujeres son más vulnerables a desarrollar alteraciones en el hígado que los varones. El hígado puede resultar afectado en mujeres que durante años consuman a diario una reducida cantidad de bebidas alcohólicas, equivalente a unos 20 centímetros cúbicos (ml) de alcohol puro (200 ml de vino, 350 ml de cerveza o 50 ml de whisky). En los varones que beben durante años, el daño se produce con cantidades de bebidas alcohólicas consumidas diariamente tan reducidas como 50 mililitros de alcohol (500 ml de vino, 1000 ml de cerveza, o 150 ml de whisky). Sin embargo, el volumen de alcohol necesario para dañar el hígado varía de una persona a otra.

El alcohol puede provocar tres tipos de daños hepáticos: la acumulación de grasa (hígado graso), la inflamación (hepatitis alcohólica) y la aparición de cicatrices (cirrosis).

El alcohol aporta calorías sin nutrientes esenciales, disminuye el apetito y empobrece la absorción de nutrientes, debido a los efectos tóxicos que ejerce sobre el intestino y el páncreas. Como resultado, se desarrolla desnutrición en las personas que regularmente lo consumen sin alimentarse adecuadamente.

Síntomas y diagnóstico

En general, los síntomas dependen de la relación entre la duración del hábito y la cantidad de alcohol que se consuma. Los grandes bebedores desarrollan los primeros síntomas hacia los 30 años y los problemas graves suelen aparecer hacia los 40. En los varones, el alcohol puede producir efectos similares a los provocados por una situación de exceso de estrógenos y poca testosterona, resultando en la disminución de tamaño de los testículos y aumento del volumen de las mamas.

Las personas con una lesión hepática provocada por la acumulación de grasa (hígado graso) habitualmente no presentan síntomas. En un tercio de estos casos, el hígado aumenta de volumen y, a veces, es sensible.

La inflamación del hígado relacionada con el alcohol (hepatitis alcohólica) puede desencadenar fiebre, ictericia, así como un aumento en el recuento de glóbulos blancos y un hígado doloroso e inflamado. La piel puede presentar venas en forma de araña.

Cualquier persona que tiene una afección hepática con cicatrices (cirrosis) puede presentar pocos sín-

Aspecto microscópico de las células hepáticas

Células hepáticas normales

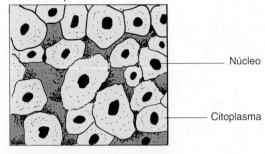

— Núcleo

— Citoplasma

Células hepáticas en el hígado graso

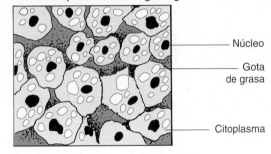

— Núcleo

— Gota de grasa

— Citoplasma

tomas o bien los característicos de una hepatitis alcohólica. Del mismo modo, el paciente puede desarrollar las complicaciones habituales que manifiesta la cirrosis alcohólica, que son: la hipertensión portal con agrandamiento del bazo, una ascitis (acumulación de líquido en la cavidad abdominal), una insuficiencia renal provocada por la insuficiencia hepática (síndrome hepatorrenal), una confusión (uno de los síntomas principales de la encefalopatía hepática) o un cáncer de hígado (hepatoma). En algunos casos, el médico se verá obligado a practicar una biopsia para confirmar el diagnóstico. Para ello se introduce una aguja a través de la piel y se extrae una pequeña porción de tejido hepático para su análisis al microscopio. (•*V. página 586*)

En los sujetos que padecen una enfermedad hepática producida por el alcohol, las pruebas de función hepática pueden ser normales o anormales. Sin embargo, la concentración en la sangre de una enzima hepática, la gammaglutamil transpeptidasa, (• *V. recuadro, página 584*) puede ser particularmente alta en las personas que abusan del alcohol. Además, los glóbulos rojos

Causas conocidas de hígado graso

- Obesidad.
- Diabetes.
- Sustancias químicas y fármacos (alcohol, corticosteroides, tetraciclinas, ácido valproico, metotrexato, tetracloruro de carbono y fósforo amarillo).
- Desnutrición y dieta deficiente en proteínas.
- Embarazo.
- Hipervitaminosis A.
- Cirugía derivativa del intestino delgado.
- Fibrosis quística (muy frecuentemente acompañada de desnutrición).
- Defectos hereditarios del metabolismo del glucógeno, la galactosa, la tirosina o la homocistina.
- Deficiencia de arildehidrogenasa de cadena mediana.
- Deficiencia de colesterol esterasa.
- Enfermedad por depósito de ácido fitánico (enfermedad de Refsum).
- Abetalipoproteinemia.
- Síndrome de Reye.

Hígado cirrótico

En contraposición al hígado normal, el hígado cirrótico tiene una superficie que no es lisa y que se encuentra cubierta por múltiples nódulos pequeños.

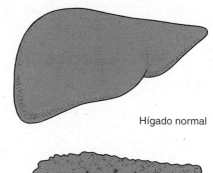

Hígado normal

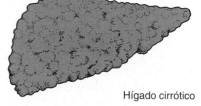

Hígado cirrótico

de estas personas suelen ser de mayor tamaño de lo normal, lo cual constituye una señal de aviso. La cifra de las plaquetas en la sangre puede ser baja.

Pronóstico y tratamiento

Si se persiste en beber alcohol, el daño hepático se agravará y será probablemente mortal. Si el individuo deja de beber, una parte del daño (excepto el que resulta de las cicatrices) puede curarse espontáneamente y hay grandes probabilidades de que la persona viva más tiempo.

El único tratamiento para la enfermedad hepática producida por el alcohol consiste en abandonar totalmente su consumo. Esto puede resultar muy difícil en muchos casos y la mayoría de las personas necesita participar en un programa formal para dejar de beber, como por ejemplo el de Alcohólicos Anónimos. (• *V. página 463*)

Cirrosis

La cirrosis, destrucción del tejido hepático normal, origina tejido cicatricial no funcionante y engloba zonas de tejido hepático normal.

La mayoría de las causas frecuentes de lesión hepática terminan en cirrosis. En muchos países occi-

dentales, la causa más frecuente de la cirrosis es el abuso del alcohol. Entre los individuos de 45 a 65 años la cirrosis es la tercera causa de muerte después de las enfermedades cardíacas y del cáncer. La hepatitis crónica es, en cambio, la causa principal de la cirrosis en muchas partes de Asia y África. (• *V. página 599*)

Síntomas

Muchas personas con cirrosis leve no tienen síntomas y parecen estar bien durante muchos años. Otras sienten debilidad, tienen escaso apetito, se sienten enfermas y pierden peso. Una obstrucción crónica del flujo de la bilis puede producir ictericia, prurito (picazón) y la formación de pequeños nódulos amarillentos en la piel, especialmente alrededor de los párpados. La desnutrición se debe, por lo general, a una falta de apetito y a la absorción insuficiente de grasas y de vitaminas liposolubles, resultante de la escasa producción de sales biliares.

En algunas ocasiones, los pacientes pueden expulsar gran cantidad de sangre con la tos o el vómito debido a hemorragias producidas por rotura de venas varicosas situadas en la parte inferior del esófago (varices esofágicas). Estos vasos sanguíneos dilatados se desarrollan debido a la elevada presión de la sangre en las venas que van del intestino al hígado. Dicha presión alta, denominada hipertensión portal, *(• V. página 589)* junto con una función hepática reducida, puede originar una acumulación de líquido en el abdomen (ascitis) *(• V. página 590)* y también puede producir una insuficiencia renal y encefalopatía hepática.

Otros síntomas de enfermedad hepática de larga duración que pueden aparecer son la debilidad muscular, el enrojecimiento de las palmas (eritema palmar), flexión de los dedos de la mano (contractura de Dupuytren), pequeñas arañas vasculares en la piel, aumento de volumen de los senos en los varones (ginecomastia), aumento de tamaño de las glándulas salivales en las mejillas, pérdida del cabello, reducción de tamaño de los testículos (atrofia testicular) y una función anormal de los nervios (neuropatía periférica).

Diagnóstico

Una ecografía puede mostrar un agrandamiento del hígado. Una gammagrafía hepática, usando isótopos radiactivos, da una imagen que muestra las zonas del hígado que funcionan y las que tienen cicatrices. Con frecuencia, los resultados de las pruebas de función hepática *(• V. recuadro, página 584)* están dentro de los límites normales porque, para realizar las funciones químicas esenciales, solamente se requiere un porcentaje reducido de células hepáticas sanas. El diagnóstico definitivo se basa en el examen al microscopio de una muestra de tejido hepático.

Pronóstico y tratamiento

La cirrosis suele ser progresiva. Si se padece una cirrosis alcohólica en fase inicial y el sujeto deja de beber, el proceso de cicatrización generalmente se interrumpe, pero el tejido hepático ya cicatrizado queda así indefinidamente. En general, el pronóstico es peor en los casos que presentan complicaciones graves, como vómitos de sangre, una ascitis o una alteración de la función del cerebro (encefalopatía).

El cáncer hepático (carcinoma hepatocelular) es más frecuente en las personas con cirrosis causada por infecciones crónicas del virus de la hepatitis B o C, por un exceso de hierro (hemocromatosis) o bien por una enfermedad por depósito de glucógeno de larga evolución. La aparición de cáncer hepático en sujetos con cirrosis causada por el abuso de alcohol también es posible.

No existe curación para la cirrosis. El tratamiento consiste en el abandono de los agentes tóxicos que han provocado su aparición tales como el alcohol, una dieta adecuada que incluya un suplemento de vitaminas y el tratamiento de las complicaciones a medida que se presenten.

Causas de la cirrosis

- Abuso de alcohol.
- Uso de ciertos fármacos.
- Exposición a ciertas sustancias químicas.
- Infecciones (incluyendo la hepatitis B y la C).
- Enfermedades autoinmunes (incluyendo hepatitis autoinmune crónica).
- Obstrucción del conducto biliar.
- Obstrucción persistente del flujo de sangre procedente del hígado (como en el síndrome de Budd-Chiari).
- Trastornos cardíacos y vasculares.
- Deficiencia de alfa$_1$-antitripsina.
- Concentración elevada de galactosa en la sangre.
- Concentración elevada de tirosina (tirosinosis congénita) en sangre.
- Alteración del depósito de glucógeno.
- Diabetes.
- Desnutrición.
- Acumulación hereditaria de exceso de cobre (enfermedad de Wilson).
- Exceso de hierro (hemocromatosis).

El trasplante de hígado puede ayudar a una persona con cirrosis avanzada, pero si ésta continúa abusando del alcohol o si la causa subyacente no puede modificarse, el hígado trasplantado también podrá desarrollar cirrosis.

Cirrosis biliar primaria

La cirrosis biliar primaria es una inflamación de los conductos biliares intrahepáticos que finalmente conduce a la cicatrización y obstrucción de los mismos.

La cirrosis biliar primaria puede presentarse tanto en varones como en mujeres de cualquier edad; sin embargo, es más frecuente en mujeres entre los 35 y los 60 años de edad. Se desconoce su causa, pero generalmente la enfermedad aparece en personas con enfermedades autoinmunes, tales como la artritis reumatoide, la esclerodermia o la tiroiditis autoinmune.

La enfermedad comienza con la inflamación de los conductos biliares intrahepáticos, por lo que se obstruye la salida de la bilis; por esta causa, la bilis se acumula en las células hepáticas o pasa a la sangre. A medida que la inflamación se extiende al resto del hígado, una trama de tejido cicatricial se desarrolla en todo el órgano.

Síntomas y diagnóstico

Por lo general, la cirrosis biliar primaria comienza gradualmente. El prurito y, a veces, el cansancio son los primeros síntomas en la mitad de los pacientes; estos síntomas pueden preceder a otros durante meses o años. En una exploración física, el médico notará a la palpación el aumento de tamaño y dureza del hígado en un 50 por ciento de los pacientes y el bazo también agrandado en un 25 por ciento de ellos. Aproximadamente el 15 por ciento presenta pequeños depósitos amarillentos en la piel (xantomas) o en los párpados (xantelasmas). Alrededor de un 10 por ciento sufre un aumento de la pigmentación en la piel. Menos del 10 por ciento tiene únicamente ictericia. Otros síntomas pueden ser un engrosamiento del extremo de los dedos (dedos en palillos de tambor) y anormalidades de los huesos, nervios y riñones. Las deposiciones pueden ser pálidas, grasas y con un olor fétido. Más tarde se suelen presentar todos los síntomas y complicaciones de la cirrosis.

Por lo menos a un 30 por ciento de los enfermos se les diagnostica esta enfermedad antes de que aparezcan síntomas, porque se detectan anormalidades en los exámenes de sangre sistemáticos. En la sangre de más de un 90 por ciento de individuos que padecen esta enfermedad se detectan anticuerpos antimitocondriales (las mitocondrias son unas estructuras intracelulares diminutas).

Ante la evidencia de ictericia o de anomalías en los análisis del hígado, una herramienta útil para el diagnóstico es la colangiopancreatografía retrógrada endoscópica (CPRE). En esta exploración se realizan radiografías después de inyectar a través de un endoscopio (• V. recuadro, página 585) una sustancia radiopaca dentro de los conductos biliares. Esto mostrará si hay obstrucciones en el interior de los conductos biliares, permitiendo que el médico identifique el hígado como la fuente del problema. El diagnóstico puede confirmarse mediante el examen microscópico de una muestra de tejido hepático obtenida con una aguja (biopsia hepática). (• V. página 586)

Pronóstico y tratamiento

La progresión de la cirrosis biliar primaria varía notablemente. Al principio, la enfermedad puede no afectar a la calidad de vida y la persona con esta afección tiene un pronóstico razonablemente bueno. Quienes padecen una enfermedad de evolución lenta parecen vivir más tiempo; sin embargo, en algunos casos, se produce una evolución rápida de la enfermedad que culmina en cirrosis grave a los pocos años. El pronóstico es peor en aquellos pacientes con una concentración creciente de bilirrubina en sangre (ictericia). En la mayoría aparece una enfermedad ósea metabólica (osteoporosis).

No se conoce ningún tratamiento específico. El prurito puede controlarse tomando colestiramina. Suelen necesitarse suplementos de calcio y de vitaminas A, D y K dado que estos nutrientes no se absorben adecuadamente si la cantidad de bilis es insuficiente. El ácido ursodesoxicólico parece disminuir ligeramente la progresión de la enfermedad y generalmente es bien tolerado. El trasplante de hígado es el mejor tratamiento para quienes entran en la fase terminal con complicaciones. El pronóstico del hígado trasplantado es muy bueno; pero es menos claro si la cirrosis biliar primaria va a reaparecer en él o no.

Colangitis esclerosante primaria

La colangitis esclerosante primaria es la inflamación, cicatrización y obstrucción de los conductos biliares dentro y fuera del hígado.

En la colangitis esclerosante primaria, la cicatrización se estrecha y finalmente obstruye los conductos causando cirrosis. Aunque se desconoce su causa, se sabe que probablemente esté relacionada con anormalidades del sistema inmune. La enfermedad afecta muy a menudo a los varones jóvenes. Habitualmente los afectados presentan, a la vez, una enfermedad inflamatoria del intestino, especialmente la colitis ulcerativa.

Síntomas y diagnóstico

La enfermedad, por lo general, comienza gradualmente, con cansancio progresivo, prurito e ictericia. Pueden producirse, aunque no es frecuente, episodios de dolor en la parte superior del abdomen y fiebre, causados por la inflamación de los conductos biliares. La persona afectada suele tener el hígado y el bazo inflamados, o presentar síntomas de cirrosis. También puede desarrollar hipertensión portal, ascitis e insuficiencia hepática, lo que puede ser mortal.

El diagnóstico se establece utilizando generalmente la colangiopancreatografía retrógrada endoscópica (CPRE) o la colangiografía percutánea. (• V. recuadro, página 585) En la CPRE, se hacen radiografías después de haber inyectado, a través de un endoscopio, una sustancia radiopaca dentro de los conductos biliares. En la colangiografía percutánea se realizan las radiografías después de haber inyectado directamente la sustancia radiopaca en los conductos biliares. Para confirmar el diagnóstico se puede necesitar el examen microscópico de una muestra del tejido hepático obtenido mediante una aguja (biopsia hepática).

Pronóstico y tratamiento

Algunas personas permanecen sin síntomas hasta 10 años, habiéndose detectado la enfermedad en un análisis de rutina de la función hepática. Por lo general, la colangitis esclerosante primaria empeora gradualmente.

Fármacos como los corticosteroides, la azatioprina, la penicilamina y el metotrexato no han demostrado su eficacia y pueden además causar efectos colaterales adversos. La efectividad del ácido ursodesoxicólico es poco clara. La colangitis esclerosante primaria suele requerir el trasplante de hígado, el único tratamiento curativo conocido para esta enfermedad, que de otro modo es mortal.

La infección recidivante de los conductos biliares (colangitis bacteriana) es una complicación de la enfermedad que requiere tratamiento con antibióticos. Se pueden dilatar los conductos estrechados mediante un procedimiento endoscópico o quirúrgico. Entre el 10 y el 15 por ciento de las personas con colangitis esclerosante primaria desarrolla un cáncer de los conductos biliares (colangiocarcinoma). Se trata de un tumor de crecimiento lento, cuyo tratamiento requiere un procedimiento endoscópico para colocar prótesis en los conductos biliares y eliminar la obstrucción. Ocasionalmente se requiere cirugía.

Déficit de alfa$_1$-antitripsina

El déficit de alfa$_1$-antitripsina es una insuficiencia hereditaria de esta enzima que puede causar una enfermedad hepática y pulmonar.

La alfa$_1$-antitripsina es una enzima producida por el hígado que está presente en la saliva, en el jugo duodenal, en las secreciones pulmonares, lagrimales, nasales y en el líquido cefalorraquídeo. Esta enzima inhibe la acción de otras enzimas que descomponen las proteínas. La carencia de alfa$_1$-antitripsina puede provocar que otras enzimas dañen el tejido pulmonar. Su disminución en la sangre representa una incapacidad del hígado para secretar la enzima y su retención dentro de las células hepáticas puede lesionarlas y causar fibrosis (cicatrices) y cirrosis.

Síntomas y pronóstico

Hasta un 25 por ciento de los niños con déficit de alfa$_1$-antitripsina padece de cirrosis e hipertensión portal y mueren antes de los 12 años de edad. Aproximadamente otro 25 por ciento muere hacia los 20 años. Otro 25 por ciento padece solamente anormalidades hepáticas menores y sobrevive hasta la edad adulta. Sólo el 25 por ciento restante no muestra evidencias de progresión de la enfermedad.

El déficit de alfa$_1$-antitripsina es inusual en los adultos y aunque esté presente, puede no causar cirrosis. Los adultos con este trastorno padecen con frecuencia de enfisema, una enfermedad pulmonar que se manifiesta por una creciente dificultad respiratoria. En ocasiones puede desarrollarse cáncer hepático.

Tratamiento

La terapia de sustitución utilizando alfa$_1$-antitripsina sintética ha demostrado alguna eficacia, pero el trasplante de hígado sigue siendo el único tratamiento con garantías de éxito. El daño hepático no suele reaparecer en el hígado trasplantado, el cual produce alfa$_1$-antitripsina.

El tratamiento en los adultos está generalmente dirigido a la enfermedad pulmonar, lo que incluye medidas para prevenir infecciones y hacer que el fumador deje de fumar.

CAPÍTULO 118

Hepatitis

La hepatitis es una inflamación del hígado por cualquier causa.

Por lo general, es el resultado de la acción de un virus, particularmente alguno de los cinco virus de la hepatitis A, B, C, D, o E. Menos frecuentemente, la hepatitis puede deberse a otras infecciones víricas, tales como la mononucleosis infecciosa, fiebre amarilla e infección por citomegalovirus. Las principales causas de hepatitis no vírica son el alcohol y los fármacos. La hepatitis puede ser aguda (dura menos de 6 meses) o crónica; esta enfermedad se presenta habitualmente en todo el mundo.

El virus de la **hepatitis A** se propaga fundamentalmente de las deposiciones de una persona a la boca de otra. Dicha transmisión es, por lo general, consecuencia de una higiene deficiente. Las epidemias que se propagan a través del agua y de los alimentos son frecuentes, especialmente en los países en desarrollo. A veces la causa es la ingestión de mariscos crudos contaminados. También son frecuentes los casos aislados, en general originados por el contacto de persona a persona. La mayoría de las infecciones por hepatitis A no causan síntomas y pasan desapercibidas.

La transmisión del virus de la **hepatitis B** es más difícil que la del virus de la hepatitis A. Uno de los medios de transmisión es la sangre o los productos sanguíneos contaminados. Sin embargo, gracias a las precauciones adoptadas, las transfusiones raramente son las responsables de la transmisión de este virus. Por lo general, la transmisión se produce entre consumidores de drogas inyectables que compartan las jeringas y también entre parejas heterosexuales u homosexuales masculinas. Una mujer embarazada, si está infectada con hepatitis B, puede transmitir el virus a su bebé al nacer.

El riesgo de exposición al virus de la hepatitis B es mayor en los pacientes sometidos a diálisis renal o en los tratados en unidades de cáncer y para el personal hospitalario en contacto con la sangre. También están en riesgo las personas que viven en medios cerrados (tales como las cárceles y los institutos para deficientes mentales), en donde existe un estrecho contacto personal.

Las personas sanas, portadoras crónicas del virus, pueden transmitir la hepatitis B. No está comprobado que las picaduras de insectos puedan transmitirla. Muchos casos de hepatitis B provienen de fuentes desconocidas. En algunas partes del mundo, como el Extremo Oriente y algunas regiones de África, este virus es responsable de muchos casos de hepatitis crónica, cirrosis y cáncer hepático.

El **virus de la hepatitis C** es la causa de, por lo menos, el 80 por ciento de los casos de hepatitis originados por transfusiones de sangre, además de muchos casos aislados de hepatitis aguda. La enfermedad se transmite habitualmente entre consumidores de drogas que compartan las jeringas, mientras que, en este caso, la transmisión sexual no es frecuente. Este virus es responsable de muchos casos de hepatitis crónica y algunos casos de cirrosis y de cáncer hepático. Por razones desconocidas, las personas con enfermedades hepáticas causadas por el alcohol presentan frecuentemente hepatitis C. La combinación de ambas afecciones conduce, a veces, a una mayor pérdida de la función hepática que la que podría causar cada una de éstas por separado. Parece ser que existe un reducido número de personas sanas que son portadoras crónicas del virus de la hepatitis C.

El **virus de la hepatitis D** se manifiesta únicamente como una coinfección con el virus de la hepatitis B;

esta coinfección agrava la infección de la hepatitis B. El riesgo entre los consumidores de drogas es relativamente alto.

El **virus de la hepatitis E** causa epidemias ocasionales, similares a las causadas por el virus de la hepatitis A. Hasta ahora, estas epidemias se han desencadenado solamente en algunos países en desarrollo.

Hepatitis vírica aguda

La hepatitis vírica aguda es una inflamación del hígado causada por la infección con alguno de los cinco virus de hepatitis; en la mayoría de los pacientes, la inflamación comienza repentinamente y dura unas pocas semanas.

Síntomas y diagnóstico

Los síntomas de la hepatitis vírica aguda suelen aparecer repentinamente. Estas molestias incluyen falta de apetito, sensación de malestar general, náuseas, vómitos y, con frecuencia, fiebre. En los casos de fumadores, la aversión al tabaco es un síntoma típico. Algunas veces, especialmente en la infección de hepatitis B, la persona siente dolores articulares y le aparecen manchas pruriginosas (urticaria roja sobre la piel, con prurito).

Al cabo de unos días, la orina se vuelve oscura y puede presentarse un cuadro de ictericia. En este punto, la mayoría de los síntomas típicos desaparecen y la persona se siente mejor, aun cuando la ictericia esté aumentando. Pueden presentarse síntomas de colestasis (una interrupción o reducción del flujo de bilis [•*V. página 588]*) tales como la decoloración de las deposiciones y prurito generalizado. La ictericia, en general, alcanza su punto máximo en una o dos semanas y desaparece al cabo de unas dos a cuatro semanas.

La hepatitis vírica aguda se diagnostica basándose en los síntomas del paciente y en los resultados de análisis de sangre que evalúen el funcionamiento del hígado. En casi la mitad de los enfermos que padecen esta afección, el médico encontrará el hígado sensible a la palpación y algo agrandado.

La hepatitis vírica aguda debe distinguirse de otras enfermedades con una sintomatología parecida. Por ejemplo, los síntomas iniciales son muy similares a los de un resfriado. Por ejemplo, los síntomas de tipo gripal que aparecen precozmente pueden confundirse con los de otras enfermedades víricas, tales como la influenza y la mononucleosis infecciosa. La fiebre y la ictericia son así mismo síntomas de hepatitis alcohólica, que se manifiesta en las personas que consumen regularmente cantidades significativas de alcohol. (• *V. página 593)*

Se puede establecer un diagnóstico específico de la hepatitis vírica aguda si los análisis de sangre revelan la presencia de proteínas víricas o anticuerpos contra el virus de la hepatitis.

Pronóstico

La hepatitis vírica aguda puede producir desde un trastorno menor parecido a la gripe hasta una insuficiencia hepática mortal. En general, la hepatitis B es más grave que la hepatitis A y puede llegar a ser mortal, especialmente entre las personas mayores. El curso que tomará el desarrollo de la hepatitis C es algo impredecible; en su forma aguda es generalmente leve, pero la función hepática puede mejorar y empeorar repetidamente durante varios meses.

Un paciente que sufra hepatitis vírica aguda suele recuperarse en 4 a 8 semanas, incluso sin tratamiento. La hepatitis A se convierte en crónica únicamente en casos excepcionales. La hepatitis B, en cambio, se hace crónica en el 5 al 10 por ciento de los pacientes infectados y puede ser tanto leve como muy grave. La hepatitis C tiene aproximadamente un 75 por ciento de probabilidades de hacerse crónica. Aunque generalmente leve y, a menudo, asintomática, la hepatitis C es un problema grave dado que aproximadamente el 20 por ciento de los pacientes infectados desarrolla finalmente cirrosis.

Una persona que padezca hepatitis vírica aguda puede convertirse en un portador crónico del virus. El portador no presenta síntomas, pero está aún infectado. Esta situación se da solamente con los virus de la hepatitis B y C, nunca con el virus de la hepatitis A. Un portador crónico puede desarrollar cáncer hepático.

Tratamiento

Los individuos con una hepatitis aguda muy grave suelen requerir hospitalización, aunque en la mayoría de los casos no requieren tratamiento. Después de los primeros días, la persona recobra el apetito y ya no necesita seguir en cama. Las restricciones en la dieta o de las actividades son innecesarias y no se requieren suplementos vitamínicos. La mayoría de los pacientes puede volver a trabajar después de que pase la ictericia, aun cuando los resultados de las pruebas de la función hepática no sean completamente normales.

Prevención

Una adecuada higiene ayuda a prevenir la difusión del virus de la hepatitis A. Debido a que las deposiciones de las personas con hepatitis A son infectantes, el personal sanitario debe extremar las precauciones al manipularlas. Las mismas precauciones se deberán tomar en la manipulación de la sangre de los afectados con cualquier tipo de hepatitis aguda. Sin embargo, las personas infectadas no necesitan aislamiento; sería de poca utilidad para prevenir la transmisión de la hepatitis A e inútil para prevenir la de la hepatitis B o C.

El personal médico puede disminuir la posibilidad de infección evitando las transfusiones innecesarias, utilizando sangre donada por voluntarios más bien que por donantes pagados y haciendo una selección entre todos los que no hayan contraído la hepatitis B y C. Gracias a esta selección, el número de casos de hepatitis B y C transmitidas por transfusión ha disminuido notablemente, aunque aún no ha sido eliminado.

La vacunación contra la hepatitis B estimula las defensas inmunitarias del organismo y protege eficazmente a la mayoría de las personas. Sin embargo, la vacunación es menos efectiva para los pacientes en tratamiento con diálisis, en las personas con cirrosis y en aquellas con un sistema inmune deficiente. La vacunación es especialmente importante para las personas con riesgo de contraer la hepatitis B, aunque ésta no sea eficaz en los casos en que la enfermedad ya esté desarrollada. Por estas razones, es cada vez más recomendable para todos la vacunación universal contra la hepatitis B.

La vacunación contra la hepatitis A se administra a grupos con un riesgo alto de contraer la infección, tales como personas que viajen a lugares del mundo en los que enfermedad tenga una amplia difusión. No hay vacunas disponibles contra los virus de la hepatitis C, D y E.

Las personas que no hayan sido vacunadas y que estén expuestas a la hepatitis, pueden recibir una preparación de anticuerpos (globulina sérica inmune) como protección. Los anticuerpos están indicados para una protección activa contra la hepatitis vírica, pero el grado de protección varía mucho según las diferentes situaciones. Para las personas que han estado expuestas a sangre infectada por el virus de la hepatitis B, por ejemplo a causa de un pinchazo accidental de una aguja hipodérmica, la inmunoglobulina frente a la hepatitis B ofrece una mejor protección que la globulina sérica inmune ordinaria. A los niños nacidos de madres con hepatitis B se les administra inmunoglobulina frente a la hepatitis B y, además, se les vacuna. Esta combinación previene la hepatitis B crónica en un 70 por ciento de los casos.

Hepatitis crónica

La hepatitis crónica se define como una inflamación del hígado que dure más de 6 meses.

La hepatitis crónica, aunque mucho menos frecuente que la hepatitis aguda, puede durar años e incluso décadas. Por lo general es bastante leve y no produce ningún síntoma o daño hepático significativo. En algunos casos, sin embargo, la continua inflamación afecta lentamente al hígado, produciendo en ocasiones cirrosis e insuficiencia hepática.

Causas

El virus de la hepatitis C es una causa frecuente de hepatitis crónica; en aproximadamente el 75 por ciento de los casos, esta enfermedad se hace crónica. El virus de la hepatitis B, a veces junto con el virus de la hepatitis D, causa un porcentaje menor de infecciones crónicas. Los virus de la hepatitis A y E no causan hepatitis crónica. Los fármacos tales como la metildopa, la isoniazida, la nitrofurantoína y posiblemente el paracetamol, pueden también causar hepatitis crónica, particularmente cuando se toman durante períodos prolongados. La enfermedad de Wilson, una rara enfermedad hereditaria que implica una retención anormal de cobre, (• V. página 692) puede causar hepatitis crónica en niños y en adultos jóvenes.

No se sabe exactamente por qué determinados virus y fármacos causan hepatitis crónica en ciertas personas y en otras no, ni por qué varía su gravedad. Una posible explicación puede ser la excesiva reacción del sistema inmune frente a la infección vírica o al fármaco en los afectados de hepatitis crónica.

No se ha podido encontrar una causa evidente en muchos de los afectados de hepatitis crónica. En algunos casos, parece que la reacción hiperactiva del sistema inmune sea la responsable de la inflamación crónica. Este proceso, denominado **hepatitis autoinmune,** es más frecuente entre las mujeres que entre los varones.

Síntomas y diagnóstico

Alrededor de un tercio de los casos de hepatitis crónica se desarrolla después de una hepatitis vírica aguda. En el resto, se desarrolla gradualmente sin ninguna enfermedad previa evidente.

Son muchas las personas que padecen hepatitis crónica sin presentar ningún síntoma, pero en las que los presentan, éstos a menudo consisten en una sensación de enfermedad, falta de apetito y cansancio y, en algunas ocasiones, algo de fiebre y un ligero malestar en la parte superior del abdomen. La ictericia puede o no aparecer. Los rasgos distintivos de una enfermedad hepática crónica pueden eventualmente desarrollarse como un aumento de tamaño del bazo, pequeñas venas con forma de araña en la piel y retención de líquidos. Pueden presentarse otros rasgos distintivos, especialmente en mujeres jóvenes con hepatitis autoinmune. Estos síntomas pueden implicar prácticamente a cualquier sistema del organismo, como el acné, la interrupción de la menstruación, dolores articulares, fibrosis pulmonar, inflamación del tiroides y de los riñones y anemia.

Tanto los síntomas que presenta el paciente como los resultados de las pruebas de función hepática, suponen una información positiva para el diagnóstico; una biopsia del hígado (extracción de una muestra de tejido para su examen al microscopio) (• V. página 586) es esencial para el diagnóstico definitivo.

El examen del tejido hepático con el microscopio permite al médico determinar la gravedad de la inflamación y saber si se ha desarrollado fibrosis o cirrosis. Igualmente revelará la causa subyacente de la hepatitis.

Pronóstico y tratamiento

Muchas personas padecen hepatitis crónica durante años sin que se produzca un daño progresivo en el hígado. En otras, la enfermedad se agrava gradualmente. En este último caso, y si, además, la enfermedad es el resultado de una infección por el virus de la hepatitis B o C, el agente antivírico interferón-alfa puede interrumpir la inflamación. Sin embargo, este producto es caro, los efectos adversos son frecuentes y la hepatitis tiende a reaparecer una vez concluido el tratamiento. Por lo tanto, dicho tratamiento está reservado para un grupo muy específico de personas infectadas.

La hepatitis autoinmune se suele tratar con corticosteroides, a veces administrados junto con la azatioprina. Estos fármacos suprimen la inflamación, resuelven los síntomas y mejoran la supervivencia a largo plazo. No obstante, la cicatrización (fibrosis) en el hígado puede agravarse gradualmente. La interrupción de la terapia conduce por lo general a una recaída, de modo que la administración de fármacos, en la mayoría de los pacientes, se debe mantener de forma indefinida. Con el paso de los años, aproximadamente la mitad de las personas con hepatitis autoinmune desarrolla cirrosis, insuficiencia hepática o ambas a la vez.

Si se sospecha que un fármaco puede ser el causante de la hepatitis, se debe interrumpir la administración del mismo. De esta manera es posible que la hepatitis crónica desaparezca.

Prescindiendo de la causa o del tipo de hepatitis crónica que se padezca, cualquier complicación como la ascitis (líquido en la cavidad abdominal) (• V. página 590) o la encefalopatía (función cerebral anormal), (• V. página 591) requerirá un tratamiento específico.

Trastornos vasculares del hígado

El hígado recibe una cuarta parte de su provisión normal de sangre a través de la arteria hepática, que proviene del corazón; las tres cuartas partes restantes le llegan desde la vena porta, la cual recoge del intestino la sangre que está cargada con sustancias alimenticias digeridas para que el hígado las procese.

En el hígado, la sangre de la arteria hepática se mezcla con la sangre de la vena porta y sale a través de la vena hepática. Ésta desemboca en la vena cava, la mayor vena del cuerpo, que se vacía en el corazón.

Anomalías de la arteria hepática

La arteria hepática es la única que lleva sangre a ciertas partes del hígado, particularmente a los tejidos de sustentación y a las paredes de los conductos biliares. El estrechamiento o la oclusión de la arteria o de sus ramificaciones puede ocasionar un daño considerable en estas zonas. La circulación a través de la arteria se puede interrumpir debido a una herida, por ejemplo de bala, o bien a una lesión durante una intervención quirúrgica o a un coágulo de sangre. Los coágulos generalmente se deben a la inflamación de la pared arterial (arteritis) o a la infusión en la arteria de fármacos anticancerosos u otras sustancias tóxicas o irritantes.

Los aneurismas pueden también afectar a la arteria hepática. Éstos consisten en una dilatación en un punto débil de una arteria; un aneurisma en la arteria hepática suele ser debido a una infección, a la arteriosclerosis, a una herida o a la poliarteritis nudosa. Un aneurisma que presione sobre un conducto biliar cercano puede comprimirlo e incluso obstruirlo. Entonces se puede producir icteria debido a que el flujo de la bilis retrocede desde el hígado. Un 75 por ciento de estos aneurismas se rompe, con frecuencia causando hemorragias masivas. Un aneurisma puede tratarse introduciendo un catéter dentro de la arteria hepática e inyectando una sustancia irritante que cause su oclusión. Si este procedimiento (llamado embolización) falla, se lleva a cabo una intervención quirúrgica para reparar la arteria.

Enfermedad venoclusiva

La enfermedad venoclusiva consiste en la oclusión de las venas pequeñas del hígado.

La enfermedad venoclusiva puede aparecer a cualquier edad, pero los niños entre 1 y 3 años de edad son particularmente vulnerables porque tienen vasos sanguíneos más pequeños. La oclusión puede ser causada por fármacos u otras sustancias tóxicas para el hígado, como las hojas de senecio (usadas en Jamaica para preparar infusiones), la dimetilnitrosamina, la aflatoxina y los fármacos anticancerosos tales como la azatioprina. La radioterapia también puede conducir a una oclusión de las venas pequeñas, al igual que los anticuerpos producidos durante una reacción de rechazo a un trasplante de hígado. (•*V. página 865*)

La oclusión causa un retroceso de la sangre al interior del hígado, reduciendo el suministro de sangre, lo que daña las células hepáticas.

Síntomas, pronóstico y tratamiento

La oclusión de las venas pequeñas hace que el hígado se llene de sangre y sea doloroso al tacto. El líquido puede desbordar la superficie del hígado, aumentado de volumen, y acumularse en el abdomen, produciendo una situación denominada ascitis. (•*V. página 590*) El retroceso de sangre al hígado eleva también la presión en la vena porta (un proceso denominado hipertensión portal) (•*V. página 589*) y en las venas que desembocan en ella. La presión alta suele causar venas varicosas en el esófago (varices esofágicas), que pueden romperse y sangrar.

En general, la oclusión desaparece rápidamente y el paciente se recupera con o sin tratamiento. Sin embargo, algunas personas mueren de insuficiencia hepática. (• *V. página 592*) En otras, la presión en la vena porta permanece alta y la afección lleva a la cirrosis. (• *V. página 594*) El único tratamiento efectivo consiste en la supresión de la sustancia o fármaco que está causando la oclusión. El curso exacto de la enfermedad depende de la extensión del daño y de la recurrencia o no de la enfermedad. El curso crónico es el más frecuente, particularmente cuando la causa de la oclusión se debe al consumo en infusión de hierbas que contengan el alcaloide tóxico.

Síndrome de Budd-Chiari

El síndrome de Budd-Chiari es un trastorno raro, generalmente causado por coágulos de sangre que obstruyen, parcial o completamente, las grandes venas que drenan el hígado.

En general, la causa de la aparición del síndrome de Budd-Chiari no se conoce. En algunos casos existe algún proceso que aumenta la probabilidad de aparición de coágulos de sangre, como por ejemplo el embarazo o la drepanocitosis. En otros casos poco

Aporte de sangre al hígado

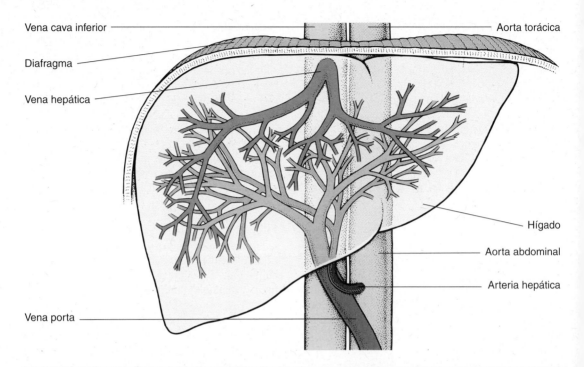

Vena cava inferior — Aorta torácica
Diafragma
Vena hepática
Hígado
Aorta abdominal
Arteria hepática
Vena porta

frecuentes, las venas no están en realidad obstruidas, sino que faltan debido a un defecto congénito. Menos de un tercio de los afectados por el síndrome de Budd-Chiari sobrevive más de 1 año sin un tratamiento eficaz.

Síntomas y diagnóstico

Los síntomas del síndrome de Budd-Chiari pueden comenzar repentinamente y ser devastadores, pero, en general, se presentan gradualmente. El hígado se llena de sangre y se vuelve doloroso. El líquido se filtra desde la superficie del hígado aumentado de volumen hacia la cavidad abdominal. Puede producirse dolor abdominal y una leve ictericia. La acumulación de sangre en el hígado aumenta la presión en la vena porta, *(• V. página 589)* aunque las consecuencias de esto, tales como las hemorragias de las varices en el esófago, pueden tardar semanas o meses en aparecer.

Al cabo de varios meses, suelen presentarse ictericia, fiebre y otros síntomas de insuficiencia hepática. A veces los coágulos se agrandan tanto que obstruyen la parte inferior de la gran vena que penetra en el corazón (vena cava inferior). Esta oclusión causa un aumento considerable de volumen de las piernas y del abdomen.

Los síntomas característicos son las claves principales para el diagnóstico. Las radiografías de las venas, tras una inyección de una sustancia radiopaca, permiten determinar la ubicación precisa de la oclusión. Las imágenes obtenidas con resonancia magnética (RM) pueden también contribuir a establecer el diagnóstico. Una biopsia del hígado (en la que una muestra de tejido hepático se extrae con una aguja para su examen al microscopio) y una ecografía pueden ayudar a distinguir el síndrome de Budd-Chiari de otras enfermedades similares.

Tratamiento

Si la vena se ha estrechado más bien que obstruido, se pueden usar fármacos anticoagulantes (que evitan los coágulos) o trombolíticos (que disuelven los coágulos). En algunos casos, se puede realizar una operación para conectar la vena porta con la vena cava; de este modo se descomprime la vena porta. El trasplante de hígado puede ser el tratamiento más eficaz.

Trombosis de la vena porta

La trombosis de la vena porta es una oclusión de la misma por un coágulo de sangre.

Síndrome de Budd-Chiari

Obstrucción de las venas suprahepáticas.

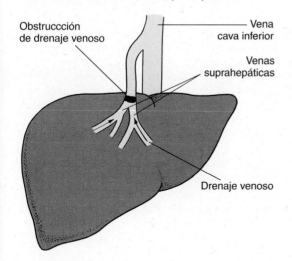

Obstruccción de drenaje venoso

Vena cava inferior

Venas suprahepáticas

Drenaje venoso

Trombosis de la vena porta

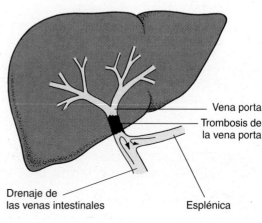

Vena porta

Trombosis de la vena porta

Drenaje de las venas intestinales

Esplénica

La oclusión puede ser causada por una cirrosis o por un cáncer de hígado, de páncreas o de estómago. También puede ser causada por una inflamación de los conductos biliares (colangitis), una inflamación del páncreas (pancreatitis) o un absceso hepático. En los recién nacidos, la trombosis de la vena porta puede ser el resultado de una infección del ombligo. La trombosis de la vena porta aparece a veces en las mujeres embarazadas, especialmente en aquellas con eclampsia (un trastorno caracterizado por un aumento de la presión arterial, proteínas en la orina, retención de líquidos, convulsiones y, a veces, coma). (• *V. página 1192*)

La trombosis de la vena porta también puede ocasionarse por cualquier proceso que haga que la sangre retroceda y se estanque en la vena porta, como el síndrome de Budd-Chiari, una insuficiencia cardíaca crónica o una pericarditis constrictiva crónica. Una tendencia anormal de la sangre a coagularse puede asimismo causar la trombosis de la venta porta. Con frecuencia, la causa de la trombosis de la vena porta no puede establecerse.

Síntomas y diagnóstico

Dado que la vena porta suministra las tres cuartas partes de la provisión total de sangre al hígado, una oclusión parcial o completa de la vena puede dañar las células hepáticas, dependiendo el daño de la ubicación del coágulo, de su tamaño y de la velocidad con que se desarrolle la oclusión. Esta oclusión elevará la presión en la vena porta y en las otras venas

que desembocan en ella. Las venas del esófago se dilatan. A menudo el primer síntoma de trombosis de la vena porta es la hemorragia de las venas varicosas en el extremo inferior del esófago (varices esofágicas).

La hemorragia causa tos o vómitos de sangre. Otro síntoma típico es el aumento de tamaño del bazo, particularmente en los niños con esta afección. El médico percibirá entonces a la palpación un aumento de tamaño del bazo, que suele ser doloroso.

En alrededor de un tercio de las personas con esta trombosis, la oclusión evoluciona lentamente, permitiendo el desarrollo de otros conductos sanguíneos (conductos colaterales) en torno a la oclusión. A veces, la vena porta vuelve a abrirse. Sin embargo, la hipertensión de la vena porta puede persistir.

Si la persona tiene una presión elevada en la vena porta (hipertensión portal) y el examen microscópico de una muestra de tejido hepático revela que las células son normales, la trombosis de la vena porta es la causa más verosímil. La ecografía o una tomografía computadorizada (TC) pueden mostrar la oclusión. El diagnóstico se confirma mediante una angiografía, una técnica de rayos X que crea imágenes de las venas después de haber inyectado una sustancia radiopaca en la vena porta.

Tratamiento

El tratamiento tiene como objetivo reducir la presión en la vena porta y prevenir las hemorragias de las venas varicosas del esófago. El médico intentará cerrar, en primer lugar, las venas varicosas mediante la aplicación de vendas elásticas o inyectando en ellas sustancias químicas a través de un endoscopio (un tubo flexible para explorar los conductos internos del organismo, con accesorios quirúrgicos). La cirugía puede ser necesaria para crear una derivación de la vena porta a la vena cava con el objeto de desviar la circulación de la sangre del hígado y así reducir la presión en la vena porta. Sin embargo, una operación derivativa entre la vena porta y la vena cava aumenta el riesgo de una encefalopatía hepática (lesión cerebral causada por una enfermedad hepática). *(• V. página 591)*

Alteraciones vasculares debidas a otras enfermedades

Una insuficiencia cardíaca grave puede causar un aumento de presión en las venas que salen del hígado. La presión acrecentada puede afectar al hígado.

El tratamiento de la insuficiencia cardíaca, con frecuencia permite normalizar la función hepática.

En la drepanocitosis, glóbulos rojos con una forma anormal obstruyen los vasos sanguíneos dentro del hígado, lo que produce una lesión hepática.

La telangiectasia hereditaria hemorrágica (enfermedad de Rendu-Osler-Weber) *(• V. página 784)* es un trastorno hereditario que puede afectar al hígado. Cuando el hígado está afectado, aparecen en él pequeñas zonas con vasos sanguíneos anormalmente grandes (telangiectasias). Estos vasos sanguíneos anómalos crean circuitos menores (anastomosis) entre las arterias y las venas. Estas desviaciones pueden causar una insuficiencia cardíaca grave, que puede, además, dañar y dilatar el hígado. La circulación sanguínea desviada produce también un ruido característico continuo (soplo) que se puede escuchar con un fonendoscopio. Algunas partes del hígado presentan cicatrices (cirrosis y fibrosis) y tumores no cancerosos, compuestos por vasos sanguíneos (hemangiomas).

CAPÍTULO 120

Tumores hepáticos

Los tumores hepáticos pueden ser no cancerosos (benignos) o cancerosos (malignos). Los tumores cancerosos pueden originarse en el hígado, o bien pueden propagarse al hígado desde otras partes del cuerpo (metástasis). Un cáncer originado en el hígado se denomina cáncer hepático primario; por el contrario, si el cáncer se ha originado en otra parte del cuerpo se lo denomina cáncer metastásico. La gran mayoría de las formas de cáncer hepático son metastásicos.

Los tumores hepáticos no cancerosos son relativamente frecuentes pero, en general, no producen síntomas. La mayoría se detectan cuando, por algún otro motivo, se realizan determinadas pruebas clínicas, tales como una ecografía, una tomografía computadorizada (TC) o una resonancia magnética (RM). Sin embargo, algunos de estos tumores causan un aumento de volumen del hígado y sangramiento dentro de la cavidad abdominal. El hígado, en general, funciona correctamente, por lo que los análisis de sangre muestran concentraciones normales o ligeramente elevadas de enzimas hepáticas.

Adenoma hepático

Un adenoma hepatocelular es un tumor frecuente y no canceroso del hígado.

Los adenomas hepatocelulares inciden principalmente en mujeres en edad fértil, siendo una causa probable de esta especial incidencia el uso de anticonceptivos orales, los cuales aumentan el riesgo de este tipo de tumor. En general, no presenta síntomas, de modo que muchos de los casos no se llegan a detectar. En raras ocasiones, un adenoma se rompe repentinamente y sangra dentro de la cavidad abdominal, requiriendo cirugía urgente. Los adenomas causados por anticonceptivos orales a menudo desaparecen cuando las mujeres dejan de tomarlos. En casos extremadamente raros, un adenoma puede hacerse canceroso.

Hemangioma

Un hemangioma es un tumor no canceroso del hígado constituido por una masa de vasos sanguíneos anormales.

Se estima que entre el 1 y el 5 por ciento de los adultos tiene pequeños hemangiomas hepáticos que no producen síntomas y, además, no requieren tratamiento. Estos tumores generalmente se detectan cuando una persona se ha sometido a una ecografía o una tomografía computadorizada (TC). En los niños, los grandes hemangiomas producen

Hepatoma

Este tumor frecuentemente se desarrolla en un hígado cirrótico.

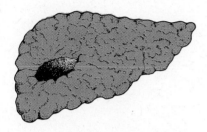

ocasionalmente síntomas que permiten su detección, tales como la coagulación generalizada y la insuficiencia cardíaca. En estos casos la cirugía puede ser necesaria.

Hepatoma

Un hepatoma (carcinoma hepatocelular) es un cáncer que se origina en las células hepáticas.

Los hepatomas son el tipo más frecuente de cáncer originado en el hígado (cáncer hepático primario). En zonas de África y del sudeste asiático, los hepatomas son más frecuentes que el cáncer metastásico hepático y constituyen, además, una causa importante de muerte. En estas zonas, hay una elevada prevalencia de infecciones crónicas causadas por el virus de la hepatitis B, lo que aumenta el riesgo de hepatomas en más de 100 veces. La infección crónica de hepatitis C también aumenta el riesgo de hepatomas. Finalmente, ciertas sustancias que provocan el cáncer (carcinógenos) dan lugar a la aparición de hepatomas. En las regiones subtropicales, donde los hepatomas son frecuentes, los alimentos están a menudo contaminados con carcinógenos llamados alfatoxinas, sustancias que son producidas por ciertos tipos de hongos. En cambio, en América del Norte, Europa y otras zonas del mundo en donde los hepatomas son menos frecuentes, la mayor parte de las personas con este tipo de tumor son alcohólicos que llevan años padeciendo de cirrosis hepática.

Otras clases de cirrosis pueden también asociarse con los hepatomas, aunque el riesgo es menor en el caso de la cirrosis biliar primaria.

El carcinoma fibrolamelar es un hepatoma poco frecuente que, en general, afecta a los adultos relativamente jóvenes. La causa del mismo no se debe ni a una cirrosis preexistente, ni a la infección por los virus de la hepatitis B o C, u otros factores de riesgo conocidos.

Síntomas

Por lo general, los primeros síntomas de un hepatoma son los dolores abdominales, la pérdida de peso y una gran masa que se puede palpar en la parte derecha superior del abdomen. Por otra parte, la salud de una persona que ha tenido cirrosis durante mucho tiempo puede empeorar, de forma significativa e inesperada. Con frecuencia aparece fiebre. En algunas ocasiones, los primeros síntomas son dolor abdominal agudo y shock, ocasionados por la rotura o la hemorragia del tumor.

Diagnóstico

En las personas con hepatomas, las concentraciones en la sangre de la alfafetoproteína son característicamente altas. (• *V. recuadro, página 584*) Algunas veces, los análisis de sangre revelan concentraciones anormalmente bajas de glucosa o muy elevadas de calcio, lípidos o glóbulos rojos.

En un principio, los síntomas no son la clave para formular el diagnóstico. Aun así, una vez que la inflamación del hígado es evidente al tacto, el médico suele sospechar el diagnóstico, especialmente si el paciente padece cirrosis desde hace tiempo. A veces, el médico puede escuchar ciertos murmullos (soplos hepáticos) y sonidos ásperos por fricción (roces) al colocar el fonendoscopio sobre el hígado.

Las ecografías abdominales y la tomografía computadorizada (TC) pueden detectar formas de cáncer que todavía no ocasionan síntomas. En países donde el virus de la hepatitis B es frecuente, como Japón, se realizan ecografías sistemáticas con el fin de detectar precozmente el cáncer de hígado. La arteriografía hepática (radiografías practicadas después de haber inyectado una sustancia radiopaca dentro de la arteria hepática) suele ser útil para detectar los hepatomas. La arteriografía hepática es particularmente eficaz antes de la extirpación quirúrgica del hepatoma, porque muestra al cirujano la ubicación exacta de los vasos sanguíneos.

Una biopsia del hígado, en la que una pequeña muestra de tejido hepático se extrae con una aguja para su examen al microscopio, (• *V. página 586*) puede confirmar el diagnóstico. El riesgo de hemorragia u otra lesión durante una biopsia hepática es generalmente bajo.

Pronóstico y tratamiento

Generalmente, el pronóstico de las personas con un hepatoma no es bueno ya que el tumor suele detectarse demasiado tarde. En ciertos casos, una persona con un tumor pequeño puede evolucionar muy favorablemente tras la extirpación quirúrgica.

Otras formas de cáncer primario del hígado

Un **colangiocarcinoma** es un cáncer que se origina en el revestimiento de los canales biliares del hígado o conductos biliares. En Oriente, la infestación por ciertas lombrices puede ser, en parte, responsable de este cáncer. Las personas que padecen desde hace tiempo de colitis ulcerosa y de colangitis esclerosante, desarrollan en ocasiones colangiocarcinomas.

Un **hepatoblastoma** es una de las formas más frecuentes de cáncer en los niños. Algunas veces, se manifiesta en niños ya mayores y puede provocar la producción de hormonas denominadas gonadotrofinas que dan como resultado una pubertad prematura (precoz). (• V. página 1292) Un hepatoblastoma generalmente se detecta al aparecer un debilitamiento general del estado de salud junto a un gran tumor en la parte superior derecha del abdomen.

Un **angiosarcoma** es un cáncer poco frecuente que se origina en los vasos sanguíneos del hígado. La causa del angiosarcoma puede encontrarse en una exposición al cloruro de vinilo en el lugar de trabajo.

Diagnóstico y tratamiento

Los colangiocarcinomas, los hepatoblastomas y los angiosarcomas sólo se pueden diagnosticar mediante una biopsia hepática, en la que se extrae con una aguja una muestra de tejido hepático para su examen microscópico. (• V. página 586) Por lo general, el tratamiento tiene escaso valor y muchas personas mueren pocos meses después de detectarse el tumor. Si el cáncer se descubre en una fase relativamente temprana de su desarrollo, el tumor puede ser extirpado quirúrgicamente, existiendo entonces la posibilidad de una larga supervivencia.

Cáncer de hígado debido a metástasis

El cáncer de hígado debido a metastásis es un tumor que se ha propagado al hígado desde alguna otra parte del cuerpo.

Las metástasis hepáticas tienen su origen más frecuente en el pulmón, mama, colon, páncreas y estómago. La leucemia y otras formas de cáncer de las células de la sangre, tales como los linfomas, pueden afectar al hígado. A veces, el descubrimiento de un tumor hepático metastásico es la primera indicación de que una persona tiene un cáncer.

Metástasis hepáticas

Sitios de origen más frecuentes. En general, las metástasis del hígado se presentan como lesiones múltiples.

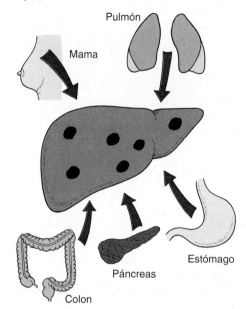

Síntomas

A menudo, los primeros síntomas incluyen la pérdida de peso y apetito. Es habitual que el hígado aumente de tamaño, se endurezca y provoque dolores. También puede aparecer fiebre. En algunas ocasiones el bazo también se inflama, especialmente cuando el cáncer se origina en el páncreas. Se puede presentar un proceso conocido como ascitis (acumulación de líquido en la cavidad abdominal). (• V. página 590) En un principio, la ictericia está ausente o es leve, a menos que el cáncer esté obstruyendo los conductos biliares. Semanas antes de que la persona muera, la ictericia va aumentando progresivamente. Además, puede aparecer confusión mental y somnolencia causada por las sustancias tóxicas acumuladas en el cerebro, proceso que se denomina encefalopatía hepática. (• V. página 591)

Diagnóstico

En los últimos estadios de la enfermedad, el médico, por lo general, puede diagnosticar sin dificultad un cáncer hepático metastásico; sin embargo, el diagnóstico es muy difícil en el estadio inicial. La ecografía, la tomografía computadorizada (TC) y la resonancia magnética (RM) del hígado pueden revelar el cáncer. Sin embargo, estas exploraciones no siempre sirven para detectar los tumores pequeños o distinguir un tumor de la cirrosis u otras anormalidades. Los tumores suelen causar un defecto de la función hepática que se puede detectar mediante análisis de sangre. Una biopsia hepática, en la que se extrae con una aguja una muestra de tejido hepático para su examen al microscopio, confirma el diagnóstico en un 75 por ciento de los casos. Para mejorar las posibilidades de obtener una muestra de tejido canceroso, se puede usar la ecografía para guiar la dirección de la aguja.

Por otra parte, se puede obtener una muestra por biopsia mientras el médico observa el hígado con un laparoscopio (un tubo de fibra óptica que se introduce a través de la pared abdominal).

La leucemia, en general, se diagnostica basándose en los resultados de los análisis de sangre y de médula ósea. Generalmente, no es necesario practicar una biopsia hepática.

Tratamiento

En función del tipo de cáncer, los fármacos anticancerosos suelen reducir temporalmente el tumor y prolongar la vida, pero no lo curan. Estos fármacos pueden inyectarse en la arteria hepática, con lo que una alta concentración del fármaco alcanza directamente a las células cancerosas del hígado. Esta técnica es la más apropiada para reducir el tumor y produce pocos efectos colaterales. Sin embargo, no se ha demostrado que pueda prolongar la vida. La radioterapia reduce a veces el dolor agudo, pero tiene pocos efectos beneficiosos aparte de éste.

Si se encuentra un único tumor en el hígado, el cirujano puede extirparlo, especialmente si procede de un cáncer del intestino. Sin embargo, no todos los expertos consideran que esta cirugía valga la pena. Todo lo que un médico puede hacer, en la mayoría de los casos de pacientes con un cáncer extendido, es aliviar las molestias.

CAPÍTULO 121

Alteraciones de la vesícula biliar

La vesícula biliar es un órgano pequeño ubicado debajo del hígado que tiene forma de pera. Almacena la bilis, un líquido amarillo-verdoso producido por el hígado, hasta que el aparato digestivo la necesite. La bilis está compuesta de sales biliares, electrólitos, pigmentos biliares como la bilirrubina, colesterol y otras grasas (lípidos). La bilis es utilizada por el organismo para que el colesterol, las grasas y las vitaminas de los alimentos grasos sean más solubles y, de ese modo, puedan absorberse mejor. Las sales biliares estimulan al intestino grueso a secretar agua y otras sales, lo que ayuda a que el contenido intestinal avance con mayor facilidad hacia el exterior del cuerpo. La bilirrubina, un producto residual formado por restos de glóbulos rojos inservibles, es excretada por la bilis. Los productos de la descomposición de los fármacos y los desechos procesados por el hígado son también excretados en la bilis. Las sales biliares aumentan la solubilidad del colesterol, de las grasas y de las vitaminas liposolubles para facilitar su absorción en el intestino. La hemoglobina producida por la destrucción de los glóbulos rojos se convierte en bilirrubina, el principal pigmento de la bilis, y pasa a ésta como un producto de desecho. En la bilis también se secretan algunas proteínas que tienen un papel importante en la función digestiva.

La bilis fluye desde los finos conductos colectores dentro del hígado hacia los conductos hepáticos izquierdo y derecho, luego hacia el interior del conducto hepático común y finalmente al grueso conducto biliar común. (• V. recuadro, página 582) Casi la mitad de la bilis secretada entre las comidas fluye directamente, a través del conducto biliar común, hacia el intestino delgado. La otra mitad es desviada desde el conducto hepático común a través del conducto cístico hacia el interior de la vesícula biliar, donde se almacenará. Ya en la vesícula biliar, hasta un 90 por ciento del agua de la bilis pasa a la sangre. Lo que queda es una solución concentrada de sales biliares, lípidos biliares y sodio.

Cuando la comida llega al intestino delgado, una serie de señales hormonales y nerviosas provocan la contracción de la vesícula biliar y la apertura de un esfínter (el esfínter de Oddi). La bilis fluye entonces desde la vesícula biliar directamente al intestino delgado para mezclarse allí con el contenido alimentario y desempeñar sus funciones digestivas.

Una gran proporción de las sales biliares almacenadas en la vesícula biliar se vierte en el intestino delgado y casi el 90 por ciento se resorbe a través de la pared de la sección inferior de éste; el hígado extrae entonces las sales biliares de la sangre y las secreta de nuevo dentro de la bilis. Las sales biliares

Cálculos biliares

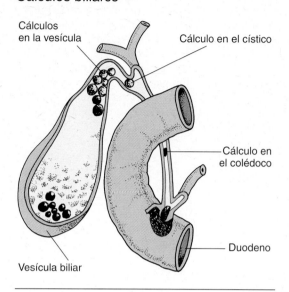

Cálculos en la vesícula

Cálculo en el cístico

Cálculo en el colédoco

Duodeno

Vesícula biliar

del cuerpo experimentan este ciclo de 10 a 12 veces al día. En cada ocasión, pequeñas cantidades de sales biliares llegan al intestino grueso, donde son descompuestas por las bacterias. Algunas de estas sales biliares son resorbidas en el intestino grueso y el resto es excretado en las deposiciones.

Cálculos biliares

Los cálculos biliares son depósitos de cristales que se forman en la vesícula biliar o en los conductos biliares (vías biliares). Cuando los cálculos biliares se alojan en la vesícula biliar, el proceso se denomina **colelitiasis***; cuando los cálculos biliares están en los conductos biliares, el proceso se llama* **coledocolitiasis.**

Los cálculos biliares son más frecuentes en las mujeres y en ciertos grupos de población. Los factores de riesgo para la formación de cálculos biliares incluyen la vejez, la obesidad, la dieta occidental y una cierta predisposición genética. En algunos países, el 20 por ciento de la población de edad superior a 65 años padece cálculos biliares, aunque la mayoría no llega a experimentar síntomas. Cada año, más de un millón y medio de personas se someten a una extirpación quirúrgica de la vesícula biliar; una gran parte de los pacientes lo hacen debido a los problemas que les causan los cálculos biliares.

El componente principal de la mayoría de los cálculos biliares es el colesterol, aunque algunos están formados por sales de calcio. La bilis contiene gran-

des cantidades de colesterol que, por lo general, permanece en estado líquido. Sin embargo, cuando la bilis se sobresatura de colesterol, éste puede volverse insoluble y precipitar fuera de la bilis.

La mayoría de los cálculos biliares se forman en la vesícula biliar, y la mayor parte de aquellos que se detectan en los conductos biliares han llegado hasta allí desde la vesícula biliar. Los cálculos suelen formarse en un conducto biliar cuando la bilis retrocede debido a la disminución anormal del calibre de un conducto o después de la extirpación de la vesícula biliar.

Los cálculos en los conductos biliares pueden ocasionar una infección grave, incluso mortal, de dichos conductos (colangitis), del páncreas (pancreatitis) o del hígado. Cuando el sistema de conductos biliares está obstruido, las bacterias pueden multiplicarse y desencadenar rápidamente una infección en los mismos. Las bacterias pueden entonces propagarse a la sangre y causar infecciones en otras partes del organismo.

Síntomas

Por lo general, los cálculos biliares no causan ningún síntoma durante un largo período de tiempo; a veces no aparecen jamás, particularmente si se alojan dentro de la vesícula biliar. En raras ocasiones, sin embargo, cálculos biliares de tamaño importante pueden gradualmente lesionar la pared de la vesícula biliar y pueden penetrar en el intestino delgado o grueso, donde causan una oclusión intestinal denominada oclusión ileobiliar. Es más frecuente que los cálculos biliares pasen desde la vesícula hacia los conductos biliares y, a través de los mismos, lleguen al intestino delgado sin ningún problema; también pueden permanecer en los conductos sin obstruir el flujo de bilis ni causar síntomas.

Cuando los cálculos biliares obstruyen parcial o transitoriamente un conducto biliar, se experimenta dolor. Éste tiende a aumentar y disminuir de intensidad (dolor cólico). Por lo general, este dolor aumenta lentamente hasta llegar al ápice y luego decae gradualmente. El dolor puede ser agudo e intermitente, de varias horas de duración, y su ubicación varía. Habitualmente, el dolor se localiza en la parte superior derecha del abdomen, que también puede resultar doloroso al tacto. El dolor puede notarse también en el omóplato. Con frecuencia la persona tiene náuseas y vómitos; si la infección se desarrolla con oclusión del conducto, aparecen fiebre, escalofríos e ictericia. En general, la oclusión es transitoria y no se complica con infecciones. El dolor causado por una oclusión del conducto puede no distinguirse del dolor causado por una obstrucción de la vesícula biliar.

Trastornos poco frecuentes de la vesícula biliar

El colesterol puede depositarse en el revestimiento de la vesícula biliar. Las acumulaciones de colesterol aparecen como pequeñas manchas amarillas que destacan en un fondo rojo (**vesícula en frutilla**). Pueden aparecer formaciones no cancerosas (pólipos) dentro de la vesícula biliar. El trastorno puede a veces causar dolor y requiere la extirpación quirúrgica de la vesícula biliar. **Diverticulosis de la vesícula biliar**. A medida que la persona envejece pueden aparecer pequeñas bolsas dactiliformes en el revestimiento interno de la vesícula biliar. La diverticulosis suele causar inflamación y requiere la extirpación quirúrgica de la vesícula biliar.

Una obstrucción persistente que cierre el conducto cístico, causará la inflamación de la vesícula biliar (una enfermedad denominada colecistitis aguda). (• *V. página 610*) Los cálculos biliares que obstruyen el conducto pancreático causan la inflamación del páncreas (pancreatitis) y también dolor, ictericia y posibles infecciones. A veces, el dolor intermitente se presenta aun después de que la vesícula biliar haya sido extirpada; tal dolor suele ser causado por cálculos biliares en el conducto biliar común.

Los síntomas de indigestión e intolerancia a las comidas grasas a menudo son erróneamente atribuidos a los cálculos biliares. Una persona que experimenta eructos, dilatación del abdomen, una sensación de saciedad y náuseas, es más probable que padezca una úlcera péptica o indigestión, que cálculos biliares. El dolor en la parte superior derecha del abdomen que se presenta después de haber ingerido comidas grasas puede ser causado por cálculos biliares. Pero la indigestión después de las comidas es frecuente y rara vez se debe a la presencia de cálculos biliares.

Diagnóstico

Una ecografía es el mejor método para diagnosticar cálculos en la vesícula biliar. Una colecistografía también es eficaz. En la colecistografía, una radiografía muestra el paso de una sustancia radiopaca de contraste, desde que es deglutida hasta que es absorbida en el intestino, secretada en la bilis y almacenada en la vesícula biliar. Si la vesícula biliar no funciona, el material de contraste no aparecerá en ella, pero si funciona correctamente, el material de contraste revela su contorno en las radiografías. Mediante el uso conjunto de la ecografía y de la cole-

cistografía, el médico puede identificar los cálculos biliares en la vesícula, en el 98 por ciento de los casos. Sin embargo, algunas veces, las pruebas pueden dar resultados positivos falsos en personas que no tienen cálculos biliares.

Cuando una persona padece dolor abdominal, ictericia, escalofríos y fiebre, los cálculos biliares en el conducto biliar son la causa más probable. Los resultados de los análisis de sangre generalmente muestran una alteración de la función hepática, que sugiere una obstrucción del conducto biliar. Varias pruebas pueden aportar información adicional para establecer un diagnóstico seguro. Estas pruebas incluyen ecografías, tomografías computadorizadas (TC) y varias técnicas de rayos X usando sustancias de contraste radiopacas destinadas a visualizar los conductos biliares. (• *V. recuadro, página 585*) La ecografía y la TC pueden mostrar si el conducto biliar está dilatado, pero a veces los conductos pueden estar obstruidos aunque no se vean dilatados. Las técnicas de rayos X ayudan a detectar una obstrucción y, si es así, a determinar si la causa se debe a un cálculo biliar o no.

De acuerdo con la situación se elegirá la técnica de rayos X más apropiada para el diagnóstico. Incluso aunque el diagnóstico sea bastante probable, muchos médicos utilizan una de estas técnicas antes de decidirse a efectuar una intervención quirúrgica. Si el diagnóstico no es seguro, primero debe realizarse una ecografía.

Tratamiento

La mayoría de los pacientes que tiene cálculos biliares silenciosos en la vesícula (es decir, sin síntomas) no requiere tratamiento. Los afectados de dolores intermitentes pueden tratar de evitar o reducir el consumo de comidas grasas. De este modo, se puede ayudar a prevenir o reducir el número de episodios dolorosos.

Cálculos en la vesícula biliar

Si los cálculos en la vesícula biliar causan ataques repetidos de dolor, a pesar de los cambios en la dieta, el médico suele aconsejar la extirpación de la vesícula (**colecistectomía**). La extirpación de la vesícula biliar no causa insuficiencia nutricional y no se requieren restricciones dietéticas después de una intervención quirúrgica. Entre 1 y 5 de cada 1000 pacientes que se someten a esta intervención, mueren. Durante la colecistectomía, el médico suele investigar la posibilidad de que haya cálculos en los conductos biliares.

La **colecistectomía laparoscópica** fue introducida en el año 1990 y en muy pocos años revolucionó la práctica quirúrgica. Un 90 por ciento de las colecistectomías se realiza ahora mediante laparoscopía. En la colecistectomía laparoscópica, la vesícula biliar es extirpada con la ayuda de unos tubos que se introducen a través de pequeñas incisiones en la pared abdominal. El procedimiento completo se lleva a cabo con la ayuda de una cámara (laparoscopio), que también se introduce en el abdomen a través de las incisiones. La colecistectomía laparoscópica tiene menores molestias postoperatorias, menor tiempo de estancia hospitalaria y requiere un período reducido de interrupción del trabajo por enfermedad.

Otros métodos de eliminación de los cálculos biliares introducidos durante la última década incluyen su disolución con éter de metilterbutilo y su fragmentación con ondas sonoras de shock **(litotripsia)**. Un tratamiento más antiguo implicaba la disolución de los cálculos biliares con una terapia crónica de ácido biliar (quenodiol y ácido ursodesoxicólico).

Cálculos en los conductos biliares

Los cálculos en los conductos biliares pueden causar problemas graves, por lo que se deben extirpar con cirugía abdominal o mediante un procedimiento denominado **colangiopancreatografía retrógrada endoscópica (CPRE).** En la CPRE, un endoscopio (tubo óptico flexible dotado de accesorios quirúrgicos) se pasa por la boca, el esófago, el estómago y el intestino delgado. (• *V. recuadro, página 585)* Una substancia radiopaca se introduce en el conducto biliar a través del tubo en el esfínter de Oddi. A continuación se realiza un procedimiento llamado **esfinterotomía,** mediante el cual se abre el músculo del esfínter lo suficiente para que los cálculos que estaban obstruyendo el conducto biliar puedan pasar hacia el intestino delgado. La CPRE y la esfinterotomía tienen éxito completo en el 90 por ciento de los casos. Menos de 4 de cada 100 personas mueren y entre 3 y 7 de cada 100 personas manifiestan complicaciones, siendo, por tanto, estos procedimientos una opción más segura que la cirugía abdominal. Entre las complicaciones inmediatas que pueden aparecer están las hemorragias, la inflamación del páncreas (pancreatitis) y la perforación o infección de los conductos biliares. En un 2 a un 6 por ciento de las personas, los conductos se estrechan nuevamente y los cálculos biliares reaparecen. Los cálculos que solamente están localizados en la vesícula biliar no se pueden extirpar con la CPRE.

La CPRE da mejores resultados en personas de edad avanzada con cálculos en los conductos biliares y con la vesícula biliar ya extirpada; en estos casos, el índice de éxitos es comparable al de la cirugía abdominal. En la mayoría de los pacientes de edad avanzada que nunca hayan tenido problemas de vesícula biliar, la extirpación de la misma será innecesaria porque solamente un 5 por ciento presentará síntomas repetidos de cálculos en los conductos biliares.

A pacientes de menos de 60 años con problemas derivados de cálculos en el conducto biliar o en la vesícula, se les debe extirpar la vesícula de forma programada después de haberse sometido a una CPRE con esfinterotomía. De otro modo, correrían el riesgo de desarrollar problemas agudos de la vesícula en el futuro. La mayoría de los cálculos del conducto biliar pueden eliminarse durante la CPRE. Si quedan algunos en el conducto, es frecuente que más adelante logren pasar gracias a la esfinterotomía permanente. Si alguno no se elimina, puede extirparse mediante endoscopia antes de que se retire el drenaje que se ha introducido en el conducto biliar durante la intervención quirúrgica.

Colecistitis aguda

La colecistitis es una inflamación de la pared de la vesícula biliar, en general, resultado de un cálculo en el conducto cístico, que causa un ataque de dolor repentino y muy agudo.

Como mínimo el 95 por ciento de los individuos con inflamación aguda de la vesícula tiene cálculos biliares. En casos raros, la inflamación es causada por una infección bacteriana.

La inflamación aguda de la vesícula biliar sin la presencia de cálculos es una enfermedad grave. Tiende a producirse después de heridas, operaciones, quemaduras, infecciones extendidas a todo el cuerpo (sepsis) y enfermedades críticas, particularmente en pacientes que reciben alimentación prolongada por vía intravenosa. La persona no suele mostrar síntomas previos de una enfermedad de la vesícula biliar hasta que experimenta un dolor repentino y agudísimo en la parte superior del abdomen. En general, la enfermedad es de pronóstico muy grave y puede desembocar en gangrena o en la perforación de la vesícula. Es necesaria la cirugía inmediata para extirpar la vesícula.

Síntomas

El dolor, habitualmente localizado en la parte superior derecha del abdomen, es el primer signo de inflamación de la vesícula. Puede intensificarse cuando la persona respira profundamente y a menudo se extiende a la parte inferior del omóplato derecho. El dolor puede volverse agudísimo y las náuseas y los vómitos son habituales.

Es sintomático que el paciente sienta un dolor muy agudo cuando el médico presiona la parte superior derecha del abdomen. En pocas horas, los músculos abdominales del lado derecho pueden ponerse rígidos. Al principio, puede presentar una fiebre ligera, que, a medida que pasa el tiempo, tiende a aumentar.

Por lo general, un ataque de vesícula biliar se calma en 2 o 3 días y desaparece completamente en una semana. Si ello no ocurre, el paciente podría sufrir complicaciones graves. La fiebre alta, los escalofríos, un marcado incremento de los glóbulos blancos y una interrupción del movimiento normal propulsivo del intestino (íleo) suelen indicar la formación de un absceso, gangrena o una perforación de la vesícula biliar. En estas condiciones se hace necesaria la cirugía de urgencia.

Pueden aparecer otras complicaciones. Un ataque de vesícula biliar acompañado de ictericia o de un retroceso de bilis hacia el hígado indica que el conducto biliar común podría estar parcialmente obstruido por un cálculo o por una inflamación. Si los análisis de sangre revelan un incremento de la concentración en la sangre de la enzima amilasa, la persona podría tener una inflamación del páncreas (pancreatitis) provocada por una obstrucción del conducto pancreático por cálculos biliares.

Diagnóstico

Los médicos diagnostican una inflamación aguda de la vesícula biliar basándose en los síntomas del paciente y en los resultados de ciertas pruebas clínicas. A menudo la ecografía ayuda a confirmar la presencia de cálculos en la vesícula biliar y puede mostrar un engrosamiento de la pared de la misma. La gammagrafía hepatobiliar (una técnica de imagen que se realiza tras la administración de una sustancia radiactiva por vía intravenosa) contribuye a un diagnóstico más preciso. Este examen proporciona imágenes del hígado, de los conductos biliares, de la vesícula biliar y de la parte superior del intestino delgado.

Tratamiento

Por lo general, a una persona con inflamación aguda de la vesícula biliar se la hospitaliza, se le administran líquidos y electrólitos por vía intravenosa y no se le permite comer ni beber. En ocasiones, puede pasarse una sonda a través de la nariz hasta el interior del estómago, de modo que mediante aspiración pueda mantenerse vacío el estómago y así reducir la estimulación de la vesícula biliar. Habitualmente, se administran antibióticos apenas se sospecha que existe una inflamación aguda de la vesícula biliar.

Si el diagnóstico es claro y el riesgo de la cirugía es pequeño, la vesícula biliar se extirpa dentro de los dos primeros días de la enfermedad. Sin embargo, si el paciente presenta alguna otra enfermedad que incremente el riesgo de la cirugía, la operación puede ser postergada mientras se trata esta última. Si el ata-

***

Causas menos comunes de obstrucción del conducto biliar

Algunas veces, la obstrucción del conducto biliar puede tener una causa diferente de los cálculos o de los tumores.

Por ejemplo, una lesión durante una intervención quirúrgica de la vesícula puede causar una obstrucción, o el conducto puede estrecharse cuando pasa a través de un páncreas crónicamente enfermo. Causas más raras de obstrucción incluyen la infección parasitaria por áscaris lumbricoides o *Clonorchis sinensis*.

***

que agudo se resuelve, la vesícula biliar puede ser extirpada con posterioridad, preferentemente después de 6 semanas o más. Cuando se sospeche la existencia de posibles complicaciones, tales como la formación de un absceso, gangrena o la perforación de la vesícula, generalmente es necesaria la cirugía inmediata.

Un reducido porcentaje de personas tiene nuevos o repetidos episodios de dolor, que se perciben como ataques de vesícula biliar, aun cuando ya no tienen vesícula. La causa de estos episodios es desconocida, pero podrían ser el resultado de un funcionamiento anómalo del esfínter de Oddi, la abertura que controla la liberación de bilis en el intestino delgado. Se piensa que el dolor puede ser el resultado de un aumento de la presión en los conductos, causada por la resistencia al flujo de bilis o a las secreciones pancreáticas. En algunos pacientes, los pequeños cálculos que quedan después de la operación pueden causar dolor. El médico puede usar un endoscopio (tubo flexible óptico con accesorios quirúrgicos) para dilatar el esfínter de Oddi. Este procedimiento generalmente alivia los síntomas en pacientes con una anormalidad diagnosticada del esfínter, pero no es eficaz para los que sólo sienten dolor.

Colecistitis crónica

La colecistitis crónica es una inflamación de la vesícula biliar durante un largo período, caracterizada por ataques repetidos de dolor abdominal grave y agudo.

Una vesícula biliar dañada presenta la pared gruesa, está contraída y es de pequeño tamaño. Las paredes están constituidas mayormente por material fibroso. El revestimiento interior de la vesícula biliar se puede ulcerar y se pueden formar cicatrices;

Tumor de los conductos biliares

En este caso, un tumor a nivel de la zona de confluencia del colédoco con el conducto pancreático.

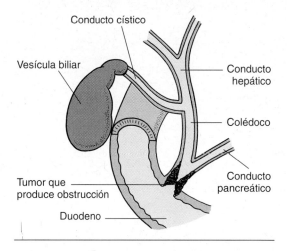

Conducto cístico

Vesícula biliar

Conducto hepático

Colédoco

Conducto pancreático

Tumor que produce obstrucción

Duodeno

además, la vesícula biliar contiene barro o cálculos que a menudo obstruyen el conducto cístico. Esta condición es probablemente debida a las lesiones así como a las consiguientes reparaciones consecuencias de los repetidos ataques agudos de inflamación previos, con frecuencia causados por los cálculos.

Tumores del conducto biliar

Los cálculos y el cáncer son las causas más frecuentes de obstrucción del conducto biliar. Muchas formas de cáncer se originan en la cabeza del páncreas, a través de la cual pasan al conducto biliar común. Con menos frecuencia, el cáncer se origina en el mismo tracto biliar, en la unión del conducto biliar común y del conducto pancreático, en la vesícula biliar o en el hígado. Es poco frecuente que los conductos biliares se obstruyan debido a un cáncer que se haya propagado (metastásico) desde otra

parte del organismo, o que puedan resultar comprimidos por los ganglios linfáticos afectados por linfoma. También los tumores no cancerosos (benignos) pueden causar una obstrucción en los conductos biliares.

Síntomas y diagnóstico

Los síntomas de obstrucción del conducto biliar son ictericia, malestar abdominal, falta de apetito, pérdida de peso y prurito, habitualmente sin fiebre ni escalofríos. Los síntomas se agravan gradualmente. El diagnóstico de cáncer como causa de la obstrucción se obtiene mediante la ecografía, la tomografía computadorizada (TC) o la colangiografía directa (se realiza una radiografía después de haber inyectado un material radiopaco de contraste). Para establecer un diagnóstico seguro, el médico realiza una biopsia (obtiene una muestra de tejido y lo examina al microscopio).

Tratamiento

El tratamiento de los tumores del conducto biliar depende de la causa y de las circunstancias en que éstos se desarrollen. La cirugía es el método más directo para determinar el tipo de tumor, averiguar si éste se puede extirpar y asegurarse de que la bilis pueda fluir sobrepasando la obstrucción. Es muy frecuente que el tumor no se pueda extirpar completamente y muchas de estas formas de cáncer no responden bien a la radioterapia. La quimioterapia puede aliviar parcialmente los síntomas.

Algunas personas con obstrucción del conducto biliar causada por el cáncer experimentan dolor, prurito y la formación de pus debido a una infección bacteriana. Si no pueden ser operadas, el médico puede insertar una prótesis hueca en el interior del conducto (un tubo derivativo) a través de un endoscopio flexible para permitir que la bilis y el pus fluyan contorneando el cáncer. Este procedimiento no sólo disminuye la acumulación de bilis o de pus, sino que ayuda también a controlar el dolor y a aliviar el prurito.

Trastornos del riñón y de las vías urinarias

CAPÍTULO 122

Funcionamiento de los riñones y de las vías urinarias

Normalmente, se poseen dos riñones. Cada riñón tiene un uréter que conduce la orina desde la zona de recolección central de los riñones (pelvis renal) hacia la vejiga. Desde allí, la orina sale por la uretra hacia el exterior del cuerpo, a través del pene en los varones y de la vulva en las mujeres.

La función principal de los riñones es filtrar los productos metabólicos de desecho y el exceso de sodio y de agua de la sangre, así como facilitar su eliminación del organismo; también ayudan a regular la presión arterial y la producción de glóbulos rojos.

URO

Cada riñón contiene alrededor de un millón de unidades encargadas de la filtración (nefronas). Una nefrona está constituida por una estructura redonda y hueca (cápsula de Bowman), que contiene una red de vasos sanguíneos (el glomérulo). Estas dos estructuras conforman lo que se denomina un corpúsculo renal.

La sangre penetra en el glomérulo a presión elevada. Gran parte de la fracción líquida de la sangre se filtra a través de pequeños poros situados en las paredes de los vasos sanguíneos del glomérulo y también por la capa interna de la cápsula de Bowman; las células sanguíneas y las moléculas más grandes, como las proteínas, no se filtran. El líquido filtrado, depurado, penetra en el espacio de Bowman (la zona que se encuentra entre las capas interna y externa de la cápsula de Bowman) y pasa por el tubo que sale de la misma. En la primera parte del tubo (túbulo contorneado proximal), se resorben la mayor parte del sodio, agua, glucosa y otras sustancias filtradas, las cuales, posteriormente, se reincorporan a la sangre. El riñón también utiliza energía para transportar selectivamente unas cuantas moléculas de gran tamaño (incluyendo fármacos como la penicilina, pero no las proteínas) y llevarlas hacia el interior del túbulo. Estas moléculas se excretan en la orina aunque sean demasiado grandes para pasar a través de los poros del filtro glomerular. La parte siguiente de la nefrona es el asa de Henle. A medida que el líquido pasa a través del asa, el sodio y varios otros electrólitos son bombeados hacia el interior del riñón y el restante queda cada vez más diluido. Este líquido diluido pasa a la siguiente parte de la nefrona (el túbulo contorneado distal), donde se bombea más sodio hacia dentro, a cambio del potasio, que pasa al interior del túbulo.

El líquido proveniente de varios nefronas pasa al interior del llamado tubo colector. En los tubos colectores, el líquido puede seguir a través del riñón en forma de orina diluida, o el agua de ésta puede ser absorbida y devuelta a la sangre, haciendo que la orina sea más concentrada. Mediante las hormonas que influyen la función renal, el organismo controla la concentración de orina según sus necesidades de agua.

La orina formada en los riñones fluye por los uréteres hacia el interior de la vejiga, pero no lo hace pasivamente como el agua a través de una tubería. Los uréteres son tubos musculares que conducen cada pequeña cantidad de orina mediante ondas de contracción. En la vejiga, cada uréter pasa a través de un esfínter, una estructura muscular de forma circular que se abre para dejar paso a la orina y luego se va estrechando hasta cerrarse herméticamente, como el diafragma de una cámara fotográfica.

La orina se va acumulando en la vejiga a medida que llega con regularidad por cada uréter. La vejiga, que se puede dilatar, aumenta gradualmente su tamaño para adaptarse al incremento del volumen de orina y cuando finalmente se llena, envía señales nerviosas al cerebro que transmiten la necesidad de orinar.

Durante la micción, otro esfínter, ubicado entre la vejiga y la uretra (a la salida de la vejiga), se abre, dejando fluir la orina. Simultáneamente, la pared de la vejiga se contrae, creando una presión que fuerza la orina a salir por la uretra. La contracción de los músculos de la pared abdominal añade una presión adicional. Los esfínteres, a través de los cuales los uréteres entran en la vejiga, permanecen herméticamente cerrados para impedir que la orina refluya hacia los uréteres.

Síntomas de los trastornos del riñón y de las vías urinarias

Los síntomas causados por los trastornos del riñón y de las vías urinarias varían de acuerdo con cada tipo de trastorno y con la parte del sistema afectado.

La fiebre y la sensación de malestar generalizado son síntomas frecuentes, aunque la infección de la vejiga (cistitis) casi nunca cause fiebre. La infección bacteriana del riñón (pielonefritis) generalmente provoca fiebre elevada. Ocasionalmente, el cáncer de riñón causa fiebre.

La mayoría de las personas orina aproximadamente cuatro a seis veces diarias, principalmente durante el día. La micción frecuente sin incremento del volumen diario de orina, es un síntoma de infección vesical o de algo que causa su irritación, como un cuerpo extraño, un cálculo o un tumor. Este último u otra masa que presione la vejiga también puede provocar una micción frecuente. La irritación de la vejiga puede provocar dolor al orinar (disuria) y una necesidad compulsiva de miccionar (urgencia), que puede sentirse como una tensión dolorosa casi constante (tenesmo). Por lo general, la cantidad de orina que se elimina es poca, pero si una persona no orina de inmediato puede perder el control de la vejiga.

La micción nocturna frecuente (nicturia) puede manifestarse en las etapas iniciales de una enfermedad renal, aunque la causa puede ser simplemente que se beba un gran volumen de líquidos antes de acostarse, especialmente alcohol, café o té. Durante la noche se puede sentir la necesidad de orinar con frecuencia, debido a que los riñones no concentran bien la orina. También es habitual la micción frecuente por la noche en las personas que sufren de insuficiencia cardíaca, insuficiencia hepática o diabetes, aunque no padezcan una enfermedad de las vías urinarias. Orinar pequeñas cantidades repetidas veces durante la noche puede producirse cuando la orina se devuelve a la vejiga porque su salida se encuentra obstruida. En los varones mayores, la causa más frecuente es el aumento del tamaño de la próstata.

Orinarse en la cama (enuresis) es normal durante los 2 o 3 primeros años de vida. A partir de esta edad, puede ser indicativo de un problema tal como una maduración retardada de los músculos y de los nervios de las vías urinarias inferiores, una infección, un estrechamiento de la uretra o un control inadecuado de los nervios de la vejiga urinaria (vejiga neurogénica). Con frecuencia el problema es de tipo genético y algunas veces psicológico. *(• V. páginas 659 y 1286)*

Los síntomas más frecuentes de una obstrucción de la uretra son: la dificultad para iniciar la micción, la necesidad de esforzarse, un chorro débil e irregular de orina y el goteo al final de la micción. En los varones es muy frecuente que estos síntomas sean provocados por una próstata aumentada de tamaño y, con menos frecuencia, por un estrechamiento (estenosis) de la uretra. En un niño, síntomas similares pueden significar que nació con una uretra estrecha o que la estrechez esté localizada en el orificio externo. Este orificio puede también ser anormalmente estrecho en las mujeres.

Una gran variedad de afecciones pueden causar una pérdida incontrolada de orina (incontinencia). La orina se puede escapar cuando una mujer con un cistocele (una herniación de la vejiga en la vagina) tose, se ríe, corre o se levanta . En general, la causa de un cistocele se debe al estiramiento y al debilitamiento de los músculos pélvicos durante el parto. También puede ser el resultado de las alteraciones que se producen cuando el nivel de estrógenos disminuye tras la menopausia. La obstrucción de la salida de la orina de la vejiga puede causar incontinencia cuando la presión interior de la vejiga excede la fuerza de la obstrucción; sin embargo, en estas condiciones la vejiga no se vacía completamente.

La presencia de aire en la orina, un síntoma poco frecuente, indica por lo general una conexión anómala (fístula) entre las vías urinarias y el intestino. Una fístula puede ser una complicación de una diverticulitis, de otros tipos de inflamación intestinal, de un absceso o de un cáncer. Una fístula entre la vejiga y la vagina también puede hacer que el gas (aire) vaya hacia la orina. En raras ocasiones, las bacterias presentes en la orina pueden producir gas.

Generalmente, los adultos producen alrededor de 3 tazas a 2 litros de orina al día. Numerosas formas de enfermedades de los riñones dañan su capacidad para concentrar la orina, en cuyo caso la producción diaria de orina puede exceder los 2 litros y medio. La emisión de grandes cantidades de orina por lo general es la consecuencia de una concentración elevada de glucosa (azúcar) en la sangre, de una baja concentración de hormona antidiurética producida por la hipófisis (diabetes insípida) *(• V. página 734)* o de una falta de respuesta por parte de los riñones a la hormona antidiurética (diabetes insípida nefrogénica). *(• V. página 643)*

La producción diaria de orina se puede reducir a menos de dos tazas a causa de una enfermedad renal, por la obstrucción de un uréter, de la vejiga o de la uretra. La producción persistente de menos de una taza de orina diaria conduce a la formación de desechos metabólicos en la sangre (azoemia). Este volumen escaso de producción puede indicar que los riñones se han afectado de forma repentina o que un problema renal crónico se ha agravado.

La orina diluida puede ser casi incolora, mientras que la concentrada es de color amarillo oscuro. Los pigmentos de los alimentos pueden producir una orina coloreada de rojo y los fármacos pueden producir una variedad de colores: marrón, negro, azul, verde o rojo. Los colores distintos del amarillo son anormales, a menos que sean causados por alimentos o fármacos. La orina marrón puede contener hemoglobina degradada (la hemoglobina es la proteína que transporta el oxígeno en los glóbulos rojos) o proteínas musculares. La orina puede contener pigmentos, de color rojo causados por la porfiria, o de color negro por un melanoma. La orina turbia sugiere la presencia de pus proveniente de una infección de las vías urinarias, o bien de cristales de ácido úrico o de ácido fosfórico. En general, se puede identificar la causa de esta coloración anormal mediante un examen microscópico del sedimento de la orina *(• V. página 618)* y el análisis químico de la misma.

La sangre en la orina (hematuria) puede darle una coloración entre roja y marrón, dependiendo de la cantidad de sangre presente, el tiempo que haya estado en la orina y el grado de acidez de ésta. Es posible detectar mediante un análisis químico o un examen microscópico una cantidad muy reducida de sangre en la orina, aunque ésta no tenga una coloración roja. La sangre en la orina que no causa dolor puede deberse a un cáncer de la vejiga o del riñón. Dichas formas de cáncer suelen sangrar de forma intermitente. Sin embargo, el sangrado se puede detener espontáneamente, aunque el cáncer persista y siga estando ahí. Otras causas de sangre en la orina

Vista del tracto urinario

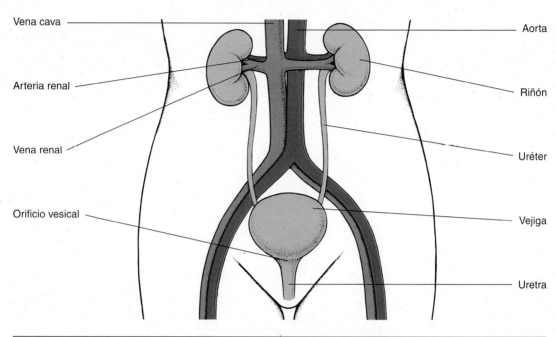

Vena cava

Arteria renal

Vena renal

Orificio vesical

Aorta

Riñón

Uréter

Vejiga

Uretra

Riñón

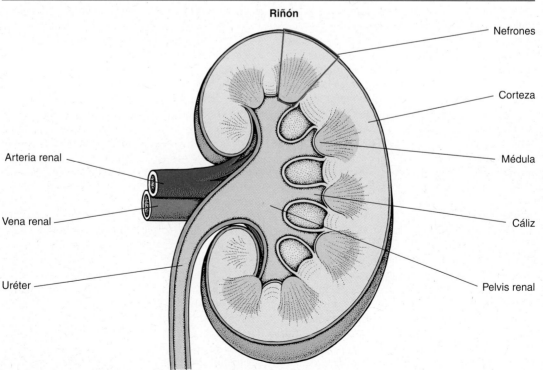

Arteria renal

Vena renal

Uréter

Nefrones

Corteza

Médula

Cáliz

Pelvis renal

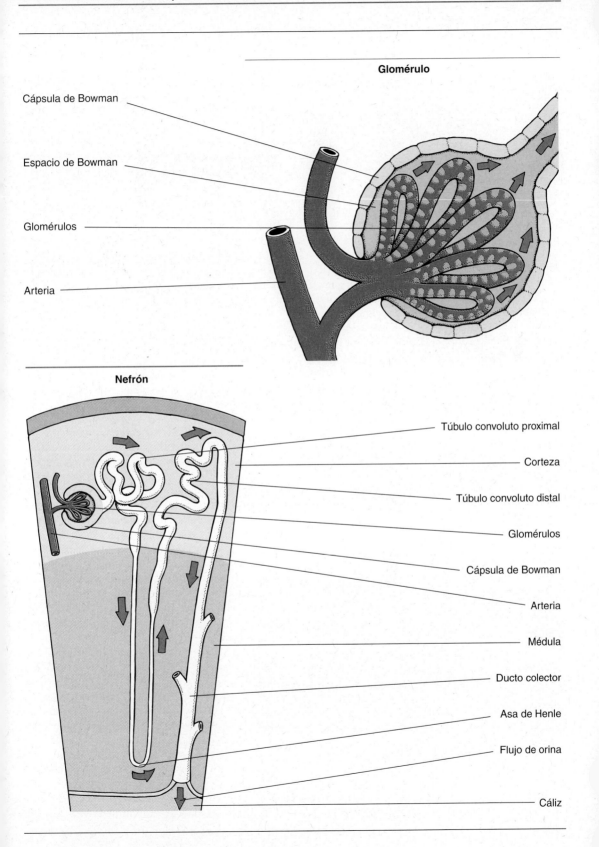

Glomérulo

Cápsula de Bowman

Espacio de Bowman

Glomérulos

Arteria

Nefrón

Túbulo convoluto proximal

Corteza

Túbulo convoluto distal

Glomérulos

Cápsula de Bowman

Arteria

Médula

Ducto colector

Asa de Henle

Flujo de orina

Cáliz

son la glomerulonefritis, los cálculos y quistes del riñón, la drepanocitosis y la hidronefrosis.

El dolor causado por una enfermedad renal generalmente se siente en el costado o en la región lumbar. Algunas veces, el dolor se irradia hacia el centro del abdomen. La causa probable del dolor es el estiramiento de la envoltura externa del riñón (cápsula renal), que es sensible al dolor. Éste puede manifestarse en cualquier afección que provoque hinchazón del tejido renal. Si los riñones son presionados por cualquier razón, normalmente se produce dolor.

Un cálculo renal causa un dolor muy agudo cuando penetra en el uréter, que se contrae en respuesta al cálculo, provocando un dolor agudo en la zona lumbar, que a menudo se irradia hacia la ingle. El dolor cesa cuando el cálculo entra en la vejiga.

Un dolor referido a la zona de la vejiga generalmente se debe a una infección bacteriana. El malestar se siente generalmente por encima del hueso púbico (pubis) y en el extremo final de la uretra durante la micción. La obstrucción del flujo de orina de la uretra causa dolor por encima del pubis. Sin embargo, una obstrucción que se desarrolle lentamente puede dilatar la vejiga sin causar dolor.

El cáncer de la próstata y el aumento de tamaño de ésta son generalmente indoloros, pero una inflamación de la próstata (prostatitis) puede causar un malestar impreciso o una sensación de llenura en la zona que se encuentra entre el ano y los genitales. Por otra parte, los trastornos de los testículos generalmente provocan un dolor agudo que se siente directamente en el lugar del proceso.

Algunas veces, el semen que se eyacula puede ser sanguinolento. Por lo general no se puede encontrar la causa. El semen puede ser sanguinolento después de una abstinencia sexual prolongada o tras una actividad sexual frecuente o interrumpida. Los varones que sufren trastornos de la coagulación que provocan sangrados excesivos pueden eyacular semen mezclado con sangre. Algunos tendrán episodios repetidos mientras que otros tienen sólo uno. Aunque la sangre en el semen produce inquietud, el trastorno generalmente no es grave. Algunos urólogos recomiendan tomar tetraciclinas acompañadas de masajes suaves de la próstata, pero el efecto beneficioso no está probado, sea cual sea el tratamiento.

Procedimientos diagnósticos

Ante la posibilidad de que pueda existir un trastorno renal o de las vías urinarias, el médico trata de examinar los riñones durante la exploración física. Los riñones normales no suelen palparse, pero sí se pueden detectar si están hinchados o existe un tumor renal. Así mismo, se puede palpar la vejiga cuando está dilatada. En el varón, el médico hace un tacto rectal para ver si existe una dilatación de la próstata. Un tacto vaginal en la mujer puede proporcionar información acerca de la vejiga y de la uretra.

Los procedimientos adicionales para el diagnóstico de las afecciones de los riñones y de las vías urinarias comprenden análisis de orina y de sangre que reflejan la función renal, pruebas de imagen y muestras del tejido renal.

Análisis de orina

Los análisis de orina de rutina incluyen los análisis químicos para la detección de proteínas, azúcar y cetonas y el examen microscópico para detectar glóbulos rojos y blancos. Las pruebas que se realizan en un laboratorio de manera simple y económica pueden detectar y medir la cantidad de diversas sustancias en la orina. En estas pruebas se utiliza una tira de plástico delgada (tira reactiva), impregnada con sustancias químicas que reaccionan cambiando de color ante las sustancias presentes en la orina. Este tipo de tira se utiliza sistemáticamente en los análisis de orina.

En general, la presencia de **proteínas** en la orina (proteinuria) se puede detectar rápidamente por medio de tiras reactivas, pero a veces se necesitan métodos más sofisticados. Las proteínas pueden estar presentes en la orina de manera constante o sólo de un modo intermitente, dependiendo de la causa. La proteinuria es generalmente una señal de enfermedad renal, pero puede también producirse de forma natural tras ejercicios extenuantes como un maratón. Puede también ser consecuencia de una anomalía genética inocua y poco frecuente denominada **proteinuria ortostática**. En este caso la proteína no se encuentra presente en la orina si el sujeto ha estado acostado (como cuando está dormido), pero aparece un rato después de levantarse.

La presencia de **glucosa** (azúcar) en la orina (glucosuria) se puede detectar con las tiras reactivas, antes mencionadas, de manera muy precisa. La diabetes es la causa más frecuente. Si sigue apareciendo glucosa en la orina después de normalizarse las concentraciones de azúcar en la sangre, probablemente se trate de una alteración renal.

La presencia de **cetonas** en la orina (cetonuria) se puede detectar con las mismas tiras. Las cetonas se forman cuando el organismo descompone las grasas. Otras veces éstas se pueden producir a causa de la inanición, la diabetes incontrolada y, ocasionalmente, por la intoxicación por alcohol.

La presencia de **sangre** en la orina (hematuria) se detecta con una tira reactiva o mediante un examen al microscopio. A veces la orina contiene sangre suficiente como para que sea visible, volviéndola de color rojo o marrón.

Los **nitritos** en la orina (nitrituria) también pueden detectarse por medio de las tiras de celulosa. Debido a que los valores de los nitritos aumentan cuando existen bacterias en la orina, esta prueba se utiliza para un rápido diagnóstico de la infección.

La presencia en la orina de **esterasa leucocitaria** (una enzima que se encuentra en ciertos glóbulos blancos) se puede detectar mediante tiras reactivas. La esterasa leucocitaria indica una inflamación, causada habitualmente por una infección bacteriana. La prueba puede dar un falso negativo cuando la orina está muy concentrada o contiene glucosa, sales biliares, fármacos (como el antibiótico rifampicina) o una gran cantidad de vitamina C.

La **acidez** de la orina también se determina mediante tiras reactivas. Ciertos alimentos pueden aumentarla.

La **concentración de orina** (osmolalidad) puede ser importante para el diagnóstico de un funcionamiento anormal de los riñones. Se puede analizar una muestra de orina seleccionada al azar o bien se pueden realizar pruebas que estudien la capacidad de los riñones para concentrar la orina. En una de dichas pruebas no se bebe agua ni otros líquidos durante 12 a 14 horas; en otra, se aplica una inyección de la hormona vasopresina. Después, se mide la concentración de la orina. Normalmente, cada una de estas pruebas debe dar como resultado un gran aumento de la concentración de la orina. Sin embargo, en ciertos trastornos renales, la orina está anormalmente diluida.

En una situación normal, la orina contiene un número reducido de células y otros desechos provenientes del interior de las vías urinarias. En caso de una enfermedad de las vías urinarias, se desprende un mayor número de células que van a formar un **sedimento,** si la orina se centrifuga o se deja asentar. Se puede hacer un examen microscópico del sedimento para obtener información sobre la enfermedad.

Para diagnosticar una infección de las vías urinarias se realizan **cultivos de orina,** que son técnicas que permiten el crecimiento de las bacterias en el laboratorio. Para ello se requiere una muestra de orina no contaminada proveniente de la vejiga, que puede obtenerse orinando en un recipiente estéril. Otros métodos incluyen la introducción de un catéter por la uretra hasta el interior de la vejiga o la inserción de una aguja en el interior de la vejiga a través

---

Cómo obtener una muestra de orina en un envase esterilizado

1. Se lava la cabeza del pene de un hombre o la abertura de la uretra de una mujer.

2. Las primeras gotas de orina se dejan caer dentro del inodoro, enjuagando la uretra.

3. Se reanuda la micción, y se recoge una muestra del chorro dentro de un recipiente esterilizado.

---

de la pared abdominal (aspiración suprapúbica por aguja).

Pruebas de funcionamiento renal

La función renal se puede evaluar analizando tanto una muestra de sangre como una de orina. La velocidad de filtración renal se puede estimar mediante la medición de la creatinina en el suero (un producto de desecho). La concentración de nitrógeno ureico sanguíneo (BUN) puede también indicar la eficacia del funcionamiento de los riñones, aunque muchos otros factores pueden alterar su valor. Con una muestra de sangre también se puede realizar una prueba más precisa, como el aclaramiento de creatinina, utilizando una fórmula que relaciona el valor de creatinina en el suero con la edad, el peso y el sexo; su determinación exacta exige una recolección de la orina producida durante 24 horas.

Estudios de imagen

Una **radiografía** del abdomen puede mostrar el tamaño y la posición de los riñones, aunque una ecografía es en general mejor para este propósito.

Una **urografía endovenosa** es una técnica radiológica que se utiliza para visualizar los riñones y las vías urinarias inferiores. Se inyecta por vía endovenosa una sustancia radiopaca (conocida como radiocontraste), que se puede observar en la radiografía. La sustancia se concentra en los riñones, generalmente en menos de 5 minutos. Luego se realiza una radiografía que proporciona una imagen de los riñones y del paso de la sustancia radiopaca a través de los uréteres hacia el interior de la vejiga. La urografía endovenosa no es útil cuando los riñones funcionan mal y no pueden concentrar la sustancia radiopaca.

La inyección de una sustancia radiopaca puede producir una insuficiencia renal aguda (efecto adverso) en menos de uno de cada 200 casos. Se desconoce el motivo de ello, pero el riesgo es más

Cistograma retrógrado

Para realizar este examen se inyecta un medio de contraste radiológico a través de una sonda uretral.

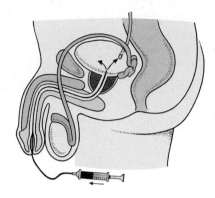

elevado en las personas de edad avanzada o en las que ya tenían anteriormente una insuficiencia renal, diabetes mellitus, deshidratación o mieloma múltiple.

El médico debe tener la precaución de administrar líquidos por vía endovenosa a un paciente con riesgo elevado, antes de inyectar una sustancia radiopaca. También se utiliza una dosis baja de la sustancia radiopaca para reducir el riesgo al máximo. Otras veces se utiliza una prueba alternativa, como la tomografía computadorizada.

El **cistograma**, que consiste en la visualización de la vejiga por rayos X, se obtiene como parte de la urografía endovenosa. Sin embargo, el **cistograma retrógrado (cistografía)**, que se obtiene cuando la sustancia radiopaca se introduce a través de la uretra, a menudo proporciona mayor información sobre la vejiga y los uréteres. Las radiografías se realizan antes, durante y después de la micción.

En la **urografía retrógrada**, sustancias radiopacas similares a las que se utilizan en la urografía endovenosa se introducen directamente en el interior del uréter a través de un endoscopio o de un catéter. Este método proporciona buenas imágenes de la vejiga, los uréteres y la parte inferior de los riñones y es muy útil cuando los resultados de la urografía endovenosa no son satisfactorios. Así mismo, es útil en el estudio de la obstrucción de un uréter o cuando debe evaluarse una persona alérgica a las sustancias endovenosas radiopacas. Entre sus desventajas se encuentran el riesgo de infección y la necesidad de utilizar anestesia.

La **ecografía** utiliza ondas de sonido para producir una imagen de las estructuras anatómicas. La técnica es simple, indolora y segura. Puede utilizarse para estudiar los riñones, los uréteres y la vejiga, con la ventaja adicional de que se pueden obtener buenas imágenes incluso cuando la función renal está disminuida. Las ecografías proporcionan información indirecta sobre la función renal. La ecografía también se utiliza para medir la velocidad de producción de la orina en un feto mayor de 20 semanas, midiendo los cambios de volumen de la vejiga. Esta información ayuda a determinar la eficiencia de la función renal del feto. En los recién nacidos, la ecografía es el mejor método para investigar masas abdominales, infecciones de las vías urinarias y los posibles defectos congénitos del sistema urinario, teniendo en cuenta su fácil ejecución y la precisión de sus resultados.

La ecografía es uno de los mejores medios para calcular el tamaño de los riñones y para diagnosticar diversas anomalías renales, incluyendo los sangrados renales. La ecografía se utiliza para localizar el sitio adecuado para una biopsia. Así mismo es el método elegido para los pacientes con insuficiencia renal avanzada, pues en estos casos los riñones no captan las sustancias radiopacas; o bien para las personas que no toleran estas sustancias.

En una ecografía se puede ver con nitidez una vejiga llena de orina. Aunque los tumores de la vejiga pueden identificarse mediante la ecografía, es más fiable la tomografía computadorizada.

La **tomografía computadorizada** (TC) es más costosa que la ecografía y que la urografía endovenosa pero tiene algunas ventajas sobre éstas. La TC puede distinguir las estructuras sólidas de aquellas que contienen líquidos, por esta razón es más útil en la evaluación del tipo y de la extensión de los tumores del riñón o de otras masas que distorsionen las vías urinarias normales. Se puede inyectar por vía endovenosa una sustancia radiopaca para obtener mayor información. La TC puede ayudar a determinar si un tumor se ha extendido mas allá del riñón. Si durante una TC se inyecta una mezcla de aire y de sustancia radiopaca al interior de la vejiga, se puede observar claramente el contorno de un tumor de la vejiga.

La **angiografía**, que implica la inyección de una sustancia radiopaca en una arteria, es el más invasivo de todos los procedimientos para obtener imágenes del riñón. Se reserva para situaciones especiales, como cuando el médico requiere evaluar el aporte sanguíneo a los riñones. En muchos hospitales, se está reemplazando la angiografía convencional por la TC en espiral. Esta técnica utiliza computadoras para intensificar la imagen obtenida con cantidades reducidas de sustancia radiopaca. Entre las complicaciones de la angiografía se encuentran lesiones a las arterias puncionadas y a los órganos vecinos, reacciones a la sustancia radiopaca y hemorragia.

La **venografía** es una imagen radiográfica de las venas que se obtiene empleando sustancias radiopacas. Las complicaciones son raras y están generalmente limitadas a la extravasación de sangre y de sustancia radiopaca alrededor del punto de la inyección. Pueden presentarse reacciones alérgicas a la sustancia radiopaca.

Las **imágenes por resonancia magnética** (RM) pueden proporcionar la información sobre masas renales que no se pueden obtener por medio de otras técnicas. Por ejemplo, se puede determinar el tamaño de un tumor a partir de imágenes tridimensionales producidas por el registro RM. Las masas renales sólidas se ven distintas de las huecas (quísticas) y la imagen del líquido en un quiste ayuda al médico a distinguir una hemorragia de una infección. Además, la RM produce excelentes imágenes de los vasos sanguíneos y de las estructuras alrededor de los riñones, lo que permite realizar varios diagnósticos. Sin embargo, los depósitos de calcio y los cálculos en el riñón no se observan bien y se ven mejor con una TC.

Obtención de muestras de células y tejido

Se puede realizar una **biopsia de riñón** (extracción de una muestra de tejido para su examen al microscopio) con el fin de que el médico pueda establecer un diagnóstico y observar la evolución del tratamiento. Para evaluar una insuficiencia renal, con frecuencia se introduce una aguja de biopsia a través de la piel. A menudo se llevan a cabo biopsias de un riñón trasplantado para detectar señales de rechazo. Para realizar una biopsia del propio riñón (nativo) de alguien, la persona se acuesta boca abajo y se le inyecta un anestésico local en la piel y en los músculos de la espalda que están por encima del riñón. A continuación se introduce la aguja de biop-

Biopsia renal

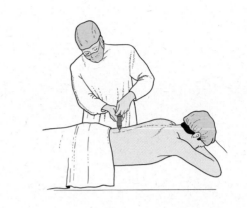

sia y se extrae una muestra de tejido para su examen al microscopio. Para efectuar una biopsia de un riñón trasplantado, se introduce la aguja directamente a través de la pared abdominal. Para guiar la dirección de la aguja hacia la parte afectada se utiliza la ecografía.

El examen microscópico de las células en la orina **(citología de orina)** es útil en el diagnóstico del cáncer de las vías urinarias. En los sujetos con riesgo elevado (por ejemplo los fumadores, los operarios de las industrias petroquímicas y las personas con hemorragias indoloras), la citología de orina permite detectar la presencia de cáncer. Este método también se usa en el control posterior de las personas a quienes se les ha extirpado un tumor de la vejiga o del riñón. Los resultados pueden dar falsos positivos (indicando cáncer cuando no lo hay), si existen otras afecciones como una inflamación, o bien, pueden dar falsos negativos (no indicando un cáncer que sí está presente), como puede ser en el caso de un cáncer de bajo grado, en el que las células parecen normales.

CAPÍTULO 123

Insuficiencia renal

La insuficiencia renal es una alteración de la función de los riñones en la cual éstos son incapaces de excretar las sustancias tóxicas del organismo de forma adecuada. Las causas de la insuficiencia renal son diversas; algunas conducen a una rápida disminución de la función renal (insuficiencia renal aguda), mientras que otras conducen a una disminución gradual de dicha función (insuficiencia renal crónica).

Principales causas de insuficiencia renal aguda

Problema	Causas posibles
Suministro insuficiente de sangre a los riñones	• Sangre insuficiente debido a una pérdida, deshidratación o lesiones físicas que obstruyen los vasos sanguíneos. • Bombeo cardíaco demasiado débil (insuficiencia cardíaca). • Hipotensión arterial extrema (shock). • Síndrome de insuficiencia hepática (hepatorrenal).
Obstrucción del flujo de orina	• Dilatación de la próstata. • Tumor que presiona sobre el tracto urinario.
Lesiones dentro de los riñones	• Reacciones alérgicas (por ejemplo, a las sustancias radiopacas utilizadas para las imágenes (radiográficas). • Sustancias tóxicas. • Trastornos que afectan las unidades filtrantes (nefrones) de los riñones. • Arterias o venas obstruidas dentro de los riñones. • Cristales, proteínas u otras sustancias en los riñones.

Insuficiencia renal aguda

La insuficiencia renal aguda es una rápida disminución de la capacidad de los riñones para eliminar las sustancias tóxicas de la sangre, llevando a una acumulación de productos metabólicos de desecho en la sangre, como la urea.

La causa de una insuficiencia renal aguda puede ser cualquier afección que disminuya el aporte de flujo sanguíneo hacia los riñones, que obstruya el flujo de la orina que sale de los mismos o que lesione los riñones. Diversas sustancias tóxicas pueden lesionar los riñones, como fármacos, tóxicos, cristales que precipitan en la orina y anticuerpos dirigidos contra los riñones.

Síntomas y diagnóstico

Los síntomas dependen de la gravedad de la insuficiencia renal, de la concentración de iones y de la causa subyacente.

El cuadro que conduce a la lesión renal a menudo produce síntomas graves que no tienen relación con los riñones. Por ejemplo, antes de la insuficiencia renal puede manifestarse fiebre elevada, shock,

insuficiencia cardíaca e insuficiencia hepática, circunstancias que pueden ser más graves que cualquiera de los síntomas provocados por la propia insuficiencia renal. Algunas de las situaciones que causan la insuficiencia renal aguda también afectan a otras partes del organismo. Por ejemplo, la granulomatosis de Wegener, que lesiona los vasos sanguíneos en los riñones, puede dañar también los vasos sanguíneos de los pulmones y producir hemoptisis, es decir, tos sanguinolenta. Las erupciones cutáneas son características de algunas causas de insuficiencia renal aguda, como la poliarteritis, el lupus eritematoso sistémico y algunos medicamentos tóxicos.

La hidronefrosis *(• V. página 654)* puede provocar insuficiencia renal aguda debido a la obstrucción del flujo de orina. El reflujo de la orina al interior de los riñones hace que la zona de recolección (pelvis renal) se dilate, produciendo un dolor que varía de leve a muy agudo, por lo general en el costado. Alrededor del 10 por ciento de las personas presentan sangre en la orina.

La insuficiencia renal aguda se sospecha cuando disminuye el volumen de producción de orina. Los análisis de sangre que determinan las concentraciones de creatinina y de nitrógeno ureico (urea) en la sangre (productos de desecho presentes en la sangre que normalmente son eliminados por los riñones) contribuyen a ratificar el diagnóstico. Un aumento progresivo de la creatinina indica insuficiencia renal aguda.

Durante el examen clínico, el médico explora los riñones para determinar si están agrandados o si duelen al tacto. Un estrechamiento de la arteria principal que va al riñón puede producir un ruido como de corriente (murmullo), que se puede escuchar cuando se coloca un fonendoscopio en la espalda encima de los riñones.

Cuando se detecta una vejiga aumentada de tamaño, el médico puede introducir un catéter en la misma para averiguar si está demasiado llena de orina. Especialmente en las personas de edad avanzada, el flujo de orina por lo general se obstruye a la salida de la vejiga (la abertura de la misma hacia la uretra). Como consecuencia, la vejiga aumenta de tamaño y la orina refluye, lesionando los riñones. Cuando se sospecha una obstrucción, se practica un examen del recto o de la vagina, según el caso, para determinar si una masa está causando la obstrucción en cualquiera de dichas zonas.

Análisis de laboratorio pueden ayudar a indicar con toda precisión la causa de la insuficiencia renal y la gravedad de la misma. En primer lugar, se examina la orina a fondo. Si la causa de la insuficiencia renal es un inadecuado aporte sanguíneo o una obstrucción urinaria, generalmente la orina es normal. Pero cuando se trata de un problema interno de los riñones, puede contener sangre o aglomerados de glóbulos rojos y blancos. La orina puede también contener grandes cantidades de proteínas o de tipos de proteínas que normalmente no están presentes en ella.

Los análisis de sangre detectan valores anormalmente elevados de urea y creatinina y desequilibrios metabólicos, como acidez anormal (acidosis), una concentración elevada de potasio (hipopotasemia) y una baja concentración de sodio (hiponatremia).

Los estudios de los riñones con pruebas de imagen son muy útiles, ya sea la ecografía o la tomografía axial computadorizada (TC). Se pueden realizar estudios con rayos X de las arterias o de las venas renales (angiografía), cuando la obstrucción de los vasos sanguíneos sea la causa probable. Cuando se sospeche que las sustancias radiopacas utilizadas en los estudios radiográficos entrañan demasiado riesgo, se puede realizar una resonancia magnética nuclear (RM). Si dichos estudios no revelan la causa de la insuficiencia renal, puede ser necesario practicar una biopsia. (• *V. página 621*)

Tratamiento

La insuficiencia renal aguda y sus complicaciones inmediatas a menudo se pueden tratar con éxito. El índice de supervivencia es variable, y oscila desde menos del 50 por ciento para los que sufren insuficiencia de varios órganos, hasta cerca del 90 por ciento para aquellos con disminución del flujo de sangre a los riñones causada por la pérdida de líquidos corporales, producida por una hemorragia, vómitos o diarrea.

Con frecuencia, lo único que se requiere para que los riñones puedan curar por sí mismos es un tratamiento simple pero meticuloso. El consumo de agua se limita a reemplazar el volumen perdido por el organismo. Se mide diariamente el peso corpóreo para controlar el consumo de agua. Cuando el peso aumenta de un día para otro significa que se está tomando demasiado líquido. Además de alimentos con glucosa o con hidratos de carbono altamente concentrados, para mantener los valores apropiados de proteínas se administran por vía oral o endovenosa ciertos aminoácidos (que son los componentes que van a constituir las proteínas). Se debe limitar estrictamente el consumo de todas las sustancias que se eliminan a través de los riñones, incluyendo varios fármacos como la digoxina y algunos antibióticos. Dada la capacidad que tienen los antiácidos, que contienen aluminio, de adherirse al fósforo en el intestino, estos antiácidos se pueden suministrar para prevenir que el

---

Causas de insuficiencia renal crónica
• Hipertensión arterial.
• Obstrucción del tracto urinario.
• Glomerulonefritis.
• Anomalías de los riñones, como la enfermedad poliquística renal.
• Diabetes mellitus.
• Trastornos autoinmunitarios, como el lupus eritematoso sistémico.

---

valor sanguíneo del fósforo aumente demasiado. A veces se administra sulfonato de polistireno sódico por vía oral o rectal, para tratar una concentración elevada de potasio en sangre.

La insuficiencia renal puede llegar a ser tan severa que la diálisis se vuelve imprescindible para prevenir graves daños a otros órganos y para controlar los síntomas. En estos casos, la diálisis se comienza lo más pronto posible una vez efectuado el diagnóstico. La diálisis puede requerirse sólo temporalmente como ayuda hasta que los riñones recuperen su funcionamiento, lo que habitualmente puede tardar varios días o semanas. Por otra parte, si los riñones están demasiado lesionados como para recuperarse, la diálisis puede necesitarse para siempre, a menos que se efectúe un trasplante de riñón. (• *V. página 862*)

Insuficiencia renal crónica

La insuficiencia renal crónica es una lenta y progresiva disminución de la función renal que evoluciona hacia la acumulación de productos metabólicos de desecho en la sangre (azoemia o uremia).

Las lesiones producidas en los riñones, por muchas enfermedades, pueden ocasionar daños irreversibles.

Síntomas

En la insuficiencia renal crónica, los síntomas se desarrollan lentamente. Al inicio están ausentes y la alteración del riñón sólo se puede detectar con análisis de laboratorio. Una persona con insuficiencia renal entre ligera y moderada presenta sólo síntomas leves a pesar del aumento de la urea (un producto metabólico de desecho) en la sangre. En este estadio, puede sentirse la necesidad de orinar varias veces durante la noche (nicturia) porque los riñones no pueden absorber el agua de la orina para concentrarla como lo hacen normalmente en la noche. Como

---

Cómo la insuficiencia renal crónica afecta la sangre

• Concentraciones aumentadas de urea y creatinina.

• Anemia.

• Incremento de la acidez de la sangre (acidosis).

• Concentración disminuida de calcio.

• Concentración incrementada de fosfato.

• Concentración aumentada de la hormona paratiroidea.

• Concentración disminuida de vitamina D.

• Concentración normal o ligeramente incrementada de potasio.

---

resultado, el volumen de orina al cabo del día es mayor. En las personas que padecen insuficiencia renal a menudo aparece hipertensión arterial porque los riñones no pueden eliminar el exceso de sal y agua. La hipertensión arterial puede conducir a un ictus (accidente cerebral vascular) o una insuficiencia cardíaca.

A medida que la insuficiencia renal evoluciona y se acumulan sustancias tóxicas en la sangre, el sujeto comienza a sentirse pesado, se cansa fácilmente y disminuye su agilidad mental. Conforme aumenta la formación de sustancias tóxicas, se producen síntomas nerviosos y musculares, como espasmos musculares, debilidad muscular y calambres. También puede experimentarse una sensación de hormigueo en las extremidades y perderse la sensibilidad en ciertas partes. Las convulsiones (ataques epilépticos) se pueden producir como resultado de la hipertensión arterial o de las alteraciones en la composición química de la sangre que provocan el malfuncionamiento del cerebro. La acumulación de sustancias tóxicas afecta también al aparato digestivo, provocando pérdida del apetito, náuseas, vómitos, inflamación de la mucosa oral (estomatitis) y un sabor desagradable en la boca. Estos síntomas pueden llevar a la desnutrición y a la pérdida de peso. Los sujetos que padecen una insuficiencia renal avanzada desarrollan frecuentemente úlceras intestinales y hemorragias. La piel puede volverse de color marrón amarillento y, en algunas ocasiones, la concentración de urea es tan elevada que se cristaliza en el sudor, formando un polvo blanco sobre la piel (escarcha urémica). Algunos de los que sufren de insuficiencia renal crónica tienen picores generalizados muy molestos.

Diagnóstico

La insuficiencia renal crónica se diagnostica mediante un análisis de sangre. La sangre se caracteriza por volverse moderadamente ácida (acidosis). Dos productos metabólicos de desecho, la urea y la creatinina, que normalmente son filtrados por los riñones, se acumulan en la sangre. La concentración de calcio disminuye y aumenta la de fosfato. La concentración de potasio en la sangre es normal o sólo ligeramente incrementada pero puede volverse peligrosamente alta. El volumen de orina tiende a permanecer estable, generalmente de 1 a 4 litros diarios, independientemente de la cantidad de líquido consumido. Por lo general, el sujeto tiene una moderada anemia. Los análisis de orina pueden detectar muchas alteraciones, tanto de las células como de la concentración de sales.

Pronóstico y tratamiento

Por lo común, la insuficiencia renal crónica tiende a agravarse independientemente del tratamiento, y si no se trata es mortal. La diálisis o el trasplante de riñón pueden salvar la vida del paciente.

Los cuadros que causan o agravan la insuficiencia renal se deben corregir lo más pronto posible. Estas acciones comprenden: la corrección de los desequilibrios de sodio, agua y acidobásico, la eliminación de las sustancias tóxicas de los riñones, el tratamiento de la insuficiencia cardíaca, la hipertensión arterial, las infecciones, las concentraciones elevadas de potasio o de calcio en la sangre (hipercalcemia) y cualquier posible obstrucción del flujo de orina.

Un ajuste minucioso de la dieta ayuda a controlar la acidosis y el aumento de las concentraciones de potasio y fosfato en la sangre. Una dieta pobre en proteínas (0,2 a 0,4 gramos por 0,5 kilogramo del peso corporal ideal) puede disminuir el aumento de la concentración de iones que se presenta al pasar la insuficiencia renal crónica a una insuficiencia renal terminal, momento en el cual es necesario efectuar la diálisis o el trasplante de riñón. Los diabéticos por lo general necesitan uno de estos tratamientos más temprano que los que no padecen esta enfermedad. Cuando la dieta es muy estricta o cuando se debe comenzar la diálisis, se recomienda un suplemento que contenga vitaminas del grupo B y vitamina C.

La elevada concentración de triglicéridos en la sangre, hecho frecuente entre los que sufren de insuficiencia renal crónica, aumenta los riesgos de ciertas complicaciones tales como accidentes vasculares cerebrales y ataques cardíacos. Los fármacos como el gemfibrozilo pueden reducir los valores de los triglicéridos, aunque no se ha demostrado aún que estos fármacos disminuyan las complicaciones cardiovasculares.

Durante el curso de la insuficiencia renal, las alteraciones de la sed normalmente determinan la cantidad de agua consumida. A veces se restringe el consumo de agua para impedir que la concentración de sodio en la sangre disminuya demasiado. Habitualmente no se limita el consumo de sal (sodio) a menos que haya acumulación de líquidos en los tejidos (edema) o aparezca hipertensión arterial. Se deben evitar los alimentos con un alto contenido de potasio, como por ejemplo los sustitutos de la sal, y una elevada concentración de potasio en la sangre (hiperpotasemia) (• *V. página 700*) es peligrosa porque aumenta el riesgo de arritmias y de paro cardíaco. Si el valor del potasio se elevara demasiado, se pueden suministrar fármacos como el sulfonato de poliestireno sódico, que se adhiere al mismo haciendo que sea eliminado con las heces; sin embargo, a veces se requiere la diálisis de emergencia.

La formación de los huesos se puede ver afectada si determinadas circunstancias persisten durante mucho tiempo. Estas circunstancias son la existencia de una concentración baja de calcitriol (un derivado de la vitamina D), un escaso consumo y absorción de calcio y las concentraciones elevadas de fosfato y hormona paratiroidea en la sangre. La concentración de fosfatos en la sangre se controla con la restricción del consumo de alimentos ricos en fósforo, como los productos lácteos, el hígado, las legumbres, las nueces y la mayoría de las bebidas no alcohólicas. Los fármacos que se adhieren a los fosfatos, como el carbonato de calcio, el acetato de calcio y el hidróxido de aluminio (un antiácido corriente), ingeridos por vía oral, pueden también ser de ayuda.

La anemia es causada por la incapacidad de los riñones de producir cantidades suficientes de eritropoyetina (una hormona que estimula la producción de glóbulos rojos). La anemia responde lentamente a la epoetina, un fármaco inyectable. Se efectúan transfusiones de sangre sólo cuando la anemia es grave o provoca síntomas. Los médicos también buscan otras causas de anemia, en particular las deficiencias de ciertos nutrientes en la dieta como el hierro, el ácido fólico (folato) y la vitamina B_{12}, o un exceso de aluminio en el organismo.

La tendencia a la hemorragia en la insuficiencia renal crónica se puede evitar transitoriamente mediante transfusiones de glóbulos rojos o plaquetas, o bien administrando fármacos como la desmopresina o los estrógenos. Dicho tratamiento puede ser necesario tras una herida o antes de efectuar un procedimiento quirúrgico o una extracción de un diente.

Los síntomas de la insuficiencia cardíaca, que con frecuencia son el resultado del exceso de sodio y de la retención de agua, mejoran si se reduce la cantidad de sodio en la dieta. Los diuréticos furosemida y bumetamina también pueden ser eficaces, incluso cuando la función renal es escasa. Los aumentos moderados o graves de la presión arterial se tratan con fármacos antihipertensivos corrientes para impedir el deterioro del funcionamiento cardíaco y renal.

Cuando los tratamientos iniciales para la insuficiencia renal ya no son eficaces, se considera la diálisis a largo plazo o el trasplante de riñón.

Diálisis

La diálisis es el proceso de extracción de los productos de desecho y del exceso de agua del cuerpo.

Hay dos métodos de diálisis: la hemodiálisis y la diálisis peritoneal. En la **hemodiálisis** se extrae la sangre del cuerpo y se bombea al interior de un aparato que filtra las sustancias tóxicas, devolviendo a la persona la sangre purificada. La cantidad de líquido devuelto se puede ajustar.

En la **diálisis peritoneal** se infunde dentro de la cavidad abdominal un líquido que contiene una mezcla especial de glucosa y sales que arrastra las sustancias tóxicas de los tejidos. Luego se extrae el líquido y se desecha. La cantidad de glucosa se puede modificar para extraer más o menos líquido del organismo.

Razones para efectuar una diálisis

Los médicos deciden comenzar la diálisis cuando la insuficiencia renal causa un funcionamiento anormal del cerebro (encefalopatía urémica), inflamación de la envoltura del corazón (pericarditis), elevada acidez de la sangre (acidosis) que no responde a otros tratamientos, insuficiencia cardíaca o una concentración muy elevada de potasio en la sangre (hiperpotasemia). La reversión de los síntomas de alteración del funcionamiento cerebral causados por insuficiencia renal, una vez iniciada la diálisis, por lo general necesita varios días y, en raras ocasiones, hasta 2 semanas de tratamiento.

Muchos médicos usan la diálisis de forma preventiva en caso de insuficiencia renal aguda, cuando la producción de orina es baja, y continúan el tratamiento hasta que los análisis de sangre indiquen que la función renal se está recuperando. En el caso de una insuficiencia renal crónica, se puede comenzar con la diálisis cuando las pruebas indican que los riñones no están extrayendo los productos de desecho de modo suficiente, o cuando la persona ya no puede llevar a cabo sus actividades diarias habituales.

La frecuencia de las sesiones de diálisis varía de acuerdo con el nivel de función renal restante, pero habitualmente se requiere diálisis tres veces por semana. Un programa de diálisis permite llevar una vida razonablemente normal, ingerir una dieta adecuada, disponer de un recuento aceptable de glóbulos rojos, tener una presión arterial normal y no desarrollar ninguna lesión nerviosa. Se puede usar la diálisis como terapia a largo plazo para la insuficiencia renal crónica o como medida provisional hasta que se pueda efectuar un trasplante de riñón. En los casos de insuficiencia renal aguda, la diálisis se puede necesitar sólo durante unos pocos días o semanas, hasta que se restablezca la función renal.

También se puede usar la diálisis para eliminar ciertos medicamentos o tóxicos del organismo. La persona sobrevive con frecuencia a la intoxicación si se le proporciona asistencia respiratoria y cardíaca inmediata mientras el tóxico es neutralizado.

Problemas

Los pacientes que se someten a diálisis necesitan dietas y fármacos especiales. Debido al escaso apetito y a la pérdida de proteínas durante la diálisis peritoneal, estas personas necesitan por lo general una dieta relativamente rica en proteínas, alrededor de 0,5 gramo de proteína diaria por cada kilo de peso ideal. Para los que están en hemodiálisis, la ingestión de sodio y potasio se debe reducir a 2 gramos al día de cada uno. También se debe restringir el consumo de alimentos ricos en fósforo. El consumo diario de bebidas se limita solamente en aquellos individuos que tienen una concentración persistentemente baja o decreciente de potasio en la sangre. Es importante controlar el peso a diario, puesto que un aumento excesivo de peso entre las sesiones de hemodiálisis sugiere un consumo exagerado de líquido. Para las personas en diálisis peritoneal, las restricciones de potasio (4 gramos al día) y de sodio (de 3 a 4 gramos diarios) son menos severas.

Se necesitan suplementos multivitamínicos y de hierro para sustituir los nutrientes que se pierden a través de la diálisis. Sin embargo, las personas sometidas a diálisis y también a transfusiones de sangre, a menudo reciben demasiado hierro ya que la sangre contiene grandes cantidades de este mineral; por consiguiente, no deben tomar suplementos del mismo. Se pueden suministrar hormonas, como la testosterona o la eritropoyetina, para estimular la producción de glóbulos rojos. Los compuestos que adhieren el fosfato, como el carbonato de calcio o el acetato de calcio, se utilizan para eliminar el exceso de fosfato.

La baja concentración de calcio en la sangre o una enfermedad ósea por hiperparatiroidismo severo, se pueden tratar con calcitriol (una forma de vitamina D) y suplementos de calcio.

La hipertensión arterial es frecuente entre los sujetos que sufren de insuficiencia renal. En aproximadamente la mitad de ellos se puede controlar simplemente mediante la extracción de suficiente líquido durante la diálisis. La otra mitad puede necesitar fármacos para disminuir la presión arterial.

A los pacientes que necesitan diálisis crónica, los tratamientos regulares los mantienen con vida. Sin embargo, a menudo la diálisis causa estrés porque las sesiones se hacen varias veces por semana y duran varias horas.

Las personas sometidas a diálisis pueden experimentar limitaciones en todos los aspectos de su vida. La potencial pérdida de independencia puede llegar a ser especialmente frustrante. Estas personas están bajo la dependencia del equipo de terapia. Los pacientes sometidos a hemodiálisis necesitan que su transporte a los centros de tratamiento sea organizado de modo regular, porque deben tener un acceso ininterrumpido a esta terapia. Las sesiones de diálisis, planificadas a menudo según la conveniencia de otros, influyen en los horarios laborales o escolares y en las actividades de ocio. Un puesto de trabajo a tiempo completo podría llegar a ser algo imposible. Las personas sometidas a diálisis pueden necesitar una ayuda por parte de la comunidad para hacer frente a los costos elevados del tratamiento, de los fármacos, de las dietas especiales y del transporte. Las personas de edad sometidas a diálisis pueden volverse más dependientes de sus hijos o pueden ser incapaces de vivir solas. A menudo, tienen que modificarse las responsabilidades y los roles establecidos para adaptarlos a la rutina de la diálisis, creando estrés y sentimientos de culpa e incapacidad.

Las personas en diálisis se enfrentan también a alteraciones estresantes de su propia imagen y de las funciones corporales. Los niños con problemas de crecimiento pueden sentirse aislados y distintos a sus compañeros. Los jóvenes y los adolescentes que normalmente se cuestionan sobre su propia identidad, la independencia y su imagen corporal, pueden encontrar mas problemas de este tipo, si están sometidos a diálisis.

Como consecuencia de estas pérdidas, muchas personas que están en diálisis se deprimen y se vuelven ansiosas. No obstante, la mayoría de los sujetos se adaptan a la diálisis. La manera como las personas en programa de diálisis (así como su equipo de terapia) se enfrentan a estos problemas afecta no solamente a su adaptación social sino también a su supervivencia a largo plazo. Los problemas psicológicos y sociales por lo general disminuyen cuando los programas de diálisis motivan a las personas a ser independientes y a asumir de nuevo sus intereses anteriores.

La asistencia psicológica y de trabajo social es útil tanto a las familias como a las personas en programa de diálisis, en los casos de depresión, problemas de comportamiento y circunstancias que impliquen pérdidas o modificaciones de las costumbres. Estos equipos están formados por asistentes sociales, psicólogos y psiquiatras. Muchos centros de diálisis brindan apoyo psicológico y social.

HEMODIÁLISIS

La hemodiálisis es un procedimiento mediante el cual se extrae la sangre del cuerpo y se hace circular a través de un aparato externo denominado dializador; se requiere acceder de forma repetida al flujo sanguíneo. Para facilitar este acceso se efectúa quirúrgicamente una conexión artificial entre una arteria y una vena (fístula arteriovenosa).

En la hemodiálisis, la sangre sale por un tubo conectado a la fístula arteriovenosa (A-V) y se bombea al dializador. Durante el procedimiento, se utiliza heparina, un fármaco que evita la coagulación de la sangre e impide que se coagule en el dializador. Dentro del dializador, una membrana porosa artificial separa la sangre del líquido (líquido de diálisis), cuya composición química es similar a los líquidos normales del cuerpo. La presión en el compartimiento del líquido de diálisis es más baja que la del compartimiento de la sangre, permitiendo así que el líquido, los productos de desecho y las sustancias tóxicas de la sangre se filtren a través de la membrana que separa ambos compartimientos. Sin embargo, las células sanguíneas y las proteínas de gran tamaño son demasiado grandes para filtrarse a través de los pequeños poros de la membrana. La sangre dializada (purificada) es devuelta al organismo.

Los dializadores tienen diversos tamaños y diversos grados de eficacia. Las unidades más modernas son muy eficaces, permitiendo que la sangre fluya más rápidamente y acortando el tiempo de la diálisis, por ejemplo, de 2 a 3 horas, tres veces por semana, en comparación con las 3 a 5 horas, tres veces por semana, necesarias con las unidades más antiguas. Los que padecen insuficiencia renal crónica, por lo general, necesitan hemodiálisis tres veces por semana para mantenerse en buen estado de salud.

DIÁLISIS PERITONEAL

En la diálisis peritoneal, el peritoneo, una membrana que reviste el abdomen y recubre los órganos abdominales, actúa como un filtro permeable. Esta membrana posee una extensa superficie y una rica

Posibles complicaciones de la hemodiálisis

Complicación	Causa
Fiebre.	Bacterias o sustancias que causan fiebre (pirógenos) en el flujo sanguíneo. Dialisato recalentado.
Reacciones alérgicas potencialmente mortales (anafilaxis).	Alergia a una sustancia del aparato.
Hipotensión arterial.	Extracción de demasiado fluido.
Ritmos cardíacos anormales.	Valores anómalos del potasio y de otras sustancias en la sangre.
Émbolos de aire.	Aire que penetra en la sangre en el aparato.
Hemorragia en el intestino, el cerebro, los ojos o el abdomen.	Se utiliza la heparina para impedir la coagulación enel aparato.

red de vasos sanguíneos. Las sustancias provenientes de la sangre pueden filtrarse fácilmente a través del peritoneo al interior de la cavidad abdominal si las condiciones son favorables. El líquido se infunde a través de un catéter que penetra a través de la pared abdominal hasta el espacio peritoneal, en el interior del abdomen. Dicho líquido debe permanecer en el abdomen durante un tiempo suficiente para permitir que las materias de desecho provenientes del flujo sanguíneo pasen lentamente hacia él. Luego se saca el líquido, se desecha y se reemplaza con otro nuevo.

Por lo general se usa un catéter blando de goma de silicona o de poliuretano poroso porque permite que el líquido fluya uniformemente y es improbable que cause lesiones. Si el catéter se instala por un período corto de tiempo, se puede colocar cuando el paciente está en la cama. Si es permanente, se debe colocar en la sala de operaciones. Existe un tipo de catéter que finalmente se cierra con la piel y que se puede dejar tapado cuando no se usa.

Para la diálisis peritoneal se utilizan varias técnicas. En la más simple, la **diálisis peritoneal manual intermitente,** las bolsas que contienen el líquido se calientan a la temperatura del cuerpo; el líquido se infunde dentro de la cavidad peritoneal

Comparación entre la hemodiálisis y la diálisis peritoneal

Cuando los riñones fallan, se pueden extraer los productos de desecho y el exceso de agua de la sangre por hemodiálisis o diálisis peritoneal. En la hemodiálisis, la sangre se extrae del cuerpo y se hace circular a través de un aparato denominado dializador que filtra la sangre. En la diálisis peritoneal, el peritoneo, una membrana en el abdomen, se usa como filtro.

En la hemodiálisis, se crea quirúrgicamente una conexión entre una arteria y una vena (una fístula arteriovenosa), para facilitar la extracción y el retorno de la sangre. La sangre fluye a través de un tubo conectado a la fístula dentro del dializador. En el interior del dializador, una membrana artificial separa la sangre de un fluido (el dialisato) que es similar a los fluidos normales del cuerpo. El fluido, los productos de desecho y las sustancias tóxicas de la sangre se filtran a través de la membrana dentro del dialisato. La sangre purificada es devuelta al cuerpo del paciente.

En la diálisis peritoneal, se introduce un catéter a través de una pequeña incisión en la pared abdominal hacia el espacio peritoneal. El dialisato drena por el efecto de la gravedad o se bombea a través del catéter y se deja en el espacio un tiempo lo suficientemente largo como para permitir que los productos de desecho provenientes del flujo sanguíneo se filtren a través del peritoneo dentro del dialisato. Luego el dialisato se drena, se lo descarta y se reemplaza.

Hemodiálisis

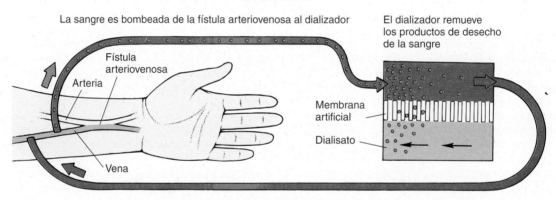

La sangre es bombeada de la fístula arteriovenosa al dializador

El dializador remueve los productos de desecho de la sangre

Fístula arteriovenosa

Arteria

Membrana artificial

Dialisato

Vena

La sangre purificada es bombeada del dializador a la fístula arteriovenosa

Diálisis peritoneal

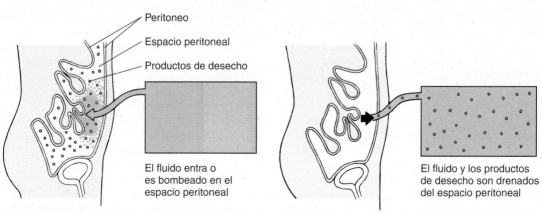

Peritoneo

Espacio peritoneal

Productos de desecho

El fluido entra o es bombeado en el espacio peritoneal

El fluido y los productos de desecho son drenados del espacio peritoneal

por espacio de 10 minutos, se deja permanecer allí entre 60 y 90 minutos y luego se extrae durante 10 a 20 minutos. El tratamiento completo puede necesitar 12 horas. Esta técnica se usa sobre todo para tratar la insuficiencia renal aguda.

La **diálisis peritoneal intermitente automatizada** se puede realizar en casa, eliminando la necesidad de una asistencia de enfermería constante. Un dispositivo con reloj automático bombea el líquido hacia dentro y hacia fuera de la cavidad peritoneal. Por lo general, se coloca el ciclador en el momento de acostarse para que la diálisis se realice durante el sueño. Estas terapias necesitan realizarse 6 o 7 noches por semana.

En la **diálisis peritoneal continua a domicilio,** el líquido se deja en el abdomen durante intervalos muy prolongados. Normalmente, el líquido se saca y se repone cuatro o cinco veces al día, se recoge en bolsas de cloruro de polivinilo que se pueden doblar cuando están vacías, se colocan dentro de una funda y pueden utilizarse para un drenaje subsiguiente sin ser desconectadas del catéter. Generalmente se efectúan tres de estos intercambios de líquido durante el día, a intervalos de 4 horas o más. Cada intercambio precisa entre 30 y 45 minutos. Un tiempo de intercambio más prolongado (de 8 a 12 horas) se lleva a cabo por la noche, durante el sueño.

Otra técnica, la **diálisis peritoneal continua asistida con un ciclador,** utiliza un ciclador automático para realizar intercambios breves por la noche durante el sueño, mientras que los intercambios más extensos se llevan a cabo durante el día, sin el ciclador. Esta técnica minimiza el número de intercambios durante el día, pero impide la movilidad por la noche debido a que el equipo es voluminoso.

Complicaciones

Aunque muchas personas se someten a la diálisis peritoneal durante años sin problemas, a veces se pueden presentar complicaciones. Se puede producir una hemorragia en el punto donde el catéter sale del cuerpo o en el interior del abdomen, o se puede perforar un órgano interno durante la colocación del mismo. El líquido se puede extravasar y salir alrededor del catéter o ir hacia el interior de la pared abdominal. El paso del líquido se puede obstruir por la presencia de coágulos u otros residuos.

Sin embargo, el problema más grave de la diálisis peritoneal es la posibilidad de infección. Ésta puede localizarse en el peritoneo, la piel donde se ubica el catéter o la zona que lo circunda, causando un absceso. La infección por lo general se produce por un error en la técnica de esterilización en algún paso del procedimiento de la diálisis. Habitualmente, los antibióticos pueden eliminarla; de lo contrario, es probable que se deba extraer el catéter hasta que se cure la infección.

Otros problemas pueden asociarse con la diálisis. Es frecuente que haya una baja concentración de albúmina en la sangre (hipoalbuminemia). Las complicaciones raras comprenden la aparición de cicatrices en el peritoneo (esclerosis peritoneal), dando como resultado una obstrucción parcial del intestino delgado, concentraciones por debajo de lo normal de la hormona tiroidea (hipotiroidismo) y ataques epilépticos. También es raro que aparezca un elevado valor de azúcar (glucosa) en la sangre (hiperglucemia), excepto en los pacientes que sufren de diabetes. En aproximadamente el 10 por ciento de los pacientes se producen hernias abdominales e inguinales.

Los pacientes sometidos a diálisis peritoneal pueden ser propensos al estreñimiento, lo que interfiere con la salida del líquido por el catéter. Por consiguiente, es posible que necesiten tomar laxantes o sustancias que ablanden la consistencia de las heces.

Generalmente, la diálisis peritoneal no se efectúa en aquellas personas que tienen infecciones de la pared abdominal, conexiones anormales entre el pecho y el abdomen, un injerto de un vaso sanguíneo recientemente colocado en el interior del abdomen, o una herida abdominal reciente.

CAPÍTULO 124

Nefritis

La nefritis es la inflamación de los riñones.

La inflamación de los riñones generalmente suele ser provocada por una infección, como en la pielonefritis, (• *V. página 652)* o por una reacción inmune anormal que ataca los riñones. Una reacción inmune anómala puede producirse de dos formas: 1) un anticuerpo puede atacar directamente al riñón o a un antígeno (una sustancia que estimula una reacción inmune), adherido a las células renales, o 2) un antígeno y un anticuerpo se pueden

Inflamación de los riñones

Zona afectada	Enfermedad resultante
Vasos sanguíneos	• Vasculitis
Glomérulos	• Síndrome nefrítico agudo • Síndrome nefrítico de progresión rápida • Síndrome nefrótico • Síndrome nefrítico crónico
Tejido tubulointersticial	• Nefritis tubulointersticial aguda • Nefritis tubulointersticial crónica

unir en cualquier otra parte del organismo y luego adherirse a las células del riñón. Los signos que indican nefritis, como la presencia de sangre y proteínas en la orina y una función renal deteriorada, dependen del tipo, la ubicación y la intensidad de la reacción inmune. Sin embargo, numerosas condiciones capaces de lesionar los riñones, pueden producir lesiones, síntomas y consecuencias similares.

Generalmente, la inflamación no afecta a todo el riñón. La enfermedad resultante depende de si la inflamación afecta principalmente a los glomérulos (la primera parte del aparato de filtración del riñón), los túbulos y los tejidos que lo circundan (tejido túbulointersticial) o los vasos sanguíneos del interior de los riñones, causando vasculitis.

Glomerulopatías

Los trastornos del riñón en los que la inflamación afecta principalmente a los glomérulos se denominan glomerulopatías. Aunque las causas son múltiples, todas las glomerulopatías son similares porque los glomérulos siempre responden de un modo similar, independientemente de la causa.

Hay cuatro tipos principales de glomerulopatías. El síndrome nefrítico agudo comienza repentinamente y, por lo general, se resuelve rápidamente. El síndrome nefrítico, rápidamente progresivo, comienza de forma repentina y se agrava con gran rapidez. El síndrome nefrótico conduce a la pérdida de grandes cantidades de proteínas por la orina. El síndrome nefrítico crónico, comienza gradual-

mente y se agrava muy lentamente, a menudo a lo largo de varios años.

Cuando se lesiona el glomérulo, las sustancias del flujo sanguíneo que normalmente no se filtran, como las proteínas, la sangre, los glóbulos blancos y los residuos, pueden entonces pasar a través del mismo y perderse por la orina. En los capilares que alimentan al glomérulo se pueden formar minúsculos coágulos sanguíneos (microtrombos); éstos, junto con otras alteraciones, pueden reducir enormemente el volumen de orina producido. Además, los riñones pueden volverse incapaces de concentrar la orina, excretar el ácido del organismo (• V. página 706) o equilibrar la excreción de sales. (• V. recuadro, página 695) Al principio, el glomérulo puede compensar esta deficiencia parcialmente haciéndose más grande, pero su deterioro creciente provoca el descenso de la producción de orina y la acumulación de productos de desecho en la sangre.

Diagnóstico

El diagnóstico preciso de todas las glomerulopatías se establece mediante la realización de una biopsia de riñón, del que se extrae una pequeña muestra mediante la inserción de una aguja a través de la piel. La muestra se examina al microscopio antes y después de haberla teñido para visualizar el tipo y la ubicación de las reacciones inmunes dentro del riñón.

Un examen de una muestra de orina (análisis de orina) ayuda a establecer el diagnóstico y un simple análisis de sangre indica en qué medida la extensión de las lesiones ha afectado a la función renal. La medición de las concentraciones de anticuerpos en la sangre puede ayudar a determinar la evolución de la enfermedad, si los valores aumentan (el cuadro se está agravando) o si disminuyen (el cuadro está mejorando).

Pronóstico y tratamiento

El curso y el pronóstico de una glomerulopatía son muy variables y dependen de la causa subyacente. Aunque las reacciones inmunes que causan muchas enfermedades renales actualmente son conocidas, en la mayor parte de los casos no hay tratamiento o bien no es específico para ese trastorno inmune. Los médicos tratan de modificar la reacción inmune eliminando el antígeno, el anticuerpo o el complejo creado por la unión de ambos con procedimientos como la plasmaféresis (que elimina las sustancias nocivas de la sangre), (• V. recuadro, página 769) o tratan de suprimir la reacción inmune con fármacos antiinflamatorios e inmunosupresores, como los corticosteroides, la azatioprina y la ciclofosfamida. En algunos casos, los fármacos que evitan la coagulación de la sangre también son beneficiosos. Siempre que sea posible, debe administrarse el tratamiento específico para el trastorno subyacente, por ejemplo, antibióticos en el caso de una infección.

Síndrome nefrítico agudo

El síndrome nefrítico agudo (glomerulonefritis aguda; glomerulonefritis postinfecciosa) es una inflamación de los glomérulos que da como resultado la aparición repentina de sangre en la orina, con grupos de glóbulos rojos adheridos (cilindros) y cantidades variables de proteínas en la orina.

El síndrome nefrítico agudo puede aparecer después de una infección de garganta provocada, por ejemplo, por estreptococos. En tales casos, la enfermedad se denomina glomerulonefritis postestreptocócica. Los glomérulos se dañan por la acumulación de los antígenos de los estreptococos muertos a los que se han adherido los anticuerpos que los han neutralizado. Estas uniones antígeno-anticuerpo (complejos inmunes) recubren las membranas de los glomérulos e interfieren con su capacidad de filtración. En este caso los antibióticos son ineficaces debido a que la nefritis comienza entre 1 y 6 semanas (en promedio 2 semanas) después de la infección y los estreptococos ya están muertos. La glomerulonefritis postestreptocócica es más frecuente en los niños mayores de 3 años y en los adultos jóvenes. Aproximadamente el 5 por ciento de los casos se produce más allá de los 50 años.

El síndrome nefrítico agudo también puede ser provocado por una reacción frente a otras infecciones, como la infección de una parte artificial del cuerpo (prótesis), la endocarditis bacteriana, neumonía, abscesos en los órganos abdominales, varicela, hepatitis infecciosa, sífilis y paludismo. Las tres últimas infecciones pueden más bien causar el síndrome nefrótico que el síndrome nefrítico agudo.

Síntomas y diagnóstico

Aproximadamente la mitad de los que padecen este síndrome no tiene síntomas. Cuando se presentan, lo primero que aparece es la retención de líquidos con hinchazón de los tejidos (edema), un menor volumen de producción de orina y oscurecimiento de ésta por la presencia de sangre. El edema puede manifestarse al inicio como una hinchazón de la cara y de los párpados, luego se hace evidente en las piernas y puede agravarse progresivamente. La hipertensión arterial y la hinchazón del cerebro producen dolores de cabeza, molestias de la visión y trastornos aún más importantes de la función cerebral. Un análisis complementario de la orina muestra cantidades variables de proteínas y con frecuencia la concentración de urea y de creatinina, dos productos de desecho, está aumentada en la sangre.

Los médicos investigan la posibilidad de una glomerulonefritis postestreptocócica en los sujetos que desarrollan los síntomas antes mencionados, los resultados de cuyas pruebas complementarias indican una disfunción renal tras una inflamación de garganta, infección cutánea (impétigo), o, con mayor razón, cuando un cultivo es positivo para estreptococos. Los títulos de anticuerpos en sangre contra los estreptococos pueden estar más elevados de lo normal. El síndrome nefrótico se produce en aproximadamente el 30 por ciento de estas personas. En raras ocasiones, la producción de orina se interrumpe por completo apenas se desarrolla la glomerulonefritis estreptocócica, el volumen de sangre aumenta bruscamente y se eleva la concentración de potasio en la sangre. Puede sobrevenir la muerte a menos que se inicie la diálisis rápidamente.

El síndrome nefrítico agudo que sigue a una infección por microorganismos distintos de los estreptococos es, generalmente, más fácil de diagnosticar porque sus síntomas comienzan, con frecuencia, mientras la infección es aún obvia.

Pronóstico y tratamiento

Los que sufren de síndrome nefrítico agudo, por lo general se recuperan por completo. Sin embargo, si los exámenes complementarios muestran grandes cantidades de proteínas en la orina o una rápida disminución de la función renal, es posible que se desarrolle una insuficiencia renal y que las lesiones sean permanentes. En el uno por ciento de los niños y en el 10 por ciento de los adultos, el síndrome nefrítico agudo evoluciona hacia el síndrome nefrítico rápidamente progresivo. En aproximadamente el 85 al 95 por ciento de los niños la función renal vuelve a la normalidad, pero tienen un mayor riesgo de desarrollar hipertensión arterial posteriormente, a lo largo de su vida. Aproximadamente el 40 por ciento de los adultos no se recupera por completo y continuará teniendo alteraciones de la función renal.

En la mayoría de los casos no existe un tratamiento eficaz. Los fármacos que inhiben el sistema inmune (fármacos inmunosupresores) y los corticosteroides no son eficaces; los corticosteroides pueden incluso agravar la enfermedad. Si cuando se descubre el síndrome nefrítico agudo se encuentra aún presente una infección bacteriana, se inicia una terapia con antibióticos. Si se presenta como resultado de la infección de una parte artificial del cuerpo, como una válvula cardíaca, el pronóstico es bueno, siempre y cuando la infección pueda ser erradicada. Su erradicación requiere a menudo la extracción y la sustitución de la prótesis artificial, además de la administración de antibióticos.

Puede ser necesario seguir una dieta baja en proteínas y sal hasta que se restablezca la función renal. Se pueden suministrar diuréticos para ayudar a los riñones a excretar el exceso de sal y agua. La hipertensión arterial probablemente deba ser tratada con fármacos. Los sujetos que desarrollan insuficiencia renal grave pueden necesitar diálisis.

Síndrome nefrítico rápidamente progresivo

El síndrome nefrítico rápidamente progresivo (glomerulonefritis rápidamente progresiva) es un trastorno poco frecuente en el que los glomérulos, en su mayor parte, están parcialmente destruidos, provocando insuficiencia renal grave con presencia de proteínas, sangre y agrupamientos de glóbulos rojos (cilindros) en la orina.

El síndrome nefrítico rápidamente progresivo forma parte de un trastorno que afecta a otros órganos, además de los riñones, en aproximadamente el 40 por ciento de los casos. En el 60 por ciento de los casos en que se afectan los riñones, aproximadamente un tercio parece ser causado por anticuerpos que atacan a los glomérulos; de éste, cerca de la mitad se debe a causas desconocidas y el resto está provocado por el depósito, en los riñones, de anticuerpos y antígenos que se han formado en otra parte del cuerpo (enfermedad por complejos inmunes).

Se desconoce la causa por la cual el organismo produce anticuerpos contra sus propios glomérulos. La producción de estos anticuerpos perjudiciales puede estar relacionada con infecciones víricas o con trastornos autoinmunes como el lupus eritematoso sistémico. En algunos sujetos que desarrollan anticuerpos contra sus glomérulos, los anticuerpos también reaccionan contra los alvéolos pulmonares, produciendo el síndrome de Goodpasture, (• *V. página 196)* un proceso en el que se afectan los pulmones y los riñones. Los hidrocarburos, tales como el etilenglicol, el tetracloruro de carbono, el cloroformo y el tolueno, pueden lesionar los glomérulos, pero en cambio no provocan una reacción inmune ni la producción de anticuerpos.

Síntomas y diagnóstico

La debilidad, el cansancio y la fiebre son los síntomas iniciales más evidentes. Las náuseas, la pérdida del apetito, los vómitos, el dolor articular y el dolor abdominal también son frecuentes. Aproximadamente en el 50 por ciento de los casos, un mes antes de aparecer los signos de insuficiencia renal se ha tenido una enfermedad de tipo gripal. Estas personas tienen hinchazón (edema) provocada por la retención de líquidos y, generalmente, producen muy poca orina.

La hipertensión arterial es poco frecuente y casi nunca es grave cuando se manifiesta. Si están afectados los pulmones (síndrome de Goodpasture), es frecuente toser y escupir con sangre y presentar dificultad para respirar.

Con frecuencia se ve sangre en la orina y también es posible encontrar grupos de glóbulos rojos en un examen microscópico de la misma. Los análisis de sangre detectan anemia, a veces grave, y generalmente también un número anormalmente elevado de glóbulos blancos. Los análisis de sangre para evaluar la función renal detectan la acumulación de productos tóxicos de desecho.

Al principio, la ecografía o las radiografías pueden evidenciar un aumento del tamaño de los riñones, pero luego se van reduciendo gradualmente. A menudo, se extrae una muestra de tejido renal con una aguja y se envía al laboratorio para su examen al microscopio (biopsia) con el fin de confirmar el diagnóstico y asegurarse de que la persona no sufre otra afección que podría ser tratada eficazmente.

Pronóstico

El pronóstico se realiza teniendo en cuenta la gravedad de los síntomas, que son muy variables. Debido a que los síntomas iniciales son sutiles, muchas personas que sufren esta enfermedad no se dan cuenta que están enfermas y no van al médico hasta que la insuficiencia renal se agrava. Los sujetos que desarrollan insuficiencia renal mueren en el curso de pocas semanas a menos que sean sometidas a diálisis.

El pronóstico también depende de la causa y de la edad de la persona afectada. Cuando la causa es una enfermedad autoinmune, en la que el organismo produce anticuerpos contra sus propias células, el tratamiento, por lo general, mejora la situación. Cuando la causa es desconocida o la persona es de edad avanzada, el pronóstico es grave. Generalmente, los casos no tratados desarrollan insuficiencia renal en el término de dos años.

Tratamiento

Cuando los médicos sospechan un síndrome nefrítico rápidamente progresivo, se lleva a cabo una biopsia renal lo más pronto posible, de modo que se pueda confirmar el diagnóstico, establecer el pronóstico y plantear el tratamiento. También se efectúan análisis de sangre para la detección de anticuerpos y pruebas para la detección de infecciones.

Cuando los resultados de la biopsia muestran una enfermedad grave de los glomérulos, se inicia inmediatamente un tratamiento con fármacos para obtener la máxima eficacia. Por norma general, se administran corticosteroides por vía endovenosa a dosis elevadas durante una semana aproximadamente y, luego, por vía oral. Se puede suministrar también ciclofosfamida o azatioprina, fármacos que inhiben el sistema inmune. Además, puede efectuarse también una plasmaféresis, procedimiento en el que se retira sangre del cuerpo, se filtra a través de un aparato que extrae los anticuerpos y luego se devuelve al cuerpo.

Si la enfermedad ha evolucionado a una etapa más avanzada, la diálisis puede ser el único tratamiento útil. La alternativa es el trasplante de riñón, aunque la enfermedad original puede afectar al riñón tras plantado.

Síndrome nefrótico

El síndrome nefrótico es un síndrome (un grupo de síntomas) causado por muchas enfermedades que afectan a los riñones, dando como resultado una pérdida importante y prolongada de proteínas por la orina, valores sanguíneos de proteínas disminuidos (especialmente la albúmina), retención excesiva de sal y agua y valores aumentados de grasas (lípidos) en la sangre.

El síndrome nefrótico puede manifestarse a cualquier edad. En los niños, es más frecuente entre los 18 meses y los 4 años de edad, siendo los niños más afectados que las niñas. En las personas de edad avanzada, ambos sexos se ven afectados por igual.

Causas

El síndrome nefrótico puede estar causado por cualquiera de las glomerulopatías o por una amplia gama de enfermedades. Ciertas drogas que son tóxicas para los riñones pueden también causar el síndrome nefrótico, como es el caso del uso de heroína por vía endovenosa. El síndrome puede estar asociado a una cierta sensibilidad de la persona para desarrollarlo. Algunos tipos del síndrome son hereditarios.

El síndrome nefrótico que está asociado al virus de la inmunodeficiencia humana (VIH) se produce principalmente en personas de etnia negra que padecen la infección. El síndrome evoluciona a una insuficiencia renal completa en 3 o 4 meses.

Qué puede causar el síndrome nefrótico

Enfermedades
- Amiloidosis
- Cáncer
- Diabetes
- Glomerulopatías
- Infección por virus de inmunodeficiencia humana (HIV)
- Leucemias
- Linfomas
- Gammapatía monoclonal
- Mieloma múltiple
- Lupus eritematoso sistémico

Fármacos
- Analgésicos con características semejantes a las de la aspirina
- Oro
- Heroína suministrada por vía
- endovenosa
- Penicilamina

Alergias
- Picaduras de insectos
- Veneno del roble
- Zumaque venenoso
- Luz solar

Síntomas

Los síntomas iniciales incluyen falta de apetito, sensación de malestar generalizado, edema de los párpados, dolor abdominal, pérdida de masa muscular, hinchazón de los tejidos por el exceso de sal y la retención de líquido y orina espumosa. El abdomen puede estar aumentado de volumen por la gran acumulación de líquido, mientras que el líquido acumulado en el espacio que circunda los pulmones (derrame pleural) puede producir asfixia. Otros síntomas son la tumefacción de las rodillas y, en los varones, del escroto. Con frecuencia, el líquido que causa la inflamación de los tejidos se desplaza por el cuerpo, acumulándose en los párpados, visible al levantarse por la mañana, y en los tobillos al cabo del día. La pérdida de masa muscular puede estar enmascarada por la hinchazón.

En los niños se puede presentar un descenso de la presión arterial cuando se ponen de pie y, en general, hipotensión arterial, que puede conducir al shock. Los adultos pueden tener una presión baja, normal o hipertensión arterial. La producción de orina puede disminuir y se puede desarrollar insuficiencia renal a causa del bajo volumen de sangre y del escaso suministro de sangre al riñón.

Ocasionalmente, se produce de forma repentina insuficiencia renal con una baja producción de orina. Cuando la persona visita por primera vez al médico, las concentraciones de proteínas en la orina son, por lo general, elevadas.

Las deficiencias nutricionales pueden ser el resultado de la pérdida de nutrientes, como la glucosa, en la orina. Se puede retrasar el crecimiento y se puede perder el calcio de los huesos. El cabello y las uñas pueden volverse frágiles y puede haber caída del cabello. Por razones desconocidas, pueden aparecer líneas blancas horizontales en la base de las uñas.

El revestimiento abdominal (peritoneo) puede inflamarse (peritonitis). Son frecuentes las infecciones oportunistas (infecciones causadas por bacterias normalmente inofensivas). Se piensa que la alta incidencia de infección se debe al hecho de que los anticuerpos que normalmente las combaten se pierden por la orina o no se producen en cantidades normales. La coagulación sanguínea se altera, incrementando significativamente el riesgo de coagulación en el interior de los vasos sanguíneos (trombosis), especialmente dentro de la vena principal del riñón. Por el contrario, puede suceder que la sangre no se coagule, lo que generalmente conduce a presentar sangrados excesivos. La hipertensión arterial con complicaciones que afectan al corazón y al cerebro es más probable que se produzca en las personas que sufren de diabetes y en las que padecen una enfermedad del tejido conectivo. (• V. página 235)

Diagnóstico

El diagnóstico de síndrome nefrótico se basa en los síntomas y en los exámenes complementarios. Los análisis de orina detectan concentraciones elevadas de proteínas con agrupaciones de células (cilindros). La concentración de albúmina en la sangre es baja, debido a que esta proteína vital se pierde por la orina y su síntesis es insuficiente. Los valores de sodio en la orina son bajos y los del potasio son altos.

Las concentraciones de lípidos (grasas) en la sangre son elevadas, a veces hasta 10 veces por encima de lo normal o incluso más. Las concentraciones de lípidos en la orina son también elevadas. Puede haber anemia. Los factores de coagulación sanguíneos pueden estar elevados o bajos.

El médico investiga las posibles causas del síndrome nefrótico, incluyendo los fármacos. Los análisis de orina y de sangre pueden revelar un trastorno subyacente. Si la persona pierde peso o es de edad avanzada, debe buscarse un cáncer. Una biopsia de riñón es especialmente útil para la clasificación del tipo de lesiones.

Pronóstico

El pronóstico varía dependiendo de la etiología del síndrome nefrótico, de la edad y del tipo de lesión renal que se haya observado en el examen al microscopio del tejido obtenido por biopsia. Los síntomas pueden llegar a desaparecer por completo cuando el síndrome nefrótico es debido a un trastorno que se puede tratar, como una infección, un cáncer, o por fármacos. Esta situación se da en alrededor de la mitad de los casos que se presentan en los niños, pero con menor frecuencia en los adultos. El pronóstico es generalmente bueno si el trastorno subyacente responde a los corticosteroides. Cuando el síndrome ha sido causado por la infección por el VIH, por lo general no se detiene. Los niños nacidos con síndrome nefrótico casi nunca sobreviven más allá del primer año, aunque unos pocos han sobrevivido gracias a la diálisis o al trasplante de riñón.

El síndrome nefrótico tiene el mejor pronóstico cuando está causado por un tipo leve de glomerulonefritis, la **enfermedad de cambios mínimos.** El 90 por ciento de los niños y muchos adultos responden al tratamiento. La enfermedad raras veces evoluciona a insuficiencia renal, aunque es probable que recidive. Sin embargo, después de haber pasado un año sin que se produzcan síntomas, es poco probable que haya una recidiva.

La **glomerulonefritis membranosa,** el tipo más grave de glomerulonefritis que provoca el síndrome nefrótico, afecta principalmente a los adultos y evoluciona lentamente a insuficiencia renal en el 50 por ciento de los mayores de 15 años. El 50 por ciento restante está libre de la enfermedad o tiene una presencia persistente de proteínas en la orina, pero con un funcionamiento renal normal. En la mayoría de los niños que sufren de glomerulonefritis membranosa, las proteínas en la orina desaparecen espontáneamente en el término de los 5 años posteriores al diagnóstico de la enfermedad.

Otros dos tipos, el **síndrome nefrótico familiar** y la **glomerulonefritis membranoproliferativa,** responden escasamente al tratamiento y su pronóstico es menos optimista. Más de la mitad de los sujetos que tienen el tipo familiar desarrollan insuficiencia renal antes de 10 años. En el 20 por ciento, el pronóstico es incluso peor: la insuficiencia renal grave aparece antes de dos años. La enfermedad avanza más rápidamente en los adultos que en los niños. En el caso de la glomerulonefritis membranoproliferativa el 50% de las personas evolucionan hacia la insuficiencia renal en los primeros 10 años; la enfermedad desaparece en menos del 5 por ciento de los casos. Otro tipo, la **glomerulonefritis proliferativa**

mesangial, prácticamente jamás responde a los corticosteroides.

Cuando el síndrome nefrótico es provocado por el lupus eritematoso sistémico, una amiloidosis o la diabetes, el tratamiento es principalmente sintomático más que curativo. Aunque los tratamientos más recientes del lupus eritematoso sistémico reducen los síntomas y estabilizan o corrigen los resultados anormales de las pruebas, en la mayoría de los casos se produce una insuficiencia renal progresiva. En el síndrome nefrótico de la diabetes, la insuficiencia renal grave generalmente se desarrolla en 3 a 5 años.

En los casos de síndrome nefrótico provocado por una infección, una alergia o el uso de heroína por vía endovenosa, el pronóstico varía en función de la rapidez y la eficacia con que se trata el trastorno subyacente.

Tratamiento

El tratamiento debe estar dirigido contra la causa subyacente. El tratamiento de una infección que causa el síndrome nefrótico puede curar éste. Cuando el síndrome está provocado por una enfermedad curable, como la enfermedad de Hodgkin u otra clase de cáncer, el tratamiento de la misma puede eliminar los síntomas renales. Si un adicto a la heroína que sufre de síndrome nefrótico deja de usar la droga en las etapas iniciales de la enfermedad, los síntomas pueden desaparecer. Los sujetos sensibles a la luz solar, al veneno de roble, al zumaque venenoso o a las picaduras de insectos deben evitar estos irritantes. Las inyecciones alérgicas (• *V. página 855*) (desensibilización) pueden revertir el síndrome nefrótico asociado con los tres últimos alergenos. Si los responsables del síndrome son los fármacos, su interrupción puede eliminar los problemas renales.

Si no se puede encontrar la causa, se administran corticosteroides y fármacos, como la ciclofosfamida, que inhiben el sistema inmune. Sin embargo, estos fármacos causan problemas a los niños porque pueden retardar el crecimiento y suprimir el desarrollo sexual.

La terapia general comprende una dieta que contenga cantidades normales de proteínas y de potasio pero que sea baja en grasas saturadas y sodio. Ingerir demasiadas proteínas eleva los valores de proteínas en la orina. Los inhibidores de la enzima conversora de la angiotensina, como el enalapril, el captopril y el lisinopril, por lo general hacen decrecer la excreción de proteínas en la orina y las concentraciones de lípidos en la sangre. Sin embargo, estos fármacos pueden incrementar la concentración de potasio en la sangre, en los pacientes que padecen una disfunción renal entre moderada y grave.

Cuando se acumula líquido en el abdomen, realizar pequeñas comidas con frecuencia puede ayudar a reducir los síntomas. La hipertensión arterial se trata generalmente con diuréticos. Los diuréticos pueden también disminuir la retención de líquidos y el encharcamiento de los tejidos, pero pueden incrementar el riesgo de que se formen coágulos de sangre. Los anticoagulantes pueden ayudar a controlar la formación de coágulos. Las infecciones pueden ser potencialmente mortales y deben tratarse inmediatamente.

Síndrome nefrítico crónico

El síndrome nefrítico crónico (glomerulonefritis crónica, enfermedad glomerular lentamente progresiva) es un trastorno que ocurre en el curso de varias enfermedades en las cuales se lesionan los glomérulos y la función renal se deteriora al cabo de años.

La causa es desconocida. En alrededor del 50 por ciento de los casos con síndrome nefrítico crónico hay evidencias de una glomerulopatía subyacente, aunque no exista sintomatología previa.

Síntomas y diagnóstico

Como el síndrome no provoca síntomas durante años, en la mayoría de los casos pasa inadvertido. Se desarrolla gradualmente, de tal modo que el médico no es capaz de decir exactamente cuándo comenzó. Puede descubrirse durante un examen médico rutinario de una persona sin problemas de salud, que posee un funcionamiento renal normal y que no tiene ningún indicio de problemas, con excepción de la presencia de proteínas y posiblemente de glóbulos rojos en la orina.

En otros casos, una persona puede tener insuficiencia renal con náuseas, vómitos, dificultad para respirar, picor o cansancio. Puede haber retención de líquidos (edema) y es frecuente la hipertensión arterial.

Dado que los síntomas de muchas enfermedades renales son idénticos, una biopsia de riñón es el método más fiable para poder distinguirlas en las primeras etapas. Casi nunca se lleva a cabo una biopsia en los estadios avanzados, cuando los riñones están atrofiados y endurecidos, debido a que la posibilidad de obtener información específica sobre la causa es mínima.

Pronóstico y tratamiento

Aunque se han intentado muchas formas de terapia, ninguna de ellas ha impedido que la enfermedad progrese. Se piensa que puede ser útil disminuir la presión arterial por medio de fármacos y restringir el consumo de sodio. La restricción de la ingestión de proteínas es modestamente útil para disminuir la velocidad de deterioro del riñón. La insuficiencia renal debe ser tratada con diálisis o trasplante de riñón.

Nefritis tubulointersticial

La nefritis tubulointersticial puede ser aguda o crónica. Puede ser causada por varias enfermedades, fármacos o ciertas condiciones que lesionan los riñones.

Nefritis tubulointersticial aguda

La nefritis tubulointersticial aguda es una insuficiencia renal que comienza bruscamente y que está provocada por lesiones de los túbulos del riñón y de los tejidos que los rodean.

La causa más frecuente de nefritis tubulointersticial aguda es un fármaco, al cual el sujeto es alérgico, o bien le provoca una intoxicación directa (una reacción tóxica), que puede ser provocada por fármacos como la anfotericina B y los aminoglucósidos. Una reacción alérgica puede ser desencadenada por fármacos como la penicilina, las sulfonamidas, los diuréticos y los fármacos antiinflamatorios no esteroideos, incluyendo la aspirina.

Otras causas incluyen una infección bacteriana de los riñones (pielonefritis), ciertas formas de cáncer como la leucemia y el linfoma, y las enfermedades hereditarias.

Los síntomas son muy variables. Algunas personas desarrollan los síntomas de una infección de las vías urinarias: fiebre, micción dolorosa, pus en la orina y dolor en la parte baja de la espalda (zona lumbar) o en el costado. Otras tienen pocos síntomas, pero los exámenes complementarios detectan señales de insuficiencia renal. El volumen de orina producido puede ser normal o inferior al habitual.

La orina puede ser casi normal, con sólo indicios de proteínas o de pus, pero, con frecuencia, las alteraciones son muy llamativas. La orina puede contener proteínas con valores lo suficientemente altos como para ser propios de un síndrome nefrótico, sangre evidente a simple vista o al microscopio, o pus que contiene eosinófilos, un tipo de células sanguíneas blancas. Los eosinófilos pocas veces aparecen en la orina, pero cuando lo hacen, esta persona, casi con total seguridad, tendrá una nefritis tubulointersticial aguda causada por una reacción alérgica.

Cuando la causa es una reacción alérgica, los riñones están generalmente agrandados debido a la inflamación provocada por la alergia. El intervalo entre la exposición al alergeno que ha causado la reacción y el desarrollo de las alteraciones renales varía entre 5 días y 5 semanas. Otros síntomas de una reacción alérgica son la fiebre, una erupción cutánea y un creciente número de eosinófilos en la sangre.

Una biopsia de riñón es el único medio definitivo para diagnosticar este trastorno.

Algunas personas deben ser tratadas por la insuficiencia renal aguda. (• *V. página 622*) La función renal generalmente se restablece una vez que se interrumpe el fármaco perjudicial, aunque es frecuente que se desarrollen algunas cicatrices en el riñón.

En algunos casos, el daño producido es irreversible. La terapia con corticosteroides puede acelerar la recuperación de la función renal cuando el trastorno ha sido causado por una reacción alérgica.

Nefritis tubulointersticial crónica

La nefritis tubulointersticial crónica es cualquier enfermedad renal crónica en la que las lesiones de los túbulos o del tejido circundante son más llamativas que las de los glomérulos o de los vasos sanguíneos.

Este tipo de trastorno es el responsable de alrededor de un tercio de todos los casos de insuficiencia renal crónica. Aproximadamente el 20 por ciento de los casos de nefritis tubulointersticial crónica son el resultado de la ingestión prolongada de un fármaco o un tóxico. El 80 por ciento restante puede acompañar a diversas enfermedades.

Ciertos síntomas son comunes a todos los tipos de nefritis tubulointersticial crónica. Por lo general, la hinchazón o tumefacción visible de los tejidos (edema), resultado de la retención de líquido, no está presente. En la orina se pierden pocas proteínas y es poco frecuente la presencia de sangre en la misma. La presión arterial es normal o sólo ligeramente superior a la normal en las primeras etapas de la enfermedad. Si en la orina aparece una gran cantidad de proteínas o de sangre, por lo general es señal de que la enfermedad glomerular se encuentra también presente. Cuando los túbulos renales no están funcionando normalmente, los síntomas son similares a los de la nefritis tubulointersticial aguda. En algunos tipos de nefritis tubulointersticial crónica se forman cálculos renales.

Trastornos de los vasos sanguíneos renales

El suministro de sangre a los riñones es vital para su correcto funcionamiento. Cualquier interrupción o reducción del aporte sanguíneo puede causar problemas, como por ejemplo una lesión renal, una disfunción renal y una presión arterial más alta (hipertensión arterial).

Infarto del riñón

Un infarto renal es la muerte de una zona de tejido renal causada por la obstrucción de la arteria renal, la arteria principal que lleva la sangre al riñón.

La obstrucción de la arteria renal es rara y, cuando se produce, habitualmente se debe a que una partícula que estaba flotando en el flujo sanguíneo (émbolo) se aloja en la arteria. El émbolo puede originarse a partir de un coágulo sanguíneo (trombo) en el corazón o por la rotura de un depósito de colesterol (ateroma) de la aorta. Por otra parte, el infarto puede ser consecuencia de la formación de un coágulo sanguíneo (trombosis aguda) en la misma arteria renal, provocado por una lesión de la arteria debido a cirugía, a una angiografía o a una angioplastia. (• *V. página 127)* El coágulo puede también ser el resultado de una arteriosclerosis grave, arteritis (inflamación de las arterias), drepanocitosis o la rotura de un aneurisma de la arteria renal (una protuberancia en la pared de la arteria). Un desgarro del revestimiento (disección aguda) de la arteria renal hace que el flujo de sangre en la arteria se obstruya o que la arteria se rompa. Las causas subyacentes del infarto incluyen arteriosclerosis y fibrodisplasia (desarrollo anómalo de tejido fibroso en la pared de una arteria).

El infarto renal puede ser producido por varias circunstancias: ocasionalmente de modo terapéutico (infarto terapéutico) para tratar tumores del riñón, por una pérdida masiva de proteínas por la orina (proteinuria) o por una hemorragia incontrolable del riñón. El flujo de sangre al riñón se obstruye introduciendo un catéter dentro de la arteria que alimenta el riñón.

Síntomas y diagnóstico

Las pequeñas obstrucciones de la arteria renal a menudo no producen ningún síntoma. Sin embargo, pueden causar un dolor constante y agudo en la zona lumbar (dolor en el costado) sobre el lado afectado. Pueden producirse fiebre, náuseas y vómitos. La obstrucción parcial de la arteria puede conllevar el desarrollo de hipertensión arterial.

La obstrucción total de ambas arterias renales, o de una sola en las personas que sólo tienen un riñón, detiene completamente la producción de orina e interrumpe el funcionamiento de los riñones (insuficiencia renal aguda).

Los análisis de sangre, por lo general, muestran un número anormalmente elevado de glóbulos blancos. En la orina se encuentran presentes proteínas y cantidades microscópicas de sangre. Pocas veces puede haber una cantidad de sangre suficiente como para que sea visible a simple vista.

Es necesario efectuar pruebas de imagen del riñón para realizar el diagnóstico, porque ninguno de los síntomas o de los exámenes complementarios identifican específicamente un infarto renal. Durante las dos primeras semanas que siguen a un infarto extenso, la función del riñón afectado es escasa. Una urografía endovenosa o las imágenes con isótopos radiactivos (• *V. página 638)* pueden mostrar el escaso funcionamiento, dado que el riñón no puede excretar las cantidades normales de

---

Trastornos de los vasos sanguíneos que afectan los riñones

• Inflamación de los vasos sanguíneos (vasculitis), que puede interferir con el suministro de sangre.

• Obstrucción de la arteria renal, produciendo la muerte de tejidos de una parte de los riñones, alimentados por dicho vaso (infarto renal).

• Obstrucción de los pequeños vasos sanguíneos (renales) por menudas partículas de materia grasa desprendidas de las paredes de un vaso sanguíneo externo al riñón (enfermedad renal ateroembólica).

• Lesión de todo o una parte del estrato externo (corteza) de uno o ambos riñones (necrosis cortical).

• Lesiones de los pequeños vasos sanguíneos de los riñones causadas por hipertensión arterial (nefrosclerosis).

• Obstrucción de la vena renal (trombosis de la vena renal).

Irrigación de sangre al riñón

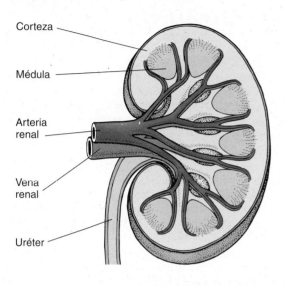

Corteza

Médula

Arteria
renal

Vena
renal

Uréter

Nefrón

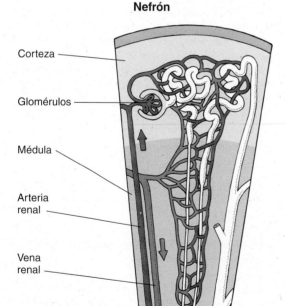

Corteza

Glomérulos

Médula

Arteria
renal

Vena
renal

Tubo
colector

sustancia radiopaca (que es visible en las radiografías) o de indicadores radiactivos utilizados en estas pruebas.

Sin embargo, teniendo en cuenta que el escaso funcionamiento renal puede también ser provocado por otras afecciones además del infarto, una

ecografía o una urografía retrógrada (• *V. página 620*) pueden ser necesarias para diferenciar entre las distintas causas. El mejor modo de confirmar el diagnóstico y obtener una imagen clara del problema es efectuando una arteriografía renal, en la que se inyecta una sustancia radiopaca dentro de la arteria renal.

Sin embargo, la arteriografía se lleva a cabo solamente cuando el médico tiene previsto intentar desobstruir la arteria. La eficiencia con la que se restablece la función renal se puede evaluar mediante una urografía endovenosa o con una gammagrafía con isótopos radiactivos repetidas a intervalos de un mes.

Tratamiento

El tratamiento habitual consiste en la administración de anticoagulantes con el fin de prevenir la formación de coágulos adicionales que van a obstruir la arteria renal. Los fármacos que disuelven coágulos (trombolíticos) son de introducción más reciente y pueden ser más eficaces que otros tratamientos. Los fármacos mejoran la función renal sólo cuando la arteria no está completamente obstruida o cuando los coágulos se pueden disolver en el plazo de 1½ a 3 horas, tiempo durante el cual el tejido renal puede aguantar la pérdida de su aporte sanguíneo.

Para eliminar la obstrucción, el médico puede hacer pasar un catéter con un globo en el extremo, desde la arteria femoral en la ingle hasta la arteria renal. Luego se infla el globo para forzar la abertura de la zona obstruida. Este procedimiento se denomina angioplastia transluminal percutánea.

El tratamiento óptimo del infarto renal es incierto, pero en general se prefiere el tratamiento farmacológico. Aunque la cirugía corrige la obstrucción de los vasos sanguíneos, implica mayores riesgos, complicaciones y hasta la muerte, y la función renal no mejora más que cuando son utilizados los anticoagulantes o los fármacos trombolíticos solos. La cirugía es el tratamiento preferido únicamente en el marco de una rápida intervención (en el término de 2 a 3 horas), para eliminar un coágulo sanguíneo en la arteria renal, provocado por una herida (trombosis traumática de la arteria renal).

Aunque la función renal puede mejorar con el tratamiento, por lo general no llega a recuperarse por completo.

Enfermedad ateroembólica del riñón

La enfermedad ateroembólica del riñón es un proceso en el que numerosas partículas (émbolos) de

*materias grasas (ateromas) obstruyen las peque-
ñas arterias renales, provocando una insuficiencia
de la función de los riñones.*

Las partículas de materias grasas alojadas en la pared de un vaso sanguíneo se desprenden, desplazándose por las pequeñas arterias renales y obstruyendo el suministro de sangre a los riñones. Esta situación puede producirse espontáneamente o como una complicación de la cirugía o de los procedimientos que afecten a la aorta, como una angiografía, prueba durante la cual, de forma involuntaria, se puede provocar el desprendimiento de trozos de la materia grasa que reviste la aorta. La enfermedad ateroembólica del riñón se produce con mayor frecuencia en las personas de edad avanzada y el riesgo aumenta con la edad.

Síntomas

Por lo general, la enfermedad ateroembólica provoca poco a poco una insuficiencia de los riñones que no presenta síntomas hasta que la insuficiencia es avanzada. Si la obstrucción es el resultado de un procedimiento sobre la aorta, el momento en el que la obstrucción se produce es obvio y los riñones, con frecuencia, fallan repentinamente. En una insuficiencia renal completa, aparece una amplia variedad de síntomas, comenzando por cansancio y una sensación de enfermedad generalizada (malestar). Los síntomas no son causados específicamente por la enfermedad ateroembólica renal, sino secundarios a la insuficiencia renal; incluyen trastornos de los músculos, los nervios, el corazón, el aparato digestivo y la piel.

Generalmente los émbolos no están limitados a las arterias renales. Frecuentemente obstruyen los vasos sanguíneos de otros órganos, como el páncreas y el intestino; los síntomas más frecuentes son dolor abdominal, heces sanguinolentas y diarrea. Cuando los émbolos se desplazan a las extremidades, pueden provocar una coloración algo purpúrea de la piel, nódulos musculares dolorosos e incluso gangrena. Los émbolos que se desplazan a un ojo pueden causar ceguera repentina.

Diagnóstico y tratamiento

La insuficiencia renal se diagnostica fácilmente con análisis de sangre. La enfermedad ateroembólica renal se diagnostica con una biopsia de riñón: el examen de una muestra de tejido obtenida a través de una aguja detecta partículas microscópicas de grasa que obstruyen las pequeñas arterias.

Los únicos tratamientos posibles para la insuficiencia renal avanzada causada por la enfermedad ateroembólica renal son la diálisis renal *(• V. página 625)* y el trasplante. *(• V. página 862)*

Necrosis cortical

La necrosis cortical renal es una rara forma de muerte del tejido renal que afecta a una parte o a la totalidad de la zona más externa de los riñones (corteza), pero no a la interna (médula).

La necrosis cortical es el resultado de una obstrucción de las pequeñas arterias que van a la corteza renal, causada por muchas circunstancias.

La necrosis cortical puede producirse a cualquier edad. Alrededor del 10 por ciento de los casos se produce en la primera infancia y en la niñez. Más de la mitad de los recién nacidos con esta afección tiene partos complicados por el desprendimiento brusco de la placenta *(abruptio placentae)*; la segunda causa más frecuente es una infección bacteriana en la circulación sanguínea (sepsis bacteriana). En los niños, la necrosis cortical puede aparecer tras una infección, una deshidratación, shock o el síndrome hemolítico-urémico. En los adultos, la sepsis bacteriana causa una tercio de todos los casos de necrosis cortical. Aproximadamente el 50 por ciento de los casos informados se produce en las mujeres que tienen complicaciones durante el embarazo, como puede ser el desprendimiento brusco de la placenta, la posición anómala de la placenta (placenta previa), una hemorragia uterina, infecciones inmediatamente posteriores al parto (sepsis puerperal), la obstrucción de una arteria (embolia) por líquido amniótico, la muerte del feto dentro del útero y la preeclampsia (hipertensión arterial con presencia de proteínas en la orina o retención de líquido durante el embarazo).

Otras causas incluyen rechazo de un riñón trasplantado, quemaduras, inflamación del páncreas (pancreatitis), lesiones, mordedura de víbora e intoxicaciones (por ejemplo, por fósforo o arsénico).

Síntomas

La necrosis cortical renal puede asemejarse a otros tipos de insuficiencia renal. Sin embargo, los médicos sospechan necrosis cortical cuando la producción de la orina disminuye brusca y radicalmente sin que haya evidencia de una obstrucción en los uréteres o en la vejiga y que además se encuentre sangre en la orina de un paciente con una enfermedad que puede provocar necrosis cortical. Con frecuencia hay fiebre. Es frecuente hallar una ligera hipertensión arterial o incluso una hipotensión.

La poca cantidad de orina producida contiene proteínas y muchos glóbulos rojos, junto con glóbulos blancos y cilindros (aglomeraciones de glóbulos rojos y blancos junto con otros residuos). Las concentraciones de algunas enzimas, que pueden medirse en una muestra de sangre, son anormalmente elevadas en los primeros estadios de la enfermedad.

Diagnóstico y tratamiento

Por lo general, el diagnóstico puede establecerse mediante ecografía o por medio de la tomografía computadorizada (TC). Se puede efectuar una biopsia de riñón o una arteriografía, pero en la mayor parte de los casos no es necesario. Los depósitos de calcio que se observan en las radiografías sugieren necrosis cortical renal, pero éstos se desarrollan tardíamente en el curso de la enfermedad como resultado de la curación y se encuentran solamente en un 20 a un 50 por ciento de las personas.

El tratamiento a menudo es complicado porque hay que tratar la enfermedad subyacente. La insuficiencia renal requiere diálisis. En algunos casos, la función renal se recupera lo suficientemente como para interrumpir la diálisis al cabo de varios meses. Aproximadamente entre el 20 y el 40 por ciento recuperan parcialmente la función renal. Sin embargo, por lo general, el trasplante de riñón o la diálisis durante toda la vida son las únicas soluciones.

Nefroangiosclerosis maligna

La nefroangiosclerosis maligna es una afección asociada con la hipertensión arterial (hipertensión maligna) en la cual las arterias más pequeñas (arteriolas) de los riñones se lesionan y aparece una insuficiencia renal que progresa rápidamente.

La nefrosclerosis con hipertensión maligna es más frecuente en los varones de 40 a 60 años y en las mujeres de 30 a 40 años. Así mismo, es más frecuente entre las personas de etnia negra que entre las de etnia blanca y es poco frecuente entre las personas que sufren de hipertensión arterial.

La arteriosclerosis de las arterias renales (nefrosclerosis benigna) acompaña frecuentemente el envejecimiento y se asocia al desarrollo de hipertensión arterial. La nefroangiosclerosis maligna es una afección mucho más grave que cursa junto con hipertensión maligna. La hipertensión maligna muy a menudo es la consecuencia de una hipertensión arterial escasamente controlada, pero también puede ser el resultado de otras afecciones, como glomerulonefritis, insuficiencia renal crónica, estenosis de la arteria renal (hipertensión vascular renal), inflamación de los vasos sanguíneos renales (vasculitis renal) o, en raras ocasiones, trastornos hormonales como feocromocitoma, síndrome de Conn o síndrome de Cushing.

Síntomas y diagnóstico

Los síntomas se deben a lesiones en el cerebro, el corazón y los riñones como consecuencia de la hipertensión arterial grave. La presión arterial diastólica está, por lo general, por encima de 130 milímetros de mercurio (mm Hg). Los síntomas comprenden intranquilidad, confusión, somnolencia, visión borrosa, dolor de cabeza, náuseas y vómitos. Observando el fondo del ojo con un oftalmoscopio, el médico puede ver zonas de hemorragias, acumulaciones de líquido y la tumefacción del nervio óptico. El corazón se dilata y es frecuente que aparezca insuficiencia cardíaca. El coma puede ser la consecuencia de la hinchazón (edema) o de una hemorragia en el cerebro.

Debido al mal funcionamiento de los riñones, las proteínas pueden pasar a la orina. Mediante un examen al microscopio pueden detectarse células sanguíneas en la orina, donde también se pueden ver cilindros de glóbulos rojos agrupados. La anemia con frecuencia es el resultado de la destrucción de glóbulos rojos y de una insuficiente producción de los mismos. También se presenta con frecuencia coagulación de la sangre en el interior de los vasos sanguíneos. Los valores en sangre de renina y aldosterona (sustancias producidas por los riñones que ayudan a regular la presión arterial) son extremadamente elevados.

Pronóstico y tratamiento

Si no se trata la afección, aproximadamente la mitad de los casos fallece antes de los 6 meses y la mayor parte de los demás antes de un año. Alrededor del 60 por ciento de las muertes son causadas por insuficiencia renal, el 20 por ciento por insuficiencia cardíaca, el 20 por ciento por un accidente vascular cerebral y el uno por ciento por ataques cardíacos (infartos de miocardio). Si se disminuye la presión arterial y se trata la insuficiencia renal, se reduce el índice de mortalidad de forma significativa, especialmente la mortalidad debida a insuficiencia cardíaca, insuficiencia renal y accidentes vasculares cerebrales.

Los casos de insuficiencia renal menos grave mejoran, casi todos, sin ningún tratamiento. En la mayoría de los casos, la hipertensión muy alta puede controlarse satisfactoriamente con una dieta adecuada y con la toma de fármacos. Los casos con insuficiencia renal progresiva pueden mantenerse en vida con diálisis y en algunas ocasiones llegar a mejorar lo suficiente como para interrumpir la diálisis.

Trombosis de la vena renal

La trombosis de la vena renal es la obstrucción de la vena encargada de transportar la sangre fuera del riñón.

La obstrucción puede ser aguda (repentina) o crónica (progresiva), produciendo una amplia gama de síntomas y dando como resultado, en general, el síndrome nefrótico, (• V. *página 632)* situación en la que se pierden grandes cantidades de proteínas por la orina.

En los adultos, este trastorno generalmente ocurre asociado a otros trastornos renales que provocan la pérdida de proteínas por la orina. Puede ser ocasionado por un cáncer de riñón o por procesos que compriman la vena renal (por ejemplo, un tumor) o la vena cava inferior, en la cual desemboca la vena renal.

Otras causas posibles son el uso de contraceptivos orales, las lesiones o, en casos raros, la tromboflebitis migrans (una afección en la que la coagulación se va produciendo consecutivamente en diversas venas por todo el cuerpo).

Síntomas y diagnóstico

Los pacientes con trombosis de la vena renal, generalmente, no tienen síntomas y el trastorno pasa desapercibido. Cuando sí causa síntomas, sigue uno de los dos modelos, en función de si el comienzo es gradual o repentino.

En los adultos, el comienzo y la evolución son por lo general **graduales.** La orina contiene proteínas y su volumen disminuye. Cuando el comienzo es **repentino,** el dolor se produce típicamente en el costado, entre las costillas y la cadera. El sujeto tiene fiebre, sangre en la orina, orina poco, retiene agua y sal (sodio) que causa hinchazón de los tejidos (edema), un número anormalmente elevado de glóbulos blancos y evidencia de insuficiencia renal en los análisis de sangre. En los niños se producen síntomas similares pero, frecuentemente, el trastorno comienza con diarrea, deshidratación y una tendencia creciente de la sangre a la coagulación. La destrucción masiva del riñón ocurre sólo en raras ocasiones.

La ecografía muestra un riñón agrandado cuando la obstrucción se ha desarrollado repentinamente, mientras que si ha tenido un progreso gradual, su tamaño es reducido. Los exámenes de imagen, como la urografía endovenosa y las exploraciones con isótopos radiactivos, muestran un escaso funcionamiento renal. En estas pruebas, se inyecta una sustancia radiopaca en la vena y luego se sigue su trayectoria. Las radiografías de la vena cava inferior o de la vena renal (venografía) pueden revelar el perfil de la trombosis. Si se necesita más información, se lleva a cabo una tomografía computadorizada (TC) o radiografías de las arterias renales.

Pronóstico y tratamiento

El pronóstico depende de la causa de la trombosis, sus complicaciones y el grado de la lesión renal. La muerte causada por este trastorno es rara y, por lo general, es consecuencia de una causa subyacente mortal o de sus complicaciones. Una complicación grave es la embolia pulmonar, en la que un coágulo se incrusta en los pulmones. El funcionamiento renal depende de si se han afectado uno o ambos riñones, de la restauración del flujo sanguíneo y del estado de la función renal anterior a la trombosis.

Casi nunca se efectúa una intervención quirúrgica sobre la vena renal para eliminar los coágulos. Un riñón se extirpa solamente cuando se ha producido la muerte de todo el tejido del mismo por la interrupción total del flujo sanguíneo (infarto total).

Los fármacos anticoagulantes por lo general mejoran la función renal al evitar la formación adicional de coágulos; además, pueden prevenir la embolia pulmonar. El uso de fármacos que disuelven los coágulos (trombolíticos), además del uso de los anticoagulantes, está aún en fase experimental, pero los resultados se muestran esperanzadores.

CAPÍTULO 126

Trastornos metabólicos y congénitos del riñón

Las alteraciones del riñón pueden tener un origen anatómico o metabólico. Muchas de ellas son hereditarias y están presentes al nacer (congénitas).

Acidosis tubular renal

La acidosis tubular renal es un trastorno en el cual los túbulos del riñón no extraen adecuadamente

Tipos de acidosis tubular renal

Tipo*	Causa	Anomalía subyacente	Síntomas resultantes y alteraciones metabólicas
1	Puede ser hereditaria; puede estar desencadenada por una enfermedad autoinmunitaria o ciertos fármacos, de causa generalmente desconocida, especialmente en las mujeres.	Incapacidad para excretar el ácido en la orina.	Elevada acidez en la sangre, deshidratación ligera, bajas concentraciones de potasio en la sangre, que conducen a debilidad muscular y parálisis; huesos frágiles, dolor óseo, cálculos renales (depósitos de calcio), insuficiencia renal.
2	Por lo general causada por una enfermedad hereditaria como el síndrome de Fanconi, intolerancia hereditaria a la fructosa, enfermedad de Wilson, o síndrome de Lowe; puede también ser causada por intoxicación con metales pesados o ciertos fármacos.	Incapacidad para resorber el bicarbonato de la orina, de modo que el bicarbonate se pierde.	Elevada acidez de la sangre, deshidratación leve, bajas concentraciones de potasio en la sangre.
4	No hereditaria, causada por diabetes, una enfermedad autoinmunitaria, drepanocitosis, o una obstrucción en el tracto urinario.	Deficiencia de o incapacidad para responder a la aldosterona, una hormona que ayuda a regular la excreción del potasio y del sodio en los riñones.	Elevada acidez de la sangre y altas concentraciones de potasio que raramente causan síntomas, a menos que el valor del potasio sea tan elevado que desarrolle latidos cardíacos irregulares y parálisis muscular.

*Nota: Actualmente la tipología 3 no se utiliza.

el ácido de la sangre para que sea excretado por la orina.

Normalmente, los riñones extraen el ácido de la sangre y lo excretan por la orina. En la acidosis tubular renal, los túbulos del riñón no funcionan adecuadamente y se excretan cantidades insuficientes de ácido por la orina. En consecuencia, el ácido se acumula en la sangre y se crea un cuadro denominado acidosis metabólica, (• *V. página 706)* que produce los siguientes problemas:

• Bajas concentraciones de potasio en la sangre.
• Depósitos de calcio en el riñón.
• Una tendencia a la deshidratación.
• Reblandecimiento doloroso y curvatura de los huesos (osteomalacia o raquitismo).

La acidosis tubular renal puede ser hereditaria o puede ser causada por fármacos, intoxicación por metales pesados o una enfermedad autoinmune, como el lupus eritematoso sistémico o el síndrome de Sjögren.

Síntomas y diagnóstico

Hay tres tipos de acidosis tubular renal. Cada tipo produce síntomas ligeramente diferentes. Cuando los valores del potasio en la sangre son bajos, se pueden producir problemas neurológicos, como debilidad muscular, disminución de los reflejos e incluso parálisis. Se pueden desarrollar cálculos renales, provocando lesiones de las células renales y conllevando una insuficiencia renal crónica.

El médico considera el diagnóstico de acidosis tubular renal cuando el sujeto manifiesta ciertos síntomas característicos o cuando los análisis de sangre revelan concentraciones altas de ácido y concentraciones bajas de potasio. Ciertas pruebas especiales ayudan a determinar el tipo de acidosis tubular renal.

Tratamiento

El tratamiento depende del tipo. Los tipos 1 y 2 se tratan tomando una solución de bicarbonato (bicarbonato de sodio) todos los días, para neutralizar el ácido en la sangre. Este tratamiento alivia los síntomas y previene la insuficiencia renal y la enfermedad ósea, e impide que estos problemas se vuelvan más importantes. También se dispone de otras soluciones que se deben preparar especialmente, y asimismo, se pueden requerir suplementos de potasio. En el tipo 4, la acidosis es tan ligera que puede no ser necesario tomar bicarbonato. Los valores elevados de potasio se pueden controlar bebiendo una gran cantidad de líquidos y tomando diuréticos.

Glucosuria renal

La glucosuria renal (glucosuria) es un proceso en el que la glucosa (azúcar) se excreta por la orina, a pesar de que las concentraciones de glucosa en la sangre son normales o bajas.

Los riñones actúan como el filtro de la sangre. Cuando la sangre se filtra a través de los riñones, se elimina la glucosa junto con muchas otras sustancias. El líquido filtrado pasa a través de la red de túbulos del riñón, donde las sustancias que son necesarias, como la glucosa, se resorben y vuelven al flujo sanguíneo, mientras que las sustancias indeseables se excretan por la orina. En la mayoría de los humanos sanos, la glucosa se resorbe completamente y pasa de nuevo a la sangre.

Normalmente, el organismo excreta glucosa por la orina sólo cuando hay demasiada cantidad en la sangre. En la glucosuria renal, se puede excretar glucosa por la orina a pesar de que su concentración en la sangre sea normal. Esto se debe al mal funcionamiento de los túbulos renales. La glucosuria puede ser una situación heredada.

La glucosuria no tiene síntomas o efectos graves. El médico realiza el diagnóstico cuando se detecta la presencia de la glucosa en la orina en un análisis de orina rutinario, aun cuando los valores en la sangre sean normales. No se necesita ningún tratamiento, aunque ocasionalmente una persona con glucosuria puede desarrollar diabetes.

Diabetes insípida nefrógena

La diabetes insípida nefrógena es un trastorno en el que los riñones producen un gran volumen de orina diluida al no responder a la hormona antidiurética y son incapaces de concentrar la orina.

Tanto en la diabetes insípida como en la diabetes mellitus (el tipo de diabetes más conocido), (• *V. página 748)* se excretan grandes cantidades de orina. Por lo demás, las dos formas de diabetes son muy diferentes.

Causas

Normalmente, los riñones modifican la concentración de orina de acuerdo con las necesidades del organismo. Los riñones realizan este ajuste dependiendo de la concentración de hormona antidiurética en la sangre. La hormona antidiurética, que es secretada por la hipófisis, da señales a los riñones para conservar el agua y concentrar la orina.

Hay dos tipos de diabetes insípida. En la diabetes insípida nefrógena, los riñones no responden a la hormona antidiurética, de modo que prosiguen excretando un gran volumen de orina diluida. En el otro tipo, la hipófisis no secreta hormona antidiurética. (• *V. página 734)*

La diabetes insípida nefrógena puede ser hereditaria. El gen que causa el trastorno es recesivo y se localiza en el cromosoma X, de manera que sólo los varones presentan síntomas. Sin embargo, las mujeres que son portadoras del gen pueden transmitir la enfermedad a sus hijos. (• *V. recuadro, página 11)* Otras causas de diabetes insípida nefrógena son el uso de ciertos fármacos que pueden lesionar los riñones, como los antibióticos aminoglucósidos, la demeclociclina (otro antibiótico) y el litio, que se toma para los trastornos maniacodepresivos.

Síntomas y diagnóstico

Cuando la diabetes insípida nefrógena es hereditaria, los síntomas por lo general comienzan al poco tiempo del nacimiento. Consisten en sed excesiva (polidipsia) y la excreción de grandes cantidades de orina diluida (poliuria). Dado que los lactantes no pueden quejarse de sed, pueden sufrir una deshidratación grave. Pueden desarrollar una fiebre elevada acompañada de vómito y convulsiones.

Si la diabetes insípida nefrógena no se diagnostica y trata rápidamente, se puede lesionar el cerebro, dejando al lactante con un retraso mental permanente. Los episodios frecuentes de deshidratación también pueden retardar el desarrollo físico. Con un tratamiento adecuado, sin embargo, es probable que un lactante que padece este trastorno se desarrolle normalmente.

El médico sospecha diabetes insípida nefrógena basándose en los síntomas. Los exámenes complementarios revelan altas concentraciones de sodio en la sangre y una orina muy diluida. Por lo demás, la función renal parece normal. El diagnóstico se confirma probando la respuesta del riñón a la hormona antidiurética, utilizando la prueba de la sed (privación de agua). (• *V. página 734)*

Tratamiento

Para prevenir la deshidratación, las personas que sufren de diabetes insípida nefrógena deben beber siempre cantidades suficientes de agua apenas sientan sed. Los lactantes y los niños pequeños deben beber agua con frecuencia. Las personas que beben suficiente agua no corren riesgo de deshidratación, pero un período prolongado sin agua (generalmente más de 12 horas) puede acarrear una deshidratación grave. Ciertos fármacos, como los diuréticos tiazídicos (por ejemplo, la hidroclorotiazida) y los fármacos antiinflamatorios no esteroideos (por ejemplo, la indometacina o el tolmetín) pueden ser de ayuda.

Cistinuria

La cistinuria es un trastorno raro que ocasiona la excreción del aminoácido cistina por la orina, causando con frecuencia cálculos de cistina que se forman en las vías urinarias.

La cistinuria es provocada por un defecto hereditario de los túbulos renales. El gen que causa la cistinuria es recesivo, así que las personas que sufren este trastorno heredaron dos genes anómalos, uno de cada padre. (• *V. recuadro, página 10*) Las que son portadoras del gen, pero que no sufren este trastorno, poseen un gen normal y otro anormal. Estas personas pueden excretar cantidades mayores de las normales de cistina por la orina, pero rara vez la cantidad suficiente como para formar cálculos.

Síntomas y diagnóstico

Los cálculos de cistina se forman en la vejiga, en la pelvis renal (la zona donde se recoge la orina que sale del riñón), o en los uréteres (unos tubos estrechos y largos que conducen la orina desde los riñones a la vejiga). Los síntomas, con frecuencia, comienzan entre los 10 y los 30 años. Generalmente, el primer síntoma es un dolor intenso provocado por un espasmo del uréter donde se ha enclavado un cálculo. La obstrucción de la vía urinaria a causa de los cálculos provoca la infección de la misma e insuficiencia renal.

El médico efectúa pruebas para detectar la cistinuria cuando el sujeto tiene cálculos renales repetidos. La cistina puede formar cristales hexagonales de color amarillo-marrón en la orina, que pueden verse con el microscopio. Las cantidades excesivas de cistina en la orina se pueden detectar y medir con varias pruebas.

Tratamiento

El tratamiento consiste en prevenir la formación de cálculos de cistina manteniendo una concentración baja de cistina en la orina. Para conseguir esto, la persona con cistinuria debe beber suficiente líquido como para producir al menos 4 litros de orina al día. Durante la noche, sin embargo, cuando no se bebe, se produce menor cantidad de orina y es más probable la formación de un cálculo. Este riesgo se reduce bebiendo líquidos antes de acostarse. Otro enfoque del tratamiento consiste en producir una orina más alcalina tomando bicarbonato

sódico y acetazolamida. La cistina se disuelve más fácilmente en la orina alcalina que en la ácida.

Si a pesar de estas medidas se siguen formando cálculos, se puede probar con un fármaco como la penicilamina. La penicilamina reacciona con la cistina de tal forma que la mantiene disuelta. Sin embargo, aproximadamente el 50 por ciento de todos los que toman penicilamina manifiestan efectos adversos, como fiebre, erupciones cutáneas o dolores articulares.

Síndrome de Fanconi

El síndrome de Fanconi es un trastorno poco frecuente del funcionamiento del túbulo que da como resultado la presencia de cantidades excesivas de glucosa, bicarbonato, fosfatos y ciertos aminoácidos en la orina.

El síndrome de Fanconi puede ser hereditario, o bien puede estar causado por el uso de metales pesados u otros agentes químicos, deficiencia de vitamina D, trasplante de riñón, mieloma múltiple o amiloidosis. La ingestión de tetraciclinas caducadas (un antibiótico) puede también causar el síndrome de Fanconi.

En el síndrome de Fanconi hereditario los síntomas comienzan por lo general durante la infancia. El niño puede excretar una gran cantidad de orina. Otros síntomas comprenden debilidad y dolor de huesos.

Los síntomas y un análisis de sangre que muestre la acidez elevada de la sangre pueden inducir a un médico a sospechar del síndrome de Fanconi. El diagnóstico se confirma cuando las pruebas de orina detectan elevadas concentraciones de glucosa, fosfato, bicarbonato, ácido úrico, potasio y sodio.

El síndrome de Fanconi no tiene cura. La alta acidez de la sangre (acidosis) se puede neutralizar bebiendo bicarbonato sódico. Las bajas concentraciones de potasio en la sangre requieren el aporte de suplementos de potasio por vía oral. La enfermedad ósea exige un tratamiento con fosfatos y suplementos de vitamina D administrados por vía oral. El trasplante de riñón puede salvar la vida a un niño con este trastorno, si evoluciona hacia la insuficiencia renal.

Raquitismo resistente a la vitamina D

El raquitismo resistente a la vitamina D es un trastorno en el que los huesos duelen, se ablandan y se curvan fácilmente debido a que la sangre contiene valores de fosfato bajos y cantidades insuficientes de la forma activa de la vitamina D.

Este trastorno, verdaderamente raro, es casi siempre hereditario, transmitido por un gen dominante que contiene el cromosoma X. (• *V. página 9)* La malformación genética causa una alteración del riñón, que permite que el fosfato sea excretado por la orina, motivando bajas concentraciones de fosfato en la sangre. Debido a que el crecimiento de los huesos necesita fosfato, esta deficiencia hace que los huesos sean defectuosos. Las niñas que sufren de raquitismo resistente a la vitamina D tienen trastornos óseos menos graves que los varones. En casos raros, el trastorno se produce a consecuencia de la presencia de ciertas formas de cáncer, como los tumores de células gigantes del hueso, los sarcomas, el cáncer de próstata y el cáncer de mama. El raquitismo resistente a la vitamina D no es el mismo que el causado por carencia de vitamina D. (• *V. página 686)*

Síntomas y tratamiento

El raquitismo resistente a la vitamina D comienza por lo general en el primer año de vida. Varía desde una forma tan ligera que produce síntomas imperceptibles, hasta una forma tan grave que da lugar a piernas arqueadas y otras deformidades óseas, dolor de huesos y baja estatura. El crecimiento de excrecencias óseas donde los músculos se adhieren a los huesos, puede limitar el movimiento de las articulaciones. Los huesos del cráneo de un bebé pueden cerrarse demasiado pronto, provocando convulsiones. Las pruebas complementarias muestran concentraciones de calcio en la sangre normales, pero los valores del potasio son bajos.

El objetivo del tratamiento es elevar las concentraciones de potasio en la sangre, lo que favorece una normal formación de los huesos. Se puede administrar fosfato por vía oral, que debe combinarse con calcitriol, la forma activa de la vitamina D. Tomar sólo vitamina D no es útil. En algunos adultos, el raquitismo provocado por cáncer mejora notablemente tras la extirpación del mismo.

Enfermedad de Hartnup

La enfermedad de Hartnup es un trastorno hereditario poco frecuente que da como resultado una erupción cutánea y alteraciones del cerebro porque el triptófano y otros aminoácidos no son bien absorbidos por el intestino y cantidades excesivas de estas sustancias se excretan por la orina.

La enfermedad de Hartnup se manifiesta cuando una persona hereda dos genes recesivos para este trastorno, uno de cada padre. El trastorno afecta al modo en que el organismo procesa los aminoácidos, que son como los ladrillos que forman las proteínas. Las personas que sufren este trastorno son incapaces de convertir el aminoácido triptófano en la vitamina B, niacinamida. En consecuencia, no pueden absorber los aminoácidos del intestino de forma apropiada y excretan cantidades excesivas de los mismos por la orina. De este modo el organismo carece de las cantidades adecuadas de aminoácidos.

Síntomas

Los síntomas pueden desencadenarse por la luz solar, la fiebre, los fármacos y el estrés emocional o físico. Un período de desnutrición casi siempre precede a un ataque. Con la edad los ataques se vuelven progresivamente menos frecuentes. Los síntomas, habitualmente, se producen esporádicamente y son causados por una deficiencia de niacinamida. En las partes del cuerpo expuestas al sol se desarrolla una erupción cutánea. Con frecuencia se encuentran retraso mental, estatura baja, dolores de cabeza, paso inestable y colapsos o desvanecimientos. La persona puede volverse psicológicamente perturbada.

Diagnóstico y tratamiento

Las pruebas complementarias que se llevan a cabo en las muestras de orina revelan el modelo típico de excreción anómala de aminoácidos y sus productos de desecho.

Las personas con enfermedad de Hartnup pueden prevenir los ataques manteniendo una buena nutrición y complementando su dieta con niacinamida o niacina. Una dieta adecuada en proteínas puede superar la deficiencia causada por la escasa absorción gastrointestinal y el exceso de excreción de aminoácidos en la orina.

Síndrome de Bartter

El síndrome de Bartter es un trastorno en el que los riñones excretan electrólitos en exceso (potasio, sodio y cloro), dando como resultado bajos valores de potasio en sangre (hipopotasemia) y concentraciones elevadas de las hormonas aldosterona y renina.

El síndrome de Bartter es generalmente hereditario y está causado por un gen recesivo, de modo que una persona con este trastorno ha heredado dos genes recesivos, uno de cada padre.

Síntomas

Los niños afectos del síndrome de Bartter crecen lentamente y parecen desnutridos. Pueden tener debilidad muscular y sed excesiva, producir grandes cantidades de orina y tener retraso mental.

Los valores de cloruro sódico y de agua en la sangre están bajos. El organismo trata de equilibrarlo producing más aldosterona y renina; estas hormonas disminuyen los valores de potasio en sangre. (• *V. página 700*)

Diagnóstico y tratamiento

El médico sospecha el síndrome de Bartter basándose en los síntomas. Los resultados de los exámenes complementarios que muestran los valores anormales del potasio y de las hormonas en la sangre apoyan el diagnóstico.

Muchas de las consecuencias del síndrome de Bartter se pueden evitar tomando suplementos de potasio por vía oral y un fármaco que reduzca la excreción del potasio en la orina, como la espironolactona (que también bloquea la acción de la aldosterona), el triamtereno, la amilorida, el propranolol o la indometacina. Es necesario beber una cantidad suficiente de líquidos para compensar las elevadas pérdidas de los mismos.

Síndrome de Liddle

El síndrome de Liddle es un trastorno hereditario poco frecuente, en el cual los riñones excretan el potasio pero retienen demasiado sodio y agua, provocando una hipertensión arterial.

El síndrome de Liddle es debido a una anomalía en los riñones. El triamtereno o la amilorida, fármacos que evitan la eliminación de potasio, se pueden tomar para aumentar la excreción de sodio y agua y también disminuir así la presión arterial.

Enfermedad poliquística del riñón

La enfermedad poliquística del riñón es un trastorno hereditario en el que se forman muchos quistes en ambos riñones. Los riñones están aumentados de tamaño pero tienen menos tejido renal funcional.

La malformación genética que causa la enfermedad renal poliquística puede ser dominante o recesiva. En otras palabras, una persona con esta enfermedad o bien ha heredado un gen dominante de uno de los padres, o bien dos genes recesivos, uno de cada padre. Los que han heredado un gen dominante por lo general no tienen síntomas hasta la edad adulta, mientras que las personas que han heredado los dos genes recesivos desarrollan síntomas graves de la enfermedad durante la niñez.

Síntomas

En los niños, la enfermedad renal poliquística hace que los riñones se vuelvan muy grandes y que el abdomen sea prominente. Un recién nacido gravemente afectado puede morir poco después del nacimiento, porque la insuficiencia renal en el feto

Enfermedad poliquística del riñón

En la enfermedad poliquística del riñón, se forman muchos quistes en ambos riñones. Los quistes aumentan su tamaño gradualmente, destruyendo una parte o casi todo el tejido normal de los riñones.

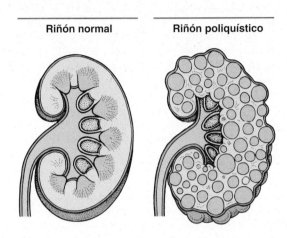

Riñón normal   **Riñón poliquístico**

comporta un escaso desarrollo de los pulmones. También el hígado se ve afectado y entre los 5 y los 10 años de edad un niño con este trastorno tiende a desarrollar hipertensión en el vaso sanguíneo que conecta el intestino y el hígado (sistema portal). En la etapa final aparecen una insuficiencia hepática y una insuficiencia cardíaca.

En los adultos, la enfermedad poliquística renal evoluciona lentamente con el paso de los años. Típicamente, los síntomas comienzan en el adulto joven o mayor, aunque a veces la enfermedad no se descubre hasta después de la muerte, al realizar la autopsia. Por lo general, los síntomas consisten en molestias o dolor de espalda, sangre en la orina, infección y dolores intensos (cólicos) causados por los cálculos renales. En otros casos, pueden presentar cansancio, náuseas, poca producción de orina y otras consecuencias de la insuficiencia renal, debido a que hay menor cantidad de tejido renal funcionante. La infección crónica, un problema frecuente, puede agravar la insuficiencia renal. Aproximadamente la mitad de los que sufren de enfermedad poliquística de los riñones ya tienen hipertensión cuando se hace el diagnóstico.

Alrededor de un tercio de los que sufren de enfermedad poliquística de los riñones tienen también quistes en el hígado, pero éstos no afectan al funcionamiento hepático. Más del 20 por ciento de las personas con esta enfermedad tienen dilatación de los vasos sanguíneos del cerebro y el 75 por ciento de las mismas padecen al final una hemorragia cerebral (hemorragia subaracnoidea). *(• V. página 375)*

Diagnóstico, pronóstico y tratamiento

El médico sospecha esta enfermedad basándose en los antecedentes familiares y los síntomas. Cuando la enfermedad está en un estadio avanzado y los riñones son muy grandes, el diagnóstico es obvio. La ecografía y la tomografía computadorizada (TC) muestran el aspecto apollado característico de los riñones y del hígado a consecuencia de los quistes.

Más de la mitad de los que padecen esta enfermedad desarrollan insuficiencia renal en algún momento de su vida. El tratamiento de las infecciones urinarias y de la hipertensión arterial puede prolongar la vida. Sin diálisis *(• V. página 625)* o trasplante de riñón, la insuficiencia renal es mortal.

El asesoramiento en materia genética puede ayudar a las personas con enfermedad poliquística de los riñones a comprender que es probable que sus hijos hereden la afección.

Enfermedad quística medular

La enfermedad quística medular es un trastorno en el que se desarrolla insuficiencia renal junto con quistes formados en lo más profundo de los riñones.

La enfermedad quística medular es hereditaria o bien causada por un defecto de nacimiento (congénito).

Los síntomas comienzan habitualmente antes de los 20 años, pueden ser muy variables y algunas personas no tienen síntomas hasta mucho tiempo después. El sujeto comienza a producir cantidades excesivas de orina porque los riñones no responden a la hormona antidiurética, la cual normalmente da señales a los riñones para concentrar la orina. Esto puede causar una excesiva cantidad de sodio que debe ser excretada, por lo que se necesita un gran consumo de líquidos y de sal (sodio). El retraso en el crecimiento y la evidencia de una enfermedad en los huesos son frecuentes en los niños. En muchas personas, estos problemas se desarrollan lentamente en el transcurso de varios años y el organismo los compensa tan bien que no se reconocen hasta que la insuficiencia renal ya está muy avanzada.

Los exámenes complementarios revelan un escaso funcionamiento renal. Las radiografías muestran que los riñones son pequeños. Las ecografías pueden detectar quistes profundos dentro de los riñones, aunque a veces pueden ser demasiado pequeños como para ser detectados.

La enfermedad evoluciona lentamente pero es implacable. Cuando se produce la insuficiencia renal, se necesita la diálisis o el trasplante de riñón.

Espongiosis medular del riñón

La espongiosis medular del riñón es un trastorno congénito en el cual los túbulos que contienen la orina de los riñones se dilatan, haciendo que el tejido renal parezca una esponja.

La espongiosis medular renal no provoca síntomas la mayor parte de las veces, pero la persona que padece este trastorno es propensa a tener cálculos renales que provocan dolor, sangre en la orina e infecciones renales. Los depósitos de calcio en los riñones se producen en más de la mitad de los que padecen este trastorno.

Los síntomas llevan al médico a realizar radiografías de los riñones, que revelan los depósitos de calcio. Se puede confirmar el diagnóstico mediante una técnica en la cual se inyecta por vía endovenosa una sustancia radiopaca visible a los rayos X, que se observa en radiografías, a medida que es excretada por los riñones. La ecografía puede ayudar, pero puede no detectar los quistes minúsculos y profundos que se encuentran dentro de los riñones.

El tratamiento, por lo general, no es necesario si no se producen depósitos de calcio. Tomar diuréticos como las tiazidas, beber una gran cantidad de líquidos y seguir una dieta con bajo contenido de calcio puede prevenir la formación de cálculos y la consiguiente obstrucción de las vías urinarias. Si éstas se obstruyen puede precisarse cirugía. Las infecciones se tratan con antibióticos.

Síndrome de Alport

El síndrome de Alport (nefritis hereditaria) es un trastorno hereditario en el que la función renal es insuficiente, hay sangre en la orina y, a veces, se acompaña de sordera y anomalías en los ojos.

La causa del síndrome de Alport es un gen defectuoso en el cromosoma X, *(• V. página 10)* pero el grado de gravedad del trastorno en una persona que tiene el gen depende de otros factores. Las mujeres con el gen defectuoso en uno de sus dos cromosomas X generalmente no tienen síntomas, aunque los riñones pueden ser algo menos eficaces de lo normal. Los varones con el gen defectuoso (los varones no tienen un segundo cromosoma X para compensar el defecto), por lo general desarrollan insuficiencia renal entre los 20 y los 30 años de edad. Muchas personas no tienen otros síntomas aparte de la presencia de sangre en la orina, pero ésta puede contener también cantidades variables de proteínas, glóbulos blancos y cilindros (pequeños conglomerados de materia) de varios tipos, visibles al microscopio.

El síndrome de Alport puede afectar a otros órganos además de los riñones. Los problemas de audición son frecuentes y en general consisten en una incapacidad para escuchar los sonidos de altas frecuencias. También pueden producirse cataratas, aunque son menos frecuentes que la pérdida de la audición. Las alteraciones de la córnea, del cristalino o de la retina a veces causan ceguera. Otros problemas incluyen alteraciones que afectan a varios nervios (polineuropatía) y un recuento bajo de plaquetas (trombocitopenia). (• *V. página 787*)

Las personas con insuficiencia renal necesitan someterse a diálisis o a un trasplante de riñón. Habitualmente, se ofrece consejo genético a las personas que padecen el síndrome de Alport y que desean tener niños.

Síndrome uña-rótula

Este síndrome es un trastorno hereditario poco frecuente del tejido conectivo que produce alteracio-nes en los riñones, los huesos, las articulaciones y las uñas de los dedos de la mano.

Las personas que tienen este síndrome, muchas veces carecen de una o ambas rótulas (patelas), uno de los huesos del brazo (el radio) está dislocado en el codo y el hueso pélvico tiene una forma anormal. Estas personas carecen o tienen un pobre desarrollo de las uñas de las manos, presentando hoyos y crestas. El iris de los ojos puede tener distintos colores.

La orina puede contener proteínas, por lo general en cantidades pequeñas y, en algunas ocasiones, sangre, lo que puede llevar al médico a solicitar pruebas de la función renal. La insuficiencia renal se produce en aproximadamente el 30 por ciento de las personas con riñones afectados. El diagnóstico se confirma con radiografías de los huesos y una biopsia de riñón.

Habitualmente no se requiere tratamiento. Cuando se desarrolla insuficiencia renal se necesita diálisis o trasplante de riñón. Por lo general, se ofrece consejo genético a quienes desean tener hijos. El gen que provoca este síndrome es dominante, lo que significa que los hijos de una persona que sufra este trastorno tienen el 50 por ciento de probabilidades de heredar el gen defectuoso.

CAPÍTULO 127

Infecciones de las vías urinarias

En las personas sanas, la orina de la vejiga es estéril: en ella no hay ninguna bacteria ni ningún otro organismo infeccioso. La uretra, el conducto que transporta la orina desde la vejiga hasta fuera del cuerpo, tampoco contiene organismos infecciosos o bien demasiado pocos como para poder causar una infección. Sin embargo, cualquier parte de las vías urinarias puede infectarse. Estas infecciones se clasifican generalmente en infecciones de las vías urinarias inferiores o superiores; las inferiores se refieren a las infecciones de la uretra o de la vejiga, y las superiores a las de los riñones o de los uréteres.

Los microorganismos que provocan la infección, por lo general, entran en las vías urinarias por dos caminos. El más frecuente es a través del extremo inferior de las vías urinarias, o sea la abertura en la punta del pene en el varón o la abertura de la uretra en la mujer, que se localiza en la vulva. El resultado es una infección ascendente que se extiende hacia la uretra. La otra vía posible, mucho menos fre-cuente, es a través del flujo sanguíneo, generalmente, directo a los riñones.

Las infecciones de las vías urinarias pueden estar causadas por bacterias, virus, hongos o una variedad de parásitos.

Bacterias: las infecciones bacterianas de las vías urinarias inferiores (la vejiga y la uretra) son muy frecuentes. En los recién nacidos varones son más corrientes que en las mujeres, pero se vuelven aproximadamente 10 veces más frecuentes en las niñas que en los niños, al año de edad. Alrededor del 5 por ciento de las mujeres adolescentes desarrollan infecciones de las vías urinarias alguna vez, pero los varones adolescentes rara vez las padecen. Entre los 20 y los 50 años, las infecciones de las vías urinarias son aproximadamente 50 veces más frecuentes en las mujeres que en los varones. En los años posteriores, las infecciones se vuelven más frecuentes tanto en varones como en mujeres, con menor diferencia entre uno y otro sexo.

Infecciones del tracto urinario

Órgano	Infección
Uretra	Uretritis
Vejiga	Cistitis
Uréteres	Ureteritis
Riñones	Pielonefritis

Más del 85 por ciento de las infecciones de las vías urinarias son provocadas por bacterias provenientes de los propios intestinos o de la propia vagina. Sin embargo, habitualmente, las bacterias que penetran en las vías urinarias son expulsadas por el efecto de chorro de la vejiga al vaciarse.

Virus: las infecciones por el virus del herpes simple tipo 2 (VHS-2) (• *V. páginas 947 y 976*) afectan al pene en los varones y pueden afectar a la vulva, al perineo, a las nalgas, al cuello del útero o a la vagina en las mujeres. Si afecta a la uretra, la micción puede ser dolorosa y dificultarse el vaciado de la vejiga.

Hongos: las infecciones por hongos (• *V. página 939*) de las vías urinarias están provocadas principalmente por *Candida* (levadura que causa candidiasis) y se producen sobre todo en personas con una sonda vesical. En casos raros, otros tipo de hongos, incluyendo los que provocan blastomicosis *(Blastomyces)* o coccidioidomicosis *(Coccidioides),* pueden también infectar las vías urinarias. Con frecuencia, los hongos y las bacterias infectan a los riñones al mismo tiempo.

Parásitos: Un cierto número de parásitos, (• *V. página 925*) incluyendo las lombrices, pueden provocar infecciones de las vías urinarias. El **paludismo,** una enfermedad causada por parásitos protozoarios transportados por los mosquitos, puede obstruir los pequeños vasos sanguíneos de los riñones o lesionar rápidamente los glóbulos rojos (hemólisis), provocando insuficiencia renal aguda. La **tricomoniasis,** causada también por un protozoo, es una enfermedad transmitida por vía sexual que puede producir un copioso flujo espumoso de color amarillo verdoso por la vagina. La vejiga se infesta muy rara vez. La tricomoniasis en los varones generalmente no produce síntomas, aunque puede provocar la inflamación de la próstata (prostatitis).

La **esquistosomiasis,** una infección provocada por lombrices, puede afectar a los riñones, los uréteres y la vejiga y es una causa frecuente de insu-ficiencia renal grave entre las personas que viven en Egipto y Brasil. La infección causa infecciones persistentes de la vejiga que pueden finalmente terminar en cáncer. La **filariasis,** una infección provocada por una lombriz intestinal, obstruye los vasos linfáticos, provocando la presencia de linfa en la orina (quiluria). La filariasis provoca una enorme hinchazón de los tejidos (elefantiasis), que puede incluir el escroto y las extremidades inferiores.

Uretritis

Uretritis

La uretritis es la inflamación a lo largo del conducto uretral.

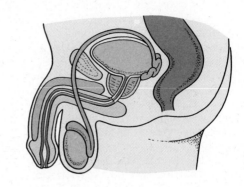

La uretritis es una infección de la uretra, el conducto que lleva la orina desde la vejiga al exterior del cuerpo.

La uretritis puede estar causada por bacterias, hongos o virus. En las mujeres, los microorganismos generalmente se desplazan a la uretra desde la vagina. En la mayor parte de los casos, las bacterias llegan desde el intestino grueso y alcanzan la vagina desde el ano. Los varones son mucho menos propensos a desarrollar uretritis. Los microorganismos transmitidos por vía sexual, como la *Neisseria gonorrhoeae,* que causa la gonorrea, (• *V. página 971*) alcanzan la vagina o el pene durante un acto sexual con una persona infectada y se pueden extender hacia la uretra. El microorganismo gonococo es la causa más frecuente de uretritis en los varones. Este microorganismo puede infectar la uretra en las mujeres, pero la vagina, el cuello uterino, el útero, los ovarios y las trompas de Falopio tienen una mayor probabilidad de ser infectados. La clamidia y el virus del herpes simple también se pueden transmitir sexualmente y provocar uretritis.

Factores que contribuyen a las infecciones del tracto urinario provocadas por bacterias

Infecciones ascendentes

• Obstrucción (por ejemplo, por cálculos), en cualquier lugar del tracto urinario.

• Funcionamiento anómalo de la vejiga que impide un vaciamiento apropiado, tal como sucede en las enfermedades neurológicas.

• Filtración de la válvula entre el uréter y la vejiga, permitiendo que la orina y las bacterias fluyan hacia atrás de la vejiga, alcanzando posiblemente los riñones.

• Inserción de un catéter urinario o de un instrumento, realizada por un médico.

Infecciones de la sangre constatadas al nacimiento

• Infección en el flujo sanguíneo (septicemia).

• Infección de las válvulas cardíacas (endocarditis infecciosa).

Síntomas

En los varones, la uretritis generalmente comienza con una secreción purulenta de la uretra, cuando la causa es el microorganismo gonococo, o de mucosidad cuando se trata de otros microorganismos. Otros síntomas de uretritis son dolor durante la micción y una frecuente y urgente necesidad de orinar. Una infección de la vagina puede provocar dolor durante la micción a medida que la orina, que es ácida, pasa por encima de los labios inflamados.

Una infección de la uretra por gonococo que no se trata, o que se trata de manera inapropiada, puede causar a largo plazo un estrechamiento (estenosis) de la uretra. La estenosis aumenta el riesgo de producir una uretritis más aguda y, a veces, la formación de un absceso (• *V. página 886)* alrededor de la uretra. El absceso puede producir abombamientos de la pared uretral (divertículos en la uretra) que también se pueden infectar. Si el absceso perfora la piel, la orina podría fluir a través del nuevo conducto formado (fístula uretral).

Diagnóstico y tratamiento

El diagnóstico de uretritis por lo general se realiza considerando únicamente los síntomas. Se recoge una muestra (frotis uretral) de la supuración, si existe, y se envía al laboratorio para su análisis con el fin de identificar el organismo infeccioso.

El tratamiento depende de la causa de la infección. Si se trata de una infección bacteriana, se administran antibióticos. Una infección causada por el virus del herpes simple se puede tratar con un fármaco antivírico, como el aciclovir.

Cistitis

La cistitis es una infección de la vejiga urinaria.

Las infecciones de la vejiga urinaria son frecuentes en las mujeres, particularmente durante el período fértil. Algunas mujeres desarrollan infecciones repetidas de la vejiga urinaria.

Las bacterias de la vagina pueden desplazarse a la uretra y al interior de la vejiga. Las mujeres contraen con frecuencia infecciones de la vejiga después de una relación sexual, probablemente porque la uretra ha sufrido contusiones durante la misma. En casos muy particulares, las infecciones repetidas de la vejiga en las mujeres son originadas por una conexión anómala entre ésta y la vagina (fístula vesicovaginal), sin que exista ningún otro síntoma.

Las infecciones de la vejiga urinaria son menos frecuentes en los varones y se inician, generalmente, con una infección en la uretra que se extiende a la próstata y posteriormente a la vejiga. Por otro lado, una infección de la vejiga puede ser provocada por un catéter o un instrumento utilizado durante un acto quirúrgico. La causa más frecuente en los varones, de infecciones a repetición, es una infección bacteriana persistente en la próstata. (• *V. página 1095)* Aunque los antibióticos eliminan rápidamente las bacterias de la orina en la vejiga, la mayoría de estos fármacos no puede penetrar lo suficientemente bien dentro de la próstata para curar una infección en la misma. En consecuencia, cuando se interrumpe la terapia con fármacos, las bacterias que han quedado en la próstata vuelven a infectar la vejiga.

En casos excepcionales, puede crearse una conexión anómala entre la vejiga y el intestino (fístula enterovesical), permitiendo a veces que las bacterias que producen gas penetren en la vejiga y se desarrollen allí. Estas infecciones pueden producir burbujas de aire en la orina (neumaturia).

Síntomas

Las infecciones de la vejiga generalmente producen una frecuente y urgente necesidad de orinar y una sensación de ardor o dolor durante la micción. Por lo general, el dolor se siente por encima del pubis y, a menudo, también en la parte inferior de la espalda. Otro síntoma es la micción frecuente durante la noche. A menudo, la orina es turbia y en aproximadamente el 30 por ciento de los casos contiene sangre visible. Los síntomas pueden desaparecer sin necesidad de aplicar ningún tratamiento. A veces, una infección de la vejiga no produce síntomas y se descubre cuando se efectúa un análisis de orina por otros motivos. Las infecciones asintomáticas de la vejiga son especialmente frecuentes en las personas de edad avanzada, pudiendo desarrollar como resultado una incontinencia urinaria. (• V. página 659).

Una persona con un mal funcionamiento de los nervios de la vejiga (vejiga neurogénica) o que ha tenido de forma ininterrumpida una sonda dentro de la misma, puede tener una infección de la vejiga que no produzca síntomas hasta que se desarrolla una infección renal o aparece una fiebre inexplicable.

Diagnóstico

El médico puede diagnosticar una infección de la vejiga basándose sólo en los síntomas característicos. Se recoge una muestra de orina (en envase esterilizado), (• V. recuadro, página 619) evitando la contaminación por bacterias de la vagina o de la punta del pene. El sujeto comienza a orinar dentro del inodoro, interrumpiendo la micción momentáneamente, para finalizarla dentro de un envase esterilizado. Se examina microscópicamente la muestra de orina para ver si contiene glóbulos rojos, blancos u otras sustancias. Se cuentan las bacterias y se efectúa un cultivo de la muestra para identificar el tipo de bacteria. Cuando existe infección, por lo general se encuentra presente un gran número de un tipo concreto de bacteria.

En los varones, por lo general, una muestra del flujo medio de orina es suficiente para el diagnóstico. En las mujeres, estas muestras están a veces contaminadas por bacterias de la vagina. Para asegurarse de que la orina no está contaminada, con frecuencia el médico debe obtener una muestra de orina directamente de la vejiga con una sonda.

Es importante hallar la causa de las infecciones recidivantes frecuentes. Los médicos pueden efectuar un estudio con rayos X utilizando una sustancia radiopaca, visible con los rayos X, que se inyecta dentro de una vena y es excretada posteriormente por los riñones a la orina. (• V. página 619) Las secuencias radiográficas proporcionan imágenes de los riñones, los uréteres y la vejiga. La cistouretrografía consiste en la introducción de la sustancia radiopaca en el interior de la vejiga y el registro de su salida; es un buen método para investigar el reflujo de la orina desde la vejiga, particularmente en los niños, pudiéndose también identificar cualquier estrechamiento de la uretra. En la uretrografía retrógrada, la sustancia radiopaca se introduce directamente dentro de la uretra; es útil para la detección de un estrechamiento, protrusiones, o conexiones anormales (fístulas) de la uretra, tanto en varones como en mujeres. La observación directa del interior de la vejiga con un endoscopio de fibra

Cistitis

La cistitis es una inflamación de la vejiga urinaria, y es más frecuente en la mujer.

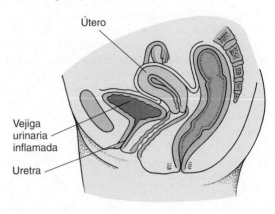

Útero

Vejiga urinaria inflamada

Uretra

óptica (cistoscopia) puede ayudar a diagnosticar el problema cuando una infección de la vejiga no mejora con el tratamiento.

Tratamiento

En las personas de edad avanzada, la infección que no produce síntomas, generalmente, no requiere tratamiento.

Como primera medida, beber una gran cantidad de líquidos a menudo elimina una infección leve de la vejiga. El chorro de la orina empuja muchas bacterias fuera del cuerpo y las defensas naturales eliminan las restantes.

Antes de prescribir antibióticos, el médico determina si el paciente padece algún trastorno que pueda agravar la infección de la vejiga, como una alteración de la estructura o de la actividad nerviosa, una diabetes o un sistema inmune debilitado, que puede reducir la capacidad para combatir la infección. Tales situaciones pueden requerir un tratamiento más enérgico, especialmente porque es probable que la infección reaparezca apenas se suspenda el tratamiento antibiótico.

La ingestión oral de un antibiótico durante 3 días, o incluso en una sola dosis, es generalmente eficaz siempre que la infección no haya originado complicaciones. Para infecciones más persistentes, normalmente se toma un antibiótico durante 7 a 10 días.

Se pueden tomar antibióticos de manera continua en dosis bajas, como prevención (profilaxis) contra la infección, en el caso de personas que tienen más de dos infecciones de la vejiga urinaria al año. El costo anual es solamente una cuarta parte del costo del tratamiento de tres o cuatro infecciones al año. Normalmente, el antibiótico se toma a diario, tres veces a la semana, o inmediatamente después de una relación sexual.

Para aliviar los síntomas, especialmente la urgencia urinaria frecuente y pertinaz y la micción dolorosa, se utiliza una variedad de fármacos. Algunos, como la atropina, pueden calmar los espasmos musculares. Otros, como la fenazopiridina, reducen el dolor aliviando los tejidos inflamados. Con frecuencia, se pueden aliviar los síntomas haciendo que la orina se vuelva alcalina, lo que se consigue bebiendo bicarbonato sódico disuelto en agua.

La cirugía puede ser necesaria para suprimir una obstrucción física del flujo de la orina (uropatía obstructiva) o para corregir una anomalía estructural que aumente las probabilidades de infección, como es el caso de un útero y una vejiga caídos. El drenaje de la orina de una zona obstruida a través de un catéter ayuda a controlar la infección. Por lo general, antes de la cirugía se administra un antibiótico para reducir el riesgo de extensión de la infección por todo el cuerpo.

Cistitis intersticial

La cistitis intersticial es una inflamación dolorosa de la vejiga.

Se desconoce la causa de esta inflamación, puesto que no se encuentran microorganismos infecciosos en la orina. Afecta habitualmente a mujeres de mediana edad. Los síntomas son micción dolorosa y frecuente, y la orina a menudo contiene pus y sangre que se detectan con un examen microscópico. Algunas veces, es evidente la presencia de sangre en la orina y puede ser necesario efectuar transfusiones de sangre. El resultado final a menudo es la reducción del tamaño de la vejiga. El diagnóstico se establece con una cistoscopia, que puede detectar pequeñas zonas de hemorragia y úlceras. Se han intentado un cierto número de tratamientos, pero ninguno es particularmente satisfactorio. Cuando un paciente sufre de síntomas insoportables que no responden a ningún tratamiento, la vejiga debe ser extirpada quirúrgicamente.

Ureteritis

La ureteritis es una infección de uno o ambos uréteres, que son los tubos que conectan los riñones a la vejiga.

La extensión de una infección proveniente de los riñones o de la vejiga es la causa más frecuente. Otra causa de ureteritis es un retraso del flujo de orina debido a una actividad nerviosa defectuosa

de una parte del uréter. (• *V. página 658*) Se debe tratar la infección subyacente del riñón o de la vejiga. Las secciones del uréter en las cuales los nervios están defectuosos deben ser extraídas quirúrgicamente.

Pielonefritis

La pielonefritis es una infección bacteriana de uno o de ambos riñones.

La *Escherichia coli*, una bacteria que normalmente se encuentra en el intestino grueso, provoca aproximadamente el 90 por ciento de las infecciones de riñón entre las personas que viven en comunidad, pero sólo es responsable de aproximadamente el 50 por ciento de las infecciones renales de los pacientes internados en un hospital. Las infecciones generalmente ascienden de la zona genital a la vejiga. Si las vías urinarias funcionan normalmente, la infección no puede desplazarse hacia los riñones desde los uréteres, puesto que el flujo de orina arrastra los microorganismos y el cierre de los uréteres en su punto de entrada en la vejiga también lo impide. Sin embargo, cualquier obstrucción física al flujo de la orina, como un cálculo renal o una dilatación de la próstata, o el reflujo de la orina desde la vejiga al interior de los uréteres, aumenta la probabilidad de una infección del riñón.

Las infecciones pueden también ser transportadas a los riñones desde otra parte del cuerpo a través del flujo sanguíneo. Por ejemplo, una infección en la piel por estafilococos puede extenderse a los riñones a través del flujo sanguíneo.

Otras situaciones que aumentan el riesgo de una infección del riñón son el embarazo, la diabetes y los procesos que disminuyen la capacidad del organismo para combatir la infección.

Síntomas

Los síntomas de una infección del riñón por lo general comienzan repentinamente con escalofríos, fiebre, dolor en la parte inferior de la espalda, en cualquiera de los dos costados (zonas lumbares), náuseas y vómito.

Aproximadamente un tercio de las personas que sufren infecciones del riñón tiene también síntomas de una infección de las vías urinarias inferiores, incluyendo micción frecuente y dolorosa. Uno o los dos riñones, pueden estar agrandados y doloridos y en la región lumbar del lado afectado, se siente dolor. A veces los músculos del abdomen están fuertemente contraídos. Una persona puede experimentar episodios de dolor intenso provocados por los espasmos de uno de los uréteres (cólico renal). Los espasmos pueden ser causados por la infección o por el paso de un cálculo renal. En los niños, los síntomas de una infección renal a menudo son ligeros y más difíciles de reconocer. En una infección de larga duración (pielonefritis crónica), el dolor puede ser vago y la fiebre puede ir y venir o no haberla en absoluto. La pielonefritis crónica se produce solamente en las personas que tienen alteraciones importantes subyacentes, como una obstrucción de las vías urinarias, grandes cálculos renales, o, más frecuentemente, el reflujo de la orina desde la vejiga hacia los uréteres, en los niños pequeños. Finalmente, la pielonefritis crónica puede lesionar los riñones de tal manera que ocasiona su disfuncionamiento. El resultado es la insuficiencia renal. (• *V. página 621*)

Diagnóstico

Los síntomas típicos de una infección del riñón llevan al médico a realizar dos pruebas complementarias habituales para determinar si los riñones están infectados: el examen microscópico de una muestra de orina y el cultivo de bacterias para determinar cuáles están presentes.

Se deben realizar pruebas adicionales a las personas con intenso dolor de espalda provocado por un cólico renal, a las que no respondan al tratamiento antibiótico en las primeras 48 horas o cuyos síntomas reaparecen poco después de finalizado el tratamiento, y también a los varones, porque éstos muy raramente desarrollan una infección de riñón. Las ecografías o las radiografías que se efectúan en estas situaciones pueden revelar la existencia de cálculos renales, alteraciones estructurales u otras causas de obstrucción urinaria.

Tratamiento

Debe iniciarse la administración de antibióticos tan pronto el diagnóstico de una infección renal parezca verosímil y se hayan tomado las muestras de orina y de sangre para los exámenes complementarios. Se puede modificar la elección del fármaco o su dosificación en función de los resultados de dichas pruebas. El tratamiento con antibióticos para

Pielonefritis crónica

La pielonefritis crónica puede producir un daño irreversible del riñón, llevando finalmente a insuficiencia renal crónica.

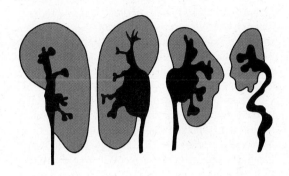

prevenir la recidiva de la infección, por lo general, se continúa durante 2 semanas, pero puede durar hasta 6 semanas en el caso de los varones, en los que la infección es, habitualmente, más difícil de erradicar. En general, a las 4 o 6 semanas después de haber finalizado el tratamiento con antibióticos se recoge una nueva muestra de orina para asegurarse de que la infección ha sido erradicada.

Si las pruebas revelan alguna causa que favorece la infección, como una obstrucción, una alteración estructural o un cálculo, puede ser necesaria una intervención quirúrgica que corrija esta situación.

A las personas que sufren infecciones frecuentes del riñón, o cuyas infecciones reaparecen después de haber finalizado el tratamiento con antibióticos, se les aconseja tomar una pequeña dosis de antibiótico todos los días a modo de terapia preventiva. La duración ideal de dicha terapia no está establecida, pero a menudo se interrumpe al cabo de un año. Si la infección vuelve a reaparecer, se puede continuar con la terapia indefinidamente.

CAPÍTULO 128

Obstrucción de las vías urinarias

Una obstrucción en cualquier lugar a lo largo de las vías urinarias (desde los riñones, donde se produce la orina, hasta la uretra, a través de la cual la orina abandona el cuerpo), puede aumentar la presión en el interior de las mismas y retardar el flujo de orina. La obstrucción urinaria puede dilatar los riñones y también provocar infecciones, formación de cálculos y pérdida de la función renal. La infección se puede producir porque las bacterias que entran en las vías urinarias no pueden ser arrastradas por la orina cuando se obstruye el flujo.

Hidronefrosis

La hidronefrosis es la distensión (dilatación) del riñón por la orina, causada por la presión de retorno sobre el riñón cuando se obstruye el flujo.

Normalmente, la orina sale de los riñones a una presión extremadamente baja. Si se obstruye el flujo de la orina, ésta refluye a los pequeños tubos del riñón y a la zona central de recolección (pelvis renal), dilatando el riñón y ejerciendo presión sobre sus delicados tejidos. La presión causada por una hidronefrosis prolongada y grave lesiona finalmente los riñones de forma que se pierde gradualmente el funcionamiento de los mismos.

Causas

La hidronefrosis se origina frecuentemente por una obstrucción de la unión ureteropélvica (una obstrucción localizada en el punto de conexión del uréter y la pelvis renal). Las causas son las siguientes:
• Anormalidades estructurales, por ejemplo, cuando la unión del uréter a la pelvis renal es demasiado alta.
• Una torsión en esta unión consecuencia de un desplazamiento del riñón hacia abajo.
• Cálculos en la pelvis renal.
• Compresión del uréter por bandas fibrosas, una arteria o vena localizada anormalmente, o un tumor.

La hidronefrosis también puede estar producida por una obstrucción por debajo de la unión del uréter y la pelvis renal o por reflujo de la orina desde la vejiga. Las causas comprenden las siguientes:
• Cálculos en el uréter.
• Tumores en el uréter o cerca del mismo.
• Estrechamiento del uréter como resultado de un defecto de nacimiento, una lesión, una infección, radioterapia o cirugía.
• Trastornos de los músculos o de los nervios del uréter o de la vejiga.
• Formación de tejido fibroso en el uréter o alrededor del mismo provocada por cirugía, rayos X o fármacos (especialmente metisergida).
• Un ureterocele (deslizamiento del extremo inferior de un uréter dentro de la vejiga).
• Cáncer en la vejiga, cuello del útero, útero, próstata u otros órganos pélvicos.
• Una obstrucción que impida que la orina pase de la vejiga a la uretra, ya sea por un aumento del tamaño de la próstata o por una inflamación o cáncer de la misma.

Hidronefrosis: un riñón dilatado

En la hidronefrosis, el riñón se encuentra dilatado porque el flujo de la orina está obstruido y ésta retorna hacia los pequeños tubos del riñón y a la zona central de recolección (pelvis renal).

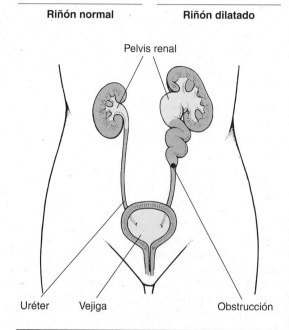

Riñón normal   **Riñón dilatado**

Pelvis renal

Uréter   Vejiga   Obstrucción

• Reflujo de la orina desde la vejiga al uréter provocado por un defecto de nacimiento o por una lesión.
• Una infección grave de las vías urinarias, que impida temporalmente que el uréter se contraiga.

En algunas ocasiones, la hidronefrosis se produce durante el embarazo si el útero agrandado comprime los uréteres. Las alteraciones hormonales durante el embarazo pueden agravar el problema por la reducción de las contracciones de los uréteres que normalmente hacen pasar la orina a la vejiga. Este tipo de hidronefrosis generalmente termina al finalizar el embarazo, aunque la pelvis renal y los uréteres pueden quedar posteriormente algo dilatados.

La distensión de la pelvis renal durante largo tiempo puede inhibir las contracciones musculares rítmicas que normalmente hacen pasar la orina desde los uréteres hacia la vejiga. El tejido fibroso no funcional puede reemplazar al tejido muscular normal de las paredes del uréter, dando como resultado una lesión permanente.

Síntomas

Los síntomas dependen de la causa de la obstrucción, su ubicación y su duración. Cuando la obstrucción comienza rápidamente (**hidronefrosis aguda**), produce por lo general un cólico renal (dolor agudo intermitente y muy fuerte en el flanco, la zona ubicada entre las costillas y la cadera, sobre el lado afectado). Cuando progresa lentamente (**hidronefrosis crónica**), puede que no produzca síntomas, o bien ataques de dolor sordo en el flanco del lado afectado. El médico puede notar al tacto una masa en el flanco de un lactante o un niño, especialmente cuando el riñón está muy agrandado. La hidronefrosis puede ser un proceso que curse con un dolor terrible de forma intermitente, como resultado de un excesivo tiempo de acumulación de la orina en la pelvis renal, o de la obstrucción transitoria del uréter causada por un riñón que se ha desplazado hacia abajo.

Alrededor del 10 por ciento de las personas con hidronefrosis, tiene sangre en la orina. Las infecciones de las vías urinarias, con pus en la orina (identificado generalmente en un análisis complementario), fiebre y molestias en la zona de la vejiga o el riñón, son bastante frecuentes. Cuando se obstruye el flujo de la orina, se pueden formar piedras (cálculos). Los análisis de sangre pueden detectar una alta concentración de urea, que indica que los riñones no están eliminando cantidades suficientes de este producto de desecho de la sangre. La hidronefrosis puede causar leves síntomas intestinales, como náuseas, vómitos y dolores abdominales. Estos síntomas a veces se producen en los niños con hidronefrosis provocada por un defecto de nacimiento, en el que la unión de la pelvis renal y del uréter es demasiado estrecha. Si este proceso no se trata, la hidronefrosis finalmente lesiona los riñones y puede terminar en insuficiencia renal.

Diagnóstico

Para diagnosticar la hidronefrosis se utilizan varios procedimientos. La ecografía puede proporcionar buenas imágenes de los riñones, los uréteres y la vejiga y es especialmente útil en los niños. Mediante una urografía endovenosa, los riñones se pueden radiografiar tras la inoculación en la sangre de una sustancia radiopaca, la cual puede ser vista mediante los rayos X. Se pueden obtener imágenes con rayos X de la vejiga y de la uretra después de que la sustancia radiopaca inyectada haya pasado a través de los riñones, o después de haber introducido esta sustancia en las vías urinarias a través de la uretra (urografía retrógrada). Estas pruebas pueden ofrecer información acerca del flujo urinario a través de los riñones. La cistoscopia, en la que un tubo de observación que contiene un dispositivo de fibra óptica se introduce en el interior de la uretra, se usa para observar directamente el interior de la vejiga.

Tratamiento y pronóstico

Las infecciones de las vías urinarias y la insuficiencia renal, cuando están presentes, deben ser rápidamente tratadas.

En la **hidronefrosis aguda,** la orina que se ha acumulado en el riñón por encima de la obstrucción, debe drenarse lo más pronto posible (generalmente con una aguja introducida a través de la piel) cuando la función renal ha disminuido, la infección persiste o el dolor es fuerte. Si la obstrucción es completa, la infección es grave o hay cálculos, se puede introducir temporalmente un catéter en el interior de la pelvis renal, para drenar la orina a través de un costado de la piel.

La **hidronefrosis crónica** se corrige mediante el tratamiento de la causa y la eliminación de la obstrucción urinaria.

Si existe una porción estrecha o anormal de un uréter, ésta se puede extirpar quirúrgicamente y luego unir los extremos cortados. A veces es necesaria la cirugía para liberar los uréteres del tejido fibroso. Cuando la unión de los uréteres con la vejiga está obstruida, se pueden desprender quirúrgicamente los uréteres y luego adherirlos a otra zona de la vejiga.

Cuando se obstruye la uretra, el tratamiento puede incluir fármacos (como una terapia hormonal contra el cáncer de próstata), la cirugía o la dilatación de la uretra mediante dilatadores. Se pueden necesitar otros tratamientos para los cálculos que obstruyen el paso de la orina.

La cirugía para corregir la hidronefrosis aguda en uno o en ambos riñones, generalmente es efectiva siempre y cuando la infección pueda ser controlada y los riñones funcionen adecuadamente. El pronóstico es menos optimista para la hidronefrosis crónica.

Cálculos en las vías urinarias

Los cálculos en las vías urinarias (cálculos urinarios) son masas duras como la piedra, que se forman en cualquier parte de las vías urinarias y pueden causar dolor, hemorragia, obstrucción del flujo de la orina o una infección.

Según el lugar donde se forma un cálculo, se puede denominar cálculo renal o cálculo vesical. El proceso de la formación del cálculo se denomina urolitiasis (litiasis renal, nefrolitiasis).

Como ejemplo de la incidencia de este trastorno, es interesante saber que, en los Estados Unidos, cada año, aproximadamente uno de cada

Cálculo del uréter

(A) Se indica la irradiación habitual del dolor.

(B) Cálculo descendiendo a lo largo del uréter.

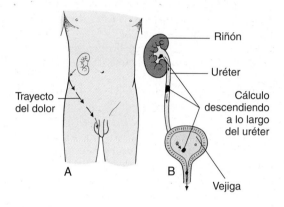

nal, escalofríos, fiebre y sangre en la orina. La persona puede sentir la necesidad de orinar con frecuencia, especialmente cuando el cálculo va descendiendo por el uréter.

Los cálculos pueden provocar una infección de las vías urinarias. Cuando obstruyen el flujo de la orina, las bacterias quedan atrapadas en la orina que queda estancada por encima de la obstrucción, provocando finalmente una infección. Cuando los cálculos bloquean las vías urinarias durante un largo período, la orina refluye hacia los tubos del interior del riñón, produciendo una presión que puede dilatar el mismo (hidronefrosis), y finalmente lesionarlo.

Diagnóstico

Los cálculos que no causan síntomas se pueden descubrir por casualidad durante un análisis microscópico rutinario de orina. Los cálculos que producen dolor, en general se diagnostican por los síntomas del cólico renal, junto con dolor de la zona lumbar e ingle o dolor en la zona de los genitales, sin una razón aparente. Los análisis microscópicos de la orina pueden revelar la presencia de sangre o pus así como también pequeños cristales que forman el cálculo. Generalmente, no se necesitan pruebas adicionales, a menos que el dolor persista durante más de unas pocas horas o el diagnóstico no sea claro.

Las pruebas adicionales que ayudan a definir el diagnóstico implican la recolección de muestras de orina durante 24 horas y muestras de sangre; éstas son analizadas para determinar las concentraciones de calcio, cistina, ácido úrico y otras sustancias que se sabe favorecen la producción de cálculos.

Las radiografías de abdomen pueden mostrar los cálculos cuando son de calcio y de estruvita. Si es necesario, se pueden efectuar otros procedimientos. Así, en la urografía endovenosa, se inyecta una sustancia radiopaca, en el interior de una vena; esta sustancia llega a los riñones y dibuja el contorno de los cálculos de ácido úrico, lo cual puede observarse en la radiografía. En la urografía retrógrada, la sustancia radiopaca se introduce en las vías urinarias a través de la uretra.

Tratamiento

Los cálculos pequeños que no causan síntomas, ni obstrucción o infección, por lo general no necesitan tratamiento. Beber una gran cantidad de líquidos incrementa la producción de orina y ayuda a hacer pasar con la misma algunos cálculos; una vez que un cálculo ha pasado con la orina, no se necesita ningún otro tratamiento posterior. Se puede aliviar el dolor del cólico renal con analgésicos narcóticos.

1000 adultos es internado en el hospital a causa de los cálculos en las vías urinarias. Se pueden formar cálculos porque la orina está saturada de sales que pueden producirlos, o porque la orina carece de los inhibidores naturales de este proceso. Aproximadamente el 80 por ciento de los cálculos está compuesto de calcio; el resto se compone de varias sustancias, como ácido úrico, cistina y estruvita. Los cálculos de estruvita, una mezcla de magnesio, amoníaco y fosfato, también se denominan cálculos por infección, porque se forman sólo cuando la orina está infectada.

El tamaño de los cálculos puede variar desde muy pequeños (no pueden detectarse a simple vista), hasta otros de 2,5 cm de diámetro o más. Así existe el llamado cálculo coraliforme, que puede adoptar la forma de la pelvis renal y sus cálices (los tubos que drenan en su interior) ocupando por completo estas estructuras.

Síntomas

Los cálculos, especialmente los minúsculos, pueden no causar ninguna sintomatología. Los cálculos en la vejiga urinaria pueden causar dolor en la parte inferior del abdomen. Los cálculos que obstruyen el uréter o la pelvis renal o cualquiera de sus tubos de drenaje, pueden ocasionar dolor de espalda (lumbar) o un cólico muy doloroso (cólico renal). El cólico renal se caracteriza por un dolor atroz e intermitente, por lo general en el costado, que corre a través del abdomen, con frecuencia hasta la zona de los genitales y la parte interna del muslo. Otros síntomas incluyen náuseas y vómito, distensión abdomi-

Con frecuencia, los cálculos de menos de un centímetro situados en la pelvis renal o en la parte más alta del uréter se pueden romper con ondas de ultrasonido (litotripsia extracorpórea por ondas de choque). Los fragmentos del cálculo se eliminan luego por la orina. A veces, tras el tratamiento con ultrasonidos, el cálculo debe extraerse a través de una pequeña incisión en la piel (nefrolitotomía percutánea). Los cálculos pequeños en la parte inferior del uréter se pueden eliminar mediante un endoscopio (un pequeño tubo flexible), introducido por la uretra y a través de la vejiga.

A veces los cálculos de ácido úrico se disuelven gradualmente haciendo que la orina sea más alcalina (por ejemplo, con citrato de potasio), pero los otros tipos de cálculos no se pueden eliminar con este método. En circunstancias especiales, los cálculos más grandes que causan una obstrucción pueden obligar a realizar una intervención quirúrgica para poder ser eliminados.

Prevención

Las medidas necesarias para prevenir la formación de nuevos cálculos varían de acuerdo a la composición de los ya existentes. Éstos deben ser analizados y se deben medir las concentraciones en la orina de las sustancias que pueden favorecer su formación.

Las personas con cálculos de calcio, por lo general, tienen una afección denominada hipercalciuria, en la cual se excreta una gran cantidad de calcio por la orina. Los diuréticos tiazídicos como la triclorometiazida reducen la nueva formación de cálculos en dichos pacientes. Se recomienda el consumo de grandes cantidades de líquidos (de 8 a 10 vasos al día). Puede ser de ayuda seguir una dieta con bajo contenido de calcio y tomar fosfato sódico de celulosa, una resina, pero dichas medidas pueden hacer que las concentraciones de calcio disminuyan demasiado. Se puede suministrar citrato de potasio para incrementar la concentración de citrato en la orina, una sustancia que inhibe la formación de cálculos de calcio. Un valor elevado de oxalato en la orina, que contribuye a la formación de cálculos de calcio, puede ser el resultado del consumo excesivo de alimentos ricos en dicha sustancia, como el ruibarbo, las espinacas, el cacao, las nueces, la pimienta y el té, o de la existencia de ciertos trastornos intestinales. Puede ser de ayuda un cambio en la dieta y el tratamiento del trastorno subyacente.

Muy raramente, los cálculos de calcio pueden deberse a la presencia de otro trastorno, como el hiperparatiroidismo, la sarcoidosis, intoxicación por vitamina D, la acidosis tubular renal o el cáncer. En estos casos se debe tratar el trastorno subyacente.

Eliminación de un cálculo con ondas sonoras

En algunas ocasiones, los cálculos pueden eliminarse con ayuda de ondas sonoras producidas por un litotritor, en un proceso conocido con el nombre litotripsia extracorporal por ondas de choque. Después de que se utilice una descarga de ultrasonidos o fluoroscopia para localizar el cálculo, el litotritor se coloca contra la espalda y las ondas sonoras se orientan hacia el cálculo, pulverizándolo. Entonces el paciente ingiere algún fluido para ayudar a expulsar del riñón los fragmentos del cálculo y a eliminarlos así en la orina. A veces, aparece sangre en la orina o el abdomen presenta hematomas superficiales después de dicha operación, pero los problemas serios son raros.

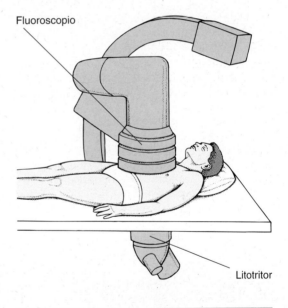

Fluoroscopio

Litotritor

Fragmentación del cálculo renal

Cálculos urinarios

Ondas de ultrasonido

Piel

Litotritor

Para los cálculos que contienen ácido úrico, se recomienda una dieta pobre en carnes, pescado y aves, porque estos alimentos incrementan la concentración de ácido úrico en la orina. Se puede dar alopurinol para reducir la producción de ácido úrico. Se puede administrar citrato de potasio para que la orina se alcalinice, porque cuando aumenta la acidez de la orina, se forman cálculos de ácido úrico. También puede ayudar el beber grandes cantidades de líquidos. Para los cálculos de estruvita, que indican una infección de las vías urinarias, se administran antibióticos.

CAPÍTULO 129

Vejiga neurogénica

La vejiga neurogénica consiste en la pérdida del funcionamiento normal de la vejiga provocada por lesiones de una parte del sistema nervioso

Una vejiga neurogénica puede ser originada por una enfermedad, una herida, o un defecto de nacimiento que afecta al cerebro, la médula espinal o los nervios que se dirigen hacia la vejiga, su orificio de salida o esfínter (la abertura de la vejiga hacia el interior de la uretra) o ambas. Una vejiga neurogénica puede ser de baja actividad (hipotónica), siendo incapaz de contraerse (no contráctil) y de vaciarse bien, o puede ser hiperactiva (espástica), vaciándose entonces por reflejos incontrolados.

Causas

Una vejiga de baja actividad (hipotónica), generalmente es el resultado de la interrupción de los nervios locales que la estimulan. La causa más frecuente en los niños es un defecto de nacimiento de la médula espinal, como la espina bífida o el mielomeningocele (una protrusión de la médula espinal a través de las vértebras). (• *V. recuadro, página 1235*)

Una vejiga superactiva (espástica) se produce en general por una interrupción del control normal de la vejiga, por parte de la médula espinal y del cerebro. Una causa frecuente es una herida o bien un trastorno, como la esclerosis múltiple, que afectan la médula espinal, que pueden dar como resultado la parálisis de las piernas (paraplejía) o de los brazos y las piernas (tetraplejía). Con frecuencia, estas lesiones al inicio hacen que la vejiga se vuelva flácida durante días, semanas o meses (fase de shock). Posteriormente, se vuelve hiperactiva y se vacía sin un control voluntario.

Síntomas

Los síntomas varían de acuerdo a la etapa en que se encuentre la vejiga, en baja actividad o superactiva.

Debido a que una vejiga en baja actividad, por lo general, no llega a vaciarse, se dilata hasta volverse muy grande. Esta dilatación generalmente no es dolorosa, porque la vejiga se expande lentamente y tiene muy poca o ninguna actividad nerviosa local. En algunos casos, la vejiga permanece aumentada de tamaño pero pierde pequeñas cantidades de orina de manera constante (incontinencia por rebosamiento). Las infecciones de la vejiga son frecuentes en las personas que tienen una vejiga en baja actividad, dado que el estancamiento de orina residual en ella proporciona las condiciones para estimular el crecimiento de bacterias. Se pueden formar cálculos en la vejiga, particularmente cuando una persona sufre de infección crónica de la vejiga que obliga a la colocación permanente de una sonda. Los síntomas de una infección de la vejiga varían dependiendo del grado de la actividad nerviosa que resta.

La vejiga superactiva se puede llenar y vaciar sin control y con grados variables de molestias, dado que se contrae y se vacía por reflejo (involuntariamente).

Cuando existe una vejiga hipoactiva o hiperactiva, la presión y el reflujo de la orina desde la vejiga por los uréteres pueden lesionar los riñones. En las personas que tienen una lesión de la médula espinal, la contracción de la vejiga y la relajación de su salida (esfínter) puede que no estén coordinadas, de modo que la presión en la vejiga permanece elevada y no deja que la orina salga de los riñones.

Diagnóstico

Con frecuencia, el médico puede detectar una vejiga aumentada de volumen examinando la parte inferior del abdomen. Los estudios radiológicos en los que se inyecta una sustancia radiopaca a través de una vena (urografía endovenosa), o a través de una sonda que se inserta en la vejiga (cistografía) o en la uretra (uretrografía), proporcionan más información. (• *V. página 619*) Los rayos X pueden mostrar el tamaño de los uréteres y de la vejiga y, posiblemente, la presencia de cálculos y de lesión renal, lo que proporciona al médico una valiosa información acerca del funcionamiento de los riñones. La ecografía proporciona una información similar. La cistoscopia es un procedimiento en el que el médico puede mirar el interior de la vejiga a través de un endoscopio flexible que se introduce dentro de la uretra, generalmente sin causar dolor.

La cantidad de orina que queda en la vejiga después de miccionar se puede medir introduciendo una sonda a través de la uretra para vaciar la vejiga. La presión interna de la vejiga y de la uretra se pueden medir conectando la sonda a un medidor (cistometrografía).

Tratamiento

Cuando la causa de una **vejiga de baja actividad (hipotónica)** es una lesión neurológica, se puede insertar una sonda a través de la uretra para vaciar la vejiga de manera constante o intermitentemente. La sonda se introduce lo más pronto posible tras la lesión, para impedir que el músculo de la vejiga sea lesionado por un estiramiento excesivo y para prevenir una infección de la misma.

La colocación de un catéter de manera permanente provoca menos problemas físicos en las mujeres que en los varones. En un varón, la sonda puede provocar la inflamación de la uretra y de los tejidos que la rodean. Sin embargo, tanto para éstos como para las mujeres se prefiere el uso de una sonda que pueda ser introducida por el propio paciente periódicamente (de cuatro a seis veces al día) y extraída una vez que la vejiga se vacía (autosondaje intermitente).

Las personas que desarrollan una **vejiga hiperactiva** (espástica) también pueden necesitar una sonda para facilitar el vaciado, en caso de que los espasmos de la salida de la vejiga impidan su total vaciamiento. En los varones tetrapléjicos que no pueden utilizar la sonda por sí mismos con este fin, puede que se deba seccionar el esfínter (un músculo semejante a un anillo que se abre y se cierra) de la salida

de la vejiga, para permitir su vaciado y usar un dispositivo externo de recolección. Se puede aplicar estimulación eléctrica a la vejiga, a los nervios que la controlan o a la médula espinal para inducir la contracción de la vejiga, pero este tipo de tratamiento está aún en fase experimental.

El tratamiento con fármacos puede mejorar el almacenamiento de orina en la vejiga. Por lo general, el control de una vejiga hiperactiva se puede modificar con fármacos que relajan la misma, como los anticolinérgicos. Sin embargo, frecuentemente éstos causan efectos colaterales, como sequedad de boca y estreñimiento; además, es difícil mejorar el vaciado de la vejiga con fármacos, en los pacientes con una vejiga neurogénica.

A veces se recomienda la cirugía para hacer que la orina fluya por una abertura externa (ostomía), realizada en la pared abdominal o bien para aumentar el tamaño de la vejiga. La orina que sale de los riñones puede desviarse hacia la superficie del cuerpo extirpando un segmento corto del intestino delgado, conectando los uréteres al mismo y adhiriéndolo a la ostomía; la orina se recoge en una bolsa. Este procedimiento se denomina asa ileal. Se puede agrandar la vejiga con un segmento del intestino en un procedimiento denominado cistoplastia de aumento, y el sujeto puede así llevar a cabo el autosondaje. En los lactantes, la conexión se efectúa entre la vejiga y una abertura en la piel (vesicostomía), como medida temporal hasta que el niño tiene una edad suficiente para una cirugía definitiva.

Se desvíe o no el flujo de la orina, o bien se usen sondas, debe procurarse al máximo reducir el riesgo de la formación de cálculos en la orina. Se debe controlar rigurosamente la función renal. Cualquier infección de los riñones se debe tratar inmediatamente. Se recomienda beber por lo menos ocho vasos de líquido al día. La posición de una persona que está paralizada se debe cambiar con frecuencia, mientras que a otras se les debe animar a que caminen lo más pronto posible. Aunque la recuperación completa en cualquier tipo de vejiga neurogénica no es frecuente, algunas personas se restablecen bastante bien con el tratamiento.

CAPÍTULO 130

Incontinencia urinaria

La incontinencia urinaria es la pérdida incontrolable de la orina.

La incontinencia urinaria puede manifestarse a cualquier edad, pero las causas tienden a ser distintas dependiendo de ésta. La incidencia global de la incontinencia urinaria aumenta progresivamente con la edad.

Aproximadamente una de cada tres personas de edad avanzada tiene algún problema con el control de su vejiga; las mujeres tienen el doble de probabilidad que los varones de resultar afectadas. Más del 50 por ciento de los residentes en los asilos de ancianos sufre de incontinencia. La incontinencia urinaria puede ser un motivo para internar a personas de edad avanzada y contribuye al desarrollo de llagas provocadas por presión (úlceras por presión), de infecciones del riñón y de la vejiga y de depresión. La incontinencia urinaria produce también situaciones embarazosas y frustración.

Los riñones producen constantemente orina, la cual fluye a través de dos largos tubos (los uréteres) hacia la vejiga, donde es almacenada. La parte más baja de la vejiga (el cuello) está rodeada por un músculo (el esfínter urinario) que permanece contraído para cerrar el conducto que transporta la orina fuera del cuerpo (la uretra), de modo que se retenga la orina en la vejiga hasta que esté llena. En este momento, los mensajes que salen de la vejiga van a lo largo de los nervios hasta la médula espinal, para luego llegar al cerebro; así, la persona toma conciencia de la urgencia de orinar. Entonces ella puede decidir consciente y voluntariamente expulsar la orina de la vejiga o no. Cuando se toma la decisión de orinar, el músculo del esfínter se relaja, dejando que la orina fluya a través de la uretra al mismo tiempo que los músculos de la vejiga se contraen para empujar la orina hacia fuera. Esta fuerza de empuje se puede aumentar contrayendo los músculos de la pared abdominal y del suelo de la pelvis, puesto que se incrementa la presión sobre la vejiga.

El proceso completo de contención y liberación (evacuación) de la orina es complejo y la capacidad de controlar la micción se puede ver afectada en diferentes etapas del proceso a causa de diversas anomalías. El resultado de estas interrupciones es una pérdida de control (incontinencia urinaria).

Los diferentes tipos de incontinencia urinaria se clasifican de acuerdo al modo y al momento del inicio: incontinencia de aparición reciente y repentina, e incontinencia de inicio gradual y persistente. La incontinencia que comienza repentinamente, a menudo indica un problema de vejiga. La causa más frecuente es una infección de la vejiga (cistitis). Las otras causas incluyen los efectos colaterales de los fármacos, los trastornos que afectan a la movilidad o causan confusión, el consumo excesivo de bebidas que contienen cafeína o alcohol y las condiciones que irritan a la vejiga o a la uretra, como la vaginitis

atrófica y el estreñimiento agudo. La incontinencia persistente (crónica) puede ser causada por alteraciones en el cerebro, alteraciones en la vejiga o la uretra, o problemas de los nervios que entran o salen de la vejiga. Estas alteraciones son especialmente frecuentes en las personas de edad avanzada y en las mujeres tras la menopausia.

La incontinencia urinaria se clasifica, además, en función del tipo de síntomas, como incontinencia por urgencia, por esfuerzo, por rebosamiento, o incontinencia total.

Causas y tipos

La **incontinencia por urgencia (o imperiosidad)** es un deseo urgente de orinar seguido por una pérdida incontrolable de orina. Normalmente, las personas pueden contener la orina durante algún tiempo tras la primera sensación de que la vejiga está llena. Por el contrario, las personas con incontinencia por urgencia, por lo general casi no tienen tiempo de llegar al baño. Una mujer puede tener este cuadro por la propia incontinencia por urgencia o porque además se añadan grados variables de incontinencia provocada por estrés (incontinencia mixta). La causa más frecuente de aparición brusca es una infección de las vías urinarias. Sin embargo, la incontinencia por urgencia sin infección es el tipo más frecuente de incontinencia en las personas de edad avanzada y, a menudo, no se conoce la causa con exactitud. Las causas más habituales de incontinencia por urgencia en las personas de edad avanzada son una hiperactividad de la vejiga y ciertos trastornos neurológicos, como la apoplejía y la demencia, que interfieren con la capacidad del cerebro para frenar la vejiga. La incontinencia por urgencia se convierte en un verdadero problema cuando una enfermedad o una lesión impiden que una persona pueda llegar al baño rápidamente.

La **incontinencia por esfuerzo** es una pérdida incontrolable de orina al toser, hacer esfuerzos, estornudar, levantar objetos pesados o ejecutar cualquier maniobra que aumente bruscamente la presión dentro del abdomen. La incontinencia provocada por esfuerzo es el tipo más frecuente de incontinencia en las mujeres. Puede ser provocada por debilidad del esfínter urinario. A veces las causas son las alteraciones producidas en la uretra como resultado de un parto o de una cirugía pélvica. En las mujeres posmenopáusicas, la incontinencia por esfuerzo se produce por la falta de la hormona estrogénica, situación que contribuye a debilitar la uretra, reduciendo de este modo la resistencia de la orina a fluir a través de este conducto. En los varones, la incontinencia por esfuerzo puede aparecer después de la extirpación de la próstata (prostatectomía, resec-

Qué causa la incontinencia

Tipo	Descripción	Algunas posibles causas
Incontinencia por impulso.	Incapacidad de posponer la micción por más de unos pocos minutos, una vez que se siente la necesidad de orinar.	Infección del tracto urinario. Superactividad de la vejiga. Obstrucción del flujo de orina. Cálculos y tumores en la vejiga. Fármacos, especialmente diuréticos.
Incontinencia provocada por estrés.	Fuga de orina, generalmente en pequeños estallidos, provocados por un aumento de la presión abdominal que se produce cuando una persona tose, se ríe, se esfuerza, estornuda o levanta un objeto pesado.	Debilidad del esfínter urinario (el músculo que controla el flujo de orina de la vejiga). En las mujeres, disminuye la resistencia al flujo de la orina a través de la uretra, por lo general a causa de la carencia de estrógenos. Alteraciones anatómicas provocadas por partos múltiples o cirugía pélvica. En los hombres, extirpación de la próstata o lesiones de la parte superior de la uretra o del cuello de la vejiga.
Incontinencia por exceso de flujo.	Formación de orina en la vejiga que se vuelve demasiado grande para que el esfínter urinario la contenga, de modo que la orina se derrama intermitentemente, con frecuencia sin sensaciones en la vejiga.	Obstrucción del flujo de la orina, provocado generalmente por dilatación o cáncer de la próstata en los hombres y por un estrechamiento de la uretra (un defecto de nacimiento) en los niños. Músculos de la vejiga debilitados. Malfuncionamiento nervioso. Fármacos.
Incontinencia total.	Fuga continua debido a que el esfínter urinario no se cierra.	Defecto de nacimiento. Lesiones del cuello de la vejiga, por ejemplo, durante la cirugía.
Incontinencia psicogénica.	Pérdida de control por motivos psicológicos.	Disturbios emocionales, como la depresión.
Incontinencia mixta.	Combinación de los problemas ya indicados (por ejemplo, muchas mujeres tienen incontinencia por estrés y por instinto al mismo tiempo).	Combinación de las causas arriba mencionadas.

ción transuretral de la próstata) cuando se lesiona la parte superior de la uretra o el cuello de la vejiga.

La **incontinencia por rebosamiento** es la fuga incontrolada de pequeñas cantidades de orina estando la vejiga llena. La fuga se produce cuando la vejiga está dilatada e insensible debido a la retención crónica de la orina. La presión en la vejiga aumenta tanto que pierde gotas de orina. Durante un examen clínico, a menudo el médico puede palpar la vejiga llena.

Al final, la persona puede ser incapaz de orinar debido a que el flujo de orina se obstruye o porque los músculos de la pared de la vejiga ya no pueden contraerse. En los niños, la obstrucción de las vías urinarias inferiores puede ser provocada por el estre- chamiento del extremo de la uretra o del cuello de la vejiga. En los adultos, en el caso de los varones, la obstrucción de la salida de la vejiga (la abertura de la vejiga hacia la uretra), generalmente es causada por una dilatación benigna de la próstata o por un cáncer de la misma. Con menor frecuencia, la obstrucción puede ser provocada por el estrechamiento del cuello de la vejiga o de la uretra (estenosis uretral), lo que puede suceder tras una cirugía de la próstata en los varones. Incluso el estreñimiento puede causar incontinencia por rebosamiento, porque cuando el recto se llena de heces, se hace presión sobre el cuello de la vejiga y la uretra. Un cierto número de fármacos que afectan al cerebro o la médula espinal o que interfieren la transmisión nerviosa, como los fármacos anticolinérgicos y los narcóticos, pueden debilitar la capacidad de contracción de la vejiga, dando como resultado una vejiga dilatada y la incontinencia por rebosamiento.

Un disfuncionamiento de los nervios que conduce a una **vejiga neurogénica,** *(• V. página 658)* puede también causar la incontinencia por rebosamiento. Una vejiga neurogénica puede estar originada por muchas causas, como las lesiones de la médula espinal y las lesiones nerviosas provocadas por esclerosis múltiple, diabetes, heridas, alcoholismo, o toxicidad por fármacos.

La **incontinencia total** es la situación en la que la orina gotea constantemente de la uretra, día y noche. Se produce cuando el esfínter urinario no se cierra adecuadamente. Algunos niños tienen este tipo de incontinencia debido a un defecto de nacimiento en el que la uretra no se cierra como un tubo. En las mujeres con incontinencia total, la causa es, en general, una lesión en el cuello de la vejiga y en la uretra, durante un parto. En los varones, la causa más frecuente es una lesión en el cuello de la vejiga y en la uretra debido a la cirugía, en particular por la extracción de la próstata afectada de cáncer.

La **incontinencia psicogénica** es más bien el resultado de una incontinencia cuyo origen es más emocional que físico. Ocasionalmente se produce en los niños e incluso en adultos que tienen problemas emocionales. Un ejemplo lo constituyen aquellos niños que mojan persistentemente la cama (enuresis). *(• V. página 1286)* Se puede sospechar una causa psicológica cuando el agotamiento emocional o la depresión son evidentes y se han descartado las demás causas de incontinencia.

A veces se producen **tipos mixtos de incontinencia**. Por ejemplo, un niño puede tener una incontinencia originado por un malfuncionamiento de los nervios además de factores psicológicos. Un varón puede sufrir de incontinencia por rebosamiento causada por una dilatación de la próstata y además presentar una incontinencia por urgencia provocada por un accidente vascular cerebral. Las mujeres ancianas suelen tener una combinación de incontinencia por urgencia e incontinencia provocada por esfuerzo.

Diagnóstico

Las personas tienden frecuentemente a convivir con la incontinencia sin buscar ayuda profesional, debido a que sienten temor o vergüenza de hablar del problema con su médico, o porque creen erróneamente que la incontinencia es una consecuencia normal del envejecimiento. Y, sin embargo, muchos casos de incontinencia se pueden curar o controlar,

especialmente cuando el tratamiento se inicia enseguida.

Por lo general, se puede descubrir la causa y desarrollar un plan de tratamiento después de que el médico haya interrogado a la persona sobre los antecedentes del problema y haya efectuado un examen clínico. Se puede realizar un análisis de orina para descartar una posible infección. La cantidad de orina que queda en la vejiga después de orinar (orina residual), a menudo se mide con una ecografía o un sondaje urinario (colocando un pequeño tubo denominado sonda en el interior de la vejiga). Un gran volumen de orina residual indica una obstrucción o un problema de los nervios o del músculo de la vejiga.

A veces, puede ser necesario realizar pruebas especiales durante la micción (evaluación urodinámica). Estas pruebas miden la presión de la vejiga en reposo y cuando se llena; son particularmente útiles en la incontinencia crónica. Se coloca una sonda en la vejiga y mientras ésta se llena con agua a través de la sonda, se registra la presión en su interior.

Por lo general, la presión aumenta lentamente. En algunas personas, la presión comienza con bruscos espasmos o se eleva demasiado rápido antes de que la vejiga esté completamente llena. El registro de los cambios de presión ayuda al médico a determinar el mecanismo de la incontinencia y su mejor tratamiento.

Otra prueba mide la velocidad del flujo de la orina. Esta prueba puede ayudar a determinar si dicho flujo está obstruido y si los músculos de la vejiga se pueden contraer con la fuerza suficiente como para expulsar la orina.

La incontinencia por esfuerzo se diagnostica por medio de la historia clínica del problema, examinando la vagina en las mujeres y observando la pérdida de orina al toser o hacer un esfuerzo. Un examen ginecológico ayuda también a determinar si el revestimiento de la uretra o de la vagina ha adelgazado debido a la falta de estrógenos.

Tratamiento

Un tratamiento óptimo depende del análisis minucioso del problema de forma individualizada y varía según la naturaleza específica del problema. Los que padecen incontinencia urinaria pueden, habitualmente, curarse o, por lo menos, mejorar considerablemente.

A menudo el tratamiento exige sólo tomar medidas simples para cambiar el comportamiento. Muchas personas pueden recuperar el control de la vejiga mediante técnicas de modificación del mismo, como orinar a intervalos regulares (cada dos o tres horas), para mantener la vejiga relativamente vacía. Puede ser de ayuda evitar los irritantes de la vejiga, como las bebidas que contienen cafeína, y beber cantidades suficientes de líquidos (de seis a ocho vasos al día) para impedir que la orina se concentre demasiado (ello podría irritar la vejiga). La toma de fármacos que afectan al funcionamiento de la vejiga de modo adverso a menudo puede suspenderse. Se deben intentar tratamientos específicos, como se indica más adelante. Si no se puede controlar la incontinencia por completo con los tratamientos específicos, la ropa interior y los absorbentes diseñados especialmente para la incontinencia pueden proteger la piel y permitir que las personas se sientan secas, cómodas y socialmente activas. Estas prendas son discretas y fácilmente asequibles.

Los episodios de **incontinencia por urgencia** se pueden prevenir frecuentemente orinando a intervalos regulares antes de que éstos se produzcan. Los métodos de entrenamiento de la vejiga, como ejercicios musculares, pueden ser muy útiles. Los fármacos que relajan la vejiga, como la propantelina, la imipramina, la hiosciamina, la oxibutinina y la diciclomina, pueden ser de ayuda. Aunque muchos de los fármacos disponibles pueden ser muy útiles, cada uno de ellos actúa de un modo algo diferente y pueden tener efectos adversos.

Por ejemplo, un fármaco que relaja la vejiga puede reducir su irritabilidad y la fuerte urgencia de orinar, pero puede causar sequedad de la boca o retención de orina excesiva. A veces los demás efectos del fármaco se pueden utilizar con ventaja.

Por ejemplo, la imipramina es un antidepresivo eficaz y puede ser especialmente útil para una persona que tiene incontinencia y que además esté deprimida. A veces, las combinaciones de fármacos son útiles. Una terapia con fármacos debe ser supervisada y adaptada a las necesidades de cada individuo.

En muchas mujeres con **incontinencia provocada por el esfuerzo**, se puede aliviar el problema aplicando en la vagina una crema que contenga estrógenos o tomando comprimidos de estas hormonas. Los parches cutáneos con estrógenos no han sido estudiados para el tratamiento de la incontinencia.

Otros fármacos que ayudan a controlar el esfínter, como la fenilpropanolamina o la seudoefedrina, deben ser utilizados junto con los estrógenos. Para aquellas personas que tienen los músculos pélvicos débiles, pueden ser de ayuda los ejercicios que fortalecen esta musculatura (Kegel). El autoaprendizaje de estas técnicas de contracción muscular no es fácil, por lo que con frecuencia se utilizan mecanismos de apoyo para ayudar al entrenamiento. Las enfermeras o los fisioterapeutas pueden ayudar a enseñar estos ejercicios. Los ejercicios implican la repetida contracción de los músculos, varias veces al día, para desarrollar resistencia y aprender a usar los músculos de modo apropiado, en las situaciones que provocan incontinencia, como al toser. Se pueden usar absorbentes para retener las pequeñas cantidades de orina, que por lo general se pierden durante los ejercicios.

Los casos más graves, que no responden a los tratamientos no quirúrgicos, se pueden corregir mediante cirugía utilizando cualquiera de los distintos procedimientos que elevan la vejiga y refuerzan el conducto de paso de la orina. En algunos casos es eficaz una inyección de colágeno alrededor de la uretra.

Para la **incontinencia por rebosamiento,** provocada por una próstata dilatada u otra obstrucción, se necesita generalmente la cirugía. Hay una variedad de procedimientos disponibles para extirpar toda la próstata o una parte de ella. El fármaco finasteride puede a menudo reducir el tamaño de la próstata o interrumpir su crecimiento, evitando así la cirugía o al menos aplazándola. Los fármacos que relajan el esfínter, como la terazosina, suelen también ser útiles.

Cuando la causa es una débil contracción de los músculos de la vejiga, pueden ser útiles los fármacos que favorecen dicha contracción, como el betanecol. También puede ser útil ejercer una suave presión oprimiendo el abdomen con las manos, precisamente sobre la zona donde se encuentra la vejiga, especialmente para las personas que pueden vaciar la vejiga, pero que tienen dificultades para hacerlo de un modo completo.

En algunos casos, se necesita el sondaje de la vejiga para vaciarla y prevenir complicaciones, como las infecciones repetidas y las lesiones del riñón. La sonda se puede insertar de forma permanente o bien colocarla y extraerla cada vez que sea necesario.

La **incontinencia urinaria total** debe ser tratada con varios procedimientos quirúrgicos. Por ejemplo, si un esfínter urinario no cierra completamente, se puede sustituir por uno artificial.

El tratamiento de la **incontinencia psicógena** consiste en la psicoterapia, que generalmente se coordina con una modificación de los hábitos y con el uso de dispositivos que despiertan al niño cuando empieza a mojar la cama, o con el uso de fármacos que inhiben las contracciones de la vejiga. Una persona que tiene incontinencia y depresión puede beneficiarse de la toma de fármacos antidepresivos.

Lesiones de las vías urinarias

Las vías urinarias (riñones, uréteres, vejiga y uretra) se pueden lesionar por heridas penetrantes, golpes, radioterapia o cirugía. Los síntomas más frecuentes son sangre en la orina, disminución de la micción y dolor. Dichas lesiones pueden causar dolor, tumefacción, hematomas y, si son lo suficientemente graves, una presión arterial peligrosamente baja (shock). Debido a que los desechos metabólicos deben ser constantemente retirados de la sangre por los riñones y eliminados del cuerpo a través del resto de las vías urinarias, (• *V. página 613)* cualquier lesión que interfiere con este proceso puede ser mortal. La prevención de las lesiones permanentes de las vías urinarias e, incluso de la muerte, puede depender de un diagnóstico precoz y un tratamiento inmediato.

Lesiones del riñón

Un golpe externo es la causa más habitual de las lesiones de los riñones, producidas por los accidentes de tráfico, caídas o lesiones deportivas. Las lesiones penetrantes del riñón pueden ser el resultado de disparos o heridas punzantes. Los daños son muy variados. Las lesiones menores pueden dar como resultado pequeñas cantidades de sangre en la orina detectables sólo con un examen microscópico, mientras que las lesiones mayores tienen más probabilidad de producir sangre visible en la orina. Cuando el riñón se lesiona gravemente (una situación denominada estallido renal), la hemorragia puede ser grave y filtrarse orina en los tejidos circundantes. Cuando el riñón se desgarra de su base (pedículo renal), que contiene la arteria y la vena renal, se puede producir una hemorragia en gran escala, shock y la muerte. La lesión provocada por una litotripsia extracorpórea con ondas de shock (un procedimiento frecuentemente utilizado para deshacer los cálculos renales) puede hacer que aparezca un poco de sangre en la orina de forma transitoria; en general es de escasa importancia y la lesión se cura sin necesidad de tratamiento.

Los exámenes con rayos X de los riñones y del resto de vías urinarias, (• *V. página 619)* como la urografía endovenosa con tomografía computadorizada (TC), pueden determinar con precisión la ubicación y la extensión de la lesión. En algunos casos, se pueden necesitar estudios de imagen más extensos.

El tratamiento comienza con medidas para controlar la pérdida de sangre e impedir el shock. Se administran líquidos por vía endovenosa para normalizar la presión arterial y estimular la producción de orina. Cuando es necesario, se pueden realizar estudios apropiados con rayos X para caracterizar la lesión. Para las lesiones del riñón menores, como las causadas por la litotripsia extracorpórea con ondas de choque, el control minucioso del consumo de líquidos y el reposo total son, con frecuencia, el único tratamiento necesario. Las lesiones mayores que provocan una hemorragia incontrolable o el derrame de grandes cantidades de orina hacia los tejidos circundantes suelen requerir reparación quirúrgica.

Si el suministro de sangre al riñón es insuficiente, el tejido renal normal, que debe ser alimentado con sangre para sobrevivir, puede morir y ser reemplazado por tejido cicatricial. Dichas lesiones pueden conducir a una hipertensión arterial que se manifiesta semanas o meses después de una lesión renal. En general, la mayoría de las lesiones del riñón tienen un buen pronóstico si se diagnostican y tratan inmediatamente.

Lesiones ureterales

La mayor parte de las lesiones de los uréteres (los tubos que van desde los riñones a la vejiga) se origina durante las operaciones pélvicas o abdominales, como una histerectomía, una resección del colon o una ureteroscopia (examen de los uréteres con un tubo de fibra óptica). Frecuentemente, dichas lesiones no se descubren hasta que disminuye la micción o se escapa orina por la herida. Los síntomas, por lo general, no son específicos y pueden incluir dolor o fiebre.

Las otras causas de lesión ureteral comprenden las lesiones penetrantes, por lo general, heridas por disparos. Una lesión ureteral provocada por un golpe no es frecuente. En situaciones especiales, lesiones contundentes, en particular las que hacen que el tronco se curve hacia atrás, pueden separar la parte superior del uréter del riñón. Las pruebas de diagnóstico más útiles son la urografía endovenosa, la tomografía computadorizada y, cuando es necesario, la urografía retrógrada. En la urografía retrógrada, se hacen radiografías después de inyectar directamente en el uréter una sustancia radiopaca, visible a los rayos X, que dibuja toda su trayectoria.

Si un uréter se lesiona accidentalmente durante la cirugía, se puede necesitar otra operación para

Lesiones del riñón

La gravedad de las lesiones del riñón varía ampliamente. Una lesión puede ser leve, dando como resultado sólo la contusión del riñón. Con una lesión más grave el mismo puede ser lacerado, y la orina puede derramarse en el tejido circundante.

Si el riñón está desgarrado de su tallo (pedículo renal), la hemorragia puede ser abundante, dando como resultado un shock o la muerte. La sangre en la orina podría acompañar a alguna de estas lesiones.

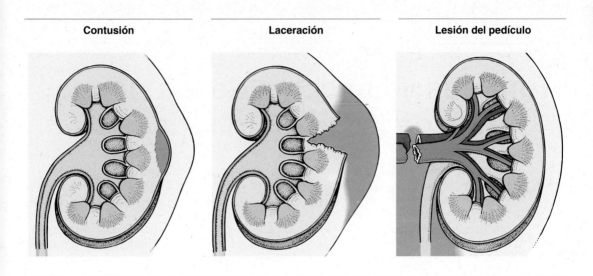

Contusión   **Laceración**   **Lesión del pedículo**

repararlo. Un cirujano urólogo puede reconectar el uréter ya sea a sí mismo o bien a otra parte de la vejiga. Para las lesiones menos importantes, la introducción de una sonda en el interior del uréter, que se deja allí durante 2 a 6 semanas, puede solucionar el problema y así evitar un nuevo acto quirúrgico. Las lesiones ureterales penetrantes, causadas por armas de fuego o armas blancas, se tratan mejor quirúrgicamente.

Lesiones de la vejiga

Golpes fuertes contra la pelvis que comportan fracturas, frecuentes en los accidentes de tráfico, pueden hacer que la vejiga se rompa. Las heridas penetrantes, generalmente causadas por armas de fuego, pueden también lesionarla. Los principales síntomas son la presencia de sangre en la orina o la dificultad para orinar. El diagnóstico puede establecerse mejor mediante una cistografía, un examen en el cual una sustancia radiopaca, visible a los rayos X, se inyecta dentro de la vejiga para luego hacer radiografías en busca de fugas de orina.

Los pequeños goteos (por laceraciones) pueden tratarse introduciendo una sonda en la uretra durante 7 a 10 días, con el fin de drenar la orina, mientras la vejiga se cura por sí misma. Para lesiones más graves, se suele realizar un acto quirúrgico para determinar el grado de la lesión y reparar los posibles desgarros. La orina es entonces retirada de la vejiga más eficazmente utilizando dos sondas, una insertada a través de la uretra (sonda transuretral) y otra introducida directamente en la vejiga a través del abdomen inferior (catéter suprapúbico). Ambos se retiran al cabo de 7 a 10 días o una vez que la vejiga haya curado satisfactoriamente.

Lesiones de la uretra

Las causas más frecuentes de lesiones importantes en la uretra son las fracturas pélvicas y las lesiones "a horcajada" (entre las piernas) en los varones. Las intervenciones quirúrgicas directas en la uretra o las maniobras durante las cuales se pasan instrumentos por su interior, pueden también dañarla, aunque estas lesiones tienden a ser relativamente menores. Los síntomas comprenden: sangre en la punta del pene, orina con sangre e incapacidad de orinar. En algunos casos, la orina se filtra hacia los tejidos de la pared abdominal, del escroto o del perineo (área entre el ano y la vulva, o entre el ano y el escroto). El estrechamiento (estenosis) de la uretra en la zona herida es una complicación frecuente que puede desarrollarse con posterioridad. Estas lesiones pueden provocar impotencia debido a la lesión ocasionada a las arterias y los nervios del pene. El diagnóstico de una lesión se basa en una uretrografía retrógrada (radiografía realizada después de que una sustancia radiopaca se introduce directamente por la uretra).

Para el tratamiento de contusiones leves en la uretra, se introduce una sonda a través de la misma hasta la vejiga y se deja durante varios días para que la orina pueda salir mientras la uretra se recompone. Para todas las demás lesiones, debe evitarse el paso de la orina por la uretra utilizando una sonda situada directamente dentro de la vejiga. Si se desarrolla una estenosis uretral, puede ser tratada quirúrgicamente.

CAPÍTULO 132

Tumores y cánceres de los riñones y de las vías urinarias

Los tumores de los riñones y de las vías urinarias pueden presentarse en personas de cualquier edad y sexo. Muchos de estos tumores son cancerosos.

Cáncer del riñón

El cáncer del riñón (adenocarcinoma de riñón; carcinoma de células renales; hipernefroma) representa alrededor del 2 por ciento de los cánceres en adultos y afecta una vez y media más a los varones que a las mujeres. Los tumores sólidos de riñón son, habitualmente, cancerosos, mientras que los quistes de riñón (cavidades cerradas, llenas de líquido) generalmente no lo son.

Síntomas y diagnóstico

La presencia de sangre en la orina es el síntoma más frecuente, pero su cantidad puede ser tan pequeña que sólo es detectada con el microscopio. Por el contrario, a veces la orina puede aparecer visiblemente roja. Los síntomas que siguen, más frecuentes, son dolor en el costado y fiebre. A veces, el tumor renal se detecta primero cuando el médico nota un aumento de tamaño o una prominencia en el abdomen, o puede ser descubierto accidentalmente durante un análisis por algún otro problema, como la hipertensión arterial. La presión arterial puede aumentar debido a que una irrigación inadecuada hacia una parte o la totalidad del riñón desencadena la liberación de mensajeros químicos que la elevan. El recuento de glóbulos rojos puede también volverse anormalmente alto, provocando una policitemia secundaria, (• *V. página 811*) ya que el riñón enfermo produce altos valores de la hormona eritropoyetina, que estimula la médula ósea para aumentar la producción de glóbulos rojos.

Si se sospecha la existencia de un cáncer de riñón pueden efectuarse una urografía intravenosa, una ecografía o una tomografía computadorizada (TC) para visualizar el tumor. (• *V. página 619*) La resonancia magnética nuclear (RM) puede también efectuarse para obtener mayor información acerca de la extensión del tumor hacia otras estructuras vecinas, como las venas. Si el tumor es hueco (quiste), puede extraerse el líquido interno, con una aguja, para su análisis. Ciertos estudios radiológicos, como la aortografía y la angiografía de la arteria renal, pueden efectuarse para preparar la operación, con el objeto de proveer más información acerca del tumor y las arterias que lo irrigan.

Tratamiento y pronóstico

Cuando el cáncer no se propaga más allá del riñón, la extracción quirúrgica del riñón afectado y de los ganglios linfáticos proporciona una buena probabilidad de curación. Si el tumor ha invadido la vena renal o incluso la vena cava (la gran vena que transporta la sangre hacia el corazón), sin propagarse (por metástasis) hasta sitios distantes, la cirugía puede aún ofrecer una buena probabilidad de curación. Sin embargo, el cáncer de riñón tiende a producir metástasis enseguida, especialmente hacia los pulmones. Cuando se ha extendido hacia sitios distantes (metastásicos), el pronóstico es malo ya que no puede ser curado mediante radiación, anticancerígenosos tradicionales (quimioterapia) u hormonas. En algunos casos, si se aumenta la capacidad del sistema inmune para destruir el cáncer, algunos tumores se retraen y ello puede prolongar la supervivencia en algunos casos. (• *V. página 822*) Uno de estos tratamientos, la interleucina-2, ha sido aprobado para el tratamiento

Tumor en el polo superior del riñón

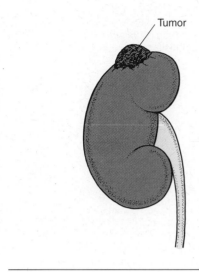

Tumor

de los tumores de riñón, y actualmente se están investigando varias combinaciones de esta sustancia y de otros agentes biológicos. En raros casos (menos del uno por ciento de los pacientes), la extirpación del riñón afectado favorece que las metástasis del resto del cuerpo se reduzcan; esta regresión no es razón suficiente para realizar esta operación cuando el cáncer ya se ha propagado.

Cáncer de la pelvis renal y de los uréteres

El cáncer puede desarrollarse en las células que revisten la pelvis renal (carcinoma de células de transición de la pelvis renal) y los uréteres. La pelvis renal es la parte del riñón que a modo de embudo conduce la orina al interior de los uréteres (unos delgados conductos que transportan la orina hasta la vejiga).

Síntomas y diagnóstico

El primer síntoma suele ser la presencia de sangre en la orina. Si el flujo urinario se obstruye, pueden presentarse calambres dolorosos en el costado o en el abdomen inferior.

El diagnóstico se realiza a través de una urografía intravenosa o una urografía retrógrada. (• *V. página 620*) La TC puede ayudar al médico a distinguir un cálculo renal de un tumor o de un coágulo; también contribuye a determinar cuánto ha crecido el cáncer. El examen microscópico de una muestra de orina puede detectar células cancerosas. Un dispo-

sitivo de fibra óptica (ureteroscopio o nefroscopio), introducido por la uretra a través de la vejiga o bien insertado a través de la pared abdominal, puede ser utilizado para observar e incluso tratar pequeños tumores.

Tratamiento y pronóstico

Si el cáncer no se ha propagado, el tratamiento usual es la extirpación del riñón y el uréter (nefroureterectomía), junto con una parte de la vejiga. Sin embargo, en algunas situaciones (por ejemplo cuando los riñones no funcionan bien o cuando el paciente sólo tiene un riñón), habitualmente no se extrae el riñón ya que esta persona se volvería dependiente de la diálisis. Si el cáncer ya se ha propagado se utiliza la quimioterapia, aunque este tipo de cáncer no responda tan bien a este tratamiento como el de vejiga.

El pronóstico es bueno cuando el cáncer no ha producido metástasis y puede ser completamente extraído mediante cirugía. Se realizan cistoscopias (inserciones de un tubo de observación de fibra óptica para examinar el interior de la vejiga) periódicamente después de la cirugía, ya que las personas que han tenido este tipo de cáncer corren el riesgo de desarrollar cáncer de vejiga. Si éste se detecta en sus fases iniciales, puede ser extraído a través del cistoscopio o tratado con fármacos anticancerígenos instilados en la vejiga, de la misma manera que se trata cualquier otro cáncer de vejiga.

Cáncer de vejiga

El cáncer de vejiga se presenta alrededor de tres veces más en los varones que en las mujeres. Ciertas sustancias químicas se concentran en la orina y causan cáncer. Fumar es el factor de riesgo individual más fuerte y la causa subyacente de al menos la mitad de todos los casos nuevos. La irritación crónica que producen la esquistosomiasis (• *V. recuadro, página 937*) (una infestación provocada por parásitos) o los cálculos renales también predisponen al cáncer de vejiga, aunque la irritación se da sólo en una pequeña proporción de todos los casos.

Síntomas y diagnóstico

El cáncer de vejiga se suele sospechar por primera vez, antes de la aparición de cualquier síntoma, cuando un examen microscópico rutinario de orina detecta glóbulos rojos. Sin embargo, la orina puede ser sanguinolenta a simple vista. Más tarde, los síntomas pueden incluir dolor y ardor durante la micción y una urgente y frecuente necesidad de orinar. Los síntomas del cáncer de vejiga pueden ser idénticos a los de la infección de la vejiga (cistitis) y ambos problemas se

Tumor vesical

Un tumor vesical puede provocar hemorragia e incluso obstrucción del flujo normal de la orina.

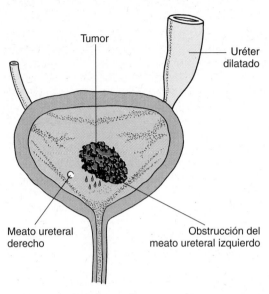

Cistoscopia

La cistoscopia consiste en introducir un citoscopio en la vejiga a través de uretra, para extraer muestras de cualquier zona sospechosa para realizar una biopsia.

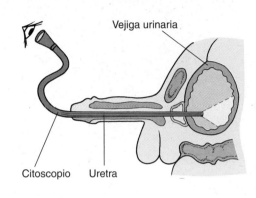

pueden presentar juntos. Se sospecha un cáncer de vejiga cuando los síntomas no desaparecen con el tratamiento para la infección. Un examen microscópico sistemático u otras pruebas de orina pueden detectar sangre y células de pus, y una especial evaluación microscópica (citología) frecuentemente detecta células cancerosas.

La cistografía o la urografía endovenosa (radiografías que se realizan después de inyectar una sustancia radiopaca) pueden mostrar una irregularidad en el contorno de la pared de la vejiga, sugiriendo un posible tumor. La ecografía, la TC, o la RM pueden también revelar una alteración en la vejiga, por lo general de manera accidental durante la evaluación de otro problema. Cuando alguna de estas pruebas detecta un tumor, el médico observa el interior de la vejiga con un cistoscopio, instrumento que se pasa a través de la uretra y que permite extraer muestras de cualquier zona sospechosa para su examen al microscopio (biopsia). A veces se extirpa todo el cáncer a través del cistoscopio.

Tratamiento y pronóstico

El cáncer que está localizado sobre la superficie interna de la vejiga o que solamente invade la parte más superficial de la capa muscular que se encuentra bajo la misma, se puede extirpar por completo durante una cistoscopia. Sin embargo, los pacientes

frecuentemente desarrollan con posterioridad un nuevo cáncer, a veces en el mismo lugar o, con mayor frecuencia, en cualquier otra parte de la vejiga. El índice de recidiva de las formas superficiales de cáncer limitadas a la superficie interna de la vejiga se puede reducir mediante repetidas instilaciones de fármacos anticancerígenos o de BCG (una sustancia que estimula el sistema inmune del organismo) dentro de la vejiga, tras haber extirpado todo el cáncer durante una cistoscopia. Dichas instilaciones pueden servir como tratamiento para una persona cuyos tumores no pueden ser extirpados durante una cistoscopia.

El cáncer que se ha desarrollado profundamente dentro de la pared de la vejiga o a través de ella no puede ser extirpado por completo con una cistoscopia. Por lo general debe realizarse una extirpación total o parcial de la vejiga (cistectomía). Generalmente, se extirpan también los ganglios linfáticos de la zona para poder determinar si el cáncer ha producido metástasis. La radioterapia sola, o en combinación con la quimioterapia, a veces cura el cáncer.

Si hay que extirpar completamente la vejiga, se debe idear un método de drenaje de la orina. Generalmente, la orina se desvía a través de un conducto hecho de intestino denominado asa ileal hacia una abertura (estoma) efectuada en la pared abdominal. La orina se recoge luego en una bolsa externa.

Existen varios métodos de derivación de la orina que cada vez son más frecuentes y que son especialmente apropiados para algunos pacientes. Estos métodos pueden ser agrupados en dos categorías: una neovejiga ortotópica y una derivación cutánea continente. En ambas, se construye un reservorio interno con parte del intestino. En el caso de neovejiga ortotópica, el reservorio se conecta a la uretra. El paciente aprende a vaciar este reservorio relajando los músculos de la base de la pelvis e incrementando la presión dentro del abdomen, de modo que la orina pase a través de la uretra tal y como lo haría naturalmente. Generalmente, los pacientes no tienen problemas durante el día, pero puede producirse algo de incontinencia durante la noche. En una derivación cutánea continente, el reservorio se conecta a un estoma en la pared abdominal. No se necesita una bolsa externa, porque la orina permanece en el reservorio hasta que el paciente lo vacía, introduciendo una sonda en su interior a través del estoma a intervalos regulares durante el día.

El cáncer que ha producido metástasis requiere quimioterapia. Varias combinaciones diferentes de fármacos son activas contra este tipo de cáncer, pero en proporción sólo se curan unos pocos casos.

Cáncer de la uretra

El cáncer de la uretra es raro. Se puede producir tanto en mujeres como en varones. El primer síntoma es generalmente sangre en la orina, que puede detectarse sólo examinando una muestra bajo el microscopio o que puede colorear la orina de rojo. El flujo urinario puede obstruirse, haciendo la micción dificultosa o el chorro de la orina lento y fino. Los crecimientos frágiles y fácilmente sangrantes en la abertura externa de la uretra femenina pueden ser cancerígenos.

Se debe realizar una biopsia para identificar un cáncer con total seguridad. La radioterapia, la extirpación quirúrgica, o la combinación de ambas, se han utilizado para tratar el cáncer de la uretra con distintos resultados. El pronóstico depende de su ubicación precisa en la uretra y de su extensión.

La **carúncula uretral** es un tumor frecuente de tamaño reducido, rojo y doloroso, pero no cancerígeno, situado al lado de la abertura externa de la uretra femenina. También provoca presencia de sangre en la orina. La extirpación quirúrgica del tumor elimina el problema.

Trastornos de la nutrición y del metabolismo

CAPÍTULO 133

La nutrición

La nutrición es el proceso de consumo, absorción y utilización de los nutrientes necesarios para el crecimiento y desarrollo del cuerpo y para el mantenimiento de la vida; los nutrientes son sustancias químicas que se encuentran en los alimentos y que nutren al cuerpo.

Muchos nutrientes pueden ser sintetizados en el organismo. Los que no pueden serlo, conocidos como nutrientes esenciales, deben ser incorporados en la dieta. Éstos incluyen los aminoácidos (en las proteínas), ciertos ácidos grasos (en grasas y aceites), minerales y vitaminas. Nueve de los 20 aminoácidos presentes en las proteínas son nutrientes esenciales.

Si los nutrientes esenciales no se administran en las cantidades requeridas, pueden aparecer trastornos relacionados con la deficiencia nutricional.

MET

Para determinar si una persona está consumiendo suficientes nutrientes un médico investiga sus hábitos alimentarios y su dieta, realiza una exploración física para determinar la composición (cantidad de grasa y músculo) y el funcionamiento del organismo, y efectúa exámenes de laboratorio para medir el contenido de nutrientes en la sangre y los tejidos.

Generalmente, los nutrientes se dividen en dos clases: macronutrientes y micronutrientes. Los macronutrientes, que incluyen proteínas, grasas, hidratos de carbono y algunos minerales, se requieren diariamente en grandes cantidades. Constituyen la mayor parte de la dieta y suministran la energía y los componentes necesarios para el crecimiento, el mantenimiento y la actividad. Los micronutrientes se requieren en pequeñas cantidades, de miligramos (una milésima de gramo) a microgramos (una millonésima de gramo). Las vitaminas y los oligoelementos catalizan la utilización de los macronutrientes.

Otros componentes útiles de los alimentos no son digeridos o metabolizados en cantidades apreciables. Éstos incluyen algunas fibras, como la celulosa, las pectinas y las gomas. Los expertos recomiendan el consumo diario de 20 gramos de fibra para mejorar el movimiento del tubo digestivo, moderar los cambios de azúcar y de colesterol en la sangre que se producen después de las comidas e incrementar la eliminación de las sustancias cancerígenas producidas por las bacterias en el intestino grueso. Los aditivos alimentarios como los conservantes, emulsionantes, antioxidantes y estabilizantes mejoran la producción, el procesamiento, el almacenamiento y el embalaje de los alimentos.

Sustancias como los condimentos, los aromatizantes, los colorantes, los fitoquímicos (sustancias que no son nutrientes en las plantas y que tienen actividad biológica en los animales) y muchos otros productos naturales, mejoran la presentación, sabor y estabilidad de los alimentos. Los alimentos de la dieta diaria contienen unas 100 000 sustancias, de las cuales sólo 300 son nutrientes y 45, nutrientes esenciales.

Macronutrientes

Los **macronutrientes orgánicos** son los hidratos de carbono, las grasas y las proteínas, que aportan el 90 por ciento del peso seco de la dieta y el cien por cien de su energía. Se digieren en el intestino y se disocian en sus unidades básicas: azúcares de los hidratos de carbono, ácidos grasos y glicerol de las grasas y aminoácidos de las proteínas. El contenido de energía es de 4 calorías por gramo de proteína o hidrato de carbono y 9 calorías por gramo de grasa.

Como fuente de energía, hidratos de carbono, grasas y proteínas son intercambiables en cuanto a su proporción en contenido energético.

Las necesidades energéticas varían ampliamente desde cerca de 1000 a más de 4000 calorías al día dependiendo de la edad, sexo y actividad física. Generalmente, las mujeres sedentarias, los niños pequeños y los ancianos necesitan unas 1600 calorías al día; los niños mayores, las mujeres activas, y los varones sedentarios necesitan cerca de 2000 calorías; los adolescentes activos, al igual que los varones jóvenes, necesitan alrededor de 2400 calorías. Cerca del 55 por ciento de las calorías suelen provenir de los hidratos de carbono, alrededor del 30 por ciento proceden de las grasas y aproximadamente un 15 por ciento provienen de las proteínas. Si la energía adquirida en la ingestión es insuficiente para las necesidades del organismo, se pierde peso; y las grasas almacenadas en el cuerpo, y en menor grado las proteínas, se utilizan para suplir la energía necesaria. La falta de ingestión absoluta causa la muerte en 8 a 12 semanas.

Los **ácidos grasos esenciales** constituyen cerca del 7 por ciento de las grasas consumidas en una dieta normal (lo cual representa un 3 por ciento del total de las calorías o alrededor de 8 gramos) y por ello son considerados macronutrientes. Comprenden los ácidos linoleico, araquidónico, eicosapentaenoico y docosahexaenoico. El ácido linoleico se encuentra en aceites de origen vegetal; el eicosapentaenoico y el docosahexaenoico, esenciales para el desarrollo del cerebro, se encuentran en los aceites de pescado. Dentro del organismo, el ácido araquidónico se puede formar a partir del ácido linoleico, y el eicosapentaenoico y el docosahexaenoico, a partir del ácido linoleico, aunque el aceite de pescado es una fuente más eficiente.

Los **macrominerales** son calcio, fósforo, sodio, cloro, potasio y magnesio. (• *V. recuadro, página 684*) Se consideran macronutrientes porque se requieren en grandes cantidades (entre uno o dos gramos cada día). El agua, que también es un macronutriente, se necesita en cantidades de un mililitro por cada caloría consumida, o sea, alrededor de 2500 mililitros al día.

Micronutrientes

Las vitaminas y los oligoelementos son micronutrientes. Las vitaminas se clasifican en hidrosolubles (vitamina C y ocho componentes del complejo vitamínico B) o liposolubles vitaminas A, D, E y K). (• *V. página 680*)

Los **oligoelementos esenciales** son hierro, zinc, cobre, manganeso, molibdeno, selenio, yodo y flúor.

Escala de alimentos diarios: una dieta variada para una buena salud

Pautas generales

• Ingerir alimentos variados.

• Mantener un peso adecuado.

• Elegir una dieta con bajo contenido en grasas, especialmente grasas saturadas y colesterol.

• Comer muchos vegetales, frutas y cereales.

• No abusar del azúcar y de la sal (sodio).

• En caso de consumir bebidas alcohólicas, hacerlo con moderación.

Grasas
Aceites
Dulces
**Ingerir en
poca cantidad**

Leche
Yogur
Queso
2-3 raciones

Carne
Aves
Pescado
Judías secas
Huevos
Nueces
2-3 raciones

Frutas
2-4 raciones

Verduras
3-5 raciones

Pan
Cereales
Arroz
Pasta
6-11 raciones

Excepto el flúor, todos estos minerales activan enzimas necesarias para el metabolismo. El flúor forma un compuesto estable con el calcio, ayudando a estabilizar el contenido mineral de los huesos y de los dientes y actuando como prevención del deterioro dental.

Los oligoelementos como arsénico, cromo, cobalto, níquel, silicio y vanadio, que pueden ser esenciales en la nutrición de los animales, no se consideran un requerimiento indispensable para la nutrición. Todos los oligoelementos son tóxicos en exceso y algunos (arsénico, níquel y cromo) han sido identificados como cancerígenos.

Necesidades nutricionales

El objetivo de una dieta apropiada es obtener y mantener la composición corporal deseada y una gran capacidad para el trabajo físico y mental.

Los requerimientos diarios de nutrientes esenciales dependen de la edad, el sexo, la estatura, el peso y la actividad metabólica y física. La medida de los requerimientos de los 45 nutrientes esenciales en individuos con dietas restringidas, permite proponer regímenes dietéticos que satisfacen las necesidades nutricionales básicas para mantener la salud.

Inicialmente fueron propuestos cuatro grupos básicos de alimentos (productos lácteos, carne y vegetales ricos en proteínas, cereales y panes y frutas y vegetales) como referencia para una dieta equilibrada; pero actualmente se cree que la guía pirami-dal de alimentos es mejor. Con ésta se intenta ayudar a la gente tanto a elegir una dieta que proporcione los nutrientes esenciales como a reducir el riesgo de trastornos como cáncer, hipertensión arterial y enfermedades de las arterias coronarias y del cerebro. En esta guía, el número de raciones diarias de cada grupo de alimentos varía según las necesidades energéticas, que oscilan entre 1600 y más de 2400 calorías al día. Por ejemplo, un individuo que sólo consume 1600 calorías al día podría comer 6 raciones del grupo de hidratos de carbono y 3 del de vegetales, mientras que una persona que consume 2400 calorías al día podría tomar 10 raciones del grupo de hidratos de carbono y 5 del de vegetales. En general, el consumo de grasa debería reducirse hasta cerca del 30 por ciento del total de calorías y se debería incrementar la ingestión de frutas, vegetales y cereales.

CAPÍTULO 134

Malnutrición

La malnutrición puede ser el resultado de una disminución de la ingestión (desnutrición) o de un aporte excesivo (hipernutrición). Ambas condiciones son el resultado de un desequilibrio entre las necesidades corporales y el consumo de nutrientes esenciales.

La desnutrición, una deficiencia de nutrientes esenciales, resulta de una ingestión inadecuada debido a una dieta pobre o a un defecto de absorción en el intestino (malabsorción); a un uso anormalmente alto de nutrientes por parte del cuerpo; o a una pérdida anormal de nutrientes por diarrea, pérdida de sangre (hemorragia), insuficiencia renal o bien, sudor excesivo.

¿Quién tiene riesgo de desnutrición?

- Bebés y niños pequeños con poco apetito.
- Adolescentes en etapa de crecimiento rápido.
- Mujeres embarazadas o en período de lactancia.
- Ancianos.
- Personas que tienen una enfermedad crónica del tracto gastrointestinal, del hígado o de los riñones, particularmente si han perdido recientemente del 10 al 15 por ciento de su peso.
- Personas que se someten a dietas agresivas durante largo tiempo.
- Los vegetarianos.
- Alcohólicos o drogodependientes que no se alimentan adecuadamente.
- Enfermos de SIDA.
- Personas que toman fármacos que interfieren con el apetito o con la absorción o excreción de los nutrientes.
- Enfermos de anorexia nerviosa.
- Personas que han sufrido fiebre prolongada, hipertiroidismo, quemaduras o cáncer.

La hipernutrición, un exceso de nutrientes esenciales, puede ser el resultado de una ingestión excesiva, abuso de vitaminas u otros suplementos o de sedentarismo en exceso.

La desnutrición se desarrolla por etapas. Al principio, los cambios se producen en los valores de nutrientes en la sangre y en los tejidos, luego suceden cambios en los valores enzimáticos, seguidamente aparece una disfunción de órganos y tejidos y, finalmente, se manifiestan los síntomas de enfermedad y se produce la muerte.

El organismo necesita más nutrientes durante ciertas etapas de la vida, particularmente en la infancia, en la niñez temprana y en la adolescencia, durante el embarazo y durante la lactancia. En la vejez, las necesidades nutricionales son menores, pero la capacidad para absorber los nutrientes está también reducida. Por tanto, el riesgo de desnutrición es mayor en estas etapas de la vida, y aún más entre los indigentes.

Valoración del estado nutricional

Para determinar el estado nutricional, el médico pregunta sobre los regímenes alimentarios y problemas de salud, realiza una exploración física y efectúa análisis de los valores de nutrientes en la sangre y de sustancias que dependen de estos valores (como hemoglobina, hormona tiroidea y transferrina).

Para determinar los antecedentes del régimen alimentario de una persona, el médico pregunta qué alimentos fueron ingeridos en las últimas 24 horas y qué tipo de alimento toma habitualmente. Puede solicitar también que el paciente anote todos los alimentos que ingiera durante 3 días. En la exploración física, el médico observa la apariencia general y la conducta de la persona así como la distribución de la grasa corporal y el funcionamiento de los diversos órganos del cuerpo.

Las deficiencias nutricionales pueden causar varios problemas médicos. Por ejemplo, una hemorragia gastrointestinal puede causar una anemia por deficiencia de hierro. Una persona que está siendo tratada con altas dosis de vitamina A por acné, puede desarrollar dolor de cabeza y visión doble como resultado de la toxicidad de dicha vitamina. Cualquier sistema del organismo puede ser afectado por un trastorno nutricional.

Por ejemplo, el sistema nervioso se afecta por deficiencia de la niacina (pelagra), por el beriberi, por la deficiencia o exceso de vitamina B_6 (piridoxina) y por la deficiencia de vitamina B_{12}.

El gusto y el olfato son afectados por la deficiencia de zinc. El sistema cardiovascular es afectado por el beriberi, la obesidad, una dieta con gran cantidad de grasas que conduce a la hipercolesterolemia y enfermedad coronaria arterial; y por una dieta donde se use mucha sal, que conlleva hipertensión arterial.

La pelagra, la deficiencia de ácido fólico y el alcoholismo influyen en el funcionamiento del aparato digestivo. La boca (labios, lengua, encías y membranas mucosas) es afectada por una deficiencia de vitaminas B y por el escorbuto. La deficiencia de yodo puede producir un aumento de tamaño de la glándula tiroides. Una tendencia a sangrar y síntomas cutáneos como erupciones, sequedad y tumefacción por retención de líquidos (edema) pueden manifestarse en los casos de escorbuto, deficiencia de vitaminas K y A y beriberi. El raquitismo, la osteomalacia, la osteoporosis y el escorbuto afectan huesos y articulaciones.

El estado nutricional de un individuo se puede determinar de varias maneras. Una de ellas es medir la estatura y el peso y compararlos con las tablas estandarizadas. Otra es calcular el índice de masa corporal, que se obtiene dividiendo el peso (en kilogramos) por el cuadrado de la estatura (en metros). Un índice de masa corporal que oscila entre 20 y 25 es generalmente considerado normal para varones y mujeres.

Existe todavía otro modo de determinar el estado nutricional mediante la medición del grosor de los pliegues de la piel. Se toma un pliegue en la piel detrás del antebrazo (pliegue del tríceps) y se estira de tal forma que la capa de grasa debajo de la piel pueda medirse con un calibrador. Esta grasa representa el 50 por ciento de la grasa corporal total. La medida del pliegue de la piel que se considera normal es de unos 50 mm en los varones y 25 mm en las mujeres.

Los estados nutricionales también pueden determinarse midiendo la circunferencia del antebrazo izquierdo para estimar la cantidad de músculo esquelético en el cuerpo (peso magro).

Las radiografías ayudan a determinar la densidad ósea y el estado del corazón y los pulmones. Tam-

---

¿Quién puede padecer un exceso de nutrición?

• Niños y adultos que tienen buen apetito pero no hacen ejercicio.

• Personas que tienen más de un 20 por ciento de sobrepeso.

• Personas cuya dieta tiene un alto contenido en grasas y sal.

• Personas que toman dosis altas de ácido nicotínico (niacina) para tratar la hipercolesterolemia.

• Mujeres que toman dosis altas de vitamina B_6 (piridoxina) para el síndrome premenstrual.

• Personas que ingieren dosis altas de vitamina A debido a afecciones de la piel.

• Personas que toman dosis altas de hierro u otros oligoelementos sin prescripción médica.

---

bién detectan trastornos gastrointestinales causados por la malnutrición.

Cuando un médico sospecha la existencia de una grave desnutrición, puede efectuar un hemograma (• *V. recuadro, página 766*) y unos análisis de sangre y orina para medir los valores de vitaminas, minerales y productos de desecho como la urea. También pueden requerirse exámenes cutáneos para valorar la existencia de ciertos tipos de inmunidad.

Factores de riesgo

Los lactantes y los niños tienen un riesgo superior de desnutrición porque necesitan una mayor cantidad de calorías y nutrientes para su crecimiento y desarrollo. (• *V. página 1324*) Pueden sufrir deficiencias de hierro, ácido fólico, vitamina C y cobre como resultado de dietas inadecuadas. Una ingestión insuficiente de proteínas, calorías y otros nutrientes conduce a una desnutrición calórico-proteica, una forma particularmente grave de desnutrición que retarda el crecimiento y el desarrollo. La enfermedad hemorrágica del recién nacido es una predisposición de los recién nacidos a sufrir hemorragias provocadas por una deficiencia de vitamina K. Esta enfermedad puede ser mortal. Cuando los niños se acercan a la adolescencia, aumentan sus requerimientos nutricionales porque también aumenta su ritmo de crecimiento.

Una mujer embarazada o en período de lactancia tiene unas necesidades nutricionales mayores para evitar su desnutrición y la de su bebé. Durante el embarazo se recomienda la ingestión de suplementos de ácido fólico para reducir el riesgo de malformaciones en el cerebro o en la columna (espina bífida). Aunque las mujeres que han tomado anticonceptivos orales son más propensas a desarrollar una deficiencia de ácido fólico, no existen pruebas de que el feto la presentará. El bebé de una mujer alcohólica puede sufrir daños físicos y mentales provocados por el síndrome de alcoholismo fetal, ya que el abuso del alcohol y la desnutrición que resulta de éste afectan su desarrollo. (• V. página 1250) Un lactante alimentado exclusivamente con leche materna puede desarrollar deficiencia de vitamina B_{12} si la madre es vegetariana y no ingiere productos de origen animal (vegetariana estricta).

Los ancianos pueden sufrir desnutrición debido a la soledad, a minusvalías físicas y mentales, inmovilidad o enfermedad crónica. Además, su capacidad de absorber nutrientes está reducida, lo que contribuye a la aparición de problemas como deficiencia de hierro, anemia, osteoporosis y osteomalacia.

El envejecimiento se acompaña de una pérdida progresiva de músculo que no está relacionada con ninguna enfermedad o deficiencia dietética. Esta pérdida es alrededor de 10 kilogramos para los varones y 5 kilogramos para las mujeres. Esto sucede por el enlentecimiento del metabolismo, la disminución del peso total y el aumento de la grasa corporal de alrededor del 20 al 30 por ciento en los varones y del 27 al 40 por ciento en las mujeres. Debido a estos cambios y a la reducción de la actividad física, la gente mayor necesita menos calorías y menos proteínas que los jóvenes.

Las personas con una enfermedad crónica que produce malabsorción tienen dificultad para absorber las vitaminas liposolubles (A, D, E y K), vitamina B_{12}, calcio y hierro. Una enfermedad del hígado impide el almacenamiento de las vitaminas A y B_{12} e interfiere con el metabolismo de las proteínas y la glucosa (un tipo de azúcar). Las personas que tienen una enfermedad renal, incluyendo las tratadas con diálisis, son propensos a tener deficiencias de proteínas, hierro y vitamina D.

La mayoría de los vegetarianos son ovo-lactarios, es decir, no comen carne ni pescado, pero sí huevos y productos lácteos. El riesgo de este tipo de dieta es únicamente la deficiencia de hierro. Los vegetarianos ovo-lactarios tienden a vivir más y a desarrollar menos minusvalías crónicas que los que comen carne. Sin embargo, su mejor salud puede también ser el resultado de su abstención de alcohol y tabaco y su tendencia a realizar ejercicio regularmente. Los vegetarianos que no consumen productos animales (vegetarianos estrictos) tienen

el riesgo de desarrollar deficiencia de vitamina B_{12}. Los alimentos de estilo oriental y los fermentados, como salsa de pescado, pueden aportar vitamina B_{12}.

Muchas dietas de moda proclaman su capacidad de intensificar el bienestar o reducir el peso. Sin embargo, las dietas altamente restrictivas son, desde el punto de vista de la nutrición, nocivas: provocan deficiencias de vitaminas, minerales y proteínas, así como trastornos cardíacos, renales y metabólicos, incluso algunas muertes. Las dietas excesivamente hipocalóricas (menos de 400 calorías al día) no aseguran la salud por mucho tiempo.

La adicción al alcohol o a las drogas puede trastornar el estilo de vida de una persona hasta el punto de que ésta descuida la nutrición y con ello se deterioran la absorción y el metabolismo de los nutrientes. El alcoholismo es la forma más frecuente de adicción a drogas, con efectos graves sobre el estado nutricional. Consumido en grandes cantidades, el alcohol es un veneno que lesiona los tejidos, particularmente los del aparato digestivo, hígado, páncreas y sistema nervioso (incluido el cerebro). Las personas que beben cerveza y continúan comiendo pueden ganar peso, pero las que consumen una botella de licor fuertemente alcoholizado por día tienden a perder peso y a desnutrirse. En los países desarrollados, el alcoholismo es la causa más frecuente de deficiencia de vitamina B_1 (tiamina) y puede también provocar deficiencias de magnesio, zinc y otras vitaminas.

Administración de nutrientes

Cuando los nutrientes no se pueden administrar por la boca, pueden ser suministrados a través de un tubo (alimentación por sonda) insertado en el aparato digestivo (nutrición enteral) o también por vía intravenosa (nutrición parenteral). Estos métodos se utilizan para alimentar quienes no desean o no pueden comer o a quienes no pueden digerir y absorber nutrientes.

Alimentación por sonda

La alimentación por sonda se usa en varias situaciones, como la convalecencia de quemaduras y las enfermedades inflamatorias del intestino. Una sonda de alimentación de plástico delgado (una sonda nasogástrica) se pasa suavemente por la nariz hacia la garganta hasta que alcanza el estómago o el intestino delgado. Aunque la inserción de esta sonda es ligeramente molesta, una vez colocada, no suele resultar excesivamente incómoda. Si la alimentación por sonda debe durar un largo período, ésta puede colocarse directamente en el estómago o en el intestino delgado a través de una pequeña incisión en la pared abdominal.

Las soluciones usadas en la alimentación por sonda contienen todos los nutrientes necesarios, incluidas las proteínas, hidratos de carbono, grasas, vitaminas y oligoelementos. Las grasas aportan del 2 al 45 por ciento del total de las calorías.

Los problemas con la alimentación por sonda son infrecuentes y rara vez graves. Algunas personas tienen diarrea y molestias abdominales. El esófago puede irritarse e inflamarse por el tubo nasogástrico. La inhalación (aspiración) de alimentos hacia los pulmones es una complicación muy poco frecuente pero grave, que puede prevenirse elevando la cabecera de la cama para que disminuya la regurgitación y administrando la solución lentamente.

Alimentación intravenosa

La alimentación intravenosa se usa cuando las personas no pueden recibir alimentación adecuada a través de la sonda nasogástrica. Por ejemplo, las personas que se hallan gravemente malnutridas y que necesitan someterse a cirugía, radioterapia o quimioterapia, o las que han sufrido quemaduras graves o parálisis del aparato digestivo, o las que tienen diarrea o vómitos persistentes, deben ser alimentadas por vía intravenosa.

La alimentación intravenosa puede aportar una parte o la totalidad de las necesidades nutricionales de una persona (nutrición parenteral total). Las soluciones disponibles pueden ser modificadas para quienes padecen enfermedades renales o hepáticas. La nutrición parenteral total requiere la inserción de un tubo intravenoso más grueso (catéter) que los que se usan normalmente para la administración de líquidos intravenosos. En consecuencia, se utiliza una vena grande, como la subclavia, que está situada aproximadamente debajo de la clavícula.

Las personas que reciben nutrición parenteral total son controladas de forma minuciosa para detectar cambios en el peso y en la producción de orina, así como la presencia de signos de infección. Si los valores de glucosa en la sangre son demasiado altos, se puede añadir insulina a la solución. La infección es un riesgo permanente, porque el catéter generalmente queda implantado en el lugar durante un largo tiempo y las soluciones alimenticias que pasan a través de él tienen un alto contenido en glucosa, una sustancia en la cual las bacterias pueden crecer con facilidad.

La nutrición parenteral total puede causar otras complicaciones. El hígado puede aumentar de tamaño si se consumen demasiadas calorías, particularmente las que provienen de grasas. El exceso de grasa en las venas puede causar dolor de espalda,

Tabla de referencia de estatura y peso para adultos*

Estatura (cm)	Peso (kg) Mujeres	Varones
147,3	42–55	43–55
150,0	43–56	43–56
152,4	44–58	44–58
155,0	46–59	48–61
157,5	47–61	49–62
160,0	49–63	50–64
162,5	50–64	52–66
165,1	52–66	53–68
167,6	53–68	55–70
170,2	55–70	57–72
172,7	57–72	58–74
175,3	59–74	60–76
177,8	61–77	62–78
180,3	–	64–80
183,0	–	66–83
185,4	–	68–85
188,0	–	69–87
190,5	–	71–89

*La estatura se mide descalzo; el peso, desvestido.

fiebre, escalofríos, náuseas y bajo recuento de plaquetas. Sin embargo, estos problemas aparecen en menos del 3 por ciento de las personas que reciben nutrición parenteral total. La nutrición parenteral total administrada a largo plazo puede producir dolor óseo.

Inanición

La inanición puede resultar de un ayuno, una carencia de alimentos, anorexia nerviosa, enfermedad gastrointestinal grave, un accidente vascular cerebral o un estado de coma. El cuerpo resiste la inanición deshaciendo sus propios tejidos y usándolos como fuente de calorías, algo así como quemar los muebles para mantener una casa caliente. Como resultado, los órganos internos y los músculos se lesionan progresivamente y la grasa corporal (tejido adiposo) prácticamente desaparece.

Los adultos pueden perder más de la mitad del peso de su cuerpo y los niños incluso más. La pérdida de peso proporcional es mayor en el hígado y los intestinos, moderado en el corazón y en los riñones, y menor en el sistema nervioso.

Los signos más obvios de adelgazamiento extremo son el desgaste de las áreas donde el cuerpo de forma normal almacena grasa, la reducción del volumen muscular, y la constatación de huesos protuberantes. La piel se vuelve delgada, seca, poco elástica, pálida y fría. El cabello se reseca, empobrece y cae con facilidad. La mayoría de los sistemas del organismo se ven afectados. La inanición total es mortal en 8 a 12 semanas.

Tratamiento

Restablecer la ingestión de alimentos a las cantidades normales requiere un lapso considerable, que depende del tiempo que el organismo haya estado privado de alimentos y de cuán severamente haya sido afectado. El aparato digestivo se atrofia durante la inanición y no puede adecuarse inmediatamente a una dieta normal. Los líquidos (jugos, leche, caldo y sopas fluidas) se recomiendan para aquellos que pueden tomar alimentos por la boca. Tras algunos días de ingestión líquida, se puede comenzar con una dieta sólida y aumentar gradualmente a 5000 calorías o más al día.

Generalmente, se recomiendan alimentos blandos, suministrados en pequeñas raciones a intervalos frecuentes para evitar la diarrea. Una persona debe recuperar entre 1,5 y 2 kilogramos por semana hasta alcanzar un peso normal. Algunas personas necesitan al principio ser alimentadas a través de una sonda nasogástrica. La alimentación intravenosa puede ser necesaria si persisten la malabsorción y la diarrea.

Desnutrición calórico-proteica

Entre la inanición y la nutrición adecuada hay varios estados de nutrición inadecuada, como la desnutrición calórico-proteica, que es la primera causa de muerte infantil en los países en desarrollo. Esta afección es causada por un consumo inadecuado de calorías, que produce una deficiencia de proteínas y micronutrientes (nutrientes requeridos en pequeñas cantidades, como vitaminas y oligoelementos). Un rápido crecimiento, una infección, una herida o una enfermedad crónica debilitante pueden aumentar la necesidad de nutrientes, particularmente en los lactantes y niños pequeños que ya estaban desnutridos.

Síntomas

Hay tres tipos de desnutrición calórico-proteica: seca (la persona está delgada y deshidratada), húmeda (el individuo se hincha debido a la retención de líquidos) y un tipo intermedio.

El tipo seco, denominado marasmo, proviene de una inanición casi total. Un niño que tiene marasmo consume muy poco alimento, a menudo porque la madre es incapaz de amamantarlo, y está muy delgado por la pérdida de músculo y de grasa corporal. Casi invariablemente se desarrolla una infección. Si el niño sufre algún traumatismo o herida o la infección se propaga, el pronóstico es peor y su vida corre peligro.

El tipo húmedo es denominado kwashiorkor, una palabra africana que significa "primer niño – segundo niño". Esta expresión tiene su origen en la observación del desarrollo de esta afección en el primer niño cuando nace el segundo y reemplaza al primero en el pecho de la madre. El niño destetado es alimentado primero con una sopa de avena, de baja calidad nutricional en comparación con la leche materna, y el niño no se desarrolla bien. La deficiencia proteica en el kwashiorkor es generalmente más significativa que la calórica (energía), lo que deriva en retención de líquidos (edema), enfermedades de la piel y cambio de color del cabello. Dado que los niños desarrollan el kwashiorkor después de que han sido destetados, son generalmente mayores que los que presentan marasmo.

El tipo intermedio de desnutrición calórico-proteica se denomina kwashiorkor marásmico. Los niños con este tipo de afección retienen algunos líquidos y tienen más grasa corporal que los que presentan marasmo.

El kwashiorkor es menos frecuente que el marasmo y, en la mayoría de los casos, se presenta como kwashiorkor marásmico. Éste tiende a presentarse en determinadas partes del mundo (África rural, el Caribe, las islas del Pacífico y el sudeste asiático), donde los productos del país y los alimentos usados al destetar a los lactantes, como ñame, mandioca, arroz, patatas dulces y plátanos verdes, son pobres en proteínas y excesivamente ricos en almidón.

Tanto en el marasmo como en la inanición el organismo deshace sus propios tejidos para usar sus calorías. Se vacían los depósitos de hidratos de carbono del hígado; las proteínas de los músculos son utilizadas para sintetizar nuevas proteínas y la grasa es almacenada para producir calorías. Como resultado, todo el cuerpo se atrofia.

En el kwashiorkor, el organismo es menos capaz de sintetizar nuevas proteínas. Consecuentemente, los valores de proteínas en la sangre disminuyen, causando acumulación de líquidos en los brazos y en las piernas (edemas). Los valores de colesterol también disminuyen y el hígado se vuelve graso y aumenta de tamaño (por excesiva acumulación de grasa en sus células). (• V. página 592) La carencia de proteínas dificulta el desarrollo del organismo, la inmunidad, la capacidad de reparar los tejidos lesionados y la producción de enzimas y hormonas. En el marasmo y en el kwashiorkor la diarrea es frecuente. El desarrollo psicomotor puede ser marcadamente lento en los niños gravemente desnutridos y puede aparecer retardo mental. Por lo general, un niño pequeño que tiene marasmo está más gravemente afectado que un niño mayor que tiene kwashiorkor.

Tratamiento

Un niño con desnutrición calórico-proteica es generalmente alimentado por vía intravenosa durante las primeras 24 a 48 horas de hospitalización. Debido a que estos niños invariablemente tienen graves infecciones, en general se añade un antibiótico a los líquidos administrados. Tan pronto como pueda tolerarlo, se le suministra por vía oral un compuesto cuyo constituyente básico es la leche. La cantidad de calorías se incrementa de forma gradual, de tal modo que un niño cuyo peso es de 6 a 8 kilogramos cuando ingresa en el hospital, aumenta alrededor de tres kilogramos en doce semanas.

Pronóstico

Más del 40 por ciento de los niños que sufren desnutrición calórico-proteica fallece. La muerte durante los primeros días del tratamiento se debe generalmente a un desequilibrio de electrólitos, una infección, un descenso anormal de temperatura corporal (hipotermia) o una insuficiencia cardíaca. Los signos más alarmantes son estupor (semiinconsciencia), ictericia, pequeñas hemorragias en la piel, baja cantidad de sodio en la sangre y diarrea persistente. La desaparición de la apatía, de los edemas y de la falta de apetito son signos favorables. La recuperación es más rápida en el kwashiorkor que en el marasmo.

Los efectos a largo plazo de la desnutrición en la niñez son aún desconocidos. Cuando los niños son tratados adecuadamente, el hígado y el sistema inmunitario se recuperan completamente. Sin embargo, en algunos niños la absorción de nutrientes en el intestino permanece alterada.

El grado de deterioro mental está en relación con la duración de la desnutrición, su gravedad y la edad de comienzo. Un leve retardo mental puede persistir durante la edad escolar y aún más tarde.

Consecuencias de la inanición en los sistemas orgánicos

Sistema	Efectos
Aparato digestivo	• Baja producción de ácido en el estómago. • Diarrea frecuente y a menudo de pronóstico muy grave.
Sistema cardiovascular (corazón y vasos sanguíneos)	• Reducción del tamaño del corazón, menor volumen de sangre circulante, disminución del ritmo cardíaco e hipotensión. • Finalmente, insuficiencia cardíaca.
Aparato respiratorio	• Respiración lenta, capacidad pulmonar reducida. • Finalmente, insuficiencia respiratoria.
Sistema reproductor	• Tamaño reducido de los ovarios en las mujeres y de los testículos en los varones. • Pérdida del deseo sexual (libido). • Interrupción de los períodos menstruales.
Sistema nervioso	• Apatía e irritabilidad, aunque el intelecto permanece intacto.
Sistema muscular	• Baja capacidad para realizar ejercicios o trabajar debido a la reducción del tamaño y de la fuerza de los músculos.
Sistema hematológico (sangre)	• Anemia.
Sistema metabólico	• Baja temperatura corporal (hipotermia), que con frecuencia conduce a la muerte. • Acumulación de líquidos en la piel como consecuencia principalmente de la desaparición de la grasa bajo la piel.
Sistema inmunitario	• Alteración de la capacidad para combatir infecciones y sanar heridas.

Vitaminas y minerales

Las vitaminas y los minerales son una parte vital de una dieta saludable. Si una persona ingiere una variedad de alimentos, la probabilidad de desarrollar una deficiencia de estos nutrientes es muy baja. Sin embargo, quienes siguen regímenes muy restrictivos pueden no ingerir suficiente cantidad de una vitamina o un mineral en particular. Por ejemplo, los vegetarianos estrictos pueden tener deficiencia de vitamina B_{12}, la cual se obtiene sólo a partir de productos animales. Por otro lado, el consumo de grandes cantidades (megadosis) de suplementos de vitaminas y minerales, sin supervisión médica, puede tener efectos perjudiciales (tóxicos).

Vitaminas

Las vitaminas son micronutrientes esenciales requeridos por el organismo en pequeñas cantidades. Pueden ser liposolubles (A, D, E, y K) o hidrosolubles (vitaminas B y vitamina C). Las vitaminas B incluyen vitamina B_1 (tiamina), B_2 (riboflavina) y B_6 (piridoxina), ácido pantoténico, niacina, biotina, ácido fólico (folato) y vitamina B_{12} (cobalamina). Para cada vitamina se ha determinado la cantidad diaria recomendada (CDR), que es la cantidad que se requiere diariamente para mantener la salud. Una persona que consume muy poco o demasiado de ciertas vitaminas puede desarrollar un trastorno nutricional.

Las vitaminas A y D resultan tóxicas cuando son ingeridas en dosis superiores a 10 veces la cantidad diaria recomendada, pero no es así en el caso de las vitaminas E y K (filoquinona). La niacina, la vitamina B_6 y la vitamina C son tóxicas cuando se toman en dosis altas, pero el resto de las vitaminas hidrosolubles no poseen esta toxicidad.

Sólo dos vitaminas liposolubles (A y E) se almacenan en el cuerpo en cantidad variable; la D y la K lo hacen en pequeñas cantidades. De acuerdo a las necesidades, la vitamina C es la que se almacena en menor cantidad y la B_{12} la que se acumula en mayor cantidad, necesitándose cerca de 7 años para agotar las reservas del organismo, que son de 2 o 3 miligramos.

Deficiencia de vitamina A

La vitamina A (retinol) se encuentra principalmente en los aceites de hígado de pescado, el hígado, la yema de huevo, la manteca y la crema. Los vegetales de hoja verde y los amarillos contienen carotenoides, como el betacaroteno, el cual se convierte lentamente en vitamina A en el organismo. Una gran parte de la vitamina A del cuerpo se almacena en el hígado. Una de las formas de la vitamina A (retinol) es un componente de los fotorreceptores (células nerviosas que son sensibles a la luz) de la retina. Otra forma de vitamina A, el ácido retinoico, mantiene sana la piel y el revestimiento de los pulmones, del intestino y del aparato urinario. Los fármacos derivados de la vitamina A (retinoides) son usados para tratar el acné grave y están siendo investigados para utilizarlos en el tratamiento de ciertos tipos de cáncer.

La deficiencia de vitamina A es frecuente en zonas como el Sudeste de Asia, donde el arroz sin cáscara, que carece de vitamina A, es la fuente principal de la alimentación. Varias enfermedades que afectan la capacidad del intestino para absorber las grasas y por lo tanto las vitaminas liposolubles, como la enfermedad celíaca, la fibrosis quística y la obstrucción de los conductos biliares, aumentan el riesgo de desarrollar una deficiencia de vitamina A. La cirugía del intestino o del páncreas puede tener el mismo efecto.

Síntomas y tratamiento

El primer síntoma de la deficiencia de vitamina A es generalmente la ceguera nocturna. Más tarde, un sedimento espumoso (manchas de Bitot) puede aparecer en la zona blanca del ojo (esclerótica) y la córnea puede endurecerse y presentar costras, una afección denominada xeroftalmía, que puede conducir a la ceguera permanente. En ciertas enfermedades por desnutrición en la niñez (marasmo y kwashiorkor), la xeroftalmía es frecuente no sólo porque la dieta carece de vitamina A sino también porque la desnutrición calórico-proteica inhibe el transporte de vitamina A. La piel y el revestimiento de los pulmones, intestinos y aparato urinario pueden endurecerse. La deficiencia de vitamina A también produce inflamación de la piel (dermatitis) e incrementa la susceptibilidad a las infecciones. Algunas personas tienen una anemia leve. En caso de deficiencia de vitamina A, los valores de ésta en la sangre disminuyen hasta menos de 15 microgramos por 100 mililitros (el valor normal es de 20 a 50).

Esta deficiencia se trata administrando suplementos de vitamina A, en dosis 20 veces superiores a la cantidad diaria recomendada, durante 3 días, seguida por una dosis tres veces mayor a la CDR durante un mes. En este momento del tratamiento, todos los síntomas deben haber desaparecido. Una persona que aún tiene síntomas al cabo de dos meses debería ser estudiada para descartar una malabsorción (alteración de la absorción de nutrientes en el intestino).

Exceso de vitamina A

El exceso de vitamina A puede ser tóxico, tanto si se toma en una sola dosis (intoxicación aguda) o durante un largo período (intoxicación crónica). Algunos exploradores del Ártico han desarrollado somnolencia, irritabilidad, dolor de cabeza y vómitos a las pocas horas de haber ingerido hígado de oso polar o de foca, ambos ricos en vitamina A. Los comprimidos que contienen 20 veces la cantidad diaria recomendada de vitamina A, que se venden para la prevención y tratamiento de ciertas enfermedades de la piel, han causado ocasionalmente síntomas similares, aun cuando se hayan tomado bajo prescripción médica.

La intoxicación crónica en niños mayores y adultos por lo general es provocada por la ingestión de grandes dosis (10 veces la cantidad diaria recomendada) durante meses. La intoxicación de la vitamina A puede desarrollarse en los niños pequeños en pocas semanas. Los primeros síntomas de la intoxicación crónica son cabello escaso y áspero, caída parcial de las cejas, labios agrietados y piel seca y rugosa. Cefaleas intensas, hipertensión craneal y debilidad generalizada son manifestaciones tardías. Las protuberancias óseas y los dolores articulares son frecuentes, especialmente en los niños. El hígado y el bazo pueden aumentar de tamaño. Si una mujer toma isotretinoína (un derivado de la vitamina A usada para tratar afecciones de la piel) durante el embarazo, su hijo puede presentar malformaciones congénitas.

El diagnóstico de intoxicación con vitamina A se basa en los síntomas y en una concentración anormalmente elevada de vitamina A en la sangre. Los síntomas desaparecen a las 4 semanas de haber interrumpido la ingestión del suplemento de vitamina A.

Los betacarotenos, que se encuentran en vegetales como las zanahorias, se transforman lentamente en vitamina A en el cuerpo y pueden ser consumidos en grandes cantidades sin que se produzca intoxicación. El único efecto secundario observado es la aparición de un tono ocre en las palmas de las manos y plantas de los pies.

Deficiencia de vitamina D

La vitamina D se presenta en dos formas: la vitamina D_2 (ergocalciferol), que se encuentra en la levadura que ha sido expuesta a los rayos ultravioletas (irradiación), y la vitamina D_3 (colecalciferol), que se halla en aceites de hígado de pescado y la yema del huevo. La vitamina D_3 se produce también en la piel cuando ésta se expone a los rayos ultravioleta, como sucede con la luz solar. La leche puede ser reforzada con cualquiera de las formas de la vitamina D. En el hígado, la vitamina D se transforma de manera que pueda ser transportada en la sangre. En el riñón, esta forma se modifica posteriormente para producir hormonas derivadas de la vitamina D, cuya función principal es aumentar la absorción del calcio en el intestino y facilitar la formación normal de los huesos.

En caso de deficiencia de vitamina D, los valores de calcio y de fósforo en sangre disminuyen, provocando enfermedad ósea porque no hay suficiente cantidad de calcio disponible para conservar los huesos sanos. Esta situación se denomina raquitismo en los niños y osteomalacia en los adultos.

La deficiencia de vitamina D puede ser el resultado de una exposición inadecuada a la luz solar o de la ausencia de vitamina D en la dieta. La deficiencia de vitamina D durante el embarazo puede causar osteomalacia en la mujer y raquitismo en el recién nacido. Dado que la leche humana no contiene grandes cantidades de vitamina D, los lactantes pueden desarrollar raquitismo, incluso en las regiones tropicales, si están protegidos del sol. Esta deficiencia se produce en los ancianos porque su piel produce menos vitamina D incluso cuando se expone a la luz solar. Existen varias formas hereditarias poco frecuentes de raquitismo provocadas por la alteración del metabolismo de la vitamina D.

Síntomas, diagnóstico y tratamiento

Los espasmos musculares (tetania) causados por una concentración baja de calcio pueden ser la primera señal de raquitismo en los lactantes. Un niño de más edad puede tardar en sentarse y gatear y los espacios entre los huesos del cráneo (fontanelas) pueden tardar en cerrarse. Los niños de edad comprendida entre uno y cuatro años tienen una curvatura anormal de la columna vertebral, piernas arqueadas y rodillas hacia dentro, y pueden tardar en aprender a caminar. En los niños mayores y adolescentes, aparece dolor al andar. El aplastamiento de los huesos pélvicos en las niñas adolescentes puede provocar el estrechamiento del canal del parto. En los adultos, la pérdida de calcio de los huesos, particularmente de la columna vertebral, pelvis y piernas, provoca debilidad y puede ocasionar fracturas.

El diagnóstico de raquitismo u osteomalacia se basa en los síntomas, el aspecto de los huesos en las radiografías y los bajos valores sanguíneos de calcio, fosfato y subproductos de la vitamina D. El raquitismo y la osteomalacia se pueden curar administrando vitamina D por vía oral en dosis diarias

Vitaminas y minerales

Nutriente	Fuentes principales	Función principal	Efectos de la deficiencia y del exceso	Necesidades diarias del adulto
Vitaminas liposolubles				
Vitamina A (retinol)	Vitamina A: aceites de hígado de pescado, hígado de vaca, yema de huevo, mantequilla, crema. Carotenos (transformados en vitamina A en el intestino): vegetales de hojas verdes, vegetales amarillos y frutas, aceite de palmera roja.	Visión normal, piel y tejidos superficiales sanos, defensa contra las infecciones.	*Deficiencia:* ceguera nocturna; engrosamiento de la piel alrededor de los folículos pilosos, deshidratación de la esclerótica y la córnea (progresando finalmente a protrusión, ulceración y rotura de la córnea con derrame del contenido ocular); ceguera, manchas en la esclerótica ocular; riesgo de infecciones y muerte. *Exceso:* dolor de cabeza, descamación de la piel, agrandamiento del bazo y de los riñones, engrosamiento óseo y dolores articulares.	900 microgramos
Vitamina D	Vitamina D_2 (ergocalciferol): levadura irradiada, leche enriquecida. Vitamina D_3 (colecalciferol): aceites de hígado de pescado, yemas de huevo, leche enriquecida. La vitamina D se forma en la piel cuando ésta se expone a la luz solar (rayos ultravioleta).	Absorción de calcio y fósforo en el intestino, mineralización, crecimiento y reparación de los huesos.	*Deficiencia:* crecimiento y reparación de los huesos de forma anormal, raquitismo en los niños, osteomalacia en los adultos, espasmos musculares (ocasionales). *Exceso:* falta de apetito, náuseas, vómitos, incremento de la micción, debilidad, nerviosismo, sed, picor cutáneo, insuficiencia renal, depósitos de calcio por todo el cuerpo.	10 microgramos
Vitamina E	Aceite vegetal, germen de trigo, vegetales de hojas verdes, yemas de huevo, margarina, legumbres.	Antioxidantes.	*Deficiencia:* rotura de los glóbulos rojos, lesiones nerviosas. *Exceso:* aumento de las necesidades de vitamina K.	10 miligramos
Vitamina K	Vegetales de hojas verdes, carne de cerdo, hígado, aceites vegetales. La vitamina K es producida por bacterias en el intestino.	Formación de factores de la coagulación de la sangre, coagulación normal de la sangre.	*Deficiencia:* hemorragia.	65 microgramos
Vitaminas hidrosolubles				
Vitamina B_1 (tiamina)	Levadura seca, cereales integrales, carnes (especialmente carne de cerdo e hígado), nueces, legumbres, patatas.	Metabolismo de los hidratos de carbono, funcionamiento nervioso y cardíaco.	*Deficiencia:* beriberi en los niños y adultos, con insuficiencia cardíaca y funcionamiento anormal del sistema nervioso y del cerebro.	1,2 miligramos

(continúa)

Vitaminas y minerales (continuación)

Nutriente	Fuentes principales	Función principal	Efectos de la deficiencia y del exceso	Necesidades diarias de un adulto
Vitaminas hidrosolubles (continúa)				
Vitamina B₂ (riboflavina)	Leche, queso, hígado, carne, huevos, productos con cereales enriquecidos.	Metabolismo de los hidratos de carbono, mantenimiento de las membranas mucosas.	*Deficiencia:* agrietamiento, descamación de los labios y de las comisuras de la boca, dermatitis.	1,5 miligramos
Niacina (ácido nicotínico)	Levaduras secas, hígado, carne, pescado, legumbres, productos con cereales integrales enriquecidos.	Reacciones químicas en las células, metabolismo de los hidratos de carbono.	*Deficiencia:* pelagra (dermatosis, inflamación de la lengua, alteración de la función intestinal y cerebral).	16 miligramos
Vitamina B₆ (piridoxina)	Levaduras secas, hígado, vísceras, cereales integrales, pescado, legumbres.	Metabolismo de aminoácidos y ácidos grasos, funcionamiento del sistema nervioso, piel sana.	*Deficiencia:* convulsiones en niños, anemias, trastornos nerviosos y cutáneos.	2 miligramos
Biotina	Hígado, riñones, yemas de huevo, levadura, coliflor, nueces, legumbres.	Metabolismo de los hidratos de carbono y de los ácidos grasos.	*Deficiencia:* inflamación de la piel y los labios.	60 microgramos
Vitamina B₂ (cobalamina)	Hígado, carnes (especialmente carne de vaca, de cerdo y vísceras) huevos, leche y productos lácteos.	Maduración de los glóbulos rojos, funcionamiento nervioso, síntesis de ADN.	*Carencia:* anemia perniciosa y otras formas de anemia (en los vegetarianos estrictos y en las personas que tienen una infestación por tenia), algunos trastornos psiquiátricos, visión disminuida.	2 microgramos
Ácido fólico	Los vegetales de hojas verdes frescos, frutas, hígado y otras vísceras, levaduras secas.	Maduración de los glóbulos rojos, síntesis de ADN y ARN.	*Deficiencia:* disminución en el número de todas las clases de células sanguíneas (pancitopenia), glóbulos rojos grandes (especialmente en las mujeres embarazadas, los niños y las personas que tienen trastornos por malabsorción).	200 microgramos
Ácido pantoténico	Hígado, levaduras, vegetales.	Metabolismo de los hidratos de carbono y las grasas.	*Deficiencia:* enfermedad neurológica, ardor en los pies.	6 miligramos
Vitamina C	Cítricos, tomates, patatas, verduras.	Crecimiento óseo y del tejido conjuntivo, curación de las heridas, funcionamiento de los vasos sanguíneos, antioxidante.	*Deficiencia:* escorbuto (hemorragia, caída de los dientes, inflamación de las encías).	60 miligramos

(continúa)

Vitaminas y minerales (continuación)

Nutriente	Fuentes principales	Función principal	Efectos de la deficiencia y del exceso	Necesidades diarias de un adulto
Macrominerales				
Sodio	Sal, carne de vaca, carne de cerdo, sardinas, queso, aceitunas verdes, pan de cereales, patatas fritas, col fermentada (chucrut).	Equilibrio acidobásico, funcionamiento nervioso y muscular.	*Deficiencia:* bajas concentraciones de sodio en sangre, confusión, coma. *Exceso:* elevadas concentraciones de sodio en sangre, confusión, coma.	1 gramo
Cloro	Igual que para el sodio.	Equilibrio de los electrólitos.	*Deficiencia:* alteración del equilibrio acidobásico.	1,5 gramos
Potasio	Leche entera y descremada, plátanos (bananas), ciruelas, uvas pasas.	Funcionamiento nervioso y muscular, equilibrio acidobásico y metabolismo del agua.	*Deficiencia:* bajas concentraciones de potasio en sangre, parálisis, alteraciones cardíacas. *Exceso:* elevadas concentraciones de potasio en sangre, parálisis, alteraciones cardíacas.	2 gramos
Calcio	Leche y productos lácteos, carne, pescado, huevos, productos a base de cereales, judías (frijoles), frutas, vegetales.	Formación de huesos y dientes, coagulación de la sangre, funcionamiento nervioso y muscular, ritmo cardíaco normal.	*Deficiencia:* bajas concentraciones de calcio en sangre y espasmos musculares. *Exceso:* elevadas concentraciones de calcio en sangre, pérdida del tono intestinal, insuficiencia renal, conducta anormal (psicosis).	1 gramo
Fósforo	Leche, queso, carne, aves, pescado, cereales, nueces, legumbres.	Formación de huesos y dientes, equilibrio acidobásico, componente de ácidos nucleicos, producción de energía.	*Deficiencia:* irritabilidad, debilidad, alteraciones de las células sanguíneas, alteraciones intestinales y renales. *Exceso:* para las personas que tienen insuficiencia renal, elevadas concentraciones de fosfato en sangre.	0,9 gramos
Magnesio	Vegetales de hojas verdes, nueces, cereales, mariscos.	Formación de huesos y dientes, funcionamiento nervioso y muscular, activación de las enzimas.	*Deficiencia:* bajas concentraciones de magnesio en sangre, funcionamiento nervioso anorma. *Exceso:* elevadas concentraciones de magnesio en sangre, hipotensión arterial, insuficiencia respiratoria, ritmos cardíacos anormales.	0,3 gramos

(continúa)

Vitaminas y minerales (continuación)

Nutriente	Fuentes principales	Función principal	Efectos de la deficiencia y del exceso	Requerimiento diario de un adulto
Microminerales				
Hierro	Harina de soja, carne de vaca, riñones, hígado, judías (fríjoles), almejas, guisantes. Sin embargo, menos del 20% del hierro de la dieta es absorbido por el cuerpo.	Formación de enzimas que modifican muchas reacciones químicas en el cuerpo y son los principales componentes de los glóbulos rojos y de las células musculares.	*Deficiencia:* anemia, dificultad para la deglución, uñas con forma de cuchara, alteraciones intestinales, disminución del rendimiento en el trabajo, deterioro de la capacidad de aprendizaje. *Exceso:* depósitos de hierro, lesiones del hígado (cirrosis), diabetes mellitus, pigmentación de la piel.	12 miligramos
Zinc	Vísceras, mariscos. Gran parte del zinc de la dieta no es absorbido.	Componente de enzimas e insulina, piel sana, curación de las heridas, crecimiento.	*Deficiencia:* retraso en el crecimiento, maduración sexual retrasada, disminución del sentido del gusto.	15 miligramos
Cobre	Vísceras, ostras, nueces, legumbres deshidratadas, cereales integrales.	Componente de enzimas, formación de glóbulos rojos, formación de los huesos.	*Deficiencia:* anemia en los niños desnutridos. *Exceso:* depósitos de cobre en el cerebro, lesiones del hígado.	2 miligramos
Manganeso	Cereales integrales, frutos secos.	Componente de enzimas.	*Deficiencia:* pérdida de peso, irritación de la piel, vómitos, cambios en el color del cabello, retraso en el crecimiento del cabello. *Exceso:* lesiones nerviosas.	3,5 miligramos
Molibdeno	Productos lácteos, cereales.	Activación de enzimas.	Deficiencia: acidosis, aceleración del ritmo cardíaco, respiración rápida, visión de manchas negras, ceguera nocturna, irritabilidad.	150 microgramos
Selenio	Carnes y otros productos animales. Su concentración en el suelo influye en el contenido de la planta.	Necesario para la síntesis de una enzima antioxidante.	*Deficiencia:* dolor y debilidad muscular. *Exceso:* caída del cabello y las uñas, inflamación cutánea, posibles alteraciones nerviosas.	60 microgramos
Yodo	Mariscos, sal yodada, productos lácteos, beber agua en cantidades variables (según las regiones).	Formación de hormonas tiroideas, que regulan los mecanismos del control de la energía.	*Deficiencia:* aumento del tamaño del tiroides (bocio), cretinismo, sordomudez, alteración del crecimiento fetal y del desarrollo cerebral. *Exceso:* algunas veces causa elevadas concentraciones de hormona tiroidea.	150 microgramos

(continúa)

Vitaminas y minerales (continuación)

Nutriente	Fuentes principales	Función principal	Efectos de la deficiencia y del exceso	Requerimiento diario de un adulto
Microminerales (continuación)				
Flúor	Té, café, agua fluorada.	Formación de los huesos y los dientes.	*Deficiencia:* riesgo incrementado de caries dental, posible adelgazamiento de los huesos. *Exceso:* fluorosis (acumulación excesiva de flúor), manchas y picaduras en los dientes permanentes, excrecencias óseas de la columna vertebral.	2,5 miligramos

equivalentes a cinco veces la cantidad diaria recomendada durante 2 o 3 semanas. Ciertas formas hereditarias de raquitismo generalmente mejoran cuando se tratan con hormona de vitamina D.

Exceso de vitamina D

El consumo de una dosis similar a 10 veces la cantidad diaria recomendada de vitamina D durante varios meses puede causar intoxicación, y producir elevadas concentraciones de calcio en la sangre. Los primeros síntomas de intoxicación con vitamina D son pérdida del apetito, náuseas y vómitos, seguidos por sed excesiva, aumento de la emisión de orina, debilidad, nerviosismo e hipertensión arterial. El calcio se puede depositar por todo el organismo, especialmente en los riñones, donde puede provocar lesiones permanentes. La función renal se deteriora, permitiendo que las proteínas pasen a la orina y que aumente la concentración de urea, un producto de desecho, en la sangre.

El tratamiento consiste en interrumpir los suplementos de vitamina D y seguir un régimen bajo en calcio para disminuir los efectos de su alta concentración.

Se pueden administrar corticosteroides para reducir el riesgo de daño en los tejidos y cloruro de amonio para mantener la acidez de la orina, disminuyendo de este modo el riesgo de formación de cálculos de calcio.

Deficiencia de vitamina E

La vitamina E (alfatocoferol) es un antioxidante que protege a las células del cuerpo contra las lesiones producidas por compuestos reactivos químicos conocidos con el nombre de radicales libres. La vitamina E y el selenio (un mineral esencial que es un componente de una enzima antioxidante) tienen acciones similares.

Los niños prematuros tienen una reserva muy baja de vitamina E y pueden presentar deficiencia si su alimentación contiene un exceso de grasas insaturadas y poca vitamina E. Dichas grasas son prooxidantes (sustancias que se oxidan fácilmente para formar radicales libres) y antagonistas de la vitamina E, y pueden provocar la destrucción de los glóbulos rojos (hemólisis).

Los trastornos que interfieren en la absorción de las grasas, como la enfermedad celíaca, la fibrosis quística, la obstrucción de los conductos biliares y la enfermedad de Crohn, pueden también reducir la absorción de la vitamina E y aumentar el riesgo de deficiencia.

En los niños prematuros, la deficiencia de vitamina E puede provocar problemas oculares (retinopatía) (• *V. página 1243*) y hemorragia cerebral, dos problemas que pueden ser consecuencia de la exposición a altas concentraciones de oxígeno en las incubadoras.

En los niños mayores, los síntomas de la deficiencia de vitamina E se presentan cuando existe malabsorción intestinal y se asemejan a los de un trastorno neurológico. Dichos síntomas incluyen reflejos disminuidos, dificultad para caminar, visión doble, pérdida del equilibrio y debilidad muscular. Una concentración baja de vitamina E en la sangre confirma el diagnóstico.

La ingestión de grandes dosis de suplementos de vitamina E por vía oral alivia la mayor parte de los síntomas, pero el restablecimiento completo del sistema nervioso puede tardar muchos meses.

Exceso de vitamina E

Las dosis elevadas de vitamina E, que se pueden suministrar a los niños prematuros para disminuir el riesgo de retinopatía, no parecen tener ningún efecto adverso significativo. En los adultos, las dosis elevadas tienen muy pocos efectos adversos apreciables, excepto el aumento de las necesidades de vitamina K, que puede provocar hemorragias en las personas que toman fármacos anticoagulantes.

Deficiencia de vitamina K

Vitamina K es un nombre genérico para varias sustancias necesarias para una coagulación normal de la sangre. La forma principal es la vitamina K_1 (filoquinona), que se encuentra en las plantas, especialmente en los vegetales de hojas verdes. Además, las bacterias presentes en el intestino delgado y el colon producen vitamina K_2 (menaquinona), que puede ser absorbida aunque en menor grado.

La enfermedad hemorrágica del recién nacido, caracterizada por una tendencia a sangrar, es la manifestación principal de carencia de vitamina K. Se puede producir porque la placenta no deja pasar adecuadamente las grasas ni, por tanto, la vitamina K liposoluble; el hígado del recién nacido es demasiado inmaduro como para producir suficientes factores de coagulación de la sangre (proteínas de la sangre que promueven la coagulación y requieren vitamina K). No hay bacterias en el intestino que produzcan vitamina K durante los primeros días de vida y la leche materna es una escasa fuente de dicha vitamina. Se debe suministrar una inyección de vitamina K a los recién nacidos para protegerlos de esta enfermedad. Los lactantes que no han recibido esta inyección al nacer, son especialmente susceptibles a una carencia de vitamina K.

Debido a que la vitamina K es soluble en las grasas, los trastornos que interfieren con la absorción de los lípidos, como la enfermedad celíaca y la fibrosis quística, pueden provocar una carencia de vitamina K en los niños y en los adultos. La ingestión de cantidades excesivas de aceite mineral puede también impedir la absorción de la vitamina K. Esta deficiencia se puede también desarrollar en las personas que toman anticoagulantes para prevenir la formación de coágulos.

Síntomas, diagnóstico y tratamiento

Los principales síntomas son las hemorragias de la piel, de la nariz, de una herida o en el estómago, acompañadas de vómitos. Se puede observar sangre en la orina o en las deposiciones. En casos más graves, puede producirse hemorragia cerebral en los recién nacidos.

Cuando se sospecha la carencia de vitamina K, se efectúa un análisis de sangre para medir la concentración de protrombina, uno de los factores coagulantes que requieren vitamina K. Un valor bajo (inferior al 50 por ciento del normal) sugiere deficiencia de vitamina K. Sin embargo, una baja concentración de protrombina puede también ser causada por anticoagulantes o por lesiones del hígado. Por lo general, el diagnóstico se confirma si una inyección de vitamina K aumenta la concentración de protrombina en pocas horas y se detiene la hemorragia en el término de tres a seis horas. Cuando una persona tiene una grave enfermedad hepática, el hígado puede ser incapaz de sintetizar los factores coagulantes a pesar de las inyecciones de vitamina K. En dichos casos, se pueden necesitar transfusiones de plasma para reponer los factores coagulantes. (• V. página 768)

Deficiencia de vitamina B_1

La vitamina B_1 (tiamina) es esencial para un cierto número de reacciones que implican enzimas, incluyendo las que intervienen en la obtención de energía a partir de la glucosa. Buenas fuentes de esta vitamina son la levadura, la carne de cerdo, las legumbres y los cereales integrales. Se puede producir una deficiencia de vitamina B_1 cuando estos alimentos están ausentes de la dieta. Cuando se muele el arroz para extraer la cáscara (refinado), se pierden prácticamente todas las vitaminas. Los asiáticos corren el riesgo de deficiencia de vitamina B_1 porque su alimentación consiste principalmente en arroz refinado. Sin embargo, hervir el arroz antes de quitarle la cáscara hace que se disemine la vitamina por todas partes del grano, preservándola y conservando todas sus propiedades.

Esta carencia puede también ser el resultado de una reducción de la absorción provocada por diarrea crónica o por un incremento en la necesidad de la vitamina causado por situaciones tales como el hipertiroidismo, el embarazo o la fiebre. Las personas que sufren de alcoholismo grave reemplazan el alimento por el alcohol, reduciendo de ese modo el consumo de todas las vitaminas, incluyendo la B_1. En consecuencia, dichas personas corren el riesgo de desarrollar trastornos de deficiencia nutricional.

Síntomas y tratamiento

Los síntomas iniciales se manifiestan en forma de cansancio, irritabilidad, pérdida de la memoria y del apetito, trastornos del sueño, malestar abdominal y pérdida de peso. Finalmente, se puede producir una carencia importante de vitamina B_1 (beriberi) caracterizada por alteraciones nerviosas, cerebrales y cardíacas. En todas las formas de beriberi se altera el metabolismo de los glóbulos rojos y se reducen de una manera pronunciada los valores de vitamina B_1 en la sangre y en la orina.

Las alteraciones nerviosas (beriberi seco) comienzan con una sensación de pinchazos (hormigueo) en los dedos de los pies, una sensación de ardor en los pies especialmente intensa por la noche, calambres musculares en las pantorrillas y dolor en las piernas y en los pies. Cuando la persona tiene también deficiencia de ácido pantoténico, los síntomas pueden agravarse. Los músculos de la pantorrilla pueden debilitarse. Enderezarse se convierte en una maniobra difícil y disminuye la sensibilidad a las vibraciones de los dedos de los pies. En algunos casos, los músculos del muslo y la pantorrilla pueden disminuir de tamaño (atrofia) y se desarrollan pies y dedos de los pies en péndulo (afecciones en las que el pie o los dedos de los pies cuelgan fláccidos y no se pueden levantar) debido a que los nervios y los músculos no están funcionando apropiadamente. Puede también desarrollarse mano péndula.

Las alteraciones cerebrales (el síndrome de Wernicke-Korsakoff *[• V. página 382]* o beriberi cerebral) son a menudo el resultado de una deficiencia repentina y grave de vitamina B_1 que se instaura sobre una deficiencia crónica ya existente y que puede estar causada por una ingestión excesiva de alcohol o por vómitos abundantes durante el embarazo. Los síntomas tempranos de beriberi cerebral comprenden confusión mental, laringitis y visión doble. Posteriormente, una persona puede sufrir una alteración de su comportamiento e inventar hechos y experiencias (fabulación) para rellenar las lagunas de la memoria. Si no se trata la encefalopatía de Wernicke (una parte del síndrome de Wernicke-Korsakoff), los síntomas pueden agravarse causando un estado de coma e incluso la muerte. Se trata de una urgencia médica cuyo tratamiento consiste en la administración durante varios días de vitamina B_1 por vía intravenosa en dosis 100 veces superiores a la cantidad diaria recomendada, seguida de la administración por vía oral de la vitamina en dosis de 10 veces la cantidad diaria recomendada hasta que los síntomas desaparezcan. La recuperación es a menudo incompleta porque puede ocasionar cierto grado de daño cerebral irreversible.

Las alteraciones cardíacas (beriberi húmedo) se caracterizan por un aumento del volumen de sangre expulsado por el corazón, una frecuencia cardíaca rápida y la dilatación de los vasos sanguíneos, haciendo que la piel esté caliente y húmeda. Debido a la carencia de vitamina B_1, el corazón no puede mantener este elevado volumen de gasto cardíaco y se produce insuficiencia cardíaca *(• V. página 88)* con disten-

sión venosa, ahogo y retención de líquidos en los pulmones y en los tejidos periféricos. El tratamiento consiste en la administración de vitamina B_1 por vía intravenosa a una dosis de 20 veces la cantidad diaria recomendada, durante 2 o 3 días, seguido de la administración de la vitamina por vía oral.

El beriberi infantil se produce en los lactantes amamantados por una madre con deficiencia de vitamina B_1. Esta enfermedad se caracteriza por insuficiencia cardíaca, afonía y lesiones de los nervios periféricos, típicamente entre los dos y cuatro meses de vida. Las alteraciones cardíacas por lo general se resuelven rápida y completamente cuando se tratan con vitamina B_1.

Deficiencia de vitamina B_2

La vitamina B_2 (riboflavina) es importante en muchos procesos celulares, especialmente en los implicados en la producción de energía y en el metabolismo de los aminoácidos. Buenas fuentes de esta vitamina son los productos lácteos, la carne, el pescado y las aves. La deficiencia de vitamina B_2 es poco frecuente, salvo en las zonas donde la alimentación está formada principalmente por arroz sin cáscara. Esta deficiencia se puede producir en las personas que sufren alcoholismo, enfermedades hepáticas o diarrea crónica.

Los síntomas más frecuentes son las heridas en las comisuras de la boca, seguidas por grietas en los labios que pueden dejar cicatrices. Si se desarrolla candidiasis (una infección por hongos) en dichas zonas, pueden aparecer manchas blanco-grisáceas. La lengua se vuelve rojo-purpúrea y grasienta (saburrosa) y a veces aparecen manchas en la zona que se encuentra entre la nariz y los labios. En ocasiones, crecen vasos sanguíneos en el interior de la córnea, provocando molestias al exponerse a la luz. En los varones, se inflama la piel del escroto. Los síntomas desaparecen rápidamente cuando se tratan con suplementos de vitamina B_2 de hasta 10 veces la cantidad diaria recomendada.

Deficiencia de niacina

La niacina (ácido nicotínico) se encuentra en muchos alimentos. La niacina es esencial para el metabolismo de muchas sustancias del organismo.

La **pelagra** es un trastorno nutricional provocado por una deficiencia de niacina. La carencia de un aminoácido llamado triptófano puede también contribuir al desarrollo de la pelagra debido a que puede convertirse en niacina. Las personas que viven en las zonas donde el maíz es el cereal principal, corren el riesgo de desarrollar la pelagra ya que el maíz es pobre en niacina y triptófano. Además, la niacina del maíz no puede ser absorbida en el intestino a menos que el maíz sea tratado con un álcali. La pelagra, un trastorno estacional, se presenta en primavera y dura hasta el final del verano. La enfermedad aparece repetidamente en las personas con alimentación rica en maíz.

Los alcohólicos crónicos tienen un elevado riesgo de desarrollar pelagra debido a una alimentación insuficiente. La pelagra se produce en las personas que sufren la enfermedad de Hartnup, un trastorno hereditario poco frecuente en el que la absorción del triptófano en el intestino y los riñones está alterada. Estas personas necesitan elevadas dosis de niacina para prevenir los síntomas.

Síntomas, diagnóstico y tratamiento

La pelagra se caracteriza por alteraciones en la piel, el aparato digestivo y el cerebro. El primer síntoma es la aparición de zonas de la piel simétricas enrojecidas que parecen quemaduras de sol y que se agravan cuando se exponen a la luz solar (fotosensibilidad). Las alteraciones de la piel no desaparecen y pueden volverse de color café y escamosas.

A los síntomas cutáneos siguen por lo general trastornos gastrointestinales, como náuseas, pérdida del apetito y diarrea, que es maloliente y a veces sanguinolenta. Todo el aparato digestivo está afectado. El estómago puede no producir suficiente ácido (aclorhidria) y la lengua y la boca se inflaman, tomando un color escarlata brillante. También puede afectarse la vagina.

Finalmente, se producen alteraciones mentales como cansancio, insomnio y apatía; estos síntomas generalmente preceden a una disfunción cerebral (encefalopatía) caracterizada por confusión, desorientación, alucinaciones, amnesia e incluso psicosis maniacodepresiva.

El diagnóstico se establece en función de los antecedentes alimentarios, los síntomas y las bajas concentraciones en la orina de subproductos de niacina. También son útiles los análisis de sangre. El tratamiento de la pelagra consiste en dosis altas (aproximadamente 25 veces la cantidad diaria recomendada) de niacinamida (una forma de niacina) con dosis elevadas (10 veces la cantidad diaria recomendada) de otras vitaminas B. Se deben administrar vitaminas B_1, B_2 y B_6 y ácido pantoténico porque las deficiencias de estas vitaminas producen algunos síntomas similares a los de la pelagra.

Exceso de niacina

La niacina (pero no la niacinamida) se prescribe en dosis superiores a 200 veces la cantidad diaria recomendada para el control de las concentraciones elevadas de grasas (lípidos) en la sangre. Tales dosis pueden provocar rubor intenso, picor, lesiones del hígado, trastornos cutáneos, gota, úlceras y alteración de la tolerancia a la glucosa.

Deficiencia de vitamina B_6

Vitamina B_6 es un término genérico que incluye la piridoxina, el piridoxal y la piridoxamina. Estas vitaminas son importantes en la catalización de las reacciones que involucran aminoácidos en las células de la sangre, cerebro y piel. Esta deficiencia puede ser el resultado de una escasa absorción en el aparato digestivo o del uso de fármacos que agotan las reservas de vitamina B_6 en el organismo, incluyendo la isoniacida, la hidralacina y la penicilamina. La deficiencia puede también producirse en trastornos hereditarios que inhiben el metabolismo de la vitamina B_6; estos trastornos pueden causar retraso mental grave, convulsiones y una anemia difícil de corregir.

La deficiencia de vitamina B_6 puede causar convulsiones en los niños pequeños y anemia, dermatitis, lesiones nerviosas (neuropatía) y confusión en los adultos. Otros síntomas incluyen enrojecimiento de la lengua, grietas en las comisuras de la boca y adormecimiento con sensación de hormigueo en manos y pies.

Los análisis de sangre pueden ser útiles para el diagnóstico. Esta deficiencia se trata con elevadas dosis diarias de vitamina B_6 (de 10 a 20 veces la cantidad diaria recomendada) hasta que se resuelven los síntomas. Incluso se pueden necesitar dosis más elevadas cuando la deficiencia es causada por un trastorno hereditario.

Exceso de vitamina B_6

La ingestión de dosis elevadas de vitamina B_6 (de 500 a 3000 veces el aporte diario recomendado) que se prescriben para el síndrome del túnel carpiano o para la tensión premenstrual puede lesionar gravemente los nervios, destruyendo parte de la médula espinal, lo que produce dificultades al caminar. La recuperación de este trastorno es lenta y tras la interrupción de los suplementos de vitamina B_6 pueden persistir permanentemente dificultades al caminar.

Deficiencia de biotina

La biotina es una vitamina B necesaria para el metabolismo de las grasas y de los hidratos de carbono. La biotina se encuentra en muchos alimentos. Buenas fuentes son el hígado, el riñón, el páncreas, los huevos, la leche, el pescado y las nueces. Una deficiencia es muy improbable en las personas que tienen una alimentación equilibrada. Sin embargo, comer claras de huevo crudas durante semanas puede provocar esta deficiencia porque contienen una sustancia que se une a la biotina en el organismo e impide su absorción. Los síntomas incluyen somnolencia, pérdida de peso, dermatitis, ataques de ansiedad, dolor muscular y ciertos síntomas nerviosos, como cansancio mental, insomnio y alucinaciones. Esta deficiencia también puede desarrollarse en personas que reciben alimentación intravenosa (parenteral) durante largo tiempo sin suplementos de biotina. Los análisis de laboratorio detectan una reducción de los valores de biotina en sangre y orina.

Deficiencias de ácido fólico y de vitamina B_{12}

El ácido fólico (folato) y la vitamina B_{12} (cobalamina) actúan independientemente en la formación de los glóbulos rojos normales y en la producción de un componente esencial del ADN, la timidina. La carencia de alguna de estas vitaminas provoca una anemia grave (como la anemia perniciosa), en la que hay un escaso número de glóbulos rojos que son de gran tamaño. (• *V. página 775*) Los síntomas incluyen palidez, debilidad, reducción de la secreción de ácido en el estómago y lesiones nerviosas (neuropatías). Estas últimas se producen principalmente en el caso de la carencia de vitamina B_{12}.

La **anemia perniciosa** (anemia provocada por deficiencia de vitamina B_{12}) es un trastorno en el que esta vitamina no puede ser absorbida porque el estómago no produce el factor intrínseco, el cual se combina con la vitamina vitamina B_{12} y la transporta a la sangre. Esta anemia se produce a veces porque un sistema inmunitario hiperactivo ataca las células del estómago que producen el factor intrínseco (una reacción autoinmunitaria). Los vegetarianos estrictos, que tienen carencia de vitamina B_{12} porque ésta se encuentra solamente en los productos animales, y las personas que tienen trastornos hereditarios que bloquean el transporte o la actividad de esta vitamina, pueden desarrollar otras formas de deficiencia de vitamina B_{12}.

La deficiencia de ácido fólico puede presentarse en mujeres embarazadas con alimentación carente de vegetales verdes y legumbres. Los niños pequeños pueden desarrollar esta deficiencia si su alimentación es pobre en ácido fólico.

El diagnóstico de deficiencia de vitamina B_{12} o de ácido fólico se basa en la identificación de una anemia con glóbulos rojos de gran tamaño y en la detección de bajas concentraciones de alguna o ambas vitaminas en análisis de sangre. El diagnóstico se confirma con una muestra de médula ósea que presente precursores inmaduros de glóbulos rojos también de gran tamaño.

El tratamiento de la anemia perniciosa consiste en inyecciones mensuales de vitamina B_{12}. El tratamiento de la carencia de ácido fólico consiste en su administración por vía oral.

Exceso de ácido fólico

El ácido fólico puede ser tóxico en condiciones especiales. A dosis de 100 veces la cantidad diaria recomendada, puede aumentar la frecuencia de las convulsiones en los epilépticos y agravar las lesiones neurológicas en las personas con deficiencia de vitamina B_{12}.

Deficiencia de vitamina C

La vitamina C (ácido ascórbico) se encuentra en los cítricos, los tomates, las patatas, el repollo y los pimientos verdes. Es esencial para la formación del tejido conjuntivo (que mantiene unidas las estructuras del organismo). Contribuye a la absorción del hierro y a la recuperación de quemaduras y heridas. Al igual que la vitamina E, la vitamina C es un antioxidante. El embarazo, la lactancia, la hiperfunción de la glándula tiroides (tirotoxicosis), los distintos tipos de inflamación, la cirugía y todas las quemaduras pueden aumentar significativamente las exigencias de vitamina C del cuerpo y el riesgo de una deficiencia.

En los lactantes entre 6 y 12 meses, una carencia de vitamina C en la alimentación puede provocar escorbuto, un tipo de enfermedad carencial. Los síntomas iniciales incluyen irritabilidad, dolor al moverse, pérdida de apetito e incapacidad para ganar peso. Los huesos son finos y las articulaciones pueden hacerse prominentes. Son típicas las hemorragias debajo del tejido que cubre los huesos (periostio) y alrededor de los dientes.

En los adultos se puede producir escorbuto cuando la alimentación es restringida, conteniendo solamente carne deshidratada y harina o té, tostadas y vegetales envasados, los típicos alimentos de las personas de edad avanzada que han perdido el interés por la comida. A los pocos meses de seguir una dieta similar, se producen hemorragias debajo de la piel, especialmente alrededor de los folículos pilosos, debajo de las uñas de los dedos de las manos, alrededor de las encías y en el interior de las articulaciones. La persona se siente deprimida, cansada y débil. La presión arterial y la frecuencia cardíaca varían constantemente. Los resultados del análisis de sangre muestran una concentración muy baja de vitamina C.

En lactantes y adultos, el escorbuto se trata con elevadas dosis de vitamina C durante una semana, seguida de dosis más reducidas durante un mes.

Exceso de vitamina C

Dosis elevadas de vitamina C (de 500 miligramos a 10 gramos) han sido aconsejadas para prevenir el resfriado común, la esquizofrenia, el cáncer, la hipercolesterolemia y la arteriosclerosis. Sin embargo, estas recomendaciones tienen escaso o ningún apoyo científico. Dosis de más de 1000 miligramos al día provocan diarrea, cálculos renales en personas propensas y alteraciones en el ciclo menstrual. La interrupción repentina de estas dosis elevadas puede provocar escorbuto de rebote.

Minerales

Algunos minerales como sodio, cloro, potasio, calcio, fósforo y magnesio se consideran macronutrientes porque son necesarios para el cuerpo en cantidades relativamente grandes; son los denominados macrominerales. Otros minerales son micronutrientes porque el cuerpo los necesita en cantidades pequeñas; se denominan microminerales u oligoelementos. Son hierro, zinc, cobre, manganeso, molibdeno, selenio, yodo y flúor. Las deficiencias de minerales, con excepción del hierro y del yodo, son poco frecuentes. El exceso de algunos minerales puede causar intoxicación.

Deficiencia de hierro

El hierro es un componente de muchas enzimas que intervienen en reacciones químicas en todo el organismo. Es también un componente de la hemoglobina, la cual permite a los glóbulos rojos transportar el oxígeno y distribuirlo a los tejidos del cuerpo.

Los alimentos contienen dos tipos de hierro: el hierro hem, que se encuentra principalmente en los productos animales y el hierro no hem, que representa más del 85 por ciento del hierro en una dieta promedio. El hierro hem se absorbe mucho mejor que el hierro no hem. Sin embargo, la absorción de hierro no hem aumenta cuando se consume con las proteínas animales y la vitamina C.

La deficiencia de hierro es la deficiencia nutricional más frecuente en el mundo, produciendo anemia en varones, mujeres y niños. Una alimentación inadecuada, así como las hemorragias, que provocan una pérdida de hierro, producen una deficiencia que se debe tratar con suplementos del mineral. Es probable que esta deficiencia se produzca durante el embarazo debido a que la madre debe suministrar una gran cantidad de hierro al feto en desarrollo. Las niñas adolescentes en proceso de crecimiento y que comienzan a menstruar corren el riesgo de desarrollar anemia provocada por la deficiencia de hierro si siguen dietas que excluyen la carne.

Cuando las reservas de hierro del cuerpo se agotan, se desarrolla la anemia. Los síntomas incluyen palidez, uñas con forma de cuchara (una deformidad en la que las uñas son delgadas y cóncavas), debilidad con disminución de la función muscular y alteraciones en la conducta cognoscitiva.

El diagnóstico de déficit de hierro se establece basándose en los síntomas y en los resultados de análisis de sangre que indican anemia y concentraciones bajas de hierro y ferritina, la proteína que almacena el hierro. La deficiencia de hierro se trata con altas dosis del mineral una vez al día durante varias semanas. Se debe continuar el tratamiento hasta que el número de glóbulos rojos y las reservas de hierro vuelvan a valores normales.

Exceso de hierro

El exceso de hierro es tóxico y provoca vómitos, diarrea y lesiones intestinales. Se puede acumular hierro en el cuerpo cuando una persona se somete a una terapia con cantidades excesivas o durante demasiado tiempo, cuando recibe varias transfusiones o en el alcoholismo crónico. La enfermedad por exceso de hierro (**hemocromatosis**) es un trastorno hereditario en el que se absorbe demasiado hierro potencialmente mortal pero fácilmente tratable. Por lo general, los síntomas no se manifiestan hasta la mediana edad y su desarrollo es insidioso. La piel adopta una coloración bronceada, se produce cirrosis, cáncer hepático, diabetes e insuficiencia cardíaca y el paciente fallece prematuramente. Los síntomas pueden incluir artritis, impotencia, infertilidad, hipotiroidismo y fatiga crónica. Los análisis de sangre pueden determinar si una persona tiene exceso de hierro. Todos los parientes de una persona afectada deben ser examinados. Las sangrías repetidas constituyen el tratamiento preferido. El diagnóstico precoz y el tratamiento permiten una larga supervivencia con una calidad de vida muy normal.

Deficiencia de zinc

El zinc está distribuido ampliamente en el cuerpo porque es un componente de más de 100 enzimas, abarcando las que son responsables de la síntesis del ADN y ARN. Los tejidos que poseen el contenido más alto de zinc son los huesos, el hígado, la próstata y los testículos. La concentración de zinc en la sangre depende de su contenido en la alimentación. La carne, el hígado, los huevos y los mariscos son fuentes ricas de zinc, pero no los cereales.

Los cereales integrales contienen sustancias, como fibras y fosfatos, que inhiben la absorción del zinc. Comer arcilla, habitual en algunas personas, inhibe la absorción del zinc y provoca una deficiencia del mineral. La acrodermatitis enteropática, un trastorno hereditario en el que el zinc no puede ser absorbido, produce una deficiencia del mismo.

Los síntomas incluyen pérdida del apetito, caída del cabello, dermatitis, ceguera nocturna y alteración del gusto. La actividad de los órganos de la reproducción puede verse afectada, lo que provoca un retraso del desarrollo sexual y, en los varones, una producción reducida de esperma. También puede retardarse el crecimiento. Pueden aparecer trastornos del sistema inmunitario del cuerpo y de la capacidad de cicatrización de las heridas. En los niños, las primeras señales de esta deficiencia son el retardo del crecimiento, la pérdida del apetito, la alteración del sabor y el bajo contenido de zinc del cabello.

Para establecer el diagnóstico se mide la concentración de zinc en la sangre. El tratamiento consiste en la administración de suplementos del mineral.

Exceso de zinc

Las grandes cantidades de zinc, por lo general adquiridas por el consumo de alimentos ácidos o de bebidas envasadas en latas con revestimiento de zinc (galvanizadas), pueden producir un sabor metálico, vómitos y problemas en el estómago. La ingestión de 1 gramo o más puede ser mortal.

Deficiencia de cobre

El cobre es un componente de una variedad de enzimas necesarias para la producción de energía, la antioxidación, la síntesis de la hormona adrenalina y la formación del tejido conjuntivo. La deficiencia de cobre es rara en los sujetos sanos. Se produce con mayor frecuencia en los niños prematuros o que se están recuperando de una desnutrición grave. Las personas que reciben alimentación por vía intravenosa (parenteral) durante largo tiempo, corren también el riesgo de desarrollar una deficiencia de cobre.

El **síndrome de Menkes** es un trastorno hereditario que provoca deficiencia de cobre. Los síntomas comprenden cabello crespo, retardo mental, baja concentración de cobre en la sangre e incapacidad para sintetizar las enzimas que requieren cobre.

La deficiencia de cobre produce cansancio y una baja concentración de este elemento en la sangre. La disminución del número de glóbulos rojos (anemia), de glóbulos blancos (leucopenia) y de un tipo de gló-

bulos blancos denominados neutrófilos (neutropenia), así como del calcio en los huesos (osteoporosis), son frecuentes. Asimismo se producen pequeñas hemorragias puntiformes en la piel y aneurismas arteriales.

La deficiencia de cobre se trata con suplementos del mineral durante varias semanas. Sin embargo, las personas con el síndrome de Menkes no responden bien a estos suplementos.

Exceso de cobre

El cobre que no está unido a una proteína es tóxico. El consumo de cantidades relativamente pequeñas de cobre libre puede provocar náuseas y vómitos. Los alimentos ácidos o las bebidas que están en contacto prolongado con recipientes, tubos o válvulas de cobre pueden estar contaminados con cantidades pequeñas de este metal. Si se ingieren involuntariamente grandes cantidades de sales de cobre no unido a proteínas, o si se usan compresas saturadas con una solución de sal de cobre para curar grandes zonas de piel quemada, puede absorberse una cantidad suficiente para lesionar los riñones, inhibir la producción de orina y causar anemia debido a la destrucción de glóbulos rojos (hemólisis).

La **enfermedad de Wilson** es un trastorno hereditario en el que el cobre se acumula en los tejidos y causa lesiones extensas. Afecta a una persona de cada 30000. En este trastorno, el hígado no secreta el cobre a la sangre o no lo excreta a la bilis. Como resultado, la concentración en la sangre es baja, pero el mineral se acumula en el cerebro, los ojos y el hígado, provocando cirrosis. El que se acumula en la córnea de los ojos produce un aro de pigmentación dorada o verdoso-dorada. Los primeros síntomas son generalmente el resultado de las lesiones cerebrales y consisten en temblores, dolores de cabeza, incapacidad para hablar, descoordinación e incluso psicosis.

La intoxicación con cobre se trata con penicilamina, que se adhiere al mineral y favorece su excreción, siendo éste un ejemplo de terapia de quelación. El tratamiento se debe continuar de por vida para poder sobrevivir.

Deficiencia de manganeso

El manganeso es un componente de varias enzimas y es esencial para la estructura ósea normal. Fuentes abundantes son los cereales no refinados y los vegetales de hojas verdes.

Cuando la alimentación es deficiente en manganeso durante unas pocas semanas, el cuerpo parece conservar este mineral de un modo eficaz. El único síntoma es una erupción transitoria.

La hidralacina, un antihipertensivo, puede provocar deficiencia de manganeso y efectos secundarios relacionados tales como dolor que se irradia a lo largo del trayecto del nervio (neuralgia), dolor articular, fiebre, erupción cutánea, aumentos de tamaño de los ganglios linfáticos y agrandamiento del hígado. El tratamiento consiste en administración de sales de manganeso.

Exceso de manganeso

La intoxicación con manganeso es frecuente sólo en personas que trabajan en las minas y refinan minerales de manganeso. La exposición prolongada provoca lesiones nerviosas, con síntomas que se parecen al parkinsonismo (temblores y dificultad en los movimientos).

Deficiencia de molibdeno

El molibdeno es necesario para la oxidación del azufre, un componente de las proteínas. Se encuentra en la leche, los porotos, el pan y los cereales. Una deficiencia de molibdeno causada por un consumo insuficiente no se ha observado en sujetos sanos. Sin embargo, esta deficiencia se produce bajo condiciones especiales, por ejemplo, cuando un sujeto desnutrido con enfermedad de Crohn recibe una nutrición parenteral total durante largo tiempo (todos los nutrientes se suministran por vía intravenosa), sin suplementos de molibdeno. Los síntomas comprenden una frecuencia cardíaca rápida, falta de aire, náuseas, vómitos, desorientación y finalmente coma. El tratamiento con molibdeno puede proporcionar una recuperación completa.

Exceso de molibdeno

Cuando se consumen grandes cantidades de molibdeno se pueden desarrollar síntomas que se parecen a los de la gota, (• *V. página 255)* incluyendo una concentración elevada de ácido úrico en la sangre y dolor articular. Los mineros expuestos al polvo de molibdeno pueden desarrollar síntomas no específicos.

Deficiencia de selenio

El selenio es necesario para la síntesis de una de las enzimas antioxidantes. Los síntomas de la deficiencia de selenio, un cuadro poco frecuente, pueden justificarse por una falta de antioxidantes en el hígado, el corazón y los músculos, dando como resultado la muerte de los tejidos y la disfunción de los órganos.

Los lactantes prematuros y los adultos que reciben nutrición parenteral total sin suplementos de selenio corren el riesgo de desarrollar lesiones cardíacas y musculares causadas por una deficiencia de selenio. El tratamiento con selenio proporciona una recuperación completa.

La **enfermedad de Keshan** es un trastorno causado por un virus que lesiona el músculo cardíaco y puede prevenirse con suplementos de selenio. Dicha enfermedad afecta alrededor del 1 por ciento de las personas que viven en una parte de China, con bajo contenido de selenio en el terreno y en las plantas que crecen en él.

Exceso de selenio

El exceso de selenio puede tener efectos nocivos, que pueden ser provocados por la ingestión de suplementos de alrededor de 5 a 50 miligramos diarios sin prescripción médica. Los síntomas son náuseas y vómitos, caída del cabello y de las uñas, erupción cutánea y lesiones nerviosas.

Deficiencia de yodo

El yodo es necesario para la síntesis de las hormonas tiroideas. Aproximadamente un 80 por ciento del yodo del cuerpo se encuentra en la glándula tiroides, sobre todo en las hormonas tiroideas. Los mariscos son una fuente abundante de yodo. La cantidad de yoduro, una forma del yodo, en el agua potable depende generalmente del contenido de yoduro del suelo local. Un 10 por ciento de la población mundial corre el riesgo de desarrollar deficiencia de yodo porque vive a grandes altitudes donde el agua potable es pobre en yoduro. El yoduro se agrega a algunas sales de mesa comerciales (sal yodada).

En caso de deficiencia de yodo, la glándula tiroides intenta captar más yoduro para la síntesis de las hormonas tiroideas y por ello aumenta de tamaño. La concentración de yoduro en la sangre y en la orina es muy baja. Una mujer embarazada con deficiencia de yodo puede tener un niño cuyo cerebro esté insuficientemente desarrollado, lo que se conoce como cretinismo. El tratamiento consiste en suministrar yodo a dosis aproximadamente 10 veces la cantidad diaria recomendada durante varias semanas.

Exceso de yodo

La intoxicación con yodo es provocada por el consumo de cantidades muy grandes de yodo al día

(400 veces la dosis diaria recomendada), a veces como consecuencia de vivir cerca del mar. El exceso de yodo puede provocar bocio y a veces hipertiroidismo.

Deficiencia de flúor

El fluoruro, una forma del flúor, es un nutriente esencial que refuerza huesos y dientes. El pescado de mar y el té son ricos en fluoruro, pero el agua potable es la fuente principal; su contenido varía de demasiado escaso a excesivo, en varias partes del mundo. Una deficiencia de flúor puede producir caries, que se pueden prevenir mediante el consumo suficiente de flúor en los alimentos y en el agua. Un agregado de fluoruros (fluoración) al agua potable con bajos contenidos de flúor, reduce significativamente el riesgo de deterioro dental.

Exceso de flúor

La absorción de una cantidad demasiado elevada de flúor (fluorosis) puede producirse en los habitantes de zonas donde el agua potable es muy rica en este elemento. El flúor se acumula en los dientes, sobre todo en los permanentes, y en los huesos. Aparecen manchas cretáceas irregulares sobre la superficie del esmalte dental, que pueden volverse amarillas o de color café, haciendo que el esmalte aparezca moteado.

CAPÍTULO 136

Equilibrio del agua

Dos tercios del peso corporal corresponden al agua. Una persona que pesa 68 kilogramos tiene aproximadamente 38 litros de agua en el cuerpo. De éstos, entre 23 y 26 están en el interior de las células, 7,5 en el espacio que las rodea y una cantidad ligeramente inferior a 4 litros (aproximadamente el 8 por ciento de la cantidad del agua total) está en la sangre. Este volumen de agua, relativamente pequeño en la sangre, es muy importante para el funcionamiento del cuerpo y debe mantenerse constante. El agua que está fuera de la sangre, actúa como un depósito para reponer o absorber el exceso de agua de la sangre, en caso necesario.

El agua entra en el cuerpo principalmente por la absorción desde el aparato digestivo y lo abandona como orina que excretan los riñones. Éstos pueden excretar varios litros de orina al día, o bien conservar el agua excretando menos de 500 mililitros diarios. Alrededor de 750 mililitros de agua, también se pierden cada día por evaporación a través de la piel y los pulmones. La sudación intensa, tal como sucede durante el ejercicio vigoroso o en los climas cálidos, puede aumentar notablemente el volumen perdido en la evaporación. Normalmente, se pierde poca agua por el aparato digestivo; sin embargo, puede perderse una cantidad igual o superior a 4 litros al día por vómitos prolongados o por una diarrea intensa.

Cuando el consumo de agua compensa la cantidad perdida, el agua del cuerpo está en equilibrio. Para mantener este equilibrio, las personas sanas con un funcionamiento normal de los riñones y que no transpiren excesivamente deben beber al menos un litro de líquido al día.

Sin embargo, se recomienda a los adultos sanos beber de 1,5 a 2 litros al día para protegerse de la deshidratación y del desarrollo de cálculos renales. (• V. página 655)

Cuando el cerebro y los riñones funcionan adecuadamente, el organismo puede afrontar cambios extremos en el consumo del agua. Habitualmente se bebe lo suficiente como para compensar un exceso de pérdida de agua y, de ese modo, mantener el volumen sanguíneo y la concentración de las sales minerales disueltas (electrólitos) en la sangre. Sin embargo, una persona puede deshidratarse si no bebe la cantidad de agua suficiente para compensar la pérdida excesiva, como sucede en caso de vómitos prolongados o diarrea intensa.

La cantidad de agua presente en el organismo está estrechamente ligada a la cantidad de electrólitos. La concentración (nivel) de sodio en la sangre es un buen indicador de la cantidad de agua existente en el organismo. El cuerpo trabaja para mantener el nivel de agua total y, por lo tanto, para que el valor de sodio en la sangre sea constante. Cuando éste es demasiado elevado, el cuerpo retiene agua para diluir el exceso de sodio. Se siente sed y se produce menos orina.

Cuando la concentración de sodio desciende demasiado, los riñones excretan más agua para restaurar el equilibrio de dicha concentración. (• V. página 697)

Deshidratación

La deshidratación es una deficiencia de agua en el organismo.

La deshidratación se produce cuando la eliminación de agua del cuerpo es mayor que el volumen ingerido. La deficiencia de agua, por lo general, provoca un aumento de la concentración de sodio en la sangre. Los vómitos, la diarrea, el uso de diuréticos (fármacos que provocan la excreción de excesivas cantidades de sal y de agua por los riñones), el exceso de calor, la fiebre y una disminución del consumo de agua pueden conducir a la deshidratación. Ciertas enfermedades, como la diabetes mellitus, la diabetes insípida (• *V. página 734)* y la enfermedad de Addison (• *V. página 743),* pueden ocasionar deshidratación debido a las excesivas pérdidas de agua con que cursan.

En primer lugar, la deshidratación estimula los centros de la sed del cerebro, haciendo que se beba más líquido. Si el consumo no alcanza a compensar el agua que se pierde, la deshidratación se agrava. La sudación disminuye y se produce menor cantidad de orina. El agua se desplaza desde el vasto depósito interno de las células hacia la sangre. Si la deshidratación no mejora, los tejidos corporales comienzan a secarse. Por último, las células empiezan a plegarse y a funcionar inadecuadamente. Las células del cerebro están entre las más propensas a la deshidratación, de modo que una de las principales señales de gravedad es la confusión mental, que puede evolucionar hacia el coma.

Las causas más frecuentes de deshidratación, como la sudación excesiva, los vómitos y la diarrea, provocan una pérdida de electrólitos, especialmente sodio y potasio, además de agua. (• *V. página 697)* De ahí que la deshidratación se acompañe a menudo de una deficiencia de electrólitos. En ese caso, el agua no se desplaza con facilidad desde el gran depósito interno de las células hacia la sangre. Por ello, el volumen de agua circulante en la sangre es todavía menor. Puede producirse una caída de la presión arterial, provocando ligeros mareos o sensación de una pérdida inminente de consciencia, especialmente al ponerse de pie (hipotensión ortostática). Si la pérdida de agua y electrólitos continúa, la presión arterial puede descender peligrosamente y provocar un estado de shock con graves lesiones a muchos órganos internos, como los riñones, el hígado y el cerebro.

Tratamiento

En caso de deshidratación leve, beber agua natural puede ser suficiente. Sin embargo, cuando se ha producido una pérdida de agua y electrólitos, se debe también reponer la sal (en especial el sodio y el po-

---

Equilibrio del agua en el organismo

Varios dispositivos actúan juntos para mantener el equilibrio del agua en el cuerpo. Uno de los más importantes es el mecanismo de la sed. Cuando el cuerpo necesita más agua se estimulan determinados centros nerviosos en la parte profunda del cerebro, provocando sensación de sed, la cual se vuelve más intensa a medida que aumentan las necesidades de agua del cuerpo, estimulando a la persona a beber y reponer el agua necesaria.

Otro de los mecanismos para el control del volumen del agua en el cuerpo depende de la glándula hipófisis situada en la base del cerebro. Cuando el cuerpo tiene poca agua, la hipófisis secreta una sustancia en el interior del flujo sanguíneo denominada hormona antidiurética. Esta hormona estimula los riñones para retener la mayor cantidad posible de agua.

Cuando el cuerpo no tiene suficiente agua, los riñones la retienen. Mientras tanto el agua se desplaza automáticamente desde el gran depósito existente en las células, hasta el flujo sanguíneo, a fin de mantener el volumen de sangre y la presión arterial, hasta que se pueda reponer el agua mediante un incre-mento del consumo. Cuando el cuerpo tiene exceso de agua, se suprime la sed y la hipófisis produce muy poca cantidad de hormona antidiurética, permitiendo que los riñones excreten el exceso de agua en la orina.

---

tasio). Se han formulado algunas bebidas isotónicas para reponer las sales (electrólitos) perdidas durante el ejercicio intenso. Dichas bebidas se pueden utilizar para prevenir o curar la deshidratación leve. Beber una gran cantidad de líquidos y consumir una pequeña cantidad de sal adicional durante o después del ejercicio es también un método eficaz. Las personas con problemas cardíacos o renales deben consultar con su médico la forma más segura de reponer el líquido antes de empezar la práctica de cualquier ejercicio.

Si la caída de la presión arterial causa un estado de shock o amenaza de shock, se administran por vía intravenosa soluciones que contienen cloruro de sodio. Los líquidos intravenosos se suministran rápidamente al principio y luego más lentamente a medida que mejora el estado físico. Siempre se debe tratar la causa de base de la deshidratación. Por ejemplo, en caso de diarrea, puede ser necesario tomar fármacos para tratarla o detenerla, además de reponer líquidos. Cuando los riñones están excretando demasiada agua debido a una deficiencia de hormona antidiurética (como puede suceder en caso de diabetes insípida), puede ser necesario efectuar un tratamiento crónico con hormona antidiurética sintética. Una vez que se ha solucionado la causa, los individuos en fase de recuperación son controlados para asegurarse de que el consumo oral de líquidos es de nuevo el adecuado para mantener la hidratación.

Hiperhidratación

La hiperhidratación es un exceso de agua en el cuerpo.

Se produce cuando el consumo de agua es mayor que su eliminación. Este exceso de agua causa una dilución excesiva del sodio presente en la sangre. Beber cantidades de agua exageradas generalmente no causa hiperhidratación, siempre que la hipófisis, los riñones y el corazón estén funcionando normalmente; un adulto tendría que beber más de 7,5 litros de agua al día para exceder la capacidad de excreción del organismo.

La hiperhidratación es mucho más frecuente cuando los riñones no excretan normalmente el agua, como sucede en el curso de una enfermedad cardíaca, renal o hepática. Las personas con estos problemas deben limitar la cantidad de agua que beben normalmente, así como el consumo de sal.

Del mismo modo que en la deshidratación, el órgano más propenso a la hiperhidratación es el cerebro. Cuando se produce lentamente, las células del cerebro tienen la posibilidad de adaptarse, de manera que

se manifiestan pocos síntomas. Cuando se produce rápidamente, el paciente puede manifestar confusión mental, convulsiones y coma.

Los médicos tratan de distinguir entre la hiperhidratación y el exceso del volumen sanguíneo. En la primera, el exceso de agua se localiza en el interior y alrededor de las células y, generalmente, no da señales de una acumulación de líquido. En caso de exceso de volumen sanguíneo, el cuerpo posee también demasiado sodio y, por consiguiente, no puede desplazar el agua al depósito interno de las células. En las situaciones de sobrecarga de volumen, como la insuficiencia cardíaca y la cirrosis hepática, el líquido se acumula alrededor de las células en el tórax, el abdomen y la parte inferior de las piernas. La distinción entre hiperhidratación y exceso de volumen sanguíneo es a menudo bastante complicada, dado que la hiperhidratación puede ocurrir aisladamente o junto con un exceso de volumen de sangre.

Tratamiento

El tratamiento de la hiperhidratación depende hasta cierto punto de la causa de base. Sin embargo, independientemente de cuál sea ésta, se debe restringir el consumo de líquidos. Beber menos de un litro de líquido diario generalmente disminuye la hiperhidratación al cabo de unos pocos días. Esta restricción de líquidos se debe realizar solamente bajo supervisión médica.

A veces los médicos prescriben un diurético para aumentar la excreción de agua por parte de los riñones. En general, los diuréticos son más útiles en el tratamiento del exceso de volumen sanguíneo y, en consecuencia, su eficacia es mayor cuando la hiperhidratación se acompaña de un exceso del mismo.

CAPÍTULO 137

Equilibrio de la sal

Las sales son compuestos químicos simples formados por átomos que transportan una carga eléctrica positiva o una negativa. Por ejemplo, la sal de mesa (cloruro de sodio) está constituida por átomos de sodio de carga positiva y átomos de cloruro de carga negativa. El cloruro de sodio forma cristales al secarse, pero, como muchas otras sales que se encuentran en el cuerpo, se disuelve fácilmente en el agua.

Cuando una sal se disuelve en el agua, sus componentes existen separadamente como partículas cargadas denominadas iones. Estas partículas cargadas y

disueltas se conocen colectivamente con el nombre de **electrólitos.** El valor (concentración) de cada electrólito en una solución de sales disueltas se puede medir y se expresa generalmente como la cantidad en miliequivalentes (mEq) por unidad de volumen de la solución (generalmente en litros).

Los electrólitos se disuelven en los tres compartimentos principales de agua del cuerpo (• *V. página 694*): el líquido en el interior de las células, el líquido en el espacio que las rodea y la sangre (los electrólitos se disuelven en el *suero,* que es la parte líquida de la

Principales electrólitos del organismo

Cargados positivamente	Cargados negativamente
Sodio (Na^+)	Cloro (Cl^-)
Potasio (K^+)	Fosfatos (HPO_4^- y $H_2PO_4^-$)
Calcio (Ca^{++})	Bicarbonato (HCO_3^-)
Magnesio (Mg^{++})	

Causas del síndrome de secreción inadecuada de hormona antidiurética

Meningitis y encefalitis.

Tumores cerebrales.

Psicosis.

Enfermedades pulmonares (neumonía e insuficiencia respiratoria aguda, entre otras).

Cáncer (especialmente del pulmón o del páncreas).

Fármacos.
• Clorpropamida (fármaco que disminuye los valores del azúcar en sangre).
• Carbamazepina (fármaco anticonvulsivante).
• Vincristina (fármaco anticancerígeno).
• Clofibrato (fármaco que disminuye los valores del colesterol).
• Fármacos antipsicóticos.
• Aspirina, ibuprofeno y muchos otros analgésicos que no requieren prescripción médica.
• Vasopresina y oxitocina (hormonas antidiuréticas sintéticas).

sangre). Las concentraciones normales de electrólitos en estos líquidos varían. Algunos se encuentran en concentraciones elevadas en el interior de las células y bajas fuera de ellas. Otros se encuentran en concentraciones bajas en el interior de las células y elevadas fuera de ellas.

Para un funcionamiento adecuado, el organismo debe mantener la concentración de los electrólitos dentro de límites muy ajustados en cada uno de estos compartimentos. A este fin, los electrólitos son desplazados dentro o fuera de las células. Los riñones filtran los electrólitos de la sangre y excretan en la orina una cantidad suficiente de ellos para mantener un equilibrio entre la ingestión y el consumo diarios.

Las concentraciones de electrólitos pueden evaluarse en un laboratorio por una muestra de sangre o de orina. Se miden las concentraciones de los electrólitos en la sangre para determinar si hay una anormalidad y, en ese caso, usar los resultados para valorar la respuesta al tratamiento. El sodio, el potasio, el calcio, el fosfato y el magnesio son los electrólitos implicados más frecuentemente en los trastornos del equilibrio de la sal. Se miden también el cloruro y el bicarbonato; sin embargo, la concentración de cloruro en la sangre es, por lo general, paralela a la de sodio; y el bicarbonato suele estar implicado en los trastornos de equilibrio del ácido base. (• *V. página 706)*

Regulación del sodio

La mayor parte del sodio del organismo se encuentra en la sangre y en el líquido que rodea las células. El sodio se ingiere a través de los alimentos y las bebidas y se elimina con el sudor y la orina. Los riñones normales pueden modificar la cantidad de sodio que se excreta en la orina para que la cantidad total de sodio en el cuerpo varíe poco de un día a otro.

Una alteración del equilibrio entre el consumo de sodio y su eliminación afecta la cantidad total de sodio presente en el organismo. Las alteraciones de la cantidad total de sodio están estrechamente ligadas a las del volumen de agua en la sangre. Una pérdida global del sodio del cuerpo no provoca necesariamente una disminución de la concentración de sodio en la sangre, sino que puede causar la disminución del volumen de sangre. Cuando éste disminuye, la presión arterial cae, se eleva la frecuencia cardíaca y se producen leves mareos e incluso shock en algunas ocasiones.

Al contrario, el volumen sanguíneo puede aumentar cuando hay un exceso de sodio en el cuerpo. El líquido extra se acumula en el espacio que rodea las células dando como resultado una afección denominada edema. Una señal de edema es la tumefacción de los pies, los tobillos y la parte inferior de las piernas. El volumen de sangre y la concentración de sodio pueden verse afectados cuando se pierden o se ganan los excesos de agua y sodio.

El cuerpo supervisa constantemente la concentración de sodio de la sangre y el volumen sanguíneo. Cuando la concentración de sodio aumenta demasiado, el cerebro siente sed, incitando a la persona a beber.(• *V. recuadro, página 695)* Determinados sensores de los vasos sanguíneos y de los riñones detectan las disminuciones del volumen sanguíneo e inician una reacción en cadena que intenta incrementar el volumen de líquido en la sangre. Las glándulas suprarrenales secretan la hormona aldosterona, que hace que los riñones retengan sodio. (• *V. página 743*) La hipófisis secreta la hormona antidiurética, que hace que los riñones retengan agua. La retención de sodio y agua conduce a una disminución en la producción de orina, lo que finalmente provoca un aumento del volumen sanguíneo y un retorno de la presión arterial a su valor normal. Cuando los sensores de los vasos sanguíneos y de los riñones perciben un aumento de la presión arterial, y los sensores del corazón detectan un aumento del volumen sanguíneo, se estimulan los riñones para que excreten más sodio y orina, reduciendo de ese modo el volumen sanguíneo.

Bajas concentraciones de sodio

La hiponatremia (valor bajo del sodio en la sangre) es una concentración de sodio en la sangre por debajo de 136 miliequivalentes (mEq) por litro de sangre.

La concentración de sodio en la sangre desciende demasiado cuando el sodio se ha diluido en exceso por una cantidad aumentada de agua en el cuerpo. El sodio puede diluirse excesivamente en aquellas personas que beben enormes cantidades de agua, como ocurre algunas veces en ciertos trastornos psiquiátricos y en los pacientes hospitalizados que reciben por vía endovenosa grandes cantidades de líquidos. En cualquier caso, la cantidad de líquido ingerido supera la capacidad de los riñones para eliminar el exceso. El consumo de pequeñas cantidades de agua (como un litro al día) puede producir hiponatremia en los individuos cuyos riñones no funcionan adecuadamente, como sucede en la insuficiencia renal. La hiponatremia también puede darse a menudo en personas que padecen insuficiencia cardíaca y cirrosis hepática, en las que se produce un aumento del volumen de sangre. En esos casos, este aumento provoca una dilución excesiva del sodio, aunque, por lo general, aumenta de igual manera la cantidad total de sodio en el organismo.

La hiponatremia se produce en personas con glándulas renales hipoactivas que excretan demasiado sodio (enfermedad de Addison). (• *V. página 743*) Esta pérdida de sodio por la orina está provocada por una deficiencia de la aldosterona (una hormona suprarrenal).

Las personas con el síndrome de secreción inapropiada de la hormona antidiurética (SIADH) tienen bajas concentraciones de sodio por diversas causas. En este trastorno, la hipófisis, glándula ubicada en la base del cerebro, secreta demasiada hormona antidiurética. (• *V. página 729*) Ésta hace que el cuerpo retenga agua y que el sodio se diluya en la sangre.

Síntomas

La velocidad con la que la concentración de sodio en la sangre disminuye determina en parte la gravedad de los síntomas. Cuando la concentración desciende lentamente, los síntomas tienden a ser menos graves y no se inician hasta que los valores son bajos en extremo. Cuando la concentración disminuye muy deprisa, los síntomas son más graves y tienden a producirse incluso con disminuciones menos pronunciadas. El cerebro es especialmente sensible a las alteraciones en la concentración de sodio en la sangre. Por consiguiente, el letargo y la confusión figuran entre los síntomas iniciales de hiponatremia. Cuando la hiponatremia se vuelve más grave, los músculos pueden presentar contracciones y convulsiones. En los casos más graves, pueden aparecer estupor y coma, y, finalmente, el paciente puede fallecer.

Tratamiento

La hiponatremia grave es una urgencia médica que exige tratamiento inmediato e intensivo. Tras haber tomado las medidas de urgencia necesarias, los médicos aumentan lentamente la concentración de sodio en la sangre con la administración de líquidos intravenosos, ya que un incremento demasiado rápido puede provocar lesiones cerebrales permanentes.

Se restringe el consumo de líquidos y se intenta identificar y corregir la causa de base de la hiponatremia. En aquellas personas que presentan el síndrome de secreción inapropiada de la hormona antidiurética, se identifican las causas potenciales y se tratan en caso de ser posible.

La demeclociclina o los diuréticos tiacídicos, que disminuyen el efecto de la hormona antidiurética sobre los riñones, se pueden suministrar si la hiponatremia se agrava o no mejora a pesar de la restricción de líquidos.

Elevadas concentraciones de sodio

La hipernatremia (valor elevado del sodio en la sangre) es una concentración de sodio en la sangre superior a 145 miliequivalentes (mEq) por litro de sangre.

En la hipernatremia, el cuerpo contiene muy poca agua en relación a la cantidad de sodio. La concentración de sodio en la sangre aumenta hasta alcanzar valores anormalmente altos cuando la pérdida de agua excede la pérdida de sodio (cuando se bebe poca agua).

Una concentración elevada de sodio en la sangre significa que el individuo no siente sed cuando debe o bien tiene sed pero no puede conseguir agua suficiente para beber. La hipernatremia se observa también en personas con un funcionamiento renal anormal o bien en las que presentan diarrea, vómitos, fiebre o sudación excesiva.

La hipernatremia es más frecuente entre las personas de edad avanzada. En general, la sensación de sed se percibe más lentamente y con menos intensidad en estas personas que en los jóvenes. Los ancianos que están postrados en cama o que sufren de demencia pueden ser incapaces de conseguir el agua para beber, aunque perciban la sensación de sed. Además, a una edad avanzada, los riñones son menos capaces de concentrar la orina, de modo que estas personas tampoco pueden retener el agua con la misma eficacia.

Los ancianos que toman diuréticos, forzando los riñones a excretar más agua, corren particularmente el riesgo de hipernatremia, sobre todo cuando hace calor o enferman y no beben suficiente. La hipernatremia es siempre grave y especialmente en personas de edad avanzada. Casi la mitad de los individuos hospitalizados por esta afección fallecen. Muchos de los pacientes sufren enfermedades de base graves que permiten el desarrollo de la hipernatremia; de ahí que el índice de mortalidad sea tan elevado.

La hipernatremia puede ser también la consecuencia de una excesiva excreción de agua por parte de los riñones, como sucede en la diabetes insípida. En caso de diabetes insípida, la hipófisis secreta una cantidad insuficiente de hormona antidiurética (la hormona antidiurética hace que los riñones retengan agua), o bien los riñones no responden a la hormona de un modo adecuado. (• *V. página 734*) A pesar de la pérdida excesiva de agua por parte de los riñones, las personas con diabetes insípida rara vez desarrollan hipernatremia, siempre y cuando sientan sed normal y tengan acceso al agua.

Síntomas

Como en la hiponatremia, los síntomas principales de la hipernatremia resultan de una disfunción del cerebro. La hipernatremia grave ocasiona confusión, contracciones musculares, convulsiones, coma y finalmente la muerte.

Tratamiento

La hipernatremia se trata reponiendo la falta de agua. En todos los casos, excepto los más leves, se administra el líquido por vía intravenosa. Se efectúan análisis de sangre repetidos para determinar si la cantidad suministrada ha sido suficiente. Corregir el cuadro con demasiada rapidez puede causar lesio-

---

Causas principales de concentraciones elevadas de sodio

- Traumatismo craneoencefálico o neurocirugía sobre la hipófisis.
- Alteraciones de otros electrólitos (concentraciones elevadas de calcio y bajas de potasio).
- Uso de fármacos como el litio, la demeclociclina o los diuréticos.
- Pérdidas excesivas de agua (diarrea, vómitos, fiebre, sudor excesivo).
- Drepanocitosis.
- Diabetes insípida.
- Acceso limitado al agua (especialmente en combinación con cualquiera de las otras causas).

---

nes cerebrales permanentes, por lo que la concentración de sodio en la sangre debe reducirse muy lentamente.

Se pueden efectuar pruebas adicionales de orina para determinar la razón por la cual la concentración de sodio es elevada. Una vez que se identifica la causa de base, el tratamiento puede hacerse más específico.

Por ejemplo, si una persona tiene diabetes insípida, se puede administrar hormona antidiurética (vasopresina).

Regulación del potasio

El potasio desempeña un papel principal en el metabolismo celular y en el funcionamiento celular nervioso y muscular. A diferencia del sodio, la mayor parte del potasio del cuerpo está localizado en el interior de las células, no en el líquido extracelular ni en la sangre.

La concentración de potasio en la sangre debe mantenerse dentro de un margen ajustado. Una concentración de potasio demasiado elevada o demasiado baja puede tener consecuencias graves, como un ritmo cardíaco anormal o un paro cardíaco. El potasio almacenado en el interior de las células contribuye a mantener constante la concentración de éste en la sangre.

Como el de otros electrólitos, el equilibrio del potasio se alcanza igualando la cantidad ingerida a través de los alimentos con la cantidad excretada. Aunque se pierde algo de potasio a través del aparato digestivo, la mayor parte abandona el cuerpo por la orina.

Normalmente, los riñones modifican la excreción de potasio para igualar los cambios en el consumo alimenticio. Algunos fármacos y ciertas circunstancias hacen que el potasio se desplace dentro o fuera de las células, afectando también de un modo importante la concentración de potasio en la sangre.

Bajas concentraciones de potasio

La hipocaliemia (valor bajo del potasio sanguíneo) es una concentración de potasio en la sangre por debajo de 3,8 miliequivalentes (mEq) por litro de sangre.

Los riñones normales conservan el potasio de una manera sumamente eficaz. Una reducción hasta valores demasiado bajos de la concentración de potasio en la sangre se debe, por lo general, a un funcionamiento anormal de los riñones o a una pérdida excesiva de potasio a través del aparato digestivo (a causa de vómitos, diarrea, uso crónico de laxantes o pólipos en el colon).

Dado que muchos alimentos contienen potasio, la hipocaliemia no suele producirse por un consumo reducido de ellos.

El potasio puede perderse en la orina por varias razones. La más frecuente, sin duda, es el uso de ciertos tipos de diuréticos que hacen que los riñones excreten excesivamente sodio, agua y potasio.

Las otras causas de la hipocaliemia son poco frecuentes. En el síndrome de Cushing, las glándulas suprarrenales producen cantidades excesivas de corticosteroides que incluyen la aldosterona, una hormona que provoca la excreción por parte de los riñones de cantidades elevadas de potasio. (• *V. página 744*)

Los riñones excretan un exceso de potasio en las personas que comen grandes cantidades de regaliz o mastican ciertos tipos de tabaco. Los sujetos con síndrome de Liddle, de Bartter y de Fanconi tienen defectos congénitos en el mecanismo renal de conservación del potasio. Ciertos fármacos (como la insulina y los antiasmáticos albuterol, terbutalina y teofilina) aumentan el movimiento de potasio hacia el interior de las células, pudiendo provocar hipocaliemia. Sin embargo, el uso de estos fármacos raramente es la única causa.

Síntomas

Las disminuciones leves en la concentración de potasio en la sangre no provocan por lo general síntomas. Una deficiencia más intensa (valores inferiores a 3,0 mEq por litro de sangre) puede causar debilidad muscular, contracciones musculares e incluso parálisis. El corazón puede desarrollar ritmos anormales, sobre todo en enfermos cardíacos. Por esta razón, la hipocaliemia es sobre todo peligrosa para los que toman digoxina.

Tratamiento

El potasio puede reponerse de un modo relativamente sencillo ingiriendo alimentos ricos en este elemento o tomando sales de potasio (cloruro de potasio) por vía oral. Debido a que el potasio puede irritar el aparato digestivo, es preferible suministrar los suplementos a pequeñas dosis varias veces al día junto con los alimentos.

La mayoría de las personas que toman diuréticos no necesitan tomar suplementos de potasio. Sin embargo, la concentración de potasio en la sangre se controla periódicamente para modificar el tratamiento si fuera necesario.

Cuando la deficiencia de potasio es importante, se puede suministrar por vía intravenosa. En ese caso, la administración se realiza con prudencia y, por lo general, sólo en el hospital, para evitar que aumente demasiado la concentración sanguínea.

Elevadas concentraciones de potasio

La hipercaliemia (valor elevado del potasio sanguíneo) es una concentración de potasio en la sangre superior a 5 miliequivalentes (mEq) por litro de sangre.

En general, la concentración elevada de potasio en la sangre es más peligrosa que la baja. Una concentración superior a 5,5 mEq por litro de sangre comienza afectando el sistema de conducción eléctrica del corazón. Si el nivel en la sangre sigue aumentando, el ritmo cardíaco se vuelve anormal y el corazón puede dejar de latir.

La hipercaliemia generalmente se produce cuando los riñones no excretan suficiente potasio. Probablemente la causa más frecuente de hipercaliemia leve sea el uso de fármacos que evitan su excreción a través de los riñones, como el triamterene, la espironolactona y los inhibidores de la enzima convertidora de la angiotensina.

La hipercaliemia puede también ser provocada por la enfermedad de Addison, en la cual las glándulas suprarrenales no producen cantidades suficientes de las hormonas que estimulan los riñones para excretar potasio. (• *V. página 743*) La enfermedad de Addison es una causa cada vez más frecuente de hipercaliemia, debido al aumento de personas con SIDA que presentan problemas en sus glándulas suprarrenales.

Una insuficiencia renal, parcial o completa, puede producir hipercaliemia grave. Por eso, los sujetos con

Fuentes de potasio

- Suplementos de potasio.

- Sustitutos de la sal (cloruro de potasio).

- Plátanos.

- Tomates.

- Naranjas.

- Melones.

- Papas y batatas o boniatos.

- Espinacas, nabo verde, berza verde,
col común y otros vegetales de hojas verdes.

- La mayoría de guisantes y judías (fríjoles).

mala función renal deben evitar los alimentos con altos contenidos de potasio.

La hipercaliemia puede también producirse cuando una gran cantidad de potasio sale repentinamente del interior de las células; ello puede suceder si se destruye una gran cantidad de tejido muscular (como en un aplastamiento) y en casos de quemaduras graves o de sobredosis de cocaína "crack". La rápida llegada de potasio a la sangre puede superar la capacidad de los riñones para excretarlo, y causar una hipercaliemia potencialmente mortal.

Síntomas

La hipercaliemia leve provoca pocos o ningún síntoma. Generalmente, se diagnostica por primera vez cuando se hacen análisis de sangre o cuando se notan alteraciones en un electrocardiograma. En algunos casos, se pueden manifestar síntomas como un latido cardíaco irregular, que puede ser percibido como palpitaciones.

Tratamiento

El tratamiento inmediato es esencial, cuando la concentración de potasio en la sangre aumenta por encima de 5 mEq por litro en un sujeto con escaso funcionamiento renal, o por encima de 6 mEq por litro en una persona con funcionamiento renal normal.

Se puede eliminar el potasio del cuerpo a través del aparato digestivo, los riñones o mediante la diálisis. También se puede eliminar induciendo diarrea o con la ingestión de una preparación que contenga una resina que absorbe el potasio.

Dicha resina no se absorbe en el aparato digestivo, de modo que el potasio sale del cuerpo junto con las deposiciones.

Cuando los riñones funcionan bien, se puede suministrar un diurético para incrementar la excreción.

Cuando se necesita un tratamiento aún más rápido, se administra una solución endovenosa que contenga calcio, glucosa o insulina. El calcio contribuye a proteger el corazón contra los efectos del exceso de potasio, pero esta protección dura sólo unos minutos.

La glucosa y la insulina conducen el potasio desde la sangre hacia el interior de las células, haciendo de ese modo descender su concentración en la sangre. Cuando estas medidas no surten efecto o en caso de disfunción renal, puede ser necesaria la diálisis.

Regulación del calcio

El calcio es esencial para varias funciones del cuerpo, incluyendo la contracción muscular, la conducción nerviosa y el funcionamiento apropiado de muchas enzimas.

La mayor parte del calcio del cuerpo se almacena en los huesos, pero también se encuentra en las células y en la sangre. El organismo controla con precisión la cantidad de calcio tanto en las células como en la sangre.

Mantener una concentración normal de calcio en la sangre depende de la ingestión de al menos 500 a 1000 miligramos de calcio al día, absorber una cantidad suficiente del mismo desde el aparato digestivo y excretar el exceso junto con la orina.

El calcio se desplaza desde los huesos a la sangre cuando es necesario para mantener su concentración en ésta. Sin embargo, desplazar demasiado calcio de los huesos finalmente los debilita y puede conducir a la osteoporosis.

La regulación de la concentración de calcio en la sangre está a cargo de dos hormonas: la hormona paratiroidea y la calcitonina.

La **hormona paratiroidea** es producida por cuatro glándulas paratiroides ubicadas alrededor de la glándula tiroidea en el cuello. Cuando la concentración de calcio en la sangre decrece, las glándulas paratiroides producen más hormona paratiroidea; cuando la concentración aumenta, las glándulas paratiroides producen menos hormona. La hormona paratiroidea estimula el aparato digestivo para que absorba más calcio y hace que los riñones activen la vitamina D.

La vitamina D intensifica aún más la capacidad del aparato digestivo de absorber calcio. La hormona paratiroidea también estimula los huesos para liberar calcio en la sangre y hace que los riñones lo excreten en menor cantidad en la orina.

Causas de concentraciones bajas de calcio

Causa	Comentarios
Valores bajos de hormona paratiroidea	Se produce, por lo general, tras una lesión o la extracción accidental de las glándulas paratiroideas durante una intervención quirúrgica para extirpar el tiroides.
Ausencia congénita de las glándulas paratiroideas	Una situación hereditaria rara o que forma parte del síndrome de DiGeorge.
Seudohipoparatiroidismo	Una enfermedad hereditaria poco común; los valores de la hormona paratiroidea son normales, pero los huesos y riñones tienen una menor respuesta a la hormona.
Carencia de vitamina D	Causada habitualmente por nutrición escasa, exposición insuficiente a la luz solar (la vitamina D se activa cuando la piel es expuesta a la luz solar), enfermedad hepática, enfermedad gastrointestinal que de la vitamina D o administración de barbitúricos y fenitoína, que disminuyen la acción de la vitamina D.
Lesión renal	Interfiere con la activación de la vitamina D en los riñones.
Bajas concentraciones de magnesio	Provocan disminución de la hormona paratiroidea.
Nutrición escasa o malabsorción	Se produce con o sin deficiencia de vitamina D.
Pancreatitis	Se produce cuando el exceso de ácidos grasos en sangre liberados por una lesión del páncreas, se combina con el calcio.
Bajas concentraciones de albúmina	Reducen la cantidad de calcio unido a la albúmina, pero por lo general no producen síntomas porque la cantidad de calcio libre permanece normal.

La **calcitonina,** una hormona producida por células de las glándulas paratiroides, tiroides y timo, hace descender la concentración de calcio en la san-gre mediante la estimulación de su desplazamiento hacia el interior de los huesos.

Bajas concentraciones de calcio

La hipocalcemia (valor bajo del calcio sanguíneo) es una concentración de calcio en la sangre inferior a 8,8 miligramos por decilitro de sangre.

La concentración de calcio en la sangre puede ser baja como resultado de varios problemas diferentes. La hipocalcemia es más frecuente en los trastornos que dan como resultado una pérdida crónica de calcio en la orina o una incapacidad para movilizarlo desde los huesos. La mayor parte del calcio en la sangre es transportado por la proteína albúmina; por esta razón, la escasez de albúmina en la sangre produce en ella una baja concentración de calcio. Sin embargo, la hipocalcemia provocada por una escasa cantidad de albúmina no es por lo general importante, porque solamente el calcio que no va unido a la albúmina puede evitar los síntomas de hipocalcemia.

Síntomas y diagnóstico

La concentración de calcio en la sangre puede estar anormalmente baja sin producir síntoma alguno. Al cabo de un tiempo, la hipocalcemia puede afectar el cerebro y provocar síntomas neurológicos como confusión, pérdida de la memoria, delirio, depresión y alucinaciones. Estos síntomas son reversibles si se repone el calcio. Una concentración extremadamente baja de calcio (menor de 7 mg por decilitro de sangre) puede causar dolores musculares y hormigueo, con frecuencia en los labios, la lengua, los dedos de las manos y en los pies. También puede provocar convulsiones y espasmos de los músculos de la garganta (creando dificultad en la respiración), así como tetania (rigidez general y espasmos musculares) en los casos más graves. Pueden producirse alteraciones en el sistema de conducción eléctrica del corazón visibles en un electrocardiograma.

Una concentración anormal de calcio en la sangre puede detectarse sin dificultad con un análisis de sangre rutinario; por lo tanto, la hipocalcemia puede diagnosticarse incluso antes de que los síntomas aparezcan. Una vez detectada la hipocalcemia, la determinación de sus causas requiere una historia clínica detallada, una exploración física y otros análisis de sangre y de orina.

Tratamiento

El tratamiento varía según la causa. El calcio puede ser reemplazado ya sea por vía intravenosa o por vía oral. Las personas con hipocalcemia crónica pueden resolver el problema con suplementos de calcio por vía oral. Tras la aparición de los síntomas suele ser necesaria la vía intravenosa. Tomando suplementos de vitamina D, aumenta la absorción del calcio proveniente del tracto gastrointestinal.

Elevadas concentraciones de calcio

La hipercalcemia es una concentración de calcio en la sangre superior a 10,5 miligramos por decilitro de sangre.

La hipercalcemia puede ser causada por el incremento de la absorción gastrointestinal o por un incremento de la ingestión de calcio. Las personas que ingieren grandes cantidades de calcio, como a veces sucede en casos de aquellas que tienen úlceras pépticas y que toman leche y antiácidos que contienen calcio, pueden desarrollar una hipercalcemia. Una sobredosis de vitamina D también puede afectar la concentración de calcio en la sangre al incrementar de forma exagerada la absorción de calcio procedente del tracto gastrointestinal.

Sin embargo, la causa más frecuente de la hipercalcemia es el **hiperparatiroidismo,** la excesiva secreción de hormonas paratiroideas por una o más de las cuatro glándulas paratiroides. Aproximadamente el 90 por ciento de las personas con hiperparatiroidismo primario, tienen un tumor benigno (adenoma) en una de estas pequeñas glándulas. En el 10 por ciento restante, las glándulas simplemente se ensanchan y producen demasiada hormona. En algunos casos raros el cáncer de las glándulas paratiroideas es la causa del hiperparatiroidismo.

El hiperparatiroidismo es más frecuente en las mujeres que en los hombres y se desarrolla con mayor frecuencia en las personas mayores y en las que han recibido tratamiento con radioterapia en el cuello. A veces, el hiperparatiroidismo ocurre como parte del síndrome de neoplasia endocrina múltiple (una enfermedad hereditaria muy poco frecuente). (• *V. página 757*)

Las personas con cáncer padecen con frecuencia hipercalcemia. El cáncer de riñón, de pulmón, de los ovarios, secreta habitualmente grandes cantidades de una proteína que tiene efectos similares a la de la hormona paratiroidea (estos efectos se consideran como un síndrome paraneoplásico). (• *V. página 827*) El cáncer puede propagarse a los huesos (hacer metástasis) destruyendo las células óseas y liberando calcio en la sangre. Esto ocurre habitualmente en casos de cáncer de próstata, de mama y de pulmón. El mieloma múltiple (un cáncer que afecta a la médula ósea) también puede llevar a la destrucción del hueso y a la hipercalcemia. Otros cánceres pueden aumentar la concentración de calcio en la sangre por medio de mecanismos aún desconocidos.

Las enfermedades en las que el hueso se destruye o se resorbe pueden también causar hipercalcemia. Una de ellas es la enfermedad de Paget. Las personas inmovilizadas, como los parapléjicos, los tetrapléjicos o aquellos que guardan cama por períodos prolongados, pueden también desarrollar hipercalcemia porque el tejido óseo se resorbe.

Síntomas y diagnóstico

Debido a que la hipercalcemia con frecuencia no produce ningún síntoma, el cuadro generalmente se descubre por primera vez en los análisis de sangre sistemáticos. La causa subyacente se encuentra con frecuencia en los antecedentes y en las actividades recientes de la persona (por ejemplo, ingestión abundante de leche y tratamiento de la indigestión con antiácidos, que contienen calcio), pero habitualmente se necesitan exámenes complementarios o radiografías para determinar la causa.

Los síntomas iniciales de la hipercalcemia son, por lo general, estreñimiento, pérdida del apetito, náuseas, vómitos y dolor abdominal. Los riñones pueden producir grandes cantidades inhabituales de orina. Cuando se produce un exceso de orina, el líquido en el cuerpo disminuye y pueden aparecer síntomas de deshidratación. (• *V. página 695*) La hipercalcemia grave causa síntomas de disfunción cerebral tales como confusión, alteración de las emociones, delirio, alucinaciones, debilidad y coma. Pueden aparecer ritmos cardíacos anormales y desembocar en la muerte.

Se pueden formar cálculos renales que contienen calcio en personas con hipercalcemia crónica. Si la hipercalcemia es importante y prolongada, se pueden formar cristales de calcio en los riñones, provocando lesiones permanentes.

Tratamiento

El tratamiento depende de la magnitud y de las causas del aumento de la concentración de calcio en la sangre. Si la concentración de calcio no es superior a 11,5 miligramos por decilitro de sangre, a menudo es suficiente la corrección de la causa de base. A las personas con funcionamiento renal normal y que tienen tendencia a desarrollar hipercalcemia se les aconseja habitualmente beber mucho líquido, lo que estimula a los riñones para excretar el calcio y ayuda a prevenir la deshidratación.

Cuando la concentración de calcio es muy elevada (superior a 15 miligramos por decilitro de sangre) o cuando aparecen síntomas de disfunción cerebral, se suministran líquidos por vía endovenosa siempre y cuando el funcionamiento renal sea normal. Los diuréticos como la furosemida aumentan la excreción renal de calcio y son el pilar fundamental del tratamiento. La diálisis es un tratamiento fiable, seguro y altamente eficaz, pero en general se reserva a aquellas personas con una hipercalcemia grave que no se puede tratar con otros métodos.

El hiperparatiroidismo se trata generalmente mediante la extirpación quirúrgica de una o más glándulas paratiroides. Para que el procedimiento tenga éxito, el cirujano debe extirpar todo el tejido paratiroideo que está produciendo excesivas cantidades de hormona. A veces existe tejido paratiroideo adicional en sitios diferentes a las glándulas paratiroides. Si el cirujano es experimentado, la intervención tiene éxito en alrededor del 90 por ciento de los casos.

Se pueden usar otros fármacos para tratar la hipercalcemia cuando los métodos anteriores no surten efecto, como la plicamicina, el nitrato de galio, la calcitonina, los bisfosfonatos y los corticosteroides. Estos fármacos actúan fundamentalmente inhibiendo la salida del calcio de los huesos.

La hipercalcemia causada por el cáncer es especialmente difícil de tratar. Sin embargo, si no se puede controlar el cáncer, la hipercalcemia generalmente vuelve a manifestarse a pesar de aplicar el mejor tratamiento.

Regulación del fosfato

El fósforo se encuentra presente en el organismo casi exclusivamente bajo la forma de fosfato (un átomo de fósforo y cuatro de oxígeno). Los huesos contienen la mayor parte del fosfato del cuerpo. El resto se encuentra principalmente en el interior de las células, donde está íntimamente implicado en el metabolismo energético y es también utilizado como un componente para formar moléculas tan importantes como el ADN. El fosfato se excreta en la orina y en las deposiciones.

Bajas concentraciones de fosfato

La hipofosfatemia (un bajo valor de fosfato sanguíneo) es una concentración de fosfato en la sangre inferior a 2,5 miligramos por decilitro de sangre.

La hipofosfatemia crónica se produce en el hiperparatiroidismo, el hipotiroidismo (baja actividad de la glándula tiroides), la insuficiencia renal y por el uso prolongado de diuréticos. Cantidades tóxicas de teofilina pueden disminuir la cantidad de fosfato en el cuerpo. La ingestión de grandes cantidades de antiácidos de hidróxido de aluminio durante un tiempo prolongado puede también consumir el fosfato del cuerpo, especialmente en los sujetos sometidos a diálisis renal. Las reservas de fosfato se agotan cuando existe desnutrición grave, cetoacidosis diabética, intoxicación grave por alcohol o quemaduras graves. A medida que estas personas se restablecen de sus afecciones, la concentración de fosfato en la sangre puede descender rápida y peligrosamente porque el cuerpo utiliza grandes cantidades de fosfato.

Síntomas

Se puede tener hipofosfatemia sin padecer ninguna enfermedad. Los síntomas se producen solamente cuando la concentración de fosfato en la sangre desciende demasiado. En un principio se puede experimentar debilidad muscular. Al cabo de un tiempo, pueden debilitarse los huesos, dando como resultado dolor y fracturas. Una concentración de fosfato muy baja (inferior a 1,5 mg por decilitro de sangre) puede ser muy peligrosa, conduciendo a una debilidad muscular progresiva, estupor, coma y muerte.

Tratamiento

El tratamiento está determinado por la gravedad de los síntomas y la causa subyacente. Si no hay síntomas, se puede tomar fosfato en una solución oral, pero esto por lo general causa diarrea. Un litro de leche descremada o semidescremada suministra una gran cantidad de fosfato y generalmente es más fácil de tomar. Se puede suministrar fosfato por vía endovenosa si la hipofosfatemia es muy grave o si no se puede tomar por vía oral.

Elevadas concentraciones de fosfato

La hiperfosfatemia (un valor elevado de fosfato sanguíneo) es una concentración de fosfato superior a 4,5 miligramos por decilitro de sangre.

Los riñones normales son tan eficientes en la excreción del exceso de fosfato que raramente se produce hiperfosfatemia, con excepción de los sujetos con disfunciones renales graves. En los pacientes con insuficiencia renal, la hiperfosfatemia causa problemas dado que la diálisis no es muy eficaz en la eliminación del fosfato.

Síntomas

Hay pocas señales externas de hiperfosfatemia. En los pacientes sometidos a diálisis, cuando la concentración de fosfato en la sangre es elevada, la concentración de calcio disminuye. Esto estimula las glándulas paratiroides para producir hormona paratiroidea, lo que a su vez eleva la concentración de calcio en la sangre haciéndolo desplazarse desde los huesos. Si esta situación prosigue, puede producirse debilidad ósea, dando como resultado dolor y frac-

Alimentos ricos en fosfato

• Leche y productos lácteos.

• La mayoría de los guisantes y judías (fríjoles).

• Espinacas, nabos verdes, berzas verdes, col y otros vegetales de hoja verde.

• Nueces.

• Chocolate.

• Bebidas no alcohólicas de color oscuro (excepto las que se obtienen de extractos de raíces y hierbas).

turas por traumas menores. El calcio y el fosfato pueden cristalizarse en las paredes de los vasos sanguíneos y en el corazón, provocando arteriosclerosis grave (rigidez de las arterias) y conduciendo a accidentes vasculares cerebrales, ataques cardíacos y alteraciones circulatorias. También se pueden formar cristales en la piel, donde provocan un intenso prurito.

Tratamiento

La hiperfosfatemia en el caso de lesiones del riñón se trata mediante la disminución del consumo de fosfato y la reducción de su absorción en el aparato gastrointestinal. Se deben evitar los alimentos ricos en fosfato y se deben tomar con las comidas antiácidos que contienen calcio, para que éste se adhiera al fosfato presente en los intestinos y no sea absorbido.

La estimulación constante de las glándulas paratiroides puede causar hiperparatiroidismo, requiriendo su extirpación quirúrgica.

Regulación del magnesio

Una amplia variedad de enzimas del cuerpo dependen del magnesio para funcionar eficazmente. La mayor parte del magnesio presente en el cuerpo se encuentra en los huesos; muy poca cantidad en la sangre. La concentración de magnesio se mantiene principalmente con una alimentación nutritiva. El magnesio se excreta en la orina y en las deposiciones.

Bajas concentraciones de magnesio

La hipomagnesemia (un valor bajo del magnesio sanguíneo) es una concentración de magnesio inferior a 1,6 miliequivalentes (mEq) por litro de sangre.

Los trastornos en los que se manifiesta la hipomagnesemia son complejos y, por lo general son el resultado de alteraciones metabólicas y nutricionales.

Las causas más frecuentes de hipomagnesemia son un consumo decreciente asociado a inanición, o a una malabsorción intestinal, y un incremento de su excreción renal. La hipomagnesemia también se produce frecuentemente en las personas que consumen grandes cantidades de alcohol o que tienen una diarrea prolongada. Valores elevados de aldosterona, de hormona antidiurética o de hormona tiroides pueden provocar hipomagnesemia al estimular la excreción renal del magnesio. El tratamiento con diuréticos, con el antimicótico anfotericina B, o con el anticanceroso cisplatino puede también causar hipomagnesemia.

Síntomas

La hipomagnesemia puede producir pérdida del apetito, náuseas y vómitos, somnolencia, debilidad, alteraciones de la personalidad, espasmos musculares y temblores. Cuando simultáneamente aparecen hipomagnesemia e hipocalcemia, primero se debe reponer el magnesio para que el trastorno del calcio pueda ser tratado con éxito.

Tratamiento

Se repone el magnesio cuando la deficiencia causa síntomas o cuando la concentración del mismo es muy baja (inferior a 1 mEq por litro de sangre). Se puede tomar magnesio por vía oral o por medio de inyecciones intramusculares o endovenosas.

Elevadas concentraciones de magnesio

La hipermagnesemia (elevado valor del magnesio sanguíneo) es una concentración de magnesio en la sangre superior a 2,1 miliequivalentes (mEq) por litro de sangre.

Las personas casi nunca tienen hipermagnesemia, a menos que sufran de insuficiencia renal y estén tomando sales de magnesio o fármacos que contengan magnesio, como algunos antiácidos o purgantes. La hipermagnesemia puede conducir a debilidad, hipotensión arterial y dificultad respiratoria. El corazón puede dejar de latir si la concentración de magnesio aumenta por encima de 12 a 15 mEq por litro.

Tratamiento

El tratamiento de la hipermagnesemia grave requiere la administración de gluconato de calcio por vía endovenosa y medidas de apoyo de los sistemas circulatorio y respiratorio. Los diuréticos endovenosos potentes pueden incrementar la excreción renal del magnesio. Puede ser necesaria la diálisis cuando los riñones no funcionan adecuadamente.

Equilibrio acidobásico

El grado de acidez es una propiedad química importante de la sangre y de otros líquidos orgánicos. La acidez se expresa en la escala pH, en la que 7,0 es el valor neutro, por encima es básico (alcalino) y por debajo es ácido. Un ácido fuerte tiene un pH muy bajo (cercano al 1,0), mientras que una base fuerte tiene un pH muy elevado (cercano al 14,0). La sangre es por lo normal ligeramente alcalina, con un pH que varía entre 7,35 y 7,45.

El equilibrio acidobásico de la sangre es controlado con precisión porque incluso una pequeña desviación de la escala normal puede afectar gravemente a muchos órganos.

El organismo utiliza tres mecanismos para controlar el equilibrio acidobásico de la sangre. En primer lugar, el exceso de ácido es excretado por los riñones, principalmente en forma de amoníaco. Los riñones poseen una cierta capacidad para alterar la cantidad de ácido o de base que es excretado, pero esto por lo general demora varios días.

En segundo lugar, el cuerpo usa soluciones tampón en la sangre para amortiguar las alteraciones bruscas de la acidez. Un tampón actúa químicamente para minimizar las alteraciones en el pH de una solución.

El tampón más importante de la sangre utiliza bicarbonato, un compuesto básico que está en equilibrio con el anhídrido carbónico, un compuesto ácido. Cuanto más ácido penetra en la sangre, más bicarbonato y menos anhídrido carbónico se producen; cuanta más base penetra en la sangre, más anhídrido carbónico y menos bicarbonato se producen. En ambos casos, el efecto sobre el pH es minimizado.

El tercer mecanismo para controlar el pH de la sangre implica la excreción del anhídrido carbónico. El anhídrido carbónico es un subproducto importante del metabolismo del oxígeno y, por lo tanto, es producido constantemente por las células. La sangre transporta el anhídrido carbónico a los pulmones, donde es exhalado. Los centros del control respiratorio en el cerebro, regulan el volumen de anhídrido carbónico que se exhala mediante el control de la velocidad y la profundidad de la respiración. Cuando la respiración aumenta, el valor del anhídrido carbónico de la sangre disminuye y ésta se vuelve más básica. Cuando la respiración disminuye, el valor del anhídrido carbónico aumenta y la sangre se vuelve más ácida. Mediante la modificación de la velocidad y de la profundidad de la respiración, los centros de control respirato-

rios y los pulmones son capaces de regular el pH de la sangre minuto a minuto.

Una anomalía en uno o más de estos mecanismos de control del pH puede provocar una de las dos principales alteraciones en el equilibrio acidobásico: acidosis o alcalosis. La **acidosis** es un cuadro en el que la sangre tiene demasiado ácido (o muy poca base) dando como resultado con frecuencia una disminución del pH de la sangre. La **alcalosis** es una situación en la que la sangre posee demasiada base (o muy poco ácido), resultando algunas veces en un incremento del pH de la sangre. La acidosis y la alcalosis no son enfermedades, sino más bien el resultado de una amplia variedad de trastornos. La presencia de acidosis o alcalosis suministra un indicio importante de la existencia de un grave problema metabólico.

La acidosis y la alcalosis pueden ser metabólicas o respiratorias según cuál sea su causa principal. La acidosis y la alcalosis metabólicas son causadas por un desequilibrio en la producción y la excreción renal de los ácidos o de las bases. La acidosis y la alcalosis respiratorias son causadas principalmente por trastornos pulmonares o de la respiración.

Acidosis metabólica

La acidosis metabólica es una acidez excesiva de la sangre caracterizada por una concentración anormalmente baja de bicarbonato en la sangre.

Cuando un aumento del ácido supera el sistema de amortiguación del pH del cuerpo, la sangre puede acidificarse. Cuando el pH de la sangre disminuye, la respiración se hace más profunda y más rápida, porque el cuerpo intenta liberar la sangre del exceso de ácido disminuyendo el volumen del anhídrido carbónico.

Finalmente, también los riñones tratan de compensarlo mediante la excreción de una mayor cantidad de ácido en la orina. Sin embargo, ambos mecanismos pueden ser sobrepasados si el cuerpo continúa produciendo demasiado ácido, lo que conduce a una acidosis grave y finalmente al coma.

Causas

Las causas de la acidosis metabólica se pueden agrupar en tres categorías principales.

En primer lugar, la cantidad de ácido en el organismo puede aumentar por la ingestión de un ácido o de una sustancia que al metabolizarse se transforma en ácido. La mayor parte de las sustancias

Causas principales de acidosis y alcalosis metabólicas

Acidosis metabólica

- Insuficiencia renal.
- Acidosis tubulorrenal
(un tipo de malformación renal).
- Cetoacidosis diabética.
- Acidosis láctica
(acumulación de ácido láctico).
- Sustancias tóxicas como etilenglicol, salicilato (en sobredosis), metanol, paraldehído, acetazolamida o cloruro de amonio.
- Pérdida de bases, como el bicarbonato, a través del tracto gastrointestinal causada por diarrea, una ileostomía o una colostomía.

Alcalosis metabólica

- Uso de diuréticos
(tiacidas, furosemida, ácido etacrínico).
- Pérdida de ácido causada por vómitos o aspiración del contenido del estómago.
- Glándulas suprarrenales hiperactivas
(síndrome de Cushing, o utilización de corticosteroides).

que causan acidosis al ser ingeridas se consideran venenosas. Los ejemplos incluyen el alcohol de madera (metanol) y los anticongelantes (etilenglicol). Sin embargo, incluso una sobredosis de aspirina (ácido acetilsalicílico) puede provocar acidosis metabólica.

En segundo lugar, el cuerpo puede producir cantidades crecientes de ácido a través del metabolismo. El organismo puede producir un exceso de ácido como consecuencia de varias enfermedades; una de las más significativas es la diabetes mellitus tipo I. Cuando la diabetes está mal controlada, el cuerpo descompone los lípidos y produce ácidos denominados cetonas; también produce un exceso de ácido en los estadios avanzados del shock, formando ácido láctico a través del metabolismo del azúcar.

En tercer lugar, la acidosis metabólica puede ser la consecuencia de la incapacidad de los riñones para excretar suficiente cantidad de ácido. Aun la producción de cantidades normales de ácido puede producir una acidosis cuando los riñones no funcionan normalmente. Este tipo de disfunción del riñón se denomina acidosis tubulorrenal y puede producirse en las personas con insuficiencia renal o que tienen alteraciones que afectan la capacidad de los riñones para excretar ácido.

Síntomas y diagnóstico

Un individuo con acidosis metabólica leve puede no presentar síntomas, aunque por lo general, tiene náuseas, vómitos y cansancio. La respiración se vuelve más profunda o ligeramente más rápida, pero incluso esto puede pasar inadvertido en muchos casos.

Cuando la acidosis se agrava, el paciente comienza a sentirse extremadamente débil y somnoliento y puede sentirse además confuso y cada vez con más náuseas. Si la acidosis sigue agravándose, la presión arterial puede bajar bruscamente, conduciendo al shock, al coma y a la muerte.

El diagnóstico de acidosis requiere por lo general la determinación del pH sanguíneo en una muestra de sangre arterial, tomada habitualmente de la arteria radial en el antebrazo. Se usa la sangre arterial porque la sangre venosa no proporciona una medición precisa del pH.

Para saber algo más sobre la causa de la acidosis, los médicos miden también las concentraciones de anhídrido carbónico y de bicarbonato en sangre. Se pueden llevar a cabo análisis adicionales de sangre para determinar la causa. Por ejemplo, las altas concentraciones de azúcar en la sangre y la presencia de cetonas en la orina indican generalmente una diabetes no controlada. La presencia de una sustancia tóxica en la sangre sugiere que la acidosis metabólica es causada por intoxicación o sobredosis. Algunas veces se examina al microscopio la orina y se mide su pH.

Tratamiento

El tratamiento de la acidosis metabólica depende principalmente de la causa. Siempre que es posible, se trata la causa de base. Por ejemplo, se puede controlar la diabetes con insulina o tratar la intoxicación mediante la eliminación de la sustancia tóxica de la sangre. Algunas veces es necesario recurrir a la diálisis para tratar casos graves de sobredosis e intoxicación.

La acidosis metabólica puede también ser tratada directamente. Si la acidosis es leve, es posible que sea suficiente suministrar líquidos por vía endovenosa y tratar el trastorno de base. Cuando la acidosis es grave, se puede administrar bicarbonato por vía endovenosa; sin embargo, el bicarbonato proporciona solamente alivio temporal y también puede causar problemas.

Alcalosis metabólica

La alcalosis metabólica es una situación en la que la sangre es alcalina debido a una concentración demasiado elevada de bicarbonato.

La alcalosis metabólica se produce cuando el cuerpo pierde demasiado ácido. Por ejemplo, una considerable cantidad de ácido del estómago se pierde durante los períodos de vómitos repetidos o cuando se aspira el ácido del estómago con una sonda nasogástrica (como se hace a veces en los hospitales, particularmente tras una cirugía abdominal). En casos raros, la alcalosis metabólica se desarrolla cuando se han ingerido demasiadas sustancias alcalinas, como el bicarbonato de sodio. Además, la alcalosis metabólica se puede desarrollar cuando la excesiva pérdida de sodio o de potasio afecta la capacidad renal para controlar el equilibrio acidobásico de la sangre.

Síntomas y diagnóstico

La alcalosis metabólica puede causar irritabilidad, sacudidas y contracturas musculares o bien no causar ningún síntoma. Si la alcalosis metabólica es grave, se pueden producir contracciones prolongadas y espasmos de los músculos (tetania).

Una muestra de sangre proveniente de una arteria muestra por lo general que la sangre es alcalina. Una muestra de sangre proveniente de una vena contiene elevados valores de bicarbonato.

Tratamiento

Generalmente el tratamiento de la alcalosis metabólica consiste en reposición de agua y electrólitos (sodio y potasio) mientras se trata la causa de base. En algunas ocasiones, cuando la alcalosis metabólica es muy grave, se suministra ácido diluido en forma de cloruro de amonio por vía endovenosa.

Acidosis respiratoria

La acidosis respiratoria es la excesiva acidez de la sangre causada por una acumulación de anhídrido carbónico en la sangre como resultado de un escaso funcionamiento pulmonar o de una respiración lenta.

La velocidad y la profundidad de la respiración controlan la cantidad de anhídrido carbónico en la sangre. Normalmente, cuando éste se acumula, el pH de la sangre desciende y la sangre se vuelve ácida. Los valores elevados de anhídrido carbónico en sangre estimulan las zonas del cerebro que regulan la respiración, que a su vez inducen una respiración más rápida y más profunda.

Causas

La acidosis respiratoria se produce cuando los pulmones no expulsan el anhídrido carbónico de un modo apropiado. Esto puede suceder en las enfermedades que afectan gravemente los pulmones, tales como el enfisema, la bronquitis crónica, la neumonía grave, el edema pulmonar y el asma.

La acidosis respiratoria se puede también producir cuando las enfermedades de los nervios o de los músculos del tórax dificultan el mecanismo de la respiración. Además, una persona puede desarrollar acidosis respiratoria si está demasiado sedada por narcóticos e hipnóticos que enlentecen la respiración.

Síntomas y diagnóstico

Los primeros síntomas pueden ser dolor de cabeza o somnolencia. Cuando la acidosis respiratoria se agrava, la somnolencia puede evolucionar a estupor y coma, que pueden producirse inmediatamente si la respiración se interrumpe o es gravemente alterada, o en horas si la respiración es alterada gradualmente. Los riñones tratan de compensar la acidosis reteniendo bicarbonato, pero este proceso puede requerir muchas horas o días.

En general, el diagnóstico de acidosis respiratoria se establece claramente cuando se analizan los valores del pH sanguíneo y del anhídrido carbónico en las muestras de sangre arterial.

Tratamiento

El tratamiento de la acidosis respiratoria intenta mejorar el funcionamiento de los pulmones. Los fármacos que mejoran la respiración pueden ayudar a aliviar a los pacientes con enfermedades pulmonares como el asma y el enfisema.

Las personas que por cualquier razón tienen un funcionamiento pulmonar gravemente alterado pueden necesitar respiración artificial mediante ventilación mecánica.

Alcalosis respiratoria

La alcalosis respiratoria es una situación en la que la sangre es alcalina debido a que la respiración rápida o profunda da como resultado una baja concentración de anhídrido carbónico en la sangre.

Una respiración rápida y profunda, también denominada hiperventilación, provoca una eliminación excesiva de anhídrido carbónico de la sangre. La causa más frecuente de hiperventilación, y por tanto de alcalosis respiratoria, es la ansiedad. Las otras causas de alcalosis respiratoria son el dolor, la cirrosis hepática, bajos valores de oxígeno en la sangre, fiebre y sobredosis de aspirina.

Síntomas y diagnóstico

La alcalosis respiratoria puede producir ansiedad y una sensación de hormigueo alrededor de los labios y la cara. Si la alcalosis respiratoria se agrava, puede causar espasmos musculares y la persona puede sentirse separada de la realidad.

Generalmente se puede llegar al diagnóstico de alcalosis respiratoria con la simple observación de la persona y dialogando con ella.

Cuando el diagnóstico no es obvio, se puede medir el valor del anhídrido carbónico en una muestra de sangre arterial. Con frecuencia el pH de la sangre está también elevado.

Tratamiento

Habitualmente el único tratamiento necesario es reducir la velocidad de la respiración. Cuando la alcalosis respiratoria es causada por la ansiedad, el es-

fuerzo consciente de retardar la respiración puede hacer que la situación desaparezca.

Si la respiración rápida es causada por algún tipo de dolor, generalmente el alivio del mismo es suficiente para que el ritmo respiratorio se regularice.

Respirar dentro de una bolsa de papel (no de plástico) puede ayudar a aumentar el contenido de anhídrido carbónico de la sangre, ya que se aspira nuevamente el anhídrido carbónico tras haberlo expulsado.

Cuando los valores de anhídrido carbónico aumentan, los síntomas de hiperventilación mejoran, reduciendo de ese modo la ansiedad e interrumpiéndose el ataque.

CAPÍTULO 139

Alteraciones del colesterol y otras grasas

Las grasas, también denominadas lípidos, son sustancias ricas en energía que sirven de fuente principal de combustible para los procesos metabólicos del cuerpo. Las grasas se obtienen de los alimentos o se forman en el cuerpo, mayormente en el hígado, y pueden ser almacenadas en las células adiposas para su uso en cualquier momento. Las células adiposas también aíslan el cuerpo del frío y ayudan a protegerlo de las lesiones. Las grasas son componentes esenciales de las membranas celulares, de las vainas

de mielina que envuelven las células nerviosas y de la bilis.

Las dos principales sustancias grasas presentes en la sangre son el colesterol y los triglicéridos. Las grasas se adhieren a ciertas proteínas para desplazarse con la sangre; la combinación de grasas y proteínas se denominan lipoproteínas. Las principales lipoproteínas son los quilomicrones, las lipoproteínas de muy baja densidad (VLDL), las lipoproteínas de baja densidad (LDL) y las lipoproteínas de alta densidad (HDL).

Causas del aumento de la concentración de grasas

Colesterol	Triglicéridos
Dieta con alto contenido en grasas saturadas y colesterol	Exceso de calorías en la dieta
Cirrosis	Abuso de alcohol
Diabetes mal controlada	Diabetes grave no controlada
Glándula tiroides hipoactiva	Insuficiencia renal
Glándula hipófisis hiperactiva	Ciertos fármacos
Insuficiencia renal	• Estrógenos
Porfiria	• Anticonceptivos orales
Componente hereditario	• Corticosteroides
	• Diuréticos tiacídicos (hasta cierto punto)
	Componente hereditario

Cada tipo de lipoproteína sirve para un propósito diferente y se descompone y se excreta en formas ligeramente distintas. Por ejemplo, los quilomicrones se originan en el intestino y transportan ciertos tipos de grasas digeridas desde los intestinos hacia la sangre. Luego una serie de enzimas extraen la grasa de los quilomicrones para utilizarla como energía o para acumularla en las células adiposas. Por último, el quilomicrón restante, despojado de la mayor parte de su grasa (triglicérido), es extraído de la sangre por el hígado.

El organismo regula las concentraciones de lipoproteínas de varias maneras. Una de ellas es mediante la reducción de la síntesis de lipoproteínas y de su ingreso en la sangre. Otro modo es a través del incremento o la disminución de la velocidad a la cual se eliminan las lipoproteínas de la sangre.

Si por la sangre circulan valores anormales de grasas, especialmente de colesterol, pueden aparecer problemas a largo plazo. El riesgo de presentar arteriosclerosis y enfermedades de las arterias coronarias o carótidas (y por consiguiente el riesgo de tener un ataque cardíaco o un accidente vascular cerebral) aumenta con la concentración total de colesterol. Por consiguiente, los valores de colesterol bajos son mejores que los elevados, aunque los valores muy bajos de colesterol pueden también ser perjudiciales. Un valor ideal del colesterol total es probablemente de 140 a 200 miligramos por decilitro de sangre (mg/dl) o menos. El riesgo de un ataque cardíaco es más del doble cuando el valor total del colesterol se aproxima a los 300 mg/dl.

No todas las formas de colesterol aumentan el riesgo de una enfermedad cardíaca. El colesterol transportado por las LDL (conocido como colesterol nocivo) aumenta el riesgo; el colesterol transportado por las HDL (conocido como colesterol benéfico) disminuye el riesgo y es beneficioso. Idealmente, los valores del colesterol LDL deben ser inferiores a 130 mg/dl, mientras que los valores del colesterol HDL deben ser superiores a 40 mg/dl. El valor HDL debe representar más del 25 por ciento del colesterol total. El valor del colesterol total es menos importante como factor de riesgo de las enfermedades cardíacas o de los accidentes vasculares cerebrales que la proporción colesterol total/colesterol HDL o que la proporción LDL/HDL.

No está claro si valores elevados de triglicéridos aumentan el riesgo de enfermedades cardíacas o de accidentes vasculares cerebrales. Los valores en sangre de triglicéridos superiores a 250 mg/dl se consideran anormales, pero los valores elevados no parecen aumentar de modo uniforme el riesgo de arteriosclerosis o de enfermedad coronaria. Sin embargo, las concentraciones extraordinariamente elevadas de triglicéridos (superiores a 800 mg/dl) pueden producir pancreatitis. (• V. página 528)

Hiperlipidemia

La hiperlipidemia consiste en valores anormalmente elevados de grasas (colesterol, triglicéridos o ambos) en sangre.

Los valores de lipoproteínas, particularmente el colesterol LDL, aumentan con la edad. Los valores son normalmente más altos en los varones que en las mujeres, pero en éstas comienzan a elevarse después de la menopausia. Los otros factores que contribuyen a elevar los valores de ciertos lípidos (como el VLDL y LDL) comprenden los antecedentes familiares de hiperlipidemia, la obesidad, una dieta con altos contenidos de grasas, la falta de ejercicio, un consumo moderado a elevado de alcohol, fumar cigarrillos, la diabetes mal controlada y una glándula tiroides hipoactiva.

La mayor parte de las elevaciones en las concentraciones de triglicéridos y colesterol total son temporales y no son graves, debiéndose principalmente a la ingestión de grasas.

Cada persona elimina las grasas de la sangre a un ritmo distinto. Una persona puede comer grandes cantidades de grasas animales y no tener nunca el valor del colesterol total por encima de 200 mg/dl, mientras que otra puede seguir una dieta con pocas grasas y no tener nunca el valor del colesterol total por debajo de 260 mg/dl. Esta diferencia parece estar en parte determinada genéticamente y, en su mayor parte, relacionada con las diferentes velocidades a las que las lipoproteínas entran y se eliminan de la sangre.

Síntomas y diagnóstico

Por lo general, los valores elevados de las grasas no provocan síntomas. Algunas veces, cuando los valores son particularmente altos, los depósitos de grasas forman abultamientos en los tendones y en la piel denominados xantomas. Las concentraciones muy elevadas de triglicéridos (800 mg/dl y más) pueden causar un aumento del tamaño del hígado y del bazo, y síntomas de pancreatitis, como un fuerte dolor abdominal.

En cualquier momento se puede extraer una muestra de sangre para medir la concentración del colesterol total. Sin embargo, las muestras de sangre para medir los valores del colesterol HDL, del colesterol LDL y de triglicéridos son más fiables cuando se extraen por lo menos tras 12 horas de ayuno.

Tratamiento

Una alimentación con bajo contenido de colesterol y de grasas saturadas reduce los valores de LDL. El ejercicio puede ayudar a disminuir las concentraciones en sangre de colesterol LDL y aumentar las de colesterol HDL. Beber una pequeña cantidad de alcohol cada día puede elevar el nivel del colesterol HDL y disminuir el nivel del LDL, aunque tomar más de dos vasos puede causar el efecto opuesto.

Generalmente, el mejor tratamiento para las personas que tienen valores elevados de colesterol o de triglicéridos es perder peso si es que tienen sobrepeso, dejar de fumar, reducir la cantidad total de grasas y colesterol en su dieta, hacer más ejercicio y, si fuera necesario, tomar un fármaco que reduzca los lípidos. Sin embargo, cuando los valores sanguíneos de grasa son muy altos o no responden a los tratamientos habituales, se debe identificar el trastorno específico mediante pruebas de sangre especiales para poder establecer un tratamiento específico.

Hiperlipidemias hereditarias

Los valores del colesterol y de los triglicéridos son más elevados en las personas con hiperlipidemias hereditarias, también llamadas hiperlipoproteinemias, que interfieren con los mecanismos orgánicos de metabolización y eliminación de las grasas. Cada uno de los cinco tipos principales de hiperlipoproteinemia provoca un perfil diferente de grasas en la sangre y un conjunto distinto de riesgos.

La **hiperlipoproteinemia tipo 1** (hiperquilomicronemia familiar) es un raro trastorno hereditario, presente al nacer, en el que el organismo es incapaz de eliminar los quilomicrones de la sangre. Los niños y los adultos jóvenes con hiperlipoproteinemia tipo 1 sufren ataques repetidos de dolor abdominal. Tienen el hígado y el bazo agrandados y desarrollan depósi-

Valores de grasas en la sangre

Exámenes complementarios	Rango normal*
Colesterol total	120 a 200 mg/dl
Quilomicrones	Ausencia (tras 12 horas de ayuno)
Lipoproteínas de muy baja densidad (VLDL)	1 a 30 mg/dl
Lipoproteínas de baja densidad (LDL)	60 a 160 mg/dl
Lipoproteínas de alta densidad (HDL)	35 a 65 mg/dl
Cociente LDL/HDL	Menor de 3,5
Triglicéridos	10 a 160 mg/dl

* mg/dl = miligramos por decilitro de sangre.

tos cutáneos de grasa de color rosa amarillento (xantomas eruptivos). Los análisis de sangre muestran concentraciones extremadamente elevadas de triglicéridos. Este trastorno no lleva a la arteriosclerosis, pero puede causar pancreatitis, que puede ser mortal. (• V. página 528) Las personas con este trastorno deben evitar comer grasas de todos los tipos, saturadas, no saturadas y polisaturadas.

La **hiperlipoproteinemia tipo 2** (hipercolesterolemia familiar) es un trastorno hereditario que provoca

Fármacos utilizados para disminuir la concentración de grasas en la sangre

Tipo de fármaco	Ejemplos	Cómo actúa
Absorbente de los ácidos biliares	• Colestiramina • Colestipol	Une a los ácidos biliares en el intestino; intensifica la eliminación de LDL del flujo sanguíneo.
Inhibidor de la síntesis de lipoproteínas	• Niacina	Reduce el ritmo de producción de VLDL (las VLDL son las precursoras de las LDL).
Inhibidor de la coenzima A reductasa	• Fluvastatina • Lovastatina • Pravastatina • Simvastatina	Bloquea la síntesis del colesterol; intensifica la eliminación de las LDL del flujo sanguíneo.
Derivados del ácido fíbrico (fibratos)	• Clofibrato • Fenofibrato • Gemfibrozilo	Acción desconocida, posiblemente aumenta la descomposición de las grasas.

una arteriosclerosis acelerada y muerte temprana, por lo general de infarto de miocardio. Las personas con hiperlipoproteinemia tipo 2 tienen valores elevados de colesterol LDL. Los depósitos de grasas forman abultamientos (xantomas) en los tendones y la piel. Uno de cada seis varones con este trastorno sufre un ataque cardíaco a los 40 años, mientras que dos de cada tres lo sufren a los 60. Las mujeres con hiperlipoproteinemia tipo 2 corren también un riesgo elevado, pero con un comienzo más tardío; aproximadamente una de cada dos mujeres con este trastorno tendrá un ataque cardíaco a la edad de 55 años. Las personas que tienen dos genes para este trastorno (una incidencia rara), pueden presentar valores de colesterol total de 500 a 1200 mg/dl y con frecuencia mueren en la infancia de enfermedad coronaria.

El tratamiento se orienta a evitar los factores de riesgo tales como el tabaco y la obesidad, además de reducir los valores de colesterol en sangre con fármacos, seguir una dieta que contenga pocas o ninguna grasa, especialmente grasas saturadas y colesterol, y hacer ejercicio. Agregar salvado de avena a la alimentación, el cual se adhiere a las grasas a nivel intestinal, puede ser útil. Con frecuencia es necesario un fármaco reductor de los valores de lípidos.

La **hiperlipoproteinemia tipo 3** es un trastorno hereditario poco frecuente que conduce a elevados valores de colesterol VLDL y triglicéridos. En los varones con hiperlipoproteinemia tipo 3, los cúmulos grasos aparecen en la piel en la etapa adulta temprana; en las mujeres, éstos aparecen de 10 a 15 años más tarde. En ambos los depósitos aparecerán antes si existe sobrepeso. La arteriosclerosis obstruye con frecuencia las arterias y disminuye el flujo de sangre a las piernas en las personas de mediana edad. Los análisis de sangre muestran concentraciones elevadas de colesterol total y triglicéridos. El colesterol en estos individuos es en su mayor parte VLDL. Estos sujetos tienen con frecuencia diabetes leve y valores elevados de ácido úrico en la sangre.

El tratamiento supone alcanzar y mantener un peso ideal del cuerpo e ingerir menos colesterol y grasas saturadas. Generalmente se necesitan fármacos que reduzcan los lípidos. Los valores sanguíneos de grasa pueden ser casi siempre reducidos a valores normales, disminuyendo así la incidencia de arteriosclerosis.

La **hiperlipoproteinemia tipo 4,** un trastorno frecuente que afecta a menudo a varios miembros de una misma familia, provoca valores altos de triglicéridos. Este trastorno puede aumentar el riesgo de desarrollar arteriosclerosis. Las personas con hiperlipoproteinemia tipo 4 suelen tener a menudo sobrepeso y diabetes leve. Resulta beneficioso reducir pe-

Xantomas

Los xantomas, caracterizados por el depósito de material graso en la piel, pueden ser una manifestación de algunas hiperlipidemias.

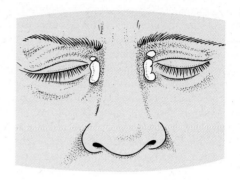

so, controlar la diabetes y evitar el consumo de alcohol. También es beneficiosa la administración de un fármaco que reduzca los valores de lípidos.

La **hiperlipoproteinemia tipo 5** es un trastorno poco frecuente en el que el organismo no puede metabolizar y eliminar suficientemente el exceso de triglicéridos. Siendo en algunas ocasiones hereditario, este trastorno puede en otras ser provocado por el abuso de alcohol, una diabetes mal controlada, insuficiencia renal o la ingestión de alimentos después de un período de inanición. Cuando es heredado, el trastorno habitualmente se manifiesta por primera vez en la etapa adulta temprana. Las personas con hiperlipoproteinemia tipo 5 pueden tener un gran número de depósitos grasos (xantomas) en la piel, un aumento en el tamaño del hígado y del bazo y dolor abdominal. Son frecuentes una diabetes leve y altas concentraciones de ácido úrico. Muchas personas tienen sobrepeso. La principal complicación es la pancreatitis, que suele producirse a menudo por ingerir grasas, y puede resultar mortal. El tratamiento consiste en evitar las grasas en la dieta, adelgazar y no beber alcohol. Pueden ser útiles los fármacos que reducen los lípidos.

Hipolipoproteinemia

La hipolipoproteinemia, o bajos valores de grasas en sangre, raramente constituye un problema, pero puede indicar la presencia de otras enfermedades. Por ejemplo, los valores del colesterol pueden ser bajos en alguien con un tiroides hiperactivo, anemia, desnutrición o cáncer, o cuya absorción de alimentos en el aparato digestivo es defectuosa (malabsorción). Por consiguiente, los médicos pueden ponerse en alerta cuando los valores del colesterol total descienden por debajo de 120 mg/dl.

Algunos trastornos hereditarios hacen descender los valores de grasas lo suficiente como para tener graves consecuencias. Las personas con **hipobetalipoproteinemia** tienen concentraciones muy bajas de colesterol LDL pero, por lo general, no tienen síntomas y no requieren ningún tratamiento.

Sin embargo, las personas con **abetalipoproteinemia** no tienen colesterol LDL y no pueden fabricar quilomicrones, lo que resulta en malabsorción de las grasas y de las vitaminas liposolubles, movimientos anormales del intestino, deposiciones grasas (esteatorrea), glóbulos rojos de formas aberrantes y ceguera provocada por retinitis pigmentaria. Aunque la abetalipoproteinemia no se puede curar, la ingestión de dosis masivas de vitamina E y vitamina A puede retardar o disminuir las lesiones del sistema nervioso. Las personas que sufren la **enfermedad de Tangier** tienen valores extremadamente bajos de colesterol HDL, lo que produce alteraciones del funcionamiento nervioso y agrandamiento de los ganglios linfáticos, amígdalas, hígado y bazo.

Lipidosis

Las lipidosis, enfermedades provocadas por anormalidades en las enzimas que descomponen (metabolizan) las grasas, producen una acumulación tóxica de subproductos grasos en los tejidos.

Grupos de enzimas específicas ayudan al cuerpo a descomponer cada tipo de grasa. Las anormalidades en estas enzimas pueden llevar a la formación de sustancias grasas específicas que normalmente habrían sido descompuestas por la enzima. Al cabo de un tiempo, la acumulación de estas sustancias puede ser nociva para muchos órganos del cuerpo.

ENFERMEDAD DE GAUCHER

La enfermedad de Gaucher es un trastorno hereditario que conduce a una acumulación de glucocerebrósidos, un producto del metabolismo de las grasas.

La anomalía genética que provoca la enfermedad de Gaucher es recesiva; una persona afectada debe heredar dos genes anormales para desarrollar los síntomas. Esta enfermedad produce un aumento de tamaño del hígado y del bazo y una pigmentación pardusca de la piel.

Las acumulaciones de glucocerebrósidos en los ojos causan la aparición de puntos amarillos denominados pingüéculas. Las acumulaciones en la médula ósea pueden causar dolor.

La mayoría de las personas que sufren la enfermedad de Gaucher desarrollan el tipo 1, la forma crónica del adulto, que da como resultado el aumento de tamaño del hígado y del bazo junto con anomalías en los huesos. El tipo 2, la forma infantil, se desarrolla en la infancia; los lactantes con esta enfermedad tienen un bazo agrandado y graves alteraciones del sistema nervioso. Su cuello y espalda pueden arquearse rígidamente a causa de los espasmos musculares. Por lo general mueren en el término de un año. El tipo 3, la forma juvenil, puede comenzar en cualquier momento durante la infancia. Los niños con esta enfermedad tienen el hígado y el bazo agrandados, anormalidades óseas y alteraciones lentamente progresivas del sistema nervioso. Los que sobreviven hasta la adolescencia pueden vivir durante muchos años.

Las anomalías óseas pueden provocar dolor y tumefacción en las articulaciones. Las personas gravemente afectadas pueden también desarrollar anemia y una incapacidad para producir glóbulos blancos y plaquetas, dando como resultado palidez, debilidad, susceptibilidad a las infecciones y hemorragias. Cuando el médico encuentra un hígado agrandado o anemia y sospecha la enfermedad de Gaucher, por lo general lleva a cabo una biopsia de hígado o de médula ósea para confirmar el diagnóstico. Se puede establecer un diagnóstico prenatal mediante estudios de células obtenidas de las vellosidades coriónicas o con amniocentesis. (• *V. página 1169*)

Muchas personas con la enfermedad de Gaucher se pueden tratar con una terapia de reposición de enzimas, un tratamiento costoso en el que se suministran enzimas por vía endovenosa, por lo general cada dos semanas. La terapia de reposición de enzimas es más eficaz cuando no existen complicaciones del sistema nervioso. Las transfusiones de sangre pueden ayudar a curar la anemia. Se puede extirpar quirúrgicamente el bazo para tratar la anemia, el bajo recuento de glóbulos blancos y de plaquetas, o para calmar las molestias que ocasiona el bazo agrandado.

ENFERMEDAD DE NIEMANN-PICK

La enfermedad de Niemann-Pick es un trastorno hereditario en el que la deficiencia de una enzima específica da como resultado la acumulación de esfingomielina, un producto del metabolismo de las grasas.

El gen responsable de la enfermedad de Niemann-Pick es recesivo, lo que significa que un niño con esta enfermedad tiene un gen defectuoso heredado de ambos padres. La enfermedad es más frecuente en las familias judías.

La enfermedad de Niemann-Pick tiene cinco o más formas, dependiendo de la gravedad de la deficiencia enzimática. En la forma juvenil grave, la enzima está completamente ausente. Se desarrollan graves alteraciones del sistema nervioso porque los nervios no pueden utilizar la esfingomielina para producir la mielina necesaria para las vainas que normalmente envuelven muchos nervios. (• *V. recuadro, página 336*)

Los niños que sufren esta enfermedad desarrollan depósitos grasos en la piel, zonas de pigmentación oscura y les crece el hígado, el bazo y los ganglios linfáticos; pueden tener retraso mental. Estos niños suelen tener anemia y un número bajo de glóbulos blancos y de plaquetas, lo que les hace susceptibles a infecciones y a presentar hematomas con facilidad.

Algunas de las formas de la enfermedad de Niemann-Pick se pueden diagnosticar en el feto por medio del estudio de muestras de las vellosidades coriónicas o mediante la amniocentesis.

Tras el nacimiento, se establece el diagnóstico por medio de una biopsia del hígado (se extrae un pequeño trozo de tejido hepático para su examen al microscopio). La enfermedad de Niemann-Pick no tiene tratamiento y los niños tienden a morir por infección o por la disfunción progresiva del sistema nervioso central.

ENFERMEDAD DE FABRY

La enfermedad de Fabry es un raro trastorno hereditario que provoca una acumulación de glucolípidos, un producto del metabolismo de las grasas.

Debido a que el gen defectuoso es transmitido por el cromosoma X, la enfermedad completa se manifiesta solamente en los varones, quienes poseen sólo un cromosoma X.

La acumulación de glucolípidos causa angioqueratomas (lesiones de la piel no cancerosas) que se forman en la parte inferior del tronco. Las córneas se vuelven opacas, causando dificultad visual. Se puede producir una sensación de quemazón en los brazos y las piernas y episodios de fiebre.

Habitualmente la muerte se debe a insuficiencia renal, enfermedad cardíaca o accidente vascular cerebral, que pueden ser consecuencia de la hipertensión arterial.

La enfermedad de Fabry se puede diagnosticar en el feto por medio del estudio de una muestra de las vellosidades coriónicas o mediante la amniocentesis. El tratamiento consiste en la toma de analgésicos para ayudar a aliviar el dolor y la fiebre.

La enfermedad es incurable, pero los investigadores están estudiando un tratamiento en el que la enzima deficiente se sustituya por medio de transfusiones.

ENFERMEDAD DE WOLMAN

La enfermedad de Wolman es un trastorno hereditario que se produce cuando se acumulan tipos específicos de colesterol y de glicéridos en los tejidos.

Esta enfermedad provoca el aumento de tamaño del bazo y del hígado. Los depósitos de calcio en las glándulas suprarrenales hacen que se endurezcan y también se produce diarrea grasa (esteatorrea). Los lactantes con la enfermedad de Wolman mueren por lo general a los 6 meses de edad.

XANTOMATOSIS CEREBROTENDINOSA

La xantomatosis cerebrotendinosa es una rara enfermedad hereditaria que causa el acúmulo de colestanol, un producto del metabolismo del colesterol, en los tejidos.

Esta enfermedad finalmente conduce a movimientos descoordinados, demencia, cataratas y depósitos grasos (xantomas) en los tendones. Los síntomas de discapacidad suelen presentarse después de los 30 años. Si se instaura una terapia temprana con quenodiol, se ayuda a prevenir la progresión de la enfermedad, pero no se pueden reparar las lesiones ya producidas.

SITOSTEROLEMIA

La sitosterolemia es una rara enfermedad hereditaria en la que las grasas de las frutas y los vegetales se acumulan en la sangre y los tejidos.

La formación de grasas conduce a la arteriosclerosis, glóbulos rojos anormales y depósitos grasos en los tendones (xantomas). El tratamiento consiste en reducir el consumo de alimentos como los aceites vegetales que son ricos en grasas vegetales, y tomar la resina colestiramina.

ENFERMEDAD DE REFSUM

La enfermedad de Refsum es un raro trastorno hereditario en el que el ácido fitánico, un producto del metabolismo de las grasas, se acumula en los tejidos.

Una acumulación de ácido fitánico conduce a lesiones de los nervios y de la retina, movimientos espásticos y alteraciones óseas y cutáneas. El tratamiento consiste en evitar el consumo de frutas verdes y de vegetales que contienen clorofila. La plasmaféresis, que permite la extracción del ácido fitánico de la sangre, puede ser útil. (• *V. recuadro, página 770*)

ENFERMEDAD DE TAY-SACHS

La enfermedad de Tay-Sachs es un trastorno hereditario en el que los gangliósidos, productos del metabolismo de las grasas, se acumulan en los tejidos.

La enfermedad es más frecuente en las familias de origen judío de Europa del este. A una edad muy temprana, los niños con esta enfermedad retardan su desarrollo y sufren parálisis, demencia, ceguera y manchas de color rojo cereza en la retina. Estos niños mueren generalmente a la edad de 3 o 4 años. La enfermedad de Tay-Sachs se puede identificar en el feto mediante el estudio de una muestra de las vellosidades coriónicas o mediante la amniocentesis. No existe tratamiento ni cura.

CAPÍTULO 140

Obesidad

La obesidad es la acumulación excesiva de grasa en el cuerpo.

Con excepción de las personas que son muy musculosas, aquellas cuyo peso supera en un 20 por ciento o más el punto medio de la escala de peso según el valor estándar peso/altura, (• *V. recuadro, página 677)* son consideradas obesas. La obesidad puede ser clasificada como leve (del 20 al 40 por ciento de sobrepeso), moderada (del 41 al 100 por cien de sobrepeso) o grave (más del cien por cien de sobrepeso). La obesidad es grave en solamente el 0,5 por ciento de las personas obesas.

Obesidad en la edad adulta

La prevalencia de la obesidad está aumentando en algunos países desarrollados, habiéndose registrado un incremento muy notable en la última década. Por ejemplo, en Estados Unidos, donde, según estudios estadísticos de salud, los porcentajes de personas obesas alcanzan el 31 por ciento para los varones y el 35 por ciento para las mujeres.

La variación se hace más evidente con la edad y el origen étnico, siendo dos veces más frecuente entre las personas de edad avanzada que entre los jóvenes y más acusada entre las mujeres de mediana edad de etnia negra que entre las blancas de la misma edad. Por ejemplo, los valores oscilan en torno al 60 por ciento en las primeras y el 33 por ciento en las últimas. Sin embargo, no existe mucha diferencia entre los varones, cualquiera que sea su origen étnico.

Causas

La obesidad es el resultado del consumo de una cantidad de calorías mayor que las que el cuerpo utiliza. Los factores genéticos y ambientales influyen en el peso del cuerpo, pero su interactuación para determinar el peso de una persona no está todavía aclarada. Una de las explicaciones propuestas es que el peso del cuerpo se regula en torno a un punto fijo, similar a la puesta a punto de un termostato. Un punto fijo más elevado de lo normal puede explicar por qué algunas personas son obesas y por qué perder peso y mantener la pérdida sea difícil.

Factores genéticos: investigaciones recientes sugieren que, por término medio, la influencia genética contribuye en un 33 por ciento aproximadamente al peso del cuerpo, pero esta influencia puede ser mayor o menor en una persona en particular.

Factores socioeconómicos: estos factores influyen fuertemente en la obesidad, sobre todo entre las mujeres. En algunos países desarrollados, la frecuencia de la obesidad es más del doble entre las mujeres de nivel socioeconómico bajo que entre las de nivel más alto. El motivo por el cual los factores socioeconómicos tienen una influencia tan poderosa sobre el peso de las mujeres no se entiende por completo, pero se sabe que las medidas contra la obesidad aumentan con el nivel social. Las mujeres que pertenecen a grupos de un nivel socioeconómico más alto tienen más tiempo y recursos para hacer dietas y ejercicios que les permiten adaptarse a estas exigencias sociales.

Factores psicológicos: los trastornos emocionales, que durante un tiempo fueron considerados como una importante causa de la obesidad, se consideran actualmente como una reacción a los fuertes prejuicios y la discriminación contra las personas obesas. Uno de los tipos de trastorno emocional, la imagen negativa del cuerpo, es un problema grave para muchas mujeres jóvenes obesas. Ello conduce a una inseguridad extrema y malestar en ciertas situaciones sociales.

Dos modelos anormales de alimentación que contribuyen a la obesidad en algunas personas, la enfermedad de alimentación excesiva (• *V. página 436)* y el síndrome de alimentación nocturna, pueden ser desencadenados por el estrés y ciertos trastornos emocionales. La enfermedad de la alimentación excesiva es similar a la bulimia nerviosa, excepto que los excesos no son seguidos de vómitos autoinducidos. Como consecuencia, se consumen más calorías. En el síndrome de alimentación nocturna, la falta de apetito por la mañana es seguida por sobrealimentación, agitación e insomnio por la noche.

Factores relativos al desarrollo: un aumento del tamaño o del número de células adiposas, o ambos, se suma a la cantidad de grasas almacenadas en el cuerpo. Las personas obesas, en particular las que han desarrollado la obesidad durante la infancia, pueden tener una cantidad de células grasas hasta cinco veces mayor que las personas de peso normal. Debido a que no se puede reducir el número de células, se puede perder peso solamente disminuyendo la cantidad de grasa en cada célula.

Actividad física: la actividad física reducida es probablemente una de las razones principales para el incremento de la obesidad entre las personas de las sociedades opulentas. En algunas, los Estados Unidos, por ejemplo, la obesidad es hoy dos veces más frecuente que en el año 1900, aun cuando el término medio de calorías consumidas diariamente ha disminuido un 10 por ciento. Las personas sedentarias necesitan menos calorías. El aumento de la actividad física hace que las personas de peso normal coman más, pero puede que no ocurra lo mismo en las personas obesas.

Hormonas: raramente los trastornos hormonales causan obesidad.

Lesión del cerebro: sólo en muy pocos casos, una lesión del cerebro, especialmente del hipotálamo, puede dar como resultado obesidad.

Fármacos: ciertos fármacos utilizados frecuentemente causan aumento de peso, como la prednisona (un corticosteroide) y muchos antidepresivos, así como también muchos otros fármacos que se utilizan para curar los trastornos psiquiátricos.

Síntomas

La acumulación del exceso de grasa debajo del diafragma y en la pared torácica puede ejercer presión en los pulmones, provocando dificultad para respirar y ahogo, incluso con un esfuerzo mínimo. La dificultad en la respiración puede interferir gravemente en el sueño, provocando la parada momentánea de la respiración (apnea del sueño), lo que causa somnolencia durante el día y otras complicaciones. (• *V. página 319*)

La obesidad puede causar varios problemas ortopédicos, incluyendo dolor en la zona inferior de la espalda y agravamiento de la artrosis, especialmente en las caderas, rodillas y tobillos.

Los trastornos cutáneos son particularmente frecuentes. Dado que los obesos tienen una superficie corporal escasa con relación a su peso, no pueden eliminar el calor del cuerpo de forma eficiente, por lo que sudan más que las personas delgadas. Es frecuente asimismo la tumefacción de los pies y los tobillos, causada por la acumulación a este nivel de pequeñas a moderadas cantidades de líquido (edemas).

Complicaciones

Las personas obesas corren un riesgo mayor de enfermar o morir por cualquier enfermedad, lesión o accidente, y este riesgo aumenta propocionalmente a medida que aumenta su obesidad. También influye en el riesgo la ubicación del exceso de grasa. Ésta tiende a acumularse en el abdomen (obesidad abdominal) de los varones y en los muslos y las nalgas (obesidad de la parte inferior del cuerpo) de las mujeres.

La obesidad abdominal se ha vinculado con un riesgo mucho más elevado de enfermedad coronaria y con tres de sus principales factores de riesgo: la hipertensión arterial, la diabetes de comienzo en la edad adulta y las concentraciones elevadas de grasas (lípidos) en la sangre. El motivo por el cual la obesidad abdominal incrementa estos riesgos es desconocido, pero es un hecho constatado que, en las personas con obesidad abdominal, se reducen con la pérdida notable de peso. La pérdida de peso hace bajar la presión arterial en la mayoría de las personas que tienen hipertensión arterial y permite a más de la mitad de las personas que desarrollan diabetes del adulto suprimir la insulina u otro tratamiento farmacológico.

Ciertos tipos de cáncer son más frecuentes en los obesos que en las personas que no lo son, como el cáncer de mama, de útero y de ovarios en las mujeres y cáncer de colon, de recto y de próstata en los varones. Los trastornos menstruales son también más frecuentes en las mujeres obesas y la enfermedad de la vesícula biliar se produce con el triple de frecuencia en ellas.

Diagnóstico y tratamiento

Aunque la obesidad sea evidente, su extensión se determina midiendo la estatura y el peso. A menudo, estas mediciones se expresan como índice de masa corporal, el peso (en kilogramos) dividido por el cuadrado de la estatura (en metros). Un valor superior a 27 indica una obesidad leve, mientras que un valor igual o mayor a 30 indica la necesidad de un tratamiento.

Paradójicamente, las mujeres que tienen obesidad de la parte inferior del cuerpo, la cual tiene un riesgo mucho menor de desarrollar problemas de salud, buscan tratamiento para la obesidad en una proporción ocho veces mayor que los varones.

La obesidad no tratada tiende a agravarse, pero los efectos a largo plazo del tratamiento son decepcionantes. Aunque se han realizado progresos considerables para ayudar a las personas a disminuir de peso, por lo general el peso se recupera en el término de 3 años.

La preocupación acerca de que la recuperación del peso, denominada ciclo del peso, provoque determinados problemas de salud es infundada, de modo que dicha preocupación no debe impedir a las personas obesas intentar disminuir su peso.

Para perder peso, las personas obesas deben consumir menos calorías que las que gastan. Los métodos utilizados para conseguir este objetivo se pueden clasificar en tres grupos: autoayuda, en el que las personas, solas o en grupos con intereses comunes, usan información proveniente de libros u otras fuentes; programas no clínicos suministrados por consejeros que no son licenciados sanitarios; y programas clínicos suministrados por especialistas sanitarios.

La mayor parte de los programas para perder peso se basan en la modificación del comportamiento. Los regímenes, por lo general, se consideran menos importantes que los cambios permanentes en los hábitos alimentarios y de ejercicio físico. Los programas acreditados enseñan cómo hacer cambios seguros, sensatos y graduales en los hábitos alimentarios que aumenten el consumo de hidratos de carbono complejos (frutas, vegetales, pan y pasta) y que disminuyan el consumo de grasas. Para los levemente obesos, se recomienda sólo una modesta restricción de calorías y de grasas.

Para los moderadamente obesos que desean perder peso más rápidamente, se han desarrollado programas con regímenes con un bajo contenido calórico, de 800 calorías diarias o incluso menos. Estas dietas son seguras cuando cuentan con una supervisión médica. Sin embargo, ha declinado el entusiasmo por ellas porque son caras y las personas tienden a recuperar peso al abandonar el régimen.

De un modo creciente, los médicos han comenzado a prescribir fármacos para perder peso. Generalmente, estos fármacos reducen el peso en un 10 por ciento aproximadamente en el término de 6 meses y mantienen dicha reducción mientras se sigue tomando el fármaco. Cuando el fármaco se interrumpe, se recupera rápidamente el peso.

Las múltiples complicaciones de la obesidad grave (más del cien por cien de sobrepeso) hacen muy necesario el tratamiento médico y, en muchos casos, la cirugía aparece como la opción más eficaz.

La cirugía se aplica en estos casos para reducir el tamaño del estómago, de modo que disminuya la cantidad de alimento que se puede ingerir de una vez; este procedimiento quirúrgico puede producir pérdidas de peso muy notables, que alcanzan habitualmente la mitad del exceso de peso de la persona, por lo general de 36 a 68 kg.

La pérdida de peso es rápida al inicio, luego disminuye gradualmente durante dos años, hasta alcanzar un nivel que, con frecuencia, se mantiene. La pérdida de peso generalmente alivia las complicaciones y mejora el humor de la persona, su autoestima, la imagen del cuerpo, el nivel de actividad y la capacidad para trabajar y relacionarse con otras personas.

La cirugía se reserva para los casos de obesidad grave y se lleva a cabo sólo dentro de determinados programas que se especializan en este tipo de cirugía y que han demostrado suficiente seguridad y eficacia.

Dentro de estos programas, la cirugía es por lo general bien tolerada. Menos del 10 por ciento de estos pacientes de alto riesgo desarrolla complicaciones; el 1 por ciento o menos fallece.

Obesidad en la adolescencia

Los factores que influyen en la obesidad del adolescente son los mismos que los del adulto. Con frecuencia, un adolescente ligeramente obeso gana peso con rapidez y se hace sustancialmente obeso en pocos años.

Muchos adolescentes obesos tienen una pobre imagen de sí mismos y se hacen progresivamente más sedentarios y socialmente aislados. Sus padres a menudo no saben cómo ayudarlos.

No hay muchas opciones disponibles en los tratamientos para adolescentes obesos. Hay pocos programas comerciales proyectados para ellos, pocos médicos que tengan experiencia en el tratamiento específico de los adolescentes y en el uso de fármacos que permitan ayudarlos.

Las escuelas brindan diversas oportunidades para la educación en nutrición y para la actividad física, pero estos programas raramente se ocupan lo suficiente en enseñar a los adolescentes a controlar la obesidad. A veces se lleva a cabo una intervención quirúrgica cuando la obesidad es importante.

La modificación del comportamiento puede ayudar a los adolescentes a controlar la obesidad. Consiste en reducir el consumo de calorías estableciendo un régimen bien equilibrado con los alimentos habituales y realizando cambios permanentes en los hábitos alimentarios, así como aumentar la actividad física con ejercicios como caminar, andar en bicicleta, nadar y bailar. Las colonias de vacaciones para los adolescentes obesos generalmente les ayudan a perder una considerable cantidad de peso; sin embargo, sin un esfuerzo mantenido generalmente se recobra el peso perdido. La asistencia psicosociológica para ayudar a los adolescentes a enfrentarse con sus problemas y a combatir su escasa autoestima puede ser útil.

Porfirias

Las porfirias son un grupo de trastornos provocados por deficiencias de las enzimas implicadas en la síntesis del hem.

El hem, un compuesto químico que transporta el oxígeno y da color rojo a la sangre, es un componente clave de las hemoproteínas, un tipo de proteína que se encuentra en todos los tejidos. Las mayores cantidades de hem se sintetizan en la médula ósea para producir la hemoglobina. El hígado produce también grandes cantidades de hem y la mayor parte se utiliza como un componente de los citocromos. Algunos citocromos en el hígado oxidan las sustancias químicas extrañas, incluyendo los fármacos, de modo que se puedan eliminar más fácilmente del cuerpo.

Ocho enzimas diferentes intervienen en las etapas de la síntesis del hem. Cuando una enzima de la producción del hem es deficiente, los precursores químicos de éste se pueden acumular en los tejidos (especialmente en la médula ósea o el hígado). Estos precursores, que incluyen el ácido deltaaminolevulínico, el porfobilinógeno y las porfirinas, aparecen luego en la sangre y se excretan en la orina o en las deposiciones.

Un exceso de porfirinas causa fotosensibilidad, por la que una persona es demasiado sensible a la luz solar. Esto se produce porque cuando se exponen a la luz y al oxígeno, las porfirinas generan una forma de oxígeno cargada e inestable que puede perjudicar la piel. En algunas porfirias se producen lesiones nerviosas que provocan dolor e inclusive parálisis, especialmente cuando se acumulan el ácido deltaaminolevulínico y el porfobilinógeno.

Las tres porfirias más frecuentes son la porfiria cutánea tardía, la porfiria aguda intermitente y la protoporfiria eritropoyética. Estos trastornos son muy distintos. Sus síntomas difieren considerablemente, se requieren exámenes diversos para el diagnóstico y también son diferentes los tratamientos. Algunas características son comunes con las porfirias menos frecuentes, que incluyen la deficiencia de la deshidrasa del ácido deltaaminolevulínico, la porfiria eritropoyética congénita, la porfiria hepatoeritropoyética, la coproporfiria hereditaria y la porfiria variegata.

Todas las porfirias con excepción de la porfiria cutánea tardí son hereditarias. Todas las personas con una determinada porfiria hereditaria tienen una deficiencia de la misma enzima. Sin embargo, a no ser que provengan de la misma familia, es probable que tengan mutaciones diferentes en el gen para dicha enzima.

Las porfirias pueden ser clasificadas de varias maneras. Se prefiere la clasificación según la deficiencia enzimática específica. Otro sistema de clasificación distingue las porfirias agudas, que causan síntomas neurológicos, de las porfirias cutáneas, que causan fotosensibilidad de la piel. Un tercer sistema de clasificación se basa en el origen de los precursores en exceso: si se originan primariamente en el hígado, la porfiria es hepática, y si se originan primariamente en la médula ósea, es eritropoyética.

Una persona con síntomas de porfiria tendrá exámenes de laboratorios muy anormales. Pero se deben seleccionar e interpretar apropiadamente estos exámenes para confirmar o excluir la presencia de una porfiria. En la mayor parte de los casos, se miden las concentraciones de ácido deltaaminolevulínico y porfobilinógeno en la orina cuando se sospecha una porfiria aguda, mientras que si se sospecha una porfiria cutánea se miden los valores de porfirina en el plasma sanguíneo.

Se pueden realizar otras pruebas, como ciertas mediciones enzimáticas de los glóbulos rojos, cuando los resultados de una de estos exámenes de rastreo son anormales.

Porfiria cutánea tardía

La porfiria cutánea tardía, la forma más frecuente de porfiria, provoca ampollas en la piel expuesta al sol.

La porfiria cutánea tardía se produce en todas partes del mundo y es el único tipo de porfiria que no es hereditaria. Este trastorno, una porfiria hepática, se produce cuando se inactiva la uroporfirinógeno descarboxilasa, una de las enzimas que necesita el hígado para la síntesis del hem.

Los factores que contribuyen a su aparición son el hierro, el alcohol, los estrógenos y la infección provocada por el virus de la hepatitis C. Con menor frecuencia, la porfiria cutánea tardía se manifiesta en las personas infectadas con el virus de la inmunodeficiencia humana (VIH).

Aunque el trastorno no es hereditario, a veces una deficiencia parcial de la enzima uroporfirinógeno descarboxilasa heredada de uno de los padres hace que el individuo sea propenso a desarrollar el trastorno. En dichos casos, se denomina porfiria cutánea tardía familiar.

Síntomas

Las ampollas se producen en las zonas expuestas al sol, como el dorso de las manos, los brazos y la cara. La piel, especialmente la de las manos, es sensible a pequeños traumatismos. Las ampollas son sustituidas posteriormente por costras y cicatrices que tardan mucho en curar. Las lesiones de la piel se producen porque las porfirinas originadas en el hígado son transportadas por el plasma de la sangre hasta la piel. Puede aumentar el vello facial. El hígado por lo general se daña en cierto grado, a veces parcialmente debido a una infección por el virus de la hepatitis C o por el abuso de alcohol. Con la evolución del proceso se puede desarrollar cirrosis hepática e incluso cáncer de hígado.

Diagnóstico

Para diagnosticar la porfiria cutánea tardía, el médico analiza el plasma sanguíneo, la orina y las deposiciones para detectar porfirinas. Cualquier forma de porfiria que provoca lesiones cutáneas se acompaña de una elevada concentración de porfirinas en el plasma sanguíneo. En la porfiria cutánea tardía, las concentraciones de porfirinas aumentan en la orina y en las deposiciones.

Tratamiento

La porfiria cutánea tardía es la porfiria más fácil de tratar. Se recomienda, de forma unánime, un procedimiento denominado flebotomía, en el que se extrae 500 mililitros de sangre cada 1 o 2 semanas. Este procedimiento provoca una ligera deficiencia de hierro en el paciente. Los valores de porfirinas en el hígado y el plasma sanguíneo decaen gradualmente, la piel mejora y finalmente recupera la normalidad. Por lo general se necesitan solamente de cinco a seis flebotomías; si se llevan a cabo demasiadas se desarrolla anemia. Se necesitan más flebotomías sólo cuando hay una recurrencia del trastorno.

También es eficaz tomar muy bajas dosis de cloroquina o hidroxicloroquina. Estos fármacos eliminan el exceso de porfirinas del hígado. Sin embargo, las dosis demasiado elevadas (incluso las que se usan convencionalmente en el tratamiento de otras enfermedades) hacen que las porfirinas sean eliminadas demasiado rápidamente, lo que produce un agravamiento temporal de la porfiria cutánea tardía y un daño del hígado. Es también beneficioso evitar el consumo de alcohol.

Porfiria aguda intermitente

La porfiria aguda intermitente, que provoca síntomas neurológicos, es la porfiria aguda más frecuente.

La porfiria aguda intermitente, una porfiria hepática, es provocada por una deficiencia de la enzima porfobilinógeno desaminasa, también conocida como uroporfirinógeno sintetasa. La deficiencia de la enzima se hereda de uno de los padres, pero la mayoría de los que heredan la característica jamás desarrollan síntomas.

La porfiria aguda intermitente se produce en personas de todas las razas, pero es algo más frecuente entre los europeos del norte.

Se necesitan otros factores, fármacos, hormonas, o la alimentación, para activar el trastorno y producir síntomas. Muchos fármacos, como los barbitúricos, los antiepilépticos y los antibióticos del grupo de las sulfamidas, pueden desencadenar un ataque.

Las hormonas, como la progesterona y esteroides similares, pueden precipitar los síntomas, así como también la alimentación pobre en calorías y en hidratos de carbono o las grandes cantidades de alcohol.

El estrés como resultado de una infección, otra enfermedad, la cirugía o un trastorno psicológico también están a veces implicados.

Generalmente se trata de una combinación de factores. A veces no se pueden identificar los factores que causan un ataque.

Síntomas

Los síntomas se manifiestan en ataques que duran varios días o incluso más tiempo. Los ataques aparecen después de la pubertad y son más frecuentes en las mujeres que en los varones.

En algunas mujeres, los ataques se producen durante la segunda mitad del ciclo menstrual. El dolor abdominal es el síntoma más frecuente. El dolor puede ser tan fuerte que el médico puede erróneamente pensar que se trata de un proceso que necesita cirugía abdominal.

Los síntomas gastrointestinales comprenden náuseas, vómitos, estreñimiento o diarrea y distensión abdominal. Se puede ver afectada la vejiga, lo que hace que la micción sea difícil. Son también frecuentes, en las crisis, una frecuencia cardíaca rápida, hipertensión arterial, sudación e intranquilidad.

Todos estos síntomas, incluyendo los gastrointestinales, son el resultado de los efectos sobre el sistema nervioso. Se pueden lesionar los nervios que controlan los músculos, provocando debilidad, que comienza generalmente en los hombros y los brazos.

La debilidad puede progresar virtualmente a todos los músculos, incluyendo a los implicados en la respiración. Se pueden producir temblores y convulsiones.

La hipertensión arterial puede mantenerse después de la crisis. La recuperación puede producirse en el término de unos pocos días, aunque la curación completa de una debilidad muscular grave puede requerir varios meses o años.

Diagnóstico

Los graves síntomas gastrointestinales y neurológicos se parecen a los de muchas otras situaciones. Sin embargo, los exámenes de laboratorio que miden las concentraciones de dos precursores del hem (ácido deltaaminolevulínico y porfobilinógeno) en la orina permiten al médico llegar al diagnóstico de porfiria aguda intermitente. Los valores de estos precursores son muy elevados durante los ataques de porfiria aguda intermitente y están permanentemente elevados en las personas que sufren ataques repetidos.

Los precursores pueden formar porfirinas, que son de color rojizo, y otras sustancias de color pardusco. Por consiguiente, la orina puede cambiar de color, especialmente después de ser expuesta a la luz. Tales alteraciones en el color de la orina pueden ayudar al médico a sospechar una porfiria.

Tratamiento y prevención

Los ataques graves de porfiria aguda intermitente se tratan con el hem, el cual se debe administrar por vía endovenosa. Otro producto, el arginato de hem, tiene menos efectos secundarios pero está aún en fase de investigación.

El hem lo fija el hígado, donde compensa la síntesis reducida del mismo. Los valores en la sangre y en la orina del ácido deltaaminolevulínico y del porfobilinógeno descienden rápidamente y los síntomas mejoran, por lo general, en varios días. Si se retrasa el tratamiento, la recuperación lleva más tiempo y algunas lesiones nerviosas pueden ser permanentes.

También es beneficioso administrar glucosa por vía endovenosa o una dieta con alto contenido de hidratos de carbono, pero estas medidas son menos eficaces que la administración del hem. Se puede controlar el dolor con fármacos hasta que la persona responde al hem o a la glucosa. El médico suspenderá la toma de cualquier fármaco que pueda ser nocivo y, si fuera posible, estudiará los otros factores que pueden haber contribuido a la crisis.

Se pueden prevenir los ataques de porfiria aguda intermitente manteniendo una buena nutrición y evitando los fármacos que pueden provocarlos. Se deben evitar las dietas forzadas para perder peso rápidamente.

El hem se puede utilizar para prevenir ataques, pero no hay un régimen estándar establecido. Los ataques premenstruales en las mujeres se pueden prevenir con uno de los análogos de los liberadores de la hormona gonadotropina que se utilizan para tratar la endometriosis, aunque este tratamiento está aún en fase de investigación.

Protoporfiria eritropoyética

La protoporfiria eritropoyética, en la que se forma protoporfirina en la médula ósea, glóbulos rojos y plasma sanguíneo, provoca fotosensibilidad de la piel.

En esta porfiria hereditaria existe deficiencia de la enzima ferroquelatasa. La deficiencia enzimática, que se hereda de uno de los padres, provoca la acumulación de protoporfirina en la médula ósea y en la sangre. El exceso de protoporfirina pasa a través del hígado al interior de la bilis y se excreta finalmente en las heces.

Síntomas y diagnóstico

Los síntomas comienzan generalmente en la infancia. El dolor y la tumefacción se desarrollan apenas la piel se expone a la luz solar. Debido a que las ampollas y las cicatrices no son habituales, los médicos no siempre reconocen la enfermedad. También el diagnóstico es difícil porque la protoporfirina es muy insoluble y no se excreta en la orina.

El diagnóstico, por consiguiente, se establece cuando se detectan los elevados valores de protoporfirina en el plasma y en los glóbulos rojos.

Por razones desconocidas, la gravedad de la protoporfiria eritropoyética varía considerablemente de una persona a otra, incluso dentro de una misma familia. Una persona puede estar significativamente afectada por la enfermedad, mientras que un pariente cercano con la misma mutación del gen puede tener un aumento escaso o nulo de porfirinas y ningún síntoma.

Tratamiento

Se debe evitar la luz solar. El betacaroteno, cuando se toma en cantidades suficientes como para causar una ligera coloración amarilla en la piel, es especialmente eficaz, ya que hace que muchas personas puedan soportar mejor la luz solar.

Las personas con protoporfiria eritropoyética pueden desarrollar cálculos biliares que contienen protoporfirina; a veces puede ser necesario extraerlos quirúrgicamente. Una complicación más grave es la lesión del hígado, que en ocasiones hace necesario un trasplante de este órgano.

Amiloidosis

*La amiloidosis es una enfermedad en la que la ami-
loide, una proteína rara que normalmente no está
presente en el cuerpo, se acumula en varios tejidos.*

Existen muchas formas de amiloidosis. En la amiloidosis primaria, la causa es desconocida. Sin embargo, la enfermedad se asocia con alteraciones de
las células plasmáticas, como el mieloma múltiple.
La amiloidosis secundaria se llama así porque es secundaria a otra enfermedad como la tuberculosis, las
infecciones del hueso, la artritis reumatoide, la fiebre mediterránea familiar o la ileítis granulomatosa.
Una tercera forma, la amiloidosis hereditaria, afecta
los nervios y ciertos órganos; ha sido detectada en
personas provenientes de Portugal, Suecia, Japón y
muchos otros países.

Otra forma de amiloidosis está asociada con el
envejecimiento normal y afecta especialmente al
corazón. No se conoce cuál es la causa que provoca
la formación excesiva de amiloide. Sin embargo,
la amiloidosis puede ser una respuesta a varias enfermedades que causan una infección persistente
o una inflamación. Otra forma de amiloidosis está
asociada con la enfermedad de Alzheimer.

Síntomas

La acumulación de grandes cantidades de amiloide
puede alterar el funcionamiento normal de muchos
órganos. Los síntomas de amiloidosis dependen del
lugar donde se forma la amiloide. Muchas personas
tienen pocos síntomas, mientras otras desarrollan
una enfermedad grave y mortal.

En la **amiloidosis primaria,** los lugares típicos
de acumulación de amiloide son el corazón, los
pulmones, la piel, la lengua, la glándula tiroides,
los intestinos, el hígado, el riñón y los vasos sanguíneos. Esta acumulación puede conducir a insuficiencia cardíaca, latidos cardíacos irregulares,
dificultad en la respiración, lengua engrosada,
glándula tiroides hipoactiva, escasa absorción de
los alimentos, insuficiencia hepática, insuficiencia renal y facilidad para producción de hematomas o de sangramientos anormales debido a sus
efectos en la coagulación. Se puede producir una
alteración del funcionamiento nervioso, lo que
provoca debilidad y trastorno de la sensibilidad.
Se puede desarrollar el síndrome del túnel carpiano. Cuando la amiloide afecta el corazón, se
puede producir la muerte como resultado de una
grave insuficiencia cardíaca o de una arritmia.

En la **amiloidosis secundaria,** la amiloide
tiende a formarse en el bazo, el hígado, los riño-

nes, las glándulas suprarrenales y los ganglios
linfáticos. El bazo y el hígado tienden a dilatarse
y tener una consistencia aumentada y gomosa. Se
pueden afectar otros órganos y los vasos sanguíneos, aunque raramente se ve comprometido el
corazón.

Diagnóstico

La amiloidosis es a veces difícil de reconocer porque produce problemas diferentes. Sin embargo, los
médicos pueden sospechar amiloidosis cuando fallan varios órganos o cuando una persona sangra fácilmente sin razón aparente. Se sospecha la forma
hereditaria cuando se descubre en una familia un
trastorno de los nervios periféricos de transmisión
hereditaria. Generalmente se logra un diagnóstico

Amiloidosis primaria
Órganos afectados

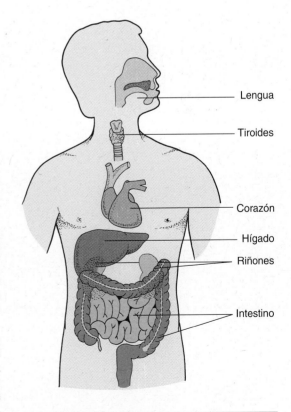

Lengua

Tiroides

Corazón

Hígado

Riñones

Intestino

Amiloidosis secundaria

Órganos afectados

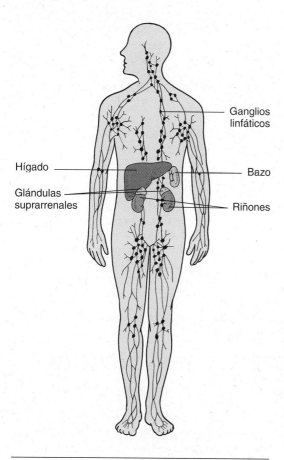

Ganglios
linfáticos

Hígado

Bazo

Glándulas
suprarrenales

Riñones

mediante el análisis de una pequeña cantidad de grasa abdominal obtenida a través de una aguja que se inserta cerca del ombligo. Como alternativa, se puede tomar una muestra de tejido para realizar una biopsia de la piel, del recto, de las encías, del riñón o del hígado. La amiloide se evidencia al microscopio con el uso de colorantes especiales.

Tratamiento

La amiloidosis no siempre requiere tratamiento. Cuando está causada por otra enfermedad, el tratamiento de ésta por lo general retarda o hace remitir la amiloidosis. Sin embargo, la amiloidosis causada por mieloma múltiple tiene un pronóstico nefasto; la mayor parte de las personas que sufren de ambas enfermedades mueren en el plazo de uno o dos años. El tratamiento de la amiloidosis no ha sido muy efectivo. Las personas pueden mejorar tomando prednisona y melfalán, a veces junto con colquicina. La colquicina sola puede ayudar a aliviar la amiloidosis desencadenada por la fiebre familiar mediterránea. Las acumulaciones de amiloide (tumores amiloides) en una zona específica del cuerpo, en ocasiones se pueden extraer quirúrgicamente. Una persona cuyos riñones han sido destruidos por la amiloidosis puede someterse a un trasplante de riñón. En caso de problemas cardíacos, el paciente puede someterse a un trasplante de corazón. Sin embargo, los órganos trasplantados pueden posteriormente ser afectados por la acumulación de amiloide. En la forma hereditaria, el defecto que produce la amiloide se manifiesta en el hígado; por consiguiente, en algunas personas el trasplante hepático ha sido eficaz y se ha interrumpido la progresión de la enfermedad.

Trastornos hormonales

CAPÍTULO 143

Sistema endocrino y hormonas

El sistema endocrino está formado por un grupo de órganos (denominados glándulas de secreción interna) cuya tarea principal es producir y secretar hormonas al flujo sanguíneo. La función de las hormonas consiste en actuar como mensajeros, de forma que se coordinen las actividades de diferentes partes del organismo.

Glándulas endocrinas

Los órganos principales del sistema endocrino son el hipotálamo, la hipófisis (glándula pituitaria), la glándula tiroides, las glándulas paratiroides, los islotes del páncreas, las glándulas suprarrenales, los testículos y los ovarios. Durante el embarazo, la placenta actúa como una glándula endocrina además de cumplir con sus otras funciones específicas.

El hipotálamo secreta diferentes hormonas que estimulan la hipófisis: algunas desencadenan la emisión de hormonas hipofisarias y otras la suprimen.

A veces, la hipófisis es también llamada "glándula regidora", porque coordina muchas funciones de las demás glándulas endocrinas. (• *V. recuadro, página 727*) Algunas hormonas hipofisarias tienen efectos directos, otras solamente controlan la velocidad con la que diversos órganos endocrinos secretan sus hormonas. La hipófisis controla la tasa de secreción de sus propias hormonas a través de un mecanismo conocido como "retroalimentación", en el cual los valores en la sangre de otras hormonas indican a la hipófisis si debe disminuir o aumentar su producción. No todas las glándulas endocrinas están bajo el control de la hipófisis; algunas responden de forma directa o indirecta a las concentraciones de sustancias en la sangre:

• Las células del páncreas que secretan insulina responden a la glucosa y a los ácidos grasos.
• Las células de la glándula paratiroides responden al calcio y a los fosfatos.
• La secreción de la médula suprarrenal (parte de la glándula suprarrenal) es producto de la estimulación directa del sistema nervioso parasimpático.

Muchos órganos secretan hormonas o sustancias semejantes a hormonas, pero generalmente no son considerados como parte integrante del sistema endocrino. Algunos de estos órganos producen sustancias que actúan únicamente en las zonas más cercanas al punto de su liberación, mientras que

Principales glándulas endocrinas

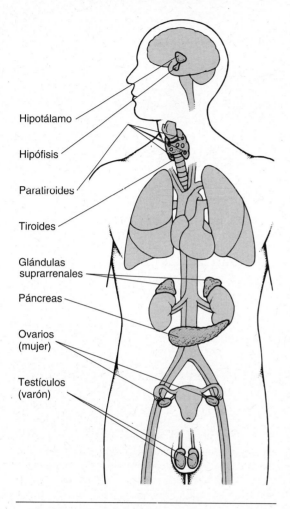

Hipotálamo

Hipófisis

Paratiroides

Tiroides

Glándulas
suprarrenales

Páncreas

Ovarios
(mujer)

Testículos
(varón)

otros no secretan sus productos dentro del flujo sanguíneo. Por ejemplo, el cerebro produce muchas hormonas cuyos efectos están limitados al sistema nervioso principalmente.

Hormonas

Las hormonas son sustancias que, liberadas dentro del flujo sanguíneo desde una glándula u órgano, regulan la actividad de las células en otras zonas del organismo. La mayoría son proteínas compuestas de cadenas de aminoácidos de longitud variable. Otras son esteroides, sustancias grasas derivadas del colesterol. Su característica fundamental es que en pequeñas concentraciones pueden provocar efectos notables en el organismo.

Las hormonas se adhieren a los receptores que están sobre la superficie de la célula o dentro de ella. La unión con un receptor aumenta, disminuye o altera de alguna otra forma la velocidad del funcionamiento de la célula. Finalmente, las hormonas controlan el funcionamiento de órganos enteros. También regulan el crecimiento, el desarrollo, la reproducción y las características sexuales. Por otro lado, influyen en la manera en que el cuerpo utiliza y almacena la energía, y también controlan el volumen de líquidos y las concentraciones de sal y azúcar en la sangre. Algunas hormonas afectan a uno o dos órganos, mientras que otras tienen efectos globales.

Por ejemplo, la hormona que estimula el tiroides es producida en la hipófisis y sólo afecta a la glándula tiroides. Por el contrario, la hormona tiroidea es producida en la glándula tiroides, pero influye sobre muchos tipos de células del organismo. La insulina, producida por las células de los islotes del páncreas, afecta al metabolismo de la glucosa, de las proteínas y de las grasas en todo el cuerpo.

Controles endocrinos

Cuando las glándulas endocrinas funcionan mal, las concentraciones de las diferentes hormonas en la sangre son superiores o inferiores a las normales y, en consecuencia, se alteran las funciones de los órganos. Para controlar las funciones endocrinas, la secreción de cada hormona debe ser regulada dentro de unos límites precisos. El organismo requiere de sistemas que le permitan detectar, a cada momento, si necesita producir una mayor o menor cantidad de una hormona determinada.

El hipotálamo y la hipófisis secretan sus hormonas cuando detectan que la concentración en sangre de alguna otra hormona que ellos controlan es demasiado alta o demasiado baja. Entonces las hormonas hipofisarias se vierten al flujo sanguíneo para estimular la actividad en las glándulas que dirigen. Cuando la concentración en sangre de la hormona controlada es la adecuada, el hipotálamo y la hipófisis dejan de producir hormonas, ya que han detectado que no es necesaria más estimulación. Este sistema de retroalimentación regula todas las glándulas que están bajo el control hipofisario.

Ciertas hormonas que se hallan bajo el control hipofisario varían su concentración según programas previstos.

Por ejemplo, el ciclo menstrual de una mujer implica fluctuaciones mensuales por parte de la

Hormonas principales

Hormona	Dónde se produce	Función
Aldosterona	Glándulas suprarrenales	Regula el equilibrio de la sal y del agua mediante su retención y la excreción de potasio.
Hormona antidiurética (vasopresina)	Hipófisis	Hace que los riñones retengan agua y, junto con la aldosterona, controla la presión arterial.
Corticosteroide	Glándulas suprarrenales	Tiene efectos por todo el organismo; ejerce especialmente una acción antiinflamatoria, mantienen la concentración de azúcar en sangre, la presión arterial y la fuerza muscular; colabora en el equilibrio de sales y agua.
Corticotropina	Hipófisis	Controla la producción y secreción de hormonas de la corteza suprarrenal.
Eritropoyetina	Riñones	Estimula la producción de glóbulos rojos.
Estrógenos	Ovarios	Controla el desarrollo de las características del sexo femenino y del sistema reproductor.
Glucagón	Páncreas	Eleva la concentración de azúcar en sangre.
Hormona del crecimiento	Hipófisis	Controla el crecimiento y el desarrollo; promueve la producción de proteínas.
Insulina	Páncreas	Disminuye la cantidad de azúcar en sangre; influye en el metabolismo de la glucosa, proteínas y grasas en todo el cuerpo.
Hormona luteinizante y hormona foliculoestimulante	Hipófisis	Controlan las funciones reproductoras, como la producción de esperma y semen, la maduración del óvulo y los ciclos menstruales; controlan las características sexuales masculinas y femeninas (como la distribución del cabello, la formación de los músculos, la textura y el espesor de la piel, la voz e incluso los rasgos de la personalidad).
Oxitocina	Hipófisis	Contrae los músculos del útero y de los conductos de las glándulas mamarias.
Hormona paratiroidea	Glándulas paratiroideas	Controla la formación ósea y la eliminación de calcio y fósforo.
Progesterona	Ovarios	Prepara el revestimiento del útero para la implantación del óvulo fertilizado y las glándulas mamarias para segregar leche.
Prolactina	Hipófisis	Inicia y mantiene la producción de leche en las glándulas mamarias.
Renina y angiotensina	Riñones	Controla la presión arterial.
Hormona tiroidea	Glándula tiroides	Regula el crecimiento, la maduración y la velocidad metabólica.
Hormona estimulante del tiroides	Hipófisis	Estimula la producción y secreción de la hormona tiroidea.

La función de los transmisores

Si bien todas las células responden a transmisores y la mayoría de ellas los producen, sus funciones se agrupan en tres sistemas principales (el nervioso, el inmunitario, y el endocrino) esenciales para la coordinación de las actividades del organismo. Estos tres sistemas tienen mucho en común y cooperan entre sí. Sus transmisores están formados por proteínas o derivados grasos. Algunos transmisores recorren sólo un corto trayecto (alrededor de 2,5 cm) para ejercer su función, mientras que otros deben trasladarse muy lejos por el flujo sanguíneo para alcanzar su diana.

Los transmisores se adhieren a sus células diana mediante proteínas receptoras específicas ubicadas sobre la superficie de la célula o en el interior de ella. Algunos transmisores alteran la permeabilidad de las membranas celulares a algunas sustancias específicas; por ejemplo, la insulina modifica el transporte de glucosa a través de las membranas celulares. Otros transmisores, como la adrenalina y el glucagón, modifican la actividad de sus receptores, haciendo que produzcan sustancias diferentes que actúan como segundos transmisores; éstos afectan a la actividad del material genético de la célula, alterando la producción celular de proteínas o la actividad de las proteínas que ya estaban en la célula.

El efecto de un transmisor determinado depende de su lugar de secreción. Por ejemplo, la noradrenalina aumenta la presión arterial cuando las glándulas suprarrenales la secretan dentro de la sangre, pero cuando es liberada dentro del sistema nervioso, sólo estimula la actividad de las células nerviosas cercanas, sin afectar la presión arterial.

hipófisis en la secreción de la hormona luteinizante y foliculoestimulante. También fluctúan de un mes a otro las concentraciones de las hormonas producidas en el ovario (estrógenos y progesterona). No se conoce exactamente el mecanismo de control de estos biorritmos por parte del hipotálamo y de la hipófisis.

Sin embargo, se sabe con certeza que los órganos responden a un ritmo controlado, algo así como un reloj biológico.

Existen otros factores que estimulan la producción de hormonas. La prolactina, una hormona secretada por la hipófisis, es la responsable de que las glándulas mamarias produzcan leche. El bebé, al succionar el pezón, estimula a la hipófisis para que siga secretando prolactina. Igualmente, la succión aumenta la secreción de oxitocina, lo que provocará la contracción de los conductos lácteos y la conducción de la leche hacia el pezón para alimentar al bebé.

Los islotes del páncreas y las glándulas paratiroides, que no están bajo el control de la hipófisis, tienen sus propios sistemas para determinar cuándo es necesaria una mayor o menor secreción hormonal.

Por ejemplo, la concentración en sangre de insulina aumenta rápidamente después de comer porque el organismo necesita procesar los azúcares de los alimentos. Sin embargo, si la concentración de insulina permaneciera elevada, disminuiría peligrosamente el valor de azúcar en la sangre.

Por último, existen algunos valores hormonales que varían por razones menos obvias. Las concentraciones de los corticosteroides y de la hormona del crecimiento son más altas por la mañana y más bajas a media tarde. No se ha encontrado una razón que explique estas variaciones diarias.

CAPÍTULO 144

Trastornos de la hipófisis

La hipófisis o glándula pituitaria tiene forma de pera y está situada en una estructura ósea denominada silla turca, localizada debajo del cerebro. La silla turca la protege pero, en contrapartida, deja muy poco espacio para su expansión. Si la hipófisis aumenta de tamaño tiende a comprimir las estructuras que se encuentran en su parte superior, a menudo presionando las zonas del cerebro que llevan las señales desde los ojos, provocando,

posiblemente, dolores de cabeza o problemas visuales.

La hipófisis controla, en gran parte, el funcionamiento de las demás glándulas endocrinas y es a su vez controlada por el hipotálamo, una región del cerebro que se encuentra por encima de la hipófisis. La hipófisis consta de dos lóbulos, el anterior (adenohipófisis) y el posterior (neurohipófisis). El hipotálamo ejerce el control de las actividades del

Hipófisis: la glándula principal

La hipófisis, una glándula del tamaño de un guisante que está debajo del cerebro, produce una gran cantidad de hormonas, cada una de las cuales afecta a una parte específica del cuerpo (el órgano al cual está dirigida la hormona). Debido a que la hipófisis controla el funcionamiento de la mayoría de las demás glándulas endocrinas, con frecuencia recibe el nombre de glándula principal.

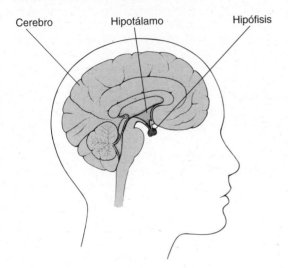

Cerebro   Hipotálamo   Hipófisis

Hormona	Órgano diana
Hormona antidiurética	Riñón
Hormona estimulante de los melanocitos beta	Piel
Corticotropina	Glándula suprarrenal
Endorfinas	Cerebro
Encefalinas	Cerebro
Hormona foliculo-estimulante	Ovarios o testículos
Hormona del crecimiento	Músculos y huesos
Hormona luteinizante	Ovarios o testículos
Oxitocina	Útero y glándulas mamarias
Prolactina	Glándulas mamarias
Hormona estimulante del tiroides	Glándula tiroides

lóbulo anterior mediante la emisión de sustancias semejantes a las hormonas que se abocan en los vasos sanguíneos que conectan directamente las dos zonas. A su vez, controla el lóbulo posterior mediante impulsos nerviosos.

El lóbulo anterior produce (secreta) hormonas que, en última instancia, regulan el funcionamiento de la glándula tiroides, las glándulas suprarrenales, los órganos reproductores (ovarios y testículos), la producción de la leche (lactancia) en las mamas y el crecimiento corporal. También produce las hormonas que causan la pigmentación oscura de la piel y que inhiben la sensación de dolor. El lóbulo posterior secreta las hormonas que regulan el equilibrio del agua, estimulan la bajada de leche en las mamas de mujeres con niños lactantes y estimulan las contracciones del útero.

Mediante la detección de los valores hormonales producidos por las glándulas que están bajo el control de la pituitaria (glándulas diana), el hipotálamo o la hipófisis determinan cuánta estimulación o disminución de la secreción puede necesitar la hipófisis para reajustar la actividad de las glándulas que controla. (• V. página 724) Las

hormonas producidas por la hipófisis (y el hipotálamo) no se secretan, todas ellas, de una forma continua. La mayoría se liberará de golpe en periodos de una a tres horas, alternando períodos de actividad e inactividad. Algunas de estas hormonas, como la adrenocorticotropina (que controla las glándulas suprarrenales), la hormona del crecimiento (que controla el crecimiento) y la prolactina (que controla la producción de leche), siguen un ritmo circadiano. Es decir, sus concentraciones suben y bajan de manera predecible durante el día, alcanzando su nivel más alto justo antes del momento de despertarse y llegando a sus valores más bajos justo antes de dormirse. Las concentraciones de otras hormonas varían según otros factores.

Por ejemplo, en las mujeres, la cantidad de hormona luteinizante y la de hormona folicu-loestimulante, las cuales controlan las funciones reproductoras, varían durante el ciclo menstrual. (• V. página 1112) En cualquier caso, la secreción excesiva o insuficiente de una o más hormonas hipofisarias, provocan una amplia variedad de síntomas.

Hipófisis

Secreción hormonal de la glándula y su relación con otros órganos.

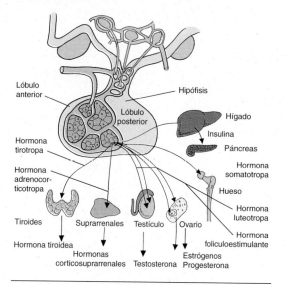

Lóbulo anterior
Hipófisis
Lóbulo posterior
Hormona tirotropa
Hormona adrenocorticotropa
Tiroides
Suprarrenales
Testículo
Ovario
Hígado
Insulina
Páncreas
Hormona somatotropa
Hueso
Hormona luteotropa
Hormona foliculoestimulante
Hormona tiroidea
Hormonas corticosuprarrenales
Testosterona
Estrógenos Progesterona

Funcionamiento de la hipófisis anterior

El lóbulo anterior de la hipófisis corresponde al 80 por ciento del peso total de la glándula; libera hormonas que regulan un crecimiento y desarrollo físico normales o estimulan la actividad de las glándulas suprarrenales, la glándula tiroides y los ovarios o los testículos. Cuando el lóbulo anterior secreta hormonas en cantidades excesivas o insuficientes, las otras glándulas endocrinas también aumentan o disminuyen su producción de hormonas.

Una de las hormonas secretadas por el lóbulo anterior es la **adrenocorticotropina** (la hormona adrenocorticotropa o ACTH), cuya función es estimular las glándulas suprarrenales a secretar cortisol, una hormona fisiológica semejante a la cortisona, y varios esteroides androgénicos, semejantes a la testosterona. Sin la adrenocorticotropina, las glándulas suprarrenales disminuyen de tamaño (se atrofian) y dejan de secretar cortisol, es decir, aparece una insuficiencia de la función de las glándulas suprarrenales. (• *V. página 743*) Aparte de la adrenocorticotropina, también se producen simultáneamente otras hormonas, como la **hormona estimulante de los melanocitos beta,** que regula la pigmentación de la piel, las **encefalinas** y las **endorfinas,** que controlan la percepción del dolor, el estado de ánimo y la atención.

La **hormona estimulante del tiroides,** también producida por el lóbulo anterior, estimula la producción de las hormonas tiroideas. (• *V. página 735*) Muy raramente, un exceso de esta hormona provoca una secreción hormonal excesiva por parte del tiroides y, en consecuencia, hipertiroidismo; la estimulación deficiente, en cambio, hace que la glándula tiroidea no produzca la cantidad suficiente, dando como resultado un hipotiroidismo.

Las otras dos hormonas que produce el lóbulo anterior (**la hormona luteinizante** y la **foliculoestimulante** (ambas gonadotropinas), actúan sobre los ovarios y los testículos (gónadas). En las mujeres, estimulan la producción de estrógenos y de progesterona y la liberación mensual de un óvulo desde los ovarios (ovulación). En los varones, la hormona luteinizante estimula la producción de la testosterona en los testículos, y la hormona foliculoestimulante, por su parte, los estimula para que produzcan esperma.

Una de las hormonas más importantes secretadas por el lóbulo anterior es la **hormona del crecimiento,** que favorece el crecimiento de los músculos y los huesos y contribuye a regular el metabolismo. Esta hormona puede aumentar bruscamente la entrada de azúcar a los músculos y al tejido graso, estimular la producción de proteínas por el hígado y los músculos, y retardar la producción de tejido adiposo (grasa). Los efectos más prolongados de la hormona del crecimiento, bloqueando la captación y el uso de azúcares (lo que aumenta su concentración en la sangre) e incrementando la producción de grasas (y por lo tanto, aumentando la concentración de lípidos en la sangre), parecen contrarrestar sus efectos inmediatos. Estas dos acciones de la hormona del crecimiento son importantes porque el cuerpo debe adaptarse a la falta de alimentos durante el periodo de ayuno. Junto con el cortisol, la hormona del crecimiento contribuye al mantenimiento de las concentraciones de azúcar en la sangre destinado al cerebro y moviliza las grasas de forma que estén disponibles para otras células del organismo, conformando así una fuente alternativa de energía. En muchos casos, actúa por medio de la activación de un determinado número de factores de crecimiento, de los cuales el más importante es el factor I, similar a la insulina (IGF-I).

Funcionamiento de la hipófisis posterior

El lóbulo posterior de la hipófisis sólo secreta dos hormonas: la hormona antidiurética y la oxitocina. En realidad, son producidas por células nerviosas del hipotálamo, que presentan proyecciones (axones) que se extienden hacia la hipófisis posterior, donde son liberadas las hormonas. A diferencia de la mayoría de las hormonas hipofisarias, la hormona antidiurética y la oxitocina no estimulan otras glándulas endocrinas. Sus variaciones de concentración afectan directamente a los órganos que regulan.

La **hormona antidiurética** o vasopresina promueve la acumulación de líquidos por parte de los riñones y contribuye a retener la cantidad adecuada de agua. (• *V. recuadro, página 695*) Cuando un paciente está deshidratado, existen unos receptores especiales en el corazón, los pulmones, el cerebro y la aorta que indican a la hipófisis la necesidad de producir más cantidad de hormona antidiurética. Las concentraciones en la sangre de los electrólitos, tales como el sodio, el cloro y el potasio, deben ser mantenidas dentro de un margen estrecho para que las células puedan funcionar normalmente. Las concentraciones elevadas de estos elementos, los cuales son percibidos por el cerebro, estimulan la liberación de esta hormona. El dolor, el nerviosismo, el ejercicio físico, las concentraciones bajas de azúcar en la sangre, la angiotensina, las prostaglandinas y ciertos fármacos, como la clorpropamida, los fármacos colinérgicos y otros que se emplean para tratar el asma y el enfisema, también estimulan la liberación de la hormona antidiurética.

El alcohol, ciertos esteroides y unas pocas sustancias más, disminuyen la producción de la hormona antidiurética. La carencia de esta hormona causa la diabetes insípida, un trastorno en el que los riñones excretan demasiada agua. (• *V. página 734*) Por otra parte, en ocasiones se produce una cantidad excesiva de la hormona antidiurética. Es lo que se denomina síndrome de secreción inadecuada de la hormona antidiurética, en el que la concentración de esta hormona es demasiado alta, y en consecuencia se retiene agua y desciende la concentración en sangre de algunos electrólitos, como puede ser el sodio. Este síndrome se manifiesta en personas con insuficiencia cardíaca y, en casos excepcionales, en las que padecen determinadas enfermedades del hipotálamo. La hormona antidiurética se puede producir fuera de la hipófisis, sobre todo en algunas formas de cáncer pulmonar. Por ello, cuando se descubren concentraciones elevadas de hormona antidiurética, no sólo se estudia el funcionamiento de la hipófisis sino que también se investiga la posibilidad de que exista un cáncer.

La **oxitocina** contrae el útero durante el parto e inmediatamente después del mismo para prevenir la hemorragia excesiva. Así mismo, estimula la contracción de ciertas células de las mamas que rodean las glándulas mamarias. El proceso se inicia con la succión del pezón, que estimula la hipófisis para que libere oxitocina. Las células de las mamas se contraen y conducen la leche desde su lugar de producción hacia el pezón.

Síndrome de la silla turca vacía

En el síndrome de la silla turca vacía, la silla turca (una estructura ósea debajo del cerebro), característicamente dilatada, aloja la hipófisis, de tamaño normal o más pequeña.

El síndrome de la silla turca vacía tiene más incidencia en las mujeres con sobrepeso o con una presión arterial elevada. Alrededor del 10 por ciento de los pacientes que padecen este síndrome tienen un aumento de presión del líquido del interior del cráneo, (• *V. recuadro, página 401*) y aproximadamente el 10 por ciento presenta, de manera crónica, una salida de líquido por la nariz. En algunos casos, el paciente tiene un tumor hipofisario pequeño, casi siempre benigno, que secreta hormona del crecimiento, prolactina o adrenocorticotropina. Una radiografía simple del cráneo, una tomografía computadorizada (TC) o las imágenes generadas por resonancia magnética (RM) pueden revelar la dilatación de la silla turca.

Por lo general, no es necesario un tratamiento para este síndrome. Sin embargo, una silla turca dilatada también puede indicar un ensanchamiento de la hipófisis. Una TC o una RM pueden ser útiles para distinguir el síndrome de la silla turca vacía de otras causas de dilatación de la misma. Por ejemplo, un tumor maligno o benigno (adenoma) puede agrandar la hipófisis, afectando a dicha glándula o el hipotálamo. El aumento de tamaño de la hipófisis puede producir síntomas, como dolores de cabeza, y en vista de que la glándula presiona sobre el nervio óptico se puede producir también una pérdida de la visión. Inicialmente sólo se afecta la parte externa de los campos visuales de ambos ojos.

Hipofunción hipofisaria

La hipofunción hipofisaria (una hipófisis menos eficaz) se define como una pérdida parcial o completa de las funciones del lóbulo anterior.

Dado que la hipofunción hipofisaria afecta al funcionamiento de las glándulas endocrinas estimuladas por las hormonas de la hipófisis anterior, los síntomas varían según cuáles sean las hormonas deficientes. Aunque en casos excepcionales los síntomas comienzan de forma repentina y de modo dramático, por lo general se inician gradualmente y pasan inadvertidos durante un largo período de tiempo.

Las causas de la hipofunción de la hipófisis

Causas primarias que afectan la hipófisis (hipopituitarismo primario)
- Tumores hipofisarios
- Suministro de sangre inadecuado a la hipófisis (por hemorragias graves, coágulos sanguíneos, anemia u otras causas)
- Infecciones y enfermedades inflamatorias
- Sarcoidosis o amiloidosis (enfermedades inusuales)
- Irradiación
- Extirpación quirúrgica
- Enfermedad inmune

Causas primarias que afectan el hipotálamo y luego afectan la hipófisis (hipopituitarismo secundario)
- Tumores hipotalámicos
- Enfermedades inflamatorias
- Traumatismos de la cabeza
- Lesión quirúrgica de la hipófisis, vasos sanguíneos o nervios que conducen a ella

---

La deficiencia incluye a una, a varias o a todas las hormonas producidas por la hipófisis anterior. Las concentraciones de gonadotropinas (hormona luteinizante y hormona foliculoestimulante) inferiores a las normales en las mujeres premenopáusicas, causan la interrupción de los períodos menstruales (amenorrea), infertilidad, sequedad vaginal y pérdida de algunas características sexuales femeninas. En los varones, las deficiencias de gonadotropinas provocan impotencia, disminución de tamaño (atrofia) de los testículos, disminución de la producción de esperma, con la consecuente infertilidad y la pérdida de algunas características sexuales masculinas, como el crecimiento del vello facial y corporal. Las deficiencias de gonadotropinas también se presentan en los pacientes con el síndrome de Kallmann, en los que se observan también labio leporino o fisura del paladar, daltonismo e incapacidad de discernir olores.

La deficiencia de hormona del crecimiento generalmente produce pocos o ningún síntoma en los adultos. En los niños, reduce la velocidad del crecimiento y algunas veces causa enanismo. (• *V. página 1331*) La deficiencia de la hormona estimulante del tiroides produce hipotiroidismo o una disminución de la actividad de la glándula tiroides, lo cual se manifiesta en síntomas como confusión, intolerancia al frío, aumento de peso, estreñimiento y se-

quedad de la piel. (• *V. página 739*) La deficiencia aislada de adrenocorticotropina es poco frecuente, y provoca una menor actividad de las glándulas suprarrenales. El resultado es agotamiento, presión arterial baja, concentración de azúcar en la sangre disminuida y escasa tolerancia al estrés (por ejemplo a un traumatismo grave, cirugía o infección). (• *V. página 743*)

Una deficiencia aislada de prolactina es una situación rara, pero explica por qué algunas mujeres no son capaces de producir leche después de un parto. El síndrome de Sheehan, también infrecuente, es el resultado de una pérdida excesiva de sangre y del shock durante el parto, que puede destruir parcialmente la hipófisis. Se caracteriza por agotamiento, pérdida del vello púbico y de las axilas e incapacidad para producir leche.

Diagnóstico

Dado que la hipófisis estimula otras glándulas, una deficiencia de las hormonas hipofisarias reduce la cantidad de hormonas producidas por estas otras glándulas. Por esta razón, se debe considerar la posibilidad de una alteración fisiológica hipofisaria cuando se investiga una deficiencia en otra glándula, como el tiroides o las glándulas suprarrenales. Cuando los síntomas sugieren un funcionamiento incorrecto de varias glándulas, el médico sospecha que se trata de un caso de hipofunción hipofisaria o de un síndrome de deficiencia poliglandular. (• *V. página 760*)

La hipófisis se examina mediante una tomografía computadorizada (TC) o con las imágenes generadas por resonancia magnética (RM), que servirán para identificar anomalías estructurales; los análisis de sangre se utilizan para medir las concentraciones hormonales en sangre. Los registros de alta resolución de TC o RM ponen de manifiesto determinadas zonas (localizadas) de crecimiento de tejido anómalo, así como la dilatación o la disminución de la hipófisis. Los vasos sanguíneos que alimentan la hipófisis se examinan mediante una angiografía. (• *V. página 301*) En el futuro, la tomografía por emisión de positrones suministrará una información aún más completa sobre el funcionamiento de la hipófisis.

La producción de la hormona del crecimiento es difícil de evaluar. Las pruebas no aportan mediciones fiables porque el organismo secreta la hormona del crecimiento de forma intermitente durante el día y, sobre todo, durante el sueño. Por lo tanto, el valor sanguíneo en un momento dado no indica si la producción es normal o no. A menudo es útil medir en la sangre los valores del factor de crecimiento I similar a la insulina (IGF-I), porque cambian lentamente en proporción a la cantidad total de hormona de crecimiento que secreta la hipófisis. De todas maneras, la deficiencia parcial de la hormona del crecimiento es particularmente difícil de evaluar. Además, los valores de esta hormona son bajos cuando disminuyen las funciones del tiroides o de las glándulas suprarrenales.

Dado que los valores de la hormona luteinizante y de la foliculoestimulante fluctúan con el ciclo menstrual, su medición en las mujeres es difícil de interpretar.

Sin embargo, en las mujeres que están en el periodo posterior a la menopausia y que no siguen un tratamiento con estrógenos, los valores de la concentración de estas hormonas son normalmente altos. En los varones, dichos valores no acusan demasiadas fluctuaciones.

Algunos trastornos pueden inhibir temporalmente la hipófisis y por lo tanto semejar una hipofunción hipofisaria. La inanición prolongada, por ejemplo, como ocurre en la anorexia nerviosa, es una de las causas del funcionamiento deficiente de la hipófisis. Los pacientes que muestran síntomas de cirrosis hepática después de haber abusado del alcohol durante años, desarrollan síntomas semejantes a los de la hipofunción hipofisaria, como aumento del tamaño de las mamas, atrofia de los testículos, alteraciones de la piel y aumento de peso. Un tumor hipofisario que secreta prolactina es una causa frecuente de reducción de la secreción de las hormonas luteinizante y foliculoestimulante. A medida que el tumor crece, puede destruir la hipófisis por la presión que ejerce y, en consecuencia, disminuir la producción de la hormona del crecimiento, la hormona estimulante del tiroides y la adrenocorticotropina.

Tratamiento

El objetivo del tratamiento es la sustitución de las hormonas diana deficientes (que dependen de la hipófisis), más que la sustitución de la hormona hipofisaria deficiente. Por ejemplo, a los pacientes con deficiencia de la hormona estimulante del tiroides se les proporciona hormona tiroidea, a los afectados de deficiencia de adrenocorticotropina se les administran hormonas adrenocorticales y a los que padecen deficiencia en las hormonas luteinizante y foliculoestimulante se les suministran estrógenos, progesterona o testosterona. La hormona del crecimiento puede administrarse a los niños, pero los adultos, en general, no necesitan suplir su carencia.

Cualquier tumor hipofisario que sea responsable de la hipofunción hipofisaria debe recibir un tratamiento adecuado. Si el tumor es pequeño y no secreta prolactina, la extirpación quirúrgica a través

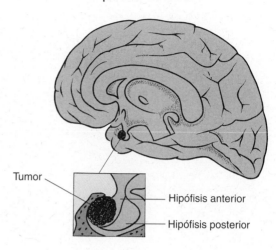

Tumor en la hipófisis anterior

Tumor

Hipófisis anterior

Hipófisis posterior

de la nariz es el tratamiento de elección en la mayoría de los casos. Los tumores que producen prolactina se tratan administrando bromocriptina. Para destruirlos también se utiliza la irradiación de la hipófisis con supervoltaje o con haces de protones. Algunos tumores grandes y los que se extienden más allá de la silla turca son imposibles de eliminar con la cirugía solamente; por ello, los médicos usan irradiación con supervoltaje después de la cirugía para eliminar las células restantes del tumor. La irradiación de la hipófisis suele reducir lentamente su funcionamiento, ya sea de forma parcial o completa. Por lo tanto, en general, se efectuará una evaluación de las glándulas controladas por la hipófisis cada 3 a 6 meses durante el primer año y después, anualmente.

Acromegalia

La acromegalia se define como un crecimiento desmesurado causado por un exceso de secreción de la hormona del crecimiento.

La hipersecreción de la hormona del crecimiento, casi siempre causada por un tumor benigno hipofisario (adenoma), produce alteraciones en muchos tejidos y órganos. Por ejemplo, muchos órganos internos se ensanchan, incluyendo el corazón, el hígado, los riñones, el bazo, el tiroides, las paratiroides y el páncreas. Ciertos tumores poco frecuentes del páncreas y de los pulmones también causan una producción excesiva de sustancias similares a la hormona del crecimiento, con consecuencias semejantes.

Facies de una paciente con acromegalia

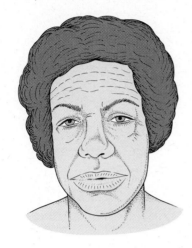

Síntomas

En la mayoría de los casos, la secreción excesiva de la hormona del crecimiento comienza a una edad que oscila entre los 30 y los 50 años, es decir, cuando las superficies de crecimiento (cartílagos de crecimiento) de los huesos ya se han cerrado hace mucho tiempo. Por lo tanto, los huesos se deforman en vez de alargarse. Los rasgos faciales de la persona se vuelven toscos y las manos y los pies se hinchan y, por consiguiente, necesitarán anillos, guantes, zapatos y sombreros más grandes. Dado que estas alteraciones aparecen lentamente, pasan inadvertidas durante años. El vello corporal de tipo áspero aumenta, la piel se hace más gruesa y con frecuencia se oscurece. Las glándulas sebáceas y sudoríparas de la piel se agrandan, produciendo una transpiración excesiva y a menudo el olor corporal se torna desagradable.

Por otra parte, el crecimiento del hueso maxilar provoca que la mandíbula se vuelva protuberante (prognatismo). El cartílago del aparato fónico (laringe) aumenta de tamaño y en consecuencia, la voz será más profunda y ronca. La lengua puede también agrandarse y volverse muy arrugada. Las costillas se vuelven más gruesas y dan al pecho una apariencia de barril.

El dolor articular es un síntoma frecuente; al cabo de muchos años puede producir una artrosis invalidante. El corazón se dilata y su función puede verse afectada e incluso manifestarse una insuficiencia cardíaca. Algunas veces el paciente se siente extraño y con debilidad en los brazos y las piernas, dado que los tejidos engrosados comprimen los nervios. Los nervios portadores de mensajes desde los ojos al cerebro también se comprimen, lo que causará pérdida de la visión, sobre todo en los campos visuales externos. Por último, el tumor hipofisario puede causar también dolores de cabeza agudos

Casi todas las mujeres que padecen de acromegalia tienen ciclos menstruales irregulares; algunas mujeres producen leche aun cuando no están amamantando (galactorrea), debido a la excesiva cantidad de hormona del crecimiento o a un aumento simultáneo de la prolactina. Es de resaltar que alrededor de un tercio de los varones que padecen de acromegalia sufren de impotencia.

En casos muy raros, la hipersecreción de la hormona del crecimiento comienza en la infancia, antes de que los cartílagos de crecimiento de los huesos largos se hayan cerrado. Dado que los huesos continúan su crecimiento hasta que sus cartílagos de crecimiento (que se encuentran en los extremos de los huesos largos) se cierran, esta situación conduce a un crecimiento óseo exagerado y a una altura anormal (**gigantismo hipofisario**). Si bien estos niños tienen un crecimiento acelerado, sus huesos no se deforman. Sin embargo, los tejidos blandos alrededor del hueso se hinchan y algunos nervios se dilatan. Puede existir también un retraso en la aparición de la pubertad y un desarrollo incompleto de los genitales.

Diagnóstico

Como las alteraciones inducidas por los valores elevados de la hormona del crecimiento se producen lentamente, es habitual que la acromegalia se diagnostique muchos años después de la manifestación de los primeros síntomas. Las fotografías en serie (tomadas durante un largo periodo de tiempo) facilitan el diagnóstico. Una radiografía del cráneo puede mostrar el engrosamiento de los huesos, la dilatación de los senos nasales y el ensanchamiento o la erosión de la silla turca (estructura ósea que circunda la hipófisis). Así mismo, las radiografías de las manos revelan el engrosamiento de los huesos debajo de las yemas y la hinchazón de los tejidos alrededor de estos huesos. Los análisis de sangre también pueden ser útiles, dado que en muchas personas que padecen acromegalia se observan concentraciones elevadas de azúcar en la sangre.

La presencia de estos síntomas sugiere el diagnóstico de acromegalia, y un valor elevado de la hormona del crecimiento o del factor de crecimiento I similar a la insulina (GH-I) en un análisis de sangre confirmará el diagnóstico preliminar. Si el resultado del análisis de sangre no es concluyente, se administrará al individuo afectado una gran cantidad de azúcar para comprobar si se reduce la concentración de hormona del crecimiento, lo que debería suceder si el paciente no padece de acromegalia. Ambos valores, el del azúcar y el de la hormona del crecimiento, permanecen altos en los pacientes con acromegalia.

Tratamiento

Para interrumpir o reducir la secreción excesiva de hormona del crecimiento, se extirpa o se destruye el tumor mediante cirugía o radioterapia. Esta última implica el uso de irradiación con supervoltaje, que es mucho menos traumática que la cirugía y generalmente no afecta a la producción de otras hormonas de la hipófisis. Sin embargo, este tratamiento puede retrasar durante varios años el retorno de los valores de la hormona del crecimiento a niveles normales. Se están experimentando otras formas de radioterapia en un intento de acelerar los resultados.

La reducción de los valores de la hormona del crecimiento no es fácil, incluso con el uso combinado de ambos métodos, es decir, cirugía y radioterapia. El tratamiento farmacológico mediante la administración de octreótido o bromocriptina puede también resultar de utilidad.

Galactorrea

La galactorrea se define como la producción de leche por las mamas en las mujeres que no están en periodo de lactancia, o en los hombres.

En ambos sexos, la causa más frecuente de galactorrea es un tumor en la hipófisis que produce prolactina (prolactinoma). Por lo general, los prolactinomas son muy pequeños cuando se diagnostican por primera vez. Por otra parte, tienden a aumentar de tamaño más en los varones que en las mujeres. Los fármacos, tales como las fenotiacinas, algunos de los suministrados para tratar la hipertensión (sobre todo la metildopa) y los narcóticos, incrementan la producción de prolactina y, en consecuencia, causan galactorrea. El hipotiroidismo (disminución de la función del tiroides) también puede provocar este trastorno.

Síntomas

Si bien la producción de leche por las glándulas mamarias puede ser el único síntoma de un prolactinoma, muchas mujeres dejan de menstruar o empiezan a tener períodos menstruales anómalos. Las mujeres con prolactinomas empiezan a sufrir oleadas de calor y sequedad vaginal, lo cual causa molestias durante una relación sexual. Los varones típicamente padecen dolores de cabeza o pierden la visión periférica. Alrededor de dos tercios de los varones pierden el interés por el sexo y se vuelven impotentes.

Diagnóstico

Para determinar la causa de una producción anómala de leche, se utiliza una combinación de análisis de sangre y tomografía computadorizada (TC) o resonancia magnética (RM). Los signos de la deficiencia de estrógenos son obvios en un examen físico, mientras que los valores de la prolactina y otras hormonas, como la luteinizante y la foliculoestimulante, requieren un análisis de sangre. Las exploraciones con TC o RM pueden revelar pequeños prolactinomas y, si el tumor es grande, el oftalmólogo efectúa exploraciones de los campos visuales para detectar defectos de la visión.

Tratamiento

Los prolactinomas son tratados mediante técnicas diversas. Cuando la concentración de prolactina en la sangre de un paciente es muy alta y la exploración con TC o RM detectan únicamente un pequeño tumor hipofisario o nada en absoluto, el médico puede prescribir la administración de bromocriptina o incluso no recomendar ningún tratamiento. En las mujeres, la bromocriptina tiene la ventaja de que incrementa los valores de estrógenos (a menudo bajos en las que presentan valores elevados de prolactina), lo que las protege de desarrollar una posible osteoporosis. La bromocriptina debe recomendarse a las pacientes con prolactinomas que deseen quedar embarazadas, además de que también contribuye a interrumpir el flujo de leche. Se prescribirán estrógenos o anticonceptivos orales que contengan estrógenos a las mujeres con pequeños prolactinomas, ya que no existen evidencias de que los estrógenos provoquen una aceleración anormal del crecimiento de los tumores pequeños. La mayoría de los expertos recomienda una exploración anual con TC o RM, como mínimo durante 2 años, para asegurarse de que el tumor no crezca demasiado.

Los médicos tratan generalmente a los pacientes que presentan tumores grandes (macroadenomas) con bromocriptina o cirugía, después de haber efectuado un estudio del sistema endocrino. El tratamiento se coordina con un endocrinólogo, un neurocirujano y un radioterapeuta. Si la bromocriptina disminuye la concentración de prolactina y los síntomas desaparecen, la cirugía es, con frecuencia, innecesaria. No obstante, cuando se requiere la cirugía, la administración de bromocriptina puede reducir el tumor antes de la operación. A pesar de que la intervención quirúrgica inicialmente normaliza la concentración en sangre de prolactina, la mayoría de los prolactinomas reaparece. La radioterapia sólo se utiliza cuando los síntomas se agravan y el tumor crece a pesar del tratamiento con bromocriptina. Las concentraciones de otras hormonas de la hipófisis pueden disminuir durante varios años después de aplicar la radioterapia.

Diabetes insípida

La diabetes insípida es un trastorno en el que los valores insuficientes de hormona antidiurética causan una sed excesiva (polidipsia) y una producción exagerada de orina muy diluida (poliuria).

La diabetes insípida es el resultado de un déficit de la hormona antidiurética (vasopresina), que es la encargada de limitar la producción excesiva de orina. Lo singular de esta hormona es que el hipotálamo la produce y luego es almacenada hasta ser liberada en el flujo sanguíneo por la hipófisis posterior. El trastorno puede también aparecer cuando una concentración de hormona antidiurética normal está combinada con una respuesta anormal de los riñones a la hormona, una afección denominada **diabetes insípida nefrógena**. (• *V. página 643*)

Causas

La diabetes insípida puede ser consecuencia de un mal funcionamiento del hipotálamo que da como resultado una escasa producción de hormona antidiurética. Otras posibilidades son que la hipófisis sea incapaz de liberar la hormona en el flujo sanguíneo, lesiones producidas durante una intervención quirúrgica del hipotálamo o de la hipófisis, una lesión cerebral (particularmente una fractura de la base del cráneo), un tumor, la sarcoidosis o la tuberculosis, un aneurisma o una obstrucción de las arterias que van al cerebro, ciertas formas de encefalitis o meningitis, y una rara enfermedad denominada histiocitosis X (enfermedad de Hand-Schüller-Christian).

En algunos casos excepcionales, un paciente tiene síntomas psicológicos de sed exagerada, con lo que consume un gran volumen de líquidos y presenta una emisión excesiva de orina. Estos síntomas se asemejan a los de la diabetes insípida, con la excepción de que el sujeto, por lo general, no se despierta durante la noche para orinar. A medida que pasa el tiempo, el consumo exagerado de líquidos disminuye la sensibilidad a la hormona antidiurética.

Síntomas

La diabetes insípida puede comenzar de forma gradual o brusca a cualquier edad. Habitualmente, los únicos síntomas son la sed exagerada y la excesiva producción de orina. Un paciente puede beber enormes cantidades de líquido (de 4 a 40 litros al día) para compensar las pérdidas que se producen en la orina. Cuando esta compensación no es posible, puede producirse rápidamente deshidratación y, en consecuencia, disminución de la presión arterial y shock. La persona afectada continúa orinando en grandes cantidades y con frecuencia durante la noche.

Diagnóstico

Los médicos sospechan la existencia de diabetes insípida en los pacientes que producen grandes cantidades de orina. En primer lugar, controlan la cantidad de azúcar en la orina para descartar que se trate de un caso de diabetes mellitus. Un análisis de sangre mostrará concentraciones anómalas de muchos electrólitos.

La prueba de restricción de agua es la más simple y la más fiable para determinar la existencia de diabetes insípida. Dado que no le está permitido al paciente beber líquidos durante la prueba y que podría producirse una deshidratación grave, la prueba debe efectuarse bajo vigilancia médica. La producción de orina, las concentraciones electrolíticas (sodio) en la sangre y el peso se miden regularmente durante varias horas. Tan pronto como la presión arterial se reduce, o la frecuencia cardíaca aumenta, o se pierde más del 5 por ciento del peso corporal, se interrumpe la prueba y se suministra una inyección de hormona antidiurética. El diagnóstico de diabetes insípida se confirma si, en respuesta a la hormona antidiurética, la micción se detiene, la presión arterial aumenta y el corazón late de forma más normal.

Tratamiento

Siempre que sea posible, debe ser tratada la causa subyacente de la diabetes insípida. Se suministrará vasopresina o acetato desmopresina, formas modificadas de la hormona antidiurética, con un vaporizador nasal varias veces al día, para mantener una producción normal de orina. Sin embargo, la administración excesiva de estos fármacos provoca retención de líquidos, hinchazón y otros trastornos. A los pacientes con diabetes insípida que estén siendo sometidos a una intervención quirúrgica o que estén inconscientes, generalmente se les inyecta hormona antidiurética.

A veces, la diabetes insípida se puede controlar con fármacos que estimulen la producción de hormona antidiurética, tales como la clorpropamida, la carbamazepina, el clofibrato y varios diuréticos (tiacidas). Estos fármacos no son adecuados para aliviar completamente los síntomas en pacientes con diabetes insípida grave.

Trastornos de la glándula tiroides

El tiroides es una pequeña glándula que mide alrededor de 5 cm de diámetro situada en el cuello bajo la piel y por debajo de la nuez de Adán. Las dos mitades (lóbulos) de la glándula están conectadas en su parte central (istmo), de modo que se parece a la letra H o a un nudo de corbata. Normalmente, la glándula tiroides no se puede ver y apenas se puede sentir. Sólo en el caso de que se agrande puede el médico palparla fácilmente como una protuberancia prominente (bocio) que aparece debajo o a los lados de la nuez de Adán.

La glándula tiroides secreta las hormonas tiroideas, que controlan la velocidad de las funciones químicas del cuerpo (velocidad metabólica). Las hormonas del tiroides tienen dos efectos sobre el metabolismo: estimular casi todos los tejidos del cuerpo a producir proteínas y aumentar la cantidad de oxígeno que las células utilizan. Cuando las células trabajan más intensamente, los órganos del cuerpo trabajan más rápido.

Para producir hormonas tiroideas, la glándula tiroides necesita yodo, un elemento que contienen los alimentos y el agua. Esta glándula concentra el yodo y lo procesa en su interior. Cuando las hormonas tiroideas se consumen, algo del yodo contenido en las hormonas vuelve a la glándula tiroides y es reciclado para producir más hormonas.

El organismo se sirve de un mecanismo complejo para ajustar la concentración de hormonas tiroideas presente en cada momento. En primer lugar, el hipotálamo, ubicado en el cerebro debajo de la hipófisis, secreta la **hormona liberadora de tirotropina,** la cual hace que la hipófisis produzca la **hormona estimulante del tiroides o tirotropina.** Tal y como su nombre sugiere, ésta estimula la glándula tiroides para producir hormonas tiroideas. Cuando la cantidad de hormonas tiroideas circulantes en la sangre alcanza una cierta concentración, la hipófisis reduce la producción de hormona estimulante del tiroides. Cuando esta concentración disminuye, aumenta la producción de hormona estimulante (mecanismo de control mediante retroalimentación negativa).

Las hormonas del tiroides se encuentran en dos formas. La **tiroxina (T$_4$)** que es la forma producida en la glándula tiroides, tiene sólo un efecto ligero en la aceleración de la velocidad de los procesos metabólicos del cuerpo. La tiroxina se convierte en el hígado y otros órganos en una forma metabólicamente activa, la **triyodotironina (T$_3$).** Esta conversión produce aproximadamente el 80 por ciento de la forma activa de la hormona; el 20 por ciento restante lo produce y secreta la misma glándula tiroides. Muchos factores controlan la conversión de T$_4$ a T$_3$ en el hígado y en los otros órganos, incluyendo las necesidades del organismo en cada momento. La mayor parte de las formas T$_4$ y T$_3$ se une a ciertas proteínas en la sangre y es activa solamente cuando no está unida a ellas. De este modo singular, el organismo mantiene la cantidad correcta de hormonas tiroideas, necesaria para conservar una velocidad metabólica estable.

Para que la glándula tiroides funcione normalmente es necesario que muchos factores actúen muy estrechamente: el hipotálamo, la hipófisis, las proteínas transportadoras de hormona tiroidea (de la sangre) y la conversión, en el hígado y los otros tejidos, de T$_4$ a T$_3$.

Pruebas de laboratorio

Para determinar la eficiencia del funcionamiento de la glándula tiroides, se utilizan varias pruebas de laboratorio. Una de las más comunes es la prueba para medir la concentración de la hormona estimulante del tiroides en la sangre. En vista de que ésta estimula la producción de hormona tiroidea, sus concentraciones en sangre son elevadas cuando la glándula tiroides es poco activa (y por eso necesita mayor estímulo) y bajas cuando es hiperactiva (y por

Localización de la glándula tiroides

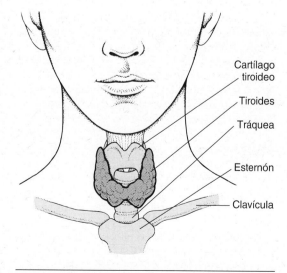

Cartílago tiroideo

Tiroides

Tráquea

Esternón

Clavícula

eso necesita menor estímulo). Si la hipófisis no funciona de forma normal (aunque esto sucede raramente), el valor de hormona estimulante del tiroides por sí solo, no reflejará exactamente el estado de funcionamiento de la glándula tiroides y se procederá entonces a medir el valor de T_4 libre.

La medición de la concentración de la hormona estimulante del tiroides y de la de T_4 libre que circulan en la sangre es, por lo general, todo lo que se necesita. Sin embargo, también puede ser necesario determinar la concentración de una proteína llamada globulina unida a la tiroxina, dado que sus valores anormales pueden conducir a la mala interpretación de la concentración total de las hormonas tiroideas. Las personas con insuficiencia renal, algunos trastornos genéticos u otras enfermedades o que tomen esteroides anabolizantes, presentan unos valores más bajos de globulina ligada a la tiroxina. Por el contrario, los valores de globulina ligada a la tiroxina pueden ser más altos de lo normal en mujeres embarazadas o que tomen anticonceptivos orales u otras formas de estrógenos, y en las personas que sufran los estados iniciales de la hepatitis, o también algunas otras enfermedades.

Algunas pruebas se realizan en la misma glándula tiroides. Por ejemplo, si el médico percibe un crecimiento anormal de ésta, puede practicarse una ecografía (examen con ultrasonidos); este procedimiento utiliza ondas de sonido para determinar si el crecimiento es sólido o contiene líquido. La gammagrafía del tiroides utiliza yodo radiactivo o tecnecio y un dispositivo para reproducir una imagen que muestre cualquier anomalía física. La gammagrafía del tiroides es útil para determinar si una zona de la glándula funciona de manera normal, o si es hiperactiva o poco activa, comparada con el resto de la glándula.

En raras ocasiones, cuando el médico no está seguro de si el problema se encuentra en la glándula tiroides o en la hipófisis, ordena pruebas de estimulación funcional. Una de estas pruebas consiste en inyectar una hormona liberadora de tirotropina por vía intravenosa y a continuación realizar los análisis de sangre pertinentes para medir la respuesta de la hipófisis.

Síndrome del enfermo eutiroideo

En el síndrome del enfermo eutiroideo, los resultados del examen del tiroides son anómalos aun cuando la glándula tiroides esté funcionando normalmente.

Se produce habitualmente en los pacientes que sufren de una enfermedad grave que no afecta al tiroides. Cuando los pacientes están enfermos, desnutri-

dos o han sufrido una intervención quirúrgica, la forma T_4 de la hormona del tiroides no se convierte normalmente en la forma T_3. Grandes cantidades de T_3 inversa, una forma inactiva de la hormona tiroidea, se acumulan. A pesar de esta conversión anómala, la glándula tiroides sigue funcionando y controlando la velocidad metabólica del cuerpo de forma normal. Debido a que no es un problema de la glándula tiroides, no se necesita tratamiento. Las pruebas de laboratorio muestran resultados normales una vez que la enfermedad subyacente se resuelve.

Hipertiroidismo

El hipertiroidismo, un trastorno en el que la glándula tiroides es hiperactiva, se desarrolla cuando el tiroides produce demasiada cantidad de hormonas.

El hipertiroidismo tiene varias causas, entre ellas las reacciones inmunológicas (posible causa de la enfermedad de Graves). Los pacientes con tiroiditis, una inflamación de la glándula tiroides, padecen habitualmente una fase de hipertiroidismo. Sin embargo, la inflamación puede dañar la glándula tiroides, de modo que la actividad inicial, superior a la normal, es el preludio de una actividad deficiente transitoria (lo más frecuente) o permanente (hipotiroidismo).

Los nódulos tóxicos (adenomas), zonas de tejido anómalo que crecen dentro de la glándula tiroides, eluden a veces los mecanismos que controlan la glándula y producen, en consecuencia, hormonas tiroideas en grandes cantidades. Un paciente puede tener un nódulo o varios. A este respecto el bocio tóxico multinodular (enfermedad de Plummer), un trastorno en el que hay muchos nódulos, es poco frecuente en los adolescentes y adultos jóvenes y el riesgo de padecerlo tiende a aumentar con la edad.

En el hipertiroidismo, en general, las funciones del cuerpo se aceleran. El corazón late más rápidamente y puede desarrollar un ritmo anómalo, y el individuo afectado puede llegar a percibir los latidos de su propio corazón (palpitaciones). Así mismo, es probable que la presión arterial aumente. Muchos pacientes con hipertiroidismo sienten calor incluso en una habitación fría, su piel se torna húmeda ya que tienden a sudar profusamente, y sus manos pueden temblar. Se sienten nerviosos, cansados y débiles, y a pesar de esto aumentan su nivel de actividad; aumenta el apetito, aunque pierden peso; duermen poco y hacen frecuentes deposiciones, algunas veces con diarrea.

Los ancianos con hipertiroidismo pueden no presentar estos síntomas característicos, pero tienen lo que a veces se denomina **hipertiroidismo apático u**

oculto. Simplemente se tornan débiles, soñolientos, confusos, introvertidos y deprimidos. Los problemas cardíacos, especialmente los ritmos cardíacos anómalos, se observan a menudo en los pacientes de edad avanzada con hipertiroidismo.

El hipertiroidismo también provoca alteraciones oculares: hinchazón en torno a los ojos, aumento de la lacrimación, irritación y una inusual sensibilidad a la luz. Además, la persona parece mirar fijamente. Estos síntomas oculares desaparecen cuando la secreción de la hormona tiroidea es controlada, excepto en los pacientes con enfermedad de Graves, la cual causa problemas especiales en los ojos.

El hipertiroidismo puede adoptar diversas formas que incluyen la enfermedad de Graves, el bocio tóxico nodular o el hipertiroidismo secundario

Enfermedad de Graves

Se cree que la causa de la enfermedad de Graves (bocio tóxico difuso) es un anticuerpo que estimula el tiroides a producir un exceso de hormonas. Se observan los signos típicos del hipertiroidismo y tres síntomas distintivos adicionales. Dado que la glándula completa es estimulada, aumenta mucho de tamaño y causa una tumefacción en el cuello (bocio). Las personas que padecen esta enfermedad también pueden tener los ojos saltones (exoftalmos) (• *V. página 1067)* y, menos frecuentemente, zonas de piel sobreelevadas en las espinillas.

Los ojos se tornan saltones debido a una sustancia que se acumula en la órbita. Este abultamiento ocular se añade a una intensa fijeza en la mirada y a otras alteraciones oculares características del hipertiroidismo. Los músculos que mueven los ojos dejan de funcionar de la forma adecuada, y ésta es la causa de que sea difícil o imposible mover los ojos o coordinar sus movimientos, lo que provoca visión doble. Los párpados, al no cerrarse por completo, exponen los ojos a lesiones debidas a partículas extrañas y sequedad. Estos cambios pueden empezar años antes de que se advierta cualquiera de los otros síntomas de hipertiroidismo, proporcionando una clave inicial de la enfermedad de Graves, o pueden no presentarse hasta que aparecen el resto de los síntomas. Los síntomas oculares pueden incluso manifestarse o agravarse después de que la secreción excesiva de la hormona tiroidea ha sido tratada y controlada.

Pueden aliviarse los síntomas oculares elevando la cabecera de la cama, mediante la aplicación de colirios oftálmicos, durmiendo con los párpados vendados y, algunas veces, con la administración de diuréticos. La visión doble se corrige usando lentes especiales. Por último, en algunos casos son

Síntomas de trastornos de la tiroides

Hipertiroidismo (secreción excesiva de hormona tiroidea)	Hipotiroidismo (secreción insuficiente de hormona tiroidea)
Aumento de la frecuencia cardíaca.	Pulso lento.
Presión arterial alta.	Voz ronca.
Piel húmeda y aumento del sudor.	Habla lenta.
Escalofríos y temblor.	Cara hinchada.
Nerviosismo.	Caída del pelo de las cejas.
Aumento del apetito y pérdida de peso.	Párpados caídos.
Insomnio.	Intolerancia al frío.
Frecuentes movimientos del intestino y diarrea.	Estreñimiento.
Debilidad.	Aumento de peso.
Elevación y engrosamiento de la piel de las espinillas.	Cabellos escasos, gruesos y secos.
Ojos saltones y enrojecidos.	Piel seca, áspera, escamosa y gruesa; elevación y engrosamiento de la piel de las espinillas.
Sensibilidad de los ojos a la luz.	Síndrome del túnel carpiano.
Mirada fija.	Confusión.
Confusión.	Depresión.
	Demencia.

necesarios los corticosteroides orales, la aplicación de rayos X en las órbitas o una intervención quirúrgica ocular.

En la enfermedad de Graves, una sustancia similar a la que se concentra detrás de los ojos se puede acumular en la piel, por lo general encima de las espinillas. Se puede sentir picor en la zona engrosada, que enrojece y es dura a la palpación cuando se presiona con un dedo. Como en el caso de las acumulaciones detrás de los ojos, este problema puede empezar antes o después de que lo hagan los otros síntomas de hipertiroidismo. Las cremas con corticosteroides o los ungüentos calman el picor y atenúan la dureza. A menudo, el problema desaparece sin tratamiento o sin razón aparente, meses o años más tarde.

BOCIO TÓXICO NODULAR

En el bocio tóxico nodular, uno o más nódulos en el tiroides producen una cantidad excesiva de hormona tiroidea y no están bajo el control de la hormona estimulante del tiroides. Los nódulos son verdaderos tumores benignos hiperfuncionantes del tiroides y se asocian con los ojos saltones y los problemas cutáneos de la enfermedad de Graves.

HIPERTIROIDISMO SECUNDARIO

Una causa poco frecuente del hipertiroidismo puede ser un tumor hipofisario que secrete demasiada hormona estimulante del tiroides, lo cual a su vez estimula la hiperproducción de hormonas tiroideas. Otra causa rara de hipertiroidismo es la resistencia hipofisaria a la hormona tiroidea, que da como resultado una hipófisis que secreta demasiada hormona estimulante del tiroides.

Las mujeres con una mola hidatidiforme (• V. *página 1148)* también pueden desarrollar hipertiroidismo, dado que la glándula tiroides está hiperestimulada por las elevadas concentraciones en sangre de gonadotropina coriónica humana. El hipertiroidismo desaparece después de que lo haya hecho esta mola y una vez que la gonadotropina coriónica humana no se detecte en la sangre.

Complicaciones

La **tormenta tiroidea,** una extrema hiperactividad repentina de la glándula tiroides, produce fiebre, debilidad extrema y pérdida de la fuerza muscular, desasosiego, oscilaciones de los estados de ánimo, confusión, alteraciones de la conciencia (inclusive coma) y un agrandamiento del hígado con ictericia moderada. *La tormenta tiroidea requiere tratamiento inmediato ya que pone en peligro la vida del paciente.* Una grave sobrecarga del corazón puede provocar latidos cardíacos irregulares (arritmia) y, como consecuencia, un estado de shock e incluso la muerte.

La tormenta tiroidea es generalmente provocada por un hipertiroidismo que no recibió tratamiento o que fue tratado inadecuadamente, y puede desencadenarse a causa de una infección, un traumatismo, una intervención quirúrgica, una diabetes mal controlada, el miedo, el embarazo o el parto, la interrupción de la administración de fármacos para el tiroides u otras formas de estrés. Es raro que este trastorno aparezca en los niños.

Tratamiento

El hipertiroidismo se puede tratar farmacológicamente, pero otras opciones incluyen la extracción quirúrgica de la glándula tiroides o su tratamiento con yodo radiactivo. Cada uno de los tratamientos tiene sus ventajas y desventajas.

La glándula tiroides necesita una pequeña cantidad de yodo para funcionar adecuadamente, pero una gran cantidad de yodo disminuye la cantidad de hormonas que la glándula produce e impide la liberación de los excedentes de hormona tiroidea. Por consiguiente, los médicos utilizan grandes dosis de yodo para interrumpir la secreción excesiva de hormona tiroidea. Este tratamiento con yodo es particularmente útil cuando se necesita controlar el hipertiroidismo con rapidez, como sería el caso de una tormenta tiroidea o antes de una cirugía de urgencia. Sin embargo, el yodo no se utiliza en los tratamientos habituales del hipertiroidismo, o en los de larga duración.

El propiltiouracilo o el metimazol, los fármacos más utilizados para tratar el hipertiroidismo, retardan el funcionamiento del tiroides y disminuyen la producción hormonal. Ambos fármacos se administran por vía oral; se empieza con dosis elevadas que más tarde se adaptan según los resultados de los análisis de sangre de la hormona tiroidea. Por lo general, controlan el funcionamiento del tiroides entre 6 semanas y 3 meses, salvo que dosis mayores actúen más rápidamente (con un aumento del riesgo de efectos adversos). Tales efectos adversos son reacciones alérgicas (erupciones de la piel), náuseas, pérdida del sentido del gusto y, en raras ocasiones, disminución de la síntesis de las células sanguíneas por parte de la médula ósea. La inhibición de la médula ósea puede mermar la cantidad de glóbulos blancos, y degenerar, por tanto, en una situación con riesgo de muerte, en la cual la persona es vulnerable a las infecciones. Mientras que estos dos fármacos son similares en la mayor parte de sus efectos, el propiltiouracilo es más seguro que el metimazol en las mujeres embarazadas, ya que es menor la cantidad del fármaco que alcanza al feto. El carbimazol, un fármaco muy utilizado en Europa, se convierte en metimazol en el interior del organismo.

Los fármacos bloqueadores beta, como el propranolol, controlan algunos de los síntomas del hipertiroidismo. Estos fármacos reducen la frecuencia cardíaca, así como el temblor y la ansiedad. Por esta razón los bloqueadores beta son útiles en casos de tormenta tiroidea y para tratar a los pacientes con síntomas molestos o peligrosos, cuyo hipertiroidismo aún no ha sido controlado con otros tratamientos. Sin embargo, no controlan el funcionamiento anómalo del tiroides.

El hipertiroidismo también se trata con yodo radiactivo, que destruye la glándula tiroides; ingerido por vía oral, introduce muy poca radiactividad en el cuerpo en su conjunto, pero sí una gran cantidad en la glándula tiroides. Los médicos tratan de ajustar la dosis de yodo radiactivo de tal forma que se destruya la mínima parte de la glándula tiroides, para así lograr que su producción hormonal recobre la normalidad sin que se reduzcan demasiado sus funciones. Sin embargo, la mayoría de las veces este tratamiento lleva a la larga a un hipotiroidismo (una glándula tiroides con una función disminuida), un cuadro que requiere una terapia sustitutiva con hormona tiroidea. Los individuos que necesitan esta terapia hormonal sustitutiva toman un comprimido de hormona tiroidea a diario durante el resto de su vida, de forma que se reemplace la hormona natural que ya no se produce en cantidades suficientes. Alrededor de 25 por ciento de los pacientes sufren de hipotiroidismo un año después del tratamiento con yodo radiactivo, pero el porcentaje aumenta de forma paulatina en los siguientes 20 años o más. Respecto a su posible efecto cancerígeno, jamás se ha confirmado. El yodo radiactivo no se administra a las mujeres embarazadas, dado que atraviesa la placenta y puede destruir la glándula tiroides del feto.

En una tiroidectomía, la glándula tiroides se extirpa quirúrgicamente. La cirugía es una opción válida sobre todo para los pacientes jóvenes con hipertiroidismo y también en pacientes que tienen un bocio muy grande, en aquellos que son alérgicos a los fármacos o los que acusan efectos colaterales graves producidos por los fármacos utilizados para tratar el hipertiroidismo. El hipertiroidismo es controlado en más del 90 por ciento de los que han elegido esta opción. Cierto grado de hipotiroidismo se produce en algunas personas después de la cirugía, que luego tendrán que tomar hormona tiroidea durante el resto de sus vidas. Las complicaciones son infrecuentes y comprenden la parálisis de las cuerdas vocales y lesiones de las glándulas paratiroides (minúsculas glándulas que están detrás de la glándula tiroides y que controlan la concentración de calcio en sangre).

Hipotiroidismo

El hipotiroidismo es una afección en la que la glándula tiroides tiene un funcionamiento anómalo y produce muy poca cantidad de hormona tiroidea. El hipotiroidismo muy grave se denomina mixedema.

En la tiroiditis de Hashimoto, la causa más frecuente de hipotiroidismo, (• *V. página 739)* la glándula tiroides se agranda y el hipotiroidismo aparece años más tarde, debido a la destrucción gradual de las zonas funcionales de la glándula. La segunda causa más frecuente de hipotiroidismo es el tratamiento del hipertiroidismo. El hipotiroidismo suele

producirse ya sea por el tratamiento con yodo radiactivo, ya sea por la cirugía.

La causa más frecuente de hipotiroidismo en muchos países en vías de desarrollo es la carencia crónica de yodo en la dieta, que producirá un aumento del tamaño de la glándula, reduciendo su rendimiento (bocio hipotiroideo). No obstante, esta forma de hipotiroidismo ha desaparecido en muchos países, desde que los fabricantes de sal comenzaron a agregar yodo a la sal de mesa y desde que se utilizan desinfectantes con yodo para esterilizar las ubres de las vacas. Otras causas más raras de hipotiroidismo incluyen algunas afecciones heredadas, en las que una anomalía enzimática en las células del tiroides impiden que la glándula produzca o secrete suficiente cantidad de hormonas tiroideas. Otros trastornos poco frecuentes son aquellos en los que el hipotálamo o la hipófisis no producen la hormona en cantidad suficiente para estimular el funcionamiento normal del tiroides

Síntomas

La insuficiencia tiroidea provoca un decaimiento general de las funciones del organismo. En marcado contraste con el hipertiroidismo, los síntomas del hipotiroidismo son sutiles y graduales y pueden ser confundidos con una depresión. Las expresiones faciales son toscas, la voz es ronca y la dicción lenta; los párpados están caídos, los ojos y la cara se vuelven hinchados y abultados. Muchos pacientes con hipotiroidismo aumentan de peso, tienen estreñimiento y son incapaces de tolerar el frío. El cabello se vuelve ralo, áspero y seco, y la piel se torna áspera, gruesa, seca y escamosa. En muchos casos, se desarrolla el síndrome del túnel carpiano, que provoca hormigueo o dolor en las manos. (• *V. página 353)* El pulso se vuelve más lento, las palmas de las manos y las plantas de los pies aparecen un poco anaranjadas (carotenemia), y la parte lateral de las cejas se desprende lentamente. Algunas personas, sobre todo las mayores, son olvidadizas y parecen confusas o dementes, signos que fácilmente pueden confundirse con la enfermedad de Alzheimer u otras formas de demencia.

Sin tratamiento, el hipotiroidismo al final puede causar anemia, un descenso de la temperatura corporal e insuficiencia cardíaca. Esta situación puede agravarse y aparecer confusión, estupor o coma (coma mixedematoso), una complicación mortal en la que la respiración se hace lenta, la persona tiene convulsiones y el flujo sanguíneo cerebral disminuye. El coma mixedematoso puede ser desencadenado por la exposición al frío o por una infección, un traumatismo y fármacos como sedantes y tranquilizantes, que inhiben el funcionamiento cerebral.

Tratamiento

El hipotiroidismo se trata con la sustitución de la hormona tiroidea deficiente, mediante una de las diversas preparaciones orales existentes. La forma preferida es la hormona tiroidea sintética, T_4. Otra forma, la hormona tiroidea desecada, se obtiene de las glándulas del tiroides de animales. En general, la forma desecada es menos satisfactoria, porque la dosis es más difícil de adaptar y los comprimidos tienen cantidades variables de T_3.

El tratamiento en personas de edad avanzada se inicia a dosis bajas de hormona tiroidea porque pueden ser graves los efectos colaterales si la dosis es demasiado alta. La dosis se aumenta gradualmente hasta que se restablezca la normalidad de los valores sanguíneos de la hormona estimulante del tiroides. La medicación, por lo general, se tomará durante toda la vida. En situaciones urgentes, como el coma mixedematoso, los médicos pueden administrar hormona tiroidea por vía intravenosa.

Tiroiditis

La tiroiditis, una inflamación de la glándula tiroides, produce un hipertiroidismo transitorio a menudo seguido de un hipotiroidismo transitorio, o bien no produce ningún cambio en el funcionamiento del tiroides.

Los tres tipos de tiroiditis son la tiroiditis de Hashimoto, la tiroiditis subaguda granulomatosa y la tiroiditis linfocitaria silente.

TIROIDITIS DE HASHIMOTO

Esta tiroiditis autoinmune es el tipo más frecuente y la causa más habitual de hipotiroidismo. Por razones desconocidas, el organismo se vuelve contra sí mismo en una reacción autoinmune y crea anticuerpos que atacan la glándula tiroides. (• *V. página 846*) Este tipo de tiroiditis es más frecuente en las mujeres ancianas y es habitual en familias con antecedentes de la enfermedad. La dolencia es ocho veces más frecuente en las mujeres que en los varones y tiene una incidencia más alta en personas con ciertas anomalías cromosómicas, como los síndromes de Turner, Down y Klinefelter.

La tiroiditis de Hashimoto comienza a menudo con un aumento indoloro del tamaño de la glándula tiroides o con una sensación de plenitud en el cuello. Cuando se palpa la glándula, por lo general se encuentra agrandada, con una textura gomosa (cauchosa), pero no blanda, y a veces tiene una textura grumosa. La glándula tiroides es hipofuncionante en aproximadamente el 20 por ciento de los pacientes cuando se descubre la tiroiditis; el resto tiene un funcionamiento normal. Algunos pacientes que padecen de tiroiditis de Hashimoto presentan otros trastornos endocrinos como diabetes, insuficiencia de las glándulas suprarrenales, hipoparatiroidismo u otras enfermedades autoinmunes (anemia perniciosa, artritis reumatoide, síndrome de Sjögren o lupus eritematoso sistémico).

Los médicos realizan las pruebas del funcionamiento del tiroides en muestras de sangre para determinar si la glándula funciona normalmente, pero basan el diagnóstico de tiroiditis de Hashimoto en los síntomas, el examen físico y la presencia de anticuerpos que atacan la glándula (anticuerpos antitiroideos), los cuales pueden ser medidos con facilidad en un análisis de sangre.

No existe un tratamiento específico para la tiroiditis de Hashimoto. La mayoría de los pacientes desarrolla hipotiroidismo y se les debe prescribir un tratamiento de sustitución hormonal para toda la vida. La hormona tiroidea es también útil para disminuir la dilatación de la glándula tiroides.

TIROIDITIS GRANULOMATOSA SUBAGUDA

La tiroiditis granulomatosa subaguda (de células gigantes), que probablemente se debe a un virus, comienza de forma más brusca que la tiroiditis de Hashimoto. La tiroiditis granulomatosa subaguda aparece después de una infección vírica y comienza con lo que muchas personas llaman una inflamación de la garganta, pero en realidad se trata de un dolor en el cuello, localizado en el tiroides. La glándula tiroides se vuelve cada vez más dolorosa y el paciente, por lo general, presenta una fiebre ligera (37 a 38 °C). El dolor puede desplazarse desde un lado del cuello al otro, extenderse a la mandíbula y a los oídos, y hacerse más fuerte cuando se gira la cabeza o en el momento de la deglución. La tiroiditis granulomatosa subaguda se confunde al inicio con un problema dental o con una infección de la garganta o del oído.

La inflamación hace que la glándula tiroides libere una cantidad excesiva de hormona tiroidea y, en consecuencia, aparezca hipertiroidismo, casi siempre seguido de un hipotiroidismo transitorio. Es frecuente que las personas con tiroiditis granulomatosa subaguda se sientan muy cansadas.

La mayoría de los pacientes se recupera por completo de este tipo de tiroiditis. La dolencia remite de forma espontánea en unos pocos meses, pero a veces produce recaídas o, en raras ocasiones, provoca una lesión lo bastante importante en la glándula tiroides como para ser causa de un hipotiroidismo permanente.

El ácido acetilsalicílico (aspirina) y otros fármacos antiinflamatorios no esteroideos (como el ibuprofeno) alivian el dolor y la inflamación. Para los casos muy graves, el médico puede recomendar corticosteroides como la prednisona, cuya administración se suprimirá gradualmente en el transcurso de 6 a 8 semanas. Cuando los corticosteroides se interrumpen bruscamente, los síntomas con frecuencia reaparecen con más intensidad.

TIROIDITIS LINFOCITARIA SILENTE

Incide con mayor frecuencia en las mujeres, habitualmente justo después del parto, y hace que el tiroides aumente de tamaño sin provocar dolor. En un periodo que oscila de varias semanas a varios meses, la mujer afectada sufrirá de hipertiroidismo, seguido de hipotiroidismo, antes de recuperar finalmente el funcionamiento normal del tiroides. Esta afección no requiere un tratamiento específico, aunque el hipertiroidismo o el hipotiroidismo pueden requerir tratamiento durante algunas semanas. Con frecuencia, un bloqueador beta como el propranolol es el único fármaco necesario para controlar los síntomas del hipertiroidismo. Durante el período de hipotiroidismo, puede ser necesario administrar hormona tiroidea, por lo general durante unos pocos meses. El hipotiroidismo se vuelve permanente en alrededor de un 10 por ciento de las personas que padecen tiroiditis linfocitaria silente.

Cáncer de tiroides

Existen cuatro tipos principales de cáncer de tiroides, a saber, papilar, folicular, anaplásico y medular.

El cáncer de tiroides es más frecuente en las personas que han recibido un tratamiento de irradiación en la cabeza, el cuello o el pecho, muy frecuentemente por trastornos benignos (si bien el tratamiento por radiación en casos benignos ya no se lleva a cabo en la actualidad). Más que causar el agrandamiento de la glándula completa, un cáncer produce pequeños crecimientos (nódulos) dentro del tiroides. La mayoría de los nódulos tiroideos no son cancerosos y por lo general existen tratamientos eficaces para las formas de cáncer de tiroides. El cáncer del tiroides tiene con frecuencia una capacidad limitada para el consumo de yodo y la producción hormonal, salvo en raras ocasiones, que produce suficiente hormona como para causar un hipertiroidismo. Hay mayor probabilidad de que los nódulos correspondan a un cáncer si se encuentra un solo nódulo en vez de varios, si no se demuestra que el nódulo es funcional con una gammagrafía, si el nódulo es sólido en vez de líquido (cístico), si es duro o si está creciendo con rapidez.

El primer signo de un cáncer de tiroides es un bulto indoloro en el cuello. Cuando los médicos encuentran un nódulo en la glándula tiroides, realizan varias pruebas. Una exploración del tiroides determina si el nódulo está funcionando, dado que un nódulo inactivo es más probablemente canceroso que uno activo. Una exploración con ultrasonidos (ecografía) es menos útil, pero se efectúa para determinar si el nódulo es sólido o está lleno de líquido. Se toma una muestra del nódulo por medio de una aguja de biopsia para su examen al microscopio, ya que es el mejor modo para determinar si el nódulo es canceroso.

CÁNCER PAPILAR

El cáncer papilar representa del 60 al 70 por ciento del total de las formas de cáncer del tiroides. Las mujeres contraen el cáncer papilar dos o tres veces más que los varones; sin embargo, dado que los nódulos son más comunes en las mujeres, un nódulo en un varón conlleva siempre más sospechas de cáncer. El cáncer papilar es más frecuente en las personas jóvenes, pero crece y se extiende más rápidamente en los ancianos. Los pacientes que han recibido en el cuello un tratamiento con radioterapia, en general por una afección benigna en la infancia o en la niñez, o por algún otro cáncer en la edad adulta, corren un gran riesgo de desarrollar un cáncer papilar.

La cirugía es el tratamiento que se aplica al cáncer papilar, que a veces se extiende a los ganglios linfáticos cercanos. Los nódulos más pequeños de 2 cm de diámetro se extirpan junto con el tejido tiroideo circundante, aunque algunos expertos recomiendan extirpar la glándula por completo. La cirugía es casi siempre eficaz con estas formas de cáncer pequeño.

Dado que la hormona estimulante del tiroides actúa sobre el cáncer papilar, se administra hormona tiroidea en dosis lo bastante grandes como para suprimir la secreción de la hormona estimulante y prevenir una recidiva. Si un nódulo es más grande, se extirpa la mayor parte o toda la glándula tiroides y se administra yodo radiactivo con la esperanza de que cualquier tejido tiroideo o cáncer remanentes que se hubieran difundido fuera del tiroides lo absorban y sean destruidos. En algunos casos, es necesaria alguna otra dosis de yodo radiactivo para asegurarse de que el cáncer ha sido eliminado por completo. El cáncer papilar se cura casi siempre.

CÁNCER FOLICULAR

El cáncer folicular es el responsable de alrededor de un 15 por ciento de todas las formas de cáncer de tiroides y es más frecuente en los ancianos. El cáncer folicular es también más frecuente en las mujeres que en los varones pero, como el cáncer papilar, un nódulo en un varón tiene mayor probabilidad de ser canceroso. Mucho más maligno que el cáncer papilar, el folicular tiende a extenderse a través del flujo sanguíneo difundiendo células cancerosas a varias partes del cuerpo (metástasis).

El tratamiento del cáncer folicular requiere la extirpación quirúrgica de prácticamente toda la glándula tiroides y la destrucción con yodo radiactivo de cualquier tejido tiroideo remanente, incluyendo las metástasis.

CÁNCER ANAPLÁSICO

El cáncer anaplásico representa menos del 10 por ciento de las formas de cáncer del tiroides e incide por lo general en mujeres ancianas. Este cáncer crece muy rápidamente causando un gran tumor en el cuello. Alrededor del 80 por ciento de los pacientes con este tipo de cáncer muere durante el primer año. El tratamiento con yodo radiactivo es inútil porque el cáncer anaplásico no lo absorbe. Sin embargo, el tratamiento con fármacos anticancerígenos y radioterapia antes y después de la cirugía da algunos buenos resultados.

CÁNCER MEDULAR

En el cáncer medular, la glándula tiroides produce cantidades excesivas de calcitonina, una hormona secretada por ciertas células tiroideas. Dado que también puede producir otras hormonas, puede causar síntomas inusuales. Además, tiene tendencia a difundirse (metástasis) por el sistema linfático a los ganglios linfáticos y, a través de la sangre, al hígado, los pulmones y los huesos. Este cáncer se desarrolla junto con otros tipos de cáncer endocrino en lo que constituye el denominado síndrome de neoplasia endocrina múltiple. (• *V. página 757*)

El tratamiento requiere la extirpación completa de la glándula tiroides. Se puede necesitar una cirugía adicional si el cáncer se ha extendido a los ganglios linfáticos. Más de dos tercios de los pacientes con un cáncer medular de tiroides que forma parte del síndrome de neoplasia endocrina múltiple viven, como mínimo, unos 10 años más a partir del diagnóstico. Cuando el cáncer medular de tiroides se manifiesta de forma aislada, las posibilidades de supervivencia no son tan buenas.

Dado que el cáncer medular de tiroides tiene en ocasiones una incidencia familiar, se deben examinar los familiares de un paciente con este tipo de cáncer en busca de una anomalía genética que es fácilmente detectable en los glóbulos rojos. Si el resultado de la exploración es negativo, es casi seguro que el paciente no desarrollará cáncer medular.

Si el resultado de la exploración es positivo, entonces ya tiene o desarrollará este cáncer y la cirugía del tiroides debe considerarse incluso antes de que se manifiesten los síntomas y aumenten los valores de calcitonina en sangre. Un valor elevado de calcitonina o un aumento excesivo de su concentración tras una prueba de estimulación, es útil para determinar o predecir el desarrollo de cáncer medular. Un valor muy elevado requiere la extirpación de la glándula tiroides, dado que un tratamiento precoz tiene más posibilidades de ser curativo.

CAPÍTULO 146

Trastornos de las glándulas suprarrenales

El cuerpo tiene dos glándulas suprarrenales, en el extremo de cada riñón. La parte interna (médula) de las glándulas suprarrenales secreta hormonas como la adrenalina, que afecta a la presión arterial, la frecuencia cardíaca, la sudación y otras actividades reguladas por el sistema nervioso simpático. La parte externa (corteza) secreta muchas hormonas diferentes, incluyendo los corticosteroides (hormonas con características similares a la cortisona), andrógenos (hormonas masculinas) y los mineralocorticoides, que controlan la presión arterial y los valores de sal y potasio del organismo.

Las glándulas suprarrenales forman parte de un sistema complejo que produce hormonas interactuantes. El hipotálamo secreta una hormona liberadora de corticotropina, que hace que la hipófisis secrete corticotropina, que es, a su vez, la encargada de regular la producción de corticosteroides. Estas glándulas pueden dejar de funcionar cuando la hipófisis o el hipotálamo no son capaces de producir las cantidades requeridas de las hormonas. La producción deficiente o excesiva de cualquier hormona suprarrenal puede causar enfermedades graves.

Hipofunción de las glándulas suprarrenales

*La **enfermedad de Addison** (insuficiencia cortico-suprarrenal) se produce cuando las glándulas suprarrenales secretan cantidades insuficientes de corticosteroides.*

La enfermedad de Addison afecta a aproximadamente 4 de cada 100000 personas. La enfermedad aparece a cualquier edad y afecta por igual a varones y a mujeres. En el 30 por ciento de los casos, las glándulas suprarrenales son destruidas por un cáncer, por la amiloidosis, por infecciones como la tuberculosis, o por otras enfermedades. En el 70 por ciento restante, la causa no se conoce a ciencia cierta, pero se sospecha que las glándulas son destruidas por una reacción autoinmune. (• *V. página 845*)

La hipofunción de las glándulas suprarrenales también se produce en las personas que toman corticosteroides como la prednisona. La dosis de corticosteroides se disminuirá lentamente antes de interrumpir por completo su administración. Cuando los corticosteroides se interrumpen bruscamente, después de haberlos tomado durante un mes o más, las glándulas suprarrenales son incapaces de producir sus propios corticosteroides en cantidades suficientes durante varias semanas o incluso meses, dependiendo de la dosis de corticosteroides administrada y la duración del tratamiento. Otros fármacos como el ketoconazol, administrado para tratar las infecciones producidas por hongos, pueden también obstruir la producción natural de corticosteroides y provocar una insuficiencia corticosuprarrenal.

El déficit de corticosteroides es causa de muchos trastornos. Por ejemplo, cuando faltan, el organismo excreta grandes cantidades de sodio, retiene el potasio y, en consecuencia, los valores de sodio en sangre son bajos y los de potasio elevados. Los riñones no son capaces de concentrar la orina, de modo que cuando un paciente con una deficiencia de corticosteroides bebe demasiada agua o pierde demasiado sodio, disminuye la concentración en sangre de sodio. Por último, la incapacidad de concentrar la orina provoca una micción excesiva y deshidratación. Una deshidratación grave y una baja concentración de sodio en sangre reducen el volumen circulatorio y pueden terminar en shock.

Además, este trastorno también contribuye a generar una extrema sensibilidad a la insulina, una hormona presente en la sangre y, debido a ello, las concentraciones de azúcar en sangre pueden descender peligrosamente. A partir de tal deficiencia el cuerpo no puede transformar las proteínas en hidratos de carbono, combatir las infecciones ni hacer que las heridas cicatricen correctamente. Los músculos se debilitan, incluso el corazón también se debilita, siendo incapaz de bombear la sangre de forma adecuada.

Para compensar el déficit de corticosteroides, la hipófisis produce más adrenocorticotropina (la hormona que normalmente estimula las glándulas suprarrenales). Dado que también la adrenocorticotropina afecta a la producción de melanina, los pacientes que padecen la enfermedad de Addison con frecuencia acusan una pigmentación oscura de la piel y del revestimiento interno de la boca, por lo general en forma de manchas. Los de piel oscura pueden incluso acusar pigmentación excesiva, aunque la alteración sea difícil de reconocer. La hiperpigmentación no se produce cuando la insuficiencia adrenal es consecuencia de una hipofunción hipofisaria o del hipotálamo, afecciones en las que el problema básico es una deficiencia de adrenocorticotropina.

Síntomas

Poco después de contraer la enfermedad de Addison, el individuo afectado se siente débil, cansado y mareado cuando se incorpora después de haber estado sentado o acostado. La piel se oscurece adquiriendo un tono similar al bronceado, que aparece tanto en las zonas expuestas al sol como en las no expuestas. Así mismo, se observan pecas negras sobre la frente, la cara y los hombros, y una coloración azul oscuro alrededor de los pezones, los labios, la boca, el recto, el escroto o la vagina. En la mayoría de los casos se produce una pérdida de peso, deshidratación, pérdida del apetito, dolores musculares, náuseas, vómitos, diarrea e intolerancia al frío. A menos que la enfermedad sea grave, los síntomas sólo se manifiestan durante los períodos de estrés.

Si no se trata la enfermedad pueden aparecer dolores abdominales intensos, profundo debilitamiento, presión arterial muy baja, insuficiencia renal y shock, sobre todo cuando el organismo está sujeto al estrés debido a heridas, cirugía o infecciones graves. La muerte puede sobrevenir rápidamente.

Diagnóstico

Debido a que los síntomas se inician lentamente y son sutiles, y dado que ningún análisis de laboratorio es definitivo, es frecuente que la enfermedad de Addison pase desapercibida. A veces, un estado de estrés intenso debido a sucesos como un accidente, una operación o una enfermedad grave, hace más evidentes los síntomas y desencadena una crisis.

Los análisis de sangre pueden mostrar una carencia de corticosteroides, especialmente de cortisol, así como un valor bajo de sodio y uno alto de potasio. Las medidas de la función renal como la determinación de urea y creatinina en sangre, generalmente

Aspecto de las glándulas suprarrenales

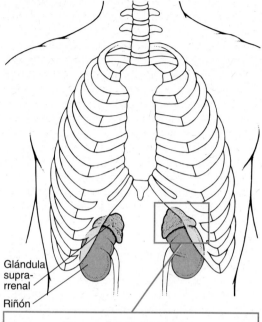

Glándula
supra-
rrenal

Riñón

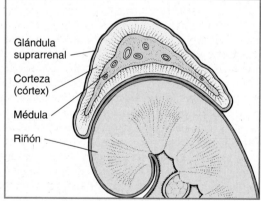

Glándula
suprarrenal

Corteza
(córtex)

Médula

Riñón

indican que los riñones no están trabajando correctamente. Los valores de corticosteroides, controlados después de una inyección de adrenocorticotropina (una prueba de estimulación), son útiles para distinguir la insuficiencia suprarrenal de la insuficiencia hipofisaria. Como última opción, una inyección de hormona que libera adrenocorticotropina revela si la causa del problema es la insuficiencia del hipotálamo.

Tratamiento

Independientemente de la causa, la enfermedad de Addison puede ser mortal y debe ser tratada, en pri-

mer lugar, con prednisona oral. Sin embargo, en casos muy graves se administra desde el principio cortisol por vía intravenosa y a continuación comprimidos de prednisona. La mayoría de los pacientes que sufre la enfermedad de Addison también necesitan tomar 1 o 2 comprimidos diarios de fludrocortisona, con el fin de normalizar la excreción de sodio y potasio. La administración de la fludrocortisona puede finalmente reducirse o suspenderse en algunas personas. Sin embargo, necesitarán tomar prednisona a diario durante el resto de la vida. Pueden necesitarse dosis mayores cuando el cuerpo está sometido a estrés como consecuencia de una enfermedad. Aunque el tratamiento deba continuar de por vida, las perspectivas de una duración media de la vida normal son excelentes.

Hiperfunción de las glándulas suprarrenales

Las glándulas suprarrenales pueden producir una cantidad excesiva de una o más hormonas. La causa de estas alteraciones reside en las mismas glándulas o en una sobrestimulación de la hipófisis. Los síntomas y el tratamiento dependen de cuáles sean las hormonas que se producen en una cantidad excesiva (esteroides androgénicos, corticosteroides o aldosterona).

HIPERPRODUCCIÓN DE ESTEROIDES ANDROGÉNICOS

La hiperproducción de esteroides androgénicos (testosterona y hormonas similares) es un trastorno que causa **virilización**, *es decir, el desarrollo de características masculinas exageradas, ya sea en los varones o en las mujeres.*

La hiperproducción moderada de andrógenos es frecuente, y tiene como único efecto un aumento del crecimiento del cabello (hirsutismo). La verdadera enfermedad virilizante es rara y sólo afecta de una a dos mujeres de cada 100 000. La incidencia de la enfermedad de virilización en los varones es prácticamente imposible de cuantificar.

Síntomas

Las señales de virilización incluyen vellosidad en la cara y el cuerpo, calvicie, acné, voz grave y aumento de la musculatura. En las mujeres, el útero se contrae, el clítoris se agranda, las mamas se reducen de tamaño y se interrumpe la menstruación normal. A veces, varones y mujeres experimentan un incremento del deseo sexual.

Diagnóstico

La combinación de las alteraciones del cuerpo hace que sea relativamente fácil reconocer la virilización.

Con una prueba se puede determinar la cantidad de esteroides androgénicos presentes en la orina. Si el valor es elevado, la prueba de supresión con dexametasona es útil para detectar si el problema es un cáncer, un tumor no cancerígeno (adenoma) o una dilatación de las porciones de la corteza suprarrenal que producen hormonas (hiperplasia suprarrenal). En esta prueba, el corticosteroide dexametasona se administra por vía oral. Si el problema es la hiperplasia adrenal, la dexametasona impide que las glándulas suprarrenales produzcan esteroides androgénicos. Si es un adenoma o un cáncer de las glándulas suprarrenales, la dexametasona reduce la producción de esteroide androgénico sólo parcialmente o no la reduce en absoluto. El médico puede también solicitar una tomografía computadorizada (TC) o una resonancia magnética (RM) para obtener una imagen de las glándulas suprarrenales.

Tratamiento

Los adenomas y las formas de cáncer suprarrenal que producen andrógenos se tratan mediante la extirpación quirúrgica de la glándula suprarrenal. Para la hiperplasia suprarrenal, las pequeñas cantidades de corticosteroides, como la dexametasona, reducen la producción de esteroides androgénicos, aunque estos fármacos también pueden causar los síntomas del síndrome de Cushing cuando se suministra una dosis demasiado elevada.

HIPERPRODUCCIÓN DE CORTICOSTEROIDES

La sobrexposición a los corticosteroides (ya sea por la hiperproducción de las glándulas suprarrenales como por su administración en cantidades excesivas) da como resultado el **síndrome de Cushing.**

Una anomalía en la hipófisis, como un tumor, puede hacer que ésta produzca grandes cantidades de adrenocorticotropina, la hormona que controla las glándulas suprarrenales. Los tumores hipofisarios que producen demasiada adrenocorticotropina aparecen en 6 personas de cada millón. Un carcinoma de células pequeñas en el pulmón y algunos otros tumores fuera de la hipófisis también pueden secretar adrenocorticotropina (una situación denominada síndrome de producción ectópica de adrenocorticotropina). Ésta es la causa más frecuente de un funcionamiento adrenocortical excesivo y se observa en el 10 por ciento de las personas con carcinoma de células pequeñas de pulmón, un tipo frecuente de tumor.

A veces la glándula suprarrenal produce un exceso de corticosteroides, aun cuando los valores de adrenocorticotropina sean bajos; en general, ello sucede cuando un tumor benigno (adenoma) se desarrolla en la glándula suprarrenal. Los tumores benignos de la corteza suprarrenal son muy comunes, afectando al 50 por ciento de las personas hacia los 70 años de edad. Sólo una pequeña fracción de estos tumores benignos es activa y la incidencia de los adenomas causantes de la enfermedad es de 2 casos por cada millón de personas. Los tumores cancerosos de la corteza suprarrenal son también frecuentes, pero son muy raras las formas de cáncer que causan enfermedades endocrinas.

Síntomas

Debido a que los corticosteroides alteran la cantidad y la distribución de la grasa del cuerpo, un paciente con el síndrome de Cushing tiene la cara grande y redonda (cara de luna llena) y excesiva grasa en el torso y especialmente en la espalda ("joroba de búfalo"); los dedos, las manos y los pies son delgados en proporción al tronco engrosado. Los músculos pierden su volumen y se produce una notable debilidad; la piel es fina, se magulla con facilidad y tarda en sanar tras una herida o una contusión. Por último, se observan sobre el abdomen estrías de color púrpura que parecen marcas de elásticos.

Los valores altos de corticosteroides elevan la presión arterial, debilitan los huesos (osteoporosis) y disminuyen la resistencia a las infecciones. Así mismo, aumentan el riesgo de que se desarrollen cálculos renales y diabetes; además, se manifiestan trastornos mentales como depresión y alucinaciones. Las mujeres con el síndrome de Cushing tienen por lo general ciclos menstruales irregulares. Los niños que sufren esta dolencia crecen con lentitud y alcanzan escasa estatura. En algunos casos, las glándulas suprarrenales también producen grandes cantidades de esteroides androgénicos, lo cual incrementa el vello facial y corporal, provoca calvicie y aumenta el deseo sexual.

Diagnóstico

Cuando el médico sospecha el síndrome de Cushing después de observar los síntomas, requiere la medición del valor sanguíneo de cortisol, la principal hormona corticosteroide. Normalmente, los valores de cortisol son elevados por la mañana y disminuyen durante el día. Las personas con síndrome de Cushing tienen concentraciones de cortisol muy altas por la mañana, que disminuyen durante el día como cabría esperar. Es de utilidad medir el cortisol en la orina porque los análisis realizados con intervalos de pocas horas indican la cantidad que se ha producido durante ese intervalo.

Si los valores de cortisol son altos, es recomendable practicar una prueba de supresión con dexametasona, que se basa en su capacidad de inhibir la secreción de la hipófisis, y, por tanto, de reducir la estimulación de la glándula suprarrenal. Primero se determina el cortisol en orina; a continuación se administra la dexametasona y se miden las concentraciones de cortisol en una nueva muestra de orina. Si el síndrome de Cushing es causado por estimulación de la hipófisis, el valor de cortisol desciende; si el origen del trastorno es una estimulación por adrenocorticotropina de un origen distinto a la hipófisis, o bien un tumor adrenal, el valor urinario de cortisol seguirá siendo elevado.

Los resultados de una prueba de supresión con dexametasona no son muy precisos. Por tanto, se requieren otras pruebas de laboratorio para determinar la causa precisa del síndrome. Dichas pruebas incluyen tomografía computadorizada (TC) o una resonancia magnética (RM) de la hipófisis o de las glándulas suprarrenales, así como una radiografía del tórax o una TC de los pulmones.

Tratamiento

El tratamiento está dirigido a la hipófisis o las glándulas suprarrenales, según cuál sea la causa del trastorno. Se emplea cirugía o radioterapia para extirpar o destruir el tumor hipofisario. Los adenomas de la glándula suprarrenal con frecuencia se extirpan quirúrgicamente. Si estos tratamientos no son eficaces o si no se halla ningún tumor, a veces deben extraerse ambas glándulas suprarrenales. Cuando se extirpan ambas glándulas suprarrenales, o en algunos pacientes con extirpación parcial de dichas glándulas, deben administrarse corticosteroides durante toda la vida.

El **síndrome de Nelson** se desarrolla en un 5 a 10 por ciento de los casos en los que se extirpan las glándulas suprarrenales. En este trastorno la hipófisis se agranda, produce grandes cantidades de adrenocorticotropina y otras hormonas como la melanocítica beta (hormona estimuladora, que oscurece la piel). Si fuera necesario, el síndrome de Nelson se trata con irradiación o extirpación quirúrgica de la hipófisis.

HIPERPRODUCCIÓN DE ALDOSTERONA

La hiperproducción de aldosterona (hiperaldosteronismo) por parte de las glándulas suprarrenales es una enfermedad que modifica la concentración sanguínea de sodio, potasio, bicarbonato y cloro y, en consecuencia, produce hipertensión, causa debilidad y, en raras ocasiones, períodos de parálisis.

La aldosterona, una hormona producida y secretada por las glándulas suprarrenales, transmite información al riñón para que excrete menos sodio y más potasio. Su secreción se halla regulada, en parte por la adrenocorticotropina de la hipófisis y

en parte por un mecanismo de control en los riñones (el sistema renina-angiotensina-aldosterona). (• *V. recuadro, página 116*) La renina es una enzima producida en los riñones que controla la activación de la hormona angiotensina, que estimula a su vez las glándulas suprarrenales para producir aldosterona.

La causa del hiperaldosteronismo puede ser un tumor (por lo general no canceroso) en la glándula suprarrenal (el denominado síndrome de Conn), o bien otras enfermedades. Por ejemplo, las glándulas suprarrenales secretan grandes cantidades de aldosterona si la presión arterial es muy elevada o si se obstruye la arteria que transporta la sangre a los riñones.

Síntomas

Los valores elevados de aldosterona pueden conducir a una disminución de la concentración de potasio, causando debilidad, hormigueo, espasmos musculares y parálisis. El sistema nervioso, por su parte, también sufre alteraciones. Algunas personas experimentan una sensación de sed y orinan con frecuencia, y se producen cambios de la personalidad.

Los síntomas del hiperaldosteronismo también se asocian a la costumbre de comer regaliz, que contiene una sustancia química muy similar a la aldosterona. En raras ocasiones, las personas que comen una gran cantidad de caramelos con sabor a regaliz desarrollan todos los síntomas de hiperaldosteronismo.

Diagnóstico y tratamiento

Si el médico sospecha que tanto la hipertensión como los síntomas relacionados están causados por el hiperaldosteronismo, puede medir los valores sanguíneos de sodio, potasio y aldosterona. Si estos últimos son elevados, puede prescribir espironolactona, un fármaco que bloquea la acción de la aldosterona, con el objeto de que se recuperen los valores normales. Por lo general, no se necesitarán pruebas complementarias.

Cuando la producción de aldosterona es elevada, se examinan las glándulas suprarrenales para detectar un posible adenoma o un cáncer. Así mismo, son útiles la tomografía computadorizada (TC) o la resonancia magnética (RM), pero con frecuencia se debe practicar una cirugía exploratoria. Si se localiza un tumor, debe ser extirpado. Después de la extirpación de un adenoma simple, la presión arterial se estabiliza y en un 70 por ciento de los casos desaparecen los demás síntomas. Si no se encuentra ningún tumor y si la glándula entera es hiperactiva, no se logra controlar la hipertensión con la extirpación parcial de las glándulas suprarrenales, mientras que la extirpación completa lleva a una insuficiencia adrenal, lo que implica tratar al paciente durante el resto de la vida. Sin embargo, la espironolactona habitualmente controla los síntomas y existen fármacos para regular la hipertensión. En raras ocasiones, deben extirparse ambas glándulas suprarrenales.

Feocromocitoma

Un feocromocitoma es un tumor que se origina en las células cromafines de la glándula suprarrenal y causa una secreción excesiva de catecolaminas, hormonas poderosas que provocan hipertensión y otros síntomas.

En aproximadamente el 20 por ciento de los casos de feocromocitomas las células cromafines crecen fuera de su ubicación normal en las glándulas suprarrenales. Sólo el 5 por ciento de los que crecen dentro de las glándulas suprarrenales son cancerígenos, pero, en los que crecen fuera, son cancerígenos el 30 por ciento. Los feocromocitomas se presentan en menos de 1 de cada 1000 personas. Se manifiestan en varones o mujeres de cualquier edad, pero son más frecuentes entre los 30 y los 60 años.

Los feocromocitomas son muy pequeños. En raras ocasiones causan síntomas por compresión u obstrucción y, por lo general, no se detectan en el examen físico.

Sin embargo, incluso un pequeño feocromocitoma puede producir una cantidad sustancial de catecolaminas, y síntomas consiguientes. Las catecolaminas incluyen hormonas como la adrenalina, la noradrenalina, la dopamina, y la dopa, que aumentan la presión arterial. También desencadenan otros síntomas asociados con situaciones de riesgo que provocan ataques de pánico.

Algunas personas con feocromocitoma padecen una afección hereditaria rara, la neoplasia endocrina múltiple, que las predispone a desarrollar tumores en varias glándulas endocrinas, como el tiroides, las paratiroides y las glándulas suprarrenales. (• V. página 757)

Los feocromocitomas también aparecen en los pacientes que sufren la enfermedad de von Hippel-Lindau, en la que los vasos sanguíneos crecen anómalamente y forman tumores benignos (hemangiomas), y en los que padecen neurofibromatosis (enfermedad de Von Recklinghausen), que se caracteriza por el crecimiento de tumores carnosos sobre los nervios.

Síntomas

El síntoma principal del feocromocitoma es la hipertensión, que puede ser muy importante. La

hipertensión es persistente en casi el 50 por ciento de los casos con esta afección. En el resto, ésta y los demás síntomas van y vienen, algunas veces desencadenados por la presión sobre el tumor, los masajes, los fármacos (como anestésicos y bloqueadores beta), los traumas emocionales y, en raras ocasiones, por la micción.

Otros síntomas comprenden uno o más de los siguientes: frecuencia cardíaca acelerada y palpitaciones, sudación excesiva, ligeros mareos al levantarse, respiración rápida, acaloramiento, piel fría y húmeda, dolores de cabeza intensos, dolor de pecho y estómago, náuseas, vómitos, trastornos visuales, hormigueo en los dedos, estreñimiento y una sensación extraña de desastre inminente. Cuando estos síntomas aparecen de repente e intensamente, las personas experimentan un ataque de pánico.

Diagnóstico

Es difícil de confirmar porque casi la mitad de los pacientes no muestran más síntomas que una hipertensión persistente. Sin embargo, cuando la hipertensión se manifiesta en un paciente joven, es intermitente o se asocia a otros síntomas de feocromocitoma, se deben efectuar ciertas pruebas de laboratorio. Por ejemplo, el valor de ciertas catecolaminas se puede medir en las muestras de orina.

Las pruebas como la tomografía computadorizada (TC) o la resonancia magnética (RM) facilitan la localización del feocromocitoma. También puede ser de utilidad la gammagrafía, técnica que utiliza la inyección de sustancias químicas radiactivas que se acumulan en los feocromocitomas; la localización de dichas sustancias radiactivas se realiza gracias a una cámara especial.

Tratamiento

Por lo general, el mejor tratamiento es la extirpación del feocromocitoma. Sin embargo, la cirugía con frecuencia se pospone hasta que el médico pueda controlar, con fármacos, la secreción tumoral de catecolaminas, dado que sus valores elevados pueden ser peligrosos durante la intervención quirúrgica. La fenoxibenzamina y el propranolol se administran juntos, siendo además frecuentemente necesarios la metirosina u otros fármacos adicionales para controlar la presión arterial.

Si el feocromocitoma es un cáncer que se ha extendido, puede retrasar su crecimiento la quimioterapia con ciclofosfamida, vincristina y dacarbazina. Los efectos peligrosos del exceso de catecolaminas secretadas por el tumor se frenarán con la administración continuada de fenoxibenzamina y propranolol.

Diabetes mellitus

La diabetes mellitus es un trastorno en el que los valores sanguíneos de glucosa (un azúcar simple) son anormalmente altos dado que el organismo no libera insulina o la utiliza inadecuadamente.

Con frecuencia los médicos utilizan el nombre completo de diabetes mellitus para distinguir esta enfermedad de la diabetes insípida, más rara. (• *V. página 734*)

Las concentraciones de azúcar (glucosa) en sangre varían durante el día. Aumentan después de cada comida, recuperándose los valores normales al cabo de 2 horas. Éstos se sitúan entre 70 y 110 miligramos por decilitro (mg/dl) de sangre por la mañana después de una noche de ayuno normal, resultando menores de 120 a 140 mg/dl al cabo de 2 horas de la ingestión de alimentos o líquidos que contengan azúcar u otros hidratos de carbono. Los valores normales tienden a aumentar ligeramente y de modo progresivo después de los 50 años de edad, sobre todo en personas que llevan una vida sedentaria.

La insulina, una hormona producida por el páncreas, es la principal sustancia responsable del mantenimiento de los valores adecuados de azúcar en sangre. Permite que la glucosa sea transportada al interior de las células, de modo que éstas produzcan energía o almacenen la glucosa hasta que su utilización sea necesaria. La elevación de las concentraciones de azúcar en sangre después de comer o beber estimula el páncreas para producir la insulina, la cual evita un mayor aumento de los valores de azúcar y provoca su descenso gradual. Dado que los músculos utilizan glucosa para producir energía, los valores de azúcar en la sangre también disminuyen durante la actividad física.

Causas

La diabetes se manifiesta cuando el cuerpo no produce la cantidad suficiente de insulina para que los valores sanguíneos de azúcar se mantengan normales, o cuando las células no responden adecuadamente a la insulina. En la denominada diabetes mellitus **tipo I (diabetes insulinodependiente),** la producción de insulina es escasa o nula. A pesar de tratarse de una enfermedad con una alta prevalencia, sólo el 10 por ciento de todos los diabéticos tiene la enfermedad tipo I. La mayoría de los pacientes que padecen de diabetes tipo I desarrollan la enfermedad antes de los 30 años.

Los científicos creen que un factor ambiental (posiblemente una infección vírica o un factor nutricional en la infancia o en la adolescencia) provoca la destrucción, por el sistema inmunitario, de las células que producen la insulina en el páncreas. Es más probable que sea necesaria una predisposición genética para que esto ocurra. Sea como fuere, en la diabetes tipo I más del 90 por ciento de las células que producen la insulina en el páncreas (células beta) son destruidas de una forma irreversible. La deficiencia insulínica consiguiente es grave y, para sobrevivir, una persona con esta afección debe inyectarse insulina con regularidad.

En la **diabetes mellitus tipo II (diabetes no insulinodependiente),** el páncreas continúa produciendo insulina, incluso a valores más elevados que los normales. Sin embargo, el organismo desarrolla una resistencia a sus efectos y el resultado es un relativo déficit insulínico. La diabetes tipo II aparece en los niños y en los adolescentes, pero por lo general comienza después de los 30 años y es más frecuente a partir de esa edad. Alrededor del 15 por ciento de los pacientes mayores de 70 años padecen diabetes tipo II. La obesidad es un factor de riesgo para la diabetes tipo II, ya que los obesos se cuentan entre el 80 y el 90 por ciento de las personas que sufren esta enfermedad. Asimismo, ciertas etnias y algunos grupos culturales corren un mayor riesgo de desarrollar este trastorno, siendo frecuentes, entre quienes lo padecen, los antecedentes familiares.

Otras causas menos comunes de la diabetes son valores anormalmente altos de corticosteroides, el embarazo (diabetes gestacional) (• *V. página 1197*) y los fármacos y sustancias tóxicas que interfieren con la producción o los efectos de la insulina, aumentando los valores de azúcar en sangre.

Síntomas

Los primeros síntomas de la diabetes se relacionan con los efectos directos de la alta concentración de azúcar en sangre. Cuando este valor aumenta por encima de los 160 a 180 mg/dl, la glucosa pasa a la orina. Cuando el valor es aún más alto, los riñones secretan una cantidad adicional de agua para diluir las grandes cantidades de glucosa perdida. Dado que producen orina excesiva, se eliminan grandes volúmenes de orina (poliuria) y, en consecuencia, aparece una sensación anormal de sed (polidipsia). Asimismo, debido a que se pierden demasiadas calorías en la orina, se produce una pérdida de peso y, a modo de compensación, la persona siente a menudo un hambre exagerada (polifagia). Otros síntomas comprenden visión borrosa, somnolencia, náuseas y una disminución de la resistencia durante el ejercicio físico. Por otra parte, si la diabetes está mal controlada, los pacientes son más vulnerables a las infecciones. A causa de la gravedad del déficit insulínico, es frecuente que en los casos de diabetes tipo I se pierda peso antes del tratamiento. En cambio, no sucede lo mismo en la diabetes tipo II.

En los diabéticos tipo I los síntomas se inician de forma súbita y pueden evolucionar rápidamente a una afección llamada **cetoacidosis diabética.** A pesar de los elevados valores de azúcar en la sangre, la mayoría de las células no pueden utilizar el azúcar sin la insulina y, por tanto, recurren a otras fuentes de energía. Las células grasas comienzan a descomponerse y producen cuerpos cetónicos, unos compuestos químicos tóxicos que pueden producir acidez de la sangre (cetoacidosis). Los síntomas iniciales de la cetoacidosis diabética son: sed y micción excesivas, pérdida de peso, náuseas, vómitos, agotamiento y, sobre todo en niños, dolor abdominal. La respiración se vuelve profunda y rápida debido a que el organismo intenta corregir la acidez de la sangre. (• *V. página 706)* El aliento de la persona huele a quitaesmalte. Si no se aplica ningún tratamiento, la cetoacidosis diabética puede progresar y llevar a un coma, a veces en pocas horas.

Los pacientes que sufren de diabetes tipo I pueden mostrar los síntomas de la cetoacidosis, incluso después de iniciado el tratamiento con insulina, si se olvidan de una inyección o si sufren una infección, un accidente o una enfermedad grave. La diabetes tipo II puede no causar ningún síntoma durante años o décadas. Cuando la deficiencia insulínica progresa, los síntomas empiezan a manifestarse. Al principio, el aumento de la micción y de la sed son moderados, aunque empeoran gradualmente con el transcurso del tiempo. La cetoacidosis es una afección rara. Si la concentración de azúcar en sangre es muy elevada (superior a 1000 mg/dl), en general por el estrés provocado por una infección o un fármaco, se produce deshidratación grave, confusión mental, somnolencia, convulsiones y una afección denominada **coma hiperglucémico hiperosmolar no cetósico.**

Complicaciones

A medida que el trastorno se desarrolla, las concentraciones elevadas de azúcar en la sangre lesionan los vasos sanguíneos, los nervios y otras estructuras internas. Sustancias complejas derivadas del azúcar se acumulan en las paredes de los pequeños vasos sanguíneos, provocando su engrosamiento y rotura. Este aumento de grosor es la causa de que los vasos sanguíneos aporten cada vez menos sangre,

Diabetes mellitus
Órganos afectados más frecuentemente

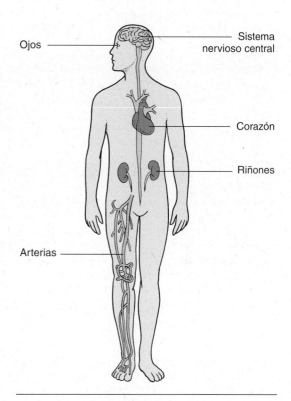

sobre todo a la piel y a los nervios. Los valores de azúcar poco controlados tienden también a aumentar las concentraciones de sustancias grasas en sangre, y, en consecuencia, se produce una arteriosclerosis acelerada (formación de placas en los vasos sanguíneos). (• *V. página 120)* La arteriosclerosis es de dos a seis veces más frecuente en los diabéticos que en los no diabéticos y se produce tanto en los varones como en las mujeres. La disminución de la circulación sanguínea, tanto por los vasos grandes como por los pequeños, puede provocar alteraciones fisiológicas en el corazón, el cerebro, las piernas, los ojos, los riñones, los nervios y la piel, demorando, además, la curación de las lesiones.

Por todas estas razones, la diabetes implica la aparición de muchas complicaciones graves durante un tiempo prolongado. Los ataques al corazón y los accidentes vasculares cerebrales son muy frecuentes. Los daños a los vasos sanguíneos del ojo pueden provocar la pérdida de la visión (retinopatía diabética). La función que cumplen los riñones se altera y da como resultado una insuficiencia renal que

Complicaciones de la diabetes a largo plazo

Tejido u órgano afectado	Qué sucede	Complicaciones
Vasos sanguíneos	Se forman placas ateroscleróticas y obstruyen las arterias grandes o medianas del corazón, cerebro, piernas y pene. Las paredes de los pequeños vasos sanguíneos se dañan en modo tal que los vasos no permiten el paso normal de oxígeno a los tejidos y además pueden romperse y perder sangre.	La escasa circulación causa heridas que sanan con dificultad y puede producir insuficiencia cardíaca, ictus, gangrena en los pies y las manos, impotencia e infecciones.
Ojos	Los pequeños vasos sanguíneos de la retina se dañan.	Visión disminuida y finalmente, ceguera.
Riñón	Los vasos sanguíneos del riñón se engrosan, las proteínas se pierden por la orina, la sangre no se filtra normalmente.	Funcionamiento renal deficiente; insuficiencia renal.
Nervios	Los nervios se dañan porque la glucosa no es metabolizada normalmente y porque el suministro de sangre es inadecuado.	Debilidad repentina o gradual de una pierna; sensibilidad reducida, hormigueo y dolor en las manos y en los pies, daño crónico a los nervios.
Sistema nervioso autónomo	Daño en los nervios que controlan la presión arterial y los procesos digestivos.	Oscilaciones en la presión arterial, dificultades en la deglución y alteraciones del funcionamiento gastrointestinal, con episodios de diarrea.
Piel	Mala circulación de la sangre a la piel y pérdida de la sensibilidad como resultado de lesiones repetidas.	Llagas, infecciones profundas (úlceras diabéticas); curación muy difícil.
Sangre	Se deteriora el funcionamiento de los glóbulos blancos.	Aumento de la propensión a las infecciones, especialmente del tracto urinario y de la piel.
Tejido conjuntivo	Metabolización anormal de la glucosa, haciendo que los tejidos se engrosen o contraigan.	Síndrome del túnel carpiano; contractura de Dupuytren.

requiere diálisis. Las lesiones nerviosas se manifiestan de varias maneras. Si un solo nervio funciona mal (mononeuropatía), aparece una debilidad característica en un brazo o una pierna. Si se dañan los nervios de las manos, las piernas y los pies (polineuropatía diabética), puede aparecer una sensación anómala en forma de hormigueo o dolor ardiente, y debilidad en los brazos y las piernas. (• *V. página 355)* Los daños a los nervios de la piel predisponen a las lesiones repetidas, porque la persona pierde la sensibilidad para percibir los cambios de presión o temperatura. Un aporte escaso de sangre a la piel también provoca úlceras e influye en que todas las heridas sanen muy lentamente. Las úlceras del pie pueden volverse tan profundas e infectadas y resultar tan difícil su cura-

ción, que puede incluso ser necesaria la amputación de una parte de la pierna.

Hay indicios recientes que demuestran que las complicaciones de la diabetes pueden evitarse, demorar o retrasar, mediante el control de los valores de azúcar en la sangre. Existen también otros factores desconocidos, incluyendo los genéticos, que determinan el curso de los acontecimientos.

Diagnóstico

Se establece el diagnóstico de diabetes cuando una persona tiene valores anormalmente elevados de azúcar en la sangre. A menudo se controlan los valores de azúcar en la sangre durante un examen anual de rutina o durante una exploración clínica que se realiza antes de la incorporación a un nuevo empleo o de la práctica de un deporte. También pueden realizarse análisis para determinar la posible causa de síntomas como aumento de la sed, la micción o el hambre, o si existen factores de riesgo característicos como antecedentes familiares de diabetes, obesidad, infecciones frecuentes o cualquier otra complicación asociada con la diabetes.

Para medir la concentración de azúcar en la sangre se obtiene una muestra de sangre del paciente, quien deberá estar en ayunas por lo menos 8 horas antes de la prueba, pudiéndose también obtener después de comer. Es normal cierto grado de elevación de los valores de azúcar en la sangre después de comer, pero incluso entonces los valores no deberían ser muy elevados. En las personas mayores de 65 años es mejor realizar la prueba en ayunas, dado que los ancianos tienen un mayor incremento de las concentraciones de azúcar en la sangre después de comer.

Hay otra clase de análisis de sangre, llamado prueba de tolerancia oral a la glucosa, que se realiza en ciertos casos, como cuando se sospecha que una mujer embarazada tiene diabetes gestacional. (• *V. página 1197*) En esta prueba se obtiene una muestra de sangre en ayunas para medir el valor de azúcar y se suministra a la paciente una solución especial para beber, la cual contiene una cantidad estándar de glucosa. Durante las 2 o 3 horas siguientes se obtienen varias muestras de sangre.

Tratamiento

El objetivo principal del tratamiento de la diabetes es mantener los valores de azúcar en la sangre dentro de los valores normales tanto como sea posible. Aunque es difícil mantener valores completamente normales, se debe intentar que estén en lo posible cerca de la normalidad para que sea menor la probabilidad de complicaciones, ya sean temporales o a largo plazo. El principal problema al tratar de controlar rigurosamente los valores de azúcar en la sangre, es que se produzca una disminución no deseada de los mismos (hipoglucemia). (• *V. página 754*)

El tratamiento de la diabetes requiere el control de peso, ejercicios y dieta. En muchos casos de diabetes tipo II, la administración de fármacos no sería necesaria si los pacientes obesos perdieran peso e hicieran ejercicio con regularidad. Sin embargo, reducir el peso y aumentar los ejercicios es difícil para la mayoría de los diabéticos. Por consiguiente, con frecuencia es necesario recurrir a una terapia sustitutiva o bien a una medicación oral con hipoglucemiantes. El ejercicio favorece el descenso directo de las concentraciones de azúcar en la sangre y reduce la cantidad necesaria de insulina.

La dieta es muy importante. En general, los diabéticos no deberían comer demasiados alimentos dulces y tendrían que regular sus comidas con un programa uniforme. Sin embargo, comer un bocadillo antes de ir a dormir o durante la tarde evita a veces la hipoglucemia en las personas que se inyectan una insulina de acción intermedia por la mañana o por la tarde. Dado que las personas con diabetes tienen también tendencia a presentar valores altos de colesterol, los dietistas generalmente recomiendan limitar la ingestión de grasas saturadas. No obstante, el mejor modo de reducir los valores del colesterol es controlar las concentraciones de azúcar en sangre y el peso corporal.

Otra estrategia a seguir es suministrar al diabético toda la información que se considere necesaria acerca de su enfermedad y qué puede ayudar a controlarla. A este respecto, se requiere personal de enfermería preparado en educación sobre la diabetes. Todos los diabéticos deben saber cómo la dieta y los ejercicios afectan a los valores de azúcar en la sangre y ser conscientes de cómo evitar las complicaciones, por ejemplo, controlando las ulceraciones de la piel. También deben tener especial cuidado en evitar las infecciones del pie. Para ello sería útil recurrir a un podólogo para cortarse las uñas de los pies. Las revisiones oculares anuales son esenciales para controlar posibles alteraciones de los vasos sanguíneos, las cuales pueden ocasionar ceguera (retinopatía diabética).

En caso de lesiones o de aumento o descenso de las concentraciones de azúcar en la sangre, los diabéticos deberían llevar siempre consigo una tarjeta o usar una pulsera de alerta médica que identifique la enfermedad. Si los profesionales sanitarios conocen la presencia de diabetes, pueden iniciar rápidamente un tratamiento que salve la vida del afectado.

Terapia de sustitución con insulina

El páncreas no produce insulina en la diabetes tipo I, por lo que debe sustituirse esta hormona. La reposición se lleva a cabo con inyecciones, ya que la insulina se destruye en el estómago y no se puede administrar por vía oral. Se están probando nuevas formas de insulina, como un vaporizador nasal, pero por el momento no son eficaces porque la variabilidad en la velocidad de absorción crea problemas para determinar la dosis.

La insulina se inyecta debajo de la piel en la capa grasa del brazo, del muslo o de la pared abdominal. Hay pequeñas jeringas con agujas muy finas que hacen que las inyecciones sean casi indoloras. Para las personas que no toleran las agujas existe un dispositivo con bomba de aire que insufla la insulina bajo la piel.

Un dispositivo útil para llevar la insulina es el "bolígrafo" de insulina, que contiene un cartucho que la guarda y dispone de un mecanismo de cierre, sobre todo cuando son necesarias varias inyecciones diarias fuera de casa. Otro dispositivo es una bomba que impulsa la insulina continuamente desde un depósito, a través de una pequeña aguja que se deja en la piel. Las dosis adicionales de insulina se programan de modo que sean administradas al mismo ritmo con que el organismo produce la insulina. La bomba ofrece un grado adicional de control, pero es molesta para algunas personas o produce llagas en el lugar de inserción de la aguja.

La insulina se encuentra disponible en tres formas básicas, cuya acción difiere en cuanto a velocidad y duración. La **insulina de acción rápida,** como la insulina regular (insulina cristalina), es la que tiene una acción más rápida y corta. Empieza disminuyendo las concentraciones de azúcar en la sangre al cabo de 20 minutos de su administración, alcanzando su máxima actividad en 2 a 4 horas, con una duración de 6 a 8 horas. Esta insulina se utiliza con frecuencia en diabéticos que reciben varias inyecciones diarias y se inyecta entre 15 y 20 minutos antes de las comidas. La **insulina de acción intermedia,** como la insulina zinc en suspensión o la insulina isofano, comienza a actuar al cabo de 1 a 3 horas, alcanzando su máxima actividad en un tiempo de 6 a 10, horas y dura de 18 a 26 horas. Este tipo de insulina se utiliza por la mañana, para dar cobertura durante la primera parte del día, o al atardecer, para que aporte la cantidad necesaria durante la noche. La **insulina de acción prolongada,** como la insulina zinc en suspensión de acción prolongada, tiene un efecto muy reducido durante las 6 primeras horas, pero brinda una cobertura de 28 a 36 horas. Los preparados de insulina son estables a temperatura ambiente durante meses, lo que permite transportarlos, llevarlos al trabajo o incluso durante un viaje

La elección de la forma ideal de insulina es compleja en cada caso. La decisión dependerá del rigor con que una persona desee controlar su diabetes, de la constancia para controlar su valor sanguíneo de azúcar y adaptar la dosis, de su actividad diaria, de su disposición para aprender y comprender su enfermedad y de la estabilidad de los diferentes valores sanguíneos de azúcar durante el día y los días siguientes.

El régimen más fácil de seguir es una sola inyección diaria de insulina de acción intermedia. Sin embargo, dicho régimen proporciona un control mínimo sobre los valores sanguíneos de azúcar. Un control más estricto se logra con la combinación de dos formas insulínicas (la de acción rápida y la intermedia) en una dosis matinal. Esto requiere más habilidad, pero ofrece mayores oportunidades para adaptar los valores sanguíneos de azúcar. Se puede recibir una segunda inyección con la cena o antes de acostarse. El control más riguroso se alcanza inyectando un poco de insulina de acción rápida y de acción intermedia por la mañana y al atardecer, junto con varias inyecciones adicionales de insulina de acción rápida durante el día.

Algunas personas, especialmente las de edad avanzada, se administran la misma cantidad de insulina todos los días, mientras que otras adaptan la dosis diaria según su dieta, los ejercicios y los cambios en la concentración de azúcar. Las necesidades de insulina varían con los cambios en los alimentos consumidos y la cantidad de ejercicio realizado. Por esta razón, las personas que varían poco la dieta y el ejercicio, por lo general realizarán pocos cambios en su dosis de insulina. Sin embargo, con el paso del tiempo, las necesidades de insulina se modifican si se producen alteraciones en el peso, estrés emocional o enfermedades, sobre todo infecciones. Cuando se varían la dieta y los modelos de ejercicio, es necesario adaptar la dosis de insulina de conformidad con la nueva situación.

En algunos casos se desarrolla resistencia a la insulina. Debido a que la insulina del preparado no es exactamente la misma que produce el organismo, éste reacciona produciendo anticuerpos contra la insulina. Estos anticuerpos interfieren con la actividad de la insulina, de modo que un paciente con resistencia a la misma debe tratarse con dosis superiores a las habituales.

Las inyecciones de insulina pueden afectar a la piel y a los tejidos subyacentes en el lugar de la inyección. Una reacción alérgica, que se manifiesta en raras ocasiones, produce dolor y ardor, seguidos de enrojecimiento, picor y tumefacción en torno al lugar de la inyección, durante varias horas. Es más frecuente que las inyecciones causen acumulaciones de grasa (haciendo que la piel se note grumosa) o destruyan la grasa (causando una depresión en la piel). Generalmente se evitan estas complicaciones si se cambian con cada dosis el punto de la inyección y el tipo de insulina. La resistencia a la insulina y la alergia no son habituales con el uso de las insulinas sintéticas humanas, que son las formas que se usan predominantemente en la actualidad.

Fármacos hipoglucemiantes orales

La administración de fármacos hipoglucemiantes orales, como las sulfonilureas glipizida, gliburida, tolbutamida y clorpropamida, provoca la disminución de los valores de azúcar en las personas con diabetes tipo II, pero no es eficaz en la diabetes tipo I. La reducción de los valores sanguíneos de azúcar estimula el páncreas a liberar insulina e incrementa su eficiencia. Otro tipo de fármaco oral, la metformina, no afecta la liberación de insulina pero incrementa la respuesta del organismo a su propia insulina. El médico puede prescribir metformina sola o con una sulfonilurea. Por último, la acarbosa retrasa la absorción de glucosa en el intestino.

Los fármacos hipoglucemiantes orales se prescriben a las personas con diabetes tipo II, si la dieta y el ejercicio no logran hacer descender los valores de azúcar en sangre. Los fármacos se toman una sola vez al día, por la mañana, aunque algunas personas necesitan dos o tres dosis. Si estos fármacos no son capaces de controlar el azúcar de la sangre de forma adecuada, se puede optar por inyecciones de insulina sola o en combinación con los fármacos orales.

Supervisión del tratamiento

El control de los valores de azúcar en la sangre es una parte esencial del tratamiento de la diabetes. A pesar de que el control de la orina permite detectar la presencia de glucosa, no es un buen método para efectuar un seguimiento del tratamiento o para adaptar la terapia. Por fortuna, los valores de azúcar se pueden medir fácilmente en el propio domicilio del paciente.

Se obtiene una gota de sangre pinchando la punta del dedo con una pequeña lanceta. La lanceta sostiene una aguja minúscula que puede pinchar el dedo o colocarse en un dispositivo con un resorte que la introduce en la piel. La mayoría de los diabéticos encuentra el pinchazo casi indoloro. A continuación, se coloca una gota de sangre sobre una tira reactiva. En presencia de azúcar, la tira reactiva cambia de color o experimenta algún otro cambio químico. Este cambio de coloración puede ser bastante significativo como para obtener el valor de azúcar en la sangre cuando se compara con los colores impresos en un gráfico. Un sistema mejor y más preciso es usar una máquina que lee los cambios en la tira de prueba e informa del resultado sobre un monitor digital. Las máquinas son pequeñas, del tamaño de un bolígrafo o de un paquete de cigarrillos, y la mayoría de ellas calcula cuánto dura la reacción y lee el resultado automáticamente.

Las personas con diabetes deben registrar sus valores de azúcar en la sangre e informar al médico al respecto. Éste les aconsejará cómo adaptar la dosis de insulina o del fármaco hipoglucemiante oral. En algunos casos y durante las visitas sucesivas del paciente, el médico o la enfermera le pueden enseñar cómo debe adaptar las dosis de insulina. Los médicos

Características de los fármacos hipoglucemiantes orales

Fármaco	Duración de la acción (horas)	Número de dosis diarias
Acarbosa	Aproximadamente 4	3
Acetohexamida	De 12 a 18	De 1 a 2
Clorpropamida	60	1
Glimepirida	Hasta 24	1
Glipizida	Hasta 24	1 a 2
Gliburida	Hasta 24	De 1 a 2
Metformina	24 o más	De 2 a 3
Tolazamida	De 12 a 24	De 1 a 2
Tolbutamida	De 6 a 12	De 2 a 3

emplean un análisis de sangre denominado hemoglobina glicosilada (hemoglobina A_{1C}) para vigilar el curso del tratamiento. Cuando la concentración de azúcar en la sangre es elevada, los cambios se detectan en la hemoglobina, la sustancia química que transporta el oxígeno en la sangre y son directamente proporcionales a la concentración de azúcar en la sangre durante un período prolongado. De este modo, a diferencia de la medición de azúcar en la sangre que revela el valor en un momento determinado, la medición de la hemoglobina glicosilada pone de manifiesto el grado de control de azúcar durante las semanas anteriores. El valor normal de esta hemoglobina es inferior al 7 por ciento. En muy raras ocasiones los diabéticos llegan a valores semejantes, pero un control estricto tiene por objetivo alcanzarlos. Los valores superiores al 9 por ciento denotan un escaso control y los que son superiores al 12 por ciento, un control deficiente. La mayoría de los médicos especializados en diabetes recomienda que se evalúe la hemoglobina glicosilada cada 3 a 6 meses.

Tratamiento de las complicaciones

Tanto la insulina como los fármacos orales pueden disminuir demasiado los valores de azúcar en la sangre y causar **hipoglucemia.** (• V. página 754) Esta última también se produce si un diabético come poco, o no lo hace cuando debe, o practica ejercicios intensivos sin comer. Cuando los valores de azúcar en sangre son muy bajos, el primer órgano afectado

---

Síntomas de una disminución del valor de azúcar en sangre

- Repentina e intensa sensación de hambre.
- Dolor de cabeza.
- Ansiedad repentina.
- Temblor (estremecimientos).
- Sudor.
- Confusión.
- Pérdida de la consciencia, coma.

---

es el cerebro. Para proteger el cerebro, el organismo comienza inmediatamente a fabricar glucosa a partir de las reservas de glucógeno del hígado. Este proceso implica la liberación de adrenalina, lo que tiende a provocar hambre, ansiedad, incremento del estado de alerta y temblores. La falta de glucosa en el cerebro puede causar dolor de cabeza.

La hipoglucemia debe ser tratada con rapidez porque en pocos minutos reviste suma gravedad y es causa de confusión creciente, coma y, en raras ocasiones, lesión permanente del cerebro. A la primera señal de hipoglucemia se debería ingerir alguna forma de azúcar. Por consiguiente, las personas con diabetes deberían llevar siempre caramelos, terrones de azúcar o tabletas de glucosa para tratar los episodios de hipoglucemia. Otras opciones son beber un vaso de leche (que contiene lactosa, un tipo de azúcar), agua azucarada o zumo de frutas, o comer un trozo de pastel, algo de fruta u otro alimento dulce. En lo referente a la diabetes tipo I, siempre se debería llevar o tener a mano glucagón (una hormona que eleva los valores de azúcar en la sangre), que se inyecta cuando no es posible tomar algún alimento que contenga azúcar.

La **cetoacidosis diabética** es una urgencia médica. Sin un buen tratamiento inmediato, puede causar el coma y la muerte. Es necesaria la hospitalización, generalmente en una unidad de cuidados intensivos. Se suministran grandes cantidades de líquidos intravenosos junto con electrólitos, como sodio, potasio, cloro y fosfato, para sustituir los que se han perdido con la micción excesiva. La insulina se suministra por vía intravenosa de modo que actúe velozmente y la dosis sea adaptable. Los valores sanguíneos de glucosa, cuerpos cetónicos y electrólitos se miden cada pocas horas, lo que permite adaptar el tratamiento a las necesidades de cada momento. También deben tomarse muestras de sangre arterial para determinar su acidez. En algunas ocasiones, se necesitan tratamientos adicionales para corregir la acidez, aunque el control de los valores sanguíneos de azúcar y la sustitución de los electrólitos generalmente permiten al organismo restablecer un equilibrio acidobásico normal.

El **tratamiento del coma hiperglucémico hiperosmolar no cetósico** es similar al de la cetoacidosis diabética. Se deben reponer los líquidos y electrólitos. Los valores de azúcar en sangre se restablecen gradualmente para evitar los cambios repentinos de líquido en el cerebro. Las concentraciones de azúcar en sangre son controladas con más facilidad que la cetoacidosis diabética y los problemas de acidez en sangre no son graves.

La mayoría de las complicaciones a largo plazo de la diabetes son progresivas, a menos que la concentración de azúcar en sangre sea controlada con rigor. La **retinopatía diabética,** sin embargo, se puede tratar directamente. La cirugía con rayos láser puede cerrar herméticamente los vasos sanguíneos del ojo que pierden sangre para evitar lesiones permanentes en la retina. Un tratamiento anticipado con rayos láser puede evitar o retrasar de forma sustancial la pérdida de la visión.

CAPÍTULO 148

Hipoglucemia

La hipoglucemia es una afección en la que las concentraciones de azúcar (glucosa) en la sangre son anormalmente bajas.

El organismo mantiene normalmente la concentración de azúcar en la sangre dentro de un margen más bien estrecho (alrededor de 70 a 110 mg/dl de sangre). En la diabetes, los valores de azúcar en san-

gre se vuelven demasiado altos; en la hipoglucemia, son demasiado bajos. Los valores bajos de azúcar llevan al funcionamiento incorrecto de muchos de los sistemas orgánicos. El cerebro es especialmente sensible a los valores bajos, porque la glucosa es su principal fuente de energía. El cerebro responde a los valores bajos de azúcar en la sangre y, mediante el sistema nervioso, estimula las glándulas suprarrenales a liberar adrenalina. Esto provoca, a su vez, la liberación de azúcar por parte del hígado para adaptar su concentración en sangre. Si la concentración se sitúa en unos valores demasiado bajos, el funcionamiento del cerebro puede verse perjudicado.

Causas

La hipoglucemia tiene varias causas diferentes, a saber, la secreción excesiva de insulina del páncreas, una dosis demasiado elevada de insulina o de otro fármaco administrado a un diabético para disminuir los valores sanguíneos de azúcar, un trastorno en la hipófisis o en las glándulas suprarrenales o una anomalía en el almacenamiento de hidratos de carbono o en la producción de glucosa por parte del hígado.

En general, hay dos formas de hipoglucemia: la inducida por fármacos y la no relacionada con fármacos. La mayoría de los casos se produce en los diabéticos y se relaciona con fármacos. La hipoglucemia no relacionada con fármacos se subdivide, además, en hipoglucemia en ayunas, que se produce después del ayuno, y en hipoglucemia reactiva, que surge como una reacción al ingerir hidratos de carbono.

Más frecuentemente, la hipoglucemia es causada por la insulina u otros fármacos (sulfonilureas) administrados a personas con diabetes para disminuir los valores de azúcar en sangre. Si la dosis es excesiva para la cantidad de alimento ingerido, el fármaco disminuye demasiado los valores de azúcar. En los casos de diabetes grave crónica existe una particular propensión a desarrollar hipoglucemia grave. Esto sucede porque las células pancreáticas del paciente no producen glucagón y sus glándulas suprarrenales no producen adrenalina, que son los mecanismos principales inmediatos con los que el organismo neutraliza un valor bajo de azúcar en sangre. Otros fármacos también provocan hipoglucemia, como la pentamidina, que se usa para tratar una forma de neumonía relacionada con el SIDA.

La hipoglucemia se observa a veces en personas con trastornos psicológicos que, a escondidas, se autoadministran insulina o fármacos hipoglucemiantes. Por lo general, se trata de personal sanitario o parientes de los diabéticos que tienen acceso a los fármacos.

El consumo de alcohol, generalmente en las personas que beben gran cantidad sin antes haber ingerido alimento alguno durante bastante rato (lo que agota los hidratos de carbono almacenados en el hígado), puede producir una hipoglucemia lo bastante grave como para causar estupor, lo que puede ocurrir incluso cuando la concentración de alcohol en sangre sea inferior a lo legalmente permitido para conducir. La policía y el personal del servicio de urgencias deben tener en cuenta que un paciente con estupor, cuyo aliento huele a alcohol, puede tener una hipoglucemia y no sólo estar bajo los efectos del alcohol.

El ejercicio extenuante prolongado, en casos raros, provoca hipoglucemia en personas por otra parte sanas. El ayuno prolongado sólo causa hipoglucemia si se asocia a otra enfermedad, especialmente una enfermedad de la hipófisis o de las glándulas suprarrenales, o a consumo de grandes cantidades de alcohol. Las reservas de hidratos de carbono del hígado pueden disminuir tanto, que el organismo sea incapaz de mantener los valores adecuados de azúcar en la sangre. En ciertos casos en los que existe un trastorno hepático, bastarán unas pocas horas de ayuno para que aparezca hipoglucemia. Igualmente pueden desarrollar hipoglucemia entre las comidas los bebés y los niños con una anomalía en uno cualquiera de los sistemas de enzimas hepáticas que metabolizan los azúcares.

Algunas personas que han estado sometidas a ciertas intervenciones del estómago desarrollan una hipoglucemia alimentaria entre las comidas. Este trastorno se produce porque la absorción de los azúcares es muy rápida, estimulando la excesiva producción de insulina, que causa una caída rápida de la concentración de azúcar en la sangre. En raras ocasiones se produce en personas que no han sido sometidas a cirugía, en cuyo caso la enfermedad se denomina hipoglucemia alimentaria idiopática.

En el pasado se tendía a diagnosticar hipoglucemia reactiva cuando se constataban síntomas semejantes a los de la hipoglucemia al cabo de 2 a 4 horas de haber comido, o incluso en personas con síntomas vagos (sobre todo agotamiento). Sin embargo, la medida de las concentraciones de azúcar en sangre durante un episodio de síntomas no revela una hipoglucemia verdadera. Se ha intentado reproducir la hipoglucemia reactiva con una prueba oral de tolerancia a la glucosa, pero esta prueba no refleja minuciosamente lo que sucede después de una comida normal.

Un tipo de hipoglucemia reactiva que se presenta en bebés y niños es causado por alimentos que contienen los azúcares fructosa y galactosa o el aminoácido leucina. La fructosa y la galactosa impiden la liberación de glucosa del hígado; la leucina estimula la sobreproducción de insulina del páncreas. En cualquiera de los dos casos, el resultado es una baja concentración de azúcar en la sangre después de ingerir alimentos que contienen estos nutrientes. En los adultos, la ingestión de alcohol en combinación con azúcar, por ejemplo ginebra y agua tónica, puede precipitar la hipoglucemia reactiva.

La excesiva producción de insulina también es causa de unos valores anormalmente bajos de glucosa en sangre. Esta producción excesiva puede ser consecuencia de un tumor de las células del páncreas que producen insulina (insulinoma) o, en raras ocasiones, de una proliferación generalizada de estas células. Aunque es infrecuente, un tumor originado fuera del páncreas también puede causar este trastorno al producir una hormona similar a la insulina.

Una causa rara de hipoglucemia es una enfermedad autoinmune en la que el organismo produce anticuerpos contra la insulina. (• *V. página 846*) Los valores de la insulina en la sangre fluctúan anormalmente, ya que el páncreas secreta una excesiva cantidad de insulina para hacer frente a los anticuerpos. Esta situación se da tanto en personas con diabetes como en personas sin ella.

Por último, la hipoglucemia también puede ser el resultado de una insuficiencia cardíaca o renal, cáncer, desnutrición, trastornos de la hipófisis o de las glándulas suprarrenales, shock e infección grave. Una enfermedad hepática difusa (por ejemplo, hepatitis vírica, cirrosis o cáncer) también puede producir hipoglucemia.

Síntomas

Ante una caída en los valores de azúcar en la sangre el organismo responde, en primer lugar, liberando adrenalina por parte de las glándulas suprarrenales y de ciertas terminaciones nerviosas. Esta hormona estimula la liberación de azúcar contenido en las reservas del organismo, pero también causa síntomas similares a los de un ataque de ansiedad: sudación, nerviosismo, temblores, desfallecimiento, palpitaciones y a veces hambre. Si la hipoglucemia es más grave se reduce el suministro de glucosa al cerebro y aparecen vértigos, confusión, agotamiento, debilidad, dolores de cabeza, un comportamiento inadecuado que puede ser confundido con un estado de embriaguez, incapacidad para concentrarse, anomalías de la visión, convulsiones semejantes a la epilepsia y coma. La hipoglucemia prolongada puede lesionar el cerebro de forma irreversible. Tanto los síntomas de ansiedad como la alteración fisiológica cerebral pueden tener un inicio lento o repentino que progresa en pocos minutos desde un malestar moderado a una confusión grave o incluso hasta pánico. Las más afectadas son las personas que se tratan con insulina o fármacos hipoglucemiantes orales para la diabetes.

En un paciente con un tumor pancreático secretor de insulina, es más probable que los síntomas aparezcan a primera hora de la mañana en ayunas, sobre todo si las reservas de azúcar de la sangre se han agotado por el ejercicio que se haya realizado antes del desayuno. Al principio, un tumor sólo causa episodios ocasionales de hipoglucemia, pero con el paso de los meses o de los años los episodios se vuelven más frecuentes y graves.

Diagnóstico

Cuando un paciente no diabético y aparentemente sano manifiesta ansiedad, una conducta similar a la embriaguez, o el resto de síntomas de alteración de las funciones cerebrales (descritos más arriba), los médicos determinan los valores de azúcar en la sangre, y luego los de la insulina. Los síntomas de hipoglucemia raramente se desarrollan hasta que los valores de azúcar no son inferiores a los 50 mg/dl de sangre, aunque algunas veces no se manifiestan síntomas con valores superiores y otras no se manifiestan hasta que son mucho más bajos. Las bajas concentraciones de azúcar en sangre, junto con los síntomas de hipoglucemia, confirman el diagnóstico. Si los síntomas mejoran cuando los valores aumentan a los pocos minutos de haber ingerido azúcar, el diagnóstico recibe la confirmación definitiva.

El médico realiza en el consultorio la determinación de azúcar en la sangre de un paciente. Esta prueba puede también realizarse en el dormitorio del paciente mediante la obtención de una gota de sangre, pinchando el dedo en el momento en que los síntomas se producen, si se dispone de un dispositivo para controlar las concentraciones de azúcar. Sin embargo, la supervisión domiciliaria de azúcar en la sangre sólo se recomienda si el paciente es diabético. La prueba oral de tolerancia a la glucosa, que se utiliza con frecuencia para facilitar el diagnóstico de diabetes, es poco utilizada en estos casos porque los resultados llevan a menudo a conclusiones erróneas.

El médico casi siempre podrá determinar el origen de la hipoglucemia. La historia clínica del paciente, una exploración física y unas simples pruebas de laboratorio son, por lo general, todo lo necesario para determinar la causa. Sin embargo, algunas personas requieren pruebas complementarias y para ello deben ingresar en un hospital. Si se sospecha hipoglucemia de causa autoinmune, se realizan pruebas para detectar la presencia en la sangre de anticuerpos contra la insulina.

Para determinar si el paciente tiene un tumor secretor de insulina, se pueden efectuar mediciones de las concentraciones de insulina en sangre durante el ayuno (a veces hasta 72 horas). Lo ideal sería localizar el tumor antes de la cirugía. Sin embargo, a pesar de que algunos tumores pancreáticos secretores de insulina serían visibles en la tomografía computadorizada (TC), la resonancia magnética (RM) o la ecografía, por lo general son tan pequeños que estas exploraciones no los detectan. Con frecuencia, se necesita practicar una cirugía exploratoria para detectar un tumor secretor de insulina.

Tratamiento

Los síntomas de hipoglucemia mejoran tras pocos minutos de consumir azúcar, ya sea en forma de caramelos o tabletas de glucosa, zumo de frutas, agua con varios terrones de azúcar o leche (que contiene lactosa, un tipo de azúcar). Los pacientes con episodios recurrentes de hipoglucemia, sobre todo los diabéticos, a menudo prefieren llevar consigo tabletas de glucosa porque tienen un efecto rápido y suministran una cantidad suficiente de azúcar. Tanto los diabéticos como los no diabéticos con hipoglucemia pueden mejorar tomando primero azúcar y a continuación un alimento que suministre hidratos de carbono de larga duración (como el pan o galletas). Cuando la hipoglucemia es grave o prolongada y no es posible ingerir azúcar por vía oral, se administrará glucosa por vía intravenosa para evitar lesiones cerebrales graves.

Se debería tener glucagón a mano para las urgencias, si existe el riesgo de sufrir episodios graves de hipoglucemia. El glucagón es una hormona proteínica, secretada por las células de los islotes del páncreas, que estimula el hígado para que produzca grandes cantidades de glucosa a partir de sus reservas de hidratos de carbono. Se administra en inyección y restablece el azúcar en la sangre al cabo de 5 a 15 minutos

Los tumores secretores de insulina se deben extirpar quirúrgicamente. Sin embargo, como son muy pequeños y difíciles de localizar, la cirugía debe ser practicada por un especialista experimentado en estos problemas. Antes de la intervención quirúrgica, se administrará un fármaco como el diazóxido para inhibir la secreción de insulina por parte del tumor. A veces hay más de un tumor y si el cirujano no los encuentra todos a la vez, en ocasiones se requiere una segunda operación.

Los pacientes no diabéticos con predisposición a la hipoglucemia evitan a menudo los episodios haciendo pequeñas comidas en un número superior a las tres comidas habituales del día. Los pacientes con tendencia a la hipoglucemia deberían llevar una identificación o una pulsera de alerta médica para informar al personal del servicio de urgencias de su trastorno.

CAPÍTULO 149

Síndromes de neoplasia endocrina múltiple

Las neoplasias endocrinas múltiples son enfermedades hereditarias raras en las que se desarrollan tumores benignos o malignos (cancerígenos) en varias glándulas endocrinas.

Los tumores de las neoplasias endocrinas múltiples pueden aparecer tanto de forma precoz, en la infancia, como de forma tardía, incluso a los 70 años. Los trastornos causados por las neoplasias endocrinas múltiples son en su mayor parte producto del exceso de hormonas secretadas por los tumores.

Las neoplasias endocrinas múltiples se dividen en tres clases, denominadas tipos I, IIA y IIB, aunque a veces comparten características similares.

Enfermedad tipo I

En el síndrome de la neoplasia endocrina múltiple tipo I aparece tumoración en las glándulas paratiroides (glándulas pequeñas ubicadas cerca de la glándula tiroides), el páncreas, la hipófisis, o las tres a la vez.

Casi todas las personas que sufren esta enfermedad tienen tumores de las glándulas paratiroides, que provocan una secreción excesiva de hormona paratiroidea (situación que se denomina hiperparatiroidismo). (• V. página 703) Este exceso, por lo general, eleva los valores del calcio en sangre y a veces ocasiona la formación de cálculos renales.

La mayoría de los pacientes con la enfermedad tipo I también produce tumores de las células de los islotes del páncreas. Alrededor del 40 por ciento de estos tumores produce grandes cantidades de insulina, con los consiguientes valores bajos de azúcar en la sangre (hipoglucemia), sobre todo cuando la persona no ha comido durante varias horas. Más de la mitad de los tumores de las células de los islotes producen gastrina en exceso, sustancia que estimula la secreción de ácido gástrico por parte del estómago.

Por lo general, este fenómeno entraña el desarrollo de úlceras pépticas que, con frecuencia, sangran, se perforan y el contenido del estómago puede pasar dentro del abdomen; también pueden obstruir el estómago. La diarrea maloliente con gran contenido

Tumores de las neoplasias endocrinas múltiples

Tumor	Porcentaje de pacientes afectados por este tipo de tumor		
	Enfermedad Tipo I	Enfermedad Tipo IIA	Enfermedad Tipo IIB
Tumores no cancerosos de las glándulas paratiroideas	90 % o más	25 %	Menos del 1 %
Tumores cancerosos o no cancerosos del páncreas	80 %	0 %	0 %
Tumores no cancerosos de la hipófisis	65 %	0 %	0 %
Tumores cancerosos (carcinomas medulares) de la glándula tiroides	0 %	Más del 90 %	Más del 90 %
Tumores (generalmente no cancerosos) de la glándula suprarrenal (feocromocitomas)	0 %	50 %	60 %
Tumores alrededor de los nervios (neuromas)	0 %	0 0 %	100 %

en grasa (esteatorrea) es frecuente en estos casos. Los tumores restantes de las células de los islotes producen otras hormonas, como el polipéptido intestinal vasoactivo, que puede causar diarrea grave y producir deshidratación.

Cerca de un tercio de los tumores de células de los islotes del páncreas son cancerosos y a veces se diseminan (metástasis) a otras partes del cuerpo. Sin embargo, estas formas de cáncer crecen más lentamente que los otros tipos de cáncer pancreático.

Se calcula que dos tercios de los pacientes con la enfermedad tipo I desarrollan tumores de la hipófisis. Alrededor de un 25 por ciento de estos tumores produce la hormona prolactina y provocan anomalías menstruales en las mujeres e impotencia en los varones. Otro 25 por ciento produce hormona del crecimiento, y son causa de acromegalia. (• V. página 731) Un porcentaje muy pequeño de tumores produce adrenocorticotropina, lo que eleva la concentración de hormonas corticosteroides y en consecuencia provoca síndrome de Cushing. (• V. página 744) Cerca de un 25 por ciento no produce ningún tipo de hormonas. Algunos tumores hipofisarios causan dolores de cabeza, trastornos de la visión y una reducción de las funciones de la hipófisis.

Algunas personas con la enfermedad tipo I desarrollan tumores de las glándulas suprarrenales y de la glándula tiroides y un porcentaje muy reducido, tumores carcinoides. (• V. página 761) Por último, algunas personas pueden desarrollar tumores no cancerosos de tipo graso justo debajo de la piel (lipomas).

Enfermedad tipo IIA

La neoplasia endocrina múltiple tipo IIA puede incluir un tipo raro de cáncer tiroideo (carcinoma medular), el feocromocitoma (un tipo de tumor de las glándulas suprarrenales que por lo general no es maligno) e hiperfunción de las glándulas paratiroideas.

Casi todos los casos de enfermedad tipo IIA desarrollan cáncer medular de tiroides. (• V. página 741) Alrededor de 50 por ciento presentan feocromocitomas, lo que eleva la presión arterial debido a la adrenalina y otras sustancias que producen estos tumores. (• V. página 747) La hipertensión puede ser intermitente o constante, y con frecuencia es muy alta.

Alrededor de un 25 por ciento de los pacientes con la enfermedad tipo IIA tiene glándulas paratiroideas hiperfuncionantes y presentan síntomas de tener concentraciones elevadas de calcio en la sangre, lo que puede provocar cálculos renales y, a veces, insuficiencia renal.

En otro 25 por ciento, las glándulas paratiroideas aumentan de tamaño sin producir grandes cantidades de hormona paratiroidea, de modo que no se observan trastornos relacionados con valores elevados de calcio.

Enfermedad tipo IIB

La neoplasia endocrina múltiple tipo IIB se caracteriza por asociar carcinoma medular de tiroides,

Diferentes tipos de neoplasia endocrina múltiple

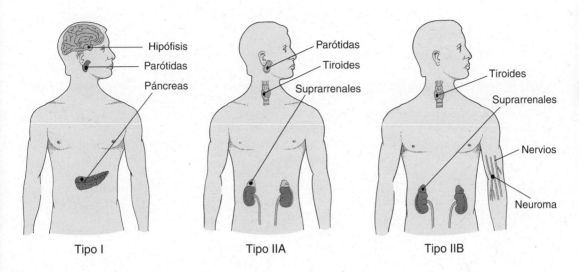

| Tipo I | Tipo IIA | Tipo IIB |

Tipo I — Hipófisis, Parótidas, Páncreas

Tipo IIA — Parótidas, Tiroides, Suprarrenales

Tipo IIB — Tiroides, Suprarrenales, Nervios, Neuroma

feocromocitoma y neuromas (crecimientos anómalos alrededor de los nervios). Algunos pacientes con esta enfermedad no tienen antecedentes familiares.

El carcinoma medular de tiroides que se produce en la enfermedad tipo IIB se desarrolla a una edad temprana y se ha constatado incluso a los 3 meses de edad. La forma de cáncer medular de tiroides que aparece en el tipo IIB crece y se extiende más rápidamente que la de la enfermedad tipo IIA.

Casi todos los afectados por la enfermedad tipo IIB tienen neuromas en sus membranas mucosas. Los neuromas aparecen como ampollas brillantes alrededor de los labios, la lengua y el revestimiento interno de la boca. Los neuromas también se presentan sobre los párpados y los ojos, en particular la conjuntiva y la córnea. Los párpados y los labios aumentan de grosor.

Las anomalías del tracto gastrointestinal causan estreñimiento y diarrea. En ciertas ocasiones, el colon se dilata muchísimo (megacolon). Estas anomalías probablemente son el resultado de neuromas que crecen en los nervios intestinales.

Es frecuente la aparición de anomalías de la columna vertebral, sobre todo una curvatura exagerada, y anomalías de los pies y los huesos del muslo. Muchas personas tienen miembros largos y articulaciones laxas (se denomina hábito marfanoide, porque la apariencia es similar a la de un paciente con el síndrome de Marfan). (• V. página 1341)

Tratamiento

No existe un tratamiento curativo conocido para ninguna de las neoplasias endocrinas múltiples. Los médicos tratan cada tumor de forma individual, ya sea con la extirpación o con la corrección del desequilibrio hormonal. Debido a que el carcinoma medular del tiroides es finalmente mortal si no se trata, es recomendable la extracción quirúrgica de la glándula tiroides si un paciente con la enfermedad del tipo IIA tiene feocromocitoma o hiperparatiroidismo, incluso si el diagnóstico de cáncer medular no se ha podido establecer antes de la cirugía.

En la enfermedad de tipo IIB, el carcinoma medular del tiroides es particularmente agresivo, por ello se debe extirpar la glándula tiroides tan pronto como se establezca el diagnóstico. Este tipo de cáncer del tiroides no puede ser tratado con yodo radiactivo.

Detección

Dado que casi la mitad de los niños de padres con neoplasia endocrina múltiple heredan la enfermedad, las técnicas de detección son importantes para efectuar un diagnóstico precoz y aplicar un tratamiento adecuado.

Recientemente, se han identificado los genes anómalos responsables de las enfermedades tipo IIA y IIB. Las pruebas para identificar el gen anormal permitirán un diagnóstico y un tratamiento más precoces y eficaces.

Síndromes de deficiencia poliglandular

Los síndromes de deficiencia poliglandular son trastornos en los que varias glándulas endocrinas son hipoactivas, produciendo por ello una cantidad insuficiente de hormonas.

Existe probablemente una predisposición genética al síndrome de deficiencia poliglandular. Con frecuencia, la actividad de una glándula endocrina se inhibe por efecto de una reacción autoinmune (• V. página 845) que causa inflamación y destruye toda la glándula o parte de ella.

Sin embargo, la actividad puede también haberse suprimido debido a una infección, un inadecuado aporte de sangre a la glándula, o un tumor. Por lo general, cuando se provoca una lesión en una glándula, otras también se afectan, haciendo que muchas glándulas disminuyan o interrumpan su funcionamiento (insuficiencia glandular endocrina múltiple).

Síntomas

Los síntomas dependen de cuáles sean las glándulas endocrinas deterioradas. Por ejemplo, el hipotiroidismo se produce cuando una glándula tiroides hipofuncionante secreta cantidades insuficientes de hormonas tiroideas. (• V. página 739)

En cambio, la enfermedad de Addison es el resultado de cantidades insuficientes de hormonas corticosteroides debido a que las glándulas suprarrenales funcionan deficientemente. (• V. página 743)

Los síndromes de deficiencia poliglandular se clasifican en tres tipos, según que los síntomas se desarrollen en los niños o en los adultos y según cuáles sean las glándulas endocrinas afectadas.

El **síndrome de deficiencia poliglandular tipo I** generalmente se desarrolla en la infancia. El rasgo más característico es una disminución de la actividad de las glándulas paratiroideas (hipoparatiroidismo); el segundo es la hipofunción de las glándulas suprarrenales (enfermedad de Addison) y las infecciones crónicas por hongos (candidiasis mucocutánea crónica).

Estas infecciones probablemente son debidas a una respuesta inmune inadecuada a las levaduras comunes, lo cual impide combatir la infección. En raras ocasiones, puede haber una producción baja de insulina por parte del páncreas que causa diabetes. Por otra parte, es frecuente que aparezcan hepatitis, cálculos biliares, dificultad en la absorción de los alimentos y calvicie prematura.

El **síndrome de deficiencia poliglandular tipo II** se presenta, por lo general, en los adultos en torno a los 30 años. Las glándulas suprarrenales siempre son de baja actividad y, a menudo, la glándula tiroides también lo es.

Sin embargo, algunas personas desarrollan una hiperactividad de la glándula tiroides (hipertiroidismo). La insuficiencia pancreática puede dar lugar a una falta de insulina y, por esta razón, aparece diabetes. Ni el hipoparatiroidismo ni las infecciones por hongos forman parte del síndrome tipo II.

El **síndrome de deficiencia poliglandular tipo III** se da en los adultos y puede considerarse como una etapa preliminar del síndrome tipo II. Las personas que tienen como mínimo dos de los siguientes síntomas se incluyen en la categoría del síndrome tipo III.

A saber: un déficit tiroideo, diabetes, anemia perniciosa, pérdida de la pigmentación de la piel (vitíligo) y pérdida del cabello (alopecia). Pero si, además, se produce una insuficiencia de las glándulas suprarrenales, el síndrome se transforma en tipo II.

Diagnóstico

Los análisis de sangre se utilizan para medir la producción hormonal por parte de las glándulas afectadas. Dado que una glándula endocrina puede ser bastante menos activa que las otras, es posible que no se advierta el trastorno de las demás glándulas hasta que se producen los síntomas, derivados del déficit de éstas. Cuando mediante otras pruebas adicionales se comprueba una insuficiencia que afecta a varias glándulas, se confirma el diagnóstico de síndrome de deficiencia poliglandular.

Tratamiento

Aunque los síndromes de deficiencia poliglandular no tienen curación, puede prescribirse una terapia hormonal sustitutiva.

La hormona tiroidea puede administrarse a una persona con insuficiencia de la glándula tiroides. En caso de insuficiencia suprarrenal, pueden administrarse corticosteroides, e insulina en el caso de diabetes. Pero el tratamiento sustitutivo no puede corregir la infertilidad ni demás problemas causados por la hipofunción de las glándulas sexuales (gónadas).

CAPÍTULO 151

Carcinoide

El carcinoide es un cáncer, por lo general producido en el tracto gastrointestinal, que secreta cantidades excesivas de varios tipos de neuropéptidos y aminas, con efectos semejantes a las hormonas. Si el carcinoide se extiende al hígado, causa rubor, piel azulada, dolores abdominales, diarrea, lesiones cardíacas y otros síntomas, que constituyen el **síndrome carcinoide***.*

Los tumores carcinoides producen un exceso de neuropéptidos y aminas como bradicinina, serotonina, histamina y prostaglandinas. Por lo general, estas sustancias controlan las funciones internas del cuerpo; sin embargo, en cantidades superiores a lo normal provocan los síntomas del síndrome de carcinoide.

Los tumores carcinoides se originan en las células productoras de hormonas que revisten el intestino delgado (células enteroendocrinas) o en otras células del tracto gastrointestinal, el páncreas, los testículos, los ovarios o los pulmones. Se desconoce la causa de la formación de estos tumores. En raras ocasiones, otras formas de cáncer como el carcinoma pulmonar de células en grano de avena (células pequeñas), el carcinoma de células de los islotes del páncreas y el carcinoma medular del tiroides también secretan sustancias que causan el síndrome carcinoide.

Cuando estos tumores se producen en el tracto gastrointestinal, las sustancias semejantes a las hormonas son liberadas en el flujo sanguíneo y fluyen directamente hacia el hígado, donde las enzimas las destruyen. Los tumores que se han diseminado al hígado (metastásicos) liberan sus sustancias en la circulación sanguínea sin un procesamiento previo por parte del hígado.

Por consiguiente, los carcinoides del tracto gastrointestinal no producen por lo general síntomas, a menos que se hayan diseminado al hígado. En este caso, las sustancias semejantes a las hormonas circulan a través del organismo y causan síntomas del síndrome carcinoide que varían según las sustancias secretadas. Los carcinoides en los pulmones y los ovarios también causan síntomas porque las sustancias que producen evitan pasar por el hígado y circulan por todo el flujo sanguíneo.

Síntomas

Menos de un 10 por ciento de las personas con tumores carcinoides desarrolla el síndrome carcinoide. La mayoría tiene síntomas similares a los de otras formas de cáncer intestinal, sobre todo dolor cólico y alteraciones en los movimientos del intestino como resultado de la obstrucción.

El síntoma más frecuente del síndrome carcinoide y con frecuencia el primero en presentarse es un enrojecimiento con sensación desagradable, habitualmente de la cabeza y el cuello, quizás por un exceso de histamina y bradicinina que dilatan los vasos sanguíneos. El enrojecimiento se desencadena con frecuencia por emociones, por comer, o por beber alcohol o líquidos calientes. La piel puede cambiar de color de manera espectacular, de pálido a rojo y de éste a azul (cianosis). El exceso de serotonina contrae los músculos que rodean los intestinos y, en consecuencia, causa diarrea, dolores de tipo cólico y malabsorción de los alimentos. La malabsorción conduce a la desnutrición y produce en algunos casos heces grasas y con un olor muy desagradable.

El síndrome carcinoide puede lesionar el corazón y los pulmones. Es frecuente el desarrollo de un material fibroso anómalo en el corazón (fibrosis endocárdica) que daña las válvulas cardíacas y deteriora la capacidad cardíaca de bombeo. Debido a que la serotonina transportada en la circulación sanguínea se destruye cuando atraviesa los pulmones (antes de que alcance el lado izquierdo del corazón), casi todos los problemas cardíacos se localizan en el lado derecho. No se sabe si la serotonina es la única sustancia involucrada ni cómo el organismo produce el material fibroso. Algunos pacientes con síndrome carcinoide desarrollan asma con sibilancias; otros pierden interés por el sexo y se vuelven impotentes.

Diagnóstico

Los tumores carcinoides son diagnosticados mediante radiografías, tomografías computadorizadas (TC), resonancia magnética (RM), estudios endoscópicos y análisis químicos de orina.

Cuando existan fundadas sospechas de un tumor carcinoide, se confirma el diagnóstico midiendo la cantidad de ácido 5-hidroxindolacético (5-HIAA), uno de los metabolitos (subproductos químicos) de la serotonina, en la orina de 24 horas. Como mínimo, durante los 3 días previos a esta prueba, el paciente debe abstenerse de ingerir alimentos ricos en serotonina (plátanos, tomates, ciruelas, aguacates, piñas, berenjenas y nueces). Ciertos fármacos, como la guafenesina (presente en muchos jarabes para la tos), el metocarbamol (un relajante muscular) y las fenotiacinas (tranquilizantes) también interfieren con los resultados de la prueba.

Para facilitar el diagnóstico, el médico a veces suministra fármacos como gluconato cálcico, catecolaminas, pentagastrina o alcohol para provocar el enrojecimiento. Sin embargo, dado que estas pruebas de provocación causan malestar e incluso síntomas importantes, sólo se efectúan bajo una atenta observación en un hospital. Una TC o una RM determinarán si el tumor se ha extendido al hígado. Se pueden necesitar exámenes más completos y a veces incluso cirugía exploratoria del abdomen para localizar el tumor (o los tumores) y determinar la extensión de su crecimiento.

La arteriografía diagnóstica y la gammagrafía con isótopos radiactivos son técnicas nuevas útiles tanto para detectar un tumor carcinoide como para determinar su extensión. Un descubrimiento reciente demuestra que la mayoría de los carcinoides tiene receptores para la hormona somatostatina. Así pues, si se inyecta una forma radiactiva de somatostatina en la sangre, es posible detectar los carcinoides y las metástasis mediante una gammagrafía. Alrededor de 90 por ciento de los tumores se localizan con esta técnica.

Tratamiento

Cuando el tumor carcinoide se limita a un área específica, como los pulmones, el apéndice, el intestino delgado o el recto, la extirpación quirúrgica es un tratamiento eficaz. Si el tumor se ha extendido al hígado, como puede ocurrir cuando el tumor se origina fuera de los pulmones, la cirugía raramente es curativa, pero facilita el diagnóstico y alivia los síntomas.

Ni la radioterapia ni la quimioterapia son eficaces para curar los tumores carcinoides. Sin embargo, las combinaciones de ciertos fármacos quimioterápicos (estreptozocina con fluorouracilo y, a veces, doxorrubicina) aliviarán los síntomas. Un fármaco llamado octreótido también alivia los síntomas, y el tamoxifeno, el interferón alfa y la eflornitina reducen el desarrollo del tumor. Las fenotiacinas, la cimetidina y la fentolamina se emplean para controlar el trastorno. La prednisona se administra a veces a las personas con tumores carcinoides del pulmón que tienen episodios graves de enrojecimiento. La diarrea se controla con codeína, tintura de opio, difenoxilato, ciproheptadina o la metisergida. Por último, la hipertensión se trata con varios fármacos antihipertensivos como la metildopa y la fenoxibenzamina.

Solamente los tumores carcinoides que no sean metastásicos producirán la curación una vez extirpados quirúrgicamente. Con todo, es un hecho bien cierto que los tumores crecen tan lentamente que incluso las personas que tienen metástasis sobreviven con frecuencia durante 10 a 15 años.

SECCIÓN 14

Trastornos de la sangre

CAPÍTULO 152

Biología de la sangre

*La sangre es una combinación de líquido, células y
partículas parecidas a las células que circulan por
las arterias, los capilares y las venas suministrando
oxígeno y nutrientes esenciales a los tejidos y retirando anhídrido carbónico y otros productos de desecho.*

Componentes líquidos

Más de la mitad de la sangre está formada por un
líquido (plasma), compuesto principalmente por agua
que contiene sales disueltas y proteínas. La proteína
que más abunda en el plasma es la albúmina. Otras

Desarrollo de las células sanguíneas

Las células tallo se dividen y siguen diferentes vías de crecimiento, transformándose en distintos tipos de células sanguíneas y plaquetas. En este diagrama se omiten varias formas intermedias.

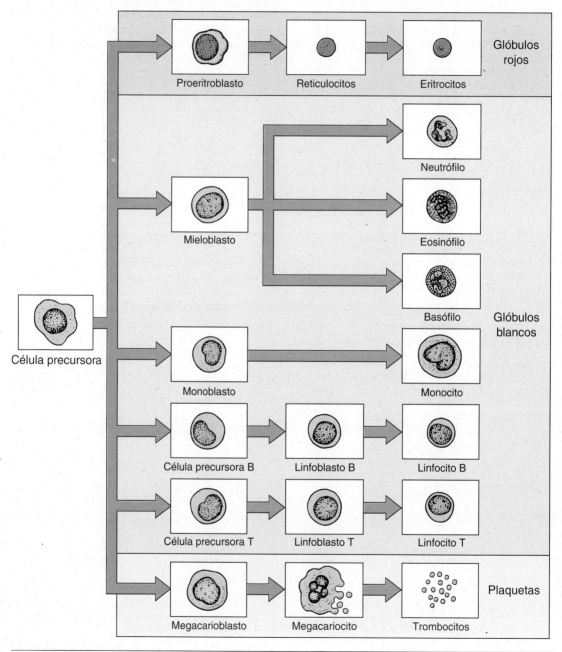

proteínas son anticuerpos (inmunoglobulinas) y factores que intervienen en la coagulación. El plasma contiene también hormonas, electrólitos, grasas, azúcares, minerales y vitaminas.

El plasma no sólo transporta células sanguíneas sino que además constituye una reserva de agua para el cuerpo, impidiendo el colapso y la alteración de los vasos sanguíneos y ayudando a man-

Recuento completo de células sanguíneas

Análisis	Qué mide	Valores normales
Hemoglobina	Cantidad de esta proteína que transporta oxígeno dentro de los glóbulos rojos.	Varones: de 14 a 16 gramos por decilitro Mujeres: de 12,5 a 15 gramos por decilitro.
Hematócrito	Proporción de glóbulos rojos en el volumen total de sangre.	Varones: 42 a 50% Mujeres: 38 a 47%
Volumen corpuscular medio	Valor estimado del volumen de los glóbulos rojos.	86 a 98 micrómetros cúbicos.
Recuento de glóbulos blancos	Cantidad de células blancas en un volumen específico de sangre.	4500 a 10500 por microlitro.
Recuento diferencial de glóbulos blancos	Porcentajes de los diferentes tipos de glóbulos blancos.	Neutrófilos segmentados: 34 a 75% Neutrófilos en banda: 0 a 8% Linfocitos: 12 a 50% Monocitos: 15% Eosinófilos: 0 a 5% Basófilos: 0 a 3%
Recuento de plaquetas	Cantidad de plaquetas en un volumen específico de sangre.	140000 a 450000 por microlitro.

tener la presión arterial y la circulación en todo el organismo.

Otra función, incluso más importante, es la de proteger al organismo de las sustancias extrañas como virus, bacterias, hongos y células cancerosas. Esta función es realizada por los anticuerpos que se encuentran en el plasma, mientras que las proteínas de la coagulación controlan el sangrado. También el plasma refresca y calienta el cuerpo según sus necesidades, además de transportar las hormonas y regular sus efectos.

Componentes celulares

Los componentes celulares de la sangre son los glóbulos rojos, los glóbulos blancos y las plaquetas, que se encuentran suspendidos en el plasma.

Los **glóbulos rojos** (eritrocitos) son los más numerosos de los tres componentes celulares y normalmente componen casi la mitad del volumen sanguíneo. Estas células están llenas de hemoglobina, lo que les permite transportar oxígeno desde los pulmones hasta los tejidos de todo el cuerpo.

Así, las células consumen el oxígeno que les proporciona energía y liberan el anhídrido carbó-

nico como un producto de desecho que los glóbulos rojos retiran de los tejidos y llevan hasta los pulmones.

La cantidad de **glóbulos blancos** (leucocitos) es menor, con una proporción de aproximadamente un glóbulo blanco por cada 660 glóbulos rojos. Existen cinco tipos principales de glóbulos blancos que funcionan de forma conjunta, constituyendo los principales mecanismos de defensa del organismo contra las infecciones, incluida la producción de anticuerpos. (• V. *página 839*)

Los **neutrófilos,** también llamados granulocitos porque contienen gránulos con enzimas, forman el tipo de glóbulos blancos más numeroso. Ayudan a proteger al cuerpo de las infecciones bacterianas y fúngicas y fagocitan partículas extrañas. Se dividen en dos tipos: neutrófilos en banda o cayados (inmaduros) y neutrófilos segmentados (maduros).

Los **linfocitos** se dividen en dos grupos principales: los linfocitos T, que permiten al organismo defenderse contra las infecciones víricas, pero que también pueden detectar y destruir algunas células cancerosas, y los linfocitos B, que se transforman en células plasmáticas que producen anticuerpos.

Los **monocitos** ingieren las células muertas o dañadas y eliminan agentes infecciosos, proporcionando así las defensas inmunológicas necesarias al organismo.

Los **eosinófilos** se encargan de matar algunos parásitos y de destruir algunas células cancerosas y también participan en ciertas respuestas alérgicas, al igual que los **basófilos.**

Las **plaquetas** (trombocitos), partículas parecidas a las células (no son realmente células), son más pequeñas que los glóbulos rojos o blancos y forman parte de los mecanismos necesarios para detener una hemorragia a nivel de un punto sangrante donde se acumulan y se activan.

Una vez activadas, se vuelven pegajosas y se agrupan para formar un tapón que ayuda a obturar dicho punto y a detener el sangrado. Al mismo tiempo, liberan sustancias que favorecen la coagulación. (• *V. página 782)*

Los glóbulos blancos no circulan libremente en el flujo sanguíneo, como los glóbulos rojos. Muchos de ellos se adhieren a las paredes de los vasos sanguíneos o incluso las atraviesan para entrar en otros tejidos. Cuando los glóbulos blancos alcanzan el sitio de una infección, por ejemplo, liberan sustancias que atraen más glóbulos blancos. Las células blancas funcionan como un ejército; están dispersas en todo el organismo pero preparadas para la orden inmediata de agruparse y expulsar cualquier organismo invasor.

Formación de las células de la sangre

Los glóbulos rojos, los glóbulos blancos y las plaquetas se originan en la médula ósea. Pero aun siendo glóbulos blancos, los linfocitos se producen también en los ganglios linfáticos, en el bazo y en el timo, pequeña glándula que se encuentra cerca del corazón que funciona solamente en niños y adultos jóvenes y donde se originan y maduran los llamados linfocitos T.

Dentro de la médula ósea, todas las células sanguíneas se originan a partir de un solo tipo de célula llamada célula madre. Esta célula madre se divide en células inmaduras que van dividiéndose a su vez y van madurando hasta llegar a los tres tipos presentes en la sangre.

La velocidad de la producción de las células sanguíneas es controlada según las necesidades del cuerpo. Cuando el volumen de oxígeno de los tejidos corporales o el número de glóbulos rojos disminuye, los riñones producen y liberan la eritropoyetina, una hormona que estimula a la médula ósea para producir más glóbulos rojos. En caso de infecciones, la médula ósea produce y libera más glóbulos blancos mientras que, ante una hemorragia, produce más plaquetas.

Análisis de sangre

Los médicos emplean diferentes análisis de sangre para diagnosticar y controlar las enfermedades. Algunos de esos análisis determinan los componentes y la función de la propia sangre; otros determinan sustancias que se hallan disueltas en la sangre para saber cómo están funcionando otros órganos.

El análisis de sangre que más frecuentemente se realiza es el **recuento completo de los glóbulos,** o sea una evaluación básica de los distintos componentes celulares de la sangre.

Las máquinas automatizadas realizan este análisis con una pequeña gota de sangre en menos de un minuto. Además de determinar el número de células sanguíneas y de plaquetas, el porcentaje de cada tipo de glóbulos blancos y la cantidad de hemoglobina, el recuento completo de las células sanguíneas habitualmente evalúa el tamaño y la forma de los glóbulos rojos.

Los glóbulos rojos anormales pueden fragmentarse o adoptar forma de lágrima, de media luna o de aguja. El conocimiento de una forma o de un tamaño anormal y específico puede ayudar al médico a diagnosticar una enfermedad.

Por ejemplo, las células con forma de hoz son características de la drepanocitosis, los glóbulos rojos pequeños pueden señalar una fase precoz de una falta de hierro y los glóbulos rojos ovalados y grandes sugieren un déficit de ácido fólico o de vitamina B_{12} (anemia perniciosa).

Otros análisis ofrecen información adicional sobre las células sanguíneas. El recuento de reticulocitos es el número de glóbulos rojos (reticulocitos) recién formados (jóvenes) en un determinado volumen de sangre.

Los reticulocitos normalmente constituyen el uno por ciento del total de los glóbulos rojos. Cuando el cuerpo necesita más glóbulos rojos, como sucede en la anemia, la médula ósea responde normalmente produciendo más reticulocitos. Así, el recuento de reticulocitos es una medida de la función de la médula ósea. Los exámenes para determinar la fragilidad de los glóbulos rojos y las características de su membrana también ayudan al médico a evaluar las causas de una anemia.

Los glóbulos blancos pueden contabilizarse en su número total (recuento de glóbulos blancos). Cuando se necesita información más detallada, el médico solicita el recuento de los tipos específicos de los glóbulos blancos (recuento diferencial de los glóbulos blancos). (• *V. página 791)* Las plaquetas también pueden contarse de forma separada.

Uno de los análisis más frecuentes que se hace en el plasma es el análisis de electrólitos. Los electró-

Extracción de una muestra de médula ósea

Las muestras de la médula ósea generalmente se obtienen del hueso de la cadera (cresta ilíaca). La persona se recuesta de lado, dando la espalda al médico y flexionando la rodilla de la pierna que está encima de la otra. Tras anestesiar la piel y el tejido que se encuentra sobre el hueso, el médico inserta la aguja en el hueso y absorbe la médula.

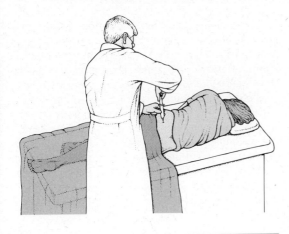

Punción esternal

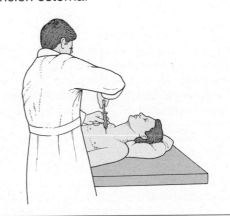

litos son el sodio, cloruro, potasio y bicarbonato, así como sustancias cuantificadas con menor frecuencia, como el calcio, el magnesio y el fosfato. Otros exámenes cuantifican las proteínas (habitualmente albúmina), el azúcar (glucosa) y los productos tóxicos que los riñones suelen eliminar (creatinina y nitrógeno ureico sanguíneo).

La mayoría de los otros exámenes de la sangre contribuye a controlar la función de otros órganos, ya que la sangre transporta muchísimas sustancias esenciales para el funcionamiento del organismo. Además, el análisis de sangre es relativamente fácil.

Por ejemplo, la función tiroidea puede ser evaluada con mayor facilidad midiendo el valor de las hormonas tiroideas en la sangre que examinando directamente una muestra de tiroides. De la misma manera, cuantificar en la sangre las enzimas y las proteínas del hígado es más fácil que examinar una muestra de este último.

Examen de la médula ósea

A veces debe examinarse una muestra de la médula ósea para determinar por qué las células de la sangre son anormales. El médico puede tomar dos tipos diferentes de muestras de la médula ósea: una aspiración y una biopsia.

Habitualmente ambas pruebas se realizan en el hueso de la cadera (cresta ilíaca), aunque las aspiraciones a veces se realizan en un hueso del tórax (esternón). En los niños pequeños, se realizan en un hueso de la espalda (vértebra) o de la pierna (tibia).

Las dos muestras suelen extraerse simultáneamente, tras anestesiar la piel y el tejido que cubren el hueso.

Para la extracción, el médico aspira con la jeringa una cantidad pequeña de la médula ósea blanda que se coloca en un portaobjetos para su examen al microscopio. Con la muestra pueden realizarse exámenes especiales, como cultivos para bacterias, hongos o virus y análisis de cromosomas. Aunque la aspiración a menudo proporciona suficiente información para hacer un diagnóstico, el proceso de aspirar la médula con la jeringa rompe y desordena la frágil médula ósea. En consecuencia, es bastante difícil determinar la disposición original de las células.

Cuando es importante determinar la relación anatómica exacta entre los distintos tipos de células, así como la estructura de los tejidos evaluados, se realiza también una biopsia nuclear. Se extrae un pequeño fragmento de médula ósea intacta gracias a un dispositivo dentro de una aguja especial. El fragmento se corta en láminas delgadas que se colocan en un portaobjetos para examinarlas al microscopio.

El hecho de extraer un fragmento de médula ósea generalmente sólo ocasiona un dolor ligero, seguido por un malestar mínimo. El procedimiento requiere sólo algunos minutos.

CAPÍTULO 153

Transfusión de sangre

La transfusión de sangre es la transferencia de sangre o de un componente sanguíneo de una persona (donante) a otra (receptor).

Las transfusiones se realizan para aumentar la capacidad de la sangre para transportar oxígeno, restaurar el volumen de sangre del cuerpo, mejorar la inmunidad y corregir problemas de coagulación.

Dependiendo del motivo de la transfusión, el médico puede requerir sangre completa o sólo un componente sanguíneo, como glóbulos rojos, plaquetas, factores de la coagulación, plasma fresco congelado (la parte líquida de la sangre) o glóbulos blancos. (• *V. página 765*) Siempre que sea posible, la transfusión se limita al componente sanguíneo que satisface la necesidad específica del paciente, en vez de sangre completa. Suministrar un componente específico es más seguro y no se desperdician los demás.

En los países más desarrollados se realizan varios millones de transfusiones cada año. Gracias al perfeccionamiento de las técnicas de detección, las transfusiones hoy en día son más seguras que nunca. Pero aún ocasionan riesgos para el receptor, como reacciones alérgicas e infecciones. Aunque la posibilidad de contraer SIDA o hepatitis por las transfusiones es remota, los médicos son muy conscientes de estos riesgos e indican transfusiones cuando no existe otra alternativa.

Recolección y clasificación de la sangre

Existen organismos sanitarios oficiales que regulan la recogida, el almacenamiento y el transporte de la sangre y de sus componentes. Muchas autoridades sanitarias locales y estatales, así como la Cruz Roja y los bancos de sangre, entre otros, tienen sus propias normas adicionales.

Los donantes de sangre se someten a varios exámenes para constatar su estado de salud. Se les toma el pulso, la presión arterial y la temperatura y se analiza una muestra de sangre para comprobar si están anémicos. Se les pregunta si padecen o han padecido alguna enfermedad que les imposibilite donar sangre. Las enfermedades como la hepatitis, las dolencias cardíacas, el cáncer (salvo ciertos tipos, como el cáncer de piel localizado), el asma severo, el paludismo, los trastornos hemorrágicos, el

---

Control de infección de la sangre de un donante

La transfusión de sangre puede transmitir enfermedades infecciosas presentes en la sangre del donante. Por esta razón los reponsables de sanidad han intensificado los métodos de control. Hoy en día, todas las dona-ciones de sangre se someten a un control de hepatitis vírica, SIDA, sífilis y otros virus específicos.

Hepatitis vírica
Se analiza la sangre donada para comprobar que no posea los tipos de hepatitis víricas (B y C) que se trasmiten a través de las transfusiones sanguíneas. Estos análisis no pueden identificar todos los casos de sangre infectada, pero gracias a los avances recientes en control y comprobación de la sangre del donante, la transfusión casi no tiene ningún riesgo de transmitir hepatitis B. La hepatitis C sigue siendo la más frecuente de las infecciones potencialmente graves que se transmiten a través de las transfusiones de sangre, con un riesgo actual de aproximadamente tres infecciones por cada 10000 unidades sanguíneas de transfusión.

SIDA
La sangre del donante se analiza en busca del virus de inmunodeficiencia humano (VIH), la causa del SIDA. El análisis no tiene cien por cien de precisión, pero se entrevista a los donantes como parte del proceso de control. Los entrevistadores investigan acerca de los factores de riesgo de SIDA (por ejemplo, si los donantes o sus parejas sexuales se han inyectado drogas o han mantenido relaciones sexuales con un varón homosexual). Gracias al análisis de sangre y a la entrevista, el riesgo de contraer SIDA a través de la transfusión de sangre es sumamente bajo (1 de cada 420000), según estimaciones recientes.

Sífilis
No es común que las transfusiones de sangre transmitan sífilis. Además de controlar a los donantes y sus donaciones de sangre en cuanto a la sífilis, también la sangre donada se refrigera a temperaturas bajas que matan los organismos infecciosos.

SIDA y la posible exposición al virus del SIDA, pueden inhabilitar de forma permanente a un donante. La exposición a la hepatitis, un embarazo, una cirugía mayor reciente, una presión arterial alta mal controlada, una presión arterial baja, la anemia o el uso de ciertos medicamentos, pueden inhabilitar de forma temporal a un donante. Estas restricciones fueron desarrolladas para proteger tanto al donante como al receptor. Generalmente, no se permite a los donantes dar sangre más de una vez cada dos meses. La costumbre de pagar a los donantes de sangre casi ha desaparecido, ya que incentivaba a los necesitados a presentarse como donantes y negaban tener cualquier enfermedad que los inhabilitara como tales.

Para los donantes seleccionados, dar sangre es muy seguro. Todo el proceso precisa alrededor de una hora; la donación en sí misma no lleva más de 10 minutos. Habitualmente se experimenta una sensación de picazón cuando la aguja se inserta, pero el proceso mismo es indoloro.

La unidad de sangre donada es alrededor de medio litro. La sangre recién obtenida se sella en bolsas de plástico que contienen conservantes y un compuesto anticoagulante. Una muestra pequeña de cada donación se examina para detectar enfermedades infecciosas como SIDA, hepatitis vírica y sífilis. La sangre refrigerada se conserva en buen estado durante 42 días. En circunstancias especiales (por ejemplo, para conservar un tipo de sangre poco común) los glóbulos rojos pueden congelarse y conservarse durante un máximo de 10 años.

Debido a que realizar una transfusión de sangre que no es compatible con el receptor puede ser peligroso, la sangre donada se clasifica habitualmente en grupos A, B, AB o 0 y como Rh positivo o Rh negativo. Por ejemplo, el tipo de sangre de una persona puede pertenecer al grupo O-positivo o al AB-negativo. Como precaución adicional, antes de empezar la transfusión, un técnico mezcla una gota de la sangre del donante con sangre del receptor para asegurarse de que son compatibles; este procedimiento se denomina *test* de compatibilidad.

La sangre y los componentes sanguíneos

Una persona que necesita una gran cantidad de sangre con urgencia (alguien que está sangrando mucho, por ejemplo) puede recibir sangre completa para facilitar la recuperación de la circulación y del volumen de la sangre. Puede también administrarse sangre completa cuando el componente sanguíneo que se necesita no se encuentra disponible de forma separada.

Tipos de sangre compatibles

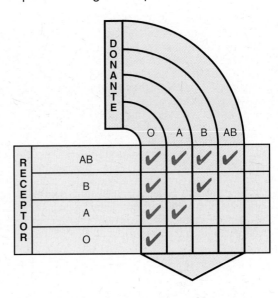

El componente de sangre que más habitualmente se transfunde son los concentrados de glóbulos rojos, que pueden restablecer la capacidad de la sangre para transportar oxígeno. Este componente puede darse a una persona con hemorragia o anemia grave. Puesto que los glóbulos rojos congelados son mucho más caros que los concentrados de glóbulos rojos, habitualmente se reservan aquéllos para las transfusiones de los tipos de sangre menos comunes.

Algunas personas que necesitan sangre son alérgicas a ésta. Si los medicamentos no pueden prevenir las reacciones alérgicas, la persona puede tener que recibir glóbulos rojos lavados. El lavado de los glóbulos rojos quita del plasma del donante casi todo rastro de sustancias que puedan causar reacciones alérgicas.

Una cantidad escasa de plaquetas (trombocitopenia) puede producir una hemorragia grave y espontánea. La transfusión de plaquetas puede restaurar la capacidad de coagulación de la sangre. Los factores de la coagulación son las proteínas del plasma que normalmente trabajan con las plaquetas para que la sangre coagule. Si no existiera esta coagulación, la hemorragia no cesaría después de producirse una lesión. Los concentrados de factores de la coagulación de la sangre pueden suministrarse a aquellas personas que padecen una enfermedad hereditaria de la sangre, como la hemofilia o el síndrome de Von Willebrand.

Tratamiento de enfermedades mediante transfusiones de sangre

Los médicos usan un tipo de transfusión llamada hemaféresis para tratar ciertas enfermedades. La hemaféresis es un proceso de purificación. Consiste en extraer sangre de una persona, eliminar los elementos o componentes perjudiciales y efectuar una retransfusión de la sangre purificada.

Los dos tipos más comunes de hemaféresis reciben el nombre de citaféresis y plasmaféresis. La **citaféresis** extrae las cantidades excesivas de ciertas células sanguíneas. Se utiliza para tratar la policitemia (un exceso de glóbulos rojos), ciertos tipos de leucemia (un exceso de glóbulos blancos) y la trombocitosis (un exceso de plaquetas). La **plasmaféresis** (intercambio de plasma) extrae los elementos perjudiciales del plasma (la parte líquida de la sangre).

Por ejemplo, se usa para tratar la miastenia grave y el síndrome de Guillain-Barré.

Difícil y costosa, la hemaféresis se reserva normalmente para personas con enfermedades graves que no han respondido al tratamiento convencional. Para ser útil, la hemaféresis debe extraer el elemento sanguíneo a una velocidad mayor de la que el cuerpo requiere para producirlo. La hemaféresis debe repetirse sólo si es necesario, ya que los desplazamientos importantes de líquidos entre los vasos sanguíneos y los tejidos que suceden cuando se extrae y se realizan la transfusión y la retransfusión, pueden causar complicaciones en personas ya enfermas. La hemaféresis puede contribuir a controlar algunas enfermedades pero generalmente no logra curarlas.

Los factores de coagulación se encuentran en el plasma. El plasma fresco congelado se utiliza en los trastornos de la sangre cuando no se conoce el factor de coagulación que falta o cuando no se dispone del concentrado del mismo. También se usa cuando la hemorragia es causada por una producción insuficiente de factores de coagulación como en el caso de una insuficiencia hepática.

No es frecuente que se realice una transfusión de células blancas para tratar infecciones letales en personas cuyo recuento de glóbulos blancos es muy bajo o cuyos glóbulos blancos funcionan de forma anormal. En estos casos, habitualmente se recetan antibióticos. Ocasionalmente, se administran anticuerpos (inmunoglobulinas), componentes de la sangre que protegen al organismo de algunas enfermedades, para crear inmunidad en personas que han sido expuestas a una enfermedad infecciosa como varicela o hepatitis o en aquellas que presentan una baja cantidad de anticuerpos.

Procedimientos de donación especial

En una transfusión tradicional, una persona dona sangre completa y otra persona la recibe. Sin embargo, este concepto está ampliándose. Según el caso, una persona puede recibir un solo componente sanguíneo, por ejemplo las células o los factores de coagulación. La transfusión sólo de componentes seleccionados hace que el tratamiento sea específico, reduce los riesgos de los efectos colaterales y permite usar los diferentes componentes de una sola unidad de sangre para tratar de manera eficaz a varias personas. En otros casos, una persona puede recibir su propia sangre completa (transfusión autóloga).

Aféresis

En la aféresis, un donante da solamente el componente sanguíneo específico que requiere el receptor, en lugar de sangre completa. Si un receptor necesita plaquetas, se extrae sangre completa del donante y una máquina que separa los componentes de la sangre extrae las plaquetas y devuelve el resto de la sangre al donante. Como los donantes vuelven a recibir la mayoría de su sangre, pueden donar sin riesgo de 8 a 10 veces más plaquetas durante uno de estos procedimientos que las que se podrían recoger si donasen sangre completa una sola vez.

Transfusión autóloga

La transfusión de sangre más segura es aquella en que el donante es también el receptor, ya que elimina el riesgo de las incompatibilidades y de las enfermedades inducidas por la sangre. A veces, cuando un paciente padece una hemorragia o es sometido a intervención quirúrgica, puede recogerse la sangre y ser devuelta al paciente. Es aún más frecuente que la persona done sangre que recibirá después en una transfusión. Por ejemplo, un mes antes de la intervención, una persona puede donar varias unidades de sangre para recibirlas (si fuera necesario) durante o después de aquélla.

Donación directa o designada

Los familiares o amigos pueden donar sangre específicamente unos para otros, siempre y cuando el grupo sanguíneo y el Rh del receptor y del donante sean compatibles. Para algunos receptores, saber quién donó la sangre hace que se sientan mejor, si bien una donación de un familiar o amigo no es necesariamente más segura que la que procede de un desconocido. La sangre de un familiar se trata con radiación para prevenir la enfermedad del injerto contra el receptor, que, aunque poco frecuente, ocurre más a menudo cuando el receptor y el donante están emparentados.

Precauciones y reacciones

Para minimizar los riesgos de una reacción durante la transfusión, los responsables sanitarios toman varias precauciones. Después de comprobar dos veces que la sangre que van a utilizar es compatible con la del receptor, la suministran lentamente, por lo general durante dos horas o más para cada unidad de sangre. Debido a que la mayoría de las reacciones adversas se produce durante los primeros 15 minutos de la transfusión, al principio, el receptor es observado cuidadosamente. Después de esto, una enfermera puede inspeccionar al receptor cada 30 o 45 minutos y, si se presenta una reacción adversa, se detiene la transfusión.

La mayoría de las transfusiones son seguras y alcanzan su objetivo; sin embargo, de vez en cuando se producen reacciones leves y muy rara vez reacciones graves e incluso fatales. Las reacciones más frecuentes son fiebre y alergias (hipersensibilidad), que ocurre en el uno al dos por ciento de las transfusiones. Los síntomas incluyen picazón, erupciones, inflamación, vértigo, fiebre y dolor de cabeza. Con menos frecuencia aparecen dificultades respiratorias, jadeos y espasmos musculares. No es frecuente que una reacción alérgica sea lo suficientemente grave como para ser peligrosa. Existen tratamientos que permiten practicar transfusiones a personas que previamente padecían reacciones alérgicas.

A pesar de haber comprobado cuidadosamente la compatibilidad de la sangre, aún existen incompatibilidades que ocasionan la destrucción de los glóbulos rojos que se han suministrado poco después de la transfusión (reacción hemolítica). Habitualmente, esta reacción comienza con una sensación de incomodidad general o de ansiedad durante la transfusión o inmediatamente después de la misma. A veces se originan dificultades respiratorias, presión torácica, enrojecimiento y dolor agudo de espalda. Muy raramente, las reacciones se tornan más graves o mortales. El médico puede averiguar si una reacción hemolítica está destruyendo los glóbulos rojos comprobando si la hemoglobina liberada por estas células está presente en la sangre y la orina del paciente.

Los receptores de transfusiones pueden sufrir una sobrecarga de líquido. Los que padecen enfermedades cardíacas son muy vulnerables, por lo que las transfusiones se realizan más lentamente y bajo un control más estricto.

La **enfermedad del injerto contra el receptor** es una complicación inusual que afecta a las personas cuyo sistema inmune se encuentra dañado principalmente por drogas o enfermedades. En esta enfermedad, los tejidos del receptor (huésped) son atacados por los glóbulos blancos del donante (injerto). Los síntomas incluyen fiebre, presión arterial baja, erupciones, destrucción de tejido y shock.

CAPÍTULO 154

Anemias

Las anemias son enfermedades en las que los glóbulos rojos o la hemoglobina (la proteína que transporta oxígeno) presentan valores inferiores a los normales.

Los glóbulos rojos contienen la hemoglobina, que les permite transportar oxígeno desde los pulmones hasta las distintas partes del cuerpo. Como en la anemia se reduce el número de los glóbulos rojos o la cantidad de hemoglobina presente en ellos, la sangre no puede transportar una adecuada cantidad de oxígeno. Los síntomas, causados por la falta de oxigenación, son variados.

Por ejemplo, la anemia puede causar fatiga, así como debilidad, incapacidad para realizar ejercicio y dolores de cabeza leves. Si la anemia es muy grave, puede aparecer un ataque o un paro cardíaco.

Los análisis simples de sangre pueden detectar la anemia. Es posible determinar el porcentaje de glóbulos rojos en el volumen total de la sangre (hematócrito) y la cantidad de hemoglobina presente en una muestra de sangre. Estos análisis forman parte de un recuento completo de las células sanguíneas. (• *V. recuadro, página 765*)

Hematócrito

En un volumen determinado de sangre, el volumen total de glóbulos rojos es conocido como hematócrito. Cuando hay anemia el hematócrito se encuentra disminuido a causa de la falta de glóbulos rojos.

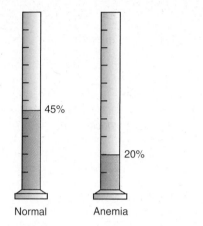

45%

20%

Normal   Anemia

La anemia puede ser causada por una hemorragia, una escasa producción de glóbulos rojos o su excesiva destrucción (hemólisis).

Hemorragia

La hemorragia es la causa más frecuente de anemia. Cuando se pierde sangre, el cuerpo rápidamente absorbe agua de los tejidos hacia el flujo sanguíneo a fin de mantener los vasos llenos de sangre. Como resultado, la sangre se diluye y el porcentaje de glóbulos rojos se reduce. Finalmente, se corrige la anemia incrementando la producción de los glóbulos rojos. Sin embargo, la anemia puede ser intensa al principio, sobre todo si es debida a una pérdida súbita de sangre, como sucede en un accidente, una intervención quirúrgica, un parto o la rotura de un vaso sanguíneo.

La pérdida súbita de grandes cantidades de sangre puede ocasionar dos problemas: la disminución de la presión arterial porque la cantidad de líquido remanente en los vasos sanguíneos es insuficiente, y la reducción del suministro de oxígeno en el organismo porque el número de los glóbulos rojos que lo transportan ha disminuido. Cualquiera de estos dos problemas puede ocasionar un ataque al corazón, un paro cardíaco o incluso la muerte.

Mucho más frecuente que una pérdida súbita de sangre es la hemorragia crónica (continua o recurrente), que puede ocurrir en varias partes del cuerpo.

El sangrado reiterado de nariz y de hemorroides es fácil de constatar. El sangrado crónico de otras partes (como úlceras del estómago y del intestino delgado o pólipos y cánceres del intestino grueso, sobre todo el cáncer de colon) tal vez no resulte obvio porque la cantidad de sangre es pequeña y no aparece como sangre roja en las heces; esta pérdida de sangre se describe como oculta. Otras fuentes de hemorragia crónica son los tumores del riñón o de la vejiga, que pueden causar pérdida de sangre en la orina, y el sangrado menstrual excesivo.

La anemia causada por hemorragia oscila de leve a grave y los síntomas varían según su intensidad. La anemia puede no producir ningún síntoma o puede causar debilidad, vértigo, sed, sudor, pulso débil y rápido y respiración acelerada. Es frecuente el vértigo cuando una persona se sienta o se levanta (hipotensión ortostática). La anemia también puede causar fatiga intensa, falta de respiración, dolor en el pecho, y si es lo suficientemente grave, la muerte.

La rapidez con que se pierde la sangre es un factor determinante de la intensidad de los síntomas. Cuando la pérdida de sangre es rápida (durante varias horas o menos), la pérdida de sólo un tercio del volumen sanguíneo del organismo puede ser fatal. Cuando la pérdida de sangre es más lenta (durante varios días, semanas o mucho más tiempo), la pérdida de hasta dos tercios del volumen sanguíneo puede causar sólo fatiga y debilidad o no causar ningún síntoma en absoluto.

Tratamiento

El tratamiento depende de la rapidez de la pérdida de sangre y de la gravedad de la anemia. La transfusión de glóbulos rojos es el único tratamiento eficaz para la pérdida aguda de sangre súbitamente o la anemia grave. (• V. página 769) Así mismo, es necesario localizar el origen de la hemorragia y detenerla. Cuando la pérdida de sangre es más lenta o la anemia menos grave, el cuerpo puede producir suficientes glóbulos rojos como para corregir la anemia sin necesidad de transfusión. Debido a que durante la hemorragia se pierde hierro, que es necesario para producir glóbulos rojos, la mayoría de las personas que tienen anemia necesitan tomar suplementos de hierro, presentado habitualmente en forma de comprimidos.

Producción escasa de glóbulos rojos

Se necesitan muchos nutrientes para producir los glóbulos rojos. Los más importantes son el hierro, la vitamina B_{12} y el ácido fólico, pero el organismo necesita también cantidades mínimas de vitamina C,

Causas comunes de anemia

Hemorragia excesiva	Disminución de la producción de glóbulos rojos	Incremento en la destrucción de glóbulos rojos
Repentina: • Accidentes • Cirugía • Nacimiento • Rotura de vasos sanguíneos **Crónica:** • Sangrado nasal • Hemorroides • Úlceras de estómago o del intestino delgado • Cáncer o pólipos gastrointestinales • Tumores en el riñón o la vejiga • Sangrado menstrual intenso	Deficiencia de hierro Deficiencia de vitamina B_{12} Deficiencia de ácido fólico Deficiencia de vitamina C Enfermedad crónica	Bazo agrandado Lesión mecánica en los glóbulos rojos Reacciones autoinmunes contra los glóbulos rojos Hemoglobinuria paroxística nocturna Esferocitosis hereditaria Eliptocitosis hereditaria Deficiencia de G6PD Drepanocitosis Hemoglobinopatía C Hemoglobinopatía S-C Hemoglobinopatía E Talasemia

riboflavina y cobre, así como un equilibrio apropiado de hormonas, sobre todo la eritropoyetina (hormona que estimula la producción de glóbulos rojos). Sin estos nutrientes y hormonas, la producción de los glóbulos rojos es lenta e inadecuada y las células pueden deformarse y resultar incapaces de transportar el oxígeno adecuadamente. Las enfermedades crónicas también pueden ocasionar una diminución en la producción de los glóbulos rojos.

Anemia por deficiencia de hierro

El organismo recicla el hierro: cuando los glóbulos rojos mueren, el hierro presente en ellos vuelve a la médula ósea para ser reutilizado en la formación nuevos glóbulos rojos. El cuerpo pierde importantes cantidades de hierro cuando se pierden grandes cantidades de glóbulos rojos durante una hemorragia. El déficit de hierro es una de las causas más frecuentes de anemia. En los adultos, este déficit se debe esencialmente a la hemorragia, mientras que en los bebés y niños, que necesitan más hierro por estar en edad de crecimiento, la causa principal de este déficit es una dieta pobre en hierro. En las mujeres durante la posmenopausia y en los varones, el déficit de hierro indica habitualmente una pérdida de sangre por el aparato gastrointestinal. El sangrado menstrual puede causar déficit de hierro en mujeres durante el período premenopáusico.

Habitualmente el hierro contenido en una dieta normal no puede compensar la pérdida del mismo por un sangrado crónico, ya que el cuerpo tiene una reserva muy pequeña de hierro. Por consiguiente, el hierro perdido debe reemplazarse con suplementos.

Las mujeres embarazadas toman suplementos de hierro debido a que el feto en desarrollo consume grandes cantidades de este elemento.

En los países desarrollados, la dieta promedio contiene aproximadamente 6 miligramos de hierro por cada 1000 calorías de alimento, por lo que la persona consume un promedio de 10 a 12 miligramos de hierro por día. Muchos alimentos contienen hierro, pero la carne es su mejor fuente. Las fibras vegetales, los fosfatos, el salvado y los antiácidos disminuyen la absorción del hierro al unirse a éste. La vitamina C (ácido ascórbico) puede aumentar la absorción del hierro. El cuerpo absorbe de 1 a 2 miligramos de hierro diariamente por medio de los alimentos, que es prácticamente igual a la cantidad que el cuerpo pierde normalmente cada día.

Síntomas

La anemia puede llegar a causar fatiga, falta de respiración, incapacidad para hacer ejercicio y otros síntomas. El déficit de hierro puede producir sus propios síntomas, como la pica (apetencia de elementos no alimenticios como hielo, tierra o almidón puro), inflamación de la lengua (glositis), cortes en las comisuras de la boca (queilosis) y en las uñas, que se deforman adoptando una forma similar a cucharas (coiloniquia).

Diagnóstico

Para diagnosticar una anemia se realizan análisis de sangre y también unas pruebas para detectar el déficit de hierro. En la sangre, se determinan los valores de hierro y de la transferrina (proteína que transporta el hierro cuando no se encuentra en los glóbulos rojos) y se comparan entre sí. Si menos del 10 por ciento de la transferrina se encuentra saturado con hierro, es probable que exista un déficit de hierro.

Sin embargo, el análisis más sensible para detectar el déficit de éste es la evaluación de la cantidad de ferritina (proteína que almacena el hierro). Un valor bajo de la ferritina indica un déficit de hierro; sin embargo, a veces se detecta un déficit de hierro a pesar de que los valores de ferritina sean normales, porque éstos pueden aumentar artificialmente debido a una lesión del hígado, una inflamación, una infección o un cáncer.

En ciertos casos, se necesitan análisis más sofisticados para llegar al diagnóstico. El análisis más específico es un examen de las células de la médula ósea en el cual se examina al microscopio una muestra de estas células para determinar su contenido en hierro. (• V. *página 767*)

Tratamiento

Siendo el sangrado excesivo la causa más frecuente del déficit de hierro, el primer paso es localizar su origen y detener la hemorragia. Los medicamentos o la cirugía pueden ser necesarios para controlar el sangrado menstrual excesivo, para tratar una úlcera sangrante, para resecar un pólipo del colon o para tratar una hemorragia renal.

Habitualmente, el tratamiento incluye el reemplazo del hierro perdido. La mayoría de los comprimidos de hierro contiene sulfato ferroso, gluconato férrico o un polisacárido. Tales comprimidos se absorben mejor cuando se ingieren 30 minutos antes de las comidas.

En general, un comprimido de hierro al día es suficiente, pero a veces se requieren dos. Siendo limitada la capacidad del intestino para absorber hierro, es un desperdicio dar mayores dosis y además puede causar indigestión y estreñimiento. El hierro casi siempre oscurece las heces (un efecto secundario normal y no perjudicial).

La corrección de la anemia por déficit de hierro con suplementos de este metal tarda entre 3 y 6 semanas, incluso después de que la hemorragia haya cesado. Una vez que se ha corregido la anemia, el sujeto debe seguir tomando suplementos de hierro durante 6 meses para reponer las reservas

Cómo se desarrolla la anemia por deficiencia de hierro

La anemia por carencia de hierro normalmente se presenta en forma gradual, por etapas. Los síntomas aparecen en las fases más avanzadas.

Fase 1

La pérdida de hierro excede el ingerido, desgastando las reservas de hierro, en particular las de la médula ósea. Los valores de ferritina de la sangre (proteína que almacena hierro) disminuyen de forma progresiva.

Fase 2

Como las reservas de hierro agotadas no cumplen con las necesidades de los glóbulos rojos en desarrollo, se producen menos glóbulos rojos.

Fase 3

La anemia comienza a desarrollarse. Al principio de esta fase, los glóbulos rojos parecen normales, pero su número es menor. Disminuyen los valores de hemoglobina y de hematócrito.

Fase 4

La médula ósea trata de compensar la falta de hierro acelerando la división celular y produciendo glóbulos rojos muy pequeños (microcíticos), típicos de la anemia por déficit de hierro.

Fase 5

A medida que la deficiencia de hierro y la anemia se intensifican, pueden aparecer síntomas de déficit de hierro y empeoran los de la anemia.

del cuerpo. Se realizan análisis de sangre de forma periódica para asegurarse de que el suplemento de hierro ingerido es suficiente y que la pérdida de sangre se ha detenido.

El hierro por vía inyectable se emplea poco y se usa en las personas que no toleran los comprimidos o y en las que siguen sangrando mucho. Independientemente de la forma de administración del hierro, ya sea en comprimidos o inyecciones, el tiempo para recuperarse de la anemia es el mismo.

Deficiencias vitamínicas

Además del hierro, la médula ósea necesita tanta vitamina B_{12} como ácido fólico para producir los glóbulos rojos. Si falta alguno de los dos, puede originarse una anemia megaloblástica. En este tipo de anemia, la médula ósea produce glóbulos rojos grandes y anormales (megaloblastos). Los glóbulos blancos y las plaquetas también son anormales.

La anemia megaloblástica se debe generalmente a una falta de la vitamina B_{12} o ácido fólico en la dieta o a la imposibilidad de absorberla. Pero existen unos fármacos utilizados para tratar el cáncer, como el metotrexato, la hidroxiurea, el fluorouracilo y la citarabina, que también pueden producirla.

ANEMIA POR DEFICIENCIA DE VITAMINA B_{12}

La anemia por deficiencia de vitamina B_{12} (anemia perniciosa) es una anemia megaloblástica producida por la absorción inadecuada de dicha vitamina.

La absorción inadecuada de la vitamina B_{12} (cobalamina) causa anemia perniciosa. Esta vitamina, presente en carnes y verduras, normalmente es absorbida en el íleon (la última parte del intestino delgado que conduce al intestino grueso). Sin embargo, para que la vitamina B_{12} sea absorbida, debe combinarse con el factor intrínseco, una proteína producida en el estómago, que luego transporta la vitamina hasta el íleon y la ayuda a atravesar su pared y pasar a la sangre. Sin el factor intrínseco, la vitamina B_{12} permanece en el intestino y es excretada en la materia fecal. En la anemia perniciosa, el estómago no produce el factor intrínseco, la vitamina B_{12} no es absorbida y se origina la anemia aun cuando se ingieran grandes cantidades de esta vitamina con los alimentos. Pero puesto que el hígado almacena grandes cantidades de vitamina B_{12}, la anemia no se desarrolla hasta que no hayan transcurrido de 2 a 4 años desde que el organismo dejó de absorber esta vitamina.

Aunque la falta del factor intrínseco es la causa más frecuente de déficit de vitamina B_{12}, existen otras causas, como un crecimiento bacteriano anormal en el intestino delgado que impide la absorción de esta vitamina, ciertos trastornos como la enfermedad de Crohn y la cirugía que extirpa el estómago o la parte del intestino delgado donde se absorbe la vitamina B_{12}. Una dieta vegetariana estricta también pueda causar un déficit de esta vitamina.

Además de disminuir la producción de glóbulos rojos, la deficiencia de vitamina B_{12} afecta al sistema nervioso, causando hormigueo en las manos y en los pies, pérdida de sensibilidad en las piernas, los pies y las manos, y aparición de movimientos espásticos. Otros síntomas pueden ser un tipo peculiar de daltonismo referido a los colores amarillo y azul, inflamación o ardor en la lengua, pérdida de peso, oscurecimiento de la piel, confusión, depresión y una función intelectual deficiente.

Absorción de la vitamina B_{12}

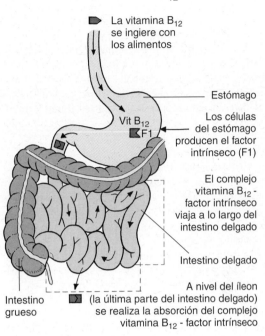

La vitamina B_{12} se ingiere con los alimentos

Estómago

Los células del estómago producen el factor intrínseco (F1)

El complejo vitamina B_{12} - factor intrínseco viaja a lo largo del intestino delgado

Intestino delgado

A nivel del íleon (la última parte del intestino delgado) se realiza la absorción del complejo vitamina B_{12} - factor intrínseco

Intestino grueso

Vit B_{12} F1

Diagnóstico

Habitualmente, la deficiencia de vitamina B_{12} se diagnostica mediante análisis sanguíneos sistemáticos para la detección de la anemia. Los megaloblastos (glóbulos rojos grandes) se observan cuando se examina al microscopio una muestra de sangre. Así mismo, pueden detectarse cambios en los glóbulos blancos y en las plaquetas, sobre todo cuando una persona ha padecido anemia durante mucho tiempo.

Cuando se sospecha esta deficiencia, se mide la cantidad de vitamina B_{12} presente en la sangre. Si se confirma la deficiencia, pueden realizarse otros análisis para determinar la causa. Generalmente, los análisis se dirigen hacia el factor intrínseco. Primero, se suele extraer una muestra de sangre para comprobar la presencia de anticuerpos contra el factor intrínseco, que se detectan en aproximadamente el 60 al 90 por ciento de las personas que padecen anemia perniciosa. Segundo, se lleva a cabo un análisis, de modo más específico, del estómago. Para ello se introduce por la nariz un tubo flexible y delgado, llamado sonda nasogástrica, que pasa por la garganta y entra en el estómago. Luego se inyecta pentagastrina (hormona que estimula la secreción del factor intrínseco) en una vena. Finalmente se extrae una muestra del contenido del estómago y se analiza la concentración del factor intrínseco.

Si aún existen dudas acerca del mecanismo que produjo la deficiencia de vitamina B_{12}, el médico puede solicitar la prueba de Schilling. Primero, el paciente recibe una dosis muy pequeña de vitamina B_{12} radiactiva por la boca y se mide su absorción. Luego se administra el factor intrínseco junto con la vitamina B_{12} y nuevamente se mide su absorción. Si la vitamina B_{12} es absorbida con el factor intrínseco pero no sin él, se confirma el diagnóstico de anemia perniciosa. Rara vez se requieren otros análisis.

Tratamiento

El tratamiento de la deficiencia de vitamina B_{12} o de la anemia perniciosa consiste en reemplazar la vitamina B_{12}. Debido a que la mayoría de las personas que padecen esta deficiencia no pueden absorber la vitamina B_{12} tomada por la boca, deben tomarla en inyección.

Al principio, se administran inyecciones diarias o semanales durante varias semanas hasta que los valores de la vitamina B_{12} en la sangre vuelven a la normalidad; después se administra una inyección al mes. Las personas que padecen esta deficiencia deben tomar suplementos de vitamina B_{12} durante toda la vida.

ANEMIA POR DEFICIENCIA DE ÁCIDO FÓLICO

La anemia por deficiencia de ácido fólico (folato) es una anemia megaloblástica causada por una defectuosa absorción de dicho ácido.

El ácido fólico es una vitamina que se encuentra en verduras crudas, fruta fresca y carnes, pero la cocción habitualmente lo destruye. Como el organismo almacena sólo una pequeña cantidad en el hígado, una dieta sin ácido fólico ocasiona una deficiencia en pocos meses.

El déficit de ácido fólico es más frecuente en el mundo occidental que el déficit de vitamina B_{12} porque no se comen suficientes verduras crudas. La gente que padece enfermedades del intestino delgado, sobre todo la enfermedad de Crohn y esprue, puede padecer dificultades para absorber el ácido fólico. Ciertos fármacos como los antiepilépticos y los anticonceptivos orales también disminuyen la absorción de esta vitamina. Con menos frecuencia, las mujeres embarazadas o en período de lactancia, así como las personas tratadas con hemodiálisis debido a una enfermedad renal, padecen esta deficiencia porque sus necesidades de ácido fólico son altas. Debido a que el alcohol dificulta la absorción y el metabolismo del ácido fólico, quienes ingieren mucho alcohol también padecen este déficit.

Las personas con deficiencia de ácido fólico padecen anemia. A diferencia de los adultos, los niños

pueden padecer anomalías neurológicas. Así mismo, este déficit en una mujer embarazada puede causar defectos en la médula espinal o malformaciones en el feto.

Cuando se detectan megaloblastos (glóbulos rojos grandes) en un paciente con anemia, se miden los valores de ácido fólico en una muestra de sangre. Si se diagnostica deficiencia de ácido fólico, el tratamiento habitualmente consiste en tomar un comprimido de esta vitamina cada día. Las personas que tienen dificultades para absorber el ácido fólico deben tomar suplementos del mismo durante toda la vida.

ANEMIA POR DEFICIENCIA DE VITAMINA C

La anemia por deficiencia de vitamina C es un tipo de anemia poco frecuente cuya causa es una carencia grave y muy prolongada de vitamina C.

En este tipo de anemia, la médula ósea produce glóbulos rojos pequeños. Esta deficiencia se diagnostica midiendo los valores de vitamina C en los glóbulos blancos. Un comprimido de vitamina C al día corrige el déficit y cura la anemia.

Enfermedad crónica

Una enfermedad crónica frecuentemente causa anemia, sobre todo en las personas de edad. Enfermedades como infecciones, inflamación y cáncer impiden la producción de glóbulos rojos en la médula ósea. Debido a que el hierro almacenado en la médula no puede ser utilizado por los glóbulos rojos en crecimiento, este tipo de anemia, suele recibir el nombre de anemia de reutilización de hierro.

En todas las personas, las infecciones, incluso las triviales, y las enfermedades inflamatorias como la artritis y la tendinitis, inhiben la producción de glóbulos rojos en la médula ósea, lo que disminuye el número de glóbulos rojos en la sangre. Sin embargo, estas enfermedades no causan anemia a menos que sean graves o prolongadas (crónicas).

Cuanto más grave es la enfermedad, más intensa será la anemia resultante, si bien la causada por una enfermedad crónica no suele ser muy grave. El hematócrito (porcentaje de glóbulos rojos en la sangre) casi nunca es menor al 25 por ciento (el normal es del 45 al 52 por ciento en los varones y del 37 al 48 por ciento en las mujeres) y el valor de hemoglobina (proteína que transporta oxígeno en los glóbulos rojos) rara vez es menor a 8 gramos por decilitro de sangre (el valor normal es de 13 a 18 gramos por decilitro).

Como este tipo de anemia se desarrolla lentamente y en general es leve, habitualmente no produce ningún síntoma. Cuando aparecen los síntomas, por lo general se deben a la enfermedad que origina la anemia y no a la anemia en sí misma. Los análisis de laboratorio pueden indicar que la enfermedad crónica es la causa de la anemia, pero no pueden confirmar el diagnóstico. Por consiguiente, los médicos primero tratan de excluir otras causas de la anemia, como una hemorragia o un déficit de hierro.

Debido a que no existe ningún tratamiento específico para este tipo de anemia, los médicos tratan la enfermedad que la causa. La ingestión adicional de hierro o de vitaminas no es de utilidad alguna. En los pocos casos en que la anemia se torna grave, las transfusiones o la eritropoyetina (hormona que estimula la médula ósea para que produzca glóbulos rojos) pueden resultar útiles.

Destrucción aumentada de los glóbulos rojos

Los glóbulos rojos tienen una vida media de aproximadamente 120 días. Cuando envejecen, la médula ósea, el bazo y el hígado se encargan de disminuirlos. Si una enfermedad destruye los glóbulos rojos prematuramente (hemólisis), la médula ósea intenta compensar esta pérdida produciendo otros nuevos glóbulos rojos rápidamente (hasta 10 veces más que la proporción normal). Cuando la destrucción de los glóbulos rojos excede su producción, se produce una anemia hemolítica. Esta anemia no es tan frecuente como las anemias causadas por la pérdida de sangre o por la disminución de la producción de glóbulos rojos.

La destrucción de los glóbulos rojos aumenta cuando aparecen ciertos factores. El bazo puede agrandarse (esplenomegalia), algún obstáculo en el flujo sanguíneo puede romper las células y ciertos anticuerpos pueden combinarse con los glóbulos rojos y hacer que el sistema inmune los destruya a causa de una reacción autoinmune. A veces los glóbulos rojos son destruidos por presentar anomalías en su forma, superficie, función o en el tipo de hemoglobina que contienen. La destrucción de los glóbulos rojos puede tener lugar en trastornos como el lupus eritematoso sistémico y en ciertos cánceres, particularmente los linfomas. Varios fármacos como la metildopa, la dapsona y la sulfamidas también pueden destruir los glóbulos rojos.

Los síntomas de anemia hemolítica son similares a los de otras anemias. A veces la hemólisis es súbita y grave y ocasiona una crisis hemolítica que se manifiesta con escalofríos, fiebre, dolor de espalda y estómago, dolores leves de cabeza y un marcado descenso de la presión de la sangre. La ictericia y la orina oscura pueden producirse porque el contenido de los glóbulos rojos dañados se

vierte a la sangre. El bazo se agranda puesto que es el encargado de eliminar los glóbulos rojos dañados; en ocasiones, esto produce dolor abdominal. La hemólisis prolongada puede producir cálculos biliares pigmentados, un tipo poco frecuente de cálculo biliar compuesto por los elementos oscuros de los glóbulos rojos.

Bazo agrandado

Muchos trastornos pueden producir el suele desarrollarse del bazo. (• V. página 815) Cuando este órgano se agranda, tiende a atrapar y a destruir los glóbulos rojos, creando un círculo vicioso: cuantas más células atrapa el bazo, más crece y cuanto más crece, más células atrapa.

La anemia causada por un bazo agrandado suele desarrollarse lentamente y los síntomas tienden a ser leves. A menudo, el bazo agrandado también produce una disminución del número de plaquetas y de glóbulos blancos presentes en el flujo sanguíneo.

El tratamiento habitualmente apunta al trastorno que ha causado el agrandamiento del bazo. Sólo en casos excepcionales la anemia se torna tan grave que se requiere la extirpación quirúrgica del bazo (esplenectomía).

Lesión de los glóbulos rojos de causa mecánica

Normalmente, los glóbulos rojos son transportados sin sufrir alteraciones a través de los vasos sanguíneos. Sin embargo, pueden ser dañados mecánicamente por anomalías en esos vasos, como las aneurismas (bolsas formadas en la pared de los vasos sanguíneos debilitados), una válvula artificial del corazón o bien por una presión arterial sumamente elevada. Dichas anomalías pueden romper los glóbulos rojos normales ocasionando el vertido de su contenido a la sangre. Los riñones filtrarán estas sustancias para eliminarlas de la sangre, pero también pueden resultar dañados.

Cuando existe una importante cantidad de glóbulos rojos dañados, se produce la llamada **anemia hemolítica microangiopática.** Este trastorno se diagnostica cuando en una muestra de la sangre se observan al microscopio fragmentos de los glóbulos rojos dañados. Entonces debe identificarse la causa de la lesión y, en la medida de lo posible, corregirla.

Reacciones autoinmunes

A veces el funcionamiento defectuoso del sistema inmune destruye las células propias porque las identifica de forma errónea como cuerpos extraños (reacción autoinmune). Cuando una reacción au-toinmune se dirige contra los glóbulos rojos, el resultado es la **anemia hemolítica autoinmune** (anemia inmunomediada). La anemia hemolítica autoinmune tiene muchos orígenes, pero la mayoría de las veces la causa es desconocida (idiopática).

La anemia hemolítica autoinmune se diagnostica cuando los análisis del laboratorio identifican anticuerpos (autoanticuerpos) en la sangre, que se unen a los glóbulos rojos del organismo y reaccionan contra ellos.

Existen dos tipos principales de anemias hemolíticas autoinmunes: la anemia hemolítica por anticuerpos calientes, que es el tipo más frecuente, y la anemia hemolítica por anticuerpos fríos.

ANEMIA HEMOLÍTICA POR ANTICUERPOS CALIENTES

La anemia hemolítica por anticuerpos calientes es una enfermedad en la que el cuerpo crea autoanticuerpos que reaccionan contra los glóbulos rojos a la temperatura de éste.

Estos autoanticuerpos cubren los glóbulos rojos, los cuales son entonces identificados como un componente extraño y destruidos por células presentes en el bazo o a veces en el hígado y la médula ósea. Esta enfermedad es más frecuente en las mujeres que en los varones. Aproximadamente un tercio de las personas que padecen este tipo de anemia tienen una enfermedad subyacente, como un linfoma, una leucemia o una enfermedad del tejido conectivo (especialmente lupus eritematoso sistémico), o bien han sido expuestas a ciertos fármacos, principalmente la metildopa.

Los síntomas son a menudo peores que los que el grado de anemia dejaría prever, probablemente porque ésta suele desarrollarse rápidamente. Como el bazo habitualmente se agranda, la parte superior izquierda del abdomen puede doler o dar una sensación de molestia.

El tratamiento depende de la identificación de la causa. Así, los médicos primero intentan tratarla o eliminarla. Si no se identifica la causa, a menudo se administra un corticosteroide como prednisona en dosis elevadas, primero por vía intravenosa y luego por vía oral. Aproximadamente un tercio de las personas responde bien a este fármaco, cuyas dosis se reducen hasta suspender el tratamiento. Los otros dos tercios pueden requerir la extirpación quirúrgica del bazo para evitar que destruya los glóbulos rojos cubiertos por autoanticuerpos. La extirpación del bazo controla la anemia en aproximadamente la mitad de las personas. Si estos tratamientos fallan, se utilizan fármacos inhibidores del sistema inmune, como la ciclosporina y la ciclofosfamida.

Las transfusiones de sangre pueden causar problemas en las personas que padecen anemia hemolítica autoinmune. El banco de sangre puede no encontrar sangre que no reaccione con los autoanticuerpos y las transfusiones en sí pueden incluso estimular la producción de más autoanticuerpos.

ANEMIA HEMOLÍTICA POR ANTICUERPOS FRÍOS

La anemia hemolítica por anticuerpos fríos es una enfermedad en la que el cuerpo crea autoanticuerpos que reaccionan contra los glóbulos rojos a temperatura ambiente o fría.

Este tipo de anemia puede ser aguda o crónica. La forma aguda a menudo ocurre en personas que padecen infecciones agudas, especialmente ciertas neumonías o mononucleosis infecciosa. No dura mucho tiempo, es relativamente leve y desaparece sin tratamiento. La forma crónica es muy frecuente en las mujeres, particularmente en las mayores de 40 años que padecen artritis u otras enfermedades reumáticas.

Si bien la forma crónica persiste generalmente durante toda la vida, la anemia suele ser leve y produce pocos síntomas o ninguno. Pero la exposición al frío incrementa la destrucción de los glóbulos rojos y puede empeorar los dolores en las articulaciones y ocasionar síntomas como fatiga y una coloración azulada de los brazos y de las manos. Las personas que presentan este trastorno y viven en climas fríos tienen sustancialmente más síntomas que quienes viven en climas calurosos.

La anemia hemolítica por anticuerpos fríos se diagnostica mediante análisis que detectan anticuerpos en la superficie de los glóbulos rojos que son más activos a temperaturas inferiores a la del cuerpo. No existe ningún tratamiento específico, así que el objetivo final es aliviar los síntomas. La forma aguda, asociada a las infecciones, mejora sin tratamiento y rara vez causa síntomas graves. La forma crónica puede prevenirse evitando la exposición al frío.

Hemoglobinuria paroxística nocturna

La hemoglobinuria paroxística nocturna es una anemia hemolítica poco frecuente que causa episodios súbitos y reiterados de destrucción de glóbulos rojos debido a la acción del sistema inmune.

La destrucción súbita (paroxística) de gran cantidad de glóbulos rojos, que puede ocurrir en cualquier momento, no sólo por la noche (nocturna), hace que la hemoglobina se vierta a la sangre. Los riñones entonces filtran la hemoglobina, lo que oscurece la orina (hemoglobinuria). Esta anemia es más frecuente entre los varones jóvenes, pero puede aparecer a cualquier edad y en uno u otro sexo. No se conoce su causa.

La hemoglobinuria paroxística nocturna puede causar intensos calambres en el estómago o dolores de espalda y también producir la coagulación de la sangre en las grandes venas del abdomen y de las piernas. El diagnóstico se realiza con análisis de laboratorio, que pueden detectar los glóbulos rojos anormales característicos de este trastorno.

Los corticosteroides como la prednisona ayudan a aliviar los síntomas, pero aún no se cuenta con un método para curar la enfermedad. Las personas que presentan coágulos de sangre pueden necesitar un anticoagulante (un medicamento que reduce la tendencia de la sangre a coagularse), como por ejemplo el acenocumarol. El trasplante de médula ósea puede estar indicado en las personas que padecen la forma más grave de esta anemia.

Anomalías de los glóbulos rojos

La destrucción de los glóbulos rojos puede deberse a que tengan formas anormales, membranas débiles que se rompan fácilmente o a que les falten las enzimas necesarias para su buen funcionamiento y para la flexibilidad que les permita circular por los vasos sanguíneos más estrechos. Tales anomalías en los glóbulos rojos ocurren en determinados trastornos hereditarios.

La **esferocitosis hereditaria** *es un trastorno hereditario en el que los glóbulos rojos que se presentan normalmente en forma de disco se vuelven esféricos.*

Los glóbulos rojos que presentan malformaciones y son rígidos quedan atrapados en el bazo, donde se destruyen, produciendo anemia y agrandamiento de dicho órgano. La anemia es habitualmente leve pero puede ser más intensa si existe una infección. Cuando el trastorno es grave pueden aparecer ictericia y anemia, el hígado puede agrandarse y se forman cálculos biliares. En los adultos jóvenes, este trastorno puede confundirse con hepatitis. Pueden presentarse anomalías óseas, como cráneo en forma de torre y más de cinco dedos en las manos y en los pies.

Habitualmente no se necesita tratamiento, pero la anemia intensa puede requerir la extirpación del bazo. Este procedimiento no corrige la forma de los glóbulos rojos, pero reduce el número de los que se destruyen y así se corrige la anemia.

La **eliptocitosis hereditaria** *es un trastorno poco frecuente por el que los glóbulos rojos adoptan la forma de un óvalo o de una elipse, en lugar de la de un disco.*

Este trastorno a veces ocasiona una anemia leve pero no requiere ningún tratamiento. Extirpar el bazo puede ser de cierta utilidad en caso de anemia intensa.

El **déficit de G6PD** *es un trastorno por el cual la membrana de los glóbulos rojos no contiene la enzima G6PD (glucosa-6-fosfatodeshidrogenasa).*

La enzima G6PD contribuye a procesar la glucosa, un azúcar simple que es la principal fuente de energía para los glóbulos rojos y produce glutatión, el cual evita la rotura de los mismos. Este trastorno, hereditario por lo general, se presenta en los varones. Afecta al 10 por ciento de la población masculina negra y a un porcentaje más pequeño de la población oriunda del área mediterránea. Algunas personas que padecen déficit de G6PD nunca desarrollan anemia. La fiebre, las infecciones víricas o bacterianas, las crisis diabéticas y ciertas sustancias como la aspirina, la vitamina K y las habas (frijoles) pueden inducir la destrucción de los glóbulos rojos, provocando anemia. La prevención consiste en evitar las situaciones o sustancias que producen anemia, pero ningún tratamiento puede curar la deficiencia de G6PD.

Anomalías de la hemoglobina

Las anomalías hereditarias de la hemoglobina pueden causar anemia. Los glóbulos rojos que contienen hemoglobina anormal pueden deformarse o perder la capacidad para suministrar una cantidad adecuada de oxígeno a los tejidos.

Drepanocitosis

La drepanocitosis es una enfermedad hereditaria caracterizada por glóbulos rojos con forma de hoz y anemia hemolítica crónica.

La drepanocitosis afecta casi exclusivamente a la población negra. En los Estados Unidos, por ejemplo, aproximadamente el 10 por ciento de dicha población tiene un gen de drepanocitosis (presentan un rasgo drepanocítico); estas personas no desarrollan la enfermedad. Aproximadamente el 0,3 por ciento tiene dos genes y sí desarrolla la enfermedad.

En la drepanocitosis los glóbulos rojos presentan una forma anormal de hemoglobina (proteína que transporta el oxígeno) que conlleva una reducción de la cantidad de oxígeno en las células y que los deforma dándoles un aspecto de media luna o de hoz. Los glóbulos rojos con forma de hoz obstruyen y dañan los vasos más pequeños que se encuentran en el bazo, los riñones, el cerebro, los huesos y otros órganos, reduciendo el suministro de oxígeno a dichos tejidos. Estas células deformadas, al ser frágiles, se rompen a medida que pasan por los vasos

Formas de los glóbulos rojos

Los glóbulos rojos normales son flexibles, con forma de disco, y más gruesos en el borde que en el centro. En varios trastornos hereditarios, los glóbulos rojos se tornan esféricos (esferocitosis hereditaria), ovales (eliptocitosis hereditaria) o con forma de hoz (drepanocitosis).

Célula normal	Célula esférica	Célula oval	Célula falciforme

sanguíneos, causando anemia grave, obstrucción del flujo sanguíneo, lesión en distintos órganos y, a veces, la muerte.

Síntomas

Quienes padecen drepanocitosis siempre tienen algún grado de anemia y de ictericia leve, pero pueden presentar otros síntomas. Sin embargo, cualquier factor que reduzca la cantidad de oxígeno presente en la sangre (como por ejemplo el ejercicio activo, el alpinismo, los vuelos a gran altitud sin suficiente oxígeno o una enfermedad), puede provocar una crisis de drepanocitosis (un empeoramiento súbito de la anemia), dolor (a menudo en el abdomen o en los huesos largos), fiebre y, a veces, falta de respiración. El dolor abdominal puede ser intenso y la persona puede vomitar; los síntomas pueden parecerse a los que provocan la apendicitis o un quiste ovárico.

En los niños, una forma frecuente de crisis de drepanocitosis es el síndrome torácico, caracterizado por un dolor intenso en el pecho y ahogo. La causa exacta del síndrome torácico aún se desconoce pero parece ser el resultado de una infección o de un bloqueo en un vaso sanguíneo como consecuencia de un coágulo o de un émbolo de sangre (una parte de coágulo que se ha desprendido y se ha alojado en un vaso sanguíneo).

La mayoría de las personas que padece drepanocitosis presenta un agrandamiento del bazo durante la infancia. Alrededor de los 9 años, el bazo se encuentra tan lesionado que se encoge y deja de funcionar. Como el bazo ayuda a luchar contra las infecciones, estas personas susceptibles pueden desarrollar neumonía neumocócica y otras infecciones con mayor

facilidad. Las infecciones víricas tienden a reducir la producción de células sanguíneas, por lo que la anemia empeora. El hígado se agranda progresivamente a lo largo de la vida y se forman cálculos biliares a partir del pigmento de los glóbulos rojos dañados. El corazón habitualmente se agranda y son frecuentes los soplos cardíacos.

Los niños que padecen de drepanocitosis suelen tener el torso relativamente corto pero en cambio los brazos, las piernas, los dedos y los pies son largos. Las alteraciones en la médula ósea y en los huesos pueden causar dolor de huesos, sobre todo en las manos y los pies. Los episodios de dolores articulares y fiebre son habituales y la articulación de la cadera puede sufrir tanto daño, que al final es necesario reemplazarla.

La falta de circulación en la piel puede causar lesiones en las piernas, sobre todo en los tobillos. El daño del sistema nervioso puede provocar ataques cerebrales (accidentes vasculares cerebrales). En personas de edad más avanzada, las funciones pulmonar y renal pueden deteriorarse. Los varones jóvenes pueden padecer erecciones persistentes, a menudo dolorosas (priapismo).

En raras ocasiones una persona con el rasgo drepanocítico puede presentar sangre en la orina por una hemorragia en el riñón. Si el médico sabe que este sangrado está relacionado con un rasgo drepanocítico, puede evitar una cirugía exploratoria innecesaria.

Diagnóstico

La anemia, el dolor de estómago y de los huesos, y las náuseas, suelen ser señales suficientemente evidentes de una crisis de drepanocitosis cuando se produce en una persona joven de etnia negra. En una muestra de sangre examinada al microscopio se pueden observar los glóbulos rojos con forma de hoz y los fragmentos de glóbulos rojos destruidos.

La electroforesis, un análisis de sangre, puede detectar una hemoglobina anormal e indicar si una persona presenta sólo el rasgo drepanocítico o bien la drepanocitosis misma. La identificación del rasgo puede ser importante para la planificación familiar, puesto que determina el riesgo de tener un hijo con drepanocitosis.

Tratamiento y prevención

En el pasado, las personas que padecían drepanocitosis generalmente no superaban los 20 años de vida, pero hoy en día en general viven en buenas condiciones más allá de los 50 años. En raras ocasiones, una persona que presenta el rasgo drepanocítico puede llegar a fallecer de forma repentina al realizar un ejercicio que requiere mucho esfuerzo y le cause una deshidratación grave, como puede suceder durante el entrenamiento militar o atlético.

La drepanocitosis no se cura, por lo que el tratamiento está dirigido a prevenir las crisis, controlar la anemia y aliviar los síntomas. Las personas que padecen esta enfermedad deben evitar las actividades que reducen la cantidad de oxígeno en la sangre y deben ver a un médico de inmediato incluso por enfermedades de menor importancia, como las infecciones víricas. Como estas personas corren un mayor riesgo de infección, deben vacunarse contra neumococos y *Hemophilus influenzae*.

Las crisis de drepanocitosis pueden requerir hospitalización. Se le administra al paciente una gran cantidad de líquidos por vía intravenosa y medicamentos para aliviar el dolor. El oxígeno y las transfusiones de sangre pueden ser prescritos cuando el médico sospecha que la anemia es tan grave como para crear un riesgo de ataque cerebral, paro cardíaco o lesión pulmonar. Por otra parte, las enfermedades que pueden haber originado la crisis, como por ejemplo una infección, deben tratarse también.

Los medicamentos para controlar la drepanocitosis, como la hidroxiurea, se encuentran en fase de investigación. La hidroxiurea incrementa la producción de una forma de hemoglobina que se encuentra presente predominantemente en el feto y que reduce la cantidad de glóbulos rojos que adoptan la forma de una hoz. Por lo tanto, reduce la frecuencia de las crisis de drepanocitosis.

La médula ósea de un miembro de la familia o de otro donante que no presente el gen de drepanocitosis puede trasplantarse a una persona que padece la enfermedad. (• V. *página 866)* Aunque el trasplante puede ser curativo, no está exento de riesgos y el receptor (el que recibe la médula ósea) debe ingerir medicamentos que repriment su sistema inmune durante el resto de su vida. La terapia con genes, una técnica por la cual se implantan genes normales en células precursoras (células que producen células sanguíneas), es una forma de tratamiento todavía en estudio.

Hemoglobinopatías C, S-C y E

Sólo quienes presentan dos genes para la hemoglobinopatía C desarrollan una anemia de gravedad variable. Los que padecen esta enfermedad, en especial los niños, pueden presentar episodios de dolor abdominal y de las articulaciones, bazo agrandado e ictericia leve, pero no sufren crisis graves. En general, los síntomas son escasos.

La hemoglobinopatía S-C afecta a personas que tienen un gen de drepanocitosis y otro gen de la hemoglobinopatía C. Es más frecuente que el síndrome de hemoglobina C y los síntomas son similares a los de la drepanocitosis pero más leves.

La hemoglobinopatía E afecta principalmente a la población negra y a la del sudeste asiático; no es frecuente en los chinos. Esta enfermedad produce anemia pero ninguno de los otros síntomas que caracterizan a la drepanocitosis y a la hemoglobinopatía C.

Talasemias

Las talasemias son un grupo de trastornos hereditarios causados por la falta de equilibrio en la producción de una de las cuatro cadenas de aminoácidos que componen la hemoglobina.

Las talasemias se clasifican de acuerdo con la cadena de aminoácidos afectada. Los dos tipos principales son la talasemia alfa (en la que la cadena alfa resulta afectada) y la talasemia beta (en la que la cadena beta es la afectada). Las talasemias se clasifican también según tenga la persona un gen defectuoso (talasemia menor) o dos genes defectuosos (talasemia mayor). La talasemia alfa es más frecuente en la población negra (el 25 por ciento es portador de al menos un gen) y la talasemia beta, en las poblaciones del área mediterránea y del sudeste asiático.

Un gen de talasemia beta causa una anemia que oscila entre leve y moderada sin síntoma alguno; dos genes ocasionan anemia grave y la presencia de síntomas. Aproximadamente el 10 por ciento de los que presentan al menos un gen de talasemia alfa también padecen anemia leve.

Todas las clases de talasemia presentan síntomas similares, pero varían en el grado de gravedad. La mayoría de los pacientes padecen anemia leve. En las variantes más graves, como la talasemia beta mayor, pueden aparecer ictericia, úlceras cutáneas, cálculos biliares y agrandamiento del bazo (que en ocasiones llega a ser enorme).

La actividad excesiva de la médula ósea puede causar el ensanchamiento y el agrandamiento de algunos huesos, especialmente los de la cabeza y del rostro.

Los huesos largos tienden a debilitarse y fracturarse con gran facilidad. Los niños que padecen talasemia pueden crecer con más lentitud y llegar a la pubertad más tarde de lo normal. Como la absorción del hierro puede aumentar y se requieren transfusiones de sangre frecuentes (las cuales suministran más hierro), es posible que se acumulen cantidades excesivas de hierro y se depositen en la musculatura del corazón, causando insuficiencia cardíaca.

Las talasemias son más difíciles de diagnosticar que otros trastornos de la hemoglobina. El análisis de una gota de sangre por electroforesis puede ser útil pero no concluyente, en especial en el caso de talasemia alfa. Por lo tanto, el diagnóstico se basa habitualmente en patrones hereditarios y en análi-sis especiales de hemoglobina. Por lo general, las personas que padecen talasemia no requieren tra-tamiento alguno, pero aquellas con variantes gra-ves pueden requerir un trasplante de médula ósea. La terapia con genes se encuentra en fase de inves-tigación.

CAPÍTULO 155

Trastornos hemorrágicos

Los trastornos hemorrágicos, que se caracterizan por una tendencia a sangrar con facilidad, pueden ser causados por alteraciones en los vasos sanguí-neos o por anomalías presentes en la sangre misma. Estas anomalías pueden encontrarse en los factores de la coagulación de la sangre o en las plaquetas.

Por lo general, la sangre está contenida en los va-sos (arterias, capilares y venas). Cuando el sangra-do (hemorragia) ocurre, la sangre sale de los vasos hacia dentro o fuera del cuerpo. El organismo evita o controla el sangrado de distintas maneras.

La **hemostasia** es el conjunto de los mecanismos con que el cuerpo detiene la hemorragia de los va-sos lesionados. Comprende tres procesos principa-les: 1) la constricción de los vasos de la sangre, 2) la actividad de las plaquetas (partículas similares a las células pero con una forma irregular que participan en la coagulación) y 3) la actividad de los factores de la coagulación de la sangre (proteínas disueltas en el plasma, que es la parte líquida de la sangre). Las anomalías en estos procesos pueden ocasionar tanto un fuerte sangrado como una excesiva coagu-lación, y ambas situaciones pueden ser peligrosas.

Mecanismo por el cual el organismo evita la hemorragia

Las paredes de los vasos de la sangre constituyen la primera barrera para detener la pérdida de sangre. Si se lesiona un vaso sanguíneo, éste se constriñe para que la sangre fluya de manera más lenta y pue-da iniciarse el proceso de coagulación. Simultánea-mente, la acumulación de sangre fuera de los vasos (hematoma) ejerce presión sobre el vaso, ayudando a evitar más sangrado.

Al romperse la pared del vaso sanguíneo, una se-rie de reacciones activan las plaquetas para que pue-dan sellar la herida. El "pegamento" que adhiere las plaquetas a las paredes del vaso se denomina factor Von Willebrand, una proteína plasmática producida por las células de las paredes de los vasos. El colágeno y otras proteínas, en especial la trombina, acuden al lugar de la herida, favoreciendo que las plaquetas se adhieran entre sí. A medida que las pla-quetas se acumulan en el lugar, forman una red que sella la herida; dejan de tener forma circular y se convierten en espinosas liberando proteínas y otros elementos químicos que atrapan más plaquetas y proteínas de la coagulación en un tapón cada vez mayor.

La trombina convierte el fibrinógeno, factor solu-ble coagulante de la sangre, en largas hebras de fi-brina insoluble que parten en forma de rayos desde las plaquetas agrupadas y forman una red que atrapa más plaquetas y células sanguíneas. Las hebras de fibrina hacen que aumente el volumen del coágulo y ayudan a conservarlo en su lugar para mantener selladas las paredes del vaso. En esta serie de reac-ciones participan al menos 10 factores de la coagu-lación de la sangre.

Una anomalía en cualquier parte del proceso he-mostático puede causar problemas. Si los vasos de la sangre son frágiles, pueden lesionarse o bien no estrecharse. Si hay muy poca cantidad de plaquetas, si éstas no funcionan normalmente o si uno de los factores de la coagulación es anormal o está ausen-te, la coagulación no sigue su curso normal. Cuan-do la coagulación es anormal, aun una herida leve de un vaso sanguíneo puede ocasionar una pérdida de sangre importante.

Como la mayoría de los factores de la coagula-ción se origina en el hígado, la lesión grave de éste puede causar una reducción de estos factores en la sangre. La vitamina K, presente en legumbres de hoja verde, es necesaria para la producción de las formas más activas de distintos factores de la coa-gulación. Por lo tanto, las carencias nutricionales o los medicamentos que interfieren con la función normal de la vitamina K, como la warfarina, pue-den causar hemorragia. Una hemorragia anormal

Coágulos de sangre: cómo se sellan las roturas de un vaso

Cuando una lesión rompe las paredes de un vaso sanguíneo, se activan las plaquetas: dejan de tener una forma circular y se convierten en espinosas, se aglutinan en la pared del vaso roto y comienzan a sellar la herida. También tienen una interacción con otros componentes para formar fibrina. Las hebras de fibrina forman una red que atrapa más plaquetas y células sanguíneas, formando un coágulo que sella la rotura.

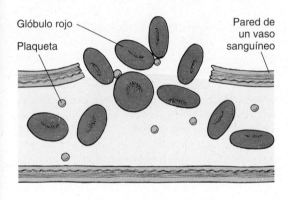

Glóbulo rojo

Plaqueta

Pared de un vaso sanguíneo

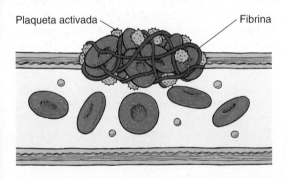

Plaqueta activada

Fibrina

también puede producirse cuando la coagulación excesiva consume gran cantidad de factores de la coagulación y plaquetas o bien cuando una respuesta autoinmune (el sistema inmune del organismo funciona mal y ataca a éste) bloquea la actividad de los factores de la coagulación.

Las reacciones que ocasionan la formación de un tapón de fibrina están en equilibrio con otras reacciones que detienen el proceso de coagulación y disuelven los coágulos una vez que los vasos de la sangre se han curado. Sin este sistema de control, las

lesiones menores de los vasos de la sangre podrían desencadenar una coagulación extensa en todo el organismo (algo que en realidad sucede en ciertas enfermedades). Cuando la coagulación escapa de este control, los pequeños vasos de la sangre que se encuentran en lugares críticos pueden obstruirse.

La coagulación de los vasos del cerebro puede causar un accidente vascular cerebral (ictus). Si esto sucede en el corazón, puede provocar ataques cardíacos y algunos fragmentos de los coágulos de las venas de las piernas, de la pelvis o del abdomen pueden desprenderse y desplazarse a través del flujo sanguíneo hacia los pulmones y obstruir las arterias principales que se encuentran allí (embolia pulmonar).

Medicamentos que afectan a la coagulación

Algunos tipos de fármacos pueden ayudar a las personas que padecen enfermedades que conllevan un gran riesgo de desarrollar coágulos de sangre peligrosos. En la enfermedad grave de las arterias coronarias, las pequeñas acumulaciones de plaquetas pueden obstruir una arteria coronaria que ya se ha estrechado y cortar la circulación sanguínea del corazón ocasionando un ataque cardíaco. Las pequeñas dosis de aspirina, así como de otros medicamentos, tienden a reducir la adhesión de las plaquetas con el fin de que no se aglutinen y obstruyan las arterias.

Otro tipo de medicamento, un anticoagulante, reduce la tendencia de la sangre a coagularse al inhibir la acción de los factores de la coagulación. Aunque se suelen denominar diluyentes de la sangre, en realidad los anticoagulantes no la diluyen. Los anticoagulantes más utilizados son el acenocumarol o la warfarina, administrados por vía oral, y la heparina, en forma inyectable.

Las personas con válvulas cardíacas artificiales o quienes deben permanecer en cama durante largo tiempo reciben anticoagulantes para prevenir la formación de coágulos. Quienes ingieren anticoagulantes deben ser controlados cuidadosamente. Los médicos controlan los efectos de estos medicamentos mediante análisis de sangre que evalúan el tiempo de coagulación y regulan las dosis en función de los resultados de los análisis. Las dosis demasiado bajas pueden no ser eficaces para controlar la coagulación, mientras que las dosis muy elevadas pueden causar una hemorragia grave.

Los medicamentos fibrinolíticos facilitan la disolución de los coágulos existentes. La disolución inmediata de los coágulos puede evitar la muerte del tejido cardíaco que carece de irrigación sanguínea

Trastornos hemorrágicos: por qué la sangre no coagula

Trombocitopenia
La concentración de plaquetas en la sangre es muy baja.

Síndrome de Von Willebrand
Las plaquetas no se adhieren a los desgarros de las paredes de los vasos sanguíneos.

Trastornos hereditarios de plaquetas
Las plaquetas no se adhieren unas a otras para formar un tapón.

Hemofilia
Falta del factor coagulante VIII o IX.

Coagulación intravascular diseminada
Consumo de los factores coagulantes por coagulación excesiva.

debido a la obstrucción de los vasos de la sangre. (• V. *página 131*).

Los tres fármacos fibrinolíticos que más se utilizan para disolver coágulos en las personas que han padecido un ataque cardíaco son la estreptoquinasa, la uroquinasa y un activador tisular del plasminógeno. Estos fármacos pueden salvar la vida del paciente si se administran durante las primeras horas posteriores a un ataque cardíaco o bien cuando su aplicación responde a otro trastorno de coagulación, pero también pueden ocasionar una hemorragia excesiva.

Tendencia a las magulladuras (hematomas o cardenales)

La tendencia a las magulladuras se debe a la fragilidad de los capilares cutáneos. Cada vez que estos pequeños vasos se rompen, se pierde una pequeña cantidad de sangre, creando puntos rojos en la piel (petequias) y magulladuras de color púrpura azulado (púrpura).

Las mujeres parecen ser más propensas que los varones a las magulladuras como consecuencia de contusiones menores, especialmente en muslos, nalgas y la parte superior de los brazos. A veces la tendencia a la magulladura es hereditaria. En la mayoría de los casos, esta tendencia no es nada importante, pero puede ser una señal del mal funcionamiento de los factores coagulantes de la sangre, probablemente las plaquetas. Los análisis de sangre pueden determinar si existe tal problema.

En las personas mayores, en especial las que toman mucho sol, es frecuente que aparezcan magu-

lladuras en el dorso de la mano y en los antebrazos (púrpura senil).

Los ancianos son especialmente susceptibles a las magulladuras por golpes y caídas debido a la fragilidad de sus vasos y a que poseen una capa de grasa muy delgada bajo la piel, que normalmente cumple la función de amortiguar los golpes. La sangre que sale de los vasos lesionados forma parches de color púrpura (hematomas). Estos hematomas pueden durar mucho tiempo, tomando un color verde claro, amarillo o marrón.

Esto no constituye una enfermedad y por lo tanto no requiere tratamiento alguno. Tratar de evitar las lesiones contribuye a reducir las magulladuras.

Telangiectasia hemorrágica hereditaria

La telangiectasia hemorrágica hereditaria (enfermedad de Rendu-Osler-Weber) es una deformación de los vasos que los vuelve frágiles y con tendencia a la hemorragia.

La hemorragia bajo la piel se manifiesta en forma de cambios de color, que van del rojo al violeta, particularmente en el rostro, los labios, el borde de la boca y de la nariz y las puntas de los dedos de las manos y de los pies. Pequeñas anomalías similares se observan en el aparato gastrointestinal. Los vasos frágiles pueden romperse ocasionando hemorragias nasales y gastrointestinales. Los problemas neurológicos pueden también producirse.

No existe un tratamiento específico, pero la hemorragia puede detenerse mediante el uso de compresas o astringentes. Si la hemorragia se repite, puede utilizarse un rayo láser para destruir el vaso que sangra. Una fuerte hemorragia puede detenerse obstruyendo la arteria que sangra con una bolita insertada con un catéter o mediante el injerto de un fragmento de tejido normal. El sangrado casi siempre se repite y causa anemia por déficit de hierro; por lo tanto, quienes padecen esta alteración deben tomar suplementos de hierro.

Alteraciones del tejido conectivo

En ciertas enfermedades hereditarias como el síndrome de Ehlers-Danlos, el colágeno (proteína fibrosa y resistente del tejido conectivo) presenta debilidad y flexibilidad anormales. Debido a que el colágeno rodea y sostiene los vasos de la sangre que pasan por el tejido conectivo, (• V. *página 4*) las anomalías del colágeno pueden volver los vasos de la sangre anormalmente susceptibles a los desgarros. Estas enfermedades son incurables; las personas que las padecen deben tratar de evitar las situaciones que

Causas de trombocitopenia

La médula ósea no produce suficientes plaquetas
• Leucemia.
• Anemia aplásica.
• Hemoglobinuria paroxística nocturna.
• Alto consumo de alcohol.
• Anemias megaloblásticas.
• Algunos trastornos de la médula ósea.

Las plaquetas quedan atrapadas en un bazo agrandado
• Cirrosis con esplenomegalia congestiva.
• Mielofibrosis.
• Síndrome de Gaucher.

Las plaquetas se diluyen
• Reemplazo masivo de sangre o transfusión de intercambio (porque las plaquetas no duran mucho en la sangre almacenada).
• Cirugía de *bypass* cardiopulmonar.

El uso o la destrucción de las plaquetas se incrementa
• Púrpura trombocitopénica idiopática.
• Infección por VIH.
• Púrpura posterior a transfusiones sanguíneas.
• Fármacos como heparina, quinidina, quinina, antibióticos que contienen el grupo sulfa, algunos fármacos orales para la diabetes, sales de oro y rifampicina.
• Leucemia crónica en recién nacidos.
• Linfoma.
• Lupus eritematoso sistémico.
• Enfermedades relacionadas con la coagulación de los vasos sanguíneos, como por ejemplo complicaciones obstétricas, cáncer, invasión de la sangre por bacterias gramnegativas (septicemia) y lesión cerebral traumática.
• Púrpura trombótica trombocitopénica.
• Síndrome hemolítico-urémico.
• Síndrome de insuficiencia respiratoria del adulto.
• Infecciones graves con invasión de la sangre.

puedan provocarles lesiones y controlar la hemorragia cuando se manifieste.

Púrpura alérgica

La púrpura alérgica (púrpura de Henoch-Schönlein) es una inflamación de los pequeños vasos de la sangre causada en general por reacciones inmunes anormales (autoinmunes).

La púrpura alérgica, una enfermedad rara, afecta principalmente a niños pero puede igualmente afectar a jóvenes y adultos. Habitualmente, comienza después de una infección de las vías respiratorias, pero también puede producirse por el uso de ciertos fármacos. Esta enfermedad puede aparecer de forma repentina y persistir durante un período breve o bien desarrollarse de forma gradual y prolongarse durante largo tiempo. Los vasos que se encuentran en la piel, articulaciones, aparato gastrointestinal o riñones pueden inflamarse y perder su contenido (hemorragia).

Síntomas y diagnóstico

Esta enfermedad puede manifestarse como pequeñas áreas de manchas de color púrpura (púrpuras), por lo general, presentes en los pies, las piernas, los brazos y las nalgas, a medida que sale sangre de los vasos cutáneos. A lo largo de varios días, las manchas de color púrpura se abultan y se endurecen, pudiendo aparecer nuevas manchas du-

rante las semanas posteriores a la primera manifestación. Es frecuente la presencia de inflamación en tobillos, caderas, rodillas, muñecas y codos, a menudo acompañada de fiebre y dolor en las articulaciones. La hemorragia del aparato gastrointestinal puede causar calambres y dolor abdominal; aproximadamente la mitad de los que padecen púrpura alérgica presentan sangre en la orina (hematuria). La mayoría se recupera en un mes, pero los síntomas pueden aparecer y desaparecer en varias ocasiones. A veces se produce una lesión renal permanente.

El diagnóstico se basa en los síntomas. Si los análisis de sangre u orina objetivan cambios en la función renal, el médico puede extraer una muestra de

Púrpura de Henoch-Schönlein

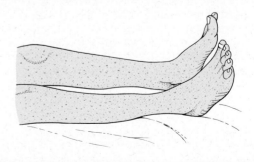

tejido de los riñones con una aguja y observarla al microscopio (biopsia por aguja) para determinar la extensión de la lesión y confirmar que la causa es una púrpura alérgica.

Pronóstico y tratamiento

Cuando se sospecha que la reacción alérgica es causada por un fármaco, se interrumpe de inmediato su administración. Los corticosteroides, como la prednisona, contribuyen a disminuir la inflamación, el dolor articular y el dolor abdominal, pero no evitan la lesión renal. Los medicamentos que disminuyen la actividad del sistema inmune (medicamentos inmunosupresores), como la azatioprina o la ciclofosfamida, en ocasiones se recetan ante la existencia de lesión renal, pero se desconoce su efectividad verdadera.

Plaquetopenia

La plaquetopenia (trombocitopenia) es una disminución de las plaquetas (trombocitos) que participan en la coagulación.

Habitualmente la sangre contiene de 150000 a 350000 plaquetas por microlitro. El sangrado anormal puede producirse por una cantidad de plaquetas inferior a las 30000 por microlitro, aunque en general los problemas no se observan hasta que disminuye por debajo de las 10000 por microlitro.

Muchas enfermedades pueden reducir el número de plaquetas, pero a menudo no se detecta una causa específica. Las cuatro razones principales que producen una disminución en la cantidad de plaquetas son una producción insuficiente en la médula ósea, el secuestro de las plaquetas por un bazo agrandado, (• V. *página 815)* el incremento de su uso, de su destrucción, o, finalmente, su dilución en la sangre.

Síntomas

Quizá el sangrado cutáneo constituya la primera señal de disminución en la cantidad de plaquetas. A menudo aparecen diversas lesiones puntiformes purpúreas en la parte inferior de las piernas y contusiones de poca importancia pueden ocasionar pequeñas magulladuras dispersas. Es posible que sangren las encías y se detecte sangre en la materia fecal o en la orina.

Los períodos menstruales pueden ser anormalmente intensos. La cirugía y los accidentes pueden revestir un carácter peligroso, ya que puede ser difícil detener el sangrado.

A medida que disminuye la cantidad de plaquetas, el sangrado se hace más intenso. Las personas que tienen muy pocas plaquetas (con frecuencia de 5000 a 10000 por microlitro de sangre) corren el riesgo de perder grandes cantidades de sangre en el aparato gastrointestinal o de desarrollar hemorragias cerebrales mortales incluso sin que medie ningún golpe.

Diagnóstico

Los médicos temen la presencia de trombocitopenia en personas que padecen magulladuras y sangrado anormales. A menudo controlan de forma sistemática la cantidad de plaquetas de quienes padecen trastornos que ocasionan trombocitopenia. Ocasionalmente, se detecta la presencia de trombocitopenia mediante análisis de sangre realizados por otras razones en pacientes que carecen de síntomas de hemorragia.

La determinación de la causa de la trombocitopenia es de fundamental importancia para tratar esta enfermedad. El médico debe determinar si el paciente padece un trastorno que causa trombocitopenia. De no ser así, es posible que algunos síntomas contribuyan a determinar la causa.

Por ejemplo, las personas habitualmente tienen fiebre cuando la trombocitopenia es producto de una infección, una enfermedad autoinmune como el lupus eritematoso sistémico o bien una púrpura trombótica trombocitopénica. Pero la presencia de fiebre no es habitual cuando la causa es la trombocitopenia idiopática o el uso de fármacos. Un bazo agrandado, que el médico palpa durante un control clínico, sugiere que el bazo atrapa las plaquetas y que la trombocitopenia es producto de un trastorno que ocasiona un agrandamiento del bazo.

Se puede examinar una muestra de sangre al microscopio o bien evaluar de forma automatizada el volumen y la cantidad de plaquetas con el fin de determinar la gravedad de la trombocitopenia y encontrar las posibles causas. Una muestra de médula ósea extraída mediante una aguja (aspiración de médula ósea) y examinada al microscopio (• V. *página 767)* puede brindar información acerca de la producción de plaquetas.

Tratamiento

Si la trombocitopenia es causada por un fármaco, habitualmente se corrige interrumpiendo la administración del medicamento.

Los pacientes con valores muy bajos de plaquetas reciben un tratamiento en el hospital o bien se les aconseja permanecer en cama a fin de evitar lesiones accidentales.

Cuando la hemorragia es muy intensa, se realiza una transfusión de plaquetas, en especial cuando la trombocitopenia es causada por una disminución en la producción de plaquetas.

PÚRPURA TROMBOCITOPÉNICA IDIOPÁTICA

La púrpura trombocitopénica idiopática constituye un trastorno en el cual existe una disminución de plaquetas que, sin una causa aparente, produce sangrado anormal.

La causa de la disminución de plaquetas es desconocida (idiopática), pero una reacción inmune anormal (reacción autoinmune), por la cual los anticuerpos destruyen las plaquetas de la persona, parece participar en el proceso. Aunque la médula ósea incrementa la producción de plaquetas para compensar la destrucción, el suministro es inferior a la demanda.

En los niños, este trastorno habitualmente aparece tras una infección vírica y desaparece sin ningún tipo de tratamiento al cabo de algunas semanas o algunos meses.

Síntomas y diagnóstico

Los síntomas pueden aparecer de manera súbita (variante aguda del trastorno) o desarrollarse de forma más sutil (forma crónica). Los síntomas consisten en manchas rojas en la piel del tamaño de la cabeza de un alfiler, magulladuras inexplicables, sangrado de encías y nariz y presencia de sangre en las heces. Los médicos llevan a cabo el diagnóstico cuando al analizar muestras de sangre y médula ósea detectan valores bajos de plaquetas y un incremento en la destrucción de las mismas en lugar de una disminución en su producción. No se detectan otras causas de trombocitopenia.

Tratamiento

En los adultos, los médicos primero tratan de frenar la respuesta inmune con altas dosis de corticosteroides como la prednisona. Los corticosteroides en general incrementan la cantidad de plaquetas, pero este incremento puede ser temporal. Como el uso continuo de un corticosteroide produce distintos efectos colaterales, la dosis se interrumpe tan pronto como sea posible.

Los fármacos que inhiben el sistema inmune, por ejemplo la azatioprina, también se utilizan con cierta frecuencia. Cuando estos medicamentos no son eficaces o cuando el trastorno se repite, la extirpación del bazo (esplenectomía) habitualmente cura el trastorno.

En el caso de una hemorragia aguda con peligro para la vida, se administran altas dosis de globulina inmune o factor anti-Rh (para personas con sangre Rh-positivo) por vía endovenosa. También se utilizan durante períodos prolongados, especialmente en niños, para mantener los valores de plaquetas lo suficientemente altos como para evitar la hemorragia.

TROMBOCITOPENIA CAUSADA POR UNA ENFERMEDAD

La infección por el virus de inmunodeficiencia humana (VIH), el virus que causa el SIDA, causa trombocitopenia con frecuencia. La causa parece ser que los anticuerpos contra el virus también destruyen las plaquetas. El tratamiento es similar al de la púrpura trombocitopénica idiopática. Sin embargo, el tratamiento agresivo puede no comenzar sino hasta que la cantidad de plaquetas sea incluso menor, porque los enfermos de SIDA parecen tolerar una cantidad menor de plaquetas antes de padecer hemorragias peligrosas. La AZT (zidovudina), un medicamento utilizado para disminuir la reproducción del virus del SIDA, suele incrementar la cantidad de plaquetas.

Muchas otras enfermedades pueden causar trombocitopenia. El lupus eritematoso sistémico disminuye la cantidad de plaquetas mediante la producción de anticuerpos.

La coagulación intravascular diseminada forma pequeños coágulos en todo el organismo que consumen de manera precoz las plaquetas y los factores de la coagulación.

PÚRPURA TROMBÓTICA TROMBOCITOPÉNICA

La púrpura trombótica trombocitopénica es un trastorno poco frecuente con riesgo letal en el cual se forman repentinamente pequeños coágulos de sangre en todo el organismo, ocasionando una disminución muy acusada de plaquetas y de glóbulos rojos, así como fiebre y lesiones diseminadas en varios órganos.

No se conoce la causa del trastorno. La coagulación puede interrumpir la irrigación de la sangre en partes del cerebro ocasionando síntomas neurológicos fluctuantes y extraños. Otros síntomas incluyen ictericia, presencia de sangre y proteínas en la orina, lesión renal, dolor abdominal y ritmo cardíaco anormal. Si no se trata, este trastorno generalmente es fatal; con tratamiento, más de la mitad de los pacientes sobreviven.

Tratamiento

La plasmaféresis repetida (intercambio plasmático) o las transfusiones de grandes cantidades de plasma (parte líquida de la sangre después de la extracción de todas las células) pueden detener la destrucción de las plaquetas y de los glóbulos rojos.

Los corticosteroides y los farmacos que inhiben la función de las plaquetas, como la aspirina y el dipiridamol, también pueden utilizarse, pero no existe certeza en cuanto a su eficacia. Aunque la púrpura trombótica trombocitopénica puede manifestarse en forma de un único episodio, quienes padecen este trastorno deben ser sometidos a un

Trastornos hereditarios de plaquetas

Trastorno	Frecuencia con que se manifiesta	Descripción	Gravedad de la hemorragia
Síndrome de Von Willebrand	Relativamente frecuente	Falta o defecto del factor Von Willebrand, la proteína que adhiere las plaquetas a las paredes de los vasos sanguíneos rotos, o factor coagulante VIII deficiente.	Leve a moderada en la mayoría de los casos. Puede ser grave en quienes tienen valores muy bajos del factor Von Willebrand.
Enfermedad por almacenamiento de los gránulos	Relativamente poco frecuente	Gránulos de plaquetas defectuosos que dificultan la aglutinación de las plaquetas.	Leve
Síndromes de Chédiak-Higashi y Hermansky-Pudlak	Rara	Formas especiales de la enfermedad por almacenamiento.	Variable
Disfunción A_2 tromboxano	Muy rara	Respuesta insuficiente de las plaquetas a aglutinarse ante un estímulo.	Leve
Trombastenia	Rara	En la superficie de las plaquetas faltan las proteínas necesarias para producir la aglutinación de las mismas.	Variable
Síndrome de Bernard-Soulier	Rara	Falta de proteínas en la superficie de las plaquetas y presencia de plaquetas anormalmente grandes que no se adhieren a las paredes de los vasos lesionados.	Variable

control mediante análisis de sangre y exploraciones físicas durante varios años porque son frecuentes las recidivas que requieren tratamiento.

Síndrome hemolítico urémico

El síndrome hemolítico urémico es un trastorno por el cual la cantidad de plaquetas disminuye súbitamente, los glóbulos rojos se destruyen y cesa la función renal.

Este síndrome es más frecuente en los niños pequeños y en las mujeres embarazadas o en las que acaban de dar a luz, aunque también puede ocurrir en jóvenes, adultos y mujeres que no están embarazadas. Ocasionalmente, una infección bacteriana, ciertos fármacos anticancerosos, como la mitomicina, o los fármacos inmunodepresores potentes, parecen desencadenar el síndrome hemolítico urémico pero, por lo general, no se conoce la causa.

Síntomas y diagnóstico

Los síntomas son los de un trastorno hemorrágico generalizado, similar a los de la púrpura trombótica trombocitopénica. No obstante, también se presen-

tan síntomas neurológicos y la lesión renal es siempre grave.

Tratamiento y pronóstico

La mayoría de los niños se recupera, aunque puede ser necesario el tratamiento con diálisis en ciertos momentos hasta la solución del problema renal. Muchos adultos, en especial las mujeres que adquieren el síndrome después de dar a luz, nunca recuperan por completo la función renal. Para la mayoría de los pacientes, la plasmaféresis parece dar buenos resultados. La mayoría de los que adquieren el síndrome durante la ingestión de mitomicina muere por complicaciones al cabo de pocos meses.

Disfunción de las plaquetas

En algunos trastornos, la cantidad de plaquetas es normal, pero su funcionamiento resulta anormal y no logran evitar las hemorragias. La causa de la alteración funcional puede ser hereditaria (por ejemplo, la enfermedad de Von Willebrand) o adquirida (por ejemplo, por algunos fármacos).

ENFERMEDAD DE VON WILLEBRAND

La enfermedad de Von Willebrand es una deficiencia o anomalía hereditaria del factor Von Willebrand de la sangre, una proteína que afecta a la función de las plaquetas.

El síndrome Von Willebrand es el trastorno hereditario más frecuente de la función de las plaquetas. Este factor se encuentra en el plasma, en las plaquetas y en las paredes de los vasos de la sangre. Cuando falta o es defectuoso, el primer paso de la coagulación, que consiste en el taponamiento de la lesión del vaso sanguíneo (adhesión de las plaquetas a la pared del vaso donde se produjo la lesión), no se produce. En consecuencia, la hemorragia no se detiene a tiempo, si bien finalmente suele hacerlo.

Síntomas y diagnóstico

Habitualmente, uno de los padres de quien padece el síndrome de Von Willebrand tiene antecedentes de trastornos hemorrágicos. Por lo general, el niño presenta tendencia a las magulladuras o al sangrado excesivo tras un corte, la extracción de una muela, una amigdalectomía u otra intervención quirúrgica. La mujer puede presentar una hemorragia menstrual más abundante. La hemorragia puede a veces empeorar. Por otra parte, los cambios hormonales, el estrés, el embarazo, la inflamación y las infecciones pueden estimular el incremento de la producción del factor Von Willebrand y mejorar temporalmente la formación del coágulo.

La aspirina y muchos otros fármacos utilizados para la artritis pueden empeorar la hemorragia porque interfieren con la función de las plaquetas. Quienes padecen el síndrome de Von Willebrand pueden tomar paracetamol (acetaminofén) para calmar el dolor, ya que este medicamento no inhibe la función de las plaquetas.

Los análisis de laboratorio pueden mostrar que la cantidad de plaquetas es normal pero que el tiempo de sangría es anormalmente prolongado. El tiempo de sangría es el tiempo que transcurre hasta que cesa una hemorragia tras efectuar un pequeño corte en el antebrazo. Para llegar al diagnóstico, se puede efectuar un análisis para evaluar la cantidad de factor Von Willebrand en la sangre. Como el factor Von Willebrand es la proteína que transporta el factor VIII en la sangre, la concentración del factor VIII en la sangre también suele ser baja.

Tratamiento

Muchos de los que padecen la enfermedad de Von Willebrand nunca requieren tratamiento. En caso de hemorragia excesiva, se puede indicar una transfusión de factores de la coagulación que contengan el factor Von Willebrand. (• *V. página 770*) Para algunas formas leves de la enfermedad, es posible administrar desmopresina para incrementar la cantidad de factor Von Willebrand durante un tiempo suficiente como para realizar una intervención quirúrgica o una extracción dentaria sin recurrir a transfusiones.

DISFUNCIÓN DE LAS PLAQUETAS DE CAUSA ADQUIRIDA

Distintas enfermedades y medicamentos pueden ocasionar una disfunción de las plaquetas. Entre las enfermedades se destacan la insuficiencia renal, la leucemia, el mieloma múltiple, la cirrosis hepática y el lupus eritematoso sistémico. Los medicamentos incluyen aspirina, ticlopidina, antiinflamatorios no esteroides (utilizados para la artritis, el dolor y las torceduras) y penicilina en dosis elevadas. En la mayoría de los casos, la disfunción de las plaquetas no ocasiona hemorragia grave.

Hemofilia

La hemofilia es un trastorno hemorrágico causado por el déficit de uno de los factores de la coagulación de la sangre.

La **hemofilia A** (hemofilia clásica), que comprende el 80 por ciento de todos los casos, es un déficit del factor coagulante VIII. La **hemofilia B** (enfermedad de Christmas) es un déficit del factor coagulante IX. Los patrones de hemorragia y las consecuencias de esas clases de hemofilia son similares. Ambas se heredan de la madre (herencia ligada al sexo) pero afectan casi exclusivamente a los niños varones. (• *V. recuadro, página 11*)

Síntomas

La hemofilia está causada por distintas anomalías genéticas. La gravedad de los síntomas depende de la manera en que una determinada anomalía genética afecta a la actividad de los factores VIII y IX. Cuando la actividad desciende por debajo del uno por ciento de la normal, se producen episodios de graves hemorragias que se repiten sin razón aparente.

Las personas con una actividad de coagulación del 5 por ciento de la normal suelen padecer sólo hemofilia leve. Sus episodios de hemorragia no provocada son muy poco frecuentes, aunque la cirugía o las heridas pueden ocasionar una hemorragia incontrolable, que puede llegar a ser mortal. La hemofilia más leve a veces no se diagnostica, aunque algunas personas con una actividad de coagulación que oscila entre el 10 y el 25 por ciento de la normal pueden sufrir una hemorragia excesiva después de una operación, una extracción dental o una herida importante.

Habitualmente, el primer episodio de hemorragia ocurre antes de los 18 meses de edad y, por lo general, después de una herida o de una lesión menor. El niño con hemofilia tiene tendencia a presentar magulladuras (contusiones). Incluso una inyección intramuscular es capaz de ocasionar un sangrado que forma un hematoma importante. La hemorragia recurrente en las articulaciones y los músculos puede causar deformaciones incapacitantes. El sangrado en la base de la lengua puede originar una hinchazón que provoque la obstrucción de las vías respiratorias, creando dificultades para respirar. Un golpe leve en la cabeza puede producir una importante hemorragia dentro de la cabeza y, como consecuencia, daño cerebral y la muerte.

Diagnóstico

El médico puede sospechar la existencia de hemofilia en un niño con un sangrado inusual. El análisis de sangre determinará si la coagulación es anormalmente lenta. En caso de serlo, el médico podrá confirmar el diagnóstico de hemofilia y determinar su tipo y gravedad mediante el análisis de la actividad de los factores VIII y IX.

Tratamiento

Quienes padecen hemofilia deben evitar situaciones que pueden provocar hemorragias. Deben ser muy cuidadosos con sus dientes para evitar las extracciones. Si quienes padecen formas más leves de hemofilia deben someterse a extracciones de dientes o a otro tipo de cirugía, se puede prescribir desmopresina para mejorar la coagulación de forma temporal y evitar las transfusiones. Las personas con hemofilia deben evitar el uso de ciertos fármacos (aspirina, heparina, acenocumarol, warfarina y algunos analgésicos como los antiinflamatorios no esteroideos), ya que éstos pueden agravar los problemas hemorrágicos.

Habitualmente, el tratamiento incluye transfusiones a fin de reemplazar el factor coagulante deficiente. Estos factores se encuentran en el plasma y, en mayor grado, en concentrados de plasma. Algunos concentrados de plasma pueden administrarse en el propio domicilio por la persona misma, tanto de forma regular a fin de prevenir hemorragias, como ante el primer signo de sangrado. En la mayoría de los casos se administra tres veces al día, pero la dosis y la frecuencia dependen de la gravedad del problema hemorrágico. Estas dosis son reguladas de acuerdo con los resultados que se obtengan con los análisis periódicos de sangre. Durante una hemorragia, se requiere mayor cantidad de factores

coagulantes y el tratamiento debe estar supervisado por un especialista en la enfermedad.

En el pasado, los concentrados de plasma podían transmitir enfermedades tales como hepatitis y SIDA. Aproximadamente el 60 por ciento de los pacientes con hemofilia tratados con concentrados de plasma a principios de la década de los 80 fue infectado con VIH. Sin embargo, el riesgo de transmitir la infección por VIH en concentrados de plasma se ha eliminado mediante el control y procesamiento sistemático de la sangre (• *V. recuadro, página 770*) y el desarrollo de un factor VIII obtenido con ingeniería genética.

Algunas personas con hemofilia crean anticuerpos contra los factores VIII y IX que se han transfundido. En consecuencia, las transfusiones no son efectivas. Si se detectan anticuerpos en las muestras de sangre, la dosis de concentrados de plasma debe aumentarse o bien pueden utilizarse distintos factores de la coagulación o medicamentos para reducir los valores de los anticuerpos.

Coagulación intravascular diseminada

La coagulación intravascular diseminada (coagulopatía de consumo) es una enfermedad en la cual diminutos coágulos de sangre se diseminan en el flujo sanguíneo, obstruyendo los pequeños vasos de la sangre y consumiendo los factores de la coagulación necesarios para controlar la hemorragia.

Esta enfermedad comienza con una coagulación excesiva habitualmente estimulada por la presencia de una sustancia tóxica en la sangre. A medida que se utilizan (consumen) los factores de la coagulación, se produce el sangrado excesivo.

Síntomas y diagnóstico

La coagulación intravascular diseminada se manifiesta repentinamente y llega a ser muy grave. Si se produce después de una intervención quirúrgica o un parto, la superficie de los tejidos rasgados o cortados puede sangrar de manera incontrolable. La hemorragia puede ocurrir en el lugar en que se aplicó una inyección intravenosa o se hizo una punción y pueden producirse hemorragias masivas en el cerebro, el aparato gastrointestinal, la piel, los músculos y en las cavidades del organismo.

Al mismo tiempo, los coágulos de los pequeños vasos de la sangre pueden lesionar los riñones (a veces de forma permanente) y estos órganos acabarán siendo incapaces de producir orina.

Los médicos solicitan un análisis de sangre para controlar a las personas con riesgo de padecer coagulación intravascular diseminada. Estos análisis

---

Quiénes corren riesgo de padecer una coagulación intravascular diseminada

Grupos de mayor riesgo

• Mujeres que han pasado por una cirugía obstétrica complicada o un parto en el que fragmentos de tejido uterino entran en el flujo sanguíneo.
• Personas que han padecido una infección bacteriana grave en la cual las bacterias liberan endotoxina, una sustancia que activa la coagulación.
• Personas que padecen ciertas leucemias o cáncer de estómago, páncreas o próstata.

Personas que corren menos riesgo

• Personas con heridas graves en la cabeza.
• Varones que han sido operados de próstata.
• Personas que han sufrido una mordedura de serpiente venenosa.

---

pueden mostrar que la cantidad de plaquetas presentes en la muestra de sangre ha disminuido súbitamente y que la sangre tarda mucho en coagularse. El diagnóstico se confirma si los resultados de los análisis evidencian una disminución de los factores de la coagulación, la presencia inusual de pequeños coágulos y la existencia de una gran cantidad de productos de degradación generados a partir de la disolución de los coágulos.

Tratamiento

La causa de la coagulación intravascular diseminada debe ser identificada y corregida; las causas más frecuentes son un problema obstétrico, una infección o un cáncer. Los problemas de coagulación pueden remitir cuando se logra corregir su causa.

Como la coagulación intravascular diseminada es un proceso mortal, habitualmente se trata como una emergencia hasta la corrección de la causa subyacente.

El tratamiento de emergencia es complejo porque la persona pasa rápidamente de una hemorragia excesiva a una coagulación excesiva. Se pueden transfundir plaquetas y factores de la coagulación a fin de reemplazar los que han sido consumidos y detener la hemorragia, pero los beneficios de la transfusión de plaquetas duran muy poco tiempo. En ocasiones se usa la heparina para retrasar la coagulación.

Trastornos por anticoagulantes circulantes

Los anticoagulantes circulantes son elementos sanguíneos que obstruyen un componente esencial del proceso de coagulación sanguínea. Por lo general, estos anticoagulantes son anticuerpos formados contra un factor coagulante, como el factor VIII. En algunas enfermedades, el organismo produce estos anticoagulantes. Los sujetos afectados tienen síntomas de hemorragia excesiva similares a los de quienes toman anticoagulantes, tales como heparina y warfarina.

Quienes padecen lupus eritematoso sistémico a menudo producen un anticoagulante circulante, el cual puede ser detectado en pruebas de laboratorio que cuantifican la coagulación. Paradójicamente, este anticoagulante no suele producir hemorragia; al contrario, en ocasiones da lugar a una coagulación excesiva. Las mujeres que tienen este anticoagulante tienden a sufrir abortos.

CAPÍTULO 156

Trastornos de los glóbulos blancos

Los glóbulos blancos (leucocitos) son la defensa del cuerpo contra los organismos infecciosos y las sustancias extrañas. Para defender al cuerpo adecuadamente, una cantidad suficiente de glóbulos blancos debe estimular las respuestas adecuadas, llegar al sitio en donde se necesitan y luego matar y digerir los organismos y sustancias perjudiciales. (• *V. página 843*)

Al igual que todas las células sanguíneas, los glóbulos blancos son producidos en la médula ósea. Se forman a partir de células precursoras (células madre) que maduran hasta convertirse en uno de los cinco tipos principales de glóbulos blancos: neutrófilos, linfocitos, monocitos, eosinófilos y basófilos. Una persona produce aproximadamente 100000 millones de glóbulos blancos al día.

Fármacos que pueden causar neutropenia
Antibióticos (penicilinas, sulfonamidas y cloranfenicol)
Anticonvulsivos
Antitiroideos
Quimioterapia contra el cáncer
Sales de oro
Fenotiacinas

La cantidad de glóbulos blancos en un volumen de sangre dado se determina automáticamente gracias a un instrumento computadorizado de recuento de células. Estos instrumentos proporcionan el recuento total de glóbulos blancos, expresado en células por microlitro de sangre, así como la proporción de cada uno de los cinco tipos principales de glóbulos blancos. El total de glóbulos blancos normalmente oscila entre 4 000 y 10 000 por microlitro.

Una cantidad muy elevada o muy baja de glóbulos blancos indica un trastorno. La leucopenia, una disminución de la cantidad de glóbulos blancos por debajo de los 4 000 por microlitro, puede hacer que una persona tenga mayor tendencia a las infecciones. La leucocitosis, un incremento de los glóbulos blancos, puede ser una respuesta ante la presencia de infecciones (• V. página 871) o de sustancias extrañas o bien efecto de un cáncer, de una herida, del estrés o del uso de ciertos medicamentos. La mayoría de los trastornos de las células sanguíneas se debe a alteraciones de neutrófilos, linfocitos, monocitos y eosinófilos. Los trastornos relacionados con los basófilos son muy poco frecuentes

Neutropenia

La neutropenia es un número anormalmente bajo de neutrófilos en la sangre.

Los neutrófilos representan el principal sistema de defensa celular del cuerpo contra las bacterias y los hongos. También contribuyen a curar las heridas e ingieren cuerpos extraños, como astillas clavadas.

Los neutrófilos maduran en la médula ósea en aproximadamente dos semanas. Después de entrar en el flujo sanguíneo, circulan por el mismo alrededor de 6 horas, buscando organismos infecciosos y otros intrusos. Cuando encuentran uno, emigran hacia los tejidos, se adhieren a ellos y producen sus-

tancias tóxicas que matan y digieren estos organismos. Esta reacción puede dañar el tejido sano que está alrededor del área de la infección. El proceso completo produce una respuesta inflamatoria en el área infectada, que se manifiesta en la superficie del organismo como enrojecimiento, hinchazón y calor.

Dado que los neutrófilos generalmente representan más del 70 por ciento de los glóbulos blancos, una disminución en la cantidad de glóbulos blancos significa habitualmente que existe una disminución en el número total de neutrófilos. Cuando la cantidad de neutrófilos cae por debajo de 1 000 por microlitro, se incrementa en cierta medida el riesgo de infección, y cuando cae por debajo de los 500 por microlitro, el riesgo de infección aumenta notablemente. Sin la defensa fundamental que constituyen los neutrófilos, cualquier infección podría ser mortal.

Causas

La neutropenia se debe a distintas causas. La cantidad de neutrófilos puede disminuir debido a una inadecuada producción de la médula ósea o bien por una elevada destrucción de glóbulos blancos en la circulación.

La anemia aplásica, así como las deficiencias de otros tipos de células sanguíneas, causa neutropenia. Ciertas enfermedades hereditarias poco comunes, como la agranulocitosis genética infantil y la neutropenia familiar, también reducen la cantidad de glóbulos blancos.

En la neutropenia cíclica, trastorno infrecuente, la cantidad de neutrófilos fluctúa entre normal y baja cada 21 a 28 días; la cantidad de neutrófilos puede llegar a casi cero y espontáneamente volver a la cantidad normal al cabo de 3 o 4 días. Las personas que padecen neutropenia cíclica tienden a sufrir infecciones cuando la cantidad de neutrófilos es baja.

Algunas personas que padecen cáncer, tuberculosis, mielofibrosis, deficiencia de vitamina B_{12} o de ácido fólico, desarrollan neutropenia. Ciertos medicamentos, sobre todo los utilizados en el tratamiento del cáncer (quimioterapia), (• V. página 831) comprometen la producción de los neutrófilos en la médula ósea.

En algunas infecciones bacterianas, trastornos alérgicos, enfermedades autoinmunes y tratamientos con ciertos fármacos, los neutrófilos se destruyen con más rapidez de lo que tardan en producirse. Las personas con bazo agrandado (por ejemplo, las que padecen el síndrome de Felty, paludismo o sarcoidosis) pueden presentar cantidades bajas de neutrófilos porque el bazo agrandado los atrapa y los destruye. (• V. página 815)

Síntomas y diagnóstico

La neutropenia puede desarrollarse de forma rápida, en el transcurso de pocas horas o días (neutropenia aguda), o bien prolongarse durante meses o años (neutropenia crónica). Como la neutropenia carece de un síntoma específico, es probable que pase inadvertida hasta que se produzca una infección. En la neutropenia aguda, la persona puede tener fiebre y heridas dolorosas (úlceras) alrededor de la boca y del ano. Siguen neumonía bacteriana y otras infecciones graves. En la neutropenia crónica, el curso puede ser menos grave si la cantidad de neutrófilos no es excesivamente baja.

Cuando alguien padece infecciones frecuentes o raras, el médico sospecha que se trata de neutropenia y prescribe un recuento completo de células sanguíneas para realizar el diagnóstico. Un recuento bajo de neutrófilos revela neutropenia.

A continuación, se determina la causa de esta neutropenia. El médico habitualmente extrae una muestra de médula ósea con una aguja (aspiración y biopsia de la médula ósea). (• *V. página 767*) Aunque este procedimiento produce cierta molestia, no supone ningún riesgo.

La muestra de médula ósea se analiza al microscopio para determinar si presenta una apariencia normal, si el número de células precursoras de los neutrófilos es normal y si está produciendo un número normal de glóbulos blancos. Según la disminución de la cantidad de células precursoras y si estas células están madurando de forma normal, se puede estimar el tiempo necesario para que la cantidad de neutrófilos vuelva a la normalidad. Si la cantidad de células precursoras ha disminuido, los nuevos neutrófilos aparecerán en el flujo sanguíneo al cabo de dos semanas o más; si el número es adecuado y las células están madurando normalmente, los nuevos neutrófilos pueden aparecer en la sangre en sólo unos pocos días. En ocasiones, el examen de la médula ósea también revela la presencia de otras enfermedades, como leucemia u otros cánceres de células sanguíneas, que están afectando a la médula ósea.

Tratamiento

El tratamiento de la neutropenia depende de la causa y de la gravedad. Siempre que sea posible se interrumpen los medicamentos que podrían causar neutropenia. A veces la médula ósea se recupera por sí misma sin tratamiento alguno. Las personas que padecen neutropenia leve (más de 500 neutrófilos por microlitro de sangre) generalmente no presentan síntomas ni requieren tratamiento.

Quienes padecen una neutropenia intensa (menos de 500 células por microlitro) tienden a contraer rápidamente graves infecciones por falta de defensas del organismo. Cuando contraen una infección, generalmente requieren hospitalización y antibióticos de largo espectro, incluso antes de identificar la causa y la localización exacta de la infección. La fiebre, el síntoma que habitualmente indica infección en una persona que tiene neutropenia, es una señal significativa de la necesidad de atención médica inmediata.

Los factores de crecimiento que estimulan la producción de glóbulos blancos, en especial el factor estimulante de las colonias de granulocitos (G-CSF) y el factor estimulante de las colonias de granulocitos-macrófagos (GM-CSF), pueden ser de cierta utilidad. Esta forma de tratamiento es capaz de eliminar los episodios de neutropenia en el caso de la neutropenia cíclica. Los corticosteroides contribuyen a determinar si la causa de la neutropenia es una reacción alérgica o autoinmune. La globulina antitimocítica o algún otro tipo de terapia inmunodepresiva (terapia que frena la actividad del sistema inmune) puede estar indicada en caso de temer una enfermedad autoinmune (como ciertos casos de anemia aplásica). La extirpación del bazo agrandado podría aumentar la cantidad de neutrófilos si el bazo está atrapando glóbulos blancos.

Quienes padecen anemia aplásica pueden requerir un trasplante de médula ósea cuando la terapia inmunodepresiva no es eficaz. (• *V. página 866*) El trasplante de médula ósea puede acarrear efectos tóxicos de importancia, requiere hospitalización prolongada y sólo puede realizarse en ciertos casos. En general, no se utiliza para tratar la neutropenia exclusivamente.

Linfocitopenia

La linfocitopenia es una cantidad anormalmente baja de linfocitos (menos de 1500 células por microlitro de sangre en el adulto o menos de 3000 células por microlitro en el niño).

Normalmente, los linfocitos constituyen del 15 al 40 por ciento de los glóbulos blancos que se encuentran en la sangre. Los linfocitos constituyen la base del sistema inmunitario, protegen al organismo de la infección vírica, ayudan a otras células a proteger al cuerpo de infecciones bacterianas y fúngicas, se convierten en células que producen anticuerpos (células plasmáticas), luchan contra el cáncer y facilitan la coordinación de las actividades de otras células del sistema inmunitario. (• *V. página 839*)

Distintas enfermedades y trastornos pueden causar linfocitopenia. La cantidad de linfocitos puede disminuir durante un breve período a causa de un estrés agudo y debido a tratamientos que incluyan corticosteroides, como la prednisona, quimioterapia para el cáncer y radioterapia.

Linfocitos: células destructoras

Los dos tipos principales de linfocitos son los linfocitos B, también llamados células B, y los linfocitos T, también denominados células T. Las células B se originan y maduran en la médula ósea, mientras que las células T se originan en la médula ósea pero maduran en el timo. Las células B se transforman en células plasmáticas, que producen anticuerpos. Los anticuerpos ayudan al cuerpo a destruir células anormales y organismos infecciosos como bacterias, virus y hongos. Las células T se dividen en tres grupos, a saber:

• Células T asesinas, que reconocen y destruyen las células anormales o infectadas.

• Células T colaboradoras, que ayudan a otras células a destruir organismos infecciosos.

• Células T supresoras, que suprimen la actividad de otros linfocitos para que éstos no destruyan el tejido normal.

Enfermedades que causan linfocitopenia

Cáncer (leucemias, linfomas, enfermedad de Hodgkin).

Artritis reumatoide.

Lupus eritematoso sistémico.

Infecciones crónicas.

Trastornos hereditarios raros (ciertas agammaglobulinemias, síndrome de DiGeorge, síndrome de Wiskott-Aldrich, síndrome de inmunodeficiencia combinada grave, y ataxia-telangiectasia).

Síndrome de inmunodeficiencia adquirida (SIDA).

Algunas infecciones víricas.

Los sujetos con cifras bajas de linfocitos T habitualmente presentan linfocitopenia más acusada y con efectos más severos que los que presentan cantidades bajas de linfocitos B, aunque de todos modos cualquier deficiencia puede ser mortal.

Síntomas y diagnóstico

Como los linfocitos constituyen una proporción relativamente pequeña de glóbulos blancos, una reducción en su número no conduce a una disminución significativa del número total de glóbulos blancos. La propia linfocitopenia puede ser asintomática y habitualmente se detecta en un análisis de sangre completo realizado para diagnosticar otras enfermedades. La reducción drástica de linfocitos ocasiona una tendencia a desarrollar infecciones causadas por virus, hongos y parásitos.

Con la tecnología actual de los laboratorios, es posible detectar los cambios cuantitativos de tipos específicos de linfocitos. Por ejemplo, las disminuciones de linfocitos T (conocidos como células T4) constituyen un parámetro de medición de la progresión del SIDA.

Tratamiento

El tratamiento depende principalmente de la causa. La linfocitopenia por el uso de fármacos suele normalizarse en pocos días tras la interrupción del mismo. Cuando la causa es el SIDA, se puede aumentar, hasta cierto punto, el número de linfocitos con ciertos medicamentos como el AZT (zidovudina), el ddI (didanosina) y otros de desarrollo

más reciente, que pueden incrementar la cantidad de células T colaboradoras.

Cuando la linfocitopenia es producto del déficit de linfocitos B, la concentración de anticuerpos en la sangre puede descender hasta valores anormales. En estos casos, la gammaglobulina (sustancia rica en anticuerpos) contribuye a prevenir las infecciones. Si se manifiesta una infección, se administran antibióticos específicos, antifúngicos o antivíricos para atacar la infección.

Trastornos de los monocitos

Los monocitos colaboran con otros glóbulos blancos en la eliminación de tejidos muertos o dañados, en la destrucción de células cancerosas y en la regulación de la inmunidad contra las sustancias extrañas. Al igual que otros glóbulos blancos, los monocitos se originan en la médula ósea y luego entran en el flujo sanguíneo. En unas horas, emigran a los tejidos donde se convierten en macrófagos, y constituyen las células defensivas (fagocitos) del sistema inmunitario.

Los macrófagos se esparcen en el organismo pero se acumulan en altas concentraciones en pulmones, hígado, bazo, médula ósea y membranas que cubren las cavidades más importantes, donde sobreviven durante muchos meses.

Ciertos tipos de infecciones (la tuberculosis, entre otras), el cáncer y los trastornos del sistema inmune aumentan la cantidad de monocitos. En enfermedades hereditarias como la de Gaucher y de Niemann-Pick, los desechos celulares se acumulan en los macrófagos, causando una alteración de su función.

Eosinofilia

La eosinofilia es una cantidad anormalmente alta de eosinófilos en la sangre.

La eosinofilia no es un enfermedad, pero puede ser una respuesta a una enfermedad. Una cantidad elevada de eosinófilos en la sangre habitualmente indica un respuesta apropiada frente a la presencia de células anormales, parásitos o sustancias que causan una reacción alérgica (alergenos).

Una vez que los eosinófilos se han originado en la médula ósea, entran en el flujo sanguíneo pero permanecen allí sólo unas pocas horas antes de emigrar a los tejidos del organismo. Cuando una sustancia extraña entra en el cuerpo, es detectada por los linfocitos y neutrófilos, que liberan sustancias que atraen a los eosinófilos a dicha área. Luego los eosinófilos liberan sustancias tóxicas que atacan a los parásitos y destruyen las células humanas anormales.

SÍNDROME HIPEREOSINOFÍLICO IDIOPÁTICO

El síndrome hipereosinofílico idiopático es un trastorno en el cual la cantidad de eosinófilos aumenta a más de 1500 células por microlitro de sangre durante un período mayor a 6 meses sin una causa evidente.

El síndrome hipereosinofílico idiopático puede aparecer a cualquier edad, pero es más frecuente en los varones mayores de 50 años. Una cantidad elevada de eosinófilos puede dañar el corazón, los pulmones, el hígado, la piel y el sistema nervioso. Por ejemplo, el corazón se inflama en una enfermedad llamada endocarditis de Löffler, que ocasiona la formación de coágulos de sangre, insuficiencia cardíaca, ataques cardíacos o mal funcionamiento de las válvulas del corazón.

Los síntomas de este síndrome dependen de los órganos dañados. Puede haber pérdida de peso, fiebre, sudores nocturnos, fatiga general, tos, dolor de pecho, inflamación, dolor de estómago, erupciones cutáneas, dolor general, debilidad, confusión y coma. El síndrome se diagnostica cuando se detecta el incremento persistente de los eosinófilos en quienes presentan estos síntomas. Antes de empezar el tratamiento, debe asegurarse que la eosinofilia no está causada por una infección parasitaria o una reacción alérgica.

Sin tratamiento, generalmente más del 80 por ciento de los enfermos con este síndrome muere al cabo de dos años; con tratamiento, más del 80 por ciento sobrevive. La lesión cardíaca es la causa principal de muerte. Algunas personas no precisan tratamiento y sólo requieren control durante 3 a 6 meses, pero la mayoría necesita un tratamiento con prednisona o hidroxiurea. Si este tratamiento no es eficaz, pueden utilizarse otros medicamentos, combinados con un procedimiento que elimina los eosinófilos de la sangre (leucaféresis).

SÍNDROME DE EOSINOFILIA-MIALGIA

El síndrome de eosinofilia-mialgia es un trastorno por el cual la eosinofilia se combina con dolor muscular, fatiga, inflamación, dolor articular, tos, ahogo, erupciones y anomalías neurológicas.

Aunque infrecuente, este síndrome apareció a principios de los años noventa en personas que tomaban gran cantidad de triptófano, un artículo popular en las tiendas de productos naturales y a veces recomendado por los médicos para facilitar el sueño. Una impureza en el producto, más que el triptófano en sí, es la causa probable del síndrome.

Este síndrome puede durar entre semanas y meses después de la interrupción del triptófano y puede causar lesiones neurológicas permanentes y, rara vez, la muerte. No se conoce cura alguna; en general se recomienda reeducación física (fisioterapia).

CAPÍTULO 157

Leucemias

Las leucemias son cánceres de las células sanguíneas.

Las leucemias habitualmente afectan a los glóbulos blancos. La causa de la mayoría de los tipos de leucemia aún se desconoce. Los virus causan algunas leucemias en animales, como los gatos. Se sospecha que el virus HTLV-I (virus linfotrópico de la célula T humana tipo I), que es similar al virus que provoca el SIDA, puede ser la causa de un tipo raro de leucemia en humanos, llamada leucemia de célula T del adulto. La exposición a la radiación y a ciertas sustancias químicas, como el benceno, y el uso de algunos fármacos anticancerosos incrementan el riesgo de padecer leucemia. Además, quienes presentan ciertos trastornos genéticos, como el síndrome de Down y el síndrome de Fanconi, son más propensos a padecer leucemia.

Principales tipos de leucemia

Tipo	Evolución	Glóbulos blancos afectados
Leucemia linfocítica aguda (linfoblástica).	Rápida	Linfocitos
Leucemia mieloide aguda (mielocítica, mielógena, mieloblástica, mielomonocítica).	Rápida	Mielocitos
Leucemia linfocítica crónica, incluyendo el síndrome de Sézary y la leucemia de células peludas.	Lenta	Linfocitos
Leucemia mieloide crónica (mielocítica, mielógena, granulocítica).	Lenta	Mielocitos

Los glóbulos blancos se originan a partir de las células madre en la médula ósea. (• *V. recuadro, página 764*) La leucemia se presenta cuando el proceso de maduración de la célula madre a glóbulo blanco se distorsiona y produce un cambio canceroso. El cambio a menudo supone una alteración en el orden de ciertas partes de algunos cromosomas (el complejo material genético de la célula) llamado reordenación. Debido a que las reordenaciones cromosómicas (o translocación de cromosomas) perturba el control normal de la división celular, las células afectadas se multiplican sin cesar, volviéndose cancerosas. Finalmente ocupan toda la médula ósea y reemplazan a las células que producen las células sanguíneas normales. Estas células leucémicas (cancerosas) también pueden invadir otros órganos, como el hígado, el bazo, los ganglios linfáticos, los riñones y el cerebro.

Existen cuatro tipos principales de leucemia, denominados en función de la velocidad de progresión y del tipo de glóbulo blanco al que afectan. Las leucemias agudas progresan rápidamente; las leucemias crónicas se desarrollan de forma lenta. Las leucemias linfáticas afectan a los linfocitos; las leucemias mieloides (mielocíticas) afectan a los mielocitos. Los mielocitos se transforman en granulocitos, otra manera de denominar a los neutrófilos.

Leucemia linfática aguda

La leucemia linfática aguda (linfoblástica), una enfermedad que puede poner en peligro la vida, hace que las células que normalmente se transforman en linfocitos se tornen cancerosas y rápidamente reemplacen a las células normales que se encuentran en la médula ósea.

La leucemia linfática aguda, el cáncer más frecuente en los niños, abarca el 25 por ciento de todos los cánceres en niños menores de 15 años.

Generalmente afecta a los niños entre los 3 y los 5 años de edad pero también se presenta en los adolescentes y, con menos frecuencia, en los adultos.

Las células muy inmaduras que normalmente se transforman en linfocitos se tornan cancerosas. Estas células leucémicas se acumulan en la médula ósea, destruyendo y reemplazando células que producen células sanguíneas normales. Se liberan en el flujo sanguíneo y son transportadas al hígado, al bazo, a los ganglios linfáticos, al cerebro, a los riñones y a los órganos reproductores, donde continúan creciendo y dividiéndose. Pueden irritar la membrana que recubre el cerebro, causando meningitis y pueden causar anemia, insuficiencia hepática y renal y dañar otros órganos.

Síntomas

Los primeros síntomas aparecen habitualmente porque la médula ósea es incapaz de producir suficientes células sanguíneas normales. Estos síntomas son debilidad y ahogo, como consecuencia de la falta de glóbulos rojos (anemia), infección y fiebre, causadas por una escasez de glóbulos blancos normales, y hemorragia, causada por una falta de plaquetas.

En algunas personas, una infección grave constituye el primer trastorno, pero en otras, su manifestación es más sutil, con debilidad progresiva, fatiga y palidez. La hemorragia se presenta como sangrado de nariz, encías que sangran con facilidad, manchas superficiales de tipo púrpura o tendencia a las magulladuras. Las células leucémicas que se encuentran en el cerebro pueden causar dolor de cabeza, vómitos e irritabilidad, y la médula ósea puede causar dolor óseo y articular.

Diagnóstico

Los análisis de sangre comunes, como el recuento completo de células sanguíneas, (• *V. página 766*) pueden proporcionar la primera prueba de leucemia. El número total de glóbulos blancos puede ser bajo, normal o elevado, pero la cantidad de glóbulos rojos y plaquetas casi siempre es bajo. Lo más importante es que al examinar al microscopio las muestras de sangre se observan glóbulos blancos muy inmaduros (blastos). Puesto que normalmente no se observan blastos en la sangre, su presencia es suficiente para diagnosticar leucemia. Sin embargo, casi siempre se realiza una biopsia (• V. *página 767)* de médula ósea para confirmar el diagnóstico y determinar el tipo de leucemia.

Pronóstico y tratamiento

Antes de que existiera un tratamiento, la mayoría de los enfermos que tenía leucemia aguda moría en los 4 meses que seguían al diagnóstico. Hoy en día, muchos se curan. En más del 90 por ciento de los que padecen leucemia linfática aguda (habitualmente niños), el primer ciclo (tanda) de quimioterapia controla la enfermedad (remisión). La enfermedad recidiva en muchos, pero el 50 por ciento de los niños no presenta ningún rastro de leucemia 5 años después del tratamiento. Los niños entre 3 y 7 años son los que tienen el mejor pronóstico; en los mayores de 20 años no es tan bueno. Los niños o adultos cuyos glóbulos blancos iniciales son inferiores a 25 000 por microlitro de sangre tienen mejor pronóstico que aquellos cuyos glóbulos blancos iniciales son más elevados.

La meta del tratamiento es lograr la remisión completa mediante la destrucción de las células leucémicas, con el fin de que las células normales vuelvan a crecer en la médula ósea. Los sujetos que reciben quimioterapia pueden requerir hospitalización durante unos días o semanas, dependiendo de la rapidez con que se recupere la médula ósea. Antes de que el funcionamiento de la médula ósea vuelva a la normalidad, puede ser necesario realizar transfusiones de glóbulos rojos para tratar la anemia, transfusiones de plaquetas para tratar la hemorragia y administrar antibióticos para tratar las infecciones.

Habitualmente se utilizan varias combinaciones de quimioterapia y se repiten las dosis durante varios días o semanas. Una combinación alternativa consiste en administrar prednisona por vía oral y dosis semanales de vincristina con cualquier antraciclina o asparaginasa por vía intravenosa. Se están investigando otros fármacos.

Para el tratamiento de las células leucémicas localizadas en el cerebro, se inyecta metotrexato directamente en el líquido de la médula espinal y se aplica radiación terapéutica sobre el cerebro. Incluso cuando el médico no tiene una evidencia cierta de que el cáncer se ha extendido al cerebro, habitualmente aplica algún tipo de tratamiento localizado.

Unas semanas o meses después del tratamiento inicial intensivo dirigido a la destrucción de las células leucémicas, se administra un tratamiento adicional (quimioterapia de consolidación) a fin de destruir cualquier célula leucémica residual. El tratamiento puede durar de 2 a 3 años, aunque algunos son algo menos prolongados.

Las células leucémicas pueden reaparecer al cabo de un tiempo (recidiva), a menudo en la médula ósea, el cerebro o los testículos. La recurrencia de células leucémicas en la médula ósea es particularmente grave. La quimioterapia debe aplicarse de nuevo y, aunque la mayoría de los enfermos responde al tratamiento, la enfermedad tiene gran tendencia a recurrir más adelante. El trasplante de la médula ósea ofrece a estas personas la mejor oportunidad de recuperación, pero este procedimiento sólo puede realizarse si es posible obtener la médula ósea de una persona que tenga un tipo de tejido compatible (HLA-compatible), casi siempre proveniente de un familiar cercano (•V. *página 866).* Cuando las células leucémicas recidivan en el cerebro, los fármacos quimioterápicos se inyectan en el fluido de la médula espinal una o dos veces a la semana. El tratamiento de la recurrencia en el testículo consiste en aplicar quimioterapia y radioterapia.

Leucemia mieloide aguda

La leucemia mieloide aguda (mielocítica, mielógena, mieloblástica, mielomonocítica) es una enfermedad potencialmente mortal en la cual los mielocitos (las células que normalmente se transforman en granulocitos) se tornan cancerosos y rápidamente reemplazan a las células normales de la médula ósea.

Este tipo de leucemia afecta a personas de todas las edades pero principalmente a los adultos. La exposición a dosis elevadas de radiación y el uso de quimioterapia contra el cáncer aumentan la probabilidad de leucemia mieloide.

Las células leucémicas se acumulan en la médula ósea, destruyendo y reemplazando a las que producen las células normales de la sangre. Son liberadas en el flujo sanguíneo y transportadas a otros órganos, donde continúan creciendo y dividiéndose. Pueden originar tumores pequeños (cloromas) en la piel o bajo la misma y provocar meningitis, anemia, insuficiencia renal y hepática y dañar cualquier otro órgano.

Síntomas y diagnóstico

Los primeros síntomas habitualmente se manifiestan como una incapacidad de la médula ósea para producir suficientes células sanguíneas normales. Estos síntomas son debilidad, ahogo, infección, fiebre y hemorragia. Otros síntomas incluyen dolores de cabeza, vómitos, irritabilidad y dolor de huesos y articulaciones.

El recuento completo de células sanguíneas proporcionará la primera evidencia de leucemia. En las muestras de sangre examinadas al microscopio se observan glóbulos blancos muy inmaduros (blastos). Además, casi siempre se realiza una biopsia de médula ósea para confirmar el diagnóstico y determinar el tipo de leucemia.

Pronóstico y tratamiento

Entre el 50 y el 85 por ciento de quienes padecen leucemia mieloide aguda responde al tratamiento. Entre el 20 y el 40 por ciento de las personas no manifiesta ningún signo de la enfermedad después de 5 años de tratamiento. El trasplante de médula ósea incrementa la probabilidad de éxito al 40 o 50 por ciento.Las personas de más de 50 años que contraen leucemia mieloide aguda después de recibir quimioterapia y radiación como tratamiento de otras enfermedades son las que presentan el peor pronóstico.

El tratamiento está dirigido a conseguir la remisión precoz (destrucción de todas las células leucémicas). Sin embargo, la leucemia mieloide aguda responde a menos fármacos que otros tipos de leucemia y además el tratamiento suele empeorar el estado del paciente antes de empezar a proporcionarle alguna mejoría.

Los pacientes empeoran porque el tratamiento suprime la actividad de la médula ósea y, en consecuencia, se reduce el número de glóbulos blancos (particularmente granulocitos), lo que aumenta las probabilidades de infección. El personal del hospital extrema el cuidado del paciente a fin de evitar infecciones y en caso de que éstas se manifiesten administra antibióticos de inmediato. También puede ser necesario realizar transfusiones de glóbulos rojos y de plaquetas.

El primer paso de la quimioterapia generalmente incluye citarabina durante 7 días y daunorubicina durante 3 días. En ciertos casos, se prescriben fármacos adicionales como tioguanina o vincristina y prednisona, pero no son de gran utilidad.

Las personas cuya enfermedad está en remisión reciben habitualmente quimioterapia adicional (quimioterapia de consolidación) unas semanas o meses después del tratamiento inicial para asegurar la destrucción de la mayor cantidad posible de células leucémicas.

Habitualmente no se necesita tratamiento a nivel del cerebro y el tratamiento de mantenimiento no parece mejorar la supervivencia. El trasplante de médula ósea puede realizarse en enfermos que no han respondido al tratamiento y en los más jóvenes que han respondido a la primera fase del trata-

miento, con el fin de eliminar las células leucémicas residuales.

Leucemia linfática crónica

La leucemia linfática crónica se caracteriza por una gran cantidad de linfocitos cancerosos maduros (un tipo de glóbulos blancos) y por un agrandamiento de los ganglios linfáticos.

Más de tres cuartas partes de los enfermos con este tipo de leucemia son mayores de 60 años. Afecta a los varones de dos a tres veces más que a las mujeres. Este tipo de leucemia se presenta con muy poca frecuencia en Japón y en China. La genética tiene alguna importancia en su manifestación.

Los linfocitos cancerosos maduros aumentan en primer lugar en los ganglios linfáticos. Luego se extienden hasta el hígado y el bazo, que comienzan a agrandarse. Cuando estos linfocitos invaden la médula ósea, expulsan las células normales y producen anemia y una disminución de glóbulos blancos normales y de plaquetas en la sangre. La cantidad y la actividad de los anticuerpos, las proteínas que ayudan a combatir las infecciones, también disminuyen. El sistema inmune, que defiende al cuerpo de las sustancias extrañas, a menudo actúa de forma inadecuada, reaccionando contra los tejidos normales y destruyéndolos. Esta actividad errónea puede producir destrucción de los glóbulos rojos y de las plaquetas, inflamación de los vasos de la sangre, de las articulaciones (artritis reumatoide) y de la glándula tiroides (tiroiditis).

Algunas variedades de leucemia linfática crónica se clasifican según el tipo de linfocito involucrado. La leucemia de células B (leucemia de linfocitos B [•V. página 839]) es el tipo más frecuente y constituye casi las tres cuartas partes de todos los casos de leucemia linfática crónica. La leucemia de células T (leucemia de linfocitos T) es menos frecuente. Otros tipos incluyen el síndrome de Sézary (leucemización de la micosis fungoide [•V. página 808]) y la leucemia de células peludas, un tipo raro de leucemia que produce un gran número de glóbulos blancos anormales con unas proyecciones características que se aprecian al microscopio.

Síntomas y diagnóstico

En estadios iniciales de la enfermedad, la mayoría de los enfermos no presenta ningún síntoma, salvo ganglios linfáticos agrandados. Los síntomas pueden incluir fatiga, pérdida de apetito, pérdida de peso, ahogo al hacer una actividad física y una sensación de tener el abdomen lleno provocada por el agrandamiento del bazo. Las leucemias de células T pueden invadir la piel en los primeros estadios de la enfermedad ocasionando una erupción poco común como la que se observa en el síndrome de Sézary. A medida que la enfermedad avanza, los enfermos palidecen y tienden a sufrir magulladuras. Las infecciones bacterianas, víricas y micóticas se manifiestan en los estadios más avanzados de la enfermedad.

En ocasiones se descubre la enfermedad accidentalmente cuando se hacen análisis de sangre por otra razón y aparece una cantidad elevada de linfocitos (más de 5 000 por microlitro). En estas situaciones, habitualmente se realiza una biopsia de médula ósea. Si el paciente padece leucemia linfática crónica, se observa una cantidad muy alta de linfocitos en la médula ósea. Los análisis de sangre también detectan la presencia de anemia, un número reducido de plaquetas y una disminución de los anticuerpos.

Pronóstico

La mayoría de los tipos de leucemia linfática crónica avanza lentamente. El médico determina la etapa de desarrollo de la enfermedad (estadio) para predecir las probabilidades que tiene el paciente de recuperarse. La clasificación por estadios se basa en factores como la cantidad de linfocitos en la sangre y la médula ósea, el tamaño del bazo y del hígado, la presencia o la ausencia de anemia y la cantidad de plaquetas. Los enfermos que padecen leucemia de células B a menudo sobreviven entre 10 y 20 años a partir de haberse establecido el diagnóstico y habitualmente no requieren tratamiento en los estadios iniciales. Los enfermos muy anémicos, con menos de 100 000 plaquetas por micrómetro de sangre, tienen mayores posibilidades de morir en pocos años que los menos anémicos y que tienen cantidades más normales de plaquetas. Habitualmente, la muerte se produce porque la médula ósea ya no es capaz de producir un número suficiente de células normales para transportar oxígeno, de luchar contra las infecciones y de evitar las hemorragias. El pronóstico de los enfermos con leucemia de células T es algo menos favorable. Por razones probablemente relacionadas con cambios en el sistema inmune, las personas que tienen leucemia linfática crónica son más propensas a contraer otros cánceres.

Tratamiento

Como la leucemia linfática crónica es de desarrollo lento, muchas personas no necesitan tratamiento durante años (hasta que el número de linfocitos empieza a aumentar, los ganglios linfáticos comienzan a agrandarse o el número de glóbulos rojos o de plaquetas disminuye). La anemia se trata con transfusiones de sangre e inyecciones de eritropoyetina (estimulante de la formación de glóbulos rojos). Si hay un recuento bajo de plaquetas se practican transfusiones de plaquetas y las infecciones se tratan con antibióticos. La radioterapia se usa para reducir el tamaño de los ganglios linfáticos, del hígado o del bazo, cuando su agrandamiento resulta molesto para el paciente.

Los medicamentos utilizados para tratar la leucemia en sí misma no curan la enfermedad ni prolongan la supervivencia y pueden causar efectos secundarios graves. *El tratamiento excesivo es más peligroso que el tratamiento insuficiente.* El médico puede recetar fármacos anticancerosos con o sin corticosteroides cuando la cantidad de linfocitos es muy elevada. La prednisona y otros corticosteroides pueden producir mejorías notables e inmediatas en enfermos con leucemia avanzada. Sin embargo, la respuesta es habitualmente breve y los corticosteroides tienen efectos secundarios adversos cuando se utilizan durante períodos prolongados, incluido un mayor riesgo de contraer infecciones graves. Para la leucemia de células B, el tratamiento con fármacos incluye agentes alquilantes, que matan las células cancerosas interactuando con su ADN. Para la leucemia de células peludas, resultan muy eficaces el interferón alfa y la pentostatina.

Leucemia mieloide crónica

La leucemia mieloide crónica (mielocítica, mielógena, granulocítica) es una enfermedad en la cual una célula que se encuentra en la médula ósea se transforma en cancerosa y produce un número elevado de granulocitos anormales (un tipo de glóbulos blancos).

Esta enfermedad afecta a personas de cualquier edad y sexo pero es rara en niños menores de 10 años.

La mayoría de los granulocitos leucémicos se origina en la médula ósea, pero algunos son producidos en el bazo y en el hígado. Estas células pueden ser desde muy inmaduras a maduras, mientras que en la leucemia mieloide aguda sólo se observan formas inmaduras. Los granulocitos leucémicos tienden a eliminar las células normales de la médula ósea, a menudo formando grandes cantidades de tejido fibroso que reemplaza a la médula ósea normal. Durante el curso de la enfermedad, los granulocitos inmaduros entran cada vez más en el flujo sanguíneo y en la médula ósea (fase acelerada). Durante esta fase se desarrollan anemia y trombocitopenia (número escaso de plaquetas) y la proporción de glóbulos blancos inmaduros (blastos) aumenta bruscamente y de manera espectacular.

A veces los granulocitos leucémicos sufren aún más cambios y la enfermedad deriva en una crisis blástica. En dicha crisis, las células madres cancerosas comienzan a producir sólo granulocitos inmaduros, señal de que la enfermedad se ha agudizado. En este momento, los cloromas (tumores compuestos por granulocitos de reproducción rápida) pueden aparecer en la piel, los huesos, el cerebro y en los ganglios linfáticos.

Síntomas

En las fases iniciales, la leucemia mieloide crónica a veces es asintomática. Sin embargo, algunas personas se fatigan y se debilitan, pierden el apetito, pierden peso, padecen fiebre o sudores nocturnos y también tienen una sensación de estar llenos (habitualmente causada por el agrandamiento del bazo). Los ganglios linfáticos pueden agrandarse. Con el tiempo, las personas que tienen este tipo de leucemia enferman fácilmente porque la cantidad de glóbulos rojos y plaquetas disminuye notablemente ocasionando palidez, magulladuras y hemorragia. La fiebre, el aumento de tamaño de los ganglios linfáticos y la formación de nódulos cutáneos con granulocitos leucémicos (cloromas) constituyen signos alarmantes.

Diagnóstico

El diagnóstico de la leucemia mieloide crónica se establece con frecuencia mediante un análisis de sangre simple. El análisis puede revelar una cantidad anormalmente elevada de glóbulos blancos, que oscila entre 50000 y 1000000 por microlitro (la cantidad normal es menos de 11000). En las muestras de sangre examinadas al microscopio, los glóbulos blancos inmaduros, normalmente sólo presentes en la médula ósea, se observan en varios estadios de maduración (diferenciación). También aumenta la cantidad de otros tipos de glóbulos blancos, como eosinófilos y basófilos, y se pueden observar formas inmaduras de glóbulos rojos.

Para confirmar el diagnóstico se debe recurrir a análisis que evalúan los cromosomas o porciones de cromosomas. El análisis de cromosomas de los glóbulos blancos leucémicos casi siempre demuestra la reordenación de cromosomas. Las células leucémicas con frecuencia tienen el llamado cromosoma Filadelfia (cromosoma que contiene una parte específica de otro cromosoma adherido a él), además de otras alteraciones cromosómicas.

Tratamiento y pronóstico

Aunque la mayoría de los tratamientos no cura la enfermedad, sí retarda su progresión. Aproximadamente del 20 al 30 por ciento de los enfermos de leucemia mieloide crónica muere en los dos años posteriores al diagnóstico y aproximadamente el 25 por ciento muere anualmente tras dicho término.

Sin embargo, muchas personas que tienen este tipo de leucemia sobreviven 4 años o más después del diagnóstico, y finalmente mueren durante la fase acelerada o durante la crisis blástica. El tratamiento de una crisis blástica es similar al de la leucemia linfática aguda. La supervivencia media después de una crisis blástica es de sólo dos meses, pero la quimioterapia ocasionalmente alarga el plazo hasta 8 o 12 meses.

Se considera que el tratamiento ha sido eficaz cuando se consigue reducir la cantidad de glóbulos blancos a menos de 50000 por microlitro. El mejor tratamiento disponible en la actualidad no consigue destruir todas las células leucémicas.

La única posibilidad de recuperación total es el trasplante de médula ósea. (• *V. página 866*). El trasplante de médula ósea (que debe ser de un donante con un tipo de tejido compatible, casi siempre un pariente cercano) es muy eficaz durante los estadios iniciales de la enfermedad y es considerablemente menos eficaz durante la fase acelerada o la crisis blástica. Recientemente, se ha demostrado que el interferón alfa puede normalizar la médula ósea e inducir la remisión, pero aún no se conocen sus beneficios a largo plazo.

La hidroxiurea, que puede administrarse por vía oral, es el fármaco quimioterápico más usado para el tratamiento de esta enfermedad. El busulfán también es útil, pero debido a sus efectos tóxicos graves, generalmente se utiliza durante períodos más cortos que la hidroxiurea.

Además de los fármacos, se prescribe una radioterapia del bazo para ayudar a reducir el número de células leucémicas. A veces el bazo debe extirparse quirúrgicamente (esplenectomía) para aliviar el malestar abdominal, incrementar el número de plaquetas y disminuir la necesidad de transfusiones.

CAPÍTULO 158

Linfomas

Los linfomas son cánceres (tumores malignos) del sistema linfático.

El sistema linfático transporta un tipo de glóbulos blancos especializados llamados linfocitos, a través de una red de canales tubulares (vasos linfáticos) que llegan a todo el organismo, incluida la médula ósea. (• *V. recuadro, página 839*) Diseminados por esta red se encuentran grupos de linfocitos localizados en los ganglios linfáticos. Los linfocitos cancerosos (células de linfoma) pueden localizarse en un solo ganglio linfático o bien estar diseminados por todo el organismo afectando a casi todos los órganos.

Los dos tipos de linfomas principales son los linfomas de Hodgkin, habitualmente denominados enfermedad de Hodgkin, y linfomas no hodgkinianos. Los linfomas no hodgkinianos incluyen varios subtipos, entre los que se encuentran el linfoma de Burkitt y la micosis fungoide.

Enfermedad de Hodgkin

La enfermedad de Hodgkin (linfoma de Hodgkin) es una clase de linfoma que se caracteriza por poseer un tipo particular de célula cancerosa, llamada célula de Reed-Sternberg, que en el análisis al microscopio presenta unas características particulares.

Las **células de Reed-Sternberg** son linfocitos cancerosos grandes con más de un núcleo. Se observan en el examen al microscopio de un espécimen de biopsia de tejido de ganglios linfáticos.

La enfermedad de Hodgkin se clasifica en cuatro tipos según las características microscópicas del tejido.

Causa

La enfermedad es más frecuente en el sexo masculino que en el femenino (en una proporción aproximada de 3 a 2). La enfermedad de Hodgkin se presenta a cualquier edad, aunque es muy rara antes de los 10 años. Es muy frecuente en personas de 15 a 34 años y en mayores de 60. Se desconoce su causa,

aunque algunos especialistas sospechan de un virus, tal como el de Epstein-Barr. Sin embargo, la enfermedad no parece ser contagiosa.

Síntomas

La enfermedad de Hodgkin se descubre al notar un agrandamiento de los ganglios linfáticos, a menudo en el cuello pero a veces en la axila o en la ingle. Aunque habitualmente no ocasiona dolor, el ganglio agrandado puede ser doloroso durante unas horas después de la ingestión de gran cantidad de alcohol. Ocasionalmente, los ganglios linfáticos agrandados se encuentran en lo más profundo del pecho o del abdomen, no son dolorosos y se detectan mediante radiografías de tórax o una tomografía computadorizada (TC) realizadas por otras razones.

Además del agrandamiento de los ganglios linfáticos, la enfermedad de Hodgkin a veces produce otros síntomas como fiebre, sudores nocturnos y pérdida de peso. Por razones desconocidas, el sujeto puede notar unos picores intensos en la piel. Algunas personas presentan fiebre de Pel-Ebstein, un cuadro inusual de temperatura elevada durante varios días, que alterna con temperatura normal o por debajo de lo normal durante días o semanas. Pueden presentarse otros síntomas, dependiendo de dónde se estén desarrollando las células del linfoma. Se puede carecer de síntomas o bien presentar muy pocos.

Diagnóstico

En la enfermedad de Hodgkin, los ganglios linfáticos habitualmente crecen sin producir dolor y de forma lenta, sin infección aparente. El rápido aumento de tamaño de los ganglios linfáticos (que puede ocurrir cuando una persona está resfriada o padece una infección) no es una característica de la enfermedad de Hodgkin. Si los ganglios linfáticos

Los cuatro tipos de la enfermedad de Hodgkin

Tipo	Apariencia microscópica	Incidencia	Evolución
Predominio de linfocitos	Muy pocas células de Reed-Sternberg pero muchos linfocitos.	3% de los casos	Lenta
Esclerosis nodular	Pocas células de Reed-Sternberg y una mezcla de otros tipos de glóbulos blancos; áreas de tejido conectivo fibroso.	67% de los casos	Moderada
Celularidad mixta	Bastantes células de Reed-Sternberg y una mezcla de otros tipos de glóbulos blancos.	25% de los casos	Algo rápida
Depleción de linfocitos	Numerosas células de Reed-Sternberg y linfocitos escasos; abundante tejido conectivo fibroso.	5% de los casos	Rápida

Síntomas de la enfermedad de Hodgkin

Síntomas	Causa
Disminución de la cantidad de glóbulos rojos (que se traduce en anemia), glóbulos blancos y plaquetas; posible dolor de huesos.	Linfoma que invade la médula ósea.
Pérdida de la fuerza muscular; ronquera.	Ganglios linfáticos agrandados que ejercen presión sobre los nervios de la médula espinal o de las cuerdas vocales.
Ictericia.	El linfoma obstruye la salida de bilis del hígado.
Hinchazón de la cara, cuello y extremidades superiores (síndrome de la vena cava superior).	Los ganglios linfáticos agrandados bloquean el flujo de sangre de la cabeza al corazón.
Hinchazón de piernas y pies.	El linfoma obstruye el flujo linfático de las piernas.
Enfermedad similar a una neumonía.	El linfoma invade los pulmones.
Disminución de la capacidad para luchar contra la infección e incremento de la propensión a infecciones fúngicas y víricas.	La enfermedad avanza y se disemina.

Clasificación por fases y pronóstico de la enfermedad de Hodgkin

Fase	Extensión	Probabilidad de curación*
I	Limitada a ganglios linfáticos de sólo una parte del organismo (por ejemplo, el lado derecho del cuello).	Más del 95%
II	Afectación de ganglios linfáticos en dos o más áreas del mismo lado del diafragma, ya sea por encima o por debajo de éste (por ejemplo, algunos ganglios linfáticos agrandados en el cuello y otros en la axila).	90%
III	Afectación de ganglios linfáticos tanto de encima como de debajo del diafragma (por ejemplo, algunos ganglios agrandados en el cuello y otros en la ingle).	80%
IV	Afectación de ganglios linfáticos y otras partes del cuerpo (como médula ósea, pulmones o hígado).	60 a 70%

*Supervivencia de 15 años libre de signos de la enfermedad.

siguen agrandados durante más de una semana, el médico puede sospechar que se trata de la enfermedad de Hodgkin, sobre todo si la persona también tiene fiebre, sudores nocturnos y pérdida de peso.

Las anomalías en el recuento de células sanguíneas y otros análisis de sangre pueden proporcionar datos que apoyen el diagnóstico, pero para establecerlo de forma definitiva se debe realizar una biopsia del ganglio linfático afectado con el fin de detectar la presencia o ausencia de células de Reed-Sternberg. El tipo de biopsia depende de la localización del ganglio agrandado y de la cantidad de tejido que se necesita para hacer un diagnóstico con seguridad. El médico debe extraer suficiente tejido para poder distinguir entre la enfermedad de Hodgkin y otras enfermedades que pueden ocasionar el agrandamiento del ganglio linfático (linfoma no hodgkinia-no, otros cánceres con síntomas similares, mononucleosis infecciosa, toxoplasmosis, citomegalovirus, leucemia, sarcoidosis, tuberculosis y SIDA).

Cuando el ganglio agrandado se encuentra cerca de la superficie del cuello, es posible realizar una biopsia por aguja. Para ello, se anestesia un área de la piel y se aspira con aguja y jeringa un espécimen pequeño del ganglio. Si este tipo de biopsia no proporciona suficiente tejido para diagnosticar y clasificar la enfermedad de Hodgkin, se debe realizar una pequeña incisión y obtener un espécimen mayor de ganglio linfático. Cuando el ganglio linfático agrandado no se encuentra cerca de la superficie (por ejemplo, cuando se localiza en la profundidad del tórax), la obtención de la muestra puede resultar más difícil.

Estadios de la enfermedad de Hodgkin

Antes de comenzar el tratamiento, se debe determinar hasta dónde se ha extendido el linfoma (es decir,

Combinación de regímenes de quimioterapia para la enfermedad de Hodgkin

Régimen	Fármacos	Comentarios
CVPP	Mecloretamina (mostaza nitrogenada) Vincristina Procarbazina Prednisona	Régimen original, desarrollado en 1968 de uso ocasional en la actualidad.
ABVD	Adriamicina (Doxorubicina) Bleomicina Vinblastina Dacarbazina	Creado para reducir los efectos colaterales de CVPP como esterilidad permanente y leucemia. Produce efectos colaterales como toxicidad cardíaca y pulmonar. El índice de curación es similar al de CVPP; de uso más común que CVPP.
ChIVPP	Clorambucilo Vinblastina Procarbazina Prednisona	La pérdida del cabello es mínima comparada con la de CVPP y ABVD.
CVPP/ ABVD	Alternancia de ciclos de CVPP y ABVD	Desarrollado para mejorar el índice general de curación pero no se ha comprobado su eficacia todavía. Se ha mejorado el índice de supervivencia libre de recidiva comparado con el de otros regímenes.
CVPP/ABV híbrido	CVPP, alternado con Adriamicina (Doxorubicina) Bleomicina Vinblastina	Desarrollado para mejorar el índice de curación y disminuir la toxicidad en comparación con los de CVPP/ABVD. Bajo evaluación.

el estadio de la enfermedad). El examen superficial sólo puede detectar un ganglio linfático agrandado, pero los procedimientos de estadiaje detectan la enfermedad que permanece oculta. La enfermedad se clasifica en cuatro estadios según su extensión y los síntomas que presente. La elección del tratamiento y las perspectivas para el paciente dependen del estadio de la enfermedad. La posibilidad de recuperación completa es excelente para quienes se encuentren en los estadios I, II o III y es superior al 50 por ciento para los enfermos en estadio IV.

Los cuatro estadios se subdividen, según la ausencia (A) o presencia (B) de uno o más de los siguientes síntomas: fiebre inexplicable (superior a los 37,7 °C durante 3 días consecutivos), sudores nocturnos y una pérdida inexplicable de más del 10 por ciento del peso corporal durante los 6 meses anteriores. Por ejemplo, un estadio puede ser descrito como IIA o IIB.

Se utilizan varios procedimientos para determinar el estadiaje o evaluar la enfermedad de Hodgkin. La radiografía de tórax contribuye a la identificación de ganglios agrandados cerca del corazón. Las linfografías son radiografías que se realizan después de que una dosis pequeña de colorante (contraste), que se observa gracias a los rayos X (colorante radiopaco), se inyecta en los vasos linfáticos del pie. El contraste se dirige hacia los ganglios linfáticos del abdomen y de la pelvis, poniéndolos en evidencia. En gran medida, la TC de abdomen y de pelvis ha reemplazado a este procedimiento. La TC es más rápida y más cómoda que la linfografía y además es capaz de detectar de forma precisa los ganglios linfáticos agrandados o incluso la diseminación del linfoma en el hígado y otros órganos.

El control con galio es un procedimiento alternativo para determinar el estadio de la enfermedad y efectuar el seguimiento de los efectos del tratamiento. Se inyecta en la sangre una dosis pequeña de galio radiactivo y entre 2 o 4 días más tarde se realiza un examen del organismo con un aparato que detecta la radiactividad y que emite una imagen de los órganos internos (gammagrafía).

A veces se necesita una intervención quirúrgica para examinar el abdomen (laparotomía) y para determinar si el linfoma se ha extendido hasta allí. Durante este procedimiento, los cirujanos a menudo extirpan el bazo (esplenectomía) y realizan una biopsia de hígado para determinar si el linfoma se ha extendido a estos órganos. Sólo se realiza una laparotomía cuando la elección del tratamiento depende de los resultados de la misma (por ejemplo, cuando el médico necesita saber si debe prescribir radioterapia o quimioterapia o ambas).

Tratamiento

La radioterapia y la quimioterapia son dos tratamientos eficaces. Con uno o ambos tratamientos, la mayoría de los enfermos que padece la enfermedad de Hodgkin puede curarse.

La radioterapia como único tratamiento cura a más del 90 por ciento de los enfermos que se encuentran en los estadios I o II de la enfermedad. Los tratamientos habitualmente se administran en régimen ambulatorio durante aproximadamente 4 o 5 semanas. La radiación se aplica en las áreas afectadas y en los ganglios linfáticos cercanos.

Los ganglios linfáticos muy agrandados que se localizan en el tórax son tratados con radioterapia habitualmente precedida o seguida de quimioterapia. Mediante este doble enfoque, el 85 por ciento de los enfermos se curan.

Los tratamientos para el estadio III varían según el caso. Cuando el enfermo está asintomático, el uso exclusivo de radioterapia puede ser suficiente. Sin embargo, sólo se cura del 65 al 75 por ciento de estos enfermos. El uso adicional de quimioterapia incrementa la posibilidad de curación al 75 u 80 por ciento. Cuando un paciente presenta otros síntomas además del aumento de tamaño de los ganglios linfáticos, se aplica quimioterapia con o sin radioterapia. Para estos pacientes, la posibilidad de curación oscila entre el 70 y el 80 por ciento.

En el estadio IV, se utiliza una combinación de varios quimioterápicos. Dos combinaciones comunes (tradicionales) son los regímenes de quimioterapia CVPP (ciclofosfamida, vincristina, procarbacina y prednisona) y ABVD (adriamicina, bleomicina, vinblastina y dacarbacina). Cada ciclo de quimioterapia dura un mes, con un período total de tratamiento de 6 meses o más. Los tratamientos alternativos incluyen otras combinaciones de fármacos. Incluso en este estadio avanzado de la enfermedad, el tratamiento consigue la curación en más del 50 por ciento de los enfermos.

La decisión de utilizar quimioterapia para tratar la enfermedad de Hodgkin no es fácil ni para el paciente ni para el médico. Aunque la quimioterapia aumenta las posibilidades del paciente de manera notable, los efectos secundarios pueden ser graves. Los fármacos pueden provocar una esterilidad temporal o permanente, un riesgo elevado de infección y una pérdida reversible del cabello. La leucemia y otros cánceres afectan a algunas personas durante períodos de 5 a 10 años, e incluso más tiempo, después del tratamiento con quimioterapia o con radioterapia y a más gente aún cuando el tratamiento ha sido combinado (quimioterapia y radioterapia).

El enfermo que no mejora después de la radioterapia o la quimioterapia o que mejora pero presenta recaídas después de 6 a 9 meses tiene menos posibilidades de vivir más tiempo que el que recidiva después de un año o más de haber recibido el tratamiento inicial. La quimioterapia combinada con altas dosis de radioterapia y trasplante de médula ósea o de progenitores de células sanguíneas (• V. página 866) puede ser de utilidad para ciertos pacientes. Las altas dosis de quimioterapia combinadas con un trasplante de médula ósea conllevan un alto riesgo de infección, que llega a ser mortal en algunos casos. Sin embargo, aproximadamente del 20 al 40 por ciento de los enfermos que reciben un trasplante de médula ósea se mantiene libre de la enfermedad de Hodgkin durante al menos 3 años, e incluso puede curarse. Los mejores resultados se obtienen en sujetos menores de 55 años que, a pesar de todo, tienen un buen estado general de salud.

Linfoma no hodgkiniano

Los linfomas no hodgkinianos constituyen un grupo de cánceres muy relacionados entre sí (tumores malignos) que se originan en el sistema linfático y que habitualmente se diseminan por todo el organismo.

Algunos de estos linfomas son de desarrollo lento (a lo largo de años), mientras que otros se diseminan rápidamente (en cuestión de meses). El linfoma no hodgkiniano es más frecuente que la enfermedad de Hodgkin. Su incidencia está aumentando, sobre todo en ancianos y en personas infectadas por el VIH (SIDA).

Aunque se desconoce la causa del linfoma no hodgkiniano, ciertos indicios sugieren una vinculación con un virus aún no identificado. Sin embargo, la enfermedad no parece ser contagiosa. Un tipo raro de linfoma no hodgkiniano de desarrollo rápido guarda relación con la infección causada por el HTLV-I (linfotrópico de células T humanas tipo I), un retrovirus con función similar a la del virus de immunodeficiencia humano (VIH), que produce el SIDA. El linfoma no hodgkiniano también puede ser una complicación del SIDA, responsable en parte del incremento de nuevos casos.

Síntomas

El primer síntoma notable es el aumento del tamaño de los ganglios linfáticos en un área en particular, como el cuello o la ingle, o bien en todos los territorios ganglionares. Los ganglios linfáticos aumentan de tamaño de forma progresiva y, en general, no producen dolor. En algunos casos, los ganglios linfáticos agrandados, localizados en las amígdalas, causan dificultad al tragar. Los que se localizan dentro del pecho o del abdomen pueden ejercer presión sobre varios órganos, causando dificultad respiratoria, pér-

Síntomas del linfoma no hodgkiniano

Síntomas	Causa	Probabilidades de desarrollar síntomas
Dificultad respiratoria. Hinchazón de la cara.	Ganglios linfáticos del tórax agrandados.	20 a 30%
Pérdida del apetito. Estreñimiento grave. Dolor o distensión abdominal.	Ganglios linfáticos del abdomen agrandados.	30 a 40%
Hinchazón progresiva de las piernas.	Obstrucción de vasos linfáticos de la ingle o el abdomen.	10%
Pérdida de peso. Diarrea. Malabsorción (dificultades en la digestión y el paso de nutrientes a la sangre).	Invasión del intestino delgado.	10%
Acumulación de líquidos alrededor de los pulmones (derrame pleural).	Obstrucción de los vasos linfáticos del tórax.	20 a 30%
Áreas de piel engrosadas, oscuras, con picor.	Infiltración de la piel.	10 a 20%
Pérdida de peso. Fiebre. Sudor nocturno.	Propagación de la enfermedad por todo el organismo.	50 a 60%
Anemia (cantidad insuficiente de glóbulos rojos).	Hemorragia en el aparato gastrointestinal. Destrucción de los glóbulos rojos debido al incremento del tamaño del bazo y a su sobreactividad. Destrucción de glóbulos rojos por anticuerpos anormales (anemia hemolítica). Destrucción de la médula ósea por invasión neoplásica. Incapacidad de la médula ósea para producir suficientes glóbulos rojos por efecto de medicamentos o radioterapia.	30%; al final casi el 100%
Predisposición a infecciones bacterianas graves.	Invasión de la médula ósea o de los ganglios linfáticos que comporta una disminución en la producción de anticuerpos.	20 a 30%

dida de apetito, estreñimiento severo, dolor abdominal o hinchazón progresiva de las piernas. Si el linfoma invade el flujo sanguíneo, puede originar leucemia. Los linfomas y las leucemias presentan muchas características similares. (• V. página 796) Los linfomas no hodgkinianos tienen más tendencia a invadir la médula ósea, el tracto gastrointestinal y la piel que la enfermedad de Hodgkin.

En el niño, es probable que los primeros síntomas del linfoma no hodgkiniano sean la infiltración de la médula ósea por las células cancerosas, la sangre, la piel, el intestino, el cerebro y la médula espinal, más que la presencia de ganglios linfáticos agrandados. Tal infiltración causa anemia, erupciones y síntomas neurológicos, como debilidad y sensibilidad anormal. Los ganglios linfáticos agrandados suelen localizarse en las partes profundas del cuerpo, y suelen provocar una acumulación de líquido alrededor de los pulmones produciendo dificultad respiratoria, presión sobre el intestino, con pérdida de apetito o vómitos y obstrucción de los vasos linfáticos, que producirá a su vez retención de líquidos.

Diagnóstico y estadiaje

Es necesario realizar una biopsia del ganglio linfático a fin de diagnosticar el linfoma no hodgkiniano y distinguirlo de la enfermedad de Hodgkin y otras dolencias que también aumentan el tamaño de los ganglios linfáticos.

El linfoma no hodgkiniano puede clasificarse según el aspecto microscópico de la linfa sometida a biopsia (linfocito B o T) (• *V. recuadro, página 794*) que dio origen al linfoma. Aunque se han creado varios sistemas de clasificación, uno de los que se utilizan en la actualidad relaciona el tipo de célula con el pronóstico. Clasifica los linfomas como de grado bajo, con pronóstico favorable; de grado intermedio, con un pronóstico intermedio; y de grado alto, con pronóstico desfavorable. Debido a que estas categorías se basan en pronósticos sin tratamiento, conllevan cierto grado de confusión. En efecto, muchos linfomas de grado bajo se transforman en terminales en el transcurso de los años y muchos de grado intermedio y alto pueden hoy en día curarse completamente.

Los linfomas no hodgkinianos por lo común ya se han extendido ampliamente en el momento del diagnóstico; en sólo un 10 a un 30 por ciento de los enfermos la enfermedad está localizada (en una sola parte del cuerpo). Para determinar en qué medida se ha extendido la enfermedad y la cantidad de tejido neoplásico presente (estadio), por lo general se utiliza la tomografía computadorizada (TC) para examinar el abdomen y la pelvis; también puede ser de utilidad una gammagrafía con galio. El estadiaje por lo general no requiere cirugía. En la mayoría de los casos, también se realiza una biopsia de médula ósea. Los estadios en el linfoma no hodgkiniano son similares a los de la enfermedad de Hodgkin pero no guardan una relación tan precisa con el pronóstico. Se están desarrollando nuevos sistemas de estadiaje para llegar a un pronóstico más exacto conforme a los resultados de ciertos análisis de sangre y al estado general del paciente.

Tratamiento

Algunas personas tienen posibilidades de curación completa; a otras, el tratamiento les prolonga la vida y les alivia los síntomas durante muchos años. La probabilidad de curación o supervivencia a largo plazo depende del tipo de linfoma no hodgkiniano y del estadio de la enfermedad al comenzar el tratamiento. Generalmente, los tipos que se originan a partir de linfocitos T no responden tan bien a la terapia como los que se originan a partir de linfocitos B. La recuperación total es menos probable en las personas mayores de 60 años, en aquellas con extensión neoplásica en todo el organismo, en las que presentan tumores grandes (acumulaciones de células linfomatosas) y en las

personas cuyas actividades se ven limitadas a causa de la fatiga y de la inmovilidad.

Los enfermos en **estadios iniciales** de la enfermedad (estadios I y II) con frecuencia son tratados con radiación sobre el área del linfoma y de las zonas adyacentes. Aunque la radioterapia habitualmente no cura a los pacientes con linfomas de bajo grado, sí puede prolongar su vida, por lo general de 5 a 8 años. Por medio de la radioterapia, los enfermos con linfomas de grado intermedio generalmente sobreviven de 2 a 5 años, mientras que aquéllos con linfomas de grado alto sólo sobreviven de 6 meses a un año. Sin embargo, la quimioterapia con o sin radioterapia puede curar a más de la mitad de los enfermos con grado intermedio y alto si se comienza en cuanto se detecta la enfermedad.

Generalmente, los enfermos ya se encuentran en los **estadios más avanzados** de la enfermedad (estadios III y IV) cuando se realiza el diagnóstico. Los que tienen linfomas de grado bajo quizás no requieran tratamiento inmediato, pero deben someterse a controles frecuentes para asegurarse de que la enfermedad no está causando complicaciones potencialmente graves. La quimioterapia está indicada en sujetos con linfomas de grado intermedio. Los pacientes con linfomas de grado alto deben someterse a una quimioterapia intensiva inmediata porque estos linfomas crecen rápidamente.

En la actualidad existen muchos regímenes de quimioterapia potencialmente eficaces. Los fármacos quimioterapéuticos pueden administrarse individualmente para los linfomas de bajo grado o bien agrupados en combinación entre ellos en el caso de los linfomas de grado intermedio o alto. Los adelantos en la quimioterapia combinada han mejorado la probabilidad de curación completa en el 50 al 60 por ciento de los enfermos en estadios avanzados. En la actualidad los investigadores estudian el uso de regímenes de quimioterapia intensivos con factores de crecimiento y trasplante de médula ósea.

Se están estudiando nuevas terapias que incluyen los anticuerpos monoclonales conjugados con toxinas, que son anticuerpos (inmunoglobulinas) que presentan sustancias tóxicas, como compuestos radiactivos o proteínas vegetales llamadas ricinas, unidas a ellos. Estos anticuerpos así creados se unen específicamente a las células neoplásicas y liberan sustancias tóxicas que las matan.

La quimioterapia estándar tiene una utilidad limitada cuando existen recidivas. Se están probando nuevos regímenes de fármacos que son más peligrosos que otros tratamientos pero ofrecen más posibilidades de curar el linfoma.

En el trasplante de médula ósea, (• *V. página 866*) se extirpa la médula ósea del paciente (limpia de célu-

Combinación de regímenes de quimioterapia para linfomas no hodgkinianos

Régimen	Fármacos	Comentarios
Un solo agente	Clorambucilo o ciclofosfamida	En linfomas de grado bajo, a fin de reducir el tamaño de los ganglios linfáticos y aliviar los síntomas.
CVP	Ciclofosfamida Vincristina Prednisona	En linfomas de grado bajo y algunos intermedios, a fin de reducir el tamaño de los ganglios linfáticos y aliviar los síntomas; produce una respuesta más rápida que un solo agente.
CHOP	Ciclofosfamida Adriamicina (Doxorubicina) Vincristina (Oncovin) Prednisona	Tratamiento estándar para la mayoría de los linfomas de grado intermedio y alto; se están investigando dosis muy altas para pacientes de riesgo elevado.
CVPP	Ciclofosfamida Vincristina (Oncovin) Procarbazina Prednisona	Regímenes más antiguos, utilizados para linfomas de grado intermedio y para algunos de grado alto. También utilizados en personas con problemas cardíacos que no toleran la adriamicina.
M-BACOD	Metotrexato Bleomicina Adriamicina (Doxorubicina) Ciclofosfamida Vincristina (Oncovin) Dexametasona	Tiene más efectos tóxicos que CHOP y requiere un cuidadoso control de la función pulmonar y renal; beneficios generales similares a los de CHOP.
ProMACE/ CytaBOM	Procarbazina Metotrexato Adriamicina (Doxorubicina) Ciclofosfamida Etopósido alternando con Citarabina Bleomicina Vincristina (Oncovin) Metotrexato	Régimen ProMACE alternado con CytaBOM; beneficios generales similares a los de CHOP.
MACVP-B	Metotrexato Adriamicina (Doxorubicina) Ciclofosfamida Vincristina Prednisona Bleomicina	La ventaja principal es la duración de la terapia (sólo 12 semanas), pero se requieren tratamientos semanales (la mayoría de los otros regímenes se administra cada 3 o 4 semanas durante 6 ciclos); beneficios generales similares a los de CHOP.

las linfomatosas) o de un donante compatible y se trasplanta al paciente. Este procedimiento permite que la cantidad de células sanguíneas, que se encontraba reducida por las altas dosis de quimioterapia, se recupere más rápidamente. El trasplante de médula ósea en la mayoría de los casos es eficaz en personas de menos de 55 años. Aunque permite la curación del 30 al 50 por ciento de los pacientes que no se recuperaban mediante la quimioterapia normal, presenta algunos riesgos. Aproximadamente el 5 por ciento (o menos) de los pacientes muere a causa de una infección durante las primeras semanas críticas posteriores al trasplante, antes de que la médula ósea se recu-

pere y pueda producir suficientes glóbulos blancos para luchar contra la infección. También se está estudiando el trasplante de médula ósea para quienes responden bien a la quimioterapia inicial pero que presentan un alto riesgo de recidiva.

LINFOMA DE BURKITT

El linfoma de Burkitt es un linfoma no hodgkiniano de grado muy elevado que se origina a partir de los linfocitos B y tiende a invadir áreas externas al sistema linfático, como la médula ósea, la sangre, el sistema nervioso central y el líquido de la médula espinal.

Aunque el linfoma de Burkitt puede desarrollarse a cualquier edad, es muy frecuente en niños y adultos jóvenes, particularmente en los varones. También puede desarrollarse en enfermos de SIDA.

A diferencia de otros linfomas, el linfoma de Burkitt presenta una distribución geográfica específica: es muy frecuente en África central. Está causado por el virus de Epstein-Barr, que produce mononucleosis infecciosa en los habitantes de los países desarrollados. Sin embargo, quienes padecen el linfoma de Burkitt no contagian la enfermedad a otras personas. No se puede explicar por qué el virus causa linfoma en África central y mononucleosis en otros países.

Síntomas

Grandes cantidades de células neoplásicas pueden acumularse en los ganglios linfáticos y órganos del abdomen, causando un gran crecimiento de los mismos. Los linfomas pueden invadir el intestino delgado ocasionando obstrucción o hemorragia. Se pueden inflamar el cuello y la mandíbula, ocasionando dolor a veces.

Diagnóstico y tratamiento

Para establecer el diagnóstico, el médico realiza una biopsia del tejido anormal y prescribe otras pruebas para determinar la extensión de la enfermedad (estadiaje).

No es frecuente que la enfermedad se limite a un área (es decir, que sea localizada). El pronóstico es desfavorable si en el momento del diagnóstico el linfoma ha invadido la médula ósea, la sangre o el sistema nervioso central.

Sin tratamiento, el linfoma de Burkitt crece rápidamente y es mortal. Puede ser necesario recurrir a la cirugía para extirpar las partes afectadas del intestino, que de otra manera producirían hemorragia y obstrucción o perforación. La quimioterapia es intensiva. Los medicamentos incluyen combinaciones de ciclofosfamida, metotrexato, vincristina, doxorrubicina y citarabina. La quimioterapia puede curar aproximadamente el 80 por ciento de enfermos con enfermedad localizada y el 70 por ciento de aquellos cuya enfermedad está moderadamente avanzada. Para una enfermedad que se ha extendido ampliamente, la proporción de curación es del 50 al 60 por ciento, pero disminuye al 20 o al 40 por ciento si el linfoma ha invadido el sistema nervioso central o la médula ósea.

MICOSIS FUNGOIDE

La micosis fungoide es un tipo raro de linfoma no hodgkiniano persistente, de crecimiento lento, que se origina a partir de linfocitos T maduros y afecta a la piel; puede avanzar hasta los ganglios linfáticos y los órganos internos.

La micosis fungoide se manifiesta en forma tan sutil, y crece tan lentamente, que al principio puede pasar inadvertida. Se desarrolla en forma de una erupción prolongada que produce picor (que a veces abarca áreas pequeñas de piel que está grasa y que pica mucho) y, posteriormente, se transforma en nódulos que crecen de forma progresiva y se extienden lentamente a otras áreas. En algunas personas, la micosis fungoide produce leucemia (síndrome de Sézary), en la cual aparecen linfocitos anormales en el flujo sanguíneo. La piel pica intensamente, se reseca, enrojece y se descama.

Diagnóstico y tratamiento

Aun con biopsia, los médicos tienen problemas para diagnosticar esta enfermedad en sus estadios iniciales. Sin embargo, cuando la enfermedad ha avanzado, la biopsia revela células linfomatosas en la piel. Cuando se diagnostica micosis fungoide, la mayoría de los enfermos tienen más de 50 años. Aun sin tratamiento, pueden esperar vivir de 7 a 10 años más.

Las áreas espesas de la piel se tratan con una forma de radiación llamada rayos beta o bien con luz solar y medicamentos esteroides como cortisona. Una mostaza nitrogenada aplicada directamente sobre la piel puede reducir el picor y el tamaño de las partes afectadas. Los fármacos de interferón también pueden reducir los síntomas. Si la enfermedad se extiende a los ganglios linfáticos y otros órganos, puede requerirse quimioterapia.

CAPÍTULO 159

Trastornos de las células plasmáticas

Los trastornos de las células plasmáticas (discrasias de células plasmáticas, gammapatías monoclonales) son enfermedades por las que un grupo (clon) de células plasmáticas se multiplica excesivamente y produce una gran cantidad de anticuerpos anormales.

Las células plasmáticas se originan a partir de los linfocitos, un tipo de glóbulo blanco que habitualmente produce anticuerpos que ayudan a combatir una infección. Hay miles de tipos de células plasmáticas distintas que principalmente se encuentran en la médula ósea y en los ganglios linfáticos. Cada célula plasmática se divide y se multiplica para formar un clon, compuesto de muchas células idénticas. Las células de un clon producen un único tipo específico de anticuerpo (inmunoglobulina). (• *V. página 839*)

En los trastornos de células plasmáticas, un clon de células plasmáticas crece exageradamente y produce en exceso un tipo de molécula similar a un anticuerpo. Como estas células y los anticuerpos que producen no son normales, no protegen al cuerpo de las infecciones. Además, la producción normal de anticuerpos a menudo disminuye y la persona resulta más susceptible a las infecciones. El número creciente de células plasmáticas anormales invade y daña varios tejidos y órganos.

En las **gammapatías monoclonales de significado incierto,** las células plasmáticas son anormales pero no cancerosas. Producen una gran cantidad de anticuerpos anormales, pero no suelen ocasionar problemas de importancia. Estos trastornos a menudo permanecen estables durante años (llegando a los 25 años en algunas personas) y no requieren tratamiento. Son más frecuentes en los ancianos. Por razones desconocidas, en el 20 al 30 por ciento de los casos estos trastornos evolucionan hacia un mieloma múltiple, un cáncer de células plasmáticas. El mieloma múltiple aparece de forma brusca y habitualmente requiere tratamiento. La macroglobulinemia, otro trastorno de células plasmáticas, también puede desarrollarse en personas con gammapatías monoclonales de significado incierto.

Mieloma múltiple

El mieloma múltiple es un cáncer de células plasmáticas en el cual un clon de células plasmáticas anormales se multiplica, forma tumores en la médula ósea y produce una gran cantidad de anticuerpos anormales que se acumulan en la sangre o en la orina.

El mieloma múltiple es un cáncer raro –en Estados Unidos, por ejemplo, representa aproximadamente el uno por ciento de todos los cánceres–, que afecta por igual a varones y mujeres y que se observa habitualmente en personas mayores de 40 años. Se desconoce su causa.

Los tumores de células plasmáticas (plasmocitomas) son muy comunes en los huesos de pelvis, columna, costillas y cráneo. De vez en cuando, se desarrollan en otras áreas fuera de los huesos, particularmente en los pulmones y los órganos reproductores.

Las células plasmáticas anormales casi siempre producen gran cantidad de anticuerpos anormales y la producción de anticuerpos normales se encuentra reducida. En consecuencia, quienes padecen mieloma múltiple son particularmente susceptibles a las infecciones.

Los fragmentos de anticuerpos anormales frecuentemente se depositan en los riñones, dañándolos y a veces causan insuficiencia renal.

Los depósitos de estos fragmentos de anticuerpos en los riñones u otros órganos pueden ocasionar amiloidosis,(• *V. página 721*) otro trastorno grave. Los fragmentos anormales de anticuerpos que aparecen en la orina se denominan proteínas de Bence Jones.

Síntomas y diagnóstico

A veces el mieloma múltiple se diagnostica antes de que la persona presente cualquier síntoma (por ejemplo, cuando se realiza una radiografía por otras razones y se encuentran áreas como perforadas en los huesos, características de este trastorno).

El mieloma múltiple a menudo causa dolor de huesos, sobre todo en la columna o en las costillas, y los debilita, por lo que se fracturan fácilmente. Aunque el dolor de huesos habitualmente es el primer síntoma, ocasionalmente el trastorno se diagnostica sólo después de que se manifiestan trastornos como anemia (cantidad muy escasa de glóbulos rojos), infecciones bacterianas recurrentes o insuficiencia renal. La anemia se presenta cuando las células plasmáticas anormales se acumulan en la médula ósea y no dejan desarrollarse a las células normales que producen glóbulos rojos. Las infecciones bacterianas son consecuencia de la ineficacia de los anticuerpos anormales contra las infecciones. Cuando los fragmentos de los anticuerpos anormales (proteínas de Bence Jones) lesionan los riñones, se produce una insuficiencia renal.

En casos muy raros, el mieloma múltiple dificulta el flujo de la sangre hacia la piel, los dedos de las manos y de los pies y la nariz, debido a que la sangre se espesa (síndrome de hiperviscosidad).

El flujo inadecuado de sangre al cerebro puede ocasionar síntomas neurológicos, como confusión, problemas visuales y dolores de cabeza.

Distintos análisis de sangre pueden contribuir a diagnosticar este trastorno. Un completo recuento de células sanguíneas puede detectar la anemia y los glóbulos rojos anormales.

Por lo general, la velocidad de sedimentación globular, un análisis que mide la velocidad con que los glóbulos rojos (eritrocitos) llegan al fondo de un tubo, es anormalmente alta. Los valores de calcio son anormalmente elevados (• *V. página 703)* en un tercio de las personas que padecen este trastorno, porque los cambios óseos causan el derrame del calcio en el flujo sanguíneo.

Sin embargo, los análisis clave para el diagnóstico son la electroforesis de las proteínas del suero y la inmunoelectroforesis, un análisis de sangre que permite la detección y la identificación del anticuerpo anormal que produce el mieloma múltiple. Este anticuerpo se encuentra en aproximadamente el 85 por ciento de quienes padecen este trastorno. Así mismo, la electroforesis de orina y la inmunoelectroforesis pueden detectar la existencia de proteínas de Bence Jones, presentes entre el 30 y el 40 por ciento de los sujetos con mieloma múltiple.

A menudo, las radiografías muestran una pérdida de densidad ósea (osteoporosis) y áreas perforadas (en sacabocados) debido a la destrucción ósea. La biopsia de médula ósea, (• *V. página 767)* por la cual se obtiene un espécimen de la médula mediante aguja y jeringa y se analiza al microscopio, muestra gran cantidad de células plasmáticas dispuestas anormalmente en grupos. En ocasiones, las células también pueden tener una apariencia anormal.

Tratamiento

El tratamiento apunta a prevenir o a aliviar los síntomas y las complicaciones, destruyendo células plasmáticas anormales y retrasando la progresión del trastorno.

El dolor, que puede llegar a ser muy intenso, se alivia mediante el uso de analgésicos fuertes y radioterapia, que se aplica en los huesos afectados. Quienes padecen mieloma múltiple, sobre todo con presencia de proteínas de Bence Jones en la orina, necesitan beber mucho líquido para diluir la orina y evitar la deshidratación, la cual tiende a favorecer la aparición de insuficiencia renal.

Es importante permanecer activo; el reposo en cama prolongado tiende a acelerar la osteoporosis y a incrementar la posibilidad de fractura de los huesos. Sin embargo, se debe evitar correr y levantar grandes pesos porque los huesos se encuentran debilitados.

Las personas que tienen signos de infección (fiebre, escalofríos o áreas de la piel enrojecidas) deben consultar a un médico de inmediato porque pueden necesitar antibióticos. Quienes padecen anemia intensa pueden necesitar transfusiones de glóbulos rojos, aunque para algunos la eritropoyetina (un fármaco que estimula la formación de glóbulos rojos) constituye el tratamiento adecuado para la anemia. Los valores elevados de calcio en la sangre pueden tratarse con prednisona y líquidos intravenosos y ocasionalmente con difosfonatos, medicamentos que reducen la concentración de calcio. Los sujetos que presentan valores elevados de ácido úrico en la sangre pueden mejorar con alopurinol.

La quimioterapia retarda la progresión del mieloma múltiple puesto que destruye las células plasmáticas anormales. Los fármacos que se utilizan con más frecuencia son melfalán y ciclofosfamida. Como la quimioterapia destruye tanto las células normales como las anormales, deben hacerse controles de las células sanguíneas y regular las dosis si los valores normales de glóbulos blancos y de plaquetas se reducen demasiado.

Los corticosteroides, como la prednisona o la dexametasona, también se administran como parte de la quimioterapia. En los sujetos que responden bien a la quimioterapia, el interferón puede permitir la prolongación de esta respuesta.

La combinación de altas dosis de quimioterapia con radioterapia se encuentra aún en terreno experimental. Como esta combinación es muy tóxica, las células madre (progenitoras) deben extraerse de la sangre o de la médula ósea del sujeto afectado antes de iniciar el tratamiento; estas células son devueltas (trasplantadas) (• *V. página 866)* al individuo después del tratamiento. Generalmente, este procedimiento se reserva a los menores de 50 años.

Hoy en día no existe cura para el mieloma múltiple. Sin embargo, el tratamiento retarda su evolución en más del 60 por ciento de los que lo padecen. En los sujetos que responden bien a la quimioterapia se puede esperar una supervivencia de 2 a 3 años a partir del diagnóstico del trastorno; en ocasiones, la supervivencia es más prolongada. A veces, las personas que sobreviven durante muchos años después de un tratamiento eficaz de mieloma múltiple contraen leucemia o desarrollan fibrosis (cicatriz) en la médula ósea. Estas complicaciones tardías pueden ser el resultado de la quimioterapia y a menudo causan anemia grave y una susceptibilidad elevada a las infecciones.

Macroglobulinemia

La macroglobulinemia (macroglobulinemia de Waldenström) es un trastorno en el cual las células plasmáticas producen una cantidad excesiva de macroglobulinas (anticuerpos grandes) que se acumulan en la sangre.

La macroglobulinemia se origina a partir de un grupo (clon) de linfocitos cancerosos y células plasmáticas. Afecta con más frecuencia a los varones que a las mujeres y la edad promedio en que se manifiesta el trastorno es la de los 65 años. Se desconoce su causa.

Síntomas y diagnóstico

Muchos sujetos afectados de macroglobulinemia no tienen síntomas. Otros, cuya sangre se ha espesado (síndrome de hiperviscosidad) debido a la gran cantidad de macroglobulinas, presentan una reducción del flujo sanguíneo en la piel, los dedos de las manos y de los pies y la nariz, además de otros muchos síntomas que incluyen hemorragias en la piel y en membranas mucosas (como las capas que recubren la boca, la nariz y el tracto intestinal), fatiga, debilidad, dolor de cabeza, vértigo e incluso coma.

La sangre espesa también agrava el estado cardíaco y causa un incremento de la presión en el cerebro. Los diminutos vasos sanguíneos localizados en la parte posterior de los ojos pueden congestionarse y sangrar, dañando la retina y dificultando la visión.

Quienes padecen macroglobulinemia también pueden presentar ganglios linfáticos agrandados, sarpullidos, un agrandamiento del hígado y del bazo, infecciones bacterianas recurrentes y anemia.

La macroglobulinemia a menudo produce crioglobulinemia, una enfermedad caracterizada por la presencia de crioglobulinas, anticuerpos anormales que precipitan (forman partículas sólidas) en la sangre cuando la temperatura cae por debajo de la del cuerpo y se disuelven cuando ésta se recupera. Quienes padecen crioglobulinemia pueden volverse muy sensibles al frío o padecer el fenómeno de Raynaud, en el cual las manos y los pies duelen mucho y se ponen blancos cuando se exponen al frío.

Los análisis de sangre detectan anomalías en sujetos que padecen macroglobulinemia. Los valores de glóbulos rojos y blancos, al igual que la cantidad de plaquetas, pueden ser anormalmente bajos y la velocidad de sedimentación globular, parámetro de medición de la velocidad a la que los glóbulos rojos (eritrocitos) llegan al fondo de un tubo de ensayo, en general presenta valores anormalmente altos. Los resultados de los análisis de coagulación de la sangre pueden ser anormales y otros análisis pueden detectar crioglobulinas. Pueden aparecer proteínas de Bence Jones (fragmentos de anticuerpos anormales) en la orina. Pero las pruebas de diagnóstico más útiles son la electroforesis de las proteínas de suero y la inmunoelectroforesis, que detectan gran cantidad de macroglobulinas anormales en la muestra de sangre.

Las radiografías pueden mostrar una pérdida de densidad ósea (osteoporosis). La biopsia de médula ósea, por la cual se extrae una muestra de la médula mediante aguja y jeringa y se examina al microscopio, puede demostrar un aumento en la cantidad de linfocitos y de células plasmáticas, lo cual contribuye a confirmar el diagnóstico.

Pronóstico y tratamiento

El curso del trastorno varía de una persona a otra. Incluso sin tratamiento, muchas personas viven 5 años o más.

Una persona cuya sangre se ha vuelto espesa debe ser tratada de inmediato con plasmaféresis, procedimiento por el cual se extrae la sangre, se eliminan los anticuerpos anormales y los glóbulos rojos se devuelven a dicha persona. La quimioterapia, habitualmente con clorambucilo, puede retardar el crecimiento de células plasmáticas anormales pero no cura la macroglobulinemia. Alternativamente, pueden utilizarse melfalán o ciclofosfamida así como otros fármacos, tanto de forma individual como combinada.

CAPÍTULO 160

Trastornos mieloproliferativos

Los trastornos mieloproliferativos son enfermedades en las que las células que producen células sanguíneas (células precursoras) crecen y se reproducen anormalmente en la médula ósea o bien son expulsadas de la misma debido a un desarrollo excesivo del tejido fibroso.

Los cuatro trastornos mieloproliferativos principales son la policitemia vera, la mielofibrosis, la trombocitemia y la leucemia mieloide crónica. (• *V. página 799*) La mielofibrosis difiere de los otros tres trastornos en que se ven involucrados los fibroblastos (células que producen tejido fibroso o conectivo), que no son células precursoras de los elementos sanguíneos.

Sin embargo, los fibroblastos parecen estar estimulados por células precursoras anormales, posiblemente megacariocitos (células que producen plaquetas).

Policitemia vera

La policitemia vera es un trastorno de las células sanguíneas precursoras que ocasiona un exceso de glóbulos rojos.

Principales trastornos mieloproliferativos

Trastorno	Características de la médula ósea	Características de la sangre
Policitemia vera	Cantidad elevada de precursores eritroides (glóbulos rojos)	Cantidad elevada de glóbulos rojos.
Mielofibrosis	Exceso de tejido fibroso.	Cantidad elevada de glóbulos rojos y blancos inmaduros y deformados.
Trombocitemia	Cantidad elevada de megacariocitos (células que producen plaquetas).	Cantidad elevada de plaquetas.
Leucemia mieloide crónica	Cantidad elevada de mielocitos (precursores de granulocitos, un tipo de glóbulos blancos).	Cantidad elevada de granulocitos maduros e inmaduros.

Este trastorno es raro; sólo se manifiesta en cinco personas por cada millón. La edad promedio en que se diagnostica este trastorno es de 60 años, pero puede manifestarse antes.

Síntomas

El exceso de glóbulos rojos incrementa el volumen de sangre y la vuelve más espesa, por lo que fluye con dificultad a través de los pequeños vasos de la sangre (hiperviscosidad). Sin embargo, la cantidad de glóbulos rojos puede comenzar a incrementarse mucho tiempo antes de que se manifiesten los síntomas.

A menudo, los primeros síntomas son debilidad, fatiga, dolor de cabeza, mareo y dificultades respiratorias. Puede distorsionarse la visión y el sujeto puede presentar manchas ciegas o bien ver destellos de luz. Con frecuencia sangran las encías y las heridas insignificantes, y la piel, sobre todo la de la cara, enrojece. Puede aparecer picor en todo el cuerpo, particularmente después de un baño caliente. Se puede sentir una sensación de quemazón en las manos y los pies y, con menos frecuencia, dolor de huesos. A medida que el trastorno progresa, el hígado y el bazo pueden agrandarse, causando un dolor intermitente en el abdomen.

El exceso de glóbulos rojos puede asociarse a otras complicaciones, como úlceras de estómago, cálculos renales y trombos en venas y arterias, lo que puede causar ataques y paro cardíaco, así como obstrucción del flujo sanguíneo en brazos y piernas. Muy raramente la policitemia vera se transforma en leucemia; ciertos tratamientos incrementan la posibilidad de esta progresión.

Diagnóstico

La policitemia vera puede diagnosticarse a través de un análisis de sangre de rutina (• *V. página 766*)

realizado por otras razones, incluso antes de que la persona presente cualquier síntoma. Los valores de hemoglobina (proteína que transporta oxígeno en los glóbulos rojos) y los valores de hematócrito (porcentaje de glóbulos rojos en el volumen total de la sangre) son anormalmente altos. Un valor del hematócrito superior al 54 por ciento en el varón o el 49 por ciento en la mujer puede indicar policitemia, pero no se puede llegar al diagnóstico exclusivamente por un valor del hematócrito anormal. Para evaluar la cantidad total de glóbulos rojos en el organismo, es útil realizar una prueba con glóbulos rojos marcados con radiactividad, lo cual puede facilitar el diagnóstico. En raras ocasiones se necesita efectuar una biopsia de médula ósea (extracción de una muestra para su observación al microscopio). (• *V. página 767*)

Un valor de hematócrito elevado también podría indicar una **policitemia relativa,** un trastorno en el cual la cantidad de glóbulos rojos es normal pero la proporción de líquido en la sangre es baja.

Se denomina **policitemia secundaria** al exceso de glóbulos rojos causado por otras enfermedades. Por ejemplo, la baja concentración de oxígeno en sangre estimula la médula ósea a producir mayor cantidad de glóbulos rojos. Por consiguiente, quienes padecen enfermedades pulmonares crónicas o cardíacas, los que fuman y quienes viven a gran altitud, pueden tener un número elevado de glóbulos rojos. Para distinguir la policitemia vera de otras formas de policitemia secundaria, se mide la concentración de oxígeno en una muestra de sangre extraída de una arteria. Si los valores de oxígeno se encuentran anormalmente bajos, es posible que se trate de una policitemia secundaria.

Los valores de eritropoyetina en la sangre, una hormona que estimula la producción de glóbulos rojos por parte de la médula ósea, también pueden

Policitemia vera

Hay un incremento del hematócrito debido a la excesiva producción de glóbulos rojos.

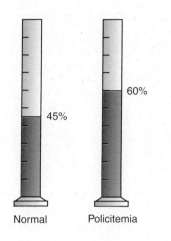

Normal   Policitemia

cuantificarse. Los valores de eritropoyetina son extremadamente bajos en la policitemia vera pero normales o elevados en la policitemia secundaria. En muy raras ocasiones, los quistes en el hígado o en los riñones y los tumores de hígado o del cerebro producen eritropoyetina; quienes padecen estas enfermedades presentan valores elevados de esta hormona y pueden contraer una policitemia secundaria.

Pronóstico y tratamiento

Sin tratamiento, más de la mitad de los sujetos con policitemia vera que tienen síntomas mueren en menos de 2 años. Con tratamiento, viven un promedio de 15 a 20 años.

El objetivo del tratamiento es retrasar la producción de glóbulos rojos y disminuir su cantidad. Por lo general, la sangre se extrae del organismo mediante un procedimiento denominado flebotomía. Se extraen unos 500 microlitros de sangre cada día hasta que el hematócrito comienza a disminuir. Cuando el hematócrito alcanza un valor normal, la extracción de sangre se hace cada pocos meses, según las necesidades.

En algunas personas, se acelera la producción anormal de células sanguíneas en la médula ósea, aumentando el número de plaquetas (partículas parecidas a las células que participan en el proceso de coagulación) en el flujo sanguíneo o incrementando el tamaño del hígado o del bazo de manera notable. Como la flebotomía también incrementa el

número de plaquetas y no reduce el tamaño de los órganos, estas personas necesitan quimioterapia para suprimir la producción de células sanguíneas. Habitualmente se prescribe el fármaco anticanceroso hidroxiurea.

Existen otros fármacos que contribuyen a controlar los síntomas. Por ejemplo, los antihistamínicos alivian el picor, y la aspirina, la sensación de quemazón en manos y pies y el dolor de huesos.

Mielofibrosis

La mielofibrosis es un trastorno en el cual el tejido fibroso puede reemplazar a las células precursoras que producen células sanguíneas normales en la médula ósea originando glóbulos rojos con formas anormales, anemia y aumento del tamaño del bazo.

En la médula ósea, los fibroblastos producen tejido fibroso (conectivo), que forma una especie de enrejado que sostiene las células productoras de sangre. En la mielofibrosis, una célula anormal precursora estimula a los fibroblastos y éstos producen demasiado tejido fibroso, que ahoga las células productoras de sangre. Además de la menor producción de glóbulos rojos, sólo una pequeña cantidad de ellos pasa al flujo sanguíneo y, en consecuencia, se produce anemia. Muchos de estos glóbulos rojos son inmaduros o tienen forma irregular. Los glóbulos blancos y las plaquetas también adoptan una forma irregular y su cantidad puede ser excesiva o bien reducida.

Al final del proceso, el tejido fibroso reemplaza una parte tan grande de la médula ósea que se reduce la producción de todas las células sanguíneas. Cuando esto ocurre, la anemia se agrava, el reducido número de glóbulos blancos no es capaz de combatir las infecciones y las escasas plaquetas no consiguen evitar las hemorragias.

El cuerpo produce células sanguíneas fuera de la médula ósea, principalmente en el hígado y en el bazo, que tienden a agrandarse; esta enfermedad se conoce con el nombre de metaplasia mieloide agnogénica.

La mielofibrosis a veces acompaña a la leucemia, la policitemia vera, el mieloma múltiple, el linfoma, la tuberculosis o las infecciones óseas, pero aún se desconoce su causa. Las personas que han sido expuestas a ciertas sustancias tóxicas, como benceno y radiación, son más propensas a padecer mielofibrosis. Es más frecuente en personas de 50 a 70 años. Como este trastorno se desarrolla de forma lenta, quienes lo padecen generalmente viven 10 años o más. En ocasiones, este trastorno puede avanzar rápidamente, es la llamada mielofibrosis maligna o mielofibrosis aguda y es un tipo de leucemia.

Síntomas y diagnóstico

Frecuentemente, la mielofibrosis no produce síntomas durante años. Al final, la anemia produce debilidad y cansancio; los enfermos no se sienten bien y pierden peso. El bazo y el hígado agrandados pueden causar dolor abdominal.

Los glóbulos rojos deformados, inmaduros, que se observan en las muestras de sangre analizadas al microscopio, y también la anemia, sugieren la presencia de mielofibrosis, pero se requiere una biopsia de médula ósea (extracción de una muestra para su observación al microscopio) para obtener la confirmación del diagnóstico.

Tratamiento

En la actualidad ningún tratamiento es capaz de revertir o retrasar de forma permanente la progresión de este trastorno, aunque los fármacos anticancerosos como la hidroxiurea disminuyen el tamaño del hígado o del bazo.

El objetivo del tratamiento es retrasar la aparición de las complicaciones. El trasplante de médula ósea ofrece ciertas esperanzas en casos especiales. En algunas personas, la producción de glóbulos rojos puede ser estimulada con eritropoyetina, pero en otros se necesitan transfusiones de sangre para tratar la anemia. En raras ocasiones, el bazo aumenta extraordinariamente de tamaño y causa mucho dolor, por lo que puede necesitar extirparse. Las infecciones se tratan con antibióticos.

Trombocitemia

La trombocitemia es un trastorno en el cual se produce un exceso de plaquetas, originando una coagulación anormal.

Las plaquetas, también llamadas trombocitos, normalmente son producidas en la médula ósea por unas células llamadas megacariocitos. En la trombocitemia, los megacariocitos se vuelven anormales y producen demasiadas plaquetas.

Este trastorno habitualmente afecta a las personas de más de 50 años. Cuando la causa es desconocida se denomina trombocitemia primaria, y secundaria cuando su causa es otra enfermedad, como una hemorragia, la extirpación del bazo, las infecciones, la artritis reumatoide, ciertos cánceres o la sarcoidosis.

Síntomas

El exceso de plaquetas, esenciales para la coagulación de la sangre, puede hacer que se formen coágulos espontáneamente obstruyendo el flujo de sangre en los vasos.

Los síntomas son picazón y otras sensaciones anormales en manos y pies, frío en las yemas de los dedos, dolores de cabeza, debilidad y vértigo. El sangrado, por lo general leve, suele consistir en hemorragias nasales, facilidad para las magulladuras, problemas de encías o hemorragia gastrointestinal. El bazo y el hígado pueden aumentar de tamaño.

Diagnóstico

Los síntomas hacen pensar en el diagnóstico de trombocitemia y los análisis de sangre lo confirman. El recuento de plaquetas es superior a 500 000 por microlitro de sangre (casi el doble de lo normal) y a menudo supera el 1 000 000 por microlitro. En el análisis al microscopio, la muestra de sangre presenta plaquetas anormalmente grandes, grupos de plaquetas anormales y fragmentos de megacariocitos.

Para distinguir entre la trombocitemia primaria y la secundaria, el médico busca signos de otras enfermedades que podrían incrementar la cantidad de plaquetas. A veces una biopsia de médula ósea (extracción de una muestra para ser analizado al microscopio) puede ser de utilidad.

Tratamiento

Si otra enfermedad es responsable del incremento de plaquetas (trombocitemia secundaria), el tratamiento debe estar dirigido hacia dicha enfermedad. Si éste es eficaz, la cantidad de plaquetas suele volver a su valor normal.

Si no se detecta una causa que justifique el aumento de plaquetas (trombocitemia primaria), se prescribe un fármaco que disminuya la producción de plaquetas. Habitualmente, el tratamiento comienza cuando los valores de plaquetas superan las 750 000 por microlitro de sangre o cuando se presentan hemorragias o trastornos de la coagulación. Se continúa con el medicamento hasta que la cantidad de plaquetas sea inferior a 600 000 por microlitro. Por lo general, se utiliza hidroxiurea, un fármaco anticanceroso, si bien ocasionalmente puede administrarse un anticoagulante. Como la hidroxiurea también puede retrasar la producción de glóbulos blancos y rojos, se deben regular las dosis para mantener valores adecuados de estas células. La aspirina en dosis reducidas, que hace que las plaquetas se adhieran menos y se evite la formación del coágulo, puede retrasar la necesidad de estos fármacos.

Si el tratamiento con fármacos no retrasa la producción de plaquetas a tiempo, se deberá recurrir a la plaquetaféresis. Mediante este procedimiento, se extrae sangre, se separan las plaquetas y se le devuelve al sujeto la sangre sin las plaquetas. Este procedimiento habitualmente se combina con fármacos.

Trastornos del bazo

El bazo produce, controla, almacena y destruye células sanguíneas. Es un órgano esponjoso, suave y de color púrpura, casi tan grande como el puño; está localizado en la parte superior de la cavidad abdominal, justo debajo de las costillas, en el lado izquierdo.

El bazo funciona como dos órganos. La pulpa blanca es parte del sistema de defensa (inmune) y la pulpa roja elimina los materiales de desecho de la sangre, como los glóbulos rojos defectuosos.

Ciertos glóbulos blancos (los linfocitos) crean anticuerpos protectores y tienen un importante papel en la lucha contra la infección. Los linfocitos se producen y maduran en la pulpa blanca.

La pulpa roja contiene otros glóbulos blancos (fagocitos) que ingieren material no deseado, como bacterias o células defectuosas, presentes en la sangre. La pulpa roja controla los glóbulos rojos, determina cuáles son anormales o demasiado viejos o lesionados para funcionar de manera apropiada, y los destruye. Por ello, a la pulpa roja, a veces, se le da el nombre de cementerio de glóbulos rojos.

La pulpa roja también sirve como depósito de elementos de la sangre, especialmente glóbulos blancos y plaquetas (partículas parecidas a las células que participan en la coagulación). En muchos animales, la pulpa roja libera estos elementos en la sangre circulante cuando el organismo los necesita; sin embargo, en los seres humanos, la liberación de estos elementos no constituye una función importante del bazo.

Si se extirpa el bazo (esplenectomía), el cuerpo pierde parte de su capacidad para producir anticuerpos y para eliminar bacterias de la sangre. En consecuencia, la capacidad del cuerpo para combatir las infecciones se encuentra reducida. Al cabo de poco tiempo otros órganos (principalmente el hígado) aumentan sus defensas para compensar esta pérdida, por lo que el riesgo de infección no dura toda la vida.

Bazo agrandado

Cuando el bazo se agranda (esplenomegalia), incrementa su capacidad de atrapar y almacenar células sanguíneas. La esplenomegalia puede reducir la cantidad de glóbulos rojos y blancos así como la cantidad de plaquetas presentes en la circulación.

Muchas enfermedades aumentan el tamaño del bazo, desde un cáncer de la sangre a infecciones crónicas.

Cuando el bazo agrandado atrapa gran cantidad de células sanguíneas anormales, éstas lo obstruyen e interfieren en su funcionamiento. Este proceso puede originar un círculo vicioso. Cuantas más células atrapa el bazo, más se agranda; y cuanto más se agranda, más células atrapa.

Cuando el bazo elimina demasiadas células sanguíneas de la circulación (hiperesplenismo), se pueden originar distintos problemas, como anemia (escasa cantidad de glóbulos rojos), infecciones frecuentes (debido a la reducida cantidad de glóbulos blancos) y trastornos hemorrágicos (por falta de plaquetas). Finalmente, el bazo demasiado agrandado también atrapa células sanguíneas normales y las destruye junto con las anormales.

Síntomas

El bazo agrandado no causa muchos síntomas y ninguno de ellos es demostrativo de la causa específica del trastorno. Debido a que el bazo agrandado se encuentra junto al estómago y lo presiona, el sujeto puede sentirse lleno después de haber merendado ligeramente o incluso cuando no ha ingerido nada. También puede experimentar dolores de abdomen o espalda en el área del bazo; el dolor puede llegar al hombro izquierdo, sobre todo si algunas partes del bazo no reciben suficiente sangre y comienzan a destruirse.

Diagnóstico

Por lo general, el médico palpa el bazo agrandado durante una exploración física. La radiografía de abdomen también revela el aumento de tamaño del bazo. En algunos casos es necesario recurrir a la tomografía computadorizada (TC) para determinar el tamaño del bazo y la presión ejercida sobre otros órganos. La resonancia magnética (RM) brinda información similar y también pone de manifiesto el flujo de sangre en el bazo. Otros estudios especializados utilizan partículas ligeramente radiactivas para evaluar el tamaño del bazo y su función, así como para determinar si se están acumulando o destruyendo grandes cantidades de células sanguíneas.

Los análisis de sangre muestran una reducción de las cantidades de glóbulos rojos, glóbulos blancos y plaquetas. Cuando los glóbulos rojos son examinados al microscopio, la forma y el tamaño pueden proporcionar pistas sobre la causa del agrandamiento del bazo. El examen de médula ósea (• *V. página 767)* puede detectar cáncer de las células sanguíneas (como leucemia o linfoma) o acumulación de

Causas del agrandamiento del bazo

Infecciones
- Hepatitis
- Mononucleosis infecciosa
- Psitacosis
- Endocarditis bacteriana subaguda
- Brucelosis
- Kala-azar
- Paludismo
- Sífilis
- Tuberculosis

Anemias
- Eliptocitosis hereditaria
- Esferocitosis hereditaria
- Anemia drepanocítica (principalmente en los niños)
- Talasemia

Cánceres de sangre y trastornos proliferativos
- Enfermedad de Hodgkin y otros linfomas
- Leucemia
- Mielofibrosis
- Policitemia vera

Enfermedades inflamatorias
- Amiloidosis
- Síndrome de Felty
- Sarcoidosis
- Lupus eritematoso sistémico

Enfermedades del hígado
- Cirrosis hepática

Enfermedades por depósito
- Enfermedad de Gaucher
- Enfermedad de Hand-Schüller-Christian
- Enfermedad de Letterer-Siwe
- Enfermedad de Niemann-Pick

Otras causas
- Quistes en el bazo
- Compresión externa de las venas que salen del bazo o de las que se dirigen hacia el hígado
- Coágulo de sangre en una vena que sale del bazo o en la que se dirige hacia el hígado

sustancias no deseadas (como las enfermedades por depósito). Estos trastornos pueden aumentar el tamaño del bazo.

Los valores de proteínas contribuyen a descartar enfermedades como mieloma múltiple, amiloidosis, paludismo, kala-azar, brucelosis, tuberculosis y sarcoidosis. Se miden los valores de ácido úrico (producto de desecho presente en sangre y orina) y los de fosfatasa alcalina leucocitaria (enzima presente en algunas células sanguíneas) para determinar la presencia de ciertas leucemias y linfomas. Los controles de la función del hígado contribuyen a determinar si existe lesión en el hígado además de la del bazo.

Tratamiento

Cuando es posible, el médico trata la enfermedad responsable del aumento del tamaño del bazo. La extirpación del bazo por lo general no es necesaria y puede causar problemas, entre los que figura la susceptibilidad a infecciones graves. Sin embargo, vale la pena correr estos riesgos en las situaciones críticas siguientes: cuando el bazo destruye los glóbulos rojos tan rápidamente que ocasiona anemia grave; cuando destruye depósitos de glóbulos blancos y plaquetas hasta el punto de que exista una tendencia a sufrir infecciones y hemorragias; cuando es tan grande que causa dolor o ejerce presión sobre otros órganos; o cuando es tan grande que algunas de sus partes sangran o mueren. Como alternativa a la cirugía, a veces se utiliza la radioterapia para reducir el tamaño del bazo.

Rotura del bazo

Como el bazo se encuentra en la parte superior izquierda del abdomen, un golpe fuerte en el estómago puede romperlo, rasgando la membrana que lo recubre y su tejido interno. La rotura del bazo es la complicación grave más frecuente de lesión abdominal causada por accidentes de tráfico, por deporte o por golpes.

Cuando se rompe el bazo, puede derramarse gran cantidad de sangre en el abdomen. La cápsula exterior del bazo puede contener la hemorragia temporalmente, pero debe realizarse una operación de inmediato para evitar una pérdida de sangre potencialmente mortal.

Síntomas

La rotura de bazo causa dolor abdominal. La sangre que se encuentra en el abdomen se comporta como un irritante y causa dolor a modo de reflejo, la musculatura abdominal se contrae y se vuelve tensa.

El bazo

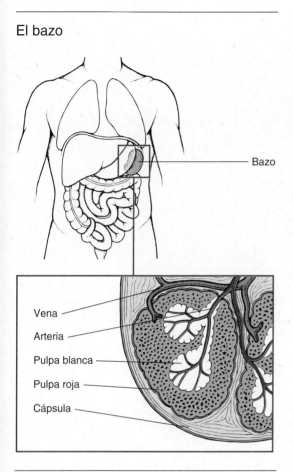

Bazo

Vena

Arteria

Pulpa blanca

Pulpa roja

Cápsula

Si se pierde sangre gradualmente, no se manifiestan síntomas hasta que el suministro de sangre es tan escaso que la presión arterial baja o el oxígeno no llega al cerebro y al corazón. Ello representa una emergencia que requiriere transfusiones de sangre inmediatas para mantener la circulación adecuada, así como una intervención quirúrgica para detener la pérdida de sangre; sin estos procedimientos el enfermo puede padecer un *shock* y fallecer.

Diagnóstico y tratamiento

Se llevan a cabo radiografías del abdomen para determinar si los síntomas pueden ser causados por otro trastorno que no sea la rotura del bazo. Se pueden realizar gammagrafías con material radiactivo para analizar el flujo de sangre y detectar la pérdida, o bien puede extraerse líquido abdominal con una aguja y analizarlo para confirmar si contiene sangre. Cuando la sospecha de rotura del bazo es grande, se realiza una intervención quirúrgica de emergencia para detener la pérdida de sangre que puede llevar a la muerte. Habitualmente se extirpa el bazo por completo, pero a veces los cirujanos pueden cerrar una rotura pequeña para salvarlo.

Antes y después de la extirpación del bazo, se deben tomar ciertas precauciones para evitar la infección. Por ejemplo, se aplican vacunas contra neumococos antes de la esplenectomía, siempre que sea posible, y, después de la intervención, se recomiendan vacunas anuales contra la gripe. Muchos médicos también recomiendan profilaxis con antibióticos.

Cáncer

CAPÍTULO 162

Causas y riesgos del cáncer

El cáncer es una célula que ha perdido sus mecanismos de control normales y que adquiere por ello un crecimiento descontrolado.

Puede desarrollarse a partir de cualquier tejido dentro de cualquier órgano. A medida que las células del cáncer crecen y se multiplican, forman una masa de tejido canceroso que invade los tejidos adyacentes y puede propagarse por el cuerpo (metástasis).

Cómo se desarrolla el cáncer

Las células del cáncer se desarrollan a partir de células normales en un complejo proceso denominado transformación. El primer paso en el proceso es la **iniciación,** en el cual un cambio en el material genético de la célula la prepara para transformarse en cancerosa. Dicho cambio es causado por un agente llamado carcinógeno (puede ser un producto químico, un virus, la radiación o la luz solar). Sin embargo, no todas las células son igualmente susceptibles a los agentes carcinógenos. Una alteración genética en la célula u otro agente, conocido como promotor, incluso una irritación física crónica, pueden aumentar la posibilidad de las células para convertirse en cancerosas.

El paso siguiente es la **promoción**; en este paso una célula que ha iniciado su cambio se transforma en cancerosa. La promoción no tiene efecto sobre las células que no han sido sometidas al proceso de iniciación. De esta forma, varios factores, a menudo la combinación de una célula susceptible y de un carcinógeno, son necesarios para causar el cáncer.

Volviendo al proceso por el cual una célula normal se transforma en una célula cancerosa se ha visto que, al final, el ADN también sufre unos cambios. Estos cambios en el material genético de las células son, a menudo, difíciles de detectar, pero algunas veces un cambio en el tamaño o forma de un cromosoma determinado indica un cierto tipo de cáncer.

Por ejemplo, un cromosoma anormal denominado Filadelfia se encuentra en cerca del 80 por ciento de los pacientes de leucemia mieloide crónica. (• *V. página 799)* Otros cambios genéticos han sido también identificados en tumores cerebrales y en cánceres de colon, mama, pulmón y hueso.

Para el desarrollo de algunos tipos de cáncer, puede que sean necesarios varios cambios cromosómicos. Estudios de familias con poliposis en el colon (un trastorno intestinal hereditario en el cual los pólipos se desarrollan y se transforman en cancerosos) han explicado de esta forma cómo se desarrolla el cáncer de colon: el revestimiento normal del colon comienza a crecer más activamente (hiperprolifera) porque las células no tienen un gen supresor en el cromosoma 5 que normalmente controla el crecimiento del revestimiento del intestino.

Carcinógenos: sustancias químicas que pueden provocar cáncer

Sustancias químicas	Tipos de cáncer
Ambiental e industrial	
Arsénico	Pulmón
Asbesto	Pulmón, pleura
Aminas aromáticas	Vejiga urinaria
Benceno	Leucemia
Cromatos	Pulmón
Níquel	Pulmón, senos nasales
Cloruro de vinilo	Hígado
Asociados con el estilo de vida	
Alcohol	Esófago, boca, garganta.
Nueces de betel	Boca, garganta
Tabaco	Cabeza, cuello, pulmones, esófago, vejiga urinaria
Utilizados en medicina	
Agentes alquilantes	Leucemia, vejiga urinaria
Dietilestilbestrol	Hígado, vagina (si estuvo expuesto antes de nacer)
Oximetolona	Hígado
Thorotrast	Vasos sanguíneos

Una leve alteración en el ADN entonces produce cambios que conducen a la formación de un adenoma (un tumor benigno). Otro gen (el oncogén RAS) hace que el adenoma crezca más activamente.

La consecuente pérdida de un gen supresor en el cromosoma 18, a la larga, estimula el adenoma y, finalmente, la pérdida de un gen en el cromosoma 17 convierte el adenoma benigno en cáncer.

Otros cambios adicionales pueden hacer que el cáncer forme metástasis (se propague). Cuando una célula se ha convertido ya en cancerosa, el sistema inmunitario puede, a menudo, destruirla antes de que se reproduzca y se establezca como un cáncer. (• *V. página* 822)

El cáncer es más propenso a desarrollarse cuando el sistema inmunitario no funciona normalmente, como en las personas con SIDA, en quienes toman fármacos que frenan la respuesta inmunológica y en quienes padecen ciertas enfermedades autoinmunes. Sin embargo, el sistema inmunitario no es infalible, porque el cáncer puede escapar a la vigilancia protectora del sistema inmunitario aun cuando éste funcione normalmente.

Factores de riesgo

Una multitud de factores, genéticos y ambientales, incrementan el riesgo de desarrollar un cáncer.

La historia familiar es un factor importante. Algunas familias tienen un riesgo mucho más alto de desarrollar ciertos tipos de cánceres que otras. Por ejemplo, el riesgo de desarrollar el cáncer de mama en la mujer aumenta de 1,5 a 3 veces si la madre o la hermana tuvieron ese tipo de cáncer. Algunos cánceres de mama están ligados a una mutación genética específica más frecuente en algunos grupos étnicos y en algunas familias.

Las mujeres con esta mutación genética tienen entre un 80 y un 90 por ciento de probabilidades de desarrollar cáncer de mama y un 40 a 50 por ciento de desarrollar cáncer de ovario. Los investigadores han encontrado que el uno por ciento de las mujeres judías asquenazíes poseen esta mutación genética. Muchos otros cánceres, incluyendo algunos tipos de cáncer de piel y de colon, tienden a afectar también a familias enteras. Las personas con anomalías cromosómicas tienen un riesgo acrecentado de padecer cáncer.

Por ejemplo, aquéllos con el síndrome de Down, que tienen tres cromosomas en lugar de los dos usuales en el par 21, tienen de 12 a 20 veces más riesgo de desarrollar leucemia aguda.

Los factores ambientales pueden también incrementar el riesgo de contraer cáncer. Uno de los más importantes es el tabaco, ya que incrementa de forma sustancial el riesgo de desarrollar cánceres de pulmón, boca, laringe y vejiga.

Otro es la exposición prolongada a la radiación ultravioleta, sobre todo la que proviene del sol y que causa cáncer de piel. Las radiaciones ionizantes, que son particularmente carcinógenas, son utilizadas en las radiografías, se producen en los reactores nucleares y en las explosiones de bombas atómicas, y alcanzan la Tierra desde el espacio.

Por ejemplo, los supervivientes de las bombas atómicas arrojadas sobre Hiroshima y Nagasaki durante la II Guerra Mundial tienen un mayor riesgo de desarrollar leucemia. La exposición de los mineros al uranio se ha vinculado al desarrollo del cáncer de pulmón 15 o 20 años más tarde. El riesgo se incrementa mucho más si además los mineros fuman. La exposición a las radiaciones ionizantes durante un tiempo prolongado predispone a desarrollar un cáncer en las células de la sangre, como la leucemia aguda.

La dieta es otro importante factor de riesgo de cáncer, particularmente del que afecta al sistema gastrointestinal. Una dieta con alto contenido en fibras reduce la probabilidad de desarrollar cáncer de colon. Una dieta con alto contenido en alimentos ahumados y picantes incrementa la probabilidad de desarrollar cáncer de estómago. Las evidencias actuales sugieren que con una dieta en la cual menos del 30 por ciento de las calorías proviene de las grasas, se reduce el riesgo de cáncer de colon, de mama y posiblemente también de próstata. Los grandes bebedores de alcohol tienen un riesgo muy alto de desarrollar cáncer de esófago.

Se sabe con certeza que muchos productos químicos producen cáncer y se presume lo mismo de muchos otros. La exposición a ciertas sustancias químicas habitualmente utilizadas puede incrementar fuertemente, a menudo años más tarde, la posibilidad de desarrollar un cáncer. Por ejemplo, la exposición al asbesto puede causar cáncer de pulmón y mesotelioma (cáncer de la pleura). *(• V. página 217)* El cáncer es aún más frecuente en los fumadores que han sido expuestos al asbesto.

El riesgo de cáncer también varía de acuerdo con el lugar donde se vive. El riesgo de cáncer de colon y mama es bajo en Japón, pero crece en los japoneses que han emigrado a los Estados Unidos y llega hasta a igualar al del resto de la población americana. Los japoneses tienen porcentajes muy elevados de cáncer de estómago. Sin embargo, la incidencia es más baja en los japoneses nacidos en los Estados Unidos. Esta variación geográfica en el riesgo del cáncer depende probablemente de muchos factores: una combinación de genética, dieta y medio ambiente.

Se conocen varios virus que provocan cáncer en los seres humanos y se sospecha de varios otros. Por ejemplo, el papilomavirus que causa verrugas genitales es probablemente una causa del cáncer cervical en las mujeres; el citomegalovirus causa

el sarcoma de Kaposi, el virus de la hepatitis B puede causar cáncer de hígado, aunque no ha sido aún determinado si es un carcinógeno o un promotor. En África, el virus Epstein-Barr causa el linfoma de Burkitt, y en China causa cánceres de nariz y faringe. Obviamente, se necesita algún factor adicional, ya sea ambiental o genético, para que este virus provoque cáncer. Algunos retrovirus humanos, como el virus de la inmunodeficiencia humana, *(• V. recuadro, página 958)* causa linfomas y otros cánceres de la sangre.

Algunos parásitos pueden causar cáncer; es el caso del *Esquistosoma (Bilharzia)*, que puede causar cáncer de vejiga por la irritación crónica de la misma. Sin embargo, otras causas de irritación crónica de la vejiga no provocan cáncer. La infección por *Clonorchis*, encontrada principalmente en Extremo Oriente, puede conducir al cáncer de páncreas y de los conductos biliares.

Epidemiología del cáncer

El riesgo de cáncer ha cambiado con el paso del tiempo. Algunos cánceres que eran corrientes se han convertido en raros. Por ejemplo, hace 60 años en algunos países el cáncer de estómago era cuatro veces más frecuente de lo que es hoy, probablemente porque la gente hoy consume muchos menos alimentos ahumados, picantes y caducos. Otro ejemplo es el cáncer de pulmón, que ha aumentado muchísimo (unas 20 veces), especialmente en las mujeres. Se tiene la casi seguridad de que estos cambios son el resultado de un mayor consumo de cigarrillos. El tabaco ha provocado también un aumento en los cánceres de boca.

La edad es un factor importante en el desarrollo del cáncer. Algunos tipos de cáncer, como el tumor de Wilms, la leucemia linfática aguda y el linfoma de Burkitt afectan casi exclusivamente a la gente joven. La razón por la cual estos cánceres aparecen en los jóvenes no se conoce bien, pero la predisposición genética es uno de los factores. Sin embargo, la mayoría de los cánceres son más comunes en la gente mayor. Muchos de ellos, como los de próstata, estómago y colon, tienen más probabilidad de aparecer después de los 60 años. En los países desarrollados, más del 60 por ciento de los cánceres se presenta en personas de más de 65 años. El riesgo de desarrollar cáncer se duplica cada 5 años después de los 25 años de edad. El aumento del porcentaje de cáncer en la población es probablemente debido a la combinación de una creciente y prolongada exposición a carcinógenos, asociado a un sistema inmunológico debilitado, y todo ello relacionado con una vida más larga.

El cáncer y el sistema inmunitario

El sistema inmunitario ataca y elimina no solamente las bacterias y otras sustancias extrañas, sino también las células del cáncer. Una célula cancerosa no es una célula extraña; es una célula cuya función biológica ha sido alterada de tal forma que no responde a los mecanismos normales del cuerpo que controlan el crecimiento y la reproducción de la misma. Las células anormales pueden continuar creciendo, transformándose en cáncer.

En el sistema inmunitario, una buena parte de la defensa del organismo contra el cáncer es llevada a cabo directamente por las células, más que por los anticuerpos que circulan en la sangre. (• V. página 839) Por ejemplo, la presencia de antígenos tumorales sobre las células cancerosas puede activar ciertos glóbulos blancos (linfocitos y, en un grado mucho menor, monocitos), los cuales realizan una vigilancia inmunológica buscando las células cancerosas y destruyéndolas.

El papel fundamental del sistema inmunitario de controlar el desarrollo de una célula cancerosa, es ejemplificado por una sorprendente estadística: el cáncer tiene 100 veces más posibilidades de aparecer en las personas que toman fármacos que inhiben el sistema inmunitario (por ejemplo, a causa del trasplante de un órgano o de una enfermedad reumática) que en las que tienen un sistema inmunitario normal. Además, algunas veces un órgano trasplantado tiene un cáncer que no fue diagnosticado antes del trasplante. Este cáncer podía haber ido creciendo muy lentamente o no haber crecido en absoluto en el órgano del donante. Sin embargo, comienza a crecer y a extenderse rápidamente en el paciente trasplantado, cuyo sistema inmunitario está anulado por los fármacos suministrados para proteger el trasplante. En general, cuando los fármacos que disminuyen la respuesta inmunológica se suspenden, el órgano trasplantado es rechazado y el cáncer trasplantado es igualmente destruido.

Antígenos tumorales

Un antígeno es una sustancia extraña reconocida y marcada por el sistema inmunitario del cuerpo para ser destruida. (• V. página 842) Los antígenos se encuentran sobre la superficie de todas las células, pero normalmente el sistema inmunitario de un individuo no reacciona contra las células propias. Cuando una célula se convierte en cancerosa, nuevos antígenos (no familiares para el sistema inmunitario) aparecen sobre la superficie de esta célula y el sistema inmunitario puede considerar estos nuevos antígenos, llamados antígenos tumorales, como extraños y es capaz de frenar o destruir estas células cancerosas. Sin embargo, aun funcionando plenamente, el sistema inmunitario no siempre logra destruir todas las células cancerosas.

Los antígenos tumorales se han identificado en varios tipos de cáncer, como el melanoma maligno, el cáncer de hueso (osteosarcoma) y algunos tipos de cánceres gastrointestinales. Las personas con estos cánceres pueden desarrollar anticuerpos contra estos antígenos tumorales, pero generalmente los antígenos no producen una respuesta inmunológica adecuada para controlar el cáncer. Además, los anticuerpos pueden ser incapaces de destruir el cáncer y algunas veces parece que incluso *estimulan* su crecimiento.

Sin embargo, es posible sacar provecho de ciertos antígenos tumorales. Los antígenos liberados en la sangre por algunos cánceres pueden ser detectados mediante análisis de sangre. En ocasiones estos antígenos se denominan **marcadores tumorales.** El posible uso de estos marcadores tumorales como método de detección de cáncer en la gente que no presenta síntomas ha adquirido gran interés. Sin embargo, debido a que los análisis son costosos y no muy determinantes, su uso en investigaciones sistemáticas es generalmente poco aconsejable para la mayoría de los casos. En cambio, son mucho más valiosos tanto en el diagnóstico como en el tratamiento del cáncer. Por ejemplo, los análisis de sangre pueden ayudar a determinar si el tratamiento de un cáncer es efectivo. Si el marcador tumoral desaparece de la sangre, la terapia probablemente ha sido eficaz. Si el marcador desaparece y más tarde reaparece, el cáncer posiblemente ha reaparecido.

El **antígeno carcinoembrionario (ACE)** es un antígeno tumoral que se encuentra en la sangre de las personas con cáncer de colon, mama, páncreas, vejiga, ovario y cuello del útero. Altas cantidades de este antígeno puede también detectarse en los grandes fumadores y en quienes padecen cirrosis hepática o colitis ulcerosa. Por lo tanto, la presencia de una gran cantidad de antígenos carcinoembrionarios significa la existencia de cáncer. La medición de los valores del antígeno carcinoembrionario en las personas que han sido tratadas por cáncer, ayuda a detectar una recidiva del mismo.

La **alfa-fetoproteína (AFP),** que es normalmente producida por las células del hígado en el feto, se encuentra en la sangre de las personas con cáncer de hígado (hepatoma) y a menudo en gente con ciertos cánceres de ovario o de testículo y en niños o adultos jóvenes con tumores de la glándula pineal.

La **gonadotropina coriónica humana beta (β-HCG)**, una hormona producida durante el embarazo, que sirve como base para los análisis del mismo, también aparece en mujeres que tienen un cáncer originado en la placenta y en varones con varios tipos de cáncer testicular. Esta hormona constituye un marcador tumoral muy útil en el control del tratamiento para estos cánceres, ya que ha ayudado a mejorar el porcentaje de cura en más de un 95 por ciento de los casos.

Los valores de **antígeno-específico prostático (AEP)** son elevados en los hombres con crecimientos no cancerosos (benignos) de la próstata y considerablemente en aquellos que tienen cáncer de próstata. El valor a partir del cual debe considerarse significativo es todavía incierto, pero los individuos con una cantidad elevada de este antígeno deberían ser sometidos a otros exámenes para buscar un cáncer de próstata. (• *V. página 1094)* Con la determinación de la cantidad del antígeno específico prostático en la sangre después del tratamiento del cáncer, se puede saber si éste ha reaparecido.

El **CA-125** es otro antígeno. Sus valores en la sangre aumentan de manera sensible en las mujeres con distintas enfermedades de los ovarios, incluyendo el cáncer y, como el cáncer de ovario es difícil de diagnosticar, algunos expertos aconsejan determinar el CA-125 en las mujeres mayores de 40 años. Sin embargo, su falta de sensibilidad y de especificidad indica que aún no es una prueba de detección preventiva.

Otros antígenos se encuentran en cantidades elevadas, como es el caso del **CA 15-3** que aparece en el cáncer de mama, del **CA 19-5** en el cáncer pancreático, la **β$_2$ microglobulina** en el mieloma múltiple y el **lactato deshidrogenasa** en el cáncer testicular, pero ninguno de ellos puede ser recomendado como prueba de detección precoz de cáncer. Sin embargo, son útiles para controlar la respuesta al tratamiento de un cáncer ya diagnosticado.

Inmunoterapia

Los investigadores han desarrollado **modificadores de la respuesta biológica** para incrementar la capacidad del sistema inmunitario de encontrar y destruir el cáncer. Estas sustancias son empleadas para las siguientes funciones:

• Para estimular la respuesta antitumoral del cuerpo aumentando el número de células asesinas de los tumores o produciendo uno o más mensajeros químicos (mediadores).

• Para actuar directamente como agentes destructores de los tumores o como mensajeros químicos.

• Para frenar los mecanismos normales del cuerpo que disminuyen la respuesta inmune.

• Para alterar las células tumorales, aumentando así su probabilidad de desencadenar una respuesta inmune, o haciéndolas más susceptibles de ser dañadas por el sistema inmunitario.

• Para aumentar la tolerancia del organismo a la radioterapia o a las sustancias químicas utilizadas en la quimioterapia.

Uno de los modificadores de las respuestas biológicas mejor conocidos y más ampliamente utilizados, es el interferón. Casi todas las células humanas producen el interferón de forma natural, pero también se puede fabricar con técnicas biológicas de recombinación molecular. Aunque sus mecanismos de acción no son totalmente claros, el interferón es importante en el tratamiento de varios cánceres. Excelentes respuestas (incluyendo algunas remisiones completas) se han obtenido en alrededor del 30 por ciento de los pacientes con sarcoma de Kaposi, en el 20 por ciento de los jóvenes con leucemia mieloide crónica y en el 15 por ciento de las personas con carcinoma de las células renales. Además, el interferón prolonga el período libre de la enfermedad en los individuos con mieloma múltiple y algunos tipos de linfoma que están en remisión.

En la **terapia con células asesinas,** se extraen algunos de los propios linfocitos (un tipo de células blancas de la sangre) de un paciente con cáncer. En el laboratorio, los linfocitos se exponen a una sustancia llamada interleucina-2 (un factor de crecimiento del linfocito-T) para crear células asesinas activadas por la linfoquina, las cuales son inyectadas nuevamente en la persona por vía intravenosa. Estas células tienen mayor capacidad que las células naturales del cuerpo para detectar y destruir las células cancerosas. Aunque cerca del 25 al 50 por ciento de la gente que tiene melanoma maligno o cáncer de riñón respondió bien a la terapia de células asesinas activadas con linfoquina, esta forma de terapia está aún en fase experimental.

La **terapia humoral (anticuerpos)** promueve al organismo a producir anticuerpos. Sustancias como los extractos de bacterias de la tuberculosis debilitadas (atenuadas), que se sabe aumentan la respuesta inmune, han sido probadas en algunos cánceres. Inyectando las bacterias de la tuberculosis directamente en un melanoma casi siempre se produce un retroceso del cáncer. En algunas ocasiones, este efecto se observa también en los tumores que se han extendido hacia otras partes del cuerpo (metástasis). Algunos médicos han usado también con éxito las bacterias de la tuberculosis para controlar el cáncer de vejiga que no ha invadido aún la pared de la misma.

Existe otra propuesta experimental que consiste en unir los anticuerpos específicos contra el tumor con los fármacos anticancerosos. De este modo, los anticuerpos, sintetizados en el laboratorio e inyectados a una persona, guían a los fármacos hasta las células cancerosas.

Por otra parte, otros anticuerpos creados en el laboratorio pueden adherirse a la vez a las células cancerosas y a los linfocitos asesinos, lo que lleva a la destrucción de la célula cancerosa. Hasta ahora, tal investigación no ha podido aplicarse de forma amplia en ningún esquema de tratamiento de los cánceres.

Investigaciones recientes abren esperanzas para el desarrollo de nuevos tratamientos. Algunos de ellos usan partes de oncogenes, que son importantes en la regulación y en el crecimiento celular.

CAPÍTULO 164

Diagnóstico del cáncer

La evaluación del cáncer comienza con una historia clínica y una exploración física. Ambos, ayudan al médico a evaluar el riesgo de cáncer que tiene una persona y a determinar los estudios necesarios para detectarlo. En general, la búsqueda del cáncer forma parte del examen médico de rutina y se realiza fundamentalmente para detectar los cánceres de tiroides, de testículo, de boca, de ovario, de piel y de ganglios linfáticos.

Las pruebas de detección precoz tratan de identificar el cáncer antes de que provoque síntomas. Si una prueba da un resultado positivo, se necesitan otras pruebas posteriormente para confirmar el diagnóstico. Un diagnóstico de cáncer debe hacerse siempre con absoluta certeza, lo cual habitualmente requiere una biopsia. Es también esencial determinar el tipo específico de cáncer. Cuando se detecta el cáncer, otras pruebas para determinar el estadio del mismo ayudan a conocer su exacta localización y si se ha extendido a otros órganos. Todo ello ayuda a los médicos a planificar un tratamiento apropiado y a determinar el pronóstico.

Detección precoz del cáncer

Las pruebas de detección precoz del cáncer sirven para detectar la *posibilidad* de la presencia de un cáncer. Pueden contribuir a reducir el número de fallecimientos por esta causa. Cuando se detecta un cáncer en sus primeras etapas, habitualmente puede tratarse antes de que se disemine. Las pruebas de detección precoz generalmente no son definitivas; los resultados son comprobados o refutados con exámenes y pruebas ulteriores.

Aunque las pruebas de detección precoz pueden ayudar a salvar vidas, pueden también ser muy caras y, algunas veces, tener repercusiones de orden físico o psicológico. Generalmente, las pruebas de detección precoz producen un número relativamente alto de **resultados falsos positivos** (resultados que sugieren que un cáncer está presente cuando en realidad no lo está). También pueden producir **resultados falsos negativos** (resultados que no muestran indicios de un cáncer que se halla verdaderamente presente).

Los resultados falsos positivos pueden crear un estrés psicológico y pueden conducir a la realización de otros exámenes, costosos y con riesgos. Los resultados falsos negativos pueden tranquilizar a la gente, pero es una falsa seguridad. Por estas razones, los médicos piensan cuidadosamente antes de decidir si se deben realizar o no tales pruebas.

Dos de las pruebas de detección precoz más ampliamente utilizadas en las mujeres son la prueba de Papanicolau (Pap), que detecta el cáncer de cuello de útero, y la mamografía, que detecta el cáncer de mama. Ambas han dado resultados satisfactorios en la reducción de los porcentajes de muerte a causa de estos cánceres.

La determinación de la cantidad del antígeno específico prostático en la sangre es una prueba de detección precoz frecuente en los varones. Las cantidades de este antígeno son altas en individuos con cáncer de próstata, pero su presencia es también elevada en quienes presentan un aumento del tamaño de próstata de causa benigna. Queda aún sin resolver si el antígeno específico prostático puede o no ser empleado para la detección del cáncer de próstata.

Las desventajas de su uso como prueba de detección precoz son su costo elevado y los posibles resultados falsos positivos.

Recomendaciones para la detección precoz del cáncer

Procedimiento	Frecuencia	Procedimiento	Frecuencia
Cáncer de pulmón		**Cáncer de cuello**	
Radiografías de tórax. Citología de esputo.	No recomendado como prueba sistemática.	Prueba de Papanicolau (Pap).	Anualmente entre los 18 y los 65 años. Después de 3 o más exámenes normales consecutivos, la prueba Pap puede realizarse menos a menudo según criterio del médico. La mayoría de las mujeres mayores de 65 necesitan una prueba Pap menos frecuente.
Cáncer rectal y de colon			
Examen de las heces para detectar sangre oculta.	Anualmente después de los 50 años.		
Tacto rectal.	Anualmente después de los 40 años.		
Sigmoidoscopia.	Cada 3 a 5 años después de los 50 años.	**Cáncer de mama**	
		Autoexamen de las mamas.	Mensualmente después de los 18 años.
Cáncer de próstata		Examen clínico de las mamas.	Cada 3 años entre los 18 años y los 40, luego anualmente.
Tacto rectal y análisis de sangre para determinar el antígeno específico prostático.	Anualmente después de los 50 años.		
Cánceres de cuello uterino, ovarios y útero		Mamografía.	Examen de referencia inicial entre los 35 y los 40 años, cada 1 a 2 años desde los 40 años a los 49, y anualmente después de los 50 años.
Examen de pelvis.	Cada 1 a 3 años entre los 18 y los 40 años, luego anualmente.		

Modificado según las publicaciones del American Cancer Society #2070-LE y 92-10M-No. 3402; con autorización

Otro examen de detección precoz frecuente es la búsqueda de sangre oculta en las heces. La sangre oculta no puede observarse a simple vista; la muestra de heces debe ser analizada. El descubrimiento de sangre oculta en la deposición es un indicio de que algo está mal en el colon.

El problema puede ser un cáncer, aunque muchos otros trastornos pueden hacer también que se pierdan pequeñas cantidades de sangre con las deposiciones.

Algunas pruebas de detección precoz pueden ser realizadas en casa. Por ejemplo, en las mujeres, el autoexamen mensual de las mamas es sumamente valioso para ayudar a detectar el cáncer de mama. El examen periódico de los testículos puede ayudar al hombre a detectar un cáncer testicular, una de las formas de cáncer más curables cuando se diagnostica a tiempo.

El control periódico de la boca en búsqueda de llagas puede contribuir a detectar el cáncer de boca en su fase inicial.

Diagnóstico del cáncer

Ya que existen varios tipos diferentes de cáncer y que sus tratamientos varían, diagnosticar su presencia y determinar la específica variedad a la que pertenecen es esencial. Esto requiere, prácticamente siempre, la obtención de una muestra del tumor sospechoso para examinarla al microscopio. Puede ser necesario efectuar varias pruebas especiales sobre la muestra para caracterizar más detalladamente el cáncer. Conocer el tipo de cáncer ayuda al médico a determinar los estudios que debe realizar, ya que cada cáncer tiende a seguir un patrón propio de crecimiento y de extensión.

En más del 7 por ciento de los pacientes con cáncer, los estudios identifican metástasis incluso antes de que se distinga el cáncer original. Algunas veces el cáncer original puede no ser descubierto. Sin embargo, habitualmente se puede identificar el tipo del tumor primario realizando una biopsia de las metástasis y examinando el tejido al microscopio.

Pruebas para determinar la fase del cáncer

Ubicación del cáncer	Tipo de biopsia realizada	Otros tests realizados
Mama	Biopsia con aguja o de la totalidad del bulto (protuberancia).	Mamograma. Exploraciones de hígado y huesos. TC de cerebro. Búsqueda del receptor de estrógeno y progesterona en la muestra de biopsia.
Sistema gastrointestinal	Tejido para la biopsia extraído por endoscopia o con una aguja (usualmente guiada por una TC) a través de la piel para el hígado, páncreas u otros órganos.	Radiografías de tórax. Rayos X de bario. Exploraciones con ultrasonido. TC. Exploraciones de hígado. Análisis de sangre para medir las enzimas del hígado.
Pulmón	Biopsia del pulmón y posiblemente del saco alrededor del mismo (pleura). Mediastinoscopia.	Radiografías de tórax. TC. Citología de esputo.
Sistema linfático	Biopsia de los ganglios. Biopsia de médula ósea.	Radiografías de tórax. Recuento de glóbulos en la sangre. Ultrasonido. TC. Exámenes con isótopos radiactivos. Cirugía exploratoria. Esplenectomía.
Próstata	Biopsia con aguja.	Análisis de sangre para medir la fosfatasa ácida y el antígeno específico de próstata (AEP). Ultrasonido.
Testículos	Extirpación del testículo para biopsia.	Radiografía de tórax. TC.
Cuello uterino, ovarios y útero	Tejido para biopsia tomado mediante una cirugía exploratoria.	Examen pélvico bajo anestesia. Ultrasonido. TC. Examen por enema de bario.

No obstante, la identificación no es siempre fácil o segura. La intensidad de la búsqueda del tumor primario está determinada por el diagnóstico realizado sobre el tejido. En general, los médicos buscan el tumor primario si al tratarlo se puede influir significativamente en la supervivencia (por ejemplo, en el cáncer de mama). Si identificar el tumor primario no cambia el programa de tratamiento o la supervivencia, no tiene sentido efectuar más pruebas.

Determinación de los estadios del cáncer

Cuando se encuentra el cáncer, las pruebas para determinar el estadio del mismo ayudan a los médicos a planificar tratamientos apropiados y a determinar el pronóstico. Numerosas pruebas se llevan a cabo para determinar la localización del tumor, su tamaño, su crecimiento hacia las estructuras cercanas y su extensión a otras partes del cuerpo. Definir el estadio es fundamental para determinar si la curación es posible. Los pacientes de cáncer, algunas veces se muestran impacientes y ansiosos durante estas pruebas, deseando un tratamiento inmediato del tumor. Sin embargo, estos análisis permiten a los médicos determinar una terapia de ataque inteligente y planificada.

El estudio del estadio del cáncer puede incluir gammagrafías, como las de hígado y huesos, estudios con contrastes, tomografías computadorizadas (TC) o imágenes por resonancia magnética (RM) para determinar si el cáncer se ha extendido. La mediastinoscopia, en la cual el interior del tórax (el mediastino) se examina con un instrumento de fibra óptica, (• *V. página 169*) es utilizada para determinar si el cáncer, en general un cáncer de pulmón, ha alcanzado los ganglios linfáticos. Una biopsia de médula ósea, en la que se extrae tejido del centro de un hueso y se examina al microscopio, puede ayudar a determinar si el cáncer se ha extendido hasta allí. (• *V. página 767*)

Algunas veces puede ser necesaria la cirugía para determinar el estadio del cáncer. Por ejemplo, una laparotomía (una operación abdominal) permite al cirujano extirpar o tratar el cáncer de colon mientras determina si el mismo se ha extendido a los ganglios linfáticos cercanos, desde los cuales podría continuar hasta el hígado. Un análisis de los ganglios extraídos de la axila durante una mastectomía ayuda a determinar hasta dónde se ha propagado el cáncer de mama, y si es necesaria una terapia posquirúrgica. Una operación para extirpar el bazo (esplenectomía) contribuye a determinar los estadios de la enfermedad de Hodgkin.

La exploración con ultrasonidos (ecografía) es un procedimiento indoloro e inofensivo que utiliza ondas sonoras que muestran la estructura de los órganos internos. Es útil para identificar y determinar el tamaño de ciertos cánceres, particularmente de riñones, hígado, pelvis y próstata. Los médicos usan también la ecografía para guiar la extracción de muestras de tejido durante una biopsia con aguja.

La tomografía computadorizada (TC) se emplea para detectar cáncer en el cerebro, en los pulmones y en los órganos abdominales, como las glándulas suprarrenales, los ganglios linfáticos, el hígado y el bazo.

La linfografía es un examen en el cual se inyecta un contraste en los pies y se sigue con rayos X a medida que asciende. Ayuda a identificar anomalías en los ganglios linfáticos abdominales, pero desde la llegada de la TC, prácticamente ya no se realiza.

La obtención de imágenes por resonancia magnética (RM) es una alternativa a la TC. Con este procedimiento, un campo magnético muy potente genera imágenes anatómicas perfectamente detalladas. Es de particular utilidad en la detección de cánceres de cerebro, huesos y médula espinal. No se utilizan los rayos X y es un procedimiento muy seguro.

CAPÍTULO 165

Complicaciones del cáncer

Los cánceres y sus tumores satélites (metástasis) pueden invadir y, de ese modo, alterar la función de un órgano o ejercer presión en los tejidos que lo rodean; ambos pueden provocar una amplia variedad de síntomas y de problemas médicos. En las personas con cáncer metastásico, el dolor puede ser causado por el crecimiento del cáncer dentro del hueso (que no se expande), o bien debido a la presión sobre los nervios o sobre otros tejidos.

Muchos tipos de cáncer producen ciertas sustancias como hormonas, citocinas y proteínas que pueden afectar a la función de otros tejidos y órganos, originando muchos síntomas denominados síndromes paraneoplásicos. Algunas veces los problemas causados por el cáncer son tan graves que deben ser tratados de forma urgente.

Síndromes paraneoplásicos

Los síndromes paraneoplásicos son un conjunto de síntomas causados no por el tumor en sí, sino por los productos derivados del cáncer.

Algunas de las sustancias que un tumor puede producir son hormonas, citocinas y varias proteínas. Estos productos afectan a los órganos o tejidos por sus efectos químicos; de ahí el término *paraneoplásico*.

El modo exacto en que los cánceres afectan a sitios distantes no se conoce completamente. Algunos cánceres liberan unas sustancias en la sangre, causando una reacción autoinmune que daña los tejidos lejanos. Otros cánceres segregan sustancias que interfieren directamente en la función de diferentes órganos o que destruyen directamente los tejidos.

Pueden aparecer síntomas como la disminución del azúcar en la sangre, diarrea y aumento de la presión arterial (hipertensión). A menudo los síndromes paraneoplásicos afectan al sistema nervioso. (• *V. página 403*)

Aunque algunos de los síntomas pueden ser tratados directamente, la terapia de un síndrome paraneoplásico ordinariamente requiere controlar el cáncer subyacente.

Algunos efectos del síndrome paraneoplásico

Área Afectada	Efectos	Cáncer responsable
Cerebra, nervios y músculos	Deficiencias neurológicas; dolores musculares, debilidad.	Cáncer de pulmón.
Sangre y tejidos formadores de sangre	Anemia, aumento de la cifra de plaquetas y glóbulos blancos de la sangre, desarrollo de coágulos en los vasos sanguíneos. Disminución de la cifra de plaquetas, tendencia a los hematomas.	Todos los cánceres.
Riñones	Glomerulitis membranosa causada por los anticuerpos en la sangre.	Cáncer de ovario o de colon, linfoma, enfermedad de Hodgkin, leucemia.
Huesos	Engrosamiento de la punta de los dedos (dedos en palillo de tambor).	Cáncer de pulmón o metástasis en el pulmón procedente de una variedad de cánceres.
Piel	Varios tipos de lesiones de la piel, a menudo pigmentada. Por ejemplo, la acantosis nigricans, una erupción de tumoraciones blandas y verrugosas, tumores benignos y pigmentación oscura en las axilas, en el cuello y alrededor de los genitales.	Cáncer de hígado o gastrointestinal, linfoma, melanoma.
Cuerpo entero	Fiebre.	Leucemia, linfoma, enfermedad de Hodgkin, cáncer de riñón o de hígado.

Urgencias producidas por el cáncer

Las urgencias relacionadas con el cáncer comprenden el taponamiento cardíaco, el derrame pleural, el síndrome de la vena cava superior, la compresión de la médula espinal y el síndrome hipercalcémico.

El **taponamiento cardíaco** es la acumulación de líquido en una especie de bolsa que rodea el corazón (saco pericárdico o pericardio), que ejerce presión sobre el mismo e interfiere en su capacidad para bombear la sangre. El líquido puede acumularse cuando un cáncer invade el pericardio y lo irrita. Los cánceres que más frecuentemente invaden el pericardio son el de pulmón, el de mama y el linfoma.

El taponamiento cardíaco ocurre repentinamente cuando hay tanto líquido acumulado que el corazón no puede latir normalmente. Antes del comienzo del taponamiento, la persona generalmente siente un dolor vago o una presión en el pecho que empeora al acostarse y mejora al sentarse. Una vez que el taponamiento se desarrolla, la persona tiene grandes dificultades para respirar y las venas del cuello se dilatan durante la inspiración.

Se diagnostica el taponamiento cardíaco con radiografías de tórax, electrocardiogramas y ecocardiogramas. Para aliviar la presión, el médico inserta una aguja en el saco pericárdico y extrae el líquido con una jeringa (pericardiocentesis). Se examina una muestra del líquido al microscopio para determinar si contiene células cancerosas. Posteriormente, se realiza una incisión en el pericardio (ventana pericárdica) o se saca un fragmento del mismo para evitar que se repita el taponamiento. Los tratamientos adicionales dependen del tipo de cáncer.

El **derrame pleural** (líquido en la estructura con forma de bolsa que rodea los pulmones, o saco pleural) puede causar dificultad respiratoria. El líquido se puede acumular en el saco pleural por muchas razones, una de las cuales es el cáncer. El médico drena el líquido insertando una jeringa entre las costillas, hasta el saco pleural. Si el líquido comienza a acumularse otra vez rápidamente después de este procedimiento, se inserta un tubo de drenaje a través de las paredes del tórax y se deja en el saco pleural hasta que las condiciones de la persona mejoren. Dentro del saco pleural se pueden instilar productos químicos especiales para producir una irritación en sus paredes e inducir a que se adhieran. Esto elimina el espacio donde se puede acumular el líquido y reduce la probabilidad de una recurrencia.

El **síndrome de la vena cava superior** ocurre cuando el cáncer bloquea de modo parcial o completo las venas (vena cava superior) que llevan la sangre desde la parte superior del cuerpo hasta el corazón. Este bloqueo produce la dilatación de las venas de la parte superior del tórax y cuello, provocando la hinchazón de la cara, el cuello y la parte superior del pecho. (• *V. página 218*)

El **síndrome de compresión de la médula espinal** se produce cuando el cáncer comprime ésta o sus nervios, provocando dolor y pérdida de funcionamiento. (• *V. página 402*) Cuanto más prolongado

es el déficit neurológico, menos probabilidades tiene el paciente de recuperar las funciones nerviosas normales.

En general, lo mejor es comenzar el tratamiento entre las 12 y las 24 horas después de la aparición de los síntomas. Se administran corticosteroides, como la prednisona, por vía intravenosa (para reducir la inflamación), y radioterapia. A veces, cuando no se conoce la causa de la compresión de la médula espinal, la cirugía puede ayudar a precisar el diagnóstico y a tratar el problema, permitiendo al cirujano descomprimir la médula espinal. (• *V. página 338*)

El **síndrome hipercalcémico** ocurre cuando el cáncer produce una hormona que aumenta la concentración de calcio en la sangre o directamente invade los huesos. La persona presenta un estado de confusión que puede evolucionar a coma y causar la muerte. Varios fármacos pueden reducir rápidamente la cantidad de calcio en la sangre. (• *V. página 703*)

CAPÍTULO 166

Tratamiento del cáncer

El tratamiento eficaz del cáncer debe dirigirse no sólo al tumor principal, sino también a los tumores que puedan aparecer, por extensión, en otras partes del organismo (metástasis). Por consiguiente, la cirugía o la radioterapia que se aplican en áreas específicas del cuerpo a menudo se combinan con la quimioterapia, que alcanza todo el organismo. Aun cuando la curación no es posible, los síntomas suelen aliviarse con terapias paliativas, mejorando la calidad de vida y la supervivencia.

Respuesta al tratamiento

Las personas tratadas de cáncer, deben ser seguidas para observar cómo responden a la terapia. El tratamiento más eficaz es el que produce la **curación**. La curación se define como una remisión completa en la cual desaparece toda evidencia del cáncer (**respuesta completa**). Los investigadores algunas veces estiman la curación en términos de porcentajes de supervivencia libre de enfermedad en un período de 5 o 10 años; se entiende que en este tiempo el cáncer desaparece completamente y no recidiva. En una **respuesta parcial**, el tamaño de uno o más tumores se reduce a menos de la mitad; esta respuesta puede atenuar los síntomas y prolongar la vida, aunque el cáncer vuelva a crecer. El tratamiento me-

nos eficaz es aquel en el que no se produce ningún tipo de respuesta.

Algunas veces un cáncer desaparece completamente pero reaparece más tarde; el intervalo entre estos dos sucesos se denomina **tiempo de supervivencia libre de enfermedad**. El intervalo entre la respuesta completa y el momento del fallecimiento se considera el **tiempo total de supervivencia**. En las personas que tienen una respuesta parcial, la duración de ésta se mide desde el momento en que la respuesta se presenta hasta el momento en que el cáncer comienza a crecer o a extenderse otra vez.

Algunos cánceres tienen una buena respuesta a la quimioterapia. Otros mejoran pero no se curan. Algunos cánceres (melanoma, cáncer de las células renales, cáncer pancreático o de cerebro) responden muy poco a la quimioterapia y se dice que son resistentes. Otros (cáncer de mama, cáncer de células pequeñas del pulmón, leucemia) pueden tener una excelente respuesta inicial a la quimioterapia, pero después de repetidos tratamientos pueden desarrollar resistencia a los fármacos. Ya que existen genes resistentes a varios fármacos tanto en las células normales como en las cancerosas, la exposición a un fármaco sólo puede hacer que el tumor se vuelva resistente a otros fármacos sin ninguna relación entre sí. Se supone que estos genes existen para proveer a

Porcentaje de personas con cáncer que están libres de enfermedad al cabo de 5 años

Localización del cáncer	Personas con cáncer en cualquier estadio	Personas con cáncer localizado	Personas con metástasis regionales	Personas con metástasis a distancia
Vejiga urinaria	80	92	48	8
Mama (en mujeres)	80	94	73	18
Cuello uterino	67	90	51	12
Colon-recto	59	91	60	6
Riñón	56	87	57	9
Pulmón	13	47	15	2
Boca	52	79	42	19
Ovario	42	90	41	21
Páncreas	3	9	4	2
Próstata	80	94	85	29
Piel (melanoma)	85	93	57	15
Útero	83	94	67	27

las células los medios necesarios para evitar su destrucción por un material nocivo. Como resultado, la célula puede expulsar el fármaco en defensa propia, haciendo que la terapia sea eficaz. Los investigadores están tratando de determinar cómo suprimir la actividad de estos genes.

Las leucemias agudas, linfoblástica y mieloblástica, son dos cánceres potencialmente curables. La enfermedad de Hodgkin y muchos otros linfomas (linfoma difuso de células grandes, linfoma de Burkitt y linfoma linfoblástico) se curan en aproximadamente un 80 por ciento de niños y adultos. La quimioterapia cura más del 90 por ciento de los varones que tiene cáncer testicular avanzado y cerca del 98 por ciento de las mujeres con coriocarcinoma (un cáncer de útero).

Cirugía

La cirugía es una de las formas más antiguas de terapia de cáncer. El tratamiento y las perspectivas (pronóstico) son determinados principalmente por el estudio de la gravedad del cáncer y su extensión a otros órganos a través de un proceso denominado estadiaje. (• *V. página* 826) Es de vital importancia consultar al médico tan pronto como sea posible, ya que algunos cánceres pueden curarse con sólo cirugía cuando se tratan en sus estadios iniciales.

Radioterapia

La radiación destruye sobre todo las células que se dividen rápidamente. Por lo general, esto significa que se trata de un cáncer, pero la radiación puede también dañar los tejidos normales, especialmente aquellos en los cuales las células se reproducen normalmente de forma rápida, como la piel, los folículos capilares, la pared interna de los intestinos, los ovarios, los testículos y la médula ósea. Precisar al máximo el foco de irradiación es lo que más protege a las células normales.

Las células que tienen una adecuada oxigenación son más susceptibles a los efectos de la radiación. A las células cercanas al centro de un tumor de gran tamaño, a veces les llega poca sangre y por tanto poca cantidad de oxígeno. A medida que el tumor se hace más pequeño, las células supervivientes parecen ob-

Cánceres en cuyo estadio inicial es suficiente la cirugía

Cáncer	Porcentaje de personas libres de la enfermedad al cabo de 5 años
Vejiga urinaria	81
Mama (en mujeres)	82
Cuello uterino	94
Colon	81
Riñón	67
Laringe	76
Pulmón (de células no pequeñas)	37 a 70
Boca	67 a 76
Ovarios	72
Próstata	80
Testículo	65
Útero	74

Cánceres en cuyo estadio inicial es suficiente la radioterapia

Cáncer	Porcentaje de personas libres de la enfermedad al cabo de 5 años
Mama (en mujeres)	29
Cuello uterino	60
Enfermedad de Hodgkin	71 a 88
Pulmón	9
Senos nasales	35
Nasofaringe	35
Linfoma no hodgkiniano	60 a 90
Próstata	67 a 80
Testículo (seminoma)	84
Garganta	10

tener mayor suministro de sangre, lo cual las hace más vulnerables a la siguiente dosis de radiación. Así, repartiendo la radiación en dosis repetidas durante un período prolongado, aumenta el efecto letal sobre las células del tumor y disminuye el efecto tóxico sobre las células normales. El plan de tratamiento apunta a la máxima reparación de las células y tejidos normales, ya que las células tienen la capacidad de recuperarse por sí mismas después de haber sido expuestas a la radiación.

La radioterapia se lleva a cabo habitualmente con un equipo denominado acelerador lineal. Los rayos se aplican muy cerca del tumor y el grado en que los rayos afectarán adversamente a los tejidos normales depende del tamaño del área irradiada y de su proximidad a esos tejidos. Por ejemplo, la radiación en los tumores de la cabeza o del cuello causan a menudo inflamación de las membranas mucosas en la nariz y en la boca, produciendo dolor y ulceraciones, mientras que en el estómago o en el abdomen suele producir inflamación del estómago (gastritis) y del intestino grueso (enteritis), provocando diarrea. (• V. página 1375)

La radioterapia desempeña un papel principal en la curación de muchos cánceres, como la enfermedad de Hodgkin, el linfoma no hodgkiniano en estadios iniciales, el cáncer de células escamosas de la cabeza y del cuello, el seminoma (un cáncer testicular), el cáncer de próstata, el cáncer de mama en un estadio inicial el cáncer de pulmón de células no pequeñas en estadio inicial y el meduloblastoma (un tumor del cerebro o de la médula espinal). Para los cánceres primarios de laringe y próstata, el porcentaje de curación es prácticamente el mismo con radioterapia y con cirugía.

La radioterapia puede reducir los síntomas cuando un cáncer no tiene posibilidad de curación, como en el mieloma múltiple y en los cánceres avanzados de cabeza y cuello, pulmón, esófago y estómago. Puede también aliviar los síntomas causados por la metástasis en los huesos o en el cerebro.

Quimioterapia

El fármaco anticanceroso ideal es el que pudiera destruir sólo las células cancerosas sin dañar las normales, pero este fármaco no existe. A pesar del

Cánceres en cuyo estadio inicial es suficiente la quimioterapia

Cáncer	Porcentaje de personas libres de la enfermedad al cabo de 5 años
Linfoma de Burkitt	44 a 74
Coriocarcinoma	98
Linfoma difuso de células grandes	64
Enfermedad de Hodgkin	74
Leucemia (leucemia aguda no linfoblástica)	
• Niños	54
• Adultos por debajo de los 40 años	40
• Adultos por encima de los 40 años	16
Pulmón (de células pequeñas)	25
Linfoma linfoblástico	50
Testículo (excepto seminoma)	88

estrecho margen entre el beneficio y el daño, muchas personas con cáncer pueden tratarse con fármacos anticancerosos (quimioterapia) y algunas pueden curarse. Actualmente, se pueden minimizar los efectos secundarios de la quimioterapia.

Los fármacos anticancerosos están agrupados en varias categorías: agentes alquilantes, antimetabolitos, alcaloides derivados de plantas, antibióticos antitumorales, enzimas, hormonas y modificadores de la respuesta biológica. A menudo, dos o más fármacos se utilizan en combinación. El motivo principal de la quimioterapia combinada es utilizar fármacos que actúen sobre diferentes partes del proceso metabólico de las células, incrementando así la probabilidad de que puedan morir muchas más células cancerosas. Además, los efectos secundarios tóxicos de la quimioterapia se pueden reducir cuando se combinan fármacos con diferentes toxicidades, cada uno en una dosis más baja de la que se hubiera necesitado si se usara solo. Por último, algunas veces se combinan fármacos con propiedades muy diferentes. Por ejem-

plo, los fármacos que matan las células tumorales se pueden combinar con los que estimulan el sistema inmunológico del organismo para luchar contra el cáncer (modificadores de la respuesta biológica). (• V. página 823)

Las mostazas nitrogenadas, empleadas como arma en la I Guerra Mundial, son un ejemplo de un agente alquilante. Los agentes alquilantes interfieren con la molécula de ADN, alterando su estructura o función, de tal manera que no puede dividirse, lo cual evita que la célula se multiplique. La diferencia entre una dosis benéfica y una que sea nociva, sin embargo, es pequeña. Los efectos secundarios consisten en náuseas, vómitos, pérdida de cabello, irritación de la vejiga (cistitis), con aparición de sangre en la orina, baja cantidad de glóbulos blancos, glóbulos rojos y plaquetas, disminución de la cantidad de esperma en los hombres (y posible esterilidad permanente) y un incremento del riesgo de leucemia.

Los antimetabolitos son un amplio grupo de fármacos que interfieren en los pasos de la síntesis del ADN o del ARN, inhibiendo la división celular. Además de provocar los mismos efectos secundarios que los agentes alquilantes, ciertos antimetabolitos causan urticaria, oscurecimiento de la piel (aumentan la pigmentación) o insuficiencia renal.

Los alcaloides derivados de las plantas son fármacos que pueden detener la división de la célula, evitando la formación de nuevas células. Los efectos secundarios son similares a los producidos por los agentes alquilantes.

Los antibióticos antitumorales causan daño al ADN, inhibiendo la duplicación de las células. Sus efectos secundarios son similares a los producidos por los agentes alquilantes.

A una persona con leucemia linfoblástica aguda se le puede administrar asparaginasa, que es una enzima que elimina de la sangre el aminoácido asparagina, que la leucemia necesita para continuar su desarrollo. Los efectos secundarios incluyen reacciones alérgicas que pueden resultar mortales, pérdida del apetito, náuseas, vómitos, fiebre y aumento de los valores de azúcar en la sangre.

La hormonoterapia aumenta o disminuye la cantidad de ciertas hormonas, limitando así el crecimiento de los cánceres que dependen de estas hormonas o que están inhibidos por ellas. Por ejemplo, algunos cánceres de mama necesitan estrógenos para crecer. El tamoxifeno, fármaco antiestrogénico, bloquea los efectos de los estrógenos y puede reducir el cáncer. De igual manera, el cáncer de próstata se puede inhibir con fármacos como los estrógenos o antiestrógenos. Los efectos secundarios varían según el tipo de hormona que se tome. Así por ejemplo,

Dónde y cómo se administra la quimioterapia

Dónde	Cómo	Con qué frecuencia
Hospital.	Directamente a los vasos sanguíneos que llegan al área de crecimiento del tumor.	Varía, dependiendo del cáncer: varios fármacos en un día, una dosis diaria durante varios días, continuamente durante muchos días, una dosis semanal, una dosis o unos pocos días de medicación una vez al mes.
Pacientes clínicos externos.		
Consultorio del médico.	Por goteo intravenoso (de una bolsa o botella con solución intravenosa, durante varios minutos hasta varias horas).	
Menos frecuentemente, en la sala de operaciones para poder aplicar los fármacos cerca del tumor.		Los tratamientos se pueden administrar por períodos de varias semanas a varios años.
	Por estímulo intravenoso (directamente en la vena, un catéter en la vena central, o implantado en el orificio durante algunos minutos).	
En casa (por una enfermera, por uno mismo, o por un miembro de la familia).		Un paso del tratamiento puede ser suministrado sólo una vez, aplicar con intervalos entre dos aplicaciones.
	Oralmente (cápsulas, tabletas o líquido).	

suministrar estrógenos a un varón puede provocar efectos feminizantes, como el aumento del tamaño de las mamas, y dar fármacos antiestrogénicos a una mujer puede causarle sofocos y períodos menstruales irregulares.

El interferón, primer modificador de respuesta biológica efectivo, se utiliza ahora frecuentemente para tratar el sarcoma de Kaposi y el mieloma múltiple. (• V. página 823) Otro tipo de inmunoterapia es la utilización de células inmunoestimuladas (células asesinas activadas por la linfoquina) para atacar específicamente tumores como el melanoma y el cáncer de células renales. Un tratamiento que emplea anticuerpos contra las células tumorales, marcadas con un material radiactivo o con una toxina, ha demostrado ser eficaz en el tratamiento de algunos linfomas.

Terapia combinada

Para algunos cánceres, la mejor terapia es una combinación de cirugía, radiación y quimioterapia. La cirugía o la radioterapia tratan el cáncer que se encuentra confinado localmente, mientras que la quimioterapia elimina las células cancerosas que se han escapado fuera de esta región. Algunas veces la radiación o la quimioterapia se administran antes de la cirugía para disminuir el tamaño del tumor, o después de la misma para destruir cualquier célula cancerosa que haya quedado. La quimioterapia combinada con la cirugía aumenta el período de supervivencia para aquellas personas con cáncer de colon, de mama o de

vejiga que se ha extendido hacia los ganglios linfáticos cercanos. La cirugía y la quimioterapia pueden, en algunas ocasiones, curar el cáncer de ovario avanzado.

El cáncer de recto ha sido tratado con éxito con quimioterapia y radioterapia. En el cáncer de colon avanzado, la quimioterapia administrada después de la cirugía puede prolongar el período de supervivencia libre de enfermedad. Entre el 20 y el 40 por ciento de los cánceres de cabeza y cuello se curan con quimioterapia seguida de radioterapia o cirugía. En los que no se curan, estos tratamientos suelen aliviar los síntomas (terapia paliativa).

La cirugía, la radioterapia y la quimioterapia desempeñan cada una un papel fundamental en el tratamiento del tumor de Wilms y de los rabdomiosarcomas embrionarios. En el tumor de Wilms, un cáncer de riñón en la infancia, la finalidad de la cirugía es extirpar el cáncer primario, aunque las células del tumor se hayan esparcido por otros lugares del cuerpo lejos del riñón. La quimioterapia comienza al mismo tiempo que la cirugía y la radioterapia se aplica más tarde para tratar áreas localizadas donde quedan restos del tumor.

Desafortunadamente, algunos tumores (como los de estómago, páncreas o riñón) responden sólo parcialmente a la radioterapia, a la quimioterapia o a la combinación de ambas. No obstante, estas terapias pueden aliviar el dolor de la presión y los síntomas que resultan cuando el tumor se ha infiltrado en los tejidos circundantes. Algunos tumores resistentes (por ejemplo, el cáncer de pulmón de células no pequeñas, cáncer esofágico, pancreático o renal) se

Eficacia de las terapias combinadas

Tipos de terapias	Tipos de cáncer	Porcentaje de personas libres de la enfermedad al cabo de 5 años
Cirugía y radioterapia	Vejiga urinaria	54
	Endometrio	62
	Hipofaringe	33
	Pulmón	32
	Boca	36
Cirugía y quimioterapia	Mama	62
	Ovarios (carcinoma)	28 a 40
	Próstata	50 a 68
	Estómago	54
Radioterapia y quimioterapia	Sistema nervioso central (meduloblastoma)	71 a 80
	Sarcoma de Ewing	70
	Pulmón (de células pequeñas)	16 a 20
	Recto (carcinoma de células escamosas)	40
Cirugía, radioterapia y quimioterapia	Rabdomiosarcoma embrionario	80
	Riñones (tumor de Wilms)	80
	Pulmón	32
	Cavidad oral, hipofaringe	20 a 40

pueden tratar para aumentar el período de supervivencia. El progreso en la terapia del cáncer se ha producido gracias a las mejores combinaciones de fármacos, a la modificación de las dosis, y a la mejor coordinación con la radioterapia.

Efectos secundarios del tratamiento

Casi todos los pacientes que reciben quimioterapia o radioterapia experimentan ciertos efectos secundarios, sobre todo náuseas o vómitos y disminución de los glóbulos de la sangre. Las personas tratadas con quimioterapia casi siempre pierden el cabello. Disminuir los efectos secundarios es un aspecto importante de la terapia.

Náuseas y vómitos

Las náuseas y los vómitos generalmente se previenen o se alivian con fármacos (antieméticos). Las náuseas pueden reducirse sin utilizar fármacos, comiendo frecuentemente pequeñas cantidades de alimentos y evitando comidas que contengan una elevada cantidad de fibras, que producen meteorismo, o que estén muy calientes o muy frías.

Bajo recuento de células de la sangre

La citopenia, una deficiencia de uno o más tipos de células de la sangre, puede desarrollarse durante la terapia del cáncer. Por ejemplo, una persona puede presentar un número anormalmente bajo de glóbulos rojos (anemia), de glóbulos blancos (neutropenia o leucopenia) o de plaquetas (trombocitopenia). (• *V. página 766)* En general, la citopenia no necesita ser tratada. Sin embargo, si la anemia es grave, se puede realizar una transfusión de concentrado de glóbulos rojos. De la misma manera, si la trombocitopenia es grave, puede realizarse una transfusión de plaquetas para disminuir el riesgo de hemorragias.

Una persona con neutropenia (un número anormalmente bajo de neutrófilos, un tipo de glóbulos blancos) es propensa a contraer una infección. Por esta razón, una temperatura superior a 37,5 °C en una persona con neutropenia debe ser tratada con urgencia, se la examina para detectar una posible infección, pudiendo requerir antibióticos e incluso ingreso en el hospital. Rara vez se efectúa una transfusión de glóbulos blancos, dado que sólo sobreviven unas pocas horas y pueden producir muchos efectos secundarios. En lugar de ello, se pueden administrar ciertas sustancias (como el factor estimulante de granulocitos) para estimular la producción de los glóbulos blancos.

Otros efectos secundarios frecuentes

La radioterapia o la quimioterapia pueden causar inflamación o incluso úlceras en las membranas mucosas, como en el revestimiento de la boca. Las úlceras de la boca son dolorosas y hacen que se coma con dificultad. Existen varias soluciones de administración oral (que en general contienen un antiácido, un antihistamínico y un anestésico local) que pueden reducir esas molestias. En raras ocasiones, se administra un complemento nutricional a través de un tubo de alimentación que se coloca directamente dentro del estómago o en el intestino delgado, o incluso en una vena. Existen también diversos fármacos para tratar la diarrea causada por la radioterapia del abdomen.

Nuevas propuestas y tratamientos en investigación

Una nueva propuesta para tratar el cáncer se llama quimioterapia a dosis intensa, en la cual se usan especialmente altas dosis de fármacos. Esta terapia se usa para los tumores que han reaparecido, aunque hayan tenido una buena respuesta cuando fueron tratados por primera vez con fármacos. Estos tumores ya han demostrado que son sensibles al fármaco; la estrategia es aumentar marcadamente esta dosis para matar más células cancerosas y de esta manera prolongar la supervivencia.

Sin embargo, la quimioterapia con dosis intensa puede causar daños en la médula ósea, amenazando la vida de la persona. Por lo tanto, generalmente se combina con terapia de rescate, en la cual, antes de aplicar la quimioterapia, se recoge médula ósea del sujeto. Después del tratamiento, la médula se vuelve a infundir en el paciente. A veces, pueden aislarse las células de una muestra de sangre y utilizarlas en lugar de la médula ósea. Estos tratamientos se han aplicado en el cáncer de mama, linfomas, enfermedad de Hodgkin y mieloma.

En las personas con leucemia aguda, después de la quimioterapia con dosis intensa, puede realizarse un verdadero trasplante de médula ósea de un donante con tejido compatible (generalmente un hermano o una hermana). Una de las complicaciones que pueden aparecer es la reacción injerto contra huésped (rechazo), en la cual el tejido trasplantado destruye los tejidos del huésped. (• *V. página 866)*

Nuevas técnicas de radioterapia, como la utilización de haces de protones o neutrones, pueden ser útiles para tratar con éxito ciertos tumores. Los colorantes activados por radiación y la terapia fotodinámica también ofrecen grandes esperanzas.

La inmunoterapia se sirve de técnicas como los modificadores de respuestas biológicas, la terapia con células asesinas y la terapia humoral (anticuerpos), para estimular al sistema inmunitario del organismo contra el cáncer. (• *V. página 823)* Estas técnicas se han aplicado para tratar diversos cánceres, como el melanoma, el cáncer de riñón, el sarcoma de Kaposi y la leucemia.

Finalmente, uno de los más importantes proyectos terapéuticos es encontrar fármacos que ayuden a prevenir el cáncer. Los retinoides (derivados de la vitamina A) han demostrado ser efectivos reduciendo el porcentaje de recidiva de algunos cánceres, especialmente los de boca, laringe y pulmones. Desafortunadamente, otros agentes, como el beta-caroteno y otros antioxidantes similares, no se ha demostrado que sean eficaces en la prevención del cáncer.

Trastornos del sistema inmunitario

INM

CAPÍTULO 167

Biología del sistema inmunitario

Así como la mente humana permite que una persona desarrolle su propia forma de ser, el sistema inmunitario provee un concepto propio de biología. La función del sistema inmunitario es defender al cuerpo de los invasores. Los microbios (gérmenes o microorganismos), las células cancerosas y los tejidos u órganos trasplantados son interpretados por el sistema inmunitario como algo contra lo cual el cuerpo debe defenderse.

A pesar de que el sistema inmunitario es complicado, su estrategia básica es simple: reconocer al enemigo, movilizar fuerzas y atacar. Comprender la anatomía y los componentes del sistema inmunitario permite ver cómo funciona esta estrategia.

Anatomía

El sistema inmunitario mantiene su propio sistema de circulación (los vasos linfáticos) que abarca todos los órganos del cuerpo excepto el cerebro. Los vasos linfáticos contienen un líquido claro y espeso (linfa) formado por un líquido cargado de grasa y glóbulos blancos.

Además de los vasos linfáticos existen áreas especiales (ganglios linfáticos, amígdalas, médula ósea, bazo, hígado, pulmones e intestino) en las que es posible reclutar, movilizar y desplegar linfocitos hacia zonas específicas como parte de la respuesta inmune. El ingenioso diseño de este sistema asegura la inmediata disponibilidad y rápida concreción de una respuesta inmune dondequiera que sea necesaria. Es posible ver funcionar este sistema cuando una herida o infección en la yema de un dedo produce la inflamación de un ganglio linfático en el codo o cuando una infección de garganta inflama los ganglios linfáticos que se encuentran bajo la barbilla. Los ganglios se inflaman porque los vasos linfáticos drenan la infección transportándola hacia la zona más cercana en la que pueda organizarse una respuesta inmune.

Componentes del sistema inmunitario

El sistema inmunitario está compuesto por células y sustancias solubles. Las células más im-

Terminología del sistema inmunitario

Anticuerpo: una proteína, fabricada por linfocitos B, que reacciona ante un antígeno específico; también se la llama inmunoglobulina.

Antígeno: cualquier molécula capaz de estimular una respuesta inmune.

Antígenos de leucocitos humanos: un sinónimo del complejo mayor de histocompatibilidad humano.

Célula: la más pequeña unidad de tejido viva, compuesta por un núcleo y un citoplasma y rodeada por una membrana. El núcleo contiene ADN y el citoplasma contiene estructuras (organelas) que llevan a cabo las funciones de la célula.

Célula asesina natural: un tipo de linfocito que puede matar ciertos microbios y células cancerosas.

Citoquinas: proteínas solubles, secretadas por células del sistema inmunitario, que actúan como mensajeros para ayudar a regular la respuesta inmune.

Complejo mayor de histocompatibilidad (CMH): un grupo de moléculas importantes que ayuda al cuerpo a distinguir entre lo propio y lo extraño.

Complemento: un grupo de proteínas que ayuda a atacar antígenos.

Endocitosis: el proceso por el que una célula engloba (ingiere) ciertos antígenos.

Histocompatibilidad: literalmente significa tejido compatible. Utilizada para determinar si un tejido u órgano trasplantado (por ejemplo, la médula ósea o un riñón) será aceptado por el receptor. La histocompatibilidad está determinada por las moléculas del complejo mayor de histocompatibilidad.

Inmunoglobulina: un sinónimo de anticuerpo.

Interleucina:un tipo de citoquina que influye sobre varias células.

Leucocito: glóbulo blanco. Los linfocitos y los neutrófilos, entre otros, son leucocitos.

Linfocito: la principal célula del sistema linfático. Se clasifican en linfocitos B (que producen anticuerpos) y linfocitos T (que ayudan al cuerpo a diferenciar lo propio de lo ajeno).

Macrófago: una gran célula que absorbe (ingiere) microbios una vez que el sistema inmune los ha señalado para que sean destruidos.

Molécula: un grupo (agregación) de átomos químicamente combinados para formar una única sustancia química.

Neutrófilo: un gran glóbulo blanco (leucocito) que ingiere antígenos y otras sustancias.

Péptido: dos o más aminoácidos químicamente unidos para formar una única molécula.

Proteína: un gran número de aminoácidos químicamente unidos en una cadena. Las proteínas son péptidos de gran tamaño.

Quimiotaxis: un proceso de atracción y reclutamiento de células en el que éstas se desplazan atraídas por una elevada concentración de una sustancia química determinada.

Receptor: una molécula de la superficie celular o del citoplasma que encaja en otra molécula como una llave en su cerradura.

Respuesta inmune: la respuesta ante un antígeno producida por componentes del sistema inmunitario, sean células o anticuerpos.

---

portantes del sistema inmunitario son los glóbulos blancos. Los macrófagos, neutrófilos y linfocitos son distintos tipos de glóbulos blancos. Las sustancias solubles son moléculas que no forman parte de las células pero que se disuelven en un líquido, como el plasma. (• *V. página 765)* Las sustancias solubles más importantes son los anticuerpos, las proteínas del sistema del complemento y las citoquinas. Algunas sustancias solubles actúan como mensajeros para atraer y activar otras células. El complejo mayor de histocompatibilidad es la base del sistema inmunitario y ayuda a identificar lo propio y lo extraño.

Macrófagos

Los macrófagos son grandes glóbulos blancos que ingieren microbios, antígenos y otras sustancias. Un antígeno es cualquier sustancia que puede estimular una respuesta inmune. Las bacterias, los virus, las proteínas, los hidratos de carbono, las células cancerosas y las toxinas pueden actuar como antígenos.

El citoplasma de macrófagos contiene gránulos o paquetes envueltos por una membrana, consistentes en varias sustancias químicas y enzimas. Las mismas permiten que el macrófago digiera el microbio que ha ingerido y, por lo general, lo destruya.

Sistema linfático: defensa contra la infección

El sistema linfático es una red de ganglios linfáticos conectados con vasos linfáticos. Los ganglios linfáticos contienen una red de tejido en la cual los linfocitos están estrechamente unidos. Esta red de linfocitos filtra, ataca y destruye organismos perjudiciales que producen infecciones. Los ganglios linfáticos suelen agruparse en zonas en las que los vasos linfáticos se ramifican, como el cuello, las axilas y la ingle.

La linfa, un líquido rico en glóbulos blancos, fluye por los vasos linfáticos. La linfa contribuye a que el agua, las proteínas y otras sustancias de los tejidos corporales regresen al flujo sanguíneo. Todas las sustancias absorbidas por la linfa pasan por al menos un ganglio linfático y su correspondiente filtro formado por una red de linfocitos.

Otros órganos y tejidos corporales (el timo, el hígado, el bazo, el apéndice, la médula ósea y pequeñas acumulaciones de tejido linfático como las amígdalas en la garganta y las glándulas de Peyer en el intestino delgado) también forman parte del sistema linfático. Estos tejidos también ayudan al cuerpo a combatir las infecciones.

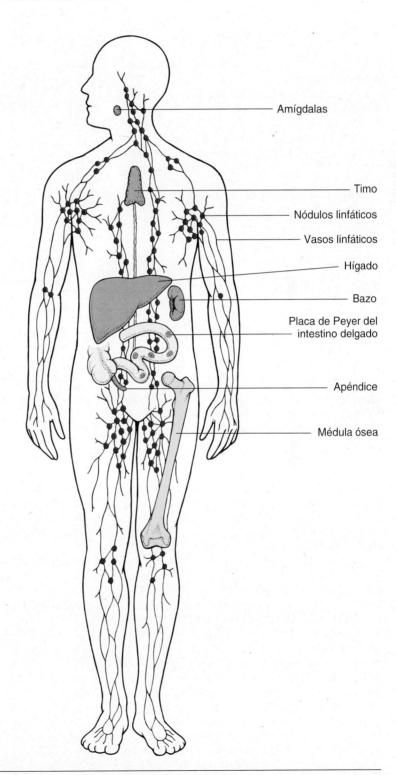

Amígdalas

Timo

Nódulos linfáticos

Vasos linfáticos

Hígado

Bazo

Placa de Peyer del intestino delgado

Apéndice

Médula ósea

Los macrófagos no se encuentran en la sangre; en realidad se localizan en zonas estratégicas donde los órganos del cuerpo contactan con el flujo sanguíneo o el mundo exterior. Por ejemplo, los macrófagos se hallan donde los pulmones reciben el aire exterior y donde las células del hígado se conectan con los vasos sanguíneos. Las células similares de la sangre reciben el nombre de monocitos.

Neutrófilos

Al igual que los macrófagos, los neutrófilos son grandes glóbulos blancos que tragan microbios y otros antígenos y tienen gránulos que contienen enzimas cuya finalidad es destruir los antígenos ingeridos. Sin embargo, a diferencia de los macrófagos, los neutrófilos circulan en la sangre; necesitan un estímulo específico para abandonar ésta y entrar en los tejidos.

Los macrófagos y los neutrófilos suelen trabajar juntos. Los macrófagos inician una respuesta inmune y envían señales para movilizar a los neutrófilos, con el fin de que se unan a ellos en el sector con problemas. Cuando llegan los neutrófilos, digieren a los invasores y así los destruyen. La acumulación de neutrófilos y la muerte y digestión de los microbios forma pus.

Linfocitos

Los linfocitos, las principales células del sistema linfático, son relativamente pequeños comparados con los macrófagos y los neutrófilos. A diferencia de los neutrófilos, que no viven más de 7 a 10 días, los linfocitos pueden vivir durante años o décadas. La mayoría de los linfocitos se divide en tres categorías principales:
• Los **linfocitos B** derivan de una célula (célula madre o precursora) de la médula ósea y maduran hasta convertirse en células plasmáticas, que secretan anticuerpos.
• Los **linfocitos T** se forman cuando las células madres o precursoras migran de la médula ósea hacia el timo, una glándula donde se dividen y maduran. Los linfocitos T aprenden a diferenciar lo propio y lo extraño en el timo. Los linfocitos T maduros abandonan el timo y entran en el sistema linfático, donde funcionan como parte del sistema inmunitario de vigilancia.
• Las **células asesinas naturales**, que son ligeramente más grandes que los linfocitos T y B, reciben ese nombre porque matan ciertos microbios y células cancerosas. El adjetivo "natural" indica que, en cuanto se forman, están preparadas para matar diversos tipos de células, en lugar de requerir la maduración y el proceso educativo que sí necesitan los linfocitos B y T. Las células asesinas naturales tam-

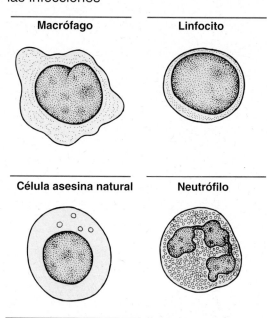

Algunos glóbulos blancos que combaten las infecciones

Macrófago	Linfocito
Célula asesina natural	**Neutrófilo**

bién producen algunas citoquinas, sustancias mensajeras que regulan ciertas funciones de los linfocitos T, los linfocitos B y los macrófagos.

Anticuerpos

Cuando son estimulados por un antígeno, los linfocitos B maduran hasta convertirse en células que forman anticuerpos. Los anticuerpos son proteínas que interactúan con el antígeno que inicialmente estimula los linfocitos B. Los anticuerpos también reciben el nombre de inmunoglobulinas.

Cada molécula de anticuerpo tiene una parte única que se une a un antígeno específico y otra parte cuya estructura determina la clase de anticuerpo. Existen cinco clases de anticuerpos: IgM, IgG, IgA, IgE e IgD.
• La **IgM** (inmunoglobulina M) es el anticuerpo que se produce ante la primera exposición a un antígeno. Por ejemplo, cuando un niño recibe la primera vacuna antitetánica, los anticuerpos antitétanos de clase IgM se producen de 10 a 14 días más tarde (respuesta de anticuerpos primaria). La IgM abunda en la sangre, pero normalmente no está presente en los órganos o los tejidos.
• La **IgG**, el tipo de anticuerpo más frecuente, se produce tras varias exposiciones a un antígeno. Por ejemplo, después de recibir una segunda dosis de vacuna antitetánica (de refuerzo), un niño produce

Estructura básica en Y de los anticuerpos

Todas las moléculas de los anticuerpos tienen una estructura básica en forma de Y en la que varias piezas se unen mediante estructuras químicas llamadas enlaces de bisulfuro. Una molécula de anticuerpo se divide en regiones variables y constantes. La región variable determina a qué antígeno se unirá el anticuerpo. La región constante determina la clase de anticuerpo (IgG, IgM, IgD, IgE o IgA).

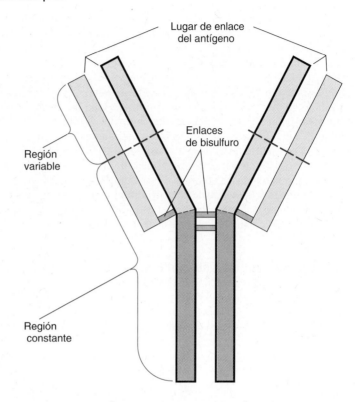

anticuerpos IgG en un lapso de 5 a 7 días. Esta respuesta de anticuerpos secundaria es más veloz y abundante que la respuesta primaria. La IgG se encuentra tanto en la sangre como en los tejidos. Es el único anticuerpo que se transmite de la madre al feto a través de la placenta. La IgG de la madre protege al feto y al recién nacido hasta que el sistema inmunitario del bebé pueda producir sus propios anticuerpos.

• La **IgA** es el anticuerpo que desempeña un importante papel en la defensa del cuerpo cuando se produce una invasión de microorganismos a través de una membrana mucosa (superficies revestidas, como la nariz, los ojos, los pulmones y los intestinos). La IgA se encuentra en la sangre y en algunas secreciones como las del tracto gastrointestinal y la nariz, los ojos, los pulmones y la leche materna.

• La **IgE** es el anticuerpo que produce reacciones alérgicas agudas (inmediatas). En este aspecto, la IgA es la única clase de anticuerpo que aparentemente hace más mal que bien. Sin embargo, puede ser importante a la hora de combatir infecciones parasitarias, muy frecuentes en los países en vías de desarrollo.

• La **IgD** es un anticuerpo presente en muy pequeñas concentraciones en la sangre que circula por el cuerpo. Aún no se comprende completamente su función.

Sistema del complemento

El sistema del complemento abarca más de 18 proteínas. Estas proteínas actúan en cadena, es decir, que una activa la siguiente. El sistema del complemento puede ser activado a través de dos vías diferentes. Una de ellas, llamada vía alternativa, es activada por ciertos productos microbianos o antígenos. La otra vía, llamada clásica, es activada por anticuerpos específicos unidos a sus antígenos (complejos inmunes). El sistema del complemento destruye sustancias extrañas, directamente o en conjunción con otros componentes del sistema inmunitario.

Citoquinas

Las citoquinas funcionan como los mensajeros del sistema inmunitario. Son secretadas por células del sistema inmunitario en respuesta a una estimulación.

Las citoquinas amplifican (o estimulan) algunos aspectos del sistema inmunitario e inhiben (o suprimen) otros. Se han identificado muchas citoquinas y la lista todavía sigue creciendo.

Algunas citoquinas pueden ser inyectadas como parte del tratamiento para ciertas enfermedades. Por ejemplo, el **interferón alfa** es efectivo en el tratamiento de ciertos cánceres, como la leucemia de células peludas. Otra citoquina, el **interferón beta**, puede ayudar a tratar la esclerosis múltiple. Una tercera citoquina, llamada **interleucina-2**, puede ser útil en el tratamiento del melanoma maligno y el cáncer de riñón, a pesar de que su uso tiene efectos adversos. Existe otra citoquina más, llamada **factor estimulante de las colonias de granulocitos**, que estimula la producción de neutrófilos, y puede ser utilizada en pacientes con cáncer que tienen poca cantidad de neutrófilos a causa de la quimioterapia.

Complejo mayor de histocompatibilidad

Todas las células tienen moléculas en su superficie que son únicas para cada persona determinada. Se las conoce con el nombre de moléculas del complejo mayor de histocompatibilidad. A través de ellas, el cuerpo es capaz de distinguir lo propio y lo extraño. Toda célula que muestre moléculas idénticas del complejo mayor de histocompatibilidad es ignorada; y toda célula que muestre moléculas no idénticas del complejo mayor de histocompatibilidad es rechazada.

Existen dos tipos de moléculas del complejo mayor de histocompatibilidad (también llamadas antígenos leucocitarios humanos o HLA): las de clase I y clase II. Las moléculas del complejo mayor de histocompatibilidad de clase I están presentes en todas las células del cuerpo a excepción de los glóbulos rojos. Las moléculas del complejo mayor de histocompatibilidad de clase II están presentes sólo en las superficies de los macrófagos y en los linfocitos B y T que hayan sido estimulados por un antígeno. Las moléculas del complejo mayor de histocompatibilidad de clases I y II de cada persona son únicas. A pesar de que los gemelos idénticos tienen idénticas moléculas de histocompatibilidad, existe una baja probabilidad (una sobre cuatro) de que los gemelos no idénticos tengan moléculas idénticas, mientras que es extraordinariamente baja para dos personas que no son hijas de los mismos padres.

Las células del sistema inmunitario aprenden a diferenciar lo propio de lo extraño en la glándula del timo. Cuando el sistema inmunitario comienza a desarrollarse en el feto, las células madres o precursoras migran hacia el timo, donde se dividen hasta convertirse en linfocitos T. Mientras se desarrolla en la glándula del timo, cualquier linfocito T que reacciona ante las moléculas del complejo mayor de histocompatibilidad del timo es eliminado. A todo linfocito T que tolere el complejo mayor de histocompatibilidad del timo y aprenda a cooperar con las células que expresan las moléculas únicas del complejo mayor de histocompatibilidad del cuerpo se le permite madurar y abandonar el timo.

El resultado es que los linfocitos T maduros toleran las células y los órganos del cuerpo y pueden cooperar con las otras células del cuerpo cuando se las llama a defender a éste. Si los linfocitos T no tolerasen las moléculas del complejo mayor de histocompatibilidad del cuerpo, lo atacarían. Sin embargo, en ocasiones los linfocitos T pierden la capacidad de diferenciar lo propio de lo extraño y, en consecuencia, se desarrollan enfermedades autoinmunes como el lupus eritematoso sistémico (lupus) o la esclerosis múltiple. (• *V. página 846*)

La inmunidad y la respuesta inmune

El sistema inmunitario ha conformado una compleja red de procedimientos que pueden dividirse en dos categorías: inmunidad innata (natural) y aprendida (adquirida).

Todas las personas nacen con **inmunidad innata**. Los componentes del sistema inmunitario que participan de la inmunidad innata (macrófagos, neutrófilos y sistema del complemento) reaccionan de forma similar ante todas las sustancias extrañas, y el reconocimiento de los antígenos no varía de persona a persona.

Como su nombre indica, la **inmunidad aprendida** es adquirida. En el momento de nacer, el sistema inmunitario de una persona aún no se ha enfrentado al mundo exterior ni ha comenzado a desarrollar sus archivos de memoria. El sistema inmunitario aprende a responder a cada nuevo antígeno con el que se enfrenta. En consecuencia, la inmunidad aprendida es específica de los antígenos que la persona encuentra a lo largo de su vida. El rasgo característico de la inmunidad específica es la capacidad de aprender, adaptarse y recordar.

El sistema inmunitario lleva un registro o memoria de cada antígeno que la persona encuentre, ya sea a través de los pulmones (al respirar), el intestino (al comer) o la piel. Ello es posible porque los linfocitos tienen una larga vida. Cuando los linfocitos encuentran un antígeno por segunda vez, su respuesta ante él es enérgica, rápida y específica. Esta respuesta inmune específica explica por qué no se contrae varicela o sarampión más de una vez a lo largo de la vida, así como el motivo por el que las vacunas previenen las enfermedades. Por ejemplo, para evitar la poliomielitis, una persona recibe una vacuna hecha de una forma debilitada del poliovirus. Si posteriormente esa persona resulta expuesta al poliovirus, su sistema inmunitario busca en sus archivos de memoria, encuentra los "datos" de este virus y rápidamente activa las defensas apropiadas. El resultado es que el poliovirus es eliminado por anticuerpos específicos que neutralizan el virus antes de que tenga oportunidad de multiplicarse o de invadir el sistema nervioso.

La inmunidad innata y la inmunidad aprendida no son independientes una de otra. Cada sistema actúa en relación con el otro e influye sobre él, directa o indirectamente, a través de la inducción de citoquinas (mensajeros). Rara vez un estímulo desencadena una única respuesta. Lo que hace es iniciar varias, algunas de las cuales pueden actuar juntas u ocasionalmente competir entre sí. De todos modos las respuestas dependen de los tres principios básicos del reconocimiento, de la movilización y del ataque.

Reconocimiento

Antes de que el sistema inmunitario pueda responder ante un antígeno, debe ser capaz de reconocerlo. Y, en efecto, puede hacerlo a través de un proceso llamado procesamiento de antígenos. Los macrófagos son las mayores células procesadoras de antígenos, pero otras células, incluyendo los linfocitos B, también pueden hacerlo.

Las células procesadoras de antígenos ingieren un antígeno y lo cortan en pequeños fragmentos. A continuación, estos fragmentos se colocan dentro de las moléculas del complejo mayor de histocompatibilidad y son disparados hacia la superficie de la membrana celular. El área del complejo mayor de histocompatibilidad que contiene los fragmentos de antígeno luego se une (adhiere) a una molécula especial de la superficie del linfocito T llamada receptor de célula T. El receptor de célula T está diseñado para encajar (como una llave en una cerradura) en la parte del complejo mayor de histocompatibilidad que transporta un fragmento de antígeno.

Los linfocitos T cuentan con dos grandes subgrupos que difieren en su capacidad de unirse (adherirse) a una de las dos clases de moléculas del complejo mayor de histocompatibilidad. El subgrupo de linfocitos T con una molécula CD8 en su superficie puede unirse a moléculas del complejo mayor de histocompatibilidad de clase I. El subgrupo de linfocitos T con una molécula CD4 en su superficie puede unirse a moléculas del complejo mayor de histocompatibilidad de clase II.

Movilización

Una vez que una célula procesadora de antígenos y un linfocito T han reconocido un antígeno, una serie de hechos inicia la movilización del sistema inmunitario. Cuando una célula procesadora de antígenos ingiere un antígeno, libera citoquinas (por ejemplo, interleucina-1, interleucina-8 o interleucina-12) que actúan sobre otras células. La interleucina-1 moviliza otros linfocitos T; la interleucina-12 estimula las células asesinas naturales para que sean aún más potentes y secreten interferón; la interleucina-8 actúa como una especie de "faro" que guía a los neutrófilos hacia el sitio en el que fue encontrado el antígeno. Este proceso de atracción y reclutamiento de células recibe el nombre de quimiotaxis.

Cuando los linfocitos T son estimulados a través de sus receptores de células T, producen varias citoquinas que ayudan a reclutar otros linfocitos, lo cual amplifica la respuesta inmune. Las citoquinas también pueden activar las defensas inmunes no específicas (innatas). En consecuencia, actúan como un puente entre la inmunidad innata y la aprendida.

Ataque

Gran parte de la maquinaria del sistema inmunitario tiene la finalidad de matar o de eliminar los microbios invasores una vez que han sido reconocidos. Los macrófagos, los neutrófilos y las células asesinas naturales son capaces de eliminar muchos invasores.

Si un invasor no puede ser eliminado por completo, se pueden construir paredes para aprisionarlo. Estas paredes están formadas por células especiales y reciben el nombre de granulomas. La tuberculosis es un ejemplo de una infección que no es completamente eliminada; las bacterias que causan tuberculosis quedan aprisionadas dentro de un granuloma. La mayoría de las personas sanas expuestas a estas bacterias rechaza la infección causada por la tuberculosis, pero algunas bacterias sobreviven indefinidamente, generalmente en el pulmón, rodeadas de un granuloma. Si el sistema inmunitario se debilita (incluso 50 o 60 años más tarde), las paredes de la prisión se desmoronan y las bacterias que causan la tuberculosis comienzan a multiplicarse.

El cuerpo no combate a todos los invasores del mismo modo. Los que permanecen fuera de las células del cuerpo (organismos extracelulares) son relativamente fáciles de combatir; el sistema inmunitario moviliza defensas para facilitar su ingestión por los macrófagos y otras células. Cómo lleva a cabo el sistema inmunitario este procedimiento depende de si los invasores están encapsulados (tienen una gruesa cápsula a su alrededor) o no. Los invasores que llegan al

Cómo los linfocitos T reconocen a los antígenos

Los linfocitos T forman parte del sistema inmunitario de vigilancia. Contribuyen a identificar antígenos, que son sustancias extrañas al cuerpo. Sin embargo, para ser reconocido por un linfocito T, un antígeno debe ser procesado y "presentado" al linfocito de forma tal que éste pueda identificarlo, como se muestra a continuación.
1. Un antígeno que circula por el cuerpo tiene una estructura que un linfocito T no puede reconocer.
2. Una célula procesadora de antígenos, como un macrófago, rodea e ingiere al antígeno.

3. Las enzimas de la célula procesadora de antígenos rompen dicho antígeno hasta reducirlo a fragmentos.
4. Algunos fragmentos de antígeno se unen a moléculas del complejo mayor de histocompatibilidad y son lanzados a la superficie de la membrana celular.
5. Un receptor de células T, localizado en la superficie de un linfocito T, reconoce el fragmento de antígeno unido a una molécula del complejo mayor de histocompatibilidad y se adhiere a él.

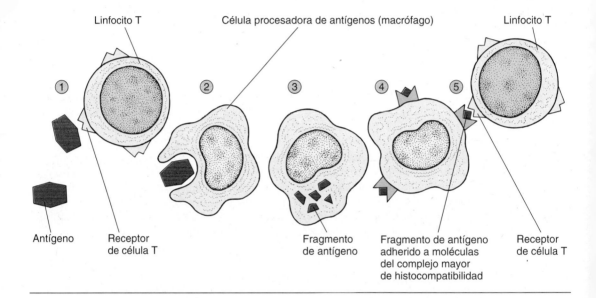

interior de las células (organismos intracelulares), y siguen viables (vivos) y funcionales se combaten de forma completamente diferente.

Organismos extracelulares encapsulados

Algunas bacterias cuentan con una cápsula que resguarda las paredes de sus células e impide que los macrófagos las reconozcan. Un ejemplo común de bacterias encapsuladas son los estreptococos, que causan faringitis estreptocócica. La respuesta inmune consiste en hacer que los linfocitos B produzcan anticuerpos contra la cápsula. Los anticuerpos también neutralizan las toxinas que producen ciertas bacterias.

Una vez creados, se adhieren a las cápsulas. La unidad bacteria-anticuerpo recibe el nombre de **complejo inmune**. El complejo inmune se adhiere a un receptor sobre un macrófago. Esta unión permite que el macrófago ingiera todo el complejo y

que luego se digieran las bacterias allí mismo. Los complejos inmunes también activan la cascada del complemento. La unión de productos de la cascada del complemento y el complejo inmune hace que a los macrófagos les resulte muy fácil identificar los complejos inmunes que debe ingerir.

Organismos extracelulares no encapsulados

Algunas bacterias tienen sólo una pared celular; no tienen cápsula y, en consecuencia, se las considera no encapsuladas. *Escherichia coli*, una causa muy frecuente de intoxicación alimentaria y de infecciones del tracto urinario, es un ejemplo de bacteria no encapsulada.

Cuando las bacterias no encapsuladas invaden el cuerpo, los macrófagos, las células asesinas naturales, las citoquinas y la cascada del complemento se ponen en acción.

Los macrófagos tienen sensores que reconocen las moléculas de la superficie de las bacterias no encapsuladas. Cuando las moléculas y los sensores se unen, la bacteria es rodeada y absorbida por el macrófago en un proceso llamado fagocitosis. La fagocitosis estimula al macrófago a liberar citoquinas que atraen a los neutrófilos. Luego los neutrófilos absorben y matan muchas bacterias más. Algunas de las citoquinas liberadas por los macrófagos activan células asesinas naturales, que luego pueden matar algunas bacterias directamente, o bien ayudan tanto a los neutrófilos como a los macrófagos a matar de forma más eficiente.

Las bacterias no encapsuladas también activan la cascada del complemento. El complemento ayuda a destruir las bacterias y libera un producto que actúa como señal para atraer neutrófilos, que luego destruyen el resto de las bacterias.

Organismos intracelulares

Algunos microorganismos, como las bacterias de la tuberculosis, sobreviven mejor dentro de una célula. Debido a que estos organismos deben entrar en una célula para vivir, no cuentan con ninguna defensa en particular cuando se los ingiere. Una vez ingeridos, estos organismos son secuestrados (encerrados) dentro de la célula en una estructura protectora llamada vesícula o vacuola. Las vesículas pueden fundirse con otras dentro del citoplasma, como las vesículas que reúnen y envuelven las moléculas del complejo mayor de histocompatibilidad de clase II.

A medida que estas vesículas se unen, el complejo mayor de histocompatibilidad recoge algunos fragmentos de las bacterias. Cuando el complejo mayor de histocompatibilidad es trasplantado hacia la superficie celular, contiene estos fragmentos extraños. Las moléculas del complejo mayor de histocompatibilidad son reconocidas por los linfocitos T, que responden al fragmento de antígeno liberando citoquinas. Las citoquinas activan macrófagos. Esta activación deriva en la producción de nuevos elementos químicos dentro de la célula. Estos elementos químicos ahora permiten que el macrófago mate los organismos que se encuentran dentro de la célula.

Algunas citoquinas favorecen la producción de anticuerpos. Los anticuerpos participan activamente en la defensa contra organismos localizados fuera de la célula; pero son ineficaces contra las infecciones que se producen dentro de ésta.

Los virus son un ejemplo de otro organismo que debe entrar en una célula para poder sobrevivir. Sin embargo, los virus son procesados no en vesículas sino en estructuras especiales llamadas proteoso-mas. Los proteosomas rompen el virus en fragmentos que son transportados hacia otra estructura, dentro de la célula, llamada retículo endoplasmático (la fábrica celular en la que se producen proteínas). Las moléculas del complejo mayor de histocompatibilidad de clase I también se reúnen dentro del retículo endoplasmático rugoso. Mientras se produce esta reunión, las moléculas recogen fragmentos de virus que llevan consigo cuando son lanzadas hacia la superficie celular.

Ciertos linfocitos T reconocen las moléculas de clase I, que ahora contienen fragmentos de virus, y se unen a ellas. Cuando la conexión se completa, una señal enviada a través de la membrana celular desencadena la activación de linfocitos T antígeno-específicos, la mayoría de los cuales se convierten luego en células T asesinas. A diferencia de las células asesinas naturales, no obstante, las células T asesinas sólo matan las células infectadas con el virus en particular que ha estimulado su activación. Por ejemplo, las células T asesinas ayudan a combatir el virus de la gripe. La razón por la cual la mayoría de las personas necesitan de 7 a 10 días para recuperarse de la gripe es porque éste es el tiempo que lleva generar células T asesinas especialmente diseñadas para combatir el virus que produce dicha enfermedad.

Reacciones autoinmunes

En ocasiones el sistema inmunitario no funciona correctamente, interpreta que los tejidos del cuerpo son extraños y, en consecuencia, los ataca, provocando una reacción autoinmune. Las reacciones autoinmunes pueden desencadenarse de varias maneras:

• Una sustancia corporal que por lo común queda estrictamente restringida a un área específica (y en consecuencia escondida del sistema inmunitario) es liberada en la circulación general. Por ejemplo, el fluido del globo ocular normalmente se limita a las cámaras del ojo. Si un golpe en el ojo libera este fluido al flujo sanguíneo, el sistema inmunitario puede reaccionar contra él.

• Una sustancia corporal normal es alterada. Por ejemplo los virus, los medicamentos, la luz solar o la radiación pueden cambiar la estructura de una proteína hasta el punto de hacerla parecer extraña.

• El sistema inmunitario responde a una sustancia extraña que tiene una apariencia similar a una sustancia natural del cuerpo e involuntariamente ataca tanto las sustancias del cuerpo como las extrañas.

• Algo funciona mal en las células que controlan la producción de anticuerpos. Por ejemplo, los linfocitos B cancerosos pueden producir anticuerpos anormales que atacan a los glóbulos rojos.

Los resultados de una reacción autoinmune varían. Es frecuente que la persona tenga fiebre. Varios tejidos pueden resultar destruidos, como vasos sanguíneos, cartílago y piel. Virtualmente todos los órganos pueden ser atacados por el sistema inmunitario, incluyendo los riñones, los pulmones, el corazón y el cerebro. La inflamación y el daño que se produce en los tejidos pueden causar insuficiencia renal, problemas respiratorios, funciona-miento cardíaco anormal, dolor, deformación, delirio y muerte.

Un gran número de trastornos casi con certeza tienen un origen autoinmune, incluyendo el lupus (lupus eritematoso sistémico), la miastenia grave, la enfermedad de Graves, la tiroiditis de Hashimoto, el pénfigo, la artritis reumatoide, la esclerodermia, el síndrome de Sjögren y la anemia perniciosa.

CAPÍTULO 168

Trastornos debidos a inmunodeficiencia

Los trastornos debidos a inmunodeficiencia son un grupo de enfermedades diversas en las que el sistema inmunitario no funciona de forma adecuada, y en consecuencia las infecciones son más frecuentes, recurren con más frecuencia, por lo general son graves y duran más de lo habitual.

Las infecciones frecuentes y graves (tengan lugar en un recién nacido, un niño o un adulto) que no responden inmediatamente a los antibióticos sugieren la existencia de un problema en el sistema inmunitario. Algunos problemas del sistema inmunitario también derivan en cánceres raros o infecciones inusuales por virus, hongos y bacterias.

Causas

La inmunodeficiencia puede estar presente desde el nacimiento **(inmunodeficiencia congénita)** o puede desarrollarse con el paso de los años. Los trastornos de inmunodeficiencia presentes desde el momento del nacimiento suelen ser hereditarios. A pesar de no ser muy frecuentes, se conocen más de 70 trastornos de inmunodeficiencia hereditarios diferentes. En algunos de ellos, el número de glóbulos blancos disminuye; en otros, el número es normal, pero los glóbulos blancos funcionan mal. En un tercer grupo, los glóbulos blancos no resultan afectados, pero otros componentes del sistema inmunitario son anormales o faltan.

La inmunodeficiencia que se produce a una edad más avanzada **(inmunodeficiencia adquirida)** suele estar causada por una enfermedad. La inmunodeficiencia adquirida es mucho más frecuente que la inmunodeficiencia congénita. Algunas enfermedades causan sólo un deterioro menor del sistema inmunitario, mientras que otras pueden destruir la capacidad del cuerpo para combatir la infección. La infección causada por el virus de inmunodeficiencia humana (VIH), que deriva en el síndrome de inmunodeficiencia adquirida (SIDA), es muy conocida. *(• V. página 957)* El virus ataca y destruye los glóbulos blancos que normalmente combaten las infecciones víricas y fúngicas. Sin embargo, muchas enfermedades distintas pueden debilitar el sistema inmunitario. De hecho, casi toda enfermedad grave prolongada afecta al sistema inmunitario en cierta medida.

Las personas que padecen problemas en el bazo tienen cierto grado de inmunodeficiencia. El bazo no sólo ayuda a atrapar y destruir bacterias y otros organismos infecciosos que entran en el flujo sanguíneo, sino que también es uno de los centros del cuerpo donde se producen anticuerpos. El sistema inmunitario resulta afectado si el bazo es extirpado o si es destruido por una enfermedad, como la drepanocitosis. Las personas que no tienen bazo, especialmente si son niños, son particularmente susceptibles a ciertas infecciones bacterianas, como las causadas por *Hemophilus influenzae*, *Escherichia coli* y *Streptococcus*. Los niños que no tienen bazo deberían recibir vacunas neumocócicas y meningocócicas además de las vacunas que habitualmente se aplican en la infancia. Los niños pequeños que no tienen bazo toman antibióticos continuamente durante al menos los cinco primeros años de su vida. Toda persona aquejada de una deficiencia en el bazo debería tomar antibióticos al primer signo de una infección con fiebre.

La desnutrición también puede afectar gravemente al sistema inmunitario. La desnutrición puede suponer una deficiencia de todos los nutrientes, o bien de proteínas y ciertas vitaminas y minerales (especialmente vitamina A, hierro y zinc). Cuando la desnutrición resulta en un peso corporal menor al 80 por ciento del peso ideal, habitualmente el sistema inmunitario está afectado. Cuando el peso se reduce a menos del 70 por ciento del ideal, el sistema inmunitario está habitualmente gravemente afectado. Las infecciones, que son frecuentes en las personas con sistemas inmunes debilitados, eliminan el apetito y aumentan las demandas metabólicas del cuerpo, lo que produce un círculo vicioso de desnutrición cada vez más grave.

Hasta qué punto resulta afectado el sistema inmunitario depende del grado y de la duración de la desnutrición y de la presencia o ausencia de una enfermedad subyacente, como el cáncer. Cuando se recupera un buen estado de nutrición, el sistema inmunitario vuelve rápidamente a la normalidad.

Síntomas

En un año, la mayoría de los niños sanos contraen un promedio de seis o más infecciones poco importantes en el tracto respiratorio, en particular cuando están en contacto con otros niños. Por el contrario, los niños con inmunidad deficiente contraen infecciones bacterianas graves que persisten, recurren o producen complicaciones. Por ejemplo, estos niños suelen presentar infecciones de senos, infecciones crónicas de oído y bronquitis crónica tras un dolor de garganta o un resfriado. La bronquitis puede derivar en pulmonía.

La piel y las membranas mucosas que recubren la boca, los ojos y los genitales son susceptibles de infectarse. Una infección fúngica de la boca, junto con las llagas de la boca (úlceras) y la inflamación de las encías, pueden ser un primer signo de inmunidad debilitada. La inflamación ocular (conjuntivitis), la pérdida de cabello, el eccema grave y la presencia de zonas de grandes capilares rotos bajo la piel también son signos de un posible trastorno por inmunodeficiencia. Las infecciones del tracto gastrointestinal pueden producir diarrea, gran cantidad de gases y pérdida de peso.

Diagnóstico

Al principio puede resultar difícil diagnosticar un problema hereditario del sistema inmunitario. Cuando en repetidas ocasiones se producen infecciones graves o raras, tanto en los niños como en los adultos, el médico puede sospechar que se trata de un trastorno de inmunodeficiencia. Como los trastornos de inmunodeficiencia en los niños pequeños suelen ser hereditarios, la presencia de infecciones recurrentes en otros niños de la familia es una clave importante. Las infecciones con organismos comunes que normalmente no hacen enfermar a las personas,

---

Algunas causas de inmunodeficiencia adquirida

Enfermedades hereditarias y metabólicas
- Diabetes
- Síndrome de Down
- Insuficiencia renal
- Desnutrición
- Anemia drepanocítica

Sustancias químicas y tratamientos que inhiben el sistema inmunitario
- Quimioterapia contra el cáncer
- Corticosteroides
- Medicamentos inmunosupresores
- Radioterapia

Infecciones
- Varicela
- Infección por citomegalovirus
- Rubéola (rubéola congénita)
- Infección por el virus de inmunodeficiencia humana (SIDA)
- Mononucleosis infecciosa
- Sarampión
- Infección bacteriana grave
- Infección fúngica grave
- Tuberculosis grave

Enfermedades de la sangre y cáncer
- Agranulocitosis
- Todos los cánceres
- Anemia aplásica
- Histiocitosis
- Leucemia
- Linfoma
- Mielofibrosis
- Mieloma

Cirugía y traumas
- Quemaduras
- Extirpación del bazo

Otras causas
- Cirrosis alcohólica
- Hepatitis crónica
- Envejecimiento normal
- Sarcoidosis
- Lupus eritematoso sistémico

---

como *Pneumocystis* o citomegalovirus, sugieren un problema en el sistema inmunitario.

En los niños mayores y en los adultos, el médico revisa el historial clínico para determinar si un medica-

Signos de infección crónica

- Aspecto pálido y delgado.
- Erupción cutánea.
- Pústulas.
- Eccema.
- Vasos sanguíneos rotos.
- Pérdida de cabello.
- Manchas de color púrpura.
- Enrojecimiento del revestimiento del ojo (conjuntivitis).
- Agrandamiento de los ganglios linfáticos, como los del cuello, las axilas y la ingle.
- Tímpanos cicatrizados y perforados.
- Fosas nasales con costras (por la destilación nasal).
- Hígado y bazo agrandados.
- En los bebés, enrojecimiento alrededor del ano causado por la diarrea crónica.

mento, la exposición a alguna sustancia tóxica, una cirugía previa (como una amigdalectomía o adenoidectomía) u otro trastorno, pueden haber sido la causa. El historial sexual también es importante, ya que la infección por el virus de inmunodeficiencia humana (VIH), una causa frecuente de disfunción inmune en los adultos, suele contraerse a través del contacto sexual. Los recién nacidos pueden estar infectados por el VIH si la madre también lo está; los niños de más edad pueden infectarse si sufren abusos sexuales.

El tipo de infección indica al médico qué tipo de inmunodeficiencia es la que afecta a la persona. Por ejemplo, cuando las infecciones están causadas por ciertas bacterias como el *Streptococcus*, es probable que el problema radique en que los linfocitos B no producen suficientes anticuerpos. Las infecciones graves causadas por virus, hongos y organismos raros como *Pneumocystis* generalmente derivan de problemas con los linfocitos T. Las infecciones por las bacterias *Staphylococcus* y *Escherichia coli* suelen indicar que los glóbulos blancos fagocíticos (células que matan e ingieren microorganismos invasores) no se desplazan correctamente o bien no pueden destruir los gérmenes invasores. Las infecciones producidas por la bacteria *Neisseria* suelen indicar problemas en el sistema del complemento, un grupo de proteínas de la sangre que ayudan al cuerpo a eliminar la infección.

La edad a la que comienzan los problemas también es importante. Las infecciones en los bebés menores de 6 meses de edad suelen indicar anomalías en los linfocitos T; las infecciones en los niños de más edad indican por lo general que existen problemas con la producción de anticuerpos y linfocitos B. La inmunodeficiencia que comienza en la edad adulta rara vez es hereditaria; una causa mucho más probable son el SIDA u otras enfermedades como la diabetes, la desnutrición, la insuficiencia renal y el cáncer.

Para definir la naturaleza exacta del trastorno de inmunodeficiencia es necesario realizar pruebas de laboratorio, generalmente de la sangre. En primer lugar el médico determina el número total de glóbulos blancos y el número de ciertos tipos específicos de glóbulos blancos. Los glóbulos blancos se examinan al microscopio para detectar anomalías en su aspecto. Se comprueban las concentraciones de anticuerpos (inmunoglobulina), así como el número de glóbulos rojos y plaquetas. También se pueden cuantificar los niveles de complemento.

Si alguno de los resultados es anormal, se realizan pruebas adicionales. Por ejemplo, si el número de linfocitos (un tipo de glóbulo blanco) es bajo, el médico puede cuantificar las concentraciones de linfocitos T y de linfocitos B. Los análisis de laboratorio incluso pueden determinar qué tipo de linfocito T o B es el afectado. En el SIDA, por ejemplo, el número de linfocitos T CD4 es menor en comparación con el número de linfocitos T CD8.

Otro análisis de laboratorio ayuda a determinar si los glóbulos blancos están funcionando con normalidad, al medir su capacidad para crecer y dividirse en respuesta a ciertos estímulos químicos llamados mitógenos. También es posible analizar su capacidad para destruir células y organismos extraños.

La función de los linfocitos T puede ser analizada a través de una prueba de la piel en la que se comprueba la capacidad de reacción del cuerpo ante sustancias extrañas. En esta prueba se inyectan bajo la piel pequeñas cantidades de proteína provenientes de organismos infecciosos comunes como las levaduras. Normalmente el cuerpo reacciona enviando linfocitos T a la zona, que se inflama ligeramente, se enrojece y adquiere más temperatura. Esta prueba no se realiza hasta que el niño tenga dos años de vida.

Prevención y tratamiento

Algunas de las enfermedades que debilitan el sistema inmunitario con el paso de los años pueden evitarse o bien recibir tratamiento. Por ejemplo, el estricto control de las concentraciones de azúcar en sangre en los diabéticos ayuda a mejorar la capacidad de los glóbulos blancos para evitar infecciones. Si un determinado cáncer recibe el tratamiento adecuado probablemente se recupere el funcionamiento del sistema inmunitario. La práctica del sexo con medidas de seguridad evita la propagación del VIH (el virus que provoca el SIDA). El cuidado de la dieta puede evitar los trastornos inmunes que derivan de la desnutrición.

Las personas que padecen trastornos de inmunodeficiencia deberían mantener una excelente nutrición, tener una buena higiene personal, evitar comer alimentos medio crudos y estar en contacto con personas aquejadas de enfermedades infecciosas. Algunas personas deben beber sólo agua mineral. Deben evitar fumar, inhalar humo de cigarrillo de otras personas y consumir drogas ilegales. El estricto cuidado dental ayuda a evitar infecciones en la boca. Se vacuna a los que son capaces de producir anticuerpos, pero a las personas con deficiencia de linfocitos B o linfocitos T sólo se les aplican vacunas de bacterias y virus muertos y no vacunas vivas (como la vacuna oral contra la poliomielitis, la vacuna contra el sarampión, la parotiditis y la rubéola y la vacuna del BCG).

Ante el primer signo de infección se administran antibióticos. Una infección que empeora rápidamente necesita atención médica inmediata. Algunas personas, en particular las afectadas por el síndrome de Wiskott-Aldrich y las que carecen de bazo, toman antibióticos de forma preventiva como medida profiláctica antes de que surjan las infecciones. Para evitar la pulmonía suele administrarse trimetoprim-sulfametoxazol.

Los fármacos que estimulan el sistema inmunitario, como levamisol, inosiplex y las hormonas tímicas, no han dado buenos resultados en el tratamiento de personas con glóbulos blancos escasos o de funcionamiento deficiente. Las bajas concentraciones de anticuerpos pueden incrementarse mediante infusiones o inyecciones de inmunoglobulinas, generalmente administradas una vez al mes. Las inyecciones de interferón gamma resultan útiles en el tratamiento de la enfermedad granulomatosa crónica.

Algunos procedimientos experimentales, como un trasplante de células tímicas fetales y células hepáticas fetales, ocasionalmente han dado buenos resultados, en particular en las personas afectadas por la anomalía de DiGeorge. En la enfermedad de inmunodeficiencia combinada grave con deficiencia de adenosina desaminasa, a veces es posible realizar una reposición de enzimas. La terapia génica promete dar buenos resultados en esta y en algunas otras enfermedades congénitas por inmunodeficiencia en las que el defecto congénito ha sido identificado.

El trasplante de médula ósea en ciertos casos consigue corregir un defecto congénito grave del sistema inmunitario. Este procedimiento generalmente queda reservado a los trastornos más graves, como una inmunodeficiencia combinada grave.

La mayoría de las personas con glóbulos blancos anormales no recibe transfusiones sanguíneas a menos que la sangre del donante primero haya sido irradiada, puesto que los glóbulos blancos de la sangre del donante pueden atacar a los de la sangre del receptor, creando una enfermedad grave que puede llegar a ser mortal (enfermedad del injerto contra el huésped). (• *V. página 771*)

Las personas pertenecientes a familias portadoras de genes de inmunodeficiencias hereditarias deben buscar asesoramiento profesional para evitar tener hijos con el mismo trastorno. La agammaglobulinemia, el síndrome de Wiskott-Aldrich, la enfermedad de inmunodeficiencia combinada grave y la enfermedad granulomatosa crónica son algunos de los trastornos que pueden ser diagnosticados en el feto tomando una muestra de líquido amniótico o sangre fetal. Para varias de estas enfermedades, los padres o hermanos pueden ser sometidos a análisis para determinar si son portadores del gen defectuoso.

Agammaglobulinemia ligada al cromosoma X

La agammaglobulinemia ligada al cromosoma X (agammaglobulinemia de Bruton), que afecta sólo a los niños, se debe a la existencia de un reducido número (o ausencia) de linfocitos B y muy bajas concentraciones de anticuerpos debido a un defecto en el cromosoma X. Los niños afectados de agammaglobulinemia ligada al cromosoma X contraen infecciones en los pulmones, los senos paranasales y los huesos, generalmente a partir de bacterias como *Hemophilus* y *Streptococcus*, además de algunas inusuales infecciones víricas en el cerebro. Sin embargo, las infecciones no ocurren generalmente hasta los seis meses de vida porque los anticuerpos protectores de la madre permanecen en el flujo sanguíneo del bebé hasta ese momento. Los niños con agammaglobulinemia ligada al cromosoma X pueden contraer poliomielitis si se les aplica la vacuna antipoliomielítica (una vacuna oral). También pueden padecer artritis.

Estas personas deben recibir inyecciones o infusiones de inmunoglobulinas durante toda su vida para así disponer de anticuerpos y de esta forma evitar las infecciones. Los antibióticos son necesarios en cuanto se produce una infección bacteriana. A pesar de estas medidas, muchos niños con agammaglobulinemia ligada al cromosoma X desarrollan una infección crónica de senos paranasales y pulmones y tienden a padecer cáncer.

Inmunodeficiencia variable común

La inmunodeficiencia variable común, que se produce en individuos del sexo masculino y femenino de cualquier edad, pero que generalmente no se desarrolla hasta los 10 o 20 años, se caracteriza por la producción de muy bajas concentraciones de anticuerpos, a pesar de que los valores de linfocitos B sean normales. Los linfocitos T funcionan normalmente en algunas personas, pero en otras no.

Suelen producirse trastornos autoinmunes, como un fallo de las glándulas suprarrenales (enfermedad de Addison), tiroiditis y artritis reumatoide. (• *V. página 846*) Es frecuente que la persona afectada tienda a sufrir diarrea y que los alimentos que ingiere no sean bien absorbidos por el tracto gastrointestinal. Estas personas reciben inyecciones o infusiones intravenosas de inmunoglobulinas durante toda su vida y antibióticos cuando se produce una infección.

Deficiencia selectiva de anticuerpos

En la deficiencia selectiva de anticuerpos, la concentración total de anticuerpos es normal, pero existe una deficiencia en una clase específica de anticuerpos. La deficiencia más frecuente es la de la inmunoglobulina A (IgA). La deficiencia selectiva de IgA afecta a toda la familia en algunos casos, pero casi siempre ocurre sin causa aparente. Este trastorno también puede producirse por usar fenitoína, un fármaco para evitar los ataques epilépticos.

La mayoría de las personas con deficiencia selectiva de IgA no tiene casi ningún problema o ningún problema aparente, pero otras pueden desarrollar infecciones respiratorias crónicas y alergias. Algunas personas con deficiencia de IgA producen anticuerpos anti-IgA si reciben transfusiones de sangre, plasma o inmunoglobulina que contengan IgA, lo que les puede producir una grave reacción alérgica la siguiente vez que reciban una dosis de plasma o de inmunoglobulina. Llevar siempre una identificación de alerta médica permite que se tomen precauciones contra estas reacciones. Por lo general no se necesita tratamiento para la deficiencia de IgA. Cuando se producen infecciones repetidas se administran antibióticos.

Inmunodeficiencia combinada grave

La inmunodeficiencia combinada grave es el más serio de los trastornos de inmunodeficiencia. En esta enfermedad hay una deficiencia de linfocitos B y de anticuerpos, a veces también hay una deficiencia de linfocitos T o simplemente no funcionan, por lo que las personas aquejadas son incapaces de combatir adecuadamente las infecciones. La inmunodeficiencia combinada grave se produce a raíz de varios defectos diferentes del sistema inmunitario, incluyendo la deficiencia de la enzima adenosina desaminasa. Muchos bebés afectados de inmunodeficiencia combinada grave primero contraen pulmonía y muguet bucal (una infección fúngica de la boca); a los tres meses de edad suelen tener diarrea. También pueden padecer infecciones más graves, como neumonía causada por *Pneumocystis*. Si no reciben tratamiento, estos niños suelen morir antes de los dos años de vida. Los antibióticos y las inmunoglobulinas son beneficiosos, pero no curativos. El mejor tratamiento es un trasplante de médula ósea o de sangre de cordón umbilical.

Síndrome de Wiskott-Aldrich

El síndrome de Wiskott-Aldrich afecta sólo a los niños y causa eccema, un bajo recuento de plaquetas y una deficiencia combinada de linfocitos B y T que genera repetidas infecciones. Como el número de plaquetas es bajo, el primer síntoma puede ser un problema hemorrágico, como la diarrea con sangre. La deficiencia de linfocitos B y T hace que los niños sean susceptibles a las infecciones causadas por bacterias, virus y hongos. Las infecciones del tracto respiratorio son frecuentes. Los niños que sobreviven después de los 10 años de vida probablemente desarrollen cánceres como linfoma y leucemia.

La extirpación quirúrgica del bazo suele contribuir a aliviar los problemas hemorrágicos, porque las personas afectadas del síndrome de Wiskott-Aldrich tienen poca cantidad de plaquetas y éstas son destruidas en el bazo. (• *V. página 815*) Los antibióticos y las infusiones de inmunoglobulinas pueden ser beneficiosas, pero un trasplante de médula ósea es el recurso terapéutico con mejores posibilidades.

Ataxia-telangiectasia

La ataxia-telangiectasia es una enfermedad hereditaria que afecta tanto al sistema nervioso como al inmune. Las anomalías en el cerebelo, una parte del cerebro que controla la coordinación, producen la aparición de movimientos incoordinados (ataxia). Dichos movimientos anormales suelen aparecer cuando el niño comienza a andar, pero pueden retrasarse hasta los 4 años. Se producen dificultades en el habla, debilidad muscular y, a veces, retraso mental. Las telangiectasias, dilataciones de los capilares, son muy evidentes en la piel y los ojos y se desarrollan entre 1 y 6 años de edad, y por lo general es más llamativo en los ojos, las orejas, los lados de la nariz y los brazos.

Con frecuencia se producen infecciones bronquiales, pulmonía e infecciones de senos, que pueden derivar en problemas pulmonares crónicos. Los trastornos del sistema endocrino pueden ocasionar testículos pequeños, infertilidad y diabetes. Muchos niños con ataxia-telangiectasia tienen cáncer, en especial leucemia, tumores cerebrales y cáncer de estómago.

Los antibióticos y las inyecciones o infusiones de inmunoglobulinas, en cierto modo ayudan a prevenir las infecciones, pero no curan los problemas neurológicos. La ataxia-telangiectasia generalmente avanza hasta causar debilidad muscular progresiva, parálisis, demencia y la muerte.

Síndrome de hiper-IgE

El síndrome de hiper-IgE, también llamado síndrome de Job-Buckley, es un trastorno de inmunodeficiencia caracterizado por concentraciones muy altas de anticuerpos IgE y repetidas infecciones por la bacteria *Staphylococcus*. Las infecciones pueden afectar a la piel, los pulmones, las articulaciones u otros órganos. Muchas personas afectadas por este síndrome tienen huesos débiles y, en consecuencia, sufren fracturas recurrentes. Algunas presentan signos de alergia, como eccema, congestión nasal y asma. El tratamiento consiste en tomar antibióticos continuamente o bien de forma intermitente para combatir las infecciones estafilocócicas. El antibiótico trimetoprim-sulfametoxazol suele ser utilizado como medida preventiva.

Enfermedad granulomatosa crónica

La enfermedad granulomatosa crónica, que afecta principalmente a los niños, se produce debido a un defecto hereditario en los glóbulos blancos que destruye su capacidad de matar ciertas bacterias y hongos. Los glóbulos blancos no producen peróxido de hidrógeno, superóxido y otras sustancias que ayudan a combatir estas infecciones. Los síntomas de la enfermedad suelen aparecer en la infancia pero pueden no comenzar hasta el inicio de la adolescencia. Se producen infecciones crónicas en la piel, los pulmones, los ganglios linfáticos, la boca, la nariz y los intestinos. Pueden formarse abscesos alrededor del ano así como en los huesos y el cerebro. Los ganglios linfáticos

tienden a agrandarse y reventarse, el hígado y el bazo también aumentan de tamaño y es posible que el niño tenga un crecimiento lento. Los antibióticos ayudan a tratar las infecciones. Se ha demostrado que las inyecciones semanales de interferón gamma disminuyen las infecciones. El trasplante de médula ósea ha curado la enfermedad sólo en unos pocos casos.

Hipogammaglobulinemia transitoria de la infancia

En la hipogammaglobulinemia transitoria de la infancia, los bebés pueden presentar bajas concentraciones de anticuerpos a partir de los 3 y los 6 meses de vida. La enfermedad es más frecuente en los bebés prematuros, ya que reciben menos anticuerpos maternos durante la gestación. No se trata de un trastorno hereditario y afecta a las niñas y a los niños por igual. Por lo general dura de 6 a 18 meses. Como la mayoría de los bebés produce algunos anticuerpos y no presenta problemas con las infecciones, no necesitan tratamiento.

Sin embargo, algunos bebés con hipogammaglobulinemia transitoria (en particular los nacidos prematuramente) contraen infecciones con bastante frecuencia. El tratamiento con inmunoglobulinas es muy efectivo en la prevención de las infecciones y en contribuir en el tratamiento y, por lo general, se administran durante 3 a 6 meses. Se recurre a los antibióticos cuando es necesario.

Anomalía de DiGeorge

La anomalía de DiGeorge se produce debido a un desarrollo anormal del feto. Esta enfermedad no suele ser hereditaria y puede afectar tanto a los niños como a las niñas. Los niños nacidos con esta enfermedad no poseen la glándula del timo, extremadamente importante para el desarrollo normal de linfocitos T. Sin linfocitos T no pueden combatir bien las infecciones. Las infecciones recurrentes comienzan apenas después del nacimiento y el grado de deficiencia del sistema inmunitario varía considerablemente. En ocasiones el defecto es sólo parcial, y la función de los linfocitos T mejora por sí sola.

Los niños con la anomalía de DiGeorge generalmente tienen problemas cardíacos y rasgos faciales inusuales, como orejas de implantación baja, una mandíbula pequeña y hundida y ojos muy separados. Debido a que tampoco tienen glándulas paratiroides, sus concentraciones de calcio son bajas y suelen tener convulsiones poco después de nacer.

El trasplante de médula ósea puede ayudar a los niños con inmunodeficiencia grave. Trasplantar la

Trastornos de inmunodeficiencia congénitos

Trastornos en los que las concentraciones de anticuerpos son bajas
• Inmunodeficiencia común variable.
• Deficiencia selectiva de anticuerpos (por ejemplo, deficiencia de IgA).
• Hipogammaglobulinemia transitoria de la infancia.
• Agammaglobulinemia ligada al cromosoma X.

Trastornos en los que el funcionamiento de los glóbulos blancos es deficiente
Problemas con los linfocitos T
• Candidiasis mucocutánea crónica.
• Anomalía de DiGeorge.
Problemas con los linfocitos T y los linfocitos B
• Ataxia-telangiectasia.
• Inmunodeficiencia combinada grave.
• Síndrome de Wiskott-Aldrich.
• Síndrome linfoproliferativo ligado al cromosoma X.

Trastornos en los que la función "asesina" de los glóbulos blancos es anormal
• Síndrome de Chédiak-Higashi.
• Enfermedad granulomatosa crónica.
• Deficiencia leucocitaria de glucosa-6-fosfato deshidrogenasa.
• Deficiencia de mieloperoxidasa.

Trastornos en los que el movimiento de los glóbulos blancos es anormal
• Hiperimmunoglobulinemia E.
• Defecto de adhesión leucocitaria.

Trastornos en los que el sistema del complemento es anormal
• Deficiencia del componente 3 (C3) del complemento.
• Deficiencia del componente 6 (C6) del complemento.
• Deficiencia del componente 7 (C7) del complemento.
• Deficiencia del componente 8 (C8) del complemento.

---

glándula del timo de un recién nacido o un feto (fruto de un aborto espontáneo o inducido) a un niño con la anomalía de DiGeorge puede también resultar de gran ayuda. En ocasiones los problemas cardíacos son peores que los inmunológicos y pueden requerir cirugía para evitar una grave insuficiencia cardíaca o la muerte. También es importante tratar las bajas concentraciones de calcio.

Candidiasis mucocutánea crónica

La candidiasis mucocutánea crónica se produce por el mal funcionamiento de los glóbulos blancos, que permiten que se produzcan infecciones con el hongo *Candida* y persistan tanto en los niños pequeños como en los adultos jóvenes. El hongo puede causar infecciones bucales (muguet), así como infecciones del cuero cabelludo, la piel y las uñas. La candidiasis mucocutánea crónica es algo más frecuente en las niñas que en los niños y su gravedad varía mucho. Algunas personas contraen hepatitis y una enfermedad pulmonar crónica. Muchas tienen problemas endocrinos, como glándulas paratiroides poco activas.

Las infecciones internas por *Candida* son poco frecuentes. Por lo general, las infecciones pueden ser tratadas con el fármaco antimicótico nistatina o el clotrimazol. Las infecciones más graves requieren un antimicótico mucho más poderoso, como el ketoconazol oral o la anfotericina B intravenosa. A pesar de que la enfermedad generalmente es incurable, el trasplante de médula ósea ha tenido éxito en un único caso.

CAPÍTULO 169

Reacciones alérgicas

Las reacciones alérgicas, también llamadas **reacciones de hipersensibilidad**, son reacciones del sistema inmunitario en las que el tejido corporal normal resulta lesionado. El mecanismo por el cual el sistema inmunitario defiende al cuerpo es similar al que produce una reacción de hipersensibilidad que puede dañarlo. En consecuencia, los anticuerpos, los linfocitos y otras células, que son componentes protectores del sistema inmunitario, (*• V. página 839*) participan en las reacciones alérgicas tanto como en las reacciones a las transfusiones sanguíneas, la enfermedad autoinmune y el rechazo de un órgano trasplantado.

Cuando la gente habla de una *reacción alérgica*, está haciendo referencia a las reacciones que involucran a los anticuerpos de clase inmunoglobulina E (IgE). Los anticuerpos IgE se unen a células especiales, como los basófilos de la circulación y las células cebadas de los tejidos. Cuando los anticuerpos IgE que están unidos a esas células encuentran antígenos, en este caso llamados **alergenos**, las células se ven obligadas a liberar productos químicos que lesionan los tejidos circundantes. Un alergeno puede ser cualquier cosa (una partícula de polvo, el polen de una planta, un medicamento o un alimento) que actúe como antígeno para estimular una respuesta inmune.

En ocasiones se usa el término *enfermedad atópica* para describir un grupo de enfermedades, frecuentemente hereditarias, que están mediadas por la IgE, como la rinitis alérgica y el asma alérgica. Las enfermedades atópicas se manifiestan por su tendencia a producir anticuerpos de IgE ante inhalantes inofensivos, como el polen, el moho, la caspa de los animales y las partículas de polvo. El eccema (dermatitis atópica) también es una enfermedad atópica, a pesar de que en este trastorno el papel de los anticuerpos de IgE es menos claro. (• *V. página 991*) Sin embargo, una persona con una enfermedad atópica no corre riesgos mayores que otras personas de desarrollar anticuerpos IgE ante alergenos inyectados, como medicamentos o venenos de insectos.

Las reacciones alérgicas pueden ser leves o graves. La mayoría de ellas consiste sólo en la molestia que causa el lagrimeo y el picor en los ojos, además de algunos estornudos. En el extremo opuesto, las reacciones alérgicas pueden poner en peligro la vida si causan una repentina dificultad respiratoria, un mal funcionamiento del corazón y un acusado descenso de la presión arterial, que puede acabar en shock. Este tipo de reacción, llamada **anafilaxia**, puede afectar a las personas sensibles en distintas situaciones, como poco después de comer ciertos alimentos, tras la toma de determinados medicamentos o por la picadura de una abeja.

Diagnóstico

Como cada reacción alérgica es desencadenada por un alergeno específico, el principal objetivo del diagnóstico es identificar ese alergeno. El alergeno puede ser una planta estacional o el producto de una planta, como el polen de la hierba o la ambrosía, o una sustancia como la caspa del gato, ciertos medicamentos o algún alimento en particular. El alergeno puede causar una reacción alérgica cuando se deposita sobre la piel o entra en un ojo, es inhalado, ingerido o inyec-

tado. Con frecuencia, el alergeno puede ser identificado a través de un cuidadoso trabajo de investigación llevado a cabo tanto por el médico como por el paciente.

Existen pruebas que pueden ayudar a determinar si los síntomas están relacionados con la alergia y a identificar el alergeno implicado. Una muestra de sangre puede mostrar muchos eosinófilos, un tipo de glóbulo blanco cuyo número suele incrementarse durante las reacciones alérgicas. La prueba cutánea RAST (radioalergoabsorbente) mide las concentraciones en sangre de anticuerpos IgE específicos de un determinado alergeno, lo cual puede ayudar a diagnosticar una reacción alérgica en la piel, rinitis alérgica estacional o asma alérgica.

Las pruebas cutáneas son más útiles para identificar alergenos concretos. Para realizar estas pruebas se inyectan individualmente en la piel de la persona diminutas cantidades de soluciones diluidas, hechas con extractos de árboles, hierbas, polen, polvo, caspa de animales, veneno de insectos y determinados alimentos, además de algunos fármacos. Si la persona es alérgica a una o más de esas sustancias, el lugar en el que se ha inyectado la solución se convierte en una roncha edematosa (una inflamación con enrojecimiento a su alrededor) en un plazo de 15 a 20 minutos. La prueba RAST puede ser utilizada en los casos en que no es posible realizar una prueba cutánea o no resultaría seguro llevarla a cabo. Ambas pruebas son altamente específicas y precisas, a pesar de que la prueba cutánea es generalmente un poco más precisa, suele ser más barata y los resultados se conocen de inmediato.

Tratamiento

Evitar un alergeno es mejor que intentar tratar una reacción alérgica. Evitar una sustancia puede suponer dejar de usar un determinado fármaco, instalar aire acondicionado con filtros, renunciar a tener un animal de compañía en casa o no consumir cierta clase de alimentos. En ocasiones una persona alérgica a una sustancia relacionada con un trabajo determinado se ve obligada a cambiar de empleo. Las personas con fuertes alergias estacionales pueden considerar la posibilidad de trasladarse a una región donde no exista ese alergeno.

Otras medidas consisten en reducir la exposición a un determinado alergeno. Por ejemplo, una persona alérgica al polvo de la casa puede eliminar todo el mobiliario, las alfombras y las cortinas que acumulen polvo; cubrir colchones y almohadas con protectores plásticos; quitar el polvo y limpiar las habitaciones con un paño húmedo y con bastante frecuencia; usar aire acondicionado para reducir la alta humedad interior que favorece la multiplicación de los ácaros del polvo; e instalar filtros de aire altamente eficientes.

Dado que algunos alergenos, en especial los que transporta el aire, no pueden evitarse, los médicos suelen utilizar métodos para bloquear la respuesta alérgica y prescriben medicamentos para aliviar los síntomas.

Inmunoterapia alergénica

Cuando un alergeno no puede evitarse, la inmunoterapia alergénica (inyecciones contra la alergia) puede brindar una solución alternativa. La inmunoterapia consiste en inyectar diminutas cantidades del alergeno bajo la piel en dosis gradualmente mayores hasta llegar a un nivel de mantenimiento. Este tratamiento estimula al cuerpo para que produzca anticuerpos bloqueadores o neutralizantes que puedan evitar una reacción alérgica. Finalmente, el nivel de anticuerpos IgE, que reaccionan con el antígeno, también puede descender. La inmunoterapia debe ser llevada a cabo con cuidado, porque una exposición demasiado anticipada a una alta dosis de alergeno puede desencadenar otra reacción alérgica.

A pesar de que muchas personas pueden ser sometidas a una inmunoterapia alergénica y los estudios demuestran que es beneficiosa, la relación costo-efectividad y riesgo-beneficio no siempre es favorable. Algunas personas y ciertas alergias tienden a responder mejor que otras. La inmunoterapia es más frecuentemente utilizada por personas alérgicas al polen, a los ácaros del polvo de la casa, al veneno de los insectos y a la caspa animal. En el caso de alergia a ciertos alimentos no se recomienda la inmunoterapia debido al riesgo de anafilaxia.

El procedimiento alcanza su máxima efectividad cuando se aplican inyecciones de mantenimiento durante todo el año. Para comenzar, los tratamientos suelen ponerse en práctica una vez a la semana; la mayoría de las personas puede continuar con inyecciones de mantenimiento cada 4 o 6 semanas.

Debido a que una inyección de inmunoterapia puede provocar reacciones adversas, los médicos suelen insistir en que el paciente permanezca en su consulta durante al menos 20 minutos después de la inyección. Los estornudos, la tos, el enrojecimiento, la sensación de hormigueo, el picor, la tensión en el pecho, el jadeo y la urticaria son todos posibles síntomas de una reacción alérgica. Si la persona presenta síntomas leves, la medicación (generalmente antihistamínicos), como difenhidramina o clorfeniramina) puede ayudar a bloquear la reacción alérgica. Las reacciones más graves requieren una inyección de adrenalina.

Antihistamínicos

Los antihistamínicos son los fármacos más comúnmente usados para tratar las alergias (pero no se utilizan para tratar el asma). En el cuerpo hay dos tipos de receptores de histamina: histamina$_1$ (H$_1$) e histamina$_2$ (H2). El término *antihistamínico* suele hacer referencia a los medicamentos que bloquean el receptor de histamina$_1$; la estimulación de este receptor con histamina produce lesiones en los tejidos. Los bloqueadores de histamina$_1$ no deberían ser confundidos con los fármacos que bloquean el receptor de histamina$_2$ (bloqueadores H$_2$), que se utilizan para tratar úlceras pépticas y los ardores.

Muchos de los efectos desagradables pero de menor importancia que produce una reacción alérgica (picor en los ojos, goteo en la nariz y picor en la piel) están causados por la liberación de histamina. Otros efectos de la histamina, como el ahogo, la disminución de la presión arterial y la inflamación de la garganta que puede cortar el paso del aire, son más peligrosos.

Todos los antihistamínicos tienen efectos similares; en lo que difieren mucho es en sus indeseados efectos adversos. Tanto los efectos deseados como los generalmente indeseados varían considerablemente según el antihistamínico específico y la persona que lo usa. Por ejemplo, algunos antihistamínicos tienen un mayor efecto sedante que otros, a pesar de que la susceptibilidad a este efecto varía considerablemente. En algunos casos los efectos generalmente indeseados pueden ser utilizados en beneficio de la persona. Por ejemplo, debido a que algunos antihistamínicos tienen lo que se llama efectos anticolinérgicos (que secan las membranas mucosas), pueden ser utilizados para aliviar el goteo de la nariz causado por un resfriado.

Algunos antihistamínicos pueden adquirirse sin receta médica (son de venta libre); pueden ser de acción breve o prolongada y es posible combinarlos con descongestionantes, que constriñen los vasos sanguíneos y ayudan a reducir la congestión nasal. (• *V. página 58*) Otros antihistamínicos necesitan una prescripción y supervisión médica.

La mayoría de estos medicamentos tiende a causar somnolencia. De hecho, debido a su potente efecto sedante, los antihistamínicos son el ingrediente activo en muchos de los productos de venta libre que ayudan a conciliar el sueño. La mayoría de los antihistamínicos también tiene fuertes efectos anticolinérgicos, que pueden causar confusión, mareo, sequedad en la boca, estreñimiento, dificultades al orinar y visión borrosa, en especial en los ancianos. (• *V. recuadro, página 42*) De todos modos, la mayoría de las personas no experimenta efectos adversos y puede utilizar medicamentos de venta libre, que cuestan mucho menos que los antihistamínicos no sedantes que se venden con receta. La somnolencia y otros efectos secundarios pueden ser minimizados comenzando con una pequeña dosis y aumentándola gradualmente hasta llegar a una dosis que consiga controlar los síntomas. En la actualidad existe un grupo de antihistamínicos no sedantes que además no causa efectos secundarios anticolinérgicos. En este grupo están el astemizol, la cetiricina, la loratadina y la terfenadina.

Tipos de reacciones alérgicas

Los diferentes tipos de reacciones alérgicas generalmente se clasifican según su causa, la parte del cuerpo más afectada y otros factores.

La rinitis alérgica es una reacción alérgica muy común. Se trata de una alergia a las partículas que transporta el aire (por lo general polen y hierbas, pero en ocasiones mohos, polvos y caspa de animales) que producen estornudos; picor, goteo o congestión nasal; picor cutáneo e irritación en los ojos. La rinitis alérgica puede ser estacional o perenne (todo el año).

Rinitis alérgica estacional

La rinitis alérgica estacional es una alergia al polen que transporta el aire, comúnmente llamada **fiebre del heno** *o* **polinosis**.

Las estaciones del polen varían considerablemente en diferentes partes de un mismo país. En ocasiones, la alergia estacional está causada por esporas de mohos.

Síntomas y diagnóstico

En cuanto comienza la estación del polen, la nariz, el paladar, la parte posterior de la garganta y los ojos comienzan a picar gradualmente o de forma brusca. Por lo general, los ojos están llorosos, comienzan los estornudos y suele caer una agüilla clara por la nariz. Algunas personas tienen dolor de cabeza y tos, y jadean; están irritables y deprimidas; pierden el apetito y tienen dificultades para conciliar el sueño. La parte interna de los párpados y el blanco de los ojos pueden inflamarse (conjuntivitis). El revestimiento de la nariz puede inflamarse y adoptar un color rojo azulado, que produce goteo y congestión nasal.

La rinitis alérgica estacional generalmente es fácil de reconocer. Las pruebas cutáneas y los síntomas que presenta la persona pueden ayudar al médico a determinar qué polen está causando el problema.

Tratamiento

Los antihistamínicos constituyen generalmente el tratamiento inicial para la rinitis alérgica estacional. En ocasiones se toma un descongestionante como la seudoefedrina o la fenilpropanolamina por vía oral junto con el antihistamínico, para aliviar el goteo y la congestión nasal.

Sin embargo, las personas con presión arterial alta deberían evitar los descongestionantes, a menos que su uso sea recomendado y controlado por un médico.

El cromoglicato disódico, un aerosol nasal, es otro fármaco que puede resultar beneficioso. El cromoglicato necesita prescripción médica y es más caro que los antihistamínicos comunes; sus efectos generalmente se limitan a las áreas en las que se aplica, como la nariz y la parte posterior de la garganta. Cuando los antihistamínicos y el cromoglicato no consiguen controlar los molestos síntomas alérgicos, el médico puede prescribir aerosoles de corticosteroides. Éstos son notablemente eficaces y los de más reciente creación no presentan efectos adversos. Cuando estas medidas fallan, puede ser necesario recurrir a los corticosteroides orales durante un breve período (por lo general menos de 10 días) para poder controlar una situación difícil.

Las personas que sufren efectos adversos graves a muchos medicamentos, las que tienen que tomar con frecuencia corticosteroides orales o las que tienen asma deberían considerar someterse a la inmunoterapia alergénica, una serie de inyecciones que pueden ayudar a evitar los síntomas de alergia. (• *V. página 854*) La inmunoterapia alergénica para la rinitis alérgica estacional debe comenzar meses antes de la época de polinización.

Rinitis alérgica perenne

La rinitis alérgica perenne (todo el año) produce síntomas similares a los de la rinitis alérgica estacional, pero varían en intensidad, generalmente de forma impredecible, durante todo el año.

Los alergenos de la rinitis alérgica perenne pueden ser los ácaros del polvo de la casa, las plumas, la caspa animal o el moho. No es habitual que la persona tenga conjuntivitis. La congestión nasal, que sí es frecuente, puede obstruir las trompas de Eustaquio de los oídos y causar problemas auditivos, especialmente en los niños. El médico debe diferenciar la rinitis alérgica perenne de las infecciones recurrentes de senos (sinusitis) y de las formaciones anormales que afectan la nariz (pólipos nasales). (• *V. página 1049*) La sinusitis y los pólipos nasales pueden ser complicaciones de la rinitis alérgica.

Algunas personas que padecen inflamación nasal crónica, sinusitis, pólipos nasales, resultados negativos en las pruebas cutáneas y que presentan gran cantidad de eosinófilos (un tipo de glóbulo blanco) en sus secreciones nasales tienden a presentar reacciones graves con la aspirina u otros fármacos antiinflamatorios no esteroideos. Dicha reacción adversa suele manifestarse como un grave ataque de asma difícil de tratar. Las personas que son propensas a tener esta reacción deberían evitar el uso de fármacos antiinflamatorios no esteroideos.

Quienes tienen la nariz crónicamente congestionada pero no están afectados de sinusitis, pólipos nasales ni alergia demostrable, pueden tener una enfermedad diferente (rinitis vasomotora) cuyo origen no es alérgico. (• V. página 1048)

Tratamiento

Si se identifican alergenos específicos, el tratamiento para la rinitis alérgica perenne es muy similar al de la rinitis alérgica estacional. A pesar de que, por lo general, no se recomienda el uso de corticosteroides orales, los aerosoles nasales de venta con receta pueden ser muy beneficiosos. Las gotas nasales o los aerosoles descongestionantes de venta libre no deberían ser utilizados durante más de unos pocos días cada vez, porque recurrir a ellos continuamente durante una semana o más puede producir un efecto rebote que puede empeorar o prolongar la inflamación nasal. En algunos casos es necesaria la cirugía para eliminar los pólipos nasales o para tratar una infección de los senos paranasales.

Conjuntivitis alérgica

La conjuntivitis alérgica es una inflamación de origen alérgico de la conjuntiva, la delgada membrana que recubre el interior de los párpados y la superficie externa del ojo.

En la mayoría de las personas, la conjuntivitis alérgica es parte de un síndrome alérgico mayor, como la rinitis alérgica estacional. Sin embargo, puede ser el único trastorno que afecte a las personas que tienen contacto directo con ciertas sustancias transportadas por el viento, como el polen, las esporas fúngicas, el polvo y la caspa de animales. El blanco del ojo se vuelve rojo y se inflama y los ojos pican y pueden "llorar" intensamente. Los párpados pueden hincharse y enrojecer.

La sensibilización, que es una exposición a un determinado antígeno que produce una reacción de hipersensibilidad, también puede ocurrir cuando se utilizan gotas y pomadas para los ojos, cosméticos como perfilador de ojos y polvo facial, o productos químicos que llegan a los ojos a través de los dedos (como puede suceder cuando una persona trabaja con productos químicos). Estas reacciones, que generalmente afectan a la piel del párpado y a la que rodea el ojo, son ejemplos de dermatitis de contacto.

Conjuntivitis

Nótese el aspecto inflamado (hipervascularizado) de la conjuntiva.

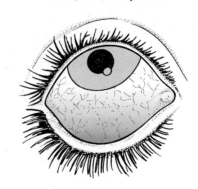

Tratamiento

Los antihistamínicos orales son el principal tratamiento para la conjuntivitis alérgica. Los antihistamínicos también pueden administrarse en forma de gotas oculares, que generalmente se combinan con vasoconstrictores para reducir el enrojecimiento.

Sin embargo, el antihistamínico en sí mismo, o algún otro componente de la solución, en ocasiones empeora aún más la reacción alérgica, por lo que, en general, es preferible recurrir a los antihistamínicos orales. El cromoglicato, que también se presenta en forma de gotas oftálmicas, evita los síntomas alérgicos cuando una persona supone que entrará en contacto con un alergeno. Las gotas oftálmicas que contienen corticosteroides pueden ser utilizadas en casos muy serios pero pueden causar complicaciones, como glaucoma. Un oftalmólogo debe comprobar la presión ocular con regularidad cuando una persona está siendo tratada con corticosteroides aplicados directamente sobre los ojos.

Limpiar los ojos con lavados oculares suaves, como las lágrimas artificiales, puede ayudar a reducir la irritación. Debería evitarse cualquier sustancia que pudiese estar causando la reacción alérgica. Durante los episodios de conjuntivitis no deberían utilizarse lentes de contacto. Cuando otros tratamientos no producen resultados satisfactorios puede recomendarse la inmunoterapia alergénica.

Alergia e intolerancia alimentaria

Una alergia alimentaria es una reacción alérgica a un alimento en particular. Una enfermedad mucho más común, la intolerancia alimentaria, no es una reacción alérgica, pero constituye un efecto indeseable producido por la ingestión de un alimento determinado.

Son muchas las personas que no pueden tolerar ciertos alimentos por varios motivos que no son la alergia; por ejemplo, pueden carecer de la enzima necesaria para digerirlos. Si el sistema digestivo no puede tolerar ciertos alimentos, el resultado puede ser un trastorno gastrointestinal, gases, náuseas, diarrea u otros problemas. Por lo general las reacciones alérgicas no son responsables de estos síntomas. Existen varias pretensiones controvertidas acerca de la "alergia alimentaria", en las cuales se culpa a ciertos alimentos de problemas que van de la hiperactividad infantil a la fatiga crónica. Otras opiniones poco fundadas culpan a la alergia alimentaria de la artritis, el bajo rendimiento deportivo, la depresión y otros problemas.

Síntomas

Un problema común, que puede ser una manifestación de alergia alimentaria, comienza en la infancia y surge habitualmente cuando en la familia existen casos de enfermedades atópicas (como la rinitis alérgica o el asma alérgica). El primer indicio de predisposición alérgica puede ser una erupción cutánea como el eccema (dermatitis atópica). Dicha erupción puede estar acompañada o no por síntomas gastrointestinales, como náuseas, vómitos y diarrea, y puede o no estar causada por una alergia alimentaria. Cuando el niño cumple su primer año de vida, el eccema ya casi no es un problema. Los niños con alergias a ciertos alimentos probablemente contraigan otras enfermedades atópicas a medida que crecen, como asma alérgica y rinitis alérgica estacional. Sin embargo, en los adultos y los niños de más de 10 años, es muy poco probable que los alimentos sean responsables de los síntomas respiratorios, a pesar de que las pruebas cutáneas (de la piel) resulten positivas.

Algunas personas sufren reacciones alérgicas muy graves ante potentes alergenos específicos de los alimentos, en especial las nueces, las legumbres, las semillas y los mariscos. Las personas alérgicas a estos alimentos pueden reaccionar violentamente al comer una mínima cantidad de la sustancia en cuestión. Pueden cubrirse de una erupción por todo el cuerpo, sentir que su garganta se inflama hasta cerrarse y tener dificultades respiratorias. Una repentina caída de la presión arterial puede provocar mareos y un colapso. Esta emergencia, potencialmente mortal, recibe el nombre de anafilaxia. (• *V. página 858*) Algunas personas padecen anafilaxia únicamente si realizan ejercicios físicos inmediatamente después de comer el alimento al que son alérgicas. (• *V. página 861*)

Alimentos que con más frecuencia producen alergia

Leche
Huevos
Mariscos
Nueces
Trigo
Cacahuetes (maní)
Soja
Chocolate

Los aditivos alimentarios pueden provocar síntomas como resultado de una alergia o de una intolerancia. Algunos alimentos contienen toxinas o sustancias químicas (por ejemplo, histamina) que son responsables de reacciones adversas no alérgicas. Compuestos tales como el glutamato monosódico (GMS) no producen alergias. Los sulfitos (por ejemplo el metabisulfito, presente en muchos productos alimenticios como conservante) y los colorantes (por ejemplo la tartracina, un colorante amarillo que se usa en los caramelos, las bebidas no alcohólicas, y muchas comidas comercialmente preparadas) provocan asma y urticaria en las personas sensibles a esas sustancias. Otras sufren migrañas después de comer ciertos alimentos.

Las alergias y las intolerancias alimentarias suelen ser bastante obvias, a pesar de que no siempre es fácil diferenciar una verdadera alergia de una intolerancia. En los adultos, la digestión aparentemente evita las respuestas alérgicas ante muchos alergenos ingeridos oralmente. Un ejemplo es el **asma del panadero**, en el cual los trabajadores de las panaderías comienzan a ahogarse cuando respiran polvo de harina u otros granos, a pesar de que pueden comerlos sin sufrir ninguna reacción alérgica.

Diagnóstico

Las pruebas cutáneas en algunos casos permiten diagnosticar una alergia alimentaria; un resultado positivo no necesariamente significa que una persona sea alérgica a un alimento en particular, pero un resultado negativo señala que es improbable que sea sensible a dicho alimento. Después de un resultado positivo en una prueba cutánea, el alergólogo puede necesitar realizar una prueba oral para llegar al diagnóstico definitivo. En una prueba de provocación oral, el alimento sospechoso se oculta en otra sustancia, como leche o compota de manzana, y el paciente lo ingiere. Si no aparecen síntomas, la persona no es alérgica a ese alimento. Las mejores pruebas son las pruebas "ciegas"; es decir, a veces el alimento en cuestión efectivamente está mezclado con otra sustancia, y otras veces no. De esta forma, el médico puede determinar con certeza si el paciente presenta alergia a ese alimento en especial.

Una dieta de eliminación puede ayudar a identificar la causa de una alergia. La persona deja de ingerir los alimentos que presumiblemente están provocando los síntomas. Más tarde comienzan a introducirse en la dieta de uno en uno. El médico puede sugerir la dieta con la cual se debe comenzar, que hay que respetar estrictamente y que sólo debe contener productos puros. No es fácil seguir esta dieta, porque muchos productos alimenticios están ocultos formando parte, como ingredientes, de otros alimentos. Por ejemplo, el pan de centeno común contiene un poco de harina de trigo. No pueden consumirse más alimentos ni bebidas que los especificados en la dieta inicial. No es recomendable comer en restaurantes, ya que la persona (y el médico) debe conocer cada ingrediente de todo plato que coma.

Tratamiento

No existe otro tratamiento específico para las alergias alimentarias más que dejar de comer los alimentos que las producen. Las personas gravemente alérgicas que sufren erupciones, hinchazón (urticaria) en los labios y la garganta, o bien no pueden respirar, deben tomar la precaución de evitar los alimentos que les perjudican.

La desensibilización, que se realiza comiendo pequeñas cantidades de un alimento o colocando gotas de extracto de alimentos bajo la lengua, no ha dado buenos resultados. Los antihistamínicos resultan poco prácticos como terapia de prevención, pero pueden ser beneficiosos en reacciones generales agudas con urticaria y en la urticaria gigante (angioedema).

Anafilaxia

La anafilaxia es una reacción alérgica aguda, generalizada, potencialmente grave y en ocasiones mortal que se produce en personas que han sido previamente sensibilizadas mediante la exposición a un alergeno y que entran en contacto directo con el mismo alergeno una vez más.

La anafilaxia puede estar causada por un alergeno. Los más frecuentes son los medicamentos, las picaduras de insectos, ciertos alimentos y las inyecciones de inmunoterapia alergénica. La anafilaxia no ocurre en la primera exposición a un alergeno. Por ejemplo, la primera exposición a la penicilina o la primera picadura de abeja no desencadenan la anafilaxia, pero la siguiente sí puede hacerlo. De todos modos, muchas personas no recuerdan haber tenido una primera exposición.

Una reacción anafiláctica comienza cuando el alergeno entra en el flujo sanguíneo y reacciona con un anticuerpo de clase inmunoglobulina E (IgE). Esta reacción incita a las células a liberar histamina y otras sustancias que participan en las reacciones inmunes inflamatorias. Como respuesta, las vías respiratorias de los pulmones pueden cerrarse y provocar ahogo; los vasos sanguíneos pueden dilatarse y hacer que la presión arterial descienda; las paredes de los vasos sanguíneos pueden dejar escapar líquido, provocando hinchazón y urticaria. El corazón puede funcionar mal, latir de forma irregular y bombear sangre de forma inadecuada. La persona puede entrar en estado de shock. (• *V. página 112*)

Las **reacciones anafilactoides** se parecen a las anafilácticas pero pueden tener lugar después de la *primera* inyección de ciertos fármacos (por ejemplo polimixina, pentamidina, opioides o medios de contraste utilizados en los estudios radiológicos). En el mecanismo no participan los anticuerpos IgE y, en consecuencia, no se trata de una reacción alérgica. La aspirina y otros medicamentos antiinflamatorios no esteroideos pueden causar reacciones anafilácticas en algunas personas, en particular, aquellas con rinitis alérgica perenne y pólipos nasales.

Síntomas

Los síntomas comienzan inmediatamente o casi siempre en las dos horas posteriores a la exposición a la sustancia perjudicial. La persona puede sentirse inquieta, estar agitada y tener palpitaciones, hormigueo, piel enrojecida y picor, palpitaciones en los oídos, tos, estornudos, urticaria, hinchazones o una mayor dificultad para respirar debido al asma o a la obstrucción de la tráquea. El colapso cardiovascular puede producirse sin síntomas respiratorios. Por lo general, un episodio incluye síntomas respiratorios o cardiovasculares, no ambos, y la persona repite el mismo cuadro de síntomas en episodios subsiguientes. No obstante, la anafilaxia puede evolucionar tan rápidamente que puede producir un colapso, convulsiones, incontinencia de la orina, inconsciencia o un ataque cerebral súbito en el término de uno o dos minutos. La anafilaxia puede ser fatal a menos que se instaure un tratamiento de emergencia de forma inmediata.

Prevención

Una persona que ha padecido anafilaxia a partir de una picadura de abeja probablemente repita la experiencia si vuelve a ser picada. Lo mismo sucede ante una repetida exposición a otros alergenos, como un medicamento. Hacer pruebas cutáneas cada vez que se deba administrar dicho medicamento no resulta práctico. Sin embargo, a las personas que tienen antecedentes de alergia al suero animal (por ejemplo, la antitoxina del tétanos procedente de caballo) o a la penicilina se las somete a pruebas antes de recibir estos productos.

La inmunoterapia alergénica prolongada evitará la anafilaxia en personas alérgicas a sustancias imposibles de evitar, como las procedentes de las picaduras de insectos. No se recurre a la inmunoterapia cuando la sustancia perjudicial puede ser evitada, como la penicilina y otros fármacos.

Sin embargo, si una persona necesita un medicamento en particular (como penicilina o una antitoxina procedente del suero de caballo), es posible llevar a cabo la desensibilización rápidamente con un control estricto en la consulta del médico o bien en un hospital.

Algunas personas tienen antecedentes de reacciones anafilácticas a los colorantes (medios de contraste) inyectados para ciertos estudios radiológicos. A pesar de que los médicos intentan evitar su uso en pacientes con estas características, algunos trastornos no se pueden diagnosticar sin ellos. En esos casos pueden utilizarse medios de contraste especiales que reducen la incidencia de las reacciones. Además, los medicamentos que bloquean las reacciones anafilácticas, como la prednisona, la difenhidramina o la efedrina, pueden ser beneficiosos si se administran antes de inyectar el contraste.

Tratamiento

El primer tratamiento para la anafilaxia es una inyección de adrenalina. Las personas alérgicas a las picaduras de insectos o a ciertos alimentos, en especial las que han tenido ya un ataque de anafilaxia, siempre deberían llevar consigo una jeringa autoinyectable de adrenalina para un tratamiento de emergencia.

Por lo general este tratamiento detiene las reacciones anafilácticas. No obstante, toda persona que tenga una reacción anafiláctica debería acudir al servicio de urgencias de un hospital a la mayor brevedad posible, porque puede ser necesario realizar un cuidadoso control de los sistemas cardiovascular y respiratorio, además de poder disponer de un tratamiento rápido y complejo.

Urticaria

La urticaria es una reacción de la piel caracterizada por la presencia de pequeñas elevaciones de color claro o bien rojizos (ronchas).

Existe una enfermedad llamada **angioedema** que está relacionada con la urticaria y que a veces coexiste con ésta; afecta a zonas mucho más grandes y tejidos más profundos bajo la piel. La urticaria y el angioedema son reacciones de tipo anafiláctico que se limitan a la piel y los tejidos subyacentes. Pueden desencadenarse por alergenos u otros agentes, o bien no tener una causa conocida. Los alergenos más frecuentes son los medicamentos, las picaduras de insectos, las inyecciones contra la alergia y ciertos alimentos, en particular huevos, mariscos, nueces y frutas. En ocasiones la urticaria surge de improviso poco después de que la persona ingiere una ínfima cantidad de un determinado alimento. En otros casos la urticaria aparece sólo después de comer grandes cantidades de un alimento en particular (por ejemplo, fresas). En ciertos casos, la urticaria también aparece tras infecciones víricas, como la hepatitis, la mononucleosis infecciosa y la rubéola.

La urticaria que recurre a lo largo de semanas o meses suele ser difícil de explicar; es posible que nunca se encuentre una causa específica. Es muy raro que la causa sea una alergia, a pesar de que el uso prolongado e indiscriminado de un aditivo alimentario, un medicamento u otro producto químico puede ser el responsable. Como ejemplo figuran los conservantes, los colorantes y otros aditivos alimentarios; los ínfimos rastros de penicilina en la leche (utilizada por los granjeros para tratar las infecciones de las vacas); y algunos medicamentos de venta libre. Muy raramente, la urticaria se asocia a una enfermedad crónica concurrente (lupus eritematoso sistémico, policitemia vera, linfoma, hipertiroidismo o una infección). A pesar de que se suele sospechar de ciertos factores psicológicos, rara vez son identificados.

Determinados fármacos, como la aspirina, pueden agravar los síntomas. Una persona con urticaria causada por la aspirina puede reaccionar de forma similar ante otros medicamentos antiinflamatorios no esteroideos, como el ibuprofeno, o bien ante la tartracina, un colorante amarillo utilizado para dar color a algunos alimentos y medicamentos. El angioedema que recurre y que no se acompaña de signos de urticaria común puede ser un trastorno llamado angioedema hereditario. (• *V. más adelante*)

Síntomas y diagnóstico

El picor es generalmente el primer síntoma de la urticaria, rápidamente seguido de ronchas (áreas de la piel ligeramente elevadas, lisas, de color más rojizo o claro que la piel que las rodea, y que suelen tener un reducido tamaño, menos de 1,5 cm de diámetro). Cuando las ronchas son mayores (hasta 20 cm de diámetro), las zonas centrales suelen tener un color más claro y forman anillos. Por lo general, los brotes de urticaria aparecen y desaparecen; una roncha puede durar varias horas, para luego desaparecer y volver a surgir en otro sector.

En el caso del angioedema, la inflamación suele cubrir áreas de mayor superficie y extenderse por debajo de la piel. Puede afectar una parte o la totalidad de las manos, los pies, los párpados, los labios o los genitales, o incluso el revestimiento de la boca, la garganta y las vías respiratorias, lo que dificulta la respiración.

Cuando la urticaria aparece de pronto y desaparece rápidamente sin recurrir, por lo general no se necesita revisión médica; rara vez revela una causa diferente de lo que resultaba obvio desde un principio. Pero cuando el angioedema o la urticaria recurren sin explicación, por lo general es aconsejable consultar a un médico.

Tratamiento

La urticaria que aparece de improvisto por lo general desaparece sin tratamiento en el transcurso de días o, a veces, de minutos. Si la causa no es obvia, la persona afectada debería dejar de tomar todos los medicamentos no esenciales hasta que dicha reacción remita. Tomar antihistamínicos como difenhidramina, clorfeniramina o hidroxicina alivia parcialmente el picor y reduce la inflamación. Tomar prednisona, un corticosteroide, durante varios días puede reducir una inflamación y un picor muy intensos.

Si la persona sufre un colapso o tiene dificultades para tragar o respirar debe recibir tratamiento urgentemente. Se aplica una inyección de adrenalina junto con el antihistamínico lo antes posible. Lo ideal es continuar el tratamiento en el servicio de urgencias de un hospital, donde será posible controlarlo cuidadosamente y ajustarlo de acuerdo con las necesidades.

La urticaria crónica también puede aliviarse con antihistamínicos. El antidepresivo doxepina resulta efectivo en algunos adultos. Debido a que el uso de corticosteroides durante más de 3 a 4 semanas causa varios efectos adversos, sólo se prescriben en caso de síntomas graves y cuando todos los demás tratamientos han fallado, y deben administrarse durante el menor tiempo posible. En aproximadamente la mitad de los casos, la urticaria crónica desaparece en dos años. Controlar el estrés suele ayudar a reducir la frecuencia y la gravedad de los ataques.

Angioedema hereditario

El angioedema hereditario es un trastorno genético asociado con una deficiencia del inhibidor C1, una proteína de la sangre.

El inhibidor C1 es parte del sistema del complemento, un grupo de proteínas que participan en algunas reacciones alérgicas e inmunes. La deficiencia o la actividad anormal del inhibidor C1 produce episodios de inflamación en zonas locales de piel y en el tejido que se encuentra debajo, así como en membranas mucosas que cubren orificios del cuerpo como la boca, la garganta y el tracto gastrointestinal. Las lesiones o las enfermedades víricas suelen precipitar los ataques, que pueden agravarse con el estrés emocional. Por lo general, los ataques producen zonas de inflamación que, a su vez, causan dolor en lugar de picor, y están acompañadas de urticaria. Muchas personas tienen náuseas, vómitos y calambres. La complicación más grave es la inflamación de las vías respiratorias superiores, que puede dificultar la respiración. El diagnóstico se establece mediante análisis de sangre que miden las concentraciones o la actividad del inhibidor C1.

Tratamiento

Un fármaco llamado ácido aminocaproico en ciertos casos puede acabar con un ataque de angioedema hereditario. Suele administrarse adrenalina, antihistamínicos y corticosteroides, a pesar de que no existe certeza absoluta de que estos medicamentos sean eficaces. La respiración puede quedar rápidamente bloqueada, y es posible que durante un ataque agudo sea necesario colocar un tubo respiratorio en la tráquea.

Ciertos tratamientos pueden contribuir a evitar un ataque. Por ejemplo, antes de someterse a un procedimiento quirúrgico o dental menor, la persona afectada de angioedema hereditario puede recibir una transfusión de plasma fresco para elevar la concentración de inhibidor C1 en la sangre. Administrar inhibidor C1 purificado puede evitar ataques de angioedema hereditario, pero aún no está disponible para uso general. Para una prevención prolongada, los anabólicos esteroides orales (andrógenos) como el estanozolol o el danazol pueden hacer que el cuerpo produzca más inhibidor C1. Como estos fármacos pueden tener efectos secundarios masculinizantes, las dosis se evalúan y controlan cuidadosamente cuando quien los utiliza es una mujer.

Mastocitosis

La mastocitosis es un trastorno en el que las células cebadas, células productoras de histamina que participan en las reacciones inmunes, se acumulan en los tejidos de la piel y, en ocasiones, en otras partes del cuerpo.

La forma más frecuente de mastocitosis puede limitarse a la piel, especialmente en los niños, o afectar a otros órganos, como el estómago, los intestinos, el hígado, el bazo, los ganglios linfáticos y los huesos. Las formas más raras de mastocitosis pueden estar asociadas a un grave trastorno de la sangre (como la leucemia aguda, el linfoma, la neutropenia o un trastorno mieloproliferativo) o a enfermedades muy graves llamadas leucemia de células cebadas y mastocitosis agresiva. Alrededor del 90 por ciento de las personas con mastocitosis común y menos del 50 por ciento de personas con otras formas de mastocitosis padece **urticaria pigmentosa** (pequeños puntos de color marrón rojizo dispersos por todo el cuerpo, que suelen producir urticaria y enrojecimiento cuando se friccionan o rascan).

Se ignora cuál es la causa de la mastocitosis. Con el paso de los años se acumulan cada vez más células cebadas, y ello produce un gradual incremento de la sintomatología, que, de todos modos, se puede controlar durante décadas con medicación. Algunas personas afectadas de mastocitosis tienen dolor en las articulaciones y los huesos y tienden a sufrir graves reacciones alérgicas, incluyendo síntomas similares a los de la anafilaxia. También pueden desarrollar úlceras pépticas y diarrea crónica porque su estómago produce demasiada histamina.

Tratamiento

El tratamiento de la mastocitosis requiere dos tipos de antihistamínicos: bloqueadores de los receptores de histamina$_1$, los que se toman para las alergias, y bloqueadores de los receptores de histamina$_2$, que se utilizan para las úlceras pépticas. Si la mastocitosis está asociada a algún grave trastorno, el tratamiento es mucho más complicado.

Alergia física

La alergia física es una enfermedad en la que los síntomas alérgicos aparecen en respuesta a un estímulo físico, como el frío, la luz solar, el calor o una lesión poco importante.

El picor, las manchas en la piel y la urticaria son los síntomas más comunes de la alergia física. En algunas personas, las vías respiratorias que llegan a los pulmones se constriñen y entonces se hace difícil respirar. Una fuerte reacción a la luz solar **(fotosensibilidad)** puede producir urticaria y manchas inusuales en la piel. (• *V. página 1020)* La fotosensibilidad también puede derivar del uso simultáneo de varios medicamentos o sustancias aplicadas a la piel.

Las personas especialmente sensibles al calor pueden contraer una enfermedad llamada **urticaria colinérgica**: pequeñas zonas de urticaria que pican intensamente, rodeadas por un aro de piel enroje-

cida. La urticaria colinérgica también aparece a causa del ejercicio físico, el estrés emocional o cualquier otra actividad que produzca sudación. Las personas particularmente sensibles al frío pueden presentar urticaria, inflamación de la piel, asma, o goteo y congestión nasal cuando se exponen al frío.

Tratamiento

La mejor forma de afrontar una alergia física es prevenirla evitando lo que tiende a causarla. Las personas que presentan síntomas alérgicos deberían dejar de usar cosméticos y cremas para la piel, lociones y aceites durante un tiempo, con el fin de comprobar si una de estas sustancias está agravando la alergia. Antihistamínicos como difenhidramina, ciproheptadina o hidroxicina suelen aliviar el picor. La ciproheptadina tiende a funcionar mejor en casos de urticaria provocada por el frío y la hidroxicina para la urticaria causada por el estrés. Las personas muy sensibles a la luz solar deberían usar cremas protectoras y evitar al máximo la exposición al sol.

Reacciones alérgicas inducidas por el ejercicio físico

En algunas personas, el ejercicio físico puede producir un episodio de asma o una reacción anafiláctica aguda.

El asma es un tipo de reacción anormal inducida por el ejercicio físico. Esta clase de asma inducida por la actividad física suele afectar a las personas que normalmente tienen asma, pero en otros casos el asma sólo se manifiesta con el ejercicio. Se experimenta una sensación de tensión en el pecho, asociada con jadeos y dificultades respiratorias, tras 5 o 10 minutos de ejercicio físico intenso, generalmente una vez que el ejercicio ha finalizado. El asma inducida por el ejercicio físico suele aparecer con mayor facilidad cuando el aire es frío y seco.

Una enfermedad mucho más rara es la anafilaxia inducida por el ejercicio, que puede ocurrir tras una actividad física intensa. Algunas personas la padecen sólo si ingieren un alimento específico antes de realizar dicha actividad física.

Tratamiento

En los casos de asma inducida por el ejercicio físico, el objetivo del tratamiento es hacer posible el ejercicio sin que aparezcan los síntomas. Por lo general, ello puede lograrse inhalando un fármaco betaadrenérgico alrededor de 15 minutos antes de comenzar con los ejercicios. En algunas personas el cromoglicato da buenos resultados. Para las personas que tienen asma, controlar su enfermedad suele evitarles también la forma inducida por el ejercicio. (• *V. página 184*)

Quienes padecen anafilaxia inducida por el ejercicio deberían evitar el ejercicio físico o bien el alimento que desencadena los síntomas cuando se combina con aquél. Algunas personas descubren que el hecho de incrementar poco a poco el grado y la duración de la actividad física les permite tolerarla más. Siempre deberían llevar consigo una jeringa autoinyectable con adrenalina para un tratamiento de urgencia.

CAPÍTULO 170

Trasplante

Un trasplante es el traspaso de células, tejidos u órganos vivos de una persona (el donante) a otra (el receptor) o de una parte del cuerpo a otra (por ejemplo, los injertos de piel) con el fin de restaurar una función perdida.

El trasplante puede aportar un enorme beneficio a las personas afectadas de enfermedades que, de otro modo, serían incurables. Las transfusiones de sangre, que se realizan en millones de personas cada año, son el tipo de trasplante más común. El trasplante de otros órganos generalmente supone encontrar un donante compatible, así como aceptar los riesgos que implica someterse a una cirugía mayor, utilizar potentes fármacos inmunodepresores, afrontar un posible rechazo del órgano trasplantado y sobrellevar graves complicaciones o incluso la muerte. De todos modos, en los casos de personas cuyos órganos vitales (como el corazón, los pulmones, el hígado, los riñones o la médula ósea) dejan de funcionar correctamente y es imposible que recuperen su funcionamiento normal, el trasplante de un órgano sano puede ofrecerles la única posibilidad de sobrevivir.

Los tejidos u órganos donados pueden provenir de una persona viva o bien de alguien que acaba de morir. Es preferible contar con tejidos y órganos de un donante vivo, porque las posibilidades de que sean trasplantados con éxito son mayores. Sin embargo, órganos como el corazón, el hígado, los pulmones y los componentes del ojo (la córnea y el cristalino) sólo pueden provenir de alguien que haya muerto recientemente, por lo general debido a un accidente más que a una enfermedad.

Los donantes vivos suelen ser miembros de la familia del paciente. La médula ósea y los riñones son los órganos más donados por personas vivas. Como el cuerpo tiene dos riñones y puede funcionar bien sólo con uno, por lo general un miembro de la familia del paciente puede donar su riñón sin problema. También se han hecho trasplantes de porciones de hígado y tejido pulmonar provenientes de donantes vivos. Un órgano de un donante vivo es trasplantado minutos después de ser extirpado.

Las personas pueden indicar su deseo de donar órganos y, en algunos países, esta voluntad queda registrada en su permiso de conducir. Con el fin de que sea posible trasplantar un órgano sin demora, una base de datos computarizada busca información sobre las personas que necesitan un órgano en particular y su tipo de tejido (para poder comprobar su compatibilidad).

Algunos órganos sobreviven pocas horas fuera del cuerpo; otros pueden conservarse en frío durante varios días hasta que se realice el trasplante. En algunos casos varias personas pueden beneficiarse del trasplante de órganos procedentes de un solo cuerpo. Por ejemplo, teóricamente un donante podría aportar córneas para dos personas, riñones para otras dos, un hígado para un paciente, pulmones para dos, y un corazón para otra persona más.

Compatibilidad de los tejidos

Trasplantar tejidos y órganos de una persona a otra es un proceso complejo. El sistema inmunitario normalmente ataca y destruye el tejido extraño (un problema conocido como rechazo del injerto). El tejido donado debe tener la máxima afinidad posible con el del receptor para reducir la gravedad de un rechazo.

Para que los tejidos sean compatibles lo máximo posible, los médicos determinan el tipo de tejido tanto del donante como del receptor. Los **antígenos** (sustancias capaces de estimular una respuesta inmune) están presentes en la superficie de cada célula del cuerpo; cuando a una persona se le trasplanta un tejido, los antígenos de dicho tejido trasplantado alertan al organismo del receptor de que se trata de tejido extraño. Existen tres antígenos específicos en la superficie de los glóbulos rojos (los **antígenos A, B,** y **Rh**) que determinan si una transfusión de sangre

Por qué suelen dar buenos resultados los trasplantes de córnea

Los trasplantes de córnea se realizan con gran frecuencia y con muy buenos resultados. Una córnea cicatrizada u opaca puede ser reemplazada por otra clara y sana utilizando un procedimiento quirúrgico microscópico que dura aproximadamente una hora. Las córneas donadas provienen de personas que han muerto recientemente.

La córnea rara vez es rechazada porque no cuenta con irrigación sanguínea propia (recibe oxígeno y otros nutrientes de tejidos y fluidos adyacentes). Debido a que los anticuerpos (proteínas producidas en respuesta a los antígenos, en este caso, tejido extraño) y las células del sistema inmunitario, que circulan en la sangre, no llegan a la córnea trasplantada, el rechazo es menos probable que el de tejido con una rica irrigación sanguínea.

Índices de éxito de los trasplantes de órganos al cabo de un año

Órgano	Índices de éxito en 1980	Índices de éxito en 1995
Riñón	60%	90%
Corazón	60%	90%
Hígado	30%	80%
Páncreas	20%	70%
Pulmón y pulmón-corazón	*	70%

* No se dispone de datos porque la gran mayoría de los trasplantes pulmonares y cardio-pulmonares han sido realizados en los últimos 10 años.

será aceptada o rechazada. (• *V. recuadro, página 769*) Es por este motivo por el que la sangre se divide en distintos tipos según estos tres antígenos. Otros tejidos contienen una gran variedad de antígenos, lo que posibilita una mejor compatibilidad. Un grupo de antígenos llamados **antígenos leucocitarios humanos (HLA)** (• *V. página 812*) es de máxima importancia cuando se trasplantan tejidos en lugar de glóbulos rojos. Cuanto mayor sea la compatibilidad de los antígenos HLA, más probabilidades existen de que el trasplante tenga éxito. Sin embargo, los expertos aún siguen discutiendo los beneficios que puede aportar este proceso, especialmente en los trasplantes de hígado.

Por lo general, antes de que se trasplante algún órgano, se examinan los tejidos del donante y del receptor para comprobar su tipo de HLA. En los gemelos idénticos, los antígenos HLA son exactamente los mismos. En los padres y en la mayoría de los hermanos, varios antígenos HLA son los mismos, pero otros difieren. Uno de cada cuatro pares de hermanos comparten antígenos HLA y son compatibles. En personas de familias diferentes, pocos antígenos HLA son iguales.

Supresión del sistema inmunitario

Aunque los antígenos HLA sean compatibles, los órganos trasplantados suelen ser rechazados a menos que se controle estrictamente el sistema inmunitario del receptor. El rechazo, cuando se produce, suele comenzar poco después del tras-

plante, pero puede manifestarse semanas o incluso meses más tarde. El rechazo puede ser leve y suprimido fácilmente, o bien puede ser intenso y desarrollarse a pesar del tratamiento. El rechazo no sólo puede destruir el tejido u órgano trasplantado, sino que también puede provocar fiebre, escalofríos, náuseas, fatiga y repentinos cambios en la presión arterial.

El descubrimiento de que ciertos fármacos pueden frenar (inhibir, suprimir) el sistema inmunitario ha aumentado en gran medida el índice de éxito de los trasplantes. Pero los fármacos inmunodepresores conllevan ciertos riesgos. Al mismo tiempo que frenan la reacción del sistema inmunitario ante el órgano trasplantado, también evitan que éste combata las infecciones y destruya otro material extraño.

La inhibición intensiva del sistema inmunitario suele ser necesaria sólo durante las primeras semanas después de un trasplante o cuando el órgano trasplantado parece estar sufriendo un rechazo. Después de ello se administran menores dosis de fármacos, que deben ser tomados de forma indefinida y generalmente suprimen suficientemente el sistema inmunitario como para controlar el rechazo.

Muchos tipos de fármacos pueden actuar como inmunodepresores. Con frecuencia se utilizan corticosteroides como la prednisona. Pueden ser administrados de forma intravenosa al comienzo, para luego continuar por vía oral tras la cirugía. La azatioprina ha sido durante mucho tiempo la base del tratamiento inmunodepresor, y otros fármacos, incluyendo el tacrolimus y (muy recientemente) el micofenolato de mofetilo, han sido aprobados para este propósito. La ciclosporina es otro inmunodepresor frecuentemente utilizado. Otros incluyen ciclofosfamida, utilizada principalmente en el trasplante de médula ósea, globulina antilinfocito y globulina antitimocito y anticuerpos monoclonales contra los linfocitos T.

Trasplante de riñón

Para las personas cuyos riñones han dejado de funcionar, el trasplante es una alternativa a la diálisis que les puede salvar la vida y que además se realiza con éxito en personas de todas las edades. Alrededor del 90 por ciento de los riñones provenientes de donantes vivos funciona bien un año después de ser trasplantados. Durante cada año siguiente, del 3 al 5 por ciento de esos riñones falla. En el caso de que se trasplanten riñones de una persona que acaba de morir, los resultados son igualmente buenos: entre el 85 y el 90 por ciento funciona después de 1 año, y entre el 5 y el 8 por ciento falla durante cada año sucesivo. Los riñones trasplantados a veces funcionan durante más de 30 años. Las personas con riñones trasplantados suelen llevar una vida normal y activa.

El trasplante es una cirugía mayor porque el riñón donado debe ser unido a los vasos sanguíneos y al tracto urinario del receptor. Más de dos tercios de todos los riñones son trasplantados tras la muerte del donante, generalmente una persona sana que ha muerto en un accidente. Los riñones son extirpados, enfriados y transportados rápidamente a un centro médico para trasplantarlos a una persona que tenga un tipo de tejido compatible y cuyo suero sanguíneo no contenga anticuerpos contra dicho tejido.

A pesar del uso de fármacos supresores del sistema inmunitario, suelen producirse uno o más episodios de rechazo poco después de la intervención quirúrgica. El rechazo puede suponer retención de líquidos y, en consecuencia, aumento de peso, fiebre, y dolor e inflamación en la zona en la que ha sido implantado el riñón. Los análisis de sangre pueden revelar que el funcionamiento renal está deteriorándose. Si los médicos no están seguros de que se esté produciendo un rechazo, pueden realizar una biopsia con aguja (obtener una pequeña porción de tejido renal con una aguja y examinarla al microscopio).

El rechazo generalmente puede ser revertido incrementando la dosis o el número de fármacos inmunodepresores. Si resulta imposible revertir el rechazo, el trasplante falla. El riñón rechazado puede permanecer implantado a menos que persista la fiebre, la zona sobre la cual se ha hecho el trasplante siga siendo dolorosa, aparezca sangre en la orina, o la presión arterial no baje. Cuando falla el trasplante, es necesario

Trasplante renal

El riñón trasplantado se encuentra en la pelvis. Anastomosis con la arteria ilíaca, la vena ilíaca y la vejiga. Obsérvense los riñones pequeños, típicos de la insuficiencia renal crónica.

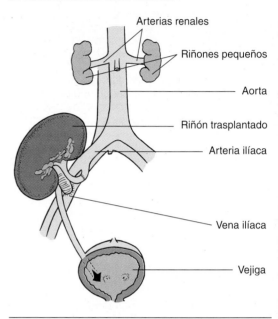

volver a comenzar la diálisis. Por lo general se puede hacer un segundo intento con otro riñón una vez que el paciente se ha recuperado del primero; las probabilidades de éxito son casi tan altas como las del primer trasplante.

La mayoría de los episodios de rechazo y otras complicaciones ocurren en un plazo de 3 a 4 meses después del trasplante. Después de eso, a menos que los fármacos inmunodepresores causen efectos adversos o bien se produzca una grave infección, el receptor sigue tomando fármacos inmunodepresores, porque dejar de hacerlo, incluso durante un plazo breve de tiempo, podría permitir que el cuerpo rechazase el nuevo riñón. Es raro que un rechazo se produzca tras varias semanas o meses. Si así sucede, la presión arterial del receptor puede elevarse, el funcionamiento renal se deteriora y el trasplante va fallando lentamente.

La incidencia de cánceres en los pacientes a los que se les ha trasplantado un riñón es de 10 a 15 veces más alta que en el resto de las personas. El riesgo de desarrollar cáncer del sistema linfático (linfoma) es alrededor de 30 veces más alto que el normal, probablemente porque el sistema inmunitario está inhibido. *(• V. página 822)*

Trasplante hepático

Obsérvense las suturas a nivel de la vena cava por encima del hígado y de la vena porta.

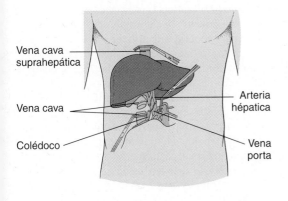

Vena cava suprahepática

Vena cava

Colédoco

Arteria hépatica

Vena porta

Trasplante de hígado

Mientras las personas con una enfermedad renal cuentan con la opción de la diálisis, no existe tratamiento similar para quienes padecen una enfermedad hepática grave. El trasplante de hígado es la única opción cuando este órgano deja de funcionar. Algunas personas que podrían haberse beneficiado de un trasplante de hígado mueren antes de que los médicos puedan contar con un hígado apropiado para ellas.

A pesar de que el índice de éxito del trasplante de hígado es algo menor que el de riñón, entre el 70 y el 80 por ciento de los receptores vive al menos un año. La mayoría de estas personas que sobrevive son receptores cuyo hígado ha sido destruido por enfermedades como la cirrosis biliar primaria, la hepatitis o el uso de una medicación tóxica para el hígado. El trasplante de hígado, como tratamiento para el cáncer de dicho órgano, rara vez da buenos resultados. El cáncer suele reaparecer en el hígado trasplantado o en otro sitio; menos del 20 por ciento de los receptores vive al menos un año.

Sorprendentemente, los trasplantes de hígado son rechazados menos intensamente que los trasplantes de otros órganos, como el riñón y el corazón. De todos modos, después de la intervención quirúrgica deben administrarse fármacos inmunodepresores. Si el receptor tiene el hígado agrandado, náuseas, dolor, fiebre, ictericia o los resultados de los análisis de sangre confirman un funcionamiento hepático anormal, el médico puede realizar una biopsia con aguja (que consiste en obtener una pequeña muestra de tejido del hígado con una aguja para examinarla al micros-

copio). Los resultados de la biopsia ayudan a determinar si el hígado está siendo rechazado y si debería aumentarse la dosis de fármacos inmunodepresores.

Trasplante de corazón

Aun cuando hace pocas décadas era impensable, ahora el trasplante de corazón es una realidad. Alrededor del 95 por ciento de los receptores de trasplantes de corazón logra realizar ejercicios físicos y llevar a cabo sus actividades diarias sustancialmente mejor que antes del trasplante. Más del 70 por ciento de los receptores de corazones trasplantados vuelve a trabajar.

El trasplante de corazón se reserva para las personas aquejadas de las enfermedades cardíacas más graves, que no pueden ser tratadas con fármacos ni otras formas de cirugía. En algunos centros médicos existen máquinas cardíacas mecánicas que pueden mantener con vida a los pacientes durante semanas o meses hasta que se encuentra un donante apropiado. Sin embargo, muchos de estos pacientes mueren mientras esperan.

Las personas con trasplante de corazón necesitan fármacos inmunodepresores después de la intervención quirúrgica. El rechazo del corazón suele provocar fiebre, debilidad y un latido cardíaco acelerado u otra clase de anomalía. El mal funcionamiento del corazón deriva en una baja presión arterial, hinchazón (edema) y acumulación de líquido en los pulmones. Un rechazo leve puede no causar ningún síntoma, pero un electrocardiograma (ECG) mostrará los cambios que se produzcan. Si los médicos sospechan que se está produciendo un rechazo, por lo general realizan una biopsia. En este procedimiento, un catéter con una minúscula cuchilla en un extremo se inserta en una vena del cuello y se llega al corazón, donde se toma una pequeña muestra de tejido cardíaco. A continuación, este tejido se examina al microscopio. Si los médicos encuentran evidencia de rechazo, modifican la dosis de los fármacos inmunodepresores.

Las infecciones causan casi la mitad de las muertes producidas tras un trasplante de corazón. Otra complicación es la arteriosclerosis (arterias obstruidas), que se produce en las arterias coronarias en aproximadamente una cuarta parte de los receptores de trasplantes de corazón.

Trasplante cardiopulmonar

El trasplante de pulmón ha mejorado considerablemente en los últimos años. Por lo general, se trasplanta un solo pulmón, pero en algunos casos se reemplazan los dos. Cuando una afección pulmonar también daña el corazón, en ocasiones el trasplante de pulmón se combina con el de corazón. Conseguir pulmones es realmente problemático, porque no es fácil conservar estos órganos para su trasplante. En consecuencia, el trasplante debe ser realizado lo antes posible una vez que se encuentra un pulmón.

Los trasplantes de pulmón pueden provenir de un donante vivo o de alguien que haya muerto recientemente. De un donante vivo no puede obtenerse más que un pulmón completo y, por lo general, sólo se dona un lóbulo. De una persona recientemente fallecida se pueden tomar los dos pulmones o bien el corazón y los pulmones.

Alrededor del 80 al 85 por ciento de las personas que reciben trasplantes de pulmón sobrevive al menos un año, y cerca del 70 por ciento vive cinco años. Varias complicaciones pueden amenazar la vida de los receptores de trasplantes de pulmón y de corazón y pulmón. El riesgo de infección es alto porque los pulmones están continuamente expuestos al aire, que no es estéril. Una de las complicaciones más comunes es una curación deficiente de la zona donde se une la vía respiratoria. En algunas personas que reciben trasplante de pulmón, las vías respiratorias quedan parcialmente obstruidas por tejido cicatricial, lo cual necesita tratamiento adicional.

El rechazo de un trasplante de pulmón puede ser difícil de detectar, evaluar y tratar. En más del 80 por ciento de los receptores, se producen algunas evidencias de rechazo alrededor de un mes después de la operación. El rechazo produce fiebre, ahogo y debilidad, ésta debido a una insuficiente cantidad de oxígeno en la sangre. Como en el caso de otros órganos trasplantados, el rechazo de un pulmón trasplantado puede ser controlado con un cambio en el tipo o en la dosis de los fármacos inmunodepresores utilizados. Una posterior complicación de un trasplante de pulmón es el cierre progresivo de las vías respiratorias menores, lo cual puede representar un rechazo gradual.

Trasplante de páncreas

El trasplante del páncreas se realiza sólo en determinadas personas diabéticas. (• *V. página 748*). A diferencia del trasplante de otros órganos, no se trata de un último recurso para salvar la vida del paciente sino que en realidad tiene la finalidad de evitar las complicaciones de la diabetes y, especialmente, de controlar el azúcar en la sangre de forma más efectiva que inyectando insulina varias veces al día. Varios estudios experimentales sugieren que el trasplante pancreático puede eliminar o retardar las complicaciones de la diabetes. De todos modos, el trasplante pancreático no es apropiado para la mayo-

ría de los diabéticos; por lo general, se reserva para aquellas personas cuya concentración de azúcar en sangre es muy difícil de controlar y no han padecido complicaciones graves.

Más de la mitad de las personas sometidas a un trasplante pancreático a causa de su diabetes tienen posteriormente niveles normales de azúcar en sangre, por lo general sin utilizar insulina. Sin embargo, el receptor de un nuevo páncreas debe tomar fármacos inmunodepresores, que incrementan el riesgo de infección y otras complicaciones. En consecuencia, el riesgo de tomar insulina y no controlar bien la diabetes se cambia por el riesgo de suprimir el sistema inmunitario pero llevando un mejor control de la diabetes. Debido al riesgo que supone la inmunodepresión, la mayoría de los trasplantes pancreáticos ha sido realizada en personas diabéticas que también necesitaban un trasplante de riñón debido a una insuficiencia renal.

Los investigadores están planteando la posibilidad de trasplantar sólo las células pancreáticas que producen insulina (las células islote) en lugar de la totalidad del páncreas. Por el momento los resultados son alentadores, pero este procedimiento está aún en fase experimental.

Trasplante de médula ósea

El trasplante de médula ósea en principio fue utilizado como parte del tratamiento de la leucemia, de ciertos tipos de linfoma y de la anemia aplásica. A medida que mejoran las técnicas y los índices de éxito, el trasplante de médula ósea es cada vez más utilizado. Por ejemplo, algunas mujeres con cáncer de mama y los niños aquejados de ciertas enfermedades genéticas ahora reciben trasplantes de médula ósea. Cuando los enfermos de cáncer reciben quimioterapia o radiación, las células de la médula ósea que producen células normales pueden resultar destruidas junto con las cancerosas. Pero en algunos casos la médula ósea del paciente puede ser extraída y luego reinyectada una vez que el paciente haya recibido altas dosis de quimioterapia. De este modo, un enfermo de cáncer puede recibir dosis muy altas de radiación y quimioterapia que destruyan todas las células cancerosas.

Cuando se trasplanta médula ósea de un donante, el tipo de HLA del receptor debe ser compatible con el del donante, y, por ese motivo los mejores donantes son los familiares cercanos del paciente. El procedimiento del trasplante en sí mismo es simple. Por lo general mientras el donante se encuentra bajo anestesia general, un médico extrae médula ósea del hueso de la cadera con una jeringa y la prepara para trasplantarla. A continuación inyecta la médula en la vena del receptor. La médula ósea del donante migra para echar raíces en los huesos del receptor y las células comienzan a dividirse. Finalmente, si todo sale bien, la médula ósea del receptor queda completamente reemplazada.

De todos modos, se trata de un procedimiento arriesgado porque los glóbulos blancos del receptor han sido destruidos por la radiación y la quimioterapia. La médula ósea trasplantada tarda de dos a tres semanas en producir suficientes glóbulos blancos para brindar protección contra las infecciones. En consecuencia, el riesgo de sufrir una infección grave es más elevado durante ese período. Otro problema es que la nueva médula ósea puede producir células inmunológicamente activas que atacan las células del huésped (enfermedad del injerto contra el huésped). *(• V. página 771)* A pesar de todo, aunque se realice un trasplante de médula ósea, el cáncer puede recurrir.

Trasplante de otros órganos

Las personas que han sufrido quemaduras extensas u otra pérdida masiva de piel pueden recibir **injertos de piel**. El injerto de piel se realiza mejor si se toma piel sana de una parte del cuerpo y se injerta en otra.

Cuando no es posible realizar este injerto, la piel de un donante, o incluso de animales (como los cerdos), puede proporcionar protección temporal hasta que crezca nueva piel que la reemplace. Así mismo, se está haciendo todo lo posible por incrementar la cantidad de piel disponible para injertar haciendo crecer pequeñas porciones de piel de la persona en un medio de cultivo para tejido.

A veces, a los niños se les trasplanta **cartílago**, generalmente para reparar defectos en las orejas o la nariz. El cartílago trasplantado rara vez es atacado por el sistema inmunitario del cuerpo. El **injerto óseo** generalmente consiste en tomar material óseo de una parte del cuerpo para reemplazar el que falta en otra. El hueso trasplantado de una persona a otra no sobrevive, pero estimula el crecimiento de hueso nuevo y actúa como un buen andamio que ayuda a sobrellevar y estabilizar los defectos hasta que pueda formarse una nueva masa ósea.

El trasplante del **intestino delgado** es experimental y puede llevarse a cabo en personas cuyo intestino haya sido destruido por una enfermedad o no funcione lo suficientemente bien como para que permita que vivan. La mayoría de estos trasplantes no han durado mucho tiempo, pero el índice de éxito es cada vez más elevado.

SECCIÓN 17

Infecciones

INF

CAPÍTULO 171

Biología de las enfermedades infecciosas

Los microorganismos se encuentran por todas partes: en la tierra, en el agua dulce y salada, en el fondo del océano y en el aire. Diariamente los comemos, bebemos y respiramos. No obstante, a pesar de su aparente presencia abrumadora, rara vez invaden, se multiplican y producen infección en los seres humanos. Incluso cuando lo hacen, la infección es a veces tan leve que no provoca ningún síntoma.

De hecho, existen pocos microorganismos capaces de causar enfermedades. Muchos de ellos viven sobre la piel, en la boca, en las vías respiratorias, en el intestino y en los genitales (particularmente en la vagina). El que permanezcan como un inofensivo compañero o invadan y causen una enfermedad en el huésped depende de la naturaleza del microorganismo y de las defensas del cuerpo humano.

Flora residente

Una persona sana vive en armonía con la flora microbiana normal, que se establece (coloniza) en determinadas zonas del cuerpo. Esta flora, que por lo general ocupa un lugar concreto, recibe el nombre de flora residente. En lugar de causar una enfermedad, esta flora suele proteger el cuerpo de los microorganismos que provocan enfermedades. Si resulta alterada de alguna manera, rápidamente se recupera. Los microorganismos que colonizan al huésped desde unas horas a unas semanas, pero no se establecen en él de forma permanente, se llaman la flora transitoria.

Diversos factores medioambientales (como la dieta, las condiciones sanitarias, la polución del aire y los hábitos higiénicos) influyen en el desarrollo de las especies que van a constituir la flora residente de un individuo.

Por ejemplo, los lactobacilos son microorganismos que suelen vivir en el intestino de quienes consumen muchos productos lácteos. El *Hemophilus influenzae* es una bacteria que coloniza las vías respiratorias de las personas que padecen enfermedad pulmonar obstructiva crónica.

En determinadas condiciones, los microorganismos que forman parte de la flora residente de una persona pueden provocar una enfermedad. Por ejemplo, los estreptococos piógenes pueden vivir en la garganta sin causar daño alguno, pero si las defensas del organismo se debilitan o si los estrepto-

cocos son de una variedad particularmente peligrosa, pueden provocar una faringitis estreptocócica (infección de garganta). De forma similar, otros microorganismos que forman parte de la flora residente se volverían invasores, provocando enfermedades en el individuo que tiene alteradas sus barreras defensivas. Por ejemplo, quienes padecen cáncer de colon son vulnerables a la invasión de microorganismos que normalmente viven en el intestino; éstos pueden trasladarse a través de la sangre e infectar las válvulas cardíacas. La exposición a dosis masivas de radiación también puede ocasionar una invasión por parte de estos microorganismos y conllevar una infección grave.

Cómo se desarrolla la infección

Las enfermedades infecciosas son, por lo general, provocadas por microorganismos que invaden el cuerpo y se multiplican. La invasión se inicia, habitualmente, mediante la adherencia a las células de la persona afectada. Este proceso es muy específico e implica acoplamientos entre la célula humana y el microorganismo, (• V. recuadro, página 844) similares a los de una llave con su cerradura. El que éste permanezca cerca del punto de invasión o bien se extienda a puntos lejanos depende de factores como la producción de toxinas, enzimas u otras sustancias.

Algunos microorganismos que invaden el cuerpo producen toxinas (venenos que afectan a las células cercanas o distantes). La mayoría de éstas tiene componentes que se unen específicamente con moléculas de ciertas células (células diana), donde causan la enfermedad. En el tétanos, el síndrome del shock tóxico y el cólera, las toxinas desempeñan un papel básico. Unas pocas enfermedades infecciosas son causadas por toxinas producidas por microorganismos fuera del cuerpo, como por ejemplo la intoxicación alimentaria causada por estafilococos.

Tras la invasión, los microorganismos deben multiplicarse para producir la infección. Por consiguiente, pueden suceder tres cosas: primero, que estos microorganismos sigan multiplicándose y desborden las defensas humanas, proceso que puede causar suficiente daño como para matar al enfermo; en segundo lugar, se puede alcanzar un estado de equilibrio, desarrollándose una infección crónica; ni los microorganismos ni el afectado ganan la batalla, y en tercer lugar, la persona, con o sin tratamiento médico, consigue erradicar el microorganismo invasor. Este proceso restablece la salud y suele proporcionar una inmunidad duradera frente a otra infección producida por el mismo microorganismo.

Muchos de los microorganismos causantes de enfermedades, tienen propiedades que aumentan la gravedad del proceso (virulencia) y resisten a los mecanismos de defensa del cuerpo. Por ejemplo, algunas bacterias producen enzimas que rompen los tejidos, permitiendo que la infección se extienda más rápidamente.

Algunos microorganismos cuentan con mecanismos para bloquear los sistemas de defensa del cuerpo. Por ejemplo, pueden ser capaces de interferir la producción de anticuerpos o el desarrollo de las células T (una variedad de glóbulos blancos) específicamente armados para atacarlos. Otros tienen cubiertas externas (cápsulas) que impiden su ingestión por parte de los glóbulos blancos. El hongo criptococo, de hecho, desarrolla una cápsula más gruesa después de entrar en los pulmones. La razón es que su cápsula adquiere mayor espesor cuando está en una atmósfera de anhídrido carbónico y en los pulmones existe más gas de este tipo que en la tierra, que es donde normalmente vive. Por lo tanto, los mecanismos de defensa del organismo no resultan tan eficaces cuando el criptococo infecta los pulmones. Algunas bacterias ofrecen resistencia a ser destruidas (lisis) por sustancias que circulan en el flujo sanguíneo. Otras incluso producen sustancias químicas que contrarrestan los efectos de los antibióticos.

Cómo una infección afecta al cuerpo humano

Ciertas infecciones producen cambios en la sangre, el corazón, los pulmones, el cerebro, los riñones, el hígado o los intestinos. Al identificar estos cambios, el médico puede determinar que la persona padece una infección.

Cambios en la sangre

Como parte de las defensas del organismo contra la infección, la cantidad de glóbulos blancos suele aumentar. Dicho incremento puede producirse en pocas horas, en gran medida por la liberación de glóbulos blancos almacenados en la médula ósea. Lo primero en aumentar es el número de neutrófilos y, si la infección persiste, aumentan los monocitos, siendo ambos dos variedades de glóbulos blancos. También lo son los eosinófilos, que aumentan con las reacciones alérgicas y las infestaciones parasi-

---

Qué clase de relación existe

Entre un microorganismo y un huésped humano puede haber tres clases de relaciones:

- Simbiosis, en la que tanto se benefician el microorganismo como el huésped.

- Comensalismo, en la que el microorganismo se beneficia pero el huésped no sufre daño alguno.

- Parasitismo, en la que se beneficia el microorganismo y el huésped resulta perjudicado.

Las bacterias y los hongos representan la mayoría de microorganismos que tienen relaciones simbióticas y comensales.

---

tarias, pero no suelen hacerlo con las infecciones bacterianas.

Ciertas infecciones, como la fiebre tifoidea, disminuyen el número de glóbulos blancos. Tal disminución puede producirse porque la infección es tan importante que la médula ósea es incapaz de producir glóbulos blancos con suficiente velocidad como para reemplazar los perdidos en la lucha contra la invasión.

La anemia puede ser el resultado de una hemorragia a causa de la infección, por la destrucción de los glóbulos rojos o bien por la depresión de la médula ósea. La infección grave puede provocar una coagulación diseminada en todos los vasos sanguíneos, lo que se conoce como coagulación intravascular diseminada. (• *V. página 791*) El mejor modo de revertir esta situación es tratar la enfermedad de base, en este caso la infección. Una caída en los valores de las plaquetas de la sangre sin ningún otro cambio también puede indicar una infección subyacente.

Cambios en el corazón, los pulmones y el cerebro

Los posibles cambios cardíacos producidos durante una infección consisten en un aumento del ritmo cardíaco y en un incremento o disminución del volumen de sangre expulsado con cada contracción (gasto cardíaco). Aun cuando las infecciones, habitualmente, incrementan el ritmo cardíaco, algunas, como la fiebre tifoidea, hacen que el pulso sea más lento de lo que cabría esperar por la gravedad de la fiebre. La presión arterial puede descender. En una infección grave, la dilatación de los vasos sanguíneos puede derivar en una fuerte caída de la presión arterial (shock séptico). (• *V. página 889*)

Infección a partir de aparatos y artefactos utilizados en medicina

Por lo general, se piensa que la infección se produce cuando los microorganismos invaden el cuerpo y se adhieren a células específicas. Pero los microorganismos también pueden adherirse y comenzar a formar colonias en aparatos y artefactos médicos colocados en el cuerpo (como catéteres, articulaciones artificiales y válvulas cardíacas artificiales). Cuando éstos se insertan en el cuerpo, los microorganismos pueden diseminarse, causando una infección.

La infección y la fiebre suelen hacer que se respire más rápidamente (incremento de la frecuencia respiratoria), lo que supone que más anhídrido carbónico es transferido desde la sangre y exhalado, haciendo que ésta se vuelva más ácida. La rigidez pulmonar aumenta y ello puede interferir en la respiración y derivar en una enfermedad conocida como síndrome de distrés respiratorio agudo. (• *V. página 170)* Los músculos respiratorios del tórax también pueden fatigarse.

Las infecciones graves también pueden provocar anomalías en la función cerebral, tanto si un microorganismo invade de forma directa el cerebro como si no. Las personas de edad avanzada son particularmente propensas a sufrir estados de confusión. La fiebre muy alta puede provocar convulsiones.

Cambios renales, hepáticos e intestinales

Los cambios renales pueden abarcar desde una pequeña pérdida de proteínas en la orina hasta una insuficiencia renal aguda. Éstos pueden ser provocados por el debilitamiento del corazón, la caída de la presión arterial o el efecto directo de los microorganismos sobre el riñón.

Muchas infecciones pueden alterar la función hepática, aun cuando los microorganismos no ataquen directamente al hígado. Un problema frecuente es la ictericia causada por una acumulación de bilis (ictericia colestásica). (• *V. página 587)* La ictericia es un signo preocupante si se origina a partir de una infección.

Una infección grave puede provocar úlceras de estrés en la parte alta del intestino, pudiendo derivar en una hemorragia. Por lo general, sólo se produce una pequeña pérdida de sangre, pero en un pequeño porcentaje de personas la hemorragia puede ser grave.

Defensas del cuerpo contra la infección

Las defensas del organismo contra la infección incluyen barreras naturales, como la piel; mecanismos inespecíficos, como ciertas clases de glóbulos blancos y fiebre; y mecanismos específicos, como los anticuerpos.

Por lo general, si un microorganismo atraviesa las barreras naturales del cuerpo, los mecanismos de defensa específicos e inespecíficos lo destruyen antes de que se multiplique.

Barreras naturales

Por lo general, la piel evita la invasión de muchos microorganismos a menos que esté físicamente dañada, por ejemplo, debido a una lesión, la picadura de un insecto o una quemadura. Sin embargo existen excepciones, como la infección por el papilomavirus humano, que provoca verrugas.

Otras barreras naturales eficaces son las membranas mucosas, como los revestimientos de las vías respiratorias y del intestino. Generalmente, estas membranas están cubiertas de secreciones que combaten a los microorganismos. Por ejemplo, las membranas de los ojos están bañadas en lágrimas, que contienen una enzima llamada lisozima. Ésta ataca a las bacterias y ayuda a proteger los ojos de las infecciones.

Las vías respiratorias filtran de forma eficaz las partículas del aire que se introducen en el organismo. Los tortuosos conductos de la nariz, con sus paredes cubiertas de moco, tienden a eliminar gran parte de la materia entrante. Si un organismo alcanza las vías respiratorias inferiores, el latido coordinado de unas minúsculas prominencias similares a pelos (cilios) cubiertas de moco, lo transportan fuera del pulmón. La tos también ayuda a eliminar estos microorganismos.

El tracto gastrointestinal cuenta con una serie de barreras eficaces, que incluyen el ácido del estómago y la actividad antibacteriana de las enzimas pancreáticas, la bilis y las secreciones intestinales. Las contracciones del intestino (peristaltismo) y el desprendimiento normal de las células que lo revisten, ayudan a eliminar los microorganismos perjudiciales.

El aparato genitourinario del varón se encuentra protegido por la longitud de la uretra (alrededor de 20 cm). Debido a este mecanismo de protección, las bacterias no suelen ingresar en la uretra masculina, a menos que sean introducidas allí de forma no intencionada a través de instrumental quirúrgico. Las mujeres cuentan con la protección del ambiente ácido de la vagina. El efecto de arrastre que produce la vejiga al vaciarse es otro mecanismo de defensa en ambos sexos.

Las personas con mecanismos de defensa debilitados son más vulnerables a ciertas infecciones. (• *V. página 963*) Por ejemplo, aquellos cuyo estómago no secreta ácido son particularmente vulnerables a la tuberculosis y a la infección causada por la bacteria *Salmonella*. El equilibrio entre los diferentes tipos de microorganismos en la flora intestinal residente también es importante para mantener las defensas del organismo. En ocasiones, un antibiótico tomado para una infección localizada en cualquier otra parte del cuerpo, puede romper el equilibrio entre la flora residente permitiendo que aumente el número de microorganismos que provocan enfermedades.

Mecanismos de defensa inespecíficos

Cualquier lesión, incluyendo una invasión de bacterias, produce inflamación. La inflamación sirve, parcialmente, para dirigir ciertos mecanismos de defensa al punto en que se localiza la lesión o la infección. Con la inflamación, aumenta el aporte de sangre y los glóbulos blancos pueden traspasar los vasos sanguíneos y dirigirse a la zona inflamada con más facilidad. El número de glóbulos blancos en el flujo sanguíneo también aumenta, ya que la médula ósea libera una gran cantidad que tenía almacenada y, de inmediato, comienza a producir más.

La primera variedad de glóbulos blancos que entra en escena son los neutrófilos, que comienzan a ingerir microorganismos invasores e intentan contener la infección en un espacio reducido. (• *V. página 839*) Si la infección continúa, los monocitos, otra clase de glóbulos blancos con una habilidad aún mayor para ingerir microorganismos, llegarán en cantidades cada vez mayores.

Sin embargo, estos mecanismos de defensa inespecíficos pueden resultar desbordados ante una gran cantidad de microorganismos invasores, o por otros factores que reduzcan las defensas del cuerpo, como los contaminantes del aire (incluyendo el humo del tabaco).

Fiebre

La fiebre, definida como una elevación de la temperatura corporal superior a los 37,7 °C (medidos con el termómetro en la boca), es, en realidad, una respuesta de protección ante la infección y la lesión. La elevada temperatura corporal estimula los mecanismos de defensa del organismo al tiempo que causa un malestar relativamente pequeño a la persona.

Normalmente, la temperatura corporal sube y baja todos los días. El punto más bajo se alcanza alrededor de las seis de la mañana y el más elevado entre las cuatro y las seis de la tarde. Aunque se suele decir que la temperatura normal del cuerpo es de 37 °C, el mínimo normal a las seis de la mañana es de 37,1 °C y el máximo normal a las cuatro de la tarde será de 37,7 °C.

El hipotálamo, una parte del cerebro, controla la temperatura corporal; la fiebre es consecuencia de la nueva regulación del termostato del hipotálamo. La temperatura corporal aumenta a un nuevo nivel superior del termostato desplazando la sangre de la superficie de la piel hacia el interior del cuerpo, reduciendo con ello la pérdida de calor. Los escalofríos pueden producirse para incrementar la producción de calor mediante la contracción muscular. Los esfuerzos del organismo por conservar y producir calor continuarán hasta que la sangre llegue, en el hipotálamo, a la nueva temperatura más elevada. Entonces los mecanismos habituales mantendrán dicha temperatura y, posteriormente, cuando el termostato vuelva a su nivel normal, el cuerpo eliminará el exceso de calor a través del sudor y mediante el desvío de la sangre hacia la piel. Los escalofríos pueden aparecer cuando la temperatura desciende.

La fiebre puede seguir un cuadro en el cual la temperatura alcanza un máximo diario y luego vuelve a su nivel normal. Por otro lado, la fiebre puede ser remitente, es decir, que la temperatura varía pero no vuelve a la normalidad. Ciertas personas, como por ejemplo los alcohólicos, tanto las de edad avanzada como las muy jóvenes, pueden tener un descenso de la temperatura como respuesta a una infección grave.

Las sustancias productoras de fiebre reciben el nombre de pirógenos. Éstos pueden provenir del interior o del exterior del organismo. Ejemplos de pirógenos formados en el exterior del cuerpo son los microorganismos y las sustancias que éstos producen, como las toxinas.

En realidad, los pirógenos provocan fiebre al estimular el organismo para que produzca sus propios pirógenos. Los pirógenos formados dentro del organismo suelen ser producidos por un tipo de glóbulo blanco llamado monocito.

Sin embargo, la infección no es la única causa de fiebre; ésta también puede ser consecuencia de una inflamación, un cáncer o una reacción alérgica.

Determinación de la causa de la fiebre

Por lo general, la fiebre tiene una causa obvia, como la gripe o la neumonía. Pero en otros casos la causa es sutil, como una infección del revestimiento interno del corazón (endocarditis bacteriana). Cuando una persona tiene al menos 38,3 °C

Causas específicas de fiebre

- Infección, como por ejemplo de origen bacteriano o vírica.
- Cáncer.
- Una reacción alérgica.
- Trastornos hormonales como el feocromocitoma o el hipertiroidismo.
- Enfermedades autoinmunes, como la artritis reumatoide.
- Ejercicio excesivo, especialmente en un clima caluroso.
- Excesiva exposición al sol.
- Ciertos fármacos, como los anestésicos, antipsicóticos y anticolinérgicos, así como una sobredosis de aspirina.
- Lesión del hipotálamo (parte del cerebro que controla la temperatura), por ejemplo a causa de un traumatismo o tumor cerebral.

---

de fiebre y una investigación exhaustiva no consigue descubrir la causa, el médico puede denominarla fiebre de origen desconocido. (• *V. página 1316*) Las causas potenciales de dicha fiebre incluyen cualquier trastorno que eleve la temperatura corporal, pero las causas más frecuentes entre los adultos son las infecciones, las enfermedades causadas por anticuerpos generados contra los tejidos de la propia persona (enfermedades autoinmunes) y un cáncer no descubierto (en especial, la leucemia o un linfoma).

Para determinar la causa, el médico indaga acerca de los síntomas y enfermedades presentes y pasados, medicaciones actuales, exposición a infecciones, viajes recientes, etc. El cuadro que sigue la fiebre no suele contribuir al diagnóstico. Sin embargo, hay algunas excepciones; por ejemplo, una fiebre que aparece cada dos o tres días es típica del paludismo.

Los viajes recientes, en especial al extranjero, o la exposición a ciertos materiales o animales, pueden dar pistas sobre la causa de la fiebre. En regiones de un determinado país son frecuentes unas infecciones, mientras que en otras abundan otras diferentes.

Una persona que ha bebido agua contaminada (o que ha tomado hielo hecho con agua contaminada) puede desarrollar fiebre tifoidea. Una persona que trabaja en una planta de envasado de carne puede tener una brucelosis.

Después de realizar este tipo de preguntas, el médico practica una exploración física completa para encontrar el origen de la infección o evidencia de alguna enfermedad. Dependiendo de la intensidad de la fiebre y de las condiciones del paciente, la revisión puede ser realizada en el consultorio del médico o bien en el hospital.

Los análisis de sangre pueden ser utilizados para detectar la presencia de anticuerpos contra un microorganismo, para hacerlo crecer en un cultivo y para determinar el número de glóbulos blancos. Puede observarse un incremento en los valores de un anticuerpo específico y ello puede ayudar a identificar al microorganismo invasor. El aumento en la cantidad de glóbulos blancos suele indicar infección. El recuento diferencial (la proporción de distintos tipos de glóbulos blancos) proporciona más pistas. Un aumento en los neutrófilos, por ejemplo, sugiere una infección aguda por bacterias. Un aumento en los eosinófilos sugiere una infestación parasitaria, por ejemplo, por cestodos o por nematodos.

La ecografía, la tomografía computadorizada (TC) y la resonancia magnética (RM) pueden ayudar a establecer un diagnóstico. La gammagrafía con leucocitos marcados puede ser utilizada para identificar áreas de infección o inflamación.

Para realizar esta prueba, el paciente recibe una inyección de glóbulos blancos que contienen un marcador radiactivo. Como los glóbulos blancos son atraídos a las zonas infectadas y, en este caso, los inyectados tienen un marcador radiactivo, el examen puede detectar una zona de infección. Si los resultados de esta prueba son negativos, el médico puede necesitar obtener una muestra del hígado (biopsia), de la médula ósea u otra área de la cual se sospeche. La muestra es examinada posteriormente al microscopio.

Tratamiento de la fiebre

Dados los potenciales efectos beneficiosos de la fiebre, se discute si ésta debe ser tratada de forma rutinaria. De todos modos, un niño que haya tenido una convulsión como resultado de la fiebre (ataque febril) debe recibir tratamiento. Del mismo modo, un adulto con un problema cardíaco o pulmonar suele recibirlo porque la fiebre puede aumentar la necesidad de oxígeno. Estas necesidades aumentan un 7 por ciento por cada 0,17 °C de aumento de la temperatura corporal a partir de los 37 °C. La fiebre también puede provocar cambios en la función cerebral.

Los fármacos utilizados para hacer descender la temperatura corporal reciben el nombre de antipiréticos. Los más usados y eficaces son el paracetamol y los antiinflamatorios no esteroideos, como la aspirina. Sin embargo, en los niños y adolescentes no se combate la fiebre con aspirinas porque ésta aumenta el riesgo de sufrir el síndrome de Reye, (• *V. página 1317)*, que puede ser mortal.

Mecanismos de defensa específicos

Una vez desarrollada la infección, todo el poder del sistema inmunitario entra en acción. (• *V. página 841)*. Éste produce varias sustancias que específicamente atacan a los microorganismos invasores. Por ejemplo, los anticuerpos se adhieren a éstos y ayudan a inmovilizarlos. Así pueden destruirlos, directamente o bien ayudar a los glóbulos blancos a localizarlos y eliminarlos. Además, el sistema inmunitario puede enviar un tipo de células conocidas como células T asesinas (otra clase más de glóbulos blancos) para atacar específicamente al organismo invasor.

Los fármacos antiinfecciosos, como los antibióticos, o los agentes antimicóticos o antivíricos, pueden ayudar a las defensas naturales del cuerpo. Sin embargo, si el sistema inmunitario se encuentra gravemente debilitado, estos fármacos no suelen ser eficaces.

CAPÍTULO 172

Inmunizaciones para evitar la infección

Las vacunas contienen partes no infecciosas de bacterias o virus, o bien los microorganismos completos que han sido alterados para que no provoquen infección.

El organismo responde a una vacuna creando defensas inmunitarias (como anticuerpos y glóbulos blancos). (• *V. página 837)* Posteriormente, estas defensas evitan la enfermedad cuando la persona se expone a las bacterias y los virus infecciosos.

Las vacunas disponibles en la actualidad son altamente fiables y la mayoría de la gente las tolera bien. Sin embargo, no son eficaces en todas las personas y, en ocasiones, incluso pueden provocar efectos adversos.

Algunas vacunas se aplican casi de forma sistemática, por ejemplo, el toxoide del tétanos se administra generalmente a los adultos cada 10 años. Otras se emplean sobre grupos específicos de gente; la vacuna contra la gripe, por ejemplo, se aplica a las personas de edad avanzada que viven en residencias y a otras que corren un alto riesgo de desarrollar la infección vírica y sus complicaciones.

A los niños se les aplica una serie de vacunas de forma sistemática. (• *V. recuadro, página 1235)* Otras se dan después de la exposición a una causa específica; por ejemplo, la vacuna contra la rabia se le puede aplicar a alguien que haya sido mordido por un perro.

A los adultos que contraen una infección antes de poder ser vacunados o cuyo sistema inmunitario no responde adecuadamente a la infección, se les pueden administrar inmunoglobulinas, que están formadas por una mezcla de anticuerpos.

Vacunas habituales en los adultos

Dependiendo de sus circunstancias, a los adultos se les puede recomendar recibir vacunas contra el sarampión, la parotiditis, la rubéola, el tétanos, la hepatitis B, la gripe y las infecciones neumocócicas (especialmente la neumonía neumocócica).

Sarampión, parotiditis y rubéola

Toda persona nacida después de 1956 que nunca haya tenido sarampión, parotiditis o rubéola y que no haya sido inmunizada con dos dosis de vacuna, pero que probablemente pueda exponerse a estas enfermedades, debe vacunarse. Por ejemplo, los jóvenes que comienzan la universidad deberían hacerlo. Las mujeres embarazadas y las personas alérgicas al huevo o al antibiótico neomicina no deben ser vacunadas.

Se puede recibir una vacuna especialmente dirigida contra el sarampión, la parotiditis o la rubéola. Sin embargo, la vacuna combinada es mejor porque toda persona que necesite protección contra una de estas enfermedades suele necesitarla también contra las otras dos.

Tétanos

Como las infecciones por tétanos suelen ser mortales, la vacunación es importante. Debe aplicarse una primera serie de tres inyecciones en un período

Protección contra la enfermedad

Existen vacunas contra las siguientes enfermedades:

- Adenovirus (disponible sólo para las Fuerzas Armadas de algunos países)
- Ántrax
- Cólera
- Difteria
- Infecciones por *Hemophilus influenzae* de tipo b (meningitis)
- Hepatitis A
- Hepatitis B
- Gripe
- Encefalitis japonesa
- Sarampión
- Meningitis meningocócica
- Parotiditis
- Pertussis (tos ferina)
- Peste
- Infección neumocócica (meningitis, neumonía)
- Poliomielitis
- Rabia
- Rubéola (sarampión alemán)
- Tétanos
- Tuberculosis
- Fiebre tifoidea
- Varicela
- Fiebre amarilla

de 6 meses durante la infancia, o bien en la edad adulta para quienes no hayan recibido ésta durante la niñez. Los adultos deberían recibir una dosis de refuerzo cada 10 años. La vacuna antitetánica está disponible de forma aislada o bien en combinación con una vacuna contra la difteria que se aplica en una sola inyección.

Hepatitis B

Cualquier individuo que corra un alto riesgo de contraer el virus de la hepatitis B debe recibir la vacuna correspondiente. En este grupo de riesgo se encuentran los médicos y otros profesionales de la salud, los trabajadores de los depósitos de cadáveres, las personas que reciben frecuentes transfusiones de sangre o hemodiálisis, las que se inyectan drogas, las sexualmente activas, las parejas sexuales de portadores de hepatitis B y cualquiera expuesto a este virus.

Normalmente, la persona recibe la vacuna una sola vez, en una serie de tres o cuatro inyecciones. Sin embargo, si alguien que haya sido vacunado resulta expuesto al virus, deben medírsele los anticuerpos que presenta. Si son bajos, es posible que necesite otra vacunación. Las personas con una historial de grave reacción alérgica a la levadura no deben recibir dicha vacuna.

Gripe

Los individuos con un alto riesgo de contraer gripe o sufrir sus complicaciones deben ser vacunados. Entre ellos se encuentran quienes viven en residencias, los mayores de 65 años, los médicos y otros profesionales de la salud. Otro grupo de riesgo incluye a los pacientes de enfermedades cardíacas o pulmonares crónicas, trastornos metabólicos (por ejemplo, diabetes), insuficiencia renal, hemoglobinas anormales (por ejemplo, drepanocitosis), un sistema inmunitario debilitado y quienes padecen infección provocada por el virus de la inmunodeficiencia humana (VIH).

La epidemia de gripe suele comenzar a finales de diciembre o a mediados del invierno. En consecuencia, el mejor momento para vacunarse es en septiembre u octubre.

Infección neumocócica

La vacuna contra la infección neumocócica debe ser aplicada a las personas con un alto riesgo de tener gripe, a aquellas a las que el bazo no les funciona o les ha sido extirpado, a las afectadas de cáncer en las células sanguíneas, a quienes presentan pérdida de líquido de la médula espinal y a los alcohólicos.

La vacuna es eficaz en aproximadamente dos de cada tres adultos y es menos eficaz en la gente mayor. A pesar de que la vacuna probablemente ofrece una protección de por vida, a las personas de alto riesgo se les recomienda repetirla cada 6 años.

Vacunación previa a un viaje al extranjero

A los residentes de algunos países desarrollados se les puede pedir que se apliquen vacunas específicas antes de viajar a zonas que tienen enfermedades infecciosas que no se encuentran normalmente en su país. Existen centros e instituciones sanitarias oficiales que brindan la información más actualizada acerca de las vacunas requeridas, en sus Secciones para la Salud del Viajero.

Fármacos antiinfecciosos

Los fármacos antiinfecciosos (combaten la infección) incluyen los antibacterianos, antivíricos y antimicóticos. Estos fármacos están desarrollados para ser lo más tóxicos posible contra el microorganismo infectante y también lo más seguros posible para las células humanas, es decir, están hechos para provocar una toxicidad selectiva. Producir estas sustancias para combatir las bacterias y los hongos es relativamente sencillo porque son células muy diferentes de las humanas. No obstante, producir un fármaco que destruya un virus sin perjudicar a la célula humana infectada es muy difícil, porque los virus pierden su identidad dentro de ésta y reprograman la célula para que produzca partículas del propio virus.

Antibióticos

Los antibióticos son fármacos que se utilizan para tratar las infecciones bacterianas. Por desgracia, cada vez son más las bacterias que desarrollan resistencia a los antibióticos con los que contamos en la actualidad. Esta resistencia se desarrolla en parte debido al excesivo uso de los mismos. En consecuencia, constantemente se están desarrollando nuevos antibióticos para combatir bacterias cada vez más resistentes. Finalmente, las bacterias también se harán resistentes a los antibióticos más nuevos.

Los antibióticos se clasifican según su potencia. Los antibióticos bactericidas destruyen las bacterias, mientras que los antibióticos bacteriostáticos simplemente evitan que éstas se multipliquen y permiten que el organismo elimine las bacterias restantes. Para la mayoría de las infecciones, ambas clases de antibióticos parecen igualmente eficaces, pero si el sistema inmunitario está debilitado o la persona tiene una infección grave, como una endocarditis bacteriana o una meningitis, un antibiótico bactericida suele ser más eficaz.

Elección de un antibiótico

Los médicos pueden optar por un antibiótico para tratar una infección en particular basándose en una suposición acerca de cuál creen ellos que es el agente responsable del proceso. Además, el laboratorio identifica de forma sistemática la bacteria infectante y, con ello, ayuda al médico a elegir un antibiótico. Sin embargo, estas pruebas suelen tardar un día o dos en dar sus resultados y, en consecuencia, no pueden ser utilizadas para escoger el tratamiento inicial.

Incluso aunque se haya identificado el agente y se haya determinado en el laboratorio su sensibilidad a los antibióticos, la elección del fármaco no es tan simple. Las sensibilidades que se detectan en el laboratorio no siempre se corresponden con las que se presentan en el paciente infectado. La eficacia del tratamiento depende de factores tales como el grado de absorción del fármaco por el flujo sanguíneo, de qué cantidad del mismo alcanza los distintos fluidos corporales y con qué velocidad lo elimina el organismo. Además, la selección de un fármaco tiene que tener en cuenta la naturaleza y la gravedad de la enfermedad, los efectos secundarios que produce, la posibilidad de alergias u otras reacciones graves y el costo del mismo.

En ciertos casos es necesario recurrir a una combinación de antibióticos para tratar infecciones graves, en particular cuando aún se desconoce la sensibilidad de la bacteria a los mismos. Las combinaciones también son importantes para ciertas infecciones, como la tuberculosis, en la que las bacterias rápidamente desarrollan resistencia a la administración de uno solo. A veces, la unión de dos de ellos tiene un efecto más potente y estas combinaciones pueden ser utilizadas para tratar infecciones causadas por bacterias que resultan difíciles de erradicar, como las *Pseudomonas*.

Administración de los antibióticos

Para las infecciones bacterianas graves, los antibióticos suelen administrarse primero mediante una inyección, generalmente intravenosa. Cuando la infección está controlada, se pueden dar por vía oral. Los antibióticos deben ser ingeridos hasta que el microorganismo infectante sea eliminado del cuerpo, un proceso que puede requerir varios días tras la desaparición de los síntomas. Dejar el tratamiento demasiado pronto puede provocar una recaída o bien estimular el desarrollo de las bacterias resistentes. Por esta razón, los antibióticos suelen ingerirse durante varios días después de que haya desaparecido toda evidencia de infección.

Ciertos antibióticos son utilizados para tratar infecciones por rickettsias, que son microorganismos similares tanto a las bacterias como a los virus. (• *V. página 922*) Las rickettsias son de menor tamaño que las primeras pero mayores que los segundos. Al igual que los virus, sólo pueden sobrevivir dentro de las células de otro organismo, pero al igual que las bacterias, son vulnerables a los antibióticos. Específicamente, el cloranfenicol y las

Fármacos antiinfecciosos: indicaciones y efectos secundarios

Fármaco	Indicaciones frecuentes	Efectos secundarios
Antibióticos		
Aminoglucósidos Amikacina Gentamicina Kanamicina Neomicina Estreptomicina Tobramicina	Infecciones causadas por bacterias gramnegativas, como la *Escherichia coli* y *Klebsiella*.	• Pérdida de audición, vértigo y lesión renal.
Cefalosporinas Cefaclor Cefadroxilo Cefazolina Cefixima Cefoperazona Cefotaxima Cefotetan Cefoxitina Ceftazidima Ceftriaxona Cefuroxima Cefalexina Cefalotina Loracarbef	Amplia variedad de infecciones.	• Malestar gastrointestinal y diarrea. • Náuseas (si al mismo tiempo se ingiere alcohol). • Reacciones alérgicas.
Macrólidos Azitromicina Claritromicina Eritromicina Troleandomicina	Infecciones estreptocócicas, sífilis, infecciones respiratorias, infecciones por micoplasmas, enfermedad de Lyme.	• Náuseas, vómitos y diarrea (especialmente a dosis altas). • Ictericia.
Penicilinas Amoxicilina Ampicilina Azlocilina Carbenicilina Cloxacilina Mezlocilina Nafcilina Penicilina Piperacilina Ticarcilina	Amplia variedad de infecciones. La penicilina se utiliza para infecciones estreptocócicas, sífilis y enfermedad de Lyme.	• Malestar gastrointestinal y diarrea. • Alergia con reacciones anafilácticas graves. • Lesión cerebral y renal (rara).
Polipéptidos Bacitracina Colistina Polimixina B	Infecciones de oído, oculares o de vejiga. En general se aplican directamente en el ojo o se inhalan como aerosol; rara vez se administran mediante inyección.	• Lesión nerviosa y renal (cuando se aplica mediante inyección).
Quinolonas Ciprofloxacino Enoxacino Norfloxacino Ofloxacino	Infecciones de las vías urinarias, prostatitis bacteriana, diarrea bacteriana, gonorrea.	• Náuseas (poco frecuente).

(continúa)

Fármacos antiinfecciosos: indicaciones y efectos secundarios (continuación)

Fármaco	Indicaciones frecuentes	Efectos secundarios
Antibióticos (continuación)		
Sulfonamidas Mafenida Sulfacetamida Sulfametizol Sulfametoxazol Sulfasalazina Sulfisoxazol Trimetoprim- sulfametoxazol	Infecciones de las vías urinarias (excepto sulfacetamida y mafenida); la mafenida se usa tópicamente para quemaduras.	• Náuseas, vómitos, y diarrea. • Alergia (incluyendo erupciones cutáneas). • Cálculos renales. • Insuficiencia renal. • Disminución de la cantidad de glóbulos blancos. • Sensibilidad a la luz solar.
Tetraciclinas Doxiciclina Minociclina Tetraciclinas	Sífilis, infecciones por *Chlamydia*, enfermedad de Lyme, infecciones causadas por micoplasma y rickettsias.	• Malestar gastrointestinal. • Sensibilidad a la luz solar. • Pigmentación de los dientes. • Potencial toxicidad hacia la madre y el feto durante el embarazo.
Antibióticos varios		
Aztreonam	Infecciones causadas por bacterias gramnegativas.	• Reacciones alérgicas.
Cloranfenicol	Fiebre tifoidea y otras infecciones por *Salmonella*, meningitis.	• Grave descenso del número de glóbulos blancos (raro).
Clindamicina	Infecciones estreptocócicas, infecciones respiratorias, abscesos pulmonares.	• Diarrea intensa.
Etambutol	Tuberculosis.	• Lesión ocular (reversible si se detiene a tiempo).
Imipenem	Amplísima variedad de infecciones.	• Presión arterial temporalmente baja, convulsiones.
Isoniazida	Tuberculosis.	• Lesión hepática grave pero reversible. • Alergia.
Lincomicina	Infecciones estreptocócicas, infecciones respiratorias.	• Diarrea intensa.
Metronidazol	Vaginitis causada por *Trichomonas* o *Gardnerella*, infecciones pélvicas y abdominales.	• Náuseas. • Dolor de cabeza. • Sabor metálico. • Orina oscura.
Nitrofurantoína	Infecciones de las vías urinarias.	• Náuseas y vómitos. • Alergia.
Pirazinamida	Tuberculosis.	• Valores elevados de ácido úrico en sangre.

(continúa)

Fármacos antiinfecciosos: indicaciones y efectos secundarios (continuación)

Fármaco	Indicaciones frecuentes	Efectos secundarios
Antibióticos varios (continuación)		
Antibióticos varios (continuación)		
Rifampicina	Tuberculosis y lepra.	• Erupción cutánea. • Hepatitis. • Saliva, sudor, lágrimas y orina de color rojo-anaranjado.
Espectinomicina	Gonorrea.	• Alergia. • Fiebre.
Vancomicina	Infecciones graves resistentes a otros antibióticos.	• Escalofríos y fiebre (cuando se administra por vía intravenosa).
Fármacos antivíricos		
Aciclovir	Herpes simple, herpes zoster y varicela.	• Confusión, convulsiones, o coma (con infusión intravenosa). • Efectos colaterales menores cuando se usa tópicamente.
Amantadina	Gripe (prevención).	• Nerviosismo. • Mareo. • Dificultad para hablar. • Inestabilidad.
Didanosina (ddl)	Infección por el virus de la inmunodeficiencia humana.	• Lesión de nervios periférica, inflamación del páncreas.
Foscarnet	Citomegalovirus, infecciones por herpes simple.	• Lesión renal. • Convulsiones.
Ganciclovir	Herpes zoster, herpes simple e infecciones por citomegalovirus.	• Tóxico para los precursores medulares de células sanguíneas, que pueden provocar anemia y problemas de la coagulación.
Idoxouridina	Úlceras por herpes simple sobre la piel o los ojos.	• Irritación, dolor e hinchazón (cuando se aplica sobre los ojos o los párpados).
Indinavir	Infección por el virus de la inmunodeficiencia humana.	• Cálculos renales.
Interferón-alfa	Leucemia de células peludas, sarcoma de Kaposi, verrugas genitales.	• Síntomas similares a los de la gripe (fiebre, dolores musculares, dolor de cabeza, cansancio). • Náuseas y diarrea.
Lamivudina (3TC)	Infección por el virus de la inmunodeficiencia humana.	• Lesión de nervios periféricos, alopecia.
Ribavirina	Infección respiratoria por virus sincitial.	• Destrucción de glóbulos rojos, que provoca anemia.

(continúa)

Fármacos antiinfecciosos: indicaciones y efectos secundarios (continuación)

Fármaco	Indicaciones frecuentes	Efectos secundarios
Fármacos antivíricos (continuación)		
Rimantadina	Gripe (prevención).	• Menos efectos secundarios que la amantadina.
Ritonavir	Infección por el virus de la inmunodeficiencia humana.	• Náuseas, vómitos, diarrea.
Saquinavir	Infección por el virus de la inmunodeficiencia humana.	—
Stavudina (d4T)	Infección por el virus de la inmunodeficiencia humana.	• Lesión de nervios periféricos.
Trifluridina	Herpes simple del ojo.	• Picor en los ojos. • Hinchazón de párpados.
Vidarabina	Herpes simple y herpes zoster. Infección ocular: aplicación directa. Infección cerebral: infusión intravenosa.	• Náuseas y vómitos.Temblor (infusión intravenosa). • Lesión hepática y de médula ósea. • Los efectos colaterales son menores cuando se usa de forma tópica.
Zalcitabina (ddC)	Infección por el virus de la inmunodeficiencia humana.	• Lesión de nervios periféricos.
Zidovudina (AZT)	Infección por el virus de la inmunodeficiencia humana.	• Tóxico para los precursores de las células sanguíneas de la médula ósea, que puede provocar anemia y problemas de la coagulación.
Fármacos antimicóticos		
Anfotericina B	Amplia variedad de infecciones micóticas.	• Escalofríos, fiebre, dolor de cabeza y vómitos. • Disminución de los valores de potasio en sangre. • Lesión renal.
Fluconazol	*Candida* y otras infecciones micóticas.	• Menos toxicidad hepática que el ketoconazol.
Flucitosina	Infecciones por *Candida* y *Cryptococcus.*	• Lesión renal y de médula ósea.
Griseofulvina	Infecciones micóticas de piel, pelo y uñas.	• Erupción cutánea.
Itraconazol	*Candida* y otras infecciones micóticas.	• Menos toxicidad hepática que el ketoconazol.
Ketoconazol	*Candida* y otras infecciones micóticas.	• Bloquea la síntesis de testosterona y del cortisol. • Toxicidad hepática.

tetraciclinas son los más eficaces contra las infecciones producidas por rickettsias.

Los antibióticos se usan no sólo para tratar infecciones sino también para prevenirlas. Para que resulte eficaz, y con el fin de evitar que las bacterias desarrollen resistencias, la terapia preventiva debe ser de corta duración y el antibiótico debe ser eficaz contra la bacteria en particular. Un ejemplo de terapia preventiva consiste en tomar antibióticos mientras se viaja, para evitar la diarrea del viajero. Así mismo, a menudo se utiliza en personas expuestas a otra con meningitis causada por meningococo debido al riesgo de contagio.

Las personas con válvulas cardíacas anormales ingieren antibióticos preventivos de forma rutinaria antes de una intervención quirúrgica, incluyendo la cirugía dental. Estas personas tienen un mayor riesgo de contraer una infección en las válvulas cardíacas (endocarditis) por bacterias que normalmente se encuentran en la boca y otras partes del cuerpo. Dichas bacterias pueden ingresar en el flujo sanguíneo durante la cirugía y alcanzar las válvulas cardíacas dañadas. Los antibióticos de tipo preventivo también pueden ser ingeridos por los individuos cuyo sistema inmunitario no es totalmente eficaz, como los que padecen leucemia, reciben quimioterapia para un cáncer o en el caso de los enfermos de SIDA. Por otro lado, las personas sanas que se someten a cirugía con alto riesgo de infección (como la cirugía mayor ortopédica o la intestinal) también pueden tomarlos.

Por desgracia, los antibióticos a menudo son usados sin que exista realmente una buena razón para ello. Por ejemplo, con frecuencia se aplican incorrectamente para tratar enfermedades víricas, como resfriados y gripe.

Efectos colaterales

Un antibiótico puede causar una reacción alérgica, como suele ocurrir con la penicilina, o bien puede provocar otros efectos colaterales. Por ejemplo, los aminoglucósidos pueden dañar los riñones y el oído interno.

El tratamiento antibiótico puede mantenerse a pesar de los efectos colaterales, en especial si es el único eficaz contra la infección que padece el enfermo. El médico compara la importancia de estos efectos con la gravedad de la infección.

Fármacos antivíricos

Los fármacos antivíricos pueden actuar interfiriendo con cualquiera de los procesos por los que pasa un virus para replicarse (reproducirse): adhesión a la célula, incorporación a la misma, eliminación de su cubierta para liberar su material genético y creación de nuevas partículas víricas por parte de la célula.

Debido a que los virus sólo pueden replicarse dentro de las células y usan las mismas vías metabólicas que las células sanas, los fármacos antivíricos suelen ser más tóxicos para las células humanas que los antibióticos. Otro problema de éstos es que los virus pueden desarrollar resistencia a ellos con gran rapidez.

Fármacos antimicóticos

Los fármacos antimicóticos pueden ser aplicados directamente en la zona donde se desarrolla una infección micótica en la piel u otra superficie, como la vagina o el interior de la boca. También pueden ser suministrados por vía oral o inyectados.

Por lo general, estos fármacos causan más efectos colaterales que los antibióticos. También suelen ser generalmente menos eficaces, por lo que las infecciones micóticas son difíciles de tratar y suelen hacerse duraderas (crónicas). El tratamiento suele durar varias semanas y debe repetirse de nuevo.

CAPÍTULO 174

Infecciones de la piel y del tejido celular subcutáneo

Entre las infecciones de la piel y del tejido celular subcutáneo están la celulitis, fascitis necrosante, gangrena cutánea, linfadenitis, linfangitis aguda y abscesos cutáneos. La mayoría de ellas son infecciones causadas por bacterias. Existen muchas otras infecciones cutáneas, incluyendo las provocadas por hongos, (• *V. página 1011*) parásitos, (• *V. página 1015*) virus (• *V. página 1016*) y otras bacterias. (• *V. página 1008*)

Celulitis

La celulitis es una extensa infección bacteriana de la piel y de los tejidos que se encuentran por debajo de ella.

La celulitis puede ser causada por diferentes bacterias; la más frecuente es el estreptococo. Éstos se dispersan rápidamente sobre una amplia área porque producen enzimas que impiden que los tejidos limiten la extensión de la infección. Los estafilococos, otra clase de bacteria, también pueden producir celulitis, pero, por lo general, en un área más reducida. Otras bacterias causan celulitis después de determinadas lesiones, como las mordeduras de animales o las lesiones cutáneas producidas en agua dulce o salada.

Por lo general, la celulitis se desarrolla en las piernas. La infección suele aparecer después de que la piel ha resultado dañada a causa de una lesión, ulceración, pie de atleta o dermatitis. Las zonas de la piel que se hinchan por el líquido (edema) son las más vulnerables. La celulitis tiende a recurrir en las cicatrices quirúrgicas o cerca de ellas (por ejemplo, en la cirugía de varices). Sin embargo, también puede aparecer en la piel que no está dañada.

La infección puede extenderse rápidamente e ingresar a los vasos linfáticos y el flujo sanguíneo, tras lo cual puede extenderse por todo el organismo.

Síntomas y complicaciones

Los primeros síntomas son enrojecimiento y dolor en una pequeña superficie de la piel. La piel infectada se calienta y se hincha y puede tener aspecto de piel de naranja (un trastorno conocido precisamente como piel de naranja). En una variedad de celulitis, llamada erisipela, los bordes de la zona infectada se sobreelevan. Frecuentemente aparecen pequeños puntos rojos (petequias); rara vez aparecen manchas más grandes provocadas por una hemorragia en la piel (equimosis). Pueden presentarse pequeñas ampollas llenas de líquido (vesículas) o incluso mayores sobre la piel infectada y, en ocasiones, romperse.

A medida que la infección se extiende a un área más extensa, los ganglios linfáticos regionales pueden aumentar de tamaño y volverse dolorosos. Los de la ingle pueden resultar afectados por las infecciones de las piernas; los de la axila, por las de los brazos. Sobre la piel pueden aparecer líneas rojas entre la infección y los ganglios linfáticos cercanos.

Una persona con celulitis puede padecer fiebre, escalofríos, aumento del ritmo cardíaco, dolor de cabeza, bajada de la presión arterial y presentar un estado de confusión. En ocasiones estos síntomas aparecen varias horas antes de que se observe nada sobre la piel, aunque en muchos casos no aparecen ninguno de dichos síntomas.

De forma ocasional pueden formarse abscesos como resultado de la celulitis. Algunas complicaciones raras pero graves incluyen la dispersión de la infección por debajo de la piel hasta causar la muerte de los tejidos (como en la gangrena estreptocócica y la fascitis necrosante) y así mismo la dispersión por el flujo sanguíneo (bacteriemia) (• *V. página 889*) hasta otras partes del organismo. Cuando la celulitis afecta al mismo punto en repetidas ocasiones, los vasos linfáticos cercanos pueden resultar dañados, causando una hinchazón permanente del tejido afectado.

Diagnóstico

Las bacterias que causan celulitis son difíciles de identificar aun cuando se analicen muestras de sangre y se realice una biopsia de piel (examen al microscopio de una muestra de tejido). Sin embargo, los análisis de muestras tomadas del pus o de una herida abierta pueden ayudar a identificarlas. En ocasiones, los médicos necesitan realizar pruebas para diferenciar la celulitis de un coágulo de sangre localizado en las venas profundas de la pierna (trombosis venosa profunda), (• *V. página 145*) debido a que los síntomas de estos trastornos son similares.

Tratamiento

El enfermo comienza a tomar un antibiótico en cuanto el médico diagnostica una celulitis. Además, la parte del cuerpo afectada debe mantenerse inmóvil y elevada para ayudar a reducir la hinchazón. Aplicar paños fríos y húmedos sobre la zona afectada puede aliviar el malestar.

Para la celulitis causada por estreptococos, se suele prescribir penicilina por vía oral. En casos más graves, la penicilina puede aplicarse por vía intravenosa y en el programa de tratamiento puede agregarse clindamicina. Los pacientes alérgicos a la penicilina pueden tomar eritromicina para los casos leves o bien clindamicina para los casos severos. Para la celulitis causada por estafilococos, el médico puede prescribir dicloxacilina; para las infecciones graves, puede prescribir oxacilina o nafcilina.

Los síntomas de una celulitis suelen desaparecer tras pocos días de terapia con antibióticos. Sin embargo, los síntomas suelen empeorar antes de que se produzca la mejoría, probablemente porque con la muerte repentina de las bacterias se liberan enzimas que atacan a los tejidos.

Si la celulitis recurre en las piernas en repetidas ocasiones, el cuidado de los problemas cutáneos puede resultar de gran ayuda. Por ejemplo, el pie de atleta, que puede causar celulitis, puede ser tratado con medicaciones antimicóticas. Una persona con celulitis recurrente también puede recibir inyecciones de penicilina una vez al mes o bien tomarla por vía oral durante una semana cada mes.

Fascitis necrosante

La fascitis necrosante es una forma extremadamente grave de celulitis que destruye el tejido infectado bajo la piel.

Esta infección es provocada por una variedad particularmente peligrosa de estreptococos. Se contrae de la misma forma que cualquier otra celulitis, pero destruye el tejido a gran velocidad (algunos la llaman "enfermedad devoradora de carne"). La piel adquiere una tonalidad violeta, aparecen grandes ampollas llenas de líquido y puede desarrollarse gangrena. Por lo general, el enfermo se siente muy débil y tiene fiebre, incremento del ritmo cardíaco y un deterioro mental que oscila entre la confusión y la pérdida de la consciencia. La presión arterial puede descender debido a la gran cantidad de líquido que se excreta por la zona infectada.

El tratamiento para la fascitis necrosante es la terapia con antibióticos y la extracción quirúrgica del tejido muerto. En algunos casos, se hace necesaria la amputación del brazo o la pierna afectados. El índice de mortalidad es de alrededor del 30 por ciento. Las personas de edad avanzada, las que tienen otros problemas médicos y aquellas en quienes la enfermedad ha alcanzado un estado avanzado tienen un mal pronóstico.

Gangrena cutánea

La gangrena cutánea es la muerte del tejido, generalmente asociada a un menor suministro de sangre a la zona afectada y seguida de una invasión bacteriana.

La gangrena es consecuencia de una infección causada por clostridios y en ocasiones por otras bacterias. Los clostridios son una variedad de bacterias conocidas como anaeróbicas, es decir, que crecen sólo en ausencia de oxígeno. (• *V. página 911*) Producen gas mientras crecen, por lo que en ocasiones la infección recibe el nombre de gangrena gaseosa.

Las lesiones graves (por ejemplo, una pierna aplastada) puede interrumpir el suministro de sangre y oxígeno a la zona herida, creando una situación que favorece el crecimiento de los clostridios. La infección se desarrolla en cuestión de horas o días después de la lesión. La gangrena también puede desarrollarse en una herida quirúrgica, particularmente cuando la cantidad de sangre que llega a dicha zona es escasa. Las personas con mala circulación están particularmente expuestas.

Síntomas

La piel puede tener un aspecto pálido al principio, pero se vuelve roja o de color bronce hasta adquirir un tono verdoso. La infección también hace que la piel se caliente y se hinche. Puede haber una diseminación extensa por debajo de la piel, produciendo a menudo grandes ampollas llenas de líquido. Este líquido tiene una coloración marrón y huele mal. El gas producido por los clostridios suele burbujear en el líquido y las burbujas pueden hacer que la piel parezca crepitar al tacto.

En pocos días una celulitis leve puede progresar a una gangrena extendida, producirse shock, insuficiencia renal, delirio y muerte. La infección puede avanzar drásticamente en el curso de algunas horas, destruyendo grandes cantidades de piel y músculo.

Diagnóstico

Por lo general los síntomas bastan para que el médico sospeche que se trata de una gangrena. Las radiografías pueden mostrar la presencia de gas bajo la piel. La tomografía computadorizada (TC) y la resonancia magnética (RM) pueden ayudar a determinar la cantidad de gas y el alcance de la destrucción del tejido. Se puede extraer líquido de la herida y realizar su cultivo en el laboratorio para confirmar que el organismo que causa la infección es el *Clostridium*. Sin embargo, a veces es necesaria la cirugía para extirpar el tejido muerto o amputar un miembro antes de que se sepa con certeza cuál es el microorganismo que está causando la infección.

Tratamiento y pronóstico

Cuando se sospecha la presencia de una gangrena, se suele administrar un antibiótico en cuanto se han tomado muestras del líquido de la herida, pero antes de que se disponga de los resultados de los análisis. Por lo general se eligen los que destruyen un amplio espectro de bacterias, si bien la penicilina sola es suficiente para eliminar a los clostridios.

Además de prescribir antibióticos, el médico extirpa quirúrgicamente el tejido destruido. En ciertos casos, en especial cuando la circulación es deficiente, se debe amputar parte o la totalidad de un miembro para evitar que la infección se propague.

La terapia con oxígeno a alta presión (hiperbárico) también puede ser un buen recurso para el tratamiento de la gangrena cutánea extensa. El enfermo es colocado en una cámara que contiene oxígeno a alta presión, lo que ayuda a eliminar los clostridios.

A pesar del tratamiento, uno de cada cinco individuos con gangrena cutánea fallece.

Linfadenitis

La linfadenitis es la inflamación de uno o más ganglios linfáticos.

Una infección causada por cualquier clase de microorganismo (bacterias, virus, protozoos, rickettsias u hongos) puede provocar linfadenitis. Típicamente, la infección se extiende hasta un ganglio linfático a partir de una infección de la piel, oído, nariz o los ojos.

Síntomas y tratamiento

Los ganglios linfáticos infectados aumentan de tamaño y duelen. En ciertos casos se nota en la piel que los cubre una sensación de calor y un color rojizo.

Por lo general, la causa de la linfadenitis es una infección cercana evidente. Cuando la causa no puede ser descubierta fácilmente, puede ser necesario realizar una biopsia (tomar una muestra de tejido para su examen al microscopio).

Tratamiento y pronóstico

El tratamiento depende del microorganismo que causa la infección. En el caso de una infección bacteriana, se suele administrar un antibiótico por vía intravenosa u oral. Las compresas calientes pueden ayudar a aliviar el dolor de los ganglios linfáticos inflamados. Por lo general, una vez que la infección ha sido tratada, disminuyen lentamente de tamaño y desaparece el dolor. En ocasiones, los ganglios agrandados permanecen consistentes pero ya no producen molestias.

Linfangitis aguda

La linfangitis aguda es la inflamación de uno o más vasos linfáticos y generalmente es consecuencia de una infección estreptocócica.

Los vasos linfáticos son pequeños canales que transportan linfa desde el tejido a los ganglios linfáticos y están por todo el organismo. (• *V. recuadro, página 839*) Las bacterias estreptococos suelen entrar en los vasos a partir de un arañazo, una herida o una infección (generalmente celulitis) en un brazo o una pierna. Bajo la piel del brazo o la pierna afectados, aparecen al tacto líneas rojas, irregulares, calientes y dolorosas. Estas líneas suelen extenderse desde la zona infectada hasta un grupo de ganglios linfáticos, como los de la ingle o la axila. Éstos aumentan de tamaño y se vuelven dolorosos al tacto.

El enfermo suele tener fiebre, escalofríos, un ritmo cardíaco acelerado y dolor de cabeza. A veces estos

Linfadenitis

Un proceso infeccioso a nivel de la mano puede producir una linfadenitis en los ganglios axilares del mismo lado, debido a la diseminación de la infección a través de los vasos linfáticos.

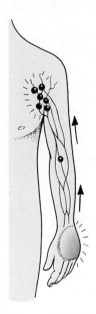

síntomas aparecen antes de que se perciban cambios en la piel. La diseminación de la infección desde el sistema linfático al flujo sanguíneo puede provocar una infección en todo el organismo, a menudo a gran velocidad. Pueden formarse úlceras en la piel que cubre los vasos linfáticos infectados.

Un análisis de sangre puede mostrar que el número de glóbulos blancos ha aumentado para combatir la infección. Por lo general, los microorganismos que causan la infección no se pueden aislar ni cultivar en el laboratorio, a menos que se hayan extendido por el flujo sanguíneo o que puedan extraerse del pus o de una herida abierta.

La mayoría de las personas se cura rápidamente con antibióticos que destruyen los estafilococos y los estreptococos, como la dicloxacilina, nafcilina u oxacilina.

Abscesos de la piel

Los abscesos de la piel (abscesos cutáneos) son acumulaciones de pus causadas por una infección bacteriana.

Por lo general los abscesos se forman cuando una lesión menor de la piel permite que las bacterias que normalmente están presentes en la misma penetren y causen una infección. (• *V. más adelante*) Un absceso cutáneo es una zona hinchada y dolorosa, al tacto parece que está llena de un líquido espeso.

Las bacterias pueden propagarse desde el absceso e infectar el tejido circundante, causando celulitis. Así mismo, las bacterias pueden infectar los vasos linfáticos cercanos y los ganglios linfáticos a donde éstos drenan, haciendo que se inflamen. Se puede producir fiebre.

Tratamiento

El médico puede tratar un absceso abriéndolo y drenando el pus. Para llevar a cabo este proceso, se usa un anestésico local, como por ejemplo lidocaína.

Después de haberlo vaciado, se repasa la cavidad para asegurar que la extracción ha sido completa. Cualquier resto de pus se elimina lavando la cavidad con una solución salina. En ciertos casos el absceso drenado se cubre con una gasa, que se quita al cabo de 24 o 48 horas. Si se aplica calor suave sobre la zona afectada se puede acelerar la curación.

Si el absceso ha sido drenado completamente, por lo general no es necesario administrar antibióticos. Sin embargo, serán necesarios si la infección se ha propagado o si el absceso se encuentra en la parte media o superior de la cara debido al alto riesgo de propagación hacia el cerebro. Se pueden usar antibióticos que destruyen estafilococos y estreptococos, como nafcilina, dicloxacilina y oxacilina.

CAPÍTULO 175

Abscesos

Un absceso es una acumulación de pus, generalmente causada por una infección bacteriana.

Cuando las bacterias invaden el tejido sano, la infección se extiende por toda el área. Algunas células mueren y se desintegran, dejando espacios en los que se acumulan líquido y células infectadas. Los glóbulos blancos, los defensores del organismo contra la infección, se desplazan hacia estos espacios y después de engullir a las bacterias, mueren. La acumulación de glóbulos blancos forma el pus, una sustancia cremosa que llena la zona. A medida que el pus se deposita, el tejido sano es desplazado. Al final este tejido acaba creciendo alrededor del absceso hasta rodearlo; el organismo intenta de este modo evitar una mayor extensión de la infección. Si un absceso se rompe hacia dentro, la infección puede extenderse tanto por el interior del cuerpo como bajo la superficie de la piel, dependiendo de dónde se encuentre el absceso.

Una infección bacteriana puede generar un absceso de varias formas. Por ejemplo, una herida punzante hecha con una aguja sucia puede hacer llegar bacterias al tejido subcutáneo. A veces las bacterias pueden diseminarse a partir de una infección de otra parte del organismo. Así mismo, las bacterias que normalmente viven en el cuerpo pero no causan daño alguno, ocasionalmente pueden provocar un absceso. Las posibilidades de que éste se forme aumentan si hay suciedad o un cuerpo extraño en la zona infectada, si la zona de invasión bacteriana tiene un bajo aporte sanguíneo (como sucede en la diabetes)

o si el sistema inmunitario de la persona se encuentra debilitado (como sucede en el SIDA).

Los abscesos pueden aparecer en cualquier parte del cuerpo, incluyendo los pulmones, (• *V. página 207*) la boca, (• *V. página 485*) el recto (• *V. página 524*) y los músculos. Son bastante frecuentes en la piel o debajo de ésta, especialmente en la cara.

Síntomas y diagnóstico

El lugar donde se localiza un absceso y el hecho de que interfiera o no con el funcionamiento de un órgano o un nervio determina sus síntomas. Éstos pueden incluir dolor espontáneo o a la presión, sensibilidad, calor, hinchazón, enrojecimiento y posiblemente fiebre. Si se forma justo por debajo de la piel suele aparecer como un bulto visible. Cuando está a punto de romperse, su parte central adopta un color blanquecino y la piel que lo recubre se vuelve más delgada. Un absceso formado en lo más profundo del cuerpo crece considerablemente antes de provocar síntomas. Al pasar inadvertido, es probable que a partir de éste se disemine la infección por todo el organismo.

Los médicos pueden reconocer fácilmente un absceso que se encuentra sobre la piel o debajo de la misma, pero a menudo cuesta detectar los que están en la profundidad. Cuando una persona padece este tipo de abscesos, los análisis de sangre suelen revelar un número anormalmente alto de glóbulos blancos. Las radiografías, la ecografía, la tomografía computadorizada (TC) o la resonancia magnética (RM) son pruebas que pueden determinar su tamaño y posición. Debido a que los abscesos y los tumores suelen causar los mismos síntomas y producen imágenes similares, para llegar a un diagnóstico definitivo suele ser necesaria una muestra de pus o bien la extirpación del absceso quirúrgicamente para examinarlo al microscopio.

Tratamiento

A menudo un absceso se cura sin tratamiento al romperse y vaciar su contenido. En ciertos casos, éste desaparece lentamente sin romperse mientras el organismo elimina la infección y absorbe los desechos. En ocasiones puede dejar un bulto duro.

Un absceso puede ser perforado y drenado con el fin de aliviar el dolor y favorecer la curación. Para drenar un absceso de gran tamaño, el médico debe romper sus paredes y liberar el pus. Tras el drenaje, si son grandes dejan un amplio espacio vacío (espacio muerto) que se puede taponar temporalmente con una gasa. En ciertos casos, es necesario dejar drenajes artificiales durante un tiempo (generalmente delgados tubos de plástico).

Como los abscesos no reciben sangre, los antibióticos no suelen ser muy eficaces. Tras el drenaje, se pueden suministrar para evitar una recurrencia. También se recurre a éstos cuando un absceso extiende la infección hacia otras partes del organismo. El análisis en el laboratorio de las bacterias presentes en el pus ayuda al médico a escoger el más eficaz.

Abscesos abdominales

Los abscesos se pueden formar por debajo del diafragma, en el interior del abdomen, en la pelvis o detrás de la cavidad abdominal. También pueden formarse en cualquier órgano abdominal, como los riñones, el bazo, el páncreas, el hígado, la próstata o alrededor de los mismos. Por lo general, los abscesos abdominales se originan a partir de heridas, una infección o perforación del intestino o una infección de otro órgano abdominal.

Un **absceso debajo del diafragma** puede formarse cuando el líquido infectado proveniente, por ejemplo, de un apéndice perforado, se desplaza hacia arriba por efecto de la presión de los órganos abdominales y la succión producida por el diafragma durante la respiración. Los síntomas pueden consistir en tos, dolor al respirar y dolor en un hombro, que se produce debido a que el hombro y el diafragma comparten los mismos nervios y el cerebro interpreta incorrectamente el origen del dolor.

Los **abscesos localizados en la parte media del abdomen** pueden originarse a partir de un apéndice

perforado, por la perforación del intestino grueso o en el contexto de la enfermedad inflamatoria intestinal o la diverticulosis. El área donde se encuentra el absceso suele ser dolorosa.

Los **abscesos pélvicos** se originan a causa de los mismos trastornos que los provocan en el interior del abdomen y también a partir de infecciones ginecológicas. Los síntomas pueden incluir dolor abdominal, diarrea provocada por una irritación intestinal y una necesidad urgente o frecuente de orinar a causa de una irritación de la vejiga.

Los **abscesos localizados detrás de la cavidad abdominal** (llamados abscesos retroperitoneales) se forman detrás del peritoneo, una membrana que reviste la cavidad abdominal y sus órganos. Las causas, que son similares a las que provocan la aparición de otros abscesos en el abdomen, incluyen la inflamación del apéndice (apendicitis) y del páncreas (pancreatitis). El dolor, por lo general localizado en la parte inferior de la espalda, empeora cuando la persona flexiona la pierna sobre la cadera.

Los **abscesos en los riñones** pueden estar causados por determinadas bacterias que provienen de una infección lejana y que llegan a los riñones a través del flujo sanguíneo, o bien por una infección de las vías urinarias que llega a los riñones y luego se extiende hasta el tejido renal. Los que se forman en la superficie de los riñones (abscesos perinefríticos) casi siempre están provocados por la rotura de otro absceso dentro del riñón, que disemina la infección hasta la superficie y el tejido circundante. Los síntomas incluyen fiebre, escalofríos y dolor en la parte inferior de la espalda. La micción puede resultar dolorosa y a veces la orina está teñida de sangre.

Los **abscesos en el bazo** son causados por una infección que llega hasta el bazo por el flujo sanguíneo, por una herida que afecta al bazo o por la diseminación de una infección desde un absceso próximo, como, por ejemplo, alguno localizado por debajo del diafragma. Se puede sentir dolor en el lado izquierdo del abdomen, la espalda o el hombro izquierdo.

Los **abscesos en el páncreas** se forman típicamente después de un ataque de pancreatitis aguda. Los síntomas como fiebre, dolor abdominal, náuseas y vómitos suelen comenzar una semana o más después de que la persona se ha recuperado de la pancreatitis.

Los **abscesos en el hígado** pueden ser causados por bacterias o por amebas (parásitos unicelulares). Las amebas de una infección intestinal llegan al hígado a través de los vasos linfáticos. Las bacterias pueden llegar al hígado desde una vesícula biliar infectada, una herida penetrante o contundente, una infección en el abdomen, como un absceso cercano o a través de una infección de otra parte del cuerpo transportada por el flujo sanguíneo. Los síntomas son pérdida del apetito, náuseas y fiebre. El enfermo puede o no tener dolor abdominal.

Los **abscesos de la próstata** suelen producirse debido a una infección de las vías urinarias que acaba ocasionando una infección de la glándula prostática (prostatitis). Éstos son más frecuentes entre los varones de entre 40 y 60 años. Por lo general, en esta situación se siente dolor al orinar o bien urgencia o dificultad para la micción. Con menos frecuencia, hay un dolor interno en la base del pene y aparece pus o sangre en la orina.

Diagnóstico y tratamiento

En casi todos los casos de abscesos abdominales, el pus debe ser drenado, bien por cirugía o mediante una aguja insertada a través de la piel. Para guiar la colocación de la aguja, el médico realiza una tomografía computadorizada (TC) o una ecografía. Los análisis del pus realizados en el laboratorio identifican al microorganismo responsable de la infección y ello permite escoger el antibiótico más eficaz.

Abscesos de la cabeza y el cuello

Los abscesos suelen desarrollarse en la cabeza y el cuello, particularmente detrás de la garganta y en las glándulas salivales de las mejillas (glándulas parótidas). También pueden formarse abscesos en el cerebro. (• *V. página 396*)

Los abscesos localizados detrás y a un lado de la garganta (abscesos faringomaxilares) suelen derivar de infecciones de garganta, incluyendo las de amígdalas o de adenoides. (• *V. página 1052*) Los niños tienen más probabilidades que los adultos de sufrir este proceso. (• *V. página 1301*) También puede formarse un absceso dentro de un ganglio linfático localizado junto a la garganta (absceso parafaríngeo). (• *V. página 1052*) Con menos frecuencia, estos abscesos provienen de una infección cercana, como por ejemplo la existente en un diente o en una glándula salival.

Además de tener fiebre y dolor de garganta, la persona se siente enferma. Puede resultar difícil abrir la boca. La infección puede extenderse, ocasionando hinchazón del cuello. Si el absceso daña las arterias carótidas del cuello, puede coagularse la sangre en las mismas o bien ocurrir una hemorragia masiva.

También puede formarse un absceso en la salida de una de las glándulas parótidas. Suele estar causado por una infección que se propaga desde la bo-

ca. Esta clase de absceso se produce típicamente en personas de edad avanzada o en enfermos crónicos que tienen la boca seca como consecuencia de una insuficiente ingestión de líquidos, o bien a causa de ciertos fármacos, como los antihistamínicos. Los síntomas incluyen dolor y tumefacción en una mejilla, fiebre y escalofríos que comienzan de forma repentina.

Abscesos musculares

En algunas ocasiones se forman abscesos en los músculos. Dichos abscesos pueden estar causados por bacterias provenientes de una infección cercana localizada en un hueso u otro tejido, o bien que hayan sido transportados por el flujo sanguíneo desde una parte distante del cuerpo.

La piomiositis es un trastorno en el cual el músculo se infecta por la acción de bacterias que producen pus y suelen favorecer la formación de abscesos. La piomiositis es más frecuente entre los habitantes de los trópicos y suele aparecer en personas que tienen el sistema inmunitario debilitado. Los músculos más frecuentemente afectados son los de los muslos, las nalgas, los antebrazos y los que rodean los hombros. Los síntomas incluyen dolor con calambres seguidos de tumefacción, algo de fiebre y un malestar cada vez mayor, especialmente cuando se moviliza el músculo infectado.

Abscesos de la mano

Los abscesos de la mano son bastante frecuentes y suelen ser secundarios a una herida. Un absceso en la yema de un dedo casi siempre es consecuencia de una lesión menor, como la que se produce al clavarse una astilla o pincharse con una aguja. La persona siente mucho dolor sobre el absceso, así como calor y enrojecimiento: generalmente se acompaña de hinchazón de los ganglios linfáticos del brazo. Si se infecta el hueso que se encuentra bajo el absceso puede aumentar el dolor.

Los abscesos pueden aparecer alrededor de los tendones de los dedos. Estos abscesos están causados por una herida que incide sobre alguno de los pliegues de la parte anterior del dedo. Alrededor del tendón se forma pus y la infección destruye rápidamente el tejido. El mecanismo de movimiento del tendón resulta afectado y, en consecuencia, el dedo apenas puede moverse.

Algunos de los síntomas incluyen inflamación del dedo, dolor al presionar la vaina del tendón y dolor al intentar mover el dedo. Es frecuente que los ganglios linfáticos cercanos al absceso estén hinchados y la persona tenga fiebre.

Bacteriemia y shock séptico

La bacteriemia, que es la presencia de bacterias en el flujo sanguíneo, es una situación frecuente y normalmente no provoca síntomas. Las bacterias que entran en el flujo sanguíneo, por lo general, son rápidamente eliminadas por los glóbulos blancos. (• *V. página 839*) Sin embargo, en ciertos casos, la cantidad de bacterias es demasiado grande como para que puedan ser eliminadas fácilmente y aparece una infección llamada sepsis, que causa síntomas graves. En algunos casos, la sepsis desemboca en una situación que puede ser mortal y que recibe el nombre de shock séptico.

Bacteriemia y sepsis

La bacteriemia es la presencia de bacterias en el flujo sanguíneo. La sepsis es una infección en el flujo sanguíneo.

Cuando una persona cierra firmemente la mandíbula, puede producirse una bacteriemia muy leve y temporal ya que las bacterias que viven en las encías que rodean los dientes son forzadas a penetrar en el flujo sanguíneo. Las bacterias a menudo acceden a éste desde el intestino, pero son rápidamente eliminadas cuando la sangre atraviesa el hígado.

La sepsis es más probable que aparezca cuando existe una infección en el organismo, ya sea en los pulmones, el abdomen, las vías urinarias o la piel. También puede producirse cuando se realiza cirugía sobre un área infectada, o bien sobre una parte del cuerpo en la que normalmente crecen las bacterias, como por ejemplo el intestino.

La inserción de un objeto extraño, como un catéter intravenoso, una sonda urinaria o un tubo de drenaje, también puede causar sepsis. La probabilidad de sepsis aumenta con el tiempo que permanece colocado tal objeto. Suele ser frecuente entre los adictos a drogas intravenosas. También es más probable que ocurra en una persona cuyo sistema inmunitario no funciona correctamente, como sucede por ejemplo en quienes reciben fármacos anticancerosos.

Síntomas

Como el organismo suele ser capaz de eliminar pequeñas cantidades de bacterias rápidamente, la bacteriemia transitoria casi nunca produce síntomas. Sin embargo, una vez que la sepsis se ha establecido, los síntomas incluyen temblores, escalofríos, fiebre, debilidad, náuseas, vómitos y diarrea.

La sepsis puede causar infecciones en distintos puntos del cuerpo (llamada infección metastásica) si no se trata de inmediato. Las infecciones pueden asentarse en el revestimiento del cerebro (meningitis), en el saco que rodea el corazón (pericarditis), en el revestimiento interno del corazón (endocarditis), en los huesos (osteomielitis) y en las grandes articulaciones. Un absceso (acumulación de pus) (• *V. página 886*) puede aparecer casi en cualquier sitio.

Diagnóstico

El diagnóstico de sepsis es probable cuando una persona con una infección localizada en cualquier parte del cuerpo de pronto tiene mucha fiebre. Si la persona tiene una sepsis, por lo general, el número de glóbulos blancos en la sangre suele aumentar. Los cultivos de sangre permiten aislar e identificar al microorganismo infectante.

Sin embargo, es posible que las bacterias no crezcan en un cultivo de sangre, particularmente si el enfermo está tomando antibióticos. También se toman muestras para cultivo del material expulsado de los pulmones mediante la tos (esputo), de la orina, de las heridas y de los puntos donde los catéteres penetran en el cuerpo.

Tratamiento y pronóstico

La bacteriemia causada por una intervención quirúrgica o bien por la inserción de una sonda en la vía urinaria no suele necesitar tratamiento, siempre y cuando dicha sonda se retire rápidamente. Sin embargo, antes de someterse a estos procesos, las personas con riesgo de desarrollar infecciones graves (las que padecen una enfermedad de las válvulas cardíacas o deficiencias en su sistema inmunitario, por ejemplo) por lo general reciben antibióticos para prevenir la sepsis.

La sepsis es muy grave y el riesgo de muerte es alto. El médico debe comenzar el tratamiento con antibióticos de inmediato, incluso antes de disponer de los resultados del cultivo de laboratorio que identifique la clase de bacteria que provoca la infección.

Un retraso en el comienzo del tratamiento disminuye en gran medida las posibilidades de supervivencia. Al comienzo, el médico basa la elección del antibiótico en su suposición acerca de cuáles son las bacterias allí presentes. Esto depende de dónde haya comenzado la infección (las vías urinarias, la boca, los pulmones, el intestino u otro sitio). A menudo se administran dos antibióticos juntos para incrementar las posibilidades de eliminar las bacterias. Más tarde, cuando el médico ya puede contar con los resultados del cultivo, puede utilizar el que resulte más eficaz contra los gérmenes causantes de las sepsis. En algunos casos, puede ser necesario realizar una intervención quirúrgica para eliminar la fuente de infección, como por ejemplo un absceso.

Shock séptico

El shock séptico es una enfermedad en la cual, como resultado de la sepsis, la presión arterial baja a un nivel que puede poner en peligro la vida.

El shock séptico ocurre con mayor frecuencia en los recién nacidos, (• *V. página 1252*) en personas de más de 50 años y en las que tienen un sistema inmunitario deficiente. Su gravedad es mayor cuando el número de glóbulos blancos es bajo, como sucede en las personas que padecen cáncer, ingieren fármacos anticancerosos o tienen enfermedades crónicas, como diabetes o cirrosis.

El shock séptico es causado por las toxinas producidas por ciertas bacterias (• *V. página 841*) y también por las citoquinas, que son sustancias fabricadas por el sistema inmunitario para combatir la infección. (• *V. página 841*) El diámetro de los vasos sanguíneos aumenta (se dilatan), haciendo que la presión arterial baje a pesar del aumento tanto del ritmo cardíaco como del volumen de sangre bombeada. Los vasos sanguíneos también pueden tener pérdidas de líquido, el cual escapa del flujo para entrar en los tejidos y provocar su hinchazón.

La cantidad de sangre que fluye hacia los órganos vitales, particularmente los riñones y el cerebro, queda reducida. Más tarde, los vasos sanguíneos se contraen en un intento de elevar la presión arterial, pero disminuye la cantidad de sangre bombeada por el corazón y, por ello, la presión sigue muy baja.

Síntomas y diagnóstico

Por lo general, los primeros signos de un shock séptico, evidentes incluso 24 horas o más antes de la disminución de la presión arterial, son la reducción del estado de alerta y la confusión. Estos síntomas se deben a que el cerebro recibe una menor cantidad de sangre.

Aunque aumenta la salida de sangre desde el corazón, los vasos sanguíneos se dilatan y, en consecuencia, disminuye la presión arterial. Con frecuencia, el paciente respira aceleradamente, para que los pulmones eliminen el exceso de anhídrido carbónico y la concentración de este gas en la sangre también disminuya. Los primeros síntomas pueden incluir escalofríos con temblores, un rápido aumento de la temperatura, piel caliente y enrojecida, pulso acelerado y presión arterial con subidas y bajadas. El volumen de orina disminuye a pesar de la mayor cantidad de sangre bombeada. En fases más avanzadas, la temperatura corporal suele bajar más de lo normal. A medida que el shock empeora, varios órganos pueden fallar, como los riñones, provocando una menor producción de orina), los pulmones (causando dificultades respiratorias y baja cantidad de oxígeno en la sangre) y el corazón (provocando retención de líquidos e hinchazón). Dentro de los vasos sanguíneos pueden formarse coágulos.

Los análisis de sangre muestran valores altos o bajos de glóbulos blancos y el número de plaquetas puede disminuir. La cantidad de productos de desecho metabólicos (como el nitrógeno ureico, que se mide fácilmente en la sangre) continúa subiendo si falla la función renal. Un electrocardiograma (ECG) puede mostrar irregularidades en el ritmo cardíaco, lo que indica que llega una insuficiente cantidad de sangre al músculo cardíaco. Se realizan cultivos de sangre para identificar las bacterias responsables.

Tratamiento y pronóstico

En cuanto aparecen síntomas de shock séptico, la persona es ingresada en una unidad de cuidados intensivos para someterla a tratamiento. Se le administran grandes cantidades de líquidos por vía intravenosa para elevar la presión arterial, que se controla estrechamente. Se puede administrar dopamina o noradrenalina para contraer los vasos sanguíneos, con lo que aumenta la presión arterial al igual que la cantidad de sangre que llega al cerebro y al corazón. Si se produce insuficiencia respiratoria, el enfermo puede necesitar ventilación mecánica.

Se administran altas dosis de antibióticos intravenosos, una vez tomadas las muestras de sangre que se cultivarán en laboratorio. Hasta que el laboratorio identifique las bacterias causantes, se suelen administrar dos antibióticos juntos para aumentar las posibilidades de destruirlas.

Se drena cualquier absceso que sea evidente y se retira cualquier catéter o sonda que haya podido desencadenar la infección. Se puede practicar tratamiento quirúrgico para extirpar el tejido muerto, como, por ejemplo, el tejido gangrenoso del intestino. A pesar de todos los esfuerzos, fallecen más de una cuarta parte de las personas aquejadas de shock séptico.

Infecciones por bacilos

Los bacilos son una variedad de bacteria clasificada de acuerdo con su distintiva forma de bastoncillo. Las bacterias tienen forma esférica (cocos), de bastoncillo (bacilos) o espiral/helicoidal (espiroquetas). La forma exacta la determina la pared celular de la bacteria, una estructura rígida, compleja y formada por varias capas.

A pesar de que las bacterias se clasifican en parte por su forma característica, generalmente, incluso los bacilos, también se clasifican como grampositivas o gramnegativas dependiendo de su color después de aplicársele una tintura, llamada tintura de Gram, durante su análisis en el laboratorio. Las bacterias que se tiñen de azul son grampositivas y las que se colorean de rosa son gramnegativas. Sin embargo, la clasificación de las bacterias como gramnegativas y grampositivas también responde a ciertas características de su pared celular externa, a la clase de infecciones que producen dichas bacterias y al tipo de antibióticos capaces de destruirlas.

Infecciones por bacilos grampositivos

En el mundo de las bacterias, las grampositivas son una minoría. Por lo general son sensibles a la penicilina (ésta las destruye) y suelen ser lentas a la hora de desarrollar resistencia a este antibiótico. Algunas bacterias grampositivas (como ciertos estreptococos) pueden penetrar en lo más profundo del tejido, mientras que otras causan daño produciendo sustancias extremadamente venenosas (por ejemplo, las toxinas producidas por el *Clostridium botulinum*). Tres infecciones causadas por bacterias grampositivas son la erisipelotricosis, la listeriosis y el ántrax.

Erisipelotricosis

La erisipelotricosis es una infección cutánea de lento desarrollo causada por la bacteria Erysipelothrix rhusiopathiae.

A pesar de que la *Erysipelothrix rhusiopathiae* crece principalmente en un medio con materia muerta o en descomposición, también puede infectar a insectos, moluscos, peces, aves y mamíferos. La gente suele infectarse después de una herida laboral, casi siempre una herida penetrante producida mientras se manipula materia animal (como carne, aves de corral, pescado, moluscos, huesos o conchas).

Síntomas y diagnóstico

Alrededor de una semana después de infectarse con *Erysipelothrix rhusiopathiae*, aparece un área sobreelevada, de color rojo púrpura y dura, en el lugar en que se produjo la lesión. Otros síntomas incluyen picor, quemazón e hinchazón alrededor del área afectada. La mano es la zona más frecuentemente afectada y la hinchazón puede limitar su uso. Dicha zona puede aumentar ligeramente de volumen. A pesar de que la infección suele desaparecer incluso sin tratamiento, el dolor y la incapacidad pueden durar de 2 a 3 semanas. En casos raros, la infección puede extenderse hacia el flujo sanguíneo y afectar a las articulaciones o las válvulas cardíacas.

El médico basa su diagnóstico en los síntomas y las circunstancias que provocaron la infección. El diagnóstico puede ser confirmado enviando al laboratorio una muestra de piel obtenida por raspado del borde externo de la zona afectada para realizar un cultivo.

Tratamiento

Una sola dosis de penicilina inyectada o un tratamiento de una semana de eritromicina oral cura la infección. Si se han afectado las articulaciones o las válvulas cardíacas, es necesario realizar un tratamiento más prolongado con antibióticos intravenosos.

Listeriosis

La listeriosis, una enfermedad causada por Listeria monocitogenes, *da lugar a una sintomatología diversa de acuerdo con el lugar en que se produce la infección y la edad de la persona afectada.*

La *Listeria* se encuentra en todo el mundo, tanto en el ambiente como en los intestinos de los pájaros, las arañas, los crustáceos y los mamíferos no humanos. En el ser humano, la listeriosis puede afectar a casi cualquier órgano del cuerpo. Los recién nacidos, las personas de más de 70 años y quienes tienen un sistema inmunitario suprimido o deficiente son más susceptibles a la enfermedad. Las infecciones, generalmente, se producen entre julio y agosto. Por lo general la listeriosis se contrae consumiendo productos lácteos contaminados o verduras crudas.

Síntomas y diagnóstico

En los adultos, la forma más frecuente de listeriosis es la meningitis, una infección de las membranas (meninges) que cubren el cerebro y la médula

Formas de bacterias

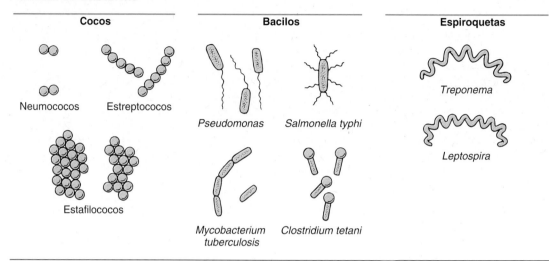

espinal. (• *V. página 391*) Hasta en el 20 por ciento de estos casos se pueden formar abscesos cerebrales. La meningitis produce fiebre y rigidez de nuca; si el enfermo no recibe tratamiento, puede sufrir confusión, entrar en coma o incluso morir.

La *Listeria* también puede infectar los ojos, que se ponen rojos y duelen. Luego, la infección puede extenderse hacia los ganglios linfáticos, la sangre y las meninges. En casos muy raros, puede afectar a las válvulas cardíacas y producir insuficiencia cardíaca.

El médico sospecha la presencia de listeriosis basándose en los síntomas. Para realizar un diagnóstico definitivo, se toma una muestra de tejido o fluido corporal para enviarla a un laboratorio y realizar su cultivo. En una muestra de sangre también se pueden medir los anticuerpos que se han formado contra la *Listeria*.

Tratamiento

La penicilina generalmente cura la listeriosis. Si la infección ha afectado a las válvulas cardíacas, también se puede administrar un segundo antibiótico, como la tobramicina. Las infecciones oculares también pueden ser tratadas con eritromicina oral.

Ántrax

El ántrax es una enfermedad causada por la bacteria Bacillus anthracis, *que puede infectar la piel, los pulmones y el aparato gastrointestinal.*

El ántrax es una enfermedad muy contagiosa y potencialmente mortal. Por lo general, pasa a las personas a través de algunos animales, en especial las vacas, las cabras y las ovejas. Las bacterias inactivas (esporas) pueden vivir en la tierra y en los productos animales (como la lana) durante décadas. A pesar de que las personas suelen infectarse a través de la piel, también pueden hacerlo al comer carne contaminada o inhalar esporas o bacterias.

Síntomas y diagnóstico

Los síntomas pueden aparecer entre 12 horas y 5 días después de la exposición a la bacteria. La infección cutánea comienza como una protuberancia de color marrón rojizo que aumenta de tamaño y presenta una considerable hinchazón en los bordes. Dicho bulto se convierte en ampolla, se endurece y luego el centro se rompe y brota un fluido claro antes de formar una costra negra (escara). Los ganglios linfáticos del área afectada pueden hincharse, la persona se siente enferma y en ocasiones tiene dolores musculares, dolor de cabeza, fiebre, náuseas y vómitos.

El ántrax pulmonar (enfermedad de los cardadores de lana) proviene de la inhalación de esporas de la bacteria del ántrax. Las esporas se multiplican en los ganglios linfáticos cercanos a los pulmones. Luego estos ganglios comienzan a romperse y sangrar, esparciendo la infección hacia las estructuras torácicas cercanas. Entonces se forma un fluido infectado en los pulmones y en el espacio entre éstos y la pared torácica (cavidad pleural). Al comienzo, los síntomas son leves y se parecen a los de la gripe. Sin embargo, la fiebre empeora y en pocos días aparecen graves dificultades respiratorias, seguidas de shock y coma. También se puede producir la infección del cerebro y sus meninges (meningoencefalitis). Aunque el tratamiento sea precoz, esta forma de ántrax casi siempre es mortal.

El ántrax gastrointestinal es raro. Las bacterias pueden crecer en la pared intestinal y liberar una toxina que provoca una gran hemorragia y muerte del tejido. La infección puede resultar mortal si se extiende hasta el flujo sanguíneo.

El conocimiento de que una persona ha estado en contacto con animales ayuda al médico a establecer el diagnóstico. Para diagnosticar una infección pulmonar, éste puede obtener una muestra de esputo para su cultivo; sin embargo, el laboratorio no siempre consigue identificar las bacterias. En ocasiones se comienza el tratamiento cuando se sospecha la infección, aunque aún no se disponga de la confirmación analítica.

Prevención y tratamiento

Las personas con alto riesgo de contraer ántrax (como los veterinarios, los técnicos de laboratorio y los empleados de la industria textil que procesan pelo de animales) deben ser vacunadas.

Una infección de ántrax cutáneo se trata con inyecciones de penicilina, o bien con tetraciclinas o eritromicina oral. Las infecciones pulmonares se deben tratar con penicilina intravenosa. También se pueden administrar otros antibióticos. Así mismo, es posible utilizar corticosteroides para reducir la inflamación pulmonar. Si el tratamiento se retrasa (por lo general, debido a un diagnóstico incorrecto), es posible que el enfermo muera.

Infecciones por bacilos gramnegativos

El rasgo distintivo de las bacterias gramnegativas es la presencia de una doble membrana que rodea cada célula bacteriana. A pesar de que todas las bacterias tienen una membrana celular interna, las bacterias gramnegativas tienen una única membrana externa. Ésta evita que ciertos fármacos y antibióticos penetren en la célula, lo que explica parcialmente por qué suelen ser más resistentes a los antibióticos que las bacterias grampositivas.

La membrana externa de las bacterias gramnegativas es rica en una molécula llamada lipopolisacárido. Si una bacteria gramnegativa entra en el flujo sanguíneo, los lipopolisacáridos pueden desencadenar gran cantidad de síntomas, incluyendo fiebre alta y un marcado descenso de la presión arterial. Por esta razón, a los lipopolisacáridos se los conoce a menudo con el nombre de endotoxinas.

Algunos ejemplos de bacilos gramnegativos

- *Bartonella*
- *Brucella*
- *Campylobacter*
- *Enterobacter*
- *Escherichia*
- *Francisella*
- *Hemophilus*
- *Klebsiella*
- *Morganella*
- *Proteus*
- *Providencia*
- *Pseudomonas*
- *Salmonella*
- *Serratia*
- *Shigella*
- *Vibrio*
- *Yersinia*

Las bacterias gramnegativas tienen gran facilidad para intercambiar material genético (ADN) entre variedades de la misma especie e incluso entre especies diferentes. Esto significa que si una bacteria gramnegativa sufre un cambio genético (mutación) o recibe material genético que le confiere resistencia a un antibiótico, esa bacteria más tarde puede compartir su ADN con otro tipo de bacterias y éstas también pueden desarrollar la misma resistencia.

Infecciones causadas por *Hemophilus*

Las infecciones por Hemophilus *son infecciones causadas por este grupo de bacterias.*

Las bacterias *Hemophilus* crecen en los conductos respiratorios superiores de los niños y los adultos, pero rara vez provocan enfermedades. La especie que más frecuentemente causa enfermedades es la llamada *Hemophilus influenzae*. Puede provocar meningitis (infección del revestimiento del cerebro y la médula espinal), bacteriemia (infección en el flujo sanguíneo), artritis séptica (infección de una articulación), neumonía, bronquitis, otitis media (infección del oído medio), conjuntivitis (infección ocular), sinusitis y epiglotitis aguda (infección del área localizada justo por encima de la caja de la voz). A pesar de que estas infecciones pueden producirse en los adultos, son mucho más frecuentes entre los niños.

Otras bacterias *Hemophilus* pueden causar infecciones en las vías respiratorias, infecciones del corazón (endocarditis) y abscesos cerebrales. La bacteria *Hemophilus ducreyi* provoca el chancroide, una enfermedad de transmisión sexual. (• *V. página 972*)

Los niños son inmunizados de forma sistemática con una vacuna contra el *Hemophilus influenzae* tipo b para evitar la meningitis causada por ese microorganismo. *(• V. recuadro, página 1235)*

Brucelosis

La brucelosis (fiebre ondulante, de Malta, Mediterránea o de Gibraltar) es una infección causada por la bacteria Brucella.

La brucelosis puede contraerse al tener contacto directo con las secreciones y excreciones de animales infectados, bebiendo leche no pasteurizada de vaca, oveja o cabra, o por comer productos lácteos (como mantequilla y queso) que contengan microorganismos de *Brucella* vivos. La transmisión de persona a persona es rara. Esta afección es característica de las zonas rurales y es una enfermedad laboral de los envasadores de carne, los veterinarios, los granjeros y los ganaderos.

Síntomas y complicaciones

Los síntomas comienzan entre 5 días y varios meses, generalmente 2 semanas después de producida la infección y son muy variables, en especial en las primeras fases. La enfermedad puede comenzar abruptamente con escalofríos y fiebre, fuertes dolores de cabeza, dolores generalizados, sensación de malestar y, en ciertos casos, diarrea. Pero también puede comenzar insidiosamente con un malestar ligero, dolor muscular y dolor de cabeza y en la zona posterior del cuello. A medida que la enfermedad avanza, aparece fiebre de 40 a 40,5 °C por la noche; después la temperatura empieza a bajar gradualmente, hasta llegar a valores normales o casi normales cada mañana, momento en el que se produce una gran sudoración.

Por lo general, esta fiebre intermitente dura de 1 a 5 semanas y continúa con un período de 2 a 14 días en los cuales los síntomas disminuyen notablemente o bien desaparecen. Luego vuelve la fiebre. Este patrón puede producirse sólo en una ocasión, pero algunas personas desarrollan brucelosis crónica y experimentan repetidas oleadas de fiebre y remisión a lo largo de meses o años.

Después de la fase inicial, los síntomas suelen incluir estreñimiento intenso, pérdida de apetito, pérdida de peso, dolor abdominal, articular, de cabeza y de espalda, debilidad, irritabilidad, insomnio, depresión e inestabilidad emocional. Más adelante, los ganglios linfáticos, el bazo y el hígado pueden aumentar de tamaño.

Las personas que padecen brucelosis no complicada suelen recuperarse en 2 o 3 semanas. Las complicaciones son raras, pero pueden consistir en infecciones del corazón, el cerebro y el revestimiento del cerebro, así como inflamación de los nervios, los testículos, la vesícula biliar, el hígado y los huesos. Los casos persistentes suelen derivar en un decaimiento prolongado, pero esta enfermedad casi nunca es mortal.

Diagnóstico

El médico puede sospechar de la presencia de brucelosis en una persona que ha estado expuesta a animales infectados o a sus productos, como la leche no pasteurizada. El diagnóstico puede basarse en la extracción de una muestra de sangre (o con menos frecuencia, una muestra de líquido cefalorraquídeo, orina o tejido) de la persona infectada y enviarla a un laboratorio para su cultivo. Los análisis de sangre también pueden revelar altas concentraciones de anticuerpos que se forman como una reacción a las bacterias infectantes.

Prevención y tratamiento

Las infecciones por *Brucella* se pueden evitar no bebiendo leche sin pasteurizar ni queso sin curar. Las personas que manipulan animales o cadáveres de animales deben usar gafas protectoras y guantes de goma, además de cubrir cualquier corte que tengan en la piel. Eliminar a los animales infectados y vacunar a los que están sanos puede ayudar a evitar la difusión de la infección.

Las recaídas son frecuentes cuando sólo se usa un antibiótico, por lo que generalmente se prescribe una combinación de ellos. La doxiciclina o las tetraciclinas, junto a una inyección diaria de estreptomicina, reducen el riesgo de recaídas. Los niños menores de 8 años pueden recibir trimetoprim-sulfametoxazol o bien estreptomicina o rifampicina, porque las tetraciclinas podrían dañarles la dentadura. En los casos graves se utilizan corticosteroides como la prednisona. Una persona con dolores musculares importantes puede necesitar un analgésico potente, como por ejemplo la codeína.

Tularemia

La tularemia (fiebre del conejo, fiebre del tábano) es una infección bacteriana causada por el organismo llamado Francisella tularensis.

Las personas se infectan con *Francisella tularensis* al comer o tocar animales infectados. La bacteria puede penetrar en la piel sana. La enfermedad también se transmite cuando las bacterias de los tejidos animales son transportadas por el aire y las inhalan, o a través de ácaros infectados y parásitos similares que succionan sangre.

Tipos de tularemia

Existen cuatro tipos de tularemia. En el más común **(tipo ulceroglandular),** aparecen úlceras en las manos y los dedos y los ganglios linfáticos que se encuentran del mismo lado de la infección se hinchan. El segundo tipo **(oculoglandular)** infecta el ojo, causando enrojecimiento y tumefacción además de hinchazón de los ganglios linfáticos; esta variedad probablemente se produce al tocarse el ojo con un dedo infectado. En el tercer tipo **(glandular),** los ganglios linfáticos se hinchan pero no se forman úlceras, lo que sugiere que la fuente sean las bacterias ingeridas. El cuarto tipo **(tifoidal)** produce fiebre muy alta, dolor abdominal y agotamiento. Si la tularemia llega al pulmón, se puede producir neumonía.

Los cazadores, carniceros, granjeros, peleteros y técnicos de laboratorio son quienes más se infectan. Durante el invierno, la mayoría de los casos se produce debido al contacto con conejos salvajes (especialmente mientras se les quita la piel). Durante el verano, la infección se produce generalmente a causa de la manipulación de animales infectados o bien por la picadura de ácaros u otros parásitos afectados. En raras ocasiones, la tularemia puede deberse a la ingestión de carne poco cocida o bien al consumo de agua contaminada. Hasta el momento no se ha informado de ningún caso de transmisión de persona a persona.

Síntomas

Los síntomas comienzan repentinamente entre 1 y 10 días (en general entre 2 y 4 días) después del contacto con la bacteria. Los síntomas iniciales incluyen dolores de cabeza, escalofríos, náuseas, vómitos, fiebre de hasta 40 °C y un gran agotamiento. El enfermo experimenta una extrema debilidad, escalofríos recurrentes y sudoración profusa. En 24 a 48 horas, aparece una ampolla inflamada en el punto de la infección (por lo general el dedo, el brazo, un ojo o el paladar) excepto en los tipos glandular y tifoidal de tularemia. La ampolla se llena rápidamente de pus y se abre para formar una úlcera. Sobre los brazos y las piernas suele aparecer una sola úlcera, pero en la boca o los ojos aparecen muchas. Por lo general, sólo afecta a un ojo. Los ganglios linfáticos que rodean la úlcera aumentan de tamaño y pueden producir pus, que posteriormente sale al reventar los ganglios.

Las personas con neumonía tularémica pueden llegar a sufrir delirio. Sin embargo, la neumonía puede causar sólo síntomas leves, como tos seca que produce una sensación de quemazón en medio del pecho. En cualquier momento durante el curso de la enfermedad puede aparecer una erupción cutánea.

Diagnóstico

El médico sospecha la presencia de tularemia en una persona que desarrolla síntomas repentinos y las úlceras características de la infección después de haber estado expuesta a ácaros o haber tenido contacto (aunque haya sido ligero) con un mamífero salvaje, especialmente un conejo. Las infecciones que contraen las personas que trabajan en laboratorios afectan sólo a los ganglios linfáticos o los pulmones y son difíciles de diagnosticar. El diagnóstico puede confirmarse observando el crecimiento de las bacterias en muestras obtenidas de las úlceras, los ganglios linfáticos, la sangre o el esputo.

Tratamiento

La tularemia se trata con antibióticos, que se inyectan o bien se administran por vía oral durante 5 a 7 días. Sobre las úlceras se colocan vendajes húmedos que hay que cambiar con frecuencia. Dichos vendajes ayudan a evitar que la infección se extienda y que los ganglios linfáticos se inflamen. En casos poco frecuentes, los abscesos de gran tamaño deben ser drenados. Aplicar compresas tibias sobre el ojo afectado y usar gafas oscuras alivia en cierta medida el malestar. Las personas que sufren intensos dolores de cabeza suelen ser tratadas con analgésicos, como la codeína.

Quienes reciben tratamiento casi siempre sobreviven. Alrededor del 6 por ciento de las personas no tratadas mueren. La muerte suele ser el resultado de una infección grave, neumonía, infección del revestimiento del cerebro (meningitis) (• *V. página 391*) o infección del revestimiento de la cavidad abdominal (peritonitis). (• *V. página 572*) Las recaídas no son frecuentes pero pueden producirse si el tratamiento es inadecuado. Una persona que padece tularemia desarrolla inmunidad frente a la reinfección.

Peste

La peste es una infección grave causada por la bacteria Yersinia pestis.

Las bacterias que causan la peste infectan principalmente a los roedores salvajes, como las ratas, los ratones, las ardillas y las marmotas de las praderas. En el pasado, las epidemias masivas de peste, como la Muerte Negra de la Edad Media, mataron a gran cantidad de personas. Los brotes más recientes se han limitado a una sola persona o a grupos reducidos.

La peste suele transmitirse a las personas a través de las pulgas de los animales. Un acceso de tos o bien un estornudo, que dispersan bacterias a través de diminutas gotas, pueden transmitir la enfermedad de una persona a otra. Algunos animales domésticos, en especial los gatos, también pueden hacerlo a través de las picaduras de pulga o por la inhalación de microgotas infectadas.

Síntomas y diagnóstico

La peste puede adoptar una o varias formas (bubónica, neumónica, septicémica o peste menor). Los síntomas varían según la forma de la peste.

Los síntomas de **peste bubónica** suelen aparecer de 2 a 5 días después de la exposición a la bacteria, pero pueden hacerlo en cualquier momento, desde unas pocas horas a 12 días más tarde. Los síntomas comienzan repentinamente con escalofríos y fiebre de hasta 41 °C. El latido cardíaco se acelera y debilita, en tanto que la presión arterial puede caer. Los ganglios linfáticos se inflaman (y reciben el nombre de bubones) cuando comienza la fiebre o bien poco antes. Por lo general, los ganglios son extremadamente dolorosos al tacto, son duros y se encuentran rodeados de tejido hinchado. La piel que los cubre es suave y rojiza pero no presenta una temperatura elevada. Es probable que el enfermo esté inquieto, delirante, confuso y tenga incoordinación. El hígado y el bazo pueden agrandarse considerablemente, por lo que el médico puede percibirlos con facilidad durante una exploración. Es posible que los ganglios linfáticos se llenen de pus y drenen durante la segunda semana. Más del 60 por ciento de las personas no tratadas mueren. La mayoría de las muertes se produce entre el tercero y el quinto día.

La **peste neumónica** es una infección de los pulmones con las bacterias de la peste. Los síntomas, que comienzan abruptamente de 2 a 3 días después de la exposición a las bacterias, son fiebre elevada, escalofríos, ritmo cardíaco acelerado y, con frecuencia, intensos dolores de cabeza. En 24 horas comienza la tos. Al principio el esputo es claro, pero rápidamente comienza a presentar señales de sangre, hasta que se vuelve uniformemente rosado o de color rojo intenso (semejante al jarabe de frambuesa) y espumoso. Es frecuente que el enfermo respire rápidamente y con dificultad. Las personas no tratadas mueren, generalmente, dentro de las 48 horas siguientes al inicio de los síntomas.

La **peste septicémica,** otra variedad de peste, es una infección en la cual la forma de peste bubónica se extiende hasta la sangre. Puede causar la muerte incluso antes de que aparezcan otros síntomas de peste bubónica o neumónica.

La **peste menor** es una forma leve de peste que suele aparecer sólo en el área geográfica en la que la enfermedad es endémica. Sus síntomas (ganglios linfáticos hinchados, fiebre, dolor de cabeza y agotamiento) persisten a lo largo de una semana.

La peste se diagnostica analizando los cultivos de bacterias que han crecido en las muestras de sangre, de esputo o de ganglios linfáticos.

Prevención y tratamiento

La prevención se basa en el control de los roedores y el uso de repelentes para evitar las picaduras de pulgas. Existe una vacuna, pero no resulta necesaria para la mayoría de las personas que viaja a zonas en las que se han dado casos de peste. Quienes viajan y corren grandes riesgos de exposición a la enfermedad pueden tomar dosis preventivas de tetraciclinas.

Cuando se cree que una persona tiene peste, el médico comienza el tratamiento de inmediato. En la peste septicémica o neumónica, debe hacerse dentro de las 24 horas. Esto reduce la posibilidad de muerte a menos de un 5 por ciento. Son muchos los antibióticos que resultan eficaces contra la enfermedad.

A diferencia de las personas afectadas de peste bubónica, las que padecen peste neumónica deben ser aisladas. Quien haya estado en contacto con alguien afectado de peste neumónica debe ser observado atentamente por si aparecen signos de infección y necesita tratamiento.

Enfermedad por arañazo de gato

La enfermedad por arañazo de gato es una infección que se produce en el punto en que tuvo lugar el arañazo y está causada por la bacteria Bartonella henselae.

Después de que una persona es arañada por un gato infectado con *Bartonella henselae,* las bacterias tienden a infectar las paredes de los vasos sanguíneos. El gato no suele mostrar signos de enfermedad.

Síntomas

De 3 a 10 días después de recibir un arañazo menor, suele formarse una ampolla roja con costra de hasta 6,5 centímetros de diámetro. En raras ocasiones, aparece una ampolla que contiene pus (pústula). Los ganglios linfáticos de la zona se inflaman, endurecen y son dolorosos al tacto. Posteriormente, se llenan de pus y pueden drenar a través de la piel. La persona puede sentirse enferma, inapetente y tener fiebre o dolor de cabeza. Alrededor del 10 por ciento de las personas infectadas presenta otros síntomas, como problemas oculares, que causan cambios en la visión, o bien tumefacción cerebral, que provoca dolor de cabeza o estupor.

En casi todas las personas afectadas, la piel sana y la tumefacción de los ganglios linfáticos desaparece en el plazo de 2 a 5 meses. La recuperación es completa. Las personas enfermas de SIDA pueden sufrir una forma grave de esta enfermedad.

Diagnóstico y tratamiento

El diagnóstico de la enfermedad por arañazo de gato parece probable si una persona presenta ganglios linfáticos hinchados durante más de 3 semanas después de haber sido arañada por un gato. En casos poco claros, es posible tomar una muestra de sangre y analizarla en busca de anticuerpos contra la *Bartonella henselae*.

El tratamiento consiste en aplicar calor y tomar analgésicos. Un ganglio linfático lleno de líquido que causa dolor casi siempre puede drenarse con una aguja con el fin de aliviarlo. Se pueden administrar antibióticos para ayudar a erradicar las bacterias, especialmente en los enfermos de SIDA.

Infecciones por *Pseudomonas*

Las infecciones por Pseudomonas *son las causadas por las bacterias de este grupo, especialmente* Pseudomonas aeruginosa.

La *Pseudomonas* constituye la principal causa de dos infecciones frecuentes, de poca importancia, que pueden afectar a las personas normales y sanas: el oído del nadador y la foliculitis de la bañera. El **oído del nadador (otitis externa)** es una infección del canal auditivo externo debido a una prolongada exposición al agua dulce. (• *V. página 1036)* Puede tratarse con gotas de antibiótico que se instilan en el oído. La **foliculitis de la bañera** es una erupción cutánea formada por diminutas pústulas, algunas de las cuales pueden contener una gota de pus en el centro. El tratamiento consiste en mantener la piel seca y aplicar de vez en cuando una pomada antibiótica.

Las infecciones graves por *Pseudomonas* suelen ocurrir en los hospitales y con frecuencia el organismo se encuentra en áreas húmedas, como los fregaderos y los receptáculos para la orina. De forma sorprendente, el organismo se encuentra incluso en ciertas soluciones antisépticas. Las infecciones más graves provocadas por *Pseudomonas* afectan a las personas debilitadas cuyo sistema inmunitario no funciona correctamente a causa de determinadas medicaciones, otros tratamientos o una enfermedad.

Las *Pseudomonas* pueden infectar la sangre, la piel, los huesos, los oídos, los ojos, las vías urinarias, las válvulas cardíacas y los pulmones. Las quemaduras pueden infectarse gravemente por *Pseudomonas*, conduciendo a una infección de la sangre que, por lo general, resulta mortal.

Síntomas

Los síntomas dependen del lugar en que se haya producido la infección, pero las infecciones por *Pseudomonas* suelen ser graves. La otitis externa maligna, una afección del oído, puede causar un grave dolor del mismo y daño en los nervios y es más frecuente entre las personas diabéticas. Las *Pseudomonas* pueden causar úlceras en el ojo una vez que ingresan en el mismo a través de una herida, una lente de contacto contaminada o por el líquido para lentes contaminado. También pueden crear una infección a partir de heridas punzantes profundas, especialmente las producidas en los pies de los niños.

Las *Pseudomonas* pueden causar neumonía aguda en los pacientes hospitalizados, en especial en los que se encuentran en las unidades de cuidados intensivos. Esta clase de bacteria también es una causa frecuente de infecciones en las vías urinarias, generalmente en pacientes que han sufrido intervenciones urológicas o presentan una obstrucción de aquéllas.

Las bacterias suelen invadir la sangre de los quemados y los que tienen cáncer. Sin tratamiento, se puede producir una infección grave que puede derivar en shock y muerte. A menudo produce una erupción con áreas de color negro-púrpura de alrededor de 10 milímetros de diámetro; estas superficies tienen una llaga en el centro rodeada de enrojecimiento e inflamación. La erupción suele aparecer en la axila y la ingle.

En muy raras ocasiones, las *Pseudomonas* infectan las válvulas cardíacas. Las personas que hayan recibido una válvula cardíaca artificial son más vulnerables; no obstante, las válvulas cardíacas naturales también pueden infectarse, especialmente entre quienes se inyectan drogas.

Tratamiento

Cuando la infección queda restringida a un área externa, como por ejemplo la piel, el médico elimina quirúrgicamente el tejido muerto y los abscesos de gran tamaño y a continuación irriga la zona con una solución antibiótica. La otitis externa maligna, las infecciones internas y las infecciones de la sangre requieren días o semanas de terapia con un antibiótico intravenoso. A veces, una válvula cardíaca infectada puede curarse con antibióticos, pero suele ser necesario realizar una intervención quirúrgica a corazón abierto para reemplazar esta válvula.

Infecciones por *Campylobacter*

Las infecciones por Campylobacter *son infecciones del aparato gastrointestinal o de la sangre, causadas por estas bacterias.*

La forma más frecuente de infección por *Campylobacter* es la gastroenteritis, (• *V. página 537)* que puede contraerse al beber agua contaminada, comer aves o carne poco hechas o tener contacto con animales infectados. Las bacterias *Campylobacter* también causan diarrea entre los turistas que visitan países en vía de desarrollo. En otras ocasiones pueden provocar una infección del flujo sanguíneo (bacteriemia), generalmente en quienes ya padecen una enfermedad como la diabetes o el cáncer. Un organismo causante de úlceras de estómago era conocido como *Campylobacter pylori* pero en la actualidad su nombre es *Helicobacter pylori*. (• *V. página 515)*

Síntomas

La gastroenteritis causada por las bacterias *Campylobacter* incluye diarrea, dolor abdominal y calambres, que pueden ser intensos. La diarrea puede contener sangre y puede haber fiebre de 37,5 a 40 °C.

Una fiebre intermitente puede ser el único síntoma de una afección por *Campylobacter* fuera del aparato gastrointestinal. Los síntomas adicionales de una infección generalizada (sistémica) causada por *Campylobacter* incluyen dolor en las articulaciones (que se hinchan y adquieren un color rojizo) dolor abdominal y agrandamiento del hígado o del bazo. En raras ocasiones, la infección puede afectar a las válvulas cardíacas (endocarditis) (• *V. página 102)* o el cerebro y la médula espinal (meningitis). (• *V. página 391)*

Diagnóstico y tratamiento

El médico diagnostica infecciones por *Campylobacter* a partir del análisis de muestras de sangre, heces u otros fluidos corporales.

Para tratar estas infecciones se usan varios antibióticos solos o combinados. La ciprofloxacina, las tetraciclinas o la eritromicina suelen eliminar las bacterias *Campylobacter* y curan la diarrea. Las infecciones del flujo sanguíneo generalmente necesitan un tratamiento con antibióticos intravenosos.

Cólera

El cólera es una infección del intestino delgado causada por la bacteria Vibrio cholerae.

Las bacterias del cólera producen una toxina que hace que el intestino delgado secrete inmensas cantidades de líquido rico en sales y minerales. Como las bacterias son sensibles al ácido gástrico del estómago,

las personas con deficiencia de ácido son más susceptibles a esta enfermedad. Quienes viven en zonas en las que el cólera es frecuente (endémico) desarrollan gradualmente una inmunidad natural.

El cólera se transmite ingiriendo agua, mariscos u otros alimentos contaminados por los excrementos de personas infectadas. El cólera suele aparecer en zonas de Asia, Oriente Medio, África y América Latina. En estas áreas, los brotes de enfermedad se dan durante los meses de calor y la mayor incidencia es entre los niños. En otras zonas, las epidemias pueden ocurrir en cualquier época del año y la enfermedad puede afectar a cualquier edad.

Otras especies de bacterias *Vibrio* también pueden infectar a los humanos. La diarrea que provocan suele ser mucho menos grave que la del cólera.

Síntomas y diagnóstico

Los síntomas, que comienzan de uno a tres días después de la infección por la bacteria, oscilan entre un episodio de diarrea ligero y sin complicaciones a una enfermedad grave, potencialmente mortal. Algunos enfermos afectados no presentan síntomas.

Por lo general, la enfermedad comienza con una diarrea repentina, indolora y acuosa, además de vómitos. En los casos graves se llega a perder casi un litro de líquido por hora, pero usualmente la cantidad es mucho menor. En tales situaciones graves, la gran disminución de agua y sal produce una marcada deshidratación con intensa sed, calambres musculares, debilidad y una producción mínima de orina. La grave pérdida de líquido en los tejidos hace que los ojos se hundan y la piel de los dedos se arrugue de forma extrema. Si la infección no recibe tratamiento, los graves desequilibrios en el volumen sanguíneo y la mayor concentración de sales pueden conducir a insuficiencia renal, shock y coma.

Los síntomas suelen remitir en 3 a 6 días. Los afectados, generalmente, se liberan del organismo en 2 semanas, pero unos pocos se convierten en portadores permanentes.

El diagnóstico de cólera se confirma aislando las bacterias a partir de muestras de fluido procedentes del recto o de materia fecal fresca. Ya que la bacteria *Vibrio cholerae* no crece en los cultivos rutinarios de materia fecal, se debe solicitar un cultivo especial para los microorganismos *Vibrio*.

Prevención y tratamiento

La purificación de los suministros de agua y la correcta eliminación de los excrementos humanos resultan esenciales para controlar el cólera. Otras precauciones incluyen utilizar agua hervida y evitar las verduras crudas o los pescados y mariscos mal cocidos. La vacuna contra el cólera brinda sólo una protección parcial y en consecuencia no suele recomendarse. El tratamiento inmediato con el antibiótico tetraciclina puede ayudar a prevenir la enfermedad entre quienes comparten su casa con alguien con cólera.

El rápido reemplazo de los líquidos corporales, sales y minerales perdidos es una parte fundamental del tratamiento. Los enfermos gravemente deshidratados que no pueden beber reciben líquidos por vía intravenosa. En caso de epidemia, ocasionalmente las personas reciben líquidos a través de un tubo insertado por la nariz que llega hasta el estómago. Una vez que se corrige la deshidratación, el objetivo general del tratamiento es reemplazar la cantidad exacta de líquido perdido a causa de las diarreas y de los vómitos. Se pueden ingerir alimentos sólidos una vez que los vómitos han cesado y que vuelve el apetito.

El tratamiento precoz con tetraciclina u otro antibiótico elimina las bacterias y suele detener la diarrea en 48 horas.

Más del 50 por ciento de las personas que sufren cólera grave y no reciben tratamiento, fallecen. Sin embargo, esto ocurre en menos del uno por ciento de los enfermos que reciben un rápido y adecuado reemplazo de líquidos.

Infecciones por *Enterobacteriaceae*

Las *Enterobacteriaceae* son un grupo de bacterias que pueden causar infecciones del aparato gastrointestinal u otros órganos del cuerpo. Muchos de estos microorganismos normalmente habitan en el aparato gastrointestinal. El grupo incluye las bacterias *Salmonella, Shigella, Escherichia, Klebsiella, Enterobacter, Serratia, Proteus, Morganella, Providencia* y *Yersinia.*

A pesar de que la *Escherichia coli (E. coli)* normalmente habita en el aparato gastrointestinal, ciertas variedades de *E. coli* pueden provocar una diarrea con sangre, acuosa o inflamatoria (diarrea del viajero). En los niños, la diarrea provocada por *E. coli* enterohemorrágico puede producir el síndrome hemolítico-urémico, (• *V. página 788)* una enfermedad que destruye los glóbulos rojos y causa insuficiencia renal. La bacteria *E. coli* también es causa frecuente de infecciones de las vías urinarias y puede infectar el flujo sanguíneo, la vesícula biliar, los pulmones y la piel. Entre los recién nacidos, *E. coli* produce bacteriemia y meningitis, en particular en los prematuros. Por lo general se comienza con antibióticos inmediatamente y luego se cambian si los resultados del cultivo demuestran que otro antibiótico resultaría más eficaz. Para una infección simple de las vías urinarias, se administra una sulfamida por vía oral. Las infecciones graves requieren antibióticos intravenosos.

Las infecciones por *Klebsiella, Enterobacter y Serratia* suelen contraerse en el hospital, principalmente por pacientes con una capacidad reducida para combatir las infecciones. Estas bacterias suelen infectar los mismos lugares del organismo que la *E. coli.* La neumonía por *Klebsiella* es una infección pulmonar rara pero grave que afecta especialmente a los diabéticos y los alcohólicos. El enfermo puede expectorar flemas de color marrón oscuro o rojo oscuro. La neumonía puede provocar abscesos en los pulmones y acumulaciones de pus en el revestimiento pulmonar (empiema). Si se trata con la suficiente antelación, la neumonía puede curarse con antibióticos intravenosos, generalmente cefalosporinas o quinolonas.

El término *Proteus* comprende un grupo de bacterias que normalmente se encuentran en la tierra, el agua y las heces. También pueden causar infecciones profundas, en particular dentro de la cavidad abdominal, las vías urinarias y la vejiga.

FIEBRE TIFOIDEA

La fiebre tifoidea es una infección causada por la bacteria Salmonella typhi.

Las bacterias tifoideas se encuentran en las heces y la orina de las personas infectadas. Un lavado incorrecto de las manos después de defecar o de orinar transmiten la *Salmonella typhi* a los elementos utilizados para comer y beber. Las moscas pueden transportar las bacterias directamente desde las heces a los alimentos. En raras ocasiones, el personal de los hospitales que no ha tomado las precauciones debidas, puede contraerla al manipular la ropa de cama de las personas infectadas.

Las bacterias entran en el tracto intestinal y acceden al flujo sanguíneo. A continuación se produce una inflamación del intestino delgado y grueso. En casos graves, que pueden poner en peligro la vida, aparecen úlceras sangrantes en el tejido afectado, que puede perforarse.

El 3 por ciento aproximadamente de los infectados con *Salmonella typhi* que no reciben tratamiento alojan bacterias en su materia fecal durante más de un año. Algunos de estos portadores nunca desarrollan síntomas de fiebre tifoidea. Así, por ejemplo, según estadísticas procedentes de los Estados Unidos, generalmente las personas portadoras son mujeres de edad avanzada con enfermedad crónica de vesícula biliar.

Síntomas y diagnóstico

Por lo general, los síntomas comienzan gradualmente entre 8 y 14 días después de la infección. Entre ellos figuran fiebre, dolor de cabeza, dolor articular y de garganta, estreñimiento, pérdida de apetito, y molestias y dolores abdominales. Con mucha menos frecuencia, se producen micción dolorosa, tos y hemorragias nasales.

Si no se inicia un tratamiento, la temperatura corporal sube lentamente durante 2 o 3 días, se mantiene a 39,5 o 40 °C durante 10 a 14 días, comienza a descender gradualmente al final de la tercera semana y alcanza niveles normales alrededor de la cuarta semana. Esta fiebre sostenida suele estar acompañada por una frecuencia cardíaca lenta y un cansancio extremo. En los casos graves puede producirse delirio, estupor o coma. En alrededor del 10 por ciento de los enfermos, aparecen grupos de diminutos puntos rosados sobre el pecho y el abdomen durante la segunda semana de enfermedad, que duran de 2 a 5 días. A veces la infección causa síntomas similares a los de la neumonía o bien sólo fiebre, o sólo síntomas semejantes a los de una infección de las vías urinarias.

Aun cuando los síntomas y la historia de la enfermedad de la persona pueden sugerir fiebre tifoidea, el diagnóstico debe ser confirmado identificando el crecimiento de las bacterias en cultivos de sangre, orina, heces u otros tejidos corporales.

Complicaciones

Aun cuando muchas personas se recuperan por completo, pueden aparecer complicaciones, principalmente en quienes no son tratados o bien lo han sido tardíamente. Muchas personas sufren hemorragias abdominales y alrededor del 2 por ciento de ellos presentan hemorragias graves. Por lo general, el sangrado se produce durante la tercera semana de la enfermedad. La perforación intestinal se produce en el uno al dos por ciento de los individuos y ocasiona fuertes dolores abdominales debido a que el contenido del intestino infecta la cavidad abdominal, lo que se conoce como peritonitis. (• V. página 572)

Durante la segunda o tercera semana puede desarrollarse neumonía, que suele deberse a una infección neumocócica, aun cuando las bacterias tifoideas también pueden causarla. También se puede producir una infección de la vesícula biliar y del hígado. Una infección de la sangre (bacteriemia) ocasionalmente puede producir una infección de los huesos (osteomielitis), las válvulas cardíacas (endocarditis), la membrana que cubre el cerebro (meningitis), los riñones (glomerulitis) o los tractos urinario o genital. Una infección muscular puede provocar un absceso.

En alrededor del 10 por ciento de los casos no tratados los síntomas de la infección inicial recurren 2 semanas después de haber empezado la fiebre. Por motivos que se desconocen, los antibióticos tomados durante la fase inicial de la enfermedad incrementan el índice de recurrencia del 15 al 20 por ciento. Si se administran antibióticos para una recaída, la fiebre desaparece mucho más rápidamente de lo que lo hizo en la enfermedad original, pero ocasionalmente se produce una nueva recaída.

Prevención y tratamiento

La vacuna oral contra la fiebre tifoidea ofrece un 70 por ciento de protección. Sólo se aplica a personas que han estado expuestas al organismo y a las que corren un gran riesgo de exposición, incluyendo los técnicos de laboratorio que estudian el organismo y las personas que viajan a sitios en los que la enfermedad es frecuente. Los turistas que se dirigen a estas áreas deben evitar comer legumbres de hoja verde crudas y otros alimentos servidos o almacenados a temperatura ambiente. Los alimentos recién preparados servidos calientes o tibios, las bebidas gaseosas embotelladas y los alimentos crudos a los que se les puede quitar la piel suelen ser seguros. A menos que se sepa que el agua no está contaminada, antes de su consumo debe ser hervida o clorada.

Con un rápido tratamiento antibiótico, más del 99 por ciento de los casos de fiebre tifoidea se curan. Por lo general, los enfermos que mueren están desnutridos, son muy jóvenes o bien de edad muy avanzada. El estupor, el coma y el shock son signos de una infección grave y un mal pronóstico.

La convalecencia puede durar varios meses, pero los antibióticos disminuyen la gravedad y las complicaciones de la fiebre tifoidea, así como la duración de los síntomas. El cloranfenicol se usa en todo el mundo, pero como la resistencia al mismo es cada vez mayor, se han comenzado a utilizar otros fármacos. Si el paciente está delirando, en coma o en shock, se administran corticosteroides para reducir la inflamación cerebral.

Es necesario que la persona se alimente con frecuencia debido a las hemorragias intestinales u otras alteraciones del tracto digestivo. En ciertos casos debe administrarse alimentación por vía intravenosa hasta que se puedan digerir los alimentos. Los pacientes con perforación intestinal necesitan antibióticos que eliminen un amplio espectro de bacterias (porque entrarán muchas variedades diferentes de bacterias en la cavidad peritoneal) y quizás deban ser sometidos a cirugía para reparar o eliminar la sección del intestino que se ha perforado.

Las recaídas se tratan del mismo modo que la enfermedad inicial, pero, por lo general, los antibióticos sólo son necesarios durante 5 días.

Los portadores (personas que no tienen síntomas pero albergan las bacterias en su materia fecal) deben comunicarlo al departamento de salud de su comunidad y se les prohíbe trabajar con alimentos. Las bacterias pueden ser completamente erradicadas en muchos de los portadores tras 4 a 6 semanas de terapia con antibiótico.

INFECCIONES CAUSADAS POR *SALMONELLA* ATÍPICA

Se conocen alrededor de 2200 variedades de *Salmonella*, incluyendo la que causa la fiebre tifoidea. Cada una de estas variedades puede producir malestar gastrointestinal, fiebre entérica e infecciones localizadas. La carne infectada, las aves de corral, la leche sin tratar, los huevos y los productos derivados del huevo son fuentes habituales de *Salmonella*. Otras fuentes incluyen reptiles domésticos infectados, el colorante de cochinilla y la marihuana contaminada. Estas infecciones siguen siendo un importante problema de salud pública en muchos países desarrollados.

Síntomas y diagnóstico

Las infecciones por *Salmonella* pueden causar malestar gastrointestinal o fiebre entérica; en ocasiones afectan a una zona específica. Algunas personas infectadas no tienen síntomas pero son portadoras.

El **malestar gastrointestinal** suele comenzar entre 12 y 48 horas después de ingerir las bacterias *Salmonella*. Los síntomas se inician con náuseas y retortijones dolorosos en el abdomen seguidos rápidamente de diarrea, fiebre y a veces vómitos. Por lo general, la diarrea es acuosa, a pesar de que la persona puede producir una materia fecal pastosa, semisólida. El malestar suele ser ligero y dura de 1 a 4 días, pero puede durar mucho más. El diagnóstico se confirma en un laboratorio realizando un cultivo de una muestra de materia fecal o de un frotis rectal de la persona infectada.

La **fiebre entérica** se produce cuando las bacterias *Salmonella* ingresan en la sangre. La fiebre produce un agotamiento extremo (postración). La fiebre tifoidea es el prototipo de esta enfermedad. Una afección menos grave puede ser provocada por otras variedades de *Salmonella*.

La *Salmonella* puede afectar a una zona específica. Por ejemplo, las bacterias pueden alojarse y multiplicarse en el tracto digestivo, los vasos sanguíneos, las válvulas cardíacas, el revestimiento del cerebro o la médula espinal, los pulmones, las articulaciones, los huesos, las vías urinarias, los músculos u otros órganos. En ciertos casos, puede infectarse un tumor desarrollando un absceso que proporciona una fuente de infección continua de la sangre.

Los portadores no presentan síntomas pero siguen albergando las bacterias en su materia fecal. Menos del uno por ciento de las personas con infecciones por *Salmonella* no típica siguen albergando las mismas en su materia fecal durante un año o más.

Factores que incrementan el riesgo de infección por *Salmonella*

- Resección de parte del estómago.
- Falta de ácidos estomacales.
- Uso prolongado de antiácidos.
- Anemia drepanocítica.
- Ausencia del bazo.
- Fiebre recurrente causada por piojos.
- Paludismo.
- Bartonelosis.
- Cirrosis.
- Leucemia.
- Linfoma.
- Infección por virus de la inmunodeficiencia humana (incluyendo el SIDA).

Tratamiento

El malestar gastrointestinal se trata con líquidos y una dieta blanda. Los antibióticos prolongan la excreción de bacterias en la materia fecal y, en consecuencia, no están recomendados para quienes sólo experimentan este malestar. Sin embargo, los niños, las personas que viven en residencias y las infectadas por el virus de la inmunodeficiencia humana (VIH) son tratados con antibióticos ya que corren un mayor riesgo de sufrir complicaciones. En los portadores que no presentan síntomas, la infección suele desaparecer por sí sola; rara vez necesitan tratamiento antibiótico.

Pero cuando el antibiótico se hace necesario, la ampicilina, la amoxicilina o la ciprofloxacina suelen dar buenos resultados; de todos modos, la resistencia a estos antibióticos es muy frecuente. Los antibióticos se toman durante un período de 3 a 5 días, pero los individuos infectados con el VIH suelen necesitar tratamientos más prolongados para evitar recaídas. Las personas con bacterias *Salmonella* en la sangre deben tomar antibióticos durante un período de 4 a 6 semanas. Los abscesos se tratan mediante un drenaje quirúrgico y 4 semanas de terapia con antibiótico. Los individuos con infección de los vasos sanguíneos, válvulas cardíacas u otras zonas por lo general necesitan cirugía y una antibioterapia prolongada.

SHIGELOSIS

La shigelosis (disentería bacilar), una infección intestinal que produce diarrea intensa, está causada por la bacteria Shigella.

Las bacterias *Shigella* causan disentería en todo el mundo y son responsables del 5 al 10 por ciento de las enfermedades diarreicas producidas en muchas áreas. La infección se transmite por contacto con las heces de personas infectadas. Una persona puede contraer la enfermedad a partir de un contacto oral-anal o bien a través de alimentos, agua, objetos o moscas contaminadas. Las epidemias son mucho más frecuentes en las zonas superpobladas que no cuentan con un sistema sanitario adecuado. Por lo general, son los niños quienes presentan los síntomas más graves.

Síntomas

Las bacterias *Shigella* causan la enfermedad atravesando el revestimiento del intestino, lo que produce hinchazón del mismo y a veces úlceras superficiales. Los síntomas comienzan entre 1 y 4 días después de la infección. En los niños pequeños, la enfermedad comienza de pronto con fiebre, irritabilidad o somnolencia, pérdida del apetito, náuseas y vómitos, diarrea, dolor e hinchazón abdominal y dolor durante la defecación. En el plazo de 3 días aparecen pus, sangre y moco en las heces. El número de deposiciones suele incrementarse rápidamente hasta más de 20 al día. Se produce una intensa pérdida de peso y una deshidratación grave.

Los adultos, sin embargo, pueden no tener fiebre y al principio no suele haber sangre ni moco en las heces. La enfermedad puede comenzar con episodios de dolor abdominal, una necesidad imperiosa de defecar y la eliminación de heces, que alivia temporalmente el dolor. Estos episodios se repiten cada vez con mayor intensidad y frecuencia. La diarrea se vuelve abundante y las heces, que son blandas o líquidas, contienen moco, pus y en general también sangre.

En raras ocasiones, la enfermedad se inicia repentinamente con heces claras o turbias, ocasionalmente, con sangre. Los vómitos son frecuentes y pueden derivar rápidamente en deshidratación. La deshidratación grave, que puede conducir al shock y a la muerte, afecta principalmente a los adultos enfermos crónicos y a los niños menores de dos años.

El diagnóstico de presunción puede basarse en los síntomas que presenta un individuo que vive en un área en la que la *Shigella* es frecuente. Sin embargo, el diagnóstico se confirma realizando un cultivo de una muestra de heces frescas.

Complicaciones

La shigelosis puede causar delirio, convulsiones y coma, con escasa diarrea o sin ella. Esta infección puede ser mortal en un período de 12 a 24 horas.

Otras infecciones bacterianas pueden acompañar la shigelosis, en especial en los pacientes debilitados y deshidratados. Las úlceras intestinales en el curso de la shigelosis pueden provocar una grave pérdida de sangre.

Entre las complicaciones poco frecuentes se encuentran lesiones de los nervios, de las articulaciones o del corazón y, rara vez, perforación del intestino. El gran esfuerzo realizado durante las deposiciones puede causar prolapso rectal, en el que parte del recto es expulsado hacia fuera. Como resultado, se puede producir una pérdida permanente del control de las deposiciones.

Tratamiento

En la mayoría de los casos, la enfermedad se resuelve entre los 4 y los 8 días. Los casos graves pueden durar de 3 a 6 semanas.

El tratamiento consiste principalmente en reemplazar las sales y los líquidos perdidos a causa de la diarrea. Los antibióticos están indicados cuando el paciente es muy joven, cuando la enfermedad es grave o cuando hay riesgo de transmisión de la enfermedad a otras personas. La gravedad de los síntomas y el tiempo que las heces contengan *Shigella* pueden reducirse con antibióticos como el trimetoprim-sulfametoxazol, la norfloxacina, la ciprofloxacina y la furazolidona.

CAPÍTULO 178

Infecciones causadas por cocos

Las bacterias pueden clasificarse de varios modos, como por ejemplo según su forma. Las bacterias que tienen forma esférica reciben el nombre de cocos. (• *V. recuadro, página 892*) Los cocos que pueden causar infecciones en los humanos son los estafilococos, los estreptococos, los neumococos y los meningococos.

Infecciones estafilocócicas

Las infecciones estafilocócicas son las causadas por los estafilococos, que son unas bacterias grampositivas muy frecuentes.

Aunque normalmente están presentes en la nariz y en la piel del 20 al 30 por ciento de los adultos sanos (y menos frecuentemente en la boca, las glándulas mamarias y los aparatos genitourinario, intestinal y las vías respiratorias altas), los estafilococos no suelen ser perjudiciales. Sin embargo, la rotura de la piel u otra lesión pueden permitir que las bacterias atraviesen las defensas del organismo y causen una infección.

Los individuos proclives a las infecciones estafilocócicas son los recién nacidos, las mujeres en período de lactancia, las personas con enfermedades crónicas (especialmente afecciones pulmonares, diabetes y cáncer), las que presentan afecciones cutáneas e incisiones quirúrgicas y aquellas cuyos sistemas inmunológicos están inhibidos por el uso de corticosteroides, radioterapia, fármacos inmunodepresores o medicaciones anticancerosas.

Síntomas

Los estafilococos pueden infectar cualquier parte del organismo y los síntomas dependen de la localización de la infección. Ésta puede ser leve o llegar a poner en peligro la vida. Por lo general, las infecciones estafilocócicas producen cavidades llenas de pus, como los abscesos y los forúnculos (forúnculos y carbuncos). Los estafilococos pueden circular por la sangre y formar abscesos en los órganos internos, como los pulmones, así como infecciones de los huesos (osteomielitis) y del revestimiento interior del corazón y sus válvulas (endocarditis).

Los estafilococos tienden a infectar la piel. Los abscesos estafilocócicos de la piel aparecen como abultamientos calientes llenos de pus, localizados bajo la superficie cutánea. Por lo general se rompen como lo haría un grano de gran tamaño y el pus se esparce sobre la piel, donde se puede producir más infección si no se limpia de inmediato. Los estafilococos también pueden causar celulitis, una infección que se extiende bajo la piel. (• V. página 1009) Generalmente, también pueden formar forúnculos. Dos infecciones cutáneas estafilocócicas particularmente graves son la necrólisis epidérmica tóxica (• V. página 997) y el síndrome de la piel escaldada, (• V. página 1010) procesos en que la piel puede desprenderse en grandes superficies.

Los recién nacidos pueden tener infecciones estafilocócicas cutáneas, generalmente en sus 6 primeras semanas de vida. El síntoma más frecuente es la presencia de grandes ampollas llenas de un líquido claro o pus localizadas en la axila, la ingle o los pliegues del cuello. Las infecciones estafilocócicas más graves pueden formar numerosos abscesos cutáneos, desprendimiento de grandes superficies de piel, infección de la sangre y de las membranas que recubren el cerebro y la médula espinal (meningitis) y neumonía.

Las madres en período de lactancia pueden presentar infecciones estafilocócicas en las mamas (mastitis) y abscesos entre 1 y 4 semanas después del parto. Estas infecciones suelen contraerlas los bebés en las salas de neonatos de los hospitales y luego las transmiten al seno de su madre cuando maman.

La neumonía estafilocócica es una infección grave. (• V. página 203) Los individuos con enfermedades pulmonares crónicas (como bronquitis crónica y enfisema) y los que tienen gripe están particularmente expuestos. Suele provocar una fiebre muy alta y síntomas pulmonares intensos, como dificultad para respirar, respiración acelerada y una tos con producción de esputos que pueden estar teñidos de sangre. En los recién nacidos y en ocasiones en los adultos, la neumonía estafilocócica puede causar abscesos pulmonares y una infección de la pleura (las membranas que rodean los pulmones). Esta infección, llamada empiema pleural, empeora las dificultades respiratorias causadas por la neumonía.

A pesar de que una infección estafilocócica de la sangre (bacteriemia estafilocócica) suele desarrollarse a partir de una infección estafilocócica localizada en cualquier otra parte del cuerpo, habitualmente suele provenir de algún elemento infectado introducido en una vena, como, por ejemplo, un catéter, lo que facilita a los estafilococos un acceso directo al flujo sanguíneo. La bacteriemia estafilocócica es causa frecuente de muerte en las personas con quemaduras graves. Por lo general, produce fiebre alta y persistente y en ciertos casos shock.

Los estafilococos presentes en el flujo sanguíneo pueden producir una infección del revestimiento interior del corazón y sus válvulas (endocarditis), (• V. página 102) especialmente entre quienes se inyectan drogas. Esta situación puede dañar rápidamente las válvulas, provocando insuficiencia cardíaca y la muerte.

Las infecciones óseas (osteomielitis) afectan predominantemente a los niños, a pesar de que también afectan a los ancianos, en especial a los afectados de profundas úlceras cutáneas (úlceras por presión). Estas infecciones pueden provocar escalofríos, fiebre y dolor de huesos. En los tejidos por encima del hueso infectado aparece tumefacción y enrojecimiento y se puede acumular líquido en las articulaciones cercanas a las áreas invadidas por las bacterias. El lugar afectado por la infección puede doler y, por lo general, da fiebre. En ciertos casos las radiografías y otros estudios radiológicos pueden identificar la zona infectada, pero, generalmente, no son útiles para establecer un diagnóstico precoz.

Una infección estafilocócica del intestino suele provocar fiebre, así como hinchazón y distensión abdominal, debido a una suspensión temporal de los movimientos contráctiles normales del intestino (íleo) y diarrea. La infección es más frecuente entre los pacientes hospitalizados, en especial los que han sido sometidos a cirugía abdominal o han recibido un tratamiento con antibióticos.

La cirugía aumenta el riesgo de infección estafilocócica. La infección puede producir abscesos en los puntos de sutura o bien causar una destrucción extensa del sitio de incisión. Estas infecciones suelen aparecer entre pocos días y pocas semanas después de una operación, pero pueden desarrollarse más lentamente si el paciente ha recibido antibióticos en el momento de la cirugía. Una infección estafilocócica en el postoperatorio puede empeorar y constituir el llamado síndrome del shock tóxico.

Tratamiento

Para la mayoría de las infecciones cutáneas, los antibióticos orales como la cloxacilina, dicloxacilina y eritromicina resultan adecuados. Las infecciones más graves, en especial las de la sangre, requieren terapia intravenosa, en general durante 6 semanas.

La elección de un antibiótico depende del lugar de la infección, la gravedad de la enfermedad y cuál de los antibióticos elimina las bacterias con mayor eficacia. El *Staphylococcus aureus* (estafilococo dorado) resistente a la meticilina es resistente a casi todos los antibióticos y provoca gran preocupación porque la bacteria es cada vez más frecuente en los grandes hospitales. Entre los pocos antibióticos que suelen ser eficaces contra este microorganismo se encuentran la vancomicina y el trimetoprim-sulfametoxazol. La vancomicina mata las bacterias, mientras que el trimetoprim-sulfametoxazol actúa inhibiendo su capacidad para multiplicarse.

Los abscesos deben drenarse. Cuando están sobre la piel, ello es relativamente simple. El médico realiza un pequeño corte en la zona y ejerce presión para eliminar el material infectado. Los localizados en zonas más profundas del cuerpo pueden necesitar cirugía.

Síndrome de shock tóxico

El síndrome de shock tóxico es una infección generalmente causada por estafilococos que rápidamente puede empeorar hasta convertirse en un shock grave, que no responde a tratamiento.

En 1978, el síndrome de shock tóxico fue reconocido por primera vez como un síndrome especial en varios niños de entre 8 y 17 años de edad. En 1980, aparecieron muchos más casos, principalmente en mujeres jóvenes que, casi siempre, usaban tampones. En 1981, después de una gran publicidad y la eliminación del mercado de las variedades "superabsorbentes" de tampones, la incidencia de este síndrome disminuyó drásticamente. Aún siguen dándose casos en algunas mujeres que no usan tampo-

nes, después de la cirugía o de dar a luz. Alrededor del 15 por ciento de los casos se producen en varones que han sido sometidos a cirugía. Los casos leves son bastante frecuentes.

A pesar de que se conoce perfectamente la variedad de estafilococo que causa la mayoría de los casos de síndrome de shock tóxico, aún se ignora qué suceso desencadena este síndrome. La presencia de un tampón puede impulsar a las bacterias a producir una toxina que penetra en la sangre a través de pequeños cortes en el revestimiento vaginal o bien a través del útero hasta llegar a la cavidad abdominal. Esta toxina aparentemente es la que causa los síntomas.

Síntomas y diagnóstico

Los síntomas comienzan de forma repentina con fiebre de 38,5 a 40,5 °C. Es característico el desarrollo rápido de fuerte dolor de cabeza, dolor de garganta, ojos enrojecidos, cansancio extremo, confusión, vómitos, diarrea acuosa profusa y una erupción cutánea similar a una quemadura de sol por todo el cuerpo. A las 48 horas se pueden sufrir desvanecimientos y entrar en estado de shock. Entre el tercero y el séptimo día se desprende la piel, sobre todo de las palmas de las manos y las plantas de los pies.

El síndrome provoca anemia. Las lesiones del riñón, hepáticas y musculares son muy frecuentes, especialmente durante la primera semana. También pueden aparecer problemas de corazón y pulmones. Los órganos, generalmente, se recuperan completamente una vez que los síntomas desaparecen.

El diagnóstico suele basarse en los síntomas que presenta el paciente. A pesar de que no existen pruebas de laboratorio que identifiquen específicamente el síndrome de shock tóxico, se suelen realizar análisis de sangre para excluir otras posibles causas que produzcan una sintomatología similar.

Prevención, tratamiento y pronóstico

Es difícil proponer recomendaciones precisas para evitar el síndrome de shock tóxico. En términos generales, las mujeres deberían evitar el uso continuado de tampones durante la menstruación. Los tampones superabsorbentes, que son los que más posibilidades tienen de causar síndrome de shock tóxico, no deben utilizarse.

Si se sospecha que un individuo tiene este síndrome, es necesario hospitalizarlo de inmediato. El tratamiento comienza con la retirada del tampón, el diafragma u otro objeto extraño y se administran antibióticos lo antes posible.

Alrededor del 8 al 15 por ciento de las personas con síndrome de shock tóxico completo mueren. Los episodios recurrentes son frecuentes entre las mujeres que continúan usando tampones en los 4 meses posteriores a un episodio de éstos, a menos que el tratamiento antibiótico haya eliminado los estafilococos.

Infecciones estreptocócicas

Las infecciones estreptocócicas están causadas por bacterias grampositivas llamadas estreptococos.

Las diversas variedades de estreptococos que producen enfermedades se agrupan según su comportamiento, características químicas y aspecto. Cada grupo tiende a producir tipos específicos de infecciones y síntomas.

• Los estreptococos del **grupo A** constituyen la especie más virulenta para los humanos, que son sus huéspedes naturales. Estos estreptococos pueden causar faringitis estreptocócica (una infección estreptocócica de la faringe), amigdalitis, infecciones de heridas y de piel, infecciones de la sangre (septicemia), escarlatina, neumonía, fiebre reumática, corea de Sydenham (mal de San Vito) (• *V. página 329*) e inflamación renal (glomerulonefritis).

• Los estreptococos del **grupo B** por lo general causan infecciones peligrosas en los recién nacidos (sepsis neonatal) (• *V. página 1252*) e infecciones en las articulaciones (artritis séptica) y el corazón (endocarditis).

• Los estreptococos de los **grupos C** y **G** suelen vivir normalmente en los animales pero también pueden crecer en la garganta humana, el intestino, la vagina y la piel. Estos estreptococos pueden causar infecciones graves como faringitis estreptocócica, neumonía, infecciones cutáneas y de heridas, sepsis posparto y neonatal, endocarditis y artritis séptica. Tras una infección por una de estas bacterias se puede producir una inflamación renal.

• Los estreptococos y enterococos de **grupo D** crecen normalmente en el tracto digestivo inferior, en la vagina y en la piel circundante. También pueden causar infecciones en las heridas y en las válvulas del corazón, la vejiga, el abdomen y la sangre.

Las infecciones por ciertos tipos de estreptococos pueden causar una reacción autoinmune en la que el cuerpo ataca sus propios tejidos.(• *V. página 845)* Estas reacciones pueden ocurrir después de una infección como la faringitis estreptocócica y pueden derivar en fiebre reumática, corea y lesión renal (glomerulonefritis).

Síntomas

Los estreptococos pueden vivir en las vías respiratorias, el intestino, la vagina o cualquier otra parte del cuerpo sin causar problemas. En ocasiones, estas bacterias aparecen en una zona inflamada (como la garganta o la vagina) de una persona que es portadora y puede que se les atribuya erróneamente la causa de la infección.

La clase más frecuente de infección estreptocócica es la infección de garganta (faringitis estreptocócica). Por lo general, los síntomas aparecen repentinamente e incluyen dolor de garganta, una sensación general de enfermedad (malestar), escalofríos, fiebre, dolor de cabeza, náuseas, vómitos y un ritmo cardíaco acelerado (taquicardia). La garganta está enrojecida, las amígdalas inflamadas y los ganglios linfáticos del cuello pueden aumentar de tamaño y ser dolorosos al tacto. Los niños pueden sufrir convulsiones. En los niños menores de 4 años, el único síntoma puede ser un goteo de la nariz. La tos, la inflamación de la laringe (laringitis) y la congestión nasal son poco frecuentes en las infecciones estreptocócicas; estos síntomas sugieren otra causa, como un resfriado o una alergia.

La escarlatina es producida por toxinas estreptocócicas que generan una erupción cutánea generalizada de color rosado o rojizo. Ésta es más evidente en el abdomen, a los lados del tórax y en los pliegues de la piel. Otros síntomas son una zona pálida alrededor de la boca, rostro enrojecido, lengua roja e inflamada y líneas de color rojo oscuro en los pliegues de la piel. La capa externa de la piel enrojecida suele desprenderse cuando la fiebre desaparece.

Los estreptococos también causan varias clases de infecciones cutáneas pero rara vez producen abscesos. Por el contrario, las infecciones tienden a extenderse hacia las capas profundas de la piel, provocando celulitis y en ocasiones erupciones de color rojo y con aumento de la temperatura, llamadas erisipela (fuego de San Antonio). Los estreptococos, solos o junto con los estafilococos, también pueden extenderse hacia las capas superiores de la piel, produciendo erupciones ulceradas y con costras (impétigo).(• *V. página 1008*)

Ciertas variedades de estreptococos pueden causar una infección destructiva que se extiende rápidamente bajo la piel (fascitis necrosante).(• *V. página 884)* Por razones desconocidas, en la actualidad ha aumentado el número de brotes de esta infección.

Diagnóstico

A pesar de que los síntomas sugieren la presencia de una infección estreptocócica, el diagnóstico debe ser confirmado mediante análisis. El mejor método para tener la certeza de que se trata de ésta, es realizar un cultivo de una muestra tomada de la zona infectada. Al cabo de una noche de cultivo, ya se observan las colonias bacterianas características.

Para diagnosticar una faringitis estreptocócica, se pasa un hisopo estéril por la parte posterior de la garganta (frotis faríngeo), luego se realiza un cultivo de esa muestra. Para ello se coloca en una placa de Petri

Enfermedades causadas por neumococos

Neumonía
• Quizás la más grave de las infecciones causadas por neumococos.
• Por lo general afecta sólo a un lóbulo del pulmón cada vez, pero puede extenderse hacia los otros lóbulos.

Empiema torácico (infección de la pleura que rodea los pulmones)
• Los neumococos son la causa más común de esta infección en la que se forma pus.
• Puede necesitar drenaje quirúrgico.

Otitis media (infección del oído medio)
• Los neumococos causan la mitad de los casos en niños y adultos.
• Si no se trata, la infección puede extenderse hasta los senos, las apófisis mastoides y las membranas que envuelven el cerebro y la médula espinal, provocando meningitis.

Meningitis bacteriana (infección de las membranas que envuelven el cerebro y la médula espinal)
• Los neumococos se encuentran entre las causas más comunes a cualquier edad.
• Se puede extender a partir de una infección de la sangre o de los pulmones, una infección de oído o senos paranasales, una infección de los huesos del cráneo (como la mastoiditis) o una fractura de cráneo.

Bacteriemia (infección de la sangre)
• Puede comenzar a partir de una neumonía o meningitis y se extiende a las válvulas cardíacas.

Endocarditis neumocócica (infección de las válvulas cardíacas)
• Puede ser especialmente peligrosa debido a que las bacterias y los desechos se acumulan sobre las válvulas cardíacas, particularmente las lesionadas, deformadas o artificiales, causando daño en las mismas.
• En casos graves, las válvulas cardíacas dañadas pueden romperse, dando lugar a una insuficiencia cardíaca rápidamente progresiva.

Peritonitis (infección de la cavidad abdominal)
• Por lo general, se produce en mujeres jóvenes a partir de una infección que se extiende hacia arriba desde la vagina pasando por las trompas de Falopio hasta llegar a la cavidad abdominal.
• Puede aparecer en los enfermos de cirrosis.

Artritis neumocócica
• Es una rara causa de infección en las articulaciones.
• Suele ocurrir junto con la endocarditis o la meningitis.

y se espera durante una noche que crezcan las bacterias. Los estreptococos del grupo A también pueden ser detectados mediante unas rápidas pruebas especiales cuyos resultados son accesibles en pocas horas. Si el resultado de una prueba rápida es positivo, no es necesario realizar el cultivo más lento, que precisa toda una noche. Como ambos métodos pueden detectar los estreptococos en personas que no necesitan tratamiento, la evaluación clínica por el médico es absolutamente necesaria.

Tratamiento

Los individuos con faringitis estreptocócica y escarlatina por lo general mejoran en dos semanas, incluso sin tratamiento. No obstante, los antibióticos pueden reducir la duración de los síntomas en los niños pequeños y evitar complicaciones graves, como la fiebre reumática. También ayudan a evitar que la infección se extienda hasta el oído medio, los senos y la apófisis mastoides, e impiden que se transmita a otras personas. Inmediatamente después

de la aparición de los síntomas debería administrarse un antibiótico, por lo general penicilina V por vía oral.

Otras infecciones estreptocócicas, como la celulitis, la fascitis necrosante y la endocarditis, son muy graves y necesitan que se administre penicilina intravenosa, en ocasiones en combinación con otros antibióticos. Los estreptococos del grupo A suelen ser destruidos por la penicilina. Algunos estreptococos del grupo D y especialmente los enterococos son resistentes a la penicilina y a la mayoría de los antibióticos; para muchas variedades de enterococos no se dispone de un antibiótico que sea totalmente fiable.

Los síntomas como la fiebre, el dolor de cabeza y el dolor de garganta pueden ser tratados con fármacos analgésicos. La fiebre puede tratarse con antipiréticos como el paracetamol. No es necesario reposo en cama ni aislamiento; sin embargo, los miembros de la familia o los amigos que tengan síntomas similares o que hayan tenido complicaciones de una infección estreptocócica tienen cierto riesgo de infectarse.

Infecciones neumocócicas

Las infecciones neumocócicas son infecciones causadas por la bacteria grampositiva Streptococcus pneumoniae.

Los neumococos suelen habitar en la porción superior de las vías respiratorias de los humanos, y son huéspedes naturales, particularmente durante el invierno y el comienzo de la primavera. A pesar de su localización, los neumococos sólo en algunas ocasiones causan neumonía. Debido a que la neumonía neumocócica *(• V. página 201)* rara vez se transmite de persona a persona, quienes tengan la enfermedad no necesitan evitar el contacto con los demás. Los neumococos también pueden causar infecciones en el cerebro, el oído y otros órganos.

Quienes especialmente tienen riesgo de desarrollar neumonía neumocócica son los que padecen enfermedades crónicas y cuyo sistema inmunitario es deficiente (por ejemplo, los que padecen la enfermedad de Hodgkin, linfoma, mieloma múltiple, desnutrición y drepanocitosis). Como los anticuerpos producidos en el bazo normalmente ayudan a evitar la infección neumocócica, los individuos a los que se les ha extirpado el bazo o cuyo bazo no funciona están muy expuestos a dichas infecciones. La neumonía neumocócica puede desarrollarse después de una bronquitis crónica o si un virus respiratorio frecuente, sobre todo el virus de la gripe, daña el revestimiento de las vías respiratorias. Existe una vacuna neumocócica altamente eficaz a partir de los 2 años de edad. Dicha vacuna protege contra las variedades más comunes de neumococos y reduce las posibilidades de desarrollar neumonía neumocócica y bacteriemia en aproximadamente un 80 por ciento, mientras que las posibilidades de morir por esta causa se reducen en un 40 por ciento. Tal vacuna se recomienda a los individuos de edad avanzada y los que sufren una enfermedad pulmonar o cardíaca crónica, diabetes, enfermedad de Hodgkin, infección por el virus de la inmunodeficiencia humana o trastornos del metabolismo. También puede ser de gran ayuda en los niños con drepanocitosis y para las personas a las cuales se les ha extirpado el bazo o no les funciona adecuadamente.

La penicilina es el tratamiento de primera elección para la mayoría de las infecciones neumocócicas. Se administra por vía oral en las infecciones de oído y senos y por vía intravenosa en las infecciones más graves.

Infecciones causadas por *Neisseria*

La *Neisseria meningitidis* (meningococo) es una bacteria tipo coco gramnegativo cuyo huésped natural es el ser humano. Los meningococos pueden causar infección de las membranas que recubren el cerebro y la médula espinal (meningitis), *(• V. página 391)* infección de la sangre y otras infecciones graves en niños y adultos.

La *Neisseria gonorrhoeae* es también un coco gramnegativo cuyo huésped natural es el ser humano y causa gonorrea, una enfermedad de transmisión sexual que puede infectar la uretra, la vagina y el ano y puede expandirse hasta las articulaciones. *(• V. página 971)* Muchas otras especies de *Neisseria* normalmente habitan en la garganta y la boca, la vagina y el intestino, pero rara vez producen enfermedades.

CAPÍTULO 179

Infecciones espiroquetales

Las espiroquetas son bacterias con forma de sacacorchos *(• V. recuadro, página 892)* que se mueven gracias a un movimiento ondulante similar al de una hélice. Las principales variedades de espiroquetas incluyen *Treponema, Borrelia, Leptospira* y *Spirillum.*

Treponematosis

Las treponematosis son infecciones no venéreas causadas por una espiroqueta indistinguible del llamado Treponema pallidum, *que es la bacteria causante de la sífilis.*

Las treponematosis producen infecciones persistentes en zonas geográficas específicas, como sífilis endémica, pian y pinta. La sífilis endémica se produce principalmente en los países áridos de la región del Mediterráneo oriental y el oeste de África. El pian se produce en los países ecuatoriales húmedos. La pinta es frecuente entre la población indígena de México, América Central y América del Sur.

Síntomas

La **sífilis endémica (bejel)** comienza en la infancia con una placa mucosa en la parte interna de la mejilla seguida de ampollas en el tronco, brazos y piernas. Los huesos de las piernas suelen resultar afectados. En las fases más avanzadas de la enfermedad, aparecen bultos blandos y gomosos en la nariz y en la parte superior de la boca (paladar blando).

El **pian (frambesia)** comienza varias semanas después de la exposición a las bacterias *Treponema* como una úlcera ligeramente abultada en el lugar de la infección, por lo general en una pierna. La úlcera se cura, pero después aparecen nódulos compuestos de tejido blando semejantes a tumores (granulomas) sobre el rostro, los brazos, las piernas y las nalgas. Estos granulomas desaparecen lentamente y tienden a recurrir. En la planta de los pies pueden aparecer úlceras dolorosas abiertas (pian de ladilla). Posteriormente, pueden destruirse ciertas zonas de las tibias y pueden aparecer otras formaciones que llegan a desfigurar, especialmente alrededor de la nariz (gangosa).

La **pinta** comienza como zonas planas y enrojecidas en las manos, los pies, las piernas, los brazos, la cara y el cuello. Al cabo de varios meses, aparecen placas de color azul pizarra en los mismos sitios a ambos lados del cuerpo y sobre zonas óseas, como los codos. Posteriormente, las placas pierden su pigmentación. La piel de las palmas de las manos y de las plantas de los pies puede engrosarse.

Diagnóstico y tratamiento

El médico establece el diagnóstico basándose en los síntomas típicos de la persona que ha vivido en una zona en la que estas enfermedades son frecuentes. A las personas con treponematosis los análisis de enfermedad venérea les darán positivo; sin embargo, estas pruebas no pueden diferenciar entre infecciones no venéreas y sífilis.

Las lesiones son destructivas y dejan cicatrices. No obstante, una sola inyección de penicilina elimina las bacterias y la piel puede sanar. Deben establecerse programas sanitarios con la finalidad de localizar y tratar a las personas que están infectadas y a las que han estado en contacto con ellas.

Fiebre recurrente

La fiebre recurrente (fiebre de las garrapatas o fiebre del hambre) es una enfermedad causada por varias especies de bacterias Borrelia.

Dependiendo de la región geográfica, la fiebre recurrente se transmite a través de los piojos del cuerpo o de las garrapatas. La fiebre recurrente transmitida por piojos sólo tiene lugar en partes de África y América del Sur, mientras que la fiebre recurrente causada por garrapatas se produce en América del Norte y del Sur, África, Asia y Europa.

Los piojos del cuerpo se infectan con estas bacterias espiroquetas cuando se alimentan de una persona afectada; la infección puede ser transmitida a otra persona cuando los piojos cambian de huésped. Cuando el piojo es aplastado, las bacterias se liberan y entran en la piel que ha sido arañada o mordida. Las garrapatas se infectan al alimentarse de roedores, que albergan estas bacterias de forma natural. La infección se transmite a los humanos a través de la picadura de una garrapata.

Síntomas y diagnóstico

Las personas expuestas a las bacterias pueden no tener síntomas durante 3 a 11 días (generalmente 6 días). Los síntomas iniciales son escalofríos repentinos seguidos de fiebre alta, ritmo cardíaco acelerado (taquicardia), intenso dolor de cabeza, vómitos, dolor muscular y de las articulaciones y con frecuencia delirio.

En las primeras fases, puede aparecer una erupción cutánea rojiza sobre el tronco, los brazos y las piernas. El médico puede encontrar vasos sanguíneos dañados en la membrana que recubre el ojo y la piel y las membranas mucosas. A medida que la enfermedad avanza, puede producirse fiebre, ictericia, agrandamiento del hígado y del bazo, inflamación del corazón e insuficiencia cardíaca, especialmente en la infección causada por piojos. La fiebre sigue alta durante 3 a 5 días y luego desaparece bruscamente, al igual que los demás síntomas.

Al cabo de 7 a 10 días, la fiebre y los síntomas vuelven a aparecer de improviso, por lo general acompañados de dolor en las articulaciones. La ictericia es más frecuente durante una recaída. La fiebre recurrente causada por piojos suele acompañarse de una sola recaída, mientras que las recaídas múltiples (de 2 a 10 veces en intervalos de una a dos semanas) son más propias de la enfermedad producida por garrapatas. Los episodios se tornan gradualmente menos intensos y el enfermo finalmente se recupera y desarrolla inmunidad.

La fiebre recurrente puede confundirse con muchas enfermedades, incluyendo el paludismo y la enfermedad de Lyme. El patrón de la fiebre recurrente es la clave para diagnosticar la enfermedad. El diagnóstico se confirma cuando aparecen bacterias espiroquetas en una muestra de sangre extraída durante un episodio de fiebre. Como las garrapatas se alimentan de forma rápida durante la noche y no ocasionan dolor, la persona puede que no recuerde haber sido picada por una de ellas.

Pronóstico, prevención y tratamiento

Menos del 5 por ciento de las personas con fiebre recurrente mueren; sin embargo, los muy jóvenes o de edad muy avanzada y los que están desnutridos o debilitados tienen mayor riesgo. Las complicaciones de la enfermedad incluyen inflamación ocular, ataques de asma y una erupción cutánea de color rojo (eritema multiforme) por todo el cuerpo. El cerebro, la médula espinal y el iris del ojo también pueden inflamarse. Una mujer embarazada puede sufrir un aborto.

Para protegerse contra la fiebre recurrente causada por los piojos corporales es preciso rociar las prendas íntimas y la parte interna de la ropa con polvo de malatión o lindano. Las picaduras de las garrapatas son más difíciles de prevenir, porque, generalmente, los insecticidas y repelentes no tienen ningún efecto sobre ellas. Sin embargo, los que contienen dietiltoluamida (para la piel) y permetrina (para la ropa) pueden ser útiles.

El tratamiento antibiótico con tetraciclinas, eritromicina o doxiciclina cura la infección. A pesar de que el fármaco suele tomarse por vía oral, puede administrarse de forma intravenosa si los vómitos son muy intensos.

Lo ideal es que el tratamiento comience de forma precoz durante la fase de fiebre o bien durante un intervalo sin síntomas. Comenzar la terapia cerca del fin de la fiebre puede inducir la reacción de Jarisch-Herxheimer, que ocasiona mucha fiebre y un aumento de la presión arterial seguido de una caída de la misma (a veces hasta niveles peligrosamente bajos). Esta reacción es típica en las personas cuya enfermedad ha sido causada por piojos y a veces resulta mortal.

La deshidratación se trata con sueros administrados por vía intravenosa. El intenso dolor de cabeza, con analgésicos como la codeína. Para las náuseas se puede administrar dimenhidrinato o proclorperazina.

Enfermedad de Lyme

La enfermedad de Lyme es causada por la espiroqueta Borrelia burgdorferi, *que suele ser transmitida por diminutas garrapatas del ciervo.*

La enfermedad fue descubierta en 1975 y se le asignó tal nombre al producirse numerosos casos en la pequeña ciudad de Lyme, Connecticut. Desde entonces, la enfermedad de Lyme ha aparecido en muchos otros lugares. La enfermedad es bien conocida en Europa y han aparecido casos en otros continentes. La enfermedad de Lyme suele producirse en el verano y el comienzo del otoño y afecta con mayor frecuencia a los niños y adultos jóvenes que viven en zonas boscosas.

La bacteria *Borrelia burgdorferi* penetra por la piel en el sitio en que se ha producido la picadura de la garrapata. Al cabo de 3 a 32 días, las bacterias pasan a la linfa o, a través de la sangre, llegan hasta otros órganos o zonas de la piel.

Síntomas

La enfermedad generalmente comienza en la piel como una gran mancha roja, localizada casi siempre en el muslo, la nalga, el tronco o la axila. La mancha se extiende hasta alcanzar un diámetro de 15 centímetros y, a menudo, aparece una zona clara en su centro. Al menos el 75 por ciento de los individuos infectados presenta este signo temprano. En casi la mitad de las personas aparecen más zonas rojas, generalmente de menor tamaño, poco después de que haya aparecido la gran mancha roja.

Muchas personas con la enfermedad de Lyme tienen la sensación de estar muy afectadas y presentan síntomas como fatiga, escalofríos y fiebre, dolores de cabeza, rigidez de nuca y dolor en los músculos y las articulaciones. Son síntomas menos frecuentes el dolor de espalda, náuseas y vómitos, dolor de garganta, ganglios linfáticos hinchados y agrandamiento del bazo. A pesar de que la mayoría de los síntomas puede aparecer y desaparecer, la sensación de malestar y de fatiga puede durar semanas.

Varias semanas o meses después de que aparezcan los primeros síntomas se producen anomalías de la función nerviosa en alrededor del 15 por ciento de los afectados; estas alteraciones nerviosas duran varios meses y al final suelen desaparecer por completo. El problema más frecuente es una infección de las membranas que revisten el cerebro (meningitis), (• *V. página 391*) que provoca rigidez de nuca, dolor de cabeza, inflamación de los nervios faciales y debilidad en un lado de la cara. También pueden aparecer otras zonas de debilidad. En el 8 por ciento de las personas se producen trastornos cardíacos, como latidos irregulares (arritmias) e inflamación del saco que rodea al corazón (pericarditis). Esta última puede causar dolor en el pecho.

Además, semanas o meses después del comienzo de los síntomas, se produce artritis en alrededor de la mitad de los afectados. En algunos casos, la artritis aparece hasta dos años después de los primeros síntomas. Los episodios de tumefacción y dolor en algunas de las grandes articulaciones, en especial las rodillas, suelen recurrir durante varios años. Las rodillas afectadas suelen presentar más hinchazón que dolor, tienen una temperatura elevada al tacto y, en casos raros, están enrojecidas. Detrás de la rodilla pueden aparecer quistes y romperse, lo cual empeora repentinamente el dolor. Alrededor del 10 por ciento de las personas con artritis de Lyme tiene problemas persistentes en las rodillas.

Diagnóstico

Las bacterias tipo *Borrelia burgdorferi* son muy difíciles de cultivar en el laboratorio y no existe ninguna prueba que pueda diagnosticar con toda seguridad la enfermedad de Lyme.

En consecuencia, el diagnóstico suele basarse en los síntomas típicos de la enfermedad que se observan en una persona que ha estado expuesta a unas condiciones favorables a la infestación por garrapatas, junto a los resultados de varias pruebas. La más frecuentemente usada es una medición del nivel de anticuerpos en la sangre contra la bacteria.

Tratamiento

A pesar de que la enfermedad de Lyme, sea cual sea la fase del proceso, responde siempre a los antibióticos, el tratamiento precoz ayuda a evitar complicaciones. Puede administrarse un antibiótico como doxiciclina, amoxicilina, penicilina o eritromicina por vía oral durante las primeras fases de la enfermedad. Los antibióticos por vía intravenosa se reservan para los casos de enfermedad tardía, persistente o grave.

Los antibióticos también ayudan a aliviar la artritis, aunque el tratamiento debe durar hasta 3 semanas. La aspirina u otros antiinflamatorios no esteroideos alivian el dolor de las articulaciones inflamadas. El líquido que se acumula en éstas puede extraerse y puede resultar beneficioso el uso de muletas.

Leptospirosis

La leptospirosis es un grupo de infecciones (que incluyen el síndrome de Weil, la ictericia infecciosa [por espiroquetas] y la fiebre canícola) causadas por las bacterias Leptospira.

La leptospirosis aparece en muchos animales domésticos y salvajes. Algunos animales actúan como portadores y albergan las bacterias en su orina; otros enferman y mueren. Las personas contraen estas infecciones a través del contacto con el animal o su orina.

A pesar de que la leptospirosis es una enfermedad laboral entre los granjeros y el personal que trabaja en alcantarillado y mataderos, la mayoría de casos se infecta al nadar en aguas contaminadas y se presenta principalmente a fines del verano y comienzo del otoño. Debido a que la leptospirosis generalmente causa síntomas similares a la gripe, muchos casos probablemente pasan inadvertidos.

Síntomas y diagnóstico

Las personas suelen presentar síntomas entre 2 y 20 días después de infectarse con las bacterias *Leptospira*. La enfermedad suele comenzar abruptamente con fiebre, dolor de cabeza, fuertes dolores musculares y escalofríos. Los síntomas que afectan a los pulmones (como la tos con esputos de sangre) se presentan en un 10 a un 15 por ciento de los infectados. Los episodios de escalofríos y fiebre, que suele llegar a los 39 °C, continúan durante 4 a 9 días. La conjuntivitis aparece al tercero o cuarto día.

La fiebre desaparece durante unos días, pero reaparece junto con otros síntomas pasado un período de entre el 6 y 12 días. En este momento, suele comenzar la inflamación de las membranas que revisten el cerebro (meningitis), (• *V. página 391*) que produce rigidez de nuca, dolor de cabeza y a veces estupor y coma. Estos síntomas no son el resultado de la infección del revestimiento cerebral, sino en realidad de la inflamación causada por los efectos tóxicos que produce el organismo en su intento de destruir las bacterias. Si una mujer embarazada enferma de leptospirosis puede sufrir un aborto.

El **síndrome de Weil** es una forma grave de leptospirosis que causa fiebre continua, estupor y una menor capacidad de coagulación de la sangre, que deriva en hemorragias dentro de los tejidos. Este síndrome comienza mientras aparecen las formas menos graves de leptospirosis. Los análisis de sangre revelan anemia y entre el tercero y el sexto día aparecen signos de afectación renal y hepática. Las alteraciones renales pueden causar gran dolor al orinar o bien la aparición de sangre en la orina. La lesión del hígado suele ser ligera y por lo general se recupera por completo.

El médico puede confirmar el diagnóstico de leptospirosis identificando las bacterias en cultivos de sangre, orina, líquido cefalorraquídeo, o bien, más frecuentemente, detectando en la sangre anticuerpos contra dichas bacterias.

Pronóstico y tratamiento

Los individuos infectados que no desarrollan ictericia suelen recuperarse. La ictericia indica lesión hepática y aumenta el índice de mortalidad hasta un 10 por ciento o más en personas de más de 60 años.

El antibiótico doxiciclina puede prevenir la enfermedad durante un brote de ésta. Para tratar la enfermedad se administra penicilina, ampicilina u otro antibiótico similar. En los casos graves, los antibióticos se administran por vía intravenosa. Los afectados por esta enfermedad no tienen que permanecer aislados, pero se deben tomar precauciones al manipular y desechar su orina.

Fiebre por mordedura de rata

La fiebre por mordedura de rata es una infección causada por una de las dos bacterias diferentes que pueden transmitirse a través de una mordedura de roedor.

Hasta el 10 por ciento de las mordeduras de rata ocasionan esta afección. Se trata principalmente de una enfermedad propia de los habitantes de zonas desfavorecidas, personas sin hogar y personal de laboratorios biomédicos.

El *Streptobacillus moniliformis,* una bacteria que habita en la boca y la garganta de las ratas sanas, es la causa más frecuente de fiebre por mordedura de rata en algunos países. No se trata de una espiroqueta. Los brotes de infección se han relacionado con personas que beben leche no pasteurizada y contaminada; cuando la bacteria se transmite de esta forma, la enfermedad recibe el nombre de fiebre de Haverhill. Sin embargo, generalmente, la infección es la consecuencia de la mordedura de una rata o un ratón silvestre. En ciertos casos, la infección se transmite a través de comadrejas y otros roedores.

La herida inicial suele sanar rápidamente. Sin embargo, entre 1 y 22 días después de la mordedura (por lo general menos de 10 días), repentinamente aparecen escalofríos, fiebre, vómitos, dolor de cabeza y dolor en la espalda y en las articulaciones. A los tres días aparece una erupción cutánea de pequeños puntos rojos en las manos y los pies. Una semana después muchos enfermos presentan tumefacción en las articulaciones y dolor, que pueden persistir durante varios días o meses si no se aplica un tratamiento. Entre las raras pero graves complicaciones

de esta enfermedad se encuentran la infección de las válvulas del corazón y la aparición de abscesos en el cerebro y otros tejidos. El médico establece el diagnóstico identificando el crecimiento de las bacterias en cultivos efectuados a partir de una muestra de sangre o de líquido de las articulaciones. El tratamiento consiste en penicilina administrada por vía oral o intravenosa; sin embargo, puede sustituirse por la eritromicina en los enfermos alérgicos a la penicilina.

Otra variedad de fiebre por mordedura de rata (llamada sodoku) es causada por la espiroqueta *Spirillum minus.* Esta infección es frecuente en Asia. También se contrae a través de una mordedura de rata u ocasionalmente de la mordedura de un ratón. La herida suele sanar rápidamente, pero la inflamación recurre entre 4 y 28 días después de la mordedura (generalmente más de 10 días). La inflamación se acompaña de fiebre intermitente y de tumefacción de los ganglios linfáticos de la zona afectada. A veces aparece una erupción cutánea de color rojo. Otros síntomas incluyen malestar, dolor de cabeza y fatiga durante los episodios de fiebre. Si no se aplica un tratamiento, la fiebre suele reaparecer cada 2 a 4 días durante un máximo de 8 semanas y, a veces, durante un año.

El médico establece el diagnóstico identificando las bacterias en una muestra de sangre. También puede hacerse a partir de una muestra de tejido de la erupción cutánea o de un ganglio linfático. El tratamiento de una persona con este tipo de fiebre por mordedura de rata suele ser con penicilina, administrada por vía oral o por vía intravenosa; a los alérgicos a la penicilina se les aplican tetraciclinas.

CAPÍTULO 180

Infecciones causadas por bacterias anaeróbicas

Las bacterias anaeróbicas difieren de las demás bacterias en varios aspectos. Se desarrollan adecuadamente en áreas del organismo que tienen bajos valores de oxígeno (como el intestino) y en los tejidos que sufren un proceso de degeneración, particularmente las heridas profundas y sucias, donde otras bacterias no pueden vivir y adonde las defensas del organismo no llegan fácilmente. Las bacterias anaeróbicas no necesitan que haya oxígeno; de

hecho, algunas de ellas no sobreviven en su presencia. Suelen causar infecciones que se caracterizan por la aparición de acumulaciones de pus (abscesos). (• *V. página 886*)

Cientos de especies de bacterias anaeróbicas viven normalmente y sin causar daño alguno sobre la piel y las membranas mucosas, como el revestimiento de la boca, el intestino y la vagina; en un centímetro cúbico de heces pueden existir varios miles de millones de bacterias. Si el ambiente normal de ciertas especies de bacterias anaeróbicas resulta alterado por la cirugía, un deficiente aporte sanguíneo u otro tipo de lesión, pueden invadir los tejidos del huésped, causando infecciones graves, incluso mortales.

Las bacterias anaeróbicas que provocan enfermedades incluyen los clostridios (que viven en el polvo, la tierra, la vegetación y el tracto intestinal de los humanos y de los animales) y los peptococos y peptostreptococos que son parte de la población bacteriana normal (flora) de la boca, de las vías respiratorias superiores y del intestino grueso. Otras bacterias anaeróbicas incluyen el *Bacteroides fragilis,* que forma parte de la flora normal del intestino grueso, y la *Prevotella melaninogenica* y el *Fusobacterium,* que forman parte de la flora normal de la boca.

Síntomas y diagnóstico

Los síntomas de las infecciones anaeróbicas dependen del sitio en que se produzca la infección. Dichas infecciones consisten en abscesos dentales, infecciones de mandíbula, enfermedad periodontal, sinusitis crónica y afección del oído medio y abscesos en el cerebro, la médula espinal, el pulmón, la cavidad abdominal, el hígado, el útero, los genitales, la piel y los vasos sanguíneos.

Para diagnosticar una infección anaeróbica, el médico suele obtener una muestra de pus o de fluido corporal y la envía al laboratorio para su cultivo. La muestra debe ser manipulada con cuidado debido a que la exposición al aire puede destruir las bacterias anaeróbicas, volviendo inútil el cultivo.

Prevención y tratamiento

Habitualmente una infección grave por bacterias anaeróbicas puede evitarse si una determinada infección limitada a un área específica recibe el tratamiento adecuado antes de extenderse. La limpieza profunda de las heridas, la eliminación de cuerpos extraños y la instauración precoz de antibióticos son importantes medidas de prevención. Para evitar la infección después de una cirugía abdominal, deben utilizarse antibióticos por vía intravenosa antes, durante y después de la misma.

Las infecciones de las heridas profundas suelen ser causadas por bacterias anaeróbicas; dichas infecciones se tratan principalmente drenando los abscesos y extirpando quirúrgicamente (mediante un proceso llamado desbridamiento) el tejido muerto. Como resulta difícil cultivar bacterias anaeróbicas en el laboratorio, el médico suele comenzar a prescribir antibióticos antes de conocer los resultados del cultivo. Las infecciones de heridas profundas contienen con frecuencia más de un tipo de bacterias, por lo cual se pueden administrar varios antibióticos por vía

intravenosa al mismo tiempo. La penicilina se usa para las infecciones causadas por una mezcla de bacterias de la boca o de la garganta. Como las infecciones que se originan en el intestino suelen incluir *Bacteroides fragilis*, que es resistente a la penicilina, se utilizan otros antibióticos.

Infecciones por clostridios

Muchas infecciones anaeróbicas son causadas por clostridios, que producen varias toxinas que dañan el tejido o el sistema nervioso.

Las infecciones por clostridios más frecuentes son las intoxicaciones de corta duración y relativamente leves, causadas por ciertos alimentos. (• *V. página 542*) Además, los clostridios pueden causar una inflamación que en ocasiones destruye las paredes del intestino grueso y delgado, una enfermedad llamada enteritis necrosante. A pesar de que esta infección puede ocurrir en un caso aislado, también puede hacerlo en forma de brotes causados por la ingestión de carne contaminada.

Los clostridios también infectan heridas. Infecciones mortales, como la gangrena cutánea (• *V. página 884*) y el tétanos, son relativamente raras pero pueden ocurrir si una persona está herida o se inyecta drogas. El botulismo se produce debido a la ingestión de alimentos contaminados con una toxina producida por ciertos clostridios. (• *V. página 540*)

Las infecciones por clostridios suelen producir enfermedades graves, que pueden complicarse debido a la destrucción de tejidos profundos. El riesgo de muerte es elevado, en especial entre las personas con cáncer y las de edad avanzada.

TÉTANOS

El tétanos (trismo) es una enfermedad causada por una toxina producida por la bacteria Clostridium tetani.

Los espasmos de los músculos de la mandíbula reciben el nombre de trismo. Aun cuando es cada vez menos frecuente en los países desarrollados, el tétanos afecta a personas de muchas partes del mundo, en especial las que viven en países en vía de desarrollo.

Las esporas de *Clostridium tetani* pueden vivir durante años en la tierra y las heces de los animales. Una vez que las bacterias del tétanos penetran en el organismo de una persona, se puede producir una infección en heridas contaminadas tanto superficiales como profundas. Las personas con quemaduras o heridas quirúrgicas, así como las que se inyectan drogas, tienen un riesgo elevado de contraer tétanos. Después del parto, puede producirse una infección del útero de la mujer y del muñón umbilical del recién nacido (tétanos neonatal).

Enfermedades causadas por *Clostridia*

Enfermedad	Bacteria
Tétanos	*Clostridium tetani*
Botulismo y botulismo infantil	*Clostridium botulinum, Clostridium baratii*
Intoxicación alimentaria	*Clostridium perfringens*
Colitis asociada a antibióticos	*Clostridium difficile*
Enteritis necrosante	*Clostridium perfringens*
Infecciones uterinas y de heridas	*Clostridium perfringens* y otros

Mientras crecen, las bacterias del tétanos producen una toxina. Es esta toxina, y no las bacterias, la que causa los síntomas de infección.

Síntomas

Los síntomas suelen aparecer entre 5 y 10 días después de la infección, pero a veces aparecen incluso ya a los 2 días o tan tarde como a los 50. El síntoma más frecuente es la rigidez de la mandíbula. Otros síntomas incluyen inquietud, dificultad para tragar, irritabilidad, dolor de cabeza, fiebre, dolor de garganta, escalofríos, espasmos musculares y rigidez de nuca, brazos y piernas. A medida que la enfermedad avanza, el enfermo puede tener dificultades para abrir la mandíbula (trismo). Los espasmos de los músculos de la cara producen la expresión facial de una sonrisa fija y las cejas elevadas. La rigidez o los espasmos en los músculos abdominales, el cuello y la espalda pueden causar una postura característica, en la cual la cabeza y los talones se desplazan hacia atrás y el cuerpo está arqueado hacia adelante. El espasmo de los esfínteres musculares puede ocasionar estreñimiento y retención de orina.

Ciertas molestias menores, como el ruido, una corriente de aire o el hecho de que la cama se mueva, pueden desencadenar espasmos musculares dolorosos y sudoración profusa. Durante los espasmos de todo el cuerpo, el enfermo no puede gritar, ni siquiera hablar, debido a la rigidez de los músculos del tórax o al espasmo de la garganta. Esta situación también impide respirar con normalidad y, en consecuencia, la persona no recibe suficiente oxígeno y puede morir por asfixia.

Por lo general no suele haber fiebre. La respiración y los latidos cardíacos se aceleran, y los reflejos pueden resultar exagerados.

El tétanos también puede limitarse a un grupo de músculos cercanos a la herida. Los espasmos cercanos a ésta pueden durar semanas.

Diagnóstico y pronóstico

El médico sospecha la presencia de tétanos cuando una persona que se ha herido presenta rigidez muscular o un espasmo. A pesar de que las bacterias *Clostridium tetani* en ocasiones pueden cultivarse a partir de una muestra tomada de la herida, los resultados negativos no excluyen el diagnóstico.

El tétanos tiene un índice de mortalidad global del 50 por ciento. El desenlace fatal es más probable entre los muy jóvenes y los individuos de edad avanzada, así como entre las personas que se inyectan drogas. Es de mal pronóstico el empeoramiento rápido de la sintomatología o el retraso en el tratamiento.

Prevención y tratamiento

Prevenir el tétanos mediante una vacuna es mucho mejor que tratarlo una vez que se ha manifestado. En los niños pequeños, la vacuna contra el tétanos forma parte de la serie que incluye las vacunas contra la difteria y la tos ferina. (• *V. recuadro, página 1235*) Los adultos deben recibir refuerzos de la vacuna antitetánica cada 5 o 10 años.

Una persona que sufre una herida, y ha recibido una dosis de refuerzo en los últimos 5 años, no necesita volver a vacunarse. Sin embargo, si no ha recibido una dosis en los últimos 5 años debe recibir una lo antes posible tras la herida. La persona que nunca ha sido vacunada o que no ha recibido la serie completa de vacunas debe recibir una inyección de inmunoglobulina antitetánica y la primera de las tres vacunas mensuales.

El cuidado de la herida incluye una limpieza inmediata y completa, especialmente en las heridas punzantes profundas, debido a que el polvo y el tejido muerto favorecen el crecimiento de las bacterias *Clostridium tetani*. Pueden administrarse antibióticos como penicilina o tetraciclina, pero ello nunca puede sustituir la escisión quirúrgica del tejido dañado.

La inmunoglobulina antitetánica se administra para neutralizar la toxina. Los antibióticos como la penicilina y la tetraciclina tienen la función de evitar una mayor producción de toxina. Además, se utilizan otros fármacos para sedar al enfermo, controlar posibles convulsiones y relajar la musculatura.

El paciente suele ser hospitalizado en una habitación tranquila. Los enfermos con infecciones de moderadas a graves deben recibir ventilación mecánica. La alimentación se realiza por vía intravenosa o a través de una sonda introducida por la nariz que llega al estómago. Suele ser necesario realizar un sondaje de la vejiga urinaria y del recto para eliminar los productos de desecho del organismo. El paciente debe ser sometido a frecuentes cambios posturales en la cama y además se le obliga a toser para prevenir una posible neumonía. Para reducir el dolor se administra codeína. También pueden administrarse otros fármacos para controlar la presión arterial y el ritmo cardíaco.

Como la infección del tétanos no inmuniza al organismo contra infecciones subsiguientes, una vez que el enfermo se recupera debe recibir toda la serie de vacunas.

Actinomicosis

La actinomicosis es una infección crónica causada principalmente por la Actinomyces israelii, *una bacteria que puede estar presente en las encías, los dientes y las amígdalas.*

Esta infección hace que se formen abscesos en varios sitios. Presenta cuatro variedades y, por lo general, afecta a los varones adultos. Ocasionalmente la actinomicosis puede afectar a las mujeres que usan un dispositivo intrauterino (DIU) como método de contracepción.

La **forma abdominal** se produce al tragar secreciones bucales contaminadas por las bacterias. La infección afecta a los intestinos y el revestimiento de la cavidad abdominal (peritoneo). Los síntomas más frecuentes son dolor, fiebre, vómitos, diarrea o estreñimiento y una grave pérdida de peso. En el abdomen se forma una masa y es posible el drenaje del pus hacia la piel a través de fístulas que conectan dicha masa con la pared abdominal.

La **forma cervicofacial** (llamada mandíbula en grumos) suele comenzar como un pequeño abultamiento, plano y duro, que se forma en la boca, sobre la piel del cuello o debajo de la mandíbula. Este abul-

tamiento puede causar dolor. Posteriormente, se forman áreas blandas de donde sale un líquido cargado de pequeños gránulos ondeados y amarillentos parecidos al azufre. La infección puede extenderse hacia la mejilla, la lengua, la garganta, las glándulas salivales, los huesos del cráneo o del cerebro y su revestimiento (meninges).

La **forma torácica** provoca dolor en el pecho, fiebre y tos con esputos. Sin embargo, estos síntomas pueden no aparecer hasta que los pulmones estén gravemente afectados. Se producen trayectos fistulosos que pueden llegar a perforar la pared del pecho, lo que permite que el pus salga a través de la piel.

En la **forma generalizada,** la infección presente en la sangre llega a la piel, las vértebras de la columna, el cerebro, el hígado, los riñones, los uréteres y, en las mujeres, al útero y los ovarios.

Diagnóstico

Los síntomas, los resultados de las radiografías y el aislamiento de la bacteria *Actinomyces israelii* en las muestras del pus, esputo o tejido ayudan al médico a establecer el diagnóstico. En algunas infecciones intestinales, no es posible obtener una muestra, por lo que es necesario recurrir a la cirugía para establecer el diagnóstico.

Pronóstico y tratamiento

La mandíbula en grumos es la forma de actinomicosis más fácilmente tratable. El pronóstico es peor en las formas torácica, abdominal y generalizada. Sin embargo, es mucho peor en los casos en que el cerebro y la médula espinal resultan afectados: más del 50 por ciento de los afectados con estas infecciones presentan lesiones neurológicas y más del 25 por ciento fallecen.

Los pacientes, por lo general, mejoran lentamente con tratamiento, pero suele ser necesario administrar antibióticos durante meses y llevar a cabo varias intervenciones quirúrgicas. El drenaje quirúrgico de los abscesos de gran tamaño y el tratamiento antibiótico con penicilina o tetraciclinas pueden tener que continuarse durante varias semanas después de que los síntomas hayan desaparecido.

CAPÍTULO 181

Tuberculosis

La tuberculosis es una infección contagiosa, potencialmente mortal, causada por una bacteria *que se encuentra en el aire llamada* Mycobacterium tuberculosis, *M.* bovis *o* M. africanum.

El término tuberculosis hace referencia a la enfermedad más frecuentemente causada por el *Mycobacterium tuberculosis,* pero que en ocasiones también puede deberse a la acción del *M. bovis* o *M. africanum.* A pesar de que otras micobacterias causan enfermedades similares a la tuberculosis, esas infecciones no son contagiosas y la mayoría de ellas no responde a los fármacos que en cambio resultan muy eficaces contra la tuberculosis.

Los seres humanos padecen tuberculosis desde la antigüedad. Ésta se convirtió en un gran azote en Europa durante la Revolución Industrial, cuando las ciudades se poblaron de forma exagerada, y representó más del 30 por ciento de las muertes. Con el desarrollo del antibiótico estreptomicina en los años 40, la isoniacida en los 50, el etambutol en los 60 y la rifampina en los 70, la batalla contra la tuberculosis parecía ganada. Sin embargo, a mediados de la década de los 80, el número de casos en algunos países comenzó a aumentar nuevamente. El SIDA, junto a la población exagerada y a las malas condiciones sanitarias de muchas zonas urbanas, los albergues para personas sin hogar y las prisiones, ha hecho que vuelva a ser un problema grave de salud pública. Además, es especialmente preocupante que algunas variedades de bacterias causantes se hayan vuelto resistentes a los antibióticos utilizados para tratar la enfermedad. De todos modos, en algunos de dichos países, la incidencia de tuberculosis está comenzando a disminuir de nuevo.

Esta enfermedad es más frecuente entre las personas de edad avanzada. Existen tres razones básicas por las cuales se producen más casos entre las personas de edad avanzada: 1) muchas resultaron infectadas cuando la tuberculosis era más frecuente, 2) con el paso de los años se reduce la efectividad del sistema inmunitario del organismo, lo que puede permitir que las bacterias inactivas resulten reactivadas, y 3) las personas mayores que se encuentran en centros de cuidados crónicos tienen mayor probabilidad de estar más en contacto con otras de la misma edad con riesgo de contraer la enfermedad.

La enfermedad es en parte debida a condiciones de mayor pobreza y de salubridad deficiente, y en parte a la forma en que ha evolucionado la tuberculosis. Durante miles de años, la tuberculosis se cobró un precio muy alto en Europa, que estaba poblada principalmente por blancos; los más resistentes a la enfermedad consiguieron sobrevivir y reproducirse. En consecuencia, estas personas transmitieron los genes de resistencia a la tuberculosis a las generaciones siguientes. Por el contrario, puede señalarse que entre los grupos étnicos que contrajeron la enfermedad de forma relativamente reciente, como se ha observado, por ejemplo, en la población de etnia negra americana, que la contrajeron por primera vez a su llegada al nuevo continente, la incidencia de la tuberculosis es mayor, dado que contaron con mucho menos tiempo para desarrollar genes resistentes y transmitirlos a su descendencia.

Cómo se desarrolla la infección

En la actualidad, en los países desarrollados la tuberculosis solamente se transmite inhalando aire contaminado con *Mycobacterium tuberculosis* en un ambiente cerrado. Para que el aire se contamine, una persona con tuberculosis activa debe expulsar las bacterias con la tos y éstas pueden permanecer en el aire durante varias horas.

Sin embargo, un feto puede padecer tuberculosis a través de su madre, antes o durante el nacimiento, al respirar o tragar líquido amniótico infectado, y un lactante puede contraer la enfermedad, después de nacer, al respirar aire que contenga microgotas infectadas. (• *V. página 1258*) En los países en vías de desarrollo, los niños pueden infectarse con otra micobacteria que causa tuberculosis. Este organismo, llamado *Mycobacterium bovis,* puede ser transmitido a través de la leche no pasteurizada.

El sistema inmunitario de una persona afectada con tuberculosis suele destruir las bacterias o bien las encierra en el punto de infección. De hecho, alrededor del 90 al 95 por ciento de todas las infecciones por tuberculosis se curan sin que la persona lo note siquiera.

Sin embargo, en ocasiones las bacterias no son destruidas, sino que permanecen inactivas dentro de determinados glóbulos blancos (llamados macrófagos) durante muchos años. Alrededor del 80 por ciento de las infecciones de tuberculosis son causadas por la activación de bacterias inactivas. Las bacterias que viven en las cicatrices que deja la infección inicial (localizadas generalmente en la parte superior de uno o ambos pulmones) pueden comenzar a multiplicarse. La activación de bacterias inactivas puede tener lugar cuando el sistema inmunitario de la persona no funciona bien (por ejemplo, a causa del SIDA, el uso de corticosteroides o la edad avanzada), en cuyo caso, la afección puede poner su vida en peligro.

Generalmente, una persona infectada con tuberculosis tiene un 5 por ciento de probabilidades de desarrollar una infección activa en un período de uno a dos años. El desarrollo de la tuberculosis varía en gran medida de unas personas a otras, dependiendo de diversos factores como el origen étnico.

Enfermedades similares a la tuberculosis

Existen varios tipos de micobacterias. Algunas son similares a las que causan tuberculosis; de hecho, pueden producir infecciones con muchos de los síntomas de dicha enfermedad. A pesar de que estas micobacterias son comunes, por lo general causan infección sólo en las personas con un sistema inmunitario debilitado. Las bacterias infectan principalmente a los pulmones, pero también pueden atacar a los ganglios linfáticos, los huesos, la piel y otros tejidos.

Las más comunes son un grupo de micobacterias conocidas como el complejo *Mycobacterium avium*. Estas micobacterias son muy resistentes a la mayoría de los antibióticos, incluyendo los utilizados para tratar la tuberculosis. Las infecciones causadas por estas bacterias no son contagiosas.

La infección pulmonar causada por el complejo *Mycobacterium avium* se produce en las personas de mediana edad cuyos pulmones han resultado dañados por un tabaquismo prolongado, una antigua infección tuberculosa, bronquitis, enfisema u otras enfermedades. Sin embargo, la infección por esta micobacteria es particularmente común entre los enfermos de SIDA.

La infección suele desarrollarse lentamente. Los primeros síntomas son tos y expectoración de mucosidad. A medida que avanza la infección, la persona puede escupir sangre regularmente y tener dificultades para respirar. Una radiografía de tórax puede descubrir la infección. Sin embargo, es necesario analizar en el laboratorio una muestra de esputo de la persona afectada para poder diferenciar esta infección de la tuberculosis. El tratamiento con antibióticos no suele ser efectivo, ni siquiera cuando se combinan varios fármacos. De todos modos, en muy poco tiempo dispondremos de nuevos medicamentos capaces de retrasar el avance de estas infecciones en las personas de edad avanzada. Los casos leves en personas que no están enfermas de SIDA pueden curarse sin tratamiento.

En los pacientes de SIDA u otras enfermedades que debilitan el sistema inmunológico, el complejo *Mycobacterium avium* puede diseminarse por todo el cuerpo. Los síntomas son fiebre, anemia, trastornos sanguíneos, diarrea y dolor de estómago. A pesar de que los antibióticos pueden aliviar temporalmente los síntomas, la infección suele ser mortal a menos que mejore la respuesta inmunológica del cuerpo.

La infección de los ganglios linfáticos causada por el complejo *Mycobacterium avium* puede producirse en los niños, generalmente entre 0 y 5 años de edad. La infección suele producirse por comer tierra o beber agua contaminadas con las micobacterias. Los antibióticos no suelen curar la infección, pero los ganglios linfáticos infectados pueden ser extirpados mediante cirugía.

Otras micobacterias crecen en las piscinas e incluso en las peceras domésticas y pueden causar trastornos cutáneos. Estas infecciones pueden desaparecer sin tratamiento. Sin embargo, las personas con infecciones crónicas suelen necesitar tratamiento con tetraciclinas u otro antibiótico durante 3 a 6 meses. Otra variedad de micobacteria, la *Mycobacterium fortuitum*, puede infectar las heridas y las partes artificiales del cuerpo, como una válvula cardíaca mecánica o un implante mamario. Los antibióticos y la escisión quirúrgica de las áreas infectadas suelen curar la infección.

No obstante, el índice de progresión depende, en particular, de la fortaleza del sistema inmunológico del individuo. Por ejemplo, la progresión de una infección activa es mucho más probable y más veloz en los enfermos de SIDA. Una persona enferma de SIDA que resulta infectada con tuberculosis tiene un 50 por ciento de probabilidades de desarrollar la enfermedad activa antes de dos meses. Si las bacterias que causan la infección resultan resistentes a los antibióticos, una persona con SIDA y tuberculosis tiene un 50 por ciento de posibilidades de morir en un lapso de tiempo de dos meses.

La tuberculosis activa suele comenzar en los pulmones (tuberculosis pulmonar). La tuberculosis que afecta a otras partes del organismo (tuberculosis extrapulmonar) suele provenir de una infección tuberculosa pulmonar que se ha diseminado a través de la sangre. Como en el caso de los pulmones, la infección puede no causar enfermedad, puesto que las bacterias pueden permanecer inactivas acantonadas en una cicatriz pequeña.

Síntomas y complicaciones

Al comienzo, una persona infectada puede simplemente no sentirse bien o tener una tos que se atri-

Tuberculosis: una enfermedad de varios órganos

Localización de la infección	Síntomas o complicaciones
Cavidad abdominal	Fatiga, ligero dolor al tacto, dolor similar al de la apendicitis.
Vejiga	Micción dolorosa.
Cerebro	Fiebre, dolor de cabeza, náuseas, somnolencia, afectación cerebral que deriva en coma.
Pericardio (saco membranoso que rodea el corazón)	Fiebre, dilatación de las venas del cuello, dificultad respiratoria.
Articulaciones	Síntomas semejantes a la artritis.
Riñón	Afectación renal, infección alrededor del riñón.
Órganos reproductores: Varones Mujeres	Bulto en el escroto. Esterilidad.
Columna	Dolor, posible rotura de vértebras y parálisis de las piernas.

buye al tabaco o a un episodio reciente de gripe. La tos puede producir una pequeña cantidad de esputo verde o amarillo durante la mañana. La cantidad de esputo suele aumentar a medida que la enfermedad avanza. Finalmente, el esputo puede aparecer teñido de sangre, si bien no es frecuente encontrarla en grandes cantidades.

Uno de los síntomas más frecuente es el hecho de despertarse durante la noche empapado en un sudor frío que obliga a la persona a cambiarse de ropa o incluso a cambiar las sábanas. Este sudor se debe al descenso de una fiebre leve que el enfermo no percibe.

La dificultad para respirar puede señalar la presencia de aire (neumotórax) o líquido (derrame pleural) en el espacio de la pleura. (• V. página 213) Alrededor de un tercio de las infecciones que se

manifiestan lo hacen en forma de derrame pleural. Aproximadamente el 95 por ciento de los derrames pleurales que afectan a los adultos jóvenes están causados por una infección reciente por *Mycobacterium tuberculosis.* Por lo general resulta difícil establecer el diagnóstico, pero los médicos experimentados saben que dicha situación debe ser tratada como tuberculosis porque, en caso contrario, alrededor de la mitad de las infecciones acabarán convirtiéndose en una tuberculosis verdadera del pulmón u otro órgano.

En una infección de tuberculosis por primera vez, las bacterias se trasladan desde la lesión del pulmón hasta los ganglios linfáticos que drenan dicho órgano. Si las defensas naturales del organismo pueden controlar la infección, ésta no sigue avanzando y las bacterias se inactivan. Sin embargo, en los niños, los ganglios linfáticos pueden agrandarse y comprimir los bronquios, causando una tos metálica y, posiblemente, hasta un colapso pulmonar. Ocasionalmente, las bacterias se diseminan por los conductos linfáticos hasta formar un grupo compacto (masa) de ganglios en el cuello. Estos ganglios linfáticos pueden reventar, romper la piel y dejar salir el pus a través de la misma.

La tuberculosis puede afectar a otros órganos del organismo además de los pulmones, una enfermedad llamada tuberculosis extrapulmonar. El riñón y los huesos son probablemente los lugares más frecuentes en los que se desarrolla la tuberculosis extrapulmonar. La tuberculosis en los riñones puede producir pocos síntomas, pero la infección es capaz de destruir parte de estos órganos. A partir de aquí, la tuberculosis puede extenderse hacia la vejiga, pero a diferencia de otras infecciones de la vejiga, puede provocar pocos síntomas.

En los varones, la infección también puede extenderse hacia la próstata, las vesículas seminales y el epidídimo, formando un bulto en el escroto. En las mujeres, la tuberculosis puede cicatrizar los ovarios y las trompas de Falopio, causando esterilidad. Desde los ovarios, la infección puede extenderse hasta el peritoneo (la membrana que recubre la cavidad abdominal). Los síntomas de esta enfermedad, llamada peritonitis tuberculosa, pueden variar desde fatiga y leves molestias de estómago con cierto dolor al tacto, hasta un dolor intenso que se parece al de la apendicitis.

La infección puede extenderse hasta una articulación, causando artritis tuberculosa. La articulación se inflama y duele. Las articulaciones más frecuentemente afectadas son las que soportan más peso (las caderas y las rodillas), pero los huesos de la muñeca, de la mano y del codo también pueden resultar perjudicadas.

La tuberculosis miliar

Cuando un gran número de bacterias se disemina por todo el cuerpo a través del flujo sanguíneo puede producirse una variedad de tuberculosis que pone en peligro la vida. Esta infección recibe el nombre de tuberculosis miliar debido a los millones de diminutas lesiones que tienen el tamaño del mijo, las pequeñas semillas redondeadas que comen las aves silvestres.

Los síntomas de la tuberculosis miliar pueden ser muy difusos y difíciles de identificar; entre ellos figuran la pérdida de peso, fiebre, escalofríos, debilidad, malestar general, y dificultades para respirar. Si la médula ósea resulta afectada es posible que la persona tenga anemia intensa y otras anomalías en la sangre, que sugieren la presencia de leucemia. Una intermitente liberación de bacterias en el flujo sanguíneo a partir de una lesión oculta puede causar fiebre intermitente, con un debilitamiento gradual del cuerpo.

Tuberculosis miliar

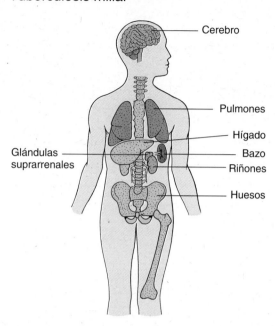

La tuberculosis puede infectar la piel, el intestino y las glándulas suprarrenales. Incluso se han registrado casos en los que la infección se ha localizado en la pared de la aorta (la principal arteria del cuerpo), causando su rotura. Cuando la tuberculosis se extiende hacia el pericardio (el saco membranoso que rodea el corazón), éste se distiende a causa de la presencia de líquido, una enfermedad conocida como pericarditis tuberculosa. Este líquido puede afectar al bombeo de sangre por el corazón. Los síntomas son fiebre, dilatación de las venas del cuello y dificultad para respirar.

Una infección tuberculosa localizada en la base del cerebro (meningitis tuberculosa) es extremadamente peligrosa. En algunos países desarrollados, la meningitis tuberculosa es en la actualidad más frecuente entre las personas de edad avanzada. En los países en vías de desarrollo, es más frecuente entre los niños, desde el nacimiento hasta los 5 años. Los síntomas de la meningitis tuberculosa son fiebre, constante dolor de cabeza, náuseas y somnolencia que puede acabar en coma. La nuca suele estar tan rígida que el mentón no puede tocar el pecho. Cuanto más se retrase el tratamiento, más probabilidades existen de que se produzcan daños cerebrales irreparables. En ocasiones, mientras la persona afectada de meningitis tuberculosa mejora, en el cerebro puede haberse formado una masa similar a un tumor

llamada tuberculoma. Éste puede provocar síntomas como debilidad muscular, similar a la que produce un accidente vascular cerebral y es posible que deba ser extirpado quirúrgicamente.

En los niños, las bacterias pueden infectar la columna (las vértebras) y los extremos de los huesos largos de los brazos y las piernas. Si las vértebras resultan afectadas, aparece dolor. Como en estos casos las radiografías de columna pueden ser normales, es posible que sea necesario usar otras técnicas, como la tomografía computadorizada (TC) o la resonancia magnética (RM). Si la enfermedad no recibe tratamiento, una o dos vértebras pueden aplastarse y producir parálisis en las piernas.

En los países en vías de desarrollo, las bacterias de la tuberculosis pueden ser transmitidas a través de leche contaminada y asentarse en los ganglios linfáticos del cuello o bien en el intestino delgado. Debido a que la membrana mucosa del tracto digestivo es resistente a las bacterias, sólo se produce una infección si un gran número de éstas permanecen en el intestino delgado durante mucho tiempo o si el sistema inmunitario es deficiente. La tuberculosis intestinal puede no producir ningún síntoma pero sí provocar un crecimiento anormal de tejido en la zona infectada, que puede confundirse con un cáncer.

Prueba de la tuberculina

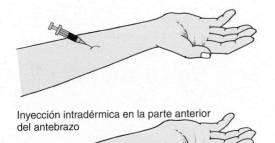

Inyección intradérmica en la parte anterior del antebrazo

Una reacción positiva se caracteriza por una tumefacción y coloración roja de la piel en el sitio de la inyección

Diagnóstico

Por lo general, el primer indicio de tuberculosis es una radiografía de tórax anormal, realizada en el contexto de una evaluación para diagnosticar una enfermedad con síntomas muy vagos. En la radiografía, la enfermedad se manifiesta como zonas blancas irregulares que contrastan con el entorno normalmente oscuro, si bien otras infecciones y el cáncer pueden dar las mismas imágenes. También puede revelar la presencia de derrame pleural o incluso un agrandamiento de la silueta del corazón (pericarditis).

El diagnóstico depende de los resultados de la prueba cutánea de la tuberculina y el examen de esputo, en el que se busca *Mycobacterium tuberculosis*. A pesar de que la prueba de la tuberculina es una de las más útiles a la hora de diagnosticar la enfermedad, sólo indica que ha habido una infección por dichas bacterias en algún momento del pasado. No indica si la infección se encuentra activa en la actualidad, sino que en algún lugar del organismo hay bacterias tuberculosas vivas.

La prueba cutánea de la tuberculina se realiza inyectando una pequeña cantidad de proteína derivada de las bacterias de la tuberculosis entre las capas de la piel, generalmente en el antebrazo. En ocasiones se inyecta una sustancia de control en otro punto, que contiene algún elemento ante el cual, generalmente,

las personas reaccionan, como levadura u hongos. Aproximadamente dos días después, se observa el punto inyectado: la hinchazón y el enrojecimiento indican un resultado positivo. Si una persona no reacciona a la sustancia de control es posible que su sistema inmunitario no esté funcionando de forma adecuada. En este caso, un resultado negativo de una prueba cutánea de la tuberculina puede ser incorrecto (falso negativo). Las personas afectadas de tuberculosis grave y cuyo sistema inmunitario es deficiente también pueden arrojar resultados falsos negativos al ser sometidas a esta prueba.

Para asegurarse del diagnóstico, el médico tiene que obtener una muestra de esputo, líquido infectado o tejido para analizarla en el laboratorio. Es posible utilizar una aguja para obtener una muestra de líquido del pecho, del abdomen, de una articulación o del saco que rodea al corazón. Para obtener una pequeña porción de tejido infectado probablemente sea necesario recurrir a un proceso quirúrgico menor llamado biopsia. El esputo puede constituir una adecuada muestra del pulmón; si no, el médico puede usar un instrumento llamado broncoscopio para inspeccionar los conductos bronquiales y obtener muestras de mucosidad o de tejido pulmonar.

Probablemente sea necesario realizar una punción de la columna vertebral para obtener una muestra de líquido de la médula espinal (líquido cefalorraquídeo) con la finalidad de buscar evidencia de meningitis tuberculosa, una infección de las membranas que recubren el cerebro y la médula espinal. La muestra del líquido es enviada a un laboratorio que cuente con el equipo necesario para realizar una prueba llamada reacción en cadena de la polimerasa (RCP). A pesar de que el médico puede contar con los resultados de las pruebas rápidamente, suele administrar antibióticos ante la mínima sospecha de meningitis tuberculosa con el fin de evitar la muerte del enfermo y minimizar el daño cerebral.

El examen de los riñones en busca de tuberculosis es considerablemente más difícil que la pulmonar. Para la prueba RCP se puede utilizar una muestra de orina, pero es posible que se necesiten otras pruebas para determinar qué daño ha causado ya la enfermedad.

Por ejemplo, el médico puede usar una técnica radiológica en la que se inyecta un contraste. Dicho contraste delimita el contorno de los riñones en la radiografía y revela cualquier masa o cavidad anormal que puedan estar causadas por la tuberculosis. En ciertos casos, el médico usa una aguja para obtener una muestra de tejido de una masa. La muestra se examina con un microscopio para diferenciar si se trata de cáncer o de tuberculosis.

Para confirmar la tuberculosis de los órganos reproductores femeninos, el médico puede examinar la pelvis con un tubo que consta de una luz en uno de sus extremos (laparoscopio). En ocasiones, la enfermedad puede ser descubierta mediante un examen al microscopio de muestras tomadas de la parte interna del útero.

En algunos casos, se necesita una muestra de tejido del hígado, un ganglio linfático o de la médula ósea. A pesar de que por lo general es posible obtener estas muestras mediante una aguja, a veces puede ser necesario recurrir a la cirugía.

Tratamiento

En casi todos los casos, los antibióticos curan incluso los casos más avanzados de tuberculosis. Los antibióticos que se pueden utilizar son cinco y su eficacia es tal que sólo una bacteria de cada millón escapa a su efecto. Como una infección de tuberculosis pulmonar activa suele contener 1 000 millones de bacterias o más, cualquier fármaco que se administre solo dejaría mil microorganismos totalmente resistentes a su acción. En consecuencia, es necesario administrar al menos dos fármacos con diferentes mecanismos de acción, que unidos pueden destruir virtualmente todas las bacterias. El tratamiento debe continuar incluso mucho después de que el paciente se sienta completamente bien, porque lleva mucho tiempo eliminar dichas bacterias de crecimiento lento y reducir la posibilidad de recaída a casi cero.

Los antibióticos más frecuentemente utilizados son: isoniacida, rifampicina, pirazinamida, estreptomicina y etambutol. Los tres primeros fármacos pueden estar contenidos en el mismo comprimido. Esto reduce el número de comprimidos que el enfermo debe tomar a diario y asegura el cumplimiento adecuado del tratamiento.

Los antibióticos isoniacida, rifampicina y pirazinamida pueden causar náuseas y vómitos como resultado de sus efectos sobre el hígado. En los casos en que efectivamente se producen náuseas y vómitos, los fármacos deben dejar de suministrarse hasta que puedan hacerse análisis de la función hepática. Si los resultados muestran una reacción a uno solo de ellos, por lo general suele encontrarse un sustituto satisfactorio para completar el tratamiento.

El etambutol comienza a aplicarse a una dosis relativamente elevada para ayudar a reducir rápidamente el número de bacterias. La dosis se reduce al cabo de dos meses con el fin de evitar efectos colaterales perjudiciales en los ojos. La estreptomicina fue el primer fármaco considerado eficaz contra la tuberculosis, pero debe administrarse por inyección. A pesar de que éste sigue siendo un fármaco muy eficaz contra las infecciones avanzadas, puede afectar al sentido del equilibrio y a la audición de la persona si se administra en grandes dosis o si se administra durante más de tres meses.

En la actualidad casi nunca es necesaria la cirugía para extraer una porción de pulmón, siempre y cuando el enfermo siga estrictamente el plan de tratamiento. Sin embargo, en ciertos casos se necesita recurrir a la cirugía para drenar el pus de donde se haya acumulado y ocasionalmente para corregir una deformación de la columna causada por la tuberculosis.

Prevención

Existen varias maneras de prevenir la tuberculosis. Por ejemplo, se puede utilizar luz ultravioleta germicida en aquellos lugares en que varias personas con distintas afecciones pueden tener que estar sentadas juntas durante varias horas, como en los hospitales o en las salas de espera de urgencias. Esa luz destruye las bacterias que se encuentren en el aire.

El fármaco isoniacida es muy eficaz cuando se aplica a personas con elevado riesgo de desarrollar tuberculosis. Entre éstas se encuentran quienes han estado en estrecho contacto con alguien afectado por la enfermedad, como por ejemplo los trabajadores sanitarios cuyas pruebas cutáneas de la tuberculina hayan pasado a ser positivas (cuando antes eran negativas) y cuyas radiografías no revelen ninguna enfermedad. Ello significa que existe una infección reciente que aún no se ha desarrollado por completo; puede curarse tomando isoniacida a diario durante 6 a 9 meses. Estudios recientes han demostrado que alrededor del 10 por ciento de las personas con infecciones recientes desarrollan tuberculosis si no se aplica un tratamiento, cualquiera que sea su edad.

El beneficio de la terapia preventiva es evidente en las personas menores de 25 años que reaccionan ante la prueba cutánea de la tuberculina, porque existe la posibilidad de que la infección sea reciente y pueda ser curada fácilmente antes de que se desarrolle. Los beneficios del tratamiento preventivo en adultos de más de 25 años es difícil de demostrar. El riesgo de toxicidad por los antibióticos puede ser mayor que el riesgo de desarrollar tuberculosis, excepto cuando la reacción es el resultado probable de una infección reciente.

Un individuo que ha dado positivo en la prueba cutánea de la tuberculina y además se infecta por el virus de la inmunodeficiencia humana (VIH, el virus que causa el SIDA) corre un riesgo muy alto de desarrollar una infección activa; en consecuencia, se le administra isoniacida durante el mayor tiempo posible para evitar el desarrollo de la tuberculosis. Las personas infectadas con el VIH que no reaccionan ante la prueba cutánea de la tuberculina, pero que tienen un considerable riesgo de entrar en contacto con personas con tuberculosis activa, también deben recibir isoniacida. Este tratamiento preventivo resulta eficaz para eliminar las bacterias tuberculosas antes de que se establezcan.

Las personas con tuberculosis pulmonar que estén recibiendo tratamiento no necesitan estar aisladas durante más de unos pocos días, porque los fármacos reducen rápidamente la capacidad infectiva de las bacterias. De todos modos, las personas que tosen y no toman su medicación correctamente pueden necesitar un aislamiento más prolongado, para que no contagien la enfermedad. Un enfermo suele dejar de ser contagioso al cabo de 10 a 14 días de tratamiento farmacológico. Sin embargo, si una persona trabaja con otras muy expuestas a la enfermedad, como los enfermos de SIDA o los niños pequeños, el médico puede necesitar repetir los análisis de una muestra de esputo para determinar cuándo no existe peligro de transmisión de la infección.

En los países en vías de desarrollo se aplica una vacuna llamada BCG para prevenir la infección por *Mycobacterium tuberculosis*. Su efectividad es dudosa y sólo se utiliza en los países en que la probabilidad de contraer tuberculosis es muy alta.

CAPÍTULO 182

Lepra

La lepra (enfermedad de Hansen) es una infección crónica, causada por la bacteria Mycobacterium leprae, *que daña principalmente los nervios periféricos (aquellos nervios localizados fuera del cerebro y la médula espinal), la piel, la membrana mucosa de la nariz, los testículos y los ojos.*

La forma de transmisión de la lepra no se conoce. Cuando un enfermo no tratado y gravemente enfermo estornuda, las bacterias *Mycobacterium leprae* se dispersan en el aire. Alrededor de la mitad de las personas con lepra probablemente la contrajeron a través del estrecho contacto con una persona infectada. La infección con *Mycobacterium leprae* probablemente provenga también de la tierra, el contacto con armadillos e incluso el contacto con chinches y mosquitos.

Alrededor del 95 por ciento de los individuos expuestos a *Mycobacterium leprae* no desarrolla la enfermedad porque su sistema inmunitario combate la infección. En aquellos que sí lo hacen, la infección puede ser de carácter leve (lepra tuberculoide) o grave (lepra lepromatosa). La forma leve, es decir, la lepra tuberculoide, no es contagiosa.

Más de 5 millones de personas en todo el mundo están infectadas por *Mycobacterium leprae*. La lepra es más frecuente en Asia, África, América Latina y las islas del Pacífico. Muchos de los casos de lepra en los países desarrollados afectan a personas que han emigrado de países en vías de desarrollo. La infección puede comenzar a cualquier edad, pero más frecuentemente entre 20 y 30 años. La variedad de lepra grave, llamada lepromatosa, es dos veces más frecuente entre los varones que entre las mujeres, mientras que la forma más leve, llamada tuberculoide, es igual de frecuente en uno y otro sexo.

Síntomas

Debido a que las bacterias causantes de la lepra se multiplican muy lentamente, los síntomas no suelen comenzar hasta al menos un año después de que la persona se haya infectado, si bien lo habitual es que aparezcan de 5 a 7 años más tarde y a menudo muchos años después. Los signos y síntomas de la lepra dependen de la respuesta inmunológica del enfermo. El tipo de lepra determina la predicción a largo plazo, las posibilidades de complicaciones y la necesidad de un tratamiento con antibióticos.

En la **lepra tuberculoide**, aparece una erupción cutánea formada por una o varias zonas blanquecinas y aplanadas. Estas áreas son insensibles al tacto porque las micobacterias han dañado los nervios.

En la **lepra lepromatosa**, sobre la piel aparecen pequeños nódulos o erupciones cutáneas sobreelevadas, de tamaño y forma variables. El vello del cuerpo, incluidas las cejas y las pestañas, desaparece.

La **lepra limítrofe (*borderline*)** es una situación inestable que comparte rasgos de ambas formas. En las personas con este tipo de lepra, su enfermedad tanto puede mejorar, en cuyo caso acaba pareciéndose a la forma tuberculoide, como empeorar, en cuyo caso resulta más parecida a la forma lepromatosa.

Durante el curso de la lepra no tratada o incluso en la que sí recibe tratamiento, pueden producirse ciertas reacciones inmunológicas que en ocasiones producen fiebre e inflamación de la piel, los nervios periféricos y con menos frecuencia de los ganglios linfáticos, las articulaciones, los testículos, los riñones y los ojos. Dependiendo del tipo de reacción y de su intensidad, el tratamiento con corticosteroides o talidomida puede resultar eficaz.

Mycobacterium leprae es la única bacteria que invade los nervios periféricos y casi todas sus complicaciones son la consecuencia directa de esta invasión. El cerebro y la médula espinal no resultan afectados. Debido a que la capacidad de sentir el tacto, el dolor, el frío y el calor disminuyen, los enfermos con afectación de los nervios periféricos pueden quemarse, cortarse o herirse sin darse cuenta. Además, la afectación de los nervios periféricos puede causar debilidad muscular, lo que en ocasiones provoca que los dedos adopten forma de garra y se produzca el llamado "pie caído". Por todo ello, los leprosos pueden acabar desfigurados.

Los afectados por esta enfermedad también pueden tener úlceras en las plantas de los pies. El daño que sufren los conductos nasales puede hacer que la nariz quede crónicamente congestionada. En ciertos casos, las lesiones oculares producen ceguera. Los varones con lepra lepromatosa pueden quedar impotentes e infértiles, porque la infección reduce tanto la cantidad de testosterona como la de esperma producido por los testículos.

Diagnóstico

Ciertos síntomas, como las características erupciones cutáneas que no desaparecen, la pérdida del sentido del tacto y deformidades particulares derivadas de la debilidad muscular, constituyen las claves que permiten diagnosticar la lepra. El examen al microscopio de una muestra de tejido infectado confirma el diagnóstico. Los análisis de sangre y los cultivos no resultan útiles para establecer el diagnóstico.

Prevención y tratamiento

En el pasado, las deformaciones causadas por la lepra conducían al ostracismo y los enfermos infec-tados solían ser aislados en instituciones y colonias. En algunos países, esta práctica continúa siendo frecuente. A pesar de que el tratamiento precoz puede prevenir o corregir la mayoría de las deformidades más importantes, las personas con lepra son propensas a sufrir problemas psicológicos y sociales.

El aislamiento, no obstante, es innecesario. La lepra es contagiosa sólo en la forma lepromatosa que no recibe tratamiento, e incluso en esos casos no se transmite fácilmente. Además, la mayoría de las personas tiene una inmunidad natural frente a la lepra y sólo aquellos que viven junto a un leproso durante mucho tiempo corren el riesgo de contraer la infección. Los médicos y las enfermeras que tratan a los enfermos de lepra no parecen estar más expuestos que los demás.

Los antibióticos pueden detener el avance de la lepra o incluso curarla. Debido a que algunas de las micobacterias pueden ser resistentes a determinados antibióticos, el médico puede prescribir más de un medicamento, en particular para los afectados de lepra lepromatosa. La dapsona, el antibiótico más frecuentemente utilizado para tratar la lepra, tiene un precio relativamente accesible y, por lo general, no tiene efectos secundarios; sólo en algunos casos produce erupciones cutáneas de naturaleza alérgica y anemia. La rifampicina, que es más cara, es incluso más fuerte que la dapsona; sus efectos colaterales más graves son la afección hepática y síntomas similares a los de la gripe. Otros antibióticos que pueden ser administrados a los leprosos incluyen clofacimina, etionamida, minociclina, claritromicina y ofloxacina.

El antibiótico debe continuarse durante mucho tiempo, porque las bacterias son difíciles de erradicar. Dependiendo de la gravedad de la infección y de la opinión del médico, el tratamiento puede continuarse por un período que oscila entre 6 meses y muchos años. Muchas personas afectadas de lepra lepromatosa toman dapsona el resto de su vida.

CAPÍTULO 183

Infecciones producidas por rickettsias

Las rickettsias son microorganismos que comparten características tanto de las bacterias como de los virus. Al igual que las bacterias, las rickettsias tienen enzimas y paredes celulares, utilizan oxígeno y pueden ser controladas o destruidas por los antibióticos. Al igual que los virus, pueden vivir y multiplicarse sólo dentro de las células. Las rickettsias normalmente viven en ácaros, garrapatas, pulgas y piojos y pueden transmitirse a los humanos a través de las picaduras de estos insectos que succionan sangre. Suelen vivir dentro de las células que revisten pequeños vasos sanguíneos y, en consecuencia, dichos vasos se inflaman o se obstruyen, o bien comienzan a perder sangre dentro de los tejidos que los rodea.

Síntomas y diagnóstico

Una infección por rickettsias puede causar fiebre, erupción cutánea y una sensación de enfermedad (malestar). Debido a que esta erupción característica no suele aparecer durante varios días, es difícil establecer un diagnóstico precoz. La infestación producida por pulgas o piojos o bien una picadura de garrapata previa, particularmente si se ha producido en un área geográfica en la que la rickettsiosis es frecuente (endémica), es un dato importante a la hora de establecer el diagnóstico.

El diagnóstico de una infección por rickettsia puede confirmarse identificando el organismo en cultivos especiales de muestras de sangre o tejido, identificando el organismo con el microscopio, utilizando ciertas tinturas (tinturas colorantes), o bien identificando anticuerpos contra el organismo en una muestra de sangre.

Tratamiento

La infección por rickettsia responde rápidamente al tratamiento precoz con el antibiótico cloranfenicol, o bien tetraciclinas, que se administran por vía oral. La mejoría se inicia entre 24 y 36 horas más tarde y la fiebre suele desaparecer en 2 o 3 días. Cuando el tratamiento comienza tarde, la mejoría es más lenta y la fiebre es más prolongada. Es necesario continuar con los antibióticos durante al menos 24 horas una vez que la fiebre haya desaparecido.

Los pacientes que estén demasiado enfermos como para tomar los antibióticos por vía oral pueden recibirlos de forma intravenosa. Si una persona está muy enferma y en una fase avanzada de la enfermedad, es posible administrar un corticosteroide durante unos días además del antibiótico para aliviar los intensos síntomas tóxicos y ayudar a reducir la inflamación de los vasos sanguíneos.

Tifus murino

El tifus murino (tifus de la pulga de la rata, tifus urbano de Malasia) es causado por Rickettsia typhi, *que produce fiebre y una erupción cutánea.*

La *Rickettsia typhi* vive en las pulgas que infestan a las ratas, los ratones y otros roedores. Las pulgas de las ratas transmiten la rickettsia a los humanos. La enfermedad está presente en todo el mundo y suele manifestarse en forma de brotes, particularmente en áreas urbanas muy habitadas en las que es frecuente encontrar ratas.

Síntomas y tratamiento

Los síntomas aparecen entre 6 y 18 días después de la infección. Por lo general, los primeros síntomas son escalofríos con temblores, dolor de cabeza y fiebre. Esto dura alrededor de 12 días. Aproximadamente el 80 por ciento de los pacientes infectados desarrollan una erupción cutánea leve, ligeramente sobreelevada y de color rosa al cabo de 4 o 5 días. Al principio, afecta a sólo una pequeña parte del organismo y resulta difícil de ver. Al cabo de 4 a 8 días, desaparece gradualmente.

La enfermedad se trata con antibióticos, como el resto de las afecciones por rickettsias. Generalmente, los pacientes con tifus murino se recuperan completamente. Sin embargo, los ancianos y las personas debilitadas pueden morir, especialmente aquellas cuyo sistema inmunitario sea deficiente.

Fiebre maculosa de las Montañas Rocosas

La fiebre maculosa de las Montañas Rocosas (fiebre maculosa, fiebre por garrapatas, tifus por garrapatas) es causada por Rickettsia rickettsii *y se transmite a través de las garrapatas del género ixodes.*

La *Rickettsia rickettsii* es exclusiva del hemisferio occidental. El organismo fue detectado por primera vez en los estados de las Montañas Rocosas de los Estados Unidos. La enfermedad se produce principalmente de mayo a septiembre, cuando las garrapatas adultas se encuentran activas y es más probable que las personas se hallen en áreas infestadas por ellas, aunque en los estados del sur, se presentan casos en todo el año. Quienes pasan mucho tiempo al aire libre en zonas infestadas de garrapatas, como por ejemplo los niños menores de 15 años, corren un riesgo mayor de infectarse. Las garrapatas infectadas transmiten la rickettsia a los conejos, las ardillas, los ciervos, los osos, los perros y los humanos. La enfermedad no se transmite directamente de persona a persona.

Las rickettsias viven y se multiplican en las células que revisten los vasos sanguíneos. Los que generalmente resultan afectados son los que se encuentran en la piel y debajo de ésta y los del cerebro, los pulmones, el corazón, los riñones, el hígado y el bazo. Dichos vasos pueden resultar obstruidos por coágulos de sangre.

Algunas otras infecciones causadas por rickettsias

Enfermedad	Organismo infectante	Dónde se localiza la infección	Rasgos de la infección
Tifus epidémico	*Rickettsia prowazekii,* transmitida por piojos.	En todo el mundo.	Después de una incubación de 7 a 14 días, el comienzo es repentino, con fiebre, dolor de cabeza, y fatiga extrema (postración). Aparece una erupción cutánea entre el 4°y el 6° día. Si no se trata, la infección puede ser fatal, especialmente en las personas mayores de 50 años.
Tifus de los matorrales	*Rickettsia tsutsugamushi,* transmitidas por ácaros.	Zona del Pacífico asiático, delimitada por Japón, India, Australia y Tailandia.	Después de una incubación de 6 a 20 días, el comienzo es repentino, con fiebre, escalofríos, y dolor de cabeza. Aparece una erupción cutánea al cabo de entre 5 y 8 días.
Ehrlichiosis	*Ehrlichia canis* o una especie muy cercana, transmitida por la garrapata marrón del perro.	En todo el mundo.	Se asemeja a la fiebre de las Montañas Rocosas, pero sin la erupción cutánea. Si no se trata, la infección suele ser mortal.
Rickettsialpox	*Rickettsia akari,* transmitido por garrapatas.	Observada por primera vez en la ciudad de Nueva York, también ha aparecido en otras áreas de los Estados Unidos y en Rusia, Corea y África.	Alrededor de 1 semana antes de la aparición de fiebre, sobre la piel aparece una pequeña úlcera similar a un botón (llaga) con un centro de color negro; la fiebre aparece y desaparece, dura alrededor de una semana, y está acompañada de escalofríos, profusa sudación, dolor de cabeza, sensibilidad al sol, y dolores musculares.
Fiebre Q	*Coxiella burnetii (Rickettsia burnetii),* transmitida al inhalar microgotas infectadas con rickettsia o bien al consumir leche no tratada infectada.	En todo el mundo.	Después de una incubación de 9 a 28 días, el comienzo es repentino, con fiebre, dolor de cabeza intenso, escalofríos, extrema debilidad, dolores musculares, dolor en el pecho y neumonitis, pero sin erupción cutánea.
Fiebre de las trincheras	*Bartonella quintana,* transmitida por piojos.	México, Tunicia, Eritrea, Polonia y Rusia.	Con una incubación de 14 a 30 días, el comienzo es repentino, con fiebre, debilidad, vértigo, dolor de cabeza y severo dolor de espalda y piernas; la enfermedad puede ser de larga duración y debilitante.

Síntomas

Los síntomas comienzan de improviso entre 3 y 12 días después de la picadura de una garrapata. Cuanto antes aparezcan los síntomas de infección (es decir, cuanto menor sea el período de incubación), más importantes serán dichos síntomas. El enfermo sufre intensos dolores de cabeza, escalofríos, agotamiento extremo (postración) y dolor muscular. La fiebre puede alcanzar los 39,5 a 40 °C en pocos días y, en los casos graves, sigue alta durante 15 a 20 días; puede desaparecer transitoriamente durante la mañana. Es habitual que aparezca una tos muy seca.

Alrededor del cuarto día de fiebre, aparece una erupción cutánea sobre las muñecas, los tobillos, las palmas, las plantas de los pies y los antebrazos que se extiende hacia el cuello, el rostro, las axilas, las nalgas y el tronco. Al principio, la erupción es plana y rosada, posteriormente comienza a sobreelevarse y adquiere un tono más oscuro. El agua tibia (por ejemplo, al tomar un baño caliente) destaca más la erupción. A los 4 días aproximadamente, aparecen pequeñas zonas de color púrpura (petequias) debido al sangrado producido en la piel. Cuando esas zonas se fusionan puede formarse una úlcera.

Cuando se ven afectados los vasos sanguíneos del cerebro puede aparecer dolor de cabeza, inquietud, incapacidad de conciliar el sueño, delirio y coma. El hígado puede aumentar de tamaño; la inflamación hepática provoca ictericia, en raras ocasiones. Puede desarrollarse una infección en las vías respiratorias (neumonitis) además de producirse neumonía y daño cerebral y cardíaco. A pesar de que no es frecuente, en los casos graves puede producirse una caída de la presión arterial e incluso muerte súbita.

Prevención y tratamiento

No existe ninguna vacuna contra la fiebre maculosa de las Montañas Rocosas. Deben aplicarse repelentes como la dietiltoluamida sobre la piel y la ropa de cualquiera que trabaje en áreas infestadas con garrapatas. Estos repelentes son eficaces pero en ocasiones causan reacciones tóxicas, especialmente en los niños. La higiene corporal y un control frecuente de la presencia de garrapatas son muy importantes para prevenir la infección. Las mismas deben ser eliminadas con cuidado, puesto que las rickettsias pudieran transmitirse si se aplasta con los dedos un insecto infectado y lleno de sangre.

No existe ningún medio práctico para eliminar las garrapatas de las zonas al aire libre. No obstante, el control de la población de animales pequeños puede reducir el número de las mismas. Los insecticidas también son de gran ayuda.

La fiebre maculosa de las Montañas Rocosas puede provocar una grave enfermedad o incluso la muerte. En consecuencia, cuando un médico sospecha que alguien padece esta enfermedad, se le administra un antibiótico de inmediato, antes de disponer de los resultados de los análisis de laboratorio. Del mismo modo, cualquier persona que viva en un área boscosa y tenga fiebre, dolor de cabeza o malestar debe ser tratada con un antibiótico antes de que se conozcan los resultados de las pruebas de laboratorio, incluso aunque no se detecte ninguna picadura de garrapata. La administración de antibióticos ha reducido significativamente el índice de muertes, del 20 al 7 por ciento. La enfermedad puede ser mortal si se retrasa el tratamiento.

Los pacientes gravemente afectados por la fiebre maculosa de las Montañas Rocosas suelen tener una circulación sanguínea inadecuada, que puede causar insuficiencia renal, anemia, hinchazón de tejidos y coma. También pueden perder mucho líquido a través de los vasos sanguíneos infectados. Por esta razón, si es necesario suministrar líquidos intravenosos, es imprescindible hacerlo con cuidado para evitar que aumente la acumulación de líquido en los pulmones o el cerebro, particularmente durante las fases más avanzadas de la enfermedad.

CAPÍTULO 184

Infecciones por parásitos

Un parásito es un organismo, como por ejemplo un animal unicelular (protozoo) o un gusano, que sobrevive habitando dentro de otro organismo, generalmente más grande (el huésped).

Las infecciones parasitarias son frecuentes en las zonas rurales de África, Asia y Sudamérica, pero son poco frecuentes en los países desarrollados. Sin embargo, quienes viven en países desarrollados y visitan otros en vías de desarrollo pueden resultar infectados por parásitos y regresar a su país sin saber que portan la enfermedad, donde puede resultar difícil de diagnosticar debido a que es muy poco frecuente.

Los gusanos suelen entrar en el organismo a través de la boca, a pesar de que algunos lo hacen por la piel. Los que infectan el intestino pueden permanecer allí o bien penetrar por la pared intestinal e infectar otros órganos. Los gusanos que atraviesan la piel suelen hacerlo a través de las plantas de los pies o bien penetran en el cuerpo cuando la persona nada en aguas infectadas.

Si el médico sospecha que un individuo pudiera tener una infección parasitaria, puede obtener muestras de sangre, heces u orina para analizarlas en el laboratorio. Así mismo, también toma una muestra de líquido de un órgano o tejido que pudiese estar infectado. Por lo general es necesario hacer varios análisis para descubrir los parásitos en dichas muestras.

Los parásitos suelen reproducirse en el huésped al que infectan, por lo que en ocasiones deja sus huevos dentro de éste. Si los parásitos se reproducen en el tracto digestivo, los huevos pueden aparecer en las heces. Para hacer el diagnóstico de una infección parasitaria, el médico suele tomar tres muestras de heces con intervalos de uno a dos días. En ciertos casos las muestras de heces se obtienen mediante un sigmoidoscopio (un tubo flexible de visualización que se utiliza para examinar la parte inferior del intestino grueso). (• V. página 505) Las personas que han de someterse a un examen de una muestra de heces no deben tomar antibióticos, laxantes ni antiácidos, porque estos fármacos pueden reducir el número de parásitos y dificultar aún más su detección en el laboratorio.

Por otro lado, para establecer el diagnóstico, a veces se extrae líquido del duodeno (la parte superior del intestino delgado) o bien se toma una muestra del contenido intestinal usando un cordel de nylon introducido por la boca.

Amebiasis

La amebiasis es una infección del intestino grueso causada por la Entamoeba histolytica, *un parásito unicelular.*

La Entamoeba histolytica existe en dos formas durante su ciclo de vida: el parásito activo (trofozoito) y el parásito inactivo (quiste). Los trofozoitos viven entre el contenido intestinal y se alimentan de bacterias o bien de la pared del intestino. Cuando se inicia la infección, los trofozoitos pueden causar diarrea, lo cual hace que salgan fuera del cuerpo. Una vez fuera, los frágiles trofozoitos mueren. Cuando el enfermo no tiene diarrea, suelen convertirse en quistes antes de abandonar el intestino. Los quistes son muy resistentes y pueden diseminarse tanto directamente de persona a persona, como indirectamente a través de los alimentos o el agua.

Amebiasis

Además de las úlceras en el colon, las amebas pueden producir abscesos en diferentes órganos, de los cuales el más frecuentemente afectado es el hígado.

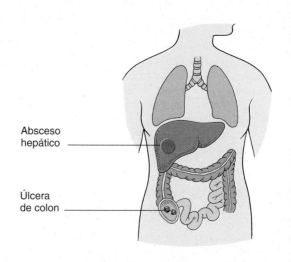

Absceso hepático

Úlcera de colon

La transmisión directa se produce a través del contacto con heces infectadas. Es más probable que la amebiasis se propague entre los que viven en instituciones y tienen una higiene incorrecta que entre los que no viven de ese modo; también se hace más probable su contagio por contacto sexual, particularmente entre varones homosexuales, más que por un contacto eventual o fortuito. La transmisión indirecta de los quistes es más frecuente en las zonas con malas condiciones sanitarias, como los campos de trabajo no permanentes. Las frutas y verduras pueden contaminarse cuando crecen en tierra fertilizada con abono humano, se lavan con agua contaminada o las prepara alguien que está infectado.

Síntomas

Generalmente, los infectados, en particular los que viven en climas templados, no presentan síntomas. En ciertos casos, los síntomas son tan leves que casi pasan desapercibidos. Pueden consistir en diarrea y estreñimiento intermitentes, una mayor cantidad de gas (flatulencia) y retortijones abdominales. El abdomen puede ser doloroso al tacto y es posible que las heces contengan moco y sangre. Puede haber poca fiebre. Entre un ataque y otro, los síntomas disminuyen hasta limitarse a retortijones recurrentes y heces líquidas o muy blandas. El adelgazamiento (emaciación) y la anemia son muy frecuentes.

Cuando los trofozoitos invaden la pared intestinal es posible que se forme un gran bulto en la misma (ameboma) que puede obstruir el intestino y ser confundido con un cáncer. En ocasiones, los trofozoitos dan lugar a una perforación intestinal. La liberación del contenido intestinal dentro de la cavidad abdominal causa un gran dolor en la zona además de infección (peritonitis), la cual requiere atención quirúrgica inmediata.

La invasión por parte de los trofozoitos del apéndice y el intestino que lo rodea puede provocar una forma leve de apendicitis. Durante la cirugía de apendicitis se pueden esparcir por todo el abdomen. En consecuencia, la operación puede ser retrasada entre 48 y 72 horas con el fin de eliminar los trofozoitos mediante un tratamiento con fármacos.

En el hígado puede formarse un absceso lleno de trofozoítos. Los síntomas consisten en dolor o malestar en la zona que se encuentra por encima del hígado, fiebre intermitente, sudores, escalofríos, náuseas, vómitos, debilidad, pérdida de peso y ocasionalmente ictericia leve.

En ciertos casos, los trofozoitos se diseminan a través del flujo sanguíneo, causando infección en los pulmones, el cerebro y otros órganos. La piel también resulta infectada en ocasiones, especialmente alrededor de las nalgas y los genitales, al igual que las heridas causadas por cirugía o por lesiones.

Diagnóstico

La amebiasis se diagnostica en el laboratorio examinando las heces de un individuo infectado; para establecer el diagnóstico suele ser necesario analizar entre 3 y 6 muestras. Para observar el interior del recto y obtener una muestra de tejido de cualquier úlcera que se encuentre puede utilizarse un rectoscopio (tubo flexible de visualización).

Los enfermos con un absceso hepático casi siempre tienen en la sangre valores elevados de anticuerpos contra el parásito. Sin embargo, como estos anticuerpos pueden permanecer en el flujo sanguíneo durante meses o años, el hallazgo de valores elevados de anticuerpos no necesariamente indica que exista un absceso. En consecuencia, si el médico piensa que se ha formado un absceso, puede prescribir un fármaco que elimine las amebas (un amebicida). Si el fármaco resulta eficaz, se da por sentado que la amebiasis era el diagnóstico correcto.

Tratamiento

Varios fármacos amebicidas que se ingieren por vía oral (como el iodoquinol, la paromomicina y la diloxanida) eliminan los parásitos del intestino. Para los casos graves y en las infecciones localizadas

fuera del intestino se administra metronidazol o deshidroemetina. Las muestras de heces se vuelven a examinar al cabo de 1, 3 y 6 meses después del tratamiento para asegurarse de que el enfermo está curado.

Giardiasis

La giardiasis es una infección del intestino delgado causada por Giardia lamblia, *un parásito unicelular.*

La giardiasis ocurre en todo el mundo y es especialmente frecuente entre los niños y en sitios en que las condiciones sanitarias son deficientes. En algunos países desarrollados, la giardiasis es una de las infecciones parasitarias intestinales más frecuentes. Es más frecuente entre los varones homosexuales y en quienes han viajado a países en vías de desarrollo. También es más frecuente entre las personas que tienen un bajo contenido ácido en el estómago, en aquellas a las que se les ha extirpado quirúrgicamente, en quienes padecen pancreatitis crónica y (• V. página 531) en las personas cuyo sistema inmunitario es deficiente.

El parásito se transmite de una persona a otra mediante quistes que se eliminan por las heces. La transmisión puede producirse directamente entre niños o parejas sexuales, o bien de forma indirecta, a través de alimentos o agua contaminados.

Giardia lamblia: parásito intestinal

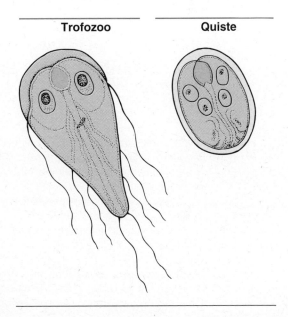

Trofozoo	Quiste

Síntomas y diagnóstico

Los síntomas, que suelen ser leves, incluyen náuseas intermitentes, eructos, una mayor cantidad de gas (flatulencia), molestias abdominales, heces voluminosas y con mal olor, y diarrea. Si la afección es grave, es posible que el enfermo no consiga absorber los nutrientes más importantes de los alimentos y como resultado pierde mucho peso. Se desconoce el motivo por el cual la giardiasis interfiere con la absorción de nutrientes

Los síntomas orientan al médico hacia el diagnóstico. Éste se confirma mediante los análisis de laboratorio que revelan la presencia del parásito en las heces o en las secreciones del duodeno. Debido a que las personas que han sido infectadas durante mucho tiempo tienden a excretar los parásitos a intervalos impredecibles, puede ser necesario realizar exámenes seriados de las heces.

Tratamiento

La quinacrina por vía oral es muy eficaz contra la giardiasis. Sin embargo, puede causar malestar gastrointestinal y, en muy raras ocasiones, puede inducir un comportamiento extremadamente anormal (psicosis tóxica). El metronidazol también es eficaz y tiene menos efectos colaterales, pero en algunos países no está aprobado como tratamiento de la giardiasis. La furazolidona es menos eficaz que la quinacrina o el metronidazol, pero como se presenta en forma líquida, puede administrarse a los niños. Las mujeres embarazadas pueden ser tratadas con paromomicina, pero sólo si los síntomas son graves.

Los individuos que viven con un enfermo afectado o que han mantenido contacto sexual con dicha persona deberían consultar a un médico para realizarse un análisis y, si es necesario, iniciar un tratamiento.

Paludismo (malaria)

El paludismo (malaria) es una infección de los glóbulos rojos causada por el Plasmodium*, un organismo unicelular.*

El paludismo se transmite a través de la picadura del mosquito *Anopheles* hembra infectado, por una transfusión de sangre contaminada o bien por una inyección aplicada con una aguja previamente utilizada por una persona infectada. Existen cuatro especies de parásitos (*Plasmodium vivax, Plasmodium ovale, Plasmodium falciparum* y *Plasmodium malariae*) que pueden infectar a los humanos y causar paludismo.

Los fármacos y los insecticidas han hecho que el paludismo sea muy raro en los países más desarrollados, pero la infección sigue siendo frecuente en

---

Síntomas y tipos de paludismo

Paludismo por *P. vivax* y por *P. ovale*
Un ataque puede comenzar bruscamente con un escalofrío intenso, seguido de sudación y fiebre que aparece y desaparece. En el transcurso de una semana, queda establecido el patrón típico de ataques intermitentes. Un período de dolor de cabeza o malestar puede seguirse de escalofríos intensos. La fiebre dura de 1 a 8 horas. Una vez que ésta remite, la persona se siente bien hasta que aparecen los siguientes escalofríos. En el caso de paludismo por *P. vivax,* los ataques suelen producirse cada 48 horas.

Paludismo por *P. falciparum*
Un ataque puede comenzar con escalofríos. La temperatura sube gradualmente, para luego bajar de forma brusca. El ataque puede durar de 20 a 36 horas. La persona puede sentirse más enferma que con el paludismo por *P. vivax,* además de sufrir un intenso dolor de cabeza. Entre los ataques, durante intervalos que oscilan entre las 36 a las 72 horas, pueden sobrevenir síntomas depresivos y presentarse algo de fiebre.

Paludismo por *P. malariae*
Un ataque suele comenzar bruscamente. Dicho ataque es similar al del paludismo por *P. vivax* pero recurre cada 72 horas.

---

los países tropicales. Las personas originarias de los trópicos en visita a otros países o los turistas que regresan de dichas áreas en ocasiones están afectados y posiblemente causen una pequeña epidemia.

El ciclo de vida del parásito del paludismo comienza cuando un mosquito hembra pica a un individuo infectado. El mosquito succiona sangre que contiene parásitos de paludismo y llegan hasta sus glándulas salivales. Cuando el mosquito pica a otra persona, inyecta parásitos junto con su saliva. Una vez dentro de la persona, los parásitos se depositan en el hígado, donde se multiplican. Maduran en el curso de 2 a 4 semanas y luego abandonan el hígado e invaden los glóbulos rojos. Los parásitos se multiplican dentro de los glóbulos rojos, lo que finalmente hace que éstos se rompan.

Plasmodium vivax y *Plasmodium ovale* pueden permanecer en las células del hígado mientras periódicamente liberan parásitos maduros hacia el flujo sanguíneo, provocando ataques con síntomas de paludismo. *Plasmodium falciparum* y *Plasmodium malariae* no permanecen en el hígado. Sin embargo,

Datos para recordar acerca de la malaria

• Los fármacos preventivos no son eficaces al cien por cien.

• Los síntomas pueden comenzar un mes o más después de infectarse tras una picadura de mosquito.

• Los primeros síntomas son no específicos y suelen confundirse con los de la gripe.

• Es importante establecer un diagnóstico rápidamente y comenzar el tratamiento, particularmente para la malaria por *P. falciparum*, que es mortal hasta en el 20 por ciento de las personas infectadas.

Anopheles

El *Anopheles* es el mosquito transmisor de la malaria.

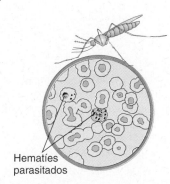

Hematíes
parasitados

si la infección no se trata o recibe un tratamiento inadecuado, la forma madura de *Plasmodium falciparum* puede persistir en el flujo sanguíneo durante meses y la forma madura de *Plasmodium malariae* durante años, provocando repetidos ataques con síntomas de paludismo.

Síntomas y complicaciones

Los síntomas suelen comenzar entre 10 y 35 días después de que un mosquito inyecta el parásito a la persona. Por lo general, los primeros síntomas son fiebre leve e intermitente, dolor de cabeza y dolor muscular, escalofríos junto con una sensación de enfermedad (malestar general). A veces los síntomas comienzan con escalofríos y temblores seguidos de fiebre, los cuales duran entre 2 y 3 días y con frecuencia se confunden con la sintomatología de la gripe. Los síntomas subsiguientes y los patrones que sigue la enfermedad varían para cada tipo de paludismo.

En el paludismo por *Plasmodium falciparum* puede producirse una alteración de la función del cerebro, complicación llamada malaria cerebral. Los síntomas consisten en fiebre de al menos 40 °C, intenso dolor de cabeza, vértigo, delirio y confusión. El paludismo cerebral puede ser mortal. Por lo general afecta a los niños, las mujeres embarazadas y los turistas que se dirigen a zonas de alto riesgo. En el paludismo por *Plasmodium vivax* puede haber delirio cuando la fiebre es alta, pero, si no es así, los síntomas cerebrales no son frecuentes.

En todas las variedades de paludismo, el número total de glóbulos blancos suele ser normal, pero el número de linfocitos y monocitos, dos tipos específicos de glóbulos blancos, aumenta. Por lo general,

si el paludismo no se trata aparece una ictericia leve, el bazo y el hígado aumentan de tamaño. (• *V. página 839*) Es frecuente que la concentración de azúcar en sangre (glucosa) disminuya aún más en las personas que tienen gran cantidad de parásitos. Los valores de azúcar en sangre pueden descender ulteriormente en quienes son tratados con quinina.

A veces el paludismo persiste a pesar de que en la sangre sólo aparecen bajas cifras de parásitos. Los síntomas incluyen apatía, dolores de cabeza periódicos, sensación de malestar, falta de apetito, fatiga y ataques de escalofríos y fiebre. Los síntomas son considerablemente más leves y los ataques no duran tanto como el primero.

Si un individuo no recibe tratamiento, los síntomas del paludismo por *Plasmodium vivax*, por *Plasmodium oval* o por *Plasmodium malariae* remiten espontáneamente en 10 a 30 días, pero pueden recurrir con intervalos variables. El paludismo por *Plasmodium falciparum* es mortal hasta en el 20 por ciento de los afectados.

La fiebre hemoglobinúrica es una rara complicación del paludismo causada por la rotura de una gran cantidad de glóbulos rojos. A continuación se libera un pigmento rojo (hemoglobina) en el flujo sanguíneo. La hemoglobina que luego es excretada con la orina, hace que ésta presente un color oscuro. Esta fiebre ocurre casi exclusivamente en los enfermos con malaria crónica por *Plasmodium falciparum*, especialmente los que han sido tratados con quinina

Diagnóstico

El médico sospecha que un individuo presenta malaria cuando éste tiene ataques periódicos de escalofríos y fiebre sin causa aparente. La sospecha es mayor si durante el año anterior la persona visitó alguna zona en la cual el paludismo es frecuente y además si su bazo ha aumentado de tamaño. El hecho de identificar el parásito en una muestra de sangre confirma el diagnóstico. Es posible que se necesite más de una muestra para establecer el diagnóstico porque el valor de parásitos en sangre varía con el paso del tiempo. El informe del laboratorio identifica la especie de Plasmodium encontrado en la sangre, porque el tratamiento, las complicaciones y el pronóstico varían según la especie.

Prevención y tratamiento

Las personas que viven en zonas endémicas o bien que viajan a ellas deben tomar precauciones. Pueden utilizar insecticidas con efectos de larga duración tanto dentro de sus casas como en las zonas anexas, colocar pantallas en puertas y ventanas, usar mosquitero sobre sus camas y aplicarse repelente contra mosquitos sobre la piel. También deben usar ropa suficiente, particularmente después de la caída del sol, protegiendo la piel lo máximo posible contra las picaduras de los mosquitos.

Es posible iniciar algún tipo de medicación para prevenir el paludismo durante un viaje a una zona endémica. El fármaco comienza a tomarse una semana antes, se continúa durante toda la estancia y se extiende durante un mes más después de haber abandonado la zona. El fármaco más frecuentemente utilizado es la cloroquina. Sin embargo, muchas zonas del mundo tienen especies de *Plasmodium falciparum* que son resistentes a este fármaco. Otras medicaciones incluyen mefloquina y doxiciclina. Sin embargo, la doxiciclina no puede ser tomada por niños menores de 8 años o mujeres embarazadas.

Ninguna terapia es completamente eficaz a la hora de prevenir la infección. Los turistas que tienen fiebre mientras se encuentran en una zona infestada de malaria deberían ser examinados por un médico de inmediato. El individuo puede comenzar a tomar pirimetamina-sulfadoxina, una combinación de fármacos, por cuenta propia hasta que consiga ayuda médica.

El tratamiento depende del tipo de malaria y de si en la zona geográfica en concreto existen especies de parásitos resistentes a la cloroquina. Para un ataque agudo de malaria por *P. falciparum* en una zona de la cual se sabe que tiene especies resistentes a la cloroquina, la persona puede tomar quinina o recibir quinidina intravenosa. En otros tipos, la resistencia a la cloroquina es menos frecuente y, en consecuencia, la persona afectada suele tomarla seguida de primaquina.

Toxoplasmosis

La toxoplasmosis es una infección causada por el Toxoplasma gondii, *un parásito unicelular.*

La reproducción sexual del parásito tiene lugar sólo en las células que revisten el intestino de los gatos. Los huevos (oocistos) se encuentran en las heces de los gatos. Las personas se infectan comiendo alimentos crudos o mal cocidos que contengan la forma inactiva (quiste) del parásito o bien tras exponerse en terrenos que contengan oocistos de heces de gatos. Si una mujer embarazada se infecta, la infección puede ser transmitida a su feto a través de la placenta.

En consecuencia, puede sufrir un aborto o el bebé puede nacer muerto o con toxoplasmosis congénita. (• *V. página 1256*)

Síntomas

Los niños nacidos con toxoplasmosis congénita pueden presentar síntomas graves y rápidamente mortales, o bien no presentar ningún síntoma en absoluto. Éstos incluyen inflamación de los ojos, que deriva en ceguera, ictericia grave, facilidad para formar hematomas, convulsiones, cabeza grande o pequeña y retraso mental importante. Poco después del nacimiento pueden aparecer síntomas muy leves, pero frecuentemente suelen hacerlo meses o varios años más tarde.

La toxoplasmosis adquirida después del nacimiento rara vez produce síntomas y por lo general se diagnostica cuando un análisis de sangre revela la presencia de anticuerpos contra el parásito. Sin embargo, en ocasiones sí aparecen síntomas. Éstos varían, dependiendo de si el afectado tiene toxoplasmosis linfática leve, toxoplasmosis crónica o toxoplasmosis aguda diseminada. En los enfermos afectados de SIDA la toxoplasmosis presenta una serie de problemas diferentes.

Diagnóstico

El diagnóstico de toxoplasmosis suele establecerse mediante un análisis de sangre que revele la presencia de anticuerpos contra el parásito.

Sin embargo, si el sistema inmunológico del enfermo está debilitado, el médico puede basarse en una tomografía computadorizada (TC) y resonancia magnética (RM) del cerebro para establecer el diagnóstico.

Tratamiento y pronóstico

La toxoplasmosis en los recién nacidos y en las personas cuyo sistema inmunitario está debilitado recibe tratamiento con espiramicina o sulfadiacina más pirimetamina. En los enfermos de SIDA, la toxoplasmosis suele recurrir con tanta frecuencia,

Toxoplasmosis: síntomas y problemas

Los síntomas de la toxoplasmosis pueden variar, dependiendo de qué forma tome la infección.

La **toxoplasmosis linfática leve** puede parecer una mononucleosis infecciosa. Los síntomas pueden incluir agrandamiento de los ganglios linfáticos del cuello y las axilas que por lo general no son sensibles al tacto, sensación de malestar, dolor muscular, y una fiebre baja y fluctuante que puede durar semanas o meses pero que finalmente desaparece. La persona también puede tener anemia leve, presión arterial baja, poca cantidad de glóbulos blancos, mayor número de linfocitos en la sangre y resultados ligeramente anormales en las pruebas de función hepática. Es corriente, sin embargo, que las personas infectadas sólo presenten agrandamiento de los ganglios linfáticos del cuello de forma indolora.

La **toxoplasmosis crónica** produce inflamación dentro del ojo. Por lo general, los otros síntomas son poco precisos.

La **toxoplasmosis diseminada aguda** puede producir una erupción cutánea, fiebre alta, escalofríos y agotamiento extremo. Esta forma de toxoplasmosis suele afectar principalmente a las personas con un sistema inmunitario deficiente. En algunas, la infección causa inflamación del cerebro y las membranas que lo recubren (meningoencefalitis), del hígado (hepatitis), de los pulmones (neumonitis), o del corazón (miocarditis).

La **toxoplasmosis en los enfermos de SIDA** puede extenderse por todo el cuerpo. En la mayoría de los casos, se produce inflamación cerebral (encefalitis), que puede paralizar la mitad del cuerpo, disminuir la sensibilidad en áreas específicas, y causar convulsiones, temblores, dolor de cabeza, confusión, o coma.

---

que el tratamiento se mantiene indefinidamente. El tratamiento durante el embarazo es controvertido, porque el fármaco potencialmente puede dañar al feto. Debido a que la enfermedad desaparece sola en la mayoría de los adultos con un sistema inmunitario normal, las mujeres embarazadas no suelen ser tratadas con fármacos a menos que un órgano vital, como el ojo, el cerebro o el corazón, resulte infectado o los síntomas sean graves y se presenten en todo el cuerpo.

El pronóstico para los individuos con toxoplasmosis adquirida después del nacimiento es buena, excepto en los que tienen un sistema inmunitario debilitado, como los enfermos de SIDA, en los que la toxoplasmosis suele ser fatal.

Babesiosis

La babesiosis es una infección de los glóbulos rojos causada por los parásitos Babesia.

Las garrapatas de caparazón duro, las mismas que las de los ciervos que transmiten la enfermedad de Lyme, transmiten parásitos *Babesia*. A pesar de que esta afección es frecuente entre los animales, las personas rara vez resultan infectadas. La sintomatología incluye fiebre y anemia causada por la rotura de glóbulos rojos.

En los pacientes a quienes se les ha extirpado el bazo, el riesgo de muerte es alto. En éstos, la infección se parece mucho al paludismo por *Plasmodium falciparum;* produce fiebre alta, anemia, hemoglobina en la orina, ictericia e insuficiencia renal. La persona cuyo bazo funciona con normalidad sufre una enfermedad más leve que suele desaparecer por sí sola en el término de semanas o meses.

El diagnóstico se establece identificando los parásitos que se parecen a los que causan malaria. El tratamiento consiste en recibir clindamicina.

Tricuriasis

La tricuriasis es una infección causada por Trichuris trichiura, *un gusano nematodo intestinal.*

Este parásito se encuentra principalmente en los trópicos y subtrópicos, donde la falta de medidas sanitarias y el clima cálido y húmedo brindan las condiciones necesarias para que los huevos incuben en la tierra.

La infección se produce cuando alguien ingiere alimentos que contienen huevos que se han incubado en la tierra durante 2 a 3 semanas. Las larvas maduran en el intestino delgado, migran al intestino grueso y entierran sus cabezas en el revestimiento mucoso. Cada larva crece aproximadamente hasta 12 centímetros de largo. Las hembras maduras producen alrededor de 5 000 huevos al día, que se transmiten a través de la heces.

Síntomas y diagnóstico

Sólo una gran infección provoca síntomas tales como dolor abdominal y diarrea. Las muy graves pueden provocar hemorragias intestinales, anemia, pérdida de peso y apendicitis. Ocasionalmente, el recto puede protruir por el ano (una condición llamada prolapso rectal), especialmente en los niños o las mujeres durante el trabajo de parto.

Los huevos con forma de barril suelen ser visibles en las muestras de heces examinada al microscopio.

Prevención y tratamiento

La prevención depende de las condiciones sanitarias y consiste en mantener una buena higiene personal y evitar comer verduras que no hayan sido lavadas. Para las afecciones ligeras no es necesario ningún tratamiento. En caso de que se necesite, el fármaco preferido es el mebendazol, si bien no es posible usarlo en las mujeres embarazadas debido a sus efectos potencialmente perjudiciales sobre el feto.

Ascaridiasis

La ascaridiasis es una infección causada por Ascaris lumbricoides, *un gusano nematodo intestinal.*

La infección se produce en todo el mundo, pero es más frecuente en zonas cálidas con deficientes condiciones sanitarias, en donde persiste largo tiempo debido a la defecación incontrolada de los niños.

El ciclo vital del parásito *Ascaris* se parece al del parásito que produce tricuriasis, a excepción de que las larvas también migran hacia los pulmones. Una vez que ha madurado, migra por la pared del intestino delgado y es transportada por los vasos linfáticos y el flujo sanguíneo hasta los pulmones. De allí pasa a los sacos aéreos (alvéolos), asciende por el tracto respiratorio y es tragada. La larva madura en el intestino delgado, donde permanece como gusano adulto. Los gusanos adultos oscilan entre 15 y 50 centímetros de largo y de 2,5 a 5 milímetros de diámetro.

La sintomatología puede producirse debido a la migración de las larvas a través de intestino y por la presencia del gusano adulto en el intestino.

Síntomas y diagnóstico

La migración de las larvas a través de los pulmones puede provocar fiebre, tos y respiración jadeante. Una infección intestinal grave puede causar retortijones abdominales y en ocasiones obstrucción intestinal. La deficiente absorción de nutrientes puede estar causada por una gran concentración de gusanos. Los adultos en ocasiones obstruyen el apéndice, el tracto biliar o el conducto pancreático.

La infección con gusano adulto suele ser diagnosticada cuando se identifican huevos en una muestra de heces. En ciertos casos, las pruebas de laboratorio revelan la presencia de los mismos en la heces

o el vómito o larvas en el esputo. Pueden aumentar en la sangre el número de eosinófilos, que son una variedad de glóbulos blancos. En una radiografía de tórax se pueden observar signos de la migración larvaria.

Prevención y tratamiento

La prevención consiste en contar con condiciones sanitarias adecuadas y evitar ingerir verduras que no estén debidamente lavadas. El tratamiento se basa en tomar pamoato de pirantel o mebendazol. No obstante, el mebendazol no es administrado a las mujeres embarazadas debido a sus efectos potencialmente perjudiciales para el feto.

Anquilostomiasis

La anquilostomiasis es causada por un gusano intestinal ya sea Ancylostoma duodenale *o* Necator americanus.

Alrededor de una cuarta parte de la población mundial está infectada con estos gusanos con ganchos. La infección es frecuente en las zonas cálidas y húmedas en las que las condiciones sanitarias son deficientes. El *Ancylostoma duodenale* se encuentra en la zona del Mediterráneo, India, China y Japón; *Necator americanus* es típico de las zonas tropicales de África, Asia y el continente americano.

En el ciclo vital de cada gusano, los huevos se descargan en la heces y maduran en la tierra tras haber incubado durante uno o dos días. Pocos días después, las larvas nacen y viven en la tierra. Un individuo puede infectarse al caminar descalzo por una zona contaminada por heces humanas ya que las larvas atraviesan la piel. Éstas llegan a los pulmones a través de los vasos linfáticos y el flujo sanguíneo. Luego suben por el tracto respiratorio y son deglutidas. Alrededor de una semana después de haber atravesado la piel, llegan al intestino. Se adhieren por medio de su boca al revestimiento mucoso del intestino delgado superior y succionan sangre.

Síntomas y diagnóstico

En el punto en el que las larvas atravesaron la piel puede formarse una erupción cutánea aplanada y algo sobreelevada que produce mucha picazón (prurito anquilostomiásico). La migración de las larvas a través de los pulmones provoca en ciertas ocasiones fiebre, tos y respiración jadeante. Los gusanos adultos suelen producir dolor en la parte superior del abdomen. El sangrado intestinal conduce a una anemia por deficiencia de hierro y bajos valores de proteína en sangre. En los niños, la importante pérdida de sangre de forma crónica puede generar retraso del

Ciclo de vida del anquilostoma duodenal

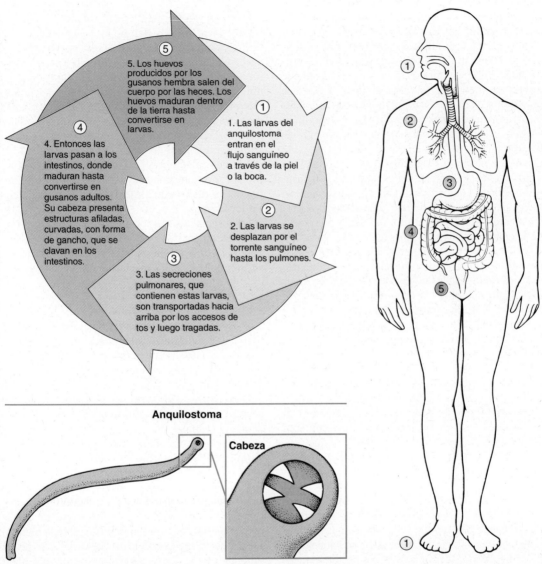

5. Los huevos producidos por los gusanos hembra salen del cuerpo por las heces. Los huevos maduran dentro de la tierra hasta convertirse en larvas.

1. Las larvas del anquilostoma entran en el flujo sanguíneo a través de la piel o la boca.

4. Entonces las larvas pasan a los intestinos, donde maduran hasta convertirse en gusanos adultos. Su cabeza presenta estructuras afiladas, curvadas, con forma de gancho, que se clavan en los intestinos.

2. Las larvas se desplazan por el torrente sanguíneo hasta los pulmones.

3. Las secreciones pulmonares, que contienen estas larvas, son transportadas hacia arriba por los accesos de tos y luego tragadas.

Anquilostoma

Cabeza

crecimiento, insuficiencia cardíaca y tumefacción generalizada de los tejidos.

Si la infección produce síntomas, los huevos suelen resultar visibles en una muestra de heces. Si ésta no se examina durante varias horas, los mismos pueden madurar y liberar las larvas.

Tratamiento

El tratamiento prioritario consiste en corregir la anemia, que suele mejorar con suplementos de hierro orales pero que puede requerir inyecciones de hierro.

En los casos graves, es probable que se necesite realizar una transfusión. Cuando el estado del enfermo es estable, se le suministra un fármaco oral, como pamoato de pirantel o mebendazol durante uno a tres días para eliminar los gusanos. Estos fármacos están contraindicados en las mujeres embarazadas.

Triquinosis

La triquinosis es una infección parasitaria causada por la Trichinella spiralis.

La triquinosis está presente en la mayor parte del mundo, pero es muy rara o no existe en regiones en las que los cerdos son alimentados con verduras de raíz, como en Francia. En los Estados Unidos, se ha vuelto poco frecuente.

La infección se produce al ingerir cerdo o sus derivados, crudos, mal cocidos o defectuosamente procesados. En casos muy raros, la infección puede adquirirse al comer carne de oso, jabalí y algunos mamíferos marinos. Cualquiera de estos animales puede contener un quiste de dichas larvas (triquina). Cuando la cápsula del quiste es digerida en el estómago o el duodeno, libera larvas que atraviesan la pared del intestino delgado. En el transcurso de 2 días, dichas larvas maduran y se aparean. Los gusanos machos ya no participan en la producción de la infección. Las hembras permanecen anidadas dentro de la pared intestinal y al séptimo día comienzan a descargar larvas vivas.

Cada hembra puede generar más de 1 000 larvas. La producción continúa durante 4 a 6 semanas, después de las cuales la hembra muere y es digerida. Las diminutas larvas son transportadas por todo el organismo a través de los vasos linfáticos y el flujo sanguíneo. Sólo sobreviven las que consiguen alcanzar los músculos del esqueleto. Penetran en éstos y causan inflamación. Al final del tercer mes se enquistan.

Ciertos músculos, como los de la lengua, los del ojo y los músculos localizados entre las costillas, son particularmente propensos a infectarse. Las larvas que alcanzan el músculo cardíaco mueren debido a la intensa reacción inflamatoria que provocan.

Síntomas

La sintomatología varía, dependiendo del número de larvas invasoras, los tejidos invadidos y el estado físico general del enfermo. Muchas personas no presentan sintomatología en absoluto. En ocasiones, uno o dos días después de comer carne infectada comienzan los síntomas intestinales y el enfermo tiene poca fiebre. De todos modos, los síntomas de invasión larvaria no suelen manifestarse durante los primeros 7 a 15 días.

La tumefacción de los párpados superiores es típicamente uno de los primeros síntomas que aparece de improviso hacia el decimoprimer día tras la infección. A continuación se producen hemorragias en la membrana blanca de los ojos y en la parte posterior de los mismos, dolor ocular y sensibilidad a la luz intensa. Poco después puede producirse dolor muscular, junto con una erupción cutánea y sangrado por debajo de las uñas. El dolor es pronunciado en los músculos respiratorios, los de la masticación y

deglución. Más tarde, el enfermo puede tener gran dificultad para respirar, que en ocasiones produce la muerte.

Otros síntomas incluyen sed, sudación profusa, fiebre, escalofríos y debilidad. Por lo general, la fiebre es intermitente, suele llegar por lo menos a 38,8 °C, permanece elevada durante varios días y luego baja gradualmente. Mientras el sistema inmunitario destruye larvas fuera de los músculos, tanto los ganglios linfáticos como el cerebro y la membrana que lo recubre pueden inflamarse y además pueden producirse trastornos de visión o audición. Es posible que también se inflamen los pulmones o la pleura (las capas de membrana que rodean los pulmones), así como el corazón. Puede producirse una insuficiencia cardíaca entre la cuarta y la octava semana. La mayoría de los síntomas desaparece aproximadamente al tercer mes, a pesar de que durante meses la persona puede seguir sintiendo un ligero dolor muscular y cansancio.

Diagnóstico

Mientras el parásito permanezca en el intestino, no existen pruebas capaces de confirmar el diagnóstico. Una biopsia de tejido muscular (en la cual se toma una muestra de tejido para examinarla al microscopio), realizada después de la cuarta semana de infección, puede revelar la presencia de larvas o quistes. El parásito rara vez se encuentra en las heces, la sangre o el líquido que rodea el cerebro o la médula espinal.

Los análisis de sangre son bastante fiables, a pesar de que pueden arrojar resultados falsos negativos (resultados que indican que no existe infección cuando en realidad sí la hay), particularmente si las pruebas se realizan dentro de las 2 primeras semanas del comienzo de la enfermedad. Los valores de eosinófilos (una variedad de glóbulo blanco) suelen comenzar a subir alrededor de la segunda semana, alcanzan su punto máximo entre la tercera y cuarta semana y luego declinan gradualmente. Los tests cutáneos no son fiables.

Prevención y tratamiento

La triquinosis se evita cocinando por entero la carne de cerdo, sus productos derivados y también otras carnes. Alternativamente, las larvas pueden ser eliminadas al congelar la carne a −15 °C durante 3 semanas o a −20 °C durante un día. Sin embargo, las larvas de los mamíferos del Ártico, aparentemente, son capaces de soportar temperaturas más bajas.

El mebendazol y el tiabendazol, fármacos que se toman por vía oral, resultan eficaces contra el parásito. El reposo en cama ayuda a aliviar el dolor

Triquinosis

Aspecto de la *Trichinella spiralis,* hembra y macho. La hembra (izquierda) contiene larvas en su interior. A la derecha (recuadro), aspecto de un quiste en un músculo.

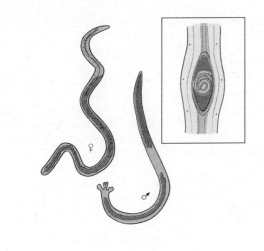

muscular; sin embargo, es posible que se necesiten analgésicos, como la aspirina o la codeína. Ciertos corticosteroides, como la prednisona, pueden ser utilizados para reducir la inflamación del corazón o del cerebro. Generalmente, las personas afectadas de triquinosis se recuperan completamente.

Toxocariasis

La toxocariasis (larva migrans visceral) es una infección que se produce cuando las larvas de ciertos gusanos, como Toxocara canis *y* Toxocara cati, *invaden los órganos.*

Los huevos del parásito maduran en el suelo contaminado por heces de gatos y perros infectados. Los recintos llenos de arena para los niños, donde los gatos suelen defecar, son muy peligrosos. Los huevos pueden ser transferidos directamente a la boca si un niño juega en bancos de arena contaminada o la come.

Una vez tragados, los huevos maduran en el intestino. Las larvas atraviesan la pared intestinal y la sangre las disemina. Casi todos los tejidos del cuerpo pueden resultar afectados (sobre todo cerebro, ojos, hígado, pulmones y corazón). Las larvas pueden seguir vivas durante varios meses, causando daño al migrar a los tejidos y al provocar inflamación alrededor de éstos.

Síntomas y diagnóstico

La toxocariasis suele provocar una infección relativamente leve en los niños de entre 2 y 4 años, pero los niños mayores y los adultos también pueden resultar infectados. Los síntomas pueden comenzar tras varias semanas de infección o bien pueden retrasarse varios meses, dependiendo de la intensidad y el número de exposiciones y de la sensibilidad de la persona a las larvas. En primer lugar se produce fiebre, tos o respiración sibilante (pitidos) y aumento del tamaño del hígado. Algunas personas tienen una erupción cutánea, agrandamiento del bazo y neumonía de repetición. Los niños mayores tienden a presentar síntomas leves o bien no notan ninguno, pero es posible que desarrollen una lesión ocular que disminuye la visión y que puede ser confundida con un tumor maligno en el ojo.

El médico puede sospechar la presencia de toxocariasis en una persona con altos valores de eosinófilos (una variedad de glóbulos blancos), hígado agrandado, inflamación de los pulmones, fiebre y valores de anticuerpos en la sangre elevados. El análisis de una muestra de tejido hepático obtenida a partir de una biopsia puede revelar la presencia de larvas o bien de inflamación provocada por dicha presencia.

Prevención y tratamiento

Los perros y los gatos infectados, en particular los de menos de 6 meses de vida, deberían ser desparasitados regularmente, comenzando antes de que tengan 4 semanas. Se deberían cubrir los recintos de arena cuando no son utilizados para evitar que los animales defequen en ellos.

La infección en los humanos suele desaparecer sin tratamiento en un período de 6 a 18 meses. Sea cual sea el tratamiento, su efectividad no está asegurada. El mebendazol probablemente sea el mejor fármaco y la dietilcarbamacina puede resultar de gran ayuda. En algunos casos se administra prednisona para controlar los síntomas.

Infección producida por el gusano de la carne vacuna (cestodos bovinos)

Esta enfermedad es una infección intestinal causada por el gusano (cestodo) Taenia saginata.

La infección es particularmente frecuente en África, Oriente Medio, Europa Oriental, México y América del Sur.

El gusano adulto vive en el intestino humano y puede llegar a medir entre 5 y 10 metros de largo. Las secciones del gusano que contienen los huevos (proglótides) se eliminan por las heces y son ingeridas

Gusano cestodo de la carne vacuna

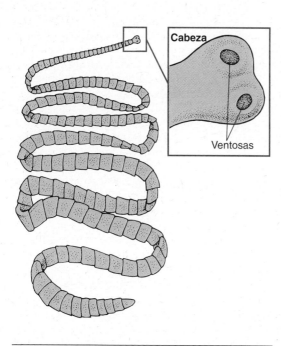

Cabeza

Ventosas

por el ganado vacuno. Los huevos maduran en el ganado y atraviesan la pared intestinal. Luego son transportados por el flujo sanguíneo hasta los músculos, donde forman quistes (cisticercos). Las personas se infectan al comer los quistes en la carne de vacuno cruda o poco hecha.

Síntomas y diagnóstico

A pesar de que la infección no suele causar síntomas, algunas personas tienen dolor en la parte superior del abdomen y diarrea, y pierden peso. En ciertos casos, una persona infectada puede sentir que una parte del gusano sale por el ano. Por lo general, el diagnóstico se hace cuando se encuentra un trozo de gusano en las heces. El médico puede enganchar una cinta de celofán en el margen que rodea el ano y luego la coloca sobre una placa de cristal para examinarla al microscopio en busca de huevos de este parásito.

Prevención y tratamiento

La infección causada por este gusano puede evitarse cocinando la carne de vacuno a una temperatura mínima de 56 °C durante al menos 5 minutos.

La persona infectada recibe tratamiento con niclosamida o praziquantel administrados por vía oral. A los 3 y 6 meses se vuelven a analizar las heces para tener la certeza de que la infección está curada.

Infección causada por el gusano de la carne de cerdo (cestodos porcinos)

Esta enfermedad es una infección intestinal causada por el gusano adulto Taenia solium. *La infección causada por el estado larval del gusano provoca cisticercosis.*

Las infecciones provocadas por el gusano del cerdo son frecuentes en Asia, la antigua Unión Soviética, Europa Oriental y América Latina. Esta infección es muy poco frecuente en los países desarrollados, excepto entre los inmigrantes y turistas provenientes de zonas de alto riesgo.

El gusano adulto mide de 2,5 a 3,5 metros de largo. Está formado por una cabeza armada con varios ganchos diminutos y un cuerpo compuesto de 1 000 anillos que contienen huevos (proglótides). Su ciclo de vida es similar al del gusano de la carne de vaca, excepto que los cerdos, a diferencia del ganado vacuno, actúan como huéspedes intermediarios. Los humanos también pueden actuar como huéspedes intermediarios; los huevos llegan al estómago al tragarlos o bien cuando las proglótides son regurgitadas desde el intestino hasta el estómago, donde se liberan los embriones. Luego atraviesan la pared intestinal y llegan a los músculos, órganos internos, cerebro y el tejido de debajo de la piel, donde forman quistes. Los quistes vivos sólo provocan una ligera reacción en los tejidos, mientras que los muertos desencadenan una reacción violenta.

Síntomas y diagnóstico

La infección provocada por el gusano adulto no suele causar ningún síntoma. Las grandes infecciones producidas por quistes pueden causar dolor muscular, debilidad y fiebre. Si la infección llega al cerebro y las membranas que lo recubren, éstas pueden inflamarse. También pueden producirse convulsiones.

En las infecciones causadas por gusanos adultos, es posible ver huevos alrededor del ano o en las heces. Para distinguir el gusano de la carne de cerdo de otros gusanos es necesario encontrar una proglótide, o bien la cabeza del gusano en las heces y examinarlas al microscopio. Los quistes vivos localizados en tejidos como el cerebral se visualizan mejor mediante una tomografía computadorizada (TC) o una resonancia magnética (RM). En ocasiones es posible encontrar quistes al examinar

Otras infecciones con gusanos

Infección	Origen y punto de entrada	Síntomas frecuentes	Claves para el diagnóstico	Tratamiento
Gusanos				
Estrongiloidiasis. Presente en la mayoría de las zonas tropicales.	*Origen:* Contaminación fecal de la tierra (larvas). *Punto de entrada:* La piel, generalmente de los pies.	Dolor que se extiende desde la boca del estómago, diarrea, urticaria o erupción cutánea que forma un patrón lineal.	Larvas en las heces o en el duodeno.	Tiabendazol.
Enterobiasis (oxiuros). Se produce en todo el mundo, especialmente entre los niños.	*Origen:* Huevos provenientes de artículos contaminados diseminados por el contacto ano-dedo-boca. *Punto de entrada:* La boca.	Picor alrededor del ano.	Se encuentran huevos alrededor del ano; gusanos adultos cerca del ano.	Pamoato de pirantel. Mebendazol.
Gusanos cestodos				
Infección causada por la tenia enana. Se produce en todo el mundo.	*Origen:* Huevos que contaminan el ambiente. *Punto de entrada:* La boca.	Diarrea, molestia abdominal en los niños con infección masiva.	Huevos en la materia fecal.	Praziquantel. Niclosamida.
Equinococosis. Se produce en las zonas ovejeras del mundo.	*Origen:* Heces caninas *Punto de entrada:* La boca.	Masa abdominal, dolor, tos, tos con sangre.	Vivir en una zona en la que la infección está presente, quiste en hígado o pulmón, anti-cuerpos contra los gusanos cestodos, mancha en radiografía de tórax.	Mebendazol. Escisión quirúrgica.
Gusanos trematodos				
Gusanos trematodos intestinales.	*Origen:* Vegetación o pescados de agua dulce. *Punto de entrada:* La boca.	Generalmente sin síntomas; en ciertos casos, dolor abdominal, diarrea, obstrucción intestinal.	Huevos en la materia fecal.	Praziquantel.
Gusanos trematodos hepáticos de las ovejas. Se produce en todo el mundo en los países que crían ovejas.	*Origen:* Berro que contiene quistes *Punto de entrada:* La boca.	Dolor agudo abdominal, inflamación de la vesícula biliar.	Huevos inmaduros en materia fecal o bilis.	Praziquantel Bitionol.

(continúa)

Otras infecciones por gusanos (continuación)

Infección	Origen y punto de entrada	Síntomas frecuentes	Claves para el diagnóstico	Tratamiento
Gusanos (trematodos continuación)				
Gusanos trematodos del pescado (clonorquiasis). Se produce en Extremo Oriente.	*Origen:* Pescados de agua dulce. *Punto de entrada:* La boca.	Dolor abdominal, ictericia, diarrea.	Huevos en la materia fecal y el contenido intestinal.	Praziquantel.
Gusanos trematodos del pulmón. Se produce en toda África, Extremo Oriente, y América Latina; rara vez, en los Estados Unidos y Canadá.	*Origen:* Cangrejos y langostinos que contienen quistes. *Punto de entrada:* La boca.	Dificultad para respirar, tos con sangre.	Huevos inmaduros en la materia fecal o el esputo, resultados positivos en los análisis de sangre.	Praziquantel.
Gusanos trematodos de la sangre (esquistosomiasis). Se produce en el Extremo Oriente, África, América Latina y Oriente Próximo.	*Origen:* Agua infestada que contiene cercarias horquiformes provenientes de huéspedes como caracoles y babosas. *Punto de entrada:* La piel.	Diarrea grave, cicatrización de paredes del intestino, la vejiga o el hígado, sangre en la orina.	Huevos en desarrollo en la materia fecal o la orina.	Praziquantel. Oxamniquina. Metrifonato.

al microscopio una muestra de tejido tomada de un nódulo cutáneo. También existe la posibilidad de realizar análisis de sangre en busca de anticuerpos contra el parásito.

Prevención y tratamiento

La cocción completa de la carne de cerdo evita la infección. Ésta se trata con niclosamida o praziquantel por vía oral.

Infección causada por el gusano del pescado (cestodos del pescado)

Esta enfermedad (difilobotriasis) es una infección intestinal causada por el gusano adulto Diphyllobothrium latum.

La infección causada por el gusano del pescado es frecuente en Europa (particularmente en Escandinavia), Japón, África, Sudamérica, Canadá y los Estados Unidos. La infección suele producirse al comer pescado de agua dulce crudo o poco hecho.

El gusano adulto está formado por varios anillos que contienen huevos (proglótides) y mide de 5 a 10 metros de largo. De cada proglótide se liberan huevos dentro del intestino, que luego son expulsados por las heces. El huevo madura en el agua dulce y libera al embrión, que se convierte en alimento de pequeños crustáceos. A su vez los crustáceos son el alimento de los peces. Las personas se infectan cuando comen pescado de agua dulce crudo o poco hecho.

Síntomas y diagnóstico

La infección no suele provocar síntomas, a pesar de que algunas personas pueden experimentar un ligero malestar intestinal. En casos raros, el gusano provoca anemia ya que consume vitamina B_{12}. Los huevos del gusano aparecen en las heces.

Prevención y tratamiento

Para prevenir la infección es suficiente cocinar completamente el pescado de agua dulce o bien congelarlo a -10 °C durante 48 horas. La infección se trata con niclosamida o praziquantel tomados por vía oral.

Infecciones por hongos

Los hongos, que son un tipo de planta, incluyen mohos y setas. El ambiente está cargado de esporas de diversos hongos y, por lo general, éstas flotan en el aire. Entre la amplia variedad de esporas que caen sobre la piel o son inhaladas hacia los pulmones sólo algunas producen infecciones menores, y sólo rara vez se extienden hacia otras partes del organismo. Algunos pocos tipos de hongos, como las variedades de *Candida,* pueden vivir normalmente sobre la superficie del cuerpo o dentro del intestino. Estos habitantes habituales del organismo sólo ocasionalmente pueden causar infecciones locales de la piel, la vagina o la boca, pero muy rara vez producen más daño. En ciertos casos, no obstante, determinadas variedades de hongos pueden producir infecciones graves de los pulmones, el hígado y el resto del cuerpo.

Los hongos tienen una tendencia especial a causar infecciones en individuos con un sistema inmunológico deficiente. Por ejemplo, los enfermos de SIDA o quienes reciben tratamiento contra el cáncer tienen más probabilidades de desarrollar infecciones micóticas graves. En algunos casos, las personas con inmunidad deficiente desarrollan infecciones causadas por tipos de hongos que, muy rara vez, por no decir nunca, causan daño a los individuos cuyos sistemas de inmunidad funcionan normalmente. Entre estas infecciones se encuentra la mucormicosis y la aspergilosis. (• *V. página 965)*

Algunas afecciones fúngicas son más frecuentes en ciertas áreas geográficas. Por ejemplo, la blastomicosis se produce sólo en Norteamérica y África.

Debido a que muchas infecciones fúngicas se desarrollan lentamente, pueden pasar meses o años antes de que una persona se dé cuenta de que necesita atención médica. Estas infecciones pueden ser difíciles de tratar y el tratamiento suele efectuarse durante mucho tiempo. En la actualidad existen varios fármacos antimicóticos.(• *V. recuadro, página 881)*

Histoplasmosis

La histoplasmosis es una afección causada por el hongo Histoplasma capsulatum*, que se desarrolla principalmente en los pulmones pero en ocasiones puede extenderse a todo el organismo.*

Las esporas de *Histoplasma* están presentes en el suelo. Los granjeros y otras personas que trabajan la tierra infectada son los más propensos a inhalar las esporas. Cuando se inhalan grandes cantidades de éstas, se pueden producir enfermedades graves. Los afectados por el virus de la inmunodeficiencia humana (VIH) tienen más posibilidades de desarrollar histoplasmosis, especialmente la variedad que se extiende por todo el organismo.

Síntomas y pronóstico

Generalmente, los infectados no presentan ningún síntoma. Sin embargo, cuando existen, pueden adoptar formas distintas: la forma aguda primaria, la progresiva diseminada o la crónica cavitada.

En la forma aguda primaria, los síntomas suelen aparecer de 3 a 21 días después de que una persona inhala las esporas del hongo. Puede sentir malestar y tener fiebre y tos. Los síntomas suelen desaparecer sin tratamiento en 2 semanas y pocas veces duran más de 6 semanas. Esta forma de histoplasmosis rara vez resulta mortal.

La **forma progresiva diseminada** normalmente no afecta a los adultos sanos. Por lo general se produce en niños y personas cuyo sistema inmunitario es deficiente (como los que padecen SIDA). Los síntomas pueden aparecer muy lentamente, o bien de forma extremadamente rápida. El hígado, el bazo y los ganglios linfáticos pueden aumentar de tamaño. Con menos frecuencia, la infección produce úlceras en la boca y los intestinos. En casos raros, las glándulas suprarrenales resultan dañadas, causando la enfermedad de Addison. (• *V. página 743)* Sin tratamiento, la histoplasmosis diseminada progresiva es mortal en el 90 por ciento de los casos. Aun recibiendo tratamiento, los enfermos de SIDA pueden morir rápidamente a causa de esta infección.

La **forma crónica cavitada** es una afección pulmonar que se desarrolla progresivamente a lo largo de varias semanas, produciendo tos y dificultad cada vez mayor para respirar. Los síntomas incluyen pérdida de peso, sensación de enfermedad (malestar general) y fiebre leve. La mayoría de los enfermos se recupera sin tratamiento en 2 a 6 meses. Sin embargo, las dificultades respiratorias pueden empeorar gradualmente y algunos pacientes pueden expectorar sangre, a veces en grandes cantidades. El daño pulmonar o la invasión bacteriana de los pulmones finalmente puede causar la muerte.

Diagnóstico y tratamiento

Para establecer el diagnóstico, el médico obtiene muestras de esputo, ganglios linfáticos, médula ósea, hígado, úlceras de la boca, orina o sangre del enfermo. Estas muestras son enviadas a un laboratorio para su cultivo y análisis.

Las personas con histoplasmosis aguda rara vez necesitan tratamiento farmacológico. Sin embargo, las que presentan la forma progresiva diseminada suelen responder bien al tratamiento con anfotericina B administrada de forma intravenosa o con itraconazol por vía oral. En la forma crónica cavitada, el itraconazol o la anfotericina B pueden eliminar el hongo, aunque la destrucción causada por la infección deja tejido cicatricial. Los problemas respiratorios, similares a los causados por una enfermedad pulmonar obstructiva crónica, suelen continuar. En consecuencia, el tratamiento debe comenzar lo antes posible para limitar el daño pulmonar.

Coccidioidomicosis

La coccidioidomicosis (fiebre de San Joaquín, fiebre del valle) es una infección causada por el hongo Coccidioides immitis, *que generalmente afecta a los pulmones.*

La coccidioidomicosis se produce tanto como una afección pulmonar leve que desaparece sin tratamiento (la forma aguda primaria), como una infección grave y progresiva que se extiende por todo el organismo y a menudo es mortal (la forma progresiva). Ésta suele ser un signo de que el enfermo posee un sistema inmunitario deficiente, generalmente debido al SIDA.

Las esporas de *Coccidioides* se encuentran en el suelo de ciertas áreas de Norteamérica, América Central y América del Sur. Los granjeros y otras personas que trabajan la tierra están más expuestos a inhalar las esporas y resultar infectados. Quienes se infectan durante un viaje quizás no presenten los síntomas de la enfermedad hasta después de haber dejado la zona.

Síntomas

Los afectados por coccidioidomicosis aguda primaria, generalmente, no presentan sintomatología. Si aparecen síntomas, lo hacen de una a tres semanas después de que se ha producido la infección. Éstos son leves en la mayoría de los casos y pueden consistir en fiebre, dolor en el pecho y escalofríos. También puede expectorar esputos y ocasionalmente sangre. Algunas personas desarrollan el llamado reumatismo del desierto, una enfermedad que consiste en la inflamación de la superficie del ojo (conjuntivitis) y de las articulaciones (artritis) y la formación de nódulos en la piel (eritema nudoso).

La forma progresiva de la enfermedad es muy inusual y puede desarrollarse a lo largo de semanas, meses o incluso años después de producida la infección aguda primaria, o bien tras haber vivido en una zona en la cual la misma es frecuente. Los síntomas incluyen fiebre leve, pérdida de apetito, adelgazamiento

Factores de riesgo para desarrollar infecciones micóticas

Terapia que suprime el sistema inmunológico
• Fármacos anticancerosos (quimioterapia).
• Corticosteroides y otros fármacos inmunodepresores.

Enfermedades y situaciones
• SIDA .
• Insuficiencia renal .
• Diabetes.
• Enfermedad pulmonar, como por ejemplo enfisema.
• Enfermedad de Hodgkin u otros linfomas.
• Leucemia.
• Quemaduras extensas.

y disminución de la fuerza. La infección pulmonar puede empeorar, causando una mayor dificultad para respirar. La infección puede extenderse de los pulmones a los huesos, las articulaciones, el hígado y el bazo, a los riñones, el cerebro y las membranas que lo recubren.

Diagnóstico

El médico puede sospechar la presencia de coccidioidomicosis si alguien que vive en una zona endémica o acaba de regresar de allí presenta estos síntomas. Se toman muestras de esputo o pus del paciente y se envían al laboratorio. Los análisis de sangre pueden revelar la presencia de anticuerpos contra el hongo. Estos anticuerpos aparecen al principio del proceso pero desaparecen en la forma aguda primaria de la enfermedad; en la forma progresiva persisten.

Pronóstico y tratamiento

La forma aguda de coccidioidomicosis suele desaparecer sin tratamiento y la recuperación generalmente es completa. Sin embargo, los afectados de la forma progresiva se tratan con anfotericina B intravenosa o fluconazol oral. Otra posibilidad es administrar itraconazol o ketoconazol. A pesar de que el tratamiento con fármacos puede ser eficaz en ciertas infecciones localizadas, como por ejemplo las de la piel, los huesos o las articulaciones, una vez que se suspende el tratamiento suelen producirse recaídas. Las variedades más importantes de coccidioidomicosis progresiva diseminada suelen ser mortales, especialmente la meningitis (infección de las membranas del cerebro y la médula espinal). Si un enfermo tiene meningitis, se recurre al fluconazol; también es posible inyectar anfotericina B en el líquido de la médula espinal. El tratamiento debe mantenerse durante años, a menudo durante el resto de la vida. La meningitis que no recibe tratamiento es siempre mortal.

Blastomicosis

La blastomicosis (blastomicosis norteamericana, enfermedad de Gilchrist) es una infección causada por el hongo Blastomyces dermatitidis.

La blastomicosis es principalmente una afección pulmonar, pero en ocasiones se extiende hacia otras zonas a través del flujo sanguíneo. Las esporas de *Blastomyces* probablemente penetran a través de las vías respiratorias cuando son inhaladas. No se sabe de dónde parten las esporas del ambiente, pero en una ocasión se relacionó una epidemia con los refugios de los castores. La mayoría de estas infecciones se producen en los Estados Unidos y en zonas muy dispersas de África. Los varones entre 20 y 40 años de edad suelen ser los más afectados. La enfermedad es rara en los enfermos de SIDA.

Síntomas y diagnóstico

La blastomicosis de los pulmones comienza gradualmente con fiebre, escalofríos y sudoración profusa. Luego puede añadirse tos, con o sin expectoración, dolor en el pecho y dificultades para respirar. A pesar de que la infección pulmonar suele empeorar lentamente, en ocasiones mejora sin tratamiento.

La forma diseminada de blastomicosis suele afectar a muchas áreas del cuerpo. Es posible que aparezca una infección cutánea en forma de pequeñas protuberancias (pápulas), que pueden contener pus (papulopústulas). Las pápulas y papulopústulas duran poco tiempo y se diseminan lentamente. Luego aparecen en la piel placas sobreelevadas y verrugosas, rodeadas de diminutos abscesos indoloros (algunos tienen el tamaño de la cabeza de un alfiler). Los huesos pueden presentar tumefacciones dolorosas. Los varones pueden experimentar una hinchazón dolorosa del epidídimo (una estructura similar a un cordel pegada a los testículos) o bien un profundo malestar debido a una infección de la próstata (prostatitis).

El médico establece el diagnóstico en ocasiones examinando al microscopio una muestra de esputo o de tejido infectado, como la piel. Si se encuentran hongos, la muestra puede cultivarse y analizarse para verificar el diagnóstico.

Tratamiento

La blastomicosis puede tratarse con anfotericina B intravenosa o itraconazol oral. Con este tratamiento, el paciente comienza a sentirse mejor al cabo de una semana y el hongo desaparece rápidamente. Sin tratamiento, la infección empeora lentamente y conduce a la muerte.

Candidiasis

La candidiasis (candidosis, moniliasis) es una infección causada por diversas variedades de Candida, *especialmente* Candida albicans.

La infección de las membranas mucosas, como ocurre en la boca o la vagina, es frecuente entre los individuos con un sistema inmunológico normal. (• *V. páginas 976 y 1012*) Sin embargo, estas afecciones son más frecuentes o persistentes en diabéticos o enfermos de SIDA y en las mujeres embarazadas.

Las personas cuyo sistema inmunitario es deficiente suelen desarrollar una candidiasis que se extiende por todo el cuerpo, y quienes presentan riesgo de desarrollar una infección en el flujo sanguíneo (candidemia) son las que tienen un bajo número de glóbulos blancos (que puede ser debido a una leucemia o al tratamiento por otros cánceres) y las que tienen un catéter colocado en un vaso sanguíneo. En caso de cirugía u otros procedimientos invasivos relacionados con el corazón y los vasos sanguíneos, puede producirse una infección de las válvulas cardíacas (endocarditis).

Síntomas y diagnóstico

Los síntomas de candidiasis varían en función del tejido afectado. Por ejemplo, la infección de la boca (aftas) provoca la aparición de placas cremosas, que son de color blanco y causan dolor. Cuando se localizan en el esófago, existen dificultades para tragar o comer. Si las válvulas del corazón se ven afectadas, puede aparecer fiebre, soplo cardíaco y agrandamiento del bazo. Una infección de la retina (la membrana sensible a la luz que se encuentra sobre la superficie interna de la parte posterior del ojo) puede provocar ceguera. Una infección de la sangre (candidemia) o del riñón, puede generar fiebre, disminución de la presión arterial (shock) y una menor producción de orina.

Muchas infecciones causadas por *Candida* se diagnostican a través de los síntomas. Para establecer un diagnóstico definitivo, es preciso observar los hongos en una muestra de piel examinada al microscopio. El cultivo de las muestras de sangre o de líquido de la médula espinal también pueden revelar la presencia de los mismos.

Candidiasis oral

La infección por *Candida* puede provocar la formación de placas blancas en la boca.

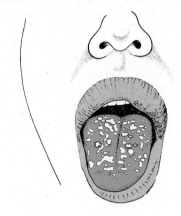

Pronóstico y tratamiento

Cuando se produce candidiasis en la boca o la vagina, es posible aplicar fármacos antimicóticos directamente sobre el área o bien se puede administrar fluconazol por vía oral. La candidiasis que se ha extendido por todo el cuerpo es una enfermedad grave, progresiva y potencialmente mortal que suele ser tratada con anfotericina B intravenosa, a pesar de que el fluconazol resulta eficaz en algunas personas.

Ciertas enfermedades, como la diabetes, pueden empeorar la candidiasis y deben ser controladas para ayudar a erradicar la infección.

Esporotricosis

La esporotricosis es una infección causada por el hongo Sporothrix schenckii.

El *Sporothrix* es típico de los rosales, bérberos, el musgo esfagnáceo y otros abonos. Generalmente, los que resultan infectados son los jardineros y los horticultores.

La esporotricosis suele afectar a la piel y a los vasos linfáticos cercanos. Ocasionalmente, también afecta a los pulmones o a otros tejidos.

Síntomas y diagnóstico

Una afección de la piel y los vasos linfáticos cercanos, comienza típicamente como un nódulo pequeño y duro en un dedo que aumenta de tamaño lentamente y luego forma una úlcera. Durante los días o semanas siguientes, la infección se propaga a través de los vasos linfáticos del dedo, la mano y el brazo y llega a los ganglios, formando nódulos y úlceras a lo largo del trayecto. Por lo general, no hay otros síntomas.

Una infección pulmonar, generalmente en quienes padecen alguna otra enfermedad asociada (como enfisema), puede causar neumonía, con un ligero dolor en el pecho y tos. Con menos frecuencia, puede producirse una infección en otras partes del cuerpo, como los huesos, las articulaciones, los músculos o los ojos. Rara vez se produce una infección del bazo, el hígado, los riñones, los genitales o el cerebro.

Los característicos nódulos y ulceraciones permiten al médico sospechar que una persona padece esporotricosis. El diagnóstico se confirma cultivando e identificando *Sporothrix* en muestras de tejido infectado.

Tratamiento

La esporotricosis que afecta a la piel suele extenderse muy lentamente y rara vez es mortal. La infección cutánea es tratada con itraconazol por vía oral. Otra alternativa es prescribir yoduro de potasio, pero no es tan eficaz y causa efectos colaterales en la mayoría de los pacientes, como erupción cutánea, congestión nasal e inflamación de los ojos, boca y garganta. Si la infección se extiende por todo el organismo y pone en peligro la vida de la persona, se administra anfotericina B intravenosa; sin embargo, según los resultados en gran número de casos, el itraconazol oral resulta igual de eficaz o incluso superior.

CAPÍTULO 186

Infecciones víricas

Un virus es un diminuto organismo infeccioso (mucho menor que un hongo o una bacteria), que necesita de una célula viva para reproducirse. El virus se adhiere a una célula, generalmente de un tipo específico. Una vez dentro de ellas, libera su ADN o ARN (que contiene la información necesaria para crear nuevas partículas de virus) y asume el control de algunos procesos metabólicos de la misma. En consecuencia, los componentes del virus son fabricados dentro de la célula y ensamblados adecuadamente para que el virus sea liberado y siga manteniendo su capacidad infectiva.

Lo que le sucede a la célula depende del tipo de virus. Algunos matan las células que infectan. Otros alteran la función celular hasta el punto de que la misma pierde el control de su división normal y se torna cancerosa. Algunos virus incorporan una parte de su información genética en el ADN de la célula huésped, pero permanecen inactivos (o latentes) hasta que la misma es alterada permitiendo que el virus emerja de nuevo.

Generalmente, los virus poseen un huésped preferido. Algunos, como el de la gripe, puede infectar a los humanos y una variedad de otros animales. De todos modos, algunas variedades de gripe se han adaptado de forma tal que pueden infectar una especie de animal más eficientemente que otras. Casi todos los virus que se encuentran frecuentemente en los seres humanos son transmitidos de persona a persona. Algunos, como el de la rabia o el de la encefalitis, infectan principalmente a los animales y sólo en ocasiones a los humanos.

El organismo posee un número de defensas específicas y no específicas contra los virus. Las barreras físicas, como la piel y las membranas mucosas, impiden acceder fácilmente al interior del cuerpo. Las células afectadas producen interferón (o interferones), una familia de glucoproteínas capaces de hacer que las células no afectadas se vuelvan más resistentes a la infección producida por muchos virus.

Si un virus penetra en el organismo, distintas variedades de glóbulos blancos, como los linfocitos, son capaces de atacar y destruir las células infectadas. (• *V. página 839*) Los dos tipos principales de linfocitos son los llamados B y T. Cuando resultan expuestos a un ataque por un virus, los linfocitos T aumentan en número y maduran tanto hacia células colaboradoras, que ayudan a los linfocitos B a producir anticuerpos, como hacia células citotóxicas (asesinas), que atacan a las células infectadas por un virus específico. Los linfocitos T también generan sustancias químicas (llamadas citoquinas) que aceleran este proceso de maduración. (• *V. página 841*) Las citoquinas de los linfocitos colaboradores pueden ayudar a los linfocitos B y a otras series celulares que derivan de ellos. Las células plasmáticas, a producir anticuerpos que se unen a unos determinados virus y suprimen su capacidad infecciosa antes de que infecten otras células.

Se puede generar inmunidad administrando vacunas. Éstas se preparan de forma tal que se asemejen a un virus específico, como el virus que produce gripe o sarampión, de manera que sea administrado a las personas sin causar la enfermedad. En respuesta a una vacuna, el organismo aumenta el número de linfocitos T y B que son capaces de reconocer al virus específico. De esta forma, las vacunas pueden producir inmunidad frente a un virus específico. En la actualidad existen muchas vacunas que previenen infecciones frecuentes y graves, tales como gripe, sarampión, parotiditis, poliomielitis, varicela, rabia, rubéola (sarampión alemán), hepatitis A y B, encefalitis japonesa y fiebre amarilla. (• *V. página 875*) Sin embargo, en ocasiones un virus cambia (muta) para evitar el anticuerpo de la vacuna y es entonces necesario repetir la vacunación.

Es posible adquirir protección inmediata contra una infección vírica recibiendo una inyección o infusión de inmunoglobulinas. Dicha infusión contiene anticuerpos que fueron producidos por otra persona o bien por un animal. Por ejemplo, quien viaja a una zona con prevalencia de hepatitis A puede recibir una inyección de inmunoglobulina contra este tipo de hepatitis. Sin embargo, la inmunoglobulina puede hacer que algunas vacunas, como la del sarampión o la poliomielitis, resulten menos eficaces si se aplica al mismo tiempo.

Los fármacos que combaten las infecciones víricas reciben el nombre de fármacos antivíricos. (• *V. página 882*) Existen muchos menos fármacos antivíricos que antibacterianos (antibióticos). En comparación con la mayoría de los antibióticos, los fármacos antivíricos suelen ser más difíciles de producir, más específicos para el organismo contra el que están destinados y por lo general más tóxicos. Los antibióticos no son eficaces contra las infecciones víricas, pero si alguien tiene una infección por bacterias además de la vírica, suele ser necesario administrar un antibiótico.

Infecciones respiratorias de origen vírico

Probablemente las infecciones víricas más frecuentes sean las de los pulmones y las vías respiratorias. Comprenden el catarro común, gripe, infección de garganta (faringitis o laringitis), tos ferina en niños pequeños (• *V. página 1309*) e inflamación de la tráquea (traqueítis) u otras vías respiratorias (bronquiolitis, bronquitis). (• *V. página 1310*)

Resfriado o catarro común

El resfriado o catarro común es una infección vírica del revestimiento de la nariz, los senos paranasales, la garganta y las grandes vías respiratorias.

Son muchos los virus causantes de resfriados. Los picornavirus, al igual que los rinovirus, producen la mayoría de los de primavera, verano y otoño. Los virus de la gripe y los virus sincitiales respiratorios, que aparecen regularmente al final del otoño y en invierno, provocan una gran variedad de enfermedades, incluyendo resfriados. Los de la gripe se transmiten con facilidad de persona a persona a través de microgotas infectadas que se expulsan al toser o estornudar. Los rinovirus y los virus sincitiales respiratorios se transmiten de esta forma, pero quizás principalmente lo hagan por contacto directo con secreciones infectadas transportadas en los dedos.

El motivo por el cual uno tiene más probabilidades de infectarse en un momento que en otro no se conoce del todo. La exposición al frío no hace que uno se resfríe ni que aumente su susceptibilidad a infectarse con un virus respiratorio. No parece influir demasiado el estado general de salud de la persona ni sus hábitos alimentarios. Y tampoco influye el hecho de que tenga cualquier anomalía en la nariz o en la garganta, como amígdalas de gran tamaño o adenoides. Sin embargo, quienes se encuentran cansados o presentan ansiedad, aquellos que tienen alergias de nariz o garganta y las mujeres que se encuentran en la mitad del ciclo menstrual son más propensos a notar los síntomas de un resfriado.

Síntomas y complicaciones

Los síntomas del catarro común se inician después de uno a tres días de producido el contacto. Por lo general, los primeros síntomas son malestar en la nariz o la garganta. A continuación el enfermo comienza a estornudar, tiene la nariz congestionada y se siente levemente enfermo. Por lo general no existe fiebre, pero a veces la temperatura del cuerpo se eleva un poco al inicio de los síntomas. Las secreciones de la nariz son acuosas y claras y pueden ser muy molestas durante los primeros días. Posteriormente las mismas se tornan más espesas, opacas, de color amarillo verdoso y menos abundantes. Muchas personas también tienen tos. Estos síntomas suelen desaparecer en 4 a 10 días, a pesar de que la tos, con o sin expectoración, suele persistir durante una semana más.

Las complicaciones pueden prolongar la sintomatología. La afección traqueal junto con cierta tensión en el pecho y una sensación de quemazón son más frecuentes en algunas personas y con determinados virus. Las personas con bronquitis persistente o asma pueden tener más dificultad para respirar durante un resfriado y después del mismo. Tras un resfriado puede producirse una infección bacteriana de los oídos, los senos para-

Prevención del catarro común

Debido a que hay tantos virus diferentes que producen resfriados, y a que el número de anticuerpos producidos contra un virus de éstos desciende con el paso del tiempo, la mayoría de las personas pueden resfriarse durante toda su vida. Hasta el momento no se ha creado una vacuna efectiva contra cada uno de los virus respiratorios, pero todos los años se actualiza una vacuna contra la gripe para que actúe sobre nuevas variedades de virus, y además se están creando vacunas para otros virus, como el virus sincitial respiratorio y el virus parainfluenza.

Las mejores medidas preventivas consisten en una buena higiene. Como muchos virus que producen catarros se transmiten por contacto con secreciones infectadas, lavarse las manos con frecuencia, tirar los pañuelos usados y limpiar todos los elementos y superficies puede ayudar a reducir su propagación.

Se han propuesto y probado muchos tratamientos para evitar los catarros, pero ninguno ha demostrado ser fiable y efectivo. No se ha demostrado que las grandes dosis de vitamina C (hasta 2000 miligramos al día) reduzcan el riesgo de resfriarse, ni la cantidad de virus que transmite la persona infectada.

El interferón es un fármaco que aumenta la resistencia de las células a la infección; inhalado por la nariz, puede prevenir las infecciones causadas por algunas variedades de virus (particularmente los rinovirus). Sin embargo, no funciona una vez que la infección ya está establecida, puede causar inflamación y hemorragias nasales y tiene efectos limitados contra ciertos virus, como los influenza y parainfluenza.

nasales o la tráquea y las vías respiratorias (infección traqueobronquial), que requiere tratamiento con antibióticos.

Diagnóstico

En general, los catarros se pueden diagnosticar rápidamente en función de los síntomas típicos. Sin embargo, las infecciones bacterianas, las alergias y otros trastornos pueden causar síntomas similares. Los mismos virus que producen catarros también pueden provocar síntomas similares a los de la gripe. Una fiebre alta sugiere que la afección no es un simple resfriado. Por lo general no es necesario realizar pruebas para diagnosticar un resfriado a menos que surjan complicaciones.

Tratamiento

Una persona congestionada debe evitar el frío y guardar reposo, intentando evitar el contagio a otros. Esto suele hacerse más bien en las primeras fases de la infección. Quienes tienen fiebre o síntomas más intensos deberían permanecer aislados y en reposo. Beber líquido ayuda a mantener las secreciones blandas para que resulten más fáciles de expulsar.

Los medicamentos para el catarro son de conocimiento popular, pero sus efectos beneficiosos no son claros. (• V. página 56) La aspirina, por ejemplo, puede llegar a aumentar la difusión del virus, al tiempo que sólo mejora levemente los síntomas. Si se necesita un fármaco para aliviar el dolor o la fiebre en un niño o un adolescente, es preferible administrar paracetamol o ibuprofeno, porque la aspirina ocasionalmente incrementa el riesgo de contraer el síndrome de Reye, un trastorno potencialmente mortal. (• V. página 1317)

Los descongestionantes nasales sólo consiguen un alivio temporal y limitado. Los antihistamínicos pueden descongestionar la nariz, pero se ha demostrado que sólo lo consiguen en individuos con historia de alergia. Por otra parte, causan somnolencia y otros efectos colaterales, particularmente en personas de edad avanzada. Inhalar vapor o vaho mediante un vaporizador es un método que algunos consideran útil para despegar las secreciones y reducir la opresión del pecho. Lavar los conductos nasales con una solución salina puede ayudar a eliminar las secreciones más persistentes. La tos puede ser la única forma de eliminar secreciones y desechos de las vías respiratorias durante una virosis, por lo que es preferible no tratarla a menos que interfiera el sueño o cause un gran malestar. Una tos intensa puede ser tratada con un antitusígeno. Los antibióticos no son eficaces contra el catarro; deberían usarse sólo si también se produce una sobreinfección por bacterias.

Gripe

La gripe (influenza) es una infección vírica que produce fiebre, secreción nasal, tos, dolor de cabeza, sensación de enfermedad (malestar general) e inflamación del revestimiento de la nariz y las vías respiratorias.

Todos los años se producen epidemias de enfermedades respiratorias causadas por la gripe durante el final del otoño o el comienzo del invierno. A pesar de que muchos virus respiratorios pueden causar síntomas de gripe, los virus A y B de la gripe suelen ser responsables de las epidemias hacia el final del otoño o el invierno.

El virus se transmite inhalando microgotas provenientes de la tos o de los estornudos de una persona infectada o bien teniendo contacto directo con las secreciones. En ciertos casos también es posible contagiarse a través de la manipulación de artículos del hogar infectados.

Síntomas

La gripe difiere del catarro común. Los síntomas comienzan alrededor de las 48 horas que siguen a la infección y pueden manifestarse de improviso. Los escalofríos o la sensación de frío pueden ser los primeros indicios de gripe. La fiebre es frecuente durante los primeros días y puede subir hasta 38,5 o 39,5 °C. Muchos enfermos se sienten mal como para levantarse de la cama; sienten dolor en todo el cuerpo, aunque más pronunciado en la espalda y las piernas. El dolor de cabeza suele ser intenso y se acompaña de dolor alrededor y detrás de los ojos. La luz intensa puede acentuar dichos dolores.

Al principio, los síntomas respiratorios pueden ser relativamente leves, con molestias en la garganta, sensación de quemazón en el pecho, tos seca y congestión nasal. Posteriormente, la tos puede intensificarse y agregarse esputos. En muchos casos la piel adquiere una temperatura elevada y está enrojecida, especialmente en la cara. La boca y la garganta enrojecen, los ojos se vuelven llorosos y la membrana blanca de los mismos puede estar levemente inflamada. El enfermo, en especial si es un niño, puede presentar náuseas y vómitos.

Al cabo de 2 o 3 días, la mayor parte de la sintomatología desaparece rápidamente, si bien en ciertos casos la fiebre dura hasta 5 días. Sin embargo, la bronquitis y la tos pueden persistir durante 10 días o más y los cambios producidos en las vías respiratorias tardan de 6 a 8 semanas en resolverse completamente. La debilidad y la fatiga pueden prolongarse durante varios días o en ocasiones durante semanas.

Diagnóstico

Generalmente, la gente conoce los síntomas de la gripe y, dado que esta afección se produce por epidemias, suele ser correctamente diagnosticada por la persona que la sufre o bien por miembros de su familia. La gravedad de la misma y la presencia de fiebre muy alta la distinguen de un catarro común. Se puede hacer una prueba con una muestra de sangre que permite identificar una infección por el virus de la gripe aunque no siempre es necesario ni tampoco se dispone siempre de esta prueba. La mejor manera de establecer el diagnóstico es recuperando el virus mediante un cultivo de secreciones respiratorias.

Complicaciones de la gripe

A pesar de que la gripe es una enfermedad grave en todas las personas, la mayoría de los individuos sanos vuelve a sentirse bien a los 7 o 10 días. Las complicaciones pueden hacer que la gripe se vuelva incluso más grave. Los muy jóvenes, los de edad avanzada y las personas con alguna enfermedad cardíaca, pulmonar o del sistema nervioso corren un riesgo particularmente alto de presentar complicaciones y morir.

Ciertos casos raros de gripe cursan con una grave inflamación de los conductos respiratorios con secreciones sanguinolentas (bronquitis hemorrágica). La neumonía vírica es la complicación más grave; puede progresar rápidamente y causar la muerte en un lapso tan breve como 48 horas. No se sabe con certeza qué determina que la neumonía se produzca o no, pero es más probable que tenga lugar durante una epidemia de gripe causada por el virus influenza A, para el cual muy pocas personas tienen inmunidad y en consecuencia ataca a quienes tienen un riesgo mayor. La neumonía bacteriana también puede complicar la gripe, porque resulta afectada la capacidad que tienen los pulmones de eliminar o controlar las bacterias localizadas en el aparato respiratorio.

El virus de la gripe rara vez ha sido asociado con la inflamación del cerebro (encefalitis), el corazón (miocarditis), o los músculos (miositis). La encefalitis puede hacer que la persona se vuelva soñolienta, sufra confusión, o incluso entre en coma. La miocarditis puede causar soplos cardíacos o insuficiencia cardíaca.

El síndrome de Reye es una complicación grave y potencialmente mortal que afecta más comúnmente a los niños durante las epidemias de gripe por virus influenza B, particularmente si han recibido aspirina o algún fármaco que contenga aspirina.

Prevención

Un individuo expuesto al virus de la gripe produce anticuerpos contra el mismo, que la protegen contra una nueva infección por ese virus en particular. De todos modos, vacunarse contra la gripe todos los años es la mejor forma de evitar contraerla. Las vacunas contienen variedades de virus de influenza inactivados (o "muertos") o bien partículas víricas. Una vacuna puede ser monovalente (una variedad de virus solamente) o polivalente (generalmente tres variedades). La monovalente permite administrar una dosis mayor contra una variedad nueva de virus, mientras que una polivalente crea resistencia contra más de una variedad. Cada año se crea una nueva vacuna basada en las predicciones de qué virus tienen más probabilidades de causar gripe. Las predicciones tienen en cuenta qué variedad de virus ha predominado durante la temporada anterior y cuál está causando la enfermedad en otras partes del mundo en ese momento.

La vacunación es particularmente importante para quienes tienen probabilidades de enfermar gravemente si se infectan. La vacunación debe tener lugar durante el otoño, de manera que los valores de anticuerpos lleguen al máximo durante los meses claves para la gripe, generalmente el invierno. Para la mayoría de los vacunados, deben transcurrir 2 semanas hasta que la vacuna comience a ofrecer protección. Sin embargo, los niños u otras personas que nunca han estado expuestas a un virus de influenza, necesitan recibir dos dosis de la misma, con una diferencia de un mes entre cada una, para así conseguir una inmunidad adecuada.

La amantadina o la rimantadina, dos fármacos antivíricos, pueden proteger contra el virus A, pero no así contra el B. Se utilizan durante las epidemias de gripe por virus A para proteger a las personas que se encuentran en estrecho contacto con los infectados y otras con riesgo elevado de infectarse y que nunca han sido vacunadas. Es posible dejar de administrar el fármaco 2 a 3 semanas después de la vacunación. Si no es posible aplicar la vacuna, se toma amantadina o rimantadina durante toda la epidemia, generalmente durante 6 a 8 semanas. Estos fármacos pueden causar nerviosismo, falta de sueño y otros efectos colaterales, especialmente en los ancianos y los afectados por alguna enfermedad cerebral o renal. La rimantadina tiende a causar menos efectos colaterales que la amantadina.

Tratamiento

El mejor tratamiento para la gripe consiste en guardar reposo, mantener la hidratación bebiendo abundante líquido y evitando los esfuerzos, fundamentalmente desde el momento en que comienzan los síntomas hasta 24 a 48 horas después de que la temperatura corporal vuelve a la normalidad. Las personas con síntomas intensos pero sin complicaciones pueden tomar paracetamol, aspirina, ibuprofeno o naproxeno. Debido al peligro de que desarrollen síndrome de Reye, no se debe administrar aspirina a los niños. Sin embargo, el paracetamol se les puede suministrar si realmente lo necesitan. Otras medidas útiles para el catarro común, como tomar descongestionantes nasales e inhalar vapor, pueden aliviar los síntomas.

La amantadina o la rimantadina ayudan a reducir la duración y gravedad de la fiebre y los síntomas respiratorios. Si se administran al principio de una infección sin complicaciones por el virus A de la gripe, no reducen la gravedad de la neumonía vírica. Pero en este caso también pueden ser administradas para intentar incrementar la probabilidad de recuperación. Se ha demostrado que la ribavirina, que puede ser inhalada en forma de aerosol o bien ingerida por boca, reduce la fiebre y afecta a la capacidad de reproducción del virus, pero su uso sigue siendo experimental. Sin embargo es posible administrarla para aliviar los síntomas de neumonía vírica.

Una infección bacteriana secundaria es tratada con antibióticos. La neumonía bacteriana causada por una clase de bacteria, el neumococo, puede evitarse con una vacuna polivalente que contenga los tipos más frecuentes de neumococos. (• *V. página 202*) Sin embargo, no debe vacunarse a alguien con gripe.

Infecciones causadas por herpesvirus

Los dos tipos principales de herpesvirus que producen infecciones con ampollas en la piel son el herpes simple y el herpes zoster.

Otro herpesvirus, el de Epstein-Barr, produce mononucleosis infecciosa. El citomegalovirus, otro de los herpesvirus, puede provocar una enfermedad imposible de diferenciar de la mononucleosis infecciosa. Un herpesvirus más recientemente identificado (herpesvirus 6) provoca una enfermedad infantil conocida como roséola infantil. El herpesvirus humano 7 nunca ha sido relacionado hasta la actualidad con ninguna enfermedad. En algunos estudios, el herpesvirus 8 ha sido interpretado como el causante del sarcoma de Kaposi en los enfermos de SIDA.

Herpes simple

La infección causada por herpes simple produce episodios recurrentes de vesículas pequeñas y dolorosas, llenas de líquido, sobre la piel o las membranas mucosas.

El herpes simple produce una erupción sobre la piel o las membranas mucosas. La misma erupción desaparece, pero el virus se mantiene en un estado inactivo (latente) dentro de los ganglios (una agrupación de células nerviosas) que proporcionan la sensibilidad de la zona infectada. Periódicamente el mismo herpes se reactiva y comienza a replicarse, causando erupciones cutáneas con vesículas, que se localizan en el mismo sitio que la aparición anterior. Sin embargo, éste puede estar presente en la piel sin causar ninguna vesícula evidente; el virus en ese estado puede ser una fuente de contagio para otras personas. Las erupciones pueden comenzar a raíz de una sobreexposición a la luz solar o bien por un estado febril, el estrés físico o emocional, la supresión del sistema inmunitario, o por la toma de ciertos alimentos o medicamentos, si bien, por lo general, se desconocen los factores que las desencadenan.

Los dos tipos de virus herpes simple que infectan la piel son VHS-1 y VHS-2. El VHS-1 es el que produce la formación de vesículas sobre los labios (herpes labial) (• *V. página 474*) y úlceras en la córnea del ojo (queratitis por herpes simple). (• *V. página 1074*) Por lo general se transmite por contacto con secreciones de la boca o sus alrededores. El VHS-2 suele causar herpes genital y es transmitido principalmente por contacto directo con las vesículas, casi siempre durante una relación sexual. (•*V. página 976*)

Síntomas y complicaciones

La recurrencia de herpes simple se presiente por la aparición de un hormigueo, malestar o picor, que precede a la formación de vesículas en varias horas o hasta 2 o 3 días. Sobre cualquier parte de la piel o las membranas mucosas pueden formarse vesículas rodeadas de un borde rojizo, si bien por lo general se forman en la boca o a su alrededor, en los labios y los genitales. Las vesículas (que pueden ser dolorosas) tienden a unirse, hasta el punto de conformar una única zona afectada. Tras unos días, las mismas comienzan a secarse y forman una delgada costra amarillenta y úlceras superficiales. La curación suele comenzar una o dos semanas después de su aparición y por lo general se completa en 21 días. Sin embargo, las vesículas formadas en zona húmedas del cuerpo pueden tardar más en curarse. Puede producirse cicatrización si las erupciones siguen desarrollándose en el mismo lugar o bien si aparece una infección bacteriana secundaria.

La primera infección causada por herpes en los niños puede provocar llagas dolorosas e inflamación en la boca y las encías (gingivoestomatitis) o bien una dolorosa inflamación de la vulva y la vagina (vulvovaginitis). Estos procesos también causan irritabilidad, pérdida del apetito y fiebre. En los niños pequeños y con menos frecuencia en los de mayor edad, la afección puede propagarse por la sangre y afectar a órganos internos, como el cerebro (una infección que puede ser mortal).

Una mujer que haya tenido una infección con VHS 2 puede trasmitirla a su feto, especialmente si lo ha contraído durante los tres últimos meses de embarazo. (• *V. página 1255*) El herpes simple en un feto causa desde una leve inflamación de la membrana que rodea el cerebro (meningitis), hasta en ocasiones una inflamación intensa del tejido cerebral (encefalitis).

Si los niños o adultos afectados por una enfermedad cutánea llamada eccema atópico se infectan con el virus herpes simple, en ocasiones desarrollan una enfermedad potencialmente mortal llamada eccema herpético. (• *V. página 991*) Por consiguiente, los afectados de eccema atópico deberían evitar estar cerca de una persona con una infección herpética activa. En los enfermos de SIDA, las infecciones herpéticas de la piel pueden ser particularmente graves y persistentes. Estas personas también presentan con mayor frecuencia inflamación del esófago y del intestino, úlceras alrededor del ano, neumonía o anomalías nerviosas.

Cuando el herpes simple penetra a través de una lesión de la piel del dedo, se produce una inflamación dolorosa y rojiza de la punta del mismo que recibe el nombre de **panadizo herpético.** Suele aparecer frecuentemente en los trabajadores sanitarios que nunca han tenido herpes simple y entran en contacto con fluidos corporales que lo contienen.

Diagnóstico

El herpes simple suele ser difícil de reconocer. Puede ser confundido con una reacción alérgica, otras infecciones víricas o incluso una reacción cutánea medicamentosa. La localización de las vesículas en la superficie corporal puede ayudar a establecer el diagnóstico.

Si el médico sospecha que alguien está afectado de herpes simple puede examinar una muestra de sus vesículas al microscopio. En el caso de una infección por dicho virus, en las muestras aparecerán grandes células infectadas. Los cultivos del virus, los análisis de sangre que comprueban si ha aumentado el número de anticuerpos y las biopsias pueden confirmar el diagnóstico. De todos modos, rara vez se necesita acudir a estas pruebas. Es posible establecer un diagnóstico en un estadio muy precoz, usando nuevas técnicas tales como la reacción en cadena de la polimerasa, que puede ser utilizada para identificar el ADN del virus en un tejido o humor corporal.

Tratamiento

Generalmente, el único tratamiento necesario para el herpes labial es mantener limpia la zona afectada lavándola suavemente con agua y jabón. A continuación es necesario secar el área por completo; si las vesículas quedan húmedas la inflamación puede empeorar, la curación se retrasa y posiblemente favorezca la sobreinfección bacteriana. Para evitarla o tratarla, puede aplicarse sobre la piel una pomada con un antibiótico como la neomicina-bacitracina. Si aumenta cada vez más la infección bacteriana o

bien está provocando síntomas adicionales, se pueden administrar antibióticos por vía oral o mediante inyección intramuscular.

Las cremas antivíricas como el aciclovir y el penciclovir (sólo para los labios), suelen ser eficaces si se aplican directamente sobre las vesículas. El aciclovir, el valaciclovir y el famciclovir también se pueden administrar por vía oral. Estos medicamentos no curan el herpes, pero reducen la duración de sus síntomas. Si el paciente sufre erupciones frecuentes y dolorosas, la ingestión diaria de aciclovir por vía oral puede reducir la aparición de dichas erupciones. Las infecciones graves de herpes simple deben tratarse con aciclovir por vía intravenosa. La queratitis herpética simple se debe tratar con trifluridina en gotas. También puede administrarse idoxuridina o vidarabina.

Herpes zoster

El herpes zoster (culebrilla) es una infección que produce erupciones cutáneas muy dolorosas constituidas por ampollas llenas de líquido.

El herpes zoster es causado por el mismo herpesvirus, el de varicela-zoster, que produce varicela. (• *V. página 1306*) La infección inicial por el virus varicela-zoster, que puede adoptar la forma de varicela, termina con la penetración de los virus en los ganglios (una agrupación de células nerviosas) de los nervios espinales o craneales permaneciendo allí en estado latente. El herpes zoster siempre queda limitado a la distribución cutánea de la raíz o raíces nerviosas afectadas (dermatomas). (• *V. recuadro, página 341*)

El virus del herpes zoster puede no volver a producir síntomas o bien puede reactivarse muchos años después. Si esto ocurre, se produce la enfermedad. En ocasiones, tiene lugar cuando la inmunidad del organismo disminuye por otro trastorno, como el SIDA o la enfermedad de Hodgkin, o bien por medicaciones que debilitan el sistema inmunitario. En la mayoría de los casos se desconoce la causa de la reactivación. La aparición del herpes zoster no siempre significa que exista alguna enfermedad grave subyacente. Puede ocurrir a cualquier edad pero es más frecuente después de los 50 años.

Síntomas y complicaciones

Tres o cuatro días antes de la aparición del herpes zoster, algunas personas se sienten mal y tienen escalofríos, fiebre, náuseas, diarrea o dificultades para orinar. Otras sienten dolor o sólo una sensación de hormigueo o picazón en una zona de la piel. Al cabo de este tiempo aparecen grupos de ampollas llenas de líquido rodeadas de una pequeña zona roja. Éstas ocupan sólo un área limitada de la piel cuya sensibilidad corre a cargo de los nervios afectados.

Qué es la neuralgia postherpética

El dolor en las áreas de la piel cuya sensibilidad cubren los nervios infectados recibe el nombre de neuralgia postherpética. Este dolor puede persistir durante meses o años después de un episodio de herpes zoster. No indica que el virus siga replicándose activamente. El dolor de la neuralgia postherpética puede ser constante o intermitente, y puede empeorar durante la noche en respuesta al calor o al frío. En algunos casos el dolor es tan intenso que incapacita a la persona.

La neuralgia postherpética se produce con mayor frecuencia en las personas de mayor edad: del 25 al 50 por ciento de personas mayores de 50 años que tienen herpes zoster también experimenta cierta neuralgia postherpética. Sin embargo, sólo el 10 por ciento de todas las personas que tienen herpes zoster la desarrolla. Muy pocas sufren dolores intensos.

En la mayoría de los casos, el dolor desaparece en 1 a 3 meses, pero en el 10 al 20 por ciento de los casos el dolor puede persistir durante más de 1 año, y alguna vez ha durado más de 10 años.

A pesar de que se han ensayado varios tratamientos para la neuralgia postherpética, ninguno de ellos ha resultado eficaz en todos los casos. Por lo general, el dolor es leve y no necesita ningún tratamiento específico.

Generalmente, éstas aparecen en el tronco y habitualmente a un solo lado. No obstante, también pueden aparecer algunas pocas en otros puntos. El área del cuerpo afectada suele ser muy sensible a cualquier estímulo, incluyendo un ligero roce e incluso puede presentarse un dolor muy intenso.

Las ampollas comienzan a secarse y a formar costras aproximadamente 5 días después de su aparición. Hasta que se forma la costra, dichas ampollas contienen virus de herpes zoster, que pueden provocar varicela si se transmiten a personas susceptibles. Si las ampollas cubren amplias zonas de piel o persisten durante más de 2 semanas habitualmente significa que el sistema inmunitario no está funcionando correctamente.

Un ataque de herpes zoster suele inmunizar de por vida al afectado ante futuros ataques; existe menos de un 4 por ciento de recidivas. La mayoría se recupera sin sufrir efectos duraderos. Sin embargo, puede quedar como secuela tejido cicatricial extenso en la piel sin que se desarrolle una infección bacteriana secundaria. La afectación de la rama ocular del nervio facial es una complicación bastante grave.

Diagnóstico

El médico puede tener dificultades para diagnosticar herpes zoster antes de la aparición de las ampollas, pero la localización del dolor inicial en una banda imprecisa a un lado del cuerpo puede ser un síntoma útil. Dependiendo de los nervios afectados, el dolor puede parecerse al causado por la apendicitis, un cálculo renal o la inflamación del intestino grueso. Las ampollas producidas por el herpes zoster pueden ser casi idénticas a las del herpes simple. No obstante, éstas últimas tienden a aparecer formando un patrón diferente, más restringido sobre la piel; por lo general su número es menor y pueden recurrir repetidamente en el mismo lugar. Si es necesario, se realizan pruebas de laboratorio para confirmar el diagnóstico.

Tratamiento

Aún no se sabe con certeza cuál es el mejor tratamiento contra el herpes zoster. Ni los corticosteroides ni un antisuero que contenga altos valores de anticuerpos contra el virus tienen efecto sobre la enfermedad una vez que ha comenzado. Ningún fármaco puede eliminar el virus. Sin embargo, los antivíricos como el aciclovir o el famciclovir pueden utilizarse para reducir la duración de la erupción cutánea en los individuos cuyos sistemas inmunológicos sean deficientes. Es importante mantener la piel limpia para evitar infecciones bacterianas sobreagregadas.

La aspirina o la codeína alivian temporalmente el dolor y resultan de gran ayuda cuando éste impide realizar actividades o conciliar el sueño. La aspirina debe evitarse en los niños debido al riesgo de provocar síndrome de Reye.

Mononucleosis infecciosa

La mononucleosis infecciosa es una enfermedad caracterizada por fiebre, dolor de garganta y agrandamiento de los ganglios linfáticos, causada por el virus de Epstein-Barr, un herpesvirus.

Después de invadir las células que recubren la nariz y la garganta, el virus de Epstein-Barr alcanza los linfocitos B (glóbulos blancos responsables de la producción de anticuerpos). La infección causada por este virus es muy frecuente y afecta a niños, adolescentes y adultos por igual. Alrededor del 50 por ciento de los niños ha sufrido una infección por el virus de Epstein-Barr antes de los 5 años de edad. Sin embargo, no es muy contagioso. Los adolescentes y los adultos jóvenes suelen contraer mononucleosis infecciosa al besarse o tener otro contacto íntimo con alguien ya infectado.

El virus de Epstein-Barr se ha relacionado con el linfoma de Burkitt, un tipo de cáncer que aparece principalmente en el África tropical. También puede influir en el desarrollo de ciertos tumores de los linfocitos B que afectan a las personas inmunodeprimidas (como las sometidas a trasplantes de órganos o las que padecen SIDA) y en algunos cánceres de nariz y garganta. A pesar de que no se sabe cuál es el papel que desempeña el virus en estos cánceres, se cree que partes específicas del material genético del mismo alteran el ciclo de crecimiento de las células infectadas.

Síntomas y complicaciones

En los niños menores de 5 años, la infección, habitualmente, no produce sintomatología. En adolescentes y adultos puede producirlos o no. Se cree que el tiempo transcurrido entre la infección y la aparición de los síntomas (periodo de incubación) es de 30 a 50 días.

Los cuatro síntomas más importantes son cansancio, fiebre, dolor de garganta e inflamación de los ganglios linfáticos. No todas los afectados presentan el cuadro completo. Por lo general, la infección comienza con una sensación de malestar que dura varios días o semanas. Luego, aparecen la fiebre, el dolor de garganta y el agrandamiento de los ganglios linfáticos. La temperatura suele subir aproximadamente hasta 39,5 °C por la tarde o al comenzar de la noche. La garganta puede doler mucho y en la parte posterior de la misma en ocasiones se forma un material similar al pus. Cualquier ganglio linfático aumenta de tamaño, pero los del cuello lo hacen mas frecuentemente. El cansancio suele ser más intenso en las 2 o 3 primeras semanas.

En más del 50 por ciento de los que padecen mononucleosis infecciosa el bazo aumenta de tamaño. El hígado puede hacerlo ligeramente. Con menor frecuencia, pueden producirse ictericia y edema alrededor de los ojos. Las erupciones cutáneas no son frecuentes, pero en un estudio, los infectados por el virus de Epstein-Barr que recibieron el antibiótico ampicilina, generalmente, las desarrollan. Otras complicaciones incluyen inflamación del tejido cerebral (encefalitis), convulsiones, alteraciones nerviosas, inflamación del revestimiento cerebral (meningitis) y anomalías del comportamiento.

El bazo es más susceptible a las lesiones y complicaciones, como la rotura del mismo. Si ésta se produce, es necesario extirparlo quirúrgicamente. El número de glóbulos blancos suele aumentar, pero también puede descender, igual que las plaquetas y

Ganglios linfáticos cervicales

Sujeto con ganglios linfáticos cervicales aumentados de tamaño.

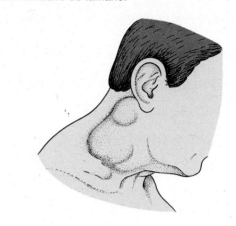

los glóbulos rojos. Por lo general vuelven a la normalidad sin tratamiento. En raras ocasiones, los ganglios linfáticos agrandados del cuello presionan las vías respiratorias. Como consecuencia se desarrolla una cierta congestión pulmonar pero que no suele producir síntomas.

Diagnóstico

El diagnóstico se basa en la sintomatología. Sin embargo, los síntomas no son específicos y semejan a los de otras infecciones. Por ejemplo, la infección por citomegalovirus provoca un síndrome que resulta difícil de distinguir de la mononucleosis infecciosa. Otros virus y la toxoplasmosis también pueden generar síntomas similares, así como también determinados efectos secundarios de algunos fármacos y ciertas enfermedades no infecciosas.

Un análisis de sangre confirma, en ocasiones, el diagnóstico de mononucleosis infecciosa al detectar anticuerpos contra el virus de Epstein-Barr. El organismo produce nuevos linfocitos B para eliminar los que ya están infectados. Estos tienen un aspecto característico y aparecen en grandes cantidades en la sangre de las personas con la enfermedad. La infección estreptocócica de la faringe, que puede parecerse a la mononucleosis infecciosa, suele ser identificada mediante un cultivo de faringe y debe tratarse con antibióticos para evitar los abscesos y reducir la probabilidad de contraer fiebre reumática.

Pronóstico y tratamiento

Los afectados con mononucleosis infecciosa, generalmente, se recuperan por completo. La duración de

Síndrome de fatiga crónica

El síndrome de fatiga crónica es una enfermedad que se produce principalmente en los adultos de entre 20 y 40 años. El número de mujeres que sufren el síndrome de fatiga crónica duplica al de los varones. Los síntomas incluyen fatiga debilitante, interferencia con la capacidad de concentración y, en algunos casos, febrícula y tumefacción de los ganglios linfáticos.

Inicialmente se creía que el virus de Epstein-Barr era la causa del síndrome, pero existen pocas evidencias que sustenten esta teoría.

---

la enfermedad varía. La fase aguda dura aproximadamente 2 semanas y, tras ella, la mayoría consigue reanudar sus actividades habituales. Sin embargo, el cansancio puede persistir durante varias semanas y en ocasiones algunos meses.

Rara vez (en menos del uno por ciento de las infecciones) una persona con mononucleosis infecciosa puede fallecer. La muerte se debe a complicaciones, como la inflamación del cerebro, la rotura del bazo o la obstrucción de las vías respiratorias; además, una mala evolución es particularmente posible en inmunodeprimidos.

Se recomienda que las personas afectadas de mononucleosis infecciosa guarden reposo hasta que desaparezcan la fiebre, el dolor de garganta y la sensación de malestar. Debido al riesgo de que el bazo se rompa, deben evitarse los deportes de contacto o los que supongan levantar grandes pesos durante un período de 6 a 8 semanas, aunque el mismo no haya aumentado de tamaño.

Para la fiebre y el dolor se administra paracetamol (acetaminofén) o aspirina. Sin embargo, ésta debe evitarse en los niños debido a la posibilidad de que contraigan síndrome de Reye, que puede resultar mortal. Algunas complicaciones, como la inflamación de las vías respiratorias, se pueden tratar con corticosteroides. A pesar de que el aciclovir reduce la producción de virus de Epstein-Barr, tiene poco efecto sobre los síntomas de mononucleosis infecciosa.

Infecciones víricas del sistema nervioso central

Las infecciones del sistema nervioso central son causadas por una variedad de virus que afectan principalmente al cerebro y a la médula espinal y a veces a las membranas que los rodean (meninges).

Rabia

La rabia es una infección vírica del tejido cerebral que causa irritación e inflamación de éste y de la médula espinal.

El virus de la rabia está presente en la saliva de los animales infectados. Un animal con rabia transmite la infección a otros animales o a los humanos al morderles o, en ocasiones, con el lamido. Desde el punto de inoculación inicial el virus se desplaza a través de los nervios hasta la médula espinal y el cerebro, donde se multiplica. A continuación desciende por los nervios hacia las glándulas salivales, donde se instala.

Diferentes animales pueden trasmitir la rabia a los humanos. Aun cuando la fuente habitual de infección de los humanos son los perros, también los gatos, los murciélagos, los mapaches, las mofetas, los zorros y otros animales pueden ser responsables del contagio. No es frecuente que los ratones, las ratas u otros mamíferos pequeños transmitan la rabia, en parte porque la mordedura de otro animal suele resultarles mortal. En los países desarrollados, la vacunación ha eliminado en gran medida la rabia en los perros. Sin embargo, sigue siendo bastante frecuente en la mayoría de los países de América Latina, África y Asia, donde las mascotas no siempre están vacunadas contra dicha enfermedad. Los animales infectados pueden tener rabia furiosa o muda. En la rabia furiosa, el animal está agitado y presenta conducta anormal; posteriormente queda paralizado y muere. En la rabia muda, la parálisis localizada o generalizada es lo que predomina desde el comienzo.

Actualmente, en los países desarrollados, la mayor parte de los casos de rabia humana suelen ser causadas por mordeduras de animales salvajes infectados. Dichos animales pueden tener un comportamiento furioso, pero es más probable que presenten cambios de comportamiento menos obvios. Los de hábito nocturno (murciélagos, mofetas, mapaches y zorros) infectados por la rabia pueden salir durante el día y no demostrar el miedo habitual ante los humanos.

A pesar de que resulta extremadamente raro, la rabia puede contraerse respirando aire infectado. Se ha descrito el desarrollo de dos casos entre unos exploradores que respiraron el aire de una cueva infestada de murciélagos.

Síntomas

La sintomatología suele comenzar entre 30 y 50 días después del contagio, pero el período de incubación varía de 10 días a más de un año. Dicho período suele ser más corto en las víctimas de mordiscos en la cabeza o el tronco o en quienes sufren muchas mordeduras.

En el 20 por ciento de los casos, la rabia se inicia con parálisis en las piernas, que se va extendiendo hacia el resto del cuerpo. Sin embargo, la enfermedad suele comenzar con un corto período de depresión mental, inquietud, sensación de malestar y fiebre. La inquietud se convierte en una agitación incontrolada y el enfermo produce gran cantidad de saliva. Los espasmos musculares de la garganta y del área vocal suelen ser terriblemente dolorosos. Estos espasmos son causados por la irritabilidad del área cerebral responsable de las acciones de tragar y respirar. Una brisa ligera o el simple intento de beber agua pueden inducir dichos espasmos. En consecuencia, una persona que padece rabia no puede beber y, por este motivo, la enfermedad suele recibir el nombre de hidrofobia (miedo al agua).

Diagnóstico

Cuando alguien es mordido por un animal enfermo o salvaje, la mayor preocupación debe ser la posibilidad de que tuviese rabia. Para determinar si se trata de un animal rabioso suele ser necesario realizar un examen de una muestra de tejido cerebral. Para ello, el animal debe ser capturado y observado. En realidad, debería ser sacrificado para examinarle el cerebro. Si al cabo de este tiempo un perro o un gato sin síntomas muerde a una persona, puede ser confinado y examinado por un veterinario durante 10 días. Si el animal sigue sano, se puede llegar a la conclusión de que no tenía rabia en el momento de la mordedura.

Si un individuo que ha sido mordido por un animal desarrolla síntomas de inflamación cerebral progresiva (encefalitis), es probable que la causa sea la rabia. No sirve de nada hacer una prueba para detectar el virus hasta que no aparecen síntomas. Una biopsia cutánea, mediante la cual se toma una muestra de piel (generalmente del cuello) para examinarla al microscopio, puede revelar la presencia del virus.

Prevención y tratamiento

Para prevenir la rabia se deben tomar ciertas medidas antes de la exposición al virus o bien inmediatamente después de la misma. Por ejemplo, se puede aplicar una vacuna a quienes tienen un alto riesgo de estar expuestos al virus. Entre estas personas se encuentran los veterinarios, los técnicos de laboratorio que manipulan animales potencialmente infectados, los que viven o permanecen más de 30 días en países en vías de desarrollo en los que la rabia canina es muy frecuente y los que se dedican a explorar cuevas de murciélagos. La vacunación brinda cierto grado de protección a casi toda la gente durante el resto de su vida. Sin embargo, los valores de anticuerpos descienden con el paso del tiempo y las personas con elevado riesgo de seguir expuestas deberían recibir una dosis de refuerzo cada 2 años.

Los individuos que hayan sido mordidos por un animal rabioso rara vez desarrollan la enfermedad si se toman medidas preventivas de inmediato. Los mordidos por conejos y roedores (incluyendo ardillas, ardillas rayadas, ratas y ratones) no necesitan tratamiento ulterior a menos que exista una fuerte sospecha de rabia; estos animales rara vez están infectados. Sin embargo, quienes hayan sido mordidos por animales salvajes como las mofetas, los mapaches, los zorros y los murciélagos necesitan tratamiento a menos que el animal pueda ser capturado y se demuestre que no tiene rabia.

La mejor medida de prevención es tratar de inmediato una herida producida por la mordedura de un animal. La zona contaminada se limpia completamente con jabón. Las heridas profundas se lavan con agua jabonosa. Una vez limpias las heridas, las personas que no han sido inmunizadas previamente con la vacuna contra la rabia reciben una inyección de inmunoglobulina contra ésta, aplicando la mitad de la dosis en el área del mordisco. También se les inyecta la vacuna contra la rabia el mismo día de la exposición al virus y los días 3, 7, 14 y 28. El dolor y la inflamación de la zona de la inyección suelen ser poco importantes. Es raro que se produzcan reacciones alérgicas graves durante la serie de cinco inyecciones; menos del uno por ciento de los vacunados desarrolla fiebre tras haberla recibido.

En alguien mordido que ya ha sido vacunado con anterioridad, el riesgo de contraer rabia es menor, pero aun así es fundamental limpiar la herida de inmediato y aplicar dos dosis de la vacuna (los días 0 y 2).

Antes de que se contara con la terapia que existe en la actualidad, la persona que padecía rabia fallecía al cabo de 3 a 10 días de haberla contraído. La mayoría moría a causa de una obstrucción en las vías respiratorias (asfixia), convulsiones, agotamiento o parálisis generalizada. A pesar de que en el pasado se consideraba que la muerte por rabia era inevitable, unos pocos sobrevivían. En esos casos la supervivencia se puede atribuir al cuidado intensivo para controlar los síntomas que afectaban a los pulmones, al corazón y al cerebro. Una vez que los síntomas han aparecido, ninguna vacuna ni inmunoglobulina contra la rabia parece tener efecto.

Enfermedad de Creutzfeldt-Jakob

La enfermedad de Creutzfeldt-Jakob (encefalopatía espongiforme subaguda) es una infección progresiva, inevitablemente mortal, que produce espasmos musculares y una pérdida progresiva de la función mental.

La enfermedad de Creutzfeldt-Jakob existe en todo el mundo. Poco se sabe acerca de cómo se transmite. Unos pocos se han contagiado al recibir trasplantes de córnea o quizás otros tejidos provenientes de donantes infectados o debido al uso de instrumentos contaminados durante una cirugía de cerebro. Una hormona del crecimiento obtenida a partir de la glándula hipofisaria de cadáver también puede ser una fuente de infección. (En la actualidad existe una hormona del crecimiento sintética.) El riesgo de sufrir esta enfermedad aumenta ligeramente en quienes han sido sometidos a una operación cerebral. Algunos patólogos han contraído la enfermedad de Creutzfeldt-Jakob, presumiblemente a partir de su contacto con cadáveres.

La enfermedad de Creutzfeldt-Jakob afecta principalmente a los adultos, particularmente a los que rondan los 60 años. El organismo causante es difícil de identificar porque no se ha descubierto ningún ARN ni ADN extraño asociado a la enfermedad. Sin embargo, existe evidencia que indica la presencia de una proteína específica, llamada prión, en los afectados.

Una enfermedad similar a la de Creutzfeldt-Jakob se produce en la ovejas **(scrapie)** y en el ganado vacuno **(enfermedad de las vacas locas).** La infección se transmite a la descendencia y se cree que puede ser contraída al comer tejidos infectados. La transmisión entre distintas especies de animales no es clara, pero se sospecha que la incidencia de la enfermedad de las vacas locas aumentó cuando el ganado vacuno fue alimentado con vísceras de oveja y los casos en humanos pueden haberse producido por la ingestión de carne vacuna contaminada.

Síntomas

Durante meses o años después de la exposición, no se producen síntomas. Lentamente va desarrollándose el daño cerebral y la pérdida de la capacidad intelectual (demencia) resulta cada vez más evidente. Al principio los síntomas se parecen a los de otras demencias: (• *V. página 384)* descuido de la higiene personal, apatía, irritabilidad, olvidos y confusión. Algunas personas se cansan con facilidad, presentan somnolencia, son incapaces de conciliar el sueño o sufren trastornos del sueño. Seguidamente, la sintomatología empeora, generalmente con mucha mayor rapidez que en el mal de Alzheimer, hasta que se llega a un estado de demencia profunda.

Generalmente se producen espasmos musculares en los seis primeros meses posteriores al comienzo de los síntomas. También ocasionalmente temblo-res, torpeza y movimientos corporales peculiares. La visión puede tornarse borrosa o poco clara. La mayoría de los enfermos fallece, por lo general de neumonía, al cabo de 3 a 12 meses de enfermedad. Alrededor del 5 al 10 por ciento de las personas sobrevive 2 años o más.

Diagnóstico

El médico considera el diagnóstico de enfermedad de Creutzfeldt-Jakob cuando evalúa a un paciente con demencia. En la mayoría de las personas, dicha enfermedad es una causa poco probable a menos que la función de la mente se esté deteriorando rápidamente o que se acompañe de sacudidas musculares. El diagnóstico de la enfermedad de Creutzfeldt-Jakob no suele confirmarse en vida, ya que para ello es necesario tomar una muestra de tejido cerebral y realizar una prueba específica. Esta prueba es muy fiable, pero sólo se realiza cuando la enfermedad es considerada como probable.

Prevención y tratamiento

La enfermedad de Creutzfeldt-Jakob no puede curarse y tampoco es posible retrasar su avance. El médico intenta medidas paliativas tratando los síntomas. Como la enfermedad es contagiosa, debe evitarse el trasplante o la ingestión de tejidos humanos o animales infectados.

Leucoencefalopatía multifocal progresiva

La leucoencefalopatía multifocal progresiva es una rara manifestación de infección cerebral por poliomavirus que suele progresar rápidamente una vez que comienza la sintomatología.

La enfermedad afecta al cerebro y a la médula espinal y es causada por el virus JC, que es un poliomavirus. Se ha vuelto muy frecuente entre las personas con deficiencia en la función (inmunológica) de los linfocitos T, como por ejemplo en los que sufren de leucemia, linfoma o SIDA. Los varones se ven afectados con mayor frecuencia que las mujeres.

Síntomas y diagnóstico

Muchos de los infectados por el virus JC no presentan aparentemente síntomas. Al igual que sucede con el herpesvirus, el JC parece permanecer latente hasta que algo (como un sistema inmunitario deficiente) provoca su reactivación. En consecuencia, la leucoencefalopatía multifocal progresiva suele aparecer sólo años después de la infección inicial.

La sintomatología suele iniciarse de forma repentina y gradual. Una vez que aparecen los síntomas, en general empeoran rápidamente y varían dependiendo de la parte infectada del cerebro. Es frecuente la parálisis que afecta a la mitad del cuerpo. Sólo en casos raros se producen dolores de cabeza y convulsiones. En aproximadamente dos de cada tres personas aparece una progresiva pérdida de la capacidad intelectual (demencia). También una creciente dificultad para hablar, así como ceguera parcial. Es muy frecuente que la persona muera entre uno y seis meses después del comienzo de los síntomas, pero algunas han sobrevivido a este tiempo.

El médico basa su diagnóstico en el desmejoramiento progresivo del paciente. Las técnicas no invasivas, como la tomografía computadorizada (TC) y la resonancia magnética (RM), pueden ayudar a establecer el diagnóstico. Sin embargo, el diagnóstico definitivo no puede establecerse hasta después del fallecimiento del enfermo, pues sólo entonces se puede examinar el tejido cerebral.

Tratamiento

Ningún tratamiento se ha revelado eficaz en la leucoencefalopatía multifocal progresiva. En las personas que han sobrevivido, los investigadores sospechan que ciertas funciones de su sistema inmunológico pueden haber sido responsables de detener la infección o la destrucción del tejido cerebral.

Paraparesia espástica tropical

La paraparesia espástica tropical es una infección vírica, lentamente progresiva, de la médula espinal que causa debilidad en las piernas.

La infección es causada por el tipo I del virus de la leucemia de células T humana (HTLV-I). Éste, un retrovirus, también puede causar un tipo de leucemia. La paraparesia espástica tropical puede transmitirse por contacto sexual o bien por el uso de agujas contaminadas. También de madre a hijo a través de la placenta o por la leche materna.

Los síntomas pueden comenzar años después de la infección inicial. En su respuesta a la infección por HTLV-I, el sistema inmunitario ocasionalmente daña el tejido nervioso, causando los síntomas. La debilidad y rigidez muscular en ambas piernas comienza gradualmente y empeora lentamente. Es probable la pérdida parcial de la sensibilidad en los pies.

A pesar de que no existe cura para este proceso, las personas tratadas con corticosteroides, que pueden inhibir la respuesta inmune, experimentan una notable mejoría. La plasmaféresis también ha producido mejorías temporales.

Infecciones causadas por arbovirus

Arbovirus es un término usado para un virus que se transmite a los humanos a través de los insectos, como las garrapatas y los mosquitos, los cuales se contagian al picar animales infectados, como animales y pájaros domésticos.

Encefalitis causada por arbovirus

La encefalitis causada por arbovirus es una grave infección del cerebro causada por uno de los diversos virus de este grupo.

Existen varios tipos de encefalitis vírica transmitidos por picaduras de insectos. El virus responsable de cada una de estas afecciones se transmite por un tipo concreto de mosquito que se encuentra en zonas geográficas específicas. Las enfermedades son zoonosis endémicas en la región, pero se suceden brotes periódicamente cuando aumenta la población de animales infectados. Las infecciones en los humanos son incidentales y no incrementan la transmisión del virus.

La encefalitis equina occidental se produce en personas de todas las edades, pero afecta particularmente a los niños menores de un año. La encefalitis equina oriental afecta sobre todo a los niños pequeños y a las personas de más de 55 años y provoca la muerte con más frecuencia que la variedad occidental. Ambos tipos tienden a ser graves en los niños menores de un año, causando un daño nervioso o cerebral permanente. El riesgo de muerte es mayor en las personas de edad avanzada. Existen diversos virus en el grupo de virus de California, como el virus de California, el virus La Crosse y el de Jamestown Canyon. Todos los virus de este grupo afectan principalmente a los niños.

Síntomas y tratamiento

Los síntomas iniciales o más frecuentes son dolor de cabeza, somnolencia y fiebre. Los vómitos y la rigidez de nuca son signos menos frecuentes de una infección de cerebro y médula espinal. Luego pueden aparecer temblores musculares, confusión mental, convulsiones y coma. Ocasionalmente, los brazos y las piernas quedan paralizados.

A diferencia de la encefalitis causada por el virus herpes simple, no existe tratamiento específico. La atención médica generalmente se limita a medidas de soporte. Se intenta mantener el funcionamiento cardíaco y pulmonar del paciente mientras la infección sigue su curso.

Otras infecciones causadas por arbovirus

En otras partes del mundo, la naturaleza transmite periódicamente al hombre variedades de arbovirus diferentes que causan encefalitis. Estas enfermedades incluyen encefalitis equina venezolana, encefalitis japonesa, encefalitis rusa de primavera-verano y otros tipos que reciben el nombre de las zonas geográficas en las que se producen.

Una de las infecciones por arbovirus más reconocidas e históricamente importantes es la denominada fiebre amarilla. La **fiebre amarilla,** una enfermedad vírica trasmitida por mosquitos, produce fiebre, hemorragia e ictericia. Puede ser mortal. Es muy frecuente en África Central y América Central y del Sur.

El dengue es una de las infecciones causadas por arbovirus con mayor prevalencia en los trópicos y subtrópicos. Transmitida por mosquitos, se presenta con fiebre, inflamación de los ganglios linfáticos y hemorragia. Causa intensos dolores articulares y musculares, por lo cual recibe el nombre de fiebre rompehuesos. Puede ser mortal. Suele afectar a niños menores de 10 años y, en los años subsiguientes, son frecuentes las infecciones recurrentes por diferentes tipos de virus.

Infecciones causadas por arenavirus

Los arenavirus y algunos virus relacionados con los arbovirus pueden transmitirse a los humanos a través del contacto con roedores o aerosoles que se originen en sus deyecciones.

Coriomeningitis linfocítica

La coriomeningitis linfocítica es una enfermedad causada por arenavirus que por lo general produce un trastorno similar a la gripe.

El arenavirus está presente en los roedores, especialmente el ratón de casa gris y el hámster. Éstos suelen estar infectados por el virus de por vida y lo excretan en la orina, las heces, el semen y las secreciones nasales. La exposición al polvo o los alimentos contaminados suele ser responsable de la infección en los seres humanos. La enfermedad generalmente se produce en el invierno cuando los roedores salvajes buscan albergue bajo techo.

Síntomas

Una enfermedad similar a la gripe se desarrolla de una a tres semanas después de la infección. Generalmente en los casos que desarrollan síntomas, se pro-

duce fiebre de 38,3 a 40 °C, que puede incluir temblores (escalofríos). Otros síntomas incluyen sensación de malestar, náuseas, aturdimiento, debilidad y dolores musculares. El mal se concentra detrás de los ojos y empeora con la luz intensa. También puede producirse dolor de garganta y de articulaciones, vómitos y falta de apetito. La enfermedad puede incluir inflamación de las articulaciones de los dedos y de los testículos. Se puede sufrir alopecia (caída del cabello).

Con frecuencia, la enfermedad se presenta en dos fases. La inflamación de la membrana que cubre el cerebro (meningitis) se desarrolla de una a dos semanas después de los síntomas similares a una gripe. Las personas con meningitis tienen dolor de cabeza y rigidez en el cuello. Por lo general, se recuperan por completo. En ciertos casos, se desarrolla una inflamación del tejido cerebral (encefalitis) con cefalea y somnolencia. En pocas ocasiones, puede existir daño neurológico residual.

Diagnóstico y tratamiento

Durante la primera semana de la enfermedad, la sintomatología se parece a la de la gripe o una infección vírica similar, por lo que no suelen hacerse pruebas. Si se hacen, una radiografía de tórax puede mostrar cierta inflamación pulmonar y los análisis de sangre revelan bajos valores de glóbulos blancos y plaquetas. Si los síntomas sugieren meningitis, se realiza una punción lumbar para extraer una muestra del líquido que rodea el cerebro y la médula espinal (líquido cefalorraquídeo). Si el paciente tiene coriomeningitis linfocítica, éste suele contener muchos glóbulos blancos, principalmente linfocitos. La enfermedad se diagnostica identificando el virus en este líquido o bien detectando valores cada vez mayores de anticuerpos contra el mismo. No existe ningún tratamiento específico. Se intentará aliviar los síntomas hasta que la infección remita.

Fiebres hemorrágicas

En varias partes del mundo, las infecciones características de los animales (zoonosis) se manifiestan en los seres humanos. Estas infecciones están relacionadas con el hábitat local y los vectores de transmisión de los virus. Algunos virus causan una infección grave, generalmente mortal, caracterizada por una fiebre hemorrágica, sangrado generalizado y fallo de varios órganos. Estas infecciones incluyen la fiebre hemorrágica boliviana y argentina y la fiebre Lassa.

La **fiebre Lassa** es una infección por arenavirus transmitida de los roedores a los humanos o entre las propias personas. Produce fiebre, vómitos y sangrado. Es mortal en casi todos los casos y requiere un estricto aislamiento de los afectados. Se produce principalmente en África occidental.

Infección causada por hantavirus

La infección causada por hantavirus es una enfermedad vírica que se transmite de los roedores a los humanos y causa graves infecciones pulmonares y renales.

Los hantavirus son bunyavirus relacionados lejanamente con el grupo de virus de California que provoca encefalitis. Están presentes en todo el mundo, en la orina, las heces y la saliva de varios roedores, incluyendo los ratones y ratas de campo y laboratorio. Se contrae infección al tener contacto con roedores o sus deyecciones o posiblemente al inhalar partículas de virus presentes en el aire. No existe evidencia de contagio entre personas. Recientemente se han producido brotes de infección por hantavirus en el sudoeste de los Estados Unidos, en una variedad que afecta a los pulmones. Sin embargo, los mismos virus u otros relacionados con ellos han sido hallados en otras partes de los Estados Unidos y es posible que existan en todos aquellos sitios en donde vivan los huéspedes apropiados.

Síntomas

El proceso pulmonar por hantavirus se inicia con fiebre y dolor muscular. Pueden presentarse dolor abdominal, diarrea o vómitos. Después de 4 a 5 días, se pueden presentar tos y dificultades respiratorias, un estado que puede empeorar tras algunas horas. A raíz de una pérdida de líquido hacia los pulmones puede producirse una drástica caída de la presión arterial (shock), que puede poner en peligro la vida. Casi invariablemente después del shock se produce la muerte. La infección que afecta a los pulmones es mortal en la mayoría de los casos. Quienes sobreviven pueden recuperarse completamente.

La infección renal puede ser leve o severa. La forma leve comienza de improviso con temperatura elevada y dolor de cabeza, espalda y abdomen. Al tercer o cuarto día, aparecen en la membrana blanca de los ojos y en el paladar unas pequeñas placas similares a hematomas junto con una erupción cutánea localizada en el abdomen. Alrededor del 20 por ciento de las personas enferma gravemente y experimenta cierta somnolencia. La función renal se deteriora, por lo que se acumulan sustancias tóxicas en la sangre y ello produce náuseas, pérdida de apetito y fatiga. La erupción cutánea desaparece en aproximadamente 3 días. El volumen de orina se hace mayor de lo normal y el enfermo se recupera después de varias semanas.

Virus Ébola y Marburg

El Ébola y el Marburg son dos virus complejos de África clasificados como filovirus. En los humanos producen graves fiebres hemorrágicas.

El virus Ébola probablemente se origina en los monos. Entre los humanos se transmite a través de la exposición a sangre o tejidos de un cuerpo infectado. La infección produce fiebre, diarrea, hemorragia y pérdida de la consciencia. Suele ser mortal, pero existen variedades de este virus que son menos virulentas. La infección se produce principalmente en África Oriental, del Sur y Central.

El virus Marburg se contagia a través de la exposición a tejidos de primates infectados. El virus es altamente infeccioso, y causa una enfermedad grave que afecta a varios órganos. La muerte es casi siempre inevitable. El centro de concentración del virus parece residir sólo en África Central.

La forma grave o severa de infección renal se inicia de forma similar, pero la temperatura es más alta en el tercero o cuarto día. Un primer síntoma típico es el enrojecimiento del rostro, que da el aspecto de estar quemado por el sol. Si se presiona ligeramente la piel se produce una persistente marca roja. Entre el tercero y el quinto día aparecen manchas puntiformes (petequias), primero a nivel del paladar y luego sobre cualquier superficie de la piel que soporte presión. Casi al mismo tiempo se produce un derrame de sangre detrás de la parte blanca de los ojos. Aproximadamente durante el quinto día, la presión arterial puede bajar abruptamente y producirse shock. Hacia el octavo día, la presión retorna a la normalidad, pero baja la producción de orina. Ésta vuelve a aumentar hacia el día decimoprimero. En este momento, una hemorragia, particularmente en el cerebro, puede causar la muerte. La infección renal por hantavirus es fatal en alrededor del 5 por ciento de los casos. Algunas de las personas que sobreviven presentan una lesión renal permanente.

Tratamiento

Por lo general, se proporcionan medidas de sostén. Si se trata a tiempo, el fármaco antivírico ribavirina puede ser de gran ayuda. En los casos de infección pulmonar, se debe suministrar oxígeno y el control de la presión arterial es fundamental para que el paciente se recupere. En ciertos casos de infección renal, es posible que se necesite diálisis, un proceso que puede salvar la vida del paciente.

Infección por el virus de la inmunodeficiencia humana

La infección causada por el virus de la inmunodeficiencia humana (VIH) es una enfermedad provocada por uno o dos virus que progresivamente destruyen unos glóbulos blancos llamados linfocitos, provocando el síndrome de inmunodeficiencia adquirida (SIDA) y otras enfermedades derivadas de una inmunidad deficiente.

A comienzo de los años 80, los epidemiólogos (personas que estudian los factores que afectan a la frecuencia y a la distribución de las enfermedades) reconocieron un brusco incremento de dos enfermedades entre los varones homosexuales americanos. Una era el sarcoma de Kaposi, una variedad de cáncer poco frecuente; la otra era la neumonía por pneumocistis, una forma de neumonía que ocurre sólo en personas con un sistema inmunitario comprometido.

La insuficiencia del sistema inmunitario que permitió el desarrollo de cánceres raros e infecciones poco frecuentes recibió el nombre de SIDA. También se descubrieron insuficiencias en los sistemas inmunológicos de las personas que se inyectaban drogas, en hemofílicos, en quienes recibían transfusiones de sangre y en varones bisexuales. Poco después, el síndrome comenzó a detectarse en heterosexuales que no consumían drogas, en hemofílicos y en pacientes que recibían transfusiones de sangre.

Los investigadores pronto descubrieron que un virus causaba el SIDA. Los dos virus que producen el SIDA son el VIH-1 y el VIH-2. El VIH-1 es más frecuente en el hemisferio occidental, en Europa, Asia y África central, del sur y oriental. El VIH-2 es el principal virus causante de SIDA de África occidental, a pesar de que allí muchas personas están infectadas con la especie VIH-1.

El SIDA ha alcanzado proporciones de epidemia, con más de 500 000 casos y 300 000 muertes registradas en los Estados Unidos y 146 000 casos y 67 000 muertes en América Latina, hasta octubre de 1995. En España, hasta 1998, se han registrado 60 000 casos y 33 000 muertes y se estima que más de un millón de personas están infectadas en los Estados Unidos. África es el continente más afectado. La Organización Mundial de la Salud estima que en 1996, 20 millones de personas estaban infectadas con el VIH en todo el mundo y que el número se incrementará a 30 o 40 millones en el año 2000.

Patogénesis

Para infectar a una persona, el virus debe entrar en células como los linfocitos, una variedad de glóbulos blancos. El material genético del virus se incorpora al ADN de una célula infectada. El virus se reproduce dentro de la célula, llegando a destruirla finalmente y liberando nuevas partículas del mismo. Luego estas nuevas partículas infectan otros linfocitos y también pueden destruirlos.

El virus se adhiere a los linfocitos que presentan en su superficie una proteína receptora, llamada CD4. Las células con receptores CD4 suelen ser llamadas células CD4-positivas (CD4+) o linfocitos T colaboradores. Los linfocitos T del tipo colaborador tienen la función de activar y coordinar otras células del sistema inmunitario, como los linfocitos B (que producen anticuerpos), los macrófagos y los linfocitos T citotóxicos (CD8+), todos los cuales ayudan a destruir células cancerosas y microorganismos invasores. (• *V. página 839*) Como la infección por VIH destruye los linfocitos T colaboradores, debilita el sistema con que cuenta el organismo para protegerse de las infecciones y el cáncer.

Los infectados con VIH pierden los linfocitos T colaboradores (células CD4+) en tres fases con el paso del tiempo. Una persona sana tiene un número de linfocitos CD4 de aproximadamente 800 a 1 300 células por microlitro de sangre. En los primeros meses posteriores a la infección por el VIH, este número puede reducirse del 40 al 50 por ciento. Durante estos primeros meses, el enfermo puede transmitir el VIH a otros porque en su sangre circulan muchas partículas del virus. A pesar de que el organismo lucha contra éste, es incapaz de eliminar la infección.

Después de aproximadamente 6 meses, el número de partículas de virus en la sangre alcanza un valor estable, que varía de persona a persona. Sin embargo, siguen quedando suficientes para continuar la destrucción de linfocitos CD4+ y transmitir la enfermedad a otros sujetos. Pueden pasar muchos años en los que se produce una disminución lenta pero progresiva de los valores de dichos linfocitos hasta niveles por debajo de lo normal. Los altos valores de partículas víricas y los bajos valores de linfocitos ayudan al médico a identificar a los pacientes con mayor riesgo de desarrollar SIDA.

Durante el año o los dos años anteriores al desarrollo del SIDA, el número de linfocitos CD4+ suele descender más rápidamente. La vulnerabilidad a la infección aumenta a medida que el número de linfocitos CD4+ baja a menos de 200 células por microlitro de sangre.

La infección por VIH también altera la función de los linfocitos B, componentes del sistema inmunitario que generan anticuerpos y suele hacerles producir un exceso de los mismos. (• *V. página 839*) Estos anticuerpos son dirigidos principalmente contra el VIH y otras infecciones con las cuales la persona ha tenido un contacto previo. Pero éstos son poco eficaces contra muchas de las infecciones oportunistas del SIDA. Al mismo tiempo, la destrucción de los linfocitos CD4+ por parte del virus reduce la capacidad del sistema inmunológico en el reconocimiento de nuevos agentes invasores.

Transmisión de la infección

El contagio del VIH requiere del contacto con humores corporales que contengan células infectadas o partículas del virus; dichos humores incluyen sangre, semen, secreciones vaginales, líquido del cerebro y de la médula espinal y leche materna. El VIH también está presente en las lágrimas, la orina y la saliva, pero en concentraciones ínfimas.

El VIH se transmite de las siguientes maneras:
• A través de las relaciones sexuales con una persona infectada, durante las cuales la membrana mucosa que reviste la boca, la vagina o el recto queda expuesta a los humores corporales contaminados.
• Por una inyección o infusión de sangre contaminada, como ocurre al realizar una transfusión, por compartir jeringuillas o pincharse accidentalmente con una aguja contaminada con el VIH.
• Transmisión del virus desde una madre infectada a su hijo antes del nacimiento o durante el mismo, o bien a través de la leche materna.
• La susceptibilidad a la infección por VIH aumenta cuando la piel o una membrana mucosa resulta dañada, como puede suceder durante una enérgica relación sexual vía vaginal o anal. Muchos estudios han demostrado que la transmisión sexual del VIH es más probable si uno de los dos miembros de la pareja tiene herpes, sífilis u otras enfermedades de transmisión sexual (• *V. página 967*) que puedan causar lesiones en la piel. Sin embargo, el VIH puede ser transmitido por una persona infectada a otra durante una relación sexual vaginal o anal, aunque ninguna de las dos tenga otras enfermedades de transmisión sexual o lesiones evidentes en la piel. La transmisión también puede tener lugar durante el sexo oral, a pesar de que es menos frecuente.

En los Estados Unidos y Europa, la transmisión del VIH entre los varones homosexuales y los adictos a inyectarse drogas se ha vuelto más frecuente que la

Qué es un retrovirus

El virus de la inmunodeficiencia humana (VIH) es un retrovirus, un tipo de virus que almacena información genética como ARN y no como ADN. Cuando el virus entra en una célula huésped, libera su ARN y una enzima (transcriptasa inversa) y luego crea ADN usando el ARN vírico como patrón. Luego el ADN vírico es incorporado al ADN de la célula huésped.

Cada vez que la célula huésped se divide, también hace una nueva copia del ADN vírico integrado junto con sus propios genes. El ADN vírico puede controlar las funciones de la célula (puede tornarse activo), haciendo que ésta produzca nuevas partículas del virus. Estos nuevos virus son liberados de la célula infectada para invadir otras células.

transmisión entre heterosexuales. Sin embargo, el índice de transmisión entre estos últimos aumenta rápidamente. A título indicativo, en los Estados Unidos, más del 10 por ciento de las personas con SIDA son mujeres, mientras que en America Latina esta cifra alcanza el 25 por ciento, y la infección por el VIH está aumentando más rápidamente entre las mujeres que entre los hombres. La transmisión en África, el Caribe y Asia es principalmente entre heterosexuales y la infección por el VIH se produce en la misma proporción entre hombres y mujeres.

Antes de 1992, gran parte de las mujeres europeas y norteamericanas infectadas lo adquirieron al inyectarse drogas con agujas contaminadas. Sin embargo, el número de casos derivados de la transmisión sexual ha sobrepasado lentamente el número atribuido al consumo de drogas.

Una persona que trabaja en el ámbito de la salud y accidentalmente se pincha con una aguja contaminada con el VIH tiene una posibilidad entre 300 de contraer el virus. El riesgo de infección aumenta si la aguja penetra profundamente o si se inyecta sangre contaminada. Tomar un fármaco antirretrovírico como el AZT (zidovudina) parece reducir la probabilidad de infección tras pincharse con una aguja, pero no elimina el riesgo.

El SIDA representa en la actualidad la primera causa de muerte entre los hemofílicos, que necesitan frecuentes transfusiones de sangre completa u otros productos plasmáticos. Antes de 1985, muchos hemofílicos recibieron productos sanguíneos contaminados con el VIH. Desde entonces, se examina toda la sangre recolectada para controlar que no esté contaminada y en la actualidad los productos plasmáticos son tratados con calor para eliminar el riesgo de contagio del virus.

La infección por el VIH en gran número de mujeres en edad fértil ha producido la subsecuente transmisión a los niños. (• *V. página 1312*) El virus puede ser transmitido al feto al inicio de la gestación a través de la placenta o en el momento del nacimiento al pasar por el canal del parto. Los niños que son amamantados pueden contraer la infección por VIH a través de la leche materna. Éstos también pueden infectarse si son objeto de abusos sexuales.

El VIH no se transmite por contacto casual ni tampoco por un contacto estrecho no sexual en el trabajo, la escuela o el hogar. No se ha registrado ningún caso de transmisión a través de la tos o del estornudo, ni tampoco por una picadura de mosquito. La transmisión de un médico o de un dentista infectado a un paciente es extremadamente rara.

Síntomas

Algunos afectados desarrollan síntomas similares a los de la mononucleosis infecciosa varias semanas después del contagio. La temperatura elevada, las erupciones cutáneas, la inflamación de los ganglios linfáticos y el malestar general pueden durar de 3 a 14 días. Luego casi todos los síntomas desaparecen, aunque los ganglios linfáticos pueden seguir agrandados. Durante años es posible que no aparezcan más síntomas. Sin embargo, inmediatamente circulan grandes cantidades de virus en la sangre y otros humores corporales, por lo que la persona se vuelve contagiosa poco después de infectarse. Varios meses después de haber contraído el virus, los afectados pueden experimentar síntomas leves en repetidas ocasiones que no encajan aún en la definición del síndrome completamente desarrollado.

Una persona puede presentar síntomas de afección durante años antes de desarrollar las infecciones o los tumores característicos que definen al SIDA. Éstos incluyen ganglios linfáticos agrandados, pérdida de peso, fiebre intermitente y sensación de malestar, fatiga, diarrea recurrente, anemia y aftas (una lesión fúngica que se produce en la boca). La pérdida de peso (emaciación) es un problema particularmente preocupante.

Por definición, el SIDA comienza con un bajo recuento de linfocitos CD4+ (menos de 200 células por microlitro de sangre) o con el desarrollo de infecciones oportunistas (infecciones provocadas por microorganismos que no causan enfermedad en personas con un sistema inmunitario normal). También pueden aparecer cánceres como el sarcoma de Kaposi y el linfoma de Hodgkin.

Tanto la infección por el VIH en sí misma como las infecciones oportunistas y los cánceres producen los síntomas del SIDA. Por ejemplo, el virus puede infectar el cerebro y causar demencia, con pérdida de la memoria, dificultad de concentración y una menor velocidad en el procesamiento de informaciones. Sin embargo, sólo unos pocos enfermos de SIDA mueren por los efectos directos de la infección por el VIH. Por lo general, la muerte sobreviene por los efectos acumulativos de muchas infecciones oportunistas o tumores. Los microorganismos y las enfermedades que normalmente suponen una pequeña amenaza para las personas sanas rápidamente pueden causar la muerte en estos enfermos; especialmente cuando el número de linfocitos CD4+ baja a menos de 50 células por microlitro de sangre.

Varias infecciones oportunistas y cánceres son típicos del comienzo del SIDA. Las aftas, un crecimiento excesivo de la levadura *Candida* en la boca, la vagina o el esófago, puede ser la infección inicial. (• *V. página 976*) El primer síntoma en una mujer pueden ser las frecuentes infecciones vaginales causadas por hongos que no se curan con facilidad. Sin embargo, estas afecciones son frecuentes en las mujeres sanas y pueden deberse a otros factores, como los contraceptivos orales, los antibióticos y los cambios hormonales.

La neumonía causada por el hongo *Pneumocystis carinii* es una afección oportunista recurrente y frecuente en los enfermos de SIDA. La neumonía por pneumocistis (• *V. página 206*) suele ser la primera infección oportunista grave que aparece; fue la causa más frecuente de muerte entre los infectados por el VIH antes de que se perfeccionaran los métodos para tratarla y prevenirla.

La infección crónica con el *Toxoplasma* (toxoplasmosis), (• *V. recuadro, página 931*) que persiste desde la infancia, es bastante frecuente, pero causa síntomas en sólo una minoría de las personas con SIDA. Cuando se reactiva en éstas, causa una grave infección, principalmente del cerebro.

La tuberculosis es más frecuente y más mortal en los afectados por el VIH (• *V. página 914*) y es difícil de tratar si las especies de bacterias que la producen resultan resistentes a varios antibióticos. Otra micobacteria, el complejo *Micobacterium avium*, (• *V. recuadro, página 916*) suele causar fiebre, pérdida de peso y diarrea en enfermos con el síndrome avanzado. Puede tratarse y prevenirse con fármacos de reciente creación.

Las infecciones gastrointestinales también son frecuentes en el SIDA. El *Cryptosporidium,* un parásito que puede ser adquirido a través de agua o alimentos contaminados, produce diarrea intensa, dolor abdominal y pérdida de peso.

La leucoencefalopatía multifocal progresiva (LMP), una infección vírica del cerebro, puede afectar

Ciclo vital simplificado del virus de la inmunodeficiencia humana

Al igual que todos los virus, el virus de la inmunodeficiencia humana (VIH) se reproduce usando la maquinaria genética de la célula que lo alberga, generalmente un linfocito CD4. Existen fármacos recientemente legalizados que inhiben dos enzimas víricas de fundamental importancia (la transcriptasa inversa y la proteasa, utilizadas por el virus para reproducirse) y se están creando fármacos que apunten a una tercera enzima, la integrasa.

1. El virus del VIH primero se adhiere a una célula y penetra en ella.

2. El ARN del VIH, que constituye el código genético del virus, es liberado dentro de la célula. Para reproducirse, el ARN debe ser convertido en ADN. La enzima que realiza la conversión recibe el nombre de transcriptasa inversa. El virus VIH muta fácilmente en este punto porque la transcriptasa inversa tiende a cometer errores durante la conversión del ARN vírico en ADN.

3. El ADN vírico entra en el núcleo de la célula.

4. Con la ayuda de una enzima llamada integrasa, el ADN vírico se integra con el ADN de la célula.

5. El ADN se replica y reproduce ARN y proteínas. Las proteínas adoptan la forma de una larga cadena que debe cortarse en varias partes una vez que el virus abandona la célula.

6. Un nuevo virus se forma a partir del ARN y de segmentos cortos de proteína.

7. El virus escapa a través de la membrana de la célula, envolviéndose en un fragmento de la misma (envoltura).

8. Para resultar infeccioso para las otras células, otra enzima vírica (la proteasa del VIH) debe cortar las proteínas estructurales dentro del virus que ha nacido, haciendo que se recoloquen y se conviertan en la forma madura del VIH.

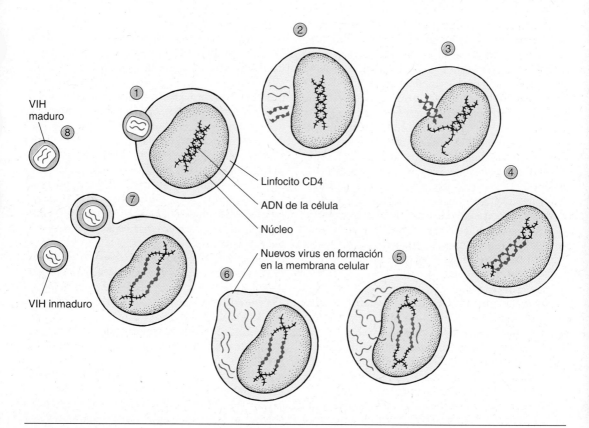

Clave

ARN vírico   ADN vírico   ADN celular

VIH maduro
VIH inmaduro
Linfocito CD4
ADN de la célula
Núcleo
Nuevos virus en formación en la membrana celular

a la función neurológica. (• *V. página 951)* Los primeros síntomas suelen ser la pérdida de fuerza en un brazo o pierna y falta de coordinación o equilibrio. En el transcurso de días o semanas, la persona puede ser incapaz de andar y mantenerse en pie y suele morir tras pocos meses.

El citomegalovirus frecuentemente infecta a los enfermos de SIDA. Los pacientes avanzados suelen reinfectarse, por lo general en la retina, causándoles ceguera. El tratamiento con fármacos antivíricos puede controlar el germen. Las personas con SIDA también son muy susceptibles a muchas otras infecciones bacterianas, micóticas y víricas.

El sarcoma de Kaposi, un tumor que aparece en la piel en forma de placas indoloras y sobreelevadas, de color rojo a púrpura, (• *V. página 1028)* afecta a los enfermos de SIDA, especialmente a los varones homosexuales. También pueden desarrollar tumores del sistema inmunitario (linfomas), pudiendo éstos aparecer primero en el cerebro u otros órganos internos. Las mujeres son proclives a desarrollar cánceres de cuello uterino. Los varones homosexuales pueden sufrir cáncer de recto.

Diagnóstico

Un análisis de sangre relativamente simple y muy exacto (llamado test ELISA) puede ser utilizado para determinar si una persona está infectada con el VIH. Con esta prueba es posible detectar anticuerpos contra el virus. Los resultados son confirmados rutinariamente por tests cada vez más precisos. No obstante, pueden pasar varias semanas o más tiempo desde que se produce la infección hasta que los anticuerpos se positivizan. Las pruebas altamente sensibles (antígeno P24) pueden detectar el virus desde el principio y en la actualidad se usan para analizar la sangre donada para transfusiones.

Varias semanas después de la infección, los afectados desarrollan, generalmente, anticuerpos contra el VIH. Un reducido número de personas infectadas no produce cantidades detectables de anticuerpos durante varios meses o más tiempo aún. En cualquier caso, la prueba ELISA detecta los anticuerpos en todas las personas infectadas y casi todas las que los poseen están infectadas y son contagiosas.

Si el resultado del test ELISA indica que existe infección por VIH, se repite la prueba sobre la misma muestra de sangre para confirmar lo que se ha descubierto. Si los resultados son nuevamente positivos, el siguiente paso es confirmarlos con un análisis de sangre más exacto y costoso, como la prueba de Western blot. Esta prueba también identifica los anticuerpos contra el HIV, pero es más específica que el test ELISA. En otras palabras, si el test Western blot da resultado positivo, la persona, con casi toda certeza está infectada por el VIH.

Pronóstico

La exposición al VIH no siempre deriva en infección y algunas personas que han sido expuestas reiteradamente no resultan infectadas. Además, muchos infectados han estado bien durante más de una década. Sin el beneficio de los tratamientos actuales, una persona infectada con HIV tenía entre un uno y un dos por ciento de posibilidades de desarrollar SIDA en los primeros años después de la infección; la probabilidad continuaba hasta aproximadamente el 5 por ciento cada año a partir de entonces. El riesgo de desarrollarlo en los primeros 10 u 11 años después de contraer la infección era aproximadamente del 50 por ciento. Entre el 95 y el 100 por cien de las personas infectadas desarrollará finalmente el SIDA, pero los efectos a largo plazo de los fármacos de reciente creación y uso combinado pueden mejorar esta perspectiva.

Los primeros fármacos utilizados para tratar el VIH, como la AZT (zidovudina) y la ddI (didanosina), han reducido el número de infecciones oportunistas e incrementado la expectativa de vida de estos pacientes y las combinaciones de éstos producen mejores resultados. Los fármacos nucleósidos más recientes, como la d4T (estavudina) y 3TC (lamivudina), así como los inhibidores de la proteasa del VIH, como por ejemplo saquinavir, ritonavir e indinavir, son incluso más potentes. En algunos pacientes, la terapia de combinación reduce la cantidad de virus en la sangre hasta cifras indetectables. Sin embargo, hasta el momento no se han conseguido curaciones.

Las técnicas para medir la cantidad de virus (ARN en el plasma) en la sangre (por ejemplo, las pruebas de la reacción en cadena de la polimerasa [PCR] y el test de separación del ácido desoxirribonucleico [bADN]) pueden ayudar al médico a observar los efectos de estos medicamentos. Dichos valores varían ampliamente desde menos de unos pocos cientos a más de un millón de virus que contienen ARN por mililitro de plasma y ayudan a realizar un pronóstico para el paciente. Los fármacos más potentes suelen bajar su concentración de 10 a 100 veces. La capacidad que tienen las nuevas combinaciones de medicamentos y las técnicas de control para mejorar la supervivencia son prometedoras, pero hasta el momento no han sido totalmente verificadas.

Al comienzo de la epidemia de SIDA, muchos afectados presentaban una rápida disminución en su calidad de vida después de su primera hospitalización y solían pasar gran parte del tiempo que les quedaba en el hospital. La mayoría moría a los dos años de desarrollar la enfermedad.

Con el desarrollo de nuevos fármacos antivíricos y mejores métodos para tratar y prevenir las infecciones oportunistas, muchos infectados mantienen sus aptitudes físicas y mentales durante años tras habérseles confirmado el diagnóstico de SIDA. En consecuencia, ésta se ha convertido en una enfermedad tratable, si bien no curable todavía.

Prevención

Los programas para prevenir la propagación del VIH se han centrado principalmente en educar al público en cuanto a la transmisión del virus, en un intento de modificar el comportamiento de las personas más expuestas. Los programas educativos y de motivación han tenido un éxito relativo porque a muchos les cuesta cambiar sus hábitos adictivos o sexuales. Impulsar el uso de condones, que es una de las mejores maneras de evitar la transmisión del VIH, sigue siendo un tema controvertido. Suministrar agujas esterilizadas a los drogadictos, otro método que sin duda alguna reduce la propagación del SIDA, también ha encontrado resistencia entre los ciudadanos.

Hasta el momento, las vacunas para prevenir la infección por VIH o bien para retardar su avance han resultado poco eficaces. Se están ensayando docenas de vacunas y muchas han fallado, pero la investigación continúa.

Los hospitales y las clínicas no suelen aislar a los pacientes VIH-positivos a menos que tengan infecciones contagiosas, como por ejemplo tuberculosis. Las superficies contaminadas por el VIH pueden ser limpiadas y desinfectadas fácilmente porque éste resulta inactivado por el calor y gracias a la acción de desinfectantes comunes como el peróxido de hidrógeno y el alcohol. Los hospitales cuentan con estrictos procedimientos en cuanto a la manipulación de muestras de sangre y otros humores corporales con el fin de evitar la transmisión del virus y otros microorganismos contagiosos. Estas precauciones universales se aplican a todas las muestras de todos los pacientes, no sólo a las que provienen de un infectado.

Tratamiento

En la actualidad existen muchos fármacos para el tratamiento de la infección, incluyendo los inhibidores nucleósidos de la transcriptasa inversa, como por ejemplo el AZT (zidovudina), el ddI (didanosina), el ddC (zalcitabina), el d4T (estavudina) y el 3TC (lamivudina); los inhibidores no nucleósidos de la transcriptasa inversa, como la nevirapina y la delavirdina; y los inhibidores de la proteasa, como por ejemplo saquinavir, ritonavir e indinavir. Todas evitan que el

---

Estrategias para evitar la transmisión del VIH

Para las personas no infectadas
- Abstinencia.
- Sexo seguro (con protección).

Para las personas VIH-positivas
- Abstinencia.
- Sexo seguro (con protección).
- No realizar donaciones de órganos ni de sangre.
- Evitar el embarazo.
- Notificar a las parejas previas y futuras.

Para quienes consumen drogas
- Evitar compartir agujas o utilizarlas varias veces.
- Comenzar programas de rehabilitación.

Para profesionales médicos y odontólogos
- Usar guantes de látex cada vez que exista la posibilidad de contacto con fluidos corporales.
- Usar y desechar correctamente las agujas.

---

virus se reproduzca y en consecuencia retardan la progresión de la enfermedad. El HIV suele desarrollar resistencia a todos estos fármacos cuando son utilizados aisladamente, en un periodo variable que puede ir desde unos pocos días a unos pocos años dependiendo del tipo de fármaco y del paciente.

El tratamiento parece ser más eficaz cuando se combinan al menos dos fármacos, lo cual puede retrasar la aparición del síndrome en los VIH-positivos y prolongar su vida en comparación con el efecto que produce uno solo. No se sabe a ciencia cierta en qué momento a partir de la infección debe comenzarse el tratamiento, pero las personas con altos valores de VIH en su sangre, e incluso las que tienen altos números de CD4+ y ausencia de síntomas, deben ser tratadas. Estudios previos que parecían demostrar que no existía ninguna ventaja en comenzar el tratamiento de forma precoz no son necesariamente relevantes ahora que se han desarrollado muchos otros medicamentos y combinaciones. Sin embargo, el costo y los efectos colaterales de dos o tres tratamientos pueden ser demasiado altos para algunas personas que viven en países industrializados y para muchas de las que viven en países menos desarrollados.

Los fármacos AZT, ddI, d4T y ddC pueden provocar efectos colaterales como dolor abdominal, náuseas y dolor de cabeza (especialmente el AZT). El uso prolongado del AZT puede dañar la médula ósea y provocar anemia. El ddI, ddC y d4T pueden dañar los nervios periféricos y el ddI puede dañar el páncreas. Entre los nucleósidos, el 3TC parece tener la menor cantidad de efectos colaterales.

Los tres inhibidores de la proteasa pueden provocar efectos colaterales, incluyendo náuseas, vómitos, diarrea y malestar abdominal. El indinavir produce un leve y reversible incremento en las enzimas hepáticas que no provoca síntoma alguno y puede causar un intenso dolor de espalda (cólico renal) similar al que provocan los cálculos renales. El ritonavir tiene la desventaja de elevar y hacer descender los valores de muchos otros fármacos a través de sus efectos sobre el hígado. El saquinavir puede ser mejor tolerado, pero no se absorbe bien y en consecuencia no resulta tan eficaz tal y como se dispensa desde 1996.

A pacientes con SIDA se les suelen prescribir muchos fármacos para prevenir las infecciones.

Para evitar la neumonía pneumocistis, cuando el número de linfocitos CD4 baja hasta menos de 200 células por microlitro de sangre, la combinación de sulfametoxazol y trimetoprim es altamente eficaz. Esta combinación también evita las infecciones cerebrales toxoplasmáticas. En las personas con un número de linfocitos CD4+ menor a 75 o 100 células por microlitro de sangre, la azitromicina tomada semanalmente, la claritromicina o bien la rifabutina tomada a diario pueden evitar las infecciones causadas por *Mycobacterium avium*. Las personas que se recuperan de meningitis criptocócica o aquellas que experimentan repetidos brotes de aftas (infecciones de la boca, el esófago o la vagina con el hongo *Candida*) pueden tomar fluconazol, un fármaco antimicótico, durante períodos prolongados. Las personas con episodios recurrentes de infecciones causadas por herpes simple en la boca, los labios, los genitales o el recto pueden necesitar un tratamiento prolongado con el antivírico aciclovir para evitar recaídas.

CAPÍTULO 188

Infecciones en personas con las defensas bajas

Tanto las barreras físicas como el sistema inmunitario defienden al cuerpo contra los microorganismos que causan infección. Las barreras físicas incluyen la piel, las lágrimas, la cera de los oídos, la mucosidad (por ejemplo, de la nariz) y el ácido del estómago. Además, el flujo normal de orina elimina los microorganismos que ascienden por el tracto urinario. El sistema inmunitario, que es complejo y sofisticado, está formado, entre otros componentes, por glóbulos blancos y anticuerpos que identifican y eliminan los microorganismos. (• *V. página 837*)

Una amplia variedad de enfermedades, fármacos y otros tratamientos pueden causar un daño en las defensas naturales del cuerpo, provocando infecciones, posiblemente causadas por microorganismos que normalmente viven en el cuerpo sin provocar alteración alguna. (• *V. página 871*)

Factores de riesgo

Un quemado extenso corre mayores riesgos de infección porque la piel dañada permite la invasión de microorganismos perjudiciales. De la misma forma, las personas sometidas a procedimientos que reducen sus defensas físicas corren un mayor riesgo de infección. Estos procedimientos incluyen la inserción de un catéter en el tracto urinario o un vaso sanguíneo o bien un tubo dentro de las vías respiratorias. Muchos fármacos pueden deprimir el sistema inmunitario, incluyendo los anticancerosos (quimioterapia), los que se utilizan para evitar el rechazo de un órgano después de un trasplante (por ejemplo, azatioprina, metotrexato o ciclosporina) y los corticosteroides (por ejemplo, prednisona).

Los enfermos de SIDA presentan una terrible disminución de su capacidad de lucha contra ciertas infecciones, particularmente al final de la enfermedad. Están expuestos a enfermedades oportunistas, es decir, infecciones producidas por microorganismos que generalmente no infectan a quienes tienen sistemas inmunológicos que funcionan normalmente. También enferman más gravemente a partir de infecciones comunes, como el herpes.

Las infecciones son más probables y, generalmente, más severas en las personas de edad avanzada que en los adultos más jóvenes, probablemente porque el envejecimiento reduce la eficacia del sistema inmunológico. Ciertos trastornos prolongados (crónicos) que son frecuentes entre los ancianos, como una enfermedad pulmonar obstructiva crónica, cáncer y diabetes, también incrementan el riesgo de infección. Además, éstos tienen más probabilidades de encontrarse en un hospital o un centro donde el riesgo de contraer una infección grave se incrementa. En los hospitales, el uso masivo de antibióticos permite que los microorganismos resistentes a los mismos prosperen y, por lo tanto, las infecciones hospitalarias suelen ser más graves y difíciles de tratar que las infecciones contraídas en casa.

Los antibióticos que se administran para erradicar los microorganismos causantes de una enfermedad en realidad pueden incrementar el riesgo de infección en el paciente. En ciertos casos, estos matan no sólo las bacterias dañinas sino también las inofensivas que normalmente viven sobre la piel, o bien las bacterias colaboradoras que viven en el intestino. Cuando esto sucede, los hongos o las bacterias resistentes a los antibióticos pueden multiplicarse y causar una segunda infección, llamada superinfección. Las superinfecciones son más frecuentes entre los niños y los sujetos de edad avanzada y entre las personas con enfermedades crónicas o incapacitantes. Las superinfecciones también pueden producirse en quienes reciben varios antibióticos o bien un antibiótico que elimina una amplia variedad de microorganismos (antibióticos de amplio espectro).

Prevención y tratamiento

Se toman precauciones para proteger a las personas con mayor riesgo de infectarse. Lavarse las manos es el modo más eficaz de evitar la transmisión de la infección de una persona a otra. Una persona susceptible también puede ser aislada en una habitación privada de un hospital. Para reducir aún más el riesgo de infección, se les pide a las visitas que lleven batas limpias y máscaras, que se laven las manos y se coloquen guantes antes de entrar en la habitación del paciente.

A pesar de la posibilidad de que los antibióticos incrementen el riesgo de infección al suprimir algunas bacterias y permitir que otras crezcan, también éstos pueden reducir en gran medida ese riesgo si se utilizan correctamente. Esto es lo que se conoce como uso profiláctico de los antibióticos. Se pueden administrar profilácticamente antes de varios tipos de cirugía, particularmente operaciones abdominales y trasplantes de órganos.

La vacunación también puede ayudar a prevenir infecciones. (• V. página 875) Las personas que corren un mayor riesgo de contraer infecciones, es-

Qué suprime el sistema inmunitario

Cualquiera de las siguientes condiciones o terapias pueden inhibir el sistema inmunitario de la persona, haciendo más probable la aparición de una infección.

• Anomalías de los glóbulos blancos, en particular los neutrófilos o los linfocitos T o B.
• Producción anormal de anticuerpos.
• El cáncer (por ejemplo, la leucemia, la enfermedad de Hodgkin y el mieloma).
• El SIDA (infección con el virus de la inmunodeficiencia humana).
• Producción de células sanguíneas deficiente (anemia aplásica).
• Diabetes.
• Excesiva producción de corticosteroides (enfermedad de Cushing).
• Quimioterapia (fármacos anticancerosos).
• Radioterapia (para el cáncer).
• Fármacos inmunodepresores (para las enfermedades autoinmunes).
• Corticosteroides (para el asma, las alergias y las enfermedades autoinmunes).

pecialmente las de edad avanzada y los enfermos de SIDA, deben recibir todas las vacunas necesarias para reducir este riesgo. En la inmunización activa, se inyecta una vacuna o bien se ingiere por vía oral, haciendo que el organismo produzca anticuerpos (proteínas creadas explícitamente para eliminar agentes específicos que causan enfermedades). Existen vacunas para evitar o reducir la severidad de ciertas afecciones como la gripe, las infecciones neumocócicas, la varicela, el herpes zoster, la hepatitis A y B, el sarampión y la rubéola. En la inmunización pasiva, los anticuerpos son inyectados, con lo que proporcionan protección inmediata pero temporal. La inmunización pasiva es particularmente útil cuando el sistema inmunitario es incapaz de producir suficientes anticuerpos para proteger a una persona infectada o cuando se necesita protección inmediata, por ejemplo tras la exposición al virus de la hepatitis.

Como las superinfecciones y las infecciones oportunistas suelen ser resistentes a la mayoría de los antibióticos, en ciertas ocasiones son difíciles de tratar y puede ser necesario un tratamiento prolongado. Se toman muestras de sangre u otros tejidos o humores de la persona infectada y se envían al laboratorio para que se analicen; la identificación de los microorganismos infectantes ayuda al médico a determinar qué fármacos serán más eficaces. Hasta que se hayan identificado éstos, se comienza el tratamiento con antibióticos a partir de sus suposiciones. Para las infecciones graves, es necesario recurrir a combinaciones de los mismos. En raros casos, un paciente con una cantidad muy baja de glóbulos blancos recibe transfusiones de células sanguíneas blancas.

Infecciones específicas

Los inmunodeprimidos corren riesgo de contraer varias infecciones, que incluyen nocardiosis, aspergilosis, mucormicosis e infecciones causadas por citomegalovirus, entre otras.

Nocardiosis

La nocardiosis es una infección causada por la bacteria Nocardia asteroides *que suele iniciarse en los pulmones y puede extenderse hacia la piel y el cerebro.*

La *Nocardia asteroides* suele vivir en la materia en descomposición que se encuentra en la tierra. Las bacterias son transportadas a través del aire contaminado con partículas de polvo y penetran en los pulmones al respirar. En casos poco frecuentes, dichas bacterias penetran en el organismo al ser tragadas o transmitidas a través de la piel. Las personas crónicamente enfermas y las que reciben fármacos inmunodepresores corren mayor riesgo de contraerla.

Sin embargo, alrededor de la mitad de los afectados con nocardiosis, por lo general ancianos, carecen de otra enfermedad preexistente. En la actualidad, la nocardiosis es una complicación poco frecuente del SIDA.

Síntomas

La nocardiosis suele iniciarse como una infección pulmonar. Puede propagarse a través del flujo sanguíneo, provocando abscesos en muchas áreas del cuerpo, incluyendo el cerebro y con menos frecuencia el riñón. Se forman abscesos sobre o debajo de la piel en alrededor de un tercio de los casos.

En la neumonía causada por *Nocardia*, los síntomas más frecuentes son la tos, una debilidad general, escalofríos, dolor en el pecho, falta de aire, fiebre, pérdida del apetito y de peso. Puede acumularse líquido en el espacio pleural (localizado entre las membranas que recubren los pulmones). Estos síntomas son similares a los de la tuberculosis y otros tipos de neumonía bacteriana.

Alrededor de un tercio de los afectados con nocardiosis desarrollan abscesos cerebrales y experimentan intensos dolores de cabeza y sensaciones de debilidad. La parte del cuerpo que se debilita depende de la zona del cerebro en donde se localiza el absceso.

Diagnóstico y tratamiento

El diagnóstico de nocardiosis se basa en la identificación de la *Nocardia asteroides* en muestras de humor corporal o tejido tomados de una persona infectada.

Con o sin tratamiento, la nocardiosis puede ser mortal. El pronóstico es mejor si la infección se localiza sólo en los pulmones que si se ha extendido hacia otras partes del cuerpo, por ejemplo, hacia el cerebro. Es también peor para los pacientes que reciben terapia inmunosupresora.

La penicilina es eficaz aproximadamente en sólo el 40 por ciento de los casos. La sulfadiazina puede ser eficaz pero debe ser tomada durante varios meses. Para algunos enfermos, sólo la amikacina resulta beneficiosa.

Aspergilosis

La aspergilosis, causada por el hongo Aspergillus *es una infección que afecta principalmente a los pulmones.*

El *Aspergillus* suele encontrarse en el abono, alrededor de la casa, en los alimentos y en el cuerpo. Algunas personas sufren una reacción alérgica al *Aspergillus* presente en la superficie de su cuerpo aunque no haya invadido los tejidos. (• *V. página 195*)

La aspergilosis se produce cuando estos hongos se encuentran sobre la superficie del cuerpo o invaden tejidos más profundos, como los conductos auditivos o los pulmones, particularmente en sujetos con tuberculosis o bronquitis. En los pulmones puede crecer una masa de hongos (aspergiloma). Esta formación está compuesta por una acumulación de fibras micóticas, fibras que coagulan la sangre y glóbulos blancos. Aumenta progresivamente de tamaño, destruyendo el tejido pulmonar durante el proceso. En inmunodeprimidos, como quienes han sido sometidos a trasplantes de corazón o hígado, la aspergilosis puede propagarse a través del flujo sanguíneo hasta el cerebro y los riñones. Es una infección reconocida pero poco frecuente entre los enfermos de SIDA.

Síntomas

La aspergilosis del conducto auditivo produce picazón y en algunos casos dolor. El líquido que brota del oído durante la noche puede manchar la almohada.

La masa micótica localizada en los pulmones ocasionalmente no causa ningún síntoma y es descubierta fortuitamente por una radiografía. Sin embargo, puede causar repetidos accesos de tos con sangre y una hemorragia raramente grave, incluso mortal.

La infección de los tejidos más profundos produce una grave enfermedad. Los síntomas incluyen fiebre, escalofríos, shock, delirio y coágulos de sangre. El paciente puede desarrollar insuficiencia renal o hepática (causante de ictericia) y dificultades respiratorias. Puede fallecer rápidamente.

Diagnóstico y tratamiento

Los síntomas por sí solos brindan claves importantes para establecer el diagnóstico. En la medida de lo posible, se toma una muestra de material infectado para su cultivo. El hongo puede tardar varios días en crecer para su identificación, pero el tratamiento debe comenzar de inmediato, porque esta enfermedad puede ser mortal.

El acetato de aluminio (solución de Burow) es utilizado para limpiar el canal auditivo infectado. La masa de hongos suele ser extirpada quirúrgicamente. Por lo general se realiza una infusión intravenosa de un medicamento antifúngico, como la anfotericina B. El ketoconazol y el itraconazol son fármacos que se toman por vía oral cuando se produce una infección de los tejidos más profundos. Algunas especies de *Aspergillus*, no obstante, son resistentes a dichos fármacos.

Mucormicosis

La mucormicosis (ficomicosis) es una infección causada por un hongo perteneciente al gran grupo de microorganismos llamados Mucorales.

La mucormicosis que se produce bajo la piel (mucormicosis subcutánea) es una forma de infección frecuente en el sudeste de Asia y África. Generalmente, se cura sin tratamiento; sin embargo, puede causar tumefacciones grotescas bajo la piel del cuello y el pecho.

La mucormicosis de la nariz y el cerebro (mucormicosis rinocerebral) es una infección grave generalmente mortal. Esta forma de mucormicosis suele afectar a las personas cuyas defensas están debilitadas por una enfermedad, como la diabetes no controlada. Los síntomas incluyen dolor, fiebre y una infección de la cavidad ocular (celulitis orbital) con una inflamación del ojo afectado (proptosis). El enfermo elimina pus por la nariz. La división entre los orificios nasales (*septum*), la parte superior de la boca (paladar) o los huesos faciales que rodean la cavidad ocular o los senos pueden resultar destrui-

dos. Una infección cerebral puede causar convulsiones, incapacidad para hablar con propiedad y parálisis parcial.

Diagnóstico y tratamiento

Como los síntomas de mucormicosis pueden parecerse a los de otras infecciones, es posible que el médico no consiga diagnosticarla de inmediato. Tomar muestras de tejidos corporales infectados para su cultivo puede no servir de mucho, puesto que es difícil que el hongo crezca en el laboratorio. Se puede establecer el diagnóstico observando los síntomas del paciente y su condición, incluyendo un estado inmunológico deficiente o una diabetes no controlada.

Una persona con mucormicosis suele ser tratada con anfotericina B administrada de forma intravenosa o inyectada directamente en el líquido espinal. El tejido infectado puede ser extirpado mediante cirugía. Si el sujeto también tiene diabetes, sus valores de azúcar en la sangre (glucosa) deben controlarse hasta alcanzar proporciones casi normales.

Infección causada por citomegalovirus

La infección por citomegalovirus es una afección vírica que puede ser adquirida antes de nacer o en cualquier momento después del nacimiento.

El citomegalovirus se encuentra en todas partes. Las personas con infección activa pueden alojar el virus en su orina o saliva durante meses. Éste también se excreta en la mucosidad cervical, el semen, la heces y la leche materna. Los niños que pasan muchas horas en instituciones como escuelas o centros de cuidado diurnos suelen contagiarse el virus unos a otros. También suele ser transmitido por los varones homosexuales que mantienen relaciones sin protección. La infección por citomegalovirus puede desarrollarse en personas que reciben sangre contaminada o a las que se les trasplanta un órgano infectado, como por ejemplo un riñón.

Cuando el citomegalovirus penetra en el organismo, puede o no generar una enfermedad activa. Una vez dentro, puede permanecer latente durante años, pero volverse activo y causar enfermedad en cualquier momento. Entre el 60 y el 90 por ciento de los adultos ha tenido una infección por citomegalovirus en algún momento, a pesar de que por lo general no hayan presentado síntomas. Las infecciones graves se producen generalmente sólo en inmunodeficientes, por ejemplo, aquellos que han recibido un trasplante de médula ósea o los enfermos de SIDA.

Síntomas

La infección antes del nacimiento ocasionalmente provoca abortos, hace que el bebé nazca muerto o bien causa la muerte del recién nacido. Ésta se produce por hemorragia, anemia o una lesión extensa del hígado o el cerebro. (• *V. página 1256*)

Generalmente, los que contraen la infección después de nacer y albergan el virus no presentan síntomas. No obstante, una persona sana que resulta infectada puede sentirse enferma y tener fiebre. Si un individuo recibe una transfusión de sangre que contenga el citomegalovirus, los síntomas pueden comenzar de 2 a 4 semanas más tarde. Éstos incluyen fiebre que dura de dos a tres semanas y algunas veces inflamación del hígado (hepatitis), posiblemente con icteria. El número de linfocitos, una variedad de glóbulos blancos, puede incrementarse. Ocasionalmente aparece una erupción cutánea.

Un enfermo inmunodeficiente y que está infectado con citomegalovirus es particularmente propenso a desarrollar una infección grave y puede enfermar gravemente y morir. En los enfermos de SIDA, éste suele infectar la retina, causando ceguera. También puede producirse una infección del cerebro (encefalitis) o úlceras en el intestino o el esófago. Los trasplantados con órganos infectados por citomegalovirus corren grandes riesgos de morir, porque como parte del proceso del trasplante reciben drogas que suprimen el sistema inmunitario.

Diagnóstico y tratamiento

La infección por citomegalovirus puede desarrollarse gradualmente y no ser reconocida de inmediato. Las claves que ayudan al diagnóstico son los síntomas del enfermo y su sistema inmunitario deficiente. Cuando se sospecha la infección, se realizan pruebas para detectar el virus en la orina y en otros humores o tejidos corporales. Debido a que éste puede permanecer latente en el organismo durante meses o años, el descubrimiento de citomegalovirus no prueba que el mismo esté causando una infección activa. Un incremento en los anticuerpos contra el virus, medidos mediante análisis de sangre hechos varios días atrás, son una clara indicación de que es el responsable de la infección. En un paciente con infección en la parte posterior del ojo o retina (retinitis), el médico puede descubrir anomalías al examinar con un oftalmoscopio (un instrumento que permite visualizar las estructuras internas del ojo). En los recién nacidos, el diagnóstico suele establecerse mediante un cultivo de orina durante las primeras tres semanas de vida.

Una infección no suele ser tratada pues remite por sí sola. Cuando la infección amenaza la vida del enfermo o su vista, se pueden administrar los fármacos antivíricos ganciclovir o foscarnet. Sin embargo, éstos tienen serios efectos colaterales. Además, pueden no curar la infección. Sin embargo, el tratamiento en curso suele retardar el avance de la enfermedad.

CAPÍTULO 189

Enfermedades de transmisión sexual

Las enfermedades de transmisión sexual (venéreas) son las que se transmiten a menudo, si no en todos los casos, de persona a persona a través del contacto sexual.

Como la actividad sexual brinda oportunidad para que los microorganismos encuentren nuevos huéspedes, una gran variedad de microorganismos infecciosos pueden transmitirse de este modo. Éstos abarcan desde virus microscópicos (por ejemplo, el virus de la inmunodeficiencia humana) a insectos visibles (por ejemplo, la ladilla o el piojo público). El contagio de algunas enfermedades venéreas no requiere penetración genital. A pesar de que dichas enfermedades suelen ser el resultado de las relaciones sexuales vaginales, orales o anales con una persona infectada, ocasionalmente pueden ser transmitidas al besar o mantener un contacto corporal estrecho. Ciertos agentes de enfermedades de transmisión sexual pueden ser contagiados a través de los alimentos y el agua o bien de las transfusiones de sangre, los instrumentos médicos contaminados o las agujas utilizadas por los adictos a las drogas.

Incidencia

Las enfermedades venéreas figuran entre las infecciones más frecuentes del mundo. En los países occidentales, el número de personas con estas afecciones ha aumentado de forma estable desde la década de 1950 hasta la década de 1970, pero por lo general se ha estabilizado en la década de 1980. Al final de la década de 1980, sin embargo, el número comenzó a aumentar de nuevo en muchos países, particularmente los casos de sífilis y gonorrea.

Enfermedades que se pueden transmitir sexualmente

Primeras enfermedades de transmisión sexual reconocidas
- Chancroide.
- Gonorrea.
- Granuloma inguinal.
- Linfogranuloma venéreo.
- Sífilis.

Enfermedades de transmisión sexual más recientemente reconocidas
- Cervicitis por *Chlamydia*.
- Ladillas (piojo, pediculosis púbica).
- Candidiasis genital (generalmente no transmitida por vía sexual).
- Herpes genital.
- Verrugas genitales.
- Infección por VIH y SIDA.
- Molusco contagioso.
- Uretritis no gonocócica (por lo general una infección por *Chlamydia* o micoplasma).
- Sarna.
- Tricomoniasis.

Enfermedades ocasionalmente transmitidas por vía sexual
- Amebiasis.
- Infección por *Campylobacter*.
- Infección causada por citomegalovirus.
- Giardiasis .
- Hepatitis A y B.
- Salmonelosis.
- Shigelosis.

Más de 250 millones de personas en todo el mundo se infectan cada año con gonorrea. En cuanto a la sífilis, las cifras indican 50 millones de personas en todo el mundo. Otras enfermedades de transmisión sexual, como la tricomoniasis y el herpes genital, probablemente son más frecuentes, pero como los médicos no tienen la obligación de comunicarlas a los microorganismos públicos, las cifras son menos fiables.

En la actualidad, los tratamientos curan rápidamente la mayoría de las enfermedades de transmisión sexual y evitan que se propaguen. Sin embargo, ciertos microorganismos más antiguos, resistentes a los medicamentos, se han diseminado ampliamente, en parte debido al transporte aéreo. Esta movilidad fue responsable parcialmente de la rápida propagación del virus de la inmunodeficiencia humana (VIH).

El control de las enfermedades venéreas depende de fomentar las prácticas sexuales seguras y brin-

dar buenas instalaciones médicas para su diagnóstico y tratamiento. Es fundamental educar a las personas y explicarles cómo evitar la propagación de estas enfermedades, especialmente fomentando el uso del preservativo.

Otro aspecto del control es la localización del contagio. Los médicos intentan localizar y tratar a todos los contactos sexuales de la persona infectada. Las personas que han sido tratadas son examinadas nuevamente para tener la certeza de que están curadas.

Clasificación

Tradicionalmente, cinco enfermedades han sido clasificadas como de transmisión sexual: la sífilis, la gonorrea, el chancroide, el linfogranuloma venéreo y el granuloma inguinal. Sin embargo, muchas otras se transmiten sexualmente, incluyendo el herpes genital, la hepatitis, (• *V. página 597*) el *molluscum contagiosum*, (• *V. página 1017*) el piojo público, (• *V. página 1015*) la sarna, (• *V. página 1014*) y la infección por el VIH, que produce el SIDA. (• *V. página 957*) Otras, como la salmonelosis y la amebiasis, en ocasiones se transmiten durante la actividad sexual, pero en general no se las considera enfermedades de transmisión sexual.

Las enfermedades venéreas generalmente se agrupan según los síntomas y signos que producen. Tanto la sífilis, el herpes genital como el chancroide producen úlceras (llagas) sobre la piel o las membranas que cubren la vagina o la boca. Tanto la gonorrea como las infecciones clamidiales causan uretritis (inflamación y secreción de la uretra) en los hombres; cervicitis (inflamación y secreción del cérvix) e infecciones pélvicas en las mujeres; e infecciones oculares en los recién nacidos.

Sífilis

La sífilis es una enfermedad de transmisión sexual causada por la bacteria Treponema pallidum.

Esta bacteria penetra en el organismo a través de las membranas mucosas, como las de la vagina o la boca, o bien a través de la piel. Horas después, llega cerca de los ganglios linfáticos y luego se propaga por todo el organismo a través de la sangre. La sífilis también puede infectar a un feto durante el embarazo, (• *V. página 1257*) causando defectos congénitos u otros problemas.

El número de afectados con sífilis alcanzó su punto máximo durante la Segunda Guerra Mundial, para luego caer de modo espectacular hasta la década de 1960 , cuando los índices comenzaron a subir nuevamente. Durante este período, un gran número de casos de sífilis se produjeron entre varones homosexuales. Tales cifras permanecieron relativamente estables hasta mediados de la década de 1980, porque debido a la epidemia de SIDA y la práctica de sexo seguro, la incidencia entre éstos decreció. En consecuencia, el número general de personas con sífilis también disminuyó. Sin embargo, esta reducción fue seguida por un rápido incremento de los casos entre los consumidores de cocaína, principalmente entre las mujeres o sus hijos recién nacidos. Recientemente, los programas de control han vuelto a reducir la incidencia en algunos países desarrollados.

Una persona que ha sido curada de sífilis no se vuelve inmune y puede volver a infectarse.

Síntomas

Los síntomas suelen comenzar de 1 a 13 semanas después del contagio; el promedio es de 3 a 4 semanas. La infección con *Treponema pallidum* pasa por varios estadios: el primario, el secundario, el latente y el terciario. La infección puede durar muchos años y raramente provoca lesiones cardíacas, cerebrales o la muerte.

Estadio primario

En el estadio primario, aparece una llaga o úlcera indolora (chancro) en el sitio de infección, generalmente sobre el pene, la vulva o la vagina. El chancro también puede aparecer en el ano, el recto, los labios, la lengua, la garganta, el cérvix, los dedos o, rara vez, en otras partes del cuerpo. Por lo general, se presenta una sola llaga, pero en ocasiones pueden ser varias.

El chancro comienza como una pequeña zona roja abultada que pronto se convierte en una llaga abierta (úlcera), pero sigue siendo indolora. La llaga no sangra, pero al rozarla desprende un líquido claro altamente infeccioso. Los ganglios linfáticos cercanos suelen aumentar de tamaño, pero son indoloros. Como la lesión produce tan pocos síntomas, suele ser ignorada. Alrededor de la mitad de las mujeres infectadas y un tercio de los hombres infectados no sabe que la tienen. Ésta suele curarse en 3 a 12 semanas, después de lo cual el afectado parece encontrarse perfectamente bien.

Estadio secundario

El estadio secundario suele iniciarse con una erupción cutánea, que suele aparecer de 6 a 12 semanas después de la infección. Alrededor del 25 por ciento de los infectados aún tiene una llaga que se está curando durante esta etapa. Esta erupción puede durar poco tiempo o bien prolongarse durante meses. Aunque la persona no reciba tratamiento, suele desaparecer. Sin embargo, puede aparecer de nuevo semanas o meses más tarde.

En el estadio secundario, son frecuentes las úlceras en la boca que afectan a más del 80 por ciento de los enfermos. Alrededor del 50 por ciento presenta ganglios linfáticos inflamados en todo el cuerpo y aproximadamente un 10 por ciento tiene inflamación en los ojos. Esta inflamación no suele producir síntomas, aunque, ocasionalmente, el nervio óptico se inflama y entonces la visión se vuelve borrosa. Aproximadamente el 10 por ciento presenta inflamación de huesos y articulaciones que produce mucho dolor. La inflamación renal puede hacer que se encuentren proteínas en la orina y la del hígado puede provocar ictericia. Un reducido número de personas desarrolla una inflamación de la membrana que recubre del cerebro (meningitis sifilítica aguda), que se traduce en dolor de cabeza, rigidez en el cuello y en ocasiones sordera.

Ocasionalmente, aparecen formaciones algo abultadas (condilomas planos) en las que la piel se une a una membrana mucosa, por ejemplo, en los bordes internos de los labios y de la vulva y en las zonas húmedas de la piel. Estas lesiones extremadamente infecciosas pueden aplanarse y adoptar un color rosa oscuro o gris. El pelo suele caerse a mechones, lo cual le da una apariencia apolillada. Otros síntomas incluyen sensación de malestar (indisposición), pérdida del apetito, náuseas, vómitos, fatiga, fiebre y anemia.

Estadio latente

Una vez que la persona se ha recuperado del estadio secundario, la enfermedad entra en un estadio latente en el que no se producen síntomas. Esta etapa puede durar años o décadas o durante el resto de la vida. Durante la primera parte del estadio latente, a veces recurren las llagas infecciosas.

Estadio terciario

Durante la tercera etapa (estadio terciario), la sífilis no es contagiosa. Los síntomas oscilan entre leves y devastadores. Pueden aparecer tres tipos principales de síntomas: sífilis terciaria benigna, sífilis cardiovascular y neurosífilis.

La **sífilis terciaria benigna** es muy rara en la actualidad. En varios órganos aparecen bultos llamados gomas, que crecen lentamente, se curan de forma gradual y dejan cicatrices. Estas lesiones pueden aparecer en casi todo el cuerpo, pero son más frecuentes en la pierna justo debajo de la rodilla, la parte superior del tronco y el cuero cabelludo. Los huesos pueden resultar afectados, provocando un dolor profundo y penetrante que suele empeorar durante la noche.

La **sífilis cardiovascular** suele aparecer de 10 a 25 años después de la infección inicial. El enfermo puede desarrollar un aneurisma (debilitamiento y

Sífilis del sistema nervioso

Alrededor del 5 por ciento de todas las personas con sífilis no tratada desarrolla neurosífilis, o sífilis del sistema nervioso, pero estos casos son raros en los países desarrollados. Los síntomas varían con los tres principales tipos de neurosífilis.

La **neurosífilis meningovascular** es una forma crónica de meningitis. Los síntomas dependen de si el principal afectado es el cerebro o si la enfermedad ataca tanto el cerebro como la médula espinal. Cuando el cerebro resulta afectado, los síntomas incluyen dolor de cabeza, vértigo, falta de concentración, cansancio y falta de energía, dificultades para conciliar el sueño, rigidez del cuello, visión borrosa, confusión mental, convulsiones, tumefacción del nervio óptico (papiledema), anomalías en las pupilas, dificultad para hablar (afasia) y parálisis de una extremidad o la mitad del cuerpo. Cuando tanto el cerebro como la médula espinal resultan afectados, los síntomas incluyen una creciente dificultad para masticar, tragar y hablar; debilidad y atrofia de los músculos del hombro y el brazo; parálisis lentamente progresiva con espasmos musculares (parálisis espástica); incapacidad para vaciar la vejiga e inflamación de una sección de la médula espinal, que deriva en una pérdida del control de la vejiga y una repentina parálisis, mientras los músculos permanecen relajados (parálisis fláccida).

La **neurosífilis parética** (también llamada parálisis del loco) comienza gradualmente como una serie de cambios de comportamiento en las personas que tienen más de 40 o 50 años. Estas personas lentamente se vuelven dementes. Los síntomas pueden incluir convulsiones, dificultades para hablar, parálisis temporal de la mitad del cuerpo, irritabilidad, dificultad para concentrarse, pérdida de la memoria, juicio defectuoso, dolores de cabeza, dificultad respiratoria, fatiga, letargo, deterioro de la higiene personal y hábitos de arreglarse, cambios de humor, pérdida de fuerza y energía, depresión, delirios de grandeza y falta de perspicacia.

La **neurosífilis tabética** (tabes dorsal) es una enfermedad progresiva de la médula espinal que comienza gradualmente. Por lo general, el primer síntoma es un dolor intenso y punzante en las piernas que aparece y desaparece de forma irregular. La persona no tiene estabilidad al caminar, especialmente en la oscuridad, y puede andar con los pies separados, a veces pisando con fuerza. Como la persona no puede sentir cuándo está llena la vejiga, la orina se acumula y produce una pérdida del control de la vejiga y repetidas infecciones del tracto urinario. Es frecuente que el hombre se vuelva impotente. La persona puede tener temblores en la boca, la lengua, las manos, y todo el cuerpo. La caligrafía se vuelve temblorosa e ilegible.

La mayoría de las personas con neurosífilis tabética son delgadas y sus rostros tienen aspecto triste. Tienen espasmos de dolor en varios órganos, especialmente el estómago. Éstos pueden causar vómitos. Espasmos igualmente dolorosos pueden afectar al recto, la vejiga y la laringe (área vocal). Debido a la falta de sensibilidad en los pies, pueden aparecer úlceras abiertas en las plantas. Éstas pueden penetrar profundamente e incluso alcanzar el hueso subyacente. Como la persona pierde la sensación de dolor, las articulaciones pueden resultar lesionadas.

dilatación) de la aorta (la principal arteria que sale del corazón) o insuficiencia de la válvula aórtica. Estos trastornos pueden producir dolor de pecho, insuficiencia cardíaca o la muerte.

La **neurosífilis** (sífilis del sistema nervioso) afecta a alrededor del 5 por ciento de todos los sifilíticos no tratados. Las tres clases principales son neurosífilis meningovascular, neurosífilis parética y neurosífilis tabética.

Diagnóstico

El médico sospecha que una persona tiene sífilis a partir de sus síntomas. El diagnóstico definitivo se basa en los resultados de las pruebas de laboratorio y la exploración física.

Se utilizan dos tipos de análisis de sangre. El primero es un análisis de control, como la llamada VDRL (laboratorio de investigación de enfermedades venéreas) o el RPR (reargina rápida del plasma). Dichos análisis son fáciles de hacer y no resultan costosos. En ciertos casos dan resultados falsos positivos, pero tienen la ventaja de negativizarse cuando se repiten después de un tratamiento correcto. Es posible que el médico necesite repetir este tipo de pruebas porque los resultados pueden ser negativos en las primeras semanas de sífilis primaria. El segundo tipo de análisis de sangre, que es más exacto, detecta anticuerpos contra la bacteria que produce sífilis; sin embargo, una vez que se obtiene un resultado positivo, los subsiguientes siempre serán positivos, incluso después de un tratamiento exitoso. Una de estas pruebas, llamada FTA-ABS, se utiliza para confirmar que el resultado positivo de un análisis de control realmente esté causado por la sífilis.

En los estadios primario o secundario, es posible diagnosticar la enfermedad tomando una muestra de líquido de una llaga de la piel o la boca e identificando las bacterias al microscopio. También se puede utilizar el análisis de anticuerpos realizado sobre una muestra de sangre. Para la neurosífilis se efectúa una punción lumbar para realizar un análisis de anticuerpos. En el estadio latente, la sífilis se diagnostica sólo mediante pruebas de anticuerpos realizadas con muestras de sangre y líquido espinal. En el estadio terciario, se diagnostica a partir de los síntomas y el resultado de un análisis de anticuerpos.

Tratamiento y pronóstico

Debido a que las personas con sífilis en los estadios primario o secundario transmiten la infección, deben evitar el contacto sexual hasta que ellas y sus parejas sexuales hayan completado el tratamiento. En el caso de sífilis en estadio primario, todas las personas con las que hayan mantenido relaciones sexuales en los 3 meses anteriores corren peligro. Con sífilis en estadio secundario, todas las parejas sexuales del último año pueden haberse contagiado. Estas personas necesitan ser controladas con un análisis de anticuerpos y, si el resultado es positivo, deben recibir tratamiento.

La penicilina, que en general es el mejor antibiótico para todos los estadios de la sífilis, suele administrarse por vía intramuscular durante el estadio primario, aplicándose en cada nalga sólo una vez. En casos de sífilis en estadio secundario, se aplican dos inyecciones adicionales con intervalos de una semana. La penicilina también se utiliza en casos de sífilis latente y en estadio terciario, a pesar de que puede ser necesario un tratamiento intravenoso más intenso. Las personas alérgicas a la penicilina pueden recibir doxiciclina o tetraciclina oral durante 2 a 4 semanas.

Más de la mitad de las personas con sífilis en sus primeros estadios, especialmente en el estadio secundario, desarrolla una reacción (llamada reacción de Jarisch-Herxheimer) de 2 a 12 horas después del primer tratamiento. Se cree que ésta es el resultado de la muerte repentina de millones de bacterias. Los síntomas incluyen: sensación de malestar general, fiebre, dolor de cabeza, sudoración, escalofríos con temblores y un empeoramiento temporal de las llagas sifilíticas. En raras ocasiones, las personas con neurosífilis pueden tener convulsiones o sufrir parálisis.

Las personas con sífilis en estadios latente o terciario deben ser examinadas con intervalos regulares una vez finalizado el tratamiento. Los resultados de los análisis de anticuerpos suelen ser positivos durante muchos años, a veces durante toda la vida. Éstos no indican que exista una nueva infección. También se realizan otras pruebas para verificar que no existan nuevas infecciones.

Después del tratamiento, el pronóstico para los estadios primario, secundario y latente de la sífilis es excelente. Pero el pronóstico es malo en los casos de sífilis terciaria que afecte al cerebro o al corazón, ya que las lesiones existentes por lo general son irreversibles.

Gonorrea

La gonorrea es una enfermedad de transmisión sexual causada por la bacteria Neisseria gonorrhoeae *que infecta el revestimiento mucoso de la uretra, el cérvix, el recto y la garganta o la membrana blanca (la conjuntiva) de los ojos.*

La bacteria puede propagarse a través del flujo sanguíneo hacia otras partes del cuerpo, especialmente la piel y las extremidades. En las mujeres, puede ascender por el tracto genital para infectar las membranas que se encuentran dentro de la pelvis, causando dolor pélvico y problemas reproductivos.

Síntomas

En los hombres, los primeros síntomas suelen aparecer de 2 a 7 días después de la infección. Comienzan con una ligera molestia en la uretra, seguida, a las pocas horas, de un dolor leve o intenso al orinar y una secreción de pus proveniente del pene. El hombre tiene una necesidad imperiosa y frecuente de orinar, que empeora a medida que la enfermedad se extiende a la parte superior de la uretra. El orificio del pene puede adoptar un color rojizo e hincharse.

En las mujeres, los primeros síntomas suelen aparecer entre 7 y 21 días después de la infección. Las mujeres infectadas no suelen presentar síntomas durante semanas o meses y la enfermedad se descubre sólo después de que a su pareja masculina se le diagnostica la misma y ella es examinada por haber estado en contacto con él. Si aparecen síntomas, suelen ser leves. Sin embargo, algunas mujeres tienen síntomas graves, como una frecuente necesidad de orinar, dolor al orinar, secreción vaginal y fiebre. El cérvix, el útero, las trompas de Falopio, los ovarios, la uretra y el recto pueden resultar infectados y provocar un gran dolor pélvico o molestias durante el coito. El pus, que aparentemente proviene de la vagina, puede provenir del cérvix, de la uretra o de las glándulas próximas al orificio vaginal.

Las mujeres y los varones homosexuales que mantienen relaciones sexuales por vía anal pueden contraer gonorrea rectal. La enfermedad puede causar malestar alrededor del ano y secreciones provenientes del recto. La zona que rodea el ano se enrojece y queda en carne viva, mientras que las heces se cubren de mucosidad y pus. Cuando el médico examina el recto con un anoscopio (tubo de visualización), es posible distinguir moco y pus sobre la pared del mismo.

El sexo oral con una persona infectada puede producir gonorrea de garganta (faringitis gonocócica). Por lo general, la infección no provoca síntomas, pero en ciertos casos produce dolor de garganta y malestar al tragar.

Si los humores infectados entran en contacto con los ojos, puede producirse una infección externa del ojo (conjuntivitis gonorreica). (• *V. página 1072)* Los recién nacidos pueden infectarse con gonorrea a través de su madre en el momento del parto, lo que les provoca hinchazón de ambos párpados y una descarga de pus proveniente de los ojos. (• *V. página 1252)* En los adultos suelen producirse los mismos síntomas, pero por lo general sólo un ojo resulta afectado. Si la infección no recibe tratamiento puede derivar en ceguera.

La infección vaginal en las niñas pequeñas y jóvenes suele ser el resultado de un abuso sexual por parte de adultos, pero en raras ocasiones se produce por manipular artículos del hogar infectados. Los síntomas incluyen irritación, enrojecimiento e inflamación de la vulva, con secreción de pus proveniente de la vagina. La niña suele padecer molestias en la zona vaginal o sentir dolor al orinar. El recto también puede resultar inflamado y las secreciones pueden manchar su ropa interior.

Diagnóstico

El diagnóstico se realiza de inmediato al identificar la bacteria (gonococo) al microscopio. En más del 90 por ciento de los hombres infectados, se diagnostica con una muestra de secreción uretral. Sin embargo, este diagnóstico puede establecerse sólo en el 60 por ciento de las mujeres infectadas utilizando una muestra de la secreción cervical. Si no se descubren bacterias al microscopio, esta secreción es enviada al laboratorio para su cultivo.

Si el médico sospecha que existe una infección de garganta o recto, se toman muestras de esas zonas para realizar un cultivo. A pesar de que no existe un análisis de sangre para detectar gonorrea, es posible tomar una muestra de sangre para diagnosticar si la persona también tiene sífilis o infección causada por el virus de la inmunodeficiencia humana (VIH). Algunas personas tienen más de una enfermedad de transmisión sexual.

Complicaciones de la gonorrea

En una rara complicación de la gonorrea, la infección se propaga por el flujo sanguíneo hacia una o algunas articulaciones que, en consecuencia, se hinchan y duelen terriblemente, limitando el movimiento. La infección del flujo sanguíneo también puede favorecer la formación de puntos llenos de pus en la piel, la aparición de fiebre, una sensación de malestar general o dolor en varias articulaciones que pasa de una a otra (síndrome de artritis-dermatitis).

El interior del corazón puede resultar infectado (endocarditis). La infección de la cubierta del hígado (perihepatitis) produce un dolor similar al de la afección de la vesícula biliar. Estas infecciones son tratables y rara vez resultan mortales, pero la recuperación de la artritis o la endocarditis puede ser lenta.

Tratamiento

La gonorrea suele tratarse con una sola dosis de ceftriaxona intramuscular o bien con una semana de antibióticos orales (por lo general doxiciclina). Si la gonorrea se ha dispersado a través del flujo sanguíneo, el enfermo recibe habitualmente tratamiento en un hospital, a menudo con antibióticos intravenosos. Debido a que la infección con *Chlamydia* es frecuente tanto en los hombres como en las mujeres con gonorrea, es difícil de diagnosticar, los pacientes reciben un tratamiento de una semana con doxiciclina o tetraciclina o bien una dosis única de azitromicina, otro antibiótico de acción prolongada.

Si los síntomas recurren o persisten al final del tratamiento, se pueden obtener especímenes para su cultivo con el fin de asegurarse de que el paciente esté curado. En los hombres los síntomas de uretritis pueden recurrir, causando una enfermedad llamada uretritis posgonocócica. Está casi siempre causada por *Chlamydia* y otros microorganismos que no responden al tratamiento con ceftriaxona y se produce particularmente en pacientes que no siguen el plan de tratamiento.

Chancroide

El chancroide es una enfermedad de transmisión sexual causada por la bacteria Hemophilus ducreyi *que produce úlceras genitales dolorosas y persistentes.*

A pesar de que fue una enfermedad rara, el número de casos de chancroide se ha incrementado en los últimos tiempos. Una persona con una úlcera de chan-

973

croide tiene más probabilidades de infectarse con el virus de la inmunodeficiencia humana (VIH) si resulta expuesta a él.

Síntomas y diagnóstico

Los síntomas comienzan de 3 a 7 días después de la infección. Las pequeñas y dolorosas ampollas localizadas en los genitales o alrededor del ano se rompen rápidamente para formar úlceras superficiales. Éstas pueden aumentar de tamaño y unirse entre sí. Los ganglios linfáticos de la ingle pueden volverse muy sensibles, aumentar de tamaño y fusionarse, formando un absceso (acumulación de pus). La piel que cubre dicho absceso puede adoptar un color rojo y de aspecto brillante y probablemente se rompa, lo que produce una descarga de pus sobre la piel.

El diagnóstico del chancroide se basa en su aspecto clínico y en los resultados de los análisis de otras causas de úlcera. El hecho de tomar una muestra de pus de una lesión y cultivar la bacteria, procedimiento técnicamente difícil, puede ayudar al médico en el diagnóstico.

Tratamiento

Al enfermo se le inyecta un antibiótico, ceftriaxona o eritromicina, cada 6 horas durante al menos 7 días. Con una jeringa se elimina el pus acumulado en un ganglio linfático inflamado.

El paciente con chancroide es controlado por el médico durante al menos 3 meses para tener la certeza de que la infección esté curada. En la medida de lo posible, se localiza a todas las parejas sexuales de la persona, para que puedan ser examinadas y tratadas si fuese necesario.

Linfogranuloma venéreo

El linfogranuloma venéreo es una enfermedad de transmisión sexual causada por Chlamydia trachomatis, *una bacteria de crecimiento intracelular.*

El linfogranuloma venéreo es causado por variedades de *Chlamydia trachomatis* diferentes de las que provocan inflamación de la uretra (uretritis) y el cérvix (cervicitis). Éste se produce generalmente en las zonas tropicales y subtropicales.

Síntomas y diagnóstico

Los síntomas comienzan aproximadamente de 3 a 12 días después de la infección. En el pene o la vagina aparece una pequeña ampolla indolora llena de líquido. Por lo general, ésta se convierte en una úlcera que se cura rápidamente y suele pasar inadvertida. A continuación, los ganglios linfáticos de la ingle de uno o ambos lados pueden aumentar de tamaño y sensibilizarse al tacto. La piel que cubre la

zona infectada adquiere una temperatura más elevada y se torna rojiza. Si no se trata, pueden aparecer orificios (fístulas) en la piel que los cubre. Estos orificios descargan pus o líquido sanguinolento y generalmente se curan, pero pueden dejar una cicatriz y recurrir. Otros síntomas incluyen fiebre, malestar, dolor de cabeza y de las articulaciones, falta de apetito y vómitos, dolor de espalda y una infección del recto que produce secreciones purulentas manchadas de sangre.

Tras episodios prolongados o repetidos, los vasos linfáticos pueden obstruirse y ello hace que el tejido se inflame. La infección rectal ocasionalmente causa unas cicatrizaciones que derivan en un estrechamiento del recto.

El médico sospecha la enfermedad basándose en sus síntomas característicos. El diagnóstico puede ser confirmado mediante un análisis de sangre que identifique anticuerpos contra la *Chlamydia trachomatis*.

Tratamiento

Si se inicia al comienzo de la enfermedad, el tratamiento con doxiciclina, eritromicina o tetraciclina oral durante 3 semanas produce una rápida curación. Posteriormente, el médico debe comprobar regularmente que la infección esté curada. Además, se hace lo posible por identificar a todos los contactos sexuales de la persona infectada para que también sean examinados y tratados.

Granuloma inguinal

El granuloma inguinal es una enfermedad causada por la bacteria Calymmatobacterium granulomatis *que ocasiona una inflamación crónica de los genitales.*

El granuloma inguinal es raro en climas templados, pero frecuente en algunas zonas tropicales y subtropicales.

Síntomas y diagnóstico

La sintomatología se inicia de 1 a 12 semanas después de la infección. El primer síntoma es un nódulo indoloro y de color rojizo que lentamente se convierte en una masa redondeada. Los puntos de infección incluyen el pene, el escroto, la ingle y los muslos en los hombres. La vulva, la vagina y las áreas de piel circundantes en las mujeres. Tanto en los hombres como en las mujeres, el ano, las nalgas y el rostro pueden resultar afectados. Finalmente, las masas pueden llegar a cubrir los genitales. La curación es lenta y deja cicatrices. Por lo general, los nódulos se sobreinfectan. Si el granuloma inguinal no recibe tratamiento, la infección puede extenderse por todo el cuerpo hasta los huesos, las articulaciones o el hígado, causando una marcada pérdida de peso, fiebre y anemia.

El diagnóstico se establece a partir de las características masas rojas y brillantes que presenta el enfermo. El examen al microscopio de especímenes extraídos del borde de estas protuberancias puede confirmar el diagnóstico.

Tratamiento

Puede administrarse cualquiera de los siguientes antibióticos: estreptomicina, tetraciclina, eritromicina, cloranfenicol y trimetoprim-sulfametoxazol. Durante los 6 meses posteriores al tratamiento, el paciente debe ser controlado para tener certeza de que la infección se ha curado.

Uretritis no gonocócica y cervicitis clamidial

La uretritis no gonocócica y la cervicitis clamidial son enfermedades de transmisión sexual causadas por Chlamydia trachomatis *o (en los hombres)* Ureaplasma urealyticum, *si bien en ocasiones la provocan el* Trichomonas vaginalis *o el virus del herpes simple.*

Estas infecciones reciben el nombre de "no gonocócicas" para indicar que no son causadas por *Neisseria gonorrhoeae,* la bacteria que produce gonorrea. (• *V. página 971*) La *Chlamydia trachomatis* produce alrededor del 50 por ciento de las infecciones uretrales masculinas no gonorreicas y la mayoría de las infecciones con formación de pus que afectan a las mujeres y que no son causadas por la gonorrea. Los casos restantes de uretritis son, generalmente, causados por *Ureaplasma urealyticum,* una bacteria similar al micoplasma.

Chlamydia es el nombre de pequeñas bacterias que sólo se reproducen dentro de las células. Los ureaplasmas son diminutas bacterias que carecen de una rígida pared celular pero pueden reproducirse fuera de las células.

Síntomas y diagnóstico

Por lo general entre 4 y 28 días después del contacto sexual con una persona infectada, un hombre infectado siente una leve sensación de quemazón en la uretra mientras orina. Generalmente, el pene produce una secreción. Ésta puede ser clara o turbia, pero habitualmente menos espesa que la causada por la gonorrea. A primera hora de la mañana, el orificio del pene suele tener una coloración rojiza y sus bordes están pegados debido a las secreciones secas. En ocasiones, la enfermedad comienza de forma más brusca. El hombre siente dolor al orinar, necesita

Complicaciones de las infecciones por *Chlamidia* o *Ureaplasma*

Complicación	Efecto posible
En el varón	
Infección del epidídimo.	Dolor en los testículos.
Estrechamiento (estenosis) de la uretra.	Obstrucción del flujo de orina.
En la mujer	
Infección de las trompas de Falopio.	Dolor, embarazo ectópico e infertilidad.
Infección de la cubierta del hígado y del área que circunda este órgano.	Dolor en la parte superior del abdomen.
En el hombre y en la mujer	
Infección del blanco de los ojos (conjuntivitis).	Dolor y secreción ocular.
En los recién nacidos	
Conjuntivitis.	Dolor y secreción ocular.
Neumonía.	Fiebre y tos.

hacerlo con frecuencia y tiene secreciones de pus provenientes de la uretra.

A pesar de que, por lo general, las mujeres infectadas con *Chlamydia* no tienen síntomas, algunas experimentan una frecuente necesidad de orinar, dolor al hacerlo, dolor en la parte inferior del abdomen y durante el coito, y secreciones de mucosidad amarillenta y pus vaginales.

El sexo anal u oral con una persona infectada puede causar una infección del recto o la garganta. Estas infecciones suelen producir dolor y una descarga amarillenta de pus y moco.

En la mayoría de los casos, es posible diagnosticar una infección con *Chlamydia trachomatis* al examinar una secreción uretral o del cérvix en un laboratorio. Las infecciones por *Ureaplasma urealyticum* no se diagnostican específicamente en chequeos médicos rutinarios. Debido a que es difícil realizar un cultivo y las demás técnicas resultan costosas, el diagnóstico de infecciones por *Chlamydia* o *Ureaplasma* suele ser una suposición hayada en los síntomas característicos, junto con evidencia que demuestre la ausencia de gonorrea.

Complicaciones y pronóstico

Si una infección causada por *Chlamydia trachomatis* no recibe tratamiento, los síntomas desaparecen a las 4 semanas en alrededor del 60 o 70 por ciento de las personas. Sin embargo, una infección clamidial puede causar varias complicaciones. No se sabe con certeza si el *Ureaplasma* tiene algo que ver con éstas.

Si no recibe tratamiento, una infección clamidial en las mujeres suele ascender hasta las trompas de Falopio, donde la inflamación causa dolor y la cicatrización puede producir infertilidad o un embarazo ectópico. (• *V. página 1187*) Estas últimas complicaciones ocasionalmente tienen lugar en ausencia de síntomas previos y producen un considerable sufrimiento y costo médico. En los hombres, la *Chlamydia* puede causar epididimitis, provocando una dolorosa inflamación del escroto en uno o ambos lados. (• *V. página 1098*)

Tratamiento

Las infecciones clamidiales y ureaplásmicas suelen ser tratadas con tetraciclina o doxiciclina administradas por vía oral durante al menos 7 días, o bien con una sola dosis de azitromicina. Las mujeres embarazadas no deben tomar tetraciclina. En alrededor del 20 por ciento de las personas, la infección recurre después del tratamiento. Entonces éste se repite por un período más extenso.

Las personas infectadas que tienen relaciones sexuales antes de completar el tratamiento pueden infectar a sus parejas. En consecuencia, en la medida de lo posible dichas parejas son tratadas simultáneamente.

Tricomoniasis

La tricomoniasis es una enfermedad de transmisión sexual de la vagina o la uretra, causada por Trichomonas vaginalis, *un organismo unicelular con una cola similar a un látigo.*

A pesar de que el *Trichomonas vaginalis* puede infectar el tracto genitourinario tanto de los hombres como de las mujeres, los síntomas son más frecuentes entre las mujeres. Alrededor del 20 por ciento de ellas experimenta tricomoniasis vaginal durante sus años reproductivos.

En los hombres, el organismo infecta la uretra, la próstata y la vejiga, pero sólo rara vez produce síntomas. En algunas poblaciones, los *Trichomonas* pueden ser responsables del 5 al 10 por ciento de todos los casos de uretritis no gonocócica. El organismo es más difícil de detectar en los hombres que en las mujeres.

Síntomas

En las mujeres, la enfermedad suele comenzar con una secreción espumosa de color verde amarillento proveniente de la vagina. En algunas, dicha secreción suele ser leve. La vulva (los órganos genitales femeninos externos) puede estar irritada y dolorida y es posible que el coito produzca también dolor. En los casos graves, la vulva y la piel que la rodea se inflaman, al igual que los labios. Los síntomas son dolor al orinar o un aumento en la frecuencia de la micción, que se asemejan a los de una infección de vejiga.

Los hombres con tricomoniasis no suelen presentar síntomas pero pueden infectar a sus parejas sexuales. Algunos presentan una secreción proveniente de la uretra que es espumosa y similar al pus, sienten dolor al orinar y necesitan hacerlo con frecuencia. Dichos síntomas suelen tener lugar temprano por las mañanas. La uretra puede sufrir una leve irritación y en ocasiones aparece humedad en el orificio del pene. La infección del epidídimo, que causa dolor testicular, es muy poco frecuente. La próstata también puede infectarse, pero el papel de los *Trichomonas* no es muy claro. Estas infecciones son las únicas complicaciones conocidas de la tricomoniasis en los hombres.

Diagnóstico

En el caso de las mujeres, el diagnóstico generalmente se establece en cuestión de minutos examinando una muestra de secreción vaginal al microscopio. También suelen realizarse análisis para otras enfermedades de transmisión sexual.

En los hombres, las secreciones provenientes del extremo del pene deben recolectarse por la mañana antes de orinar. Éstas se examinan al microscopio y se envía una muestra al laboratorio para su cultivo. Un cultivo de orina también resulta útil, porque es más probable que detecte *Trichomonas* que no se encontraron en el examen al microscopio.

Tratamiento

Una sola dosis de metronidazol oral cura hasta el 95 por ciento de las mujeres infectadas, siempre y cuando sus parejas sexuales reciban tratamiento simultáneamente. Como no se sabe con certeza si una sola dosis es eficaz en los varones, se les suele tratar durante 7 días.

Si se administra con alcohol, el metronidazol puede causar náuseas y enrojecimiento de la piel, así como una disminución en el número de glóbulos blancos y, en las mujeres, una mayor susceptibilidad a las infecciones vaginales por levaduras (candidiasis genital). Probablemente sea mejor evitar el metronidazol durante el embarazo, al menos durante los 3 primeros meses. Las personas infectadas que mantienen relaciones sexuales antes de que la infección se cure probablemente contagien a sus parejas.

Candidiasis genital

La candidiasis genital es una infección producida por una levadura (hongo) que afecta a la vagina o al pene; comúnmente es conocida como afta y está causada por Candida albicans.

El hongo *Candida* normalmente reside en la piel o en los intestinos. Desde estas zonas se puede propagar hasta los genitales. La *Candida* no suele ser transmitida sexualmente.

Es una causa muy frecuente de vaginitis. La candidiasis genital se ha vuelto muy frecuente, principalmente debido al uso cada vez mayor de antibióticos, contraceptivos orales y otros fármacos que modifican las condiciones de la vagina de un modo que favorece el crecimiento del hongo. La candidiasis es más frecuente entre las mujeres embarazadas o que están menstruando y en las diabéticas. Con mucha menos frecuencia, el uso de fármacos (como los corticosteroides o la quimioterapia contra el cáncer) y la presencia de enfermedades que suprimen el sistema inmunitario (como el SIDA) pueden facilitar la infección.

Síntomas y diagnóstico

Las mujeres con candidiasis genital suelen tener prurito o irritación en la vagina y la vulva y ocasionalmente una secreción vaginal. La irritación suele ser muy molesta, pero la secreción es ligera. La vulva puede enrojecer e inflamarse. La piel puede estar en carne viva y en ciertos casos se agrieta. La pared vaginal se cubre de un material similar al queso blanco, pero puede tener un aspecto normal.

Los hombres no suelen presentar sintomatología, pero el extremo del pene (el glande) y el prepucio (en los varones no circuncidados) en ocasiones se irrita y duele, especialmente después del coito. A veces aparece una pequeña secreción proveniente del pene. El extremo de éste y el prepucio pueden adoptar un color rojizo, presentar pequeñas ulceraciones o ampollas costrosas y estar cubiertos de un material similar al queso blanco.

Un diagnóstico inmediato es posible tomando muestras de la vagina o el pene y examinándolas al microscopio. Éstas también pueden ser cultivadas.

Tratamiento

En las mujeres, la candidiasis se trata lavando la vagina con agua y jabón, secándola con una toalla limpia y luego aplicando una crema antimicótica que contenga clotrimazol, miconazol, butoconazol o tioconazol y terconazol. Alternativamente, se administra ketoconazol, fluconazol o itraconazol por vía oral. En los hombres, el pene (y el prepucio en los no circuncidados) debe ser lavado y secado antes de colocar una crema antimicótica (que contenga, por ejemplo, nistatina).

En ciertos casos, las mujeres que ingieren contraceptivos orales deben dejar de usarlos varios meses durante el tratamiento de la candidiasis vaginal, porque pueden empeorar la infección. Ciertas mujeres que corren riesgo de contraer candidiasis vaginal, como las inmunodeprimidas, o han tomado antibióticos durante mucho tiempo, pueden necesitar un fármaco antimicótico u otra terapia de prevención.

Herpes genital

El herpes genital es una enfermedad de transmisión sexual de la zona genital (la piel que rodea el recto o las áreas adyacentes), causada por el virus del herpes simple.

Existen dos tipos de virus del herpes simple, llamados VHS-1 y VHS-2. El VHS-2 suele transmitirse por la vía sexual, mientras que el VHS-1 por lo general infecta la boca. Ambos tipos de virus pueden infectar los genitales, la piel que rodea el recto o las manos (especialmente los lechos de las uñas) y pueden ser transmitidos a otras partes del cuerpo (como la superficie de los ojos). Las úlceras herpéticas no suelen infectarse con bacterias, pero algunas personas con herpes también tienen dentro de úlceras otros microorganismos transmitidos por vía sexual, como por ejemplo los de la sífilis o el chancroide.

Síntomas

Los síntomas del primer brote (primario) se inician de 4 a 7 días después de la infección. Suelen ser prurito, hormigueo y molestias. Luego aparece una pequeña placa enrojecida, seguida de un grupo de pequeñas y dolorosas ampollas. Éstas se rompen y fusionan hasta formar úlceras circulares, que por lo general son dolorosas y a los pocos días se cubren de costras. El afectado puede tener dificultades para orinar y en ciertos casos siente dolor al caminar. Las úlceras se curan en aproximadamente 10 días, pero pueden dejar cicatrices. Los ganglios linfáticos de la ingle suelen aumentar levemente de tamaño y presentan sensibilidad al tacto. El primer brote es más doloroso, prolongado y generalizado que los subsiguientes, pudiendo causar fiebre y malestar.

Complicaciones del herpes genital

Alrededor de 3 a 12 días después de la primera aparición de las ampollas en el área genital, el virus del herpes puede extenderse hacia otras partes del cuerpo. Sin embargo, las complicaciones graves son raras. La membrana que cubre el cerebro (meninges) puede resultar infectada, lo que causa vómitos, dolor de cabeza y rigidez del cuello. La médula espinal puede infectarse y ello produce debilidad en las piernas. Los nervios de la zona pélvica también pueden resultar afectados, lo que causa dolor temporal, estreñimiento, incapacidad para orinar y, en los varones, impotencia. A pesar de que es raro, el virus puede propagarse a través del flujo sanguíneo a la piel, las articulaciones, el hígado o los pulmones, particularmente en los recién nacidos o en las personas con un sistema inmunitario deficiente.

La más frecuente de las complicaciones del herpes genital es la reaparición de las ampollas, que por lo general quedan confinadas a un lado del cuerpo y son más leves que en el brote inicial. La persona puede sentir malestar y picor, hormigueo o dolor en la zona afectada antes de cada ataque. El riesgo de recidiva en la zona genital es mayor con el VHS-2 que con el VHS-1. Sin embargo, el índice de recidiva varía en gran medida. En algunas personas los brotes se repiten con frecuencia durante muchos años. Las ampollas pueden recurrir y sobrepasar la zona genital hasta llegar a las nalgas, la ingle o los muslos.

En los hombres, las ampollas y las úlceras pueden aparecer en cualquier parte del pene, incluyendo el prepucio si no está circuncidado. En las mujeres, aparecen en la vulva, dentro y alrededor de la vagina y en el cérvix. Quienes tienen relaciones sexuales anales pueden presentar dichas lesiones alrededor del ano o en el recto.

En los inmunodeficientes, como los infectados con el virus de la inmunodeficiencia humana (VIH), las úlceras del herpes pueden ser graves, propagarse a otras áreas del cuerpo, persistir durante semanas o más y, en raras ocasiones, volverse resistentes al tratamiento con aciclovir.

Las lesiones tienden a recurrir en las mismas zonas o en otras adyacentes, porque el virus persiste en los nervios pélvicos cercanos y se reactiva para reinfectar la piel. El VSH-2 se reactiva mejor en los nervios pélvicos. El VSH-1 se reactiva mejor en los nervios faciales, donde causa herpes febril o herpes labial. De todas formas, cualquiera de los dos virus puede causar enfermedad en ambas áreas. Una infección previa con uno de estos virus brinda una inmunidad parcial al otro, haciendo que los síntomas del segundo sean más leves.

Diagnóstico

El médico sospecha la presencia de herpes basándose en los síntomas del paciente. Es posible establecer un diagnóstico de inmediato examinando muestras de las úlceras al microscopio. Para confirmación, se envían muestras de las mismas para su cultivo a laboratorios especiales. Los resultados están disponibles en un plazo de 48 horas. Los análisis de sangre pueden mostrar una evidencia de infecciones pasadas o bien sugerir que existe una reciente, si se comprueba que los anticuerpos están aumentando.

Tratamiento

Ningún tratamiento cura el herpes genital, pero puede reducir la duración de un brote. El número de éstos puede reducirse aplicando una terapia continua con bajas dosis de fármacos antivíricos. El tratamiento es más eficaz si se inicia rápidamente, en general 2 días después de la aparición de los síntomas. El aciclovir o los fármacos antivíricos relacionados pueden ser administrados por vía oral, o bien en forma de crema directamente sobre las lesiones. Los antivíricos reducen la propagación del virus vivo a partir de las lesiones, reduciendo de esta forma el riesgo de contagio. También pueden reducir la gravedad de los síntomas durante el brote inicial. Sin embargo, incluso el tratamiento precoz del primer ataque no evita las recurrencias.

Los pacientes con historia de herpes pueden contagiar a sus parejas sexuales incluso aunque no se den cuenta de que están pasando por otro brote.

Verrugas genitales

Las verrugas genitales (Condylomata acuminata) *son lesiones localizadas en o alrededor de la vagina, el pene o el recto, causadas por papilomavirus transmitidos sexualmente.*

Dichas verrugas son frecuentes y causan preocupación porque tienen un aspecto repulsivo; pueden sobreinfectarse con bacterias y quizás indiquen que el sistema inmunológico no funciona bien. En las mujeres, los papilomavirus tipos 16 y 18, que afectan al cérvix pero no forman verrugas en los genitales externos, pueden causar cáncer cervical. (• *V. página 1144*) Éste y otros tipos de papilomavirus pueden generar displasia intraepitelial cervical (indicado por un resultado anormal en un frotis de Papanicolau) o cáncer de vagina, vulva, ano, pene, boca, garganta o esófago.

Síntomas y diagnóstico

Estas lesiones suelen formarse en las superficies húmedas y cálidas del cuerpo. En los hombres, las zonas más frecuentes son la cabeza y el cuerpo del pene y debajo del prepucio (si el pene no ha sido circuncidado). En las mujeres, se producen en la vulva, la pared vaginal, el cérvix y la piel que rodea el área vaginal. Las verrugas genitales pueden aparecer en la zona que rodea el ano y en el recto, especialmente en los varones homosexuales y en las mujeres que practican sexo anal.

Las verrugas generalmente aparecen de 1 a 6 meses después de la infección y comienzan como diminutas protuberancias blandas, húmedas de color rosado o rojo. Crecen rápidamente y pueden desarrollar pedúnculos. En la misma zona suelen aparecer numerosas verrugas y sus superficies ásperas les confieren la apariencia de una pequeña coliflor. Pueden crecer rápidamente en las mujeres embarazadas, en los inmunodeprimidos (por ejemplo, porque están enfermos de SIDA o porque realizan un tratamiento con fármacos inmunosupresores) y en los que presentan inflamación en la piel.

Estas lesiones genitales suelen ser diagnosticadas por su apariencia. Sin embargo, pueden ser confundidas con las úlceras que aparecen en el segundo estadio de la sífilis. Las verrugas de aspecto extraño o persistentes pueden ser extraídas quirúrgicamente y analizadas al microscopio para tener la certeza de que no son cancerosas. Las mujeres que tienen verrugas en el cérvix deberían realizarse frotis de Papanicolau regularmente.

Tratamiento

Ningún tratamiento es completamente satisfactorio. Las verrugas genitales se pueden eliminar con láser, crioterapia (congelamiento) o cirugía utilizando anestesia local. Los tratamientos con sustancias químicas, como resina podófila o toxina purificada o ácido tricloroacético, se aplican directamente sobre las verrugas. Sin embargo, este sistema supone realizar varias aplicaciones durante semanas o meses, suele quemar la piel circundante y falla con bastante frecuencia.

Las verrugas en la uretra se tratan con fármacos anticancerosos, como tiotepa o fluorouracilo. Alternativamente, éstas pueden ser eliminadas de la uretra

Condilomas acuminados

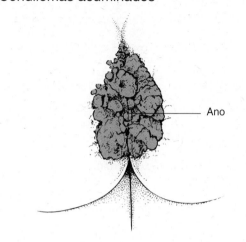

Ano

mediante una cirugía endoscópica (un procedimiento en el cual se utiliza un tubo de visualización flexible con accesorios quirúrgicos). En la actualidad se está estudiando aplicar inyecciones de alfainterferón directamente en la verruga como un posible tratamiento, pero aún se desconoce su utilidad.

Las verrugas genitales recurren con frecuencia y necesitan nuevo tratamiento. En los hombres, la circuncisión ayudará a evitar las recurrencias. Todas las parejas sexuales deben ser examinadas y tratadas, si fuese necesario.

Infecciones intestinales de transmisión sexual

Diversas bacterias (*Shigella, Campylobacter* y *Salmonella*), virus (hepatitis A) y parásitos (*Giardia* y otras amebas) causantes de infecciones intestinales pueden ser transmitidas sexualmente, en particular a través de actividades en las cuales la boca entra en contacto con los genitales o el ano. Los síntomas son típicamente los del organismo específico transmitido y muchos pueden causar una combinación de diarrea, fiebre, abotagamiento, náuseas y vómitos, dolor abdominal e icteria. Las infecciones recurren con frecuencia, especialmente entre los varones homosexuales con muchas parejas sexuales. Algunas infecciones no dan síntomas.

Enfermedades de la piel

DER

CAPÍTULO 190

Biología de la piel

La piel no es sólo una capa protectora. Es un sistema que regula la temperatura corporal, percibe los estímulos de dolor y placer, no permite que determi-nadas sustancias entren en el organismo y representa una barrera protectora frente a los efectos perjudiciales del sol. El color, la textura y los pliegues de la

Qué hay bajo la piel

Este corte transversal muestra las capas de la piel y las estructuras que se encuentran debajo de su superficie.

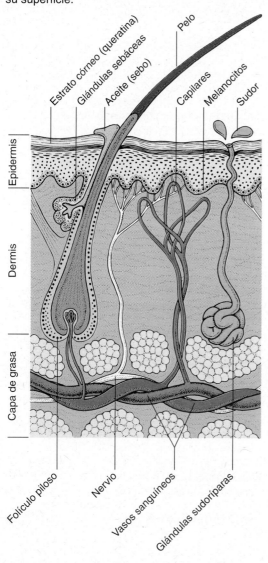

Estrato córneo (queratina)
Glándulas sebáceas
Aceite (sebo)
Pelo
Capilares
Melanocitos
Sudor
Epidermis
Dermis
Capa de grasa
Folículo piloso
Nervio
Vasos sanguíneos
Glándulas sudoríparas

células muertas y protege la piel de las sustancias nocivas. En la parte inferior de la epidermis se hallan los melanocitos, células que producen melanina (el pigmento oscuro de la piel).

Debajo de la epidermis se localiza la dermis, que contiene receptores táctiles y del dolor, cuyas ramificaciones llegan hasta la superficie de la piel y a diversas, glándulas funcionales de la misma: las glándulas sudoríparas, que producen el sudor, las glándulas sebáceas, que producen sebo, y los folículos pilosos, que dan origen al pelo. También, en el interior de la dermis, se encuentran vasos sanguíneos que proporcionan nutrientes y calor a la piel, así como nervios que se ramifican entre las diferentes capas de la misma.

Por debajo de la dermis se encuentra un estrato de grasa que ayuda a aislar al cuerpo del calor y del frío.

En las diversas regiones del cuerpo varían el espesor y el color de la piel, así como el número de glándulas sudoríparas, glándulas sebáceas, folículos pilosos y nervios. La parte superior de la cabeza tiene gran cantidad de folículos pilosos, mientras que las palmas de las manos y las plantas de los pies carecen de ellos. Las capas de epidermis y queratina son más gruesas en las plantas de los pies y de las palmas de las manos. Las yemas de los dedos de las manos y de los pies están muy inervadas y son extremadamente sensibles al tacto.

La piel tiende a sufrir cambios a lo largo de la vida de una persona. La piel de un bebé tiene una capa más gruesa de grasa y una mucho más fina de queratina protectora. A medida que las personas envejecen pierden la grasa del estrato subcutáneo, la dermis y la epidermis se vuelven más delgadas, las fibras elásticas de la dermis se fragmentan y la piel tiende a arrugarse. La irrigación sanguínea de la piel también disminuye con la edad, por lo que las lesiones cutáneas curan más lentamente en las personas mayores. Las pieles más envejecidas producen menos sebo protector y por ello la piel se seca con mayor facilidad.

Diagnóstico de las enfermedades de la piel

Los médicos pueden identificar muchas enfermedades de la piel a través de una simple exploración visual. Las características reveladoras incluyen tamaño, forma, color y localización de la anomalía, además de la presencia o ausencia de otros signos o síntomas. Algunas veces el médico debe extraer una pequeña porción de piel para examinarla al microscopio; este método se denomina biopsia. Para esta simple operación, el médico, por lo general, insensibiliza una pequeña zona de piel con una anestesia local y, utilizando

piel contribuyen a identificar a los individuos. Cualquier alteración en el funcionamiento o en la apariencia de la piel puede tener consecuencias importantes para la salud física y mental.

Cada estrato de la piel cumple con una tarea específica. La capa exterior, la epidermis, es más fina, en la mayor parte del cuerpo, que una película de plástico. La parte superior de la epidermis, el estrato córneo, contiene queratina, está formada por restos de

Nombres médicos para lesiones y tumores de la piel

Cicatriz: una zona en la que la piel normal ha sido reemplazada por tejido fibroso (que forma las cicatrices). Las cicatrices se forman como consecuencia de la destrucción de alguna parte de la dermis.

Costra (escara): sangre, pus, o suero desecados en la superficie de la piel. Una costra puede formarse donde se haya producido la lesión cutánea.

Erosión: pérdida parcial o total de la superficie de la piel. Las erosiones ocurren cuando se lesiona la piel por una infección, presión, irritación o fiebre.

Escamas: zonas de células epidérmicas muertas y apiladas que producen una costra descamada y seca. Las escamas son habituales en la psoriasis, la dermatitis seborreica y muchas otras enfermedades.

Excoriación: una zona costrosa lineal o excavada, causada por rascarse, rozar o pinchar la piel.

Habón: hinchazón de una zona de la piel que produce una elevación blanda y esponjosa que aparece de forma bastante repentinamente y luego desaparece. Los habones son debidos a reacciones alérgicas habituales a los medicamentos, picaduras de insectos o algo que haya tocado la piel.

Liquenificación: engrosamiento de la piel, que presenta surcos acentuados y arrugas.

Mácula: un punto plano y con coloración anormal de forma variable, con un diámetro inferior a 1,5 cm. Las pecas, los nevos planos, las manchas color vino de oporto, y muchas erupciones más son máculas. Una mancha es como una mácula, pero más extensa.

Nódulo: una formación sólida, de 0,5 a 1 cm de diámetro, que puede estar sobreelevada. Algunas veces se forma un nódulo debajo de la superficie de la piel que abulta hacia el exterior.

Pápula: una protuberancia sólida de menos de 1,5 cm de diámetro. Las verrugas, las picaduras de insectos, las prominencias cutáneas y algunos cánceres de piel son pápulas. Una placa es una pápula de mayor tamaño.

Piel atrófica: piel delgada como el papel y arrugada.

Pústula: una ampolla que contiene pus (acumulación de glóbulos blancos).

Telangiectasia: dilatación de los vasos sanguíneos bajo la piel que presentan un aspecto tortuoso.

Úlcera: como una erosión, sólo que más profunda, y que penetra al menos hasta la dermis. Las causas son las mismas que las de las erosiones.

Vesícula: un pequeño punto lleno de líquido con un diámetro inferior a 0,5 cm. Una **ampolla** es una vesícula de mayor tamaño. Las picaduras de insectos, el herpes zoster (fuego de San Antonio), la varicela, las quemaduras y las irritaciones forman vesículas y ampollas.

un bisturí (escalpelo) o un sacabocados circular (punzón para biopsias), extrae una porción de piel de aproximadamente tres milímetros de diámetro. A menudo el médico cierra el corte con un punto y detiene la hemorragia.

Cuando los médicos sospechan que la piel pueda estar infectada, efectúan un raspado del material y lo envían a un laboratorio, donde se siembra la muestra en un medio de cultivo. Si la muestra contiene bacterias, hongos o virus, éstos crecen en el cultivo, pudiendo así ser identificados.

Otros análisis de laboratorio pueden también servir a los médicos en el diagnóstico de las infecciones de la piel. En un examen con luz de Wood, una frecuencia de luz ultravioleta (negra), se hacen visibles algunos hongos, así como ciertas anomalías de la pigmentación. El análisis de Tzanck ayuda a diagnosticar infecciones víricas de la piel tales como el herpes. Con un pequeño escalpelo, el médico raspa la superficie de la piel inflamada y la examina al microscopio. Si se evidencia un agrandamiento o una agrupación de las células, ello puede indicar una infección vírica. La muestra de piel también puede ser enviada a un laboratorio para realizar un cultivo para virus.

Muchos de los problemas que se presentan en la piel quedan limitados a la misma. Sin embargo, en algunos casos, la piel indica una alteración de cualquier parte del cuerpo. Por ejemplo, las personas que tienen lupus eritematoso sistémico presentan una erupción rojiza inusual en sus mejillas, generalmente tras una exposición al sol. En consecuencia, los médicos deben considerar varias causas posibles cuando evalúan los problemas de la piel. Examinar la superficie de la piel en su totalidad y buscar determinados tipos de erupción puede ayudarlos a identificar cualquier enfermedad. Para examinar la distribución de un problema cutáneo, el médico puede pedir al paciente que se desvista completamente, aunque el paciente sólo note anomalías en una pequeña zona de la piel. Los médicos también pueden solicitar análisis de sangre u otras pruebas de laboratorio aunque la persona aparentemente tenga un problema que se limite sólo a la piel.

CAPÍTULO 191

Medicación tópica para la piel

Prácticamente todos los medicamentos para la piel son tópicos o sistémicos. Los medicamentos tópicos son aplicados directamente en el área afectada de la piel. Los medicamentos sistémicos se ingieren por vía oral o se inyectan y se distribuyen por todo el cuerpo. En raras ocasiones, cuando se necesita una elevada concentración de un medicamento en la zona afectada, el médico puede inyectar un fármaco justo debajo de la piel; este procedimiento recibe el nombre de inyección intradérmica.

Algunos medicamentos para la piel requieren una prescripción médica; otros pueden ser adquiridos sin receta. Aunque en general sean considerados más seguros que los que requieren receta, los medicamentos de venta libre deben ser utilizados con precaución. Aplicar el medicamento equivocado puede empeorar una enfermedad de piel u ocultar síntomas, haciendo el diagnóstico más difícil para el médico.

Preparaciones tópicas

Los principios activos (medicaciones) de una preparación tópica se mezclan con (se suspenden en) un vehículo (un transportador inerte de la medicación). En consecuencia, entre las preparaciones tópicas, la formulación y la consistencia varían mucho. Es el vehículo que determina la consistencia del producto y hace que los compuestos activos permanezcan en la superficie o penetren en la piel (si la preparación es espesa y oleosa o ligera y acuosa). Dependiendo del vehículo utilizado, la preparación será un ungüento, una crema, una loción, una solución, un polvo o un gel.

Los **ungüentos**, que contienen una gran cantidad de aceite y muy poca agua, presentan un aspecto grasiento y son difíciles de lavar. Los ungüentos son más apropiados cuando la piel necesita lubricación o humedad. Si bien su uso resulta más engorroso que las preparaciones de cremas con base acuosa, los ungüentos son más eficaces para el aporte de ingredientes activos a la piel.

Las **cremas,** que son las preparaciones más frecuentemente utilizadas, son emulsiones de aceite en agua. Son fáciles de aplicar y dan la sensación de desaparecer al frotarlas sobre la piel.

Las **lociones** son similares a las cremas pero contienen más agua. En realidad son suspensiones de material en polvo finamente disperso en una base de agua o de aceite y agua. Las lociones son de fácil aplicación y resultan particularmente beneficiosas para enfriar o secar la `piel.

Las **soluciones** son líquidos en los que se disuelve un fármaco. Las soluciones tienden a secar la piel en lugar de humedecerla. Los líquidos más frecuentemente usados son alcohol, propilenglicol, polietilenglicol y agua corriente.

Los **polvos** son formas secas de sustancias que se utilizan para proteger zonas en las que una región de piel roza contra otra (por ejemplo, en las nalgas, entre los dedos de los pies, en las axilas o la ingle, o bien bajo las mamas). Los polvos secan la piel macerada (ablandada y dañada por la humedad) y reducen la fricción absorbiendo la humedad. Los polvos se pueden incorporar a las cremas protectoras, a las lociones y a los ungüentos.

Los **geles** son sustancias con base acuosa espesadas sin aceite o grasa. La piel no absorbe los geles tan bien como las preparaciones que contienen aceite o grasa.

Tipos de medicamentos tópicos

Los medicamentos tópicos pueden dividirse en siete categorías a menudo superpuestas: agentes limpiadores, agentes protectores, agentes antiinfecciosos, agentes humectantes, agentes absorbentes, agentes que alivian los síntomas y agentes antiinflamatorios.

Agentes limpiadores

Los principales agentes limpiadores son los jabones, los detergentes y los disolventes. El jabón es el detergente más popular, pero también se usan mucho los detergentes sintéticos. Ciertos jabones secan la piel, otros tienen una base cremosa que no produce sequedad. Algunos jabones líquidos humedecen la piel, otros la secan.

Como quiera que los champús de tipo infantil son excelentes agentes limpiadores y por lo general son bien tolerados por la piel, son útiles para limpiar heridas, cortes y abrasiones. También las personas con psoriasis, eccema y otras enfermedades escamosas pueden usar champús de tipo infantil para eliminar la piel muerta. No obstante, las lesiones que supuran (exudan) deberían limpiarse sólo con agua porque hasta los jabones y detergentes más suaves pueden irritar la zona.

A los detergentes se les agregan muchos compuestos químicos. Por ejemplo, los champús y las lociones anticaspa pueden contener dipiritiona de zinc, sulfuro de selenio o extractos de brea que ayudan a tratar la piel que se descama. Los detergentes también pueden contener pequeñas cantidades de ácido acético, acetato de aluminio y sulfato de magnesio (como las sales de Epsom).

Agentes protectores

Muchas clases diferentes de preparaciones ayudan a proteger la piel. Los aceites y los ungüentos forman una barrera de base oleaginosa que puede ayudar a proteger la piel descamada o irritada y retener la humedad. Los polvos pueden proteger las zonas de piel que rozan contra otras o bien contra una prenda de vestir. Los vendajes hidrocoloides sintéticos protegen las úlceras por presión y otras zonas de la piel que estén en carne viva. Los filtros solares crean una pantalla contra la luz ultravioleta.

Agentes antiinfecciosos

Los virus, las bacterias y los hongos pueden infectar la piel. Por el momento, el mejor modo de prevenir estas infecciones es lavar la piel cuidadosamente con agua y jabón. Otros agentes pueden tener mayor acción desinfectante o tratar infecciones ya instauradas. La mayoría de los agentes desinfectantes sólo son utilizados por médicos y enfermeras para esterilizar su piel y la de sus pacientes antes de una intervención quirúrgica. Sin embargo, frecuentemente se utilizan ciertos medicamentos para tratar las infecciones causadas por bacterias y hongos. Por ejemplo, se aplican antibióticos sobre la piel para los casos de acné e infecciones cutáneas superficiales. También es muy frecuente aplicar clotrimazol y miconazol sobre la piel para tratar infecciones fúngicas. Ambos son de venta libre. Otros agentes antifúngicos como las cremas con ketoconazol sólo se pueden adquirir con receta médica. Los medicamentos tales como gamma-hexacloruro de benceno (lindano) ayudan a tratar infestaciones como la sarna.

Agentes humectantes

En realidad, los agentes humectantes no proporcionan humedad a la piel, sino que le permiten conservar su humedad natural. La mayoría de los humectantes son cremas o lociones que contienen aceite. Aplicar una fina película de aceite sobre la piel ayuda a evitar que el agua de la misma se evapore. El mejor momento para aplicar estos agentes es cuando la piel ya está humidificada, inmediatamente después de un baño o una ducha, por ejemplo. Algunos humectantes más fuertes contienen compuestos como urea.

Agentes absorbentes

Una excesiva humedad en la piel puede causar maceración, un problema que por lo general se produce por fricción entre dos zonas de piel con retención de humedad, especialmente en los días húmedos y calurosos. Las áreas más frecuentemente afectadas son las que se encuentran entre los dedos de los pies o entre las nalgas, en las axilas o en las ingles y bajo las mamas. Estas áreas húmedas constituyen también terrenos fértiles para las infecciones, especialmente las causadas por hongos y bacterias.

El polvo de talco es el agente absorbente más utilizado. El talco absorbe la humedad de la superficie de la piel. La mayoría de las preparaciones de talco sólo varían en las esencias que contienen y en el envase. El almidón de maíz, otro buen absorbente, tiene la desventaja de favorecer el crecimiento de hongos. Por esta razón, el talco suele resultar mejor.

Las soluciones que contienen sales de aluminio son de elección en pieles dañadas por un exceso de humedad. Estas soluciones son utilizadas en los hospitales y en las residencias de ancianos.

Agentes que alivian los síntomas

Las afecciones cutáneas suelen estar acompañadas de picor (prurito). En ocasiones se aplica un medicamento para aliviar el picor, mientras se usa otro para tratar la enfermedad en sí. El prurito y el dolor leve pueden ser controlados con agentes calmantes como la manzanilla, el eucalipto, el alcanfor, el mentol, el óxido de zinc, el talco, la glicerina y la calamina. En ocasiones, antihistamínicos como la difenhidramina se incluyen en las preparaciones tópicas para aliviar el picor asociado con reacciones alérgicas. Si bien los antihistamínicos bloquean ciertos tipos de reacciones alérgicas, probablemente alivian el picor gracias a sus efectos sedativos. Sin embargo, los antihistamínicos pueden sensibilizar a la persona y causar una reacción alérgica. Para controlar ciertas formas de picor, la persona debería usar antihistamínicos de uso oral en lugar de antihistamínicos tópicos.

Potencia de algunos corticorticosteroides tópicos

Potencia	Medicación	Presentación
Baja	Hidrocortisona	Crema, ungüento o loción 2,5% o 1,0%
Media	Betametasona valerato	Crema 0,1%
	Fluocinolona acetónido	Crema o ungüento 0,025%
	Hidrocortisona valerato	Crema o ungüento 0,2%
	Triamcinolona acetónido	Crema, ungüento o loción 0,1% o 0,025%
Alta	Betametasona dipropionato	Crema o ungüento 0,05%
	Betametasona valerato	Ungüento 0,1%
	Fluocinolona acetónido	Crema 0,2%
	Halcinonida	Crema o ungüento 0,1%
Muy alta	Clobetasol propionato	Crema o ungüento 0,05%
	Halobetasol propionato	Crema o ungüento 0,05%

Agentes antiinflamatorios

Los corticosteroides (fármacos semejantes a la cortisona) tópicos u orales pueden ayudar a reducir la inflamación (tumefacción, picor y rubor). Los corticosteroides son muy eficaces en los casos de erupciones causadas por reacciones alérgicas o inflamatorias ante la hiedra venenosa, los metales, los vestidos y otras sustancias. Dado que disminuyen la resistencia ante las infecciones bacterianas y fúngicas, por lo general no deberían ser utilizados sobre zonas o heridas infectadas. Sin embargo, en algunos casos los corticosteroides se mezclan con agentes antimicóticos para ayudar a reducir el picor causado por un hongo. Las combinaciones de corticosteroides y de antibióticos se utilizan en muy raras ocasiones porque, por lo general, no son más eficaces que los corticosteroides por sí solos. Además, los antibióticos (en especial la neomicina) incrementan el riesgo de una reacción alérgica que pueda complicar el problema.

Los corticosteroides tópicos se comercializan en forma de lociones, cremas y ungüentos. Las cremas son muy eficaces si se frotan ligeramente hasta que desaparezcan. En general, los ungüentos son los más potentes. El tipo y la concentración de corticosteroide en la preparación determinan su potencia general. La hidrocortisona puede adquirirse en concentraciones de hasta el 1 por ciento sin prescripción médica; concentraciones menores o iguales al 0,5 por ciento resultan menos eficaces. Los preparados corticosteroides más fuertes necesitan prescripción médica. Los médicos suelen indicar primero corticosteroides fuertes y luego otros de menor potencia a medida que la piel se cura. Por lo general, los corticosteroides de uso tópico se aplican dos o tres veces al día en pequeñas cantidades. En las zonas en que la piel es muy delgada, como por ejemplo en la cara, deben ser utilizados en escasas cantidades y sólo durante unos pocos días.

Cuando se necesita una dosis más alta, el médico puede inyectar un corticosteroide justo debajo de la piel. Otra forma de administrar una dosis elevada consiste en aplicar un vendaje oclusivo no poroso con un corticosteroide tópico para incrementar la absorción y la eficacia del fármaco. Por ejemplo, es posible aplicar una película de polietileno (el papel transparente de uso doméstico, para envolver alimentos) sobre una crema o ungüento y dejarla toda la noche. Con este método, las cremas y los ungüentos son menos irritantes que las lociones. Los vendajes oclusivos incrementan el riesgo de reacciones adversas a los corticosteroides, por lo que generalmente se reservan para enfermedades como psoriasis y eccema grave.

Picor (prurito)

El picor (prurito) es una sensación que instintiva-mente induce a rascarse.

El rascado persistente puede causar enrojeci-miento y fisuras profundas en la piel. De hecho, ras-carse puede irritar tanto la piel que produce más pi-cor, creando un círculo vicioso. Rascarse y frotarse la piel de forma prolongada puede provocar un au-mento del grosor de la misma y la aparición de una costra.

Causas

El picor puede estar causado por una afección cu-tánea o una enfermedad sistémica (es decir, que afecta al cuerpo en general). Entre las enfermeda-des cutáneas que causan picor intenso se encuen-tran las infestaciones por parásitos (sarna, pedicu-losis), las picaduras de insectos, la urticaria, la dermatitis atópica y las dermatitis alérgica y por contacto. A menudo, el contacto con prendas de lana o con sustancias irritantes, como disolventes o cosméticos, provoca prurito. La piel seca, espe-cialmente en las personas mayores, produce un prurito intenso generalizado.

Entre las enfermedades sistémicas que pueden causar picor están las hepatopatías (en especial la ictericia), la insuficiencia renal, los linfomas, las leucemias y otros trastornos de la sangre. A veces, las personas con alteraciones en el tiroides, diabe-tes o cáncer pueden presentar picor. Esta sensación también es frecuente durante los últimos meses de embarazo. Por lo general, no indica ninguna ano-malía, pero puede estar causado por problemas le-ves de hígado. Muchos medicamentos pueden cau-sar picor, incluyendo los barbitúricos; la aspirina y cualquier otro al que un determinado individuo sea alérgico.

Tratamiento

El picor se trata determinando la causa para tratar de eliminarla. Especialmente mientras la piel está inflamada, el médico puede aconsejar al paciente utilizar una crema suave, humectante y que no ne-cesite receta, o una loción sin esencias ni color. Los aditivos que proporcionan color o aroma pueden irritar la piel e incluso causar picor. Las sustancias balsámicas como el mentol, el alcanfor, la manzani-lla, el eucalipto y la calamina también pueden ser be-neficiosas.

Las cremas con corticosteroides, que ayudan a reducir la inflamación y controlar el picor, sólo de-berían utilizarse cuando éste se limita a un área re-ducida.

Tomar antihistamínicos como la hidroxizina y la difenhidramina por vía oral puede ser de ayuda, pero muchas veces provocan somnolencia. En ge-neral, los antihistamínicos no deberían ser aplica-dos sobre la piel porque pueden causar reacciones alérgicas.

CAPÍTULO 193

Enfermedades cutáneas superficiales

La capa superior de la piel, llamada estrato córneo o de queratina, está compuesta por varias capas de células muertas planas y actúa como una barrera que protege el tejido subyacente de posibles lesio-nes e infecciones. Al disminuir la evaporación, los aceites de esta capa cutánea ayudan a mantener la humedad en las capas más profundas, manteniendo la textura de la piel blanda y flexible. (• *V. recua-dro, página 980*)

El estrato córneo es sólo una parte de la epidermis, una fina capa de piel que recubre casi la totalidad del cuerpo. En algunas zonas, como en las palmas de las manos y en las plantas de lo pies, la epidermis es gruesa y el estrato córneo le brinda una protección extra contra los impactos y las abrasiones. La epi-dermis también puede ser gruesa y dura en las zonas excesivamente secas.

Las enfermedades de las capas superficiales de la piel interesan al estrato córneo y las capas más profundas de la epidermis y pueden causar desde un malestar temporal hasta graves alteraciones cró-nicas.

Piel seca

La piel seca es muy frecuente, en especial en las personas de edad avanzada. Las causas habituales son el clima frío y los baños frecuentes. El baño elimina los aceites superficiales y entonces la piel tiende a secarse. La piel seca puede irritarse y suele provocar picor (en ocasiones se desprenden pequeñas escamas y se forman escaras). Las escamas suelen afectar a la parte inferior de las piernas.

A veces la piel extremadamente seca (ictiosis) deriva de una enfermedad escamosa hereditaria, como la ictiosis simple o la hiperqueratosis epidermolítica. Una persona con ictiosis simple presenta escamas finas pero no ampollas. Los pacientes con hiperqueratosis epidermolítica tienen escamas gruesas similares a verrugas y ampollas dolorosas que desprenden un olor desagradable. La ictiosis también es consecuencia de trastornos no congénitos, como lepra, hipotiroidismo, linfoma, SIDA y sarcoidosis.

Tratamiento

La clave para tratar la sequedad de la piel es mantenerla húmeda. Bañarse menos veces permite que los aceites protectores permanezcan más tiempo sobre la piel. Los ungüentos o las cremas como la gelatina de petróleo (vaselina), el aceite mineral, o los humectantes sin aroma también pueden retener la humedad de la piel. Los jabones y detergentes fuertes, así como los perfumes de ciertos humectantes, irritan la piel y pueden secarla aún más. Frotarse o rascarse la piel seca puede provocar una infección con posterior desarrollo de cicatrices.

Cuando las escamas constituyen un problema, existen soluciones o cremas con ácido salicílico que pueden eliminarlas. En los adultos, el médico puede recomendar envolver la piel con un vendaje oclusivo hecho de una película de plástico o celofán después de aplicar estos tratamientos. *Por lo que respecta a los niños, se debe prescindir del uso de estos vendajes.*

En algunas formas graves de ictiosis, las cremas que contienen vitamina A (tretinoína) son muy eficaces. Los compuestos derivados de la vitamina A ayudan a que la piel elimine el exceso de escamas. El etretinato, un fármaco similar a la vitamina A, se usa para ciertas formas de ictiosis. En los casos de hiperqueratosis epidermolítica, pueden utilizarse antibióticos y un fuerte jabón desinfectante como la clorhexidina.

Queratosis pilosa

La queratosis pilosa es una enfermedad frecuente en la que las células muertas se desprenden de la capa superior de la piel y forman tapones que obstruyen los orificios de los folículos pilosos.

Los tapones provocan la aparición de pequeñas pápulas puntiagudas, que suelen localizarse en la parte superior de los brazos, en los muslos y en las nalgas. La cara también puede resultar afectada, especialmente en los niños. Las personas afectadas de queratosis pilosa suelen padecer estas erupciones en los meses fríos y las pápulas tienden a desaparecer por sí solas en verano.

La causa es desconocida, si bien la queratosis pilosa suele afectar a familias enteras, así que es probable que la herencia tenga un papel importante. Por lo general, las pápulas sólo producen problemas estéticos.

Tratamiento

La queratosis pilosa tiende a desaparecer por sí sola. La gelatina de petróleo mezclada tanto con agua como con crema fría o ácido salicílico puede ayudar a aplanar las prominencias. También pueden utilizarse preparaciones más fuertes de ácido salicílico o crema de tretinoína.

Callosidades y callos

Una callosidad es una zona de la parte superior de la piel, el estrato córneo o capa de queratina, que se torna anormalmente gruesa y forma una almohadilla protectora en respuesta a una fricción repetida.

Las callosidades pueden formarse en cualquier parte del cuerpo, pero por lo general aparecen sobre una zona ósea de las manos, de los pies y de los codos o bien en otras áreas que se rozan repetidamente, como el mentón en los violinistas.

Un callo tiene el tamaño de un guisante y es una porción gruesa de queratina que se forma en los pies.

Los callos más duros aparecen sobre las articulaciones de los dedos de los pies. Los formados entre los dedos de los pies suelen ser más blandos. A diferencia de la mayoría de las callosidades, los callos pueden causar dolor porque el engrosamiento de la piel hace presión sobre el hueso que se encuentra debajo.

Diagnóstico

Por lo general, las callosidades y los callos son fáciles de reconocer. En algunos casos, los callos se confunden con verrugas plantares, que también contienen una espesa capa de queratina. Sin embargo, las verrugas son muy sensibles cuando se las comprime desde los lados, mientras que los callos son más sensibles a la presión directa contra el hueso.

Tratamiento

Los callos y las callosidades son más fáciles de prevenir que de tratar. Las callosidades pueden evitarse eliminando la fuente de irritación o, si ello no es posible, utilizando un guante, una almohadilla, o cualquier otro elemento protector. La mayoría de las farmacias venden parches almohadillados y anillos protectores de diversas formas para este propósito. Los callos suelen producirse a causa de calzado incómodo y pueden desaparecer si se usa un calzado apropiado. Para eliminar los callos más rápidamente es posible usar un medicamento que disuelva la queratina. Estos fármacos (denominados agentes queratolíticos) suelen contener ácido salicílico. Pueden aplicarse como un emplaste que seca por contacto, pero otra posibilidad es colocar sobre la zona un parche almohadillado que contenga la medicación. Sin embargo, si los agentes queratolíticos no se aplican con cuidado, el ácido puede dañar el tejido normal adyacente. Los callos y las callosidades también pueden reducirse con una piedra pómez tras el baño, o bien se recurre a un médico o a una enfermera para que los raspe con un escalpelo.

En una persona diabética con circulación escasa, los callos y las callosidades pueden curarse lentamente, sobre todo si se han formado en los pies. Los médicos recomiendan que las personas diabéticas tengan especial cuidado de sus pies.

Psoriasis

La psoriasis es una enfermedad crónica y recurrente que se reconoce por sus florescencias escamosas plateadas y placas de diversos tamaños (pápulas abultadas).

La descamación se produce por un crecimiento y una producción anormalmente elevada de las células cutáneas. Se desconoce la causa de este acelerado crecimiento celular, pero se cree que los mecanismos inmunes tienen un papel importante. Esta enfermedad suele afectar a varios miembros de una misma familia. La psoriasis es frecuente y afecta del 2 al 4 por ciento de la población blanca; las personas de etnia negra son menos afectadas. La psoriasis a menudo se inicia en individuos de entre 10 y 40 años, pero puede aparecer a cualquier edad.

Síntomas

La psoriasis suele comenzar como una o más pequeñas placas que se tornan muy escamosas. Es posible que se formen pequeñas protuberancias alrededor del área afectada. A pesar de que las primeras placas pueden desaparecer por sí solas, enseguida pueden formarse otras. Algunas placas pueden tener

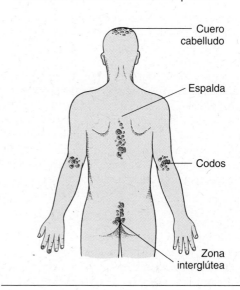

Psoriasis

Diferentes localizaciones de las placas.

- Cuero cabelludo
- Espalda
- Codos
- Zona interglútea

siempre el tamaño de la uña del dedo meñique, pero otras pueden extenderse hasta cubrir grandes superficies del cuerpo, adoptando una forma de anillo o espiral.

La psoriasis suele afectar al cuero cabelludo, los codos, las rodillas, la espalda y las nalgas. La descamación puede ser confundida con caspa grave, pero las placas características de la psoriasis, que mezclan áreas escamosas con otras completamente normales, la distinguen de la caspa. La psoriasis también puede aparecer alrededor y debajo de las uñas, que aumentan de grosor y se deforman. Las cejas, las axilas, el ombligo y las ingles también pueden resultar afectados.

Por lo general, la psoriasis sólo produce descamación. Ni siquiera es frecuente el picor. Cuando se curan las zonas cubiertas con escamas, la piel adopta una apariencia completamente normal y el crecimiento del pelo se restablece. La mayoría de las personas con psoriasis limitada tiene pocas molestias además de la descamación, a pesar de que el aspecto de su piel puede resultar desagradable.

Sin embargo, otras personas sufren psoriasis extensa (generalizada) o experimentan graves efectos a raíz de esta enfermedad. La artritis psoriásica produce síntomas muy similares a los de la artritis reumatoide. En muy raras ocasiones, la psoriasis cubre la totalidad del cuerpo y produce dermatitis psoriásica exfoliativa, en la que se inflama toda la piel. Esta forma de psoriasis es grave porque, al igual que una quemadura, evita que la piel cumpla la función de barrera protectora contra las lesiones y la infección. En otra forma poco frecuente de psoriasis, la psoriasis pustulosa, se forman granos grandes y pequeños llenos de pus (pústulas) en las palmas de las manos y las plantas de los pies. En algunas ocasiones estas pústulas se extienden por todo el cuerpo.

La psoriasis puede surgir sin motivo aparente, o bien derivar de una quemadura solar grave, una irritación de la piel, el uso de medicamentos antipalúdicos, el litio, los betabloqueadores (como el propranolol y el metoprolol), o incluso cualquier ungüento o crema. Las infecciones estreptocócicas (especialmente en los niños), las contusiones y los arañazos también pueden estimular la formación de nuevas placas.

Diagnóstico

Al inicio puede ser de diagnóstico incierto porque muchas otras enfermedades pueden cursar con placas y descamaciones similares. A medida que la psoriasis avanza, los médicos pueden reconocer fácilmente su patrón de descamación característico, por lo que, en general, no hace falta hacer pruebas diagnósticas. De todos modos, para confirmar el diagnóstico, el médico puede realizar una biopsia de piel (extrae una muestra de piel para su examen al microscopio).

Tratamiento

Cuando una persona sólo presenta unas pocas placas, la psoriasis responde rápidamente al tratamiento. Utilizar ungüentos y cremas lubricantes de la piel (emolientes) una o dos veces al día puede mantenerla hidratada. Los ungüentos que contienen corticosteroides son muy eficaces y su efecto puede ser aún mayor si tras aplicarlos se cubre la zona con celofán. Las cremas con vitamina D también son eficaces en muchos pacientes.

Los ungüentos y las cremas que contienen ácido salicílico o alquitrán de hulla también se usan para tratar la psoriasis. La mayoría de estos medicamentos se aplican dos veces al día sobre la zona afectada. En ciertos casos también se usan medicamentos más fuertes como la antralina, pero pueden irritar la piel además de manchar las sábanas y la ropa. Cuando el cuero cabelludo resulta afectado, suelen utilizarse champús que contengan estos principios activos.

La luz ultravioleta también puede ayudar a eliminar la psoriasis. De hecho, durante los meses de verano, las zonas de piel afectada que son expuestas al sol pueden curarse espontáneamente. Tomar sol suele contribuir a eliminar las placas en grandes super-

ficies del cuerpo; la exposición a rayos ultravioleta bajo control médico también constituye otra terapia frecuente. Para los casos de psoriasis extensa, esta terapia con rayos puede acompañarse con psoralenos, fármacos que hacen que la piel sea mucho más sensible a los efectos de la luz ultravioleta. La combinación de psoralenos y luz ultravioleta (PUVA) suele ser eficaz y puede curar la piel durante varios meses. Sin embargo, el tratamiento con PUVA puede aumentar el riesgo de cáncer cutáneo debido a los rayos ultravioleta; en consecuencia, el tratamiento debe ser estrechamente supervisado por un médico.

En las formas graves de psoriasis y en la psoriasis diseminada, el médico puede administra metotrexato. Utilizado para tratar ciertas formas de cáncer, este fármaco interfiere en el crecimiento y la multiplicación de las células cutáneas. Los médicos utilizan metotrexato en las personas que no responden a otras formas de terapia. Puede ser eficaz en casos extremos, pero puede tener efectos adversos sobre la médula ósea, los riñones y el hígado. Otro medicamento efectivo, la ciclosporina, también presenta graves efectos colaterales.

Los dos medicamentos más eficaces para tratar la psoriasis pustulosa son el etretinato y la isotretinoína, que también se usan para tratar el acné grave.

Pitiriasis rosada

La pitiriasis rosada es una enfermedad leve que produce descamación, inflamación y una coloración rosada en la piel.

La pitiriasis rosada posiblemente esté causada por un agente infeccioso, a pesar de que hasta el momento no se ha identificado ninguno. Puede aparecer a cualquier edad, pero es más frecuente en los adultos jóvenes. Por lo general aparece durante la primavera y el otoño.

Síntomas

La pitiriasis rosada comienza como una zona de color rosado, rojo o ligeramente bronceado que los médicos llaman placa heráldica o placa madre. Esta zona redondeada u oval suele aparecer en el tronco. En un plazo de 5 a 10 días, aparecen muchas placas similares aunque de menor tamaño sobre otras partes del cuerpo. Estas placas secundarias son más frecuentes en el tronco, especialmente a lo largo de la columna y a ambos lados de la misma. La mayoría de las personas con psoriasis rosada apenas presenta síntomas y las erupciones no son particularmente pruriginosas. Sin embargo, en algunos casos se produce fatiga, cefalea y, ocasionalmente, un picor molesto.

Tratamiento

Por lo general la erupción desaparece en 4 a 5 semanas sin tratamiento, a pesar de que a veces dura 2 meses o más. La luz solar puede eliminar la pitiriasis rosada más rápidamente y aliviar el picor. Una crema que contenga mentol puede disminuir los picores. En muy raras ocasiones se prescriben corticosteroides de uso oral si el picor es intenso.

Liquen plano

El liquen plano, una enfermedad recurrente y pruriginosa, comienza como una erupción de pequeñas y discretas pápulas que luego se combinan hasta formar placas rugosas y descamativas (placas abultadas).

Alrededor de la mitad de las personas afectadas de liquen plano también tienen llagas en la boca. La causa del liquen plano es desconocida. Una erupción idéntica suele aparecer en las personas expuestas a fármacos que contengan oro, bismuto, arsénico, quinina, quinidina o quinacrina y a ciertas sustancias químicas utilizadas en el revelado de las fotografías en color. En consecuencia, el liquen plano puede ser la respuesta del organismo ante un compuesto químico externo u otro agente.

Síntomas

El primer episodio puede comenzar de improviso o gradualmente y persistir durante semanas o meses. Aunque el liquen plano suele desaparecer por sí solo, las placas a menudo reaparecen y los episodios pueden repetirse durante años. Las erupciones se acompañan casi siempre de picor, a veces intenso. Las pápulas suelen ser de color violeta y tener bordes angulares; iluminándolas de lado, emiten un brillo característico. Pueden formarse pápulas nuevas por un arañazo o si se produce una leve lesión cutánea. En ciertos casos la piel queda con una coloración oscura tras la cura de la erupción.

Por lo general, las lesiones se distribuyen de forma simétrica (más frecuentemente en la boca, sobre el tronco, en las superficies internas de las muñecas, en las piernas, en el glande y en la vagina). La cara casi nunca resulta afectada. En las piernas, las lesiones pueden ser especialmente extensas y descamativas. En otros casos ocasiona alopecia (caída del pelo) en placas en el cuero cabelludo.

Las úlceras que produce el liquen plano en la boca son particularmente molestas; por lo general son de color blanco azulado y pueden formarse siguiendo una línea. Con frecuencia las úlceras orales aparecen antes que las lesiones cutáneas y si bien no suelen causar dolor, si son profundas pueden ser dolorosas. Son frecuentes los ciclos de erupción seguidos de curación. Aunque esto ocurra muy raramente, las úlceras de larga duración pueden degenerar en cáncer de boca.

Diagnóstico

El diagnóstico puede ser difícil porque muchas enfermedades se asemejan al liquen plano. El dermatólogo suele reconocerlo por su aspecto y recurrencias características, pero puede ser necesario realizar una biopsia de piel (que consiste en tomar una muestra y examinarla al microscopio) para confirmar el diagnóstico.

Tratamiento

Debe evitarse la utilización de fármacos o de sustancias químicas que puedan causar liquen plano. A las personas que padecen picor intenso se les puede prescribir un antihistamínico como la difenhidramina, la hidroxizina o la clorfeniramina, si bien pueden producir somnolencia. Se pueden utilizar corticosteroides inyectados directamente en la lesión, aplicados sobre la piel o administrados por vía oral, a veces junto a otros medicamentos, como la tretinoína. En los casos en que las úlceras de la boca sean muy dolorosas, es aconsejable usar, antes de las comidas, un enjuague bucal que contenga lidocaína para formar un manto contra el dolor.

El liquen plano puede desaparecer y volver a aparecer tras muchos años. Puede ser necesario realizar un tratamiento prolongado durante los brotes de la enfermedad; entre dos brotes sucesivos y el siguiente no es necesario ningún tratamiento.

CAPÍTULO 194

Dermatitis

La dermatitis (eccema) es una inflamación de las capas superficiales de la piel que se acompaña de ampollas, enrojecimiento, inflamación, supuración, costras, descamación y, frecuentemente, picores.

El rascado y el frotado continuo de la piel puede provocar un engrosamiento y endurecimiento de la misma. Algunos tipos de dermatitis sólo afectan a partes específicas del cuerpo.

Dermatitis por contacto

La dermatitis por contacto es una inflamación causada por el contacto con una sustancia en particular; la erupción queda confinada a un área específica y suele estar bien delimitada.

Las sustancias que producen demartitis por contacto pueden causar la inflamación de la piel por uno o dos mecanismos: irritación (dermatitis irritativa) o reacción alérgica (dermatitis alérgica). Incluso los jabones suaves, los detergentes y ciertos metales pueden irritar la piel tras un contacto frecuente. En ocasiones una exposición reiterada, incluso al agua, puede secar e irritar la piel. Los irritantes fuertes, como los ácidos, los álcalis (como los quitamanchas) y algunos solventes orgánicos (como la acetona de los quitaesmaltes de uñas) pueden causar cambios en la piel en cuestión de pocos minutos.

En una reacción alérgica, la primera exposición a una sustancia en particular (o en ocasiones, las primeras exposiciones) no causa ningún síntoma, pero la siguiente exposición puede producir picor y dermatitis en un lapso de 4 a 24 horas. Las personas pueden usar (o estar expuestas a) determinadas sustancias durante años sin problemas y repentinamente desarrollar una reacción alérgica. Incluso los ungüentos, las cremas y las lociones usadas para tratar la dermatitis pueden provocar esta reacción. Alrededor del 10 por ciento de las mujeres son alérgicas al níquel, la causa más frecuente de dermatitis producida por joyas. También es posible desarrollar dermatitis a partir de cualquier material que una persona toque mientras trabaja (dermatitis laboral).

Una demartitis que tiene lugar cuando una persona toca determinadas sustancias y después expone su piel a la luz solar, recibe el nombre de dermatitis por contacto fotoalérgica o fototóxica. Entre estas sustancias se encuentran los filtros solares, las lociones para después del afeitado, ciertos perfumes, antibióticos, alquitrán de hulla y aceites.

Síntomas

Los efectos de la dermatitis por contacto varían entre un enrojecimiento leve y pasajero y una inflamación grave con formación de ampollas. A menudo la erupción consiste en diminutas ampollas que producen picor intenso (vesículas). Al principio las lesiones se limitan a la zona de contacto, pero pos-

Dermatitis por contacto

La dermatitis por contacto puede ser causada por objetos de níquel o plástico.

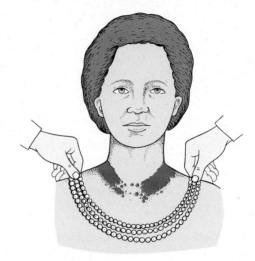

teriormente pueden extenderse. La zona afectada puede ser muy reducida (por ejemplo, los lóbulos de las orejas si los pendientes producen dermatitis) o bien puede cubrir una gran superficie del cuerpo (por ejemplo, si la dermatitis aparece a causa de una loción para el cuerpo).

Si se suprime la sustancia causante de la erupción, el enrojecimiento suele desaparecer en pocos días. Las ampollas pueden exudar y formar costras, pero se secan rápidamente. La descamación residual, el picor y el engrosamiento temporal de la piel pueden durar días o semanas.

Diagnóstico

No siempre resulta fácil determinar la causa de la dermatitis por contacto porque las posibilidades son infinitas. Además, la mayoría de las personas no son conscientes de todas las sustancias que tocan su piel. Con frecuencia, la localización de la erupción inicial es un factor importante.

Si el médico sospecha de dermatitis por contacto pero no descubre la causa con un cuidadoso proceso de eliminación, puede realizar una prueba del parche. Para esta prueba, se colocan durante 2 días sobre la piel pequeños parches con sustancias que suelen causar dermatitis, para comprobar si se produce una erupción debajo de alguno de ellos.

A pesar de que es muy útil, esta prueba del parche es complicada. El médico debe decidir qué sustancias probar, qué cantidad aplicar de cada sustancia

Causas frecuentes de dermatitis alérgica por contacto

Cosméticos: sustancias químicas depilatorias, esmalte de uñas, quitaesmaltes, desodorantes, hidratantes, lociones para después del afeitado, perfumes, filtros solares.

Compuestos metálicos (en joyería): níquel

Plantas: distintas variedades de hiedra venenosa, ambrosía, prímula.

Fármacos contenidos en las cremas para la piel: antibióticos (penicilina, sulfamidas, neomicina), antihistamínicos (difenhidramina, prometacina), anestésicos (benzocaína), antisépticos (timerosal), estabilizadores.

Compuestos químicos utilizados en la fabricación de prendas de vestir: tintes para el calzado; aceleradores del caucho y antioxidantes en guantes, zapatos, ropa interior y otras prendas de vestir.

y cuándo deberían realizarse las pruebas. Además, los resultados de la prueba pueden ser difíciles de interpretar. Las pruebas pueden ser falsamente positivas o negativas. La mayoría de las personas puede descubrir el origen de sus dermatitis sin esta prueba del parche, eliminando sistemáticamente las causas posibles. De todos modos, se trata de una prueba que puede aportar datos importantes para identificar la causa.

Tratamiento

El tratamiento consiste en eliminar o evitar lo que esté causando la dermatitis por contacto. Para prevenir la infección y evitar la irritación, la persona afectada debería limpiar el área regularmente con agua y jabón suave. Las ampollas no deberían reventarse. Los vendajes secos también pueden ayudar a prevenir una infección.

Las cremas o ungüentos con corticosteroides suelen aliviar los síntomas de la dermatitis por contacto leve, a menos que la persona presente muchas ampollas, como en el caso de reacción ante la hiedra venenosa. Los comprimidos con corticosteroides (como la prednisona) a veces suelen administrarse en casos de dermatitis por contacto. Aunque en algunas situaciones los antihistamínicos alivian el picor, no son particularmente beneficiosos en la mayoría de los casos de dermatitis por contacto.

Dermatitis crónica de manos y pies

La dermatitis crónica de manos y pies incluye un grupo de trastornos en los que las manos y los pies se inflaman y se irritan con frecuencia.

La dermatitis crónica de las manos se produce como consecuencia de una sucesión de trabajos y contactos con sustancias químicas; la dermatitis crónica de los pies surge por las condiciones de calor y humedad que producen los calcetines y los zapatos. La dermatitis crónica puede hacer que la piel de las manos y los pies pique o cause dolor.

La **dermatitis por contacto,** un tipo de dermatitis crónica de las manos, suele deberse a una irritación causada por sustancias químicas (como los jabones) o por el uso de guantes de goma.

El **ponfólix,** una enfermedad crónica que produce ampollas que causan picor en las palmas de las manos y a los lados de los dedos, también puede aparecer en las plantas de los pies. Las ampollas suelen ser escamosas, rojas y además exudan. El ponfólix a veces recibe el nombre de dishidrosis, que significa "sudación anormal", pero la enfermedad no tiene nada que ver con el sudor.

La **infección micótica** es una causa frecuente de erupción en los pies, especialmente en forma de diminutas ampollas o profundas erupciones rojas. En ciertos casos, una persona que tiene una infección micótica crónica en los pies desarrolla dermatitis en las manos debido a una reacción alérgica al hongo.

Tratamiento

El tratamiento de la dermatitis crónica depende de la causa. En la mayoría de los casos, el mejor tratamiento consiste en eliminar la sustancia química que esté irritando la piel. Se pueden aplicar cremas con corticosteroides para tratar la inflamación. Las infecciones bacterianas que puedan surgir en las úlceras abiertas de la piel se tratan con antibióticos. Cuando el causante de los síntomas es un hongo, se usa un antimicótico.

Dermatitis atópica

La dermatitis atópica es una inflamación crónica pruriginosa en las capas superficiales de la piel y suele afectar a individuos que tienen fiebre del heno o asma, o bien a familiares con estas enfermedades.

Los afectados de dermatitis atópica suelen presentar muchos otros trastornos alérgicos. No está clara su relación con la dermatitis; algunas personas pueden tener una tendencia hereditaria a producir una excesiva cantidad de anticuerpos, como inmunoglobulina E, en respuesta a estímulos diferentes. (• V. página 839)

Muchas enfermedades pueden empeorar la dermatitis atópica, incluyendo el estrés emocional, los cambios de temperatura y humedad, las infecciones bacterianas de la piel y el contacto con prendas irritantes (especialmente de lana). En algunos niños pequeños, las alergias alimentarias pueden provocar dermatitis atópica.

Síntomas

En algunos casos la dermatitis atópica aparece en los primeros meses de vida. Los bebés pueden desarrollar lesiones rojas, exudativas y costrosas en la cara, el cuero cabelludo, en la zona de los pañales, en las manos, los brazos, los pies o las piernas. Por lo general, la dermatitis desaparece hacia los 3 o 4 años de edad, a pesar de que con frecuencia vuelve a aparecer. En los niños algo mayores y en los adultos, las lesiones suelen presentarse (y recurrir) en una zona en particular o en alguna otra región, especialmente en la parte superior de los brazos, en la parte anterior de los codos o detrás de las rodillas.

Si bien el color, la intensidad y la localización de las lesiones pueden variar, éstas producen siempre picor. Éste lleva a un rascado incontrolable, que activa un ciclo de picor-rascado-erupción-picor que empeora el problema. El rascado y el frotamiento de la piel pueden también dañarla, permitiendo el paso de bacterias y causando infecciones.

Por razones desconocidas, los individuos con dermatitis atópica de curso prolongado en ocasiones desarrollan cataratas entre los 20 y los 30 años de edad. En los que padecen dermatitis atópica, el herpes simple, que normalmente afecta a una pequeña zona y es leve, puede producir una grave enfermedad con eccema y mucha fiebre (eccema herpético).

Diagnóstico

Pueden ser necesarias varias visitas hasta que el médico logre establecer el diagnóstico. No existe ningún análisis para detectar la dermatitis atópica. El médico efectúa el diagnóstico en función de las características propias de las lesiones y a menudo tiene en cuenta la existencia de posibles alergias en otros miembros de la familia. A pesar de que la dermatitis atópica puede parecerse mucho a la dermatitis seborreica de los niños, los médicos tienen que tratar de diferenciarlas ya que sus complicaciones y tratamiento son diferentes.

Tratamiento

No existe cura, pero ciertas medidas pueden resultar beneficiosas. Evitar el contacto con las sustancias que ya se sabe que irritan la piel puede prevenir la erupción.

Las cremas o ungüentos con corticosteroides pueden mitigar las lesiones y controlar el prurito. Sin embargo, las cremas con corticosteroides potentes que se aplican sobre grandes áreas, o bien durante un tiempo prolongado, pueden causar graves problemas médicos, en especial en los niños, porque estos medicamentos son absorbidos hacia el flujo sanguíneo. Si una crema o ungüento corticosteroide pierden eficacia, pueden ser reemplazados por gelatina de petróleo durante una semana o más para luego reanudar el tratamiento. Aplicar gelatina de petróleo o aceite vegetal sobre la piel puede ayudar a mantenerla blanda y lubricada. Cuando se reanuda el tratamiento con el corticosteroide tras una breve interrupción, es más probable que sea otra vez efectivo.

Algunos individuos con dermatitis atópica descubren que bañarse empeora la erupción; el agua, el jabón y también el hecho de secar la piel, especialmente al frotarla con una toalla, puede causar irritación. En estos casos, bañarse con menos frecuencia, secar ligeramente la piel con una toalla y aplicar aceites o lubricantes inodoros como las cremas humectantes resulta de gran ayuda.

Un antihistamínico (difenhidramina, hidroxizina) puede a veces controlar el picor, en parte porque actúa como sedante. Como estos fármacos pueden causar somnolencia, es mejor aplicarlos por la noche.

Mantener las uñas cortas puede ayudar a reducir el daño causado a la piel por rascado y además disminuye las probabilidades de infección. Aprender a reconocer los signos de infección cutánea producida por dermatitis atópica (mayor enrojecimiento, inflamación, estrías rojas y fiebre) y buscar atención médica lo antes posible es muy importante. Estas infecciones se tratan con antibióticos orales.

Como los corticosteroides en comprimidos y cápsulas pueden producir graves efectos colaterales, los médicos sólo los usan como último recurso para los individuos de difícil tratamiento. Estos fármacos orales pueden detener el crecimiento, debilitar los huesos, inhibir la función de las glándulas suprarrenales y causar muchos otros problemas, especialmente en los niños. Además, sus efectos beneficiosos sólo son temporales.

Por razones desconocidas, el tratamiento con luz ultravioleta más dosis orales de psoraleno, un fármaco que intensifica los efectos de la luz ultravioleta sobre la piel, puede ayudar a los adultos. Este tratamiento rara vez se recomienda para los niños debido a sus potenciales efectos colaterales a largo plazo, como cáncer de piel y cataratas.

Dermatitis seborreica

La dermatitis seborreica es una inflamación de las capas superficiales de la piel que produce escamas en el cuero cabelludo, la cara y ocasionalmente en otras áreas.

La dermatitis seborreica suele afectar a varios miembros de una misma familia y el clima frío suele empeorarla.

Síntomas

La dermatitis seborreica suele comenzar gradualmente, causando una descamación seca o grasienta en el cuero cabelludo (caspa), a veces con picor pero sin pérdida de pelo. En los casos más graves aparecen pápulas amarillentas o rojizas a lo largo de la raya del pelo, detrás de las orejas, en el canal auditivo, sobre las cejas, en el puente de la nariz, alrededor de la nariz y en el pecho. En los bebés menores de un mes, la dermatitis seborreica puede producir una lesión costrosa, amarilla y gruesa (gorra del lactante) y a veces una descamación amarilla detrás de las orejas además de pápulas rojas faciales. Frecuentemente, junto a la erupción del cuero cabelludo aparece otra muy persistente en el área del pañal. Los niños mayores pueden desarrollar en la piel unas lesiones gruesas, persistentes y con grandes escamas.

Tratamiento

En los **adultos,** el cuero cabelludo puede ser tratado con champús que contengan zinc, sulfuro de selenio, ácido salicílico, sulfuro o brea. La persona suele usar estos champús a diario hasta controlar la caspa y luego dos veces a la semana. Por lo general el tratamiento debe continuar durante varios meses; si la dermatitis reaparece una vez que el tratamiento se suspende, puede comenzarse de nuevo. Las lociones que contienen corticosteroides también se usan sobre la cabeza y otras áreas afectadas. Sobre la cara sólo deberían usarse lociones con corticosteroides no muy potentes, como hidrocortisona al uno por ciento. Incluso los corticosteroides débiles deben ser utilizados con precaución porque el uso prolongado puede reducir el espesor de la piel y causar otros problemas. Si la terapia con corticosteroides no elimina las lesiones, en algunos casos se usa una crema con ketoconazol.

En los **niños pequeños** que presentan una gruesa costra en el cuero cabelludo, todas las noches se puede frotar suavemente ácido salicílico en aceite mineral sobre la lesión, utilizando un cepillo de dientes blando. Además, hay que lavar la erupción con champú todos los días hasta que la costra haya desaparecido.

Dermatitis seborreica

Esta ilustración muestra algunas localizaciones de la dermatitis seborreica.

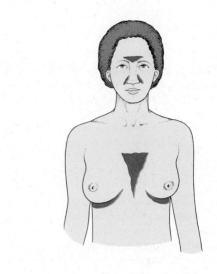

En los **lactantes,** el cuero cabelludo se lava con un champú suave para bebés y a continuación se les aplica una crema con hidrocortisona.

Dermatitis numular

La dermatitis numular es una erupción persistente que por lo general produce picor, unido a una inflamación caracterizada por manchas con forma de moneda que presentan diminutas ampollas, costras y escamas.

Su causa se desconoce. La dermatitis numular suele afectar a las personas de mediana edad, se acompaña de piel seca y es muy frecuente en el invierno. Sin embargo, la erupción puede aparecer y desaparecer sin razón aparente.

Las manchas redondeadas comienzan como pápulas y ampollas acompañadas de picor intenso y posteriormente exudan y forman costras. Las lesiones pueden aparecer en cualquier parte del cuerpo. En ocasiones las manchas son más evidentes en la parte posterior de los brazos o de las piernas y en las nalgas, pero también aparecen en el tronco.

Se han utilizado muchos tratamientos diferentes, pero ninguno es eficaz para todos los afectados. El tratamiento consiste en antibióticos orales, cremas e inyecciones de corticosteroides, otros fármacos y terapia con luz ultravioleta.

Dermatitis exfoliativa generalizada

La dermatitis exfoliativa generalizada es una grave inflamación que afecta a toda la superficie de la piel y evoluciona hacia un enrojecimiento extremo acompañado de una gran descamación.

Ciertos medicamentos (en especial las penicilinas, las sulfamidas, la isoniacida, la fenitoína y los barbitúricos) pueden causar esta enfermedad. En algunos casos, se trata de una complicación de otras enfermedades de la piel, como la dermatitis atópica, la psoriasis y la dermatitis por contacto. Ciertos linfomas (cánceres de los ganglios linfáticos) también pueden causar dermatitis exfoliativa generalizada. En muchos casos no es posible encontrar ninguna causa.

Síntomas

La dermatitis exfoliativa puede comenzar de forma rápida o bien lentamente. Toda la superficie de la piel se vuelve roja, descamativa, engrosada y en ocasiones costrosa. Algunas personas padecen picor y aumento de tamaño de los ganglios linfáticos. Si bien muchas personas presentan fiebre, pueden sentir frío porque pierden mucho calor a través de la piel lesionada. Pueden perder gran cantidad de líquidos y proteínas y la piel dañada es una deficiente barrera contra las infecciones.

Tratamiento

El diagnóstico y el tratamiento inmediatos son muy importantes para evitar que las infecciones y la pérdida de líquidos y proteínas pongan en peligro la vida del paciente.

Todo fármaco o sustancia química que pudiera estar causando la dermatitis debería ser eliminado de inmediato. Si un linfoma es el causante de la dermatitis, su tratamiento mejorará la afección de la piel. Las personas con dermatitis exfoliativa grave suelen necesitar hospitalización y recibir antibióticos (para la infección), sueros intravenosos (para reemplazar el líquido que han perdido a través de la piel) y suplementos nutricionales. También habría que administrarles medicaciones y mantas calientes para controlar la temperatura corporal. Los baños fríos seguidos de aplicaciones de vaselina de petróleo y gasas pueden contribuir a proteger la piel. Los corticosteroides (como la prednisona) administrados por vía oral o intravenosa sólo se usan cuando otras medidas no surten efecto o la enfermedad empeora.

Dermatitis de estasis

La dermatitis de estasis es un enrojecimiento crónico con descamación, calor y tumefacción (inflamación) que afecta a la parte inferior de las piernas, cuya piel al final adquiere un color marrón oscuro.

Esta clase de dermatitis se produce a partir de una acumulación de líquido y sangre bajo la piel, por lo que tiende a afectar a las personas con varices e hinchazón de las piernas (edema).

Síntomas

La dermatitis de estasis suele localizarse en los tobillos. Al principio la piel enrojece y presenta una ligera descamación. Con el paso de varias semanas o meses, toma un color pardusco. La acumulación de sangre bajo la piel a menudo pasa desapercibida durante mucho tiempo, período durante el cual aumenta la hinchazón así como la posibilidad de infección y una eventual lesión cutánea grave (ulceración).

Tratamiento

El tratamiento a largo plazo tiene la finalidad de reducir la posibilidad de que la sangre se remanse en las venas de los tobillos. Mantener las piernas elevadas por encima del nivel del corazón ayuda a evitar la acumulación de sangre en las venas y de líquidos en la piel. Un apósito con sostén correctamente colocado puede evitar lesiones de piel graves y la acumulación de líquido en la parte inferior de las piernas. Habitualmente no es necesario realizar ningún otro tratamiento.

Para las dermatitis recientes, las compresas calmantes hechas con paños de gasa empapados en agua del grifo pueden hacer que la piel mejore y además ayudan a evitar las infecciones manteniendo la piel limpia. Si la enfermedad empeora (más calor, rubor, presenta pequeñas úlceras o pus) es posible usar vendajes más absorbentes. Las cremas con corticosteroides también son beneficiosas y con frecuencia se combinan con una pasta de óxido de zinc, que luego se aplican en una delgada capa.

Cuando una persona presenta grandes úlceras generalizadas, se necesitan vendajes más voluminosos. La pasta de óxido de zinc es de uso tradicional, pero los nuevos vendajes que cuentan con materiales absorbentes son mucho más efectivos. Sólo se usan antibióticos cuando la piel ya está infectada. En ocasiones es posible realizar injertos de piel de otras partes del cuerpo para cubrir las úlceras demasiado grandes.

Algunas personas pueden necesitar una botina de Unna, que es como un molde lleno de una pasta gelatinosa que contiene zinc. Esta botina ayuda a proteger la piel de posibles irritaciones y la pasta acelera su curación. Si la botina resulta incómoda o difícil de manejar, es posible usar el mismo tipo de pasta con un apósito bajo un vendaje elástico.

En los casos de dermatitis de estasis, la piel se irrita con facilidad; no deberían utilizarse cremas con antibiótico, cremas de primeros auxilios (anestésicas), alcohol, agua de hamamelis, lanolina, ni otras sustancias químicas, ya que pueden empeorar aún más las lesiones.

Dermatitis por rascado localizada

La dermatitis por rascado localizada (liquen simple crónico, neurodermitis) es una inflamación crónica superficial de la piel que produce un picor intenso. Causa sequedad, descamación y la aparición de placas oscuras y gruesas de forma oval, irregular o angulada.

Se desconoce su causa, pero es probable que ciertos factores psicológicos favorezcan su aparición. Esta enfermedad no parece tener origen alérgico. Más mujeres que varones sufren de dermatitis por rascado localizada, una enfermedad muy frecuente entre los asiáticos y los indios americanos. Es frecuente su desarrollo entre los 20 y los 50 años de edad.

Síntomas y diagnóstico

La dermatitis por rascado localizada puede producirse en cualquier parte del cuerpo, incluido el ano (*pruritus ani*) y la vagina (*pruritus vulvae*). En sus primeros estadios, la piel parece normal, pero el sujeto nota picor. Posteriormente se seca, forma escamas y aparecen placas oscuras como resultado del rascado y del frotado.

Los médicos tratan de averiguar el posible estrés psicológico o bien las alergias o enfermedades que puedan causar el picor inicial. Cuando este proceso se produce alrededor del ano o de la vagina, el médico puede contemplar la posibilidad de que se deba a parásitos, tricomoniasis, hemorroides, secreciones locales, infecciones micóticas, verrugas, dermatitis por contacto o psoriasis.

Tratamiento

Para que cure esta enfermedad, la persona debe dejar de rascarse y de frotarse la piel, ya que es la causa de la irritación. Con el fin de intentar controlar el picor, los médicos prescriben antihistamínicos por vía oral y cremas con corticosteroides que deben frotarse suavemente sobre el área afectada. Un apósito impregnado con un corticosteroide constituye no sólo un tratamiento sino que también evita que la persona se rasque. El médico puede inyectar bajo la piel corticosteroides de efecto prolongado para controlar el picor. Existen otros medicamentos para tratarlo, como la hidroxizina o la doxepina, que pueden resultar eficaces en algunas personas.

Cuando esta enfermedad se desarrolla alrededor del ano o en la vagina, el mejor tratamiento es una crema con corticosteroides. Puede aplicarse pasta de óxido de zinc sobre la crema para proteger la zona; luego ésta se puede eliminar con aceite mineral. Frotarse fuertemente el ano con papel higiénico después de defecar puede agravar la enfermedad.

CAPÍTULO 195

Inflamación de la piel

La piel puede presentar varios tipos de erupciones, de úlceras y de ampollas (erupciones cutáneas). En ocasiones la piel vuelve a la normalidad, pero algunas erupciones cutáneas son duraderas e incluso peligrosas para la vida. Muchas veces la causa no se descubre jamás. Frecuentemente, los medicamentos ingeridos provocan diversas reacciones cutáneas.

Erupciones por fármacos

Esta clase de erupciones constituyen efectos colaterales de un fármaco. (• *V. página 42*)

Los fármacos pueden causar varios tipos de erupciones. La mayoría de ellas son consecuencia de una reacción alérgica a un fármaco. Después de tomar la primera dosis (o las subsiguientes) de un medicamento en particular, una persona puede sensibilizarse al fármaco. Una ulterior exposición al fármaco puede provocar una reacción alérgica. Por lo general en cuestión de minutos, aunque en ciertos casos puede llevar horas o días, la piel sufre una erupción. Otros síntomas alérgicos (como goteo nasal, ojos llorosos o un ataque de asma) también pueden acompañar a la erupción.

Los medicamentos también producen erupciones directamente, sin que medie una reacción alérgica. Por ejemplo, los corticosteroides (fármacos semejantes a la cortisona) pueden producir acné y un

Erupciones frecuentes que pueden ser causadas por fármacos

Rash o erupción	Descripción	Ejemplos de medicamentos que pueden causar el *rash*
Erupción fija medicamentosa	Un *rash* de color rojo oscuro o violeta que reaparece en el mismo lugar cada vez que se toma un medicamento en particular. El rash suele aparecer en la boca o los genitales.	Por lo general antibióticos (tetraciclinas y sulfamidas), fenolftaleína (utilizada en ciertos laxantes).
Erupciones purpúreas	Manchas purpúreas sobre la piel. Las manchas suelen aparecer en las piernas.	Diuréticos, algunos anticoagulantes.
Acné	Erupción de pápulas y manchas rojas distribuidas principalmente sobre el rostro, los hombros y la parte superior del tórax.	Corticosteroides, yoduros, bromuros, fenitoína, esteroides anabolizantes.
Urticaria	Elevaciones de consistencia firme, de color rojo y blanco que dan cuenta de una reacción alérgica.	Penicilina, aspirina, algunos colorantes utilizados en la fabricación de medicamentos.
Erupción morbiliforme o maculopapular	Erupción plana, de color rojo y mal definido, en ocasiones también acompañada de elevaciones o pápulas; se asemeja al sarampión.	Prácticamente cualquier fármaco, pero en especial barbitúricos, ampicilina, sulfamidas, otros antibióticos.
Síndrome de Stevens-Johnson o erupciones menos graves que afectan a las membranas mucosas	Pequeñas ampollas o un *rash* similar a la urticaria localizado en el interior de la boca o la vagina, o bien en el extremo del pene.	Penicilinas, sulfamidas, barbitúricos, algunos fármacos para la hipertensión y la diabetes.
Dermatitis exfoliativa	Piel engrosada, roja y con descamación en todo el cuerpo.	Penicilinas, sulfamidas.

adelgazamiento de la piel, mientras que los anticoagulantes (diluyentes sanguíneos) pueden causar magulladuras cuando la sangre se escapa por debajo de la piel.

Ciertos medicamentos hacen que la piel se vuelva particularmente sensible a los efectos de la luz solar (fotosensibilidad). Entre ellos figuran ciertos fármacos antipsicóticos, tetraciclinas, sulfamidas, clorotiacida y algunos edulcorantes sintéticos. Cuando se toma el fármaco no aparece ninguna erupción, pero una posterior exposición al sol hace que la piel se enrojezca, aparezca en ocasiones picor, o bien adquiera una coloración gris azulada.

Los fármacos pueden provocar casi cualquier tipo de erupción, pero entre las más importantes se destaca la urticaria, (• *V. página 859)* la necrólisis epidérmica tóxica, el eritema polimorfo, el síndrome de Stevens-Johnson y el eritema nudoso.

Síntomas

La gravedad de las erupciones inducidas por fármacos varía desde un leve enrojecimiento con pápulas limitadas a una zona reducida a un desprendimiento de la totalidad de la piel. Las erupciones pueden aparecer repentinamente tras la toma de un fármaco (por ejemplo, cuando aparece urticaria después de tomar penicilina) o pueden retrasarse horas o días. En raras ocasiones, la erupción aparece incluso años más tarde; por ejemplo, el arsénico puede causar descamación de la piel, cambios de color e incluso producir cáncer años después de su ingestión.

Diagnóstico

Son muchas las causas de las erupciones y en la actualidad no existe ninguna prueba de laboratorio que pueda confirmar que un fármaco es responsable de una erupción. Descubrir cuál es el fármaco responsable es muchas veces complicado, porque la erupción puede surgir a partir de una mínima cantidad de fármaco y hacerlo mucho después de que la persona lo haya tomado, además de poder persistir hasta semanas o meses después de que se haya interrumpido la toma. Todos y cada uno de los fármacos que haya tomado la persona pueden ser sospechosos, incluyendo los de venta libre; las gotas para los ojos, para la nariz y los supositorios son causas posibles. A veces el único modo de determinar cuál es el fármaco responsable de la erupción es interrumpir la toma de todos los medicamentos, salvo de los que son vitales. En la medida de lo posible se sustituyen los fármacos por otros no relacionados químicamente. Si no existen estos sustitutos, se debe comenzar a tomar los medicamentos nuevamente uno por uno para determinar cuál es el que causa la reacción. Sin embargo, este método puede resultar arriesgado si la persona ha presentado una reacción alérgica grave al fármaco.

Tratamiento

La mayoría de las reacciones desaparecen tras la suspensión del fármaco responsable. Cuando la erupción cutánea es seca o causa picor, un ungüento con corticosteroide puede ayudar a aliviar los síntomas. A pesar de que, generalmente, los casos de urticaria desaparecen rápidamente sin tratamiento, puede ser necesario recurrir a antihistamínicos o corticosteroides orales; las erupciones más graves se tratan con una inyección de adrenalina o de un corticosteroide.

Necrólisis epidérmica tóxica

La necrólisis epidérmica tóxica es una enfermedad cutánea en la cual la capa superficial de la piel se desprende en láminas y que puede poner en peligro la vida del paciente.

Un tercio de los casos se debe a la reacción a un fármaco, casi siempre penicilina, sulfamidas, barbitúricos, anticonvulsionantes, antiinflamatorios no esteroideos o alopurinol. En otro tercio de los casos, la necrólisis epidérmica tóxica aparece en el transcurso de otra enfermedad grave, complicando el diagnóstico. En el tercio restante, no se descubre la causa. Esta enfermedad es muy poco frecuente en los niños.

Síntomas

La necrólisis epidérmica tóxica suele comenzar con una zona enrojecida, dolorosa, que se extiende rápidamente. Es posible que se formen vesículas, o bien que la capa superficial de la piel simplemente se desprenda sin que se presenten ampollas. A menudo, sólo con un ligero contacto o estiramiento se desprenden grandes tiras de piel. Esto hace que la zona afectada parezca escaldada (una enfermedad de aspecto similar, el síndrome de la piel escaldada por estafilococos, se produce a partir de una infección estafilocócica en los lactantes, en los niños pequeños y en adultos con

alteraciones en su sistema inmunitario). A medida que avanza la necrólisis epidérmica tóxica, la persona suele experimentar malestar, escalofríos y fiebre. En 3 días pueden desprenderse enormes porciones de piel y la enfermedad suele extenderse hacia las membranas mucosas de los ojos, de la boca y de los genitales.

Como en el caso de las quemaduras graves, la pérdida de piel puede poner en peligro la vida del enfermo. A partir de las grandes áreas dañadas en carne viva puede perderse gran cantidad de líquidos y de sales. Una persona afectada por esta enfermedad es muy susceptible a una infección en las zonas de tejido dañado y expuesto; estas infecciones son la causa de muerte más frecuente en quienes padecen esta enfermedad.

Tratamiento

Las personas aquejadas de necrólisis epidérmica tóxica son hospitalizadas y los fármacos sospechosos de causar la enfermedad se suprimen inmediatamente. Cuando resulta posible, estas personas deberían tratarse en la unidad de quemados y proporcionarles un cuidado escrupuloso para evitar una infección. El personal hospitalario debe lavarse las manos antes de tocar al paciente, mantenerlo aislado de otros enfermos del hospital y cubrirle la piel con vendajes protectores. Los líquidos y las sales que se pierden a través de la piel dañada son reemplazados por vía intravenosa. El uso de corticosteroides para tratar la enfermedad es controvertido. Algunos médicos consideran que administrar elevadas dosis en los primeros días es beneficioso; otros creen que los corticosteroides deberían evitarse. Estos fármacos inhiben el sistema inmunitario, lo que incrementa la posibilidad de sufrir una infección grave. Si ésta se produce, los médicos administran antibióticos inmediatamente.

Eritema polimorfo

El eritema polimorfo es una enfermedad caracterizada por la presencia en la piel de lesiones rojizas y sobreelevadas que suelen tener el aspecto de dianas y, por lo general, están distribuidas simétricamente por todo el cuerpo.

Probablemente la causa de más de la mitad de los casos es el herpes simple. Esta infección vírica puede resultar evidente antes de que aparezca el eritema polimorfo. En el resto de los casos, las causas posibles incluyen prácticamente todos los fármacos (generalmente, las penicilinas, las sulfamidas y los barbitúricos), así como otras enfermedades infecciosas (por ejemplo, infección por virus coxsackie o por virus ECHO, neumonía por micoplasma, psitacosis e histoplasmosis). En raras ocasiones, algunas vacunas provocan eritema polimorfo. Los médicos no conocen el mecanismo por el que el herpes simple y ciertos fármacos producen esta enfermedad, pero se sospecha que la causa sea una reacción alérgica.

Síntomas

Por lo general, el eritema polimorfo aparece de improviso, con manchas enrojecidas y vesículas que se forman más frecuentemente en las palmas de las manos o en las plantas de los pies, así como en la cara. Las ampollas localizadas en los labios y en la mucosa bucal pueden sangrar. El eritema polimorfo produce marcas planas, circulares y rojizas distribuidas por igual a ambos lados del cuerpo; estas zonas pueden convertirse en anillos concéntricos oscuros con centros gris-púrpura (lesiones en diana o en iris). Las zonas enrojecidas en ocasiones producen picor. Una persona con eritema polimorfo puede presentar úlceras frías (o haberlas tenido anteriormente), sentirse cansada y tener dolor en las articulaciones, además de fiebre. Los brotes de eritema polimorfo pueden durar de 2 a 4 semanas y pueden recurrir en el otoño y la primavera durante varios años.

El **síndrome de Stevens-Johnson** (en el cual las ampollas aparecen en la cara interna de la boca, de la garganta, del ano, de la región genital y de los ojos) es una forma muy grave de eritema polimorfo. En el resto de la piel pueden aparecer zonas rojizas. Las lesiones en la mucosa de la boca crean dificultades al comer e incluso cerrar la boca puede resultar doloroso, por lo que en ocasiones la persona babea. Los ojos pueden doler intensamente, inflamarse y llenarse tanto de pus, que quedan herméticamente cerrados. La córnea puede presentar cicatrices. El orificio por el que sale la orina también puede resultar afectado y en consecuencia orinar resulta difícil y doloroso.

Tratamiento

El eritema polimorfo suele curar por sí solo, pero el síndrome de Stevens-Johnson puede resultar mortal. Los médicos deben intentar tratar todas las posibles causas de infecciones o eliminar cualquier fármaco sospechoso. Cuando se cree que la causa del eritema polimorfo es el herpes simple, suele administrarse aciclovir oral.

Las ampollas o úlceras de la piel se cubren con compresas de agua corriente. Es posible usar corticosteroides orales en los casos graves, persistentes o recurrentes, pero su uso es muy discutido.

A la menor señal de infección, se prescriben antibióticos. Cuando el eritema polimorfo impide comer o beber, la alimentación y los líquidos deben administrarse por vía intravenosa.

Eritema nudoso

El eritema nudoso es una enfermedad inflamatoria que produce hinchazones (nódulos) rojas muy dolorosas bajo la piel, generalmente sobre las espinillas pero, ocasionalmente, también sobre los brazos y en otras áreas.

Muy a menudo, el eritema nudoso no es una enfermedad aislada sino un signo de otro proceso o bien de la alergia a un fármaco. Los adultos jóvenes son más proclives a sufrir esta enfermedad, que puede repetirse durante meses o años. En los niños, el eritema nudoso casi siempre sigue al dolor de garganta, especialmente el causado por estreptococos. En los adultos, las causas más frecuentes son las infecciones estreptocócicas y la sarcoidosis. Otras causas incluyen lepra, coccidioidomicosis, histoplasmosis, tuberculosis, psitacosis, linfogranuloma venéreo y colitis ulcerosa. Esta enfermedad también puede ser una reacción a los fármacos (en especial sulfamidas, yoduros, bromuros y anticonceptivos orales).

Síntomas y diagnóstico

El eritema nudoso suele aparecer sobre las espinillas y se parece a una serie de contusiones elevadas que gradualmente cambian de un color rosado a un tono marrón azulado. Es frecuente que la persona tenga dolor en las articulaciones y fiebre; en ocasiones, los ganglios linfáticos del pecho aumentan de tamaño.

Los nódulos dolorosos suelen ser el signo clave para el médico. La biopsia de un nódulo (tomar una muestra y examinarla al microscopio) puede ayudar a establecer el diagnóstico. No existen pruebas de laboratorio específicas que identifiquen la causa subyacente.

Tratamiento

Los fármacos que puedan provocar eritema nudoso se suspenden y se trata cualquier infección subyacente. Si la enfermedad está producida por una infección estreptocócica, la persona puede que deba tomar antibióticos durante un año o más si es necesario.

El reposo en cama puede ayudar a aliviar el dolor que causan los nódulos. Si se descubre que la causa no es una infección o un fármaco, el médico puede recomendar la aspirina, que puede resultar muy eficaz. Los nódulos pueden ser tratados de forma individualizada, inyectándoles un corticosteroide; pero si son numerosos, a veces se prescriben comprimidos de corticosteroides.

Granuloma anular

El granuloma anular es una enfermedad cutánea crónica de causa desconocida en la cual pequeños y consistentes bultos (nódulos) forman un anillo con piel normal o ligeramente deprimida en el centro.

Los nódulos son amarillentos o del color de la piel circundante; la persona puede tener un anillo o varios. Por lo general los nódulos no causan dolor ni picor y se forman en los pies, las piernas, las manos o en los dedos. En pocos casos, se producen erupciones de nódulos de granuloma anular por exposición a la luz solar.

El granuloma anular se resuelve en general sin tratamiento. Para eliminar la erupción puede ser útil aplicar cremas con corticosteroides y cubrirlas con vendajes impermeables, recurrir a vendajes adhesivos que contengan corticosteroides o bien a inyecciones de éstos.

CAPÍTULO 196

Enfermedades ampollares

Muchas enfermedades y lesiones pueden causar ampollas, pero tres enfermedades autoinmunes (pénfigo, penfigoide ampollar y dermatitis herpetiforme) figuran entre las más graves. En una enfermedad autoinmune, el sistema inmune, que normalmente ataca los agentes externos que invaden el cuerpo (como por ejemplo los agentes infecciosos) se activa erróneamente contra un componente normal del organismo (en este caso, un componente de la piel).

Pénfigo

El pénfigo es una enfermedad poco frecuente, en ocasiones mortal, en la que ampollas de diversos tamaños aparecen sobre la piel, la mucosa de la boca, la vagina, la delgada membrana que recubre el pene y otras membranas mucosas.

El pénfigo suele producirse en personas de mediana edad o en ancianos. Muy rara vez afecta a niños. La enfermedad está causada por un ataque autoinmune contra las estructuras de las superficies de las células epidérmicas que mantienen el contacto intercelular y la textura del tejido.

Síntomas

Las lesiones características del pénfigo son unas ampollas de diversos tamaños, claras, generalmente blandas, llenas de líquido, y en algunas formas de pénfigo aparecen placas con descamaciones. Pellizcar o frotar ligeramente la piel puede fácilmente despegar su superficie de las capas inferiores.

Las ampollas suelen aparecer primero en la boca, donde se rompen rápidamente y se forman úlceras dolorosas. Pueden seguir apareciendo más ampollas y ulceraciones hasta que toda la mucosa de la boca resulte afectada. Un patrón similar se observa en la piel: las ampollas se forman inicialmente en piel aparentemente normal, luego se rompen y dejan heridas en carne viva y costrosas. Las ampollas pueden ocupar grandes extensiones de piel y, una vez rotas, pueden infectarse.

Diagnóstico y tratamiento

Un examen sistemático al microscopio y determinadas pruebas inmunológicas de una muestra de piel para detectar depósitos de anticuerpos, permiten al médico hacer un diagnóstico definitivo de la enfermedad.

El objetivo primordial del tratamiento es interrumpir la formación de nuevas ampollas. La inhibición parcial del sistema inmunológico con un corticosteroide como la prednisona tomada por vía oral probablemente consiga ese objetivo, pero a costa de que el organismo se haga más susceptible a las infecciones. Por lo general durante los 7 a 10 primeros días se administra una elevada dosis de corticosteroides; luego se reduce gradualmente. Para mantener controlada la enfermedad, la persona afectada puede necesitar tomar el medicamento durante meses o incluso años.

También pueden prescribirse otros fármacos que inhiben el sistema inmunológico (como por ejemplo metotrexato, ciclofosfamida, azatioprina y sales de oro) para que la dosis del corticosteroide pueda ser reducida. Sin embargo, estos poderosos fármacos tiene sus propios efectos colaterales. Los fármacos inmunodepresores también pueden ser utilizados junto con la plasmaféresis, un proceso por el cual se filtran los anticuerpos presentes en la sangre.

Las superficies en carne viva requieren un cuidado meticuloso, similar al que reciben los pacientes con quemaduras. Es posible que sea necesario administrar antibióticos y otros fármacos para tratar las infecciones de las ampollas rotas. Los vendajes impregnados de gelatina de petróleo u otros tipos de vendajes pueden proteger las zonas que exudan y que se encuentran en carne viva.

Penfigoide ampollar

El penfigoide ampollar es una enfermedad autoinmune que causa ampollas.

A pesar de que no sea tan peligroso como el pénfigo, el penfigoide ampollar puede persistir durante mucho tiempo. Esta enfermedad tiende a afectar a las personas de edad avanzada.

Las ampollas son duras y tensas y la piel que las separa adquiere un color rojizo y puede inflamarse. A diferencia de lo que sucede con el pénfigo, estas ampollas no suelen salir en la boca. El penfigoide ampollar suele acompañarse de picor; al comienzo, éste y la presencia de zonas urticariformes pueden ser los únicos síntomas.

Diagnóstico y tratamiento

Un rutinario examen al microscopio y determinadas pruebas inmunológicas de una muestra de piel para detectar depósitos de anticuerpos, permiten al médico establecer un diagnóstico definitivo de esta enfermedad.

Por lo general se administra un corticosteroide por vía oral para inhibir el sistema inmunológico y controlar la enfermedad. Inicialmente se administra una dosis elevada; tras varias semanas, la dosis se reduce.

Dermatitis herpetiforme

La dermatitis herpetiforme es una enfermedad autoinmune en la cual se forman grupos de pequeñas ampollas y pápulas similares a la urticaria intensamente pruriginosas y persistentes.

La enfermedad afecta principalmente a adultos entre 15 y 60 años; rara vez se observa en personas de etnia negra o en asiáticos. En las personas afectadas por esta enfermedad, el gluten (proteínas) del trigo, el centeno, la cebada y los productos de la avena activan el sistema inmune, que ataca partes de la piel y de alguna forma produce la erupción y el picor. Las personas que padecen dermatitis herpetiforme casi invariablemente presentan signos de enfermedad intestinal (enfermedad celíaca). (• *V. página 560*) Estas personas también tienden a desarrollar enfermedades del tiroides.

Por lo general se forman gradualmente pequeñas ampollas que en su mayoría se concentran en los codos, las rodillas, las nalgas, la parte inferior de la espalda y la parte posterior de la cabeza. En ocasiones aparecen en la cara y el cuello. El picor y la sensación de quemazón pueden ser muy intensos.

Diagnóstico y tratamiento

El diagnóstico se basa en un examen de muestras de piel destinado a localizar anticuerpos en las estructuras cutáneas.

Es posible que no se necesite tratamiento si la persona respeta estrictamente una dieta sin trigo, centeno, cebada y avena. Los fármacos antiinflamatorios, como el ibuprofeno, pueden empeorar la erupción. La dapsona suele aliviar los síntomas en 1 o 2 días. La dapsona tiene muchos potenciales efectos colaterales, particularmente sobre las células sanguíneas y, frecuentemente, produce anemia. Los dermatólogos controlan mediante análisis las cifras de células sanguíneas de las personas que toman este fármaco. Generalmente, la enfermedad dura mucho tiempo, por lo que los pacientes necesitan tomar dapsona durante años.

CAPÍTULO 197

Úlceras por presión

Las úlceras por presión (úlceras por decúbito, úlceras de piel) son lesiones cutáneas que se producen como consecuencia de una falta de irrigación sanguínea y de una irritación de la piel que recubre una prominencia ósea, en las zonas en las que ésta ha estado presionada por una cama, silla de ruedas, molde, férula u otro objeto rígido durante un período prolongado.

Causas

La piel cuenta con una rica irrigación sanguínea que lleva oxígeno a todas sus capas. Si esa irrigación se interrumpe durante más de 2 o 3 horas, la piel muere, comenzando por su capa externa (la epidermis). Una causa frecuente de irrigación sanguínea reducida en la piel es la presión. El movimiento normal hace variar la presión, para que la circulación sanguínea no quede obstruida durante un largo período. La capa de grasa debajo de la piel, especialmente sobre las prominencias óseas, actúa a modo de almohadilla y evita que los vasos sanguíneos se cierren.

Las personas que no pueden moverse tienen mayor riesgo de desarrollar úlceras por presión. Este grupo comprende las personas paralizadas, muy debilitadas o recluidas. También son susceptibles las que no son capaces de sentir malestar o dolor, señales éstos que inducen al movimiento. La lesión de un nervio (por una herida, un golpe, diabetes u otras causas) disminuye la capacidad de sentir dolor. Un coma también puede disminuir esta capacidad de percepción. Las personas con desnutrición carecen de la capa de grasa protectora y su piel, privada de nutrientes esenciales, no cura correctamente. En estas personas además se ve aumentado el riesgo de desarrollar úlceras por presión.

Si la presión interrumpe el riego sanguíneo, la zona de piel privada de oxígeno al inicio se enrojece e inflama y, a continuación, se ulcera. Aunque la circulación sanguínea quede sólo parcialmente interrumpida, la fricción y otra clase de daño a la capa externa de la piel también puede causar úlceras. Los vestidos inapropiados, las sábanas arrugadas o la fricción de los zapatos contra la piel pueden contribuir a lesionarla. La prolongada exposición a la humedad (a menudo por sudación frecuente, orina o heces) puede dañar la superficie de la piel, haciendo muy probable la úlcera por presión.

Síntomas

Habitualmente, las úlceras por presión causan cierto dolor y picor y en las personas con sensibilidad afectada se pueden desarrollar incluso úlceras graves y profundas sin que se note dolor.

Las úlceras por presión se clasifican por estadios. En el estadio 1 la úlcera no está formada realmente; la piel intacta está simplemente enrojecida. En el estadio 2, la piel está enrojecida e inflamada (muchas veces con ampollas) y comienza su destrucción en sus capas más externas. En el estadio 3, la úlcera se ha abierto al exterior a través de la piel, dejando expuestas las capas más profundas. En el estadio 4, la úlcera se extiende profundamente a través de la piel y la grasa hasta el músculo. En el estadio 5 el mismo músculo queda destruido. En el estadio 6, el más profundo de los estadios de úlcera por presión, se observa incluso el hueso subyacente, dañado y a veces infectado.

En cuanto la piel se rompe, la infección se convierte en un problema. La infección retrasa la

Localizaciones habituales de las úlceras por presión

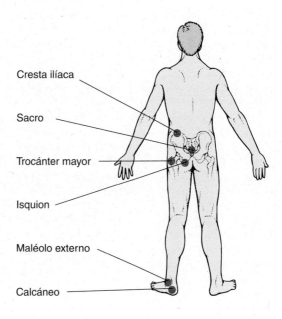

- Cresta ilíaca
- Sacro
- Trocánter mayor
- Isquion
- Maléolo externo
- Calcáneo

curación de las úlceras superficiales y puede constituir una amenaza mortal en las úlceras más profundas.

Prevención

Las úlceras por presión son dolorosas y pueden poner en peligro la vida del paciente. Prolongan el tiempo de convalecencia en hospitales o en los centros de cuidado y aumentan el costo.

La prevención es la máxima prioridad y las úlceras por presión profundas casi siempre pueden prevenirse con una intensiva atención al paciente. La prevención de las úlceras frecuentemente implica la participación de asistentes y de familiares, además de las enfermeras. La cuidadosa inspección diaria de la piel de las personas encamadas permite detectar el enrojecimiento inicial. *Cualquier signo de enrojecimiento señala la necesidad de una acción inmediata para evitar que se rompa la piel.*

Las prominencias óseas pueden protegerse con materiales blandos, como algodón o lana esponjosa. Se pueden poner almohadillas a las camas, sillas y sillas de ruedas para reducir la presión. Quienes no pueden moverse por sí solos deben ser cambiados de posición con frecuencia; la recomendación habitual es hacerlo cada dos horas y mantener su piel limpia y seca. Quienes deben pasar mucho tiempo encamados pueden usar colchones especiales (llenos de aire o de agua). Para los pacientes que ya presentan úlceras por presión en distintas partes del cuerpo, el uso de colchones de aire o de gomaspuma con relieve a modo de "huevera", puede disminuir la presión y proporcionar alivio. Los que tienen muchas úlceras por presión profundas pueden necesitar un colchón con suspensión de aire.

Tratamiento

Tratar una úlcera por presión es mucho más difícil que prevenirla. Afortunadamente, en sus primeras etapas, las úlceras por decúbito suelen curarse por sí solas una vez que se elimina la presión sobre la piel. Mejorar la salud general tomando suplementos de proteínas y calorías puede ayudar a acelerar la curación.

Cuando la piel se rompe, protegerla con un apósito de gasa puede ayudar a curarla. Las gasas cubiertas de teflón o las impregnadas con gelatina de petróleo tienen la ventaja de no adherirse a la herida. En caso de úlceras más profundas, el uso de vendajes especiales que contienen un material gelatinoso puede favorecer el crecimiento de piel nueva. Si la úlcera parece infectada o supura, enjuagarla, lavarla suavemente con jabón o usar desinfectantes como el yodo de povidona puede eliminar el material infectado y muerto. Sin embargo, limpiarla con demasiada fricción puede retrasar la curación. En ocasiones el médico necesita eliminar (desbridar) el material muerto con un escalpelo. En lugar de éste pueden utilizarse agentes químicos, pero por lo general su efecto no es tan completo como el que se obtiene utilizando un escalpelo.

Las úlceras por presión son difíciles de tratar. En algunos casos requieren el trasplante de piel sana a la zona dañada. Por desgracia este tipo de cirugía no siempre es posible, especialmente en los ancianos frágiles que presentan desnutrición. Con frecuencia, si una infección se desarrolla en lo más profundo de una úlcera se administran antibióticos. Los huesos situados por debajo de una úlcera se pueden infectar; esta infección (osteomielitis) es extremadamente difícil de curar, puede pasar a la corriente sanguínea y extenderse a otros órganos, haciendo necesario el tratamiento con un antibiótico durante muchas semanas.

CAPÍTULO 198

Trastornos de la sudación

El sudor es elaborado por las glándulas sudoríparas y transportado a la superficie de la piel mediante conductos. La sudación ayuda a mantener el cuerpo frío. Por esto, las personas sudan más cuando hace calor. También lo hacen cuando están nerviosas o estresadas.

El sudor está compuesto principalmente por agua, pero también contiene sal (cloruro de sodio) y otras sustancias químicas. Cuando una persona suda mucho, la pérdida de agua y de sal debe ser reemplazada.

Sudamina

La sudamina es una erupción cutánea que se produce cuando el sudor queda retenido.

Cuando los estrechos conductos que transportan el sudor a la superficie de la piel se obstruyen, el sudor atrapado causa inflamación, lo cual produce irritación (salpullido) y picor. La sudamina consiste normalmente en una erupción caracterizada por diminutas vesículas, pero también puede presentarse como grandes zonas de piel enrojecida.

La sudamina es más frecuente en los climas cálidos y húmedos, pero las personas que se abrigan demasiado en un clima frío también pueden desarrollarla. Las áreas más frecuentemente afectadas por la erupción son el tronco y los muslos.

Reduciendo la sudación se suele controlar el problema. Es importante mantener la piel fresca y seca, así como evitar las condiciones que pueden aumentar la sudación: el aire acondicionado resulta ideal. A menudo se utilizan lociones con corticosteroides, a las cuales a veces se les adiciona un poco de mentol; sin embargo, estos tratamientos tópicos no resultan tan eficaces como el cambio del medio ambiente y el uso de una vestimenta adecuada.

Sudación excesiva

La sudación excesiva (hiperhidrosis) puede afectar a toda la superficie de la piel, pero por lo general está limitada a las palmas de las manos, las plantas de los pies, las axilas o las ingles. La zona afectada suele ser rosada o blanco-azulada y en los casos graves la piel

Causa de la sudamina

La sudamina se produce cuando las glándulas sudoríparas están obstruidas y rotas y el sudor queda atrapado debajo de la piel.

Glándula y conducto sudoríparos en estado normal

Conducto roto

Epidermis

Obstrucción

Dermis

Conducto sudoríparo

Glándula sudorípara

puede presentar fisuras, descamarse y ablandarse, especialmente en los pies. A veces la zona afectada desprende un olor fétido (bromidrosis), causado por bacterias y levaduras que descomponen el sudor y la piel mojada.

Las manos y los pies sudorosos son una respuesta normal a la ansiedad y también es habitual que una persona sude mucho cuando tiene fiebre. Sin embargo, una sudación frecuente y abundante en todo el cuerpo requiere atención médica porque puede ser un signo de hiperactividad del tiroides, una baja con-centración de azúcar en la sangre o una alteración en la región del sistema nervioso que controla la suda-ción. Los análisis de sangre pueden determinar si la función tiroidea o la concentración de azúcar en san-gre son anormales.

Tratamiento

Una sudación abundante en las palmas de las ma-nos, las plantas de los pies o las axilas puede ser con-trolada hasta cierto punto con la aplicación por la no-che de una solución de cloruro de aluminio. En primer lugar se seca la zona afectada, a continuación se aplica la solución y por último se recubre todo ello con una fina película plástica. Por la mañana, se retira la pelí-cula y se lava la zona. Algunas personas necesitan dos aplicaciones diarias; esta pauta suele aliviar el proble-ma durante una semana. Si la solución irrita la piel, debería interrumpirse el uso de la película plástica.

Una solución de metenamina también puede ayu-dar a controlar la sudación abundante. En ocasiones se recurre a la iontoforesis con agua corriente, pro-ceso en el que se aplica una débil corriente eléctrica a la zona afectada. Si fracasa el tratamiento en un caso de sudación extrema, se puede proceder a una medida mucho más drástica, que consiste en la ex-tirpación quirúrgica de las glándulas sudoríparas axilares. El asesoramiento psicológico o un trata-miento con ansiolíticos pueden aliviar los casos de sudación causados por ansiedad.

Para controlar el olor es necesario mantener mi-nuciosamente limpia la zona afectada; de este modo se eliminan los microorganismos responsables del olor. El baño diario con un jabón líquido que con-tenga clorhexidina u otro antiséptico y la aplicación de un preparado de clorhidróxido de aluminio (pre-sente en la mayoría de los desodorantes comercia-les) son eficaces contra el olor; puede ser útil el afei-tado del pelo de las axilas. Algunas personas pueden necesitar cremas antibacterianas o lociones con an-tibióticos (como clindamicina o eritromicina) para eliminar el olor.

CAPÍTULO 199

Trastornos de las glándulas sebáceas

Las glándulas sebáceas, que secretan material graso (sebo) sobre la piel, se localizan en la dermis, la capa de piel situada inmediatamente por debajo de la capa superficial (epidermis). Los trastornos de las glándulas sebáceas comprenden la acné, la rosá-cea, la dermatitis perioral y los quistes sebáceos.

Acné

La acné es una enfermedad cutánea frecuente causada por obstrucción de los poros de la piel, con la consecuente formación de granos y de abscesos inflamados e infectados (acumulaciones de pus).

La acné afecta a los adolescentes debido a una interacción entre hormonas, sebo y bacterias que viven sobre la piel o dentro de ella y también en el cabello. Durante la pubertad, aumenta la actividad de las glándulas sebáceas de la piel con producción excesiva de sebo. A menudo, el sebo seco, la piel descamada y las bacterias se acumulan en los poros de la piel formando un comedón, que impide que el sebo fluya desde los folículos pilosos atravesando los poros. Si el bloqueo es incompleto se forman puntos negros; si es completo, aparecen puntos blancos. Las bacterias crecen en los poros obstruidos y descomponen parte de la grasa del sebo, irritando aún más la piel. Los puntos negros y blancos irritados producen erupciones cutáneas que son más comúnmente conocidas como granos de acné. Si la infección e irritación del grano se acentúan, puede formarse un absceso.

Cuando la persona presenta comedones, granos y pústulas (ampollas llenas de pus) sin abscesos, la enfermedad recibe el nombre de acné superficial; si los granos inflamados se proyectan hacia el interior de la capa de piel subyacente y aparecen quistes llenos de pus que pueden romperse y transformarse en grandes abscesos, la enfermedad recibe el nombre de acné profunda.

Síntomas

La acné empeora durante el invierno y mejora en verano, probablemente debido al efecto beneficioso del sol. La dieta tiene escasa o nula influencia sobre la acné; no obstante, algunas personas son sensibles a ciertos alimentos. Eliminar esos alimentos de la dieta durante varias semanas para después incluirlos de nuevo puede ayudar a determinar su verdadera influencia sobre la acné. La acné también puede aparecer con cada ciclo menstrual en las mujeres jóvenes y puede desaparecer o empeorar notablemente durante el embarazo. En los adolescentes el uso de fármacos anabolizantes puede empeorar la acné. Ciertos cosméticos pueden agravarla al obstruir los poros

En la acné profunda la infección puede extenderse y producir grandes zonas de piel enrojecida e inflamada, quistes llenos de pus, así como abscesos (todo lo cual puede romperse y dejar cicatrices). La acné superficial no suele dejar cicatrices. Apretar los granos o intentar abrirlos de otra forma puede empeorar la acné superficial aumentando la infección, la inflamación y la formación de cicatrices.

Tratamiento

Lavar las zonas afectadas varias veces al día resulta poco eficaz, aunque mejora el aspecto de los pacientes con cara grasienta. Se puede utilizar cualquier buen jabón. Los jabones antibacterianos no resultan particularmente beneficiosos y si bien los jabones abrasivos pueden secar mejor las lesiones pueden también irritar la piel. Las compresas de agua caliente ayudan a ablandar los comedones, resultando más fácil su extracción. Un médico puede enseñar al paciente o a algún familiar cómo eliminar cuidadosamente los comedones una o dos veces a la semana, preferiblemente con una aguja esterilizada o un extractor en forma de asa de Schamberg. Los granos sólo deberían abrirse con una aguja esterilizada una vez formada la pústula. Otros tratamientos dependen de la gravedad de la acné.

Acné superficial

Para curar los granos, se pueden aplicar sobre la piel antibióticos como la clindamicina o la eritromicina junto con un irritante como la tretinoína (ácido retinoico) o sin él. Otros antibióticos administrados por vía oral, como tetraciclina, minociclina, eritromicina o doxiciclina, pueden reducir o a veces prevenir la acné superficial, pero podrían ser necesarios meses o años de tratamiento para poder controlarla.

La luz solar puede ser beneficiosa porque seca la piel y causa una ligera descamación, que acelera la curación. Sin embargo, la exposición a la luz solar puede causar una grave irritación en las personas que usan tretinoína. La tretinoína aplicada en forma de crema, líquido o gel seca la piel, pero debe utilizarse con precaución. Si se produce irritación, la tretinoína debería ser aplicada sólo por la noche o bien a días alternos, siempre por la noche. Así mismo, debería aplicarse suavemente sobre la cara, evitando los ojos, las comisuras de los labios y los pliegues que rodean la nariz. La acné puede empeorar a los pocos días de tratamiento con tretinoína, pero después de 3 a 4 semanas comienza a mejorar.

Otros fármacos tópicos beneficiosos son el peróxido de benzoílo (el mejor medicamento tópico de venta libre) y diversos preparados que contengan sulfuro de resorcinol. Estos fármacos se aplican por lo general dos veces al día, una por la mañana y otra por la noche

Acné profunda

Los médicos hacen todo lo posible para evitar la cicatrización característica de la acné profunda y

Comparación entre acné superficial y acné profunda

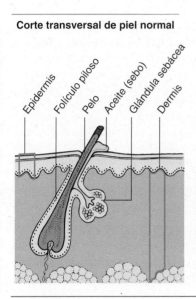

Corte transversal de piel normal

Epidermis · Folículo piloso · Pelo · Aceite (sebo) · Glándula sebácea · Dermis

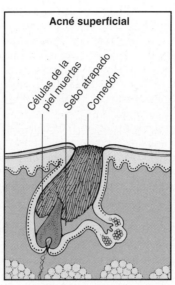

Acné superficial

Células de la piel muertas · Sebo atrapado · Comedón

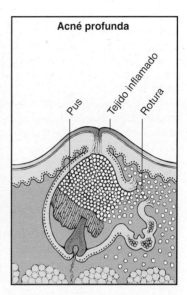

Acné profunda

Pus · Tejido inflamado · Rotura

por lo general prescriben un antibiótico oral como la tetraciclina, la minociclina o la eritromicina. Los pacientes con acné profunda pueden necesitar mantener el tratamiento con una de estas medicaciones durante semanas, meses o incluso años para evitar una recaída. Sin embargo, una adolescente que use estos antibióticos puede desarrollar una infección vaginal por levaduras (vaginitis candidiásica) que puede necesitar ser tratada con otros fármacos. Si existe dificultad en controlar la infección por levaduras, debería suspenderse el tratamiento de la acné con antibióticos orales.

Cuando los antibióticos no dan resultado, la isotretinoína por vía oral representa el mejor tratamiento. Este fármaco ha revolucionado la terapia de la acné, pero puede tener graves efectos colaterales. *La isotretinoína puede dañar a un feto en desarrollo, por lo que las mujeres que la toman deben adoptar estrictas medidas anticonceptivas para evitar quedarse embarazadas.* Una mujer sexualmente activa debería hacerse una prueba de embarazo antes de iniciar la terapia con isotretinoína y repetirla con intervalos mensuales mientras dura el tratamiento. Las medidas anticonceptivas o la abstinencia sexual deberían comenzar un mes antes de iniciar el tratamiento y deberían mantenerse durante el mismo, prolongándose un mes más después de suspenderlo. Deben efectuarse análisis de sangre para cerciorarse de que el fármaco no está afectando las células sanguíneas, el hígado o los valores de grasas (triglicé-

ridos y colesterol). Estas pruebas se realizan antes de iniciar el tratamiento, repitiéndose al cabo de dos semanas después de haberlo iniciado y después una vez al mes durante el tratamiento. La mayoría de los pacientes que usan isotretinoína tienen sequedad de ojos y de la mucosa que reviste el pene o la vagina, así como los labios fisurados. La gelatina de petróleo puede ayudar a aliviar la sequedad de la piel. Alrededor del 15 por ciento de los pacientes tratados con isotretinoína padece dolor o rigidez de las grandes articulaciones y de la parte inferior de la espalda; el dolor suele desaparecer cuando se reduce la dosis. Por lo general, el tratamiento se mantiene durante 20 semanas. Si fuera necesario repetir el tratamiento, sólo debería reiniciarse al menos 4 meses después de la suspensión del anterior. En ocasiones los dermatólogos tratan los quistes o los abscesos inflamados inyectando corticosteroides en su interior. En algunos casos el médico también puede realizar una incisión en un quiste o en un absceso para abrirlo y vaciarlo (drenarlo). La dermoabrasión, un procedimiento consistente en frotar la superficie de la piel con un instrumento metálico abrasivo para desprender la capa superior, puede ser útil para las cicatrices pequeñas.

La terapia con rayos X para tratar la acné no es recomendable y los corticosteroides tópicos pueden realmente empeorarla. En mujeres que desarrollan acné grave durante su período menstrual, un anticonceptivo oral puede ser eficaz, pero es necesario que el tratamiento dure de 4 a 6 meses para valorar los resultados.

Rosácea

La rosácea es una enfermedad cutánea crónica que produce enrojecimiento, diminutos granos y rotura de los vasos sanguíneos, generalmente en la parte central de la cara.

Se produce un engrosamiento de la piel, particularmente alrededor de la nariz, que adquiere un aspecto rojo y bulboso; esta forma recibe el nombre de rinofima. En ocasiones la rosácea puede aparecer en el tronco, los brazos y las piernas en lugar de hacerlo en la cara.

Su causa es desconocida. La enfermedad se presenta normalmente en la edad madura y es más frecuente en las personas de tez clara. Las personas alcohólicas son susceptibles de padecer rosácea, en particular rinofima. Los corticosteroides de uso tópico agravan la rosácea. Esta enfermedad se reconoce fácilmente, si bien en ocasiones puede parecerse a la acné y a otros trastornos cutáneos.

Tratamiento

Se deberían evitar los alimentos que causan dilatación de los vasos sanguíneos de la piel (por ejemplo, los alimentos con muchas especias, el alcohol, el café y los refrescos con cafeína). Ciertos antibióticos orales mejoran la rosácea; las tetraciclinas suelen ser las más eficaces y las que producen menores efectos colaterales. Los antibióticos que se aplican sobre la piel, como el gel de metronidazol, también son eficaces. El tratamiento con antibióticos del rinofima grave da resultados inciertos. Esta forma de la enfermedad puede necesitar una intervención quirúrgica.

Dermatitis perioral

La dermatitis perioral es una erupción rojiza y frecuentemente abultada que aparece alrededor de la boca y sobre la barbilla.

La dermatitis perioral puede tener un gran parecido con la acné y con la rosácea. Sin embargo, una zona de piel normal suele separar el borde de los labios de las lesiones.

Los corticosteroides y algunos cosméticos oleosos, especialmente los hidratantes, pueden causar la enfermedad o bien empeorarla. Sin embargo, a menudo se desconoce la causa. Este trastorno afecta principalmente a las mujeres de 20 a 60 años de edad.

Tratamiento

Las tetraciclinas por vía oral constituyen generalmente el mejor tratamiento. Si éste no cura la erupción y las lesiones son particularmente persistentes, la isotretinoína, un fármaco específico para la acné, puede resultar eficaz.

Quistes sebáceos

Un quiste sebáceo (quiste queratinoso) es una hinchazón de crecimiento lento de la piel que contiene material cutáneo muerto, así como desechos y otras partículas de la piel.

Estos quistes pueden ser diminutos y aparecer en cualquier parte del cuerpo, más frecuentemente en el cuero cabelludo, orejas, cara, espalda o escroto. Por lo general son duros y fáciles de mover dentro de la piel. Normalmente no son dolorosos. Los quistes sebáceos pueden ser amarillentos o de color carne; si se puncionan se produce la salida de un material grasiento y caseoso. En ocasiones se infectan.

Tratamiento

El tratamiento de un quiste sebáceo consiste normalmente en practicar una punción sobre su superficie con una aguja o bien una incisión con bisturí para evacuar su contenido. Sin embargo, los quistes de mayor tamaño, a no ser que se extirpen completamente, pueden reaparecer. Los quistes infectados se tratan con un antibiótico y se extirpan quirúrgicamente.

CAPÍTULO 200

Alteraciones capilares

El pelo se origina en la dermis, la capa de piel que se encuentra justo debajo del estrato superficial (epidermis). Los trastornos capilares comprenden el excesivo crecimiento de pelo, la calvicie y los pelos de barba que crecen dentro de la piel (encarnados).

Vellosidad excesiva

Tanto los varones como las mujeres pueden desarrollar vellosidad excesiva (hirsutismo) en zonas de piel que no son pilosas habitualmente. Esta característica es frecuentemente de tipo familiar, particularmente entre las personas de procedencia mediterránea. En las mujeres y los niños, puede ser consecuencia de una alteración de la hipófisis o de las suprarrenales que causa una producción excesiva de esteroides masculinizantes (virilización). La vellosidad excesiva es frecuente tras la menopausia y en las personas que utilizan fármacos anabolizantes o corticosteroides. La enfermedad también puede desarrollarse en las personas que utilizan otros fármacos, como el minoxidil, que se usa para controlar la presión arterial. También puede presentarse en personas que padecen porfiria cutánea tarda. *(• V. página 718)*

Tratamiento

Se debe ante todo determinar la causa del excesivo crecimiento de pelo. Por lo general no hace falta realizar pruebas de laboratorio, pero si se sospecha que existe un trastorno endocrino es posible tener que realizar un análisis de sangre.

El afeitado del vello puede ser una solución temporal. Otras medidas temporales son el arrancamiento con pinzas o cera y la utilización de depiladores. Si el pelo es muy fino, el trastorno puede ser enmascarado mediante la decoloración del mismo.

Para eliminar el pelo de forma definitiva es necesario destruir los folículos pilosos. El único tratamiento permanente seguro es la electrólisis.

Calvicie

La calvicie (alopecia) es mucho más frecuente entre los varones que entre las mujeres. Puede ser el resultado de factores genéticos, de envejecimiento, de enfermedades cutáneas locales y de las que afectan al organismo en general (enfermedades sistémicas). Algunas medicaciones, como las que se utilizan para tratar el cáncer, también producen caída de pelo.

La **calvicie de distribución masculina** es la causa más frecuente de caída del cabello que afecta a los varones. Es muy rara en las mujeres y los niños porque depende de la presencia de hormonas masculinas (andrógenos) y las concentraciones de estas hormonas son elevadas en los varones después de la pubertad. Este tipo de calvicie es familiar. La caída del cabello suele comenzar en las zonas laterales, cerca de la parte frontal, o bien en la parte superior de la cabeza y seguir hacia atrás. La caída del cabello puede comenzar a cualquier edad, incluso en la adolescencia. Algunas personas pierden sólo parte del pelo y desarrollan una calva en la parte posterior o en otra región del cuero cabelludo; otros, en especial los que comienzan a perder pelo de forma precoz, pueden quedar completamente calvos.

La **calvicie de distribución femenina** es menos frecuente que la masculina. Por lo general, este trastorno provoca el aclaramiento del cabello en la frente, en los laterales o en la coronilla. Rara vez progresa hasta una pérdida total del cabello.

La **calvicie tóxica** (alopecia tóxica) puede aparecer como consecuencia de una grave enfermedad con fiebre elevada. En dosis excesivas, algunos fármacos (en especial el talio, la vitamina A y los retinoides) pueden provocar calvicie. Lo mismo sucede con varios fármacos antitumorales. La calvicie también puede ser el resultado de una disfunción de la glándula tiroides o de la hipófisis, o incluso puede suceder después del embarazo. El pelo puede caerse después de 3 o 4 meses de padecer la enfermedad u otro trastorno. En general, la pérdida del cabello es temporal y el pelo vuelve a crecer.

La **alopecia areata** es una enfermedad en la cual se pierde pelo de improviso en una zona concreta, normalmente en el cuero cabelludo o la barba. Raras veces puede perderse todo el pelo del cuerpo (alopecia universal). El pelo suele reaparecer tras varios meses, excepto en personas con calvicie extensa, en quienes un nuevo crecimiento es improbable.

El **arrancamiento del cabello** (tricotilomanía) es más frecuente en los niños, pero el hábito puede prolongarse durante toda la vida. Esta costumbre puede pasar inadvertida durante mucho tiempo y tanto los médicos como los padres pueden creer que la pérdida de pelo se debe a una enfermedad como la alopecia areata. En ocasiones practicar una biopsia (tomar una muestra de piel y examinarla al microscopio) resulta útil al médico para establecer el diagnóstico.

La **alopecia cicatrizal** es una pérdida de pelo que se produce en áreas cicatrizadas. La piel puede cicatrizar por quemaduras, lesiones graves o una terapia con rayos X. Causas menos obvias de cicatrización comprenden el lupus eritematoso, el liquen plano, las infecciones bacterianas o micóticas, sarcoidosis y tuberculosis. Los cánceres de piel también pueden provocar cicatrización.

Diagnóstico y tratamiento

Determinar el tipo de calvicie mediante la simple observación suele resultar difícil; por ello puede requerirse una biopsia para establecer el diagnóstico. Una biopsia ayuda a determinar si los folículos pilosos son normales; si no lo son, la biopsia puede indicar las posibles causas.

La mayor parte de tipos de calvicie no tienen tratamiento. Una persona con calvicie de distribución masculina o femenina puede recibir un trasplante de pelo, en el que se extirpan folículos pilosos de otras partes del cuerpo para su posterior injerto. Algunos medicamentos, como el minoxidil, pueden producir el crecimiento del cabello en un reducido porcentaje de personas.

Los corticosteroides inyectados bajo la piel pueden ayudar a personas afectadas de alopecia areata, pero los resultados no son duraderos. Otro tratamiento para la alopecia areata consiste en la inducción de una reacción alérgica leve o una irritación para producir el crecimiento del pelo. La alopecia cicatrizal es particularmente difícil de tratar. En la medida de lo posible se trata la causa de la cicatrización, pero después que una zona de piel ha cicatrizado por completo, el crecimiento de pelo es improbable.

Pelos de barba encarnados

Se trata de pelos que se curvan de tal modo que su extremo pincha la piel y causa inflamación (seudofoliculitis de la barba). Es más frecuente con los pelos rizados de la barba, especialmente en los varones de etnia negra. El mejor tratamiento consiste en dejar crecer la barba: cuando los pelos se alargan, no se rizan ni pinchan la piel. El individuo que no desea tener barba puede usar un producto depilatorio hecho de tioglicolato o tretinoína (ácido retinoico), pero a menudo irrita la piel.

CAPÍTULO 201

Infecciones bacterianas de la piel

La piel representa una barrera notablemente eficaz contra las infecciones bacterianas. A pesar de que muchas bacterias viven sobre la piel, normalmente son incapaces de provocar una infección. Las infecciones bacterianas de la piel pueden afectar a una sola zona y tener el aspecto de un grano o bien propagarse en unas horas y afectar a un área mucho más extensa. Las infecciones cutáneas pueden presentar un grado de gravedad variable, desde una acné sin importancia hasta una enfermedad potencialmente mortal, como el síndrome de la piel escaldada producido por estafilococos.

Muchos tipos de bacterias pueden infectar la piel. Los más frecuentes son los *Staphylococcus* y los *Streptococcus*. En los hospitales o las residencias pueden producirse infecciones causadas por bacterias menos comunes, al igual que cuando se realizan trabajos de jardinería o se nada en un estanque, un lago o en el mar.

Algunas personas presentan un riesgo específico de contraer infecciones de piel; por ejemplo, los diabéticos, que poseen una irrigación cutánea disminuida, en especial la de las manos y de los pies, y los enfermos de SIDA, que presentan un sistema inmunológico deprimido. La piel dañada por los rayos del sol, las rascaduras u otra irritación también tiene más posibilidades de infectarse. De hecho, cualquier lesión en la piel predispone a una persona a sufrir una infección.

Por lo general, mantener la piel intacta y limpia evita las infecciones. Cuando la piel sufre un corte o un arañazo, lavar la zona con agua y jabón ayuda a prevenir una infección. Si bien la mayoría de las cremas y ungüentos con antibióticos son poco eficaces para prevenir o tratar las infecciones cutáneas, algunas cremas más recientes, como la mupirocina, son eficaces en ciertos casos. Los baños calientes pueden incrementar la llegada de sangre a la zona infectada y ayudan a curar una infección confinada a un área reducida. Si la infección se extiende, los antibióticos deben ser tomados, ya sea por vía oral o mediante inyecciones.

Impétigo

El impétigo es una infección cutánea causada por Staphylococcus *o* Streptococcus*, que se caracteriza por la formación de pequeñas ampollas llenas de pus (pústulas).*

Esta enfermedad afecta principalmente a los niños y puede aparecer en cualquier parte del cuerpo, aunque frecuentemente lo hace en la cara, los brazos y las piernas. Las ampollas pueden ser del tamaño de un guisante o como grandes anillos. El impétigo puede seguir a una lesión o una enfermedad que provoque una lesión en la piel, como una infección micótica, las quemaduras por el sol o una picadura de insecto. El impétigo también puede afectar a la piel normal, en especial las piernas de los niños.

El tratamiento precoz puede evitar que el impétigo infecte la piel más profunda (ectima). Antibióticos como la penicilina o una cefalosporina son habitualmente administrados por vía oral. En alguna rara ocasión, el impétigo causado por *Streptococcus* puede conducir a una insuficiencia renal.

Foliculitis, furúnculos y carbuncos

La foliculitis es una inflamación de los folículos pilosos causada por una infección por Staphylococcus.

En los folículos pilosos se forma una pequeña cantidad de pus, que hace que se irriten y enrojezcan. La infección daña los pelos, los cuales se pueden arrancar fácilmente. La foliculitis tiende a volverse crónica en los sitios en que los folículos pilosos se encuentran profundamente arraigados en la piel, como en la zona de la barba. Los pelos rígidos pueden curvarse y penetrar en la piel, produciendo irritación, aunque no exista una infección importante.

Los furúnculos son áreas grandes, dolorosas, inflamadas y sobreelevadas originadas por una infección por estafilococos alrededor de los folículos pilosos.

Lo más frecuente es que aparezcan en cuello, mamas, cara y nalgas y son particularmente dolorosos cuando se forman alrededor de la nariz, de las orejas o en los dedos. Los furúnculos a menudo tienen pus en el centro. Por lo general, eliminan un exudado blanquecino, ligeramente sanguinolento. En algunas personas se forman furúnculos molestos y recurrentes (furunculosis) y se pueden producir epidemias entre los adolescentes que viven en barrios hacinados y carecen de una higiene apropiada.

Los carbuncos son grupos de furúnculos que producen grandes escaras en la piel y finalmente cicatrices.

Los carbuncos se desarrollan y curan más lentamente que los furúnculos aislados y pueden acompañarse de fiebre y de cansancio, ya que representan una infección más grave. Aparecen con mayor frecuencia en los varones y más frecuentemente en la parte posterior del cuello. Las personas mayores, los diabéticos y quienes padecen enfermedades graves son más proclives a presentar carbuncos.

Tratamiento

Mantener la piel limpia, preferiblemente con un jabón líquido que contenga un agente antibacteriano, es la mejor forma de evitar el contagio de estas infecciones. El calor húmedo favorece la acumulación de pus y puede hacer que un furúnculo exude espontáneamente. Cuando aparece un furúnculo cerca de la nariz, los médicos suelen tratarlo con antibióticos porque la infección puede propagarse rápidamente hacia el cerebro. Cuando surgen furúnculos o carbuncos, se suele tomar una muestra de pus para su evaluación en el laboratorio y se administran antibióticos orales. Quienes presentan furúnculos recurrentes pueden requerir antibióticos durante meses o incluso años.

Erisipelas

La erisipela es una infección cutánea causada por estreptococos.

Habitualmente, la infección aparece en la cara, en el brazo o en la pierna, y a veces comienza en una zona de piel lesionada. Aparece una erupción brillante, roja, dolorosa, ligeramente inflamada y a menudo se forman pequeñas ampollas. Los ganglios linfáticos en torno a la zona infectada pueden hincharse y ser dolorosos; las personas aquejadas de infecciones particularmente graves presentan fiebre y escalofríos.

El tratamiento oral con penicilina o eritromicina durante dos semanas suele curar las infecciones leves. Cuando la infección es aguda, lo primero es administrar el antibiótico mediante inyección.

Celulitis

La celulitis es una infección difusa en las capas profundas de la piel y a veces incluso debajo de ellas.

La causa más frecuente de la celulitis, sobre todo si había una herida previa, es una infección estreptocócica. No obstante, muchas otras bacterias pueden causar celulitis, especialmente después de mordeduras de personas o animales o tras lesiones producidas en el agua.

La infección afecta sobre todo a las piernas y a menudo comienza con una alteración cutánea causada por una lesión menor, una úlcera o una infección micótica entre los dedos La celulitis produce inflamación, dolor, calor y enrojecimiento. Algunas áreas tienen aspecto de magulladura y pueden presentar pequeñas ampollas. Los síntomas de la infección pueden ser fiebre, escalofríos, dolor de cabeza y complicaciones más graves como confusión, hipotensión y taquicardia.

La celulitis es fácilmente reconocible, pero identificar las bacterias causantes de la infección resulta más difícil. Los médicos suelen tomar muestras de sangre (a veces de piel) que son enviadas al laboratorio, donde se cultivan y se identifican las bacterias.

Tratamiento

El tratamiento inmediato puede prevenir la propagación rápida de la infección y su llegada a la sangre y a otros órganos. La celulitis suele tratarse con penicilina o un fármaco similar a ésta, como la dicloxacilina. Los pacientes con celulitis leve pueden tomar antibióticos orales; los de mayor edad y los que presentan una celulitis de rápida difusión, mucha fiebre u otra evidencia de infección grave requieren primero el antibiótico por inyección antes de comenzar con los de uso oral. Si la infección se localiza en las piernas, mantenerlas elevadas y aplicarles paños fríos y húmedos alivia el malestar y reduce la inflamación.

Si la celulitis se vuelve recurrente, es probablemente producida por otra enfermedad (como el pie de atleta) que debe ser convenientemente tratada.

Paroniquia

La paroniquia es una infección que rodea el borde de una uña de la mano o del pie.

La infección suele comenzar a partir de una rotura de la piel, una manicura demasiado traumática o una irritación crónica. Como la región de las uñas dispone de poco espacio para inflamarse, la infección tiende a ser bastante dolorosa. A diferencia de la mayoría de las infecciones de piel, la paroniquia puede estar causada por diferentes bacterias, como *Pseudomonas* y *Proteus,* así como por hongos como *Candida.*

Tratamiento

Las compresas o los baños calientes ayudan a aliviar el dolor y con frecuencia a eliminar (drenar) el pus. Los baños calientes también aumentan la circulación sanguínea, lo que a su vez ayuda a combatir la infección. En ocasiones el médico drena la infección practicando una pequeña incisión en la bolsa purulenta (absceso) con un bisturí. Las infecciones en las que se consigue un drenaje adecuado pueden no necesitar el tratamiento con antibióticos. Si la infección tiene tendencia a extenderse, el médico puede prescribir antibióticos orales.

Si la paroniquia está causada por un hongo, el médico drena la infección y prescribe una crema antifúngica que contenga ketoconazol, ciclopirox o miconazol y aconseja baños calientes. En casos graves se prescribe un antifúngico oral.

Síndrome de la piel escaldada por estafilococos

El síndrome de la piel escaldada por estafilococos es una infección cutánea aguda y diseminada en la que la piel se desprende como si se hubiese quemado.

Ciertos tipos de estafilococos producen una sustancia tóxica que hace que la capa superior de la piel (epidermis) se separe del resto de la misma. Las infecciones cutáneas causadas por *Staphylococcus* pueden degenerar en síndrome del *shock* tóxico, una enfermedad potencialmente mortal. (• *V. página 904*)

El síndrome de la piel escaldada por estafilococos afecta habitualmente a lactantes, niños y personas inmunodeprimidas. Las manos del personal de los hospitales pueden contener estafilococos, las bacterias infectantes, y transmitirlos de un bebé a otro, lo que en ocasiones produce epidemias en las guarderías.

Síntomas

El síndrome suele comenzar con una infección aislada y costrosa que puede parecerse al impétigo. La infección puede aparecer en la zona del pañal o alrededor del muñón del cordón umbilical durante los primeros días de vida. En los niños de 1 a 6 años, el síndrome puede comenzar con una zona costrosa localizada en la nariz o en las orejas. Al día siguiente, aparecen regiones de color escarlata alrededor de la zona costrosa. Estas áreas pueden ser dolorosas. Por otra parte, grandes extensiones de piel pueden enrojecer y formar ampollas que se rompen con facilidad.

La capa superior de la piel comienza entonces a desprenderse, a menudo en grandes tiras, incluso cuando se tocan ligeramente o se presionan suavemente. Después de uno o dos días, puede afectarse toda la superficie de la piel y el niño enferma gravemente, presentando fiebre, escalofríos y debilidad. Con la pérdida de la barrera protectora de la piel, otras bacterias y argentes infecciosos pueden penetrar fácilmente en el organismo. Además, pueden perderse importantes cantidades de líquido debido a la supuración y a la evaporación.

Diagnóstico

Mediante una biopsia (extracción de una muestra de piel y examen de la misma al microscopio) o enviando una muestra de piel al laboratorio para su cultivo, los médicos pueden diferenciar el síndrome de la piel escaldada por estafilococos de otras enfermedades de aspecto semejante, como la necrólisis epidérmica tóxica, que generalmente es causada por un fármaco.

Tratamiento

A menudo, el médico prescribe un antibiótico intravenoso del tipo de la penicilina como, por ejemplo, cloxacilina, dicloxacilina o cefalexina. Sin embargo, si el diagnóstico del síndrome se establece de forma temprana, la forma oral de alguno de estos fármacos da buenos resultados. Esta terapia debe continuar al menos durante 10 días. Con un tratamiento precoz, la curación se produce entre los 5 y 7 días.

La piel debe ser manipulada con cuidado para evitar un mayor desprendimiento de la misma; de hecho debería cuidarse como si estuviera quemada. El médico puede aplicar una compresa protectora. Los niños gravemente afectados pueden ser tratados en la unidad de quemados de un hospital.

Eritrasma

El eritrasma es una infección de las capas superficiales de la piel causada por la bacteria Corynebacterium minutissimum.

El eritrasma afecta principalmente a los adultos y a los diabéticos; es mucho más frecuente en los trópicos. Al igual que una infección fúngica, el eritrasma suele aparecer donde dos zonas de piel contactan entre sí, como debajo de las mamas, en las axilas, en los espacios interdigitales de los pies y en la zona genital, especialmente en los varones, donde los muslos tocan el escroto. La infección puede producir placas irregulares y rosadas que posteriormente pueden convertirse en finas escamas de color pardusco. En algunas personas la infección se extiende hasta el tronco y la región anal.

Los médicos pueden diagnosticar un eritrasma fácilmente porque *Corynebacterium* muestra un brillo característico de color rojo coral bajo la luz ultravioleta. Un antibiótico, como la eritromicina o la tetraciclina, por vía oral, puede eliminar la infección. Los jabones antibacterianos también pueden ser de utilidad. El eritrasma puede recurrir entre 6 y 12 meses más tarde, necesitando entonces un segundo tratamiento.

CAPÍTULO 202

Infecciones micóticas de la piel

Los hongos que infectan la piel (dermatófitos) viven sólo en la capa más externa de la piel (estrato córneo) y no penetran más profundamente. Algunas infecciones micóticas no producen síntomas o sólo provocan una pequeña irritación, descamación y enrojecimiento. Otras infecciones micóticas causan prurito, inflamación, ampollas y una grave descamación.

Los hongos suelen establecerse en áreas húmedas del cuerpo donde rozan dos superficies cutáneas: entre los dedos de los pies, en las ingles y bajo las mamas. Las personas obesas son más propensas a sufrir estas infecciones porque poseen muchos pliegues cutáneos.

Por extraño que parezca, las infecciones micóticas en una parte del cuerpo pueden causar erupciones en otras partes no infectadas. Por ejemplo, una infección micótica en el pie puede causar una erupción abultada y pruriginosa en los dedos. Estas erupciones (dermatofítides o erupciones "ide") representan reacciones alérgicas al hongo.

Los médicos pueden sospechar la presencia de hongos cuando aprecian una erupción roja e irritada en una de las áreas frecuentemente afectadas. Habitualmente el médico puede confirmar el diagnóstico raspando una pequeña porción de piel para examinarla al microscopio o colocarla en un medio de cultivo que hará crecer los hongos de modo que sea posible identificarlos.

Tiña

La tiña es una infección micótica de la piel causada por diferentes hongos y que generalmente se clasifica según su localización en el cuerpo.

El **pie de atleta** (tiña de los pies) es una infección micótica frecuente que suele aparecer durante los meses cálidos. Es causada habitualmente tanto por *Trichophyton* como por *Epidermophyton*, hongos que pueden crecer en los espacios interdigitales calientes y húmedos de los pies. El hongo puede producir una descamación muy ligera sin presentar otros síntomas o bien una descamación más importante con una erupción pruriginosa, dolorosa y que deja la piel en carne viva entre los dedos y a los lados de los pies. También pueden formarse ampollas llenas de líquido. Como el hongo puede causar la rotura de la piel, el pie de atleta puede comportar una infección bacteriana, especialmente en personas mayores e individuos con inadecuada irrigación sanguínea de los pies.

El **picor del suspensor** (tiña inguinal) puede estar causada por varios hongos y levaduras. Es mucho más frecuente en varones que en mujeres y suele aparecer durante los meses cálidos. La infección produce áreas rojas y anulares, a veces con formación de pequeñas ampollas en la piel que rodea las ingles y en la parte superior de la cara interna de los muslos. Este proceso puede provocar picor intenso e incluso ser doloroso. Es frecuente la recidiva, ya que los hongos pueden persistir indefinidamente sobre la piel. Incluso con un tratamiento apropiado, las personas susceptibles pueden presentar infecciones repetidas.

La **tiña del cuero cabelludo** está causada por *Trichophyton* o por otro hongo llamado *Microsporum*. La tiña del cuero cabelludo es altamente contagiosa, especialmente entre los niños. Puede producir una erupción roja descamativa más bien pruriginosa, o si no placas de calvicie sin erupción.

La **tiña de las uñas** es una infección causada por *Trichophyton*. El hongo penetra en la parte recién formada de la uña produciendo engrosamiento, pérdida de brillo y deformación de la misma. Esta infección es mucho más frecuente en las uñas de los pies que en las de las manos. Una uña infectada puede desprenderse del dedo del pie, quebrarse o descamarse.

La **tiña corporal** también está causada por *Trichophyton*. La infección generalmente produce una erupción de color rosa o roja que en ocasiones forma placas redondeadas con zonas claras en el centro. La tiña corporal puede desarrollarse en cualquier parte de la piel.

La **tiña de la barba** se presenta en raras ocasiones. La mayoría de las infecciones cutáneas localizadas en la zona de la barba están causadas por bacterias y no por hongos.

Tratamiento

La mayoría de las infecciones micóticas de la piel, excepto las del cuero cabelludo y de las uñas, son leves y a menudo curan con cremas de antimicóticos. Existen muchas cremas antifúngicas eficaces que pueden adquirirse sin necesidad de prescripción médica. Generalmente, los polvos antimicóticos no dan buenos resultados en el tratamiento de estas infecciones. Los principios activos de las medicaciones antifúngicas son el miconazol, clotrimazol, econazol y ketoconazol.

Habitualmente, las cremas se aplican dos veces al día y el tratamiento debería prolongarse por lo menos de 7 a 10 días después de que la erupción haya desaparecido por completo. Si se interrumpe la aplicación de la crema con demasiada prontitud, la infección puede no haberse erradicado completamente y la erupción reaparecerá.

Pueden transcurrir varios días antes de que las cremas antifúngicas surtan efecto. Mientras tanto, suelen utilizarse cremas con corticosteroides para aliviar el picor y el dolor. La hidrocortisona en dosis reducidas es un fármaco de venta libre; los corticosteroides más potentes requieren prescripción facultativa.

Ante infecciones más graves o pertinaces, el médico puede prescribir terapia con griseofulvina durante varios meses, en ocasiones combinada con cremas antifúngicas. La griseofulvina, de administración oral, es muy eficaz, pero puede causar efectos colaterales como dolor de cabeza, trastornos gástricos, fotosensibilidad, erupciones, tumefacciones y reducción del número de glóbulos blancos. Tras la interrupción del tratamiento con griseofulvina, la infección puede reaparecer. El médico también puede prescribir ketoconazol para tratar las infecciones micóticas de la piel. Al igual que la griseofulvina, el ketoconazol por vía oral puede presentar importantes efectos colaterales, como por ejemplo trastornos hepáticos.

El hecho de mantener las zonas infectadas limpias y secas ayuda a evitar la aparición de nuevas infecciones fúngicas y favorece la curación de la piel. Las áreas infectadas deberían lavarse frecuentemente con agua y jabón y luego cubrirse con polvos de talco. A menudo los médicos recomiendan evitar los polvos que contengan almidón de maíz porque pueden favorecer el crecimiento fúngico.

Si una infección micótica de la piel supura, es posible que también haya podido desarrollarse una infección bacteriana. Esta infección puede requerir tratamiento con antibióticos. Algunos médicos prescriben antibióticos que pueden ser aplicados directamente sobre la piel; otros prefieren antibióticos que deben ser administrados por vía oral. La solución de Burow diluida o el ungüento de Whitfield (ambos de venta libre) también pueden ser utilizados para secar la piel que supura.

Candidiasis

La candidiasis (infección por levaduras, moniliasis) es una infección producida por levaduras de Candida, *antes denominada* Monilia.

Candida suele infectar la piel y las membranas mucosas, como las que recubren la boca y la vagina. En raras ocasiones, invade tejidos más profundos como la sangre, causando una candidiasis sistémica (• *V. página 941*) que amenaza la vida del paciente. Esa infección mucho más grave es más frecuente en personas inmunodeprimidas (por ejemplo, enfermos de SIDA o pacientes tratados con quimioterapia).

Candida es un residente normal del tracto digestivo y de la vagina, que por lo general no causa ningún daño. Cuando las condiciones ambientales son particularmente favorables (por ejemplo, en un clima cálido y húmedo) o cuando las defensas inmunitarias de una persona están debilitadas, la levadura puede infectar la piel. Al igual que los dermatófitos, el crecimiento de *Candida* se ve favorecido en ambientes húmedos y cálidos. Algunas veces, los pacientes tratados con antibióticos padecen una infección por *Candida* debido a que los antibióticos eliminan las bacterias que residen normalmente en los tejidos, lo cual permite que *Candida* crezca de forma incontrolada. Los corticosteroides o la terapia inmunodepresora que sigue al trasplante de un órgano pueden también reducir las defensas del organismo contra las infecciones por levaduras. También las mujeres embarazadas, los obesos y los diabéticos presentan mayor susceptibilidad a la infección por *Candida*.

Síntomas

Los síntomas varían, dependiendo de la localización de la infección.

Las **infecciones en los pliegues cutáneos** (infecciones intertriginosas o intertrigo) o en el ombligo causan con frecuencia una erupción rojiza, a menudo con placas delimitadas que exudan pequeñas cantidades de líquido blanquecino. Puede haber pequeñas pústulas, especialmente en los bordes de la erupción, la cual se puede acompañar de picor o quemazón. Una erupción por *Candida* alrededor del ano puede ser pruriginosa, dejar la zona en carne viva y presentar un aspecto blanquecino o rojizo.

Las **infecciones vaginales causadas por *Candida*** (vulvovaginitis) son bastante frecuentes, especialmente en mujeres embarazadas, diabéticas o tratadas con antibióticos. Los síntomas de estas infecciones comprenden la emisión de un exudado vaginal blanco o amarillento, quemazón, picor y enrojecimiento de las paredes y de la región externa de la vagina.

Las **candidiasis del pene** afectan por lo general a diabéticos o a varones cuyas parejas sexuales padecen infecciones vaginales por esta levadura. Habitualmente, la infección produce una erupción rojiza, descamativa y, en ocasiones, dolorosa, localizada en la parte inferior del pene. Sin embargo, puede haber una infección del pene o de la vagina sin que se note ningún síntoma.

El **afta** es una infección por *Candida*, localizada en el interior de la boca. Las placas blancas cremosas típicas del afta se adhieren a la lengua y a ambos lados de la boca y a menudo son dolorosas. Las placas pueden desprenderse fácilmente con un dedo o una cuchara. Si bien en los niños sanos son frecuentes, en los adultos las aftas pueden ser un signo de inmunidad debilitada, posiblemente causada por diabetes o SIDA. El uso de antibióticos que eliminan las bacterias antagonistas incrementa las posibilidades de contraer aftas.

Las **boqueras** son una infección por *Candida* en las comisuras de la boca caracterizada por la formación de fisuras y de pequeños cortes. Pueden darse como consecuencia de dentaduras mal encajadas que dejan las comisuras de la boca húmedas de manera que permiten el crecimiento de las levaduras.

En la **paroniquia por *Candida*,** el hongo crece en la base de las uñas y produce una dolorosa inflamación con formación de pus. Las uñas infectadas por *Candida* pueden tornarse blancas o amarillas y desprenderse del dedo, ya sea de la mano o del pie.

Diagnóstico

Por lo general, el médico puede identificar una infección por *Candida* observando su erupción característica o bien el residuo espeso, blanco y pastoso que suele generar. Para efectuar el diagnóstico, el médico puede realizar un raspado de una parte de la piel lesionada o del residuo con un escalpelo o un depresor de lengua. Entonces la muestra es examinada al microscopio o depositada en un medio de cultivo para identificar la causa de la infección.

Tratamiento

Por lo general, las infecciones cutáneas por *Candida* curan fácilmente con cremas o lociones medicamentosas. Los médicos a menudo recomiendan una crema con nistatina para tratar las infecciones cutáneas, vaginales y del pene; la crema se aplica habitualmente dos veces al día durante 7 a 10 días. Los medicamentos para tratar las infecciones por levaduras de la vagina o del ano están disponibles también en forma de supositorios. Los medicamentos específicos para las aftas deben ser administrados en forma de líquido para enjuagar toda la boca y luego escupirlo, o bien como un comprimido que se disuelve lentamente en la boca. En ocasiones, para las infecciones cutáneas se utilizan ungüentos con corticosteroides como la hidrocortisona, junto a cremas antifúngicas, debido a que los ungüentos calman rápidamente el picor y el dolor (a pesar de que no ayudan a curar la infección en sí misma).

Mantener la piel seca ayuda a eliminar la infección y previene la reaparición del hongo. Los simples polvos de talco o los que contienen nistatina pueden ayudar a mantener seca la zona superficial.

Pitiriasis versicolor

La pitiriasis versicolor es una infección fúngica que causa placas de un color que va de blanco a pardusco sobre la piel.

La infección es bastante frecuente, especialmente en los adultos jóvenes. Raramente causa dolor o picor, pero impide el bronceado de las zonas de piel afectadas, formando placas. Las personas con piel naturalmente oscura pueden advertir la presencia de placas claras y, las de piel clara, pueden presentar placas oscuras. Las placas suelen localizarse en el pecho o la espalda y pueden descamarse ligeramente. Con el paso del tiempo, estas pequeñas áreas pueden juntarse para formar placas extensas.

Diagnóstico y tratamiento

Se diagnostica la pitiriasis versicolor por el aspecto que presenta. El médico puede utilizar la luz ultravioleta para poner en evidencia la infección o bien puede examinar al microscopio muestras de raspados de la zona infectada. Los champús anticaspa, como el sulfuro de selenio al 1 por ciento, suele curar la pitiriasis versicolor. Estos champúes se aplican sin diluir sobre las zonas afectadas (incluyendo el cuero cabelludo) antes de acostarse, se dejan toda la noche y se lavan por la mañana. El tratamiento suele prolongarse durante 3 o 4 noches. Las personas que presentan irritaciones cutáneas por este tratamiento pueden limitar el tiempo de exposición de su piel al champú entre 20 y 60 minutos, o bien pueden recurrir a medicamentos con receta.

Es posible que la piel no vuelva a recuperar su pigmentación normal hasta muchos meses después de la desaparición de la infección. El proceso reaparece con frecuencia incluso después de un tratamiento satisfactorio porque el hongo que lo causa es un huésped normal de la piel. Si reaparecen las lesiones, debe repetirse el tratamiento.

CAPÍTULO 203

Infecciones parasitarias de la piel

La mayoría de los parásitos cutáneos son diminutos insectos o gusanos que se esconden dentro de la piel haciendo de ella su hábitat natural. Algunos parásitos viven en la piel durante alguna de las etapas de su ciclo biológico; otros son huéspedes permanentes de la piel, en la cual depositan sus huevos y se reproducen.

Sarna

La sarna es una infestación causada por pequeños insectos que produce diminutas pápulas rojizas y un intenso picor.

La sarna está causada por el ácaro *Sarcoptes scabiei*. La infestación se transmite fácilmente de persona a persona a través del contacto físico y con frecuencia afecta a toda una familia. Los ácaros, que apenas pueden distinguirse a simple vista, suelen transmitirse cuando las personas duermen juntas. Raras veces se propagan por la ropa de vestir o de cama, así como por otros objetos compartidos; su supervivencia es breve y un lavado normal los destruye.

La hembra del ácaro cava túneles y surcos bajo la capa superior de la piel y deposita sus huevos en ellos. Las formas jóvenes del ácaro (larvas) nacen a los pocos días. La infestación causa un picor intenso, probablemente como resultado de una reacción alérgica a los ácaros.

Síntomas

La característica peculiar de la sarna es un intenso picor, que empeora sobre todo durante la noche. Los surcos de los ácaros aparecen como líneas onduladas de un centímetro y medio de longitud aproximadamente, que en algunos casos presentan una diminuta pápula en un extremo. Estos surcos son más frecuentes y el picor es más intenso en los espacios interdigitales de las manos, las muñecas, los codos, las axilas, rodeando los pezones mamarios de las mujeres, en los genitales masculinos (pene y escroto), alrededor de la cintura y en la parte inferior de las nalgas. Rara vez se infesta la cara, excepto en niños pequeños, donde las lesiones pueden aparecer en forma de ampollas llenas de agua. Con el paso del tiempo, los surcos pueden resultar difíciles de ver, ya que quedan enmascarados por la inflamación provocada por el rascado.

Diagnóstico y tratamiento

Generalmente, la presencia combinada de surcos y picor es suficiente para que el médico pueda efectuar el diagnóstico de sarna. En cualquier caso, también puede hacer un raspado de los surcos y examinarlo al microscopio para confirmar la presencia de los ácaros.

La sarna puede curar aplicando una crema que contenga permetrina o una solución de lindane. Ambas son efectivas, pero el lindane tiende a irritar la piel, es más tóxico y no resulta apropiado para los niños pequeños. Algunos ácaros de la sarna han desarrollado resistencia al tratamiento con permetrina.

En ocasiones se utiliza una crema con corticosteroides, como la hidrocortisona, durante algunos días después del tratamiento con permetrina o lindane para calmar el picor hasta que todos los ácaros hayan sido eliminados.

Los familiares y las personas que mantienen un estrecho contacto con la persona afectada, como la pareja sexual, deben tratarse simultáneamente. El lavado extenso y el fumigado de la ropa de vestir o de cama no son obligatorios.

Infestación por piojos

La infestación por piojos (pediculosis) causa intenso picor y puede afectar prácticamente cualquier zona de la piel.

Los piojos son insectos sin alas, apenas visibles, que se transmiten fácilmente de persona a persona a través del contacto corporal o tras compartir ropa y otros elementos personales. Los piojos que se encuentran en la cabeza son muy similares a los que se localizan en el cuerpo, pero en realidad son especies diferentes. Los piojos que se localizan en la zona púbica tienen el cuerpo más ancho y corto que los de las otras dos especies. Su forma redondeada les hace asemejarse a las ladillas (origen de la denominación popular de estos parásitos). Los piojos de la cabeza y del pubis viven directamente en la persona; sin embargo, los piojos corporales también suelen encontrarse en las prendas de vestir que están en contacto con la piel.

Los **piojos de la cabeza** se transmiten mediante contacto personal y por compartir peines, cepillos, sombreros y otros objetos personales. La infestación en ocasiones se extiende a las cejas, las pestañas y la barba. Los piojos de la cabeza son un tormento para los niños en edad escolar sea cual sea su estrato social.

Los **piojos del cuerpo** no se transmiten tan fácilmente como los de la cabeza. Suelen infestar a personas cuya higiene es deficiente y a quienes viven en espacios limitados o en instituciones hacinadas. Estos piojos pueden transmitir enfermedades como el tifus, la fiebre de las trincheras y la fiebre recurrente.

Aspecto de los piojos

Estas ilustraciones muestran los distintos aspectos de los tres tipos de piojos. Los piojos miden hasta 3 milímetros de largo.

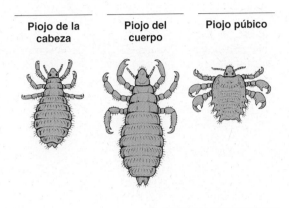

Piojo de la cabeza   **Piojo del cuerpo**   **Piojo púbico**

Los **piojos del pubis,** que infestan la zona genital, se transmiten por lo general durante las relaciones sexuales.

Síntomas

La infestación por piojos causa picor intenso. El rascado insistente suele causar excoriación de la piel, que puede complicarse con infecciones bacterianas.

En ocasiones los ganglios linfáticos de la parte posterior del cuello se inflaman a raíz de una infestación del cuero cabelludo. Los niños apenas notan la presencia de piojos en su cabeza o sólo sienten una vaga irritación en el cuero cabelludo. El picor que producen los piojos del cuerpo es generalmente más intenso en los hombros, las nalgas y el abdomen. Los piojos del pubis causan picor alrededor del pene, la vagina y el ano.

Diagnóstico

La hembra del piojo pone huevos brillantes, blanco-grisáceos (liendres), que pueden verse como diminutos glóbulos que se fijan firmemente al pelo. Los piojos del cuerpo adultos y sus huevos se encuentran no sólo en los pelos del cuerpo sino también en las costuras de las prendas de vestir que están en contacto con la piel. Los piojos del pubis diseminan unas manchas minúsculas de color pardusco (excrementos de los piojos) en la ropa interior en la zona en que entran en contacto con los genitales y el ano. Los piojos del pubis son particularmente difíciles de encontrar y pueden

Huevos del parásito

Los huevos del parásito tienen el aspecto de pequeños glóbulos adheridos firmemente al pelo.

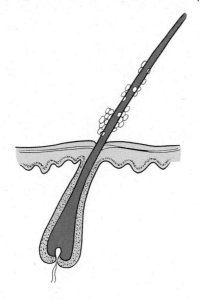

aparecer como diminutas manchas azuladas sobre la piel. A diferencia de los otros piojos, las liendres aparecen en la base de los cabellos, muy cerca de la piel.

Tratamiento

De las medicaciones contra los piojos, la permetrina es la más segura, eficaz y agradable de usar. El lindane (que puede aplicarse en forma de crema, de loción o de champú) también cura las infesta-

ciones por piojos, pero no es apropiado para los niños debido a que en algunas raras ocasiones puede causar complicaciones neurológicas. A veces se utiliza también la piretrina. Todos estos medicamentos pueden ser irritantes y todos ellos requieren una segunda aplicación después de 10 días para eliminar los piojos recién nacidos.

La infestación de las pestañas y de las cejas es difícil de tratar; los parásitos suelen retirarse con pinzas. La gelatina de petróleo simple puede eliminar o debilitar los piojos asentados en las pestañas. Si las fuentes de infestación (peines, sombreros, prendas de vestir y ropa de cama) no se desinfectan por aspiración, lavado y planchado al vapor o lavado en seco los piojos pueden persistir vivos en ellas y volver a infestar a la persona.

Erupción serpiginosa

La erupción serpiginosa (larva migrans cutánea) es una infección por gusanos (uncinaria) transmitida desde el suelo húmedo y cálido a la piel expuesta.

La uncinaria causante de la infestación habita normalmente en los perros y gatos. Los huevos del parásito son depositados sobre la tierra por las heces de perros y gatos. Cuando la piel descubierta toca el suelo, que es lo que sucede cuando una persona camina descalza o toma el sol, la uncinaria penetra en la piel.

Comenzando desde el punto de infestación (por lo general los pies, piernas, nalgas o espalda) la uncinaria avanza sin dirección provocando una erupción serpenteante y filiforme. Esta infestación produce picor intenso.

Una preparación líquida de tiabendazol aplicada sobre el área afectada es muy eficaz para el tratamiento de la infestación.

CAPÍTULO 204

Infecciones víricas de la piel

Muchos tipos de virus invaden la piel, pero la atención médica se centra sobre todo sólo en tres grupos. Dos de estos grupos causan molestias familiares: verrugas y llagas frías (ampollas febriles o herpes simple) sobre el labio. Las verrugas son causadas por el papilomavirus y el virus del herpes simple produce las llagas, como en el herpes zoster. (• *V. página 947)* El tercer grupo de virus que infec-

ta la piel forma parte de la familia de los poxavirus. El más notorio de los poxivirus es el virus de la viruela, que sólo despierta interés histórico; ha sido eliminado en todo el mundo gracias al uso de una vacuna. En cualquier caso, la varicela sigue siendo una infección frecuente en la infancia. (• *V. página 1306)* El *molluscum contagiosum* es también causado por un poxavirus.

Verrugas

Las verrugas son pequeños tumores cutáneos causados por cualquiera de los 60 tipos de papilomavirus humanos.

Las verrugas pueden aparecer a cualquier edad, pero son más frecuentes en los niños y menos frecuentes en las personas mayores. Si bien las verrugas de la piel se diseminan fácilmente de una zona del cuerpo a otra, en general no se contagian fácilmente de un individuo a otro. Sin embargo, las verrugas genitales sí son contagiosas.

La gran mayoría de las verrugas son inocuas. Los tipos más frecuentes no se vuelven cancerosos. Algunos tipos infrecuentes y algunos otros que infectan el cuello uterino y el pene resultan, en contadas ocasiones, cancerosos.

El tamaño y la forma de la verruga dependen del tipo de virus que las cause y de su localización en el cuerpo. Algunas verrugas son indoloras; otras causan dolor por irritación de los nervios. Algunas verrugas crecen en grupo (verrugas en mosaico); otras aparecen como formaciones aisladas y únicas. A menudo, las verrugas desaparecen sin tratamiento. Sin embargo, algunas persisten durante muchos años y otras desaparecen y vuelven a aparecer.

Diagnóstico

Cuando los médicos examinan un tumor en la piel, deben intentar diferenciar si se trata de una verruga o de algún otro tipo de tumoración. Algunas formaciones que pueden parecer verrugas en realidad son apéndices, molas, callos, callosidades o, incluso, cánceres de piel. Las verrugas se clasifican en función de su forma y de su localización.

Casi todo el mundo tiene **verrugas vulgares** (*verrucae vulgaris*). Éstas son protuberancias duras que tienen una superficie rugosa; son redondeadas o irregulares, de color grisáceo, amarillo o pardo, y, por lo general, tienen menos de 1 centímetro de diámetro. Con gran frecuencia, aparecen en zonas sometidas a frecuentes traumatismos, como los dedos, alrededor de las uñas (verrugas periungueales), las rodillas, la cara y el cuero cabelludo. Pueden diseminarse, pero las verrugas vulgares nunca son cancerosas.

Las **verrugas plantares** aparecen en la planta del pie, donde por lo general se presentan aplanadas por la presión que se produce al caminar y están rodeadas de piel engrosada. Pueden ser extremadamente dolorosas. A diferencia de las callosidades y de los callos, las verrugas plantares tienden a producir hemorragias en forma de pequeñas pecas puntiformes, cuando el médico afeita o corta la superficie con un bisturí.

Las **verrugas filiformes** son formaciones largas, estrechas y pequeñas que suelen aflorar en los párpados, la cara, el cuello o los labios.

Las **verrugas planas,** que son más frecuentes en niños y adultos jóvenes, suelen aparecer en grupos en forma de lesiones lisas, de color amarillo-pardusco, sobre todo en la cara.

El virus que causa las verrugas húmedas (**verrugas venéreas,** condiloma acuminado) en los genitales se transmite por vía sexual. (• *V. página 977*)

Tratamiento

El tratamiento de las verrugas depende de la localización, del tipo y de la gravedad, así como del tiempo de permanencia sobre la piel.

En general, las **verrugas vulgares** desaparecen sin tratamiento en menos de 2 años. Las aplicaciones diarias de una solución o emplasto que contenga ácido salicílico y ácido láctico suavizan la piel infectada, que puede rasparse suavemente para hacer que la verruga desaparezca más rápidamente. El médico puede efectuar un tratamiento con congelación de la verruga utilizando nitrógeno líquido, pero es posible que tenga que repetir el proceso al cabo de 2 o 3 semanas para eliminarla por completo. La electrodesecación (un tratamiento que usa una corriente eléctrica) o la cirugía con láser puede destruir la verruga, pero ambos procedimientos pueden dejar cicatrices. Independientemente del método utilizado en el tratamiento, la verruga reaparece en aproximadamente un tercio de los casos. El médico también puede tratar las verrugas vulgares con productos químicos como el ácido tricloroacético o la cantaridina, que destruyen la verruga. Sin embargo, nuevas verrugas suelen surgir alrededor de los bordes de otras anteriores.

Las **verrugas plantares** suelen macerarse con ácido salicílico más concentrado aplicado en forma de solución o de emplaste. Este proceso químico debe acompañarse del recorte de la verruga con un bisturí, su congelación o la aplicación de otros ácidos sobre su superficie. Los médicos pueden utilizar técnicas adicionales, como la inyección de determinadas sustancias químicas en la verruga para destruirla. En cualquier caso, las verrugas plantares son difíciles de curar.

Las **verrugas planas** suelen ser tratadas con agentes descamantes como el ácido retinoico o el ácido salicílico, que hacen que la verruga se desprenda con la piel descamada.

Molluscum contagiosum

El molluscum contagiosum *es una infección de la piel causada por un poxavirus que forma protuberancias lisas, céreas y de color carne.*

Las pápulas suelen ser de un tamaño inferior a un centímetro de diámetro y poseen una diminuta depresión en el centro. A veces una sola pápula puede alcanzar más de 3 centímetros. El virus que causa el *molluscum* es contagioso; se transmite por contacto directo con la piel y, a menudo, la transmisión es por vía sexual.

El virus puede infectar cualquier parte de la piel, aunque es más frecuente en la región inguinal y púbica (si bien no suele aparecer en el pene o en la vagina). Las lesiones no suelen ser pruriginosas ni dolorosas y pueden ser descubiertas por casualidad durante una revisión. La lesión por lo general tiene una depresión central llena de un material blanco pastoso que para los médicos resulta fácil de identificar.

Estas formaciones pueden ser tratadas mediante congelación o vaciando el núcleo central con una aguja.

CAPÍTULO 205

Radiación solar y lesiones sobre la piel

La piel protege al resto del cuerpo de los rayos solares (una fuente de radiación ultravioleta [UV] que puede dañar las células). Una sobreexposición al sol, aunque sea breve, produce quemaduras. Tras una prolongada exposición a la luz solar, la parte más externa de la piel (epidermis) se vuelve más gruesa y las células cutáneas productoras de pigmento (melanocitos) incrementan la producción del mismo (melanina), lo cual proporciona a la piel su color. La melanina, una sustancia protectora natural, absorbe la energía de los rayos ultravioleta y evita que éstos penetren más profundamente en los tejidos.

La sensibilidad a la luz solar varía según el origen, la exposición previa y el color de la piel, pero todo el mundo es vulnerable en algún grado. Como las personas con piel oscura tienen más melanina, son más resistentes a los efectos negativos del sol, como quemaduras, envejecimiento cutáneo prematuro y cáncer de piel. Los albinos no tienen melanina en su piel; en consecuencia, no se broncean y se queman gravemente incluso con una breve exposición al sol. A no ser que los albinos se protejan del sol, desarrollan cánceres de piel a temprana edad. Las personas con vitíligo tienen zonas de piel sin melanina y por consiguiente pueden padecer graves quemaduras solares.

Quemaduras solares

Las quemaduras solares se producen por una sobreexposición a los rayos ultravioleta B (UVB). Dependiendo del tipo de pigmento cutáneo que tenga una persona y del tiempo de exposición al sol, la piel se vuelve roja, inflamada y dolorida entre una hora y un día después de la exposición. Posteriormente, se pueden formar ampollas y la piel se descama. Algunas personas quemadas por el sol presentan fiebre, escalofríos y debilidad y, aquellas con quemaduras realmente graves pueden incluso entrar en shock (hipotensión arterial, desvanecimiento y profunda debilidad).

Prevención

El mejor modo (y el más obvio) de evitar el daño que puede causar el sol es permanecer alejado de su radiación intensa y directa. Las prendas de vestir y las gafas de cristal ordinario repelen prácticamente todos los rayos nocivos. El agua no es un buen filtro de rayos UV. Los rayos UVA y UVB pueden atravesar casi 35 centímetros de agua transparente, tal y como lo pueden experimentar quienes bucean cerca de la superficie y quienes caminan descalzos por la orilla. Tampoco las nubes ni la niebla son buenos filtros para los rayos UV; una persona puede sufrir quemaduras solares en un día nublado o con niebla. La nieve, el agua y la arena reflejan la luz solar y amplifican la exposición de la piel a los rayos UV.

Antes de una exposición a la luz solar intensa y directa, una persona debería aplicarse un filtro solar, o sea un ungüento o una crema con sustancias químicas que protegen la piel al repeler los rayos UVA y UVB. Muchos filtros solares también son impermeables o bien resistentes al agua. Un tipo común y eficaz de filtro solar contiene ácido para-aminobenzoico (PABA). Como requiere de 30 a 45 minutos para fijarse fuertemente a la piel, nadar o sudar inmediatamente después de aplicarse el PABA lo elimina de la piel. Ocasionalmente, los filtros solares que contienen PABA irritan la piel y pueden provocar reacciones alérgicas en algunas personas.

Otro tipo de filtro solar contiene una sustancia química llamada benzofenona. Muchos protectores solares contienen tanto PABA como benzofenona u otros productos químicos; estas combinaciones proporcionan protección frente a un amplio espectro de rayos UV. Otros filtros solares contienen barreras físicas como el óxido de zinc o el dióxido de titanio; estos ungüentos blancos y espesos evitan que el sol alcance la piel y pueden ser utilizados en zonas pequeñas y sensibles, como la nariz y los labios. Las personas preocupadas por su aspecto pueden teñir estos ungüentos con sustancias cosméticas para que tengan el mismo color de su piel.

En general, los filtros solares se clasifican en grados según su número de factor de protección solar (FPS): cuanto mayor es el número de FPS, mayor es la protección. Los filtros solares con un factor de protección mayor o igual a 15 bloquean la mayor parte de la radiación UV, pero ningún filtro transparente impide el acceso a todos los rayos UV. Habitualmente, los filtros solares tienden a bloquear sólo los rayos UVB, pero los rayos UVA también pueden dañar la piel. Algunos filtros solares de reciente aparición son algo más eficaces para bloquear los rayos UVA.

Tratamiento

El primer hormigueo o enrojecimiento indica que hay que abandonar rápidamente la exposición al sol. Las compresas mojadas con agua fría del grifo pueden aliviar las zonas enrojecidas, al igual que las lociones o los ungüentos sin anestésicos ni perfumes que pueden irritar o sensibilizar la piel. Los comprimidos de corticosteroides pueden ayudar a aliviar la inflamación y el dolor en unas horas.

La piel quemada por el sol comienza a curar por sí sola tras varios días, pero la curación completa puede requerir semanas. La parte inferior de las piernas, particularmente las espinillas, tienden ser particularmente molestas cuando se queman por el sol, y además curan lentamente. Las superficies cutáneas que raramente se exponen al sol pueden sufrir quemaduras graves porque contienen poco pigmento. Estas superficies son las zonas de piel normalmente cubiertas por el bañador, el dorso de los pies y la parte de la muñeca que normalmente está protegida por el reloj.

La piel dañada por el sol representa una insuficiente barrera contra la infección, y si ésta se produce puede retrasarse la curación. El médico puede determinar la gravedad de una infección y prescribir antibióticos si fuera necesario.

Peligros de la radiación solar inadvertida

El sol irradia energía de diferentes longitudes de onda; por ejemplo, la luz amarilla tiene una mayor longitud de onda que la luz azul. Las longitudes de onda de la radiación ultravioleta (UV) son menores que las de la luz visible y pueden dañar el tejido vivo. Afortunadamente, el ozono de las capas más altas de la atmósfera terrestre filtra las longitudes de onda más perjudiciales de los rayos UV, pero parte de esa luz UV, principalmente la incluida en las bandas de longitud de onda A (UVA) y B (UVB), llegan a la Tierra y pueden dañar la piel.

Las características y la cantidad de radiación UV varían según la estación, el clima y la localización geográfica. Debido a la inclinación con que los rayos solares atraviesan la atmósfera a las distintas horas del día en las zonas templadas, la exposición al sol resulta menos perjudicial antes de las 10 de la mañana y después de las 3 de la tarde. El riesgo de lesiones es mayor en las grandes altitudes, donde la atmósfera protectora es más delgada.

Otra consideración: la cantidad de radiación UV que llega a la superficie de la Tierra es cada vez mayor, especialmente en las latitudes del norte. Ello se debe a que las reacciones químicas entre el ozono y los clorofluorocarbonos (sustancias químicas presentes en los frigoríficos y los aerosoles) están destruyendo la capa protectora de ozono, creando una atmósfera más delgada y que presenta algunos orificios.

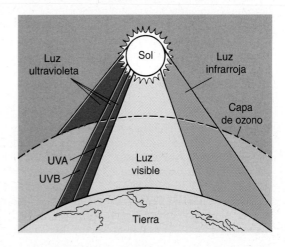

Una vez se desprende la piel quemada, las nuevas capas expuestas al sol son delgadas y muy sensibles a su radiación. Estas zonas pueden continuar siendo extremadamente sensibles durante varias semanas.

Efectos a largo plazo de la radiación solar

Muchos años de exposición a los rayos solares envejecen la piel, pero la exposición antes de los 18 años de edad es probablemente la etapa más perjudicial. Aunque la piel de los sujetos rubios es mucho más vulnerable, si se produce una exposición suficiente se modifica la piel de cualquier individuo.

El daño ocasionado a las capas más profundas de la piel produce arrugas y una coloración amarillenta. La radiación solar también adelgaza la piel y puede inducir la aparición de formaciones precancerosas (queratosis actínica, queratosis solar). Estas formaciones son áreas laminadas y descamativas que no curan; también pueden ser duras y adquirir un color entre gris o incluso más oscuro. Los individuos expuestos durante mucho tiempo al sol corren mayor riesgo de contraer cánceres de piel, como el carcinoma de células escamosas, el carcinoma basocelular y, en cierto grado, un melanoma maligno.

Tratamiento

La clave del tratamiento es evitar la exposición al sol; en cualquier caso, las lesiones ya manifestadas son irreversibles. Las cremas hidratantes y el maquillaje ayudan a ocultar las arrugas. En ciertos casos se utilizan sustancias químicas que favorecen la descamación, como los alfahidroxiácidos y la tretinoína para intentar mejorar las lesiones crónicas, especialmente las arrugas muy delgadas y la pigmentación irregular. Aunque los efectos beneficiosos de estos tratamientos han sido ya demostrados, existen pocas pruebas convincentes de que las arrugas profundas puedan desaparecer permanentemente o que el daño de la piel pueda revertir.

Las formaciones precancerosas pueden degenerar en cáncer de piel. Las queratosis solar o actínica pueden ser eliminadas mediante congelación con nitrógeno líquido; sin embargo, si una persona presenta muchas lesiones, puede aplicarse un líquido o un ungüento con fluorouracilo. A menudo, durante este tratamiento el aspecto de la piel puede empeorar porque el fluorouracilo provoca enrojecimiento, descamación y quemazón de las zonas de queratosis y de la piel circundante que está dañada por el sol.

Reacciones de fotosensibilidad de la piel

Si bien las quemaduras y otras lesiones solares tardan en aparecer, algunas personas presentan

¿Es saludable broncearse?

En una palabra: no. Aunque el bronceado suele ser considerado un signo de buena salud y de una vida activa y atlética, realmente constituye en sí mismo un peligro para la salud. Cualquier exposición a la luz ultravioleta A o B puede alterar o dañar la piel. La exposición prolongada a la luz solar natural o la artificial que se usa en los centros de bronceado pueden causar lesiones crónicas en la piel. Simplemente, no existe un "bronceado seguro".

ciertas reacciones inusuales incluso sólo unos minutos después de la exposición al sol. Estas reacciones son enrojecimiento, descamación, urticaria, ampollas y formación de placas engrosadas y descamativas. Diversos factores pueden contribuir a la aparición de esta sensibilidad al sol (fotosensibilidad).

La causa más frecuente es el uso de ciertos fármacos, como algunos antibióticos, diuréticos y agentes antifúngicos. Las reacciones de fotosensibilidad también pueden deberse a jabones, perfumes como las aguas de colonia que contienen esencias (especialmente las que contienen bergamota y huelen a menta o cítrico), brea de carbón utilizada para tratar la caspa y eccemas y sustancias que se encuentran en ciertas plantas herbáceas como el césped y el perejil. Ciertas enfermedades, como el lupus eritematoso sistémico y la porfiria, también pueden favorecer las reacciones de fotosensibilidad.

Algunas reacciones a la luz (erupciones polimorfas) parecen no tener relación alguna con enfermedades ni con fármacos. En algunas personas, incluso una breve exposición al sol causa urticaria (placas rojas y abultadas) o eritema multiforme en las zonas expuestas al sol. Las reacciones cutáneas a la luz son más frecuentes en las personas de climas templados, en el momento en que se exponen intensamente al sol por primera vez durante la primavera o el verano; estas reacciones son muy raras en las personas expuestas al sol durante todo el año.

Prevención y tratamiento

La extrema sensibilidad a la luz solar obliga a usar ropa protectora, evitar el sol todo lo posible y usar filtros solares. Una meticulosa búsqueda de alguna enfermedad, la toma de fármacos por vía oral, o de sustancias aplicadas sobre la piel (como fármacos o cosméticos) pueden ayudar al médico a determinar la causa de la fotosensibilidad. Sin embargo, acertar la causa resulta una tarea difícil y, a veces, imposible.

En ocasiones, el tratamiento prolongado con hidroxicloroquina puede evitar las reacciones de fotosensibilidad y con frecuencia los corticosteroides orales pueden acelerar la curación de tales reacciones. En ciertos tipos de fotosensibilidad, el tratamiento puede consistir en suministrar psoralenos (fármacos que sensibilizan la piel a la luz solar) y exponerla posteriormente a los rayos UVA. Las personas con lupus eritematoso sistémico no pueden tolerar este tratamiento.

CAPÍTULO 206

Alteraciones de la pigmentación

El color de la piel está determinado por una combinación de pigmentos producidos en la piel y los colores naturales de las capas más externas de la misma. Sin pigmentación, la piel tendría un color blanco pálido con varias gamas de color rosa, debido a la sangre que fluye a través de ella. El principal pigmento de la piel es la melanina, un pigmento de color pardo oscuro formado por células (melanocitos) distribuidas entre las demás células de la capa superior de la piel, la epidermis.

La hipopigmentación, una cantidad anormalmente baja de pigmento, en general se limita a pequeñas áreas de piel. Por lo general deriva de un proceso inflamatorio previo en la piel o, en casos excepcionales, puede representar una enfermedad hereditaria.

Cuando la piel se expone a la radiación solar, aumenta la producción de melanina y ello produce el bronceado. Un aumento de la cantidad de melanina (hiperpigmentación) puede ser una respuesta a alteraciones hormonales, como los que pueden tener lugar en la enfermedad de Addison, durante el embarazo o con el uso de anticonceptivos orales. La piel también puede oscurecerse en enfermedades como la hemocromatosis o la hemosiderosis, o bien como respuesta a muchos medicamentos que se aplican sobre la piel, se ingieren, o se inyectan.

Albinismo

El albinismo es una enfermedad poco frecuente y hereditaria en la que no se forma melanina.

Las personas con albinismo (albinos) pueden tener el pelo blanco, la piel pálida y los ojos rosados. A menudo, también pueden presentar visión anormal y movimientos oculares involuntarios (nistagmo).

Debido a que la melanina protege la piel de la acción del sol, los albinos son muy propensos a las quemaduras solares y, en consecuencia, a los cánceres de piel. Sin embargo, pueden minimizar estos problemas alejándose de la luz solar directa, usando gafas de sol y aplicándose un filtro solar con un factor de protección (FPS) mayor de 15 en las partes descubiertas de su piel.

Vitíligo

El vitíligo es una enfermedad en la que la pérdida de melanocitos produce placas lisas y blancas en la piel.

En algunas personas aparecen sólo una o dos placas bien delimitadas; en otras, las placas de vitíligo aparecen sobre una extensa parte del cuerpo. Los cambios son más vistosos en personas de pigmentación oscura. Como en el albinismo, la piel no pigmentada es extremadamente sensible a las quemaduras solares. Las áreas de piel afectadas por vitíligo producen también pelo blanco, porque los folículos pilosos pierden los melanocitos.

El vitíligo puede aparecer después de un trauma físico poco común, especialmente un traumatismo de la cabeza, y tiende a concurrir con determinadas enfermedades, como la enfermedad de Addison, la diabetes, la anemia perniciosa y la enfermedad tiroidea. El vitíligo puede ser psicológicamente devastador debido a la gran desfiguración que se produce tras el cambio en la pigmentación.

La **pitiriasis versicolor** es una infección micótica de la piel que puede asemejarse al vitíligo, si bien en ocasiones produce hiperpigmentación. (• *V. página 1014*)

Tratamiento

No se conoce cura para el vitíligo. Las áreas pequeñas pueden camuflarse con diversos tintes que no manchen la ropa y cuyos efectos duren varios días. En ocasiones, el tratamiento con psoralenos (fármacos fotosensibles) combinados con rayos

Vitíligo

Ausencia de pigmentación en la piel afectada.

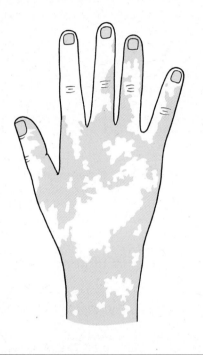

ultravioleta A (PUVA) es efectivo; pero el tratamiento requiere tiempo y debe continuarse indefinidamente. Los filtros solares y los protectores

contra la exposición al sol pueden evitar las quemaduras.

Pérdida de pigmento tras una lesión cutánea

En ocasiones la piel pierde su pigmento una vez que se curan ciertas enfermedades cutáneas como las vesículas, las úlceras, las quemaduras y las infecciones cutáneas. En este caso la piel no es tan blanca como en el vitíligo y con el paso del tiempo puede reaparecer la pigmentación Los cosméticos pueden ocultar este tipo de mancha cutánea.

Melasma

El melasma aparece sobre la cara (habitualmente en la frente, mejillas, sienes y mandíbulas) como unas placas hiperpigmentadas de color pardo oscuro, a menudo bien delimitadas, a ambos lados de la cara de forma simétrica.

El melasma aparece principalmente durante el embarazo (máscara del embarazo), aunque también puede aparecer en mujeres que toman anticonceptivos orales. El oscurecimiento, por lo general, desaparece poco después del parto o de la suspensión de los anticonceptivos orales.

Las personas afectadas de melasma pueden usar filtros solares sobre las placas oscuras y evitar la exposición al sol para prevenir el empeoramiento de la enfermedad. Si se aplican regularmente durante largo tiempo, ciertos ungüentos que se venden con prescripción médica pueden aclarar las placas oscuras.

CAPÍTULO 207

Tumores cutáneos benignos

Los tumores cutáneos, que son acumulaciones anormales de diferentes tipos de células, pueden estar presentes desde el nacimiento o bien desarrollarse con posterioridad. Cuando el crecimiento es controlado y las células no se extienden a otras partes del cuerpo, estas formaciones cutáneas (tumores) son no cancerosas (benignas). Cuando el crecimiento es incontrolado y las células invaden tejido normal y además se extienden (hacen metástasis) hacia otras partes del cuerpo, los tumores son cancerosos (malignos).

Lunares

Los lunares (nevos) son pequeñas formaciones cutáneas generalmente oscuras que se desarrollan a partir de las células productoras de pigmento de la piel (melanocitos).

Los lunares tienen tamaños diversos, pueden ser planos o abultados, lisos o rugosos (verrugosos) y en algunos de ellos crece pelo. Si bien por lo general son de color pardo oscuro o negro, los lunares pueden ser de color carne o amarillo-pardusco. Casi todos los individuos presentan alrededor de

10 lunares, que en la mayoría de los casos se forman durante la niñez o la adolescencia. Al igual que todas las células, las pigmentadas responden a variaciones de los valores hormonales y por ello los lunares pueden aparecer, agrandarse u oscurecerse durante el embarazo.

Dependiendo de su aspecto y localización, los lunares pueden ser considerados manchas o marcas de belleza. Los lunares que resultan poco atractivos o están localizados en zonas donde las prendas de vestir pueden irritarlos pueden ser extirpados por el médico utilizando un bisturí y anestesia local.

Habitualmente, los lunares son inofensivos y no tienen que ser extirpados. Sin embargo, algunos se asemejan mucho al melanoma maligno, un cáncer de piel, y puede resultar difícil diferenciar unos de otros. Además, a partir de lunares no cancerosos puede formarse un melanoma maligno. De hecho, casi la mitad de los melanomas malignos comienzan en los lunares, así que un lunar que tenga aspecto sospechoso debería ser extirpado y examinado al microscopio. *Los cambios en un lunar como un agrandamiento (especialmente con un borde irregular), oscurecimiento, inflamación, cambios de color moteados, hemorragia, piel rota (úlcera), picor y presencia de dolor son posibles indicadores de un melanoma maligno.* Si el lunar resulta ser canceroso, es posible que se necesite una segunda operación para extirpar la piel que lo rodea.

Lunares atípicos

Los lunares atípicos (nevos displásicos) son formaciones planas o abultadas de piel oscura mayores que los lunares ordinarios (mayores de un centímetro de diámetro) y no son necesariamente redondos. Su color varía desde el bronceado hasta el pardo oscuro, frecuentemente sobre un fondo rosado.

Algunas personas tienen más de 100 lunares atípicos que pueden continuar apareciendo incluso pasada la edad madura. Los lunares atípicos pueden aparecer en cualquier parte del cuerpo, a pesar de que son más frecuentes en las zonas cubiertas como las nalgas, el pecho y el cuero cabelludo (una distribución considerablemente diferente a la de los lunares ordinarios).

La tendencia a presentar lunares atípicos es hereditaria, aunque pueden formarse en algunas personas sin historia familiar al respecto. La persona que presenta lunares atípicos y dos o más familiares cercanos que hayan tenido muchos lunares atípicos y melanoma (síndrome del nevo displásico) corre un gran riesgo de desarrollar melanoma maligno. No se sabe si el riesgo de melanoma es mayor en personas que presentan lunares atípicos pero que no tienen historia familiar de melanoma.

Quienes tienen lunares atípicos (particularmente aquellos con historia familiar de melanoma) deben buscar cualquier cambio que pueda indicar melanoma maligno. Todos los años deberían someterse a un examen de piel realizado por su médico de cabecera o dermatólogo. Los dermatólogos observan los lunares atípicos para controlar los cambios sutiles, como un cambio de color o tamaño. Para ayudar a controlar estos cambios, los dermatólogos utilizan a menudo fotografías en color del cuerpo completo. Si se produjese cualquiera de los cambios mencionados en un lunar atípico, éste debería ser extirpado.

Algunos expertos creen que la radiación solar acelera el desarrollo de los lunares atípicos, así como sus cambios. Los pacientes con lunares atípicos deberían evitar la exposición al sol. Cuando estén al sol, deberían usar siempre un filtro solar con un factor de protección (FPS) de al menos 15. Estos filtros solares pueden formar una especie de barrera contra los rayos ultravioleta (UV) que producen cáncer. (• *V. página 1018*)

Acrocordones

Los acrocordones son pequeños colgajos de piel suaves, blandos y de color carne, o ligeramente oscuros, que aparecen generalmente en el cuello, las axilas o las ingles.

Por lo general son inofensivos, pero pueden resultar poco estéticos y además la ropa o la piel cercana puede rozarlos e irritarlos. El médico puede extirpar fácilmente un acrocordón congelándolo con nitrógeno líquido o bien cortándolo con bisturí o tijeras.

Lipomas

Los lipomas son depósitos blandos de material graso que crecen bajo la piel, formando bultos redondeados u ovales.

Algunas personas desarrollan sólo un lipoma, mientras otras tienen muchos. Los lipomas son más frecuentes en las mujeres que en los varones y a pesar de que pueden aparecer en cualquier parte del cuerpo, son particularmente frecuentes en los antebrazos, el tronco y la parte posterior del cuello. Los lipomas rara vez causan problemas, aunque en ocasiones pueden ser dolorosos.

Por lo general, el médico puede reconocer fácilmente los lipomas y no se necesita realizar pruebas para diagnosticarlos. Estas formaciones no son cánceres y en muy raras ocasiones se vuelven cancerosas. Si un lipoma comienza a experimentar cambios, el médico puede realizar una biopsia (tomar una muestra y examinarla al microscopio). Por lo general no se necesita tratamiento, pero los lipomas molestos pueden ser extirpados mediante cirugía o liposucción.

Angiomas

Los angiomas son acumulaciones de vasos sanguíneos o linfáticos anormalmente densos que, por lo general, se localizan en la piel y por debajo de ella y producen una coloración roja o púrpura.

Los angiomas suelen aparecer en el momento de nacer o poco después y se los suele llamar marcas de nacimiento. También reciben esa denominación otros tipos de formaciones presentes en el nacimiento. Alrededor de un tercio de los recién nacidos presenta angiomas, cuyo aspecto varía de una persona a otra y generalmente causan sólo problemas estéticos. Muchos desaparecen por sí solos. Ejemplos de angiomas son las manchas de vino de oporto, los angiomas fresa, los hemangiomas cavernosos, las arañas vasculares y los linfangiomas.

MANCHAS DE VINO DE OPORTO

*Las manchas de vino de Oporto (*nevi flammeusi*) son manchas planas de color rosado, rojo o violáceo presentes en el momento de nacer.*

Las manchas de vino de Oporto suelen ser permanentes, aunque las pequeñas manchas localizadas en la cara pueden desaparecer al cabo de pocos meses. Estas manchas son físicamente inofensivas, pero pueden ser psicológicamente devastadoras. Ocasionalmente, pueden aparecer junto a otros síntomas en el síndrome de Sturge-Weber, un infrecuente cuadro congénito que produce retraso mental. Las manchas de vino de Oporto pequeñas pueden ser camufladas con una crema cosmética. Si la mancha es molesta, puede eliminarse con láser.

HEMANGIOMAS CAPILARES

Los hemangiomas capilares son zonas abultadas de color rojo brillante cuyo diámetro oscila entre 1 y 10 cm.

Estas lesiones suelen aparecer poco después del nacimiento y tienden a crecer lentamente durante los primeros meses de vida. Más de las tres cuartas partes de ellas desaparecen por completo a la edad de 7 años, pero algunas dejan un área arrugada y de color pardusco. Los hemangiomas capilares no suelen necesitar tratamiento, excepto cuando aparecen cerca de los ojos o de otros órganos vitales, donde pueden interferir en las funciones del órgano. La prednisona, un corticosteroide, puede tomarse por vía oral para reducir las marcas; es más eficaz si se toma en cuanto las marcas comienzan a aumentar de tamaño. Los hemangiomas capilares raras veces son extirpados quirúrgicamente porque puede dejar una gran cicatriz.

HEMANGIOMAS CAVERNOSOS

Los hemangiomas cavernosos son zonas abultadas rojas o violáceas formadas por vasos sanguíneos anormales y agrandados presentes en el momento del nacimiento

Los hemangiomas cavernosos a veces se vuelven dolorosos y hemorrágicos, después de lo cual pueden desaparecer parcialmente. Rara vez desaparecen por completo sin tratamiento. En los niños, la prednisona oral puede eliminar los hemangiomas cavernosos. Los hemangiomas cavernosos pequeños a veces pueden extirparse mediante electrocoagulación, un procedimiento en el que se administra un anestésico local y luego se utiliza una sonda eléctrica caliente para destruir el tejido anormal. Algunas veces es necesario recurrir a la extirpación quirúrgica, especialmente cuando el mayor flujo sanguíneo del hemangioma cavernoso produce el agrandamiento de un brazo o de una pierna.

ARAÑAS VASCULARES

Las arañas vasculares son áreas de color rojo brillante que por lo general presentan una mancha central entre rojiza y violácea con delgadas proyecciones que se asemejan a patas de araña.

Al presionar sobre el punto central (el vaso sanguíneo que es el suministro de sangre en un angioma en araña) el color puede palidecer temporalmente. Las arañas vasculares a menudo se forman en pequeño número. Los pacientes con cirrosis hepática suelen tener muchos angiomas de este tipo, al igual que muchas mujeres embarazadas o que toman anticonceptivos orales. Las arañas vasculares no suelen presentar síntomas en ninguno de estos estados; las marcas desaparecen sin tratamiento de 6 a 9 meses después del parto o después de suspender los anticonceptivos orales. Si se desea realizar un tratamiento por motivos estéticos, el vaso sanguíneo central puede ser destruido mediante electrocoagulación (terapia que usa anestesia local y una sonda eléctrica que coagula por calor).

LINFANGIOMAS

Los linfangiomas son bultos que aparecen en la piel causados por una acumulación de vasos linfáticos dilatados, unos conductos que transportan la linfa (un líquido claro emparentado con la sangre) en todo el cuerpo.

Habitualmente, los linfangiomas son de color amarillo oscuro, aunque algunos son rojizos. Cuando se lesionan o se realiza una punción, fluye un líquido incoloro. A pesar de que no siempre necesitan tratamiento, los linfangiomas pueden ser extirpados quirúrgicamente. Sin embargo, estas intervenciones quirúrgicas requieren la extirpación de gran cantidad de tejido dérmico y subcutáneo porque los linfangiomas crecen profundamente debajo de la superficie de la piel.

Granulomas piógenos

Los granulomas piógenos son zonas ligeramente abultadas de color escarlata, pardo o azul negruzco causadas por un crecimiento desmesurado de capilares (los vasos sanguíneos más pequeños) y la inflamación del tejido circundante.

La lesión se desarrolla rápidamente, a menudo tras una herida en la piel. Los granulomas piógenos pueden sangrar fácilmente porque la piel que los cubre suele ser delgada. Por razones desconocidas, durante el embarazo los granulomas piógenos pueden volverse grandes, apareciendo incluso en las encías (tumores del embarazo). Los granulomas piógenos a veces desaparecen por sí solos, pero si persisten, el médico puede realizar una biopsia (extirpar una muestra y examinarla al microscopio) para tener la certeza de que no se trata de un melanoma u otro cáncer. Si es necesario, los granulomas piógenos pueden ser extirpados quirúrgicamente o mediante electrocoagulación (terapia que utiliza anestesia local y una sonda eléctrica que coagula por calor), pero pueden reaparecer tras el tratamiento.

Queratosis seborreicas

Las queratosis seborreicas (a veces llamadas verrugas seborreicas) son formaciones de color carne, pardas o negras, que pueden aparecer en cualquier parte de la piel.

Por lo general, estas queratosis aparecen en el tronco y las sienes; en personas de etnia negra, especialmente en las mujeres, suelen aparecer en la cara. Son más frecuentes en personas de edad madura y de edad avanzada; su causa es desconocida.

Las queratosis seborreicas son de tamaño variable y crecen muy lentamente. Pueden ser redondas u ovaladas, parece que estén adheridas a la piel y a menudo presentan una superficie cérea o descamativa. Estas lesiones no son cancerosas ni siquiera con el paso de los años. No requieren tratamiento a menos que las queratosis se irriten, se hagan pruriginosas o constituyan un problema estético. Pueden ser extir-

padas congelándolas con nitrógeno líquido o cortándolas con un bisturí mientras la zona está anestesiada; ninguno de los dos procedimientos deja cicatriz o en todo caso una muy leve.

Dermatofibromas

Los dermatofibromas son bultos pequeños (nódulos) de color rojo a pardo que derivan de una acumulación de fibroblastos, unas células localizadas en el tejido blando que está por debajo de la piel.

La causa de los dermatofibromas es desconocida. Son frecuentes y a menudo se presentan como bultos duros y solitarios que suelen localizarse en las piernas; algunas personas desarrollan muchos dermatofibromas. Pueden causar picor. Por lo general, los dermatofibromas no reciben tratamiento a no ser que se vuelvan molestos o aumenten de tamaño. Pueden ser extirpados quirúrgicamente con anestesia local.

Queratoacantomas

Los queratoacantomas son formaciones redondas, duras, a menudo de color carne, que presentan un cráter central característico que contiene un material pastoso.

Frecuentemente, los queratoacantomas aparecen en la cara, antebrazo y dorso de la mano, creciendo rápidamente. En 1 o 2 meses, pueden crecer hasta sobrepasar los 5 centímetros de ancho. Al cabo de pocos meses suelen comenzar a desaparecer, p pueden dejar cicatrices.

Los queratoacantomas no son cancerosos, pero pueden parecerse mucho al carcinoma de células escamosas, un tipo de cáncer cutáneo; en consecuencia, los médicos suelen realizar una biopsia (extracción de una muestra y sucesivo examen al microscopio). Los queratoacantomas pueden ser tratados quirúrgicamente o mediante inyecciones de corticosteroides o fluorouracilo; ambas técnicas eliminan los queratoacantomas y por lo general dejan menos cicatrices permitiéndoles su involución espontánea.

Queloides

Los queloides son formaciones proliferativas de tejido fibroso, lisas, brillantes, ligeramente rosadas y con forma de cúpula, que aparecen en una zona de herida o sobre las cicatrices quirúrgicas.

Estas lesiones también pueden formarse como consecuencia de una acné grave. Algunas veces se forman sin que exista una herida. Son mucho más frecuentes en personas de etnia negra.

Los queloides responden irregularmente a la terapia, pero si se aplican inyecciones de fármacos corticosteroides todos los meses es posible que se aplanen un poco. El médico puede intentar la extirpación quirúrgica o con láser seguida de inyecciones de corticosteroides, pero raramente se obtiene un resultado ideal.

Algunos médicos han aplicado compresas de silicona sobre los queloides logrando aplanarlos considerablemente.

CAPÍTULO 208

Cánceres de piel

Los cánceres de piel son la forma más frecuente de cáncer, pero son habitualmente curables. Las formas más frecuentes de cáncer de piel suelen desarrollarse en zonas expuestas al sol. Las personas que han permanecido expuestas largo tiempo al sol, en particular las de piel clara, son las más susceptibles de desarrollar cáncer de piel.

Carcinoma basocelular

El carcinoma basocelular es un cáncer que se origina en la capa más profunda de la epidermis.

El carcinoma basocelular suele desarrollarse en superficies de piel que están expuestas a la radiación solar. Los tumores comienzan como formaciones muy pequeñas, brillantes duras y abultadas que aparecen sobre la piel (nódulos) y se agrandan muy lentamente, a veces tanto que pueden pasar inadvertidos. Sin embargo, la velocidad de crecimiento varía enormemente de un tumor a otro y algunos llegan a crecer aproximadamente un centímetro al año. El carcinoma basocelular puede ulcerarse o formar costras en el centro. En ocasiones crecen aplanados y se asemejan ligeramente a cicatrices. El borde del cáncer puede adquirir un aspecto blanco perlado. Por otra parte, el cáncer puede sangrar, formar costras y curar, llevando al paciente a pensar que se trata de una úlcera en vez de un cáncer. En realidad, esta alteración entre el sangrado y la cura es, a menudo, un signo significativo de carcinoma basocelular o de carcinoma de células escamosas.

En lugar de extenderse (hacer metástasis) hacia otros lugares del cuerpo, los carcinomas basocelulares suelen invadir y destruir los tejidos circundantes. Cuando los carcinomas basocelulares crecen cerca de un ojo, la boca, un hueso o el cerebro, las consecuencias de la invasión pueden resultar graves. Sin embargo, en la mayoría de las personas se limitan a crecer lentamente dentro de la piel. De todos modos, extirpar los carcinomas de manera precoz puede evitar que se extienda el daño a las estructuras subyacentes.

Diagnóstico y tratamiento

El médico suele ser capaz de reconocer un carcinoma basocelular observando simplemente su aspecto. Pero la biopsia (extirpación de una muestra de tejido y posterior examen al microscopio) es el procedimiento básico para confirmar el diagnóstico.

En la consulta, el médico puede eliminar todo el cáncer raspándolo y quemándolo con una aguja eléctrica (raspado y electrodesecación) o bien cortándolo. Antes de poner en práctica estos procedimientos, el médico debe anestesiar la zona que se debe tratar. En muy raras ocasiones se usa la radioterapia. Para los tumores recurrentes y los carcinomas basocelulares similares a cicatrices puede ser necesario recurrir a la cirugía controlada al microscopio (cirugía de Moh).

Las cremas que se utilizan para tratar el cáncer, como el fluorouracilo, no se consideran una terapia apropiada, porque en ocasiones permiten que el cáncer se extienda bajo la superficie sana de la piel.

Signos de aviso de un melanoma

Peca o lunar pigmentado que aumenta de tamaño (especialmente de color negro o azul oscuro).

Cambio de color de un lunar existente, en especial ante la presencia de pigmentación roja, blanca y azulada en la piel circundante.

Cambios en las características de la piel que cubre el punto pigmentado, como por ejemplo cambios de consistencia o forma.

Signos de inflamación sobre la piel que rodea un lunar ya existente.

Carcinoma de células escamosas

El carcinoma de células escamosas es un cáncer que se origina en la capa intermedia de la epidermis.

El carcinoma de células escamosas suele desarrollarse en zonas de piel expuestas al sol, pero también puede hacerlo en cualquier otra parte del cuerpo, como la lengua o la mucosa bucal. Puede formarse en piel de aspecto normal o en piel dañada (aunque haya sido muchos años antes) por la exposición al sol (queratosis actínica).

El carcinoma de células escamosas comienza como una zona roja con superficie costrosa, descamativa, que no cura. A medida que crece, el tumor puede volverse nodular y duro y en ocasiones presentar una superficie verrugosa. Al final, el cáncer se convierte en una úlcera abierta y crece dentro del tejido subyacente.

Generalmente, los carcinomas de células escamosas sólo afectan a la zona que los rodea al penetrar más profundamente en los tejidos cercanos. Pero otros se extienden (metastatizan) hacia partes distantes del cuerpo y pueden ser mortales.

La **enfermedad de Bowen** es una forma de carcinoma de células escamosas confinado a la epidermis que aún no ha invadido la capa dérmica subyacente. La piel afectada es de color rojo-pardusco, escamosa o costrosa, plana y a veces similar a placas de psoriasis, dermatitis o una infección micótica.

Diagnóstico y tratamiento

Cuando los médicos sospechan de un carcinoma de células escamosas, realizan una biopsia (extracción de una muestra de tejido para examinarla al microscopio) para diferenciar este cáncer de piel de otras enfermedades de apariencia semejante.

El carcinoma de células escamosas y la enfermedad de Bowen se tratan mediante extirpación del tumor usando los mismos métodos descritos para el carcinoma basocelular. La queratosis actínica, una irregularidad verrugosa que aparece en la superficie de la piel y puede degenerar en carcinoma de células escamosas, suele ser tratada mediante su destrucción con nitrógeno líquido o por aplicación de crema de fluorouracilo, que elimina las células que se dividen rápidamente.

Melanoma

El melanoma es un cáncer que se origina en las células productoras de pigmento (melanocitos).

El melanoma puede comenzar como una formación cutánea nueva, pequeña y pigmentada que aparece sobre la piel normal, muy a menudo en las zonas

Melanoma

El melanoma se presenta generalmente como una lesión hiperpigmentada de la piel.

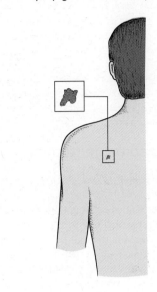

expuestas al sol, pero también puede desarrollarse a partir de lunares ya existentes, (• *V. página 1022*) como sucede en la mitad de los casos. A diferencia de otras formas de cáncer cutáneo, el melanoma se extiende rápidamente (metastatiza) hacia partes alejadas del cuerpo, donde continúa creciendo y destruyendo tejido.

Cuanto menos ha crecido el melanoma en la piel, mayor es la probabilidad de que cure. Si el melanoma ha crecido profundamente dentro de la piel, suele extenderse a través de los vasos linfáticos y sanguíneos y puede causar la muerte en cuestión de meses o de unos pocos años. El curso de la enfermedad varía en gran medida y parece que depende de las defensas del sistema inmunológico. Algunas personas sobreviven durante muchos años en un aparente buen estado de salud a pesar de la propagación del melanoma.

Diagnóstico y tratamiento

Cuando se sospecha la presencia de un melanoma, se realiza una biopsia (extracción de una muestra de tejido y examen al microscopio). Los tumores pequeños se extirpan enteramente, pero cuando son grandes se obtiene sólo una pequeña porción. En cualquier caso, un anatomopatólogo examina el tejido al microscopio para determinar si el tumor corresponde a un melanoma.

Quirúrgicamente puede extirparse la totalidad del melanoma; si éste no se ha propagado, el índice de curación se acerca al cien por cien. Sin embargo, cualquier persona que haya tenido un melanoma corre el riesgo de desarrollar otros. En consecuencia, estas personas necesitan controles periódicos de piel.

A pesar de que se recurre a la quimioterapia para tratar los melanomas que se han extendido, los índices de curación son bajos y la enfermedad suele ser mortal. De todos modos, el tratamiento experimental mediante inmunoterapia con interleucina-2 ha aportado resultados prometedores.

Sarcoma de Kaposi

El sarcoma de Kaposi es un cáncer que se origina en los vasos sanguíneos, generalmente de la piel.

El sarcoma de Kaposi adopta dos formas: la primera es una enfermedad que afecta a personas de edad avanzada, frecuentemente de origen europeo, judío o italiano, en los que el cáncer crece muy lentamente sobre la piel y raramente se propaga. La segunda forma es característica de los niños y los varones jóvenes del África ecuatorial, así como de los enfermos de SIDA. Esta forma de sarcoma de Kaposi crece mucho más deprisa y suele afectar a los vasos sanguíneos de los órganos internos.

En las personas mayores, el sarcoma de Kaposi suele aparecer como una mancha de color violáceo o pardo oscuro en las piernas o en los dedos de los pies. El cáncer puede crecer varios centímetros o más, en forma de un área profundamente coloreada, plana o ligeramente abultada que tiende a ulcerarse y sangrar. El cáncer puede diseminarse lentamente por toda la pierna.

Entre los africanos y los enfermos de SIDA, el sarcoma de Kaposi suele aparecer primero como una peca rosada, roja o púrpura de forma redondeada u ovalada. Estas formaciones pueden aparecer en cualquier parte del cuerpo, pero por lo general lo hacen en la cara. Al cabo de varios meses, las pecas pueden aparecer en varias zonas del cuerpo, incluyendo la boca; también pueden desarrollarse en órganos internos y ganglios linfáticos, donde pueden causar una hemorragia interna.

Tratamiento

Las personas mayores con sarcoma de Kaposi de crecimiento lento y ningún otro síntoma pueden no necesitar tratamiento. Sin embargo, los puntos tumorales pueden tratarse mediante congelación, radioterapia, o electrocauterización (destrucción de tejidos utilizando una sonda eléctrica).

En los enfermos de SIDA y otras personas con la forma más agresiva de la enfermedad, el tratamiento no ha resultado muy beneficioso. La quimioterapia usando fármacos como el etopósido, vincristina, vinblastina, bleomicina y doxorrubicina ha tenido resultados decepcionantes. El interferón-alfa puede desacelerar la progresión de las formaciones cutáneas precoces y el fármaco vincristina inyectado directamente en ellas puede hacerlas remitir. Tratar el sarcoma de Kaposi no parece prolongar la vida de las personas afectadas de SIDA. Pero el hecho de mejorar el sistema inmune de la persona puede provocar una regresión del sarcoma de Kaposi.

Enfermedad de Paget

La enfermedad de Paget es un tipo de cáncer de piel raro que se parece a una placa de piel inflamada y enrojecida (dermatitis); se origina en las glándulas cutáneas o subcutáneas.

(El término enfermedad de Paget también hace referencia a una enfermedad ósea metabólica que no tiene relación con ésta; son enfermedades distintas que no deben confundirse.)

Como la enfermedad de Paget suele originarse a partir de un cáncer de los conductos mamarios, el cáncer generalmente se forma alrededor del pezón. (• *V. página 1142*) La enfermedad de Paget también suele tener el aspecto de una erupción roja, exudativa y costrosa localizada en las ingles o alrededor del ano; el tumor puede originarse en las glándulas sudoríparas cercanas. La enfermedad de Paget se trata extirpando quirúrgicamente la totalidad del tumor.

Trastornos del oído, la nariz y la garganta

OTO

CAPÍTULO 209

Oídos, nariz y garganta

Los oídos, la nariz y la garganta están estrechamente relacionados, tanto en su localización como en su función. Los especialistas que se ocupan de diagnosticar y tratar los trastornos de estos órganos reciben el nombre de otorrinolaringólogos.

Oídos

El oído, el órgano de la audición y del equilibrio, está formado por el oído externo, el medio y el interno. El oído externo capta las ondas sonoras, que el oído medio se encarga de convertir en energía mecánica. El oído interno convierte la energía mecánica en impulsos nerviosos, que a continuación se trasladan hasta el cerebro. El oído medio ayuda a mantener el equilibrio.

Oído externo

El oído externo está formado por la parte externa del oído (pabellón de la oreja) y el canal auditivo (conducto auditivo externo). La oreja, formada por un cartílago cubierto de piel, es rígida pero flexible. Los sonidos captados por la oreja entran por el canal auditivo y llegan hasta el tímpano, una membrana delgada cubierta de piel que separa el oído externo del oído medio.

Oído medio

El oído medio está formado por el tímpano (membrana del tímpano) y una pequeña cámara llena de aire que contiene una cadena de tres diminutos huesos (huesecillos) que conectan el tímpano con el oído interno. Los nombres de los huesecillos responden a

Interior del oído

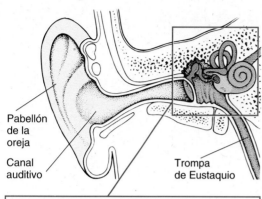

Pabellón
de la
oreja

Canal
auditivo

Trompa
de Eustaquio

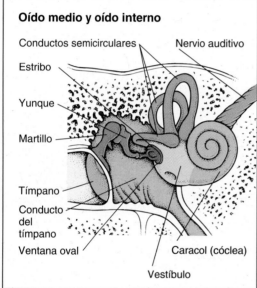

Oído medio y oído interno

Conductos semicirculares

Nervio auditivo

Estribo

Yunque

Martillo

Tímpano

Conducto
del
tímpano

Ventana oval

Caracol (cóclea)

Vestíbulo

su forma: el martillo, que está unido al tímpano; el yunque, que conecta el martillo con el estribo, y el estribo, que está unido a la ventana oval localizada en la entrada del oído interno. Las vibraciones del tímpano son amplificadas mecánicamente por los huesecillos y transmitidas a la ventana oval.

El oído medio también contiene dos músculos diminutos. El tensor del tímpano, que está unido al martillo, mantiene el tímpano tenso; el músculo estapedio, que está unido al estribo, estabiliza la conexión entre el estribo y la ventana oval. En respuesta al ruido intenso, el músculo estapedio se contrae, dando más rigidez a los huesecillos para que el sonido transmitido sea menos fuerte. Esta respuesta, llamada reflejo acústico, ayuda a proteger al

delicado oído medio del daño que le puede provocar el ruido.

La trompa de Eustaquio, un pequeño tubo que conecta el oído medio con la parte posterior de la nariz, permite que el aire del exterior entre en el oído medio. Este tubo, que se abre al tragar, ayuda a mantener una misma presión de aire a ambos lados del tímpano, un factor importante para oír con normalidad y no sentir molestias. Por eso es por lo que el hecho de tragar puede aliviar la presión que causa sobre el tímpano una repentina caída en la presión del aire, como suele ocurrir cuando se viaja en avión. La conexión de la trompa de Eustaquio con el oído medio explica por qué las infecciones respiratorias superiores (como un resfriado común), que inflaman y bloquean la trompa de Eustaquio, pueden producir infecciones en el oído medio o incrementar la presión en dicha parte del oído, lo que produce dolor.

Oído interno

El oído interno (laberinto) es una compleja estructura que consta de dos partes: la cóclea, el órgano de la audición, y los canales semicirculares, el órgano del equilibrio.

La cóclea, un tubo hueco en espiral con forma de caracol, contiene un líquido espeso y el órgano de Corti, formado por miles de diminutas células (células peludas) con pequeñas prolongaciones similares a pelos que se extienden hasta el líquido. Las vibraciones sonoras transmitidas desde los huesecillos del oído medio a la ventana oval del oído interno hacen que vibren el fluido y las proyecciones (filamentos semejantes a las pestañas). Las diferentes células peludas responden a distintas frecuencias del sonido y las convierten en impulsos nerviosos. Los impulsos nerviosos son transmitidos a través de las fibras del nervio auditivo, que las transportan hasta el cerebro.

A pesar del efecto protector del reflejo acústico, el ruido intenso puede dañar las células peludas. Cuando una de estas células se destruye, aparentemente no vuelve a crecer. La exposición continua a ruidos intensos causa un daño progresivo y una pérdida de la audición.

Los canales semicirculares, que ayudan a mantener el equilibrio, son tres tubos llenos de líquido colocados en ángulo recto entre sí. Cualquier movimiento de la cabeza hace que el fluido de los canales se mueva. Dependiendo de la dirección en que se mueva la cabeza, el movimiento del fluido puede ser mayor en uno de los canales que en los otros. Los canales contienen células peludas que responden al movimiento del líquido. Las células peludas inician los impulsos nerviosos que indican al cerebro en qué dirección se está moviendo la cabeza, y en consecuencia se realiza la acción apropiada para mantener el equilibrio.

Si los canales semicirculares se inflaman, como sucede en una infección del oído medio o en la gripe, la persona puede perder la noción del equilibrio y tener vértigo (sensación de girar). (• *V. página 313*)

Nariz

La nariz es el órgano del olfato y es el canal más importante por el que entra y sale el aire de los pulmones. La nariz también agrega resonancia a la voz, y tanto los senos paranasales como los conductos lagrimales vierten (drenan) su contenido en ella.

La parte superior de la nariz está formada por hueso y la parte inferior, por cartílago. En su interior hay una cavidad hueca (cavidad nasal) dividida en dos conductos por el tabique nasal, que se extiende desde los orificios nasales hasta la parte posterior de la garganta. Unos huesos llamados cornetes nasales se proyectan dentro de la cavidad nasal, formando una serie de pliegues. Esos pliegues incrementan mucho la superficie por la que pasa el aire. Una membrana mucosa con muchos vasos sanguíneos reviste la cavidad nasal. La superficie incrementada y los abundantes vasos sanguíneos permiten que la nariz caliente y humedezca rápidamente el aire que entra. Las células de la membrana mucosa producen moco y tienen proyecciones similares a las pestañas (cilios). Por lo general, las partículas de polvo que penetran con el aire, son atrapadas por el moco y transportadas por los cilios hasta la parte anterior de la nariz o hacia atrás, hasta la garganta, y son así eliminadas del conducto respiratorio. Esta acción ayuda a limpiar el aire antes de que llegue a los pulmones. El estornudo limpia automáticamente los conductos nasales en respuesta a la irritación, igual que la tos limpia los pulmones.

En la parte superior de la cavidad nasal se encuentran pequeñas células receptoras. Estas células tienen proyecciones, filamentos semejantes a las pestañas (cilios), que se extienden hacia abajo dentro de la cavidad nasal, y fibras nerviosas, que se extienden hacia arriba hasta el bulbo olfatorio, una protuberancia que se encuentra en el extremo final de cada nervio olfatorio. Los nervios olfatorios (nervios del olfato) llegan directamente hasta el cerebro. (• *V. recuadro, página 361*)

El sentido del olfato, que hasta ahora no se logra comprender del todo, es mucho más sofisticado que el sentido del gusto. Los distintos olores son mucho más numerosos que los sabores. El sentido subjetivo del gusto durante el acto de comer combina el gusto y el olfato. Por eso, los alimentos pierden algo de sabor cuando una persona está resfriada y no puede oler. Como los receptores del olfato se localizan en la parte

Interior de la nariz y la garganta

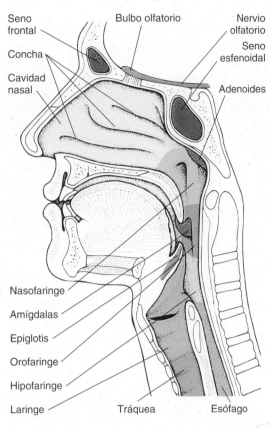

superior de la nariz, la respiración normal no les hace llegar mucho aire, pero el acto de oler les hace llegar más aire, incrementando notablemente su exposición a los olores.

Senos paranasales

Los huesos que rodean la nariz contienen los senos paranasales, cámaras huecas con aperturas que permiten vaciar su contenido en la cavidad nasal. Existen cuatro grupos de senos paranasales: maxilares, etmoidales, frontales y esfenoidales. Los senos reducen el peso de los huesos faciales, al mismo tiempo que mantienen la fortaleza y la forma de los huesos, y agregan resonancia a la voz.

Al igual que la cavidad nasal, los senos están revestidos por una membrana mucosa compuesta por células que producen moco y tienen proyecciones, filamentos semejantes a las pestañas (cilios). Las partículas de polvo que entran son atrapadas por el moco, y luego los cilios las transportan hacia la cavidad nasal, donde las vierten. Debido a que el drenaje puede obstruirse, los senos son particularmente vulnerables a las infecciones y a la inflamación (sinusitis). (• *V. página 1050*)

Garganta

La garganta (faringe) se localiza detrás de la boca, debajo de la cavidad nasal, y por encima del esófago y de la tráquea. Está formada por una parte superior (nasofaringe), la parte media (orofaringe) y una parte inferior (hipofaringe). La garganta es un conducto muscular a través del cual los alimentos son transportados hasta el esófago y el aire llega a los pulmones. Al igual que la nariz y la boca, la garganta está revestida por una membrana mucosa compuesta por células que producen moco y tienen unas proyecciones, filamentos semejantes a las pestañas. Las partículas de polvo atrapadas en el moco son transportadas por estas proyecciones hacia el esófago, y luego son tragadas.

Las amígdalas se encuentran en la parte posterior de la boca y las adenoides en la parte posterior de la cavidad nasal. Las amígdalas y las adenoides están formadas por tejido linfático y ayudan a combatir las infecciones. Son de mayor tamaño durante la infancia y gradualmente se hacen más pequeñas con el paso de los años.

En la parte superior de la tráquea se encuentra la caja de la voz (laringe), que contiene las cuerdas vocales y es responsable de producir los sonidos utilizados para hablar. Cuando se relajan, las cuerdas vocales forman una apertura como una V por la que el aire puede pasar libremente. Cuando se contraen, vibran, generando sonidos que la lengua, la nariz y la boca pueden modificar para producir las palabras.

La epiglotis, un colgajo compuesto principalmente de cartílago, está localizada por encima y por delante de la laringe. Durante el acto de tragar, la epiglotis se cierra para evitar que los alimentos y los líquidos entren en la tráquea.

CAPÍTULO 210

Pérdida de la audición y sordera

La pérdida de la audición es un deterioro de esta función; la sordera es una profunda pérdida auditiva.

La pérdida de la audición puede estar causada por un problema mecánico en el canal auditivo o en el oído medio que obstruye la conducción del sonido (pérdida conductiva de audición) o por una lesión en el oído interno, en el nervio auditivo, o en las vías del nervio auditivo en el cerebro (pérdida neurosensorial de la audición). Las dos clases de pérdida de la audición pueden ser diferenciadas comparando cómo una persona oye los sonidos conducidos por el aire y cómo los oye conducidos por los huesos.

La pérdida auditiva neurosensorial recibe el nombre de sensorial cuando afecta al oído interno, y neural cuando afecta al nervio auditivo o a las vías del nervio auditivo localizadas en el cerebro. La pérdida auditiva sensorial puede ser hereditaria, estar producida por ruidos muy intensos (trauma acústico), una infección vírica del oído interno, ciertos fármacos o la enfermedad de Ménière. (•*V. página 1043*) La pérdida auditiva neural puede estar causada por tumores cerebrales que también dañan los nervios cercanos y el tronco cerebral. Otras causas son infecciones, varios trastornos cerebrales y nerviosos, como un ataque cerebrovascular, y algunas enferme-

dades hereditarias como la enfermedad de Refsum. En la infancia, el nervio auditivo puede resultar dañado por la parotiditis, la rubéola, la meningitis o una infección del oído interno. Las vías del nervio auditivo en el cerebro pueden resultar lesionadas por las enfermedades desmielinizantes (enfermedades que destruyen la envoltura de los nervios).

Diagnóstico

Las pruebas auditivas con un diapasón pueden ser efectuadas en la consulta del médico, pero la mejor forma de probar la audición es en una cámara insonorizada y con un audiólogo (especialista en la pérdida de audición), utilizando un dispositivo electrónico que produce sonidos en tonos y volúmenes específicos. La conducción del sonido por vía aérea en los adultos se mide colocando un diapasón que esté vibrando cerca del oído con el fin de que el sonido tenga que viajar por el aire para llegar al oído. Una pérdida de audición o un umbral de audición subnormal (el menor sonido que pueda ser oído) pueden indicar la presencia de un problema en cualquier parte del aparato auditivo (el canal auditivo, el oído medio, el oído interno, el nervio auditivo o los conductos del nervio auditivo en el cerebro).

En los adultos, la audición por conducción ósea se mide colocando contra la cabeza la base de un diapasón que esté vibrando. La vibración se extiende por el cráneo, incluyendo la cóclea ósea del oído interno. La cóclea contiene células peludas que convierten las vibraciones en impulsos nerviosos, que se transmiten por el nervio auditivo. *(• V. recuadro, página 1030)* Esta prueba evita el oído externo y el oído medio y evalúa sólo el oído interno, el nervio auditivo y las vías del nervio auditivo en el cerebro. Los diapasones con diversos tonos (frecuencias) se utilizan porque algunas personas pueden oír sonidos a ciertas frecuencias pero no a otras.

Si la audición por conducción aérea está reducida pero la audición por conducción ósea es normal, la pérdida es conductiva. Si la audición por conducción aérea y ósea está reducida, la pérdida de audición es neurosensorial. En ciertos casos, la pérdida de audición es tanto conductiva como neurosensorial.

La **audiometría** mide la pérdida de audición de forma precisa con un dispositivo electrónico (un audiómetro) que produce sonidos a frecuencias específicas (tonos puros) y volúmenes determinados. El umbral auditivo para una variedad de tonos está determinado por la reducción del volumen de cada tono hasta que la persona ya no pueda oírlo. Cada oído se somete a esta prueba separadamente. Para medir la audición por conducción aérea se utilizan cascos, así como un dispositivo vibrante aplicado contra el hueso localizado detrás del oído (apófisis mastoides) para medir la audición por conducción ósea. Como los tonos altos que se presentan ante un oído también pueden llegar al otro, la prueba de tonos se realiza presentando un sonido diferente, generalmente un ruido, ante el oído que no está sometido a la prueba. De esta forma, la persona oye el tono de la prueba sólo en el oído examinado.

El **umbral de audiometría verbal** mide en qué tono tienen que ser pronunciadas las palabras para ser comprendidas. La persona escucha una serie de palabras de dos sílabas acentuadas de la misma manera (como clara, cama y casa) presentadas en volúmenes específicos. El volumen al cual la persona puede repetir correctamente la mitad de las palabras (umbral de repetición) es el que se registra.

La **discriminación,** la capacidad de oír las diferencias entre palabras que suenan de forma similar, se prueba presentando pares de palabras monosílabas parecidas. El índice de discriminación (el porcentaje de palabras repetidas correctamente) por lo general se encuentra dentro de parámetros normales cuando la pérdida de audición es conductiva, es menor de lo normal cuando la pérdida de audición es sensorial y mucho menor de lo normal cuando la pérdida de audición es neural.

La **timpanometría,** un tipo de audiometría, mide la impedancia (resistencia a la presión) del oído medio. Se utiliza para contribuir a determinar la causa de la pérdida de audición conductiva. Este procedimiento no requiere la participación activa de la persona examinada y normalmente se utiliza en los niños. Se coloca en el canal auditivo de forma ajustada un dispositivo que contiene un micrófono y una fuente de sonido continuo. El dispositivo detecta la cantidad de sonido que pasa por el oído medio y la cantidad que se refleja a medida que se producen cambios de presión en el canal auditivo. Los resultados de esta prueba indican si este problema se debe a un bloqueo de la trompa de Eustaquio (el tubo que conecta el oído medio con la parte posterior de la nariz), a la presencia de líquido en el oído medio o a una fractura en la cadena de los tres huesecillos que transmiten el sonido a través del oído medio.

La timpanometría también detecta los cambios en la contracción del músculo estapedio, que está unido al estribo, uno de los tres huesecillos del oído medio. Este músculo normalmente se contrae en respuesta a los ruidos intensos (reflejo acústico), reduciendo la transmisión del sonido y protegiendo así el oído interno. El reflejo acústico cambia o se reduce si la pérdida auditiva es neural. Cuando el reflejo acústico disminuye, el músculo estapedio no puede permanecer contraído durante una exposición continua a ruidos intensos.

La **respuesta auditiva del tronco cerebral** es otra prueba capaz de diferenciar entre la pérdida auditiva sensorial y neural. Mide los impulsos nerviosos del cerebro que derivan de la estimulación de los nervios auditivos. La amplificación por computadora produce una imagen del patrón de onda de los impulsos nerviosos. Si la causa de la pérdida auditiva parece localizarse en el cerebro, se puede realizar un examen de resonancia magnética (RM) de la cabeza.

La **electrococleografía** mide la actividad de la cóclea y del nervio auditivo. Esta prueba y la respuesta auditiva del tronco cerebral pueden utilizarse para medir la audición de las personas que no pueden o no quieren responder voluntariamente al sonido. Por ejemplo, estas pruebas se utilizan para descubrir si los bebés y los niños tienen una profunda pérdida auditiva o bien si una persona está fingiendo o exagerando la pérdida de audición (hipoacusia psicógena). En ocasiones las pruebas pueden ayudar a determinar la causa de la pérdida auditiva neurosensorial. La respuesta auditiva del tronco cerebral también puede ser utilizada para controlar ciertas funciones cerebrales en las personas en estado de coma o en las que están sometidas a una cirugía cerebral.

Algunas pruebas de audición pueden detectar trastornos en las áreas de procesamiento auditivo del cerebro. Estas pruebas miden la capacidad de interpretar y de comprender el habla distorsionada, de comprender un mensaje presentado a un oído cuando otro mensaje está llegando al oído opuesto, de unir mensajes incompletos recibidos en ambos oídos y formar un mensaje coherente y de determinar de dónde proviene un sonido cuando llegan sonidos a ambos oídos al mismo tiempo.

Como los conductos nerviosos de cada oído cruzan al otro lado del cerebro, una anomalía en uno de los lados del cerebro afecta la audición en el lado contrario. Las lesiones en el tronco cerebral pueden perjudicar la capacidad de unir mensajes incompletos para formar un mensaje coherente y determinar de dónde proviene un sonido.

Tratamiento

El tratamiento de la pérdida auditiva depende de la causa. Por ejemplo, si la presencia de líquido en el oído medio o de cera en el canal auditivo está causando una pérdida de audición conductiva, el fluido se drena o bien se procede a eliminar la cera. Sin embargo, a menudo no existe cura. En estos casos, el tratamiento consiste en compensar la pérdida auditiva en la medida de lo posible. La mayoría de las personas usan un dispositivo de ayuda. En raras ocasiones, se recurre al trasplante de cóclea.

Dispositivos de audición

La amplificación sonora que brindan los dispositivos de audición son de gran ayuda para las personas que presentan una pérdida auditiva conductiva o neurosensorial, particularmente si les cuesta oír las frecuencias del habla normal. Los dispositivos auditivos también son de utilidad para las personas que tienen una pérdida auditiva predominantemente neurosensorial de alta frecuencia y para quienes han perdido la audición en un solo oído. Los dispositivos auditivos contienen un micrófono para recibir sonidos, un amplificador para incrementar su volumen y un altavoz para transmitir los sonidos amplificados.

Los **dispositivos auditivos de conducción aérea,** que suelen ser más eficaces que los de conducción ósea, son los más comúnmente utilizados. Por lo general, se colocan dentro del canal auditivo con un cierre hermético o un pequeño tubo abierto. Los tipos de dispositivos auditivos de conducción aérea comprenden los dispositivos corporales, los que se colocan detrás del oído, dentro del mismo, o en el canal auditivo, los llamados CROS y los conocidos como BICROS.

El dispositivo corporal, utilizado por personas que tienen una profunda pérdida auditiva, es el más potente. Se lleva en el bolsillo de la camisa o bien pegado al cuerpo y se conecta mediante un cable al aparato que se coloca en el oído, que consta de un molde de plástico que se inserta en el canal auditivo. Los bebés y los niños pequeños con pérdida de la audición suelen llevar dispositivos corporales porque son más fáciles de manejar y corren menos riesgo de romperse, y además eliminan los problemas causados por los aparatos que encajan mal en el oído.

Para una pérdida auditiva de moderada a grave, se puede colocar detrás de la oreja un dispositivo que se conecta con un molde auditivo mediante un tubo flexible. Para una pérdida auditiva de leve a moderada se puede utilizar un dispositivo menos poderoso contenido completamente dentro del molde auditivo. Se coloca en el oído externo y es bastante discreto. Los dispositivos que encajan completamente dentro del canal auditivo (dispositivos de canal) son aún menos visibles y los usan las personas que de otro modo se negarían a usar cualquier otro dispositivo.

El dispositivo CROS (envío contralateral de señales) es utilizado por las personas que oyen sólo con un oído. El micrófono se coloca en el oído que no funciona y el sonido se envía hacia el oído que funciona a través de un cable o un radiotransmisor en miniatura. Este dispositivo permite que la persona oiga sonidos por el lado del oído que no funciona y, hasta cierto punto, permite localizar los sonidos. Si el oído que funciona también presenta cierta deficiencia, el sonido que proviene de ambos lados puede ser amplificado con el dispositivo BICROS (CROS bilateral).

Un **dispositivo auditivo de conducción ósea** puede ser utilizado por personas que no pueden usar los de conducción aérea; por ejemplo, alguien que haya nacido sin el canal auditivo o que presenta una secreción de líquido por el oído (otorrea). El dispositivo se coloca en contacto con la cabeza, en general justo detrás del oído, con una banda elástica sobre la cabeza. El dispositivo conduce el sonido a través del cráneo hasta el oído interno. Los dispositivos auditivos de conducción ósea necesitan más potencia, causan más distorsión y son menos cómodos de usar que un dispositivo de conducción aérea. Algunos dispositivos de conducción aérea pueden ser implantados quirúrgicamente en el hueso que se encuentra detrás del oído.

El dispositivo de audición debe ser elegido por el médico o el audiólogo, quien se encarga de adaptar las características del dispositivo con el tipo de pérdida auditiva, incluyendo el grado de pérdida y las frecuencias afectadas. Por ejemplo, las altas frecuencias pueden aumentarse mediante aberturas en el molde que se coloca en el oído para facilitar el paso de las ondas sonoras. Los dispositivos con estas características benefician a muchas personas cuya pérdida auditiva neurosensorial es mayor para las altas frecuencias que para las bajas. Las personas que no pueden tolerar los sonidos fuertes pueden necesitar dispositivos con circuitos electrónicos especiales que mantienen el volumen a un nivel tolerable.

Existen varios tipos de dispositivos para las personas que tienen una pérdida auditiva muy importante. Los sistemas de alerta con luz les permiten saber cuándo están llamando a la puerta o cuándo un bebé está llorando. Los sistemas de sonido especiales les ayudan a oír en los cines, las iglesias u otros lugares en los que hay mucho ruido. También existen dispositivos que permiten la comunicación por teléfono.

Implantes cocleares

La persona profundamente sorda que no puede oír ni siquiera con un dispositivo de ayuda puede mejorar con un implante coclear. El implante consiste en una serie de electrodos que se insertan en la cóclea y una espiral interna que se implanta en el cráneo; además consta de una espiral externa, un procesador de palabras y un micrófono localizado fuera del cuerpo. El micrófono recoge las ondas sonoras y el procesador las convierte en impulsos eléctricos, que son transmitidos por la espiral externa a través de la piel hasta la espiral interna y de allí a los electrodos. Los electrodos estimulan el nervio auditivo.

El implante coclear no transmite sonidos tan bien como una cóclea normal, pero su utilidad es diferente según las diferentes personas. A algunas les ayuda a leer los labios. Otras pueden distinguir algunas palabras sin leer los labios. Algunas personas pueden mantener una conversación por teléfono.

El implante coclear también ayuda a los sordos a oír y distinguir las señales ambientales y de precaución, como los timbres, los teléfonos y las alarmas. Así mismo, les ayuda a modular sus propias voces de manera que sus palabras puedan ser comprendidas más fácilmente. El implante coclear es más eficaz en una persona cuya pérdida de audición es reciente o que ha utilizado con éxito un dispositivo auditivo antes del implante.

Implante coclear: un dispositivo para personas con sordera profunda

El implante coclear, un tipo de dispositivo auditivo para las personas profundamente sordas, está formado por una espiral interna, electrodos, una espiral externa, un procesador de palabras y un micrófono. La espiral interna se implanta quirúrgicamente en el cráneo por detrás y encima del oído, mientras que los electrodos se implantan en la cóclea. La espiral externa se mantiene inmóvil gracias a imanes colocados en la piel sobre la espiral interna. El procesador de palabras, conectado a la espiral externa mediante un cable, puede ser transportado en un bolsillo o una funda especial. El micrófono se coloca en el dispositivo de audición localizado detrás de la oreja.

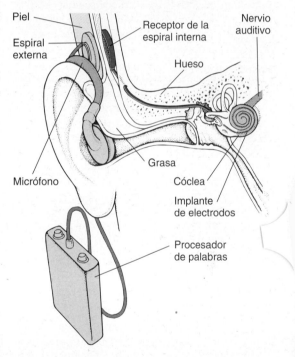

Piel · Espiral externa · Receptor de la espiral interna · Nervio auditivo · Hueso · Micrófono · Grasa · Cóclea · Implante de electrodos · Procesador de palabras

---

CAPÍTULO 211

Trastornos del oído externo

El oído externo está formado por la parte externa del oído (pabellón de la oreja) y por el canal auditivo (conducto auditivo externo). (• *V. recuadro, página 1030*) Los trastornos del oído externo incluyen obstrucciones, infecciones, lesiones y tumores.

Obstrucciones

La cera del oído (cerumen) puede obstruir el canal auditivo y causar picor, dolor y una pérdida de la audición temporal. El médico puede eliminar la cera lavando suavemente el canal con agua caliente (irrigación).

Sin embargo, en caso de secreción anterior por el oído, de tímpano perforado, o de infecciones recurrentes en el oído externo, no se utiliza el sistema de irrigación. Cuando el tímpano está perforado, el agua puede entrar en el oído medio y empeorar una infección crónica. (• V. *página 1042*) En estas situaciones, el médico puede eliminar la cera con un instrumento sin punta, un instrumento con un extremo curvado o un dispositivo de vacío. Estos procedimientos son menos complicados y más cómodos que la irrigación. El médico no suele utilizar disolventes porque irritan la piel del canal auditivo, provocan reacciones alérgicas y no disuelven la cera de forma adecuada.

Los niños pueden llegar a colocarse toda clase de objetos extraños en el canal auditivo, particularmente bolitas, gomas de borrar y semillas. Por lo general, el médico extrae estos elementos con una especie de gancho sin punta.

Los objetos que penetran en el canal son más difíciles de sacar debido al riesgo de lesionar el tímpano y los huesecillos del oído medio. En ocasiones, las bolitas de vidrio o de metal pueden ser extraídas mediante irrigación, pero el agua hace que algunos objetos, como las semillas, se hinchen, volviendo así más difícil su extracción. Cuando el niño no coopera o la extracción resulta particularmente difícil se usa anestesia general.

Algunos insectos pueden entrar en el canal auditivo. Llenar el canal con aceite mineral mata al insecto y el alivio es inmediato, al mismo tiempo que facilita su extracción.

Otitis externa

La otitis externa es una infección del canal auditivo.

La infección puede afectar a todo el canal, como en la otitis externa generalizada, o sólo una zona reducida, como por ejemplo un furúnculo. La otitis externa, comúnmente llamada mal del nadador, es más frecuente durante el verano, cuando se practica natación.

Causas

Una variedad de bacterias o, rara vez, de hongos puede causar otitis externa generalizada; la bacteria *estafilococo* suele producir furúnulos. Ciertas personas, como las que padecen alergias, psoriasis, eccema o dermatitis del cuero cabelludo, son particularmente propensas a contraer otitis externa. Las lesiones que se producen en el canal auditivo al limpiarlo o bien por causa de entrada de agua o de irritantes como el spray de cabello o el tinte, suelen producir una otitis externa.

El canal auditivo se limpia por sí mismo desplazando las células cutáneas muertas desde el tímpano hasta el exterior, como si estuviesen en una cinta transportadora. El hecho de intentar limpiar el canal con bastoncitos con punta de algodón interrumpe este mecanismo de autolimpieza y puede empujar el material de desecho hacia el tímpano, donde se acumula. Los desechos acumulados y la cera tienden a retener el agua que entra en el canal cuando la persona se ducha o nada. Como resultado final, la piel mojada y blanda del canal auditivo contrae infecciones bacterianas o fúngicas con más facilidad.

Síntomas

Los síntomas de la otitis externa generalizada son picor, dolor y una secreción maloliente. Si el canal auditivo se hincha o se llena con pus y desechos, la audición empeora. Por lo general, el canal se resiente y duele si se tira del oído externo (oreja) o si se ejerce presión sobre el pliegue de piel que se encuentra frente al canal. Cuando se observa el interior del canal auditivo a través de un otoscopio (un instrumento para visualizar el canal y el tímpano), se ve que la piel del canal está roja, hinchada y cubierta de pus y desechos.

Los furúnculos producen mucho dolor. Cuando se rompen, es posible que salga del oído una pequeña cantidad de sangre y de pus.

Tratamiento

Para tratar la otitis externa generalizada, el médico primero elimina el material de desecho infectado que se encuentra en el canal mediante aspiración o con hisopos (bastoncitos con punta de algodón). Una vez que el canal auditivo está limpio, la audición suele volver a la normalidad.

Por lo general, la persona tiene que instilarse gotas de antibiótico varias veces al día durante un período máximo de una semana. Algunas gotas óticas también contienen un corticosteroide para reducir la inflamación. En ciertos casos se prescriben gotas que contienen ácido acético diluido para que ayuden a recuperar la acidez del canal auditivo. Los analgésicos como el paracetamol o la codeína pueden ayudar a reducir el dolor durante las primeras 24 a 48 horas, hasta que la inflamación comience a remitir. Si la infección se ha extendido más allá del canal auditivo (celulitis) se puede tratar con un antibiótico administrado por vía oral.

Se deja que los furúnculos drenen por sí solos porque el hecho de abrirlos puede diseminar la infección. Las gotas óticas con antibiótico no son eficaces. Para aliviar el dolor y acelerar la curación se puede aplicar una almohadilla eléctrica sobre la zona durante un tiempo corto y tomar analgésicos.

Pericondritis

La pericondritis es una infección del cartílago del oído externo.

Pueden causar pericondritis las lesiones, las picaduras de insectos o un furúnculo abierto con bisturí en el oído. El pus se acumula entre el cartílago y la capa de tejido conectivo que lo rodea (pericondrio). En ocasiones el pus interrumpe el suministro de sangre que llega al cartílago, destruyéndolo y provocando una deformación. A pesar de que es destructiva y duradera, la pericondritis suele provocar sólo síntomas leves.

El médico realiza una incisión para drenar el pus, permitiendo que la sangre llegue de nuevo al cartílago. Para las infecciones leves se indican antibióticos por vía oral, e intravenosos, si las infecciones son graves. La elección del antibiótico depende de la gravedad de la infección y de la bacteria que la provoca.

Eccema

El eccema de oído es una inflamación de la piel del oído externo y del canal auditivo caracterizada por picor, enrojecimiento, descamación y una secreción por el oído.

Este trastorno puede producir una infección del oído externo y del canal auditivo. El tratamiento consiste en aplicar una solución que contenga acetato de aluminio (solución de Burow) directamente sobre el área. Una crema o ungüento con corticosteroide puede reducir el picor y la inflamación. Si el área inflamada se infecta, se pueden aplicar antibióticos directamente sobre la piel afectada. Esta afección tiende a recurrir.

Lesiones

Una lesión, como por ejemplo un golpe violento en el oído externo, puede causar una herida entre el cartílago y la capa de tejido conectivo que lo rodea (pericondrio). Cuando la sangre se acumula en esta zona, el oído externo se convierte en una masa deformada y de color rojo púrpura. La sangre acumulada (hematoma) puede cortar el suministro de sangre que llega al cartílago, haciendo que la oreja se deforme. Esta deformación, llamada oído en coliflor, es común entre los luchadores y boxeadores. Por lo general, el médico recurre a la aspiración para eliminar el hematoma, y este procedimiento se continúa hasta que desaparece toda evidencia de hematoma, generalmente en un plazo de 3 a 7 días. El tratamiento permite a la piel y al pericondrio volver a sus posiciones iniciales y por consiguiente a la sangre llegar de nuevo al cartílago.

Irrigación del canal auditivo

Se introduce en el canal auditivo el extremo de una jeringa llena de agua tibia y se instila en su interior para eliminar la cera. Este procedimiento debe ser realizado por un médico o una enfermera.

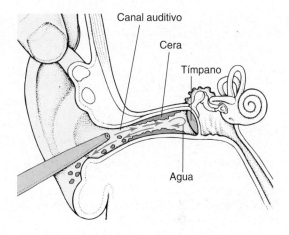

Canal auditivo

Cera

Tímpano

Agua

Si un corte (laceración) afecta a todo el oído, la piel se cose y se adhiere una tablilla al cartílago para favorecer la curación.

Un puñetazo dirigido a la mandíbula puede fracturar los huesos que rodean el canal auditivo y distorsionar su forma, generalmente estrechándolo. Esa deformación puede corregirse con cirugía bajo anestesia general.

Tumores

Los tumores del oído pueden ser no cancerosos (benignos) o cancerosos (malignos).

En el canal auditivo pueden formarse tumores no cancerosos, que lo bloquean y producen un exceso de cera además de una pérdida de la audición. Estos tumores pueden ser quistes sebáceos (pequeños sacos llenos de secreciones de la piel), osteomas (tumores óseos) y queloides (producción excesiva de tejido cicatricial después de una lesión). El mejor tratamiento es la eliminación del tumor. Después del tratamiento, la capacidad auditiva vuelve a la normalidad.

El ceruminoma (cáncer de las células que producen la cera del oído) se forma en el tercio externo del canal auditivo y puede extenderse. El tratamiento consiste en extirpar quirúrgicamente el cáncer y el tejido circundante.

Los cánceres de células basales y escamosas (•*V. página 1026*) son cánceres de piel frecuentes que suelen formarse en el oído externo después de una repetida y prolongada exposición al sol. Cuando estos cánceres aparecen por primera vez, pueden tratarse con éxito extirpándolos o aplicándoles radioterapia. Los cánceres más avanzados pueden requerir la excisión quirúrgica de un área más amplia del oído externo. Cuando el cáncer ha invadido el cartílago de la oreja, la cirugía es más eficaz que la radioterapia.

Los cánceres de células basales y escamosas también pueden desarrollarse en el canal auditivo o extenderse hasta allí. El tratamiento consiste en extirpar quirúrgicamente el cáncer y un amplio margen de tejido circundante, seguido por radioterapia.

CAPÍTULO 212

Trastornos del oído medio y del oído interno

El oído medio está formado por el tímpano (membrana timpánica) y una cámara llena de aire que contiene una cadena de tres huesos pequeños (huesecillos) que conectan el tímpano con el oído interno. (• V. página 1030) El oído interno, que está lleno de líquido (y recibe el nombre de laberinto), está formado por dos partes principales: la cóclea (el órgano de la audición) y los canales semicirculares (el órgano del equilibrio). Los trastornos del oído medio e interno producen muchos síntomas semejantes, y un trastorno del oído medio puede afectar al oído interno y viceversa.

Trastornos del oído medio

Los trastornos del oído medio producen síntomas como malestar, dolor y una sensación de que el oído está tapado o que existe una presión en su interior, así como una salida de líquido o de pus, una pérdida de la audición, tinnitus (zumbido en los oídos) y vértigo (sensación de dar giros). (• V. página 313) Estos síntomas pueden estar causados por una infección, una lesión o una presión en el oído medio cuya causa es una obstrucción en la trompa de Eustaquio (el tubo que conecta el oído medio con la parte posterior de la nariz). Cuando la causa es una infección, algunos síntomas adicionales, como fiebre y debilidad, pueden afectar a todo el organismo.

Perforación del tímpano

El tímpano puede perforarse (punzado) por objetos colocados en el oído, como un bastoncito con punta de algodón, u objetos que entran accidentalmente en el oído, como una ramita o un lápiz. El tímpano también puede perforarse por la acción de un repentino ascenso de la presión (como el causado por una explosión, un golpe o un accidente al nadar o al zambullirse) o un brusco descenso de la presión. Un objeto que penetra en el tímpano puede dislocar la cadena de huesecillos del oído medio o puede fracturar el estribo (uno de esos huesecillos). Partes de los huesecillos rotos o del objeto mismo pueden penetrar en el oído interno.

Síntomas

La perforación del tímpano puede causar un dolor agudo, seguido de una hemorragia en el oído, pérdida de la audición y tinnitus (zumbidos en el oído). La pérdida de audición es más grave si la cadena de huesecillos se ha roto o el oído interno ha resultado lesionado. La lesión del oído interno también puede provocar vértigo. El oído puede comenzar a drenar pus en un plazo de 24 a 48 horas, particularmente si entra agua en el oído medio.

Tratamiento

Por lo general se administra un antibiótico por vía oral para evitar la infección. El oído se mantiene seco. Si el oído se infecta pueden utilizarse gotas óticas con antibiótico. Por lo general, el tímpano se cura sin más tratamiento, pero si no lo hace al cabo de 2 meses, puede ser necesario recurrir a la cirugía para repararlo (timpanoplastia).

Una persistente pérdida de audición conductiva (• V. página 1032) sugiere una rotura en los huesecillos, que puede ser reparada quirúrgicamente. Una pérdida de audición neurosensorial o una sensación de vértigo que persista más de unas pocas horas después de una lesión sugiere que algo ha penetrado en el oído medio. En este caso, suele realizarse un procedimiento llamado timpanotomía para inspeccionar el área y reparar la lesión.

Tinnitus

El tinnitus es un sonido que se origina en el oído y no en el ambiente. Se desconoce por qué se produce el tinnitus, pero puede ser un síntoma de casi cualquier trastorno auditivo, incluyendo los siguientes:

- Infecciones auditivas.
- Obstrucción del canal auditivo.
- Obstrucción de la trompa de Eustaquio.
- Otosclerosis.
- Tumores del oído medio.
- Enfermedad de Ménière.
- Lesiones en el oído causadas por ciertos fármacos (como la aspirina y algunos antibióticos).
- Pérdida de la audición.
- Lesión producida por una explosión.

El tinnitus también se puede producir con otros trastornos, incluyendo anemia, problemas cardíacos y de los vasos sanguíneos como hipertensión y arteriosclerosis, bajos valores de hormona tiroidea (hipotiroidismo) y lesión en la cabeza.

El sonido puede ser un zumbido, silbido, rugido o siseo en los oídos. Algunas personas oyen sonidos más complejos que cambian con el tiempo.

Estos sonidos pueden ser intermitentes, continuos o palpitantes en concordancia con el ritmo cardíaco. Un sonido palpitante puede estar producido por el bloqueo de una arteria, un aneurisma, un tumor en un vaso sanguíneo, u otros trastornos de los vasos sanguíneos. Debido a que la persona que presenta tinnitus por lo general sufre cierta pérdida auditiva, se realizan estudios completos del oído, así como una resonancia magnética (RM) de la cabeza y una tomografía computadorizada (TC) del hueso temporal (el hueso del cráneo que contiene parte del canal auditivo, el oído medio y el oído interno).

Los intentos de identificar y tratar los trastornos que causan tinnitus por lo general resultan infructuosos. Varias técnicas pueden ayudar a hacerlo tolerable, a pesar de que la tolerancia varía de persona a persona. Por lo general, los dispositivos de audición suprimen el tinnitus. Muchas personas sienten alivio poniendo música de fondo para enmascarar el tinnitus. Algunas personas utilizan un enmascarador de tinnitus, un dispositivo que se usa como los destinados a mejorar la audición, produciendo sonidos placenteros. En las personas profundamente sordas, el implante coclear puede reducir el tinnitus.

Barotitis media

La barotitis media (aerotitis) es una lesión en el oído medio causada por una presión desigual de aire en uno y otro lado del tímpano.

El tímpano separa el canal auditivo del oído medio. Si en el canal auditivo la presión del aire proveniente del exterior es distinta a la presión del aire en el oído medio, el tímpano puede lesionarse. Normalmente, la trompa de Eustaquio, que conecta el oído medio con la parte posterior de la nariz, ayuda a mantener igualada la presión en ambos lados del tímpano, permitiendo que el aire del exterior entre en el oído medio. Cuando la presión del aire del exterior aumenta de repente (por ejemplo, durante el descenso de un avión o al zambullirse a determinada profundidad) el aire debe atravesar la trompa de Eustaquio para igualar la presión en el oído medio. (• *V. página 1386*)

Si la trompa de Eustaquio está parcial o completamente obstruida debido a una cicatrización, una infección o alergia, el aire no llega al oído medio y la diferencia de presión puede dañar el tímpano o incluso hacer que se rompa y que sangre. Si la diferencia de presión es muy grande, la ventana oval (la entrada al oído interno desde el oído medio) puede romperse, permitiendo que el líquido del oído interno escape hacia el oído medio. La pérdida de audición o el vértigo que tienen lugar durante una zambullida profunda sugiere que se está produciendo dicho escape. Los mismos síntomas que ocurren durante un ascenso, sugieren que se ha formado una burbuja de aire en el oído interno.

Los cambios repentinos de presión que se producen durante un vuelo hacen que la persona sienta dolor o que su oído está tapado. La presión en el oído medio se puede igualar respirando con la boca abierta, mascando chicle o tragando. Las personas que tienen una infección o una alergia que afecte a la nariz y a la garganta pueden sentir molestias cuando viajan en avión o se zambullen. Sin embargo, si cualquiera de las dos actividades es necesaria, un descongestivo como gotas nasales o spray de fenilefrina alivia la congestión y ayuda a abrir las trompas de Eustaquio, igualando la presión a cada lado de los tímpanos.

Miringitis infecciosa

La miringitis infecciosa es una inflamación del tímpano por infección bacteriana o vírica.

Presión en el oído medio

La trompa de Eustaquio ayuda a mantener una misma presión de aire a ambos lados del tímpano permitiendo que el aire entre en el oído medio. Si la trompa está obstruida, el aire no puede llegar al oído medio, por lo que la presión disminuye.

Cuando la presión de aire es menor en el oído medio que en el canal auditivo, el tímpano se abomba hacia dentro. La diferencia de presión puede causar dolor y lesionar o romper el tímpano.

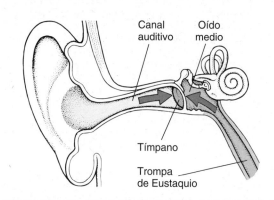

Canal auditivo   Oído medio

Tímpano

Trompa de Eustaquio

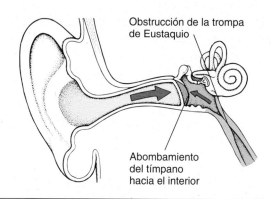

Obstrucción de la trompa de Eustaquio

Abombamiento del tímpano hacia el interior

En el tímpano aparecen pequeñas ampollas llenas de líquido (vesículas). El dolor comienza de improviso y dura de 24 a 48 horas. Si una persona tiene fiebre y pérdida de la audición, la infección es probablemente bacteriana.

Esta infección suele tratarse con antibióticos. Se administran analgésicos o bien se rompen las vesículas para aliviar el dolor.

Otitis media aguda

La otitis media aguda es una infección bacteriana o vírica que se produce en el oído medio.

A pesar de que este trastorno puede presentarse en personas de todas las edades, es muy común en los niños pequeños, particularmente entre los 3 meses y los 3 años de edad. Por lo general, aparece como una complicación de un resfriado común. Los virus o las bacterias de la garganta pueden llegar al oído medio a través de la trompa de Eustaquio u ocasionalmente a través del flujo sanguíneo. La otitis media vírica suele seguirse de una otitis media bacteriana.

Síntomas

Por lo general, el primer síntoma es un dolor de oído persistente y fuerte. Puede producirse una pérdida temporal de la audición. Los niños pequeños pueden tener náuseas, vómitos, diarrea y fiebre de hasta 40,5 °C. El tímpano se inflama y puede hincharse. Si se rompe, la secreción del oído puede contener sangre al principio y luego tornarse en un líquido claro hasta finalmente convertirse en pus.

Las complicaciones graves abarcan las infecciones del hueso circundante (mastoiditis o petrositis), la infección de los canales semicirculares (laberintitis), parálisis facial, pérdida de la audición, inflamación de la membrana que recubre el cerebro (meningitis) y abscesos cerebrales. Las señales de complicación son dolor de cabeza, una profunda y repentina pérdida de la audición, vértigo, escalofríos y fiebre.

Diagnóstico y tratamiento

El médico examina el oído para establecer el diagnóstico. Si sale pus del oído o alguna otra secreción, se envía una muestra al laboratorio, donde se examina para identificar el agente que causa la infección.

La infección se trata con antibióticos administrados por vía oral. La amoxicilina suele ser el primer antibiótico que se emplea en personas de todas las edades, pero para los adultos puede prescribirse penicilina en grandes dosis. También se pueden utilizar otros antibióticos. Tomar medicamentos contra el resfriado que contengan fenilefrina puede ayudar a mantener abierta la trompa de Eustaquio, y los antihistamínicos son de gran ayuda para las personas alérgicas. Si una persona tiene un dolor agudo o persistente, fiebre, vómitos o diarrea, o bien si el tímpano se inflama, el médico puede realizar una miringotomía, en la que se realiza una apertura a través del tímpano para permitir que el líquido salga del oído medio. Esta apertura, que no afecta a la audición, cura por sí sola.

Otitis media secretoria

La otitis media secretoria es un trastorno en el cual el líquido se acumula en el oído medio a raíz de una otitis media aguda que no ha curado por completo o bien debido a la obstrucción de la trompa de Eustaquio.

El líquido suele contener bacterias, aunque no siempre. Este trastorno es frecuente en los niños porque sus estrechas trompas de Eustaquio pueden obstruirse fácilmente debido a reacciones alérgicas, crecimiento de adenoides o inflamación de nariz y garganta.

Por lo general, la presión en el oído medio se nivela tres o cuatro veces por minuto, cada vez que la trompa de Eustaquio se abre al tragar. Si la trompa de Eustaquio está bloqueada, la presión en el oído medio tiende a disminuir porque, a pesar de que el oxígeno es absorbido por el flujo sanguíneo desde el oído medio como es habitual, no se reemplaza. A medida que la presión disminuye, el líquido se acumula en el oído medio, reduciendo la capacidad de movimiento del tímpano. En consecuencia se produce una pérdida de la audición de tipo conductivo.

El médico examina el oído para establecer el diagnóstico. Por lo general recurre a la timpanometría, una simple prueba de audición, para cuantificar la presión en ambos lados del tímpano.

Tratamiento

El tratamiento suele comenzar con antibióticos. Otros fármacos, como por ejemplo fenilefrina, efedrina y antihistamínicos (por ejemplo, la clorfeniramina), se administran por vía oral para reducir la congestión y contribuir a abrir la trompa de Eustaquio. La baja presión en el oído medio puede aumentar temporalmente al forzar el paso del aire por una trompa de Eustaquio obstruida. Para hacerlo, la persona puede espirar con la boca cerrada y los orificios nasales apretados con los dedos. El médico puede realizar una miringotomía, que consiste en realizar una apertura a través del tímpano para permitir que el líquido salga del oído medio. Un tubo delgado se inserta en la apertura del tímpano para favorecer la salida del líquido y permitir que entre aire en el oído medio.

El trastorno que causa la obstrucción de la trompa de Eustaquio, como por ejemplo una alergia, también debe tratarse. En los niños, puede ser necesario extirpar los adenoides.

Dolor de oído

El dolor de oído se origina o parece originarse en el oído externo o medio. Los dolores de oído pueden producirse debido a una inflamación causada por infecciones, tumores u otras formaciones localizadas en el oído medio o externo. Incluso una inflamación leve del canal auditivo externo puede ser muy dolorosa y la inflamación del cartílago auditivo externo (pericondritis) puede producir un dolor muy agudo espontáneamente y al tacto.

La infección del oído medio (otitis media), la causa más frecuente de dolor de oído en los niños, produce una inflamación dolorosa. La obstrucción de la trompa de Eustaquio (el tubo que conecta el oído medio con la parte posterior de la nariz) produce un aumento de presión en el oído medio, que a su vez ejerce presión sobre el tímpano, y surge el dolor. Los rápidos cambios de presión durante un viaje en avión son causa de un dolor de oído transitorio; el acto de tragar alivia la presión y el dolor.

El dolor que se asemeja al dolor de oído en realidad puede provenir de una estructura cercana que comparte los mismos nervios que van al cerebro; este tipo de dolor recibe el nombre de referido. Las estructuras que comparten nervios con el oído son la nariz, los senos paranasales, los dientes, las encías, la articulación de la mandíbula (articulación temporomandibular), la lengua, las amígdalas, la garganta (faringe), la caja de la voz (laringe), la tráquea, el esófago y las glándulas salivales de debajo de las orejas (glándulas parótidas). Por lo general, el primer síntoma de cáncer en alguna de estas estructuras es un dolor similar al de oído.

El tratamiento depende de la causa del dolor. La otitis media se trata con antibióticos para evitar que la infección se agrave. Si el oído no parece afectado, el médico examina las estructuras que comparten nervios con el oído e instaura el tratamiento adecuado. Los analgésicos como el paracetamol pueden reducir el dolor.

Mastoiditis aguda

La mastoiditis aguda es una infección vírica de la apófisis mastoides, el hueso prominente que se encuentra detrás del oído.

Este trastorno suele ocurrir cuando una otitis media no tratada o tratada inadecuadamente se extiende desde el oído medio hasta el hueso que lo circunda (la apófisis mastoides).

Otitis media e infección de la mastoides

La otitis media puede extenderse y producir una infección de la mastoides.

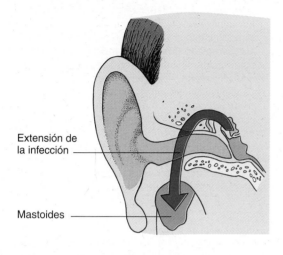

Extensión de la infección

Mastoides

Síntomas

Por lo general, los síntomas aparecen al cabo de dos o más semanas de haberse desarrollado la otitis media aguda, a medida que la infección diseminada destruye la parte interna de la apófisis mastoides. Es posible que se forme un absceso en el hueso. La piel que recubre la apófisis mastoides puede tornarse roja, hinchada y dolorosa, y el oído externo se desplaza hacia un lado y abajo.

Otros síntomas son fiebre, dolor alrededor del oído y en su interior una secreción profusa y cremosa por el oído, todo lo cual suele empeorar. El dolor tiende a ser persistente y pulsátil. La pérdida de la audición es progresiva.

La tomografía computadorizada (TC) demuestra que las celdillas (los espacios en el hueso que normalmente contienen aire) de la apófisis mastoides están llenas de líquido. A medida que la mastoiditis avanza, los espacios se agrandan. Una mastoiditis mal tratada puede producir sordera, infección de la sangre (sepsis), meningitis, abscesos cerebrales o la muerte.

Tratamiento

El tratamiento suele comenzar con un antibiótico que se administra de forma intravenosa. Se examina una muestra de la secreción proveniente del oído para identificar el agente que causa la infección y se determinan los antibióticos que, con más probabilidad, eliminarán dicho agente. A continuación, el tratamiento con antibiótico se ajusta y se continúa durante al menos dos semanas. Si se ha formado un absceso en el hueso, se drena quirúrgicamente.

Otitis media crónica

La otitis media crónica es una infección duradera causada por una lesión permanente (perforación) del tímpano.

La perforación del tímpano puede estar causada por una otitis media aguda, el bloqueo de la trompa de Eustaquio, una lesión causada por un objeto que entra en el oído, los cambios bruscos en la presión del aire o las quemaduras causadas por calor o productos químicos.

Los síntomas dependen de la parte del tímpano que esté perforada. Si el tímpano presenta una **perforación central** (un orificio en el centro), la otitis media crónica puede exacerbarse después de una infección de la nariz y de la garganta, como en el resfriado común, o después de que haya entrado agua en el oído medio durante un baño o al nadar. Por lo general, estas exacerbaciones están causadas por bacterias y producen una secreción indolora de pus, que puede oler mal, proveniente del oído. Las exacerbaciones persistentes pueden provocar la formación de protuberancias llamadas pólipos, que se extienden desde el oído medio, atraviesan la perforación y llegan hasta el canal auditivo. La infección persistente puede destruir partes de los huesecillos, los pequeños huesos del oído medio que conectan los sonidos captados por el oído externo con el oído interno, causando una pérdida auditiva de tipo conductivo. (• *V. página 1032*)

La otitis media crónica causada por **perforaciones marginales** (orificios cercanos al borde) del tímpano también puede provocar una pérdida auditiva conductiva y empeorar la secreción del oído. Algunas complicaciones graves como la inflamación del oído interno (laberintitis), la parálisis facial y las infecciones cerebrales son más probables en los casos de perforaciones marginales que en los de perforaciones centrales. Las perforaciones marginales suelen estar acompañadas de colesteatomas (acumulaciones de material blanco similar a la piel) en el oído medio. Los colesteatomas, que destruyen el hueso, incrementan en gran medida la posibilidad de presentar una complicación grave.

Tratamiento

Cuando se desarrolla una otitis media crónica, el médico limpia completamente el canal auditivo y el oído medio mediante aspiración e hisopos (bastoncitos con punta de algodón), y luego instila una solución de ácido acético con hidrocortisona en el oído. Las exacerbaciones importantes se tratan con un antibiótico, como la amoxicilina, administrado por vía oral. Una vez que se identifican las bacterias que causan la infección, se ajusta el tratamiento antibiótico.

Por lo general, el tímpano puede ser reparado en un procedimiento llamado timpanoplastia. Si la cadena de huesecillos ha resultado dañada, puede ser reparada al mismo tiempo. Los colesteatomas se extirpan quirúrgicamente. Si no se eliminan, puede resultar imposible reparar el oído medio.

Otosclerosis

La otosclerosis es un trastorno en el cual el hueso que rodea el oído medio e interno crece en exceso, inmovilizando el estribo (el hueso del oído medio unido al oído interno) e impidiendo la correcta transmisión de los sonidos.

La otosclerosis, una enfermedad hereditaria, es la causa más común de pérdida auditiva conductiva en los adultos cuyos tímpanos son normales. También puede producir una pérdida auditiva neural si el crecimiento del hueso perfora y daña los nervios que conectan el oído interno con el cerebro. Alrededor del 10 por ciento de los adultos presenta alguna evidencia de otosclerosis, pero sólo el uno por ciento desarrolla una pérdida auditiva conductiva como consecuencia de ello. Este trastorno resulta evidente por primera vez al final de la adolescencia o en los primeros años de la edad adulta.

El hecho de extirpar el estribo mediante microcirugía para reemplazarlo por uno artificial restablece la capacidad auditiva en la mayoría de los casos. Algunas personas pueden optar por usar un dispositivo que facilite la audición en vez de someterse a la cirugía.

Trastornos del oído interno

Los trastornos del oído interno producen síntomas tales como pérdida auditiva, vértigo (sensación de girar), tinnitus (zumbido en el oído) y congestión. Estos trastornos pueden tener varias causas como infecciones, traumatismos, tumores y el uso de ciertos fármacos; la causa es, a veces, desconocida.

Enfermedad de Ménière

La enfermedad de Ménière es un trastorno caracterizado por ataques recurrentes de vértigo incapacitante, pérdida auditiva y acufenos (tinnitus).

Su causa es desconocida. Los síntomas incluyen ataques repentinos de vértigo, náuseas y vómitos que duran de 3 a 24 horas y remiten gradualmente. Periódicamente, la persona puede sentir el oído tapado o presión en el mismo. La audición del oído afectado tiende a fluctuar pero empeora progresivamente con el paso de los años. Los acufenos, que pueden ser constantes o intermitentes, pueden ser peores en coincidencia con un ataque de vértigo, antes, después o durante el mismo. Este trastorno afecta sólo a un oído en la mayoría de las personas y a los dos en el 10 al 15 por ciento.

En una variedad de la enfermedad de Ménière, la pérdida auditiva y los acufenos preceden el primer ataque de vértigo en meses o incluso años. Una vez que comienzan los ataques de vértigo, la audición puede mejorar.

Tratamiento

El vértigo puede aliviarse temporalmente con fármacos administrados por vía oral, como la escopolamina, los antihistamínicos, los barbitúricos o el diazepam. La escopolamina también se encuentra en forma de parches cutáneos.

Existen varios procedimientos quirúrgicos para las personas que presentan incapacitantes y frecuentes ataques de vértigo. Cortar los nervios conectados a los canales semicirculares (la parte del oído interno involucrada en el equilibrio) alivia el vértigo, por lo general sin dañar el oído. Este procedimiento recibe el nombre de neurectomía vestibular. Cuando el vértigo es incapacitante y la audición ya se ha deteriorado mucho, la cóclea (la parte del oído interno implicada en la audición) y los canales semicirculares pueden ser extirpados con un procedimiento llamado laberintectomía.

Neuronitis vestibular

La neuronitis vestibular es un trastorno caracterizado por un fuerte y repentino ataque de vértigo, causado por la inflamación de los nervios conectados a los canales semicirculares.

Este trastorno probablemente está causado por un virus. El primer ataque de vértigo es fuerte, está acompañado de náuseas y vómitos y dura de 7 a 10 días. Los ojos se mueven involuntariamente hacia el lado afectado (un síntoma llamado nistagmo). Este trastorno desaparece por sí solo. Puede manifestarse como un único ataque aislado o bien como una serie de ataques a lo largo de 12 a 18 meses. Cada ataque es más breve y menos grave que el anterior. La capacidad auditiva no resulta afectada.

Para establecer el diagnóstico es necesario realizar pruebas de audición y otras para el nistagmo en las que se recurre a la electronistagmografía, un método en el que se registran electrónicamente los movimientos oculares. La prueba del nistagmo consiste en instilar una ínfima cantidad de agua helada en cada canal auditivo y registrar los movimientos oculares de la persona. Puede realizarse una resonancia magnética (RM) de la cabeza para asegurarse de que los síntomas no son producidos por otro trastorno.

El tratamiento del vértigo es el mismo que el de la enfermedad de Ménière. Si los vómitos continúan durante mucho tiempo, la persona puede necesitar líquidos y electrólitos por vía intravenosa.

Vértigo postural

El vértigo postural (vértigo posicional) es un vértigo violento que dura menos de 30 segundos y desencadenado por ciertas posiciones de la cabeza.

Esta clase de vértigo puede estar causado por condiciones que dañan los canales semicirculares (la parte del oído interno implicada en el equilibrio). Por ejemplo, el vértigo postural puede estar causado por una lesión en el oído interno, otitis media, cirugía de oído o por un bloqueo de la arteria que llega al oído interno.

El vértigo aparece cuando la persona se apoya sobre un oído o bien inclina la cabeza hacia atrás para mirar hacia arriba. También se produce un movimiento anormal de los ojos (nistagmo). Por lo general, el vértigo postural remite tras algunas semanas o meses, pero puede reaparecer meses o años después.

Diagnóstico y tratamiento

El médico intenta desencadenar un ataque pidiéndole a la persona que se apoye sobre la mesa de examen con la cabeza girada hacia un lado y colgando del borde de la mesa. Tras algunos segundos, aparecen un vértigo intenso, que por lo general dura de 15 a 20 segundos, y nistagmo.

La persona debería evitar la posición que le produce vértigo. Si el vértigo postural persiste con el paso de los años, se pueden cortar los nervios conectados a uno de los canales semicirculares del oído afectado, lo que habitualmente alivia los síntomas.

Herpes zoster del oído

El herpes zoster del oído (síndrome de Ramsay Hunt) es una infección del nervio auditivo producida por el virus herpes zoster, que causa dolor agudo de oído, pérdida de audición y vértigo.

En el oído externo y en el canal auditivo se forman algunas pequeñas ampollas llenas de líquido (vesículas). Dichas ampollas también pueden formarse en la piel de la cara o del cuello cuyos nervios están infectados. Si el nervio facial se encuentra comprimido porque está infectado e hinchado, los músculos de un lado de la cara pueden quedar paralizados temporal o permanentemente. La pérdida auditiva puede ser permanente, aunque en algunos casos la audición puede volver de forma parcial o total. El vértigo dura desde algunos días a varias semanas.

El tratamiento preferencial es el fármaco antivírico aciclovir. Se administran analgésicos para aliviar el dolor y diazepam para eliminar el vértigo. Cuando el nervio facial se encuentra comprimido, puede acudirse a la cirugía para aumentar el orificio de salida del cráneo (descompresión quirúrgica). Este procedimiento suele aliviar la parálisis facial.

Sordera repentina

La sordera repentina es una grave pérdida auditiva, por lo general en un solo oído, que se presenta en pocas horas.

Cada año, una de, aproximadamente, cada 5 000 personas sufre sordera repentina. Por lo general se debe a una enfermedad vírica como la parotiditis, el sarampión, la gripe, la varicela o la mononucleosis infecciosa. Con menos frecuencia, ciertas actividades extenuantes, como el levantamiento de peso, ejercen una gran presión sobre el oído interno, dañándolo y provocando una repentina o fluctuante pérdida auditiva y vértigo. En el oído afectado puede oírse un sonido explosivo cuando el daño se produce por primera vez. A veces, no se identifica ninguna causa.

Por lo general, la pérdida auditiva es grave. Sin embargo, la mayoría de las personas recuperan completamente la audición, por lo general en un período de 10 a 14 días, y otras lo hacen de forma parcial. El tinnitus y el vértigo pueden acompañar la sordera repentina. El vértigo suele remitir tras algunos días, pero el tinnitus persiste en la mayoría de los casos.

Ningún tratamiento ha resultado útil. Por lo general se prescriben corticosteroides por vía oral, y se recomienda reposo en cama. En ciertos casos, procedimientos quirúrgicos pueden ser útiles.

Pérdida auditiva causada por el ruido

La exposición a ruidos fuertes, como los producidos por los equipos de carpintería, sierras en cadena, motores de explosión, maquinaria pesada, disparos o aviones pueden causar una pérdida de la audición porque destruyen los receptores auditivos (células peludas) del oído interno. (• *V. página 1030*) Otras causas frecuentes son el uso de cascos para escuchar música a gran volumen y el hecho de estar cerca de altavoces en bailes y conciertos. A pesar de que la sensibilidad al ruido varía considerablemente de una persona a otra, casi todas pierden algo de audición si se exponen a un ruido intenso durante un tiempo suficientemente prolongado. Cualquier ruido que supere los 85 decibelios es perjudicial. Las lesiones por expansión sonora debido a explosiones (trauma acústico) causan el mismo tipo de pérdida auditiva.

Este tipo de pérdida de audición es permanente. Por lo general, está acompañada de un tinnitus (zumbido en los oídos) de alta frecuencia.

Prevención y tratamiento

La pérdida de audición puede evitarse limitando la exposición al ruido intenso, reduciendo el nivel de ruido siempre que sea posible y permaneciendo alejado de las fuentes de ruido. Cuanto más fuerte es el ruido, menos tiempo debería pasarse cerca de él. Se puede reducir la exposición al ruido usando protectores de oído, como tapones de plástico que se colocan en los canales auditivos o bien almohadillas llenas de glicerina que cubren las orejas.

Un dispositivo de audición es habitualmente útil para las personas que tienen una pérdida auditiva grave inducida por el ruido.

Pérdida de audición relacionada con la edad

La pérdida de audición relacionada con la edad (presbiacusia) es la pérdida auditiva neurosensorial (• V. página 1032) que se produce como parte del envejecimiento normal.

Esta clase de pérdida auditiva comienza después de los 20 años y primero afecta a las frecuencias más altas y gradualmente llega a las más bajas. De todos modos, el grado de pérdida auditiva varía considerablemente. Algunas personas están casi completamente sordas a los 60 años, mientras que otras tienen una capacidad auditiva excelente a los 90. Los varones resultan afectados con más frecuencia y con más gravedad. La pérdida auditiva parece estar parcialmente relacionada con el grado de exposición al ruido.

Ningún tratamiento puede evitar o revertir la pérdida de audición relacionada con la edad. Sin embargo, esta pérdida puede ser compensada por la lectura de los labios, el hecho de aprender a reconocer signos no auditivos como el lenguaje corporal, y la amplificación de los sonidos gracias a un dispositivo de audición.

Lesión del oído debida a medicamentos

Algunos medicamentos, como ciertos antibióticos, diuréticos (particularmente el ácido etacrínico y la furosemina), la aspirina y las sustancias similares a la aspirina (salicilatos) y la quinina, pueden dañar el oído. Éstos afectan tanto a la audición como al equilibrio, si bien la más afectada es la capacidad auditiva.

Casi todos los medicamentos son eliminados del cuerpo a través de los riñones. Por ello, cualquier deterioro en el funcionamiento renal incrementa la posibilidad de que los fármacos se acumulen en la

Efectos de los trastornos auditivos sobre el nervio facial

Los trastornos auditivos pueden afectar al nervio facial debido a que éste tiene un trayecto zigzagueante por el interior del oído. Por ejemplo, el herpes zoster del oído puede afectar al nervio facial al igual que al nervio auditivo. Entonces el nervio facial se inflama y queda comprimido en el orificio del cráneo por el cual pasa. La presión sobre este nervio puede causar parálisis facial temporal o permanente.

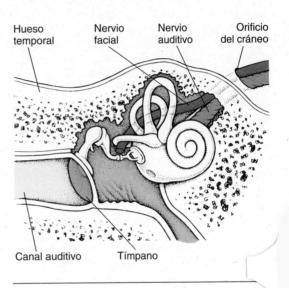

Hueso temporal — Nervio facial — Nervio auditivo — Orificio del cráneo

Canal auditivo — Tímpano

sangre y alcancen concentraciones que puedan causar lesiones.

De todos los antibióticos, la neomicina es el de efecto más tóxico sobre la audición, seguido por la kanamicina y la amikacina. La viomicina, la gentamicina y la tobramicina pueden afectar tanto a la audición como al equilibrio.

La estreptomicina afecta al equilibrio más que a la capacidad auditiva. El vértigo y la pérdida de equilibrio derivados del uso de estreptomicina tienden a ser temporales. Sin embargo, la pérdida de equilibrio puede ser grave y permanente, y causar dificultades al andar en la oscuridad y dar la sensación de que el entorno se mueve a cada paso (síndrome de Dandy).

El ácido etacrínico y la furosemida han provocado pérdida auditiva permanente o transitoria cuando se han administrado de forma intravenosa a personas con insuficiencia renal que también tomaban antibióticos.

Si la aspirina se toma en grandes dosis durante un período prolongado, puede provocar pérdida de audición y tinnitus, habitualmente de forma temporal. La quinina puede causar una pérdida permanente de la audición.

Precauciones

Los fármacos que pueden dañar el oído no se aplican directamente sobre el mismo cuando el tímpano está perforado porque pueden mezclarse con el líquido del oído interno.

Los antibióticos que perjudican la audición no están indicados en las mujeres embarazadas. Tampoco se prescriben a los ancianos o a quienes tienen una pérdida auditiva previa, a menos que no se pueda disponer de otros fármacos.

Si bien la susceptibilidad a estos fármacos varía en cierta forma de persona a persona, es posible evitar la pérdida auditiva si la concentración del fármaco en la sangre se mantiene dentro del límite recomendado. En consecuencia, esta concentración debe ser controlada con frecuencia. En la medida de lo posible, se controla la audición antes y durante el tratamiento.

Por lo general, el primer signo de lesión es la incapacidad de percibir frecuencias altas. Puede aparecer tinnitus de alta frecuencia o vértigo.

Fractura del hueso temporal

El hueso temporal (el hueso del cráneo que contiene parte del canal auditivo, el oído medio y el oído interno) puede fracturarse a causa de un golpe en el cráneo. Una hemorragia en el oído o una magulladura (hematoma) en la piel en la parte posterior de la oreja, tras una lesión en la cabeza, sugieren una fractura del hueso temporal. Si sale un líquido claro del oído, es posible que esté brotando líquido cefalo-rraquídeo, lo que indica que el cerebro puede infectarse. Las fracturas del hueso temporal rompen frecuentemente el tímpano, causando parálisis facial y una profunda pérdida de audición neurosensorial. Por lo general, una tomografía computadorizada (TC) puede detectar la fractura.

Se administra en estos casos un antibiótico por vía intravenosa para evitar la infección de la membrana que cubre el cerebro (meningitis). En ciertos casos, la parálisis facial persistente causada por presión sobre el nervio facial puede aliviarse con cirugía. Las lesiones en el tímpano y el oído medio se recuperan semanas o meses más tarde.

Tumores del nervio auditivo

Un tumor en el nervio auditivo (neuroma acústico, neurinoma acústico, schwannoma vestibular, tumor del octavo par craneal) es un tumor benigno que se origina en las células de Schwann (células que envuelven el nervio).

Los tumores del nervio auditivo representan el 7 por ciento de todos los tumores que se desarrollan en el cráneo.

La pérdida de audición, el tinnitus, el mareo y la falta de equilibrio son los primeros síntomas. Pueden desarrollarse otros síntomas si el tumor aumenta de tamaño y comprime el cerebro u otros nervios, como el nervio facial, o el nervio trigeminal que inerva los ojos, la boca y la mandíbula. El diagnóstico rápido se basa en una resonancia magnética (RM) y pruebas de audición, incluyendo la respuesta auditiva del tronco cerebral, que analiza el trayecto de los impulsos nerviosos hacia el cerebro.

Los tumores pequeños se eliminan mediante microcirugía para evitar daños al nervio facial. Los tumores de gran tamaño necesitan una cirugía más extensa.

CAPÍTULO 213

Trastornos de la nariz y de los senos paranasales

La parte superior de la nariz está formada por hueso y la inferior por cartílago. En su interior hay una cavidad hueca (cavidad nasal) dividida en dos por el tabique nasal.

Los huesos de la cara contienen senos, que son cavidades huecas que se abren en la cavidad nasal.

(*• V. recuadro, página 1016*) Dada su posición prominente, la nariz es particularmente vulnerable a los traumatismos. Además, se ve afectada por trastornos como infecciones, hemorragias y pólipos. Los senos paranasales pueden infectarse causando una inflamación (sinusitis).

Fracturas de nariz

Los huesos de la nariz se rompen más frecuentemente que otros huesos de la cara. Cuando esto ocurre, la membrana mucosa que cubre la nariz suele desgarrarse causando una hemorragia. Como la membrana mucosa y otros tejidos blandos se inflaman con rapidez, la fractura puede ser difícil de encontrar. En la mayoría de los casos, el puente de la nariz se desplaza hacia un lado, mientras que los huesos nasales se hunden del otro lado. Si se acumula sangre en el cartílago del tabique nasal (la estructura que divide la nariz), éste puede infectarse y morir, produciendo una deformación en la cual el puente de la nariz se hunde por el centro.

Diagnóstico y tratamiento

Una persona cuya nariz sangra y duele después de un golpe, puede tenerla rota. Por lo general, el médico diagnostica rotura de nariz palpando levemente el puente nasal en busca de irregularidades en la forma, movimientos inusuales de los huesos, sensación de huesos rotos que se mueven uno contra otro y dolor. El diagnóstico se confirma mediante una radiografía.

Cuando una persona tiene la nariz rota, si es un adulto se le suele administrar un anestésico local y, si se trata de un niño, se le aplica anestesia general. A continuación, se drena la sangre acumulada en el tabique para evitar las infecciones y la pérdida de cartílago. Una vez que el médico vuelve a colocar la nariz en su posición normal, se la estabiliza con una gasa por dentro y un entablillado por fuera. Las fracturas de tabique son difíciles de fijar y a menudo se requiere, más adelante, una intervención quirúrgica.

Desviación del tabique

Por lo general, el tabique nasal (la estructura que divide la nariz) es recto, pero puede estar torcido (desviado) debido a defectos de nacimiento o a lesiones. El tabique desviado, que es bastante común, no suele causar ningún síntoma ni requiere tratamiento alguno. Sin embargo, puede obstruir la nariz, haciendo que la persona tenga tendencia a padecer sinusitis (inflamación de los senos), particularmente si el tabique desviado obstaculiza el drenaje de un seno dentro de la cavidad nasal.

Además, el tabique desviado puede hacer que la persona tenga tendencia a sufrir hemorragias nasales, ya que el excesivo paso de aire por el lado no obstruido, seca la membrana mucosa. El tabique desviado que causa problemas puede ser reparado quirúrgicamente.

Perforación del tabique

Las úlceras y los agujeros (perforaciones) del tabique nasal pueden estar causados por una cirugía, una irritación repetida como la que se produce al limpiarse la nariz, las infecciones como la tuberculosis y la sífilis, y el consumo de cocaína aspirada por la nariz. Los síntomas pueden consistir en la formación de costras alrededor de las fosas nasales y hemorragias reiteradas. Las personas que presentan pequeñas perforaciones en el tabique pueden emitir un sonido similar a un silbido mientras respiran. La pomada de bacitracina reduce la formación de costras. Las perforaciones pueden ser reparadas con el propio tejido de la persona, utilizando tejido del interior de la mejilla o de otra parte de la nariz, o bien con una membrana artificial hecha de plástico blando y flexible, que por lo general es mejor. Sin embargo, la mayoría de las perforaciones no necesitan ser reparadas a menos que las costras o las hemorragias representen un problema importante.

Hemorragia nasal

Las hemorragias nasales (epistaxis) tienen distintas causas. En la mayoría de los casos, la sangre proviene del área de Kiesselbach, que se localiza en la parte más anterior del tabique nasal y que contiene muchos vasos sanguíneos. Por lo general, es posible controlar la hemorragia apretando ambos lados de la nariz durante 5 a 10 minutos. Si esta técnica no detiene la hemorragia, el médico busca el origen de la misma. Ésta puede ser detenida temporalmente aplicando presión dentro de la nariz con una pieza de lana de algodón saturada con un fármaco que hace que los vasos sanguíneos se constriñan, como la fenilefrina, y un anestésico local, como la lidocaína. Una vez que la hemorragia se ha detenido y el área está adormecida, el médico sella (cauteriza) el punto por donde sale la sangre con nitrato de plata o con un electrocauterizador (un dispositivo que usa una corriente eléctrica para producir calor).

Si una persona padece un trastorno que produce una tendencia a las hemorragias, el punto de origen del sangrado no se cauteriza porque puede comenzar a sangrar de nuevo. En lugar de ello, el médico ejerce una leve presión con una gasa saturada de gelatina de petróleo sobre el punto sangrante. Una vez que la hemorragia ha cesado, intenta identificar y corregir el trastorno.

En las personas que tienen un estrechamiento de las arterias (arteriosclerosis) y una presión arterial elevada, es probable que el punto sangrante se encuentre en la parte posterior de la nariz, donde la hemorragia es más difícil de detener. A veces el

---

Causas de la hemorragia nasal

Infecciones localizadas
• Vestibulitis.
• Sinusitis.

Membrana de la mucosa nasal seca

Lesión
• Lesiones repetidas producidas al hurgarse la nariz.
• Fractura de la nariz.

Estrechamiento de las arterias (arteriosclerosis)

Presión arterial elevada

Trastornos que provocan tendencia a sangrar
• Anemia aplásica.
• Leucemia.
• Bajo recuento de plaquetas (trombocitopenia).
• Enfermedad del hígado.
• Trastornos sanguíneos hereditarios como por ejemplo hemofilia.
• Telangiectasia hemorrágica hereditaria.

---

médico debe cerrar (ligar) la arteria que suministra sangre al área o bien tapar la parte posterior de la nariz con gasa. Por lo general, la gasa se deja colocada durante 4 días y se administra un antibiótico por vía oral, como la ampicilina, para evitar una infección de los senos o del oído medio.

Las personas con telangiectasia hemorrágica hereditaria (una enfermedad en la cual los vasos sanguíneos presentan malformaciones) pueden tener importantes hemorragias nasales, que provocan una anemia grave o persistente que no se corrige fácilmente con suplementos de hierro. Un injerto de piel sobre el tabique nasal reduce el número de hemorragias y es entonces posible corregir la anemia.

Las personas con una enfermedad hepática avanzada, que puede provocar una tendencia a sangrar, suelen tener graves hemorragias nasales. La persona puede tragar gran cantidad de sangre que las bacterias del intestino convierten en amoníaco. El amoníaco puede ser absorbido por el flujo sanguíneo y provocar molestias o incluso producir un estado de coma, por lo que se deben aplicar enemas y purgantes para eliminar, lo antes posible, la sangre del intestino. Además, se administra un antibiótico como neomicina para evitar que la sangre se convierta en amoníaco. Si la pérdida de sangre es importante, puede realizarse una transfusión.

Vestibulitis nasal

La vestibulitis nasal es una infección del vestíbulo nasal (la zona que se encuentra justo detrás de cada ventana nasal).

Esta área se infecta con frecuencia. Las infecciones menores, como las que afectan a los folículos capilares (foliculitis), producen costras alrededor de las ventanas nasales. Las hemorragias se producen cuando se desprenden las costras. La pomada de bacitracina suele curar estas infecciones.

Los furúnculos localizados en el vestíbulo nasal suelen estar causados por la bacteria *Staphylococcus*. Los furúnculos pueden convertirse en una infección extensa localizada bajo la piel (celulitis) del extremo de la nariz. Al enfermo se le suele administrar un antibiótico y aplicar paños húmedos y calientes tres veces al día durante aproximadamente 15 a 20 minutos cada vez. En esta zona se deja que los furúnculos drenen por sí solos porque si se abren, la infección podría extenderse hasta las venas, permitiendo que las bacterias se trasladen hasta el cerebro. La diseminación de las bacterias hasta el cerebro puede causar una enfermedad muy grave, llamada trombosis de los senos cavernosos.

Rinitis no alérgica

La rinitis no alérgica (• V. página 855) es una inflamación de la membrana mucosa de la nariz, caracterizada por un continuo goteo y congestión nasal, generalmente causada por una infección.

La nariz es el sector de las vías respiratorias superiores que se infecta con más frecuencia. La rinitis puede ser aguda (de corta duración) o crónica (de larga duración).

La **rinitis aguda** es el síntoma habitual del resfriado. (• V. página 943) Puede estar causada por virus y por bacterias. Si la causa son las bacterias, el médico las identifica y prescribe un antibiótico apropiado. Los antibióticos no son eficaces si la rinitis está provocada por un virus. En ambos casos, los síntomas pueden aliviarse tomando fenilefrina en forma de aerosol nasal o seudoefedrina por vía oral. Estos medicamentos, de venta libre, permiten la constricción de los vasos sanguíneos de la membrana. Los aerosoles nasales sólo deben utilizarse durante 3 o 4 días.

La **rinitis crónica** suele estar causada por el tabaquismo, la polución del aire o las alergias. También puede deberse a infecciones tales como sífilis, tuberculosis, rinoscleroma, rinosporidiosis, lepra, leishmaniasis, blastomicosis e histoplasmosis. Estas infecciones destruyen el tejido blando, los cartílagos y los huesos.

Los síntomas de rinitis crónica son la obstrucción de los conductos nasales y el goteo de la nariz. Cuando la rinitis está causada por una infección, es muy frecuente que se produzcan secreciones de pus y hemorragias.

El médico intenta identificar los microorganismos responsables de la infección realizando una biopsia (extracción de una pequeña cantidad de tejido para su examen al microscopio) o tomando una muestra de la secreción nasal para su cultivo (crecimiento de microorganismos en el laboratorio). El tratamiento depende del microorganismo identificado.

La **rinitis atrófica** es una rinitis crónica en la que la membrana mucosa se vuelve más fina (atrofia) y se endurece, haciendo que los conductos nasales se ensanchen, siendo ésta la principal diferencia entre la rinitis atrófica y las otras formas de rinitis. La causa es desconocida, a pesar de que una infección bacteriana probablemente esté implicada. Se forman costras dentro de la nariz, de la que emana un olor desagradable.

Las células que normalmente se encuentran en la membrana mucosa de la nariz (células que segregan moco y tienen proyecciones, filamentos semejantes a las pestañas, que expulsan las partículas de polvo) son reemplazadas por células similares a las que se encuentran en la piel. La persona pierde el sentido del olfato (anosmia) y puede tener graves hemorragias nasales recurrentes. El tratamiento trata de reducir la formación de costras y eliminar el olor.

Los antibióticos, como por ejemplo la bacitracina vaporizada dentro de la nariz, mata las bacterias; los estrógenos y las vitaminas A y D vaporizadas dentro de la nariz o tomados por vía oral, pueden ayudar a estimular la secreción mucosa. Bloquear o estrechar los conductos nasales mediante cirugía o con una almohadilla de lana, reduce la formación de costras porque disminuye el paso del aire, que causa la sequedad de la delgada membrana mucosa.

La **rinitis vasomotora** es una rinitis crónica caracterizada por una dilatación de los vasos sanguíneos en la membrana mucosa de la nariz, por estornudos y por goteo nasal. Su causa es desconocida, pero no parece ser una alergia. Este trastorno aparece y desaparece, pero empeora con la sequedad del aire.

La membrana mucosa inflamada varía del color rojo intenso a un color morado. No se forman costras ni hay secreciones de pus. El tratamiento se dirige a aliviar los síntomas, pero no siempre es eficaz. El aumento de la humedad del ambiente, mediante un sistema de calefacción central humidificado o un vaporizador en la casa y el trabajo, puede ser de gran ayuda.

Pólipos nasales

Los pólipos nasales son formaciones carnosas de la membrana mucosa nasal.

Las personas que padecen alergias que afectan a la nariz (rinitis alérgica) tienden a presentar pólipos nasales. Los pólipos también pueden formarse durante infecciones y desaparecer una vez que ésta remite. Los pólipos suelen crecer en las áreas donde la membrana mucosa se ha inflamado debido a una acumulación de líquido, como en la zona que rodea las aperturas de los senos dentro de la cavidad nasal. Mientras se está desarrollando, el pólipo se asemeja a una lágrima y cuando está maduro se parece a una uva pelada sin semilla.

El uso de un aerosol nasal con corticosteroides en ciertos casos disminuye el tamaño de los pólipos o los elimina.

Si los pólipos obstruyen el conducto respiratorio es necesario recurrir a la cirugía, al igual que si causan infecciones en los senos al obstruir su drenaje o si están asociados a tumores. Los pólipos vuelven a crecer a menos que la alergia o la infección subyacente esté controlada, pero el uso de un aerosol con corticosteroides puede retardar o evitar la recidiva. En los casos graves y recurrentes, se realiza cirugía para mejorar el drenaje y eliminar el material infectado.

Formación de pólipos en la nariz

Por lo general se forman pólipos en el área en que se abren los senos dentro de la cavidad nasal y pueden obstruir el drenaje de los mismos. Es posible que se acumule fluido dentro de los senos paranasales obstruidos y se produzca una infección.

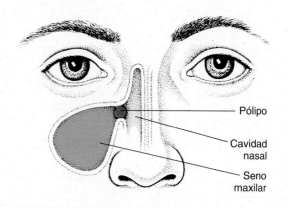

Pólipo

Cavidad nasal

Seno maxilar

Sinusitis

La sinusitis es una inflamación de los senos para-nasales causada por una alergia o una infección vírica, bacteriana o fúngica.

La sinusitis puede aparecer en cualquiera de los cuatro grupos de senos: maxilares, etmoidales, frontales o esfenoidales.

Causas

La sinusitis puede ser aguda (de corta duración) o crónica (duradera). La sinusitis aguda puede estar causada por bacterias y suele desarrollarse después de una infección vírica de los conductos respiratorios superiores, como el resfriado común. En ciertos casos, la sinusitis crónica de los senos maxilares puede ser consecuencia de una infección dental.

Durante un resfriado, la membrana mucosa inflamada de la cavidad nasal tiende a bloquear las aperturas de los senos. Cuando esto sucede, el aire de los senos es absorbido por el flujo sanguíneo y la presión dentro de los mismos desciende, produciendo una presión negativa que resulta dolorosa (un trastorno conocido como sinusitis por vacío). Si el vacío persiste, entra líquido en los senos y los llena, creando un terreno fértil para las bacterias. Entonces los glóbulos blancos y más líquido entran en los senos para combatir las bacterias y este flujo aumenta la presión y causa más dolor.

Síntomas y diagnóstico

La sinusitis aguda y la crónica producen síntomas similares, como dolor e inflamación en los senos afectados, pero los síntomas precisos dependen de cuál de ellos ha resultado afectado. Por ejemplo, la sinusitis maxilar produce dolor en las mejillas, justo debajo de los ojos, dolor en los dientes y cefalea. La sinusitis frontal produce dolor de cabeza que se localiza encima de la frente. La sinusitis etmoidea provoca dolor detrás y entre los ojos, además de un dolor de cabeza muy intenso que se localiza encima de la frente. El dolor que produce la sinusitis esfenoidal no se localiza en áreas definidas y puede sentirse tanto en la parte frontal como posterior de la cabeza.

La persona puede también sentir malestar general (indisposición). La fiebre y los escalofríos sugieren que la infección se ha extendido más allá de los senos. La membrana mucosa nasal enrojece y se inflama, y puede salir de la nariz pus de color amarillo o verdoso.

Cuando una persona tiene sinusitis, los senos aparecen opacos en una radiografía, por lo que es posible realizar una tomografía computadorizada (TC) para determinar el verdadero alcance y la gravedad

Localización de los senos paranasales

Los senos son cavidades huecas que se encuentran en los huesos que rodean la nariz. Los dos senos frontales se localizan exactamente sobre las cejas, los dos senos maxilares, en los pómulos, y los dos grupos de senos etmoidales, a ambos lados de la cavidad nasal. Los dos senos esfenoidales (que no se ven) se localizan detrás de los senos etmoidales.

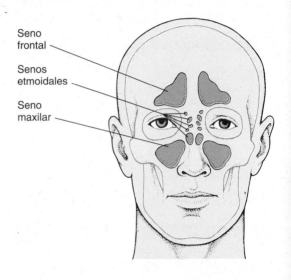

Seno frontal

Senos etmoidales

Seno maxilar

de la sinusitis. Si un individuo tiene sinusitis maxilar, se realiza una radiografía de dientes para localizar posibles abscesos dentales.

Tratamiento

El tratamiento de la sinusitis aguda apunta a mejorar el vaciado (drenaje) de los senos y curar la infección. La inhalación de vapor ayuda a que los vasos sanguíneos de la membrana mucosa se contraigan y que mejore el drenaje de los senos.

Los fármacos que constriñen los vasos sanguíneos (vasoconstrictores), como la fenilefrina, pueden ser utilizados como vaporizadores nasales, pero sólo durante un tiempo limitado. Ciertos fármacos similares, como la seudoefedrina, tomados por vía oral, no resultan eficaces.

Tanto para la sinusitis crónica como para la aguda, se indican antibióticos como la amoxicilina, pero en el caso de la sinusitis crónica se deben tomar antibióticos durante más tiempo. Cuando los antibióticos no son eficaces, es posible recurrir a la cirugía para mejorar el drenaje del seno y eliminar el material infectado.

LA SINUSITIS EN UN SISTEMA INMUNITARIO DEFICIENTE

En las personas con una diabetes mal controlada o un sistema inmunitario deficiente, los hongos pueden causar una sinusitis grave e incluso mortal.

La mucormicosis (ficomicosis) es una infección fúngica que puede afectar a personas con diabetes mal controlada. Produce la muerte del tejido de la cavidad nasal, que adopta un color negro y obstruye el suministro de sangre al cerebro, lo que produce síntomas neurológicos tales como dolores de cabeza y ceguera. El médico establece el diagnóstico eliminando el tejido infectado y examinando una muestra al microscopio. El tratamiento incluye el control de la diabetes y el uso del fármaco antifúngico anfotericina B por vía intravenosa.

La aspergilosis y la candidiasis son infecciones fúngicas, frecuentemente mortales, que pueden desarrollarse en los senos de las personas con un sistema inmune debilitado a causa de un tratamiento contra el cáncer o una enfermedad como la leucemia, el linfoma, el mieloma múltiple o el SIDA. En la aspergilosis aparecen pólipos en la nariz y en los senos.

El médico establece el diagnóstico eliminando y analizando dichos pólipos. Para intentar controlar estas infecciones se practica cirugía de los senos y se administra anfotericina B intravenosa.

CAPÍTULO 214

Trastornos de la garganta

Los trastornos de la garganta y de la caja de la voz comprenden inflamaciones e infecciones, formaciones no cancerosas como pólipos y nódulos en las cuerdas vocales, úlceras de contacto, cáncer, parálisis de las cuerdas vocales y laringoceles.

Faringitis

La faringitis es una inflamación de la garganta (faringe), causada por lo general por virus pero también, con frecuencia, por bacterias.

La faringitis puede producirse en casos de infecciones víricas como el resfriado común, la gripe y la mononucleosis infecciosa, así como en las infecciones estreptocócicas (faringitis estreptocócica) (• *V. página 905*) y algunas enfermedades de transmisión sexual (la gonorrea, por ejemplo).

Los síntomas, que incluyen dolor de garganta y molestias al tragar, son similares tanto en la faringitis vírica como en la bacteriana. En ambos casos, la membrana mucosa que cubre la faringe puede estar leve o intensamente inflamada y cubierta por una membrana blanca o bien por pus. La fiebre, la inflamación de los ganglios linfáticos del cuello y un alto recuento de glóbulos blancos son típicos tanto de la faringitis vírica como de la bacteriana, si bien estos síntomas pueden ser más pronunciados en la forma bacteriana.

Tratamiento

Los analgésicos comunes, las tabletas para la garganta o las gárgaras de agua tibia con sal pueden aliviar el malestar, *pero a los niños o adolescentes menores de 18 años no se les debe administrar aspirina porque puede provocar el síndrome de Reye.* (• *V. página 1317*) Los antibióticos no sirven si la infección es vírica, pero pueden prescribirse si el médico sospecha que la infección tiene un origen

Dos tipos de faringitis

Faringitis vírica	Faringitis bacteriana
Generalmente sin secreción de pus en la garganta.	La secreción de pus en la garganta es bastante común.
Fiebre leve o ausencia de la misma.	Fiebre entre leve y moderada.
Recuento de glóbulos blancos normal o ligeramente elevado.	Recuento de glóbulos blancos entre ligero y moderadamente elevado.
Ganglios linfáticos normales o ligeramente agrandados.	Ganglios linfáticos entre ligera y moderadamente agrandados.
Frotis faríngeo negativo.	Frotis faríngeo positivo para estreptococos.
En un cultivo de laboratorio no crece ninguna bacteria.	Crecen bacterias en un cultivo de laboratorio.

bacteriano. En caso contrario, no se administran antibióticos hasta que las pruebas de laboratorio hayan confirmado un diagnóstico de faringitis bacteriana. Si las pruebas indican que la faringitis está provocada por una infección estreptocócica (faringitis estreptocócica), el médico indica penicilina, en general en comprimidos, para erradicar la infección y evitar complicaciones como la fiebre reumática. Si se sabe que una persona es alérgica a la penicilina, puede recetársele eritromicina u otro antibiótico.

Amigdalitis

La amigdalitis es una inflamación de las amígdalas generalmente causada por una infección estreptocócica o, con menos frecuencia, por una infección vírica.

Los síntomas consisten en dolor de garganta y molestias que aumentan al tragar. El dolor suele localizarse también en los oídos debido a que éstos y la garganta comparten los mismos nervios. Los niños muy pequeños pueden no decir que les duele la garganta, pero se niegan a comer. La fiebre es frecuente, así como una sensación general de malestar (indisposición), dolores de cabeza y vómitos.

Las amígdalas están inflamadas y adoptan un color rojo intenso. Puede haber pus y una membrana, blanca, delgada y confinada a la amígdala, que se puede quitar sin provocar sangrado. Se realiza un cepillado faríngeo (una muestra de pus o moco extraída de la parte posterior de la garganta con un bastoncito con punta de algodón) y se envía al laboratorio, que cultiva las bacterias recogidas y determina qué antibióticos son eficaces.

Tratamiento

Los síntomas de amigdalitis vírica se alivian de la misma forma que los de la faringitis. En los casos de amigdalitis estreptocócica, se toma penicilina oral durante 10 días (un período considerablemente más prolongado que el que tarda la persona en sentirse bien) para tener la certeza de haber erradicado las bacterias. También es aconsejable realizar cepillados faríngeos de los otros miembros de la familia y cultivarlos para identificar y tratar los que estén infectados con el mismo tipo de bacteria pero no presenten síntomas (portadores asintomáticos). Rara vez es necesario extirpar las amígdalas, a menos que la amigdalitis sea recurrente o que los antibióticos sólo la controlen parcialmente.

Celulitis y abscesos amigdalares

Alrededor de las amígdalas puede producirse celulitis (inflamación de las células) con o sin abscesos periamigdalinos (abscesos localizados en la zona

Amigdalitis

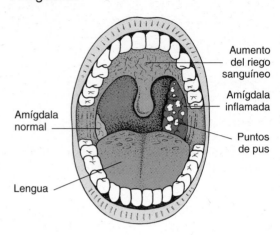

Amígdala normal

Aumento del riego sanguíneo

Amígdala inflamada

Puntos de pus

Lengua

circundante a las amígdalas). Por lo general, la celulitis está causada por una infección estreptocócica, pero también puede deberse a otras infecciones bacterianas. Los abscesos son raros en los niños y más frecuentes entre los adultos jóvenes.

Tragar produce mucho dolor. La persona se siente mal, tiene fiebre y por lo general inclina la cabeza hacia el lado del absceso para reducir el dolor. Los espasmos de los músculos masticadores dificultan abrir la boca. El absceso empuja la amígdala hacia fuera y el paladar de la parte posterior de la garganta está rojo e inflamado. La úvula (la proyección blanda y pequeña que cuelga de la parte posterior de la garganta) está inflamada e inclinada hacia el lado opuesto del absceso.

Se prescribe penicilina intravenosa. Si no se encuentra ningún absceso, la penicilina suele comenzar a eliminar la infección en un plazo de 24 a 48 horas. Si el absceso no se rompe y drena espontáneamente, el médico debe abrirlo y drenarlo o bien insertar una aguja y sacar el pus. El tratamiento con penicilina se continúa por vía oral. El absceso tiende a recurrir; en consecuencia, se suelen extirpar las amígdalas 6 semanas después de que la infección haya remitido o bien antes si la infección está controlada con antibióticos.

Absceso parafaríngeo

El absceso parafaríngeo es una acumulación de pus dentro de un ganglio linfático localizado junto a la garganta (faringe).

El absceso suele ser una consecuencia de la faringitis o de la amigdalitis y puede ocurrir a cualquier edad. La faringe puede no estar inflamada. La parte frontal del cuello, debajo de la mandíbula, puede estar notablemente hinchada del lado afectado. La penicilina se administra al principio por vía intravenosa y, posteriormente, por vía oral.

Laringitis

La laringitis es una inflamación de la caja de la voz (laringe).

La causa más común es una infección vírica de las vías respiratorias superiores, como el resfriado común. La laringitis también puede acompañar enfermedades como bronquitis, pulmonía, gripe, tos ferina, sarampión, difteria o cualquier inflamación o infección de las vías respiratorias superiores. El uso excesivo de la voz, las reacciones alérgicas y la inhalación de irritantes como el tabaco, pueden causar laringitis de corta duración (aguda) o persistente (crónica).

Por lo general, el síntoma más evidente es un cambio poco natural en la voz, como la ronquera, o incluso la pérdida de la voz. Se siente un cosquilleo en la garganta o bien dolor y una necesidad constante de aclarar la garganta. Los síntomas varían según la gravedad de la inflamación. Las infecciones graves producen fiebre, una sensación general de malestar, dificultad para tragar y dolor de garganta. La hinchazón (edema) de la laringe puede dificultar la respiración. Valiéndose de un pequeño espejo similar al de los dentistas, el médico distingue un enrojecimiento que oscila entre leve e intenso en la membrana que recubre la laringe, que también puede estar inflamada.

El tratamiento de la laringitis vírica depende de los síntomas. El hecho de hacer descansar la voz evitando hablar, o haciéndolo en voz baja, junto a la inhalación de vapor, alivia los síntomas y contribuye a que se curen las zonas inflamadas. El tratamiento de la bronquitis, si está presente, puede mejorar la laringitis. Cuando la infección está producida por bacterias es muy útil administrar un antibiótico por vía oral.

Pólipos en las cuerdas vocales

Los pólipos en las cuerdas vocales son formaciones no cancerosas que se desarrollan debido a un abuso de la voz, a reacciones alérgicas crónicas que afectan la laringe o a una inhalación crónica de irritantes como emanaciones industriales o humo de cigarrillo.

Los síntomas incluyen ronquera crónica y una voz entrecortada.

El diagnóstico se establece examinando las cuerdas vocales con un espejo y realizando una biopsia (extirpación de una pequeña pieza de tejido para su examen al microscopio) para tener la certeza de que la formación no es cancerosa.

Se extirpa el pólipo para devolver a la persona su voz normal. A continuación se identifica el origen del problema, que se debe tratar para evitar la recurrencia de los pólipos. Si la causa es el abuso de la voz, puede ser necesario comenzar una terapia específica al respecto.

Nódulos en las cuerdas vocales

Los nódulos en las cuerdas vocales (nódulos del cantante) son formaciones no cancerosas similares a cicatrices localizadas en las cuerdas vocales, parecidas a los pólipos de las cuerdas vocales pero más consistentes, que no desaparecen con el reposo de la voz.

Los nódulos de las cuerdas vocales están causados por un abuso crónico de la voz, como los alaridos y los gritos repetidos, o el canto enérgico. Los síntomas son ronquera y voz entrecortada. Se toma una pequeña muestra de tejido del nódulo para tener la certeza de que dicha formación no es cancerosa. Los nódulos en las cuerdas vocales de niños suelen desaparecer con sólo una terapia de la voz. En los adultos, los nódulos se extirpan quirúrgicamente. El único modo de evitar que se formen nuevos nódulos es no abusar de la voz.

Úlceras de contacto

Las úlceras de contacto son llagas en carne viva localizadas en la membrana mucosa que cubre los cartílagos a los que están unidas las cuerdas vocales.

Las úlceras de contacto suelen estar causadas por un esfuerzo abusivo de la voz, en particular cuando la persona comienza su discurso. Estas úlceras son típicas de los predicadores, los representantes de ventas y los abogados. El tabaquismo, la tos persistente y el retorno (reflujo) de ácido proveniente del estómago también pueden causar úlceras de contacto.

Los síntomas incluyen un dolor leve al hablar o tragar y distintos grados de ronquera. En ciertos casos se toma una pequeña muestra de tejido para examinarla al microscopio y tener la certeza de que la úlcera no es cancerosa.

La voz debe reposar (hablando lo menos posible) durante al menos 6 semanas para que las úlceras puedan curarse. Para evitar las recurrencias, las personas que desarrollan úlceras de contacto deben conocer las limitaciones de su voz y aprender a regular sus actividades vocales. La terapia de la voz puede ayudar. Si las radiografías muestran un reflujo de ácido, el tratamiento consiste en tomar antiácidos o fármacos

Problemas de las cuerdas vocales

En estado de reposo, las cuerdas vocales normalmente forman una abertura en forma de V hacia la tráquea por la cual el aire puede pasar libremente. Al hablar y tragar, las cuerdas se cierran.

Colocando un espejo dentro de la boca del paciente, el médico puede observar las cuerdas vocales y verificar si hay alguna anomalía, como pólipos, nódulos, úlceras de contacto y parálisis, todo lo cual afecta la voz. La parálisis puede afectar a una cuerda vocal (unilateral) o a ambas (bilateral).

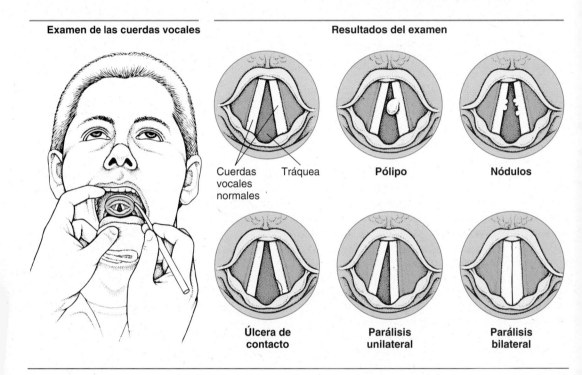

Examen de las cuerdas vocales

Resultados del examen

Cuerdas vocales normales — Tráquea — **Pólipo** — **Nódulos** — **Úlcera de contacto** — **Parálisis unilateral** — **Parálisis bilateral**

antiulcerosos (bloqueadores histamínicos), no comer durante 2 horas antes de acostarse y mantener la cabeza elevada al dormir.

Parálisis de las cuerdas vocales

La parálisis de las cuerdas vocales es la incapacidad de mover los músculos que controlan las cuerdas vocales.

Esta parálisis puede estar producida por trastornos cerebrales, como tumores en el cerebro, ataques cerebrovasculares y enfermedades desmielinizantes, (• V. página 337) o lesiones en los nervios que llegan a la laringe.

El daño nervioso puede estar causado por tumores, lesiones, una infección vírica de los nervios o neurotoxinas (sustancias que envenenan o destruyen el tejido nervioso), como el plomo o las toxinas producidas en la difteria.

Síntomas y diagnóstico

La parálisis de las cuerdas vocales puede afectar al habla, la respiración y la deglución. Este trastorno produce el paso de los alimentos y de los líquidos hacia Ia tráquea y los pulmones. Si se ha paralizado sólo una cuerda vocal (parálisis unilateral), la voz es ronca y entrecortada. Por lo general, la vía respiratoria no resulta obstruida porque la cuerda normal que se encuentra al otro lado se abre lo suficiente. Cuando ambas cuerdas vocales quedan paralizadas (parálisis bilateral), la voz se reduce en fuerza pero sigue sonando normal. Sin embargo, el espacio entre las cuerdas paralizadas es muy pequeño y la vía respiratoria se obstaculiza, por lo que incluso un ejercicio moderado causa dificultades respiratorias y un sonido ronco y agudo con cada respiración.

El médico intenta descubrir la causa de la parálisis. Una posibilidad consiste en realizar una endoscopia (examen directo del interior de un órgano con un tubo de visualización) de la laringe, de los conductos bronquiales o del esófago. Es posible que sea necesario realizar una tomografía computadorizada (TC) de la cabeza, el cuello, el tórax y la glándula tiroides, además de una radiografía de esófago.

Tratamiento

En los casos de parálisis unilateral, inyectar Teflon en la cuerda paralizada la acerca a la línea media, con lo cual la otra cuerda puede entrar en contacto con ella y, en consecuencia, ambas protegen el conducto respiratorio durante la deglución y mejoran el habla. En la parálisis bilateral, mantener adecuadamente abierta la vía respiratoria resulta difícil. Puede ser necesario realizar una traqueostomía (una cirugía que crea una abertura en la tráquea a través del cuello) con el fin de permitir que el aire entre a los pulmones sin pasar por las cuerdas vocales. El orificio creado por la traqueostomía puede estar permanentemente abierto o bien utilizarlo sólo durante las infecciones de las vías respiratorias superiores. La aritenoidectomía (una operación en la cual las cuerdas vocales quedan permanentemente separadas) amplía la vía respiratoria pero puede empeorar la calidad de la voz.

Laringoceles

Los laringoceles son especies de bolsas de membrana mucosa que se forman en una parte de la caja de la voz (laringe).

Los laringoceles pueden protruir hacia dentro y provocar ronquera y obstrucción de la vía respiratoria, o bien hacia fuera, y crear una protuberancia visible en el cuello. Los laringoceles están llenos de aire y pueden expandirse cuando la persona espira con fuerza con la boca cerrada y los orificios nasales apretados con los dedos. Esta situación se parece a la que se produce en los músicos que tocan instrumentos de viento. En una tomografía computadorizada (TC), los laringoceles aparecen como una superficie lisa y con forma de huevo. Pueden infectarse o llenarse con líquido similar a moco. El tratamiento habitual consiste en extirparlos quirúrgicamente.

Cáncer de nasofaringe

El cáncer de la parte superior de la faringe (nasofaringe) puede producirse tanto en los niños como en los adultos jóvenes. Aunque es raro en Occidente, es uno de los cánceres más frecuentes en el Oriente. Es de notar también que si es más frecuente en los inmigrantes chinos a los Estados Unidos que en los demás norteamericanos, lo es un poco menos en los chinos nacidos en los Estados Unidos que en sus padres que han inmigrado.

El virus de Epstein-Barr, que causa mononucleosis infecciosa, también participa en el desarrollo del cáncer nasofaríngeo.

Por lo general, el primer síntoma es una obstrucción persistente de la nariz o de las trompas de Eustaquio. Si una trompa de Eustaquio está bloqueada, puede acumularse líquido en el oído medio. La persona puede tener pus y sangre en las secreciones de la nariz, así como hemorragias nasales. En raras ocasiones, parte de la cara queda paralizada. El cáncer puede extenderse a los ganglios linfáticos del cuello.

El médico diagnostica el cáncer realizando una biopsia del tumor (que consiste en tomar una pequeña muestra de tejido para examinarla al microscopio). Luego se somete a radioterapia. Si el tumor es grande o quedan restos, una intervención quirúrgica puede ser necesaria. En total, el 35 por ciento de las personas sobrevive durante al menos 5 años después del diagnóstico.

Cáncer de amígdala

El cáncer de amígdala se produce predominantemente en los varones y está muy relacionado con el tabaquismo y el consumo de alcohol.

Por lo general, el dolor de garganta es el primer síntoma. El dolor suele extenderse hasta el oído del mismo lado que la amígdala afectada. No obstante en ciertos casos, primero se percibe un bulto en el cuello producido por la extensión del cáncer hacia un ganglio linfático (metástasis). El médico diagnostica el cáncer realizando una biopsia (que consiste en tomar una muestra de tejido para su examen al microscopio) de la amígdala. Como el tabaquismo y el consumo de alcohol también pueden estar relacionados con otros cánceres, también se realiza una laringoscopia (examen de laringe), una broncoscopia (examen de los conductos bronquiales) y una esofagoscopia (examen del esófago).

El tratamiento se basa tanto en la radioterapia como en la cirugía. La cirugía puede consistir en extirpar el tumor, los ganglios linfáticos del cuello y parte de la mandíbula. Alrededor del 50 por ciento de las personas sobrevive durante al menos 5 años después del diagnóstico.

Cáncer de laringe

El cáncer de laringe, el más frecuente de los cánceres de la cabeza y el cuello, después del cáncer de piel, es más frecuente en los varones y está relacionado con el tabaquismo y el consumo de alcohol.

Este cáncer frecuentemente se origina en las cuerdas vocales y provoca ronquera. Si una persona ha estado ronca durante más de 2 semanas debería solicitar atención médica. El cáncer en otras partes de la laringe causa dolor y dificultad de deglución. En algunos casos, sin embargo, antes que cualquier otro síntoma, se detecta primero un bulto en el cuello producido por la extensión del cáncer a un ganglio linfático (metástasis).

Para establecer el diagnóstico, el médico observa la laringe a través de un laringoscopio (un tubo utilizado para la visualización directa de la laringe) y realiza una biopsia (se toma una muestra de tejido para examinarla al microscopio) del tejido que se sospecha canceroso. Luego el cáncer se clasifica según su estadio, del I al IV, tomando como base hasta dónde se ha extendido.

Tratamiento

El tratamiento depende de la localización del cáncer dentro de la laringe. Para un cáncer en un estadio primario, el tratamiento usual consiste en cirugía o radioterapia. Cuando las cuerdas vocales resultan afectadas, la radioterapia suele ser el tratamiento de elección porque generalmente preserva su tono normal a la voz. Para el cáncer en un estadio avanzado, el tratamiento usual es la cirugía, que puede consistir en extirpar parcial o totalmente la laringe (laringuectomía parcial o total), generalmente seguido de radioterapia. El 90 por ciento de las personas con cáncer en estadio I que han recibido tratamiento vive al menos 5 años, comparado con el 25 por ciento de las que tienen cáncer en estadio IV.

La extirpación total de las cuerdas vocales deja sin voz a la persona afectada. En esos casos, es posible crear una nueva voz mediante uno de tres métodos: habla esofágica, una fístula traqueoesofágica o una electrolaringe. En el caso del habla esofágica, se le enseña a la persona a tomar aire en el esófago mientras inspira y a expulsarlo gradualmente para producir un sonido. Una fístula traqueoesofágica es una válvula unidireccional que se inserta quirúrgicamente entre la tráquea y el esófago. La válvula hace entrar aire en el esófago mientras la persona inspira, y así se produce sonido. Si la válvula funciona mal, los líquidos y los alimentos pueden entrar accidentalmente en la tráquea. La electrolaringe es un dispositivo que actúa como una fuente de sonido cuando se coloca pegado al cuello. Los sonidos producidos por los tres métodos se convierten en palabras como las del habla normal (utilizando la boca, la nariz, los dientes, la lengua y los labios). Sin embargo, la voz producida por estos métodos es artificial y es mucho más débil que la normal.

CAPÍTULO 215

Cánceres de cabeza y cuello

La edad promedio de las personas que tienen cánceres de cabeza y cuello (excluyendo los cánceres de cerebro, ojos y columna vertebral) es de 59 años. Por lo general, los cánceres de las glándulas salivales, (• V. página 497) glándula tiroides (• V. página 741) o senos paranasales afecta a personas por debajo de 59 años, mientras que los cánceres de boca, garganta (faringe), o caja de la voz (laringe) afectan a personas por encima de los 59 años.

En términos generales, los cánceres de la cabeza y del cuello se extienden primero hasta los ganglios linfáticos cercanos. Estos cánceres no se diseminan (forman metástasis) a otras partes del cuerpo durante 6 meses a 3 años. Las metástasis (cáncer que se ha extendido desde su punto de origen a otras partes del cuerpo) suelen producirse a partir de tumores grandes o persistentes y es más probable que se desarrollen en personas cuyo sistema inmune está debilitado.

Causas

Alrededor del 85 por ciento de las personas que tienen cáncer de cabeza o de cuello fuman y consumen alcohol, o lo han hecho en el pasado. El cáncer de boca (oral) también puede producirse por una higiene bucal deficiente, una dentadura mal colocada y el uso de tabaco en polvo o para mascar; en la India, el hecho de mascar nuez de betel es una de las principales causas de cáncer de boca. El virus de Epstein-Barr, que causa mononucleosis infecciosa, participa en el desarrollo del cáncer de la parte superior de la faringe (nasofaringe).

Las personas que hace 20 años o más recibieron pequeñas dosis de radioterapia para solucionar problemas de acné, exceso de vello facial, agrandamiento del timo o de las amígdalas y de los adenoides, corren mayor riesgo de desarrollar cáncer de tiroides y de glándulas salivales. En la actualidad, la radioterapia ha dejado de utilizarse con esos propósitos.

Clasificación por estadios y pronóstico

La clasificación por estadios es un método que se usa para determinar el alcance de un cáncer y así contribuir a guiar la terapia y establecer el pronóstico. Los cánceres de cabeza y cuello son clasificados según el tamaño y la localización del tumor original, el número y tamaño de metástasis en los ganglios linfáticos del cuello y la evidencia de metástasis en partes distantes del cuerpo. El estadio I es el menos avanzado y el IV, el más avanzado.

Los tumores que crecen hacia fuera tienden a responder mejor al tratamiento que los que invaden las estructuras circundantes, que forman úlceras o son duros. Si el tumor ha invadido músculo, hueso o cartílago, la curación es menos probable. Para las personas con metástasis, la posibilidad de vivir más de dos años es remota. Un cáncer que afecta al curso de un nervio, provocando dolor, parálisis o adormecimiento, probablemente sea muy agresivo y difícil de tratar.

En total, el 65 por ciento de las personas que tienen cáncer no extendido viven al menos 5 años, en comparación con el 30 por ciento, o menos, de aquellos cuyo cáncer se ha extendido a los ganglios linfáticos o más allá. Las personas de más de 70 años suelen tener intervalos sin enfermedad más prolongados (llamados remisiones) y mejores índices de supervivencia que los más jóvenes.

Tratamiento

El tratamiento depende del estadio del cáncer. Los cánceres en estadio I, que se localicen en la cabeza o en el cuello, responden de forma similar a la cirugía y a la radioterapia. Por lo general, esta última se dirige no sólo al cáncer sino también a los ganglios linfáticos localizados a ambos lados del cuello, ya que más del 20 por ciento de estos cánceres se extienden a los ganglios linfáticos.

Algunos tumores, fundamentalmente los que tienen un diámetro superior a dos centímetros y los que han invadido hueso o cartílago, se extirpan quirúrgicamente. Si se encuentra o se sospecha la presencia de cáncer en los ganglios linfáticos, la cirugía suele ser seguida de radioterapia. Alternativamente, en ciertos casos puede utilizarse radioterapia con o sin quimioterapia (• *V. página 829*) (tratamiento con fármacos anticancerosos), lo que produce buenos índices de supervivencia; si el cáncer recurre, puede entonces efectuarse la cirugía. En los casos de cáncer en un estadio avanzado, la combinación de cirugía y radioterapia suele ofrecer un mejor pronóstico que cualquiera de los dos tratamientos de forma individual.

La quimioterapia mata las células cancerosas en el lugar en que se originaron, en los ganglios linfáticos y en todo el cuerpo. Aún se desconoce si la combinación de quimioterapia con cirugía o radioterapia mejora el índice de curación, pero la terapia combinada sí prolonga la remisión. Si el cáncer está demasiado avanzado para la cirugía o la radioterapia, la quimioterapia puede ayudar a reducir el dolor y el tamaño del tumor.

El tratamiento casi siempre tiene efectos adversos. La cirugía suele afectar a la capacidad para tragar o hablar; en estos casos, es necesaria la rehabilitación. La radioterapia puede causar cambios en la piel (como inflamación, picor y pérdida del cabello), cicatrización, pérdida del gusto, sequedad en la boca, y, en raras ocasiones, destrucción de los tejidos normales adyacentes. La quimioterapia puede provocar náuseas y vómitos, pérdida temporal de cabello e inflamación de la membrana que recubre el estómago y los intestinos (gastroenteritis); también puede reducir el número de glóbulos rojos y blancos y debilitar temporalmente el sistema inmunitario.

Cánceres metastásicos del cuello

El médico puede descubrir un bulto anormal en el cuello de una persona que no tiene ningún otro síntoma. Estos bultos anormales pueden estar causados por un defecto de nacimiento o un ganglio linfático agrandado, que a su vez puede ser el resultado de una infección o de un cáncer. Los ganglios linfáticos del cuello suelen ser un punto frecuente para la extensión del cáncer de cualquier otra parte del cuerpo. cáncer original puede estar en la faringe, la laringe, las amígdalas, la base de la lengua o un punto mucho más distante como el pulmón, la próstata, los senos, el estómago, el colon o el riñón.

Diagnóstico y tratamiento

La causa de un único ganglio linfático agrandado en el cuello puede ser rápidamente descubierta, o bien todo lo contrario, ser muy difícil de encontrar. El médico examina los oídos, la nariz, la faringe, la laringe, las amígdalas, la base de la lengua y las glándulas tiroides y salivales. Las pruebas pueden incluir radiografías del tracto gastrointestinal superior, del tiroides y una tomografía computadorizada (TC) de cabeza, cuello y tórax. Es probable que sea necesario realizar un examen directo de laringe (laringoscopia), pulmones (broncoscopia) y esófago (esofagoscopia).

Se realizan biopsias (que consisten en tomar muestras de tejidos para examinarlas al microscopio) si durante estos procedimientos se observan áreas que se piensan que pueden ser cancerosas. Si aun así no se consigue localizar el cáncer original, también se toman muestras de tejido de la faringe, de las amígdalas y de la base de la lengua. El médico puede insertar una aguja fina en el bulto o en el ganglio linfático agrandado para extraer células y analizarlas, pero en general se prefiere extraer la totalidad de la masa, más que sólo una parte, para poder establecer el diagnóstico con total seguridad.

Cuando se encuentran células cancerosas en un ganglio linfático agrandado del cuello y es imposible encontrar el cáncer original, puede aplicarse radioterapia a la faringe, las amígdalas, la base de la lengua y a ambos lados del cuello. Además, los ganglios linfáticos cancerosos y otros tejidos afectados pueden ser extirpados del cuello mediante cirugía.

Trastornos oculares

OFT

CAPÍTULO 216

Los ojos y la visión

La estructura y funcionamiento del ojo son complejos y fascinantes. El ojo ajusta constantemente la cantidad de luz que deja entrar, enfoca los objetos cercanos y lejanos y genera imágenes continuas que instantáneamente se transmiten al cerebro.

Estructura y función

La parte anterior de la relativamente fuerte capa blanca externa del ojo (la esclerótica o blanco del ojo) está cubierta por una delgada membrana (la conjuntiva). La luz entra por la córnea, una cúpula transparente que se encuentra sobre la superficie del ojo. Además de actuar como una capa protectora de la parte frontal del ojo, la córnea.también ayuda a concentrar la luz sobre la retina, en la parte posterior del ojo. Tras pasar por la córnea, la luz entra en la pupila, una zona negra que se encuentra en medio del iris (el área circular y coloreada del ojo). El iris controla la cantidad de luz que entra en el ojo abriéndose y cerrándose como la abertura de la lente de una cámara. El iris permite que entre más luz en el ojo cuando el ambiente está oscuro y deja que entre menos cuando en el entorno hay mucha luz. El tamaño de la pupila está controlado por el esfínter de la pupila, un músculo que abre y cierra el iris.

Detrás del iris se encuentra el cristalino. Al cambiar de forma, el cristalino concentra luz en la retina.

Interior del ojo

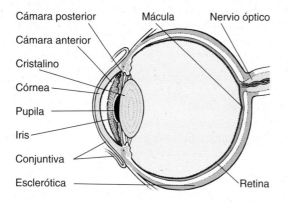

Cámara posterior — Mácula — Nervio óptico

Cámara anterior

Cristalino

Córnea

Pupila

Iris

Conjuntiva

Esclerótica — Retina

Para que el ojo enfoque los objetos cercanos, un pequeño músculo llamado ciliar se contrae, haciendo que el cristalino aumente de grosor y en consecuencia se haga más fuerte. Para que el ojo focalice objetos distantes, el mismo músculo se relaja, disminuyendo el espesor del cristalino y por consiguiente haciéndolo más débil. Con el paso de los años, el cristalino suele tornarse menos flexible, menos hábil para aumentar su espesor, y en consecuencia menos capaz de enfocar los objetos cercanos, una enfermedad llamada presbicia.

La retina contiene los nervios que perciben la luz y el suministro de sangre que los nutre. La parte más sensible de la retina es un área pequeña llamada mácula, que tiene cientos de terminaciones nerviosas muy cercanas entre sí. Una alta densidad de terminaciones nerviosas genera una imagen visual exacta, del mismo modo que una película de alta resolución contiene celdas más estrechamente unidas. Entonces la retina convierte la imagen en impulsos eléctricos, que son transmitidos al cerebro por el nervio óptico.

El nervio óptico conecta la retina al cerebro dividiéndose en dos. La mitad de las fibras de este nervio cruzan hacia el lado opuesto en el quiasma óptico, un área que se encuentra justo debajo de la zona más anterior (frontal) del cerebro. Los haces de fibras nerviosas luego se unen una vez más, precisamente antes de llegar a la parte posterior del cerebro, lugar donde se percibe e interpreta la visión.

El globo ocular se divide en dos segmentos, cada uno de los cuales contiene líquido. El segmento frontal (anterior) se extiende desde la córnea hasta el cristalino; el segmento dorsal (posterior) se extiende desde el límite posterior del cristalino hasta la retina.

El segmento anterior contiene un líquido llamado humor acuoso que nutre sus estructuras internas; el segmento posterior contiene una sustancia gelatinosa llamada humor vítreo. Ambos fluidos permiten que el globo ocular conserve su forma. El segmento anterior se divide en dos cámaras. La cámara frontal (anterior) se extiende desde la córnea hasta el iris; la cámara dorsal (posterior) se extiende desde el iris hasta el cristalino. Normalmente, el humor acuoso se genera en la cámara posterior, atraviesa la pupila y llega a la cámara anterior, y luego sale del globo ocular a través de los canales específicos para tal fin que se encuentran en el borde del iris.

Músculos, nervios, y vasos sanguíneos

Son varios los músculos que, trabajando en conjunto, mueven los ojos. Cada músculo es estimulado por un nervio craneal específico. La órbita ósea que protege el ojo también contiene muchos otros nervios. Como ya se ha mencionado, el nervio óptico sale por la parte posterior del ojo y transmite los impulsos nerviosos creados en la retina hacia el cerebro. El nervio lagrimal estimula las glándulas lagrimales para que produzcan lágrimas. Otros nervios transmiten sensaciones a otras partes del ojo y estimulan los músculos de la órbita.

La arteria oftálmica y la arteria retinal suministran sangre a cada ojo, y la vena oftálmica y la vena retinal la drenan. Estos vasos sanguíneos entran y salen por la parte posterior del ojo.

Partes protectoras

Las estructuras que rodean al ojo lo protegen, al tiempo que le permiten moverse libremente en todas direcciones. Estas estructuras protegen al ojo, que constantemente está expuesto al polvo, el viento, las bacterias, los virus, los hongos y otras sustancias potencialmente nocivas, y, al mismo tiempo, le permiten permanecer lo suficientemente abierto para recibir los rayos del sol.

Las órbitas son cavidades óseas que encierran los globos oculares, los músculos, los nervios, los vasos sanguíneos, la grasa y unas estructuras que producen y drenan las lágrimas. Los párpados, unos delgados pliegues de piel, cubren los ojos. Se cierran de forma rápida y refleja para proteger al ojo de los objetos extraños, el viento, el polvo y la luz muy intensa. Con el parpadeo, los párpados contribuyen a esparcir líquido sobre la superficie de los ojos y, cuando se cierran, ayudan a mantener la superficie húmeda. Sin dicha humedad, la córnea, que normalmente es transparente, puede secarse, dañarse y tornarse opaca.

Estructuras que protegen el ojo

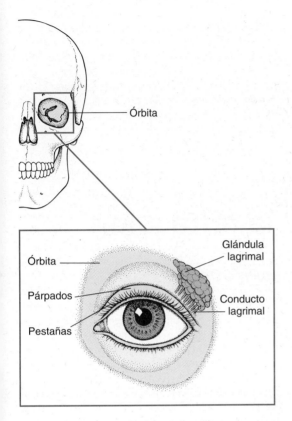

Órbita

Órbita

Párpados

Pestañas

Glándula lagrimal

Conducto lagrimal

La superficie interna del párpado es una delgada membrana (la conjuntiva) que se curva hacia atrás para cubrir la superficie del ojo. Las pestañas son pelos cortos que crecen en el borde del párpado y ayudan a proteger al ojo actuando como una barrera. Pequeñas glándulas situadas en el extremo del párpado secretan una sustancia aceitosa que mejora la película lagrimal y evita que las lágrimas se evaporen.

Las glándulas lagrimales, situadas en el extremo superior externo de cada ojo, producen la parte acuosa de las lágrimas. Las lágrimas circulan desde los ojos hasta la nariz a través de los dos conductos nasolagrimales; cada uno de ellos tiene aberturas en el extremo de los párpados superiores e inferiores, y están próximos a la nariz. Las lágrimas mantienen la superficie del ojo húmeda y sana; además, atrapan y arrastran pequeñas partículas que entran en el ojo. Por otra parte, las lágrimas son ricas en anticuerpos que ayudan a prevenir las infecciones.

Ceguera

Tanto una herida como una enfermedad en el ojo pueden afectar la visión. La claridad de la visión recibe el nombre de agudeza visual, que oscila entre la visión completa y la falta de visión. A medida que la agudeza disminuye, la visión se torna cada vez más borrosa. La agudeza normalmente se mide mediante una escala que compara la visión de una persona a 6 metros con la de alguien que tiene agudeza máxima. En consecuencia, una persona que tiene una visión de 20/20 ve objetos a 6 metros de distancia con completa claridad, mientras que una persona con una visión de 20/200 ve a 6 metros lo que una persona con máxima agudeza ve a 60 metros.

Legalmente, la ceguera se define como una agudeza visual inferior a 20/200 incluso tras una corrección con gafas o lentes de contacto. Muchas personas que son consideradas legalmente ciegas, pueden distinguir formas y sombras, pero no los detalles normales.

Causas

La ceguera puede surgir debido a cualquiera de las siguientes razones:
• La luz no llega a la retina.
• Los rayos de luz no se concentran correctamente sobre la retina.
• La retina no puede percibir los rayos de luz normalmente.
• Los impulsos nerviosos de la retina no son transmitidos al cerebro normalmente.

• El cerebro no puede interpretar la información enviada por el ojo.

Son varios los trastornos que pueden causar estos problemas que derivan en ceguera. Una catarata (• *V. página 1077*) puede bloquear la luz que entra en el ojo de tal manera que nunca llegue a la retina. Los errores de focalización (refracción) (• *V. más adelante*) en general pueden corregirse con lentes que el médico receta, aunque no siempre esta corrección se consigue por completo. El desprendimiento de la retina y los trastornos hereditarios como la retinitis pigmentaria (• *V. página 1081*) pueden afectar la capacidad de la retina para percibir la luz. La diabetes o la degeneración macular (• *V. página 1080*) también pueden dañar la retina. Los trastornos del sistema nervioso, como la esclerosis múltiple o un inadecuado suministro de sangre, pueden dañar el nervio óptico, que transmite impulsos al cerebro. Los tumores en estructuras cercanas al cerebro, como la glándula hipófisis, también pueden dañar el nervio. Las áreas del cerebro que interpretan los impulsos nerviosos pueden resultar dañadas por ataques cerebrales repentinos, tumores u otras enfermedades.

CAPÍTULO 217

Trastornos de la refracción

Normalmente, el ojo crea una imagen clara porque la córnea y el cristalino desvían (refractan) los rayos de luz que penetran para centralizarlos en la retina. La forma de la córnea es fija, pero el cristalino cambia de forma para enfocar objetos situados a distintas distancias del ojo. La forma del globo ocular también ayuda a crear una clara imagen sobre la retina.

Las personas hipermétropes tienen dificultades para ver objetos de cerca y las miopes no consiguen enfocar los objetos distantes. Cuando las personas llegan a los 40 años, el cristalino se torna cada vez más rígido, por lo que no puede enfocar los objetos cercanos, una enfermedad llamada presbiopía. Si a una persona se le ha extirpado el cristalino para tratar sus cataratas, pero no se le ha implantado otro cristalino, los objetos le parecerán borrosos sea cual sea la distancia; la ausencia de cristalino recibe el nombre de afaquia. Una córnea de forma imperfecta puede causar distorsión visual (astigmatismo).

Todo el mundo debería someterse a exámenes visuales por parte de su médico, sea internista, oftalmólogo u optometrista. Se examinan los dos ojos simultáneamente y también cada uno de manera independiente. El examen visual también suele incluir evaluaciones no relacionadas con los errores de refracción, como por ejemplo una prueba de capacidad para distinguir los colores.

Tratamiento

El tratamiento habitual para los errores de refracción es el uso de lentes correctoras. Sin embargo, ciertos procedimientos quirúrgicos y tratamientos con láser, que cambian la forma de la córnea, también pueden corregir errores de refracción.

Lentes correctoras

Los errores de refracción pueden ser corregidos con lentes de cristal o de plástico, montadas sobre un marco (gafas), o mediante pequeñas piezas de plástico colocadas directamente sobre la córnea (lentes de contacto). Para la mayoría de las personas, la elección es una cuestión de estética, conveniencia y comodidad.

Las lentes de plástico para las gafas son más ligeras, pero se rayan con facilidad; las lentes de cristal duran más, pero corren más riesgo de romperse. Ambas pueden ser de color o estar tratadas con un producto químico que las oscurece automáticamente ante la exposición a la luz solar. Las lentes también pueden ser de mayor espesor para reducir la cantidad de luz ultravioleta potencialmente nociva que llega al ojo. Las bifocales contienen dos lentes, una superior que corrige la miopía y otra inferior que corrige la hipermetropía.

Muchas personas creen que las lentes de contacto son más atractivas (elegantes) que las gafas y también que con ellas la visión es más natural. Sin embargo, las lentes de contacto requieren más cuidado que las gafas, pueden dañar el ojo y en algunas personas pueden no corregir la visión de forma tan adecuada como las gafas. Los ancianos y las personas con artritis pueden tener dificultades para manipular las lentes de contacto y colocárselas en los ojos.

Las lentes de contacto duras (rígidas) son finos discos hechos con plástico rígido. Hay lentes que son permeables al aire, hechas de silicona y otros compuestos; son rígidas, pero permiten una mejor llegada de oxígeno a la córnea. Las lentes de contacto blandas hidrófilas, hechas de plástico flexible, son más grandes y cubren la totalidad de la córnea. Las lentes más blandas no hidrófilas están hechas con silicona. Los ancianos en general consideran que las lentes blandas son más fáciles de manipular porque son más grandes. También tienen menos probabilidades que las lentes rígidas de salirse o de atrapar el polvo y otras partículas debajo de ellas. Además, las lentes de contacto blandas resultan generalmente cómodas desde la primera vez que se usan. Sin embargo, requieren un cuidado escrupuloso.

En general es necesario usar el primer par de lentes de contacto rígidas durante una semana antes de sentirse a gusto con ellas durante un período prolongado. Las lentes se usan durante un número gradualmente mayor de horas al día. A pesar de que pueden resultar incómodas al principio, no deberían provocar dolor. El dolor indica que se han colocado incorrectamente.

La mayoría de las lentes de contacto deben quitarse y limpiarse a diario. Como alternativa, la persona puede usar lentes desechables, algunas de las cuales se reemplazan una o dos veces por semana, mientras que otras deben cambiarse todos los días. El uso de las lentes desechables evita la necesidad de limpiarlas y guardarlas, ya que cada lente se sustituye por una nueva.

El uso de cualquier clase de lentes de contacto acarrea un riesgo de sufrir graves y dolorosas complicaciones, como úlceras de córnea provocadas por una infección, que pueden acabar en una pérdida de la visión. (• *V. página 1074*) Los riesgos pueden ser mucho menores si se siguen las instrucciones del fabricante y el oftalmólogo, y se usa el sentido común. Todas las lentes de contacto de uso frecuente deben ser esterilizadas y desinfectadas; la limpieza con enzimas no puede sustituir la esterilización y la desinfección. El riesgo de sufrir infecciones graves aumenta al limpiar las lentes de contacto con una solución salina casera, con saliva o con agua del grifo o destilada, y al nadar con las lentes de contacto colocadas. No es recomendable dormir con las lentes de contacto blandas (sean de uso diario, de uso prolongado o las desechables) por la noche, a menos que exista una razón especial para hacerlo. Si una persona siente malestar, un lagrimeo excesivo, cambios en la visión o enrojecimiento del ojo, debe quitarse las lentes de inmediato. Si los síntomas no desaparecen rápidamente, debe ponerse en contacto con un oftalmólogo.

Cirugía y terapia con láser

Para corregir la miopía, la hipermetropía y el astigmatismo pueden utilizarse ciertos procedimientos quirúrgicos y con láser (cirugía refractiva). Sin embargo, estas alternativas no siempre corrigen la visión tan bien como las gafas y las lentes de contacto.

La refracción

Estas ilustraciones muestran cómo la córnea y el cristalino centran la luz sobre la retina cuando la visión es normal y anormal y, en éste último caso, sin corregir y corregida con ayuda de gafas o lentes de contacto.

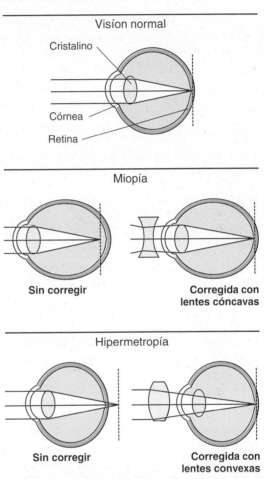

Antes de decidirse por un determinado procedimiento, la persona debería discutir el tema seriamente con un oftalmólogo y considerar con gran cuidado los riesgos y los beneficios.

Los mejores candidatos para la cirugía refractiva son las personas cuya visión no puede corregirse con gafas o lentes de contacto y las que no pueden tolerar su uso. No obstante, muchas personas se someten a esta cirugía por conveniencia y fines estéticos y muchas se sienten satisfechas con los resultados.

Queratotomía radial y astigmática: la queratotomía es una intervención quirúrgica utilizada para tratar la miopía y el astigmatismo. En la queratotomía radial, el cirujano realiza pequeñas incisiones radiales (o en forma de radio) en la córnea. En general, se realizan de cuatro a ocho cortes. En la queratotomía astigmática, que se utiliza para corregir el astigmatismo de origen natural y el astigmatismo posterior a una cirugía de cataratas, el cirujano realiza cortes perpendiculares. Como la córnea tiene un espesor de sólo medio milímetro, la profundidad de los cortes debe ser determinada con precisión. El cirujano determina dónde realizar cada corte tras analizar la forma de la córnea y la agudeza visual de la persona.

La cirugía aplana la córnea, para que pueda centralizar mejor la luz que entre en la retina. Este cambio mejora la visión y alrededor del 90 por ciento de quienes se someten a la cirugía pueden funcionar bien y conducir sin gafas ni lentes de contacto. A veces son necesarios un segundo o un tercer retoque para mejorar suficientemente la visión.

Ninguna intervención quirúrgica está exenta de riesgos, pero el riesgo de la queratotomía radial y astigmática no es considerable. Los mayores riesgos son la corrección excesiva o insuficiente de la visión.

Debido a que la corrección excesiva no puede ser tratada de forma eficaz, el cirujano intenta evitar hacer demasiadas correcciones en una sola sesión. Como ya se ha mencionado, la corrección insuficiente puede completarse con una segunda o tercera intervención. La complicación más grave es la infección, que tiene lugar en mucho menos del 1 por ciento de los casos. Cuando aparece, debe ser tratada con antibióticos.

Queratotomía fotorrefractiva: esta intervención quirúrgica con láser vuelve a dar forma a la córnea. La queratotomía fotorrefractiva se vale de un rayo de luz altamente concentrado para eliminar pequeñas porciones de la córnea y en consecuencia modificar su forma. Al igual que las intervenciones quirúrgicas, la modificación de la forma de la córnea concentra mejor la luz dentro de la retina y mejora la visión.

A pesar de que la cirugía con láser parece prometedora para corregir la visión deficiente, presenta ciertos problemas. Por ejemplo, el período de recuperación es más prolongado y doloroso que los otros procedimientos quirúrgicos refractivos. Sin embargo, los riesgos son similares a los de la queratotomía radial y astigmática.

CAPÍTULO 218

Lesiones oculares

La estructura de la cara y de los ojos tiene la finalidad de proteger los ojos de cualquier lesión. El globo ocular se encuentra en una cuenca rodeada de un borde óseo fuerte. Los párpados pueden cerrarse rápidamente para formar una barrera contra los cuerpos extraños y el ojo puede tolerar un impacto de la luz sin ser dañado (• V. página 1060). A pesar de ello, el ojo y las estructuras que lo rodean pueden resultar dañados por una herida, a veces tan gravemente que se pierde la visión y, en raras ocasiones, el ojo debe extirparse. La mayoría de las lesiones oculares son de menor importancia, pero debido al gran hematoma que producen, con frecuencia parecen peores de lo que son. Una lesión en el ojo debería ser examinada por un médico para determinar si se necesita un tratamiento y si la visión puede resultar afectada permanentemente.

Heridas por impacto

Un impacto brusco obliga a que el ojo retroceda dentro de su cavidad, dañándose probablemente las estructuras superficiales (el párpado, la conjuntiva, la esclerótica, la córnea y el cristalino) y las de la parte posterior del ojo (retina y nervios). (• V. recuadro, página 1060) Un impacto de esta magnitud puede romper incluso los huesos que rodean el ojo.

Síntomas

En las primeras 24 horas posteriores a una herida ocular, la sangre que se derrama bajo la piel que rodea el ojo generalmente produce un hematoma (contusión), comúnmente llamado ojo negro. Si un vaso sanguíneo de la superficie del ojo se rompe, dicha superficie se tornará roja. Esta hemorragia suele ser de menor importancia.

Las lesiones en la parte interna del ojo son generalmente más graves que el daño de su superficie. La hemorragia en la cámara frontal del ojo (hemorragia de la cámara anterior, hifema traumático) es potencialmente grave y requiere la atención de un médico oculista (oftalmólogo).

La hemorragia recurrente y la mayor presión dentro del ojo pueden derivar en una mancha de sangre en la córnea, que puede reducir la visión tanto como una catarata *(• V. página 1077)* e incrementar el riesgo de glaucoma de por vida.

La sangre puede caer en la parte interna del ojo, el iris (la parte coloreada del ojo) puede desgarrarse o el cristalino puede resultar dislocado. La hemorragia puede tener lugar en la retina, que puede desprenderse de la superficie donde está pegada, en la parte posterior del ojo.

Inicialmente, el desprendimiento de retina puede crear imágenes de formas irregulares flotando o destellos luminosos y puede provocar una visión borrosa; más adelante la visión empeora mucho. *(• V. página 1080)* En las lesiones graves, el globo ocular puede romperse.

Tratamiento

El hielo ayuda a reducir la hinchazón y a aliviar el dolor del ojo negro. Durante el segundo día, las compresas tibias pueden ayudar a que el cuerpo absorba el exceso de sangre que se ha acumulado. Si la piel que rodea el ojo o la del párpado se ha cortado (lacerado), es posible que haga falta poner puntos. Cuando sea posible, los puntos cercanos al extremo de los párpados deberían ser practicados por un cirujano ocular para asegurar que no se produzcan deformaciones que afecten el modo en que se cierran los párpados. Una lesión que afecte los conductos lagrimales debería ser reparada por un cirujano ocular.

En el caso de una laceración del ojo, pueden administrarse sedantes además de otros medicamentos que mantengan la pupila dilatada para evitar una infección. En general se usa una protección de metal para proteger el ojo de una lesión posterior. Una lesión grave puede desembocar en una pérdida parcial de la visión, incluso tras un tratamiento quirúrgico.

Cualquier paciente con hemorragia interna en el ojo provocada por un traumatismo deberá guardar reposo en cama.

Probablemente sea necesario suministrar una medicación que reduzca el aumento de la presión ocular, como por ejemplo la acetazolamida. A veces se administra una medicación adicional, el ácido aminocaproico, con el fin de reducir la hemorragia. Debe evitarse cualquier medicación que contenga aspirina, porque ésta puede incrementar la hemorragia interna del ojo. Las personas que tomen warfarina o heparina para evitar que su sangre se coagule o aspirina por cualquier motivo deberán comunicárselo al médico de inmediato. En raras ocasiones, la hemorragia recurrente requiere un drenaje quirúrgico, que debe efectuar un oftalmólogo.

Cuerpos extraños

Las lesiones oculares más comunes son las de la esclerótica, la córnea y el revestimiento de los párpados (la conjuntiva), provocadas por cuerpos extraños. A pesar de que la mayor parte de estas lesiones son de poca importancia, algunas (como la perforación de la córnea o el desarrollo de una infección a partir de un corte o un rasguño en la córnea) pueden ser graves.

Quizás la causa más común de lesiones superficiales son las lentes de contacto. Las lentes mal colocadas, utilizadas durante demasiado tiempo sobre los ojos, su utilización durante el sueño, una esterilización inadecuada, el hecho de retirarlas por la fuerza o de manera incorrecta, pueden arañar la superficie del ojo. Otras causas de lesiones superficiales son las partículas de vidrio, las que lleva el viento, las ramas de los árboles y los escombros cuando caen. En ciertas ocupaciones, los trabajadores suelen estar rodeados de pequeñas partículas que vuelan a su alrededor; estas personas deberían utilizar gafas protectoras.

Síntomas

Una herida en la superficie ocular generalmente provoca dolor y la sensación de que hay algo dentro del ojo. Así mismo puede producir sensibilidad a la luz, enrojecimiento, hemorragia de los vasos del ojo o hinchazón del ojo y del párpado. La visión puede tornarse borrosa.

Tratamiento

Los cuerpos extraños dentro del ojo deben ser extraídos. Unas gotas especiales que contienen un tinte fluorescente hacen más visible el objeto y revelan cualquier abrasión superficial. Pueden colocarse gotas anestésicas para adormecer la superficie del ojo. Posteriormente, utilizando un instrumento de iluminación especial para visualizar la superficie en detalle, el médico extrae el cuerpo extraño. En general dicho cuerpo extraño puede extraerse mediante una gasa de algodón estéril humedecida. En ocasiones es posible hacerlo salir con agua esterilizada.

Si el cuerpo extraño ha producido una pequeña abrasión superficial en la córnea, una pomada con antibiótico aplicada durante varios días puede ser todo el tratamiento necesario. Las abrasiones de la córnea más graves requieren un tratamiento adicional. Hay que mantener dilatada la pupila mediante ciertos medicamentos, se instila el antibiótico y luego se coloca un parche sobre el ojo para mantenerlo cerrado. Afortunadamente, las células superficiales del ojo se regeneran con rapidez. Bajo un parche, incluso las abrasiones graves suelen curarse en 1 a 3 días. Si el cuerpo extraño ha atravesado las capas más profundas del ojo, se debería consultar a un oftalmólogo de inmediato para aplicar un tratamiento de emergencia.

Quemaduras

La exposición a altas temperaturas o fuertes productos químicos hace que los párpados se cierren con rapidez en un acto reflejo para proteger los ojos de las quemaduras. Por consiguiente, sólo los párpados pueden resultar quemados, si bien un calor extremo también puede quemar el ojo. La gravedad de la lesión, el grado de dolor y el aspecto de los párpados dependen de la profundidad de la quemadura.

Las quemaduras químicas pueden tener lugar cuando una sustancia irritante entra en el ojo. Inclusive las sustancias ligeramente irritantes pueden provocar un dolor intenso y daño en el ojo. Como el dolor es tan grande, se tiende a tener los párpados cerrados, con lo cual la sustancia queda en contacto con el ojo durante un tiempo prolongado.

Tratamiento

Para tratar las quemaduras sobre los párpados, el especialista lava el área con una solución estéril y a continuación aplica una pomada con antibiótico o una banda de gasa saturada de gelatina de petróleo. El área tratada se cubre con vendas estériles sujetas con apósitos plásticos para permitir que la quemadura sane.

La quemadura química ocular se trata lavando inmediatamente el ojo abierto con agua. Este tratamiento debe ponerse en práctica incluso antes de que llegue el personal médico capacitado. Aunque una persona pueda tener dificultades para mantener el ojo herido abierto durante este tiempo por el dolor que causa el lavado, es fundamental eliminar el producto químico lo antes posible. El médico puede comenzar el tratamiento instilando gotas de anestesia y una medicación para mantener la pupila dilatada. Los antibióticos en general se usan en forma de pomada. También puede ser necesario recurrir a los analgésicos orales. Las quemaduras graves pueden requerir tratamiento por un oftalmólogo para preservar la visión y evitar complicaciones mayores, como una lesión en el iris, la perforación del ojo y la deformación de los párpados. Sin embargo, incluso con el mejor tratamiento, las quemaduras graves de la córnea pueden derivar en la formación de una costra, perforación del ojo y ceguera.

CAPÍTULO 219

Trastornos de la cavidad ocular

Los huecos de los ojos (órbitas) son las cavidades óseas que los contienen y protegen. Los trastornos que afectan las órbitas son las fracturas, la celulitis orbitaria, la trombosis del seno cavernoso y el exoftalmos.

Fracturas

Una lesión en la cara puede fracturar uno o varios de los huesos que forman las órbitas (• *V. recuadro, página 1061*). A pesar de que una fractura facial en general no afecta la visión, ciertas fracturas sí pueden hacerlo.

La sangre que se acumula después de una fractura puede generar presión en el ojo o en los nervios y vasos sanguíneos que llegan y salen de él. La fractura también puede afectar la función de los músculos que mueven el ojo, produciendo una visión doble o dificultando el movimiento ocular hacia la derecha, izquierda, arriba o abajo. En raras ocasiones, un fragmento de hueso roto presiona o corta un nervio, un vaso sanguíneo o un músculo, perjudicando la visión.

Cuando una fractura atrapa nervios o músculos o empuja el globo ocular hacia atrás, puede ser necesario reparar los huesos faciales (en general mediante cirugía). Tras asegurarse de que la fractura no ha dañado estructuras vitales, el cirujano vuelve a colocar los huesos en su posición correcta, empleando pequeñas placas de metal y tornillos o cables.

Celulitis orbitaria

La celulitis orbitaria es una infección de los tejidos que rodean el globo ocular.

La infección puede extenderse desde los senos paranasales, los dientes o el flujo sanguíneo, o bien desarrollarse tras una cirugía del ojo. Los síntomas de la celulitis orbitaria son ojos salidos, menor movimiento ocular e inflamación y oscurecimiento del globo ocular. Si no se trata de forma adecuada, la celulitis orbitaria puede provocar ceguera, infección del cerebro y de la médula espinal y coágulos de sangre en el cerebro.

Diagnóstico y tratamiento

Los médicos en general pueden reconocer la celulitis orbitaria sin recurrir a las pruebas diagnósticas. Sin embargo, para determinar la causa puede ser necesaria una evaluación más exhaustiva, que incluya una revisión dental y de la boca así como radiografías o una tomografía computadorizada (TC) para analizar los senos. Con frecuencia, los médicos obtienen muestras del revestimiento del ojo y de la piel, sangre, garganta o senos y las envían al laboratorio para su cultivo. Estas pruebas ayudan a determinar qué tipo de bacteria está causando la infección y qué tratamiento debería utilizarse.

Los antibióticos orales se administran para los casos leves; los antibióticos intravenosos se aplican en casos graves. El antibiótico que se use al comienzo puede cambiarse si los resultados del cultivo sugieren que otro resultará más efectivo. En ocasiones, se recurre a la cirugía para drenar un foco de infección (absceso) o un seno infectado.

Trombosis del seno cavernoso

La trombosis del seno cavernoso es la obstrucción de una vena grande que se encuentra en la base del cerebro (el seno cavernoso), generalmente causada por la diseminación de bacterias a partir de la infección de un seno paranasal o de una infección alrededor de la nariz.

Una infección puede extenderse desde un seno paranasal o el área de la piel que rodea la nariz o los ojos hasta el cerebro, tanto de forma directa como a través de las venas. Esta infección provoca la protrusión de los ojos, fuertes dolores de cabeza, coma, ataques epilépticos y otras anormalidades del sistema nervioso, además de mucha fiebre.

Afortunadamente, la trombosis del seno cavernoso es muy poco común. Alrededor del 30 por ciento de las personas que la padecen mueren, y muchas de las que sobreviven presentan serios trastornos mentales o trastornos neurológicos graves a pesar del tratamiento médico.

Diagnóstico y tratamiento

Para diagnosticar una trombosis del seno cavernoso e identificar las bacterias que causan la infección, el médico toma muestras de sangre y de secreciones, mucosidad o pus, de la garganta y la nariz y las envía al laboratorio para su cultivo. Así mismo, se lleva a cabo una tomografía computadorizada (TC) de los senos paranasales, los ojos y el cerebro.

Exoftalmos

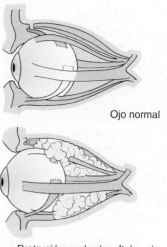

Ojo normal

Protrusión ocular (exoftalmos). Obsérvese el aumento de los tejidos detrás del globo ocular.

De inmediato se administran altas dosis de antibióticos intravenosos. Si el proceso no mejora tras 24 horas de tratamiento con antibióticos, el seno puede drenarse quirúrgicamente.

Exoftalmos

El exoftalmos es la protrusión anormal de uno o ambos ojos

No todas las personas con ojos protuberantes necesariamente padecen de exoftalmos. Algunas simplemente tienen ojos saltones, con más parte blanca a la vista de lo normal. El grado de protrusión puede medirse en el consultorio de un especialista (oftalmólogo) con una regla común o con un instrumento llamado exoftalmómetro. Otras pruebas diagnósticas pueden incluir una tomografía computadorizada (TC) y pruebas de funcionamiento del tiroides.

Muchas son las enfermedades que pueden causar exoftalmos. En algunas clases de enfermedad del tiroides, especialmente la enfermedad de Graves, los tejidos de la cavidad del ojo se hinchan, y ciertos depósitos de material inusual empujan el globo ocular hacia adelante. El exoftalmos puede aparecer de improviso a partir de una hemorragia detrás del ojo o por una inflamación en la cavidad del mismo. Determinados tumores, sean o no cancerosos, pueden desarrollarse en la cavidad del ojo y empujarlo de atrás hacia adelante. El crecimiento inusual de un tejido (seudotumor) puede producir exoftalmos en 2 o 3 semanas. La trombosis del seno cavernoso produce un estancamiento de la sangre de las venas que salen del ojo. Ciertas conexiones anormales de las arterias y las venas (malformaciones arteriovenosas) por detrás del ojo pueden provocar exoftalmos pulsátil, en el que el ojo protruye hacia adelante y late al ritmo del corazón.

Tratamiento

El tratamiento depende de la causa. Si el problema es una anomalía entre las arterias y las venas, puede ser necesario recurrir a la cirugía. Si se está produciendo un exceso de hormona tiroidea (hiper-

tiroidismo), la hinchazón puede remitir cuando se controla el hipertiroidismo. Ocasionalmente, sin embargo, el exoftalmos persiste aun cuando la enfermedad del tiroides ha sido controlada. Si el nervio óptico está siendo comprimido, se recurre a los corticosteroides orales, la radioterapia local o la cirugía para aliviar la presión. Si los párpados no cubren correctamente el globo ocular, la cirugía reparadora de los mismos puede ayudar a proteger la córnea de la sequedad y las infecciones. Los corticosteroides pueden contribuir a tratar los seudotumores y la hinchazón. Si ciertos tumores amenazan la integridad del ojo empujándolo hacia adelante, es posible que deban ser extirpados.

CAPÍTULO 220

Trastornos de los párpados y de las glándulas lagrimales

Los párpados desempeñan un papel fundamental en la protección de los ojos. Ayudan a extender la humedad (lágrimas) sobre la superficie de los ojos cuando se cierran (por ejemplo, durante el parpadeo); en consecuencia, ayudan a evitar que los ojos se sequen. Los párpados también constituyen una barrera mecánica contra las lesiones, pues se cierran de forma refleja cuando un objeto se acerca demasiado al ojo. Este reflejo se dispara ante la visión de un objeto que se aproxima, por el contacto de un objeto sobre la superficie del ojo o cuando las pestañas se mueven por efecto del viento o por el impacto de pequeñas partículas como el polvo o la arena.

Las lágrimas son un líquido salino que continuamente baña la superficie del ojo para mantenerla húmeda. Contiene anticuerpos que ayudan a proteger al ojo de las infecciones. Las lágrimas son producidas por las glándulas lagrimales, localizadas cerca del ángulo externo del ojo. Bañan la superficie del ojo y salen por dos pequeñas aberturas en los párpados (los conductos lagrimales); estos orificios llevan al conducto nasolagrimal, un canal que desemboca en la nariz.

Si las glándulas lagrimales no producen suficientes lágrimas, los ojos pueden secarse parcialmente y resultar dañados. Una causa poco frecuente de producción insuficiente de lágrimas es el síndrome de Sjögren. (• V. página 245) Los ojos también pueden secarse cuando la evaporación provoca una excesiva

pérdida de lágrimas, como sucede, por ejemplo, si los párpados no cierran correctamente.

Obstrucción del conducto nasolagrimal

La obstrucción del conducto nasolagrimal (dacriostenosis) puede deberse a un desarrollo inadecuado del sistema nasolagrimal al nacer, una infección nasal crónica, infecciones oculares graves o recurrentes, o a fracturas de los huesos de la nariz o de la cara. La obstrucción puede ser parcial o completa.

La obstrucción causada por un sistema nasolagrimal inmaduro en general hace que el exceso de lágrimas caiga del ojo hacia abajo bañando la mejilla (epífora) del lado afecto; en raras ocasiones, ello puede suceder en los dos ojos, en bebés de 3 a 12 semanas de vida. Esta clase de obstrucción generalmente desaparece sin tratamiento hacia los 6 meses, cuando se desarrolla el sistema nasolagrimal. A veces la obstrucción desaparece más rápidamente si se enseña a los padres a vaciar el conducto masajeando suavemente la zona por encima del mismo con la yema del dedo.

Al margen de la causa de la obstrucción, si se produce una inflamación de la conjuntiva (conjuntivitis), puede ser necesario aplicar gotas oftálmicas con antibiótico. Si la obstrucción no desaparece, puede ser necesario que un especialista en oído, nariz y garganta (otorrinolaringólogo) o bien un especialista en los ojos (oftalmólogo) abra el conducto con una pequeña sonda, que en general se inserta a través del orificio del conducto situado en el ángulo interno del párpado. A los niños se les administra anestesia general para esta intervención, pero los adultos sólo necesitan anestesia local. Si el conducto se encuentra completamente bloqueado, puede ser necesario recurrir a una cirugía más completa.

Infección del saco lagrimal

En general, la infección del saco lagrimal (dacriocistitis) es consecuencia de la obstrucción del conducto nasolagrimal. La infección provoca que la zona que rodea el saco esté dolorida, roja e hinchada. El ojo se torna rojo y acuoso y supura pus. Una ligera presión aplicada al saco puede empujar el pus por el orificio que se sitúa en el ángulo interno del ojo, cerca de la nariz. La persona también tiene fiebre.

Si una infección moderada o recurrente persiste durante mucho tiempo, la mayoría de los síntomas pueden desaparecer y sólo se percibirá una ligera hinchazón de la zona. A veces, una infección hace que el líquido quede retenido en el saco lagrimal, y entonces se forme un gran saco lleno del mismo (mucocele) bajo la piel. Las infecciones recurrentes pueden provocar que la zona que cubre el saco se engruese y enrojezca. Puede formarse un absceso y romperse a través de la piel, lo que crea un conducto por el que drena su contenido.

La infección se trata con antibióticos orales o intravenosos. La aplicación de frecuentes compresas calientes en la zona también ayuda. Si se desarrolla un absceso, se lleva a cabo una cirugía para abrirlo y drenarlo. En los casos de infecciones crónicas, el conducto nasolagrimal bloqueado puede abrirse con una sonda o mediante cirugía. En muy pocos casos es necesario extirpar quirúrgicamente todo el saco lagrimal.

Tumefacción de los párpados

Cualquier cosa que irrite los ojos puede también irritar los párpados y provocar tumefacción (edema del párpado). El factor irritante más común es la alergia, que puede hacer que uno o ambos párpados se deformen e hinchen. Las reacciones alérgicas pueden ser provocadas por ciertos medicamentos instilados en los ojos, como las gotas oftálmicas; otros fármacos y cosméticos; o bien polen u otras partículas que se encuentran en el aire. Las picaduras de insectos, así como las infecciones producidas por bacterias, virus u hongos también pueden hinchar los párpados.

Las estructuras lagrimales

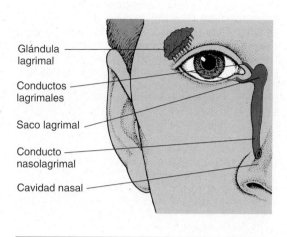

Glándula lagrimal

Conductos lagrimales

Saco lagrimal

Conducto nasolagrimal

Cavidad nasal

La eliminación de la causa de la tumefacción y la aplicación de compresas frías pueden aliviar la inflamación. Si la causa es una alergia, el hecho de evitar el alergeno puede aliviar la tumefacción; el médico también puede recetar una terapia con fármacos. Si un cuerpo extraño como el aguijón de un insecto se ha clavado en el párpado, debe ser extraído.

Inflamación de los párpados

La inflamación de los párpados (blefaritis) provoca enrojecimiento y engrosamiento; así mismo, suelen formarse escamas y costras o bien úlceras superficiales. Los procesos que pueden cursar con inflamación son una infección causada por estafilococos en los párpados y en las glándulas grasas (sebáceas) que se localizan en los bordes de éstos, la dermatitis seborreica en la cara y el cuero cabelludo y la rosácea.

La blefaritis puede provocar la sensación de que hay algo dentro del ojo. Los ojos y los párpados pueden experimentar picor, quemazón y enrojecer. El párpado puede hincharse y algunas de las pestañas pueden desprenderse y caer. Los ojos pueden tornarse rojos, llorosos y sensibles a la luz intensa. Puede formarse una costra que queda firmemente adherida a los bordes del párpado; cuando se extrae, en ocasiones deja una superficie sangrante. Durante el sueño, las secreciones que se secan dejan los párpados pegajosos.

La blefaritis tiende a ser recurrente y es muy resistente al tratamiento. Es molesta y poco estética, pero casi nunca es destructiva. En ciertos casos,

Uso de gotas y ungüentos para los ojos

La persona que recibe la medicación debe inclinar la cabeza hacia atrás y mirar hacia arriba. Lo mejor es estar recostado si es otra persona la que aplica el medicamento. Con el extremo de un dedo limpio se tira ligeramente hacia abajo el párpado inferior para crear una especie de bolsa, como se muestra en la figura. A continuación, se echan las gotas dentro de esa bolsa, y no directamente sobre el ojo. El ungüento se coloca en una pequeña cantidad dentro de la bolsa. El parpadeo distribuye la medicación por todo el ojo.

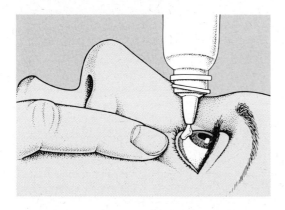

puede provocar la caída de las pestañas, la cicatrización de los bordes de los párpados e incluso puede dañar la córnea.

En general, el tratamiento consiste en mantener los párpados limpios, quizás lavándolos con champú para bebés. En ciertos casos, el médico puede recetar una pomada con antibiótico, como la eritromicina o la sulfacetamida, o bien un antibiótico oral, como la tetraciclina. Cuando la piel de la persona con blefaritis también sufre de dermatitis seborreica, la cara y el cuero cabelludo también deben ser sometidos a un tratamiento.

Orzuelo

Un orzuelo es una infección, en general provocada por un estafilococo, de una o más de las glándulas que se encuentran en el borde del párpado o por debajo de éste.

Se forma un absceso que tiende a romperse y, en consecuencia, genera una pequeña cantidad de pus. El orzuelo a veces se forma al mismo tiempo que la blefaritis o bien como resultado de ésta. Una persona puede tener uno o dos orzuelos en toda su vida, pero otras los desarrollan repetidamente.

El orzuelo en general se manifiesta primero con un enrojecimiento, sensibilidad y dolor en el borde externo del párpado. Luego, una pequeña área se torna redondeada y sensible y se hincha. El ojo puede lagrimear, volverse muy sensible a la luz intensa y provocar la sensación de que hay algo en su interior. Generalmente, sólo una parte muy pequeña del párpado se hincha, pero a veces se inflama en su totalidad. En general aparece un diminuto punto amarillento en el centro de la zona hinchada.

A pesar de que se recurre a los antibióticos, no parecen ser demasiado útiles en estos casos. El mejor tratamiento consiste en aplicar compresas calientes durante 10 minutos varias veces al día. El calor ayuda a que el orzuelo madure, se rompa y drene. Cuando se forma un orzuelo en una de las glándulas más profundas del párpado, una afección llamada orzuelo interno, el dolor y los demás síntomas suelen ser más intensos. El dolor, el enrojecimiento y la hinchazón suelen aparecer sólo en un área muy pequeña, en general en el borde del párpado. Como esta clase de orzuelo rara vez se rompe por sí solo, el médico puede abrirlo para drenar el pus. Los orzuelos internos suelen ser recurrentes.

Calacio (chalación)

Un calacio (chalación) es el aumento de tamaño de una larga y delgada glándula sebácea del párpado como resultado de la obstrucción del orificio de abertura de la glándula que se encuentra en el borde del párpado.

Al principio, un calacio tiene el mismo aspecto y síntomas que un orzuelo: párpado hinchado, dolor e irritación. Sin embargo, tras pocos días los síntomas desaparecen, dejando un bulto redondeado e indoloro en el párpado que crece lentamente durante la primera semana. Una zona rojiza o gris puede aparecer debajo del párpado.

La mayoría de los calacios desaparecen sin tratamiento tras unos pocos meses. Si se aplican compresas calientes varias veces al día, pueden desaparecer más rápidamente. Si persisten más de 6 semanas, el médico puede drenarlos o simplemente inyectar un corticosteroide.

Entropión y ectropión

El entropión es una dolencia en la que el párpado se pliega sobre sí mismo contra del globo ocular. El ectropión es una dolencia en la que el párpado se pliega hacia fuera y no entra en contacto con el globo ocular.

Normalmente, los párpados superior e inferior se cierran firmemente, protegiendo el ojo de cualquier agresión y evitando la evaporación de las lágrimas. Si el extremo de uno de los párpados se tuerce hacia dentro (entropión), las pestañas rozan el ojo, lo que puede derivar en una ulceración y cicatrización de la córnea. Si el extremo de un párpado se tuerce hacia fuera (ectropión), ambos párpados son incapaces de cerrar correctamente y las lágrimas no se esparcen por el globo ocular. Estos procesos son más frecuentes en las personas de edad y en aquellas que han sufrido una lesión en el párpado con formación de una cicatriz. En ambas situaciones se pueden irritar los ojos, provocando lagrimeo y enrojecimiento. De ser necesario, ambos procesos pueden ser tratados con cirugía.

Tumores de los párpados

Sobre los párpados pueden aparecer formaciones no cancerosas (benignas) y cancerosas (malignas).

Una de las variedades más comunes de tumores benignos es el xantelasma, un bulto plano blancoamarillento formado por material graso. Los xantelasmas no necesitan ser extirpados a menos que su presencia resulte visualmente molesta. Como el xantelasma puede indicar la presencia de altos valores de colesterol (en especial en las personas jóvenes), el médico verificará la concentración de colesterol.

El carcinoma de células escamosas y el aún más frecuente llamado carcinoma de células basales, (• *V. página 1026)* ambos tumores cancerosos, pueden aparecer en el párpado así como en muchas otras áreas de la piel. Si una formación aparece sobre el párpado y no se resuelve tras varias semanas, el médico puede realizar una biopsia (extirpación de un espécimen para examinarlo al microscopio) y efectuar un tratamiento, generalmente quirúrgico.

CAPÍTULO 221

Trastornos de la conjuntiva

La conjuntiva es el revestimiento delgado y fuerte que cubre la parte posterior del párpado y se prolonga hacia atrás para cubrir la esclerótica (el blanco del ojo) (• *V. recuadro, página 1060)*. La conjuntiva ayuda a proteger el ojo de cuerpos extraños e infecciones, pero puede sufrir irritación debido a ciertos productos químicos, reacciones alérgicas o infecciones por virus o bacterias. Estas situaciones en general producen dolor, picor y enrojecimiento en la superficie del ojo.

Conjuntivitis

La conjuntivitis es una inflamación de la conjuntiva, generalmente causada por virus, bacterias o una alergia.

La conjuntiva puede resultar inflamada debido a una reacción alérgica al polvo, el moho, la caspa animal o el polen, y puede verse irritada por la acción del viento, el polvo, el humo y otras clases de agentes que producen polución del aire. También puede sufrir irritación debido a un resfriado común o un brote de sarampión. La luz ultravioleta de una soldadura eléctrica de arco, una lámpara solar o incluso la intensa luz solar reflejada en la nieve pueden irritar la conjuntiva.

En ciertos casos, la conjuntivitis puede durar meses o años. Esta clase de conjuntivitis puede ser causada por procesos en los que el párpado se tuerce hacia fuera (ectropión) o hacia dentro (entropión), problemas con los conductos lagrimales, sensibilidad a ciertos productos químicos, exposición a sustancias irritantes e infección causada por una bacteria en especial (típicamente la clamidia).

Síntomas y diagnóstico

Cuando está irritada, la conjuntiva se ve enrojecida por la sangre y suele aparecer una secreción en el ojo. En la conjuntivitis bacteriana, la secreción puede ser espesa y blanca o cremosa. En la conjuntivitis vírica o alérgica, la secreción es en general clara. El párpado puede hincharse y picar intensamente, en especial en casos de conjuntivitis alérgicas.

En general, la conjuntivitis resulta fácilmente reconocible porque suele tener lugar junto con un resfriado o una alergia. A veces, sin embargo, la conjuntivitis semeja una iritis, una inflamación ocular más grave, o incluso un glaucoma agudo (procesos graves que pueden ocasionar la pérdida de la visión). El médico generalmente puede diferenciar estas enfermedades. En los procesos oculares más graves, los vasos sanguíneos más cercanos a la parte coloreada del ojo (el iris) se ven muy inflamados. A pesar de que la conjuntivitis puede provocar una sensación de quemazón, suele ser menos dolorosa que los procesos más graves. La conjuntivitis casi nunca afecta la visión, a menos que la secreción cubra temporalmente la córnea.

Tratamiento

El tratamiento para la conjuntivitis depende de su causa. Los párpados deberían lavarse suavemente con agua del grifo y un paño limpio para mantenerlos limpios y libres de secreción. Si la causa es una infección bacteriana, pueden recetarse gotas o una pomada con antibiótico. (• *V. recuadro, página 1070)* En ocasiones, el médico toma una pequeña muestra de la secreción con un bastoncito con punta de algodón, para analizarla en un laboratorio y luego prescribir el tratamiento según los resultados de la prueba. Las gotas oftálmicas con corticosteroides no se utilizan junto con los antibióticos y nunca deberían ser utilizadas por un paciente que pudiera tener una infección por herpes, porque los corticosteroides tienden a empeorar esta infección.

Los antibióticos no alivian la conjuntivitis alérgica o vírica. Los antihistamínicos orales pueden aliviar el picor y la irritación. Si no es así, las gotas con corticosteroides pueden resultar beneficiosas.

Como la conjuntivitis infecciosa es muy contagiosa, el paciente debería lavarse las manos antes y después de lavarse el ojo o aplicarse la medicación. Además, debería evitar tocar el ojo sano después de tocarse el ojo infectado. Las toallas y los paños que se utilicen para limpiar el ojo no deberían mezclarse con las otras toallas y paños.

A veces se necesita recurrir a la cirugía para corregir la alineación de los párpados o para abrir los conductos lagrimales obstruidos.

Conjuntivitis gonocócica

Los recién nacidos pueden contraer una infección de la conjuntiva por gonococos de su madre mientras pasan por la vagina. Por esta razón, en muchos países se exige que todos los recién nacidos reciban gotas para los ojos (en general de nitrato de plata, yodo de povidona o una pomada con antibióticos como la eritromicina) para matar las bacterias que pudiesen causar conjuntivitis. Los adultos pueden contraer conjuntivitis gonocócica durante la actividad sexual si, por ejemplo, el semen infectado entra en el ojo. En general sólo un ojo se ve afectado.

Entre 12 y 48 horas después de comenzar la infección, el ojo se vuelve rojo y provoca dolor. Si la infección no se trata, pueden formarse úlceras en la córnea, abscesos, el globo ocular puede perforarse e incluso puede producirse ceguera. Las tabletas, inyecciones o gotas oftálmicas con antibiótico curan la conjuntivitis gonocócica.

Tracoma

El tracoma (conjuntivitis granular, oftalmía egipcia) es una infección prolongada de la conjuntiva causada por la bacteria Chlamydia trachomatis.

El tracoma es frecuente en las regiones secas y calurosas del Mediterráneo así como en el Extremo Oriente. El tracoma es contagioso en sus primeras etapas y puede ser transmitido por el contacto entre la mano y el ojo, por ciertas moscas o por artículos contaminados como toallas y pañuelos.

Síntomas y tratamiento

En las primeras fases de la enfermedad, la conjuntiva se inflama, enrojece e irrita, al tiempo que aparece una secreción. En las fases más avanzadas, la conjuntiva y la córnea cicatrizan, haciendo que las pestañas se curven hacia dentro y la visión disminuya.

Cuando se sospecha un tracoma, el médico limpia el ojo o raspa el área para obtener una muestra, que se envía al laboratorio para identificar el organismo infectante. El tratamiento consiste en aplicar pomadas antibióticas que contengan tetraciclina o eritromicina durante 4 a 6 semanas. Estos antibióticos pueden también ser administrados por vía oral. Si esta enfermedad causa deformaciones en el párpado, la conjuntiva o la córnea, puede ser necesario recurrir a la cirugía.

Conjuntivitis de inclusión

La conjuntivitis de inclusión es una variedad de conjuntivitis causada por la bacteria Chlamydia trachomatis.

Los recién nacidos pueden resultar infectados por su madre mientras atraviesan la vagina; los adultos pueden resultar infectados por una exposición a secreciones genitales que contengan la bacteria.

Síntomas y tratamiento

De 5 a 14 días después del nacimiento, el niño infectado desarrolla una conjuntivitis grave con hinchazón de los párpados y la conjuntiva. Una secreción pegajosa de pus sale de los ojos. Los adultos suelen infectarse en un solo ojo. Los ganglios linfáticos próximos al oído pueden inflamarse. En raras ocasiones, esta enfermedad daña la córnea, generando áreas opacas y el crecimiento de vasos sanguíneos. En general los antibióticos no revierten semejante daño, pero pueden ayudar a prevenirlo si se administran a tiempo.

La mitad de los niños que tienen esta enfermedad también presentan una infección por clamidias de la garganta y la nariz y alrededor del 10 por ciento desarrolla neumonía. Al margen del alcance de la infección, la eritromicina en general logra curarla. En los adultos, la eritromicina u otros antibióticos, como la tetraciclina y la doxiciclina, también pueden utilizarse. La madre de un niño infectado o la pareja sexual de un adulto infectado también deberían someterse a tratamiento.

Queratoconjuntivitis vernal (primaveral)

La queratoconjuntivitis vernal es una inflamación recurrente de la conjuntiva, generalmente presente en ambos ojos, que puede dañar la superficie de la córnea.

Como esta enfermedad tiene un origen típicamente alérgico, suele presentarse de manera recurrente en la primavera o el verano. La queratoconjuntivitis vernal es más común en los niños; suele comenzar antes de la pubertad y desaparece antes de los 20 años.

Síntomas y tratamiento

Los síntomas consisten en un intenso picor, ojos rojos y llorosos, sensibilidad a la luz solar y una secreción espesa y pegajosa. En una de las variedades de esta enfermedad, la conjuntiva que se encuentra debajo del párpado superior resulta más afectada, pues se hincha y se torna de color rosa pálido a grisáceo, mientras que el resto de la conjuntiva se vuelve de color blanco lechoso. En otra de sus variedades, la conjuntiva que cubre el globo ocular se vuelve gruesa y grisácea. En ocasiones resulta dañada una pequeña área de la córnea, lo que causa dolor y una extrema sensibilidad a la luz. En general todos los síntomas desaparecen con el clima frío y se mitigan con el paso de los años.

Las gotas oftálmicas antialérgicas como el cromoglicato, la lodoxamida, el ketorolaco y la levocabastina son los tratamientos más seguros. Los antihistamínicos orales también pueden ayudar. Los corticosteroides son más potentes pero no deberían ser utilizados durante más de unas pocas semanas sin un control exhaustivo, porque pueden inducir aumento de la presión ocular, formación de cataratas y desarrollo de infecciones oportunistas.

Queratoconjuntivitis seca

La queratoconjuntivitis seca es una sequedad muy prolongada de ambos ojos que puede derivar en la deshidratación de la conjuntiva y la córnea.

Los ojos secos pueden ser un síntoma de enfermedades como la artritis reumatoide, el lupus eritematoso sistémico o el síndrome de Sjögren. Acompañando o no a estas enfermedades, los ojos secos son más comunes en las mujeres adultas.

Síntomas, diagnóstico y tratamiento

Una disminución de la producción de lágrimas o la pérdida de las lágrimas debido a la evaporación provoca irritación en el ojo y causa una sensación de quemazón.

Las lesiones diseminadas por la superficie del ojo aumentan la sensación de incomodidad y la sensibilidad a la luz intensa. En las fases más avanzadas de esta enfermedad, la superficie del ojo puede espesarse y desarrollar úlceras y cicatrices, y pueden formarse vasos sanguíneos. Si la cicatrización afecta a la córnea, la visión puede empeorar.

A pesar de que el médico en general puede diagnosticar la sequedad en los ojos sólo por los síntomas, la prueba de Schirmer (en la cual se coloca una banda de papel de filtro en el ángulo externo del párpado) puede medir la cantidad de humedad que baña el ojo. Los médicos examinan los ojos con una lámpara de hendidura (un microscopio que magnifica las estructuras del ojo) para determinar si se ha producido alguna lesión.

Las lágrimas artificiales (gotas para los ojos preparadas con sustancias que semejan las lágrimas reales) aplicadas a cortos intervalos de tiempo, en general pueden controlar el problema. Puede recurrirse a la cirugía para bloquear el flujo de lágrimas hacia la nariz y aumentar así la cantidad de lágrimas que bañen los ojos. En las personas con ojos muy secos, los párpados pueden coserse parcialmente para disminuir la evaporación de las lágrimas.

Epiescleritis

La epiescleritis es una inflamación de la esclerótica, una capa de tejido que se encuentra debajo de la conjuntiva.

En general, la inflamación afecta sólo a una pequeña porción del globo ocular y produce un área amarilla, ligeramente elevada. La epiescleritis no se asocia generalmente a ninguna otra enfermedad y tiende a desaparecer y aparecer de forma recurrente. A pesar de que con frecuencia no se precisa tratamiento, se pueden aplicar gotas con corticosteroides.

Escleritis

La escleritis es una inflamación profunda y extremadamente dolorosa de la esclerótica, que adopta un color púrpura, y que puede dañar gravemente la visión.

La escleritis puede acompañar a la artritis reumatoide y otras enfermedades relacionadas con ésta. En casos muy graves, esta inflamación produce la perforación del globo ocular y la pérdida del ojo.

La escleritis debe ser tratada, generalmente con medicamentos antiinflamatorios no esteroideos o con corticosteroides. Si una persona sufre de artritis reumatoide o no responde a los corticosteroides, existen fármacos que inhiben el sistema inmunológico, como la ciclofosfamida o la azatioprina, que pueden ser necesarios en estos casos.

Tumores no cancerosos

En la conjuntiva pueden aparecer dos clases de tumores no cancerosos (benignos). La pinguécula, una formación blanco-amarillenta que crece junto a la córnea, es estéticamente desagradable pero en general no provoca ningún problema grave y no necesita ser extirpada.

El pterigión, una formación carnosa de la conjuntiva dentro de la córnea, puede expandirse a través de esta última y distorsionar su forma, posiblemente causando astigmatismo y otros cambios en la visión. El pterigión es más común en climas calurosos y muy secos. Cualquiera de estos tumores puede ser extirpado por un especialista (oftalmólogo).

CAPÍTULO 222

Trastornos de la córnea

La córnea, la estructura en forma de cúpula que se halla en la parte frontal del ojo y que protege el iris y el cristalino además de ayudar a centralizar la luz en la retina, está formada por células y líquido y normalmente es clara. (• *V. recuadro, página 1060*) Las enfermedades o lesiones de la córnea pueden causar dolor y pérdida de la visión.

Queratitis punteada superficial

La queratitis punteada superficial es una enfermedad en la que las células de la superficie de la córnea mueren.

La causa puede ser una infección vírica, una infección bacteriana, la sequedad de los ojos, la exposición a los rayos ultravioleta (luz solar, lámparas solares o arcos de soldadura), la irritación debida al uso prolongado de lentes de contacto o la irritación provocada por las gotas oftálmicas o bien una reacción alérgica a las mismas. Esta enfermedad puede ser también el efecto secundario de la administración de ciertos medicamentos, como la vidarabina.

Síntomas y tratamiento

En general se siente dolor en los ojos, que se tornan llorosos, sensibles a la luz e inyectados de sangre, y la visión puede ser ligeramente borrosa. Cuando los rayos ultravioleta causan esta enfermedad, los síntomas generalmente no aparecen hasta al cabo de varias horas y duran uno o dos días. Cuando un virus provoca este proceso, el ganglio linfático que se encuentra delante de la oreja puede estar inflamado y doloroso.

Casi todas las personas que padecen esta enfermedad se recuperan por completo. Cuando la causa es un virus, no se necesita ningún tratamiento y la recuperación suele completarse en 3 semanas. Cuando la causa es una infección bacteriana, se recurre a los antibióticos y cuando es debida a la sequedad de los ojos, se aplica un tratamiento con pomadas y lágrimas artificiales (gotas oftálmicas preparadas con sustancias que estimulan las lágrimas reales). Cuando la causa es la exposición a los rayos ultravioleta o una irritación debida a las lentes de contacto, las pomadas con antibiótico, las gotas que dilatan la pupila (• *V. recuadro, página 1070*) y un parche en el ojo pueden ofrecer gran alivio. Finalmente, cuando la causa es una reacción ante un medicamento debe suspenderse su administración.

Úlcera de la córnea

La úlcera de la córnea (úlcera corneal) es una perforación de la córnea, generalmente debida a una infección provocada por bacterias, hongos, virus o la Acanthamoeba; *en otras ocasiones es consecuencia de una herida.*

Las bacterias (en general los estafilococos, pseudomonas, o neumococos) pueden infectar y ulcerar la córnea una vez que el ojo ha sufrido una herida, haya entrado en él un cuerpo extraño o esté irritado por las lentes de contacto.

Otras bacterias como los gonococos, y ciertos virus, como por ejemplo el herpes, también pueden provocar úlceras de la córnea. Los hongos pueden causar úlceras de crecimiento lento. En muy raras ocasiones, la deficiencia de vitamina A

Úlcera en la córnea

Ésta puede observarse como una lesión de color blanco sobre la córnea.

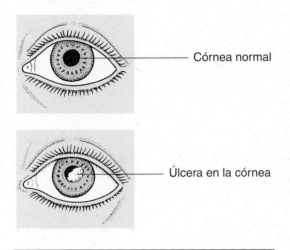

Córnea normal

Úlcera en la córnea

o de proteínas puede producir una ulceración de la córnea.

Cuando los párpados no se cierran correctamente para proteger el ojo y humedecer la córnea, pueden aparecer úlceras debidas a la sequedad y la irritación, incluso sin que exista una infección.

Síntomas y tratamiento

Las úlceras de la córnea producen dolor, sensibilidad a la luz y una mayor secreción de lágrimas, todo lo cual puede ser de carácter moderado. Puede aparecer un punto blanco amarillento de pus en la córnea. En ciertos casos, las úlceras aparecen sobre toda la córnea y pueden penetrar en profundidad. Cierta cantidad de pus puede acumularse además detrás de la córnea. Cuanto más profunda es la úlcera, más graves son los síntomas y las complicaciones.

Las úlceras de la córnea pueden cerrarse con un tratamiento, pero pueden dejar como secuelas un material turbio y fibroso que causa cicatrización e impide la visión. Otras complicaciones incluyen las infecciones persistentes, la perforación de la córnea, el desplazamiento del iris y la destrucción del ojo.

La úlcera de la córnea es una urgencia que debería ser tratada de inmediato por un especialista (oftalmólogo). Para apreciar claramente la úlcera, el médico puede aplicar gotas que contienen un colorante llamado fluoresceína. Puede ser necesario recurrir a una terapia con antibióticos y cirugía.

Infección por herpes simple

La manifestación inicial de la infección corneal por herpes simple *(• V. página 947)* (queratoconjuntivitis por herpes simple, queratitis) puede parecer una infección bacteriana leve porque los ojos están ligeramente doloridos, llorosos, rojos y sensibles a la luz.

La inflamación de la córnea nubla la visión. Sin embargo, la infección por herpes no responde a los antibióticos, como haría una infección bacteriana, y suele empeorar cada vez más.

Con mayor frecuencia, la infección produce sólo ligeros cambios en la córnea y desaparece sin tratamiento. En muy raras ocasiones, el virus penetra profundamente en la córnea, destruyendo su superficie. La infección puede ser recurrente, dañando aún más la superficie de la córnea. Las recurrencias pueden acabar en ulceración, cicatrización permanente y pérdida de la sensibilidad cuando se toca el ojo. El virus del herpes simple también puede provocar un incremento en el crecimiento de los vasos sanguíneos, empeoramiento de la visión o pérdida total de la misma.

El médico puede recetar un fármaco antivírico como la trifluridina, la vidarabina o la idoxuridina. Estos medicamentos en general se recetan en forma de pomada o solución que se aplica sobre el ojo varias veces al día. Sin embargo, no siempre son efectivos; en ciertos casos, deben administrarse otros fármacos por vía oral. A veces, para contribuir a acelerar la curación, el oftalmólogo tiene que raspar suavemente la córnea con un bastoncito con punta de algodón para eliminar las células muertas y las dañadas.

Infección por herpes zoster

El herpes zoster es un virus que crece en los nervios y puede diseminarse por la piel, provocando lesiones muy típicas. *(• V. página 948)* Esta enfermedad no necesariamente afecta al ojo, incluso cuando aparece en la cara y la frente. Pero si la división oftálmica del quinto nervio craneal (nervio trigeminal) resulta infectada, esta infección probablemente se extienda hacia el ojo. Esta infección produce dolor, enrojecimiento e hinchazón de los párpados.

Una córnea infectada puede hincharse y resultar gravemente dañada y desarrollar cicatrices. Las estructuras por detrás de la córnea pueden inflamarse (una enfermedad llamada uveítis) y la presión del ojo puede aumentar (un proceso conocido como glaucoma). Las complicaciones más comunes de la infección corneal incluyen el glaucoma permanente y la falta de sensibilidad cuando se toca la córnea.

Cuando el herpes zoster infecta la cara y amenaza el ojo, el tratamiento precoz con aciclovir administrado en forma oral durante 7 días reduce el riesgo de complicaciones oculares.

Los corticosteroides, generalmente en forma de gotas, también pueden resultar de gran ayuda. Las gotas de atropina suelen utilizarse con frecuencia para mantener la pupila dilatada y ayudar a evitar que aumente la presión ocular. Las personas de más de 60 años que tienen una buena salud general pueden notar que el hecho de tomar corticosteroides durante 2 semanas ayuda a evitar el dolor que puede tener lugar después de que desaparecen las llagas del herpes; este dolor se conoce como neuralgia postherpética.

Queratitis ulcerativa periférica

La queratitis ulcerativa periférica es una inflamación y ulceración de la córnea que suele aparecer en personas que padecen enfermedades del tejido conectivo como la artritis reumatoide.

Esta enfermedad empeora la visión, aumenta la sensibilidad a la luz y produce la sensación de que un cuerpo extraño está atrapado en el ojo. Probablemente se deba a una reacción autoinmune. (• *V. página 845*)

Entre las personas que padecen artritis reumatoide y queratitis ulcerativa periférica, alrededor del 40 por ciento mueren tras 10 años de la aparición de la queratitis ulcerativa periférica, a menos que se sometan a un tratamiento. Los tratamientos con medicamentos que inhiben el sistema inmunitario reducen el índice de mortalidad a un 8 por ciento en 10 años.

Queratomalacia

La queratomalacia (xeroftalmía, queratitis xerótica) es una enfermedad en la que la córnea se seca y se vuelve opaca debido a una deficiencia de vitamina A, proteínas y calorías en la dieta.

La superficie de la córnea muere y pueden aparecer úlceras e infecciones bacterianas. Las glándulas lagrimales y la conjuntiva también se ven afectadas, lo que deriva en una inadecuada producción de lágrimas y sequedad de los ojos.

La ceguera nocturna (visión muy deficiente en la oscuridad) puede desarrollarse debido a una deficiencia de vitamina A. Las gotas o pomadas con antibiótico pueden ayudar a curar las infecciones, pero es aún más importante corregir la falta de vitamina A con suplementos vitamínicos o bien solucionar la desnutrición con una dieta enriquecida o con suplementos.

Queratocono

Es una anomalía heredada de la forma de la córnea.

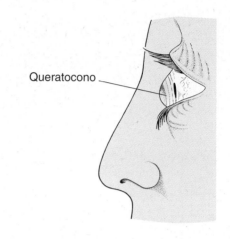

Queratocono

Queratocono

El queratocono es un cambio gradual de la forma de la córnea, que acaba pareciéndose a un cono.

La enfermedad comienza entre los 10 y los 20 años. Uno o ambos ojos pueden verse afectados, lo que produce grandes cambios en la visión y exige frecuentes cambios en la prescripción de gafas o lentes de contacto. Las lentes de contacto suelen corregir los problemas de visión mejor que las gafas, pero a veces el cambio de la forma de la córnea es tan intenso que las lentes de contacto no pueden ser utilizadas o bien no consiguen corregir la visión. En casos extremos, puede ser necesario realizar un trasplante de córnea. (• *V. recuadro, página 863*)

Queratopatía ampollar

La queratopatía ampollar es una tumefacción de la córnea que aparece con más frecuencia en los ancianos.

En casos excepcionales, la queratopatía ampollar tiene lugar tras una cirugía de los ojos, como la de cataratas. La tumefacción produce ampollas llenas de líquido sobre la superficie de la córnea que pueden romperse, causando dolor y disminuyendo la visión.

La queratopatía ampollar se trata reduciendo la cantidad de líquido en la córnea mediante soluciones salinas o lentes de contacto blandas. En muy raras ocasiones, es preciso hacer un trasplante de córnea.

Cataratas

Una catarata es una nubosidad (opacidad) en el cristalino del ojo que dificulta la visión.

Las cataratas producen una pérdida de la visión progresiva e indolora. Su origen en general no se conoce, a pesar de que en ciertos casos se producen debido a la exposición a los rayos X o a la luz solar muy intensa, ciertas enfermedades oculares inflamatorias, algunos fármacos (como los corticosteroides) o como una complicación de otras enfermedades, como la diabetes. Son muy comunes en los ancianos, aunque algunos bebés pueden nacer ya con cataratas (cataratas congénitas).

Síntomas

Como toda la luz que entra en el ojo debe pasar por el cristalino, cualquier parte de éste que bloquee, distorsione o haga que la luz se torne difusa puede provocar una mala visión. El deterioro de la visión depende de la localización de la catarata y de lo densa (madura) que está sea.

Frente a la luz intensa, la pupila se contrae, estrechando el cono de luz que entra al ojo, de tal manera que no puede pasar fácilmente por la catarata. En consecuencia, las luces intensas son especialmente molestas para muchas personas que padecen cataratas, quienes perciben halos alrededor de las luces, brillos y dispersión de la luz. Estos problemas son particularmente molestos cuando la persona pasa de la oscuridad a un ambiente muy iluminado o intenta leer con una lámpara de luz muy intensa. Las personas con cataratas que también toman medicación para el glaucoma, la cual constriñe las pupilas, pueden sufrir una mayor dificultad para la visión.

Una catarata en la parte posterior del cristalino (catarata posterior subcapsular) interfiere particularmente con la visión cuando la luz es muy intensa. Este tipo de catarata afecta la visión más que otras cataratas porque la opacidad se encuentra en el punto en que se cruzan los rayos de luz.

De forma sorprendente, una catarata en la parte central del cristalino (catarata nuclear) puede mejorar la visión al principio. La catarata hace que la luz sea enfocada nuevamente, mejorando la visión de los objetos cercanos al ojo. Los ancianos, que tienen dificultades para ver las cosas que están cerca, descubren sorprendidos que son capaces de leer nuevamente sin gafas, un fenómeno que suele describirse como el nacimiento de una segunda vista.

A pesar de que las cataratas en general no son dolorosas, en algunas raras ocasiones provocan hinchazón en el cristalino y una mayor presión en el ojo (glaucoma), lo que sí puede resultar doloroso.

Diagnóstico y tratamiento

El médico puede ver una catarata mientras examina el ojo con un oftalmoscopio (un instrumento utilizado para visualizar la parte interior del ojo). Utilizando un instrumento llamado lámpara de hendidura, el médico puede ver la localización exacta de la catarata y la extensión de su opacidad.

En general, las personas que presentan una catarata pueden determinar cuándo desean que se la extirpen quirúrgicamente. Cuando las personas se sienten inseguras, incómodas o son incapaces de realizar sus tareas probablemente sea el momento para la cirugía. No tiene ningún sentido someterse a la cirugía antes de ese punto.

Antes de decidirse por la cirugía, la persona con cataratas puede intentar otros tratamientos. Las gafas y las lentes de contacto pueden mejorar la visión. Para ciertas clases de cataratas en personas que no presentan glaucoma, las medicaciones que mantienen la pupila dilatada pueden ser de gran ayuda. El hecho de usar gafas de sol ante la luz intensa y de recurrir a lámparas con luz refleja en lugar de luz directa disminuye los brillos y mejora la visión.

La cirugía de cataratas, que puede llevarse a cabo en personas de cualquier edad, generalmene no necesita anestesia general ni siquiera una noche de

---

Las cataratas y su efecto sobre la visión

A la izquierda, un cristalino normal recibe luz y la enfoca sobre la retina. A la derecha, una catarata obstaculiza el enfoque de parte de la luz, que atraviesa el cristalino y llega a la retina distorsionada.

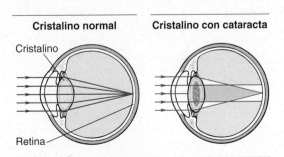

Cristalino normal   **Cristalino con cataracta**

Cristalino

Retina

hospitalización. Durante la intervención, se extirpa el cristalino y en general se inserta uno de plástico o de silicona; el cristalino artificial recibe el nombre de implante de cristalino. Sin un implante de cristalino, la persona suele necesitar lentes de contacto. Si no puede usar una lente de contacto, puede intentar usar gafas, que son de cristal muy ancho y tienden a distorsionar la visión.

La operación de cataratas es muy común y en general segura. En muy raras ocasiones, tras la operación la persona puede desarrollar una infección o una hemorragia en el ojo que puede derivar en una seria pérdida de la visión. Los ancianos en particular deberían organizarse de antemano para contar con ayuda en casa durante algunos días después de la operación. Durante unas pocas semanas tras la intervención, se utilizan gotas o pomadas para prevenir las infecciones, reducir la inflamación y favorecer la curación. Para proteger el ojo de cualquier lesión, la persona usa gafas o un escudo de metal hasta que la curación se haya completado, en general tras pocas semanas. La persona operada visita al médico al día siguiente de la operación y luego generalmente a la semana o cada dos semanas durante 6 semanas. A veces la persona desarrolla una opacidad detrás del implante de cristalino tras algunas semanas o incluso años de ser implantado. En general, esta clase de opacidad puede ser tratada con láser.

CAPÍTULO 224

Trastornos de la úvea

La úvea, también llamada tracto uveal, consta de tres estructuras: el iris, el cuerpo ciliar y la coroides. El iris, el anillo coloreado que rodea la pupila negra, se abre y cierra como la lente de una cámara. El cuerpo ciliar es el conjunto de músculos que ensanchan el cristalino para que el ojo pueda enfocar los objetos cercanos y que lo hace más delgado al enfocar los más distantes. La coroides es el revestimiento interior del ojo que se extiende desde el extremo de los músculos ciliares hasta el nervio óptico, localizado en la parte posterior del ojo.

Uveítis

La uveítis es la inflamación de cualquier parte de la úvea.

Puede inflamarse sólo una parte o la totalidad de la úvea. La inflamación limitada a parte de la úvea puede recibir el nombre de la zona involucrada; por ejemplo, iritis (inflamación del iris) o coroiditis (inflamación de la coroides).

La uveítis tiene muchas causas posibles, algunas de las cuales se limitan al ojo mientras que otras afectan todo el cuerpo.

Alrededor del 40 por ciento de las personas con uveítis tienen una enfermedad que también afecta otros órganos del cuerpo. Al margen de la causa, la uveítis puede dañar rápidamente el ojo y producir complicaciones prolongadas como el glaucoma, las cataratas y el desprendimiento de la retina.

Síntomas y diagnóstico

Los primeros síntomas de la uveítis pueden ser sutiles. La visión puede tornarse nubosa o la persona puede ver puntos negros flotantes. El dolor agudo, el enrojecimiento del blanco del ojo (la esclerótica) y la sensibilidad a la luz son particularmente comunes en la iritis. El médico puede ser capaz de ver vasos sanguíneos prominentes en el borde del iris, sutiles cambios en la córnea y un entubamiento del líquido que llena el ojo (humor vítreo). El médico establece el diagnóstico basándose en los síntomas y los hallazgos tras el examen físico.

Tratamiento

El tratamiento debe comenzar lo antes posible para evitar las lesiones permanentes y casi siempre incluye el uso de corticosteroides y medicamentos para dilatar las pupilas. Otros fármacos pueden ser utilizados para tratar causas específicas; por ejemplo, pueden administrarse fármacos antiinfecciosos para eliminar bacterias o parásitos.

Endoftalmitis

La endoftalmitis es una inflamación posiblemente producida por una infección bacteriana o fúngica y que afecta a todas las capas internas del ojo, el líquido del ojo (humor vítreo) y el blanco del ojo (esclerótica).

La causa de una infección puede ser una herida que perfora el ojo, la cirugía o las bacterias que han llegado hasta el ojo por el torrente circulatorio.

La úvea

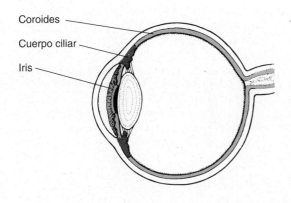

Coroides
Cuerpo ciliar
Iris

Causas más frecuentes de uveítis

Espondilitis anquilosante
Síndrome de Reiter
Artritis reumatoide juvenil
Uveítis granulomatosa de la pars plana
Toxoplasmosis
Infección por citomegalovirus
Necrosis retiniana aguda
Toxocariasis
Coriodopatía
Histoplasmosis
Tuberculosis
Sífilis
Síndrome de Behçet
Oftalmía simpática
Síndrome de Vogt-Koyanagi-Harada
Sarcoidosis
Sarcoma o linfoma

Los síntomas, casi siempre intensos, incluyen dolor, enrojecimiento del blanco del ojo, extrema sensibilidad a la luz y pérdida de la visión.

La endoftalmitis es una urgencia médica. El tratamiento debe comenzar de inmediato; un retraso incluso de pocas horas puede derivar en ceguera. De inmediato se administran antibióticos y corticosteroides. Quizás se necesite recurrir a la cirugía para drenar el líquido que se encuentra dentro del globo ocular.

Melanoma de coroides

El melanoma (• *V. página 1027*) de coroides es el cáncer más frecuente que se desarrolla en el ojo, pero es rara su ocurrencia en la etnia negra. Generalmente la enfermedad no interfiere con la visión durante sus primeras etapas y puede ser detectada en un examen oftalmológico de rutina. El diagnóstico preventivo es importante porque la posibilidad de curar el melanoma de coroides está relacionada con el tamaño del tumor. Si es pequeño, el tratamiento con láser o un implante de materiales radiactivos puede salvar el ojo y la visión. Si el tumor es grande, es necesario extirpar el ojo. Si el cáncer no se extirpa, puede extenderse hacia la cavidad ocular (órbita), pasar al flujo sanguíneo y diseminarse a otros órganos, provocando la muerte.

CAPÍTULO 225

Trastornos de la retina

La retina es la membrana sensible a la luz localizada en la superficie interna de la parte posterior del ojo. El nervio óptico se extiende desde el cerebro hasta aproximadamente el centro de la retina y luego se ramifica. El área central de la retina, llamada mácula, contiene la mayor densidad de nervios sensibles a la luz y en consecuencia produce la mejor resolución visual. La vena y la arteria retinianas llegan a la retina cerca del nervio donde se ramifican siguiendo el recorrido de los nervios. Al igual que el nervio óptico y sus ramificaciones, la retina también cuenta con una importante cantidad de vasos que llevan sangre y oxígeno.

La córnea y el cristalino, que se hallan cerca de la parte más anterior del ojo, concentran la luz sobre la retina. Luego, las ramificaciones del nervio óptico captan las señales de luz y el nervio óptico las transmite hacia el cerebro, donde se interpretan como imágenes visuales.

Degeneración macular

La degeneración macular es una enfermedad en la cual la mácula, la parte central y más vital de la retina, se deteriora.

La enfermedad afecta a los ancianos, es igualmente común entre los varones y las mujeres, y es más frecuente en las personas de piel blanca que en las de piel negra. La causa es desconocida, pero la enfermedad tiende a aparecer en el seno de una misma familia.

Existen dos formas de degeneración macular. En la degeneración macular atrófica (seca), un pigmento se deposita en la mácula sin dejar evidencia de costras, sangre o pérdida de ningún otro líquido. En la degeneración macular exudativa (húmeda), el material perdido (exudado) forma un montículo, en general rodeado de pequeñas hemorragias. Finalmente, el montículo se contrae y deja una cicatriz. Ambas formas de degeneración macular generalmente afectan los dos ojos al mismo tiempo.

Síntomas y tratamiento

La degeneración macular produce una pérdida indolora de la visión. Ocasionalmente, el primer síntoma es una distorsión en un solo ojo, por lo que las líneas delgadas y rectas parecen sinuosas. A veces el médico puede notar claramente ciertos cambios físicos cerca de la mácula incluso antes de que aparezcan los síntomas. La degeneración macular puede dañar gravemente la visión, pero rara vez conduce a la ceguera total. La visión en los bordes externos del campo visual (visión periférica) y la capacidad para discernir el color no resultan afectadas.

Prácticamente no existe tratamiento para la degeneración macular. Sin embargo, cuando crecen nuevos vasos sanguíneos dentro o alrededor de la mácula, la fotocoagulación con láser en ocasiones puede destruirlos antes de que causen más daño.

Desprendimiento de retina

El desprendimiento de retina es la separación de la retina de la parte de debajo que la sostiene.

La red de nervios que conforman la parte de la retina sensible a la luz forma una delgada película que se adhiere firmemente al tejido que lo sostiene por debajo. Cuando estas dos capas se separan, la retina no puede funcionar y, a menos que se las vuelva a unir, puede resultar dañada para siempre.

El desprendimiento puede comenzar en un área reducida, pero si no se trata, toda la retina puede des-

La retina

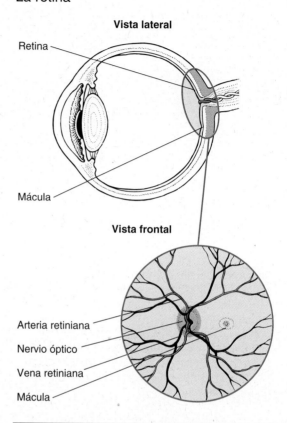

Vista lateral

Retina

Mácula

Vista frontal

Arteria retiniana

Nervio óptico

Vena retiniana

Mácula

prenderse. En una variedad de desprendimiento, la retina literalmente se rompe. Esta variedad en general se presenta en personas miopes o que han sido sometidas a una operación de cataratas o han sufrido una lesión ocular. En otra variedad, la retina no se rompe pero se separa del tejido que tiene debajo. La retina se separa cuando el movimiento del líquido dentro del ojo tira de la retina o bien cuando el fluido se introduce entre la retina y el tejido subyacente y las separa, arrancando la retina.

Síntomas

El desprendimiento de retina es indoloro pero puede crear imágenes de formas irregulares flotando o destellos luminosos y puede nublar la visión. La pérdida de la visión comienza en una parte del campo visual y a medida que avanza el desprendimiento la pérdida de visión se extiende. Si el área macular de la retina se desprende, la visión se deteriora rápidamente y todo se torna borroso.

Un especialista de los ojos (oftalmólogo) examina la retina mediante un oftalmoscopio (un instrumento

El oftalmoscopio

El oftalmoscopio es un instrumento que permite examinar la parte interna del ojo. El instrumento cuenta con un espejo angulado, varias lentes y una fuente de luz. Con este aparato, el médico puede ver el humor vítreo (fluido del ojo), la retina, la cabeza del nervio óptico y la vena y la arteria retinianas.

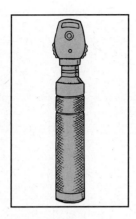

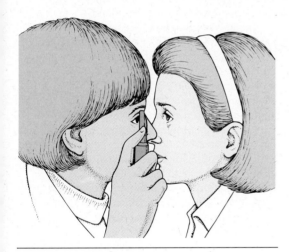

utilizado para ver la parte interna del ojo) (• *V. recuadro, página 1081*) y en general puede ver el desprendimiento. Si el desprendimiento no es visible, un examen con ultrasonidos puede evidenciarlo.

Tratamiento y pronóstico

La persona que experimente una repentina pérdida de visión debería consultar a un oftalmólogo de inmediato. A la hora de decidir si utilizar láser o terapia por congelación o bien recurrir a una operación, el médico considera la clase de desprendimiento y su causa.

Si la mácula permanece unida, el pronóstico es excelente. Si la retina vuelve a pegarse dentro de las 48 horas, el pronóstico es bueno. Sin embargo, si la retina ha estado despegada durante más tiempo o si ha habido hemorragia o cicatrización, el pronóstico no es bueno.

Retinitis pigmentaria

La retinitis pigmentaria es una rara alteración hereditaria en la que la retina degenera de forma lenta y progresiva, conduciendo finalmente a la ceguera.

Algunas formas de retinitis pigmentaria son dominantes, y requieren de un solo gen de cualquiera de los padres; otras dependen del cromosoma X, y por tanto necesitan un solo gen de la madre. En algunas personas, en su mayoría varones, también aparece una forma hereditaria de pérdida de la audición.

Las células sensibles a la luz (bastones) de la retina, que son responsables de la visión cuando hay poca luz, gradualmente degeneran, por lo que la visión empeora en la oscuridad. Los primeros síntomas suelen comenzar en la primera infancia. Con el paso del tiempo, tiene lugar una pérdida progresiva de la visión periférica. En las últimas etapas de la enfermedad, la persona cuenta con una pequeña área de visión central y un pequeño resto de visión periférica (visión en túnel).

Al examinar la retina con un oftalmoscopio, el médico nota cambios específicos que sugieren el diagnóstico. Varias pruebas pueden ayudar a determinar el diagnóstico y el examen de los miembros de la familia puede establecer la modalidad de la herencia. Ningún tratamiento puede detener la progresión del daño a la retina.

Trastornos de los vasos sanguíneos

Los trastornos de los vasos sanguíneos que afectan al ojo incluyen hemorragias, un inadecuado suministro de sangre y la obstrucción de los vasos. Dichos trastornos pueden tener graves consecuencias, puesto que pueden dañar la retina, a veces de forma permanente, y derivar en una visión deficiente e incluso en la ceguera. También indican que la persona corre un elevado riesgo de presentar otros problemas, como por ejemplo un ictus.

Retinopatía arteriosclerótica

En esta enfermedad, las arterias pequeñas que llevan sangre al ojo se bloquean parcialmente debido a que sus paredes se han engrosado. Mediante el uso del oftalmoscopio, el médico puede ver un vaso sanguíneo engrosado y otras señales de un menor suministro de sangre a la retina. A pesar de que el engrosamiento en sí mismo en general no daña la visión, indica que los vasos sanguíneos en ésta y otras partes del cuerpo no están sanos y que se necesita prevención y tratamiento. (• *V. página 121*)

Retinopatía hipertensiva

Esta enfermedad se presenta cuando la presión arterial se torna extremadamente alta, como en los casos de hipertensión severa, hipertensión maligna y toxemia del embarazo. A medida que la enfermedad avanza, se escapa sangre dentro de la retina. Algunos sectores de la retina resultan dañados porque el suministro de sangre es inadecuado y, con el paso de los años, se acumula grasa en la retina. El nervio óptico puede hincharse, una situación llamada papiledema. (• V. página 1085) Dicha tumefacción indica que la presión en el cerebro es demasiado alta. Todos estos cambios empeoran la visión y requieren un tratamiento urgente.

La finalidad del tratamiento es hacer descender la alta presión arterial, que es la raíz del problema. Cuando la presión arterial es muy alta y representa una amenaza para la vida, es necesario comenzar el tratamiento de inmediato para salvar la vista y evitar otras complicaciones.

Obstrucción de la arteria retiniana

La arteria retiniana es el mayor vaso que suministra sangre a la retina. Si está bloqueada, el ojo afectado repentinamente pierde la visión, aunque sin dolor. La obstrucción puede deberse a la aterosclerosis, un coágulo de sangre o un glóbulo de grasa (en general, grasa que escapó de la médula ósea tras una fractura y llegó como un émbolo, a través del flujo sanguíneo). Otra causa importante, en especial en los ancianos, es la inflamación de los vasos sanguíneos de la cabeza (arteritis temporal). *Es necesario comenzar un tratamiento de inmediato para preservar la visión.*

Obstrucción de la vena retiniana

La vena retiniana es el vaso principal que transporta sangre desde la retina. Su obstrucción hace que las venas más pequeñas de la retina se hinchen y se vuelvan tortuosas. La superficie de la retina se congestiona e hincha y puede producirse un escape de sangre en la retina. La obstrucción de la vena retiniana tiene lugar principalmente en las personas ancianas que padecen de glaucoma, diabetes, presión arterial elevada, o enfermedades que espesan la sangre, como un número anormalmente alto de glóbulos rojos.

La obstrucción de la vena retiniana provoca una pérdida indolora de la visión que tiene lugar de forma mucho más lenta que en los casos de obstrucción de la arteria retiniana. Los cambios permanentes que se observan consisten en la forma-

ción de vasos sanguíneos nuevos y anormales en la retina y la aparición de glaucoma. La angiografía con fluoresceína (un procedimiento en el cual el médico inyecta un colorante en una vena, espera que llegue a la retina y, a continuación, hace fotografías de esta última) ayuda a determinar el alcance del daño y la planificación del tratamiento. El tratamiento con láser puede ser utilizado para destruir los vasos anormales.

Retinopatía diabética

La diabetes puede producir dos clases de cambios que se encuentran entre las principales causas de ceguera: la retinopatía no proliferativa y la proliferativa. Estos cambios pueden presentarse tanto en las personas diabéticas tratadas con insulina como en las que no reciben este tratamiento.

La diabetes afecta la retina porque los altos valores de azúcar (glucosa) en la sangre engruesan las paredes de los pequeños vasos sanguíneos, pero al mismo tiempo las debilitan y en consecuencia las tornan más proclives a la deformación y a las fugas de sangre. El alcance de la retinopatía y la pérdida de la visión se encuentran en directa relación con el control de las concentraciones de azúcar en sangre y, más importante aún, con el tiempo que la persona lleva padeciendo la diabetes. En general, la retinopatía no se desarrolla hasta por lo menos 10 años después del inicio de la enfermedad.

En **la retinopatía no proliferativa (de fondo)**, pequeños capilares de la retina se rompen y comienzan a perder sangre. El área que rodea cada rotura en los capilares se hincha, formando pequeños sacos en los cuales se depositan las proteínas de la sangre. El médico diagnostica esta enfermedad examinando la retina. La angiografía con fluoresceína (un procedimiento en el cual el médico inyecta un colorante dentro de una vena, espera a que llegue a la retina y luego hace fotografías de esta última) ayuda a determinar el alcance de la enfermedad. En sus fases iniciales, la retinopatía no proliferativa no produce ceguera. Las pequeñas hemorragias retinianas pueden distorsionar partes del campo visual o, si se encuentran cerca de la mácula, pueden nublar la visión.

En **la retinopatía proliferativa**, el daño a la retina estimula el crecimiento de nuevos vasos sanguíneos. Este crecimiento puede parecer beneficioso, pero no lo es. Los nuevos vasos sanguíneos crecen de forma anormal, lo que conlleva cicatrización y, en ocasiones, un desprendimiento de retina. Pueden crecer o sangrar dentro de la cavidad vítrea. La retinopatía proliferativa es mucho más perjudicial para la visión que la retinopatía no proliferativa y puede ocasionar ceguera total o casi total.

Prevención y tratamiento

La mejor forma de evitar la retinopatía diabética consiste en controlar la diabetes y mantener la presión arterial a niveles normales. Las personas diabéticas deberían someterse a exámenes visuales anuales 5 años después de que se les diagnostique la diabetes, para que el tratamiento necesario pueda comenzarse de manera precoz y así se salve la visión.

El tratamiento consiste en la fotocoagulación por láser, en la que un rayo láser se aplica sobre el ojo para destruir los nuevos vasos sanguíneos y sellar los que presentan pérdidas. Este tratamiento es indoloro porque la retina percibe las sensaciones dolorosas.

Si la hemorragia de los vasos dañados ha sido grande, puede ser necesario recurrir a la cirugía para extraer la sangre que ha entrado en el humor vítreo (un procedimiento llamado vitrectomía). La visión mejora tras la vitrectomía y el humor vítreo es gradualmente reemplazado.

CAPÍTULO 226

Glaucoma

El glaucoma es un trastorno en el cual aumenta la presión dentro del globo ocular, dañando el nervio óptico y causando pérdida de visión.

Tanto la cámaras frontal (anterior) como la trasera (posterior) del ojo están llenas de un fino fluido llamado humor acuoso. Normalmente, el fluido es producido en la cámara posterior, pasa por la pupila hacia la cámara anterior y luego sale del ojo a través de unos canales específicos (canales de salida). Si la corriente de fluido resulta interrumpida, generalmente debido a una obstrucción que evita que el fluido salga fuera de la cámara anterior, la presión aumenta.

En general, el glaucoma no tiene una causa conocida; sin embargo, en ocasiones afecta a miembros de una misma familia. Si los canales de salida están abiertos, el trastorno recibe el nombre de glaucoma de ángulo abierto. Si los canales están bloqueados por el iris, la enfermedad se denomina glaucoma de ángulo cerrado.

El oftalmólogo o el optometrista pueden medir la presión en la cámara anterior, llamada presión o tensión intraocular, utilizando un procedimiento simple e indoloro llamado tonometría. En general, las mediciones que superan los 20 a 22 milímetros indican una presión elevada. En algunos casos, el glaucoma tiene lugar incluso cuando las presiones son normales. A veces deben realizarse varias mediciones con el paso del tiempo para determinar que se trata de un problema de glaucoma. Un examen con un oftalmoscopio (un instrumento utilizado para ver dentro del ojo) puede revelar cambios visibles en el nervio óptico causados por el glaucoma. En ocasiones, el especialista usa una lente especial para observar los canales de salida; este procedimiento recibe el nombre de gonioscopia.

El glaucoma produce una pérdida de la visión periférica o puntos ciegos en el campo visual. Para determinar si dichos puntos ciegos existen, el especialista pide a la persona que mire de frente hacia un punto central y le indique cuando puede ver luz. La prueba puede ser llevada a cabo usando tanto una pantalla y un puntero como un instrumento automático que usa puntos de luz.

Glaucoma de ángulo abierto

En el glaucoma de ángulo abierto, el fluido drena demasiado lentamente desde la cámara anterior. La presión se eleva gradualmente (casi siempre en ambos ojos) lesionando el nervio óptico y causando una lenta pero progresiva pérdida de la visión. La pérdida de visión comienza en los extremos del campo visual y, si no se trata, acaba extendiéndose por todo el resto del campo visual y finalmente produce ceguera.

La forma más frecuente de glaucoma, el glaucoma de ángulo abierto, es común después de los 35 años pero ocasionalmente aparece en niños. La enfermedad tiende a aparecer en varios miembros de una familia y es más común entre las personas diabéticas o miopes. El glaucoma de ángulo abierto se desarrolla con más frecuencia y puede ser más grave en las personas de etnia negra.

Síntomas y diagnóstico

Al principio, la mayor presión ocular no produce ningún síntoma. Los síntomas posteriores pueden incluir un estrechamiento de la visión periférica, ligeros dolores de cabeza y sutiles trastornos visuales, como ver halos alrededor de la luz eléctrica o tener dificultad para adaptarse a la oscuridad. Finalmente, la persona puede acabar presentando visión en túnel

Drenaje normal del fluido

El fluido se produce en la cámara posterior, pasa por la pupila hasta la cámara anterior y luego drena a través de los canales de salida.

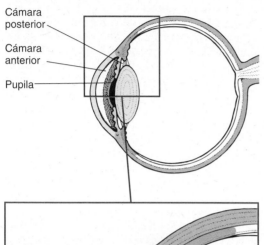

Cámara posterior

Cámara anterior

Pupila

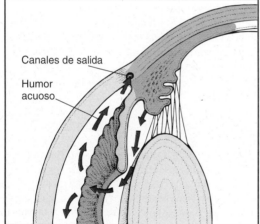

Canales de salida

Humor acuoso

(un estrechamiento extremo de los campos visuales que dificulta ver objetos a ambos lados cuando se mira al frente).

El glaucoma de ángulo abierto puede no causar ningún síntoma hasta que se produce una lesión irreversible. En general, el diagnóstico se establece verificando la presión intraocular. En consecuencia, cualquier examen ocular de rutina debería incluir una medición de la presión intraocular.

Tratamiento

El tratamiento tiene más probabilidades de tener éxito si se comienza de inmediato. Cuando la visión ha disminuido mucho, el tratamiento puede evitar nuevos deterioros, pero en general no puede restablecer la visión completamente.

Las gotas para los ojos según prescripción médica en general pueden controlar el glaucoma de ángulo abierto. En la mayoría de los casos, la primera medicación en forma de gotas que se receta es un betabloqueador (como timolol, betaxolol, carteolol, levobunolol o metipranolol) que probablemente disminuirá la producción de fluido en el ojo. La pilocarpina, que constriñe las pupilas y aumenta la salida de fluido de la cámara anterior, también resulta de gran ayuda. Otros medicamentos útiles (como la adrenalina, la dipivefrina y el carbacol) actúan tanto mejorando la salida como disminuyendo la producción de fluido. Un inhibidor de la anhidrasa carbónica, como la acetazolamida, puede tomarse por vía oral, o bien se puede recurrir a la dorzolamida en forma de gotas para los ojos.

Si la medicación no puede controlar la presión ocular o si los efectos secundarios son intolerables, el cirujano oftalmólogo puede aumentar el drenaje desde la cámara anterior utilizando una terapia con láser para crear un orificio en el iris o bien recurriendo a la cirugía para seccionar parte del iris.

Glaucoma de ángulo cerrado

El glaucoma de ángulo cerrado provoca ataques súbitos de aumento de presión, en general en un ojo. En las personas que padecen esta enfermedad, el espacio entre la córnea y el iris (por donde sale el fluido fuera del ojo) es más estrecho de lo normal. Cualquier factor que provoque la dilatación de la pupila (una escasa iluminación, las gotas oftálmicas indicadas para dilatar la pupila antes de un examen ocular o ciertas medicaciones orales o inyectadas) puede hacer que el iris bloquee el drenaje de fluido. Cuando ello sucede, la presión intraocular aumenta de improviso.

Síntomas

Un episodio de glaucoma de ángulo cerrado agudo produce síntomas repentinos. Puede provocar un ligero empeoramiento de la visión, halos de color alrededor de las luces y dolor en el ojo y la cabeza. Estos síntomas pueden durar sólo unas pocas horas antes de que tenga lugar un ataque más grave. Éste produce una rápida pérdida de la visión y un repentino y agudo dolor pulsátil en el ojo. Las náuseas y los vómitos son comunes y pueden hacer que el médico piense que el problema radica en el aparato digestivo. El párpado se hincha y el ojo se torna lloroso y rojo. La pupila se dilata y no se cierra normalmente en respuesta a la luz intensa.

A pesar de que la mayoría de los síntomas desaparecen con una medicación adecuada, los ataques pueden recurrir. Cada ataque reduce cada vez más el campo visual.

Tratamiento

Varias medicaciones pueden ser utilizadas para disminuir rápidamente la presión ocular durante un ataque agudo de glaucoma de ángulo cerrado, por ejemplo, beber una mezcla, según prescripción, de glicerina y agua puede reducir la elevada presión y detener un ataque. Los inhibidores de la anhidrasa carbónica, como la acetazolamida, también son útiles si se toman al comienzo del ataque. Las gotas de pilocarpina constriñen la pupila, lo que a su vez tira del iris y, en consecuencia, los canales de salida se desbloquean. Las gotas betabloqueadores también se utilizan para controlar la presión.

Después de un ataque, el tratamiento en general continúa tanto con gotas para los ojos como con varias dosis de un inhibidor de la anhidrasa carbónica. En casos graves, se administra manitol intravenoso para reducir la presión.

La terapia con láser, cuyo fin es crear un orificio en el iris para favorecer el drenaje, ayuda a evitar ataques ulteriores y suele curar el trastorno de forma permanente. Si la terapia con láser no resuelve el problema, se recurre a la cirugía para crear un orificio en el iris. Si ambos ojos presentan canales de salida estrechos, los dos pueden ser tratados, aun cuando los ataques hayan afectado sólo a uno de ellos.

Glaucoma secundario

El glaucoma secundario se produce porque el ojo ha sido dañado por una infección, inflamación, tumor, una gran catarata o cualquier trastorno ocular que interfiera con el drenaje de fluido desde la cámara anterior. Las enfermedades inflamatorias, como la uveítis, se encuentran entre los trastornos más comunes. Otras causas frecuentes incluyen la obstrucción de la vena oftálmica, las lesiones oculares, la cirugía ocular y las hemorragias dentro del ojo. Algunos medicamentos, como los corticosteroides, también pueden aumentar la presión en el ojo.

El tratamiento del glaucoma secundario depende de su causa. Por ejemplo, cuando la causa es la inflamación, suele recurrirse a los corticosteroides para reducirla, además de a otros medicamentos que mantienen abierta la pupila. En ocasiones es necesario llegar a la cirugía.

CAPÍTULO 227

Trastornos del nervio óptico

Los pequeños nervios de la retina (la superficie interna de la parte posterior del ojo) perciben la luz y transmiten impulsos hacia el nervio óptico, que los transporta hacia el cerebro. Un problema en cualquier punto del nervio óptico y sus ramificaciones, o bien una lesión en las áreas posteriores del cerebro que perciben los estímulos visuales, pueden provocar cambios en la visión.

Los nervios ópticos siguen una ruta inusual desde los ojos hasta la parte posterior del cerebro. Cada nervio se divide y la mitad de sus fibras cruzan hacia el lado opuesto en una zona que se denomina quiasma óptico. Debido a esta disposición anatómica, las lesiones en el recorrido del nervio óptico provocan patrones peculiares de pérdida de la visión. Si el nervio óptico resulta dañado entre el globo ocular y el quiasma óptico, la persona puede quedar ciega de ese ojo. Pero si el problema radica en la parte posterior del recorrido del nervio óptico, se puede perder la visión en sólo la mitad del campo visual de ambos ojos, una enfermedad llamada hemianopsia.

Si ambos ojos pierden la visión periférica, la causa puede ser una lesión en el quiasma óptico. Si ambos ojos pierden la mitad de su campo visual del mismo lado (por ejemplo, el lado derecho) se debe generalmente a una lesión en el recorrido del nervio óptico localizada en el lado opuesto del cerebro (el izquierdo) y provocada por un ictus, una hemorragia o un tumor.

Papiledema

El papiledema es una enfermedad en la que la alta presión en el cerebro hace que el nervio óptico se hinche en el punto en que entra en el ojo.

La enfermedad, que casi siempre afecta ambos ojos, en general se produce debido a un tumor cerebral o un absceso, lesiones traumáticas en la cabeza, hemorragias en el cerebro, infección del cerebro o sus membranas (meninges), seudotumor cerebral, trombosis del seno cavernoso o presión arterial muy alta. Las enfermedades pulmonares graves también

El recorrido de la visión

El nervio óptico de cada ojo se divide y la mitad de las fibras nerviosas de cada lado cruzan hasta el lado opuesto, en el quiasma óptico. Debido a esta disposición, el cerebro recibe la información tanto del campo visual izquierdo como del derecho a través de ambos nervios ópticos.

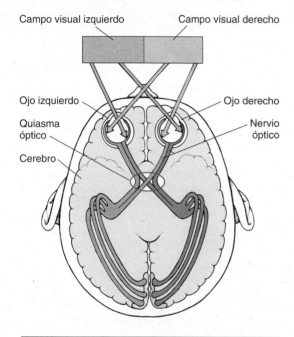

Campo visual izquierdo — Campo visual derecho
Ojo izquierdo — Ojo derecho
Quiasma óptico — Nervio óptico
Cerebro

pueden incrementar la presión en el cerebro, causando papiledema.

Al principio, el papiledema puede causar dolor de cabeza sin afectar la visión. El tratamiento depende de qué es lo que causa la alta presión en el cerebro. Puede ser necesario recurrir a la medicación o a la cirugía para aliviar la presión. Si la alta presión no se reduce rápidamente, el nervio óptico y el cerebro pueden resultar dañados de forma permanente.

Papilitis

La papilitis (neuritis óptica) es la inflamación del extremo del nervio óptico que entra en el ojo.

La papilitis puede tener varias causas, aunque la causa exacta casi nunca se sabe. En personas mayores de 60 años, la arteritis temporal es una de las causas más importantes. La papilitis también puede deberse a trastornos víricos e inmunológicos.

A pesar de que la papilitis en general afecta sólo un ojo, también puede presentarse en ambos. El resultado es la pérdida de visión, que puede oscilar entre un pequeño punto ciego hasta la ceguera absoluta en un plazo de un día o dos. En ocasiones, la pérdida es permanente. La persona puede sentir dolor o no sentirlo en absoluto.

Para establecer el diagnóstico, el médico comprueba si la visión es normal en todas las áreas, examina el nervio óptico con un oftalmoscopio (un instrumento utilizado para ver el interior del ojo) y verifica que las pupilas respondan normalmente a la luz. En ciertos casos, es necesario realizar una tomografía computadorizada (TC) o una resonancia magnética (RM).

El tratamiento depende de la causa. En general, los corticosteroides constituyen la terapia de primera elección.

Neuritis retrobulbar

La neuritis retrobulbar es la inflamación de la porción del nervio óptico localizada detrás del ojo; en general afecta sólo un ojo.

Varias enfermedades pueden inflamar y en consecuencia dañar el área. Frecuentemente la causa es la esclerosis múltiple. Pero también muchas otras enfermedades pueden provocar neuritis retrobulbar. En ocasiones, resulta imposible descubrir la causa.

La neuritis retrobulbar provoca rápidamente una pérdida de visión y además dolor al mover el ojo. El examen con un oftalmoscopio revela cambios sutiles o bien ninguna alteración en la porción del nervio óptico de la parte posterior del ojo que es visible con este instrumento.

Aproximadamente la mitad de los episodios de neuritis retrobulbar mejoran sin tratamiento, en general en 2 a 8 semanas. Sin embargo, a veces persiste la falta de claridad en el centro del campo visual y también pueden aparecer recaídas, en especial cuando la causa es la esclerosis múltiple. Cada recaída puede empeorar la pérdida de visión. El nervio óptico puede resultar dañado para siempre y, en casos muy raros, los ataques repetidos conducen a la ceguera total. El tratamiento depende de la causa y puede incluir corticosteroides. A veces no se indica ningún tratamiento.

Ambliopía tóxica

La ambliopía tóxica es una enfermedad similar a la neuritis retrobulbar que en general afecta ambos ojos. Los alcohólicos son particularmente susceptibles de padecerla, si bien la causa de este

Causas de papilitis y neuritis retrobulbar

• Esclerosis múltiple.

• Enfermedad vírica.

• Arteritis temporal y otras clases de inflamación de las arterias (vasculitis).

• Intoxicación con productos químicos, como el plomo y el metanol.

• Tumores que se han expandido hacia el nervio óptico.

• Reacciones alérgicas a las picaduras de abeja.

• Meningitis.

• Sífilis .

• Uveítis.

• Arteriosclerosis.

proceso puede ser más bien la desnutrición, y no el alcohol. Los productos químicos tóxicos, como los presentes en el humo del cigarrillo y el plomo, el metanol, el cloranfenicol, la digital y el etambutol, entre muchos otros, también pueden provocar la enfermedad.

La ambliopía tóxica produce una pequeña área de pérdida de visión en el centro del campo visual que lentamente aumenta de tamaño y puede llegar a producir ceguera absoluta. Cuando el médico examina el ojo con un oftalmoscopio puede que no observe ningún cambio, o sólo algunos muy escasos.

Las personas con ambliopía tóxica deberían evitar el tabaco, el alcohol o bien el producto químico tóxico responsable. Si el uso de alcohol es una de las causas, la persona debería alimentarse con una dieta equilibrada y tomar un suplemento de complejo vitamínico B. Si la causa es el plomo, ciertos fármacos quelantes ayudan a eliminarlo del cuerpo.

SECCIÓN 21

Problemas de salud en el varón

CAPÍTULO 228

Aparato reproductor masculino

Las estructuras externas del aparato reproductor masculino son el pene, el escroto y los testículos. Las estructuras internas están constituidas por los vasos deferentes, la uretra, la próstata y las vesículas seminales.

El esperma, que contiene los genes del hombre, se forma en los testículos y se almacena en las vesículas seminales. Durante la relación sexual, el esperma es transportado junto con un fluido llamado semen a través de los vasos deferentes y el pene erecto.

Estructura

El pene consta de la raíz, que está unida a la pared abdominal, el cuerpo, que es la porción media, y el glande, que es el extremo y cuya forma se parece a un cono. El orificio de la uretra (el canal que transporta el semen y la orina) se encuentra en el extremo del glande.

La base del glande recibe el nombre de corona. En los varones no circuncisos, el prepucio se extiende desde la corona y cubre el glande. Casi todo el cuerpo del pene está formado por tres espacios cilíndricos (senos) de tejido eréctil. Los dos mayores, los cuerpos cavernosos, se localizan a ambos lados. El tercer seno, el cuerpo esponjoso, rodea la uretra. Cuando estos espacios se llenan de sangre, el pene aumenta de tamaño y se vuelve rígido y erecto.

El escroto es un saco de piel delgada que rodea y protege los testículos. El escroto también actúa como un sistema de control de la temperatura para los testículos, porque éstos necesitan estar a una temperatura ligeramente inferior a la temperatura corporal, con lo que se favorece el desarrollo normal del esperma. Los músculos cremáster de la pared del escroto pueden relajarse o contraerse permitiendo a los testículos estar más alejados para enfriarse o estar más cerca del cuerpo para lograr calor y protección.

Los testículos son cuerpos ovales del tamaño de aceitunas grandes que se encuentran en el escroto; en general, el testículo izquierdo cuelga un poco más que el derecho.

Los testículos tienen dos funciones: producir esperma y sintetizar testosterona (la principal hormona sexual masculina). El epidídimo, que se apoya sobre los testículos, es un tubo en forma de espiral de aproximadamente 6 metros de largo, que recoge el esperma de los testículos y constituye el lugar y el entorno adecuado para que éste madure.

El vaso deferente es un conducto similar a un cordón que sale del epidídimo y transporta el esperma. Estos conductos viajan desde cada testículo hasta la parte posterior de la próstata y entran en la uretra, donde forman los conductos eyaculadores. Otras estructuras, como los vasos sanguíneos y los nervios,

Órganos reproductores masculinos

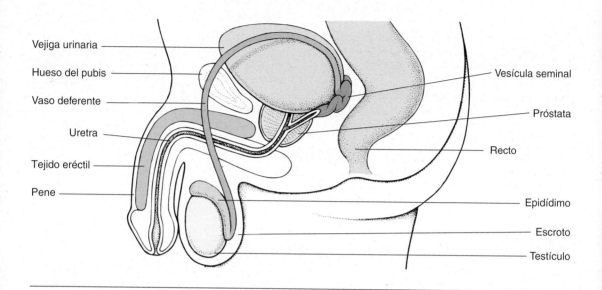

Vejiga urinaria

Hueso del pubis

Vaso deferente

Uretra

Tejido eréctil

Pene

Vesícula seminal

Próstata

Recto

Epidídimo

Escroto

Testículo

acompañan a cada vaso deferente y juntos forman una estructura similar a un cordón: el cordón espermático.

La uretra cumple una doble función en el varón. Este canal es la porción del tracto urinario que transporta orina desde la vejiga y al mismo tiempo constituye la parte del aparato reproductor a través de la cual se eyacula el semen.

La glándula de la próstata (o simplemente próstata) se localiza justo debajo de la vejiga, en la pelvis, y rodea la porción media de la uretra. Aunque, en general, tiene el tamaño de una nuez, esta glándula crece con el paso de los años. (• *V. página 1092*) La próstata y las vesículas seminales, que se encuentran por encima de aquélla, producen un líquido que nutre el esperma. Este líquido suministra la mayor parte del volumen de semen, la secreción en la cual se expulsa el esperma durante la eyaculación. Otro líquido que forma el semen proviene de los vasos deferentes y de las glándulas mucosas de la cabeza del pene.

Función

Durante la actividad sexual, el pene se vuelve rígido y erecto, lo cual permite la penetración en la relación sexual. La erección es el resultado de una compleja interacción de impulsos neurológicos, vasculares, hormonales y psicológicos. Los estímulos placenteros que reciben los sentidos provocan una reacción en el cerebro, que envía señales nerviosas

por la médula espinal hasta el pene. Las arterias que llevan sangre a los cuerpos cavernosos y al cuerpo esponjoso responden dilatándose. Las arterias ensanchadas aumentan radicalmente el suministro sanguíneo hacia esas áreas eréctiles que, en consecuencia, se llenan de sangre y se expanden. Los músculos que rodean las venas que normalmente drenan sangre del pene se contraen, y por ello el flujo de salida de la sangre se hace más lento. La presión alta de la sangre en el pene hace que éste aumente en longitud y anchura.

La eyaculación tiene lugar en el punto máximo de excitación sexual, cuando la fricción sobre el glande y otros estímulos envían señales al cerebro y a la médula espinal. Los nervios estimulan las contracciones musculares en los conductos del epidídimo y en los vasos deferentes, las vesículas seminales y la próstata. Estas contracciones transportan el semen hasta la uretra.

La contracción de los músculos que rodean la uretra sigue empujando el semen por el pene hasta hacerlo salir. El cuello de la vejiga también se contrae para evitar que el semen fluya hacia atrás y entre en la vejiga.

Después de la eyaculación (o cuando se detiene la estimulación) las arterias se estrechan y las venas se relajan. Esto reduce la entrada de sangre y hace aumentar su salida, volviéndose entonces el pene fláccido.

Trastornos de pene, próstata y testículos

Las anomalías en el pene, la próstata y los testículos pueden resultar tanto psicológicamente perturbadoras como físicamente perjudiciales. El pene puede verse afectado por lesiones, inflamaciones o infecciones, incluyendo las enfermedades de transmisión sexual. El cáncer de piel también puede desarrollarse en el pene. Los defectos de nacimiento pueden causar dificultades para orinar y para mantener relaciones sexuales.

El trastorno más común de la próstata es la hiperplasia benigna, que dificulta la micción. Otros trastornos incluyen la prostatitis y el cáncer de próstata (uno de los cánceres más frecuentes). El cáncer también puede afectar a los testículos, amenazando la fertilidad y, si no se trata, causa la muerte. Otros trastornos que afectan a los testículos incluyen la torsión testicular y la hernia inguinal.

Lesión e inflamación del pene

Varias son las lesiones que pueden afectar al pene. Enganchar el pene con la cremallera de los pantalones es muy frecuente, pero el corte producido en general se cura rápidamente. Un corte o irritación que se infecte debe ser tratado con antibióticos. Doblar excesivamente un pene erecto puede causar dolor, dañar gravemente las estructuras que controlan la erección y causar dificultades en las relaciones sexuales. El pene también puede partirse parcial o completamente. En ciertos casos es posible volver a unirlo, pero rara vez se recuperan completamente la sensibilidad y el funcionamiento normales.

La **balanopostitis** es una inflamación generalizada de la cabeza del pene (glande) y del prepucio. Dicha inflamación es habitualmente debida a una infección causada por un hongo o una bacteria bajo el prepucio de un pene no circunciso.

La inflamación causa dolor, picor, enrojecimiento, hinchazón y finalmente puede derivar en un estrechamiento (constricción) de la uretra. Los varones que padecen balanopostitis pueden llegar a desarrollar balanitis obliterante xerótica, fimosis, parafimosis y cáncer.

En la **balanitis obliterante xerótica**, la inflamación crónica provoca la aparición de una zona dura, de color blanco, cerca del extremo del pene. En general, la causa es desconocida, pero puede producirse por una infección o una reacción alérgica. El orificio de la uretra suele estar rodeado de esta piel blanca gruesa, que no hace más que bloquear la salida de la orina y del semen. Las cremas antibacterianas o antiinflamatorias pueden curar la inflamación, pero en general la uretra debe volver a abrirse quirúrgicamente.

La **fimosis** es una constricción o endurecimiento del prepucio. Es una situación normal en un recién nacido o en un niño pequeño y suele resolverse en la pubertad sin tratamiento alguno. En los adultos, la fimosis puede ser el resultado de una irritación prolongada. Como el prepucio endurecido no se retrae, puede afectar a la micción y a la actividad sexual. El tratamiento habitual es la circuncisión.

En la **parafimosis**, el prepucio retraído no puede volverse a colocar sobre la cabeza del pene (glande). La parafimosis puede curarse con la circuncisión.

La **eritroplasia de Queyrat** es una zona rojiza y aterciopelada claramente delimitada que se desarrolla sobre la piel del pene, en general, sobre la cabeza o en la base de ésta. Este trastorno suele producirse en varones no sometidos a circuncisión. Para confirmar el diagnóstico, el médico puede tomar una pequeña muestra de piel para examinarla al microscopio (biopsia). La eritroplasia de Queyrat se trata con una crema que contenga el medicamento fluorouracilo. Como el área puede volverse cancerosa si no se trata a tiempo, el médico la examina cada pocos meses durante y después del tratamiento. Como tratamiento alternativo, puede extirparse el tejido anormal.

Fimosis
Tratamiento quirúrgico.

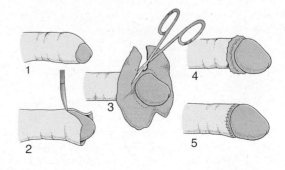

**Fármacos y drogas
que pueden causar priapismo**

Fármacos utilizados para tratar la impotencia
Anticoagulantes
Clorpromacina
Cocaína
Corticosteroides
Marihuana
Prazosina
Tolbutamida
Trazodona

Tumores del pene

A pesar de que el cáncer de piel puede aparecer en cualquier parte del pene, el punto más frecuente es la cabeza, especialmente en la base. Los varones circuncisos rara vez presentan cáncer de piel en el pene. Al principio, el cáncer suele manifestarse como un área rojiza con llagas que no se curan en varias semanas pero que, en general, son indoloras. Habitualmente, este cáncer es un carcinoma de células escamosas. (• V. página 1027) Otros cánceres de piel en el pene, mucho menos frecuentes, son la enfermedad de Bowen y la enfermedad de Paget. El cáncer se extirpa quirúrgicamente, junto con una pequeña área de tejido sano que lo rodea. Sin embargo, el médico intenta salvar tanto tejido peneal como le resulta posible.

Otras tumoraciones en el pene pueden estar causadas por una infección. Por ejemplo, una llaga pequeña, indolora, puede ser un signo de sífilis. Las ampollas dolorosas, diminutas, con frecuencia deben su origen al herpes simple. En muy raras ocasiones, las ampollas, que con el tiempo forman pequeñas úlceras, pueden estar causadas por el chancro blando. (• V. página 972) Uno o más nódulos protuberantes y consistentes en general son verrugas genitales, causadas por un virus. Las formaciones pequeñas, consistentes y con diminutas depresiones (molluscum contagiosum) están causadas por otro virus.

Priapismo

El priapismo es una erección dolorosa, persistente, que no está acompañada de deseo sexual ni de excitación.

En la mayoría de los casos, el priapismo se produce como consecuencia del uso de fármacos, o por motivos desconocidos. Otras causas posibles incluyen un trastorno de la sangre, como los coágulos sanguíneos, la leucemia o la anemia drepanocítica, un tumor en la pelvis o en la columna vertebral y una infección de los genitales. La enfermedad probablemente se deba a anomalías en los vasos sanguíneos y en los nervios que atrapan sangre en el tejido eréctil (cuerpos cavernosos) del pene.

El tratamiento del priapismo depende de la causa. Si es un medicamento, deberá suspenderse de inmediato. Si la causa parece ser una lesión neurológica, la anestesia de la columna vertebral de manera continua puede resultar de gran ayuda. Si la causa probable es un coágulo de sangre, éste debe ser extraído quirúrgicamente, o bien debe realizarse una derivación quirúrgica para restablecer la circulación normal en el pene. La mayoría de los casos de priapismo puede tratarse drenando el exceso de sangre del pene con una aguja y una jeringa e irrigando los vasos sanguíneos con líquido para eliminar los coágulos u otras obstrucciones. También pueden utilizarse varios medicamentos, dependiendo de la causa del problema. Las probabilidades de que un varón recupere su función sexual son pocas si el priapismo no responde rápidamente al tratamiento.

Enfermedad de Peyronie

La enfermedad de Peyronie es un engrosamiento fibroso que provoca contracturas en el pene y deforma la erección.

La causa de la enfermedad de Peyronie, que afecta a los varones adultos, es desconocida. El tejido fibroso que forma las contracturas provoca una curvatura en el pene erecto que puede hacer difícil o imposible la penetración sexual. La enfermedad puede causar erecciones dolorosas. El tejido fibroso puede extenderse incluso hacia el tejido eréctil (cuerpos cavernosos), impidiendo completamente la erección.

La enfermedad de Peyronie puede curarse por sí sola en el curso de varios meses. Las inyecciones de corticosteroides en el área afectada pueden ser útiles. En algunos casos, los síntomas pueden aliviarse con el uso de tratamientos con ultrasonidos. Lo más habitual es que las áreas fibrosas deban ser extirpadas quirúrgicamente. La cirugía puede curar la enfermedad pero, en algunas ocasiones, puede provocar una cicatrización mayor que hace que la situación empeore. La cirugía puede originar también impotencia.

Hiperplasia benigna de la próstata

La hiperplasia benigna de la próstata es una formación no cancerosa (benigna) de esta glándula.

La hiperplasia benigna de la próstata es frecuente en los mayores de 50 años. La causa es desconocida, pero puede tener que ver con los cambios en los valores hormonales que se producen con el envejecimiento. La próstata es una glándula que rodea la uretra y, si crece, puede estrecharla gradualmente. Con el paso del tiempo, el flujo de orina puede resultar obstruido. Como resultado, los músculos de la vejiga se vuelven más gruesos y fuertes para poder empujar la orina hacia fuera. No obstante, cuando un sujeto con hiperplasia benigna de próstata orina, la vejiga puede no vaciarse por completo. En consecuencia, la orina se estanca exponiendo a la persona a infecciones y a la formación de cálculos. Una obstrucción prolongada puede dañar los riñones. En un varón con hiperplasia benigna de próstata, los fármacos que afectan negativamente al flujo de orina, como los antihistamínicos, pueden provocar una obstrucción.

Síntomas

La hiperplasia benigna de la próstata presenta los primeros síntomas cuando la próstata agrandada comienza a obstaculizar el flujo de orina. Al principio, el paciente puede tener dificultades al comenzar a orinar. También puede sentir que la descarga de orina ha sido incompleta. Como la vejiga no se vacía por completo en cada micción, tiene que orinar con más frecuencia, sobre todo por la noche (nicturia) y la necesidad se vuelve cada vez más imperiosa. El volumen y la fuerza del flujo de orina pueden reducirse notablemente, y puede haber goteo al final de la micción. Finalmente, la vejiga puede llenarse en exceso, provocando incontinencia urinaria.

Algunas pequeñas venas de la uretra y de la vejiga pueden reventar cuando el paciente se esfuerza por orinar, y ello hace que aparezca sangre en la orina. La obstrucción completa puede imposibilitar la micción, lo cual produce una sensación de saciedad y luego un dolor agudo en la parte inferior del abdomen.

Las infecciones de la vejiga pueden causar una sensación de quemazón durante la micción y también fiebre. El residuo de la orina que se devuelve también aumenta la presión sobre los riñones, pero rara vez produce permanentes lesiones del riñón.

Diagnóstico

El médico que sospecha un caso de hiperplasia benigna de próstata basándose en los síntomas realiza una exploración física. Al palpar la próstata durante un examen rectal, el médico generalmente puede determinar si está agrandada. También buscará nódulos, que pueden indicar la presencia de cáncer, y comprobará si existe dolor, lo cual puede ser indicio de infección.

En general se realizan análisis de sangre que miden la función renal, así como otras pruebas que determinan si una persona tiene cáncer de próstata. Estos análisis miden las concentraciones de antígeno espe-

Tacto rectal

Con el tacto rectal se logra palpar la próstata, que, en la ilustración, presenta un nódulo de origen tumoral.

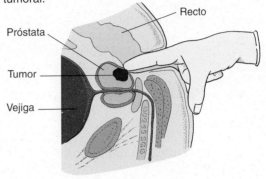

cífico prostático (AEP). Los resultados muestran valores elevados en un 30 o en un 50 por ciento de los hombres con hiperplasia benigna de próstata. Dicho incremento significa que debería llevarse a cabo otra evaluación para determinar si la persona tiene cáncer de próstata, pero no significa que así sea.

En ocasiones, es necesario realizar más pruebas. El médico puede usar un catéter para medir la cantidad de orina que queda en la vejiga tras la micción. Sin embargo, lo más común es que el médico haga orinar a la persona en un urofluómetro (un instrumento que mide el flujo urinario). Un examen con ultrasonidos (ecografía) puede medir el tamaño de la próstata y ayuda a determinar si el cáncer es una causa posible. En raras ocasiones, el médico pasa un endoscopio (un tubo flexible que permite visualizar) hasta la uretra para determinar si el flujo de orina está obstaculizado por otra razón que no sea el crecimiento de la próstata.

Tratamiento

Los síntomas pueden aliviarse con fármacos alfa-adrenérgicos que relajan los músculos de la salida de la vejiga, como la terazosina y la doxazosina. Para reducir el tamaño de la próstata y posponer la necesidad de cirugía, pueden administrarse medicamentos como el finasteride, pero la mejoría de los síntomas puede tardar en producirse hasta 3 meses o más. Se requiere un tratamiento adicional si los síntomas se vuelven insoportables, el conducto urinario se infecta, el riñón comienza a dejar de funcionar o el flujo de orina resulta completamente obstaculizado. Un hombre que no puede orinar en absoluto necesita que se le coloque un catéter de Foley para drenar la vejiga. Cualquier infección se trata con antibióticos.

La cirugía es la opción que más alivia los síntomas. El procedimiento más frecuente es la resección transuretral de la próstata, mediante la cual el médico introduce un endoscopio hasta la uretra y elimina parte de la próstata. Este procedimiento no requiere una incisión quirúrgica y, en general, se administra un anestésico inyectado en la columna vertebral. Sin embargo, el 5 por ciento de los varones que se someten a esta intervención, o incluso menos, sufren incontinencia urinaria. En raras ocasiones, el sujeto sufre de impotencia, necesita que se le dilate la uretra o requiere otra resección transuretral en los 3 años siguientes. Otra alternativa es utilizar un endoscopio equipado con un láser para quemar el tejido prostático, causando menos daño a los nervios y menos complicaciones. Sin embargo, hasta la fecha no existen estudios sobre las consecuencias de este procedimiento a largo plazo. Otros tratamientos probados recientemente son el uso de calor por microondas para reducir el tejido prostático y el uso de un globo para dilatar la uretra.

Cáncer de próstata

El cáncer de próstata es extremadamente frecuente, aun cuando su causa exacta sea desconocida. Cuando se examina al microscopio el tejido prostático obtenido tras una intervención quirúrgica o en una autopsia, se encuentra cáncer en el 50 por ciento de los hombres mayores de 70 años y prácticamente en todos los mayores de 90. La mayoría de estos cánceres nunca presenta síntomas porque crecen muy lentamente; sin embargo, algunos cánceres de próstata sí crecen de forma más agresiva y se extienden por todo el cuerpo. Aun cuando menos del 3 por ciento de los hombres que padecen esta enfermedad muere a causa de ella, en muchos países, el cáncer de próstata es aún la segunda causa de muerte más frecuente entre los varones.

Síntomas

En general, el cáncer de próstata crece lentamente y no presenta síntomas, a menos que se encuentre en estado avanzado. A veces los síntomas parecen similares a los de la hiperplasia benigna de próstata, incluyendo la dificultad para orinar y la necesidad de hacerlo con frecuencia. Estos síntomas aparecen porque el cáncer bloquea parcialmente el flujo por la uretra. Más adelante, el cáncer de próstata puede provocar orina con sangre o una repentina retención urinaria.

En algunos casos, el cáncer de próstata no se diagnostica hasta que se extiende (metástasis) hasta el hueso (típicamente la pelvis, las costillas y las vértebras) o los riñones, produciendo insuficiencia renal.

El cáncer de hueso tiende a ser doloroso y puede debilitarlo hasta el punto de causar fracturas. Una vez que el cáncer se ha extendido, es frecuente que la persona tenga anemia. El cáncer de próstata también puede extenderse hasta el cerebro, provocando ataques epilépticos, confusión y otros síntomas mentales o neurológicos.

Diagnóstico

Dado que el cáncer de próstata es tan común, muchos médicos lo buscan intencionadamente con el fin de poder establecer un diagnóstico en las primeras fases, cuando aún puede curarse. El mejor modo de buscarlo es hacer un examen rectal con el dedo y un análisis de sangre una vez al año. Durante el examen rectal, el médico palpa la próstata. Si la persona tiene cáncer, el médico suele percibir un nódulo. El análisis de sangre mide el valor de antígeno específico prostático (AEP), una sustancia cuya concentración se eleva habitualmente en las personas que presentan cáncer de próstata, pero que también puede aparecer en altas cantidades (aunque, en general, en menor proporción) en pacientes con hiperplasia benigna de próstata. Esta prueba no alcanza a descubrir un tercio de los cánceres de próstata (falso resultado negativo) y en alrededor del 60 por ciento de las veces indica cáncer cuando en realidad no lo hay (falso resultado positivo).

A pesar de que el examen aumenta las probabilidades de detectar el cáncer en sus primeras fases, también puede suponer realizar costosas e innecesarias pruebas diagnósticas y establecer un tratamiento sobre la base de un resultado falso positivo. Algunas organizaciones recomiendan realizar una determinación de AEP cada año para detectar la presencia de cáncer, mientras que otras no lo incluyen como una prueba de detección sistemática.

Si el médico percibe un nódulo, puede examinar más detenidamente la próstata con una ecografía, un examen que utiliza ondas sonoras. Si este examen revela la presencia de un nódulo sospechoso, el médico generalmente obtiene varias muestras de tejido de la próstata. La persona recibe sólo un anestésico local antes de intervención y no se requiere hospitalización. Las muestras de tejido son examinadas al microscopio y pueden efectuarse en ellas ciertas pruebas bioquímicas. Estas pruebas ayudan a determinar si el cáncer es de tipo agresivo, que tiene probabilidades de extenderse con rapidez, o bien si es de tipo corriente, que tiende a crecer y a extenderse lentamente. También indican hasta qué punto se ha extendido el cáncer dentro de la glándula. Los tumores óseos metastásicos pueden ser detectados con radiografías o bien mediante una gammagrafía de los huesos.

Existen dos parámetros que ayudan al médico a determinar el curso posible del cáncer y el mejor tratamiento.

• Hasta dónde se ha extendido. Si el cáncer está confinado a una parte pequeña de la glándula de la próstata, en general, pasarán muchos años antes de que se extienda a las áreas que rodean la glándula y después al hueso y a otras partes del cuerpo.

• El grado de malignidad de las células. Las células del cáncer de próstata que se ven más distorsionadas al examinarlas al microscopio tienden a crecer y a extenderse con mayor rapidez.

Tratamiento

El tratamiento puede afectar gravemente a la forma de vida de la persona. La cirugía mayor, la radioterapia y los fármacos contra el cáncer de próstata suelen producir impotencia y pueden provocar incontinencia. El tratamiento proporciona menos ventajas a los hombres de más de 70 años que a los más jóvenes, ya que los de mayor edad tienen más probabilidades de morir debido a otras causas. Muchos hombres enfermos de cáncer de próstata, en especial los de mayor edad con un cáncer en su fase inicial, deciden que es mejor esperar y observar.

Cuando un sujeto y su médico deciden que es necesario seguir un tratamiento, el tipo de terapia dependerá del alcance de la enfermedad. Por lo general, el cáncer confinado a la próstata puede curarse extirpando la próstata quirúrgicamente o bien con radioterapia. En los hombres sexualmente activos que padecen ciertos tipos de cáncer, puede optarse por un procedimiento quirúrgico llamado prostatectomía radical de preservación de la potencia. Este procedimiento, que preserva ciertos nervios, mantiene la potencia sexual en alrededor del 75 por ciento de los pacientes. Menos del 5 por ciento presenta incontinencia. Sin embargo, el procedimiento tiene menos probabilidades de curar la enfermedad en los tipos de cáncer más agresivos y no tiene ningún sentido efectuarlo en los casos en los que el cáncer se ha extendido más allá de la próstata.

La radioterapia puede ser utilizada para tratar el cáncer confinado a la próstata. También se trata de una opción válida cuando el cáncer ha invadido los tejidos que rodean la próstata pero no se ha extendido hasta órganos más distantes. La radiación se aplica con un aparato de emisión externa o bien mediante implantes radiactivos que se insertan en la próstata.

El cáncer de próstata metastásico avanzado no se cura, pero los síntomas pueden aliviarse. Como muchos cánceres de próstata dependen de los valores de testosterona que tenga la persona, los tratamientos que bloquean los efectos de esta hormona pueden reducir el crecimiento de los tumores. Aproximadamente el 80 por ciento de los hombres que padecen cáncer de próstata presenta una respuesta positiva al tratamiento que bloquea dichos efectos. Una forma de bloquearlos es tomar ciertos medicamentos, como el leuprolide. Sin embargo, este tratamiento provoca cambios significativos en el organismo, incluyendo reducción de la libido, impotencia y crecimiento de las mamas (ginecomastia). Además, en casi un tercio de los hombres con enfermedad avanzada, el cáncer resiste a dicho tratamiento al cabo de un año.

La extirpación de ambos testículos (orquiectomía bilateral) reduce notablemente los valores de testosterona, pero los efectos físicos y psicológicos hacen que este procedimiento resulte inaceptable para algunos hombres. Sin embargo, es eficaz, no necesita tratamientos repetitivos, es menos costoso que la terapia con medicamentos y no requiere siquiera un día completo de hospitalización. El cáncer de hueso, que provoca dolor y que no responde a otros tratamientos, puede ser tratado con radioterapia o con fármacos que puedan reducir los tumores, como el mestranol.

Prostatitis

La prostatitis es una inflamación de la próstata.

En general, la prostatitis no se debe a una infección que se pueda identificar pero, en ocasiones, alguna infección bacteriana se extiende hasta la próstata desde el tracto urinario.

La infección de la próstata causa dolor en la ingle, entre el pene y el ano y en la parte inferior de la espalda, así como escalofríos y fiebre. El paciente también puede necesitar orinar con frecuencia y de forma imperiosa y puede aparecer sangre en la orina. La infección bacteriana puede extenderse al escroto, causando intenso malestar, hinchazón y dolor muy fuerte cuando se toca la zona afectada. Incluso se puede experimentar impotencia debido al dolor.

La prostatitis también puede ser el resultado de infecciones por hongos, virus y protozoos.

Diagnóstico y tratamiento

El diagnóstico de prostatitis generalmente se basa en los síntomas y en la exploración física. Cuando el médico realiza un examen rectal, la próstata puede hincharse y volverse dolorosa al tacto. En ciertas ocasiones, el médico puede obtener una muestra de orina o de secreción para su cultivo, aplicando presión sobre la próstata durante el examen.

Cuando la prostatitis no está causada por una infección, los baños de asiento calientes (baños en los que la persona se sienta), el masaje periódico de la próstata y la eyaculación frecuente son actividades recomendadas para aliviar los síntomas. Un analgésico, como el paracetamol o la aspirina, puede ser

Torsión testicular

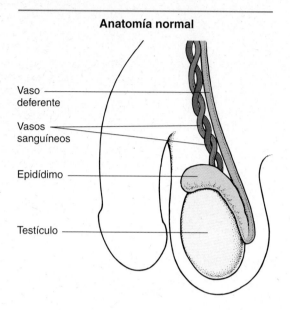

Anatomía normal

Vaso deferente

Vasos sanguíneos

Epidídimo

Testículo

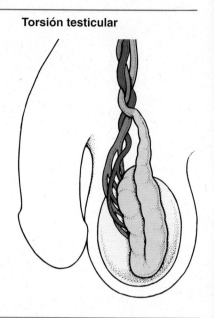

Torsión testicular

necesario para reducir el dolor. El hecho de tomar laxantes y beber mucho líquido también ayuda a aliviar los síntomas.

Cuando la prostatitis está provocada por una infección bacteriana, debe administrarse un antibiótico oral, como el trimetoprim-sulfametoxazol, durante 30 o 90 días. Tomar antibióticos durante menos tiempo sólo puede curar parcialmente la infección y derivar en una infección crónica.

Cáncer testicular

El cáncer testicular puede provocar el crecimiento de un testículo o la aparición de un bulto en el escroto. La mayoría de los bultos que aparecen en el escroto no están causados por el cáncer testicular, pero los que se forman en los testículos sí.

La causa del cáncer testicular es desconocida, pero los varones cuyos testículos no descendieron al escroto antes de los 3 años de edad tienen muchas más probabilidades de desarrollar cáncer testicular que aquellos cuyos testículos descendieron dentro de esa edad. La mayoría de los casos de cáncer testicular se desarrollan en hombres menores de 40 años.

Cuatro clases de cáncer pueden desarrollarse en los testículos: seminoma, teratoma, carcinoma embrionario y coriocarcinoma.

Síntomas y diagnóstico

El cáncer testicular produce un bulto consistente creciente en el escroto, lo cual puede resultar doloroso. A veces, los vasos sanguíneos se rompen dentro del tumor y, como resultado, se forma una masa que crece rápidamente y causa un fuerte dolor. Un bulto duro en el testículo debe considerarse seriamente y debe ser examinado de inmediato por un médico.

Una exploración física y una ecografía ayudan al médico a determinar si el bulto se ha originado en el testículo. Si el bulto parece ser una masa sólida, especialmente si se encuentra en el testículo, se extirpa una pequeña porción de tejido para analizarlo al microscopio (biopsia). El paciente recibe un anestésico local antes de la intervención y el testículo no resulta afectado. Los valores de dos proteínas en la sangre, la alfafetoproteína y la gonadotropina coriónica, tienden a ser elevados en los hombres que padecen cáncer testicular. Los análisis de sangre pueden utilizarse tanto para buscar cáncer como para controlar el efecto del tratamiento. Si los valores suben después del tratamiento, el cáncer puede haber vuelto a aparecer.

Tratamiento

El tratamiento inicial para el cáncer testicular es la extirpación quirúrgica de la totalidad del testículo. El otro testículo no se extirpa para que el sujeto tenga valores adecuados de hormonas masculinas y

Hernia inguinal

En la hernia inguinal, una porción del intestino se abre paso por un orificio de la pared abdominal hacia el canal inguinal, el conducto por el que descienden los testículos hacia el escroto en la vida fetal.

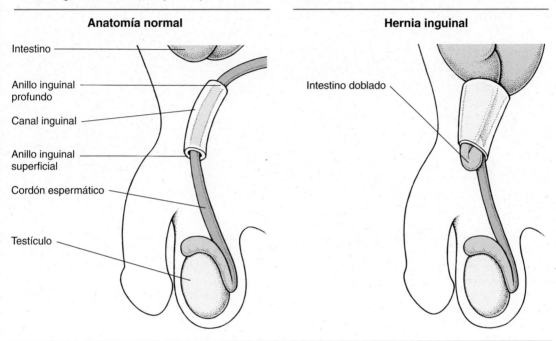

Anatomía normal

Intestino

Anillo inguinal profundo

Canal inguinal

Anillo inguinal superficial

Cordón espermático

Testículo

Hernia inguinal

Intestino doblado

---

siga siendo fértil. En ciertos tipos de tumores, también pueden extirparse los ganglios linfáticos del abdomen puesto que el cáncer tiende a extenderse primero hacia ellos.

El tratamiento puede incluir radioterapia y cirugía, especialmente en casos de seminoma. La radiación suele concentrarse en los ganglios linfáticos del abdomen, del tórax y del cuello para intentar destruir las células cancerosas que se hayan extendido allí. El cáncer testicular que se ha expandido suele curarse con una combinación de cirugía y de quimioterapia. El pronóstico depende de la variedad y del alcance del tumor. Más del 80 por ciento de los hombres con seminomas, teratomas o carcinomas embrionarios sobrevive 5 años o más. Esta capacidad para curar la mayoría de los cánceres testiculares metastásicos es uno de los grandes triunfos de la terapia contra el cáncer. Muy pocos casos con coriocarcinoma altamente maligno, un tumor muy poco frecuente, logran sobrevivir siquiera 5 años.

Torsión testicular

La torsión testicular se produce cuando un testículo se retuerce en su cordón espermático.

La torsión testicular es el resultado de un desarrollo anormal del cordón espermático o de la membrana que recubre el testículo. En general, se produce en los varones entre la pubertad y los 25 años; sin embargo, puede suceder a cualquier edad. La torsión testicular se produce tras una actividad extenuante o bien puede tener lugar sin razón aparente.

De inmediato, se produce un dolor agudo y tumefacción del escroto, además de náuseas y vómitos. El médico puede diagnosticar la enfermedad basándose sólo en la descripción que el paciente hace de sus síntomas y en los que haya encontrado tras el examen físico. Alternativamente, el médico puede recurrir a los exámenes con isótopos radiactivos para diagnosticar la enfermedad; sin embargo, los resultados de la prueba no son siempre fiables. La ecografía de color con análisis de flujo, que muestra tanto el tejido testicular como el flujo de sangre, suele ser la exploración más utilizada. El cordón retorcido corta el suministro de sangre al testículo. En consecuencia, la única esperanza de salvar el testículo es la cirugía para desenrollar el cordón dentro de las 24 horas siguientes a la aparición de los síntomas. Durante la cirugía, se comprueba el estado del otro testículo y habitualmente también se fija para prevenir la torsión del otro lado.

Varicocele

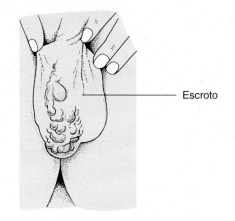

Escroto

Hidrocele

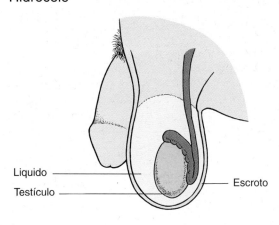

Liquido

Testículo

Escroto

Hernia inguinal

En la hernia inguinal, el intestino hace presión desde un orificio que se encuentra en la pared abdominal hasta el canal inguinal (el conducto por el cual descienden los testículos desde el abdomen hacia el escroto poco antes del nacimiento).

Cuando la hernia se produce porque el orificio es más holgado o débil de lo normal en el nacimiento, recibe el nombre de hernia congénita o indirecta. Cuando el paso del intestino se debe a un defecto en la base del canal inguinal, el trastorno recibe el nombre de hernia adquirida o directa.

En ambas clases de hernia inguinal, el intestino puede empujar hacia el escroto, generalmente produciendo una protuberancia indolora en la ingle y en el escroto. La protuberancia puede crecer cuando el sujeto se pone de pie y encogerse cuando se acuesta, porque el contenido se mueve hacia atrás y hacia adelante con la gravedad. Puede recomendarse recurrir a la cirugía dependiendo del tamaño de la hernia y del malestar que causa. Si una porción del intestino queda atrapada en el escroto, el suministro de sangre puede resultar interrumpido y dicha porción de intestino puede volverse gangrenosa. En este caso, se lleva a cabo una intervención quirúrgica de urgencia para sacar el intestino del canal inguinal y cerrar el orificio para que la hernia no se repita.

Otros trastornos del escroto y de los testículos

La **orquiepididimitis** es la inflamación del epidídimo y del testículo. Puede ser una complicación de una infección de la vejiga, una uretritis no específica,

gonorrea, cirugía de la próstata o un procedimiento como la cateterización de la vejiga urinaria. El testículo se hincha y duele y también puede estar caliente al tacto. En general, hay líquido en el saco del escroto. La persona también puede tener fiebre. El tratamiento suele incluir antibióticos orales, reposo en cama, compresas de hielo aplicadas sobre el escroto y un aparato suspensorio que lo sujete. Quizás sea necesario recurrir al paracetamol o a otros calmantes del dolor. En ciertos casos, se forma un absceso (acumulación de pus) que, al tacto, resulta como un bulto blando en el escroto. El absceso tiende a drenar por sí solo, pero en determinados casos es necesario practicar un drenaje quirúrgico.

La **parotiditis** es una infección vírica que, en general, afecta a los niños; si un adulto contrae parotiditis, los testículos pueden resultar afectados. La enfermedad produce una dolorosa hinchazón, la cual puede perjudicar de forma permanente la capacidad de los testículos para producir esperma.

Un **hidrocele** es una acumulación de líquido en la membrana que cubre los testículos, que causa una hinchazón blanda en uno de ellos. La enfermedad puede manifestarse en el momento del nacimiento o bien desarrollarse con el paso de los años. El hidrocele generalmente resulta indoloro, pero su volumen puede volverse tan grande que deba recurrirse a la extirpación quirúrgica para eliminar la molestia.

Un **hematocele** es una acumulación de sangre que generalmente aparece después de una lesión en el escroto. A veces la sangre se resorbe sin tratamiento, pero los hematoceles de gran tamaño suelen necesitar extirpación quirúrgica.

Un **espermatocele** es una acumulación de fluido que contiene esperma, localizada justo al lado del epidídimo. Si el espermatocele aumenta mucho de tamaño o se vuelve molesto acaba extirpándose quirúrgicamente.

Un **varicocele** es una masa de venas alargadas, anchas y con forma de gusano, localizadas en el escroto, muy similares a las venas varicosas. El varicocele suele aparecer en el lado izquierdo del escroto y, al tacto, se parece a un saco de gusanos. La masa resulta evidente cuando el sujeto se pone de pie, pero, en general, desaparece cuando se acuesta, porque se reduce el flujo de sangre que se dirige hacia las venas dilatadas.

Un varicocele puede ser corregido quirúrgicamente si provoca la sensación de que el escroto se encuentra incómodamente lleno o bien si disminuye la fertilidad.

CAPÍTULO 230

Impotencia

La impotencia (disfunción eréctil) es la incapacidad de iniciar y mantener una erección en al menos el 50 por ciento de los intentos durante la relación sexual, o bien la interrupción de los intentos durante la misma.

Causas

La impotencia puede estar provocada por un problema vascular, trastornos neurológicos, ciertos fármacos, anomalías en el pene o problemas psicológicos que interfieren la excitación sexual. (• *V. página 441*) Las causas físicas son más frecuentes en los hombres de mayor edad y los problemas psicológicos en los varones jóvenes. La impotencia es un problema que se vuelve más frecuente con la edad, a pesar de que no se considera una etapa normal del proceso de envejecimiento. Por el contrario, aparece como resultado de problemas subyacentes que se presentan frecuentemente en las personas de mayor edad. Alrededor del 50 por ciento de los hombres de 65 años y el 75 por ciento de los varones de 80 son impotentes.

Como el pene necesita un flujo adecuado de sangre para alcanzar la posición erecta, los trastornos en los vasos sanguíneos, como la aterosclerosis, pueden causar impotencia. La impotencia también puede estar producida por un coágulo de sangre o bien por una cirugía vascular que impida el flujo de sangre arterial hacia el pene. En el 75 por ciento de los hombres impotentes que presentan un funcionamiento neurológico y hormonal normal, la sangre llega al pene de manera correcta, pero sale con demasiada rapidez.

Las afecciones de los nervios que entran y salen del pene también pueden provocar impotencia. Dichas afecciones pueden tener causas muy diversas, como lesiones, *diabetes mellitus*, esclerosis múltiple, ataques cerebrales agudos y fármacos. La diabetes causa neuropatía periférica, (• *V. página 352)* un patrón particular de daño nervioso y que es una causa muy frecuente de impotencia, en especial en las personas de edad. El alcoholismo causa una neuropatía periférica similar. Una enfermedad de la parte inferior de la médula espinal y la cirugía del recto o de la próstata también pueden causar daño a los nervios del pene.

Los medicamentos son responsables de aproximadamente el 25 por ciento de los casos de impotencia, en especial en los hombres de mayor edad, que tienden a consumir más fármacos. Los fármacos que más frecuentemente causan impotencia incluyen todos los antihipertensivos, los antipsicóticos, los antidepresivos, algunos sedantes, la cimetidina y el litio. El alcohol también puede causar impotencia.

En ciertos casos, la impotencia tiene su origen en trastornos hormonales. Las bajas concentraciones de testosterona, por ejemplo, pueden provocar impotencia. Sin embargo, los valores bajos de hormona masculina, que tienden a aparecer con el envejecimiento, están más estrechamente relacionados con una disminución del impulso sexual (libido).

Ciertos factores psicológicos, como la depresión y la ansiedad, pueden derivar en impotencia, al igual que la culpa sexual, el miedo a la intimidad y la ambivalencia respecto a la orientación sexual. (• *V. recuadro, página 440)*

Diagnóstico

Generalmente, la persona habla con el médico de sus problemas de erección. El médico entonces indaga acerca de los síntomas para estar seguro de que el problema es la impotencia, y no otra disfunción sexual (como una dificultad en la eyaculación). El médico pregunta si el deseo sexual se acompaña de una erección completa y suficiente como para mantener relaciones sexuales y si el sujeto tiene erecciones durante el sueño o por la mañana al despertarse. Las respuestas a estas preguntas pueden ayudar al médico a determinar si la impotencia surge a raíz de problemas físicos o psicológicos.

El médico también repasa cualquier antecedente de cirugía vascular, pélvica, rectal o de próstata. Cualquier cambio en las características sexuales masculinas (como el tamaño de las mamas, los testículos y el pene) y los posibles cambios en el pelo, la voz, o la piel también deben tomarse en consideración. El médico puede explorar la posibilidad de que existan problemas psicológicos, como la depresión o la ansiedad. Cualquier situación estresante nueva, como un cambio de pareja o problemas de relación o de trabajo, pueden ser un factor importante. El médico también pregunta si la persona toma medicamentos (ya sea con o sin receta), drogas o alcohol.

Se toman muestras de sangre para medir los valores totales de testosterona y la cantidad de testosterona biológicamente activa (utilizable).

Las deficiencias de esta hormona pueden provocar impotencia, pero también generar crecimiento de mamas (ginecomastia), pérdida del vello púbico y testículos blandos y más pequeños. La medición de la presión arterial en las piernas puede revelar un problema de las arterias de la pelvis y de la ingle que llevan la sangre al pene. El médico también puede determinar si la cantidad de nervios que llegan al pene es aparentemente normal.

Otros análisis de sangre pueden ayudar a identificar enfermedades comunes que pueden provocar impotencia. Por ejemplo, un recuento completo de células sanguíneas puede indicar la presencia de anemia y de infección, la determinación de azúcar en la sangre (glucosa) o de hemoglobina glicosilada puede ayudar a descubrir una diabetes y la determinación de la hormona estimulante del tiroides puede indicar una glándula tiroides demasiado activa o bien deficiente.

Los vasos sanguíneos del pene pueden ser evaluados mediante una ecografía (un examen con ultrasonidos). Otras pruebas consisten en la inyección de fármacos en el pene para dilatar las arterias. Si la inyección no provoca una erección o si la persona no puede mantenerla, puede significar que las venas del pene tienen pérdidas o bien son incapaces de retener la sangre en el pene.

Tratamiento

La impotencia, generalmente, se puede tratar sin cirugía. La clase de tratamiento depende de su causa y del estilo de vida de la persona.

Un ejercicio específico para quienes sufren de impotencia por causas psicológicas es la técnica de concentración de los sentidos, que consta de tres etapas.

Esta técnica se basa en el contacto íntimo y la calidez emocional, y pone menos énfasis en el coito que en la construcción de una relación. La primera etapa consiste en acariciar; la pareja se concentra en darse placer mutuamente sin tocarse las zonas genitales. En la segunda etapa se permite tocar las áreas genitales y otras zonas erógenas, pero no se permite el coito. En la tercera etapa, tiene lugar el coito. Ambos miembros de la pareja deben sentirse a gusto en cada nivel de intimidad antes de pasar a la siguiente etapa. Si esta técnica no tiene éxito, puede resultar apropiado recurrir a la terapia del comportamiento sexual. Si la persona sufre de depresión, el tratamiento con fármacos o la consulta con un especialista pueden ser de gran ayuda.

Algunos medicamentos pueden aliviar la impotencia, pero ninguno es completamente efectivo. La yohimbina no es mejor que el placebo (una sustancia inactiva). La terapia de reemplazo con testosterona beneficia a las personas cuya impotencia o pérdida de impulso sexual se debe a unos valores de testosterona anormalmente bajos. La testosterona puede ser administrada por vía inyectable, en general una vez a la semana, o aplicada en un parche cutáneo. Esta hormona puede tener efectos secundarios, como el crecimiento de la próstata y un exceso de glóbulos rojos, que puede favorecer un accidente vascular cerebral.

El sildenafil es un fármaco que se administra bajo prescripción médica, y que se toma por vía oral, para tratar los trastornos de la disfunción eréctil. Provee una ayuda para la erección, al potenciar los efectos del óxido nítrico en los vasos sanguíneos, aumentando así el flujo de sangre hacia el pene. El fármaco genera una respuesta eréctil más fisiológica, ya que funciona sólo bajo una excitación sexual concomitante. Debe ser tomado entre 30 y 60 minutos antes de la relación sexual y no puede ser utilizado por personas que estén tomando nitratos, ya que, en este caso, puede ocasionar un descenso peligroso de la presión arterial.

Se utilizan con frecuencia vendajes y dispositivos de vacío para lograr y mantener una erección, aun cuando no sean apropiados para aquellas personas que padecen enfermedades hemorrágicas o que toman fármacos anticoagulantes. Los vendajes (como bandas y anillos hechos de metal, goma o piel) se colocan en la base del pene para hacer más lenta la salida de la sangre. Estos dispositivos, creados específicamente para tal fin, pueden ser adquiridos en las farmacias con receta del especialista, pero existen versiones muy económicas, que pueden comprarse en establecimientos de artículos sexuales. Para la impotencia leve, un simple vendaje puede dar buenos resultados.

Los dispositivos de vacío (que consisten en una cámara hueca y una jeringa, una bomba o un tubo) se colocan sobre el pene fláccido. Se crea el vacío usando la jeringa o la bomba, o bien aspirando por el tubo. La presión que produce el vacío ayuda a conducir la sangre hacia las arterias del pene. Cuando el pene está erecto, se coloca un vendaje para evitar que la sangre salga de las venas. Esta combinación de dispositivos puede ayudar a un sujeto impotente a mantener una erección de hasta 30 minutos.

En ocasiones, el vendaje causa problemas de eyaculación, en especial si está demasiado ajustado. Por razones de seguridad, la persona debe quitarse el dispositivo al cabo de 30 minutos. Los dispositivos de vacío pueden causar hematomas si se usan con demasiada frecuencia. Sin embargo, ambos se consideran seguros.

La impotencia también puede ser tratada con inyecciones de fármacos específicos autoadministrados directamente en el tejido eréctil (cuerpo cavernoso) del pene. La erección tiene lugar entre 5 y 10 minutos después de la inyección y puede durar hasta 60 minutos. Los efectos secundarios pueden ser hematomas y dolor. Además, las inyecciones pueden causar una erección dolorosa y persistente (priapismo). (• *V. página 1092*)

Cuando la impotencia no responde a otros tratamientos, un implante peneal permanente o bien una prótesis pueden ser útiles. Los dispositivos permanentes resultan especialmente beneficiosos en los casos de impotencia crónica causada por la diabetes. Existe gran cantidad de implantes y prótesis, y todos requieren una inserción quirúrgica. Uno de estos dispositivos consta de varillas rígidas que se insertan en el pene para crear una erección permanente. Otro consiste en un globo inflable que se inserta en el pene; antes del coito, el sujeto infla el globo. En general, esta cirugía requiere al menos 3 días de hospitalización y una convalecencia de 6 semanas.

Las técnicas quirúrgicas que restablecen el flujo de sangre al pene se encuentran aún en fase experimental.

Problemas de salud de la mujer

GIN

Aparato reproductor femenino

Los órganos reproductores externos femeninos (genitales) tienen dos funciones: permitir la entrada del esperma en el cuerpo y proteger los órganos genitales internos de los agentes infecciosos. Debido a que el aparato genital femenino tiene un orificio que lo comunica con el exterior, los microorganismos que provocan enfermedades (patógenos) pueden entrar y causar infecciones ginecológicas. Estos patógenos se transmiten, en general, durante el acto sexual.

Los órganos genitales internos forman un aparato que se inicia en los ovarios, encargados de la liberación de los óvulos, y se sigue por las trompas de Falopio (oviductos), donde tiene lugar la fertilización de un óvulo; a continuación sigue el útero, donde el embrión se convierte en feto, y acaba en el canal cervical (vagina), que permite el alumbramiento de un bebé completamente desarrollado. El esperma puede recorrer todo el aparato en dirección ascendente hacia los ovarios y los óvulos en sentido contrario.

Órganos genitales externos

Los órganos genitales externos (vulva) están bordeados por los labios mayores (literalmente, labios grandes), que son bastante voluminosos, carnosos y comparables al escroto en los varones. Los labios mayores contienen glándulas sudoríparas y sebáceas (que secretan aceite); tras la pubertad, se recubren de vello. Los labios menores (literalmente, labios pe-

queños) pueden ser muy pequeños o hasta de seis centímetros de ancho. Se localizan dentro de los labios mayores y rodean los orificios de la vagina y la uretra. El orificio de la vagina recibe el nombre de introito y la zona con forma de media luna que se encuentra tras ese orificio se conoce como horquilla vulvar. A través de diminutos conductos que están situados junto al introito, las glándulas de Bartholin, cuando son estimuladas, secretan un flujo (moco) que lubrica la vagina durante el coito. La uretra, que transporta la orina desde la vejiga hacia el exterior, tiene su orificio de salida delante de la vagina.

Los dos labios menores tienen su punto de encuentro en el clítoris, una pequeña y sensible protuberancia análoga al pene en el hombre que está recubierta por una capa de piel (el prepucio) similar a la piel que se encuentra en el extremo del miembro masculino. Al igual que éste, el clítoris es muy sensible a la estimulación y puede tener erección.

Los labios mayores se encuentran en la parte inferior, en el perineo, una zona fibromuscular localizada entre la vagina y el ano. La piel (epidermis) que cubre el perineo y los labios mayores es similar a la del resto del cuerpo (gruesa, seca y puede descamarse). Por el contrario, el revestimiento de los labios menores y la vagina es una membrana mucosa; a pesar de que sus capas internas son de estructura similar a la epidermis, su superficie se mantiene húmeda gracias al líquido de los vasos sanguíneos de las capas más profundas que atraviesa el tejido. Su gran cantidad de vasos sanguíneos le da un color rosado.

El orificio vaginal está rodeado por el himen (o membrana virginal). En la mujer virgen, el himen puede cubrir por completo el orificio, pero en general lo rodea como un anillo ajustado. Como el grado de ajuste varía entre las mujeres, el himen puede desgarrarse en el primer intento de mantener una relación sexual o puede ser tan blando y flexible que no se produce desgarro alguno. En una mujer que no es virgen, el himen es como un pequeño apéndice de tejido que rodea el orificio vaginal.

Órganos genitales internos

Las paredes anterior y posterior de la vagina normalmente se tocan entre sí, para que no quede espacio en la vagina excepto cuando se dilata, por ejemplo, durante un examen ginecológico o una relación sexual. En la mujer adulta, la cavidad vaginal tiene una longitud de 9 a 12 centímetros. El tercio inferior de la vagina está rodeado de músculos que controlan

Órganos genitales externos de la mujer

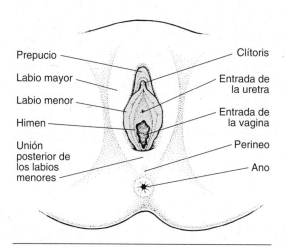

Prepucio

Labio mayor

Labio menor

Himen

Unión posterior de los labios menores

Clítoris

Entrada de la uretra

Entrada de la vagina

Perineo

Ano

Órganos genitales femeninos internos

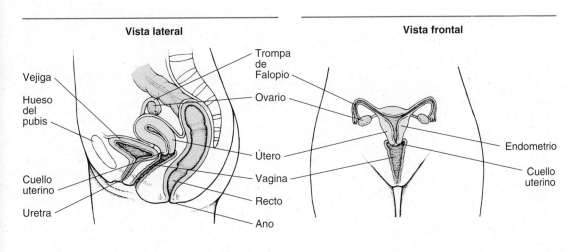

Vista lateral

Vejiga

Hueso del pubis

Cuello uterino

Uretra

Trompa de Falopio

Ovario

Útero

Vagina

Recto

Ano

Vista frontal

Endometrio

Cuello uterino

su diámetro, mientras que los dos tercios superiores se unen por encima de estos músculos y pueden estirarse con facilidad. El cérvix (la boca y el cuello del útero) se encuentra en la parte superior de la vagina. Durante los años fértiles de la mujer, el revestimiento mucoso de la vagina tiene un aspecto rugoso, pero antes de la pubertad, y después de la menopausia (si no se toman estrógenos), la mucosa es lisa.

El útero es un órgano con forma de pera situado en la parte superior de la vagina, entre la vejiga urinaria por delante y el recto por detrás, y está sujeto por seis ligamentos. El útero se divide en dos partes: el cuello uterino o cérvix y el cuerpo principal (el corpus). El cuello uterino, la parte inferior del útero, se abre dentro de la vagina. El útero normalmente está algo doblado hacia delante por la zona donde el cuello se une al cuerpo. Durante los años fértiles, el cuerpo es dos veces más largo que el cuello uterino. El cuerpo es un órgano con abundante musculatura que se agranda para albergar al feto. Sus paredes musculares se contraen durante el parto para impulsar al bebé hacia fuera por el fibroso cuello uterino y la vagina.

El cuello uterino contiene un canal que permite la entrada del esperma en el útero y la salida de la secreción menstrual al exterior. Excepto durante el período menstrual o la ovulación, el cuello uterino es en general una buena barrera contra las bacterias. El canal del cuello uterino es demasiado estrecho para que el feto lo atraviese durante el embarazo pero durante el parto se ensancha para que sea posible el alumbramiento. Durante un examen pélvico, el mé-

dico puede observar la porción de cérvix que sobresale y entra en el extremo superior de la vagina. Al igual que la vagina, esta parte del cuello uterino está recubierta de mucosa, aunque ésta es de tipo liso.

El canal del cuello uterino está recubierto de glándulas que secretan un moco espeso e impenetrable para el esperma justo hasta el momento en que los ovarios liberan un óvulo (ovulación). Durante la ovulación, la consistencia del moco cambia para que el esperma pueda atravesarlo y fertilizar el óvulo. Al mismo tiempo, el moco que secretan estas glándulas del cuello uterino tiene la capacidad de mantener el esperma vivo durante 2 o 3 días. Más tarde este esperma puede desplazarse hacia arriba y, atravesando el cuerpo del útero, entrar en las trompas de Falopio para fertilizar el óvulo; en consecuencia, el coito realizado 1 o 2 días antes de la ovulación puede acabar en un embarazo. Debido a que algunas mujeres no ovulan de forma regular, el embarazo puede producirse en distintos momentos tras el último período menstrual.

El revestimiento interior del cuerpo del útero (endometrio) se hace más grueso todos los meses después del período menstrual (menstruación). (• V. página 1112) Si la mujer no queda embarazada durante ese ciclo, la mayor parte del endometrio se desprende y tiene lugar una hemorragia, que constituye el período menstrual.

Las trompas de Falopio tienen una longitud de 6 a 9 centímetros desde los extremos superiores del útero hasta los ovarios. El extremo de cada trompa se ensancha y adopta una forma de embudo, constituyendo

Procedimientos diagnósticos en ginecología

Prueba de Papanicolaou (Pap): se extraen mediante un raspado células del cuello uterino para investigar la presencia de un posible cáncer; en general, se recomienda que las mujeres se hagan esta prueba una vez al año, a partir de la primera relación sexual o al cumplir 18 años. El procedimiento es seguro y sólo requiere unos pocos segundos.

Colposcopia: se utiliza una lente de aumento binocular de graduación diez para inspeccionar el cuello uterino en busca de signos de cáncer, en general como consecuencia de un resultado anormal en la Pap. La colposcopia es indolora, no necesita anestesia y se realiza en pocos minutos.

Biopsia: la biopsia de cuello uterino y vagina se realiza recurriendo a la colposcopia para que puedan extraerse muestras de tejido de la zona más anormal. La biopsia de un área pequeña de la vulva se lleva a cabo en la consulta del médico sin usar anestésico local; para la biopsia del cuello uterino en general es necesario usar anestesia. En caso de que se sospeche la presencia de cáncer, se extrae menos de seis milímetros de tejido para su examen microscópico.

Legrado endocervical: se inserta un pequeño instrumento en el canal del cuello uterino para raspar tejido, que será examinado al microscopio por un patólogo. Este procedimiento suele llevarse a cabo durante la colposcopia.

Conización del cuello uterino (biopsia de cono): una porción de tejido en forma de cono se extrae del cuello uterino, quizás de 1,25 a 2,5 centímetros de largo por dos centímetros de ancho. El corte se realiza con láser, electro-cauterización (calor) o un bisturí; es necesario aplicar anestesia. En ocasiones la conización se realiza después de haber obtenido resultados anormales en la biopsia para facilitar el diagnóstico o extirpar la zona anormal.

Biopsia endometrial: se inserta un pequeño catéter, de metal o plástico a través del cuello uterino en la cavidad uterina; se mueve hacia atrás, hacia adelante y en círculo, aplicando succión en su extremo externo, para despegar y recolectar tejido del revestimiento del útero (endometrio). El tejido se envía a un laboratorio, generalmente para determinar la causa de una hemorragia anormal. La biopsia de endometrio puede ser llevada a cabo en la consulta del médico. No necesita anestesia y provoca molestias similares a los dolores menstruales.

Histerectomía: se inserta por el cuello uterino dentro del útero un catéter delgado de alrededor de ocho milímetros de diámetro. El tubo contiene fibras ópticas que transmiten luz para poder visualizar la cavidad y puede incluir un instrumento de biopsia o electrocauterización (coagulación por calor). Por lo general se detecta la causa de la hemorragia anormal u otras anomalías y se toman muestras para efectuar una biopsia, el cierre, o la extirpación. Este procedimiento se efectúa en la consulta del médico o en un hospital junto con dilatación y legrado.

---

un orificio de mayor diámetro para facilitar la caída del óvulo en su interior cuando éste es liberado por el ovario. Los ovarios no están unidos a las trompas de Falopio, pero se encuentran suspendidos muy cerca de ellas gracias a un ligamento. Los ovarios, de color perla, tienen una forma oblonga y son algo menores que un huevo cocido.

Los cilios (prolongaciones de las células, similares a pelos que se mueven en vaivén) que recubren las trompas de Falopio y los músculos de sus paredes impulsan el óvulo hacia abajo a través de estos tubos. Cuando un óvulo encuentra un espermatozoide en la trompa de Falopio y es fertilizado por éste, comienza a dividirse. En un período de 4 días, el diminuto embrión sigue dividiéndose mientras se desplaza lentamente hacia abajo por la trompa hasta llegar al útero. El embrión se adhiere a la pared uterina, donde queda fijo; este

proceso se denomina implantación o anidación. (• *V. página 1171*)

Cada feto femenino cuenta con 6 o 7 millones de oocitos (células ovulares en desarrollo) a las 20 semanas de embarazo y nace con alrededor de dos millones de oocitos. En la pubertad, sólo quedan entre 300000 y 400000 para madurar y convertirse en óvulos. Los miles de oocitos que no completan el proceso de maduración degeneran de forma gradual y, tras la menopausia, no queda ninguno.

Evaluación ginecológica

En primer lugar, la mujer debería escoger un médico con el que pueda hablar con confianza de ciertos temas delicados, como el sexo, el control de la natalidad y el embarazo. El ginecólogo debe estar preparado para abordar problemas familiares, como

Dilatación y legrado (D y L): el cuello uterino se dilata (se estira hasta abrirlo) con varillas de metal para insertar un instrumento con forma de cuchara (cureta) y de ese modo raspa el revestimiento del útero. Este procedimiento se utiliza para diagnosticar anomalías en el endometrio sugeridas por los resultados de una biopsia o por el tratamiento de un aborto espontáneo incompleto. Para los abortos incompletos, la cureta que se utiliza es un tubo de plástico sobre el que se aplica succión en el extremo externo. D y L suelen llevarse a cabo en un hospital con anestesia general.

Histerosalpingografía: se realiza una radiografía después de la inyección de un contraste a través del cuello uterino para delinear la cavidad uterina y las trompas de Falopio, en general como parte de una exploración para descubrir causas de esterilidad. La prueba se realiza en la consulta del médico y puede causar malestar, como calambres. Por esta razón, se administra un sedante.

Ecografía: se aplican ultrasonidos (ondas sonoras a una frecuencia demasiado alta como para ser oídas) a través de la pared abdominal o la vagina. El perfil de su reflejo fuera de las estructuras internas se observa en un monitor para determinar la condición y el tamaño de un feto y contribuir al diagnóstico de anomalías fetales, embarazo múltiple, embarazo tubárico, tumores, quistes u otras anomalías en los órganos pélvicos. La utilización de ultrasonidos no provoca dolor. También se utiliza en la amniocentesis y otros procedimientos para extraer muestras.

Laparoscopia: se inserta un catéter de visualización delgado, que contiene fibras ópticas, en la cavidad abdominal a través de una incisión realizada en la parte inferior del ombligo. Se utiliza dióxido de carbono para insuflar el abdomen, para visualizar con claridad los órganos del mismo y de la pelvis.

En general, la laparoscopia se utiliza para determinar la causa de dolor pélvico, esterilidad y otros problemas ginecológicos. El laparoscopio puede ser utilizado con otros instrumentos para realizar biopsias, procedimientos de esterilización y diferentes intervenciones quirúrgicas; también puede ayudar a obtener óvulos para la fecundación in vitro. Este procedimiento se realiza en un hospital y requiere anestesia; en procedimientos limitados, se administra un anestésico local, pero la anestesia general se usa con mucha más frecuencia.

Culdocentesis: se inserta una aguja por la pared de la vagina, justo por detrás del cuello uterino, hasta llegar a la cavidad pélvica, en general para detectar hemorragias cuando se sospecha que existe un embarazo ectópico (un embarazo fuera del útero). La culdocentesis suele llevarse a cabo en el servicio de urgencias sin utilizar anestesia.

---

el abuso físico y emocional, y el consumo de drogas; toda la información que reciba tendrá carácter confidencial. En ciertos países existen leyes que exigen el consentimiento de los padres para tratar a los menores (en general por debajo de 18 años). Durante una visita ginecológica, el médico (ginecólogo, internista, pediatra o médico de familia), la enfermera o la comadrona deben estar preparados para responder a preguntas acerca de las funciones sexuales y reproductivas, incluyendo las que se refieren a la práctica del sexo con garantías de seguridad.

Historia clínica ginecológica

La evaluación ginecológica comienza con una serie de preguntas (historia clínica ginecológica) que, en general, se centran en el motivo de la visita. Una historia clínica ginecólogica completa incluye preguntas acerca de la edad de inicio de la menstruación (menarquía), su frecuencia, regularidad, duración y cantidad de flujo, así como las fechas de los dos últimos períodos menstruales. Así mismo suelen hacerse preguntas acerca de una hemorragia anormal, excesiva o escasa, o episodios de menstruación anormal. También es posible indagar acerca de la actividad sexual para determinar la presencia de infecciones ginecológicas, lesiones y la posibilidad de un embarazo. Se le pregunta a la paciente si usa o desea usar métodos para el control de la natalidad y si le interesa recibir asesoramiento u otra información. Se registra el número de embarazos, las fechas en que tuvieron lugar, el resultado y las complicaciones que se presentaron. El médico pregunta a la mujer si siente dolor durante la menstruación, durante el coito o en otras circunstancias, con qué intensidad se presenta y cómo logra calmarlo. También incide en las cuestiones que atañen a los problemas de las mamas (dolor

Recolección de células cervicales para una Pap

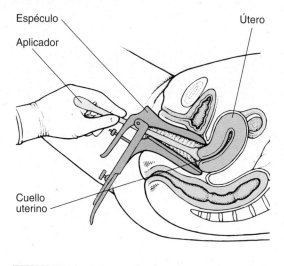

Espéculo

Útero

Aplicador

Cuello uterino

espontáneo, bultos, dolor al tocarse, enrojecimiento y secreción por los pezones). Por último, se averigua si practica el autoexamen de mamas, con qué frecuencia y si necesita instrucciones para conocer su técnica.

A partir de la revisión del historial de las enfermedades ginecológicas, se obtiene un historial médico y quirúrgico completo que incluye problemas de salud que no son estrictamente ginecológicos. Es necesario conocer todos los fármacos que la mujer consume, incluyendo medicamentos recetados o de venta libre, así como drogas, tabaco y alcohol, ya que muchos de ellos afectan a la función ginecológica y a la salud general. Las preguntas relacionadas con el abuso mental, físico o sexual en el presente o el pasado son de extrema importancia.

Algunas preguntas se centran en aspectos que atañen a la orina, para descubrir si la mujer presenta alguna infección o si tiene incontinencia, es decir, pérdida involuntaria de orina.

Exploración ginecológica

Algunas mujeres se sienten incómodas ante un examen ginecológico. Tal circunstancia se debe comunicar al médico de antemano, para que éste pueda tomarse más tiempo y asegurarse de responder a todas las preguntas.

En general, se indica a la mujer que orine antes de la exploración física y que recoja una muestra para su evaluación en el laboratorio. El examen de mamas puede efectuarse antes o después del examen pélvico. (• V. página 1133) Estando la mujer sentada, el mé-

dico examina las mamas para descubrir irregularidades, retracciones o adherencias de la piel, bultos y secreción de cualquier tipo. Seguidamente, aún sentada o tumbada, con los brazos en jarra o sobre la cabeza, el médico palpa cada mama con la mano plana y examina cada axila en busca de ganglios linfáticos aumentados de tamaño. El médico también explora el cuello y la glándula tiroides en busca de bultos y anomalías.

El médico palpa suavemente toda la zona entre las costillas y la pelvis (el abdomen) en busca de tumoraciones o de anormalidades en el tamaño de los órganos, en especial el hígado y el bazo. A pesar de que la mujer puede sentir cierto malestar cuando el médico hace una palpación profunda, el examen no debería provocarle dolor. El hecho de golpear con los dedos (percusión) mientras se oye la diferencia entre las áreas que suenan a hueco y las que emiten un sonido más apagado ayuda a establecer el tamaño del hígado y el bazo. Para poder identificar anomalías que no están al alcance de la palpación, se escucha con un fonendoscopio la actividad del intestino y los ruidos anormales que pudiera hacer la sangre al circular por vasos sanguíneos estrechos.

Durante la exploración pélvica, la mujer se recuesta boca arriba con las caderas y las rodillas flexionadas y las nalgas colocadas en el borde de la camilla. La mayoría de éstas habitualmente cuentan con estribos para los talones o las rodillas que ayudan a mantener esa posición. Si la paciente lo desea, puede observar la exploración mientras se está realizando, mediante la colocación de unos espejos; también puede proporcionársele todo tipo de explicaciones y diagramas. Para facilitar este intercambio es recomendable comunicar al médico con anticipación el deseo de tener dicha información. Seguidamente, se efectúa una inspección visual de la zona de los genitales externos y se presta atención a la distribución del vello y cualquier otra anomalía, alteraciones de la coloración, flujo o inflamación. Este examen puede confirmar que todo está bien o indicar, por el contrario, trastornos hormonales, cáncer, infecciones, lesiones o abusos físicos.

Utilizando guantes, el médico abre los labios para examinar el orificio de la vagina. Con un espéculo (un instrumento metálico o de plástico que separa las paredes de la vagina), a temperatura adecuada y lubricado con agua, se examinan las áreas más profundas de la vagina y el cuello uterino. Este último se explora con cuidado para detectar signos de irritación o cáncer. Para realizar una **prueba de Papanicolaou (Pap),** se raspan células de la superficie del cérvix uterino con un pequeño aplicador de madera muy similar a una espátula, con el fin de obtener células. A continuación, puede utilizarse un pequeño cepillo para obtener una muestra de células del cuello uterino. La paciente nota sensaciones, pero estos procedimientos no le provocan dolor. Las células extraídas con el cepillo o con el aplicador de madera se colocan sobre un portaobjetos, que es rociado con una sustancia fijadora, y se envía al laboratorio, donde se examina al microscopio en busca de signos de cáncer cervical. *(• V. página 1144)* La Pap, el mejor método para detectar cáncer cervical, identifica entre un 80 y un 85 por ciento de dichos cánceres, incluso en sus primeras fases. La prueba es más precisa si la mujer no se lava ni usa medicación por vía vaginal al menos durante las 24 horas previas.

Si el médico sospecha que existen otros trastornos, se pueden realizar otras pruebas. Por ejemplo, si existen indicios de una infección, se frota la vagina y el cuello uterino con una escobilla y se obtiene una pequeña cantidad de secreción vaginal para su cultivo y evaluación microscópica en el laboratorio.

En esta primera fase, se evalúan la fuerza y la resistencia de la pared vaginal con el objetivo de detectar cualquier protrusión de la vejiga urinaria en la parte frontal de la pared de aquélla (cistocele), una protrusión del recto en la parte posterior (rectocele) o una protrusión del intestino en el vértice superior de la vagina (enterocele).

Después de quitar el espéculo, el médico realiza una exploración bimanual, es decir, introduce los dedos índice y medio de una mano dentro de la vagina y coloca los dedos de la otra sobre la parte inferior del abdomen por encima del hueso púbico. En esta posición, el útero se palpa como una estructura con forma de pera, lisa y consistente, y, además, es posible determinar su posición, tamaño, alteración de la consistencia y si es dolorosa su palpación. Luego, se intenta palpar los ovarios moviendo la mano sobre el abdomen hacia los lados y presionando un poco más. Como los ovarios son pequeños y mucho más difíciles de percibir que el útero, se necesita más presión; la mujer puede notar una sensación algo desagradable. El médico determina el tamaño de los ovarios y si la zona es dolorosa; así mismo, busca irregularidades o áreas dolorosas dentro de la vagina.

Finalmente, el médico coloca el dedo índice dentro de la vagina y el dedo medio dentro del recto para

Dilatación y legrado (D y C)

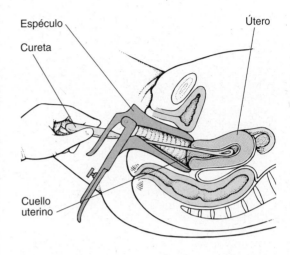

Espéculo

Cureta

Útero

Cuello uterino

efectuar un examen rectovaginal. De este modo, se examina la pared posterior de la vagina para detectar masas o engrosamientos. Además, se examina el recto en busca de hemorroides, fisuras, pólipos y bultos, y se analizan las deposiciones con el fin de descubrir la existencia de sangre no perceptible a simple vista (oculta). También es posible entregar a la mujer un equipo para que en su domicilio compruebe en varias ocasiones que no existe sangre oculta en sus heces.

A veces se necesita realizar pruebas más complejas. Para examinar los órganos genitales internos, se emplean varias técnicas, incluyendo instrumentos que aplican tecnología de fibra óptica. Las fibras ópticas son tiras delgadas y flexibles hechas de plástico o cristal que transmiten luz. Con un cable de fibra óptica conectado a un tubo de visualización o laparoscopio es posible examinar el útero, las trompas de Falopio o los ovarios sin necesidad de realizar una gran incisión. El laparoscopio también facilita la práctica de procedimientos quirúrgicos en el aparato genital.

CAPÍTULO 232

Hormonas y reproducción

La reproducción humana normal supone la interacción entre una variedad de hormonas y diversos ór-

ganos, controlada por el hipotálamo, un área que se halla en el cerebro. Tanto en las mujeres como en los

Cuántos óvulos

Las niñas nacen con óvulos (oocitos) ya presentes en sus ovarios. Cuando el feto femenino tiene de 20 a 24 semanas de vida, los ovarios del feto contienen de 7 a 20 millones de óvulos, que se incorporan a los folículos (cavidades llenas de fluido, cada una con un óvulo que se inserta en su pared). Mientras los folículos se forman, la mayor parte de los óvulos se atrofian gradualmente y quedan alrededor de 2 millones en el momento del parto. Después del nacimiento no se forman más. Menos de 400000 siguen presentes cuando comienza la menstruación, aunque es una cantidad más que suficiente para todo el período de vida fértil.

Sólo alrededor de 400 óvulos se liberan durante la vida reproductora de la mujer, por lo general, uno en cada ciclo menstrual. Hasta que es liberado, el óvulo permanece inactivo en su folículo y suspendido en medio de una división celular, lo que lo convierte en una de las células de más larga vida del organismo. Como el óvulo inactivo no puede realizar los procesos de reparación celular normales, la posibilidad de que surjan problemas aumenta a medida que la mujer tiene más años. Una anomalía cromosómica o genética, en consecuencia, es más probable cuando la concepción se efectúa a una edad avanzada.

varones, el hipotálamo secreta hormonas o factores de liberación que llegan hasta la hipófisis, una glándula del tamaño de un guisante localizada debajo del hipotálamo, y la estimulan para que libere otras hormonas. Por ejemplo, la hormona liberadora de gonadotropinas, un factor de liberación secretado por el hipotálamo, estimula la hipófisis para secretar hormona luteinizante y hormona foliculoestimulante. (• *V. recuadro, página 727*) Estas hormonas estimulan la maduración de las glándulas reproductoras y la liberación de hormonas sexuales. Los ovarios de la mujer producen estrógenos y los testículos del varón liberan andrógenos, como la testosterona. Las glándulas suprarrenales, localizadas en la parte superior de los riñones, también producen hormonas sexuales.

Los patrones de secreción y las concentraciones de hormonas sexuales en sangre determinan si éstas estimulan o inhiben la liberación de hormona luteinizante y foliculoestimulante por parte de la hipófisis. Por ejemplo, una disminución en los niveles de hormonas sexuales provoca una mayor liberación por la hipófisis de aquellas dos hormonas

(mecanismo de retroalimentación negativo). Prácticamente, todas las hormonas se liberan en forma de borbotones de corta duración (pulsos) cada 1 a 3 horas; de ahí que la concentración de hormonas en la sangre sea fluctuante.

Pubertad

En el momento del nacimiento, los niveles de hormona luteinizante y foliculoestimulante son altos, pero descienden en pocos meses y se mantienen bajos hasta la pubertad. Al comienzo de la pubertad, estos niveles hormonales aumentan y estimulan la producción de hormonas sexuales. En las niñas, las concentraciones altas estimulan la maduración de las mamas, los ovarios, el útero y la vagina; se inicia la menstruación y aparecen las características sexuales secundarias (como el vello púbico y de las axilas). En los adolescentes, la maduración afecta a los testículos, la próstata, las vesículas seminales y el pene, y también crece el vello facial, púbico y de las axilas. Normalmente, estos cambios ocurren de forma secuencial durante la pubertad hasta alcanzar la madurez sexual. (• *V. recuadro, página 1293*)

En las chicas, el primer cambio de la pubertad es, con frecuencia, el aumento de tamaño de las mamas (comienzan a desarrollarse), seguido de inmediato por el crecimiento del vello púbico y axilar. El intervalo entre el crecimiento de las mamas y la primera menstruación es de alrededor de 2 años. La forma del cuerpo de las chicas cambia y aumenta su grasa corporal. El crecimiento que acompaña la pubertad comienza incluso antes de que las mamas comiencen a desarrollarse. Es más rápido al comienzo de la pubertad, antes del inicio de la menstruación; a continuación se vuelve más lento y, en general, se detiene entre los 14 y los 16 años. Por el contrario, los chicos crecen con más rapidez entre los 13 y los 17 años y pueden seguir creciendo incluso después de los 20 años.

La edad en que comienza la pubertad parece estar influida por el estado de salud general y de nutrición, así como por factores socioeconómicos y hereditarios. En Europa occidental, la edad promedio en la que se produce la primera menstruación decreció en 4 meses cada década entre 1850 y 1950, pero no se ha observado ningún descenso en las últimas cuatro décadas. La obesidad moderada se asocia a un inicio de la menstruación más precoz, mientras que éste se retrasa en chicas con una delgadez extrema o desnutridas. La menarquía también comienza antes entre las chicas que viven en áreas urbanas y entre aquellas cuyas madres comenzaron a menstruar a temprana edad.

Cambios durante el ciclo menstrual

El ciclo menstrual está regulado por la compleja interacción de las hormonas pituitarias (hormona luteinizante y hormona foliculostimulante) y las hormonas sexuales ováricas (estradiol y progesterona).

El ciclo menstrual comienza con la **fase folicular.** Los bajos niveles de estradiol (un estrógeno) y progesterona al comienzo de esta fase hacen que el revestimiento uterino (endometrio) degenere y se desprenda en la menstruación, que marca el primer día del ciclo menstrual. Durante la primera mitad de esta fase, el nivel de hormona foliculostimulante asciende ligeramente y estimula el desarrollo de algunos folículos, cada uno de los cuales contiene un óvulo. Solamente un folículo sigue desarrollándose. Durante la última parte de esta fase, el nivel de estradiol secretado por los ovarios aumenta y estimula el espesamiento del revestimiento uterino.

Un incremento en los niveles de hormona luteinizante y foliculostimulante señala el inicio de la **fase ovulatoria.** La liberación del óvulo (ovulación) generalmente ocurre de 16 a 32 horas después del aumento en el nivel hormonal. El nivel de estradiol llega a su punto máximo y el nivel de progesterona comienza a elevarse.

Durante la **fase luteínica,** los niveles de hormona luteinizante y hormona foliculostimulante descienden. El folículo roto se cierra después de desprender el óvulo y forma el cuerpo lúteo, que secreta progesterona. La progesterona y el estradiol provocan el engrosamiento del endometrio. Si el óvulo no es fertilizado, el cuerpo lúteo degenera y deja de producir progesterona, el nivel de estradiol desciende y se inicia un nuevo ciclo menstrual.

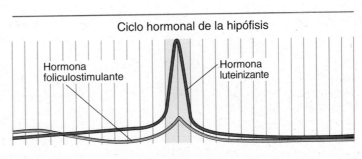

Ciclo hormonal de la hipófisis

Hormona foliculostimulante

Hormona luteinizante

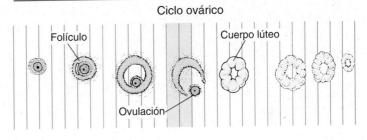

Ciclo ovárico

Folículo

Cuerpo lúteo

Ovulación

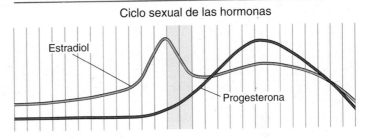

Ciclo sexual de las hormonas

Estradiol

Progesterona

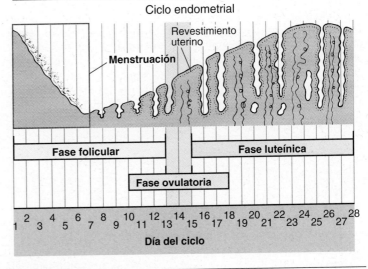

Ciclo endometrial

Revestimiento uterino

Menstruación

Fase folicular

Fase luteínica

Fase ovulatoria

1 2 3 4 5 6 7 8 9 10 11 12 13 14 15 16 17 18 19 20 21 22 23 24 25 26 27 28

Día del ciclo

Ciclo menstrual

La menstruación, es decir, el desprendimiento del revestimiento interno del útero (el endometrio) acompañado de hemorragia, tiene lugar en ciclos aproximadamente mensuales, a menos que la mujer esté embarazada. Marca los años reproductivos de la vida de la mujer, que se extienden desde el comienzo de la menstruación (menarquía) y siguen durante la pubertad hasta su cese (menopausia).

Por definición, el primer día de hemorragia se considera que es el comienzo de cada ciclo menstrual (día 1), que finaliza justo antes de la siguiente menstruación. Los ciclos menstruales varían entre 21 y 40 días y sólo el 10 o 15 por ciento son exactamente de 28 días. Los intervalos entre los períodos son más prolongados en los años inmediatamente posteriores a la menarquía y anteriores a la menopausia. El ciclo menstrual se divide en tres fases: folicular, ovulatoria y leuteínica.

La **fase folicular**, de duración variable, se prolonga desde el primer día de hemorragia hasta justo del aumento de la hormona luteinizante, que provoca la liberación del óvulo (ovulación). Esta fase recibe este nombre por el desarrollo característico de los folículos de los ovarios. Durante la primera mitad de la fase, la glándula hipófisis aumenta su secreción de hormona foliculoestimulante y en consecuencia estimula el crecimiento de 3 a 30 folículos, cada uno de los cuales contiene un óvulo. Sólo uno de dichos folículos sigue creciendo; los otros degeneran. A medida que se acerca la menopausia, la fase folicular se hace más corta.

En la menstruación, parte del endometrio se desprende en respuesta a una disminución en los niveles circulantes de estrógenos y progesterona. El endometrio consta de tres capas: la superior (superficial) y la mayor parte de la central (intermedia) se desprenden, mientras que la capa inferior (basal) permanece para producir nuevas células que reconstruyan las otras dos capas. La hemorragia menstrual dura entre 3 y 7 días y su duración promedio es de 5 días. La pérdida de sangre oscila entre los 14 y los 280 gramos (media de 128 g). Una compresa o un tampón, según el tipo empleado, pueden retener hasta 29 gramos. En general, la sangre menstrual no coagula a menos que la hemorragia sea muy intensa.

La **fase ovulatoria** se inicia al aumentar la hormona luteinizante. La liberación del óvulo se produce entre 16 y 32 horas después del aumento hormonal. El único folículo que está creciendo sobresale de la superficie del ovario, se rompe y libera el óvulo. Cerca del momento de la ovulación, algunas mujeres sienten un dolor sordo en uno de los lados de la parte inferior del abdomen, que puede durar entre unos pocos minutos y algunas horas. A pesar de que la sensación dolorosa aparece en el mismo lado del ovario que liberó el óvulo, la causa precisa del dolor se desconoce. El dolor puede preceder o seguir la rotura del folículo y no se produce siempre en todos los ciclos. La liberación del óvulo no es alternante por parte de uno y otro ovario y parece suceder al azar. Por otro lado, si se extirpa un ovario, el otro libera un óvulo al mes.

La **fase luteínica** se produce después de la ovulación y dura alrededor de 14 días, a menos que tenga lugar la fertilización, y finaliza justo antes del período menstrual. El folículo roto se cierra después de liberar el óvulo y forma un cuerpo lúteo, que secreta cada vez más cantidad de progesterona.

La progesterona provoca un ligero aumento de la temperatura corporal durante la fase luteínica y sigue alta hasta que comienza el período menstrual. Este aumento de la temperatura se emplea para estimar si ha tenido lugar la ovulación. (• *V. página 1150*)

El cuerpo lúteo degenera al cabo de 14 días y comienza un nuevo ciclo menstrual, a menos que se produzca la fecundación del óvulo. Si el óvulo es fecundado, el cuerpo lúteo inicia la secreción de gonadotropina coriónica humana, hormona que mantiene el cuerpo lúteo, productor de progesterona, hasta que el feto en crecimiento pueda producir sus propias hormonas. Las pruebas de embarazo se basan en la detección de un aumento en los niveles de gonadotropina coriónica humana.

CAPÍTULO 233

Menopausia

La menopausia es el momento en la vida de la mujer en que cesa la función cíclica de los ovarios y la menstruación.

La menopausia se inicia al final de la última menstruación. Sin embargo, ese hecho sólo se comprueba más adelante, cuando no se produce flujo menstrual durante al menos 12 meses. La edad promedio en que tiene lugar la menopausia es alrededor de los 50 años, pero la menopausia también aparece normalmente en mujeres de tan sólo 40 años. Los ciclos menstruales regulares pueden continuar hasta la menopausia, pero en general las últimas menstruaciones presentan una duración y una cantidad de flujo variable. Progresivamente cada vez menos ciclos se acompañan de la liberación de un óvulo.

Con el paso del tiempo, los ovarios responden cada vez menos a la estimulación que provocan la hormona luteinizante y la hormona foliculoestimulante, secretadas por la hipófisis; (• *V. página 1109)* en consecuencia, los ovarios secretan de forma progresiva menos cantidad de estrógenos y progesterona, y la liberación de óvulos (ovulación), finalmente, se detiene.

La **menopausia prematura** es la que se produce antes de los 40 años. (• *V. página 1123)* Entre sus causas destacan una predisposición genética y trastornos autoinmunes, en los que se producen anticuerpos que pueden lesionar varias glándulas, entre ellas los ovarios. El hábito de fumar también se asocia a menopausia prematura.

La **menopausia artificial** deriva de una intervención médica que reduce o detiene la secreción hormonal de los ovarios. Estas intervenciones incluyen la cirugía, para extirpar los ovarios o para reducir la cantidad de sangre que reciben, y la quimioterapia o la radioterapia sobre la pelvis (incluyendo los ovarios) para tratar el cáncer. La intervención quirúrgica en que se extirpa el útero (histerectomía) tiene como efecto la suspensión de la menstruación, pero no afecta a la cantidad de hormonas mientras los ovarios sigan intactos y, por tanto, no provoca menopausia.

Síntomas

Durante el período anterior a la menopausia (técnicamente denominado climaterio, pero más recientemente llamado perimenopausia), puede que no haya síntomas o que éstos sean suaves, moderados o agudos. Los sofocos afectan al 75 por ciento de las mujeres. Durante un acceso de calor, la piel, en especial la de la cabeza y el cuello, se torna roja y caliente y la sudación puede ser intensa. La mayoría de las mujeres tienen sofocos durante más de un año y del 25 al 50 por ciento los padece durante más de cinco años; duran de 30 segundos a 5 minutos y pueden seguirse de escalofríos. Los síntomas psicológicos y emocionales como fatiga, irritabilidad, insomnio y nerviosismo pueden estar causados por la disminución de los estrógenos. La sudación nocturna es un factor de perturbación del sueño y empeora el cansancio y la irritabilidad. En ocasiones, la mujer puede sentirse mareada, tener sensación de hormigueo (pinchazos) y percibir los latidos de su corazón, que parece palpitar con fuerza. También puede tener incontinencia urinaria, inflamación de la vejiga y de la vagina, y sentir dolor durante el coito debido a la sequedad vaginal. A veces, aparece una sensación dolorosa en los músculos y las articulaciones.

La osteoporosis (el intenso adelgazamiento de los huesos) *(• V. página 226)* es el principal problema para la salud que provoca la menopausia. Las mujeres blancas delgadas y las que fuman cigarrillos, beben excesivas cantidades de alcohol, toman corticosteroides, ingieren poca cantidad de calcio o tienen una forma de vida sedentaria tienen un mayor riesgo de padecer este trastorno. Durante los primeros 5 años posteriores a la menopausia, se pierde del 3 al 5 por ciento de masa ósea por año, y después, del 1 al 2 por ciento cada año; de ahí que se produzcan fracturas a partir de lesiones menores y, en las personas de edad avanzada, incluso sin que exista ninguna lesión. Los huesos que se fracturan con más frecuencia son las vértebras (lo que provoca encorvamiento y dolor de espalda), el fémur (caderas) y los huesos de las muñecas.

La incidencia de las enfermedades cardiovasculares aumenta más rápidamente después de la menopausia, debido a que los estrógenos disminuyen. Una mujer que ha sufrido una extirpación de los ovarios y que, en consecuencia, presenta menopausia prematura, y no se somete a una terapia de reposición de estrógenos tiene el doble de probabilidades de sufrir enfermedades cardiovasculares que una mujer premenopáusica de la misma edad. Las mujeres posmenopáusicas que toman estrógenos sufren muchas menos enfermedades cardiovasculares que las que no lo hacen.

Por ejemplo, entre las pacientes posmenopáusicas que padecen enfermedades de las arterias coronarias, las que toman estrógenos tienen, en promedio, una mayor esperanza de vida. Estos beneficios se deben, en parte, a los efectos favorables de los estrógenos sobre la cantidad de colesterol. La disminución de estrógenos produce un aumento en el llamado colesterol malo (lipoproteínas de baja densidad [LDL]) y una disminución del llamado colesterol bueno (lipoproteínas de alta densidad [HDL]). *(• V. página 709)*

Tratamiento

Los síntomas se tratan restituyendo los niveles de estrógenos a unas cifras similares a las de la premenopausia. Los principales objetivos de la terapia de reposición de estrógenos son los siguientes:

Administración de progesterona con estrógenos

La progesterona se administra junto con el estrógeno para reducir el riesgo de cáncer de endometrio. Habitualmente, estrógeno y progesterona se toman a diario. Este esquema provoca una hemorragia vaginal irregular durante los primeros 2 o 3 meses del tratamiento, pero suele desaparecer por completo en el transcurso de un año. Alternativamente, puede plantearse un esquema cíclico: la mujer toma estrógeno a diario durante alrededor de 2 semanas, progesterona con estrógeno durante los días siguientes y luego ninguna hormona durante los últimos días del mes. Sin embargo, este esquema es menos conveniente porque es frecuente la hemorragia en los días en que no se toman hormonas.

La progesterona sintética se presenta de diferentes formas, que pueden administrarse por vía oral o intravenosa. Los efectos secundarios de la progesterona incluyen hinchazón abdominal, malestar en las mamas, cefaleas, inestabilidad emocional y acné. También presenta algunos efectos adversos sobre los niveles de colesterol.

• Aliviar síntomas como los sofocos, la sequedad vaginal y los trastornos urinarios.
• Prevenir la aparición de la osteoporosis
• Prevenir la aterosclerosis y las enfermedades de la arterias coronarias.

Los estrógenos se presentan en forma no sintética (natural) o sintética (producida en laboratorio). Los estrógenos sintéticos son cien veces más potentes que los naturales y, en consecuencia, no es recomendable su administración a mujeres menopáusicas, ya que con dosis muy bajas de estrógenos naturales ya se evitan los sofocos y la osteoporosis. Así mismo, las dosis muy altas pueden causar problemas, como un aumento en la tendencia a sufrir migrañas.

Los estrógenos se administran en forma de comprimidos o de parches cutáneos (estrógenos transdérmicos). También pueden aplicarse en la vagina en forma de crema cuando las razones principales para su uso son evitar el adelgazamiento de la superficie de la pared vaginal (lo que reduce el riesgo de infecciones urinarias e incontinencia) y evitar dolor durante el coito. Parte de los estrógenos administrados se absorbe y pasan a la sangre, sobre todo a medida que mejora el revestimiento vaginal.

Debido a que los estrógenos provocan efectos secundarios y conllevan riesgos a largo plazo, al mismo tiempo que beneficios, la mujer y su médico deben sopesar los beneficios y las desventajas antes de decidir la administración de una terapia de reposición de estrógenos. Los efectos secundarios incluyen náuseas, malestar en las mamas, dolor de cabeza y cambios del estado de ánimo.

Las mujeres posmenopáusicas que toman estrógenos sin progesterona tienen un mayor riesgo de sufrir cáncer de endometrio (cáncer del revestimiento interior del útero); (• V. página 1142) la incidencia es de una a cuatro de cada 1 000 mujeres al año. El aumento está en estrecha relación con la dosis y la duración del tratamiento. Si una mujer presenta una hemorragia anormal por la vagina, puede realizarse una biopsia (obtención de una muestra de tejido para ser examinada al microscopio) del revestimiento interior del útero para determinar si tiene cáncer de endometrio. Las mujeres que padecen esta enfermedad y que están tomando estrógenos en general tienen un buen pronóstico: alrededor del 94 por ciento sobrevive 5 años. La administración de progesterona junto a los estrógenos elimina casi totalmente el riesgo de padecer cáncer de endometrio, y lo reduce aún más en las mujeres que no toman estrógenos (una mujer a la que se le ha extirpado el útero no puede desarrollar este cáncer). La progesterona no parece anular los efectos beneficiosos de los estrógenos sobre las enfermedades cardiovasculares.

Una cuestión importante es si el hecho de tomar estrógenos aumenta la incidencia del cáncer de mama. Sin embargo, no se ha demostrado de forma evidente ninguna asociación entre el tratamiento sustitutivo con estrógenos y el cáncer de mama. El riesgo de cáncer aumenta cuando se toman estrógenos durante más de 10 años. La mujer con un riesgo elevado de desarrollar cáncer de mama no debería tomar estrógenos. No obstante, para las mujeres proclives a sufrir osteoporosis y enfermedades del corazón y para aquellas con poco riesgo de desarrollar cáncer de mama, el beneficio obtenido gracias a la terapia con estrógenos compensa con creces los posibles riesgos.

El riesgo de contraer una enfermedad de la vesícula biliar durante el primer año del tratamiento sustitutivo con estrógenos está aumentado discretamente.

En general, la terapia sustitutiva con estrógenos no se prescribe en mujeres que tienen o han tenido cáncer de mama o un cáncer de endometrio avanzado, que presentan hemorragias genitales de causa desconocida o que tienen una enfermedad hepática grave o alteraciones en la coagulación sanguínea. Sin embargo, a veces los médicos administran estrógenos a mujeres que fueron tratadas por un cáncer de mama en sus primeras fases y que no sufrieron ninguna recidiva al menos en los últimos 5 años. En general, la terapia constitutiva con estrógenos no está indicada en casos de enfermedad crónica del hígado o de porfiria aguda intermitente. (• *V. página 719*)

A las mujeres que no pueden tomar estrógenos se les pueden prescribir fármacos ansiolíticos, progesterona o clonidina para reducir el malestar que provocan los sofocos. Los antidepresivos también alivian la depresión, la ansiedad, la irritabilidad y el insomnio.

CAPÍTULO 234

Problemas ginecológicos habituales

Los problemas ginecológicos son los relacionados con el aparato reproductor femenino. Algunas causas habituales de los mismos son infecciones, lesiones o cambios hormonales. Estos trastornos incluyen dolor pélvico, inflamación del útero, de las trompas de Falopio, de la vagina o de la vulva y tumoraciones no cancerosas del útero, como los fibromas. Otros problemas frecuentes se relacionan con la menstruación (por ejemplo, el síndrome premenstrual y el dolor durante la menstruación, también llamado dismenorrea). A pesar de que algunos de estos problemas son poco importantes y se corrigen por sí solos, otros, como las infecciones, pueden revestir mayor gravedad y requerir, por tanto, atención médica.

Dolor pélvico

La pelvis, que contiene el útero, las trompas de Falopio, los ovarios, la vagina, la vejiga urinaria y el recto, es la parte inferior del tronco localizada debajo del abdomen y entre ambas caderas. Las mujeres a menudo sienten dolor en esa zona, cuyas características e intensidad son variables y, en ocasiones, es difícil conocer su causa.

Con frecuencia, pero no siempre, el dolor pélvico se asocia a problemas relacionados con el aparato reproductor. Otras causas de dolor pélvico tienen que ver con los intestinos o las vías urinarias. Los factores psicológicos pueden empeorar el dolor o incluso provocar una sensación dolorosa sin que exista ningún problema orgánico subyacente.

Diagnóstico

Cuando una mujer repentinamente sufre un dolor muy intenso en la parte inferior del abdomen o en la región pélvica, el médico debe decidir con rapidez si se trata de una situación urgente que requiere cirugía inmediata. Ejemplos de ellos son la apendicitis, la perforación del intestino, una torsión de un quiste

de ovario, un embarazo ectópico y la rotura de una trompa de Falopio.

A menudo el médico puede determinar la causa del dolor a partir de la descripción del mismo que le proporciona la paciente, es decir, si es punzante o sordo, en qué circunstancias se da (si comenzó de improviso), cuánto dura y dónde se localiza. Los síntomas que lo acompañan, como fiebre, náuseas o vómitos, pueden ayudar a establecer el diagnóstico. A este efecto, la información acerca de la aparición del dolor en relación con las comidas, el sueño, las relaciones sexuales, el movimiento, la micción y la defecación también puede ser de utilidad.

A continuación, el médico realiza una exploración física. El examen pélvico (por dentro), (• *V. página 1108*) que siempre debe formar parte de la evaluación de un dolor pélvico, ayuda a determinar qué órganos están afectados y si existe infección. Las pruebas de laboratorio, como un recuento completo de células sanguíneas, un análisis de orina o una prueba de embarazo, pueden indicar la existencia de una hemorragia interna, una infección o un embarazo ectópico.

En algunos casos, puede practicarse una ecografía, una tomografía computadorizada (TC) o una resonancia magnética (RM) de los órganos internos. Así mismo, se puede recurrir o a la cirugía o a la laparoscopia (un procedimiento con un tubo de fibra óptica que permite el examen de las cavidades abdominal y pélvica) (• *V. página 506*) para determinar la causa del dolor.

Vaginitis y vulvitis

La vaginitis es una inflamación de la mucosa de la vagina. La vulvitis es una inflamación de la vulva (los órganos genitales femeninos externos). La vulvovaginitis es una inflamación de la vulva y de la vagina.

En estas condiciones, los tejidos se inflaman y se produce una secreción vaginal. Las causas incluyen

Causas del dolor pélvico

Relacionadas con el aparato reproductor

• Embarazo ectópico.
• Endometriosis.
• Fibroma.
• Quistes ováricos de gran tamaño o su rotura.
• Mittelschmerz (dolor en mitad del ciclo menstrual causado por la ovulación).
• Congestión pélvica (congestión vascular).
• Inflamación pélvica.
• Rotura de una trompa de Falopio.
• Torsión de los ovarios.

No relacionados con el aparato reproductor

• Apendicitis.
• Cistitis (inflamación de la vejiga).
• Diverticulitis (inflamación o infección de uno o más divertículos, que son pequeños sacos que se forman en el intestino grueso).
• Gastroenteritis (inflamación del estómago y el intestino).
• Lleítis (inflamación de parte del intestino delgado).
• Enfermedad inflamatoria del intestino.
• Linfadenitis mesentérica (inflamación de los nódulos linfáticos de la membrana que conecta los órganos a la pared abdominal).
• Cólico renal (dolor en el flanco, por lo general provocado por una obstrucción en el aparato urinario).

---

infecciones, sustancias u objetos irritantes, tumores u otro tejido anormal, radioterapia, fármacos y cambios hormonales. La higiene personal insuficiente puede favorecer el crecimiento de bacterias y hongos así como causar irritación. Además, las heces pueden pasar desde el intestino hasta la vagina por un trayecto anormal (fístula) y provocar una vaginitis.

Durante el tiempo en que la mujer es fértil, los cambios hormonales causan una secreción normal acuosa, mucosa o blanca lechosa, que varía en cantidad y características según las diferentes fases del ciclo menstrual. Después de la menopausia, el revestimiento interno de la vagina y los tejidos de la vulva pierden espesor, y el flujo normal disminuye debido a la falta de estrógenos. En consecuencia, la vagina y la vulva se infectan y lesionan con más facilidad.

Las recién nacidas pueden tener una secreción vaginal debido a los estrógenos que proceden de la madre antes de nacer. En general, desaparece en el transcurso de dos semanas.

Síntomas

El síntoma más frecuente de la vaginitis es la secreción vaginal anormal. Una secreción anormal es la que se produce en grandes cantidades, desprende un olor fuerte o está acompañada de picores, molestias o dolor vaginal. A menudo la secreción anormal es más espesa que la normal y el color es variable; por ejemplo, puede tener la consistencia del requesón o puede ser amarillenta, verdosa o manchada de sangre.

Una infección bacteriana de la vagina tiende a producir una secreción turbia blanca, gris o amarillenta con olor hediondo o similar al pescado. El olor se vuelve más intenso después del acto sexual o del lavado con jabón, ya que ambos disminuyen la acidez vaginal y, en consecuencia, se favorece el crecimiento bacteriano. La vulva puede notarse irritada o con un picor ligero.

Una infección producida por *Candida* (un hongo) (• *V. página 976*) produce un picor entre moderado e intenso y quemazón de la vulva y la vagina. La piel se torna rojiza y es áspera al tacto. De la vagina sale una secreción espesa, similar al queso, que tiende a adherirse a sus paredes. Los síntomas empeoran durante la semana anterior al ciclo menstrual. Esta infección tiende a recidivar en las mujeres que sufren de diabetes mal controlada y en las que están tomando antibióticos.

Una infección por *Trichomonas vaginalis,* un protozoo, produce una secreción blanca, verde grisácea o amarillenta que puede ser espumosa. (• *V. página 975*) La secreción aparece poco después de la menstruación y puede tener un olor desagradable; se acompaña de un picor muy intenso.

Una secreción acuosa, sobre todo si contiene sangre, puede ser causada por un cáncer de vagina, del cuello uterino o del revestimiento interno del útero (endometrio). Los pólipos cervicales (cuello uterino) pueden producir hemorragia vaginal tras el coito. Si el picor o las molestias vulvares se vienen arrastrando durante algún tiempo, las posibilidades pueden ser una infección por papilomavirus humano o un carcinoma *in situ* (un cáncer muy localizado que no ha invadido otras áreas y que, en general, el cirujano puede extirpar fácilmente).

Una llaga dolorosa en la vulva puede ser causada por una infección herpética o un absceso, mientras que una llaga que no provoca dolor puede ser debida a un cáncer o la sífilis. Los piojos del pubis causan picor en la zona de la vulva (pediculosis del pubis). (• *V. página 1015*)

Diagnóstico

Las características de la secreción pueden sugerir la causa, pero se necesita información adicional de la paciente para hacer el diagnóstico (como, por ejemplo, en qué momento del ciclo menstrual tiene lugar la secreción, si es esporádica o continua, cómo respondió a tratamientos previos y si sufre picor, quemazón, dolor en la vulva o si tiene una llaga vaginal). El médico también pregunta acerca de las medidas anticonceptivas, si hay dolor tras el acto sexual, si presentó infecciones vaginales previamente o enfermedades de transmisión sexual y si usa detergentes para la ropa que puedan causar irritación. Otras preguntas pueden referirse a si el compañero sexual presenta síntomas o a si algún miembro de la familia sufre picores.

Al examinar la vagina, el médico utiliza un aplicador con punta de algodón para tomar una muestra de la secreción, que se examinará al microscopio o se cultivará en un laboratorio con el fin de identificar los organismos infecciosos. Se inspecciona el cuello uterino (cérvix) y se toma una muestra de tejido para una prueba de Papanicolaou (Pap), (• *V. recuadro, página 1108*) que puede detectar el cáncer cervical. Así mismo, el médico realiza una exploración bimanual: introduce los dedos índice y medio de una mano en la vagina y con la otra presiona suavemente por fuera de la zona inferior del abdomen para palpar los órganos reproductores. Cuando una mujer presenta una inflamación de la vulva durante mucho tiempo (vulvitis crónica) que no responde al tratamiento, habitualmente el médico toma una muestra de tejido para su examen microscópico (biopsia) con el fin de detectar posibles células cancerosas.

Tratamiento

En el caso de una secreción normal, los lavados frecuentes con agua pueden reducir la cantidad de la misma. Sin embargo, una secreción causada por una vaginitis requiere un tratamiento específico acorde con su causa. Si se trata de una infección, el tratamiento consiste en la administración de un antibiótico, un antifúngico o un antivírico, según el tipo de agente patógeno. Hasta que el tratamiento tenga efecto, puede procederse también al lavado de la zona con una mezcla de vinagre y agua durante poco rato para controlar los síntomas. Sin embargo, el lavado frecuente con o sin medicamentos no es muy conveniente, ya que incrementa el riesgo de contraer inflamación pélvica. Si los labios (partes carnosas que rodean los orificios de la vagina y la uretra) están pegados debido a infecciones previas, la aplicación de estrógenos en forma de crema vaginal durante 7 a 10 días suele facilitar su apertura.

Además de un antibiótico, el tratamiento de una infección bacteriana puede incluir también gelatina de ácido propiónico para que aumente la acidez de

---

Qué provoca un flujo vaginal anormal

Una infección
- Ciertas bacterias, como clamidias y gonococos.
- Hongos, como *Candida* (especialmente entre las mujeres diabéticas, embarazadas o que toman antibióticos).
- Protozoos, como *Trichomonas vaginalis.*
- Virus, como el papilomavirus humano y el herpesvirus.
- Irritación.
- Espermicidas, lubricantes, preservativos, diafragmas, capuchones cervicales y esponjas.
- Detergentes de lavadora y los suavizantes para la ropa.
- Desodorantes en aerosol y los jabones.
- Aditivos para el baño.
- Lavados frecuentes.
- Cuerpos extraños en la vagina.
- Ropa interior ajustada, desprovista de poros y no absorbente.
- Heces.

Tumores u otro tejido anormal
- Cáncer de vulva, vagina, cuello uterino o revestimiento uterino (endometrio).

Radioterapia

---

las secreciones vaginales (ello inhibe el crecimiento de las bacterias). Para las infecciones de transmisión sexual, ambos miembros de la pareja son tratados al mismo tiempo para evitar una nueva infección.

El adelgazamiento del revestimiento interno vaginal tras la menopausia (vaginitis atrófica) se trata con una terapia sustitutiva de estrógenos. (• *V. página 1113)* Éstos se pueden administrar por vía oral, mediante un parche cutáneo o mediante la aplicación tópica directamente en la vulva y la vagina.

Los fármacos utilizados para tratar la vulvitis dependen de su causa y son los mismos que se usan para tratar la vaginitis. Otras medidas adicionales incluyen el uso de prendas holgadas y absorbentes que permitan la circulación del aire, como la ropa interior de algodón, así como mantener la vulva limpia. Se debería usar jabón de glicerina, porque muchos de los otros jabones son irritantes. En ocasiones, colocar hielo sobre la vulva, un baño de asiento frío o aplicar compresas frías reduce el dolor y el picor. Las cremas y ungüentos con corticosteroides, como los que contienen hidrocortisona, y los antihistamínicos por vía oral también reducen el picor cuando éste no tiene su origen en una infección. El

Tratamientos habituales para las infecciones de la vagina y la vulva

Tipo de infección	Tratamiento
Producida por *Candida* (hongo)	Miconazol, clotrimazol, butoconazol, o terconazol (en forma de crema, tabletas vaginales, o supositorios); fluconazol o cetoconazol (vía oral).
Bacteriana	Por lo general, metronidazol o clindamicina (en forma de crema vaginal) o metronidazol (vía oral); si está producida por gonococos, generalmente ceftriaxon (mediante una inyección intramuscular) más doxiciclina (vía oral).
Producida por *Clamidia*	Doxiciclina o azitromicina (vía oral).
Producida por *Trichomonas vaginalis*	Metronidazol (vía oral).
Vírica: Papilomavirus humano (verrugas genitales)	Ácido tricloroacético (directamente sobre las verrugas); nitrógeno líquido o fluorouracilo (directamente sobre las verrugas) para las infecciones graves.
Herpesvirus	Aciclovir (vía oral o tópica).

aciclovir aplicado como crema o por vía oral atenúa los síntomas y disminuye la duración de una infección herpética. Los fármacos analgésicos tomados por vía oral pueden paliar el dolor.

Si la vulvitis crónica se debe a una deficiente higiene personal, el primer paso consiste en dar a la mujer las instrucciones apropiadas. Una infección bacteriana se trata con antibióticos; en cambio, en ciertas enfermedades cutáneas, como la psoriasis, se utilizan cremas que contengan corticosteroides. Deberían dejar de utilizarse todas aquellas sustancias que causen una irritación persistente, como las cremas, los polvos de talco y algunas marcas de preservativos.

Enfermedad inflamatoria pélvica

La inflamación pélvica (salpingitis) es una inflamación de las trompas de Falopio, por lo general causada por una infección.

Las trompas de Falopio son unas estructuras tubulares que se extienden desde la parte superior del útero hasta cada ovario. (• *V. recuadro, página 1105*)

La inflamación de las trompas de Falopio se produce sobre todo en mujeres sexualmente activas. Las que usan dispositivos intrauterinos (DIU) se encuentran especialmente expuestas. La inflamación es el resultado de una infección bacteriana, que suele iniciarse en la vagina y se extiende hacia el útero y las trompas. Estas infecciones rara vez aparecen antes de la primera menstruación (menarquía), después de la menopausia o durante el embarazo. En general, se contraen durante las relaciones sexuales pero, en ocasiones, están provocadas por la llegada de bacterias a las trompas durante un alumbramiento vaginal o por un aborto, ya sea espontáneo o inducido.

La actinomicosis (una infección bacteriana), la esquistosomiasis (una infección parasitaria) y la tuberculosis también pueden esporádicamente producir una inflamación pélvica. Finalmente, determinados procedimientos médicos, como la introducción de contraste durante ciertas exploraciones radiográficas del aparato reproductor pueden causar una infección.

A pesar de que los síntomas pueden ser más intensos en uno de los lados, en general las dos trompas se ven afectadas. La infección puede extenderse hacia la cavidad abdominal y causar una peritonitis; no obstante, los ovarios no suelen contagiarse por la infección, a menos que ésta sea grave.

Síntomas

Los síntomas empiezan poco después de la menstruación y se caracterizan por dolor en la parte inferior del abdomen cada vez más intenso, que puede acompañarse de náuseas o vómitos. Sobre todo al principio, muchas mujeres sólo tienen fiebre poco elevada, dolor abdominal de suave a moderado, hemorragias irregulares y una secreción vaginal escasa, lo que hace difícil realizar el diagnóstico. A medida que progresa la enfermedad la fiebre aumenta y sale una secreción similar al pus por la vagina, a pesar de que la infección por *Clamidia* puede no causar secreción.

Habitualmente, la infección obstruye las trompas de Falopio y, en consecuencia, se hinchan debido al líquido atrapado en su interior. Esto puede ocasionar dolor crónico, hemorragia menstrual irregular e infertilidad. La infección puede extenderse hacia las estructuras cercanas y provocar cicatrices y tractos fibrosos anormales (adherencias) entre los órganos del abdomen, lo que produce un dolor crónico.

Anexitis

Inflamación de las trompas de Falopio por la introducción de gérmenes. Pueden incluso formarse abscesos.

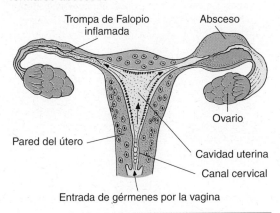

Trompa de Falopio inflamada

Absceso

Ovario

Pared del útero

Cavidad uterina

Canal cervical

Entrada de gérmenes por la vagina

Por otro lado, también pueden desarrollarse abscesos (acumulaciones de pus) en las trompas, ovarios o pelvis. Si la administración de antibióticos no elimina los abscesos, se debe recurrir al drenaje (vaciado) quirúrgico. Si un absceso se rompe (se vierte el pus dentro de la cavidad pélvica) el dolor de la parte inferior del abdomen se hace muy intenso y se acompaña de náuseas, vómitos y presión arterial muy baja (shock). Esta clase de infección puede alcanzar a la circulación sanguínea (sepsis), situación que puede ser mortal. (• V. página 887) Un absceso perforado siempre requiere cirugía urgente.

Diagnóstico y tratamiento

El diagnóstico se sospecha a partir de los síntomas. La mujer siente un dolor considerable cuando el médico moviliza el cuello uterino o presiona las áreas circundantes durante un examen pélvico o cuando palpa el abdomen.

El recuento de glóbulos blancos es, con frecuencia, elevado. En general, se toman muestras del cuello uterino y, a veces, también del recto y de la garganta, con el fin de cultivarlas y examinarlas al microscopio para identificar al microorganismo causante de la infección. También se puede realizar una culdocentesis, un procedimiento por el cual se introduce una aguja dentro de la cavidad pélvica a través de la pared vaginal, con el fin de obtener una muestra de pus. Si existen dudas acerca del diagnóstico, puede examinarse el interior de la cavidad abdominal con un tubo de fibra óptica (laparoscopio).

El tratamiento consiste en la administración de antibióticos tan pronto se hayan extraído las muestras

para su cultivo y estudio. Por lo general, la mujer es tratada en su domicilio, pero si la infección no mejora en 48 horas, debe ser hospitalizada. En el hospital, se administran dos o más antibióticos por vía intravenosa para eliminar la infección de la forma más completa y rápida posible. Cuanto más prolongada y grave sea la inflamación, mayor es el riesgo de infertilidad y de otras complicaciones.

Fibromas

Un fibroma es un tumor no canceroso compuesto de tejido muscular y fibroso que se forma en la pared uterina.

Los fibromas aparecen al menos en el 20 por ciento de todas las mujeres mayores de 35 años y son más frecuentes entre las mujeres de etnia negra que entre las de etnia blanca. El tamaño de los fibromas oscila desde microscópico hasta grandes como un melón. Su causa es desconocida, pero parecen depender de los niveles de estrógenos y, en general, crecen durante el embarazo y se reducen tras la menopausia.

Síntomas

Aunque los fibromas sean de gran tamaño, es posible que no provoquen ningún síntoma. Los síntomas dependen de su número, tamaño y localización en el útero, así como de su estado (es decir, si están creciendo o se están convirtiendo en malignos). Los síntomas pueden ser hemorragias menstruales intensas o prolongadas, aunque con menos frecuencia estas hemorragias pueden aparecer entre las menstruaciones. También pueden producir dolor, presión o sensación de pesadez en la zona pélvica durante la menstruación o entre períodos, necesidad de orinar con más frecuencia, hinchazón del abdomen y, en muy pocos casos, infertilidad por obstrucción de las trompas de Falopio o por distorsión de la cavidad uterina. La hemorragia menstrual puede ser copiosa, porque los fibromas hacen que aumente la superficie del revestimiento interno uterino y, por consiguiente, que la cantidad de tejido que se elimina durante la menstruación sea mayor. Si la hemorragia es intensa, puede aparecer anemia. Un fibroma que previamente no ha provocado ningún síntoma puede causar problemas durante el embarazo, como un aborto espontáneo, un parto prematuro o una hemorragia posparto (excesiva pérdida de sangre tras el alumbramiento).

Diagnóstico y tratamiento

El médico puede establecer el diagnóstico durante la exploración pélvica y lo confirma mediante una ecografía. Así mismo, puede realizarse una biopsia de endometrio (obtención de una muestra del revestimiento uterino para examinarlo al microscopio), una histeroscopia (examen del útero con un tubo de fibra óptica) y una prueba de Papanicolaou para asegurarse de que los síntomas no se deben a otros trastornos, como un cáncer de útero.

La mayoría de los fibromas no necesitan tratamiento, pero la mujer que los presenta tiene que ser examinada cada 6 o 12 meses. Si el fibroma aumenta de tamaño o provoca síntomas muy molestos puede ser necesaria su extirpación quirúrgica (miomectomía). En estos casos, se administran hormonas durante varios meses antes de la cirugía para reducir el tamaño del fibroma. En general, se tiende a evitar la cirugía durante el embarazo porque puede provocar un aborto espontáneo y una gran pérdida de sangre. Puede que sea necesario extirpar todo el útero (histerectomía) cuando la hemorragia menstrual es muy copiosa, si aparecen síntomas por compresión o dolor intenso, si el fibroma crece con rapidez, sufre torsión o se infecta.

Trastornos menstruales

Los trastornos menstruales más frecuentes son el síndrome premenstrual (SPM) y el dolor que aparece durante la menstruación (dismenorrea). Un conjunto de interacciones hormonales (que se caracterizan por una extrema complejidad) controlan el comienzo de la menstruación durante la pubertad, los ritmos y duración de los ciclos mientras la mujer es fértil y el fin de la menstruación en la menopausia. El control hormonal de la menstruación comienza en el hipotálamo (la parte del cerebro que coordina y controla la actividad hormonal) y la glándula hipófisis, localizada en la base del cerebro y, finalmente, es determinado por los ovarios. (• V. *página 1109*) Las hormonas secretadas por otras glándulas, como las suprarrenales, también afectan a la menstruación.

SÍNDROME PREMENSTRUAL

El síndrome premenstrual (SPM) (trastorno disfórico premenstrual, trastorno disfórico de la última fase luteínica) es una situación caracterizada por nerviosismo, irritabilidad, inestabilidad emocional, depresión, cefaleas, edema y dolorimiento en las mamas, que aparece entre 7 y 14 días antes del comienzo del período menstrual.

El síndrome premenstrual parece estar en relación con las fluctuaciones en los niveles de estrógenos y progesterona que se producen durante el ciclo menstrual. Los estrógenos producen retención de líquidos, lo que probablemente explica el aumento de peso, el edema, el dolor en las mamas y su aumento de

Trastornos menstruales

Problema	Término médico
Varios son los síntomas físicos y psicológicos que surgen antes al comienzo de un período.	Síndrome premenstrual (SPM)
Dolor durante la menstruación.	Dismenorrea
Ausencia de menstruación.	Amenorrea
La menstruación nunca ha aparecido.	Amenorrea primaria
La menstruación se interrumpe.	Amenorrea secundaria
La menstruación es demasiado extensa e intensa.	Menorragia
La menstruación inusualmente ligera.	Hipomenorrea
La menstruación demasiado frecuente.	Polimenorrea
La menstruación demasiado poco frecuente.	Oligomenorrea
Se producen hemorragias entre las menstruaciones o sin relación con ellas.	Metrorragia
La hemorragia es profusa y totalmente irregular en frecuencia y duración.	Menometrorragia
Aparición de hemorragia después de la menopausia.	Hemorragia posmenopáusica

volumen. Así mismo, otros cambios hormonales y metabólicos están involucrados en dicho síndrome.

Síntomas

El tipo e intensidad de los síntomas varían de mujer a mujer y de un mes a otro. El amplio abanico de síntomas físicos y psicológicos puede alterar temporalmente la vida de la mujer. Las mujeres epilépticas pueden tener más ataques de lo habitual y las que padecen una enfermedad del tejido conectivo, como el lupus eritomatoso sistémico o la artritis reumatoide, pueden sufrir episodios de enrojecimiento.

Por lo general, los síntomas aparecen una o dos semanas antes de la menstruación, duran entre pocas horas y 14 días y desaparecen cuando se inicia el flujo menstrual. En mujeres premenopáusicas, estos síntomas pueden persistir durante toda la menstruación y después de la misma. Cada mes, los síntomas del síndrome premenstrual a menudo se siguen de una menstruación dolorosa.

Tratamiento

Las fluctuaciones en los valores de estrógenos y de progesterona en la sangre son menos marcadas si se administran anticonceptivos orales combinados, es decir, que contienen a la vez estrógenos y progesterona. La retención de líquidos y la distensión se alivian disminuyendo el consumo de sal y tomando un diurético suave, como la espironolactona, justo antes del momento en que se espera que comiencen los síntomas. Otros cambios en la dieta, como reducir la cantidad de azúcar, cafeína y alcohol, aumentar el consumo de hidratos de carbono y comer con más frecuencia, también pueden ser eficaces. Los suplementos dietéticos que contienen calcio y magnesio pueden resultar beneficiosos. La ingesta adicional de vitamina B, en especial B_6 (piridoxina), puede reducir algunos síntomas, a pesar de que los beneficios de la vitamina B_6 se han cuestionado recientemente y una dosis demasiado alta puede ser incluso perjudicial (dosis tan pequeñas como de 200 mg al día se han asociado a lesiones en los nervios). Los fármacos antiinflamatorios no esteroideos (AINE) alivian los dolores de cabeza, el dolor provocado por las contracciones uterinas y el dolor en las articulaciones.

La práctica de ejercicio y la reducción del estrés (utilizando ejercicios de meditación o relajación) pueden ser útiles para tratar el nerviosismo y la agitación. La fluoxetina puede mejorar la depresión y otros síntomas y la buspirona o el alprazolam, administrados durante un corto período de tiempo, pueden disminuir la irritabilidad y el nerviosismo y ayudan a reducir el estrés; sin embargo, el tratamiento con alprazolam puede crear dependencia del fármaco. En algunos casos puede pedirse a la paciente que anote sus síntomas en un diario para determinar la efectividad del tratamiento.

DISMENORREA

La dismenorrea es un dolor abdominal provocado por las contracciones uterinas, que se produce durante la menstruación.

Recibe el nombre de dismenorrea primaria cuando no se halla ninguna causa subyacente y disme-

Síntomas del síndrome premenstrual

Cambios físicos
• Dolor de espalda.
• Distensión.
• Dolor e hinchazón de los senos.
• Cambios en el apetito.
• Estreñimiento.
• Vértigo.
• Desvanecimiento.
• Dolores de cabeza.
• Pesadez o presión en la zona pélvica.
• Sofocos.
• Insomnio.
• Falta de energía.
• Náuseas y vómitos.
• Cansancio intenso.
• Problemas cutáneos, como acné y dermatitis con prurito localizado.
• Hinchazón de tejidos o dolor en las articulaciones.
• Aumento de peso.

Cambios de humor
• Agitación.
• Ira.
• Depresión.
• Irritabilidad.
• Cambios de estado de ánimo.
• Nerviosismo.

Cambios mentales
• Confusión.
• Dificultad para concentrarse.
• Pérdida de memoria u olvidos.

norrea secundaria cuando la causa es un trastorno ginecológico. La dismenorrea primaria es muy frecuente, y afecta a más del 50 por ciento de las mujeres; es grave en alrededor del 5 al 15 por ciento. Se inicia, por lo general, durante la adolescencia y puede ser tan intensa como para interferir en las actividades cotidianas de la mujer y, en consecuencia, causar absentismo escolar o laboral. La dismenorrea primaria tiende a disminuir de gravedad a medida que pasa el tiempo y después de un embarazo. La dismenorrea secundaria es menos frecuente y afecta a aproximadamente una cuarta parte de las mujeres.

Se cree que el dolor de la dismenorrea primaria es el resultado de las contracciones del útero al reducirse la cantidad de sangre que llega a su revestimiento interno (endometrio). El dolor sólo tiene lugar durante los ciclos menstruales en los que se libera un óvulo y puede empeorar cuando el endometrio que se desprende durante un período menstrual pasa por el cuello uterino, en particular cuando el canal cervical es estrecho, como sucede, por ejemplo, tras un tratamiento de determinados trastornos cervicales. Otros factores que pueden agravar el cuadro son una mala posición del útero (retroversión uterina), la falta de ejercicio y el estrés psicológico o social.

Una de las causas más frecuentes de dismenorrea secundaria es la endometriosis. (• *V. página 1127*) También los fibromas y la adenomiosis (invasión benigna de la pared muscular del útero por parte de su revestimiento interno) pueden provocar este problema. La inflamación de las trompas de Falopio y las uniones fibrosas anormales (adherencias) entre órganos causan un dolor abdominal suave, vago, continuo o más grave, localizado y de corta duración. Cada uno de estos tipos de dolor empeora durante la menstruación.

Síntomas

La dismenorrea causa un dolor en la parte inferior del abdomen que se extiende hasta la parte inferior de la espalda o las piernas. El dolor puede consistir en calambres que aparecen y desaparecen o bien puede tratarse de una molestia sorda constante. Por lo general, comienza poco antes de la menstruación o durante la misma, alcanza su máximo después de 24 horas y al cabo de 2 días. A menudo la mujer tiene cefalea, naúseas, estreñimiento o diarrea y siente necesidad de orinar con frecuencia; en ocasiones, presenta vómitos. Los síntomas del síndrome premenstrual, como irritabilidad, nerviosismo, depresión e hinchazón abdominal, pueden persistir durante parte del tiempo que dura la menstruación o a lo largo de toda ella. A veces salen coágulos o porciones de

tejido del revestimiento interno uterino, lo cual ocasiona dolor.

Tratamiento

En general el dolor se alivia eficazmente con fármacos antiinflamatorios no esteroideos, como el ibuprofeno, el naxopreno y el ácido mefenámico. Estos fármacos son más efectivos si comienza su administración 2 días antes de la menstruación y se sigue durante el primer o el segundo día del flujo menstrual. Las náuseas y los vómitos se alivian con un medicamento contra las náuseas (antiemético), pero estos síntomas suelen desaparecer sin tratamiento a medida que remiten las contracciones. Descansar lo suficiente, dormir y practicar ejercicios físicos con regularidad también puede ayudar a reducir los síntomas. Si el dolor continúa hasta el punto de interferir con la actividad normal, puede suprimirse la ovulación con anticonceptivos orales que contengan dosis bajas de estrógenos y progesterona o con medroxiprogesterona de acción prolongada. Si estos tratamientos son ineficaces, es posible que tengan que realizarse más pruebas adicionales, como una laparoscopia (un procedimiento en el que se utiliza un tubo de fibra óptica para examinar la cavidad abdominal).

El tratamiento de la dismenorrea secundaria depende de su causa. Si se trata de un canal cervical estrecho puede procederse a su dilatación quirúrgica, lo cual proporciona entre 3 y 6 meses de alivio. Cuando el tratamiento no da resultado y el dolor es muy intenso, la desconexión de los nervios que van al útero puede resultar beneficiosa; las complicaciones de este procedimiento incluyen lesiones en otros órganos pélvicos, como los uréteres. Por otro lado, también se puede recurrir a la hipnosis o a la acupuntura.

CAPÍTULO 235

Hemorragia uterina ausente o anormal

La menstruación es una hemorragia uterina normal, pero trastornos físicos u hormonales pueden causar una hemorragia uterina anormal. En la amenorrea no se produce hemorragia uterina.

Amenorrea

La amenorrea es la ausencia completa de menstruación, ya sea porque nunca se haya presentado con anterioridad (amenorrea primaria) o porque

se haya interrumpido después de haberse presentado (amenorrea secundaria).

La ausencia de flujo menstrual es sólo normal antes de la pubertad, durante un embarazo, durante la lactancia y después de la menopausia.

Causas

La amenorrea puede producirse por una anomalía en el cerebro, la glándula hipófisis, la glándula tiroides, las glándulas suprarrenales, los ovarios o en cualquier parte del aparato reproductor. Normalmente, el hipotálamo (una pequeña parte del cerebro localizada justo sobre la hipófisis) indica a la glándula hipófisis que libere hormonas que, a su vez, provocan la liberación de óvulos por parte de los ovarios. En determinados trastornos, la producción anormal de ciertas hormonas hipofisarias evita que se liberen los óvulos (ovulación) y puede alterar la secuencia de liberación hormonal que provoca la menstruación. Así mismo, los valores elevados o bajos de hormonas tiroideas (• *V. página 735)* pueden ser causa de amenorrea, reducir la frecuencia de las menstruaciones o impedir su inicio. En el síndrome de Cushing, (• *V. página 744)* la excesiva producción de cortisol, una hormona corticosteroide, por parte de las glándulas suprarrenales provoca la desaparición de la menstruación o que un ciclo menstrual sea irregular.

El ejercicio físico extenuante puede también suprimir las menstruaciones. Probablemente, el ejercicio origina una reducción de la secreción de las hormonas hipofisarias que estimulan los ovarios, con lo que éstos producen menos estrógenos y, en consecuencia, se interrumpe el flujo menstrual. La ausencia de menstruación también puede ser debida a trastornos del útero, como una mola hidatiforme (un tumor en la placenta) y el síndrome de Asherman (sustitución del revestimiento interno uterino o endometrio por tejido cicatricial por una infección o una intervención quirúrgica).

Algunas mujeres no alcanzan nunca la pubertad; por lo tanto, no se inicia la menstruación. Las causas incluyen un defecto de nacimiento que provoca un desarrollo anormal del útero o de las trompas de Falopio y ciertos trastornos cromosómicos (por ejemplo, el síndrome de Turner, en el cual las células contienen sólo un cromosoma X en lugar de dos). (• *V. página 1276)* Una causa muy poco frecuente es el seudohermafroditismo masculino, es decir, una persona que es genéticamente varón se convierte en mujer. (• *V. página 1273)* Una niña que no muestra evidencia de pubertad a los 13 años, que no ha tenido la menstruación a los 16 o que no ha tenido ningún flujo menstrual a los 5 años de haber comenzado la pubertad debería ser examinada para descartar la existencia de cualquier problema médico.

Síntomas

Los síntomas varían según la causa de la amenorrea. Por ejemplo, si la causa es que no se alcanza la pubertad, los signos normales de ésta, como el crecimiento de las mamas, el vello púbico y el axilar y los cambios en la forma del cuerpo, estarán ausentes o sólo parcialmente presentes. Si la causa es

un embarazo, los síntomas son náuseas por la mañana y aumento del tamaño abdominal. Si los valores de la hormona tiroidea son altos, los síntomas son una frecuencia cardíaca acelerada, ansiedad y piel caliente y húmeda. El síndrome de Cushing hace que la cara tome un aspecto redondeado (cara de luna llena), el abdomen aumente de volumen y las piernas y los brazos adelgacen. Algunas causas, como el síndrome de Asherman, no dan síntomas y sólo se manifiestan en forma de una interrupción de la menstruación. En el síndrome del ovario poliquístico aparecen algunas características masculinas, como el vello facial, y el ritmo menstrual es irregular o incluso desaparece.

Diagnóstico y tratamiento

El diagnóstico se basa en los síntomas y en la edad de la paciente. Durante la exploración física, el médico puede determinar si la pubertad ha tenido lugar normalmente y también busca evidencias de otras causas de amenorrea. Según la causa que sospeche, puede realizar varias pruebas, como medir los valores de hormonas hipofisarias, de estrógenos, de hormonas tiroideas o de cortisol en una muestra de sangre. Puede también practicar una radiografía del cráneo para determinar si el espacio ocupado por la glándula hipófisis ha aumentado debido a un tumor. Así mismo, la tomografía computadorizada (TC) o la ecografía son útiles para localizar un tumor en los ovarios o en las glándulas suprarrenales.

Siempre que sea posible se tratan las causas específicas, como por ejemplo la extirpación de un tumor que produce hormonas. Sin embargo, no se dispone de un tratamiento eficaz para el síndrome de Turner u otras anomalías genéticas.

Si la menstruación nunca ha empezado y todas las pruebas resultan normales, se realiza un examen cada 3 o 6 meses para efectuar un seguimiento del avance de la pubertad. Para ayudar a que se inicie el flujo menstrual, se puede administrar progesterona y quizás también estrógenos; estos últimos están indicados para inducir los cambios de la pubertad en las niñas cuyas mamas no se han desarrollado ni tienen vello púbico o axilar y que no pueden desarrollarlos de forma espontánea.

Menopausia prematura

La menopausia prematura (precoz) es un trastorno en el que los ovarios dejan de funcionar y la menstruación cesa antes de los 40 años.

En la menopausia prematura, los valores de estrógenos son bajos. Sin embargo, la concentración de las hormonas hipofisarias que estimulan los ovarios (gonadotropinas), sobre todo la hormona foliculoestimulante, son altos porque intentan estimular los ovarios. Las causas de menopausia prematura incluyen anomalías genéticas, en general de tipo cromosómico, y trastornos del sistema autoinmune, en los que los anticuerpos lesionan los ovarios. El hábito de fumar puede hacer que la menopausia comience varios meses antes de lo normal.

Además de la ausencia de menstruación, la mujer con menopausia prematura suele tener otros síntomas de la menopausia, como sofocos y cambios del estado de ánimo. (• V. página 1113)

Diagnóstico y tratamiento

La determinación de la causa de la menopausia prematura resulta muy importante para las mujeres que desean quedar embarazadas. A este fin, el examen físico puede ser de gran ayuda. Se pueden realizar análisis de sangre para detectar los anticuerpos que son capaces de lesionar las glándulas endocrinas (lo que constituye un ejemplo de una enfermedad autoinmune).

En las mujeres menores de 30 años, habitualmente se realiza un estudio cromosómico. Si aparece un cromosoma Y (es decir, la paciente es genéticamente varón), debe realizarse mediante cirugía para extirpar cualquier tejido testicular presente en el abdomen, debido a que el riesgo de desarrollar cáncer en el mismo es del 25 por ciento. El análisis de cromosomas probablemente no sea necesario en las mujeres mayores de 35 años.

La terapia sustitutiva con estrógenos puede evitar o revertir los síntomas de la menopausia. Sin embargo, una mujer con menopausia prematura tiene menos de un 10 por ciento de posibilidades de quedar embarazada; a pesar de ello, si recibe un óvulo de otra mujer (óvulos donados) y se implanta en su útero tras haber sido fertilizado en el laboratorio, sus posibilidades aumentan hasta un 50 por ciento. Antes de la implantación, se inducen ciclos menstruales artificiales mediante la administración de estrógenos y progesterona, para que se rejuvenezca el revestimiento interno del útero (endometrio) y se incrementen las posibilidades de llevar adelante el embarazo con éxito.

Hemorragia uterina anormal

La hemorragia uterina puede ser excesiva, demasiado ligera, frecuente o bien puede no ocurrir, o tiene lugar después de la menopausia. En alrededor del 25 por ciento de los casos, la causa es un trastorno orgánico. En el restante 75 por ciento, se debe a trastornos hormonales que afectan al control del sistema reproductor por parte del hipotálamo y la

glándula hipófisis y que son particularmente frecuentes en las mujeres en edad fértil; esta clase de hemorragia recibe el nombre de hemorragia disfuncional. La hemorragia por la vagina antes de la pubertad y después de la menopausia es casi siempre anormal.

HEMORRAGIA CAUSADA POR UN TRASTORNO ORGÁNICO

Las causas de esta hemorragia son una lesión en la vulva o la vagina, el abuso sexual, la inflamación de la vagina (debida a la colocación de algún objeto), una infección en el útero o trastornos de la sangre que alteran la coagulación, como la leucemia o una disminución del número de plaquetas. Otras causas pueden ser tumores malignos y benignos, como fibromas y quistes en el aparato reproductor, así como adenomiosis (invasión benigna de la pared muscular del útero por parte del revestimiento interno de éste). En ocasiones, los tumores de los ovarios pueden causar hemorragias vaginales, pero en general sólo sucede si secretan hormonas. Asi mismo, el prolapso de la uretra (una situación en la que el canal que transporta la orina desde la vejiga al exterior del cuerpo protruye hacia fuera) también puede provocar hemorragias.

La edad es un factor importante para determinar la causa probable de una hemorragia uterina. Una niña recién nacida puede manchar ligeramente de sangre los pañales durante unos días después de su nacimiento debido a los estrógenos que su madre le ha transmitido antes de nacer (este hecho no es motivo de preocupación). Las hemorragias en la infancia pueden ser consecuencia de una pubertad precoz. (• V. página 1292) La aparición del vello púbico y el desarrollo de las mamas son signos obvios de que la pubertad ha comenzado. La pubertad precoz puede estar causada por ciertos fármacos, anomalías cerebrales, bajos valores de hormona tiroidea o por tumores de las glándulas suprarrenales o de los ovarios que producen hormonas. En la mayoría de los casos, no obstante, no llega a conocerse la causa.

Otra causa de hemorragia en la infancia puede ser un crecimiento excesivo de tejido glandular en la vagina (adenosis vaginal), que con frecuencia se debe a que la madre tomaba dietilestrilbestrol (DES) durante el embarazo. (• V. página 1203) Es de resaltar que las niñas con adenosis vaginal tienen más riesgo de desarrollar de mayores cáncer de vagina y de cuello uterino.

En las mujeres en edad reproductiva, la hemorragia anormal pueden deberse a algunos métodos de control de la natalidad como los anticonceptivos orales, la progesterona o un dispositivo intrauterino (DIU), a complicaciones del embarazo como la placenta previa (una placenta con ubicación anormal), o un embarazo ectópico (un embarazo que se desarrolla fuera del útero). Otras causas de hemorragia incluyen una mola hidatiforme (un tumor en la placenta) y la endometriosis. El cáncer puede ser una causa de hemorragia en las mujeres en edad fértil, pero no es lo más habitual.

La causa más grave de hemorragia vaginal después de la menopausia es el cáncer, ya sea del revestimiento interno del útero, del cuello uterino o de la vagina. Las causas no cancerosas más frecuentes de hemorragia son la atrofia de la pared vaginal (vaginitis atrófica), el adelgazamiento o el engrosamiento del revestimiento interno del útero (endometrio) y unas masas que se desarrollan en esta misma zona (pólipos uterinos).

Diagnóstico y tratamiento

Los síntomas y un examen físico permiten determinar qué otros procedimientos se necesitan para el diagnóstico. El tratamiento es variable, dependiendo de la causa.

Si el médico sospecha que pueda existir adenosis vaginal o cáncer en una niña, toma una muestra de células de su vagina para examinarlas al microscopio. En general, una niña con adenosis vaginal no necesita tratamiento (a menos que se descubra cáncer), pero se debe examinar con regularidad para detectar posibles signos de cáncer.

La mujer que tiene hemorragias vaginales anormales, sobre todo después de la menopausia, debe ser explorada para descartar la presencia de un cáncer.

Los pólipos uterinos, los fibromas y los cánceres se extirpan mediante una intervención quirúrgica. En la mujer posmenopáusica con hemorragias irregulares, la administración de estrógenos junto con progesterona durante alrededor de 10 días de cada ciclo regulariza la menstruación. En cambio, si no se administra progesterona junto a los estrógenos, aumenta el riesgo de desarrollar cáncer del revestimiento interno del útero. Si este revestimiento está engrosado y contiene células anormales, que pueden ser precancerosas, un tratamiento habitual es proceder a la extirpación quirúrgica del útero (histerectomía).

HEMORRAGIA UTERINA DISFUNCIONAL

La hemorragia uterina disfuncional es una hemorragia anormal provocada por cambios hormonales, más que por una lesión, una inflamación, un embarazo o un tumor.

La hemorragia uterina disfuncional es más frecuente al principio y a final de la edad fértil de la mujer: el 20 por ciento de los casos se produce en adolescentes y más del 50 por ciento en mujeres de más de 45 años. La hemorragia uterina anormal más frecuente es la disfuncional, pero este diagnóstico sólo puede establecerse cuando se han excluido todas las otras posibilidades.

Causas y síntomas

Con frecuencia, la hemorragia uterina disfuncional se debe a la presencia de valores de estrógenos, que provocan un aumento de espesor del revestimiento interno del útero. En estas condiciones, dicho revestimiento se expulsa de forma incompleta e irregular dando lugar a la hemorragia. Por ejemplo, en el síndrome del ovario poliquístico, la excesiva producción de hormona luteinizante puede provocar que los ovarios produzcan grandes cantidades de andrógenos (algunos de los cuales se convierten en estrógenos) en lugar de liberar un óvulo. Con el paso del tiempo, los estrógenos, sin la progesterona necesaria para contrarrestar sus efectos, pueden originar una hemorragia uterina anormal.

La hemorragia es irregular, prolongada y, en ocasiones, copiosa. Se suele tomar una muestra de sangre para analizarla y determinar el grado de pérdida de sangre.

Diagnóstico y tratamiento

El diagnóstico de hemorragia uterina disfuncional se establece cuando no se encuentra otra causa. Antes de comenzar el tratamiento con fármacos, se realiza una biopsia (obtención de una muestra de tejido para su examen al microscopio) del endometrio si la mujer tiene 35 años o más, si padece el síndrome del ovario poliquístico o si presenta un exceso importante de peso y no ha tenido hijos. La biopsia es necesaria porque estas mujeres tienen un riesgo elevado de desarrollar cáncer de endometrio.

El tratamiento depende de la edad, la condición del endometrio y los planes que la paciente tenga respecto a quedar embarazada.

Cuando el revestimiento del útero aumenta de espesor y contiene células anormales (en particular si la mujer tiene más de 35 años y no desea quedar embarazada), éste suele extirparse quirúrgicamente (histerectomía), porque las células anormales pueden ser precancerosas.

Cuando el revestimiento interno del útero o endometrio está engrosado pero contiene células normales, la hemorragia intensa puede tratarse con dosis altas de anticonceptivos orales que contengan estrógenos y progesterona, o estrógenos solos administrados por vía intravenosa junto a progesterona por vía oral. En general la hemorragia se detiene en 12 o 24 horas. A continuación, se pueden administrar dosis bajas de anticonceptivos orales de la forma habitual durante al menos 3 meses. Las mujeres con hemorragias de escasa cuantía reciben dosis bajas desde el comienzo.

Cuando no es aconsejable el tratamiento con anticonceptivos orales (• *V. recuadro, página 1156*) o con estrógenos, puede administrarse progesterona por vía oral durante 10 a 14 días cada mes.

Si el tratamiento con estas hormonas no es eficaz, habitualmente se procede a la dilatación del cuello uterino y se practica el denominado legrado uterino, es decir, el raspado del endometrio. Si la mujer desea quedar embarazada, puede administrarse clomifeno por vía oral para provocar la ovulación.

CAPÍTULO 236

Síndrome del ovario poliquístico

El síndrome del ovario poliquístico (síndrome de Stein-Leventhal) es un trastorno en el cual los ovarios aumentan de tamaño y contienen varias bolsas llenas de líquido (quistes); así mismo, se elevan los niveles de hormonas masculinas (andrógenos), hasta el punto de producir en ciertos casos características masculinas.

En este síndrome, la glándula hipófisis secreta una gran cantidad de hormona luteinizante que incrementa la producción de andrógenos y, en consecuencia, la mujer a veces desarrolla acné y aumento del vello (hirsutismo). Si no se trata este trastorno, algunos de los andrógenos se convierten en estrógenos y los valores de estos últimos crónicamente altos pueden aumentar el riesgo de cáncer del revestimiento interno del útero (cáncer de endometrio).

Síntomas y diagnóstico

Los síntomas típicamente aparecen durante la pubertad, haya o no aparecido antes de la menstruación. Entre estos síntomas destacan la obesidad y el aumento del vello del cuerpo (hirsutismo), que le confiere a la mujer cierto aspecto varonil, especialmente el que se desarolla sobre el pecho y la cara. En contraposición a ello, otras veces puede producirse una hemorragia vaginal irregular y copiosa sin que aumenten el peso o el vello corporal.

En general el diagnóstico se establece a partir de los síntomas. Se miden los valores de hormona luteinizante y de hormonas masculinas en sangre y, además, se realiza una ecografía para visualizar los ovarios. Existen varios procedimentos que permiten conocer si las hormonas masculinas son producidas por un tumor.

Tratamiento

No existe un tratamiento ideal. La elección del tratamiento depende del tipo y la intensidad de los síntomas, la edad de la mujer y sus deseos de quedar embarazada.

Una mujer a quien no le ha crecido el vello corporal puede tomar progestágenos sintéticos (un fármaco similar a la progesterona) o anticonceptivos orales, a menos que desee quedar embarazada, haya alcanzado la menopausia o presente otros factores de riesgo asociados a enfermedades del corazón o de los vasos sanguíneos. También se administran progestágenos sintéticos para reducir el riesgo de cáncer de endometrio debido a los altos valores de estrógenos. En general, se toma una muestra del revestimiento interno uterino para examinarla al microscopio antes de comenzar un tratamiento farmacológico para asegurarse de que no hay cáncer.

Cuando aumenta la cantidad de vello corporal, se usan varios métodos de erradicación, como la electrólisis, las pinzas, la cera, los líquidos o cremas para eliminar el vello (depilatorios) o se aclara su color para hacerlo menos visible. Ningún tratamiento para extraer el exceso de vello es ideal o eficaz por completo. Otro tratamiento es la administración de anticonceptivos orales, aunque hay que tomarlos durante varios meses antes de que pueda apreciarse ningún efecto, que, de todos modos, suele ser leve.

La espironolactona, un fármaco que bloquea la producción y acción de las hormonas masculinas,

---

Ovario poliquístico

Los ovarios poliquísticos son en general de mayor tamaño que los normales.

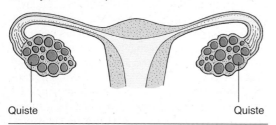

Quiste   Quiste

puede dar buenos resultados en la reducción del vello corporal no deseado.

Los efectos secundarios son un aumento en la producción de orina, disminución de la presión arterial (a veces hasta llegar al desmayo) al incorporarse o ponerse de pie rápidamente, dolor en las mamas y hemorragia vaginal irregular. Como no se conocen sus efectos sobre el feto en desarrollo, cualquier mujer sexualmente activa que tome este fármaco debería usar métodos de control de la natalidad eficaces.

Si una mujer con síndrome del ovario poliquístico desea quedar embarazada, se le puede administrar clomifeno, un fármaco que estimula la liberación de óvulos por los ovarios. Si no es efectivo, se pueden probar varias hormonas; entre ellas se encuentra la hormona foliculoestimulante y la hormona liberadora de gonadotropinas, que estimula la secreción de la hormona foliculoestimulante. Si estos fármacos no dan resultado, se puede considerar la posibilidad de una intervención quirúrgica para extirpar una parte del ovario (resección en cuña) o una electrocauterización de los quistes ováricos (destruirlos mediante una corriente eléctrica). A pesar de que estos tratamientos pueden inducir la ovulación durante un cierto período de tiempo, en general los procedimientos quirúrgicos son el último recurso, porque se pueden formar cicatrices en el tejido capaces de hacer disminuir la capacidad de la mujer para quedar embarazada.

CAPÍTULO 237

Endometriosis

La endometriosis es una enfermedad que se caracteriza por el crecimiento de placas de tejido endometrial, que normalmente sólo se encuentra en el revestimiento interno uterino (endometrio), fuera del útero.

En general, la endometriosis suele afectar sólo al revestimiento de la cavidad abdominal o a la superficie de los órganos abdominales. El tejido endometrial que crece fuera de lugar (implante endometrial) a menudo se desarrolla sobre los ovarios y los ligamentos que sostienen el útero. Con menos frecuencia, puede hacerlo en la superficie externa del intestino delgado y grueso, los uréteres (conductos que van desde los riñones hasta la vejiga urinaria), la vejiga, la vagina, las cicatrices quirúrgicas presentes en el abdomen o en el revestimiento interno de la pared torácica (pleura). En muy raras ocasiones, puede encontrarse tejido endometrial en los pulmones.

Debido a que el crecimiento de tejido endometrial fuera de lugar responde a las mismas hormonas a las que lo hace el que se halla dentro del útero, este tejido puede producir hemorragias durante la menstruación, a menudo causando calambres abdominales, dolor, irritación y la formación de tejido cicatricial. A medida que avanza la enfermedad, se forman adhesiones (bandas fibrosas que enganchan entre sí estructuras que normalmente no lo están). El tejido endometrial fuera de la cavidad uterina y las adherencias pueden obstruir o interferir el funcionamiento de los órganos. En raras ocasiones, las adherencias bloquean el intestino.

La endometriosis puede afectar a familias en particular y es más frecuente en los parientes de primer grado (madre, hermana, hija) de las mujeres que padecen este trastorno. Otros factores que incrementan el riesgo de endometriosis son dar a luz por primera vez después de los 30 años, ser de etnia caucásica y tener un útero anormal.

Se estima que alrededor del 10 al 15 por ciento de las mujeres que menstrúan entre los 25 y 44 años padecen endometriosis; también puede aparecer en adolescentes. Se desconoce el porcentaje exacto de casos porque el diagnóstico habitualmente sólo puede efectuarse mediante una visualización directa del tejido, por lo general durante una intervención quirúrgica. Entre un 25 y un 50 por ciento de las mujeres estériles padece endometriosis, la cual puede impedir la fecundación. En efecto, la endometriosis grave puede causar infertilidad al bloquear el paso del óvulo desde el ovario hasta el útero. La endometriosis leve también puede causar esterilidad, pero en este caso el mecanismo que la provoca no está claro.

Causas y síntomas

Las causas de la endometriosis aún no se conocen. Las células del revestimiento interno del útero de alguna manera se desplazan hasta zonas externas al mismo y siguen creciendo. Este desplazamiento podría quizás deberse a que pequeños fragmentos del revestimiento uterino, desprendidos durante la menstruación, retrocedan hacia las trompas de Falopio en

Endometriosis: tejido mal colocado

Se caracteriza por pequeñas porciones de tejido endometrial (que aquí aparecen como manchas rojizas) que refluyen desde el útero atravesando las trompas de Falopio hasta llegar a la cavidad abdominal. Este tejido se adhiere a ovarios, ligamentos que sostienen el útero, intestino delgado y grueso, uréteres, vejiga, vagina, cicatrices quirúrgicas o revestimiento de la cavidad torácica.

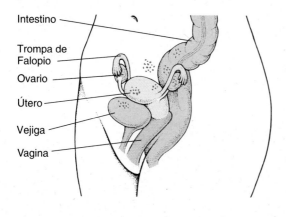

Intestino
Trompa de Falopio
Ovario
Útero
Vejiga
Vagina

dirección a los ovarios hasta entrar en la cavidad abdominal, en lugar de salir con el flujo menstrual a través de la vagina.

La endometriosis causa dolor en la parte inferior del abdomen y la zona pélvica, irregularidades menstruales (como manchar antes de la menstruación) e infertilidad. Algunas mujeres con endometriosis grave no presentan síntomas, mientras que otras con la enfermedad en grado mínimo sufren un dolor invalidante. Con frecuencia, el dolor menstrual debido a la endometriosis no aparece hasta años después de desarrollar la enfermedad. En algunos casos, se constata dolor durante el coito (dispareunia), antes o durante la menstruación.

El tejido endometrial adherido al intestino grueso o a la vejiga urinaria puede provocar hinchazón abdominal, dolor durante las deposiciones, hemorragia rectal durante la menstruación o dolor en la parte inferior del abdomen durante la micción. Así mismo, cuando el tejido se localiza en un ovario o una estructura cercana puede dar lugar a la formación de una masa llena de sangre (endometrioma). En ocasiones, el endometrioma se rompe bruscamente o se escapa algo de su contenido, lo que causa un agudo y repentino dolor abdominal.

Diagnóstico

El médico puede sospechar la existencia de endometriosis cuando una mujer presenta los síntomas típicos o una infertilidad inexplicada. La exploración física puede ser normal, pero en ocasiones la mujer puede sentir dolor durante la palpación del abdomen o el médico puede notar la presencia de una masa de tejido detrás del útero o cerca de los ovarios. Excepcionalmente, se observa tejido endometrial en la vulva, el cuello uterino, la vagina, el ombligo o en las cicatrices quirúrgicas.

En general, la confirmación del diagnóstico requiere la visualización de trozos de tejido endometrial. Generalmente, el médico inspecciona la cavidad abdominal con un tubo de fibra óptica (un laparoscopio) introducido dentro de la cavidad abdominal a través de una pequeña incisión justo por debajo del ombligo. En algunos casos, no es fácil reconocer la endometriosis y sólo se puede establecer el diagnóstico mediante una biopsia (la extracción de una pequeña muestra de tejido para su examen al microscopio en el laboratorio), que en general se practica durante la endoscopia.

Se pueden emplear otros procedimientos, como una ecografía, un enema opaco con bario, una tomografía computadorizada (TC) y una resonancia magnética (RM), para determinar el alcance de la enfermedad y seguir su curso, pero su utilidad diagnóstica es limitada. Ciertos análisis de sangre que detectan marcadores de endometriosis, como el CA-125 y los anticuerpos frente al tejido endometrial, también pueden facilitar el seguimiento de la evolución del trastorno. Sin embargo, como estos marcadores pueden ser elevados en muchas otras enfermedades, no son útiles a la hora de confirmar el diagnóstico.

Existen determinados criterios para clasificar la endometriosis que se basan en la localización del tejido endometrial, si está en la superficie o en el interior de un órgano, y en su grosor. Tras considerar todos estos factores, se puede clasificar la enfermedad como mínima, leve, moderada o grave. También pueden realizarse pruebas para determinar si la endometriosis afecta a la fertilidad de la mujer.

Tratamiento

El tratamiento depende de los síntomas de la paciente, su voluntad de quedar embarazada y su edad, así como de la extensión de la enfermedad.

Los fármacos que suprimen la actividad de los ovarios y retardan el crecimiento del tejido endometrial comprenden una combinación de anticonceptivos orales, progestágenos, danazol y agonistas de la hormona liberadora de gonadotropinas (GnRH). Los

Opciones de tratamientos en casos de endometriosis

• Los fármacos que suprimen la actividad de los ovarios y reducen el crecimiento del tejido endometrial.

• Extirpación quirúrgica de la mayor cantidad posible de tejido endometrial que ha crecido fuera de sitio.

• Combinación de fármacos e intervención quirúrgica, drogas y cirugía.

• Extirpación quirurgica del útero (histerectomía), con frecuencia junto a las trompas de Falopio y los ovarios.

Fármacos utilizados para tratar la endometriosis

Fármaco	Efectos secundarios
Anticonceptivos orales con estrógenos y progesterona	Hinchazón abdominal, dolor mamario, mayor apetito, hinchazón de los tobillos, náuseas, hemorragias entre ciclos menstruales, trombosis venosa profunda.
Progestágenos	Hemorragias entre ciclos menstruales, cambios de humor, depresión, vaginitis atrófica.
Danazol	Aumento de peso, acné, voz grave, crecimiento de vello, sofocos, sequedad vaginal, hinchazón de tobillos, calambres musculares, hemorragias entre ciclos menstruales, reducción del tamaño de las mamas, cambios de humor, alteración de las pruebas hepáticas, síndrome del túnel carpiano, efectos adversos sobre los lípidos.
Agonistas de la GnRH	Sofocos, sequedad vaginal, pérdida de calcio de los huesos, cambios de humor.

agonistas de la GnRH son sustancias que al principio estimulan la liberación de gonadotropinas por parte de la glándula hipófisis, pero al cabo de unas semanas de tratamiento producen una anulación de dicha liberación. No está claro que tratando a las mujeres que tienen endometriosis mínima o leve mejore en alguna medida la fertilidad; sin embargo, en los casos graves, la administración de fármacos o la práctica de una intervención quirúrgica permite obtener unos índices de embarazo del 40 al 60 por ciento. El tratamiento farmacológico no cura la endometriosis, ya que habitualmente reaparece una vez finalizado el mismo.

Si una mujer tiene endometriosis de moderada a grave, la cirugía es el tratamiento más eficaz. El médico extirpa todo el tejido endometrial que encuentra fuera de la cavidad uterina que le resulta posible, pero en general preservando la capacidad reproductora de la mujer. A menudo el tejido se extirpa durante la laparoscopia que se ha realizado para establecer el diagnóstico. En general, se recurre a la cirugía para extirpar el tejido endometrial de más de 4,5 a 6 centímetros de diámetro, cuando existen adherencias en la parte inferior del abdomen o la pelvis, cuando el tejido endometrial obstruye una o las dos trompas de Falopio o bien cuando existe un dolor extremo en la parte inferior del abdomen o en la pelvis que no es posible aliviar con la administración de fármacos. En ocasiones, se usa un electrocauterizador (un instrumento que emplea corriente eléctrica para producir calor) o un láser (un dispositivo que concentra la luz en un rayo intenso para producir calor) para destruir el tejido endometrial. Sin embargo, la extirpación quirúrgica es sólo una medida temporal, puesto que la endometriosis vuelve a desarrollarse en la mayoría de las mujeres. Una vez extirpado el tejido endometrial, el índice de embarazo oscila entre el 40 y el 70 por ciento, se-

gún la gravedad de la enfermedad; el tratamiento farmacológico mejora estos índices.

Los anticonceptivos orales pueden retrasar el avance de la enfermedad tras el tratamiento farmacológico o la extirpación quirúrgica del tejido endometrial. Sin embargo, sólo la extirpación quirúrgica de ambos ovarios impide la recurrencia de la endometriosis.

La resección de ambos ovarios y del útero se realiza solamente en aquellas mujeres en las que el dolor en la parte inferior del abdomen o en la pelvis no se alivia con medicación y que además no desean quedar embarazadas. Tras la extirpación de los ovarios y del útero se comienza la terapia de sustitución de estrógenos, puesto que esta cirugía provoca los mismos efectos que la menopausia. (• *V. página 1112*) Dicha terapia comienza inmediatamente después de la cirugía, pero si aún queda una considerable cantidad de tejido endometrial puede esperarse y empezarla después de un período de 4 a 6 meses. Este intervalo permite que el tejido endometrial, que resultaría estimulado por la terapia sustitutiva hormonal, desaparezca. Durante el tiempo de espera, es posible que se necesite administrar fármacos supresores de la endometriosis.

Trastornos de las mamas

Los trastornos de las mamas se dividen en no cancerosos (benignos) o cancerosos (malignos). Los trastornos benignos son los siguientes: dolor, quistes, enfermedad fibroquística, fibroadenomas, secreción por el pezón e infección. Los trastornos malignos incluyen varios tipos de cáncer de mama y la enfermedad de Paget del pezón. Por último, el cistosarcoma filoides puede ser tanto maligno como benigno.

Dolor mamario

El dolor mamario (mastalgia) o dolorimiento durante o justo antes de la menstruación es probablemente debido a los cambios hormonales que desencadenan la menstruación. En la mayoría de los casos el dolor mamario no es un síntoma de cáncer. En ocasiones, los quistes mamarios pueden provocar dolor. Se sospecha que ciertas sustancias presentes en alimentos o bebidas (las metilxantinas del café) pueden causar dolor mamario, pero si se evita el consumo de estas sustancias no parece reducir el dolor.

En la mayoría de las mujeres, el dolor no es intenso y desaparece por sí solo con el paso de los meses o los años. El dolor intenso es poco frecuente y puede tratarse con fármacos. El danazol, una hormona sintética de muy baja potencia y que está relacionada con la testosterona, y el tamoxifeno, un fármaco que bloquea la acción de los estrógenos, pueden aliviar el dolor mamario intenso.

Quistes

Los quistes son bolsas llenas de líquido que se desarrollan en la mama y que pueden palparse con facilidad.

La causa de los quistes mamarios se desconoce, a pesar de que pueden estar en relación con las lesiones. Cuando los quistes provocan dolor, éste se puede aliviar drenando el líquido que contengan con una aguja delgada. El médico observa el color y la cantidad del líquido y lo envía a un laboratorio para examinarlo al microscopio; así mismo, comprueba si el quiste desaparece una vez que se ha vaciado. Si el contenido es sanguinolento, es de color marrón o turbio o el quiste reaparece antes de 12 semanas después del drenaje, se extirpa quirúrgicamente en su totalidad porque, aunque excepcionalmente, cabe la posibilidad de que se desarrolle un cáncer en la pared del quiste.

Enfermedad fibroquística de las mamas

La enfermedad fibroquística es un trastorno frecuente en el que simultáneamente aparecen dolor mamario, quistes y bultos benignos.

No se trata de una verdadera enfermedad; de hecho, la mayoría de las mujeres tiene bultos en las mamas, en general en la parte superior externa. Al igual que el dolor mamario y los quistes, los bultos benignos son muy frecuentes. La mayoría de las mujeres con quistes mamarios no tienen un mayor riesgo de desarrollar cáncer de mama. *(• V. recuadro, página 1134)* Puede que lo máximo que estas mujeres precisen sea el tratamiento de los quistes.

Fibromas mamarios

Los tumores fibrosos mamarios (fibroadenomas) son bultos pequeños, benignos, de consistencia sólida y están compuestos de tejido fibroso y glandular.

Estos tumores, que suelen aparecer en las mujeres jóvenes, con frecuencia en las adolescentes, son móviles, tienen bordes claramente definidos que pueden palparse mediante la autoexploración y se parecen a canicas pequeñas y escurridizas. Su consistencia gomosa es debido al colágeno que contienen (una fuerte y fibrosa proteína que se encuentra en los cartílagos, huesos, tendones y piel).

En general, estos bultos pueden extirparse quirúrgicamente sólo con anestesia local, pero recidivan con frecuencia. Después de la extirpación de varios tumores y de comprobar que son benignos, la mujer y su médico pueden decidir dejar de extirpar otros que puedan aparecer de nuevo.

Otras clases de masas sólidas mamarias benignas son el endurecimiento del tejido glandular (adenosis esclerosante) y tejido cicatricial que reemplaza al tejido adiposo lesionado (necrosis grasa). El diagnóstico requiere la toma de muestras de tejido (biopsia) y su posterior examen.

Secreción por el pezón

El hecho de que salga secreción por el pezón no es necesariamente algo anormal, incluso en las mujeres posmenopáusicas. Menos del 10 por ciento de las mujeres con este trastorno tiene un cáncer. *(• V. página 1142)* De todas formas, cualquier secreción por el pezón debería ser valorada por un médico.

Una secreción sanguinolenta casi siempre está causada por un tumor benigno en el conducto mamario (papiloma intraductal). Algunos pueden palparse, mientras que otros pueden detectarse mediante una mamografía. Si una mujer está preocupada por la secreción, generalmente el médico puede extirpar el bulto en la consulta con anestesia local. Por otro lado, una secreción lechosa (galactorrea) en una mujer que no acaba de dar a luz suele indicar un problema hormonal. (• *V. página 733*)

Infecciones de la mama y abscesos

Las infecciones mamarias (mastitis) son poco frecuentes, excepto en períodos próximos al alumbramiento o tras una lesión. En ocasiones, el cáncer de mama produce unos síntomas similares a los de una infección mamaria.

Una mama infectada tiene un aspecto rojizo e hinchado, es dolorosa al tacto y se nota caliente. El tratamiento adecuado es la administración de antibióticos.

Un absceso mamario, que es más raro, es una acumulación de pus en la mama y puede aparecer cuando una infección mamaria no recibe tratamiento. Se trata con antibióticos y, en general, se drena quirúrgicamente.

Cáncer de mama

El cáncer de mama se clasifica según la clase de tejido en el que comienza y también según su extensión. El cáncer se origina en las glándulas mamarias, los conductos mamarios, el tejido adiposo o el tejido conjuntivo. Los distintos tipos de cáncer de mama avanzan de forma diferente y las generalizaciones acerca de ciertas variedades en particular se basan en similitudes en cuanto a cómo son descubiertos, cómo avanzan y cómo se tratan. Algunos crecen de forma muy lenta y se extienden hacia otras partes del cuerpo (dan lugar a metástasis) sólo después de haber crecido mucho; otros son más agresivos y crecen y se extienden con rapidez. Sin embargo, el desarrollo de una misma clase de cáncer puede ser diferente entre una mujer y otra. Sólo el médico que ha examinado a una mujer y ha estudiado su historial médico está capacitado para abordar aspectos específicos del cáncer de mama que atañen a dicha mujer.

El **carcinoma** *in situ*, que significa cáncer localizado, es un cáncer precoz que no ha invadido ni se ha extendido más allá de su punto de origen. El carcinoma *in situ* representa más del 15 por ciento del total de los cánceres de mama diagnosticados en algunos países.

Alrededor del 90 por ciento de todos los cánceres de mama se inician en los conductos mamarios o en

Dentro de la mama

La mama de la mujer está compuesta por glándulas que producen leche rodeadas de tejido adiposo y conjuntivo. La leche secretada por las glándulas fluye por conductos hasta llegar al pezón. La areola es una zona de piel pigmentada alrededor del pezón.

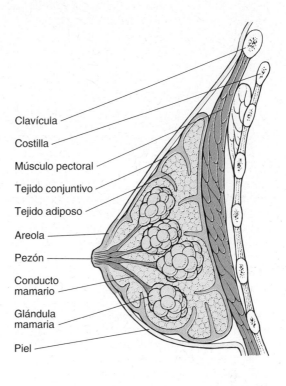

Clavícula
Costilla
Músculo pectoral
Tejido conjuntivo
Tejido adiposo
Areola
Pezón
Conducto mamario
Glándula mamaria
Piel

las glándulas mamarias. El **carcinoma ductal** *in situ* comienza en las paredes de los conductos mamarios y puede aparecer antes o después de la menopausia. Esta clase de cáncer, ocasionalmente, puede notarse como un bulto y en las mamografías pueden observarse diminutas partículas de calcio en su interior (microcalcificaciones). A menudo el **carcinoma ductal** *in situ* se detecta mediante una mamografía antes de que sea lo bastante grande como para ser palpado. En general, se limita a un área bien delimitada de la mama y puede extirparse por completo mediante una intervención quirúrgica. Si sólo se extirpa el carcinoma *in situ*, alrededor del 25 al 35 por ciento de las mujeres desarrolla un cáncer invasivo, en general en la misma mama.

El **carcinoma lobular** *in situ*, que se origina en las glándulas mamarias, habitualmente se desarrolla antes de la menopausia. Esta clase de cáncer, que no

Riesgo de contraer cáncer de mama o de morir por esta causa

Edad (años)	Riesgo (%)					
	En 10 años		En 20 años		En 30 años	
	Contraerlo	Morir	Contraerlo	Morir	Contraerlo	Morir
30	0,4	0,1	2,0	0,6	4,3	1,2
40	1,6	0,5	3,9	1,1	7,1	2,0
50	2,4	0,7	5,7	1,6	9,0	2,6
60	3,6	1,0	7,1	2,0	9,1	2,6
70	4,1	1,2	6,5	1,9	7,1	2,0

Basada en la información de EJ Feuer y colaboradores: El riesgo de contraer cáncer de mama. *(Journal of the National Cancer Institute)* 85(11):892-897, 1993.

puede palparse ni verse en las mamografías, con frecuencia se detecta al practicar una mamografía con motivo de un bulto u otra alteración distinta al carcinoma lobular *in situ*. Entre el 25 y el 30 por ciento de las mujeres que lo tienen desarrolla cáncer de mama invasivo (a veces después de un período de tiempo tan largo como 40 años) en la misma mama, en la otra o en ambas.

Los cánceres de mama invasivos, que pueden extenderse y destruir otros tejidos, pueden ser localizados (confinados en la mama) o metastásicos (que se han extendido hacia otras partes del cuerpo). Alrededor del 80 por ciento de los cánceres de mama invasivos son ductales y alrededor del 10 por ciento lobulares; el pronóstico para ambos cánceres es similar. Otras variedades de cáncer menos frecuentes, como el carcinoma medular y el tubular (que se inician en las glándulas mamarias), tienen un pronóstico algo mejor.

Factores de riesgo

Parte del temor acerca del cáncer de mama se basa en la mala información y los malentendidos con respecto a sus riesgos. Por ejemplo, la frase que afirma: "Una de cada ocho mujeres tendrán cáncer de mama" induce a confusión, ya que es una cifra estimativa que se calcula en mujeres desde su nacimiento hasta los 95 años de edad o incluso más, lo que significa que, en teoría, una de cada ocho mujeres que vivan hasta los 95 años tendrán cáncer de mama. Sin embargo, el riesgo es mucho menor en las más jóvenes. Una mujer de 40 años tiene una posibilidad entre 1 200 de desarrollar la enfermedad al año siguiente. Incluso este dato debería situarse en su contexto adecuado, porque incluye a todas las mujeres

y, aunque en algunas el riesgo sea mayor, en la mayoría el riesgo es incluso menor.

Las mujeres que tienen más factores de riesgo para el cáncer de mama tienen más probabilidades de desarrollarlo, pero pueden tomar medidas preventivas, como someterse a exámenes periódicos. La única medida de probado valor para reducir el riesgo de morir de cáncer de mama es someterse de forma regular a mamografías después de los 50 años. Sin embargo, estudios recientes sugieren que el ejercicio regular, en particular durante la adolescencia y la juventud, así como posiblemente el control del peso, reducen el riesgo de desarrollar cáncer de mama.

Síntomas

En general, el dolor de mama sin que exista un bulto no es un signo de cáncer, a pesar de que alrededor del 10 por ciento de las mujeres que padecen este cáncer sienten dolor sin que se palpe ninguna masa.

Al principio, una mujer que tiene cáncer de mama no suele presentar síntomas. Habitualmente, el primer síntoma es un bulto que, con frecuencia, se nota diferente al tacto del tejido mamario que lo rodea. En más del 80 por ciento de los casos de cáncer de mama, la mujer descubre el bulto por sí sola. Los bultos dispersos, sobre todo los que aparecen en la zona superior y externa de la mama, por lo general, no son cancerosos. En cambio, un engrosamiento duro, que se diferencia del resto, y que se nota sólo en una de las mamas, puede ser un signo de cáncer.

En sus primeras fases, el bulto puede desplazarse libremente bajo la piel cuando se hace mover con los dedos. En fases más avanzadas, el bulto habitualmente se adhiere a la pared torácica o a la piel que

Factores de riesgo de cáncer de mama

Edad
El paso de los años es un importante factor de riesgo. Alrededor del 60 por ciento de los cánceres de mama tienen lugar en las mujeres de más de 60 años. El riesgo es mucho mayor después de los 75 años.

Cáncer de mama previo
El riesgo es más elevado cuando se ha tenido cáncer de mama *in situ* o invasivo. Una vez que se extirpa la mama enferma, el riesgo de contraer cáncer en la otra mama es de alrededor del 0,5 al 1,0 por ciento anual.

Historia familiar de cáncer de mama
El cáncer de mama en un pariente de primer grado (madre, hermana, hija) aumenta dos o tres veces el riesgo que corre esa mujer, pero el cáncer de mama en parientes más lejanos (abuela, tía, prima) sólo aumenta el riesgo ligeramente. Incluso una mujer cuyos familiares cercanos tengan cáncer de mama no tiene más de un 30 por ciento de probabilidades de contraer este tipo de cáncer antes de los 75 años.

Gen del cáncer de mama
Recientemente, se han identificado dos genes diferentes del cáncer de mama en dos pequeños grupos de pacientes. Si una mujer tiene uno de estos genes, sus posibilidades de contraer cáncer de mama son muy altas. Sin embargo, sus posibilidades de morir de esta enfermedad no son necesariamente mayores que las de cualquier otra mujer que la padezca. Una historia familiar sobre esta enfermedad se asocia a una mayor probabilidad de tener estos genes: por lo general varias mujeres de cada una de las tres generaciones han tenido cáncer de mama. Por esta razón, no parece necesario determinar estos genes sistemáticamente, excepto si la historia familiar es inusual. La incidencia de cáncer de ovario también es más alta en las familias que cuentan con uno de los genes del cáncer de mama.

Enfermedad mamaria benigna previa
Haber tenido una enfermedad mamaria benigna parece incrementar el riesgo sólo en aquellas mujeres que tienen un elevado número de conductos mamarios. Incluso en estos casos, el riesgo es moderado a menos que se encuentre tejido anormal (hiperplasia atípica) durante una biopsia o exista una historia familiar de cáncer de mama.

Primera menstruación antes de los 12 años, menopausia después de los 55, primer embarazo después de los 30 o ausencia de embarazos
La relación entre los primeros tres factores y el riesgo que corre la mujer es directa. Por ejemplo, cuanto antes comienza la menstruación, mayor es el riesgo: de dos a cuatro veces mayor en las mujeres que menstruaron por primera vez antes de los 12 años que en las que lo hicieron después de los 14. Sin embargo, estos factores parecen tener poca incidencia sobre el riesgo de padecer cáncer.

Uso prolongado de anticonceptivos orales o terapia de reposición estrogénica
Casi ninguno de los estudios muestra que exista relación alguna entre el uso de anticonceptivos orales y el posterior desarrollo de cáncer de mama, excepto en casos de administración prolongada. Después de la menopausia, someterse a una terapia de reposición estrogénica durante 10 a 20 años parece incrementar ligeramente el riesgo. La terapia de reposición hormonal que combina estrógenos con progestágenos puede incrementar el riesgo, pero no es seguro.

Obesidad después de la menopausia
El riesgo es algo más alto en las mujeres posmenopáusicas obesas, pero no existe prueba de que una dieta en particular, por ejemplo, con un alto contenido graso, contribuya al desarrollo de cáncer de mama. Algunos estudios sugieren que las mujeres obesas que aún menstrúan en realidad tienen menos probabilidades de padecer esta enfermedad.

---

lo recubre. En estos casos, el bulto no se puede desplazar en absoluto, o bien no puede moverse separadamente de la piel que lo recubre. El cáncer avanzado se caracteriza por la aparición de grandes protuberancias o úlceras que supuran. En ciertos casos, la piel que recubre el bulto presenta hoyuelos y tiene la consistencia del cuero, aunque no se modifique su color: es la denominada piel de naranja.

En el **cáncer de mama inflamatorio,** una clase de cáncer particularmente grave aunque poco frecuente, la mama parece estar infectada: está caliente, roja e inflamada. A menudo no puede palparse ningún bulto en la mama.

Detección

Como el cáncer de mama rara vez produce síntomas en sus primeras fases, su detección precoz es muy importante, ya que aumenta la probabilidad de que el tratamiento tenga éxito.

La autoexploración sistemática puede permitir que la mujer detecte bultos en esa primera fase. A pesar de que aún no se ha probado que ello reduzca el índice

Síntomas que pueden indicar cáncer de mama

Estos síntomas no indican necesariamente que una mujer tenga cáncer de mama; no obstante, si los tiene, debería consultar a su médico.

• Un bulto que al tacto se diferencia claramente del resto del tejido mamario o que no desaparece.

• Hinchazón que no desaparece

• Piel rugosa o con hoyuelos

• Piel escamosa alrededor del pezón

• Cambios en la forma de la mama

• Cambios en el pezón, por ejemplo, un hundimiento

• Secreción del pezón, sobre todo si contiene sangre

---

de mortalidad por cáncer de mama o que sea igual de eficaz a la hora de detectar cáncer precoz que una mamografía sistemática, la autoexploración permite la detección de tumores más pequeños de los que un médico o una enfermera son capaces de detectar, porque esta maniobra se repite con regularidad y la mujer se familiariza más con sus senos. Además, en general el pronóstico de estos tumores es mejor y es más fácil su tratamiento mediante una cirugía conservadora de la mama.

La exploración de las mamas forma parte de cualquier exploración física. El médico inspecciona las mamas en busca de irregularidades, hoyuelos, piel poco móvil, masas o secreción. El médico palpa cada mama con la mano plana y comprueba que no existan ganglios linfáticos en la axila (la zona que la mayoría de los cánceres de mama invaden primero) y también por encima de la clavícula. Los ganglios linfáticos normales no se notan al tacto a través de la piel, por lo que los que sí se palpan se considera que son más grandes de lo normal. Sin embargo, ciertos trastornos no cancerosos también pueden provocar un aumento de los ganglios linfáticos.

La **mamografía** (una exploración que utiliza rayos X de baja potencia para localizar zonas anormales en la mama) es una de las mejores técnicas para detectar el cáncer de mama en sus primeras fases; es un método lo bastante sensible como para poder detectar un cáncer en una fase precoz. Por esta razón, esta prueba puede también indicar la presencia de cáncer cuando en realidad no lo hay (falso positivo) y, por lo general, es necesario efectuar nuevas radiografías al cabo de un tiempo para confirmar los resultados.

La mamografía sistemática a intervalos de 1 a 2 años reduce las muertes por cáncer de mama de un 25 a un 35 por ciento en las mujeres de 50 años o más que no tienen síntomas. Hasta ahora ningún estudio ha demostrado que la práctica regular de mamografías reduzca el índice de muertes por cáncer de mama en mujeres menores de 50 años. Sin embargo, es posible que falten datos contrastables porque el cáncer de mama es poco frecuente en las mujeres más jóvenes y, por tanto, resulta más difícil demostrar sus efectos beneficiosos. La evidencia actual sugiere, si bien no lo prueba, que las mujeres más jóvenes se beneficiarían de estas exploraciones. Por esta razón, es recomendable que las mujeres se hagan mamografías regularmente a partir de los 40 años (edad en que debería realizarse la primera mamografía). A pesar de que en ocasiones se detecta una masa, la mamografía también sirve para comparar una imagen en el curso de varias exploraciones. En algunos países se recomienda realizar mamografías cada 1 o 2 años entre los 40 y 49 años y anualmente a partir de los 50. En estudios realizados en mujeres sin síntomas, la mamografía detectó alrededor del 40 por ciento de los cánceres que no se descubrieron en la exploración física. No obstante, la mamografía no es infalible y puede dejar de detectar hasta un 25 por ciento de los cánceres de mama. Si se descubre un cambio que indique la existencia de un cáncer, se debe realizar una biopsia, mediante la cual se extrae quirúrgicamente un pequeño fragmento del tumor para examinarlo al microscopio.

La **ecografía** (una exploración con ultrasonidos) no forma parte de las pruebas sistemáticas de detección del cáncer de mama. Cuando se detecta un tumor, a veces se realiza una ecografía para tratar de diferenciar un tumor lleno de líquido (quiste) de una masa sólida. Esta distinción es importante porque los quistes habitualmente no necesitan tratamiento si la mujer no tiene ningún otro síntoma, pero una masa sólida suele requerir una biopsia.

La **termografía** (un procedimiento que registra diferencias de temperatura, a veces provocadas por un cáncer no resulta útil para detectar o controlar un cáncer de mama debido a que con frecuencia pasa por alto su presencia (resultados negativos falsos) o indica cáncer cuando en realidad no lo hay (resultados positivos falsos).

Diagnóstico

Cuando se localiza un bulto que puede ser canceroso, se realiza una biopsia, ya sea extrayendo algunas células aspirándolas con una aguja (biopsia por aspiración), obteniendo una pequeña porción de tejido (biopsia por incisión) o extirpando la totalidad del bulto (biopsia por exéresis). La mayoría de las mujeres no necesitan ser hospitalizadas y, por lo general, sólo se precisa anestesia local.

Si se detectan células cancerosas, se realizan más pruebas, porque el tratamiento depende de las características del cáncer. Una de las pruebas determina si el cáncer tiene receptores estrogénicos o de progesterona. Es importante conocer este hecho, ya que el cáncer con receptores estrogénicos crece más lentamente que el que no los tiene, y puede ser eficaz tratarlo con fármacos que bloqueen la acción de estas hormonas. Esta clase de cáncer es más frecuente entre las mujeres posmeopáusicas que en las más jóvenes.

Un patólogo examina las muestras de la biopsia al microscopio para determinar la capacidad del cáncer de extenderse con rapidez. Los cánceres constituidos por células más primitivas (no diferenciadas) o los que presentan un gran número de células dividiéndose suelen ser más graves.

Teniendo presentes las características del cáncer, se realiza una exploración exhaustiva para determinar si se ha extendido hacia los ganglios linfáticos, la piel, el hígado o cualquier otra parte del cuerpo. Si los ganglios linfáticos de la axila o de la parte superior de la clavícula están pegados entre sí o adheridos a la piel, es probable que el tumor no se pueda extirpar del todo quirúrgicamente. Es necesario realizar radiografías del tórax en busca de cáncer en los pulmones, y se practican análisis de sangre para evaluar la función hepática y determinar si la enfermedad se ha extendido. Si el tumor es grande o los ganglios linfáticos son más grandes de lo normal, se pueden realizar unas radiografías de los huesos de todo el cuerpo (radiografía ósea seriada). Estas pruebas son útiles también para compararlas con las que se realicen más adelante en el transcurso de la enfermedad.

Tratamiento

En general, el tratamiento se inicia después de valorar el estado de la enfermedad en cada caso, aproximadamente una semana o más después de la biopsia. El tratamiento es complejo debido a que las distintas clases de cáncer de mama difieren en gran medida en sus índices de crecimiento, tendencia a extenderse (metástasis) y la respuesta al tratamiento. Éste incluye cirugía, radioterapia, quimioterapia y fármacos que bloquean la acción de las hormonas. La radioterapia destruye las células cancerosas en el punto en el que se ha extraído el tumor y la zona circundante, incluyendo los ganglios linfáticos cercanos. La quimioterapia (combinaciones de fármacos que destruyen rápidamente las células que se multiplican o evitan su multiplicación) y los fármacos que blo-

quean la acción de las hormonas (que interfieren la acción de las hormonas que estimulan el crecimiento de las células cancerosas) detienen el crecimiento de las células cancerosas en cualquier punto del organismo. (• *V. página 831*) Con frecuencia, la mujer recibe una combinación de estos tratamientos.

Como aún hay muchos aspectos desconocidos del cáncer de mama y ningún tratamiento de forma individual funciona de manera totalmente eficaz, existen distintas opiniones sobre cuál es el tratamiento más apropiado. Por tanto, las preferencias de la mujer y de su médico influyen en las decisiones terapéuticas. Una mujer con cáncer de mama tiene derecho a recibir una clara explicación de lo que se conoce acerca de la enfermedad y también de lo que aún se desconoce, así como a disponer de una completa descripción de las opciones de tratamiento. De este modo, la mujer podrá aceptar o rechazar las diferentes opciones.

Los médicos buscan continuamente formas de mejorar el pronóstico de sus pacientes. Por ello, es frecuente que pidan a una mujer con cáncer de mama que participe en estudios que investigan si una nueva combinación de tratamientos puede mejorar los índices de supervivencia o la calidad de vida.

Tratamiento del cáncer de mama localizado

Para los cánceres que parecen confinados a la mama (localizados), el tratamiento es casi siempre quirúrgico y se realiza poco después del diagnóstico, con el fin extirpar la mayor cantidad posible de tumor. Existen varias opciones quirúrgicas, pero la decisión principal atañe a si se debe extirpar la totalidad de la mama (mastectomía) o sólo el tumor y un área de tejido normal circundante (cirugía conservadora de la mama).

La **cirugía conservadora de la mama,** que deja la mayor cantidad posible de mama intacta, puede consistir en extirpar el tumor junto a una mínima cantidad de tejido circundante normal (**lumpectomía**), extirpar el tumor con un poco más de tejido normal circundante (**escisión amplia o mastectomía parcial**) o extirpar un cuarto de la mama (**cuadrantectomía**). La extirpación del tumor y cierta parte del tejido normal representa la mejor posibilidad de evitar que el cáncer recidive. Los índices de supervivencia de las mujeres a las que se les ha extirpado la totalidad de la mama y de las sometidas a una cirugía conservadora de la mama más radioterapia son idénticos durante al menos los primeros 20 años después de la intervención.

La mayor ventaja de combinar el procedimiento quirúrgico con la radioterapia es estética, ya que ayuda a conservar la imagen corporal. Sin embargo,

Cómo realizar una autoexploración mamaria

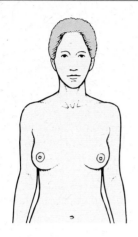
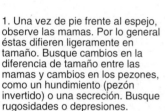
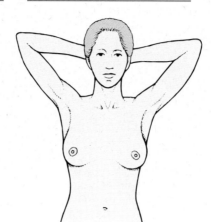
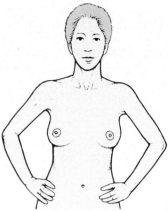

1. Una vez de pie frente al espejo, observe las mamas. Por lo general éstas difieren ligeramente en tamaño. Busque cambios en la diferencia de tamaño entre las mamas y cambios en los pezones, como un hundimiento (pezón invertido) o una secreción. Busque rugosidades o depresiones.

2. Observando atentamente en el espejo, entrelace las manos por detrás de la cabeza, y presiónelas contra ella. Esta posición ayuda a detectar los sutiles cambios que puede provocar el cáncer. Busque cambios en la forma y el contorno de las mamas, sobre todo en la parte inferior de cada una.

3. Coloque las manos firmemente sobre las caderas e inclínese ligeramente hacia el espejo, llevando hombros y codos hacia adelante. Nuevamente, busque cambios en la forma y el contorno de las mamas. Muchas mujeres realizan la siguiente etapa del examen en la ducha porque las manos se deslizan con facilidad sobre la piel mojada y resbaladiza.

Adaptación de una publicación del Instituto Nacional del Cáncer.

---

esta ventaja desaparece si el tumor es grande en relación con la mama, puesto que extirpar un área de tejido normal, para el control del cáncer a largo plazo, supone eliminar la mayor parte de la mama. La cirugía conservadora de la mama es en general más eficaz cuando los tumores son pequeños. En alrededor del 15 por ciento de los casos en que se aplica esta cirugía, la cantidad de tejido que se extrae es tan pequeña que casi no se puede notar diferencia alguna entre la mama operada y la que no lo ha sido. No obstante, lo más frecuente es que las mamas operadas se reduzcan un poco y su contorno sufra algunas alteraciones.

Por lo general, los efectos secundarios de la radioterapia que acompaña a la cirugía conservadora de la mama no producen dolor y tampoco duran demasiado. La piel puede presentar cierto enrojecimiento o formarse ampollas. Así mismo, menos del 5 por ciento de las mujeres tratadas con radioterapia sufre fracturas de costillas que causan molestias menores, y del 10 al 20 por ciento desarrolla inflamación pulmonar leve al cabo de 3 a 6 meses de haber completado el tratamiento. Finalmente, durante unas 6 semanas como máximo, tienen una tos seca y sensación de falta de aire durante la actividad física.

En una **mastectomía simple,** el médico extirpa la totalidad del tejido mamario, pero deja el músculo subyacente intacto y suficiente piel como para cubrir la herida. La mama se reconstruye con mucha más facilidad si los músculos pectorales y otros tejidos

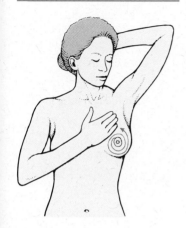

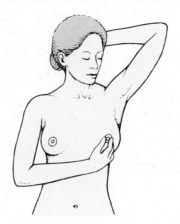

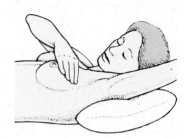

4. Levante el brazo izquierdo. Usando tres o cuatro dedos de la mano derecha, examine la mama izquierda detalladamente con la parte plana de los dedos. Muévalos trazando pequeños círculos alrededor de la mama, comenzando por el borde externo, y acérquese gradualmente al pezón. Presione con suavidad pero con firmeza para detectar cualquier bulto o masa inusuales bajo la piel. Asegúrese de revisar toda la mama. Así mismo, examine con cuidado el área entre la mama y la axila, incluyendo esta última, y busque posibles bultos.

5. Comprima un poco el pezón izquierdo y compruebe si se produce alguna secreción. (Consulte al médico si aparece alguna secreción en cualquier momento del mes, al margen de que haya sido durante una autoexploración mamaria.)

Repita los pasos 4 y 5 en la mama derecha, levantando el brazo derecho y con la mano izquierda.

6. Recuéstese boca arriba con una almohada o una toalla plegada bajo el hombro izquierdo y coloque el brazo derecho sobre la cabeza. Esta posición aplana la mama y facilita su revisión. Repita lo mismo para la mama derecha.

Asegúrese de examinar ambas mamas. La mujer debería repetir este procedimiento todos los meses y en la misma fecha, unos 2 o 3 días después de finalizada la menstruación, porque es menos probable que las mamas estén sensibles o hinchadas. Las mujeres posmenopáusicas pueden escoger cualquier día del mes que les resulte fácil de recordar, como por ejemplo el primero.

que se encuentran debajo de la misma quedan intactos. Se recurre a este procedimiento para tratar un cáncer invasivo extendido dentro de los conductos mamarios, porque esta clase de cáncer a menudo recidiva en la misma mama si se opta por la cirugía conservadora. Los ganglios linfáticos de la axila también pueden extraerse para determinar si algunas células cancerosas se han extendido más allá de la mama; este procedimiento recibe el nombre de **mastectomía simple más resección ganglionar o mastectomía radical modificada.** La radioterapia de seguimiento o complementaria, que se aplica después de la cirugía, reduce en gran medida el riesgo de que el cáncer recidive en la pared torácica o en los ganglios linfáticos cercanos, pero no mejora los índices generales de supervivencia, porque probablemente el cáncer se ha extendido hacia otras partes del organismo aunque no se haya detectado (metástasis). Las mujeres a las que se les ha practicado una mastectomía simple viven tanto como las que han sido sometidas a una **mastectomía radical,** en la que se extirpan los músculos pectorales subyacentes y otros tejidos.

Para establecer el pronóstico, durante la intervención quirúrgica pueden extraerse los ganglios linfáticos cercanos o sólo una muestra de los mismos para ser examinados. Las posibilidades de supervivencia a largo plazo son mucho mejores si no se encuentran células cancerosas en los ganglios linfáticos.

Cirugía para el cáncer de mama

El cáncer de mama puede ser tratado con varias opciones quirúrgicas, que incluyen extirpar la totalidad de la mama (mastectomía) o sólo el tumor y la zona de tejido normal que lo rodea (cirugía conservadora de la mama). Los tipos de cirugía de conservación de la mama incluyen la lumpectomía, en la que se extirpa una pequeña cantidad de tejido normal; la escisión profunda o mastectomía parcial, en la que se extirpa algo más de la porción de tejido normal circundante, y la cuadrantectomía, en la que se extirpa una cuarta parte del seno.

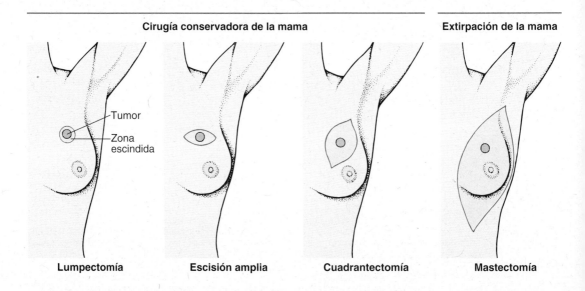

Cirugía conservadora de la mama   **Extirpación de la mama**

Tumor
Zona escindida

Lumpectomía   **Escisión amplia**   **Cuadrantectomía**   **Mastectomía**

El tamaño del tumor y la presencia de células tumorales en un ganglio linfático son factores que influyen en la decisión de usar quimioterapia y fármacos bloqueadores de las hormonas. Algunos médicos defienden que cuando existen tumores de menos de 1,5 centímetros de diámetro, la cirugía casi siempre elimina totalmente el cáncer y no hace falta ningún otro tratamiento. Si el tumor tiene más de 6 centímetros de diámetro, en general, se aplica quimioterapia después de la cirugía. Si el tumor tiene 9 centímetros de diámetro o más, puede administrarse quimioterapia antes de la intervención quirúrgica.

La mujer con un **carcinoma lobular** *in situ* puede tan sólo ser sometida a una estrecha vigilancia o bien ser tratada de inmediato con la resección de ambas mamas (mastectomía bilateral). La mayoría de médicos consideran que el carcinoma lobular *in situ* no es un cáncer, sino que más bien constituye un signo de que la mujer tiene un mayor riesgo de desarrollar cáncer de mama. Sólo alrededor del 25 al 30 por ciento de las pacientes con este trastorno desarrolla cáncer de mama invasivo y aún menos mueren de él, por lo que muchas mujeres optan por no recibir tratamiento

alguno. En caso contrario, si deciden someterse a un tratamiento para reducir el riesgo de desarrollar cáncer de mama, es necesario extirpar ambas mamas, porque el cáncer no siempre se desarrolla en la misma área o en la misma mama que el carcinoma lobular *in situ*. Si la mujer desea un tratamiento que no sea la mastectomía, el fármaco que bloquea la acción de las hormonas que se usa con más frecuencia es el tamoxifeno. Otra opción es extirpar los ovarios en las mujeres que todavía menstrúan, pero no está claro si este procedimiento es tan eficaz o más que el tratamiento antihormonal.

La mayoría de las mujeres con **carcinoma ductal** *in situ* casi nunca presentan una recurrencia después de una mastectomía simple. Muchas se someten a la simple extirpación del tumor (lumpectomía), en ocasiones en combinación con radioterapia. Estas mujeres tienen más posibilidades de desarrollar otro cáncer en la mama, pero no existe evidencia de que tengan una mayor mortalidad por dicho cáncer que cuando se realiza una mastetomía simple.

Las mujeres con un **cáncer de mama inflamatorio** habitualmente reciben un tratamiento combinado de quimioterapia y radioterapia.

Cómo influye el estado de los nódulos linfáticos sobre la supervivencia

Estado de los nódulos linfáticos	Probabilidades de sobrevivir 10 años	Probabilidades de sobrevivir 10 años sin recurrencia
Ausencia de cáncer	Más del 80 %	Más del 70%
Cáncer entre uno y tres nódulos	Del 40 al 50%	Del 25 al 40%
Cáncer en cuatro o más nódulos	Del 25 al 40%	Del 15 al 35%

Reconstrucción mamaria. Para reconstruir una mama puede realizarse un implante de silicona o de suero salino, o bien puede cogerse tejido de otras partes del cuerpo. Es posible que la mujer opte por una reconstrucción en el mismo acto quirúrgico en el que se le practica la mastectomía, pero eso supone estar bajo los efectos de la anestesia durante mucho más tiempo y que el cirujano general y el cirujano plástico deberán operar de forma conjunta y bien coordinados. Por otro lado, se puede realizar la reconstrucción más tarde, pero esta opción supone administrar anestesia por segunda vez.

Recientemente, se ha cuestionado la seguridad de los implantes de silicona. En ocasiones, la bolsa en la que se encuentra la silicona tiene pequeñas pérdidas. Como resultado, el implante se endurece, provoca molestias y tiene un aspecto menos atractivo. Además, en ciertos casos puede pasar algo de silicona a la sangre. De todos modos, no se sabe si esta silicona que se escapa puede causar cáncer en otras partes del organismo o enfermedades raras como el lupus. Se dispone de muy pocos datos que apoyen que la pérdida de silicona sea capaz de producir efectos; sin embargo, esto no está totalmente descartado, y el uso de silicona ha disminuido, en especial entre las mujeres que no han tenido cáncer de mama.

Quimioterapia de mantenimiento y fármacos que bloquean la acción hormonal. La quimioterapia, que destruye las células cancerosas, o la administración de fármacos que bloquean la acción de las hormonas que estimulan el crecimiento de las células cancerosas, a menudo se inician poco después de la cirugía y se continúan durante meses o años. Estos tratamientos retrasan la recidiva del cáncer y prolongan la supervivencia en la mayoría de las mujeres. En algunas, incluso tienen efectos curativos, pero esto aún no se sabe con certeza. El tratamiento con diversos fármacos quimioterapéuticos suministrados simultáneamente suprime las recurrencias con más eficacia que un tratamiento con un solo fármaco; sin embargo, sin la cirugía ni la radioterapia, la quimioterapia aislada no cura el cáncer de mama.

Los efectos secundarios de la quimioterapia son vómitos, náuseas o cansancio, llagas en la boca o pérdida temporal del cabello (alopecia). En realidad los vómitos prácticamente no representan ningún problema, debido a la acción de fármacos como el ondansetrón. Si no se administran estos fármacos, la mujer puede vomitar entre una y seis veces en un período de 1 a 3 días después de recibir la quimioterapia. La intensidad y la duración de los episodios varían, según los fármacos utilizados y dependiendo de cada paciente. Además, la mujer sometida a quimioterapia puede estar inusualmente expuesta a infecciones y hemorragias durante varios meses. En la mayoría de los casos, estos efectos secundarios acaban por desaparecer, si bien las infecciones y las hemorragias causan la muerte en 1 o 2 de cada 1000 mujeres tratadas con quimioterapia.

El tamoxifeno es un fármaco que bloquea la acción de las hormonas y que se administra como tratamiento de mantenimiento después de la cirugía de mama. En las mujeres de 50 años o más, el tamoxifeno incrementa la probabilidad de supervivencia en los primeros 10 años después de realizado el diagnóstico en alrededor del 20 al 25 por ciento. Esta sustancia, que está químicamente relacionada con los estrógenos, presenta algunos de los efectos de la terapia sustitutiva de los mismos (• *V. página 1113*) (los favorables y los desfavorables), como la posibilidad de reducir el riesgo de desarrollar osteoporosis o de morir de una enfermedad del corazón, o el incremento de las posibilidades de desarrollar cáncer de útero. Sin embargo, a diferencia de la terapia sustitutiva de estrógenos, el tamoxifeno no disminuye los sofocos ni mejora la sequedad vaginal que aparece después de la menopausia.

Tratamiento del cáncer de mama que se ha extendido

El cáncer de mama puede extenderse (dar lugar a metástasis) hacia cualquier zona del organismo. Las áreas más frecuentes son los pulmones, el hígado, los huesos, los ganglios linfáticos y la piel. El

La reconstrucción de la mama

Una vez que se extirpa un tumor mamario y el tejido que lo rodea (mastectomía), se puede reconstruir la mama mediante un implante salino, de silicona o, en una operación más compleja, tejido extraído de otras zonas del cuerpo de la mujer, por lo general el abdomen.

En muchas mujeres, una mama reconstruida parece más normal que la tratada con radioterapia, en especial si el tumor era grande. Si se usa un implante salino o de silicona y se ha dejado suficiente piel para cubrirlo, la sensibilidad de la piel que recubre el implante es relativamente normal, pero al tacto ningún tipo de implante se asemeja al tejido mamario. Si se usa tejido de otras partes del cuerpo, se pierde gran parte de la sensibilidad de la piel ya que ésta también pertenece a otra parte del organismo; no obstante, esta clase de implante se parece más al tejido mamario que un implante salino o de silicona.

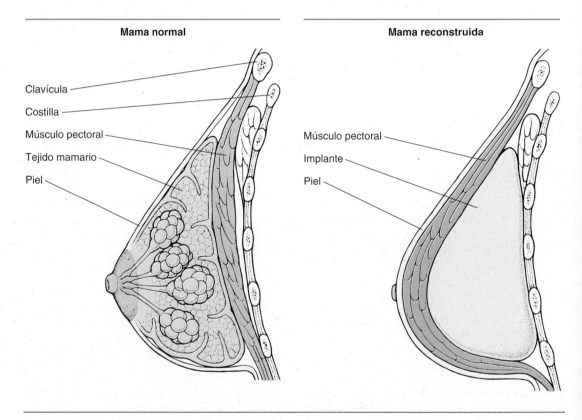

Mama normal

Clavícula
Costilla
Músculo pectoral
Tejido mamario
Piel

Mama reconstruida

Músculo pectoral
Implante
Piel

cáncer puede aparecer en estas áreas años o incluso décadas después del diagnóstico (y tratamiento) del cáncer de mama. Si se ha extendido a un área, probablemente se haya extendido a otras también, aunque todavía no se haya descubierto.

No existe un tratamiento eficaz para el cáncer de mama que se ha extendido y convertido en una enfermedad metastásica generalizada, pero la mayoría de las mujeres que lo padecen viven al menos 2 años y unas pocas viven entre10 y 20 años. El tratamiento con fármacos, además de una cirugía apropiada, alarga ligeramente la vida, pero el principal motivo por el que se realiza este tratamiento es que, a pesar de los desagradables efectos secundarios, alivia los síntomas y mejora la calidad de vida. Para elegir un tratamiento, debe tenerse en cuenta si el crecimiento del cáncer se debe a la influencia de los estrógenos, cúanto tiempo ha pasado desde que se diagnosticó y trató el cáncer por primera vez, cuántos órganos están afectados y si la mujer ya ha pasado la menopausia.

La mujer cuyo cáncer se ha extendido pero que no tiene síntomas, probablemente no se beneficiará del tratamiento. En consecuencia, sobre todo si tiene efectos secundarios desagradables, suele posponerse hasta que aparezcan los síntomas (dolor u otra molestia) o bien el cáncer empeore rápidamente.

Trastornos mamarios en el varón

En el varón rara vez se producen trastornos mamarios. Entre ellos figura el crecimiento de las mamas y, con menos frecuencia, el cáncer de mama.

Ginecomastia

El aumento de tamaño de la mama (ginecomastia) aparece durante la pubertad. Este crecimiento es normal y transitorio, ya que dura de pocos meses a algunos años. Así mismo, se observan cambios similares durante la vejez. El crecimiento de las mamas en el varón también puede estar causado por ciertas enfermedades (en particular las hepáticas), determinados tratamientos farmacológicos, como un tratamiento con hormonas sexuales femeninas y el consumo de marihuana. Con menos frecuencia, este trastorno se asocia a un desequilibrio hormonal causado por tumores raros secretores de estrógeno localizados en los testículos o las glándulas suprarrenales. Si se sospecha la presencia de esta clase de tumor, se realiza un examen de los testículos mediante una ecografía, así como una tomografía computadorizada de las glándulas suprarrenales (TC) o una resonancia magnética (RM).

Una o ambas mamas pueden aumentar de tamaño. La mama que ha crecido puede ser muy sensible. Si es así, la causa probablemente no sea el cáncer, porque el dolor de mama en el varón y en la mujer no suele ser un signo de cáncer.

Por lo general, no se necesita ningún tratamiento específico. El crecimiento mamario desaparece por sí solo o bien una vez que se elimina su causa tratando la enfermedad o suprimiendo la administración del fármaco que la provoca. No es seguro que el tratamiento hormonal sea beneficioso. La extirpación quirúrgica del exceso de tejido mamario es efectiva pero rara vez necesaria. Sin embargo, una nueva técnica quirúrgica, que consiste en extirpar tejido a través de un tubo de succión que se inserta por una pequeña incisión, está adquiriendo cada vez más popularidad y en ocasiones es el paso previo a una intervención de cirugía plástica.

Cáncer de mama

El cáncer de mama también afecta a la población masculina, pero su incidencia es tan sólo del uno por ciento en relación con las mujeres. Debido a que es muy poco común, rara vez se sospecha que esta enfermedad sea la causa de los síntomas que presenta el paciente, y ni el hombre que tiene el cáncer ni su médico lo tienen en cuenta. Como resultado, el cáncer de mama masculino suele llegar hasta un estado avanzado antes de ser diagnosticado. El pronóstico es el mismo que para una mujer con un cáncer en ese estadio. El tratamiento también es similar, a excepción de que la cirugía conservadora de la mama es muy poco usada y no se ha demostrado el valor del tratamiento farmacoló-gico o la radioterapia después de la cirugía. La extensión hacia otras partes del cuerpo se trata con los mismos fármacos hormonobloqueantes que se usan para tratar el cáncer de mama femenino o bien con la extirpación quirúrgica de los testículos (orquiectomía) para eliminar las hormonas que estimulan el crecimiento del cáncer. Alternativamente, es posible aplicar una quimioterapia que combine diferentes fármacos.

El tratamiento para una paciente que sufre grandes dolores u otros síntomas incapacitantes es la administración de fármacos que bloquean la acción de las hormonas o la quimioterapia para suprimir el crecimiento de las células cancerosas. Sin embargo, existen excepciones; por ejemplo, si después de mucho tiempo sin recurrencia del cáncer se detecta solamente un área de hueso afectado, el único tratamiento podría ser irradiar dicha zona. La radioterapia es el tratamiento más eficaz para tratar el cáncer óseo, pues en ocasiones consigue frenarlo durante años; algo similar con el cáncer que ha alcanzado el cerebro.

En las mujeres cuyo cáncer está influido por los estrógenos, en las que no ha habido evidencia de cáncer durante más de 2 años después del diagnóstico o en aquellas en las que el cáncer no supone un riesgo para la vida a corto plazo, suelen utilizarse más bien los fármacos que bloquean la acción de las hormonas que la quimioterapia. Estos fármacos son especialmente efectivos en mujeres de 40 años o más que aún están menstruando y produciendo gran cantidad de estrógenos, así como en las que haga más de 5 años que hayan alcanzado la menopausia; de todos modos, ninguna de estas indicaciones es absoluta. Como el tamoxifeno tiene pocos efectos secundarios, suele ser el primer fármaco bloqueador que se usa. Como otra alternativa, se puede recurrir a la cirugía para extirpar los ovarios o a la radioterapia para destruirlos y detener la producción de estrógenos.

Si el cáncer comienza a extenderse de nuevo meses o años después de su supresión por los fármacos antiestrógenos, puede intentarse la administración de otros medicamentos. La aminoglutetimida es una sustancia que bloquea la acción de los estrógenos muy usada para el tratamiento del cáncer óseo que causa gran dolor. La hidrocortisona, una hormona esteroide, suele administrarse simultáneamente con la aminoglutetimida porque ésta anula la producción natural de aquélla por el cuerpo, y la hidrocortisona es una hormona esencial para la vida. Recientemente, se han probado nuevos fármacos similares a la aminoglutetimida para tratar el cáncer de mama, pero que no requieren la administración simultánea de hidrocortisona y que parecen ser tan efectivos como la aminoglutetimida.

Los regímenes de quimioterapia más efectivos incluyen fármacos como la ciclofosfamida, la doxorrubicina, el paclitaxel, el docetaxel, la vinorrelbina y la mitomicina C. Con frecuencia, se utilizan junto con los fármacos que bloquean la acción de las hormonas.

En ocasiones, para tratar el cáncer de mama se recurre experimentalmente a los modificadores de la respuesta biológica. (• V. página 823) Estos fármacos son sustancias naturales o versiones algo modificadas de las mismas que forman parte del sistema inmunológico del organismo. Incluyen los interferones, la interleucina 2, células asesinas activadas por los linfocitos, factores de necrosis tumoral y anticuerpos monoclonales. Se administran antes de pasar a la quimioterapia extensiva, pero su verdadera función en el tratamiento del cáncer de mama todavía no se ha establecido.

Enfermedad de Paget del pezón

La enfermedad de Paget del pezón es una clase de cáncer de mama que aparece como una llaga con costras, una erosión o una secreción por el pezón. (• V. página 1028)

Como causa pocas molestias, puede pasar desapercibida durante un año o más antes de que la mujer consulte con el médico. El diagnóstico suele efectuarse extrayendo y examinando una pequeña porción de tejido del pezón, pero en otros casos suele ser suficiente el examen al microscopio de una muestra de la secreción del pezón. Poco más de la mitad de las mujeres que tienen este cáncer también tienen un bulto en la mama que se puede palpar. Esta enfermedad tiene dos formas: *in situ* o invasiva.

En general, el tratamiento de la enfermedad de Paget del pezón consiste en la realización de una mastectomía simple con extirpación de los ganglios linfáticos. Con menos frecuencia, puede ser suficiente la escisión del pezón y de parte del tejido normal circundante. El pronóstico depende de lo invasivo y grande que sea el cáncer y de si se ha extendido hacia los ganglios linfáticos.

Cistosarcoma filodes

El cistosarcoma filodes es una variedad relativamente rara de tumor de mama que puede ser canceroso.

Estos tumores rara vez se extienden hacia otras áreas, pero tras su extirpación quirúrgica tienden a reaparecer en el mismo lugar. El tratamiento habitual consiste en extirpar el tumor y una porción bastante amplia de tejido normal circundante (escisión amplia). Si el tumor es grande en relación con la mama, puede realizarse una mastectomía simple.

CAPÍTULO 239

Cánceres del aparato reproductor femenino

El cáncer puede aparecer en cualquier zona del aparato reproductor femenino: la vulva, la vagina, el cuello uterino, el útero, las trompas de Falopio o los ovarios. (• V. recuadro, página 1105)

Cáncer de útero

A pesar de que frecuentemente es conocido como cáncer de útero, también se denomina carcinoma endometrial porque se inicia en el endometrio (revestimiento interno del útero). Es el cuarto cáncer más frecuente entre las mujeres y el más frecuente del aparato reproductor femenino; se desarrolla después de la menopausia, en particular en las mujeres entre los 50 y 60 años. Puede diseminarse (metastatizarse) tanto de forma local como general (desde el útero hacia el canal cervical, desde el útero hacia arriba hasta las trompas de Falopio y los ovarios, por el área que rodea el útero, por los vasos y ganglios linfáticos (sistema linfático), que transportan la linfa de todo el cuerpo hasta el torrente sanguíneo, o a través de la circulación sanguínea hasta las partes más distantes del organismo.

Síntomas y diagnóstico

Las hemorragias provenientes del útero anormales son el síntoma inicial más frecuente. La hemorragia puede producirse después de la menopausia, o bien puede ser una hemorragia recurrente, irregular o copiosa en las mujeres que todavía están menstruando. Una de cada tres mujeres con hemorragia uterina después de la menopausia tiene este tipo de cáncer. Debido a que puede tratarse de un cáncer, una hemorragia anormal por la vagina después de la menopausia requiere una pronta atención médica.

Para diagnosticar este cáncer se usan varios métodos. (• *V. recuadro, página 1106*) La prueba de Papanicolaou (Pap), que detecta la presencia de células cancerosas en el cuello del útero, puede ser de utilidad, aunque puede pasar por alto dichas células en una de cada tres ocasiones cuando se trata de un cáncer del útero. En consecuencia, en estos casos los médicos también pueden realizar una biopsia de endometrio o un legrado, mediante los cuales se extrae una muestra de tejido del revestimiento interno del útero para examinarlo al microscopio.

Si los resultados de la biopsia o del legrado confirman la presencia de un cáncer endometrial, pueden realizarse pruebas adicionales para saber si se ha extendido más allá del útero. Las siguientes exploraciones pueden proporcionar información útil y al mismo tiempo pueden ayudar a establecer el tratamiento más adecuado: la ecografía, la tomografía computadorizada (TC), una cistoscopia (una exploración de la vejiga urinaria mediante un tubo), el enema con papilla de bario, una radiografía de tórax, una pielografía intravenosa (una radiografía que permite ver los riñones y los uréteres), una gammagrafía de los huesos y del hígado, una sigmoidoscopia (un examen del recto a través de un tubo) y una linfografía (una radiografía de los vasos linfáticos a los que se ha inyectado un contraste). No todas estas pruebas resultan necesarias en todos los casos.

Tratamiento

La histerectomía, que consiste en la extirpación quirúrgica del útero, es la base del tratamiento de una mujer con este tipo de cáncer. Si el cáncer no se ha extendido más allá del útero, la histerectomía es casi siempre curativa. Durante la operación, el cirujano generalmente extirpa las trompas de Falopio, los ovarios (salpingooforectomía) y los ganglios linfáticos adyacentes. A continuación, un patólogo

Hemorragia uterina anormal

El cáncer de útero o de cuello uterino puede ser una causa de hemorragia uterina anormal.

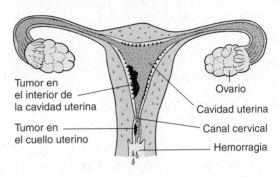

Tumor en el interior de la cavidad uterina

Tumor en el cuello uterino

Ovario

Cavidad uterina

Canal cervical

Hemorragia

examina todos estos tejidos para descubrir si el cáncer se ha extendido y hasta dónde puede haberlo hecho, y de esta manera poder establecer si es necesaria la radioterapia después de la intervención quirúrgica.

Aunque el cáncer parezca limitado, el médico puede aconsejar la administración de fármacos (quimioterapia) después de la cirugía, (• *V. página 831*) por si aún quedaran algunas células cancerosas que no se hubieran detectado. Por lo general, se emplean hormonas que interrumpen el crecimiento del cáncer. La administración de progestágenos (a partir de la progesterona, una hormona femenina que bloquea los efectos del estrógenos, y otras hormonas similares) suele dar buenos resultados.

Si el cáncer se ha extendido por fuera del útero, es posible que se necesiten dosis más altas de progestágenos, ya que reducen el tamaño del cáncer hasta el 40 por ciento de las mujeres con metástasis y controlan su extensión durante 2 a 3 años. El tratamiento puede continuarse indefinidamente si es eficaz. Los efectos secundarios de estos fármacos incluyen aumento de peso por la retención de líquidos y a veces depresión.

Si el cáncer se ha extendido o no responde al tratamiento hormonal, pueden añadirse otros fármacos (como ciclofosfamida, doxorrubicina y cisplatino). Estos fármacos, que son mucho más tóxicos que los progestágenos, tienen muchos efectos secundarios. Por este motivo, antes de elegir un determinado tratamiento se sopesan cuidadosamente los riesgos y los beneficios de la quimioterapia anticancerosa.

Del total de las mujeres afectadas, casi dos tercios sobreviven y no presentan evidencia de cáncer 5 años después del diagnóstico, menos de un tercio

---

Factores de riesgo de cáncer de útero

• Menopausia después de los 52 años.

• Problemas menstruales (como sufrir hemorragias excesivas, pérdidas de sangre entre períodos menstruales o pasar largos intervalos sin menstruación).

• No haber tenido hijos.

• Exposición a elevados niveles de estrógeno (la principal hormona femenina) a partir de tumores secretores de estrógenos o altas dosis de fármacos que los contengan, como la terapia de reposición de estrógenos sin progesterona después de la menopausia.

• Tratamiento con tamoxifeno.

• Obesidad.

• Presión arterial elevada (hipertensión).

• Diabetes.

---

fallecen a causa de esta enfermedad y casi una décima parte sobreviven más tiempo, aunque siguen teniendo el cáncer. Si el cáncer se descubre en sus primeras fases, casi el 90 por ciento de las mujeres tiene una esperanza de vida de al menos 5 años y la mayoría se cura. El índice de supervivencia es mayor en las mujeres más jóvenes, en aquellas cuyo cáncer no ha sobrepasado el útero y cuando el cáncer es un crecimiento más lento.

Cáncer del cuello uterino

El cuello interno del útero o cérvix es el extremo inferior del útero, el cual llega hasta el interior de la vagina. De los cánceres que afectan al aparato reproductor femenino, el cáncer cervical (carcinoma cervical) es el segundo más frecuente entre todas las mujeres y el más frecuente entre las mujeres más jóvenes. En general afecta a mujeres entre 35 y 55 años. Este tipo de cáncer puede estar ocasionado por un virus (el papilomavirus humano) que se contagia a través de las relaciones sexuales. (• *V. página 977*)

El riesgo de cáncer cervical parece que es mayor a medida que disminuye la edad en que la mujer tuvo su primera relación sexual y también aumenta en relación con el mayor número de parejas sexuales. El hecho de no hacerse una prueba de Papanicolaou (Pap) regularmente también aumenta el riesgo.

Casi el 85 por ciento de los cánceres cervicales son carcinomas de células escamosas, que se desarrollan en las células escamosas, planas y similares a la piel que recubren el exterior del cuello interno del útero. La mayoría de los demás cánceres se desarrollan a partir de células glandulares (adenocarcinomas) o de una combinación de distintos tipos de células (carcinomas adenoescamosos).

Cuando el cáncer cervical invade el cuello uterino, penetra en la rica red de diminutos vasos sanguíneos y linfáticos que tapizan su interior y en consecuencia se disemina a otras partes del organismo. De este modo, el cáncer puede extenderse hacia áreas distantes o cercanas del cuello uterino.

Síntomas y tratamiento

Los síntomas incluyen pequeñas pérdidas entre las menstruaciones o hemorragias después del coito. Es posible que la mujer no tenga ningún dolor ni síntoma hasta las últimas fases de la enfermedad, pero las Pap realizadas sistemáticamente pueden detectar el cáncer cervical de forma precoz. El cáncer cervical comienza con cambios lentos y progresivos en las células normales y tarda varios años en desarrollarse. Estos cambios progresivos se observan al microscopio colocando las células extraídas mediante la técnica Pap sobre un portaobjetos. Los patólogos han descrito estos cambios en distintos estadios que van desde la normalidad hasta el cáncer invasivo.

La Pap puede detectar de forma exacta y poco costosa hasta un 90 por ciento de los cánceres cervicales, incluso antes de que aparezcan los síntomas. En consecuencia, el número de muertes por esta enfermedad se ha reducido en más del 50 por ciento. Es recomendable que las mujeres se hagan su primera Pap cuando comienzan a ser sexualmente activas o a partir de los 18 años y que lo repitan sucesivamente una vez al año. Si los resultados son normales durante 3 años consecutivos, entonces la prueba puede espaciarse y realizarla cada 2 o 3 años, siempre que no se cambie el hábito de vida. Si todas las mujeres se sometieran a la Pap de forma periódica, podrían eliminarse las muertes causadas por esta clase de cáncer. Sin embargo, casi el 40 por ciento de las mujeres de los países desarrollados no se hace la prueba regularmente.

Si se encuentra una masa, una úlcera u otra formación sospechosa sobre el cuello uterino durante una exploración pélvica, o si los resultados de las Pap indican una anomalía o cáncer, se debe realizar una biopsia (extracción de una muestra de tejido para examinarla al microscopio). La muestra de tejido se obtiene durante una colposcopia, en la que se usa un tubo de visualización con una lente de aumento (colposcopio) para examinar el cuello interno del útero minuciosamente y escoger el lugar idóneo de la biopsia. Se realizan dos clases de biopsia: la biopsia en sacabocados, en la que se extrae una diminuta porción del cuello uterino que se selecciona visualmente con el colposcopio, y el legrado endocervical, en el que se raspa el tejido del canal del cuello inaccesible visualmente. Ambos procedimientos son un poco dolorosos y producen una pequeña hemorragia, aunque juntos suelen proporcionar suficiente tejido para que el patólogo establezca un diagnóstico. Si éste no resulta claro, se realiza una conización, en la que se extrae una mayor porción de tejido. Por lo general, esta biopsia se realiza mediante escisión electroquirúrgica en la propia consulta del médico.

Una vez que se ha establecido el diagnóstico, se deben determinar el tamaño y la localización exacta del cáncer (es decir, se realiza un estadiaje). El proceso se inicia con una exploración física de la pelvis y varias pruebas (cistoscopia, radiografía de tórax, pielografía intravenosa, sigmoidoscopia) para determinar si el cáncer cervical se ha extendido a otras estructuras circundantes o a partes más distantes del cuerpo. Así mismo, pueden realizarse otras pruebas, como una tomografía computadorizada, una enema con papilla de bario y radiografías de huesos e hígado, dependiendo de las características de cada caso.

Tratamiento

El tratamiento depende del estadio en que se encuentre el cáncer.

Si el cáncer está confinado a la capa más externa del cérvix (carcinoma *in situ*), a menudo se puede eliminar el cáncer por completo extrayendo parte del cérvix con un bisturí o mediante escisión electroquirúrgica. Este tratamiento tiene la ventaja de no alterar la capacidad de tener hijos. Pero ya que es posible que el cáncer recidive, los médicos aconsejan que las mujeres se realicen revisiones y Pap cada 3 meses durante el primer año y cada 6 meses a partir de este momento. Si una mujer tiene un carcinoma *in situ* y no desea tener hijos, es recomendable la extirpación del útero (histerectomía).

Si el cáncer está en un estadio más avanzado, es necesario realizar una histerectomía más una extracción de estructuras adyacentes (histerectomía radical) y de ganglios linfáticos. Los ovarios, si son normales y funcionan correctamente, no se extirpan cuando las mujeres son jóvenes.

La radioterapia también es muy efectiva para el tratamiento del cáncer cervical avanzado que no se ha extendido más allá de la región pélvica. A pesar de que causa pocos o ningún problema inmediato,

---

Resultados de la prueba de Papanicolaou (Pap): fases del cáncer cervical

- Normal.
- Displasia cervical mínima (primeros cambios que aún no son cancerosos).
- Displasia grave (cambios posteriores que aún no son cancerosos).
- Carcinoma *in situ* (cáncer confinado a la capa más externa del cuello uterino).
- Cáncer invasivo.

---

puede provocar irritación en el recto y la vagina. Las lesiones en la vejiga y el recto pueden producirse incluso tiempo después, y los ovarios, en general, dejan de funcionar.

Cuando el cáncer se ha extendido más allá de la pelvis, a veces se debe recurrir a la quimioterapia. Sin embargo, sólo es eficaz en el 25 al 30 por ciento de los casos tratados y los efectos habitualmente son temporales.

Cáncer de ovario

El cáncer de ovario (carcinoma de ovario) se desarrolla sobre todo en las mujeres de entre 50 y 70 años; globalmente, alrededor de 1 de cada 7 mujeres desarrolla esta enfermedad. Es el tercer cáncer más frecuente del aparato reproductor femenino, pero en cambio mueren más mujeres de cáncer de ovario que de cualquier otro que afecte al aparato reproductor.

Los ovarios incluyen varios tipos de células, cada una de las cuales puede transformarse en una clase distinta de cáncer. Se han identificado al menos 10 clases diferentes de cánceres ováricos, por lo que el tratamiento y las perspectivas de recuperación difieren según el tipo específico.

Las células ováricas cancerosas pueden extenderse directamente hasta el área que las rodea y por el sistema linfático hacia otras partes de la pelvis y el abdomen. Las células cancerosas también pueden propagarse por la circulación sanguínea y finalmente aparecen en puntos distantes del cuerpo, sobre todo el hígado y los pulmones.

Síntomas y diagnóstico

Un cáncer de ovario puede alcanzar un tamaño considerable antes de provocar síntomas. El primer síntoma puede ser un ligero malestar en la parte in-

Tumor de ovario

El cáncer de ovario puede diseminarse a través de los ganglios linfáticos a otros órganos de la pelvis y del abdomen (1). Por la circulación sanguínea puede diseminarse a órganos más distantes, principalmente el hígado (2) y los pulmones (3).

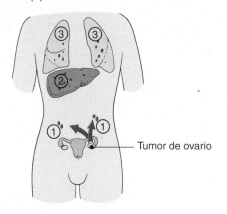

Tumor de ovario

ferior del abdomen, similar a una indigestión; la hemorragia uterina no es frecuente. El hecho de que una paciente posmenopáusica tenga ovarios de mayor tamaño puede ser un signo precoz de cáncer, a pesar de que su crecimiento también puede deberse a quistes, a masas no cancerosas y a otros trastornos. Así mismo, puede aparecer líquido en el abdomen y éste puede hincharse, debido a ello o al aumento de tamaño del ovario. En esta fase, la mujer puede tener dolor en la pelvis, anemia y pérdida de peso. En algún caso excepcional, el cáncer de ovario secreta hormonas que producen un crecimiento excesivo del revestimiento interno uterino, un aumento en el tamaño de las mamas o un mayor desarrollo del vello.

El diagnóstico de cáncer de ovario en sus primeros estadios es difícil de establecer, porque los síntomas habitualmente no aparecen hasta que el cáncer se ha diseminado y porque muchas otras enfermedades menos graves tienen síntomas similares.

Si se sospecha la existencia de este cáncer, es necesario hacer una ecografía o una tomografía computadorizada (TC) para tener más información acerca del agrandamiento del ovario. En ciertos casos, los ovarios se visualizan directamente con un laparoscopio, un pequeño tubo que se inserta a través de una diminuta incisión en la pared abdominal y que permite ver los órganos a través de él. Si los resultados de la exploración sugieren la presencia de un quiste, sería aconsejable que la mujer se hi-

ciera revisiones periódicas mientras el quiste siga existiendo. Sin embargo, si los resultados no son convincentes y se sospecha que existe cáncer de ovario, se lleva a cabo una intervención quirúrgica abdominal para hacer el diagnóstico y determinar hasta dónde se ha extendido el cáncer (estadiaje) y cómo tratarlo.

Cuando se acumula líquido en el abdomen, puede aspirarse con una aguja y se examina una muestra para comprobar si hay células cancerosas.

Tratamiento

El tratamiento del cáncer de ovario es quirúrgico. El alcance de la cirugía depende del tipo específico de cáncer y de su estadio. Si no se ha extendido más allá del ovario, es posible extirpar sólo el ovario afectado y la trompa de Falopio del mismo lado. Cuando el cáncer se ha propagado ya más allá del ovario, deben extirparse los dos ovarios y el útero, así como los ganglios linfáticos de alrededor y todas aquellas estructuras circundantes por las que el cáncer suele extenderse.

Después de la cirugía, puede administrarse radioterapia y quimioterapia para destruir cualquier pequeña zona cancerosa residual. El cáncer de ovario que ya se ha diseminado (ha dado lugar a metástasis) es difícil de curar.

Cinco años después del diagnóstico, el índice de supervivencia de las mujeres con las clases más frecuentes de cáncer de ovario es del 15 al 85 por ciento. Este margen tan amplio refleja diferencias en la agresividad de ciertos cánceres y en las distintas respuestas inmunológicas entre unas mujeres y otras contra el cáncer.

Cáncer de vulva

La vulva está formada por los órganos reproductores femeninos externos. El cáncer o carcinoma de vulva representa del 3 al 4 por ciento de todos los cánceres del aparato reproductor femenino y, por lo general, aparece después de la menopausia. A medida que la población vaya envejeciendo, se espera una mayor incidencia de esta enfermedad.

El cáncer de vulva es sobre todo un cáncer de piel localizado cerca o en el mismo orificio de la vagina. Los mismos tipos de células que dan lugar al cáncer de piel (células escamosas y basales) *(• V. página 1027)* también están presentes en la mayoría de los cánceres de vulva. Alrededor del 90 por ciento de estos cánceres son carcinomas de células escamosas y un 4 por ciento son carcinomas de células basales. El 6 por ciento restante son cánceres raros (enfermedad de Paget, cáncer de la glándulas de Bartholin, melanomas y otros).

Al igual que otros cánceres de piel, los de vulva se inician en la superficie y al principio no crecen mucho más. A pesar de que algunos pueden ser agresivos, la mayoría crecen con relativa lentitud. Ahora bien, si no se lleva a cabo ningún tratamiento pueden invadir la vagina, la uretra o el ano y extenderse hacia la red de ganglios linfáticos del área afectada.

Síntomas y diagnóstico

Los cánceres de vulva pueden verse fácilmente y son como masas inusuales o úlceras que aparecen cerca del orificio de la vagina o en el mismo orificio. Otras veces son como zonas de tejido descamado o con alteraciones de la coloración; el tejido circundante puede retraerse y arrugarse. Por lo general, la mujer siente un ligero malestar, aunque también puede notar picor. Finalmente, pueden producirse hemorragias o pérdidas (secreción acuosa). Estos síntomas indican la necesidad de una pronta asistencia médica.

Para establecer el diagnóstico es preciso realizar una biopsia. Después de anestesiar el lugar de la biopsia, el médico extrae una pequeña cantidad de piel anormal para determinar si se trata de un cáncer y no de una infección o de una simple irritación. Así mismo, la identificación de la clase de cáncer, en caso de que exista, permite desarrollar la estrategia del tratamiento.

Tratamiento

El tratamiento consiste en la vulvectomía, que es una intervención quirúrgica dirigida a extirpar la gran cantidad de tejido que rodea el orificio de la vagina. En todos los cánceres, excepto en los más pequeños, la vulvectomía es necesaria para extirpar el **carcinoma de vulva de células escamosas**. Este tipo de resección amplia se lleva a cabo ya que esta clase de cáncer se extiende rápidamente hacia los tejidos y ganglios linfáticos circundantes. Como la vulvectomía puede incluir la extirpación del clítoris, los médicos y la mujer deben establecer un plan de tratamiento conjunto que abarque todos los aspectos implicados, así como que tenga en cuenta tanto los problemas médicos, la edad y el grado de actividad sexual. Por lo general, el coito es posible después de una vulvectomía. En los casos muy avanzados en los que parezca poco probable conseguir la curación completa puede aplicarse radioterapia después de la cirugía. Si el cáncer se detecta a tiempo, el 75 por ciento de las mujeres no presenta signos de cáncer 5 años después del diagnóstico; si resulta que algunos ganglios linfáticos están afectados, el índice de supervivencia es inferior al 50 por ciento.

Debido a que el **cáncer vulvar de células basales** no tiende a producir metástasis en puntos alejados, suele bastar con una intervención quirúrgica local. No es necesaria la escisión de toda la vulva, a menos que el cáncer afecte a un área extensa.

Cáncer de vagina

Sólo alrededor del uno por ciento de los cánceres del aparato reproductor femenino aparece en la vagina. El cáncer o carcinoma de vagina afecta a las mujeres de entre 45 y 65 años, y más del 95 por ciento de estos cánceres son carcinomas de células escamosas y en consecuencia se parecen a los cánceres de cuello uterino y de vulva. El carcinoma vaginal de células escamosas puede estar producido por el papilomavirus humano, la misma clase de virus que provoca verrugas genitales (• *V. página 977*) y cáncer cervical. El carcinoma de células claras, un cáncer de vagina poco frecuente, aparece casi exclusivamente en mujeres cuyas madres tomaron el fármaco dietilestilbestrol (DES) durante el embarazo.

Síntomas y diagnóstico

El cáncer de vagina destruye el revestimiento interno de la vagina y provoca úlceras que pueden sangrar e infectarse. También puede producirse una secreción acuosa o de sangre, acompañada de dolor, durante el coito. Si el tumor crece demasiado, incluso puede afectar a la función de la vejiga y del recto y, en consecuencia, la mujer puede sentir la necesidad de orinar de forma imperiosa e incluso sentir dolor con la micción.

Cuando se sospecha la presencia de un cáncer de vagina, el médico raspa células de la pared vaginal para examinarlas al microscopio y realiza una biopsia de cualquier formación, úlcera u otra área sospechosa que pueda observar durante la exploración pélvica. Por lo general, la biopsia se realiza durante la colposcopia.

Tratamiento

El tratamiento depende tanto de la localización del cáncer como de su tamaño. Sin embargo, todos los cánceres vaginales pueden ser tratados con radioterapia.

Cuando el cáncer está localizado en el tercio superior de la vagina, el médico puede practicar una histerectomía y extirpar los ganglios linfáticos pélvicos y la parte superior de la vagina, o bien puede aplicar radioterapia. El cáncer localizado en el tercio medio de la vagina se trata con radioterapia, mientras que si se sitúa en la parte inferior puede realizarse una extirpación quirúgica o aplicar radio terapia.

El coito puede resultar difícil o imposible después del tratamiento del cáncer vaginal, a pesar de que, en ocasiones, se puede construir una nueva vagina con injertos de piel o con parte del intestino. El índice de supervivencia a los 5 años gira en torno al 30 por ciento.

Cáncer de las trompas de Falopio

Este cáncer es el más raro de todos los que afectan al aparato reproductor femenino. Los síntomas son un cierto malestar abdominal y ocasionalmente una secreción acuosa o teñida de sangre que proviene de la vagina. En general, se detecta una masa de gran tamaño en la pelvis y el diagnóstico se realiza después de su extirpación. Casi siempre es necesario practicar una histerectomía con extirpación de los ovarios y demás áreas circundantes, seguida de quimioterapia. El pronóstico es similar al del cáncer de ovario.

Mola hidatiforme

Una mola hidatiforme es una masa tumoral formada por tejido de la placenta o de las membranas.

Una mola hidatiforme se desarrolla a partir de células que quedan después de un aborto espontáneo o de un embarazo completo, pero en la mayoría de los casos lo hace a partir de un óvulo fecundado, el cual se desarrolla como un tumor anómalo independiente (embarazo molar). Sólo en muy raras ocasiones, la placenta puede desarrollarse anormalmente si el feto es normal. Más del 80 por ciento de las molas hidatiformes son benignas; no obstante, el 15 por ciento invade el tejido que las rodea (mola invasiva), y del 2 al 3 por ciento se disemina por todo el organismo (coriocarcinoma).

El riesgo de que aparezcan molas hidatiformes es mayor en las mujeres que quedan embarazadas entre los 35 y los 45 años. Según algunas estadísticas, estas molas aparecen en alrededor de 1 de cada 2000 embarazos y, por razones desconocidas, son casi 10 veces más frecuentes entre las asiáticas.

Síntomas y diagnóstico

Las molas hidatiformes suelen producir síntomas poco después de la concepción. La mujer siente que está embarazada, pero el tamaño de su abdomen no se corresponde con el de un embarazo normal, porque la mola que se encuentra en el útero crece rápidamente. Son frecuentes náuseas y vómitos intensos y en ciertos casos también puede ocurrir hemorragia vaginal; estos síntomas indican la necesidad de acudir al médico inmediatamente. Las molas hidatiformes pueden causar graves complicaciones, como infecciones, hemorragia y toxemia del embarazo.

Si la mujer tiene una mola hidatiforme en lugar de un embarazo normal, no se detectan movimiento fetal ni latidos cardíacos. Durante el proceso de degeneración de la mola se expulsan pequeñas cantidades de material similar a granos de uva por la vagina. El patólogo puede examinar este material al microscopio para confirmar el diagnóstico.

El médico puede solicitar una ecografía para comprobar que se trata de una mola hidatiforme y no de un feto o un saco amniótico (las membranas que contienen el feto y el líquido que lo rodea). Pueden realizar análisis de sangre para medir la concentración de gonadotropina coriónica humana (una hormona producida al comienzo del embarazo). Si existe una mola hidatiforme, el valor es muy alto debido a que produce una gran cantidad de esta hormona. Esta prueba es menos útil al inicio del embarazo, porque los valores de la hormona también son altos. (• *V. página 1173*)

Tratamiento

La mola hidatiforme debe extirparse por completo. En general, el tratamiento de elección es el legrado por aspiración después de dilatar el cuello uterino. Sólo en muy raras ocasiones se realiza una histerectomía.

Tras la cirugía, se mide la concentración de gonadotropina coriónica humana para determinar si la extirpación ha sido completa. Si es así, el valor de esta hormona vuelve a la normalidad, en unas 8 semanas, y se mantiene en esos valores. Si una mujer a la que se le ha extirpado una mola queda embarazada, es difícil interpretar un valor alto de gonadotropina coriónica humana, porque podría estar causado tanto por el embarazo como por una parte de la mola que no se ha extirpado. En consecuencia, a las mujeres a las que se les ha extirpado una mola se les recomienda no quedar embarazadas durante un año.

Las molas hidatiformes benignas no necesitan quimioterapia, pero las malignas sí. Los fármacos que se usan para este tratamiento son el metotrexato, la dactinomicina o una combinación de ambos.

El índice de curación es virtualmente del 100 por cien en las mujeres en que la enfermedad es menos avanzada y del 85 por ciento en las que se ha extendido ampliamente. La mayoría de las mujeres curadas de mola hidatiforme conservan la capacidad reproductora.

CAPÍTULO 240

Esterilidad

La esterilidad es la incapacidad de una pareja de conseguir un embarazo tras mantener repetidas relaciones sexuales sin tomar medidas de anticoncepción durante un año.

La infertilidad afecta a una de cada cinco parejas en algunos países desarrollados. Cada vez es más frecuente, porque las parejas contraen matrimonio cuando son mayores y esperan más tiempo para tener hijos. De todos modos, hasta el 60 por ciento de las parejas que no ha concebido después de un año de intentarlo finalmente concebirán, con o sin tratamiento. La meta del tratamiento es reducir el tiempo necesario para concebir.

A medida que la mujer tiene más años, menores son las probabilidades de quedar embarazada y de que el embarazo llegue a buen término. Después de los 35 años, a la mujer ya no le queda demasiado tiempo para resolver sus problemas de infertilidad antes de la menopausia.

Las principales causas de infertilidad incluyen problemas con el esperma, la ovulación, las trompas de Falopio y el cuello uterino, así como otros factores no identificados. El diagnóstico y el tratamiento de estos problemas requieren una revisión completa de ambos miembros de la pareja.

Anomalías del esperma

En el varón adulto, la formación del esperma en los testículos es continua (espermatogénesis). Una célula no especializada necesita de 72 a 74 días para convertirse en una célula germinal madura. Desde cada testículo, el esperma se dirige hacia el epidídimo (un tubo en forma de espiral localizado en la parte superior y posterior de los testículos), donde se almacena hasta que la eyaculación está a punto de tener lugar. Desde el epidídimo, el esperma es transportado por los vasos deferentes y el conducto eyaculatorio. Por otro lado, en el conducto eyaculatorio, el líquido producido por las vesículas seminales se agrega al esperma para formar el semen, que en el momento de la eyaculación se desplaza por la uretra hasta que sale al exterior. (• *V. página 1089*)

Para ser fértil, el hombre debe ser capaz de depositar una adecuada cantidad de esperma normal en la vagina de la mujer. La esterilidad se produce cuando varios factores interfieren en este proceso.

Un aumento en la temperatura de los testículos por una fiebre prolongada o la exposición al calor excesivo reducen en gran medida la cantidad y la movilidad del esperma y aumentan el número de esperma anormal en el semen. La formación de esperma es más eficiente a unos 34 °C, que es menor que la temperatura normal del cuerpo. Los testículos, que es donde se forma el esperma, se mantienen a esta temperatura más baja gracias a su localización en el escroto, que se encuentra fuera de lo que propiamente es la cavidad corporal.

La ausencia total de esperma (azoospermia) es debida a un grave trastorno dentro de los testículos o por el bloqueo o ausencia de vasos deferentes (de los dos lados). Cuando el semen no contiene fructosa, un azúcar producido por las vesículas seminales, significa que faltan los vasos deferentes o las vesículas seminales, o bien que existe una obstrucción en los conductos eyaculatorios.

Un varicocele, la anomalía anatómica más frecuente en el varón estéril, es una masa de venas dilatadas y tortuosas que se forma en el escroto, algo similar a lo que sucede con las varices. Su palpación sugiere un "saco de gusanos". Esta anomalía evita el correcto drenaje de sangre desde los testículos y en consecuencia eleva su temperatura y reduce la formación de esperma.

En ocasiones, el semen sigue una dirección contraria a la habitual (eyaculación retrógrada), es decir, se desplaza hacia la vejiga en lugar de hacia el pene. Este trastorno es más frecuente en los varones sometidos a una intervención quirúrgica pélvica, en particular una extirpación de próstata, y en los diabéticos. Un funcionamiento anormal de los nervios también puede causar una eyaculación retrógrada.

Diagnóstico

Después de realizar una historia clínica y la exploración física, se debe practicar un **análisis del semen**, la principal prueba para detectar la esterilidad masculina. El paciente no debe eyacular durante 2 o 3 días antes del análisis. Se deben estudiar varias eyaculaciones, generalmente tras una masturbación, que se recogen en un recipiente de cristal, si es posible en el mismo laboratorio. Cuando es difícil obtener una muestra de semen con este procedimiento, pueden usarse preservativos especiales que no contienen lubricantes ni sustancias tóxicas para el esperma con el fin de reunir semen durante el coito. Así mismo, un análisis que se base en dos o tres muestras separadas es más fiable.

Si la muestra de semen resulta anormal, se repite el análisis, ya que las distintas muestras de un mismo paciente varían en gran medida. Si el resultado

Causas de infertilidad

Área con problemas	Porcentaje de casos
Esperma	30 a 40
Ovulación	15 a 20
Trompas de Falopio	25 a 40
Cuello uterino	5
Factores no identificados	5 a 15

sigue siendo anormal, es necesario descartar otras causas, como parotiditis, que afecta a los testículos (orquitis parotídica), una enfermedad o una fiebre prolongada en los 3 meses anteriores, lesiones en los testículos, exposición a tóxicos industriales o ambientales, administración de dietilestilbestrol o esteroides anabolizantes y consumo de drogas o de alcohol. Sin embargo, un bajo recuento de esperma también puede ser debido a que haya pasado demasiado poco tiempo desde la última eyaculación o que sólo se haya depositado parte del semen en el recipiente recolector.

La exploración física intenta determinar anomalías físicas, como unos testículos que no han descendido, y signos de trastornos hereditarios u hormonales que expliquen la esterilidad. Los trastornos hormonales que reducen la producción de testosterona (hipogonadismo) (• V. página 1334) pueden originarse en los testículos o en otras glándulas, como la hipófisis.

Los centros de esterilidad realizan pruebas de la función y calidad espermáticas, frecuentemente antes de considerar el uso de técnicas de reproducción asistida. Tales pruebas pueden detectar la presencia de anticuerpos antiespermatozoides, determinar la integridad de las membranas del esperma y valorar la capacidad del esperma para unirse al óvulo y penetrar en él.

Tratamiento

El tratamiento depende de la causa de la esterilidad. El clomifeno, un fármaco que induce la ovulación en la mujer, puede utilizarse para intentar incrementar la cantidad de esperma en el varón. Sin embargo, no parece mejorar la movilidad del esperma ni reducir la cantidad anormal de éste; tampoco se ha demostrado que incremente la fertilidad.

En los varones con un esperma normal pero de escasa cantidad, la inseminación artificial mejora ligeramente los índices de embarazo, porque emplea la primera porción del semen eyaculado, que contiene la mayor concentración de esperma. Una nueva técnica que escoge sólo el esperma más activo (selección de esperma) es algo más efectiva. La fertilización *in vitro* y la transferencia del gameto a través de un tubo dentro de la trompa de Falopio, procedimientos mucho más complejos y costosos, son eficaces para el tratamiento de ciertas clases de esterilidad masculina.

Si un hombre no produce esperma, puede considerarse la probabilidad de inseminar a la mujer con esperma de otro hombre (donante). Debido al peligro de contraer enfermedades de transmisión sexual, incluido el SIDA, ya no se utilizan muestras frescas de semen de los donantes. En su lugar, se deberían utilizar muestras de esperma congeladas provenientes de un banco de esperma garantizado, que haya verificado que los donantes no presenten enfermedades de transmisión sexual. Sin embargo, cuando se utilizan muestras de esperma congelado es menos probable que se consiga el embarazo.

El tratamiento de los varicoceles es una intervención quirúrgica menor. Varios estudios sugieren que se consigue el embarazo en un 30 a un 50 por ciento de los casos después de que el hombre se somete a esta intervención, pero son necesarios estudios ulteriores para confirmarlo.

Trastornos de la ovulación

La ovulación es la liberación de un óvulo por el ovario.

La mujer que tiene ciclos menstruales regulares cada 26 a 35 días, precedidos por dolor mamario, hinchazón de la parte inferior del abdomen y cambios de humor, generalmente libera un óvulo a partir de un folículo (una cavidad llena de líquido que contiene un óvulo) cada mes. Sin embargo, si tiene ciclos menstruales regulares aunque no tenga estos síntomas, también puede ser que ovule. Cuando hay ausencia de menstruación (amenorrea) (• V. página 1122) o ésta es irregular, debe determinarse la causa antes de empezar el tratamiento para estimular la ovulación.

Control de la ovulación

Determinar si realmente se produce la ovulación es una parte importante de la evaluación de la esterilidad. Para determinar si hay ovulación y en qué momento se produce, se utilizan mediciones diarias de la temperatura basal del cuerpo (temperatura en reposo), tomadas al despertarse. Una baja temperatura basal sugiere que la ovulación no se ha producido, mientras que un incremento ligero, persistente, de alrededor de 0,5 a 1 °C en la temperatura suele indicar que ya se ha producido. De todos modos, la temperatura basal del cuerpo no es un indicador fiable ni preciso de la ovulación. En el mejor de los casos, predice la ovulación sólo con una antelación de 2 días. Existen técnicas más precisas, como la ecografía y los equipos predictores de la ovulación; estos últimos detectan un incremento en la hormona luteinizante (una hormona que induce la ovulación), que alcanza sus valores más altos en la orina entre 24 y 36 horas antes de que se ovule. Además, se pueden medir los valores de progesterona en la sangre o uno de sus productos derivados en la orina, ya que un notable incremento de los mismos indica que el óvulo ha sido liberado.

Por último, la biopsia también es un procedimiento válido para saber si se ha producido la ovulación. Para ello, se toma una pequeña muestra del revestimiento del útero entre 10 y 12 días después de la fecha en que se supone que se ha producido y la muestra se examina al microscopio. El diagnóstico se establece si se observan los cambios que normalmente ocurren en el revestimiento uterino después de la ovulación. (• *V. recuadro, página 1112*)

Tratamiento

El tipo de fármaco que se escoge para inducir la ovulación depende del trastorno específico. Para una mujer que no ha ovulado durante mucho tiempo (anovulación crónica), está indicada la administración de clomifeno. En primer lugar, se induce un período menstrual con otro fármaco, el acetato de medroxiprogesterona. A continuación se administra el clomifeno durante 5 días. Por lo general, la ovulación se produce entre 5 y 10 días (habitualmente unos 7 días) después de dejar el clomifeno y la menstruación 14 o 16 días después de la ovulación.

Si después del tratamiento con clomifeno no se produce la menstruación, se debe hacer una prueba de embarazo. Si la mujer no está embarazada, el ciclo de tratamiento se repite con dosis cada vez más altas de clomifeno hasta que se produzca la ovulación o se alcance la dosis máxima aconsejada. Cuando se ha determinado la dosis que induce la ovulación, se vuelve a administrar durante al menos seis ciclos de tratamiento más. La mayoría de las mujeres que quedan embarazadas lo hacen en el sexto ciclo en el que se produce la ovulación. En total, del 75 al 80 por ciento de las mujeres tratadas con clomifeno ovula, pero sólo alrededor del 40 al 50 por ciento quedan embarazadas. Por otro lado, alrededor del 5 por ciento de los embarazos en mu-

jeres tratadas con clomifeno son múltiples, sobre todo gemelares.

Como se sospecha que la administración prolongada de clomifeno puede implicar un mayor riesgo de cáncer de ovario, los médicos suelen adoptar varias precauciones, como la exploración de la paciente antes del tratamiento, el control exhaustivo durante el mismo y la limitación del número de ciclos de tratamiento.

Los efectos secundarios del clomifeno consisten en sofocos, hinchazón abdominal, dolor mamario, náuseas, trastornos visuales y cefaleas. Alrededor del 5 por ciento de las mujeres tratadas desarrolla el síndrome de hiperestimulación ovárica, en el que los ovarios aumentan considerablemente de tamaño y una gran cantidad de líquido pasa de la circulación sanguínea a la cavidad abdominal. Para evitar este trastorno, se administra la dosis más baja y efectiva posible y si los ovarios aumentan de tamaño se suspende el tratamiento.

Si una mujer no ovula o no queda embarazada durante el tratamiento con clomifeno, se puede intentar un tratamiento hormonal con gonadotropinas menopáusicas humanas. En la actualidad, estas hormonas se extraen de la orina de mujeres posmenopáusicas, pero ya se están experimentando otras sintéticas. Como las gonadotropinas menopáusicas humanas son caras y tienen efectos secundarios graves, los médicos no recomiendan esta forma de terapia hasta estar seguros de que la esterilidad se debe a un trastorno de la ovulación y no a anomalías espermáticas o de la trompa de Falopio. Incluso en estos casos, se deben supervisar exhaustivamente los ciclos del tratamiento.

Las gonadotropinas menopáusicas humanas, que se inyectan por vía intramuscular, estimulan la maduración de los folículos ováricos. Para controlar la maduración, se determinan los valores de la hormona estradiol en sangre y se examina la pelvis mediante una ecografía. Las dosis se ajustan según la respuesta de la mujer al tratamiento hormonal. Cuando los folículos están ya maduros, para desencadenar la ovulación se inyecta una hormona diferente, gonadotropina coriónica humana. A pesar de que más del 95 por ciento de las mujeres tratadas con estas hormonas ovula, sólo del 50 al 75 por ciento quedan embarazadas. En las mujeres que reciben este tratamiento, entre un 10 y un 30 por ciento de los embarazos son múltiples, sobre todo de gemelos.

Un grave efecto secundario del tratamiento con gonadotropinas menopáusicas humanas es el síndrome de hiperestimulación ovárica, que se desarrolla entre un 10 y un 20 por ciento de las mujeres tratadas. Este síndrome puede ser mortal, pero en

---

Causas de problemas en la trompa de Falopio

Anomalías congénitas.

Inflamación pélvica.

Embarazo ectópico.

Apéndice roto.

Cirugía en la parte inferior del abdomen.

Endometriosis.

Obstrucción quirúrgica previa (ligadura de trompas).

---

general puede evitarse mediante un control minucioso del tratamiento y se suspende la administración de la gonadotropina coriónica humana cuando la respuesta ovárica es excesiva. Además, estas hormonas pueden incrementar el riesgo de cáncer de ovario, pero la evidencia actual aún no es concluyente al respecto.

En ocasiones, no se produce la ovulación porque el hipotálamo (la parte del cerebro que coordina y controla la actividad hormonal) no secreta hormona liberadora de gonadotropina, que es necesaria para la ovulación. En esos casos, es posible usar una forma sintética de la hormona para inducir la ovulación. El riesgo de hiperestimulación ovárica es bajo con este tratamiento, por lo que no es necesario realizar un control intensivo.

Anomalías de las trompas de Falopio

Las trompas de Falopio pueden sufrir anomalías estructurales o funcionales. Las principales causas de trastornos son las infecciones, la endometriosis y la obstrucción quirúrgica de las trompas (ligadura de trompas) realizada para conseguir la esterilización.

Para determinar si las trompas de Falopio están abiertas, el médico practica una histerosalpingografía (una radiografía especial del útero y de las trompas de Falopio) (• *V. recuadro, página 1106*) poco después de que el ciclo menstrual de la mujer haya acabado. Esta prueba también puede evidenciar anomalías congénitas (defectos al nacer) del útero y de las trompas de Falopio, masas fibrosas en el útero y adherencias (bandas fibrosas que enganchan entre sí estructuras que normalmente no están unidas) en el útero o la pelvis. Por motivos desconocidos, la fertilidad parece mejorar ligeramente después de practicar un histerosalpingograma que

ha resultado normal. En consecuencia, para ver si la mujer queda embarazada, el médico puede esperar antes de realizar más pruebas sobre el funcionamiento de las trompas de Falopio.

Si el histerosalpingograma detecta adherencias uterinas, se examina el útero con un histeroscopio (un tubo de visualización que se introduce por el cuello uterino hasta el interior de este órgano). Este instrumento puede utilizarse también para romper adherencias durante el procedimiento, lo que aumenta las posibilidades de que la mujer quede embarazada más adelante. Si se necesita más información para establecer el diagnóstico, se introduce un laparoscopio (un pequeño tubo de visualización) en la cavidad pélvica a través de una pequeña incisión en la pared abdominal. (• *V. recuadro, página 1106*) Este procedimiento, que casi siempre se realiza bajo anestesia general, permite visualizar el útero, las trompas y los ovarios. El laparoscopio también puede utilizarse para extirpar tejido anormal en caso de endometriosis o para romper adherencias en la cavidad pélvica. Así mismo, es posible administrar fármacos para tratar la endometriosis y en caso de infección se deben administrar antibióticos. Otra opción es una operación quirúrgica destinada a reparar una trompa de Falopio lesionada por un embarazo ectópico (tubárico), una ligadura de trompas, o una infección, pero esta intervención conlleva un bajo índice de embarazos normales y un alto porcentaje de embarazos ectópicos. Por todo ello, a menudo no se recomienda practicar este tipo de intervenciones quirúrgicas.

Problemas en el cuello uterino

El moco cervical (del cérvix, la parte inferior del útero que se abre a la vagina) actúa como una especie de filtro y evita la entrada de bacterias en el útero procedentes de la vagina; así mismo, favorece la supervivencia del esperma. Esta mucosidad es espesa y el esperma no puede atravesarla hasta la fase folicular del ciclo menstrual, cuando el óvulo y el folículo maduran en el ovario. Durante esta fase, los valores de la hormona estradiol aumentan, con lo que el moco cervical se torna claro y elástico, lo que permite que el esperma alcance el útero y penetre en las trompas de Falopio, donde puede producirse la fertilización.

Diagnóstico y tratamiento

Entre 2 y 8 horas después del acto sexual, puede realizarse una prueba para determinar si el esperma puede sobrevivir en el moco cervical. Esta prueba se programa para realizarse en la mitad del ciclo menstrual, cuando las concentraciones de estradiol son máximas y la mujer está ovulando. Normalmente, el moco es claro y puede estirarse hasta 9 y 12 centímetros sin romperse. Al microscopio, el moco tiene un aspecto de helecho y, si se observa con el máximo aumento, pueden verse al menos cinco espermatozoides activos simultáneamente. Los resultados se consideran anormales cuando el moco es excesivamente espeso, no se observa esperma o bien se aprecian agregados de espermatozoides debido a que el moco contiene anticuerpos antiesperma. De todos modos, estos resultados anómalos no siempre indican problemas en el moco cervical. Es posible que no se detecte esperma simplemente porque no se depositó en la vagina durante el coito y la existencia de un moco espeso puede ser debida a que la prueba no se realizó en el momento adecuado del ciclo menstrual. A pesar de que esta prueba es ampliamente utilizada, no es muy precisa.

El tratamiento de los problemas derivados de los trastornos del moco cervical incluye la inseminación intrauterina, en la que el semen se coloca directamente en el útero para evitar el moco, y la administración de fármacos mucolíticos, como la guafenesina (un ingrediente muy frecuente en los jarabes para la tos). Sin embargo, no existe prueba alguna de que estas medidas incrementen la probabilidad de embarazo.

Factores no identificados

Aun cuando no se encuentre ninguna causa de esterilidad, al final la pareja puede ser capaz de concebir. El tratamiento de la mujer con clomifeno o con gonadotropina menopáusica humana y la inseminación intrauterina pueden reducir el tiempo necesario para la concepción. Si la mujer no ha concebido después de cuatro a seis ciclos menstruales, quizá sea necesario considerar el uso de técnicas especiales, como la fertilización *in vitro* o la transferencia de gametos mediante una sonda colocada en las trompas.

Técnicas de reproducción asistida

Cuando todos los demás tratamientos fallan y la mujer no queda embarazada, cada vez hay más parejas que optan por la **fertilización *in vitro* (en un tubo de ensayo).** Este procedimiento consiste en estimular los ovarios, recoger los óvulos liberados, fertilizarlos, hacer crecer los embriones en el laboratorio y luego implantarlos en el útero de la mujer.

En la mayoría de los casos, se usa una combinación de clomifeno, gonadotropinas menopáusicas humanas y un agonista de la hormona liberadora de gona-

Una causa de esterilidad

Una obstrucción a nivel de las trompas de Falopio puede ser causa de esterilidad.

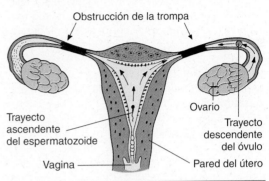

Obstrucción de la trompa

Trayecto ascendente del espermatozoide

Ovario

Trayecto descendente del óvulo

Vagina

Pared del útero

dotropina (un fármaco que estimula la liberación de gonadotropinas por parte de la glándula hipófisis) para estimular la maduración de los óvulos en los ovarios. Bajo control ecográfico, se introduce una aguja por la vagina o por el abdomen hasta el ovario y se extraen varios óvulos de los folículos. En el laboratorio, los óvulos se depositan en una cápsula con un medio de cultivo y se fertilizan con los espermatozoides seleccionados. Al cabo de unas 40 horas, se recogen tres o cuatro embriones de la cápsula de cultivo y se introducen en la cavidad uterina por vía vaginal. Es posible congelar otros embriones en nitrógeno líquido para utilizarlos más adelante si no se consigue el embarazo. A pesar de utilizar varios embriones al mismo tiempo, las posibilidades de generar un recién nacido a término son sólo del 18 al 25 por ciento cada vez que se colocan óvulos en el útero.

Si una mujer tiene una esterilidad inexplicable o una endometriosis, pero con unas trompas normales, se puede realizar una **transferencia intratubárica de gametos.** Para ello se obtienen óvulos y espermatozoides seleccionados como en el caso de la fertilización *in vitro,* pero los óvulos no son fertilizados con el esperma en el laboratorio. En su lugar, tanto óvulos como esperma se introducen hasta el extremo más distal de la trompa de Falopio a través de la pared abdominal (mediante una laparoscopia) o de la vagina (guiado por la ecografía), con la finalidad de que la fertilización del óvulo se produzca en la trompa. En la mayoría de los centros de esterilidad, el índice de éxito de cada transferencia gira alrededor del 20 al 30 por ciento.

Otras variantes de la fertilización *in vitro* y de la transferencia de gametos incluyen la transferencia de un embrión más maduro (transferencia intratubárica de un zigoto), el uso de óvulos de una donante y la transferencia de embriones congelados a una madre sustituta. Estas técnicas suscitan problemas morales y éticos, como la eliminación de los embriones almacenados (sobre todo en casos de muerte o divorcio), la paternidad legal si se cuenta con una madre sustituta o la eliminación selectiva del resto de embriones implantados (como en un aborto) cuando se desarrollan más de tres.

Aspectos psicológicos

Mientras una pareja está sometiéndose a un tratamiento contra la esterilidad, uno o los dos miembros pueden experimentar frustración, estrés emocional, sensación de impotencia y sentimiento de culpa. Al sentirse aislados e incapaces de comunicarse, se enfadan o manifiestan resentimiento contra su pareja, familia, amigos o su médico. En el trascurso de cada mes de tratamiento, la pareja puede ir moviéndose entre la esperanza y la desesperación. El estrés emocional puede provocar llanto, fatiga, ansiedad, altera-ciones en el sueño o el apetito e incapacidad para concentrarse. Además, la carga económica y la cantidad de tiempo que hay que dedicar al diagnóstico y al tratamiento provocan conflictos matrimoniales.

Todos estos problemas pueden atenuarse si ambos miembros de la pareja se involucran en el tratamiento y reciben información acerca de su proceso, independientemente de a cuál de ellos se le haya diagnosticado el problema. El hecho de conocer las posibilidades de éxito, así como de tomar conciencia de que el tratamiento tal vez no dé resultado y de que además no puede continuar indefinidamente, puede ayudar a la pareja a sobrellevar el estrés. También es de gran ayuda contar con información acerca de cuándo finaliza el tratamiento, cúando se debe buscar una segunda opinión y cuándo hay que considerar la posibilidad de adopción.

El asesoramiento y el apoyo psicológico son muy importantes. En algunos países existen grupos de apoyo para parejas infértiles.

CAPÍTULO 241

Planificación familiar

La planificación familiar es el intento de controlar el número de hijos y el tiempo que debe transcurrir entre el nacimiento de cada uno.

Una pareja puede recurrir a la anticoncepción para evitar el embarazo temporalmente o a la esterilización si se desea evitarlo de forma permanente. Cuando la anticoncepción no ha dado resultado, se puede realizar un aborto para interrumpir el embarazo.

Anticoncepción

Los métodos anticonceptivos incluyen los anticonceptivos orales (píldoras para el control de la natalidad), preservativos, preparados que detienen o destruyen el esperma por contacto (espermicidas en forma de espuma, crema, gel y supositorios vaginales), el retiro antes de la eyaculación (*coitus interruptus*), diafragmas, capuchón cervical, métodos de ritmo, implantes anticonceptivos, anticonceptivos inyectables y dispositivos intrauterinos (DIU). La anticoncepción se utiliza cuando una mujer que es físicamente capaz de concebir y mantiene relaciones sexuales con alguien del sexo opuesto no desea quedar embarazada. Una vez conocidas las ventajas y desventajas de los diversos métodos an-ticonceptivos, se puede elegir el método más conveniente.

Los anticonceptivos deben usarse correctamente para que resulten efectivos. Es más probable que fallen cuando son utilizados por personas jóvenes, con menos nivel educativo o menos motivadas a evitar el embarazo. Entre un 5 y un 15 por ciento de las mujeres que usan métodos anticonceptivos diseñados para utilizarse en el momento del coito (diafragma, preservativo, espuma, *coitus interruptus*) quedan embarazadas durante el primer año de su uso. Por lo general, estos métodos son menos efectivos en la prevención del embarazo que los anticonceptivos orales, los implantes, los anticonceptivos inyectables y los dispositivos intrauterinos, los cuales proporcionan protección a largo plazo y no dependen de decisiones tomadas en el último momento. Del 0,1 al 3 por ciento de las mujeres que usan estos métodos anticonceptivos a largo plazo quedan embarazadas durante el primer año.

ANTICONCEPTIVOS ORALES

Los anticonceptivos orales, frecuentemente conocidos como la píldora, contienen hormonas (ya sea una combinación de progestágeno y estrógeno o progestágeno solo), que impiden que los ovarios

Hasta qué punto es efectiva la anticoncepción

Método	Porcentaje de mujeres que quedan embarazadas durante el primer año de uso
Anticonceptivos orales:	
Píldoras de combinación estrógeno-progestágenos	0,1–3
Píldoras de progestágenos	0,5–3
Preservativo:	
Masculino	3–12
Femenino	5–21
Diafragma con espermicida	6–18
Diafragma cervical con espermicida	11,5–18
Método de ritmo	20
Implantes (levonorgestrel)	menos de 0,1
Medroxiprogesterona inyectable	0,3
Dispositivo intrauterino	0,6–2

liberen óvulos (ovulación) y mantienen el moco cervical espeso para que el esperma no pueda atravesarlo con facilidad. (• *V. página 1172*)

Estas píldoras se administran una vez al día durante tres semanas, se suspenden durante una semana para permitir que tenga lugar el período menstrual y luego se comienza otra vez. En ocasiones, se incluyen píldoras inactivas en esta semana de descanso para establecer un hábito que suponga tomar una cada día. Las píldoras que sólo contienen progesterona se toman diariamente durante todo el mes. El hecho de olvidarse de tomar la píldora puede derivar en embarazo.

Las píldoras que sólo contienen progesterona suelen causar episodios de hemorragia irregular. En general, sólo se prescriben cuando el estrógeno puede ser perjudicial (por ejemplo, durante la lactancia).

Todas las marcas de píldoras combinadas que existen en el mercado son igualmente efectivas. Las píldoras con una dosis baja de estrógeno tienen me-

nos efectos secundarios graves que las píldoras con dosis más altas. Si la mujer toma otros fármacos, sobre todo antiepilépticos, la dosis de estrógenos ha de ser más alta.

Toda mujer que quiera tomar anticonceptivos orales debería consultar con su médico los beneficios y los riesgos que ello supondría en su situación particular. Los anticonceptivos orales con una menor proporción de estrógenos conllevan muy pocos riesgos para la salud y presentan muchos beneficios no relacionados con la anticoncepción propiamente. De hecho, reducen el riesgo de ciertos tipos de cáncer pero pueden incrementar el de otros. Las probabilidades de morir a causa de un embarazo normal o de un aborto son mayores que la mortalidad asociada a los anticonceptivos orales.

La administración de anticonceptivos orales también reduce la aparición de dolores menstruales, tensión premenstrual, hemorragia irregular (en mujeres cuyos períodos han sido irregulares), anemia, quistes mamarios, quistes en los ovarios, embarazo tubárico (embarazo localizado en una trompa de Falopio, que es una variedad de embarazo ectópico) (• *V. recuadro, página 1189*) e infección tubárica. Así mismo, las mujeres que han seguido un tratamiento con anticonceptivos orales tienen menos probabilidades de tener artritis reumatoide y osteoporosis que aquellas que nunca los han tomado.

Antes de comenzar a tomar anticonceptivos orales, debería efectuarse una exploración física para descartar trastornos que sean potencialmente peligrosos. Si la paciente o un familiar cercano ha tenido diabetes o una enfermedad cardíaca, habitualmente se realiza un análisis de sangre para medir los valores de colesterol y de glucosa (azúcar). Cuando estos valores son altos, suelen utilizarse anticonceptivos orales de dosis bajas, aunque el médico practicará otros análisis de sangre más adelante para asegurarse de que estos valores no aumentan de forma significativa. Tres meses después de haber comenzado el tratamiento se realiza otra revisión para comprobar que la presión arterial no ha cambiado. Tras este período, se requiere una revisión al menos una vez al año.

Las mujeres de más de 35 años que fuman no deberían usar anticonceptivos orales, porque los riesgos superan a los beneficios. También hay otras mujeres con riesgo elevado. Por ejemplo, los anticonceptivos orales pueden hacer que la presión arterial aumente aún más en una mujer con presión alta. Sin embargo, cuando los riesgos se equilibren con los beneficios, la mujer puede tomar un contraceptivo oral, aunque siempre bajo control médico por si hace falta interrumpir su administración en caso necesario.

Cuándo está prohibido tomar anticonceptivos orales

La mujer no debe tomar anticonceptivos orales si se presenta cualquiera de las siguientes situaciones:

- Fuma y tiene más de 35 años.
- Tiene una enfermedad hepática activa o tumores.
- Presenta altos niveles de triglicérido.
- Su problema de hipertensión no está siendo tratado.
- Tiene diabetes con bloqueo de arterias.
- Presenta coágulos de sangre.
- Tiene una pierna inmovilizada (como por ejemplo escayolada).
- Tiene alguna afección cardíaca.
- Ha sufrido una apoplejía.
- Ha tenido ictericia del embarazo.
- Tiene cáncer de mama o de útero.

Una mujer puede tomar anticonceptivos orales bajo la supervisión de un médico si presenta alguna de los siguientes cuadros:

- Está deprimida.
- Padece migrañas con frecuencia.
- Fuma cigarrillos y es menor de 35 años.
- Ha tenido hepatitis u otra enfermedad hepática y se ha recuperado por completo.

La suspensión ocasional del tratamiento con anticonceptivos para usar otros métodos es innecesaria y no aporta beneficios. Por consiguiente, la mujer no necesita dejar de tomar las píldoras a menos que desee quedar embarazada, aparezcan efectos secundarios intolerables o tenga otros trastornos que desaconsejen utilizar estos fármacos. Las mujeres sanas que no fuman pueden tomar anticonceptivos orales de dosis baja hasta la menopausia.

Uso después del embarazo

El riesgo de que se formen coágulos de sangre en las venas de las piernas se incrementa después de un embarazo y puede aumentar aún más con la toma de anticonceptivos orales. Sin embargo, si el embarazo se interrumpe antes de 12 semanas desde la última menstruación, la mujer puede empezar a tomar anticonceptivos orales de inmediato. Debería esperar 1 semana si el embarazo ha durado entre 12 y 28 semanas, y 2 semanas si ha alcanzado las 28 semanas, siempre que no esté amamantando.

Las madres que amamantan por lo general no vuelven a ovular (liberan óvulos) hasta al menos 10 o 12 semanas después del parto. Sin embargo, pueden ovular y quedar embarazadas antes de que reaparezca su primera menstruación. En consecuencia, las madres que amamantan deberían usar alguna forma de control de la natalidad si no desean quedar embarazadas. La toma de anticonceptivos orales combinados durante la lactancia puede reducir tanto la cantidad de leche producida como las

concentraciones de proteínas y grasa en la leche. Las hormonas de los anticonceptivos pasan a la leche de la madre y en consecuencia al bebé. Por ello, las madres en fase de lactancia que quieren tomar anticonceptivos orales deben tomar píldoras que sólo contengan progestágenos, puesto que éstos no modifican la producción de leche.

La administración de anticonceptivos orales hasta el momento de la concepción o a comienzos del embarazo (antes de que la mujer se dé cuenta de que está embarazada) no causa trastornos en el feto.

Efectos adversos

La hemorragia irregular durante el ciclo menstrual es frecuente durante los primeros meses de uso de los anticonceptivos orales, pero esta hemorragia anormal se detiene en cuanto el cuerpo se adapta a las hormonas. En ocasiones, la menstruación se interrumpe durante algunos meses después de dejar de tomar anticonceptivos orales, pero estos fármacos no reducen la fertilidad de forma permanente. Muchos de los efectos adversos, como náuseas, dolor mamario, hinchazón, retención de líquidos, aumento de la presión arterial y depresión, se deben a los estrógenos que contiene la píldora y casi nunca aparecen si se toman píldoras con poca concentración de los mismos. Otros efectos adversos, como aumento de peso, acné y nerviosismo, se deben a los progestágenos y también son poco frecuentes en las píldoras de dosis bajas. Algunas mujeres que toman anticonceptivos orales aumentan de 1,5 a 2,5 kilogramos debido a la retención de líquidos (e incluso más, por el aumento del apetito).

Los efectos secundarios graves son poco frecuentes. La posibilidad de desarrollar cálculos biliares aumenta durante los primeros años de la toma de anticonceptivos orales, pero luego disminuye. Una de cada 30000 a 500000 mujeres que toman anticonceptivos orales desarrolla un tumor hepático benigno (adenoma), un tumor que es peligroso si se rompe y sangra dentro del abdomen. No obstante, los adenomas suelen desaparecer por sí solos al interrumpirse el tratamiento.

Se estima que la formación de coágulos de sangre era de tres a cuatro veces más frecuente en las mujeres que tomaban las píldoras de dosis altas que en las que no usaron este método anticonceptivo. Sin embargo, a medida que el contenido de estrógenos de las píldoras se ha ido reduciendo, el riesgo de desarrollar coágulos de sangre también ha disminuido, pero es todavía más alto que el de las mujeres que no usan anticonceptivos orales. En caso de que aparezca un dolor repentino en el pecho o en las piernas, deben suspenderse los anticonceptivos orales y efectuar una consulta inmediata, porque estos síntomas indican que se han formado coágulos de sangre en las venas de las piernas y que han llegado a los pulmones o están a punto de hacerlo. Debido a que tanto los anticonceptivos orales como las intervenciones quirúrgicas aumentan el riesgo de formación de trombos, cualquier mujer debe dejar de tomar los anticonceptivos un mes antes de la operación y no reiniciar el tratamiento hasta un mes después.

Las mujeres que toman anticonceptivos orales pueden presentar náuseas y cefalea y entre un 1 y un 2 por ciento desarrolla depresión y tiene dificultades para dormir. Las mujeres deberían dejar de tomar anticonceptivos orales y acudir al médico si tienen alguno de los siguientes síntomas, que pueden indicar un mayor riesgo de ataque cerebral: cambios en la frecuencia e intensidad de las cefaleas, hormigueo en los brazos o las piernas, desvanecimiento o incapacidad para hablar. Sin embargo, el riesgo de sufrir un ataque cerebral no es mayor para las mujeres sanas que toman píldoras combinadas con dosis bajas de estrógenos que para las de edad similar que no están tomando anticonceptivos orales.

La toma de anticonceptivos orales puede alterar la proporción de algunas vitaminas y otras sustancias en la sangre. Por ejemplo, los valores de vitaminas B y C decrecen un poco, y los de vitamina A aumentan. Estos cambios no se consideran importantes, por lo que no es necesario tomar suplementos vitamínicos.

En algunas mujeres, los anticonceptivos orales provocan manchas oscuras (cloasma) (* V. *página 1022*) en la cara, similares a las que aparecen durante el embarazo. La exposición al sol oscurece las manchas aún más. Pero si suspende su ingestión, las manchas oscuras desaparecen lentamente. No existe un tratamiento específico para este trastorno (la única solución es dejar de tomar los anticonceptivos orales apenas aparezcan las manchas).

El uso de anticonceptivos orales no modifica la incidencia de contraer cáncer de mama. Sin embargo, el riesgo de desarrollar cáncer cervical parece incrementarse entre las mujeres que toman anticonceptivos orales, en particular las que lo han estado haciendo durante más de 5 años. En consecuencia, las mujeres que toman anticonceptivos orales deberían hacerse una prueba de Papanicolaou (Pap) al menos una vez al año para poder detectar con rapidez cualquier cambio en el cuello uterino. Por otro lado, el riesgo de desarrollar cáncer de ovario disminuye alrededor de la mitad entre las mujeres que toman anticonceptivos orales en comparación con las que nunca los han tomado. Además, este efecto continúa incluso después de que se haya suspendido su administración.

Interacciones farmacológicas

Los anticonceptivos orales no interfieren la acción de otros fármacos, pero algunos de ellos, sobre todo algunos sedantes y antibióticos, reducen su efectividad. Las mujeres que toman anticonceptivos orales pueden quedar embarazadas si al mismo tiempo toman antibióticos como la rifampicina y posiblemente la penicilina, ampicilina, tetraciclinas o sulfonamidas. Si se toman dosis altas de estos antibióticos, la mujer debería utilizar métodos anticonceptivos de barrera, como un preservativo o diafragma, además del contraceptivo oral. Los fármacos anticonvulsivantes, como la fenitoína y el fenobarbital, aumentan la frecuencia de hemorragia anormal cuando se toman anticonceptivos orales. Para contrarrestar este efecto, las mujeres epilépticas que toman anticonvulsionantes necesitan dosis más altas de contraceptivos orales.

MÉTODOS DE BARRERA

Su función es obstruir el acceso del esperma al útero. Incluyen el preservativo, el diafragma, el capuchón cervical y las espumas, cremas, geles y supositorios vaginales.

Si se utilizan correctamente, los **preservativos (condones)** proporcionan una considerable protección contra las enfermedades de transmisión sexual, como el SIDA, y evitan ciertos cambios

Anticonceptivos de barrera

Los anticonceptivos de barrera impiden la entrada de los espermatozoides en el útero de la mujer. Entre ellos se encuentran los preservativos, los diafragmas y los diafragmas cervicales. Algunos preservativos contienen espermicidas; estas sustancias deberían ser utilizadas con los preservativos.

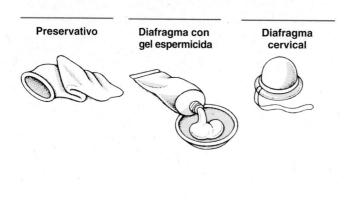

Preservativo

Diafragma con gel espermicida

Diafragma cervical

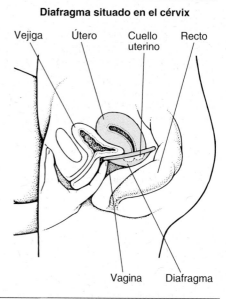

Diafragma situado en el cérvix

Vejiga   Útero   Cuello uterino   Recto

Vagina   Diafragma

precancerosos en las células del cuello uterino. Algunos preservativos cuentan con un espacio en su extremo para el semen; si no lo tienen, debería dejarse un centímetro y medio libre en la parte superior. Así mismo, debe retirarse con cuidado, porque si se derrama semen, el esperma podría entrar en la vagina y provocar un embarazo. El uso de un espermicida, esté incluido en el lubricante del condón o bien colocado en la vagina, aumenta la efectividad de este método.

El preservativo femenino, un dispositivo más reciente, se sostiene en la vagina mediante un anillo. Se parece a los masculinos pero es más grande y tiene un índice de fracasos más alto, por lo que es preferible el preservativo masculino.

El **diafragma**, una semiesfera de goma en forma de cúpula con un aro flexible, se coloca bien encajado sobre el cuello uterino y evita que el esperma entre en el útero. Los diafragmas tienen varios tamaños y el ginecólogo o la enfermera deben señalar el indicado y enseñar a la mujer a colocárselo para que cubra la totalidad del cuello uterino sin causar molestias. Ninguno de los dos miembros de la pareja debería notar su presencia. Siempre debería utilizarse una crema o gelatina anticonceptiva junto con el diafragma, como prevención en caso de que éste se saliese de su sitio durante la relación sexual. El diafragma se coloca antes del coito y debería dejarse durante al menos 8 horas pero nunca más de

24. Si se repite el coito mientras el diafragma está colocado, se añade más espermicida dentro de la vagina para aumentar la eficacia. Si una mujer ha ganado o perdido más de 5 kilogramos, ha usado un diafragma durante más de un año, o ha tenido un hijo o un aborto, debe hacerse una nueva revisión, ya que el tamaño y la forma de la vagina pueden haber cambiado.

El **capuchón cervical**, similar al diafragma pero más pequeño y rígido, se adapta de forma ajustada al cuello uterino. El médico o la enfermera deben determinar el tamaño idóneo en cada caso. Siempre debería usarse una crema o gelatina anticonceptiva junto con el diafragma cervical, que se coloca antes del coito y se deja durante al menos 8 horas después del acto sexual hasta un máximo de 48 horas.

Las espumas, cremas, geles y supositorios vaginales se aplican en la vagina antes del coito. Contienen un espermicida y también constituyen una barrera física para el esperma. Ninguna clase de espuma o supositorio es más efectiva que otra. A medida que aumenta la edad de la mujer, también lo hace la eficacia de estos métodos porque aquélla tiene más práctica a la hora de usarlos y también porque su fertilidad disminuye.

COITUS INTERRUPTUS

En este método anticonceptivo el hombre retira el pene de la vagina antes de la eyaculación, que es el momento en que se libera esperma durante el orgasmo. Este método no es fiable debido a que puede salir esperma antes del orgasmo. También requiere un alto grado de autocontrol y un preciso sentido de la oportunidad.

MÉTODOS DEL RITMO

Esta clase de métodos consisten en la abstinencia de las relaciones sexuales durante el período fértil de la mujer. En la mayoría de las mujeres, el ovario libera un óvulo alrededor de 14 días antes del comienzo del período menstrual. A pesar de que el óvulo no fecundado sólo sobrevive alrededor de 24 horas, el esperma sobrevive entre 3 y 4 días después del coito. En consecuencia, la fertilización es posible tras un coito que tuvo lugar hasta 4 días antes de la liberación del óvulo.

El **método del ritmo** es el menos eficaz, incluso en aquellas mujeres que tienen ciclos menstruales regulares. Para calcular el período de abstinencia, deben restarse 18 días al más corto de los 12 ciclos anteriores y 11 días a los más largos. Por ejemplo, si los ciclos de una mujer duran de 26 a 29 días, debe evitarse el coito desde el día 8 hasta el día 18 de cada ciclo.

Otros métodos más eficaces asociados al ritmo incluyen el método de la temperatura, el método de la mucosidad y el método sintotérmico.

En el **método basado en la temperatura**, se mide la temperatura basal del cuerpo (temperatura en estado de reposo) cada mañana antes de levantarse. Esta temperatura desciende antes de que se libere el óvulo y aumenta ligeramente (menos de 1 ºC) después de la ovulación. Por lo tanto, la pareja se abstiene del coito desde el comienzo de la menstruación hasta al menos 48 a 72 horas después del aumento de la temperatura basal.

En el **método de la mucosidad**, se establece el período fértil observando el moco cervical que, por lo general, se secreta en mayores cantidas y se torna más acuoso poco antes de la liberación del óvulo. La mujer puede mantener relaciones sexuales con un bajo riesgo de concebir desde el fin de su período menstrual hasta que observa la aparición de una mayor cantidad de mucosidad cervical. A partir de este momento debe evitar el coito hasta 4 días después de haber observado la máxima (pico) cantidad de mucosidad.

El **método sintotérmico** combina la observación de los cambios en la mucosidad cervical y la medición de la temperatura basal del cuerpo, así como otros síntomas que pueden asociarse con la liberación de un óvulo, como un ligero dolor en el bajo vientre. De todos los métodos relacionados con el ritmo, éste es el más eficaz.

IMPLANTES ANTICONCEPTIVOS

Los implantes anticonceptivos son cápsulas plásticas que contienen progesterona, la cual evita que los ovarios liberen óvulos y que el esperma penetre en la espesa mucosidad cervical. Se insertan seis cápsulas bajo la piel de la parte interna del brazo por encima del codo. Después de anestesiar la zona, se practica una pequeña incisión y, mediante una aguja, se implantan las cápsulas distribuidas en forma de abanico. No es necesario dar puntos. Las cápsulas liberan progesterona lentamente en el torrente sanguíneo y pueden dejarse colocadas durante 5 años.

La interacción con otros fármacos es poco frecuente debido a que no contienen estrógenos. Por lo demás, las contraindicaciones son similares a las de los anticonceptivos orales.

Los efectos secundarios más importantes, como hemorragias irregulares o ausencia total de período menstrual, afectan hasta al 40 por ciento de las mujeres; otros menos frecuentes incluyen cefaleas y aumento de peso que, en ciertos casos, pueden obligar a retirar prematuramente las cápsulas. Como éstas no se disuelven dentro del organismo, al final se deben extraer. Sacarlas es más difícil que colocarlas, dado que el tejido que se encuentra debajo de la piel alrededor de las cápsulas se hace más grueso y dificulta su retirada, si bien sólo queda una pequeña cicatriz. Tan pronto se han extraído las cápsulas, los ovarios recuperan su actividad normal y la mujer recupera la fertilidad.

ANTICONCEPTIVOS INYECTABLES

La medroxiprogesterona es un progestágeno que se inyecta una vez cada 3 meses en un músculo de la nalga o en la parte superior del brazo. A pesar de su gran eficacia, puede llegar a interrumpir por completo el ciclo menstrual. Alrededor de un tercio de las mujeres que usan este método anticonceptivo no presenta período menstrual en los 3 primeros meses después de la primera inyección y otro tercio tiene períodos irregulares que duran más de 11 días cada mes. Cuanto más se utiliza este procedimiento, más pacientes dejan de tener período menstrual pero es menos irregular. Después de seguir este método durante 2 años, alrededor del 70 por ciento ya no tiene más períodos menstruales. Cuando se interrumpen las inyecciones, en alrededor de la mitad de los casos se reanuda el ciclo menstrual regular en un lapso de 6 meses y en alrededor de unas tres cuartas partes en el curso de 1 año.

Como el fármaco tiene efectos duraderos, puede que la fertilidad se tarde en recuperar hasta un año después de interrumpir las inyecciones, aunque la medroxiprogesterona no provoca una esterilidad

Dispositivos intrauterinos

Los dispositivos intrauterinos (DIU) son insertados por un médico dentro del útero de la mujer a través de la vagina; y están hechos de plástico moldeado. Una de sus variedades libera cobre a partir de un alambre de cobre que se encuentra alrededor de su base; la otra libera progesterona.

Por lo general constan de un hilo de plástico para que la mujer pueda verificar que el dispositivo sigue colocado.

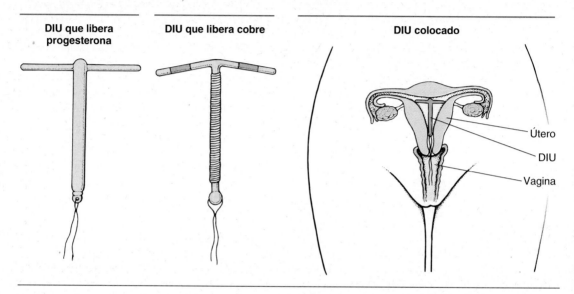

DIU que libera progesterona   **DIU que libera cobre**   **DIU colocado**

Útero
DIU
Vagina

permanente. El fármaco puede causar un ligero aumento de peso y un adelgazamiento transitorio de los huesos (osteoporosis), si bien éstos recuperan su densidad normal en cuanto se interrumpe el tratamiento. La medroxiprogesterona no incrementa el riesgo de cáncer, incluyendo el de mama, y reduce en gran medida el riesgo de desarrollar cáncer de útero. Las interacciones con otros fármacos son poco frecuentes y las contraindicaciones son similares a las de los anticonceptivos orales.

DISPOSITIVOS INTRAUTERINOS

Estos dispositivos son muy eficaces y tienen algunas ventajas en comparación con los anticonceptivos orales: los efectos secundarios se limitan al interior del útero y el tipo a colocar depende de la decisión de la paciente sobre si desea controlar la natalidad un año o 10 años.

En la actualidad, existen dos tipos de dispositivo. Uno de ellos libera progesterona y debe ser reemplazado todos los años. El otro, que libera cobre, es efectivo durante al menos 10 años.

A pesar de que, generalmente, el dispositivo se coloca dentro del útero durante la menstruación, en realidad puede ser colocado en cualquier momento del ciclo menstrual, siempre que la mujer no esté embarazada. Si existe la posibilidad de que el cuello uterino esté infectado, se pospone su colocación hasta que se haya tratado la infección.

El mecanismo por el cual el dispositivo intrauterino evita la concepción es una reacción inflamatoria dentro del útero que atrae a los glóbulos blancos. Las sustancias producidas por los glóbulos blancos son tóxicas (venenosas) para el esperma y, en consecuencia, evitan la fertilización del óvulo. Cuando se retira el dispositivo, desaparece la reacción inflamatoria.

La posibilidad de lograr un embarazo durante el primer año después de la extracción del dispositivo intrauterino es la misma que después de interrumpir el uso de preservativos o diafragmas. Tras un período de un año, entre un 80 y un 90 por ciento de las mujeres que intenta concebir lo logra.

Efectos adversos y complicaciones

La hemorragia y el dolor son las principales razones por las que se deben retirar los dispositivos intrauterinos y representan más de la mitad de todas las extracciones que se llevan a cabo antes de tiempo. Alrededor del 15 por ciento de las mujeres solicita que le quiten los dispositivos durante el primer año y el 7 por ciento durante el segundo año. La extracción, al igual que la colocación, debería ser realizada por un médico o una enfermera.

En algunas ocasiones, el dispositivo intrauterino es expulsado. El índice de expulsión es de alrededor el 10 por ciento durante el primer año después de su colocación, y suele tener lugar durante los primeros meses. El índice es mayor entre las mujeres más jóvenes y aquellas que nunca han tenido hijos. Por lo general, se anuda un hilo al dispositivo para que se pueda comprobar su estado de vez en cuando, especialmente después de la menstruación, para asegurarse de que el dispositivo todavía se encuentra en su lugar. Si la mujer no puede encontrar el hilo, debería usar otro método anticonceptivo a menos que pueda acudir al médico para determinar si el dispositivo está bien emplazado. Si se coloca un nuevo dispositivo intrauterino después de la expulsión de otro, es probable que este último se mantenga en su lugar. Alrededor de un 20 por ciento de las expulsiones pasan inadvertidas y por lo tanto la mujer podría quedar embarazada.

La perforación del útero es una complicación inusual pero potencialmente grave que puede ocurrir durante la colocación del dispositivo. El riesgo es de alrededor de 1 de cada 1000 inserciones. Por lo general, la perforación en sí misma no produce síntomas; se descubre cuando la mujer no puede encontrar el hilo de plástico y se localiza el dispositivo intrauterino gracias a una ecografía o una radiografía. Un dispositivo que perfora el útero y acaba en la cavidad abdominal debe extraerse para evitar que provoque lesiones en el intestino y cicatrices.

En el momento de la colocación, el útero se infecta brevemente, pero esta infección desaparece en 24 horas. Las infecciones uterinas o de las estructuras circundantes que comienzan después de 30 días o más de haber colocado el dispositivo suelen ser a causa de transmisión sexual y no una consecuencia de la inserción del dispositivo. A menos que la infección sea grave o la mujer esté embarazada, el tratamiento se efectúa sin extraer el dispositivo intrauterino. La inflamación pélvica (infección de las trompas de Falopio) (• V. página 1118) no es más frecuente entre las mujeres que usan dispositivos intrauterinos que en las que no los usan. El riesgo de desarrollar infecciones del útero o de las estructuras circundantes es más elevado en caso de haber tenido inflamación pélvica o si la mujer tiene varias parejas sexuales, por lo que debería utilizar un preservativo o un diafragma durante el coito, ya que un dispositivo intrauterino no ofrece protección contra las infecciones.

El riesgo de aborto (espontáneo) es de alrededor del 55 por ciento en las mujeres que quedan embarazadas después de la colocación de un dispositivo intrauterino. Si una mujer desea continuar el embarazo y el hilo del dispositivo es visible, el médico extrae dicho dispositivo para reducir el riesgo de aborto espontáneo. Las mujeres que quedan embarazadas con un dispositivo intrauterino colocado tienen una posibilidad de tener un embarazo tubárico del 3 al 9 por ciento, es decir, 10 veces más de lo habitual.

Esterilización

La esterilización es el método de planificación familiar más elegido por las parejas en las que la mujer tiene más de 30 años. Cuando la esterilización se efectúa en la mujer, alrededor del 2 por ciento queda embarazada en los 10 primeros años siguientes. El riesgo de embarazo es inferior al uno por ciento cuando la esterilización se ha efectuado en el varón.

La esterilización siempre debería considerarse como algo definitivo. Sin embargo, existe una operación que vuelve a conectar los tubos apropiados (reanastomosis), para recuperar la fertilidad. La reanastomosis es más compleja y tiene menos probabilidades de ser efectiva en los hombres que en las mujeres. En las parejas, el índice de embarazos es del 45 al 60 por ciento después de la reanastomosis en el hombre y del 50 al 80 por ciento tras la reanastomosis en la mujer.

A los hombres se los esteriliza mediante una **vasectomía** (se cortan los vasos deferentes, es decir, los tubos que transportan el esperma desde los testículos). La vasectomía, que realiza un urólogo en su consulta, requiere alrededor de 20 minutos y sólo precisa la administración de un anestésico local. A través de una pequeña incisión en el escroto, se extirpa un trozo de cada vaso deferente y se efectúa una ligadura de los extremos abiertos de los tubos. El hombre debería utilizar un método anticonceptivo durante algún tiempo; de hecho, no se le considera estéril hasta alrededor de 15 a 20 eyaculaciones después de la operación, porque en las vesículas seminales queda almacenada gran cantidad de esperma. Se considera al hombre estéril cuando una prueba de laboratorio determina que dos eyaculaciones carecen de esperma. Las complicaciones de la vasectomía incluyen una hemorragia (en menos de 5 por ciento de los casos), una respuesta inflamatoria al escape de esperma y una reanastomosis espontánea (en menos del uno por ciento), por lo general, poco después de la intervención. Una vez realizada la intervención, la actividad sexual, con anticoncepción, puede iniciarse en seguida si el hombre lo desea.

Técnicas de esterilización

Se seccionan los oviductos de la trompa de Falopio (tubo que transporta el óvulo desde los ovarios hasta el útero) y se obstruyen o se efectúa una ligadura para que el esperma no pueda alcanzar al óvulo y fertilizarlo.

Ligadura de trompas

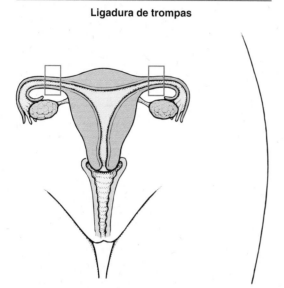

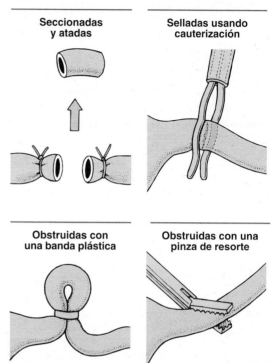

A las mujeres se las esteriliza mediante una **ligadura de trompas** (cortar y unir u obstruir las trompas de Falopio, que transportan el óvulo desde los ovarios hacia el útero). Al ser más complicada que la vasectomía, la ligadura de trompas requiere de una incisión abdominal bajo anestesia local o general. Las mujeres que acaban de dar a luz pueden ser esterilizadas de inmediato después del parto o al día siguiente, sin permanecer en el hospital más de lo habitual. La esterilización también se planifica por adelantado y puede realizarse como una cirugía electiva.

La esterilización femenina también se realiza con la técnica quirúrgica de la laparoscopia. Se introduce un tubo delgado, llamado laparoscopio, por una pequeña incisión hasta dentro del abdomen de la mujer; con esta técnica se pueden seccionar las trompas y cerrar sus extremos. Otra alternativa es emplear un cauterizador (instrumento que produce corriente eléctrica para cortar tejido) para pegar alrededor de 3 centímetros de cada trompa. La mujer suele volver a su domicilio ese mismo día. Alrededor de un tercio de los embarazos que se producen después de una ligadura de trompas son embarazos tubáricos. Por otro lado, hasta el 6 por ciento de las mujeres presenta complicaciones menores tras una laparoscopia, pero menos del uno por ciento tiene complicaciones importantes, como hemorragias o perforaciones del intestino.

Pueden emplearse diversos dispositivos mecánicos, como bandas de plástico y pinzas con resorte, para obstruir las trompas de Falopio en lugar de cortarlas. La esterilización es más fácil de revertir cuando se usan estos elementos debido a que lesionan menos el tejido. Sin embargo, la esterilización se revierte solamente en alrededor de las tres cuartas partes de las mujeres que se someten a dicha intervención, incluso cuando se utilizan técnicas quirúrgicas microscópicas.

En ocasiones, la extirpación quirúrgica del útero (histerectomía) y quizá la de los ovarios (ooforectomía) se llevan a cabo también como técnicas de esterilización. Cuando existen otros problemas crónicos con el útero, la histerectomía es la técnica de esterilización más conveniente. Las complicaciones, incluyendo la pérdida de sangre, son más graves tras una histerectomía que después de una ligadura de trompas y la permanencia en el hospital es más prolongada. Los beneficios a largo plazo incluyen la completa efectividad de la esterilización, la ausencia de alteraciones menstruales y la eliminación de cualquier posibilidad de desarrollar cáncer de útero.

Aborto

Mientras que en unos países el aborto esta penalizado por la ley, en otros puede ser realizado previa solicitud. Alrededor de dos tercios de las mujeres del mundo tienen acceso al aborto legal y aproximadamente una duodécima parte vive en países en los que el aborto está estrictamente prohibido. En algunos países, el aborto solicitado por de la mujer es legal durante los primeros tres meses de embarazo. Después de ese tiempo, el derecho al aborto está sujeto a diferentes condicionantes por cada estado. En determinados países, alrededor del 30 por ciento de todos los embarazos finalizan debido al aborto, lo que lo ha convertido en uno de los procedimientos quirúrgicos más frecuentes.

Por lo general, la anticoncepción y la esterilización tienen índices de complicación mucho más bajos que el aborto, en especial entre las mujeres jóvenes. Por consiguiente, la anticoncepción y la esterilización (para la mujer que no desea quedar embarazada en el futuro) son mejores opciones para evitar un embarazo no deseado; el aborto debería reservarse para situaciones en las que han fracasado otras técnicas más seguras.

Los métodos abortivos más frecuentes son la evacuación del contenido del útero a través de la vagina (evacuación quirúrgica) y la administración de fármacos que estimulan las contracciones del útero para que éste expulse su contenido. El procedimiento utilizado depende del momento de la gestación.

La **evacuación quirúrgica** a través de la vagina se lleva acabo en alrededor del 97 por ciento de los abortos y, casi siempre, para embarazos de menos de 12 semanas. Se emplea una técnica denominada legrado por aspiración. Si se realiza durante las primeras 4 a 6 semanas de embarazo, el cuello uterino sólo necesita dilatarse muy poco o nada. El instrumento que se usa en la mayoría de los casos es un pequeño tubo flexible, unido a una fuente de aspiración, por lo general una bomba automática de succión o una manual, aunque también se puede crear vacío mediante una jeringa. El tubo o cánula se introduce por el cuello uterino hasta la cavidad uterina que, a continuación, se vacía por completo muy lentamente. En ciertos casos, este procedimiento no consigue terminar con el embarazo, sobre todo si se efectúa durante las primeras semanas.

En los embarazos de 7 a 12 semanas, con frecuencia se necesita llevar a cabo una dilatación del cuello uterino, porque la cánula de succión es de mayor diámetro. Para reducir la posibilidad de lesiones, en lugar de dilatadores mecánicos se emplean laminaria (tallos de algas marinas desecados) o dilatadores similares que absorban agua. Los tallos de laminaria se colocan en el canal cervical y se dejan durante al menos 4 o 5 horas, por lo general durante la noche. Al absorber grandes cantidades de agua, se expanden y, por lo tanto, dilatan el orificio de apertura del cuello uterino.

En los embarazos de más de 12 semanas, la técnica más frequentemente usada es la dilatación y evacuación (D y E). Para ello, se utiliza una cánula de succión y pinzas para extraer los productos de la concepción y luego se raspa el útero ligeramente para tener la seguridad de que se ha conseguido una extirpación completa. La dilatación y evacuación es una técnica que cada vez se utliza más para inducir el aborto en los embarazos más avanzados, en lugar de recurrir a los fármacos, debido a que su índice de complicaciones es menor.

En ocasiones, para interrumpir la gestación, se administran **fármacos** como la mifepristona y las prostaglandinas, en especial tras 16 semanas de embarazo, porque una dilatación y evacuación en ese estado puede causar graves complicaciones, como una lesión del útero o del intestino. Las prostaglandinas, fármacos que estimulan las contracciones uterinas, se pueden administrar tanto en forma de supositorios vaginales como inyectables. Los efectos secundarios son náuseas, vómitos, diarrea, enrojecimiento facial y desvanecimientos. En algunas mujeres, las prostaglandinas incluso pueden desencadenar un ataque de asma.

La mifepristona, combinada con una prostaglandina, es muy eficaz para interrumpir un embarazo de menos de 7 semanas, ya que bloquea la acción de la progesterona en el revestimiento uterino. Se puede conseguir con receta médica en muchos países.

En ciertos casos, para evitar un embarazo después de un solo acto sexual sin protección se administra un anticonceptivo oral de dosis alta, pero estos fármacos no son siempre efectivos. Deben tomarse antes de 72 horas. Los efectos secundarios incluyen náuseas y vómitos.

Complicaciones

El riesgo de complicaciones a partir de un aborto se relaciona directamente con la duración del embarazo y el método empleado. Cuanto más tiempo ha durado la gestación, mayor es el riesgo. La duración del embarazo es díficil de determinar cuando la mujer ha tenido hemorragias después de concebir, si es obesa, o si el útero está en una situación inclinada hacia atrás en vez de hacia delante. En estas situaciones, habitualmente se realiza una ecografía.

Una complicación grave es la perforación del útero al utilizar un instrumento quirúrgico y ocurre en 1 de cada 1 000 abortos. A veces también se lesiona el intestino u otro órgano. En 6 de cada 10 000 abortos puede producirse una hemorragia copiosa durante la intervención o inmediatamente después de la misma. Así mismo, ciertos procedimientos pueden causar un desgarro superficial u otra lesión en el cuello uterino, particularmente durante el segundo trimestre del embarazo.

Las complicaciones tardías más frecuentes son las hemorragias que se producen debido a que parte de la placenta queda retenida en el útero, una infección y la formación de coágulos de sangre (trombos) en las piernas. Muy raramente, la esterilidad puede ser debida a una infección dentro del útero o en las proximidades del mismo, o bien al desarrollo de ci-catrices en la cavidad uterina (síndrome de Asherman). Por último, las mujeres con un Rh-negativo pueden sensibilizarse frente a la sangre con Rh-positivo del feto (como en cualquier embarazo, aborto espontáneo o parto) a menos que se les administren inyecciones de globulina inmune Rh(D). (• *V. página 1190*)

Aspectos psicológicos

Para la mayoría de las mujeres, el aborto no supone una amenaza para su salud mental y no conlleva efectos psicológicos adversos a largo plazo. Antes de que se legalizara el aborto, los problemas psicológicos se relacionaban con las dificultades y el estrés por conseguir abortar. Las mujeres que más probabilidades tienen de sufrir trastornos psicológicos después de un aborto son las adolescentes o las que ya presentaban problemas psiquiátricos antes del embarazo, las que interrumpieron un embarazo deseado por motivos de salud, las que no estaban seguras de querer el embarazo o las que abortaron cuando el embarazo estaba ya avanzado.

CAPÍTULO 242

Pruebas de detección de anomalías genéticas

Los trastornos genéticos se deben a defectos en los genes (• *V. página 8*) o a anomalías en los cromosomas. (• *V. página 1274*) En algunas personas se puede efectuar un estudio genético antes de que tengan un hijo, pero en otras sólo es posible identificarlos como portadores de un trastorno genético después de tener un hijo o un feto con una anomalía. Así pues, una anomalía genética puede diagnosticarse antes o después del nacimiento, mediante diferentes técnicas.

Los trastornos genéticos pueden ser evidentes en el momento del nacimiento (defectos congénitos), o bien aparecer al cabo de muchos años. Algunos defectos son producidos por una exposición, antes del nacimiento, a ciertos fármacos, productos químicos u otros factores perjudiciales, como los rayos X.

Historia familiar

El primer paso en el estudio de una anomalía genética es obtener una historia clínica familiar. Un médico o un asesor genético construye un árbol familiar después de preguntar qué problemas médicos afectan a sus miembros. Para conseguir una precisa evaluación de los riesgos genéticos, habitualmente esta información debe abarcar tres generaciones. Se debe tomar nota del estado de salud o de la causa de muerte de todos los parientes de primer grado (padres, hermanos, hijos) y de los de segundo grado (tías, tíos, abuelos). También resulta de gran ayuda disponer de información sobre el origen étnico y los matrimonios entre parientes. Si la historia familiar es complicada, es preciso recoger también información sobre parientes más lejanos. Es posible que incluso deban revisarse las historias clínicas de ciertos familiares en el caso de que pudieran haber tenido un trastorno genético.

El diagnóstico de muchos trastornos genéticos se basa en la aplicación física o en los resultados de una prueba de laboratorio. En los casos de neonatos que fallecen al nacer o poco después, es esencial contar con un informe detallado de las anomalías que incluya fotografías y radiografías de todo el cuerpo, ya que es de un incalculable valor para un consejo genético futuro. Además, los tejidos que son congelados y preservados (criopreservación) también pueden ser muy útiles para futuros estudios genéticos.

Detección de portadores

Un portador es un individuo que tiene un gen recesivo para un rasgo en particular, pero que no lo demuestra. Para determinar si los miembros de una pareja son portadores de determinados trastornos se emplean pruebas de detección. Por ejemplo, pueden aparecer problemas en un niño cuya madre y cuyo padre porten un gen recesivo para la misma enfermedad; a pesar de que ninguno de los dos padres sufra la enfermedad, si el niño recibe ese gen recesivo de cada uno de ellos, sí la padecerá. Las posibilidades de que esto ocurra son una de cuatro para cada embarazo.

Las razones más frecuentes por las que se realizan las pruebas de detección de portadores es informar a los potenciales padres de si un futuro hijo de ambos podría recibir dos genes recesivos anómalos y ayudarles a tomar una decisión acerca del embarazo. Por ejemplo, pueden decidir hacerse dichas pruebas diagnósticas antes del nacimiento (diagnóstico prenatal) para que, si se detecta alguna enfermedad el feto pueda recibir el tratamiento adecuado o el embarazo sea interrumpido. Otra posibilidad es que prefieran retrasar la decisión de tener hijos o bien usar algún método de inseminación artificial con un óvulo o esperma de un donante que no porte el gen recesivo.

Es imposible realizar un estudio genético en busca de los trastornos hereditarios más frecuentes a todas las personas. De ahí que la decisión de realizar una prueba de detección se base en los siguientes criterios:
• La enfermedad causada por el gen recesivo es altamente debilitadora o letal.
• La prueba de detección es fiable.
• El feto puede recibir tratamiento o existen posibilidades de tener descendencia con garantías a pesar de poseer el gen.
• Es posible que la persona sea portadora porque la enfermedad está presente en su familia o es frecuente en su grupo étnico o geográfico.

Los trastornos que cumplen con estos criterios son por ejemplo la enfermedad de Tay-Sachs, la anemia drepanocítica y las talasemias. También se realizan pruebas de detección cuando existe una historia familiar de hemofilia, fibrosis quística o enfermedad de Huntington. Una mujer cuyo her-

mano tiene hemofilia tiene un riesgo de un 50 por ciento de portar el gen de la hemofilia. Si los estudios demuestran que no es portadora, el riesgo de pasar el gen a su hijo es casi inexistente. Esta información elimina la necesidad de hacer pruebas prenatales más invasivas. Por lo general, se examina a varios miembros de la familia, incluidos los que tienen la enfermedad, para determinar el patrón familiar y, en consecuencia, hacer una evaluación más exacta del riesgo.

La anemia drepanocítica es un trastorno hereditario muy frecuente entre las personas de etnia negra: afecta a 1 de cada 400 individuos. (• *V. página 779*) Una persona que porta dos genes recesivos de la enfermedad (uno de cada progenitor) padecerá **drepanocitosis**, mientras que una persona con un gen afectado y uno normal tendrá el llamado **rasgo de drepanocitosis**. En este último caso, el gen normal dirige la producción de glóbulos rojos normales y el gen de la drepanocitosis la de células anormales, si bien no hasta el punto de que se manifieste la enfermedad. De todos modos, estas células se detectan en los análisis de sangre, por lo que una persona con el rasgo puede ser identificada como portadora de la enfermedad.

La drepanocitosis puede ser diagnosticada antes del nacimiento con un análisis de las vellosidades coriónicas, que consiste en la toma de una muestra de la placenta para su análisis o en la obtención de una muestra del líquido amniótico (amniocentesis) que rodea al feto dentro del útero para su examen. También pueden practicarse las pruebas de detección en los recién nacidos. Alrededor del 10 por ciento de los que nacen con drepanocitosis muere durante la infancia.

La enfermedad de Tay-Sachs, un trastorno recesivo autosómico, aparece en alrededor de 1 de cada 3 600 niños de padres judíos asquenazíes o francocanadienses. (• *V. página 714*) Determinadas pruebas que se realizan antes o durante el embarazo pueden detectar si una persona es portadora. Puede utilizarse la amniocentesis o el estudio de las vellosidades coriónicas para detectar la enfermedad en el feto.

Las talasemias son un grupo de trastornos hereditarios que se caracterizan por una reducción de la producción normal de hemoglobina, lo que provoca anemia. (• *V. página 781*) Las talasemias alfa son más frecuentes entre las personas del sudeste de Asia; también son mucho más frecuentes entre las personas negras. Las talasemias beta se encuentran en todas las etnias, pero son más frecuentes en los países mediterráneos, Oriente y ciertas regiones de la India y Pakistán. Los portadores de ambos tipos pueden identificarse mediante un simple recuento de células sanguíneas, aunque existen pruebas más precisas que permiten confirmar el diagnóstico. El trastorno puede diagnosticarse en el feto usando técnicas de biología molecular que identifican tanto a los que padecen el trastorno como a los portadores.

Diagnóstico prenatal

Si el riesgo de tener un hijo con una anomalía genética o cromosómica es elevado, se pueden realizar pruebas antes del nacimiento (diagnóstico prenatal). En 1 de cada 200 recién nacidos, aproximadamente, aparecen anomalías cromosómicas (el número o la estructura de los cromosomas es anormal). La mayoría de los fetos que tiene anomalías cromosómicas muere antes de nacer, por lo general en los primeros meses del embarazo. Algunas de estas anomalías son heredadas, pero la mayoría ocurre espontáneamente al azar. El síndrome de Down (trisomía 21) es la anomalía cromosómica más frecuente y conocida, pero existen muchas otras. A pesar de que muchos casos de este síndrome se diagnostican antes del nacimiento, las pruebas para su diagnóstico suponen cierto riesgo (pequeño pero real), sobre todo para el feto. Dado que en muchos casos los riesgos de las pruebas para detectar una anomalía cromosómica superan los beneficios, los padres optan por no hacer las pruebas.

El riesgo de tener un hijo con una anomalía cromosómica es más elevado en las siguientes circunstancias.

El embarazo después de los 35 años es el factor de riesgo más frecuente para tener un bebé con síndrome de Down. A pesar de que hay mujeres de todas las edades que tienen bebés con anomalías cromosómicas, la incidencia de síndrome de Down aumenta con la edad (especialmente a partir de los 35 años, aunque se desconoce el motivo). Habitualmente, se aconseja practicar pruebas de detección de anomalías cromosómicas durante el embarazo a las mujeres que tengan 35 años o más cuando den a luz, aunque también pueden realizarse en más jóvenes. La ansiedad de la pareja, al margen de la edad, a menudo es la causa que justifica la realización de las pruebas prenatales.

En una mujer embarazada, los valores anormales de ciertos marcadores en sangre (la alfa-fetoproteína, una proteína producida por el feto, la gonadotropina coriónica humana, una hormona secretada por la placenta, y el estriol, un estrógeno) pueden indicar un mayor riesgo de síndrome de Down. En estos casos, debería practicarse una amniocentesis.

Una historia familiar de anomalías cromosómicas también es un factor de riesgo. Para la pareja que ha tenido un recién nacido con síndrome de Down, el riesgo de tener otro bebé con una anomalía cromosómica es mayor (alrededor del uno por ciento) si la mujer tiene menos de 30 años. Sin embargo, si tiene más de 30, el riesgo es el mismo que el que corre cualquier mujer de su edad.

Para las parejas que han tenido un recién nacido vivo o muerto con una anomalía física y cuyo estado cromosómico sea desconocido, las probabilidades de tener otro bebé con anomalías cromosómicas aumentan. Las anomalías cromosómicas son más frecuentes en los recién nacidos con malformaciones físicas, así como en los recién nacidos muertos en apariencia normales (el 5 por ciento presenta anomalías cromosómicas).

Una anomalía cromosómica en uno o ambos padres también incrementa el riesgo. A pesar de que los portadores tengan un buen estado de salud e ignoren sus anomalías cromosómicas, tienen un riesgo más elevado de tener hijos con anomalías cromosómicas así como una fertilidad disminuida.

En algunas personas, el material genético de los cromosomas se desordena (una modificación denominada translocación o inversión). Aunque estas personas no siempre presentan malformaciones físicas, las probabilidades de tener hijos con anomalías cromosómicas aumentan significativamente, porque pueden recibir una parte extra de un cromosoma o bien puede que les falte algún fragmento.

Por lo general, el diagnóstico prenatal se plantea cuando existe un riesgo elevado de tener un hijo con una anomalía cromosómica. Ésta puede descubrirse al realizar un estudio a una mujer que ha tenido múltiples abortos espontáneos o hijos nacidos con anomalías.

En cerca de la mitad de todos los abortos espontáneos que tienen lugar durante los primeros 3 meses de embarazo, el feto tiene una anomalía cromosómica. En la mitad de estos casos, la anomalía es un cromosoma de más (trisomía). (• *V. recuadro, página 1275*) Si el feto de un primer aborto espontáneo presenta una anomalía cromosómica, en los abortos subsiguientes posiblemente también tenga alguna, si bien no necesariamente la misma. Si una mujer ha tenido varios abortos, deberían analizarse los cromosomas de la pareja antes de una nueva concepción. Si se ha conseguido identificar la anomalía, la pareja puede decidir si quiere hacerse un diagnóstico prenatal al principio del siguiente embarazo.

Se recomienda la práctica del diagnóstico prenatal por amniocentesis y ecografía a las parejas que tienen al menos un 1 por ciento de riesgo de tener un hijo con un defecto en el cerebro o en la médula espinal

Influencia de la edad de la madre sobre sus probabilidades de tener un hijo con anomalías cromosómicas

Edad de la madre	Riesgo de síndrome de Down	Riesgo de cualquier anomalía cromosómica	Edad de la madre	Riesgo de síndrome de Down	Riesgo de cualquier anomalía cromosómica
20	1 en 1667	1 en 526	35	1 en 385	1 en 192
21	1 en 1667	1 en 526	36	1 en 294	1 en 156
22	1 en 1429	1 en 500	37	1 en 227	1 en 127
23	1 en 1429	1 en 500	38	1 en 175	1 en 102
24	1 en 1250	1 en 476	39	1 en 137	1 en 83
25	1 en 1250	1 en 476	40	1 en 106	1 en 66
26	1 en 1176	1 en 476	41	1 en 82	1 en 53
27	1 en 1111	1 en 455	42	1 en 64	1 en 42
28	1 en 1053	1 en 435	43	1 en 50	1 en 33
29	1 en 1000	1 en 417	44	1 en 38	1 en 26
30	1 en 952	1 en 384	45	1 en 30	1 en 21
31	1 en 909	1 en 384	46	1 en 23	1 en 16
32	1 en 769	1 en 323	47	1 en 18	1 en 13
33	1 en 625	1 en 286	48	1 en 14	1 en 10
34	1 en 500	1 en 238	49	1 en 11	1 en 8

Datos basados en información de Hook EB: "Índices de anomalías cromosómicas a distintas edades de la madre". *Obstetricia y ginecología* 58: 282-285, 1981; y Hook EB, Cross PK, Schreinemachers DM: "Índices de anomalías cromosómicas en la amniocentesis y en los bebés nacidos vivos". *Publicación de la Asociación Médica Norteamericana* 249 (15):2034-2038, 1983.

(defecto del tubo neural). En algunos países, estos defectos congénitos aparecen en 1 de cada 500 a 1 000 nacimientos. Algunos ejemplos son la espina bífida (una médula espinal que no se ha cerrado de forma completa) y la anencefalia (ausencia de gran parte del cerebro y del cráneo). (• *V. página 1270*) La mayoría de estos defectos se debe a anomalías en diversos genes (poligénicas) y unos pocos tienen su origen en anormalidades en un solo gen, anomalías cromosómicas o exposición a fármacos. El riesgo de que el mismo defecto se repita en otros recién nacidos de una familia que ya ha tenido uno con estas características depende de la causa que lo origina. Una pareja que ha tenido un recién nacido con espina bífida o anencefalia corre un riesgo del 2 al 3 por ciento de tener otro con uno de esos defectos; las parejas que han tenido dos hijos con tales anomalías tienen un riesgo del 5 al 10 por ciento. El riesgo de recurrencia también depende de dónde viva la persona. Una dieta inadecuada también conlleva un mayor índice de riesgo; en consecuencia, actualmente se recomienda suministrar suplementos de ácido fólico de forma sistemática a toda mujer en edad fértil. (• *V. página 1260*) No obstante, alrededor del 95 por ciento de todos los casos de espina bífida o anencefalia tiene lugar en familias en las que no existen antecedentes de estos defectos.

Pruebas para el diagnóstico y detección prenatal

Las pruebas más frecuentemente usadas para detectar y diagnosticar anomalías genéticas de un feto son la ecografía, la medición de los valores de mar-

Algunos trastornos genéticos que se pueden detectar antes del nacimiento

Trastorno	Incidencia	Herencia
Fibrosis quística	1 de cada 2500 personas de etnia blanca	Recesiva
Hiperplasia adrenal congénita	1 de cada 10000	Recesiva
Distrofia muscular de Duchenne	1 de cada 3300 nacimientos masculinos	Ligada al cromosoma X
Hemofilia A	1 de cada 8500 nacimientos masculinos	Ligada al cromosoma X
Alfa y beta-talasemia	Varía ampliamente, pero está presente en la mayoría de las poblaciones	Recesiva
Enfermedad de Huntington	4 a 7 de cada 100000	Dominante
Enfermedad renal poliquística (del adulto)	1 de cada 3000 por diagnóstico clínico	Dominante
Drepanocitosis	1 de cada 400 personas de etnia negra en los EE.UU.	Recesiva
Enfermedad de Tay-Sachs (GM$_2$ gangliosidosis)	1 de cada 3600 judíos ashkenazis y canadienses franceses; 1 de cada 400000 en otras poblaciones	Recesiva

Adaptada de Simpson Jl, Elias S: "Diagnóstico prenatal de trastornos genéticos", en *Medicina fetal-maternal: Principios y práctica*, ed. 2, editado por RK Creasy y R Resnick. Filadelfia, WB Saunders Company, 1989, pp 99-102; usado con permiso.

cadores como la alfafetoproteína en la sangre de una mujer embarazada, la amniocentesis, el análisis de las vellosidades coriónicas y la extracción percutánea de sangre umbilical.

Ecografía

La ecografía se emplea frecuentemente durante el embarazo y no entraña riesgo alguno para la mujer ni para el feto. La cuestión de si todas las mujeres embarazadas deberían hacerse esta prueba es motivo de controversia, aunque probablemente no es un control que se necesite de forma periódica. Durante el embarazo se puede practicar una ecografía por muchos motivos. Durante el primer trimestre, una ecografía detecta si el feto está vivo, y su edad gestacional y determina el número de fetos. Después del tercer mes, la ecografía puede mostrar si existe algún defecto estructural congénito en el feto, dónde está colocada la placenta y si hay una cantidad normal de líquido amniótico. El sexo del feto habitualmente puede determinarse al final del segundo trimestre.

Por lo general, la ecografía se usa para detectar anomalías en el feto cuando una mujer embarazada presenta un alto nivel de alfafetoproteína o una his-

toria familiar de defectos congénitos. De todos modos, ninguna prueba tiene una precisión absoluta, por lo que una ecografía normal no garantiza que el bebé sea normal.

Valores de alfafetoproteína

La medición de los valores de alfafetoproteína en la sangre de una mujer embarazada constituye una prueba de detección preventiva, porque un valor alto indica una mayor probabilidad de espina bífida, anencefalia u otras anomalías. Así mismo, valores altos también pueden indicar que la duración del embarazo se calculó mal cuando se llevó a cabo la extracción de sangre, que existe más de un feto, que es probable un aborto (amenaza de aborto) o que el feto ha muerto.

Esta prueba no detecta del 10 al 15 por ciento de los fetos con defectos de la médula espinal. Los resultados más precisos pueden obtenerse cuando la muestra de sangre se toma entre la semana 16 y 18 del embarazo; si la prueba se realiza antes de la semana 14 o después de la 21 los resultados no son fiables. En ciertos casos, la prueba se repite 7 días después de la primera muestra de sangre.

Si los valores de la alfafetoproteína son altos, se realiza una ecografía para determinar la existencia de anomalías. En alrededor del 2 por ciento de estos casos, la ecografía no halla la causa de esta elevación. En estos casos, por lo general se realiza una amniocentesis para medir los valores de alfafetoproteína en el líquido amniótico que rodea al feto. Esta prueba detecta defectos en el tubo neural con más precisión que la medida de los valores de la alfa-fetoproteína en la sangre de la madre.

Sin embargo, si pasa sangre del feto hacia el líquido amniótico durante la amniocentesis, pueden detectarse valores falsamente elevados. El hallazgo de la enzima acetilcolinesterasa en el líquido amniótico apoya el diagnóstico de una anomalía. En casi todos los casos de anencefalia y entre el 90 y el 95 por ciento de los casos de espina bífida, los valores de la alfafetoproteína son altos y puede detectarse acetilcolinesterasa en el líquido amniótico. Alrededor del 5 al 10 por ciento de los casos de espina bífida no puede detectarse por amniocentesis porque la piel cubre la abertura de la médula espinal y, en consecuencia, la alfafetoproteína no puede pasar al líquido amniótico.

Otros trastornos pueden causar un aumento de los niveles altos de alfafetoproteína en el líquido amniótico, con o sin niveles detectables de acetilcolinesterasa. Entre éstos se encuentra el estrechamiento de la salida del estómago (estenosis pilórica) y defectos en la pared abdominal, como el onfalocele. (• V. página 1267) A pesar de que una ecografía de alta resolución puede a menudo identificar estas anomalías, un resultado normal no garantiza que el feto no presente alguna malformación. Las mujeres con valores altos de alfa-fetoproteína también tienen más probabilidades de tener complicaciones durante el embarazo, como un retraso en el crecimiento del feto o la muerte del mismo y el desprendimiento precoz de la placenta (*abruptio placentae*).

Un valor bajo de alfafetoproteína en la sangre de la madre, junto a uno alto de gonadotropina coriónica humana y otro bajo de estriol, sugiere un grupo diferente de anomalías, como el síndrome de Down. Por ejemplo, el médico puede estimar el riesgo de que el feto padezca síndrome de Down teniendo en cuenta la edad de la mujer y los valores de estos marcadores en su sangre. Por otro lado, valores altos de estos marcadores también pueden indicar que la duración del embarazo se calculó de forma incorrecta o que el feto ha muerto.

Si la ecografía no consigue determinar la causa de los valores anormales de marcadores en la sangre, generalmente se realiza una amniocentesis y un análisis cromosómico para detectar el síndrome de Down y otras anomalías cromosómicas.

Amniocentesis

La amniocentesis es una de las técnicas más utilizadas para detectar anomalías antes del nacimiento y se recomienda realizarla entre las semanas 15 y 17 del embarazo.

Durante el proceso, el feto se controla mediante una ecografía. Así, el médico comprueba la frecuencia cardíaca, la edad del feto, la posición de la placenta, la localización del líquido amniótico y el número de fetos. A continuación, guiado por la ecografía, inserta una aguja a través de la pared abdominal hasta alcanzar el líquido amniótico, del cual se toma una muestra para analizarla, y finalmente se retira la aguja. Por lo general, los resultados tardan entre 1 y 3 semanas. Las mujeres con un Rh-negativo reciben globulina inmune $Rh_0(D)$ después del procedimiento para disminuir el riesgo de sensibilización por la exposición a la sangre del feto. (• V. página 1190)

La amniocentesis supone algunos pequeños riesgos para la mujer y el feto. En alrededor del 1 al 2 por ciento de las mujeres se producen pérdidas vaginales de sangre o de líquido amniótico transitorias. Después de practicar una amniocentesis, se ha estimado que el riesgo de aborto espontáneo es de 1 entre 200, aunque algunos estudios apuntan un riesgo menor. En muy raras ocasiones, la introducción de la aguja lesiona el feto. Habitualmente, la amniocentesis puede realizarse aunque la mujer esté embarazada de gemelos o incluso más fetos.

Estudio de las vellosidades coriónicas

El estudio de una muestra de las vellosidades coriónicas se lleva a cabo para diagnosticar algunos trastornos en el feto, habitualmente entre la semanas 10 y 12 de gestación. Esta técnica substituye a la amniocentesis siempre que no sea necesario disponer específicamente de líquido amniótico para una determinada prueba (como sucede cuando se precisa medir los valores de alfafetoproteína en el mismo). Antes de efectuar el procedimiento, se realiza una ecografía para determinar si el feto está vivo, confirmar su edad gestacional y localizar la placenta.

La principal ventaja del estudio de muestras de vellosidades coriónicas es que se conocen los resultados mucho antes que si se practica una amniocentesis, lo que permite usar métodos más simples y seguros para interrumpir el embarazo si se detecta alguna anomalía. Si no se detecta ninguna anormalidad, también sirve para reducir la ansiedad de la pareja en una fase temprana del embarazo. El diagnóstico precoz de un trastorno también es útil en caso de tener que tratar al feto antes de su nacimiento. Por ejemplo, la administración de corticosteroides a una

Detección de anomalías antes del nacimiento

La amniocentesis y la toma de muestras de vellosidades coriónicas se utilizan para detectar anomalías en el feto. Durante la amniocentesis se inserta una aguja a través de la pared abdominal, bajo control ecográfico, hasta el líquido amniótico, y se extrae una muestra para su análisis. El momento óptimo para llevar a cabo este procedimiento es entre las semanas 15ª y 17ª de embarazo.

En la toma de muestras de vellosidades coriónicas, se extrae una muestra de vello coriónico mediante el método transcervical o el transabdominal. En el método transcervical, el médico inserta un catéter (un tubo flexible) a través de la vagina y el cuello uterino hasta la placenta; mientras que en el método transabdominal, el médico inserta una aguja a través de la pared abdominal hasta la placenta. En ambos métodos se succiona una muestra de placenta con una jeringa bajo control ecográfico, entre las semanas 10ª y 12ª de embarazo.

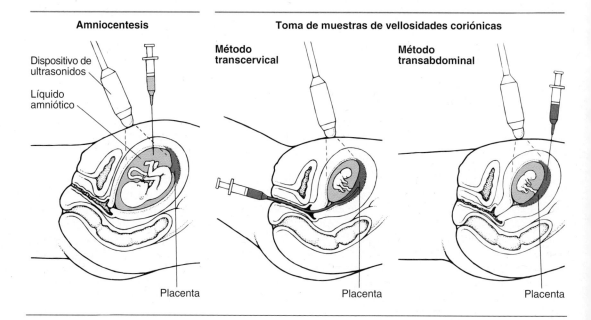

Amniocentesis

Dispositivo de ultrasonidos

Líquido amniótico

Placenta

Toma de muestras de vellosidades coriónicas

Método transcervical

Placenta

Método transabdominal

Placenta

gestante puede evitar que se desarrollen características masculinas en un feto femenino con hiperplasia adrenal congénita, un trastorno hereditario en el que las glándulas suprarrenales aumentan de tamaño y secretan excesivas cantidades de andrógenos (hormonas masculinas).

Si una mujer con Rh-negativo se ha sensibilizado frente a una sangre Rh-positiva, el estudio de las vellosidades coriónicas no se lleva a cabo porque puede empeorar su condición. En lugar de ello, puede realizarse una amniocentesis entre las semanas 15ª y 17ª de embarazo.

Para el estudio de las vellosidades coriónicas (diminutas protuberancias de la placenta) se toma una pequeña muestra a través del cuello uterino o de la pared abdominal. En el método transcervical, la mujer debe estirarse de espaldas con las rodillas y caderas flexionadas y apoyadas en unas sujeciones

adecuadas. Bajo control ecográfico, el médico introduce un catéter (un tubo flexible) por la vagina y el cuello uterino hasta llegar a la placenta. Luego se succiona una pequeña muestra de la placenta mediante una jeringa conectada al catéter. El método transcervical no puede utilizarse en caso de anomalía cervical o infección genital activa (como un herpes genital, gonorrea o una inflamación cervical crónica). Para realizar el método transabdominal, se anestesia la piel de la pared abdominal por donde debe introducirse la aguja hasta dentro de la placenta y se succiona una muestra con una jeringa. Ninguno de los dos métodos produce dolor. La muestra se analiza en un laboratorio.

Los riesgos de la toma de muestras de vellosidades coriónicas son comparables a los de la amniocentesis, excepto que aumenta un poco el porcentaje de las lesiones en las manos o los pies del feto

(1 de cada 3000 casos). Si el diagnóstico es poco claro, puede realizarse una amniocentesis. En general, la precisión de ambos procedimientos es similar.

Toma percutánea de muestras de sangre umbilical

La obtención de una muestra de sangre del cordón umbilical (analísis percutáneo de sangre umbilical) es útil para realizar rápidos análisis de cromosomas, en particular hacia el final del embarazo cuando, la ecografía ha detectado anomalías en el feto. A menudo, se puede disponer de los resultados en 48 horas. La técnica consiste en introducir una aguja por la pared abdominal bajo control ecográfico hasta llegar al cordón umbilical, cerca de su punto de inserción con la placenta, para tomar una muestra de sangre fetal.

CAPÍTULO 243

Embarazo

El embarazo es todo el período en que la mujer tiene un feto en el cuerpo, desde la concepción hasta el parto.

Concepción

La concepción (fertilización) o comienzo del embarazo es el momento en que un óvulo es fecundado por un espermatozoide.

En el ciclo menstrual normal se libera un óvulo de uno de los ovarios alrededor del día 14 antes de la siguiente menstruación. La liberación del óvulo se denomina ovulación. El óvulo alcanza el extremo en forma de embudo de una de las trompas de Falopio, donde se puede producir la fecundación, y es transportado hasta el útero. Si no es fecundado, el óvulo degenera y se elimina a través del útero en el siguiente período menstrual. Si, por el contrario, un espermatozoide consigue penetrar en el óvulo y lo fecunda, éste comienza a convertirse en embrión mediante una serie de divisiones celulares.

Si se liberan y fecundan más de dos óvulos, se produce un embarazo múltiple (en general, de dos fetos) y en este caso se habla de mellizos. Los gemelos idénticos son el resultado de la separación de un óvulo ya fecundado, en dos células independientes la primera vez que se divide.

Durante la ovulación, la mucosidad cervical (el cérvix es la parte inferior del útero que se abre dentro de la vagina) se vuelve más fluida para permitir que el esperma llegue al útero rápidamente. El espermatozoide emigra desde la vagina hasta el extremo en forma de embudo de la trompa de Falopio (el punto donde normalmente se produce la concepción) en 5 minutos. Las células que revisten por dentro la trompa de Falopio facilitan la fecundación y el subsiguiente desarrollo del óvulo fecundado (cigoto).

El cigoto se divide repetidamente mientras se desplaza por la trompa y alcanza el útero, donde llega en 3 a 5 días. Ya dentro del útero, se convierte en un blastocisto, un pelotón de células que rodea una cavidad central.

Implantación y desarrollo de la placenta

La implantación es la unión e inserción del blastocisto a la pared del útero.

El blastocisto habitualmente se implanta cerca del fondo del útero, ya sea en la pared anterior como en la posterior. La pared del blastocisto tiene el espesor de una célula excepto en un área en la que tiene de tres a cuatro células. Las células internas de la parte más gruesa de la pared del blastocisto se convierten en el embrión, mientras que las externas penetran en la pared uterina para formar la placenta. La placenta produce hormonas que ayudan a mantener la gestación y permite el intercambio de oxígeno, nutrientes y productos de desecho entre la madre y el feto. La implantación comienza entre 5 y 8 días después de la fecundación y se completa en 9 o 10 días.

La pared del blastocisto se convierte en la capa externa de las membranas (corion) que rodean al embrión. Una capa interna de membranas (amnios) se desarrolla entre los días 10 y 12 y forman el saco amniótico. Éste se llena de un líquido claro (líquido amniótico) y se extiende para envolver el embrión en desarrollo, que flota en su interior.

Por otro lado, las diminutas prolongaciones (vellosidades) de la placenta en desarrollo se extienden hasta la pared del útero y se ramifican hasta formar

Del óvulo al embrión

Una vez al mes, un óvulo se desprende del ovario y entra en un oviducto de la trompa de Falopio. Después del coito, el esperma se mueve desde la vagina a través del cuello uterino y el útero hasta la trompa de Falopio, donde un espermatozoide fecunda al óvulo. El óvulo fecundado (cigoto) se divide en repetidas ocasiones mientras se desplaza para llegar al útero. Primero, el cigoto se convierte en una sólida bola de células, luego en una esfera hueca formada por células llamada blastocisto. Dentro del útero, el blastocisto se implanta en la pared uterina y se transforma en el embrión y la placenta.

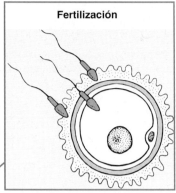

Fertilización

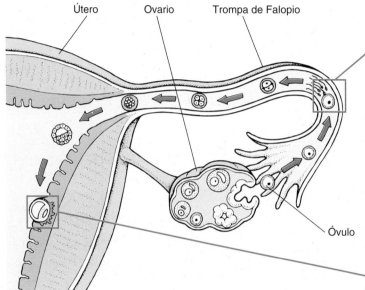

Útero   Ovario   Trompa de Falopio

Óvulo

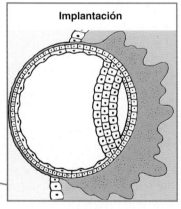

Implantación

---

un complicado patrón arborescente. Esta ramificación aumenta en gran medida el área de contacto entre la madre y la placenta y permite el tránsito de más nutrientes de la madre al feto y de los productos de desecho del feto a la madre. La placenta está completamente formada entre las semanas 18ª y 20ª, pero sigue creciendo durante todo el embarazo; en el momento del parto, alcanza el medio kilogramo de peso.

Desarrollo del embrión

El embrión se reconoce por primera vez dentro del blastocisto alrededor de 10 días después de la fertilización. Poco después, la zona que se convertirá en el cerebro y la médula espinal (cresta neural) comienza a desarrollarse y el corazón y los principales vasos sanguíneos lo hacen alrededor del día 16 o 17. El corazón comienza a bombear un líquido por los vasos sanguíneos hacia el día 20 y los primeros gló-

bulos rojos aparecen al día siguiente. A continuación, los vasos sanguíneos se desarrollan en todo el embrión y en la placenta. La formación de los órganos se completa a las 12 semanas de embarazo (cerca de 10 semanas después de la fecundación), excepto el cerebro y la médula espinal, que continúan madurando durante todo el embarazo. La mayoría de las malformaciones tienen lugar durante las primeras 12 semanas de embarazo, ya que es el período en que se forman los órganos, y por tanto el embrión, es más vulnerable a los efectos de los fármacos o de los virus, como el que causa la rubéola. En consecuencia, una mujer embarazada no debería someterse a ninguna inmunización (vacuna) ni tomar fármacos durante las primeras 12 semanas de embarazo a menos que sea absolutamente esencial para proteger su salud. Así mismo, los fármacos que se sabe que causan malformaciones deben ser especialmente evitados durante este período (• *V. página 1201*).

Placenta y embrión a las 8 semanas

La placenta en desarrollo forma diminutas vellosidades que se extienden dentro de la pared uterina. Los vasos sanguíneos del embrión, que pasan por el cordón umbilical, se desarrollan en estas vellosidades. Una delgada membrana separa la sangre del embrión que se encuentra en las vellosidades de la sangre de la madre que fluye por el espacio que las rodea (espacio intervelloso). Esta disposición permite el intercambio de materiales entre la sangre de la madre y la del embrión.

El embrión está suspendido en un fluido (líquido amniótico), que se almacena en un saco (saco amniótico). El líquido amniótico proporciona un espacio en el que el embrión puede crecer libremente y además lo protege de las lesiones.

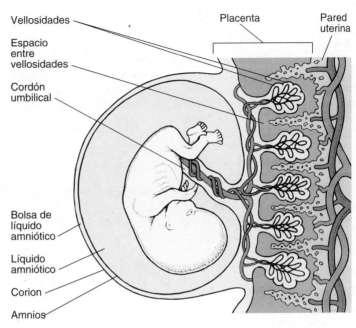

Vellosidades · Espacio entre vellosidades · Cordón umbilical · Placenta · Pared uterina · Bolsa de líquido amniótico · Líquido amniótico · Corion · Amnios

---

Al principio, el embrión en desarrollo se sitúa bajo el revestimiento interior del útero (endometrio) a un lado de la cavidad uterina, pero a las 12 semanas el feto (término que se emplea tras 8 semanas de embarazo) ha crecido tanto que ocupa por completo este órgano y los revestimientos de ambos lados del útero llegan a entrar en contacto.

Cómo establecer la duración del embarazo

El embarazo se calcula convencionalmente en semanas, empezando a partir del primer día de la última menstruación. Debido a que la ovulación ocurre alrededor de las 2 semanas posteriores al inicio de la menstruación y que la fertilización se produce poco después de la ovulación, el embrión es unas 2 semanas más joven que el número de semanas que se asignan al embarazo. Por ejemplo, en una mujer que está "embarazada de 4 semanas" el embrión tiene 2 semanas. Si el ciclo menstrual es irregular, la diferencia real puede ser superior o inferior a las 2 semanas. Desde un punto de vista práctico, cuando la menstruación se retrasa 2 semanas, se considera que la gestación es de 6 semanas.

El embarazo dura un promedio de 266 días (38 semanas) desde el día de la concepción o 280 días (40 semanas) desde el primer día de la última menstruación. La fecha aproximada del parto se calcula restando 3 meses desde el primer día del último período menstrual y agregándole 1 año y 7 días. Sólo el 10 por ciento o menos de las mujeres embarazadas dan a luz en la fecha estimada, pero el 50 por ciento lo hace con un margen de 1 semana y casi el 90 por ciento 2 semanas (antes o después de fecha). Por consiguiente, un parto que se produzca 2 semanas antes o después de la fecha calculada se considera normal.

El embarazo se divide en tres períodos de 3 meses, llamados primer trimestre (semanas 1 a 12), segundo trimestre (semanas 13 a 24) y tercer trimestre (semana 25 hasta el parto).

Detección del embarazo

Si una mujer que, por lo general, tiene menstruaciones regulares sufre un retraso de una semana o más, puede estar embarazada. En los primeros meses del embarazo, la mujer puede experimentar hinchazón de mamas, náuseas y vómitos ocasionales. La hinchazón de mamas se debe a los valores elevados de hormonas femeninas (sobre todo, de estrógenos, pero también de progesterona). Las náuseas y los vómitos pueden estar causados por los estrógenos y la gonadotropina coriónica humana

(HCG). Estas dos hormonas, que actúan durante el embarazo, son generadas por la placenta a partir de unos 10 días después de la fecundación. Al comienzo del embarazo, muchas mujeres se sienten cansadas y algunas experimentan hinchazón abdominal.

Si una mujer está embarazada, el cuello uterino es más blando de lo habitual y el útero se encuentra irregularmente agrandado y blando. Por lo general, la vagina y el cuello uterino adoptan un color entre azulado y púrpura, probablemente debido a que están congestionados por la sangre. La exploración ginecológica permite observar estos cambios.

Habitualmente, se puede determinar si una mujer está embarazada mediante una prueba de embarazo de sangre u orina. Un test ELISA de embarazo (enzimoinmunoanálisis) puede detectar incluso valores muy bajos de gonadotropina coriónica humana en la orina de una forma rápida y fácil. Algunas de las pruebas de embarazo de mayor sensibilidad que usan este método pueden detectar concentraciones casi inapreciables de gonadotropina coriónica humana como las que aparecen alrededor de una semana y media después de la fecundación, y los resultados se obtienen en media hora. Otras pruebas incluso de mayor sensibilidad, que también detectan esta hormona, pueden determinar si una mujer está embarazada pocos días después de la fecundación (antes de la primera falta de menstruación). Durante los primeros 60 días de un embarazo normal con un feto, los niveles de gonadotropina coriónica humana se duplican cada 2 días aproximadamente.

El útero aumenta de tamaño durante el embarazo. A las 12 semanas, supera la pelvis y llega al abdomen y, por lo general, se puede palpar en la parte inferior del abdomen. A medida que crece, alcanza la altura del ombligo a las 20 semanas y el extremo inferior de la caja torácica hacia las 36 semanas.

Otras formas de detectar un embarazo son las siguientes:

• La auscultación de la frecuencia cardíaca del feto con un fonendoscopio especial o mediante una ecografía Doppler. La frecuencia cardíaca puede detectarse ya entre las 18 y las 20 semanas de embarazo con este fonendoscopio y, entre las 12 y 14 semanas, con un aparato Doppler.

• La percepción de movimientos del feto. La madre siempre siente los movimientos antes de que lo haga el médico, en general entre las semanas 16 y 20 del embarazo. Las mujeres que ya han estado embarazadas con anterioridad habitualmente perciben los movimientos antes que las mujeres primíparas.

• La constatación del crecimiento uterino con una ecografía. El mayor volumen del útero se aprecia aproximadamente en la sexta semana. El latido del corazón puede verse a las 6 semanas y se percibe claramente a las 8 semanas en más del 95 por ciento de los embarazos.

Cambios fisiológicos durante el embarazo

El embarazo provoca muchos cambios en todo el cuerpo, la mayoría de los cuales desaparecen después del parto.

Corazón y circulación

Durante el embarazo, la cantidad de sangre bombeada por el corazón cada minuto (gasto cardíaco o volumen minuto) se incrementa del 30 al 50 por ciento. Este aumento se inicia aproximadamente en la sexta semana y llega a su punto máximo entre las semanas 16 y 28, por lo general, la semana 24. A medida que aumenta el bombeo del corazón, la frecuencia cardíaca en reposo se acelera desde las 70 pulsaciones por minuto normales a las 80 o 90 pulsaciones por minuto. Después de 30 semanas, puede disminuir ligeramente debido a que el crecimiento del útero presiona las venas que retornan la sangre desde las piernas hasta el corazón. Durante el parto, sin embargo, el bombeo del corazón aumenta un 30 por ciento más y, tras el parto, disminuye con rapidez al principio, hasta llegar de un 15 a un 25 por ciento por encima del nivel anterior a la gestación y luego más lentamente hasta que vuelve al nivel normal previo al embarazo (unas 6 semanas después del parto).

La elevación del bombeo del corazón durante el embarazo probablemente se debe a los cambios que se producen en el suministro de sangre al útero. A medida que el feto crece, más sangre llega al útero de la madre. Al final del embarazo, el útero recibe una quinta parte de todo el volumen sanguíneo de la madre.

Durante la realización de un ejercicio físico, el bombeo del corazón, la frecuencia cardíaca y el consumo de oxígeno aumentan más en las mujeres embarazadas que en las que no lo están. Además, las radiografías y los electrocardiogramas ponen de manifiesto determinados cambios en el corazón y pueden aparecer soplos e irregularidades del ritmo cardíaco. Todos estos cambios son normales durante el embarazo, pero algunas anomalías del ritmo cardíaco pueden requerir tratamiento.

La presión arterial suele disminuir durante el segundo trimestre, pero puede volver a los niveles normales en el tercero.

El volumen de sangre se incrementa en un 50 por ciento durante el embarazo, pero el número de glóbulos rojos, que son las células encargadas de transportar el oxígeno a todo el organismo, sólo aumenta entre un 25 y un 30 por ciento. Por motivos desconocidos, el número de glóbulos blancos, que son las celulas que combaten las infecciones, aumenta ligeramente durante el embarazo y, de forma notoria, durante el parto y los días inmediatos posteriores al mismo.

Riñones

Al igual que la del corazón, la actividad de los riñones aumenta en gran medida durante todo el embarazo. Los riñones tienen que filtrar un volumen de sangre cada vez mayor (entre un 30 y un 50 por ciento más), hasta alcanzar un máximo entre las semanas 16 y 24 que se mantiene hasta antes del parto, momento en que la presión ejercida por el útero agrandado puede disminuir ligeramente la llegada de sangre a los riñones.

La actividad renal normalmente aumenta cuando una persona se recuesta en posición horizontal y se reduce cuando está de pie. Esta diferencia se acentúa durante el embarazo (ello justifica, en parte, que la mujer embarazada sienta la necesidad de orinar cuando intenta dormir). En el último trimestre del embarazo, el incremento de la actividad renal es aún mayor cuando se acuesta de lado. En esta posición, la presión que ejerce el útero sobre las venas que irrigan la sangre de las piernas disminuye y, por tanto, aumenta el flujo de la sangre y se incrementa la actividad de los riñones y el bombeo del corazón.

Pulmones

Durante el embarazo, el espacio que ocupa progresivamente el útero y la mayor producción hormonal de progesterona provoca cambios en el funcionamiento de los pulmones. Una mujer embarazada respira más rápida y profundamente porque necesita más oxígeno para ella y para el feto. El diámetro torácico de la mujer aumenta ligeramente. El revestimiento interno del aparato respiratorio recibe más sangre y se produce cierto grado de congestión. En algunas ocasiones, la nariz y la garganta se obstruyen de forma parcial debido a esta congestión y, por ello, la mujer nota en ciertos momentos la nariz tapada y bloqueadas las trompas de Eustaquio (que son los tubos que conectan el oído medio con la parte posterior de la nariz). El tono y la calidad de la voz pueden cambiar de modo sutil. Prácticamente todas las mujeres embarazadas tienen sensación de ahogo cuando realizan algún esfuerzo, en especial hacia el final del embarazo.

Sistema digestivo

A medida que avanza el embarazo, la presión que ejerce el útero sobre el recto y la parte inferior del intestino puede causar estreñimiento. Tal estreñimiento puede agravarse porque las contracciones musculares involuntarias que se producen en el intestino para desplazar los alimentos se vuelven más lentas debido a los altos valores de progesterona presentes durante el embarazo. Con frecuencia aparecen acidez y eructos, posiblemente debido a que los alimentos permanecen en el estómago más tiempo y porque el esfínter (un músculo con forma de anillo que se encuentra en el extremo inferior del esófago) tiende a relajarse, permitiendo el reflujo del contenido del estómago hacia el esófago. En cambio, las úlceras de estómago son poco frecuentes durante el embarazo y a menudo las preexistentes mejoran porque el estómago produce menos ácido.

El riesgo de sufrir una enfermedad de la vesícula biliar aumenta. Las mujeres que han estado embarazadas tienen más problemas de vesícula biliar que las que nunca lo han estado, incluso después de muchos años.

Piel

La máscara del embarazo (cloasma) consiste en una serie de manchas pigmentadas, de color marrón, que pueden aparecer sobre la piel de la frente y de las mejillas. La pigmentación también puede aumentar en la piel que rodea los pezones (aréola). A menudo aparece una línea oscura en la mitad del abdomen.

En la piel, por encima de la cintura pueden aparecer pequeños vasos sanguíneos en forma de araña (arañas vasculares), así como unos capilares dilatados de pared delgada, sobre todo en la parte inferior de las piernas.

Hormonas

El embarazo modifica la función de prácticamente todas las glándulas del organismo. La placenta produce varias hormonas necesarias para el mantenimiento del embarazo. La principal hormona que produce la placenta, la gonadotropina coriónica humana, evita que los ovarios liberen óvulos y los estimula a producir continuamente valores altos de estrógenos y progesterona, que son necesarios para que la gestación siga su curso. La placenta también produce una hormona que estimula la actividad de la glándula tiroides. Una glándula tiroides más activa a menudo acelera la frecuencia cardíaca y provoca palpitaciones, sudación excesiva e inestabilidad emocional, y también puede aumentar de tamaño. (• V. página 1198) Sin embargo, una verdadera hiperfunción tiroidea como la que sucede en el trastorno denominado hipertiroidismo se constata en menos del uno por ciento de los embarazos.

La placenta también produce una hormona estimulante de los melanocitos que oscurece la piel, y puede producir otra hormona que aumenta los niveles de hormonas suprarrenales en la sangre. El incremento de estos niveles de hormonas suprarrenales, problablemente, es la causa de que en ocasiones aparezcan unas estrías rosadas en el abdomen.

Durante el embarazo, se necesita más insulina que la que proporciona el páncreas; de ahí que en una mujer embarazada con diabetes, esta enfermedad pueda empeorar. Además, la diabetes puede comenzar durante el embarazo, un trastorno conocido como diabetes gestacional. (• *V. página 1197*)

Cuidados prenatales

Preferentemente, la mujer debería consultar a su médico antes de quedar embarazada, con el fin de conocer su estado de salud e informarse de los peligros de consumir tabaco, alcohol y otras sustancias durante el embarazo. En esta visita también pueden tratarse aspectos acerca de la dieta y de determinados problemas médicos o sociales.

Es particularmente importante hacerse un examen entre las 6 y 8 semanas de embarazo (cuando la menstruación se retrasa de 2 a 4 semanas) con el fin de estimar la duración del embarazo y poder predecir así la fecha del parto con la mayor precisión posible.

La primera visita durante el embarazo es casi siempre muy exhaustiva. Se determina el peso, la altura y la presión arterial. También se examinan el cuello, la glándula tiroides, las mamas, el abdomen, los brazos y las piernas; el corazón y los pulmones se examinan con un fonendoscopio y se observa el fondo de los ojos con un oftalmoscopio. La revisión incluye una exploración rectal y ginecológica, en la que se comprueba el tamaño y la posición del útero, así como cualquier anomalía en la pelvis, como una deformación secundaria a una fractura. La determinación de las dimensiones de la pelvis es útil para conocer con anticipación el grado de dificultad que generará el paso del bebé por la misma en el momento del parto.

Por otro lado, se toma una muestra de sangre para hacer un recuento completo de células sanguíneas, pruebas para la sífilis, hepatitis, gonorrea, infección por clamidias y otras enfermedades de transmisión sexual, y pruebas para determinar el grupo sanguíneo y la existencia de anticuerpos anti-Rh. Es recomendable realizar una prueba para la detección del virus de inmunodeficiencia humana (VIH). La muestra también se analiza para detectar una exposición previa a la rubéola.

En la mujer también se realizan, de forma periódica, numerosas pruebas de orina y la prueba de Papanicolaou (Pap) (• *V. página 1108)* para detectar cáncer cervical. A las mujeres de etnia negra y las de origen mediterráneo se les practican análisis para detectar drepanocitosis o algún rasgo de drepanocitosis. Si una mujer tiene un riesgo elevado de concebir un feto con una anomalía genética, se realizan pruebas de detección genéticas. (• *V. página 1164)* Se recomienda realizar pruebas frente a la tuberculosis en las mujeres de Asia, Latinoamérica y en muchas zonas urbanas, donde el riesgo de desarrollar la enfermedad es mayor de lo normal. La práctica de una radiografía sólo está indicada cuando la mujer padece un trastorno cardíaco o pulmonar; de lo contrario, debe evitarse la exposición a los rayos X, en especial durante las primeras 12 semanas de embarazo, porque el feto es muy sensible a los efectos perjudiciales de la radiación. Si es necesario realizar una radiografía, debe protegerse el feto colocando un delantal de plomo sobre la parte inferior del abdomen de la mujer para que el útero quede a cubierto.

En las mujeres con antecedentes de recién nacidos de mucho peso, abortos inexplicables, presencia de azúcar en la orina o historia familiar de diabetes debe practicarse un análisis para detectar diabetes a partir de las 12 semanas de embarazo. A las 28 semanas, este analisis debería practicarse a todas las gestantes.

Entre las 16 y las 18 semanas, pueden medirse los niveles de alfafetoproteína en la sangre, una proteína producida por el feto. Los valores altos indican que el feto puede tener una espina bífida o que haya más de un feto. Un valor alto también puede significar que la fecha de la concepción se calculó erróneamente. Si los niveles son bajos, es posible que el feto tenga anomalías cromosómicas.

La ecografía es la técnica de visualización más segura. Con esta técnica el embarazo puede detectarse por primera vez en la cuarta o quinta semana después de la ovulación y puede seguirse el crecimiento fetal hasta el nacimiento del bebé. La ecografía da imágenes de alta calidad e incluso pueden verse escenas del feto en movimiento, lo cual proporciona información útil al médico y a la vez es estimulante para la madre. Muchos médicos recomiendan realizar al menos una ecografía durante un embarazo para asegurarse de que su curso es normal y para verificar la fecha estimada del nacimiento.

Antes de realizar una ecografía abdominal, sobre todo al comienzo del embarazo, la mujer debe beber gran cantidad de agua, ya que una vejiga llena empuja al útero hacia la pelvis y ello permite obtener una imagen más nítida del feto. Si se realiza una ecografía transvaginal, la vejiga no necesita estar llena y además puede detectar un embarazo incluso antes que la ecografía abdominal.

Si una mujer y su médico no consiguen determinar la fecha de la concepción, la ecografía es el modo más preciso de establecerla. A este respecto, la determinación de la fecha resulta mucho más precisa si se efectúa durante las primeras 12 semanas del embarazo y luego se repite a las 18 o 20 semanas.

La ecografía puede determinar si el ritmo de crecimiento del feto es normal. También se usa para registrar el latido cardíaco del feto o los movimientos respiratorios, para detectar embarazos múltiples y para identificar varias anomalías, como la incorrecta colocación de la placenta (placenta previa) o una posición anormal del feto. La ecografía ayuda a orientar la dirección de la aguja cuando se desea obtener una muestra de líquido amniótico (amniocentesis) para realizar estudios genéticos o de madurez pulmonar y cuando debe efectuarse una transfusión de sangre al feto.

Hacia el final del embarazo, la ecografía permite identificar un parto antes de término (pretérmino) o confirmar la rotura precoz de membranas, que se produce cuando éstas, que están llenas de líquido, con el feto en su interior, se rompen antes del inicio del parto. Por último, la ecografía puede proporcionar información útil para decidir si es necesario practicar una cesárea.

Después de la primera revisión, una mujer embarazada debería efectuar visitas de seguimiento cada 4 semanas hasta la semana 32 de embarazo, luego cada 2 semanas hasta la 36 y, por último, una vez a la semana hasta el parto. En cada visita, se registran el peso y la presión arterial de la mujer, así como el tamaño y la forma del útero para determinar si el crecimiento y el desarrollo del feto son normales. Se toma una pequeña muestra de orina para determinar la presencia de azúcar y proteínas. El hallazgo de azúcar puede indicar diabetes y el de proteínas puede indicar la existencia de una preeclampsia (presión arterial elevada, proteínas en la orina y retención de líquidos durante el embarazo). También se examinan los tobillos para comprobar si se hinchan.

Si la madre posee un Rh-negativo, se comprueba la presencia de anticuerpos anti-Rh; si la madre es Rh-negativo y el padre Rh-positivo, el feto puede tener sangre Rh-positivo. (• *V. página 1190*) Si la sangre Rh-positivo del feto entra en la circulación sanguínea de la madre en algún momento del embarazo, ésta puede producir anticuerpos anti-Rh que, al pasar al feto, pueden destruir sus glóbulos rojos y provocar ictericia, lesión cerebral o incluso su muerte.

Una mujer de constitución normal debería aumentar aproximadamente un total de 12 a 15 kilo-

Ecografía: visualización del feto

En la ecografía se coloca un transductor (un dispositivo que produce ondas sonoras) sobre el abdomen de la mujer. Las ondas sonoras penetran en el cuerpo, reflejan las estructuras internas y se convierten en impulsos eléctricos, que, procesados, dan una imagen en un monitor.

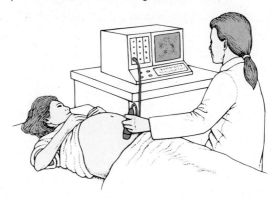

gramos durante el embarazo (es decir, alrededor de 1 a 1,5 kg al mes). Aumentar más de 15 a 17,5 kilogramos produce un aumento del tejido adiposo tanto en el feto como en la madre. Debido a que al final del embarazo resulta más difícil controlar el aumento de peso, la mujer debería evitar este incremento durante los primeros meses. Sin embargo, si una mujer aumenta muy poco de peso puede significar un mal presagio, en especial si el total del peso ganado es inferior a 5 kilogramos, ya que puede indicar que el feto no crece lo bastante rápido (una situación que se denomina retraso del desarrollo fetal).

En ocasiones, el aumento de peso se debe a una retención de líquidos por una mala circulación sanguínea en las piernas cuando la mujer está de pie. Por lo general, este problema se alivia recostándose de lado (preferiblemente el izquierdo) durante 30 a 45 minutos dos o tres veces al día.

Durante el embarazo, la mayoría de mujeres debería agregar 250 calorías a su dieta diaria para nutrir al feto en desarrollo. A pesar de que la mayoría de estas calorías debería provenir de proteínas, la dieta debe ser equilibrada e incluir frutas frescas, cereales y verduras. A este fin, los cereales de alto contenido en fibra y sin azúcar son excelentes. La sal, sobre todo yodada, puede utilizarse con moderación, pero deben evitarse los alimentos excesivamente salados o que contengan conservantes. No es recomendable seguir una dieta para bajar de peso durante el embarazo, incluso para las mujeres obesas, ya que reduce

---

Síntomas que se deben comunicar de inmediato al médico

- Cefaleas persistentes.
- Náuseas y vómitos persistentes.
- Vértigo.
- Trastornos visuales.
- Dolor o calambres en la parte inferior del abdomen.
- Contracciones.
- Hemorragia vaginal.
- Pérdida de líquido amniótico (romper aguas).
- Hinchazón de manos o pies.
- Aumento o disminución en la producción de orina.
- Cualquier enfermedad o infección.

---

el aporte de nutrientes al feto y es esencial aumentar un poco de peso para que el desarrollo sea correcto. A pesar de que, normalmente, el feto tiene preferencia a la hora de recibir los nutrientes, la madre debería asegurarse de que éstos sean los adecuados.

Por lo general, no se recomienda la administración de fármacos. (• *V. página 1201*) La mujer embarazada no debería tomar ningún fármaco, incluyendo los que no precisan receta (de venta libre), como el ácido acetilsalicílico, sin consultar primero con su médico, en particular, durante los primeros tres meses. La demanda de hierro aumenta en gran medida durante el embarazo para satisfacer las necesidades del feto y de la madre. Habitualmente, la mayoría de las mujeres necesita tomar suplementos de hierro (en especial las que padecen anemia) porque, en general, las mujeres no absorben suficiente cantidad de hierro de los alimentos para satisfacer las demandas del embarazo, aun cuando éste se sume al almacenado en el organismo. En ocasiones, los suplementos de hierro causan un ligero malestar en el estómago y estreñimiento. Por otra parte, hay que tener en cuenta que la demanda de hierro aumenta aún más durante la segunda mitad del embarazo. Si la dieta es adecuada, quizás no haga falta contar con otros suplementos ni vitaminas, a pesar de que es recomendable la administración diaria de una vitamina que contenga hierro y ácido fólico.

Las náuseas y los vómitos se alivian realizando cambios en la dieta, como beber y comer pequeñas cantidades con frecuencia, comer antes de tener hambre e ingerir alimentos suaves (por ejemplo, cal-

do, consomé, arroz y pasta) en lugar de platos fuertes y muy condimentados. Comer galletas y tomar una bebida carbonatada también sirve de alivio para las náuseas. Por ello, tener siempre galletas junto a la cama y comer una o dos antes de levantarse es una buena solución para las náuseas matinales. En la actualidad, no se aconseja la administración de ningún fármaco para tratar las náuseas. Si las náuseas y los vómitos son tan intensos o persistentes que la mujer se deshidrata, pierde peso o presenta cualquier otro problema, puede que deba ser hospitalizada temporalmente y que tenga que recibir líquidos por vía intravenosa. (• *V. página 1192*)

La hinchazón (edema) es muy frecuente, sobre todo en las piernas. También es frecuente que aparezcan varices en las piernas y en la zona que rodea el orificio vaginal (vulva), que pueden ser molestas; de ahí que las prendas de vestir deban ser amplias alrededor de la cintura y las piernas. Así mismo, usar medias elásticas o reposar con frecuencia con las piernas en alto, preferiblemente echada sobre el lado izquierdo, suele reducir el edema.

Las hemorroides (dilatación varicosa) son otro problema frecuente y pueden tratarse con laxantes, un gel anestésico o con baños de agua templada cuando son dolorosas.

Con frecuencia aparece dolor de espalda de intensidad variable. En estos casos, puede resultar de gran ayuda evitar los esfuerzos excesivos de la espalda y usar una faja de maternidad. En ocasiones, hay dolor en el hueso del pubis (sínfisis púbica) que se localiza en la parte inferior del abdomen.

La acidez, generalmente por el reflujo de contenido del estómago hacia el esófago, puede mejorar haciendo comidas menos copiosas, evitando recostarse o echarse de forma completamente plana, al menos durante varias horas después de comer, y tomando antiácidos (excepto bicarbonato de sodio).

La fatiga es frecuente, sobre todo en las primeras 12 semanas y, de nuevo, al final del embarazo.

También es característico un aumento del flujo vaginal, que, en general, es normal. La tricomoniasis (una infección por protozoos) y la candidiasis (una infección por hongos) son infecciones vaginales frecuentes durante el embarazo que pueden tratarse fácilmente. La vaginosis bacteriana, una infección de origen bacteriano, puede producir un adelantamiento del parto y, en consecuencia, debe ser tratada de inmediato. (• *V. página 975 y 976*)

Así mismo, puede aparecer apetencia, o sea, la necesidad imperiosa de comer alimentos extraños o sustancias no comestibles, como almidón o arcilla. Ello quizá puede representar una necesidad nutricional subconsciente. En ocasiones, el exceso de salivación puede causar algunas molestias.

A menudo, las mujeres embarazadas se preocupan por moderar sus actividades; no obstante, la mayoría puede continuar sin ningún cambio y realizando sus ejercicios habituales durante el embarazo. La natación y otros deportes que no requieren grandes esfuerzos son muy adecuados. Las mujeres embarazadas pueden realizar actividades vigorosas, como la equitación, siempre y cuando lo hagan con prudencia. La libido puede aumentar o bien disminuir durante el embarazo. El coito está permitido durante toda la gestación, pero debería evitarse completamente en caso de hemorragia por la vagina, dolor o pérdida de líquido amniótico y, en especial, si aparecen contracciones uterinas. Algunas mujeres embarazadas han muerto debido a la insuflación de aire dentro de la vagina durante el sexo oral.

Todas las mujeres embarazadas deberían saber cuáles son los signos que indican el inicio del parto. Los principales son las contracciones en la parte inferior del abdomen a intervalos regulares y el dolor de espalda. Toda mujer que ya ha tenido partos rápidos en embarazos anteriores debería ponerse en contacto con su médico en cuanto piense que está comenzando el parto. Hacia el final del embarazo (después de 36 semanas), el médico puede practicar una exploración pélvica para intentar predecir cuándo comenzará el parto.

CAPÍTULO 244

Embarazo de alto riesgo

Un embarazo de alto riesgo es aquel en el que el riesgo de enfermedad o muerte antes o después del parto es mayor de lo habitual, tanto para la madre como para el bebé.

Para identificar un embarazo de alto riesgo, se evalúa a la mujer embarazada para determinar si presenta condiciones o características que la expongan a ella o al feto a la posibilidad de enfermar o morir durante el embarazo (factores de riesgo). A los factores de riesgo se les asigna una puntuación que se corresponde con el grado de riesgo. El hecho de identificar un embarazo de alto riesgo asegura que la mujer que más necesita atención médica efectivamente la reciba.

Una mujer con un embarazo de alto riesgo puede ser tratada en un centro de cuidados perinatales; perinatal es un término que hace referencia a los eventos que suceden inmediatamente antes, durante o después del parto. Por lo general, estos centros cuentan con un servicio obstétrico y una unidad de cuidados intensivos neonatales para proporcionar el máximo grado de asistencia tanto para la mujer embarazada como para el feto y el recién nacido. El médico suele enviar a la embarazada a un centro de cuidados perinatales antes del parto porque la atención precoz reduce la probabilidad de que el bebé enferme o muera. Estos centros también acogen a cualquier mujer embarazada que presente problemas inesperados durante el parto. La causa más frecuente de ingreso en estos centros es el riesgo de un parto prematuro (antes de las 37 semanas), que se asocia a menudo con la rotura prematura de las membranas, es decir, cuando se rompen antes de que el feto esté listo para nacer. A este respecto, el tratamiento en un centro de cuidados perinatales reduce el riesgo de que el bebé nazca prematuramente. (• *V. página 1213*)

En algunos países desarrollados muere una mujer embarazada (mortalidad materna) en 6 de cada 100 000 nacimientos. La principal causa de muerte son los accidentes de tráfico u otras lesiones. En segundo lugar, se encuentran los diversos problemas relacionados con el embarazo y el parto: coágulos de sangre que se desprenden y alcanzan los pulmones, complicaciones anestésicas, hemorragias, infecciones y complicaciones provocadas por una presión arterial elevada.

A título ilustrativo, diremos que el bebé muere antes, durante o después del parto (mortalidad perinatal) en 16 de cada 1 000 partos en EE.UU. Poco más de la mitad de estas muertes son abortos y el resto afecta a recién nacidos de hasta 28 días. La principal causa de estas muertes son las malformaciones congénitas y la prematuridad.

Algunos factores de riesgo están presentes antes de que la mujer quede embarazada, mientras que otros se desarrollan durante el embarazo.

Factores de riesgo previos al embarazo

Antes de que se produzca la concepción, es posible que la madre tenga características o condiciones que incrementen el riesgo durante el embarazo. Además, cuando se ha tenido un problema en un

Puntuación de los embarazos de alto riesgo

Un 10 o más indica un alto riesgo

Factores de riesgo	Puntuación
Antes del embarazo	
Características de la madre	
De 35 años y más o de 15 o menos.	5
Peso inferior a 45 kg o superior a 90 kg.	5
Problemas en un embarazo previo	
Feto nacido muerto.	10
Muerte del recién nacido.	10
Recién nacido prematuro.	10
Recién nacido pequeño para su edad gestacional (más pequeño de lo esperado en comparación con el número de semanas de embarazo).	10
Transfusión de sangre al feto por enfermedad hemolítica.	10
Parto postérmino (de más de 42 semanas).	10
Repetidos abortos.	5
Recién nacido grande (de más de 4,5 kg).	5
Seis o más embarazos completos.	5
Historia de eclampsia (ataques durante el embarazo).	5
Cesárea.	5
Epilepsia o parálisis cerebral en la madre.	5
Historia de preeclampsia (hipertensión, proteína en la orina y acumulación de fluido durante el embarazo).	1
Hijo anterior con defectos de nacimiento.	1
Defectos estructurales	
Útero bicorne.	10
Cuello uterino incompetente.	10
Pelvis pequeña.	5

Factores de riesgo	Puntuación
Antes del embarazo (continúa)	
Problemas médicos	
Hipertensión crónica.	10
Enfermedad renal de moderada a severa.	10
Enfermedad coronaria grave.	10
Diabetes con dependencia de insulina.	10
Drepanocitosis.	10
Resultados anormales en una Pap.	10
Afección cardíaca moderada.	5
Enfermedad de tiroides.	5
Historia de tuberculosis.	5
Enfermedad pulmonar, como asma.	5
Resultado positivo en tests de sífilis o virus de inmunodeficiencia humana (VIH).	5
Historia de infección de vejiga.	1
Historia familiar de diabetes.	1
Durante el embarazo	
Exposición a drogas e infecciones	
Consumo de drogas o alcohol.	5
Enfermedad vírica, como la rubéola.	5
Gripe (severa).	5
Tabaquismo.	1
Complicaciones médicas	
Preeclampsia moderada a severa.	10
Preeclampsia leve.	5
Infección renal.	5
Diabetes del embarazo controlada con dieta (diabetes gestacional).	5

(continúa)

Puntuación de los embarazos de alto riesgo (continúa)

Factores de riesgo	Puntuación
Durante el embarazo (continúa)	
Complicaciones médicas (continúa)	
Anemia grave.	5
Infección de la vejiga urinaria (cistitis).	1
Anemia leve.	1
Complicaciones del embarazo **Madre:**	
Localización anormal de la placenta (placenta previa).	10
Desprendimiento prematuro de la placenta (*abruptio placentae*).	10
Cantidad excesiva o insuficiente de líquido amniótico alrededor del feto.	10
Infección de placenta.	10
Rotura de útero.	10
Parto postérmino (que supere las 42 semanas o se retrase más de 2 semanas).	5
Sensibilización del Rh a la sangre del feto.	5
Manchado vaginal.	5
Trabajo de parto pretérmino.	5
Rotura de membranas (romper aguas) más de 12 horas antes del parto.	5
Se interrumpe la dilatación del cuello uterino.	5
Trabajo de parto que dura más de 20 horas.	5
Esfuerzos de expulsión durante más de 2 horas.	5

Factores de riesgo	Puntuación
Durante el embarazo (continúa)	
Complicaciones del embarazo (continúa)	
Trabajo de parto rápido (menos de 3 horas).	5
Cesárea.	5
Trabajo de parto inducido por razones médicas.	5
Trabajo de parto inducido por elección.	1
Bebé:	
Líquido amniótico teñido de meconio (color verde oscuro).	10
Presentación anormal (por ejemplo, de nalgas).	10
Nacimiento de nalgas, asistido durante todo el parto.	10
Embarazo múltiple (en particular de tres o más fetos).	10
Frecuencia cardíaca lenta o muy rápida.	10
Cordón umbilical frente al feto (prolapso de cordón).	10
Peso inferior a 2,500 kg al nacer.	10
Líquido amniótico manchado de meconio (color verde claro).	5
Necesidad de usar fórceps o extractor de vacío.	5
Parto de nalgas, parcialmente o no asistido.	5
Anestesia general durante el parto.	5

embarazo, el riesgo de tener el mismo problema en embarazos subsiguientes es mayor.

Características de la madre

La edad de la mujer se relaciona estrechamente con el riesgo durante el embarazo. Las niñas de 15 años y menos tienen más probabilidades de desarrollar preeclampsia (una enfermedad caracterizada por una presión arterial elevada, proteínas en la orina y retención de líquidos durante el embarazo) (• *V. página 1192*) y eclampsia (convulsiones producidas por la preeclampsia); también tienen más

Recién nacidos pequeños

• Un **recién nacido prematuro** es el que nace antes de las 37 semanas de embarazo.

• Un **recién nacido de poco peso (falto de peso)** es cualquiera que pesa 2,5 kg al nacer, o menos.

• Un **recién nacido pequeño para su edad gestacional** es el que resulta inusualmente pequeño para el número de semanas de embarazo. Este término hace referencia al peso y no a la longitud.

• Un **recién nacido con retraso del crecimiento** es el que sufre retraso del crecimiento intrauterino. Este término hace referencia al peso y a la longitud. Un recién nacido puede sufrir retraso del crecimiento, ser pequeño para su edad gestacional o ambas cosas.

probabilidades de tener hijos de bajo peso al nacer o desnutridos. En cambio, las mujeres de 35 años o más tienen más probabilidades de desarrollar presión arterial elevada, diabetes o fibromas (formaciones no cancerosas) en el útero, así como de tener problemas durante el parto. El riesgo de tener un bebé con alguna anomalía cromosómica como el síndrome de Down aumenta con rapidez a partir de los 35 años. (• *V. recuadro, página 1168*) Si una mujer embarazada de este grupo de edad está preocupada por la posibilidad de que su feto desarrolle anomalías, puede someterse a un análisis de las vellosidades coriónicas o a una amniocentesis para determinar el contenido cromosómico del feto. (• *V. recuadro, página 1170*)

Una mujer que pesa menos de 45 kilogramos cuando no está embarazada tiene más probabilidades de tener un bebé de menor tamaño de lo esperado en relación con el número de semanas de embarazo (pequeño para su edad gestacional). Si su peso aumenta menos de 5 kilogramos durante el embarazo, el riesgo de tener un bebé con esas características aumenta en casi un 30 por ciento. Por el contrario, una mujer obesa tiene más probabilidades de tener un bebé muy grande; la obesidad también incrementa el riesgo de desarrollar diabetes y presión arterial elevada durante el embarazo.

Una mujer de menos de 1,60 m de altura tiene más probabilidades de tener una pelvis pequeña; de ahí que el riesgo de tener un parto prematuro y un bebé anormalmente pequeño por retraso del crecimiento intrauterino también sea más alto de lo habitual.

Problemas en un embarazo previo

Una mujer que ha tenido tres abortos consecutivos siempre en los primeros 3 meses de embarazo tiene alrededor del 35 por ciento de probabilidades de sufrir otro. El aborto también es más probable cuando la mujer tuvo un feto muerto entre el cuarto y el octavo mes de embarazo o cuando tuvo un parto prematuro en un embarazo anterior. Antes de intentar quedar embarazada de nuevo, es recomendable que la mujer que ha tenido un aborto se someta a una prueba de detección de anomalías cromosómicas u hormonales, defectos estructurales en el útero o en el cuello uterino, enfermedades del tejido conectivo como el lupus o una reacción inmune frente al feto, por lo general, por incompatibilidad de Rh. Si se descubre la causa del aborto, es posible que ésta pueda ser tratada de forma adecuada.

El hecho de que un feto nazca muerto o de que un bebé recién nacido muera se asocia a anomalías cromosómicas en el feto, diabetes, alguna enfermedad renal (crónica) o de los vasos sanguíneos, hipertensión arterial, drogadicción o una enfermedad del tejido conectivo, como el lupus en la madre.

Por otro lado, cuanto mayor sea el número de partos prematuros, mayor es el riesgo de repetirlos en los embarazos siguientes. Una mujer que haya tenido un recién nacido con un peso menor de 1,5 kilogramos, tiene un 50 por ciento de probabilidades de que su próximo hijo nazca antes de término. Si un recién nacido sufrió retraso del crecimiento intrauterino, es probable que se repita en el siguiente. En estos casos, se investiga en busca de la presencia de enfermedades que puedan retrasar el crecimiento fetal, como la hipertensión arterial, afecciones renales, aumento de peso inadecuado, infección, tabaquismo y abuso de alcohol.

Un recién nacido que pese más de 4,5 kg al nacer sugiere que la madre pueda sufrir diabetes. (• *V. página 1197*) El riesgo de aborto o muerte de la mujer o del recién nacido aumenta si la mujer padece de diabetes durante el embarazo. Por tanto, se debe controlar la presencia de esta enfermedad en las mujeres embarazadas midiendo sus niveles de azúcar en sangre (glucosa) entre las semanas 20 y 28 de embarazo.

La mujer que ha tenido seis o más embarazos, tiene mayores probabilidades de tener contracciones leves durante el parto y hemorragias después del mismo, debido al debilitamiento de sus músculos uterinos. También puede tener un parto rápido, que aumenta el riesgo de padecer una hemorragia vaginal copiosa. Además, tiene muchas más probabilidades de tener placenta previa (una placenta anormalmente localizada en la parte inferior del útero). Este trastorno puede causar hemorragia y, como la placenta puede bloquear el cuello uterino, por lo general, se debe practicar una cesárea.

Si una mujer ya ha tenido un hijo con una enfermedad hemolítica, (• *V. recuadro, página 1247)* el siguiente puede correr el riesgo de nacer también con esta enfermedad, y su gravedad en el recién nacido anterior predice la que tendrá en el siguiente. Esta enfermedad se desarrolla cuando una madre cuya sangre es Rh-negativo tiene un feto con sangre Rh-positivo (incompatibilidad de Rh) y la madre produce anticuerpos contra la sangre del feto (sensibilización a Rh) que destruyen sus glóbulos rojos. En esos casos, se analiza la sangre de ambos progenitores. Si el padre tiene dos genes para sangre Rh-positivo, todos los hijos serán Rh-positivos; si tiene sólo un gen de estas características, el recién nacido tiene alrededor del 50 por ciento de probabilidades de ser Rh-negativo. Esta información es útil para tomar las precauciones necesarias con la madre y el feto en embarazos subsiguientes. Por lo general, en el primer embarazo con un hijo con sangre Rh-positivo no suele haber problemas, pero el contacto entre la sangre de la madre y la del recién nacido durante el parto hace que la madre produzca anticuerpos anti-Rh y, por tanto, los siguientes recién nacidos pueden sufrir complicaciones. Sin embargo, después de que una madre con Rh-negativo alumbre un recién nacido Rh-positivo, se suele administrar a aquélla globulina inmune Rh0 (D) para destruir los anticuerpos anti-Rh. El resultado es que la hemólisis (destrucción de hematíes) en los recién nacidos es muy poco frecuente.

Una mujer que ha tenido una preeclampsia o eclampsia tiene probabilidades de volver a tenerla, en particular, si padece hipertensión cuando no está embarazada.

Si una mujer ha tenido un bebé con trastornos genéticos o malformaciones, habitualmente se realizan análisis genéticos de éste (aunque haya nacido muerto) y de ambos padres antes de otro embarazo. En caso de que la mujer quede de nuevo embarazada, se realizan pruebas como ecografías, toma de muestras de vellosidades coriónicas y amniocentesis para ayudar a determinar las probabilidades de que las anomalías se repitan. (• *V. página 1164)*

Alteraciones estructurales

Las anomalías en los órganos reproductores femeninos, como el útero bicorne o un cuello uterino débil que no puede sostener al feto en desarrollo (cuello incompetente), aumentan el riesgo de aborto. En consecuencia, puede ser necesario practicar intervenciones quirúrgicas, ecografías o radiografías para detectar estas alteraciones; si una mujer

ha tenido varios abortos, estas pruebas se realizan antes de que vuelva a quedar embarazada.

Los fibromas (formaciones no cancerosas) en el útero, que son más frecuentes en mujeres mayores, pueden aumentar el riesgo de un parto prematuro, la incidencia de problemas durante el parto, una presentación anormal del feto, una localización anormal de la placenta (placenta previa) y abortos repetidos.

Problemas médicos

Ciertas condiciones médicas en una mujer gestante pueden ponerla en peligro a ella y al feto. Las más importantes son la hipertensión arterial crónica, enfermedades renales, diabetes, cardiopatías graves, enfermedad tiroidea, lupus eritematoso sistémico (lupus) y trastornos de la coagulación sanguínea.(• *V. página 1194)*

Historia familiar

Una historia de retraso mental u otros trastornos hereditarios en la familia de la madre o del padre aumenta la probabilidad de que el recién nacido vaya a tener esa enfermedad. La tendencia a tener gemelos también se da en el seno de una misma familia.

Factores de riesgo durante el embarazo

Una mujer embarazada sin riesgos especiales puede sufrir un cambio que aumente el riesgo, por ejemplo, la exposición a teratógenos (agentes que pueden producir defectos congénitos) como la radiación, productos químicos, fármacos e infecciones, o bien puede desarrollar una complicación médica o en relación al embarazo.

Exposición a teratógenos

Los fármacos reconocidos como causantes de defectos congénitos cuando se toman durante el embarazo incluyen el alcohol, la fenitoína, los fármacos que contrarrestan las acciones del ácido fólico (como el triamtereno o el trimetoprim), el litio, la estreptomicina, las tetraciclinas y la warfarina. (• *V. página 1201)* Las infecciones que pueden provocar defectos congénitos incluyen el herpes simple, la hepatitis vírica, la gripe, la parotiditis, la rubéola, la varicela, la sífilis, la listeriosis, la toxoplasmosis e infecciones por virus Coxsackie o por citomegalovirus. Al comienzo del embarazo, a la mujer se le pregunta si ha tomado algunos de estos fármacos o ha padecido alguna de estas infecciones desde que quedó embarazada. Es particularmente preocupante la forma en que el tabaquismo, el consumo de alcohol y el abuso de

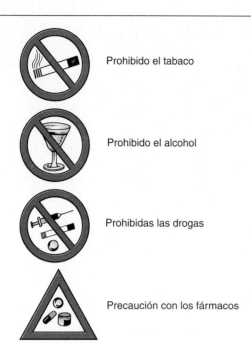

Prohibido el tabaco

Prohibido el alcohol

Prohibidas las drogas

Precaución con los fármacos

fármacos durante el embarazo afectan a la salud y al desarrollo del feto.

El **tabaquismo** es la adicción más frecuente entre las mujeres embarazadas de algunos países desarrollados. A pesar de la información creciente acerca de los peligros para la salud que acarrea el tabaquismo, el porcentaje de mujeres adultas que fuman o viven con alguien que fuma sólo ha descendido ligeramente en 20 años y el porcentaje de mujeres grandes fumadoras se ha incrementado. Así mismo, el tabaquismo entre las adolescentes ha aumentado sustancialmente y supera al de los jóvenes de su misma edad.

El consumo de tabaco perjudica tanto a la madre como al feto, pero sólo cerca del 20 por ciento de las mujeres que fuma abandona el hábito durante la gestación. El efecto más marcado del tabaquismo sobre el recién nacido durante el embarazo es la reducción de su peso al nacer: cuanto más fuma una mujer durante el embarazo, menos pesará el recién nacido. Este efecto parece ser mayor entre las fumadoras de mayor edad, que tienen más probabilidades de tener recién nacidos de menor peso y estatura. Las fumadoras embarazadas también tienen más probabilidades de tener complicaciones con la placenta, rotura prematura de membranas, parto anticipado (pretérmino) e infecciones uterinas. Una mujer embarazada que no fuma debería evitar exponerse al humo de otros puesto que, igualmente, puede perjudicar al feto.

Los defectos congénitos que afectan al corazón, al cerebro y a la cara son más frecuentes entre los hijos de fumadoras que entre los de no fumadoras. El tabaquismo en la madre también puede aumentar el riesgo del síndrome de muerte súbita del lactante. Además, los hijos de madres fumadoras tienen deficiencias sutiles, pero apreciables, en cuanto al crecimiento, desarrollo intelectual y conducta. Se cree que estos efectos son provocados por el monóxido de carbono, que reduce el suministro de oxígeno que reciben los tejidos del organismo, y por la nicotina, que, al estimular la liberación de hormonas, provoca una constricción de los vasos sanguíneos en la placenta y el útero, disminuyendo la llegada de sangre.

El **consumo de alcohol** durante el embarazo es la principal causa conocida de anomalías congénitas. El síndrome alcohólico fetal, una de las principales consecuencias de beber durante el embarazo, aparece en alrededor de 2,2 de cada 1 000 recién nacidos vivos. Esta enfermedad incluye retraso del crecimiento antes o después del parto, anomalías faciales, cabeza pequeña (microcefalia), probablemente causada por un crecimiento escaso del cerebro, y un desarrollo anormal del comportamiento. El síndrome alcohólico fetal es la principal causa del retraso mental. (• *V. página 1250*) Además, el alcohol puede causar problemas que van desde el aborto a graves efectos en la conducta del recién nacido o en el niño en desarrollo, como comportamiento antisocial y déficit de atención. Estos trastornos pueden aparecer incluso aunque el recién nacido no tenga defectos físicos de nacimiento.

El riesgo de aborto espontáneo casi se duplica cuando una mujer consume alcohol durante el embarazo, en especial si bebe mucho. Por lo general, el peso con el que nacen los hijo de madres que consumen alcohol durante la gestación es inferior al normal. El promedio de peso al nacer es de alrededor de 2 kilogramos, comparados con los 3,5 kilogramos del resto de los recién nacidos.

La **drogadicción y el abuso de sustancias tóxicas** son cada vez más frecuentes en las mujeres embarazadas. Más de cinco millones de personas, muchas de las cuales son mujeres en edad fértil, consumen con regularidad marihuana y cocaína.

La cromatografía es una prueba de laboratorio barata y efectiva que se utiliza para detectar en la orina heroína, morfina, anfetaminas, barbitúricos, codeína, cocaína, marihuana, metadona o fenotiacinas. Las mujeres que se inyectan drogas corren un mayor riesgo de tener anemia, infección de la sangre (bacteriemia) o de las válvulas cardíacas (endocarditis), abscesos cutáneos, hepatitis, flebitis, neumonía, tétanos y enfermedades de transmisión sexual, incluido el SIDA. Alrededor del 75 por ciento de los recién nacidos con SIDA resulta de madres que se inyectaban drogas o ejercían la prostitución. Además estos niños tienen un mayor riesgo de desarrollar otras enfermedades de transmisión sexual, hepatitis e infecciones. Por otro lado, es probable que su crecimiento dentro del útero sea insuficiente y que nazcan prematuramente.

Alrededor del 14 por ciento de las mujeres embarazadas consume marihuana en distintos grados. Su principal ingrediente, el tetrahidrocannabinol (THC), es capaz de atravesar la placenta y, en consecuencia, de afectar al feto. A pesar de que ninguna evidencia específica demuestra que la marihuana cause defectos de nacimiento o retrase el crecimiento del feto en el útero, algunos estudios sugieren que un gran consumo de esta droga produce anomalías de comportamiento en los recién nacidos.

El abuso de cocaína durante el embarazo causa graves problemas tanto para la madre como para el feto y, dado que muchas de las mujeres que consumen cocaína también consumen otras drogas, el problema adquiere una especial gravedad. La cocaína estimula el sistema nervioso central, actúa como anestésico local y reduce el diámetro de los vasos sanguíneos (vasoconstricción). El estrechamiento de los vasos sanguíneos puede reducir el flujo sanguíneo, por lo que el feto no siempre recibe el oxígeno suficiente. Esta reducción puede afectar al crecimiento de varios órganos y frecuentemente provoca trastornos óseos y un estrechamiento anormal de algunos segmentos del intestino. El sistema nervioso y los problemas de comportamiento de los hijos de madres cocainómanas incluyen hiperactividad, temblores incontrolables e importantes trastornos del aprendizaje, que continúan hasta los 5 años o incluso hasta una edad más avanzada. (• *V. página 1250*)

Si una mujer embarazada presenta repentinamente una presión arterial muy alta (hipertensión aguda), una hemorragia debida al desprendimiento precoz de la placenta (*abruptio placentae*) o si el recién nacido nace, sin causa aparente, muerto, se analiza su orina en busca de la presencia de cocaína. Entre las mujeres que consumen cocaína durante el embarazo, alrededor del 31 por ciento tiene un parto antes de término, el 19 por ciento tiene un recién nacido con retraso del crecimiento y el 15 por ciento sufre un desprendimiento precoz de la placenta. Si se interrumpe el consumo de cocaína después de los primeros 3 meses de embarazo, los riesgos de tener un parto prematuro y un desprendimiento precoz de la placenta aún siguen siendo altos pero, probablemente, el crecimiento del feto será normal.

Problemas médicos

Si se diagnostica hipertensión por primera vez cuando una mujer está embarazada, el médico puede tener ciertas dificultades en determinar si la causa es el embarazo o algún otro problema. El tratamiento de la hipertensión durante el embarazo es problemático; los beneficios que pueda obtener la madre tienen que ser sopesados con los potenciales riesgos para el feto. Sin embargo, cuando el embarazo se halla en estado muy avanzado, este trastorno puede indicar una grave amenaza para la madre y el feto y se debe instaurar un tratamiento de inmediato.

Si la mujer gestante ha tenido anteriormente una infección de orina, se evalúa una muestra de su orina al inicio del embarazo. Si se detectan bacterias, se administran antibióticos (• *V. página 1205*) para prevenir una infección renal, ya que ésta se asocia al parto antes de término y a la rotura prematura de las membranas.

Las infecciones bacterianas de la vagina durante el embarazo también pueden derivar en un parto antes de término o en una rotura prematura de las membranas. El tratamiento de la infección con antibióticos reduce la probabilidad de tener estos problemas.

Una enfermedad que provoque fiebre alta (temperatura superior a los 39,5 °C) en el primer trimestre del embarazo aumenta la probabilidad de sufrir un aborto y de anomalías en el sistema nervioso del recién nacido. La fiebre al final del embarazo aumenta la posibilidad de un parto pretérmino.

Las intervenciones quirúrgicas de urgencia durante el embarazo aumentan el riesgo de un parto pretérmino. Muchas enfermedades, como la apendicitis, un ataque de vesícula biliar y la obstrucción intestinal son difíciles de diagnosticar debido a los cambios normales que se producen en el abdomen durante el embarazo. En consecuencia, cuando se diagnostica una de esas enfermedades, es probable que se encuentre en un estado avanzado, lo que incrementa la morbilidad y la mortalidad.

Complicaciones del embarazo

Incompatibilidad de Rh. La madre y el feto pueden tener tipos de sangre incompatibles. Lo más frecuente es la incompatibilidad de Rh, (• *V. página 1190*) que puede originar una enfermedad hemolítica del recién nacido. Esta enfermedad sólo se desarrolla cuando una madre Rh-negativo y un padre Rh-positivo tienen un feto cuya sangre es Rh-positivo y la madre produce anticuerpos contra la sangre del feto. Si una futura madre es Rh-negativo, se debe buscar la presencia de anticuerpos frente a la sangre del feto cada 2 meses. El riesgo de producir estos anticuerpos aumenta después de cualquier episodio de hemorragia en el que la sangre de la madre y la del feto puedan mezclarse, tras una amniocentesis o después de la toma de muestras de vellosidades coriónicas y dentro de las primeras 72 horas tras el parto si el recién nacido es Rh-positivo. En estas circunstancias y a las 28 semanas de embarazo, se administra a la madre globulina inmune (D)Rh0, que se adhiere a los anticuerpos y los destruye.

Hemorragia. Las causas más frecuentes de hemorragia en el último trimestre de la gestación son la localización anormal de la placenta, su desprendimiento precoz y una enfermedad de la vagina o el cuello uterino, como una infección. Se considera que todas las mujeres que sangran en este período del embarazo corren el riesgo de abortar, perder una excesiva cantidad de sangre (hemorragia) o morir durante el parto. La práctica de una ecografía, la exploración del cuello uterino y la prueba de Papanicolaou (Pap) ayudan a determinar la causa de la hemorragia.

Problemas con el líquido amniótico. Una excesiva cantidad de líquido amniótico en las membranas que rodean al feto aumenta el tamaño del útero y ejerce presión sobre el diafragma de la madre, lo que puede provocarle graves problemas respiratorios o acabar en un parto pretérmino. El desarrollo de excesivo líquido amniótico suele suceder en la diabetes no controlada, en embarazos múltiples, cuando hay incompatibilidad de Rh fetomaterno o en anomalías congénitas del recién nacido, en especial, esófago obstruido o alteraciones del sistema nervioso. En cerca de la mitad de los casos, la causa es desconocida. En cambio, la falta de líquido amniótico se asocia a malformaciones congénitas de las vías urinarias, retraso del crecimiento intrauterino o pérdida del feto.

Parto pretérmino. El parto tiene más probabilidades de comenzar anticipadamente si la madre presenta defectos estructurales en el útero o en el cuello uterino, hemorragia, estrés mental o físico, embarazo múltiple o si fue sometida a una intervención quirúrgica del útero. El parto pretérmino suele tener lugar cuando el feto se encuentra en una posición anormal, como en la presentación de nalgas, en caso de desprendimiento precoz de la placenta, si la madre sufre hipertensión arterial, o cuando hay demasiado líquido amniótico alrededor del feto. La neumonía, la infección renal y la apendicitis también pueden provocar un parto pretérmino. Alrededor de un 30 por ciento de las mujeres que tienen este tipo de parto padecen infecciones uterinas a pesar de que las membranas no se hayan roto. No se sabe con certeza si el tratamiento con antibióticos es eficaz.

Embarazo múltiple. Tener más de un feto en el útero aumenta las probabilidades de malformación fetal y de problemas en el parto.

Embarazo postérmino. En un embarazo que continúa más allá de 42 semanas (pasado de término), la muerte del recién nacido es tres veces más probable que en un embarazo que llega a término con normalidad. Por ello, en estos casos se lleva a cabo una monitorización electrónica del ritmo cardíaco y se practican ecografías para controlar al feto.

CAPÍTULO 245

Complicaciones del embarazo

En general, los embarazos se desarrollan sin problemas y la mayoría de las complicaciones pueden ser tratadas. Las complicaciones incluyen abortos, embarazo ectópico, anemia, incompatibilidad de Rh, problemas con la placenta, vómitos, preeclampsia y eclampsia y erupciones cutáneas, así como parto pretérmino y rotura de membranas. (• *V. página 1213*) Después de un aborto, la mayoría de las mujeres consigue tener embarazos sin complicaciones.

Aborto y feto muerto

Un aborto (espontáneo) es la pérdida de un feto por causas naturales antes de las 20 semanas de embarazo. En cambio, se denomina feto muerto a la pérdida del mismo por causas naturales después de las 20 semanas de embarazo.

El término aborto hace referencia tanto a un aborto espontáneo como a una interrupción médica del embarazo (aborto provocado).

Un bebé que respira espontáneamente o que presenta latidos cardíacos después del parto es un recién nacido vivo, sea cual sea el momento del embarazo. Si fallece poco después, su muerte recibe el nombre de muerte del recién nacido (neonatal).

Alrededor del 20 al 30 por ciento de las mujeres embarazadas presenta alguna hemorragia o contracciones al menos una vez durante las primeras

20 semanas de embarazo. Cerca de la mitad de estos episodios acaba en un aborto espontáneo.

Alrededor del 85 por ciento de los abortos espontáneos tiene lugar durante las primeras 12 semanas de embarazo y, en general, son debidos a anomalías en el feto. El 15 por ciento restante de abortos se produce durante las semanas 13 a 20; alrededor de dos tercios se deben a problemas de la madre y un tercio a causas desconocidas. Muchos estudios han demostrado que los trastornos emocionales en la madre no tienen relación con los abortos espontáneos.

Síntomas y diagnóstico

Antes de un aborto, la mujer habitualmente sufre pérdidas de sangre poco cuantiosas o tiene una hemorragia más evidente junto a secreción vaginal. El útero se contrae y la mujer siente un dolor similar a los calambres. Si el aborto continúa, la hemorragia, la secreción y los dolores aumentan. Al final, parte o la totalidad del contenido del útero puede ser expulsado.

En las primeras fases de un aborto, la ecografía puede determinar si el feto sigue con vida. Después de la pérdida del feto, esta prueba y otras pueden utilizarse para determinar si la expulsión del contenido del útero ha sido completa.

Tratamiento

Cuando todo el contenido del útero ha sido expulsado (aborto completo) no se necesita iniciar ningún tratamiento. Por el contrario, cuando sólo se expulsa una parte (aborto incompleto), debe realizarse una dilatación y succión para vaciar el útero. (• V. página 1163)

Si el feto muere pero continúa en el útero (aborto fallido), deben extraerse el feto y la placenta, por lo general, mediante dilatación y succión. Un fármaco, como la oxitocina, que hace que el útero se contraiga y expulse su contenido, puede administrarse para tratar los abortos fallidos tardíos.

Si se produce una hemorragia y contracciones dolorosas durante las primeras 20 semanas de embarazo (amenaza de aborto), se aconseja reposo en cama, porque suele mejorar los síntomas. En la medida de lo posible, la mujer no debería trabajar ni permanecer de pie en casa. Debería evitarse el coito, a pesar de que no se ha demostrado una clara relación con los abortos espontáneos. No se administran hormonas porque casi siempre son ineficaces y pueden causar defectos congénitos, sobre todo del corazón o de los órganos reproductores. Por ejemplo, la exposición en esta etapa del desarrollo de un feto femenino al dietilestilbestrol (DES), una hormona sintética, se asocia a cáncer vaginal.

La amenaza de aborto puede deberse a que el cuello uterino se dilate prematuramente debido a

---

Terminología sobre el aborto

Amenaza de aborto
Sangrado o calambres en las primeras 20 semanas de embarazo, que indican que el feto está en peligro.

Completo
Expulsión de todos los contenidos del útero.

Diferido
Retención de un feto muerto en el útero durante 4 semanas o más.

Espontáneo
Pérdida del feto que ocurre de forma natural.

Habitual
Tres o más abortos consecutivos.

Incompleto
Expulsión sólo de parte del contenido del útero o rotura de las membranas.

Inducido
Interrupción médica del embarazo.

Inevitable
Dolor intolerable o sangrado con apertura del cuello uterino, que indican que el feto se perderá.

Precoz
Pérdida del feto antes de las 12 semanas de embarazo.

Séptico
Infección de los contenidos del útero antes, durante o después de un aborto.

Tardío
Pérdida del feto entre las 12 y las 20 semanas de embarazo.

Terapéutico
Remoción del feto para salvar la vida de la madre o preservar su salud.

---

la debilidad del tejido fibroso. En ocasiones, la apertura cervical se cierra quirúrgicamente (cerclaje) con una sutura que se retira justo antes del parto.

Un aborto séptico es una infección muy grave. El contenido del útero debe eliminarse de inmediato y es necesario tratar la infección con dosis altas de antibióticos.

Embarazo ectópico

Un embarazo ectópico (fuera de lugar) es aquel en que el feto se desarrolla fuera del útero, ya sea en la trompa de Falopio, en el canal cervical o en la cavidad pélvica o abdominal.

Problemas en la madre que pueden causar un aborto

Útero anormal.

Incompetencia del cuello uterino, que puede comenzar a dilatarse a medida que el útero aumenta de tamaño.

Hipotiroidismo.

Diabetes.

Infecciones, como las provocadas por un citomegalovirus o la rubéola.

Consumo de cocaína, sobre todo crack.

Lesiones.

Deficiencias en la dieta.

Normalmente, el ovario libera un óvulo que es absorbido hacia la apertura de una de las trompas de Falopio, (• *V. recuadro, página 1173)* donde es impulsado por diminutos cilios similares a pelos hasta que varios días después llega al útero. Normalmente, la fecundación del óvulo se efectúa en la trompa de Falopio, pero la implantación tiene lugar en el útero. Sin embargo, si la trompa se obstruye (por ejemplo, debido a una infección previa), el óvulo puede desplazarse lentamente o incluso quedar atascado. El óvulo fecundado quizá nunca llegue al útero y, en consecuencia, se produce un embarazo ectópico.

Uno de cada 100 o 200 embarazos es ectópico. Por motivos no desmasiado claros, cada vez resultan más frecuentes. Son factores de riesgo una enfermedad en la trompa de Falopio, un embarazo ectópico previo, la exposición fetal al dietilestilbestrol o una ligadura de trompas fallida (un procedimiento de esterilización en el que se corta u obstruye la trompa de Falopio). Los embarazos ectópicos son menos frecuentes entre las mujeres de raza blanca. En los raros casos en que una mujer queda embarazada con un dispositivo intrauterino (DIU) colocado, el riesgo de tener un embarazo ectópico es elevado.

Por lo general, los embarazos ectópicos se desarrollan en una de las de las trompas de Falopio (embarazo tubárico). Son inhabituales los embarazos en el canal cervical, en el ovario o en la cavidad abdominal o pélvica. Un embarazo ectópico constituye un riesgo para la vida y debe ser extirpado lo antes posible. Según algunas estadísticas, 1 de cada 826 mujeres con embarazos ectópicos muere por complicaciones.

Síntomas

Los síntomas de un embarazo ectópico son pequeñas pérdidas de sangre por la vagina y dolores abdominales como los calambres, todo ello asociado habitualmente a un retraso de la menstruación. Estos síntomas se deben a que una vez se produce la muerte del feto, el revestimiento uterino se expulsa como en un período menstrual normal.

Si el feto muere en una fase precoz, no se producen lesiones en la trompa de Falopio. Si sigue creciendo, no obstante, pueden desgarrarse las paredes de la trompa y producirse una hemorragia. Si ésta es gradual, causa dolor y a veces una sensación de presión en la parte inferior del abdomen debido a la acumulación de sangre. Si la hemorragia es rápida, pude provocar una reducción grave de la presión arterial e incluso un shock. Típicamente, alrededor de las 6 u 8 semanas, se siente un dolor agudo e intenso en la parte inferior del abdomen, seguido de un desvanecimiento. Estos síntomas habitualmente indican que la trompa se ha roto y, en consecuencia, que se ha producido una hemorragia masiva dentro del abdomen.

En ocasiones, un embarazo ectópico se desarrolla en parte dentro de la trompa y en parte dentro del útero. En este caso aparecen dolores abdominales como calambres y pérdidas hemáticas frecuentes. En esta localización el feto cuenta con más lugar para crecer, por lo que la rotura se produce más tarde, en general entre las 12 y las 16 semanas de embarazo. Esta rotura puede ser catastrófica, todavía con una mayor tasa de mortalidad asociada.

Diagnóstico y tratamiento

El embarazo ectópico puede sospecharse cuando los análisis de sangre y de orina dan un resultado positivo de embarazo pero el útero es más pequeño de lo esperado en relación con la edad gestacional. La ecografía puede demostrar que el útero está vacío y que hay sangre en la cavidad pélvica o abdominal. Así mismo, el médico puede emplear un laparoscopio (un tubo de fibra óptica que se introduce por una pequeña incisión en el abdomen) para visualizar el embarazo ectópico directamente.

Para ayudar a confirmar el diagnóstico, se puede introducir una aguja atravesando la pared de la vagina hasta llegar a la cavidad pélvica y extraer la sangre acumulada debido a la hemorragia del embarazo ectópico (este procedimiento se llama culdocentesis). A diferencia de la sangre de una vena o una arteria, esta sangre tiene la peculiaridad de no coagular.

Por lo general, un embarazo ectópico debe ser extirpado quirúrgicamente. Cuando se encuentra en una trompa de Falopio, habitualmente se practica una incisión dentro de la trompa para extraer el feto y la placenta. La trompa se deja abierta para que sane sin dejar cicatrices que podrían dificultar todavía

Localizaciones del embarazo ectópico

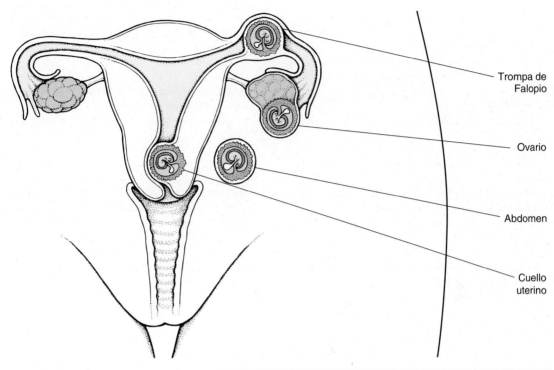

Trompa de Falopio

Ovario

Abdomen

Cuello uterino

más una futura concepción. En ciertos casos, este procedimiento puede realizarse con un laparoscopio. En raras ocasiones, las lesiones de la trompa son tan graves que no puede repararse y es necesario extirparla.

Para tratar un embarazo tubárico en su fase inicial en el que no existe evidencia de latido cardíaco del feto, también puede utilizarse la administración de metotrexato, en lugar de una intervención quirúrgica.

Anemias

Las anemias son trastornos en los que el número de glóbulos rojos (eritrocitos) o la cantidad de hemoglobina (la proteína que transporta oxígeno) que éstos contienen se encuentra por debajo de los valores normales. (• V. página 771)

El volumen de sangre aumenta durante el embarazo, por lo que una disminución moderada en la concentración de eritrocitos y hemoglobina (hemodilución) es normal.

Como la madre debe producir sangre tanto para el feto como para ella misma, durante la gestación se precisa de un mayor aporte de hierro para producir glóbulos rojos. Por ello, el tipo más frecuente de

anemia durante el embarazo es la anemia por deficiencia de hierro que, por lo general, se debe a una inadecuada cantidad de este elemento en la dieta. Sin embargo, puede deberse a una deficiencia de hierro ya existente provocada por la pérdida de hierro por las menstruaciones o por un embarazo previo. Con menos frecuencia, la anemia es consecuencia de una dieta deficiente en ácido fólico (folato), una vitamina B que también es necesaria para producir glóbulos rojos.

Diagnóstico y tratamiento

El diagnóstico se basa en los análisis de sangre que determinan la cantidad de eritrocitos, los valores de hemoglobina y los de hierro.

La anemia provocada por una deficiencia de hierro se trata con comprimidos de hierro. Este suplemento de hierro no supone ningún riesgo para el feto pero puede causar malestar en el estómago y estreñimiento en la madre, sobre todo si la dosis es alta. A pesar de que no se ha demostrado que todas las mujeres embarazadas deban tomar suplementos de hierro, a la mayoría de las gestantes se les aconseja tomarlos, incluso si su cantidad de eritrocitos y los niveles de hemoglobina son normales, para asegurar que el aporte de hierro sea suficiente para ellas y para el feto a medida que avance el embarazo. La anemia causada por deficiencia de ácido fólico se trata con comprimidos de folato. Para las pacientes con anemia drepanocítica *(• V. página 1196)* (una enfermedad hereditaria en la que la hemoglobina es anormal), el tratamiento es motivo de controversia; en ciertos casos, es necesario realizar transfusiones de sangre.

Incompatibilidad de Rh

La incompatibilidad de Rh es la incompatibilidad del grupo Rh entre la sangre de la madre y de su feto.

Como resultado de esta anomalía, la mujer puede producir anticuerpos contra los glóbulos rojos (eritrocitos) del feto. Estos anticuerpos ocasionan la destrucción de un número más o menos importante de estas células, produciendo en ocasiones la denominada enfermedad hemolítica del recién nacido, una variedad de anemia.

El grupo sanguíneo de una persona es un conjunto de moléculas localizadas sobre la superficie de los eritrocitos que los identifican como específicos de cada individuo. El grupo sanguíneo Rh incluye algunas de estas moléculas. Una de ellas, la Rh0 (D), suele causar los problemas de incompatibilidad de Rh. Si los hematíes tienen moléculas Rh0 (D), la sangre es Rh-positivo; si no las tienen, la sangre es Rh-negativo.

Los problemas aparecen cuando la madre es Rh-negativo y el feto tiene sangre Rh-positivo que ha heredado de un padre Rh-positivo. Parte de la sangre fetal puede entrar en contacto con la sangre materna a través de la placenta, sobre todo en los últimos días de embarazo y durante el parto. Si ello sucede, el organismo de la madre puede tratar los glóbulos rojos del feto como elementos extraños y producir anticuerpos para destruirlos (anticuerpos anti-Rh). Los valores de estos anticuerpos de la madre se elevan a lo largo de todo el embarazo y pueden atravesar la placenta y llegar al feto, donde pueden destruir parte de sus eritrocitos. Como resultado, puede desarrollarse la enfermedad hemolítica en el feto (eritroblastosis fetal) o en el recién nacido (eritroblastosis neonatal). *(• V. recuadro, página 1247)* No obstante, durante un primer embarazo, rara vez surgen estos problemas porque, por lo general, no se produce un contacto significativo entre la sangre del feto y la de la madre hasta el momento del parto. Sin embargo, en cada embarazo subsiguiente, la madre se sensibiliza cada vez más frente a la sangre Rh-positivo y produce anticuerpos cada vez con mayor antelación.

La destrucción de los glóbulos rojos del feto puede ocasionar anemia e incrementar los valores de bilirrubina en la sangre (un producto de desecho proveniente de la destrucción de los eritrocitos); si los valores de la bilirrubina son demasiado altos, puede lesionarse el cerebro del feto.

Entre las personas de raza blanca de ciertos países occidentales, el 85 por ciento es Rh-positivo y en alrededor del 13 por ciento de los matrimonios, el varón es Rh-positivo y la mujer Rh-negativo. En estos casos, 1 recién nacido de cada 27 desarrolla la enfermedad hemolítica.

Prevención y tratamiento

En su primera visita al médico durante un embarazo, éste hace una revisión a la mujer para determinar su tipo y grupo sanguíneo. Si es Rh-negativo, se determina el tipo de sangre del padre; si éste es Rh-positivo, se miden los valores de anticuerpos anti-Rh en la madre.

Durante el parto se puede producir un contacto entre la sangre materna y la fetal, lo que puede ocasionar que la madre produzca anticuerpos. Por este motivo, y a modo de precaución, se inyectan anticuerpos anti-Rh en la madre Rh-negativo, en la forma de globulina inmune Rh0(D), en las 72 horas posteriores al parto de un bebé que tiene sangre Rh-positiva, incluso después de un aborto espontáneo o provocado. Este tratamiento destruye cualquier célula fetal que pueda sensibilizar a la madre, gracias a lo cual los embarazos posteriores no suelen ser peligrosos. No obstante, en alrededor del 1 al 2 por ciento de los casos, la inyección no evita la sensibilización, presumiblemente porque la madre fue sensibilizada al principio del embarazo. Para evitar la sensibilización precoz de una madre cuya sangre es Rh-negativa, se aplica una inyección de anticuerpos anti-Rh a las 28 semanas de embarazo así como después del parto.

Si se realizan mediciones periódicas de los cambios en los valores de anticuerpos anti-Rh en la madre, el médico puede anticipar si el bebé va a tener problemas potenciales. Si los niveles de anticuerpos anti-Rh de la madre se elevan demasiado durante el embarazo, puede realizarse una amniocentesis. Para ello se inserta una aguja a través de la piel para obtener una muestra de líquido del saco amniótico, que rodea al feto dentro del útero. A continuación, se procede a medir los valores de bilirrubina en la muestra de este líquido y, si son demasiado altos, se administra al feto una transfusión intrauterina. Cada 10 a 14 días se realizan nuevas transfusiones adicionales hasta alrededor de las 32 a 34 semanas de embarazo, momento en el cual se suele provocar el parto. En

Problemas con la placenta

Normalmente, la placenta se localiza en la parte superior del útero y está firmemente unida a la pared uterina. En el desprendimiento de placenta, ésta se desprende de la pared uterina de forma prematura y provoca una hemorragia uterina que reduce el suministro de sangre y nutrientes del feto. Una mujer que presenta este trastorno debe ser hospitalizada, porque el parto puede ser prematuro. En la placenta previa, la placenta se localiza sobre o cerca del cuello uterino, en la parte inferior del útero. Los síntomas incluyen una hemorragia indolora que comienza al final del embarazo y que puede intensificarse. El parto suele ser por cesárea.

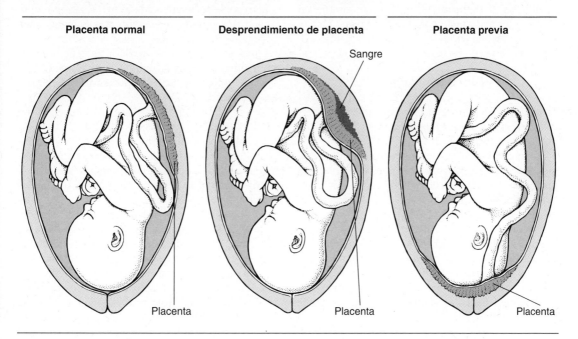

| **Placenta normal** | **Desprendimiento de placenta** | **Placenta previa** |

Sangre

Placenta | Placenta | Placenta

general, después de nacer se efectúan una o más transfusiones al recién nacido, en casos menos graves, no se realizan transfusiones hasta después del alumbramiento.

Abruptio placentae

La abruptio placentae *es el desprendimiento prematuro de la pared uterina de una placenta en posición normal, que se produce durante el embarazo en lugar de después del parto.*

La placenta puede desprenderse de forma incompleta (4 veces sólo del 10 al 20 por ciento), o completa. La causa es desconocida. El desprendimiento tiene lugar entre un 0,4 y un 3,5 por ciento de todos los partos. Las mujeres que tienen una presión arterial elevada, alguna enfermedad cardíaca, diabetes o una enfermedad reumatoide, (• *V. página 1194*) así como las mujeres que consumen cocaína, tienen más probabilidades de desarrollar esta complicación.

Síntomas y diagnóstico

Se produce una hemorragia en el útero por el punto de inserción de la placenta. La sangre puede pasar a través del cuello uterino y salir por la vagina (hemorragia externa) o bien puede quedarse retenida detrás de la placenta (hemorragia oculta). Los síntomas dependen del grado de desprendimiento y de la cantidad de sangre que se pierda e incluyen hemorragia vaginal, dolor abdominal repentino, continuo o en forma de calambres y dolor al presionar el abdomen. El diagnóstico habitualmente se confirma con una ecografía.

El desprendimiento reduce el suministro de oxígeno y de nutrientes al feto e incluso puede causar su muerte. En cuanto a la madre, las complicaciones incluyen una hemorragia potencialmente grave, coagulación diseminada en el interior de los vasos sanguíneos (coagulación intravascular diseminada), insuficiencia renal y hemorragia en la pared del útero. Estas complicaciones son mucho más frecuentes en una gestante con preeclampsia y pueden indicar sufrimiento o muerte fetal.

Tratamiento

Una vez que se ha establecido el diagnóstico, la mujer debe ser hospitalizada. El tratamiento habitual es reposo en cama, a menos que la pérdida de sangre represente una amenaza para la vida, exista sufrimiento fetal o el embarazo esté próximo a finalizar. El reposo prolongado puede disminuir la hemorragia y si los síntomas se atenúan, se anima a la mujer a caminar un poco e incluso se le puede dar de alta. Por el contrario, si la hemorragia continúa o empeora lo mejor tanto para la madre como para el feto es acelerar el parto. Si el parto vaginal no es posible, se realiza una cesárea.

Placenta previa

La placenta previa es la implantación de la placenta en el cuello del útero (la parte interior del útero) o cerca del mismo.

Dentro del útero, la placenta puede cubrir el orificio cervical de forma completa o parcial. La placenta previa tiene lugar en 1 de cada 200 partos, por lo general, en mujeres que han tenido más de un embarazo o presentan anomalías en el útero, como fibromas.

El primer síntoma es una hemorragia vaginal repentina e indolora en las últimas etapas del embarazo, que puede tornarse profusa; la sangre puede ser de color rojo intenso. La ecografía es útil a efectos diagnósticos y para diferenciar una placenta previa de una que se ha desprendido prematuramente (*abruptio placentae*).

Tratamiento

Cuando la hemorragia es profusa, pueden necesitarse varias transfusiones de sangre. Si la pérdida de sangre es poco importante y el nacimiento no es inminente, habitualmente se recomienda el reposo en cama. En caso de que la hemorragia se detenga, se pide a la mujer que empiece a caminar. Si la hemorragia no se repite, por lo general se la da de alta, siempre y cuando le sea fácil acudir de nuevo al hospital en caso necesario. Casi siempre se realiza una cesárea, porque si se deja que llegue el parto, la placenta tiende a desprenderse con mucha anticipación y eso puede impedir el suministro de oxígeno al feto. Además, la madre puede sufrir una hemorragia masiva.

Vómitos excesivos

El exceso de vómitos durante el embarazo (hiperemesis gravídica), a diferencia del habitual malestar de las mañanas, es la presencia de náuseas y vómitos extremadamente graves que causan deshidratación e inanición.

Se desconoce la causa de los vómitos, pero los factores psicológicos pueden desencadenarlos o empeorarlos. La mujer con hiperemesis gravídica pierde peso y se deshidrata; por consiguiente, si una mujer siente malestar por las mañanas pero gana peso y no se deshidrata, no tiene una hiperemesis gravídica.

La deshidratación puede provocar peligrosas alteraciones en los valores de electrólitos en la sangre y, en consecuencia, acidosis. (• *V. página 706*) Cuando los vómitos son persistentes, el hígado puede lesionarse, llegando en ocasiones a romperse y sangrar. Otra grave complicación es la hemorragia en la retina de los ojos (retinitis hemorrágica), causada por el incremento de la presión arterial durante los vómitos.

Tratamiento

Debido a que la hiperemesis gravídica es un riesgo tanto para la vida de la mujer como para la de su recién nacido, es necesaria la hospitalización y la administración de líquidos, de glucosa (un azúcar simple), de electrólitos y, en ocasiones, de vitaminas por vía intravenosa. No debe comer ni beber nada durante 24 horas; si resulta necesario, se le administran fármacos contra las náuseas y sedantes. Una vez que se han corregido la deshidratación y los vómitos, puede empezar a tomar pequeñas cantidades de alimentos blandos, cada poco tiempo. A medida que la mujer tolera más comida, se aumenta la cantidad de las porciones. Por lo general, los vómitos desaparecen en pocos días. Si los síntomas recurren, se repite el tratamiento.

Preeclampsia y eclampsia

*La **preeclampsia** se caracteriza por presión arterial elevada (hipertensión) acompañada de la eliminación de proteínas por la orina (proteinuria) o de retención de líquidos (edema) que se desarrolla entre la semana 20.ª del embarazo y el final de la primera semana después del parto. La **eclampsia** es una forma de preeclampsia más grave que provoca convulsiones o coma.*

La preeclampsia se produce en un 5 por ciento de las mujeres embarazadas. Es más frecuente en los primeros embarazos y en las mujeres que ya tienen la presión arterial elevada o sufren un trastorno en los vasos sanguíneos. La eclampsia se desarrolla en 1 de cada 200 mujeres que tienen preeclampsia y, por lo general, es mortal, a menos que sea tratada con rapidez. No obstante, se desconocen las causas de la preeclampsia y la eclampsia. El riesgo más importante de la preeclampsia es el desprendimiento prematuro de la placenta de la pared uterina.

En la preeclampsia, la presión arterial es superior a 140/90 mm Hg, aparece edema en la cara o las manos y se detectan valores anormalmente altos de proteínas en la orina. Una mujer cuya presión arterial aumenta notablemente pero permanece por debajo de los 140/90 mm Hg durante el embarazo, también se considera que tiene preeclampsia.

Los recién nacidos de mujeres preeclámpsicas tienen de cuatro a cinco veces más probabilidades de tener problemas poco después del parto que los de mujeres que no presentan esta enfermedad. Los recién nacidos pueden ser pequeños porque la placenta funciona mal o porque son prematuros.

Tratamiento

A diferencia de la presión arterial elevada (hipertensión), la preeclampsia y la eclampsia no responden a los diuréticos (fármacos que eliminan el exceso de líquido) ni a las dietas de bajo contenido en sal. A la mujer se le indica que consuma una cantidad normal de sal y que beba más agua; el reposo en cama es importante. Por lo general, también se le indica que se tumbe sobre el lado izquierdo, puesto que así se ejerce menos presión sobre la gran vena del abdomen (vena cava inferior), que devuelve la sangre al corazón, y mejora el flujo sanguíneo. En ciertos casos, se puede administrar sulfato de magnesio por vía intravenosa para hacer descender la presión arterial y evitar las convulsiones.

En caso de preeclampsia leve, el reposo en cama puede ser suficiente, pero la mujer debería visitar a su médico cada 2 días. Si no mejora con rapidez, debe ser hospitalizada y, si el problema continúa, se provoca el parto lo antes posible.

Una mujer que presenta preeclampsia grave debe ser hospitalizada y permanecer en cama. El hecho de administrar líquidos y sulfato de magnesio por vía intravenosa con frecuencia alivia los síntomas. En 4 a 6 horas, la presión arterial suele bajar hasta alcanzar valores normales y se puede proceder al parto sin correr ningún riesgo. Si la presión arterial sigue alta, se administran más fármacos antes de intentar provocar el parto.

Una importante complicación de la preeclampsia y la eclampsia graves es el síndrome de HELLP, que consiste en lo siguiente:
• Hemólisis (destrucción de glóbulos rojos)
• Elevación de las enzimas hepáticas (*liver*), que indican lesión hepática.
• Bajo (*low*, en inglés) recuento de plaquetas, lo que indica una deficiente capacidad de coagulación de la sangre (un problema potencialmente grave durante y después del parto).

El síndrome HELLP es más probable que aparezca cuando se retrasa la instauración del tratamiento de la preeclampsia. Si aparece el síndrome, se debe llevar a cabo una cesárea, el método más rápido disponible, a menos que el cuello uterino esté lo bastante dilatado como para permitir un rápido nacimiento por la vagina.

Después del alumbramiento, se controla a la mujer exhaustivamente para detectar signos de eclampsia. Una cuarta parte de los casos de eclampsia tiene lugar después del parto, en general en los primeros 2 a 4 días. A medida que el estado de la mujer mejora de forma gradual, se la anima a caminar un poco; así mismo, se le puede administrar un sedante suave para controlar la presión arterial. La hospitalización puede durar entre unos pocos días a algunas semanas, según la gravedad de la enfermedad y sus complicaciones. Incluso, tras haber sido dada de alta, es posible que la mujer tenga que tomar fármacos para reducir la presión arterial. Por lo general, debe acudir al médico al menos cada 2 semanas durante los primeros meses después del parto. Su presión arterial todavía puede permanecer elevada entre 6 y 8 semanas, pero si persiste alta durante más tiempo, quizá su causa se deba a otro trastorno y no a la preeclampsia.

Erupciones cutáneas

Algunas erupciones cutáneas ocurren sólo durante el embarazo. Entre ellas se encuentra el herpes gestacional y la urticaria del embarazo.

Herpes gestacional

El herpes gestacional es un exantema que se produce durante el embarazo que está formado por ampollas llenas de líquido y que provoca un intenso picor.

El término herpes es confuso, porque el exantema no está causado por el herpesvirus ni por ningún otro virus. Se cree que la causa del herpes gestacional son ciertos anticuerpos anormales que reaccionan contra los tejidos del propio cuerpo (una reacción autoinmune). (• *V. página 845*) Este exantema poco frecuente puede aparecer en cualquier momento después de las 12 semanas de embarazo o inmediatamente después del parto.

La erupción es pruriginosa (provoca picor) y, habitualmente, se acompaña de pequeñas vesículas llenas de líquido (vesículas) y de otras formaciones más grandes, de formas irregulares y también llenas de líquido (ampollas). Suele comenzar en el abdomen, pero en seguida se extiende y, en ocasiones, abarca una zona con forma de anillo, con ampollas alrededor de su borde externo. Típicamente empeora poco después del parto y desaparece en pocas semanas o meses. A menudo reaparece en los embarazos siguientes o con el uso de anticonceptivos orales. El recién nacido puede presentar una erupción similar, que suele desaparecer a las pocas semanas sin tratamiento alguno.

Para confirmar el diagnóstico, se extirpa una diminuta porción de la piel afectada y se envía a un laboratorio para determinar la presencia de anticuerpos.

El objetivo del tratamiento es aliviar el intenso picor y evitar que se formen nuevas ampollas. En un exantema leve, suele ser de utilidad aplicar con frecuencia una crema con corticosteroides sobre la piel afectada. En caso de erupciones más extendidas, los corticosteroides se administran por vía oral. La administración de corticosteroides cuando el embarazo está avanzado no parece perjudicar al feto. Si el picor aumenta o el exantema se extiende después del parto, puede ser necesario aplicar una dosis más alta de corticosteroides.

URTICARIA DEL EMBARAZO

La urticaria del embarazo es un exantema habitual durante el embarazo que produce un picor intenso.

Su causa es desconocida. En el abdomen aparecen manchas intensamente pruriginosas (producen picor), de color rojo, irregulares, planas o ligeramente abultadas (a veces con diminutas ampollas llenas de líquido en el centro) de forma similar a un enjambre. La erupción se extiende hacia los muslos, las nalgas y en ocasiones, hasta los brazos. Pueden aparecer cientos de manchas que producen intenso picor y, a menudo, la piel que las rodea tiene un aspecto pálido. Habitualmente, aparece durante las últimas 2 o 3 semanas de embarazo y en ocasiones durante los últimos días; sin embargo, es posible que aparezca en cualquier momento a partir de la semana 24.ª de embarazo. El picor es tan molesto que impide conciliar el sueño por la noche. En general, desaparece poco después del parto y no suele recidivar en embarazos siguientes.

No existe una prueba específica para este exantema, por lo que el médico puede tener dificultades para hacer un diagnóstico definitivo.

El picor y la erupción suelen desaparecer en 2 a 4 días tras la aplicación frecuente de una crema con corticosteroides. En ciertos casos, si la erupción es más grave, los corticosteroides se administran por vía oral; estos fármacos no parecen ser perjudiciales para el feto cuando se toman al final del embarazo.

CAPÍTULO 246

Enfermedades que pueden complicar el embarazo

Las enfermedades que afectan al corazón o a los riñones, las anemias, las infecciones y la diabetes pueden causar complicaciones durante el embarazo, tanto a la mujer como al feto.

Cardiopatías

En los países desarrollados, las enfermedades del corazón son cada vez menos frecuentes en las mujeres en edad fértil, principalmente debido a un marcado descenso de los casos de fiebre reumática, una enfermedad que se sufre en la infancia y que lesiona el corazón. (• *V. página 1338*) Alrededor del uno por ciento de las mujeres que tienen una enfermedad cardíaca grave antes de quedar embarazadas mueren como resultado del embarazo, por lo general, debido a una insuficiencia cardíaca. Sin embargo, gracias a la mejora de los procedimientos diagnósticos y de los tratamientos, la mayoría de mujeres con enfermedades cardíacas pueden dar a luz normalmente y los recién nacidos están sanos. En estas mujeres, el hecho de tener un hijo no tiene por qué afectar permanentemente a la función cardíaca o reducir su esperanza de vida.

Los cambios normales que se producen en la circulación sanguínea durante el embarazo representan un esfuerzo adicional para el corazón, (• *V. página 1174*) por lo que una mujer que está embarazada o considera la posibilidad de estarlo debería comunicar a su médico si tiene o ha tenido alguna vez una enfermedad del corazón.

El embarazo complica aún más el diagnóstico de una enfermedad cardíaca, porque el volumen de sangre aumenta y provoca soplos (sonidos causados por el repentino y turbulento paso de la sangre por el corazón) que pueden sugerir un trastorno cardíaco, incluso cuando no exista ninguno. Además, las venas se dilatan, aumenta la frecuencia cardíaca y el corazón tiene un aspecto diferente en las radiografías.

INSUFICIENCIA CARDÍACA

La insuficiencia cardíaca es la incapacidad del corazón de bombear la cantidad de sangre necesaria para el organismo.

A medida que avanza el embarazo, una mujer con insuficiencia cardíaca se siente cada vez más cansada, incluso aunque descanse lo suficiente, evite el estrés, tome alimentos nutritivos, y suplementos de hierro para evitar la anemia y controle su peso. Los momentos especialmente preocupantes, en los que las demandas del corazón son mayores, se encuentran entre las semanas 28 y 34 de embarazo, durante el parto e inmediatamente después del mismo. La enfermedad cardíaca de la madre puede afectar al feto; de hecho, el feto puede morir durante un episodio de insuficiencia cardíaca de la madre, o bien puede nacer antes de término (prematuramente).

El trabajo durante el parto y la mayor cantidad de sangre que retorna al corazón procedente del útero cuando se contrae incrementan en gran medida el esfuerzo que debe hacer el corazón. Durante cada contracción uterina, el corazón bombea alrededor de un 20 por ciento más de sangre. Una mujer que tenga una grave insuficiencia cardíaca puede recibir anestesia epidural para desensibilizar la parte inferior de la médula espinal y evitar que así haga esfuerzos durante el parto. Los esfuerzos de expulsión interrumpen transitoriamente la absorción de oxígeno en los pulmones de la madre y, en consecuencia, reducen el suministro de oxígeno al feto. El recién nacido nace mediante fórceps o por cesárea. El nacimiento por fórceps acarrea un menor riesgo para la madre que una cesárea, a pesar de que existen más probabilidades de lesión en el recién nacido; si se producen, estas lesiones, en general, son poco importantes.

Después del parto, se producen grandes variaciones en la función cardíaca de la madre, como resultado de un nuevo cambio en las demandas. Una mujer que ha tenido insuficiencia cardíaca no se encuentra fuera de peligro al menos hasta 6 meses después.

ENFERMEDAD REUMÁTICA DEL CORAZÓN

La enfermedad reumática del corazón es una complicación frecuente de la fiebre reumática en la que una o más válvulas cardíacas se estrechan, en particular, la válvula mitral (estenosis mitral). (• V. página 97)

Los problemas causados por un estrechamiento de las válvulas del corazón empeoran durante el embarazo. Durante éste, la válvula estrecha debe soportar la presión de un aumento de la frecuencia cardíaca, el incremento del volumen de la sangre y la sobrecarga a que está sometido el corazón. Como resultado, cierta cantidad de líquido puede estancarse en los pulmones y causar edema pulmonar (que es la complicación más peligrosa de la estenosis mitral).

Cualquier mujer con una grave cardiopatía reumática debería someterse a una intervención quirúrgica para reparar la válvula mitral antes de quedar embarazada. En caso necesario, esta cirugía puede realizarse durante el embarazo, pero las intervenciones a corazón abierto aumentan el riesgo de perder el feto o de dar a luz prematuramente.

Durante el embarazo, la mujer debería limitar su actividad física y evitar la fatiga y la ansiedad. El mejor momento para el parto es la fecha estimada del alumbramiento o unos pocos días antes. Debido a que las válvulas lesionadas por la enfermedad reumática son más susceptibles a las infecciones, se administran antibióticos como medida preventiva durante el parto, 8 horas después de cualquier situación que aumente el riesgo de infección, como una intervención dental o la rotura prematura de las membranas que rodean al feto. Estas infecciones son muy graves.

CARDIOPATÍAS CONGÉNITAS

La mayoría de mujeres con defectos congénitos del corazón (cardiopatías congénitas) *(• V. página 1260)* pero que no ha tenido síntomas antes del embarazo no tiene un riesgo mayor de complicación durante el mismo. Sin embargo, las mujeres que tienen ciertos trastornos que afectan al lado derecho del corazón y a los pulmones, como el síndrome de Eisenmenger y la hipertensión pulmonar primaria, corren el riesgo de sufrir un colapso y morir durante el parto o poco después de éste. La causa de la muerte es poco clara, pero el riesgo es lo bastante importante como para desaconsejar el embarazo. Si una mujer con alguno de estos trastornos queda embarazada, el parto debe realizarse en las mejores condiciones posibles y con el equipo completo de reanimación preparado. Se pueden administrar antibióticos para evitar la infección de las válvulas cardíacas anormales. El aborto espontáneo o inducido después de las 20 semanas de embarazo también resulta peligroso para estas mujeres.

PROLAPSO DE LA VÁLVULA MITRAL

En el prolapso de la válvula mitral, las valvas de esta válvula protruyen dentro de la aurícula izquierda durante la contracción ventricular y, en consecuencia, se escapan (regurgitación) pequeñas cantidades de sangre hacia la aurícula.

El prolapso de válvula mitral (• *V. página 97*) es más frecuente en las mujeres jóvenes y tiende a ser hereditario. Los síntomas consisten en la presencia de un soplo cardíaco, conciencia del latido cardíaco (palpitaciones) y, en ocasiones, un ritmo cardíaco irregular (arritmia). La mayoría de las mujeres que presentan este trastorno no tiene complicaciones durante el embarazo pero, por lo general, se les administran antibióticos por vía intravenosa durante el parto para evitar una infección de las válvulas del corazón.

Hipertensión arterial

La presión arterial elevada (hipertensión) (• *V. página 114*) puede estar presente antes del embarazo pero, en un pequeño porcentaje de casos, se desarrolla durante el mismo.

Si una mujer tiene una presión arterial ligeramente alta (de 140/90 a 150/100 mm Hg) y está intentando quedar embarazada o descubre que ya lo está, habitualmente, su médico suspende el tratamiento farmacológico que está siguiendo para bajar la presión arterial (fármacos antihipertensores). El motivo de esta interrupción es que el riesgo de que los fármacos aumenten la morbilidad y la mortalidad del feto es mayor que el posible beneficio que obtenga la madre. La mujer puede tener que restringir el consumo de sal y reducir la actividad física para ayudar a controlar su presión arterial.

En caso de que la presión arterial sea moderadamente alta (de 150/90 a 180/110 mm Hg), en general debe continuar tomando los fármacos antihipertensores. Sin embargo, algunos de los fármacos que son seguros para la mujer pueden lesionar al feto. Los fármacos antihipertensores que, en general, se prefieren para una mujer gestante son la metildopa y la hidralazina. Por otro lado, los fármacos que reducen la presión arterial eliminando el exceso de agua del organismo (diuréticos) reducen el volumen de sangre de la mujer embarazada y pueden inhibir el crecimiento fetal. Si una mujer ha estado tomando un diurético para hacer descender su presión arterial, habitualmente se reemplaza con metildopa en cuanto se detecta el embarazo. Si es necesario, se añade hidralazina. Cada mes, es necesario realizar un análisis para conocer el funcionamiento renal, y el crecimiento del feto se controla con ecografías. En general, el médico provoca el parto a las 38 semanas de embarazo.

Las mujeres embarazadas con una hipertensión arterial grave (más de 180/110 mm Hg) necesitan cuidados especiales. El embarazo puede empeorar en gran medida la hipertensión y provocar hinchazón del cerebro, hemorragia cerebral, insuficiencia renal, insuficiencia cardíaca e incluso la muerte. El desprendimiento prematuro de la placenta de la pared uterina (*abruptio placentae*) es más frecuente en estas mujeres; con el desprendimiento, el suministro de oxígeno y de nutrientes que recibe el feto se interrumpe y éste puede morir. Aunque la placenta no se desprenda, la hipertensión puede reducir el suministro de sangre que recibe la placenta y retardar el crecimiento fetal. Si la mujer desea continuar el embarazo, se deben administrar fármacos más potentes que reduzcan su presión arterial. En general, se la hospitaliza durante la segunda mitad (o incluso más) del embarazo para protegerla a ella y también al feto. Si su estado empeora, puede que deba recomendarse la interrupción del embarazo para salvar su vida.

Anemias

Las anemias son trastornos en los que el número de glóbulos rojos o la cantidad de hemoglobina (la proteína que transporta oxígeno) que contienen son inferiores a lo normal.

La mayoría de las mujeres embarazadas tiene algún grado de anemia que no resulta perjudicial. No obstante, las anemias provocadas por anomalías hereditarias en la hemoglobina pueden complicar el embarazo, ya que aumentan el riesgo de enfermedades e incluso de muerte del recién nacido y la posibilidad de que aparezcan enfermedades en la madre. De forma periódica, antes del parto, se llevan a cabo pruebas de sangre que detectan anomalías en la hemoglobina en las mujeres cuyo origen étnico o cuya historia familiar indica que tienen más probabilidades de presentar estas anomalías. Para detectar anomalías en la hemoglobina del feto puede realizarse un estudio de las vellosidades coriónicas o una amniocentesis.

Las mujeres que padecen drepanocitosis, (• *V. página 779*) una anomalía de la hemoglobina muy frecuente, son especialmente propensas a desarrollar infecciones durante el embarazo. La neumonía, las infecciones de las vías urinarias y las infecciones del útero son las más frecuentes. Alrededor de un tercio de las mujeres gestantes con drepanocitosis desarrolla hiperetensión durante el embarazo. La crisis drepanocítica (un repentino y grave episodio de dolor con un empeoramiento de la anemia) es una situación bastante frecuente en esta enfermedad. También pueden producirse una insuficiencia cardíaca y lesiones pulmonares provocadas por pequeños coágulos en los vasos sanguíneos (embolia pulmonar), con riesgo de muerte.

Cuanto más grave sea la enfermedad antes del embarazo, mayor es el riesgo de enfermar o de fallecer durante el embarazo.

La realización de transfusiones de sangre regularmente para mantener los valores de hemoglobina, así como la utilización de otros tratamientos reducen el riesgo de complicaciones.

Enfermedad renal

Una mujer aquejada de una enfermedad de los riñones grave antes de quedar embarazada tiene pocas probabilidades de llevar un embarazo a término. Sin embargo, algunas mujeres que se someten a diálisis con regularidad debido a una insuficiencia renal y muchas de las que han recibido trasplantes de riñón han dado a luz a recién nacidos sanos.

Las mujeres embarazadas que padecen un trastorno hepático suelen necesitar atención de un especialista en riñón (nefrólogo) así como de un obstetra. Se llevan a cabo controles sistemáticos de la función renal, la presión arterial y el peso. Se restringe el consumo de sal. La administración de diuréticos ayuda a controlar la presión arterial y la excesiva retención de agua (edema). Debido a que puede ser necesario provocar el parto anticipadamente para salvar la vida del feto, después de la semana 28 de embarazo se hospitaliza a la mujer y, en general, se practica una cesárea.

Enfermedad infecciosa

Las infecciones de las vías urinarias son frecuentes durante el embarazo, probablemente porque el crecimiento uterino comprime los tubos que conectan los riñones a la vejiga (uréteres) y se retarda el flujo de orina. A consecuencia de este retraso, es probable que las bacterias no sean arrastradas hacia fuera de las vías urinaias y aumentan las probabilidades de infección. Estas infecciones aumentan el riesgo de un parto precoz y de una rotura prematura de las membranas que rodean al feto. A veces una infección en la vejiga o en los uréteres asciende hacia arriba y llega al riñón, donde causa una infección. El tratamiento consiste en la administración de antibióticos.

Algunas enfermedades infecciosas pueden dañar al feto. La rubéola, (• V. página 1304) una infección vírica muy conocida, es una de las principales causas de anomalías congénitas, sobre todo del corazón y del oído interno. La infección por citomegalovirus (• V. página 966) puede atravesar la placenta y afectar al hígado del feto. Así mismo, la toxoplasmosis, (• V. página 930) una infección causada por un protozoo, puede afectar al cerebro del feto y lesionarlo. Las mujeres embarazadas deberían evitar el contacto con los gatos y sus heces, que pueden transmitir toxoplasmosis, a menos que estos animales estén estrictamente confinados al ámbito de la casa y no tengan relación con otros de su misma especie. La hepatitis infecciosa (• V. página 597) puede causar graves problemas durante el embarazo, especialmente en mujeres desnutridas. El feto puede infectarse en la última etapa del embarazo, lo que aumentará la posibilidad de que el parto se adelante.

Las enfermedades de transmisión sexual pueden causar problemas durante el embarazo. Por ejemplo, la infección por clamidias puede provocar una rotura prematura de las membranas y un parto prematuro.

La infección por el virus de la inmunodeficiencia humana (VIH), que causa SIDA, es un importante problema en el embarazo. Alrededor de una cuarta parte de las mujeres embarazadas que tienen la infección la transmiten al feto. Debe instaurarse un tratamiento con AZT (zidovudina) lo antes posible en el embarazo puesto que reduce en dos tercios la transmisión del virus al feto. Si está infectado, un recién nacido puede enfermar gravemente con rapidez y por lo general muere debido a complicaciones del SIDA antes de los dos años. El embarazo no parece acelerar el avance de la infección por el VIH en la madre.

El herpes genital (• V. página 976) puede ser transmitido al recién nacido durante un parto vaginal. Si además este recién nacido está infectado por el VIH, puede desarrollar una infección cerebral por herpes muy peligrosa para su vida (encefalitis herpética). Si una mujer presenta lesiones cutáneas herpéticas en una fase avanzada del embarazo, su médico generalmente recomienda un parto por cesárea para evitar la transmisión del virus al recién nacido.

Diabetes

La diabetes es un trastorno en el que los valores de azúcar en sangre (glucosa) son anormalmente altos. (• V. página 748)

Muchos de los cambios que tienen lugar durante la gestación hacen más difícil el control del azúcar en la sangre en la mujer diabética. Los cambios en los valores y tipos de hormonas pueden causar resistencia a la insulina, lo que incrementa los requerimientos corporales de esta última y, en consecuencia, en algunas mujeres esto puede ocasionar una diabetes.

La diabetes que comienza o se hace evidente por primera vez durante la gestación (diabetes gestacional) se produce en el 1 al 3 por ciento de todos los embarazos. Es mucho más frecuente entre ciertos grupos étnicos (sobre todo indios norteamericanos, habitantes de las islas del Pacífico y mujeres de ascendencia mexicana, india y asiática) así como entre las mujeres obesas. A las gestantes se les realizan análisis sistemáticos para detectar diabetes gestacional. Después del embarazo, este tipo de diabetes suele desaparecer.

Una diabetes mal controlada puede poner en peligro al feto y la madre. Con un buen control, sin embargo, los riesgos no son mayores que los que tienen las gestantes no diabéticas. Durante el embarazo, la mujer que tiene diabetes recibe insulina por inyección en lugar de tomar fármacos hipoglucemiantes orales, que pueden resultar tóxicos para el feto. A la mayoría de las mujeres se les enseña a usar los dispositivos para comprobar y controlar los niveles de azúcar en la sangre y ajustar, en función de los mismos, las dosis de insulina durante el embarazo.

La diabetes incrementa el riesgo que tiene la mujer embarazada de contraer una infección, de tener un parto anticipado y de presentar hipertensión a causa del embarazo. El tratamiento de estos trastornos es el mismo que se utiliza para cualquier gestante. Si se controla la hipertensión, la gestación no empeora la enfermedad renal causada por la diabetes y las complicaciones renales durante el embarazo son poco frecuentes.

El hijo de una mujer diabética puede ser mayor de lo normal en el momento de nacer, incluso aunque haya mantenido los valores del azúcar en sangre en los límites normales o casi normales durante el embarazo. El riesgo de anomalías congénitas es dos veces más alto en los hijos de mujeres que tienen diabetes. También son más frecuentes cuando el control de la diabetes no es el adecuado durante el período en el que se están formando los órganos del feto, particularmente entre la sexta y la séptima semanas de embarazo. A las 16 a 18 semanas de gestacion, se miden los niveles de alfafetoproteína, una proteína producida por el feto, en una muestra de sangre de la madre. Valores altos de alfafetoproteína sugieren un desarrollo incompleto de la columna vertebral y de la médula espinal (espina bífida), mientras que niveles bajos sugieren síndrome de Down. (• *V. página 1168*) Por último, a las 20 o 22 semanas de embarazo se realiza una ecografía para detectar otras anomalías congénitas.

Durante los 3 últimos meses de embarazo, la atención se centra en controlar el bienestar fetal y comprobar el desarrollo de los pulmones del feto, así como en el control de los niveles de azúcar en la madre.

La mayoría de las mujeres que tienen diabetes puede tener partos vaginales. Sin embargo, si la atención médica fue inadecuada o el control de su diabetes insuficiente durante el principio del embarazo, no es recomendable esperar un parto vaginal. En estos casos, puede realizarse una amniocentesis para controlar la madurez pulmonar fetal (que indica si el feto puede sobrevivir al parto) con el fin de saber si el bebé podrá sobrevivir mediante cesárea antes de finalizar el embarazo. También se puede recurrir a la cesárea si el feto es demasiado grande para salir por el canal vaginal o si surgen otras dificultades durante el parto.

Un embarazo prolongado es particularmente perjudicial para el feto de una madre diabética. Normalmente el parto tiene lugar a las 40 semanas o antes de este período; si no es así, hacia las 40 semanas se suele provocar el parto rompiendo las membranas y administrando oxitocina por vía intravenosa, o bien mediante una cesárea. El feto puede morir antes de nacer si la gestación se prolonga más de allá de las 42 semanas.

Inmediatamente después del parto, muchas mujeres que tienen diabetes no necesitan insulina. En las que tenían diabetes antes del embarazo, las necesidades de insulina decrecen notablemente después del parto, para volver a aumentar de forma gradual al cabo de 72 horas. En caso de diabetes gestacional, se efectúa un control después del parto para determinar si la diabetes todavía persiste o bien si ha desaparecido.

Los hijos de madres con diabetes necesitan una valoración y un control cuidadosos después de nacer, ya que tienen un riesgo más elevado de desarrollar dificultades respiratorias, bajos niveles de azúcar (hipoglucemia) y de calcio (hipocalcemia) en la sangre, ictericia y un aumento del número de glóbulos rojos. Estos problemas son transitorios y existen tratamientos adecuados para los mismos.

Enfermedades de la glándula tiroides

Los problemas tiroideos son frecuentes durante el embarazo. Los niveles altos de hormona tiroidea durante la gestación suelen ser causados por una enfermedad de Graves o una tiroiditis.(• *V. página 740*) La enfermedad de Graves está causada por anticuerpos que estimulan a la glándula tiroides a producir una cantidad excesiva de hormona tiroidea. Estos anticuerpos pueden atravesar la placenta y aumentar la actividad del tiroides en el feto, causando un incremento de latidos por minuto, y un retraso en su crecimiento. En ciertos casos, la enfermedad de Graves produce anticuerpos que bloquean la producción de hormona tiroidea. Estos anticuerpos pueden atravesar la placenta y evitar que la glándula tiroides fetal produzca cantidades apropiadas de hormona tiroidea (hipotiroidismo), lo que puede causar una forma de retraso mental denominado cretinismo.

El tratamiento de la enfermedad de Graves puede ser muy diverso. En general, la mujer toma la menor dosis posible de propiltiouracilo. Es necesario un control cuidadoso de la madre, porque este fármaco atraviesa la placenta y puede alterar la producción de cantidades adecuadas de hormona tiroidea en el feto. A menudo, la enfermedad de Graves mejora durante los 3 últimos meses de embarazo, por lo que la dosis de propiltiouracilo puede reducirse o incluso suspenderse. Otra opción es extirpar la glándula tiroides de la madre (tiroidectomía) durante el segundo trimestre (del cuarto al sexto mes de embarazo). La mujer debe comenzar a tomar hormona tiroidea 24 horas después de la intervención quirúrgica y seguir tomándola durante el resto de su vida. Esta hormona simplemente sustituye la hormona que produce la glándula tiroides en condiciones normales y, en consecuencia, no causa problemas al feto.

La tiroiditis, una inflamación de la glándula tiroides, produce una hinchazón dolorosa de la parte anterior del cuello. Durante el embarazo, un incremento transitorio en los niveles de la hormona tiroidea provoca síntomas también transitorios que habitualmente desaparecen sin necesidad de tratamiento. En las primeras semanas después del parto, puede desarrollarse de forma súbita una variedad indolora de tiroiditis con un aumento durante un período determinado en la producción de hormona tiroidea. Este trastorno puede persistir o empeorar, en ocasiones con episodios breves y recurrentes de un aumento en la producción de esta hormona.

Las dos causas más frecuentes por las que se producen niveles bajos de hormona tiroidea durante el embarazo son la tiroiditis de Hashimoto, (• V. página 740) causada por anticuerpos que bloquean la producción de hormona tiroidea, y el tratamiento previo para la enfermedad de Graves. A menudo, la tiroiditis de Hashimoto adopta formas menos graves durante la gestación. Una mujer que tiene niveles bajos de hormona tiroidea debe realizar un tratamiento sustitutivo con comprimidos de esta hormona. Al cabo de varias semanas, se realizan análisis de sangre para medir los niveles y ajustar la dosis si es necesario. A medida que continúa el embarazo, puede que deban realizarse pequeños ajustes de la dosis.

En un 4 a un 7 por ciento de las mujeres, la glándula tiroides funciona mal durante los seis primeros meses después del parto. Aquellas otras con una historia familiar de enfermedad de tiroides, o de diabetes, o con un trastorno tiroideo preexistente, como un tiroides de tamaño mayor del normal (bocio) o una tiroiditis de Hashimoto, tienen una mayor susceptibilidad. Los niveles bajos o altos de hormona tiroidea después del embarazo suelen ser transitorios pero pueden necesitar tratamiento.

Enfermedades del hígado

Las mujeres con hepatitis crónica activa, y en especial aquellas con cirrosis (lesión hepática con cicatrización), (• V. página 594) suelen tener dificultades para quedarse embarazadas. Las que lo consiguen, es probable que tengan un aborto o un parto prematuro.

El embarazo puede empeorar transitoriamente el bloqueo del flujo de bilis en la cirrosis biliar primaria (cicatrización de los conductos biliares) y a veces produce ictericia u orina de color oscuro, si bien estos efectos desaparecen después del parto. En las mujeres que padecen cirrosis, el embarazo incrementa ligeramente la probabilidad de sufrir una hemorragia masiva por la rotura de las venas varicosas que rodean el esófago, sobre todo durante el último trimestre de la gestación.

Asma

La gestación afecta a las mujeres con asma (• V. página 179) de forma diferente, a pesar de que es mucho más probable que la enfermedad empeore en lugar de mejorar. De forma similar, el asma puede tener varios efectos sobre el embarazo, ya que puede retrasar el crecimiento del feto o desencadenar un parto prematuro.

El tratamiento del asma durante la gestación depende de la gravedad y duración de los ataques. En los episodios leves, se administra un broncodilatador inhalado, como el isoproterenol, que dilata las vías aéreas de los pulmones. Sin embargo, las mujeres embarazadas no deben usar estos fármacos en exceso. En caso de crisis más graves, se administra el broncodilatador aminofilina por vía intravenosa. Las crisis asmáticas muy graves (estado asmático) se tratan con corticosteroides inyectables por vena. Si aparece una infección, se administran antibióticos. Después de una crisis, la mujer puede tomar teofilina de acción prolongada (un broncodilatador) en forma de comprimidos para evitar nuevos episodios. Los broncodilatadores y los corticosteroides se han venido usando durante el embarazo sin que hayan causado grandes problemas.

Lupus eritematoso sistémico

El lupus eritematoso sistémico (lupus), (• *V. página 241*) una enfermedad autoinmune que es nueve veces más frecuente en las mujeres que en los hombres, puede aparecer por primera vez durante el embarazo, aunque también puede empeorar o mejorar durante el mismo. No se puede predecir de qué forma el embarazo afectará al curso del lupus, pero el momento más probable para que aparezcan los síntomas es inmediatamente después del parto.

Las mujeres que desarrollan lupus suelen tener una historia de abortos recurrentes, muerte fetal a mitad del embarazo, fetos con escaso crecimiento (retraso del crecimiento intrauterino) y partos prematuros. Un feto o un recién nacido pueden correr peligro debido a las complicaciones del lupus de la madre, como una lesión renal, hipertensión o anomalías cardíacas.

Los anticuerpos que producen trastornos en la madre pueden atravesar la placenta y retardar la frecuencia cardíaca, producir anemia, bajo recuento plaquetario o bajo recuento de glóbulos blancos (leucocitos) en el feto. Sin embargo, estos anticuerpos desaparecen de forma gradual varias semanas después del parto, por lo que se resolverán los problemas que causaron.

Artritis reumatoide

La artritis reumatoide es una enfermedad autoinmune que afecta a la mujer más del doble de veces que al varón. (• *V. página 236*) Suele mejorar durante el embarazo, quizá porque los niveles de hidrocortisona en la sangre aumentan durante la gestación. Esta enfermedad no tiene efectos adversos para el feto, pero pueden surgir complicaciones en el parto si la artritis ha afectado a la articulación coxofemoral o a la parte inferior de la columna (zona lumbar).

Miastenia grave

La miastenia grave, una enfermedad autoinmune que causa debilidad muscular, es más frecuente entre las mujeres que entre los varones (• *V. página 349*). Durante el parto, la mujer que padezca este trastorno puede necesitar ayuda para respirar (ventilación asistida). Debido a que los anticuerpos que causan esta enfermedad atraviesan la placenta, el 20 por ciento de los hijos de estas madres tiene miastenia grave al nacer. Sin embargo, como los anticuerpos maternos desaparecen gradualmente y el recién nacido no produce anticuerpos de este tipo, la debilidad muscular es sólo temporal.

Púrpura trombocitopénica idiopática

La púrpura trombocitopénica idiopática es una enfermedad autoinmune que se caracteriza por una reducción gradual del número de plaquetas en la sangre, probablemente porque ciertos anticuerpos anormales las destruyen. El resultado es un aumento de la tendencia a las hemorragias. Esta enfermedad es tres veces más frecuente en las mujeres que en los varones. Si no se trata durante el embarazo, la enfermedad tiende a ser más grave. Los anticuerpos pueden pasar al feto y reducir las plaquetas de éste hasta niveles peligrosamente bajos antes y justo después del parto. Si es así, durante el parto pueden producirse hemorragias que den lugar a lesiones o la muerte, en particular si la hemorragia se produce en el cerebro. El análisis de una pequeña cantidad de sangre tomada del cordón umbilical permite determinar la presencia de anticuerpos y detectar niveles bajos de plaquetas en el feto. Si los anticuerpos han llegado hasta el feto puede realizarse una cesárea para evitar problemas durante el parto, tales como una hemorragia cerebral en el recién nacido. Los anticuerpos desaparecen al cabo del vigésimo primer día, y entonces la sangre del recién nacido vuelve a coagular normalmente.

Los corticosteroides mejoran la coagulación de la sangre en las mujeres embarazadas que tienen esta enfermedad, pero dicha mejoría sólo es permanente en el cincuenta por ciento de los casos. Pueden administrarse altas dosis de gammaglobulina por vía intravenosa para mejorar temporalmente la coagulación de la sangre y, en consecuencia, provocar el parto sin correr ningún riesgo para que la mujer pueda dar a luz por vía vaginal sin que se presente una hemorragia incontrolada. Las transfusiones de plaquetas están indicadas sólo cuando es necesario un parto por cesárea para proteger al recién nacido y cuando el número de plaquetas de la madre es tan bajo que existe peligro de una hemorragia grave. En aquellos raros casos en los que el número de plaquetas siga siendo peligrosamente bajo a pesar del tratamiento, se extirpa el bazo de la mujer, que es donde las plaquetas quedan atrapadas y son destruidas. El mejor momento para practicar esta intervención quirúrgica es a mitad del embarazo. La extirpación del bazo mejora la coagulación de la sangre a largo plazo en alrededor del 80 por ciento de los pacientes con púrpura trombocitopénica idiopátcia e inmune.

Cirugía durante el embarazo

La mayoría de los trastornos que necesitan cirugía durante la gestación son problemas abdominales. El embarazo puede dificultar el diagnóstico y complicar cualquier procedimiento quirúrgico. Puesto que la cirugía puede provocar un aborto, en especial al comienzo del embarazo, cualquier intervención no urgente suele postergarse todo lo posible siempre y cuando la salud de la madre no esté en peligro.

La **apendicitis** puede causar un dolor como calambres similar a las contracciones uterinas. Un análisis de sangre puede detectar una subida de los glóbulos blancos (leucocitos), pero debido a que el número de estas células normalmente también aumenta durante el embarazo, esta prueba es poco fiable para diagnosticar apendicitis en una mujer embarazada. Además, a medida que avanza la gestación, el apéndice es empujado hacia la parte superior del abdomen, por lo que un dolor en el cuadrante inferior derecho durante el embarazo, punto en que se suele localizar el dolor de la apendicitis, no indica necesariamente que se trate de esta enfermedad. Si en efecto parece que se trata de una apendicitis, se practica una intervención quirúrgica para exirpar el apéndice (apendicectomía) de forma inmediata, ya que la rotura del apéndice durante el embarazo puede ser mortal. No es probable que una apendicectomía cause lesiones al feto o que provoque un aborto.

Por otro lado, durante el embarazo pueden desarrollarse **quistes ováricos** y causar calambres dolorosos. La ecografía detecta los quistes ováricos con gran seguridad y precisión. A menos que un quiste sea claramente canceroso, la cirugía suele posponerse hasta después de la duodécima semana de embarazo, debido a que el quiste puede estar secretando hormonas asociadas que ayudan a mantener el embarazo y a menudo desaparece de forma espontánea. Sin embargo, si el quiste o la masa sigue creciendo o es doloroso a la palpación, o bien la causa subyacente es un cáncer o un absceso, puede que deba practicarse una intervención quirúrgica incluso antes de la duodécima semana.

Los **trastornos de la vesícula biliar** se producen ocasionalmente durante el embarazo. A la mujer embarazada se le practican revisiones frecuentes para controlar el proceso. Sin embargo, si la enfermedad no mejora, la cirugía puede ser necesaria.

La **obstrucción intestinal** puede ser un trastorno muy grave durante el embarazo. Si se desarrolla gangrena intestinal y peritonitis (inflamación del revestimiento de la cavidad abdominal), la vida de la mujer corre peligro y además puede sufrir un aborto. Por lo general, cuando una mujer gestante presenta síntomas de obstrucción intestinal, habitualmente se realiza una exploración quirúrgica, sobre todo si tiene antecedentes de haber sido sometida a una intervención quirúrgica abdominal o de haber tenido una infección abdominal previa.

CAPÍTULO 247

La administración de fármacos durante el embarazo

La mayoría de las mujeres embarazadas consume algún tipo de fármaco. Diversos organismos sanitarios, así como la Organización Mundial de la Salud, estiman que más del 90 por ciento de las mujeres embarazadas toma fármacos, ya sea recetados por el médico o no recetados (de venta libre), y consume drogas sociales como el tabaco y el alcohol o drogas ilícitas. Los fármacos y drogas causan del 2 al 3 por ciento de todas las anomalías congénitas; la mayoría de las restantes se deben a causas hereditarias, ambientales o desconocidas. (• *V. página 1259*)

Los fármacos y drogas pasan de la madre al feto sobre todo a través de la placenta, la misma ruta que siguen los nutrientes para el crecimiento y el desarrollo fetal. En la placenta, los fármacos y los nutrientes atraviesan una membrana delgada que separa la sangre materna de la fetal.

Los fármacos que se administran durante el embarazo pueden afectar al feto de varias formas:
• Actuando directamente sobre el feto y causando lesiones, desarrollo anormal o muerte.
• Alterando la función de la placenta, generalmente estrechando los vasos sanguíneos y reduciendo el intercambio de oxígeno y nutrientes entre el feto y la madre.
• Provocando la contracción de los músculos del útero, lo cual puede lesionar indirectamente al feto debido a que se reduce la cantidad de sangre que recibe.

Cómo atraviesan la placenta los fármacos

En la placenta, la sangre materna pasa por el espacio (espacio intervelloso) que rodea las diminutas proyecciones (vellosidades) que contienen los vasos sanguíneos del feto. La sangre materna que se encuentra en el espacio intervelloso está separada de la sangre fetal que se encuentra en las vellosidades por una delgada membrana (membrana placentaria). Los fármacos que se encuentren en la sangre materna pueden cruzar esta membrana hasta llegar a los vasos sanguíneos de las vellosidades y atravesar el cordón umbilical hasta llegar al feto.

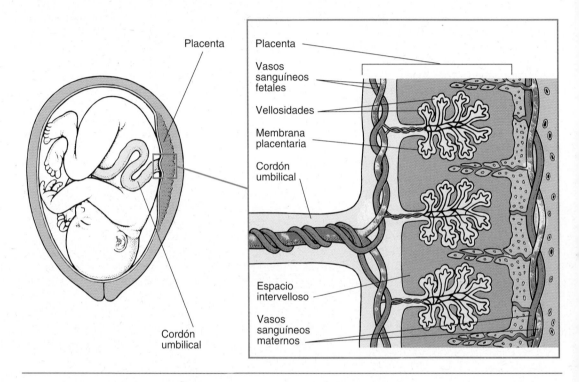

Los efectos adversos de un fármaco dependen de la edad del feto y de la potencia y de la dosis del fármaco. Ciertos fármacos tomados al comienzo del embarazo (antes del día 17 después de la fecundación) pueden actuar en función de la ley del todo o nada, es decir, pueden matar al embrión o no afectarlo en absoluto. Durante esta fase, el feto es muy resistente al desarrollo de anomalías congénitas. Sin embargo, el feto es particularmente vulnerable entre los días 17 y 57 después de la fecundación, que es cuando sus órganos se están desarrollando. Los fármacos que alcanzan al feto durante esta fase pueden provocar un aborto, una anomalía evidente en el momento del nacimiento o un defecto permanente pero imperceptible que resulta evidente con el paso de los años, aunque también es posible que no provoquen ningún efecto notable. Los fármacos administrados después de que el desarrollo de los órganos se haya completado probablemente no causarán ano-malías congénitas evidentes, pero sí podrán alterar el crecimiento y la función de los órganos y tejidos.

Fármacos anticancerosos

Como los tejidos del feto crecen con rapidez, sus células, que se multiplican a gran velocidad, son muy vulnerables a estos fármacos. Muchos son teratógenos, es decir, causan defectos congénitos, como un lento crecimiento del útero (retraso del crecimiento intrauterino), desarrollo incompleto de la mandíbula, paladar hendido, desarrollo anormal de los huesos del cráneo, defectos de columna y de oído, pies zambos y retraso mental. Algunos fármacos anticancerosos provocan anomalías congénitas en animales pero aún no se ha demostrado que los provoquen en el hombre.

Talidomida

Este fármaco ha dejado de prescribirse a las mujeres embarazadas porque causa importantes defectos de nacimiento. Se introdujo por primera vez en Europa en 1956, como tratamiento para la gripe y como sedante. En 1962, se descubrió que si las gestantes tomaban talidomida cuando los órganos del feto estaban en desarrollo se producían anomalías congénitas, como un desarrollo incompleto de los brazos y de las piernas, así como malformaciones del intestino, del corazón y de los vasos sanguíneos.

Tratamientos para la piel

La isotretinoína, utilizada para tratar el acné grave, la psoriasis y otros trastornos cutáneos, provoca grandes anomalías congénitas. Entre las más significativas se destacan los defectos cardíacos, orejas pequeñas e hidrocefalia (también llamada acumulación de agua en el cerebro). El riesgo de anomalías congénitas es de alrededor del 25 por ciento. El etretinato, otro fármaco que se utiliza para tratar los trastornos cutáneos, también produce anomalías congénitas. Como este fármaco se almacena en la grasa que hay bajo la piel y se libera lentamente, puede seguir causando anomalías congénitas durante 6 meses o más después de que la mujer deje de tomarlo. En consecuencia, a las mujeres que consumen este fármaco se les recomienda esperar al menos un año antes de quedar embarazadas.

Hormonas sexuales

Las hormonas androgénicas (masculinizantes), tratamiento habitual para varios trastornos sanguíneos, así como los progestágenos sintéticos tomados durante las primeras 12 semanas después de la fecundación provocan masculinización de los genitales de fetos femeninos. El clítoris, una diminuta protuberancia similar al pene en el varón, puede aumentar de tamaño (de forma permanente, a menos que se corrija con una intervención quirúrgica) y los labios menores, que rodean los orificios de la vagina y la uretra, pueden llegar a adherirse entre sí. Los anticonceptivos orales no contienen suficiente cantidad de progesterona como para producir estos efectos.

El dietilestilbestrol (DES), un estrógeno sintético, causa cáncer vaginal en las adolescentes cuyas madres tomaron este fármaco durante el embarazo. Con el paso del tiempo estas niñas pueden tener una cavidad uterina anormal, sufrir problemas menstruales, debilidad del cuello uterino (incompetente), que puede ser causa de abortos, y aumento de la incidencia de embarazos ectópicos o de partos en que el feto muere poco antes de nacer o inmediatamente después. Los niños expuestos al dietilestilbestrol pueden tener anomalías en el pene.

Categorías de seguridad de los fármacos durante el embarazo según la FDA (Federal Food and Drug Administration), EE.UU.

Categoría	Descripción
A	Los estudios en el hombre han demostrado que no existe riesgo.
B	Los estudios en animales han demostrado que no existe riesgo, pero no se han realizado en el hombre, o los estudios en animales han demostrado que existe riesgo pero los estudios en el hombre no.
C	No se han realizado estudios en animales ni en el hombre, o los estudios en animales han demostrado que no existe riesgo pero no se dispone de ningún otro estudio en el hombre.
D	Los estudios en el hombre han demostrado que existe riesgo, pero su uso puede estar justificado en ciertos casos.
X	El fármaco nunca debería ser consumido durante el embarazo; los riesgos humanos conocidos superan cualquier beneficio.

Meclozina

La meclozina, que se suele tomar para los mareos durante los viajes y para las náuseas y los vómitos, produce anomalías congénitas en los animales, pero no se han detectado los mismos efectos en los seres humanos.

Anticonvulsivantes

Si una mujer que padece epilepsia los toma durante el embarazo, algunos fármacos anticonvulsivantes pueden ocasionar paladar hendido, anomalías cardíacas, así como, malformaciones de la cara y del cráneo, de las manos o de los órganos abdominales en el recién nacido y también puede provocar retraso mental. Existen dos anticonvulsivantes particularmente peligrosos en lo que a las anomalías congénitas se refiere: la trimetadiona, cuyo riesgo es de alrededor del 70 por ciento, y el ácido valproico, con

cerca del uno por ciento. Se cree que la carbamazepina, otro anticonvulsivante, provoca un significativo número de anomalías congénitas menores. Al
anticonvulsivante fenitoína se le había atribuido el
desarrollo de diversas anomalías, pero se registraron
defectos similares en hijos de mujeres epilépticas que
no tomaban anticonvulsionantes.

Los recién nacidos que antes del nacimiento fueron expuestos a fenitoína y fenobarbital (un barbi-
túrico también anticonvulsivante) pueden presentar
hemorragias fácilmente, porque estos fármacos causan una deficiencia de vitamina K, necesaria para la
coagulación. Este efecto secundario se puede evitar
si la gestante toma suplementos de esta vitamina por
vía oral todos los días durante un mes antes del nacimiento o si el recién nacido recibe una inyección
de vitamina K inmediatamente después de nacer.
Durante el embarazo, las mujeres que tienen epilepsia reciben la menor dosis posible de anticonvulsivantes y son vigiladas de cerca.

Las mujeres con epilepsia, aunque no tomen anticonvulsivantes durante el embarazo, tienen más
probabilidades de tener recién nacidos con anomalías congénitas que las mujeres que no tienen
epilepsia. El riesgo es aún mayor para las que tienen convulsiones frecuentes y graves, o que presentan complicaciones del embarazo, y en las
pertenecientes a grupos de un nivel socioeconómico bajo, ya que tienden a recibir una inadecuada
atención médica.

Vacunas

Excepto en circunstancias especiales, a las mujeres embarazadas o que podrían estarlo no se les
aplican vacunas que contengan virus vivos. La vacuna contra la rubéola, hecha con virus vivos, puede causar infección tanto en la placenta como en el
feto en desarrollo. Las vacunas con virus vivos (como las del sarampión, la parotiditis, la poliomielitis, la varicela y la fiebre amarilla) y otras vacunas
(como las del cólera, la hepatitis A y B, la gripe, la
peste, la rabia, el tétanos, la difteria y la tifoidea) se
administran a las mujeres embarazadas sólo en caso
de que exista un riesgo importante de infectarse con
uno de esos microorganismos.

Fármacos tiroideos

El yodo radiactivo que se administra a una mujer
embarazada para tratar una glándula tiroides hiperactiva (hipertiroidismo) puede atravesar la placenta
y destruir la glándula tiroides del feto, o causar una
disminución grave de la actividad de dicha glándula
(hipotiroidismo). El propiltiouracilo y el metimazol,
fármacos que también se usan para tratar una glándula tiroides hiperactiva, atraviesan la placenta y

pueden aumentar el tamaño del tiroides del feto;
cuando resulta necesario, el propiltiouracilo es el
más usado porque es más fácilmente tolerado por la
madre y el feto.

Hipoglucemiantes orales

Los fármacos hipoglucemiantes se emplean para
reducir los niveles de azúcar (glucosa) en sangre en
las personas que sufren de diabetes, pero no suelen
controlar la diabetes en las mujeres embarazadas y
pueden ocasionar bajas muy acusadas de glucosa en
la sangre (hipoglucemia) de los recién nacidos. En
consecuencia, es preferible administrar insulina
para tratar la diabetes de las gestantes.

Analgésicos opioides y antiinflamatorios no esteroideos

Los analgésicos opioides y los antiinflamatorios
no esteroideos (AINE), como la aspirina, llegan al
feto en cantidades significativas si son ingeridos por
una mujer embarazada. Los hijos de mujeres adictas
a los analgésicos narcóticos (opioides) pueden contraer la adicción antes del nacimiento y mostrar síntomas de supresión entre las 6 horas y los 8 días después del parto. La toma de grandes dosis de aspirina
u otros AINE durante el embarazo puede retrasar el
comienzo del parto y también puede provocar el cierre en el feto, antes del nacimiento, del conducto
(*ductus arteriosus*) (• *V. recuadro, página 1263*)
que conecta la aorta y la arteria pulmonar (la arteria
que lleva sangre a los pulmones). Este conducto en
general se cierra inmediatamente después del parto.
Su cierre prematuro obliga a la sangre a circular a
través de los pulmones, que aún no se han expandido
y en consecuencia, se produce una sobrecarga del
sistema circulatorio del feto.

Cuando se administran al final del embarazo, los
fármacos antiinflamatorios no esteroideos reducen
la cantidad de líquido amniótico (el líquido que rodea al feto en desarrollo y que se encuentra dentro
del saco amniótico), lo cual constituye un efecto
adverso potencialmente peligroso. Si se toman
grandes dosis de aspirina pueden producirse hemorragias en la madre o en el recién nacido. La aspirina,
como otros salicilatos, pueden aumentar los niveles
de bilirrubina en la sangre del feto, provocando ictericia y, en ocasiones, lesiones cerebrales.

Ansiolíticos y antidepresivos

Los ansiolíticos causan anomalías congénitas
cuando se administran durante el primer trimestre
del embarazo, a pesar de que este efecto aún no
ha sido probado. La mayoría de los antidepresivos
parecen ser bastante seguros si se usan durante el
embarazo, pero el litio puede causar anomalías

congénitas (principalmente en el corazón). Los barbitúricos, como el fenobarbital, administrados a una mujer embarazada tienden a reducir la ligera ictericia que se observa en los recién nacidos.

Antibióticos

El tratamiento con antibióticos durante el embarazo es una fuente potencial de problemas. Las tetraciclinas atraviesan la placenta y se almacenan en los huesos y los dientes del feto, donde se combinan con el calcio. Como resultado, se retarda el crecimiento óseo, los dientes del recién nacido pueden volverse amarillentos definitivamente y el esmalte dental puede ser blando y anormalmente susceptible a las caries. El riesgo de anomalías dentales es más elevado desde la mitad hasta el final del embarazo. Como existen varios antibióticos alternativos que no suponen riesgo alguno, durante el embarazo se evitan las tetraciclinas.

La administración de antibióticos como estreptomicina o kanamicina durante el embarazo puede lesionar el oído interno del feto e incluso causar sordera. El cloranfenicol no daña al feto, pero causa una grave enfermedad en el recién nacido conocida como síndrome del niño gris. La ciprofloxacina no debería ser tomada durante el embarazo porque se ha demostrado que en los animales causa anomalías en las articulaciones. En cambio, las penicilinas parecen ser inocuas.

La mayoría de los antibióticos con sulfonamida, administrados al final del embarazo pueden hacer que el recién nacido desarrolle ictericia, lo cual puede ocasionar una lesión cerebral. Sin embargo, existe un antibiótico con sulfonamida, la sulfasalazina, que muy raramente causa este problema.

Anticoagulantes

El feto en desarrollo es extremadamente sensible a los dicumarínicos, unos fármacos que evitan la formación de coágulos (anticoagulantes). Hasta en una cuarta parte de los bebés expuestos a estos fármacos durante los primeros 3 meses de embarazo, se detectan anomalías congénitas significativas. Además, hay riesgo de que se produzca una hemorragia tanto en la madre como en el feto. Si una mujer embarazada es propensa a desarrollar coágulos en la sangre, la heparina es una alternativa mucho más segura. Sin embargo, su administración prolongada durante el embarazo puede ocasionar un descenso del número de plaquetas en la madre (las plaquetas son partículas similares a células que son fundamentales para la coagulación de la sangre) o una disminución del grosor de los huesos (osteoporosis).

Fármacos para el corazón y los vasos sanguíneos

La administración de estos fármacos durante el embarazo es necesaria para tratar ciertos trastornos que son crónicos o que se desarrollan durante el embarazo, como la preeclampsia (hipertensión, presencia de proteínas en la orina y acumulación de líquidos durante el embarazo) y la eclampsia (convulsiones a consecuencia de la preeclampsia). Los fármacos que hacen descender la presión arterial alta se utilizan con frecuencia en las mujeres embarazadas con preeclampsia o eclampsia, pero dado que alteran el funcionamiento de la placenta se administran con gran cuidado para evitar causar problemas al feto (• *V. página 1196*). En general, estos trastornos son consecuencia de un descenso demasiado rápido de la presión arterial de la madre, que causa una reducción notable del flujo de sangre a la placenta. Así mismo, debe evitarse la administración de los inhibidores de la enzima conversora de la angiotensina y los diuréticos tiacídicos, porque pueden causar graves trastornos fetales. La digoxina, utilizada para tratar la insuficiencia cardíaca y algunas anomalías de la frecuencia cardíaca, atraviesa la placenta muy fácilmente, si bien sus efectos en el bebé antes o después del parto son muy escasos.

Algunos fármacos, como la nitrofurantoína, la vitamina K, las sulfonamidas y el cloranfenicol, pueden causar una destrucción de los glóbulos rojos de las gestantes y de los fetos con deficiencia de glucosa-6-fosfatodeshidrogenasa (G6PD), un trastorno hereditario que afecta a las membranas de los glóbulos rojos. Por consiguiente, las mujeres con este trastorno no deben consumir estos fármacos.

Fármacos utilizados durante el parto

Los anestésicos locales, los opiáceos y otros analgésicos habitualmente atraviesan la placenta y pueden afectar al recién nacido (por ejemplo, debilitando su capacidad de respiración). (• *V. página 1210*) En consecuencia, si es necesario utilizar fármacos durante el parto, se administran en las menores dosis posibles y preferiblemente en el último momento para que tengan menos probabilidades de llegar al feto antes del nacimiento.

Drogas sociales y drogas ilícitas

Fumar durante el embarazo puede ser perjudicial. (• *V. página 1183*) El peso medio al nacer de los hijos de madres fumadoras durante el embarazo es de unos 170 gramos menos que el de los hijos de las mujeres no fumadoras. Los abortos, la muerte fetal, los partos pretérmino y el síndrome de la muerte súbita del lactante son más frecuentes entre los bebés de mujeres que fuman durante el embarazo.

Consumir **alcohol** durante el embarazo puede provocar anomalías congénitas. Los hijos de mujeres gestantes que toman excesivas cantidades de alcohol pueden presentar el síndrome alcohólico fetal (• *V. página 1250*). Estos recién nacidos son pequeños, suelen tener una cabeza de tamaño pequeño (microcefalia), anomalías faciales y deficiencias mentales al límite. Con menos frecuencia, se observan anomalías articulares y cardíacas. El desarrollo no es adecuado y tienen más probabilidades de morir al poco de nacer. Debido a que se desconoce la cantidad de alcohol necesaria para causar este síndrome, se recomienda que las mujeres embarazadas se abstengan de beber alcohol.

Los efectos de la cafeína sobre el feto son motivo de controversia. Varios estudios sugieren que beber más de siete u ocho tazas de café al día puede incrementar el riesgo de muerte fetal, parto prematuro o de tener un recién nacido de bajo peso o un aborto. Sin embargo, estos estudios no han resultado fiables porque muchas de las mujeres que bebían café también fumaban. Un estudio posterior, que hacía referencia al tabaquismo, llegó a la conclusión de que los problemas habían sido causados por el tabaco y no por la cafeína. Por lo tanto, no se sabe con certeza si el hecho de beber mucho café durante el embarazo afecta al recién nacido.

El **aspartamo**, un edulcorante artificial, parece ser inocuo si se toma durante el embarazo, siempre y cuando se consuma en las cantidades habituales que se aconsejan.

El consumo de **cocaína** durante el embarazo incrementa el riesgo de aborto, de desprendimiento precoz de la placenta (*abruptio placentae*); de anomalías congénitas en el cerebro, riñones y órganos genitales y de disminución de la conducta interactiva en los recién nacidos. (• *V. página 1250*)

No se ha encontrado ninguna prueba concluyente de que la marihuana provoque anomalías congénitas ni que interfiera el crecimiento y desarrollo fetal. Sin embargo, algunos estudios sugieren que un gran consumo de marihuana durante el embarazo puede provocar un comportamiento anormal en los recién nacidos.

CAPÍTULO 248

Parto y alumbramiento

A pesar de que cada parto y cada alumbramiento es distinto, la mayoría sigue un patrón general. En consecuencia, una mujer embarazada puede tener una idea general de los cambios que se producirán en su organismo para posibilitar el alumbramiento y qué procedimientos se deben seguir para facilitar el proceso. También tiene que decidir otras cuestiones, como si va a permitir que el padre esté presente en el momento y en el lugar del parto (un hospital, una maternidad o su propia casa).

Habitualmente, una futura madre desea que el padre del bebé esté junto a ella durante el parto. El ánimo que le pueda transmitir y su apoyo emocional pueden facilitar la relajación y reducir la necesidad de administrar fármacos contra el dolor. Además, el hecho de compartir la experiencia del parto tiene beneficios emocionales y psicológicos, como crear fuertes vínculos familiares. Las clases educativas sobre el parto preparan tanto al padre como a la madre para tal evento. Por otro lado, una futura madre puede preferir, en cambio la intimidad durante el parto o el padre puede no desear estar presente, o bien otro familiar puede resultar más apropiado. Los futuros padres pueden decidir qué es lo mejor para ellos.

La mayoría de los partos tienen lugar en el hospital, pero algunas mujeres desean dar a luz en sus domicilios. Muchos médicos dudan a la hora de recomendar el parto en el hogar porque les preocupan las complicaciones inesperadas, como un desprendimiento precoz de la placenta, sufrimiento fetal (por lo general causado porque el feto no recibe suficiente oxígeno durante el parto), un embarazo múltiple inesperado, como el de gemelos, y complicaciones después del parto, como una hemorragia (hemorragia posparto). El parto en el domicilio sólo debería considerarse en el caso de mujeres que ya hayan tenido al menos un embarazo y un parto sin complicaciones. Un médico o una comadrona titulada, preferiblemente la misma persona que se encargó de la atención prenatal, debería ocuparse del parto. En la medida de lo posible, debería tener lugar en un domicilio próximo a un hospital; si está demasiado alejado, se podría utilizar la casa de un familiar o amigo. Es importante planificar de antemano el transporte de urgencia del domicilio al hospital en caso de que fuera necesario.

Las clínicas de maternidad están equipadas para encargarse de embarazos normales en los que no

Etapas del parto

Primera etapa

Desde el comienzo del parto hasta la apertura completa (dilatación) del cuello uterino (alrededor de 10 centímetros).

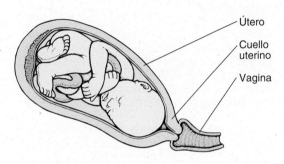

Útero

Cuello uterino

Vagina

Fase inicial (latente)
• Las contracciones se vuelven cada vez más fuertes y rítmicas.
• El malestar es mínimo.
• El cuello uterino se estrecha y dilata alrededor de 4 centímetros.
• Esta estapa dura un promedio de 8 horas y media en un primer embarazo y 5 horas en los embarazos siguientes.

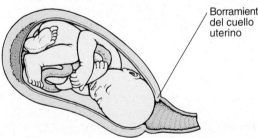

Borramiento del cuello uterino

Fase activa
• El cuello uterino se dilata aproximadamente de 4 a 10 centímetros.
• La parte con la que se presenta el bebé, que suele ser la cabeza, desciende por la pelvis de la madre.
• La madre comienza a sentir la necesidad de pujar mientras el bebé desciende.
• Esta fase dura alrededor de 5 horas en un primer embarazo y 2 horas en los embarazos siguientes.

Segunda etapa

Desde la completa apertura del cuello uterino hasta el parto. Esta etapa dura en promedio alrededor de 60 minutos en un primer embarazo y de 15 a 30 minutos en los embarazos siguientes.

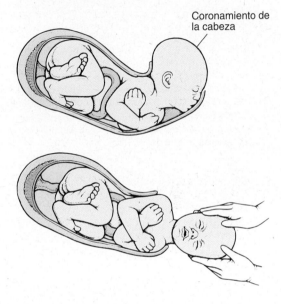

Coronamiento de la cabeza

Tercera etapa

Desde el nacimiento del bebé hasta la expulsión de la placenta. Sólo suele durar unos pocos minutos.

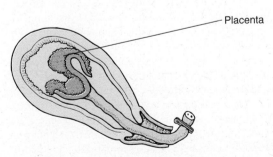

Placenta

Tradicionalmente, el trabajo de parto se divide en tres etapas; sin embargo, las 4 horas inmediatamente posteriores a la expulsión de la placenta, cuando el riesgo de hemorragia es mayor, se denominan, por lo general, cuarta etapa del trabajo de parto.

Monitorización del feto

El **control electrónico del corazón del feto** se utiliza para observar la frecuencia cardíaca del feto y las contracciones uterinas. Este procedimiento es frecuente porque del 30 al 50 por ciento de los bebés que tienen problemas o mueren durante el parto lo hacen inesperada-mente. El uso de la monitorización puede salvar la vida de uno de estos niños. Sin embargo, las mujeres sometidas a este sistema de control tienen un mayor porcentaje de cesáreas que las controladas con un estetoscopio. El control electrónico se suele reservar para los embarazos de alto riesgo, para los fetos cuyo latido cardíaco no pueda ser oído con un estetoscopio (debido a su presentación o posición, por ejemplo) o para aquellos cuyos latidos cardíacos se ausculten anómalos a través del estetoscopio. La frecuencia cardíaca del feto se controla de forma externa aplicando un dispositivo de ultrasonidos (que transmite y recibe ultrasonidos) al abdomen de la madre, o bien internamente insertando un electrodo a través de la vagina de la madre que se adhiere al cuero cabelludo del feto. El control interno se reserva para los embarazos de alto riesgo.

En un embarazo de alto riesgo, en ocasiones se utiliza la monitorización cardíaca fetal electrónica como parte de una **prueba que no produce ansiedad,** en la que se controla la frecuencia cardíaca del feto mientras éste permanece quieto y se mueve. Si la frecuencia cardíaca no aumenta con el movimiento, puede realizarse un **test de contracción con estrés.** Para desencadenar las contracciones uterinas, se realiza una estimulación de pezón o bien se administra oxitocina (una hormona que hace que el útero se contraiga durante el trabajo de parto). Entonces se controla la frecuencia cardíaca del feto durante estas contracciones para determinar si resistirá el trabajo de parto.

Otra prueba, el **muestreo de sangre del cuero cabelludo del feto,** consiste en tomar una pequeña cantidad de sangre de esta zona para detectar cuánto ácido está produciendo el feto durante el trabajo de parto.

A partir de estas pruebas, el médico puede permitir que el parto siga adelante o bien practicar una cesárea inmediatamente.

---

aparecen complicaciones. Al proporcionar un ambiente cálido y permitir que los familiares y amigos estén presentes, estos centros permiten que las mujeres tengan una experiencia relajada y personal del parto. Si surgen complicaciones durante el parto, los centros suelen tener contacto con algún hospital cercano para trasladar a la mujer de inmediato.

Muchos hospitales tienen centros de maternidad que combinan ambientes cálidos con unas pocas reglas (como las que limitan el número de visitantes o las horas de visita) con la ventaja de tener un personal sanitario preparado, servicio de urgencias y todos los medios con los que cuenta un hospital por si fuesen necesarios. Algunos hospitales cuentan con habitaciones privadas en las que la madre permanece desde antes del parto hasta que se le dé el alta; en estas habitaciones tienen lugar el parto, el alumbramiento, la recuperación y la etapa posparto.

Al margen de las decisiones que tome la mujer, el hecho de saber a qué atenerse es una excelente preparación para todo el proceso del parto y el alumbramiento.

Parto

El parto consiste en una serie de contracciones uterinas rítmicas y progresivas que gradualmente hacen descender al feto por el cuello uterino (la parte inferior del útero) y la vagina (canal del parto) hacia el exterior.

Las contracciones provocan la dilatación del cuello uterino, que se hace más delgado hasta que desaparece (se borra) y llega casi a confundirse con el resto del útero. Estos cambios permiten que el feto pase por el canal del parto.

El parto suele comenzar dentro de las 2 semanas (antes o después) de la fecha estimada del parto. Aún se desconoce qué es exactamente lo que desencadena el parto, pero quizá sea la oxitocina, una hormona liberada por la glándula hipófisis, que hace que el útero se contraiga durante el parto. El parto no suele durar más de 12 a 14 horas en el primer embarazo de una mujer y tiende a ser más breve, entre 6 y 8 horas de media, en los embarazos siguientes.

El tapón mucoso (una pequeña cantidad de sangre mezclada con mucosidad del cuello uterino) es la señal que indica que el parto está a punto de comenzar; sin embargo, este tapón puede ser expulsado por la vagina hasta 72 horas antes del inicio de las contracciones. En ciertos casos, las membranas llenas de líquido que contienen al feto se rompen antes de que comience el parto, y dicho líquido (líquido amniótico) sale por el cuello uterino y la vagina (proceso conocido como romper aguas). Cuando estas membranas se rompen, la gestante debería ponerse en contacto con su médico o con la comadrona de inmediato. Alrededor del 80 al 90 por ciento de las mujeres cuyas membranas se han roto comienza el parto en las 24 horas siguientes. Si no ha comenzado el parto después de este tiempo, es necesario el ingreso en el hospital, donde se provoca (se induce) el parto para reducir el riesgo de infección causado por las bacterias de la vagina que entran en el útero. Las infecciones pueden afectar a la madre o al feto. Para provocar el parto se utiliza oxitocina u otro fármaco similar. Si el recién nacido es prematuro, es preferible realizar una exploración exhaustiva a la mujer antes de la provocación del parto y no se realiza ninguna revisión ginecológica hasta después de haber planificado el parto (• V. página 1213).

Cuando una mujer en pleno parto (con fuertes contracciones cada 5 minutos o menos y una dilatación de más de 4 centímetros del cuello uterino) es ingresada en el hospital, se determinan su peso, la presión arterial, la frecuencia cardíaca y respiratoria, y la temperatura, y se toman muestras de orina y sangre para analizarlas. El examen del abdomen incluye la estimación del tamaño fetal, su posición (si está mirando hacia adelante o hacia atrás) y su presentación, es decir, si la cabeza, las nalgas o los hombros, es lo que va por delante y va a salir primero. El médico u otro profesional ausculta la frecuencia cardíaca fetal con un fonendoscopio. Se observan la intensidad, duración y frecuencia de las contracciones. Por lo general, se examina la vagina para determinar si las membranas se han roto y el cuello uterino está muy dilatado y borrado, pero esta revisión puede obviarse si la mujer tiene algunas hemorragias o si las membranas se han roto de forma espontánea. La coloración verdosa que puede presentar el líquido amniótico una vez que las membranas se han roto se debe a la primera defecación del feto (meconio fetal) y puede indicar sufrimiento fetal. (• V. página 1242) Por lo general, el feto expele meconio antes del parto sólo cuando sufre o cuando su presentación es con los glúteos por delante (presentación de nalgas).

La posición y presentación del feto determinarán cómo va a pasar éste por la vagina. (• V. recuadro, página 1215) La presentación de cabeza (vértice), que es la más frecuente, es la mejor para un parto seguro. Durante la última o las dos últimas semanas antes del parto, la mayoría de los fetos se dan la vuelta para que la cabeza se presente primero. La presentación de glúteos (nalgas) hace que el parto sea más complicado tanto para la madre como para el feto y el médico. Al retrasar la aparición de la cabeza del feto, la presentación de nalgas incrementa la probabilidad de sufrimiento fetal. Como la cabe-

Monitorización fetal

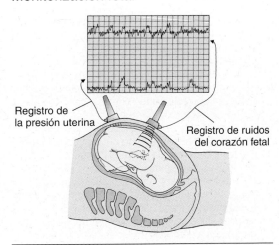

Registro de la presión uterina

Registro de ruidos del corazón fetal

za es más ancha que las nalgas, es más difícil colocar la cabeza en el espacio que han dejado las nalgas en el canal de parto que cuando sucede al revés y, en consecuencia, es más probable que la cabeza quede atrapada. La presentación de hombros también dificulta el paso del feto desde el útero. No obstante, si la posición del feto es de cabeza y mira hacia atrás (hacia la espalda de la madre) en lugar de mirar hacia adelante, el parto es, en general, más sencillo.

Durante el parto, se suelen administrar sueros por vía intravenosa para evitar la deshidratación. La cateterización intravenosa también permite suministrar fármacos de forma inmediata. La administración de sueros por vía intravenosa permite que la mujer no coma ni beba durante el parto, por lo que tiene menos probabilidades de vomitar y aspirar su vómito durante el parto. La aspiración del vómito puede causar el síndrome de Mendelson, una enfermedad potencialmente mortal en la que se inflaman los pulmones. En general, la mujer recibe un antiácido para neutralizar la acidez gástrica en el momento de ingresar en el hospital y después cada 3 horas. Los antiácidos reducen el riesgo de lesiones en los pulmones si la mujer aspira el vómito.

Durante la primera etapa del parto, a la madre se le suele recomendar que no empuje, porque hacerlo antes de que el cuello uterino esté abierto por completo es un derroche de energía y además puede desgarrarlo. Aproximadamente cada 15 minutos se controla el ritmo cardíaco de la madre y del feto. El control de la frecuencia cardíaca del feto, que se realiza con un fonendoscopio fetal (fetoscopio) o mediante monitorización cardíaca, es la

Parto natural

El parto natural se vale de técnicas de relajación y respiración para controlar el dolor durante el alumbramiento. La futura madre y su pareja toman clases de parto natural, por lo general, de seis a ocho sesiones durante varias semanas, para aprender a usar estas técnicas. También aprenden qué sucede en las diversas fases del trabajo de parto y el parto.

La técnica de relajación consiste en tensar conscientemente una parte del cuerpo y luego relajarla. Esta técnica ayuda a la mujer a relajar el resto de su cuerpo mientras el útero se está contrayendo durante el trabajo de parto y a relajarse cuando no está teniendo contracciones. Existen varias clases de respiración que pueden resultar útiles en la primera etapa del trabajo de parto, antes de que la mujer comience a empujar:
• La respiración profunda, que ayuda a la mujer a relajarse, se utiliza al comienzo y al final de una contracción.
• La respiración rápida, superficial, que se centra en la parte superior del pecho, se usa durante el punto más doloroso de una contracción.

• Una serie de jadeos y soplidos ayudan a la mujer a abstenerse de empujar cuando tiene la necesidad de hacerlo pero el cuello uterino aún no está dilatado por completo.

En la segunda etapa del trabajo de parto, la mujer alterna entre empujar y jadear.

Tanto la mujer como su compañero deberían practicar las técnicas de relajación y respiración regularmente durante el embarazo. Durante el trabajo de parto, la pareja de la futura madre puede ayudarla recordándole lo que debería estar haciendo en una fase en particular y notando en qué momentos está tensa, además de brindarle apoyo emocional. Así mismo, los masajes favorecen la relajación de la mujer. El parto natural suele contribuir a reducir o eliminar la necesidad de analgésicos o anestesia durante el trabajo de parto y el alumbramiento.

El método de parto natural más conocido probablemente sea el de Lamaze. Otro método, el de Leboyer, consiste en llevar a cabo el parto en una habitación con poca luz y sumergir al bebé en agua tibia justo después del alumbramiento.

---

forma más sencilla de determinar si existe sufrimiento fetal. Si la frecuencia cardíaca se acelera o disminuye demasiado, el médico puede practicar una cesárea, utilizar fórceps o tomar otras medidas correctivas, como colocar a la madre sobre su lado izquierdo, aumentar la cantidad de líquidos intravenosos o administrar oxígeno mediante un tubo colocado en la nariz.

Durante la segunda etapa del parto, la madre, que es constantemente vigilada, empuja con cada contracción para desplazar al feto por la vagina. La frecuencia cardíaca fetal se controla después de cada contracción o cada 3 minutos, o incluso menos si se precisa.

Alivio del dolor

Con el debido asesoramiento médico, la mujer dispone de la información necesaria acerca de los aspectos generales de las técnicas de alivio del dolor mucho antes del inicio del parto. Puede elegir el alumbramiento natural, que se basa en la relajación y en ciertas técnicas de respiración para hacer frente al dolor, o puede decidir usar analgésicos o un tipo particular de anestesia, si es necesario. Una vez que comienza el parto, estos planes pueden modificarse, según cómo se desarrolle el mismo, cómo se sienta la mujer y qué recomiende el médico o la comadrona.

La necesidad de la mujer de aliviar el dolor durante el parto varía en gran medida y, hasta cierto punto, depende de su nivel de ansiedad. La preparación para el parto y el alumbramiento tanto como el apoyo emocional de quienes la asisten tienden a calmar la ansiedad y suelen reducir la necesidad de administrar fármacos para mitigar el dolor. De todos modos, muchas mujeres no toman ningún fármaco.

Si una mujer solicita analgésicos durante el parto, por lo general se atiende su requerimiento, pero en la menor cantidad posible, porque estos fármacos pueden retrasar la respiración y otras funciones del feto antes de nacer. El parto es un momento crítico para el feto, ya que mientras el recién nacido se adapta rápidamente al paso de una vida de total dependencia de la madre a una vida independiente tienen lugar muchos cambios internos. Un recién nacido sedado con analgésicos puede tener más dificultades para adaptarse a la nueva situación. Por lo general para aliviar el dolor se aplica meperidina o morfina por vía intravenosa. Como estos fármacos pueden retrasar la fase inicial del parto, por lo general se suministran durante la fase activa. Además, como tienen mayor efecto en los primeros 30 minutos después de su aplicación, no se utilizan cuando el parto es inminente. Para contrarrestar los efectos sedativos de estos fármacos

Episiotomía

Visión frontal

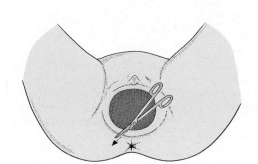

Corte longitudinal

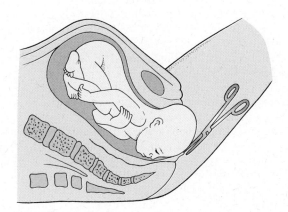

sobre el recién nacido, se puede administrar naloxona justo después del parto.

Si a medida que se acerca el parto es necesario un alivio del dolor más intenso, se puede aplicar una inyección de **anestésico local** en la entrada de la vagina. Ello adormece por completo la zona dolorida pero permite que la mujer siga despierta y no se retrasan las funciones fetales. Los métodos de anestesia para estos casos son el bloqueo del nervio pudendo o la anestesia. El **bloqueo pudendo**, un procedimiento muy utilizado, consiste en inyectar un anestésico local a través de la pared de la vagina para anestesiar el nervio pudendo, lo que consigue anestesiar toda el área vaginal excepto la parte frontal de la vulva (órganos genitales externos). Es muy útil en los partos sin complicaciones en los que la madre desea empujar.

En caso de que la madre no quiera empujar y solicite que alivien aún más su dolor, puede utilizarse **anestesia regional.** En la mayoría de los casos, se inyecta un anestésico local en el espacio que rodea la médula espinal (espacio epidural) en la parte inferior de la espalda; este procedimiento recibe el nombre de inyección lumbar epidural. Alternativamente, se administran analgésicos opioides como fentanilo o sufentanilo mediante perfusión continua en el espacio epidural. Estos procedimientos son muy utilizados pero pueden aumentar la probabilidad de necesitar una cesárea, porque la anestesia puede impedir que la mujer sea capaz de empujar de forma adecuada. La anestesia espinal, mediante la que se inyecta un anestésico en el canal central de la médula espinal, es válida tanto para una cesárea

como para un parto vaginal, pero es poco utilizada porque puede producir una cafalea ligera, o a veces grave, después del parto. Cuando se utiliza para un parto vaginal, la anestesia espinal se aplica cuando el parto es inminente, ya que este tipo de anestesia evita que la mujer empuje. Como la anestesia local puede provocar un peligroso descenso de la tensión arterial, se deben realizar controles frecuentes de la misma en la mujer.

La **anestesia general**, que provoca una ausencia pasajera de la consciencia, no se utiliza a menos que sea imposible evitarla, debido a que retrasa el funcionamiento del corazón, los pulmones y el cerebro del feto y también de la madre. Se puede emplear para cesáreas de urgencia, porque es el modo más rápido de anestesiar a la madre.

Alumbramiento

El alumbramiento es el paso del feto y la expulsión de la placenta (después del nacimiento) desde el útero al exterior.

Cuando una mujer está a punto de dar a luz en un hospital, es posible que sea trasladada desde la habitación donde se ha iniciado el parto a la de alumbramiento, un cuarto pequeño que sólo se utiliza para este fin, o bien puede permanecer en la habitación anterior, aunque manteniendo el catéter intravenoso colocado. Por lo general, es preferible que el padre u otras personas cercanas a la futura madre la acompañen.

En la sala de alumbramiento, se coloca a la madre en una posición semierguida, entre recostada y sentada. Su espalda puede descansar sobre almohadas u otros elementos. La posición semierguida hace buen uso de la gravedad, la presión hacia abajo que ejerce el feto favorece que el canal del parto y el perineo (el área entre la vagina y el ano) se estiren gradualmente y, por tanto, se reduzca el riesgo de desgarro. Esta posición también alivia la tensión sobre la espalda y la pelvis. Algunas mujeres prefieren dar a luz recostadas; no obstante, el parto en esta posición puede llevar más tiempo y es posible que requiera asistencia. Por lo general, se han observado menos anomalías en la frecuencia cardíaca de los recién nacidos cuyas madres estaban colocadas en posición semierguida que en los de aquellas que se encontraban totalmente recostadas.

A medida que avanza el alumbramiento, se examina la vagina para determinar la posición de la cabeza del feto. Se le pide a la madre que haga fuerza hacia abajo y empuje con cada contracción para ayudar a desplazar la cabeza del feto por la pelvis y así dilatar la apertura de la vagina para que aparezca una porción cada vez mayor de la cabeza. Cuando se ven entre 4 o 5 centímetros de cabeza, el médico o la comadrona coloca una mano sobre la cabeza del feto durante una contracción para controlar y, si fuese necesario, frenar un poco su progresión. Se hace pasar lentamente la cabeza y el mentón por la apertura vaginal para evitar que los tejidos de la madre se desgarren. Estas maniobras facilitan el alumbramiento.

Los **fórceps** (elemento metálico, similar a unos alicates, con puntas redondeadas que se colocan alrededor de la cabeza del bebé) permiten sacarlo con menos riesgo de lesiones para él o para la madre. Rara vez se recurre a los fórceps en circunstancias normales; sólo cuando la madre es incapaz de empujar porque ha recibido una inyección epidural, cuando le cuesta hacerlo debido a que el parto no se está desarrollando bien o cuando existe sufrimiento fetal.

Si la dilatación de la abertura vaginal no permite que el niño emerja y hay posibilidad de desgarro, se realiza una **episiotomía** (una incisión en el perineo y en la pared vaginal). Este procedimiento tiene la finalidad de facilitar el parto y evitar un desgarro, que es una rotura irregular más difícil de reparar que el breve corte en línea recta de la incisión. Se utiliza un anestésico local para insensibilizar la zona. A pesar de que el esfínter que mantiene el ano cerrado (esfínter rectal) puede resultar lesionado cuando se realiza la episiotomía o se desgarra durante el alumbramiento, generalmente se cura sin problemas y se repara de inmediato.

Una vez que aparece la cabeza del bebé, el cuerpo rota de lado para que los hombros puedan salir con facilidad, uno tras otro. El resto suele salir con rapidez. En seguida se aspiran el moco y el líquido de la nariz, boca y garganta del recién nacido. Se colocan pinzas en dos puntos del cordón umbilical (• *V. recuadro, página 1227*) y se corta por el medio para evitar que ninguno de los dos extremos sangre. Luego se envuelve al recién nacido en una sábana ligera y se coloca sobre el abdomen de la madre o en una cuna calentita.

Una vez que ha nacido el bebé, el médico o la comadrona palpan suavemente con la mano el abdomen de la madre para asegurarse de que el útero sigue teniendo contracciones. Durante la primera o segunda contracción después del nacimiento, la placenta suele desprenderse del útero y casi de inmediato aparece una emisión de sangre. Por lo general, la madre puede empujar por sí sola hasta lograr el desprendimiento de la placenta. Si no es capaz de hacerlo y la hemorragia es excesiva, se ejerce una firme presión sobre el abdomen materno, haciendo que la placenta se desprenda del útero y salga. Si la placenta está incompleta, se extraen las partes restantes de forma manual.

En cuanto la placenta ha salido, se administra oxitocina a la madre y se aplican masajes periódicos sobre el abdomen para favorecer la contracción del útero. Esta contracción (reducción) es fundamental para evitar una posterior hemorragia procedente de la zona uterina de la que se desprendió la placenta.

A continuación, se cose la incisión de la episiotomía y cualquier desgarro en el cuello uterino o la vagina. Seguidamente, se traslada a la madre a la sala de recuperación o permanece en la habitación del parto y si el bebé no necesita más atención médica se deja junto a su madre. Por lo general, la madre, el bebé y el padre permanecen juntos en una zona cálida y tranquila, durante 3 a 4 horas, para que se inicie la formación de sus vínculos. Muchas madres desean comenzar a amamantar al bebé poco después de su nacimiento. Más tarde, el bebé puede ser trasladado al pabellón de recién nacidos del hospital. En muchos hospitales se permite que la madre pueda tener al bebé junto a ella. Los hospitales con habitaciones de parto así lo prefieren. Al estar junto a su madre, el bebé recibe la alimentación en cuanto lo pide y la madre aprende a cuidar de él antes de abandonar el hospital. Si la madre necesita reposo, se puede llevar al recién nacido al pabellón de recién nacidos.

Debido a que la mayoría de las complicaciones, sobre todo las hemorragias, tienen lugar en las primeras 4 horas después del alumbramiento (la cuarta etapa del parto), durante este período permanece en observación la madre.

Complicaciones del parto y el alumbramiento

Por su propia naturaleza, el parto y el alumbramiento provocan nerviosismo y ansiedad, aun cuando no surjan problemas. Una mujer embarazada puede reducir su ansiedad y mejorar las probabilidades de tener un final del embarazo adecuado estableciendo una buena relación con su médico o comadrona.

Los principales problemas del parto tienen que ver con el tiempo y el orden que requiere cada fase. Puede que el parto no comience cuando las membranas que contienen al feto se rompen (rotura prematura de las membranas), o bien puede empezar antes de las 37 semanas de embarazo (parto pretérmino) o más de 2 semanas después de la fecha estimada de parto (embarazo postérmino). Así mismo, pueden ser problemas añadidos los trastornos médicos de la madre o el feto, un desarrollo del parto lento o una posición anormal del feto. Otros signos de peligro incluyen una excesiva hemorragia vaginal (• V. página 1217) y una frecuencia cardíaca anormal del feto. Los problemas graves son relativamente raros y, a menudo, pueden preverse, pero algunos pueden aparecer de forma inesperada y repentina. Preferentemente, deben detectarse con antelación para poder indicar el tratamiento más apropiado y así asegurar un buen final.

Rotura prematura de las membranas

Se denomina rotura prematura de membranas a la rotura de las membranas llenas de líquido que contienen al feto que se produce una hora o más antes del inicio del parto.

La rotura de las membranas, prematura o no, comúnmente se denomina "romper aguas". El líquido que se encuentra dentro de las membranas (líquido amniótico) sale por la vagina.

En el pasado, si las membranas se rompían de forma prematura, se hacía todo lo posible para provocar el parto a fin de evitar las infecciones, que podían afectar a la madre o al feto. Sin embargo, esto ya no es necesario porque el riesgo de infección se reduce disminuyendo la cantidad de exploraciones ginecológicas después de romper aguas. En una única revisión con un espéculo (un instrumento que separa las paredes de la vagina), se puede comprobar la rotura de las membranas, estimar la dilatación del cuello uterino y recoger líquido amniótico de la vagina. Si el análisis del líquido amniótico indica que los pulmones del feto están lo bastante desarrollados, se provoca el parto. Si los pulmones del feto no están desarrollados, se intenta retrasar el parto hasta que lo estén.

Se recomienda reposo en cama y se administran líquidos por vía intravenosa para retrasar el alumbramiento en el 50 por ciento de las mujeres, pero algunas también necesitan tomar algún fármaco que inhiba las contracciones uterinas, como el sulfato de magnesio administrado por vía intravenosa, terbutalina aplicada con una inyección subcutánea o por vía oral o, en raras ocasiones, ritodrina por vía intravenosa. La mujer es hospitalizada y permanece en cama, pero puede levantarse para ir al cuarto de baño. Se controla su temperatura y pulso al menos dos veces al día, ya que un aumento en la temperatura o en la frecuencia cardíaca puede ser un primer signo de infección. Si aparece una infección, se provoca el parto para que nazca el bebé. Si el líquido amniótico deja de salir y las contracciones se detienen, se da el alta a la paciente, pero debe permanecer en cama y debe ser visitada al menos una vez a la semana.

Parto pretérmino

El parto antes de término es el que comienza antes de la semana 37 de embarazo.

Como los bebés nacidos prematuramente pueden tener problemas de salud, los médicos intentan detener el parto anticipado. (• V. página 1237) El parto pretérmino es difícil de detener si se produce hemorragia vaginal o las membranas que contienen al feto se rompen. Si no se produce la hemorragia vaginal y las membranas no dejan escapar líquido amniótico, el reposo en cama con líquidos administrados por vía intravenosa es útil en un 50 por ciento de los casos. Sin embargo, si el cuello uterino se dilata más de 5 centímetros, el de parto habitualmente sigue su curso hasta que nace el bebé.

El sulfato de magnesio aplicado por vía intravenosa detiene el parto en hasta el 80 por ciento de las mujeres, pero puede producir efectos secundarios, como aceleración de la frecuencia cardíaca en la mujer, en el feto o en ambos. La terbutalina administrada mediante una inyección subcutánea también puede utilizarse para detener el parto. Mientras se detiene el parto anticipado, la mujer puede recibir un corticosteroide como la betametasona para dilatar los pulmones del feto y reducir el riesgo de que presente problemas respiratorios (síndrome de distrés respiratorio neonatal) después de nacer.

Embarazo postérmino y posmadurez

Un embarazo después de término es el que continúa más allá de las 42 semanas. La posmadurez es un síndrome en el que la placenta comienza a dejar de funcionar normalmente en un embarazo postérmino y pone en peligro al feto. (• V. página 1238)

En ocasiones, es difícil determinar cuándo han pasado las 42 semanas, porque no siempre es posible establecer la fecha precisa de la concepción debido a que los ciclos menstruales son irregulares o a que la paciente no está segura del tiempo que transcurre entre ellos. Por ejemplo, si los ciclos menstruales de la mujer son de 35 días o más, el parto puede parecer retrasado aunque en realidad no sea así. Al comienzo del embarazo, una ecografía, que es segura e indolora, facilita la determinación de la duración del embarazo. Posteriormente, pero antes de las 32 semanas (preferentemente entre la 18 y la 22), es útil realizar una serie de ecografías destinadas a medir el diámetro de la cabeza del feto, lo cual puede ayudar a confirmar la duración del embarazo. Después de las 32 semanas, la determinación de la duración del embarazo mediante ecografías puede arrojar un error de 3 semanas en uno u otro sentido.

Si el embarazo continúa más allá de la semana 42 desde el primer día del último ciclo menstrual, se estudia a la madre y al feto en busca de signos de posmadurez: como una reducción del tamaño del útero y de la movilidad fetal. Las pruebas se inician a las 41 semanas para evaluar el movimiento del feto y su frecuencia cardíaca, así como la cantidad de líquido amniótico, que son parámetros que decrecen notablemente en los embarazos posmaduros. Se compara el tamaño de la cabeza del feto con el de su abdomen. Para confirmar un diagnóstico de posmadurez, se puede realizar una amniocentesis (extracción y análisis del líquido amniótico). Una indicación de posmadurez es el hallazgo de una coloración verdosa del líquido amniótico, causada por la materia fecal del feto (meconio); ello indica sufrimiento fetal.

Mientras la evaluación no detecte signos de posmadurez, puede dejarse que el embarazo postérmino siga adelante. Sin embargo, si la evaluación da resultados positivos, se provoca el parto. En el caso de que el cuello uterino no sea lo bastante flexible como para que el feto lo atraviese, se realiza una cesárea

(alumbramiento quirúrgico realizado mediante una incisión en el abdomen y el útero de la madre).

Parto demasiado lento

Cada hora, el cuello uterino debería dilatarse al menos un centímetro y la cabeza del feto debería descender por la pelvis al menos en esa misma proporción. Si esto no sucede, puede que el feto sea demasiado grande para avanzar por el canal del parto y, en consecuencia, es necesario realizar una cesárea o usar fórceps. Si el canal del parto es lo bastante grande para el feto, pero el parto no avanza con la velocidad que debería, se administra a la madre oxitocina intravenosa para estimular la aparición de contracciones uterinas más intensas. Si la oxitocina no da resultado, se realiza una cesárea.

Frecuencia cardíaca anormal

Durante el parto, se controla la frecuencia cardíaca fetal cada 15 minutos con un fonendoscopio fetal (fetoscopio) o continuamente mediante una monitorización cardíaca fetal electrónica. *(• V. recuadro, página 1209)* El registro continuo de la frecuencia cardíaca es la manera más sencilla de determinar si existe sufrimiento fetal. Si se detecta una anomalía significativa, las medidas correctivas suelen ser efectivas (como dar más oxígeno a la madre, incrementar la cantidad de líquidos por vía intravenosa y hacer que la madre se tumbe sobre su lado izquierdo). Si no es así, el bebé se saca con fórceps o mediante una cesárea.

Problemas respiratorios

En raras ocasiones, el recién nacido no comienza a respirar, a pesar de que antes del parto no se hayan detectado problemas. Por este motivo, el personal médico que asiste el parto debe tener experiencia en la reanimación respiratoria de recién nacidos.

Posición anormal del feto

Una posición anormal es aquella en la que el feto ocupa más espacio mientras se desplaza por el canal del parto que cuando se encuentra en posición normal, es decir, mirando hacia atrás con la cabeza hacia la salida.

En una descripción de un feto dentro del útero, la posición hace referencia a la dirección a la que apunta el feto, y la presentación detalla la parte del cuerpo que sale primero por el canal del parto. La combinación más segura y frecuente es la del feto que mira hacia atrás (en dirección a la espalda de la

Posición y presentación del feto

La posición del feto normal es cabeza abajo y mirando hacia atrás (hacia la espalda de la madre) con el cuello flexionado; la presentación es cefálica. Una posición menos común es mirando hacia abajo, y las presentaciones anormales incluyen las de cara, frente, nalgas y hombro.

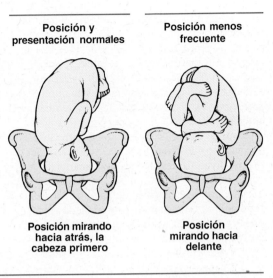

Posición y presentación normales

Posición menos frecuente

Posición mirando hacia atrás, la cabeza primero

Posición mirando hacia delante

Presentaciones anormales

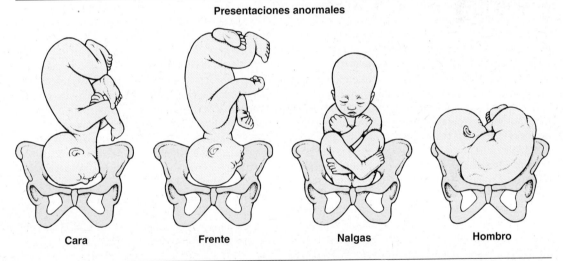

Cara   Frente   Nalgas   Hombro

madre), con la cara vuelta hacia la derecha o la izquierda, y la cabeza primero (presentación cefálica), con el cuello doblado hacia adelante, el mentón hundido y los brazos cruzados sobre el pecho. Si el feto se encuentra en una posición o presentación diferente, el parto puede ser más difícil y quizá no sea posible el alumbramiento por la vagina.

El feto puede mirar hacia adelante, en general con el cuello estirado (en extensión). En esta posición, la cabeza necesita más espacio para atravesar el canal del parto, por lo que el parto puede prolongarse y el alumbramiento se vuelve difícil. Tras evaluar el problema, el médico decide si usar fórceps o realizar una cesárea. En la presentación de cara, el cue-

llo se arquea hacia atrás y, en consecuencia, lo que primero aparece es el mentón; si éste está colocado hacia atrás porque el cuello está en flexión y sigue en esa posición, el parto vaginal no puede llevarse a cabo. En la presentación de frente, el cuello está moderadamente arqueado y lo que primero se presenta es la frente. Por lo general, los fetos no mantienen todo el tiempo esta posición, pero si lo hacen, tampoco podrán nacer por vía vaginal.

La **presentación de nalgas** es una anomalía en la que las nalgas del feto se presentan primero en lugar de hacerlo la cabeza. Las lesiones del feto, incluyendo la muerte, ya sea antes, durante o después del parto, se producen cuatro veces con más frecuencia con las presentaciones de nalgas que con las cefálicas (sobre todo porque las presentaciones de nalgas son mucho más frecuentes en un parto pretérmino o cuando el feto tiene anomalías congénitas). Las complicaciones sólo se pueden evitar si el problema se detecta antes del nacimiento. En ciertos casos, se puede girar al feto hasta llevarlo a una posición cefálica presionando el abdomen de la madre antes de que comience el parto, por lo general a las 37 o 38 semanas de embarazo.

Como las nalgas son más estrechas que la cabeza, el conducto que dejan las nalgas en el canal del parto no es lo bastante grande como para que la cabeza pase. Además, ésta no puede moldearse para que quepa y encaje en el canal de nacimiento. Por consiguiente, el organismo del niño puede estar fuera mientras la cabeza queda atrapada dentro de la madre. Como resultado, la médula espinal u otros nervios pueden sufrir estiramientos y derivar en lesiones nerviosas. Cuando por primera vez se ve el ombligo del bebé fuera de la madre, el cordón umbilical está comprimido entre la cabeza y el canal del parto, por lo que el niño recibe muy poco oxígeno en esos momentos. Las lesiones cerebrales causadas por falta de oxígeno son más frecuentes en los fetos que se presentan de nalgas que en los que lo hacen de cabeza. En un primer parto, estos problemas empeoran porque los tejidos de la madre no se han estirado por partos previos. Como el niño podría morir, muchos médicos recomiendan practicar una cesárea tanto para la mayoría de los casos de presentación de nalgas en los primeros embarazos, como para todas las presentaciones de nalgas de los partos pretérmino.

En ocasiones, un feto cruzado horizontalmente en el canal de nacimiento se presenta de hombros. En estos casos, por lo general, se practica una cesárea, a menos que el feto sea el segundo de un par de gemelos (en cuyo caso se modifica la posición del feto para que nazca por vía vaginal).

Gemelos

En 1 de cada 70 a 80 partos nacen gemelos. El mejor método para identificarlos es la ecografía, aunque también puede realizarse una monitorización fetal electrónica que revele dos latidos cardíacos diferentes. Los gemelos producen una mayor dilatación de la cavidad del útero y la sobredistensión uterina tiende a producir un adelantamiento de las contracciones antes del final del embarazo. Como resultado, los gemelos suelen nacer prematuramente y son pequeños. Debido a que pueden tener varias posiciones y presentaciones, el parto

puede complicarse. La contracción del útero después del nacimiento del primer gemelo tiende a desprender la placenta al segundo. Como resultado, el segundo gemelo suele tener más problemas durante el parto y corre un mayor riesgo de sufrir lesiones o de morir.

En algunos casos, el útero sobredistendido no se contrae bien después del parto y causa hemorragia en la madre. Cuando hay gemelos el médico debe decidir con antelación el parto vaginal o mediante una cesárea; incluso puede optar por un parto vaginal para el primer gemelo y realizar una cesárea para el segundo.

Distocia de hombro

La distocia de hombro es una complicación poco frecuente, que ocurre en alrededor de 1 de cada 1000 presentaciones cefálicas, en la que el hombro del feto está empotrado contra el hueso púbico y queda atascado en el canal del parto.

Cuando la cabeza asoma al exterior, parece que algo tire de ella un poco hacia atrás en el orificio vaginal. El tórax resulta comprimido por el canal del parto y la boca queda cerrada debido a la presión ejercida contra el orificio vaginal, por lo que resulta difícil para el médico colocar un tubo de respiración. Como resultado, el feto no puede respirar y se produce un déficit de oxígeno durante 4 a 5 minutos. Esta complicación es más frecuente cuando se trata de fetos grandes, en particular cuando se necesita usar fórceps antes de que la cabeza haya descendido por completo por el canal del parto. Sin embargo, la distocia de hombros no se produce en todos los casos de fetos grandes.

Rápidamente, el médico prueba varias técnicas para desatascar el hombro y lograr que el bebé nazca por vía vaginal. Si éstas fracasan, el bebé rara vez puede ser empujado hacia atrás para que vuelva a la vagina y pueda nacer por cesárea.

Prolapso del cordón umbilical

Un cordón umbilical prolapsado es una rara complicación, que tiene lugar en alrededor 1 de cada 1000 partos, en la que el cordón umbilical precede al bebé en su paso por el canal del parto.

Cuando el bebé sale por el estrecho canal del parto, se produce una compresión del cordón prolapsado y el bebé deja de recibir sangre. Esta complicación puede ser evidente o pasar desapercibida (oculta).

El prolapso es evidente cuando las membranas se han roto y el cordón umbilical sale hacia la vagina antes de que el bebé emerja. Suele tener lugar cuando la presentación es de nalgas, pero también se produce cuando el bebé emerge de cabeza, en particular si hay una rotura prematura de las membranas o el feto no ha descendido hasta la pelvis. Si el feto no ha descendido, el flujo de líquido producido por la rotura de las membranas desplaza primero al cordón y después al feto. Éste es uno de los motivos por los que el médico no rompe las membranas a menos que la cabeza haya descendido hasta la pelvis. Si se produce un prolapso del cordón, es necesario que el alumbramiento sea inmediato (en general mediante cesárea) para evitar que el feto resulte lesionado a causa de la falta de sangre. Hasta que se inicie la intervención quirúrgica, la enfermera o el médico sostienen al recién nacido apartado del cordón para que no se interrumpa el flujo de la sangre por el cordón prolapsado.

En el prolapso oculto, las membranas están intactas y el cordón se encuentra frente al feto o atrapado contra su hombro. Por lo general, el prolapso oculto se identifica gracias a un patrón anormal en la frecuencia cardíaca fetal. El problema se soluciona cambiando la posición de la madre o levantando la cabeza del feto para aliviar la presión sobre el cordón. En ocasiones, se debe practicar una cesárea.

Embolia de líquido amniótico

La embolia de líquido amniótico es la obstrucción de una arteria pulmonar de la madre por el líquido amniótico (el líquido que rodea al feto en el útero).

En alguna rara ocasión un émbolo (una masa de material extraño en el torrente sanguíneo) formado por líquido amniótico entra en la circulación sanguínea materna, por lo general, en el curso de un parto especialmente complicado con rotura de membranas. El émbolo va hacia los pulmones de la madre y obstruye una arteria; este bloqueo recibe el nombre de embolia pulmonar. Ello puede provocar aceleración de la frecuencia cardíaca, irregularidad en el ritmo cardíaco, colapso, shock, o incluso parada cardíaca y muerte. Si la madre sobrevive, la formación de coágulos sanguíneos dispersos en el torrente sanguíneo (coagulación intravascular diseminada) es una complicación habitual, que requiere una asistencia urgente.

Hemorragia uterina

La hemorragia uterina es la mayor preocupación una vez que el bebé ha nacido. (• *V. página 1222*) Por lo general, la madre pierde alrededor de medio litro de sangre durante el parto porque los vasos sanguíneos se desgarran cuando la placenta se sepa-

Cordón umbilical alrededor del cuello del feto

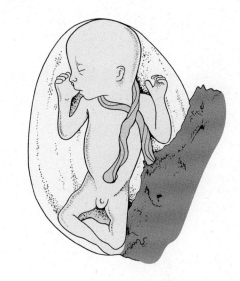

ra del útero. Las contracciones del útero permiten que estos vasos se cierren y curen. En consecuencia, la pérdida de sangre puede ser mayor si el útero no se contrae o si una parte de la placenta sigue dentro del útero después del parto, evitando que éste se contraiga por completo. Un desgarro en la vagina o del cuello uterino también puede causar una hemorragia grave.

Procedimientos

Si surgen complicaciones durante el parto y el alumbramiento, se recurre a procedimientos como la inducción del parto, el parto con fórceps, o con extracción mediante vacío o una cesárea.

Inducción del parto
La inducción del parto consiste en iniciarlo de forma artificial. La aceleración del trabajo del parto requiere las mismas técnicas y fármacos que la inducción, pero la diferencia con ésta es que aquél se realiza una vez que el parto se ha iniciado espontáneamente.

Por lo general, sólo se recurre a la inducción cuando la madre tiene algún problema obstétrico o cuando ella o el feto presentan algún problema médico. Si el embarazo sigue su curso con normalidad, el parto rara vez es inducido, excepto en los casos en que la mujer tiene dificultades para llegar al hospital a tiempo para el parto. A menudo, estas muje-

Fórceps y extractor por vacío

Los fórceps o el extractor por vacío se utilizan para asistir el parto. El fórceps se coloca alrededor de la cabeza del bebé. El extractor por vacío cuenta con un pequeño cuenco hecho de un material similar a la goma que se adhiere a la cabeza cuando se inicia la aspiración. Con cualquiera de estos elementos, el niño sale suavemente del cuerpo de su madre mientras ella empuja.

Fórceps

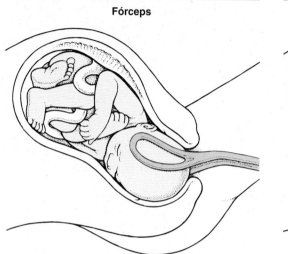

Extractor por vacío

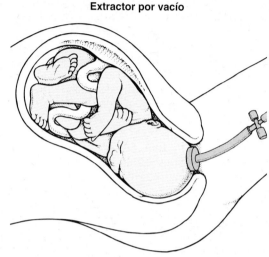

res ingresan en el hospital poco antes de la fecha estimada de nacimiento. Establecer esta fecha con precisión es importante; por lo que el médico puede recetar pruebas como la amniocentesis, para determinar exactamente la madurez del feto antes de provocar el parto.

Generalmente, el parto es inducido mediante la administración de oxitocina, una hormona que aumenta la intensidad de las contracciones del útero. Se administra por vía intravenosa con una bomba de perfusión, para que la cantidad de fármaco pueda ser controlada con precisión. Durante la inducción y el parto, se registra electrónicamente la frecuencia cardíaca fetal; primero, de forma externa, colocando el monitor sobre el abdomen de la mujer y después, en cuanto las membranas pueden romperse sin correr riesgos, se introduce el aparato registrador en la vagina y se pega al cuero cabelludo del feto. Si la inducción no da resultado, se practica una cesárea.

La estimulación del parto con oxitocina está indicada cuando la paciente tiene contracciones que no consiguen hacer avanzar al feto por el canal del parto. Sin embargo, si una mujer se encuentra en la fase inicial del parto (cuando el cuello uterino está apenas dilatado y las contracciones son irregulares), el descanso, caminar y el apoyo psi-

cológico constituyen el mejor tratamiento para estimular el parto.

En ocasiones, la mujer tiene contracciones demasiado intensas, demasiado próximas entre unas y otras o también intensas y muy próximas. Este trastorno, llamado parto disfuncional hipertónico, es difícil de controlar. Si estas contracciones son provocadas por la administración de oxitocina, ésta se suspende de inmediato. La mujer puede ser colocada en otra posición y recibir analgésicos. Así mismo, pueden administrarse fármacos como terbutalina o ritodrina, que ayudan a interrumpir o a desacelerar las contracciones.

Extracción con fórceps y con vacío

El fórceps es un instrumento quirúrgico metálico, similar a unos alicates, con puntas redondeadas que se colocan alrededor de la cabeza del feto. Un extractor por vacío es una pequeña copa hecha de un material similar a la goma (silástico), que se conecta a un generador de vacío, se introduce en la vagina y se coloca sobre la cabeza del feto.

En ciertos casos los fórceps se utilizan para facilitar el parto o guiar la cabeza del feto. Se necesitan fórceps si existe sufrimiento fetal, cuando el parto es prolongado o la posición del feto es anormal. Ocasionalmente, el parto se prolonga cuando la anestesia impide que la madre empuje de forma adecuada. En todos estos casos, un médico opta entre usar fórceps y realizar una cesárea. Si se intenta realizar el parto con fórceps pero resulta demasiado difícil (el médico no puede tirar más fuerte sin dañar el feto), se recurre a la cesárea.

Una alternativa al fórceps es un extractor por vacío, un dispositivo que aplica una succión sobre la cabeza del feto y permite una extracción suave del bebé.

Los fórceps pueden dañar la cara del recién nacido o desgarrar la vagina de la madre, mientras que un extractor por vacío puede producir un desgarro del cuero cabelludo del recién nacido. De todos modos, estas lesiones son poco frecuentes.

Cesárea

La cesárea es el parto quirúrgico mediante una incisión realizada en el abdomen y el útero de la madre.

Se recurre a este procedimiento cuando los médicos consideran que es más seguro que el parto vaginal para la madre, el bebé o ambos. En algunos países hasta un 22 por ciento de los partos son por cesárea. El personal sanitario que participa en esta intervención son un obstetra, un anestesista, enfermeras y un especialista en trastornos del recién nacido (neonatólogo) o un profesional experimentado en la reanimación neonatal. La práctica de la cesárea es segura debido a los avances médicos en diversos campos como la anestesia, los fármacos intravenosos, los antibióticos y las transfusiones de sangre. De forma precoz tras la cirugía se debe hacer andar a la madre para reducir el riesgo de embolia pulmonar en la que los coágulos de sangre formados en las piernas o en la pelvis llegan a los pulmones y obstruyen las arterias de la zona. El parto por cesárea causa más dolor después de la operación que un parto vaginal y además requiere una estancia más prolongada en el hospital.

La incisión se realiza en la parte superior del útero (incisión clásica) o en la inferior (incisión en el segmento inferior). Por lo general, sólo se realiza una incisión clásica cuando la placenta tiene una posición anormal (una complicación llamada placenta previa) (• *V. página 1192*) o cuando el feto queda atravesado horizontalmente en el canal del parto. La pérdida de sangre es mayor que cuando la incisión se efectúa sobre el segmento inferior porque la parte superior del útero tiene más vasos sanguíneos. Además, la cicatriz es más débil, por lo que tiene un poco más de probabilidades de abrirse en embarazos subsiguientes. La incisión en el segmento inferior puede ser horizontal o vertical; en la mayoría de los casos se utiliza la horizontal. Habitualmente, la incisión vertical se efectúa cuando el feto se encuentra en una posición anormal.

Por lo general, las mujeres a las que se les ha realizado una incisión en el segmento inferior tienen la posibilidad de elegir entre tener un parto vaginal u otra cesárea; el parto vaginal es posible en alrededor de tres cuartas partes de estas mujeres. Sin embargo, el parto vaginal debería ser realizado sólo en instituciones preparadas para realizar cesáreas, porque existe una pequeña posibilidad de que la incisión previa se abra durante el parto.

CAPÍTULO 250

Período posparto

Después del parto, se valora el estado de la madre y, si es necesario, recibe tratamiento para aliviar el dolor. Así mismo, se le informa acerca de los cambios que sufrirá su organismo, incluyendo los relacionados con la lactancia, y el tipo de métodos anticonceptivos que puede usar en el período posparto. Antes de salir del hospital se le hace una revisión que se repite 6 semanas más tarde. También se toman medidas para evitar y tratar las complicaciones que sean poco frecuentes. Las complicaciones más frecuentes son las hemorragias excesivas, las infecciones de las vías urinarias y los problemas con la lactancia.

Qué esperar tras el parto

Durante 6 a 8 semanas después del parto, la madre puede tener algunos síntomas leves y pasajeros mientras su organismo se adapta de nuevo al estado de no embarazo. Dentro de las primeras 24 horas, sus pulsaciones descienden y su temperatura puede subir ligeramente. Quizás tenga una secreción vaginal con algo de sangre durante 3 o 4 días, que en el transcurso de los siguientes 10 a 12 días se vuelve marrón clara y finalmente blanco-amarillenta. Para absorber esta secreción, se utilizan compresas o tampones que se cambian con frecuencia.

Después del parto, el útero dilatado empieza a contraerse y se hace cada vez más pequeño hasta el punto de recuperar su tamaño normal. Estas contracciones irregulares a menudo son dolorosas y pueden precisar ser tratadas con analgésicos. Duran entre 5 y 7 días y pueden intensificarse por la lactancia, ya que la hormona oxitocina, liberada naturalmente en este período para que comience el flujo de leche (reflejo de salida), también estimula las contracciones uterinas. Después de 5 o 7 días, el útero tiene la consistencia normal y ya no debe doler, pero todavía puede percibirse por palpación abdominal entre la sínfisis y el ombligo. Alrededor de 2 semanas después del parto, el útero ya no se nota al tacto. Sin embargo, el abdomen de la reciente madre no volverá a ser tan plano como antes del embarazo durante varios meses, aunque practique ejercicios físicos. Las marcas debidas al estiramiento pueden seguir notándose durante un año.

En el hospital

El objetivo primordial es reducir el riesgo de hemorragia, dolor e infección de la reciente madre. Tras el desprendimiento de la placenta (expulsión de placenta y membranas), se administra oxitocina para estimular la contracción del útero, y una enfermera da masajes periódicos en el abdomen para favorecer la contracción del útero. Estos procedimientos aseguran que el útero se contraiga y siga reducido de tamaño para evitar una hemorragia excesiva. Si durante el parto se aplicó anestesia general, se efectúa una monitorización durante 2 a 3 horas después del parto, generalmente en una sala de recuperación bien equipada con sistemas de administración de oxígeno, reserva de sangre del mismo tipo que la de la madre y para la perfusión de líquidos intravenosos.

Después de las primeras 24 horas, la recuperación es rápida. La madre puede seguir una dieta regular en cuanto lo desee, a veces poco después del parto. Debería levantarse de la cama y caminar lo antes posible. Así mismo, es recomendable comenzar a realizar ejercicios para fortalecer los músculos abdominales prácticamente al cabo de un día; los ejercicios abdominales con las rodillas flexionadas, realizados en la cama, dan buenos resultados.

Antes de que la madre abandone el hospital, se lleva a cabo un recuento completo de glóbulos rojos para descartar una posible anemia. Si los análisis de sangre demuestran que nunca ha tenido rubéola, es necesario vacunarla el día del alta. Si su grupo sanguíneo es Rh-negativo y tiene un bebé cuyo tipo de sangre es Rh-positivo, se administra globulina inmune Rho (0) alrededor de 3 días después del parto; este fármaco se combina con los anticuerpos que ha producido la madre contra la sangre del bebé y los destruye para que no pongan en peligro futuros embarazos. (• *V. página 1190*)

La depresión leve (depresión posparto, a veces llamada melancolía) es frecuente, puede aparecer en los 3 días posteriores al parto y habitualmente dura menos de 2 semanas. Por lo general, el apoyo familiar es el mejor tratamiento. La depresión que se combina con una falta de interés por el recién nacido, ideas suicidas o violentas, alucinaciones o comportamiento extraño es considerada anormal; y en general requeriere tratamiento. Es más probable que la depresión grave se manifieste en mujeres que padecían una enfermedad mental antes del embarazo.

En casa

La madre y el bebé suelen ser dados de alta alrededor de 24 horas después del parto si ambos se encuentran en buenas condiciones. De hecho, muchos médicos permiten que las mujeres que no han tenido complicaciones ni han recibido anestesia se marchen del hospital 6 horas después del parto. A pesar de que los problemas graves son raros, se debe establecer un programa de visitas a domicilio o un seguimiento exhaustivo.

La madre puede ducharse o bañarse, pero debería evitar los lavados vaginales durante al menos 2 semanas después del parto. Lavar la zona que rodea la vagina con agua tibia dos o tres veces al día ayuda a reducir la sensación dolorosa. El dolor de la episotomía se alivia mediante baños de asiento tibios varias veces al día y durante el tiempo que sea necesario. Si es necesaria una medicación para aliviar el dolor, habitualmente se le administran codeína y aspirina si no está amamantando a su hijo o paracetamol sin codeína si está dando de mamar.

La producción de orina suele aumentar en gran medida después del parto, en particular cuando se suspende la administración de oxitocina. Como la sensibilidad de la vejiga urinaria se reduce después del parto, la reciente madre debería orinar de forma regular, al menos cada 4 horas. Ello evita que la vejiga se llene en exceso y ayuda a evitar infecciones de las vías urinarias. Puede tomar laxantes, si es que los necesita para evitar el estreñimiento, el cual puede causarle hemorroides (dilataciones varicosas de las venas del recto). Las hemorroides se tratan con baños de asiento calientes.

Las mamas se llenan de leche al inicio de la lactancia y pueden ponerse duras y doler. (• *V. página 1230*) Si una madre no va a amamantar a un bebé, se le aplican fármacos para suprimir la producción de leche. Sin embargo, la producción de leche a menudo reaparece en cuanto deja de tomar el fármaco. Resulta útil usar un sujetador que ajuste las mamas firmemente, ya que el hecho de que pendan estimula el flujo de leche. Muchas madres que no están amamantando reducen el malestar apretándose los senos firmemente, mediante un sujetador adecuado durante 3 a 5 días, bebiendo gran cantidad de líquidos y tomando aspirina o paracetamol. Estos síntomas sólo duran entre 3 y 5 días.

Las madres que no están dando de mamar pueden tomar fármacos para dormir o para reducir el dolor. Las que sí están amamantando a sus hijos reciben cantidades limitadas de estos fármacos porque la mayoría de ellos se secretan en la leche materna.

La madre puede reanudar su actividad normal en cuanto se sienta preparada para hacerlo. Puede volver a mantener relaciones sexuales en cuanto lo desee y se sienta a gusto. Como ya es posible que quede nuevamente embarazada, debería usar anticonceptivos o evitar el coito. Por lo general, los médicos recomiendan que la nueva madre no quede embarazada de nuevo hasta varios meses después del parto para que la recuperación sea completa. La administración de los anticonceptivos orales (• V. página 1154) se inicia después de la primera menstruación, tanto si la madre está amamantando como si no. Algunos médicos recomiendan comenzar con los anticonceptivos orales incluso antes (durante la primera semana después del parto) en los casos de madres que no estén dando de mamar. El diafragma puede colocarse sólo después de que el útero recupere el tamaño normal, es decir, entre 6 a 8 semanas después del parto. Mientras tanto, se pueden usar espumas, geles y preservativos como métodos anticonceptivos si no se están tomando anticonceptivos orales.

Las mujeres que no están amamantando a sus hijos suelen comenzar a ovular (liberar un óvulo del ovario) alrededor de 4 semanas después del parto, antes de su primera menstruación. Sin embargo, la ovulación puede producirse antes (algunas mujeres han concebido alrededor de 2 semanas después del parto). Las madres que están dando de mamar tienden a comenzar a ovular y menstruar algo más tarde, por lo general de 10 a 12 semanas después del parto. En ciertos casos, una madre que está amamantando a su hijo ovula, menstrúa y queda embarazada igual de pronto que la que no da de mamar. Una mujer que acaba de ser inmunizada contra la rubéola debe esperar al menos 3 meses antes de quedar embarazada de nuevo para evitar poner al feto en peligro.

Infecciones puerperales

Se supone que una mujer tiene una infección puerperal si la temperatura es de 38 °C o más en dos ocasiones separadas entre sí al menos 6 horas después las primeras 24 horas tras el alumbramiento si no existe otra causa evidente, como una bronquitis.

Incluso durante las primeras 12 horas después del parto, una temperatura de 38,3 °C o más podría ser una señal de infección, aunque probablemente no lo sea. Las infecciones directamente relacionadas con el parto se desarrollan en el útero, la zona que lo rodea o en la vagina. Las infecciones del riñón también pueden aparecen poco después del parto. Otras causas de fiebre, como los coágulos sanguíneos en las piernas o una infección de las mismas, tienden a aparecer 4 días o más días después del parto.

INFECCIONES DEL ÚTERO

Las infecciones posparto suelen comenzar en el útero. Una infección del saco amniótico (las membranas que contienen al feto y al líquido amniótico que lo rodea) y la presencia de fiebre durante el parto pueden acabar en una infección del revestimiento uterino (endometritis), del músculo uterino (miometritis) o de las áreas que rodean al útero (parametritis).

Causas y síntomas

Determinadas condiciones aumentan la vulnerabilidad de la mujer a la infección y las bacterias normales que viven en la vagina pueden causar una infección tras el parto. Estas condiciones son la anemia, preeclampsia, hipertensión, proteínas en la orina y acumulación de líquido durante el embarazo), repetidas revisiones vaginales, un retraso de más de 6 horas entre la rotura de las membranas y el parto, un parto prolongado, una cesárea, la retención de fragmentos de placenta dentro del útero después del parto y una gran hemorragia después del parto (hemorragia posparto).

Son frecuentes los escalofríos, la cefalea, la sensación de malestar general y una pérdida del apetito. Por lo general, la mujer está pálida, su frecuencia cardíaca se acelera, y en la sangre se observa un número anormalmente alto de leucocitos. El útero está hinchado, es doloroso y blando. Es perceptible una secreción procedente del útero, que puede variar en cantidad y suele oler mal. Cuando los tejidos que rodean al útero se infectan, el dolor y la fiebre son intensos; la hinchazón de los tejidos mantiene al útero doloroso, fijo en su lugar.

Las complicaciones incluyen inflamación del revestimiento abdominal (peritonitis) y coágulos de sangre en las venas de la pelvis (tromboflebitis pélvica), con el riesgo de que un coágulo sanguíneo llegue al pulmón (embolia pulmonar). Las sustancias venenosas (toxinas) producidas por las bacterias que causan la infección pueden alcanzar altos niveles en la circulación sanguínea (endotoxemia), lo que puede provocar un shock (shock séptico), una enfermedad que pone en peligro la vida y que se caracteriza por un descenso brusco de la presión arterial y una frecuencia cardíaca más rápida de lo normal. El shock puede provocar una lesión renal grave e incluso la muerte.

Diagnóstico y tratamiento

Para diagnosticar una infección, se examinan los pulmones de la mujer así como el útero y se envían muestras de orina y secreción uterina a un laboratorio para que se realice un cultivo de bacterias.

El médico trata de prevenir cualquier trastorno que pueda derivar en una infección y, si es posible, instaura el tratamiento adecuado. El parto vaginal rara vez causa infección pero, si se desarrolla, se administra un antibiótico por vía intravenosa durante 48 horas hasta que cesa la fiebre.

INFECCIÓN DE LOS RIÑONES

La infección renal (pielonefritis) es causada por la diseminación de bacterias procedentes de la vejiga y puede aparecer después del parto. En ciertos casos, se produce una infección al colocar una sonda en la vejiga para vaciarla de la orina acumulada durante y después del parto. La infección puede comenzar durante el embarazo en forma de presencia de bacterias en la orina pero sin síntomas. Cuando aparecen síntomas, éstos incluyen mucha fiebre, dolor en la parte inferior de la espalda o en los flancos, una sensación de malestar general, estreñimiento y, en ocasiones, dolor al orinar.

Por lo general, se administra un antibiótico por vía intravenosa hasta que cesa la fiebre durante 48 horas. Las muestras de orina se examinan para detectar bacterias, y se cambia de antibiótico si las bacterias son resistentes a la acción de éste. La mujer sigue el tratamiento con antibióticos por vía oral durante 2 semanas después de dejar el hospital. En estos casos, beber mucho líquido ayuda a mantener una buena función renal. Entre 6 y 8 semanas después del parto se examina otra muestra de orina para comprobar la ausencia de bacterias.

OTRAS INFECCIONES POSPARTO

La fiebre que aparece entre los 4 y los 10 días posteriores al parto puede indicar la presencia de un coágulo de sangre en la pierna (tromboflebitis femoral), que se trata con calor, vendaje y elevación de la pierna. Si es preciso, se administran fármacos anticoagulantes. La tuberculosis latente puede reactivarse después del parto; se trata con antibióticos.

La fiebre que aparece 10 días o más después del parto con frecuencia se debe a una infección de una mama (mastitis), aunque la infección de la vejiga (cistitis) en este período también es frecuente. Las infecciones de vejiga y de mama se tratan con antibióticos. La madre que tiene una infección de las mismas debería seguir dando de mamar a su hijo, ya que así disminuye el riesgo de que se desarrolle un absceso en la mama. Los abscesos mamarios son raros; se tratan con antibióticos y, por lo general, se drenan quirúrgicamente.

Hemorragia posparto

La hemorragia posparto es la pérdida de más de medio litro de sangre durante o después de la tercera etapa del parto, en el momento en que se expulsa la placenta.

Este trastorno es la tercera causa más frecuente de muerte materna en el parto, después de las infecciones y las complicaciones provocadas por la anestesia. Las causas de la hemorragia posparto son diversas, y la mayoría de ellas pueden evitarse. Una causa es la hemorragia que se produce en el lugar donde se ha desprendido la placenta. Esta hemorragia se produce cuando el útero no se contrae correctamente, ya sea porque se ha distendido demasiado, porque el parto ha sido prolongado o anormal, porque la mujer ha tenido varios embarazos previos o porque se ha utilizado un anestésico relajante muscular durante el alumbramiento. La hemorragia posparto también puede ser debida a heridas (laceraciones) de un parto espontáneo, a la presencia de tejido (por lo general, partes de la placenta que no se desprendieron de forma adecuada) que no fue expulsado durante el parto o a la existencia de valores bajos de fibrinógeno (un importante factor necesario para la coagulación). La pérdida de una cantidad importante de sangre suele producirse poco después del parto pero el riesgo subsiste hasta un mes más tarde.

Prevención y tratamiento

Antes de que se inicie el trabajo de parto, se deben tomar precauciones para evitar una hemorragia posparto. Una de las medidas consiste en tratar ciertos trastornos, como la anemia. Otra es reunir la mayor cantidad posible de información acerca de la paciente. Por ejemplo, el hecho de saber que la mujer tiene mayor cantidad de líquido amniótico, un embarazo múltiple (de gemelos), un tipo de sangre inusual o que ha tenido episodios previos de hemorragia posparto puede hacer que el médico esté preparado para hacer frente a posibles trastornos hemorrágicos.

El médico intenta siempre reducir al mínimo su intervención en el parto. Una vez que la placenta se ha desprendido del útero, la mujer recibe oxitocina para favorecer la contracción uterina y reducir la pérdida de sangre. Si la placenta no se desprende por sí misma 30 minutos después del parto, el médico la extrae de forma manual; si la expulsión ha sido incompleta, extrae manualmente los fragmentos que faltan. En raras ocasiones, los fragmentos infectados de la placenta o de otros tejidos deben ser extraídos quirúrgicamente (mediante legrado). Después de la expulsión de la placenta, la mujer es sometida a control durante al menos una hora para asegurar que el útero se haya contraído y también para controlar la hemorragia vaginal.

En caso de hemorragia grave, se practica un masaje abdominal para ayudar a contraer el útero y se administra una perfusión intravenosa continua de oxitocina. Si la hemorragia persiste, quizá sea necesaria una transfusión de sangre. Se puede examinar el útero para buscar cortes o fragmentos retenidos de placenta y otros tejidos, y luego extraerlos quirúrgicamente; ambos procedimientos requieren un anestésico. También se examinan el cuello uterino y la vagina. Se puede inyectar prostaglandina en el músculo uterino para facilitar la contracción. Si el útero no puede ser estimulado para que se contraiga y se reduzca la hemorragia, es posible que sea necesario efectuar una ligadura de las arterias que llevan la sangre al útero. Debido a la abundante cantidad de sangre que llega a la pelvis, el hecho de que se consiga controlar la hemorragia no significa que el éxito del procedimiento sea definitivo. La extirpación del útero (histerectomía) rara vez es necesaria.

Inversión del útero

La inversión del útero es un trastorno en el cual el cuerpo del útero se vuelve del revés, sobresaliendo por el cuello uterino hasta el interior de la vagina o incluso más allá de la abertura vaginal.

Es un trastorno muy poco frecuente. La inversión del útero se produce cuando un miembro del personal sanitario sin experiencia aplica demasiada presión sobre el fondo del útero o tira demasiado del cordón de una placenta que aún no se ha desprendido; es una situación crítica que puede derivar en shock, infección y muerte.

Para que el útero vuelva a su situación normal (se reinvierta), se empuja el cuerpo uterino por el canal vaginal, se pone una sonda en el interior de la vagina y se mantiene cerrado el orificio vaginal. A continuación, se instila una solución salina dentro del útero por la sonda para expandir la vagina y reinvertir el útero. Rara vez es necesario recurrir a una intervención quirúrgica. Por lo general, la mujer se recupera por completo después de este procedimiento.

Problemas de salud en la infancia

PED

CAPÍTULO 251

Recién nacidos y lactantes normales

La transición del feto desde que al principio está inmerso en líquido amniótico y totalmente dependiente de la placenta para su nutrición y oxigenación, hasta su nacimiento, llorando y respirando, es un proceso que despierta una profunda admiración. Los neonatos sanos requieren grandes cuidados a fin de asegurar su desarrollo normal y buena salud.

Cuidados iniciales

Inmediatamente después del nacimiento del bebé, el médico o la enfermera extraen mucosidad y otras sustancias de su boca, nariz y garganta con una sonda de aspiración. Enseguida, el bebé respira por primera vez. A continuación se colocan dos pinzas en el cordón umbilical, una al lado de la otra, y se corta por la parte que se encuentra entre las pinzas. Después se seca al bebé y se le coloca cuidadosamente en una manta caliente y estéril o sobre el abdomen de la madre.

A continuación se pesa y mide al bebé. El médico lo examina en busca de anomalías evidentes, ya que la exploración física completa tiene lugar con posterioridad. El estado general del bebé se registra entre 1 y 5 minutos después del nacimiento mediante la prueba de Apgar, que tiene en cuenta el color del bebé (rosa o azul), la frecuencia cardíaca, la respiración, la sensibilidad y el tono muscular (débil o activo).

Es esencial mantener al bebé en un ambiente cálido. Tan pronto como sea posible, se le envuelve en una manta ligera y se le cubre la cabeza para reducir la pérdida de calor corporal. Se colocan algunas gotas de solución de nitrato de plata o de un antibiótico en los ojos, para evitar las infecciones procedentes de los organismos nocivos con los que pueda haber estado en contacto durante el parto.

Habitualmente, la madre, el padre y el bebé se recuperan juntos en la sala de partos. Una vez en la sala de cuidados, se coloca al bebé de lado, en una cuna pequeña, siempre procurando que se mantenga en calor. La posición de costado evita que el flujo o la mucosidad obstruyan las vías respiratorias y le impidan respirar. Debido a que todos los bebés nacen con escasa cantidad de vitamina K, se les administra una inyección de la misma para prevenir hemorragias (enfermedad hemorrágica del recién nacido). Habitualmente, también se aplica una solución antiséptica en el cordón umbilical, recién cortado, para evitar las infecciones.

Corte del cordón umbilical

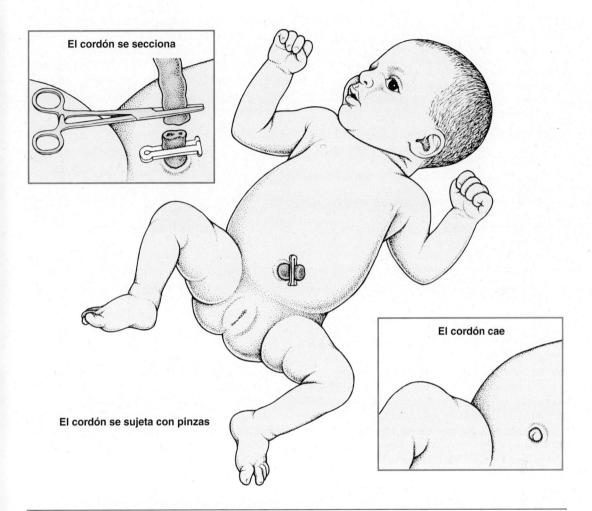

El cordón se secciona

El cordón se sujeta con pinzas

El cordón cae

Al cabo de 6 o más horas del nacimiento, se baña al bebé. La enfermera intenta no quitar el material sebáceo blanquecino (*vernix caseosa*) que cubre la mayor parte de la piel del recién nacido ya que esta sustancia le protege de las infecciones.

Exploración física

El médico habitualmente realiza una exploración física completa del bebé en las primeras 12 horas de vida. El examen empieza con una serie de mediciones, que incluyen el peso, la estatura y la circunferencia de la cabeza.

El peso medio al nacer es de 3 kilogramos y la talla media es de 50 centímetros. A continuación, el médico examina la piel del bebé, la cabeza y la cara,

el corazón y los pulmones, el sistema nervioso, el abdomen y los genitales.

La **piel** es habitualmente rojiza, aunque los dedos de las manos y de los pies pueden tener un matiz azulado debido a la escasa circulación de sangre durante las primeras horas.

Un parto normal deja la **cabeza** del bebé levemente deformada durante algunos días. Los huesos que forman el cráneo se imbrican y esto permite que la cabeza se comprima para facilitar el parto. La inflamación y la contusión del cuero cabelludo son muy frecuentes. Cuando el bebé nace de nalgas (presentación de nalgas) habitualmente la cabeza no se deforma; sin embargo, en estos casos son las nalgas, los genitales o los pies los que pueden inflamarse y sufrir magulladuras. A veces

Por qué un recién nacido puede tener un tamaño mayor o menor de lo normal

Más grande de lo normal
• La madre tiene diabetes.
• La madre tiene sobrepeso.
• El bebé tiene anomalías cardíacas.
• El bebé presenta una tendencia hereditaria a nacer con peso alto (como los indios crow y los cheyenes de Montana, EE.UU).

Más pequeños de lo normal
• Las madres han abusado del alcohol o de medicamentos durante el embarazo.
• Las madres fumaron cigarrillos durante el embarazo.
• La nutrición de la madre fue insuficiente durante el embarazo.
• La madre no recibió el cuidado prenatal adecuado.
• El bebé sufrió una infección antes de nacer.
• El bebé tiene una anomalía cromosómica.

puede sangrar uno de los huesos del cráneo y su membrana externa (periostio), lo cual produce una pequeña protuberancia en la cabeza (cefalematoma) que desaparece al cabo de pocas semanas.

La presión durante el parto vaginal puede causar magulladuras en la **cara**. Además, la compresión sufrida en el canal del parto puede hacer que inicialmente la cara parezca asimétrica. La asimetría facial se produce en ocasiones cuando uno de los nervios que llegan a los músculos de la cara se lesiona durante el parto, pero en unas pocas semanas volverá progresivamente a la normalidad.

A través de un fonendoscopio el médico ausculta el **corazón** y los **pulmones** para detectar posibles anomalías. El color de la piel del recién nacido y el estado general también pueden indicar si existe algún problema. También se controla la intensidad del pulso en la ingle.

El médico busca la existencia de anomalías en los **nervios** y para ello explora los reflejos del bebé. Los reflejos más importantes del recién nacido son la reacción de Moro y los reflejos de búsqueda y succión.

Seguidamente, el médico examina la conformación general del **abdomen** y también analiza el tamaño, la forma y la posición de los órganos internos como los riñones, el hígado y el bazo. Un aumento en el tamaño de los riñones puede indicar una obstrucción del flujo urinario.

También comprueba la flexibilidad y movilidad de los **brazos**, las **piernas** y las **caderas**. La disloca-

ción (luxación) de la cadera es un problema bastante frecuente en los recién nacidos que puede tratarse colocando un doble o triple pañal al bebé para sostener la cadera en la posición correcta, lo cual hace que se solucione el problema. De ser necesario, un ortopedista puede colocarle una tablilla.

Por último, el médico examina los **genitales**. En el varón, los testículos deben estar situados en el escroto. Aunque es raro y al parecer no causa dolor al recién nacido, los testículos pueden torcerse (enfermedad denominada torsión testicular), (• *V. recuadro, página 1096*) lo cual requiere cirugía urgente. En una niña, los labios son prominentes; la exposición a las hormonas de la madre hace que se hinchen durante las primeras semanas.

Los primeros días

Inmediatamente después de un nacimiento normal, el personal de la sala de alumbramiento ayuda a la madre a sostener a su bebé. La lactancia puede comenzar en ese momento si ella lo desea. También se anima al padre a sostener al bebé y a compartir esos momentos. Algunos expertos creen que el contacto físico precoz con el bebé ayuda a establecer vínculos. Sin embargo, los padres pueden crear buenos vínculos con sus bebés incluso cuando no pasan las primeras horas juntos.

Durante los primeros días después del nacimiento, los padres aprenden a alimentar, a bañar y a vestir al bebé y se familiarizan con sus actividades y sonidos. Aunque anteriormente la madre y el bebé solían permanecer una semana o más en el hospital, hoy en día ese período se ha reducido a un día o dos.

La pinza plástica del cordón umbilical se retira al cabo de 24 horas. El muñón que se deja debe humedecerse a diario con una solución de alcohol. Este proceso acelera el secado y reduce las posibilidades de infección.

La circuncisión, si los padres la desean, se realiza habitualmente en los primeros días de vida. Sin embargo, el procedimiento debe posponerse si el pene presenta alguna anomalía, ya que el prepucio puede ser necesario para una posterior cirugía plástica reparadora. La decisión de someter a un recién nacido a la circuncisión depende habitualmente de las creencias religiosas o las preferencias personales de los padres. La principal razón médica para realizarla es la existencia de un prepucio muy tenso que obstruye el flujo de la orina. Otras razones médicas, como la reducción del riesgo de cáncer de pene, son más controvertidas. La circuncisión puede ser peligrosa si existen trastornos hemorrágicos en la familia y debe retrasarse si durante el embarazo la madre tomó medicamentos que incrementan el riesgo de hemorragias, como anticoagulantes o aspirina; el médico espera hasta que hayan sido eliminados de la circulación del bebé y también le administra vitamina K para neutralizarlos.

La mayoría de los recién nacidos presenta una leve erupción cutánea durante la primera semana. Habitualmente, ésta aparece en las áreas del cuerpo que están expuestas al roce de ropa (brazos, piernas y espalda) y, rara vez, en la cara. Tiende a desaparecer por sí sola sin tratamiento alguno.

La aplicación de lociones o talcos, el uso de jabones perfumados y la colocación de braguitas de plástico sobre los pañales tienden a empeorarla, especialmente cuando hace calor. Al cabo de unos días, la piel se seca y se descama, especialmente en los pliegues de las muñecas y los tobillos.

El recién nacido puede tener varias prominencias duras bajo la piel (necrosis de la grasa subcutánea) en los lugares donde la presión de los huesos ha destruido cierta cantidad de tejido graso. Cuando se han utilizado fórceps durante el parto, estas formaciones aparecen sobre todo en la cabeza, mejillas y cuello. Pueden reventar y expulsar un líquido claro de color amarillo, pero habitualmente se curan con rapidez.

Los recién nacidos normales pueden padecer ictericia leve después del primer día. *(• V. página 1248)* La ictericia que aparece antes de las primeras 24 horas de vida es particularmente preocupante.

La primera orina producida por un recién nacido es concentrada y a menudo contiene productos químicos llamados uratos, que pueden teñir el pañal de color rosado. Si un recién nacido no orina durante las primeras 24 horas de vida, se debe averiguar la razón. Este retraso es más frecuente en los varones y puede deberse a un prepucio demasiado tenso o a una inflamación temporal del pene tras la circuncisión.

La primera deposición consiste en una sustancia pegajosa de color negro verdoso (meconio). Todos los bebés deben eliminar meconio en las 24 horas posteriores a su nacimiento. La imposibilidad de evacuar se debe habitualmente a un tapón de meconio endurecido en el intestino del bebé que, por lo general, puede ser extraído mediante una o más enemas suaves. Si se trata de un defecto congénito, la obstrucción puede ser más grave. *(• V. página 1267)*

Un recién nacido pierde habitualmente durante los primeros días de vida entre el 5 y el 10 por ciento de su peso al nacer, pero lo recupera rápidamente a medida que empieza a comer.

Reflejos del recién nacido

Reflejo	Descripción
Moro	Cuando el recién nacido se sobresalta, los brazos y las piernas giran hacia afuera y hacia adelante en un movimiento lento con los dedos extendidos.
Búsqueda	Cuando se toca un extremo de la boca de un recién nacido, éste gira la cabeza hacia ese lado. Este reflejo permite que el recién nacido encuentre el pezón.
Succión	Cuando se coloca un objeto en la boca del recién nacido, de inmediato comienza a succionar.

Alimentación

Un recién nacido normal tiene reflejos de búsqueda y de succión activos y puede comenzar a comer inmediatamente después del nacimiento. Si, en la sala de parto, el bebé no ha sido colocado en el pecho de la madre, la alimentación comenzará habitualmente dentro de las 4 horas posteriores al nacimiento.

Expulsar y regurgitar mucosidad es muy normal el primer día. Si el bebé regurgita mucosidad durante más tiempo, se puede eliminar cualquier resto de moco del estómago introduciendo delicadamente una sonda desde la nariz hasta el estómago.

Un recién nacido alimentado con biberón puede vomitar debido a una alergia a la leche. En ese caso, ésta puede ser reemplazada por una fórmula hipoalérgica. Si esto no da resultado, el médico averiguará la razón de los vómitos. El recién nacido que es amamantado y que continúa vomitando puede que tenga una obstrucción que impida vaciar el estómago. Los bebés no son alérgicos a la leche materna.

Los recién nacidos mojan al menos 6 u 8 pañales al día. Además, hacen deposiciones todos los días durante las primeras semanas, lloran enérgicamente, tienen la piel en buen estado y muestran un reflejo de succión marcado. Todos estos factores indican que el bebé obtiene suficiente cantidad de leche materna o de leche de fórmula. El incremento del peso confirma esta hipótesis. Dormir durante largos períodos entre las tomas de alimento indica habitualmente que el bebé recibe una alimentación suficiente, aunque en algunos casos puede dormir por períodos prolongados si no recibió una cantidad adecuada de leche. Por consiguiente, un bebé que

Alimentación del bebé con biberón

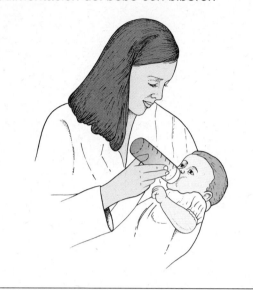

se alimenta con leche materna debe ser controlado de forma precoz y continua para comprobar que la alimentación es adecuada.

Alimentación con biberón

Se suele dar agua destilada estéril como primer alimento al bebé alimentado con biberón para tener la certeza de que puede succionar y tragar y que funciona bien su reflejo de abrir la boca. El agua no causará daño al bebé con problemas de alimentación. Si no expulsa el agua, se le puede dar una fórmula en la siguiente toma. Habitualmente, en los hospitales los bebés son alimentados cada 4 horas.

Existen fórmulas preparadas que contienen proporciones adecuadas de calorías y vitaminas y se comercializan en biberones estériles. La madre no debe insistir para que el bebé termine totalmente el biberón, sino que le debe permitir tomar la cantidad que desee. La alimentación debe aumentarse gradualmente durante la primera semana de vida, desde 30 o 60 mililitros hasta 90 o 120 mililitros aproximadamente 6 veces al día.

Las fórmulas infantiles comerciales son preferibles a la leche de vaca, que no es apropiada para el primer año de vida ya que, si bien es un alimento equilibrado para un lactante, carece de hierro, que es importante para el desarrollo de los glóbulos rojos. Los niños alimentados con fórmula o leche materna deben recibir diariamente gotas multivitamínicas que contengan vitaminas A, C y D durante el primer año de vida y durante el segundo

invierno en climas fríos, donde la exposición al sol y su activación de vitamina D es limitada. Puede agregarse flúor a la fórmula cuando no se cuenta con agua fluorizada.

Al bebé alimentado con biberón debe ofrecérsele agua entre las tomas, sobre todo cuando hace calor o el ambiente está seco. Un bebé cuya alimentación no sea adecuada puede, a veces, requerir alimentación intravenosa adicional. A continuación, el médico tratará de detectar las causas del problema.

Alimentación con leche materna

La leche materna es el alimento ideal para el bebé. Además de proporcionar los nutrientes necesarios de la forma más fácil de digerir y de absorber, contiene anticuerpos y glóbulos blancos que protegen al bebé de las infecciones. También cambia favorablemente el pH de la defecación, así como la flora intestinal del bebé, y de esta manera lo protege de la diarrea bacteriana. Debido a las cualidades protectoras de la leche materna, los bebés amamantados suelen padecer menos enfermedades infecciosas que los alimentados con biberón. La lactancia también ofrece ventajas a las madres, por ejemplo, les permite sentirse cerca de su bebé, mientras que la alimentación con biberón no lo permite. En muchos países, más de la mitad de las madres amamantan a sus bebés, proporción que aumenta constantemente.

Antes de que la leche se produzca, un delicado líquido amarillo, llamado calostro, fluye del pezón. El calostro es rico en calorías, proteínas y anticuerpos. Los anticuerpos que contiene son particularmente valiosos ya que son absorbidos por el cuerpo directamente desde el estómago. De esta manera, el bebé está protegido de las enfermedades contra las cuales su madre ha desarrollado anticuerpos.

Los pezones de la madre no requieren preparación especial alguna antes de empezar a amamantar. La extracción manual de líquido de la mama antes del parto puede producir una infección mamaria (mastitis) o incluso un parto precoz. La areola y el pezón se preparan de forma natural para el proceso de amamantar secretando un lubricante que protege la superficie. Este lubricante natural no debe ser eliminado. La madre que decide amamantar a su bebé puede desear hablar con otras mujeres cuya lactancia haya sido un éxito. Observar a otras mujeres amamantando y hacer preguntas también puede resultar instructivo y estimulante.

La madre debe adoptar una postura cómoda, relajada, quizás casi recostada, y girar de un lado hacia el otro para dar cada pecho. El bebé está de cara a la madre. Ésta sostiene la mama con los dedos pulgar e índice por la parte superior y con los otros dedos por debajo, mientras acerca su pezón al labio inferior del bebé. Esto estimula al bebé a abrir la boca (reflejo de búsqueda) y a agarrarse al pecho. Al tiempo que la madre acerca el pezón y la areola a la boca del bebé, se asegura también de que el pezón quede centrado, lo que contribuye a evitar la formación de llagas en el mismo. Antes de retirar al bebé del pezón, la madre interrumpe la succión insertando el dedo en la boca del bebé y apretando suavemente su barbilla hacia abajo.

Inicialmente, el bebé se alimenta durante varios minutos de cada mama. El reflejo resultante en la madre (reflejo de descenso) activa la producción de leche. Al principio debe evitarse la succión excesiva. Una mala postura causa llagas en los pezones y es más fácil evitarlas que curarlas. Por otra parte, la producción de leche requiere un tiempo suficiente de succión. El tiempo de amamantamiento se incrementa gradualmente hasta que la producción de leche se haya establecido satisfactoriamente: aproximadamente 10 minutos en la primera mama y el tiempo necesario como para satisfacer al bebé en la segunda suelen ser suficientes. Con el primer bebé, la producción de leche suele establecerse completamente al cabo de 72 o 96 horas; con los siguientes se requiere menos tiempo. Si la madre está particularmente cansada durante la primera noche, la alimentación de las 2 de la mañana puede ser reemplazada por agua. Sin embargo, no deben pasar más de 6 horas entre las tomas durante los primeros días. Las tomas deben, más bien, ser fijadas según el hambre del bebé y no según el reloj. De la misma manera, la duración de cada sesión de lactancia debe ajustarse a las necesidades del bebé.

La madre debe llevar el bebé al médico, sobre todo cuando es el primero, entre los 7 y 10 días posteriores al parto, para que éste pueda controlar el progreso de la lactancia y aclarar cualquier duda.

Las mamas tienden a inflamarse incómodamente (congestionarse) durante los primeros días de lactancia, pero dicha congestión puede minimizarse mediante amamantamientos frecuentes. El uso de un sujetador para lactancia las 24 horas del día puede ayudar a aliviar el dolor y la extracción del exceso de leche con la mano durante una ducha tibia también disminuye la presión. Puede que la madre tenga que extraer la leche manualmente justo antes de amamantar al bebé para que su boca alcance el borde de la areola inflamada. Sin embargo, si ello se hace demasiadas veces tiende a producirse una congestión continua, por lo que sólo debería ponerse en práctica para aliviar el malestar.

La mala posición del bebé puede inflamar los pezones de la madre. Ocasionalmente el bebé retrae el labio inferior y succiona, irritando el pezón. En este

Alimentación del bebé con leche materna

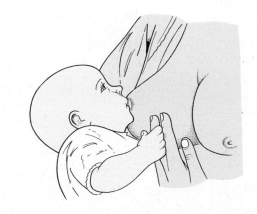

caso la madre puede llevar el labio del bebé hacia fuera valiéndose del dedo pulgar. Después de cada lactancia, se debería dejar que la leche se secara por sí sola en los pezones en lugar de limpiarlos o lavarlos. En todo caso, se pueden secar los pezones con un secador de pelo a baja potencia. En climas muy secos se puede aplicar lanolina hipoalergénica o ungüentos sobre los pezones. Deben evitarse los sujetadores con estructuras plásticas.

Mientras amamanta, la madre necesita un mayor aporte nutritivo, sobre todo de calcio. Los productos lácteos son una fuente excelente de calcio, pero pueden sustituirse por nueces y verduras si la mujer no los tolera. Como alternativa, se pueden tomar complementos de calcio por vía oral. Los complementos vitamínicos no son necesarios si la dieta está bien equilibrada, particularmente si incluye suficiente vitamina C, B_6 y B_{12}. Sin embargo, algunas dietas, incluso las de países desarrollados, son pobres en vitamina B_6 y las dietas vegetarianas no suelen contar con suficiente vitamina B_{12}.

El momento para interrumpir la lactancia (destete del bebé) depende de las necesidades y los deseos de la madre y del bebé. La lactancia durante al menos 6 meses se considera ideal. El destete gradual durante semanas o meses es más fácil que el destete repentino, tanto para el bebé como para la madre.

El destete habitualmente implica la incorporación de alimentos sólidos, en lugar de 8 a 10 tomas de leche materna diarias, los bebés reciben estos alimentos hasta tres veces al día mientras se va reduciendo gradualmente la cantidad de amamantamientos. Cuando el bebé tiene aproximadamente 7 meses, debería reemplazarse una toma de leche

El primer año de vida del bebé: desarrollo físico

El peso del bebé y su talla se controlan en cada visita al médico, para asegurarse de que el crecimiento se incrementa en proporción equilibrada. Los percentiles constituyen un parámetro de comparación de bebés de la misma edad. Un bebé en el percentil 10 de peso significa que el 10 por ciento de los bebés pesan menos y el 90 por ciento pesan más. Un bebé al percentil 90,

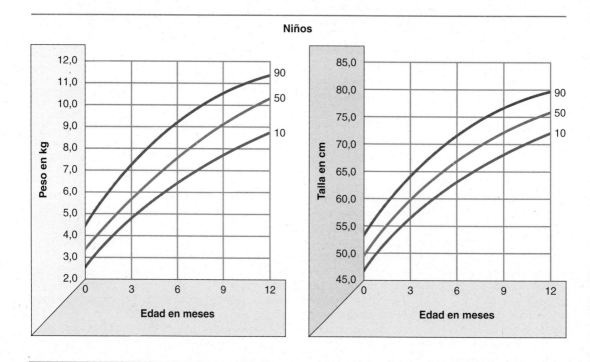

Niños

materna al día por un biberón o una taza de zumo de fruta, leche materna extraída manualmente o leche preparada. Aprender a beber de una taza es un importante logro en el proceso del desarrollo y esta transición puede no completarse hasta los 10 meses de edad. Algunos bebés siguen acostumbrados a una o dos sesiones de pecho por día hasta los 18 o 24 meses de vida. Cuando la madre le da de mamar durante más tiempo, el niño también debe recibir a la par comidas sólidas y beber con taza.

Momento de comenzar con los alimentos sólidos

El momento de comenzar con los alimentos sólidos depende de las necesidades del bebé y de su predisposición. Por lo general, los bebés no requieren este tipo de alimentos antes de los 6 meses, aunque suelen ser capaces de tragárselos a partir de los 3 o 4 meses. Pueden tragar sólidos incluso antes de este tiempo si se les colocan los alimentos en la parte posterior de la lengua, pero habitualmente los rechazan.

Algunos padres instan a sus bebés a comer grandes cantidades de comida sólida para favorecer el sueño durante toda la noche. Este sistema puede no funcionar y además, si se fuerza prematuramente a un bebé a comer, puede causar problemas de alimentación *a posteriori*. Muchos bebés ingieren sólidos después de ser amamantados o de tomar el biberón, puesto que ambos satisfacen su necesidad de chupar y rápidamente calman su apetito.

Habitualmente se utilizan primero cereales, seguidos de frutas y verduras de una sola clase. La alergia o la sensibilidad a un alimento es más fácil de determinar si el bebé recibe el mismo cereal, fruta o verdura durante varios días. La comida debe ofrecerse en una cuchara para que el bebé aprenda la nueva técnica de alimentación.

Muchos alimentos comercializados para bebés, sobre todo los postres y las sopas, tienen demasiado almidón, que no contiene vitamina ni minerales, incluyen muchas calorías y los bebés no los digieren bien. Otros contienen mucho sodio, más de

significa que el 90 por ciento de los bebés pesan menos y el 10 por ciento pesan más. Un bebé en el percentil 50 quiere decir que la mitad de los bebés pesa menos y la mitad más. Más importante que el percentil en un momento determinado es la constatación de un cambio significativo en el percentil del bebé entre las consultas sucesivas al médico.

Niñas

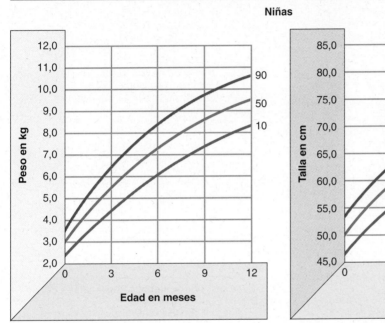

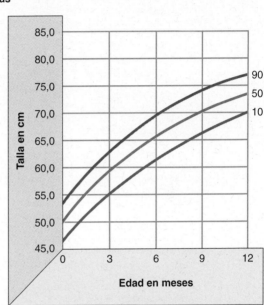

200 miligramos por frasco. Los que poseen un escaso valor nutritivo pueden ser identificados leyendo las etiquetas. Los alimentos caseros son menos caros que los alimentos comerciales y proporcionan una nutrición adecuada.

Las carnes deben incorporarse con posterioridad, después de aproximadamente 7 meses, y son preferibles a las comidas ricas en hidratos de carbono, ya que los bebés necesitan muchas proteínas. Sin embargo, como muchos bebés rechazan la carne, ésta debe incorporarse cuidadosamente y con atención.

Muchos niños son alérgicos al trigo, a los huevos y al chocolate, por lo tanto estos alimentos deben evitarse hasta que cumplan un año ya que su ingestión puede, más tarde, convertirles en alérgicos. La miel debe evitarse durante el primer año porque puede contener esporas de *Clostridium botulinum,* las cuales son inofensivas para los niños mayores y los adultos, pero en cambio pueden causar botulismo en los bebés.

Desarrollo físico

El desarrollo físico de un bebé depende de factores hereditarios, nutricionales y del entorno; y puede también estar influido por la presencia de anomalías físicas y psicológicas. El crecimiento óptimo requiere una nutrición y una salud excelentes.

La altura del bebé aumenta aproximadamente un 30 por ciento hasta los 5 meses y más del 50 por ciento hacia el año. El peso que ha tenido al nacer se duplica a los 5 meses y se triplica al año.

Los órganos crecen en proporciones diferentes. Por ejemplo, el sistema reproductor tiene un breve acelerón de crecimiento justo después del nacimiento, pero luego sufre cambios muy sutiles hasta justo antes de la pubertad. Por otra parte, el cerebro crece casi exclusivamente durante los primeros años de vida. En el momento del nacimiento, el cerebro tiene la cuarta parte del tamaño que tendrá cuando sea adulto. Al año, el cerebro alcanza las tres cuartas partes del tamaño del adulto. Hacia el

El primer año del bebé: etapas del desarrollo

Edad	Etapa
1 mes	• Lleva las manos hacia los ojos y la boca. • Mueve la cabeza de lado a lado cuando está boca abajo. • Sigue un objeto que se mueve en arco aproximadamente a 15 cm de su cara hasta la línea media (enfrente). • Responde a un ruido de alguna manera, como por ejemplo sobresaltándose, llorando o quedándose quieto y callado. • Puede girarse hacia sonidos y voces familiares. • Se fija en una cara.
3 meses	• Levanta la cabeza a 45 grados (incluso a 90 grados) cuando está boca abajo. • Abre y cierra las manos. • Empuja los pies hacia abajo cuando es colocado sobre una superficie plana. • Se balancea frente a los juguetes que se mueven y los toca. • Sigue un objeto que se mueve en un arco sobre su cara de un lado a otro. • Observa caras intensamente. • Sonríe al oír la voz de su madre. • Comienza a emitir sonidos parecidos al habla.
5 meses	• Sostiene la cabeza sin balancearse cuando está en posición erguida. • Se da la vuelta, normalmente estando acostado sobre el estómago, hasta ponerse boca arriba. • Se estira para coger objetos. • Reconoce personas a distancia. • Escucha atentamente las voces humanas. • Sonríe espontáneamente. • Grita de placer.

Edad	Etapa
7 meses	• Se sienta sin apoyo. • Aguanta algún peso en las piernas cuando se lo sostiene en pie. • Pasa objetos de una mano a la otra. • Busca los objetos caídos. • Responde a su nombre. • Responde cuando se le dice "no". • Balbucea, combinando vocales y consonantes. • Se mueve con excitación antes de comenzar a jugar. • Juega a esconderse y aparecer de improviso.
9 meses	• Se esfuerza por coger un juguete que está fuera de su alcance. • Se opone a que se le quiten los juguetes. • Gatea y se arrastra sobre manos y rodillas. • Se impulsa hacia arriba para ponerse de pie. • Se mantiene en pie sosteniéndose en alguien o en algo. • Dice "mamá" o "papá" indiscriminadamente.
12 meses	• Se sienta solo aunque esté recostado boca abajo. • Camina cogiéndose a los muebles; puede dar uno o dos pasos sin apoyo. • Se mantiene de pie durante algunos momentos. • Dice "papá" y "mamá" a la persona apropiada. • Bebe de la taza. • Aplaude y dice adiós con la mano.

final del primer año, los riñones funcionan como en el adulto.

Los dientes frontales inferiores aparecen entre el quinto y el noveno mes. Los dientes frontales superiores comienzan a aparecer entre los 8 y los 12 meses.

Desarrollo intelectual y de la conducta

El desarrollo de la conducta y del intelecto varía considerablemente de un niño a otro. Algunos bebés se desarrollan más rápidamente que otros, aunque dentro de una familia puede haber unas características típicas, como caminar o hablar más tarde de lo habitual. Factores ambientales, como una falta de estímulo suficiente, o físicos, como la sordera, pueden retrasar el desarrollo normal. Aunque el desarrollo de un niño suele ser continuo, pueden existir pausas temporales en una función particular, como en la capacidad de hablar.

Al principio, el recién nacido duerme casi todo el tiempo. El bebé puede comer, toser cuando sus vías respiratorias se obstruyen y responder con llanto a cualquier malestar o intrusión. A las 6 semanas, el bebé mira objetos que se encuentran directamente delante de él y comienza a sonreír cuando le hablan. La cabeza sigue tambaleándose cuando se le mantiene sentado.

Esquema de inmunizacion para bebés y niños

La inmunización desempeña un papel importante en el mantenimiento de la salud de los bebés y los niños. Se ilustran las edades recomendadas sistemáticamente para la inmunización del bebé o del niño con vacunas específicas. La edad recomendada para la inmunización puede variar según las circunstancias. Por ejemplo, si la madre es portadora del antígeno de superficie de la hepatitis B en la sangre, el médico probablemente recomiende inmunización del bebé con la vacuna de la hepatitis B dentro de las 12 horas siguientes al nacimiento. Sin embargo, otros bebés pueden recibir la primera dosis de la vacuna contra la hepatitis B a la edad de 1 o 2 meses. Existe un rango de edades aceptable para muchas vacunas y el médico del niño es el que proporciona las

recomendaciones específicas. A menudo se usa una combinación de vacunas, ya que ello disminuye el número de pinchazos que el niño recibirá.

Clave

⬤ Vacuna de dosis única

▲ Actualización de vacunas para los niños que no hayan sido vacunados previamente (o, en el caso del virus varicela-zoster, para los que no han tenido varicela)

▬ Rango de edades aceptable para una única dosis de vacuna

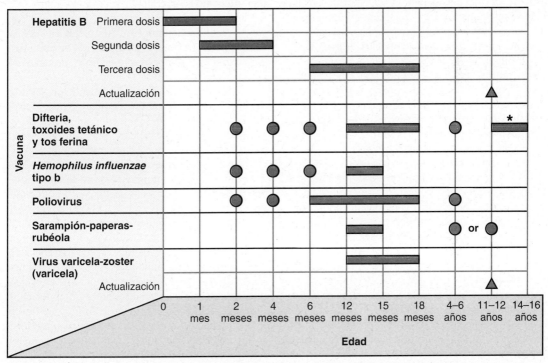

*Se recomienda la administración de una dosis de refuerzo que contenga solamente toxoides diftérico y tetánico (sin la vacuna frente a la tos ferina) entre la edad de 11 y 16 años, si ha pasado un intervalo superior a 5 años desde la última dosis.

A los tres meses, el bebé sonríe al oír la voz de su madre, emite sonidos que parecen el comienzo del habla y sigue con la vista cualquier objeto que se mueva. Mantiene el equilibrio de la cabeza cuando se le sostiene sentado y comienza a coger los objetos que se le colocan en las manos. A los 6 meses, se sienta con apoyo y gira sobre sí mismo. La mayoría de los bebés puede ponerse de pie

si cuenta con un apoyo y son capaces de pasar un objeto de una mano a otra. El bebé balbucea a los juguetes.

A los 9 meses, se sienta bien y gatea, se pone de pie solo y dice "mamá" y "papá" indistintamente. A los 12 meses, el bebé suele ser capaz de andar agarrándose a la mano de alguien y puede decir varias palabras.

Controles durante el primer año

Los controles tienen la finalidad de detectar los trastornos con suficiente anticipación. El diagnóstico precoz y el tratamiento a tiempo pueden reducir o prevenir trastornos que pueden interferir el sano desarrollo del bebé.

Antes de que el recién nacido deje el hospital, se le toman muestras de sangre para realizar distintas pruebas de laboratorio. Por ejemplo, un análisis mide los niveles de hormona tiroidea en la sangre, lo cual es importante porque los niveles bajos pueden ocasionar cretinismo, trastorno tiroideo crónico caracterizado por un retraso en el desarrollo físico y mental. (• *V. página 1331*) Un recién nacido con niveles bajos de hormona tiroidea debe ser sometido a una terapia sustitutiva de dicha hormona por vía oral, entre los primeros 7 o 10 días de vida. Otra enfermedad, llamada fenilcetonuria, (• *V. página 1329*) también puede causar retraso mental si no recibe tratamiento.

Pueden realizarse otros controles. Por ejemplo, los destinados a detectar enfermedades como la homocistinuria, la enfermedad urinaria "del jarabe de arce", la galactosemia y la drepanocitosis. A veces, la elección de los análisis se basa, en parte, en las características étnicas y genéticas de los padres. En algunos países, el costo y las limitaciones técnicas restringen los exámenes sistemáticos.

Durante el primer año de vida se miden, en cada revisión médica, la longitud, el peso y la circunferencia de la cabeza. Así mismo, el médico escucha el corazón del bebé a través de un fonendoscopio; los sonidos anormales pueden indicar una afección cardíaca. También en cada visita se examina el abdomen del bebé, porque ciertos cánceres raros, como el tumor de Wilms y el neuroblastoma, sólo pueden detectarse a medida que el bebé crece. Se exploran los oídos y la vista. Los bebés nacidos prematuramente (gestación de menos de 37 semanas) se someten a una revisión regular para detectar una retinopatía por la prematuridad, una enfermedad de los ojos. (• *V. página 1243*)

Vacunaciones

Los niños deben ser inmunizados para protegerlos de las enfermedades infecciosas. Las vacunas son muy seguras y eficaces, aunque excepcionalmente algunos niños presentan una leve reacción frente a ellas. La mayoría de las vacunas se inyectan, aunque algunas (como la de la poliomielitis) se administran por vía oral.

La primera vacuna que se administra a un bebé es la vacuna contra la hepatitis B, cuya primera dosis se aplica durante la primera semana de vida, a veces cuando el bebé todavía está en el hospital. Otras inmunizaciones sistemáticas comienzan al cabo de la sexta o la octava semana, o poco después, si el bebé está enfermo. Sin embargo, no es necesario retrasar la vacunación si tiene un poco de fiebre a causa de una infección leve, como un resfriado común.

Muchas vacunas requieren más de una dosis para proporcionar una inmunidad completa. La mayoría de los médicos siguen la planificación de inmunización recomendada por los organismos sanitarios correspondientes.

Sin embargo, las edades recomendadas para las vacunaciones no deben ser seguidas de manera rígida. Por ejemplo, 2 meses pueden significar de 6 a 10 semanas. Aunque los padres deben tratar de vacunar a los niños según dicha planificación, algunos retrasos no interfieren en la inmunidad que se alcanza al final ni suponen reiniciar la serie de inyecciones desde el principio. Algunas vacunas se recomiendan en circunstancias especiales; la vacuna contra la hepatitis A, por ejemplo, se recomienda a los universitarios o a las personas que viajan al extranjero.

En una única visita médica puede administrarse más de una vacuna, aunque a menudo se combinan varias de ellas en una sola inyección; éste es el caso, por ejemplo, de las vacunas contra la tos ferina, la difteria, el tétanos y *Hemophilus influenzae* tipo B. La combinación de vacunas reduce el número de inyecciones necesarias sin comprometer la seguridad o efectividad de las mismas.

CAPÍTULO 252

Problemas en recién nacidos y lactantes

Un bebé que nace al término del embarazo ha permanecido entre 37 y 42 semanas en el útero; uno

nacido antes de las 37 semanas es considerado prematuro, y uno que haya nacido después de las

42 semanas se considera "nacido después de término" (o posmaduro). En los tres casos se prevén problemas de tipo diferente.

Prematuridad

La prematuridad es un proceso que afecta al desarrollo del bebé nacido antes de que se hayan cumplido 37 semanas de gestación.

La prematuridad, especialmente en caso de ser extrema, es la causa principal de los problemas e incluso de la muerte tras el parto. Algunos de los órganos internos del bebé pueden no haberse desarrollado completamente, lo que le expone a un riesgo mayor de padecer determinadas enfermedades.

En general, se desconoce la razón por la cual un bebé nace prematuramente. Sin embargo, el riesgo de un parto prematuro es mayor en las mujeres solteras con menores ingresos y escasa educación. El cuidado prenatal inadecuado, una nutrición deficiente o una enfermedad o infección no tratadas durante el embarazo también exponen a la mujer a un elevado riesgo de parto prematuro. Por razones desconocidas, las mujeres de etnia negra son más propensas a tener un parto prematuro que las pertenecientes a otros grupos étnicos.

Si el cuidado médico se inicia al comienzo del embarazo, el riesgo de parto prematuro disminuye y, en caso de que éste se presente, mejora el pronóstico. Si las contracciones prematuras y el parto precoz parecen evidentes, el médico puede administrar medicamentos tocolíticos para detener el parto temporalmente y corticosteroides para acelerar la maduración de los pulmones del feto. (• *V. página 1213*)

El desarrollo adecuado de los pulmones es fundamental para el recién nacido. Para que el bebé pueda respirar por sí mismo, los sacos de aire (alvéolos) de los pulmones deben ser capaces de llenarse de aire en el momento de nacer y permanecer abiertos. Logran hacerlo debido, en gran medida, a una sustancia llamada surfactante, que se produce en los pulmones y reduce la tensión superficial. Los bebés prematuros no suelen producir suficiente surfactante y, en consecuencia, los sacos de aire de los pulmones no permanecen abiertos. Entre una inspiración y otra, los pulmones sufren un colapso completo. La enfermedad resultante, el síndrome del distrés respiratorio, (• *V. página 1240*) puede provocar otros problemas significativos, que en algunos casos llegan incluso a ser mortales. Los bebés con este síndrome requieren tratamiento con oxígeno; si la enfermedad es grave, se ponen en un respirador artificial y se tratan con surfactante, que puede administrarse directamente mediante un tubo introducido en la garganta del bebé (tráquea).

Rasgos físicos de un niño prematuro

- Tamaño pequeño.
- Bajo peso al nacer.
- Piel delgada, brillante y rosada.
- Venas visibles bajo la piel.
- Poca grasa debajo de la piel.
- Cabello escaso.
- Orejas delgadas y blandas.
- Cabeza relativamente grande.
- Escaso desarrollo del tejido pulmonar.
- Músculos débiles y actividad física reducida (un niño prematuro tiende a no mover los brazos y las piernas como lo hace un niño nacido a término).
- Reflejos de succión y deglución escasos.
- Respiración irregular.
- Escroto pequeño, con pocos pliegues (varones).
- Los labios mayores aún no cubren los labios menores (niñas).

Además de unos pulmones inmaduros, un bebé prematuro tiene un desarrollo cerebral incompleto, lo cual contribuye a provocar pausas en la respiración (apnea), debido a que el centro respiratorio del cerebro puede ser inmaduro. Es posible utilizar medicinas para reducir la frecuencia de la apnea y el bebé se recuperará a medida que el cerebro madure. Un cerebro muy inmaduro es vulnerable a hemorragias o a lesiones si se interrumpe el suministro de oxígeno o de sangre. Aun cuando exista hemorragia cerebral, la mayoría de los bebés prematuros se desarrolla normalmente, a menos que presenten una lesión cerebral grave.

El desarrollo prematuro del cerebro puede impedir inicialmente que el bebé succione y trague normalmente. Muchos bebés prematuros se alimentan por vía intravenosa al principio y luego pasan a la alimentación con leche suministrada a través de un tubo que llega al estómago. A las 34 semanas de edad, deben ser capaces de tomar la leche del pecho materno o de un biberón. Inicialmente, el reducido tamaño del estómago puede limitar la cantidad que se les puede administrar en cada lactación; cuando es demasiada, el bebé la vomita.

Los bebés prematuros son particularmente propensos a sufrir fluctuaciones en los valores de azúcar (glucosa) en sangre (ya sean altos o bajos).

El sistema inmune de los bebés prematuros no se encuentra totalmente desarrollado. No han recibido el complemento necesario de anticuerpos contra las infecciones, que les proporciona su madre a través de la placenta. El riesgo de contraer infecciones graves, sobre todo las que afectan al flujo sanguíneo (sepsis), es considerablemente más alto en los bebés prematuros que en los nacidos a término. También son más propensos a contraer enterocolitis necrosante (una inflamación muy grave del intestino). (• *V. página 1245*)

Antes del nacimiento, los productos de desecho del feto atraviesan la placenta y son excretados por la madre. Después del parto, los riñones y el intestino deben hacerse cargo de esta función. La función renal en un bebé sumamente prematuro es limitada, pero mejora a medida que los riñones maduran. Después del parto, el bebé necesita un funcionamiento hepático normal, además del intestinal, para excretar bilirrubina (pigmento amarillo derivado de la destrucción normal de los glóbulos rojos) por las heces. La mayoría de los recién nacidos, sobre todo los prematuros, presenta un aumento temporal en la concentración de bilirrubina en sangre que puede causar icterícia. Dicho incremento se produce porque su función hepática carece de suficiente madurez y, además, porque no poseen la misma capacidad de ingerir alimentos y tienen menos movimientos intestinales que los bebés mayores. Los niveles muy altos de bilirrubina pueden producir quernícteros, una forma de lesión cerebral. Sin embargo, la mayoría de los bebés tiene algo de icterícia, que no es grave y desaparece a medida que mejoran tanto su alimentación como sus movimientos intestinales.

Habitualmente, los bebés prematuros son colocados en una incubadora, ya que pierden calor rápidamente y tienen dificultades para mantener la temperatura normal del cuerpo.

Bebé nacido después de término

Los nacimientos después de término (posmaturidad) son aquellos en los que el embarazo dura más de 42 semanas.

En general, se desconoce la razón por la que un feto permanece en el útero durante un período superior a la duración normal (entre 38 y 42 semanas).

La placenta empieza a encogerse y su función disminuye a medida que el embarazo se acerca a su final (40 semanas), lo cual se acentúa en el curso de las semanas posteriores al término de este plazo. El feto puede tener que usar sus propias reservas de grasa e hidratos de carbono para obtener energía, puesto que la placenta es cada vez menos capaz de proporcionarle los nutrientes necesarios. En consecuencia, el índice de crecimiento disminuye. Si la placenta no puede proporcionar suficiente oxígeno durante el parto, puede producirse sufrimiento fetal, que expone al feto a un riesgo de lesión cerebral y de otros órganos. Esta lesión es probablemente el mayor riesgo para un bebé posmaduro y para prevenir tales problemas muchos médicos inducen el parto si el embarazo excede las 42 semanas.

Existen varios problemas característicos de los bebés nacidos después de término. Son propensos a tener bajas concentraciones de azúcar (glucosa) en sangre después del parto, porque las reservas de energía se reducen en el momento del nacimiento y pueden ser incluso más bajas si el suministro de oxígeno durante el parto ha sido escaso. Estos bebés también son más propensos a desarrollar el síndrome de aspiración de meconio. (• *V. página 1242*)

Bebé pequeño para su edad gestacional

Un bebé más pequeño de lo normal para el tiempo que ha pasado en el útero, ya sea prematuro, nacido a término o posmaduro, se considera pequeño para su edad gestacional.

Un recién nacido puede ser pequeño al nacer debido a factores hereditarios (padres pequeños o un trastorno genético) o porque la placenta no ha funcionado bien y no ha suministrado al feto nutrientes y oxígeno suficientes. La placenta puede haber funcionado mal si durante el embarazo la madre tenía la presión arterial alta, una enfermedad renal o una diabetes de larga evolución. Las madres adictas a los narcóticos, a la cocaína o que han sido alcohólicas o muy fumadoras también tienden a tener bebés pequeños para su edad gestacional. Con menos frecuencia, la infección de la madre y del feto por citomegalovirus, el virus de la rubéola, o por *Toxoplasma gondii* pueden interferir el crecimiento del feto.

Independientemente del tamaño, los bebés pequeños para su edad gestacional habitualmente presentan el mismo comportamiento que los bebés normales. A diferencia de un bebé prematuro, un bebé pequeño para su edad gestacional pero nacido a término, tiene los órganos internos totalmente desarrollados. Si el crecimiento del bebé se ha retrasado debido a una nutrición inadecuada mientras se encontraba en el útero, puede recuperarse rápidamente después del parto recibiendo la nutrición adecuada.

Un feto que haya crecido lentamente debido a un mal funcionamiento de la placenta, puede que no reciba suficiente oxígeno durante el parto. Durante cada contracción, las arterias de la madre que se dirigen a la placenta se comprimen en el punto en que atraviesan la pared uterina, con lo que fluye menos sangre a través de ellas. Si la función de la placenta se encontraba al límite antes del parto, la reducida irrigación sanguínea durante el mismo puede poner en peligro el suministro de oxígeno y lesionar el feto. Habitualmente, la frecuencia cardíaca del feto se hace más lenta durante las contracciones del parto. Si tarda en volver a la velocidad normal (aceleración tardía) o no varía con los movimientos del feto, ello indica que el suministro de oxígeno es inadecuado. Cuando hay evidencia de sufrimiento fetal, el parto debe ser realizado rápidamente, a menudo por cesárea.

Un bebé que durante el parto no recibe suficiente oxígeno puede verter sus deposiciones (meconio) al líquido amniótico. Si el bebé aspira líquido que contiene meconio, sus pulmones resultan afectados. (• *V. página 1242*) El meconio aspirado puede tapar algún bronquio, causando un colapso en varias zonas de los pulmones; también puede ocasionar inflamación o neumonitis. Ambos problemas hacen que la función pulmonar sea insuficiente.

Al igual que el bebé posmaduro, el pequeño para su edad gestacional es más propenso a presentar bajas concentraciones de azúcar (glucosa) en la sangre, (hipoglucemia), (• *V. página 1249*) durante las primeras horas y los primeros días posteriores al parto, por no haber almacenado suficiente glucosa durante la gestación.

Bebé grande para su edad gestacional

Un bebé que pesa más de lo normal para el tiempo que ha pasado en útero, ya sea prematuro, nacido a término o posmaduro, es considerado grande para su edad.

La razón principal por la que un bebé puede ser anormalmente grande, aparte de los factores hereditarios, es la diabetes de la madre durante el embarazo. El azúcar (glucosa) en sangre de la madre entra en la placenta y, como respuesta a una elevada concentración de glucosa, el páncreas del feto produce una gran cantidad de insulina. Este hecho le hace crecer excesivamente. Cuanto menor sea el control de la diabetes de la madre, más grande será el bebé. Su tamaño puede dificultar el parto vaginal y aumentar las posibilidades de resultar lesionado. Por esta razón, un bebé grande para su edad gestacional es probable que nazca por cesárea.

Al nacer, cuando se corta el cordón umbilical, la glucosa de la madre deja repentinamente de pasar al

---

Rasgos físicos del niño posmaduro

• Talla de un bebé nacido a término pero de bajo peso, lo que le confiere un aspecto delgado.

• Maduro, parece vivaz.

• Poca grasa bajo la piel, por lo que ésta puede colgar fláccidamente en brazos y piernas.

• Piel seca, que tiende a descamarse.

• Uñas largas de los dedos de los pies y de las manos.

• Las uñas de los dedos de las manos y de los pies y el cordón umbilical pueden estar manchados de verde o marrón a causa del meconio (defecación realizada antes del nacimiento).

---

bebé, pero los valores de insulina de éste aún son elevados. Es posible entonces que las concentraciones de glucosa en sangre del bebé desciendan rápidamente, causando hipoglucemia al cabo de una o dos horas después del parto. (• *V. página 1249*) El bebé puede que no presente ningún síntoma de hipoglucemia, puede estar nervioso, apático, debilitado o somnoliento, puede mamar muy poco e incluso puede tener convulsiones. El control de la diabetes de la madre contribuye a prevenir la hipoglucemia del bebé. Los valores de glucosa en la sangre del bebé son controlados atentamente y, si es necesario, se le administra glucosa intravenosa en las horas posteriores al parto.

Los bebés de madres diabéticas presentan valores anormalmente altos de glóbulos rojos. Por consiguiente, son propensos a desarrollar cantidades elevadas de bilirrubina en sangre (pigmento amarillo formado durante la normal destrucción de glóbulos rojos), que produce icteria. Esta enfermedad puede requerir tratamiento con fototerapia (exposición a luces de bilirrubina [• *V. página 1248*]) y sólo en raras ocasiones se requiere un cambio total de sangre (exanguinotransfusión).

Los bebés nacidos de madres diabéticas son más propensos a tener pulmones inmaduros y a desarrollar el síndrome de distrés respiratorio, incluso aunque nazcan tras un embarazo considerablemente prolongado. Los análisis del líquido amniótico realizados antes de la inducción del parto electivo pueden determinar si los pulmones del feto han madurado.

Lesiones producidas durante el nacimiento

Los huesos de la pelvis de la madre constituyen el canal del parto. Habitualmente, un bebé cuenta con suficiente espacio para atravesarlo. Sin embargo, si el canal es pequeño o si el feto es grande (como ocurre a menudo con las madres diabéticas), el paso a través del mismo puede ser difícil o producir lesiones. Cuando los exámenes determinan que el bebé es demasiado grande para el canal de nacimiento de la madre, el empleo de la cesárea en lugar de los fórceps reduce el riesgo de lesión.

Prácticamente cualquier parte del recién nacido puede lesionarse durante el parto. En general, las lesiones son leves y se curan rápidamente. Las magulladuras (hematomas) son frecuentes y no comportan consecuencias. Los huesos del cráneo del feto no se encuentran unidos para que la cabeza pueda amoldarse al canal del parto mientras lo atraviesa. Es completamente normal que la cabeza se deforme, aunque su forma vuelve a la normalidad al cabo de pocos días. Las lesiones graves en la cabeza son poco frecuentes y, en la actualidad, las lesiones traumáticas en el cerebro son sumamente raras. Los nervios pueden sufrir estiramientos durante un parto difícil, sobre todo los de los brazos, produciéndose una debilidad temporal o permanente del brazo (parálisis de Erb). En ciertos casos, se producen fracturas, sobre todo del hueso del cuello, pero por lo común se curan rápidamente sin ningún problema residual.

Síndrome del distrés respiratorio

El síndrome del distrés respiratorio (denominado antiguamente enfermedad de la membrana hialina) es un trastorno respiratorio por el cual los sacos de aire (alvéolos) que se encuentran en los pulmones del bebé no pueden permanecer abiertos debido a una alta tensión superficial derivada de una insuficiente producción de surfactante.

Para que un bebé pueda respirar por sí mismo, los sacos de aire de los pulmones deben ser capaces de permanecer abiertos y llenarse con aire después del nacimiento. Esto se realiza principalmente gracias a una sustancia llamada surfactante, que es producida por las células de los sacos de aire y reduce la tensión superficial. El surfactante se produce a medida que los pulmones del feto maduran, a menudo hacia las 34 y casi siempre 37 semanas de gestación.

El síndrome de distrés respiratorio se produce casi exclusivamente en los bebés prematuros (cuanto más prematuro es el bebé, mayor es la posibilidad de que presente este síndrome). Este trastorno afecta en mayor medida a los bebés de madres diabéticas.

Síntomas y diagnóstico

Los bebés muy prematuros pueden ser incapaces de comenzar a respirar porque sin el surfactante los pulmones están demasiado rígidos. Los bebés de tamaño ligeramente mayor pueden empezar a respirar, pero como los pulmones tienden a colapsarse, se produce un distrés respiratorio. En estos bebés, la respiración es rápida y dificultosa, con enrojecimiento de los orificios nasales; contraen la pared torácica al inspirar y emiten ruidos como gruñidos al espirar. El distrés puede comenzar inmediatamente después del parto o algunas horas más tarde. Si el síndrome de distrés respiratorio es grave, los músculos respiratorios finalmente quedan extenuados, la respiración se vuelve todavía más deficiente y los tejidos no reciben el suficiente oxígeno, motivo por el cual la piel aparece azulada. Sin tratamiento, un bebé con un síndrome de distrés respiratorio puede fallecer.

El diagnóstico del síndrome de distrés respiratorio se basa en la historia clínica de la madre (por ejemplo, parto prematuro o diabetes), una exploración física del bebé al nacer y una radiografía del tórax donde se observe que los pulmones del bebé no están completamente expandidos.

Complicaciones

Cuando los pulmones están rígidos se requiere más presión para expandirlos, provenga del propio bebé o de un respirador artificial. En consecuencia, el pulmón puede reventar, dejando que el aire se escape hacia la cavidad torácica. Este aire produce un colapso pulmonar y perjudica la ventilación y la circulación. El colapso pulmonar (una situación denominada neumotórax) habitualmente requiere tratamiento inmediato. Este tratamiento consiste en la extracción del aire del tórax con una jeringa y una aguja y posteriormente se coloca un tubo en el pecho del bebé cuyo extremo se sitúa por debajo de un nivel de agua, para que el aire liberado no retroceda y vuelva a acumularse.

Además, los bebés con el síndrome de distrés respiratorio corren mayor riesgo de sufrir hemorragia cerebral. Este riesgo es mucho menor si la madre ha sido tratada con corticosteroides antes del parto.

Prevención y tratamiento

El riesgo de síndrome de distrés respiratorio se reduce ampliamente si el parto se retrasa hasta que los pulmones del feto hayan producido suficiente surfactante. Si un feto corre el riesgo de nacer prematuramente, puede realizarse una amniocentesis para obtener una muestra del líquido amniótico en la que puedan estimarse los valores de surfactante.

Si el médico considera que los pulmones del feto son prematuros pero que el parto no puede retrasarse, puede administrar a la madre un corticosteroide al menos 24 horas antes del momento estimado para el parto. El corticosteroide atraviesa la placenta hasta llegar al feto y estimula sus pulmones para que produzcan surfactante.

Después del parto, un niño con síndrome de distrés respiratorio leve puede necesitar solamente permanecer en una cámara de oxígeno. Los bebés más enfermos pueden necesitar un respirador artificial y tratamiento con surfactante.

Se le puede administrar un surfactante similar al natural directamente por goteo a través de un tubo colocado en la tráquea. Ello aumenta la posibilidad de supervivencia al reducir la gravedad del síndrome de distrés respiratorio y el riesgo de complicaciones tales como el desgarro pulmonar. El surfactante se puede administrar inmediatamente después del nacimiento a un niño muy prematuro susceptible de desarrollar el síndrome, o bien en cuanto aparezcan las señales del mismo. El bebé es controlado minuciosamente para tener la certeza de que tolera el fármaco surfactante y de que su respiración va mejorando. Los tratamientos pueden continuar durante varios días, hasta que el niño empiece a producir su propio surfactante.

Taquipnea transitoria

La taquipnea transitoria (respiración rápida transitoria, síndrome neonatal del pulmón húmedo) es una situación transitoria de distrés respiratorio y bajos valores de oxígeno en la sangre, que no es tan grave como el síndrome de distrés respiratorio.

En general, el líquido en los pulmones del feto se absorbe rápidamente después del nacimiento. La taquipnea transitoria deriva de una absorción tardía del mismo. Los niños con taquipnea transitoria nacen a término o casi y generalmente por cesárea. Poco después del parto, el bebé comienza a respirar rápidamente, emite gruñidos y contrae la pared torácica al inhalar. La piel del niño puede volverse azulada (cianótica) por la falta de oxígeno en la sangre. En la radiografía de tórax se observa líquido en los pulmones.

El oxígeno suele ser el único tratamiento necesario, aunque algunos niños pueden requerir presión respiratoria positiva continua (respiración contra una presión que proviene de unos tubos ubicados en los orificios nasales) o la asistencia de un respirador artificial. La mayoría de los niños se recupera completamente en un plazo de 1 a 3 días cuando el líquido pulmonar se ha absorbido.

Apnea del prematuro

La apnea del prematuro es un trastorno en el cual el neonato deja de respirar transitoriamente y sue-le definirse como una interrupción de la respiración de 15 a 20 segundos.

La apnea del prematuro puede presentarse en niños nacidos antes de las 34 semanas de embarazo y aumenta su frecuencia entre los nacidos más prematuramente. Se considera que la causa es la inmadurez de la parte del cerebro que controla la respiración (el centro respiratorio). La obstrucción de los conductos respiratorios superiores, unida a la inmadurez, también puede interferir la respiración. Ocasionalmente, el reflujo gastroesofágico, por el cual los contenidos ácidos del estómago retroceden (reflujo) hacia dentro del esófago, puede estimular un reflejo que origina la apnea.

Síntomas

A menudo, los períodos de apnea aparecen dentro de los primeros días después del parto. El niño puede padecer episodios de respiración regular con breves pausas (respiración periódica). Si las pausas duran más de 20 segundos, los valores de oxígeno en la sangre pueden bajar, causando una coloración oscura o azulada de la piel y una disminución de la frecuencia cardíaca.

Tratamiento

Mantener la cabeza y el cuello del bebé en línea recta mientras está boca arriba, o colocarlo de lado, ayuda a evitar la obstrucción de las vías respiratorias. Si los episodios de apnea continúan, particularmente si el niño se pone azul por falta de oxígeno o la frecuencia cardíaca disminuye, se le pueden administrar fármacos como aminofilina o cafeína. Estos fármacos estimulan el centro respiratorio del cerebro, facilitando una respiración más continuada y produciéndose menos episodios de apnea. Si éstos siguen siendo importantes, se puede administrar un segundo fármaco, como el doxapram. Si el problema empeora, puede ser necesario recurrir a la presión respiratoria positiva continua o colocar un respirador artificial.

El reflujo gastroesofágico se trata espesando la leche que toma el niño con cereal de arroz y elevando la cabecera de la cama. En ocasiones pueden usarse medicinas para reducir la frecuencia del reflujo.

La mayoría de los niños prematuros deja de padecer episodios de apnea antes de llegar al término de la edad de gestación considerada como final (con frecuencia 34 semanas después del comienzo del embarazo) y, cuando se les da de alta, ya han superado el problema por completo. En ocasiones, los niños prematuros de mayor tamaño que aún padecen episodios de apnea, son enviados a casa con un aparato que controla la respiración o la frecuencia cardíaca.

Hipertensión pulmonar

La hipertensión pulmonar (una presión de la sangre en los pulmones elevada) es una alteración por la cual los vasos sanguíneos que se encuentran en los pulmones del recién nacido se contraen y limitan gravemente la circulación sanguínea en su interior. En consecuencia, los valores de oxígeno en la sangre disminuyen de manera alarmante y el trastorno puede poner en peligro la vida del bebé.

La sangre del bebé no necesita circular a través de los pulmones para ser oxigenada puesto que el feto no respira aire. Por ello, gran parte de su sangre pasa directamente del lado derecho del corazón al izquierdo a través de una comunicación entre las aurículas (foramen oval). La mayor parte de la sangre que continúa a través del lado derecho del corazón pasa de la arteria pulmonar a la aorta a través de un vaso sanguíneo que las une (*ductus arteriosus*). Sólo una pequeña fracción de la sangre del lado derecho del corazón atraviesa los pulmones. En el momento del nacimiento, el foramen oval y el *ductus arteriosus* normalmente se cierran y la sangre del lado derecho del corazón fluye a través de los pulmones. Sin embargo, en algunos bebés recién nacidos, los vasos sanguíneos que se encuentran en los pulmones se contraen y entonces el foramen oval permanece abierto, lo cual puede también suceder con el *ductus arteriosus*. Cuando esto ocurre, la mayor parte de la sangre bombeada por el lado derecho del corazón no pasará por los pulmones (como ocurre normalmente en el feto), dando lugar a niveles muy bajos de oxígeno en la sangre.

La hipertensión pulmonar se presenta más frecuentemente en niños posmaduros o en aquellos cuyas madres han ingerido grandes dosis de aspirina o indometacina durante el embarazo. Con frecuencia se presenta en niños que padecen otras enfermedades pulmonares, como síndrome de aspiración de meconio o neumonía, pero también puede desarrollarse en niños cuyos pulmones no presentan ninguna otra anomalía.

Tratamiento

Un niño con hipertensión pulmonar suele ser colocado en un ambiente que contenga oxígeno al cien por cien, por lo general, conectado a un respirador artificial. Puede administrársele bicarbonato sódico por vía intravenosa. Ambos tratamientos facilitan la dilatación (apertura) de los vasos sanguíneos que se encuentran en los pulmones. Quizás sea necesario mantener la presión de la sangre del resto del cuerpo del niño con líquidos o medicamentos; de lo contrario, la baja presión de la sangre en el resto del cuerpo ocasionará un menor flujo sanguí-

neo en los pulmones porque aumentará el paso de sangre del lado derecho al izquierdo del corazón.

En los niños más gravemente enfermos es posible utilizar una técnica conocida con el nombre de oxigenación a través de una membrana extracorpórea, hasta que se resuelva la hipertensión pulmonar. Por medio de esta técnica se hace circular la sangre del niño a través de una máquina cardiopulmonar (membrana oxigenadora) que le agrega oxígeno y le quita anhídrido carbónico; la sangre así oxigenada retorna al niño. Se está investigando un nuevo tratamiento por el cual se hace respirar al niño una concentración muy baja de óxido nítrico, que dilata los vasos sanguíneos de los pulmones.

Síndrome de aspiración de meconio

El síndrome de aspiración de meconio se origina cuando un feto aspira meconio, lo cual puede obstruir los conductos respiratorios e irritar los pulmones.

El meconio es la materia verde oscuro que se encuentra en el intestino de un feto de 36 semanas de gestación. A modo de respuesta a cualquier causa de sufrimiento, como una oxigenación inadecuada a través de la placenta, el feto excreta meconio en el líquido amniótico. El feto con sufrimiento también abre la boca enérgicamente, aspirando en sus pulmones el líquido contaminado. Después del nacimiento, el meconio puede obstruir las vías respiratorias, causando el colapso de los sacos de aire (alvéolos) abastecidos por ellas. Así mismo, el aire inhalado puede quedar atrapado en ciertas zonas abastecidas por bronquios parcialmente obstruidos y esto causa hiperinsuflación pulmonar. La hiperinsuflación puede provocar la rotura del pulmón y su posterior colapso (neumotórax).

El síndrome de aspiración de meconio es generalmente muy grave en los bebés posmaduros, ya que han estado rodeados de una menor cantidad de líquido amniótico. Por consiguiente, el meconio aspirado es más espeso y puede obstruir más fácilmente las vías respiratorias.

Tratamiento

Los intentos para prevenir el síndrome de aspiración de meconio comienzan en la sala de alumbramiento. El médico succiona de inmediato la boca, la nariz y la garganta del recién nacido para eliminar cualquier líquido que contenga meconio. Seguidamente se puede colocar un tubo en la tráquea del recién nacido para que sea posible succionar el resto.

En la maternidad, los pulmones del niño se succionan reiteradamente. Si es necesario, se administra oxígeno al bebé o se le coloca un respirador artificial bajo un control estricto por si se presentan complicaciones, como hipertensión pulmonar persistente o neumotórax.

Neumotórax

El neumotórax es una acumulación de aire en la cavidad del tórax que rodea el pulmón y que provoca un colapso pulmonar.

En un niño con pulmones rígidos, sobre todo el que respira asistido por un respirador artificial, puede filtrarse aire de los sacos aéreos al tejido conectivo pulmonar y luego hacia las partes blandas localizadas entre el pulmón y el corazón (este estado se denomina neumomediastino). Habitualmente no afecta a la respiración y no requiere tratamiento alguno. Sin embargo, el neumomediastino puede progresar hasta convertirse en un neumotórax.

El neumotórax se desarrolla cuando el aire pasa a la cavidad torácica que rodea el pulmón (espacio pleural), con la posibilidad de que éste pueda resultar comprimido. Un colapso parcial del pulmón puede no dar síntomas ni requerir tratamiento alguno. Sin embargo, cuando el pulmón colapsado se encuentra muy comprimido, puede representar una grave amenaza para la vida, particularmente en un niño con una enfermedad pulmonar grave. El aire atrapado puede colapsar fuertemente el pulmón, dificultando la respiración y obstruyendo la circulación de sangre dentro de la cavidad torácica. En tal caso, el aire que rodea los pulmones debe aspirarse rápidamente mediante una aguja o un tubo.

Displasia broncopulmonar

La displasia broncopulmonar es la lesión pulmonar causada por el respirador artificial.

Los niños que permanecen conectados a un respirador artificial durante mucho tiempo, habitualmente más de una semana, pueden desarrollar una displasia broncopulmonar. Este trastorno se observa con más frecuencia en los niños prematuros. Para prevenir esta afección, el respirador artificial sólo debe utilizarse cuando sea absolutamente necesario y durante el menor tiempo posible.

La lesión probablemente se produce como consecuencia de que los espacios aéreos sufren un estiramiento exagerado a causa de la alta presión requerida para inflar los pulmones y por la alta concentración de oxígeno suministrado. Estos factores pueden causar una inflamación de los pulmones. Tras varias semanas de inflamación, se desarrollan áreas con cicatrices.

El tratamiento consiste en retirar el respirador artificial de forma progresiva. Una buena nutrición es esencial para curar los pulmones y favorecer el crecimiento de nuevo tejido pulmonar sano. La restricción del consumo de líquidos puede ser beneficiosa debido a que éstos tienden a acumularse en los pulmones inflamados; también puede ayudar el uso de diuréticos con el fin de aumentar la eliminación de líquido del cuerpo.

En raras ocasiones, los niños con displasia broncopulmonar mueren incluso después de varios meses de cuidado. En los que sobreviven, los problemas respiratorios disminuyen gradualmente. Sin embargo, estos niños corren un gran riesgo de contraer neumonía, especialmente vírica, durante los primeros años de vida.

Retinopatía del prematuro

La retinopatía del prematuro es un trastorno en el cual los vasos sanguíneos que se encuentran en la parte posterior de los ojos (retina) se desarrollan anormalmente en los niños prematuros; estos vasos sanguíneos pueden sangrar y, en los casos más graves, la retina puede desprenderse, causando la pérdida de la visión.

En el feto, los vasos sanguíneos que irrigan la retina crecen a partir del centro de la misma y alcanzan los bordes exteriores sólo cuando el embarazo está ya avanzado. Por consiguiente, no alcanzan un desarrollo completo en los niños prematuros. Aunque estos vasos continúan creciendo después del nacimiento, a veces lo hacen de forma desorganizada, causando la retinopatía del prematuro. El factor principal de riesgo para contraer esta enfermedad es la prematuridad extrema; los elevados valores de oxígeno en la sangre, producidos por el tratamiento de algún trastorno respiratorio, pueden incrementar este riesgo.

Prevención y tratamiento

El buen cuidado prenatal reduce el riesgo de prematuridad. Si el niño es prematuro y tiene problemas respiratorios, se controla cuidadosamente el suministro de oxígeno para evitar un incremento excesivo de éste en la sangre.

Los ojos de los bebés prematuros se someten a un exhaustivo control alrededor de 6 semanas después del nacimiento y luego, cada pocas semanas, hasta el completo crecimiento de los vasos sanguíneos de la retina. Los cambios leves producidos por la retinopatía del prematuro suelen curarse de forma espontánea; no obstante, el médico continúa realizando controles de los ojos. Aun cuando el niño se recupere de la retinopatía, corre un riesgo elevado de padecer miopía, desviación de los ojos (estrabismo) y poca visión. Los niños con una retinopatía muy grave tienen un riesgo elevado de sufrir desprendimiento de retina.

En los casos de retinopatía prematura muy grave, la crioterapia (congelación de las porciones periféricas de la retina) puede reducir el riesgo de desprendimiento de retina y pérdida de la vista. Los niños con cicatrices producidas por la retinopatía ya curada deben someterse a un control ocular de por vida, al menos una vez al año. El tratamiento de cualquier anomalía visual en el primer año de vida es la base para tener buena vista en el futuro. El desprendimiento de retina puede ser corregido en ciertos casos si se detecta precozmente; de no ser así, el niño puede perder la visión del ojo afectado.

Problemas de la alimentación y digestión

Los problemas intestinales y de alimentación más frecuentes en el recién nacido no son graves. Suelen solucionarse espontáneamente o bien pueden tratarse adaptando los hábitos alimentarios.

REGURGITACIÓN Y VÓMITOS

Los niños suelen devolver (regurgitar) cantidades pequeñas de leche mientras se alimentan o poco después de la toma, generalmente cuando eructan, y esto se considera normal. A veces la regurgitación se produce por una ingestión de líquidos demasiado rápida que favorece que traguen aire. En los niños alimentados con biberón la regurgitación puede reducirse utilizando biberones con tetinas más firmes y agujeros más pequeños. El hacer eructar al niño más a menudo durante las tomas ayuda tanto a los bebés alimentados con el pecho como a los que toman biberón. La regurgitación excesiva puede ser consecuencia de una sobrealimentación. Aunque se utilicen métodos de alimentación óptimos, muchos niños continúan devolviendo un poco, lo cual se considera normal.

Por el contrario, el hecho de vomitar en grandes cantidades puede indicar que existe un problema. El vómito enérgico y reiterado (vómito en proyectil) puede indicar un estrechamiento u obstrucción de la salida del estómago (estenosis pilórica). La obstrucción del intestino delgado puede producir un vómito amarillo verdoso teñido de bilis que debe ser evaluado por un médico. Ciertos trastornos metabólicos, como la galactosemia (• V. página 1327) (elevada cantidad de galactosa en sangre), también pueden causar vómitos. Un niño que vomita y tiene fiebre, con o sin somnolencia, puede padecer una infección.

ALIMENTACIÓN INSUFICIENTE

Los niños pequeños que han comido lo suficiente, frecuentemente se calman o se quedan dormidos poco después de cada toma. Por el contrario, un niño que no ha comido lo suficiente suele estar inquieto, se despierta una o dos horas después de haber comido y parece hambriento. Un aumento de peso inferior a 170 o 225 gramos a la semana en un niño menor de 4 meses es anormalmente bajo y puede indicar una alimentación insuficiente. Esto a veces es la causa de un retraso en el desarrollo. (• V. página 1281)

Para determinar si el problema es una alimentación insuficiente o un problema más grave, el médico repasa los detalles de la alimentación del niño junto con los padres. Los bebés alimentados con leche materna que no aumentan de peso lo suficiente, pueden pesarse antes y después de cada toma para obtener una estimación más precisa de cuánta leche consumen. La dieta del niño alimentado con biberón puede modificarse aumentando la cantidad total de leche en cada toma.

SOBREALIMENTACIÓN

Los problemas relacionados con la obesidad que surgen con el paso de los años a veces tienen su origen en la sobrealimentación durante la lactancia. Además, un niño de padres obesos es más propenso a la obesidad. De hecho, un bebé tiene un 80 por ciento de probabilidades de ser obeso si ambos padres lo son. Si el aumento de peso, según se describe en una tabla de crecimiento normal, (• V. recuadro, página 1232) es demasiado rápido, puede ser de gran utilidad controlar el ritmo del aumento de peso.

DIARREA

Los recién nacidos habitualmente hacen de cuatro a seis deposiciones líquidas al día. Los niños que toman el pecho suelen tener evacuaciones frecuentes y espumosas, sobre todo antes de comenzar a ingerir alimentos sólidos. La consistencia de las mismas no es importante, a menos que el niño tenga poco apetito, vómitos, pierda peso, no aumente de peso o se observe sangre en las heces.

La infección producida por bacterias o virus puede producir diarrea súbita grave y constituye la causa más frecuente de diarrea aguda en los niños pequeños. (• V. página 1258) Una diarrea leve que dura semanas o meses puede ser causada por diversas circunstancias, como una enfermedad celíaca, la fibrosis quística, mala absorción del azúcar o una alergia.

La **enfermedad celíaca** es un trastorno hereditario por el cual el gluten, una proteína de los cereales presente principalmente en el trigo, origina una reacción alérgica que afecta a la superficie interna del intestino y deriva en una absorción insuficiente de las grasas de la dieta. *(• V. página 560)* Esta enfermedad causa desnutrición, poco apetito y una defecación clara, abundante y maloliente. Se trata eliminando de la dieta todos los productos que contengan trigo.

La **fibrosis quística** *(• V. página 208)* es una enfermedad hereditaria que altera la función de varios órganos, incluyendo el páncreas. Un páncreas afectado por fibrosis quística no produce suficientes enzimas para digerir proteínas y grasas. Sin las enzimas digestivas apropiadas, el cuerpo pierde demasiadas proteínas y grasas por las heces y ello produce desnutrición y retraso en el crecimiento. La defecación es abundante y a menudo maloliente. Para controlar el problema puede administrarse extracto de páncreas por vía oral.

La **mala absorción de azúcares** se produce cuando el bebé carece de ciertas enzimas intestinales que permiten digerir determinados azúcares (por ejemplo, la lactasa para digerir lactosa). Las enzimas pueden estar ausentes temporalmente debido a una infección intestinal o bien de forma permanente a causa de un problema hereditario. El problema puede ser tratado eliminando los azúcares específicos de la dieta.

Aunque en raras ocasiones una **alergia** a la leche puede causar diarrea, vómitos y sangre en la defecación. Los síntomas suelen desaparecer rápidamente cuando un tipo de leche se sustituye por un preparado de soja, pero reaparecen en cuanto se vuelve a la leche. Sin embargo, algunos bebés que no toleran la leche tampoco toleran fórmulas de soja. Los niños casi nunca son alérgicos a la leche materna.

ESTREÑIMIENTO

Es difícil identificar el estreñimiento en el bebé ya que la cantidad de deposiciones puede variar considerablemente. Un bebé que en ocasiones defeca cuatro veces al día, en otros momentos puede hacerlo una sola vez cada 2 días.

Muy frecuentemente los niños sufren una pequeña molestia cuando excretan materia fecal dura y grande, mientras otros lloran cuando eliminan una blanda. El ano de un bebé menor de 3 meses de edad puede ser estrecho, lo que supone un esfuerzo persistente y la eliminación de heces delgadas. El médico puede diagnosticar este problema introduciendo suavemente un dedo con un guante en el ano del niño. Dilatando el ano, una o dos veces, se suelen aliviar los síntomas.

Una deposición de gran tamaño puede rasgar el revestimiento del ano (fisura anal), causando dolor durante la evacuación y la posible aparición de una pequeña cantidad de sangre de color rojo intenso en las heces. El médico puede identificar una fisura con un anoscopio. En los bebés, la mayoría de las fisuras sana rápidamente sin tratamiento, pero un laxante suave puede facilitar su curación.

El estreñimiento intenso persistente, sobre todo si empieza antes del primer mes, puede indicar un problema más grave. Estos problemas incluyen la enfermedad de Hirschsprung (una cantidad de nervios deficiente con un intestino demasiado grande) o el mal funcionamiento de la glándula tiroides.

Enterocolitis necrosante

La enterocolitis necrosante es una enfermedad por la cual la superficie interna del intestino sufre lesiones y se inflama; en caso de ser grave, una porción del mismo puede morir (se necrosa), ocasionando perforación intestinal y peritonitis.

La enterocolitis necrosante afecta principalmente a los recién nacidos prematuros. Aún no se han identificado completamente las causas que la producen. Entre ellas puede figurar una inadecuada irrigación de sangre hacia el intestino que puede lesionar parte del mismo. Las bacterias pueden invadir la pared intestinal dañada y producir gas dentro de la misma. Si la pared intestinal se perfora, los contenidos intestinales pueden verterse dentro de la cavidad abdominal y producir una infección (peritonitis); ésta puede propagarse al flujo sanguíneo (sepsis) e incluso causar la muerte.

Síntomas y diagnóstico

Los lactantes que padecen enterocolitis necrosante no toleran la alimentación y presentan un abdomen dilatado. Finalmente, pueden vomitar contenido intestinal teñido de bilis y puede que se observe sangre en la defecación. La infección del flujo sanguíneo puede causar letargo y una temperatura corporal anormalmente baja. La sangre puede volverse ácida y el niño puede padecer breves períodos de apnea durante los cuales cesa la respiración. Las radiografías del abdomen pueden mostrar el gas producido por las bacterias dentro de la pared intestinal, lo que confirma el diagnóstico de enterocolitis necrosante.

Tratamiento y pronóstico

Algunas pruebas sugieren que la leche materna puede proteger a los niños prematuros de la enterocolitis necrosante. En los bebés prematuros muy pequeños o enfermos, es posible reducir el riesgo retrasando la alimentación oral durante varios días y después aumentando progresivamente la cantidad de tomas. En caso de sospecha de una enterocolitis necrosante, se suspende la lactancia de inmediato.

La presión en el intestino se alivia eliminando el gas y el líquido por medio de un tubo de succión colocado en el estómago. Se administran líquidos por la vena y se comienza un tratamiento con antibióticos inmediatamente.

Si se perfora el intestino o la cavidad abdominal se infecta, es necesario proceder a la cirugía, que será también necesaria si el estado del bebé empeora progresivamente. Sin embargo, aproximadamente el 70 por ciento de los niños con enterocolitis necrosante no requiere cirugía. Durante la misma, se extraen las porciones del intestino perforadas o muertas (necrosadas). Los extremos cortados del intestino pueden abocarse en la superficie de la piel, donde quedan abiertos (ostomía). A veces, cuando los extremos del intestino están sanos, pueden volver a unirse de inmediato. De no ser así, se hace al cabo de varias semanas o meses, tras la recuperación del tejido intestinal.

El tratamiento médico intensivo y la cirugía apropiada han mejorado el pronóstico para los bebés con enterocolitis necrosante. En la actualidad, más de dos tercios de estos niños sobreviven.

En raras ocasiones, en los bebés tratados sin cirugía, parte del intestino grueso se estrecha durante las semanas o meses siguientes, obstruyéndolo parcialmente. Para ensanchar el área cicatrizada y estrechada, es necesario recurrir a la cirugía.

Cólico

El cólico es un trastorno por el cual el niño padece episodios de llanto e irritabilidad unidos a un dolor abdominal.

El cólico, que recibe ese nombre debido al colon (intestino grueso), suele ser atribuido a una excesiva cantidad de gas en el intestino, si bien la causa precisa de este trastorno aún se desconoce. Puede aparecer poco después de que el niño haya salido del hospital, pero habitualmente lo hace algunas semanas más tarde. El cólico puede tener lugar de forma intermitente durante los primeros 3 o 4 meses de vida.

Síntomas y diagnóstico

El cólico se caracteriza por episodios de llanto incontrolable y a menudo se produce en un momento predecible del día o la noche. Sin embargo, algunos niños lloran casi continuamente. El llanto excesivo hace que el niño trague aire, lo cual produce gas (flatulencias) e hinchazón abdominal. En general, un niño que padece cólicos, come y engorda adecuadamente, parece muy hambriento y a menudo chupa vigorosamente cualquier cosa.

El médico diagnostica cólico por exclusión de otras causas de llanto e irritabilidad, como una alimentación inadecuada, sobrestimulación, enfermedad y alergia a la leche.

Tratamiento

Es posible calmar al niño que padece cólicos cogiéndolo en brazos, meciéndolo o dándole suaves palmaditas. El bebé que busca succionar desesperadamente o que se queja inmediatamente después de una toma, es probable que necesite succionar más. Si una toma con biberón le lleva menos de veinte minutos, deben probarse tetinas diferentes con agujeros más pequeños. El chupete también puede sosegarlo. Un niño muy activo e inquieto puede calmarse con el cambio del pañal. Ocasionalmente se le puede administrar un sedante una hora antes de que se produzca el período de irritación previsto. De todas maneras, los cólicos habitualmente desaparecen hacia los 3 meses de edad.

Anemia

La anemia es una alteración caracterizada por una escasa cantidad de glóbulos rojos (eritrocitos) en la sangre.

La anemia en un recién nacido puede deberse a una pérdida de sangre, a la destrucción excesiva o a la producción deficiente de glóbulos rojos, o a una combinación de ambos factores. (• *V. página 771*) Un niño puede perder una cantidad considerable de sangre durante el parto si la placenta se separa prematuramente de la pared del útero (desprendimiento de placenta) (• *V. página 1191*) o si el cordón umbilical se lacera. En tales casos, el niño puede estar muy pálido, tener hipotensión arterial (*shock*) y respirar de forma deficiente después del parto.

La anemia en un bebé prematuro suele deberse a una pérdida de sangre (causada por reiterados análisis de laboratorio) que no se recupera puesto que no produce nuevos glóbulos rojos. Habitualmente, la médula ósea no produce nuevos glóbulos rojos durante 3 o 4 semanas después del nacimiento. Esta anemia se agrava debido al rápido índice de crecimiento del niño prematuro, quien puede crecer a una velocidad mayor que la de su producción de glóbulos rojos. De todos modos, no suele desarrollar los síntomas de la anemia, que se resuelve en uno o dos meses.

A veces se destruye un gran número de glóbulos rojos, como ocurre en la enfermedad hemolítica del recién nacido, debido a los anticuerpos producidos por la madre contra los glóbulos rojos del feto durante el embarazo. Los glóbulos rojos también pueden ser destruidos demasiado rápido si el niño padece una enfermedad hereditaria en la que estas células poseen formas anormales; un ejemplo lo

Qué es la enfermedad hemolítica del recién nacido

La enfermedad hemolítica del recién nacido, también llamada eritroblastosis neonatal, es una enfermedad en la cual los glóbulos rojos del recién nacido son destruidos por anticuerpos que han atravesado la placenta desde la sangre materna. La enfermedad hemolítica comienza en el feto, y en esta circunstancia recibe el nombre de eritroblastosis fetal. En muchos casos se produce una enfermedad hemolítica grave cuando el feto tiene sangre Rh-positiva y la madre sangre Rh-negativa. La sangre del feto es Rh-positiva porque el padre le pasó un rasgo de Rh-positivo, que es un rasgo dominante. La madre responde a la sangre incompatible produciendo anticuerpos en su contra. Estos anticuerpos atraviesan la placenta y alcanzan la circulación del feto, atacan y destruyen los glóbulos rojos fetales, provocando anemia. A veces, la causa es otro i tipo de ncompatibilidad sanguínea. Por ejemplo, la madre puede tener el tipo de sangre O y el feto A o B. Otras incompatibilidades más raras se deben a los grupos sanguíneos de Kell y Duffy.

La anemia grave causada por la enfermedad hemolítica del recién nacido se trata de igual forma que las demás anemias. El médico también observa al niño para detectar signos de ictericia, que puede ocurrir porque la hemoglobina generada tras la continua destrucción de glóbulos rojos se convierte en un pigmento amarillo brillante llamado bilirrubina. Si la bilirrubina se acumula en el cuerpo más rápidamente de lo que tarda en ser excretada por el hígado, la piel del niño se vuelve amarilla (ictericia). La ictericia se trata fácilmente exponiendo al niño a luces intensas; en muy raras ocasiones puede ocasionar lesión cerebral (querníctero) si la bilirrubina aumenta exageradamente.

constituye la esferocitosis hereditaria, en la que los glóbulos rojos son esféricos. Los glóbulos rojos también pueden ser destruidos rápidamente si contienen hemoglobina (la proteína de los glóbulos rojos que transporta oxígeno) anormal, como ocurre en la anemia drepanocítica (• V. página 779) o la talasanemía. (• V. página 782) Una infección contraída antes del nacimiento, como la toxoplasmosis, la rubéola, la enfermedad por citomegalovirus, el herpes simple o la sífilis, puede destruir los glóbulos rojos con gran rapidez. Cuando éstos resultan destruidos, la hemoglobina se metaboliza y transforma en bilirrubina. Las altas concentraciones de bilirrubina en la sangre (hiperbilirrubinemia) causan ictericia y, en casos graves, pueden ocasionar daño cerebral (querníctero). (• V. recuadro, página 1248)

La anemia causada por la **deficiencia de hierro** puede afectar a niños entre 3 y 6 meses de edad si son alimentados con leche de vaca o un preparado que no contenga suplementos de hierro. Los niños que no reciben tratamiento para la anemia por deficiencia de hierro pueden ser letárgicos.

Tratamiento

Un niño que ha perdido una cantidad considerable de sangre durante el parto recibe una transfusión inmediatamente. Cuando la causa de la anemia es la destrucción excesiva de glóbulos rojos, el tratamiento incluye un tipo de transfusión por la cual la sangre del niño lentamente se cambia por sangre nueva. Los glóbulos rojos dañados, la bilirrubina y los anticuerpos de la madre son extraídos durante este cambio de sangre. El tratamiento de la anemia por carencia de hierro consiste en administrar suplementos de este metal. Si aparecen síntomas de anemia grave, puede ser necesario realizar una transfusión de sangre.

Policitemia

La policitemia, la situación opuesta de la anemia, es una condición en la cual existe un número anormalmente alto de glóbulos rojos. (• V. página 811)

La policitemia aumenta el espesor de la sangre, reduciendo su velocidad de circulación a través de los vasos sanguíneos pequeños. Si es grave, puede originar coágulos dentro de los vasos. El niño posmaduro o cuya madre tiene hipertensión, fuma, es diabética o vive a gran altura, corre un mayor riesgo de contraer policitemia. También puede producirse policitemia si el niño recibe demasiada sangre de la placenta antes de que el cordón umbilical sea sujetado con pinzas después del parto.

El niño puede tener la piel de color rojizo o bien con un matiz azulado. Puede ser lento, alimentarse escasamente, respirar de forma rápida y tener una frecuencia cardíaca acelerada. No es frecuente que padezca convulsiones.

Aunque la extracción de sangre podría facilitar la eliminación del exceso de glóbulos rojos, también disminuiría el volumen sanguíneo y empeoraría los síntomas de policitemia. Por ello, en su lugar se realiza un recambio parcial de sangre con el fin de eliminar parte de la del niño y reemplazarla

---

Qué es el querníctero

El querníctero es una enfermedad por la cual la bilirrubina se acumula en el cerebro, causando daño cerebral. El querníctero es actualmente una enfermedad poco común y es más frecuente en los recién nacidos prematuros o en los gravemente enfermos.

El querníctero comienza con somnolencia, alimentación escasa y vómitos. A continuación se puede producir un arqueo espasmódico del cuello y la espalda hacia atrás (opistótonos), los ojos giran hacia arriba, el bebé sufre convulsiones y finalmente puede morir. Los efectos tardíos del querníctero incluyen retraso mental, control muscular anormal (parálisis cerebral), sordera y parálisis de la mirada hacia arriba.

---

por una cantidad igual de plasma (la parte líquida de la sangre).

Hiperbilirrubinemia

La hiperbilirrubinemia es una concentración anormalmente alta de bilirrubina en la sangre.

Los glóbulos rojos viejos, dañados o anormales son extraídos de la circulación, principalmente por el bazo. Durante este proceso, la hemoglobina (proteína de los glóbulos rojos que transporta el oxígeno) se transforma en un pigmento amarillo llamado bilirrubina. La bilirrubina llega al hígado a través de la circulación y allí es químicamente alterada (conjugada) para luego ser excretada al intestino como un componente de la bilis.

En la mayoría de los recién nacidos, la concentración de bilirrubina en sangre normalmente aumenta de forma transitoria durante los primeros días posteriores al nacimiento, motivo por el cual la piel está algo amarilla (ictericia).

En los adultos, las bacterias que normalmente se encuentran en el intestino destruyen la bilirrubina, pero el recién nacido carece de estas bacterias y por lo tanto gran cantidad de bilirrubina se excreta en las heces, adquiriendo un color amarillo intenso. Sin embargo, el recién nacido también cuenta con una enzima en el intestino que puede alterar parte de la bilirrubina y permitirle que sea resorbida y pase a la sangre, lo que contribuye al desarrollo de la ictericia. A medida que aumenta la concentración de bilirrubina en la sangre, la ictericia se hace más visible, avanzando de la cabeza a los pies; es decir, se ve primero en la cara, luego en el pecho y, por úl-

timo, en las piernas y los pies. Normalmente, la hiperbilirrubinemia y la ictericia desaparecen al cabo de la primera semana.

Una concentración excepcionalmente alta de bilirrubina en sangre puede deberse a una sobreproducción de bilirrubina, a una excreción insuficiente de la misma, o a ambos motivos. En ocasiones, en los nacidos a término alimentados con leche materna, los niveles de bilirrubina en sangre aumentan progresivamente durante la primera semana de vida (una enfermedad denominada ictericia de la leche materna). La razón exacta de la ictericia no se conoce, pero en la mayoría de los casos no da problemas. Si la bilirrubina aumenta demasiado, se requiere un tratamiento con lámparas de bilirrubina.

En la mayoría de los casos, el aumento de la cantidad de bilirrubina no tiene consecuencias, pero en circunstancias excepcionales, una concentración muy alta puede producir daño cerebral. Este estado, denominado querníctero, es muy frecuente en los recién nacidos muy prematuros en estado grave.

Tratamiento

La hiperbilirrubinemia leve no requiere tratamiento. La alimentación frecuente del recién nacido acelera el paso del contenido intestinal, reduciendo la resorción de bilirrubina en el intestino y, por lo tanto, su concentración en sangre. Los niveles de bilirrubina más altos pueden ser tratados con fototerapia, un proceso mediante el cual se coloca al niño bajo las llamadas lámparas de bilirrubina. Estas lámparas emiten una luz intensa que ilumina la piel del niño y produce una alteración química en las moléculas de bilirrubina presentes en los tejidos debajo de la piel. Una vez alterada, la bilirrubina puede ser excretada más rápidamente por el hígado sin tener que ser previamente alterada (conjugada) por dicho órgano. Si la sangre del niño contiene niveles de bilirrubina peligrosamente elevados, se cambia por sangre nueva (exanguinotransfusión para eliminar la bilirrubina).

En raras ocasiones, es necesario interrumpir la lactancia durante uno o dos días si los valores de bilirrubina suben demasiado en un niño que presenta ictericia de leche materna. La madre debe continuar extrayendo leche manualmente y con regularidad para poder reiniciar la lactancia tan pronto como la concentración de bilirrubina del niño comience a disminuir. La vuelta a la lactancia al cabo de este período no supone ningún riesgo para el niño.

Hipotermia

La hipotermia consiste en una temperatura corporal anormalmente baja.

La superficie corporal del recién nacido es grande con relación al peso, por lo que puede perder calor rápidamente, sobre todo en el caso del bebé que nace con un peso bajo. En ambientes frescos, la temperatura del recién nacido tiende a bajar. El calor también puede perderse rápidamente a causa de la evaporación, lo cual puede ocurrir cuando el recién nacido está todavía mojado con líquido amniótico.

Una temperatura corporal anormalmente baja puede hacer que disminuya el azúcar de la sangre (hipoglucemia), puede aumentar la acidez sanguínea (acidosis metabólica) e incluso puede ocasionar la muerte. El cuerpo utiliza energía rápidamente con el fin de mantenerse caliente; así cuando el niño se enfría necesita más oxígeno. En consecuencia, la hipotermia hace que el suministro de oxígeno a los tejidos pueda resultar insuficiente.

Todos los recién nacidos deben mantenerse en un ambiente con una temperatura elevada para evitar la hipotermia. Este cuidado empieza ya en la sala de partos cuando se seca al recién nacido rápidamente para evitar la pérdida de calor por evaporación y luego se le arropa con una manta. También se le coloca un gorro en la cabeza para evitar la pérdida de calor a través del cuero cabelludo. En caso de que el niño tenga que estar desnudo para someterse a una observación o un tratamiento, se le coloca bajo un aparato que desprenda calor.

Hipoglucemia

La hipoglucemia es una concentración anormalmente baja de azúcar (glucosa) en la sangre.

La hipoglucemia habitualmente se produce cuando el niño tiene pocas reservas de glucosa (almacenada como glucógeno) al nacer. Otras causas frecuentes son la prematuridad, la posmaturidad y el funcionamiento anormal de la placenta durante la gestación. Los niños con escasas reservas de glucógeno pueden sufrir una hipoglucemia en cualquier momento durante los primeros días, sobre todo si las tomas de alimento son muy espaciadas o la cantidad de nutrientes es insuficiente.

La hipoglucemia también puede ocurrir en niños que presentan valores altos de insulina. Los hijos de madres diabéticas suelen presentar elevadas concentraciones de insulina porque sus madres tienen altos valores de glucosa en la sangre y durante el embarazo gran cantidad de esta glucosa atraviesa la placenta. Como respuesta, el feto produce gran cantidad de insulina. La enfermedad hemolítica grave del recién nacido también puede elevar los valores de insulina. Los valores elevados de insulina hacen descender rápidamente los valores de glucosa en la

sangre durante la primera hora después del nacimiento, precisamente cuando el suministro continuo de glucosa a través de la placenta ha finalizado de forma brusca.

Muchos recién nacidos con hipoglucemia no presentan ningún síntoma. Otros están apáticos, se alimentan poco, tienen escaso tono muscular, están nerviosos, respiran con rapidez o cesan de respirar de vez en cuando (apnea). Pueden producirse convulsiones.

La hipoglucemia se trata con glucosa, administrada por vía oral o intravenosa, dependiendo de la gravedad del problema.

Hiperglucemia

La hiperglucemia es una concentración anormalmente alta de azúcar (glucosa) en la sangre.

En el recién nacido la hiperglucemia es menos frecuente que la hipoglucemia. En los niños muy pequeños, la glucosa administrada por vía intravenosa puede elevar excesivamente los niveles de glucosa en sangre. Los recién nacidos gravemente estresados o infectados (sépticos) también pueden desarrollar altos niveles de glucosa en sangre. Si la concentración de glucosa en sangre es muy elevada, puede filtrarse por el riñón y derramarse en la orina.

El tratamiento consiste en reducir la cantidad de glucosa administrada al niño. Si la hiperglucemia persiste, puede administrársele insulina por vía endovenosa.

Hipocalcemia

La hipocalcemia es un nivel anormalmente bajo de calcio en la sangre. (• V. página 702)

La hipocalcemia leve es bastante frecuente durante el primero o segundo día de vida en los recién nacidos que tienen un mal estado general. Los que corren un mayor riesgo de desarrollar una hipocalcemia más grave son los prematuros, los que son pequeños para su edad gestacional, los que no recibieron suficiente oxígeno durante el parto o los hijos de madres diabéticas. La causa de la hipocalcemia que aparece brevemente después del parto no se conoce con precisión, pero puede tener relación, en parte, con la súbita falta de calcio procedente de la madre.

Los altos niveles de fosfato en sangre también pueden causar hipocalcemia. Este tipo de hipocalcemia puede presentarse en niños de mayor edad alimentados con leche de vaca (más que con leche materna o preparada), ya que ésta posee un contenido en fosfato demasiado alto para ellos.

La hipocalcemia puede no causar síntoma alguno o bien provocar debilidad, episodios de apnea (el recién nacido deja de respirar transitoriamente), mala alimentación, nerviosismo o convulsiones. Los niños sin síntomas no suelen necesitar tratamiento. Los que los presentan, son tratados con soluciones de calcio, administradas por vía intravenosa u oral.

Hipernatremia

La hipernatremia es una concentración anormalmente alta de sodio en la sangre. (• V. página 698)

La hipernatremia puede estar causada por una excesiva ingestión de sodio (sal) o bien por una pérdida excesiva de agua del cuerpo. Esta última es particularmente frecuente en niños muy prematuros ya que el agua se evapora fácilmente a través de su piel, sumamente permeable al agua. La situación empeora debido a que sus riñones inmaduros no pueden absorber el agua de la orina para concentrarla, con lo que cada vez que orinan continúan perdiendo agua.

Un recién nacido que ha ingerido demasiado sodio suele presentar una hinchazón de los tejidos (edema) y excreta grandes cantidades del mismo por la orina. Por el contrario, el recién nacido que ha perdido mucha agua se deshidrata: la piel y las membranas mucosas de la boca se resecan, orina poco o absolutamente nada y puede que le baje la presión. En casos graves, la hipernatremia o la deshidratación pueden dañar el cerebro o incluso causar la muerte. La deshidratación se corrige administrando suplementos de agua por vía intravenosa.

Síndrome del feto alcohólico

El síndrome del feto alcohólico es una enfermedad que afecta a algunos niños nacidos de madres que han bebido alcohol durante el embarazo.

El consumo de alcohol durante el embarazo puede causar defectos de nacimiento, sobre todo si la madre lo ingiere en grandes cantidades o se embriaga. Como tampoco está demostrado que beber pequeñas cantidades de alcohol sea inocuo durante el embarazo no se debería consumir absolutamente nada de alcohol. Cantidades grandes de alcohol pueden provocar un aborto o el síndrome del feto alcohólico.

Los recién nacidos que padecen este síndrome son pequeños para su edad gestacional y también tienen la cabeza pequeña, lo que indica un escaso desarrollo cerebral dentro del útero. Algunas de las malformaciones que pueden producirse comprenden ojos pequeños, achatamiento de la zona media de la cara, pliegues anormales en las palmas de las manos, defectos cardíacos y articulaciones anormales. La consecuencia más grave es el desarrollo cerebral defectuoso, que deriva en retraso mental. El consumo de alcohol durante el embarazo es la causa de retraso mental que más fácilmente se puede evitar.

Consumo de drogas durante el embarazo

El consumo de drogas durante el embarazo puede tener efectos adversos tanto en el feto que se está desarrollando como en el recién nacido. La cocaína y los opiáceos son dos de las drogas ilícitas que pueden causar problemas significativos.

La cocaína estrecha los vasos sanguíneos y eleva la presión arterial y su consumo durante el embarazo puede provocar un aborto. Aunque en raras ocasiones, su consumo a principios del embarazo puede causar anomalías congénitas en los riñones, los ojos, el cerebro o las extremidades. El hijo de una madre adicta a esta droga es más propenso a tener escaso peso al nacer, además de una talla corporal y una circunferencia de la cabeza menores de lo normal.

Los opiáceos, como la heroína, la metadona y la morfina, raramente causan anomalías congénitas, pero, como atraviesan la placenta, los niños pueden nacer adictos a ellos. Los síntomas de abstinencia se manifiestan habitualmente dentro de las 72 horas posteriores al nacimiento. Dichos síntomas incluyen irritabilidad con llanto excesivo, nerviosismo, tensión muscular, vómitos, diarrea, sudor, respiración acelerada y convulsiones. Los síntomas de abstinencia leves se tratan arropando al niño y alimentándolo frecuentemente para reducir la inquietud. Los síntomas graves pueden ser controlados con pequeñas dosis de tintura de opio, un narcótico. La dosis se reduce muy gradualmente en el término de días o semanas a medida que los síntomas desaparecen.

Se puede haber abusado de otras muchas drogas y a menudo se consumen varias drogas a la vez durante el embarazo. Los hijos de madres que hayan consumido drogas en dicho período deben ser cuidadosamente controlados por sanitarios y por miembros de los servicios de asistencia social. Algunos niños tienen defectos que requieren atención especial y otros, como los afectados por el síndrome del feto alcohólico, pueden sufrir retraso mental. Estos últimos deben ser evaluados y recibir tratamiento en el contexto de un programa de desarrollo infantil precoz. Muchos requerirán educación especial cuando alcancen la edad escolar.

El hijo de una madre drogodependiente debe tener un seguimiento por parte del departamento local de servicios sociales. El abuso de las drogas o la adicción de la madre, junto con los hábitos de conducta que ello supone, expone al niño a un alto riesgo de sufrir abusos o abandono.

Convulsiones

Las convulsiones son descargas eléctricas anormales en el cerebro.

Las convulsiones pueden ser causadas por cualquier trastorno que afecte al cerebro directa o indirectamente, como la baja concentración de azúcar (glucosa), calcio, magnesio o vitamina B_6 (piridoxina) en sangre y por valores bajos o altos de sodio. La inflamación de las membranas que rodean el cerebro (meningitis) también puede causar convulsiones. Otras causas pueden ser las lesiones cerebrales derivadas de una falta de oxígeno, una hemorragia cerebral, lesiones congénitas, defectos cerebrales congénitos o por abstinencia de drogas. Las convulsiones causadas por la fiebre afectan a los niños de más edad y rara vez son graves. (• *V. página 363*)

Las enfermedades que producen convulsiones en los recién nacidos suelen ser graves. Sin embargo, la mayoría de los que las padecen sobrevive sin sufrir consecuencia alguna. Las convulsiones causadas por una baja concentración en sangre de glucosa o de calcio no suelen acompañarse de incapacidades de ningún tipo. Las convulsiones que son consecuencia de un mal desarrollo del cerebro, una lesión o una meningitis probablemente provoquen problemas neurológicos posteriores.

Las convulsiones pueden ser difíciles de reconocer. Habitualmente, los brazos y las piernas presentan unas sacudidas rítmicas y el niño puede realizar movimientos de masticación o desviar persistentemente los ojos. A veces la frecuencia respiratoria o cardíaca cambia de improviso.

Diagnóstico y tratamiento

El médico trata de determinar la causa de las convulsiones analizando la historia clínica completa y realizando una exploración física. Puede solicitar análisis para medir los valores de glucosa, calcio y electrólitos en la sangre. A menudo, se obtiene una imagen del cerebro mediante ultrasonidos, una tomografía axial computadorizada (TC) o una resonancia magnética nuclear (RM). Un electroencefalograma (EEG), que mide la actividad eléctrica del cerebro, puede ayudar a diagnosticar el tipo de convulsión.

Habitualmente, el objetivo del tratamiento es corregir la causa de la convulsión. Las convulsiones persistentes pueden ser tratadas con fármacos como el fenobarbital y la fenitoína.

Síndrome de muerte súbita del lactante

El síndrome de muerte súbita del lactante es la muerte repentina e inesperada de un niño aparentemente sano.

El síndrome de muerte súbita del lactante constituye la causa más frecuente de muerte en niños de entre dos semanas y un año de edad. Se da en 3 de cada 2 000 niños, casi siempre mientras están durmiendo. Sin embargo, la frecuencia parece estar disminuyendo en los últimos años. La mayoría de las muertes ocurre entre el segundo y el cuarto mes de vida. El síndrome ocurre en todo el mundo y es algo más frecuente durante los meses de invierno, en familias con ingresos bajos, entre los niños prematuros o que han necesitado respiración artificial al nacer, en bebés cuyos padres hayan tenido otros hijos que murieron a causa del síndrome y en los hijos de madres fumadoras. Afecta un poco más a los niños que a las niñas.

Se desconoce la causa del síndrome de muerte súbita del lactante; pero en la muerte repentina e inesperada de un bebé pueden intervenir varios factores. Estudios recientes han sugerido que este síndrome es más frecuente entre los niños que duermen boca abajo que en aquellos que duermen boca arriba o de lado. En la actualidad, se recomienda recostar a los niños sanos boca arriba o de lado. También existe el riesgo de que los niños se ahoguen si son puestos boca abajo sobre una superficie mullida, como una manta o un colchón de espuma muy blando. Por consiguiente, los niños deben dormir en un colchón consistente. Nadie debería fumar en una casa donde haya un bebé.

Los padres que han perdido a un niño por el síndrome de muerte súbita del lactante se encuentran abatidos y obviamente no están preparados para la tragedia. Debido a que ninguna causa definida puede explicar la muerte de su hijo, se sienten habitualmente excesivamente culpables. Y pueden traumatizarse aún más debido a las investigaciones que realiza la policía, los asistentes sociales u otras personas. Deben recibir el asesoramiento y el apoyo de médicos y enfermeras especialmente preparados para estos casos. Otros padres que han perdido a un hijo a causa del mismo síndrome también pueden apoyar y dar consuelo a los padres afligidos.

Infecciones de los recién nacidos y de los lactantes

El recién nacido puede contraer una infección a través de su madre antes del parto o durante el mismo. Después del nacimiento, el origen de la infección del recién nacido suele estar en la guardería del hospital.

Al nacer, el bebé pasa de un medio estéril, dentro del útero de la madre, a otro lleno de microorganismos. Lo normal es que algunos de estos microorganismos comiencen a crecer en el bebé. En efecto, la digestión normal depende de la presencia de ciertas bacterias que viven en el intestino durante la primera infancia. Además, algunos microbios presentes en el ambiente pueden causar enfermedades. Los bebés prematuros son especialmente vulnerables a ciertas bacterias perjudiciales porque su sistema inmune no está desarrollado aún. Además, deben ser sometidos a más tratamientos y procedimientos que otros bebés y, por lo tanto, corren mayores riesgos de contraer infecciones.

Conjuntivitis

La conjuntivitis del recién nacido (conjuntivitis neonatal, oftalmía neonatal) es una infección de la membrana que rodea los párpados y la parte visible del ojo. (• V. página 1071)

En la mayoría de los casos, la conjuntivitis neonatal se contrae al atravesar el canal del parto y los organismos responsables son, en general, las bacterias que habitualmente habitan en la vagina. Las *Clamydia*, un tipo de bacteria pequeña, constituyen la causa más frecuente de conjuntivitis neonatal. Sin embargo, también pueden causarla otras bacterias, particularmente el *Streptococcus pneumoniae,* el *Hemophilus influenzae,* y la *Neisseria gonorrhoeae* (bacteria que causa gonorrea). Lo mismo sucede con los virus. El herpes simple es la causa vírica más frecuente.

Síntomas y diagnóstico

La conjuntivitis causada por *Clamydia* habitualmente se desarrolla entre 5 y 14 días después del nacimiento. La infección puede ser leve o grave y puede producir pequeñas o grandes cantidades de pus. La conjuntivitis causada por otras bacterias puede comenzar de 4 a 21 días después del nacimiento y puede o no producirse pus. El virus del herpes simple puede infectar sólo el ojo, o tanto el ojo como otras partes del cuerpo. (• V. página 947)

En casos graves, puede desarrollarse una infección potencialmente mortal que afecta a todo el cuerpo y el cerebro. La conjuntivitis causada por la bacteria de la gonorrea aparece entre 2 y 5 días después del nacimiento, o incluso antes si las membranas se rompieron prematuramente y la infección tuvo tiempo de comenzar antes del parto.

Habitualmente, sea cual sea la causa, los párpados y la parte blanca de los ojos (conjuntiva) del recién nacido se inflaman mucho. Cuando se separa el párpado puede verse la salida de pus. Si el tratamiento se retrasa, se pueden formar llagas en la córnea que dañan la vista de forma permanente. Para identificar el organismo infeccioso, el médico extrae una muestra de pus y la examina al microscopio o bien realiza un cultivo.

Prevención y tratamiento

Para prevenir la conjuntivitis sistemáticamente se instila nitrato de plata, eritromicina o bien un ungüento o gotas de tetraciclina en los ojos del recién nacido. Ninguno de estos medicamentos, sin embargo, es siempre capaz de prevenir la conjuntivitis por *Clamydia*. Si la madre del recién nacido tiene gonorrea, el niño recibe una inyección del antibiótico ceftriaxona para prevenir la infección gonorreica en los ojos y en cualquier otra parte del cuerpo.

Para tratar la conjuntivitis bacteriana se aplica un ungüento con polimixina y bacitracina, eritromicina o tetraciclina sobre los ojos. Debido a que al menos la mitad de los niños con conjuntivitis por *Clamydia* también presenta una infección del mismo tipo en otra parte del organismo, la eritromicina se suele administrar por vía oral. La conjuntivitis causada por el virus del herpes simple se trata con gotas o ungüento de trifluridina y con idoxuridina en pomada. También se le administra el fármaco antivírico aciclovir, por si el virus ya se ha expandido hacia el cerebro y otros órganos o está a punto de hacerlo. Los ungüentos con corticosteroides no son utilizados en los recién nacidos porque pueden empeorar gravemente las infecciones por *Clamydia* y las causadas por el virus del herpes simple.

Sepsis

La sepsis del recién nacido (sepsis neonatorum) es una infección bacteriana grave que se propaga por todo el cuerpo durante el primer mes de vida.

La sepsis afecta a menos del uno por ciento de los recién nacidos, pero es responsable del 30 por ciento de las muertes producidas durante las primeras semanas de vida. La infección bacteriana es cinco veces más frecuente en los recién nacidos que pesan menos de tres kilogramos, que en los nacidos a término, con peso normal. La sepsis afecta al doble de niños que de niñas. Las complicaciones durante el nacimiento, como la rotura prematura de las membranas, una hemorragia o una infección en la madre, exponen al recién nacido a un mayor riesgo de contraer este tipo de infección.

Síntomas

En más de la mitad de los casos la sepsis comienza aproximadamente 6 horas después del nacimiento y dentro de las 72 horas en la gran mayoría. La sepsis que comienza a los 4 días del nacimiento, o con posterioridad a este período, es probablemente una infección contraída en la maternidad del hospital (infección nosocomial).

El recién nacido con una sepsis suele estar apático, no succiona con energía, tiene una frecuencia cardíaca lenta y una temperatura corporal fluctuante (baja o alta). Otros síntomas incluyen dificultades respiratorias, convulsiones, nerviosismo, ictericia, vómitos, diarrea e hinchazón del abdomen.

Los síntomas dependen del lugar en que se ha originado la infección y hacia dónde se ha extendido. Por ejemplo, la infección del muñón del cordón umbilical (onfalitis) puede causar una salida de pus por el mismo o una hemorragia umbilical. La infección de la membrana que recubre el cerebro (meningitis) o un absceso cerebral pueden causar coma, convulsiones, encorvamiento y rigidez de la espalda o abombamiento de las fontanelas sobresalientes (los dos espacios blandos localizados entre los huesos del cráneo). La infección de un hueso (osteomielitis) puede limitar el movimiento del brazo o la pierna afectados. La infección de las articulaciones puede causar hinchazón, calor, enrojecimiento y dolor sobre la misma. La infección del revestimiento interno del abdomen (peritonitis) puede causar una hinchazón del abdomen y diarrea con sangre.

Diagnóstico

El organismo que causa la infección puede identificarse tomando muestras de sangre y cultivando una muestra de tejido de cualquier parte del cuerpo que esté claramente infectada. Determinadas pruebas de análisis de anticuerpos pueden ayudar a identificar el organismo. También se examina microscópicamente y cultiva una muestra de orina en busca de bacterias. Si el médico sospecha que la persona puede tener meningitis se extrae líquido de la médula espinal (punción lumbar). *(• V. recuadro, página 393)* También pueden tomarse muestras de los oídos y del estómago para examinarlas microscópicamente.

Pronóstico y tratamiento

La sepsis del recién nacido se trata con antibióticos que se administran por vía intravenosa. El tratamiento comienza antes de tener los resultados de los análisis de laboratorio, los cuales determinarán más tarde si es necesario cambiar de antibiótico. En casos poco frecuentes, el bebé también puede recibir un preparado de anticuerpos o glóbulos blancos purificados.

A pesar de los antibióticos modernos y el cuidado intensivo, el 25 por ciento o más de los recién nacidos con sepsis muere. El índice de mortalidad es dos veces más alto en los recién nacidos prematuros pequeños que en los nacidos a término y con peso normal.

Neumonía

La neumonía es una infección pulmonar a raíz de la cual los pulmones se llenan de líquido, produciéndose dificultades respiratorias. (• V. página 201)

La neumonía de los recién nacidos suele comenzar cuando la rotura prematura de las membranas hace que se produzca la infección del líquido amniótico (amniotitis). El feto está rodeado de líquido amniótico infectado y puede aspirar líquido en sus pulmones. De este modo contrae la neumonía, en ocasiones con sepsis. La neumonía también puede aparecer incluso semanas después del nacimiento, sobre todo en los bebés con respiración asistida por un respirador artificial.

Síntomas

En el momento del nacimiento los síntomas pueden variar desde una respiración rápida hasta un distrés respiratorio acompañado de una presión arterial extremadamente baja (*shock* séptico). Cuando la neumonía se produce después del parto, los síntomas pueden comenzar de forma gradual. Si sucede cuando el bebé está respirando con la ayuda de un respirador artificial, el médico puede notar que por un tubo respiratorio colocado en la tráquea se aspira una mayor cantidad de secreciones y que el pequeño necesita cada vez más ayuda para respirar. Sin embargo, a veces, el bebé enferma de forma repentina, con oscilaciones de la temperatura, que sube y baja.

Diagnóstico y tratamiento

El médico sospecha que se trata de una neumonía si aparecen síntomas en un bebé nacido después de una rotura prematura de las membranas. Se envían muestras de sangre y secreciones de las vías respiratorias al laboratorio para su cultivo. También se determina el número de glóbulos blancos y plaquetas a partir de una muestra de sangre. Se pueden realizar radiografías de tórax y a veces se toma una muestra de líquido de la médula espinal mediante una punción (punción lumbar) que se envía igualmente al laboratorio para su cultivo.

La neumonía se trata con antibióticos por vía intravenosa. El tratamiento se inicia lo antes posible. La elección del antibiótico puede modificarse una vez que las pruebas de laboratorio han identificado el tipo específico de bacteria responsable de la enfermedad.

Meningitis

La meningitis es una inflamación de las membranas que rodean el cerebro como consecuencia de una infección bacteriana. (• V. página 391)

La meningitis afecta a 2 de cada 10 000 recién nacidos a término y con peso normal y a 2 de cada 1 000 recién nacidos con bajo peso. Los niños se ven afectados más a menudo que las niñas. En la mayoría de los casos, la meningitis de un recién nacido es una complicación de la sepsis (la infección de la sangre se extiende hasta el cerebro).

Síntomas y diagnóstico

Los síntomas de la meningitis consisten en fiebre o una temperatura corporal anormalmente baja, dificultades respiratorias, icteria, somnolencia, convulsiones, vómitos e irritabilidad. En aproximadamente el 25 por ciento de los recién nacidos afectados, la mayor presión del líquido alrededor del cerebro puede hacer que las fontanelas (las partes blandas localizadas entre los huesos del cráneo) abulten o se noten tensas al tacto. En aproximadamente el 15 por ciento de los casos el cuello del bebé puede estar rígido debido al dolor que le provoca el mover la cabeza. Los nervios que controlan algunos movimientos oculares y faciales pueden resultar dañados, haciendo que un ojo se desvíe hacia dentro o hacia fuera, o que la expresión facial se deforme (no sea simétrica).

Es posible que se acumule pus (abscesos) dentro del cerebro del bebé. A medida que éstos crecen, aumenta la presión sobre el cerebro, lo que produce vómitos, agrandamiento de la cabeza y abombamiento de las fontanelas. Un repentino empeoramiento de estos síntomas indica la rotura de un absceso dentro del espacio que rodea al cerebro, lo cual hace que la infección se extienda.

El médico diagnostica meningitis bacteriana examinando una muestra de líquido cefalorraquídeo (de la médula espinal) y enviándola al laboratorio para su cultivo. Dicha muestra se obtiene por punción a través de la columna vertebral (punción lumbar). Puede realizarse una ecografía o bien una tomografía axial computadorizada (TC) para determinar si existe un absceso responsable de la meningitis.

Pronóstico y tratamiento

Se aplican grandes dosis de antibióticos por vía intravenosa para eliminar lo antes posible las bacterias del líquido cefalorraquídeo. El médico escoge el antibiótico en función del tipo de bacterias que causan la meningitis, lo cual se determina mediante las pruebas de laboratorio.

Incluso con los tratamientos modernos, el 30 por ciento de los bebés afectados de meningitis bacteriana muere. Cuando se produce un absceso cerebral, el índice de mortalidad se acerca al 75 por ciento. De los bebés que sobreviven, del 20 al 50 por ciento presenta lesiones cerebrales y de los nervios, como un agrandamiento de los ventrículos (hidrocefalia), sordera y retraso mental.

Listeriosis

La listeriosis es una infección causada por la bacteria Listeria, (• V. página 891) que puede contraerse a partir de la madre antes o durante el parto, o después del nacimiento en la maternidad.

Aunque la listeriosis puede causar una enfermedad parecida a la gripe con ausencia de síntomas en la madre, puede resultar mortal para un feto o un bebé. El líquido amniótico puede infectarse y es frecuente que se produzcan nacimientos prematuros, que el bebé nazca muerto o que se desarrolle una infección en el flujo sanguíneo del recién nacido (sepsis). Los síntomas pueden comenzar al cabo de algunas horas o días después del nacimiento o bien después de varias semanas. Se trata con antibióticos, como ampicilina y gentamicina.

Para evitar la listeriosis de su bebé, la embarazada debe evitar los productos lácteos no pasteurizados, así como las verduras crudas que han sido abonadas con estiércol de ganado vacuno u ovino. Estos productos pueden estar contaminados con bacterias del tipo *Listeria*.

Rubéola congénita

La rubéola congénita es una infección que se produce durante el embarazo por el virus que causa la rubéola y que puede derivar en un aborto, muerte fetal o anomalías congénitas.

Se cree que la rubéola se transmite al inhalar las partículas víricas del aire o por mantener un estrecho contacto físico con una persona infectada. (• *V. página 1304)* El virus entra en el flujo sanguíneo y se difunde hacia otras partes del cuerpo, incluyendo la placenta en la embarazada. Si la infección se produce durante las primeras 16 semanas de embarazo, sobre todo de las 8 a las 10 semanas, la mujer tiene del 40 al 60 por ciento de probabilidades de abortar o tener un bebé con anomalías congénitas. La infección producida en las primeras semanas puede causar defectos cardíacos o de los ojos. Si aparece durante el tercer mes conlleva de un 30 a un 35 por ciento de riesgo de anomalías congénitas, como sordera o defectos cardíacos. El riesgo desciende a un 10 por ciento si la infección sucede durante el cuarto mes.

Las mujeres infectadas en el comienzo del embarazo pueden recibir inmunoglobulina, a pesar de que su efectividad no está totalmente probada. La vacunación contra la rubéola antes del embarazo puede prevenir la rubéola congénita. Todas las mujeres jóvenes que no han tenido la enfermedad deberían vacunarse; sin embargo, deben esperar 3 meses antes de quedar embarazadas. El número de bebés nacidos con rubéola congénita ha descendido considerablemente desde que en 1969 se creara una vacuna contra la infección.

Herpes

El herpes simple del recién nacido es una grave infección vírica que afecta a los órganos más importantes (cerebro, hígado, pulmones) y suele causar daño permanente o incluso la muerte.

El virus del herpes simple infecta a uno de cada 2500 o 5000 recién nacidos. El bebé puede resultar infectado antes o después de nacer. Las madres de los recién nacidos afectados de herpes simple no suelen saber que están infectadas y no tienen ningún síntoma en el momento del parto. (• *V. página 947)*

Síntomas y diagnóstico

Los síntomas generalmente aparecen por primera vez entre la primera y la segunda semana de vida, pero puede que no aparezcan hasta la cuarta. La enfermedad puede comenzar con una erupción cutánea formada por unas pequeñas ampollas llenas de líquido; sin embargo, cabe señalar que el 45 por ciento de los recién nacidos infectados no presenta esta erupción. Si no se inicia el tratamiento, en un plazo de 7 a 10 días suelen presentarse síntomas más graves como oscilaciones de la temperatura, somnolencia o convulsiones debido a una infección cerebral, tono muscular escaso, dificultades respiratorias, inflamación del hígado (hepatitis) y coagulación de la sangre dentro de los vasos sanguíneos.

El médico reconoce fácilmente que se trata de una infección por herpes por las ampollas llenas de líquido, pero existen otros síntomas que no son tan específicos. La infección suele confirmarse enviando una muestra del líquido de las ampollas al laboratorio para su cultivo. Este proceso dura entre 24 y 48 horas. El virus también puede identificarse en las muestras de orina, en las secreciones de los párpados o de los orificios nasales y en la sangre o el líquido cefalorraquídeo.

Pronóstico y tratamiento

El 85 por ciento de los recién nacidos que han desarrollado la enfermedad y que no reciben tratamiento fallecen. Cuando la infección se limita a la piel, a los ojos y a la boca, es muy raro que el bebé muera, pero alrededor del 30 por ciento de ellos desarrolla alguna lesión cerebral o nerviosa, que puede no resultar evidente hasta que cumplen los 2 o 3 años de edad.

El tratamiento con fármacos antivíricos, como el aciclovir, administrados por vía intravenosa, disminuye el índice de mortalidad al 50 por ciento y aumenta, en gran medida, el número de bebés que se desarrollan con normalidad, aun teniendo herpes. La infección de los ojos suele tratarse con gotas o pomada de trifluridina y ungüento de idoxuridina.

Hepatitis

La hepatitis es una infección del hígado, casi siempre provocada por el virus de la hepatitis B. (• V. página 597)

El origen más habitual de la hepatitis B del recién nacido es la propia madre. El bebé se infecta durante el parto y no durante el embarazo, porque el virus no atraviesa fácilmente la placenta. Es difícil que su madre le contagie después del parto.

Síntomas y diagnóstico

La mayoría de los recién nacidos con virus de la hepatitis B desarrolla una infección crónica del hígado (hepatitis crónica) que habitualmente no produce síntomas hasta la edad adulta. Sin embargo, la infección es grave, ya que una cuarta parte de los infectados finalmente muere a causa de una enfermedad hepática. En algunos niños el hígado puede agrandarse, se acumula líquido en el abdomen (una enfermedad llamada ascitis) y la concentración de bilirrubina en sangre puede ser elevada y producir ictericia.

Pronóstico y tratamiento

Se desconoce el pronóstico a largo plazo. La infección por el virus de la hepatitis B en la infancia aumenta el riesgo de contraer una enfermedad hepática con el paso de los años, como hepatitis crónica activa, cirrosis y cáncer de hígado.

Para detectar esta infección se hacen análisis sistemáticos a las mujeres embarazadas. Como el bebé no suele contagiarse hasta el momento del parto, el hijo de una madre infectada puede recibir una inyección de inmunoglobulina contra la hepatitis B dentro de las 24 horas posteriores al parto, antes de que la infección se manifieste. Este tratamiento le protege. Al mismo tiempo, es inmunizado con la vacuna de la hepatitis B con el fin de brindarle protección a largo plazo. (• V. recuadro, página 1235)

La lactancia no parece incrementar de forma significativa el riesgo de la hepatitis B, en particular si el bebé recibió tanto la inmunoglobulina como la vacuna. Sin embargo, si la madre tiene los pezones con heridas u otro trastorno mamario, es posible que al amamantar al bebé le transmita el virus.

Los recién nacidos con hepatitis crónica asintomática no reciben ningún tratamiento. Los lactantes con síntomas de hepatitis reciben una atención especial según la gravedad de los mismos.

Infección por citomegalovirus

La infección por citomegalovirus es una enfermedad vírica que puede causar lesiones cerebrales o incluso la muerte del recién nacido.

El citomegalovirus puede ser adquirido antes del nacimiento o a cualquier edad después de éste. Uno de cada 50 a 500 recién nacidos resulta infectado por citomegalovirus antes de nacer. Se cree que este virus proviene de la madre y atraviesa la placenta. Si la madre se infecta durante la primera mitad del embarazo, la infección del feto tiende a ser más grave.

Tras el parto, el recién nacido puede infectarse por citomegalovirus al ingerir leche materna infectada o bien al recibir sangre contaminada en una transfusión. La mayoría de los bebés nacidos a término de madres infectadas no presenta síntomas y los que son amamantados están protegidos por los anticuerpos que posee la leche. Los bebés prematuros que no son amamantados y que reciben una transfusión de sangre contaminada pueden infectarse gravemente porque no tienen anticuerpos contra este virus.

Síntomas y diagnóstico

El 10 por ciento aproximadamente de los bebés nacidos con infección por citomegalovirus presenta síntomas al nacer, que incluyen peso escaso, nacimiento prematuro, cabeza pequeña, ictericia, pequeñas magulladuras, bazo e hígado agrandados,

depósitos de calcio en el cerebro e inflamación del interior de los ojos. Alrededor del 30 por ciento de estos bebés fallece. Más del 90 por ciento de los que sobreviven y el 10 por ciento de los que no presentan síntomas al nacer desarrolla anomalías nerviosas y cerebrales con posterioridad, como sordera, retraso mental y visión anormal. Un niño infectado por citomegalovirus después del nacimiento puede contraer una neumonía, sufrir agrandamiento e inflamación del hígado y presentar un aumento del tamaño del bazo.

El médico habitualmente puede diagnosticar una infección por citomegalovirus en la madre realizando un análisis de anticuerpos. Muchas mujeres que se infectan por citomegalovirus durante el embarazo no presentan síntomas, pero algunas desarrollan una enfermedad similar a la mononucleosis infecciosa. (• V. página 949) En el bebé, el diagnóstico suele confirmarse realizando un cultivo del virus a partir de una muestra de orina o de sangre.

Prevención y tratamiento

Las mujeres embarazadas siempre deben lavarse bien las manos después de haber tocado la orina o las secreciones nasales y bucales de estos niños, ya que la infección por citomegalovirus es frecuente entre los niños que permanecen en guarderías. En la actualidad se está desarrollando una vacuna contra este virus.

La infección por citomegalovirus del bebé no puede ser curada. A pesar de que las infecciones de los adultos se suelen tratar con el fármaco antivírico ganciclovir, éste tiene graves efectos colaterales. Su administración en el recién nacido se está estudiando.

Toxoplasmosis congénita

La toxoplasmosis congénita es una infección que se produce durante el embarazo causada por el parásito Toxoplasma gondii, *que pasa de la madre al feto.*

El organismo *Toxoplasma gondii* existe en todo el mundo (• V. página 930) e infecta aproximadamente entre 1 y 8 recién nacidos de cada 1 000. Alrededor de la mitad de las mujeres infectadas durante el embarazo tienen un hijo con toxoplasmosis congénita. El riesgo de que el feto se infecte es mayor si la mujer contrae la infección al final del embarazo, pero la enfermedad es generalmente más grave si el feto se infecta al comienzo de la gestación.

El *Toxoplasma* infecta a los gatos y los huevos del parásito pasan a las defecaciones de estos animales. Los huevos tienen capacidad de infectar durante muchos meses. Las mujeres pueden infectarse al manejar los recipientes en los que defecan los gatos u otro material contaminado con heces de este animal. Comer alimentos mal cocidos (carnero, cerdo o carne vacuna) también puede provocar la infección.

Síntomas y diagnóstico

Por lo general, las mujeres embarazadas y los recién nacidos que están infectados por toxoplasmosis no presentan síntomas. Sin embargo, el feto puede crecer en el útero de forma muy lenta y nacer prematuramente. El bebé puede tener la cabeza pequeña, ictericia, el hígado y el bazo agrandados, inflamación del corazón, de los pulmones o de los ojos, erupciones, una presión del líquido cefalorraquídeo elevada debido a un incremento de la cantidad del mismo que rodea el cerebro o a la presencia de depósitos de calcio en el cerebro, y convulsiones.

Algunos bebés que presentan estos síntomas enferman gravemente y mueren poco después. Otros presentan lesiones permanentes, incluyendo inflamación del interior del ojo (coriorretinitis), retraso mental, sordera y convulsiones. Estas anomalías pueden aparecer años más tarde en los niños que parecían sanos al nacer.

Para diagnosticar la toxoplasmosis se realizan análisis de sangre, tanto en la madre como en el bebé. En los bebés también se realizan radiografías de la cabeza, análisis del líquido cefalorraquídeo y una completa revisión ocular. En el momento del nacimiento, el médico puede examinar la placenta para comprobar si está infectada.

Prevención y tratamiento

Las mujeres que están embarazadas o que pueden estarlo deben evitar el contacto con las cajas de los gatos y otras zonas contaminadas con heces de estos animales. Los alimentos deben cocerse completamente para destruir los posibles parásitos y es necesario lavarse las manos después de manipular la carne cruda o los alimentos que no han sido lavados.

La transmisión de la infección al feto puede prevenirse si la madre toma el fármaco espiramicina. En una etapa más avanzada del embarazo, si el feto está infectado, puede tomar pirimetamina y sulfonamidas. Los recién nacidos con esta enfermedad que presentan síntomas son tratados con pirimetamina, sulfadiacina y ácido fólico. Los bebés que presentan algún tipo de inflamación también pueden ser tratados con corticosteroides.

Sífilis congénita

La sífilis congénita es una enfermedad infecciosa causada por la bacteria Treponema pallidum, *que se transmite de la madre al feto. (• V. página 968)*

Una embarazada con sífilis tiene alrededor de un 60 a un 80 por ciento de probabilidades de infectar al feto. La sífilis suele transmitirse cuando se encuentra en su primera fase y no ha sido tratada, pero no ocurre lo mismo con la latente o la que se halla en su última fase.

Síntomas y diagnóstico

Un recién nacido con sífilis puede tener grandes ampollas llenas de líquido o una erupción plana de color cobrizo en las palmas de las manos y las plantas de los pies, con bultos alrededor de la nariz y la boca, así como en la zona del pañal. Por lo general se observa un agrandamiento de los ganglios linfáticos, del hígado y del bazo. El bebé puede no crecer bien y tener un aspecto de "anciano", con hendiduras alrededor de la boca. Puede salirle moco, pus o sangre por la nariz. Algunos bebés pueden desarrollar una inflamación de las membranas que rodean el cerebro (meningitis) o del ojo (coroiditis). Estos bebés pueden tener convulsiones y la presión dentro del cerebro puede incrementarse de tal manera que ocasione un agrandamiento de los espacios que contienen líquido (hidrocefalia). Otros niños pueden sufrir retraso mental. En los tres primeros meses de vida, la inflamación de los huesos y los cartílagos puede causar un cuadro donde aparezca parálisis de los brazos y las piernas del bebé.

Muchos niños con sífilis congénita permanecen en la fase latente de la enfermedad durante toda su vida y nunca presentan ningún síntoma. Otros, finalmente, presentan síntomas, como llagas (úlceras) dentro de la nariz y el paladar. Pueden aparecer bultos redondeados (protuberancias) en los huesos de las piernas y en el cráneo. La infección del cerebro no suele provocar síntomas en la niñez, pero con el tiempo puede quedar sordo o ciego. Los dientes incisivos pueden tener forma puntiaguda (dientes de Hutchinson).

Los síntomas característicos constituyen una base importante para el diagnóstico. El médico confirma el diagnóstico examinando al microscopio una muestra de la erupción, de las ampollas o de la mucosidad nasal y solicitando pruebas de anticuerpos.

Prevención y tratamiento

La sífilis congénita se puede prevenir casi por completo inyectando penicilina a la madre durante el embarazo. Sin embargo, el tratamiento en la última etapa del embarazo no revierte totalmente las anomalías que ya pueda haber sufrido el feto. Después de nacer, el bebé afectado también es tratado con penicilina.

El tratamiento puede causar una reacción grave (reacción de Jarisch-Herxheimer) en la madre y puede hacer que el bebé nazca muerto. Esta reacción suele ser leve en los recién nacidos.

Tuberculosis

La tuberculosis es una infección persistente causada por el Mycobacterium tuberculosis, *que afecta a diversos órganos, pero particularmente los pulmones. (• V. página 914)*

Un feto puede contraer tuberculosis a través de su madre antes de nacer, al respirar o tragar líquido amniótico infectado antes o durante su nacimiento, o después de nacer, al respirar aire con microgotas infectadas. Alrededor de la mitad de los hijos de madres afectadas de tuberculosis activa desarrolla la enfermedad durante el primer año de vida si no reciben tratamiento con antibióticos o si no se les vacuna.

Síntomas y diagnóstico

Los síntomas de tuberculosis en el recién nacido incluyen fiebre, somnolencia y dificultades respiratorias. Pueden aparecer otros síntomas dependiendo de si la infección está extendida o no. El hígado y el bazo pueden aumentar de tamaño ya que estos órganos filtran las bacterias de la tuberculosis, lo que causa la activación de los glóbulos blancos en estos territorios. El bebé puede crecer muy poco y no aumentar de peso (falta de progresión en el desarrollo).

A las embarazadas se les practica sistemáticamente una prueba cutánea para detectar la presencia de tuberculosis (prueba de tuberculina). Si se observa una reacción positiva, se debe realizar una radiografía de tórax.

A los niños cuyas madres les ha dado positiva la prueba de tuberculina también se les practica este análisis. Sin embargo, algunos niños tienen falsos resultados negativos. Si se sospecha de una tuberculosis, se envían al laboratorio muestras de líquido cefalorraquídeo y de líquido de los conductos respiratorios y del estómago para su cultivo. Una radiografía del tórax suele mostrar si los pulmones están infectados. Puede ser necesario realizar una biopsia del hígado, de algún ganglio linfático o de los pulmones y de la membrana que los rodea (pleura) para confirmar el diagnóstico.

Prevención y tratamiento

Si una embarazada presenta una prueba de tuberculina positiva, pero no tiene síntomas y la radiografía del tórax es normal, debe tomar el fármaco isoniacida por vía oral, ya que habitualmente es el único tratamiento que se necesita para curar la enfermedad. Sin embargo, para empezar dicho tratamiento suele esperarse hasta el último trimestre de embarazo o hasta después del parto, porque el riesgo de lesión hepática por este fármaco en la mujer es más alto durante el embarazo.

Si una mujer embarazada tiene síntomas de tuberculosis, se le administran los antibióticos isoniacida, pirazinamida y rifampina. Si se sospecha de una variedad de tuberculosis resistente, pueden administrarse otros fármacos adicionales. Aparentemente, todos estos fármacos no dañan al feto. La madre infectada es aislada de su bebé hasta que deja de ser contagiosa. El bebé recibe isoniacida como medida preventiva.

El recién nacido también puede ser vacunado con la vacuna BCG. Ésta no necesariamente previene la enfermedad pero, en general, reduce su gravedad. Como la vacuna BCG no es efectiva al cien por cien, en algunos países no se aplica de forma sistemática ni a los niños ni a los adultos. Una vez que una persona ha sido vacunada, siempre le darán positivo las pruebas de tuberculosis, por lo que no se podrá detectar una nueva infección. Sin embargo, a pesar de ello, en muchos países con un alto índice de tuberculosis se aplica la vacuna BCG de forma sistemática.

Un bebé con tuberculosis recibe tratamiento con los antibióticos isoniacida, rifampicina y pirazinamida. Si el cerebro también se ve afectado, pueden administrársele corticosteroides al mismo tiempo.

Diarrea infecciosa aguda

La diarrea infecciosa aguda es la expulsión frecuente de heces líquidas y amorfas como resultado de una infección.

La infección por bacterias o virus es la causa más frecuente de la diarrea aguda en los bebés, a pesar de que este trastorno puede tener muchas otras causas. (• V. página 1244) Un bebé puede resultar infectado si traga organismos mientras atraviesa el canal del parto infectado o bien si es tocado por manos contaminadas. Otras causas menos frecuentes son los artículos del hogar infectados y los alimentos o los biberones contaminados. En algunas ocasiones la infección puede producirse al inhalar organismos en suspensión en el aire, especialmente durante brotes de infecciones víricas. En las maternidades demasiado pobladas suelen producirse brotes de diarrea infecciosa. La diarrea es más probable cuando la higiene es escasa o cuando una familia numerosa con pocos recursos vive hacinada en un espacio reducido. La diarrea infecciosa también es muy frecuente en las guarderías.

Síntomas y diagnóstico

La infección puede causar diarrea súbita, vómitos, sangre en las heces, fiebre, falta de apetito o inquietud. En general, la diarrea produce deshidratación que, si es leve, reseca la boca del bebé y si es moderada hace que la piel pierda su consistencia. Los ojos y las fontanelas (las partes blandas que se encuentran en la parte superior de la cabeza) pueden deprimirse. La deshidratación grave, que puede producirse rápidamente, pone en peligro la vida del bebé y, por lo general, provoca una considerable caída en la presión arterial (*shock*).

La diarrea puede causar la pérdida de líquido y electrólitos, como sodio y potasio, lo cual puede provocar somnolencia o irritación en el bebé o, aunque es más raro, anomalías en la frecuencia cardíaca o hemorragia cerebral.

Los valores de electrólitos y el número de glóbulos blancos, que aumenta durante una infección bacteriana, se determinan mediante un análisis de sangre. El médico intenta identificar el organismo que causa la diarrea realizando un examen microscópico de una muestra de materia fecal y enviando otras al laboratorio para su cultivo.

Tratamiento

El primer paso, y el más importante, en el tratamiento del bebé consiste en reemplazar el líquido y los electrólitos perdidos a causa de la diarrea y los vómitos. Si el pequeño está muy enfermo, los líquidos suelen administrarse por vía intravenosa en el hospital. En casos más leves, el bebé puede beber cualquiera de los preparados comerciales que están disponibles en la actualidad. Es muy importante que toda persona que toque al bebé se lave cuidadosamente las manos para evitar contagiar la infección.

Se continúa con la lactancia para evitar la desnutrición y mantener la producción de leche en la madre. Si el bebé no se alimenta con leche materna debe tomar leche preparada sin lactosa en cuanto se haya corregido la deshidratación. Pocos días después puede ofrecérsele gradualmente la papilla habitual, pero si la diarrea reaparece, es necesario utilizar la papilla sin lactosa durante varias semanas.

A pesar de que la diarrea infecciosa aguda puede ser causada por bacterias, por lo general no se necesitan antibióticos, porque suele desaparecer sin tratamiento. No obstante, algunas infecciones se tratan con antibióticos para evitar que se propaguen más allá del intestino. De todos modos, la administración de medicamentos para detener la diarrea realmente puede dañar al bebé, ya que éstos evitan que el cuerpo elimine los organismos infecciosos a través de las deposiciones.

CAPÍTULO 254

Anomalías congénitas

Las anomalías congénitas, también llamadas defectos de nacimiento, son anormalidades físicas presentes en el momento del nacimiento.

Aproximadamente el 3 o 4 por ciento de los recién nacidos tiene algún defecto congénito grave. Algunos de ellos no se descubren hasta que el niño crece. En el 7,5 por ciento aproximadamente de los niños menores de 5 años se diagnostica un defecto de este tipo, si bien muchos de ellos son insignificantes. No debe sorprender que se produzcan tantos defectos congénitos, considerando la complejidad del desarrollo de millones de células especializadas que constituyen un ser humano a partir de un solo óvulo fecundado.

Muchas anomalías importantes pueden ser diagnosticadas antes del nacimiento. (• *V. página 1164*) Las anomalías congénitas pueden ser leves o graves y muchas pueden ser tratadas o reparadas. A pesar de que algunas pueden ser tratadas mientras el feto se encuentra en el útero, la mayoría se trata después del parto o más adelante. Algunas anomalías no necesitan tratamiento alguno. Otras no pueden ser tratadas y, en consecuencia, el niño queda gravemente incapacitado de forma permanente.

Causas y riesgos

A pesar de que se desconoce la causa de las anomalías congénitas, se sabe que ciertos factores aumentan el riesgo de desarrollarlas. Entre ellos se encuentran las deficiencias nutricionales, la radiación, ciertos fármacos, el alcohol, ciertos tipos de infección y otras enfermedades de la madre, traumatismos y los trastornos hereditarios.

Algunos riesgos pueden evitarse, mientras que otros no. Aun así, una embarazada puede seguir estrictamente todos los consejos (seguir una dieta apropiada, descansar lo suficiente y evitar tomar medicamentos) y, sin embargo, dar a luz un bebé con un defecto congénito. Por el contrario, otra mujer puede hacer muchas cosas perjudiciales para el feto y en cambio tener un hijo sin ningún defecto congénito.

Teratógenos

Cualquier factor o sustancia que pueda inducir o incrementar el riesgo de defectos congénitos recibe el nombre de teratógeno. La radiación y ciertos fármacos y tóxicos son teratógenos. Diferentes teratógenos pueden causar defectos similares si la exposición a los mismos tuvo lugar en un momento determinado del desarrollo fetal. Por otro lado, la exposición al mismo teratógeno en distintos momentos del embarazo puede producir diferentes efectos. Por lo general, la embarazada debe consultar a su médico antes de tomar ningún medicamento. Debe evitar fumar o consumir alcohol. También debe evitar que le hagan radiografías, a menos que sea absolutamente necesario. En este caso, debe decirle al radiólogo o al técnico que está embarazada, para que el feto sea protegido al máximo.

Algunas infecciones contraídas durante el embarazo también pueden ser teratógenas, especialmente la rubéola. (• *V. página 1254*) La mujer que no ha tenido rubéola debe vacunarse antes de intentar quedar embarazada. La mujer embarazada que no ha tenido la enfermedad ni se ha vacunado contra ella debe evitar el contacto con quienes pudiesen tener la rubéola.

La embarazada que ha sido expuesta a un teratógeno puede que desee someterse a análisis para determinar si su feto ha resultado afectado. Sin embargo, la mayoría de las mujeres embarazadas expuestas a estos riesgos tiene bebés sin anomalías.

Factores nutricionales

Para mantener sano al feto no sólo hay que evitar posibles teratógenos sino que también se debe seguir una dieta nutritiva. Una de las sustancias necesarias para un desarrollo apropiado es el folato (ácido fólico). Una cantidad insuficiente del mismo en la dieta incrementa el riesgo de que el bebé sufra espina bífida u otros defectos del tubo neural. Sin embargo, como la espina bífida puede afectar a un feto en desarrollo antes de que la mujer sepa que está embarazada, las mujeres en edad fértil deberían consumir al menos 400 microgramos de folato al día. Muchos médicos recomiendan a las embarazadas que tomen suplementos vitamínicos en cantidades apropiadas, además de seguir una dieta nutritiva.

Factores físicos dentro del útero

El líquido amniótico rodea al feto dentro del útero y lo protege de las lesiones. Una cantidad anormal de líquido amniótico puede indicar o causar ciertos defectos congénitos. Una escasa cantidad puede interferir el desarrollo normal de los pulmones y las extremidades, o bien puede indicar una anomalía renal que dificulta la producción de orina. La acumulación de líquido amniótico puede suceder cuando el feto tiene dificultades para tragar, un problema que puede ser causado por un grave trastorno cerebral, como la anencefalia, (• *V. página 1270*) o por una atresia esofágica. (• *V. página 1265*)

Factores genéticos y cromosómicos

Algunos defectos congénitos se heredan al recibir genes anormales de uno o ambos padres. Otros están causados por cambios espontáneos e inexplicables (mutaciones) en los genes. Otros tantos derivan de alguna anomalía cromosómica, como un cromosoma de más o la falta de uno. Cuanto mayor sea la embarazada (particularmente si tiene más de 35 años), mayor es la probabilidad de que el feto tenga una anomalía cromosómica. (• *V. recuadro, página 1168*) Muchas anomalías cromosómicas pueden detectarse al comienzo del embarazo.

Defectos del corazón

Uno de cada 120 bebés nace con algún defecto cardíaco, que, por lo general, no es grave. Las anomalías congénitas del corazón pueden consistir en un desarrollo anormal de sus paredes o válvulas, o de los vasos sanguíneos que entran o salen de él. Por lo general, el defecto hace que la sangre siga un recorrido anormal, a veces sin pasar por los pulmones, donde se lleva a cabo su oxigenación. (• *V. página 66*) La sangre oxigenada es fundamental para el crecimiento, el desarrollo y las actividades normales. Algunos defectos cardíacos causan graves problemas que requieren tratamiento urgente, por lo general cirugía.

Para diagnosticar un defecto cardíaco en un niño se utilizan las mismas técnicas que para los adultos. (• *V. página 70*) En los niños con defectos cardíacos, la circulación sanguínea anormal produce un murmullo (soplo), un sonido irregular que puede oírse con un fonendoscopio. Para determinar la naturaleza específica del defecto se suele realizar un electrocardiograma (ECG), una radiografía de tórax y un examen con ultrasonido (ecocardiograma). Muchos defectos cardíacos pueden ser corregidos quirúrgicamente. El momento indicado para realizar la operación dependerá del defecto específico, sus síntomas y su gravedad.

Defectos de los tabiques ventriculares y auriculares

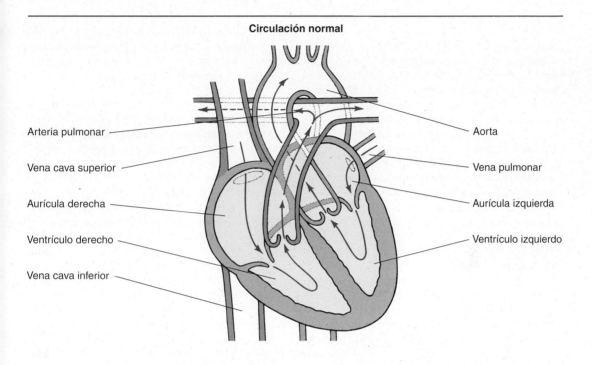

Circulación normal

Arteria pulmonar

Vena cava superior

Aurícula derecha

Ventrículo derecho

Vena cava inferior

Aorta

Vena pulmonar

Aurícula izquierda

Ventrículo izquierdo

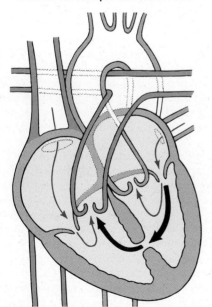

Defecto del tabique interventricular

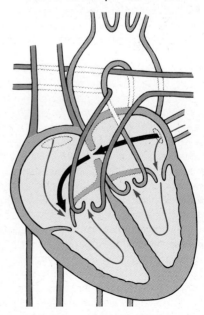

Defecto del tabique interauricular

Defectos en los tabiques auriculares y ventriculares

Los defectos en los tabiques auriculares y ventriculares son agujeros en las paredes que separan el corazón en una parte derecha y una parte izquierda.

Los defectos en los tabiques auriculares se producen entre las cámaras superiores del corazón (aurículas), que reciben la sangre. Los defectos en los tabiques ventriculares ocurren entre las cámaras inferiores (ventrículos), que bombean la sangre.

En ambas anomalías, la sangre que vuelve al corazón desde los pulmones no sigue el circuito completo: es enviada de vuelta hacia estos últimos en lugar de ser bombeada hacia el resto del cuerpo. Como resultado, aumenta la cantidad de sangre en los vasos sanguíneos de los pulmones y, en algunos niños, esto les produce ahogo, dificultad para alimentarse, sudación excesiva y dificultad para aumentar de peso a un ritmo normal. Estos síntomas son más frecuentes en los niños que tienen algún defecto en el tabique ventricular. Los defectos en el tabique auricular, que, por lo general, se detectan después de la infancia, producen síntomas menos dramáticos.

Puede que en algunos niños sea preciso realizar determinadas pruebas diagnósticas, como un cateterismo cardíaco, (• V. página 77) además de un electrocardiograma, un ecocardiograma y radiografías de tórax. Los defectos en los tabiques auriculares y ventriculares pueden repararse quirúrgicamente.

Conducto arterial persistente

El conducto arterial (ductus arteriosus) persistente es una conexión entre la aorta (la gran arteria que transporta sangre oxigenada al cuerpo) y la arteria pulmonar (la arteria que transporta la sangre desprovista de oxígeno a los pulmones).

El conducto arterial permite que la sangre no pase por los pulmones. En el estado fetal esta función es fundamental ya que el feto no respira aire y, por lo tanto, no necesita que la sangre circule a través de los pulmones para ser oxigenada. Sin embargo, cuando nace, la sangre sí debe circular para recibir oxígeno. Por lo general, el conducto se cierra muy rápidamente, uno o dos días después del nacimiento. Pero si continúa abierto, cierta cantidad de sangre destinada al cuerpo puede volver a los pulmones y producir una sobrecarga de sus vasos sanguíneos. En consecuencia, algunos bebés desarrollan insuficiencia cardíaca, que se manifiesta por dificultad para respirar, una frecuencia cardíaca acelerada e imposibilidad de ganar peso.

Si el conducto no se cierra, un bebé nacido a término puede desarrollar insuficiencia cardíaca varias semanas después de nacer. En tales casos, el conducto debe cerrarse quirúrgicamente. Con frecuencia se detecta el conducto abierto cuando es posible oír el murmullo (soplo) que produce, a través del fonendoscopio. En estos casos, se cierra mediante cirugía electiva (programada), no urgente, cuando el niño tiene aproximadamente un año de edad, principalmente para evitar una infección grave años más tarde.

El conducto permanece abierto en los bebés prematuros con mucha más frecuencia que en los niños nacidos a término. En los bebés prematuros, el paso de una cantidad superior de sangre por los pulmones puede interferir el funcionamiento del corazón y, lo que es más significativo, también en el de los pulmones, que están sin desarrollar. En estos casos se puede restringir la ingestión de líquidos, administrar indometacina o recurrir a la cirugía para cerrar el conducto.

Estenosis de la válvula aórtica

La estenosis de la válvula aórtica consiste en la reducción del diámetro de dicha válvula; ésta, al abrirse, permite que la sangre fluya desde el ventrículo izquierdo hasta la aorta y luego hacia todo el cuerpo. (• V. página 99)

La válvula aórtica normalmente está formada por tres repliegues (cúspides o válvulas) que se abren y se cierran para permitir el paso de la sangre. En la estenosis, la válvula aórtica suele tener sólo dos valvas, lo que permite una menor apertura y dificulta el paso de la sangre. En consecuencia, el ventrículo izquierdo debe bombear con una fuerza superior a la normal para impulsar la sangre a través de la válvula. En algunos niños con estenosis de la válvula aórtica, la obstrucción es lo suficientemente grave como para requerir corrección quirúrgica, si bien dicha obstrucción es más frecuente en los adultos. En algunos pocos casos se desarrolla insuficiencia cardíaca y el flujo de sangre hacia el cuerpo resulta inadecuado. Estos bebés deben recibir tratamiento de urgencia, que generalmente incluye medicamentos y cirugía urgente o un procedimiento llamado valvuloplastia con balón, en el que la válvula se dilata y desgarra mediante un tubo (catéter) que posee un pequeño globo en uno de sus extremos. En los niños mayores o en los adultos jóvenes, es posible que la válvula tenga que ser abierta quirúrgicamente o reemplazada por una artificial, aunque en algunos pacientes es posible realizar también otros procedimientos.

Conducto arterioso persistente

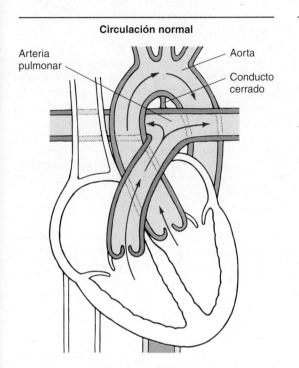

Circulación normal

Arteria pulmonar

Aorta

Conducto cerrado

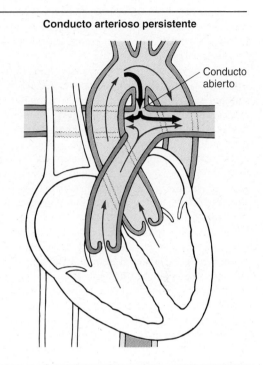

Conducto arterioso persistente

Conducto abierto

Estenosis de la válvula pulmonar

La estenosis de la válvula pulmonar es un estrechamiento de dicha válvula, que es la que permite el paso de la sangre desde el ventrículo derecho hacia los pulmones.

En los recién nacidos, la estenosis de la válvula pulmonar puede ser tan leve como para no necesitar tratamiento, o bien tan grave como para poner en peligro su vida.

En la mayoría de los niños con estenosis de la válvula pulmonar, ésta es un poco más estrecha de lo normal, lo que obliga al ventrículo derecho a bombear con más fuerza y a mayor presión para propulsar la sangre a través de la válvula. Si este trastorno es más o menos grave, hecho que se confirma mediante la exploración física, un electrocardiograma, un ecocardiograma y, en ocasiones, por un cateterismo cardíaco, la válvula puede ser abierta con un catéter de plástico equipado con un balón hinchable en su extremo que se inserta a través de una vena de la pierna. Si la válvula no está bien formada, puede ser necesario reconstruirla quirúrgicamente.

Cuando la obstrucción es mucho más grave, muy poca sangre llega a los pulmones para ser oxigenada. Por el contrario, aumenta la presión en el ventrículo y la aurícula derechos, lo que obliga a la sangre desprovista de oxígeno, que es azulada, a atravesar la pared que separa las aurículas derecha e izquierda. A continuación, esta sangre pasa al ventrículo izquierdo y es bombeada hacia la aorta, que la transporta hacia todo el cuerpo. En consecuencia, el bebé está azulado (una condición llamada cianosis). Cuando esto ocurre, se le administra un fármaco (una prostaglandina) como el alprostadil para mantener el conducto arterial abierto hasta que un cirujano pueda crear una conexión entre la aorta y la arteria pulmonar, abra la válvula pulmonar quirúrgicamente o, en algunos casos, ambos procedimientos a la vez. Ello permite que la sangre se salte el paso por la válvula estrechada y fluya hacia los pulmones para oxigenarse. En algunos de estos niños es necesario repetir la cirugía cuando son mayores.

Coartación de la aorta

La coartación de la aorta es un estrechamiento de la misma que, en general, se produce en el punto donde el conducto arterial (ductus arteriosus) *se une a la aorta y ésta gira para descender hacia la parte inferior del pecho y llegar al abdomen.*

La aorta es la gran arteria que transporta sangre oxigenada desde el corazón hacia todo el cuerpo. La coartación reduce el flujo sanguíneo en la mitad inferior del cuerpo y, en consecuencia, el pulso y la presión arterial son más bajos de lo normal en las piernas y suelen ser más altos en los brazos. En la mayoría de los niños, la coartación no causa problemas. Algunos tienen dolor de cabeza o hemorragias nasales debido a la hipertensión en los brazos y dolor en las piernas durante la práctica de ejercicio a causa de la baja presión en las piernas, si bien la mayoría de los casos no presenta síntomas. La mayor parte de los niños con coartación también tiene una válvula aórtica anormal, que sólo cuenta con dos valvas en lugar de las tres normales.

La coartación se detecta durante una exploración física en función de determinados cambios en el pulso y en la presión arterial; el diagnóstico se confirma mediante radiografías, un electrocardiograma y un ecocardiograma. Este defecto debe repararse quirúrgicamente en los primeros años de la infancia para disminuir la sobrecarga del ventrículo izquierdo, que debe bombear con más fuerza de lo normal para propulsar sangre hacia la aorta estrecha, así como para evitar problemas como la hipertensión en el futuro. La operación suele realizarse cuando el niño está en edad preescolar (por lo general entre los 3 y 5 años).

Al cabo de unos días, o aproximadamente a las dos semanas de vida, algunos niños con coartación desarrollan una grave insuficiencia cardíaca una vez que el conducto arterial se cierra. Como consecuencia de ello presentan un distrés respiratorio grave y se vuelven muy pálidos; los análisis de sangre muestran un marcado incremento del ácido en la sangre (acidosis metabólica). (• *V. página 706)* Esta situación puede poner en peligro su vida y requiere inmediata atención médica para realizar el diagnóstico correcto y comenzar el tratamiento apropiado. Éste puede consistir en la administración de una prostaglandina, un fármaco como el alprostadil, para volver a abrir el conducto arterial, además de otros medicamentos para reforzar el corazón y cirugía de urgencia para reparar la aorta. Esta cirugía puede salvar la vida de un recién nacido y, en algunos niños, debe repetirse cuando se hacen mayores. Los problemas asociados más frecuentes, tales como una válvula aórtica con dos valvas (bivalva), una estenosis aórtica, una válvula mitral anormal o un defecto del tabique ventricular, también pueden necesitar tratamiento.

Transposición de las grandes arterias

La transposición de las grandes arterias es una inversión en las conexiones normales de la aorta y la arteria pulmonar con el corazón.

Normalmente, la arteria pulmonar transporta sangre desprovista de oxígeno desde el ventrículo derecho hasta los pulmones y la aorta transporta sangre oxigenada desde el ventrículo izquierdo al resto del cuerpo. Con la transposición de las grandes arterias, la sangre desprovista de oxígeno que regresa del cuerpo fluye desde el ventrículo derecho hacia la aorta, que transporta esa sangre sin oxígeno de nuevo hacia el cuerpo, sin pasar por los pulmones. El bebé tiene mucha sangre oxigenada, pero ésta vuelve a circular por los pulmones en lugar de ir hacia el resto del cuerpo.

Los bebés con este defecto pueden sobrevivir muy poco después de nacer. Si viven un cierto tiempo es gracias a que existe un pequeño orificio entre los ventrículos derecho e izquierdo (foramen oval) que, normalmente, está presente al nacer. Este orificio permite que una pequeña cantidad de sangre oxigenada proveniente de los pulmones pase de la aurícula derecha a la aurícula izquierda y luego del ventrículo derecho a la aorta, suministrando suficiente cantidad de oxígeno al cuerpo como para mantener vivo al bebé.

El diagnóstico suele realizarse inmediatamente después del nacimiento mediante la exploración física, radiografías, un electrocardiograma y un ecocardiograma. En general, se realiza un procedimiento quirúrgico en los primeros días de vida, que consiste en unir la aorta y la arteria pulmonar a los ventrículos apropiados y reimplantar las arterias coronarias, que irrigan el corazón, en la aorta, una vez modificada su posición. Antes de la cirugía, algunos bebés pueden necesitar ser tratados con una prostaglandina como el alprostadil para mantener el conducto arterial abierto. A otros puede que se les deba agrandar el orificio entre las aurículas mediante un catéter con un balón hinchable en su extremo, para permitir que una mayor cantidad de sangre oxigenada llegue a la aorta.

Síndrome del ventrículo izquierdo subdesarrollado

Esta enfermedad también recibe el nombre de síndrome del corazón izquierdo hipoplásico. La principal función del ventrículo izquierdo es bombear sangre hacia el cuerpo. Cuando las cavidades y las válvulas de ese lado del corazón están gravemente subdesarrolladas o ausentes, no es posible mantener normal la irrigación sanguínea hacia el cuerpo. Al nacer, el bebé parece normal porque la sangre proveniente del ventrículo derecho atraviesa el conducto arterial abierto *(• V. recuadro, página 1263)* y llega al resto del cuerpo, pero cuando este conducto se cierra, se produce una grave insuficiencia cardíaca. La mayoría de los niños con esta afección muere.

Tetralogía de Fallot

La tetralogía de Fallot es una combinación de anomalías cardíacas que abarcan un defecto importante en el tabique ventricular, un nacimiento anormal de la aorta que permite que la sangre desprovista de oxígeno fluya directamente desde el ventrículo derecho hacia ella, un estrechamiento del orificio de salida del lado derecho del corazón y un aumento del grosor de la pared del ventrículo derecho.

Los bebés con tetralogía de Fallot suelen tener un soplo cardíaco que se oye en el momento del nacimiento o poco tiempo después. Tienen un color azulado (condición llamada cianosis) porque la sangre que circula por el cuerpo no está suficientemente oxigenada. Esto sucede porque el estrecho pasaje de la salida del ventrículo derecho restringe el paso de la sangre hacia los pulmones y la sangre azulada desprovista de oxígeno que se encuentra en él atraviesa el tabique defectuoso, pasa hacia el ventrículo izquierdo y entra en la aorta para comenzar a circular por el cuerpo. Algunos bebés se mantienen estables con un grado leve de cianosis, motivo por el cual es posible reparar sus defectos en los años siguientes. Otros presentan síntomas más graves que interfieren en su normal crecimiento y desarrollo. Estos niños pueden sufrir empeoramientos súbitos (ataques), en los que la cianosis empeora de repente en respuesta a ciertas actividades, como llorar o hacer fuerza para evacuar. El bebé adquiere una tonalidad muy azulada, se ahoga y puede perder el conocimiento. El tratamiento de los ataques consiste en la administración de oxígeno y morfina; posteriormente se puede utilizar propranolol durante un tiempo para prevenir otros ataques. Sin embargo, estos niños necesitan ser operados para reparar la tetralogía o bien para realizar una conexión artificial temporal entre la aorta y la arteria pulmonar, con el fin de incrementar la cantidad de sangre que llega a los pulmones para oxigenarse.

La reparación quirúrgica del problema consiste en corregir el defecto del tabique ventricular abriendo el estrecho pasaje del ventrículo derecho y la estrecha válvula pulmonar, así como el cierre de

Tetralogía de Fallot

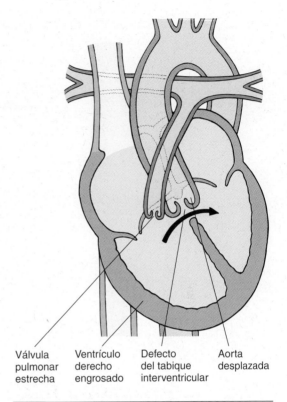

Válvula pulmonar estrecha | Ventrículo derecho engrosado | Defecto del tabique interventricular | Aorta desplazada

cualquier conexión artificial entre la aorta y la arteria pulmonar.

Defectos gastrointestinales

En cualquier parte del tracto gastrointestinal pueden producirse defectos congénitos (el esófago, el estómago, el intestino delgado, el intestino grueso, el recto o el ano). En la mayoría de los casos, este defecto supone un desarrollo incompleto de algún órgano, que suele causar una obstrucción. Por lo general, debe usarse cirugía correctora para estos defectos.

Atresia esofágica

La atresia esofágica es el desarrollo incompleto del esófago.

En la atresia esofágica, el esófago no se conecta con el estómago como debería, sino que éste se estrecha o acaba en un callejón sin salida. La mayoría de los recién nacidos con atresia esofágica también presenta una **fístula traqueoesofágica,** una conexión anormal entre el esófago y la tráquea.

Atresia y fístula esofágicas

En la atresia del esófago, éste se estrecha o se cierra como en un fondo de saco; no se conecta con el estómago como debiera. Una fístula traqueoesofágica es una conexión anormal entre el esófago y la tráquea.

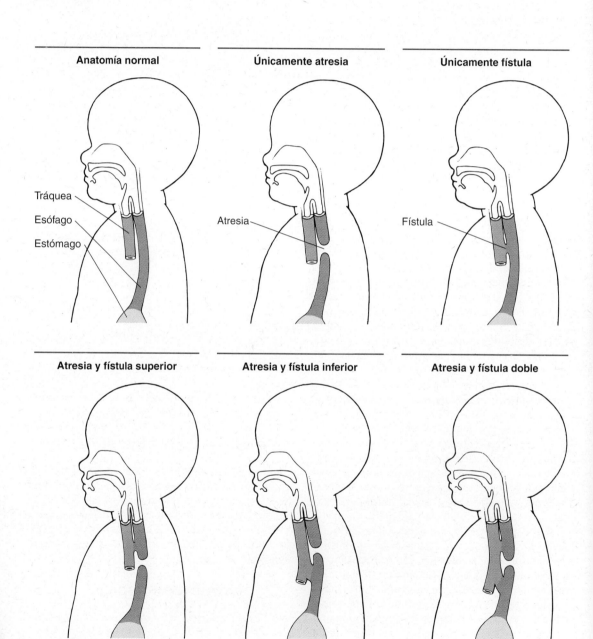

Anatomía normal · Tráquea · Esófago · Estómago

Únicamente atresia · Atresia

Únicamente fístula · Fístula

Atresia y fístula superior

Atresia y fístula inferior

Atresia y fístula doble

En la mayoría de los casos, un recién nacido con atresia esofágica tiene gran cantidad de saliva, tose cuando intenta tragar y está cianótico (tiene la piel de color azulado). La fístula traqueoesofágica permite que la saliva entre en los pulmones cuando el bebé traga. Esto le expone a contraer una neumonía por aspiración.

Cuando el estado del bebé es estable, se practica una operación para reparar la atresia esofágica y cerrar la fístula traqueoesofágica. Antes de corregir el problema quirúrgicamente, el médico intenta evitar la neumonía por aspiración suspendiendo la alimentación por vía oral y colocando una sonda de aspiración continua en la parte superior del esófago para succionar la saliva antes de que llegue a los pulmones. El bebé es alimentado por vía intravenosa.

Hernia diafragmática

La hernia diafragmática es un defecto del diafragma que hace que algunos de los órganos abdominales protruyan hacia el interior del tórax.

La hernia diafragmática suele producirse en un lado del cuerpo, con más frecuencia en el izquierdo. El estómago, parte del intestino e incluso el hígado y el bazo pueden protruir a través de la hernia. Si la hernia es grande, el desarrollo del pulmón del lado afectado suele ser incompleto.

Tras el parto, mientras el recién nacido llora y respira, las curvas del intestino rápidamente se llenan de aire y se convierten en una masa que crece a gran velocidad y hace presión contra el corazón, comprimiendo el otro pulmón y causando dificultad respiratoria. En los casos graves, la dificultad respiratoria se produce de inmediato.

Cuando, mediante una ecografía, este defecto se diagnostica antes del nacimiento, el bebé es intubado (un tubo colocado hasta la tráquea) en cuanto nace. Para reparar el diafragma, es necesaria una intervención quirúrgica.

Enfermedad de Hirschsprung

En la enfermedad de Hirschsprung (megacolon congénito), una parte del intestino grueso no dispone de la red nerviosa que controla las contracciones rítmicas del intestino.

El intestino grueso depende de una red nerviosa localizada dentro de su pared que sincroniza las contracciones rítmicas y permite el desplazamiento del contenido intestinal por su interior. Sin dichos nervios, el intestino es incapaz de contraerse con normalidad. Entonces la materia fecal retrocede y, como resultado, se produce un grave estreñimiento y, en ocasiones, vómitos.

La enfermedad de Hirschsprung grave debe ser tratada de inmediato para prevenir una complicación potencialmente mortal, como la enterocolitis tóxica, en la que se produce una diarrea grave. El procedimiento quirúrgico consiste en abocar el extremo inferior de la parte normal del intestino a un orificio realizado en la pared abdominal (colostomía). De esta forma, las heces pueden, a través del orificio, ir a parar a un saco recolector y se recupera así la función intestinal normal. El segmento anormal de intestino queda desconectado del resto. Cuando el niño es mayor, se extirpa dicha porción y la parte normal se conecta con el recto y el ano.

Onfalocele

Un onfalocele es un defecto en el centro de la pared abdominal central a través del cual sobresalen los órganos abdominales.

A través de un onfalocele pueden sobresalir distintas porciones del intestino y otros órganos abdominales, dependiendo del tamaño del defecto. El médico repara el defecto lo antes posible para evitar lesiones en el intestino y una infección en el abdomen.

Atresia anal

La atresia anal o ano imperforado es el desarrollo incompleto del mismo.

El médico probablemente descubra la atresia anal durante la primera exploración física del recién nacido, porque el defecto suele ser obvio. Si no se realiza el diagnóstico durante la revisión sistemática, el defecto suele detectarse tras la primera comida del recién nacido, porque poco después aparecen signos de obstrucción intestinal.

La mayoría de los bebés con ano imperforado desarrolla algún tipo de conexión anormal (fístula) entre el saco anal y la uretra, el perineo o la vejiga. Las pruebas radiológicas permiten diagnosticar el tipo de fístula. Esta información es útil para determinar el mejor modo de corregir quirúrgicamente el defecto.

Atresia biliar

La atresia biliar es una anomalía en la que los conductos de la bilis no se han desarrollado o bien lo han hecho de forma anormal.

La bilis, un líquido secretado por el hígado, transporta los productos de desecho de este órgano y también contribuye a metabolizar las grasas en el intestino delgado. Los conductos biliares del interior del hígado recolectan la bilis y la transportan

Anomalías faciales: labio hendido (o leporino) y paladar partido

Labio hendido (o leporino)

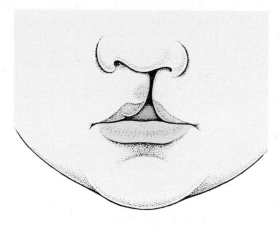

Paladar partido

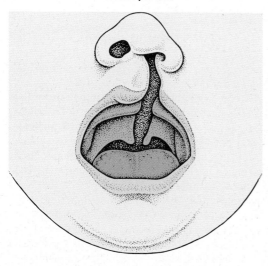

hacia el intestino. En la atresia biliar, los conductos biliares sólo se desarrollan de forma parcial o bien están ausentes. En consecuencia, la bilis no llega al intestino y en lugar de ello se acumula dentro del hígado. Al final, la bilis acumulada pasa a la sangre y causa ictericia.

Síntomas y diagnóstico

En los bebés con atresia biliar, la orina se oscurece cada vez más, las deposiciones son claras y la piel cada vez está más amarilla. Estos síntomas, además del crecimiento del hígado, se notan por primera vez hacia las dos semanas después del nacimiento. Con 2 o 3 meses el bebé nota picores, está irritable, tiene una gran presión en el interior de la vena porta (el gran vaso sanguíneo que transporta sangre desde el estómago, el intestino y el bazo hacia el hígado) y su crecimiento puede verse interrumpido.

Para hacer el diagnóstico, el médico realiza una serie de análisis de sangre y una ecografía puede resultar de gran utilidad. Si el diagnóstico todavía no es seguro, se realiza una operación quirúrgica con el fin de explorar el abdomen (laparotomía), por lo general antes de que el bebé tenga 2 meses de vida. El diagnóstico y tratamiento precoces son muy importantes, ya que puede producirse una cicatrización progresiva e irreversible del hígado, llamada cirrosis biliar. (• V. página 595)

Tratamiento

Se necesita recurrir a la cirugía para disminuir la presión de la bilis dentro del hígado. El mejor procedimiento consiste en construir unos conductos biliares que lleguen al intestino, pero esta clase de operación sólo es posible en un 5 o 10 por ciento de los bebés con esta afección. El pronóstico es favorable para estos niños y la mayoría de ellos lleva una vida completamente normal. Sin embargo, si han requerido intervenciones quirúrgicas de otro tipo, el pronóstico no es tan bueno y los bebés finalmente suelen fallecer. Uno de estos procedimientos consiste en modificar la posición del hígado para que su superficie toque directamente el intestino, lo que permite que la bilis rezume de la superficie del hígado al intestino, a pesar de la falta de conductos biliares.

Defectos de los huesos y de los músculos

Las anomalías congénitas pueden afectar a cualquier hueso o músculo, pero los del cráneo, la cara, la columna, la cadera, las piernas y los pies son, frecuentemente, los más afectados. La mayoría de estos defectos se repara quirúrgicamente.

Anomalías faciales

Los defectos más frecuentes de la cara son el **labio hendido** o **leporino** y el **paladar partido**. El labio hendido es la unión incompleta del labio superior, habitualmente justo por debajo de la nariz. El **paladar partido** es un paso anormal a través del techo de la boca (paladar duro) hacia la vía respiratoria de la nariz.

El labio hendido es desfigurante e impide que el bebé cierre los labios cuando succiona el pezón. El paladar partido interfiere la alimentación y el habla. Ambas fisuras (labial y palatina) suelen coincidir y afectan aproximadamente a 1 de cada 600 o 700 recién nacidos. La fisura labial se produce en aproximadamente uno de cada 1000 nacimientos y la palatina sola afecta a aproximadamente 1 de cada 1800 bebés.

Un dispositivo dental puede tapar temporalmente el techo de la boca de manera que el bebé pueda succionar mejor. Las fisuras labiales y palatinas pueden ser corregidas de forma permanente mediante una intervención quirúrgica.

Otro tipo de defecto facial es el maxilar inferior (mandíbula) pequeño. Si la mandíbula es demasiado pequeña, como ocurre en el síndrome de Pierre Robin y el de Treacher Collins, el bebé puede tener dificultades para comer. La cirugía puede corregir el problema.

Anomalías de la columna vertebral

El **tortícolis congénito** es una enfermedad por la cual el cuello del recién nacido y la cabeza se inclinan hacia un lado de forma poco natural. La causa suele ser una lesión de los músculos del cuello durante el nacimiento; otras causas incluyen la unión de las vértebras cervicales (síndrome de Klippel-Feil) o la unión de la primera vértebra del cuello con el cráneo (fusión atlanto-occipital).

La **escoliosis congénita** es una curvatura anormal de la columna del recién nacido. Es raro que se presente al nacer; por lo general, se produce en niños mayores. (• V. página 1336) El tratamiento con abrazaderas suele iniciarse lo antes posible para evitar que la escoliosis se convierta en una deformación cuando el niño crezca. Si la curvatura anormal se agudiza, puede ser preciso recurrir a la cirugía.

Anomalías de la cadera, las piernas y los pies

La **luxación congénita de la cadera** es una afección en la cual la cavidad de la cadera del recién nacido y el fémur (cabeza femoral) que se articula con ella están separados. Se desconoce la causa de este defecto. La luxación de la cadera es más frecuente en las niñas, en los bebés que han nacido de nalgas y en aquellos con familiares cercanos que tienen este mismo problema. Para confirmar el diagnóstico se realiza una ecografía. La colocación de pañales dobles o triples resulta, a menudo, suficiente para corregir esta alteración. Si no es así, puede ser necesario poner férulas al bebé o llevar a cabo una cirugía ortopédica.

Tipos comunes de pie zambo

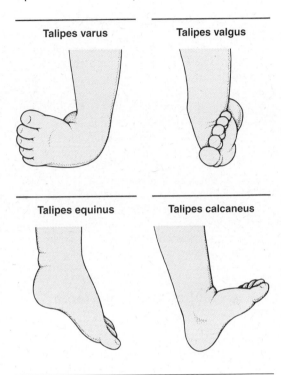

Talipes varus

Talipes valgus

Talipes equinus

Talipes calcaneus

La **torsión femoral** es una situación en la que una rodilla mira hacia la otra (anteversión) o bien hacia el lado opuesto (retroversión) en lugar de apuntar hacia adelante. La torsión femoral suele corregirse por sí sola cuando el niño crece y es capaz de mantenerse de pie y andar.

La **dislocación de la rodilla** es una enfermedad en la que la parte inferior de la pierna a partir de la rodilla se dobla hacia adelante. Es poco frecuente en los recién nacidos, pero debe ser tratada de inmediato. Puede ser de ayuda flexionar la rodilla del bebé hacia atrás y adelante en la posición normal varias veces al día y mantener la rodilla flexionada con una tablilla durante el resto del día.

El **pie zambo** (talipes) es una enfermedad en la que el pie presenta una forma o posición anormal. El arco del pie puede ser muy alto o el pie puede estar inclinado hacia dentro o hacia afuera. El verdadero pie zambo está causado por anomalías anatómicas. A veces los pies parecen anormales debido a la posición del feto en el útero, pero en este caso no se trata de talipes verdaderos. Si no se detecta ninguna anomalía anatómica, el defecto puede ser corregido colocando una escayola y con fisioterapia. El tratamiento precoz con vendaje de yeso es útil en el caso del pie zambo verdadero, pero en general se necesita cirugía.

Extremidad ausente

La extremidad ausente (amputación congénita) es un trastorno en el que falta alguna extremidad al nacer (un brazo, una pierna o bien parte de uno u otra).

A menudo se desconoce la causa. La talidomida, un fármaco utilizado por algunas mujeres embarazadas a finales de la década de los años 1950 y comienzo de los años 1960 para las náuseas matinales, fue retirada del mercado cuando se la identificó como la causa de esta clase de defectos. La talidomida provocaba el desarrollo de apéndices similares a aletas en lugar de los brazos o las piernas. Los niños suelen acostumbrarse con facilidad a usar un miembro malformado y, por lo general, se puede construir una prótesis para que éste resulte más funcional.

Osteogénesis imperfecta

La osteogénesis imperfecta es una enfermedad en la cual los huesos son anormalmente frágiles.

En la osteogénesis imperfecta, los huesos se rompen con tanta facilidad que los bebés afectados suelen nacer con varios huesos rotos. Durante el parto puede producirse un traumatismo en la cabeza y una hemorragia cerebral debido a la poca dureza del cráneo; estos niños pueden morir repentinamente a los pocos días o semanas después de nacer. La mayoría sobrevive, pero las fracturas múltiples suelen causar deformaciones y enanismo. La inteligencia es normal si el cerebro del niño no resulta lesionado.

Artrogriposis múltiple congénita

La artrogriposis múltiple congénita es un trastorno en el que una o más articulaciones se fusionan y, en consecuencia, no pueden flexionarse.

Se desconoce la causa de este problema. A veces, esta enfermedad está relacionada con las luxaciones de cadera, rodillas o codos. La fisioterapia diaria, mediante la cual se manipulan cuidadosamente las articulaciones que están rígidas, puede mejorar el movimiento de las mismas.

Anomalías de los músculos

El pectoral mayor (músculo del pecho) puede estar formado sólo parcialmente, o no haberse desarrollado en absoluto. Este defecto puede ser un fenómeno aislado o bien acompañarse de anomalías en la mano.

Existe otro defecto muscular, llamado **síndrome del abdomen en forma de ciruela pasa,** que afecta a los músculos abdominales. En esta anomalía, una o más capas de los músculos del abdomen pueden estar ausentes, lo que provoca que éste protruya hacia fuera. Esta enfermedad se asocia a graves anomalías renales y urinarias. El pronóstico es favorable en los niños cuyos riñones funcionan normalmente.

Defectos del cerebro y de la médula espinal

El cerebro y la médula espinal pueden desarrollar imperfecciones mientras se están formando o después de estar completamente formados. Con una ecografía y pruebas del líquido amniótico pueden ser detectados muchos defectos cerebrales y de la médula espinal antes del nacimiento. (• *V. página 1168)*

Defectos del cerebro

La **anencefalia** es una anomalía en la que falta la mayor parte del cerebro del bebé porque no se desarrolla. Un bebé con anencefalia no puede sobrevivir: nace muerto o bien muere a los pocos días.

La **microcefalia** es una anomalía en la que la cabeza es muy pequeña. Los niños con microcefalia suelen sobrevivir pero tienden a tener retraso mental y carecen de coordinación muscular. Algunos también sufren convulsiones.

El **encefalocele** es una situación en la cual el tejido cerebral sobresale por una parte defectuosa del cráneo. La cirugía puede reparar este defecto. El pronóstico suele ser bueno.

La **porencefalia** es una condición en la cual se forma un quiste o cavidad anormal en un hemisferio cerebral. La porencefalia es una clara evidencia de que existe lesión cerebral y, en general, se asocia a anomalías de la función cerebral. Sin embargo, algunos niños tienen una inteligencia normal.

La **hidrencefalia** es una forma extrema de porencefalia en la que los hemisferios cerebrales faltan casi por completo. Los niños con hidrencefalia no se desarrollan con normalidad y tienen un notable retraso mental.

La **hidrocefalia** (líquido en el cerebro) es el agrandamiento de los ventrículos, que son los espacios normales del cerebro. El líquido cefalorraquídeo se produce en los ventrículos y debe salir fuera del cerebro, donde se absorbe y pasa a la sangre. Cuando no puede salir, la presión dentro del cerebro aumenta y se origina la hidrocefalia. Muchos factores, como

Espina bífida

La gravedad de la espina bífida puede ser variable. En el tipo menos grave, que también es el más común, una o más vértebras no se forman normalmente, pero la médula espinal y las capas de tejido (meninges) que la rodean no protruyen. Sobre el defecto puede observarse un mechón de pelo, una depresión o un área pigmentada. En un meningocele, un tipo más grave de espina bífida, las meninges protruyen a través de las vértebras incompletamente formadas, dando lugar a una protuberancia llena de líquido bajo la piel. El tipo más grave es el mielocele, por el que

protruye la médula espinal; el área afectada tiene el aspecto de carne viva, y es probable que el bebé presente una grave discapacidad.

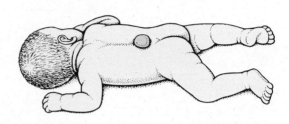

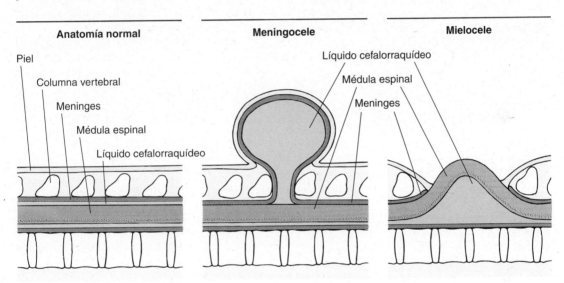

Anatomía normal	Meningocele	Mielocele

Piel
Columna vertebral
Meninges
Médula espinal
Líquido cefalorraquídeo

Líquido cefalorraquídeo
Médula espinal
Meninges

---

una malformación congénita o una hemorragia cerebral, pueden obstruir el drenaje y causar este trastorno. En los niños mayores, la causa suelen ser los tumores. La hidrocefalia es la razón más frecuente por la que los recién nacidos pueden tener la cabeza anormalmente grande.

El tratamiento consiste en proveer al niño una vía de drenaje alternativa para mantener la presión dentro del cerebro a niveles normales. El tratamiento farmacológico (con acetazolamida y glicerol) o la realización de varias punciones evacuadoras de líquido cefalorraquídeo (punciones lumbares) pueden reducir temporalmente la presión dentro del cerebro en algunos niños hasta que se coloque un drenaje permanente (derivación). Tal derivación se coloca en los ventrículos cerebrales, y desde la cabeza va por debajo de la piel hasta la cavidad abdominal u, ocasionalmente, hasta otro punto. Dicho drenaje contiene una válvula que permite que el líquido salga del cerebro si la presión aumenta demasiado. Aun cuando algunos niños finalmente no lo necesitarán al crecer, una vez colocado, en general, no se vuelve a retirar. El pronóstico depende de la causa. Algunos niños pueden llevar una vida absolutamente normal y tienen también una inteligencia normal. Otros pueden sufrir retraso mental.

La **anomalía de Arnold-Chiari** es un defecto en la formación de la parte inferior del cerebro (tronco cerebral). Suele asociarse con la hidrocefalia.

Espina bífida

La espina bífida es una anomalía en la que parte de una o más vértebras no se desarrolla por completo,

Espina bífida

Obsérvese el desarrollo incompleto de la parte posterior de la vértebra.

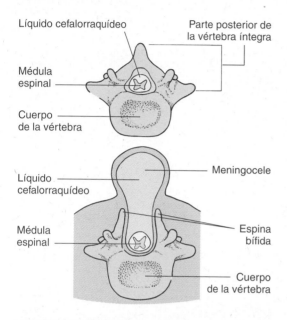

Líquido cefalorraquídeo

Parte posterior de la vértebra íntegra

Médula espinal

Cuerpo de la vértebra

Líquido cefalorraquídeo

Meningocele

Médula espinal

Espina bífida

Cuerpo de la vértebra

dejando sin protección una porción de la médula espinal.

El riesgo de tener un bebé con espina bífida está estrechamente ligado a una deficiencia de folato (ácido fólico) en la dieta, especialmente al comienzo del embarazo. La forma grave de este defecto se produce en alrededor de 1 de cada 1 000 nacimientos en algunos países desarrollados.

Los síntomas varían según la gravedad de la afección de la médula espinal y de las raíces nerviosas. Algunos niños tienen síntomas mínimos o incluso ninguno, mientras que otros presentan debilidad o parálisis en todas las áreas que se encuentran por debajo del nivel de los nervios afectados por el defecto. (• *V. recuadro, página 340*)

La espina bífida a menudo puede ser diagnosticada antes del nacimiento y puede ser descubierta durante una ecografía. Si el médico sospecha esta enfermedad, puede recomendar una prueba de líquido amniótico. Si el feto presenta espina bífida grave, el líquido amniótico probablemente contendrá niveles altos de alfafetoproteína.

Un niño nacido con espina bífida grave necesita una terapia prolongada e intensiva para evitar el deterioro de la función renal y de la capacidad física, y para permitir además el máximo desarrollo posible. Es necesario realizar una operación para cerrar la apertura y para tratar la hidrocefalia asociada, las anomalías en la vejiga y el riñón y las deformidades físicas. La rehabilitación mantiene la movilidad de las extremidades y refuerza los músculos que sí funcionan.

Defectos de los ojos

El **glaucoma congénito** es una rara enfermedad que eleva la presión dentro del globo ocular, por lo general en ambos ojos. Si no recibe tratamiento, los globos oculares se agrandan y es casi seguro que el bebé quede completamente ciego. La cirugía realizada poco después del nacimiento ofrece las máximas probabilidades de aliviar la presión dentro del ojo y de preservar la visión del pequeño.

Las **cataratas congénitas** son áreas turbias (opacidades) en el cristalino del ojo que están presentes desde el nacimiento. Pueden ser causadas por anomalías cromosómicas, infecciones como la rubéola u otra enfermedad que haya tenido la madre durante el embarazo. Es necesario operarlas lo antes posible para que el niño pueda desarrollar una visión normal. (• *V. página 1077*)

Defectos de los riñones y de las vías urinarias

Los defectos de nacimiento son más frecuentes en los riñones y el aparato urinario que en cualquier otro sistema del cuerpo. Los defectos que impiden el flujo de orina pueden hacer que ésta se estanque, lo que a su vez puede favorecer el desarrollo de una infección o la formación de cálculos renales. También puede interferir en la función de los riñones o causar una disfunción sexual o esterilidad con el paso de los años.

Defectos de los riñones y de los uréteres

Durante el desarrollo de los riñones pueden producirse muchos defectos. Pueden formarse en otro sitio (ectopia), adoptar una posición incorrecta (malrotación), permanecer unidos entre sí (riñón en herradura) o estar ausentes (agenesia renal). Un bebé a quien le faltan los dos riñones no puede sobrevivir (síndrome de Potter). El tejido renal también puede desarrollarse de forma anormal. Por ejemplo, un riñón puede contener varios quistes, como en la enfermedad del riñón poliquístico. (• *V. página 646*)

Las posibles anomalías de los uréteres, los dos tubos que conectan los riñones a la vejiga, incluyen la

Hipospadias y epispadias

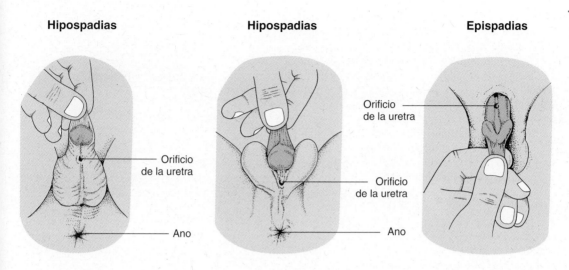

Hipospadias   **Hipospadias**   **Epispadias**

Orificio de la uretra

Orificio de la uretra

Ano

Orificio de la uretra

Ano

---

formación de un uréter de más, la situación anómala de los mismos y su estrechamiento o agrandamiento. La orina puede refluir hacia atrás desde la vejiga y entrar en los uréteres anormales, provocando una infección renal (pielonefritis). Un uréter estrecho impide que la orina pase normalmente desde el riñón hasta la vejiga, lo cual puede causar que el riñón se agrande (hidronefrosis) y se lesione.

Defectos de la vejiga

Los defectos que pueden afectar a la vejiga son varios. Puede que no se forme completamente, lo que hace que quede abierta a través de la superficie del abdomen (extrofia). Su pared puede ser anormal, con presencia de bolsas (divertículos) que permiten la acumulación de la orina e incrementan el riesgo de infección urinaria. La salida de la vejiga (la vía que conecta la vejiga a la uretra, una estructura que transporta la orina hacia el exterior del cuerpo) puede ser estrecha y, en consecuencia, no se vacía por completo. En este caso, el flujo de orina es escaso y se producen infecciones. La mayoría de los defectos de la vejiga puede repararse quirúrgicamente.

Defectos de la uretra

La uretra puede ser anormal o estar ausente. En los niños, el orificio de la uretra puede encontrarse en un sitio equivocado, como debajo del pene (una

anomalía llamada **hipospadias**). La uretra en el pene puede permanecer abierta como un canal en lugar de estar cerrada como un tubo (una anomalía llamada **epispadias**). Tanto en los niños como en las niñas, una uretra estrecha puede obstruir el flujo de la orina. La cirugía puede corregir estas anomalías.

Estados intersexuales

Un estado intersexual es aquel en que un bebé nace con genitales que no son reconocibles como masculinos ni femeninos (genitales ambiguos).

El bebé que nace con genitales que no son claramente ni masculinos ni femeninos puede tener órganos reproductivos internos (gónadas) normales o anormales. Los **hermafroditas verdaderos** tienen tanto tejido ovárico como testicular y órganos reproductivos internos masculinos y femeninos, pero se trata de una situación excepcional. Los niños con genitales ambiguos son en general **seudohermafroditas**, es decir, tienen órganos genitales externos ambiguos pero sólo tejido ovárico o testicular (y no ambos).

Una mujer seudohermafrodita es una mujer genéticamente normal (con sus dos cromosomas X) que nace con genitales que se parecen a un pequeño pene. Sin embargo, los órganos reproductivos internos son femeninos. El seudohermafroditismo femenino está causado por la exposición a altas concentraciones de hormonas masculinas antes del nacimiento. En general, el feto presenta glándulas suprarrenales agrandadas (síndrome adrenogenital) que producen un exceso de hormonas masculinas, o falta una enzima, motivo por el cual las hormonas masculinas no pueden convertirse en femeninas como sucede normalmente. En algunos casos, las hormonas masculinas han entrado en la placenta procedentes de la sangre de la madre; por ejemplo, la madre puede haber recibido progesterona para evitar un aborto o puede haber tenido un tumor productor de hormonas masculinas.

Un varón seudohermafrodita es un hombre genéticamente normal (con un cromosoma X y uno Y) que nace sin pene o con uno muy pequeño. Su cuerpo no puede producir suficientes hormonas masculinas o presenta resistencia a las hormonas que sí produce (síndrome de resistencia a los andrógenos).

Es importante identificar correctamente el sexo del bebé y ello debe hacerse de inmediato. De lo contrario, el vínculo de los padres hacia el bebé puede ser más difícil y el pequeño puede desarrollar un trastorno de identidad genética. (• *V. página 437*) Años más tarde se puede realizar una operación para corregir la ambigüedad genital, en general, cerca de la pubertad.

Alteraciones cromosómicas

Normalmente, una persona tiene 23 pares de cromosomas. Una anomalía cromosómica puede afectar al número, al tamaño, al aspecto de los cromosomas o al ordenamiento de partes de los mismos (el material genético de un cromosoma puede unirse al de otro).

Se puede recomendar un análisis cromosómico en el caso de un feto o un recién nacido en las siguientes circunstancias:
• Si una mujer de más de 35 años queda embarazada.
• Si el feto presenta una anomalía anatómica detectada en una ecografía.
• Si el recién nacido tiene muchos defectos congénitos o tiene genitales tanto masculinos como femeninos.

Síndrome de Down

El síndrome de Down (trisomía 21, mongolismo) es un trastorno cromosómico que produce retraso mental y anomalías físicas.

Se denomina trisomía a la presencia de un cromosoma adicional que se añade a una pareja de cromosomas. La trisomía más frecuente en un recién nacido es la trisomía 21, aunque pueden también producirse otras.

La trisomía 21 es responsable de aproximadamente el 95 por ciento de los casos de síndrome de

---

Aspecto de la cara en el síndrome de Down

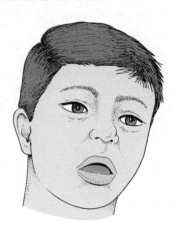

Down. Otras anomalías cromosómicas son responsables del resto. El síndrome de Down se produce en uno de cada 700 recién nacidos, pero el riesgo varía en gran medida según la edad de la madre. (• *V. recuadro, página 1168*) Más del 20 por ciento de los bebés con síndrome de Down son hijos de madres mayores de 35 años, aun cuando las madres de esta edad sólo representan el 7 u 8 por ciento del total de nacimientos. El cromosoma 21 adicional proviene del padre y no de la madre en una tercera o cuarta parte de todos los casos.

Síntomas

En el síndrome de Down se retrasa tanto el desarrollo físico como mental. Los niños con este síndrome tienden a ser tranquilos, rara vez lloran y tienen los músculos algo flojos (laxos). El coeficiente intelectual (CI) promedio de un niño con síndrome de Down es de alrededor de 50, comparado con el promedio normal de 100. Sin embargo, algunos de estos niños tienen un coeficiente intelectual superior a 50.

Los niños con este síndrome tienen la cabeza pequeña, la cara ancha y aplanada, los ojos sesgados y la nariz corta, la lengua grande y, por lo general, prominente. Las orejas son pequeñas y su posición es baja. Las manos son cortas y anchas, con un solo pliegue en la palma y los dedos son cortos; el quinto, que por lo general presenta dos secciones en lugar de tres, se curva hacia dentro. Queda un espacio visible entre el primer y segundo dedo del pie. Alrededor del 35 por ciento de los niños con síndrome de Down tiene defectos del corazón.

Trastonos causados por una trisomía

Trastorno	Incidencia	Anomalía	Descripción	Pronóstico
Trisomía 21 (síndrome de Down)	1 en 700 nacimientos	Cromosoma 21 adicional	El desarrollo físico y mental es retrasado; se observan varias anomalías físicas.	Por lo general, las personas afectadas viven hasta los 30 o 40 años.
Trisomía 18 (síndrome de Edwards)	1 en 3000 nacimientos	Cromosoma 18 adicional	Las anomalías faciales confieren a la cara un aspecto de congoja. La cabeza es pequeña y las orejas están mal formadas y se localizan más abajo de lo habitual. Otros posibles defectos incluyen labio hendido (leporino) o paladar partido, falta de pulgares, pie zambo, dedos de las manos unidos por una membrana, defectos cardíacos y defectos genitourinarios.	Es raro que sobrevivan más de unos pocos meses; el retraso mental es grave.
Trisomía 13 (síndrome de Patau)	1 en 5000 nacimientos	Cromosoma 13 adicional	Graves defectos cerebrales y oculares. Otros defectos pueden ser labio hendido (leporino) o paladar partido, defectos cardíacos y genitourinarios y orejas mal formadas.	Menos del 20 % logran alcanzar el año de vida; el retraso mental es grave.

Diagnóstico

El diagnóstico del síndrome de Down puede realizarse antes del nacimiento y se recomienda una exploración en busca de esta anomalía en las mujeres mayores de 35 años que queden embarazadas. Una baja concentración de alfafetoproteína en la sangre de la madre indica un mayor riesgo de síndrome de Down en el feto; mediante la amniocentesis puede tomarse una muestra de líquido amniótico para analizarla y confirmar el diagnóstico. (• *V. página 1169*) Con una ecografía, a menudo el médico puede identificar anomalías físicas en el feto.

Desde su nacimiento, un bebé con síndrome de Down tiene un aspecto físico que sugiere el diagnóstico. El médico lo confirma analizando la sangre del pequeño en busca de la trisomía 21.

Pronóstico

Los niños con síndrome de Down corren un mayor riesgo de contraer enfermedades del corazón y leucemia. Su esperanza de vida es reducida si presentan estos trastornos; si no los tienen, la mayoría de los niños con síndrome de Down vive hasta la edad adulta. Muchas personas con síndrome de Down tienen problemas de tiroides, que se detectan difícilmente, a menos que se realicen análisis de sangre. Tienden a padecer problemas del oído debido a repetidas infecciones y la consecuente acumulación de líquido en el oído interno (otitis serosa). También desarrollan problemas de visión causados por cambios en la córnea y el cristalino. Tanto los problemas auditivos como los visuales pueden ser tratados. Muchas personas con síndrome de Down presentan síntomas de demencia al llegar a los 30 años, como pérdida de la memoria, un mayor deterioro del intelecto y cambios en la personalidad. La muerte ocurre a una edad temprana, si bien algunas personas con este síndrome viven muchos años.

Síndromes de deleción

En algunos niños puede faltar parte de un cromosoma. El raro **síndrome del *cri du chat*** (síndrome del maullido del gato, síndrome 5p–) es un ejemplo. Los niños con este síndrome tienen un llanto agudo que se asemeja mucho al maullido de un gato. Este sonido se percibe inmediatamente después del nacimiento y dura varias semanas, para luego desaparecer. El bebé afectado por este síndrome suele tener poco peso al nacer y una cabeza pequeña, además de una cara asimétrica y una boca que no se puede cerrar correctamente. Algunos bebés tienen la cara redonda (de luna) con los ojos separados. La nariz puede ser ancha y las orejas, que tienen una forma anormal, están en una posición más baja de lo habitual. El cuello puede ser corto. Pueden presentar piel adicional entre los dedos (dedos de palmípedo). Es probable que presenten defectos del corazón. En general, el bebé parece flácido. Su desarrollo físico y mental es muy escaso. A pesar de estas anormalidades, muchos niños con el síndrome del *cri du chat* sobreviven hasta la edad adulta.

Otro síndrome de deleción, llamado **síndrome 4p–**, es similar, pero extremadamente raro. El retraso mental es profundo. Pueden presentarse varios defectos físicos. Muchos de los niños afectados por este síndrome mueren durante la infancia; los pocos que sobreviven hasta los 20 años quedan gravemente discapacitados y corren grandes riesgos de desarrollar infecciones y epilepsia.

Síndrome de Turner

El síndrome de Turner (disgenesia gonadal) es una enfermedad que afecta a niñas en las que uno de los dos cromosomas X está ausente, de manera parcial o completa.

El síndrome de Turner afecta a 1 de cada 3000 recién nacidas. Muchas recién nacidas que padecen dicho síndrome presentan hinchazón (linfedema) en el dorso de las manos y en la parte superior de los pies. La parte posterior del cuello suele estar hinchada o bien pueden observarse unos pliegues de piel fláccida.

La niña o la mujer con síndrome de Turner es baja de estatura, tiene el cuello alado (unido a los hombros mediante una extensa porción de piel) y una línea de nacimiento del pelo muy baja en la parte posterior del cuello. Tiene los párpados caídos, un pecho muy amplio con pezones muy separados entre sí y muchos lunares negros en la piel. Los cuartos dedos de las manos y de los pies son cortos y las uñas están poco desarrolladas. No presenta períodos menstruales (amenorrea); las mamas, la vagina y los labios están poco desarrollados. Los ovarios no suelen contener óvulos. La parte inferior de la aorta puede ser estrecha (coartación de la aorta), lo que puede causar hipertensión arterial. (• *V. página 1263*)

Son frecuentes defectos de los riñones y pequeñas inflamaciones de los vasos sanguíneos (hemangiomas). En ciertos casos, los vasos sanguíneos anormales del intestino se rompen y producen hemorragias. Muchas niñas con síndrome de Turner tienen dificultades para orientarse en relación al espacio. Por lo general, obtienen malos resultados en aspectos que requieren destreza y en el cálculo, si bien los resultados en las pruebas de inteligencia verbal son normales o superiores a lo normal. En raros casos se produce retraso mental.

Síndrome de triple X

Las niñas con tres cromosomas X tienen el síndrome de triple X. Alrededor de uno de cada mil bebés aparentemente normales padece este trastorno. Las niñas con tres cromosomas X suelen ser menos inteligentes que sus hermanos o hermanas normales. A veces, el síndrome causa esterilidad, a pesar de que algunas mujeres con síndrome de triple X han dado a luz niños físicamente normales con cromosomas también normales.

Se han identificado raros casos de bebés con cuatro e incluso cinco cromosomas X. El riesgo de retraso mental y anomalías físicas se incrementa cuanto mayor es el número de cromosomas adicionales, en particular cuando son cuatro o más.

Síndrome de Klinefelter

En el síndrome de Klinefelter, los varones nacen con un cromosoma X de más. Esta anomalía cromosómica relativamente frecuente (XXY) afecta a 1 de cada 700 recién nacidos varones.

Aun cuando sus características físicas pueden variar considerablemente, los niños con síndrome de Klinefelter son, por lo general, altos y de aspecto aparentemente normal. Su inteligencia es normal, pero muchos presentan problemas para hablar y leer. En general, mejoran mucho con una terapia que corrija su forma de hablar y el lenguaje, y finalmente logran tener buen rendimiento escolar. La pubertad suele comenzar a la edad adecuada, pero los testículos permanecen pequeños. Los niños afectados suelen ser estériles. El crecimiento del vello facial suele ser escaso y las mamas pueden desarrollarse un poco. Algunos varones mejoran con un tratamiento de hormonas masculinas dado que favorece la densidad ósea y desarrolla una apariencia más masculina.

Síndrome XYY

En el síndrome XYY, un bebé de sexo masculino nace con un cromosoma Y de más. Los varones con esta anomalía cromosómica tienden a ser altos y a tener dificultades con el lenguaje. En el pasado se creía que el síndrome XYY generaba un comportamiento criminal agresivo o violento, pero esa teoría ha sido rechazada.

Síndrome del cromosoma X frágil

El retraso mental (• *V. más adelante*) afecta con más frecuencia a los niños que a las niñas, en parte porque el cromosoma X puede tener genes recesivos de retraso mental (genes ligados al cromosoma X) que en las niñas suele estar equilibrado por un gen normal en el otro cromosoma X. Un trastorno en el que se observan dichos genes recesivos recibe el nombre de síndrome del cromosoma X frágil. En este síndrome, que es la causa más frecuente de retraso mental después del síndrome de Down, el cromosoma X es anormal.

Los síntomas del síndrome incluyen retraso mental, orejas grandes y despegadas, barbilla y frente prominentes y testículos grandes (un rasgo que se nota sólo después de la pubertad). Sorprendentemente, algunos niños con este síndrome son mentalmente normales, mientras que algunas niñas que portan los genes recesivos, pero tienen una apariencia normal, tienen retraso mental. La presencia del síndrome del cromosoma X frágil puede detectarse mediante determinadas pruebas antes del nacimiento, pero no se puede saber, sea cual sea su sexo, si causará retraso mental en el bebé.

CAPÍTULO 255

Retraso mental

El retraso mental es la capacidad intelectual inferior a la normal que está presente desde el momento del nacimiento o en los primeros años de la infancia.

Las personas con retraso mental tienen un desarrollo intelectual inferior al normal y dificultades en el aprendizaje y en la adaptación social. Alrededor del 3 por ciento de la población presenta retraso mental.

Causas

La inteligencia está determinada tanto por la herencia como por el medio ambiente. En la mayoría de los casos de retraso mental se desconoce la causa, pero existen muchos factores durante el embarazo de una mujer que pueden causar o contribuir al retraso mental del niño. Los más frecuentes son el uso de ciertos medicamentos, el consumo exagerado de alcohol, los tratamientos con radiación, la desnutrición y ciertas infecciones víricas como la rubéola. Las anomalías cromosómicas, como el síndrome de Down, (• *V. página 1274)* son una causa frecuente de retraso mental. Varios trastornos hereditarios pueden también ser los responsables. Algunos, como la fenilcetonuria (• *V. página 1329)* y el cretinismo (• *V. página 1332)* (hipofunción de la glándula tiroides), pueden corregirse antes de que se produzca el retraso mental. Las dificultades asociadas a un nacimiento prematuro, las lesiones cefálicas durante el parto o los valores muy bajos de oxígeno durante el nacimiento son otras de las causas de retraso mental.

Diagnóstico y pronóstico

Una vez que se produce el retraso mental, por lo general éste es irreversible. Es necesario llegar a un diagnóstico precoz del retraso mental para poder determinar una educación de tipo terapéutico así como una planificación a largo plazo.

La inteligencia inferior a la normal puede ser identificada y cuantificada mediante pruebas de inteligencia. Tales pruebas presentan un sesgo de tipo medio, es decir, tienen cierto margen de error, pero señalan con una razonable exactitud el rendimiento intelectual, particularmente en un niño mayor.

Los niños con un coeficiente intelectual entre 69 y 84 tienen dificultades de aprendizaje pero no presentan retraso mental. Rara vez se les detecta esta deficiencia antes de comenzar el colegio, sino que precisamente es allí donde los problemas educacionales y de comportamiento resultan evidentes. Con ayuda especializada, suelen cursar sus estudios sin grandes dificultades y llevan a cabo una vida normal.

Todos los niños con retraso mental pueden beneficiarse con la educación. Los que presentan un **retraso mental leve** (un coeficiente intelectual de 52 a 68) pueden alcanzar un nivel de lectura similar al de los niños que cursan entre cuarto y sexto grado. Si bien les cuesta leer, la mayoría de los niños con retraso mental leve puede adquirir las habilidades básicas necesarias para la vida diaria. Necesitan cierta supervisión y apoyo, además de medios educativos y de preparación especiales. Con el paso de los años pueden requerir un sistema de vida y una situación laboral bajo tutelaje. Si bien, por lo general, no tienen defectos físicos obvios, las personas con retraso leve pueden padecer epilepsia.

Los individuos con retraso leve suelen ser inmaduros y poco refinados, con una capacidad poco desarrollada para las relaciones sociales. Su pensamiento es siempre muy específico para cada situación y suelen ser incapaces de generalizar. Les cuesta adaptarse a nuevas situaciones y pueden demostrar poco juicio, falta de prevención y demasiada credulidad. Si bien no suelen cometer ofensas graves, las personas con retraso leve pueden cometer crímenes impulsivos, por lo general formando

Grados de retraso mental

Grado	Coeficiente intelectual	Habilidades durante la edad preescolar (Nacimiento–5 años)	Habilidades durante la edad escolar (6–20 años)	Habilidades durante la edad adulta (de 21 años en adelante)
Leve	52–68	Puede desarrollar habilidades sociales y de comunicación; la coordinación muscular es algo deficiente; por lo general no se diagnostica sino hasta años después.	Puede tener un conocimiento similar al del sexto grado de una enseñanza general básica, al final de la adolescencia; puede enseñársele cierta conformidad social; puede ser educado.	Por lo general consigue desarrollar habilidades sociales y vocacionales para su sostenimiento, pero puede necesitar consejo y asistencia durante los momentos inusuales socialmente o críticos económicamente.
Moderado	36–51	Puede hablar o aprender a comunicarse; tiene poca conciencia social; la coordinación muscular es buena; se beneficia si aprende a valerse por sí solo.	Puede aprender algunas habilidades sociales y laborales; es poco probable que supere un nivel de segundo grado escolar; muchos aprenden a viajar solos en sitios que les resulten familiares.	Puede aprender a sostenerse por sí solo si realiza trabajos sencillos o de cierta complejidad bajo tutela; necesita supervisión y consejo cuando se encuentra en una situación de estrés económico o social.
Grave	20–35	Puede decir algunas palabras; es capaz de aprender algunas habilidades; tiene poca o ninguna habilidad expresiva; la coordinación muscular es deficiente.	Habla o aprende a comunicarse; puede aprender hábitos de limpieza simples; se beneficia de la enseñanza de hábitos.	Puede contribuir parcialmente a cuidar de sí mismo bajo una supervisión completa; puede desarrollar algunas habilidades útiles de autoprotección en un ambiente controlado.
Profundo	19 o inferior	Extremadamente retrasado; poca coordinación muscular; puede necesitar cuidado especial.	Ligera coordinación muscular; probablemente no logre caminar ni hablar.	Cierta coordinación muscular y del habla; puede aprender a cuidar de sí mismo de forma muy limitada; necesita cuidado especial.

Adaptado de Kenny TJ, Clemmens RL: Retraso mental, en *El cuidado pediátrico básico,* editado por RA Hoekelman. St. Louis, C.V. Mosby Company, 1997, p. 410; utilizado con permiso.

parte de un grupo y, a veces, para mejorar su posición dentro del grupo.

Los niños con **retraso moderado** (coeficiente mental de 36 a 51) van evidentemente muy despacio al aprender a hablar y para alcanzar otras metas del desarrollo, como sentarse, por ejemplo. Si reciben preparación y apoyo adecuados, los adultos con retraso leve y moderado pueden vivir con un grado variado de independencia dentro de la comunidad. Algunos requieren sólo un poco de ayuda, mientras que otros necesitan una supervisión mucho más importante.

Un niño con un **retraso mental grave** (coeficiente intelectual de 20 a 35) no puede recibir el mismo nivel de aprendizaje que un niño con retraso moderado. El niño con un **retraso profundo** (con coefi-

ciente intelectual 19 o inferior) por lo general no consigue aprender a caminar, ni a hablar, ni tan sólo llega a comprender demasiado.

La esperanza de vida de los niños con retraso mental puede ser más corta, dependiendo de la causa y de la gravedad del mismo. Por lo general, cuanto más grave es el retraso, menor es la esperanza de vida.

Prevención

El asesoramiento genético ofrece a los padres de un niño con retraso mental información acerca de cuál ha sido la causa del retraso y les permite apreciar mejor el riesgo de tener otro hijo con el mismo defecto. La amniocentesis y el estudio de las vellosidades coriónicas son pruebas de diagnóstico (• *V. recuadro, página 1170*) que pueden detectar diversas anomalías en el feto, como trastornos genéticos y defectos cerebrales o de la médula espinal. Se recomiendan ambas pruebas para las mujeres embarazadas mayores de 35 años debido al gran riesgo que corren de tener un hijo con síndrome de Down.

La ecografía también puede determinar defectos cerebrales en el feto. Puede cuantificarse la concentración de alfa-fetoproteína en la sangre de la madre para buscar señales de síndrome de Down y espina bífida. (• *V. página 1168*) Si se logra diagnosticar el retraso mental antes del nacimiento, esto puede permitir a los padres decidir acerca de la opción del aborto y poder realizar en consecuencia una planificación futura de su familia. La vacuna contra la rubéola ha disminuido notablemente la incidencia de esta enfermedad como causa de retraso mental.

Tratamiento

El médico de familia, con la asistencia de varios especialistas, desarrolla un programa completo e individualizado para el niño con retraso. Un niño con retraso en su desarrollo debe participar en un programa de intervención precoz tan pronto se le diagnostique el retraso mental. El apoyo emocional de la familia es parte integral del programa. Un niño con retraso suele vivir mejor en su casa o bien en una residencia comunitaria y, en la medida de lo posible, debe asistir a un centro normal de cuidados diurnos o estar involucrado en un programa preescolar.

El nivel de competencia social es tan importante como el coeficiente intelectual a la hora de determinar hasta qué punto el retraso limitará al niño. Ambos representan grandes problemas para los niños que se encuentran en la escala más baja del coeficiente intelectual. Para los niños con coeficientes intelectuales más altos, otros factores (como los impedimentos físicos, los problemas de personalidad, la enfermedad mental y las habilidades sociales) pueden determinar el grado de cuidados que se necesitan.

Rara vez está indicado enviar al niño a una residencia y esa decisión requiere un profundo debate entre la familia y los médicos. Si bien es difícil tener en casa un niño con retraso, raramente es la causa principal de discordia dentro de una familia. De todos modos, la familia necesita apoyo psicológico y también puede requerir ayuda para el cuidado diario del niño. Esta clase de ayuda puede provenir de centros de cuidados diurnos, de una niñera y de centros de cuidados temporales. Un adulto con retraso puede llegar a precisar atención de forma permanente, para lo cual se le puede internar en un centro especial para deficientes, en un albergue o en un centro de cuidados.

CAPÍTULO 256

Los niños enfermos y sus familias

Todas las personas que cuidan de un niño enfermo (familiares, amigos, médicos, enfermeras y otros) se encuentran bajo un estrés inusual. Ver que otra persona está enferma es doloroso, pero verlo en un niño es particularmente perturbador y puede derivar en preocupación, ansiedad, culpa, ira y resentimiento.

Enfermedad en los recién nacidos

Un fuerte lazo psicológico comienza a desarrollarse entre los padres y su bebé en las primeras horas y días posteriores a su nacimiento. Este vínculo está condicionado por las propias experiencias de los padres durante su infancia, su actitud social y cultural hacia la crianza de un niño, su personalidad y el deseo y la disposición psicológica ante el hecho de ser padres. Esta relación especial asegura que el niño reciba suficiente apoyo de sus padres para su desarrollo físico y emocional.

Pero la vinculación se hace mucho más difícil cuando el recién nacido está enfermo o es prematuro, particularmente si debe permanecer en una unidad de cuidados intensivos. Los padres deben separarse del bebé durante varios días o semanas y no es posible en ese período entablar el vínculo normal. En consecuencia, los padres y los familiares cercanos deben visitar al bebé con frecuencia, comenzando lo antes posible después de su nacimiento. Después de lavarse las manos cuidadosamente y de colocarse guantes de hospital, deben tocar o acariciar al bebé tanto como su estado lo permita. Ningún recién nacido, incluso aquellos con respiración asistida, está demasiado enfermo como para no recibir visitas y ser acariciado. El vínculo se estrecha si los padres pueden alimentar, bañar y cambiar a su bebé y si la madre le amamanta, aun cuando el pequeño, al principio, deba ser alimentado a través de una sonda.

Cuando un recién nacido tiene un defecto congénito, el médico se reúne con ambos padres para hablarles de la situación, de los tratamientos posibles y del pronóstico más probable. Los padres deberían visitar al pequeño a la vez, lo antes posible después de su nacimiento y cualquiera que sea su estado médico.

Si un recién nacido muere, los padres que nunca lo habrán visto o tocado pueden tener la sensación de no haber tenido nunca un hijo. La sensación de vacío puede ser abrumadora. Uno o ambos padres pueden sufrir una depresión profunda y prolongada porque les cuesta asumir la muerte de un bebé que nunca han visto y su duelo es incompleto. Los padres que no han podido coger en brazos a su bebé mientras estaba con vida suelen sentirse mejor si lo hacen cuando ya ha muerto, aunque la experiencia es muy dolorosa. Los padres también sienten alivio formulando preguntas a su médico y recibiendo explicaciones acerca de la enfermedad del bebé y de los cuidados que ha recibido. Quienes pierden un hijo suelen sentirse culpables, un sentimiento que por lo general es inapropiado y que debería analizarse.

Si el dolor de los padres es abrumador o exageradamente prolongado, un asesoramiento psicológico puede serles útil. Si entran en juego factores hereditarios, un asesoramiento genético debe ayudar a los padres a comprender el riesgo de tener otro hijo enfermo.

Enfermedad en la infancia

Las enfermedades crónicas infantiles comprenden, entre otras, asma, parálisis cerebral, fibrosis quística, defectos del corazón, diabetes, espina bífida, enfermedad inflamatoria del intestino, insuficiencia renal, epilepsia, cáncer, artritis juvenil, hemofilia, drepanocitosis y retraso mental. Si bien por separado son poco frecuentes, todas juntas afectan del 10 al 20 por ciento de los niños.

Efectos sobre los niños

Los niños con enfermedades crónicas pueden compartir algunas experiencias similares a pesar de las diferencias en los síntomas y en la gravedad de los problemas:
• Dolor y malestar.
• Crecimiento y desarrollo insuficientes.
• Frecuentes visitas a médicos y hospitales.

• Necesidad de cuidado médico diurno (a veces con tratamientos dolorosos o molestos).
• Menos oportunidades de jugar con otros niños.

Las diferencias físicas pueden hacer que un niño sea rechazado por los otros niños. Una invalidez también puede impedir que un niño consiga sus objetivos. La escasez de modelos adultos con invalidez (como estrellas de la televisión) hace que un niño inválido tenga aún más dificultades para conformar su identidad.

Efectos sobre las familias

Para la familia, la enfermedad crónica de un niño puede frustrar los sueños que tenían para él. El niño enfermo exige tanto que sus hermanos sanos no pueden pasar el tiempo suficiente con sus padres. Otros problemas pueden ser un mayor gasto, un sistema de cuidados complicado, pérdida de oportunidades (por ejemplo, cuando uno de los padres no puede volver a trabajar) y el aislamiento social. Estos problemas llevan a un estrés que incluso puede causar la separación de los padres, en especial si tienen otros problemas, como por ejemplo de índole económica. Las enfermedades que desfiguran a un niño, como un labio hendido o una hidrocefalia (una enfermedad en la cual el líquido se acumula en el cerebro, causando la compresión del tejido cerebral y un agrandamiento de la cabeza), pueden interferir en el vínculo entre el niño y su familia.

Los padres pueden afligirse al enterarse de que su hijo presenta alguna anomalía. También pueden sentir un gran impacto, negación, ira, tristeza o depresión, culpa y ansiedad. Estas reacciones pueden surgir en cualquier momento durante el desarrollo del niño y cada padre puede reaccionar de forma diferente, lo que puede perjudicar la comunicación entre ellos. La simpatía que sienten por el pequeño y las exigencias que recaen sobre la familia pueden derivar en inconsistencias disciplinarias y problemas de comportamiento. Uno de los padres puede involucrarse demasiado con el niño, perturbando así las relaciones familiares normales. Un padre que trabaja y que no puede acompañar al niño en las visitas al médico puede sentirse distanciado de su hijo.

Efectos sobre la comunidad

Los vecinos y los miembros de la comunidad pueden no comprender la discapacidad del niño ni los cuidados que requiere. Las políticas comunitarias y la recaudación de fondos para brindar cuidados y educación al niño pueden ser inconsistentes o insuficientes y las estructuras específicas, como rampas en las aceras, pueden resultar inadecuadas.

La comunicación y la coordinación entre los profesionales de la salud, los padres y los administradores sanitarios pueden ser deficientes.

Soluciones

Suele ser difícil encontrar una solución a la mayoría de estos problemas, en parte porque el sistema médico está fragmentado. Lo ideal sería que una sola persona, idealmente el médico de familia o el pediatra, coordinase todos los servicios y planificase el programa de tratamiento.

Este proceso, que se conoce como manejo del caso, comprende los siguientes puntos:
• Determinar las necesidades médicas, educativas, sociales y psicológicas del niño y de la familia.
• Organizar todos los servicios médicos y no médicos, con funciones claramente definidas para cada una de las personas implicadas.
• Coordinar servicios y proveedores.
• Controlar el progreso del niño y de la familia y ajustar los servicios y los proveedores según sea necesario.

• Facilitar al niño el aprendizaje de habilidades sociales que le permitan relacionarse con otros niños y con los adultos de forma más productiva.
• Suministrar a la familia un asesoramiento, sistemas de apoyo, escuelas y cuidados apropiados, con el fin de que puedan tener períodos de descanso respecto a las responsabilidades del cuidado del niño.

El manejo de un caso es rara vez perfecto, así que los padres deben familiarizarse completamente con la enfermedad de su hijo informándose acerca de ella a través de la lectura apropiada y hablando con médicos y otros epecialistas. La colaboración entre médicos, asistentes sociales, profesores y otros (para contribuir a formar un equipo dedicado al apoyo y al desarrollo del pequeño) puede resultar muy beneficiosa. Si es necesario, la familia debe buscar la ayuda de asesores financieros y familiares. Además, en casi todas las comunidades existen grupos de apoyo para los padres. Estos grupos pueden ayudarles a encontrar una familia que ya haya afrontado problemas similares y que esté dispuesta a hablar con los nuevos padres y brindarles su apoyo.

CAPÍTULO 257

Problemas de desarrollo en la infancia

Los problemas de desarrollo en la infancia incluyen, entre otros, un progreso insuficiente, problemas de comportamiento, de alimentación y de sueño, dificultades para ir solo al baño, fobias, hiperactividad, falta de atención y dificultades de aprendizaje.

Progreso insuficiente

El progreso insuficiente se refiere principalmente a un retraso en el crecimiento físico (tamaño); el desarrollo (la maduración) también puede retrasarse como resultado de un insuficiente crecimiento físico o de problemas causados por un retraso en el crecimiento.

Causas

La incapacidad de progresar suele afectar a los niños pequeños, especialmente a los menores de 2 años de edad. Un niño incapaz de progresar no está recibiendo suficiente nutrición como para crecer y desarrollarse de forma normal. Puede pre-

sentar un trastorno físico subyacente que afecte a su capacidad para ingerir, absorber, procesar o retener los alimentos. Pueden también influir ciertos factores psicológicos, sociales o económicos. El niño puede no tener apetito o puede no estar recibiendo alimentos suficientes. La falta de apetito puede ser consecuencia de una depresión. Un niño que no recibe suficiente estímulo social puede deprimirse, como sucede con un niño aislado en una incubadora que no recibe suficiente atención por parte de los padres o de las otras personas que le cuidan.

Diagnóstico

Los lactantes y niños pequeños siempre se miden y se pesan durante las revisiones periódicas. El médico compara estas mediciones con las obtenidas en la visita anterior, así como con los cuadros que indican la relación altura-peso estándar. (• *V. recuadro, página 1232*) Si el ritmo de crecimiento es adecuado, el niño puede ser normal aunque pequeño de tamaño.

Para determinar por qué el niño es pequeño, el médico realiza un examen físico y formula preguntas detalladas a los padres acerca de la alimentación, los problemas sociales y las enfermedades que el niño ha tenido o las que afectan a la familia. Pueden realizarse análisis sistemáticos, como un recuento completo de sangre. Se realizan exámenes más extensos únicamente si el médico sospecha que existe alguna enfermedad subyacente.

Pronóstico y tratamiento

Se debe tratar de inmediato cualquier enfermedad que parezca estar causando dificultades de progreso en el niño. La respuesta del niño al tratamiento depende del problema específico que causa la dificultad de crecimiento. Si el niño no se está alimentando lo suficiente, el médico busca posibles factores psicológicos, sociales o económicos, además de los de índole física. En ocasiones, especialmente en los casos en que no se encuentra ninguna causa subyacente, se puede necesitar la intervención de un servicio de asistencia social o bien un tratamiento psicológico o psiquiátrico para los padres o para quienes cuidan del niño. En raras ocasiones, puede recomendarse que el niño reciba el cuidado de una familia adoptiva.

Los niños que no progresan, especialmente durante el primer año de vida (un momento importante para el crecimiento cerebral), quizás nunca puedan alcanzar desde el punto de vista social o del desarrollo a los niños de su misma edad, aun cuando mejore su crecimiento físico. El tipo y el alcance de los problemas de desarrollo o sociales y emocionales varían según el niño. En un tercio de estos niños se observa que el desarrollo mental, especialmente las aptitudes verbales, siguen estando por debajo del nivel normal. Alrededor de la mitad de los niños continúa teniendo problemas sociales y emocionales o bien de alimentación, como un carácter caprichoso o lentitud para comer.

Problemas de conducta

Los problemas de conducta son patrones de comportamiento tan difíciles que amenazan las relaciones normales entre el niño y quienes le rodean.

Los problemas de comportamiento pueden ser causados por el entorno del niño, su salud, su temperamento innato o su desarrollo. Una mala relación con sus padres, profesores y personas que le cuidan también puede ser la raíz de un problema de conducta.

Para diagnosticar un problema de comportamiento, el médico o el terapeuta pide a los padres una descripción completa y cronológica de las actividades del niño de un día cualquiera. Las conversaciones se centran en las circunstancias que producen el problema de conducta y los detalles del comportamiento en sí mismo. El médico también observa la interacción entre el niño y sus padres.

Los problemas de conducta tienden a empeorar con el paso del tiempo y un tratamiento precoz puede contribuir a evitar su progresión. Un contacto más positivo y placentero entre los padres y el niño puede elevar la autoestima de unos y otros. Una mejor interacción puede ser útil para romper el círculo vicioso de comportamientos negativos que causan respuestas igualmente negativas.

PROBLEMAS DE INTERACCIÓN ENTRE EL NIÑO Y SUS PADRES

Los problemas de interacción entre el niño y sus padres son las dificultades que surgen en la relación entre ellos.

Dichos problemas de interacción pueden comenzar durante los primeros meses de vida. La relación entre la madre y el bebé puede ser difícil como consecuencia de un embarazo o un parto difícil. La depresión posparto o la falta de apoyo por parte del padre, de los familiares o de los amigos también puede crear tensiones en la relación de una madre con su bebé. Y además, los impredecibles horarios en los que un bebé come y duerme contribuyen a dificultar aún más la situación. La mayoría de los bebés no duerme durante la noche entera hasta los 2 o 3 meses de vida. Durante este período, la mayoría de los bebés pasa por frecuentes períodos de llanto intenso y prolongado. El agotamiento, la hostilidad y el sentimiento de culpa pueden combinarse con una sensación de desesperación que afecta a la relación de los padres con el bebé. Esta mala relación puede detener el desarrollo de las aptitudes sociales y mentales del bebé y dificultar su progreso. (• *V. página 1281*)

Tratamiento

A los padres se les puede ofrecer información acerca del desarrollo de los niños, además de consejos beneficiosos para la relación con ellos. El médico puede también evaluar y describir el temperamento del bebé. Estas medidas ayudan a que los padres se vuelvan más realistas y se den cuenta de que la culpa y el conflicto son emociones normales en la crianza de un niño. Tener conciencia de ello permite que los padres acepten sus sentimientos e intenten reconstruir una relación más saludable.

ANSIEDAD DE SEPARACIÓN

La ansiedad de separación es la ansiedad que siente un niño cuando uno de sus padres lo dejan solo.

Llorar cuando la madre deja la habitación o cuando un extraño se acerca es una fase normal del desarrollo que comienza aproximadamente a los 8 meses de edad y dura hasta los 18 o 24 meses. La intensidad de este comportamiento varía en cada niño. Sin embargo, algunos padres, especialmente los primerizos, piensan que la ansiedad por la separación es un problema emocional y responden con una actitud protectora evitando las separaciones o las situaciones nuevas. Este comportamiento puede causar problemas en la maduración del niño y su desarrollo. El padre puede interpretar la ansiedad del niño como un signo de que está mal criado y puede entonces criticar a la madre o intentar modificar el comportamiento del pequeño con reprimendas físicas o castigos.

Tratamiento

El médico o la enfermera pueden tranquilizar a los padres asegurándoles que el comportamiento del niño es normal y pueden también enseñarles métodos para controlar la situación. Se les anima a ser cada vez menos protectores y restrictivos, para permitir el desarrollo normal del bebé.

PROBLEMAS DE DISCIPLINA

Los problemas de disciplina son comportamientos inapropiados que surgen cuando la disciplina no es la adecuada.

La disciplina es una técnica de premios y castigos encaminada a conseguir el comportamiento deseado. Los esfuerzos por controlar la conducta del niño a través de las reprimendas o los castigos físicos, como los golpes suaves, pueden funcionar si se usan con cautela y con poca frecuencia, pero pierden efectividad si se usan en exceso. Regañar o pegar a un niño también puede contribuir a reducir su autoestima y sensación de seguridad. No conseguir disciplinar correctamente a un niño puede derivar en un comportamiento socialmente inaceptable. Las amenazas de marcharse los padres o de alejar al niño pueden ser psicológicamente perjudiciales.

Las alabanzas y las recompensas pueden reforzar el buen comportamiento. En los casos de mal comportamiento, un procedimiento de "tiempo de exclusión" puede ser muy útil. Para llevar a cabo este proceso se necesita un pequeño reloj de cocina y una silla. La silla se coloca en una zona sin distracciones, como la televisión o los juguetes. Nunca hay que colocarla en el cuarto del pequeño ni en un sitio oscuro o atemorizante. Las "exclusiones" constituyen un proceso de aprendizaje para el niño. Lo ideal es utilizarlas para algunos tipos determinados de comportamiento inapropiado.

Los padres deben crear momentos especiales para relacionarse placenteramente con ellos todos los días ya que los niños, por lo general, prefieren la atención que se les presta cuando se portan mal a que no se les haga caso en absoluto. Los momentos agradables que compartan también les brindarán una oportunidad de recompensar el buen comportamiento.

PATRÓN DE CÍRCULO VICIOSO

Un patrón de círculo vicioso es un ciclo de comportamiento negativo (malo) por parte del niño que genera una respuesta negativa (ira) en los padres o en la persona que le cuida, seguida de otro comportamiento negativo por parte del niño, causando una nueva respuesta negativa en los padres.

Los círculos viciosos suelen comenzar cuando un niño es agresivo y opone resistencia. Los padres o quien esté cuidando al niño responden con reprimendas, gritos y castigos físicos. Pueden estar reaccionando ante la habitual actitud negativa de un niño de 2 años o ante las respuestas de uno de 4, o bien pueden estar intentando controlar a un niño que ha tenido un temperamento difícil desde su nacimiento. Estos niños suelen reaccionar al estrés y al malestar emocional con testarudez, réplicas insolentes, agresividad y estallidos de mal humor más que con llanto.

Los círculos viciosos también pueden surgir cuando los padres reaccionan con sobreprotección y un exceso de permisividad ante un niño temeroso, aferrado a ellos o manipulador. Se suele llevar al niño a ver a un médico por problemas "de salud" que resultan estar relacionados con el comportamiento. Un día normal incluye conflictos a la hora de comer y dificultades cuando los padres deben dejar al niño solo, como a la hora de la siesta o por la noche. Los padres tienden a realizar tareas que el niño puede hacer de forma independiente, como vestirse y comer solo. Suelen creer erróneamente que el niño resultará perjudicado si se le somete a cierta disciplina.

Tratamiento

El patrón del círculo vicioso puede romperse si los padres aprenden a ignorar el mal comportamiento que no afecte a los derechos de los demás, como las rabietas o el hecho de negarse a comer. Sin embargo, para la clase de comportamiento que no puede ignorarse, se puede intentar recurrir a la distracción o al procedimiento de la "interrupción". Se puede también reducir la fricción e impulsar el buen comportamiento alabando apropiadamente al pequeño. Además, los padres y el niño deben pasar al menos 15 o 20 minutos al día realizando alguna actividad que todos disfruten. Si estos ajustes no rompen el círculo vicioso de comportamiento en un período de 3 a 4 meses,

Procedimiento de "tiempo de exclusión"

• El niño tiene un comportamiento inadecuado acerca del cual se ha convenido que conllevará un tiempo de exclusión.

• Se explica brevemente al niño su mala conducta. Luego se le pide con calma que vaya hacia la silla de penitencia o se lo conduce allí, si fuera necesario.

• Una vez que el niño está sentado en la silla, se pone en marcha el reloj automático para que dure 1 minuto por cada año de edad, hasta un máximo de 5 minutos.

• Si el niño se levanta de la silla antes de que suene la campanilla, se le vuelve a sentar y se pone nuevamente en marcha el reloj. Un niño que se levanta repetidamente puede necesitar que se le sujete a la silla, no sobre el regazo de alguien. Se evita conversar con él y cruzar miradas. Si el niño tiene que estar sujeto a la silla durante todo el tiempo hasta que suene la campanilla, se vuelve a poner en marcha el reloj.

• Si el niño permanece en la silla pero hace ruido antes de que suene la campanilla, se vuelve a poner en marcha el reloj.

• Cuando llega el momento de levantarse de la silla, la persona que lo cuida pregunta al niño, sin enojarse ni quejarse si sabe el motivo del castigo. Si el niño no recuerda el motivo correcto, se le recuerda brevemente.

• La persona que lo cuida debe hacer comentarios sobre la conducta digna de elogio del niño, antes de que pase demasiado tiempo de la misma. Esta conducta puede ser más fácil de lograr cuando se inicia al niño en una nueva actividad lejos del lugar de la conducta insatisfactoria.

puede ser necesario que el niño sea visto por un psicólogo o un psiquiatra.

Problemas de alimentación

Una falta corriente del apetito, causada por un menor índice de crecimiento, es muy frecuente en los niños entre 1 y 8 años de edad. Los problemas de alimentación pueden surgir si la persona que cuida del niño intenta obligarle a que coma o muestra demasiada preocupación por el apetito del pequeño o por sus hábitos alimentarios. Mientras los padres obligan y amenazan, los niños con problemas de alimentación son capaces de permanecer sentados en la mesa con la comida en la boca. Algunos niños

pueden vomitar como respuesta a los intentos de los padres de forzarles a comer.

Tratamiento

El tratamiento requiere disminuir la tensión y las emociones negativas que rodean las horas de la comida. Pueden evitarse las escenas emocionales colocando la comida frente al niño y retirándola al cabo de 15 o 20 minutos sin hacer comentario alguno. Al niño se le debe permitir que coma lo que desee a la hora que le corresponde, pero es necesario prohibirle "picar" entre comidas. Con esta técnica, se recupera rápidamente el equilibrio entre el apetito, la cantidad de alimentos que se ingiere y las necesidades nutricionales.

Problemas de sueño

Las **pesadillas** son sueños atemorizantes que se producen durante el sueño REM (movimiento ocular rápido). El niño que tiene una pesadilla suele despertarse por completo y puede describir vivamente los detalles de su sueño. Es normal que de vez en cuando tenga pesadillas, así que todo lo que se necesita es que sus padres o la persona que le cuida le reconforte. Sin embargo, las pesadillas frecuentes son anormales y pueden indicar un problema psicológico subyacente. Las experiencias atemorizantes, incluyendo los cuentos de terror o los programas televisivos violentos, pueden provocar pesadillas. Esta causa es particularmente frecuente en los niños entre 3 y 4 años de edad, que no pueden distinguir claramente entre fantasía y realidad.

Los **terrores nocturnos** son episodios en los que el niño se despierta de forma incompleta y con extrema ansiedad, poco después de haberse dormido. El niño no recuerda estos episodios. El **sonambulismo** consiste en levantarse de la cama y caminar por la casa aparentemente dormido. Tanto los terrores nocturnos como el sonambulismo suelen ocurrir cuando el niño se despierta de forma incompleta de un sueño profundo (no REM), interrumpiendo las tres primeras horas de sueño. (• *V. recuadro, página 316)* Estos episodios duran entre pocos segundos y varios minutos. Los terrores nocturnos son dramáticos debido a los gritos y el pánico inconsolable del niño durante el episodio; son más frecuentes entre los 3 y los 8 años de edad.

Un sonámbulo camina con torpeza pero no suele chocar contra los objetos con que se cruza. Parece confundido pero no asustado. Un niño sonámbulo se despierta de pronto con la mirada perdida o confusa. Al principio no está completamente despierto ni puede contestar a las preguntas. Por la mañana es incapaz de recordar el episodio. Alrededor del 15 por ciento de los niños entre 5 y 12 años de edad sufre al menos un episodio de sonambulismo. Del 1 al 6 por ciento de los niños, más frecuentemente los de edad escolar, padecen sonambulismo de forma persistente. Un incidente estresante puede desencadenar uno de estos episodios.

La **resistencia a acostarse** es un problema frecuente, particularmente en los niños entre 1 y 2 años de edad. Los niños pequeños lloran cuando se les deja solos en la cuna o salen de ella para ir en busca de sus padres. Este comportamiento está relacionado con la ansiedad por la separación y con los intentos del niño de controlar más aspectos de su entorno.

El **despertar durante la noche** es otro problema de sueño de los niños pequeños. Alrededor de la mitad de los bebés entre 6 y 12 meses de vida se despierta durante la noche. Los niños que sufren ansiedad por la separación también suelen hacerlo. En los niños mayores, el hecho de despertarse por la noche suele ser consecuencia de una mudanza, de una enfermedad o de otro suceso estresante. Los problemas de sueño pueden empeorar si el niño duerme largas siestas durante la tarde y participa en juegos demasiado excitantes antes de acostarse por la noche.

Tratamiento

Tanto los terrores nocturnos como el sonambulismo casi siempre desaparecen por sí solos, a pesar de que pueden producirse episodios ocasionales durante años. Si los problemas persisten en la adolescencia e incluso en la edad adulta, es posible que exista algún problema psicológico.

No sirve absolutamente de nada dejar que un niño que se resiste a ir a la cama se levante o se quede en el cuarto de sus padres todo el tiempo que desee para que se sienta mejor. Permitir que un niño duerma con sus padres no hace más que prolongar su problema de despertarse por la noche. Es igualmente contraproducente jugar con el niño o darle de comer durante la noche, así como castigarle físicamente o regañarle. Suele ser más efectivo llevar al niño de nuevo a su cama con simples frases tranquilizadoras. También da buenos resultados contarle un cuento corto, ofrecerle su muñeco o su manta favorita y dejar una luz encendida por la noche. Para controlar completamente el problema, uno de los padres puede sentarse en el pasillo sin hablar, frente al cuarto y bien a la vista del niño, para asegurarse de que éste siga en la cama. Entonces el pequeño aprende que no está permitido levantarse de la cama. También aprende que los padres no pueden volver a entrar en su cuarto para

contarle cuentos ni jugar. Finalmente, el niño se queda dormido.

En los casos en que el niño se levanta por la noche y camina por la casa, la instalación de una cerradura en la parte externa de la puerta de la habitación puede solucionar el problema. De todos modos, sólo se debe cerrar la puerta con llave tras una cuidadosa consideración, con el fin de que el niño no se sienta aislado.

Dificultades en el aprendizaje de los hábitos higiénicos

Habitualmente, los niños aprenden a controlar su intestino entre los dos y los tres años de edad y a controlar su vejiga entre los tres y los cuatro años. A los 5 años, casi todos los niños ya pueden ir solos al cuarto de baño y vestirse, desvestirse y limpiarse. Sin embargo, alrededor del 30 por ciento de los niños normales de 4 años y el 10 por ciento de los de 6 años no ha conseguido todavía un control nocturno constante.

Prevención y tratamiento

El mejor modo de evitar los problemas relacionados con aprender a dejar el pañal es darse cuenta de cuándo el niño está listo para dejarlo. Si el niño se mantiene seco durante varias horas y pide cambio de pañal cuando lo ha mojado es una señal evidente. También lo es que el niño demuestre interés en sentarse en un orinalito o en la taza del retrete y sea capaz de seguir órdenes verbales sencillas. Por lo general, los niños están preparados entre los 24 y 36 meses de edad.

El método habitual para dejar el pañal es el de las horas fijas. Cuando un niño parece estar listo se le enseña lo que es un orinalito y poco a poco se le pide que se siente sobre él con la ropa puesta. Luego se le estimula a practicar bajarse los pantalones, sentarse en el orinalito durante no más de 5 a 10 minutos y a volverse a vestir. Se le dan explicaciones sencillas una y otra vez y se acentúa la explicación colocando pañales mojados o sucios dentro del orinal. Cuando el niño actúa como se esperaba, se le alaba o se le da un premio. La ira o el castigo por un fracaso o un accidente pueden resultar contraproducentes. Este método funciona bien en los niños que orinan o defecan en horarios predecibles. Brindar el estímulo y la recompensa necesarios resulta difícil si el niño sigue horarios impredecibles. En este caso es mejor retrasar el aprendizaje hasta que los niños puedan anticipar la necesidad de ir al cuarto de baño solos.

Un segundo método de enseñanza requiere utilizar un muñeco. Al niño que aparentemente está

Terapia de comportamiento para la enuresis

Responsabilidades del niño
• Llevar un calendario para registrar las noches mojadas y secas.
• Abstenerse de beber cualquier líquido 2 o 3 horas antes de acostarse.
• Orinar antes de acostarse.
• Cambiar el vestido y la ropa de cama cuando se mojan.

Responsabilidades de los padres
• No castigar al niño por haber mojado la cama, ni enojarse cuando esto suceda.
• Hacer elogios y dar recompensas (una estrella sobre el calendario u otras cosas, según la edad del niño) por cada noche seca.

listo se le enseñan los pasos a seguir en el cuarto de baño simulando que el muñeco está sentado en la taza. Se elogia al muñeco por tener los pantalones secos y por cumplir satisfactoriamente con cada paso del proceso. Luego el niño imita este proceso repetidas veces con el muñeco, al que él también elogia. Por último, el niño imita al muñeco y sigue los mismos pasos mientras su madre o su padre le elogia y le recompensa.

Si un niño se resiste a sentarse en la taza, se le puede permitir que se levante y lo intente de nuevo después de comer. Si sigue resistiéndose durante días, la mejor estrategia es la de posponer la enseñanza durante varias semanas. Alabar o recompensar el hecho de sentarse en la taza con éxito ha dado buen resultado tanto en los niños normales como en los niños con retraso. Una vez establecido el patrón, se le recompensa para cada uno de los éxitos, para luego gradualmente dejar de hacerlo. Las luchas de poder son improductivas y pueden causar tensión en la relación padres-hijo. Si se genera un círculo vicioso de presión y resistencia, es posible romperlo con otras técnicas. (• *V. página 1283*)

Mojar la cama

Se dice que un niño moja la cama cuando, con edad suficiente para poder controlar sus esfínteres, se orina de forma accidental y repetida durante el sueño.

Alrededor del 30 por ciento de los niños sigue mojando la cama a los 4 años, el 10 por ciento a los 6, el 3 por ciento a los 12 y el 1 por ciento a los 18. El hecho de mojar la cama es más frecuente en los niños que en las niñas y parece ser un problema de

índole familiar. Este problema suele estar causado por una lenta maduración, aunque, a veces, acompaña a trastornos del sueño como el sonambulismo o los terrores nocturnos. La causa puede ser un trastorno físico (por lo general una infección de las vías urinarias) en el uno o dos por ciento de los casos. En casos raros, otros trastornos, como la diabetes, pueden hacer que el niño moje la cama. Este problema también puede tener causas psicológicas, tanto en el niño como en otro miembro de la familia.

En ocasiones el niño deja de mojar la cama para luego volver a comenzar. La recaída suele seguir a un hecho o a una enfermedad psicológicamente estresante, pero también es posible que la causa sea física, como una infección de las vías urinarias.

Tratamiento

En los niños menores de 6 años, el médico suele esperar para ver si el trastorno desaparece con el tiempo. En en el 15 por ciento de los niños mayores de 6 años, el problema de mojar la cama desaparece sin más. Si no es así, se pueden intentar tres clases diferentes de tratamiento: asesoramiento con terapia de comportamiento, alarmas y terapia con medicamentos.

El **asesoramiento con terapia de comportamiento** es probablemente el tratamiento más utilizado. Tanto el niño como sus padres reciben asesoramiento. Aprenden que mojar la cama es bastante frecuente, que es posible corregirlo y que nadie debe sentirse culpable al respecto.

Las **alarmas** son indudablemente el tratamiento más efectivo. Curan el trastorno aproximadamente en el 70 por ciento de los niños y sólo alrededor del 10 al 15 por ciento tiene recaídas cuando las alarmas se dejan de utilizar. Las alarmas, que se disparan con unas pocas gotas de orina, son relativamente económicas y fáciles de instalar. La desventaja de este tratamiento es su lentitud. En las primeras semanas de uso, el niño se despierta sólo después de haberse orinado completamente. En las siguientes semanas, se despierta tras haber orinado muy poco y puede comenzar a mojar la cama con menos frecuencia. Finalmente, la necesidad de orinar despierta al niño antes de que llegue a mojar la cama. La mayoría de los padres comprueba que la alarma puede dejar de usarse tras un período de 3 semanas "secas".

La **terapia con medicamentos** es mucho menos utilizada en la actualidad que en el pasado, porque las alarmas son más efectivas y los fármacos pueden tener efectos colaterales. Sin embargo, si otros tratamientos fallan y la familia desea un tratamiento con medicamentos, el médico puede prescribir imipramina. La imipramina es un fármaco antidepresivo que relaja la vejiga y tensa el esfínter que bloquea el flujo de orina. Si el tratamiento funciona, el resultado se apreciará en la primera semana. Esta rápida respuesta es la única ventaja del fármaco, particularmente si la familia y el niño sienten la necesidad de curar el problema rápidamente. Una vez que el niño pasa un mes sin mojar la cama, la dosis del fármaco se reduce a lo largo de 2 a 4 semanas, hasta suspenderse completamente. Sin embargo, alrededor del 75 por ciento de los niños tratados con imipramina finalmente tiene recaídas. Si esto sucede, se puede intentar un nuevo tratamiento de 3 meses con el mismo fármaco. Se toman muestras de sangre cada 2 o 4 semanas mientras está el niño bajo tratamiento para tener la certeza de que el número de glóbulos blancos no ha disminuido de manera importante (un efecto colateral muy poco frecuente, pero grave).

Una alternativa es el aerosol nasal de desmopresina. Este fármaco reduce la producción de orina. Tiene menos efectos colaterales pero es caro.

ENCOPRESIS

La encopresis es la defecación involuntaria que no está causada por ninguna enfermedad o anomalía física.

Alrededor del 17 por ciento de los niños de 3 años y el uno por ciento de los de 4 años tiene defecaciones involuntarias. La mayoría de estos percances se produce por la resistencia de los niños a ir al cuarto de baño solos. Sin embargo, a veces están causados por un estreñimiento crónico que distiende la pared intestinal y hace que el niño no se percate de que tiene el intestino lleno y además dificulta el control muscular.

El médico primero intenta determinar si la causa es física o psicológica. Si la causa es el estreñimiento, se prescribe un laxante y se toman otras medidas para asegurar la regularidad de las defecaciones. Si esto falla, deben realizarse pruebas de diagnóstico. Puede ser necesario contar con asesoramiento psicológico para los niños cuya encopresis sea el resultado de su resistencia a ir al cuarto de baño solos.

Fobia

Una fobia es un miedo irracional o exagerado a objetos, situaciones o funciones corporales que en sí no son peligrosas.

Las fobias son diferentes de los miedos normales de una determinada etapa de desarrollo infantil o de los temores causados por los conflictos en el hogar. La fobia a la escuela es un ejemplo de miedo exagerado. Puede hacer que un niño de 6 o 7 años de edad se niegue a ir al colegio. El niño puede di-

---

Causas de estreñimiento crónico que conducen a encopresis

- Retención de las heces por temor a usar el baño.
- Resistencia a la enseñanza del uso del baño.
- Un desgarro doloroso del interior del ano (fisura anal).
- Defectos de nacimiento como anormalidades de la médula espinal o del ano.
- Enfermedad de Hirschsprung.
- Bajas concentraciones de hormona tiroidea.
- Escasa alimentación.
- Parálisis cerebral.
- Enfermedad psiquiátrica en el niño o en la familia.

---

rectamente negarse a ir a la escuela o quejarse de dolor de estómago, náuseas u otros síntomas que justifiquen quedarse en casa. Estos niños pueden estar reaccionando exageradamente con miedo a la severidad o a las reprimendas de un profesor, factores que pueden atemorizar a un niño sensible. En los niños mayores, entre 10 y 14 años de edad, la fobia al colegio puede indicar un problema psicológico más grave.

Tratamiento

El niño pequeño con fobia a la escuela debe retornar a ella inmediatamente para no atrasarse en sus tareas escolares. Si la fobia resulta tan intensa que interfiere con las actividades del niño y si además éste no responde al apoyo otorgado por los padres o maestros, puede ser necesario recurrir a un psicólogo o a un psiquiatra. Algunos niños se recuperan de la fobia, pero vuelven a desarrollarla nuevamente después de una enfermedad verdadera o de unas vacaciones. El regreso inmediato al colegio no es tan apremiante para los niños de más edad, cuyo tratamiento puede depender de la evaluación de su salud mental.

Hiperactividad

La hiperactividad es un nivel de actividad y excitación tan alto en un niño que afecta a los padres o a las personas que los cuidan.

Generalmente, los niños de dos años son activos y raramente están quietos. También es normal que un niño de cuatro años sea muy activo y que haga mucho ruido. En ambos grupos de edad, esta

Temores normales en la infancia

El temor a la oscuridad, a los monstruos, a los insectos y a las arañas son frecuentes en los niños de 3 a 4 años de edad. Los temores a las lesiones y a la muerte son más frecuentes en los niños mayores. Las historias de terror, las películas o los espectáculos televisivos son a menudo desagradables para los niños y pueden aumentar sus miedos. Los niños en edad preescolar pueden ser perturbados por una afirmación de los padres que puede producirles enojo o por una broma que pueden tomar en serio. Los niños tímidos pueden reaccionar inicialmente a las situaciones nuevas con temor o encerrándose en sí mismos.

Un niño puede ser consolado si sus padres le aseguran que los monstruos no existen, que las arañas no son peligrosas, o que lo que muestra la televisión no es real. Si los padres hacen una afirmación ya sea con enojo o en broma que perturbe al niño, ésta debe ser explicada para calmar las inquietudes del niño. Los padres pueden ayudar a un niño tímido a adaptarse a una situación que le cause temor, exponiéndolo repetidamente a dicha situación sin presiones y proporcionándole seguridad.

conducta es normal para esta etapa de desarrollo del niño. Sin embargo, el comportamiento activo es causa frecuente de conflictos entre padres e hijos y puede preocupar a los padres. El nivel en el que la actividad es percibida como hiperactividad depende frecuentemente de la tolerancia de la persona importunada. Aun así, algunos niños son ciertamente más activos y poseen períodos de atención más cortos que lo considerado como normal. La hiperactividad puede crear problemas en los adultos que vigilan a estos niños. Esta alteración puede tener una variedad de causas, como trastornos emocionales y anormalidades en el funcionamiento cerebral. Por el contrario, puede también ser simplemente una exageración del temperamento normal del niño.

Tratamiento

Los adultos generalmente tratan la hiperactividad del niño con regaños y castigos. Sin embargo, esas respuestas suelen ser contraproducentes, acrecentando el nivel de actividad del niño. Puede resultar útil evitar las situaciones en las cuales el niño deba permanecer sentado por largo tiempo, o encontrar una maestra experta en el manejo de niños hiperactivos.

Trastorno de falta de atención

El trastorno de falta de atención significa que el niño tiene períodos de atención escasos o breves y una impulsividad en desacuerdo con su edad, tenga o no tenga hiperactividad.

Este trastorno afecta aproximadamente al 5 o al 10 por ciento de los niños en edad escolar y es 10 veces más frecuente en los niños que en las niñas. Varios indicios de este trastorno suelen descubrirse antes de los 4 años e invariablemente antes de los 7, pero pueden no resultar significativos hasta los años de escuela intermedia.

Este trastorno generalmente es hereditario. Investigaciones recientes indican que es causado por anomalías en los neurotransmisores (las sustancias que transmiten los impulsos nerviosos dentro del cerebro). El trastorno de déficit de atención es a menudo potenciado por el entorno familiar o escolar.

Síntomas

El trastorno de déficit de atención consiste básicamente en presentar problemas de atención continua, de concentración y de persistencia en las tareas. Un niño que padece este trastorno puede también ser impulsivo e hiperactivo. Muchos niños con dicha afección que se hallan en edad preescolar son ansiosos, tienen problemas para comunicar y relacionarse y se comportan inadecuadamente. Durante las últimas etapas de la niñez, estos niños suelen mover las piernas constantemente, agitarse y refregarse las manos, hablar impulsivamente, olvidar las cosas fácilmente y son desorganizados, si bien por lo general no son agresivos. Alrededor del 20 por ciento de los niños con déficit de atención presenta incapacidades en el aprendizaje y cerca del 90 por ciento tienen problemas en sus calificaciones escolares. En aproximadamente el 40 por ciento de los casos, los niños son depresivos, ansiosos y hostiles en el momento de llegar a la adolescencia. Cerca del 60 por ciento de los niños pequeños manifiesta tales problemas en forma de rabietas y la mayoría de los niños de más edad tiene una baja tolerancia a la frustración. Aunque la impulsividad y la hiperactividad tienden a disminuir con la edad, la falta de atención y los síntomas asociados pueden perdurar hasta la edad adulta.

Diagnóstico

El diagnóstico se basa en la cantidad, frecuencia y gravedad de los síntomas. El diagnóstico es frecuentemente difícil ya que depende del juicio del observador. Además, muchos síntomas no son inherentes sólo a los niños con déficit de atención ya que un niño que no padece esta afección puede presentar uno o más de los síntomas citados.

Tratamiento y pronóstico

Los fármacos psicoestimulantes son el tratamiento más efectivo. El tratamiento con fármacos suele combinarse con una terapia de comportamiento realizada por un psicólogo para niños. Frecuentemente se necesitan estructuras, sistemas y técnicas adaptadas a cada circunstancia. Sin embargo, para los niños que no son demasiado agresivos y que provienen de un ambiente familiar estable puede que sea suficiente sólo un tratamiento con fármacos.

El metilfenidato es el fármaco que se prescribe con mayor frecuencia. Se ha demostrado más efectivo que los antidepresivos, la cafeína y otros psicoestimulantes, y causa menos efectos colaterales que la dextroanfetamina. Los efectos colaterales más frecuentes del metilfenidato son las alteraciones del sueño, como el insomnio y la pérdida del apetito; otros efectos pueden ser depresión o tristeza, dolores de cabeza, dolor de estómago e hipertensión arterial. Cuando se ingiere en dosis elevadas durante un período prolongado, el metilfenidato puede retardar el crecimiento.

Los niños con déficit de atención generalmente no superan sus dificultades. Los problemas que se manifiestan o persisten en la adolescencia y en la edad adulta comprenden el fracaso en los estudios, poca autoestima, ansiedad, depresión y dificultades para adquirir un comportamiento social apropiado. Las personas que sufren de déficit de atención parecen adaptarse mejor a las situaciones laborales que a las escolares. Cuando el trastorno de déficit de atención no es tratado, el riesgo del abuso de alcohol o de estupefacientes, o el porcentaje de suicidios, pueden ser más elevados que en la población en general.

Incapacidades en el aprendizaje

Las incapacidades en el aprendizaje consisten en la falta de aptitud para adquirir, retener o usar ampliamente las habilidades específicas o la información; como resultado se producen deficiencias en la atención, la memoria o el razonamiento y además se afecta al rendimiento escolar.

Existen muchos tipos de incapacidades en el aprendizaje y no hay una única causa responsable de ellas. Se cree, sin embargo, que la base de todas estas incapacidades es un funcionamiento cerebral anormal. En algunos países desarrollados, entre el 3 y el 15 por ciento de los niños en edad escolar puede necesitar servicios de educación especial

---

Síntomas del trastorno de déficit de atención

El diagnóstico del déficit de atención requiere que el niño manifieste al menos 8 de los siguientes 14 síntomas, con frecuencia:

• A menudo se refriega las manos o los pies o se revuelve en su asiento (inquietud).

• Tiene dificultad para permanecer sentado cuando se le exige que lo haga.

• Se distrae fácilmente con estímulos extraños.

• Tiene dificultades para esperar su turno en los juegos o en las situaciones de grupo.

• Suele dejar escapar impulsivamente las respuestas antes de que las preguntas sean completadas.

• Tiene dificultad para seguir las instrucciones de los demás, a pesar de que las entiende y no está tratando de ir en contra.

• Tiene dificultad para mantener la atención en las tareas o en las actividades del juego.

• Suele dejar una tarea incompleta para iniciar otra.

• Tiene dificultad para jugar tranquilamente.

• A menudo habla excesivamente.

• Con frecuencia interrumpe o molesta a los demás.

• A menudo no parece escuchar lo que le dicen.

• Frecuentemente pierde las cosas necesarias para las tareas o las actividades en la escuela o en la casa.

• A menudo se dedica a actividades físicamente peligrosas sin considerar las posibles consecuencias.

---

para compensar las incapacidades en el aprendizaje. El número de niños varones con estos problemas es cinco veces mayor que el de niñas.

Síntomas

Un niño pequeño con una incapacidad en el aprendizaje suele tener dificultades para coordinar la visión con los movimientos y puede ser torpe en tareas físicas como cortar, pintar, abrocharse, atarse los cordones de los zapatos y correr. El niño puede tener problemas con la percepción visual o con el procesamiento de los sonidos (por ejemplo, identificar secuencias o distinguir entre sonidos) o problemas de memoria, de habla, de razonamiento y de audición. Algunos niños tienen dificultades con la lectura, algunos con la escritura y otros con la

Sustituciones comunes de palabras y letras en la dislexia

Estas letras y palabras	son sustituidas por	estas letras y palabras
d		b
v		n
h		n
las		sal
arroz		zorra

aritmética. Sin embargo, generalmente las incapacidades en el aprendizaje son complejas, con deficiencias en más de un área.

El niño pequeño puede ser lento para aprender los nombres de los colores o de las letras, para asignar palabras a los objetos familiares, para contar y para progresar en las demás experiencias iniciales del aprendizaje. El aprendizaje de la lectura y de la escritura puede retardarse. Otros síntomas son el bajo nivel de la atención y la distracción, habla titubeante y memoria escasa. El niño puede tener dificultad para dibujar y copiar, actividades que requieren una delicada coordinación motora.

Un niño con una incapacidad de aprendizaje puede tener dificultades para comunicar y para controlar sus impulsos y también puede tener problemas de disciplina. Se puede distraer con facilidad, ser hiperactivo, introvertido, tímido o agresivo.

Diagnóstico y tratamiento

El médico examina al niño para detectar posibles trastornos físicos. Luego se le somete a una serie de pruebas de inteligencia, verbales y no verbales, incluyendo pruebas de lectura, escritura y habilidad aritmética. La prueba psicológica es la etapa final de la evaluación.

Aunque no se ha demostrado su efectividad, a menudo se adoptan medidas tales como la eliminación de los aditivos alimentarios, el consumo de grandes dosis de vitaminas y la determinación en sangre de oligoelementos del niño, por si fuera deficitario en ellos. No existe un tratamiento con fármacos que tenga un efecto importante en el rendimiento escolar, la inteligencia y la capacidad general de aprender. Sin embargo, ciertos fármacos, como el metilfenidato, pueden mejorar la atención y la concentración. Este progreso mejora la capacidad de aprendizaje del niño. Una educación adaptada de forma individual

es el tratamiento más útil para una incapacidad de aprendizaje.

Dislexia

La dislexia es principalmente una incapacidad específica del aprendizaje basado en el lenguaje; este trastorno interfiere en el aprendizaje de las palabras y de la lectura, a pesar de que el niño posea una inteligencia media o por encima de la media, una motivación adecuada, unas oportunidades educativas apropiadas y una vista y una audición normales.

La dislexia tiende a presentarse en el seno de una misma familia y se da más en niños que en niñas. Este trastorno se debe principalmente a deficiencias por parte del cerebro en el procesamiento de los sonidos y del lenguaje hablado. Las deficiencias, presentes en el nacimiento, afectan a la descodificación de la palabra y pueden causar problemas en la ortografía y en la escritura.

Síntomas y diagnóstico

Los niños en edad preescolar con dislexia pueden empezar a hablar muy tarde, tienen problemas de articulación de las palabras y experimentan dificultades para recordar los nombres de las letras, de los números y de los colores. Los niños disléxicos suelen tener dificultad para combinar los sonidos, rimar palabras, identificar las posiciones de los sonidos en las palabras, segmentar las palabras en sonidos e identificar el número de sonidos en las palabras. Los primeros indicios de la dislexia son la lentitud o las vacilaciones en la elección de las palabras, la dificultad en substituir una palabra por otra y en denominar letras y dibujos. Son frecuentes los problemas de memoria inmediata para los sonidos y para colocarlos en el orden correcto.

Muchos niños con problemas de dislexia confunden letras y palabras con otras similares. Es frecuente la inversión de las letras al escribir (por ejemplo, *on* en vez de *no*) o confundir las letras (por ejemplo, *d* en vez de *b*).

Los niños que no progresan en el aprendizaje del lenguaje hacia la mitad o al final del primer nivel de escolarización deben ser sometidos a exámenes para saber si padecen de dislexia. Se debe actuar del mismo modo con aquellos que, en cualquier nivel escolar, no leen con la soltura esperada de acuerdo con sus capacidades verbales o intelectuales. Todo niño que se muestra lento para aprender a leer o para adquirir fluidez en el lenguaje debe también ser examinado para descartar que tenga dislexia.

Tratamiento

El mejor tratamiento es la **enseñanza directa**, que incorpora aspectos multisensoriales. Este tipo de tratamiento consiste en enseñar fonética con una variedad de indicaciones, por lo general separadamente, y, cuando sea posible, dentro de un programa de lectura.

La **instrucción indirecta** es también útil. Por lo general consiste en un entrenamiento para mejorar la pronunciación o la comprensión de la lectura. Se enseña a los niños cómo procesar los sonidos mediante la combinación de los mismos para formar palabras, separando las palabras en sílabas e identificando la posición de los sonidos en las palabras.

Los **tratamientos indirectos** pueden ser utilizados, pero no se recomiendan. Se enseña a los niños a leer, a mejorar la lectura o a hablar de forma indirecta utilizando lentes ahumadas que permitan leer las palabras y las letras con mayor facilidad, ejercicios para el movimiento de los ojos, o ejercicios de percepción visual. Se puede probar también con fármacos como el piracetam. Sin embargo, la utilidad de la mayoría de los tratamientos indirectos no ha sido demostrada.

CAPÍTULO 258

Pubertad y problemas en la adolescencia

La adolescencia es un momento de cambios significativos, como el crecimiento físico y la transición psicosocial, que generalmente abarca la segunda década de la vida.

Los problemas de salud más frecuentes de los adolescentes se relacionan con el crecimiento y el desarrollo, las enfermedades de la niñez que continúan en la adolescencia y la experimentación. A causa de sus nuevos comportamientos los adolescentes se vuelven vulnerables a ciertas condiciones relacionadas con dichas actitudes, tales como las enfermedades transmitidas sexualmente. Las adolescentes heterosexuales activas corren el riesgo de quedar embarazadas.

La adolescencia es el momento de la vida en el cual se manifiestan ciertos cuadros psiquiátricos, como la depresión y otros trastornos del estado de ánimo, aumentando considerablemente el riesgo de suicidio. (• *V. página 1354*) Los trastornos en la alimentación, como la anorexia nerviosa y la bulimia nerviosa, son especialmente frecuentes entre los adolescentes. (• *V. página 433*)

La violencia se ha convertido en una causa principal de enfermedad y de muerte entre los adolescentes. Muchos factores, como los inherentes al propio desarrollo, los enredos con pandillas, el acceso a las armas de fuego, el uso de drogas y la pobreza, contribuyen a incrementar el riesgo de violencia entre los adolescentes. Los accidentes, en especial los de automóviles y de motocicletas, son las causas principales de muerte. Las quemaduras, las fracturas múltiples y otros accidentes son responsables del elevado porcentaje de lesiones graves entre los adolescentes.

Crecimiento y desarrollo

El crecimiento normal durante la adolescencia incluye la maduración sexual y un aumento de tamaño del cuerpo. El ritmo y la velocidad de estos cambios varían en cada persona y son alterados por factores hereditarios y ambientales. La madurez física comienza a una edad más temprana en la actualidad que un siglo atrás, probablemente debido a la mejora en la nutrición, en la salud en general y en las condiciones de vida. Por ejemplo, las niñas tienen su primera menstruación a una edad considerablemente inferior que sus homólogas de hace 100 años. Estudios estadísticos realizados en los Estados Unidos muestran que la edad de la primera menstruación se ha adelantado dos meses cada diez años y que a partir de 1950 se ha estabilizado.

La mayoría de los jóvenes, varones y mujeres, alcanza durante la adolescencia el peso y la estatura de la edad adulta. Con todo, dos adolescentes que finalmente alcanzan la misma altura pueden emplear tiempos considerablemente diferentes para lograrlo. El aumento repentino del crecimiento en los varones se produce entre los 13 y los 15 años y medio y puede esperarse un aumento de 10 centímetros en el año de crecimiento máximo. El crecimiento máximo en las niñas se produce entre los 11 y los 13 años y medio, con un aumento de 9 centímetros durante el año de crecimiento máximo. Por lo general, los varones son más fuertes y altos que las niñas. A la edad de 18 años, a los varones les quedan aproximadamente dos centímetros por crecer y a las jóvenes un crecimiento ligeramente menor. Los huesos, los músculos y todos los órganos crecen, con excepción del sistema linfático, que disminuye de tamaño, y el cerebro, que alcanza su peso máximo durante la adolescencia.

Los cambios sexuales generalmente avanzan según una serie de secuencias. En los varones, los primeros cambios sexuales son el crecimiento del escroto y de los testículos, seguido por el alargamiento del pene y el crecimiento de las vesículas seminales y la próstata. A continuación aparece el vello púbico. Crece vello en la cara y en las axilas aproximadamente dos años después de que comienza a aparecer en el pubis. La primera eyaculación habitualmente ocurre entre los 12 años y medio y los 14 años, aproximadamente un año después de que el pene haya empezado a crecer en longitud. El momento preciso de la primera eyaculación está determinado por una combinación de factores psicológicos, culturales y físicos. El crecimiento de las mamas (ginecomastia) en un lado o en ambos es frecuente en los varones jóvenes, pero suele desaparecer en el término de un año.

En la mayoría de las jovencitas, la primera señal visible de maduración sexual es el despunte de los senos, seguido de su crecimiento. *(• V. página 1110)* Poco después aparece el vello púbico y axilar. El primer período menstrual generalmente se produce 2 años después de que los senos empiecen a aumentar de tamaño. La estatura aumenta más marcadamente antes de que comience la menstruación.

Maduración sexual tardía

La maduración sexual tardía es un retraso en el desarrollo sexual.

Algunos adolescentes no empiezan su desarrollo sexual a la edad habitual. Un retraso puede ser perfectamente normal y quizás el desarrollo tardío sea un rasgo familiar. En estos adolescentes, el índice de crecimiento antes de la pubertad es generalmente normal. Aunque el crecimiento y la maduración sexual sean tardíos, posteriormente continúan de forma normal.

Varias anomalías pueden retrasar o evitar el desarrollo sexual. Las anomalías cromosómicas pueden causar el síndrome de Turner en las jovencitas *(• V. página 1276)* y el de Klinefelter en los chicos. *(• V. página 1276)* Otros trastornos genéticos pueden afectar a la producción hormonal. Un tumor que daña la glándula hipófisis o la parte del cerebro responsable de la maduración (hipotálamo) puede hacer disminuir las concentraciones de gonadotropinas, hormonas responsables de estimular el crecimiento de los órganos sexuales, o detener la producción hormonal por completo. Las enfermeda-

des crónicas, como la diabetes mellitus, una enfermedad de los riñones y la fibrosis quística, también pueden retrasar la maduración sexual.

Síntomas y diagnóstico

Los síntomas de maduración sexual tardía en los varones son la ausencia de agrandamiento testicular a los 13 años y medio, falta de vello púbico a los 15 o el transcurso de más de 5 años desde el inicio del crecimiento genital hasta su finalización. En las niñas, los síntomas son la falta del desarrollo de los senos a los 13 años, el transcurso de más de 5 años desde el comienzo del crecimiento de las mamas hasta el primer período menstrual, la ausencia de vello púbico a los 14 o la ausencia de menstruación a los 16. La talla reducida (baja estatura) puede indicar maduración tardía tanto en los niños como en las niñas.

Para determinar por qué la maduración sexual es tardía, se realiza un análisis de sangre y en algunos casos, un análisis de cromosomas. Los análisis de laboratorio de estas muestras pueden identificar cromosomas sexuales o concentraciones hormonales anormales. También se analiza la sangre para detectar diabetes mellitus, anemia y otras enfermedades que pueden retrasar el desarrollo sexual. Las radiografías, la tomografía computadorizada (TC) o la resonancia magnética (RM) pueden revelar anomalías en el cerebro. Además, se pueden realizar radiografías de manos y muñecas para estimar la madurez de los huesos.

Tratamiento

El tratamiento de la maduración sexual tardía depende de la causa. Una vez que se haya tratado la enfermedad crónica subyacente, habitualmente la maduración continúa. Un retraso natural en el desarrollo no requiere tratamiento. Un trastorno que deriva de una causa genética no tiene cura, si bien la administración sustitutiva de hormonas puede impulsar el desarrollo de las características sexuales secundarias. En algunos casos, puede ser necesario recurrir a la cirugía.

Pubertad precoz

La pubertad precoz es la maduración sexual que empieza antes de los 8 años en las niñas o antes de los 10 en los niños.

En la pubertad precoz verdadera, las glándulas sexuales (ovarios o testículos) maduran y la apariencia exterior del niño se vuelve más propia de un adulto. Crece el vello púbico y la forma del cuerpo del niño cambia. En la pubertad seudoprecoz, sólo la apariencia exterior se vuelve más adulta, mien-

Etapas del desarrollo sexual

Durante la pubertad, el desarrollo sexual normalmente se presenta en una secuencia preestablecida. El momento en que comienza el cambio varía de una persona a otra, pero siempre se manifiesta dentro de un período de edades determinado, indicado por un cuadro en el diagrama que aparece más abajo. El promedio de edad, en el cual un cambio comienza, está indicado por un círculo rojo.

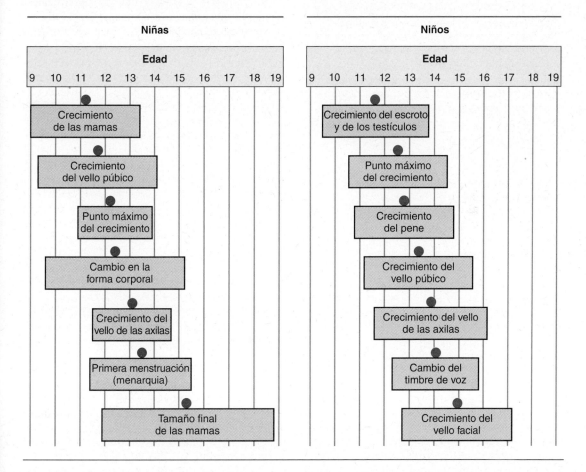

tras que las glándulas sexuales permanecen inmaduras.

La pubertad precoz verdadera es entre dos y cinco veces más frecuente en las niñas que en los niños.

Causas

La pubertad precoz verdadera deriva de una precoz liberación de hormonas sexuales (gonadotropinas) por parte de la glándula hipófisis; estas hormonas afectan a los órganos sexuales. La liberación precoz de hormonas puede deberse a una anomalía en la hipófisis, como un tumor que secreta hormonas o, por una anomalía en el hipotálamo, la región del cerebro que controla la hipófisis. Aproximadamente el 60 por ciento de los niños con pubertad precoz presenta una anomalía identificable. Por el contrario, en aproximadamente el 80 por ciento de las niñas de 6 años o más con este trastorno no se consigue identificar ninguna anomalía, si bien la mayoría de las menores de 4 años de edad con pubertad precoz verdadera tiene una anomalía cerebral.

En la pubertad seudoprecoz se producen cantidades elevadas de hormonas sexuales masculinas (andrógenos) o femeninas (estrógenos); la causa puede ser un tumor en las glándulas suprarrenales, en un testículo o en un ovario. Estas hormonas no impulsan la maduración de las glándulas sexuales, pero hacen que el niño se parezca más a un adulto.

Efectos colaterales de los esteroides anabolizantes

• Cambios de humor.

• Aumento de la agresividad.

• Empeoramiento del acné.

• Lesiones en músculos y tendones.

• Cierre precoz de las superficies de crecimiento, lo que deriva en una altura reducida
(si se usan antes de que el adolescente alcance su altura definitiva).

• Funcionamiento hepático anormal o tumores
de hígado, que posiblemente causen ictericia.

• Hipertensión arterial.

• Valores elevados de colesterol total y valores escasos de lipoproteínas de alta densidad (el colesterol bueno).

• En los niños, no hay esperma en el semen,
se reduce el tamaño de los testículos
y crecen las mamas.

• En las niñas, el vello crece como en los
varones, la voz se torna ronca, el tamaño de
las mamas disminuye, la capa interna de la
vagina adelgaza y los períodos menstruales
son irregulares o desaparecen.

• En ambos sexos se incrementa el deseo
sexual.

Puede desarrollarse una forma de pubertad seudoprecoz (testotoxicosis) en un trastorno hereditario raro que afecta a los niños cuando se produce
una maduración de los testículos que no depende
del hipotálamo o de la glándula hipófisis. De forma
parecida, el síndrome de McCune-Albright es una
enfermedad que causa pubertad seudoprecoz junto
a trastornos óseos, pigmentación irregular de la piel
(manchas café con leche) y anomalías hormonales.

Síntomas y diagnóstico

Tanto en la pubertad precoz verdadera como en la
seudoprecoz, el niño desarrolla vello facial, axilar y
púbico. Su pene se alarga y su apariencia se vuelve
más masculina. Las niñas pueden comenzar a tener
períodos menstruales, sobre todo si presentan pubertad precoz verdadera, o pueden experimentar un
desarrollo de los pechos, del vello púbico y del vello axilar. Tanto en los niños como en las niñas puede cambiar el olor corporal y aparecer acné. La
estatura aumenta rápidamente pero se detiene a una
edad temprana. Por consiguiente, la talla final es
menor de la que cabía esperar. En la pubertad pre-

coz verdadera, aunque por lo general no en la pubertad seudoprecoz, los testículos o los ovarios se
agrandan hasta alcanzar el tamaño del adulto.

Las pruebas para efectuar el diagnóstico incluyen
la medición de los valores hormonales en la sangre
y radiografías de la mano y de la muñeca para estimar la madurez de los huesos. Se realizan ecografías de la pelvis y de las glándulas suprarrenales,
además de una tomografía computadorizada (TC) o
una resonancia magnética (RM) del cerebro, para
descartar la presencia de tumores en las glándulas
suprarrenales, el hipotálamo o la glándula hipófisis.

Tratamiento

En la pubertad precoz verdadera, la administración de histrelina (una hormona sintética que libera
gonadotropinas) detiene la producción de gonadotropinas por parte de la glándula hipófisis. Cuando
la pubertad precoz no está causada por una liberación temprana de gonadotropinas (pubertad seudoprecoz), el médico puede intentar inhibir la acción
de las hormonas sexuales con varios medicamentos. El agente antifúngico ketoconazol reduce los
valores de testosterona de la sangre de los niños
afectados de testotoxicosis. Un fármaco llamado
testolactona reduce los valores de estrógenos en los
adolescentes que padecen el síndrome de McCune-
Albright.

Cuando el responsable de la pubertad precoz verdadera o seudoprecoz es un tumor, su extirpación
puede curar la enfermedad.

Contracepción y embarazo en adolescentes

Los adolescentes pueden tener experiencias
sexuales. Sin embargo, muchos de ellos, sexualmente activos, no están totalmente informados acerca de
la contracepción, (• V. página 1154) el embarazo y
las enfermedades que se transmiten sexualmente (incluido el SIDA).

Los problemas relacionados con la contracepción
comprenden una falta de regularidad al tomar la píldora, el hecho de mantener relaciones sexuales no
programadas y espontáneas, que dificultan el uso
de anticonceptivos, la preocupación sobre los efectos de la píldora y la limitación en las opciones de
los métodos de control de la natalidad a escoger
(por ejemplo, el diafragma requiere que la primera
colocación la realice una enfermera o un médico y
además debe ser colocado antes del coito). Los nuevos métodos, como los implantes de anticonceptivos bajo la piel que actúan continuamente durante
más de 5 años, tendrán probablemente más éxito
que otros métodos.

Los adolescentes se encuentran en una etapa de transición en la vida y el embarazo o el matrimonio pueden agregar una tensión emocional significativa. Las niñas embarazadas y sus parejas tienden a abandonar los estudios o la preparación para conseguir un puesto de trabajo, lo que empeora sus problemas económicos, rebaja su autoestima y perjudica las relaciones personales.

Las adolescentes embarazadas, particularmente las más jóvenes que no están al corriente de los cuidados prenatales, tienen más probabilidades que las mujeres de 20 años o más de tener problemas médicos durante el embarazo, como la anemia y la toxemia. Con una buena atención médica, sin embargo, los adolescentes no corren mayores riesgos que los adultos de clase social similar de presentar problemas durante el embarazo. Los bebés de madres jóvenes (sobre todo de madres menores de 15 años) tienen más probabilidades de ser prematuros y de tener bajo peso al nacer.

Abortar *(• V. página 1163)* no elimina los problemas psicológicos de un embarazo no deseado, ni para la niña ni para su pareja. Pueden producirse crisis emocionales cuando se diagnostica el embarazo, cuando se toma la decisión de recurrir al aborto, inmediatamente después de que éste se realiza, en la fecha en la que hubiera podido nacer el bebé y en los aniversarios de esa fecha. Pueden ser de gran utilidad el asesoramiento familiar y la educación sobre los métodos anticonceptivos, tanto para la niña como para su pareja.

Abuso de esteroides anabolizantes

El abuso de esteroides anabolizantes es el uso de fármacos esteroides para reforzar la musculatura del cuerpo o aumentar el rendimiento en el deporte.

Los esteroides anabolizantes son muy similares a la hormona natural testosterona. Estos fármacos, tomados por vía oral o intravenosa, pueden significar una ventaja en los deportes de competición (es-timulan el crecimiento de los músculos y mejoran el rendimiento físico). Sin embargo, pueden también producir efectos colaterales. Su consumo, por consiguiente, plantea problemas éticos y de seguridad. A pesar de la prohibición del uso de esteroides anabolizantes por parte de las organizaciones deportivas de aficionados y profesionales en todo el mundo, sigue siendo un problema en muchos deportes en los que la fuerza física es fundamental.

Entre el 6 y el 11 por ciento de los alumnos varones de estudios secundarios, entre los que figuran un sorprendente número que no son deportistas, consume esteroides. Una encuesta mostró que el grupo más numeroso de usuarios de esteroides por primera vez fueron los menores de 15 años. De las personas que recurren a los esteroides, el 95 por ciento son varones y el 65 por ciento son deportistas, principalmente jugadores de fútbol americano, luchadores o levantadores de pesas.

El síntoma más frecuente del uso de esteroides anabolizantes es el notable aumento del volumen corporal. Quienes los consumen se sienten más enérgicos y a menudo tienen un mayor deseo sexual (libido). Los efectos colaterales están principalmente relacionados con la importancia de la dosis. Las dosis altas pueden producir efectos psicológicos como cambios de humor erráticos, conducta irracional y aumento de la agresividad (a menudo llamada furia esteroide).

El acné habitualmente empeora y es uno de los pocos efectos colaterales de los esteroides anabolizantes por los que un adolescente puede consultar al médico. En aquellos con alguna enfermedad del hígado puede producirse ictericia y es más probable que aparezca cuando los esteroides anabolizantes se ingieren en forma de comprimidos que cuando se inyectan.

El uso de esteroides anabolizantes se puede detectar hasta 6 meses después de haberlos interrumpido. Existen análisis de laboratorio que pueden determinar la presencia de los derivados de esteroides anabolizantes en la orina.

CAPÍTULO 259

Infecciones bacterianas

La mayoría de los episodios de fiebre que se producen en los niños se debe a infecciones víricas, aunque las infecciones bacterianas también pueden ser la causa de fiebre. Las infecciones bacterianas pueden ser graves, pero habitualmente son tratadas de inmediato con antibióticos. El diagnóstico precoz de una infección bacteriana es fundamental para asegurar su tratamiento inmediato.

Una infección bacteriana suele ser difícil de diferenciar de una infección vírica. En general, las infecciones bacterianas tienden a producir más fiebre (a veces alcanzan los 41 °C) y causan un aumento mayor del número de glóbulos blancos. Los niños que corren mayores riesgos de contraer infecciones bacterianas son los bebés menores de dos meses de edad, los que no tienen bazo o padecen otro trastorno del sistema inmune y los que están afectados por una anemia drepanocítica. En los climas templados se producen muchas infecciones bacterianas y víricas en los meses de invierno, quizás favorecidas por las aglomeraciones en lugares cerrados, aunque algunas también se manifiestan en el verano.

Difteria

La difteria es una infección contagiosa que a veces resulta mortal y que está causada por la bacteria Corynebacterium diphtheriae.

Hace algunos años, la difteria era una de las causas principales de muerte infantil. Hoy en día la difteria es muy poco frecuente en los países desarrollados, principalmente gracias a la vacunación masiva contra la enfermedad. Sin embargo, las bacterias de la difteria todavía existen en el mundo y pueden causar brotes epidémicos si no se recurre a una vacunación amplia. El brote más importante de los últimos 50 años tiene lugar actualmente en Rusia y en otros países de la anterior Unión Soviética.

Las bacterias de la difteria se encuentran habitualmente en las gotas de humedad que se expulsan con la tos. Rara vez las bacterias pueden propagarse a través de objetos o de artículos contaminados del hogar, como ropa o juguetes. Habitualmente las bacterias se multiplican en la superficie o cerca de las membranas mucosas de la boca o de la garganta, donde causan inflamación. Algunos tipos de *Corynebacterium diphtheriae* liberan una toxina potente que puede causar lesiones en el corazón y el cerebro.

Síntomas

La infección empieza entre uno y cuatro días después de la exposición a las bacterias. Los síntomas suelen comenzar con una inflamación leve en la garganta y con dolor al tragar. Por lo general, el niño tiene algo de fiebre, una frecuencia cardíaca acelerada, náuseas, vómitos, escalofríos y dolor de cabeza. Los ganglios linfáticos del cuello pueden inflamarse. El niño puede tener mucha mucosidad en la nariz que, a menudo, sólo afecta a un orificio nasal, si las bacterias se localizan en la nariz. La inflamación puede extenderse de la garganta a la caja de la voz (laringe) y puede causar hinchazón de la garganta hasta el punto de estrechar la vía respiratoria y dificultar la respiración.

En la mayoría de los casos, las bacterias forman una seudomembrana (una lámina de material compuesto de glóbulos blancos muertos, bacterias y otras sustancias) cerca de las amígdalas u otras áreas de la garganta. La seudomembrana es áspera y tiene un color gris sucio. Si se extrae bruscamente, puede producirse una hemorragia de las membranas mucosas subyacentes. La seudomembrana puede estrechar los conductos respiratorios o desprenderse de improviso y bloquear completamente la vía respiratoria, impidiendo que el niño pueda respirar (una situación urgente). Sin embargo, algunos niños con difteria leve nunca llegan a desarrollar una seudomembrana.

Si las bacterias liberan una toxina, ésta puede diseminarse por el flujo sanguíneo y dañar los tejidos de todo el cuerpo, sobre todo el corazón y los nervios. La lesión del músculo cardíaco (miocarditis) es habitualmente muy grave entre el día 10 y el 14, pero puede ocurrir en cualquier momento entre la primera y la sexta semana. La lesión cardíaca puede ser ligera, y en ese caso puede manifestarse sólo como una anomalía menor en el electrocardiograma, o muy grave, hasta el punto de causar insuficiencia cardíaca y muerte súbita.

La toxina generalmente afecta a ciertos nervios, como los de la garganta, y provoca dificultades para tragar. Estos nervios suelen afectarse durante la primera semana de la enfermedad. Entre la tercera y la sexta semana pueden inflamarse los nervios de los brazos y de las piernas, produciendo debilidad. El corazón y los nervios se recuperan lentamente a lo largo de varias semanas.

La difteria también puede afectar a la piel (difteria cutánea). Aunque es más frecuente en los trópicos, la difteria cutánea también ocurre en algunos países desarrollados, particularmente en personas con escasa higiene que viven en núcleos superpoblados (por ejemplo, las personas sin hogar). En casos muy raros la difteria afecta a la vista.

Diagnóstico y tratamiento

El médico piensa en la difteria cuando un niño enfermo tiene la garganta irritada y presenta una seudomembrana. El diagnóstico puede confirmarse sacando un espécimen de la membrana de la garganta del niño con un hisopo para realizar un cultivo de las bacterias.

El niño con síntomas de difteria es hospitalizado en una unidad de cuidados intensivos y recibe una antitoxina (anticuerpo que neutraliza la toxina de la difteria que está circulando), tan pronto como sea posible. Sin embargo, debe primero asegurarse, mediante un análisis especial de la piel, de que el niño no es alérgico a la antitoxina, que está fabricada con suero de caballo. Un niño alérgico a la antitoxina primero debe ser desensibilizado; para ello, se comienza con dosis muy pequeñas de antitoxina y progresivamente se van aumentando.

En la unidad de cuidados intensivos, el médico y las enfermeras comprueban que la respiración no esté obstruida y que el corazón funcione de forma satisfactoria. Después se administran antibióticos, como penicilina o eritromicina, para erradicar las bacterias de la difteria.

La recuperación después de una difteria grave es lenta y un niño con la infección debe evitar reanudar sus actividades demasiado pronto, ya que incluso el ejercicio físico normal puede causar daño a un corazón inflamado.

Prevención

Los niños son inmunizados contra la difteria de forma sistemática. La vacuna de la difteria se combina habitualmente con la vacuna del tétanos y de la tos ferina (pertussis), bajo la denominación DTP (difteria-tétanos-pertussis). (• *V. recuadro, página 1235*) Si alguien que ha sido vacunado contra la difteria entra en contacto con una persona infectada, una dosis de refuerzo aumenta la protección.

Cualquier persona en contacto con un niño infectado debe ser examinada y debe sacarse una muestra de su garganta con un hisopo para realizar un cultivo. Preventivamente se le administran antibióticos durante 7 días y se le controla para detectar cualquier signo de la enfermedad. También se vacunará y se administrará una dosis de refuerzo que contenga la bacteria de la difteria a cualquier persona que esté en contacto con un niño infectado y que no haya sido vacunado o que no haya recibido una dosis de refuerzo en los 5 años anteriores. Las personas con cultivos de garganta negativos y que recientemente hayan sido vacunadas contra la difteria no necesitan tratamiento y tampoco suponen un riesgo para los demás. Sin embargo, los portadores de bacterias de la difteria (que no tienen síntomas) sí pueden propagar la enfermedad; por consiguiente, estas personas también requieren antibióticos y se les deben realizar cultivos repetidos de la garganta para detectar evidencia de la enfermedad.

Tos ferina

La tos ferina es una infección muy contagiosa causada por la bacteria Bordetella pertussis, *que origina ataques de tos que habitualmente terminan en una inspiración prolongada, profunda y que emite un sonido agudo (ferina).*

Las infecciones bacterianas pueden prevenirse mediante una vacunación sistemática*

- Difteria.
- Infección por *Hemophilus influenzae* tipo b (meningitis, epiglotitis, ciertas infecciones oculares graves, algunos tipos de bacteremia oculta).
- Tos ferina.
- Tétanos.

*Muchas infecciones víricas también pueden prevenirse con una vacunación sistemática. (• *V. cuadro, página 1235*)

La tos ferina, que en un momento hizo estragos en muchos países y aún es un problema importante en el mundo, se presenta nuevamente con cierta frecuencia en algunos países desarrollados. Cada 2 o 4 años se producen epidemias locales. Una persona puede desarrollar tos ferina a cualquier edad, pero la mitad de los casos ocurre en niños menores de 4 años. Un ataque de tos ferina no siempre garantiza una inmunidad para toda la vida, pero el segundo ataque, si ocurre, suele ser leve y no siempre se reconoce como tal.

Una persona infectada propaga organismos de tos ferina al aire a través de las gotas de humedad que expulsa al toser. Cualquiera que se encuentre cerca puede inhalarlas e infectarse. Una persona con tos ferina habitualmente no es contagiosa a partir de la tercera semana de la enfermedad.

Síntomas y diagnóstico

Los síntomas de la enfermedad empiezan, en general, a los 7 o 10 días después de haberse expuesto a las bacterias de tos ferina. Las bacterias invaden el revestimiento de la garganta, la tráquea y el aparato respiratorio, aumentando la secreción de mucosidad. Al principio la mucosidad es escasa y fluida, pero después se vuelve espesa y pegajosa. La infección dura aproximadamente 6 semanas y pasa por tres fases: síntomas leves de resfriado (fase catarral), ataques intensos de tos (fase paroxística) y recuperación gradual (fase de convalecencia).

El médico que visita a un niño en la primera fase (catarral) tiene que saber diferenciar la tos ferina de la bronquitis, de la gripe y de otras infecciones víricas, e incluso hasta de la tuberculosis, ya que todas ellas tienen síntomas similares. El médico recoge muestras de mucosidad de la nariz y la garganta con un hisopo pequeño que se envían al laboratorio para su cultivo. Si un niño se encuentra en la fase

Estadios de la tos ferina

Primer estadio (catarral)	Segundo estadio (paroxístico)	Tercer estadio (convalecencia)
Comienzo		
Comienza progresivamente entre 7 y 10 días (no más de 3 semanas) después de la exposición.	Comienza entre 10 y 14 días después de los primeros síntomas.	Comienza entre 4 y 6 semanas después de los primeros síntomas.
Síntomas		
Estornudos, ojos llorosos, otros síntomas de resfriado; falta de apetito; apatía; tos molesta y seca, primero por la noche y después durante el día, cada vez con mayor frecuencia; la fiebre es poco común.	Accesos de tos de 5 a 15 o más consecutivos y rápidos, seguidos de jadeo (una inhalación apresurada y profunda que produce un ruido agudo). Después de varias respiraciones normales, puede comenzar otro acceso de tos. A través de la tos es posible que se elimine gran cantidad de moco espeso (que los bebés y los niños suelen tragar o que puede observarse como burbujas grandes que salen por la nariz) durante o después del acceso. Un acceso prolongado de tos o mucosidad espesa puede causar vómitos. En los bebés, los momentos de ahogo y pausas en la respiración (apnea), que pueden hacer que la piel se vuelva de color azul, son más comunes que los jadeos.	Los accesos de tos se tornan menos frecuentes y menos graves; los vómitos disminuyen; el niño parece estar recuperándose y se siente mejor. Pueden producirse accesos de tos ocasionales durante meses, normalmente desencadenados por una irritación derivada de infección de las vías respiratorias, como un resfriado.

inicial, el cultivo puede identificar las bacterias de tos ferina entre el 80 y el 90 por ciento de los casos. Desgraciadamente, las bacterias son difíciles de cultivar en las fases más avanzadas de la enfermedad, aunque la tos esté en su peor momento. Pueden obtenerse resultados más rápidamente si se analizan las muestras para detectar bacterias de tos ferina utilizando anticuerpos especiales, pero esta técnica es menos fiable.

Complicaciones

Las complicaciones más frecuentes afectan a los conductos respiratorios. Los bebés corren el riesgo de lesionarse debido a la falta de oxígeno tras las pausas en la respiración (apnea) o los ataques de tos. Los niños pueden contraer neumonía, que puede ser mortal. Durante los ataques de tos, el aire puede ser expulsado fuera de los pulmones hacia los tejidos circundantes, y también los pulmones pueden sufrir una rotura y colapsarse (neumotórax). Los ataques de tos violentos pueden causar hemorragia en los ojos, en las membranas mucosas y, ocasionalmente, en la piel o el cerebro. Puede aparecer una llaga en la parte inferior de la lengua si ésta choca contra los dientes inferiores durante los ataques de tos. En algunas ocasiones, la tos puede causar que el recto protruya hacia el exterior (prolapso rectal) o que se produzca una hernia en el ombligo, que puede manifestarse como un bulto.

Los bebés pueden sufrir convulsiones, pero éstas no son frecuentes en los niños de mayor edad. La hemorragia, la hinchazón o la inflamación cerebral pueden causar lesiones en el cerebro y producir retraso mental, parálisis u otros problemas neurológicos. En la tos ferina con frecuencia también se dan infecciones del oído (otitis media).

Pronóstico y tratamiento

La inmensa mayoría de los niños con tos ferina se recupera completamente, aunque de forma lenta. Entre el uno y el dos por ciento aproximadamente de los niños menores de un año muere. La enfermedad puede ser grave para cualquier niño menor de dos años y es molesta, pero raramente grave, en los niños más grandes y en los adultos. Sin embargo, son los niños mayores y los adultos con enfermedad leve los que habitualmente transmiten tos ferina a los más pequeños.

Los bebés muy enfermos suelen ser hospitalizados porque necesitan cuidados y oxígeno y pueden requerir tratamiento en una unidad de cuidados intensivos. Se les instala en una habitación silenciosa y con poca luz y se intenta perturbarlos lo menos posible. Una perturbación puede provocar un ataque de tos, que a su vez puede causar dificultades respiratorias. Los niños de más edad con enfermedad leve no requieren reposo en la cama.

Durante el tratamiento, puede extraerse mucosidad de la garganta. De ser necesario, en casos graves, se coloca un tubo en la tráquea para oxigenar directamente los pulmones. El valor de los medicamentos para la tos es dudoso y, habitualmente, no se utilizan.

Se pueden administrar fluidos intravenosos para reemplazar los líquidos perdidos durante los vómitos y porque la tos puede impedir la alimentación del bebé. Es importante mantener una buena nutrición y a los niños de más edad es mejor ofrecerles poca cantidad de comida, pero con frecuencia.

La eritromicina suele indicarse para erradicar las bacterias que causan la tos ferina. También se utilizan antibióticos para combatir las infecciones que acompañan a la tos ferina, como la bronconeumonía y la infección leve del oído medio.

Prevención

Los niños son sistemáticamente inmunizados contra la tos ferina. La vacuna de la tos ferina se combina habitualmente con vacunas contra la difteria y el tétanos y recibe el nombre de DTP (difteria-tétanos-pertussis). (• *V. recuadro, página 1235*) Las personas expuestas a la tos ferina reciben eritromicina como medida profiláctica.

Bacteriemia oculta

La bacteriemia oculta es la presencia de bacterias en el flujo sanguíneo, aunque no hay signo de infección en ninguna otra parte del cuerpo y el niño no parece particularmente enfermo.

La bacteriemia oculta es responsable de hasta el 4 por ciento de las fiebres en bebés de entre uno y 24 meses de edad. En más del 75 por ciento de los casos, la infección se debe a la bacteria *Streptococcus pneumoniae*. A veces, el niño tiene una infección leve en el aparato respiratorio o tiene la garganta inflamada, pero a menudo el único síntoma es la fiebre (habitualmente 38,5 °C o más). La única manera de establecer el diagnóstico es aislando las bacterias en la muestra de sangre. Los análisis que no son específicos, como el recuento de glóbulos blancos, se utilizan para determinar si el riesgo de infección bacteriana (en contraposición a la infección vírica) es tal que se requiere la administración de antibióticos antes de que estén disponibles los resultados de los cultivos en sangre. La bacteriemia oculta se trata con antibióticos.

Gastroenteritis infecciosa

La gastroenteritis infecciosa es una infección del aparato gastrointestinal (digestivo) que causa vómitos y diarrea. (• V. página 537)

Son muchas las bacterias que pueden causar gastroenteritis. Algunas provocan síntomas al producir toxinas, otras crecen en la pared intestinal. Si crecen dentro de la pared pueden pasar al flujo sanguíneo. Los virus y los parásitos, como por ejemplo *Giardia,* pueden también causar gastroenteritis. De hecho, un virus (el rotavirus) es responsable de casi la mitad de los casos de diarrea grave que requieren hospitalización en los países desarrollados y en aquellos en vías de desarrollo. Las bacterias y los parásitos son un poco menos importantes en los primeros que en los segundos, pero producen brotes de intoxicación alimentaria y también diarrea. Las consecuencias de la diarrea grave en los países industrializados difieren mucho de las que se producen en los países en vías de desarrollo. Por ejemplo, en un país como los Estados Unidos, aun cuando se registran todos los años millones de episodios de diarrea infantil, sólo se producen algunos cientos de muertes, mientras que la diarrea mata cada año a más de 3 millones de niños menores de 5 años en los países en vías de desarrollo.

Síntomas y diagnóstico

La gastroenteritis habitualmente produce vómitos y diarrea. Para determinar la causa, el médico averigua si el niño ha estado expuesto a una fuente de infección (como una determinada comida, un animal o una persona enferma), la duración de los síntomas, el tipo de síntomas y la frecuencia de los vómitos o de la diarrea, así como la edad del niño.

Al perder demasiada agua y sales (electrólitos) (• *V. página 695*) los bebés menores de 6 meses de edad pueden deshidratarse apenas pasadas 24 horas de la manifestación de la gastroenteritis. Sin embargo, cualquier niño puede deshidratarse en 24 horas si los vómitos y la diarrea son graves y si la ingestión de líquidos es inadecuada. Un bebé deshidratado puede tener poco apetito, la boca seca, fiebre y orinar poco, además de estar sediento y perder peso. Una deshidratación más importante hace que los ojos parezcan hundidos y secos y que la zona blanda de la parte superior de la cabeza (fontanela) también parezca hundida. El niño puede estar somnoliento. En los bebés de más edad y los niños pequeños con sobrepeso, los síntomas pueden aparecer sólo cuando la deshidratación ha alcanzado un nivel crítico. Estos niños pueden estar muy débiles y tener la piel caliente y seca y los ojos hundidos y secos.

Tratamiento

Al principio se administran líquidos y electrólitos (habitualmente en una solución oral, pero de forma intravenosa si la deshidratación es grave) para reemplazar los perdidos a causa de los vómitos y la diarrea. Los bebés de más edad y los niños que, a no ser por la diarrea, están sanos, reciben antibióticos sólo para ciertas bacterias y parásitos, como los que causan una diarrea con sangre o el cólera. Los bebés menores de 6 meses y aquellos con un sistema inmune deficiente son tratados con antibióticos, incluso aunque no presenten ninguna señal de infección fuera del intestino. Los antibióticos no son efectivos cuando la gastroenteritis es de origen vírico. Se suelen administrar antibióticos si la diarrea está asociada a un viaje y si es grave o persistente.

Infecciones bacterianas graves de los ojos

*Las infecciones bacterianas graves de los ojos producen inflamación y enrojecen el párpado, la piel que rodea al ojo **(celulitis periorbital)** y el área localizada dentro de la cavidad ocular **(celulitis orbital)**.*

La zona que rodea los ojos puede infectarse si el niño tiene una herida, una picadura de insecto o una infección de los senos (sinusitis). La infección también puede extenderse a los ojos desde cualquier otra parte del cuerpo a través de la sangre. Las infecciones simples, como la conjuntivitis, son causadas por bacterias o virus. Los ojos enrojecidos también pueden ser una señal de alergia. *(• V. página 856)* Las infecciones simples y los problemas causados por alergias son mucho más frecuentes que las infecciones graves como la celulitis periorbital y orbital.

Síntomas

El primer síntoma de una infección grave del ojo suele ser la inflamación y el enrojecimiento de los párpados. En más del 90 por ciento de los niños con una infección ocular, sólo resulta afectado un ojo. La mayoría de los niños tiene fiebre, aproximadamente el 20 por ciento saca mucosidad por la nariz y otro 20 por ciento presenta una infección en la parte blanca de los ojos (conjuntivitis). En los casos de celulitis orbital el ojo protruye hacia adelante, lo

cual paraliza los músculos de los ojos e impide que el ojo se mueva. Los ojos duelen y la visión se ve afectada.

En la celulitis periorbital especialmente, pero también en la celulitis orbital, el párpado puede inflamarse tanto que el oftalmólogo tiene que abrir el ojo con un equipo especial.

La celulitis orbital puede producir un coágulo de sangre que obstruya la arteria principal o la vena que irrigan la retina. Tal obstrucción daña la retina y puede causar ceguera del ojo infectado. A veces la infección se extiende desde la cavidad ocular al cerebro, causando un absceso, o bien a las membranas que cubren el cerebro, causando una meningitis bacteriana. Los coágulos de sangre pueden bloquear las venas que irrigan el cerebro y causar dolores de cabeza, pérdida de la consciencia e incluso la muerte. La celulitis periorbital puede acompañarse de una infección en el flujo sanguíneo, pero generalmente no llega a la cavidad ocular (órbita) ni al cerebro.

Diagnóstico y tratamiento

El médico examina el ojo en busca de alguna evidencia de infección y determina si todavía puede moverse, si está desplazado hacia adelante y si la visión se ha deteriorado. Un análisis de sangre puede contribuir a la identificación de las bacterias que causan la infección. La tomografía computadorizada (TC) puede ser útil para localizar la infección y determinar hasta dónde se ha propagado.

Los niños con infecciones oculares graves se ingresan en un hospital y de inmediato se da comienzo a la terapia antibiótica por vía intravenosa. La celulitis periorbital puede requerir de 10 a 14 días de tratamiento antibiótico (primero por vía intravenosa y quizás después por vía oral). La celulitis orbital puede requerir drenaje quirúrgico así como también dos a tres semanas de tratamiento antibiótico (en su mayor parte administrado por vía intravenosa). Algunos episodios de celulitis periorbital leve pueden responder a los antibióticos suministrados por vía oral. La conjuntivitis más frecuente, pero menos grave, puede tratarse con un antibiótico en gotas oftálmicas o en ungüento, o bien con antibióticos administrados por vía oral durante 7 a 10 días, siempre que la causa sea una bacteria y no un virus.

Epiglotitis

La epiglotitis (a veces llamada supraglotitis) es una infección grave de la epiglotis, que puede evolucionar muy rápidamente, obstruir la respiración y causar la muerte.

La epiglotis es la estructura que cierra la entrada a la caja de la voz (laringe) y a la tráquea durante la acción de tragar. Una infección de la epiglotis casi siempre está causada por la bacteria *Hemophilus influenzae* tipo b. Muy rara vez las bacterias estreptococos son las responsables, sobre todo en los niños de más edad y en los adultos. La epiglotitis es muy frecuente en niños de 2 a 5 años. Es rara en niños menores de 2 años pero puede afectar a personas de cualquier edad, incluyendo a los adultos.

La infección empieza habitualmente en el aparato respiratorio superior como una inflamación de nariz y garganta. Luego baja hacia la epiglotis. A menudo, esta infección se acompaña de la presencia de bacterias en la sangre (bacteriemia).

Síntomas

La epiglotitis puede llegar a ser mortal en muy poco tiempo, porque la inflamación del tejido infectado puede bloquear el aparato respiratorio y cortar la respiración.

La infección suele empezar de repente y progresa rápidamente. Un niño previamente sano comienza a tener la garganta irritada, ronquera y, a menudo, fiebre alta. Es muy frecuente la dificultad al tragar y al respirar. El niño habitualmente babea, respira rápidamente y jadea mientras respira. La dificultad al respirar generalmente induce al niño a inclinarse hacia adelante al tiempo que estira el cuello hacia atrás para tratar de aumentar la cantidad de aire que llega a los pulmones. Este aumento de trabajo para respirar puede producir una acumulación de anhídrido carbónico y una disminución de los valores de oxígeno en la sangre. La epiglotis inflamada dificulta la eliminación de las mucosidades con la tos. Todos estos factores pueden llevar a la muerte en cuestión de horas.

La epiglotitis puede acompañarse de neumonía. La infección a veces puede también propagarse hasta las articulaciones, la membrana que recubre el cerebro, el saco que rodea el corazón o el tejido que se encuentra bajo la piel.

Diagnóstico y tratamiento

La epiglotitis es una urgencia y los niños deben ser hospitalizados de inmediato cuando el médico sospecha que se trata de esta enfermedad. El diagnóstico se realiza examinando la epiglotis con un laringoscopio. Sin embargo, dicho procedimiento puede causar una obstrucción del aparato respiratorio y esto puede conllevar una muerte súbita. Por consiguiente, esta exploración la suele llevar a cabo un especialista, preferentemente en un quirófano y con el niño bajo anestesia general. Si se produce la obstrucción, el

Epiglotitis

La infección se inicia en el tracto respiratorio superior (a nivel de la faringe y la nariz); posteriormente se disemina hacia la epiglotis, que al inflamarse obstruye la vía aérea.

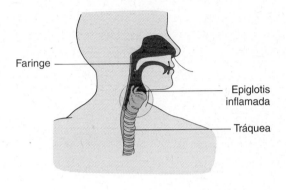

Faringe

Epiglotis inflamada

Tráquea

médico vuelve a abrir la vía respiratoria inmediatamente insertando un tubo rígido (tubo endotraqueal) en la misma o bien abriendo un orificio en la parte anterior del cuello (traqueostomía).

El médico toma muestras de secreciones de la vía respiratoria superior y de la sangre y los envía al laboratorio para su cultivo. Sin embargo, el tratamiento con antibióticos comienza antes de tener los resultados del cultivo.

Prevención

Existe una vacuna contra el *Hemophilus influenzae* tipo b. Por consiguiente, en la actualidad es posible prevenir la epiglotitis inmunizando a los bebés. Afortunadamente, en muchos países la epiglotitis está convirtiéndose en una enfermedad rara gracias a la inmunización sistemática. La primera de una serie de inmunizaciones contra *Hemophilus influenzae* tipo b se aplica generalmente a los 2 meses de edad. (• *V. recuadro, página 1235*)

Absceso retrofaríngeo

Un absceso retrofaríngeo es una infección de los ganglios linfáticos localizados en la parte posterior de la garganta.

El absceso retrofaríngeo es raro en los adultos ya que los ganglios linfáticos de la parte posterior de la garganta desaparecen cuando el niño se hace mayor, si bien los adultos pueden padecer otros abscesos de cuello y de garganta. Un absceso suele estar causado por una infección estreptocócica que se ha propagado desde las amígdalas, la garganta, los senos, las adenoides,

Absceso retrofaríngeo

Habitualmente el absceso es producido por estreptococos provenientes del tracto respiratorio superior.

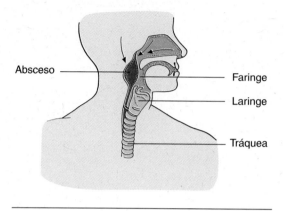

Absceso

Faringe

Laringe

Tráquea

la nariz o el oído medio. Una lesión en la parte posterior de la garganta causada por un objeto afilado, como una espina, a veces puede causar un absceso retrofaríngeo. En muy raras ocasiones, la tuberculosis también puede causar un absceso retrofaríngeo.

Síntomas y diagnóstico

Los síntomas principales de un absceso retrofaríngeo son dolor al tragar, fiebre y agrandamiento de los ganglios linfáticos del cuello. El absceso puede bloquear las vías respiratorias, causando dificultad para respirar. El niño tiende a inclinar la cabeza y el cuello hacia atrás y a elevar la barbilla para facilitar la respiración.

Las complicaciones comprenden una hemorragia alrededor del absceso, una rotura del absceso dentro de las vías respiratorias (que puede bloquearlas) y una neumonía. Puede producirse un espasmo de la laringe y dificultar aún más la respiración. También pueden formarse coágulos de sangre en las venas yugulares del cuello. La infección puede extenderse al pecho.

Después de observar los síntomas de un absceso retrofaríngeo, el médico pide radiografías y una tomografía computadorizada (TC) para confirmar el diagnóstico.

Tratamiento

La mayoría de los abscesos requiere drenaje, que se practica quirúrgicamente abriendo el absceso y permitiendo que drene el pus. Se administra penicilina, clindamicina u otros antibióticos, al principio por vía intravenosa y luego por vía oral.

CAPÍTULO 260

Infecciones víricas

Varias infecciones víricas son frecuentes en los niños. En general, el médico no tiene necesidad de solicitar la identificación en laboratorio del virus específico involucrado, porque la mayoría de las infecciones víricas de la infancia no es grave y la mayoría de los niños con una infección vírica mejora sin tratamiento. Algunas infecciones son tan características que el médico puede diagnosticarlas basándose en los síntomas.

Sarampión

El sarampión (rubéola, sarampión de 9 días) es una infección vírica muy contagiosa que produce diversos síntomas y una erupción característica.

Las personas adquieren el sarampión principalmente al inhalar microgotas de una persona infectada que se encuentran flotando en el aire tras haber sido expulsadas por la tos. Una persona con el virus del sarampión es contagiosa entre 2 y 4 días antes de que aparezca la erupción y sigue siéndolo hasta su desaparición.

Antes de que la vacuna fuese ampliamente utilizada, se presentaban epidemias de sarampión cada 2 o 3 años, particularmente en niños en edad preescolar y escolar, con pequeños brotes localizados durante los años intermedios. En la actualidad, los brotes suelen producirse en adolescentes y adultos jóvenes previamente inmunizados y en niños pequeños (de edad preescolar que no han sido inmunizados y en bebés demasiado pequeños para la vacuna, es decir, de 12 meses de edad o menores). La mujer que ha tenido sarampión o que ha sido vacunada transmite la inmunidad (en forma de anticuerpos) a su hijo; esta inmunidad dura casi todo el primer año de vida. Después del primer año, sin embargo, la suceptibilidad al sarampión es alta. La primera infección por el sarampión inmuniza a la persona de por vida.

Aspectos generales de algunas infecciones víricas

Infección	Periodo de incubación	Periodo de contagio	Localización de la erupción	Naturaleza de la erupción
Sarampión	7 a 14 días	De 2 a 4 días antes de la manifestación de la erupción hasta 2 a 5 días después del ataque.	Comienza alrededor de las orejas y en la cara y el cuello, y en casos más graves en el tronco, los brazos y las piernas.	Áreas irregulares, planas y enrojecidas que pronto abultan; comienza de 3 a 5 días después del inicio de los síntomas; dura entre 4 y 7 días.
Rubéola	14 a 21 días	Desde un poco antes de que se manifiesten los síntomas hasta que desaparece la erupción; los recién nacidos infectados suelen ser contagiosos durante varios meses.	Comienza en la cara y el cuello; se extiende hacia el tronco, los brazos y las piernas.	Erupción fina, rosada y plana; comienza 1 o 2 días después del inicio de los síntomas; dura entre 1 y 3 días.
Roseola infantum	Probablemente 5 a 15 días	Desconocida.	Presente en el pecho y abdomen, afecta moderadamente la cara, los brazos, y las piernas.	Roja y plana, posiblemente con áreas abultadas; empieza aproximadamente el día 4 y se manifiesta a medida que la temperatura del cuerpo desciende rápidamente hasta el nivel normal; dura entre 1 y 2 días.
Eritema infeccioso (quinta enfermedad)	4 a 14 días	Desde antes del inicio de la erupción hasta algunos días después.	Comienza en las mejillas; se extiende hacia los brazos, las piernas y el tronco.	Manchas rojas y planas con áreas sobreelevadas, a menudo con forma de cordones; comienza poco después de la manifestación de los síntomas; dura entre 5 y 10 días; puede ser recurrente a lo largo de varias semanas.
Varicela	14 a 21 días	Desde unos días antes del inicio de los síntomas hasta que todas las vesículas hayan formado costra.	Normalmente aparece primero en el tronco; después en la cara, el cuello, los brazos y las piernas; raramente afecta las palmas de las manos y las plantas de los pies.	Manchas rojas pequeñas y planas que luego se abultan y forman ampollas redondas llenas de líquido sobre un fondo rojo; finalmente forman costras; nuevas erupciones se suman a las anteriores, por lo que coexisten varios estadios simultáneamente; comienza poco después del inicio de los síntomas; dura entre algunos días y 2 semanas.

Síntomas y diagnóstico

Los síntomas del sarampión comienzan aproximadamente entre los 7 y los 14 días después de la infección. Una persona infectada primero nota fiebre, congestión nasal, irritación en la garganta, tos seca y presenta enrojecimiento de los ojos. Aparecen diminutas manchas blancas (manchas de Koplik) en la boca oculta 2 y 4 días más tarde. Al cabo de 3 a 5 días después de empezar los síntomas aparece una erupción que pica ligeramente, delante y debajo de las orejas y a los lados del cuello, y adopta el aspecto de superficies irregulares, planas y rojas que pronto comienzan a sobreelevarse. En uno o dos días se extiende hacia el tronco, los brazos y las piernas, mientras empieza a desaparecer de la cara.

En la acmé (el punto álgido de la enfermedad), la persona se siente muy enferma, la erupción es extensa y la fiebre puede superar los 40 °C. Al cabo de 3 o 5 días, la temperatura disminuye, el enfermo empieza a sentirse mejor y cualquier mancha restante desaparece rápidamente. El diagnóstico se basa en los síntomas típicos y la característica erupción. No se realizan exámenes especiales.

Pronóstico y complicaciones

En los niños sanos y bien nutridos, el sarampión rara vez es grave. Sin embargo, el proceso puede complicarse con infecciones bacterianas como una neumonía (sobre todo en los bebés) o una infección en el oído medio; estas complicaciones infecciosas ocurren con bastante frecuencia y las personas con sarampión son especialmente propensas a las infecciones por bacterias estreptococos. La cifra de plaquetas en la sangre puede llegar a ser tan baja que aparecen magulladuras (hematomas) y hemorragias fácilmente, pero esto es algo muy poco frecuente.

La infección cerebral (encefalitis) es una complicación que afecta aproximadamente a uno de cada 1 000 o 2 000 casos. Cuando se presenta, suele empezar con fiebre alta, convulsiones y coma, habitualmente entre los 2 días y las 3 semanas después de que haya aparecido la erupción. La enfermedad puede ser breve, con un restablecimiento al cabo de aproximadamente una semana, o bien puede ser prolongada y causar un grave daño cerebral o incluso la muerte. En casos raros puede producirse panencefalitis esclerosante subaguda (una grave complicación del sarampión) meses o años más tarde, lo que comporta daño cerebral.

Prevención y tratamiento

La vacuna contra el sarampión es una de las inmunizaciones que se aplican sistemáticamente en la infancia. (• *V. recuadro, página 1235*) La vacuna se administra habitualmente junto con la de la parotiditis y la de la rubéola y se inyecta en el músculo del muslo o en la parte superior del brazo.

Un niño con sarampión siempre debe mantenerse en calor y cómodo. Para reducir la fiebre se puede administrar paracetamol o ibuprofeno. Si aparece una infección bacteriana secundaria, se prescribe un antibiótico.

Panencefalitis esclerosante subaguda

La panencefalitis esclerosante subaguda, un trastorno progresivo y generalmente mortal, es una complicación rara del sarampión que aparece meses o años después de esta infección y produce deterioro mental, movimientos musculares involuntarios y convulsiones.

La panencefalitis esclerosante subaguda resulta probablemente de una infección cerebral causada por el virus del sarampión. El virus puede entrar en el cerebro durante la infección y permanecer allí sin causar problemas durante mucho tiempo. Sin embargo, puede reactivarse por razones desconocidas y causar panencefalitis esclerosante subaguda. En casos muy raros, una persona que nunca ha tenido sarampión, pero ha recibido la vacuna con virus vivos, puede desarrollar panencefalitis esclerosante subaguda.

El número de personas con panencefalitis esclerosante subaguda está disminuyendo en los países desarrollados. A los varones les afecta más que a las mujeres.

Síntomas y diagnóstico

La enfermedad suele comenzar en los niños o adultos jóvenes, generalmente antes de los 20 años de edad. Los primeros síntomas pueden ser unos malos resultados escolares, olvidos, ataques de mal humor, distracción, insomnio y alucinaciones. Luego aparecen convulsiones, en forma de súbitos tirones musculares en los brazos, la cabeza o el cuerpo. Finalmente, estas convulsiones pueden afectar a todo el cuerpo junto con movimientos musculares anormales incontrolables. El intelecto continúa deteriorándose y el habla cambia. Después, los músculos se vuelven cada vez más rígidos y resulta difícil tragar. La persona puede quedar ciega. En las fases finales, la temperatura del cuerpo puede subir y la presión arterial y el pulso se vuelven anormales.

El médico establece el diagnóstico basándose en los síntomas. El diagnóstico puede confirmarse por medio de un análisis de sangre al encontrar valores altos de anticuerpos contra el virus del sarampión, o bien por medio de un electroencefalograma anormal (EEG) o de una resonancia magnética (RM) o una tomografía computadorizada (TC) que revelen anomalías en el cerebro.

Pronóstico y tratamiento

La enfermedad casi siempre resulta mortal en niños entre uno y tres años de edad. Aunque la causa de muerte es por lo general la neumonía, ésta es consecuencia de la debilidad extrema y del control muscular anormal causados por esta enfermedad.

Nada puede hacerse para detener el avance de la enfermedad. Sin embargo, pueden administrarse anticonvulsionantes para reducir las convulsiones.

Rubéola

La rubéola (sarampión de 3 días) es una infección vírica contagiosa que produce síntomas leves, como dolor en las articulaciones y erupciones.

La rubéola se contagia principalmente al respirar microgotas del ambiente que contienen el virus y que han sido expulsadas por una persona infectada a través de la tos. El contacto estrecho con una persona infectada también puede contagiar la infección. Una persona es contagiosa desde la primera semana antes de la aparición del exantema hasta una semana después de su desaparición. Un bebé infectado antes del nacimiento puede ser contagioso durante muchos meses después de nacer. (• *V. página 1254*)

La rubéola es menos contagiosa que el sarampión y muchos niños nunca llegan a contagiarse. No obstante, la rubéola es grave, sobre todo para las mujeres embarazadas. Una mujer infectada durante las primeras 16 semanas (particularmente las primeras 8 o 10 semanas) de embarazo puede abortar, dar a luz un bebé muerto o tener un bebé con defectos congénitos. (• *V. página 1259*) Aproximadamente del 10 al 15 por ciento de las mujeres adultas jóvenes nunca han tenido la rubéola, por lo que pueden correr el riesgo de tener hijos con graves defectos congénitos si se infectan al comienzo del embarazo.

Las epidemias ocurren en intervalos irregulares durante la primavera. Las mayores epidemias ocurren cada 6 o 9 años. En los países desarrollados actualmente el número de casos es menor que nunca. Un único ataque de rubéola inmuniza a la persona de por vida.

Síntomas y diagnóstico

Los síntomas comienzan entre los 14 y los 21 días después de la infección. En los niños, la enfermedad empieza con un período de uno a cinco días de ligero malestar, con inflamación de ganglios del cuello y de la nuca y, en algunas ocasiones, dolor en las articulaciones. La garganta no está inflamada pero se pone roja al principio de la enfermedad. En los adolescentes y los adultos, estos síntomas precoces pueden ser muy leves o incluso no producirse en absoluto. También aparece una erupción leve que dura aproximadamente 3 días: empieza en la cara y el cuello y rápidamente se extiende hacia el tronco, los brazos y las piernas. A medida que aparece, la piel enrojece, particularmente en la cara. Aparecen manchas rosadas en el paladar, que después se funden hasta conformar una placa rojiza que se extiende hacia la parte posterior de la boca.

El diagnóstico se basa en estos síntomas típicos. Sin embargo, muchos casos de rubéola se diagnostican erróneamente o son leves y pasan inadvertidos. Puede hacerse un diagnóstico de seguridad, necesario durante el embarazo, midiéndose los valores en la sangre de los anticuerpos frente al virus de la rubéola.

Pronóstico y complicaciones

La mayoría de los niños afectados de rubéola se recupera completamente. Los adolescentes o adultos varones sufren un dolor transitorio en los testículos. Hasta un tercio de las mujeres padecen artritis o dolor articular cuando tienen rubéola. En casos raros se produce una infección en el oído medio (otitis media). La infección cerebral (encefalitis) es una complicación rara y a veces mortal. La rubéola en una mujer embarazada puede ser muy grave, al punto de provocar defectos congénitos, la muerte del bebé o un aborto.

Prevención y tratamiento

La vacuna contra la rubéola (sarampión de 3 días) es una de las inmunizaciones sistemáticas de la infancia. (• *V. recuadro, página 1235*) La vacuna suele inyectarse en el músculo junto con las vacunas de la parotiditis y el sarampión.

Los síntomas de la rubéola casi nunca son tan graves como para requerir tratamiento. Una infección en el oído medio (• *V. página 1040*) puede ser tratada con antibióticos, pero ningún tratamiento puede curar la encefalitis.

Panencefalitis progresiva por rubéola

La panencefalitis progresiva por rubéola es un trastorno cerebral progresivo, muy raro, que afecta a los niños con algún defecto congénito causado por la exposición de la madre al virus de la rubéola durante el embarazo.

Un feto expuesto al virus de la rubéola durante la gestación puede nacer con defectos congénitos como sordera, cataratas, cabeza pequeña y retraso mental. Además, el virus puede quedar inactivo en el cerebro y reactivarse, por razones desconocidas, cuando el niño ya es mayor, principalmente al comienzo de la adolescencia. Cuando esto ocurre, el niño puede desarrollar rigidez muscular progresiva (espasticidad), falta de coordinación, deterioro mental y convulsiones. Los análisis de sangre pueden revelar altos valores de anticuerpos contra el virus de la rubéola, y la tomografía computadorizada (TC) o la resonancia magnética (RM) pueden detectar anomalías en el cerebro. Ningún tratamiento puede curar este trastorno.

Roséola infantil

La roséola infantil es una infección vírica contagiosa que afecta a los bebés y a los niños pequeños causando erupciones y fiebre alta.

La roséola suele aparecer en la primavera y el otoño, en ocasiones en brotes locales. La causa más frecuente es el herpesvirus 6, uno de los virus que producen herpes.

Síntomas y diagnóstico

Los síntomas comienzan a los 5 o 15 días después de la infección. La fiebre sube repentinamente a 39,4 o 40,5 °C y dura de 3 a 5 días. Las convulsiones, conocidas como ataques febriles, son muy frecuentes durante las primeras horas de la infección, particularmente a medida que sube la temperatura. A pesar de la fiebre alta, el niño está habitualmente alerta y activo. Pueden agrandarse los ganglios linfáticos localizados en la parte posterior de la cabeza, a los lados del cuello y detrás de las orejas. El bazo también puede agrandarse ligeramente. La fiebre habitualmente desaparece al cuarto día.

Aproximadamente el 30 por ciento de los niños presenta una erupción a medida que desciende la fiebre. Ésta es roja y plana pero puede tener áreas elevadas, principalmente en el pecho y el abdomen y menos extensivamente en la cara, los brazos y las piernas; no pica y puede durar entre algunas horas y 2 días.

El médico realiza el diagnóstico basándose en los síntomas. Generalmente no se necesitan análisis de anticuerpos ni cultivos del virus.

Tratamiento

Los síntomas se tratan según la necesidad. Es importante reducir la fiebre, particularmente si el niño ha tenido ataques febriles. Se puede utilizar paracetamol o ibuprofeno para reducirla, pero no aspirina. Ésta no es recomendable para los niños y los adolescentes porque incrementa el riesgo del síndrome de Reye (• *V. página 1317*)

Eritema infeccioso

El eritema infeccioso (quinta enfermedad) es una infección vírica contagiosa que causa manchas o una erupción roja abultada de carácter leve.

El eritema infeccioso es causado por el parvovirus humano B19 y suele presentarse durante la primavera, a menudo afecta a niños y adolescentes en brotes geográficamente limitados. La infección se contagia principalmente mediante la inhalación de microgotas del aire que han sido expulsadas con la tos por una persona infectada. La infección puede transmirse también de la madre al feto durante el embarazo, lo que posiblemente mate al feto o le cause anemia aguda y exceso de líquidos e inflamación (edema).

Síntomas, diagnóstico y tratamiento

Los síntomas, que comienzan entre 4 y 14 días después de la infección, pueden variar y algunas personas no presentan ninguno. Un niño con eritema infeccioso suele tener poca fiebre, sólo se siente ligeramente enfermo y tiene las mejillas rojas hasta el punto de que parece que le hayan dado una bofetada. Al cabo de un día o dos, aparece la erupción, sobre todo en los brazos, las piernas y el tronco, pero habitualmente no en las palmas de las manos ni en la planta de los pies. No produce picazón (prurito) y son como manchas rojas elevadas que forman una especie de "filigrana", particularmente en las áreas de los brazos que no están cubiertas por la ropa, porque la erupción puede empeorar si se expone a la luz solar.

La enfermedad, generalmente, dura entre 5 y 10 días. Durante las semanas siguientes, la erupción puede reaparecer como una reacción ante la luz del sol, el ejercicio, el calor, la fiebre o la tensión emocional. En los adultos, el dolor leve de las articulaciones y la inflamación pueden ser permanentes o aparecer y desaparecer durante semanas o meses.

El médico hace el diagnóstico basándose en la característica apariencia de la erupción. Los análisis de sangre pueden ser útiles para identificar el virus. El tratamiento tiene como objetivo el alivio de los síntomas.

Varicela

La varicela es una infección vírica contagiosa que produce una erupción característica con picazón y está formada por grupos de manchas pequeñas, planas o elevadas, ampollas llenas de líquido y costras.

La varicela, que es muy contagiosa, se transmite por microgotas transportadas por el aire y que contienen el virus varicela zoster. Una persona con varicela es muy contagiosa en cuanto aparecen los síntomas y sigue siéndolo hasta que las últimas ampollas hayan formado costras. El aislamiento de una persona infectada previene el contagio de la infección a otras personas que no la hayan padecido.

Una persona que ha tenido varicela desarrolla inmunidad y no puede contraerla de nuevo. Sin embargo, el virus de la varicela zoster permanece inactivo en el cuerpo tras la infección inicial de varicela y a veces se reactiva más tarde, causando herpes zoster. (• *V. página 948*)

Síntomas y diagnóstico

Los síntomas comienzan entre los 10 y los 21 días después de la infección. En los niños de más de 10 años, los primeros síntomas son un leve dolor de cabeza, fiebre moderada y una sensación de malestar general (indisposición). Los niños más pequeños habitualmente no tienen estos síntomas y la sintomatología suele ser más grave en los adultos.

Aproximadamente al cabo de 24 o 36 horas del comienzo de los primeros síntomas, aparece una erupción formada por pequeñas áreas planas (manchas) de color rojo. Estas manchas comienzan a sobreelevarse poco después, para formar unas ampollas redondas sobre un fondo rojo, que pican mucho y están llenas de líquido (vesícula fláccida); finalmente se forman costras. Toda la secuencia tarda entre 6 y 8 horas. Del mismo modo, siguen formándose grupos de manchas que al final se convierten en costras. Al quinto día suele detenerse la formación de manchas nuevas; la mayoría de ellas ha formado costra hacia el sexto día y casi todas suelen desaparecer en menos de 20 días.

La cara, los brazos y las piernas tienen relativamente pocas manchas, excepto en casos graves en los que toda la superficie del cuerpo resulta afectada. Cuando sólo hay unas pocas manchas, éstas se localizan habitualmente en la parte superior del tronco. Frecuentemente aparecen también en el cuero cabelludo. Las manchas en la boca rápidamente se fisuran y forman llagas (úlceras), que a menudo duelen al tragar. Las llagas también pueden aparecer en los párpados y en las vías respiratorias superiores, el recto y la vagina. Las localizadas en la caja de la voz y en las vías respiratorias superiores, en ocasiones, pueden causar una grave dificultad respiratoria. Los ganglios linfáticos que se encuentran a los lados del cuello pueden inflamarse y ser dolorosos al tacto. La fase peor de la enfermedad dura habitualmente de 4 a 7 días.

El médico suele reconocer fácilmente la varicela porque la erupción y los demás síntomas son muy característicos. Sólo muy excepcionalmente es necesario realizar una medición de los valores de anticuerpos en la sangre e identificar el virus en el laboratorio.

Complicaciones

Los niños habitualmente se recuperan de la varicela sin problemas. Sin embargo, la infección puede ser grave o incluso mortal en los adultos y sobre todo en personas (niños o adultos) con un sistema inmune deficiente.

La neumonía causada por el virus es una complicación grave que puede afectar principalmente a los adultos, a los recién nacidos o a cualquier persona con un sistema inmune deficiente. El corazón puede inflamarse y es posible que aparezca un soplo cardíaco. La inflamación de las articulaciones puede causar dolor. El hígado puede inflamarse, pero habitualmente no se presentan síntomas. Ocasionalmente la persona puede sufrir hemorragias en los tejidos.

Las llagas de la piel pueden infectarse con bacterias y causar erisipelas, (• *V. página 1009*) pioderma o impétigo ampollar. (• *V. página 1008*)

La infección cerebral (encefalitis), que puede manifestarse hacia el final de la enfermedad o incluso una o dos semanas después, afecta a menos de uno de cada 1 000 casos. La encefalitis puede causar dolores de cabeza, vómitos, inestabilidad al caminar, confusión y convulsiones. Aunque la encefalitis puede ser mortal, las posibilidades de recuperación completa en general son buenas. El síndrome de Reye, una complicación rara pero muy grave que afecta casi exclusivamente a los menores de 18 años, puede empezar entre 3 y 8 días después de que aparezca la erupción. (• *V. página 1317*)

Prevención y tratamiento

Existe una vacuna para prevenir la varicela. Se pueden administrar anticuerpos contra el virus de la varicela (inmunoglobulina antizoster o antivaricela-zoster) a las personas que no se han vacunado y tienen un elevado riesgo de complicaciones, como las que tienen un sistema inmune deficiente.

Los casos de varicela leve sólo requieren un tratamiento de los síntomas. Colocar compresas húmedas sobre la piel alivia el picor (prurito), que puede ser intenso, y evita que la persona se rasque y propague la infección, lo que puede ocasionar además la formación de cicatrices. Debido al riesgo de infección bacteriana, es importante lavar a menudo la piel con agua y jabón, mantener las manos limpias, las uñas cortas para minimizar el rascado y la ropa limpia y seca.

En ciertos casos se administran medicamentos que alivian el picor, como por ejemplo antihistamínicos. Si se desarrolla una infección bacteriana es posible que se requieran antibióticos. Los casos graves de varicela pueden ser tratados con aciclovir, un fármaco antivírico.

Parotiditis

La parotiditis (paperas) es una infección vírica contagiosa que causa un agrandamiento doloroso de las glándulas salivales. La infección puede también afectar a otros órganos, especialmente en los adultos.

La parotiditis está causada por un paramixovirus, pariente del virus del sarampión. Se contagia al respirar microgotas que contienen el virus y que flotan en el aire procedente de los estornudos o la tos, o bien por el contacto directo con objetos contaminados por saliva infectada.

La parotiditis es menos contagiosa que la varicela o el sarampión. En áreas muy pobladas pueden darse

El niño con parotiditis

El niño con parotiditis probablemente padecerá una hinchazón dolorosa entre la oreja y el ángulo de la mandíbula.

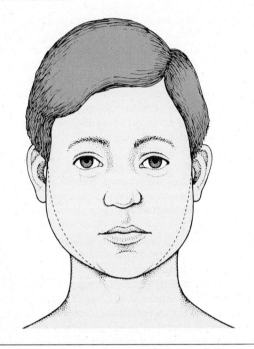

casos durante todo el año, pero es más frecuente hacia el final del invierno y el comienzo de la primavera. Pueden producirse epidemias cuando varias personas propensas viven juntas. Aunque la enfermedad puede ocurrir a cualquier edad, la mayoría de los casos afecta a niños entre 5 y 15 años de edad. La enfermedad no es frecuente en menores de 2 años. Una infección por el virus de la parotiditis habitualmente proporciona inmunidad de por vida.

Síntomas y diagnóstico

El virus infecta las glándulas salivales. Los síntomas comienzan entre 14 y 24 días después de la infección. El niño puede tener escalofríos, dolor de cabeza, falta de apetito, sensación de malestar general y una fiebre baja o moderada entre 12 y 24 horas antes de que una o más glándulas salivales empiecen a inflamarse, sin embargo entre un 25 y un 30 por ciento de las personas no presenta estos síntomas. El primer síntoma de infección de las glándulas salivales es el dolor al masticar o al tragar, particularmente al tragar líquidos ácidos, como zumos de naranja o limón. Las glándulas son dolorosas al tacto. En esta fase, la temperatura habitualmente sube hasta 39,4 o 40 ℃. Las glándulas salivales están más inflamadas hacia el segundo día.

El médico piensa en una parotiditis cuando una persona tiene las glándulas salivales inflamadas. El diagnóstico es muy probable si esto sucede durante una epidemia de esta enfermedad. En otros momentos es posible que se necesite realizar algún análisis para descartar otras causas posibles. Los análisis de laboratorio pueden identificar el virus de la parotiditis y sus anticuerpos, pero rara vez son necesarios para llegar al diagnóstico.

Pronóstico y complicaciones

Casi todos los niños con parotiditis se recuperan totalmente sin problemas, pero en casos raros los síntomas pueden empeorar de nuevo al cabo de aproximadamente dos semanas.

Las complicaciones pueden afectar a otros órganos en vez de las glándulas salivales, particularmente en personas que se infectan después de la pubertad. Las complicaciones pueden ocurrir antes, durante o después de la inflamación de las glándulas salivales, o incluso sin que éstas se afecten.

Aproximadamente el 20 por ciento de los varones infectados después de la pubertad, desarrolla una dolorosa inflamación en uno o ambos testículos (una enfermedad llamada orquitis). Cuando se cura, el testículo afectado puede hacerse pequeño. En algunos casos, los testículos quedan lesionados para siempre. La lesión de ambos testículos puede producir esterilidad. La inflamación de uno o ambos ovarios en las mujeres (ooforitis) es otra complicación. Causa dolor abdominal leve y en alguna rara ocasión produce infertilidad.

La parotiditis puede causar una inflamación vírica del cerebro o bien de la membrana que lo recubre (encefalitis o meningitis), lo que causa dolor de cabeza, rigidez en el cuello, somnolencia, coma o convulsiones. Entre el 5 y el 10 por ciento de las personas con parotiditis desarrolla meningitis y la mayoría se recupera completamente. Alrededor de una de cada 400 a 6000 personas con parotiditis contrae encefalitis; quien la padece probablemente sufra una lesión cerebral o nerviosa permanente, como sordera o parálisis de los músculos faciales. Estos trastornos habitualmente afectan sólo a un lado del cuerpo.

Hacia el final de la primera semana puede aparecer una pancreatitis, que es una inflamación del páncreas. Esta enfermedad puede causar náuseas o vómitos con dolores abdominales leves o intensos. Estos síntomas desaparecen en aproximadamente una semana y la persona se recupera por completo.

La inflamación puede afectar a distintos órganos. Por ejemplo, si la inflamación afecta a los riñones, se pueden eliminar grandes cantidades de orina diluida; la inflamación articular puede causar dolor en una o más articulaciones.

Prevención y tratamiento

La vacuna contra la parotiditis se administra de forma sistemática en la infancia. (• *V. recuadro, página 1235)* Por lo general, se inyecta en un músculo junto a las del sarampión y de la rubéola.

Una vez que la infección ha empezado, ésta tiene que seguir su curso. Como quizás resulte doloroso masticar, puede ser necesario comer alimentos blandos. Los alimentos y líquidos ácidos, como los zumos de limón y naranja, hacen que la glándula salival produzca más saliva, lo que puede ocasionar dolor. Para aliviar el dolor de cabeza y el malestar pueden usarse analgésicos como paracetamol e ibuprofeno. En niños o adolescentes no se usa aspirina porque puede aumentar el riesgo de síndrome de Reye. (• *V. página 1317)*

Los niños o los adultos con inflamación testicular deben guardar reposo en cama. Se puede sostener el escroto con una cinta adhesiva protegida con algodón que forme una especie de puente entre ambos muslos. Se puede calmar el dolor utilizando cubitos de hielo.

Si la pancreatitis causa náuseas y vómitos intensos, pueden administrarse líquidos intravenosos.

Infección por el virus sincitial respiratorio

La infección por el virus sincitial respiratorio es una enfermedad vírica contagiosa que afecta a los pulmones.

El virus sincitial respiratorio causa brotes de enfermedades pulmonares todos los años hacia el final del otoño y el comienzo del invierno. La infección se contagia al inhalar microgotas transportadas por el aire que contienen el virus, o bien, al tocar a una persona u objetos infectados. El virus sincitial respiratorio es la causa más frecuente de infecciones pulmonares, incluyendo bronquiolitis y neumonía, en bebés y niños pequeños. Las infecciones en bebés pueden ser graves e incluso mortales; también pueden desarrollar síntomas graves las personas de mayor edad y aquellas con enfermedad pulmonar crónica. Los adultos sanos y los niños mayores suelen desarrollar una infección pulmonar leve o moderada. La infección proporciona sólo inmunidad parcial, por lo que es posible infectarse más veces. Sin embargo, las infecciones subsiguientes por el virus sincitial respiratorio son menos graves que las primeras.

Síntomas y diagnóstico

Los síntomas de infección por el virus sincitial respiratorio comienzan entre 2 y 8 días después del contagio. Las primeras manifestaciones son la congestión nasal y la garganta irritada, y varios días después se siguen de dificultades respiratorias, jadeos y tos. Los bebés pueden tener fiebre. Los síntomas tienden a ser más leves en los niños mayores y en los adultos, en quienes la infección puede parecerse a una gripe, o a un resfriado común, o bien no causar síntoma alguno. Los síntomas también tienden a ser más leves en quienes puedan haber estado expuestos al virus con anterioridad. La infección es más grave en los niños pequeños y en las personas con enfermedades subyacentes, especialmente de índole respiratoria.

El diagnóstico se basa habitualmente en los síntomas. Los análisis de laboratorio pueden identificar el virus o sus anticuerpos en muestras de sangre, pero rara vez son necesarios.

Pronóstico y tratamiento

Los niños mayores y los adultos suelen mejorar sin tratamiento en aproximadamente unos 9 días después de la aparición de los síntomas. Sin embargo, en los más pequeños y en los que se hallan muy afectados, éstos pueden durar mucho más tiempo e incluso puede que necesiten tratamiento intensivo en el hospital para mantener una respiración adecuada.

La ribavirina, un fármaco antivírico, afecta a la capacidad de reproducción del virus y puede acelerar la recuperación, pero sólo se prescribe a las personas con infección grave. La ribavirina no se indica en mujeres embarazadas porque puede causar daño al feto.

Crup

El crup es una infección vírica contagiosa de los conductos respiratorios superiores e inferiores que causa dificultad para respirar, sobre todo al inspirar.

El crup puede estar causado por muchos virus diferentes. En el otoño, el virus parainfluenza es la causa más probable. Con menos frecuencia, el crup puede estar causado por el virus del sarampión u otros virus, como el sincitial respiratorio o el de la gripe, sobre todo durante el invierno y la primavera. El crup afecta principalmente a niños de entre 6 meses y 3 años de edad, si bien ocasionalmente afecta a niños más pequeños o a los de mayor edad. El crup causado por el virus de la gripe puede ser particularmente grave y ocurre con más frecuencia en los niños de entre 3 y 7 años de edad. La enfermedad suele contagiarse al respirar microgotas transportadas por el aire que contienen el virus, o bien a través del contacto con objetos infectados.

Síntomas y diagnóstico

El crup habitualmente empieza con síntomas similares a los del resfriado. La infección inflama la membrana que recubre los conductos respiratorios, por lo que éstos se estrechan y resulta difícil respirar. La dificultad al inspirar, junto con la tos fuerte y la ronquera, suelen manifestarse primero por la noche. La dificultad para respirar puede despertar al niño. La respiración es acelerada y profunda y la mitad de los niños presenta fiebre. El estado del niño puede mejorar por la mañana pero volver a empeorar por la noche. La enfermedad dura habitualmente entre 3 y 4 días. El crup recurrente recibe el nombre de crup espasmódico. La alergia puede ser una de las causas del crup espasmódico, pero habitualmente empieza con una infección vírica. El médico reconoce el crup por sus síntomas característicos.

Tratamiento

El niño que padece crup leve puede ser cuidado en su casa. Se le coloca en una posición cómoda, cuidando que reciba muchos líquidos, y se le permite descansar porque la fatiga y el llanto pueden empeorar la enfermedad. Los humidificadores de uso doméstico (por ejemplo, vaporizadores de frío) pueden reducir la sequedad de los conductos respiratorios superiores y facilitar la respiración. La humedad puede incrementarse rápidamente dejando abierta el agua caliente de la ducha para crear vapor en el baño. En el caso de que la dificultad respiratoria aumente o continúe, de que la frecuencia cardíaca se acelere o de que la piel adquiera un color azulado o se deshidrate, el niño debe ser hospitalizado.

Ya en el hospital, se le puede administrar oxígeno si sus valores en sangre son bajos. Si la concentración de anhídrido carbónico en la sangre es alta, significa que el niño está agotado. Entonces debe instaurarse ventilación respiratoria mecánica colocando un tubo en las vías respiratorias y bombeando aire a los pulmones mediante un aparato diseñado para tal fin.

Con un nebulizador que utiliza ultrasonidos, diferente de un humidificador doméstico, se pueden producir gotas lo suficientemente pequeñas como para que lleguen a las vías respiratorias inferiores y reduzcan la viscosidad de las secreciones. De este modo, la tos puede expulsar más fácilmente estas secreciones de las vías respiratorias.

A través de un nebulizador pueden inhalarse medicamentos que dilatan las vías respiratorias,

como la adrenalina. Estos medicamentos pueden utilizarse para facilitar la respiración del niño. Si el niño está hospitalizado puede que se le administren corticosteroides para el tratamiento precoz del crup vírico grave, pero existe gran controversia en cuanto al uso de estos fármacos. El uso de antibióticos se limita a aquellos raros casos en que un niño con crup también desarrolla una infección bacteriana.

Bronquiolitis

La bronquiolitis es una infección vírica contagiosa de las vías respiratorias que afecta a los bebés y a los niños pequeños y causa dificultad al respirar, sobre todo al espirar.

Varios virus pueden causar bronquiolitis, incluso el virus sincitial (• *V. página 1309*) respiratorio y los virus parainfluenza. La bronquiolitis suele manifestarse en epidemias, principalmente en niños menores de 18 meses de edad y, con mayor frecuencia, en los bebés menores de 6 meses. Durante el primer año de vida, la bronquiolitis afecta aproximadamente a 11 de cada 100 niños.

Síntomas y diagnóstico

La bronquiolitis suele aparecer tras un resfriado, que es una infección de las vías respiratorias altas. Comienza con una repentina dificultad respiratoria, especialmente al espirar, seguida de una respiración rápida, una frecuencia cardíaca acelerada y tos seca. El niño suele tener mucho sueño y también fiebre, se cansa y comienza a respirar de forma poco profunda e ineficaz. Los vómitos o una menor ingestión de líquidos pueden conducir a la deshidratación. El diagnóstico se basa en los síntomas.

Pronóstico y tratamiento

La mayoría de los niños se recupera en su casa en un período de 3 a 5 días. Durante el proceso se pueden dar líquidos con frecuencia. La creciente dificultad al respirar, la coloración azulada de la piel, la fatiga y la deshidratación indican que el niño debe ser hospitalizado. Los niños que padecen alguna enfermedad cardíaca o cuya inmunidad es deficiente pueden ser hospitalizados incluso antes. Con un cuidado apropiado, la probabilidad de morir de bronquiolitis grave es inferior al uno por ciento.

Ya en el hospital, se controlan los valores de oxígeno y anhídrido carbónico en la sangre. El oxígeno se administra habitualmente en una tienda de oxígeno o con una máscara. Puede ser necesario recurrir a un respirador artificial para asistir la respiración. Es posible utilizar un nebulizador de ultrasonidos para dilatar las vías respiratorias y fluidificar las secreciones y se pueden administrar líquidos intravenosos. A los bebés prematuros o afectados de otras enfermedades que les exponen a un alto riesgo se administra el fármaco antivírico ribavirina.

Poliomielitis

La poliomielitis es una infección vírica muy contagiosa, a veces mortal, que puede producir debilidad muscular permanente, parálisis y otros síntomas.

El poliovirus, un enterovirus, se contagia al tragar sustancias como agua contaminada por heces infectadas. La infección se extiende desde el intestino a todo el cuerpo, pero el cerebro y la médula espinal son los más gravemente afectados.

A principios del siglo XX, gran parte de los recursos sanitarios estaban destinados a las personas infectadas por la poliomielitis. Hoy en día, la mayoría de los médicos nunca ha visto una infección nueva de poliomielitis. En los países industrializados los brotes de poliomielitis han desaparecido casi por completo gracias a los masivos programas de vacunación. Antes de existir las vacunas, los brotes se presentaban durante los meses de verano y de otoño en zonas de clima templado. En los países en vías de desarrollo, el virus puede propagarse a través del agua contaminada por heces humanas. Los niños menores de 5 años de edad son especialmente propensos a infectarse de esta manera.

Síntomas y diagnóstico

La poliomielitis que afecta a los niños pequeños suele ser leve. Los síntomas, que comienzan entre los 3 y los 5 días después de la infección, consisten en una sensación de malestar general, fiebre ligera, dolor de cabeza, irritación de garganta y vómitos. El niño se recupera habitualmente en 24 a 72 horas.

La poliomielitis grave es más probable en los niños mayores y los adultos. Los síntomas, que habitualmente aparecen entre los 7 y los 14 días después de la infección, incluyen fiebre, intenso dolor de cabeza, rigidez del cuello y de la espalda y dolor muscular profundo. En algunas zonas de la piel aparecen sensaciones raras, como pinchazos y una inusual sensibilidad al dolor. La enfermedad puede estacionarse o bien puede progresar y desarrollarse debilidad o parálisis en ciertos músculos, dependiendo de qué partes del cerebro y de la médula espinal estén afectadas. La persona puede tener dificultad para tragar y puede ahogarse con saliva, alimentos, o líquidos. Al tragar a veces los líquidos pasan a la nariz. Finalmente, la voz puede desarrollar un tono nasal.

Secuelas de poliomielitis

Obsérvese la atrofia muscular en el miembro inferior izquierdo de este niño.

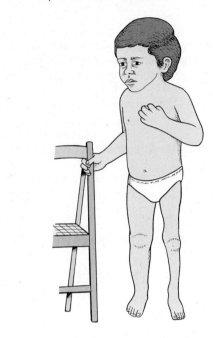

Se puede diagnosticar la poliomielitis a partir de estos síntomas. El diagnóstico se confirma al identificar el poliovirus en un análisis de heces y al detectar valores altos de anticuerpos frente al virus en la sangre.

Complicaciones

La complicación más grave de la poliomielitis es la parálisis permanente. Aunque la parálisis ocurre en menos de uno de cada cien casos, la debilidad permanente de uno o más músculos es bastante frecuente.

A veces, la parte del cerebro responsable de la respiración puede resultar afectada y causar debilidad o parálisis en los músculos del pecho. Durante las epidemias de los años 1940 y 1950, esta complicación hizo que se extendiera el uso del pulmón de acero, un incomodo dispositivo mecánico que facilitaba la respiración. Hoy en día, la muerte por poliomielitis es rara.

Algunas personas desarrollan otras complicaciones al cabo de 20 o 30 años de haber sufrido un ataque de poliomielitis. Esta enfermedad (síndrome de pospoliomielitis) consiste en una debilidad muscular progresiva, que a menudo es causa de una grave invalidez.

Prevención y tratamiento

La vacuna de la poliomielitis está incluida en las inmunizaciones sistemáticas de los niños. (• *V. recuadro, página 1235*) Existen dos tipos de vacunas, una con poliovirus inactivado (vacuna de Salk), que se administra en forma de inyección y otra con poliovirus vivos (vacuna de Sabin), de administración oral. La vacuna viva de administración oral otorga mayor inmunidad y habitualmente es la forma preferida de uso. Sin embargo, en casos muy raros, la vacuna viva puede causar poliomielitis, sobre todo en personas que tienen un sistema inmune deficiente. Por consiguiente, la vacuna viva no se administra a estas personas o a las que tienen contacto permanente con ellas, porque el virus vivo se elimina por las heces durante cierto tiempo después de la vacunación.

En los países industrializados no se recomienda vacunar por primera vez a personas mayores de 18 años, ya que el riesgo de adquirir poliomielitis en esas circunstancias es sumamente bajo. Los adultos que nunca han sido inmunizados y que deben viajar a una zona donde la poliomielitis representa todavía un problema sanitario deberían vacunarse.

La poliomielitis no se cura y los medicamentos antivíricos no afectan al curso de la enfermedad. Sin embargo, si los músculos de la respiración se debilitan puede utilizarse un ventilador artificial para la respiración.

CAPÍTULO 261

Infección por el virus de la inmunodeficiencia humana

La infección por el virus de la inmunodeficiencia humana es un trastorno vírico que, progresivamente, destruye los glóbulos blancos y causa el síndrome de inmunodeficiencia adquirida (SIDA).

El virus de la inmunodeficiencia humana (VIH) finalmente causa el deterioro progresivo del sistema inmune del cuerpo, permitiendo el desarrollo de infecciones oportunistas (no habituales) y, sobre todo en adultos, de ciertos cánceres. El SIDA es la fase avanzada de la infección por VIH y es, en la actualidad, una enfermedad mortal.

La infección por el VIH y el SIDA afectan principalmente a adultos jóvenes; (• *V. página 957*) sólo aproximadamente el 2 por ciento de las personas infectadas por el VIH en algunos países industrializados, son niños o adolescentes. Sin embargo, la cantidad de adultos jóvenes con infección por el VIH que, presumiblemente, adquirieron la infección durante la adolescencia está aumentando rápidamente.

Causas

La infección por el VIH está causada por el virus VIH-1 o, menos frecuentemente, por un virus muy relacionado llamado VIH-2. (• *V. página 957*) Los niños pequeños con infección por el VIH casi siempre adquirieron el virus de su madre antes o durante el nacimiento, aunque más de dos tercios de los hijos de mujeres infectadas por el VIH no se infectarán. Los bebés pueden adquirir la infección de su madre después del nacimiento porque el virus puede ser transmitido a través de la leche.

La transmisión del virus de madre a hijo no es la única manera de la cual los niños pueden infectarse. Aunque rara, otra forma de infección es el contacto por medio del abuso sexual. Finalmente, un niño puede haberse infectado a través de una transfusión de sangre si ésta se realizó antes de 1985. Los jóvenes varones con hemofilia (• *V. página 789*) que recibieron concentrados de factores coagulantes antes de mediados de la década de los años 1980 pueden haberse infectado si los productos de la sangre estaban contaminados por el VIH. Desde 1985, toda la sangre donada ha sido controlada para verificar la presencia del anticuerpo contra el VIH y se han logrado grandes progresos en la seguridad de los concentrados de factores coagulantes. Hoy en día es excepcional contraer una infección por el VIH a través de una transfusión de sangre o por productos derivados.

En los adolescentes, los medios de infección son los mismos que en los adultos: las relaciones sexuales, el hecho de compartir agujas infectadas al inyectarse drogas y, con menos frecuencia, las transfusiones de sangre anteriores a 1985. Tanto las relaciones homosexuales como las heterosexuales pueden contagiar el virus. La actividad homosexual masculina es responsable del 33 por ciento de los casos recientes por el VIH en varones adolescentes y la actividad heterosexual representa aproximadamente el 54 por ciento de los casos recientes detectados entre mujeres adolescentes. El hecho de compartir agujas infectadas es responsable de aproximadamente el 11 por ciento de los casos recientes detectados entre los adolescentes.

El virus *no* se transmite a través de los alimentos, el agua, los artículos de la casa o el contacto social en la casa, el lugar de trabajo o la escuela. En casos muy raros, el VIH ha sido transmitido por el simple contacto de la piel con sangre infectada. En casi todos los casos la piel superficial tenía erosiones, úlceras o heridas abiertas, o bien estaban implicados otros factores. Aunque la saliva puede contener el virus, la transmisión por el beso o mordedura nunca ha sido confirmada.

Síntomas y complicaciones

La infección antes, durante, o enseguida después del nacimiento no puede evidenciarse de forma inmediata. Entre un 10 y un 20 por ciento de los problemas infantiles empiezan durante el primero o el segundo año de vida. En el 80 o 90 por ciento restante, los problemas pueden aparecer años después. En más de la mitad de los niños infectados con el VIH el diagnóstico del SIDA se hace aproximadamente alrededor de los 3 años de edad. Si la enfermedad empieza después de la infancia, los períodos de enfermedad pueden alternar con períodos de salud relativamente normal. La infección por el VIH contraída durante la adolescencia suele permanecer inactiva o causa muy pocos síntomas durante meses o incluso años; esto es muy similar al curso de la infección por el VIH cuando se adquiere en la edad adulta.

A medida que el sistema inmune del niño se deteriora pueden aparecer una variedad de síntomas y complicaciones. Aproximadamente un tercio de los niños infectados con el VIH desarrolla inflamación pulmonar (neumonitis intersticial linfocitaria), habitualmente en el curso de los primeros años de vida. Según la gravedad de la lesión pulmonar, puede aparecer tos e inflamación de los extremos de los dedos (dedos en palillo de tambor).

La neumonía causada por el microorganismo *Pneumocystis carinii* es una amenaza grave para los niños con SIDA. Los niños que nacen infectados con el VIH habitualmente tienen, al menos, un episodio de neumonía por pneumocistis en los primeros 15 meses de vida. Más de la mitad de los niños infectados por el VIH padece neumonía en algún momento. La neumonía por pneumocistis es una causa principal de muerte en niños y adultos con SIDA.

Síntomas tempranos frecuentes en los niños pequeños, infectados por VIH

- Crecimiento escaso, pérdida de peso, fiebre prolongada o recurrente, diarrea persistente o ataques reiterados de diarrea, inflamación de los ganglios linfáticos, agrandamiento del hígado y el bazo, inflamación de las glándulas salivales de las mejillas.

- Infección por hongos persistente o recurrente (muguet) en la boca o en el área del pañal.

- Infecciones bacterianas recurrentes, como infecciones en el oído medio, pulmonía y meningitis.

- Varias infecciones víricas, por hongos, y parasitarias raras y oportunistas.

- Retraso del desarrollo del sistema nervioso o retroceso del mismo.

En un número significativo de niños infectados por el VIH, el daño cerebral progresivo evita o retrasa aspectos clave del desarrollo, como caminar y hablar. Estos niños también pueden tener una inteligencia deficiente y la cabeza pequeña en relación con el cuerpo. Hasta el 20 por ciento de los niños infectados pierde progresivamente sus aptitudes sociales y del lenguaje, además del control muscular. Pueden sufrir parálisis de una parte del cuerpo, inestabilidad o bien rigidez muscular.

Algunos niños desarrollan inflamación hepática (hepatitis) y lesión cardíaca (insuficiencia cardíaca) o renal (insuficiencia renal). Los cánceres son raros en los niños con SIDA, pero sí pueden presentarse el linfoma no hodgkiniano y el linfoma cerebral. El sarcoma de Kaposi, un cáncer que afecta a la piel y a los órganos internos, es sumamente raro en los niños.

Diagnóstico

Se presume infección por el VIH en aquellos niños cuyas madres están infectadas o en niños con síntomas de infección por el VIH o con problemas del sistema inmune. En el recién nacido, el análisis de sangre estándar que determina la presencia de anticuerpos contra el VIH no tiene valor diagnóstico, porque la sangre casi siempre contiene anticuerpos frente al VIH si la madre está infectada por este virus (aun cuando él mismo no lo esté). La mayoría de los bebés retiene sistemáticamente estos anticuerpos maternos durante 12 o 15 meses e incluso más, pero si los bebés no están infectados por el VIH, estos anticuerpos finalmente desaparecen de la sangre. Por consiguiente, para diagnosticar definitivamente la infección por el VIH en niños menores de 18 meses de edad es necesario realizar análisis de sangre especiales (un análisis mediante reacción en cadena de la polimerasa o un cultivo del VIH). La realización repetida de tales análisis permite diagnosticar la infección por el VIH en muchos, si no todos, de estos bebés infectados por este virus antes de los 6 meses de edad.

Los análisis de sangre estándar de anticuerpos contra el VIH sirven para diagnosticar la infección por este virus en niños mayores de 18 meses y en adolescentes.

Tratamiento y pronóstico

Cada vez se utiliza un número mayor de medicamentos para tratar la infección por el VIH en adultos y adolescentes. (• *V. página 962*) Muchos de estos medicamentos, aunque no todos, han sido probados en niños y su utilidad ya ha sido demostrada. Muchos expertos creen que las combinaciones de medicamentos pueden ser más útiles que un medicamento único. Las fármacos usados en niños son la zidovudina (AZT), la didanosina (ddI), la estavudina (d4T), la lamivudina (3TC) y la zalcitabina (ddC). Algunos fármacos usados sólo en adultos comienzan a ser probados también en niños. Éstos incluyen el saquinavir, el ritonavir y el indinavir. Algunos fármacos, como la nevirapina y la delavirdina, están probándose tanto en adultos como en niños.

Para prevenir la neumonía por pneumocistis, se administran antibióticos a los bebés mayores de un mes, hijos de mujeres infectadas por el VIH, y a niños con un deterioro significativo del sistema inmune. En general se administra trimetoprim-sulfametoxazol, pero algunos niños pueden tratarse con pentamidina o dapsona. Con la terapia farmacológica actual, el 75 por ciento de los niños nacidos con infección por el VIH hoy siguen vivos a los 5 años de edad y el 50 por ciento vive hasta los 8 años. La edad aproximada de fallecimiento sigue siendo los 10 años, pero cada vez más niños infectados con el VIH sobreviven hasta la adolescencia.

De vez en cuando se administra inmunoglobuli na intravenosa para incrementar la inmunidad del niño contra la infección. Las vacunaciones sistemáticas de la infancia se indican en la mayoría de los niños infectados con el VIH, tengan o no tengan síntomas de infección por el VIH. En general, las vacunas víricas y bacterianas vivas no se utilizan. Sin embargo, la vacuna contra el sarampión-paperas-rubéola (que contiene virus vivos) sí se aplica, ya que el sarampión puede causar una enfermedad grave o mortal en los niños infectados

con el VIH y hasta el momento no se ha registrado ningún efecto adverso de la vacuna.

El médico puede ayudar a determinar el riesgo de contraer una enfermedad infecciosa en los niños que requieren un cuidado especial, acudir a una guardería o ayuda de escolarización. En general, la transmisión de infecciones, como la varicela, a un niño infectado por el VIH (o a cualquier niño con un sistema inmune deficiente) constituye un peligro mayor que la transmisión del VIH por parte de ese niño a otros. Un niño pequeño infectado por el VIH que tiene heridas abiertas en la piel o presenta una conducta potencialmente peligrosa, como morder, quizás no deba acudir a la guardería. Sin embargo, en general, no es necesario que nadie, excepto los padres, el médico y quizás el médico de la escuela, sepan que el niño tiene una infección por el VIH.

Los niños infectados por el VIH requieren un control médico estricto a medida que la enfermedad empeora, pero el tratamiento se administra mejor en ambientes lo menos restrictivos posibles. Si se puede contar con una asistencia médica en el hogar y con servicios sociales adecuados, los niños pueden pasar más tiempo en casa que en el hospital.

Prevención

La prevención depende del conocimiento de los mecanismos de contagio del VIH y de la puesta en práctica de dichos conocimientos. Es esencial, para detener el avance del SIDA entre los adolescentes y los adultos, que conozcan la importancia de abstenerse de las relaciones sexuales o bien de realizarlas tomando las debidas precauciones.

El medio más eficaz para prevenir la infección en los recién nacidos es que las mujeres infectadas con el VIH eviten el embarazo. Algunos estudios de investigación demuestran que el parto por cesárea puede reducir el riesgo del bebé de contraer una infección por el VIH, pero esto no constituye una práctica normal.

Uno de los adelantos más significativos en la investigación del VIH es la prevención, en muchos casos, de la transmisión del virus de madre a hijo usando medicamentos anti-VIH. Las mujeres embarazadas que se saben infectadas por el VIH reciben zidovudina (AZT) por vía oral durante el segundo y el tercer trimestres (los últimos 6 meses) de embarazo, en combinación con zidovudina intravenosa durante las contracciones y el parto. La zidovudina se administra al recién nacido durante 6 semanas. Estas medidas han reducido el índice de transmisión de la madre al niño en más de dos tercios (de un 25 por ciento al 8 por ciento). La investigación continúa para ver si otros fármacos pueden reducir aún más el índice de transmisión. Por consiguiente, es altamente aconsejable que todas las mujeres embarazadas se hagan análisis en busca del VIH a principios del embarazo, para que la terapia con zidovudina pueda darse a tiempo en caso de necesidad.

Aunque el riesgo de adquirir la infección por el VIH a través de la leche de la madre es relativamente bajo, las madres infectadas deben evitar amamantar, especialmente en aquellos países donde existen buenos preparados de leche artificial para bebés y agua potable al alcance de todos. En países donde los riesgos de desnutrición o de contraer diarrea infecciosa por el agua contaminada son elevados, los beneficios de amamantar prevalecen sobre cualquier otro riesgo de transmisión del VIH.

Puesto que es probable que no se sepa que un niño esté infectado por el VIH, todos los colegios y las guarderías deberían adoptar medidas especiales para controlar los accidentes, como las hemorragias y para limpiar y desinfectar las superficies contaminadas con sangre. Durante la limpieza, el personal debería evitar el contacto de su piel con la sangre. Siempre deberían utilizarse guantes y es necesario lavarse las manos después de quitárselos. Las superficies contaminadas deben ser limpiadas y desinfectadas con una solución de lejía recién preparada que contenga una parte de lejía de uso doméstico y de 10 a 100 partes de agua.

CAPÍTULO 262

Infección por oxiuros

La infección por oxiuros es una enfermedad durante la cual el gusano Enterobius vermicularis *crece y se reproduce dentro del intestino.*

El parásito más frecuente entre los niños que viven en climas templados es el oxiuro y lo tienen al menos el 20 por ciento de todos los niños y el 90 por ciento de los niños que frecuentan guarderías u otras instituciones.

Causas

La infección habitualmente ocurre en dos fases. Los huevos, primero, se transfieren del área que rodea el ano (perianal) a las prendas de vestir, la ropa de cama o a los juguetes. Los huevos entonces se transfieren, a menudo por los dedos, a la boca de otro niño, que los traga. Los huevos también pueden ser inhalados procedentes del aire y luego tragados. Los niños pueden reinfectarse al pasarse los huevos de alrededor del ano hasta la boca.

Los oxiuros maduran en la parte inferior del intestino entre 2 y 6 semanas. El gusano hembra se mueve hacia el área perianal, habitualmente por la noche, para depositar los huevos dentro de los pliegues cutáneos del ano del niño. Los huevos son depositados junto a una sustancia pegajosa y gelatinosa. Esta sustancia y los movimientos del oxiuro madre causan el intenso picor (prurito) local.

Los huevos pueden sobrevivir fuera del cuerpo hasta 3 semanas a temperatura ambiente normal. Sin embargo, en el ano pueden abrirse rápidamente y las jóvenes lombrices pueden retroceder nuevamente hacia el recto y llegar al intestino inferior.

Síntomas

La mayoría de los niños con oxiuros no presenta síntomas. Algunos niños, sin embargo, tienen picor alrededor del ano y se rascan continuamente. La piel que rodea el ano puede estar irritada. En las niñas, la infección por oxiuros puede causar picor vaginal e irritación. El dolor abdominal, el insomnio, las convulsiones y otras consecuencias no comprobadas han sido erróneamente atribuidas a la infección por oxiuros. En casos raros, puede producirse apendicitis debido a que los gusanos bloquean el apéndice.

Diagnóstico

El diagnóstico de la infección por oxiuros se hace a partir de la identificación de los gusanos. El mejor resultado se obtiene al examinar el ano del niño al cabo de una o dos horas de acostarse por la noche. Los gusanos son blancos y tienen pelos delgados, pero se mueven y son visibles a simple vista. Los huevos o los gusanos pueden recogerse golpeando suavemente sobre los pliegues cutáneos que rodean el ano con el lado adhesivo de una cinta transparente por la mañana temprano, antes de que el niño se despierte. Luego se dobla la cinta de tal manera que la muestra quede dentro y se lleva al médico. Los huevos y los gusanos que se encuentran adheridos a la cinta pueden identificarse con el microscopio.

Pronóstico y tratamiento

Habitualmente no se requiere tratamiento. El parásito no suele causar daño y es muy frecuente en niños. Sin embargo, la mayoría de los padres se preocupa mucho con la idea de una infección por gusanos y por lo general quieren liberar a sus hijos de los mismos. Una única dosis de mebendazola o pirantel cura aproximadamente el 90 por ciento de los casos. Todos los miembros de la familia deben tomar el medicamento porque la reinfección puede pasar de un miembro de la familia a otro. Se puede aliviar el picor con cremas

o ungüentos aplicándolos directamente sobre el área perianal dos o tres veces al día.

A pesar de la terapia con medicamentos, la reinfección es frecuente después del tratamiento porque siguen excretándose huevos por las heces hasta una semana después del tratamiento. Las prendas de vestir, la ropa de cama y los juguetes deben lavarse frecuentemente en la lavadora para tratar de eliminar cualquier huevo que contengan.

CAPÍTULO 263

Trastornos probablemente causados por una infección

Varios trastornos que afectan a los niños tienen causas desconocidas o bien se sospecha de una infección. Tales trastornos incluyen la fiebre de origen desconocido, el síndrome de Reye y el síndrome de Kawasaki.

Fiebre de origen desconocido

La fiebre de origen desconocido en los niños es la temperatura rectal de como mínimo 38,5 °C al menos en cuatro ocasiones durante un mínimo de dos semanas o más sin una causa identificable.

Las fiebres efímeras, a menudo causadas por infecciones de las vías respiratorias altas, son frecuentes en los niños; la fiebre de origen desconocido dura más tiempo y requiere una evaluación médica extensa, ya que puede indicar una enfermedad grave.

Causas

Por lo general, en aproximadamente el 50 por ciento de los niños con fiebre de origen desconocido se diagnostica una infección. La infección difiere dependiendo de la edad del niño. En el 65 por ciento de los que tienen 6 años o menos, la causa es una infección vírica, habitualmente de las vías respiratorias altas (los senos, la nariz y la garganta). Los niños mayores de 6 años de edad tienen más tendencia a padecer una infección en la membrana que tapiza por dentro el corazón (endocarditis) o una mononucleosis infecciosa.

Generalmente, en los niños mayores de 6 años las enfermedades autoinmunes (• *V. página 846*) causan alrededor del 20 por ciento de los casos de fiebre de origen desconocido. Los ejemplos de enfermedades autoinmunes que pueden causar fiebre de origen desconocido incluyen la artritis reumatoide juvenil, la enfermedad inflamatoria del intestino y el lupus eritematoso sistémico.

El cáncer, habitualmente una leucemia o un linfoma, causa aproximadamente el 10 por ciento de los casos de fiebre de origen desconocido en los niños. Otras causas, que son responsables de aproximadamente el 10 por ciento de los casos, incluyen alergias a los medicamentos, síndrome de Kawasaki, enfermedades genéticas e inflamación de varios órganos, como los huesos, la glándula tiroides, el páncreas, el cerebro o la médula espinal. En aproximadamente el 15 por ciento de los niños, la causa de la fiebre de origen desconocido nunca llega a conocerse a pesar de llevar cabo exámenes minuciosos.

Síntomas y diagnóstico

La fiebre de origen desconocido se distingue de otras fiebres por su persistencia. A menudo, la fiebre aparece y desaparece durante al menos dos semanas. Ciertos síntomas vagos, como la pérdida del apetito, la pérdida de peso, la fatiga, los escalofríos y los sudores, son muy frecuentes. Estos síntomas generales no siempre sirven para identificar la causa. Sin embargo, el estudio minucioso de los síntomas, las enfermedades previas y la exposición a medicamentos, alimentos, animales domésticos, animales salvajes, viajes y personas enfermas (en combinación con minuciosas y repetidas exploraciones físicas) suelen ser útiles para diagnosticar la causa de la fiebre. La duración, los grados y el tipo de la fiebre también pueden ser de utilidad para llegar al diagnóstico. Los problemas de piel, como el picor, una erupción o un aumento de la pigmentación (oscurecimiento), pueden indicar una infección o una enfermedad subyacente, como un cáncer o una enfermedad autoinmune.

El dolor de pecho o la presencia de un soplo en el corazón también pueden indicar una enfermedad subyacente grave, como una infección de la membrana que tapiza el corazón por dentro (endocarditis). Los análisis de sangre y de orina, y las radiografías efectuadas en función de los datos obtenidos por la historia clínica y la exploración física, en ocasiones tienen que repetirse varias veces antes de llegar al diagnóstico final y, a menudo, el niño debe ser hospitalizado para seguir su estudio.

Pronóstico y tratamiento

El pronóstico depende de la causa. La mayoría de los casos de fiebre de origen desconocido se debe a una enfermedad frecuente de la niñez. Estos niños se recuperan con la terapia apropiada, que puede incluir antibióticos o no. En general se administra paracetamol para bajar la temperatura.

Síndrome de Reye

El síndrome de Reye es un trastorno raro pero muy grave y a menudo mortal que causa inflamación del cerebro y acumulación rápida de grasas en el hígado.

Aunque se desconoce la causa del síndrome de Reye, ciertos virus, como los virus A y B de la gripe o el virus de varicela, pueden estar implicados, quizás en combinación con ingestión de aspirina, la cual puede incrementar hasta 35 veces el riesgo de contraer el síndrome de Reye. Precisamente debido al riesgo del síndrome de Reye, el uso de aspirina o de compuestos similares (llamados salicilatos) en niños y adolescentes es considerado potencialmente peligroso. Sin embargo, puede que en algunos casos específicos se requiera utilizar estos fármacos.

El síndrome de Reye fue descubierto en 1963 y se sabe que desde 1974 hasta 1984 afectó entre 200 y 550 niños al año en algunos países desarrollados. Actualmente se considera un proceso muy raro, ya que afecta a menos de 20 niños al año en dichos países, en parte porque los niños ahora toman otros medicamentos que no son aspirina cuando requieren un analgésico o un antitérmico.

El síndrome de Reye afecta habitualmente a los niños y a los adolescentes. Sin embargo, ocasionalmente también afecta a los adultos. La mayoría de los casos ocurre a finales del otoño y durante el invierno. Los brotes importantes han afectado a personas con gripe y varicela. Un hermano de una persona que ha tenido el síndrome de Reye es ligeramente más propenso a contraerlo. No se sabe si esta tendencia ocurre porque la infección pasa de un hermano al otro, si es porque los hermanos comparten una exposición a una determinada toxina o porque existe un componente hereditario.

Síntomas y diagnóstico

La gravedad del síndrome de Reye varía mucho. Habitualmente, primero se produce una infección vírica, ya sea de las vías respiratorias altas, una gripe o la varicela. Luego, generalmente 4 o 5 días después, el niño tiene náuseas y vómitos muy intensos. A medida que los vómitos disminuyen a lo largo de aproximadamente un día, el niño entra en estado de confusión, que a veces se sigue de desorientación, agitación y, más tarde, convulsiones y coma. Cuando el síndrome aparece después de la varicela, los síntomas habitualmente empiezan 4 o 5 días después de que aparece la erupción. La muerte puede ocurrir rápidamente (en unos 4 días tras el ingreso en el hospital), aunque algunos casos pueden ser leves.

El médico sospecha el síndrome de Reye si un niño tiene vómitos intensos y evidencia de inflamación cerebral súbita sin una explicación razonable. Para diagnosticar el síndrome de Reye, probablemente tenga que realizarse una biopsia del hígado (• *V. página 586*) y una punción en la columna vertebral (punción lumbar). (• *V. recuadro, página 393*)

Pronóstico

El pronóstico del niño depende de la gravedad de los cambios mentales y de su velocidad de progresión. El

---

Síntomas de fiebre de origen desconocido

Síntomas generales
- Pérdida del apetito.
- Pérdida de peso.
- Fatiga.
- Escalofríos.
- Sudores.

Síntomas específicos
- Síntomas cutáneos, como picores, salpullido, cambios en la pigmentación.
- Dolor del pecho.
- Ahogo.
- Soplo cardíaco significativo.
- Enfermedad articular.
- Inflamación de los ganglios linfáticos.

Complicaciones del síndrome de Kawasaki

Complicaciones que atañen al corazón

• Inflamación de las arterias que transportan la sangre al corazón (arterias coronarias).
• Dilatación de una parte de las arterias coronarias (aneurisma).
• Inflamación del saco que rodea al corazón (pericarditis).
• Inflamación del músculo del corazón (miocarditis aguda).
• Insuficiencia cardíaca.
• Muerte del músculo del corazón (infarto).

Otras complicaciones

• Salpullidos raros.
• Inflamación de la úvea (uveítis anterior).
• Articulaciones dolorosas o inflamadas (principalmente las articulaciones pequeñas).
• Inflamación no infecciosa de la capa del cerebro (meningitis aséptica).
• Inflamación de la vesícula.
• Diarrea.

pronóstico también depende de la presión dentro del cráneo y de la cantidad de amoníaco en la sangre (las altas concentraciones de amoníaco indican una función hepática anormal). Las posibilidades de que el niño muera son, aproximadamente, del 20 por ciento, pero oscilan desde menos del dos por ciento en niños con enfermedad leve a más del 80 por ciento en los que están en coma profundo.

Los niños que sobreviven a la fase aguda de la enfermedad habitualmente tienen una recuperación completa. Quienes padecen convulsiones pueden desarrollar más adelante alguna evidencia de daño cerebral, como un retraso mental, un trastorno con convulsiones, movimientos musculares anormales o daño en determinados nervios. El síndrome de Reye casi nunca afecta dos veces al mismo niño.

Tratamiento

Ningún tratamiento específico puede detener el curso del síndrome de Reye. El diagnóstico precoz y el cuidado intensivo para facilitar las funciones vitales, como la circulación de la sangre y la respiración, son fundamentales. Se administran líquidos por vía intravenosa, junto con electrólitos y glucosa. También se suministra vitamina K para prevenir la hemorragia y pueden darse fármacos como manitol, corticosteroides (como dexametasona) o glicerol

para reducir la presión dentro del cerebro. La respiración del niño puede que tenga que ser asistida con un respirador artificial. Por lo general, el personal del hospital coloca tubos (catéteres) en las arterias y venas del niño para controlar la presión arterial y los gases de la sangre.

Síndrome de Kawasaki

El síndrome de Kawasaki es una enfermedad que afecta principalmente a los niños menores de cinco años y causa erupción cutánea, fiebre, inflamación de los ganglios linfáticos y, a veces, inflamación del corazón y de las articulaciones.

Se desconoce la causa del síndrome de Kawasaki, pero algunos hechos sugieren que puede ser provocado por un virus u otro agente infeccioso. El síndrome de Kawasaki fue descrito por primera vez en Japón a finales de los años sesenta. Desde entonces, miles de casos han sido diagnosticados en todo el mundo en diversos grupos étnicos, aunque el síndrome sigue siendo más frecuente en Japón.

En general los niños con el síndrome de Kawasaki tienen entre 2 y 5 años, aunque el síndrome también ocurre en adolescentes. Afecta aproximadamente al doble de niños que de niñas. El trastorno rara vez afecta a varios miembros de la misma casa.

Síntomas

La enfermedad empieza con fiebre, que es muy oscilante, pero que habitualmente sobrepasa los 39° C. El niño está irascible, a menudo somnoliento y de vez en cuando tiene dolores abdominales. En un día aparece un exantema rojo, en forma de manchas, habitualmente en el tronco y alrededor de la zona del pañal. A lo largo de varios días, el exantema afecta a las membranas mucosas, como la capa interna de la boca o de la vagina. El niño tiene la garganta roja, los labios rojos, secos y con fisuras, y la lengua roja como una fresa. Ambos ojos enrojecen pero no supuran. También las palmas de las manos y las plantas de los pies adquieren un color rojo o púrpura y las manos y los pies se hinchan. La piel de los dedos de las manos y de los pies empieza a desprenderse entre los 10 y 20 días posteriores al inicio de la enfermedad. A menudo los ganglios linfáticos del cuello se inflaman y se vuelven ligeramente dolorosos.

La complicación más grave del síndrome de Kawasaki es la afectación del corazón; los demás síntomas de la enfermedad no comportan problemas crónicos de la piel, de los ojos o de los ganglios linfáticos.

Aproximadamente entre un 5 y un 20 por ciento de los niños con síndrome de Kawasaki desarrolla complicaciones que afectan al corazón.

Estas complicaciones empiezan habitualmente entre 2 y 4 semanas después del inicio de la enfermedad.

El problema cardíaco más grave es el ensanchamiento anormal (dilatación) de las arterias coronarias. Aunque una dilatación ligera de las arterias puede no ser grave y al final resolverse, la dilatación intensa (aneurisma) puede ocasionar un ataque cardíaco y muerte súbita.

Otras complicaciones del síndrome de Kawasaki, como la inflamación de los tejidos que rodean el cerebro (meninges), de las articulaciones y de la vesícula, finalmente se curan sin dejar secuelas.

Diagnóstico

El diagnóstico se basa en los síntomas y no en los resultados de análisis específicos. La fiebre que dura menos de 5 días y la aparición de cuatro de los cinco cambios corporales (erupción, extremidades rojas e hinchadas, enrojecimiento ocular, cambios en los labios y en la boca, inflamación de los ganglios linfáticos) permiten establecer el diagnóstico. Los análisis de sangre, primero, revelan un número alto de glóbulos blancos y bajo de glóbulos rojos (anemia); más tarde se detectan valores elevados de plaquetas. Puede que también se alteren los resultados de otros análisis, dependiendo de los órganos afectados.

Pronóstico

Si las arterias coronarias no se han visto afectadas, por lo común los niños se recuperan completamente. Entre el uno y el dos por ciento de los niños con síndrome de Kawasaki muere, generalmente por complicaciones cardíacas. De éstos, más del 50 por ciento fallece dentro del primer mes, el 75 por ciento dentro de los 2 meses y el 95 por ciento antes de los 6 meses, pero la muerte puede ocurrir incluso 10 años después, a veces de forma súbita e inesperada. Los aneurismas de las arterias coronarias más pequeños tienden a desaparecer en un año, pero dichas arterias pueden quedar debilitadas y causar problemas de corazón años después.

Tratamiento

El tratamiento precoz reduce significativamente el riesgo de lesión de las arterias coronarias y acelera la resolución de la fiebre, la erupción y el malestar. Durante uno a cuatro días se administran dosis altas de inmunoglobulinas por vía intravenosa y dosis altas de aspirina por vía oral. Una vez que la fiebre ha desaparecido, habitualmente se continúa con una dosis más baja de aspirina durante varios meses para reducir el riesgo de lesión de las arterias coronarias y de formación de coágulos de sangre.

El médico realizará ecocardiogramas con frecuencia para detectar posibles complicaciones cardíacas. Si existen aneurismas de gran tamaño pueden administrarse fármacos anticoagulantes, como los dicumavínicos, además de la aspirina. Si sólo quedan aneurismas de pequeño tamaño la aspirina sola puede ser suficiente. Si el niño contrae gripe o varicela, se cambia la aspirina por dipiriamol, transitoriamente, para disminuir el riesgo del síndrome de Reye.

CAPÍTULO 264

Cáncer en la infancia

El cáncer es una enfermedad rara en los niños, que afecta a uno de cada 5000 al año. El cáncer infantil es diferente del cáncer del adulto. Muchos cánceres de la niñez se manifiestan raramente en los adultos. Además, a diferencia de muchos cánceres del adulto, los infantiles se curan mejor. Tres cánceres infantiles relativamente frecuentes son el tumor de Wilms, el neuroblastoma y el retinoblastoma. Algunos otros, entre los que se cuentan la leucemia, (• *V. página 795*) el linfoma, (• *V. página 800*) y los tumores cerebrales, (• *V. página 397*) también son relativamente frecuentes en los niños.

Tumor de Wilms

El tumor de Wilms (nefroblastoma) es un cáncer en los riñones que puede aparecer en el feto y ser asintomático durante años tras el nacimiento.

El tumor de Wilms, habitualmente, se manifiesta en menores de 5 años, aunque, de vez en cuando, aparece en niños mayores y raramente en adultos. La causa del tumor de Wilms se desconoce, aunque, en algunos casos, puede tener su origen en una anomalía genética. Los niños con ciertos defectos de nacimiento, como ausencia de iris o crecimiento excesivo de un lado del cuerpo, cuya causa puede ser una anomalía genética, tienen más riesgos de desarrollar un tumor Wilms.

Síntomas y diagnóstico

Los síntomas incluyen dilatación abdominal (por ejemplo, la rápida necesidad de cambiar el tamaño del pañal), dolor abdominal, fiebre, falta de apetito, náuseas y vómitos. Hay sangre en la orina entre el 15 y el 20 por ciento de los casos. El tumor de Wilms puede elevar la presión arterial. Este cáncer puede extenderse a otras partes del cuerpo, sobre todo a los pulmones, produciendo tos y ahogo.

Habitualmente se puede palpar un bulto (masa) en el abdomen del niño. Si se sospecha un tumor de Wilms, puede practicarse una ecografía, una tomografía computadorizada (TC) o una imagen de resonancia magnética (RM) para determinar la naturaleza y el tamaño de la protuberancia.

Pronóstico y tratamiento

El pronóstico depende de la apariencia microscópica del tumor, de su extensión en el momento del diagnóstico y de la edad del niño. Los niños más pequeños, con tumores más reducidos, y los niños cuyo tumor no se ha extendido presentan mejor pronóstico. El tumor de Wilms puede curarse. Tiene un pronóstico muy bueno incluso en niños mayores y en niños con tumores extendidos.

Si los médicos piensan que el tumor puede ser extirpado, se interviene quirúrgicamente poco después del diagnóstico. Durante la operación, se examina el otro riñón, como medida de precaución, para determinar si también existe un tumor en él. En aproximadamente el 4 por ciento de los casos, el nefroblastoma se manifiesta simultáneamente en ambos riñones. Pueden utilizarse los fármacos anticancerosos actinomicina D, vincristina y doxorubicina, al igual que terapia de radiación, (• *V. página 830*) dependiendo de la extensión del cáncer.

Neuroblastoma

Un neuroblastoma es un cáncer frecuente en la niñez, que crece en partes del sistema nervioso.

El neuroblastoma puede desarrollarse en un cierto tipo de tejido nervioso en cualquier parte del cuerpo. Habitualmente se origina en nervios del pecho o del abdomen, con mayor frecuencia en las glándulas suprarrenales (localizadas sobre cada riñón). El neuroblastoma se origina muy raramente en el cerebro. Aproximadamente el 75 por ciento de todos los neuroblastomas se manifiesta en niños menores de 5 años. Aunque la causa se desconoce, este cáncer se encuentra a veces presente en la familia.

Síntomas y diagnóstico

Los síntomas dependen de dónde se originó el neuroblastoma y de su extensión. Los primeros síntomas, en muchos niños, incluyen abdomen grande, sensación de estar llenos, y dolor abdominal. Los síntomas también pueden guardar relación con la extensión del tumor. Por ejemplo, el cáncer que ha invadido los huesos es doloroso; el que ha invadido la médula ósea puede reducir los valores de glóbulos rojos (causando anemia), la cantidad de plaquetas (causando contusiones) o la cantidad de glóbulos blancos (reduciendo las defensas contra las infecciones). El cáncer puede extenderse a la piel, donde produce nódulos, o a la médula espinal, pudiendo debilitar los brazos o las piernas. Aproximadamente el 90 por ciento de los neuroblastomas produce hormonas, como la adrenalina, que pueden aumentar el ciclo cardíaco y causar ansiedad.

No es fácil obtener un diagnóstico prematuro de un neuroblastoma. Si el cáncer crece lo suficiente, el médico podrá palpar un bulto (masa) en el abdomen. Si sospecha la presencia de un neuroblastoma puede prescribir una ecografía, una tomografía computadorizada (TC) o una imagen de resonancia magnética (RM) del pecho y del abdomen. Se puede efectuar un análisis de orina para detectar una producción excesiva de hormonas similares a la adrenalina. Si el cáncer se ha extendido, el médico puede encontrar indicios en las radiografías o en las muestras de tejido del hígado, pulmón, piel, médula ósea o hueso tomadas para la biopsia (examen al microscopio).

Pronóstico y tratamiento

El pronóstico depende de la edad del pequeño, del tamaño del tumor y de si éste se ha extendido. Los niños menores de un año y los que presentan tumores pequeños tienen muy buen pronóstico. Un tratamiento a tiempo es la mejor esperanza de curación. Si el cáncer no se ha extendido, habitualmente puede extirparse mediante cirugía. Si el cáncer es grande o se ha extendido, pueden utilizarse medicamentos anticancerosos como la vincristina, la ciclofosfamida, la doxorubicina y la cisplatina, al igual que la radioterapia. En niños mayores, el índice de curación es bajo si el cáncer se ha extendido.

Retinoblastoma

Un retinoblastoma es un cáncer de la retina, el área sensible a la luz ubicada en la parte posterior del ojo.

Los retinoblastomas representan aproximadamente el dos por ciento de los cánceres infantiles. Aproximadamente el 10 por ciento de los niños con retinoblastomas tiene parientes con este tipo de cáncer y heredan el gen de sus padres. Otro 20 o 30 por ciento de niños tiene cáncer en ambos ojos, lo cual indica que han adquirido el gen como nueva mutación. Un total combinado de aproximadamente 30 o 40 por ciento de niños con retinoblastoma tiene el gen del retinoblastoma, y puede contagiar a sus propios hijos.

Síntomas y diagnóstico

Los síntomas de un retinoblastoma pueden incluir la pupila blanca o estrabismo (ojos cruzados). Sin embargo, son más frecuentes otras causas de pupila blanca o de estrabismo. Los retinoblastomas tienden a producir otros síntomas. Si el médico sospecha la presencia de un retinoblastoma, se examinan ambos ojos bajo anestesia general. Este tipo de anestesia es necesario porque los niños pequeños no pueden colaborar en el examen cuidadoso y prolongado que se requiere para diagnosticar un retinoblastoma. El cáncer también puede ser detectado con una tomografía computadorizada (TC).

Se analiza, por un lado, una muestra de líquido cefalorraquídeo para detectar células cancerígenas, puesto que los retinoblastomas pueden extenderse al cerebro a través del nervio óptico (el nervio que va del ojo al cerebro) y, por otro, una muestra de médula ósea, ya que el tumor puede extenderse a la misma.

Pronóstico y tratamiento

Los retinoblastomas que se localizan en el ojo se curan en más de un 90 por ciento de los casos.

Cuando el cáncer afecta sólo a un ojo, se extirpa todo el ojo, junto con parte del nervio óptico. Cuando el cáncer afecta a ambos ojos, se utilizan técnicas microquirúrgicas especiales para extirpar o destruir el tumor, a fin de no tener que extirpar ambos ojos. Alternativamente, se puede extirpar un ojo y usar otras técnicas, como radioterapia y microcirugía, para controlar el tumor del otro ojo. Pueden suministrarse fármacos anticancerosos (quimioterapia), sobre todo si la extensión del tumor excede al ojo. Los ojos se vuelven a examinar cada 2 o 4 meses. La quimioterapia puede reiterarse si el cáncer es recurrente.

Los niños con el tipo de retinoblastoma hereditario corren un alto riesgo de padecer cáncer recurrente. Además, el 70 por ciento de los pacientes con retinoblastoma hereditario desarrolla un segundo cáncer en los 30 años posteriores al diagnóstico. El médico puede recomendar que los familiares directos de cualquier niño con retinoblastoma se sometan al examen de, al menos, un ojo. Otros niños pequeños de la familia deben ser examinados para detectar retinoblastomas, y los adultos deben someterse a revisión para detectar retinocitomas, tumor no canceroso originado por el mismo gen. Los miembros de una familia sin evidencia de cáncer pueden someterse a un análisis de ADN para ver si son portadores del gen del retinoblastoma.

CAPÍTULO 265

Trastornos gastrointestinales

En general, los trastornos gastrointestinales en los niños son dolorosos. Muchos de ellos, como la enfermedad celíaca *(• V. página 560)* y la intolerancia de la lactosa, *(• V. página 559)* también derivan en desnutrición y diarrea.

El dolor puede empezar de repente y ser grave, como en la apendicitis aguda, *(• V. página 571)* o puede ser menos grave y aparecer y desaparecer. Los trastornos gastrointestinales, en los cuales el dolor típicamente aparece y desaparece, comprenden dolor abdominal reiterado, úlcera péptica y divertículo de Meckel.

Dolor abdominal recurrente

El dolor abdominal recurrente es el que se manifiesta tres o más veces durante un período de, por lo menos, tres meses.

Más del 10 por ciento de los niños en edad escolar padece dolores abdominales recurrentes. Es más frecuente entre los 8 y los 10 años y menos en niños menores de 4 años. El dolor abdominal recurrente es algo más frecuente en las niñas que en los niños, sobre todo al principio de la adolescencia.

Causas

El dolor es causado por una enfermedad orgánica en el 5 o 10 por ciento de los niños con dolor abdominal recurrente. Las enfermedades que pueden causar dolor abdominal recurrente varían mucho e incluyen trastornos genitourinarios, intestinales y enfermedades generales.

A veces, el dolor abdominal recurrente está causado por el funcionamiento anormal de los órganos

Algunas causas de dolor abdominal recurrente

Trastornos intestinales
- Hernia hiatal.
- Hepatitis (inflamación del hígado).
- Colecistitis (inflamación de la vesícula biliar).
- Pancreatitis (inflamación del páncreas).
- Úlcera péptica.
- Infestación por parásitos (por ejemplo, giardìasis).
- Divertículo de Meckel.
- Enfermedad de Crohn.
- Tuberculosis intestinal.
- Colitis ulcerosa.
- Apendicitis crónica.

Trastornos genitourinarios
- Defectos de nacimiento.
- Infección de las vías urinarias.
- Enfermedad inflamatoria de la pelvis (en las niñas).
- Quiste ovárico (en las niñas).
- Endometriosis (en las niñas).

Enfermedades generales
- Intoxicación por plomo.
- Púrpura de Henoch-Schönlein.
- Drepanocitosis.
- Alergia a los alimentos.
- Porfiria.
- Anemia mediterránea familiar.
- Angioedema hereditario.
- Migraña.

interiores. Por ejemplo, el intestino puede funcionar anormalmente si la dieta del niño no es apropiada, sobre todo si el niño no puede tolerar ciertos alimentos, como la leche y los productos lácteos. *(• V. página 559)* Otra razón del funcionamiento anormal del intestino es el estreñimiento debido a la disminución de la actividad del colon, a veces, como reacción a una enseñanza deficiente de los hábitos higiénicos. En las adolescentes, el dolor abdominal puede deberse a calambres musculares en el útero durante el período menstrual doloroso (dismenorrea). *(• V. página 1121)* Ocasionalmente, la liberación de un óvulo del ovario durante el ciclo menstrual es dolorosa.

En un 80 o 90 por ciento de los casos, el dolor abdominal recurrente no se produce por un trastorno físico o funcional, sino psicológico. El dolor derivado de un trastorno psicológico parece activarse o agudizarse por la tensión, la ansiedad o la depresión.

Síntomas

Los síntomas del dolor abdominal recurrente varían según la causa. El dolor provocado por la enfermedad orgánica habitualmente no desaparece, o puede manifestarse en ciclos, a menudo ocasionado por ciertas actividades o determinados alimentos. El dolor tiende a aparecer en un sitio específico del abdomen, habitualmente no en la zona del ombligo, y puede llegar hasta la espalda. Una infección del aparato urinario, generalmente, no causa dolor de espalda como ocurre en el adulto, sino dolor de abdomen o de la pelvis inferior. Con frecuencia, el dolor puede despertar al niño.

Según la enfermedad orgánica que tenga el niño, pueden aparecer los siguientes síntomas: pérdida del apetito, pérdida de peso, fiebre persistente o recurrente, ictericia, cambios en la forma y en el color de las heces, estreñimiento o diarrea, presencia de sangre en la defecación, vómitos de alimentos o de sangre, inflamación del abdomen y dolor o inflamación de las articulaciones.

Los síntomas de dolor abdominal recurrente causado por el funcionamiento anormal de los órganos varían según la causa subyacente. Por ejemplo, si el niño no tolera la lactosa, el dolor puede aparecer unos minutos o dos horas después de beber leche o de comer un producto lácteo. Si el niño tiene una enfermedad de vesícula, el dolor abdominal puede empezar brevemente después de ingerir alimentos grasos.

El dolor causado por factores psicológicos puede aparecer todos los días o esporádicamente. A veces, el niño no padece dolor durante semanas o meses. Habitualmente, el dolor no es muy fuerte, y es descrito en términos vagos, a veces como calambres. Este tipo de dolor raramente despierta a un niño durante la noche, pero puede hacer que se despierte antes de lo normal.

El dolor abdominal por causa psicológica, a menudo se percibe alrededor del ombligo. Cuanto más lejos del ombligo se manifiesta el dolor, mayores son las probabilidades de que la causa sea física. El dolor psicológico, a veces, se parece al causado por un trastorno físico pero, generalmente, no cambia ni empeora. Un cambio significativo en la naturaleza del dolor puede indicar que el niño padece también un trastorno físico.

Diagnóstico

Para determinar la causa del dolor, el médico formula algunas preguntas al niño o a los padres: cómo es el dolor, cuándo aparece, dónde está localizado, qué es lo que lo provoca, qué es lo que lo empeora o lo alivia. El médico pregunta por otros síntomas que acompañan al dolor, como náuseas, vómitos, fiebre o erupción.

El diagnóstico de un dolor por causa psicológica puede ser difícil. El médico se asegura primero de que un trastorno físico no esté causando el dolor. El niño puede estar afectado por tensión en el hogar debido a una enfermedad reciente en la familia, por problemas económicos o por la separación o pérdida de un ser amado. Los niños que se encuentran bajo tensión tienen las mismas probabilidades que cualquier otra persona de enfermar físicamente.

Prevención y tratamiento

El tratamiento del dolor abdominal recurrente por un problema físico o funcional depende del trastorno subyacente. Por ejemplo, un cambio en la dieta puede ser útil si el dolor es provocado por la ingestión de algunos alimentos. Los calmantes como el ibuprofeno pueden aliviar los dolores menstruales.

El dolor abdominal recurrente por causa psicológica no es imaginario, es una forma de dolor causado por factores como el estrés y la tensión. Para aliviar el estrés del niño, los padres harán lo posible para motivarlo a que continúe asistiendo a clase a pesar del dolor. Al mismo tiempo, los profesores pueden colaborar ayudando al niño a resolver los problemas relacionados con el colegio.

En la escuela, al niño que necesita un recreo de 15 a 30 minutos debe permitírsele ir a la enfermería escolar a descansar. Con el permiso de los padres, en caso de ser necesario, la enfermera puede dar al niño un calmante suave, como ibuprofeno o paracetamol (acetaminofén). En algunos casos, la enfermera puede permitir al niño llamar a sus padres, los cuales pueden entonces alentar al niño a quedarse en la escuela. Por lo general, el niño pedirá ir a la enfermería una o más veces al día durante la primera o segunda semana de tratamiento. Este comportamiento, por lo general, desaparece pronto. Habitualmente, cuando los padres dejan de tratar al niño como si fuera diferente o como si estuviese enfermo, el dolor que tiene causas psicológicas empeora inicialmente para mejorar luego.

El médico habitualmente examina a un niño que tiene dolor abdominal de orden psicológico a in-

tervalos regulares: semanal, mensual o bimestralmente, dependiendo de las necesidades del niño. Después de que el problema se haya resuelto, el médico puede someter al niño regularmente a revisiones durante algunos meses. El tratamiento no siempre es efectivo. Algunos niños desarrollan otros síntomas físicos o dificultades emocionales. Si el dolor persiste a pesar de todos los esfuerzos, sobre todo, si el niño está deprimido o si existen problemas matrimoniales o psicológicos en casa, el niño puede requerir la asistencia de un psicólogo o de un psiquiatra.

Úlcera péptica

La úlcera péptica es una herida bien definida, circular u oval, causada porque el revestimiento del estómago o del duodeno ha sido lesionado o erosionado por los ácidos gástricos o los jugos duodenales.

En el recién nacido, el primer síntoma de úlcera péptica puede ser la presencia de sangre en las heces. Si la úlcera perfora el estómago o el intestino delgado, el bebé puede mostrar síntomas de dolor. Es probable que el bebé tenga fiebre. En bebés mayores y en niños pequeños, la presencia de sangre en las heces puede estar acompañada por vómitos o por dolores abdominales repetidos. Frecuentemente, el dolor se agudiza o mejora al comer y puede también despertar al niño durante la noche. Aproximadamente el 50 por ciento de los niños con úlcera en el duodeno, la parte del intestino delgado que se encuentra cerca del estómago, tiene familiares directos con el mismo trastorno.

Muchos niños con úlcera crónica están infectados con un tipo de bacteria llamada *Helicobacter pilorii*. No está claro si las bacterias son la causa de la úlcera o si simplemente evitan su cura, pero se ha observado la influencia de la erradicación de las bacterias en la curación de las úlceras recurrentes.

Diagnóstico y tratamiento

Las úlceras pépticas en los bebés y en los niños pequeños son difíciles de diagnosticar, posiblemente porque los niños pequeños no pueden describir los síntomas de manera precisa. Los niños en edad escolar pueden indicar la localización del dolor, describirlo y explicar si el dolor se produce en un momento específico del día y si está relacionado con la alimentación.

Si se piensa que un niño tiene una úlcera péptica, un estudio radiográfico con bario puede confirmar el diagnóstico. En este procedimiento, el niño bebe un líquido que contiene bario, sustancia que delimita el estómago al observarlo en una radiografía. (• *V. página 506*) Si la radiografía es normal y el médico sigue sospechando la presencia de una úlcera, puede realizarse una endoscopia del estómago. Un niño menor de 8 años recibe normalmente anestesia general para minimizar el movimiento y el dolor durante el procedimiento.

El tratamiento de una úlcera péptica es el mismo para los niños que para los adultos. (• *V. página 520*) Habitualmente consiste en bloqueadores H_2, como la ranitidina, la famotidina y la cimetidina. En lugar de someter al niño al trauma y a la incomodidad de los procedimientos del diagnóstico, el médico puede dar por sentado que el niño tiene una úlcera péptica y empezar el tratamiento con bloqueadores H_2. Si los síntomas desaparecen después del tratamiento, el diagnóstico se confirma.

Para los niños que tienen *Helicobacter pilorii*, varias semanas de terapia dual con amoxicilina y metronidazol o con amoxicilina y bismuto deben erradicar la bacteria. En algunos casos, se utiliza la triple terapia con amoxicilina, metronidazol y bismuto.

Divertículo de Meckel

El divertículo de Meckel, un defecto de nacimiento, es una protuberancia parecida a una bolsa situada en la pared del intestino delgado.

El divertículo de Meckel es un defecto congénito bastante frecuente. La enfermedad se detecta por casualidad en aproximadamente el dos por ciento de los pacientes adultos que son operados del abdomen por otras razones.

Síntomas y diagnóstico

El divertículo de Meckel no presenta síntomas habitualmente, pero las protuberancias pueden secretar ácido y formar úlceras, provocando una hemorragia rectal indolora. Los niños con divertículo de Meckel suelen presentar heces de color ladrillo o de color negro. En adolescentes y adultos, el divertículo es más propenso a causar obstrucción intestinal que a provocar calambres y vómitos. Una inflamación súbita en el divertículo, enfermedad denominada diverticulitis aguda, puede producirse a cualquier edad. (• *V. página 563*) La inflamación hace que una persona tenga fuertes dolores y sensibilidad abdominal, a menudo, acompañados por vómitos.

El diagnóstico del divertículo de Meckel es difícil. Los análisis de laboratorio no siempre son útiles y, excepcionalmente, el divertículo de Meckel puede observarse en una radiografía del intestino delgado efectuada con bario. El mejor análisis es el examen de Meckel con radionúclidos, con el que se logra el diagnóstico en aproximadamente el 90 por ciento de los casos sospechosos. Muchas veces se llega al diagnóstico de la enfermedad en el transcurso de una intervención quirúrgica practicada por otras razones.

Tratamiento

No es necesario ningún tratamiento para un divertículo que no presente síntomas. Un divertículo sangrante se extirpa quirúrgicamente, junto con cualquier zona cercana de intestino lesionado. En las personas que tienen síntomas pero no daño intestinal cercano, se extirpa sólo el divertículo. Si en el transcurso de una operación practicada por razones diferentes, se encuentra un pequeño divertículo, normalmente no se extirpa, a menos que presente síntomas.

CAPÍTULO 266

Trastornos de la nutrición

Desde una perspectiva mundial, la desnutrición es una de las causas principales de muerte y de mala salud en los niños. Puede ser causada por ingestión de comida inapropiada o inadecuada, o bien por una incapacidad para absorber o metabolizar los nutrientes. La desnutrición puede producirse cuando aumentan las necesidades de nutrientes esenciales (por ejemplo, en momentos de estrés, infección, lesión o enfermedad).

La desnutrición de energía derivada de las proteínas es una de las más graves. (• *V. página 678*) Apa-
rece en los bebés con una lactancia o con una dieta de destete inadecuadas. Este tipo de malnutrición es relativamente frecuente en países en vías de desarrollo, mientras que, en los países industrializados, se presentan formas leves, en familias con escasos recursos económicos.

Como parte del cuidado sistemático, el médico pregunta al niño mismo o a los padres acerca de la dieta y de las intolerancias alimentarias y examina al pequeño para detectar signos de una deficiencia nutritiva o trastornos que interfieran la nutrición, como malabsorción, enfermedad renal, diarrea y enfermedades metabólicas o genéticas. El médico evalúa el crecimiento del niño observando cambios en la estatura y en el peso y comparándolos con curvas de crecimiento normales. Si se teme una desnutrición, el diagnóstico puede confirmarse realizando análisis de sangre o de orina para medir los valores de nutrientes.

Las carencias vitamínicas son raras en los bebés y en los niños de países industrializados. Las más frecuentes son las de vitamina E, K, C (escorbuto infantil) o de ácidos grasos esenciales.

Deficiencia de vitamina E

La deficiencia de vitamina E *(• V. página 686)* es relativamente frecuente en los niños prematuros porque la placenta no transmite las vitaminas liposolubles, como la vitamina E, de manera correcta y porque el carácter prematuro acentúa la carencia resultante de una transmisión deficiente. Una fórmula con alto contenido en ácidos grasos poliinsaturados aumenta la necesidad de vitamina E, principalmente en niños prematuros que la absorben en escasa cantidad. La carencia de vitamina E puede presentarse también en niños que padecen trastornos que interfieren la absorción de grasas, como la fibrosis quística y ciertas anomalías genéticas. La administración de cantidades excesivas de hierro también puede acentuar esta deficiencia.

Los niños prematuros que padecen una carencia de vitamina E pueden padecer debilidad muscular y anemia hemolítica entre las 6 y las 10 semanas de vida, asociadas a valores reducidos de vitamina E en la sangre. Estos problemas se corrigen con complementos de dicha vitamina. Esta carencia desempeña un papel importante en el desarrollo de la retinopatía del prematuro, *(• V. página 1243)* un problema de la vista que se agrava por la exposición a niveles elevados de oxígeno en incubadoras. Los niños con mala absorción intestinal pueden desarrollar una forma grave de insuficiencia de vitamina E, la cual produce una variedad de síntomas neurológicos, como reflejos reducidos, dificultad al caminar, visión doble, pérdida del sentido de la ubicación y debilidad muscular. Estos síntomas empeoran progresivamente, pero pueden ser reversibles con un tratamiento. El diagnóstico se establece mediante la cuantificación de la cantidad de vitamina E en la sangre.

Deficiencia de vitamina K

La vitamina K es necesaria para la coagulación normal de la sangre. *(• V. página 687)* En el recién nacido, la manifestación principal de su deficiencia es la **enfermedad hemorrágica del recién nacido.** Esta enfermedad se manifiesta por diversos factores: por no transmitir la placenta adecuadamente las grasas, incluyendo la vitamina K liposoluble; por no estar el hígado del recién nacido suficientemente desarrollado como para producir la protrombina necesaria (uno de los factores coagulantes de la sangre, que requiere vitamina K); por presentar la leche materna una escasa cantidad de esta vitamina, ya que contiene sólo entre 1 y 3 microgramos por litro, cuando la leche de vaca contiene entre 5 y 10 microgramos por litro, y finalmente, por no estar presentes durante los primeros días de vida las bacterias que producen vitamina K en el intestino. La enfermedad hemorrágica del recién nacido generalmente se manifiesta entre el primer y el séptimo día posteriores al nacimiento. Los síntomas son el sangrado de la piel, del estómago o del pecho. En los casos más graves, la hemorragia puede presentarse en el cerebro.

La **enfermedad hemorrágica tardía** se manifiesta entre uno y tres meses después del nacimiento y produce los mismos síntomas que la enfermedad hemorrágica del recién nacido. Habitualmente está asociada a la mala absorción o a una enfermedad hepática. La incidencia de ambos tipos de enfermedad hemorrágica se ve incrementada en los hijos de mujeres que han tomado anticonvulsivantes de hidantoína, como la fenitoína, antibióticos con cefalosporina o anticoagulantes cumarínicos, como la warfarina, durante el embarazo.

Es aconsejable aplicar una inyección intramuscular de vitamina K durante la primera hora de vida para prevenir la enfermedad hemorrágica del recién nacido. No se recomienda administrar la vitamina K por vía oral porque la absorción es variable y la retención es imprevisible.

Escorbuto infantil

El escorbuto infantil es una enfermedad causada por la absorción inadecuada de vitamina C (ácido ascórbico), generalmente debida a la ingestión de fórmulas de leche de vaca, que presentan una carencia de esta vitamina y requieren complementos.

Esta enfermedad habitualmente afecta a los niños entre los 6 y los 12 meses de edad. Los síntomas precoces incluyen irritabilidad, falta de apetito e imposibilidad de aumentar de peso. El niño puede gritar al moverse y puede no mover las piernas por el dolor que provoca la hemorragia bajo la fina capa de tejido que cubre los huesos. En niños mayores, la hemorragia puede presentarse bajo la piel y, además, pueden sangrar fácilmente las encías alrededor de los dientes que están saliendo. El escorbuto puede causar anomalías óseas en las costillas y en los huesos largos de las piernas, porque la vitamina C es necesaria para la formación del tejido conectivo (tejido que mantiene unidas las estructuras del cuerpo). En las costillas, las uniones entre el cartílago y el hueso se agrandan, formando una hilera de nódulos llamada rosario del escorbuto. También puede ocasionar una curación deficiente de las heridas.

Una dieta adecuada en vitamina C puede prevenir el escorbuto; los cítricos y los zumos de frutas constituyen fuentes excelentes de esta vitamina. Los niños alimentados con papilla deben recibir 35 miligramos de vitamina C al día (equivalente a 65 gramos de zumo de naranja o de limón). Las madres que amamantan deben tomar 100 miligramos de vitamina C al día por vía oral. Para el tratamiento del escorbuto, el niño debe ingerir diariamente entre 100 y 200 miligramos de vitamina C por vía oral durante una semana y 50 miligramos diarios posteriormente.

Deficiencia de ácidos grasos esenciales

Los ácidos grasos esenciales (linoleico, linolénico, araquidónico, eicosapentaenoico y docosahexaenoico) se deben consumir en la dieta. En el cuerpo, el ácido araquídico puede originarse a partir del ácido linoleico, y los ácidos eicosapentaenoico y docosahexaenoico pueden formarse a partir del ácido linolénico. Los aceites vegetales, como el de maíz, el de semilla de algodón y el de soja, son fuentes de ácido linoleico y linolénico, y los aceites de pescado son fuentes de ácidos eicosapentaenoico y docosahexaenoico. Los ácidos grasos esenciales son necesarios para muchos procesos fisiológicos, tales como el mantenimiento de la integridad de la piel y la estructura de las membranas celulares y la síntesis de importantes compuestos biológicamente activos, como las prostaglandinas y los leucotrienos. Algunas pruebas en animales sugieren que estos ácidos pueden ser necesarios para el desarrollo de la visión normal del niño.

La insuficiencia de ácido linoleico puede manifestarse en los niños con una papilla deficiente en ácidos grasos poliinsaturados. Los síntomas de esta carencia pueden ser una piel seca y escamosa y, posteriormente, el desprendimiento de la misma. Un líquido parecido al pus puede aparecer en áreas que rodean los pliegues de la piel, sobre todo alrededor del ano.

Una deficiencia de ácidos grasos esenciales también provoca cambios significativos en el metabolismo, afectando a los elementos lípidos (grasas) de la sangre, a la función de las plaquetas, a las respuestas inflamatorias y a ciertas respuestas inmunes.

Pueden aparecer síntomas similares en pacientes que reciben todos los nutrientes por vía intravenosa durante un tiempo prolongado (nutrición parenteral total a largo plazo) pero que no reciben ácidos grasos esenciales. Cuando este tipo de nutrición no incluye ácido linolénico, pueden manifestarse complicaciones neurológicas tales como entumecimiento, debilidad, incapacidad de caminar, dolor de piernas y distorsión ocular junto con valores sanguíneos muy bajos de ácido linolénico. Los síntomas desaparecen apenas éste es administrado.

CAPÍTULO 267

Trastornos metabólicos

El metabolismo constituye el medio por el cual el organismo procesa las sustancias necesarias para desempeñar sus funciones. Este proceso puede verse alterado por diversos trastornos, producidos, a menudo, por anomalías genéticas, que provocan la ausencia de enzimas específicas necesarias para la estimulación de los procesos metabólicos. Dependiendo del trastorno, los efectos pueden ser graves o moderados.

Trastornos del metabolismo de los hidratos de carbono

Los hidratos de carbono son azúcares. Muchos de estos azúcares, además de las conocidas glucosa, sacarosa y fructosa, se encuentran presentes en los alimentos. Algunos, como la sacarosa, deben ser procesados (metabolizados) por enzimas del organismo antes de que puedan ser utilizados como fuente de energía. Si las enzimas necesarias para procesarlos no están presentes, dichos azúcares pueden acumularse, causando problemas.

La **galactosemia** (alto valor de galactosa en la sangre) es habitualmente causada por la falta de galactosa 1-fosfatouridiltransferasa, una de las enzimas necesarias para metabolizarla. Este trastorno se presenta desde el nacimiento.

Uno de cada 50000 o 70000 bebés nace sin esta enzima. El recién nacido parece normal al principio, pero al cabo de algunos días o semanas comienza con pérdida del apetito y vómitos, además de ictericia y un crecimiento anormal. El hígado aumenta de tamaño, aparecen cantidades excesivas de proteína y aminoácidos en la orina, los tejidos se inflaman y el cuerpo retiene agua. Si el tratamiento se retrasa, los niños afectados presentan una estatura baja, sufren retraso mental y pueden padecer cataratas. En la mayoría de los casos se desconoce la causa de dichos síntomas.

Se presume que la galactosemia existe cuando los análisis de laboratorio detectan galactosa y galactosa 1-fosfato en la orina. El diagnóstico se confirma por la ausencia de galactosa 1-fosfatouridiltransferasa en las células de la sangre y del hígado. Si el médico o los padres plantean, con preocupación, la posibilidad de galactosemia porque algún familiar haya padecido dicho trastorno, ésta puede diagnosticarse al nacer mediante un análisis de sangre.

La leche y los lácteos, fuentes de galactosa, deben eliminarse completamente de la dieta del niño afectado. La galactosa también se encuentra en algunas frutas, verduras y productos de mar tales como algas marinas, que también deben evitarse. Sin embargo, aún no se sabe si las pequeñas cantidades presentes en estos alimentos pueden causar problemas a largo plazo.

Una mujer portadora de un gen que causa este trastorno debe eliminar completamente la galactosa de su dieta durante el embarazo. Si tiene un valor alto de galactosa, ésta puede pasar al feto y causarle cataratas. Las personas que presenten este trastorno deben restringir la ingestión de galactosa durante toda su vida.

Si la galactosemia se trata adecuadamente, la mayoría de los niños no sufre retrasos mentales. Sin embargo, el coeficiente de inteligencia (CI) es más bajo que el de sus hermanos y, frecuentemente, tienen dificultades para hablar.

Las niñas a menudo presentan un mal funcionamiento (disfunción) ovárico durante la pubertad y durante la edad adulta y sólo algunas son capaces de concebir naturalmente.

Las **enfermedades por almacenamiento de glucógeno** (glucogenosis) son un grupo de trastornos hereditarios causados por la ausencia de una o más de las enzimas necesarias para convertir el azúcar en su forma de almacenamiento, el glucógeno, o para convertirlo nuevamente en glucosa y ser utilizado como energía. En las enfermedades relacionadas con el almacenamiento de glucógeno, se depositan diferentes tipos o cantidades anormales de glucógeno en los tejidos del organismo, principalmente en el hígado.

Los síntomas son causados por la acumulación de glucógeno o sus derivados, o bien por la incapacidad de producir glucosa cuando es requerida. La edad en que se manifiestan los síntomas y la gravedad de los mismos varía considerablemente de una enfermedad a otra, debido a que diferentes enzimas resultan afectadas en cada una de ellas.

El diagnóstico se realiza examinando una muestra de tejido, habitualmente muscular o hepático, que determina la falta de una enzima específica.

El tratamiento depende del tipo de enfermedad de almacenamiento de glucógeno. Para muchas personas, la ingestión de varias comidas ricas en hidratos de carbono al día facilita la prevención de bajos valores de azúcar en la sangre (glucemia). Para algunos niños, la maicena cruda cada 4 o 6 horas durante el día también puede aliviar el problema. A veces se suministran soluciones de hidrato de carbono durante toda la noche, a través de una sonda que llega al estómago.

Las enfermedades de almacenamiento de glucógeno tienden a causar la formación de ácido úrico, un producto de desecho que puede causar gota (• *V. página 255*) y cálculos renales (en el riñón). (• *V. página 655*) A menudo se requiere un tratamiento con medicamentos para evitar su acumulación. En algunos tipos de enfermedad de almacenamiento de glucógeno, los niños deben limitar su actividad física para reducir los calambres musculares.

La **intolerancia hereditaria de fructosa** es un trastorno hereditario por el cual el organismo no puede utilizar la fructosa debido a la ausencia de la enzima fosfofructoaldolasa. En consecuencia, la fructosa 1-fosfato, derivado de la fructosa, aumenta en el organismo, interfiriendo la formación de glucógeno y su conversión a glucosa para ser utilizada como energía.

Al ingerir cantidades significativas de fructosa o sacarosa (azúcar de mesa), ésta se fragmenta en el organismo originando fructosa y produciendo valores escasos de azúcar en la sangre (hipoglucemia), además de sudor, temblores involuntarios, confusión, náuseas y vómitos; a veces, dolor abdominal, convulsiones y estados de coma. La lesión renal y hepática y el deterioro mental pueden producirse si la persona continúa ingiriendo alimentos que contengan fructosa.

Tipos y características de las enfermedades por depósito de glucógeno

Nombre	Órganos afectados	Síntomas	Enzima que falta
Tipo O	Hígado, músculo.	Hígado agrandado con acumulación de grasa dentro de las células hepáticas (hígado graso); episodios de valores bajos de azúcar en la sangre (hipoglucemia) en ayunas.	Glucógeno sintetasa
Enfermedad de von Gierke (tipo IA)	Hígado, riñón.	Hígado y riñón agrandados; crecimiento retrasado; valores muy bajos de azúcar en la sangre; valores anormalmente altos de ácido, grasas y ácido úrico en la sangre.	Glucosa-6-fosfatasa
Tipo IB	Hígado, glóbulos blancos.	Similar a lo que ocurre en la enfermedad de von Gierke, pero puede ser menos grave; escasa cantidad de glóbulos blancos; infecciones bucales e intestinales recurrentes.	Glucosa-6-fosfato-translocasa
Enfermedad de Pompe (tipo II)	Todos los órganos.	Hígado y corazón agrandados.	Glucosidasa lisosómica (varios tipos)
Enfermedad de Forbes (tipo III)	Hígado, músculo, corazón, glóbulos blancos.	Hígado agrandado; bajos valores de azúcar en la sangre; lesión muscular en algunas personas.	Sistema de enzimas desramificantes
Enfermedad de Andersen (tipo IV)	Hígado, músculos, la mayoría de los tejidos.	Cirrosis en el tipo juvenil; lesión muscular y problemas cardíacos en el adulto (manifestación tardía).	Sistema de enzimas ramificantes
Enfermedad de McArdle (tipo V)	Músculo.	Calambres musculares durante la actividad física.	Fosforilasa muscular
Enfermedad de Hers (tipo VI)	Hígado.	Hígado agrandado; episodios de disminución de azúcar en sangre en ayunas; a menudo no se manifiestan síntomas.	Fosforilasa hepática
Enfermedad de Tauri (tipo VII)	Musculosquelético, glóbulos rojos.	Calambres musculares durante la actividad física; destrucción de glóbulos rojos (hemólisis).	Fosfofructoquinasa

El diagnóstico se confirma examinando una muestra de tejido hepático, con lo cual se determina la falta de dicha enzima. Los médicos también evalúan la respuesta del organismo a la administración de fructosa y glucosa por vía intravenosa. Los portadores (personas que tienen un gen para un trastorno pero no lo padecen) pueden ser identificados mediante un análisis de ADN (material genético) comparado con el de quienes padecen el trastorno y también con el de quienes no lo padecen.

El tratamiento comprende la exclusión de fructosa (generalmente presente en frutas dulces), sacarosa y sorbitol (sustituto del azúcar) de la dieta. Los cuadros (ataques) de hipoglucemia se tratan con comprimidos de glucosa, un elemento que deberían llevar siempre consigo quienes tienen intolerancia hereditaria a la fructosa.

La **fructosuria** es un cuadro indemne por el cual la fructosa se excreta en la orina. Es causada por una deficiencia hereditaria de la enzima fructocinasa. Una de cada 130 000 personas, en la población general, padece esta afección. La enfermedad no produce ningún síntoma, pero el alto valor de fructosa en la sangre y en la orina puede conducir a un diagnóstico erróneo de diabetes mellitus. No se requiere tratamiento.

La **pentosuria** es una enfermedad inocua caracterizada por la excreción de xilulosa en la orina, debida a la ausencia de la enzima necesaria para procesar este azúcar.

Esta afección se produce, casi con exclusividad, en la población judía (a título informativo, en Estados Unidos, uno de cada 2500 judíos la padece). La pentosuria no causa problemas, pero la presencia de xilulosa en la orina puede conducir a un diagnóstico erróneo de diabetes mellitus. Tampoco requiere tratamiento.

Trastornos del metabolismo del piruvato

El piruvato se forma al procesar carbohidratos, grasas y proteínas. Los problemas hereditarios relacionados con el procesamiento del piruvato pueden causar una amplia variedad de trastornos.

El piruvato es una fuente de energía para las mitocondrias, componentes celulares generadoras de energía. (• *V. recuadro, página 3*) Un problema relacionado con el metabolismo del piruvato puede perturbar su función, causando cualquier variedad de síntomas, como daño muscular, retraso mental, aumento del ácido láctico, que origina un exceso de ácido en el organismo (acidosis), *(• V. página 706)* o fallos en el funcionamiento de un órgano, como el corazón, los pulmones, los riñones o el hígado. Tales problemas pueden aparecer en cualquier momento desde la infancia a la madurez. El ejercicio físico, las infecciones o el consumo de alcohol pueden empeorar los síntomas, ocasionando acidosis láctica grave con calambres musculares y debilidad.

La **carencia del complejo piruvatodeshidrogenasa,** grupo de enzimas necesarias para procesar el piruvato, origina valores insuficientes de acetilcoenzima A, un elemento esencial para la producción de energía. Los síntomas principales pueden ser actividad muscular lenta, coordinación escasa y problemas de equilibrio graves que prácticamente impiden caminar. Además, también pueden presentarse ataques, retraso mental y defectos cerebrales. Este trastorno no tiene cura, pero una dieta con alto contenido en grasas es útil para ciertos enfermos.

La **ausencia de la enzima piruvatocarboxilasa** interfiere u obstruye la producción de glucosa en el organismo. El ácido láctico y las cetonas *(• V. página 748)* se acumulan en la sangre provocando náuseas y vómitos. A menudo, esta enfermedad es mortal. La síntesis de aminoácidos, componentes básicos de las proteínas, también depende de dicha enzima. Cuando ésta falta, la producción de neurotransmisores (sustancias que transmiten impulsos nerviosos) se ve reducida, derivando en una variedad de síntomas neurológicos, incluido el retraso mental grave. Los valores bajos de azúcar (hipoglucemia) y el aumento de ácidos en la sangre (acidosis)

pueden aliviarse mediante la ingestión de alimentos ricos en hidratos de carbono, pero no existe ningún medio de reponer la ausencia de neurotransmisores en los síntomas neurológicos. Una dieta restringida en proteínas puede ser útil en algunas personas con enfermedad más leve.

Trastornos del metabolismo de los aminoácidos

Los aminoácidos, pilares básicos de las proteínas, cumplen diversas funciones en el organismo. Los trastornos hereditarios del procesamiento de aminoácidos pueden deberse a defectos tanto en el procesamiento de los mismos como en su transporte hacia las células. Muchos de estos trastornos, incluso la fenilcetonuria, han sido identificados. En algunos países, se protege a los recién nacidos de la fenilcetonuria y también de otros trastornos metabólicos.

FENILCETONURIA

La fenilcetonuria (FCU, fenilalaninemia, oligofrenia fenilpirúvica) es un trastorno hereditario en el cual la enzima que procesa el aminoácido fenalanina se encuentra ausente, ocasionando un valor alarmantemente alto de fenilalanina en la sangre.

La fenilalanina se transforma normalmente en tirosina, otro aminoácido, eliminándose del organismo. Sin la enzima que la transforma, la fenilalanina se acumula en la sangre y es tóxica para el cerebro, causando retraso mental. La fenilcetonuria está presente en la mayoría de los grupos geográficos, pero es rara en la población judía de descendientes europeos orientales y en la negra. La incidencia es de aproximadamente uno de cada 16000 nacidos vivos.

Síntomas

Los síntomas de la fenilcetonuria no se manifiestan habitualmente en los recién nacidos. Sólo en ocasiones, un bebé se encuentra somnoliento o come poco. Los bebés afectados tienden a tener la piel, el cabello y los ojos más claros que los miembros de la familia que no padecen este trastorno. Algunos presentan una erupción que parece eccema. *(• V. página 989)* Si no se trata, los afectados pronto desarrollan algún grado de retraso mental, generalmente grave.

Los niños que padecen fenilcetonuria no diagnosticada o no tratada presentan síntomas que consisten en ataques, náuseas y vómitos, conducta agresiva o tendencia a autolesionarse, hiperactividad y, a veces, síntomas psiquiátricos. Los niños afectados a menudo huelen "a ratón" debido a la presencia de un derivado de la fenilalanina (ácido fenilacético) en la orina y en el sudor.

La fenilcetonuria en una mujer embarazada afecta profundamente al feto en desarrollo, causándole a menudo retraso mental y físico. Muchos bebés padecen microcefalia (cabeza anormalmente pequeña, que conduce al retraso mental) y enfermedades cardíacas. El control estricto del valor de fenilalanina de la madre durante el embarazo presenta frecuentemente un resultado normal para el feto.

Diagnóstico y tratamiento

El diagnóstico precoz se confirma cuando se detecta un valor alto de fenilalanina o uno bajo de tirosina durante el control de un recién nacido. Si la fenilcetonuria se encuentra presente en la familia y se dispone de ADN de un miembro afectado, se puede realizar un análisis de amniocentesis o un estudio de vellosidades coriónicas (• *V. recuadro, página 1169*) con análisis de ADN para determinar si el feto padece el trastorno.

El tratamiento consiste en limitar la ingestión de fenilalanina, aunque no debe ser completamente eliminada. Consumir suficiente proteína sin exceder la cantidad aceptable de fenilalanina es imposible, puesto que todas las fuentes naturales de proteína contienen aproximadamente un 4 por ciento de fenilalanina. Por consiguiente, en lugar de leche y carne, el enfermo debe consumir una variedad de alimentos sintéticos que proporcionan los otros aminoácidos. Pueden ingerirse alimentos naturales con pocas proteínas, como frutas, verduras y cantidades restringidas de ciertos cereales en grano. Existen productos sin fenilalanina, que contribuyen a controlar la cantidad de aminoácido ingerida, dándole a la persona un poco más de libertad para comer alimentos naturales.

La ingestión de fenilalanina debe limitarse desde las primeras semanas de vida para prevenir el retraso mental. Dicha dieta, iniciada prematuramente y mantenida de forma adecuada, facilita el desarrollo normal y evita el daño cerebral. Sin embargo, si no se mantiene un control muy estricto de la misma, los niños afectados pueden tener dificultades en el colegio. Las restricciones dietéticas que comienzan a los dos o tres años de edad sólo pueden controlar la hiperactividad extrema y los ataques. La interrupción de la dieta especial, cuando el desarrollo cerebral es casi completo, se consideró apropiada en un momento, pero varios informes sobre el desarrollo del aprendizaje, sobre los problemas de conducta y una disminución en la inteligencia han hecho que se revise esta teoría. La mayoría de los médicos considera, hoy en día, que una dieta restringida en fenilalanina debe continuarse de por vida.

CAPÍTULO 268

Trastornos hormonales

El sistema endocrino engloba un grupo de glándulas y órganos que secretan hormonas al flujo sanguíneo. (• *V. recuadro, página 724*) Las glándulas principales son la hipófisis (controlada por el hipotálamo), la tiroides, las paratiroides, los islotes del páncreas (que producen insulina), las glándulas suprarrenales, los testículos en los varones y los ovarios en las mujeres. Las hormonas secretadas por estas glándulas controlan el crecimiento físico, la función sexual, el metabolismo y otras funciones. Muchos de los trastornos endocrinos que afectan a los adultos también afectan a los niños, pero pueden producir síntomas diferentes.

Trastornos de la hipófisis

La hipófisis, una glándula del tamaño de un guisante y ubicada en la base del cerebro, produce cierta cantidad de hormonas. (• *V. recuadro, página 727*) Algunas, como la corticotropina, la hormona estimulante de las tiroides, la foliculoestimulante y la luteinizante, controlan la función de diferentes glándulas endocrinas, estimulándolas a producir otras hormonas. La hormona del crecimiento, otra pituitaria, asegura el crecimiento durante la niñez.

La función pituitaria inadecuada se denomina **hipopituitarismo.** En los niños, el hipopituitarismo puede ser causado por un tumor pituitario benigno (craniofaringioma), por una lesión o por una infección, o bien puede tener una causa no identificable (hipopituitarismo idiopático). Raramente, el hipopituitarismo (y la diabetes insípida (• *V. página 734*) aparece como componente de la enfermedad de Hand-Schüller-Christian, (• *V. página 198*) que afecta a pequeñas áreas óseas y pulmonares al igual que a la función de la glándula **hipófisis.**

Si la glándula **hipófisis** funciona deficientemente antes de la pubertad, el crecimiento se retrasa, las características sexuales no se desarrollan y el funcionamiento de las glándulas tiroides y suprarrenales resulta inadecuado. Después de la pubertad, la función pituitaria defectuosa puede ser causa de la disminución del deseo sexual, de la impotencia y de la regresión del tamaño testicular.

En el **panhipopituitarismo,** la producción de todas las hormonas pituitarias disminuye o cesa. Este trastorno puede presentarse cuando la glándula completa sufre alguna lesión.

A veces, sólo falta una de las hormonas de la hipófisis. Por ejemplo, si falta sólo la luteinizante **(insuficiencia aislada de la hormona luteinizante),** los testículos se desarrollan y producen esperma, ya que estas funciones son controladas por la hormona foliculoestimulante, pero éstos no producen suficiente testosterona. Esta hormona estimula el desarrollo de las características sexuales secundarias masculinas, como la gravedad de la voz, el crecimiento del vello facial y la maduración del pene. Por consiguiente, los niños que padecen este trastorno no desarrollan dichas características. Los brazos y las piernas anormalmente largos pueden ser otro síntoma de esta deficiencia.

La hormona del crecimiento también puede ser insuficiente. En el **enanismo pituitario,** la glándula hipófisis produce cantidades inadecuadas de hormona del crecimiento, lo cual causa un crecimiento anormal, estatura baja con proporciones normales. La mayoría de los niños de baja estatura, sin embargo, tiene un funcionamiento normal de la glándula hipófisis y son bajos porque su crecimiento es tardío o porque sus padres también lo son relativamente.

Síntomas y diagnóstico

Los síntomas del funcionamiento inadecuado de la hipófisis varían dependiendo de la hormona que escasea. Por ejemplo, en los niños que carecen de la hormona estimulante de la tiroides, el crecimiento puede alterarse y el desarrollo mental puede ser limitado.

La edad en la que las deficiencias se manifiestan también influye sobre los síntomas que se presentarán. Las consecuencias en el feto son diferentes de las que se presentan en el recién nacido o en un niño mayor.

Si se sospecha una función pituitaria inadecuada, el médico prescribe un análisis de sangre para medir los valores de las hormonas. La cuantificación del valor de la hormona del crecimiento no siempre es útil o indicativa de una deficiencia porque el cuerpo la produce en breves estallidos que elevan su valor y lo reducen rápidamente. Para detectar una escasez de la hormona del crecimiento, se puede medir el valor del factor I de crecimiento semejante a la insulina (IGF-I). Algunas hormonas pituitarias se cuantifican directamente, otras se miden reiteradamente entre una y dos horas después

de un estímulo específico administrado por vía oral o por inyección. Se pueden obtener radiografías de la mano para determinar la edad ósea (ésta indica si los huesos continúan creciendo y cuánto van a crecer). Una tomografía computadorizada (TC) o una resonancia magnética nuclear (RM) de la cabeza pueden detectar un tumor u otra anomalía estructural en la glándula hipófisis o cerca de ella.

Tratamiento

Los niños con deficiencia de una determinada hormona pituitaria pueden recibir una hormona sintética idéntica para reponerla. Por ejemplo, los niños que son bajos debido a una carencia de la hormona del crecimiento pueden recibir hormona del crecimiento sintética. Pueden crecer de 10 a 15 centímetros durante el primer año de tratamiento, aunque el crecimiento posterior es más lento. La administración de la hormona del crecimiento no es apropiada para niños bajos con valores normales de la misma. En la actualidad, se están investigando nuevos tratamientos que estimulan su producción natural por el organismo.

Pueden reponerse tanto las hormonas pituitarias ausentes como las que dependen de ella. Generalmente, se prefiere el segundo enfoque. Por ejemplo, un niño que no puede producir hormona estimulante de las tiroides recibe hormona tiroidea. La testosterona se indica a un varón que no puede producir hormona foliculoestimulante y hormona luteinizante, y estrógenos a una niña incapaz de producir ninguna de estas dos.

Trastornos de la glándula tiroides

La glándula tiroides se localiza en la región anterior del cuello. Produce la hormona tiroidea, la cual controla la velocidad de las funciones químicas del organismo (proporción metabólica).

Algunas afecciones de la glándula tiroides pueden hacerla aumentar de tamaño, enfermedad conocida como bocio. El bocio puede existir tanto si la glándula es hipoactiva (producción escasa de hormonas tiroideas) como si es hiperactiva (producción excesiva). El agrandamiento de la glándula tiroides presente en el momento del nacimiento se llama **bocio congénito.** Algunos niños tienen el **sín drome de Pendred,** enfermedad hereditaria que combina sordomudez y bocio congénito.

El **hipotiroidismo** se presenta cuando la glándula tiroides no puede producir cantidades adecuadas de hormona tiroidea, necesarias para el organismo. Los síntomas del hipotiroidismo en los niños y adolescentes difieren de los de los adultos. (• *V. página 739)* En los recién nacidos, el hipotiroidismo causa

Bocio: glándula tiroides agrandada

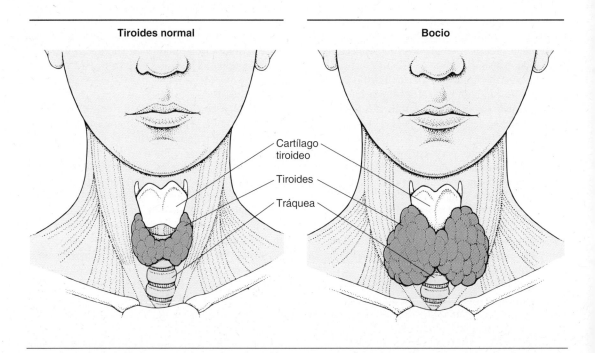

Tiroides normal   **Bocio**

Cartílago
tiroideo

Tiroides

Tráquea

cretinismo (hipotiroidismo neonatal), que se caracteriza por: ictericia, pérdida del apetito, estreñimiento, llanto ronco, protuberancia umbilical (hernia umbilical) y crecimiento óseo tardío. Si no se diagnostica ni se trata en los meses posteriores al nacimiento, el hipotiroidismo causa retraso mental. El hipotiroidismo que empieza en la niñez (hipotiroidismo juvenil) retrasa el crecimiento y, en ocasiones, produce miembros desproporcionadamente cortos. También tardan en aparecer los dientes. El hipotiroidismo que se inicia en la adolescencia (hipotiroidismo juvenil) es similar al de los adultos, pero puede retrasar la pubertad. Los síntomas incluyen voz ronca, retraso en el habla, párpados lánguidos y cara hinchada. También caída del pelo, piel seca, pulso lento y aumento de peso.

En todos los recién nacidos, el valor de la hormona tiroidea en la sangre se mide sistemáticamente en los dos días que siguen al nacimiento. A un recién nacido que padece hipotiroidismo se le administra rápidamente hormona tiroidea. Este tratamiento evita la lesión cerebral. El hipotiroidismo que se manifiesta en la niñez o en la adolescencia se trata también con hormonas que reponen las deficiencias.

El **hipertiroidismo** es consecuencia de la hiperactividad de la glándula tiroidea. (• *V. página 736)* En

el recién nacido, la causa más frecuente de hipertiroidismo es la **enfermedad neonatal de Grave,** potencialmente terminal, que puede manifestarse en los hijos de madres que padecen o han padecido dicha enfermedad. La enfermedad de Grave, una forma de hipertiroidismo, es un trastorno autoinmune por el cual el organismo produce anticuerpos que estimulan la glándula tiroides. En las embarazadas, estos anticuerpos atraviesan la placenta y estimulan la glándula tiroides del feto. La enfermedad de Grave en la madre puede producir el nacimiento de un feto sin vida, el aborto o el nacimiento prematuro. En un recién nacido, los síntomas de una glándula tiroides hiperactiva (escaso incremento de peso, rápida frecuencia cardíaca, hipertensión, nerviosismo o irritabilidad, vómitos y diarrea) pueden manifestarse varios días después del nacimiento. El aumento del tamaño glandular (bocio) puede presionar la tráquea e interferir la respiración. Los valores altos de la hormona tiroides aceleran el ritmo cardíaco, lo cual puede ocasionar insuficiencia cardíaca. Los ojos saltones, un rasgo frecuente en el trastorno del adulto, también se manifiestan en los recién nacidos. La enfermedad de Grave es potencialmente mortal si no se detecta y si no es tratada apropiadamente.

Los bebés que reciben tratamiento se recuperan en unas semanas, aunque pueden correr el riesgo de que la enfermedad sea recurrente entre los seis meses y el año. Los valores altos y persistentes de anticuerpos estimulantes de la tiroides también pueden causar el cierre prematuro de los huesos craneales (fontanela), retraso mental, hiperactividad tardía en la niñez y retraso en el crecimiento.

El hipertiroidismo se trata con fármacos, como el propiltiouracilo, que interfiere la formación de la hormona tiroidea. Los bebés también pueden requerir tratamiento por problemas cardíacos. Para los recién nacidos muy graves que presentan valores sanguíneos muy elevados de anticuerpos estimulantes de tiroides, puede ser necesario realizar una exanguinotransfusión (mediante la cual, parte de la sangre del recién nacido se extrae y se intercambia por sangre donada) para hacer disminuir la cantidad de dichos anticuerpos.

Trastornos de las glándulas suprarrenales

Las dos glándulas suprarrenales, localizadas sobre los riñones, en la región lumbar (parte inferior de la espalda), (• V. recuadro, página 744) producen varios tipos de hormonas. La porción interna (médula) de cada glándula produce adrenalina y noradrenalina, responsables de la reacción de defensa contra el peligro y la tensión emocional. La porción externa (corteza) produce aldosterona, que regula el equilibrio de sal en el organismo y cortisol, que es un componente esencial en el procesamiento de las proteínas, las grasas, los hidratos de carbono y ciertas hormonas masculinas (andrógenos).

En algunos trastornos de la glándula suprarrenal, el cortisol y la aldosterona normalmente no se producen porque faltan las enzimas necesarias para tal fin. El hipotálamo detecta los valores bajos de las mismas y estimula la hipófisis, que intenta estimular las glándulas suprarrenales para que éstas produzcan suficientes cortisol y aldosterona. Las suprarrenales incrementan de 10 a 20 veces su peso normal debido al estímulo constante del hipotálamo y de la glándula hipófisis, si bien siguen siendo incapaces de producir cortisol y aldosterona. Sin embargo, pueden producir grandes cantidades de otras hormonas, como los andrógenos, responsables de la masculinización.

Síntomas y diagnóstico

Una insuficiencia de hormonas suprarrenales causa varios síntomas, dependiendo de la hormona de que se trate. Si la producción de aldosterona es baja, se excreta demasiado sodio en la orina, ocasionando una hipotensión y elevados valores de potasio en sangre. Si la producción de cortisol es deficiente, sobre todo si la producción de aldosterona se interrumpe, puede ocasionar una mala función suprarrenal con riesgo de muerte en los días o semanas posteriores al nacimiento, acompañada de hipotensión, frecuencia cardíaca acelerada e insuficiencia funcional de varios órganos.

Una insuficiencia androgénica antes del nacimiento provoca el crecimiento inadecuado de los genitales en los varones (apertura uretral anormal, pene y testículos pequeños), enfermedad llamada seudohermafroditismo masculino. (• V. página 1273) Las niñas con deficiencia de hormonas suprarrenales parecen normales al nacer, pero no experimentan los cambios de la pubertad ni menstrúan.

Un exceso de hormonas suprarrenales también produce síntomas. Cuando el feto femenino es expuesto a altos valores de andrógenos al inicio del embarazo, los genitales se desarrollan anormalmente. La parte externa de los mismos se masculiniza (seudohermafroditismo femenino). (• V. página 1273) Si tal exposición se produce antes de la semana 12 del embarazo, los labios pueden fundirse, desarrollándose sólo una abertura para la uretra y la vagina. Después de la decimosegunda semana de gestación, el efecto principal es el agrandamiento del clítoris, con apariencia de pene. Los ovarios, el útero y los demás órganos reproductores internos se desarrollan normalmente. Los fetos masculinos no se ven esencialmente afectados por los valores altos de andrógeno.

En niños pequeños, los valores altos de andrógeno causan un crecimiento acelerado. Sin embargo, como los huesos maduran más rápidamente de lo normal, pronto dejan de crecer y la altura final es menor que la normal.

Los trastornos de la glándula suprarrenal se diagnostican por la medición de los valores de hormonas suprarrenales en muestras de sangre u orina.

Tratamiento

El tratamiento requiere la administración de una hormona sintética para reponer la que no pueden producir las glándulas suprarrenales. Una vez que la hormona deficiente es repuesta, el hipotálamo y la glándula hipófisis dejan de estimular las glándulas suprarrenales, con lo cual éstas interrumpen la producción de cantidades excesivas de otras hormonas. La carencia de cortisol se trata con corticosteroides, como la hidrocortisona o la prednisona. Para una carencia aguda, que constituye una urgencia, se requiere un tratamiento con líquidos, sodio y otros minerales. La aldosterona se utiliza como tratamiento de su propia deficiencia y la testosterona para tratar la deficiencia de andrógeno. La presión arterial se mide con frecuencia porque si los valores de estas hormonas son demasiado elevados o demasiado bajos, pueden alterar la regulación de la sal y del agua en el cuerpo, afectando a la presión arterial. El crecimiento se controla dos veces al año y la edad ósea se determina cada año mediante una radiografía de la mano. Con cantidades suficientes de hidrocortisona, el crecimiento es normal. Las niñas que han sido expuestas a valores elevados de andrógeno, a menudo necesitan una reconstrucción quirúrgica de los genitales externos para crear una abertura vaginal normal por razones estéticas.

Trastornos testiculares

Los testículos cumplen dos funciones principales: primero, la síntesis de testosterona, principal hormona sexual masculina (andrógeno), y segundo, la producción de esperma. Los testículos pueden ser hipoactivos (enfermedad llamada hipogonadismo masculino), puesto que la glándula hipófisis no 'secreta las hormonas que estimulan los testículos o porque existe algún problema en los mismos. Cuando los testículos son hipoactivos, la producción de andrógeno es deficiente. El crecimiento y el desarrollo sexual pueden retardarse, la producción de esperma es escasa y el pene puede ser pequeño.

Síntomas

Los síntomas varían dependiendo de la edad en la que se manifiesta el trastorno. En un feto masculino, una deficiencia de andrógeno antes del tercer mes de embarazo ocasiona el desarrollo incompleto de los genitales. La uretra puede abrirse en la parte inferior del pene, en lugar de en su extremidad, o un bebé masculino puede desarrollar genitales femeninos (seudohermafroditismo masculino). (• V. página 1273) Un feto masculino puede tener un pene anormalmente pequeño (microfalo) o testículos que no descienden totalmente al escroto, si una deficiencia de andrógeno se desarrolla posteriormente durante el embarazo.

La deficiencia de andrógenos en la niñez conlleva un desarrollo sexual incompleto. Un niño afectado presenta una voz con timbre alto y un escaso desarrollo muscular para su edad. El pene, los testículos y el escroto se encuentran poco desarrollados. El vello púbico y axilar es escaso y los brazos y las piernas son extremadamente largos.

La deficiencia de andrógenos después de la pubertad puede causar escaso deseo sexual, impotencia y una fuerza menor a la normal en los niños. Los testículos pueden arrugarse, la piel alrededor de los ojos y los labios puede presentar finas arrugas, el vello del cuerpo puede ser ralo y los huesos, débiles. Si la deficiencia de andrógenos se debe a un problema testicular, pueden desarrollarse las glándulas mamarias (ginecomastia).

El **síndrome de Klinefelter** se manifiesta en aproximadamente 1 de cada 700 nacimientos masculinos. Resulta de una anomalía cromosómica. Los niños que presentan dicho síndrome tienen habitualmente dos cromosomas X y uno Y (XXY en lugar del XY normal), aunque algunos tienen aún más copias del cromosoma X. Generalmente, este síndrome no se detecta hasta la pubertad, cuando el niño afectado no presenta un desarrollo sexual normal.

Los varones con el síndrome de Klinefelter tienen testículos pequeños (de menos de dos centímetros transversalmente al escroto), que se encuentran firmes y llenos de tejido fibroso. Los pechos (glándulas mamarias) están generalmente un poco agrandados y las proporciones del esqueleto son anormales, con las piernas más largas que el torso y la cabeza. Pueden presentarse conductas antisociales. También se incrementa el riesgo de diabetes mellitus, enfermedad pulmonar crónica, venas varicosas, hipotiroidismo y cáncer de mamas. El diagnóstico se confirma mediante el análisis cromosómico de las células sanguíneas.

El **síndrome de los testículos que desaparecen** (anorquismo bilateral) se manifiesta en uno de cada 20 000 varones. Los testículos están presentes al principio del desarrollo, pero son resorbidos por el organismo antes o después del nacimiento. Sin los testículos, estos niños no pueden producir testosterona o esperma, por consiguiente, no desarrollan las características sexuales secundarias masculinas en la pubertad y son infértiles.

La **ausencia congénita de las células de Leydig** (células de los testículos que habitualmente producen testosterona) provoca el desarrollo de genitales ambiguos (seudohermafroditismo masculino), ya que no se genera suficiente testosterona para estimular al feto a que desarrolle genitales masculinos normales. Los niños afectados son genéticamente masculinos.

La **criptorquidia** es una afección por la cual ambos testículos permanecen en el abdomen, donde, en origen, se forman en el feto. Habitualmente, los testículos descienden al escroto poco antes del nacimiento. Al nacer, aproximadamente el 3 por ciento de los niños tiene criptorquidia, pero en la mayoría de ellos,

los testículos descienden por sí mismos al año de edad. Si no descienden, es necesaria la cirugía para volver a colocarlos en el escroto y prevenir la esterilidad o torsión (enrollamiento doloroso de los testículos en torno al cordón espermático) *(• V. página 1097)* y para reducir el riesgo de cáncer testicular. Esta intervención quirúrgica debe realizarse antes de los cinco años de edad.

El **síndrome de Noonan** origina pequeños testículos con escasa producción de testosterona. Otros síntomas pueden incluir cuello con varios pliegues, orejas de implantación baja, párpados caídos, baja estatura, cuarto dedo (anular) muy corto, así como paladar arqueado y anomalías cardíacas y de los vasos sanguíneos. Los análisis de sangre detectan valores bajos de testosterona y valores altos de dos hormonas pituitarias: hormona luteinizante y foliculoestimulante.

La **distrofia miotónica** es una enfermedad muscular que incluye funcionamiento testicular deficiente en el 80 por ciento de los casos. Los testículos son reemplazados por tejido fibroso y no producen esperma. Otros síntomas son debilidad muscular y desgaste, calvicie, retraso mental, cataratas, diabetes mellitus, hipotiroidismo y huesos craneales anormalmente gruesos.

Diagnóstico

Se llevan a cabo varios análisis para identificar el trastorno testicular presente. Primeramente, el médico examina el pene y los testículos del niño para ver si el desarrollo es normal para su edad. Se miden los valores de testosterona en la sangre. Los valores de las hormonas luteinizante y foliculoestimulante también pueden medirse, puesto que la función testicular está regulada por la glándula hipófisis y por el hipotálamo Se analiza una muestra de semen para determinar el volumen y el total de esperma en los jóvenes que han pasado la pubertad.

Habitualmente, no se requiere una muestra de tejido testicular para diagnosticar el hipogonadismo. Esta muestra, sin embargo, suele someterse a análisis si el niño tiene testículos de tamaño normal pero no genera esperma, según el resultado del análisis de semen. El análisis cromosómico puede ser necesario, especialmente ante la sospecha del síndrome de Klinefelter. Generalmente, se analizan los cromosomas celulares de una muestra de sangre.

Tratamiento

Si la glándula hipófisis no produce la hormona luteinizante ni la foliculoestimulante, que estimula los testículos, se indican suplementos de testostero-

Testículos que no han descendido

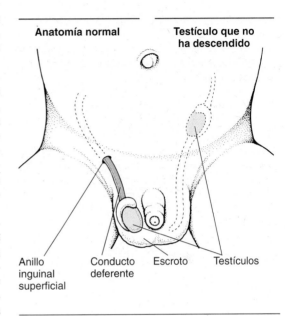

Anatomía normal **Testículo que no ha descendido**

Anillo inguinal superficial Conducto deferente Escroto Testículos

na. Si un niño tiene problemas de adaptación psicológica porque un retraso en la pubertad ha derivado en un desarrollo sexual incompleto, pueden recetarse inyecciones de testosterona durante tres meses. Este tratamiento aumenta levemente la masculinización sin detener el crecimiento.

La deficiencia de testosterona puede tratarse con inyecciones de esta hormona una o dos veces al mes, método más seguro que su administración por vía oral, y que, además, requiere menos dosis. La testosterona también puede ser administrada mediante un parche en la piel aplicado diariamente. El tratamiento con testosterona restablece el equilibrio en el organismo y estimula el crecimiento, el desarrollo sexual y la fertilidad. Los principales efectos colaterales incluyen retención de líquidos, acné y, ocasionalmente, desarrollo temporal de los senos (ginecomastia).

No existe ninguna cura para las anomalías cromosómicas, pero la testosterona puede ser útil para tratar los síntomas.

La cirugía reparadora de un desarrollo anormal del pene es, a menudo, posible. Pueden insertarse testículos artificiales en el escroto con fines estéticos, pero éstos no producen esperma ni hormonas. La cirugía para descender los testículos al escroto permite habitualmente que éstos funcionen nor malmente.

Trastornos musculosqueléticos

En los niños, una gran variedad de trastornos afectan a los músculos, a las articulaciones y a los huesos. (• *V. página 221*) Estos trastornos pueden ser causados por factores hereditarios, lesión, inflamación o infección.

Algunos problemas esqueléticos frecuentes

En los niños en fase de crecimiento, los huesos pueden presentarse desalineados. Tales problemas incluyen escoliosis, por la cual la columna vertebral se encorva anormalmente, y una variedad de problemas que afectan a los huesos de la cadera, el fémur, las rodillas y los pies. A menudo, el problema se soluciona por sí mismo, pero a veces la causa es un trastorno que debe tratarse.

Escoliosis

La escoliosis es la curvatura anormal de la columna vertebral.

Aproximadamente el 4 por ciento de todos los niños de entre 10 y 14 años tiene escoliosis percepti-

ble. Aproximadamente entre el 60 y el 80 por ciento de todos los casos afecta a las niñas. La escoliosis puede manifestarse como un defecto de nacimiento. Cuando se desarrolla después, no se encuentra ninguna causa en el 75 por ciento de los casos; el resto es causado por la poliomielitis, la parálisis cerebral, la osteoporosis juvenil u otras enfermedades.

Síntomas y diagnóstico

La escoliosis leve es habitualmente asintomática. Puede sentirse fatiga en la espalda, cuando se ha permanecido sentado o parado durante un período de tiempo prolongado, seguida de un dolor muscular localizado y, finalmente, de un dolor más fuerte.

Las curvas, en su mayoría, son convexas hacia la derecha en la parte superior de la espalda y hacia la izquierda en la parte inferior; por lo tanto, el hombro derecho es más alto que el izquierdo y una cadera puede ser más alta que la otra.

La escoliosis leve puede detectarse en una exploración médica de rutina. Un padre, maestro o médico podría sospechar si el niño tiene un hombro que parece más alto que el otro o cuando la ropa le cuelga de un lado. Para diagnosticar la enfermedad, el médico solicita que el niño se incline hacia delante y observa la columna vertebral desde atrás, ya que la curva espinal anormal se detecta más fácilmente en esta posición. Las radiografías contribuyen a confirmar el diagnóstico.

Pronóstico y tratamiento

El pronóstico depende del lugar en que se encuentre la curva anormal, de la severidad y del momento en que los síntomas se manifiestan. Cuanto más pronunciada sea la curvatura, mayor será la probabilidad de que empeore.

La mitad de los niños con escoliosis perceptible necesita tratamiento o un control cuidadoso por parte del médico. Un tratamiento oportuno puede evitar una deformación mayor.

Normalmente, un niño que tiene escoliosis es tratado por un especialista ortopédico. Se puede utilizar un collarín plástico para mantener la columna derecha. En ocasiones, se realiza una estimulación eléctrica de la columna vertebral, mediante pequeñas corrientes eléctricas aplicadas a los músculos de la misma, que permiten enderezarla. A veces se requiere cirugía para fusionar las vértebras, insertando una vara de metal que permite mantener la columna recta hasta que las vértebras se hayan fusionado.

Escoliosis

De pie **En flexión**

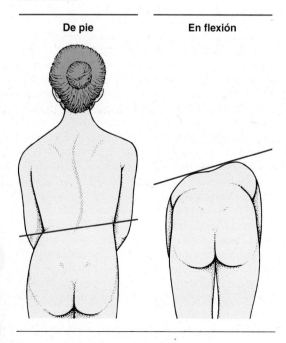

La escoliosis y su tratamiento pueden causar problemas psicológicos, perjudiciales para la imagen del adolescente. El uso de un collar o una escayola podría preocupar al niño por parecer diferente a los demás, y la hospitalización y la cirugía pueden amenazar la independencia de un adolescente. Sin embargo, renunciar a estas soluciones podría tener como consecuencia una deformidad permanente. La asistencia y el apoyo pueden ser útiles.

Problemas del hueso ilíaco y del fémur

En un niño, los fémures pueden torcerse hacia adentro, de tal forma que las rodillas se enfrentan parcialmente (rodillas que se besan) y los dedos de los pies se unen. Dormir boca abajo con las piernas estiradas o estar sentado o durmiendo con las rodillas elevadas hacia el pecho puede agudizar el problema. Si la afección persiste después de los 8 años, el niño debe consultar a un cirujano ortopédico.

En niños muy pequeños, los fémures habitualmente miran hacia afuera. Al dormir boca abajo con los pies apuntando en direcciones opuestas y con las piernas vueltas hacia afuera, se puede prolongar la enfermedad. Rotar las piernas hacia el centro con cada cambio de pañal puede ser útil, pero en la mayoría de los casos, la enfermedad se corrige cuando el niño aprende a caminar.

En los adolescentes, la claudicación (cojera) y el dolor de cadera o, de vez en cuando, de rodilla o de muslo, pueden ser causados por un deslizamiento epifisario de la cabeza femoral, en el que el extremo superior (epífisis) del fémur se disloca. En niños más pequeños, los mismos síntomas pueden deberse a la pérdida del suministro de sangre al cuello del fémur (enfermedad de Legg-Calvé-Perthes).

DESLIZAMIENTO EPIFISARIO DE LA CABEZA FEMORAL

El deslizamiento epifisario de la cabeza femoral es una dislocación del extremo superior creciente (epífisis) del hueso de la cadera (fémur).

Este trastorno es habitual entre adolescentes con sobrepeso, generalmente en varones. Aunque la causa se desconoce, el trastorno puede deberse a una placa de crecimiento espesa (porción del hueso donde tiene lugar el crecimiento), que se ve afectada por valores de hormona del crecimiento y estrógeno en la sangre.

El primer síntoma puede ser la rigidez de la cadera, que mejora con el reposo. Después, aparece la claudicación (cojera), seguida por dolor de cadera que se extiende desde la parte interna del muslo hasta la rodilla. La pierna afectada, generalmente, se encuentra

Deslizamiento de la epífisis de la cabeza femoral

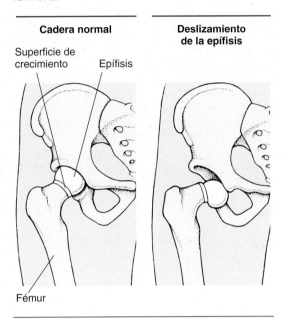

Cadera normal	Deslizamiento de la epífisis

Superficie de crecimiento — Epífisis

Fémur

vuelta hacia fuera. La cabeza del fémur puede deteriorarse, causando el colapso de la placa de crecimiento. Las radiografías de la cadera afectada muestran un ensanchamiento de la placa de crecimiento o una posición anormal de la cabeza del fémur.

Es importante un diagnóstico precoz, puesto que el tratamiento se hace más difícil a medida que el trastorno avanza.

La cirugía correctiva puede ser necesaria para emplazar la placa de crecimiento en su posición correcta y asegurarla con alfileres metálicos. El adolescente es inmovilizado con una escayola durante varias semanas o incluso dos meses.

Problemas de rodilla: genu varo y genu valgo

El genu varo y el genu valgo, si no son tratados, podrían causar osteoartritis en las rodillas con el paso de los años.

El genu varo es frecuente en los niños pequeños y, habitualmente, se corrige a los 18 meses de edad. Si el genu varo persiste o empeora, la causa puede ser la osteocondrosis tibial (enfermedad de Blount) o raquitismo, anomalía del desarrollo óseo causada por la carencia de vitamina D. *(• V. página 681)* La vitamina D es necesaria para la incorporación normal de calcio en los huesos. La enfermedad de Blount puede tratarse a veces mediante una tablilla que se utiliza por la noche, pero a menudo se requiere cirugía. El raquitismo puede ser tratado habitualmente con suplementos de vitamina D.

El genu valgo es menos frecuente. Incluso en casos graves, la enfermedad habitualmente se corrige por sí misma a los 9 años de edad. Si persiste después de los 10 años, puede ser necesario recurrir a la cirugía.

En los adolescentes, el cartílago bajo la rótula puede ablandarse por una degeneración desconocida o por la mínima lesión debida a la mala posición de la rótula. Este estado se denomina condromalacia patelar. Causa dolor, especialmente al subir o bajar escaleras. El tratamiento consiste en realizar ejercicios para fortalecer los músculos que rodean las rodillas, evitar las actividades que producen dolor y administrar aspirina para aliviar dicho síntoma.

Problemas del pie

Uno de cada 100 recién nacidos padece alguna anomalía de pie, pero la mayoría se resuelve sin tratamiento alguno. Un bebé puede aparentar tener un pie plano por una almohadilla abultada que se encuentra en el arco del pie. Habitualmente, el arco puede verse cuando el bebé se pone de puntillas. Si un niño mayor tiene dolores o calambres por tener los pies planos, puede necesitar zapatos correctores.

Trastornos inflamatorios

Algunos trastornos son causados por la inflamación de las articulaciones o del tejido conectivo que mantienen unidas las estructuras del cuerpo y le proporcionan sostén. El tejido conectivo forma gran parte de los músculos, huesos, cartílagos y tendones, y también se encuentra en otras partes del cuerpo, como la piel y las membranas que rodean al corazón y a los pulmones.

Fiebre reumática

La fiebre reumática es una inflamación de las articulaciones (artritis) y del corazón (carditis) que se debe a una infección estreptocócica, habitualmente de la garganta.

Aunque la fiebre reumática puede aparecer tras una infección estreptocócica, (• V. página 905) no es una infección propiamente dicha. Es, más bien, una reacción inflamatoria a una infección que afecta a muchas partes del organismo, como las articulaciones, el corazón y la piel. La nutrición deficiente y el hacinamiento parecen incrementar el riesgo de fiebre reumática; de la misma manera, también influyen factores hereditarios.

A título informativo, en los Estados Unidos, la fiebre reumática raramente se desarrolla antes de los 4 años o después de los 18 y es menos frecuente que en los países en vías de desarrollo, probablemente porque los antibióticos se administran de forma masiva para el tratamiento de infecciones estreptocócicas desde la niñez. Sin embargo, últimamente, la incidencia de la fiebre reumática ha aumentado por razones desconocidas. En ese mismo país, el niño que tiene una infección estreptocócica leve (habitualmente inflamación de garganta) y no recibe tratamiento presenta una probabilidad de desarrollar fiebre reumática de 1 entre 1000. Las probabilidades aumentan a 3 entre 100 si la infección es más grave.

Síntomas

Los síntomas de la fiebre reumática varían mucho, dependiendo de la parte del cuerpo afectada. Típicamente, los síntomas comienzan varias semanas después de resuelta la inflamación de garganta. Los síntomas principales de la fiebre reumática son el dolor articular (artritis), la fiebre, el dolor de pecho o palpitaciones causadas por la inflamación del corazón (carditis), los tirones incontrolables (corea de Sydenham), la erupción (eritema marginado) y las pequeñas protuberancias (nódulos) en la piel. Un niño puede tener uno o varios síntomas, aunque la erupción y los nódulos raramente constituyen los únicos síntomas.

El dolor articular y la fiebre son los síntomas más frecuentes al inicio. Una o varias articulaciones pueden doler repentinamente y ser sensibles al tacto. Podrían enrojecerse, estar calientes, inflamadas y contener líquido. Los tobillos, las rodillas, los codos y las muñecas habitualmente se ven afectados, así como los hombros, las caderas y las articulaciones pequeñas de las manos o los pies. A medida que el dolor de una articulación mejora, comienza el dolor en otra, particularmente si el niño no guarda reposo oportunamente ni ingiere antiinflamatorios. En ocasiones, los dolores articulares son muy leves. La fiebre aparece repentinamente con el dolor articular y la temperatura puede subir o bajar. Los dolores articulares y la fiebre, a menudo, desaparecen en el espacio de dos semanas y, frecuentemente, no duran más de un mes.

La inflamación del corazón se manifiesta, a menudo, simultáneamente mediante el dolor articular y la fiebre. Al principio, la inflamación del corazón no produce síntomas. El médico la detecta cuando, al auscultar el corazón con un fonendoscopio, descubre un soplo. El corazón puede latir rápidamente. El saco que lo rodea puede inflamarse, causando dolor de pecho. Puede derivar en insuficiencia cardíaca. (• *V. página 88)* Tales síntomas, en los niños, son diferentes a los de los adultos. Un niño puede padecer ahogo, náuseas, vómitos, dolor de estómago y tos seca. La inflamación cardíaca puede cansar al niño fácilmente. Sin embargo, los síntomas a menudo son tan leves, que el niño no acude al médico, y la lesión cardíaca puede no detectarse hasta mucho tiempo después de que los otros síntomas de la fiebre reumática hayan desaparecido.

La inflamación desaparece gradualmente, por lo general a los 5 meses. Sin embargo, puede dañar permanentemente las válvulas del corazón, provocando una enfermedad reumática cardíaca. La válvula que se encuentra entre la aurícula y el ventrículo izquierdo (válvula mitral) es la que habitualmente se lesiona. Ésta puede perder líquido (regurgitación de la válvula mitral), (• *V. página 95)* volverse anormalmente estrecha (estenosis de la válvula mitral) (• *V. página 97)* o presentar ambos trastornos.

La lesión de la válvula causa el característico soplo cardíaco que permite al médico diagnosticar la fiebre reumática. Tiempo después, habitualmente durante la madurez, la lesión puede causar mal funcionamiento cardíaco, fibrilación atrial y arritmias. (• *V. página 82)*

Los tirones incontrolables (corea de Sydenham) pueden empezar gradualmente, pudiendo transcurrir un mes antes de que se intensifiquen suficientemente como para que el niño sea llevado a la consulta del médico. En ese momento, el niño padece movimientos rápidos, sin razón alguna, esporádicos, que desaparecen al dormir. Dichos movimientos pueden afectar a cualquier músculo, salvo a los de los ojos. Las muecas faciales son frecuentes. En casos leves, el niño puede parecer torpe y tener ligeras dificultades para vestirse y para comer. En casos extremos, podría necesitar protección para no dañarse a sí mismo con los movimientos involuntarios de las piernas y los brazos. En ocasiones, la corea desaparece de forma gradual después de 4 meses, pero podría durar entre 6 y 8 meses.

Un exantema llano indoloro con un borde ondulado puede aparecer a medida que los otros síntomas disminuyen. Su duración es corta, a veces de menos de un día. Pueden formarse nódulos pequeños y duros en la piel, habitualmente en niños con inflamación cardíaca. Éstos son, por lo general, indoloros y desaparecen sin tratamiento alguno.

En ocasiones, un niño presenta pérdida del apetito e intenso dolor abdominal, que se confunde con un cuadro de apendicitis aguda.

Diagnóstico

El diagnóstico de la fiebre reumática se basa principalmente en una combinación característica de síntomas. Los análisis de sangre pueden detectar glóbulos blancos elevados y valores altos de sedimentación de eritrocitos. La mayoría de los niños con fiebre reumática tiene anticuerpos contra los estreptococos, que pueden medirse con los análisis de sangre. Las arritmias debidas a la inflamación cardíaca pueden observarse en un electrocardiograma (grabación de la actividad eléctrica del corazón). La ecocardiografía (registro gráfico de las estructuras del corazón, efectuado mediante ondas ultrasónicas) puede ser utilizada para diagnosticar anomalías en las válvulas del corazón.

Prevención y tratamiento

La mejor manera de prevenir la fiebre reumática son la buena nutrición y el tratamiento oportuno con antibióticos de cualquier infección estreptocócica que se sospeche.

El tratamiento de la fiebre reumática presenta tres objetivos: curar la infección estreptocócica y evitar su recurrencia, reducir la inflamación, particularmente en las articulaciones y el corazón, y restringir la actividad física, que podría empeorar las estructuras inflamadas.

Si se diagnostica una infección estreptocócica como la faringitis estreptocócica, se administra penicilina por vía oral durante 10 días. Un niño que tiene fiebre reumática recibe una inyección de penicilina para eliminar cualquier infección residual. La aspirina u otros antiinflamatorios no esteroideos (AINES) se indican en dosis altas para reducir la inflamación y el dolor, particularmente si la inflamación ha afectado a las articulaciones. En ciertas ocasiones, se necesitan analgésicos más fuertes, como la codeína. Si la inflamación cardíaca es grave, podrían indicarse corticosteroides como la prednisona para reducir aún más la inflamación.

Es importante el reposo en cama. La actividad del niño debe restringirse para evitar la tensión de las articulaciones inflamadas. Cuando existe inflamación cardíaca, se requiere más reposo.

Si las válvulas del corazón se lesionan, se corre el riesgo de desarrollar una infección valvular (endocarditis) durante toda la vida. Hasta al menos los 18 años de edad, los niños que han tenido fiebre reumática deben tomar penicilina por vía oral o inyecciones mensuales por vía intramuscular para facilitar la prevención de la infección. Las personas que padecen lesión cardíaca deben tomar siempre un antibiótico antes de someterse a una intervención quirúrgica, cirugía dental incluida, incluso en los adultos.

Artritis reumatoide juvenil

La artritis reumatoide juvenil es una inflamación persistente de las articulaciones (artritis) similar a la artritis reumatoide (• V. página 236) del adulto, pero se manifiesta antes de los 16 años de edad.

La causa se desconoce. Los factores hereditarios pueden incrementar el riesgo de desarrollarla.

Síntomas

Este trastorno afecta sólo a algunas articulaciones en aproximadamente un 40 por ciento de los niños que la padecen, a varias articulaciones en otro 40 por ciento y, en el 20 por ciento restante, es sistémico, es decir, afecta a todo el organismo, no sólo a las articulaciones y se produce junto con fiebre (proceso llamado enfermedad de Still).

La inflamación de algunas articulaciones aparece típicamente antes de los 4 años (habitualmente en las niñas) o después de los 8 años (en los niños). El enfermo padece dolor, inflamación y rigidez, principalmente en una rodilla, en un tobillo o en un codo. En ocasiones, una o dos articulaciones distintas, como un solo dedo del pie o de la mano, una muñeca o la mandíbula, padecen rigidez e inflamación. Los síntomas de las articulaciones pueden persistir, o aparecer y desaparecer.

Las niñas son especialmente propensas a padecer inflamación del iris (iridociclitis crónica), que a menudo es asintomática y sólo se detecta con un examen ocular. La inflamación del iris puede causar ceguera; por consiguiente, el niño debe ser controlado y recibir tratamiento inmediato para esta enfermedad.

La inflamación de varias articulaciones puede producirse en un niño de cualquier edad, aunque afecta más a las niñas. El dolor articular, la inflamación y la rigidez pueden comenzar de manera gradual o repentina. Las articulaciones que habitualmente se ven afectadas en primer lugar son las rodillas, los tobillos, las muñecas y los codos, y después ambas manos, el cuello, la mandíbula y las caderas. La inflamación es habitualmente simétrica, afectando a la misma articulación a ambos lados del cuerpo (por ejemplo, ambas rodillas o ambas caderas).

La artritis reumatoide juvenil sistémica afecta a varones y a niñas por igual. La fiebre es intermitente, habitualmente sube por la tarde (a 39,5 °C o más), luego vuelve rápidamente a valores normales. Mientras dura la fiebre, el niño puede sentirse muy enfermo. Un exantema rosa pálido o de color salmón, principalmente en el tronco y en la parte superior de las piernas o de los brazos, aparece durante poco tiempo (a menudo por la tarde), desaparece y luego aparece de nuevo. El bazo y algunos ganglios linfáticos pueden agrandarse. El dolor articular, la inflamación y la rigidez pueden ser los últimos síntomas en producirse.

Cualquier tipo de artritis reumatoide juvenil puede interferir el crecimiento. Cuando lo hace en el crecimiento mandibular, puede ocasionar el retroceso del mentón (micrognacia).

El factor reumatoide, (• V. página 238) anticuerpo que habitualmente se encuentra en la sangre del adulto con artritis reumatoide, no es frecuente en los niños que padecen artritis reumatoide juvenil. Es más frecuente que el factor reumatoide se produzca en las niñas que presentan varias articulaciones afectadas.

Pronóstico y tratamiento

Los síntomas de artritis reumatoide juvenil desaparecen completamente hasta en un 75 por ciento de los niños. El peor pronóstico lo presentan los que tienen muchas articulaciones afectadas, además del factor reumatoide.

Altas dosis de aspirina habitualmente pueden aliviar el dolor y la inflamación articular. Otros antiinflamatorios no esteroideos, como naproxeno y tolmetín, a menudo se utilizan en lugar de la aspirina porque ésta aumenta el riesgo del síndrome de Reye. (• V. página 1317) El niño puede recibir corticosteroides por vía oral si la enfermedad es grave y afecta a todo el cuerpo, pero estos medicamentos pueden retardar el índice de crecimiento y, de ser posible, deben evitarse. Los corticosteroides también pueden inyectarse directamente en las articulaciones afectadas para aliviar la inflamación. Si el niño no responde a la aspirina o a otro antiinflamatorio se le pueden aplicar inyecciones de compuestos de oro. (• V. página 238) La penicilamina, el metotrexato y las hidroxicloroquinas se utilizan cuando los compuestos de oro no son efectivos o causan efectos colaterales.

El ejercicio previene la rigidez articular. Las férulas pueden evitar que una articulación se bloquee en una posición torpe.

La vista se examina cada 6 meses a fin de controlar la existencia de inflamación del iris. Si existe, se trata con gotas oculares de corticosteroides o ungüentos y medicamentos que dilatan la pupila. En ocasiones, se requiere cirugía ocular.

Trastornos hereditarios del tejido conectivo o de los huesos

Algunos trastornos que afectan al tejido conectivo son hereditarios e incluyen el síndrome de Ehlers-Danlos, el síndrome de Marfan, seudoxantoma elástico, cutis laxa y mucopolisacaridosis. Las osteocondrodisplasias afectan a los huesos o a los cartílagos, y las osteopetrosis afectan a los huesos.

Síndrome de Ehlers-Danlos

El síndrome de Ehlers-Danlos es un raro trastorno hereditario del tejido conectivo que ocasiona flexibilidad articular extrema, piel muy elástica y tejidos frágiles.

Este síndrome presenta distintas variantes, causadas por diferentes anomalías genéticas, que controlan la producción del tejido conectivo. Muchos niños tienen las articulaciones muy flexibles (hipermovilidad benigna) sin otros síntomas. La flexibilidad tiende a reducirse con el tiempo.

Síntomas y diagnóstico

La piel puede estirarse varios centímetros pero vuelve a su posición normal cuando se libera. Las articulaciones pueden ser excesivamente flexibles. A menudo, se forman cicatrices anchas sobre las partes óseas del cuerpo, particularmente en los codos, en las rodillas y en las espinillas. Pueden desarrollarse pequeños nódulos, duros y redondos bajo la piel, que pueden observarse en las radiografías.

Las lesiones menores pueden causar heridas amplias, habitualmente con poco sangrado. Sin embargo, sólo algunas de las personas con síndrome de Ehlers-Danlos tienden a sangrar fácilmente. Curar las heridas puede ser difícil porque los puntos de sutura tienden a rasgar el tejido frágil. Los órganos del cuerpo también pueden ser frágiles, causando problemas durante las intervenciones quirúrgicas. Las torceduras y las dislocaciones son frecuentes. Aproximadamente el 25 por ciento de los niños desarrolla una joroba con una curva anormal de la columna (cifoescoliosis) y el 90 por ciento desarrolla pies planos. Las hernias y protuberancias anormales (divertículos) del intestino son bastante frecuentes. Raramente, un intestino frágil sangra o se perfora.

Una embarazada con dicho síndrome puede tener un parto prematuro porque los tejidos corporales se estiran fácilmente. Si el feto está afectado por el síndrome, las membranas que lo contienen pueden perforarse fácilmente. Además, la cirugía en la embarazada, como una cesárea o una incisión en la abertura vaginal (episiotomía) para facilitar el parto, puede ser más difícil por la fragilidad de los tejidos y la hemorragia grave puede manifestarse antes, durante o después del parto.

Pronóstico y tratamiento

A pesar de tantas y tan variadas complicaciones, el tiempo de vida de quienes padecen el síndrome de Ehlers-Danlos es, generalmente, normal. Sin embar-

go, en algunos enfermos, complicaciones como la perforación de un vaso sanguíneo son mortales.

No existe cura. Las lesiones deben evitarse por la fragilidad de los tejidos. El uso de ropa protectora y acolchada puede ser útil. Si las personas con el síndrome de Ehlers-Danlos desean tener hijos, se les aconseja la asistencia genética, para determinar el riesgo de que los niños hereden esta enfermedad.

Síndrome de Marfan

El síndrome de Marfan es un extraño trastorno hereditario del tejido conectivo que ocasiona anomalías en la vista, en los huesos, en el corazón y en los vasos sanguíneos.

Síntomas

El gen del síndrome de Marfan prevalece, (• V. página 9) pero no afecta por igual a todos los que lo heredan. Los individuos que tienen este síndrome superan el promedio de estatura que les corresponde para su edad y familia. En ellos, la envergadura de sus brazos (distancia entre las yemas de los dedos con los brazos en cruz) es superior a su talla. Los dedos de la mano son largos y delgados. Es frecuente la deformidad del hueso del tórax llamado esternón (situado en la región anterior y media), lo cual hace que éste sobresalga o se hunda. Las articulaciones pueden ser muy flexibles. Son frecuentes las hernias, los pies planos y la joroba con curvatura anormal de la columna (cifoescoliosis). En general, estos individuos tienen poca grasa bajo la piel y el techo del paladar muy alto.

Ambos cristalinos pueden estar desplazados. Mediante un oftalmoscopio, se puede observar habitualmente el borde del desplazamiento en la pupila. La persona puede tener una visión confusa de cerca, y se le puede desprender la retina (área sensible a la luz ubicada en la parte posterior del ojo).

El debilitamiento de la pared de la aorta puede causar el ensanchamiento gradual de esta arteria principal, originando un aneurisma (protuberancia de la pared del vaso sanguíneo). (• V. página 141) La sangre puede pasar entre las capas de la pared (disección de la aorta), o el aneurisma puede romperse, causando una hemorragia masiva. A medida que la aorta se ensancha, la válvula aórtica que va del corazón a la aorta puede empezar a refluir (regurgitación aórtica). (• V. página 98) La válvula mitral, localizada entre la aurícula y el ventrículo izquierdos, puede refluir o sufrir un prolapso (hundirse hacia atrás en la aurícula izquierda). (• V. página 97) Se pueden desarrollar en los pulmones unos sacos llenos de líquido (quistes), que ocasionalmente, se perforan causando un neumotórax (• V. pá-

gina 215) (aire en el espacio que rodea a los pulmones), lo cual dificulta la respiración.

El riesgo de complicaciones depende, en gran parte, de la gravedad de las anomalías. El peligro principal es la rotura súbita de la aorta, lo cual puede ocasionar un desenlace mortal muy rápidamente. La rotura es más probable durante la práctica de deportes enérgicos.

Diagnóstico y tratamiento

El médico puede sospechar el síndrome de Marfan si una persona excesivamente alta y delgada tiene alguno de los síntomas característicos. Sin embargo, muchos de los que tienen el síndrome nunca desarrollan ninguna enfermedad extraña y no se les encuentra anomalía alguna.

El principal objetivo del tratamiento es la prevención de los problemas relacionados con los vasos sanguíneos y los ojos. La revisión de la vista se hace una vez al año. Una persona con síndrome de Marfan debe acudir lo antes posible al médico, si desarrolla cualquier problema relacionado con la visión.

Se pueden utilizar la reserpina o el propranolol para reducir la fuerza del flujo de la sangre y, de esta manera, facilitar la prevención del ensanchamiento (dilatación) y disección aórtica. Si la aorta se ensancha, la sección afectada, a veces, se puede reparar o reponer quirúrgicamente.

Los niños que padecen el síndrome tienden a ser muy altos. El médico puede, por consiguiente, recomendar una terapia hormonal (estrógeno y progesterona) para las niñas muy altas. Esta terapia se administra habitualmente a la edad de diez años, provocando una pubertad precoz, con lo cual se detiene el crecimiento.

Los individuos con el síndrome de Marfan que desean procrear deben buscar asesoramiento genético para determinar riesgos hereditarios.

Seudoexantema elástico

El seudoexantema elástico es un trastorno hereditario del tejido conectivo que afecta a la piel, a los ojos y a los vasos sanguíneos.

El seudoexantema elástico afecta principalmente a las fibras elásticas, lo cual permite que el tejido se estire y vuelva luego a su lugar. Produce una piel gruesa y estriada, poco flexible y floja en el cuello, bajo los brazos, en la ingle y alrededor del ombligo. Los bultos pequeños amarillentos dan a la piel un aspecto de piel de gallina. Los cambios en la parte posterior del ojo (retina) pueden ocasionar pérdida grave de la visión e incluso ceguera. Las arterias pueden estrecharse, provocando dolor en el pecho y claudicación intermitente (dolor de pierna durante

Cutis laxa

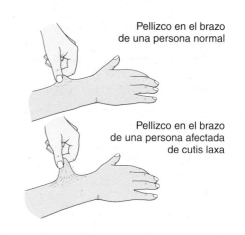

Pellizco en el brazo de una persona normal

Pellizco en el brazo de una persona afectada de cutis laxa

la actividad física causado por un inadecuado suministro de sangre). Pueden producirse hemorragias nasales y cerebrales, uterinas e intestinales. La hipertensión es habitual.

El pronóstico depende de la gravedad del trastorno y de las arterias afectadas. Las complicaciones habitualmente causan la muerte entre los 30 y los 70 años.

Cutis laxa

La cutis laxa es un trastorno raro del tejido conectivo en el que la piel se estira fácilmente y cuelga en pliegues flojos.

La cutis laxa afecta principalmente a las fibras elásticas. Es habitualmente hereditaria; sin embargo, en pocos casos y por razones desconocidas, se desarrolla en personas sin historia familiar de este trastorno. Algunas formas hereditarias son bastante leves, unas causan retraso mental y otras pueden ser mortales.

Síntomas

En las formas hereditarias, la piel puede ser muy laxa desde el nacimiento o puede aflojarse después. Este signo es particularmente obvio en la cara, y los niños afectados parecen afligidos y tienen los mofletes caídos. La nariz en forma de gancho es un signo característico. Son frecuentes las hernias y protuberancias (divertículos) intestinales. Un ensanchamiento de los espacios aéreos en los pulmones puede causar alta presión arterial en estos últimos (*cor pulmonale*).

La forma no hereditaria (adquirida) presenta síntomas distintos de la hereditaria. Se inicia más tarde y afecta a zonas más extensas de la piel. La superficie cutánea afectada adquiere un aspecto distinto al de la piel en las formas hereditarias y la nariz no tiene forma de gancho. En niños o adolescentes, la cutis laxa puede comenzar como una enfermedad grave con fiebre, inflamación dispersa en las membranas del cuerpo y una erupción grave en la piel (eritema multiforme). En el adulto, este trastorno puede desarrollarse gradualmente. A veces, provoca complicaciones pulmonares o la muerte por rotura aórtica.

Diagnóstico y tratamiento

Por lo general, se puede diagnosticar la cutis laxa mediante un examen cutáneo.

Este síndrome no tiene cura. Para quienes presentan una forma hereditaria, la cirugía plástica puede mejorar considerablemente la apariencia. Sin embargo, la piel puede volver a dilatarse. La cirugía plástica tiene menos éxito en la forma adquirida. Los problemas pulmonares, como enfisema o presión arterial pulmonar elevada, se tratan según la necesidad.

Mucopolisacaridosis

Las mucopolisacaridosis son trastornos hereditarios que causan una apariencia facial característica y anomalías en los huesos, en los ojos, en el hígado y en el bazo, a veces acompañados por retraso mental.

La causa subyacente de este grupo de trastornos es la incapacidad de fraccionar y almacenar mucopolisacáridos, que son los componentes principales del tejido conectivo. En consecuencia, el exceso de mucopolisacáridos pasa a la circulación sanguínea y se deposita en todo el organismo, y algunos son excretados en la orina. Existen diferentes tipos de mucopolisacáridos y se necesitan numerosas enzimas distintas para fraccionarlos. Por lo tanto, existen diferentes tipos de mucopolisacaridosis, cada uno causado por una anomalía genética específica que afecta a una enzima en particular.

Síntomas y diagnóstico

Habitualmente, los síntomas no se manifiestan al nacer. Durante la infancia y la niñez, la baja estatura, el crecimiento anormal de los huesos, la pilosidad y el desarrollo anormal son evidentes. La cara puede presentar una apariencia tosca, con labios gruesos, boca abierta y nariz aplastada. Dependiendo del tipo de mucopolisacaridosis, algunos niños afectados presentan inteligencia normal y otros parecen normales al nacer, pero gradualmente desarrollan retraso mental en un período de varios

años. En algunos casos, los ojos se ven afectados, causando nubosidad de la córnea y dificultades visuales. Otros miembros de la familia pueden padecer también mucopolisacaridosis.

El médico establece el diagnóstico según la sintomatología. Las mucopolisacaridosis también pueden diagnosticarse antes del nacimiento mediante amniocentesis o estudios de vellosidades coriónicas, *(• V. recuadro, página 1170)* mediante los cuales se extraen muestras y se controlan para detectar una actividad enzimática anormal. Pueden realizarse análisis de orina después del nacimiento. Sin embargo, los resultados de estas pruebas a menudo son inexactos y se requiere entonces un análisis de sangre u otras pruebas para confirmar el diagnóstico. Las radiografías para detectar anomalías óseas son también útiles en el diagnóstico.

Pronóstico y tratamiento

El pronóstico depende del tipo de mucopolisacaridosis. Algunos tipos causan muerte precoz.

Actualmente, no existe tratamiento médico. Los intentos de sustitución de la enzima anormal no han tenido más que un éxito limitado y temporal. El trasplante de médula ósea *(• V. página 866)* puede producir algunas mejoras. Pero, a menudo, causa la muerte o la incapacidad, y el tratamiento sigue siendo aún controvertido.

Osteocondrodisplasias

Las osteocondrodisplasias son un grupo de trastornos hereditarios en los cuales los huesos o cartílagos crecen de forma anormal; por lo tanto, el esqueleto presenta un mal desarrollo.

Muchos tipos de osteocondrodisplasia causan baja estatura (enanismo). De los distintos tipos de enanismo, la acondroplasia es la más frecuente con miembros cortos. Se produce en uno de cada 25 000 o 40 000 nacidos vivos, afectando a ambos sexos y a todos los grupos raciales.

Síntomas

Cada tipo presenta una sintomatología diferente. Los síntomas de acondroplasia son, por ejemplo, miembros cortos, *genu varum*, frente grande, nariz con depresión y una espalda arqueada.

Los trastornos esqueléticos, como la luxación de cadera, son característicos de todas las osteocondrodisplasias. En algunos tipos, una anomalía de la segunda vértebra de la columna (hipoplasia del proceso odontoide) produce una dislocación de la primera vértebra y la compresión de la médula espinal, lo cual puede causar la muerte inmediata.

Diagnóstico y tratamiento

Es necesario establecer un diagnóstico preciso, porque cada tipo es causado por una anomalía genética distinta, evoluciona de forma diferente y tiene un pronóstico diferente. En algunos casos es posible el diagnóstico antes del nacimiento mediante la observación directa del feto con un aparato de fibra óptica (fetoscopio) o con una ecografía. Si una persona con osteocondrodisplasia o con parientes cercanos que tienen uno de estos trastornos desea tener hijos, la asistencia genética es útil para determinar el riesgo hereditario.

Cuando los problemas articulares afectan gravemente a los movimientos, la articulación puede a veces ser sustituida por una artificial. Una segunda vértebra anormal debe ser estabilizada quirúrgicamente para prevenir el daño de la médula espinal.

Osteopetrosis

La osteopetrosis (huesos de mármol) es un trastorno hereditario que aumenta la densidad de los huesos y causa anomalías esqueléticas.

Algunas de las osteopetrosis causan una leve incapacidad; otras son progresivas y mortales. En algunos tipos, no aparecen síntomas inmediatos (manifestación tardía), pero, en otros, éstos se inician ya en la infancia (manifestación precoz).

La mayoría de los tipos de osteopetrosis no tiene tratamiento específico. La cirugía puede ser necesaria para aliviar la alta presión cerebral causada por anomalías del cráneo. Los orificios óseos, a través de los cuales los nervios emergen del cráneo, pueden crecer de manera excesiva, comprimiendo los nervios, en cuyo caso, podría ser necesario intervenir quirúrgicamente para liberarlos. Los dientes pueden desplazarse, evitando el cierre apropiado de la boca (maloclusión) que se puede corregir con tratamiento ortodóncico. La cara puede torcerse por el crecimiento excesivo de los huesos, lo cual genera a veces problemas psicológicos.

Tipo de manifestación tardía

Los síntomas aparecen en la niñez, en la adolescencia o en la juventud. La **enfermedad de Albers-Schönberg,** una forma leve del tipo de manifestación tardía, puede ser asintomática. Esta forma es relativamente frecuente en muchos países y en muchos grupos étnicos. Habitualmente, el esqueleto es normal al nacer, pero la densidad ósea aumenta con la edad. Se llega a menudo al diagnóstico por casualidad, cuando se realiza una radiografía por alguna otra razón y se detecta una alta densidad ósea. La apariencia facial, la estructura corporal, el grado de

desarrollo intelectual y el tiempo de vida son normales y la salud, en general, es buena. De vez en cuando, la parálisis facial o la sordera pueden resultar de la compresión de un nervio debido al crecimiento óseo excesivo. Puede desarrollarse, además, anemia leve.

Tipo de manifestación temprana

La osteopetrosis sintomática precoz es un trastorno poco frecuente, potencialmente mortal en los niños. Los síntomas comprenden: crecimiento escaso y poco incremento de peso (incapacidad de desarrollo), (• *V. página 1281)* tendencia a la contusión, sangrados anormales y anemia. El hígado y el bazo pueden agrandarse, y los nervios que llegan a los ojos y a la cara pueden sufrir lesiones. Durante el primer año de vida es frecuente la muerte por anemia, por infección generalizada o por hemorragias. Las radiografías revelan un incremento general de la densidad ósea, que empeora con el tiempo. El trasplante de médula ósea parece haber sido efectivo en algunos niños, pero se desconoce el pronóstico a largo plazo.

Osteocondrosis

La osteocondrosis es un grupo de enfermedades que afecta al centro de crecimiento de un hueso durante la niñez, ocasionando crecimiento anormal y deformidad ósea. La causa es desconocida. Diferentes enfermedades afectan a distintos huesos. En la enfermedad de Legg-Calvé-Perthes el hueso afectado es el fémur, en la de Osgood-Schlatter la tibia, en la de Scheuermann la columna vertebral, y en la enfermedad ósea de Köhler, uno de los huesos pequeños (hueso navicular) del pie.

Enfermedad de Legg-Calvé-Perthes

La enfermedad de Legg-Calvé-Perthes consiste en la destrucción del centro de crecimiento en el cuello del fémur.

Esta enfermedad afecta a uno de cada 1000 a 5000 niños de entre 5 y 10 años, siendo más frecuente en los niños que en las niñas. Habitualmente afecta sólo a una cadera. Se debe al escaso suministro de sangre al cuello del fémur, pero se desconoce la razón del mismo.

Los síntomas principales son: dolor de la cadera y problemas al caminar. La sintomatología es de inicio y progresión graduales. Disminuye el movimiento articular y los músculos del muslo pueden atrofiarse por falta de uso. En las radiografías, la cabeza del fémur aparece aplastada al principio para luego tomar una apariencia fragmentada.

Cifosis: joroba

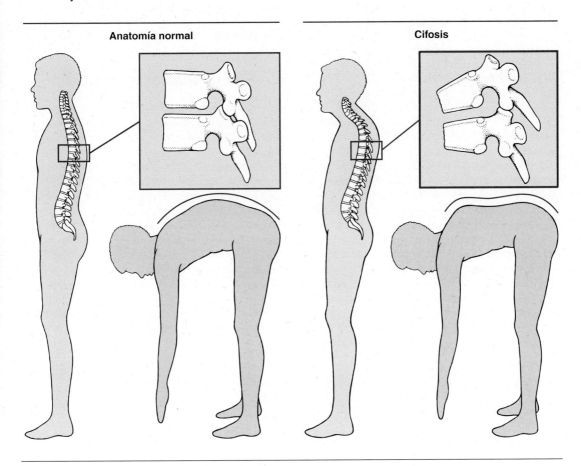

Anatomía normal

Cifosis

El tratamiento incluye reposo prolongado en cama, tracción, cabestrillos, escayolas y férulas. Algunos especialistas recomiendan cirugía ortopédica para corregir cualquier anomalía residual en la cadera.

Sin tratamiento, la recuperación del trastorno puede llevar de 2 a 3 años. Se incrementa el riesgo de padecer artrosis de cadera si persiste cualquier anomalía. Si la enfermedad es bien tratada, la posibilidad de artritis disminuye.

Enfermedad de Osgood-Schlatter

La enfermedad de Osgood-Schlatter es una inflamación de los huesos y cartílagos en la parte superior de la tibia.

Esta enfermedad se desarrolla entre los 10 y 15 años, con más frecuencia en varones. Se considera que la causa es una lesión que ocurre cuando el tendón de la rótula (tendón rotular) tira con exceso sobre su punto de inserción en la parte superior de la tibia. Este punto de inserción se denomina nódulo tibial.

La enfermedad, habitualmente, afecta sólo a una tibia. Los síntomas principales son: dolor e inflamación en la parte superior de la tibia, donde se inserta el tendón de la rótula. La fragmentación de esta área de la tibia puede percibirse realizando radiografías de la rodilla.

El único tratamiento requerido es aliviar el dolor con analgésicos, abstenerse de practicar deportes o ejercicios enérgicos, especialmente el de doblar excesivamente la rodilla. Los síntomas, habitualmente, desaparecen en semanas o meses. A veces, se debe inmovilizar la pierna con una escayola. En algunos casos, será necesario inyectar hidrocortisona en la zona afectada, extirpar quirúrgicamente los restos óseos sueltos y taladrar el hueso para lograr su curación; también es posible realizar un injerto óseo.

Enfermedad de Scheuermann

La enfermedad de Scheuermann es relativamente frecuente, y causa dolor de espalda y jorobas (cifosis) por cambios en las vértebras.

La enfermedad se inicia en la adolescencia y con más frecuencia en los varones. La enfermedad de Scheuermann probablemente no es una afección aislada, sino un grupo de enfermedades similares. No se conocen las causas.

A menudo, se diagnostican casos leves en el transcurso de controles sistemáticos de niños en edad escolar con el fin de encontrar defectos de la columna vertebral. Los síntomas habitualmente incluyen hombros redondeados, dolor lumbar leve y persistente. La curva superior es mayor que la normal. La enfermedad puede continuar durante mucho tiempo, a menudo por espacio de varios años, pero frecuentemente es leve. La columna vertebral puede permanecer ligeramente desalineada una vez que los síntomas desaparecen.

Los casos leves no progresivos pueden tratarse mediante la pérdida de peso, que reduce la tensión de la espalda, y evitando la actividad excesiva. De vez en cuando, si la joroba se acentúa, puede ser necesario utilizar un corsé o dormir en una cama rígida. En ocasiones se requiere cirugía para corregir la incorrecta alineación en caso de que la enfermedad avance.

Enfermedad ósea de Köhler

La enfermedad ósea de Köhler es una forma rara de inflamación de huesos y cartílagos (osteocondritis) que afecta a uno de los huesos pequeños (hueso navicular) del pie.

La enfermedad afecta a los niños, la mayoría habitualmente varones entre los 3 y los 5 años.

El pie se inflama y duele, sobre todo por el lado interno del arco. El peso sobre el pie y el caminar aumentan el dolor. La claudicación (cojera) es frecuente. La enfermedad tiende a durar varios meses pero raramente más de dos años.

Tomar analgésicos y evitar el sobrepeso alivian los síntomas. Utilizar durante varias semanas una escayola por debajo de la rodilla permite caminar y ofrece un buen apoyo bajo el arco, lo que puede ser de gran utilidad durante las fases iniciales de la enfermedad.

CAPÍTULO 270

Parálisis cerebral

La parálisis cerebral es un estado caracterizado por un control muscular escaso, espasticidad, parálisis y otras deficiencias neurológicas, como resultado de una lesión cerebral producida durante el embarazo, en el momento de nacer, después del nacimiento o antes de los cinco años.

La parálisis cerebral no es una enfermedad y tampoco es progresiva. Las partes del cerebro que controlan los movimientos musculares son particularmente vulnerables a la lesión en los bebés prematuros y en los muy pequeños. La parálisis cerebral afecta a uno o dos de cada 1000 bebés, pero es 10 veces más frecuente en los bebés prematuros y, especialmente, en los de poco peso.

Causas

Diferentes tipos de lesiones pueden causar parálisis cerebral pero, habitualmente, la causa se desconoce. Las lesiones producidas durante el parto y el escaso suministro de oxígeno al cerebro antes, durante e inmediatamente después del nacimiento, son la causa de un 10 a un 15 por ciento de los casos. Los bebés prematuros son particularmente vulnerables, posiblemente en parte porque los vasos sanguíneos del cerebro presentan un desarrollo anormal y sangran fácilmente o porque no pueden proporcionar oxígeno suficiente al cerebro.

Los valores elevados de bilirrubina en la sangre, frecuentes en los recién nacidos, pueden derivar en una enfermedad llamada querníctero, con daño cerebral. (• *V. recuadro, página 1248*) Sin embargo, la ictericia que resulta de los valores altos de bilirrubina en la sangre puede ser hoy en día tratada fácilmente en los recién nacidos, y la incidencia del querníctero ha disminuido notablemente. Durante los primeros años de vida, enfermedades graves, como la meningitis, la sepsis, el trauma y la deshidratación grave, pueden causar lesión cerebral y derivar en parálisis cerebral.

Síntomas

Los síntomas de la parálisis cerebral pueden oscilar entre la torpeza apenas perceptible y la espasticidad grave, que tuerce los brazos y las piernas y confina al niño a una silla de ruedas. Existen cuatro tipos principales de parálisis cerebral:

• Espástica (por la cual los músculos se vuelven rígidos y débiles), que se manifiesta en aproximadamente el 70 por ciento de los niños con parálisis cerebral.

• Coreoatetoide (en la que los músculos espontáneamente se mueven despacio y sin control), que se presenta en aproximadamente el 20 por ciento de los niños con parálisis cerebral.

• Atáxica (coordinación escasa y movimientos inseguros), que ocurre en aproximadamente el 10 por ciento de los niños con parálisis cerebral.

• Mixta (en la que dos de los tipos antes mencionados, a menudo espástico y coreoatetoide se combinan), que ocurre en muchos niños.

En la parálisis cerebral espástica, la rigidez puede afectar a los brazos y las piernas (cuadriplejía), sobre todo a las piernas (paraplejía), o sólo al brazo y la pierna de un lado (hemiplejía). Las piernas y los brazos afectados se encuentran poco desarrollados, son rígidos y débiles.

En la parálisis cerebral coreoatetoide, los movimientos de los brazos, las piernas y el cuerpo son lentos, se retuercen y son incontrolables, pero pueden también ser bruscos y tironeantes; las emociones fuertes empeoran los movimientos y el sueño los hace desaparecer.

En la parálisis cerebral atáxica, la coordinación muscular es pobre, y existen debilidad y temblores musculares. Los niños que padecen este trastorno tienen dificultad para hacer movimientos rápidos y caminan con poco equilibrio, con las piernas ampliamente separadas.

En todas las formas de parálisis cerebral, el habla puede ser difícil de entender porque el niño tiene dificultad para controlar los músculos que intervienen en la pronunciación de las palabras. La mayoría de los niños con parálisis cerebral tiene otros problemas, como inteligencia inferior a la normal o retraso mental grave. Sin embargo, aproximadamente el 40 por ciento de estos niños tiene una inteligencia normal o casi normal. En el 25 por ciento de los casos de parálisis cerebral, a menudo las de tipo espástico, se producen ataques epilépticos.

Diagnóstico

La parálisis cerebral, habitualmente, no puede ser diagnosticada en las primeras etapas de la infancia. Cuando problemas musculares tales como el escaso desarrollo, la debilidad, la espasticidad o la falta de coordinación se vuelven evidentes, el médico intenta controlar al niño para determinar si el problema es debido a una parálisis cerebral o a un trastorno progresivo, particularmente alguno que tendría tratamiento. A menudo el tipo de parálisis cerebral no puede precisarse antes de que el niño cumpla 18 meses.

Las pruebas de laboratorio no pueden identificar la parálisis cerebral. Sin embargo, para descartar otros trastornos, se pueden realizar análisis de sangre, estudios musculares eléctricos, biopsia muscular y tomografía computadorizada (TC) o resonancia magnética (RM) del cerebro.

Tratamiento

La parálisis cerebral no tiene cura, sus problemas duran toda la vida. Sin embargo, existen alternativas que pueden realizarse para facilitar la independencia del niño.

La fisioterapia, la terapia profesional, los collarines y la cirugía ortopédica pueden mejorar el control muscular y la marcha. La terapia del habla puede mejorar la capacidad de expresión oral, contribuyendo también a solucionar los problemas para comer. Los cuadros epilépticos pueden controlarse mediante anticonvulsivantes. (• *V. recuadro, página 367*)

Muchos niños con parálisis cerebral crecen normalmente y asisten a escuelas normales si no presentan deficiencias intelectuales y físicas graves. Otros requieren fisioterapia extensiva, necesitan educación especial y están muy limitados en las actividades diarias, requiriendo algún tipo de cuidado y asistencia de por vida. Incluso los niños gravemente afectados pueden mejorar con la educación y el entrenamiento.

La información y la asistencia están a disposición de los padres con el fin de ayudarlos a entender la enfermedad del hijo y su potencial, así como para asistirlos en los problemas a medida que se presentan. (• *V. página 1279*) Para ayudar a un niño a alcanzar su potencial más alto, la atención cariñosa de los padres puede combinarse con la ayuda de los organismos de asistencia pública y privada, como las intervenciones de salud comunitaria y los organismos de rehabilitación con fines humanitarios.

El pronóstico depende habitualmente del tipo de parálisis cerebral y de su gravedad. Más del 90 por ciento de los niños con parálisis cerebral sobrevive en la edad adulta. Sólo los más gravemente afectados (los que son incapaces de todo cuidado personal) presentan un pronóstico de vida muy reducido.

Trastornos de oído, nariz y garganta

En los niños, varios trastornos pueden afectar a los oídos, a la nariz y a la garganta. La capacidad auditiva se examina poco después del nacimiento y, posteriormente, de forma regular. (• *V. página 1033*) La sordera se presenta al nacer en uno de cada 1 000 nacimientos con vida y puede derivar del virus de la rubéola, de la falta de oxígeno o de una lesión producida durante el nacimiento, de ciertos medicamentos administrados a la madre durante el embarazo, de la enfermedad hemolítica del feto, así como de las infecciones o de enfermedades hereditarias.

La detección y el tratamiento prematuros, de ser posibles, son importantes porque el lenguaje se aprende mejor a corta edad. Las infecciones del oído (• *V. página 1039*) son frecuentes en niños pequeños, sobre todo en los que tienen entre 3 meses y 3 años. Los niños también pueden desarrollar infecciones que afectan a la nariz y a la garganta. (• *V. página 1301*)

Los niños pequeños pueden introducirse objetos extraños en el oído (• *V. página 1035*) o en la nariz, lo que puede causar dolor, infección o una secreción. Los tumores no cancerosos pueden desarrollarse en la nariz de los jóvenes en la pubertad (angiofibromas juveniles) o en la caja de la voz (región orofaringea) de niños más pequeños de cualquier sexo (papilomas juveniles).

Objetos extraños en la nariz

Los niños, a menudo, se introducen objetos en la nariz, algunos de los cuales son fáciles de ver y de retirar, mientras que otros pueden situarse muy arriba o no ser vistos. Los objetos que se encuentran en la parte alta de la nariz pueden causar derrames sanguíneos mal olientes por un orificio nasal. Con el tiempo, un objeto extraño en la nariz puede cubrirse de sales minerales de secreciones nasales, produciendo una concreción nasal (rinolito). Los rinolitos son difíciles de eliminar porque tienden a moldearse de acuerdo a la forma del interior de la nariz. Para la extracción habitualmente se necesita anestesia general.

Angiofibromas juveniles

Los angiofibromas juveniles, que se presentan casi exclusivamente en jóvenes varones durante la pubertad, son tumores que crecen en la región posterior de la nariz.

Aunque son tumores benignos, pueden destruir el tejido de la mucosa nasal, derivando en hemorragias (epistaxis).

El tumor puede también obstruir el flujo de aire. A medida que crece, puede extenderse a los senos cercanos, a la cavidad ocular o al área que contiene el cerebro (cavidad craneal).

El médico puede sospechar que un niño presenta un angiofibroma cuando se producen hemorragias nasales recurrentes y se manifiesta respiración obstruida. El tumor puede detectarse mediante tomografía computadorizada (TC) o a través de una imagen de resonancia magnética (RM).

Los vasos sanguíneos que irrigan el tumor y su posible extensión a la cavidad ocular o craneal pueden detectarse sometiendo al paciente a una angiografía, un tipo de radiografía en la cual una sustancia radiopaca, visible en radiografías, se inyecta en los vasos sanguíneos que rodean al tumor.

Aunque el angiofibroma a veces se retrae a medida que el niño crece, el tratamiento es casi siempre necesario. El mejor tratamiento consiste en bloquear la arteria que irriga el tumor (embolización angiográfica) y luego extirpar el tumor quirúrgicamente.

Sin embargo, la terapia de radiación a veces se utiliza si el tumor se extiende a la cavidad craneal y no puede ser extirpado.

Papilomas juveniles

Los papilomas juveniles son tumores no cancerosos (benignos) de la caja de la voz (laringe).

Los papilomas son causados por un virus y pueden aparecer en niños de sólo un año de edad. Un papiloma puede causar ronquera, ocasionalmente de suficiente gravedad como para impedir hablar, y puede obstruir el paso del aire.

Se llega al diagnóstico mediante la utilización de un laringoscopio, con el cual se observa la laringe y se lleva a cabo una biopsia del papiloma.

Los papilomas localizados en puntos diferentes pueden crecer tanto que una traqueostomía (procedimiento quirúrgico por el cual se practica una abertura en la tráquea) puede llegar a ser necesaria para facilitar la respiración. El tratamiento consiste en la extracción quirúrgica o en la vaporización de los papilomas con láser. Su reaparición es frecuente, pero en la pubertad éstos desaparecen por sí mismos.

Trastornos oculares

Los ojos de un recién nacido se examinan para detectar problemas tales como el glaucoma y las cataratas congénitas. (• *V. página 1272*) El estrabismo puede presentarse desde el nacimiento o desarrollarse más tarde. La conjuntivitis (inflamación de la membrana que cubre la parte posterior de los párpados y el globo ocular) es frecuente en los niños. (• *V. páginas 1071 y 1252*) También pueden padecer otros tipos de infecciones oculares. (• *V. página 1300*)

Estrabismo

El estrabismo (ojos cruzados) es la mala alineación de un ojo, por lo tanto, la línea de visión no es paralela a la del ojo opuesto y ambos no apuntan al mismo objeto en el mismo momento.

Habitualmente, ambos globos oculares se mueven a la vez, por lo tanto, el cerebro produce una sola imagen fundida y, como cada ojo tiene un punto de vista ligeramente diferente, la imagen es tridimensional. Si los ojos no se alinean correctamente, el cerebro puede recibir imágenes de cada uno, que son demasiado diferentes para ser fundidas, ocasionando visión doble (diplopía). Para evitar la visión doble, el cerebro debe suprimir la imagen del ojo desviado. Si el cerebro debe suprimir constantemente imágenes de un ojo, la visión del mismo se perderá gradualmente. Como la imagen producida por un solo ojo no es tridimensional, se pierde también la percepción de profundidad.

Causas y síntomas

El estrabismo habitualmente se debe a un esfuerzo desigual de uno o más músculos que mueven los globos oculares (estrabismo no paralítico) o por parálisis de uno o más de estos músculos (estrabismo paralítico).

El tirón desigual de uno o más de los músculos del ojo es habitualmente causado por una anomalía en el cerebro. Independientemente de la dirección en que la persona esté mirando, el grado de estrabismo habitualmente permanece constante, es decir, la posición relativa de los ojos no varía. En la forma leve del estrabismo, llamada foria, el desajuste es menor y el cerebro es capaz de corregir el desequilibrio muscular. En consecuencia, los ojos están alineados y las imágenes de cada uno pueden fusionarse. Debido a que la foria es habitualmente asintomática, puede detectarse sólo por revisiones específicas realizadas por un oftalmólogo.

La parálisis de los músculos oculares puede deberse a alguna lesión de los nervios que los inervan. En consecuencia, la capacidad para mover el ojo afectado se encuentra reducida, y el grado de estrabismo varía con el movimiento de los ojos. No se produce visión doble si la parálisis ocurre desde el momento del nacimiento, porque la visión del ojo afectado es suprimida por el cerebro.

Otra forma de estrabismo se presenta en niños hipermétropes. Normalmente, para observar un objeto que se encuentra cerca, los ojos se acomodan enfocando las lentes (cristalino) y girándolas hacia adentro (convergencia). Los ojos con hipermetropía deben acomodarse de esta misma manera, incluso al observar objetos distantes, girando los ojos hacia adentro (esotropía acomodativa).

Diagnóstico y tratamiento

El estrabismo es a menudo detectado por los padres o por el médico, porque los ojos del niño parecen adoptar una posición anormal. El control ocular confirma el diagnóstico e identifica el tipo de estrabismo.

El estrabismo nunca debe ser ignorado creyendo que el niño se curará sólo. A no ser que sea tratado antes de los 9 años de edad, puede derivar en una pérdida definitiva de la visión en el ojo desviado (ambliopía). La ambliopía se desarrolla más rápido en los niños pequeños y tarda más tiempo en corregirse en niños mayores, por lo tanto, cuanto antes se inicie el tratamiento, menos grave será el defecto visual inicial y más rápida la respuesta. Así mismo, el estrabismo es, en ocasiones, una señal prematura de un trastorno nervioso grave.

Cubrir el ojo normal con un parche puede mejorar la visión escasa del ojo desviado, forzando al cerebro a recibir una imagen de dicho ojo sin producir visión doble. La mejoría de la visión ofrece al niño una mejor oportunidad de desarrollar posteriormente una visión tridimensional normal. Una vez que la visión es igual en ambos ojos, puede realizarse el tratamiento quirúrgico para regular la fuerza de los músculos oculares, de manera que tiren igualmente de cada ojo.

La esotropía acomodativa en niños con hipermetropía se puede tratar prematuramente con lentes, para que no se requiera acomodamiento al mirar los objetos distantes. En algunos casos, los anteojos bifocales pueden ser de utilidad. Otros tratamientos incluyen medicamentos como gotas de ecotiofato,

Estrabismo: desviación de un ojo

Existen varios tipos de estrabismo. Un ojo puede desviarse hacia dentro (esotropía u ojo desviado), hacia fuera (exotropía o leucoma corneal), hacia arriba (hipertropía) o hacia abajo (hipotropía). En la ilustración, el ojo derecho del niño es el afectado.

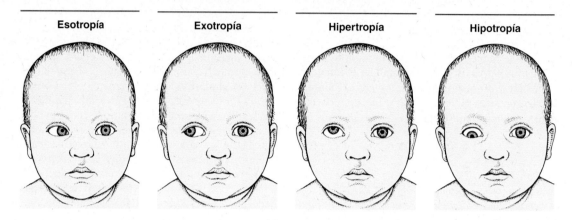

| Esotropía | Exotropía | Hipertropía | Hipotropía |

que contribuyen a que el ojo enfoque correctamente los objetos cercanos.

El estrabismo paralítico puede ser tratado con gafas que contengan lentes prismáticas que inclinen la luz para que ambos ojos reciban casi la misma imagen. Otra alternativa la constituye la cirugía. Se requiere un seguimiento periódico hasta los 10 años de edad.

CAPÍTULO 273

Trastornos de la salud mental

Un gran número de trastornos mentales pueden presentarse en la niñez. Entre ellos se encuentran el autismo, los trastornos disgregativos, la esquizofrenia infantil, la depresión, las manías y la enfermedad maniacodepresiva. También la conducta suicida y sus trastornos, la ansiedad por la separación y los trastornos somáticos. Además, el trastorno de identidad se revela inicialmente durante esta etapa, (• V. página 437) y los trastornos de abuso de sustancias tóxicas son ahora más frecuentes entre niños y adolescentes. (• V. página 458) Otros trastornos mentales importantes en los niños son la falta de atención, (• V. página 1288) el trastorno compulsivo obsesivo, (• V. página 420) y el síndrome de Tourette. (• V. página 328) Muchas familias se benefician con la terapia familiar y los grupos de apoyo, puesto que los desequilibrios mentales en niños y adolescentes tienden a ser crónicos.

Autismo

El autismo es un trastorno en el cual los niños pequeños son incapaces de entablar relaciones sociales normales, se comportan de manera compulsiva y ritual, y a menudo no desarrollan una inteligencia normal.

Los indicios del autismo habitualmente aparecen en el primer año de vida, pero siempre antes de los 3 años. El trastorno es de dos a cuatro veces más frecuente en el sexo masculino que en el femenino. El autismo es una entidad distinta al retraso mental normal o a la lesión cerebral, aunque algunos niños autistas también padecen estos trastornos.

Causas

La causa es desconocida. Sin embargo, el autismo *no* es causado por la mala paternidad. Los estudios sobre gemelos indican que el trastorno puede ser en parte genético, porque tiende a manifestarse en ambos si ocurre en uno. Aunque en la mayoría de los casos no tiene causa obvia, algunos pueden relacionarse con una infección vírica (por ejemplo, rubéola congénita o enfermedad de inclusión citomegálica), fenilcetonuria (carencia hereditaria de enzimas), o el síndrome de X frágil (trastorno cromosómico).

Síntomas y diagnóstico

Un niño autista prefiere estar solo, no relacionarse íntimamente, no abrazar, evita el contacto visual, se resiste al cambio, se ata excesivamente a los objetos familiares y continuamente repite o ritualiza ciertos actos. Generalmente comienzan a hablar más tarde que otros niños, utilizando el lenguaje de manera peculiar; otros son incapaces de hacerlo o simplemente se niegan. Cuando se le habla, el niño a menudo tiene dificultades de comprensión. Puede repetir palabras (ecolalia) e invierte el uso normal de los pronombres, particularmente usando *tú* y *a ti* en lugar de *yo* o *a mí* al referirse a sí mismo.

La observación de los síntomas en un pequeño niño autista permite al médico realizar el diagnóstico, aunque ninguna prueba es específica. Es posible la realización de ciertos estudios para detectar otras causas de trastorno cerebral.

Los niños autistas, en la mayoría de los casos, realizan actos intelectuales irregulares y, como consecuencia, la evaluación de su inteligencia resulta difícil y hay que repetir las pruebas varias veces. Los niños autistas habitualmente rinden más en actos específicos (pruebas de motricidad y habilidades de localización espacial) que en actos verbales en las pruebas del coeficiente de inteligencia (CI). Se estima que el 70 por ciento de los niños con autismo presenta además cierto grado de retraso mental (un CI menor de 70).

Aproximadamente entre un 20 y un 40 por ciento de los niños autistas, particularmente los que tienen un CI inferior a 50, padecen ataques antes de la adolescencia. Algunos niños autistas tienen ventrículos agrandados (áreas deprimidas) en el cerebro, que pueden observarse en una tomografía computadorizada (TC). En los adultos con autismo, la imagen de resonancia magnética (RM) puede revelar otras anomalías cerebrales.

Una variedad del autismo, denominada **trastorno generalizado del desarrollo infantil** o **autismo atípico,** puede iniciarse más tarde, hasta los 12 años de edad. Como ocurre en el autismo que comienza en la infancia, el niño con trastorno generalizado del desarrollo infantil no desarrolla relaciones sociales normales y a menudo tiene amaneramientos raros y modelos de habla poco comunes. Estos niños también pueden padecer el síndrome de Tourette, (• *V. página 328)* trastorno compulsivo obsesivo, (• *V. página 420)* o hiperactividad. (• *V. página 1287)* Debido a esto, el médico puede encontrar cierta dificultad para diferenciar los síntomas de uno y otro.

Pronóstico y tratamiento

Los síntomas del autismo habitualmente persisten durante toda la vida. Muchos especialistas creen que el pronóstico es determinado fundamentalmente por la cantidad de lenguaje frecuente que el niño ha adquirido hasta los 7 años de edad. Los autistas con inteligencia inferior a la normal (por ejemplo, los que alcanzan un valor inferior de 50 en las pruebas de CI) probablemente requieran un cuidado institucional a tiempo completo cuando alcancen la edad adulta.

Los niños autistas con niveles de CI casi normales o altos, a menudo se benefician con psicoterapia y educación especial. La terapia del lenguaje se inicia tempranamente, así como la fisioterapia y la terapia ocupacional. El lenguaje por signos es utilizado en varias ocasiones para comunicarse con niños mudos, aunque se desconocen las ventajas. La terapia de la conducta puede ayudar a los niños autistas a manejarse en la casa y en la escuela. Esta terapia es útil cuando un niño autista agota la paciencia de los padres, incluso los más adorables, y de los maestros más entregados.

Los medicamentos en ocasiones son útiles, pero no pueden cambiar el trastorno subyacente. El haloperidol se utiliza principalmente para controlar la conducta agresiva y el comportamiento autodestructivo. La fenfluramina, la buspirona, la risperidona y los inhibidores selectivos resorbentes de serotonina (fluoxetina, paroxetina y sertralina) son utilizados para el tratamiento de los síntomas y conductas de los niños autistas.

Trastorno disgregativo infantil

El trastorno disgregativo infantil se caracteriza por el hecho de que un niño aparentemente normal empiece a actuar como uno más pequeño (retroceso) después de los 3 años de edad.

En la mayoría de los pequeños, el desarrollo mental y psicológico se produce de forma irregular. Ocasionalmente, un niño normal parece retroceder en su proceso madurativo, por ejemplo, el que sabe "pedir pis" que se vuelve a orinar encima. El trastorno disgregativo infantil, sin embargo alguna vez es un cuadro grave y puede ser la causa de que un niño que ya ha alcanzado los 3 años, cese su desarrollo normal (muestra signos de detenimiento del

---

Síntomas de esquizofrenia infantil

Alucinaciones: La percepción (vista, sonido, sabor) de cosas que no están allí.

Bloqueo del pensamiento: Detención repentina del curso del pensamiento.

Control del pensamiento: La convicción de que otras personas o fuerzas controlan los propios pensamientos.

Emociones contenidas: Estado de ánimo decaído; ni la voz ni las expresiones faciales cambian en respuesta a situaciones emotivas.

Engaños: Mantenimiento de falsas creencias a pesar de la evidencia obvia de lo contrario.

Ideas de referencia: Convicción de que las palabras o acciones de otros se refieren a uno mismo.

Paranoia: Estado mental por el cual uno tiene la sensación errónea de estar siendo perseguido.

Perseverancia: Repetición de las mismas respuestas a distintas pregunta.

---

proceso madurativo) o presente retroceso del mismo. Habitualmente no se detecta una causa, aunque a veces el niño tiene un trastorno degenerativo del cerebro.

Síntomas y diagnóstico

El niño con un trastorno disgregativo típico presenta un desarrollo normal hasta los 3 o 4 años de edad, es decir, que aprende a hablar, a ir al baño y revela un comportamiento social apropiado. Después de un período de malestar no específico y de cambios en el estado de ánimo, en el que el niño se vuelve irritable y enfermizo, éste inicia una regresión obvia. Puede olvidar el lenguaje previamente adquirido, las habilidades motrices o sociales, y puede que no sea capaz de controlar la vejiga o los intestinos. Gradualmente va deteriorándose hacia un grave retraso de sus habilidades. El médico llega al diagnóstico a partir de los síntomas e intenta hallar algún trastorno subyacente.

Pronóstico y tratamiento

El pronóstico es malo y los niños con retrasos graves requerirán un cuidado de por vida. Sin embargo, la perspectiva de vida puede ser normal si no presenta un problema subyacente. El trastorno disgregativo infantil no tiene cura.

Esquizofrenia infantil

La esquizofrenia infantil es un trastorno que engloba un comportamiento y pensamiento anormales; se inicia entre los 7 años y el principio de la adolescencia.

La causa de la esquizofrenia infantil no se conoce. Continúan las especulaciones acerca de cuáles son las anomalías químicas cerebrales comprometidas y el papel que tiene el factor hereditario. Tampoco se sabe por qué algunos niños desarrollan esquizofrenia en la infancia, cuando la mayoría no presenta síntomas hasta muy avanzada la adolescencia. Lo que sí se sabe es que la esquizofrenia *no* es causada por una deficiente atención por parte de los padres.

Síntomas y diagnóstico

La esquizofrenia infantil habitualmente aparece después de los 7 años. El niño se vuelve introvertido, pierde interés en las actividades usuales y desarrolla un pensamiento y una percepción distorsionadas. Esta esquizofrenia es similar a la que comienza en la adolescencia tardía o al principio de la edad adulta. (• *V. página 454*) Un niño con esquizofrenia, como ocurre con los adultos, es propenso a padecer alucinaciones, engaños y paranoia, teme que otros estén planeando dañarlo o controlando sus pensamientos. Los niños con esquizofrenia también son propensos a contener las emociones (ni la voz ni la expresión facial cambian en respuesta a las situaciones emocionales). Las cosas que normalmente los harían reír o llorar puede que no les causen ninguna reacción.

El médico basa el diagnóstico en los síntomas. No existen pruebas diagnósticas específicas, pero el médico trata de averiguar si existe algún tipo de drogadicción, exposición a substancias tóxicas o alguna lesión cerebral.

Tratamiento

No existe un tratamiento curativo, aunque algunos síntomas pueden controlarse con medicamentos y psicoterapia. Los fármacos antipsicóticos pueden facilitar la corrección de algunas anomalías químicas en el cerebro. El tiotixeno y el haloperidol son bastante utilizados, aunque algunos medicamentos más nuevos, como la risperidona, pueden lograr mejorías más evidentes. Sin embargo, los niños son particularmente propensos a padecer los efectos secundarios de estos medicamentos antipsicóticos, como temblores, lentitud de movimientos y espasmos musculares, por lo que estos fármacos deben utilizarse con gran precaución.

Un niño con esquizofrenia puede necesitar hospitalización temporal cuando los síntomas empeoran, para que las dosis de los medicamentos puedan ser reguladas y pueda evitar dañarse a sí mismo o a los demás. Algunos niños deben permanecer en instituciones.

Depresión

La depresión es un sentimiento de intensa tristeza, puede aparecer después de una pérdida reciente o de otro episodio afectivo, pero no guarda proporción con el mismo, y se prolonga más tiempo del esperado.

La depresión grave es relativamente poco frecuente en los niños, pero es frecuente en los adolescentes. A pesar de esto, cierto grado de depresión puede llegar a constituir un problema en los niños en edad escolar.

La depresión en los niños y adolescentes puede derivar de episodios o problemas como los siguientes:
* Muerte de un familiar.
* La mudanza de un amigo.
* Dificultad en la adaptación escolar.
* Dificultad para hacer amigos.
* Abuso de medicamentos o de alcohol.

Sin embargo, algunos niños se deprimen sin haber pasado experiencias demasiado tristes. A menudo, los miembros de la familia han padecido depresión y diversos estudios han constatado que ésta tiende a ocurrir en varios miembros de una misma familia.

Síntomas y diagnóstico

Los síntomas de depresión en los niños se relacionan con los sentimientos de tristeza incontrolable y de inutilidad. Al igual que los adultos, los niños depresivos pueden tener pensamientos suicidas. El médico habitualmente puede diagnosticar la depresión a partir de los síntomas. Sin embargo, la depresión a veces se encuentra enmascarada por síntomas aparentemente contradictorios, como la hiperactividad y un comportamiento antisocial agresivo.

Tratamiento

El médico trata de averiguar si las tensiones familiares o sociales pueden haber precipitado la depresión y también indaga si la causa puede ser un trastorno orgánico.

El médico puede recetar antidepresivos, que actúan corrigiendo las irregularidades químicas del cerebro. (• V. página 425) Sin embargo, se han realizado pocos estudios para probar la efectividad de los antidepresivos en los niños. Los medicamentos que se indican con más frecuencia son los inhibidores selectivos de serotina, como la fluoxetina, la sertralina y la paroxetina. Otro grupo de antidepresivos son tricíclicos como la imipramina, que tienen efectos adversos significativos y, por lo tanto, se deben utilizar con extrema precaución en los niños.

Síntomas de la depresión

* Expresión triste.
* Apatía.
* Alejamiento de amigos y de situaciones sociales.
* Capacidad de placer reducida.
* Sentimiento de ser rechazado o no querido.
* Problemas para dormir.
* Dolores de cabeza.
* Dolor abdominal.
* Episodios de hacer el payaso o el tonto.
* Persistente sentimiento de autoinculpación.
* Falta de apetito.
* Pérdida de peso.
* Desaliento.
* Pensamientos de suicidio.

Para encontrar la dosis óptima de un fármaco antidepresivo, el médico debe estar atento para detectar cualquier mejoría en la salud mental o vigilar cuidadosamente la aparición de efectos secundarios.

El tratamiento de la depresión en los niños y adolescentes requiere algo más que la terapia con medicamentos. La psicoterapia individual, la terapia de grupo y la terapia familiar pueden ser beneficiosas. A los miembros de la familia y al personal del colegio se les pide que contribuyan a hacer disminuir el estrés del niño y que hagan todo lo posible por aumentarle su autoestima. Durante una crisis, con el fin de evitar un intento de suicidio, puede ser necesaria una hospitalización breve.

Manía y enfermedad maniacodepresiva

*La **manía** es un trastorno del estado de ánimo por el que un niño se encuentra muy exaltado, entusiasmado y activo y piensa y habla muy rápidamente. La forma de manía menos intensa se llama hipomanía. En la **enfermedad maniacodepresiva**, los periodos de manía o hipomanía se alternan con períodos de depresión.*

La manía y la hipomanía son raras en los niños. La enfermedad maniacodepresiva es muy rara antes de la pubertad y no se descubre en la primera infancia. Algunos niños tienen marcados cambios del humor, pero estos cambios habitualmente no significan que se trate de una enfermedad maniacodepresiva.

Cambios de comportamiento que sugieren la posibilidad de suicidio

Desaliento.

Baja autoestima.

Alteraciones del sueño y del apetito.

Imposibilidad de concentración.

Ausencia sin permiso del colegio.

Síntomas físicos como dolores de cabeza.

Preocupaciones relacionadas con la muerte y el suicidio.

Los síntomas y el diagnóstico de la enfermedad maniacodepresiva en los niños y adolescentes son similares a los de los adultos. *(• V. página 428)* Sin embargo, el tratamiento es complejo y habitualmente involucra una combinación de medicamentos estabilizantes del estado de ánimo, como el litio, la carbamacepina y el ácido valproico. Los niños y los adolescentes con una enfermedad maniacodepresiva deben ser tratados por un psiquiatra infantil.

Conducta suicida

*La conducta suicida comprende los **gestos de suicidio** (acciones suicidas que no tienen intención de ser mortales), los **intentos de suicidio** (acciones que tienen la intención de ser mortales, pero que no tienen éxito) y el **suicidio consumado** (acto con el cual una persona se quita la vida).*

La conducta suicida es frecuente entre niños mayores, sobre todo entre los adolescentes. La tasa de suicidios en los niños, sobre todo en los varones y especialmente entre los adolescentes (de 15 a 19 años), aumentó en un 50 por ciento entre 1970 y 1990. El suicidio constituye la segunda causa de muerte juvenil después de los accidentes. Aproximadamente 14 de cada 100000 adolescentes llevan a cabo intentos de suicidio. Los varones lo intentan cuatro veces más que las mujeres. Además, muchas muertes atribuidas a accidentes automovilísticos o al uso de armas de fuego en realidad son suicidios.

Causas

El intento de suicidio es un signo claro de enfermedad mental, habitualmente una depresión. La conducta suicida, a menudo, se manifiesta a raíz de una pérdida, como puede ser la de un compañero o compañera sentimental, la de ambientes familiares (colegio, barrio, amigos) después de un cambio geográfico o la pérdida de la autoestima después de una

discusión familiar. La angustia que provoca un embarazo no deseado puede llevar a la conducta suicida. Otro factor puede ser una falta absoluta de rumbo, estructura y límites impuestos por los padres o por otras figuras autoritarias. Algunas familias ejercen una presión excesiva para lograr el éxito. Si el niño cree que tiene pocas posibilidades de conseguirlo, puede derivar en un intento de suicidio. Un episodio disciplinario humillante también puede llevar a un intento de suicidio. Un motivo frecuente es el deseo de manipular o castigar a otros con la creencia de que "lo lamentarán cuando haya muerto".

A veces, el suicidio puede deberse a que el niño imita las acciones de otros. Por ejemplo, un suicidio al que se le dé mucha publicidad, como el de una persona célebre, se sigue a menudo de otros suicidios. Así mismo, pueden producirse brotes de suicidio en poco tiempo entre jóvenes de una escuela secundaria o entre estudiantes en régimen de internado.

Prevención

Los padres, médicos, maestros y amigos pueden encontrarse en una situación que les permite identificar a los niños o a los adolescentes que puedan intentar llegar al suicidio. Por ejemplo, pueden notar cambios recientes en la conducta. Cualquier gesto suicida debe ser tomado en serio. Declaraciones tales como "ojalá nunca hubiera nacido" o "me gustaría dormirme y no despertarme nunca" pueden ser síntomas de un posible intento de suicidio. Un niño corre un mayor riesgo aún si algún miembro de la familia, un amigo cercano o un conocido se ha suicidado. Así mismo, puede influir también la muerte de un familiar o la existencia de problemas de adicción a drogas o de trastornos de la conducta.

Preguntar directamente a un niño sobre sus pensamientos y planes suicidas reduce el riesgo de que éste intente suicidarse. También resultan útiles los programas de participación comunitaria que apoyan a los jóvenes que padecen estos problemas. Muchas comunidades disponen de servicios telefónicos que ofrecen ayuda las 24 horas del día. *(• V. recuadro, página 432)*

Tratamiento

Cada intento de quitarse la vida representa una urgencia. Una vez que la amenaza ha sido superada, el médico decide la hospitalización del niño. Esta decisión depende del riesgo de permanecer en casa y de la capacidad de la familia para proporcionarle apoyo. La gravedad de un intento de suicidio puede establecerse teniendo en cuenta distintos factores, por ejemplo, si dicho intento no fue espontáneo, sino cuidadosamente planeado, o según el método utilizado (un arma es indicio de un intento más se-

Efectos del estrés intenso en los niños

Los niños y los adolescentes padecen el mismo estrés que los adultos. Si un niño presenta gran estrés puede indicar síntomas de depresión, ansiedad o conducta suicida. El trastorno de adaptación y el de estrés postraumático son otras dos formas en las que el estrés intenso puede manifestarse en los niños.

Un cambio estresante en la vida de un niño (como una mudanza, el divorcio de los padres o la muerte de un miembro de la familia o de un animal doméstico) puede activar **el trastorno de adaptación.** El trastorno de adaptación es una reacción aguda al estrés procedente del medio ambiente. El niño puede tener síntomas de ansiedad (por ejemplo, nerviosismo, preocupaciones y miedos), síntomas de depresión (por ejemplo, llanto o sentimientos de desesperación) o problemas de conducta. Los síntomas y los problemas desaparecen a medida que el estrés disminuye.

El trastorno por estrés postraumático puede aparecer después de un desastre natural (como un huracán, un tornado o un terremoto), tras un accidente o después de un acto violento. El niño normalmente no logra recordar el episodio y sufre un persistente estado de ansiedad, incluso con conducta y síntomas extremos y raros. Normalmente es necesario intervenir en la crisis. Incluso aportando un rápido esfuerzo de empatía y apoyo adecuados, puede ser necesario un periodo prolongado de terapia individual, de grupo, o familiar para aliviar la ansiedad y la angustia del niño.

rio que una dosis excesiva de medicamentos), y si, efectivamente, se produjo algún tipo de lesión.

Es más probable conseguir un resultado favorable si la familia da muestras de cariño y preocupación. Una reacción negativa o de falta de apoyo por parte de los padres tiende a empeorar la situación. En algunos casos, la hospitalización supone la mejor protección. Ésta se recomienda sobre todo si el niño está muy deprimido o padece otro trastorno de salud mental, como la esquizofrenia. El psiquiatra y el médico de familia trabajan habitualmente juntos en el cuidado del niño. La recuperación comprende el restablecimiento moral y de la tranquilidad emocional en el seno de la familia.

Trastorno de la conducta

El trastorno de la conducta se caracteriza por un comportamiento reiteradamente destructivo.

Se han identificado varios tipos de trastornos de la conducta. Los niños y adolescentes con **trastornos de la conducta agresivos solitarios** son egoístas, no tienen buenas relaciones con los demás y carecen de sentimiento de culpa. Los que padecen **trastornos de la conducta grupal** son fieles a sus semejantes (como una pandilla), a menudo a costa de terceras personas. Algunos niños y adolescentes dan muestras de alteración de ambas conductas. Los que tienen un **trastorno desafiante de oposición** despliegan una conducta negativa, enfadada y desafiante aunque sin violar los derechos de los demás. Conocen la diferencia entre el bien y el mal y se sienten culpables si hacen algo grave. Aunque inicialmente no es un trastorno de la conducta, a menudo evoluciona hacia uno de tipo leve.

Tratamiento

La psicoterapia puede ayudar a adolescentes y niños a mejorar su autoestima y control, contribuyendo a su vez a la mejora de su conducta. Los sermones y las amenazas no funcionan. A menudo el mejor tratamiento consiste en sacar al niño de un ambiente perjudicial y someterlo a una estricta disciplina.

Trastorno de la ansiedad de separación

El trastorno de la ansiedad de separación se caracteriza por la ansiedad excesiva al estar lejos de casa o al separarse de las personas a las que el niño está unido.

Un cierto grado de la ansiedad debida a una separación es normal y se observa en casi todos los niños, sobre todo en los bebés y en los niños pequeños. (• *V. página 1282*) En cambio, el trastorno de ansiedad de la separación es la ansiedad excesiva que va más allá de la que se puede esperar para el grado de desarrollo del niño. Alguna situación perturbadora en la vida, como la muerte de un familiar, un amigo, un animal doméstico, un cambio de lugar de residencia o un cambio de colegio, habitualmente desencadenan el trastorno.

Síntomas

El trastorno de la ansiedad de la separación dura como mínimo un mes y ocasiona mucho estrés y una grave disfunción. La duración del proceso refleja su gravedad. Los niños que padecen este trastorno sienten un gran dolor al dejar su casa o al separarse de las personas a las que están unidos. A menudo necesitan conocer el paradero de éstas y sienten miedo de que les ocurra algo terrible. Viajar solos les incomoda y pueden negarse a ir al colegio, a un campamento, de visita o a dormir a la casa de amigos. Algunos niños son incapaces de quedarse solos en un cuarto, pegándose a uno de los padres o siguiéndole como una sombra por toda la casa.

A menudo tienen dificultades a la hora de dormir. El niño con trastorno de ansiedad de separación puede insistir en que alguien se quede en el cuarto hasta que se duerma. Las pesadillas pueden representar los miedos del niño, como por ejemplo la muerte de la familia en un incendio o cualquier otra catástrofe.

Tratamiento

Puesto que el niño que padece este trastorno a menudo se niega a ir al colegio, el objetivo más inmediato del tratamiento es conseguir que el niño se reincorpore al mismo. La terapia de apoyo, sobre todo cuando es proporcionada por los padres y maestros, es a menudo suficiente para lograr este propósito. En algunos casos graves, los medicamentos contra la ansiedad y los antidepresivos pueden ser efectivos. Una pequeña proporción de niños desarrolla síntomas graves y requiere hospitalización.

Trastornos somáticos

Los trastornos somáticos son un grupo de alteraciones en las que algún problema psicológico subyacente produce síntomas de pena e incapacidad física.

Un niño con un trastorno somático puede presentar distintos síntomas sin que exista ninguna una causa orgánica, como dolor, dificultad respiratoria y debilidad. A menudo, presenta síntomas de enfermedades que ha observado en algún miembro de la familia. Habitualmente, el niño no es consciente de que exista una conexión entre los síntomas y el problema psicológico subyacente.

Los principales tipos de trastornos somáticos son: el trastorno de conversión, el trastorno de somatización y la hipocondría. En el **trastorno de conversión,** el niño transforma un problema psicológico en un sín-

toma físico. Por ejemplo, aparenta tener un brazo o una pierna paralizados, se vuelve sordo o ciego o puede padecer falsos ataques epilépticos. El **trastorno de somatización** es similar al de conversión, pero el pequeño desarrolla muchos síntomas que son más vagos. En la **hipocondría,** el niño se obsesiona con funciones corporales como el latido del corazón, la digestión y el sudor, y se convence de sufrir alguna enfermedad grave, cuando realmente se encuentra sano. Estos tres tipos de trastornos somáticos también se producen en adultos. *(• V. página 412)*

El trastorno de conversión y la hipocondría son comunes a jóvenes de uno y otro sexo, siendo más frecuentes en las chicas. Así mismo el trastorno de somatización afecta casi exclusivamente a estas últimas.

Diagnóstico

Antes de determinar que un niño padece algún trastorno somático, el médico se asegura de que no tiene ninguna enfermedad orgánica que pueda presentar los mismos síntomas. Sin embargo, habitualmente se evitan los análisis de laboratorio extensos, porque pueden convencer aún más al niño de que existe un problema orgánico. Si no puede detectarse ninguna enfermedad, el médico habla con el niño y con la familia para tratar de identificar problemas psicológicos subyacentes o relaciones familiares anormales.

Tratamiento

Un niño puede rechazar la idea de visitar a un psicoterapeuta porque el tratamiento amenaza con desvelar conflictos psicológicos ocultos. Sin embargo, las visitas relativamente cortas a un terapeuta, que le den confianza y abarquen áreas no médicas, pueden romper gradualmente el modelo de conducta del niño. La confianza y el apoyo brindado por los familiares contribuye a minimizar los síntomas físicos, por los cuales el pequeño recibe atención médica y cuidados generales de forma continuada. Si estas medidas fallan, el médico probablemente tenga que enviar al niño a un psiquiatra pediátrico.

CAPÍTULO 274

Abuso de menores y negligencia

El abuso de menores comprende el maltrato, la lesión física o mental y el abuso sexual. La negligencia o el

abandono de un niño consiste en la falta de suministro adecuado de alimento, vestido, refugio o cariño.

A título informativo, más de un millón de niños sufre abusos o descuidos en los Estados Unidos cada año. Aproximadamente el 20 por ciento de los que padecen abusos físicos sufren lesiones permanentes, y aproximadamente 1 200 mueren anualmente. La mayoría son menores de 5 años, de los cuales, casi el 50 por ciento son menores de un año. Se estima que 200 000 niños sufren abusos sexuales cada año. Un adulto que abusa sexualmente de un niño, o lo fuerza, a menudo está relacionado con él, suele ser un pariente cercano. El contacto sexual entre un niño y un pariente consanguíneo constituye un incesto.

Aproximadamente el 25 por ciento de los casos de abuso y abandono afecta a niños menores de 2 años y de ambos sexos. El abandono es probablemente de 10 a 15 veces más frecuente que el abuso, aunque a menudo tienen lugar simultáneamente. El abandono es 12 veces más frecuente en los niños que viven en la pobreza.

Causas

El abuso puede producirse cuando los padres o sustitutos no pueden controlar sus impulsos. Cuatro factores pueden aumentar las posibilidades de dicha pérdida de control.
• El padre puede tener problemas psiquiátricos, como un trastorno de la personalidad o baja autoestima, o puede abusar de los fármacos o del alcohol.
• El niño puede ser diferente de los otros (irritable, exigente, hiperactivo o discapacitado).
• El apoyo emocional de la familia, los vecinos o los amigos puede ser inadecuado.
• Podría producirse una crisis por la pérdida de dinero o del trabajo.

El abandono a menudo se produce en familias problemáticas. El abuso de fármacos o alcohol, o alguna enfermedad crónica podrían generar problemas económicos, teniendo como consecuencia una alimentación, cuidados y atención del niño totalmente inadecuados. El abandono de uno de los padres puede derivar en la negligencia del otro.

Síntomas y diagnóstico

El abuso puede producir cambios de conducta visibles en el niño y en el adulto que abusa de él. Por ejemplo, un padre puede parecer indiferente, incluso cuando el niño está herido de forma evidente, o puede tener pocas ganas de explicar al médico o a los amigos cómo se produjo la lesión. Además, la descripción puede variar en cada relato. La lesión puede resultar insólita para la edad del niño.

Un niño que sufre abusos reiterados, puede mostrar físicamente señales de lesiones nuevas y antiguas. Las contusiones, las quemaduras, lasti-maduras o raspaduras a menudo son evidentes. Las quemaduras de cigarrillos son visibles en brazos y piernas. Las lesiones graves en la boca, los ojos, el cerebro o en otros órganos internos pueden haberse producido y, sin embargo, no resultar visibles. El niño también puede tener pruebas de huesos fracturados.

Un niño que ha padecido abusos sexuales podría presentar dificultades para caminar o sentarse, por alguna lesión física. Puede manifestarse una infección urinaria, una secreción vaginal o una enfermedad de transmisión sexual. A menudo, sin embargo, no existe lesión física aparente. Más bien, el niño puede volverse irritable o temeroso o puede dormir irregularmente. Como la víctima puede encontrarse bajo amenaza si cuenta a alguien lo sucedido, los médicos, la policía o los familiares pueden tener dificultades para tener conocimiento, a través de él, de lo sucedido.

Un niño abandonado podría tener aspecto de estar mal alimentado, cansado, sucio o carecer de ropa apropiada. En casos extremos, puede vivir solo o con los hermanos sin la vigilancia de un adulto. En ciertos casos, los niños abandonados mueren de hambre o por exposiciones diversas.

Puede que un padre no se preocupe de la atención dental o sanitaria preventiva de su hijo, ya sean vacunaciones o exámenes médicos de rutina. El padre puede también retrasar la consulta al pediatra cuando el niño está enfermo.

Un bebé abandonado o que ha sufrido abusos, a menudo no se desarrolla física o emocionalmente en una proporción normal. (• *V. página 1281*) Los bebés privados de cariño familiar pueden parecer impasibles o indiferentes a lo que les rodea. Pueden recibir un diagnóstico equivocado de retraso mental o de una enfermedad orgánica. La sociabilidad y la facilidad verbal pueden verse afectadas por una atención insuficiente. Un niño puede parecer desconfiado, tímido y sumamente impaciente por complacer a los adultos. Los mayores pueden dejar de asistir a clase regularmente o pueden tener un mal rendimiento escolar. Surgen problemas de relación con otros compañeros de clase o con los maestros.

Tratamiento

Un niño del que se ha abusado o que ha sido abandonado puede requerir hospitalización. Los miembros de los servicios sociales evalúan la situación familiar. En muchos países, un equipo de salud, integrado por un asistente social, un psiquiatra y un pediatra, programa y proporciona cuidados al niño y a la familia.

Los médicos y enfermeras deben, por requerimiento de la ley, denunciar rápidamente los casos de abusos a menores o en los que se sospeche del abandono de un niño; dicha denuncia se presenta en el servicio de protección de la zona. Los responsables del bienestar de menores, ya sean maestros, cuidadores diurnos, policías, y el personal de asistencia legal, requieren igualmente un informe inmediato. Se alienta pero no se exige a los ciudadanos a que presenten denuncias sobre cualquier tipo de abuso o abandono del que tengan conocimiento o sospecha.

CAPÍTULO 275

Intoxicaciones

Las intoxicaciones son la causa más frecuente de accidentes no mortales en el hogar. (• *V. página 1394*) En los niños, la intoxicación grave más frecuente se debe a la ingestión de medicamentos como paracetamol, aspirina, sustancias cáusticas, plomo, hierro e hidrocarburos. Las intoxicaciones, por lo general, son accidentales en los niños pequeños, pero en niños mayores pueden constituir un intento de suicidio. *Cuando un niño o un adulto ingiere un tóxico, lo primero que hay que hacer es llamar al centro de información de intoxicaciones para recibir asesoramiento.* El número de teléfono se encuentra en la guía telefónica o puede obtenerse llamando a información.

Intoxicación por paracetamol (acetaminofén)

Más de 100 productos que contienen paracetamol pueden adquirirse sin receta. Muchos preparados para niños se presentan en forma líquida, en comprimidos o en cápsulas.

El paracetamol es un medicamento muy eficaz, pero no es inofensivo. Ingerido en grandes cantidades, puede lesionar el hígado, de tal forma que éste pierde la capacidad de convertir los fármacos en derivados inocuos. En consecuencia, se pueden producir sustancias tóxicas que pueden dañar gravemente el hígado.

La intoxicación por paracetamol raramente es mortal en los niños que no han alcanzado la pubertad, por razones que no acaban de entenderse. Los niños mayores de 12 años, al igual que los adultos, corren el riesgo de padecer una lesión hepática por sobredosis.

Síntomas

Los síntomas de una sobredosis de paracetamol aparecen en cuatro estadios:
• Estadio 1 (primeras horas): se presentan escasos síntomas, o casi ninguno, incluso en el caso de haber ingerido altas dosis. El intoxicado no parece estar enfermo.
• Estadio 2 (después de las primeras 24 horas): las náuseas y los vómitos son frecuentes. Los análisis revelan un mal funcionamiento hepático.
• Estadio 3 (de 3 a 5 días después): los vómitos continúan. Los análisis revelan que el hígado casi no funciona. Aparecen síntomas de insuficiencia hepática. (• *V. página 592*)
• Estadio 4 (5 días después): el intoxicado se recupera o muere de insuficiencia hepática.

Tratamiento

Se debe llamar al centro de intoxicaciones para determinar si se requiere tratamiento. En caso necesario, el tratamiento de urgencia puede comenzar en casa. Al niño se le puede administrar inmediatamente jarabe de ipecacuana, que provoca vómitos y vacía el estómago. En el departamento de urgencias, se puede colocar una sonda en el estómago a través de la nariz (sonda nasogástrica) para lavarlo con agua. Se puede suministrar carbón activado a través de esta sonda para absorber todo el paracetamol que quede, antes de que pueda pasar a la sangre. Los valores de paracetamol en sangre se miden entre las 4 y las 6 horas posteriores a la ingestión y puede que sea necesaria otra medición posterior.

Si el niño ha ingerido gran cantidad de paracetamol, particularmente si los valores en sangre son altos, generalmente se administra acetilcisteína para reducir la toxicidad del fármaco, habitualmente después de extraer el carbón.

La insuficiencia hepática puede interferir la capacidad de coagulación de la sangre, por lo que se puede inyectar vitamina K_1 (fitonadiona) para contrarrestar este efecto. El niño puede necesitar transfusiones de plasma fresco o de factores de coagulación. (• *V. página 768*)

En niños previamente sanos, en general el hígado no queda dañado tras la recuperación de una cantidad excesiva de paracetamol. Sin embargo, se des-

Formas para prevenir una intoxicación

• Uso de tapones y recipientes de seguridad.

• Almacenar las sustancias peligrosas en armarios bajo llave.

• No guardar productos para el hogar en estantes bajos ni dejarlos en el suelo expuestos a la vista.

• Guardar los medicamentos y las sustancias peligrosas en sus recipientes originales.

• Enseñar a los niños acerca de los peligros de ingerir o tocar los medicamentos y los productos para el hogar.

conocen los efectos crónicos de su uso excesivo o de sobredosis repetidas.

Intoxicación por aspirina

El consumo de aspirina o medicamentos similares (salicilatos) por niños y adolescentes es generalmente considerado peligroso por el riesgo de desarrollar el síndrome de Reye. (• V. página 1317) Sin embargo, el uso de tales medicamentos puede estar indicado en el tratamiento de algunas enfermedades específicas, como la artritis reumatoide juvenil.

La dosis excesiva de aspirina (salicilismo) es una causa frecuente de intoxicación accidental, a pesar de que las leyes en algunos países exigen cierres de seguridad en todos los envases que contienen aspirina y limitan el contenido de un frasco de aspirina infantil a unos pocos comprimidos. Los niños que han tenido fiebre o que ya estaban tomando aspirina presentan un riesgo mayor. La intoxicación es más grave en un niño que haya estado tomando grandes dosis de aspirina durante varios días.

La forma más tóxica de salicilato es el aceite de gaulteria (metilsalicilato). Cualquier exposición al metilsalicilato, un componente de productos como linimentos y soluciones usadas en vaporizadores, es potencialmente mortal en los niños pequeños. Un bebé puede morir con menos de una cucharada de metilsalicilato puro.

Síntomas

Los primeros síntomas de una sobredosis de aspirina son náuseas y vómitos, seguidos de una respiración acelerada, hiperactividad, aumento de la temperatura y, a veces, convulsiones. El niño sufre rápidamente de somnolencia, respira con dificultad y experimenta un colapso. Los valores altos de as-

pirina en sangre aumentan en gran medida la emisión de orina, lo cual puede causar deshidratación grave, sobre todo en los muy pequeños.

Diagnóstico y tratamiento

Si un niño es expuesto al metilsalicilato, debe telefonearse de inmediato a un centro de tratamiento de intoxicaciones para recibir instrucciones.

La aspirina puede ser detectada en la orina o en la sangre mediante unas tiras de papel tratadas químicamente. Se puede recurrir a una muestra de sangre para medir el valor preciso. Estos análisis se repiten para controlar el efecto del tratamiento.

El estómago debe ser vaciado lo antes posible, pero incluso hasta 6 u 8 horas después de que el niño haya ingerido aspirina, el lavado gástrico puede ser útil. A menos que el niño esté inconsciente, se le administra carbón activado por la boca o a través de una sonda que llega al estómago.

Para una leve deshidratación, se le administran líquidos en abundancia, como leche o zumos de fruta. En casos más graves, una cantidad adecuada de líquidos es fundamental, por lo que los tipos y cantidades precisos deben administrarse por vía intravenosa. La fiebre se controla lavando al niño con una esponja mojada en agua tibia. Se puede recetar vitamina K_1 para tratar problemas hemorrágicos. La insuficiencia renal es poco frecuente; en caso de producirse, se puede requerir una hemodiálisis.

Intoxicación por sustancias cáusticas

Tragar sustancias cáusticas (ácidos y álcalis fuertes) produce quemaduras y daña directamente la boca, el esófago y el estómago. Algunos productos frecuentes en el hogar y que contienen sustancias cáusticas son los limpiadores de desagües y de inodoros y los detergentes para lavavajillas; algunos de ellos contienen sustancias cáusticas más perjudiciales, como el hidróxido de sodio y el ácido sulfúrico. Estos productos se presentan tanto en forma sólida como líquida, siendo esta última la más peligrosa. Con un producto sólido, la sensación de ardor que provoca una partícula que se adhiere a una superficie húmeda, evita que un niño ingiera una gran cantidad del mismo, pero como los productos líquidos no se adhieren, se consumen más fácilmente y puede verse dañado todo el esófago.

Síntomas

El dolor es inmediato y puede ser muy intenso. Las áreas quemadas se irritan y duelen al tragar. La respiración es superficial y el pulso, a menudo rápido y débil. A veces la inflamación obstruye el paso del aire. Es frecuente que haya una presión extremadamente baja (shock).

La sustancia cáustica puede corroer la pared del esófago o del estómago. Estas lesiones pueden perforarse una semana después de la intoxicación, o incluso más tarde, posiblemente como consecuencia de los vómitos o la tos graves. Los niños que sobreviven al daño inicial pueden morir posteriormente por alguna infección, puesto que el material del esófago pasa al interior de la cavidad torácica. Aun cuando los efectos iniciales son leves, el esófago puede estrecharse semanas después, derivando en una estrictura. En casos graves, causados por sustancias fuertes, la muerte puede sobrevenir por presión extremadamente baja, obstrucción de las vías respiratorias, perforación del esófago, destrucción de tejidos o inflamación pulmonar.

Diagnóstico y tratamiento
Se debe llamar inmediatamente al centro de información de intoxicaciones. La mayoría de los niños necesita ingresar en urgencias.

Cuando el niño ha tragado una sustancia cáustica, la lesión es habitualmente evidente. Sin embargo, la presencia o ausencia de quemaduras en la boca no predice de manera fiable si el esófago se ha dañado o no. Probablemente existan quemaduras graves si el niño se niega a tragar y empieza a babear. El médico puede examinar el interior del esófago con un endoscopio de fibra óptica flexible para determinar su estado. Evaluando la cantidad de daño a través del endoscopio, se puede determinar de inmediato el tratamiento, predecir el riesgo de estrechamiento posterior y la posible necesidad de reparación quirúrgica.

Cualquier niño que haya ingerido alguna sustancia cáustica debe ser visto por un médico inmediatamente. El tratamiento debe iniciarse rápidamente haciéndole tomar agua o leche para diluir el tóxico. La leche es lo mejor para los niños. No sólo cubre y alivia las membranas mucosas, sino que también sustituye a las proteínas de los tejidos como blanco de la destrucción que provoca la sustancia cáustica. Se retira la ropa contaminada inmediatamente, y se lavan las zonas de piel afectadas. *No se debe provocar el vómito ni realizar lavados de estómago* porque hacerlo puede aumentar el daño.

Se suministran antibióticos si el niño tiene fiebre o presenta evidencias de perforación esofágica. En casos leves, la ingestión de líquidos debe iniciarse lo antes posible una vez producida la intoxicación. Por otra parte, se suministran líquidos intravenosos hasta que éstos puedan ser suministrados por vía oral. Pue-

de realizarse un procedimiento quirúrgico (traqueostomía) en caso de obstrucción de las vías aéreas altas. Si se produjeran estrechamientos, puede colocarse quirúrgicamente una sonda en el esófago para prevenir el cierre completo, con el fin de poder realizar dilataciones del mismo posteriormente. Se pueden recetar corticosteroides para reducir la inflamación. La terapia de dilatación puede requerir meses o años pero a veces, también puede ser necesaria una reconstrucción quirúrgica.

Intoxicación por plomo

La intoxicación por plomo es habitualmente un trastorno crónico. En ocasiones, los síntomas se presentan periódicamente. Algunas lesiones como la deficiencia intelectual en los niños y la enfermedad renal progresiva en los adultos, pueden ser irreversibles.

El riesgo de presentar síntomas por intoxicación por plomo se incrementa a medida que aumentan los valores de plomo en sangre. Con valores altos, el riesgo de lesión cerebral es grande, aunque imprevisible. Valores menores pero constantes aumentan el riesgo de deficiencia intelectual a largo plazo.

Síntomas
En los adultos, puede manifestarse una característica cadena de síntomas durante varias semanas o más. La personalidad cambia, aparecen dolores de cabeza, sabor metálico en la boca, falta de apetito y molestias abdominales que acaban en vómitos, estreñimiento y dolor abdominal. La lesión cerebral es poco frecuente en los adultos.

En los niños, los síntomas pueden empezar con varias semanas de irritabilidad y con la pérdida de interés por los juegos. Más tarde, de forma brusca, aparecen síntomas de mayor gravedad que empeoran en 1 a 5 días. Éstos incluyen vómitos violentos y persistentes, inestabilidad al caminar, confusión, sueño y, finalmente, convulsiones incontrolables y coma. Estos síntomas de daño cerebral son causados principalmente por la hinchazón del cerebro. Tanto los niños como los adultos pueden padecer anemia. (• *V. página 771*) Algunos síntomas pueden disminuir espontáneamente si se interrumpe la exposición al plomo, empeorando nuevamente si ésta se reanuda. Sin embargo, el cese de la exposición no elimina los riesgos de daño cerebral, siendo necesario un tratamiento.

Diagnóstico
La mayoría de los casos de intoxicación por plomo se diagnostica mediante controles periódicos

Fuentes de plomo

Una persona puede quedar expuesta a cantidades relativamente grandes de plomo en las siguientes situaciones:

• Tragando reiteradamente pedacitos de pintura que contengan plomo.

• Permitiendo que un objeto metálico de plomo, como una bala, una pesa de cortina, una pesa de las que se utilizan para pescar o una chuchería, permanezcan en el estómago o en una articulación, donde el plomo se disuelve lentamente.

• Consumiendo bebidas o comidas ácidas (frutas, zumos de fruta, refrescos de cola, tomates, jugo de tomate, vino, sidra) contaminadas al permanecer almacenados de forma inadecuada en artículos de cerámica revestidos de plomo.

• Quemando madera pintada con plomo o pilas en la chimenea de la casa o en estufas.

• Tomando medicamentos que contengan compuestos de plomo.

• Utilizando artículos de cerámica revestidos de plomo o vidrio emplomado para guardar o servir comida.

• Bebiendo whisky o vino destilado en el hogar o de contrabando que esté contaminado con plomo.

• Inhalando gases de gasolina con plomo

• Exponiéndose a trabajos relacionados con fuentes de plomo sin estar protegido con respiradores, ventilación adecuada, o aparatos que eliminen el polvo.

La exposición a pequeñas cantidades, principalmente de polvo y tierra contaminados de plomo, puede incrementar los valores de plomo en niños y requerir tratamiento aunque no existan síntomas.

en niños que presentan alto riesgo de intoxicación, como los que viven en casas antiguas con pinturas a base de plomo y que, con el tiempo, se han deteriorado.

Sin embargo, el médico puede reconocer los síntomas y realizar un análisis para confirmar si la concentración de plomo en la sangre es alto. La medición de la cantidad de plomo eliminada en la orina durante el primer día de tratamiento contribuye a la confirmación del diagnóstico. Puede obtenerse información adicional del diagnóstico analizando muestras de médula ósea y, en niños, radiografías del abdomen y de huesos largos.

Tratamiento

Lo más importante del tratamiento es retirar el plomo del medio en que vive el niño.

Los niños con síntomas graves deben comenzar el tratamiento a menudo antes de que los resultados de los análisis puedan confirmar el diagnóstico. Es difícil eliminar el plomo acumulado en el organismo. Todos los tratamientos de la intoxicación por plomo llevan tiempo y deben ser supervisados cuidadosamente, y aun así, pueden producir muchos efectos colaterales. El ácido dimercaptosuccínico (DMSA) suministrado por vía oral se une al plomo y contribuye a disolverlo en los líquidos del cuerpo para que pueda ser excretado por la orina. Los efectos colaterales más habituales del DMSA son una erupción cutánea, náuseas y vómitos, diarrea, pérdida del apetito, así como sabor metálico en la boca y anomalías en las pruebas de función hepática (valores de transaminasas).

Cuando el valor de plomo es tan alto que conlleva un elevado riesgo de lesión cerebral, *se requiere hospitalización urgente.* El dimercaprol y el edetato de calcio disódico se administran mediante varias inyecciones. El tratamiento dura de 5 a 7 días consecutivos para evitar el agotamiento de las reservas de otros metales esenciales en el organismo, particularmente de zinc. El paciente recibe líquidos por vía intravenosa o por vía oral para evitar los vómitos que el dimercaprol provoca a menudo. El tratamiento a veces debe repetirse tras un período de interrupción.

Una vez que se ha interrumpido el tratamiento con estos medicamentos, la concentración de plomo en la sangre habitualmente aumenta de nuevo porque se produce una nueva liberación del plomo todavía almacenado en los tejidos del organismo. A menudo, la penicilamina por vía oral puede ayudar a eliminar el plomo; se administra 2 días después del tratamiento con edetato de calcio disódico. Al reducir el tiempo de exposición al exceso de plomo del cerebro en desarrollo, la administración de edetato de calcio disódico y, a continuación, la penicilamina puede ser de ayuda en algunos niños que presenten valores de plomo muy altos. A menudo se receta hierro, zinc y complementos de cobre para compensar las pérdidas de estos metales durante el tratamiento con penicilamina a largo plazo.

Los efectos colaterales del edetato de calcio disódico son probablemente causados por la pérdida de zinc y consisten en lesión renal, aumento de los valores de calcio en sangre, fiebre y diarrea. La lesión renal, más probable con dosis altas de este medicamento, habitualmente es reversible. La penicilamina puede causar erupciones cutáneas, aparición de proteínas en la orina y disminución de los glóbulos blancos. Estas reacciones son reversibles si la penicilamina se interrumpe rápidamente. El dimercaprol puede causar destrucción de glóbulos rojos (hemólisis) en algunas personas.

Ninguno de estos medicamentos debe prescribirse con fines preventivos a trabajadores del plomo o a personas expuestas a altas concentraciones del mismo, ya que dichos medicamentos pueden aumentar la absorción de plomo. Para estas personas, es necesario un tratamiento a largo plazo (reduciendo su exposición al plomo). Cuando los niños tienen un valor de plomo de 10 microgramos por decilitro o más, se debe reducir su exposición al mismo.

Intoxicación por hierro

Los casos leves de sobredosis de hierro son frecuentes, ya que los suplementos vitamínicos que contienen este metal se utilizan ampliamente y se encuentran presentes en muchos hogares. Sin embargo, una dosis de hierro excesiva puede ser grave o incluso mortal. El hierro aparece en muchos preparados vitamínicos para adultos y niños. Las vitaminas masticables para niños que contienen hierro ofrecen una gran seguridad por el número limitado de tabletas que contiene el envase. Sin embargo, no todos los suplementos de hierro son iguales. Las tabletas de hierro para adultos pueden dañar a los niños. Se debe llamar inmediatamente al centro de información de intoxicaciones para determinar si la cantidad que se ha ingerido es peligrosa.

Síntomas

Una dosis excesiva de hierro puede causar diarrea, vómitos, aumento del número de glóbulos blancos y un alto valor de glucosa en la sangre (hiperglucemia). Si no aparece ningún síntoma en las primeras seis horas y el valor de hierro es bajo, el riesgo de intoxicación es bajo.

Los síntomas de las dosis excesivas de hierro se manifiestan típicamente en las fases siguientes:
• Estadio 1 (dentro de las 6 horas): los síntomas pueden incluir vómitos, irritabilidad, diarrea explosiva, dolor abdominal, adormecimiento y pérdida del conocimiento. La irritación de la capa mucosa del aparato digestivo puede causar hemorragia estomacal (gastritis hemorrágica). Una frecuencia respiratoria y cardíaca aceleradas, la presión arterial baja y la elevada acidez sanguínea también pueden ser consecuencia de altos valores de hierro en la sangre. La presión arterial muy baja o la pérdida de consciencia durante las primeras seis horas indican que el proceso es muy grave.

• Estadio 2 (dentro de las 10 a las 14 horas): puede producirse una mejoría aparente pero falsa, que acaba en 24 horas.
• Estadio 3 (entre las 12 y las 48 horas): puede aparecer una gran disminución de la presión arterial (shock), el flujo de sangre a los tejidos puede ser escaso y la concentración de glucosa en sangre baja. Los valores de hierro en la sangre pueden ser normales, pero los análisis pueden indicar que el hígado ha sido dañado. Otros síntomas pueden incluir fiebre, incremento de glóbulos blancos, trastornos hemorrágicos, anormalidades en la conducción eléctrica del corazón, así como desorientación, inquietud, adormecimiento, convulsiones e inconsciencia. En este estadio, el niño corre riesgo de muerte.
• Estadio 4 (2 o 5 semanas después): pueden aparecer complicaciones de la intoxicación por hierro, como una obstrucción intestinal, una cirrosis, (• V. página 594) o un daño cerebral.

Diagnóstico y tratamiento

Debe llamarse al centro de información de intoxicaciones. Todavía en casa, se recomienda administrar al niño jarabe de ipecacuana inmediatamente.

En el hospital, se determinan los valores de hierro en sangre entre las 2 y 4 horas que siguen a la sobredosis. Si son bajos, el niño debe mantenerse en observación durante 6 horas, pero no necesita ser hospitalizado, a menos que aparezcan síntomas. Si los valores son altos o si se manifiestan síntomas, es necesaria la hospitalización.

Se hace todo lo necesario para eliminar cualquier cantidad de hierro que quede en el estómago. En el servicio de urgencias del hospital se puede lavar el estómago con una sonda. Se puede utilizar carbón activado, aunque éste no absorba mucho hierro. El intestino puede lavarse (irrigarse) para eliminar el hierro del cuerpo. Si los valores de hierro en la sangre son muy elevados o bien si el niño tiene síntomas, se le administran varias inyecciones de desferoxamina, que se une al hierro de la sangre.

Más adelante puede aparecer anemia debido a una carencia de hierro, como resultado del tratamiento y de las hemorragias. Seis semanas o más después de la sobredosis pueden realizarse radiografías del estómago o del intestino superior para detectar si estos órganos se han estrechado debido a la irritación de la capa mucosa.

El pronóstico generalmente es bueno. Aproximadamente el uno por ciento de los niños hospitalizados por intoxicación por hierro fallece, pero el niño que padece shock y pérdida de conocimiento tiene aproximadamente un 10 por ciento de posibilidades de morir.

Intoxicación por hidrocarburos

Los hidrocarburos (compuestos orgánicos formados sólo de hidrógeno y carbono) se encuentran a menudo en el petróleo, en el gas natural y en el carbón. Cada año, más de 25000 niños menores de 5 años se intoxican al ingerir destilados de petróleo (como la gasolina, el queroseno y el aguarrás), hidrocarburos halogenados (como tetracloruro de carbono, presente en líquidos para el lavado en seco, líquidos y disolventes) y el dicloruro de etileno (presente en limpiadores de pintura). Sin embargo, la mayoría de las muertes por intoxicación por hidrocarburos se produce en adolescentes que deliberadamente inhalan sustancias volátiles. Pequeñas cantidades de estas sustancias, sobre todo líquidos que fluyan a chorro fácilmente, pueden entrar en los pulmones y dañarlos directamente. Entre los líquidos más espesos, los aceites, que se usan en productos como los abrillantadores de muebles, son muy peligrosos porque son sumamente irritantes y pueden causar una neumonía grave por aspiración. (• V. página 207)

Síntomas

Los síntomas afectan fundamentalmente a los pulmones y al intestino; en casos extremos, el cerebro también se ve afectado. Al principio, el niño tose y se ahoga, incluso después de haberlo sólo probado. La respiración se acelera, la piel puede volverse azulada por la disminución de oxígeno, y pueden aparecer vómitos y tos persistente. Los niños mayores pueden quejarse de ardor de estómago antes de vomitar. Los síntomas neurológicos incluyen somnolencia, estupor, coma y convulsiones. Habitualmente, estos efectos son más graves cuanto mayor es la cantidad ingerida, y en los casos de niños que hayan tragado líquido para encendedores, abrillantadores de muebles o hidrocarburos halogenados como el tetracloruro de carbono.

Los riñones y la médula ósea pueden verse afectados. En casos graves, el corazón puede agrandarse, el ritmo puede volverse irregular (como en la fibrilación auricular) (• V. página 82) e incluso puede producirse un paro cardíaco. La inflamación pulmonar es lo suficientemente grave como para causar la muerte y, a menudo, lo hace antes de las 24 horas. La curación de la neumonía habitualmente requiere una semana. Una excepción es la neumonía causada por la ingestión de aceites abrillantadores, que habitualmente requiere entre 5 y 6 semanas.

Diagnóstico y tratamiento

Las radiografías de tórax constituyen la prueba más importante para el diagnóstico. Pueden observarse evidencias de neumonía en las radiografías en las primeras dos horas en los casos graves, y en el espacio de 6 a 8 horas en el 90 por ciento. Si los signos de neumonía no se manifiestan dentro de las 24 horas, tampoco lo harán más tarde. El recuento de glóbulos blancos y un análisis de orina pueden poner de manifiesto una lesión del niño o infección. La medición de los valores de oxígeno y de anhídrido carbónico en sangre arterial contribuye al diagnóstico y al tratamiento de la neumonía.

Cuando se descubre una intoxicación se debe llamar al centro de información de intoxicaciones, retirar la ropa contaminada y lavar la piel. Si el niño está despierto y alerta puede beber un vaso pequeño de leche para diluir la sustancia tragada y reducir la irritación del estómago. Un niño con cualquier síntoma de afección pulmonar, como respiración rápida, frecuencia cardíaca acelerada o tos, debe ser llevado urgentemente a un hospital. Si no presenta ninguno de estos síntomas, normalmente puede tratarse en casa después de consultar al centro de intoxicaciones.

Los antibióticos no son útiles para la prevención, puesto que la neumonía que se desarrolla es causada por la irritación química y no bacteriana. Si la neumonía se manifiesta, los tratamientos pueden incluir una terapia de oxígeno, asistencia ventilatoria, líquidos intravenosos y control continuo.

CAPÍTULO 276

Traumatismos

En los países industrializados, los traumatismos son la causa de muerte más frecuente en los niños, es decir, provocan más muertes que el cáncer, los defectos congénitos, la neumonía, la meningitis y las enfermedades cardíacas juntas. Incluso entre los bebés menores de un año de edad, cada año se producen casi 1000 muertes debido a caídas, quemaduras, ahogos y sofocación. Las lesiones también pueden causar invalidez; de hecho, por cada niño que fallece a causa de alguna lesión, 1 000 sobreviven, pero quedan discapacitados.

Las lesiones son frecuentemente producidas por la curiosidad de los niños y en general se pueden evitar. Son más frecuentes cuando un pequeño tiene hambre o está cansado (antes de las comidas o de la siesta), si es muy activo, está bajo el cuidado de otra persona o vive en un nuevo entorno, como una casa nueva o una residencia de verano. Es más probable que se produzca un accidente cuando los padres se encuentran ocupados o no son conscientes de los nuevos riesgos que el niño va adquiriendo a medida que crece.

Accidentes de tráfico

La lesión por los accidentes de tráfico constituye la causa principal de muerte en todas la edades: a consecuencia de ellos fallecen 4 de cada 100000 niños menores de un año de edad, 7 de cada 100000 de 1 a 14 años, y 40 de cada 100000 personas de entre 15 y 24 años. Un niño que no lleva cinturón de seguridad o no está protegido correctamente en el asiento de seguridad puede ser la única víctima a consecuencia de un frenazo súbito que no llega a provocar lesiones a los demás pasajeros del automóvil.

Para reducir la posibilidad y la gravedad de lesiones en caso de choque, todos los ocupantes de un vehículo deberían usar cinturón de seguridad o, en el caso de los niños pequeños (que pesen menos de 18 kg), el automóvil debería disponer de asientos de seguridad especiales, instalados adecuadamente. Los niños deberían sentarse sólo en el asiento de atrás para evitar una lesión provocada por los colchones de aire (airbag). Estas precauciones reducen las muertes por accidente entre un 40 y un 50 por ciento y las lesiones graves entre un 45 y un 55 por ciento. Muchos países cuentan con leyes que obligan al cumplimiento de dichas medidas de seguridad. Un niño sentado sobre un adulto, aun cuando éste tenga el cinturón de seguridad abrochado, es sumamente vulnerable. En caso de choque, el adulto no podrá sujetar al niño, que saldrá despedido con gran fuerza hacia adelante, incluso a baja velocidad. Por ejemplo, para sostener a un niño de 4,5 kilogramos durante un frenazo repentino en un automóvil que vaya a 48 kilómetros por hora se requeriría la fuerza necesaria para levantar 136 kilogramos a 30 centímetros del suelo. Si el adulto no lleva puesto el cinturón de seguridad, puede ser impulsado hacia adelante, pudiendo aplastar al niño contra el interior del automóvil con una fuerza superior a su peso.

El niño debe ser sujetado con correas en una silla apropiada para su edad y peso. El asiento de seguridad infantil debe colocarse en la parte trasera del automóvil y puede utilizarse para niños de hasta 7 kilogramos de peso. Esta ubicación es particularmente importante cuando el automóvil tiene colchones de aire. Los asientos de seguridad para los niños que pesan entre 7,5 y 18 kilogramos deben mirar hacia adelante, estar equipados con refuerzos para los hombros y el regazo, y proporcionar estabilidad a la cabeza. Los asientos de seguridad deben ajustarse al automóvil de acuerdo con las instrucciones del fabricante, puesto que, en caso contrario, el riesgo de lesión del niño puede incrementarse. Un niño mayor debe ser protegido con un cinturón de seguridad.

Existen varios modelos de asientos infantiles de seguridad que han sido aprobados por las administraciones de tráfico correspondientes.

Traumatismos craneales

En los niños, un alto porcentaje de muertes por accidentes se debe a lesiones en la cabeza y sus complicaciones. (• V. página 376) Las lesiones craneales graves pueden también dañar el cerebro inmaduro, interfiriendo el desarrollo físico, intelectual y emocional del niño y derivando en incapacidades a largo plazo. Sin embargo, en general las lesiones son menores.

Este tipo de lesiones son más frecuentes en niños menores de un año y en adolescentes mayores de 15. Afectan más a los varones que a las mujeres. Las principales lesiones en la cabeza son provocadas habitualmente por accidentes automovilísticos y de bicicleta. Las más leves se deben predominantemente a caídas en el hogar y en sus alrededores. El niño que ha sufrido un traumatismo craneal debe ser examinado cuidadosamente, puesto que cualquier lesión en la cabeza es potencialmente grave.

Síntomas

Una lesión leve en la cabeza puede causar vómitos, palidez, irritabilidad o somnolencia sin pérdida de conocimiento o evidencia inmediata de daño cerebral. Si los síntomas continúan durante más de 6 horas o empeoran, el niño debe ser examinado de nuevo por el médico para determinar si la lesión es grave.

Una conmoción es una pérdida transitoria del conocimiento que se produce inmediatamente después de una lesión en la cabeza. (• V. página 377) Debe evaluarse rápidamente, incluso si la conmoción dura menos de un minuto. A menudo, el niño no puede recordar el accidente o lo que ocurrió justo antes del mismo, aunque no presenta otros síntomas de daño cerebral.

Las lesiones en la cabeza pueden producir magulladuras o desgarros del tejido cerebral o de los vasos sanguíneos en el interior del cerebro o en sus alrededores, causando hemorragia e hinchazón interior. La lesión cerebral más frecuente es la que se produce de forma difusa (diseminada) en todas las células cerebrales. Una lesión difusa produce inflamación de las células cerebrales, aumentando la presión dentro del cráneo. En consecuencia, un niño puede perder fuerza, sentirse somnoliento o incluso perder el conocimiento. Estos síntomas indican una lesión cerebral grave, que probablemente ocasionará daño permanente y la necesidad de rehabilitación. A medida que la hinchazón empeora, la presión dentro del cráneo aumenta de tal manera que incluso el tejido que está todavía sano puede ser comprimido contra el cráneo, causando daño permanente o la muerte. La hinchazón y sus efectos peligrosos habitualmente se desarrollan durante las primeras 48 o 72 horas después de la lesión.

Si el cráneo se fractura, la lesión cerebral puede ser más grave. Sin embargo, habitualmente la lesión cerebral se produce sin que haya fractura craneal, a menudo sin lesión cerebral concomitante. Las fracturas en la parte posterior o en la base (fondo) del cráneo generalmente son indicativas de un gran impacto, ya que estas áreas óseas son de un grosor relativamente grande. Estas fracturas a menudo no se pueden observar en radiografías o con una tomografía computadorizada (TC). Sin embargo, los siguientes síntomas sugieren este tipo de lesión:

• Salida de líquido cefalorraquídeo (el líquido claro que rodea al cerebro) por la nariz o los oídos.
• Un hematoma detrás del tímpano o una hemorragia en el oído si el tímpano se ha perforado.
• Un hematoma detrás de la oreja (signo de Battle) o alrededor de los ojos (ojos de mapache).
• Una acumulación de sangre en los senos (pequeñas cavidades aéreas situadas en el espesor de los huesos del cráneo y la cara), sólo detectable mediante radiografías.

En un niño, las membranas que rodean el cerebro pueden sobresalir debido a una fractura del cráneo y ser atrapadas por ésta, formando un saco lleno de líquido llamado fractura progresiva. La bolsa se desarrolla a lo largo de tres o seis semanas y puede ser la primera evidencia de que existe una fractura craneal.

En las fracturas de cráneo con hundimiento, uno o más fragmentos de hueso ejercen presión hacia el interior del cerebro. La consiguiente contusión cerebral puede causar convulsiones.

Prevención de las lesiones

La educacion preventiva es importante tanto para los padre como para el niño. Debe protegerse al niño del peligro y enseñarle a enfrentarse a los que sean inevitables. Deben impedirse las situaciones que incrementen el riesgo de lesiones. Las medidas preventivas incluyen las siguientes:

• Utilización de medidas de seguridad apropiadas y de cinturones de seguridad para los niños en los vehículos.
• Utilización de detectores de calor y de humo en los hogares.
• Utilización de protectores de enchufes eléctricos.
• Regulación de la temperatura del agua caliente de los grifos a menos de 50 °C.
• No utilización de andadores.
• Dejar los medicamentos tóxicos y otras sustancias peligrosas fuera del alcance de los niños, guardándolos en armarios que tengan pestillos a prueba de niños o bajo llave.
• Asegurarse de que los niños usen chalecos o salvavidas en el agua (piscinas, playas, muelles).
• Asegurarse de que los niños utilicen casco cuando van en bicicleta.
• Asegurarse de que los niños utilicen ropa de protección apropiada para hacer deporte (por ejemplo, rodilleras, coderas y casco para utilizar patines o similares).
• Asegurarse de que los niños se deslicen en áreas sin árboles.

Los padres deben dar un buen ejemplo de utilización de medidas de seguridad (utilizar cinturones de seguridad y casco de bicicleta), porque los niños imitan a sus padres.

Las convulsiones se producen aproximadamente en el 5 por ciento de los niños mayores de 5 años y en el 10 por ciento de los menores de 5 años durante la primera semana después de una lesión grave de la cabeza. Las que empiezan poco después de la lesión, son menos susceptibles de causar problemas a largo plazo que las que aparecen al cabo de 7 días o más.

Una complicación de las lesiones de la cabeza, grave pero relativamente infrecuente en niños, es la hemorragia entre las capas de las membranas que rodean el cerebro o dentro de éste. (• *V. recuadro, página 374*) Un **hematoma epidural** (acumulación de sangre entre el cráneo y la membrana

Síntomas de una lesión grave de la cabeza

El niño que presente cualquiera de los siguientes síntomas debe ser visto de inmediato por un médico:

• Pérdida de conocimiento.

• Incapacidad de mover o sentir una parte del cuerpo.

• Incapacidad de reconocer personas o lugares.

• Incapacidad para hablar o ver.

• Incapacidad para mantener el equilibrio.

• Líquido claro (líquido cefalorraquídeo) saliendo por la nariz o la boca.

• Dolor de cabeza intenso.

que lo tapiza, llamada duramadre) puede ejercer presión en el cerebro. Se produce como resultado del desgarro de las arterias o venas que están dentro del cráneo. En un adulto, los síntomas de un hematoma epidural pueden ser una pérdida inicial del conocimiento, recuperación posterior del mismo (intervalo lúcido) y finalmente un nuevo empeoramiento de los síntomas de presión sobre el cerebro, como somnolencia y pérdida de la sensibilidad o de la fuerza. Sin embargo, en un niño pequeño, no se presenta el intervalo lúcido sino más bien una pérdida gradual de conocimiento que se desarrolla en minutos u horas, debido al incremento de la presión en el cerebro.

En un **hematoma subdural,** la sangre se acumula debajo de la duramadre, junto a una lesión importante del tejido cerebral. Rápidamente, se produce somnolencia progresiva hasta una pérdida total del conocimiento, pérdida de la sensibilidad o de la fuerza y aparición de movimientos anormales, incluidas las convulsiones. Sin embargo, si la lesión es leve, los síntomas pueden manifestarse más gradualmente.

La hemorragia puede producirse en los espacios interiores (ventrículos) del cerebro (hemorragia intraventricular), en el propio tejido cerebral (hemorragia intraparenquimatosa) o en las membranas que recubren la superficie cerebral (hemorragia subaracnoidea). Estos tipos de hemorragia constituyen una prueba de lesión cerebral muy grave y se acompañan de daño cerebral a largo plazo.

Diagnóstico

Al examinar a un niño que ha sufrido una lesión en la cabeza, el médico tiene en cuenta cómo ha ocurrido la lesión y los síntomas resultantes, y realiza ade-

más un examen físico completo. Se presta especial atención al grado de consciencia, a la capacidad para sentir y moverse, a la presencia de cualquier movimiento anormal, los reflejos, ojos y oídos, así como el pulso, la presión arterial y el ritmo respiratorio. Es importante determinar el tamaño de las pupilas y su reacción a la luz. El interior de los ojos se examina con un oftalmoscopio para saber si la presión dentro del cerebro es elevada. Los niños que se han agitado (síndrome del bebé agitado, síndrome de agitación por impacto) a menudo presentan áreas de hemorragia en la parte posterior de los ojos (hemorragia retiniana). Si la lesión cerebral es significativa probablemente se indique una TC (tomografía computadorizada) de la cabeza. Si se sospecha una fractura craneal sin lesión cerebral, pueden realizarse radiografías del cráneo.

Tratamiento

Los niños con lesiones leves en la cabeza son, por lo genral, enviados a casa, y se indica a los padres que controlen la aparición de vómitos, su persistencia o un incremento de la somnolencia. Si el niño vuelve a casa durante la noche, no es necesario mantenerlo constantemente despierto, los padres sólo necesitan despertarlo periódicamente (según las instrucciones del médico, por ejemplo cada 2 o 4 horas) para asegurarse de que puede despertarse con facilidad. Si el niño está somnoliento, estuvo inconsciente incluso durante un breve período de tiempo, presenta cualquier anomalía de la sensibilidad (entumecimiento) o de la fuerza muscular, o si tiene alto riesgo de empeorar, debe ser controlado en el hospital. Los niños que sufren fractura de cráneo sin evidencia de lesión cerebral no requieren ser hospitalizados sistemáticamente. Por el contrario, los *lactantes* con una fractura de cráneo, sobre todo en caso de hundimiento, son casi siempre hospitalizados para un control; en ocasiones, puede requerirse cirugía para levantar los fragmentos de hueso y evitar una mayor lesión cerebral. Cuando hay indicios de abusos, también deben ser hospitalizados. (• *V. página 1356*)

En el hospital, los niños son sometidos a controles estrictos en busca de cambios en el nivel de consciencia, en la respiración, en la frecuencia cardíaca y en la presión arterial. Los médicos también realizan pruebas para detectar algún incremento de presión intracraneal, frecuentemente mediante el control de las pupilas, la búsqueda de cambios en la sensibilidad o la fuerza y de ataques convulsivos. Puede realizarse o repetirse la TC de cráneo en caso de convulsiones, vómitos reiterados, incremento de la somnolencia, o cuando se presenta cualquier tipo de deterioro en el estado general.

Nada puede reparar un daño cerebral que ya ha ocurrido. Sin embargo, se puede evitar que éste aumente, asegurándose de que una cantidad suficiente de sangre oxigenada llegue al cerebro. La presión dentro del mismo se mantiene normal, en la medida de lo posible, tratando de manera inmediata cualquier hinchazón del cerebro y reduciendo la presión intracraneal.

En caso de un **hematoma epidural,** debe realizarse una cirugía de urgencia para eliminar la sangre acumulada y así evitar que ejerza presión sobre el cerebro y cause mayor daño. La mayoría de los niños que presentan un hematoma epidural simple se recupera completamente, si se administra un tratamiento apropiado.

Un **hematoma subdural** también puede requerir la extirpación quirúrgica. La hinchazón cerebral habitualmente se evalúa controlando la presión intracraneal, que mide la presión en el cerebro. También puede introducirse un drenaje en uno de los ventrículos para dejar salir el líquido cefalorraquídeo y así aliviar la presión. La cabecera de la cama se levanta para reducir la presión dentro del cerebro, y pueden administrarse diversos medicamentos, como manitol o furosemida con la misma finalidad.

Las convulsiones se tratan generalmente con fenitoína. A los niños que presentan convulsiones después de una lesión de la cabeza puede realizárseles un electroencefalograma (EEG), para contribuir al diagnóstico y al tratamiento.

Pronóstico

La cantidad de función cerebral que se recupera depende de la gravedad de la lesión, de la edad del niño, del tiempo que estuvo inconsciente y de la zona del cerebro que sufrió el mayor daño. De los 5 millones de niños que sufren anualmente una lesión cerebral, 4 000 mueren y 15 000 requieren hospitalización prolongada. De los que presentan lesiones graves y permanecen inconscientes durante más de 24 horas, el 50 por ciento tiene complicaciones a largo plazo, incluyendo problemas físicos, intelectuales y emocionales significativos; del 2 al 5 por ciento resultan gravemente incapacitados. Los niños pequeños, sobre todo los bebés, que hayan padecido una lesión grave en la cabeza tienen más probabilidades de morir que los niños mayores.

Los que sobreviven, a menudo requieren un período prolongado de rehabilitación, principalmente en las esferas del desarrollo intelectual y emocional. Los problemas más frecuentes durante la recuperación pueden ser la pérdida de la memoria desde el momento anterior a la lesión (amnesia retrógrada), los cambios de conducta, la inestabilidad emocional, las alteraciones del sueño y la disminución de la capacidad intelectual.

SECCIÓN 24

Accidentes y lesiones

CAPÍTULO 277

Quemaduras

Una quemadura es una lesión del tejido producida por efecto del calor, los productos químicos o la electricidad.

La mayoría de la gente cree que el calor es la única causa de quemaduras, pero algunas sustancias químicas y la corriente eléctrica también pueden producirlas. A pesar de que la piel es generalmente la parte del cuerpo que se quema, los tejidos que se encuentran por debajo también pueden verse afectados e incluso, a veces, pueden quemarse los órganos internos pero no la piel. Por ejemplo, el hecho de beber un líquido muy caliente o una sustancia cáustica como el ácido puede quemar el esófago y el estómago. La inhalación de humo y aire caliente provenientes del fuego de un edificio en llamas puede quemar los pulmones.

Los tejidos quemados pueden morir. Cuando los vasos sanguíneos resultan dañados por una quemadura, escapa líquido de su interior y ello produce hinchazón. En una quemadura extensa, la gran pérdida de líquido a partir del funcionamiento anormal de los vasos sanguíneos puede causar un shock. (• V. página 112) En esta grave situación, la presión arterial disminuye tanto que llega muy poca sangre al cerebro y a otros órganos vitales.

Las quemaduras producidas por electricidad pueden ser debidas a temperaturas de más de 5000 ºC, generadas por el paso de una corriente eléctrica desde la fuente de energía al cuerpo; este tipo de quemaduras, en ocasiones llamadas quemaduras de arco eléctrico, suelen destruir y carbonizar completamente la piel en el punto por el que la corriente entra en el cuerpo. (• V. página 1372) Como la resistencia (capacidad del cuerpo para detener o desa-celerar el flujo de corriente) es alta donde la piel entra en contacto con la fuente de electricidad, gran parte de esta energía se convierte en calor y, en consecuencia,

ACC

quema la superficie. La mayoría de las quemaduras causadas por la electricidad también dañan gravemente los tejidos localizados bajo de la piel. Estas quemaduras varían en extensión y profundidad y pueden afectar a un área mucho mayor que la que indica la piel quemada. Los grandes shocks eléctricos pueden paralizar la respiración y alterar el ritmo cardíaco, provocando latidos peligrosamente irregulares (arritmias).

Las quemaduras por agentes químicos pueden ser causadas por irritantes y venenos, incluyendo ácidos y álcalis fuertes, fenoles y cresoles (disolventes orgánicos), gas mostaza y fósforo. Estas lesiones son capaces de provocar la muerte del tejido, que puede avanzar lentamente durante horas incluso después de la quemadura.

Síntomas

La gravedad de una quemadura depende de la cantidad de tejido afectado y de la profundidad de la lesión, que se describe como de primero, segundo o tercer grado.

Las **quemaduras de primer grado** son las menos graves. La piel quemada se torna roja, dolorosa, muy sensible al tacto y húmeda o hinchada. El área quemada se vuelve blanca al tocarla ligeramente, pero no se forman ampollas.

Las **quemaduras de segundo grado** producen un daño más profundo. Se forman ampollas en la piel, cuya base puede ser de color rojo o blanco y que están llenas de un líquido claro y espeso. La lesión, dolorosa al tacto, puede volverse blanca al tocarla.

Las **quemaduras de tercer grado** producen un daño aún más profundo. La superficie cutánea puede ser blanca y blanduzca o negra, carbonizada y endurecida. Como la zona quemada puede tener una coloración pálida, se la puede confundir con piel normal en las personas de cutis claro, si bien no se blanquea al tacto. Los glóbulos rojos dañados de la zona lesionada pueden hacer que la misma adquiera un color rojo intenso. En ciertos casos, en la piel quemada aparecen ampollas y los pelos de esta zona suelen arrancarse fácilmente de raíz. El área afectada pierde la sensibilidad al tacto. Generalmente, las quemaduras de tercer grado no duelen, porque las terminaciones nerviosas de la piel resultan destruidas.

La distinción entre las quemaduras de segundo grado profundas y las de tercero es difícil hasta que pasan varios días después de la lesión.

Pronóstico

La curación depende de la profundidad y de la localización de la quemadura. En las quemaduras superficiales (quemaduras de primer grado y de segundo grado superficiales), las capas de piel muerta se desprenden, y la más externa (epidermis) vuelve a crecer para cubrir las inferiores. Una nueva capa de epidermis puede crecer rápidamente desde la base de una quemadura superficial sin dejar ninguna cicatriz o, a lo sumo, una pequeña. Estas quemaduras no destruyen los estratos profundos de la piel (dermis), que no es capaz de regenerarse.

Las quemaduras profundas producen daños permanentes en la dermis. Una nueva capa de epidermis crece lentamente desde los bordes de la zona quemada o desde cualquier remanente de epidermis. En consecuencia, la regeneración es muy lenta y se forman cicatrices considerables. El área quemada también tiende a retraerse, distorsionando la piel e interfiriendo su funcionamiento.

Las quemaduras leves en el esófago, el estómago y los pulmones suelen curarse sin problemas. Sin embargo, las más graves pueden producir cicatrices y estrechamientos, llamados estenosis. Éstas pueden obstruir el paso de alimentos por el esófago e interferir la transferencia de oxígeno desde el aire a la sangre en los pulmones.

Tratamiento

Alrededor del 85 por ciento de las quemaduras son de poca importancia y pueden ser tratadas en el domicilio, en la consulta del médico, o en la sala de urgencias de un hospital. Es necesario desvestir al quemado (especialmente si lleva ropa que arda rápidamente, como camisas de fibras sintéticas, o que esté cubierta de alquitrán caliente o empapada con algún producto químico), ya que así se ayuda a detener la progresión de la quemadura y se evitan nuevas lesiones. Los productos químicos, como los ácidos, los álcalis y los compuestos orgánicos, se limpian de la superficie cutánea con abundante agua lo antes posible.

La hospitalización del quemado es más aconsejable en las siguientes situaciones:

• Quemaduras de la cara, las manos, los genitales o los pies.
• Dificultades en el tratamiento a domicilio.
• El quemado es menor de 2 años o mayor de 70.
• Daños en algunos órganos internos.

Quemaduras leves

Siempre que sea posible, las quemaduras leves deberían sumergirse de inmediato en agua fría. Las quemaduras con productos químicos, deberían ser lavadas con grandes cantidades de agua repetidas veces. En la consulta del médico o en la sala de urgencias, la quemadura se limpia cuidadosamente con agua y jabón para eliminar la suciedad. Si hay polvo adherido a la superficie de la piel, se puede anestesiar la zona y eliminarlo con un cepillo. Las ampollas que han reventado o que podrían hacerlo con facilidad suelen ser extirpadas. Una vez limpia la zona, se aplica una crema con un antibiótico como sulfadiacina de plata.

A continuación, se coloca una venda, generalmente hecha de gasa, para proteger la zona quemada del polvo y de otras posibles lesiones. Mantener el área limpia es extremadamente importante, porque si la capa superior de la piel (epidermis) resulta dañada, puede sobreinfectarse. Los antibióticos pueden ayudar a evitar la infección, pero no siempre son necesarios. Si la inmunización de la persona no está actualizada, se aplica una dosis de refuerzo de vacuna antitetánica.

Un brazo o una pierna quemados suelen mantenerse a una altura más elevada que la del corazón para reducir la hinchazón. Mantener esta posición sólo es posible en el hospital, donde parte de la cama puede elevarse o es posible recurrir a la tracción. Si la quemadura afecta a una articulación y es de segundo o tercer grado, puede que deba ser inmovilizada con una férula, ya que el movimiento podría empeorar la herida. Muchos quemados necesitan analgésicos, por lo general derivados opiáceos, durante al menos unos días.

Quemaduras graves

Las quemaduras más graves que ponen en peligro la vida requieren atención inmediata, preferiblemente en un hospital equipado para tratar quemaduras. El personal de rescate o de las ambulancias suele administrar oxígeno a las víctimas de incendios utilizando una mascarilla facial, con el fin de ayudarles a superar los efectos del monóxido de carbono, un gas venenoso que suele formarse en los incendios. En la sala de urgencias, los médicos y las enfermeras se aseguran de que la persona pueda respirar bien, comprueban que las otras heridas no pongan en peligro su vida y comienzan el tratamiento para reponer los líquidos perdidos y para evitar las infecciones. Para tratar las quemaduras graves en ciertos casos se usa la terapia con oxígeno hiperbárico, en la cual el paciente es colocado en una cámara especial con oxígeno a una presión más elevada de lo habitual. Sin embargo, debe ponerse en práctica en las primeras 24 horas tras haberse producido la quemadura y no todos los centros de atención disponen de la misma.

Si durante un incendio las vías respiratorias y los pulmones se han lesionado, se coloca un tubo en la garganta para asistir la respiración. La decisión de colocar dicho tubo (intubar) depende de factores como el ritmo respiratorio, puesto que el hecho de respirar demasiado deprisa o con mucha lentitud impide que los pulmones se llenen suficientemente y llegue una cantidad adecuada de oxígeno a la sangre.

Injerto de piel

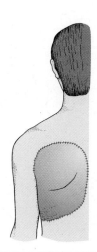

Puede ser necesario intubar cuando se ha producido una lesión directamente en la cara o cuando la hinchazón de la garganta amenaza la respiración. En ciertos casos se intuba cuando el médico sospecha que existe una lesión respiratoria antes de que resulte obvia; por ejemplo, cuando la víctima ha estado expuesta a un tipo de fuego que, por lo general, daña las vías respiratorias (especialmente un incendio en un espacio cerrado o una explosión), cuando se encuentra hollín en la nariz o en la boca, o bien cuando los pelos de las fosas nasales están quemados. Si la respiración es normal, basta con administrar oxígeno mediante una mascarilla facial.

Una vez limpia la zona, se aplica una crema o ungüento con antibiótico; seguidamente, se cubre con vendas estériles. Este vendaje suele cambiarse dos o tres veces al día. Como las quemaduras extensas son extremadamente susceptibles a las infecciones graves, se administran antibióticos por vía intravenosa. Dependiendo del estado de las vacunas previas del quemado, también puede aplicarse una dosis de refuerzo de la antitetánica.

Las quemaduras extensas pueden producir una pérdida de líquidos capaz de poner en peligro la vida de la persona. También se administran fluidos por vía intravenosa para reponer las pérdidas. Las quemaduras profundas pueden causar mioglobinuria, una situación en la que los músculos lesionados liberan la proteína mioglobina, que daña los riñones. Puede producirse insuficiencia renal a menos que se administre suficiente líquido.

La piel quemada se convierte en una superficie engrosada y costrosa llamada escara, que puede retraerse, endurecerse e impedir que la sangre llegue

Deben evitarse las situaciones de peligro

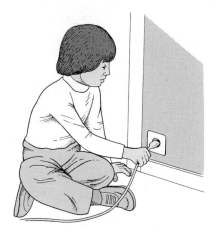

normalmente a la zona. La disminución del suministro de sangre puede resultar peligrosa si la quemadura abarca completamente un brazo o una pierna. El médico tal vez necesite cortar la escara (escarotomía) para así conseguir aliviar la presión que se ejerce sobre el tejido sano que se encuentra por debajo.

Una quemadura profunda puede curarse por sí sola si la zona afectada es pequeña (no mayor que una moneda) y se mantiene meticulosamente limpia. Sin embargo, si la dermis subyacente ha sufrido un daño importante, por lo general, se necesita un injerto de piel para cubrir la zona lesionada. Un injerto es una porción de piel sana que se extrae de otras zonas del cuerpo de la víctima (autoinjerto), de otra persona viva o muerta (aloinjerto), o de otras especies (xeno-

injerto), por lo general de los cerdos, porque su piel es muy similar a la humana. Los autoinjertos son permanentes, pero los injertos de piel de otras personas o animales son temporales y protegen la zona mientras el organismo se recupera, hasta que, al cabo de 10 o 14 días, son rechazados por el organismo.

Por lo general, es necesario recurrir a la fisioterapia y a la terapia ocupacional para reducir al mínimo la cantidad de cicatrices y mantener, en lo posible, el funcionamiento de las zonas afectadas. Para mantener las articulaciones extendidas y evitar que los músculos y la piel se tensen y contraigan, deben colocarse férulas lo antes posible. Estas férulas no deben retirarse hasta que la zona esté completamente curada.

Antes de realizar un injerto de piel, las articulaciones afectadas son movilizadas de forma que se vaya incrementando su capacidad de movimiento hasta conseguir un nivel normal. Una vez realizado el injerto, el médico suele inmovilizar la articulación entre 5 y 10 días para asegurarse de que está bien fijado antes de volver a empezar los ejercicios.

Las víctimas de quemaduras necesitan consumir una adecuada cantidad de calorías y nutrientes para que las lesiones se curen. Quienes no puedan comer lo suficiente pueden beber suplementos nutricionale, o bien recibirlos a través de un tubo introducido por la nariz hasta el estómago (sonda nasogástrica). Si los intestinos no funcionan debido a una lesión o a operaciones sucesivas, es posible administrar los nutrientes por vía intravenosa.

Como las quemaduras graves tardan mucho en curarse, a veces años, una persona que las sufra puede desarrollar una depresión. La mayoría de centros para quemados brindan apoyo psicológico a sus pacientes a través de asistentes sociales, psiquiatras y otros pro fesionales.

CAPÍTULO 278

Lesiones causadas por la corriente eléctrica

Una lesión por corriente eléctrica es el daño que se produce cuando una corriente eléctrica atraviesa el cuerpo y quema el tejido o interfiere el funcionamiento de un órgano interno.

La corriente eléctrica que atraviesa el cuerpo genera calor, pudiendo quemar gravemente los tejidos y destruirlos. Una descarga eléctrica puede producir

un cortocircuito en los sistemas eléctricos del organismo, provocando una interrupción en el funcionamiento del corazón (paro cardíaco).

Causas

Las lesiones eléctricas pueden producirse por la caída de un rayo sobre una persona o bien por contacto con cables, líneas eléctricas derribadas, o algún elemento que conduzca la electricidad desde un cable eléctrico activo, como un estanque de agua. La gravedad de la lesión, que puede oscilar entre una quemadura leve y la muerte, está determinada por el tipo y la intensidad de la corriente, la resistencia del cuerpo a dicha corriente en el punto de entrada, el recorrido de la misma dentro del organismo y la duración de la exposición.

En general, la corriente continua es menos peligrosa que la corriente alterna. Los efectos de la corriente alterna sobre el cuerpo dependen, en gran medida, de la velocidad con que ésta varía (es decir, su frecuencia), un factor que se mide en ciclos por segundo (hercios). Las corrientes de baja frecuencia, de 50 y 60 hercios, son más peligrosas que las corrientes de alta frecuencia y entre tres y cinco veces más peligrosas que la corriente continua del mismo voltaje e intensidad (amperaje). La corriente continua tiende a causar fuertes contracciones musculares que, con frecuencia, alejan a la víctima de la fuente de energía.

La corriente alterna a 60 hercios hace que los músculos queden congelados (contraídos) en su posición, lo que impide que las víctimas puedan soltar la fuente de corriente. Como resultado, la exposición puede ser prolongada y causar graves quemaduras. Por lo general, cuanto más alto es el voltaje y el amperaje, mayor es el daño que producirá la corriente, independientemente de su tipo.

La potencia de la corriente eléctrica se mide en amperios. Un miliamperio (mA) es 1/1000 de 1 amperio. El cuerpo puede percibir el contacto con la corriente continua que entra por la mano a alrededor de 5 a 10 miliamperios; puede percibir la corriente doméstica común, que es una corriente alterna de 60 hercios, a alrededor de 1 a 10 miliamperios. La corriente máxima que hace que los músculos del brazo se contraigan pero permite que la mano suelte la fuente de corriente recibe el apropiado nombre de corriente de liberación. Este valor es de aproximadamente 75 miliamperios para la corriente continua y, en el caso de la corriente alterna, de 2 a 5 miliamperios en los niños, de 5 a 7 miliamperios en las mujeres y de 7 a 9 miliamperios en los hombres, dependiendo de la masa muscular del brazo de la persona.

En las corrientes de baja potencia, entre 60 y 100 miliamperios, la corriente alterna de 60 hercios de bajo voltaje (de 110 a 220 voltios) que cruce el tórax durante un segundo puede provocar ritmos cardíacos irregulares que ponen en peligro la vida. Para producir el mismo efecto se necesitan entre 300 y 500 miliamperios de corriente continua. Si la electricidad va directamente al corazón, por ejemplo a través de un marcapasos, una corriente mucho

más baja (de menos de 1 miliamperio) puede producir arritmias graves.

La resistencia es la capacidad de detener o desacelerar el paso de la corriente eléctrica. La máxima resistencia del cuerpo se concentra en la piel y depende directamente de su estado. La resistencia media de la piel seca y sana es 40 veces mayor que la de la piel delgada y húmeda. Cuando la piel está raspada o tiene heridas, o bien cuando se aplica corriente sobre membranas mucosas húmedas como la boca, el recto o la vagina, dicha resistencia es sólo la mitad de la de la piel húmeda e intacta. La resistencia de la piel gruesa y callosa de la palma de la mano o la planta del pie es 100 veces mayor que la de las zonas de piel más delgada. Mientras la corriente eléctrica atraviesa la piel, puede liberar gran parte de su energía en la superficie porque allí encuentra resistencia. Si la resistencia de la piel es alta, pueden producirse grandes quemaduras superficiales en los puntos de entrada y salida, con carbonización de los tejidos intermedios. Los tejidos internos también se queman, dependiendo de su resistencia.

El recorrido que realiza la corriente dentro del cuerpo puede ser crucial a la hora de determinar el grado de lesión. El punto de entrada más frecuente de la electricidad es la mano; el segundo es la cabeza. El punto de salida más frecuente es el pie. Debido a que la corriente que va de brazo a brazo o de un brazo a una pierna puede atravesar el corazón, es mucho más peligrosa que la corriente que va de una pierna al suelo. La corriente que atraviesa la cabeza puede causar hemorragias cerebrales, parálisis respiratorias, cambios psicológicos (como problemas de memoria a corto plazo, cambios de personalidad, irritabilidad y alteraciones en el sueño) e irregularidad en el ritmo cardíaco. Las lesiones en los ojos pueden producir cataratas.

La duración de la exposición es importante. Lógicamente, cuanto mayor es el tiempo de exposición, mayor es la cantidad de tejido dañado. Una persona que queda pegada a una fuente de corriente eléctrica puede sufrir quemaduras graves. Por otro lado, una persona que haya sido alcanzada por un rayo, rara vez sufre quemaduras externas o internas graves, porque todo sucede de forma tan rápida que la corriente tiende a pasar por fuera del cuerpo sin causar daños de importancia en los tejidos internos. Sin embargo, el rayo puede provocar un cortocircuito en el corazón y los pulmones, llegando a paralizarlos, así como dañar los nervios o el cerebro.

Síntomas

Los síntomas dependen de las complejas interacciones de todas las características de la corriente eléctrica. Un shock de corriente eléctrica puede sobresaltar a una persona, derribarla o producirle fuertes contracciones musculares. Cualquiera de estos efectos podrían provocar dislocaciones, fracturas y contusiones. La víctima puede quedar inconsciente. La respiración y el corazón pueden paralizarse. El trayecto de las quemaduras eléctricas puede verse como una línea claramente dibujada sobre la piel e incluso en los tejidos internos.

Una corriente de alto voltaje en ocasiones mata los tejidos localizados entre los puntos de entrada y salida, produciendo extensas superficies de músculo quemado. Como resultado, se pierden grandes cantidades de líquidos y sales (electrólitos) y, en ciertos casos, la presión arterial baja peligrosamente, como en las quemaduras graves. Las fibras musculares dañadas liberan mioglobina, que puede lesionar los riñones y provocar insuficiencia renal.

Una persona mojada puede entrar en contacto con una corriente eléctrica (por ejemplo, cuando un secador de pelo cae dentro de la bañera o se pisa un charco que está en contacto con una línea eléctrica subterránea). En estas situaciones, la resistencia de la piel se reduce hasta tal punto que la víctima no se quema pero puede sufrir un paro cardíaco y morir si no se le practican maniobras de resucitación rápidamente.

Los rayos rara vez causan quemaduras de entrada y salida y en pocas ocasiones producen daño muscular o mioglobina en la orina. En un primer momento se puede perder la consciencia e incluso, a veces, entrar en estado de coma, o bien sufrir confusión temporal, pero estos estados suelen desaparecer en cuestión de horas o días. La causa más frecuente de muerte cuando un rayo alcanza a una persona es la parálisis del corazón y de los pulmones (paro cardiorrespiratorio).

Los niños que accidentalmente chupan extremos de cables pueden sufrir quemaduras en la boca y en los labios. Estas quemaduras no sólo causan deformaciones en la cara sino también problemas de crecimiento de los dientes, la mandíbula y la cara. El niño debería ser examinado por un especialista en ortodoncia o por un estomatólogo, así como por un cirujano experto en quemaduras. Un peligro añadido es que cuando la costra se desprende, se produzca una grave hemorragia de una arteria del labio, por lo general entre 7 y 10 días después de la lesión.

Prevención

La educación acerca de la electricidad y el respeto hacia ella son fundamentales. Asegurarse de que todos los aparatos eléctricos estén correctamente diseñados, instalados y en buen estado de mantenimiento puede ayudar a evitar lesiones eléctricas tanto en el hogar como en el trabajo. Cualquier aparato eléctrico que entre en contacto con el cuerpo debería tener una descarga a tierra y estar enchufado a circuitos que contengan equipos de protección. Los interruptores diferenciales que cortan el circuito cuando se pierde una cantidad de corriente tan baja como 5 miliamperios constituyen unos dispositivos de seguridad de fácil adquisición.

Para evitar las descargas de rayos durante las tormentas, es conveniente adoptar ciertas precauciones, como evitar los espacios abiertos, los campos de fútbol o de golf y buscar refugio (pero nunca bajo un árbol aislado o una construcción con techo metálico, puesto que ambos atraen los rayos). También se debería salir de las piscinas, los estanques o los lagos. Permanecer dentro de un automóvil resulta seguro.

Tratamiento

El tratamiento consiste en apartar a la persona de la fuente de corriente eléctrica, restaurar el ritmo cardíaco y la respiración mediante la reanimación cardiopulmonar si fuese necesario, y tratar las quemaduras y otras lesiones que puedan haberse producido.

La mejor manera de alejar a la víctima de la fuente de electricidad consiste en cortar la misma de inmediato (por ejemplo, poniendo en funcionamiento el interruptor diferencial o desenchufando el aparato). *Si las líneas fuesen de alto voltaje, nadie deberá tocar a la víctima hasta que la corriente haya sido cortada.* Muchas personas que han intentado rescatar a una víctima han sufrido lesiones a causa de la electricidad. Las líneas de alto y bajo voltaje son difíciles de distinguir, especialmente al aire libre.

Una vez que la víctima puede ser tocada sin peligro, quien la rescate debería comprobar que respire y tenga pulso. Si no respira y no se le encuentra el pulso, es necesario poner en práctica una reanimación cardiopulmonar de inmediato. El personal hospitalario o de urgencias debería descartar la presencia de fracturas, dislocaciones, contusiones o lesiones de la columna vertebral. Si el daño muscular es importante, la mioglobina puede dañar los riñones, por lo que se administran grandes volúmenes de líquidos para intentar evitar dichas lesiones.

Con frecuencia, las víctimas de rayos pueden volver en sí mediante la reanimación cardiopulmonar. La atención inmediata es fundamental y siempre hay que intentar reanimar a las víctimas aunque parezcan muertas, porque si se las estimula a respirar por sí mismas, casi siempre se recuperan.

Se realizan electrocardiogramas para controlar el ritmo cardíaco de la víctima. Si se sospecha que el corazón ha recibido un shock eléctrico, se mantiene al paciente en observación durante un período de 12 a 24 horas. Si la víctima ha estado inconsciente o ha sufrido una lesión en la cabeza, se le puede realizar una tomografía computadorizada (TC) para descartar un posible daño cerebral.

Lesiones causadas por la radiación

Las lesiones por radiación son el daño producido en los tejidos a causa de una exposición a radiaciones.

Por lo general, la radiación se refiere a ondas o partículas de alta energía emitidas por fuentes naturales o artificiales (generadas por el hombre). Las lesiones de los tejidos pueden ser causadas por una breve exposición a altos valores de radiación, o bien por una exposición prolongada a bajos niveles. Algunos efectos adversos de la radiación sólo duran poco tiempo; otros producen enfermedades crónicas. Los primeros efectos de dosis elevadas resultan obvios en cuestión de minutos o en los días posteriores a la exposición. Otros efectos no resultan evidentes hasta semanas, meses e incluso años después. Las mutaciones del material genético celular de los órganos sexuales pueden resultar evidentes sólo si una persona expuesta a la radiación tiene hijos; estos niños pueden nacer con defectos genéticos.

Causas

En el pasado, las fuentes perjudiciales de radiación incluían sólo los rayos X y los materiales radiactivos naturales como el uranio y el radón. Los rayos X que se utilizan en la actualidad para las pruebas de diagnóstico causan mucho menos efectos radiactivos que los utilizados en el pasado. Las fuentes más comunes de exposición a altos valores de radiación son los materiales radiactivos elaborados por el hombre que se utilizan en diversos tratamientos médicos, laboratorios científicos, industrias y reactores de energía nuclear.

Se han escapado accidentalmente grandes cantidades de radiación de las plantas de energía nuclear, como la de Three Mile Island en Pennsylvania (EE.UU) en 1979 y la de Chernobyl (Ucrania) en 1986. El accidente de Three Mile Island no provocó una gran exposición radiactiva; de hecho, las personas que vivían a una distancia aproximada de 1,5 km de la planta recibieron menos radiación que la cantidad de rayos X que recibe una persona, por término medio, en 1 año. Sin embargo, las personas que vivían cerca de la planta de Chernobyl fueron expuestas a mucha más radiactividad. Más de 30 afectados murieron y muchos otros sufrieron heridas. La radiación de ese accidente llegó a Europa, Asia y los Estados Unidos.

En total, la exposición a la radiación generada por reactores en los primeros 40 años de uso de la energía nuclear, excluyendo Chernobyl, ha provocado 35 exposiciones graves con 10 muertos, aunque ningún caso se asoció a las plantas de energía. En los países industrializados, los reactores de energía nuclear deben cumplir estrictas medidas gubernamentales que limitan la cantidad de material radiactivo liberado a valores extremadamente bajos.

La radiación se mide en unidades diferentes. El roentgen (R) mide la cantidad de ésta en el aire. El gray (Gy) es la cantidad de energía realmente absorbida por cualquier tejido o sustancia tras una exposición a la radiación. Como algunos tipos de radiación pueden afectar a unos organismos biológicos más que a otros, para describir la intensidad de los efectos que la radiación produce sobre el cuerpo, a cantidades equivalentes de energía absorbida, se utiliza el sievert (SV).

Los efectos perjudiciales de la radiación dependen de la cantidad (dosis), la duración y el grado de exposición. Una única dosis rápida de radiación puede ser mortal, pero la misma dosis total aplicada en un lapso de semanas o meses puede producir efectos mínimos. La dosis total y el grado de exposición determinan los efectos inmediatos sobre el material genético de las células.

Se llama dosis a la cantidad de radiación a la que está expuesta una persona durante un determinado período de tiempo. La dosis de radiación ambiental que resulta inevitable es baja, alrededor de 1 a 2 miligrays (1 miligray equivale a 1/1000 gray) al año, y no produce efectos detectables sobre el organismo. Por otra parte, los efectos de la radiación son acumulativos, es decir, cada exposición se suma a las anteriores hasta determinar la dosis total y su probable efecto sobre el organismo. De la misma forma, a medida que aumenta la proporción de la dosis o la dosis total, también aumenta la probabilidad de que se produzcan efectos detectables.

Los efectos de la radiación también dependen del porcentaje del organismo que resulta expuesto. Por ejemplo, más de 6 grays suelen causar la muerte cuando la radiación se distribuye sobre toda la superficie corporal. Sin embargo, cuando se restringe a un área pequeña, como sucede en la terapia contra el cáncer, es posible aplicar tres o cuatro veces esta cantidad sin que se produzcan daños graves en el organismo. La distribución de la radiación en el cuerpo también es importante. Las partes del mismo en las que las células se multiplican rápidamente, como el intestino y la médula ósea, resultan más dañadas por la radiación que los tejidos cuyas células se multiplican más lentamente, como los músculos

Exposición anual a la radiación en los Estados Unidos

Fuente	Dosis media milisievert (mSv)
Fuentes naturales	0,82
Procedimientos médicos (como radiografías)	0,77
Radiactividad debida a pruebas de armamento	0,04-0,05
Industria nuclear	menos de 0,01
Investigación	0,01 o menos
Productos de consumo	0,03-0,04
Viajes aéreos	0,005
Transporte de materiales de radioterapia	0,0001
Otras	0,15
TOTAL	1,84

y los tendones. Durante la radioterapia contra el cáncer se hace todo lo posible por proteger las partes más vulnerables del organismo, con el fin de pasar a utilizar dosis más elevadas.

Síntomas

La exposición a la radiación produce dos tipos de lesiones: agudas (inmediatas) y crónicas (retardadas). Los síndromes de radiación agudos pueden afectar a diferentes órganos.

El **síndrome cerebral** se produce cuando la dosis total de radiación es extremadamente alta (más de 30 grays). Siempre resulta mortal. Los primeros síntomas, náuseas y vómitos, se siguen de apatía, somnolencia y, en algunos casos, coma. Estos síntomas están causados, muy probablemente, por la inflamación del tejido cerebral. En pocas horas se producen estremecimientos (temblores), convulsiones, incapacidad para caminar y finalmente, la muerte.

El **síndrome gastrointestinal** se produce a partir de dosis menores de radiación pero igualmente altas (4 grays o más). Los síntomas consisten en náuseas, vómitos y diarreas graves, que causan gran deshidratación. Inicialmente, el síndrome es causado por la muerte de las células que recubren el tracto gastrointestinal (mucosa). Los síntomas persisten debido al desprendimiento progresivo del revestimiento

mucoso y al desarrollo de infecciones bacterianas. Finalmente, las células que absorben nutrientes quedan completamente destruidas y se produce pérdida de sangre desde la zona lesionada hacia el interior del intestino, por lo general, en grandes cantidades. Entre 4 y 6 días después de la exposición a la radiación pueden crecer nuevas células. Pero, aunque así sea, las víctimas que padecen este síndrome probablemente mueran a causa de una insuficiencia de la médula ósea, entre 2 y 3 semanas más tarde.

El **síndrome hematopoyético** afecta a la médula ósea, al bazo y a los ganglios linfáticos, que son los principales centros de producción de células sanguíneas (hematopoyesis). Se manifiesta tras una exposición de 2 a 10 grays de radiación y se inicia con pérdida de apetito (anorexia), apatía, náuseas y vómitos. Estos síntomas son más graves al cabo de 6 a 12 horas después de la exposición y pueden remitir completamente entre 24 y 36 horas más tarde. Durante este período en que no hay síntomas, las células productoras de sangre localizadas en los ganglios linfáticos, el bazo y la médula ósea comienzan a desgastarse, a disminuir y no se forman de nuevo, lo que conlleva una grave carencia de glóbulos blancos y rojos. La falta de glóbulos blancos (que combaten las infecciones) suele producir infecciones graves.

Si la dosis total de radiación es de más de 6 grays, las insuficiencias hematopoyéticas y gastrointestinales suelen ser mortales.

El **síndrome radiactivo de tipo agudo** se produce en una pequeña proporción de pacientes después de un tratamiento con radiación (radioterapia), especialmente si ha sido aplicada sobre el abdomen. Los síntomas comprenden náuseas, vómitos, diarrea, pérdida de apetito, dolor de cabeza, sensación de malestar general y un ritmo cardíaco acelerado (taquicardia). Suelen remitir en un lapso de horas o de pocos días. La causa de este síndrome no se conoce con precisión.

Una exposición prolongada o repetida a bajas dosis de radiación proveniente de implantes radiactivos o de fuentes externas puede provocar la interrupción de los períodos menstruales (amenorrea), así como una menor fertilidad tanto en los hombres como en las mujeres. También puede aparecer un menor impulso sexual (libido), cataratas y una disminución en la cantidad de glóbulos rojos (anemia), glóbulos blancos (leucopenia) y plaquetas (trombocitopenia). Las dosis muy elevadas aplicadas sobre zonas limitadas del cuerpo causan la caída del cabello, debilitamento de la piel y formación de llagas abiertas (úlceras), callos y venas aracniformes (pequeñas áreas enrojecidas que contienen vasos sanguíneos dilatados que se encuentran bajo la piel, o arañas vasculares). Con el tiempo, este tipo de exposiciones puede provocar cáncer de células escamosas (una variedad de cáncer). Años después de la ingestión de ciertos compuestos radiactivos, como las sales de radio, pueden formarse tumores óseos.

En algunos casos, cierto tiempo después de finalizada la radioterapia contra el cáncer, se producen graves lesiones en los órganos que estuvieron expuestos a la misma.

La función renal puede alterarse tras un período (período latente) de 6 meses a 1 año tras una exposición a dosis extremadamente altas de radiación; también puede aparecer anemia y un aumento de la presión arterial.

En los músculos, la acumulación de grandes dosis puede causar una enfemedad dolorosa que incluye debilitamiento muscular (atrofia) y la formación de depósitos de calcio. En pocas ocasiones estos cambios provocan tumores musculares malignos. La radiación aplicada sobre los tumores pulmonares puede causar inflamación de los mismos (neumonitis radiactiva) y una gran dosis causaría graves cicatrizaciones (fibrosis) en el tejido pulmonar, lo cual puede ser mortal. El corazón y su envoltura (pericardio) pueden inflamarse despuésde una radiación extensa sobre el esternón y el tórax. Grandes dosis acumuladas sobre la columna dorsal pueden causar un daño gravísimo, que puede acabar en parálisis. La radiación sobre el abdomen (contra el cáncer de ganglios linfáticos, testículos u ovarios) puede provocar úlceras crónicas, cicatrización y perforación intestinal. La radiación altera el material genético de las células que se multiplican. En las células que no pertenecen al sistema reproductor, estas alteraciones pueden causar anomalías en el crecimiento celular, como cáncer o cataratas.

Cuando los ovarios y los testículos son expuestos a la radiación, la posibilidad de que la descendencia presente anomalías genéticas (mutaciones) aumenta en los animales de laboratorio, pero este efecto no ha sido aún debidamente comprobado en los seres humanos.

Algunos investigadores afirman que la radiación resulta inofensiva por debajo de cierta dosis (umbral), mientras que otros opinan lo contrario y piensan que cualquier índice de radiación sobre los ovarios o los testículos puede ser perjudicial. Como todavía no hay datos definitivos al respecto, la mayoría de las autoridades sanitarias recomiendan que la exposición a radiación médica y laboral no sobrepase un determinado nivel. En cualquier caso, la posibilidad de contraer enfermedades o mutaciones genéticas relacionadas con la radiación está estimada en 1 entre 100 por cada gray de exposición, y cada persona recibe sólo una media de 0,002 grays de radiación al año.

Diagnóstico y pronóstico

Debe temerse una lesión por radiación cuando una persona comienza a sentirse mal tras haber sido sometida a radioterapia, o después de haber estado expuesta a una radiación accidental. No existen pruebas específicas para diagnosticar esta enfermedad, a pesar de que se pueden utilizar diversos análisis para detectar inflamaciones o el mal funcionamiento de algún órgano. El pronóstico depende de la dosis, de la cantidad de radiación y su distribución en el cuerpo. Los análisis de sangre y de la médula ósea pueden ofrecer información adicional acerca de la gravedad de la lesión.

Cuando se presenta el síndrome cerebral o gastrointestinal, el diagnóstico es claro y el pronóstico poco alentador. El síndrome cerebral resulta mortal en un período de tiempo que oscila entre horas y pocos días y el síndrome gastrointestinal, por lo general, resulta mortal en un lapso de 3 a 10 días, a pesar de que algunas personas sobreviven algunas semanas. El síndrome hematopoyético suele causar la muerte en períodos de 8 a 50 días; la muerte puede producirse por una infección grave en un lapso de 2 a 4 semanas o por una masiva pérdida de sangre (hemorragia) de 3 a 6 semanas tras la exposición.

El diagnóstico de lesiones crónicas por radiación resulta difícil o imposible si se desconoce o se pasa por alto el origen de la exposición. Si se sospecha que existe una lesión por radiación, el médico investiga sobre posibles exposiciones laborales, quizás consultando los archivos de las instituciones estatales o gubernamentales que mantienen registros de las exposiciones radiactivas. El médico también puede examinar periódicamente los cromosomas, que contienen el material genético celular, en busca de determinadas anomalías que suelen tener lugar tras una significativa exposición radiactiva. Sin embargo, los resultados de estos exámenes no suelen ser concluyentes. Si los ojos han estado expuestos a radiación, deben examinarse periódicamente en busca de cataratas.

Tratamiento

La piel contaminada por materiales radiactivos debería lavarse de inmediato con abundante agua y, si es posible, con una solución específicamente fabricada a tal fin.

Cualquier herida, por pequeña que sea, debería limpiarse enérgicamente para eliminar toda partícula radiactiva, aunque el hecho de frotarlas produzca dolor. Si la persona ha tragado material radiactivo momentos antes, debería provocarse el vómito. Las personas expuestas a una excesiva radiación pueden ser controladas con análisis del aire espirado y de orina en busca de señales de radiactividad.

Como el síndrome cerebral agudo siempre es mortal, el tratamiento tiene la finalidad de evitar el sufrimiento aliviando el dolor, la ansiedad y las dificultades respiratorias. También se aplican sedantes para controlar las convulsiones.

Los síntomas de tipo agudo de la enfermedad por radiación, causada por radioterapia abdominal, pueden mitigarse tomando fármacos contra las náuseas y los vómitos (antieméticos) antes de iniciar la radioterapia.

El síndrome gastrointestinal puede aliviarse administrando antieméticos, sedantes y una dieta blanda. Deben reemplazarse todos los líquidos necesarios. Durante los primeros 4 o 6 días después de la exposición también se realizan transfusiones de sangre y se administran antibióticos para mantener viva a la persona, hasta que comiencen a crecer nuevas células en el tracto gastrointestinal.

En los casos de síndrome hematopoyético, las células sanguíneas se reponenmediante transfusiones. Los esfuerzos por evitar las infecciones incluyen el tratamiento con antibióticos y el aislamiento, para que el paciente se mantenga alejado de otros posibles portadores de microorganismos que produzcan enfermedades. En ciertos casos se realiza un trasplante de médula ósea, (• *V. página 866*) pero el índice de éxito es bajo, a menos que el donante sea un gemelo idéntico.

Para tratar los efectos más tardíos de la exposición crónica, el primer paso es eliminar la fuente de radiación. Ciertas sustancias radiactivas, como el radio, el torio y el estroncio, pueden ser eliminadas del cuerpo con medicamentos que se adhieren a estas sustancias y luego son excretadas por la orina. Sin embargo, dichos medicamentos consiguen mejores resultados si se administran poco después de la exposición. Las llagas y los cánceres se extirpan o reparan quirúrgicamente. El tratamiento de la leucemia provocada por radiación es el mismo que para cualquier caso de leucemia (quimioterapia). (• *V. página 795*) Las células sanguíneas se reponenmediante transfusiones, pero esta medida sólo es temporal, porque es muy poco probable que la médula ósea dañada por radiación se regenere. Ningún tratamiento puede revertir la esterilidad, pero el funcionamiento ovárico y testicular anormal que produce bajas concentraciones de hormonas sexuales puede tratarse con la administración de dichas hormonas.

CAPÍTULO 280

Trastornos producidos por el calor

El cuerpo suele ser capaz de mantener su temperatura dentro de un estrecho margen, ya sea en un clima templado o frío, mediante la sudación, con cambios en la respiración, tiritando y variando el flujo de sangre que llega a la piel y a los órganos internos. Sin embargo, una exposición excesiva a altas temperaturas puede producir trastornos como agotamiento por calor, golpe de calor y calambres.

El riesgo de sufrir uno de estos trastornos producidos por el calor aumenta con la humedad elevada, que disminuye el efecto refrescante de la sudación, y con el ejercicio físico prolongado y agotador, que incrementa la cantidad de calor que producen los músculos. Los ancianos, las personas muy obesas y los alcohólicos crónicos son especialmente susceptibles a los trastornos del calor, al igual que los que ingieren ciertos medicamentos como antihistamínicos, fármacos antipsicóticos, alcohol y cocaína.

La mejor forma de evitar enfermedades relacionadas con el calor es usando el sentido común. Por ejemplo, debería evitarse realizar ejercicios físicos extenuantes en un ambiente muy caluroso o en un espacio poco ventilado, y habría que usar una vestimenta apropiada. Los líquidos y las sales perdidas con el sudor pueden reponerse consumiendo alimentos y bebidas ligeramente salados, como zumo de tomate salado o sopa fría. Muchas de las bebidas que se pueden comprar en la actualidad, contienen una cantidad adicional de sal. Cuando no es posible evitar el entrenamiento físico en un entorno caluroso, es importante beber mucho líquido y enfriar la piel humedeciéndola con agua fría.

Postración causada por el calor

La postración causada por el calor es un proceso debido a una exposición al calor durante varias horas, en el cual la pérdida excesiva de líquidos provocada por la sudación produce fatiga, baja presión arterial y, a veces, un colapso.

La exposición a altas temperaturas puede causar pérdida de líquidos a través de la sudación, particularmente durante la actividad física o el ejercicio. Junto con los líquidos, se pierden sales (electrólitos), lo cual altera la circulación y el funcionamiento del cerebro. Como resultado, se puede producir postración. La postración causada por el calor parece una situación grave pero, en realidad, rara vez lo es.

Síntomas y diagnóstico

Los principales síntomas son incremento de la fatiga, debilidad, ansiedad y sudoración excesiva. La persona puede sentir que se desmaya estando de pie porque la sangre se acumula (se almacena) en los vasos sanguíneos de las piernas, que se dilatan con el calor. El latido cardíaco (ritmo) se vuelve más lento y débil, la piel se enfría, palidece y toma un aspecto húmedo y viscoso y el afectado siente confusión. La pérdida de líquidos reduce el volumen de sangre, hace descender la presión arterial, y puede producir un colapso o desmayo. Generalmente, la postración causada por el calor se diagnostica basándose en los síntomas.

Tratamiento

El principal tratamiento consiste en reponer los líquidos y sales (rehidratación). En casi todos los casos lo que se necesita es tumbarse completamente o recostarse con la cabeza más baja que el resto del cuerpo, así como tomar bebidas frías y ligeramente saladas durante algunos minutos. Algunas veces, los líquidos se administran por vía intravenosa. También ayuda el hecho de trasladarse a un ambiente más fresco. Después de la rehidratación, la persona suele recuperarse por completo. Si la presión arterial sigue baja y el pulso continúa siendo lento durante más de una hora a pesar de este tratamiento, debería pensarse que la causa puede ser otra enfermedad.

Golpe de calor

El golpe de calor es una enfermedad que puede poner en peligro la vida, que deriva de una prolongada exposición al calor, y en la cual una persona no puede sudar lo suficiente como para hacer descender su temperatura corporal.

Esta enfermedad suele desarrollarse rápidamente y requiere un tratamiento intensivo e inmediato. Si una persona está deshidratada y no puede sudar lo suficiente para enfriar su cuerpo, la temperatura corporal puede alcanzar niveles peligrosamente altos y provocar un golpe de calor. Ciertas enfermedades, como la esclerodermia y la fibrosis quística, disminuyen la capacidad de sudación y, en consecuencia, aumentan el riesgo de que se produzca un golpe de calor.

Síntomas y diagnóstico

El golpe de calor puede desarrollarse rápidamente y no siempre está precedido por signos alarmantes como dolor de cabeza, vértigo (una sensación de girar) o fatiga. La sudación suele disminuir, aunque no siempre. La piel se encuentra caliente, enrojecida y generalmente seca. El ritmo cardíaco se acelera y, rápidamente, puede alcanzar las 160 o 180 pulsaciones por minuto, en contraposición con el índice normal de 60 a 100 pulsaciones por minuto. El ritmo respiratorio se acelera, pero la presión arterial rara vez varía. La temperatura corporal, que debería tomarse en el recto, asciende rápidamente a 40 o 41 °C, provocando una sensación de fuego interno. La persona puede sentirse desorientada y confundida, perder rápidamente la consciencia o tener convulsiones.

El golpe de calor puede causar trastornos permanentes o la muerte si no se trata de inmediato. Una temperatura de 41 °C es muy grave, y una temperatura de sólo un grado más suele ser mortal. Rápidamente podría producirse una lesión permanente en los órganos internos, como el cerebro, llegando a sobrevenir a menudo la muerte. Los ancianos y quienes sufren una enfermedad debilitadora, incluyendo los alcohólicos, tienden a ser los más perjudicados. Por lo general, el diagnóstico de golpe de calor se basa en los síntomas.

Tratamiento

El golpe de calor es una urgencia e inmediatamente deberían tomarse medidas para salvar la vida del paciente. Si no es posible trasladar a la víctima rápidamente a un hospital, habría que envolverla en sábanas o prendas mojadas, sumergirla en un lago, un arroyo o una bañera de agua fría, e incluso enfriarla con hielo mientras se espera el traslado. Una vez en el hospital, se controla la temperatura corporal constantemente para evitar un enfriamiento excesivo. Es posible que el paciente necesite recibir medicamentos por vía intravenosa para controlar las convulsiones. Tras un golpe de calor grave, se recomienda guardar reposo en cama durante varios días. La temperatura corporal puede sufrir oscilaciones durante semanas.

Calambres producidos por el calor

Estos calambres son graves espasmos musculares que se producen tras sudar excesivamente al realizar una intensa actividad física en condiciones de calor extremo.

Dichos calambres se producen por una excesiva pérdida de líquidos y sales (electrólitos) como sodio, potasio y magnesio, derivada de una intensa sudación, tal como ocurre durante la práctica de una actividad física extenuante. Los calambres producidos por el calor son muy comunes entre los trabajadores manuales como el personal de salas de máquinas, los trabajadores del acero y los mineros. El exceso de abrigo, como las prendas que llevan los alpinistas o los esquiadores, puede ocultar una gran sudación.

Este tipo de calambres suele iniciarse de improviso en las manos, las pantorrillas o los pies; suelen ser dolorosos e impiden el movimiento. Los músculos se endurecen, se tensan y resulta difícil relajarlos. Los calambres producidos por el calor pueden evitarse o bien tratarse consumiendo bebidas o alimentos que contengan sal. En raras ocasiones la persona afectada debe recibir líquidos y sales por vía intravenosa. Los comprimidos de sal pueden ayudar a evitarlos pero, por lo general, causan malestar en el estómago. Hay que tener en cuenta que, si se consume un exceso de sal, puede producirse una retención de líquidos (edema).

CAPÍTULO 281

Lesiones producidas por el frío

La piel y los tejidos que se encuentran bajo la misma se mantienen a una temperatura constante gracias a la sangre que circula por ellos. La temperatura de la sangre se debe al calor proveniente de la energía liberada por las células cuando queman alimentos (un proceso que requiere un aporte estable de alimentos y de oxígeno).

La temperatura corporal desciende cuando la piel se expone a un ambiente más frío, lo cual incrementa la pérdida de calor cuando la sangre no puede fluir con normalidad o cuando disminuye el suministro de alimentos y oxígeno. El riesgo de sufrir lesiones por el frío aumenta cuando la nutrición es inadecuada o la cantidad de oxígeno es insuficiente, como ocurre en las grandes altitudes.

Las lesiones que produce el frío, por lo general, no se manifiestan, ni siquiera en climas extremadamente fríos, si la piel, los dedos de manos y pies, las orejas y la nariz están bien protegidos y no quedan expuestos al aire durante mucho tiempo. Cuando la exposición es más prolongada, el organismo automáticamente estrecha los pequeños vasos sanguíneos de la piel de los dedos de las manos y los pies, las orejas y la nariz para dirigir más sangre a los órganos vitales como el corazón y el cerebro. Sin embargo, esta medida de autoprotección tiene un precio: como estas partes del cuerpo reciben menos sangre caliente, se enfrían con más rapidez.

Evitar una lesión producida por el frío es sencillo: hay que saber dónde está el peligro y prepararse. Las prendas de vestir (preferiblemente de lana) o los abrigos con capucha rellenos de plumas o fibra sintética, además de proteger contra el viento constituyen la vestimenta ideal incluso en las condiciones más duras. Como por la cabeza se pierde gran cantidad de calor, es fundamental contar con un sombrero que abrigue. También es conveniente comer y beber lo suficiente.

Las lesiones provocadas por el frío comprenden la hipotermia, trastorno en el que todo el cuerpo se enfría alcanzando temperaturas potencialmente peligrosas, el congelamiento parcial, es decir, cuando partes del cuerpo resultan dañadas superficialmente, y el congelamiento, en el que algunos tejidos corporales quedan completamente destruidos. La excesiva exposición al frío también provoca sabañones y pie de inmersión.

Hipotermia

La hipotermia es una temperatura corporal anormalmente baja.

Los ancianos o los muy jóvenes son los más vulnerables. Están particularmente expuestos los que viven solos y permanecen sentados durante horas o días en un ambiente frío, pues lentamente comienzan a sentir confusión y debilidad. La mitad de los ancianos que padecen hipotermia muere antes o poco después de haber sido encontrados. De todos modos, ni siquiera las personas jóvenes, fuertes y sanas son inmunes a la hipotermia.

Causas

La hipotermia se produce cuando el cuerpo pierde calor más rápidamente de lo que tarda en quemar energía para reponerlo. El aire frío o el viento pueden hacer perder el calor del cuerpo por convección. El permanecer sentado o inmóvil durante bastante tiempo sobre el suelo frío o una superficie metálica, o bien con la ropa mojada, hace que el calor del cuerpo pase a la superficie más fría por conducción. El calor puede perderse a través de la piel expuesta, especialmente de la cabeza, a través de la radiación y la evaporación del sudor.

La hipotermia suele producirse cuando una persona se encuentra inmersa en agua fría (cuanto más fría , más rápido se produce la hipotermia). El inicio de la hipotermia puede pasar inadvertido fácilmente durante un largo período de inmersión en agua que no parece demasiado fría, pero que sin embargo está sustrayendo calor al cuerpo. Es importante reconocer el peligro de una inmersión en agua helada, aunque sea durante pocos minutos, o más tiempo en un agua más templada, especialmente porque la víctima a menudo suele desorientarse.

Síntomas

El comienzo de la hipotermia suele ser tan gradual y sutil que tanto la víctima como los demás no perciben lo que está sucediendo. El movimiento se vuelve lento y torpe, el tiempo de reacción es más lento, la mente se nubla, la persona no piensa con claridad y tiene alucinaciones. Quien sufre hipotermia puede caerse, caminar sin destino fijo o simplemente recostarse para descansar y quizás morir. Si la persona se encuentra en el agua, se mueve con dificultad, poco después se rinde y finalmente, se ahoga.

Tratamiento

En las primeras fases, ponerse ropa seca y cálida, tomar bebidas calientes o acurrucarse en un saco de dormir con un compañero puede contribuir a que la persona se recupere. Si ésta se encuentra inconsciente, hay que evitar que siga perdiendo calor, se la debe envolver en una manta seca y abrigada y, en la medida de lo posible, llevarla a un lugar cálido mientras se prepara su traslado a un hospital. A menudo no se le encuentra el pulso ni se oyen sus latidos cardíacos. La víctima debe ser movilizada con suavidad porque un golpe brusco podría producirle un ritmo cardíaco irregular (arritmia) que podría resultar mortal. Por este motivo no se recomienda recurrir a la reanimación cardiopulmonar fuera de un hospital, a menos que la víctima haya estado inmersa en agua fría y esté inconsciente. Como el riesgo de que una víctima inconsciente muera es alto, éstas deberían ser tratadas y controladas en un hospital. Las víctimas de hipotermia no deberían ser consideradas muertas hasta que hayan alcanzado una temperatura normal y, a pesar de ello, no presenten signos de vida.

Congelamiento parcial

El congelamiento parcial es una lesión producida por el frío en la que algunas partes de la piel se congelan pero no resultan dañadas de forma irreversible.

En este trastorno, las zonas de piel congeladas se vuelven blancas y duras, posteriormente se hinchan y producen dolor. A continuación, la piel puede des-

prenderse, como sucede tras una quemadura de sol, y tanto las orejas como las mejillas pueden ser sensibles al frío durante meses o años, aunque no presenten lesiones evidentes.

El único tratamiento que puede aplicarse en este tipo de caso, consiste en calentar la zona durante algunos minutos, a menos que esté gravemente congelada. En estos casos, el tratamiento es el mismo que para el congelamiento.

Congelamiento

El congelamiento es una lesión producida por el frío en la que una o más partes del cuerpo resultan permanentemente dañadas.

Es más probable que el congelamiento afecte a quienes tienen circulación deficiente debido a la arteriosclerosis (engrosamiento y endurecimiento de las paredes arteriales), espasmo (que puede estar causado por el tabaquismo, algunos trastornos neurológicos y ciertos medicamentos) o dificultad del flujo sanguíneo por compresión causada por botas o guantes demasiado estrechos. Las manos y los pies expuestos al frío son más vulnerables. El daño que produce el congelamiento se debe a una combinación de flujo sanguíneo disminuido y formación de cristales de hielo en los tejidos.

Cuando la piel se congela, adquiere un color rojizo, se hincha y produce dolor, hasta que finalmente se vuelve negra. Las células de las zonas congeladas mueren. Dependiendo de la intensidad del congelamiento, el tejido afectado puede llegar a recuperarse o gangrenarse.

Tratamiento

Una persona congelada debe ser envuelta en una manta de abrigo. Una mano o un pie congelado deberían sumergirse en agua no más caliente de lo que una persona en estado normal pueda tolerar (entre 37,7 y 40 ºC). No debería hacerse entrar en calor a la víctima frente al fuego ni frotándola con nieve. Una vez que esté a salvo, las bebidas calientes son de gran ayuda. En cuanto a la zona congelada, debe ser lavada cuidadosamente, secada y envuelta con vendas estériles y mantenida meticulosamente limpia para evitar infecciones. Cuando se diagnostica un estado de congelamiento, debe administrarse un antibiótico. Algunas autoridades recomiendan también la aplicación de la vacuna antitetánica. Se puede administrar reserpina inyectable o por vía oral para dilatar los vasos sanguíneos y mejorar la circulación de la sangre hacia la zona congelada.

La mayoría de las personas se recupera lentamente a lo largo de varios meses, a pesar de que, en ciertos casos, es necesario recurrir a la cirugía para extirpar los tejidos muertos. Como las zonas congeladas pueden parecer más extensas y graves al principio que semanas o meses más tarde, la decisión de amputar suele posponerse hasta que el área haya tenido tiempo de curarse.

A menudo, una persona con los pies congelados debe caminar hasta llegar a un sitio seguro. En la mayoría de los casos, si es posible proteger los pies de un nuevo congelamiento, caminar cuando están congelados es mejor que hacerlo una vez que han sido calentados. Los pies que han recibido calor son más vunerables a sufrir daño al caminar, especialmente sobre un suelo áspero.

Sabañones

Los sabañones (tambien llamados pernios) son dolorosas sensaciones de frío o quemazón en partes del cuerpo que han estado congeladas.

Se producen tras una exposición al frío, aunque no sea muy intensa. Los sabañones son difíciles de tratar y persisten durante años.

Pie de inmersión

El pie de inmersión es una lesión producida por el frío que tiene lugar cuando un pie permanece húmedo envuelto en calcetines o botas y fríos durante varios días.

El pie se vuelve pálido, húmedo y frío, y la circulación se debilita. Si el pie de inmersión no recibe tratamiento se puede producir una infección. El tratamiento consiste en calentar, secar y limpiar suavemente el pie. Es aconsejable mantenerlo en posición elevada. Deberían suministrarse antibióticos y posiblemente una dosis de refuerzo de la vacuna antitetánica. En alguna ocasión, aunque raramente, este tipo de lesiones se produce en las manos.

CAPÍTULO 282

Mal de montaña

El mal de montaña (enfermedad de las alturas) es un trastorno causado por la falta de oxígeno en las grandes alturas; adopta diversas formas, primero una dominante y luego otra.

A medida que aumenta la altitud, la presión atmosférica baja y el aire, menos denso, cuenta con menos oxígeno. Esta disminución en la cantidad de oxígeno afecta al cuerpo de varias maneras: aumentan el ritmo y la profundidad de la respiración, alterando el equilibrio entre los gases pulmonares y la sangre, incrementa la alcalinidad de la sangre y distorsiona la distribución de sales como el potasio y el sodio dentro de las células. Como resultado, el agua se distribuye de forma diferente entre la sangre y los tejidos. Estos cambios son la causa principal del mal de montaña. A grandes alturas, la sangre contiene menos oxígeno, provocando una coloración azulada en la piel, los labios y las uñas (cianosis). En pocas semanas, el cuerpo responde produciendo más glóbulos rojos con el fin de transportar más oxígeno a los tejidos.

Los efectos de la altitud dependen de la altura y la velocidad de ascenso. Los efectos son menores a una altura inferior de 2200 metros, pero resultan más evidentes y frecuentes por encima de los 2800 metros tras un ascenso rápido. La mayoría de las personas se adaptan (se aclimatan) a las alturas de hasta 3000 metros en cuestión de pocos días, pero aclimatarse a alturas mucho más elevadas requiere muchos días o incluso semanas.

Síntomas

El **mal de montaña agudo** afecta a muchas personas que habitan en regiones situadas a nivel del mar y que ascienden a una altitud moderada (2400 metros) en 1 o 2 días. Ello hace que noten ahogo, que aumente su ritmo cardíaco y se fatiguen fácilmente. Alrededor del 20 por ciento sufre dolor de cabeza, náuseas o vómitos y padece insomnio. El ejercicio físico agotador empeora los síntomas. La mayoría de las personas mejora a los pocos días. Este trastorno benigno, que no pasa de ser una simple sensación desagradable, es más común entre los jóvenes que entre las personas de mayor edad.

El **edema pulmonar de las alturas,** una enfermedad más grave en la que se acumula líquido en los pulmones, puede ser el siguiente paso del mal de montaña agudo. El riesgo de contraer edema pulmonar de las alturas es más alto entre quienes viven a gran altitud, especialmente los niños, cuando vuelven a su lugar de residencia tras pasar entre 7 y 10 días en zonas situadas a nivel del mar. Las personas que han sufrido una afección previa tienen más probabilidades de sufrir otra, e incluso una leve infección respiratoria, como un resfriado, incrementa el riesgo. El edema pulmonar de las alturas es mucho más frecuente en los hombres que en las mujeres. Por lo general, se produce entre 24 y 96 horas después del ascenso y es muy raro que ocurra en alturas por debajo de los 2700 m.

El ahogo es más grave en el edema pulmonar de las alturas que en el mal de montaña agudo; incluso el menor esfuerzo produce una grave falta de aire. Es habitual que la víctima padezca tos seca, provocándole un cosquilleo al principio para que se ablande después y genere expectoración. La persona puede expectorar gran cantidad de flemas, por lo general de color rosado, e incluso con sangre. También es posible que tenga algo de fiebre. El edema pulmonar de las alturas puede complicarse rápidamente y, en pocas horas, pasar de ser una enfermedad moderada a una afección posiblemente mortal.

El **edema cerebral de las alturas** (la forma más grave del mal de montaña) comienza entre las 24 y las 96 horas posteriores a la llegada a un lugar de gran altitud, o bien puede estar precedido por el mal de montaña agudo o por el edema pulmonar de las alturas. En el edema cerebral de las alturas se acumula líquido en el cerebro. La dificultad para caminar (ataxia), posiblemente acompañada por torpeza en los dedos o en los movimientos de las manos, es un primer signo preocupante. Los dolores de cabeza son más intensos que en el mal de montaña agudo. Más tarde comienzan las alucinaciones, pero, por lo general, no se las reconoce como tales. Cuanto mayor es la altitud, mayor es la pérdida del discernimiento y la percepción. Los síntomas son similares a los efectos causados por las bebidas alcohólicas. El edema cerebral de las alturas puede dejar de ser una enfermedad leve para convertirse rápidamente en un trastorno de carácter mortal. Ante la sospecha de un cuadro de edema cerebral, la víctima debe ser trasladada de inmediato a una altitud inferior.

El **edema de las alturas** (inflamación de manos, pies y, cara) suele afectar a los excursionistas, alpinistas y esquiadores. En parte se debe a la alteración en la distribución de sales que se produce en el cuerpo a grandes alturas, aunque la actividad física extenuante produce cambios en la distribución de sales y agua incluso en regiones situadas a nivel del mar.

La **hemorragia retiniana** (en la retina) de las alturas (pequeños puntos de sangre localizados en la retina, la parte posterior del ojo) puede producirse al llegar a alturas incluso moderadas. Este trastorno muy raramente produce síntomas y suele desaparecer espontáneamente, excepto en los casos poco habituales en los que la hemorragia se produce en la parte del ojo responsable de la visión central (la mácula). Estas personas notan un pequeño punto ciego. En algunas raras ocasiones aparece visión borrosa en uno o ambos ojos, o incluso ceguera; estos episodios son, aparentemente, una forma de migraña y desaparecen poco después del descenso.

El **mal de montaña subagudo** es un trastorno inusual que se ha producido en niños de padres chinos nacidos en altitudes moderadas o trasladados hasta allí posteriormente, y también en soldados destinados a altitudes de más de 6000 m durante semanas o meses. Este trastorno se produce debido a una insuficiencia cardíaca que da lugar a una gran acumulación de líquido en los pulmones, el abdomen y las piernas. El descenso a una altitud menor cura la enfermedad y es imprescindible para salvar la vida de la víctima.

El **mal de montaña crónico** (enfermedad de Monge) se desarrolla de forma gradual a lo largo de varios meses o años en individuos que habitan a gran altura. Los síntomas consisten en ahogo, letargo y diversos dolores y molestias. Es posible que se formen coágulos de sangre en las piernas y en los pulmones y que el corazón falle. El mal de montaña crónico se produce cuando el cuerpo realiza una compensación excesiva por la falta de oxígeno, produciendo demasiados glóbulos rojos. La persona queda discapacitada y muere si no se la traslada a una altitud menor.

Prevención

El mejor modo de evitar el mal de montaña es ascendiendo lentamente, utilizando 2 días para llegar a los 2500 m y un día más por cada 350 a 700 m adicionales. Escalar al ritmo en que cada persona se encuentre a gusto es mejor que seguir un programa estricto preestablecido. Pernoctar a medio camino también contribuye a disminuir los riesgos. El buen estado físico puede ayudar, pero no garantiza que la persona vaya a encontrarse bien a grandes alturas. Se recomienda evitar la actividad física demasiado intensa durante un día o dos después de llegar al lugar de destino. Beber una cantidad adicional de líquidos y evitar la sal o los alimentos salados puede resultar de gran ayuda, a pesar de que la eficacia de estas medidas no ha sido comprobada. Deberían tomarse precauciones si se bebe alcohol a gran altura. Una bebida de este tipo consumida a grandes alturas parece tener el mismo efecto que dos consumidas a nivel del mar. Además, los síntomas que produce la ingesta de grandes cantidades de alcohol son similares a algunas formas de mal de montaña.

Ingerir pequeñas dosis de acetazolamida o dexametasona al comienzo del ascenso y durante algunos días después de la llegada a destino minimiza los síntomas del mal de montaña agudo. El médico puede recetar nifedipina a quienes hayan tenido graves episodios de edema pulmonar de las alturas. El ibuprofeno es mucho más eficaz que los demás fármacos a la hora de aliviar los dolores de cabeza que producen las grandes alturas. Comer frecuentemente pequeñas cantidades de alimentos ricos en hidratos de carbono es mejor que ingerir platos abundantes tres veces al día.

Tratamiento

El mal de montaña agudo leve suele desaparecer en uno o dos días, sin otro tratamiento que la ingesta de gran cantidad de líquidos para reponer los que se han perdido al sudar y respirar el aire seco.

El ibuprofeno y la ingesta de gran cantidad de líquidos ayuda a aliviar los dolores de cabeza. Si la enfermedad es más grave, suele ser beneficioso administrar acetazolamida, dexametasona o ambas a la vez.

Como el edema pulmonar de las alturas puede poner en peligro la vida, el afectado debería ser controlado exhaustivamente. A menudo resulta beneficioso reposar en cama y recibir oxígeno, pero si esto no es posible, la persona con este trastorno debería ser trasladada a una altura inferior sin demora. La nifedipina es efectiva de inmediato, pero sus efectos duran sólo unas pocas horas, y por ello, la persona gravemente enferma no debería ser trasladada de inmediato a una altitud inferior.

El edema cerebral de las alturas, que también puede provocar la muerte, se trata con un corticosteroide como la dexametasona, pero únicamente en los casos graves, mientras se prepara el traslado del enfermo a una altitud menor.

Si el edema pulmonar o el edema cerebral de las alturas empeora, cualquier retraso en el descenso puede conllevar la muerte del afectado.

Después del descenso, las personas que presentan cualquier forma de mal de montaña mejoran rápidamente. Si no es así, entonces debería buscarse otra causa de los síntomas.

Si no es factible el descenso inmediato, puede emplearse un instrumento que aumenta la presión y simula un descenso de varios cientos de metros con el fin de tratar a una persona gravemente enferma. Este instrumento (una bolsa hiperbárica) está formado por una bolsa o una tienda de tela muy ligera y una bomba que se hace funcionar manualmente. La persona afectada debe ser colocada dentro de dicha bolsa. A continuación ésta se cierra y se aumenta la presión en su interior con ayuda de la bomba. La persona debe permanecer en la bolsa entre 2 y 3 horas. Este procedimiento es una buena medida temporal (tan beneficiosa como administrar oxígeno, del que no se suele disponer cuando se escala una montaña).

CAPÍTULO 283

Sofocación parcial

La sofocación parcial es la falta de oxígeno (ahogo) que se produce al permanecer mucho tiempo sumergido, aunque no provoca la muerte.

Permanecer bajo el agua durante mucho tiempo produce una grave falta de oxígeno en la sangre. La laringe, que es la primera parte de las vías respiratorias, sufre un espasmo de carácter grave que obstruye el paso del aire. Finalmente, el agua entra en la laringe y llena los pulmones. Cuando éstos se llenan de agua, el oxígeno no puede pasar a la sangre. Por otro lado, diversas áreas de los pulmones se colapsan, empeorando aún más su capacidad de oxigenar la sangre.

El **reflejo de inmersión,** que fue descubierto en los mamíferos acuáticos, permite sobrevivir tras largos períodos de inmersión en agua fría. El impacto de ésta sobre los pulmones estimula este reflejo, hace que el ritmo cardíaco se vuelva más lento y permite que la sangre destinada a las manos, los pies y los intestinos se dirija al corazón y al cerebro, lo cual ayuda a preservar estos órganos vitales. El agua enfría los tejidos

del cuerpo y como a temperaturas frías necesitan menos oxígeno que a temperaturas más elevadas, la supervivencia bajo el agua puede prolongarse.

La sofocación parcial puede dañar gravemente los pulmones y las dificultades respiratorias (que reducen la cantidad de oxígeno que llega a los órganos vitales) son el mayor problema en las horas y los días posteriores al episodio. La sofocación parcial puede alterar el volumen y el contenido de la sangre. El agua salada en los pulmones hace que entre líquido del flujo sanguíneo a los pulmones; el agua dulce también daña los pulmones, permitiendo que pase líquido a los mismos desde el flujo sanguíneo. La aspiración de agua dulce también puede incrementar el volumen sanguíneo, provocando desequilibrios químicos y la destrucción de glóbulos rojos.

Tratamiento

Los factores clave que influyen en las posibilidades de supervivencia sin que reste daño cerebral, cardíaco y pulmonar permanente son la duración de la inmersión, la temperatura del agua, la edad de la víctima (el reflejo de inmersión es más activo en los niños) y la rapidez en conseguir la resucitación. La supervivencia depende principalmente de la rápida recuperación de la respiración y del funcionamiento pulmonar para que el oxígeno pueda llegar a los órganos vitales.

Si la víctima no respira, se le debe practicar respiración boca a boca de inmediato (incluso dentro del agua). Si no se detecta el latido cardíaco, debería realizarse una resucitación cardiopulmonar.

Debido a que el reflejo de inmersión puede haber reducido la necesidad de oxígeno durante el período de inmersion, debería intentarse por todos los medios reanimar a la víctima, aun cuando el tiempo que haya pasado bajo el agua sea más de una hora. La persona debe ser colocada con la cabeza más baja que los pies para que el agua pueda salir de su cuerpo. Cualquier materia extraña, como arena u hojas, que esté obstruyendo las vías respiratorias superiores y que pueda extraerse de la boca de la víctima, tiene que ser retirada de inmediato. Si el agua está fría, la víctima puede tener una temperatura corporal baja (hipotermia) y, en consecuencia, necesita tratamiento. (• *V. página 1380*)

Todas las víctimas de sofocación parcial deben ser necesariamente hospitalizadas. Los intentos de reanimación deben continuar mientras se las transporta al hospital. Es necesaria la hospitalización incluso después de que la persona haya recuperado la consciencia, porque los efectos de la falta de oxígeno pueden no resultar evidentes de inmediato. La víctima debe ser cuidadosamente vigilada para que, en caso de presentarse algún problema, pueda ser asistida de forma inmediata.

En el hospital, el tratamiento inicial se centra en el cuidado intensivo de los pulmones para asegurarse de que llegue suficiente oxígeno a la sangre. Algunas personas sólo necesitan una mascarilla facial para recibir más oxígeno; a otras les hace falta un respirador artificial. Con frecuencia, el respirador se utiliza para volver a inflar porciones colapsadas de los pulmones. Se administran medicamentos para evitar espasmos en las vías respiratorias. El tratamiento puede incluir la administración por vía intravenosa de soluciones que ayuden a restablecer el equilibrio químico de la sangre, corticosteroides para reducir la inflamación pulmonar y antibióticos para tratar una infección. En determinados casos, es necesario realizar transfusiones de sangre para reponer las células sanguíneas destruidas. En otros casos, es posible que se necesite administrar oxígeno utilizando una cámara de alta presión (hiperbárica). A pesar de que se tomen diversas medidas para minimizar el daño cerebral, algunas personas sufren lesiones cerebrales irreversibles.

CAPÍTULO 284

Lesiones producidas por la inmersión

La inmersión en las profundidades marinas o la que se realiza con un aparato de respiración subacuático autónomo (escafandra) puede causar problemas médicos tales como una embolia de aire (aeroembolia) y trastornos por descompresión, los cuales pueden resultar mortales si no son tratados inmediatamente. Estos problemas se producen debido a la alta presión que existe bajo el agua y también pueden afectar a las personas que trabajan en túneles o cajones neumáticos (cubículos cerrados para realizar trabajos de construcción bajo el agua) en los que se usa aire comprimido.

La alta presión bajo el agua se debe al peso de ésta hasta la superficie, del mismo modo que la presión barométrica (atmosférica) que afecta a la tierra es causada por el peso del aire que se encuentra por encima. Bajo el agua, la presión suele medirse en unidades de profundidad (pies o metros) o en atmósferas absolutas. La presión en atmósferas absolutas incluye el peso del agua, que a 10 metros es de 1 atmósfera, más la presión atmosférica en la superficie, que es también de 1 atmósfera. Por eso un buzo que se encuentra a una profundidad de 10 metros está expuesto a una presión total de 2 atmósferas absolutas o, lo que es lo mismo, dos veces la presión atmósferica de la superficie. Con cada 10 metros adicionales de profundidad, la presión aumenta 1 atmósfera.

Efectos de la alta presión

Simultáneamente al aumento de la presión fuera del cuerpo, aumenta tambien la presión en la sangre y en los tejidos corporales, pero no necesariamente en los espacios que contienen aire, como los pulmones o las vías respiratorias. En las profundidades, la presión en los pulmones y en las vías respiratorias se iguala automáticamente con la del exterior cuando se cuenta con un suministro de aire, como en el caso de una persona que se sumerge con un casco o una escafandra.

Los espacios de aire existentes dentro de una máscara facial o en el interior de unas gafas de buceo también están sujetos a cambios de presión. La presión de las máscaras se iguala gracias al aire que se expulsa por la nariz. Pero la presión de las gafas simples no se iguala; la menor presión interna las hace actuar como ventosas de succión aplicadas a los ojos. La diferencia de presión provoca que los vasos sanguíneos cercanos a la superficie de los ojos se dilaten, pierdan líquido y, finalmente, revienten y pierdan sangre. Los buceadores toman precauciones para evitar los efectos de semejantes diferencias de presión.

Dichas diferencias también afectan el oído medio. Si el conducto que conecta el oído medio y la parte posterior de la garganta (trompa de Eustaquio) no se abre normalmente (es decir, si los oídos no "crujen" al bostezar o tragar), la presión en el oído medio resulta más baja que la del oído externo. (• *V. página 1039*) En estas circunstancias, el aumento de presión sobre el tímpano, que separa el oído medio del externo, hace que éste protruya hacia dentro y, si la presión aumenta hasta cierto punto, se puede romper, provocar un gran dolor y pérdida de la audición. La rotura del tímpano suele curarse pero, a menudo, tras haberse producido una infección del oído medio.

Si el tímpano se rompe cuando el buzo se encuentra en aguas frías, la corriente que penetra en el oído medio produce vértigo (un grave mareo con sensación de estar girando), (• *V. páginas 313 y 1044*) desorientación y náuseas. Como consecuencia de ello pueden aparecer vómitos, con el consiguiente riesgo de ahogamiento. El vértigo disminuye a medida que el agua que ha entrado en el oído alcanza la temperatura corporal.

Las diferencias de presión en el oído medio pueden afectar al oído interno (responsable de la audición y del equilibrio). Esta presión desigual es la explicación del por qué en ocasiones los buzos tienen vértigo (vértigo alternobárico) cuando comienzan a ascender. En raras ocasiones se produce una rotura entre el oído interno y el oído medio, provocando una pérdida de fluido. Una rotura de estas características puede necesitar reparación quirúrgica inmediata para evitar efectos irreversibles.

El uso de tapones crea un espacio cerrado entre éste y el tímpano en el que la presión no puede igualarse. Por lo tanto, no deben usarse tapones al bucear.

Las diferencias de presión causan efectos similares sobre los senos (sacos llenos de aire localizados en los huesos que rodean la nariz) provocando dolor de cabeza y en la cara. Cuando la congestión impide que la presión de los oídos y los senos se iguale, pueden usarse los descongestivos para abrir temporalmente los conductos nasales obstruidos, las trompas de Eustaquio y los senos. Sin embargo, si se realizan varias inmersiones sin que puedan igualarse las presiones, suele producirse algún tipo de lesión.

Compresión y expansión del aire

Los cambios de volumen del aire dentro del cuerpo también pueden provocar problemas médicos. A medida que aumenta la presión, el aire se comprime en un espacio menor (es decir, disminuye su volumen). Por el contrario, cuando la presión disminuye, el aire se expande (su volumen aumenta). Por ejemplo, cuando la presión se duplica (como cuando se bucea desde la superficie hasta una profundidad de 10 m), el volumen de aire se reduce a la mitad, y cuando la presión se reduce a la mitad (como al ascender desde una profundidad de 10 m), el volumen de aire se duplica. Por ello, si un buzo llena sus pulmones con aire a una profundidad de 10 m y asciende sin exhalar libremente, el volumen de aire se duplica, los pulmones se expanden demasiado y puede producirse la muerte. Debido a ello, los buzos que cuenten con un suministro de aire como, por ejemplo, una botella de oxígeno no deben contener la respiración durante el ascenso. El aire inhalado a cierta profundidad (incluso a la profundidad de una piscina) debe ser exhalado libremente durante el ascenso. (• *V. página 1388*) Debido a que el aire se comprime cuanto mayor es la presión, cada inhalación realizada en las profundidades contiene muchas más moléculas que una hecha en la superficie. A 20 metros (3 atmósferas absolutas), por ejemplo, cada inhalación contiene tres veces la cantidad de moléculas que una inhalación hecha en la superficie y, en consecuencia, una botella de oxígeno se vacía tres veces más rápido. Por consiguiente, cuanto más desciende el buzo, más rápidamente se termina su reserva de aire.

Como el aire comprimido es más denso en las profundidades (contiene más moléculas) que el aire de la superficie, se necesita un mayor esfuerzo para que se desplace por las vías respiratorias del buzo y por los tubos del equipo de buceo. Por ello resulta más difícil respirar en las profundidades. Algunas personas son incapaces de exhalar suficiente anhídrido carbónico y ello hace que los niveles de éste aumenten en la sangre (lo que puede provocar pérdidas transitorias de la visión y de la consciencia).

Efectos de la presión parcial

El aire es una mezcla de gases, principalmente nitrógeno y oxígeno con muy reducidas cantidades de otros gases. Cada gas tiene una presión parcial, que depende de su concentración en el aire y de la presión atmosférica. Por ejemplo, la concentración de oxígeno en el aire es de 21 por ciento aproximadamente; en consecuencia, la presión parcial del oxígeno es de 0,21 atmósferas en la superficie (a nivel del mar). A medida que aumenta la profundidad, la concentración de oxígeno sigue siendo la misma, pero su presión parcial aumenta porque sube la presión atmosférica. La presión parcial del oxígeno a 2 atmósferas absolutas es el doble que en la superficie.

Los efectos que producen la mayoría de los gases sobre el cuerpo dependen de su presión parcial. Por ejemplo, la alta presión parcial del oxígeno puede tener efectos perjudiciales (toxicidad del oxígeno). Respirar oxígeno a una presión parcial de más de 0,5 atmósferas (como cuando se inhala aire formado por más de 50 por ciento de oxígeno a 1 atmósfera absoluta) durante un día o más puede lesionar los pulmones. Respirar oxígeno a una presión parcial más alta resulta tóxico para el cerebro. Si la presión parcial del oxígeno se acerca a las 2 atmósferas, en especial durante la actividad física, el buzo puede sufrir convulsiones similares a un ataque de epilepsia.

Respirar oxígeno a una alta presión parcial produce narcosis por nitrógeno (un trastorno que se asemeja a la intoxicación etílica). Este efecto resulta evidente a 35 m de profundidad o menos en la mayoría de los que practican inmersión respirando aire comprimido y puede provocar incapacidad a más de 90 metros (alrededor de 10 atmósferas absolutas). Como el helio no produce este efecto, se utiliza (en lugar del nitrógeno) para diluir el oxígeno en las botellas en inmersiones muy profundas, en las cuales el porcentaje de oxígeno debe reducirse para mantener su presión parcial por debajo de valores tóxicos.

Los que practican inmersión a pulmón libre, en lugar de usar un dispositivo de respiración, suelen respirar enérgicamente (hiperventilar) antes de sumergirse, espirando una gran cantidad de anhídrido carbónico al tiempo que aportan poco oxígeno a la sangre. Esta maniobra les permite contener la respiración y nadar más tiempo bajo el agua porque sus concentraciones de anhídrido carbónico son bajas. Sin embargo, esta técnica también es peligrosa porque las personas que practican inmersión pueden quedarse sin oxígeno y perder la consciencia antes de que el anhídrido carbónico llegue a un nivel lo suficientemente alto como para indicarle la necesidad de volver a la superficie a respirar.

Los riesgos de contener durante mucho tiempo la respiración son mayores para quienes se sumergen a grandes profundidades, porque consumen la totalidad del oxígeno de sus pulmones. Al emerger tras una inmersión a gran profundidad, la presión parcial del oxígeno que queda en la sangre disminuye notablemente, por lo que se puede perder la consciencia antes de inhalar suficiente oxígeno. Esta secuencia de hechos es probablemente la responsable de muchos ahogamientos inexplicables entre los que practican la pesca submarina y otras personas que practican la inmersión a pulmón libre.

Los equipos de buceo que permiten volver a respirar varias veces el mismo aire mantienen el suministro de gas y permiten que la persona permanezca más tiempo bajo el agua. Un ejemplo de este tipo de equipos es un respirador de oxígeno de circuito cerrado, que proporciona oxígeno fresco al buzo; el resto del gas vuelve a inhalarse. La cantidad de oxígeno fresco que se necesita es de sólo 1/20 del total de aire respirado y no aumenta con la profundidad de la inmersión, por lo que, para la mayoría de las inmersiones, es suficiente una menor cantidad de gas. Una desventaja de los dispositivos de reinhalación es que la cantidad de anhídrido carbónico que libera el buzo, que es casi igual a su consumo de oxígeno, debe ser absorbido mediante compuestos químicos. Si no se produce su absorción o ésta resulta insuficiente, aumenta la concentración de anhídrido carbónico del gas reinhalado. Un buzo que no se dé cuenta de ello (por ejemplo, por un aumento de su respiración o bien porque le falte el aire) puede perder la consciencia.

Los valores anormalmente altos de anhídrido carbónico (intoxicación por anhídrido carbónico) pueden causar pérdidas transitorias de la visión y de la consciencia. Algunas personas presentan una acumulación de anhídrido carbónico porque no aumentan su frecuencia respiratoria adecuadamente durante el esfuerzo físico. Las altas concentraciones de anhídrido carbónico aumentan la posibilidad de que se produzcan convulsiones secundarias a la toxicidad del oxígeno e incrementan la gravedad de la narcosis del nitrógeno. Los buzos que con frecuencia padecen dolores de cabeza después de una inmersión o que se enorgullecen de utilizar poco aire pueden estar reteniendo anhídrido carbónico.

La inmersión puede complicarse debido a la falta de visibilidad, las corrientes de agua que requieren un gran esfuerzo físico y el frío. En el agua rápidamente puede producirse hipotermia *(• V. página 1380)* (descenso de la temperatura corporal), lo que provoca torpeza y falta de discernimiento. El agua fría puede alterar el ritmo cardíaco mortalmente en las personas susceptibles. La intoxicación por anhídrido carbónico debido al aire contaminado puede causar incapacidad e incluso la muerte. Los síntomas de dicha intoxicación son náuseas, dolor de cabeza, debilidad, torpeza y alucinaciones. Los medicamentos, así como el abuso del alcohol u otras drogas, también pueden tener efectos imprevistos en las profundidades.

Embolia de aire

La embolia de gas (aeroembolia) es la obstrucción de los vasos sanguíneos causada por la presencia de burbujas en el flujo sanguíneo, generalmente producidas por la expansión del aire retenido en los pulmones del buzo mientras disminuye la presión durante un ascenso.

En la aeroembolia, el aire retenido en los pulmones se expande y los hincha en exceso, produciéndose un paso de aire hacia el flujo sanguíneo en forma de burbujas. Si éstas obstruyen los vasos sanguíneos del cerebro, ocasionan daños similares a los que produce un ataque cerebral grave, como una trombosis o una hemorragia. La aeroembolia es una emergencia grave y una causa de muerte muy habitual entre los submarinistas.

La causa más frecuente de aeroembolia se produce al contener la respiración durante un ascenso con botellas, lo cual casi siempre es consecuencia de que se ha agotado el aire en las profundidades. A causa del pánico, el buzo puede olvidarse de exhalar libremente a medida que se expande el aire de sus pulmones mientras asciende. La aeroembolia puede producirse incluso en una piscina si la persona cuenta con una fuente externa de aire, inhala bajo el agua y no exhala al subir a la superficie.

Síntomas

El síntoma más típico es la repentina pérdida de la consciencia, con o sin convulsiones. A veces se producen síntomas menos graves, que pueden ir desde una confusión o una agitación hasta una parálisis parcial.

Si los pulmones se inflan en exceso también puede suceder que el aire de su interior llegue a los tejidos que rodean el corazón (enfisema mediastínico) o incluso bajo la piel (enfisema subcutáneo). En ocasiones, los pulmones excesivamente cargados revientan, y liberan aire al espacio que separa a los

pulmones de la pared torácica (neumotórax). En consecuencia, los pulmones se colapsan, produciendo ahogo y dolor de pecho. Los síntomas que indican que se ha producido una lesión pulmonar pueden ser la expectoración de sangre o la salida de espuma sanguinolenta por la boca

Tratamiento de urgencia

El buzo que pierde la consciencia durante un ascenso o muy poco después del mismo probablemente padece aeroembolia y debe recibir tratamiento inmediato. Una víctima de aeroembolia debe regresar rápidamente a un ambiente con alta presión, para que las burbujas se compriman y se disuelvan en la sangre. Algunos centros médicos cuentan con cámaras de alta presión (cámaras de recompresión o hiperbáricas) para este propósito. La persona debe ser transportada hasta la cámara lo más rápido posible mientras se le suministra oxígeno a través de una mascarilla facial bien ajustada. Volar, aunque sea a baja altura, reduce la presión atmosférica y permite que las burbujas se expandan, pero el transporte aéreo sólo se justifica si con él se gana suficiente tiempo en el traslado de la víctima a una cámara adecuada.

Enfermedad por descompresión

La enfermedad por descompresión (mal de la descompresión, aeroembolia, parálisis de los buzos) ocurre cuando los gases disueltos en la sangre y los tejidos forman burbujas que obstruyen el paso de la sangre produciendo dolor u otros síntomas.

Pueden formarse burbujas cuando una persona se mueve desde un ambiente de alta presión a uno de baja presión, lo cual sucede al ascender de una inmersión.

Causas y prevención

Un buzo, o una persona que trabaja en un ambiente con aire comprimido, cuando respira, recibe grandes cantidades de oxígeno, de nitrógeno y de otros gases. Como el oxígeno es continuamente utilizado por el cuerpo, por lo general, no se acumula. Sin embargo, el nitrógeno y otros gases se disuelven en la sangre y los tejidos y sí se acumulan. El único modo de que sean eliminados del cuerpo es por los pulmones, adonde llegan a través del flujo sanguíneo (es decir, por el camino contrario al utilizado para entrar) y este proceso lleva tiempo. A medida que disminuye la presión exterior, lo cual sucede durante un ascenso tras una inmersión, la presión en la sangre puede no ser suficiente para mantener disueltos los gases y por ello, se forman burbujas.

El buzo puede evitar la formación de burbujas restringiendo la cantidad total de gas que absorbe el cuerpo. Dicha cantidad puede reducirse limitando la profundidad y la duración de las inmersiones hasta un punto en el que no sea necesario hacer paradas de descompresión durante el ascenso (una modalidad que los buzos llaman límites sin paradas), o bien ascendiendo con paradas de descompresión tal como se especifica en textos autorizados. En estos textos se detalla un patrón de ascenso que, por lo general, permite que el exceso de nitrógeno sea eliminado sin causar daño alguno.

La enfermedad por descompresión raramente se produce cuando los buzos realizan una inmersión con límites sin paradas o respetan exactamente una tabla de descompresión. Sin embargo, la percepción que tiene un buzo en cuanto a la profundidad, la duración y el tiempo de descompresión de una inmersión no es demasiado precisa. Muchos buzos creen erróneamente que las tablas de inmersión gozan de márgenes de seguridad y no las respetan con la precisión que deberían. Las nuevas guías referidas a la velocidad de ascenso, los límites sin paradas, las tablas y los ordenadores que llevan los buzos para calcular la descompresión tienen un margen de seguridad mucho mayor, pero también pueden ser mal utilizados. Como la seguridad de la mayoría de las tablas y de los ordenadores que calculan la descompresión no ha sido totalmente comprobada en mujeres o en buzos de edad avanzada, estas personas deberían ulitizarlos con gran precaución. Además de seguir las instrucciones de ascenso que proporciona una tabla o un ordenador, muchos buzos hacen una parada de seguridad de pocos minutos a 4,5 metros antes de llegar a la superficie.

Una sucesión de inmersiones puede producir la enfermedad por descompresión. Debido a que después de cada inmersión queda un exceso de gas en el cuerpo, esa cantidad aumenta con cada nueva inmersión. Si el intervalo entre las inmersiones es menor a 12 horas, los buzos deberían seguir las instrucciones de las tablas para inmersiones continuadas de los textos autorizados con el fin de controlar el exceso de gas.

Si se bucea en lugares situados a gran altitud, se deben tomar precauciones especiales, sobre todo si es preciso volar después. Por ejemplo, tras varios días de inmersiones, se suele recomendar pasar 24 horas en un lugar situado a nivel del mar antes de emprender un viaje aéreo o ascender más.

Síntomas

El síntoma más común es el dolor, que suele recibir el nombre de "parálisis de los buzos". Habitualmente se produce en una articulación del brazo o de la pierna, o cerca de ella, aunque por lo general resulta difícil determinarlo. El dolor también resulta difícil de describir (en ocasiones se dice que es "profundo" o

que da la sensación de que "algo está perforando el hueso"). En otros casos, el dolor es agudo y su localización precisa. Al principio puede ser leve o intermitente, pero poco a poco puede empeorar y volverse realmente intenso. En general, la zona dolorida no duele al ser presionada, no está inflamada ni presenta dificultades de movimiento.

Los síntomas neurológicos van desde una confusión leve a un funcionamiento cerebral anormal. La médula espinal es especialmente vulnerable, y síntomas aparentemente menores, como debilidad u hormigueo en un brazo o una pierna, pueden preceder a una parálisis irreversible, a menos que el proceso se trate de inmediato con oxígeno y recompresión. El oído interno puede resultar afectado, de tal forma que la persona experimenta un intenso vértigo. (• V. página 1044)

Síntomas menos frecuentes son picores, erupción cutánea y fatiga aguda. La aparición de manchas (marmoración) en la piel, un síntoma en general muy poco frecuente, puede preceder o acompañar a graves trastornos que requieren recompresión. El dolor abdominal puede deberse a la formación de burbujas en el abdomen, pero el dolor que envuelve al cuerpo a modo de un cinturón (dolor de cintura) puede indicar una lesión en la médula espinal.

Los efectos tardíos del mal de la descompresión incluyen destrucción de tejido óseo (osteonecrosis disbárica, necrosis ósea aséptica), especialmente en el hombro y la cadera, provocando un persistente dolor y una grave discapacidad. Estas lesiones son mucho más frecuentes entre quienes trabajan en ambientes con aire comprimido que entre los buzos, probablemente porque la exposición de aquéllos a altas presiones son prolongadas y las aeroembolias que sufren no siempre reciben tratamiento. Sólo una descompresión incorrecta puede producir estas lesiones, que empeoran gradualmente con el paso de los meses y los años. Cuando aparecen los síntomas, ya es tarde para tomar medidas preventivas.

Los problemas neurológicos permanentes, como una parálisis parcial, suelen deberse a un tratamiento postergado o inadecuado de una afección de la médula ósea. Sin embargo, en ciertos casos la lesión es tan grave que no puede ser corregida, incluso con un tratamiento apropiado. Los tratamientos reiterados con oxígeno en una cámara de alta presión parecen ayudar a algunas personas a recuperarse de las lesiones medulares. Una lesión de la médula ósea espinal causada por descompresión tiene más posibilidades de recuperarse que la misma lesión provocada por otros factores.

El **mal de la descompresión respiratoria (sofocamiento)** es un trastorno poco frecuente pero sin embargo peligroso, causado por una gran obstrucción de

Preparación para la inmersión

Varias condiciones físicas y mentales pueden incrementar el riesgo de contratiempos y lesiones durante una inmersión. En consecuencia, las personas que deseen bucear deberían ser examinadas por un médico que conozca el tema. Los buceadores profesionales pueden ser sometidos a unas pruebas médicas específicas, como las que controlan el funcionamiento del corazón y los pulmones, pruebas de esfuerzo y controles del oído y la vista; también se les realizan radiografías de huesos. Además, es absolutamente necesario que la persona esté entrenada para bucear.

Buen estado cardiovascular
Necesario para una gran actividad física (por ejemplo, llevar botellas de aire y nadar vigorosamente).

Ritmo cardíaco irregular
Debe determinarse su tipo y causa; posible riesgo de muerte súbita.

Foramen oval abierto (un defecto cardíaco)
Riesgo de que burbujas de aire lleguen al cerebro (embolia de aire).

Problemas pulmonares como asma, quistes pulmonares, enfisema, antecedente de neumotórax
Riesgo de atrapamiento de aire en espacios del cuerpo y de una embolia de aire.

Congestión crónica de la nariz y de los senos paranasales, rotura de tímpano
Dificultad para igualar la presión, mayor riesgo de infección.

Congestión nasal producida por resfriados o alergia
Debería evitarse la inmersión hasta que la persona esté recuperada.

Epilepsia, mareos, diabetes insulinodependiente
Mayor riesgo de pérdida de consciencia o alteración del estado de alerta.

Impedimentos físicos
Deberían ser considerados en términos de la capacidad de cuidar de sí mismo y de ayudar a otros buceadores.

Comportamiento impulsivo; tendencia a sufrir accidentes
Mayor riesgo de lesiones a sí mismo y a sus acompañantes.

Obesidad
Suele acompañarse de unas malas condiciones físicas y de un mayor riesgo de problemas por descompresión.

Edad avanzada
La persona debería ser examinada para detectar factores de riesgo de diversas enfermedades, especialmente problemas de corazón y de los pulmones; puede ser más susceptible a la enfermedad por descompresión.

Embarazo
Riesgo de causar defectos de nacimiento o aborto.

Sexo
Las mujeres pueden ser más susceptibles a la enfermedad por descompresión.

Medicamentos que pueden causar somnolencia
Estado de alerta deficiente; empeoramiento de la narcosis por nitrógeno.

Abuso de alcohol o drogas
Lucidez y reflejos reducidos.

---

los vasos sanguíneos pulmonares por la formación de burbujas. En algunos casos, este trastorno se resuelve sin tratamiento, pero también puede empeorar rápidamente hasta provocar un colapso circulatorio y la muerte, a menos que se realice una recompresión de inmediato. Los primeros síntomas pueden ser malestar en el pecho y tos al inspirar profundamente o al inhalar humo de cigarrillo.

Tratamiento

Cuando se produce una descompresión es necesario realizar una recompresión en una cámara de alta presión, en la cual ésta se aumenta gradualmente

con el fin de que las burbujas formadas se compriman y se disuelvan. En consecuencia, se recupera el flujo normal de sangre y el suministro de oxígeno a los tejidos afectados. Después de la recompresión, la presión se reduce gradualmente, con pausas preestablecidas, para dar tiempo a que el exceso de gases abandone el organismo sin causar daño alguno.

El traslado de la persona a una cámara adecuada es prioritario frente a cualquier otra medida durante dicho traslado, o que pueda posponerse sin que ello suponga un riesgo para su vida.

El transporte no debería demorarse aunque los síntomas parezcan leves, porque pueden surgir problemas más graves. Independientemente de la distancia a la que se encuentre la cámara o el tiempo que se tarde en llegar a ella, la recompresión resultará muy probablemente beneficiosa. Una recompresión innecesaria supone menos riesgo que cualquier medida que pueda ponerse en práctica con la esperanza de que el problema remita sin recurrir a la recompresión. Durante el traslado se le debe administrar oxígeno con una mascarilla bien ajustada, líquidos en cantidad suficiente, registrando las entradas de los mismos, la cantidad que se elimine, así como los signos vitales. Puede producirse un shock, en especial en casos graves en los que el tratamiento se demora.

Cualquiera que sea el lugar donde realicen la inmersión, tanto los buzos como las unidades de rescate y la policía de las zonas de buceo más frecuentadas deberían saber dónde se encuentra la cámara de recompresión más cercana, conocer los medios para llegar a ella más rápidamente y la fuente de consulta telefónica más apropiada.

Si no se presta atención inmediata ni se trata adecuadamente la aeroembolia o el mal de descompresión, se corre un alto riesgo de que la persona afectada sufra lesiones graves y permanentes.

Los buzos que sólo experimentan picores, erupción cutánea y gran fatiga, por lo general, no necesitan recompresión, pero deberían permanecer bajo observación por si aparecen síntomas más graves. Respirar oxígeno a fondo con una mascarilla ajustada puede aliviar los síntomas.

Cuando el sofocamiento se produce a gran altitud, el hecho de descender a una altitud menor no siempre resuelve el trastorno. Puede ser necesario realizar una recompresión urgente en una cámara de alta presión.

CAPÍTULO 285

Viajes aéreos y sus problemas médicos

Volar puede provocar o empeorar una amplia variedad de enfermedades, a pesar de que son muy pocas las que impiden que una persona viaje en avión. Entre éstas destacan el neumotórax, lesiones pulmonares causadas por la tuberculosis, enfermedades que podrían contagiarse a otros pasajeros y trastornos en los que incluso una pequeña expansión de aire dañaría los tejidos, como en el caso de una cirugía intestinal realizada en los 10 días anteriores. Algunas enfermedades requieren cierta planificación y exigen tomar precauciones antes de volar. Por ejemplo, las personas a las que se ha practicado una colostomía deberían llevar una bolsa grande y prever que puede llenarse varias veces.

Un viaje en avión plantea diversos problemas, como cambios en la presión del aire, disminución de la cantidad de oxígeno, turbulencias, alteraciones en el ritmo interno de 24 horas (circadiano) del organismo (desfase de horario o jet lag), y estrés psicológico o físico.

Cambios en la presión del aire

Los aviones modernos mantienen la presión del aire dentro de la cabina (presión en cabina) a bajos valores, equivalentes a la presión atmosférica entre 1500 y 2400 m de altura. A esos valores, el aire atrapado en las cavidades del cuerpo (como las de los pulmones, el oído interno, los senos y el tracto intestinal) se expande alrededor de un 25 por ciento. En ocasiones, esta expansión agrava ciertos trastornos de salud, como un enfisema, una obstrucción de las trompas de Eustaquio, una sinusitis crónica y dolores crónicos abdominales causados por gas. Los problemas pueden agravarse notablemente cuando un avión, accidentalmente, pierde la presión de la cabina o cuando ésta no está presurizada, como sucede con algunas avionetas pequeñas.

Durante los viajes en avión es habitual tener una sensación de presión en los oídos. Ésta se produce cuando aumenta la diferencia entre la presión dentro y fuera del oído, lo cual hace que el tímpano protruya. Cuando la trompa de Eustaquio (un conducto que conecta el oído medio con la parte posterior de la nariz) permite que el aire entre y salga del oído medio, la presión se iguala.

Los resfriados de cabeza o las alergias pueden generar secreciones y una hinchazón que bloquea las trompas de Eustaquio, y las infecciones repetidas pueden favorecer el desarrollo de cicatrices que las obstruyan parcialmente. El aire queda atrapado en el oído medio, produciendo presión (barotitis media) y dolor. (• *V. página 1039*) En alguna rara ocasión el tímpano se rompe debido a ello. Del mismo modo, puede quedar atrapado aire en los senos paranasales (barosinusitis), provocando dolor en la cara.

Tragar saliva con frecuencia o bostezar durante el descenso del avión, así como con la ingestión de descongestivos antes o durante el vuelo, pueden evitarse o aliviarse estos trastornos. Como los niños son particularmente susceptibles a la barotitis media, deberían mascar chicle, chupar un caramelo sólido o beber algo durante el ascenso y el descenso; a los bebés se les puede amamantar o bien darles el biberón o el chupete.

Disminución del oxígeno

La relativa baja presión del aire en el interior de un avión también causa problemas debido a sus efectos sobre los valores de oxígeno.

Los bajos valores de oxígeno resultan particularmente problemáticos para quienes sufren enfermedades pulmonares graves como enfisema o fibrosis quística, insuficiencia cardíaca, anemia, angina grave, drepanocitosis o ciertas enfermedades cardíacas congénitas. Por lo general, estas personas pueden volar sin problemas si se les suministra oxígeno. Las líneas aéreas pueden aceptar un pedido de oxígeno si se les notifica tal necesidad 72 horas antes del vuelo. Habitualmente, las personas que han sufrido un ataque cardíaco pueden volar entre 10 y 14 días después del mismo. Durante un vuelo, los que padecen problemas respiratorios no deberían fumar ni beber alcohol (pues ello agrava los efectos de la disminución de oxígeno). En general, quien pueda caminar 90 metros o sea capaz de subir un tramo de escaleras debería poder tolerar las condiciones normales de cabina sin necesidad de oxígeno adicional.

Turbulencias

Las turbulencias pueden causar mareo o lesiones. Las personas que tienden a marearse en los aviones pueden tomar comprimidos de dimenhidrinato o bien aplicarse parches de escopolamina sobre la piel. Sin embargo, estos fármacos pueden causar efectos negativos, particularmente entre los ancianos. Los parches provocan menos efectos adversos. Para evitar lesiones, los pasajeros deberían mantener sus cinturones de seguridad abrochados mientras están en sus asientos.

Desfase de horario (jet lag)

El hecho de viajar a gran velocidad, lo cual implica atravesar diversos husos horarios, produce mucho estrés físico y psicológico conocido como desfase de horario o jet lag (disritmia circadiana). Un cambio gradual en los patrones de comida y sueño antes de la partida puede aliviar el problema.

Deben realizarse algunos cambios en el horario en que se toman los medicamentos; por ejemplo, los intervalos entre medicamentos, que normalmente se ingieren a horarios precisos a lo largo del día, deberían basarse en el tiempo transcurrido entre tomas (por ejemplo, 8 horas) más que en la hora local. Los diabéticos que se aplican insulina de acción prolongada pueden cambiar a insulina regular hasta que se hayan ajustado al nuevo huso horario, a la comida y al ritmo de actividades, o bien pueden compensar progresivamente la diferencia de husos horarios con el paso de los días. Deberían establecer un programa de alimentación y medicaciones con su médico antes de partir y llevar consigo un instrumento que controle las concentraciones de azúcar en sangre (glucosa).

La melatonina, una hormona que regula el ciclo del sueño, ayuda a contrarrestar los trastornos del mismo causados por el desfase de horario. Su efectividad depende de tomar las dosis siguiendo un esquema preciso. Como los productos con melatonina son suplementos nutricionales más que medicamentos, los reclamos hechos por los fabricantes no han sido examinados rigurosamente y la calidad de cada preparado comercial puede variar.

Estrés psicológico

El miedo a volar y la claustrofobia pueden provocar angustia. La hipnosis y la modificación del comportamiento ayudan a algunas personas. Tomar un sedante puede aliviar el miedo antes y durante el vuelo.

Como el comportamiento de algunos individuos mentalmente enfermos empeora durante los viajes aéreos, quienes manifiestan tendencias violentas o impredecibles deben viajar acompañados y pueden necesitar algún tranquilizante antes de volar.

Precauciones generales

Los marcapasos y las extremidades metálicas artificiales, las dentaduras postizas o los clavos resultan afectados por los detectores de metales de los aeropuertos. Sin embargo, los modelos más recientes de marcapasos pueden resistir la potencial interferencia de estos detectores. Para evitar problemas de seguridad, las personas que usan dichos dispositivos deberían llevar una nota de su médico explicando la situación.

El riesgo de que se formen coágulos de sangre en las piernas aumenta en cualquier persona que permanezca sentada en un mismo sitio durante mucho tiempo. (• *V. página 172*) Las mujeres embarazadas y los que tienen mala circulación son los más expuestos. Caminar por la cabina cada una o dos horas y contraer y relajar los músculos de las piernas mientras se está sentado ayuda a mantener una buena circulación sanguínea.

La deshidratación producida por la escasa humedad (de alrededor del 5 por ciento) que hay en la cabina puede compensarse bebiendo suficientes líquidos y evitando el alcohol, que empeoraría la deshidratación. Las personas que utilizan lentes de contacto deberían aplicarles alguna solución humidificadora con el fin de contrarrestar los efectos del aire seco.

Las líneas aéreas suelen proporcionar alimentos especiales, como dietas con bajo contenido en sal y grasas, y platos especiales para diabéticos si se les solicita con antelación.

Los pasajeros deberían llevar sus medicamentos en bolsas de mano en lugar de maletas, que se facturan en el aeropuerto, sobre todo por si éstas se pierden, las roban o llegan más tarde. Los medicamentos deberían transportarse en sus envases originales. Quienes deban transportar derivados opiáceos, grandes cantidades de cualquier fármaco o jeringas, deberían disponer de una nota médica para evitar ser detenidos por los agentes de seguridad de la aduana. Sería recomendable que los pasajeros lleven consigo un resumen de su historia médica, incluyendo resultados de electrocardiogramas, por si sufren algún contratiempo lejos de casa. Quienes padecen afecciones potencialmente incapacitantes, como la epilepsia, deberían llevar una identificación de Alerta Médica, colocada en la muñeca o en el cuello.

Las mujeres con embarazos normales pueden viajar en avión hasta el octavo mes. Las que presenten embarazos de alto riesgo deberían consultar sus planes de viaje con su médico y obtener su aprobación.

En general, para volar durante el noveno mes, es necesario presentar una nota del médico, dentro de las 72 horas previas al viaje, que indique la fecha aproximada del parto. Los cinturones de seguridad deberían ir cruzados por encima de los muslos, y no sobre el abdomen, para evitar posibles lesiones en el útero.

No se permite volar a los niños menores de 7 días. Los niños que padecen enfermedades crónicas, como afecciones cardíacas o pulmonares congénitas o anemias, tienen las mismas restricciones que los adultos en iguales condiciones. No existe límite de edad máximo para poder viajar en avión.

Las líneas aéreas hacen esfuerzos razonables para acomodar a los discapacitados. Generalmente, las sillas de ruedas y las muletas pueden acomodarse en los vuelos comerciales; de lo contrario, es necesario un servicio aéreo de ambulancia. Algunas líneas aéreas aceptan a personas que necesitan equipos especiales como catéteres intravenosos y respiradores mecánicos, siempre y cuando estén acompañados por personal capacitado y se hayan hecho todos los arreglos pertinentes con al menos 72 horas de anticipación.

Es posible conseguir información y asesoramiento acerca de los viajes aéreos en los departamentos médicos de las líneas aéreas más importantes.

Viajes al extranjero

De los millones de personas que viajan al extranjero cada año, alrededor del 3 por ciento necesita asistencia médica a causa de una enfermedad o lesión. Es posible que se produzcan infecciones gastrointestinales por beber agua o bebidas contaminadas, incluido el hielo, o por comer alimentos crudos o mal cocidos.

Los contactos sexuales casuales producen un alto riesgo de contraer el SIDA, que existe en todo el mundo, así como otras enfermedades de transmisión sexual.

Los accidentes de tráfico, especialmente nocturnos, y la sofocación son las principales causas de muerte o lesiones entre los turistas que visitan países extranjeros. Los riesgos para la salud varían según el país y la región visitados. Existen centros especializados de salud que suministran al viajero datos actualizados sobre los riesgos que comporta visitar determinados países.

En algunos países, muchos seguros de asistencia médica carecen de validez y los hospitales suelen requerir un importante desembolso de dinero en efectivo, al margen del seguro de salud que tenga la persona en su país. Es posible contratar varios planes de seguro de viajes, incluyendo algunos de los que cubren las evacuaciones de emergencia, tanto a través de las agencias de viaje como de ciertas compañías de tarjetas de crédito. Los consulados de los respectivos países de origen pueden asegurar la prestación de servicios médicos de emergencia.

Vacunaciones

Las personas que planean viajar al extranjero deberían aplicarse las vacunas apropiadas, dependiendo de su destino. Por lo general, se necesita más preparación cuando el viaje dura tres semanas o más, cuando incluye varios destinos en países en vías de desarrollo, o cuando tiene la finalidad de visitar zonas rurales o trabajar con poblaciones residentes. Las necesidades, en lo que a vacunas se refiere, cambian frecuentemente. Algunas deben ser aplicadas entre 2 y 12 semanas antes del viaje, por lo que el viajero debe informarse sobre el tema con la debida anticipación. En la actualidad es muy fácil conseguir información sobre los requisitos de vacunación de cada país.

Intoxicaciones

La intoxicación es el efecto perjudicial que se produce cuando una sustancia tóxica es ingerida, inhalada o entra en contacto con la piel, los ojos o las membranas mucosas como las de la boca, la vagina o el pene.

Entre los más de 12 millones de productos químicos conocidos, menos de 3000 causan la mayoría de las intoxicaciones accidentales y deliberadas. Sin embargo, prácticamente toda sustancia ingerida en grandes cantidades puede ser tóxica. Las fuentes más comunes de tóxicos son: los medicamentos, los productos de limpieza, los productos para la agricultura, las plantas, los productos químicos industriales y las sustancias alimenticias. (• *V. páginas 540 y 543)* Para que el tratamiento sea eficaz, es fundamental identificar el tóxico y determinar exactamente los peligros que comporta. Existen centros de información en caso de intoxicaciones cuyos números de teléfono suelen aparecer en las guías locales o se pueden conseguir sin dificultad. Estos centros proporcionan información sobre el tratamiento de una intoxicación.

La intoxicación puede ser accidental o intencionada en el caso de un asesinato o suicidio. Los niños, en especial los menores de 3 años, son particularmente vulnerables a la intoxicación accidental, al igual que los ancianos (porque se confunden con sus medicamentos), los pacientes hospitalizados (debido a errores de medicación) y los trabajadores industriales (a causa de su exposición a productos químicos tóxicos).

Síntomas

Los síntomas de intoxicación dependen del tóxico, de la cantidad ingerida y de ciertas características de la persona que lo toma. Algunos tóxicos no son muy potentes y requieren una prologada exposición o una ingestión reiterada de gran cantidad del mismo para causar problemas. Otros son tan potentes que sólo una gota sobre la piel puede causar una lesión grave. Las características genéticas pueden influir en el hecho de si una determinada sustancia es tóxica o no para una persona en particular. Algunas sustancias, normalmente no tóxicas, sí lo son para algunas personas que tienen un determinado mapa genético. La edad es un factor determinante en cuanto a la cantidad de sustancia que puede ser ingerida antes de que se produzca la intoxicación. Por ejemplo, un niño pequeño puede ingerir mucho más paracetamol que un adulto antes de que le resulte tóxico. Las benzodiacepinas, que son un sedante, pueden resultar tóxicas para un anciano en dosis que un adulto de mediana edad podría consumir sin problema.

Los síntomas pueden ser leves pero molestos (como picores, sequedad en la boca, visión borrosa y dolor) o graves (como confusión, coma, ritmos cardíacos anormales, dificultades respiratorias y una fuerte agitación). Algunos tóxicos producen síntomas en cuestión de pocos segundos, mientras que otros lo hacen sólo tras varias horas o incluso días después de su toma. Algunos tóxicos producen pocos síntomas hasta que han dañado irreversiblemente el funcionamiento de órganos vitales tales como el hígado o los riñones. En conclusión, los síntomas de intoxicación son tan numerosos como los tóxicos.

Diagnóstico y tratamiento

Después de llamar al centro de información de intoxicaciones, los familiares o los compañeros de trabajo de las víctimas pueden comenzar los primeros auxilios mientras esperan la ayuda de los profesionales. Deberían determinar si la víctima aún respira, tiene latidos cardíacos y, si es necesario, empezar a practicarle una reanimación cardiopulmonar. Debido a que el tratamiento resulta más eficaz cuando se conoce el tóxico, deberían conservarse tanto el vómito de la víctima como los recipientes, para que el médico pueda observarlos o analizarlos.

Cuando se desconoce el tóxico, los médicos intentan identificarlo mediante pruebas de laboratorio. Un análisis de sangre puede ser útil, pero el análisis de una muestra de orina lo es todavía más. Los médicos pueden extraer el contenido del estómago aspirándolo a través de una carda y lo envían al laboratorio, donde se analiza e identifica.

Cuando una persona ingiere una sustancia tóxica, es necesario provocar el vómito de inmediato, a menos que el tóxico pudiera resultar más perjudicial al ser vomitado, como en el caso de objetos cortantes, productos derivados del petróleo, la lejía y los ácidos. Si la persona está muy mareada, inconsciente o sufre convulsiones, no debería provocarse el vómito porque la víctima podría ahogarse. Para inducir el vómito suele usarse jarabe de ipecacuana; las instrucciones para su administración se encuentran impresas en la etiqueta de la botella. En el caso de no conseguir este producto, se puede usar agua jabonosa.

En el hospital, los médicos utilizan otras técnicas para eliminar las sustancias tóxicas del estómago. Pueden vaciar el estómago colocando una sonda por la boca o la nariz que llegue hasta él para lavarlo

Tóxicos comunes*

Productos del hogar y para la agricultura
Alcohol (frote).
Adhesivo para uñas, cosmetico.
Amoníaco .
Anticongelante.
Antipolillas.
Barniz.
Blanqueador, cloro.
Champús.
Combustible, envasado en sólido.
DDT.
Depilatorios.
Desodorantes.
Detergentes para lavar los platos.
Disolventes de pintura (alcohol mineral, turpentina).
Enjuagues bucales.
Esmalte de uñas y quitaesmalte.
Gasolina.
Herbicidas.
Lejía.
Limpiadores de tuberías de desagüe.
Limpiadores para el inodoro.
Líquidos de limpieza.
Pegamentos y cementos (aeromodelismo, por ejemplo).
Perfumes, colonias, lociones para después de afeitar.
Pesticidas (veneno para hormigas, ratas y cucarachas).
Pinturas que contengan plomo.
Queroseno.

Medicamentos
Cualquier medicamento ingerido en grandes cantidades.

Plantas
Bulbos de narciso atrompetado.
Cicuta.
Dedalera.
Dieffenbachia .
Mora inglesa.

Químicos industriales
Arsénico.
Estricnina.
Jarabe de cereza silvestre (cianuro).
Mercurio.
Solventes.

Sustancias alimenticias
Algunos hongos.
Alimentos contaminados (intoxicación alimentaria).
Bebidas alcohólicas (etanol).
Suplementos de hierro.

Otros
Monóxido de carbono (tubo de escape de coches, gas de carbón, gas de reactores, gas de ciénagas).

*Casi todas las sustancias ingeridas en grandes cantidades pueden ser tóxicas. Es aconsejable ponerse en contacto con un centro de toxicología para obtener información actualizada.

con agua (lavado gástrico). También pueden suministrar carbón activado a través de la sonda gástrica o bien hacer que el paciente lo tome por sí mismo. Este compuesto se une a una significativa cantidad de tóxico y evita que se absorba y pase a la sangre.

Cualquier persona que haya estado expuesta a un gas tóxico debe necesariamente ser alejada del lugar lo antes posible, preferiblemente hacia el aire libre. El personal de urgencias médicas suele administrar oxígeno a la víctima tan pronto como llega al lugar del suceso.

En los casos de derramamiento de sustancias químicas, se les quita inmediatamente toda la ropa contaminada a los afectados, incluyendo los zapatos y los calcetines. Si la piel y los ojos han estado expuestos, deberían lavarse con abundante agua. El personal encargado de rescatar a las víctimas debe tomar todas las precauciones posibles para no contaminarse.

Una vez que el tóxico ha sido absorbido por el tracto gastrointestinal, la piel o los pulmones, se distribuye rápidamente por todo el cuerpo. Finalmente, el hígado se encarga de eliminar el carácter tóxico de la mayoría de las sustancias, que también pueden ser excretadas en la orina. Los médicos intentan acelerar este proceso de detoxificación y la eliminación de los venenos, al mismo tiempo que intentan contrarrestar sus efectos tóxicos.

Generalmente, se administran líquidos por vía intravenosa para que la víctima esté bien hidratada y pueda mantener la producción de orina. Para incrementar la cantidad de tóxico eliminado a traves de la orina, se pueden agregar ácidos o bases leves a estos líquidos.

Los productos químicos que se unen a ciertos tóxicos, particularmente los metales pesados como el plomo, pueden ser administrados por vía intravenosa para ayudar a neutralizar y eliminar el tóxico. Posiblemente sea necesario recurrir a la diálisis (• V. página 625) para eliminar los tóxicos que no se neutralizan fácilmente o que no desaparecen de la sangre.

Si se cuenta con un antídoto, debe ser administrado lo antes posible. Ejemplos de antídotos son los anticuerpos de antidigoxina en el caso de una sobredosis de digoxina y la naloxona para una sobredosis de morfina o heroína.

Una intoxicación suele requerir tratamiento adicional, dependiendo de los síntomas y de la sustancia ingerida. Es probable que se necesite un respirador artificial si se produce un paro respiratorio, como puede suceder después de una sobredosis de morfina, heroína o de barbitúricos. El cerebro a menudo se hincha después de una intoxicación con sedantes, monóxido de carbono, plomo u otros productos químicos que producen una depresión del sistema nervioso. Los medicamentos destinados a reducir la hinchazón son los corticosteroides y el manitol. La intoxicación puede causar insuficiencia renal grave, llegando a ser necesario dializar a la víctima.

CAPÍTULO 287

Mordeduras y picaduras venenosas

Ciertos animales pueden inyectar veneno a través de determinadas partes de la boca o con un aguijón. Estos animales, por lo general, no pican ni clavan su aguijón a menos que sean provocados o molestados.

Mordeduras de serpientes venenosas

Existen muchas especies de serpientes. La mayor parte de las muertes se producen en niños, ancianos, personas que no reciben tratamiento o son tratadas de forma inapropiada. A título de ejemplo, en Estados Unidos se producen cada año más de 45 000 mordeduras de serpiente, pero sólo 8000 de ellas son venenosas, y el número de víctimas mortales es inferior a quince. La mayor parte de las muertes se produce en niños, ancianos, personas que no reciben tratamiento o son tratadas de forma inapropiada, y personas que pertenecen a sectas religiosas cuyos miembros están en contacto con serpientes venenosas. En ese mismo país, las serpientes de cascabel son responsables de un 70 por ciento de las mordeduras de serpientes venenosas y de casi todas las muertes.

La *copperhead* y, en menor medida, la mocasín, son responsables de la mayor parte del resto de mordeduras de serpientes venenosas. Las serpientes de coral causan menos del uno por ciento del total de las mordeduras.

Las serpientes importadas que se encuentran en los jardines zoológicos, en granjas y en colecciones de profesionales o aficionados son responsables de alrededor de 15 mordeduras al año.

La mordedura de una serpiente venenosa no siempre provoca síntomas de intoxicación. Alrededor del 25 por ciento de todas las serpientes de la familia de los crótalos, y del 50 por ciento de las mordeduras de cobras y de serpientes de coral, no inyecta veneno.

El veneno de las serpientes es una compleja mezcla que contiene proteínas que desencadenan reacciones perjudiciales. Puede afectar a casi todos los órganos del cuerpo de una forma directa, o indirecta.

El veneno de las serpientes de cascabel y otras víboras lesiona el tejido que rodea la mordedura, produce cambios en las células sanguíneas, evita que la sangre coagule y lesiona los vasos sanguíneos, ocasionando pérdidas a través de los mismos. Estos cambios pueden provocar hemorragias internas e insuficiencia cardíaca, respiratoria y renal. El veneno de las serpientes de coral afecta al sistema nervioso, pero causa poco daño al tejido que rodea la mordedura.

Síntomas y diagnóstico

Los síntomas de la mordedura de las serpientes venenosas varían en gran medida, dependiendo del tamaño y de la especie de la serpiente, de la cantidad y de la toxicidad del veneno inyectado, de la localización de la mordedura, de la edad y del tamaño de la víctima, y de la presencia de otros problemas de salud en la persona que sufre la picadura. La mayoría de las mordeduras se produce en la mano o en el pie. En general, las ocasionadas por las serpientes de cascabel, las mocasines de agua y las cobras causan dolor inmediatamente después de que ha sido inyectado el veneno; pasados 10 minutos, se produce la inflamación. Estos síntomas rara vez se retrasan más de 20 o 30 minutos. El dolor puede variar de leve a intenso. Es posible diagnosticar una mordedura de serpiente basándose en las marcas de los colmillos, el enrojecimiento, el dolor, la inflamación y el hormigueo y falta de sensibilidad de los dedos de la mano o del pie, o alrededor de la boca, entre otros síntomas. Después de la mordedura de ciertas especies de serpientes de cascabel, las víctimas suelen notar un sabor metálico o de goma en la boca.

Mordeduras de serpiente

La gran mayoría de las mordeduras de serpiente se localizan en las extremidades

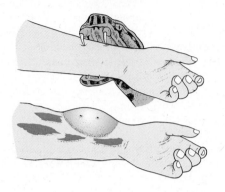

Si no reciben tratamiento, la hinchazón puede avanzar y afectar a la totalidad de la pierna o el brazo en pocas horas. Los ganglios linfáticos del área afectada también pueden inflamarse y causar dolor. Otros síntomas suelen ser: fiebre, escalofríos, debilitamiento, arritmia cardíaca, desvanecimiento, sudación, náuseas y vómitos. Pueden producirse dificultades respiratorias, en particular después de una mordedura de víbora de cascabel Mojave. La víctima puede tener dolor de cabeza, visión borrosa, párpados caídos y sequedad de boca.

El envenenamiento moderado y grave causado por la mordedura de serpientes suele provocar hematomas (moraduras) en la piel, que pueden aparecer entre 3 y 6 horas después de la mordedura. La piel que rodea la mordedura se vuelve tensa y cambia de color; se pueden formar ampollas en un plazo de 8 horas y casi siempre están llenas de sangre. La falta de tratamiento puede producir una destrucción del tejido circundante, con formación de coágulos de sangre en los vasos sanguíneos.

El veneno de varias serpientes de la familia de los crótalos, en particular las serpientes de cascabel, impide que la sangre coagule; las encías pueden sangrar y puede aparecer sangre en el vómito, las heces y la orina.

Los resultados de los análisis de sangre que determinan la capacidad de coagulación pueden ser anormales y el número de plaquetas (los componentes de la sangre responsables de la coagulación) puede verse notablemente reducido.

Las mordeduras de serpientes de coral causan poco dolor e inflamación, o nada en absoluto. Los principales síntomas son los cambios en el sistema nervioso. La zona que rodea la mordedura experi-menta hormigueo y los músculos cercanos se debilitan. A continuación, la persona puede presentar falta de coordinación muscular y debilitamiento general. Otros síntomas incluyen alteraciones visuales y una mayor producción de saliva, con dificultades para hablar y tragar. Finalmente pueden desarrollarse problemas respiratorios graves.

Tratamiento

La mordedura de serpientes venenosas es una urgencia médica que requiere atención inmediata. Antes de comenzar el tratamiento, el personal médico de urgencias debe intentar determinar si ha sido en realidad una serpiente venenosa y, en este caso, si ha inyectado su veneno. Si no lo hubiese hecho, el tratamiento es el mismo que para una herida punzante (limpieza profunda y una dosis de refuerzo de vacuna antitetánica).

La víctima debería mantenerse lo más calmada y quieta posible, abrigada, y debería ser trasladada de inmediato al centro médico más próximo.

La extremidad mordida debe ser inmovilizada sin apretarla demasiado y mantenida a una altura inferior al corazón. Se deben quitar los anillos, el reloj y todas las prendas ajustadas que lleve y no habría que administrar estimulantes. Sobre la mordedura es aconsejable la aplicación de un extractor de Sawyer (un dispositivo que succiona el veneno del lugar de la mordedura, diseñado para primeros auxilios) en los primeros 5 minutos, y es necesario mantenerlo colocado entre 30 y 40 minutos más mientras se produce el traslado al hospital para continuar el tratamiento.

El antídoto (suero antiofídico), que neutraliza los efectos tóxicos, es una parte importante del tratamiento en la mayoría de las mordeduras. El antídoto se aplica por vía intravenosa. También se administra una dosis de refuerzo de la vacuna antitetánica y, en ciertos casos, antibióticos.

El tratamiento general para las mordeduras de serpientes coral es el mismo que para las de la familia de los crótalos. Si se producen problemas respiratorios, es necesario que la respiración sea asistida. Es posible que se necesite utilizar un antídoto; existe uno específico para las mordeduras de serpientes de coral.

En todos los casos de envenenamiento por mordedura de ofidios, particularmente cuando las víctimas son niños o ancianos, habría que ponerse en contacto con un centro de información adecuado. El zoo local o un centro especializado deberían ser los primeros sitios de consulta acerca del tratamiento de una mordedura de una víbora venenosa de especie importada. El personal de estos centros sabe dónde obtener el antídoto y cuentan con un listado de médicos especialistas.

Mordeduras de lagartos venenosos

Los únicos dos lagartos venenosos que se conocen son el lagarto de México y el monstruo de Gila. Ambos se encuentran en Arizona (Estados Unidos), Sonora (México), y otras zonas adyacentes a éstas. El veneno de estos lagartos es bastante similar en contenido y efecto al de las serpientes venenosas.

Los síntomas más comunes comprenden dolor, hinchazón y alteraciones de la coloración de la zona que rodea la mordedura, así como inflamación de los ganglios linfáticos. La víctima puede debilitarse y sudar profusamente, tener sed, dolor de cabeza (cefalea) y zumbido de oídos (tinnitus). En los casos graves es posible que se produzca un descenso de la presión arterial.

El tratamiento es similar al de las mordeduras de serpientes venenosas. No existe un antídoto específico.

Picaduras de arañas

Casi todas las arañas son venenosas. Afortunadamente, los colmillos de la mayoría de las especies son demasiado cortos o frágiles como para atravesar la piel humana. Algunas especies no nativas de un país pueden llegar a otro en las frutas, verduras u otros materiales. A pesar de que algunas tarántulas son consideradas peligrosas, sus mordeduras no producen lesiones graves a las personas. Las picaduras de arañas causan muy pocas muertes al año y casi siempre son niños.

Sólo unos pocos venenos de araña han sido estudiados con detalle y se ha podido ver que son complejos y contienen enzimas y otras proteínas que producen diversas reacciones en el organismo.

Síntomas

La picadura de una araña viuda negra suele causar dolor agudo, parecido a un pinchazo, seguido de un dolor sordo que, a veces, produce entumecimiento en la zona que rodea la picadura. También se producen calambres y rigidez muscular en el abdomen o en los hombros, la espalda y el pecho. Otros síntomas pueden incluir inquietud, ansiedad, sudación, dolor de cabeza, mareo, caída e inflamación de los párpados. Tambien pueden aparecer erupción cutánea y picores, problemas respiratorios graves, náuseas, vómitos, mayor producción de saliva y debilidad. La piel que rodea la picadura puede notarse caliente.

La picadura de una araña solitaria marrón puede causar poco o ningún dolor inmediato, pero al cabo de una hora provoca dolor en el área que rodea la picadura. El dolor puede ser intenso y afectar a la totalidad de la herida. La zona que rodea la picadura se enrojece, aparecen hematomas (moraduras) y ade-

más, puede producir picor. El resto del cuerpo también puede picar. Luego se forma una ampolla, que, en ciertas ocasiones, puede rodearse tanto de hematomas irregulares como de un área roja en forma de diana. Primero, la zona se asemeja a un ojo de buey. A continuación, la ampolla aumenta de tamaño, se llena de sangre y, posteriormente, se rompe, formando una llaga abierta (úlcera) que puede dejar una gran cicatriz. La víctima puede tener náuseas, vómitos, dolor, fatiga, escalofríos, sudación, alteraciones de la sangre, e insuficiencia renal, pero la picadura rara vez resulta mortal.

Tratamiento

La única medida de primeros auxilios eficaz para una picadura de viuda negra es colocar un cubito de hielo sobre la picadura para reducir el dolor. Las personas menores de 16 años y las mayores de 60 o que tienen presión alta y alguna afección cardíaca suelen ser hospitalizadas para recibir tratamiento. En los casos de envenenamiento grave se aplica un antídoto para neutralizar los efectos de la toxina. Es posible que sean necesarias otras medidas para tratar las dificultades respiratorias y la presión arterial extremadamente alta. Los dolores y espasmos musculares pueden aliviarse con relajantes musculares. En los casos leves, es posible calmar el dolor con baños calientes y, en los casos graves, mediante analgésicos opiáceos.

Para las picaduras de la araña reclusa marrón, se coloca hielo sobre la picadura para reducir el dolor. Para reducir la inflamación se suelen administrar corticosteroides. Aún no existe un antídoto comercializado.

Las llagas de la piel se limpian a diario con peróxido de hidrógeno (agua oxigenada); el tejido muerto se va retirando según sea necesario. En la mayoría de las picaduras, este tratamiento es suficiente.

Picaduras de abejas, avispas, avispones y hormigas

Las picaduras de abejas, avispas, avispones y hormigas son muy frecuentes en muchos países. Una persona normal puede tolerar sin problemas 10 picaduras por cada medio kilo de peso corporal. Esto significa que el adulto podría soportar más de 1000 picaduras, mientras que 500 podrían matar a un niño. Sin embargo, una picadura puede provocar la muerte a causa de una reacción anafiláctica (• V. página 858) en personas alérgicas. La muerte, aunque muy rara vez se produce tras recibir múltiples picaduras de abeja, suele sobrevenir a causa de un mal funcionamiento cardíaco y del colapso del sistema circulatorio. Existe una variedad de abeja mucho más agresiva,

---

Arañas peligrosas

Viudas negras y especies relacionadas.

Arañas marrones o violín, a veces llamadas reclusas marrones, y especies relacionadas.

Arañas saltadoras.

Tarántulas.

Arañas de trampilla.

Arañas banana (América Central).

Arañas lobo.

Arañas tejedoras.

Arañas corredoras.

Arañas lince verdes.

Arañas de patas curvas o falsas viudas negras.

Argiopes de color naranja.

Arañas cangrejo gigantes.

Arañas cangrejo.

Disderidas.

Amaurobiids.

Arañas cazadoras (América Central y del Sur).

---

llamada abeja asesina africanizada, procedente del norte de Sudamérica, la cual, al atacar a sus víctimas en grandes grupos, produce una reacción mucho más grave que las demás.

En ciertas áreas, como por ejemplo, el sur de los Estados Unidos y, en particular, en la zona del Golfo de México, las hormigas rojas provocan miles de picaduras al año. Hasta el 40 por ciento de las personas que viven en áreas urbanas infestadas pueden ser picadas en varias ocasiones al año, y al menos 30 muertes se han atribuido a las picaduras de estos insectos. La picadura de la hormiga roja suele producir un dolor inmediato y la zona se inflama y enrojece, síntomas que desaparecen en un período de 45 minutos. Luego se forma una ampolla que se rompe a las 30 o 70 horas, y la zona suele infectarse. En algunos casos, en lugar de una ampolla, se forma un área roja e inflamada que provoca picazón. La anafilaxia (reacción alérgica que puede poner en peligro la vida y, en la cual, la presión arterial desciende y las vías respiratorias se cierran) se produce en menos del 1 por ciento de quienes sufren picaduras por hormigas rojas. Pueden inflamarse algunos nervios del cuerpo y, a veces, se producen convulsiones.

Tratamiento

Las abejas, las avispas, los avispones y las hormigas rojas pueden dejar su aguijón en la piel al picar. Éste debería ser retirado raspando suavemente la superficie cutánea hasta hacerlo salir, pero nunca tirando de él ni retorciéndolo, puesto que se podría introducir todavía más veneno en el cuerpo. Un cubito de hielo colocado sobre la picadura reduce el dolor. También es útil aplicar cremas que combinen un antihistamínico, un analgésico y un corticosteroide. Los alérgicos a las picaduras siempre deberían llevar un equipo de urgencias con comprimidos de antihistamínicos y una jeringa ya cargada con adrenalina, la cual bloquea las reacciones anafilácticas o alérgicas.

Las personas que han tenido una gran reacción alérgica a una picadura de abeja pueden ser sometidas a un proceso de desensibilización, que podría evitar nuevas reacciones en el futuro. La desensibilización es un proceso por el cual el cuerpo es expuesto a pequeñas cantidades de la sustancia que le provoca una respuesta alérgica (alergeno) hasta que dicha respuesta desaparece.

Picaduras de insectos

Entre los insectos más comunes que pican y a veces succionan sangre se encuentran los mosquitos, los tábanos, las pulgas, los piojos, las chinches y ciertas variedades de chinches de agua. Las picaduras de estos insectos pueden resultar irritantes debido a los componentes de su saliva. Producen diversas reacciones, desde pequeños bultos a grandes llagas (úlceras) con inflamación y dolor. Las reacciones más graves se producen en los alérgicos o en los que contraen una infección tras ser picados. Para los alérgicos, estas picaduras pueden resultar mortales.

El insecto debería ser extraído de inmediato. Es necesario limpiar la picadura y, si es posible, aplicar un ungüento que combine un antihistamínico, un analgésico y un corticosteroide para aliviar la picazón, el dolor y la inflamación. Los alérgicos deberían buscar atención médica de inmediato o usar su equipo de urgencias para alergias, que contiene comprimidos de antihistamínicos y una jeringa previamente cargada con adrenalina.

Picaduras de ácaros y garrapatas

Las garrapatas transmiten diversas enfermedades (por ejemplo, las garrapatas del ciervo pueden albergar las bacterias que causan la enfermedad de Lyme) (• *V. página 909*) y algunas son venenosas. La picadura de algunas especies produce inicialmente pérdida del apetito, debilidad muscular, falta de coordinación, movimientos oculares involuntarios hacia un lado (nistagmo) y, al final, parálisis progresiva, que comienza desde las piernas hacia arriba. Los músculos que controlan la respiración también pueden paralizarse. Las picaduras de garrapatas pajaroello, que se encuentran en México y en el sudoeste de los Estados Unidos, forman ampollas llenas de pus que, al romperse, dejan llagas abiertas, convirtiéndose posteriormente en costras. La zona que rodea las llagas puede estar hinchada y volverse dolorosa.

Las infestaciones por ácaros son muy comunes; por ejemplo, la producida por *Tunga penetrans* (que da lugar a una erupción, que pica intensamente, causada por larvas del ácaro localizadas bajo la piel), la sarna y otras afecciones. La gravedad de los efectos sobre los tejidos que rodean la picadura es muy variable.

Tratamiento

Las garrapatas deberían eliminarse lo antes posible con la ayuda de unas pinzas. Para eliminarlas del modo más eficaz, se deben asir con las pinzas tan cerca de la piel como resulte posible y luego tirar de ellas con suavidad. Es importante no presionar demasiado el cuerpo de la garrapata, ya que una excesiva presión podría provocar que las bacterias penetraran en la piel. La aplicación de cigarrillos encendidos, vaselina u otras substancias sobre la garrapata no resulta eficaz.

La parálisis que produce la garrapata no requiere tratamiento, pero si la persona presenta problemas respiratorios, es posible que sea necesario recurrir a una terapia con oxígeno o bien con un respirador artificial. Las picaduras de la garrapata pajaroello se lavan y empapan en una loción limpiadora y, si es necesario, se retira la piel muerta.

Los corticoides ayudan a reducir la inflamación en los casos graves. Es habitual que las llagas se sobreinfecten pero, en general, se curan con ungüentos que contienen antibiótico.

Las infestaciones por ácaros se tratan aplicando cremas que contengan permetrina o una solución de lindano. Después del tratamiento con permetrina o lindano, en ciertos casos, se utilizan pomadas con corticoides durante algunos días, con el fin de aliviar el prurito (picazón) hasta que todos los ácaros hayan sido eliminados.

Picaduras de ciempiés y milpiés

Algunos de los ciempiés de mayor tamaño pueden picar y producir gran dolor, además de hinchazón y enrojecimiento alrededor de la picadura. Los ganglios linfáticos que rodean la zona picada se inflaman pero, en general, no se producen daños ni infecciones en el tejido. Los síntomas rara vez duran más de 48 horas.

Los milpiés no pican, pero pueden secretar una toxina irritante para la piel y, en casos graves, dañar el tejido.

La aplicación de hielo sobre la picadura de ciempiés suele aliviar el dolor. Las secreciones tóxicas de los milpiés deberían eliminarse de la superficie cutánea lavándola con agua y jabón; no es recomendable utilizar alcohol. Si se produce una reacción cutánea, debe aplicarse alguna crema con corticoides. Las lesiones oculares tienen que ser lavadas con agua (irrigadas) de inmediato y se deben aplicar en los ojos ungüentos específicos que contengan un analgésico y un corticosteroide.

Picaduras de escorpiones

La mayoría de los escorpiones son relativamente inofensivos. En general, los únicos síntomas de sus picaduras son dolor e inflamación, mayor sensibilidad y calor en el lugar de la picadura. Sin embargo, el centruroides esculpido *(Centruroides exilicauda)*, es mucho más tóxico. Su picadura produce dolor de inmediato y, en ciertos casos, adormecimiento o sensación de hormigueo en la zona que la rodea. Casi nunca se produce hinchazón. Los niños pueden volverse inquietos, estar en tensión y realizar movimientos involuntarios y fortuitos con la cabeza, el cuello y los ojos. En los adultos, aumenta la frecuencia cardíaca, el ritmo respiratorio y la presión arterial. Los músculos pueden debilitarse o sufrir una falta de coordinación. Tanto en los niños como en los adultos pueden aparecer dificultades respiratorias, que se complican por una mayor producción de saliva.

Las picaduras de la mayoría de los escorpiones no necesitan ningún tratamiento especial. Colocar hielo sobre la herida reduce el dolor, de la misma forma que un ungüento que contenga una combinación de un antihistamínico, un analgésico y un corticosteroide. Los espasmos musculares así como la presión alta producidos por la picadura pueden necesitar medicación. Es importante que la persona picada guarde reposo absoluto en cama. No deberían ingerirse alimentos en las primeras 8 o 12 horas. Debería aplicarse un antídoto (antiveneno) a todas las personas que no respondan al tratamiento anterior o desarrollen una reacción grave, en particular los niños.

Picaduras y mordeduras de animales marinos

Las **rayas** han causado numerosas picaduras en muchas costas del mundo. El veneno de la raya se encuentra en una o varias de las púas que presenta en la parte posterior de la cola. Estas lesiones suelen producirse cuando una persona pisa una raya mientras camina dentro del agua.

La raya mueve la cola hacia arriba y hacia adelante y, de esa forma, clava sus púas en el pie o en la pierna de la víctima. Entonces, se rompe la estructura que recubre la púa y se libera el veneno, causando un dolor intenso e inmediato.

Este dolor puede limitarse a la zona que rodea la picadura, pero a menudo se extiende rápidamente y alcanza su máxima intensidad en menos de 90 minutos. Si no recibe tratamiento, suele continuar, pero disminuye gradualmente en un período de 6 a 48 horas. Es frecuente que la persona sufra mareos, debilidad, náuseas y ansiedad. Con menos frecuencia se produce inflamación y dolor en los ganglios linfáticos, vómitos, diarrea, sudación, calambres generalizados, dolor en la axila o la ingle y dificultades respiratorias. En general, la herida que produce la púa es irregular y sangra abundantemente. Es posible que en la herida queden fragmentos del revestimiento de la púa, lo cual incrementa el riesgo de infección. Los bordes de la herida suelen cambiar de color y se produce destrucción de los tejidos. Es habitual que la zona que rodea la lesión esté hinchada.

Las heridas en el brazo o la pierna, causadas por picaduras de rayas y por la mayoría de los otros peces, deberían ser lavadas con agua salada. Si es posible distinguirlos, deberían extraerse de la piel los fragmentos del revestimiento de las púas. La extremidad lesionada debería permanecer inmersa en agua a la máxima temperatura que la persona pueda tolerar, durante 30 o 90 minutos. Si estas medidas de primeros auxilios se retrasan, el dolor puede ser muy intenso. En estos casos, el médico puede anestesiar la lesión con un anestésico local y administrar analgésicos. Es importante buscar ayuda médica para que la herida pueda ser lavada y examinada minuciosamente; además, también debe aplicarse una dosis de refuerzo de vacuna antitetánica, administrarse antibióticos en algunos casos y puede que haya que suturar la herida.

Unos pocos **moluscos,** entre los que se encuentran los caracoles, los pulpos y los bivalvos (como almejas, ostras y vieiras), son venenosos. Su picadura produce dolor, inflamación, enrojecimiento y entumecimiento a su alrededor.

La ingestión de mariscos envenenados provoca una forma de envenenamiento que causa parálisis y se produce cuando una persona ingiere ciertos bivalvos, sean almejas o mejillones que, a su vez, han consumido dinoflagelados (animales marinos unicelulares). (• *V. página 544*)

Las medidas de primeros auxilios parecen ser poco eficaces en los casos de picaduras de cono de California y pulpo. Las graves picaduras de este animal provocan un shock que necesita ayuda médica inmediata para controlar la respiración y la circulación.

Los **erizos de mar** y otros animales semejantes son venenosos, si bien el veneno en sí rara vez daña a las personas. Lo habitual es que las púas que cubren al erizo de mar lesionen la piel, y causen daños e inflamación en los tejidos. Si no se extraen, las púas profundizan más, causando inflamación crónica o quedan enquistadas en un hueso o en un nervio. Puede producirse dolor muscular y articular, además de erupciones cutáneas.

Las púas de los erizos de mar deberían ser extraídas de inmmediato. La coloración azulada que adquiere la superficie cutánea en el punto en que ha penetrado la púa puede ayudar a localizarla. Como el vinagre disuelve la mayoría de las púas de los erizos de mar, es probable que sea suficiente aplicar varias compresas o baños de vinagre. Es necesario lavar cuidadosamente la zona que rodea la herida y colocar un ungüento que combine antihistamínicos, analgésicos y un corticosteroide. En ciertos casos, el médico realiza una pequeñísima incisión para extraer la púa, que es muy frágil.

Varios **celenterados,** entre los que se encuentran los corales, las anémonas marinas, las medusas y las llamadas carabelas portuguesas producen picaduras con aguijones muy desarrollados que pueden atravesar la piel. Estos aguijones son particularmente numerosos sobre los tentáculos de estos animales; un solo tentáculo puede disparar miles de ellos sobre la piel.

El daño que produzcan depende del animal. En general, aparece una pequeña erupción sobreelevada, distribuida en forma de serie de líneas, a veces rodeadas de un área rojiza. El dolor puede ser intenso y es habitual que la persona sienta picor. La erupción puede convertirse luego en ampollas, que se llenan de pus y se rompen. Otros síntomas son debilidad, náuseas, cefaleas (dolor de cabeza), dolor y espasmos musculares, congestión de los ojos y la nariz, sudación profusa, cambios en el ritmo cardíaco y dolor en el pecho, que puede empeorar al respirar. Es preciso señalar, por otra parte, que las picaduras de las llamadas carabelas portuguesas han causado la muerte de algunas personas.

Se han sugerido varios tratamientos contra las picaduras de celenterados, a pesar de que, en la mayoría de ellas, es suficiente una buena limpieza de la zona. En algunas partes del mundo se aplica amoníaco o vinagre sobre la misma. En otros países, para aliviar el dolor, se han utilizado sustancias para ablandar la carne (como la papaína), bicarbonato de sodio, ácido bórico, zumo de limón o de higo, alcohol y muchas otras sustancias. Se sugiere el siguiente tratamiento:

1. Colocar agua de mar (no dulce) sobre la herida.
2. Eliminar los tentáculos con un instrumento, o bien con la mano enguantada.
3. Empapar el área lesionada con una solución de agua y vinagre a partes iguales durante 30 minutos.
4. Espolvorear harina o bicarbonato sódico sobre la herida y luego rasparlo cuidadosamente con un cuchillo afilado.

5.   Empapar nuevamente la zona con vinagre.

6.   Aplicar un ungüento que combine antihistamínicos, analgésicos y corticosteroides.

Las reacciones más graves pueden necesitar terapia con oxígeno u otro medio de asistencia respiratoria. Los intensos espasmos musculares y el dolor se tratan con medicamentos administrados por vía intravenosa.

En la actualidad, existe un antídoto para las picaduras de ciertas especies australianas, pero no alivia los síntomas de las picaduras de especies de otros países.

Apéndices

APÉNDICE I

Pesos y medidas

Las medidas exactas son necesarias en medicina; por ejemplo, son útiles durante las pruebas de laboratorio para medir diferentes sustancias con el fin de evaluar la salud de un paciente o etablecer el diagnóstico. La unidad de medida puede variar en función de la sustancia analizada. Por lo general, se utiliza el sistema métrico, basado en los múltiplos de 10, para medir masa, volumen y longitud. La masa (cantidad de materia de un cuerpo) se mide en gramos; la masa es similar al peso, aunque éste se ve afectado por la fuerza de gravedad. El volumen (cantidad de espacio que ocupa un cuerpo) se mide en litros y la longitud, en metros.

Para facilitar y hacer más clara la lectura de las cifras, los prefijos indicativos del múltiplo de 10 correspondiente se anotan después de la unidad básica de medición como metros (m), litros (l) o gramos (g). Los prefijos más comunes suelen ser: kilo (kg), deci (d), centi (cm), mili (m) y micro (μ). Otras unidades miden diferentes características de la sustancia analizada. Por ejemplo: un mol es el número de partículas (moléculas o iones) que la sustancia contiene. Independientemente del tipo de sustancia, 1 mol siempre equivale al mismo número de partículas. Sin embargo, los gramos contenidos en un mol varían considerablemente entre las sustancias. Un mol corresponde al peso molecular (atómico) de cualquier sustancia en gramos. Por ejemplo, el peso molecular del calcio es 40 y un mol de calcio son 40 g. Los osmoles (Osm) y miliosmoles (mOsm) hacen referencia al número de partículas en una cantidad específica de líquido. Los equivalentes (Eq) y miliequivalentes (mEq) miden la capacidad de la sustancia para combinarse con otras. Un miliequivalente se considera equivalente a un miliosmol.

Se utilizan fórmulas para convertir una unidad de medida en otra, de modo que la misma cantidad pueda ser expresada en diferentes unidades. Por ejemplo, la concentración de calcio en sangre, normalmente y de forma aproximada, es de 10 miligramos por decilitro (mg/dl), 2,5 milimoles por litro (mmol/l), o 5 miliequivalentes por litro (mEq/l).

Prefijos en el sistema métrico

Prefijo	Múltiplos de 10	Comparación	
kilo (kg)	1000	1 kilómetro = 1000 metros (m)	1 m = 0,001
deci (d)	0,1	1 decilitro (dl) = 0,1 litro (l)	1 l = 10 dl
centi (c)	0,01	1 centímetro (cm) = 0,01 metros (m)	1 m = 100 cm
mili (m)	0,001	1 milímetro (ml) = 0,001 litros (l)	1 l = 1000 ml
micro (μ)	0,000001	1 microlitro (μl) = 0,000001 litros (l)	1 l = 1 millón μl

AP

Equivalentes no métricos

Peso	1 libra (lb) = 16 onzas (oz)
Volumen	1 galón (gal) = 4 cuartos (qt)
	1 cuarto (qt) = 2 pintas (pt)
	1 pinta (pt) = 16 onzas (oz) de líquido
	1 taza (cup) = 8 onzas (oz)de líquido = 16 cucharadas soperas (tbsp)
	1 cucharada sopera (tbsp) = $1/2$ onza (oz) de líquido = 3 cucharaditas de café (tsp)
Longitud	1 milla (mi) = 1760 yardas (yd)
	1 yarda (yd) = 3 pies (ft)
	1 pie (ft) = 12 pulgadas (in)

Equivalentes métricos

Peso

1 libra = 0,454 kilogramo (kg)	1 kg = 2,2 libras
1 onza = 28,35 gramos (g)	1 gm = 0,035 onza

Volumen

1 galón = 3,785 litros (l)	1 l = 1,057 cuartos
1 cuarto = 0,946 l	1 cl = 0,338 onzas de líquido
1 pinta = 0,473 l	1 ml = 0,0338 onzas de líquido
1 onza de líquido = 29,573 ml	

Longitud

1 milla = 1,609 kilómetros (km)	1 km = 0,62 milla
1 yarda = 0,914 metro (m)	1 m = 39,37 pulgadas
1 pie = 30,48 centímetros (cm)	1 cm = 0,39 pulgada
1 pulgada = 2,54 cm	1 milímetro (mm) = 0,039 pulgada

Equivalentes métricos por talla y peso

Talla		Peso	
Pie/pulgada	**Cm**	**Libras**	**Kg**
4'10"	147,3	100	45,4
4'11"	149,9	110	49,9
5'0"	152,4	120	54,5
5'1"	154,9	130	59,0
5'2"	157,5	140	63,6
5'3"	160,0	150	68,1
5'4"	162,6	160	72,6
5'5"	165,1	170	77,2
5'6"	167,6	180	81,7
5'7"	170,2	190	86,3
5'8"	172,7	200	90,8
5'9"	175,3	210	95,3
5'10"	177,8	220	99,9
5'11"	180,3	230	104,4
6'0"	182,9	240	109,9
6'1"	185,4	250	113,5
6'2"	188,0		
6'3"	190,5		
6'4"	193,0		

Equivalencia entre grados centígrados y Fahrenheit

Para convertir grados Fahrenheit a grados centígrados, restar 32 y multiplicar por $5/9$ o 0,555.

Para convertir grados centígrados a grados Fahrenheit, multiplar por $9/5$ o 1,8 y añadir 32.

	Grados	
	Centígrados (C)	**Fahrenheit (F)**
Congelación del agua (A nivel del mar)	0	32,0
Temperatura corporal	36,0	96,8
	36,5	97,7
	37,0	98,6
	37,5	99,5
	38,0	100,4
	38,5	101,3
	39,0	102,2
	39,5	103,1
	40,0	104,0
	40,5	104,9
	41,0	105,8
	41,5	106,7
	42,0	107,6
Ebullición del agua (A nivel del mar)	100,0	212,0

Pruebas de laboratorio habituales

Existe una amplia gama de pruebas clínicas, muchas de las cuales están especializadas en determinados grupos de enfermedades. En este Manual, como norma general, las pruebas específicas se describen con las enfermedades correspondientes. Sin embargo, muchas pruebas se utilizan con frecuencia en varias especialidades y en medicina general.

Las **pruebas de detección** se utilizan para detectar una enfermedad cuando existen pocas o ninguna evidencia de que una persona padezca tal enfermedad. Por ejemplo, la medición de los niveles de colesterol es útil en la valoración del riesgo de enfermedades cardiovasculares, pero estas pruebas se realizan en personas que no presentan síntomas de este tipo de enfermedades. Para que las pruebas de detección sean eficaces, tendrán que ser exactas, relativamente baratas, presentar pocos riesgos y causar poca o ninguna molestia.

Por otra parte, las **pruebas diagnósticas** se utilizan cuando se sospecha la existencia de alguna enfermedad. Por ejemplo, si el médico sospecha una enfermedad grave del corazón, puede recomendar un cateterismo cardíaco. Este examen no corresponderá a una buena prueba de detección, ya que es costoso, tiene efectos secundarios y es molesto. No obstante, todas estas desventajas son superadas por la necesidad de realizar tal prueba para evaluar la enfermedad con myor precisión.

Toda prueba, sea de detección o de diagnóstico, conlleva cierto riesgo, que puede ser tan sólo la necesidad de realizar pruebas complementarias en caso de resultados anormales, o bien la posibilidad de que se produzcan lesiones durante la exploración. El médico considera el factor de riesgo frente a las ventajas de la información que aportarán las pruebas.

Ningún tipo de prueba es absolutamente fiable. A veces, la prueba es errónea dando un resultado anormal en alguien que no padece la enfermedad (resultado **falso-positivo**). Otras veces, el resultado es incorrectamente normal (resultado **falso-negativo**) en alguien que padece la enfermedad. Las pruebas se miden en función de su **sensibilidad** (probabilidad de que los resultados sean positivos en presencia de la enfermedad) y su **especificidad** (probabilidad de que los resultados sean negativos en ausencia de la enfermedad). Es improbable que una prueba altamente sensible pase por alto la presencia de una enfermedad en una persona que la padece. Sin embargo, el resultado de la prueba podría indicar de una manera equívoca la enfermedad en una persona sana. Así mismo, resulta improbable que una prueba altamente específica no indique la presencia de una enfermedad en alguien que la padezca. Los problemas con la sensibilidad y la especificidad pueden ser superados utilizando distintas pruebas. Por ejemplo, una persona que ha dado un resultado positivo con una prueba muy sensible del SIDA, se someterá a otras todavía más específicas.

Las pruebas de sangre rutinarias con frecuencia aportan información errónea, causando ansiedad y gastos innecesarios. Cuando se utilizan los analizadores automáticos, como el analizador de secuencias múltiple(ASM), para realizar varias series de pruebas de sangre, los resultados falso-positivos son bastante frecuentes. Sólo por efecto del azar se espera al menos un resultado falso-positivo en el 50 por ciento de los pacientes sometidos a 12 pruebas (ASM-12), y en dos tercios de los que han sido sometidos a 20 pruebas (ASM-20). Puede ser necesario repetir las pruebas en personas que dan resultados anormales o bien someterlas a pruebas complementarias cuando el médico no tiene la seguridad de que los resultados obtenidos son verdaderos o falsos.

Los resultados de las pruebas normales se expresan en una escala de valores basada en los criterios de valoración media obtenidos de la población sana; el 95 por ciento de las personas sanas tiene valores dentro de esta escala. Sin embargo, estos valores presentan alguna variación según el laboratorio.

Análisis de sangre

Prueba	Criterios de valoración (unidades convencionales*)
Acidez (pH)	7,35–7,45
Ácido ascórbico	0,4–1,5 mg/dl
Ácido láctico	*Venoso:* 4,5–19,8 mg/dl *Arterial:* 4,5–14,4 mg/dl
Ácido pirúvico	0,3–0,9 mg/dl
Ácido úrico	3,0–7,0 mg/dl
Alcohol (etanol)	0 mg/dl (más de 0,1 mg/dl habitualmente indica intoxicación)
Amilasa	13–123 unidades/l
Amoníaco	15–50 µg de nitrógeno/dl
Análisis múltiples secuenciales (AMS)	
AMS-6 (6 pruebas)	*Véanse pruebas individuales:* bicarbonato, cloruro, glucosa, potasio, sodio, nitrógeno ureico
AMS-12 (12 pruebas)	*Véanse pruebas individuales:* bicarbonato, calcio, cloruro, colesterol, creatinina, glucosa, fosfatasa (alcalina), potasio, sodio, transaminasas (alanina y aspartate), nitrógeno ureico
AMS-20 (20 pruebas)	*Véanse pruebas individuales:* proteínas (albúmina), bicarbonato, bilirrubina (directa y total), calcio, cloruro, colesterol, creatinina, gamma-glutamiltransferasa, glucosa, lacticodeshidrogenasa, magnesio, fosfatasa (alcalina), potasio, proteína (total), sodio, transaminasas (alanina y aspartato), nitrógeno ureico, ácido úrico
Anhídrido carbónico (presión)	35–45 mmHg
Antígeno prostático específico	0–4 ng/ml (aumenta con la edad)

Prueba	Criterios de valoración (unidades convencionales*)
Bicarbonato (contenido en anhídrido carbónico, CO_2)	18–23 mEq/l
Bilirrubina	*Directa:* hasta 0,4 mg/dl *Total:* hasta 1,0 mg/dl
Calcio	8,5–10,5 mg/dl (algo superior en niños)
Ceruloplasmina	15–60 mg/dl
Cloruro	98–106 mEq/l
Cobre	*Total:* 70–150 µg/dl
Concentración hemoglobina corpuscular media	32–36% hemoglobina/célula
Creatincinasa (CK o CPK)	Varones: 38–174 unidades/l Mujeres: 96–140 unidades/l
Creatincinasa isoenzimas	5% MB o menos
Creatinina	0,6–1,2 mg/dl
Electrólitos	*Véanse pruebas individuales:* los electrólitos analizados sistemáticamente incluyen calcio, cloruro, magnesio, potasio, sodio
Fosfatasa ácida prostática	0–3 unidades/dl (unidades Bodansky)
Fosfatasa alcalina	50–160 unidades/l (mayores en niños y adolescentes)
Fósforo (inorgánico)	3,0–4,5 mg/dl
Hematócrito	*Varones:* 45–52% *Mujeres:* 37–48%
Hemoglobina	*Varones:* 13–18 mg/dl *Mujeres:* 12–16 mg/dl
Hemoglobina corpuscular media	27–32 pg/célula

(continúa)

Análisis de sangre (continuación)

Prueba	Criterios de valoración (unidades convencionales*)
Hemograma completo (recuento de células sanguíneas)	*Véanse pruebas individuales:* hemoglobina, hematócrito, hemoglobina corpuscular media, volumen corpuscular medio, índice de distribución de plaquetas, recuento de glóbulos blancos
Hierro	60–160 µg/dl (superior en varones)
Hierro, capacidad de transporte	250–460 µg/dl
Hormona estimulante del tiroides (TSH)	0,5–5,0 µ unidades/ml
Láctico-deshidrogenasa	50–150 unidades/l
Lipasa	10–150 unidades/l
Lípidos: Colesterol	Menos de 225 mg/dl (para una edad de 40–49 años; aumenta con la edad)
Triglicéridos	40–200 mg/dl (superior en varones)
Magnesio	1,5–2,0 mEq/l
Monóxido de carbono	Menos del 5% de la hemoglobina total
Nitrógeno ureico (BUN)	7–18 mg/dl
Osmolalidad	280–296 mOsm/kg de agua
Oxígeno, presión	83–100 mmHg
Oxígeno, saturación (arterial)	96–100%
Plomo	40 µg/dl o menos (mucho menor en niños)

Prueba	Criterios de valoración (unidades convencionales*)
Potasio	3,5–5,0 mEq/l
Proteínas: Totales	6,0–8,4 g/dl
Albúmina	3,5–5,0 g/dl
Globulinas	2,3–3,5 g/dl
Pruebas de la función hepática	Incluyen bilirrubina (total), fosfatasa (alcalina), proteínas (total y albúmina), transaminasas (alanina y aspartato), protrombina
Recuento de células CD4	500–1500 células/µl
Recuento de glóbulos blancos (leucocitos)	4300-10800 células/µl/mm^3
Recuento de globulos rojos (hematíes)	4,2–5,9 millones/µl/mm^3
Recuento de plaquetas	150000-350000/ml
Sodio	135-145 mEq/l
Transaminasas: Alanina (ALT)	1–21 unidades/l
Aspartato (AST)	7--27 unidades/l
Valoración de glucosa en sangre	En ayunas: 70–110 mg/dl
Velocidad de sedimentación globular	*Varones:* 1–13 mm/h *Mujeres:* 1–20 mm/h
Vitamina A	30–65 µg/dl
Volumen corpuscular medio	76–10 µmm^3
Volumen sanguíneo	8,5–9,1% del peso corporal

*Las unidades convencionales pueden convertirse a unidades internacionales utilizando un factor de conversión.

Procedimientos diagnósticos

Procedimiento	Zona del cuerpo analizada	Descripción	Información adicional (número de página)
Amniocentesis	Líquido (amniótico) de la bolsa que envuelve al feto.	Análisis del líquido para detectar una anomalía en el feto.	1169, 1170 (recuadro)
Análisis cromosómico	Sangre.	Examen al microscopio para detectar una enfermedad genética o para determinar el sexo del feto.	1166
Análisis de orina	Orina.	Análisis químico de una muestra de orina para una evaluación de la presencia de proteína, glucosa, cetonas y células sanguíneas.	618
Análisis de sangre	Habitualmente la muestra de sangre se extrae del brazo.	Medición de sustancias en la sangre para evaluar la función de un órgano, para ayudar al diagnóstico y para controlar diversos trastornos.	584, 619, 766, 1168, 1407
Arteriografía (angiografía)	Cualquier arteria del cuerpo; habitualmente en el cerebro, el corazón, el riñón, la aorta o las piernas.	Radiografía para detectar un bloqueo o un defecto en una arteria.	78, 167, 301, 620
Aspiración de la médula ósea	Esternón o hueso de la cadera.	Examen de la médula ósea al microscopio para detectar anomalías de las células sanguíneas.	767
Audiometría	Oídos.	Valoración de la capacidad para oír y distinguir sonidos en tonos y volúmenes específicos.	1033
Auscultación	Corazón.	Escuchar los sonidos que se producen en el corazón a través del fonendoscopio para detectar anomalías.	70
Biopsia	Cualquier tejido del cuerpo.	Examen de una muestra de tejido al microscopio para detectar un cáncer u otra anomalía.	167, 586, 621, 826 (recuadro), 1106 (recuadro)
Broncoscopia	Vías aéreas de los pulmones.	Inspección directa visual para detectar un tumor u otra anomalía.	168
Cateterismo cardíaco	Corazón.	Exploración de la función del corazón y de su estructura.	77
Colangiografía transhepática percutánea	Hígado, vías biliares.	Exploración radiológica del hígado y de las vías biliares tras la inyección de una sustancia radiopaca en el hígado.	585 (recuadro), 586
Colangiopancreatografía retrógrada endoscópica (CPRE)	Vías biliares.	Examen radiológico de las vías biliares tras la inyección de una sustancia radiopaca utilizando un tubo óptico flexible.	585 (recuadro), 586
Colonoscopia	Intestino grueso.	Inspección visual directa para detectar un tumor u otra anomalía.	506

(continúa)

Procedimientos diagnósticos (continuación)

Procedimiento	Zona del cuerpo analizada	Descripción	Información adicional (número de página)
Colposcopia	Cuello uterino.	Examen directo del cuello uterino con una lente de aumento.	1106 (recuadro)
Conización	Cuello uterino.	Extracción de una muestra cónica de tejido para una biopsia.	1106 (recuadro)
Dilatación y legrado	Cuello uterino y útero.	Examen de una muestra al microscopio para detectar una anomalía en el revestimiento del útero.	1107 (recuadro)
Ecocardiografía	Corazón.	Exploración de la estructura y de la función cardíaca utilizando ultrasonidos.	75
Ecografía	Cualquier parte del cuerpo.	Estudio con ultrasonidos para detectar anomalías estructurales o funcionales.	166, 301, 507, 583, 620, 1168, 1179 (recuadro)
Electrocardiografía (ECG)	Corazón.	Estudio de la actividad eléctrica del corazón.	71, 72 (recuadro)
Electroencefalografía (EEG)	Cerebro.	Estudio de la función eléctrica del cerebro.	301
Electromiografía	Músculos.	Registro de la actividad eléctrica de un músculo.	302
Endoscopia	Aparato digestivo.	Examen visual directo de las estructuras internas utilizando un tubo de visión de fibra óptica.	505
Espirometría	Pulmones.	Examen de la función pulmonar mediante la espiración en un aparato de medición.	165 (recuadro)
Estudios con isótopos radiactvos	Muchos órganos.	Exploración radiactiva para detectar anormalidades del flujo sanguíneo, estructuras o función.	76
Exploración electrofisiológica	Corazón.	Prueba para evaluar anomalías en el ritmo o en la conducción eléctrica.	73
Fluoroscopia	Aparato digestivo, corazón, pulmones.	Estudio continuo con rayos X que permite al médico ver el interior de un órgano en funcionamiento.	74, 504
Histeroscopia	Útero.	Examen visual directo del interior del útero con un tubo de visión de fibra óptica.	1106 (recuadro)
Laparoscopia	Abdomen.	Inspección visual directa para el diagnóstico y tratamiento de anomalías en el abdomen.	506, 1107 (recuadro)
Mamografía	Mamas.	Exploración radiológica para detectar cáncer de mama.	1134
Mediastinoscopia	Tórax.	Examen visual directo del área torácica comprendida entre los pulmones.	169

(continúa)

Procedimientos diagnósticos (continuación)

Procedimiento	Zona del cuerpo analizada	Descripción	Información adicional (número de página)
Medición de la presión arterial	Habitualmente un brazo.	Prueba para detectar una presión arterial alta o baja.	117
Mielografía	Columna vertebral.	Radiografías o TC de la columna vertebral tras la inyección de una sustancia radiopaca.	301
Muestra de vellosidades coriónicas	Placenta.	Examen de una muestra al microscopio para detectar una anomalía en el feto.	1169
Oftalmoscopia	Ojos.	Examen visual directo para detectar anomalías en el fondo del ojo.	1081 (recuadro)
Paracentesis	Abdomen.	Se introduce una aguja atravesando la cavidad abdominal para extraer líquido para su examen.	506
Prueba de esfuerzo (tolerancia al ejercicio)	Corazón.	Prueba de la función cardíaca al realizar un esfuerzo.	72
Prueba de sangre oculta	Heces.	Prueba para detectar sangre en las heces.	507
Prueba de Papanicolaou (Pap)	Cuello uterino.	Examen al microscopio de las células exfoliadas del cuello uterino para detectar cáncer.	1108 (recuadro), 1108
Pruebas de función pulmonar	Pulmones.	Pruebas para medir la capacidad de los pulmones para mantener el aire.	165
Pruebas de los reflejos	Tendones.	Pruebas para detectar anomalías de la función nerviosa.	297
Pruebas para la dermatitis alérgica	Habitualmente un brazo o la espalda.	Pruebas para alergias.	853
Punción lumbar	Canal espinal.	Prueba para anomalías del líquido cefalorraquídeo.	299, 393 (recuadro)
Radiografías con bario	Esófago, estómago, duodeno, intestino.	Exploración radiológica para detectar úlceras, tumores u otras anomalías.	504, 506
Resonancia magnética	Cualquier parte del cuerpo.	Exploración mediante imágenes magnéticas para detectar cualquier anormalidad estructural.	76, 166, 300, 621
Sigmoidoscopia	Recto y colon sigmoide.	Inspección visual directa para detectar pólipos o cáncer.	505
Timpanometría	Oídos.	Medición de la impedancia (resistencia a la presión) del oído medio, lo que ayuda a determinar la causa de la pérdida de audición.	1033
Tomografía computadorizada (TC)	Cualquier parte del cuerpo.	Examen radiológico con ayuda de computadora para detectar anomalías estructurales.	74, 166, 300, 621

(continúa)

Procedimientos diagnósticos (continuación)

Procedimiento	Zona del cuerpo analizada	Descripción	Información adicional (número de página)
Tomografía de emisión de positrones (TEP)	Cerebro y corazón.	Imágenes obtenidas mediante radiactividad para detectar anomalías de funciones.	76, 300
Toracocentesis	Líquido pleural.	Extracción de líquido del tórax con una aguja para detectar anomalías.	167
Toracoscopia	Pulmones.	Examen visual de los pulmones a través de un tubo.	169
Urografía intravenosa	Riñones, vías urinarias	Estudio radiológico de los riñones y de las vías urinarias tras la inyección de una sustancia radiopaca.	619
Urografía retrógrada	Vejiga urinaria, uréteres.	Estudio radiológico de la vejiga urinaria y de los uréteres tras la inserción directa de una sustancia radiopaca.	620
Venografía (flebografía)	Venas.	Estudio radiológico para detectar la obstrucción de una vena.	621

Indice

C

Carcinoma *(continuación)*
de células *(continuación)*
transicionales, 667
ductal de la mama, 1131-1138
endometrial, 1142-1143, 1144
fibrolamelar, 605
hepatocelular (hepatoma), 605
mama (*v.* Mama, cáncer)
ovárico, 1145
vulvar, 1146
Cardialgia (*v.* Indigestión)
Cardioespasmo, 510-511
Cardiomiopatía, 92-94
Cardioversión, 81
en la fibrilación ventricular, 83, 86
en las pruebas electrofisiológicas, 74
Caries
dental, 480-484
entre los dientes y las encías, 488, 489
Carisoprodol, 42
Carne de cerdo, triquinosis, 933-935
Carreras
fracturas por sobrecarga, 277-278
lesiones de los músculos
de la espinilla, 278, 279, 280
de la tibia (lesiones periósticas
de la espina tibial), 278
tendinitis poplítea, 278
tensión sobre la rodilla, 280-281
Cartílago
de crecimiento deslizado, en el fémur, 1337
en la enfermedad de Legg-Calvé-Pertes,
1344-1345
en la artrosis, 233-234
en la policondritis recidivante, 248-249
en la rodilla, 223
en las osteocondrodisplasias, 1343-1344
injerto, 867
Carúncula, uretral, 669
Caspa (dermatitis seborreica), 993
Castigo, de los niños, 1283, 1284
Cataplejía, 318-319
Catarata, 1077-1078
ceguera, 1061, 1062
congénita, 1272
en la galactosemia, 1327
Catárticos
dependencia, 546
en el estreñimiento, 545-546
en la bulimia, 435-436
Catecolaminas, en el feocromocitoma, 747
Cateterización
cardíaca, 77
en la angioplastia coronaria, 78, 127, 128
en la valvuloplastia, 97, 98, 100

Cateterización *(continuación)*
en la biopsia hepática, 586
para la diálisis peritoneal, 627, 629
urinaria, 659
bacteriemia, 889
en la lesión vesical, 665
Causalgia, 304-304
Cavidad
ocular, trastornos, 1066-1067, 1300
oral (*v.* Boca)
seca, tras la extracción dental, 495
Cefalea en racimos, 310, 312-313
Cefalohematoma, 1228
Cefalosporinas, 878
Ceguera, 1061-1062, 1081
causas, 1061
color, 10
legal, 1061
para los colores, herencia, 10
Celenterados, intoxicación, 1401
Célula(s)
asesinas, 794, 838-839
en el tratamiento del cáncer, 823
activadas por linfoquinas, 823
naturales, 838, 839, 840
de Leydig, ausencia, 1334
de Reed-Sternberg, 801
estructura, 1, 3, 4
madre, 764, 765, 766
naturales, 838, 839-840
pilosas, en el oído, 1030
plasmáticas
gastritis, 516-517
trastornos, 809-810
precursoras, en la médula ósea, 811, 812, 813
receptores, 32, 33
sangre (*v.* Sangre, células; Glóbulos rojos;
Glóbulos blancos)
situación del ADN, 8
tipos, 1, 3, 4
Celulitis, 883-884, 1009-1010
amígdalas, 1052
destrucción tisular (fascitis necrotizante), 884
orbitaria, 1066, 1300
periorbitaria, 1300
Centrales nucleares, radiación, 1375-1376
Centros de cuidados perinatales
para embarazos de alto riesgo, 1179
para el nacimiento, 1206
Cenurosis, 397
Cepillado de la raíz, en la periodontitis, 488-489
Cera
en los oídos, 1035, 1037
Cerebelo
biología, 293

Músculo(s) *(continuación)*
en los trastornos *(continuación)*
del movimiento, 327-330, 331, 333, 334
mandibulares, 491
espasmos (*v.* Espasmo[s])
estapedio, 1030
exploración, 321
facial, debilidad, 324, 349
en la enfermedad de Parkinson, 333
parálisis, en la parálisis de Bell, 359, 360
intercostales, 154-155
isquemia, 68
ojo, 1349-1350, 1060, 1350
pruebas, 302, 321
respiratorio, 155
tensor del tímpano, 1030
trastornos, 262-265, 222
triquinosis, 933-935
vasto medial, 282
y uso de esteroides anabolizantes, 1295, 1294
Mutismo, 381

— **N** —

Nacimiento (*v.* Parto y alumbramiento)
Naltrexona, 464, 466
Naproxeno, 55, 57
Narcoanálisis (análisis mediado por fármacos), 414
Narcolepsia, 318-319
Narcóticos, 306
adicción, 464-466
en el recién nacido, 1250-1251
en el embarazo, 1204
en moribundo, 19
Nariz, 1031
congestionada, 855-856, 944, 1048
en la rinitis alérgica, 855-856
nebulizadores descongestionantes, 58
trastornos, 1046-1048, 1049, 1051
en niños, 1348
tumores, 1348
vestibulitis, 1048
Nasal (*v.* Nariz)
Nasofaringe, 1031
tumores, 1055
Natación, como ejercicio, 289
Náuseas y vómitos, 535
con sangre, 566
deshidratación, 695
en el embarazo, 1178, 1192
en el mal de Jamaica, 543-544
en el moribundo, 19
en el recién nacido, 1229, 1244

Náuseas y vómitos *(continuación)*
en el síndrome de Mallory-Weiss, 515
en escopetazo, 1244
en la gastroenteritis, 537-539, 1299-1300
en la intoxicación alimentaria, 543-544, 540
en la meningitis, 392
en la quimioterapia, 834
en la rotura esofágica, 515
en los trastornos alimentarios, 434-436
en los viajeros, 542
fármacos, 41, 60, 61
inducción, en la intoxicación, 1394
por fármacos, 544
Nebulizadores
en el asma, 183
en el crup, 1310
Necator americanus (gusano uncinado), 932, 933, 1016
Necrólisis epidérmica tóxica, 997
Necrosis cortical, 639
grasa, 1229
Nedocromil, 183
Nefritis, 629-630, 636
hereditaria (síndrome de Alport), 647
síndrome
nefrítico
agudo, 631-632
crónico, 635
rápidamente progresivo, 632-633
nefrótico, 633, 635
tubulointersticial, 636
Nefroblastoma (tumor de Wilms), 1319-1320
Nefroesclerosis maligna, 640
Nefronas, 614, 616, 617
Nefropatía diabética, 749, 750
Neonatos (*v.* Lactante[s])
Neoplasmas (*v.* Cáncer; Tumor[es])
Neostigmina, 350
Nervio auditivo herpes zoster, 1045
facial
parálisis (parálisis de Bell), 359, 360
pruebas, 298
trastornos que afectan al oído, 1045
glosofaríngeo, 298, 360
hipogloso, pruebas, 298
oculomotor, 298
olfatorio, 298, 1031
óptico, 1060, 1086
pruebas, 298
trastornos, 1085-1086, 1087
tibial, 271-272
trigémino, 298
troclear, 298
vago en el síncope, 110
pruebas, 298

R

Rabdomiomas, del corazón, 102
Rabia, 951-952
Radiación (*v. también* Radioterapia)
  en el desarrollo del cáncer, 820-821
  enfermedad, 1376, 1377
  exposición anual, 1376
  lesiones, 1375-1376, 405, 1378
Radiografía
  abdominal, 506
  tórax, 74, 166
Radiología
  en la enfermedad
    cardíaca, 74
    de la vesícula biliar, 585-586
    hepática, 585, 586
    pulmonar, 166
    renal, 619-621
  en la tuberculosis, 919
Radioterapia, 830-831, 833-834
  cáncer de tiroides, 741
  efectos secundarios, 834-835
  gastritis, 516
  lesiones, 1375-1376, 1378
    en el sistema nervioso, 405
    para el cáncer
      de colon, 579
      de mama, 1136-1138
      de pulmón, 220
    para el linfoma no Hodgkin, 806
    para el mieloma múltiple, 810
    para la enfermedad de Hodgkin, 804
    para los cánceres
      de cuello, 1057
      de la cabeza, 1057
    par los tumores hipofisarios, 733
    resultados, 831
Ramas fasciculares cardíacas, 79
Ranitidina, 40, 521
Raquitis, 644-645, 681
Raquitismo resistente, 645
Rascado (*v.* Picor)
RAST (prueba de radioalergoabsorbencia), 853
Rayos X terapéuticos (*v.* Radioterapia)
RCP (resucitación cardiopulmonar)
  en la fibrilación ventricular, 86
  lesiones por electricidad, 1374
Reacción(es)
  a hongos, 1012
  anafilactoides, 858
  citotóxicas, 193
  de Jarisch-Herxheimer, 909, 971
  de lucha o huída, 5, 89
  en cadena de la polimerasa, 12

Reacción(es) *(continuació)*
  mediadas por células, 193
  tardías, en la alergia, 193
Receptores, 838
  agonistas βετααdrenérgicos, 182
  de histamina, 854
  de las células T, 843, 844
  para fármacos, 32, 33
Rechazo
  en el trasplante, 862, 864
  temor, en la personalidad evitadora, 447
Rechinamiento, dientes, 490
Recién nacidos (*v.* Lactante[s])
Recompresión, en la enfermedad por
    descompresión, 1389-1390
Reconocimiento de objetos, en la lesión cerebral,
    381
Recto
  absceso, 524
  alojamiento de cuerpos extraños, 527
  biología, 502, 503, 522
  cáncer, 578-579, 580, 825
  como vía de administración de fármacos, 28
  examen, 522, 1094
  fístula, 524
  gonorrea, 971-972
  hemorragia, 566
  hemorroides, 522-524, 1178
  inflamación (proctitis), 524, 554, 556
  pólipos, 576-578
  prolapso, 525
  tumores, 576, 579, 580
  verrugas, 977
Recuento
  completo de células sanguíneas, 765, 766, 1407
  diferencial de glóbulos blancos, 765
Recuerdos (*v.* Memoria)
Recurrencias (síntomas), 421, 470
Reflejo(s)
  de búsqueda, 1229
  de inmersión, 1384-1385
  de Moro, 1229
  de succión, 1229
  del chorro de leche, 1231
  del recién nacido, 1229
  en las lesiones de la médula espinal, 339
  pruebas, 297, 299, 1411
  rotuliano, 297, 299
  tendinosos profundos, 297
  tos, 15-157
Reflujo
  ácido, 512-513
  gastroesofágico, 512-513, 512, 513
Regurgitación (*v. también* Náusea y vómitos),
    535-536

U